角膜

Cornea
Fundamentals, Diagnosis and Management

第 4 版

上卷

主　编　Mark J Mannis，MD，FACS
　　　　Edward J Holland，MD

主　译　史伟云

副主译　高　华

人民卫生出版社

图书在版编目（CIP）数据

角膜：全2册/（美）马克·曼尼斯
（Mark J. Mannis）主编；史伟云主译.—北京：人民
卫生出版社，2018
　ISBN 978-7-117-27331-2

　Ⅰ.①角…　Ⅱ.①马…②史…　Ⅲ.①角膜疾病－诊
疗　Ⅳ.①R772.2

中国版本图书馆 CIP 数据核字（2018）第 196449 号

人卫智网	www.ipmph.com	医学教育、学术、考试、健康，
		购书智慧智能综合服务平台
人卫官网	www.pmph.com	人卫官方资讯发布平台

图字：01-2017-5559

角　膜
（上、下卷）

主　　译：史伟云
出版发行：人民卫生出版社（中继线 010-59780011）
地　　址：北京市朝阳区潘家园南里 19 号
邮　　编：100021
E - mail：pmph @ pmph.com
购书热线：010-59787592　010-59787584　010-65264830
印　　刷：北京人卫印刷厂
经　　销：新华书店
开　　本：889×1194　1/16　总印张：122
总 字 数：3779 千字
版　　次：2018 年 11 月第 1 版　2018 年 11 月第 1 版第 1 次印刷
标准书号：ISBN 978-7-117-27331-2
定价（上、下卷）：998.00 元

打击盗版举报电话：010-59787491　E-mail：WQ @ pmph.com
（凡属印装质量问题请与本社市场营销中心联系退换）

角膜

Cornea
Fundamentals, Diagnosis and Management

第4版

上卷

主　　编　Mark J Mannis，MD，FACS
　　　　　Edward J Holland，MD

主　　译　史伟云

副 主 译　高　华

译校人员（按姓氏拼音排序）

蔡　岩	陈百华	陈　敏	陈　蔚	陈文生	陈颖欣	程　钧
崔乐乐	邓应平	董　诺	董燕玲	杜之渝	傅少颖	傅　瑶
高　华	高明宏	高晓唯	龚　岚	何　彦	赫天耕	洪佳旭
洪　晶	黄林英	黄　挺	黄晓丹	黄一飞	冀建平	贾　卉
姜　洋	晋秀明	李爱朋	李方烃	李贵刚	李海丽	李明武
李素霞	李　炜	李　莹	栗占荣	梁庆丰	林　祥	刘红玲
刘明娜	刘　莛	刘祖国	马　林	潘志强	彭荣梅	亓晓琳
荣　蓓	邵春益	史伟云	孙旭光	陶　冶	田　磊	万鹏霞
王富华	王　华	王　骞	王君怡	王　蕾	王丽强	王勤美
王　婷	王　雁	王智崇	吴　迪	吴　洁	吴　元	肖湘华
谢汉平	谢华桃	徐海峰	徐建江	徐　梅	晏丕松	晏晓明
杨　荻	杨燕宁	杨于力	殷鸿波	袁　进	原公强	翟华蕾
张　琛	张　红	张　慧	张静静	张立军	张明昌	张樱楠
赵　敏	赵少贞	郑钦象	祝　磊			

人民卫生出版社

ELSEVIER

Elsevier (Singapore) Pte Ltd.

3 Killiney Road

#08-01 Winsland House I

Singapore 239519

Tel: (65) 6349-0200

Fax: (65) 6733-1817

Cornea, 4th edition

© 2017, Elsevier Inc. All rights reserved.

First edition 1997

Second edition 2005

Third edition 2011

ISBN-13: 978-0-323-35757-9

《角膜》（第 4 版）（史伟云　主译）

ISBN: 978-7-117-27331-2

主译简介

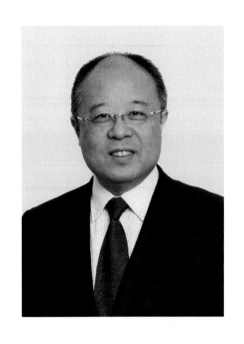

史伟云

眼科学博士

二级教授、主任医师、博士生导师

山东省眼科研究所　党委书记、所长

山东省眼科医院　院长

师从谢立信院士。从事眼科医教研一线工作37年，是国内极少独立完成各类角膜移植手术超万例的专家。现任中华医学会眼科分会常委、角膜病学组组长；中国研究型医院眼科分会副主任委员。第13届全国人大代表，泰山学者攀登计划专家。

临床方面：针对我国角膜供体严重匮乏和角膜病诊疗技术落后两大难题做出突出贡献。提出生物组织脱细胞的渗透压平衡理论，彻底解决了角膜脱细胞的关键理论和技术问题，研发的新型生物工程脱细胞角膜基质材料临床应用效果完全达到了人板层角膜供体水平，可解决我国50%以上的角膜供体匮乏问题。建立了共焦显微镜指导角膜病诊疗技术体系，创新了适合我国国情的系列复杂疑难角膜手术方式，显著提高成功率，降低并发症，并节省角膜供体，在国内外推广。建立了首个国际角膜移植手术技术培训基地。

科研教学方面：先后主持863项目、973课题、国家自然科学基金重点项目和面上项目等30余项。获国家科技进步二等奖2项（第一位和第二位），山东省科技进步一等奖4项，出版《角膜手术学》专著，与谢立信院士合著《角膜病学》，参编《角膜移植学》、《眼表疾病学》等书籍。发表论文300余篇，获国家发明专利授权10项，成果转让2项。作为研究生导师，带教博硕士研究生80余名。

副主译简介

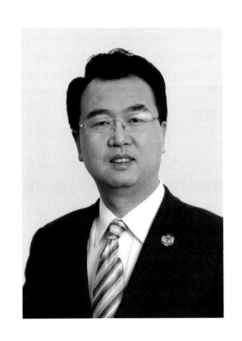

高 华

眼科学博士

教授、主任医师、博士后合作导师

山东省眼科研究所　副所长

山东省眼科医院　副院长

眼科学博士，从事眼科医教研一线工作 17 年。师从谢立信院士和史伟云教授。中华医学会眼科分会角膜病学组委员，中国研究型医院眼科分会常委、美国眼科学会国际会员。"山东省优秀创新团队"核心成员，山东省"泰山学者攀登计划岗位"学术团队核心成员。

临床方面：主要从事角膜、眼表和外眼疾病的诊治以及角膜屈光手术治疗。每年完成各类手术 1000 余例。在各类角膜和外眼手术，尤其是在各类激光辅助的角膜手术方面有较高的造诣，如飞秒激光辅助的角膜移植手术、暴露后弹力层的深板层角膜移植手术、个体化全飞秒激光近视手术治疗、眼表疾病综合治疗等方面具有丰富的临床诊治和手术经验。

科研教学方面：为国家"973 计划"课题核心成员。作为首位申请者主持国家自然科学基金 4 项；发表学术论文 70 余篇，其中国外 SCI 收录论文 30 余篇。与史伟云教授共同主编《常用眼表手术》;《角膜移植手术集锦》系列教学光盘主要制作者;《飞秒激光屈光手术学》等书籍编委。获得国家科技进步二等奖 2 项(第 5、10 位)，获山东省科技进步一等奖 2 项(第 2、4 位)；获山东省青年科技奖和山东省十佳青年医师称号。作为研究生导师，共带教研究生 15 名。

Foreword to the Chinese Language Edition of *Cornea*

The history of Chinese ophthalmology is long and distinguished but relatively unknown to the Western world, largely because of language barriers. Yet the first surviving Chinese text of ophthalmology was written as long ago as 250 B.C. during the Han Dynasty. The very ancient tradition of Chinese ophthalmology joined the annals of the Western medical world in the 20th century as global communication blossomed from the internet. The proliferation of basic and clinical sciences in China and the venerable centers of Chinese academic ophthalmology have secured China's important role in our specialty.

It is a great honor for the authors of this two-volume text on diseases and surgery of the cornea and external eye to see this book emerge in a Chinese translation. It is our hope that this text, written by some of the most respected experts in the subspecialty of cornea and external disease, will serve corneal specialists and general ophthalmologists throughout the Chinese-speaking world. While the advancement of knowledge is fueled by our study of new basic and clinical science in our professional journals, textbooks remain invaluable tools for the enhancement of clinical practice. We hope that this "tool", now available in Chinese, will help to advance the clinical sciences for its readers.

We would like to express our sincerest gratitude to Professors Lixin Xie, Weiyun Shi, Hua Gao; and the 37 members of the Chinese Cornea Society as well as more than 50 contributing translators for the monumental task of rendering this text into Chinese. This prodigious accomplishment, spearheaded by experts at the Shandong Eye Institute, will surely enhance clinical practice in China. We join you in the celebration of this source of clinical knowledge in our subspecialty.

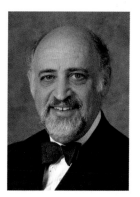

Mark J. Mannis, MD, FACS
Natalie Fosse Endowed Chair in Vision Science Research
Professor and Chair
Department of Ophthalmology & Vision Science
University of California Davis Eye Center
Sacramento, CA, USA

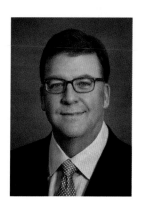

Edward J. Holland, MD
Director of Cornea
Cincinnati Eye Institute
Professor of Ophthalmology
University of Cincinnati
Cincinnati, OH, USA

序

　　中国眼科历史悠久、人才辈出,现存最早涉及眼科的书籍可追溯至公元前 250 年的汉朝,但由于语言障碍,在西方世界却鲜为人知。随着全球互联网技术的兴起,中国眼科在 20 世纪跻身世界之流。随着中国基础和临床医学的蓬勃发展以及中国眼科学术中心的成立,奠定了中国眼科在国际上的重要地位。

　　《角膜》中文译本的出版对于原书作者来说是莫大的荣幸。这本书由眼科亚专科角膜和外眼疾病领域的知名专家撰写,我们希望它能够帮助整个华语世界的角膜医生和综合眼科医生。尽管眼科学各类期刊中不断更新的基础研究和临床研究都推动了眼科的发展进步,但教科书仍然是提高医生临床操作能力的瑰宝。我们由衷地希望《角膜》中文译本能够充分发挥其价值。

　　在此,我们向谢立信教授、史伟云教授、高华教授、37 位中华医学会眼科学分会角膜病学组委员以及学组委员推荐的 50 多位译者表达最诚挚的敬意。此书能够出版得幸于山东省眼科研究所的号召。我们将与您共同庆祝《角膜》中文译本的出版。

Mark J. Mannis, MD, FACS
Natalie Fosse Endowed Chair in Vision Science Research
Professor and Chair
Department of Ophthalmology & Vision Science
University of California Davis Eye Center
Sacramento, CA, USA

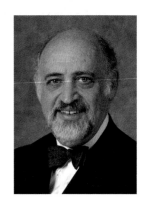

Edward J. Holland, MD
Director of Cornea
Cincinnati Eye Institute
Professor of Ophthalmology
University of Cincinnati
Cincinnati, OH, USA

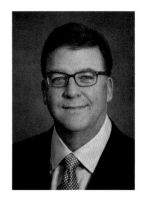

序

　　我国角膜病学组流行病学调查显示，中国约有角膜病患者 3337 万，其中角膜盲患者 302 万。另一方面，我国从事角膜病专业的医生相对匮乏，角膜盲的防治仍然面临巨大的挑战。近年来，我国眼科角膜病专业的基础研究和临床诊治都有了长足的发展，新技术的引进极大地提升了我国角膜病专业的诊疗水平，同时也使我们在国际上有了更多的话语权，但是我们还需要进一步的开放和交流。

　　由爱思唯尔（Elsevier）出版社出版的 *Cornea* 一书，无论在角膜疾病的临床诊治，还是相关的基础研究方面都可以称作是角膜病领域的一本经典之作，已经出版第 4 版。目前最新版本由美国加利福尼亚大学 Davis 眼科中心的 Mark J. Mannis 教授和辛辛那提大学 Edward J. Holland 教授共同主编，由 340 名全球角膜领域的专家参与了此书的编写，内容非常翔实。因此，将本书及时翻译成中文版，把国外角膜病领域防治的丰富经验作为借鉴，使我国的角膜医生从中受益，并结合中国角膜病防治的特点，更有目的地开展角膜病防治，对加快提高我国角膜病专业的临床诊治水平和人才培养都有着积极的意义。

　　我在拜读学习的同时，也特别感谢国外学者以及国内同行对推动我国角膜病专业的发展所做出的贡献！

中国工程院院士

眼科学教授　　　　**谢立信**

青岛眼科医院院长

2018 年 8 月 20 日于青岛

序

著名的爱思唯尔(Elsevier)出版社出版的巨著 *Cornea* 已经连续出版 4 版,在国际上很畅销,堪称角膜领域经典之作。人民卫生出版社组织翻译、出版其中文版,这将是国内角膜书籍出版领域一件里程碑式的事件。

为了确保这套《角膜》著作翻译的质量,我们前期进行了大量的筹备工作,翻译人员组成为第十一届中华医学会眼科学分会角膜病学组的现任委员和前任委员 37 名,以及由这些委员推荐的在角膜领域有丰富临床经验的博士和副教授等 95 人。翻译的章节分配也尽量考虑到译者所在领域的学术成就和经验。翻译工作由译者自审校对 3 遍及以上、译者间互审、副主译全面统筹再审,主译终审定稿。在翻译审定过程中,各位译者认真负责,翻阅了大量的参考资料,本书共添加译者注 30 余处,其中发现原著中错误 10 余处。

该套书共分为上下两卷,共 14 篇,175 章。系统介绍了角膜的基础知识、检查、鉴别诊断、眼库、眼部解剖、结膜、角膜疾病、巩膜和前部葡萄膜、角膜移植、治疗性手术、人工角膜、眼表移植、屈光手术等内容,内容十分翔实。在翻译过程中,我们逐步领略到该书有很多值得学习之处,作者不仅在学术上有很深的造诣,如深板层角膜移植、角膜内皮移植、人工角膜等章节写的都很精彩,而且他们的文笔和学风也值得我们学习和借鉴。

本书内容详尽,对角膜疾病的基础与临床手术和治疗进行了深入的介绍。由于原著由 300 多名知名角膜专业的专家编著而成,每个章节有各自的独立性,导致在前后章节中对交叉出现的疾病及治疗出现了一些重复现象,此外由于国内外学者文化和语言习惯方面的差异,因此在翻译和阅读的时候存在不同于国内书籍的感觉。

本书从 2017 年 6 月 17 日启动翻译工作,到本书交稿仅 9 个月时间。时间紧,任务重,且由于部分新的临床治疗内容国内并没有完全开展等原因,因此,在翻译过程中难免有不完美或不正确之处,敬请读者理解并给予指出。此外,全国科技名词审定委员会并没有完全收录和统一相关名词,本书在翻译过程中充分参考了人民卫生出版社出版的《中华眼科学》、《角膜病学》、历版《眼科学》教材等书目。有一些最新的名词由于没有统一的翻译,也尽量根据译者的临床经验进行翻译并备注英文名词。

本书在翻译过程中也得到了人民卫生出版社领导和编辑的大力支持,同时感谢两位原版主编 Mark J. Mannis 教授和 Edward J. Holland 教授欣然接受邀请给本书写了序言,感谢北京核工业医院王超副主任医师以及爱思唯尔的联系和推荐。同时也感谢编写秘书张晓玉、官圣佳和贾艳妮等医生在编写工作中付出的大量文字工作。感谢 95 名译者的辛勤努力和其家人的支持使得本书得以顺利出版。最后感谢读者对本书的关注和阅读。

主 译:史伟云

副主译:高 华

2018 年 8 月 28 日于济南

前言

　　自上一版《角膜》出版以来,角膜和外眼疾病的亚专科诊治经历了重大的转变。新的诊断技术显著提高了我们发现疾病的能力。新的药物和其他治疗方法已经改变了许多疾病的治疗规范。同时,新的手术技术对手术疗效影响显著。新的治疗方法不仅疗效更佳,并且可以在发病早期就选择手术治疗。

　　此次出版的《角膜》一书紧跟角膜病专科领域的前沿创新成果,大量修订了已有章节,并且新增了许多章节以及新的手术视频。为能有效治疗患有角膜和外眼疾病的患者,所有编辑和作者共同努力,为住院医生、进修医生、临床医生和研究人员提供了最新的学习资料。我们希望第 4 版《角膜》一书能在未来几年为角膜疾病患者带来福音。

Mark J Mannis, MD, FACS

Edward J Holland, MD

致谢

第 4 版《角膜》是众多知名专家共同协作努力的成果。我们十分感谢特约作者和共同执笔的作者,感谢他们在角膜病及外眼疾病方面提供的最前沿的信息,为本书的出版做出了杰出贡献。此外,我们同样感谢这些作者始终坚持严谨的编辑要求,以保证本书的按时出版。

长期以来,我们与出版商爱思唯尔出版社的合作十分愉快,因为我们与出版社都有共同的目标:尽所能为读者提供最高水准的印刷版和电子版医学教科书。在此特别感谢爱思唯尔出版社的 Sharon Nash 和 Russell Gabbedy 推动和指导我们完成本书的出版。

最后要感谢我们的家人,一直以来为这本杰出教科书的出版提供了支持和帮助。

献词

我们将这套书奉献给因角膜疾病而致盲的患者,尽管此时我们无法提供有效的帮助,但希望在未来能对这些患者有所帮助。

Mark J Mannis, MD, FACS

Edward J Holland, MD

向创始编辑致谢

Jay H. Krachmer, MD

Mark J. Mannis, MD, FACS

Edward J. Holland, MD

1997 年出版的第 1 版《角膜》作为引领医学市场的书籍，涵盖了角膜基础知识、诊断、药物和手术治疗以及角膜和相关的外眼疾病。世界各地从业医生和实习医生不断地使用本书，使得本书从三卷书开始，现在已经发展成为一个提供印刷、在线、电子书和视频内容的完整多媒体资源。我们感谢创始编辑团队 20 多年以来的不懈努力，他们的专业知识和奉献精神，使《角膜》一书得以广泛应用并取得丰硕成果。

爱思唯尔出版社

译校人员名单（按姓氏拼音排序）

蔡　岩	中国人民解放军第四七四医院	李贵刚	华中科技大学同济医学院附属同济医院
陈百华	中南大学湘雅二医院	李海丽	北京大学第一医院
崔乐乐	温州医科大学附属眼视光医院	李明武	北京大学国际医院
陈　敏	山东省眼科研究所　青岛眼科医院	李素霞	山东省眼科研究所　山东省眼科医院
陈　蔚	温州医科大学附属眼视光医院	李　炜	厦门大学眼科研究所
陈文生	厦门大学眼科研究所	李　莹	北京协和医院
陈颖欣	沈阳军区总医院	栗占荣	河南省眼科研究所　河南省立眼科医院
程　钧	山东省眼科研究所　青岛眼科医院	梁庆丰	首都医科大学附属北京同仁医院
邓应平	四川大学华西医院		北京市眼科研究所
董　诺	厦门大学附属厦门眼科中心	林　祥	厦门大学眼科研究所
董燕玲	山东省眼科研究所　青岛眼科医院	刘红玲	哈尔滨医科大学附属第一医院眼科医院
杜之渝	重庆医科大学附属第二医院	刘明娜	山东省眼科研究所　山东省眼科医院
傅少颖	哈尔滨医科大学附属第一医院眼科医院	刘　莛	中国人民解放军陆军军医大学大坪医院
傅　瑶	上海交通大学医学院附属第九人民医院	刘祖国	厦门大学眼科研究所
高　华	山东省眼科研究所　山东省眼科医院	马　林	天津市眼科医院
高明宏	沈阳军区总医院	潘志强	首都医科大学附属北京同仁医院
高晓唯	中国人民解放军第四七四医院	彭荣梅	北京大学第三医院
龚　岚	复旦大学附属眼耳鼻喉科医院	亓晓琳	山东省眼科研究所　山东省眼科医院
何　彦	中南大学湘雅二医院	荣　蓓	北京大学第一医院
赫天耕	天津医科大学总医院	邵春益	上海交通大学医学院附属第九人民医院
洪佳旭	复旦大学附属眼耳鼻喉科医院	史伟云	山东省眼科研究所　山东省眼科医院
洪　晶	北京大学第三医院	孙旭光	首都医科大学附属北京同仁医院
黄林英	武汉大学人民医院		北京市眼科研究所
黄　挺	中山大学中山眼科中心	陶　冶	中国人民解放军总医院
黄晓丹	浙江大学医学院附属第二医院	田　磊	首都医科大学附属北京同仁医院
黄一飞	中国人民解放军总医院		北京市眼科研究所
冀建平	中山大学中山眼科中心	万鹏霞	中山大学附属第一医院
贾　卉	吉林大学第一医院	王富华	山东省眼科研究所　山东省眼科医院
姜　洋	北京协和医院	王　华	中南大学湘雅医院
晋秀明	浙江大学医学院附属第二医院	王　骞	厦门大学附属厦门眼科中心
李爱朋	吉林大学第一医院	王君怡	山东省眼科研究所　青岛眼科医院
李方烃	北京大学人民医院	王　蕾	哈尔滨医科大学附属第一医院眼科医院

王丽强	中国人民解放军总医院	杨　荻	昆明医科大学第一附属医院
王勤美	温州医科大学附属眼视光医院	杨燕宁	武汉大学人民医院
王　婷	山东省眼科研究所　山东省眼科医院	杨于力	陆军军医大学第一附属医院
王　雁	天津市眼科医院　南开大学	殷鸿波	四川大学华西医院
	天津医科大学	袁　进	中山大学中山眼科中心
王智崇	中山大学中山眼科中心	原公强	山东省眼科研究所　山东省眼科医院
吴　迪	天津市眼科医院　南开大学	翟华蕾	山东省眼科研究所　青岛眼科医院
	天津医科大学	张　琛	天津医科大学眼科医院
吴　洁	西安市第一医院　陕西省眼科研究所	张　红	哈尔滨医科大学附属第一医院眼科医院
吴　元	北京大学第一医院	张　慧	昆明医科大学第一附属医院
肖湘华	西安市第一医院　陕西省眼科研究所	张静静	山东省眼科研究所　山东省眼科医院
谢汉平	陆军军医大学第一附属医院	张立军	大连市第三人民医院
谢华桃	华中科技大学同济医学院附属协和医院	张明昌	华中科技大学同济医学院附属协和医院
徐海峰	山东省眼科研究所　青岛眼科医院	张樱楠	首都医科大学附属北京同仁医院
徐建江	复旦大学附属眼耳鼻喉科医院	赵　敏	重庆医科大学附属第一医院
徐　梅	重庆医科大学附属第一医院	赵少贞	天津医科大学眼科医院
晏丕松	重庆医科大学附属第二医院	郑钦象	温州医科大学附属眼视光医院
晏晓明	北京大学第一医院	祝　磊	河南省眼科研究所　河南省立眼科医院

原作者名单

Richard L Abbott MD
Thomas W. Boyden Endowed Chair in
Ophthalmology
Health Sciences Professor
Cornea and External Diseases
UCSF Department of Ophthalmology
Research Associate
Francis I. Proctor Foundation
San Francisco, CA, USA
Chapter 115

Nisha R Acharya MD
Professor of Ophthalmology
Director, Uveitis Service
F.I. Proctor Foundation
University of California, San Francisco
San Francisco, CA, USA
Chapter 101

Anthony J Aldave MD
Walton Li Chair in Cornea and Uveitis
Chief, Cornea and Uveitis Division
Director, Cornea and Refractive Surgery
Fellowship
The Jules Stein Eye Institute
Los Angeles, CA, USA
Chapter 70

Eduardo C Alfonso MD
Medical Director, Ocular Microbiology
Laboratory
Professor, Edward W D Norton Chair in
Ophthalmology
Bascom Palmer Eye Institute
University of Miami
Miami, FL, USA
Chapter 80

Richard C Allen MD, PhD, FACS
Professor
Section of Ophthalmology
Department of Head and Neck Surgery
University of Texas MD Anderson
Cancer Center
Houston, TX, USA
Chapter 28

Zaina Al-Mohtaseb MD
Assistant Professor; Associate Residency
Program Director
Department of Ophthalmology
Baylor College of Medicine
Houston, TX, USA
Chapter 173

M Camille Almond MD
Comprehensive Ophthalmology, Cornea,
Refractive and Ocular Surface Disease
Partner
BayCare Eye Specialists
Green Bay, WI, USA
Chapter 103

Shomoukh Al-Shamekh MD
Research Fellow
Department of Ophthalmology
King Saud University
Riyadh, Saudi Arabia
Chapter 58

Lênio Souza Alvarenga MD, PhD
Country Medical Director-Brazil
Roche Pharmaceuticals
São Paulo, Brazil
Chapter 42

Wallace LM Alward MD
Professor
Frederick C. Blodi Chair in Ophthalmology
Department of Ophthalmology and
Visual Sciences
University of Iowa
Carver College of Medicine
Iowa City, IA, USA
Chapter 56

Renato Ambrósio Jr MD, PhD
Associate Professor of Post Graduation
in Ophthalmology
Universidade Federal de São Paulo &
Pontific Catholic University of Rio de
Janeiro
Rio de Janeiro, Brazil
Chapters 13; 168

Andrea Y Ang MBBS, MPH, FRANZCO
Consultant Ophthalmologist
Lions Eye Insitute
Royal Perth Hospital
Perth, Australia
Chapter 54

Marcus Ang MBBS, MMED, MCI, FAMS,
FRCSEd
Consultant
Corneal and External Eye Disease Service
Singapore National Eye Centre
Singapore
Chapter 127

Mohammad Anwar FRCSEd, FRCOphth
Senior Consultant Ophthalmic
Surgeon
Cornea and External Diseases
Magrabi Eye Hospital
Dubai, UAE
Chapter 117

Penny A Asbell MD, FACS, MBA
Professor of Ophthalmology
Director of Cornea and Refractive Services
Director of the Cornea Fellowship Program
Department of Ophthalmology
Icahn School of Medicine at Mount Sinai
New York, NY, USA
Chapter 98

Dimitri T Azar MD
B.A. Field Chair of Ophthalmologic
Research
Professor and Head
Department of Ophthalmology and
Visual Science
Illinois Eye and Ear Infirmary
Chicago, IL, USA
Chapters 164; 165

Irit Bahar MD, MHA
Associate Professor
Ophthalmology Department
Rabin Medical Center
Tel Aviv University
Tel Aviv, Israel
Chapter 52

Annie K Baik MD
Associate Professor
Department of Ophthalmology
University of California, Davis
Sacramento, CA, USA
Chapter 116

Neal P Barney MD
Professor
Department of Ophthalmology and
Visual Sciences
University of Wisconsin
School of Medicine and Public Health
Madison, WI, USA
Chapter 47

Brendan C Barry BA
Clinical Research Coordinator
Ophthalmology
Icahn School of Medicine at Mount Sinai
New York, NY, USA
Chapter 98

Allon Barsam MD, MA, FRCOphth
Director Cornea and Refractive Surgery
Department of Ophthalmology
Luton and Dunstable University Hospital
UCL Partners
UK
Chapter 147

Rebecca M Bartow MD
Department of Ophthalmology
Marshfield Clinic
Marshfield, WI, USA
Chapter 62

Jules Baum MD
Research Professor
Department of Ophthalmology
Tufts University School of Medicine
Boston, MA, USA
Chapter 41

Michael W Belin MD
Professor of Ophthalmology and
Vision Science
University of Arizona
Tucson, AZ, USA
Chapters 13; 154; 163

Jason H Bell MD
Senior Resident
University of Cincinnati
University of Cincinnati Medical Center
Cincinnati, OH, USA
Chapter 145

Beth Ann Benetz CRA, FOPS
Professor
Case Western Reserve University
University Hospitals Case Medical Center
Cleveland, OH, USA
Chapter 14

Roger W Beuerman PhD
Senior Scientific Director and Professor
Singapore Eye Research Institute and
Duke-NUS SRP Neuroscience and
Behavioral Disorders
Singapore
Chapter 3

Joseph M Biber MD
Cornea, Cataract, and Refractive Specialist
Partner
Horizon Eye Care
Charlotte, NC, USA
Chapters 76; 100

Andrea D Birnbaum MD, PhD
Assistant Professor of Ophthalmology
Northwestern University
Feinberg School of Medicine
Chicago, IL, USA
Chapters 101; 106

Kelley J Bohm BS
Cornea Clinical Research Fellow
Department of Ophthalmology
Weill Cornell Medical College
New York City, NY, USA
Chapter 33

Charles S Bouchard MD, MA
John P. Mulcahy Professor and Chairman
Department of Ophthalmology
Loyola University Health System
Maywood, IL, USA
Chapter 5

Jay C Bradley MD
West Texas Eye Associates
Cornea, External Disease, & Refractive
Surgery
Lubbock, TX, USA
Chapter 113

James D Brandt MD
Professor & Vice-Chair of International
Programs and New Technology
Director, Glaucoma Service
Department of Ophthalmology &
Vision Science
University of California, Davis
Sacramento, CA, USA
Chapter 116

Cat N Burkat MD, FACS
Associate Professor
Oculoplastic, Orbital, & Facial
Cosmetic Surgery
Department of Ophthalmology and
Visual Sciences
University of Wisconsin-Madison
Madison, WI, USA
Chapter 27

Massimo Busin MD
Professor of Ophthalmology
"Villa Igea" Private Hospital
Forli, Italy
Chapter 130

Oleksiy Buznyk MD, PhD
Cornea and Oculoplastic Surgeon
Department of Eye Burns, Ophthalmic
Reconstructive Surgery, Keratoplasty and
Keratoprosthesis
Filatov Institute of Eye Diseases & Tissue
Therapy of the NAMS of Ukraine
Odessa, Ukraine
Chapter 136

J Douglas Cameron MD, MBA
Professor
Departments of Ophthalmology and Visual
Neuroscience and Laboratory Medicine
and Pathology
University of Minnesota School of Medicine
Minneapolis, MN, USA
Chapters 2; 38

Mauro Campos MD
Professor
Department of Ophthalmology and
Visual Sciences
Federal University of São Paulo
São Paulo, Brazil
Chapter 172

Emmett F Carpel MD
Adjunct Professor
Department of Ophthalmology
University of Minnesota
Minneapolis, MN, USA
Chief, Division of Ophthalmology
Minneapolis VA Health Care System
Minneapolis, MN, USA
Medical Director and Chief of Staff
Phillips Eye Institute
Minneapolis, MN, USA
Chapter 73

H Dwight Cavanagh MD, PhD, FACS
Professor and Vice Chair Emeritus of
Ophthalmology
Medical Director, Transplant Services Center
at UT Southwestern Medical Center
Dallas, TX, USA
Chapter 15

Jean SM Chai MBBS, FAMS, FRCSEd
Consultant
Corneal and External Eye Disease Service
Singapore National Eye Centre
Singapore
Chapter 156

Winston Chamberlain MD, PhD
Associate Professor
Department of Ophthalmology
Casey Eye Institute
Oregon Health and Science University
Portland, OR, USA
Chapter 17

Clara C Chan MD, FRCSC, FACS
Assistant Professor
Department of Ophthalmology and
Vision Sciences
University of Toronto
Toronto, ON, Canada
Chapters 110; 153; 158; 169

Bernard H Chang MD
Private Practice
Cornea Consultants of Nashville
Nashville, TN, USA
Chapter 87

Edwin S Chen MD
Cornea and Anterior Segment
Scripps Memorial Hospital, La Jolla
La Jolla, CA, USA
Chapter 129

Michael C Chen MD
Assistant Professor of Ophthalmology
Penn State Eye Center
Penn State Milton S. Hershey Medical
Center
Hershey, PA, USA
Chapter 111

Neil Chen BSc
Clinical Intern
Comite MD
New York, NY, USA
Chapter 98

Kenneth C Chern MD, MBA
Managing Partner, Peninsula
Ophthalmology Group
Associate Clinical Professor
Department of Ophthalmology and
Visual Sciences
University of California, San Francisco and
the Francis I. Proctor Foundation
San Francisco, CA, USA
Chapter 79

James Chodosh MD, MPH
DG Cogan Professor of Ophthalmology
Massachusetts Eye and Ear Infirmary
Harvard Medical School
Boston, MA, USA
Chapters 150; 155

Elaine W Chong MBBS, MEpi, PhD,
FRANZCO
Consultant Ophthalmologist
Royal Victorian Eye & Ear Hospital
Melbourne, Victoria, Australia
Chapter 141

Mazen Y Choulakian MD, FRCSC
Assistant Professor of Ophthalmology
Faculty of Medicine and Health Sciences
Université de Sherbrooke
Sherbrooke, QC, Canada
Chapters 42; 61

Gary Chung MD
Private Practice
Evergreen Eye Centers
Federal Way, WA, USA
Chapter 91

Joseph B Ciolino MD
Assistant Professor of Ophthalmology
Department of Ophthalmology
Massachusetts Eye and Ear Infirmary
Boston, MA, USA
Chapter 154

Jessica Ciralsky MD
Assistant Professor
Department of Ophthalmology
Weill Cornell Medical College
New York, NY, USA
Chapter 5

Maria Soledad Cortina MD
Assistant Professor of Ophthalmology
University of Illinois Eye and Ear Infirmary
Department of Ophthalmology and
Visual Sciences
Chicago, IL, USA
Chapters 90; 165

Alexandra Z Crawford BA, MBChB
Ophthalmology Registrar
Department of Ophthalmology
University of Auckland
Auckland, New Zealand
Chapter 94

Jose de la Cruz MD
Assistant Professor
Department of Ophthalmology
University of Illinois Eye and Ear Infirmary
Chicago, IL, USA
Chapter 151

Mausam R Damani MD
Cornea Fellow
Department of Ophthalmology &
Vision Science
UC Davis Eye Center
Sacramento, CA, USA
Chapter 108

Paulo Elias C Dantas MD, PhD
Professor of Ophthalmology
Department of Ophthalmology, Corneal
and External Disease Service
Santa Casa of São Paulo
São Paulo, Brazil
Chapter 84

Mahshad Darvish-Zargar MDCM, MBA,
FRCSC
Assistant Professor
Department of Ophthalmology
McGill University
Montreal, QC, Canada
Chapters 59; 62

Richard S Davidson MD
Professor of Ophthalmology and Vice Chair
for Quality and Clinical Affairs
Cataract, Cornea, and Refractive Surgery
University of Colorado Eye Center
University of Colorado School of Medicine
Aurora, CO, USA
Chapter 85

Sheraz M Daya MD, FACP, FACS, FRCS(Ed),
FRCOphth
Medical Director
Centre for Sight
London, UK
Chapters 153; 158

Ali R Djalilian MD
Associate Professor of Ophthalmology
Department of Ophthalmology and
Visual Sciences
University of Illinois at Chicago
Chicago, IL, USA
Chapters 33; 124; 153; 158; 159

Eric D Donnenfeld MD, FACS
Clinical Professor of Ophthalmology
New York University Medical Center
Ophthalmology
New York, NY, USA
Chapters 138; 147

Steven P Dunn MD
Professor
Department of Ophthalmology
Oakland University William Beaumont
School of Medical
Rochester, MI, USA
Chapter 48

Ralph C Eagle Jr MD
Director, Department of Pathology
Wills Eye Hospital
Philadelphia, PA, USA
Chapter 18

Allen O Eghrari MD
Assistant Professor of Ophthalmology
Wilmer Eye Institute
Johns Hopkins University
School of Medicine
Baltimore, MD, USA
Chapter 11

Richard A Eiferman MD, FACS
Clinical Professor of Ophthalmology
University of Louisville
Louisville, KY, USA
Chapter 138

Joseph A Eliason MD
Clinical Professor of Ophthalmology
Department of Ophthalmology
Stanford University
School of Medicine
Palo Alto, CA, USA
Chapter 30

Daniel Elies MD
Cornea and Refractive Surgery Unit
Instituto de Microcirugía Ocular (IMO)
Barcelona, Spain
Chapter 143

Per Fagerholm MD, PhD
Professor Emeritus
Department of Clinical and Experimental
Medicine – Ophthalmology
Faculty of Health
University of Linköping
Linköping, Sweden
Chapter 136

Marjan Farid MD
Associate Professor of Ophthalmology
Director of Cornea, Cataract, and
Refractive Surgery
Gavin Herbert Eye Institute
University of California, Irvine
Irvine, CA, USA
Chapters 112; 170

Asim V Farooq MD
Fellow in Cornea and External Disease
Department of Ophthalmology and
Visual Sciences
Washington University in St. Louis
St. Louis, MO, USA
Chapter 124

William J Faulkner MD
Director
Urgents Clinic
Cincinnati Eye Institute
Cincinnati, OH, USA
Chapter 9

Blake V Fausett MD, PhD
Oculoplastics Fellow
Cincinnati Eye Institute
University of Cincinnati
College of Medicine
Department of Ophthalmology
Cincinnati, OH, USA
Chapter 28

Robert S Feder MD, MBA
Professor of Ophthalmology
Chief Cornea/External Disease
Northwestern University
Feinberg School of Medicine
Chicago, IL, USA
Chapter 72

Vahid Feiz MD
Private Practice
California Eye Clinic
Walnut Creek, CA, USA
Chapter 21

Sergio Felberg MD
Professor of Ophthalmology
Department of Ophthalmology, Corneal
and External Disease Service
Santa Casa of São Paulo
São Paulo, Brazil
Chapter 84

Matthew T Feng MD
Private Practice
Price Vision Group
Indianapolis, IN, USA
Co-Medical Director
Indiana Lions Eye & Tissue Transplant Bank
Indianapolis, IN, USA
Chapter 134

Luigi Fontana MD, PhD
Director
Ophthalmic Unit
Arcispedale Santa Maria Nuova – IRCCS
Reggio Emilia, Italy
Chapter 118

Gary N Foulks MD
Emeritus Professor
Department of Ophthalmology and
Vision Science
University of Louisville
Louisville, KY, USA
Chapters 31; 114

Denise de Freitas MD
Professor
Department of Ophthalmology and
Visual Sciences
Paulista School of Medicine, São Paulo
Hospital, Federal University of São Paulo
(UNIFESP)
São Paulo, Brazil
Chapters 32; 123

Anat Galor MD, MSPH
Staff Physician, Associate Professor of
Clinical Ophthalmology
Bascom Palmer Eye Institute
University of Miami
Miami, FL, USA
Chapter 80

Prashant Garg MD
Consultant Ophthalmologist, Tej Kohli
Cornea Institute
Senior Ophthalmologist, Tej Kohli Cornea
Institute, Kallam Anji Reddy Campus
L V Prasad Eye Institute
Hyderabad, India
Chapters 82; 92

Sumit Garg MD
Assistant Professor
Vice Chair of Clinical Ophthalmology
Gavin Herbert Eye Institute
University of California, Irvine
Irvine, CA, USA
Chapters 112; 170

William G Gensheimer MD, Maj, USAF
Chief of Cornea Service
Warfighter Eye Center
Malcolm Grow Medical Clinics and Surgery
Center (MGMCSC)
Joint Base Andrews, MD, USA
Chapter 85

Elham Ghahari MD
Cornea Research Fellow
Department of Ophthalmology and
Visual Sciences
University of Illinois at Chicago
Chicago, IL, USA
Chapter 159

David B Glasser MD
Assistant Professor
Department of Ophthalmology
Johns Hopkins University
School of Medicine
Baltimore, MD, USA
Chapter 26

Kenneth M Goins MD
Professor of Clinical Ophthalmology
Corneal and External Diseases
University of Iowa Hospitals and Clinics
Iowa City, IA, USA
Chapters 9; 126

Kimberly K Gokoffski MD, PhD
Resident Physician
Department of Ophthalmology &
Vision Science
Univerisity of California, Davis
School of Medicine
Sacramento, CA, USA
Chapters 4; 35

Debra A Goldstein MD, FRCSC
Professor
Director, Uveitis Service
Director, Uveitis Fellowship
Department of Ophthalmology
Northwestern University
Feinberg School of Medicine
Chicago, IL, USA
Chapter 106

Jeffrey R Golen MD
Assistant Professor in Cornea, External
Disease, and Refractive Surgery
University of Virginia
Department of Ophthalmology
Charlottesville, VA, USA
Chapter 79

Jose Gomes MD, PhD
Associate Professor & Director
Anterior Segment & Ocular Surface
Advanced Center
Department of Ophthalmology
Federal University of Sao Paulo
(UNIFESP/EPM)
Sao Paulo, SP, Brazil
Chapter 157

John A Gonzales MD
Assistant Professor
Department of Ophthalmology
F.I. Proctor Foundation
University of California, San Francisco
San Francisco, CA, USA
Chapter 101

John D Gottsch MD
Professor of Ophthalmology
Wilmer Eye Institute
Johns Hopkins University
School of Medicine
Baltimore, MD, USA
Chapter 11

Steven A Greenstein MD
Cornea Fellow
Cornea and Laser Eye Institute – Hersh
Vision Group
Teaneck, NJ, USA
Department Ophthalmology
Harvard Medical School
Boston, MA, USA
Chapter 148

Darren G Gregory MD
Associate Professor
Department of Ophthalmology
University of Colorado
School of Medicine
Denver, CO, USA
Chapter 50

Mark A Greiner MD
Assistant Professor
Cornea and External Diseases
Department of Ophthalmology and
Visual Sciences
University of Iowa
Carver College of Medicine
Iowa City, IA, USA
Chapters 9; 126; 131

May Griffith PhD
Professor of Regenerative Medicine
Department of Clinical and
Experimental Medicine
Linköping University
Linköping, Sweden
Chapter 136

Oscar Gris MD
Cornea and Refractive Surgery Unit
Instituto de Microcirugía Ocular (IMO)
Barcelona, Spain
Chapter 143

Erich B Groos Jr MD
Partner
Cornea Consultants of Nashville
Nashville, TN, USA
Chapter 87

William D Gruzensky MD
Pacific Cataract and Laser Institute
Olympia, WA, USA
Chapter 45

Jose L Güell MD
Director of Cornea and Refractive
Surgery Unit
IMO. Instituto Microcirugia Ocular of
Barcelona
Associate Professor of Ophthalmology
UAB. Autònoma University of Barcelona
Barcelona, Spain
Chapters 143; 174

Frederico P Guerra MD
Medical Director of Centro Oftalmológico
Jardim Icaraí
Rio de Janeiro, Brazil
Director of the Cornea Department of the
Federal Hospital of Ipanema
Rio de Janeiro, Brazil
Chapter 168

Preeya K Gupta MD
Assistant Professor of Ophthalmology
Cornea and Refractive Surgery
Duke University Eye Center
Durham, NC, USA
Chapters 55; 114

M Bowes Hamill MD
Professor of Ophthalmology
Cullen Eye Institute
Baylor College of Medicine
Department of Ophthalmology
Houston, TX, USA
Chapters 93; 146

Kristin M Hammersmith MD
Assistant Surgeon
Cornea Service
Wills Eye Hospital
Instructor, Thomas Jefferson Medical
College
Philadelphia, PA, USA
Chapter 18

Pedram Hamrah MD, FACS
Director, Center for Translational Ocular
Immunology
Director, Anterior Segment Imaging, Boston
Image Reading Center
Cornea Service, New England Eye Center
Tufts Medical Center
Associate Professor, Department of
Ophthalmology
Tufts University School of Medicine
Boston, MA, USA
Chapter 124

Sadeer B Hannush MD
Attending Surgeon
Cornea Service, Wills Eye Hospital
Department of Ophthalmology
Sidney Kimmel Medical College of Thomas
Jefferson University
Medical Director
Lions Eye Bank of Delaware Valley
Philadelphia, PA, USA
Chapters 109; 152

David R Hardten MD
Minnesota Eye Consultants
Director of Research, Cornea, Refractive
Surgery
Department of Ophthalmology
University of Minnesota & Minnesota Eye
Consultants
Minnetonka, MN, USA
Chapter 167

David G Heidemann MD
Department of Ophthalmology
William Beaumont Hospital
Royal Oak, MI, USA
Chapter 48

Peter S Hersh MD
Clinical Professor
Director, Cornea and Refractive Surgery
Department of Ophthalmology
Rutgers Medical School
Newark, NJ, USA
Chapter 148

Darren C Hill MD
Resident Physician, PGY1
Penn State College of Medicine
Hershey, PA, USA
Chapter 138

Ana Luisa Hofling-Lima MD
Head Professor at Ophthalmology
Department Escola Paulista de Medicina
UNIFESP/EPM
São Paulo, Brazil
Chapter 149

Edward J Holland MD
Director, Cornea Services
Cincinnati Eye Institute
Professor of Clinical Ophthalmology
University of Cincinnati
Cincinnati, OH, USA
*Chapters 50; 53; 77; 108; 153; 157; 158;
159; 160*

Gary N Holland MD
Professor of Ophthalmology
Jack H. Skirball Chair in Ocular
Inflammatory Diseases
Cornea-External Ocular Disease Division /
Uveitis Service
Department of Ophthalmology
David Geffen School of Medicine at UCLA
UCLA Stein Eye Institute
Los Angeles, CA, USA
Chapter 65

Stephen Holland MD
Resident
Department of Ophthalmology
Loyola University Chicago Stritch School
of Medicine
Maywood, IL, USA
Chapter 103

Augustine R Hong MD
Assistant Professor
Department of Ophthalmology
Washington University
St. Louis, MO, USA
Chapter 75

Marc A Honig MD
Clinical Instructor
Wilmer Eye Institute, Johns Hopkins
University School of Medicine
Clinical Assistant Professor
Department of Ophthalmology and
Visual Sciences
University of Maryland School of Medicine
Baltimore, MD, USA
Chapter 137

Christopher T Hood MD
Clinical Assistant Professor
Ophthalmology and Visual Sciences
W.K. Kellogg Eye Center
University of Michigan Medical School
Ann Arbor, MI, USA
Chapter 65

Eliza N Hoskins MD
Cornea Consultant
The Permanente Medical Group
Walnut Creek, CA, USA
Chapter 115

Joshua H Hou MD
Assistant Professor
Department of Ophthalmology and Visual
Neurosciences
University of Minnesota
Minneapolis, MN, USA
Chapter 2

Kimberly Hsu MD
Clinical Fellow
Department of Ophthalmology
University of Illinois Eye and Ear Infirmary
Chicago, IL, USA
Chapter 151

Andrew JW Huang MD, MPH
Professor of Ophthalmology
Department of Ophthalmology and
Visual Sciences
Washington University
St. Louis, MO, USA
Chapter 75

David Huang MD, PhD
Peterson Professor of Ophthalmology
Department of Ophthalmology
Casey Eye Institute
Oregon Health and Science University
Portland, OR, USA
Chapter 17

Jennifer I Hui MD, FACS
Founder The Eyelid Institute
(Palm Desert, CA)
Assistant Professor
Department of Ophthalmology
Loma Linda University School of Medicine
Loma Linda, CA, USA
Chapter 29

Alfonso Iovieno MD, PhD
Cornea and Ocular Surface Unit
Arcispedale Santa Maria Nuova – IRCCS
Reggio Emilia, Italy
Chapter 118

Joseph D Iuorno MD
Commonwealth Eye Care Associates
Richmond, VA, USA
Chapter 91

W Bruce Jackson MD, FRCSC
Professor
Department of Ophthalmology
University of Ottawa Eye Institute
Ottawa, ON, Canada
Chapter 164

Deborah S Jacobs MD
Medical Director
Boston Foundation for Sight
Needham, MA, USA
Associate Professor of Ophthalmology
Harvard Medical School
Boston, MA, USA
Chapter 97

Frederick A Jakobiec MD, DSc
Henry Willard Williams Professor Emeritus
of Ophthalmology and Pathology
Former Chief and Chairman
Department of Ophthalmology
Massachusetts Eye and Ear Infirmary and
Harvard Medical School
Director, David Glendenning Cogan
Laboratory of Ophthalmic Pathology
Massachusetts Eye and Ear Infirmary
Boston, MA, USA
Chapters 36; 39

Bennie H Jeng MD, MS
Professor and Chair
Department of Ophthalmology and
Visual Sciences
University of Maryland
School of Medicine
Baltimore, MD, USA
Chapters 65; 115

James V Jester PhD
Professor of Ophthalmology
Gavin Herbert Eye Institute
University of California, Irvine
Orange, CA, USA
Chapter 15

Madhura G Joag MD
Research Scholar
Cornea
Bascom Palmer Eye Institute
Miami, FL, USA
Chapter 20

David R Jordan MD, FRCSC
Professor of Ophthalmology
University of Ottawa Eye Institute
Ottawa, ON, Canada
Chapter 34

Raageen Kanjee MD
Ophthalmology Resident
Department of Ophthalmology
University of Manitoba
Winnipeg, MB, Canada
Chapter 106

Carol L Karp MD
Professor of Ophthalmology
Bascom Palmer Eye Institute
University of Miami
Miami, FL, USA
Chapters 17; 20; 37

Stephen C Kaufman MD, PhD
Professor and Vice-Chairman of
Ophthalmology
Director of Cornea and Refractive Surgery
State University of New York – Downstate
Brooklyn and Manhattan, NY, USA
Chapter 19

Jeremy D Keenan MD, MPH
Associate Professor of Ophthalmology
Francis I. Proctor Foundation and
Department of Ophthalmology
University of California, San Francisco
San Francisco, CA, USA
Chapter 43

Robert C Kersten MD, FACS
Professor of Clinical Ophthalmology
University of California, San Francisco
San Francisco, CA, USA
Chapter 27

Stephen S Khachikian MD
Cornea Fellow
Department of Ophthalmology
Albany Medical College
Albany, NY, USA
Chapter 163

Rohit C Khanna MD
Director Gullapalli Pratibha Rao
International Centre for Advancement of
Rural Eye Care
Consultant Ophthalmologist, Tej Kohli
Cornea Institute
L V Prasad Eye Institute
Hyderabad, India
Chapter 82

Timothy T Khater MD, PhD
Cornea, External Disease, Cataract, &
Refractive Surgery Specialist
West Texas Eye Associates
Lubbock, TX, USA
Chapter 113

Eric J Kim BS
Research Fellow in Cataract and Refractive
Surgery
Department of Ophthalmology
Baylor College of Medicine
Houston, TX, USA
Chapter 12

Michelle J Kim MD
Resident Physician
Department of Ophthalmology
Duke Eye Center
Durham, NC, USA
Chapter 55

Stella K Kim MD
Joe M. Green Jr. Professor of Clinical
Ophthalmology
Ruiz Department of Ophthalmology and
Visual Science
University of Texas Health, Medical School
Houston, TX, USA
Chapter 66

Terry Kim MD
Professor of Ophthalmology
Duke University School of Medicine
Chief, Cornea and External Disease Service
Director, Refractive Surgery Service
Duke University Eye Center
Durham, NC, USA
Chapter 55

Shigeru Kinoshita MD, PhD
Professor and Chair
Department of Frontier Medical Science
and Technology for Ophthalmology
Kyoto Prefectural University of Medicine
Kyoto, Japan
Chapter 135

Colin M Kirkness
Formerly Tennent Professor of
Ophthalmology
Department of Ophthalmology
Faculty of Medicine
University of Glasgow
Glasgow, UK
Chapter 60

Stephen D Klyce PhD, FARVO
Adjunct Professor of Ophthalmology
Icahn School of Medicine at Mount Sinai
New York, NY, USA
Chapter 12

Douglas D Koch MD
Professor and Allen Mosbacher, and Law
Chair in Ophthalmology
Cullen Eye Institute, Department of
Ophthalmology
Baylor College of Medicine
Houston, TX, USA
Chapter 173

Thomas Kohnen MD, PhD, FEBO
Professor and Chair
Department of Ophthalmology
Goethe University
Frankfurt, Germany
Visiting Professor
Cullen Eye Institute
Baylor College of Medicine
Houston, TX, USA
Chapter 174

Noriko Koizumi MD, PhD
Professor
Department of Biomedical Engineering
Doshisha University
Kyotanabe, Japan
Chapter 135

Daniel Kook MD, PhD
Smile Eyes Eye Clinic
Munich Airport, Germany
Chapter 174

Regis P Kowalski MS, M(ASCP)
Professor
Department of Ophthalmology
School of Medicine
University of Pittsburgh
Pittsburgh, PA, USA
Chapter 10

Friedrich E Kruse MD
Professor and Chair of Ophthalmology
Department of Ophthalmology
University of Erlangen-Nuremberg
Erlangen, Germany
Chapter 133

Edward Lai MD
Assistant Professor of Ophthalmology
Department of Ophthalmology
Weill Cornell Medical College
New York, NY, USA
Chapter 5

Peter R Laibson MD
Director Emeritus
Cornea Department
Wills Eye Hospital
Philadelphia, PA, USA
Chapter 69

Jonathan H Lass MD
Charles I Thomas Professor
Department of Ophthalmology and
Visual Sciences
Case Western Reserve University
University Hospitals Eye Institute
Cleveland, OH, USA
Chapter 14

Samuel H Lee MD
Cornea and External Disease
Sacramento Eye Consultants
Sacramento, CA, USA
Chapter 64

W Barry Lee MD, FACS
Medical Director, Georgia Eye Bank
Cornea and Refractive Surgery Service
Eye Consultants of Atlanta/Piedmont
Hospital
Atlanta, GA, USA
Chapters 78; 128

Michael A Lemp MD
Clinical Professor of Ophthalmology
Georgetown University and George
Washington University
Washington, DC, USA
Chapters 3; 8; 31

Jennifer Y Li MD
Associate Professor
Department of Ophthalmology &
Vision Science
University of California, Davis
Sacramento, CA, USA
Chapters 23; 89; 125

Yan Li PhD
Research Assistant Professor
Department of Ophthalmology
Casey Eye Institute
Oregon Health and Science University
Portland, OR, USA
Chapter 17

Thomas M Lietman MD
Professor, Director of Francis I. Proctor
Foundation
Departments of Ophthalmology and
Epidemiology and Biostatistics
University of California, San Francisco
San Francisco, CA, USA
Chapter 43

Michele C Lim MD
Professor of Ophthalmology
Vice Chair and Medical Director
UC Davis Eye Center
University of California, Davis
School of Medicine
Sacramento, CA, USA
Chapter 116

Lily Koo Lin MD
Associate Professor
Department of Ophthalmology &
Vision Science
University of California, Davis
Health System
Sacramento, CA, USA
Chapters 4; 35

T Peter Lindquist MD
Associate Medical Director, Georgia
Eye Bank
SouthEast Eye Specialists
Cornea, External Disease and Refractive
Surgery
Chattanooga, TN, USA
Chapters 40; 128

Thomas D Lindquist MD, PhD
Formerly Director, Cornea and External
Disease Service
Department of Ophthalmology
Group Health Cooperative
Bellevue, WA, USA
Clinical Professor
Department of Ophthalmology
University of Washington
School of Medicine
Seattle, WA, USA
Medical Director, SightLife
Seattle, WA, USA
Chapters 40; 44

Timothy P Lindquist MD
Durrie Vision
Overland Park, KS, USA
Clinical Instructor
Department of Ophthalmology
University of Kansas
Kansas City, KS, USA
Chapter 44

Richard L Lindstrom MD
Founder and Attending Surgeon, Minnesota
Eye Consultants
Adjunct Clinical Professor Emeritus
University of Minnesota
Department of Ophthalmology
Associate Director
Minnesota Lions Eye Bank
Board Member
University of Minnesota Foundation
Visiting Professor
UC Irvine, Gavin Herbert Eye Institute
Irvine, CA, USA
Chapter 175

David Litoff MD
Kaiser Permanente
Chief of Ophthalmology
Assistant Clinical Professor
Department of Ophthalmology
University of Colorado
Lafayette, CO, USA
Chapter 24

Yu-Chi Liu MD, MCI
Clinician
Cornea and External Eye Disease Service
Singapore National Eye Centre
Singapore
Chapter 171

Eitan Livny MD
Anterior Segment, Cornea and Cataract
Specialist
Department of Ophthalmology
Rabin Medical Center
Petach Tiqva, Israel
Chapter 52

Lorena LoVerde MD
Associate Professor
Department of Ophthalmology
University of Cincinnati
Cincinnati, OH, USA
Chapter 157

Careen Y Lowder MD, PhD
Staff, Cole Eye Institute
Cleveland Clinic Foundation
Cleveland, OH, USA
Chapter 65

Allan Luz MD, PhD
Corneal Director of Hospital de Olhos
de Sergipe
Department of Ophthalmology and
Visual Science
Federal University of São Paulo
São Paulo, Brazil
Chapter 13

Marian S Macsai MD
Chief, Division of Ophthalmology
NorthShore University HealthSystem
Professor, University of Chicago Pritzker
School of Medicine
Glenview, IL, USA
Chapters 139; 144

Mark Maio FOPS
President
InVision, Inc
Alpharetta, GA, USA
Chapter 7

Jackie V Malling RN, CEBT
Chief Strategy Officer
Saving Sight
Kansas City, KS, USA
Chapter 25

Amanda C Maltry MD
Assistant Professor
Department of Ophthalmology and Visual
Neuroscience
University of Minnesota School of Medicine
Minneapolis, MN, USA
Chapter 38

Paramdeep S Mand MD
Associate
Department of Ophthalmology
Kaiser Permanente
Riverside, CA, USA
Chapter 30

Felicidad Manero MD
Ophthalmology
IMO (Instituto de Microcirugía Ocular)
Barcelona, Spain
Chapter 143

Mark J Mannis MD, FACS
Natalie Fosse Endowed Chair in Vision
Science Research
Professor and Chair
Department of Ophthalmology &
Vision Science
University of California Davis Eye Center
Sacramento, CA, USA
*Chapters 42; 51; 60; 70; 108; 111; 125;
142; 160*

Tova Mannis MD
Clinical Fellow
F.I. Proctor Foundation
University of California, San Francisco
San Francisco, CA, USA
Chapter 60

Carlos E Martinez MD, MS
Chairman of Ophthalmology
Long Beach Memorial Hospital
Long Beach, CA, USA
Chapter 12

Csaba L Mártonyi FOPS
Emeritus Associate Professor
Department of Ophthalmology and
Visual Sciences
University of Michigan Medical School
Ann Arbor, MI, USA
Chapter 7

Maite Sainz de la Maza MD, PhD
Associate Professor
Department of Ophthalmology
Hospital Clinic of Barcelona
Barcelona, Spain
Chapter 100

Hall T McGee MD, MS
Cornea & External Disease Specialist
Everett & Hurite Ophthalmic Association
Pittsburgh, PA, USA
Chapter 6

Charles NJ McGhee MBChB, PhD, DSc,
FRCS, FRCOphth, FRANZCO
Maurice Paykel Professor and Chair of
Ophthalmology
Director, New Zealand National Eye Centre
Department of Ophthalmology
Faculty of Medical & Health Sciences
University of Auckland
Auckland, New Zealand
Chapter 94

Jodhbir Mehta BSc, MBBS, FRCS(Ed)
Associate Professor
Corneal and External Disease Service
Singapore National Eye Centre
Singapore
Chapter 171

David M Meisler MD
Consultant, Cornea and External Diseases
Cleveland Clinic Foundation
Cleveland, OH, USA
Chapter 65

Woodford S Van Meter MD
Professor
Department of Ophthalmology
University of Kentucky School of Medicine
Lexington, KY, USA
Chapter 110

Jay J Meyer MD, MPH
Cornea and Anterior Segment Fellow
Department of Ophthalmology
New Zealand National Eye Centre
University of Auckland
Auckland, New Zealand
Chapter 94

Shahzad I Mian MD
Terry J. Bergstrom Professor
Associate Chair, Education
Residency Program Director
Associate Professor
University of Michigan
Department of Ophthalmology
Ann Arbor, MI, USA
Chapter 95

Darlene Miller DHSc, MPH, CIC
Research Associate Professor
Department of Ophthalmology
Bascom Palmer Eye Institute
University of Miami
Miller School of Medicine
Miami, FL, USA
Chapter 80

Naoyuki Morishige MD, PhD
Associate Professor
Department of Ophthalmology
Yamaguchi University
Graduate School of Medicine
Ube, Japan
Chapter 1

Merce Morral MD, PhD
Anterior Segment Diseases, Cornea,
Cataract and Refractive Surgery Specialist
Instituto Oftalmología Ocular (IMO)
Barcelona, Spain
Chapter 143

Majid Moshirfar MD, FACS
Professor of Clinical Ophthalmology,
Co-director of Cornea & Refractive Surgery
Division
Department of Ophthalmology
University of California, San Francisco
San Francisco, CA, USA
Chapter 138

Adam Moss MD, MBA
McCannel Eye Clinic
Edina, MN, USA
Chapter 121

Asadolah Movahedan MD
Resident of Ophthalmology
Department of Ophthalmology
University of Chicago
Chicago, IL, USA
Chapter 124

Parveen Nagra MD
Asssistant Surgeon
Wills Eye Hospital
Assistant Professor
Jefferson Medical College
Philadelphia, PA, USA
Chapter 18

Afshan A Nanji MD, MPH
Assistant Professor
Department of Ophthalmology
Casey Eye Institute
Oregon Health and Science University
Portland, OR, USA
Chapter 17

Leslie C Neems MD
Ophthalmology Resident Physician
Northwestern University
Feinberg School of Medicine
Chicago, IL, USA
Chapter 72

Kristiana D Neff MD
Partner
Carolina Cataract & Laser Center
Charleston, SC, USA
Chapter 53

J Daniel Nelson MD, FACS
Professor of Ophthalmology
University of Minnesota
Associate Medical Director
HealthPartners Medical Group
Minneapolis, MN, USA
Chapter 2

Jeffrey A Nerad MD
Partner, Cincinnati Eye Institute
Professor of Ophthalmology
University of Cincinnati
Cincinnati, OH, USA
Chapter 28

Marcelo V Netto MD, PhD
Department of Ophthalmology
University of São Paulo
São Paulo, Brazil
Medical Director
Instituto Oftalmológico Paulista
São Paulo, Brazil
Chapter 168

Jacqueline Ng MD
Department of Ophthalmology
Cornea Division
University of California, Irvine
Gavin Herbert Eye Institute
Irvine, CA, USA
Chapter 170

Lisa M Nijm MD, JD
Medical & Surgical Director
Warrenville EyeCare and LASIK
Warrenville, IL, USA
Assistant Clinical Professor of
Ophthalmology
University of Illinois Eye and Ear Infirmary
Department of Ophthalmology and
Visual Sciences
Chicago, IL, USA
Chapters 88; 108

Ken K Nischal MD, FRCOphth
Professor of Ophthalmology
Director of Pediatric Ophthalmology
Strabismus and Adult Motility
UPMC Eye Center
Children's Hospital of Pittsburgh of UPMC
University of Pittsburgh
Pittsburgh, PA, USA
Chapter 122

Teruo Nishida MD, DSc
Professor Emeritus
Department of Ophthalmology
Graduate School of Medicine
Yamaguchi University
Ube, Japan
Chapter 1

M Cristina Nishiwaki-Dantas MD
Professor of Ophthalmology
Department of Ophthalmology, Corneal
and External Disease Service
Santa Casa of São Paulo
São Paulo, Brazil
Chapter 84

Rudy MMA Nuijts MD, PhD
Professor of Ophthalmology
University Eye Clinic Maastricht
Medical University Center Maastricht
Maastricht, The Netherlands
Chapter 174

Robert B Nussenblatt MD, MPH
Formerly Chief, Laboratory of Immunology
National Eye Institute, NIH
Bethesda, MD, USA
Chapter 101

Karen W Oxford MD
Director, Cornea and Refractive Surgery
Pacific Eye Associates
Clinical Professor of Ophthalmology
California Pacific Medical Center
San Francisco, CA, USA
Chapter 115

David A Palay MD
Associate Clinical Professor
Department of Ophthalmology
Emory University School of Medicine
Atlanta, GA, USA
Chapter 22

Sotiria Palioura MD, PhD
Instructor
Department of Ophthalmology
Bascom Palmer Eye Institute
University of Miami
Miller School of Medicine
Miami, FL, USA
Chapter 66

Deval R Paranjpe MD, ScB
Assistant Professor of Ophthalmology
Drexel University College of Medicine
Pittsburgh, PA, USA
Chapter 60

Mansi Parikh MD
Assistant Professor
Casey Eye Institute
Oregon Health and Sciences University
Portland, OR, USA
Chapter 56

Matthew R Parsons MD
Chief
Corneal Service
Excel Eye Center
Provo, UT, USA
Chapter 88

Sirichai Pasadhika MD
Director of Vitreoretinal Services
Devers Eye Institute
Legacy Health System
Portland, OR, USA
Affiliate Instructor
Casey Eye Institute
Oregon Health & Science University
Portland, OR, USA
Chapter 102

Dipika V Patel PhD, MRCOphth
Associate Professor
Department of Ophthalmology
New Zealand National Eye Centre
University of Auckland
Auckland, New Zealand
Chapter 94

Charles J Pavlin MD, FRCS(Can)
Formerly Professor, University of Toronto
Department of Ophthalmology
Mount Sinai Hospital
Toronto, ON, Canada
Chapter 16

Eric S Pearlstein MD
Clinical Assistant Professor
Department of Ophthalmology
SUNY Downstate Medical Center
Brooklyn, NY, USA
Chapter 99

Jay S Pepose MD, PhD
Professor of Clinical Ophthalmology and
Visual Sciences
Washington University School of Medicine
St. Louis, MO, USA
Chapter 175

Robert J Peralta MD
Ophthalmic Plastic and Reconstructive
Surgery
Kaiser Permanente
Oakland, CA, USA
Chapter 6

Mauricio A Perez MD
Cornea, Cataract & Refractive Surgery
Department
Clínica de Enfermedades de la Visión /
Clínica Las Condes / Hospital Salvador /
Fundación Imagina
Volunteer Faculty University of Chile
Santiago, Chile
Chapters 110; 164

Victor L Perez MD
Professor of Ophthalmology
Walter G. Ross Chair in Ophthalmic
Research
Bascom Palmer Eye Institute
University of Miami
Miller School of Medicine
Miami, FL, USA
Chapters 49; 66

Alicia Perry BA
Ophthalmic Consultants of Long Island
New York, NY, USA
Chapter 138

W Matthew Petroll PhD
Professor
Department of Ophthalmology
UT Southwestern Medical Center
Dallas, TX, USA
Chapter 15

Stephen C Pflugfelder MD
Professor
Ophthalmology
Baylor College of Medicine
Houston, TX, USA
Chapter 33

Francis W Price Jr MD
President
Price Vision Group
Indianapolis, IN, USA
President of the Board
Cornea Research Foundation of America
Indianapolis, IN, USA
Chapter 134

Marianne O Price PhD, MBA
Executive Director
Cornea Research Foundation of America
Indianapolis, IN, USA
Chapter 134

Louis E Probst MD
National Medical Director
TLC The Laser Eye Centers
Chicago, IL, USA
Chapters 166; 169

Michael B Raizman MD
Ophthalmic Consultants of Boston
Associate Professor of Ophthalmology
Tufts University School of Medicine
Boston, MA, USA
Chapter 100

Leela V Raju MD
Eye Physicians and Surgeons
Clinical Instructor
New York Eye and Ear Infirmary
Brooklyn, NY, USA
Chapter 173

Gullapalli N Rao MD
Chair
L V Prasad Eye Institute
Hyderabad, India
Chapter 82

Duna Raoof MD
Cornea, Cataract, and Refractive Surgery
Specialist
Harvard Eye Associates
Laguna Hills, CA, USA
Clinical Instructor
Harbor-University of California Los Angeles
Torrence, CA, USA
Chapters 150; 155

Christopher J Rapuano MD
Professor, Department of Ophthalmology
Sidney Kimmel Medical College at Thomas
Jefferson University
Chief, Cornea Service
Wills Eye Hospital
Philadelphia, PA, USA
Chapters 18; 137; 140

Jagadesh C Reddy MD
Assistant Ophthalmologist
Tej Kohli Cornea Institute, Kallam Anji
Reddy Campus
L V Prasad Eye Institute
Hyderabad, India
Chapter 92

Ellen Redenbo CDOS, ROUB, CRA
Imaging Center Supervisor
Department of Ophthalmology
UC Davis Eye Center
Sacramento, CA, USA
Chapter 16

James J Reidy MD
Associate Professor
Vice Chair of Clinical Affairs
Department of Ophthalmology and
Visual Science
University of Chicago Medicine and
Biological Sciences
Chicago, IL, USA
Chapter 74

Charles D Reilly MD
Managing Partner
Rashid, Rice, Flynn and Reilly Eye
Associates
Clinical Assistant Professor
Department of Ophthalmology
University of Texas Health Science Center
San Antonio
San Antonio, TX, USA
Chapters 51; 161

Adimara da Candelaria Renesto MD
Fellow of Refractive Surgery
Department of Ophthalmology and
Visual Sciences
Federal University of São Paulo
Vision Institute IPEPO
São Paulo, Brazil
Chapter 172

Andri K Riau MSc
Research Associate
Tissue Engineering and Stem Cell Group
Singapore Eye Research Institute
Singapore
Chapter 171

Lorena Riveroll-Hannush MD
Clinical Director
Oxford Valley Laser Vision Center
Langhorne, PA, USA
Cornea Service
Asociación Para Evitar La Ceguera
Hospital Dr. Luis Sánchez Bulnes
Mexico City, Mexico
Chapters 109; 152

Allison E Rizzuti MD
Clinical Assistant Professor
Department of Ophthalmology
State University of New York, Downstate
Medical Center
Brooklyn, NY, USA
Chapter 19

Danielle M Robertson OD, PhD
Associate Professor
Department of Ophthalmology
University of Texas Southwestern
Medical Center
Dallas, TX, USA
Chapter 97

Ashley Rohr MD
Cornea Fellow
Department of Ophthalmology
Manhattan Eye, Ear, and Throat Hospital/
Northshore-LIJ Health System
New York, NY, USA
Chapters 139; 144

David S Rootman MD, FRCSC
Professor, University of Toronto
Toronto Western Hospital
Toronto, ON, Canada
Chapter 164

James T Rosenbaum MD
Chief of Ophthalmology
Devers Eye Institute
Legacy Health System
Portland, OR, USA
Professor
Departments of Ophthalmology, Medicine,
and Cell Biology
Casey Eye Institute
Oregon Health & Science University
Portland, OR, USA
Chapter 102

Alan E Sadowsky MD
Adjunct Assistant Professor
Department of Ophthalmology
University of Minnesota
Fairview Medical Group
Fridley, MN, USA
Chapter 63

Shizuya Saika MD, PhD
Professor and Chairman
Department of Ophthalmology
Wakayama Medical University
School of Medicine
Wakayama, Japan
Chapter 1

Mario J Saldanha DO, FRCS, FRCOphth
Cornea, External Disease and Refractive
Surgery Fellow
Ophthalmology
Toronto Western Hospital
University of Toronto
Toronto, ON, Canada
Chapter 169

James J Salz MD
Clinical Professor, Ophthalmoloygy
University of Southern California
Keck Medical School
Los Angeles, CA, USA
Chapter 162

Virender S Sangwan MD
Dr. Paul Dubord Chair in Cornea
Director, Center for Ocular Regeneration
(CORE)
Director, Srujana-Center for Innovation
Kallam Anji Reddy Campus
L V Prasad Eye Institute
Hyderabad, India
Chapter 92

Caterina Sarnicola MD
Resident
University of Ferrara
Ferrara, Italy
Chapter 120

Enrica Sarnicola MD
Resident
University of Siena
Siena, Italy
Chapter 120

Vincenzo Sarnicola MD
Director
Private Practice
"Clinica degli occhi Sarnicola"
Grosseto, Italy
Professor
Department of Ophthalmology
University of Siena
Siena, Italy
Chapter 120

Ibrahim O Sayed-Ahmed MD
Research Fellow
Cornea
Bascom Palmer Eye Institute
Miami, FL, USA
Chapter 20

Rony R Sayegh MD
Assistant Professor
Department of Ophthalmology
University Hospitals Case Medical Center
Case Western Reserve University
School of Medicine
Cleveland, OH, USA
Chapter 14

Gregory A Schmidt BS, CEBT
Iowa Lions Eye Bank
Coralville, IA, USA
Chapter 126

Miriam T Schteingart MD
Physician
Andersen Eye Associates
Saginaw, MI, USA
Chapter 104

Ivan R Schwab MD, FACS
Professor of Ophthalmology
Department of Ophthalmology
University of California, Davis
Sacramento, CA, USA
Chapters 64; 86

Brian L Schwam MD
Vice President and Chief Medical Officer
Johnson and Johnson Vision Care
Jacksonville, FL, USA
Chapter 100

Gary S Schwartz MD
Adjunct Associate Professor
Department of Ophthalmology
University of Minnesota
School of Medicine
Minneapolis, MN, USA
Chapters 53; 77; 157; 158

Vincenzo Scorcia MD
Associate Professor
Department of Ophthalmology
University of Magna Graecia
Catanzaro, Italy
Chapter 130

H Nida Sen MD, MHS
National Eye Institute
National Institutes of Health
Bethesda, MD, USA
Chapter 101

Boris Severinsky OD, MOptom
Contact Lens Service
Department of Ophthalmology
Hadassah University Hospital
Jerusalem, Israel
Chapter 97

Kevin J Shah MD
Staff Surgeon
Department of Ophthalmology
Cole Eye Institute, Cleveland Clinic
Foundation
Cleveland, OH, USA
Chapters 77; 131; 160

Mehdi Shajari MD
Department of Ophthalmology
Goethe University
Frankfurt, Germany
Chapter 174

Neda Shamie MD
Cornea, Refractive and Cataract Surgeon
Advanced Vision Care
Los Angeles, CA, USA
Chapter 132

Brett Shapiro MD
Attending Ophthalmologist
Kaiser Permanente, Hawai'i Region
Wailuku, Maui, HI, USA
Chapter 21

Raneen Shehadeh-Mashor MD
Ophthalmologist, Corneal specialist
Department of Ophthalmology, Bnai Zion
Medical Center
Institute – Technion
Haifa, Israel
Chapter 57

Shigeto Shimmura MD, PhD
Associate Professor
Department of Ophthalmology
Keio University School of Medicine
Tokyo, Japan
Chapter 119

Thomas S Shute MD, MS
Department of Ophthalmology and
Visual Sciences
Washington University School of Medicine
St. Louis, MO, USA
Chapter 75

Patricia B Sierra MD
Cornea, Cataract and Refractive Surgery
Sacramento Eye Consultants
Sacramento, CA, USA
Chapter 167

Francisco Bandeira e Silva MD
Post-graduation Student
Department of Ophthalmology
Paulista School of Medicine
Federal University of São Paulo
São Paulo, Brazil
Chapter 149

Kavitha R Sivaraman MD
Fellow, Cornea and External Disease
Bascom Palmer Eye Institute
University of Miami Miller
School of Medicine
Miami, FL, USA
Chapter 37

Craig A Skolnick MD
President
Skolnick Eye Institute
Jupiter, FL, USA
Chapter 96

Allan R Slomovic MSc, MD, FRCS(C)
Marta and Owen Boris Endowed Chair in
Cornea and Stem Cell Research
Professor of Ophthalmology
University of Toronto
Research Director, Cornea Service
University Health Network
President, Canadian Ophthalmological
Society
Toronto Western Hospital
Toronto, ON, Canada
Chapters 52; 57

Michael E Snyder MD
Board of Directors, Cincinnati Eye Institute
Chair, Clinical Research Steering
Committee
Volunteer Faculty, University of Cincinnati
Cincinnati, OH, USA
Chapter 145

Renée Solomon MD
Private Practice
New York, NY, USA
Chapter 138

Sarkis H Soukiasian MD
Assistant Professor of Ophthalmology
Tufts University School of Medicine
Director, Cornea and External Disease
Department of Ophthalmology
Lahey Health
Burlington, MA, USA
Chapter 41

Luciene Barbosa de Sousa MD
Head of Cornea Section
Federal University of São Paulo
São Paulo, Brazil
Chapter 70

Sathish Srinivasan FRCSEd, FRCOphth,
FACS
Consultant Corneal Surgeon
Joint Clinical Director
Department of Ophthalmology
University Hospital Ayr
Ayr, Scotland, UK
Chapter 57

Anna M Stagner MD
Ophthalmic Pathology Fellow
David Glendenning Cogan Laboratory of
Ophthalmic Pathology
Massachusetts Eye and Ear Infirmary
Boston, MA, USA
Chapters 36; 39

Christopher E Starr MD
Associate Professor of Ophthalmology
Director, Cornea, Cataract & Refractive
Surgery Fellowship
Director, Refractive Surgery Service
Director, Ophthalmic Education
Weill Cornell Medical College
New York Presbyterian Hospital
New York, NY, USA
Chapter 33

Roger F Steinert MD
Irving H Leopold Professor
Chair of Ophthalmology
Professor of Biomedical Engineering
Director, Gavin Herbert Eye Institute
University of California
Irvine, CA, USA
Chapters 112; 170

Bazil TL Stoica MD
Oculoplastic Fellow
Department of Ophthalmology
University of Ottawa
Ottawa, ON, Canada
Chapter 34

Michael D Straiko MD
Associate Director of Corneal Services
Devers Eye Institute
Legacy Health System
Portland, OR, USA
Chapter 131

Alan Sugar MD
Professor and Vice-Chair
Ophthalmology and Visual Sciences
W.K. Kellogg Eye Center
University of Michigan Medical School
Ann Arbor, MI, USA
Chapter 95

Joel Sugar MD
Professor and Vice-Head
Ophthalmology and Visual Sciences
Illinois Eye and Ear Infirmary
University of Illinois College of Medicine
Chicago, IL, USA
Chapters 67; 90

Christopher N Ta MD
Professor
Byers Eye Institute at Stanford
School of Medicine
Palo Alto, CA, USA
Chapter 46

Khalid F Tabbara MD
Adjunct Professor
Department of Ophthalmology
Wilmer Institute
Johns Hopkins University
Baltimore, MD, USA
Medical Director
The Eye Center
Riyadh, Saudi Arabia
Chapter 105

Donald TH Tan FRCSG, FRCSE, FRCOphth,
FAMS
Arthur Lim Professor in Ophthalmology
Ophthalmology and Visual Sciences
Academic Clinical Program, Duke-NUS
Graduate Medical School, Singapore
Singapore National Eye Centre
Singapore
Chapters 127; 141; 156

Maolong Tang PhD
Research Assistant Professor
Department of Ophthalmology
Casey Eye Institute
Oregon Health and Science University
Portland, OR, USA
Chapter 17

Joseph Tauber MD
Tauber Eye Center
Kansas City, MO, USA
Chapter 107

Shabnam Taylor MD
Resident Physician
Department of Ophthalmology
University of California, Davis
Sacramento, CA, USA
Chapter 89

Mark A Terry MD
Director, Corneal Services, Devers Eye
Institute
Professor, Clinical Ophthalmology
Oregon Health Sciences University
Portland, OR, USA
Chapter 129

Howard H Tessler MD
Professor Emeritus of Ophthalmology
University of Illinois at Chicago
Chicago, IL, USA
Chapters 104; 106

Theofilos Tourtas MD
Consultant Ophthalmic Surgeon
Corneal and External Disease Service
Department of Ophthalmology
University of Erlangen-Nuremberg
Erlangen, Germany
Chapter 133

Elias I Traboulsi MD, MEd
Professor
Cole Eye Institute
Cleveland Clinic Lerner College of
Medicine
Case University
Cleveland, OH, USA
Chapter 58

William Trattler MD
Director of Cornea
Center for Excellence in Eye Care
Miami, FL, USA
Chapter 162

Matthew GJ Trese MA
Clinical Research Intern
Department of Ophthalmology and
Visual Sciences
Kellogg Eye Center, University of Michigan
Ann Arbor, MI, USA
Chapter 95

David T Tse MD, FACS
Professor of Ophthalmology
Dr Nasser Ibrahim Al-Rashid Chair in
Ophthalmic Plastic Orbital Surgery and
Oncology
Bascom Palmer Eye Institute
Miami, FL, USA
Chapter 29

Elmer Y Tu MD
Professor of Clinical Ophthalmology
Department of Ophthalmology and
Visual Science
University of Illinois Eye and Ear Infirmary
Chicago, IL, USA
Chapter 81

Pravin K Vaddavalli MD
Consultant Ophthalmologist
Tej Kohli Cornea Institute
LV Prasad Eye Institute
Hyderabad, India
Chapter 82

Felipe A Valenzuela MD
Clinical Fellow
Department of Ophthalmology
Bascom Palmer Eye Institute
University of Miami
Miller School of Medicine
Miami, FL, USA
Chapter 49

Gary A Varley MD
Cincinnati Eye Institute
Cincinnati, OH, USA
Chapter 9

David D Verdier MD
Clinical Professor
Department of Surgery, Ophthalmology
Division
Michigan State University
College of Human Medicine
Grand Rapids, MI, USA
Chapter 110

Laura A Vickers MD
Chief Resident
Duke University Eye Center
Durham, NC, USA
Chapter 114

Ana Carolina Vieira MD, PhD
Cornea and External Diseases Specialist
Department of Ophthalmology
State University of Rio de Janeiro
Rio de Janeiro, Brazil
Chapters 86; 142

Jesse M Vislisel MD
Fellow
Department of Ophthalmology and
Vision Science
University of Iowa
Iowa City, IA, USA
Chapter 9

An Vo MD
Cornea and External Disease Fellow
Department of Ophthalmology
Icahn School of Medicine at Mount Sinai
New York, NY, USA
Chapter 98

Rosalind C Vo MD
Associate Physician
Southern California Permanente Medical
Group
Los Angeles, CA, USA
Clinical Instructor
UCLA David Geffen School of Medicine
Los Angeles, CA, USA
Chapter 70

John A Vukich MD
Clinical Adjunct Assistant Professor of
Ophthalmology and Visual Sciences
University of Wisconsin Madison
School of Medicine
Madison, WI, USA
Chapter 175

Matthew Wade MD
Assistant Professor of Ophthalmology
Gavin Herbert Eye Institute
University of California
Irvine, CA, USA
Chapters 112; 170

Jay C Wang MD
Ophthalmology Resident
Department of Ophthalmology
Massachusetts Eye and Ear Infirmary
Boston, MA, USA
Chapter 154

Li Wang MD, PhD
Associate Professor
Department of Ophthalmology
Baylor College of Medicine
Houston, TX, USA
Chapter 173

George O Waring III MD, FACS, FRCOphth
Formerly Founding Surgeon
InView
Atlanta, GA, USA
Chapter 5

George O Waring IV MD, FACS
Assistant Professor of Ophthalmology
Director of Refractive Surgery
Adjunct Assistant Professor of
Bioengineering
Medical University of South Carolina
Clemson University
College of Engineering and Science
Storm Eye Institute
Charleston, SC, USA
Chapter 161

Michael A Warner MD
Clinical Instructor
Oregon Health and Sciences University
Portland, OR, USA
Chapters 36; 39

Mitchell P Weikert MD
Associate Professor
Department of Ophthalmology
Baylor College of Medicine
Houston, TX, USA
Chapters 12; 173

Jessica E Weinstein MD
Resident Physician
Department of Ophthalmology
Louisiana State Health Sciences Center
New Orleans, LA, USA
Chapter 71

Jayne S Weiss MD
Professor and Chair, Department of
Ophthalmology
Associate Dean of Clinical Affairs,
Herbert E Kaufman, MD Endowed Chair
in Ophthalmology
Professor of Pharmacology and Pathology
Director, Louisiana State University Eye
Center of Excellence
Louisiana State University
School of Medicine
New Orleans, LA, USA
Chapters 68; 71

Julia M Weller MD
Cornea Fellow
Department of Ophthalmology
University of Erlangen-Nuremberg
Erlangen, Germany
Chapter 133

Kirk R Wilhelmus MD, PhD
Professor Emeritus
Department of Ophthalmology
Baylor College of Medicine
Houston, TX, USA
Chapter 83

Samantha Williamson MD
Clinical Fellow
Department of Ophthalmology
University of Illinois Eye and Ear Infirmary
Chicago, IL, USA
Chapters 67; 151

Steven E Wilson MD, FARVO
Professor of Ophthalmology
Cole Eye Institute
Cleveland Clinic
Cleveland, OH, USA
Chapter 168

Elizabeth Yeu MD
Assistant Professor of Ophthalmology
Eastern Virginia Medical School
Virginia Eye Consultants
Cornea, Cataract, Anterior Segment and
Refractive Surgery
Norfolk, VA, USA
Chapter 163

Charles Q Yu MD
Assistant Professor
Illinois Eye and Ear Infirmary
University of Illinois Chicago
Chicago, IL, USA
Chapter 46

Dagny Zhu MD
Resident Physician
Department of Ophthalmology
University of Southern California
Los Angeles, CA, USA
Chapter 132

Mohammed Ziaei MBChB (Hons), FRCOphth
Corneal Fellow
Moorfields Eye Hospital
London, UK
Chapter 147

视频列表

视频剪辑	题目	视频提供者
50.1	冷冻保存的羊膜在急性期 Stevens-Johnson 综合征(SJS)治疗中的应用:第一部分	Darren G. Gregory
50.2	冷冻保存的羊膜在急性期 SJS 治疗中的应用:第二部分	Darren G. Gregory
50.3	冷冻保存的羊膜在急性期 SJS 治疗中的应用:第三部分	Darren G. Gregory
110.1	使用 Barron 环钻和间断缝合技术的穿透性角膜移植	Mauricio A. Perez, David S. Rootman
110.2	使用 Hanna 环钻和间断缝合技术的穿透性角膜移植	Mauricio A. Perez, David S. Rootman
110.3	使用活结缝合技术的穿透性角膜移植	Clara C. Chan, Mauricio A. Perez
110.4	使用连续缝合技术的穿透性角膜移植	Mauricio A. Perez, Allan R. Slomovic
111.1	穿透性角膜移植术中出现爆发性脉络膜上腔出血,用 Cobo 临时人工角膜成功处理	Michael C. Chen, Mark J. Mannis
112.1	捐献者的准备	Marjan Farid, Roger F. Steinert, Sumit Garg, Matthew Wade
112.2	切开和缝合	Marjan Farid, Roger F. Steinert, Sumit Garg, Matthew Wade
112.3	激光切口	Marjan Farid, Roger F. Steinert, Sumit Garg, Matthew Wade
112.4	飞秒激光辅助的前部深板层角膜移植	Marjan Farid, Roger F. Steinert, Sumit Garg, Matthew Wade
117.1	大泡技术的前部深板层角膜移植手术:视频演示	Mohammad Anwar
118.1	前部板层角膜移植手术技术:基质层离	Luigi Fontana
118.2	前部板层角膜移植手术技术:治疗性自动板层角膜移植术 1(ALTK1)	Luigi Fontana
118.3	前部板层角膜移植手术技术:治疗性自动板层角膜移植术 2(ALTK2)	Luigi Fontana
118.4	前部板层角膜移植手术技术:大泡技术	Luigi Fontana
118.5	前部板层角膜移植手术技术:钝性针头大泡技术	Luigi Fontana
118.6	前部板层角膜移植手术技术:供体准备	Luigi Fontana
119.1	圆锥角膜患者后弹力层破裂	Shigeto Shimmura
120.1	钝性针头大泡技术,气泡检测,切开气泡的新方法	Vincenzo Sarnicola, Enrica Sarnicola, Caterina Sarnicola
120.2	空气 - 粘弹剂泡技术(AVB)	Vincenzo Sarnicola, Enrica Sarnicola, Caterina Sarnicola
120.3	手工逐层剖切	Vincenzo Sarnicola, Enrica Sarnicola, Caterina Sarnicola
120.4	dDALK 术中后弹力层破裂的处理	Vincenzo Sarnicola, Enrica Sarnicola, Caterina Sarnicola
120.5	不完全全层环形切除植床	Vincenzo Sarnicola, Enrica Sarnicola, Caterina Sarnicola
120.6	完全全层环形切除植床	Vincenzo Sarnicola, Enrica Sarnicola, Caterina Sarnicola
120.7	过度环切和穿孔	Vincenzo Sarnicola, Enrica Sarnicola, Caterina Sarnicola
120.8	术后外伤导致后弹力层剥离	Vincenzo Sarnicola, Enrica Sarnicola, Caterina Sarnicola
126.1	眼库改良的 SCUBA 技术预制 DMEK 植片	Mark A. Greiner, Gregory A. Schmidt, Kenneth M. Goins

视频剪辑	题目	视频提供者
130.1	超薄 DSAEK 手术	Massimo Busin，Vincenzo Scorcia
131.1	DMEK 植入器	Michael D. Straiko
131.2	虹膜周边切除术	Kevin J. Shah，Michael D. Straiko，Mark A. Greiner
132.1	使用 SCUBA 技术预制 DMEK 植片过程中植片撕裂	Dagny Zhu，Neda Shamie
134.1	礼帽型 PKP 下的 DSEK 手术和 Laplace 法则	Matthew T. Feng，Francis W. Price，Jr.，Marianne O. Price
134.2	缝线直接打结固定	Matthew T. Feng，Francis W. Price，Jr.，Marianne O. Price
136.1	重组 Ⅲ 型人胶原（RHCⅢ）植入术	May Griffith，Oleksiy Buznyk，Per Fagerholm
141.1	使用纤维蛋白胶的原发翼状胬肉切除联合自体结膜移植	Donald T.H. Tan，Elaine W. Chong
141.2	使用纤维蛋白胶的复发翼状胬肉切除和广泛的筋膜囊切除联合自体结膜移植	Donald T.H. Tan，Elaine W. Chong
143.1	如何辨别羊膜的正反面	Jose L. Güell，Oscar Gris，Daniel Elies，Felicidad Manero，Merce Morral
143.2	几例羊膜移植的手术视频	Jose L. Güell，Oscar Gris，Daniel Elies，Felicidad Manero，Merce Morral
143.3	包括四个主要步骤的改良 Gundersen 方法	Jose L. Güell，Oscar Gris，Daniel Elies，Felicidad Manero，Merce Morral
143.4	两步法治疗单侧全角膜缘干细胞缺乏	Jose L. Güell，Oscar Gris，Daniel Elies，Felicidad Manero，Merce Morral
145.1	虹膜重叠缝合	Michael E. Snyder，Jason H. Bell
145.2	PCIOL 向下折叠并植入的 50 例连续人工虹膜手术	Michael E. Snyder，Jason H. Bell
145.3	定制的虹膜注射装置和囊袋内折叠植入	Michael E. Snyder，Jason H. Bell
151.1	人工角膜装配和手术方法	Jose de la Cruz
155.1	Boston Ⅱ 型人工角膜手术技术	Duna Raoof，James Chodosh
156.1	骨齿人工角膜手术第一阶段	Jean S.M. Chai，Donald T.H. Tan
156.2	骨齿人工角膜手术第二阶段	Jean S.M. Chai，Donald T.H. Tan
158.1	LR-CLAU（自体结膜角膜缘移植）	Edward J. Holland，Gary S. Schwartz，Sheraz M. Daya，Ali R. Djalilian，Clara C. Chan
158.2	KLAL（异体角膜缘移植）	Edward J. Holland，Gary S. Schwartz，Sheraz M. Daya，Ali R. Djalilian，Clara C. Chan
158.3	CLAU-KLAL（自体结膜角膜缘移植 - 异体角膜缘移植）辛辛那提改良技术	Edward J. Holland，Gary S. Schwartz，Sheraz M. Daya，Ali R. Djalilian，Clara C. Chan
160.1	穿透性角膜移植后联合 LR-CLAL/KLAL 手术（辛辛那提技术）	Kevin J. Shah，Edward J. Holland，Mark J. Mannis
165.1	LASEK 手术中 Azar 制瓣方式	Dimitri T. Azar，Ramon C. Ghanem
166.1	个体化飞秒激光 LASIK 手术技术	Louis E. Probst
167.1	飞秒激光 LASIK	Patricia B. Sierra，David R. Hardten
169.1	前房气泡干扰瞳孔跟踪	Louis E. Probst，Clara C. Chan，Mario J. Saldanha
171.1	小切口基质透镜取出术	Jodhbir Mehta
172.1	LASIK 术后角膜扩张—基质内 CXL 和角膜基质环	Adimara da Candelaria Renesto，Mauro Campos

续表

视频剪辑	题目	视频提供者
173.1	飞秒激光辅助的散光性角膜切开术	Zaina Al-Mohtaseb,Leela V. Raju,Li Wang,Mitchell P. Weikert,Douglas D. Koch
174.1	Artisan 人工晶状体植入术	Thomas Kohnen,Mehdi Shajari,Jose L. Güell,Daniel Kook,Rudy M.M.A. Nuijts
174.2	散光性 Artisan 人工晶状体植入术	Thomas Kohnen,Mehdi Shajari,Jose L. Güell,Daniel Kook,Rudy M.M.A. Nuijts
174.3	Artiflex 人工晶状体植入术	Thomas Kohnen,Mehdi Shajari,Jose L. Güell,Daniel Kook,Rudy M.M.A. Nuijts
174.4	ICL 植入术	Thomas Kohnen,Mehdi Shajari,Jose L. Güell,Daniel Kook,Rudy M.M.A. Nuijts
174.5	虹膜夹持型人工晶状体患者的 LASIK 术	Thomas Kohnen,Mehdi Shajari,Jose L. Güell,Daniel Kook,Rudy M.M.A. Nuijts
175.1	小孔 KAMRA 角膜嵌入环植入术	Richard L. Lindstrom,Jay S. Pepose,John A. Vukich

所有视频总时长:2 小时 41 分钟。

所有视频内容可通过 Google 浏览器访问以下网址获得:ebooks.elsevier.com。

当您登录网址后,请根据提示进行以下操作:

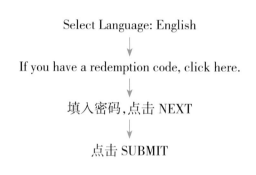

Select Language: English
↓
If you have a redemption code, click here.
↓
填入密码,点击 NEXT
↓
点击 SUBMIT

27331-0450

然后进行注册即可。

请注意输入密码时中间不要有任何空格。注册时需要将所有信息填写完整,邮箱一定要收到完整密码重置信息,如果不够完整,需要刷新重试。第一次使用需要接受网站的条款。

目录

上　卷

下　　卷

第一篇

眼科学基础：角膜、巩膜和附属器解剖、生理与病理生理

第1章

角膜和巩膜：解剖与生理

Teruo Nishida，Shizuya Saika，Naoyuki Morishige

关键概念

- 眼球壁的外层由角膜(cornea)和巩膜(sclera)构成。
- 角膜的主要生理功能是允许外界光线进入眼内并使光线聚焦在视网膜上。因此，角膜的透明度和屈光力对其生理功能很重要。
- 角膜分为5层：角膜上皮层、前弹力层、基质层、后弹力层、角膜内皮层。
- 角膜上皮功能受泪液中多种生物活性因子调节，如生长因子、细胞因子、趋化因子等。角膜内皮功能受房水中的因子调节。
- 角膜缘干细胞分化形成新生上皮细胞、细胞向心性移行、基底细胞向翼状细胞和表层细胞分化、凋亡细胞的脱落等，这些活动使角膜上皮细胞处于动态平衡中。
- 角膜基质层主要由细胞外基质、Ⅰ型胶原蛋白及糖蛋白等构成。胶原纤维直径均匀、排列有序，这是角膜透明的基础。角膜基质细胞是基质的固有细胞，尽管数量相对较少，它们通过合成、分泌、降解胶原蛋白与糖蛋白，对维持基质结构起重要作用。
- 角膜是人体最敏感的组织之一，有丰富的神经末梢。神经调节是维持角膜结构与功能的另一重要机制。
- 眼球的形态形成由胚胎发育过程中包括神经外胚叶、表皮外胚叶在内的多种来源的细胞系组成。眼组织在胚胎形成时期的发育特征对理解角膜和眼前节先天性异常的发病机制有重要作用。

本章纲要

引言

无血管的角膜并不是一个孤立的组织，它与巩膜共同构成了眼球壁最外层，占据了眼球壁的三分之一(译者注：原著中为1/3，实际角膜约占眼球壁的1/6)。角膜和巩膜大部分组织为致密结缔组织，两者在眼球壁的生理作用不一样。角膜犹如眼球的透明"窗户"，允许外界光线进入眼内，巩膜则像一个"暗箱"，使得图像能在视网膜上成像。角膜暴露在外界环境中，不透光的巩膜表面覆盖有半透明的结膜，因此并没有与外界环境直接接触。角膜与巩膜功能的不同在显微结构和生化组成上也有所体现(图1.1)。

相互交错的胶原纤维是角膜、巩膜有一定机械强度的原因，可以保护眼内容物免受物理损伤，维持眼球形状[1]。角膜上皮有交错的细胞膜、连接复合体如相邻细胞间的紧密连接与桥粒，因此是有效的机械屏障。角膜表面与结膜、泪膜的细胞成分、化学成分共同防御潜在的致病因子和微生物。

光滑的角膜表面与视觉清晰度相关。角膜基质胶原纤维的有序排列与角膜的透明度相关[2,3]。角膜形状和透明度对光线折射至关重要，角膜屈光力占眼球总屈光力的三分之二以上。功能完整的角膜内皮细胞层对维持角膜基质透明度很重要，因为角膜内皮对角膜水化有调节作用。由于其透明度和屈光力，角膜在视觉中起主要作用，角膜还有保持眼球形态的作用。角膜的各部分都与其透明度及形状相关，角膜的解剖也与其生理功能密切相关。

1

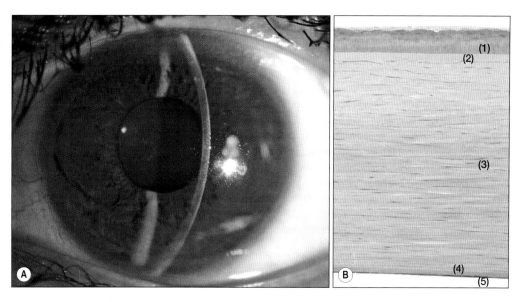

图1.1 人角膜的解剖结构。(A)裂隙灯显微镜下的角膜。(B)角膜的组织结构:上皮细胞(1)、前弹力层(2)、基质层(3)、后弹力层(4)、内皮细胞(5)

解剖和生理

角膜与巩膜的结构

眼表由角膜、结膜、泪腺及其他附属器组成。角膜与结膜最外层的上皮组织直接与外界环境接触。角膜前表面覆盖有泪液,可以防止角膜干燥,保持角膜上皮的光滑。泪液中含有许多重要的生物离子和分子,包括电解质、葡萄糖、免疫球蛋白、乳铁蛋白、溶菌酶、白蛋白、氧等。泪液中还有许多各种不同的生物活性物质,比如组胺、前列腺素、生长因子、细胞因子等[4]。因此,泪液不仅有润滑作用,还为角膜上皮提供氧气和营养物质,也提供维持和修复上皮所需的调节因子。角膜的后表面直接浸润在房水中。富含血管的角膜缘被认为含有多能干细胞库,构成角膜与巩膜或结膜之间的移行区。因此,角膜上皮与内皮的结构及功能分别受泪液与房水中的生物活性因子调节。

巩膜质地坚韧、不透明,使眼球壁成形,正视眼的眼轴长约24mm。巩膜是角膜基质的延续,不直接接触外界环境。巩膜前部分有球结膜和筋膜囊覆盖。筋膜囊由疏松结缔组织组成,位于结膜下(图1.2)。不透明的巩膜使光线仅能从角膜穿入,经脉络膜色素层、视网膜色素上皮层到达视网膜,巩膜对图像形成起到"暗箱"作用。巩膜基质前部向前房角突出形成巩膜突,是睫状肌前部的附着部位。睫状肌收缩使小梁网开放。视神经纤维从眼球后极部进入眼内,巩膜

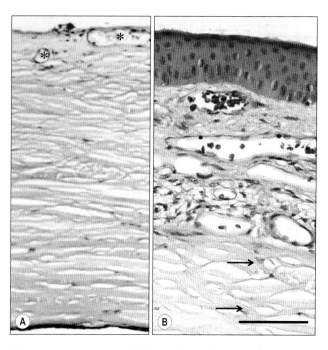

图1.2 人巩膜的组织结构。(A)苏木精-伊红染色下的巩膜横截面。大部分血管(星号)局限在巩膜表层(切面的上部)。(B)高倍镜下的结膜、巩膜表层、巩膜基质成纤维细胞(箭头)。标尺,100μm

基质在该部位分成外层与内层。外层与视神经鞘膜、硬脑膜、蛛网膜融合。内层含有筛样结构,称巩膜筛板。在慢性开角型青光眼的发展过程中,巩膜筛板硬度与视网膜神经纤维对损伤的敏感性相关。巩膜上有六个眼外肌附着部位,也有通过色素层组织的动脉(睫状前动脉、睫状后动脉)和静脉(涡静脉)的

附着部位。

角膜的大小与光学性质

角膜前表面呈向前凸出的非球面(图 1.1)，与巩膜相连，呈横椭圆形。成年人角膜横径为 11~12mm，纵径约 9~11mm。角膜中央厚度约 0.5mm，向周边逐渐增厚，约 0.7mm[5]。角膜表面的曲率不是恒定的，中央最大，周边最小。角膜中央 3mm 光学区域的曲率半径为 7.5~8.0mm，该区域角膜表面接近球面。角膜的屈光力在 40~44D 之间，占全眼屈光力的 2/3。

角膜的光学性质由其透明度、表面光滑度、外形以及组织折射率决定[3]。如果角膜基质的胶原纤维的直径(或间距)变得不规则(发生纤维化或水肿)，入射光线会被随机分散使角膜失去透明性。考虑到角膜球柱镜般的表面有长轴与短轴，无论是病理情况下如瘢痕形成、角膜变薄或者是圆锥角膜，或者由屈光手术造成其外形的改变，均会导致角膜表面的规则或不规则散光。

角膜的总折射率由其前表面和后表面的折射率以及组织透光性共同决定。空气、泪液、角膜组织和房水的折射率分别为 1.000、1.336、1.376 和 1.336。曲面的屈光力由折射率和曲率半径决定。角膜中央的屈光力约为 +43D，是空气 - 泪液(+44D)、泪液 - 角膜(+5D)以及角膜 - 房水(-6D)界面的总和。大多数角膜曲率和角膜地形测量计采取的标准折射率为 1.3375。

角膜上皮

角膜上皮与结膜上皮相连续，并共同组成眼表。它们都由非角化复层鳞状上皮组成。角膜上皮细胞厚度约 50μm，约占角膜总厚度的 10%(图 1.1)，并恒定地分布在整个角膜表面。角膜上皮细胞由 5 或 6 层三种不同类型的上皮细胞组成：表层细胞、翼状细胞和柱状基底细胞。基底膜与前弹力层紧密连接，柱状基底细胞与基底膜相连(图 1.1，图 1.3，图 1.4)。

角膜上皮与结膜上皮虽然特点不同，但它们共同为眼表提供生物防御系统[6,7]。相邻角膜上皮细胞间的连接复合体可以防止外界物质进入角膜的深层。细胞 - 细胞、细胞 - 基质之间的相互作用[8]，对维持角膜上皮正常的结构层次和生理功能起到重要作用[8]。表 1.1 总结了不同类型的连接复合体在角膜上皮中(图 1.4 和图 1.5)的不同特点。紧密连接(又称闭锁小带)大多存在于表层细胞之间，提供了一个高效的屏障，防止泪液及其化学成分的渗透。

桥粒和紧密连接存在于角膜上皮各层，允许小分子物质通过存在于翼状细胞与基底细胞间的缝隙连接；半桥粒位于基底细胞。角膜上皮损伤后，损伤区域缺乏基底膜，通过激活迁移而来，上皮细胞之间不再出现连接复合体。角膜上皮细胞连续性的重建常伴随基底膜蛋白与重建基底膜的复合体形成以及多种类型连接小体的重聚，提示角膜上皮细胞 - 细胞连接重建时需要基底膜(图 1.5)[9]。

在角膜上皮细胞中，细胞中间丝由特异性的酸性(Ⅰ型)和碱性(Ⅱ型)角蛋白构成。角膜上皮基底细胞表达 5/14 角蛋白，与皮肤的基底上皮细胞类似。然而，角蛋白 3/12(64kD 角蛋白)是角膜上皮的特异性蛋白，这种角蛋白不存在于结膜或者表皮[10,11]。角蛋白 12 基因的缺失会导致小鼠角膜上皮脆性增加[12]。在人

表 1.1　不同类型角膜上皮细胞的特点

	形状	层数	大小	有丝分裂	交错	连接复合体	细胞器	角蛋白	微丝(肌动蛋白)	微管
表层细胞	扁平 微绒毛 微皱襞	2~4	直径 40~60μm 细胞核处厚 4~6μm 周边厚 2μm	-	全部表面	桥粒 紧密连接 黏着连接	稀少	+	+	+/-
翼细胞	翼状突起	2~3		-	全部表面	桥粒 缝隙连接 黏着连接	稀少	+++	+	+/-
基底细胞	柱状	单层	高 18~20μm 直径 8~10μm 背侧面扁平	+	表面顶端	桥粒 缝隙连接 黏着连接 半桥粒	比表皮细胞多大量的糖原颗粒、线粒体、高尔基体	+++	+	+

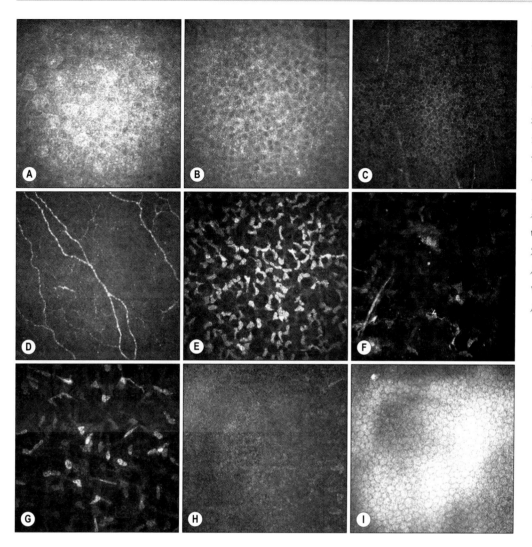

图1.3 共聚焦生物显微镜下的人角膜。(A-C)分别为角膜上皮细胞的表层细胞、翼状细胞和基底细胞。(D)角膜上皮下神经丛。(E)角膜基质浅层，含有高密度的多边形基质细胞。(F)角膜基质中层，含有丰富的无分支神经纤维。(G)角膜基质深层，含有较低密度的基质细胞。(H)不含定形结构的角膜后弹力层。(I)角膜内皮细胞层，由大小均匀的六边形内皮细胞组成

类，角蛋白12基因的突变与遗传性角膜上皮营养不良有关[13]。

大多数从非同卵双生基因个体进行的器官或组织移植常会发生免疫排斥反应。与之相反角膜具有"免疫赦免"，这种特点是角膜移植成功的关键。朗格罕细胞来源于骨髓的特化巨噬细胞，与抗原处理有关，大量存在于角膜上皮的边缘，并不存在于正常角膜的中央区域[14,15]。这些细胞表达人类白细胞抗原（HLA）Ⅱ类分子，被认为通过向T淋巴细胞呈递抗原，在眼部免疫反应的传入支中起作用[16,17]。中央角膜损伤会导致角膜边缘的朗格罕细胞向损伤区域快速迁移。

角膜缘干细胞与角膜上皮细胞

角膜上皮细胞的不断更新是一个动态平衡的过程，以此来维持上皮正常的层次结构（图1.6）。角膜上皮只有基底细胞可以增殖，与其子细胞持续向翼状细胞分化并最终分化成表层细胞逐渐形成角膜表面[18]。在表层细胞剥脱进入泪液中后，这种分化过程大约需要7~14天[19]。眨眼时的机械摩擦、紫外线照射、缺氧导致细胞凋亡（细胞程序性死亡）使角膜上皮细胞脱落[20-22]。Thoft 和 Friend 提出，这种可用等式 $X+Y=Z$ 表示的平衡能力，存在于增殖的基底细胞和其分化的表层细胞（X），向心性移行周边上皮细胞（Y），以及角膜表面丢失的上皮细胞（Z）之间[23]。这种X、Y、Z假设很好地解释了角膜上皮的动态平衡。对于角膜上皮持续性脱落、基底细胞有丝分裂和周边上皮细胞对新生上皮细胞的补充很重要。

干细胞的功能是补充正常或损伤组织丢失的细胞。每个干细胞不对称分裂，初始增殖生成新的干细胞和短暂扩充细胞，然后产生终末分化细胞。与其他组织相同，角膜缘干细胞的存在是为了维持角膜上皮的稳态[24-28]。与角蛋白 3/12（64kD 角蛋白）在角膜上皮细胞各层均有表达不同，角膜缘干细胞仅存在于角

1

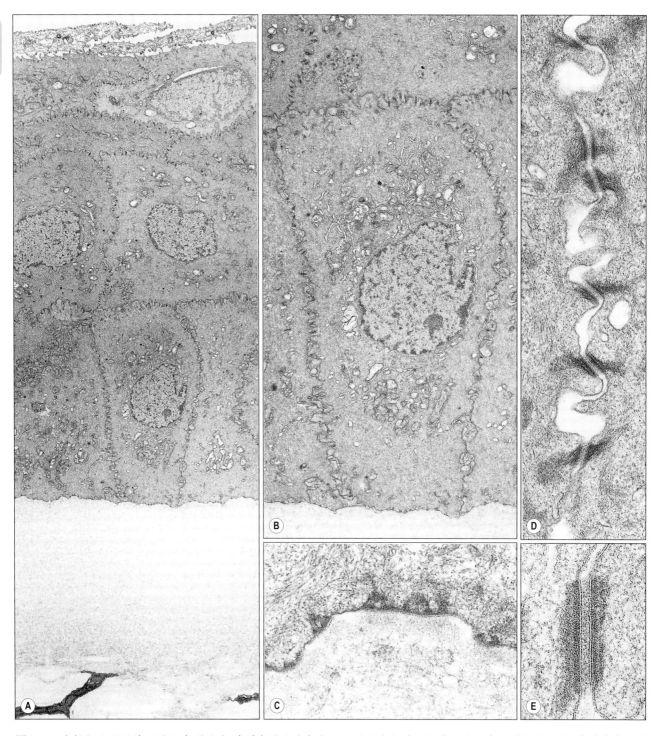

图1.4 透射电子显微镜下的人角膜上皮。(A)角膜上皮包含5~6层上皮细胞。电镜下的致密细胞即将脱落。(B)基底细胞,注意大量的连接复合体。(C)基底膜和前弹力层的前部,注意上皮基底细胞面的半桥粒。(D)基底上皮细胞后表面与连接复合体交错。(E)基底细胞后表面的缝隙连接

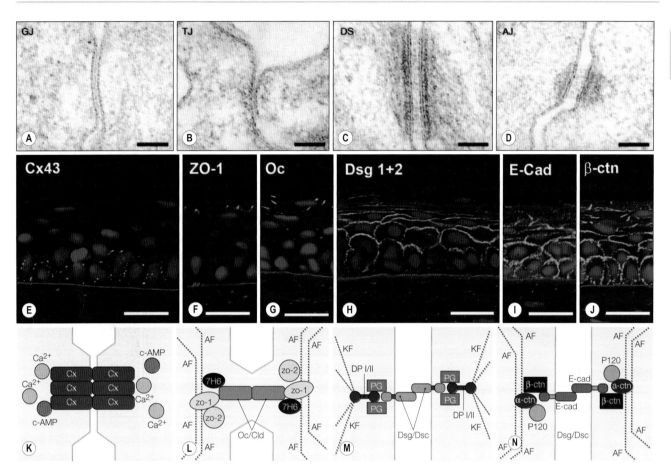

图 1.5 角膜上皮的细胞间连接。(A-D)透射电子显微镜下的人角膜上皮。标尺,50μm。(E-J)免疫荧光显微图上鼠角膜上皮抗体标记显示的蛋白质。标尺,20μm。(K-N)角膜上皮的细胞间连接图示。GJ,缝隙连接;TJ,紧密连接;DS,桥粒;AJ,黏着连接;Cx43,间隙连接蛋白43;Oc,闭锁蛋白;Dsg 1+2,桥粒芯糖蛋白1和2;E-cad,E-钙黏素;c-AMP,环腺苷酸;Cld,密封蛋白;zo-1 和-2,紧密连接蛋白-1 和-2;7H6,7H6 抗原;AF,肌动蛋白丝;Dsc,桥粒胶蛋白;DP Ⅰ/Ⅱ,桥粒斑蛋白 Ⅰ 或 Ⅱ;PG,斑珠蛋白;KF,角蛋白丝;α- 和 β-ctn,α- 和 β- 连环蛋白;P120,P120 连环蛋白。(Modified from Suzuki K,et al. Cell-matrix and cell-cell interactions during corneal epithelial wound healing. Prog Retin Eye Res 22:113-33,2003. Copyright Elsevier.)

膜缘的基底上层细胞层中[10]。在角膜缘处的基底细胞存在慢周期性细胞可通过[³H]胸腺嘧啶进行细胞标记得到证实[29],并且角膜缘处的基底细胞被发现有比离体角膜中央基底细胞具有更高的有丝分裂潜能[30]。角膜上皮细胞的向心性移行也得到充分地证实[31-36]。这些观察结果提示角膜上皮细胞的干细胞存在于角膜缘处角膜与结膜的移行区[24,28,37]。

Vogt 栅栏(palisade of Vogt)是角膜与结膜移行区富含血管的乳头状结构,被认为是角膜缘干细胞可能的位置[38,39]。这些结构能够为干细胞提供保护性的外界环境以及生长因子、细胞外基质(ECM)和神经信号来维持其作为干细胞的性质。角膜缘上皮隐窝是从 Vogt 栅栏延伸出的解剖结构,被认为是干细胞的实际场所[40]。角膜缘基底细胞中的潜在干细胞具有独一无二的特性,如慢周期性并且能保持如[³H]胸

腺嘧啶 DNA 标记,具有原始胞浆的低分化状态,在成熟之前具有高增殖潜能,细胞体积小却有高核质比,能够产生大量分化成熟的子代细胞,与间充质微环境细胞的亚型相距甚近[41,42]。

尽管已经提出多种角膜缘干细胞标记物[38,43],现在仍然没有可以识别角膜缘干细胞的独立阳性标记物。与角膜上皮细胞相比,已发现 P63(一种细胞增殖能力标记物)、α- 烯醇酶、角蛋白19 及肝细胞生长因子(hepatocyte growth factor,HGF)受体在角膜缘上皮细胞有更高表达。转运蛋白 ABCG2 也在穹隆结膜上皮细胞的基底层特异性表达。迄今为止,尽管没有直接证据表明角膜缘干细胞的存在,ABCG2 似乎是最有潜力识别干细胞的表面标记物。

角膜缘干细胞缺乏是一种角膜缘的功能或结构缺失的复杂角膜疾病。有人认为角膜缘干细胞缺乏

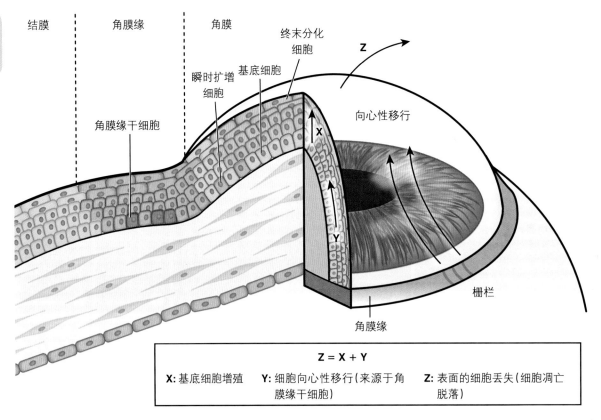

图 1.6 角膜上皮细胞系。角膜缘干细胞被认为存在角膜缘处的基底细胞层,不对称增殖生成子代干细胞和短暂扩充细胞。向角膜中央移行的子细胞变成角膜上皮基底细胞。这些新生成的基底细胞均匀地增殖,不断分化成翼状细胞和表层细胞,后者会经历细胞凋亡与不断的脱落

会导致角膜上皮稳态破坏,这种情况的个体见于先天性无虹膜、眼表炎性疾病比如 Stevens-Johnson 综合征或者眼表严重碱烧伤患者的角膜上皮的血管化损伤[44]。目前对角膜缘干细胞缺乏无有效药物治疗手段。干细胞移植被认为是一种治疗角膜缘干细胞缺乏的潜在方法。这种方法需要从移植角膜缘组织中分选出角膜缘干细胞,然而在角膜缘基底层的细胞组成中,角膜缘干细胞的数量不到 1%。因此决定性干细胞标记物的缺乏阻碍了分选过程。现在最好的分选途径可能是基于干细胞相关标记物(ABCG2、波形蛋白和角蛋白 19)存在,同时分化标记物(角蛋白 3/12、间隙连接蛋白 43 和内皮蛋白)缺乏的分选途径[38]。

角膜上皮的层状结构

表层细胞

角膜上皮表面含有 2~4 层终末分化表层细胞。与皮肤表皮相比,角膜上皮通常是非角化上皮,但在病理条件下如维生素 A 缺乏,可以发生角质化。表层细胞为扁平多边形细胞,直径 40~60μm,厚 2~6μm(表1.1)。其表面覆盖有微绒毛[45]。表层细胞高度分化不能增生。

上皮细胞的细胞膜上嵌有很多糖蛋白(黏蛋白)和糖脂类分子。黏蛋白包括膜结合分子和分泌分子,前者在人类中包括 MUC1、MUC4 和 MUC16,均可在角膜表层上皮细胞和结膜中检测到[46]。在小鼠中MUC16 在结膜中表达,而不在角膜中表达[47]。这些糖蛋白和糖脂组成细胞膜的悬浮颗粒,聚集后称为多糖 - 蛋白质复合物,使表层上皮细胞前表面具有亲水性。这种多糖蛋白质复合物与泪液的黏蛋白层相互作用,帮助维持后者的层状结构[48]。无论是角膜上皮细胞还是结膜上皮杯状细胞的丢失都会导致泪膜不稳定以及黏蛋白缺失,形成干眼。

角膜上皮的表层细胞之间以桥粒、黏着连接以及紧密连接(图 1.4 和图 1.5)相连,可以防止物质进入细胞间隙。用荧光光度计进行的荧光素穿透角膜基质实验为评价角膜上皮屏障功能提供一种测量方法[49]。

翼状细胞

表层细胞下有 2 或 3 层翼状细胞,因其形状像双翼而命名。翼状细胞处于中度分化状态,介于基底细胞和表层细胞之间,富含角蛋白构成的细胞内张力丝(表 1.1)。相邻翼状细胞的细胞膜是相互交错的。翼状细胞间存在大量桥粒、黏着连接和缝隙连接(图 1.5)。

基底细胞

角膜上皮的单层柱状基底细胞位于基底膜上。与表层细胞和翼状细胞不同,基底细胞有分裂能力,可以不断分化成翼状细胞和表层细胞(表 1.1)。相邻基底细胞横向交错,通过桥粒、缝隙连接和黏着连接相连(图 1.5)。基底细胞背面扁平,紧靠基底膜。

基底细胞通过与Ⅶ型胶原蛋白锚原纤维相连的半桥粒黏附于基底膜(图 1.4)[50]。锚原纤维穿过基底膜直至角膜基质,与构成角膜基质主要成分的Ⅰ型胶原纤维共同组成锚定斑。黏着连接存在于基底细胞侧面,调节细胞 - 细胞的相互作用[51]。

细胞表面的细胞外基质蛋白受体的整合素家族成员,以 α 和 β- 亚基组成的二聚体形式存在[52]。α5β1 二聚体整合素是纤连蛋白的主要受体,存在于正常角膜上皮基底细胞的表面[53]。清除表达整合素 α5β1 的角膜上皮后,所有上皮细胞会移行活跃[54]。

基底膜

与身体其他部位的上皮类似,角膜上皮基底细胞被锚定于基底膜。介于基底细胞与基质之间的基底膜可以修复上皮细胞的极性。从超微结构看,基底膜厚约 40~60nm,由基底上皮细胞的细胞膜之后的灰白色薄层(透明板)组成,即电镜下的致密层致密斑(图 1.4)。Ⅳ型胶原蛋白和层粘连蛋白是基底膜的主要成

分(图 1.7)[55]。

角膜基底膜与结膜上皮包含不同的Ⅳ型胶原蛋白链,尽管这种差别的功能相关性还未知。胶原蛋白 α5(Ⅳ)存于在角膜基底膜,胶原蛋白 α2(Ⅳ)存在于结膜基底膜(羊膜亦如此)[56]。

角膜上皮的生理

角膜结构的维持对其在折射和生物防御的生理功能方面至关重要。光滑的上皮、透光的基质和角膜内皮的功能正常对清晰视觉都很重要。角膜易受多种化学或生化物质以及外界的物理因素影响。从而对角膜上皮的再生和创伤愈合形成了一个有效的维持体系。

角膜手术的广泛应用,包括角膜移植和屈光手术,对角膜创伤愈合的细胞分子生物学需要更细致的理解。在人体的大部分组织,血管损伤后溢出的血液成分启动创伤愈合。然而角膜不含血管。因此角膜的愈合机制与人体其他部位不同。

上皮移行

角膜表面的损伤很常见并会导致上皮缺损,快速的缺损修复需要角膜上皮的连续修复。上皮缺损修复分三个不同的阶段,上皮细胞移行、增殖、分化,使上皮的各层结构得到修复。

因此,上皮移行是上皮缺损重建的第一步[57]。角膜上皮创伤引起创伤处附近的残余上皮细胞向缺损区域移行[58~61]。细胞 - 细胞和细胞 - 基质(纤维连接蛋白 - 整合素系统)的相互作用、玻璃酸(透明质酸)的上调以及新表达的蛋白水解酶对细胞外基质调控的动态改变,在对创伤做出反应的两种上皮细胞移行运动中发挥了重要作用。这些改变全部受生长因子和细胞因子的调控。

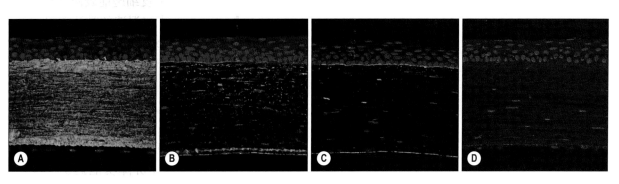

图 1.7 鼠角膜上皮的基质蛋白表达的免疫荧光分析。(A)Ⅰ型胶原蛋白。(B)Ⅳ型胶原蛋白。(C)层粘连蛋白。(D)纤连蛋白。标尺:50μm

纤连蛋白 - 整合素系统

纤连蛋白 - 整合素系统在角膜上皮创伤愈合中起到重要作用[62]。在上皮损伤愈合的第一阶段，纤连蛋白提供暂时的基质，这会迅速出现在上皮或基质损伤后新暴露的角膜表面[63,64]，上皮细胞通过整合素依赖的方式附着并分布于纤连蛋白基质[53]。

整合素家族包括 24 种不同的 α 亚基和 9 种不同的 β 亚基。这些 α 和 β 亚基的选择性结合决定了与细胞外基质蛋白结合的特异性。整合素二聚体 α2、α3、α5、α6、αv、β1、β4 和 β5 被发现存在于人角膜[65]。整合素 α5β1、αvβl 和 αⅡβ3 与纤连蛋白的结合由 RDG（精氨酸 - 天冬氨酸 - 甘氨酸）序列调控。在角膜上皮创伤愈合时，整合素 β1 链和纤连蛋白的出现与消失受到很好的调控（图 1.8）[54]。

α6β4 整合素是半桥粒的组成成分之一，不参与纤维连接蛋白介导的细胞黏附和迁移过程。α6β4 整合素的主要作用是维持上皮细胞的完整性，特别是上皮的完整性，角膜上皮损伤后，位于角膜基底细胞层的半桥粒在刺激因子的作用下会发生裂解，α6β4 整合素游离，从而促进角膜上皮的移行，当周边的角膜上皮移行修复角膜上皮缺损的部位后，半桥粒又会重新形成[66]。

透明质酸

透明质酸是一种生物信号分子，与纤维连接蛋白一样，在炎症反应和伤口愈合中起重要作用[67]。和其他葡萄糖胺聚糖不同的是，透明质酸的核心蛋白尚未确定，正常的角膜中不含透明质酸，但在兔角膜创面愈合过程中，透明质酸瞬时表达[68]。提示透明质酸可能在角膜创伤愈合的后期起到关键性作用。外源性的透明质酸也具有促进角膜上皮愈合的功能，在

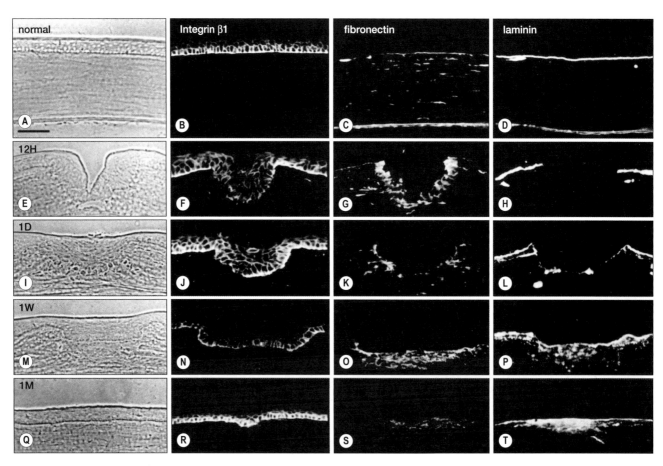

图 1.8　鼠角膜穿透性切开后整合素 β1 链、纤连蛋白和层粘连蛋白位置的改变。相差显微镜和免疫荧光显微镜下完整的鼠角膜（A-D）在切开后 12 小时（E-H）、1 天（I-L）、1 周（M-P）以及 1 个月（Q-T）整合素 β1 链（B,F,J,N,R）、纤连蛋白（C,G,K,O,S）和层粘连蛋白（D,H,L,P,T）的表现。切开后，发现 V 形蛋白表面的纤连蛋白在基质层有缺损。上皮细胞表达整合素 β1 亚基，开始向缺损区移行和填充。除基底细胞外，整合素 β1 链在上皮细胞表达下调与创伤愈合完成一致。在此时，大量纤连蛋白在新生上皮和基质的交界处显著减少

兔和糖尿病大鼠角膜清创缝合术后使用透明质酸滴眼液,具有促进角膜伤口愈合的作用[69,70~71]。

蛋白水解酶

蛋白水解酶在角膜损伤的修复中也起到重要作用。细胞运动不仅依赖于细胞和细胞外基质之间的相互作用,也依赖于具有抑制细胞与细胞外基质相互运动的基质水解蛋白的作用。已在泪膜中检测到蛋白酶、纤溶酶原激活物[72,73]。角膜机械性损伤会诱导位于角膜上皮的尿激酶型纤溶酶原激活物在蛋白质和 mRNA 水平表达上调,提示这种蛋白酶可能是通过降解纤维连接蛋白,促进角膜上皮移行而达到促进角膜上皮愈合的作用[74,75]。基质金属蛋白酶(matrix metalloproteinases,MMPs)在迁徙的角膜上皮细胞中表达也上调[76]。

细胞因子和生长因子

已经证实多种细胞因子和生长因子在调节角膜上皮移行、修复的过程中起到重要作用[77]。如表皮生长因子(epidermal growth factors,EGF),碱性成纤维细胞生长因子(basic fibroblast growth factor,bFGF)、血小板源性生长因子(platelet-derived growth factor,PDGF)等,这些分子通过上面所述的愈合相关机制调节角膜上皮损伤的愈合[4,78]。

表皮生长因子(EGF)最初是从小鼠的颌下腺分离出来,具有促进新生小鼠睁眼和切牙萌出的作用[79];表皮生长因子为 53- 多肽氨基酸,能促进细胞增殖并向多种细胞分化的作用,其中就包括角膜上皮细胞[80,81]。表皮生长因子在泪腺中合成[82,83],随后分泌到泪液中[84,85]。表皮生长因子在动物角膜中具有影响角膜上皮的生理、促进角膜上皮损伤愈合的作用[86]。

角膜表面覆盖泪膜,泪膜中富含表皮生长因子,表皮生长因子具有促进角膜上皮增殖的作用。角膜上皮正常厚度及功能的维持,必须通过抑制表皮生长因子作用实现。表皮生长因子除了具有促进细胞增殖的作用,还有多种功能,如促进细胞与纤维连接蛋白黏附等功能[87,88]。

角膜上皮细胞表达转化生长因子(transforming growth factor,TGF)-β1[83],内源性转化生长因子 -β 同样具有促进角膜上皮移行的作用[89]。表皮生长因子促进角膜上皮的增殖、细胞与纤维连接蛋白的黏附和上皮细胞的移行都需要转化生长因子 -β 的调节[90,91]。虽然转化生长因子 -β 单独作用时抑制角膜上皮细胞的增殖,但是却并不影响在缺乏表皮生长因子时细胞与纤维蛋白基质的粘连。

碱性成纤维细胞生长因子(bFGF)是一种肝素结合生长因子[93],具有促进多种中胚层和神经外胚层来源细胞增殖的作用[92]。bFGF 与硫酸乙酰肝素结合后位于角膜上皮基底细胞层[93]。研究发现在兔角膜上皮损伤的模型中,应用重组人碱性成纤维细胞生长因子具有促进角膜上皮愈合的功能[94]。鉴于 FGF 的受体在角膜基质细胞中表达,而在角膜上皮细胞中不表达,这种促进角膜上皮愈合可能为间接作用[95]。成纤维细胞生长因子同时也是一种作用较强的血管生长因子[96]。

已检测出泪液中含有血小板源性生长因子(PDGF)[97],兔的角膜上皮同时表达 β 和 α 型血小板源性生长因子受体蛋白[98]。

白细胞介素是另一种细胞因子,机体受到外界刺激时,具有调节免疫、炎症等其他反应的功能[99]。它们不仅调节局部免疫或炎症细胞的活动,还调节血液循环及骨髓中免疫或炎症细胞的活动。白介素家族中有 35 名成员,IL1~IL35,但是其在角膜损伤修复中的作用还有待进一步研究,研究已经发现角膜上皮表达 IL-1,外源性 IL-1 有促进角膜上皮创伤愈合的作用[100]。除此之外角膜上皮亦表达 IL-6[101],兔的角膜上皮暴露在含 IL-6 的环境中会促进细胞与纤连连接蛋白的黏附,IL-6 促进角膜上皮细胞整合素 α5β1 的表达意味着 IL-6 除了促进角膜上皮增殖,还可以通过纤维连接蛋白 - 整合系统调节角膜上皮移行[102~105]。

角膜基质、巩膜

前弹力层

前弹力层(又称 Bowman 层),也叫前弹力膜,在人和某些哺乳动物(非啮齿类动物)角膜中,光学显微镜下可见前弹力层位于角膜上皮与角膜基质之间,厚约 12μm,由胶原纤维和蛋白多糖组成。前弹力膜是一层无细胞均匀的膜样结构,并非是一层真正的膜,因此称为前弹力层更为准确。前弹力层和角膜基质层均由I型和Ⅲ型胶原纤维组成,角膜基质中胶原纤维直径约为 22.5~35nm,而前弹力层中胶原纤维较角膜基质细,直径约为 20~30nm。

前弹力层也被认为是角膜基质的前部,因前弹力层前表面光滑,位于角膜上皮基底膜的下方,而组成前弹力层的纤维又由角膜基质细胞合成并分泌,因此,前弹力层更像是角膜基质的一部分。

既往认为前弹力层具有的功能目前已被证实是基底膜的作用。前弹力层受损后不能再生,局部由瘢痕组织修复。有研究发现准分子激光角膜切削术后,在前弹力层缺失的状态下,角膜上皮仍能完整的修复,同时前弹力层在许多哺乳动物的角膜中并不存在,因此,前弹力层的生理作用仍在探讨中。

基质的结构

基质层是角膜的最主要的组成部分,约占角膜厚度的90%以上。周边角膜与前部巩膜相连,角膜组织失去透明性。角膜基质在维持角膜物理学特性、形态的稳定及其透明性等方面起到了重要作用。角膜基质胶原纤维有序的排列、胶原纤维持续缓慢的产生和降解是维持角膜透明的必要条件。

巩膜也由胶原纤维及基质大分子构成,但胶原纤维排列不规则,因此巩膜为不透明组织[106]。巩膜的厚度随部位不同而不同,约0.5~1.0mm,肌肉附着点处巩膜最薄。巩膜具有一定的弹性和韧性,可抵抗眼内容物对眼球壁的压力。巩膜成纤维细胞嵌入分布在巩膜组织的胶原板层中。

细胞构成

基质细胞是角膜基质中的主要细胞成分,约占角膜基质总容积的2%~3%[107],余下的角膜基质成分主要包括细胞外基质胶原蛋白和蛋白聚糖。基质细胞约2~3年更新一次。基质细胞呈纺锤状,分散在角膜基质板层中(图1.9)。基质细胞在延伸的过程中与邻近的细胞通过缝隙连接(图1.10)[108]。角膜基质切片的光学显微镜检查、共聚焦显微镜、基质胶原纤维降解后扫描电子显微镜都可观察到角膜基质细胞的三维网状结构(图1.10)[109]。

基质细胞和成纤维细胞相似,含有广泛的细胞内细胞骨架,包含突出的肌动蛋白丝。基质细胞在正常的角膜中是无活性的,当角膜基质受损时,基质细胞活化,转化为肌成纤维细胞,并表达α-平滑肌肌动蛋白。在角膜基质修复,成纤维细胞产生细胞外基质、胶原蛋白水解酶、基质金属蛋白酶和细胞因子促进角基质的损伤愈合。

角膜基质中还存在骨髓来源细胞。正常人角膜中,约6%的角膜基质细胞表达干细胞的标志物CD45[112],而在骨髓移植的小鼠模型中,约7.58%的角膜基质细胞表达CD45[113]。在角膜发生感染或损伤时,角膜基质中会出现炎症细胞浸润,这些炎症细胞主要来源于角膜缘血管网。

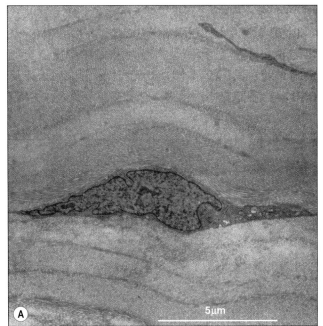

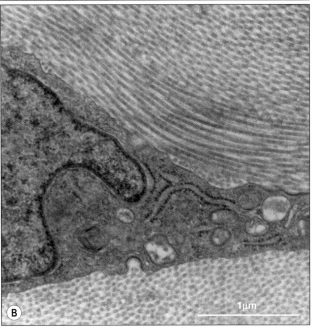

图1.9　透射电子显微镜下人角膜基质。(A)角膜基质细胞位于基质板层之间。(B)高倍镜下显示角膜基质细胞与在各个方向胶原纤维之间的关系

巩膜的纤维排列虽不同于角膜,但与机体其他部位的纤维排列相似。在角膜基质中,通过巩膜成纤维细胞导致的胶原纤维的缓慢流失在维持结缔组织的稳定中必不可少。前列腺素衍生物可促进巩膜成纤维细胞降解角膜基质,其中部分机制是通过增加房水巩膜葡萄膜流出途径降低眼内压药物来实现[114]。多种途径均可刺激巩膜成纤维细胞的活化形成肌成纤维细胞,从而促进组织纤维化,如外伤、手术等。

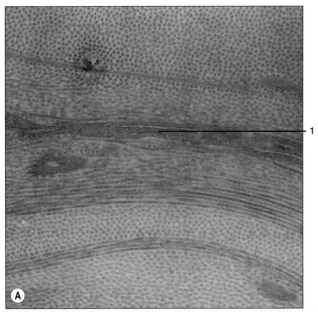

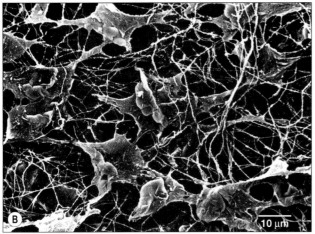

图1.10 电子显微镜下人角膜基质。(A)胶原纤维的板层结构和人角膜基质细胞与基质细胞之间的电子致密缝隙连接。(B)胶原降解后小鼠角膜基质细胞的三维网状结构，可见网状结构是由基质细胞形成

胶原

胶原蛋白约占角膜干重的70%，角膜基质中主要为 I 型胶原蛋白，另外还有少量 III 型、V、VI、XII、XIV型胶原蛋白[115-122]。蛋白聚糖分布在主要胶原纤维中。

角膜基质中胶原纤维的平均直径及纤维与纤维之间的平均间距并不是相同的，但都小于可见光波长的一半，约400~700nm；胶原纤维这种排列特点对所有散射光线起衍射栅栏作用，产生破坏性干扰，使其相互抵消，而对那些与透射光同方向的光线则不进行干扰，反而相互增强，使组织显得透明[3,123]。如果胶原纤维的直径或者纤维与纤维之间的距离发生变化

(如纤维化或者水肿)，进入到基质的光线则随机散射，角膜也失去其透明性。

角膜细胞分泌前胶原分子到细胞外基质，前胶原分子的两尾端的前肽裂解形成成熟的胶原分子。胶原分子自行组成直径约10~300nm的纤维，这些纤维随后进一步形成胶原纤维[123]。角膜基质中单根的胶原纤维可以通过透射电子显微镜观察到(图1.9)。正如以上所提到的，角膜基质中的胶原纤维直径约22.5~35nm，胶原纤维之间间距约41.4nm±0.5nm，胶原纤维的规则排列对角膜透明性起到了重要作用[120,124-126]。在高倍显微镜下，胶原纤维与胶原纤维之间相隔67nm。角膜基质中，胶原纤维形成约300层胶原纤维板层，每层胶原纤维从一侧角膜缘平行排列至另一层角膜缘。正常人角膜基质中的胶原纤维板层宽厚不一，宽约0.5~250μm，厚约0.2~2.5μm，胶原板层之间以各种角度相接[120,127-128]。同时，角膜中央与周边角膜的胶原纤维板层排列方向不同[126]。

二次谐波成像显微镜三维分析显示，正常人角膜基质中胶原板层分布并不均匀[128](图1.11)。前部基质板层呈弓形结构，与前弹力层成约21°夹角，而在

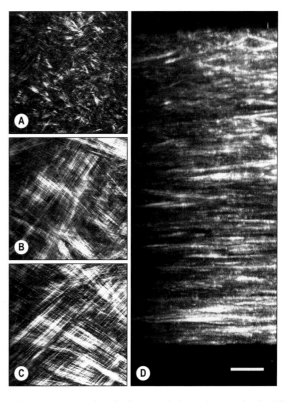

图1.11 二次谐波成像显微镜(SHG)下人角膜图像。显示前部角膜基质纤维(A)、中部角膜基质纤维(B)、后部角膜基质纤维(C)的不同。正常人角膜基质胶原板层重建图像(D)。前部角膜基质相互交织的胶原板层。比例尺：50μm

中、后部基质板层排列与前弹力层平行[130]。基质板层的宽度随着基质的深度增加逐渐增宽[128]。致密交织的胶原板层与平行排列的胶原板层相比具有更为稳固的结构,这种组织间质胶原板层被认为是维护前部基质曲率的有效手段。前弹力层以下的胶原层均匀地附着于它。黏附在前弹力层的基质板层的宽度较后方的基质板层宽[128,130]。在后基质层尚未观察到此特点。角膜中胶原分子的更新周期长,约为 2~3 年[131]。

巩膜基质的组织学特点与角膜基质相似,主要由胶原纤维及蛋白多糖组成[132]。组成巩膜基质的胶原纤维种类也与角膜相似。不同的是巩膜基质中主要胶原纤维间的基质成分不同于角膜。角膜和巩膜中非胶原基质的超显微结构不同。角膜基质中的纤维粗细均匀,而构成巩膜基质的胶原纤维直径粗细不均,直径在 25~250nm 之间。此外在角膜基质中的胶原纤维与纤维之间间隔均匀,而巩膜基质中的胶原纤维之间的间距宽窄不一。巩膜中的细胞外基质、胶原及非胶原成分均由成纤维细胞产生。

蛋白聚糖

蛋白聚糖是角膜和巩膜基质主要组成成分,分布在主要胶原纤维之间,由核心蛋白和糖胺聚糖链组成[133,134]。除硫酸角质素外,葡萄糖胺聚糖均由重复的二糖单位构成。蛋白聚糖的功能由核心蛋白和葡萄糖胺聚糖的作用共同决定。

除透明质酸外,角膜基质的葡萄糖胺聚糖均以蛋白多糖的形式存在,角膜中含量最多的葡萄糖胺聚糖是角质素[135],占角膜中总葡萄糖胺聚糖的 65% 以上,葡萄糖胺聚糖还包括硫酸软骨素和硫酸皮肤素,葡萄糖胺聚糖具有强力的吸收及保水作用。

角膜基质中的光蛋白聚糖、角蛋白聚糖、亮氨酸富集蛋白(骨诱导因子)的核心蛋白连接的是硫酸角质素,硫酸软骨素和硫酸角质素的核心蛋白连接核心蛋白聚糖、双糖链蛋白聚糖(表 1.2)[136,137]。角膜基质中的核心蛋白属于亮氨酸富集蛋白家族(small leucine-rich proteoglycans SLRP),SLRP 家族共享一个由 10 个富含亮氨酸结构重复组成的中心域[138],虽然特异性蛋白多糖在维持生理条件下角膜形态、透明性及病理条件下角膜混浊的形成是否有关尚不明确,但自发的角膜蛋白基因变异已经被发现,如角膜蛋白基因突变会导致扁平角膜,角膜曲率低于正常,但角膜透明性不受影响[139,140]。

在最新的转基因或基因敲除小鼠的研究中发现缺乏光蛋白聚糖的小鼠表现出与年龄相关的角膜基质混浊[141,142]。透射电子显微镜下可见这些小鼠的角膜后部基质纤维排列紊乱,提示光蛋白聚糖在角膜基质中分布不均匀,并具有使角膜基质纤维规则排列的作用[123]。人角膜蛋白基因突变也有相似的表现[140],角膜蛋白缺乏的小鼠会出现眼球形态的改变,但角膜基质的透明性没有受到影响[139]。这些现象表明硫酸角质素的两种核心蛋白 - 光蛋白聚糖和角膜基质蛋白对角膜基质纤维排列上作用不同[138]。缺乏核心蛋白的小鼠的尾腱纤维排列异常,角膜纤维排列未见明显改变,说明核心蛋白虽然在角膜基质中含量丰富,但对角膜透明性的维持并无明显作用。这种转基因小鼠不仅揭示了特定分子的功能,而且还提供了人类遗传性角膜疾病的模型。

角膜蛋白(Keratocan)是角膜中特有的蛋白,巩膜中无角膜蛋白,核心蛋白组成与角膜相同[137]。但是角膜蛋白的缺乏并不能解释巩膜纤维排列紊乱,基质不透明的事实。光蛋白聚糖缺乏的小鼠的眼球较野生型小鼠的眼球大,而角膜蛋白缺乏的小鼠的眼球比前两者眼球均小[139,141,142]。尽管人光蛋白基因突变尚未见报道,但最近研究发现高度近视眼眼轴的增长与光蛋白聚糖有关。近视眼小鼠模型中发现巩膜中核心蛋白的组成成分的量也发生改变[145]。这些研究均表明角膜、巩膜基质的成分在维持眼球形态和大小中起到了重要作用。

角膜基质的生理

细胞外基质和基质的修复

角膜细胞合成和降解细胞外基质成分的动态平衡使角膜基质中细胞外基质的结构和生化处于正常状态,角膜基质细胞转分化为成纤维细胞并活化产生基质的组成成分从而促进角膜基质愈合,角膜基质细胞所产生的每一种大分子物质在促进角膜基质修复的过程中都起到了重要的作用。

在感染性角膜溃疡中,宿主细胞和细菌均会释放降解角膜基质细胞外基质的酶,除此之外,假单胞菌弹性蛋白酶可通过使 Pro-MMPs 活化及直接通过角膜基质细胞促进角膜基质胶原降解。感染性角膜溃疡基质溶解的机制如下:①由细菌胶原酶直接降解;②角膜基质细胞(或成纤维细胞)释放 MMPs 或由细菌激活弹性蛋白酶原降解;③浸润的炎性细胞释放蛋白酶降解。

细胞因子和生长因子

角膜基质细胞和炎症细胞,如淋巴细胞、中性粒

表 1.2　角膜中的糖胺聚糖和蛋白多糖核心蛋白

糖胺聚糖	大小(kD)	二糖单位
硫酸乙酰肝素	5~12	N- 乙酰半乳糖胺,葡萄糖醛酸
肝素	6~25	N- 乙酰半乳糖胺,葡萄糖醛酸
硫酸角质素	15~49	N- 乙酰半乳糖胺,艾杜糖醛酸
硫酸软骨素	5~50	N- 乙酰半乳糖胺,葡萄糖醛酸
角质素	4~19	N- 乙酰半乳糖胺,半乳糖
透明质酸	4~8000	N- 乙酰半乳糖胺,葡萄糖醛酸
核心蛋白	**硫酸乙酰肝素**	**功能**
光蛋白聚糖	硫酸角质素	具有保水功能
角膜蛋白	硫酸角质素	突变会导致角膜扁平
亮氨酸富集蛋白	硫酸角质素	不明
核心蛋白聚糖	硫酸软骨素或硫酸角质素	角膜创伤修复

正常角膜中糖胺聚糖由角膜基质细胞合成。在角膜上皮愈合的早期由角膜上皮细胞临时合成。

细胞和巨噬细胞都能分泌细胞因子和生长因子,在角膜基质伤口愈合的过程中起调节作用,每种细胞因子和生长因子通过激活特定基因的表达信号转导途径,从而促进炎症反应的发生。这种靶向配体或信号水平调控为创伤相关的病理学治疗提供了新的策略。目前认为转化生长因子 -β 在角膜基质的愈合中起重要作用[147,148],角膜上皮细胞、基质细胞(角膜基质细胞或巩膜成纤维细胞)、炎症细胞都能产生转化生长因子 -β,促进角膜基质细胞活化并促进其转分化为肌成纤维细胞;肌成纤维细胞不仅可以促进伤口的愈合,还能够通过产生多量基质组成成分促进角膜或巩膜伤口瘢痕的形成。在碱烧伤小鼠模型中,阻断转化生长因子 -β 信号传导通路能有效地减少成纤维细胞的产生并减少瘢痕的形成[147,148]。

促炎性反应细胞因子 - 肿瘤坏死因子(tumor necrosis factor TNF)-α 在角膜损伤后表达也会上调[149],在损伤、过敏或感染等病理条件下,TNF-α 在角膜中都会产生各种影响[150-153]。然而在完全缺乏 TNF-α 的基因敲除小鼠的角膜中,碱烧伤后炎症反应加剧,因此 TNF-α 在角膜中所起的作用与特定的环境有关[151]。

内皮细胞

后弹力层

后弹力层为角膜内皮细胞的基底膜,出生时厚约

3μm,随年龄的增加逐渐增厚,成人时厚约 8~10μm。之前研究已将后弹力层分为:薄的非纹状带(与角膜基质相连,0.3μm);前部纹状带(2~4μm);后部无组织结构的非纹状带(>4μm),后者约占后弹力层厚度的 2/3[155]。

后弹力层主要由Ⅳ型和Ⅷ型胶原蛋白和层粘连蛋白组成[156]。除此之外,纤维连接蛋白也是后弹力层的重要组成成分。Ⅷ型胶原蛋白由角膜内皮细胞产生,呈六边形格子状,与形成基底膜Ⅳ型胶原蛋白不同。基质中纤维连接蛋白与前弹力层连续,而与后弹力层的纤维连接蛋白不连续,角膜后弹力层与角膜基质的后表面连接紧密,并可以反映基质形态的改变。压力升高可以导致后弹力层的破裂,如产伤会导致房水进入到角膜基质导致角膜水肿,Fuchs 角膜内皮营养不良的患者在后弹力层会出现非典型的角膜蛋白沉积,早发的 Fuchs 角膜内皮营养不良的患者编码Ⅷ型胶原蛋白 α_2 链的 COL8A2A 存在突变。

内皮细胞

角膜内皮细胞是由六边形细胞所组成的单层细胞层,镶嵌在后弹力层表面(图 1.12)。人角膜内皮细胞厚约 5μm,宽约 20μm,正常的成人内皮细胞密度约 3500 个 /mm²,该层直接与房水接触。并随着年龄增长细胞密度逐渐降低。角膜内皮镜可以清楚地显示内皮细胞的形态和大小[159]。内皮细胞面积变异系数(标准差 / 平均值)在临床应用上是一个非常重要

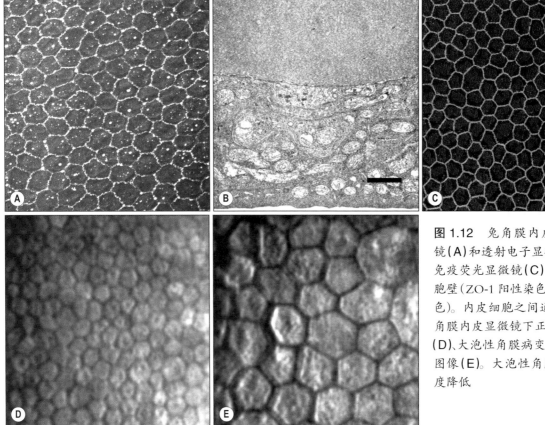

图1.12　兔角膜内皮细胞在扫描显微镜(A)和透射电子显微镜(B)下的结构。免疫荧光显微镜(C)下显示角膜内皮细胞壁(ZO-1阳性染色呈绿色)和胞核(红色)。内皮细胞之间通过紧密连接相连。角膜内皮显微镜下正常人角膜内皮细胞(D)、大泡性角膜病变早期角膜内皮细胞图像(E)。大泡性角膜病变内皮细胞密度降低

的指标,在正常角膜中约为0.25。角膜平均细胞面积变化的增加又称之为多形变,内皮细胞另一个非常重要的形态参数为六边形细胞百分比,含义为正常六边形细胞在角膜内皮细胞中所占的比例,正常角膜内皮六边形细胞百分比为70%~80%。内皮细胞损伤会导致正常角膜内皮细胞比例下降,而平均细胞面积增加(图1.12)。

角膜内皮细胞代谢旺盛,细胞核大且含有丰富的细胞器,包括:线粒体、内质网、游离核糖体和高尔基体(图1.12);细胞与细胞之间紧密连接并且含有多种连接复合体。包括:紧密连接、中间连接、桥粒和缝隙连接。内皮细胞间小分子物质及电解质通过缝隙连接相互传递,内皮细胞受损后不能再生,受损的区域的内皮细胞通过周边的内皮细胞扩大、移行来修复。

角膜内皮细胞的生理功能

内皮细胞含有"离子传输系统"在角膜中起到"泵"的作用,可使角膜基质处于脱水状态,从而维持角膜透明。角膜内皮损伤或数目减少可使其"泵"功能受损,角膜基质中含水量增加,导致角膜水肿。房水中Na^+的梯度为143mEq/L,而角膜基质中的Na^+梯度为134mEq/L,基质与房水间Na^+梯度差可以使得房水与基质中的Na^+、K^+直接交换,Na^+进入到角膜基质的同时K^+进入到房水中。Na^+-K^+交换常发生在细胞膜的侧面,能量来自于ATP。细胞中的CO_2扩散到角膜基质中,与H_2O在碳酸酐酶的作用下形成HCO_3^-,HCO_3^-通过扩散或者主动运输进入房水,随房水循环[160];离子传输系统所需要的能量部分依赖于细胞产生的能量,角膜表面温度下降会导致角膜厚度增加并且失去透明性,恢复角膜表面温度后角膜的厚度及透明性可恢复,角膜的这种特点称之为温度逆转。

人类、猴及猫的角膜内皮细胞是不可再生的,但是兔的角膜内皮细胞可再生,角膜内皮细胞的密度会随着年龄的增长而逐渐减少[161]。眼科手术(特别是内眼手术)以及角膜感染等疾病均会导致角膜内皮细胞数目减少,受损区域的内皮细胞不可再生,需邻近的角膜内皮细胞扩大、移行来修补,因此,在眼科手术时特别要避免损伤角膜内皮细胞,防止大泡性角膜病变的产生。角膜移植术后排斥反应或前葡萄膜炎时,前房中的免疫细胞、炎症细胞可直接损伤角膜内皮细胞。炎症细胞因子损伤角膜内皮细胞"泵"功能,从而导致角膜基质水肿。研究已经发现糖皮质激

素及胰岛素可以促进角膜内皮细胞 Na⁺-K⁺ATP 酶的活性[162]。任何因素导致的角膜内皮细胞损伤,受损区域的内皮细胞不可再生,需邻近的角膜内皮细胞扩大、移行来修补,修补的同时,单个细胞的面积较前增大。内皮细胞面积变异系数是检测角膜内皮功能异常最敏感的指标,六边形细胞百分比可以反映内皮细胞损伤后修复的进展。

神经支配

角膜是人体中神经纤维密度最丰富、最敏感的组织,角膜的神经末梢是皮肤神经末梢的 300~400 倍[163,164]。角膜的感觉神经主要来源于三叉神经眼支的分支睫状神经,睫状神经包括睫状长神经和睫状短神经。睫状长神经形成角膜缘神经环,自角膜周围呈放射状进入角膜实质,进入角膜后不久绝大部分神经失去髓鞘,在角膜前 2/3 厚度水平走行,再分成小支,穿过前弹力层,末端终止在角膜上皮翼状细胞层,形成上皮下神经纤维丛[166]。角膜神经不仅具有感觉功能,而且还有营养和代谢作用,其功能的损害可引起角膜感觉、营养和代谢的障碍,从而导致某些角膜疾患的发生。如角膜上皮缺失会导致神经末梢暴露,从而产生剧烈疼痛。

用裂隙灯显微镜可观察到角膜基质神经纤维,角膜基质中的神经纤维主要集中在近角膜缘部位,角膜缘处神经纤维较角膜中央粗大,共聚焦显微镜可以清楚看到上皮下神经纤维丛,越往角膜深层角膜神经纤维越粗大,分支也越多[164,165]。

既往研究发现角膜中含有多种多样的神经传导递质,包括 P 物质、降钙素相关肽、神经肽 Y、血管活性肽、甘丙肽、甲硫氨酸 - 脑啡肽、儿茶酚胺、乙酰胆碱[167~174]。角膜中包括交感神经和副交感神经。感觉神经通过释放神经肽来调节细胞运动和炎症反应。角膜知觉的异常常导致角膜完整性的破坏,切断三叉神经不仅会导致角膜营养不良或退行性改变,同时 P 物质含量也会明显减少。角膜神经不仅具有感觉、保护和防御功能,而且还有营养和代谢作用,其功能的损害可引起角膜伤口愈合迟缓,从而导致难治性角膜疾病,如神经麻痹性角膜溃疡、角膜炎。持续性角膜上皮缺损、角膜伤口不愈合、反复发作的角膜溃疡常见于角膜知觉障碍的患者,如单纯疱疹病毒性角膜炎、带状疱疹病毒性角膜炎、糖尿病导致的三叉神经的损伤。局部麻醉药的滥用也可导致角膜上皮移行障碍[180]。因此,角膜中的神经纤维对维持角膜上皮完整和功能具有重要作用。

P 物质参与多种生理过程的调节,包括血浆渗漏、血管舒张及组胺的释放[181~184]。将兔角膜上皮置于含 P 物质及胰岛素生长因子(insulin-like growth factor-1,IGF-1)的培养基中,黏附到角膜纤维蛋白上的角膜上皮细胞数目明显增加。研究也发现含胰岛素生长因子及 P 物质的滴眼液可用于治疗神经麻痹性角膜溃疡或糖尿病性周围神经病变所导致的持续性角膜上皮缺损[186~188]。

神经生长因子(Nerve growth factor,NGF)是一种由上皮下神经纤维分泌的多肽物质,在 19 世纪 50 年代初期由 Levi-Montalcini 首次发现。含神经生长因子的滴眼液可促进人或动物持续性角膜上皮缺损的愈合[186~188]。

尽管降钙素基因相关肽在维持角膜上皮稳态中的作用机制不明,但其具有促进角膜基质细胞增殖的作用,因此推断它对角膜上皮细胞特性也具有调节作用[195]。瞬时受体电位(transient receptor potential,TRP)阳离子通道促进非眼部组织中神经肽的分泌参与炎症反应,促进组织修复。对该家族成员基因缺失的突变小鼠的研究显示,特定的通道丢失会抑制角膜炎症反应和角膜上皮愈合[197~199]。

巩膜基质的感觉神经来源三叉神经的分支睫状长神经和睫状短神经。除此之外外层巩膜也有感觉神经纤维分布[200]。这些纤维包括血管收缩和舒张神经,通过血管的收缩及舒张来调节巩膜血管中血液的流出、血流量及巩膜静脉压。巩膜突中的细胞在眼压维持中也起到了重要的作用,巩膜突中存在副交感神经轴突,巩膜突中的细胞不受胆碱能神经支配[201]。

血供系统

角膜是人体中少有的不含血管的组织,尽管正常角膜本身不含有血管,但是来自血液中的营养物质在角膜的新陈代谢及受伤后角膜的修复中起着至关重要的作用。睫状前动脉是眼动脉的分支,在角膜缘处与颈外动脉的面支吻合形成血管环,因此角膜的营养由颈外动脉以及颈内动脉共同供应,在病理情况下,新生血管可从角膜缘长入基质,从而导致角膜失去透明性。

巩膜组织含丰富的血管,外层巩膜不含毛细血管,具有丰富的动静脉吻合、静脉壁具有肌层,在维持眼压稳定中起到了重要作用。筋膜囊中的血管也具有外层巩膜血管的特点。巩膜基质中血管较少,主要为脉络膜血管的延伸。

1

氧供及营养

角膜上皮及内皮细胞新陈代谢旺盛，在有氧条件下，细胞新陈代谢所需的能量均来自于葡萄糖通过有氧糖酵解作用和三羧酸循环产生的 ATP、葡萄糖及氧气，还对保持角膜细胞的新陈代谢起着至关重要的作用[202~205]。其中葡萄糖来源于房水，而角膜的氧供来自于弥散在泪膜中的氧，任何导致角膜氧供的异常，如佩戴角膜接触镜会影响角膜的氧供，引起角膜缺氧，从而导致角膜水肿[206~208]。夜间睡眠时因眼睑的闭合，泪膜中含氧量会降低，此时角膜的新陈代谢所需的能量为葡萄糖无氧酵解所产生的能量[209]。

眼前段的发育

眼部组织在胚胎发育过程中的特点有助于了解角膜和眼前段先天性异常的发病机制(图 1.13)[210~211]。眼的形态是通过在胚胎发育过程中各种表皮和神经外胚层起源的细胞系发育而来，角膜上皮细胞来源于表皮外胚层，角膜基质细胞、巩膜成纤维细胞和内皮细胞均来源于神经嵴。研究表明晶状体由神经元的视杯表面外胚层凹陷形成，晶状体囊泡从表面外胚层分离后，不成熟的晶状体上皮分化为角膜上皮。神经嵴源性间充质细胞在晶状体与原始角膜上形成的空间中迁移并且形成角膜基质、内皮、虹膜和小梁网。许多眼前节的异常都是由于这些神经源性组织分化异常的结果。

人类视杯表面外胚层在妊娠第五周时开始内陷，原始的角膜上皮在第 16 周时形成连接复合体；大部分的巩膜成纤维细胞都由神经嵴细胞分化而来，在妊娠 16 周时围绕在视杯周围。中胚层细胞主要形成巩膜和眼外肌；神经嵴源性间充质细胞在晶状体囊泡

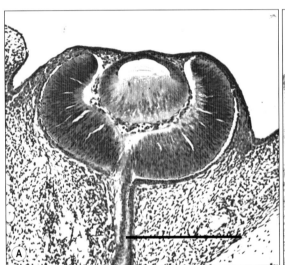

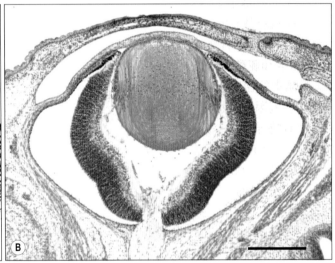

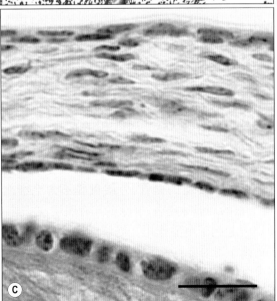

图 1.13 苏木精染色显示 C57BL/6 小鼠胚胎。(A)小鼠的表皮外胚层向视杯凹陷发生在胚胎的 10.5 天。在胚胎发育的 12.5 天，原始的晶状体囊泡已经从表皮外胚层分离，随后形成角膜上皮。角膜基质由神经嵴细胞形成，胚胎时期神经嵴细胞位于晶状体囊和表皮外胚层。(B)在胚胎发育的 18.5 天，角膜内皮细胞已经从晶状体囊分离，形成前房。眼球表面眼睑覆盖，上下眼睑互相融合，玻璃体腔内可见少量细胞。(C)在胚胎发育的 18.5 天，角膜上皮尚未发育完全，但角膜内皮细胞已经发育成熟。角膜基质细胞的密度较成年小鼠高。比例尺：500μm(A,B)，50μm(C)。

与原始角膜上皮形成的空间中的迁移发生在 17 周,总共分 3 个过程;第一次移行形成角膜内皮和小梁内皮,第二次移行细胞分化成角膜,第三次移行形成虹膜组织;在第 8 周时,角膜细胞形成 5~8 层胶原板层,角膜内皮细胞开始形成后弹力层。神经嵴源性间充质细胞的移行异常会导致角膜及眼前节的异常,目前已经证明基因的异常,包括编码 TGF-β2 和转录因子 FOXC 的基因异常都会导致神经嵴细胞移行异常,从而出现角膜及眼前节发育异常[212]。

胚胎角膜基质中的胶原纤维由糖胺聚糖链结合形成的蛋白多糖以及核心蛋白组成。在对小鼠角膜基质的研究中发现,在胚胎发育的过程中,角膜基质蛋白多糖的组成发生显著的变化。在妊娠第 6 个月时,角膜的结构仍不够完善,此时角膜上皮只由 3~4 层细胞组成,随着硫酸角质素蛋白多糖不断积累,在妊娠第 7 个月时,角膜才得以形成完整,此时角膜上皮已包含表皮细胞、翼状细胞和基底细胞,角膜基质也在妊娠第 7 周时基本形成。透明质酸是在胚胎发育的早期阶段角膜基质的主要糖胺聚糖,随着角膜基质的发育,透明质酸的含量会逐渐下降,而硫酸角质素、硫酸软骨素和硫酸皮肤素的含量逐渐增加,形成成人角膜基质中的物质[214]。

最近在转基因及基因敲除小鼠技术提示人类中可能存在某有特异性的基因在角膜组织的发育形成及先天性的异常中起到了至关重要的作用[214,215]。这些研究的解释基于对正常小鼠眼球发育过程的理解(图 1.13)。小鼠的表面外胚层向视杯凹陷发生在胚胎的 10.5 天,在胚胎发育的 12.5 天,原始的晶状体已经从表面外胚层分离,并且随后形成角膜上皮,神经嵴源性间充质细胞在晶状体囊泡与原始角膜上皮形成的空间中的迁移,与人类胚胎的发育不同的是,小鼠神经嵴源性间充质细胞的移行只有一个过程,在胚胎发育的 14.5 天时,胚胎角膜上皮、基质及内皮均已形成,到 18.5 天随着基质大分子的合成,角膜基质厚度逐渐增加。生长因子及相关分子通路活化参与了眼睑的形态的形成[216]。睑结膜随眼睑的形成同时出现,由上下睑裂在 14.5~16.5 天时融合,出生时分离,角膜上皮最终形成[217]。

(王华 译)

参考文献

1. Birk DE, Trelstad RL. Extracellular compartments in matrix morphogenesis: collagen fibril, bundle, and lamellar formation by corneal fibroblasts. *J Cell Biol* 1984;**99**:2024–33.
2. Freegard TJ. The physical basis of transparency of the normal cornea. *Eye (Lond)* 1997;**11**(Pt 4):465–71.
3. Maurice DM. The structure and transparency of the cornea. *J Physiol* 1957;**136**:263–86.
4. Klenkler B, Sheardown H, Jones L. Growth factors in the tear film: role in tissue maintenance, wound healing, and ocular pathology. *Ocul Surf* 2007;**5**:228–39.
5. Mishima S. Corneal thickness. *Surv Ophthalmol* 1968;**13**:57–96.
6. Sack RA, Nunes I, Beaton A, et al. Host-defense mechanism of the ocular surfaces. *Biosci Rep* 2001;**21**:463–80.
7. Leong Y-Y, Tong L. Barrier function in the ocular surface: From conventional paradigms to new opportunities. *Ocul Surf* 2015;**13**(2):103–9.
8. Suzuki K, Saito J, Yanai R, et al. Cell-matrix and cell-cell interactions during corneal epithelial wound healing. *Prog Retin Eye Res* 2003;**22**:113–33.
9. Suzuki K, Tanaka T, Enoki M, et al. Coordinated reassembly of the basement membrane and junctional proteins during corneal epithelial wound healing. *Invest Ophthalmol Vis Sci* 2000;**41**:2495–500.
10. Schermer A, Galvin S, Sun TT. Differentiation-related expression of a major 64K corneal keratin in vivo and in culture suggests limbal location of corneal epithelial stem cells. *J Cell Biol* 1986;**103**:49–62.
11. Kurpakus MA, Stock EL, Jones JC. Expression of the 55-kD/64-kD corneal keratins in ocular surface epithelium. *Invest Ophthalmol Vis Sci* 1990;**31**:448–56.
12. Kao WW, Liu CY, Converse RL, et al. Keratin 12-deficient mice have fragile corneal epithelia. *Invest Ophthalmol Vis Sci* 1996;**37**:2572–84.
13. Nishida K, Honma Y, Dota A, et al. Isolation and chromosomal localization of a cornea-specific human keratin 12 gene and detection of four mutations in Meesmann corneal epithelial dystrophy. *Am J Hum Genet* 1997;**61**:1268–75.
14. Rodrigues MM, Rowden G, Hackett J, et al. Langerhans cells in the normal conjunctiva and peripheral cornea of selected species. *Invest Ophthalmol Vis Sci* 1981;**21**:759–65.
15. Gillette TE, Chandler JW, Greiner JV. Langerhans cells of the ocular surface. *Ophthalmology* 1982;**89**:700–11.
16. Rubsamen PE, McCulley J, Bergstresser PR, et al. On the Ia immunogenicity of mouse corneal allografts infiltrated with Langerhans cells. *Invest Ophthalmol Vis Sci* 1984;**25**:513–18.
17. Whitsett CF, Stulting RD. The distribution of HLA antigens on human corneal tissue. *Invest Ophthalmol Vis Sci* 1984;**25**:519–24.
18. Wagoner MD. Chemical injuries of the eye: current concepts in pathophysiology and therapy. *Surv Ophthalmol* 1997;**41**:275–313.
19. Hanna C, Bicknell DS, O'Brien JE. Cell turnover in the adult human eye. *Arch Ophthalmol* 1961;**65**:695–8.
20. Esco MA, Wang Z, McDermott ML, et al. Potential role for laminin 5 in hypoxia-mediated apoptosis of human corneal epithelial cells. *J Cell Sci* 2001;**114**:4033–40.
21. Estil S, Primo EJ, Wilson G. Apoptosis in shed human corneal cells. *Invest Ophthalmol Vis Sci* 2000;**41**:3360–4.
22. Ren H, Wilson G. Apoptosis in the corneal epithelium. *Invest Ophthalmol Vis Sci* 1996;**37**:1017–25.
23. Thoft RA, Friend J. The X, Y, Z hypothesis of corneal epithelial maintenance. *Invest Ophthalmol Vis Sci* 1983;**24**:1442–3.
24. Lavker RM, Tseng SC, Sun TT. Corneal epithelial stem cells at the limbus: looking at some old problems from a new angle. *Exp Eye Res* 2004;**78**:433–46.
25. Yoon JJ, Ismail S, Sherwin T. Limbal stem cells: Central concepts of corneal epithelial homeostasis. *World J Stem Cells* 2014;**6**:391–403.
26. Notara M, Alatza A, Gilfillan J, et al. In sickness and in health: Corneal epithelial stem cell biology, pathology and therapy. *Exp Eye Res* 2010;**90**:188–95.
27. Daniels JT, Harris AR, Mason C. Corneal epithelial stem cells in health and disease. *Stem Cell Rev* 2006;**2**:247–54.
28. Dua HS, Azuara-Blanco A. Limbal stem cells of the corneal epithelium. *Surv Ophthalmol* 2000;**44**:415–25.
29. Cotsarelis G, Cheng SZ, Dong G, et al. Existence of slow-cycling limbal epithelial basal cells that can be preferentially stimulated to proliferate: implications on epithelial stem cells. *Cell* 1989;**57**:201–9.
30. Pellegrini G, Golisano O, Paterna P, et al. Location and clonal analysis of stem cells and their differentiated progeny in the human ocular surface. *J Cell Biol* 1999;**145**:769–82.
31. Davanger M, Evensen A. Role of the pericorneal papillary structure in renewal of corneal epithelium. *Nature* 1971;**229**:560–1.
32. Buck RC. Measurement of centripetal migration of normal corneal epithelial cells in the mouse. *Invest Ophthalmol Vis Sci* 1985;**26**:1296–9.
33. Lemp MA, Mathers WD. Corneal epithelial cell movement in humans. *Eye (Lond)* 1989;**3**(Pt 4):438–45.
34. Hayashi Y, Call MK, Liu CY, et al. Monoallelic expression of Krt12 gene during corneal-type epithelium differentiation of limbal stem cells. *Invest Ophthalmol Vis Sci* 2010;**51**:4562–8.
35. Mann I. A study of epithelial regeneration in the living eye. *Br J Ophthalmol* 1944;**28**:26–40.
36. Kinoshita S, Friend J, Thoft RA. Sex chromatin of donor corneal epithelium in rabbits. *Invest Ophthalmol Vis Sci* 1981;**21**:434–41.
37. Tseng SC. Concept and application of limbal stem cells. *Eye (Lond)* 1989;**3**(Pt 2):141–57.
38. Schlotzer-Schrehardt U, Kruse FE. Identification and characterization of limbal stem cells. *Exp Eye Res* 2005;**81**:247–64.

39. Boulton M, Albon J. Stem cells in the eye. *Int J Biochem Cell Biol* 2004;**36**:643–57.
40. Dua HS, Shanmuganathan VA, Powell-Richards AO, et al. Limbal epithelial crypts: a novel anatomical structure and a putative limbal stem cell niche. *Br J Ophthalmol* 2005;**89**:529–32.
41. Espana EM, Kawakita T, Romano A, et al. Stromal niche controls the plasticity of limbal and corneal epithelial differentiation in a rabbit model of recombined tissue. *Invest Ophthalmol Vis Sci* 2003;**44**:5130–5.
42. Li W, Hayashida Y, Chen YT, et al. Niche regulation of corneal epithelial stem cells at the limbus. *Cell Res* 2007;**17**:26–36.
43. O'Sullivan F, Clynes M. Limbal stem cells, a review of their identification and culture for clinical use. *Cytotechnology* 2007;**53**:101–6.
44. Secker GA, Daniels JT. Corneal epithelial stem cells: deficiency and regulation. *Stem Cell Rev* 2008;**4**:159–68.
45. Pfister RR. The normal surface of corneal epithelium: a scanning electron microscopic study. *Invest Ophthalmol* 1973;**12**:654–68.
46. Mantelli F, Argueso P. Functions of ocular surface mucins in health and disease. *Curr Opin Allergy Clin Immunol* 2008;**8**:477–83.
47. Govindarajan B, Gipson IK. Membrane-tethered mucins have multiple functions on the ocular surface. *Exp Eye Res* 2010;**90**:655–63.
48. Argueso P, Gipson IK. Epithelial mucins of the ocular surface: structure, biosynthesis and function. *Exp Eye Res* 2001;**73**:281–9.
49. Yokoi N, Kinoshita S. Clinical evaluation of corneal epithelial barrier function with the slit-lamp fluorophotometer. *Cornea* 1995;**14**:485–9.
50. Gipson IK, Spurr-Michaud SJ, Tisdale AS. Anchoring fibrils form a complex network in human and rabbit cornea. *Invest Ophthalmol Vis Sci* 1987;**28**:212–20.
51. Takahashi M, Fujimoto T, Honda Y, et al. Immunoelectron microscopy of E-cadherin in the intact and wounded mouse corneal epithelium. *Acta Histochem Cytochem* 1991;**24**:619–21.
52. Hynes RO. Integrins: bidirectional, allosteric signaling machines. *Cell* 2002;**110**:673–87.
53. Nishida T, Nakagawa S, Watanabe K, et al. A peptide from fibronectin cell-binding domain inhibits attachment of epithelial cells. *Invest Ophthalmol Vis Sci* 1988;**29**:1820–5.
54. Murakami J, Nishida T, Otori T. Coordinated appearance of beta 1 integrins and fibronectin during corneal wound healing. *J Lab Clin Med* 1992;**120**:86–93.
55. Torricelli AA, Singh V, Santhiago MR, et al. The corneal epithelial basement membrane: structure, function, and disease. *Invest Ophthalmol Vis Sci* 2013;**54**:6390–400.
56. Fukuda K, Chikama T, Nakamura M, et al. Differential distribution of subchains of the basement membrane components type IV collagen and laminin among the amniotic membrane, cornea, and conjunctiva. *Cornea* 1999;**18**:73–9.
57. Binder PS, Wickham MG, Zavala EY, et al. Corneal anatomy and wound healing. In: Barraque JI, Binder PS, Buxton JN, et al., editors. *Symposium on medical and surgical diseases of the cornea.* St. Louis: C.V.Mosby; 1980. p. 1–35.
58. Kuwabara T, Perkins DG, Cogan DG. Sliding of the epithelium in experimental corneal wounds. *Invest Ophthalmol* 1976;**15**:4–14.
59. Buck RC. Cell migration in repair of mouse corneal epithelium. *Invest Ophthalmol Vis Sci* 1979;**18**:767–84.
60. Hanna C. Proliferation and migration of epithelial cells during corneal wound repair in the rabbit and the rat. *Am J Ophthalmol* 1966;**61**:55–63.
61. Matsuda H, Smelser GK. Electron microscopy of corneal wound healing. *Exp Eye Res* 1973;**16**:427–42.
62. Nishida T, Inui M, Nomizu M. Peptide therapies for ocular surface disturbances based on fibronectin-integrin interactions. *Prog Retin Eye Res* 2015;**47**:38–63.
63. Suda T, Nishida T, Ohashi Y, et al. Fibronectin appears at the site of corneal stromal wound in rabbits. *Curr Eye Res* 1981;**1**:553–6.
64. Fujikawa LS, Foster CS, Harrist TJ, et al. Fibronectin in healing rabbit corneal wounds. *Lab Invest* 1981;**45**:120–9.
65. Stepp MA, Spurr-Michaud S, Gipson IK. Integrins in the wounded and unwounded stratified squamous epithelium of the cornea. *Invest Ophthalmol Vis Sci* 1993;**34**:1829–44.
66. Latvala T, Tervo K, Tervo T. Reassembly of the alpha 6 beta 4 integrin and laminin in rabbit corneal basement membrane after excimer laser surgery: a 12-month follow-up. *CLAO J* 1995;**21**:125–9.
67. Itano N. Simple primary structure, complex turnover regulation and multiple roles of hyaluronan. *J Biochem* 2008;**144**:131–7.
68. Fitzsimmons TD, Fagerholm P, Harfstrand A, et al. Hyaluronic acid in the rabbit cornea after excimer laser superficial keratectomy. *Invest Ophthalmol Vis Sci* 1992;**33**:3011–16.
69. Nakamura M, Hikida M, Nakano T. Concentration and molecular weight dependency of rabbit corneal epithelial wound healing on hyaluronan. *Curr Eye Res* 1992;**11**:981–6.
70. Nakamura M, Sato N, Chikama TI, et al. Hyaluronan facilitates corneal epithelial wound healing in diabetic rats. *Exp Eye Res* 1997;**64**:1043–50.
71. Nishida T, Nakamura M, Mishima H, et al. Hyaluronan stimulates corneal epithelial migration. *Exp Eye Res* 1991;**53**:753–8.
72. Salonen EM, Tervo T, Torma E, et al. Plasmin in tear fluid of patients with corneal ulcers: basis for new therapy. *Acta Ophthalmol (Copenh)* 1987;**65**:3–12.
73. Hayashi K, Sueishi K. Fibrinolytic activity and species of plasminogen activator in human tears. *Exp Eye Res* 1988;**46**:131–7.
74. Morimoto K, Mishima H, Nishida T, et al. Role of urokinase type plasminogen activator (u-PA) in corneal epithelial migration. *Thromb Haemost* 1993;**69**:387–91.
75. Watanabe M, Yano W, Kondo S, et al. Up-regulation of urokinase-type plasminogen activator in corneal epithelial cells induced by wounding. *Invest Ophthalmol Vis Sci* 2003;**44**:3332–8.
76. Sivak JM, Fini ME. MMPs in the eye: emerging roles for matrix metalloproteinases in ocular physiology. *Prog Retin Eye Res* 2002;**21**:1–14.
77. Barrientos S, Stojadinovic O, Golinko MS, et al. Growth factors and cytokines in wound healing. *Wound Repair Regen* 2008;**16**:585–601.
78. Imanishi J, Kamiyama K, Iguchi I, et al. Growth factors: importance in wound healing and maintenance of transparency of the cornea. *Prog Retin Eye Res* 2000;**19**:113–29.
79. Cohen S. Isolation of a mouse submaxillary gland protein accelerating incisor eruption and eyelid opening in the new-born animal. *J Biol Chem* 1962;**237**:1555–62.
80. Frati L, Daniele S, Delogu A, et al. Selective binding of the epidermal growth factor and its specific effects on the epithelial cells of the cornea. *Exp Eye Res* 1972;**14**:135–41.
81. Savage CR Jr, Cohen S. Proliferation of corneal epithelium induced by epidermal growth factor. *Exp Eye Res* 1973;**15**:361–6.
82. van Setten GB, Tervo K, Virtanen I, et al. Immunohistochemical demonstration of epidermal growth factor in the lacrimal and submandibular glands of rats. *Acta Ophthalmol (Copenh)* 1990;**68**:477–80.
83. Wilson SE, Lloyd SA, He YG. EGF, basic FGF, and TGF beta-1 messenger RNA production in rabbit corneal epithelial cells. *Invest Ophthalmol Vis Sci* 1992;**33**:1987–95.
84. Ohashi Y, Motokura M, Kinoshita Y, et al. Presence of epidermal growth factor in human tears. *Invest Ophthalmol Vis Sci* 1989;**30**:1879–82.
85. van Setten GB, Viinikka L, Tervo T, et al. Epidermal growth factor is a constant component of normal human tear fluid. *Graefes Arch Clin Exp Ophthalmol* 1989;**227**:184–7.
86. Ho PC, Davis WH, Elliott JH, et al. Kinetics of corneal epithelial regeneration and epidermal growth factor. *Invest Ophthalmol* 1974;**13**:804–9.
87. Nishida T, Nakamura M, Murakami J, et al. Epidermal growth factor stimulates corneal epithelial cell attachment to fibronectin through a fibronectin receptor system. *Invest Ophthalmol Vis Sci* 1992;**33**:2464–9.
88. Nishida T, Nakamura M, Mishima H, et al. Differential modes of action of fibronectin and epidermal growth factor on rabbit corneal epithelial migration. *J Cell Physiol* 1990;**145**:549–54.
89. Saika S, Okada Y, Miyamoto T, et al. Role of p38 MAP kinase in regulation of cell migration and proliferation in healing corneal epithelium. *Invest Ophthalmol Vis Sci* 2004;**45**:100–9.
90. Roberts AB, Russo A, Felici A, et al. Smad3: a key player in pathogenetic mechanisms dependent on TGF-beta. *Ann N Y Acad Sci* 2003;**995**:1–10.
91. Mishima H, Nakamura M, Murakami J, et al. Transforming growth factor-beta modulates effects of epidermal growth factor on corneal epithelial cells. *Curr Eye Res* 1992;**11**:691–6.
92. Steiling H, Werner S. Fibroblast growth factors: key players in epithelial morphogenesis, repair and cytoprotection. *Curr Opin Biotechnol* 2003;**14**:533–7.
93. Folkman J, Klagsbrun M, Sasse J, et al. A heparin-binding angiogenic protein – basic fibroblast growth factor – is stored within basement membrane. *Am J Pathol* 1988;**130**:393–400.
94. Rieck P, David T, Hartmann C, et al. Basic fibroblast growth factor modulates corneal wound healing after excimer laser keratomileusis in rabbits. *Ger J Ophthalmol* 1994;**3**:105–11.
95. Li DQ, Tseng SC. Three patterns of cytokine expression potentially involved in epithelial-fibroblast interactions of human ocular surface. *J Cell Physiol* 1995;**163**:61–79.
96. Auerbach R, Lewis R, Shinners B, et al. Angiogenesis assays: a critical overview. *Clin Chem* 2003;**49**:32–40.
97. Vesaluoma M, Teppo AM, Gronhagen-Riska C, et al. Platelet-derived growth factor-BB (PDGF-BB) in tear fluid: a potential modulator of corneal wound healing following photorefractive keratectomy. *Curr Eye Res* 1997;**16**:825–31.
98. Knorr M, Steuhl KP, Tatje D, et al. A rabbit corneal epithelial cell line expresses functional platelet-derived growth factor beta-type receptors. *Invest Ophthalmol Vis Sci* 1992;**33**:2207–11.
99. Steinke JW, Borish L. 3. Cytokines and chemokines. *J Allergy Clin Immunol* 2006;**117**:S441–5.
100. Wilson SE, Liu JJ, Mohan RR. Stromal-epithelial interactions in the cornea. *Prog Retin Eye Res* 1999;**18**:293–309.
101. Sakamoto S, Inada K, Chiba K, et al. [Production of IL-6 and IL-1 alpha by human corneal epithelial cells]. *Nippon Ganka Gakkai Zasshi* 1991;**95**:728–32.
102. Nishida T, Nakamura M, Mishima H, et al. Interleukin 6 promotes epithelial migration by a fibronectin-dependent mechanism. *J Cell Physiol* 1992;**153**:1–5.
103. Nishida T, Nakamura M, Mishima H, et al. Interleukin 6 facilitates

corneal epithelial wound closure in vivo. *Arch Ophthalmol* 1992;**110**: 1292–4.

104. Ohashi H, Maeda T, Mishima H, et al. Up-regulation of integrin alpha 5 beta 1 expression by interleukin-6 in rabbit corneal epithelial cells. *Exp Cell Res* 1995;**218**:418–23.

105. Arranz-Valsero I, Soriano-Romani L, Garcia-Posadas L, et al. IL-6 as a corneal wound healing mediator in an in vitro scratch assay. *Exp Eye Res* 2014;**125**:183–92.

106. Watson PG, Young RD. Scleral structure, organisation and disease. A review. *Exp Eye Res* 2004;**78**:609–23.

107. Otori T. Electrolyte content of the rabbit corneal stroma. *Exp Eye Res* 1967;**6**:356–67.

108. Ueda A, Nishida T, Otori T, et al. Electron-microscopic studies on the presence of gap junctions between corneal fibroblasts in rabbits. *Cell Tissue Res* 1987;**249**:473–5.

109. Nishida T, Yasumoto K, Otori T, et al. The network structure of corneal fibroblasts in the rat as revealed by scanning electron microscopy. *Invest Ophthalmol Vis Sci* 1988;**29**:1887–90.

110. Jester JV, Petroll WM, Cavanagh HD. Corneal stromal wound healing in refractive surgery: the role of myofibroblasts. *Prog Retin Eye Res* 1999;**18**:311–56.

111. Tomasek JJ, Gabbiani G, Hinz B, et al. Myofibroblasts and mechano-regulation of connective tissue remodelling. *Nat Rev Mol Cell Biol* 2002;**3**:349–63.

112. Yamagami S, Ebihara N, Usui T, et al. Bone marrow-derived cells in normal human corneal stroma. *Arch Ophthalmol* 2006;**124**:62–9.

113. Nakamura T, Ishikawa F, Sonoda KH, et al. Characterization and distribution of bone marrow-derived cells in mouse cornea. *Invest Ophthalmol Vis Sci* 2005;**46**:497–503.

114. Toris CB, Gabelt BT, Kaufman PL. Update on the mechanism of action of topical prostaglandins for intraocular pressure reduction. *Surv Ophthalmol* 2008;**53**(Suppl1):S107–20.

115. Linsenmayer TF, Fitch JM, Mayne R. Extracellular matrices in the developing avian eye: type V collagen in corneal and noncorneal tissues. *Invest Ophthalmol Vis Sci* 1984;**25**:41–7.

116. Fitch JM, Gross J, Mayne R, et al. Organization of collagen types I and V in the embryonic chicken cornea: monoclonal antibody studies. *Proc Natl Acad Sci USA* 1984;**81**:2791–5.

117. Konomi H, Hayashi T, Nakayasu K, et al. Localization of type V collagen and type IV collagen in human cornea, lung, and skin. Immunohistochemical evidence by anti-collagen antibodies characterized by immunoelectroblotting. *Am J Pathol* 1984;**116**:417–26.

118. Birk DE, Fitch JM, Linsenmayer TF. Organization of collagen types I and V in the embryonic chicken cornea. *Invest Ophthalmol Vis Sci* 1986;**27**: 1470–7.

119. Yue BY, Sugar J, Schrode K. Collagen staining in corneal tissues. *Curr Eye Res* 1986;**5**:559–64.

120. Komai Y, Ushiki T. The three-dimensional organization of collagen fibrils in the human cornea and sclera. *Invest Ophthalmol Vis Sci* 1991; **32**:2244–58.

121. Doane KJ, Yang G, Birk DE. Corneal cell-matrix interactions: type VI collagen promotes adhesion and spreading of corneal fibroblasts. *Exp Cell Res* 1992;**200**:490–9.

122. Drubaix I, Legeais JM, Malek-Chehire N, et al. Collagen synthesized in fluorocarbon polymer implant in the rabbit cornea. *Exp Eye Res* 1996; **62**:367–76.

123. Hassell JR, Birk DE. The molecular basis of corneal transparency. *Exp Eye Res* 2010;**91**:326–35.

124. Giraud JP, Pouliquen Y, Offret G, et al. Statistical morphometric studies in normal human and rabbit corneal stroma. *Exp Eye Res* 1975;**21**: 221–9.

125. Akhtar S, Bron AJ, Salvi SM, et al. Ultrastructural analysis of collagen fibrils and proteoglycans in keratoconus. *Acta Ophthalmol* 2008;**86**: 764–72.

126. Meek KM, Boote C. The organization of collagen in the corneal stroma. *Exp Eye Res* 2004;**78**:503–12.

127. Radner W, Zehetmayer M, Aufreiter R, et al. Interlacing and cross-angle distribution of collagen lamellae in the human cornea. *Cornea* 1998; **17**:537–43.

128. Morishige N, Shin-Gyou-Uchi R, Azumi H, et al. Quantitative analysis of collagen lamellae in the normal and keratoconic human cornea by second harmonic generation imaging microscopy. *Invest Ophthalmol Vis Sci* 2014;**55**:8377–85.

129. Morishige N, Petroll WM, Nishida T, et al. Noninvasive corneal stromal collagen imaging using two-photon-generated second-harmonic signals. *J Cataract Refract Surg* 2006;**32**:1784–91.

130. Morishige N, Takagi Y, Chikama T, et al. Three-dimensional analysis of collagen lamellae in the anterior stroma of the human cornea visualized by second harmonic generation imaging microscopy. *Invest Ophthalmol Vis Sci* 2011;**52**:911–15.

131. Meek KM, Fullwood NJ. Corneal and scleral collagens – a microscopist's perspective. *Micron* 2001;**32**:261–72.

132. Ihanamaki T, Pelliniemi LJ, Vuorio E. Collagens and collagen-related matrix components in the human and mouse eye. *Prog Retin Eye Res* 2004;**23**:403–34.

133. Iozzo RV. Matrix proteoglycans: from molecular design to cellular func-

tion. *Annu Rev Biochem* 1998;**67**:609–52.

134. Ho LT, Harris AM, Tanioka H, et al. A comparison of glycosaminoglycan distributions, keratan sulphate sulphation patterns and collagen fibril architecture from central to peripheral regions of the bovine cornea. *Matrix Biol* 2014;**38**:59–68.

135. Funderburgh JL. Keratan sulfate: structure, biosynthesis, and function. *Glycobiology* 2000;**10**:951–8.

136. Funderburgh JL, Corpuz LM, Roth MR, et al. Mimecan, the 25-kDa corneal keratan sulfate proteoglycan, is a product of the gene producing osteoglycin. *J Biol Chem* 1997;**272**:28089–95.

137. Liu CY, Shiraishi A, Kao CW, et al. The cloning of mouse keratocan cDNA and genomic DNA and the characterization of its expression during eye development. *J Biol Chem* 1998;**273**:22584–8.

138. Kao WW, Liu CY. Roles of lumican and keratocan on corneal transparency. *Glycoconj J* 2002;**19**:275–85.

139. Liu CY, Birk DE, Hassell JR, et al. Keratocan-deficient mice display alterations in corneal structure. *J Biol Chem* 2003;**278**:21672–7.

140. Pellegata NS, Dieguez-Lucena JL, Joensuu T, et al. Mutations in KERA, encoding keratocan, cause cornea plana. *Nat Genet* 2000;**25**:91–5.

141. Chakravarti S, Magnuson T, Lass JH, et al. Lumican regulates collagen fibril assembly: skin fragility and corneal opacity in the absence of lumican. *J Cell Biol* 1998;**141**:1277–86.

142. Saika S, Shiraishi A, Liu CY, et al. Role of lumican in the corneal epithelium during wound healing. *J Biol Chem* 2000;**275**:2607–12.

143. Danielson KG, Baribault H, Holmes DF, et al. Targeted disruption of decorin leads to abnormal collagen fibril morphology and skin fragility. *J Cell Biol* 1997;**136**:729–43.

144. Lin HJ, Wan L, Tsai Y, et al. The association between lumican gene polymorphisms and high myopia. *Eye (Lond)* 2010;**24**:1093–101.

145. Paluru PC, Scavello GS, Ganter WR, et al. Exclusion of lumican and fibromodulin as candidate genes in MYP3 linked high grade myopia. *Mol Vis* 2004;**10**:917–22.

146. Nagano T, Hao JL, Nakamura M, et al. Stimulatory effect of pseudomonal elastase on collagen degradation by cultured keratocytes. *Invest Ophthalmol Vis Sci* 2001;**42**:1247–53.

147. Saika S. TGF-beta signal transduction in corneal wound healing as a therapeutic target. *Cornea* 2004;**23**:S25–30.

148. Saika S, Yamanaka O, Sumioka T, et al. Fibrotic disorders in the eye: Targets of gene therapy. *Prog Retin Eye Res* 2008;**27**:177–96.

149. Brenner MK. Tumour necrosis factor. *Br J Haematol* 1988;**69**:149–52.

150. Hong JW, Liu JJ, Lee JS, et al. Proinflammatory chemokine induction in keratocytes and inflammatory cell infiltration into the cornea. *Invest Ophthalmol Vis Sci* 2001;**42**:2795–803.

151. Keadle TL, Usui N, Laycock KA, et al. IL-1 and TNF-alpha are important factors in the pathogenesis of murine recurrent herpetic stromal keratitis. *Invest Ophthalmol Vis Sci* 2000;**41**:96–102.

152. Dekaris I, Zhu SN, Dana MR. TNF-alpha regulates corneal Langerhans cell migration. *J Immunol* 1999;**162**:4235–9.

153. Planck SR, Rich LF, Ansel JC, et al. Trauma and alkali burns induce distinct patterns of cytokine gene expression in the rat cornea. *Ocul Immunol Inflamm* 1997;**5**:95–100.

154. Saika S, Ikeda K, Yamanaka O, et al. Loss of tumor necrosis factor alpha potentiates transforming growth factor beta-mediated pathogenic tissue response during wound healing. *Am J Pathol* 2006;**168**:1848–60.

155. Johnson DH, Bourne WM, Campbell RJ. The ultrastructure of Descemet's membrane. I. Changes with age in normal corneas. *Arch Ophthalmol* 1982;**100**:1942–7.

156. Fitch JM, Birk DE, Linsenmayer C, et al. The spatial organization of Descemet's membrane-associated type IV collagen in the avian cornea. *J Cell Biol* 1990;**110**:1457–68.

157. Bourne WM, Johnson DH, Campbell RJ. The ultrastructure of Descemet's membrane. III. Fuchs' dystrophy. *Arch Ophthalmol* 1982;**100**: 1952–5.

158. Biswas S, Munier FL, Yardley J, et al. Missense mutations in COL8A2, the gene encoding the alpha2 chain of type VIII collagen, cause two forms of corneal endothelial dystrophy. *Hum Mol Genet* 2001;**10**: 2415–23.

159. Hodson SA, Sherrard ES. The specular microscope: its impact on laboratory and clinical studies of the cornea. *Eye (Lond)* 1988;**2**(Suppl.):S81–97.

160. Bonanno JA. Molecular mechanisms underlying the corneal endothelial pump. *Exp Eye Res* 2012;**95**:2–7.

161. Laule A, Cable MK, Hoffman CE, et al. Endothelial cell population changes of human cornea during life. *Arch Ophthalmol* 1978;**96**: 2031–5.

162. Hatou S. Hormonal regulation of Na+/K+-dependent ATPase activity and pump function in corneal endothelial cells. *Cornea* 2011;**30**(Suppl. 1):S60–6.

163. Rozsa AJ, Beuerman RW. Density and organization of free nerve endings in the corneal epithelium of the rabbit. *Pain* 1982;**14**:105–20.

164. Muller LJ, Marfurt CF, Kruse F, et al. Corneal nerves: structure, contents and function. *Exp Eye Res* 2003;**76**:521–42.

165. Hogan MJ, Alvarado JA, Weddell JE. *Histology of the human eye*. Philadelphia: WB Saunders; 1971.

166. Oliveira-Soto L, Efron N. Morphology of corneal nerves using confocal microscopy. *Cornea* 2001;**20**:374–84.

167. Jones MA, Marfurt CF. Peptidergic innervation of the rat cornea. *Exp Eye*

Res 1998;**66**:421–35.

168. Tervo K, Tervo T, Eranko L, et al. Substance P-immunoreactive nerves in the human cornea and iris. *Invest Ophthalmol Vis Sci* 1982;**23**:671–4.

169. Lehtosalo JI, Substance P-like immunoreactive trigeminal ganglion cells supplying the cornea. *Histochemistry* 1984;**80**:273–6.

170. Marfurt CF, Murphy CJ, Florczak JL. Morphology and neurochemistry of canine corneal innervation. *Invest Ophthalmol Vis Sci* 2001;**42**:2242–51.

171. Stone RA, Kuwayama Y, Terenghi G, et al. Calcitonin gene-related peptide: occurrence in corneal sensory nerves. *Exp Eye Res* 1986;**43**:279–83.

172. Stone RA. Neuropeptide Y and the innervation of the human eye. *Exp Eye Res* 1986;**42**:349–55.

173. Ueda S, del Cerro M, LoCascio JA, et al. Peptidergic and catecholaminergic fibers in the human corneal epithelium. An immunohistochemical and electron microscopic study. *Acta Ophthalmol Suppl* 1989;**192**:80–90.

174. Stone RA, Tervo T, Tervo K, et al. Vasoactive intestinal polypeptide-like immunoreactive nerves to the human eye. *Acta Ophthalmol (Copenh)* 1986;**64**:12–18.

175. Unger WG, Butler JM, Cole DF, et al. Substance P, vasoactive intestinal polypeptide (VIP) and somatostatin levels in ocular tissue of normal and sensorily denervated rabbit eyes. *Exp Eye Res* 1981;**32**:797–801.

176. Mishima S. The effects of the denervation and the stimulation of the sympathetic and the trigeminal nerve on the mitotic rate of the corneal epithelium in the rabbit. *Jpn J Ophthalmol* 1957;**1**:65–73.

177. Kahl BF, Reid TW. Substance P and the eye. *Prog Retin Eye Res* 1995;**14**:473–504.

178. Terenghi G, Zhang SQ, Unger WG, et al. Morphological changes of sensory CGRP-immunoreactive and sympathetic nerves in peripheral tissues following chronic denervation. *Histochemistry* 1986;**86**:89–95.

179. Nishida T, Yanai R. Advances in treatment for neurotrophic keratopathy. *Curr Opin Ophthalmol* 2009;**20**:276–81.

180. Bisla K, Tanelian DL. Concentration-dependent effects of lidocaine on corneal epithelial wound healing. *Invest Ophthalmol Vis Sci* 1992;**33**:3029–33.

181. Pernow B. Substance P. *Pharmacol Rev* 1983;**35**:85–141.

182. McGillis JP, Organist ML, Payan DG. Substance P and immunoregulation. *Fed Proc* 1987;**46**:196–9.

183. Payan DG. Neuropeptides and inflammation: the role of substance P. *Annu Rev Med* 1989;**40**:341–52.

184. Wallengren J, Hakanson R. Effects of substance P, neurokinin A and calcitonin gene-related peptide in human skin and their involvement in sensory nerve-mediated responses. *Eur J Pharmacol* 1987;**143**:267–73.

185. Nakamura M, Chikama T, Nishida T. Up-regulation of integrin alpha 5 expression by combination of substance P and insulin-like growth factor-1 in rabbit corneal epithelial cells. *Biochem Biophys Res Commun* 1998;**246**:777–82.

186. Brown SM, Lamberts DW, Reid TW, et al. Neurotrophic and anhidrotic keratopathy treated with substance P and insulinlike growth factor 1. *Arch Ophthalmol* 1997;**115**:926–7.

187. Chikama T, Fukuda K, Morishige N, et al. Treatment of neurotrophic keratopathy with substance-P-derived peptide (FGLM) and insulin-like growth factor I. *Lancet* 1998;**351**:1783–4.

188. Morishige N, Komatsubara T, Chikama T, et al. Direct observation of corneal nerve fibres in neurotrophic keratopathy by confocal biomicroscopy. *Lancet* 1999;**354**:1613–14.

189. Levi-Montalcini R. The nerve growth factor 35 years later. *Science* 1987;**237**:1154–62.

190. Rask CA. Biological actions of nerve growth factor in the peripheral nervous system. *Eur Neurol* 1999;**41**(Suppl. 1):14–19.

191. Lambiase A, Rama P, Bonini S, et al. Topical treatment with nerve growth factor for corneal neurotrophic ulcers. *N Engl J Med* 1998;**338**:1174–80.

192. Lambiase A, Pagani L, Di Fausto V, et al. Nerve growth factor eye drop administered on the ocular surface of rodents affects the nucleus basalis and septum: biochemical and structural evidence. *Brain Res* 2007;**1127**:45–51.

193. Lambiase A, Manni L, Bonini S, et al. Nerve growth factor promotes corneal healing: structural, biochemical, and molecular analyses of rat and human corneas. *Invest Ophthalmol Vis Sci* 2000;**41**:1063–9.

194. Bonini S, Lambiase A, Rama P, et al. Topical treatment with nerve growth factor for neurotrophic keratitis. *Ophthalmology* 2000;**107**:1347–51.

195. Roggenkamp D, Kopnick S, Stab F, et al. Epidermal nerve fibers modulate keratinocyte growth via neuropeptide signaling in an innervated skin model. *J Invest Dermatol* 2013;**133**:1620–8.

196. Vay L, Gu C, McNaughton PA. The thermo-TRP ion channel family: properties and therapeutic implications. *Br J Pharmacol* 2012;**165**:787–801.

197. Okada Y, Reinach PS, Shirai K, et al. TRPV1 involvement in inflammatory tissue fibrosis in mice. *Am J Pathol* 2011;**178**:2654–64.

198. Okada Y, Shirai K, Reinach PS, et al. TRPA1 is required for TGF-beta signaling and its loss blocks inflammatory fibrosis in mouse corneal stroma. *Lab Invest* 2014;**94**:1030–41.

199. Sumioka T, Okada Y, Reinach PS, et al. Impairment of corneal epithelial wound healing in a TRPV1-deficient mouse. *Invest Ophthalmol Vis Sci* 2014;**55**:3295–302.

200. Selbach JM, Buschnack SH, Steuhl KP, et al. Substance P and opioid peptidergic innervation of the anterior eye segment of the rat: an immunohistochemical study. *J Anat* 2005;**206**:237–42.

201. Tamm ER, Koch TA, Mayer B, et al. Innervation of myofibroblast-like scleral spur cells in human monkey eyes. *Invest Ophthalmol Vis Sci* 1995;**36**:1633–44.

202. Aguayo JB, McLennan IJ, Graham C Jr, et al. Dynamic monitoring of corneal carbohydrate metabolism using high-resolution deuterium NMR spectroscopy. *Exp Eye Res* 1988;**47**:337–43.

203. Gottsch JD, Chen CH, Aguayo JB, et al. Glycolytic activity in the human cornea monitored with nuclear magnetic resonance spectroscopy. *Arch Ophthalmol* 1986;**104**:886–9.

204. Riley MV. Glucose and oxygen utilization by the rabbit cornea. *Exp Eye Res* 1969;**8**:193–200.

205. Weissman BA, Fatt I, Rasson J. Diffusion of oxygen in human corneas in vivo. *Invest Ophthalmol Vis Sci* 1981;**20**:123–5.

206. Holden BA, Sweeney DF, Vannas A, et al. Effects of long-term extended contact lens wear on the human cornea. *Invest Ophthalmol Vis Sci* 1985;**26**:1489–501.

207. Ichijima H, Ohashi J, Cavanagh HD. Effect of contact-lens-induced hypoxia on lactate dehydrogenase activity and isozyme in rabbit cornea. *Cornea* 1992;**11**:108–13.

208. Thoft RA, Friend J. Biochmical aspects of contact lens wear. *Am J Ophthalmol* 1975;**80**:139–45.

209. Sack RA, Beaton A, Sathe S, et al. Towards a closed eye model of the pre-ocular tear layer. *Prog Retin Eye Res* 2000;**19**:649–68.

210. Graw J. Genetic aspects of embryonic eye development in vertebrates. *Dev Genet* 1996;**18**:181–97.

211. Sevel D, Isaacs R. A re-evaluation of corneal development. *Trans Am Ophthalmol Soc* 1988;**86**:178–207.

212. Kim JE, Han MS, Bae YC, et al. Anterior segment dysgenesis after overexpression of transforming growth factor-beta-induced gene, beta igh3, in the mouse eye. *Mol Vis* 2007;**13**:1942–52.

213. Quantock AJ, Young RD. Development of the corneal stroma, and the collagen-proteoglycan associations that help define its structure and function. *Dev Dyn* 2008;**237**:2607–21.

214. Saika S, Liu CY, Azhar M, et al. TGFbeta2 in corneal morphogenesis during mouse embryonic development. *Dev Biol* 2001;**240**:419–32.

215. Kao WW, Xia Y, Liu CY, et al. Signaling pathways in morphogenesis of cornea and eyelid. *Ocul Surf* 2008;**6**:9–23.

216. Xia Y, Karin M. The control of cell motility and epithelial morphogenesis by Jun kinases. *Trends Cell Biol* 2004;**14**:94–101.

217. Zieske JD. Corneal development associated with eyelid opening. *Int J Dev Biol* 2004;**48**:903–11.

第 2 章

结膜:解剖与生理

Joshua H. Hou,J. Daniel Nelson,J. Douglas Cameron

关键概念

- 结膜及角膜缘上皮由表皮外胚叶分化而来。
- 在睑缘的黏膜皮肤交界处是疏水性(非可湿润的)的上皮与亲水性的(可湿润的)结膜的交界。
- 角巩膜缘是一种独特的龛样环境,它支持了角膜缘干细胞的增殖与分化。
- 角膜缘的损伤以及角膜缘干细胞的丢失会导致角膜的结膜化。
- 结膜杯状细胞分泌 MUC5AC,构成泪液黏蛋白层的主要成分。
- 结膜上皮细胞表达膜结合蛋白(MUC1,MUC4,MUC16),这些蛋白使眼表湿润。
- 结膜调节泪膜的容积、渗透压以及电解质浓度。

本章纲要

结膜(conjunctiva)作为黏膜对于眼表以及眼部整体健康至关重要。从上下睑缘到角膜缘,结膜覆盖了眼表广泛的范围。它独特的解剖允许眼球自如地运动,也帮助眼睑行使正常的功能。结膜也在产生泪膜的水液以及黏液成分中承担关键角色。结膜作为保护眼表的眼表淋巴组织以及其他抗微生物成分主要储存库,在眼表的免疫中也进一步承担着主要角色。角膜缘位于结膜与角膜的交界处,是一种独特的微环境,维持并促进角膜上皮干细胞的分化。结膜和角膜缘异常会导致眼球运动受限,眼睑位置异常,泪膜缺乏,对眼表感染抵抗力下降,并丢失角膜上皮细胞的完整性和透明性。

胚胎学

结膜上皮起源于表皮外胚叶。早在人类胚胎发育的第七周,结膜上皮就能够与临近的角膜缘上皮细胞相区分[1]。在表皮外胚叶下,神经外胚叶向外生长形成视泡,这促使覆盖于表面的对应表皮外胚叶细胞中 PAX6 基因表达的激活。这激活了相应位置中多数表皮外胚叶细胞的延长,并导致晶状体基板的形成。接着晶状体基板细胞内陷,并从表皮外胚叶表面分离,形成晶状体泡。剩余的一小队列表达 PAX6 的、非延长的位于胚胎表皮外胚叶细胞依次分化成为结膜上皮细胞和角膜缘上皮细胞。周围的表皮外胚叶的细胞缺少 PAX6 基因并继续一个缺陷的分化过程发育成为眼睑(图 2.1)[1]。

角膜缘上皮细胞接着进行了更进一步的、显著的分离,成为干细胞和组织边缘的早期前体细胞。随后的干细胞标记表达(如 ABCG2)、角膜缘基底上皮缝隙连接的消失,以及角膜及结膜上皮组织特异性细胞角蛋白的表达形成了表型独特的角膜、角膜缘以及结膜上皮细胞[1]。

八周时,表皮外胚叶的皱褶形成眼睑并融合在一起。结膜上皮从表皮外胚叶沿着眼睑后表面、围绕着发育中的角膜在眼睑皱褶中进行发育。结膜穹隆出芽形成颞上的泪腺以及上下穹隆的 Wolfring 和 Krause 副泪腺(12 周)。泪阜作为内侧的下睑分隔出现,从而来适应鼻泪管的发育[2]。

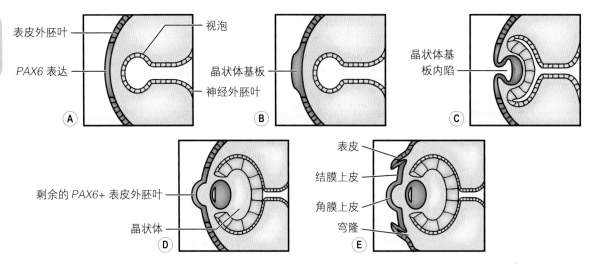

图 2.1　结膜的胚胎发育。与视泡位置对应的表皮外胚叶发生局部的 *PAX6* 表达(A),以及晶状体基板的诱导(B)。在晶状体基板内陷后(C),剩余的 *PAX6+* 表达的表皮外胚叶(D)分化成为结膜上皮、角膜缘上皮和角膜上皮(E)

解剖学

　　结膜从位于眼睑边缘的黏膜皮肤交界处 (mucocutaneous junction,MCJ)延伸至角巩膜缘。覆盖眼睑后表面的结膜被称为睑结膜,同时覆盖眼球的是球结膜。在球结膜及睑结膜交界处多余的黏膜构成了上方、下方及颞侧的穹隆部以及鼻侧可伸展的皱襞。穹隆部以及鼻侧皱襞的可活动性保障了眼球和眼球运动的独立性。

　　上方较大的穹隆由细平滑肌维持,从上睑提肌深面进入结膜。这有效地防止了上穹隆的结膜在向上注视时下垂从而阻挡视线。颞侧的结膜由细纤维束固定在外侧直肌肌腱,这保证了水平注视时结膜的位置。真正意义上的鼻侧穹隆部仅仅在眼球内收运动时存在。当处于第一眼位时,被称为半月皱襞的新月形皱褶取而代之在中间形成,其游离的边界从颞侧向泪阜两侧衍生 3~6mm。来自内直肌肌腱的细纤维束深深地嵌入皱襞及泪阜。随着内直肌的收缩和眼球内收,这些纤维束收紧,在鼻侧形成一个约 2~3mm 的鼻侧内陷。

　　若包括角膜在内,成年人结膜囊的表面面积大约每个眼 16cm²(图 2.2)。上皮中包含杯状细胞、朗格汉斯细胞以及树突状黑色素细胞。结膜固有层或基质高度血管化,可能具有平滑肌、交感神经、软骨以及脂肪组织。

　　泪阜水平长度为 4~5mm,垂直长度为 3~4mm,位于睑裂间最靠鼻侧。泪阜由毛囊皮脂腺、副泪腺组织、

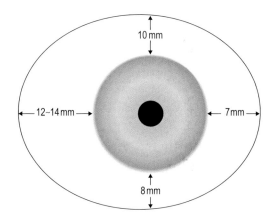

图 2.2　穹隆部的位置分布示意图,角巩膜缘到穹隆部的距离

纤维脂肪组织、偶见的平滑肌纤维以及外分泌腺体构成。在泪阜的深部可能存在一些没有毛囊的、开口于表面的较大的皮脂腺,类似于睑板腺。

　　MCJ 是睑缘的角化皮肤向球结膜的非角化皮肤过渡区。从生理学而言,这也与从疏水性(非可湿润的)的、暴露于空气的眼睑皮肤表面过渡到亲水性的(可湿润的)由液体覆盖的结膜相关。MCJ 是泪河前端的标志,其终点为止于非可湿润的皮肤。MCJ 不是一成不变的,可能随着泪河的位置发生改变。在鼻侧,MCJ 止于泪小点前,这保障了泪小点始终在泪河的覆盖下。就位于 MCJ 之后,容易被活体染色剂(丽丝胺绿、虎红、荧光素等)染色的结膜上皮被称为 Marx 线,Marx 线在各个年龄段健康人群的上下睑中均可以观察到[3]。MCJ 的前移以及 Marx 线的变宽可能发生在自然的年龄增长或是干眼的状况下。MCJ 的后移可

发生在结膜瘢痕化的患者身上[3]。

　　睑板腺在上下眼睑的开口就位于 MCJ 之前。睑板腺的开口在 MCJ 之前能够保证睑板腺分泌的睑脂被存储在眼睑疏水性的皮肤上, 待之后眨眼时涂布在眼表[3]。睑板腺透过透明的结膜很容易被观察到, 睑板腺是黄色的小叶状组织由管状结构分隔, 垂直从上下眼睑通向睑缘。

　　睑结膜紧密地结合在眼睑组织上, 从而提供一个光滑的表面与前角膜表面接触。相应的, 睑结膜下的组织并不容易进行分离。沿着眼睑表面睑缘后 2mm, 有一约 1mm 深的睑板下的浅沟与睑缘平行, 约与眼睑组织长度一致。在睑缘及睑板沟之间存在很多沟壑, 与结膜上皮的杯状细胞来源的内陷相沟通(Henle 假性隐窝)(图 2.3)。少部分隐窝出生起即存在, 大部分在青春期出现。在 50 岁时, 三分之一的样本中可以找到隐窝结构[2]。这些结构在鼻侧结膜以及皱襞周围较多。副泪腺位于穹隆部的结膜(Krause 腺), 以及睑板的睑结膜(Wolfring 腺)(图 2.4)。

　　与睑结膜相比, 球结膜更光滑, 与其下的组织连接更疏松。在角膜缘, 球结膜与其下的 Tenon 囊以及巩膜外层混合。在角巩膜缘, 有一系列纤维血管嵴与角膜缘垂直(Vogt 栅栏), 该结构在上方及下方更明显, 其中含有角膜缘干细胞。

组织学

　　结膜表面由两层组织构成, 复层的上皮层以及其下的基质层(固有层)。从睑缘至角膜缘, 复层非角化

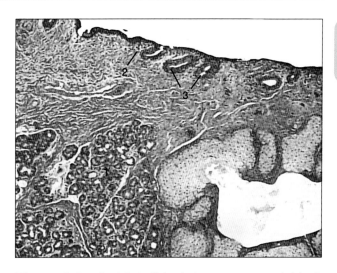

图 2.4　上方睑板的组织学切片显示了 Wolfring 腺(1), 腺体层面的淋巴细胞(2)以及 Henle 假性隐窝

上皮细胞在厚度及形态上变化较多。不像其他复层鳞状细胞, 杯状细胞分散在结膜中并与周围的上皮细胞连接。

黏膜皮肤交界处

　　在睑缘的 MCJ 处, 眼睑皮肤的复层角化鳞状上皮陡然转变成为结膜边缘的复层非角化鳞状上皮。接着边缘的结膜在睑板下皱褶前终止, 并在睑缘顶端延展约 2mm。在这里, 复层非角化鳞状上皮细胞转化为柱状/立方形上皮细胞, 依附在睑板上成为其余睑结膜组织的主要构成(图 2.5)[3]。

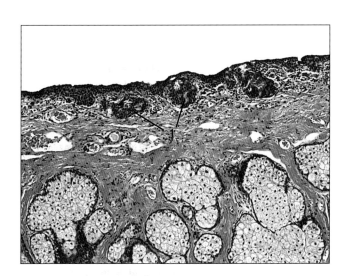

图 2.3　睑板的组织学切片, 其中显示了 Henle 假性隐窝(1)

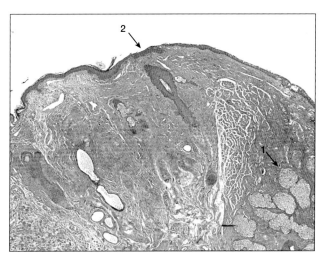

图 2.5　上眼睑的病理学切片, 可见睑板腺(1)和黏膜皮肤交接界处(2)(Courtesy of Amy Maltry, MD, Assistant Professor of Ophthalmology, University of Minnesota)

1

睑结膜及穹隆结膜

　　睑结膜在上睑板厚度可达 2~3 层细胞，而下睑板可达 4~5 层细胞。在自然条件下，睑结膜上皮细胞更倾向于立方形，反之穹隆部的结膜上皮细胞更倾向于维持柱状。在睑缘附近，复层的柱状 / 立方形结膜上皮细胞含有更多张力丝。结膜上皮囊肿通常在睑结膜内陷或者隐窝（Henle 假性隐窝）已经封闭的位置生成。这些囊肿由表面上皮细胞线性排列构成，并且包含杯状细胞分泌的黏蛋白。

球结膜

　　球结膜包含 6~9 层复层非角化鳞状上皮细胞，与角膜上皮相比排列欠规则。就超微结构而言，细胞质中的张力丝由致密的丛束形成产生。此外，其细胞质中的细胞器与角膜上皮细胞中所发现的类似但更丰富。基底部的以及中间的结膜上皮细胞与角膜上皮细胞相比含有更丰富且更大的线粒体，这意味着更高的氧代谢。

　　结膜上皮细胞膜上可见明显的皱褶。此外与角膜相比，在结膜中邻近细胞之间存在不完全的交错分布以及较少的细胞桥粒。这种结构提供更多的细胞间隙，以供其下方血管来源的抗体和血浆成分以及炎症细胞聚集。感染性的物质以及局部使用的药物也同时能够进入细胞间隙，这有助于局部药物更好的被结膜下毛细血管以及循环系统吸收。

　　球结膜上皮依靠较少的半桥粒黏附于一层薄薄的基底膜上。基底膜在某些部位并不连续，这使得在基底之上的区域能够发现可以进入结膜的基质层游走的细胞（如淋巴细胞、树突状黑色素细胞以及朗格汉斯细胞）。

　　在顶端，一种糖萼由含有黏蛋白的上皮间囊泡分泌（图 2.6）[4]。上皮内囊泡通过顶端细胞膜破裂的方式分泌内容物，继而形成糖萼，其中含有跨膜黏蛋白（MUC1，MUC4，MUC16）。长链糖蛋白分子通过赋予疏水性上皮表面可湿润性，以及固定杯状细胞分泌的可溶性黏蛋白（MUC5AC）在结膜表面，从而来保持泪膜稳定[5]。

　　尽管相对来说正常人群的表面结膜上皮细胞的 IgA 以及 IgG 的量存在差别，结膜的基底膜带（basement membrane zone，BMZ）不具有对任何免疫球蛋白、补体成分以及白蛋白的免疫反应性。在疾病状态下，在有眼部累及的黏膜类天疱疮的患者中可见基底膜带对 IgM、IgD 以及 IgE 具有免疫反应性。在基

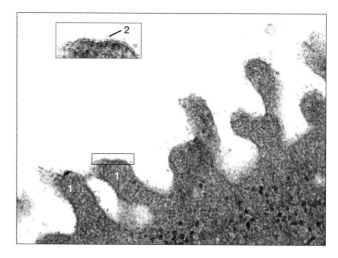

图 2.6　结膜电镜照片，可见微绒毛（1）糖萼（2，小图）

底膜带可以见纤维蛋白原，当实验切片的免疫反应时可以以此作为阳性对照[6]。

角巩膜缘

　　角巩膜缘在解剖学上位于结膜和角膜的交界处，其特征是在上皮以及基质下放射状起伏，这被称为 Vogt 栅栏。这些重要的结构是角膜缘干细胞唯一的存储区，干细胞使得角膜上皮细胞在流失或损伤时能够保持自我更新。角膜缘干细胞的特征是较小的细胞大小以及较高的核质比，同时这些细胞的细胞周期缓慢（标记滞留），具有较高的增殖潜能，缺少在一般的角膜上皮细胞中可见的终末分化标记如细胞角蛋白 3 和 12，以及连接蛋白 43[7]。对于干细胞确切标记物的重要研究仍在进行，然而目前推定的蛋白表达的标记物 p63α 以及 ABCG2 已被用于确认干细胞以及其极早期的后代[7,8]。

　　任何形式的角巩膜缘损伤都会与角膜缘干细胞的丢失相关。角膜缘干细胞的丢失诱因包括：化学伤或热烧伤、Stevens-Johnson 综合征、黏膜类天疱疮、多次手术、放射、角膜接触镜缺氧或先天性异常，如先天性无虹膜。相应的角膜缘干细胞缺乏会导致结膜上皮细胞以及杯状细胞在角膜表面的增殖。角膜结膜化会导致慢性炎症、血管化、瘢痕，是一个角膜致盲的主要原因[7]。角膜表面的结膜上皮是不稳定的，并且会发生反复或持续性的上皮缺损，这会引起无菌性的角膜基质溶解或感染性的角膜溃疡。常规的角膜移植在所有的严重角膜缘干细胞缺乏的病例中都是失败的，因为宿主无法对植片提供角膜上皮。角膜缘的破坏导致持续性的上皮缺损、角膜结膜化、炎症加剧以及后续的移植物排斥。但是无论使用或不使用体

外增殖的角膜干细胞群，自体或同种异体的角膜缘移植已经得到理想的研究结果，是可供替代的治疗方式[9,10]。

类似于睑缘，从复层非角化结膜柱状上皮细胞到复层非角化角膜鳞状上皮细胞，在角膜缘有一个逐渐的过渡（图2.7）。在角膜缘有七到十层细胞，与角膜类似其具有细胞-细胞以及细胞-基质连接。

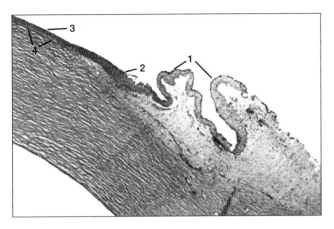

图2.7 组织学切片展示了结膜(1)、角膜缘(2)、角膜上皮(3)以及前弹力层(Bowman membrane)(4)

角膜缘干细胞以及其被称作短暂扩充细胞的早期分化后代，都位于Vogt栅栏内的角膜缘上皮基底层。最近的研究显示，角膜缘干细胞特别地富集于称为角膜缘隐窝的微结构中，或富集于在Vogt栅栏底部被称为局部基质突的微结构周围[11,12]。短暂扩充细胞进一步分化为终末角膜上皮细胞发生在细胞从角膜表面、角膜上皮表层向心性迁移过程中[7]。

角膜缘干细胞周围的微环境，整体被称为角膜缘龛，它被认为对支持角膜缘干细胞的自我更新以及分化非常重要。对于究竟什么构成了角膜缘龛还有待研究，这将对未来发展体外扩增角膜缘干细胞的技术非常重要。至今为止，据推角膜缘龛的组成包括潜在的角膜缘基质的间叶细胞。独特的角膜缘上皮基底膜（与角膜上皮基底膜不同，角膜缘上皮基底膜含有Ⅳ型胶原的α1、α2、α5链，是有孔的），角膜缘基质下的神经和血管丛，在角膜缘上皮内的黑色素细胞以及朗格汉斯细胞和抑制T细胞[7,8,11]。

目前认为，角膜缘上皮基质层内的黑色素细胞在保护角膜缘干细胞免受紫外线损伤中起到了重要的作用，而广泛的神经以及血管分布在角膜缘干细胞群提供营养中起到了重要的作用[8,10]。关于其他潜在角膜缘龛成分作用的深入研究将对未来角膜缘重建发展非常重要。

结膜杯状细胞

杯状细胞是单细胞的、分泌黏蛋白的腺体，发现于结膜上皮细胞表面，在结膜基底细胞中占有约5%~10%的比例[13]。这些细胞可单个或成簇存在，是分泌MUC5AC的主要来源，后者是泪膜中可溶性大黏蛋白[14,15]。尽管杯状细胞可能也分泌其他蛋白，但是杯状细胞中没有发现其他类型的黏蛋白[16]。它们在自然条件下是顶浆分泌的，也就是说一旦细胞被激活所有的分泌颗粒都会被排出[16]。

MUC5AC在N端以及C端的半胱氨酸富集区域使其富有黏性，胶样的黏蛋白使其能够作为泪膜黏液层的支架[14]。跨膜黏蛋白（MUC1，MUC4以及MUC16）由角膜上皮细胞以及结膜上皮细胞表达，MUC5AC在与其结合下对稳定泪膜以及促进泪液在眼表的均匀分布起到了重要的作用[16,17]。与此同时，这些黏蛋白也行使保护、湿润以及润滑眼表的功能，此外也涉及细胞信号传导，并且在干眼或炎症相关的情况下会发生缺乏[16,18]。

总的来说，结膜杯状细胞的密度范围在1000~56 000细胞/mm^{2}之间，睑结膜比球结膜更富集，并且在鼻下方密度更高[19]。杯状细胞的密度在角膜缘减少，并且一些角膜缘附近的鼻侧以及颞侧的小块结膜中完全缺乏杯状细胞[20]。杯状细胞的密度受到年龄（在年轻的成年人中达到高峰）以及其他环境因素的影响（如湿度、温度以及污染）[20,21]。杯状细胞的密度还会进一步被眼部疾病影响，如干眼病、眼部类天疱疮，Stevens-Johnson综合征以及化学性损伤[19,22,23]。杯状细胞的丢失是眼表鳞状细胞化生的早期标志[24]。杯状细胞密度在黏膜类天疱疮中减少，但是在特应性角结膜炎中增加[25,26]。维生素A缺乏是结膜分化的重要影响因素，可导致杯状细胞丢失以及后续的结膜角化（鳞状细胞化生）[24,27]。

结膜的组织化学研究显示杯状细胞同时受到交感及副交感神经的调控[28,29]。但是杯状细胞的黏蛋白分泌主要受到副交感神经的激活[16]。神经递质乙酰胆碱以及血管活性肠肽（vasoactive intestinal peptide，VIP）是已知的激活杯状细胞的副交感介质[30]。虽然交感神经确实调节结膜鳞状上皮细胞，但并没有表现对结膜杯状细胞的调节。

对杯状细胞的超微结构研究显示，当黏蛋白囊泡位于顶端时，细胞核以及细胞质的细胞器移动到这些细胞的基底部。这形成了细胞杯状的外观（图2.8）。

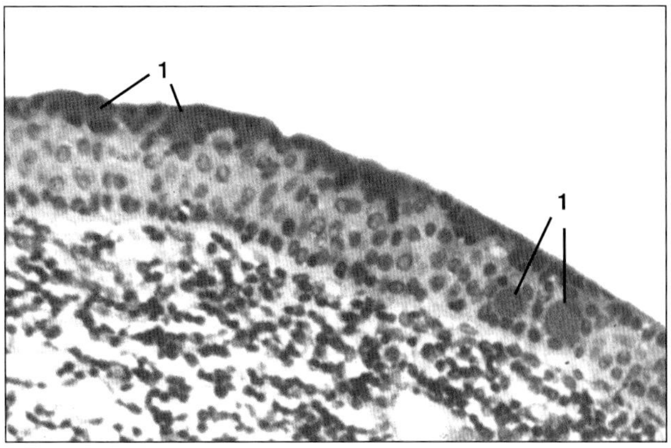

图 2.8　结膜上皮显微照片 PAS(periodic acid-Schiff, PAS)染色阳性的杯状细胞(1)

尽管有张力微丝存在,但并没有太多差别。杯状细胞紧密连接于临近的上皮细胞。

固有层

结膜组织依附在纤维血管结缔组织上,这些在厚度和密度上变化较大的组织被称为固有层。在睑结膜,固有层薄且紧密,牢固地连接在睑板上。在穹隆部,固有层厚且疏松地附着在眼球和眶隔上。固有层在颞侧延伸到外眦后,在鼻侧延伸到半月形皱褶。在角膜缘固有层薄且紧密,与 Tenon 囊以及表层巩膜组织融合。

固有层被分为表层以及深层。固有层的表层含有疏松互相连接的结缔组织。这层在出生起尚未出现,从出生后 8 周到 12 周时开始形成。在成年人中,还存在额外的一层 50~70mm 厚度的淋巴细胞(淋巴组织层),这在下方更显著。

在一般的非炎症性的结膜中,并没有真正意义上的生发中心滤泡;但是病毒或衣原体的感染,或是对某些局部药物的毒性反应能够激活结膜淋巴细胞来形成反应性的生发中心滤泡。滤泡会抬高结膜上皮细胞,产生一个圆形、鱼卵状的堆。与之形成对比,乳头是由反应性的组胺介导的血管反应形成。乳头的特征是慢性炎症细胞(淋巴细胞和浆细胞)和中央血管核心的出现[31]。

结膜固有层更深部的纤维层含有血管、淋巴管和神经。前睫状动脉是眼动脉的分支,毛细血管从其产生并流入巩膜浅层静脉丛。淋巴管流入巩膜表层丛并加入眼睑的脉管系统,进入下颌下以及耳前的淋巴结系统。

血供

睑结膜以及眼睑共享一套共同的来源于眼动脉终末分支的动脉血供:鼻背动脉、鼻动脉、额动脉,眶上动脉和泪腺动脉。面部的来自面动脉的分支浅表动脉、颞动脉以及眶下动脉提供了额外的血供。在球结膜,来自前睫状动脉的分支是供应直肌肌支的延续,它们在角膜缘形成了一个浅表的血管丛,发出外围血管弓以及 Vogt 栅栏的终末血管。球结膜的前睫状动脉系统的分支与睑结膜的循环血管在穹隆部吻合。结膜血管在角膜缘位置浅表,与此同时一个较深的循环对周围角膜血管弓、虹膜以及睫状体提供血液。结膜的炎症过程导致浅表血管充血,远离角膜缘会更为显著。角膜、虹膜或睫状体的炎症会导致深部血管充血,越靠近角膜缘越显著。这个临床体征被称为冠状充血或睫状充血[32]。

尽管一些深部的血管无孔,但大部分的结膜毛细血管是有孔的[32]。有孔使得在炎症条件下管腔内的内容物能够更快的通过。在静脉注射荧光素钠后,结膜血管能够看到在一定时间内渗漏并且富集的顺序与脉络膜毛细血管相似。在 Vogt 栅栏的这些血管会更完整,与结膜其他地方相比更少出现渗漏[42]。结膜炎症、感染、刺激或严重的眶内感染可以导致结膜毛细血管渗漏血浆蛋白,这比液体在上皮细胞间通过的速度更快。这一过程导致上皮增厚以及结膜水肿[33]。

来自睑结膜的静脉血管加入眼睑的睑板后静脉以及深部的面前静脉的面部分支和翼丛。球结膜的静脉汇入巩膜外层的静脉丛,进而汇入巩膜内丛。风、寒冷、炎热以及月经期和早期妊娠内分泌的变化可以导致静脉血管的扩张以及充血[34]。

淋巴引流

结膜富含淋巴管的吻合网汇入巩膜外层的淋巴管丛。许多较小的不规则淋巴管在角膜缘外围发生 1mm 并且在固有层的深层吻合形成一个较大的集合管。偶尔可以观察到不规则的、扩张的、香肠样的脉管(淋巴管扩张)。结膜的淋巴管加入眼睑的淋巴系统并向中间流入下颌下淋巴结,在两侧流向耳前(腮腺内)淋巴结系统。

神经分布

对结膜适当的神经调控对维持结膜以及眼部的整体健康是非常必要的。结膜富含从泪腺神经、眶上神经、滑车上神经以及眶下神经发出的游离神经末梢,这些神经由三叉神经(V_1)的眼神经分支发出。结膜的触觉敏感性的触觉阈比角膜中央高 100 倍。这可能是因为结膜上的神经分布密度较低,并且神经末梢距离表面的距离更远,所以结膜的神经末梢比角膜更少暴露于刺激下。结膜的敏感性较差,在角膜缘周围敏感性最差,在睑缘的睑结膜处敏感性最高。疼痛可以发生在炎症、上皮缺损、缺氧、渗透休克,并且以上的所有诱因都可以刺激或导致神经末梢的变形。最常见的感觉是异物感、灼热感和瘙痒。结膜也能够具有低触觉阈的温度敏感性[35]。

大鼠上进行的动物实验已识别了结膜的神经纤维中多种神经肽,其中包括神经肽 Y,血管活性肠肽(vasoactive intestinal peptide, VIP),组氨酸,异亮氨酸,毒蜥肽(helospectin),P 物质以及降钙素基因相关肽。通过含神经肽 Y 的交感神经纤维,颈上神经节对结膜神经分布调控最多。从蝶腭神经节发出的含VIP的副交感神经纤维调节杯状细胞。含 P 物质的神经纤维调节传递至三叉神经节的结膜感知[36]。在人类,Zeiss 和 Wolfring 副泪腺,Moll 腺以及杯状细胞受到含VIP神经纤维的调节[37]。

正常菌群

多重防御机制保护着结膜免受感染。眼睑的机械性清扫以及泪液中抗菌因子的存在(如溶菌酶以及乳铁蛋白)对于眼表的防御机制同样重要。除此以外,抗体以及炎症细胞固有淋巴细胞群以及系统循环迁移穿过结膜上皮的能力进一步帮助结膜抵抗感染性疾病。

正常的结膜菌群在全球相对稳定,并且在患者中与对侧眼相似[38]。总体来说,如果在一个眼中找到了某种特定的细菌,那么这种细菌在对侧眼中将有 2~8 倍更高的可能性被发现。相似的,结膜的正常菌落与相邻的眼睑也具有显著的一致性。在结膜囊中携带的微生物在邻近的眼睑上总能被找到,但只有 50% 在眼睑上携带的微生物在结膜囊中也存在[38]。

在健康情况下,健康人群的眼表只携带一小群细菌。在干眼条件下,结膜表面更常分离到细菌,这意

味着正常菌群的改变[39]。从眼表最容易分离到的细菌,是凝固酶阴性葡萄球菌,其中表皮葡萄球菌最容易分离到。使用分子克隆以及 DNA 测序等最高敏感度的技术来检测细菌,更多不同种的结膜细菌能被从正常个体上被分离出来。之前按这些方法确定的细菌包括棒状杆菌、克雷伯氏菌属以及欧文氏菌属[39]。进一步的比较成年人与儿童的结膜菌落,研究显示成人更容易携带更大量的需氧菌以及厌氧菌,而儿童倾向于携带更多的葡萄球菌[40]。与细菌相对比,真菌在眼表的聚居没有那么常见但也是可以发生的。在一项研究中,高达 10% 的成人以及 5% 的儿童中结膜真菌培养阳性[41]。

结膜生理学

角膜的主要功能是为眼部提供一个清晰的折射窗,与角膜不同,结膜在维持眼表健康中承担着多重功能。大体上,结膜提供了一个对外来感染源以及异物的屏障,并允许眼球能够自由地旋转。在细胞层面,结膜是维持泪膜以及支持角膜上皮健康的关键角色。总而言之,结膜占据了比角膜多 17 倍的表面区域,并且比角膜具有更强的渗透性,结膜在眼表稳态上的重要性非常突出[42]。

结膜在调节泪膜的容积、渗透压以及电解质浓度上起着重要的作用[43]。人类的结膜上皮具有水的渗透性,并且能够表达水通道蛋白 3 以及水通道蛋白 5[44]。通过活化的 Cl^- 离子运输以及相匹配的跨上皮的液体移动,结膜能够活跃地由基质向黏膜分泌液体。根据结膜表面区域面积估计,结膜上皮的液体分泌可以达到 $50\mu L$/ 小时。这个产生的速率甚至在副泪腺缺失的情况下也能有效地提供基础泪液生成[43,44]。通过结膜上皮的生理性液体分泌是由神经、生长因子以及其他的一些小分子(如 P2Y2 激动剂 UTP 以及 ATP)调节的[45]。治疗性的调节结膜液体分泌可能在未来成为干眼的全新有效治疗方法。

正如前文已经提到的,结膜也是泪液黏蛋白的重要来源。眼表的糖萼由结膜黏蛋白 MUC1,MUC2 以及 MUC16 形成,承担着予以眼表上皮疏水性细胞膜可湿润性的关键角色。可溶性的 MUC5AC 被认为在增加泪膜黏度、稳定性以及在上皮损伤后恢复眼表可湿润性上起着一定的作用[5]。

除了对泪膜分泌电解质、水、黏蛋白之外,结膜也在从泪膜吸收电解质、水以及其他成分上起着重要作用。结膜上皮细胞活跃地从泪膜回收 Na^+,并表达糖

分、K+，Cl- 以及 HCO3 的自然运输单元[45]。结膜在眼表应用的药物吸收上起着更进一步的作用[46]。在病理状态下（如炎症或应用一系列增加血管通透性的物质），从结膜会渗出血浆、电解质、水以及来自结膜的蛋白，这会改变泪膜的成分。

　　角膜缘上皮也在角膜上皮的健康中至关重要。角膜缘和角膜缘干细胞一起，起着类似阻止结膜上皮向角膜迁移的屏障作用[47]。角膜缘干细胞缺失可导致角膜结膜化，相应的，结膜化的角膜会形成角膜的血管化以及瘢痕[48]。覆盖于角膜基质的结膜上皮是不稳定的，并不能很好的耐受创伤，并且更容易发生上皮缺损。

　　结膜上皮与角膜上皮在大体、组织学以及生化功能上都差别较大（表 2.1）。角膜是不含血管的透明的、规则的折射以及反射表面。与之相反，结膜是半透明的、不规则的、含血管的。角膜不含杯状细胞，而结膜含有大量的杯状细胞。角膜上皮厚度为 5~6 层细胞，在一个无血管的基质上，从基底细胞到翼状细胞到表皮细胞有序过渡。而结膜由 6~9 层细胞组成，在一个含血管的基质床上不规律地排列。角膜上皮细胞维持并且需要大量的糖原储备以备角膜上皮修复，而这在结膜中不存在[49]。总体来说，结膜上皮对糖酵解以及三羧酸循环的活性依赖更高，而角膜对磷酸己糖支路活性的依赖更高[50]。角膜的营养来自泪膜、房水，在角膜上皮、基质以及内皮内弥散需要通过一个较长的距离。与之相反，结膜的营养直接来源于邻近的血管以及覆盖的泪膜。

表 2.1　角膜与结膜的解剖、组织学以及生理学比较

项目	结膜	角膜
透明度	半透明	透明
上皮	6~9 层不整齐复层	5~6 层整齐复层
杯状细胞	存在	缺失
基质床	含血管	不含血管
营养来源	结膜血管、泪膜	前房、泪膜
糖原含量	低	高
对糖原的依赖性	低	高

（龚岚　译）

参考文献

1. Wolosin JM, Budak MT, Akinci MA. Ocular surface epithelial and stem cell development. *Int J Dev Biol* 2004;**48**:981–91.
2. Spencer W, Zimmerman L, editors. *Conjunctiva*. Philadelphia: WB Saunders; 1985.
3. Bron AJ, Yokoi N, Gaffney EA, et al. A solute gradient in the tear meniscus. I. A hypothesis to explain Marx's line. *Ocul Surf* 2011;**9**:70–91.
4. Dilly P, Makie I. Surface changes in the anesthetic conjunctiva in man with special reference to the production of mucin from non-goblet cell source. *Br J Ophthalmol* 1981;**65**:833–42.
5. Bron AJ, Tiffany JM, Gouveia SM, et al. Functional aspects of the tear film lipid layer. *Exp Eye Res* 2004;**78**:347–60.
6. Foster C, Dutt J, Rice B, et al. Conjunctival epithelial basement membrane zone immunohistology: normal and inflamed conjunctiva. *Int Ophthalmol Clin* 1994;**34**:209–14.
7. Li W, Hayashida Y, Chen YT, et al. Niche regulation of corneal epithelial stem cells at the limbus. *Cell Res* 2007;**17**:26–36.
8. Huang M, Wang B, Wan P, et al. Roles of limbal microvascular net and limbal stroma in regulating maintenance of limbal epithelial stem cells. *Cell Tissue Res* 2015;**359**:547–63.
9. Dua HS, Miri A, Said DG. Contemporary limbal stem cell transplantation – a review. *Clin Experiment Ophthalmol* 2010;**38**:104–17.
10. Holland EJ, Mogilishetty G, Skeens HK, et al. Systemic immunosuppression in ocular surface stem cell transplantation: Results of a 10-year experience. *Cornea* 2012;**31**(6):655–61.
11. Ordonez P, Di Girolamo N. Limbal epithelial stem cells: role of the niche microenvironment. *Stem Cells* 2012;**30**(2):100–7.
12. Dua HS, Shanmuganathan VA, Powell-Richards AO, et al. Limbal epithelial crypts: a novel anatomical structure and a putative limbal stem cell niche. *Br J Ophthalmol* 2005;**89**:529–32.
13. Thoft R, Friend J. Ocular surface evaluation. In: Francois J, Brown S, Itoi M, editors. *Proceedings of the symposium of the International Society for Corneal Research (Doc Ophthalmol Proc Series 20)*. The Hague: Junk, The Netherlands; 1980.
14. Jumblatt M, McKenzie R, Jumblatt J. MUC5AC is a component of the human precorneal tear film. *Invest Ophthalmol Vis Sci* 1999;**40**:43–9.
15. Berry M, Ellingham R, Corfield A. Membrane-associated mucins in normal human conjunctiva. *Invest Ophthalmol Vis Sci* 2000;**41**:398–403.
16. Dartt D. Regulation of mucin and fluid secretion by conjunctival epithelial cells. *Prog Retin Eye Res* 2002;**21**:555–76.
17. Sweeney DF, Millar TJ, Raju SR. Tear film stability: a review. *Exp Eye Res* 2013;**117**:28–38.
18. Blalock T, Spurr-Michaud S, Tisdale A, et al. Release of membrane-associated mucins from ocular surface epithelia. *Invest Ophthalmol Vis Sci* 2008;**49**:1864–71.
19. Ralph R. Conjunctival goblet cell density in normal subjects and in dry eye syndromes. *Invest Ophthalmol Vis Sci* 1975;**14**:299–302.
20. Kessing S. Mucous gland system of the conjunctiva. *Acta Ophthalmol (Copenh)* 1968;**95**(Suppl.):1–133.
21. Waheed M, Basu M. The effect of air pollutants on the eye. I. The effects of an organic extract on the conjunctival goblet cells. *Can J Ophthalmol* 1970;**5**:226–30.
22. Allansmith M, Baird G, Greiner G. Density of goblet cells in vernal conjunctivitis and contact lens associated giant papillary conjunctivitis. *Arch Ophthalmol* 1981;**99**:884–5.
23. Nelson J, Wright J. Conjunctival goblet cell densities in ocular surface disease. *Arch Ophthalmol* 1984;**102**:1049–51.
24. Tseng S, Hirst L, Maumenee A, et al. Possible mechanisms for the loss of goblet cells in mucin-deficient disorders. *Ophthalmology* 1984;**91**:545–52.
25. Thoft R, Friend J, Kinoshita S, et al. Ocular cicatricial pemphigoid associated with hyperproliferation of the conjunctival epithelium. *Am J Ophthalmol* 1984;**98**:37–42.
26. Roat M, Ohji M, Hunt L, et al. Conjunctival epithelial cell hypermitosis and goblet cell hyperplasia in atopic keratoconjunctivitis. *Am J Ophthalmol* 1993;**116**:456–63.
27. Rao V, Friend J, Thoft R, et al. Conjunctival goblet cells and mitotic rate in children with retinol deficiency and measles. *Arch Ophthalmol* 1987;**105**:378–80.
28. Diebold Y, Rios J, Hodges R, et al. Presence of nerves and their receptors in mouse and human conjunctival goblet cells. *Invest Ophthalmol Vis Sci* 2001;**42**:2270–82.
29. Dartt D, McCarthy D, Mercer H, et al. Localization of nerves adjacent to goblet cells in rat conjunctiva. *Curr Eye Res* 1995;**14**:993–1000.
30. Rios J, Ghinelli J, Hodges R, et al. Role of neurotrophins and neurotrophin receptors in rat conjunctival goblet cell secretion and proliferation. *Invest Ophthalmol Vis Sci* 2007;**48**:1543–51.
31. Kessing S. On the conjunctiva papillae and follicles. *Acta Ophthalmol (Copenh)* 1966;**44**:846–51.
32. Goldberg M, Bron A. Anatomy and angiography of the palisades of Vogt. *Trans Am Ophthalmol Soc* 1982;**80**:201–6.
33. Lockard I, Debacker H. Conjunctival circulation in relation to circulatory disorders. *J S C Med Assoc* 1967;**63**:201–6.
34. Landsman R, Douglas RG, Dreishpoon G, et al. The vascular bed of the bulbar conjunctiva in the normal menstrual cycle. *Am J Obstet Gynecol* 1953;**66**:988–98.
35. Burton H, editor. *Somatosensory features of the eye*. 9th ed. St Louis: Mosby; 1987. p. 71–100.
36. Elsas T, Edvinsson L, Sundler F, et al. Neuronal pathways to the rat conjunctiva revealed by retrograde tracing and immunochemistry. *Exp Eye Res* 1994;**58**:117–26.

1

37. Seifert P, Spitznas M. Vasoactive intestinal peptide (VIP) innervation of the human eyelid glands. *Exp Eye Res* 1999;**68**:685–92.

38. Allansmith M, Osler H, Butterwoth M. Concomitance of bacteria in various areas of the eye. *Arch Ophthalmol* 1969;**82**:37–42.

39. Graham J, Moore J, Jiru X, et al. Ocular pathogen or commensal: A PCR-based study of surface bacterial flora in normal and dry eyes. *Invest Ophthalmol Vis Sci* 2007;**48**:5616–23.

40. Singer T, Isenberg S, Apt L. Conjunctival anaerobic and aerobic bacterial flora in paediatric versus adult subjects. *Br J Ophthalmol* 1988;**72**: 448–51.

41. Hammcke J, Ellis P. Mycotic flora of the conjunctiva. *Am J Ophthalmol* 1960;**49**:1174–8.

42. Watsky M, Jablonski M, Edelhauser H. Comparison of conjunctival and corneal surface areas in rabbit and human. *Curr Eye Res* 1988;**7**:519–31.

43. Li Y, Kuang K, Yerxa B, et al. Rabbit conjunctival epithelium transports fluid, and P2Y$_2$ receptor agonists stimulate Cl$^-$ and fluid secretion. *Am J Physiol Cell Physiol* 2001;**281**:C595–602.

44. Oen H, Cheng P, Turner HC, et al. Identification and localization of aquaporin 5 in the mammalian conjunctival epithelium. *Exp Eye Res* 2006;**83**:995–8.

45. Candia OA. Electrolyte and fluid transport across corneal, conjunctival and lens epithelia. *Exp Eye Res* 2004;**78**:527–35.

46. Yang J, Ueda H, Kim K, et al. Meeting future challenges in topical ocular drug delivery: Development of an air-interfaced primary culture of rabbit conjunctival epithelial cells on a permeable support for drug transport studies. *J Control Release* 2000;**65**:1.

47. Tseng S. Concept and application of limbal stem cells. *Eye* 1989;**3**: 141–57.

48. Thoft R, Friend J, Murphy H. Ocular surface epithelium and corneal vascularization. *Invest Ophthalmol Vis Sci* 1979;**18**:85–92.

49. Thoft R, Friend J. Biochemical transformation of regenerating ocular surface epithelium. *Invest Ophthalmol Vis Sci* 1977;**16**:14–20.

50. Baum B. A histochemical study of corneal respiratory enzyme. *Arch Ophthalmol* 1963;**70**:59.

第 3 章

泪膜

Roger W. Beuerman，Michael A. Lemp

关键概念

- 泪膜是视觉系统中一个重要的组成部分,也是反映眼表健康或疾病状态的易于获得的成分。
- 泪膜具有复杂的结构,正常情况下通过瞬目维持相对稳定的结构。
- 泪膜中含有多种成分,包括蛋白、脂质以及电解质,这些成分的含量在干眼和其他眼部或全身疾病状态会发生改变。
- 较多的研究关注泪膜成分,泪液样品的检测有望作为疾病诊断和指导治疗干预的工具。
- 泪液收集和泪液渗透压检测的新手段逐渐被发现,并投入临床应用于干眼的诊断。泪液检查技术的发展预示着泪液诊断学的兴起。

本章纲要

概述和功能

泪膜的成分较为复杂,这些成分有多种来源,包括泪腺、睑板腺、杯状细胞和副泪腺。其他的分泌成分来自于眼表,包括多种内含的组织,例如 Krause、Moll 和 Wolfring 腺,这些副腺体和主泪腺的结构非常相似[1,2]。泪膜的基底部与角膜和结膜的上皮细胞组织相连。角膜上皮细胞膜表面的形态较为特别,细胞膜向外凸起,形成微皱褶或微绒毛,并且与泪膜接触的细胞膜区域往往是耐高渗透压的。通常认为延伸

到泪膜中精细的皱褶和微绒毛是为了增加泪膜的黏附性。然而,结膜上皮表面也有泪膜的黏附,但结膜上皮细胞膜表面并没有类似角膜上皮细胞表面的复杂结构(图 3.1)。上皮细胞膜表面的这两种结构使得其与泪膜接触面积增加,进而有利于泪膜和上皮细胞相互黏附。泪液相关的研究已经被全面总结,并且有许多经典的综述文章已经将被认可的泪液相关概念进行详细的阐述,因此在本书中,我们重点阐述泪液相关演化形成的新概念[3-5]。

泪膜的功能包括润滑眼表、预防感染、营养角膜以及构成眼睛光学系统的重要部件[6]。实际上,临床或日常中角膜清晰的光反射图像表明眼表的镜面反射功能完善,同时也提示泪膜是完整的。正常的泪液体积在 6μl 左右,泪液生成量大约每分钟 1.2μl,周转率为每分钟大概 16%[7]。角膜表面的泪膜通过瞬目形成相对稳定的结构,从而维持视觉的清晰,但在干眼患者中,这种相对稳定的泪膜结构往往被破坏,从而影响光学成像的清晰度[8]。

尽管早期研究将泪膜分为可识别的三层结构,但泪膜结构随着时间而改变。泪膜结构被认为不仅仅只是由水液、黏蛋白以及在这两者前面连续的脂质层构成。在水液层中往往含有电解质(钠、钾、钙、镁、氯化物、磷酸盐、碳酸氢盐),蛋白质或多肽(例如酶、生长因子和细胞因子),小分子代谢物(氨基酸、尿素、葡萄糖以及乳酸盐)等[3,9]。正常泪液中含有 6~10mg/ml 的总蛋白[5]。泪液可看作是蛋白稀释溶液,其在电解质和蛋白的含量上不同于血清成分。氯和钾的含量在泪液中更高(泪液中含量分别为 120mEq/L 和 20mEq/L;血清中分别为 102mEq/L 和 5mEq/L),而葡萄糖的含量泪液中显著低于(大约 2.5mg/100ml)血浆中的含量(85mg/L)。正常情况下泪液渗透压在 280~305 mOsm/L,而血浆中的正常值在

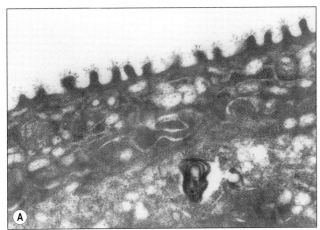

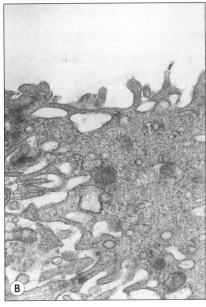

图 3.1 角膜（A）和结膜（B）表面细胞层的透射电镜图片。这些上皮细胞的外侧细胞膜形成皱褶，从而增加上皮表面与泪液的接触面积。此外角膜上皮细胞往往还存在其他特性，如高密度的锇染色以及向泪膜中辐射的大量细丝。角膜和结膜表面结构在人类、灵长类以及兔中都存在类似的差异。图片中电镜标本组织来源于人类组织，在死亡后 2~3 小时取材固定。图片中的角膜组织（A，放大 51 587 倍）来源于一位 66 岁老年人，球结膜组织（B，放大 50 000 倍）来源于一位 86 岁老年人

6atm 之间[3,4]。

泪膜厚度

尽管泪膜厚度的重要性并不是显而易见，但它仍受到广泛关注。因为通过局部或者全身给药途径使得药物渗透进入眼内，泪液起到药物蓄水池的功能。因此了解眼表，尤其是角膜表面覆盖的泪液体积具有一定的意义。作为主要危险视觉功能的因素，泪液量

缺乏是泪液缺乏型干眼的主要问题。由于泪膜厚度对于角膜接触镜的光学配适和舒适性都有影响，因此在角膜接触镜专业中泪膜厚度更受关注。早期研究发现泪膜的厚度在 7~8μm 之间[6]。然而 Prydal 的研究采用共聚焦显微镜和光学干涉仪检测发现泪膜的厚度可能超过 40μm[10]。脂质干涉仪对泪膜中脂质成分的检测受到新的关注，目前已有多种脂质干涉仪被应用于检测泪膜脂质成分的改变，对于泪膜中脂质成分而言，干眼患者是缺乏的[11]。近期研究报道表明干眼患者的脂质层厚度比于正常人群薄[12]。

此外，对于泪膜厚度的争议仍在持续。随着新检测手段的使用，新的泪膜厚度值也由此产生。有研究采用泪膜反射光谱进行评价，发现其与 Prydal 以及早期的其他研究相比没有波动，其研究结果显示泪膜的厚度在 3μm 左右[13]。有研究采用微电极技术检测发现小鼠的泪膜厚度在 7μm 左右[14]。此外有研究发现新生儿的泪膜脂质层厚度要显著厚于成人，这可能是对水液层薄的反馈性调节[15]。

泪液反映眼表健康状态

作为一种细胞外液，泪液中含有免疫器官分泌的分子、促炎因子和生长因子。目前较多研究通过检测这些泪液成分的水平来反映眼表和人体的健康状态[16-23]。检测血清和泪液中草和树抗原引起的 IgE 和 IgA 抗体水平表明其和其他抗原具有相同的特异性[24]。也有研究对正常情况下以及环境应激状态下细胞因子和趋化因子进行检测[25 26]。生长因子如表皮生长因子，转化生长因子 -β1 和 β2 在正常泪液中均被检测到，被认为和角膜损伤修复相关[27]。快速可靠的泪液检测手段如泪液渗透压和特征性蛋白成分的检测被应用于临床作为诊断干眼和结膜炎的可定量的生物指标[28-31]。然而，泪液的收集存在一定的挑战，往往对结果影响较大[5]。

泪液分泌调控

泪液分泌的调控近期被认为是受到恒定的神经调控，这和以往传统的观点不同，以往认为反射性泪液分泌是神经活动的结果，而基础分泌则是泪腺固有的生理活动。显然泪液分泌过少或过多均会影响视觉功能。因此，眼表组织中需要自我调控方式来维持泪液分泌的稳态，这种调控机制中主要构成有角膜及其他眼表组织的传入神经、中枢神经系统的中继核和

支配泪液成分分泌器官的传出神经(图 3.2)[32-33]。这一调控机制被认为能够提供相对恒定水平的神经信号,从而使得分泌泪液的主泪腺能够精确分泌泪液量,此外同时使得睑板腺分泌一定量的脂质,杯状细胞分泌一定量的黏蛋白[34]。副泪腺被发现存在局部的调节机制,但尚不明确这些局部神经调控是否参与自我平衡的调控机制中,以及副泪腺的分泌是否可被泪腺反射中的释放神经递质所激活(图 3.3)。LASIK手术以及角膜表面麻醉这些方式干扰了神经传导通路,从而使得泪液分泌减少[35,36]。

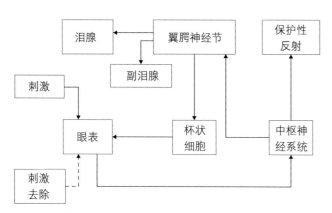

图 3.2　感觉神经的终末端位于角膜、结膜以及睑缘上皮下,能够感应环境中干燥、温度改变、接触性刺激以及化学刺激信号。这些感觉神经将大量的刺激信号传导至位于脑干中的三叉神经脊束核。刺激信号进一步经过多突触途径到达上泌涎核的节前副交感神经核,进而形成神经输出信号至泪液分泌器官。对于眼表刺激能够引起强烈的神经传入信号,进而形成反射性泪液分泌。当刺激因素被刺激分泌的泪液去除后,这一反射性途径会被逐渐抑制。此外,在泪液分泌相关的神经信号通路中三叉神经节、交感神经以及睑板腺已被忽略

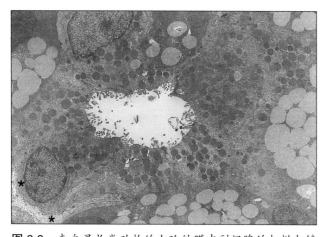

图 3.3　来自灵长类动物的上睑结膜中副泪腺的扫描电镜图片(放大 6000 倍)。副泪腺的分泌功能相关结构和眶部的主泪腺非常相似。图中星号标注的无髓神经轴与腺泡细胞的基底部相连接

检测方法

由于泪液存在容易获得、含量丰富以及属于非细胞性结构等特点,所以泪液经常被作为一种体液样本进行采集。但采集泪液仍存在较大的挑战。目前泪液采集常采用毛细玻璃管吸附下泪河中的泪液。最小刺激环境下(也就是一般环境下)的总泪液量在 7μl,而下泪河的泪液量在 2~3μl。上、下泪河中的泪液和其他部位分布的泪液之间有细微的交换。单次采集能够收集到 2μl 以上的泪液量提示有反射性泪液产生[37]。然而泪液量少的患者采用玻璃毛细管采集泪液往往难度较大,单次采集仅 1~2ul,采集时间往往需要 3~5 分钟,并且反复采集使得接触到患者角膜的概率增大。患者对于毛细管采集泪液的操作通常有所顾虑,因此有些研究中采用泪液检测试纸采集[5,29,32]。但这种采集方式可能造成个体间泪液成分差异性较大,原因是由于泪液检测试纸操作时引起的反射性泪液量个体间差异较大[38,39]。例如检测泪液中葡萄糖成分时,泪液样本采集引起葡萄糖从结膜组织血液中渗出,从而使得葡萄糖检测到的水平存在差异[16]。

以往报道中对于泪液成分检测依赖于高灵敏度和分辨率的方法,这些方法可以检测微升级别的样本量。凝胶技术促进了对于疾病相关的泪液成分改变的研究。泪液成分定性和定量检测技术包括一维和二维聚丙烯酰胺凝胶电泳(polyacrylamide gel electrophoresis,PAGE)、等电点聚焦(Isoelectric focusing,IEF)、交叉免疫电泳、酶联免疫法(euzymelinked immunosorbent assay,ELISA)和高效液相色谱法(high performance liquid chromatography,HPLC)[37~40]。这些检测方法在泪液成分检测中仍存在一定的局限性,包括检测所需的泪液样本量较大、检测所需时间长以及同时可检测的泪液蛋白成分数量有限。此外,二维聚丙烯酰胺凝胶电泳尚不能用于检测小分子蛋白、极度酸性或碱性蛋白以及疏水性蛋白。

质谱分析在泪液蛋白的研究中已逐渐取代传统的凝胶技术。基质辅助激光解吸电离质谱分析可以检测出精确的分子质量,已用于探究角膜损伤修复前后泪液蛋白差异以及完善泪液蛋白成分谱[19,41]。蛋白质芯片技术利用蛋白的物理化学特性使得其黏附在芯片表面,进一步直接采用表面增强激光解吸离子化飞行时间质谱进行分析[42,,43]。蛋白芯片技术相比于聚丙烯酰胺凝胶电泳技术具备更高的灵敏度以及所需的泪液样本量更少(2~3μl)(图 3.4)。近期研究

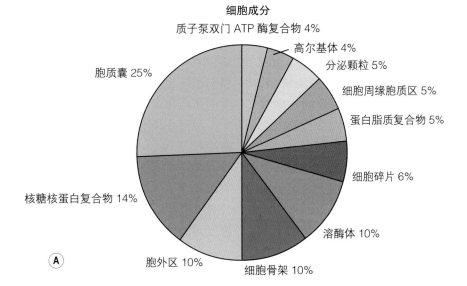

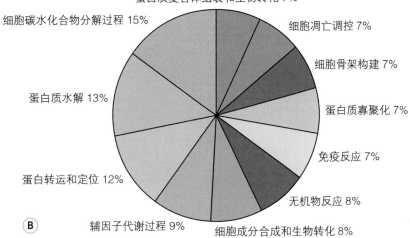

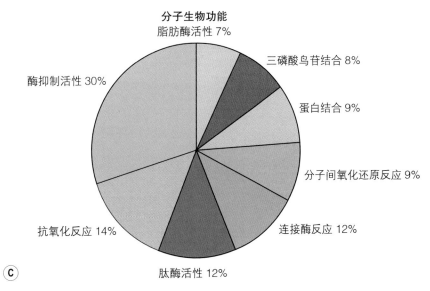

图 3.4　该研究中鉴定发现的泪液蛋白的基因功能分析。(A)细胞组分。(B)生化过程。(C)分子生物功能(From Zhou L, Zhao SZ, Koh SW, et al. In-depth analysis of the human tear proteome. J Proteomics 2012, 75, 3877-3885, Fig. 5)

发现高效液相色谱法作为一种可重复性较好的技术，其与质谱分析联合可以有效应用于多肽和蛋白成分的分离和鉴定[30,44]。这些检测手段对于泪液成分的测定来说较为重要，因为它们具有较高的准确性和可重复性。采用抗体试剂检测细胞因子也较为常用，主要是因为特异性抗体的检测也具有较高的准确性和可重复性，但这往往需要预先知道所需要检测的成分，从而准备相应的抗体探针[25,26]。

泪液的多肽成分

目前对于泪液蛋白的临床相关研究主要集中在

发掘新的与眼表疾病相关的蛋白标志物，并且能够用于提示患者的疾病类型、诊断和对治疗的反应。泪液已被发现含有多种小分子物质，包括蛋白/多肽、脂质、小分子代谢物以及电解质[5,30]。通过质谱分析，目前泪液蛋白组学中已扩展至1500种与特定基因相关的蛋白和多肽成分[45]。

泪液中所含有的多肽和蛋白包括多种不同的具有生物活性的小分子，这些小分子包括可作用于多细胞靶点的生长因子和神经肽（表3.1和图3.4）。一直以来学者对角膜损伤修复相关的泪液多肽成分比较感兴趣，并且这些多肽成分中有些可在角膜损伤修复过程中促进瘢痕的形成。组织培养实验表明表

表3.1　泪液中功能性多肽成分

	参考文献	相关功能
生长因子		
表皮生长因子（Epidermal growth factor，EGF）	20,25,26,46~49	与上皮损伤修复有关，应激状态下泪液中含量高于唾液腺和血清
转化生长因子α（Transforming growth factor-α，TGF-α）	50~51	损伤反应
转化生长因子β1（Transforming growth factor-β1，TGF-β1）	52~55	损伤反应，正常泪液中可见，损伤应激下含量增高
肝细胞生长因子（hepatocyte growth factor，HGF），成纤维细胞生长因子（fibroblast growth factor-2，FGF-2），血管内皮生长因子（vascular endothelial growth factor，VEGF），血小板源性生长因子（platelet derived growth factor -ββ，PDGF-ββ）	55~60	损伤反应，屈光手术
神经肽		
P物质（Substance P），降钙素基因相关肽（Calcitonin Gene-related Peptide，CGRP）	19,61~63	损伤修复，神经源性炎症
白介素，趋化因子和细胞因子		
白介素-4，白介素-1α，白介素-1β，白介素-2，白介素-4，白介素-6，白介素-8，白介素-10，趋化因子-1，粒细胞巨噬细胞刺激因子，粒细胞集落刺激因子	25,26,64~70	春季结膜炎，干眼患者泪液中白介素-1检测，角膜接触镜佩戴，眼部过敏
免疫球蛋白		
免疫球蛋白A，免疫球蛋白E，免疫球蛋白G（1~4），补体	71~75	过敏性结膜炎角膜接触镜佩戴
蛋白酶		
基质金属蛋白酶-1,3,9，基质金属蛋白酶抑制剂-1，组织蛋白酶，α2-巨球蛋白	76~79	翼状胬肉的长入，春季卡他性角结膜炎，眼表的保护
抗微生物肽		
溶菌酶，乳铁蛋白，防御素α/β，磷脂酶A2	80~86	在眼表感染性疾病、眼表手术或损伤修复过程中表达增加，在干眼患者中表达减少
促炎的肽成分		
S100 A4，A8，A9	5,45,87,88	干眼，翼状胬肉，抗青光眼药物的长期使用

皮生长因子能够促进角膜上皮细胞的迁移。当然以往的研究发现表皮生长因子是泪液中自然存在的成分[20,46~60]。

眼表疾病中泪液所含的细胞因子和趋化因子受到广泛关注。干眼作为许多泪液蛋白组学研究的疾病研究对象。但目前这些细胞因子和趋化因子仍然需要依靠抗体株来进行检测,因为这些因子的含量低于其他检测手段(即使是最先进的质谱分析)可测量浓度[25,26,64~70]。泪液中免疫球蛋白的水平变化受到关注主要是由于其和临床中过敏性结膜炎有关[72~75]。然而,这些研究通常使用的是较为传统的方法比如ELISA 和流式细胞仪。基质金属蛋白酶被认为和变性疾病有关,例如春季卡他性结膜炎,此外还与损伤修复有关[76~79]。基质金属蛋白酶 -9 在不同的眼表组织中均有发现。

泪液中抗微生物的多肽较早就受到关注,主要是由于其可能有助于抵抗和预防角膜的感染性疾病。但目前也发现这些多肽还存在抵御病原菌以外的功能,其在角膜损伤反应中可能被激活而参与损伤修复[80~86]。这些抗菌肽形成了眼表系统的固有免疫,并且在进化上较为保守。这些天然形成的抗生素能够抵御一系列的病毒,细菌和真菌,但近期发现其能够直接参与损伤修复的过程。泪液中往往还含有溶菌酶、乳铁蛋白以及 α 和 β 防御素。正常生理状态下,由多形核白细胞分泌的防御素在泪液中含量较低,但在眼表受到损伤或处于应激状态下,防御素的含量明显升高,从而营造机体蛋白微环境[85]。防御素多肽成分受到广泛关注主要是由于有确切的证据表明其具有多种生物活性功能包括防御病菌和促进损伤修复。它是一种小分子、阳性防御病菌的多肽,内含 35 个氨基酸,分子质量在 3~4kD。

许多眼部疾病被发现与泪液中免疫相关分子以及促炎因子有关。因此,干眼患者泪液中细胞因子和趋化因子已被证实其存在,此外在角膜接触镜佩戴者以及结膜炎中也有发现其水平的变化。但确切的相关性仍旧较难阐明[25,26,87,88]。在翼状胬肉和干眼中均发现不同亚型 S100 蛋白,这些 S100 蛋白作为信号分子和巨噬细胞之间存在相互作用[5,30]。S100 蛋白还与长期使用抗青光眼药物有关,提示长期使用抗青光眼药物能够引起眼表的炎症反应,这些炎症因子来源于结膜上皮。

正常泪液的蛋白组学研究发现,对于现已发现的泪液蛋白进行功能学分类主要包括细胞组分、生化过程和分子生物功能(图 3.4)[45]。作为细胞组分的最为常见的五种分类是细胞质(25%)、细胞核(14%)、细胞外基质(10%)、细胞骨架(10%)和溶酶体(10%)。参与生化过程的泪液蛋白成分主要包括参与细胞内碳水化合物代谢(15%)、蛋白质水解作用(13%)、蛋白转运和定位(12%)、辅酶代谢过程(9%)、胞内组分的合成和生物转化(8%)、无机物的反应生成物(8%)、免疫反应(7%)、蛋白寡聚(7%)、细胞骨架的形成(7%)、细胞凋亡的调控(7%)、蛋白质复合体组装和生物转化(7%)。分子生物功能方面主要包括如下几个亚类:酶抑制活性(30%)、抗氧化活性(14%)、肽酶活性(12%)、连接酶活性(12%)、分子间氧化还原反应(9%)、蛋白结合(9%)、三磷酸鸟苷结合(8%)和脂肪酶活性(7%)。

对于泪液的关注和探究在未来几年中仍需深入,进一步探索通过微量的泪液样本检测各种多肽成分的新技术,使得泪液检测在圆锥角膜、免疫性疾病、过敏以及一些系统性疾病中的诊断价值得以实现。泪液的动力学特性作为反应调节,在临床应用中区分激光治疗和长期抗青光眼药物治疗的影响。随着泪液蛋白组学的进展,目前在临床研究中可以检测数百种泪液蛋白的绝对浓度。质谱分析在临床研究中的应用检测速度进一步加快同时更加灵敏。泪液检测首先依赖于泪液采集新技术的发展,可靠的采集技术要求不引起反射性泪液分泌,此外依托纳米技术进行定量分析。有些泪液蛋白例如 E 型免疫球蛋白往往不存在于正常泪液中,但在眼部过敏的情况下可以出现在泪液中,这种全或无的情况往往不需要依赖于定量分析。

除了泪液成分检测以外,还可以通过其他检测手段来评价泪液特性,包括:泪膜稳定性、电解质或其替代物含量以及泪液渗透压。泪膜破裂时间可以用于反映泪膜的稳定性。自 2010 年在南美、欧洲以及中东地区临床实践中已经开始应用纳升定量采集器采集泪液,50nl 泪液量就可进一步检测泪液渗透压。这一技术目前逐渐应用于临床中检测各种作为疾病标记物的细胞因子水平,并且其具有无需样品预处理的优点[89,90~92]。

(龚岚 译)

参考文献

1. Maitchouk DY, Beuerman RW, Ohta T, et al. Tear production after unilateral removal of the main lacrimal gland in squirrel monkeys. *Arch Ophthalmol* 2000;**118**:246–52.

2. Seifert P, Spitznas M. Vasoactive intestinal polypeptide (VIP) innervation of the human eyelid glands. *Exp Eye Res* 1999;**68**:685–92.

3. Van Haeringen NJ. Clinical biochemistry of tears. *Surv Ophthalmol* 1981;**26**:84–96.

4. Farris RL. Abnormalities of the tears and treatment of dry eyes. Chapter 6. In: Kaufman HE, Barron BA, McDonald MB, et al., editors. *The cornea.*

New York: Churchill Livingstone; 1988. p. 139–55.

5. Zhou L, Beuerman RW. Tear analysis in ocular surface diseases. *Prog Retin Eye Res* 2012;**6**:527–50.

6. Klyce SD, Beuerman RW. Structure and function of the cornea. Chapter 1. In: Kaufman HE, Barron BA, McDonald MB, et al., editors. *The Cornea*. New York: Churchill Livingstone; 1988. p. 3–54.

7. Mishima S, Gassett A, Klyce SD, et al. Determination of tear volume and tear flow. *Invest Ophthalmol Vis Sci* 1966;**5**:264–9.

8. Goto E, Ishida R, Kaido M. Optical aberrations and visual disturbances with dry eye. *Ocul Surf* 2006;**4**(4):207–13.

9. Berta A. *Enzymology of the tears*. Boca Raton: CRC Press; 1992.

10. Prydal JI, Artal P, Woon H, et al. Study of human tear film thickness and structure using laser interferometry. *Invest Ophthalmol Vis Sci* 1992;**33**: 2006.

11. Goto E, Dogru M, Kojima T, et al. Computer-synthesis of an interference color chart of human tear lipid layer, by a colorimetric approach. *Invest Ophthalmol Vis Sci* 2003;**44**:4693–7.

12. Foulks GN. The correlation between the tear film lipid layer and dry eye disease. *Surv Ophthalmol* 2007;**52**(4):369–74.

13. King-Smith PE, Fink BA, Fogt N, et al. The thickness of the human precorneal tear film: evidence from reflection spectra. *Invest Ophthalmol Vis Sci* 2000;**41**:3348–59.

14. Tran CH, Routledge C, Miller J, et al. Examination of the murine tear film. *Invest Ophthalmol Vis Sci* 2003;**44**:3520–5.

15. Isenberg SJ, DelSignore M, Chen A, et al. The lipid layer and stability of the preocular tear film in newborns and infants. *Ophthalmology* 2003;**110**: 1408–11.

16. Baca JT, Finegold DN, Asher SA. Tear glucose analysis for the non-invasive detection and monitoring of diabetes mellitus. *Ocul Surf* 2007;**5**(4):280–93.

17. Redl B. Human tear lipocalin. *Biochim Biophys Acta* 2000;**1482**:241–8.

18. Lehrer RI, Xu GR, Abduragimov A, et al. Lipophilin, a novel heterodimeric protein of human tears. *FEBS Lett* 1998;**432**:163–7.

19. Varnell RJ, Freeman JY, Maitchouk D, et al. Detection of substance P in human tears by laser desorption mass spectrometry and immunoassay. *Curr Eye Res* 1997;**16**:960–3.

20. Van Setten GB, Viinikka L, Tervo T, et al. Epidermal growth factor is a constant component of normal human tear fluid. *Graefe's Arch Clin Exp Ophthalmol* 1989;**227**:82–7.

21. Gupta A, Monroy D, Ji Z, et al. Transforming growth factor beta-1 and beta-2 in human tear fluid. *Curr Eye Res* 1996;**15**:605–14.

22. Van Setten GB, Salonen EM, Vaheri A, et al. Plasmin and plasminogen activator activities in tear fluid during corneal wound healing after anterior keratectomy. *Curr Eye Res* 1989;**8**:1293–8.

23. Butrus SI, Ochsner KI, Abelson MB, et al. The level of tryptase in human tears. An indicator of activation of conjunctival mast cells. *Ophthalmology* 1990;**97**:1678–83.

24. Aghayan-Ugurluoglu R, Ball T, Vrtala S, et al. Dissociation of allergen-specific IgE and IgA responses in sera and tears of pollen-allergic patients: a study performed with purified recombinant pollen allergens. *J Allergy Clin Immunol* 2000;**105**:803–13.

25. Carreno E, Enriquez-de-Salamanca A, Teson M, et al. Cytokine and chemokine levels in tears from healthy subjects. *Acta Ophthalmol* 2010;**88**: 250–8.

26. Lopez-Miguel A, Teson M, Martin-Montanez V, et al. Dry eye exacerbation in patients exposed to desiccating stress under controlled environmental conditions. *Am J Ophthalmol* 2014;**157**:788–98.

27. Schultz G, Khaw PT, Oxford K, et al. Growth factors and ocular wound healing. *Eye* 1994;**8**:184–7.

28. Grus FH, Sabuncuo P, Augustin AJ. Analysis of tear protein patterns of dry-eye patients using fluorescent staining dyes and two-dimensional quantification algorithms. *Electrophoresis* 2001;**22**:1845–50.

29. Grus FH, Augustin AJ, Evangelou NG, et al. Analysis of tear-protein patterns as a diagnostic tool for the detection of dry eyes. *Eur J Ophthalmol* 1998;**8**:90–7.

30. Zhou L, Beuerman RW, Chan CM, et al. Identification of tear fluid biomarkers in dry eye syndrome using iTRAQ quantitative proteomics. *J Proteome Res* 2009;**11**:4889–905.

31. Rapacz P, Tedesco J, Donshik PC, et al. Tear lysozyme and lactoferrin levels in giant papillary conjunctivitis and vernal conjunctivitis. *CLAO J* 1988;**14**:207–9.

32. Stern ME, Beuerman RW, Fox RI, et al. The pathology of dry eye: the interaction between the ocular surface and lacrimal glands. *Cornea* 1998;**17**:584–9.

33. Stern ME, Beuerman RW, Fox RI, et al. A unified theory of the role of the ocular surface in dry eye. *Adv Exp Med Biol* 1998;**438**:643–51.

34. Beuerman RW, Maitchouk DY, Varnell RJ, et al. Interactions between lacrimal function and the ocular surface. In: Kinoshita S, Ohashi Y, editors. *Proceedings of the 2nd annual meeting of the Kyoto Cornea Club, The Hague*. The Netherlands: Kugler Publications; 1998. p. 1–10.

35. Wilson SE, Ambrosio R. Laser in situ keratomileusis-induced neurotrophic epitheliopathy. *Am J Ophthalmol* 2001;**132**:405–6.

36. Sugar A, Rapuano CJ, Culbertson WW, et al. Laser in situ keratomileusis for myopia and astigmatism: safety and efficacy: a report by the American Academy of Ophthalmology. *Ophthalmology* 2002;**109**:175–87.

37. Wollensak G, Mur E, Mayr A, et al. Effective methods for the investigation of human tear film proteins and lipids. *Graefes Arch Clin Exp Ophthalmol* 1990;**228**:78–82.

38. Molloy MP, Bolis S, Herbert BR, et al. Establishment of the human reflex tear two-dimensional polyacrylamide gel electrophoresis reference map: new proteins of potential diagnostic value. *Electrophoresis* 1997;**18**: 2811–15.

39. Fullard RJ. Identification of proteins in small tear volumes with and without size exclusion HPLC fractionation. *Curr Eye Res* 1988;**7**: 163–79.

40. Fullard RJ, Snyder C. Protein levels in nonstimulated and stimulated tears of normal human subjects. *Invest Ophthalmol Vis Sci* 1990;**31**: 1119–26.

41. Evans VE, Cordwell S, Vockler C, et al. Ten isoforms of human tear lipocalin demonstrated with 2D-PAGE and MALDI-TOF analysis. *Invest Ophthalmol Vis Sci* 2000;**41**:69.

42. Grus FH, Podust VN, Bruns K, et al. SELDI-TOF-MS ProteinChip array profiling of tears from patients with dry eye. *Invest Ophthalmol Vis Sci* 2005;**46**:863–76.

43. Issaq HJ, Veenstra TD, Conrads TP, et al. The SELDI-TOF MS approach to proteomics: protein profiling and biomarker identification. *Biochem Biophys Res Commun* 2002;**292**:587–92.

44. Zhou L, Beuerman RW, Barathi A, et al. Analysis of rabbit tear proteins by high-pressure liquid chromatography/electrospray ionization mass spectrometry. *Rapid Commun Mass Spectrom* 2003;**17**(5):401–12.

45. Zhou L, Zhao SZ, Koh SK, et al. In-depth analysis of the human tear proteome. *J Proteomics* 2012;**75**:3877–85.

46. Hayashi T, Sakamoto S. Radioimmunoassay of human epidermal growth factor-hEGF levels in human body fluids. *J Pharmacobiodyn* 1988;**11**: 146–51.

47. Ohashi Y, Motokura M, Kinoshita Y, et al. Presence of epidermal growth factor in human tears. *Invest Ophthalmol Vis Sci* 1989;**30**:1879–82.

48. van Setten GB, Tervo T, Tevo K, et al. Epidermal growth factor (EGF) in ocular fluids: presence, origin, and therapeutical considerations. *Acta Ophthalmol Suppl* 1992;**202**:54–9.

49. Schuller S, Knorr M, Steuhl KP, et al. Lacrimal secretion of human epidermal growth factor in perforating keratoplasty. *Ger J Ophthalmol* 1996; **5**:268–74.

50. van Setten GB, Schultz G. Transforming growth factor-alpha is a constant component of human tear fluid. *Graefe's Arch Clin Exp Ophthalmol* 1994; **232**:523–6.

51. Schultz G, Rotatori DS, Clark W. EGF and TGF-alpha in wound healing and repair. *J Cell Biochem* 1991;**45**:346–52.

52. Gupta A, Monroy D, Ji Z, et al. Transforming growth factor beta-1 and beta-2 in human tear fluid. *Curr Eye Res* 1996;**15**:605–14.

53. Vesaluoma M, Teppo AM, Gronhagen-Riska C, et al. Release of TGF-beta 1 and VEGF in tears following photorefractive keratectomy. *Curr Eye Res* 1997;**16**:19–25.

54. Vesaluoma MH, Tervo T. Tenascin and cytokines in tear fluid after photorefractive keratectomy. *J Refract Surg* 1998;**14**:447–54.

55. Kokawa N, Sotozono C, Nishida K, et al. High total TGF-beta 2 levels in normal tears. *Curr Eye Res* 1996;**15**:341–3.

56. Wilson SE, Li Q, Mohan RR, et al. Lacrimal gland growth factors and receptors: lacrimal fibroblastic cells are a source of tear HGF. *Adv Exp Med Biol* 1998;**438**:625–8.

57. Grierson I, Heathcote L, Hiscott P, et al. Hepatocyte growth factor/scatter factor in the eye. *Prog Retin Eye Res* 2000;**19**:779–802.

58. van Setten GB. Basic fibroblast growth factor in human tear fluid: detection of another growth factor. *Graefe's Arch Clin Exp Ophthalmol* 1996; **234**:275–7.

59. Vesaluoma M, Teppo AM, Gronhagen-Riska C, et al. Platelet-derived growth-BB (PDGF-BB) in tear fluid: a potential modulator of corneal healing following photorefractive keratectomy. *Curr Eye Res* 1997;**16**: 825–31.

60. Tuominen IS, Tervo T, Teppo AM, et al. Human tear fluid PDGF-BB, TNF-alpha, and TGF-beta 1 vs corneal haze and regeneration of corneal epithelium and subbasal nerve plexus after PRK. *Exp Eye Res* 2001;**72**: 631–41.

61. Fujishima H, Takeyama M, Takeuchi T, et al. Elevated levels of substance P in tears of patients with allergic conjunctivitis and vernal conjunctivitis. *Clin Exp Allergy* 1997;**27**:372–8.

62. Yamada M, Ogata M, Kawai M, et al. Decreased substance P concentrations in tears from patients with corneal hypesthesia. *Am J Ophthalmol* 2000;**129**:671–2.

63. Merrtaniemi P, Ylatupa S, Partanen P, et al. Increased release of immunoreactive calcitonin gene-related peptide (CGRP) in tears after excimer laser keratectomy. *Exp Eye Res* 1995;**60**:659–65.

64. Leonardi A, DeFranchis G, Zancanaro F, et al. Identification of local Th2 and Th0 lymphocytes in vernal conjunctivitis by cytokine flow cytometry. *Invest Ophthalmol Vis Sci* 1999;**40**:3036–40.

65. Uchio E, Ono SY, Ikezawa Z, et al. Tear levels of interferon-gamma, interleukin (IL)-2, IL-4 and IL-5 in patients with vernal keratoconjunctivitis, atopic keratoconjunctivitis and allergic conjunctivitis. *Clin Exp Allergy* 2000;**30**:103–9.

66. Thakur A, Willcox MD. Contact lens wear alters the production of certain inflammatory mediators in tears. *Exp Eye Res* 2000;**70**:255–9.

67. Solomon A, Dursun D, Liu Z, et al. Pro-and anti-inflammatory forms of interleukin-1 in the tear fluid and conjunctiva of patients with dry-eye

disease. *Invest Ophthalmol Vis Sci* 2001;**42**:2283–92.

68. Malecaze F, Simorre V, Chollet P, et al. Interleukin-6 in tear fluid after photorefractive keratectomy and its effects on keratocytes in culture. *Cornea* 1997;**16**:580–7.

69. Schultz CL, Kunert KS. Interleukin-6 levels in tears of contact lens wearers. *J Interferon Cytokine Res* 2000;**20**:309–10.

70. Cook EB, Stahl JL, Lowe L, et al. Simultaneous measurement of six cytokines in a single sample of human tears using particle-based flow cytometry: allergics vs. non-allergics. *J Immunol Methods* 2001;**254**:109–18.

71. Baudoin C, Bourcier T, Brignole F, et al. Correlation between tear IgE levels and HLA-DR expression by conjunctival cells in allergic and nonallergic chronic conjunctivitis. *Graefe's Arch Clin Exp Ophthalmol* 2000;**238**:900–14.

72. Eperon S, Berguiga M, Ballabeni P, et al. Total IgE and eotaxin (CCL11) contents in tears of patients suffering from seasonal allergic conjunctivitis. *Graefes Arch Exp Ophthalmol* 2014;**252**:359–67.

73. Maurya RP, Brushan P, Singh VP, et al. Immunoglobulin concentration in tears of contact lens wearers. *J Ophthalmic Vis Res* 2014;**9**:320–3.

74. Mimura T, Usui T, Mori M, et al. Specific tear IgE in patients with moderate to severe autumnal allergic conjunctivitis. *Int Arch Allergy Immunol* 2011;**156**:381–6.

75. Mimura T, Usui T, Miya T, et al. Relation between total tear IgE and severity of acute seasonal allergic conjunctivitis. *Curr Eye Res* 2012;**371**:864–70.

76. Leonadi A, Brun P, Abatangelo G, et al. Tear levels and activity of matrix metalloproteinase (MMP)-1 and MMP-9 in vernal keratoconjunctivitis. *Invest Ophthalmol Vis Sci* 2003;**44**:3052–8.

77. Sack RA, Beaton A, Sathe S, et al. Towards a closed eye model of the pre-ocular tear layer. *Prog Retin Eye Res* 2000;**19**:649–68.

78. Di Girolamo N, Wakefield D, Coroneo MT. Differential expression of matrix metalloproteinases and their tissue inhibitors at the advancing pterygium head. *Invest Ophthalmol Vis Sci* 2000;**41**:4142–9.

79. Sobrin L, Liu Z, Monroy DC, et al. Regulation of MMP-9 activity in human tear fluid and corneal culture supernatant. *Invest Ophthalmol Vis Sci* 2000;**41**:1703–9.

80. Nevalainen TJ, Aho HJ. Peuravuori H: secretion of group 2 phospholipase A2 by lacrimal glands. *Invest Ophthalmol Vis Sci* 1994;**35**:417–21.

81. Qu XD, Lehrer RI. Secretory phospholipase A2 is the principal bactericide for staphylococci and other Gram-positive bacteria in human tears. *Infect Immun* 1998;**66**:2791–7.

82. Haynes RJ, Tighe PJ, Dua HS. Antimicrobial defensin peptides of the human ocular surface. *Br J Ophthalmol* 1999;**83**:737–41.

83. Paulsen FP, Pufe T, Schaudig U, et al. Detection of natural peptide antibiotics in human nasolacrimal ducts. *Adv Exp Med Biol* 2001;**42**:2157–63.

84. Caccavo D, Pelligrino NM, Altamura M, et al. Antimicrobial and immunoregulatory functions of lactoferrin and its potential therapeutic application. *J Endotoxin Res* 2002;**8**:403–17.

85. Zhou L, Huang LQ, Beuerman RW, et al. Proteomic analysis of human tears: defensin expression after ocular surface surgery. *J Proteome Res* 2004;**3**:410–16.

86. Murphy CJ, Foster BA, Mannis MJ, et al. Defensins are mitogenic for epithelial cells and fibroblasts. *J Cell Physiol* 1993;**155**:408–13.

87. Wong TT, Zhou L, Tong L, et al. Proteomic profiling of inflammatory signaling molecules in the tears of patients on chronic glaucoma medication. *Invest Ophthalmol Vis Sci* 2011;**52**:7358–91.

88. Boehm N, Funke S, Wiegand N, et al. Alterations in the tear proteome of dry eye patients – a matter of the clinical phenotype. *Invest Ophthalmol Vis Sci* 2013;**54**:2385–92.

89. Saleh GM, Hussain B, Woodruff SA, et al. Tear film osmolarity in epiphora. *Ophthal Plast Reconstr Surg* 2012;**28**:338–40.

90. Sullivan BD, Whitmer D, Nichols KK, et al. An objective approach to dry eye severity. *Invest Ophthalmol Vis Sci* 2010;**51**:6125–30.

91. Lemp MA, Bron AJ, Baudouin C, et al. Tear osmolarity in the diagnosis and management of dry eye disease. *Am J Ophthalmol* 2011;**151**(5):792–8.

92. Sullivan BD, Crews LA, Sonmez B, et al. Clinical utility of objective tests for dry eye disease: variability over time and implications for clinical trials and disease management. *Cornea* 2012;**31**(9):1000–8.

第4章

眼睑和眼表

Lily Koo Lin, Kimberly K. Gokoffski

关键概念

- 眼睑的功能是遮盖,清洁,润滑眼部。
- 眼睑皮肤是人体最薄的皮肤,有助于其自如活动。
- 睑板的支撑使得眼睑的结构稳定。
- 眼轮匝肌对眼睑闭合及瞬目起重要作用。
- 结膜、睑板腺及泪腺的分泌物组成泪膜。

本章纲要

引言
解剖学

引言

眼睑(eyelid)的结构及功能对于保证眼表的健康至关重要。眼睑是一个薄而复杂的且频繁活动的结构,它的主要功能是遮盖及保护眼表。每一次眼睑的瞬目,可以净化及润滑眼表,同时可以维持角膜的光学视觉清晰度,为眼表提供了一种物理和免疫方面的屏障来预防感染。另外,眼睑也是面部美学的重要组成部分,对面部表情发挥着重要的作用。由此,眼睑不仅在视觉功能方面发挥重要作用,同时对生活质量也很重要。

上下睑在内外眦处连接,平均直径水平约30mm,垂直约10mm。上睑的顶端偏向瞳孔的鼻侧,而下睑的最下端偏向另一侧。总体来讲,上睑遮盖上方1~3mm的角膜,而下睑位于或接近于下方角膜缘。上睑皱褶处到睫毛根部约6~10mm。

眼睑通常被分为前部和后部。前部包括眼睑皮肤和眼轮匝肌,后部包括睑板和睑结膜。灰线是前部和后部的分界线[1,2]。眼睑的结构由前向后开始于皮肤,依次为眼睑的伸肌、眶隔、眶脂肪、眼睑缩肌、睑板

和结膜。病理因素使得眼睑的位置异常对眼表也具有严重的破坏性。

解剖学

眼睑皮肤

眼睑的皮肤是人体最薄,最柔软的皮肤,厚约500~1000μm,这可以使得眼睑活动受到更少的限制。其中最薄的部分接近于睑缘处,最厚的部分接近于眶缘。由于其物理特性和其长期频繁的活动,眼睑皮肤比面部的其他皮肤更容易发生松弛,然而眼睑皮肤移植在寻找与其有着同样厚度的皮肤的供体方面有一定难度。

在组织学方面,眼睑皮肤包括角质化分层的鳞状上皮细胞覆盖的一层基底膜和皮下的连接组织。皮肤在睑板的后部黏膜与皮肤的连接处变成黏膜及未分化的复层扁平上皮[3](图4.1)。

眼睑的真皮层几乎是不存在的,这是因为眼睑皮肤通过散布有弹性纤维网络的松散胶原纤维附着在下面的肌肉上。眼睑的皮下组织较为单一,它不含脂肪。稀疏的腺体和毛囊分布其中,如果存在真皮,它们也可能包含于该层。眼睑皮肤大部分附着于眼睑褶皱,内外眦角及睑缘处。眼睑的毛发相对较少。睫毛是一种较稀少,眼睑特有的毛发,当遇到尘土或异物,它们作为一种敏感的结构会引起眨眼和眼睑闭合。上睑大约有100根睫毛,下睑大约有50根睫毛生长[4]。另外,睫毛在眼睑美学方面起到重要作用。它们有限的长度,变化增粗的直径和统一的弧度使它们不同于人体其他的毛发。

各种皮肤或者全身系统的问题,比如肿瘤,都可能会引起眼睑的瘢痕,挛缩,闭合困难以及倒睫,这也会带来眼表的一些问题。

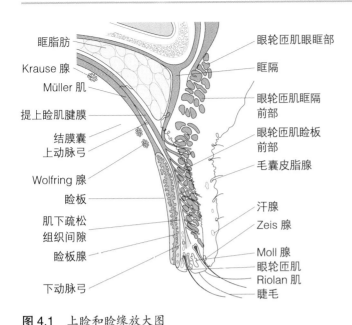

眶脂肪
Krause 腺
Müller 肌
提上睑肌腱膜
结膜囊
上动脉弓
Wolfring 腺
睑板
肌下疏松组织间隙
睑板腺
下动脉弓

眼轮匝肌眼眶部
眶隔
眼轮匝肌眶隔前部
眼轮匝肌睑板前部
毛囊皮脂腺
汗腺
Zeis 腺
Moll 腺
眼轮匝肌
Riolan 肌
睫毛

图 4.1 上睑和睑缘放大图

眼睑肌肉：伸肌

眼轮匝肌

眼睑主要的伸肌是眼轮匝肌。它的功能包括闭眼、瞬目、排出泪液以及促进睑板腺的分泌。它作为括约肌，在提起下睑和面颊的同时使上睑和眉毛下降。眼轮匝肌是横纹肌，位于皮下，从睑缘一直延伸至上下眶缘。眼轮匝肌起始于内眦韧带，终止于外眦韧带，它紧紧地贴附于睑板，受到面神经支配。这也是为什么面神经麻痹会导致眼睑闭合不全和不完全眨眼的原因。

眼轮匝肌有三部分，分别为睑板前，眶隔前和眼眶部。眼眶部属于自主神经控制，眶隔前属于自主及非自主神经控制，睑板前主要是非自主神经控制，会引起眨眼反射[3,5]。

睑板前的深支位于泪后嵴，浅支源于内眦韧带的前支。Horner 肌是睑板前眼轮匝肌的一个分支，它包绕着泪小管形成泪液泵有助于泪液排出[6]。

Riolan 肌包括眼轮匝肌边缘的纤维，并且组成睑缘的"灰线"。它的作用是保证控制泪小点对抗巩膜的作用从而适当地排出泪液[7]，同时它的收缩也利于睑板腺分泌物排出[8]。

对于眼轮匝肌的损伤，不论是由于肌肉本身的病变、面神经麻痹、肿瘤或者化学去神经疗法（肉毒毒素）都可能会导致眼睑松弛、眼睑外翻、眼睑闭合不全、不完全眨眼和随之带来的眼表的损伤。

眼睑肌肉：收缩肌

眼睑的收缩肌作用为睁眼。上睑的缩肌包括提上睑肌、Müller 肌和额肌。下睑的收缩肌包括睑囊筋膜（Capsulopalpebral muscle）和下睑板肌。

上睑缩肌：提上睑肌

提上睑肌是上睑主要的缩肌。它的起点是眶壁顶端接近眶尖处，视神经孔的前方，位于上直肌前方。它是由第 Ⅲ 对脑神经支配。提上睑肌沿着上直肌通过眶后壁，通过肌间膜松散地附着于直肌。在上直肌附着于眼球的地方，提上睑肌膜状扩展呈腱膜。提上睑肌腱膜是一个扇形的结构分为前部和后部，前层与眶隔连接，穿过提上睑肌进入皮下组织，形成上睑的褶皱。后层位于 Müller 肌的前方，贴附于睑板的前方[6]。提上睑肌的长度约为 40mm，提上睑肌腱膜长度约 14~20mm。

Whitnall 韧带是提上睑肌前层的一个有弹性的纤维束。它位于提上睑肌腱膜和提上睑肌之间。它作为上睑的主要的悬韧带，是穹隆部的一个支撑韧带，也是提肌复合体的制止韧带。Whitnall 韧带被认为将提上睑肌的方向从前后走向转换为上下走向。

上睑提肌腱膜内侧角黏附于滑车和上斜肌肌腱之间，位于泪后嵴。它的外侧角穿过泪腺，将它分成眼眶和眼睑的小叶。它黏附于位于眶中外侧壁的眶外侧结节上方 10mm。外侧角更为有力，所以甲状腺眼病患者眼睑的挛缩外侧较内侧更加严重[9]。

上睑缩肌：Müller 肌

Müller 肌位于提上睑肌腱膜深部，Müller 肌有平滑肌纤维和交感神经分布。它插入上睑板的上缘，贴附于内侧的睑结膜。另外，该肌肉可以提升上睑约 1~2mm，而在出现压力时，其收缩可以创建一个惊讶或震惊的表情[10]。中断交感神经的输入，如 Horner 综合征会引起轻度上睑下垂。

上睑缩肌：额肌

额肌可及提升眉毛，另外还有微弱提升上睑的功能。提升眉毛的同时可以提升眼睑 2mm。眉毛侧方及尾部的额肌缺失会引起年龄相关性的眉毛下垂。面神经的上支（额支）支配额肌。

下睑缩肌

下睑的缩肌使得下睑向下收缩，同时支撑下睑位于正常解剖位置。位于下睑的睑囊筋膜类似于上睑的提上睑肌。睑囊筋膜是纤维肌性组织来源于下直肌鞘。包绕下斜肌,与下斜肌鞘结合在一起。这两部分组成悬韧带,同时有平滑肌纤维和眶隔融入其中。

悬韧带对于眼球起到悬索或"吊床"的作用,同时锚定下睑结膜穹隆。它是由睑囊筋膜的纤维束、筋膜囊、肌内隔膜、牵制韧带和下直肌鞘纤维组成。它均一地贴附于内眦部以及 Whitnall 结节的外侧方[11]。

下睑板或下睑肌肉类似于 Müller 肌在上睑的作用,也有类似的神经支配,它位于睑囊筋膜和下睑结膜之间。它从悬韧带一直延伸于下睑板的下缘。就像 Horner 综合征会引起轻微的上睑下垂,它也可以引起下睑的挛缩,使下睑后退 1~2mm。下睑的结构较上睑单一,可在下睑缩肌的控制下统一收缩。它比上睑更易引起睑内翻或睑外翻,下睑的缩肌也有部分由下直肌的延伸肌肉组成。

下睑缩肌功能障碍可由多种机制导致。影响上睑缩肌的病因,如造成上睑下垂或机械性上睑下垂的因素在下睑也是有类似典型的表现。手术过矫会引起眼睑的退缩及眼睑闭合不全。甲状腺相关性眼病是引起上睑及下睑挛缩最主要的原因。眼睑的挛缩会引起眼表暴露。由于上直肌紧贴提上睑肌,下直肌紧贴睑囊筋膜,所以眼睑的挛缩也会继发于直肌的病变。下睑缩肌肌腱断裂会引起睑内翻。角化的皮肤和倒睫会引起角膜上皮的机械性损伤。

眶隔

眶隔是解剖学上眶隔前软组织和眼眶的分界线。眶隔是薄层纤维结缔组织从眶缘边缘发出,融合于眼睑缩肌。上睑的眶隔在上睑板的上方融入提上睑肌鞘膜,下睑的眶隔在下睑板的边缘融入睑囊筋膜。眶隔位于眶脂肪的前方,不作用于眼睑的活动。关于眶隔是否会随着年龄的衰老造成上下睑松弛这一问题还存在争议[12]。

眶脂肪

眶隔后方是眶脂肪,眶隔与眶脂肪同时成为眼睑和眼眶之间的屏障,来阻止感染的播散及出血的蔓延。上睑有两层脂肪层组成,较大的腱膜前中心脂肪垫和内侧的脂肪垫被滑车分开。内侧的脂肪垫是白色的,和眼睑内侧的血管与滑车下神经紧密联系。由于内侧脂肪垫贴近滑车和上斜肌,有报道称在上睑整形术后会继发布朗综合征[13]。较大的中央脂肪垫由于包含更多的类胡萝卜素[14],所以更偏黄色,有泪腺

包含在内。它覆盖于腱膜之上是重要的手术标志。

上睑包含一层较薄的脂肪层,位于眼轮匝肌与眶隔之间。该层脂肪可以增厚,它使得某些种族人群眼睑的外观看起来更加丰满,也使一些亚洲人种的眼睑褶皱消失。

下睑通常是由三层脂肪组成,位于睑囊筋膜的前方。下斜肌将内层及中间的脂肪层分隔开来。中间与外层的脂肪层由悬韧带不断增粗而分隔开。关于脂肪层的数量可能存在组织学上的多样性[15]。

睑板

睑板是由结缔组织,致密的胶原纤维组成。它对眼睑结构的稳定起到重要作用,为眼轮匝肌及眼睑缩肌提供了一个支撑的平台。它通过内眦韧带牢固而均一地贴附于骨膜,使得伸肌和缩肌发挥作用。睑板宽度大约 25~30mm,厚度约 1mm。长度上睑中央约为 10mm,下睑约为 4mm(图 4.2)。

睑板腺

睑板包含睑板腺。这些分泌脂质的腺体产生睑脂,它的主要成分为油脂,主要提供泪膜的脂质层。油脂层对于平衡泪膜,促进泪膜均一地分布于眼表及减缓水性泪液的蒸发起到重要作用。睑脂有助于封闭睑缘及眼表的泪液,同时在眼睑闭合时形成眼表的一种封闭性保护。睑脂的生化性质较皮脂更为复杂和不同,在睑板腺的分泌物中被确定出 90 余种蛋白[16,17]。

上睑的睑板腺在数量(约 40~50)及长度方面都大于下睑(约 20~25)[3]。这也是上睑的睑板腺产生的脂质成分较下睑更多的原因。脂质的产生依靠激素、神经和血管方面的因素[18]。睑板腺是眼睑肉芽肿性炎症的好发部位,偶尔会恶化为睑板腺癌[19]。睑板腺成像技术显示睑板腺的数量会随着年龄的增长而减少,在 40 岁后会发生明显的睑板腺缺失[20]。

睑板腺功能障碍或者前部睑缘炎被认为是干眼的一个主要原因,干眼是一种较常见的眼部疾病,也是眼科门诊常见的一种就诊疾病。睑板腺开口被蜡样的脂栓阻塞会减少脂质的分泌从而最终导致泪膜不稳定。另外,细菌脂酶会降解分泌物,使其最终成为游离脂肪酸,这些游离脂肪酸会刺激眼表,引起角膜的病变。导致睑板腺功能障碍的因素包括年龄、激素。慢性炎症比如痤疮性酒渣鼻,眼部的瘢痕性类天疱疮通常会影响睑板腺,同时引起严重的眼表问题。慢性炎症和肿瘤会从睑板腺侵入毛囊,从而引起双行

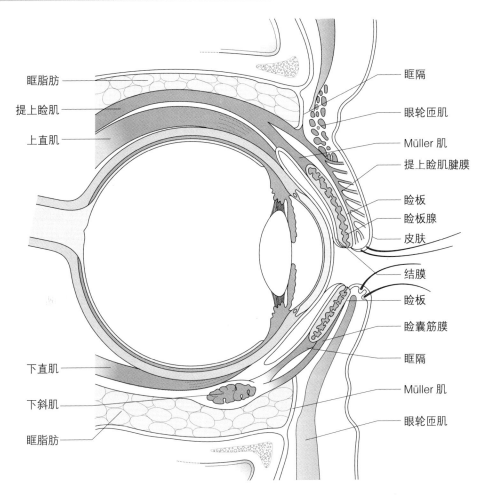

眶脂肪
提上睑肌
上直肌

眶隔
眼轮匝肌
Müller 肌
提上睑肌腱膜
睑板
睑板腺
皮肤
结膜
睑板
睑囊筋膜
眶隔
Müller 肌
眼轮匝肌

下直肌
下斜肌
眶脂肪

图 4.2　上睑和下睑的矢状图（译者注：图中"眼轮匝肌"与"Müller 肌"标反了）

睑和眼表的病理性改变[9]。

结膜

　　结膜是位于眼睑内表面的一层黏膜，在结膜囊处反折，贴附于眼球的前面。附着于角膜缘处，在穹隆处形成皱折。它的主要功能为润滑眼部。从组织学上来讲，它是由一层非角化的复层柱状上皮组成。潜在的固有层及基质含有丰富的血管和各种免疫细胞。结膜与皮肤在睑缘处连接，与角膜上皮在角膜缘处连接，与鼻黏膜在泪小点处连接。睑缘的黏膜还具有涂布泪膜的功能[21]。

　　上下穹隆的结膜分别贴附于由上下直肌延伸的纤维组织之上。这种结构有助于维持穹隆部整体的轮廓和完整性，同时可以防止结膜组织脱垂至睑裂处。

　　结膜上皮细胞散在分布有杯状细胞或特异性分泌黏蛋白的柱状上皮细胞。下睑结膜及后睑缘处分布有大量的杯状细胞[22]。结膜的杯状细胞以及泪腺腺泡的上皮细胞分泌黏蛋白，组成部分泪膜。黏蛋白是一种复杂的多分子结构，组成泪膜的基底层黏附于眼表起到保护眼表的作用。

　　结膜也包括副泪腺，如 Krause 腺和 Wolfring 腺包含于黏膜下层。它们主要分泌泪膜的水液层。大部分的副泪腺只存在于上睑板的边缘和上睑穹隆部，只有很少一部分存在于下睑穹隆部[23]。

泪腺

　　泪腺是存在于眼眶颞上方额骨泪窝内的主要腺体，一些较小的副泪腺存在于结膜中，通过其分泌的泪液来维持眼表的稳定。泪腺产生泪膜的水液层，它是由盐、水、蛋白如乳铁蛋白、人中性粒细胞明胶酶载脂蛋白组成，有促进眼表湿润及抗菌的作用。泪腺主要包括腺泡、腺管和肌上皮细胞。腺泡含有两种细胞类型，如分泌水性泪液的浆细胞产生大部分的泪液成分，而分泌黏蛋白的腺泡，数量较少。肌上皮细胞分泌 IgG 和 IgA。泪腺眼眶部的小叶之间有小叶间的导管连接主要的分泌导管，该导管连接眼睑泪腺小叶的导管，分泌泪液到上睑穹隆部。系统性疾病如

Sjögren 综合征会导致泪腺功能障碍,从而导致角结膜溃疡[23,24]。

睑缘

　　睑缘约宽 2mm,睑缘后部是结膜与皮肤的连接处。前方是睑板腺开口,灰线是睑板腺前眼轮匝肌(眼轮匝肌睫部)的一部分,位于睑板腺开口和毛囊或睫毛之间。信号分子之间复杂的相互作用支持皮肤与黏膜之间的连接[25]。慢性炎症,如睑缘炎,会影响黏膜与皮肤之间这种转化,使得结膜到皮肤的变化消失[3,7]。

　　睑缘包括三种腺体结构类型:睑板腺、Zeis 腺和 Moll 腺。睑板腺嵌入睑板内,是特异分化的分泌脂质的腺体,它包含有多个腺泡,分泌脂质到一个中央的腺管[8]。Zeis 腺是专门分泌脂质的腺体通过上皮与毛囊连接[26]。Moll 腺是变态汗腺,它位于毛囊内或直接位于睑缘的表面。它比 Zeis 腺少,但会形成囊肿(汗腺囊肿)[27]。

眦部韧带

　　内外眦韧带是眼轮匝肌的延伸,贴附于骨膜之上,组成一个吊索样的结构来支撑睑缘和使眼睑及眼球的位置相对固定。

　　内眦韧带是一种宽的肌腱,它分开并插入前后泪嵴,包围泪囊[28]。内眦韧带和眼轮匝肌组成泪泵。尽管前部较后部更加有力,但后部韧带被认为在支撑眼睑对抗眼球的位置的作用更大。

　　外眦韧带的上支是从上睑板延伸出来的,而下支从下睑板延伸出来。它们在睑板的外缘汇合,组成外侧的支持带,贴附于外侧眼眶的结节(Whitnall 结节),该结节位于外部眶缘的内层[11]。外眦较内眦高约 2mm[3]。

泪液排出系统

　　泪液排出系统的主要功能是使得泪液流出。泪小点位于睑缘的后部。外侧到睫毛边缘,在上眼睑的外侧。泪小点连接泪小管,泪小管被眼轮匝肌环绕。通常上下泪小管汇合成泪总管后进入泪囊。泪囊被骨性泪窝保护,并且有内眦韧带环绕。出现泪囊炎后,泪囊会有稍许膨胀,但不会超过内眦韧带。泪囊变窄后形成鼻泪管,它在穿过骨部大约 15mm 后进入下鼻甲下的下鼻道[9]。

　　该系统任何一部分阻塞都会引起流泪。鼻泪管阻塞后,泪小管和泪囊中淤滞的泪液会引发感染。泪小管炎和泪囊炎会引起慢性结膜炎及眼表损害。

血供

　　眼睑含有丰富的血供从而减少和预防感染。动脉血来自颈内动脉和眼动脉以及它的分支。这两个动脉系统在上下睑汇合,组成睑缘动脉弓,上睑另外还有一个上睑动脉弓。上睑缘动脉弓位于睑缘上 2mm,紧贴睑板。眼睑动脉弓位于睑板边缘的上方,Müller 肌前面。下睑的动脉弓位于下睑板的边缘[9]。

　　眼睑的静脉系统通过前部的面静脉和颞上静脉注入颈外静脉,通过眼静脉注入海绵窦和颈内静脉[29,30]。

淋巴引流

　　通常认为,上下睑的外层和结膜引流至耳前淋巴结,上睑的内侧 1/3 以及下睑的内侧 2/3 和结膜引流至颌下淋巴结[1]。淋巴显像提示,耳前淋巴丛是眼睑主要的淋巴引流系统[31,32]。

神经

　　眼睑的感觉神经主要是由第Ⅴ对脑神经提供(CN V)。眼支(V₁)包括眶上神经、滑车上神经、滑车下神经、鼻睫神经、泪神经。眶上神经支配上睑、额部和头皮的感觉。滑车上神经支配内眦的上部、上睑、结膜和额部的感觉。滑车下神经支配内眦下方和鼻外侧皮肤、结膜、泪阜和泪囊的感觉。泪神经支配泪腺、上睑外侧和结膜的感觉。

　　眶下支(V₂)支配下睑、鼻下部和上睑的皮肤和结膜的感觉,颧神经(V₂)支配下睑外侧皮肤的感觉。

　　运动神经是由第Ⅲ、Ⅶ对脑神经和它们的纤维束提供。面神经(CN Ⅶ)负责面部表情:眼轮匝肌、额肌、降眉间肌和皱眉肌。提上睑肌和 Müller 肌由第Ⅲ对脑神经支配[9]。

眨眼反射和流泪

　　涂布泪膜、引起睑板腺分泌和泪液的流出都依赖于眨眼。非自主的或反射性的闭眼是对躯体感觉、光和声音刺激的反应[33]。外部或内部因素导致的感觉传入也会刺激基础及反射性流泪。眨眼和流泪都有益于眼表的健康,其与复杂的感官通路及眼睑解剖具有密切的联系[23]。

(龚岚 译)

参考文献

1. Kikkawa DO, Vasani SN. Ophthalmic facial anatomy. In: Chen WP, editor. *Oculoplastic surgery: the essentials*. New York: Thieme; 2001.
2. Newman MI, Spinelli HM. Reconstruction of the eyelids, correction of ptosis, and canthoplasty. In: Thorne CH, Beasley RW, Aston SJ, editors. *Grabb & Smith's plastic surgery*. 6th ed. Philadelphia: Lippincott Williams & Wilkins; 2007.
3. Wolfley DE. Eyelids. In: Krachmer JH, Mannis MJ, Holland EJ, editors. *Cornea*. 2nd ed. Philadelphia: Elsevier; 2005.
4. Nerad JA, Chang A. Trichiasis. In: Chen WP, editor. *Oculoplastic surgery: the essentials*. New York: Thieme; 2001.
5. Humphrey T. Some correlations between the appearance of human fetal reflexes and the development of the nervous system. *Prog Brain Res* 1964;**4**:93–135.
6. Kakizaki H, Zako M, Miyaishi O, et al. The lacrimal canaliculus and sac bordered by the Horner's muscle form the functional lacrimal drainage system. *Ophthalmology* 2005;**112**:710–16.
7. Lipham WJ, Tawfik HA, Dutton JJ. A histologic analysis and three-dimensional reconstruction of the muscle of Riolan. *Ophthal Plast Reconstr Surg* 2002;**18**:93–8.
8. Mansour A. Meibomian gland secretion. *Orbit* 1988;**7**:201–9.
9. Lin LK. Eyelid anatomy and function. In: Holland EJ, Mannis MJ, Lee WB, editors. *Ocular surface disease: Cornea, conjuctiva, and tear film*. Philadelphia: Saunders Elsevier; 2012.
10. Felt DP, Frueh BR. A pharmacologic study of the sympathetic eyelid tarsal muscles. *Ophthal Plast Reconstr Surg* 1988;**4**:15–24.
11. Bedrossian EH Jr. Surgical anatomy of the eyelids. In: Della Rocca RC, Bedrossian EH, Arthurs BP, editors. *Ophthalmic plastic surgery: decision making and techniques*. New York: McGraw-Hill Professional; 2002.
12. Camirand A, Doucet J, Harris J. Anatomy, pathophysiology, and prevention of senile enophthalmia and associated herniated lower eyelid fat pads. *Plast Reconstr Surg* 1997;**100**:1535–46.
13. Wilhelmi BJ, Mowlavi A, Neumeister MW, et al. Upper blepharoplasty with bony anatomical landmarks to avoid injury to trochlea and superior oblique muscle tendon with fat resection. *Plast Reconstr Surg* 2001;**108**:2137–40.
14. Sires BS, Saari JC, Garwin GG, et al. The color difference in orbital fat. *Arch Ophthalmol* 2001;**119**:868–71.
15. Oh CS, Chung IH, Kim YS, et al. Anatomic variations of the infraorbital fat compartment. *J Plast Reconstr Aesthet Surg* 2006;**59**:376–9.
16. Butovich IA. The Meibomian puzzle: combining pieces together. *Prog Retin Eye Res* 2009;**28**:483–98.
17. Tsai PS, Evans JE, Green KM, et al. Proteomic analysis of human meibomian gland secretions. *Br J Ophthalmol* 2006;**90**:372–7.
18. McCulley JP, Shine WE. Meibomian gland function and the tear lipid layer. *Ocul Surf* 2003;**1**:97–106.
19. Khan JA, Doane JF, Grove AS Jr. Sebaceous and meibomian carcinomas of the eyelid. Recognition, diagnosis, and management. *Ophthal Plast Reconstr Surg* 1991;**7**:61–6.
20. Den S, Shimizu K, Ikeda T, et al. Association between meibomian gland changes and aging, sex, or tear function. *Cornea* 2006;**25**:651–5.
21. Mastrota KM. The conjunctiva and dry eye. *Contact Lens Spectrum* 2009. Available at: <http://www.clspectrum.com/article.aspx?article=102543>.
22. Knop N, Korb DR, Blackie CA, et al. The lid wiper contains goblet cells and goblet cell crypts for ocular surface lubrication during the blink. *Cornea* 2012;**31**:668–79.
23. Abelson MB, Kelley N, McLaughlin J. Bringing the focus to the aqueous. *Rev Ophthalmol* 2012;**19**:42–5.
24. Hirayama M, Ogawa M, Oshima M, et al. Functional lacrimal gland regeneration by transplantation of a bioengineered organ germ. *Nat Commun* 2013;**4**:2497.
25. Liu S, Li J, Tan DT, et al. The eyelid margin: a transitional zone for 2 epithelial phenotypes. *Arch Ophthalmol* 2007;**125**:523–32.
26. Honavar SG, Shields CL, Maus M, et al. Primary intraepithelial sebaceous gland carcinoma of the palpebral conjunctiva. *Arch Ophthalmol* 2001;**119**:764–7.
27. Jordan DR. Common eyelid lumps and bumps. *Insight: A Quarterly Report For Health Care Professionals Delivering Eye Care* 1997;1–2.
28. Poh E, Kakizaki H, Selva D, et al. Anatomy of medial canthal tendon in Caucasians. *Clin Experiment Ophthalmol* 2012;**40**:170–3.
29. Snell R, Lemp M. *The orbital blood vessels*. Hoboken, NJ: Wiley-Blackwell; 1997.
30. Hayreh SS. Orbital vascular anatomy. *Eye* 2006;**20**:1130–44.
31. Echegoyen JC, Hirabayashi KE, Lin KY, et al. Imaging of eyelid lymphatic drainage. *Saudi J Ophthalmol* 2012;**26**:441–3.
32. Nijhawan N, Marriott C, Harvey JT. Lymphatic drainage patterns of the human eyelid: assessed by lymphoscintigraphy. *Ophthal Plast Reconstr Surg* 2010;**26**:281–5.
33. Aramideh M, Ongerboer de Visser BW. Brainstem reflexes: electrodiagnostic techniques, physiology, normative data, and clinical applications. *Muscle Nerve* 2002;**26**:14–30.

第 5 章

角膜病理

Jessica Ciralsky,Edward Lai,George O. Waring Ⅲ⁺,Charles S. Bouchard

---

关键概念

- 角膜结构大致可分为四个层次:①上皮层;②上皮下层(上皮基底膜,前弹力层,浅基质层);③基质层;④后弹力层和内皮层。
- 六种角膜反应为:①缺损及其修复;②纤维化和血管化;③水肿和囊肿;④炎症和免疫反应;⑤沉积物;⑥增生。
- 两种不同的抗原免疫反应:①先天性;②获得性。
- 免疫活性细胞的主要类型包括淋巴细胞、单核吞噬细胞、髓系细胞和辅助细胞。
- 虽然免疫反应通常是保护性的,但是过度活跃的免疫反应可能会造成组织损伤(超敏反应)。
- 免疫反应的调节十分复杂,并且在免疫反应发生前有多种免疫调节现象发生。
- 眼睛拥有自身黏膜相关淋巴组织(mucosa-associated lymphoid tissue,MALT)及眼相关淋巴组织(eye-associated lymphoid tissue,EALT)。

本章纲要

角膜的解剖结构

角膜是由两层细胞被覆而成,上皮细胞和内皮细胞。每层细胞依附于一层基底膜上:分别是上皮基底膜与后弹力层。夹在这两层细胞之间的是前弹力层(一层薄的非细胞结缔组织)、基质层(一层厚的结缔组织细胞层)。为了讨论角膜的病理反应,我们把角膜分为四个区域(图 5.1):

1. 上皮层
2. 上皮下层
a. 上皮基底膜
b. 前弹力层
c. 浅基质层
3. 基质层
4. 后弹力层和内皮层

这四个层次可被一系列病理过程破坏,并且影响角膜的正常功能。然而角膜对这些病理过程产生的反应却很小,尽管这些反应之间有部分重叠,但仍可以将它们分为六种不同的类型(图 5.1):

1. 缺损及其修复
2. 纤维化和血管化
3. 水肿和囊肿
4. 炎症和免疫反应
5. 沉积物
6. 增生

在这一部分中,作者介绍了角膜每层结构的组织反应类型并提供了具有代表性的临床病理实例,正如 Warning 和 Rodrigues 最初提出的以及 Freddo 和 Waring 对它的阐述[2](图 5.2)。

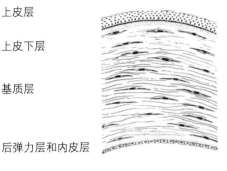

四个角膜层次　　　　　　　六种病理反应

上皮层　　　　　　　　　　缺损

上皮下层　　　　　　　　　纤维化与血管化

　　　　　　　　　　　　　水肿与囊肿

基质层　　　　　　　　　　炎症与免疫反应

　　　　　　　　　　　　　沉积物

后弹力层和内皮层　　　　　增生

图 5.1 为了讨论角膜的病理反应,我们把角膜分为四个层次,每个层次都可以表现出六种病理反应。(Modified from Waring GO 3rd, Rodrigues MM. Patterns of pathologic response in the cornea. Surv Ophthalmol 1987;31:262. Copyright Elsevier 1987)

角膜的一般病理反应

缺损及其修复

缺损是指角膜组织部分或完全缺失,可分为急性(突然出现)、复发性(反复发生)、慢性(持续存在)缺损。

纤维化和血管化

纤维化和血管化是结缔组织正常修复过程的一部分,在大多数组织中,这些过程是有益的。然而对于角膜,纤维化和血管化导致基质瘢痕混浊,并且破坏角膜光学功能。因为正常的角膜没有血管,一旦角膜中出现血管就意味着角膜异常。

水肿和囊肿

因为水肿和囊肿在临床上的表现彼此相似,所以就把它们分为一组。当水肿(即细胞内或细胞间液体过多)发生时,正常组织结构被破坏而导致混浊。水肿可以是弥漫性的(基质水肿)或是局限性的(上皮大泡)。角膜囊肿则是缺乏上皮覆盖的局灶性液体或固体物质聚集区。

炎症和免疫反应

由各种各样创伤引起的炎症和免疫反应最终可导致可逆或不可逆的变化。一般来说涉及三个基本过程:①前驱过程;②机体细胞、体液炎症和(或)免疫反应;③修复过程。这三个病理过程如果适度则有益,但如果过激而导致角膜毁坏则有害。

沉积物

结构或者数量异常的物质可以沉积在角膜上,这些物质可以是外源性或内源性的:角膜营养不良、变

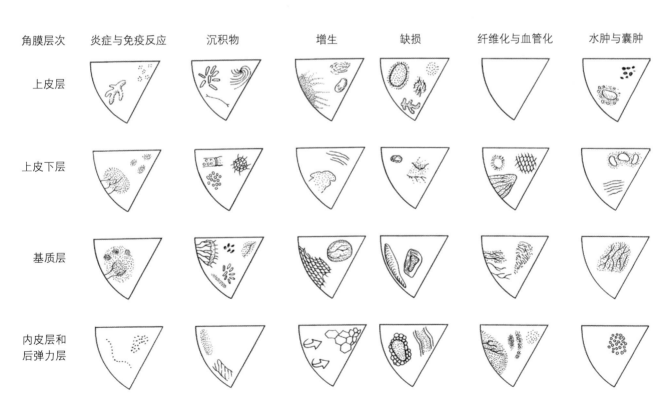

图 5.2 以上列举了角膜四个层次的六种病理反应,几乎可以囊括所有角膜病变。(Modified from Waring GO 3rd, Rodrigues MM. Patterns of pathologic response in the cornea. Surv Ophthalmol 1987;31:262. Copyright Elsevier 1987)

角膜的病理反应			
角膜层次	缺损	纤维化和血管化	水肿和囊肿
上皮层	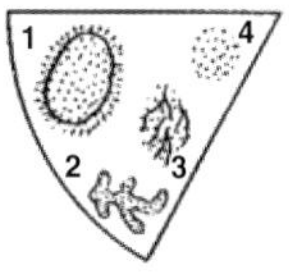 1. 神经营养性角膜病变 2. 单纯疱疹的树枝状病变 3. 复发性糜烂 4. 点状角膜上皮病变	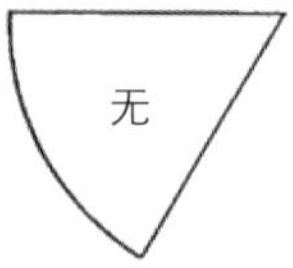 无	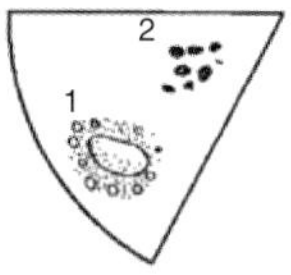 1. 微小囊性水肿,大泡 2. 上皮基底膜营养不良性囊肿
上皮下层	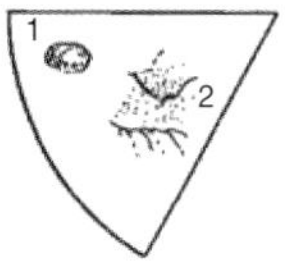 1. 异物 2. 圆锥角膜	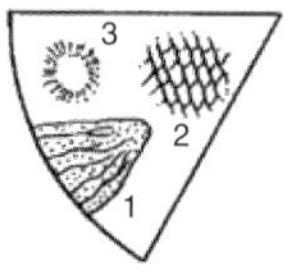 1. 翼状胬肉 2. Salzmann 结节状变性 3. 血管翳	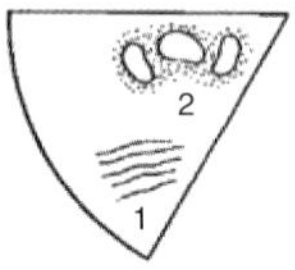 1. 基底膜褶皱 2. 上皮下大泡
基质层	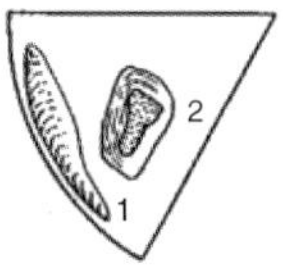 1. Terrien 边缘变性 2. 无菌性基质溃疡	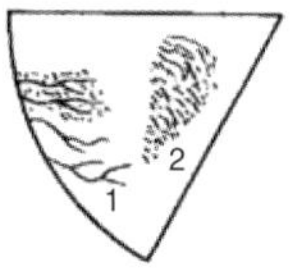 1. 新生血管和瘢痕 2. 非血管性瘢痕	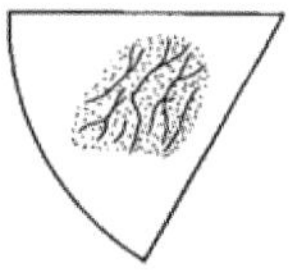 基质水肿
后弹力层和内皮层	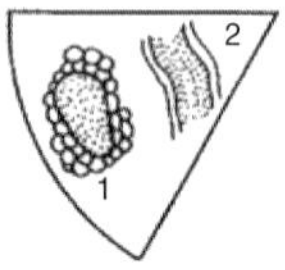 1. 术中局灶性损伤 2. 产伤	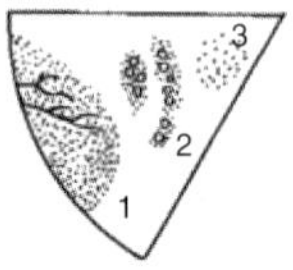 1. 后胶原层 2. 后部多形性营养不良 3. 角膜小滴	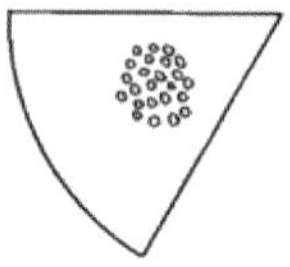 内皮水肿

图 5.2(续)

角膜的病理反应			
角膜层次	炎症和免疫反应	沉积物	增生
上皮层	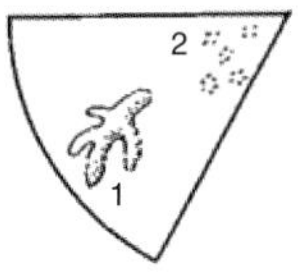 1. 带状疱疹的树枝状病变 2. Thygeson 表层点状角膜病变	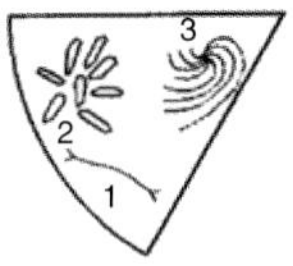 1. Hudson-Stahli 线 2. 结晶 3. 胺碘酮或氯喹	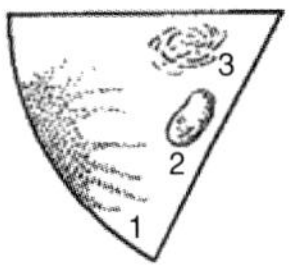 1. 角膜上皮内瘤变 2. 角膜小凹 3. 角化
上皮下层	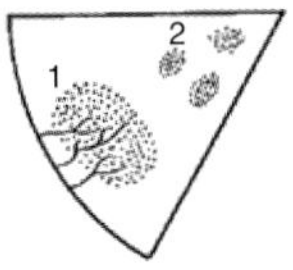 1. 小水疱病变 2. 腺病毒点状角膜炎	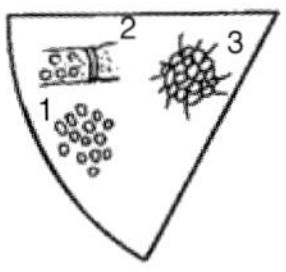 1. 球状变性 2. 角膜带状变性 3. Reis-Bucklers 角膜营养不良	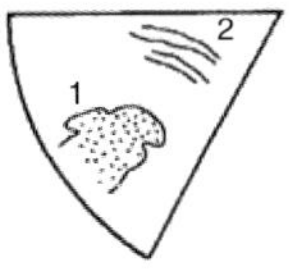 1. 上皮基底膜地图状营养不良 2. 上皮基底膜指纹状营养不良 前弹力层不能增生
基质层	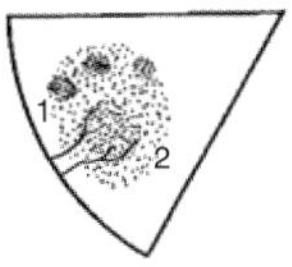 1. 单纯疱疹病毒性角膜炎化脓性病变 2. 免疫环	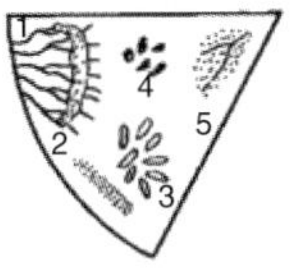 1. 血管脂质渗漏 2. 角膜环 3. 球蛋白样结晶 4. 颗粒状营养不良 5. 格子状营养不良	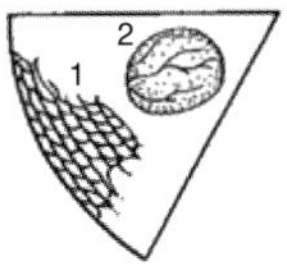 1. 纤维组织 2. 皮样囊肿
后弹力层和内皮层	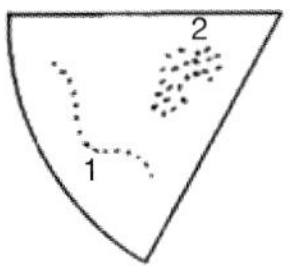 1. 移植排斥反应线 2. 角膜后沉积物	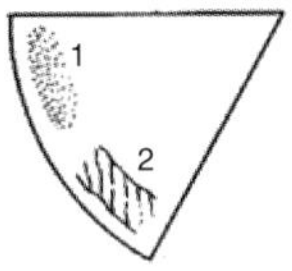 1. 角膜环 2. 肝豆状核变性	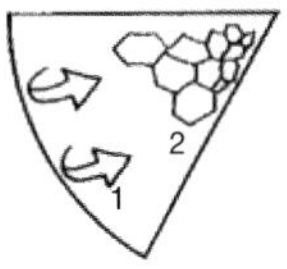 1. ICE 综合征中上皮样细胞增殖 2. 肥大的内皮细胞

图 5.2（续）

性、自身分解产物等。

增生

异常增生有三种基本类型：①生长与成熟异常；②位置异常；③角膜缘干细胞缺乏导致角膜表面结膜化。

角膜的特异性病理反应

图 5.2 总结了角膜四个层次的六种病理反应，它们都是每层结构中非常具有代表性的疾病。角膜功能受损程度既取决于病变类型、持续时间、严重程度

和位置,又取决于角膜自身修复和恢复正常结构及功能的能力。

角膜上皮的病理反应

缺损及其修复

正常角膜上皮每 4~7 天更新一次,涉及以下过程:①基底细胞向表面分化,病理性情况如维生素 A 缺乏导致表皮化和角质化;②角膜缘及周边细胞的向心运动,病理性情况如角膜缘上皮的化学损伤;③上皮细胞脱落,病理性情况如长时间佩戴软性角膜接触镜干扰了正常上皮细胞脱落。角膜上皮缺损的原因包括角膜擦伤、局部异物、神经营养不良性角膜病变以及复发性角膜上皮糜烂。

角膜上皮的愈合包括四个主要阶段:细胞移动覆盖缺损处、细胞有丝分裂以恢复正常厚度、细胞附着于基底膜以及重新建立正常结构[3,4]。重建角膜上皮完整性需要四个基本要素:正常基底膜、维生素 A、正常的泪膜和完整的感觉神经支配。

纤维化和血管化

由于角膜上皮缺乏结缔组织,因此不会发生纤维化或血管化。然而,任何一个病理过程都可能发生在上皮下,并且这些过程都可能影响上皮修复。

水肿和囊肿

当上皮细胞内或细胞间发生水肿时(例如内皮细胞功能失代偿),或者当上皮成熟过程中出现细小而碎屑样物质填充囊性空间时,例如上皮基底膜变性(epithelial basement membrane degeneration,EBMD)中的 Cogan 微囊,都会使上皮呈现囊性外观。当水肿导致角膜表面不规则改变,光线通过角膜产生衍射和散射,即使轻微的水肿都可以引起视力下降。

上皮水肿

上皮水肿有两个常见原因:内皮细胞功能障碍、上皮缺氧及创伤。当细胞水肿从基底膜脱离时就会出现大泡。上皮细胞间通过桥粒连接而紧密联系在一起(图 5.3)。角膜接触镜诱发的上皮水肿可能是由于镜片不合适或者长时间佩戴或者二者联合引起角膜上皮缺氧、局部高碳酸及损伤而导致,一旦超过上皮细胞代偿能力时,便引起细胞内水肿。

囊肿可以由快速倍增(如 Meesmann 营养不良)或退化(如 EBMD)的上皮细胞积累引起。在复发性

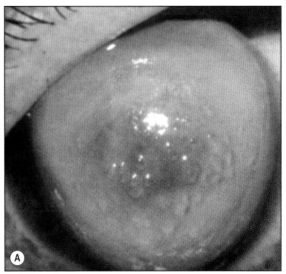

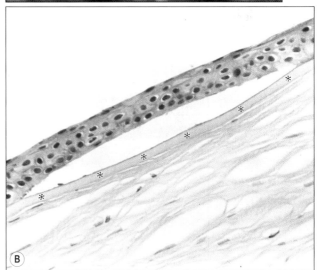

图 5.3 角膜水肿。(A)圆锥角膜导致后弹力层和内皮层自发裂开,形成弥漫性角膜水肿伴隆起的上皮大泡状改变(角膜水肿)。(B)组织病理学结果显示一个与角膜前弹力层(星号处)分离的上皮积液性大泡(A and B,from Leibowitz HM,Waring GO,Ⅲ. Corneal Disorders. Clinical Diagnosis and Management 2nd edn,Philadelphia,W.B. Saunders Company,1998. Copyright Elsevier 1998)

上皮糜烂中,慢性再生的上皮通常在糜烂起始位置表现为簇状、清晰、针尖样的微囊。

炎症和免疫反应

在角膜同种异体免疫排斥反应中,供体上皮细胞可被致敏的细胞毒性 T 淋巴细胞侵袭,这是对外来抗原(例如上皮细胞中的人类白细胞抗原(human leukocyte antigens,HLA))的特异性反应,并且在临床上表现为从供体 - 受体边缘向植片中心扩散的蛇形曲线。上皮细胞死亡的同时也出现上皮愈合,并且可

能使上皮排斥反应表现为一过性的、无任何症状的现象。

沉积物

上皮沉积物根据其来源分为四类：①化学元素；②药物；③全身疾病；④角膜营养不良与变性。

化学元素

最常见的上皮内沉积物为铁元素，含铁血黄素以线性模式沉积在上皮基底细胞的溶酶体中（图 5.4）。

药物[5]

全身大剂量给药可以使药物聚集在上皮细胞中，最常见的是抗心律失常药物 - 胺碘酮，它会产生特征性的螺纹状图案。沉积物的严重程度与使用的药物总剂量成正比。一般来说，药物在体内完全清除后，大部分角膜沉积物则会消失。

全身性疾病导致的上皮内沉积物很少对视力产生影响，除外某些遗传性代谢紊乱（例如黏多糖贮积症Ⅵ-A 型、Maroteaux-Lamy 和 Fabry 神经鞘脂沉积病）、多发性骨髓瘤和胱氨酸病。

角膜营养不良和变性

角膜营养不良很少在上皮层产生沉积物，除外 Meesmann 角膜上皮营养不良。

增生

上皮表现出的生长和成熟障碍包括增生、化生和异常瘤样增生。由于上皮层和基底膜需要与基质的轮廓保持一致，故上皮层的厚度并非固定不变。凸起区域的上皮通常会变薄（例如超过 Salzmann 结节或者整个圆锥角膜锥形体）[6]，而缺损处则增厚（例如上皮小凹）。上皮厚度的调节是为了维持角膜表面的光滑，以保持角膜良好的光学功能，但所涉及的具体机

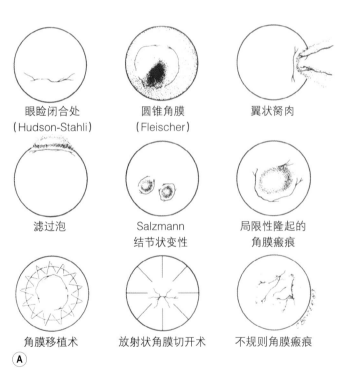

眼睑闭合处
(Hudson-Stahli)

圆锥角膜
(Fleischer)

翼状胬肉

滤过泡

Salzmann
结节状变性

局限性隆起的
角膜瘢痕

角膜移植术

放射状角膜切开术

不规则角膜瘢痕

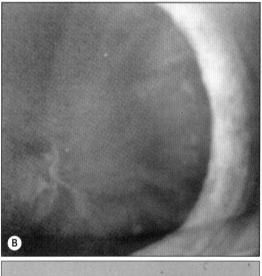

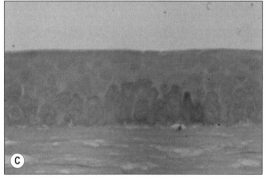

图 5.4 （A）角膜上皮中含铁线性沉积的 9 种形式。（B）铁在 Fuchs 角膜内皮营养不良且伴有慢性角膜水肿以及在不规则角膜上皮表面时，形成螺纹状、褐色、不规则线性沉积物。（C）组织病理学结果显示角膜上皮基底层深染的铁质沉积物。（A，from Steinberg EB, Wilson LA, Waring GO 3rd, et al. Stellate iron lines in the corneal epithelium after radial keratotomy. Am J Ophthalmol 1984；98：416. B and C, from Leibowitz HM, Waring GO, Ⅲ. Corneal Disorders. Clinical Diagnosis and Management. 2nd edn. Philadelphia, W.B. Saunders Company, 1998. Copyright Elsevier 1998）

制尚不清楚。

在眼部严重炎症时可出现异常的上皮化生(例如Stevens-Johnson 综合征)。

上皮层是角膜中唯一可以形成肿瘤的结构,而角膜缘干细胞处则是发生鳞状细胞癌的主要位置[7]。从轻度异常化生到原位癌的整个过程被称为"上皮内瘤变",它通常表现为一灰色的上皮内薄层不断延伸至透明角膜表面,但也可表现为角膜缘微凸起(图5.5)。

穿孔、外伤或手术创伤后可能出现上皮迁移。在这些情况下,增生的角膜上皮可以通过角膜瘘入侵至前房,并形成囊肿或向前房生长的薄层。上皮也可以增殖,例如准分子激光原位角膜磨镶术(laser in situ keratomileusis,LASIK)后的角膜瓣下上皮植入。

上皮下层的病理反应

缺损及其修复

上皮基底膜与前弹力层均无细胞,并且具有不同的愈合反应。基底膜由上皮基底细胞分泌,因此基底膜可以再生、过度生成或者改变形态。然而前弹力层不可以再生,它的局部缺损由成纤维细胞及结缔组织填充而形成永久的瘢痕。

纤维化和血管化

上皮基底膜及前弹力层都不会发生纤维化或血管化,纤维或血管组织以非血管或血管翳的形式生长于上皮基底膜与前弹力层之间。

上皮下非血管性纤维化

非血管性纤维组织作为非特异性应答出现在上皮层下方(例如晚期 Fuchs 角膜内皮营养不良)。此外,准分子激光屈光性角膜切削术(photorefractive keratectomy,PRK)后 4~8 周出现的上皮下角膜雾状混浊(haze),这种混浊则是上皮下的一层胶原蛋白和蛋白聚糖[8],它们随着时间的推移而变化。

Salzmann 结节状变性是一种特殊的非血管性上皮下纤维化。浅灰色"黏附样"病变由透明膜和基底膜组成,并聚集在前弹力层与薄而连续的上皮之间。

上皮下血管性纤维化

上皮下血管性纤维化涉及三种基本细胞:白细胞、增生的血管内皮细胞和分泌细胞外结缔组织基质的活性成纤维细胞。该过程发生于以下几种情况:

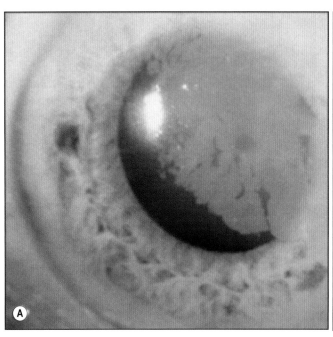
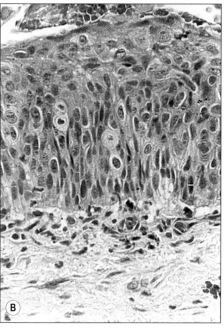

图 5.5 (A)角膜上皮内瘤样病变,一扁平的角膜缘团块延伸于角膜表面,外观表现为一灰色的、边界清晰的、伞状前缘的不透明薄层。(B)组织病理学结果显示增厚的异常成熟的上皮细胞和基底瘤样细胞。(A,from Leibowitz HM,Waring GO,Ⅲ. Corneal Disorders. Clinical Diagnosis and Management. 2nd edn,Philadelphia,W.B. Saunders Company,1998. Copyright Elsevier 1998. B,from Waring GO 3rd,Roth AM,Ekins MB. Clinical and pathological description of 17 cases of clinical intraepithelial neoplasia. Am J Ophthalmol 1984;97:547)

①轻度炎症之后(例如长时间佩戴软性角膜接触镜引起组织缺氧),细小的纤维血管组织缓慢地从角膜边缘向中央移行;②在慢性炎症期间(例如沙眼导致的眼睑瘢痕形成),致密的血管翳不断地向角膜中央延伸;③严重炎症(例如碱烧伤)之后,致密的纤维血管组织可以贯穿整个角膜(图 5.6)。

水肿和囊肿

如上所述,上皮下水肿源自内皮细胞功能失代偿,弥漫性基质水肿可使上皮基底膜形成皱褶。

炎症和免疫反应

对上皮下层的损伤大多是由炎症(先天性免疫)反应引起的,通常以上皮缺损及缺损表面局部白色浸润为特征,从而损伤前弹力层和浅基质层。此反应通常出现在严重感染或外伤后。上皮下浸润也可以由抗原和毒素(例如急性腺病毒性角膜结膜炎)引起,穿过上皮层侵入前弹力层和浅基质层,在此它们可以引起免疫和炎症反应。通常在没有并发上皮缺损的情况下,免疫和炎症反应可引起局部浸润与水肿。上皮下浸润也可以出现在穿透性角膜移植术后,表明发生了轻度同种异体免疫排斥反应。

沉积物

在上皮基底膜的沉积物中,比如来自局部用药中的银颗粒,在临床上很少见。局部和全身用药很少聚积在上皮下,但是唯一例外的是肾上腺素,曾有报道显示位于上皮细胞内与上皮细胞下方的肾上腺素红色素。角膜表面的含铁异物可以在前弹力层和浅基质层中沉积形成锈环。全身疾病很少选择性地将沉积物残留于前弹力层。

淀粉样物质以原发性、凝胶状、点状营养不良的形式沉积在上皮层的下方。Reis-Bücklers 营养不良中,形成的卷曲样细沉积物替代了前弹力层。

当发生角膜带状变性时,钙盐可以沉积在前弹力层,表现为睑裂区粉笔样白色斑块逐渐形成并发展。神经末梢区域的环形钙盐沉积可能是由高钙血症引起。

上皮基底膜增生

角膜上皮基底细胞可以在上皮内和上皮下分泌大量基底膜,这种现象可出现在原发性上皮疾病中(例如上皮基底膜营养不良[9](epithelial basement membrane dystrophy,EBMD))(图 5.7),作为非特异性

应答(例如 Salzmann 结节状变性)或者全身性疾病的表现(例如糖尿病)。

角膜基质的病理反应

角膜结构完整性、韧性和形态的保持主要源自于基质胶原蛋白,特别是 1 型胶原蛋白。

缺损及其修复

在外伤或者手术创伤后可能发生急性的角膜基质缺损,并且根据正常角膜伤口愈合原理进行修复。细菌性角膜溃疡也可发生角膜基质缺损,需要消灭细菌及控制炎症才能修复角膜基质。慢性角膜基质缺损通常是不断进展的,分为三类:①非溃疡性基质变薄;②无菌性基质溃疡;③先天性后部角膜缺损(见"角膜内皮层")。

在没有角膜上皮溃疡或基质炎症的情况下,发生持续性的或进行性的角膜基质变薄,可见于角膜扩张(例如圆锥角膜(图 5.8))、透明角膜边缘变性、Terrien边缘变性。显著的角膜基质变薄会改变角膜曲率,导致角膜结构不稳定和视力丧失。一般来讲基质总厚度在 400μm 以上可能是保持角膜完整性和正常结构的必要条件。

引起角膜基质减少最常见的原因包括碱烧伤、自身免疫性疾病和感染。这些损伤可能引起一系列破坏性炎症和酶的活动[10],导致基质形成持续性无菌性边界清晰的缺损,可能会进一步造成后弹力层膨出并且穿孔。

纤维化和血管化

角膜基质最常见的两个非特异性病理过程是发生纤维化(瘢痕形成)及血管化而失去透明性。

角膜基质中伤口愈合发生缓慢,可能是因为基质中没有血管,并且伤口愈合速度随年龄增加而减慢。产生的瘢痕组织比正常角膜基质脆弱,如穿透性角膜移植术后多年,受到创伤时植片哆开就证明了这一点。

在基质伤口愈合中有三个基本阶段:①破坏阶段,在胶原酶和蛋白聚糖酶的协助下,病变组织被中性粒细胞(polymorphonuclear,PMN)和巨噬细胞清除;②合成阶段,通过新合成的胶原蛋白与蛋白聚糖酶,再借助于基质成纤维细胞而使伤口闭合;③重塑阶段,通过组织结构胶原蛋白的改变,将初始化瘢痕转变为更透明的结构,并且更接近于正常角膜。

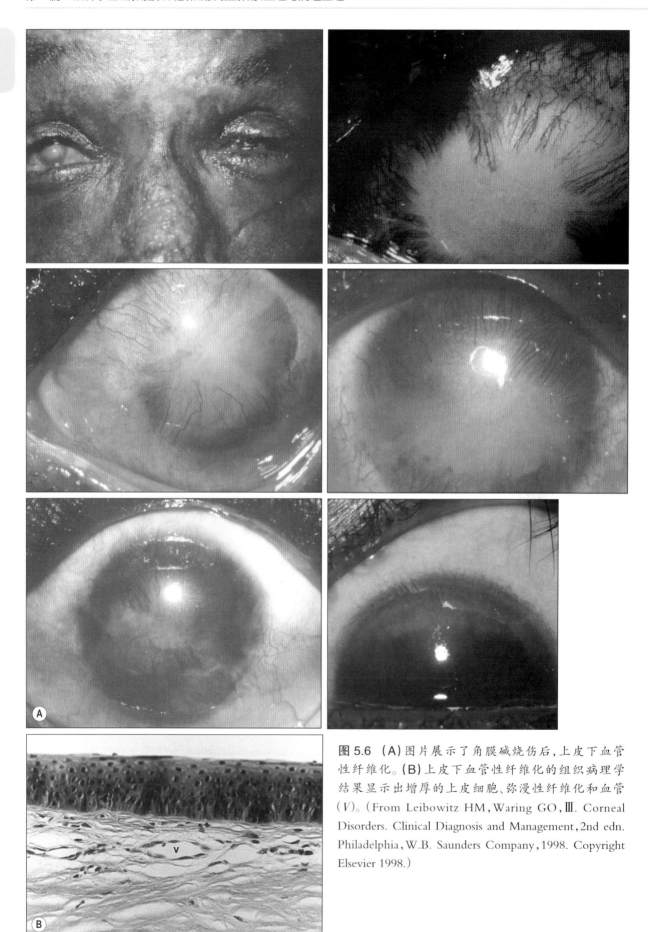

图 5.6 （A）图片展示了角膜碱烧伤后,上皮下血管性纤维化。（B）上皮下血管性纤维化的组织病理学结果显示出增厚的上皮细胞、弥漫性纤维化和血管（V）。(From Leibowitz HM, Waring GO, Ⅲ. Corneal Disorders. Clinical Diagnosis and Management, 2nd edn. Philadelphia, W.B. Saunders Company, 1998. Copyright Elsevier 1998.)

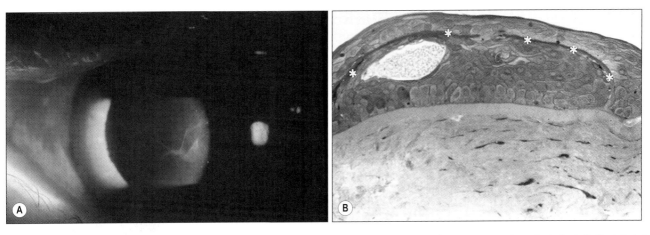

图 5.7 上皮基底膜变性。(A)灰色不规则的、地图状上皮基底膜。(B)组织病理学结果显示上皮层内基底膜异常增生(星号指示处),包绕增大、变厚、变性的上皮细胞,形成微囊肿(对应临床眼前节照相中的地图样改变之处),即"Cogan 微囊"(图中白色区域)。(A and B,from Leibowitz HM,Waring GO,Ⅲ. Corneal Disorders. Clinical Diagnosis and Management,2nd edn. Philadelphia,W. B. Saunders Company,1998. Copyright Elsevier,1998.)

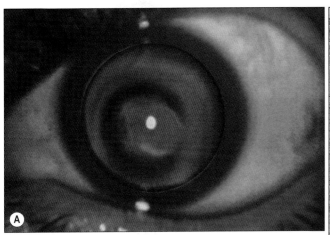

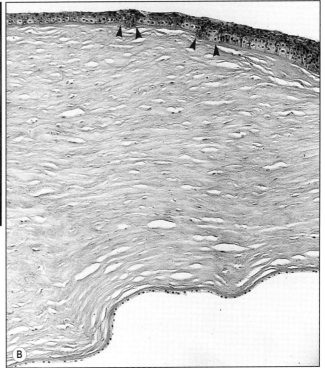

图 5.8 圆锥角膜。(A)后部视网膜红色反光照明使角膜中央锥体更加明显,表现为一微小油滴状外观。(B)在圆锥角膜中,中央角膜组织病理学结果显示:左边的标记显示了旁中央正常的角膜厚度,右边的标记显示了基质变薄伴随前弹力层局部断裂(箭头之间)。(A and B,from Leibowitz HM,Waring GO,Ⅲ. Corneal Disorders,Clinical Diagnosis and Management,2nd edn,Philadelphia,W.B. Saunders Company,1998. Copyright Elsevier,1998.)

如果破坏阶段没有被控制,则角膜基质溶解可导致角膜穿孔。如果合成阶段被药物(例如糖皮质激素)或疾病(例如类风湿性关节炎)所抑制,则愈合可能延迟,同时伤口抗应力作用也可能降低。相比之下如果合成阶段不受控制地进行,则会导致更明显的瘢痕。

在角膜前基质受损伤的数小时内,由纤维蛋白凝块填充基质缺损处,泪液和房水使相邻的基质发生肿胀,中性粒细胞从泪膜迁移到伤口中。然后伤口边缘的角膜基质细胞(keratocytes,K)死亡,上皮细胞向伤口处迁移。

上皮 - 基质间的相互作用在角膜伤口愈合中起重要作用。上皮愈合包括细胞因子(例如白细胞介素[IL]-1,组织生长因子[TGF]-β)刺激基质层的基质细胞转化为成纤维细胞和肌成纤维细胞,并且刺激基质细胞分泌细胞外基质。这种现象可出现在 PRK 术后[11],此时愈合的角膜上皮与其下的基质直接接触(没有前弹力层)。而准分子激光原位角膜磨镶术(LASIK)后的角膜瓣下却不会产生雾状混浊,可能就是因为除了上皮瓣边缘外,不存在上皮 - 基质间的相互作用[12]。

基质纤维化

当角膜基质胶原纤维正常排列结构发生改变时,表现为角膜基质混浊,可引起进入角膜的光线发生散射。严重的、长时间大范围的伤口愈合决定了角膜瘢痕的严重程度。

瘢痕形成的类型通常不能诊断由何种疾病引起,但有些病变过程会留下特殊的瘢痕。细菌性与真菌性角膜炎通常会产生一个局限性、边界清晰的瘢痕。碱烧伤往往会留下弥漫不透明的大理石花纹样的瘢痕,梅毒性角膜基质炎会在深基质层留下幻影血管与脂质沉积样瘢痕。

基质血管化

角膜基质血管化是非特异性病理反应,血管位置和数量反映了炎症的位置及严重程度[12]。基质血管可以通过以下三种途径对视力造成损害:①破坏角膜正常基质结构;②脂质渗漏;③增加角膜同种异体免疫排斥的可能性。通常情况下,临床医生试图通过阻止角膜基质血管化以维持视力。

基质血管会特征性地生长于三个层次中:①上皮下和浅基质层的血管(浅表角膜疾病);②基质层中间的血管(角膜慢性炎症);③基质深层的血管(角膜葡萄膜炎)。

侵入基质的血管由浅表结膜血管、深层巩膜血管或虹膜血管(当虹膜与角膜接触时)引起。这些血管沿着胶原蛋白层以平面的方式扩展,但是当扩展过程中遇到瘢痕时,则以前后方向生长。

在炎症条件下,血管分布与白细胞浸润范围基本一致。局限性炎症的血管呈三角形丛状生长,穿透性角膜移植术后的血管围绕植床 - 植片边缘呈环形生长。

通常情况下,除了少数病例外(例如沙眼上方角膜缘血管翳和过度佩戴软性角膜接触镜形成的角膜缘环状血管翳),不能以单一的血管形态来描述一个特定的疾病。基质血管在活动性炎症期间不断生长,当炎症消退时,使基质血管缩小形成没有血液流动的内皮细胞围成的腔隙(即幻影血管),如果炎症复发或缺血发展时,这些血管又可以重新充满血液。

水肿和囊肿

基质水肿是常见的临床表现[14],角膜基质内上皮样排列的微囊肿非常少见。

当角膜基质含水量高于正常值的78%时,就会形成基质水肿。在大多数情况下,角膜基质水肿由内皮细胞或上皮泵功能的破坏而导致,表现为角膜厚度的增加。液体积聚在基质黏多糖中,改变了胶原纤维的正常排列。临床上,基质水肿表现为灰色毛玻璃样雾状混浊,从细小的、弥散的颗粒样变为致密的、灰色不透明的液性囊腔。当基质隆起时,角膜前表面曲率保持不变,而富有弹性的后弹力层向后移位,形成皱褶(角膜皱褶)。

角膜基质水肿的最常见原因是内皮细胞层受到破坏。它经常发生在:①手术创伤;②Fuchs 角膜内皮营养不良;③严重的虹膜睫状体炎、单纯疱疹病毒性角膜基质炎和急性闭角性青光眼;④后弹力层缺损且对应位置的内皮也缺失(例如圆锥角膜引起的水肿)。

基质水肿通常局限于发生内皮或上皮损伤的区域,大概是因为其他区域的正常内皮继续从基质泵除多余的液体(例如水肿通常与白内障切口相邻)。

LASIK 术后,严重的角膜水肿会导致“囊性”空间形成,此空间是一个无上皮衬里的充满液体的空隙(层间积液)(例如眼压相关性层间角膜炎(pressure induced interface keratitis,PⅡK[15]))。

炎症和免疫反应

许多感染性、免疫性、创伤性疾病导致角膜基质中白细胞的聚集,最终形成模糊的灰褐色颗粒样外观。当白细胞聚集时,产生黄白色化脓病灶。如果继发于白细胞浸润的角膜损伤则后果非常严重,基质会因为水肿及化脓而变厚,进而变成凝胶状并开始溶解。白细胞的破坏过程通常由伴或不伴新生血管的纤维化来达到平衡。

在组织病理学上,白细胞沿着基质层迁移并且以不同的密度聚集。细菌特别是革兰氏阴性细菌,如铜绿假单胞菌,由于中性粒细胞和细菌分泌蛋白水解酶而导致严重的基质化脓与破坏。

基于免疫的基质炎症更复杂,这种炎症可以由抗原 - 抗体复合物的沉积和补体介导的超敏反应(如类风湿性关节炎(RA))引起,也可通过先前暴露于易感染因子(如单纯疱疹病毒)的基质细胞表面抗原的改变而引起。

单纯疱疹病毒性角膜基质炎可能是通过病毒抗

原沉积到基质中,随后中性粒细胞和淋巴细胞移行至抗原沉积的基质处,形成免疫复合物而引起超敏反应,这便形成了向心迁移的免疫环(Wessely 环)。而单纯疱疹病毒性内皮炎,更可能表现为基质细胞膜表面蛋白被病毒修饰或内皮细胞直接被病毒所破坏的迟发型超敏反应。

沉积物

对眼球成像的影响与基质沉积物的中心位置和密度有关。

局部和全身药物

极少有药物沉积在角膜基质中。金元素例外,它可以聚积在基质细胞的细胞质中,呈现无数细小圆形的灰状颗粒(眼金质沉着病)[16]。

眼病

较小的基质异物如木屑,如果不进行手术取出,则会作为炎症反应的一部分被排出。其他反应较少的异物,如尼龙缝线,可能导致基质瘢痕形成。

基质血管渗漏出来的脂质沉积在角膜基质中比较常见[17]。角膜基质细胞能够合成脂质,脂质前体可以从血管中渗漏出来,并且可能被合成或分泌胆固醇与脂肪酸的角膜基质细胞吸收。这些沉积物多种多样,从血管末端的折射性结晶到深达基质全层的团块都可能沉积在基质中。

老年环是角膜中最常见的脂质沉积,被认为是老年化的正常改变,如果在 30 岁之前出现,则暗示患者可能有高脂蛋白血症[18]。

角膜血染发生于前房积血后,特别是在持续增高的眼压(intraocular pressure,IOP)或角膜内皮损伤的情况下易出现。

全身疾病

在某些全身疾病中,角膜基质中可能会出现非免疫性沉积物,也许是因为角膜基质细胞参与遗传代谢障碍性疾病(例如黏多糖贮积症),或者是因为角膜基质是异常循环物质的储存库(例如多发性骨髓瘤的球蛋白结晶[19])。

中央角膜脂质沉积物见于高密度脂蛋白(high-density lipoprotein,HDL)代谢障碍的罕见遗传性疾病,如卵磷脂 - 胆固醇酰基转移酶(lecithin-cholesterol acyltransferase,LCAT)缺乏症。

在黏多糖贮积症中,角膜中过量硫酸角质素的沉积会使角膜呈现出弥漫性毛玻璃样外观。

源自角膜基质营养不良及基质变性的沉积物

异常物质或异常数量的正常物质沉积可能会造成角膜基质营养不良患者的角膜混浊[20],如格子状角膜营养不良或多形性淀粉样变性中的淀粉样蛋白、颗粒状营养不良中的磷脂、斑块状角膜营养不良中的黏多糖和 Schnyder 结晶状角膜营养不良中的脂质。

增生

基质增生通常发生在外周角膜,可以是先天性或获得性。先天性基质增生包括皮样迷芽瘤,由组织学上正常的组织异位形成。获得性基质增生常见于手术或外伤后角膜基质伤口发生非血管化增生。当前弹力层的缺损持续存在时,角膜基质可能向前增生,表现为形似羽毛状边缘的灰色斑块。随后角膜基质通过角膜移植[21]伤口或沿着人工角膜[22]增生,可以形成一层较厚的灰色组织,即角膜后膜。

角膜内皮层和后弹力层的病理反应

缺损(及其修复)

正常成人内皮细胞密度约为 2500 个细胞 /mm^2,正常细胞大小约为 250μm。内皮层缺损可以单独发生或联合后弹力层一起发生。在任何一种情况下,房水都会通过缺损处渗透进入角膜基质,产生持续的基质和上皮水肿,直至内皮层在缺损处重新形成一层有功能的内皮。

内皮层缺损

内皮层发生缺损,可以是急性(外伤或手术后(角膜后弹力层内皮移植术、角膜后弹力层剥除内皮移植术)),也可以是慢性(如 Fuchs 角膜内皮营养不良)。

受伤后角膜内皮层的自我修复最初是通过内皮细胞局限性移行、体积增大和最低限度的细胞分裂完成[23]。正常情况下,角膜内皮细胞不会发生分裂,但受到损伤时可能会促进内皮细胞的分裂。儿童内皮细胞的再生潜力很大,随年龄增长而下降。损伤后尽管外周内皮细胞可以充当再生内皮细胞来源,但是也只有与缺损相邻的内皮细胞直接参与到伤口愈合的过程中,离缺损较远的部位保留其正常结构。当内皮层的屏障和泵功能重新建立时,则基质水肿消失。

在正常角膜中 48%~90% 的内皮细胞是六边形的。内皮细胞大小和形状的变化发生在愈合过程中,使六边形细胞的数量下降。内皮细胞大小和形状的变化反映了损伤的严重程度。体积增大的细胞代表那些覆盖于缺损表面的内皮细胞,而体积较小的细胞代表那些脱落的或者是由有丝分裂而来的内皮细胞。内皮细胞的大小与功能之间的相关性很小。

对内皮层的急性损伤最常见的原因是手术所致(例如白内障摘除或角膜内皮移植术中剥除受体后弹力层和内皮层,或折叠供体植片时)[24]。

内皮层的慢性疾病,如 Fuchs 角膜内皮营养不良[25]和人工晶状体植入术后角膜水肿[26],引起内皮细胞逐渐丢失。随着内皮细胞的丢失,剩下的细胞逐渐扩大及变平来维持对角膜后弹力层的持续覆盖。然而如果细胞持续丢失,超过剩余细胞维持角膜消除肿胀的能力并导致角膜内皮失代偿,同时伴有基质和上皮水肿,有时则形成瘢痕。穿透性角膜移植术后,内皮细胞密度下降持续约 5 年时间,然后才能保持相对稳定[27]。在角膜内皮移植术后(自动取材后弹力层剥除角膜内皮移植术和角膜后弹力层内皮移植术),三年和一年的内皮细胞密度下降程度与穿透性角膜移植术后相似[28,29]。

后弹力层缺损

后弹力层的延展性比全层基质更小,因此可能会因角膜受到拉伸而断裂。这些缺损在急性角膜水肿时可以通过后弹力层沿着受损边缘收缩和卷曲而扩大。例如,助产钳垂直压迫眼球,从而形成水平方向拉伸后弹力层的作用力,使后弹力层产生垂直或斜行的断裂纹。婴幼儿型青光眼眼压升高使角膜扩张,在后弹力层中形成迂曲或环形的断裂纹。

在这些所有疾病中,后弹力层可以与附着的基质分离,在前房形成凸起的边缘或线样改变。由于这些疾病大多数发生在年轻患者中,所以角膜内皮层常常通过产生厚的内皮下纤维基质以修复并覆盖缺损处。即使重新形成连续的内皮,也不能使收缩和卷曲的后弹力层破裂边缘复原[30]。

在大多数 Peters 异常病例中,都存在先天性的局限性后弹力层和内皮层缺损,从轻微的压痕到深达前弹力层的凹陷。

纤维化和血管化

内皮细胞就像基质细胞那样可以分化为上皮样细胞(例如后部多形性营养不良(posterior polymorphous dystrophy,PPMD))。

内皮层与后弹力层不包含结缔组织,因此不会形成典型的纤维化或血管化。然而当内皮损伤或病变时,它便分泌一层异常的纤维组织(后胶原层),可能导致视力丧失(图 5.9)。

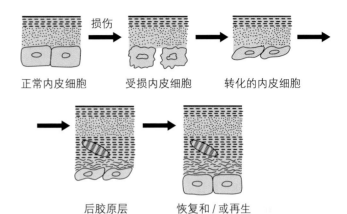

正常内皮细胞   受损内皮细胞   转化的内皮细胞

后胶原层   恢复和／或再生

图 5.9 内皮的各种损伤,使角膜内皮细胞转化为成纤维细胞样细胞,并且在原来的后弹力层后表面分泌细胞外基质形成后胶原层。正常内皮细胞形态可以恢复,依赖于创伤的程度和持续时间。(From Leibowitz HM,Waring GO,Ⅲ. Corneal Disorders,Clinical Diagnosis and Management,2nd edn,Philadelphia. W.B,Saunders,1998. Copyright Elsevier,1998.)

后胶原层

临床上,后胶原层在后弹力层后表现为一层灰色薄膜。这种组织在 30 多种不同的角膜疾病中被以各种名称描述,包括:Fuchs 角膜内皮营养不良中的角膜小滴、人工晶状体眼角膜水肿中的灰色"增厚的后弹力层"。我们推荐后胶原层(posterior collagenous layer,PCL)为首选名称[31]。

通过光学显微镜观察,过碘酸 - 希夫染色(periodic acid-Schiff,PAS)显示了原始均匀的后弹力层,其后的 PCL 由多个不同厚度和染色的薄膜组成。在异常层面中,免疫组织化学可鉴定 5 种不同胶原类型和蛋白聚糖[32]。

通过透射电子显微镜观察后胶原层以明确内皮或后弹力层病变的发病时机

在正常条件下,后弹力层在整个生命期间不断增厚,从出生时约 $3\mu m$ 增加到 90 岁时约 $18\mu m$。当通过透射电子显微镜观察时,后弹力层的前纹状层于出生时就存在。此后与此相似的非纹状层在整个生命期间不断产生并增厚。

由内皮层病变或创伤导致的多层薄膜状 PCL 的

积累可看作是一个历史印记[31]。值得注意的是,可以根据后胶原层推断出异常病变过程是先天性的还是后天性的。例如在受 ICE 综合征影响的角膜中,在正常纹状层和非纹状层后弹力层后面存在异常的 PCL,则表明在成人期出现过内皮疾病的急性发作[33]。另一方面 PPMD 显示非纹状层前部的异常,则表明是先天性病因。

后弹力层或 PCL 不会发生血管化,一定厚度的角膜后膜可以发生血管化,但大多数合并有虹膜粘连。

水肿和囊肿

内皮水肿通常与内皮细胞功能下降和相邻基质水肿有关。真性囊肿则不会发生在这些结构中。内皮细胞内和细胞间的液体累积构成一个膨胀的空间,形成露滴状、具有金属光泽的外观(假性赘疣)[34]。

由于后弹力层是易于水分渗透并且仅含有少量黏多糖的紧密组织,所以它不会水肿。然而,通过水肿形成向后的凸起,可以使后弹力层与后基质层分离。PPMD 的特征为局限性、圆形的小病变,类似于一组囊泡或水疱。然而这些不是真正的囊泡,而是内衬于后弹力层上的后基质中的小凹陷[35]。

炎症和免疫反应

内皮细胞间接地参与到疾病的炎症反应过程中,比如感染性角膜炎和虹膜睫状体炎。血管扩张和趋化因子使内皮与白细胞接触,形成角膜后沉积物(keratic precipitates,KP)。KP 有多种形态,包括:①角膜后表面的非特异性 KP(例如强直性脊柱炎);②局限性丛集状 KP(例如单纯疱疹病毒性盘状角膜内皮炎);③中央偏下的椭圆形或三角形 KP(例如类肉瘤性葡萄膜炎)。内皮也直接参与某些疾病的炎症过程,如疱疹疾病和同种异体免疫排斥反应,在这些疾病中,内皮细胞表面的抗原则诱发免疫反应(例如供体上的内皮排斥线(Khodadoust,内皮线))。

中性粒细胞和单核白细胞通过特异性细胞表面受体结合在内皮细胞表面,并渗透穿过这些内皮细胞,然后在后弹力层和内皮层之间移动。如果炎症过程是轻至中度或得到适当治疗,白细胞则会迁移回前房,并且内皮层功能会得到恢复。如果炎症过程比较严重或治疗不当,则内皮细胞空泡化不断增加,从角膜后弹力层分离,脱入前房最终死亡。

后弹力层对蛋白水解酶具有显著的对抗性。在严重的角膜炎、虹膜睫状体炎以及眼内炎的过程中,后弹力层就像一道屏障,阻止白细胞和大部分微生物通过,从而抵抗感染的破坏[37]。真菌则例外,因具有多种复杂的酶,故能穿过后弹力层。在严重的基质溶解后,后弹力层可以作为角膜中唯一完整的结构而存在。

特别针对后弹力层的炎症着实罕见。

沉积物

局部和全身药物

药物和化学元素沉积在后弹力层中。虽然现今这些药物很少使用,但是在以前的报道中,长期局部应用含银药物(例如弱蛋白银)是最常见的后弹力层沉积物来源。黑色素则选择性沉积在内皮细胞中或内皮细胞上。

眼部疾病与全身疾病

在全身疾病中,后弹力层中最常见的沉积物是铜(例如 Wilson 病中的 Kayser-Fleischer 环)。在临床上,铜聚集在角膜周边后弹力层附近,最初出现在上下方角膜缘内,然后合并形成 360 度的绿棕色沉积物。

内皮细胞内或细胞表面的黑色素沉积物可以从眼内几种不同结构中产生。在疾病过程中,内皮细胞吞噬色素,例如色素播散综合征,会在角膜后表面产生细粉尘样 KP(Krukenberg spindle)。虹膜基质黑色素细胞和色素上皮细胞可以在角膜后迁移,特别是存在内皮破坏或虹膜粘连的地方。它们可以和树枝状细胞形成一层模糊的褐色膜,或者形成边缘锐利的深棕色圆形斑块。色素沉着的巨噬细胞也可能会在内皮中发现,但通常在临床上很难见到。

可以沉积在内皮表面上的其他物质包括:淋巴细胞和中性粒细胞(KP)、前房积血的红细胞、淋巴增生性疾病中的肿瘤细胞、假性剥脱综合征中的白色片状物、白内障摘除后的晶状体皮质或囊膜。

角膜营养不良和变性

脂质(角膜老年环)是沉积在后弹力层中最常见的物质。在角膜营养不良中,只有斑块状角膜营养不良会在内皮和后弹力层中产生沉积物[38]。

增生

前面已经讨论了内皮层可以产生过量基底膜和胶原组织,但是,内皮层不会发生肿瘤或发育不良的疾病。

内皮细胞能够转化为类成纤维细胞或类上皮细胞。在某些病变中,比如 PPMD[39] 和 ICE 综合征,在角膜后表面可能存在成片的含有角蛋白的上皮样细胞。

尽管再生能力很弱,但在特定环境下,内皮仍可以在小梁网、虹膜和玻璃体表面增殖,特别是儿童。当发生这种情况时,内皮本身不可见,但其产生的基底膜(异位性后弹力层)可见,并且经常被描述为玻璃膜或透明膜。该过程有时被称为前房的内皮化或后弹力层化,并且可能导致青光眼以及虹膜与瞳孔变形(例如 ICE 综合征)。

免疫应答:眼内的免疫系统组成和反应

概述

眼部免疫涉及一系列局部和全身的免疫活性细胞,通过特异性细胞表面受体及可溶性介质介导的细胞间的相互作用,其目的是使人眼免于各种伤害,维持其精细功能和完整结构。虽然免疫反应通常是保护性的,但活跃的免疫反应可能发生组织损害(例如超敏反应)[40]。免疫反应的调节非常复杂,眼前节可发生多种免疫调节现象,包括免疫赦免、免疫耐受和自身免疫[41]。

免疫系统由主要(胸腺、脾脏和骨髓)和次要(淋巴结和黏膜相关的淋巴组织(MALT))成分构成。人眼有自己的 MALT,即眼相关淋巴组织(EALT)。

针对抗原的免疫应答分为两种不同类型[40]。第一种,先天性或自然的反应,是针对微生物分子成分的第一道防线。它激活并指导获得性免疫反应调节炎症和介导"免疫平衡"(促炎和抗炎过程之间的平衡),起效迅速(数分钟),但无免疫记忆。先天性免疫系统的细胞使用免疫识别受体(模式识别受体(pattern recognition receptors,PRRs,例如 toll 样受体(TLR)和细胞内的 PRRs)),以识别微生物表面的特异性病原体相关分子模式(pathogen-associated molecular patterns,PAMPs)。每个 PAMP 以一组特殊微生物为特征。PRRs 可以由局部分泌产生或来自体液循环(例如抗菌肽(antimicrobial peptides,AMPs)、防御素、丛集素、凝集素和五聚素等),进而通过细胞(例如中性粒细胞、单核细胞、自然杀伤(natural killer,NK)细胞和树突状细胞(dendritic cells,DC))和可溶性因子(例如抗菌肽(AMPs)、补体、溶菌酶和炎症介质)而触发炎症[41]。

第二种,适应性或获得性免疫反应,由体液(抗体)和/或细胞介导(cell-mediated immune,CMI)免疫反应,此过程通常需要比较长的时间(数小时、数天),并且可随时间的推移而变化。适应性免疫反应的三个重要组成部分包括:①细胞(B 淋巴细胞和 T 淋巴细胞);②可溶性成分(抗体、细胞因子);③受体。三个反应阶段包括:首先是抗原识别,通过抗原呈递细胞(antigen presenting cells,APCs)将抗原呈递给宿主 T 淋巴细胞;其次是抗原加工,通过两种信号模式激活特异性效应淋巴细胞(B 细胞和 T 细胞),并促进其分化和增殖;最后是成熟的特异性细胞与其特异性靶抗原相互作用。此后接触到抗原时,激活的记忆细胞对特异抗原的反应非常敏感,并且更加猛烈。

在本节中,我们将重点介绍人体免疫反应的基本原理和眼部免疫反应的特征[41-43]。图 5.10 举例说明了急性炎症的一系列反应过程,图 5.11 则举例说明了慢性炎症的一系列反应过程。表 5.1 列出了主要的可溶性介质和炎症受体。

炎症细胞和免疫应答

免疫活性细胞的主要类型包括淋巴细胞(B 细胞、T 细胞和非 B 非 T 细胞)、单核吞噬细胞(单核细胞和巨噬细胞)、髓系细胞(多形核白细胞)、辅助细胞(抗原呈递细胞、树突状细胞、血小板和内皮细胞)[40]。

淋巴细胞

淋巴细胞无法通过典型的形态学特征来鉴别,而是以发育、细胞产物和特征性细胞膜受体来定义,即基于"分化簇"(clusters of differentiation,CD)而命名。

B 淋巴细胞

B 淋巴细胞占循环淋巴细胞总数的 5%~15%,主要负责适应性免疫反应中的体液免疫(抗体)。B 淋巴细胞产生大量(20 000~200 000)的特异性免疫球蛋白,并表达于这些细胞表面。B 淋巴细胞有五个亚类:IgG、IgA、IgM、IgE、IgD。

大部分人的外周血中 B 淋巴细胞表达为 IgM 和 IgD,IgG 分子上的 Fc 受体也表达于 B 细胞膜上。另外主要组织相容性(major histocompatibility class,MHC)Ⅱ类抗原位于大多数 B 细胞上,并赋予这些细胞"抗原呈递"能力。

T 淋巴细胞

T 淋巴细胞占外周血淋巴细胞的 65%~85%,并直接参与适应性免疫应答中的细胞介导部分[40]。T 细胞从胸腺内的细胞前体发育而来。在胸腺内分化期间,T 淋巴细胞的特异性标记 T 细胞抗原受体(T-cell

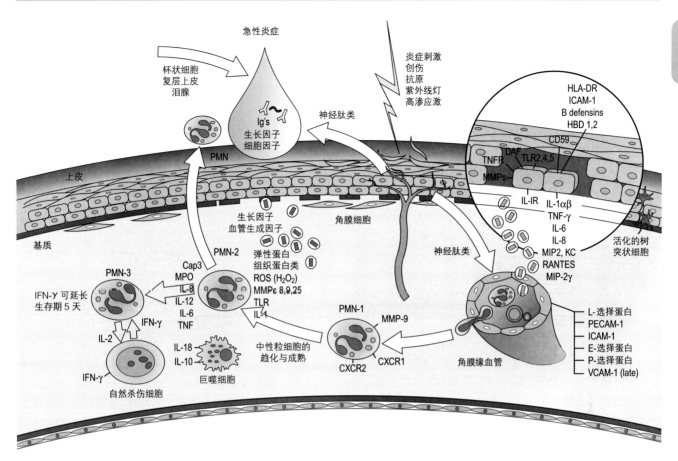

图 5.10 急性炎症:急性刺激后,细胞释放白介素 1、6、8 和肿瘤坏死因子 α,促进边缘朗格罕细胞迁移至角膜中央。这些细胞因子同时也上调血管内皮细胞边缘的 ICAM-1、E-selectin、L-selectin、PECAM-1,促进多形核白细胞(PMN-1)浸润。补体被激活,局部受体调节补体应答,同时也释放特异性生长因子和血管生长因子。角膜软化症可能是由白介素 1 刺激白介素 8 的释放和多形核白细胞(PMN-2)的活化引起,PMN-2 释放金属蛋白酶(组织降解酶)和其他溶菌酶,导致角膜溃疡形成。肿瘤坏死因子 γ 和白介素 2 的释放也许可以延长 PMN-3 的生存时间和吸引更多自然杀伤细胞

antigen receptor,TCR)产生。并且每个 TCR 与 CD3 或 T 细胞分化抗原有关。T 细胞具有 MHCⅡ类 HLA-DR 表面抗原。

辅助 T 细胞的四大功能亚群是:Th1、Th2、Th17、Treg(调节性 T 细胞),它们通过分泌独特的细胞因子来区分,对免疫反应的调节如图 5.12 所示。辅助 T 细胞的第一个亚群 Th1 细胞,产生肿瘤坏死因子 β(TGFβ)和干扰素 γ(INFγ)。INFγ 通过树突状细胞和巨噬细胞增加 IL-12 的生成,并且通过正反馈刺激辅助 T 细胞中干扰素 γ 的生成,从而促进 Th1 细胞增殖。第二个亚群 Th2 细胞分泌 IL-4、IL-5、IL-6、IL-10 和 IL-13。Th2 还通过辅助性 T 细胞表面 IL-4 促进其自身细胞因子分泌,以及 IL-10 对多种细胞因子的抑制来促进自身增殖。第三个亚群 Th17 细胞产生 IL-17、IL-6、IL-22 和粒细胞集落刺激因子(G-CSF),不同

于前两个亚群细胞的是,其过量生成被认为在慢性感染、过敏和自身免疫性疾病中起关键作用;IL-22 可能在黏膜免疫中发挥作用。第四个亚群 Treg 细胞在免疫耐受的建立与维持及"抑制"免疫应答方面起至关重要的作用,它们可能通过对保护免疫应答的异常抑制来促进疾病的发展(例如在某些恶性病变中)[41]。

细胞毒性 T 细胞(Tc)为 MHC Ⅰ类表达 CD8 联合受体。它们携带 TCR-2 受体,参与细胞破坏活动,破坏病毒感染的细胞和外源性同种异体细胞。细胞毒性主要通过颗粒胞吐(启动细胞凋亡)和 Fas 配体的表达而发挥作用,此外 Tc 细胞还分泌细胞因子,如 INFγ 和 TGFβ。

γ-δT 细胞 CD4⁻ 及 CD8⁻ 是 TCR 表达 TCR 1 型的独特亚群。尽管它们在多数感染中大量扩增,但其确切的功能还不清楚。

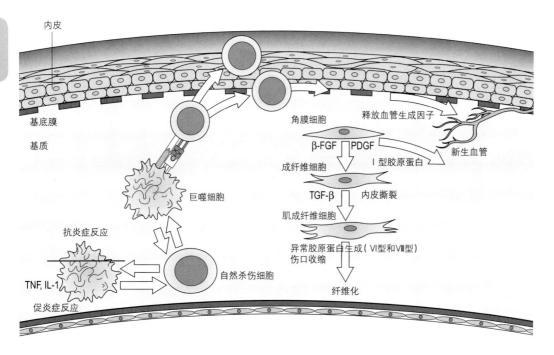

图 5.11 慢性免疫 / 炎症反应:在免疫 / 炎症反应的慢性阶段,浸润的淋巴细胞(NK 细胞)释放肿瘤坏死因子 γ,刺激角膜基质 / 内皮上 ICAM-1 和 HLA-DR 联合表达的上调,从而为 HLA-DR 依赖性细胞介导的细胞毒性提供机制。巨噬细胞可以扮演促炎症反应或者抗炎症反应的角色,取决于释放的细胞因子。特异性免疫反应通过抗原处理(巨噬细胞与 T 淋巴细胞之间)产生 Th1 或 Th2 淋巴细胞。Th1 应答导致 IL-2、INF-γ 的释放,与病毒感染、移植片感染、干眼有关。Th2 应答导致 IL-4、IL-5、IL-13 的释放。这些都与变态反应和寄生虫反应有关。此外,通过碱性成纤维细胞生长因子(bFGF)和血小板衍生生长因子(PDGF)的作用,角膜细胞转化为成纤维细胞,以及通过转化生长因子 β(TGF-β),变成肌成纤维细胞,产生异常胶原蛋白(V 型和Ⅷ型),导致基质瘢痕形成。血管生长因子也可导致基质异常血管化

表 5.1 可溶性介质和炎症受体(重要实例)

分类	具体介质和受体	来源 / 细胞	目标 / 配体 / 作用
黏附分子	细胞间黏附分子 1(ICAM-1)	内皮细胞(EC)	淋巴细胞功能相关抗原 1(LFA-1)促进白细胞补充
	极晚期抗原 1(VAL-1)	T 细胞	胶原,纤维粘连蛋白,层粘连蛋白
	血管细胞黏附分子(VCAM)	内皮细胞(EC) 巨噬细胞(MΦ)	极晚期抗原 4(VLA4)
	血小板内皮细胞黏附分子(PECAM)	T 细胞	内皮细胞(EC) 血小板
	Fas 配体(Fas L)	多种细胞	Fas 配体受体(FasR) 细胞凋亡 细胞毒性 T 细胞活性 角膜的免疫赦免
	肿瘤坏死因子(TNF) 相关细胞凋亡诱导配体(TRAIL)	T 细胞	细胞凋亡 死亡受体 DR4(TRAIL-RI)和 DR5(TRAIL-RⅡ)
	黏膜细胞黏附分子 1(MAdCAM-1)	T 淋巴细胞。(T)	淋巴细胞 Peyer 结 HEV 黏附分子 1(LPAM-1 或整合素 α4β7)
	P- 选择素	内皮细胞(EC)	白细胞(WBC)
	E- 选择素	内皮细胞(EC)	白细胞(WBC)
	L- 选择素	白细胞(WBC)	内皮细胞(EC)

分类	具体介质和受体	来源 / 细胞	目标 / 配体 / 作用
趋化因子	趋化因子配体 5（CCL5），调节正常 T 细胞激活的表达和分泌（RANTES）	T 细胞 嗜碱性粒细胞（BΦ） 嗜酸性粒细胞（EΦ）	T 细胞、嗜酸性粒细胞、嗜碱性粒细胞的趋化现象 自然杀伤（NK）细胞的激活
	趋化因子受体 1,2	自然杀伤（NK）细胞,嗜碱性粒细胞（BΦ）	IL-8
	白细胞介素 8（IL-8）	成纤维细胞 角膜上皮细胞（EpC）	角膜新生血管形成 吸引中性粒细胞
趋化成分	嗜酸性粒细胞趋化因子	肥大细胞（MC）	吸引嗜酸性粒细胞
	中性粒细胞趋化因子	肥大细胞（MC）	吸引中性粒细胞
	嗜酸性细胞活化趋化因子	嗜酸性粒细胞（EΦ）	吸引嗜酸性粒细胞
	巨噬细胞迁移抑制因子（MIF）	T 细胞	细胞介导的免疫（CMI） 免疫调节 炎症
	血小板激活因子（PAF）	肥大细胞（MC）	血管扩张 增加渗透性
凝血和纤维蛋白溶解因子	纤维蛋白（因子Ⅰa）	纤维蛋白原	凝血 炎症
	凝血酶（因子ⅩⅢ）	内皮细胞	将纤维蛋白原转化为纤维蛋白
	纤维蛋白原（因子Ⅰ）	肝脏	纤维蛋白前体
	层粘连蛋白	基底上皮细胞	整合蛋白
	纤维连接蛋白	巨噬细胞（MΦ）	
补体	补体 C5a	肝细胞,APC	过敏毒素 肥大细胞释放组胺 中性粒细胞的趋化作用
	补体 C3a	巨噬细胞	趋化性 过敏毒素
	补体 C3b（调理素）		通过巨噬细胞调理细菌（ MΦ）
	衰变加速因子（DAF）	角膜上皮细胞（EpC）	补体调节阻止 C3bBb 复合物的形成
集落刺激因子	粒细胞 - 巨噬细胞集落刺激因子	巨噬细胞（MΦ）,成纤维细胞（FB）	巨噬细胞活化
细胞因子	白细胞介素 1（IL-1α,β）	角膜上皮细胞（EpC）巨噬细胞（MΦ） 朗格罕细胞（LC）	T 细胞刺激,金属蛋白酶诱导,黏附分子表达
	白细胞介素 1 受体（IL-1R）		
	白细胞介素 2（IL-2）	辅助 T 细胞 1（Th1） 自然杀伤（NK）细胞 角膜基质细胞	T:增殖和淋巴因子分泌 Th2:诱导干扰素（IFN-γ）分泌
	白细胞介素 4（IL-4）	辅助 T 细胞 2（Th2） 自然杀伤（NK）细胞 肥大细胞（MC）	增加 IgE 减少促炎细胞因子 抑制辅助 T 细胞 1（Th1）

续表

分类	具体介质和受体	来源/细胞	目标/配体/作用
细胞因子	白细胞介素 6(IL-6)(IFN-β2)	辅助 T 细胞 2(Th2)) 巨噬细胞(MΦ) 树状突细胞(DC) 肥大细胞(MC)	T 细胞活化 B 细胞分泌 Ig 巨噬细胞(MΦ)分化
	白细胞介素 10(IL-10)	辅助 T 细胞 2(Th2) 巨噬细胞(MΦ) 肥大细胞(MC)	Th1:抑制 IL-2,IL-3,干扰素(IFN-γ)合成 Th1:抑制 DTH 巨噬细胞;抑制 TNF,IL-1,IL-12 的产生
	白细胞介素 12(IL-12)	巨噬细胞(MΦ) 树状突细胞(DC)	辅助 T 细胞 1(Th1)分化 干扰素(IFN-γ)产生
	白细胞介素 18(IL-18)	巨噬细胞(MΦ)	细胞介导的免疫(CMI) 炎症
	肿瘤坏死因子 α(TNF-α)	T 细胞 巨噬细胞(MΦ) 肥大细胞(MC)	T 细胞刺激 基质金属蛋白酶(MMP)诱导 黏附分子表达
	干扰素(IFN-γ)	T 细胞 自然杀伤(NK)细胞	HLA-DR 表达 激活:T 细胞,自然杀伤(NK)细胞 巨噬细胞(MΦ)
	干扰素(IFN-α)(14 种亚型)	巨噬细胞(MΦ) 白细胞	先天性免疫反应(病毒) IFN-α 受体(IFNAR)
类花生酸类物质	白细胞三烯 B4	肥大细胞(MC)	促进炎症和破坏血 - 眼屏障
	白细胞三烯 C4	嗜酸性粒细胞 EΦ)	增加毛细血管通透性
	前列腺素 D2(PGD2)	肥大细胞(MC)	血管扩张
生长因子	血管内皮因子(VEGF-A、B、C、D)	RPE 和视网膜神经上皮细胞	血管再生 淋巴管生成 巨噬细胞趋化性 血管扩张
	转化生长因子 β(TGF-β)	多种类细胞	成纤维细胞增殖 胶原蛋白合成 减少基质金属蛋白酶 减少 T 细胞增殖 减少促炎细胞因子
	转化生长因子 α(TGF-α)	巨噬细胞(MΦ)	上皮生长 神经细胞发育
	神经生长因子(NGF)	B 细胞 T 细胞 成纤维细胞	神经增生和发育
	碱性成纤维细胞生长因子(bFGF)	基底膜 血管内皮下基质	血管生成
	表皮生长因子(EGF)	巨噬细胞 血小板	表皮生长因子受体(EGFR) 上皮迁移
	血小板衍生生长因子(PDGF)	血小板	血管生成

分类	具体介质和受体	来源 / 细胞	目标 / 配体 / 作用
免疫球蛋白	免疫球蛋白 A（IgA）	B 淋巴细胞	黏膜免疫
	免疫球蛋白 D（IgD）	未成熟的 B 细胞	B 细胞活化
	免疫球蛋白 E（IgE）	B 淋巴细胞	过敏，I 型反应 与肥大细胞上的 Fc 受体结合（MC）
	免疫球蛋白 G（IgG）	B 淋巴细胞	Ig2a 修复补体
	免疫球蛋白 M（IgM）	B 淋巴细胞	补体激活
激肽成型体系	缓激肽	血管内皮细胞	增加血管通透性 血管扩张
白细胞氧化剂	过氧化氢	多形核白细胞	氧化自由基
神经肽	P 物质	神经细胞	炎症和疼痛 神经激肽 1 受体（NK1- 受体，NK1R）
	α 黑色素细胞刺激激素（α-MSH）	垂体细胞	抑制炎症和 T 细胞反应
蛋白酶 / 酶	胶原酶（MMP-1、8、13、18）	角膜细胞（K） 角膜上皮细胞（EpC） 多形核白细胞	降解胶原和基质
	膜型基质金属蛋白酶（MMP，14~17）	角膜细胞（K）	激活明胶酶原 A
	明胶酶类（基质金属蛋白酶［MMP］，2,9）	角膜细胞（K）	天然Ⅳ型，Ⅴ型，Ⅶ型胶原 纤维连接蛋白
	基质溶解因子（基质金属蛋白酶［MMP］7,12,19,20）	角膜细胞（K）	明胶 纤维连接蛋白 弹性蛋白
	基质溶解素（基质金属蛋白酶［MMP］3,10,11）	角膜细胞（K）	蛋白聚糖，纤连蛋白，丝氨酸蛋白酶抑制剂
	组织蛋白酶类（A 或 B）	溶酶体	蛋白酶活性
	胰蛋白酶	肥大细胞（MC）	补体激活
	过氧化物酶	嗜酸性粒细胞（EΦ）	上皮细胞毒性
	溶菌酶	巨噬细胞（MΦ） 泪腺细胞（AC）	降解细菌细胞壁
血管活性胺	组胺	肥大细胞（MC）	扩张血管
其他	MBP	嗜酸性粒细胞（EΦ）	肥大细胞脱颗粒
	肝素	肥大细胞（MC）	抗凝
	阳离子蛋白	嗜酸性粒细胞（EΦ）	上皮细胞毒性
	乳铁蛋白	泪腺细胞	单核细胞，巨噬细胞，PMN 抗菌活性 结合二价阳离子

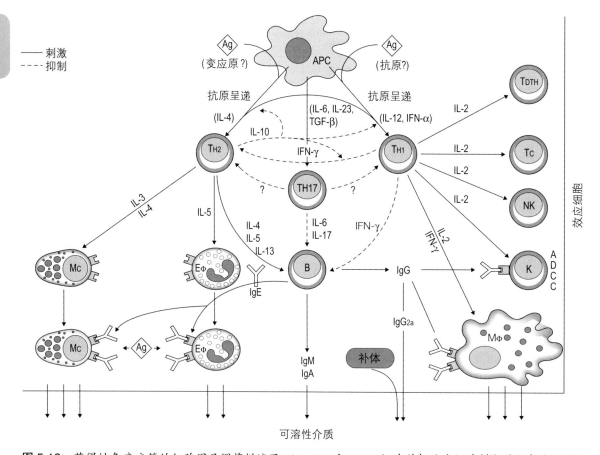

图 5.12 获得性免疫应答的细胞因子调节描述了 Th1、Th2 和 Th17 细胞引起效应细胞刺激的假想激活途径。假设刺激途径（实线箭头）和抑制作用（虚线箭头）显示：Th1 细胞释放 INF-γ 抑制 Th2 细胞，Th2 细胞释放 IL-10，可以抑制 IFN-γ 产生和 APC 激活 Th1 细胞，Th17 细胞释放 IL-17、IL-6 和 G-CSF。变应原似乎优先激活 Th2 细胞，促进 IgE 介导变态反应（包括 IgE Fce 受体），释放 IL-3 和 IL-4，激活黏膜肥大细胞；同时也释放 IL-5，刺激嗜酸性粒细胞增殖。Th1 细胞的活化也会被抑制。另一方面，在免疫反应中，似乎 APCs 呈递更多的抗原给 Th1，这些细胞释放 IL-2 和 INF-γ 来介导细胞毒性 T 细胞（CTL）和巨噬细胞的活化，同时也介导 IgG2a 的生成。抗体依赖性细胞介导的细胞毒作用和迟发型超敏反应也是由这个途径介导的。该反应是对细胞内（病毒、寄生虫）抗原的特征性应答反应。（Adapted from Roitt IM，Brostoff J，Male DK，eds. Immunology，London，1993，Mosby；Niederkorn JY，Li XY. *Invest Ophthalmol Vis Sci* 1995；35：S817.）

裸淋巴细胞（Null lymphocytes）

自然杀伤（NK）细胞是非 T 非 B、颗粒状非黏附性、非吞噬细胞的异源淋巴细胞亚群，其参与先天性免疫应答，并可在外周血、脾脏和淋巴结中找到。它们占循环淋巴细胞总数的 10%~15%，在免疫监视中起重要作用，不需要提前激活或与 APC 相互作用，而是直接破坏细胞。NK 细胞杀死肿瘤细胞、病毒感染细胞和异种细胞。NK 细胞释放干扰素 γ、肿瘤坏死因子 α、白介素 -1 等细胞毒性因子[40]。

髓系细胞

巨噬细胞和单核吞噬细胞系统

单核吞噬细胞系统主要由单核细胞和巨噬细胞

（MΦ）组成。巨噬细胞来源于骨髓干细胞并遍及身体各个部位。它们从骨髓祖细胞发育而来，以单核细胞进入血液，随后以巨噬细胞迁移到各种组织中。

巨噬细胞是典型的抗原呈递细胞，它们在先天性和适应性免疫应答之间起着链接作用，通过吞噬外源性物质积极参与到先天免疫应答中。它们还介导免疫反应的初始阶段和效应阶段，影响淋巴细胞对抗原的反应，并直接刺激 T 淋巴细胞。巨噬细胞产生多种重要的分泌因子（包括蛋白酶、胶原酶、前列腺素和氧代谢产物）并释放单核因子（包括 IFN-α、IL-1、IL-6 和 TNF-α）[40]。

树突状细胞

树突状细胞（DC）是单核吞噬细胞系统内的特殊 APCs。树突状细胞会引发各种免疫反应，包括抗原识别和加工。树突状细胞通过特殊的细胞表面黏附分子(β2 整合素)从组织之间迁移到特定的 T 细胞依赖区域的淋巴结构中。树突状细胞存在于非淋巴组织中,包括皮肤上皮、眼表、虹膜、睫状体和其他黏膜上皮[42,43]。

朗格罕细胞

单核吞噬系统的朗格罕细胞(LC)也是骨髓来源的树突状细胞,可在胸腺、淋巴结和皮肤上皮层、口腔、食道、鼻咽、子宫颈、结膜和角膜的上皮层中发现[42,43]。人们已经广泛地研究了它们将抗原呈递给 T 淋巴细胞并触发 T 细胞增殖反应的能力。

髓系其他细胞

多形核白细胞

骨髓系统由红细胞、血小板和粒细胞(也称为多形核白细胞)组成。粒细胞占体内循环白细胞总数的 60%~70%,相对存活时间短,可分为三类:中性粒细胞、嗜碱性粒细胞和嗜酸性粒细胞。它们通过迁移至炎症部位并释放介质参与先天性免疫应答[40]。

中性粒细胞是出现在炎症和感染部位的第一种细胞类型,拥有多种酶的胞质颗粒,包括髓过氧化物酶、酸性磷酸酶和碱性磷酸酶、溶菌酶。这些中性粒细胞吞噬微生物并通过体内溶酶体酶将其降解,然后通过细胞表面黏附分子的作用,将降解产物从血管腔迁移到组织中。

嗜酸性粒细胞

嗜酸性粒细胞占外周血白细胞的 2%~5%,其细胞内颗粒拥有可激活许多其他细胞(如嗜碱性粒细胞、中性粒细胞和血小板)的能力。嗜酸性粒细胞释放嗜酸性主要碱性蛋白(major basic protein,MBP),以诱导其他嗜酸性粒细胞、巨噬细胞和 T 细胞产生 IL-8[40]。嗜酸性粒细胞吞噬并参与摄入抗原和抗体复合物,它们还可以通过细胞表面 MHC Ⅱ类抗原呈递抗原。

嗜碱性粒细胞

嗜碱性粒细胞占所有循环白细胞的 0.5% 以下。嗜碱性粒细胞释放细胞因子 IL-4 和 IL-13,并具有细胞因子 IL-1 至 IL-5 的细胞表面受体[40]。嗜碱性粒细胞存在于外周循环血中,仅有数天的寿命,在此期间它们迁移至炎症处,并且具有各种各样的黏附分子细胞表面受体。

肥大细胞

肥大细胞在先天性和获得性免疫应答中发挥着积极的作用[40,41]。肥大细胞仅存在于黏膜上皮和结缔组织中,并且具有数月的寿命,它们拥有 IL-4 和 IL-6 的受体,并释放 TNF-α、IL-3 至 IL-6、IL-10、IL-13、IL-16、VEGF 和 GM-CSF 等细胞因子(表 5.1),参与所有四种类型的超敏反应。

可溶性介质 / 炎症受体

黏附分子

黏附分子是位于循环和固有细胞上的细胞表面糖蛋白,与细胞间基质蛋白(例如胶原和纤维连接蛋白)接触来调节细胞 - 细胞相互作用和细胞接触。黏附分子参与抗原呈递、白细胞向炎症部位迁移、淋巴细胞归巢于特定组织、免疫活性细胞对靶细胞的黏附等过程。黏附分子一共有三组,分别是:选择蛋白、整合素蛋白和免疫球蛋白[40],阻断这些黏附分子的表达能够抑制炎症过程。

细胞因子

细胞因子是一类由免疫和非免疫细胞分泌的细胞间肽或糖肽[40,41],作用于其他造血干细胞以调节免疫和炎症反应。细胞因子包括白介素、肿瘤坏死因子、趋化因子、集落刺激因子、干扰素和生长因子(表 5.1)。

细胞因子可以起到协同作用,并且它的许多功能都可以作为细胞间细胞因子应答复杂级联中的一部分。不同细胞因子可以作用于相同细胞类型,从而介导相似的作用(冗余性),每种细胞因子的作用也可能取决于具体的靶细胞(基因多效性)。因为细胞因子取决于多种因素,所以细胞因子网络的作用在很大程度上由局部环境所决定。它们的合成受到高度调控,特别是在角膜[40,41,43]。

趋化因子

趋化因子是一类具有化学趋化作用和细胞因子特性的分泌型小分子。它们有四大家族:CXC(α)、CC(β)、XC(γ)和 CX3C(δ)(表 5.1)。趋化因子可分为两类:组成性趋化因子(例如 SDF-1,TARC),在主要和次要淋巴器官中表达,并调节生理条件下的淋巴细胞数量。可诱导性趋化因子(例如 RANTES,IL-8)在炎症反应中具有一定作用。趋化因子也具有冗余性:大多数受体可以与多种趋化因子相互作用，并且大多数趋化因子可以与多种受体结合[40]。

补体

补体系统是先天性免疫系统的组成部分，包含一组编号为C1至C9的蛋白质，它们通过一系列级联式酶促反应而相互作用。这种复杂系统对于启动及放大宿主对细菌及外来抗原的炎症反应是一种有效的机制。此外补体系统也参与Ⅱ型和Ⅲ型超敏反应[40]。识别和效应途径都是促进炎症反应，有助于免疫复合物形成，并改变细胞膜导致细胞死亡。补体的三个主要功能是细菌/免疫复合物的调理素作用、靶细胞裂解和吞噬活化。

有三个主要途径可以激活补体级联，分别是：经典途径、凝集素途径、替代途径。经典途径由结合到特定靶标的IgG或IgM而被激活，而另外两条途径是不依赖免疫球蛋白作用的。凝集素途径是利用PRRs激活补体级联，而替代途径则是利用诸如免疫球蛋白复合物（IgA、IgE和IgG）的Fab片段来激活[41]。

C3转化酶的形成是所有途径的关键步骤，因为它刺激与细胞膜结合的C3b（调理素组分）和C4b的形成。补体系统的最终共同途径是通过渗透裂解破坏细胞，该过程是由膜攻击复合物（membrane attack complex，MAC）（因子C5-C9）的形成介导的。化学引诱物组分-C5a，用于吸引其他炎症细胞。

在眼睛这一结构中，补体级联的免疫激活必须得到合理的控制，以使其集中针对眼外的靶目标，而不是宿主细胞，该过程由补体调节蛋白（complement-regulatory proteins，CRPs）调节（图5.10）。CRPs有三个主要位点：细胞间液（例如C1-INH）、细胞膜（衰变加速因子（decay accelerating factor，DAF），膜辅助蛋白（membrane cofactor protein，MCP）和CD59）、基质（核心蛋白聚糖）[40]。所有细胞膜调节蛋白在正常人角膜中的表达不同（图5.10），在角膜中也发现了C1~7和因子B、P。

眼部免疫系统的组织成分

黏膜相关免疫系统

眼相关的淋巴组织（eye-associated immune system，EALT）由结膜、泪腺和泪液引流系统组成。EALT是体内常见黏膜分泌免疫系统的一部分，该系统由位于肠道（GALT）、支气管（BALT）和全身其他部位的黏膜相关淋巴组织（MALT）所构成[45,46]。由于黏膜相关淋巴细胞实际上遍及全身不同部位，所以不同组成成分实际上构成了不同的淋巴系统。

泪功能单位（lacrimal functional unit，LFU）

泪腺、泪膜、眼表上皮、眼睑和相互连接的神经支配组成了一个复杂的功能单位来调节眼表的平衡[44,46-48]。局部免疫途径由各种因素所决定，包括泪腺的产物。正常泪腺中，间质中主要聚集的淋巴细胞类型是浆细胞（IgA和IgD），这些聚集的浆细胞远离聚集的Tc细胞。

细胞介导的免疫应答

主要组织相容性复合体[40]

在人类6号染色体p21.31上发现了主要组织相容性复合体（MHC）基因，是细胞膜糖蛋白在免疫调节中的重要编码。MHC分为三个区域：Ⅰ、Ⅱ和Ⅲ类。在所有有核细胞上发现的HLA-A、HLA-B、HLA-C抗原是Ⅰ类代码，Ⅰ类分子将肽从内源性抗原呈递给CD8+ T细胞。HLA-DP，HLA-DQ和HLA-DR是Ⅱ类代码，这些抗原存在于几个重要的免疫活性细胞上，包括单核细胞、巨噬细胞、DC和B淋巴细胞。它们将肽从外源性抗原呈递给CD4+ T细胞。Ⅱ类抗原的表达可能受某些细胞因子（如IFN-γ）的刺激，Ⅱ类抗原通过淋巴细胞和APC之间的相互作用而有助于调节免疫应答。Ⅲ类区域包含编码补体系统分子、炎症和其他系统功能的基因。

抗原呈递和T细胞活化[40]

抗原加工过程是一系列复杂有序事件的集合，表现为一个T淋巴细胞和一个APC之间，涉及抗原识别、抗原摄取、细胞内加工以及最后呈递给未活化的Th淋巴细胞。活化的Th细胞随后与其他细胞相互作用，并使其活化而引起免疫反应。虽然巨噬细胞、单核细胞和DC都是最重要的APCs，但是其他实质细胞也可能被IFN-γ刺激以获得抗原呈递能力。然后活化的Th细胞通过分泌多种细胞因子，包括IL-2至IL-6、INF-γ和TNF-β，来刺激多种抗原特异性效应细胞的分化和克隆扩增。IL-2刺激抗原反应性细胞毒性T细胞（Tc）以介导组织的直接破坏，迟发型超敏反应细胞则介导迟发型变态反应。IL-2、IL-4和IL-5也会刺激B细胞产生记忆细胞和产生抗体的浆细胞。

细胞介导的免疫反应

细胞介导的免疫(CMI)反应可以是 T 细胞依赖性或非 T 细胞依赖性的[40]。T 细胞依赖性反应构成先天性免疫反应,包括多形核白细胞的吞噬作用、补体介导的细胞破坏和 NK 细胞和巨噬细胞的细胞毒活性。T 细胞依赖性反应更复杂,可能涉及不同的 T 细胞亚群。这一机制的具体途径是未知的(图 .5.12)。Th 细胞不仅有助于效应细胞的分化和增殖,也有助于靶细胞 / 抗原的破坏 / 消除的最终机制。主要效应细胞通路是以细胞毒性淋巴细胞(Tc、NK、K)、肥大细胞、嗜酸性粒细胞通过抗原特异性 IgE 发生。在抗体依赖性细胞介导的细胞毒性(antibody-dependent cell-mediated cytotoxicity,ADCC)中,细胞毒性细胞的表面具有 IgG 的 Fc 受体,通过释放细胞毒性细胞因子(TNF-α、TNF-β、IFN-γ)来介导细胞破坏,而补体可能在这个机制中也会发挥一定作用。最后,淋巴因子介导的巨噬细胞活化也可通过 Tdth 细胞(迟发型超敏性 T 细胞)引起。如果细胞介导的免疫反应无法有效消除靶细胞,则 T 细胞、免疫复合物、巨噬细胞和多形核白细胞的局限化可能会导致慢性炎症和肉芽肿形成。

体液(抗体介导的)免疫反应

当 B 细胞膜上抗原与抗体结合时,B 细胞发生活化。在与抗原接触之后,免疫球蛋白在细胞膜内积极迁移形成一个"帽",然后被内化或脱落。B 细胞对特异性抗原应答过程中,在由母细胞转化而来的辅助 T 淋巴细胞(Th)的帮助下而活化。这种转化与增加的蛋白质和 DNA 合成、抗体合成以及最后分化成浆细胞和记忆细胞有关。浆细胞是制造特异抗体的免疫球蛋白"工厂"。记忆细胞是产生特异性抗体的前体致敏细胞。这是再次接触抗原后可以产生更快速有效免疫反应的原因。

免疫球蛋白

免疫球蛋白的特征[40]

抗体是 B 淋巴细胞在抗原刺激应答过程中产生的免疫球蛋白。在提供适应性免疫应答的特异性特征时,它们与受体一起发挥着关键作用。免疫球蛋白由四条多肽链通过二硫键紧密连接在一起而组成。四条多肽链中两条较长的被称为重链(heavy,H),两条较短的称为轻链(light,L),与氨基酸序列相似的称为恒定区(constant,C),而不相似的序列称为可变区(variable,V)。一小段可变序列被称为高度可变区,它与免疫球蛋白的抗原结合部位密切相关。抗体介导的免疫反应需要抗原与抗体之间以非共价键形式结合。

人类有五种免疫球蛋白:IgG、IgA、IgM、IgE 和 IgD。IgG 是再次免疫应答的主要抗体,约占血清 Ig 的 75%,它能修复补体(IgG2a),并且通过 Ⅱ、Ⅲ、Ⅳ 型超敏性反应在介导炎症和抗感染方面发挥重要作用。此外它还与巨噬细胞、NK 细胞、肥大细胞和嗜碱性粒细胞上的 Fc 受体结合,通过抗体依赖性细胞介导的细胞毒性免疫反应起作用。

IgA 是第二个最常见的血清 Ig,占循环 Ig 分子的 15%~20%。IgA 主要在调理素作用、中和毒素、凝集中起作用。IgA 可以分化为血清型 IgA 或分泌型 IgA(sIgA)。sIgA 含有分泌小体,是由泪腺上皮细胞合成的,通常在黏膜表面发现它可以保护 Ig 不被蛋白水解酶水解。sIgA 是在其他分泌物中发现的主要 Ig,如泪液、唾液、乳液、呼吸道和消化道分泌物,因此它参与了 MALT 的周边监视系统(各种外来抗原不断出现的地方)。

IgM 是分子量最大的 Ig,由五个 Ig 分子组成。它占血清总 Ig 的 5%~10%。IgM 是最初接触抗原后形成的主要 Ig,并且在凝集、补体结合和细胞溶解中起主要作用。由于 IgM 大小和结构的特点,它具有较强的抗原结合能力,并且不能穿过胎盘。

IgE 是过敏反应和眼部过敏的重要介质。IgE 分子通过其 Fc 受体固定在肥大细胞和嗜碱性粒细胞上。在对过敏原的免疫反应中,Th2 细胞通过释放 IL-4 来应答,IL-4 可促进 IgE 同种型转换的生成(图 5.12)。与抗原结合后,IgE 介导以组胺和血管活性介质释放为特征的 I 型超敏免疫反应。

前房相关性免疫偏离

有许多生理调节现象为眼前段提供了"免疫赦免",包括前房相关性免疫偏离(anterior chamber associated immune deviation,ACAID)[41]。血 - 眼屏障位于睫状体睫状上皮的紧密连接处,生理上为细胞浸润提供了屏障。可溶性因子也可抑制多种免疫过程,包括:①T 细胞的增殖;②由 Th1 细胞生成 IFN-γ;③巨噬细胞分泌促炎因子;④NK 细胞活性;⑤迟发型超敏反应;⑥FasL 浸润细胞。

ACAID 是一种特殊的全身免疫反应。外来抗原入侵前房后,产生的信号通过脾脏与免疫系统进行应答。然后发生一系列具有以下重要特征的反应:①全身性迟发型超敏反应的抑制作用;②补体结合抗体反应的抑制作用;③正常细胞毒性 T 细胞及体液免疫应答的维护;④通过抗原特异性脾脏抑制 T 细胞(CD4$^+$ 和 CD8$^+$)过继转移 ACAID 到免疫原性受体的能力。由于迟发型超敏反应和补体结合抗体产生强烈的局部免疫原性炎症,眼睛已经形成了减少这种免疫反应类型的机制。

两种细胞群体对 ACAID 起作用。第一种是 CD4$^+$ 细胞,它的产生增加了 IL-10 及减少了 IFN-γ 的数量,这些 Th1 型细胞称为"传入抑制细胞"。同时也需要这些 Th1 型细胞产生第二个细胞群体,来抑制 DTH 反应表达的 CD8$^+$ 细胞,并被称为"传出抑制细胞"。

免疫超敏反应

当眼部的适应性免疫反应以过度或不恰当的形式发生并导致眼组织的损害时,称为超敏反应。1968 年,Gell 和 Coombs 描述了四种经典类型的超敏反应[49]。许多临床存在的实例可能是由几种反应的组合而导致的。

I 型超敏反应(特异性过敏反应)

在接触抗原后,APC 向 Th2 呈递抗原,引起细胞因子 IL-4 和 IL-5 释放,以刺激 B 淋巴细胞(过量)合成抗原特异性 IgE 抗体。IL-3 和 IL-4 刺激 Fc$_e$RI$^+$ 黏膜肥大细胞增殖。调节性 T 细胞在该反应中也起重要作用[50]。第二次接触抗原后,嗜酸性粒细胞和具有抗原特异性 IgE 的肥大细胞通过桥接两个免疫球蛋白分子作为应答。然后,细胞膜中受体的聚集引起快速膜耦合活化,以激活腺苷酸环化酶,导致环磷酸腺苷(cAMP)的增加及预先形成的来自储存颗粒的炎症和变态反应介质脱颗粒,进而合成新的介质。

肥大细胞和嗜碱性粒细胞释放各种各样的介质。预先形成的介质包括胺(组胺或 5- 羟色胺)、蛋白聚糖(肝素或硫酸软骨素)以及许多不同的中性蛋白酶,包括芳基硫酸酯酶。新形成的介质通常在 IgE 介导的免疫反应激活后产生,并且包括花生四烯酸代谢物、前列腺素(PGD$_2$)、环氧合酶(血小板凝集素)、脂氧化酶途径的产物(白三烯 C$_4$、D$_4$、B$_4$)和细胞因子(TNF-α、IL-3 至 IL-6、IL-10、IL-13 和 VEGF)。血管活性介质释

放导致的常见临床症状有球结膜水肿、血管充血、眼痒和局部(泪液)IgE 水平升高。

II 型(细胞毒性)超敏反应

II 型超敏反应来自补体结合抗体(IgG$_1$、IgG$_3$ 或 IgM),这些抗体结合内源性(重症肌无力中的乙酰胆碱受体)或外源性(微生物)膜抗原。细胞损伤由以下几种机制介导:①通过吞噬效应细胞(巨噬细胞、中性粒细胞、嗜酸性粒细胞、NK 细胞)结合其 Fc 受体并释放酶(蛋白酶和胶原酶),从而损害"旁观者"组织,如果目标组织太小,则被吞噬细胞吞噬;②通过抗体依赖性细胞毒性作用(ADCC),NK 细胞通过抗体与其 Fc 受体的非特异性结合和蛋白水解酶的释放,引起直接靶细胞损伤;③通过抗体激活补体导致 C5b-9MAC 的沉积,C3b 还可以结合靶细胞并通过吞噬细胞上的 C3b 受体,介导细胞膜损伤(表 5.1)。

III 型超敏反应(免疫复合物)

在 III 型超敏反应中,可溶性抗原 - 抗体复合物与补体结合,沉积在血管中,或者抗原抗体在细胞外结合。多形核白细胞和吞噬细胞被吸引到组织中,从而直接或间接地破坏周围组织。与 II 型超敏反应中有相同的补体结合抗体(IgG 和 IgM)参与。

抗原 - 抗体复合物通常被单核吞噬细胞系统(较大的复合物)清除。也许超过了该系统的吞噬能力,结果导致中等大小复合物沉积到组织中。

抗原持续暴露于身体某些特定部位,可以产生具有局部沉积的全身循环抗体反应。无论是由血管活性胺的释放还是以前的内皮损伤所导致的血管通透性增加,都是复合物沉积的必要条件。

IV 型超敏(迟发型超敏反应)反应

IV 型超敏反应由巨噬细胞和抗原特异性 T 淋巴细胞介导。此型超敏反应独特,因其针对固定靶标进行免疫识别和反应,而不是针对可溶解的抗原。这些包括传染性病原体、肿瘤和外来移植物。抗原通过 APC 呈递给 T 细胞,然后迁移至淋巴组织,并呈递给静息 T 淋巴细胞。静息 T 淋巴细胞一旦被激活,这些抗原特异性致敏细胞由直接细胞毒性攻击或细胞因子的释放,引起巨噬细胞趋化与激活而起反应。大约需要 48 小时才能通过抗原特异性 T 细胞引起最大反应。Tc 和 Tdth 细胞将直接攻击靶细胞。巨噬细胞也参与清除抗原或微生物。目前公认 IV 型超敏反应的三种类型的是:接触型超敏反应、结核菌素型超敏反

应、肉芽肿型超敏反应。角膜同种异体免疫排斥反应
也由该过程引起。

（刘莛 译）

参考文献

1. Waring GO 3rd, Rodrigues MM. Patterns of pathologic response in the cornea. *Surv Ophthalmol* 1987;**31**:262–6.
2. Leibowitz HM, Waring GO III. *Corneal disorders. Clinical diagnosis and management.* 2nd ed. Philadelphia: WB, Saunders Company; 1998. p. 154–200.
3. Ambrósio R Jr, Kara-José N, Wilson SE. Early keratocyte apoptosis after epithelial scrape injury in the human cornea. *Exp Eye Res* 2009;**89**: 597–9.
4. Lagali NS, Germundsson J, Fagerholm P. The role of Bowman's layer in anterior corneal regeneration after phototherapeutic keratectomy: a prospective, morphological study using in-vivo confocal microscopy. *Invest Ophthalmol Vis Sci* 2009;**50**:4192–8.
5. Fraunfelder FW. Corneal toxicity from topical ocular and systemic medications. *Cornea* 2006;**5**:1133–4.
6. Reinstein DZ, Archer TJ, Gobbe M. Corneal epithelial thickness profile in the diagnosis of keratoconus. *J Refract Surg* 2009;**25**:604–10.
7. Hamam R, Bhat P, Foster CS. Conjunctival/corneal intraepithelial neoplasia. *Int Ophthalmol Clin* 2009;**49**:63–70.
8. Dawson DG, Grossniklaus HE, McCarey BE, et al. Biomechanical and wound healing characteristics of corneas after excimer laser keratorefractive surgery: is there a difference between advanced surface ablation and sub-Bowman's keratomileusis? *J Refract Surg* 2008;**24**:S90–6.
9. Itty S, Hamilton SS, Baratz KH, et al. Outcomes of epithelial debridement for anterior basement membrane dystrophy. *Am J Ophthalmol* 2007;**144**: 217–21.
10. Hsu JK, Johnston WT, Read RW, et al. Histopathology of corneal melting associated with diclofenac use after refractive surgery. *J Cataract Refract Surg* 2003;**29**:250–6.
11. Kremer I, Kaplan A, Novikov I, et al. Patterns of late corneal scarring after photorefractive keratectomy in high and severe myopia. *Ophthalmology* 1999;**106**:467–73.
12. Meltendorf C, Burbach GJ, Ohrloff C, et al. Intrastromal keratotomy with femtosecond laser avoids profibrotic TGF-β1 induction. *Invest Ophthalmol Vis Sci* 2009;**50**:3688–95.
13. Lee P, Wang CC, Adamis AP. Ocular neovascularization: an epidemiologic review. *Surv Ophthalmol* 1998;**43**:245–69.
14. Levenson JE. Corneal edema: cause and treatment. *Surv Ophthalmol* 1975;**20**:190–204.
15. Nordlund ML, Grimm S, Lane S, et al. Pressure-induced interface keratitis: a late complication following LASIK. *Cornea* 2004;**23**(3): 225–34.
16. Singh AD, Puri P, Amos RS. Deposition of gold in ocular structures, although known, is rare. A case of ocular chrysiasis in a patient of rheumatoid arthritis on gold treatment is presented. *Eye (Lond)* 2004;**18**: 443–4.
17. Barchiesi BJ, Eckel RH, Ellis PP. The cornea and disorders of lipid metabolism. *Surv Ophthalmol* 1991;**36**:1–22.
18. Fernandez AB, Keyes MJ, Pencina M, et al. Relation of corneal arcus to cardiovascular disease (from the Framingham Heart Study data set). *Am J Cardiol* 2008;**103**:64–6.
19. Nakatsukasa M, Sotozono C, Tanioka H, et al. Diagnosis of multiple myeloma in a patient with atypical corneal findings. *Cornea* 2008;**27**: 249–51.
20. Waring GO 3rd, Rodrigues MM, Laibson PR. Corneal dystrophies: I. Dystrophies of the epithelium, Bowman's layer and stroma. *Surv Ophthalmol* 1978;**23**:71–122.
21. Sbarbaro JA, Eagle RC, Thumma P, et al. Histopathology of posterior lamellar endothelial keratoplasty graft failure. *Cornea* 2008;**27**:900–4.
22. Stacy RC, Jakobiec FA, Michaud NA, et al. Characterization of retrokeratoprosthetic membranes in the Boston type 1 keratoprosthesis. *Arch Ophthalmol* 2011;**129**(3):310–16.
23. Waring GO 3rd, Bourne WM, Edelhauser HF, et al. The corneal endothelium. Normal and pathologic structure and function. *Ophthalmology* 1982;**89**:531–90.
24. Mehta JS, Por YM, Poh R, et al. Comparison of donor insertion techniques for Descemet stripping automated endothelial keratoplasty. *Arch Ophthalmol* 2008;**126**:1383–8.
25. Afshari NA, Pittard AB, Siddiqui A, et al. Clinical study of Fuchs' corneal endothelial dystrophy leading to penetrating keratoplasty: a 30-year experience. *Arch Ophthalmol* 2006;**124**:777–80.
26. Waring GO 3rd. The 50-year epidemic of pseudophakic corneal edema. *Arch Ophthalmol* 1989;**107**:657–9.
27. Patel SV, Hodge DO, Bourne WM. Corneal endothelium and postoperative outcomes 15 years after penetrating keratoplasty. *Trans Am Ophthalmol Soc* 2004;**102**:57–65, discussion 65–66.
28. Price MO, Gorovoy M, Price FW Jr, et al. Descemet's stripping automated endothelial keratoplasty: three-year graft and endothelial cell survival compared with penetrating keratoplasty. *Ophthalmology* 2013;**120**(2): 246–51.
29. Gorovoy IR, Gorovoy MS. Descemet membrane endothelial keratoplasty postoperative year 1 endothelial cell counts. *Am J Ophthalmol* 2015;**159**(3): 597–600.
30. Waring GO, Laibson PR, Rodrigues MM. Clinical and pathologic alterations of Descemet's membrane: with emphasis on endothelial metaplasia. *Surv Ophthalmol* 1974;**18**:325–68.
31. Waring GO. Posterior collagenous layer of the cornea: ultrastructural classification of abnormal collagenous tissue posterior to Descemet's membrane in 30 cases. *Arch Ophthalmol* 1982;**100**:122–34.
32. Dogru M, Kato N, Matsumoto Y, et al. Immunohistochemistry and electron microscopy of retrocorneal scrolls in syphilitic interstitial keratitis. *Curr Eye Res* 2007;**32**:863–70.
33. Alvarado JA, Murphy CG, Maglia M, et al. Pathogenesis of Chandler's syndrome, essential iris atrophy and the Cogan–Reese syndrome. II: Estimated age at disease onset. *Invest Ophthalmol Vis Sci* 1986;**27**: 873–82.
34. Krachmer JH, Schnitzer JI, Fratkin J. Cornea pseudogutta: a clinical and histopathologic description of endothelial cell edema. *Arch Ophthalmol* 1981;**99**:1377–81.
35. Mazzotta C, Baiocchi S, Caporossi O, et al. Confocal microscopy identification of keratoconus associated with posterior polymorphous corneal dystrophy. *J Cataract Refract Surg* 2008;**34**:318–21.
36. Olsen TW, Hardten DR, Meiusi RS, et al. Linear endotheliitis. *Am J Ophthalmol* 1994;**117**:468–74.
37. Vemuganti GK, Garg P, Gopinathan U, et al. Evaluation of agent and host factors in progression of mycotic keratitis: a histologic and microbiologic study of 167 corneal buttons. *Ophthalmology* 2002;**109**: 1538–46.
38. Santos LN, Fernandes BF, de Moura LR, et al. Histopathologic study of corneal stromal dystrophies: a 10-year experience. *Cornea* 2007;**26**: 1027–31.
39. Jirsova K, Merjava S, Martincova R, et al. Immunohistochemical characterization of cytokeratins in the abnormal corneal endothelium of posterior polymorphous corneal dystrophy patients. *Exp Eye Res* 2007;**84**: 680–6.
40. Delves PJ, Martin SJ, Burton DR, et al., editors. *Roitt's essential immunology.* 11th ed. New York: Wiley-Blackwell; 2006.
41. Niederkorn JY, Kaplan HJ, editors. *Immune response and the eye.* 2nd. revised edition. Basel: Karger AG; 2007.
42. Zierhut M, Rammensee H-G, Streilein JW, editors. *Antigen-presenting cells and the eye.* New York: Informa Health Care; 2007.
43. Hendricks R. Interaction of angiogenic and immune mechanisms in the eye. *Semin Ophthalmol* 2006;**21**:37–40.
44. Pflugfelder SC, Beuerman RW, Stern ME, editors. *Dry eye and ocular surface disorders.* New York: Informa Health Care; 2004.
45. Knop E, Knop N. The role of eye-associated lymphoid tissue in corneal immune protection. *J Anat* 2005;**206**(3):271–85.
46. Steven P, Gebert A. Conjunctiva-associated lymphoid tissue – current knowledge, animal models and experimental prospects. *Ophthalmic Res* 2009;**42**:2–8.
47. Stern ME, Gao J, Siemasko KF, et al. The role of the lacrimal functional unit in the pathophysiology of dry eye. *Exp Eye Res* 2004;**78**(3): 409–16.
48. Zierhut M, Stern ME, Sullivan DA, editors. *Immunology of the lacrimal gland, tear film and ocular surface.* New York: Informa Health Care; 2005.
49. Gell PGH, Coombs RRA, editors. *Clinical aspects of immunology.* Oxford: Blackwell; 1968.
50. Palomares O, Yaman G, Azkur AK, et al. Role of Treg in immune regulation of allergic diseases. *Eur J Immunol* 2010;**40**(5):1232–40.

第二篇

角膜和外眼的检查和成像

第6章

眼睑的检查

Robert J. Peralta，Hall T. McGee

关键概念

- 正常的眼睑解剖学结构和生理学特性对于维持眼健康至关重要。
- 认真细致的泪膜检查对于干眼的诊断和治疗具有重要价值。
- 前部眼睑检查可发现倒睫，这种常见病可引起严重的症状、慢性炎症和角膜瘢痕。
- 后部眼睑检查有助于发现明显的睑板腺功能障碍（Meibomian gland dysfunction，MGD），MGD 常伴有皮肤黏膜交界处的改变。
- 眼睑按压是睑板腺检查的重要部分，有利于区分脂溢性 MGD 和阻塞型 MGD。
- 睑板腺成像可以显示睑板腺的结构，对于 MGD 治疗具有一定的临床价值。

本章纲要

总则
病史
皮肤检查
眼睑位置
泪河和泪小点
前部眼睑
后部眼睑
睑板腺按压
皮肤黏膜交界处
睑板腺影像学

总则

正常眼睑的解剖结构和生理功能对于维持眼表健康至关重要。框 6.1 中概述的系统化方法有助于检查眼睑，但应根据具体需要适度修改。

框 6.1　推荐的眼睑检查顺序

- 注意观察患者下意识的行为与习惯，采集病史
- 在明亮的光线下，检查脸部和眼睑
- 在进行眼表染色前，通过裂隙灯检察泪河与泪小点
- 检查眼睑的前后部
- 按压睑板腺
- 再次检查眼睑的力学特性
- 滴入眼表染色剂（通常为荧光素，也可采用丽丝胺绿或孟加拉红）
- 通过裂隙灯再次确认睑缘皮肤黏膜交界处相对于睑板腺开口的位置关系
- 酌情进行前节照相（通常用于科研）

病史

眼睑疾病的症状往往难以表述清楚并且缺乏特异性。在采集发病时间、持续时间、严重程度、病程、部位、治疗史等相关病史时，注意观察患者有无揉眼、挠眼、擦眼泪等下意识的行为与习惯。这些行为可能就是真实病因的表现，且对于无法清楚主诉自身症状的患者尤为重要。此外观察眨眼的力度和频率对于评价眼轮匝肌功能也非常重要。

皮肤检查

暗室以及强光容易造成组织颜色和透光性的改变，最好在较明亮、弥散的非直射光线下检查患者面部和眼部附属器的皮肤。许多患者意识不到自己显著的皮肤病变，但这些病变对于临床医生很容易发现，因此临床照片是有效的教育手段。

许多疾病都会影响眶周皮肤，比如局限性或弥散的、局部或全身的、先天性的、感染性的、炎症性的以

及肿瘤的病变。尽管对以上疾病的讨论已超出了本章涵盖的范围，但我们仍然讨论以下几个实例。

　　眼睑接触性皮炎十分常见，并与其他眼部过敏疾病相关[1]。眼周皮肤可出现红斑、水肿、甚至脱皮。需详细追问患者是否有过使用洗涤剂、乳霜、局部用药及其他诱发因素。特应性皮炎可以引起角结膜炎，同时可伴有眼周皮肤增厚、脱皮、红斑、甚至开裂。患者可能注意到身上其他部位也出现类似的皮损，但未将其与眼部疾病联系起来。

　　红斑痤疮是一种常见皮肤病，累及影响到 10% 人群，以北欧人最为常见，其临床特征是颧颊部潮红、毛细血管扩张、丘疹、脓疱、皮脂腺肥大和鼻赘。

　　细菌感染可以是局限的（麦粒肿、睑板腺囊肿）、弥散的（眶隔前蜂窝织炎）、甚至是致命的（眶蜂窝织炎）。皮肤恶性肿瘤常见于眶周皮肤，在所有眼睑疾病中比例超过 18%，其中以基底细胞癌最为常见（86%），其次是鳞状细胞癌（7%），皮脂腺癌较少（3%）[2]。

眼睑位置

　　眼睑位置和功能的异常可造成暴露性角膜炎，但一般不易引起患者重视[3]。通常采用测量睑缘 - 中心映光点距离（margin reflex distance，MRD）评价眼睑的位置。MRD1 是当角膜中心映光点与视轴融合时，其到上睑缘的距离。MRD2 是从角膜中心映光点到下睑缘的距离（图 6.1）。以上两者之和就是睑裂间高度（interpalpebral fissure，IPF）。较之只测量 IPF，同时测量 MRD 和 IPF 能提供更准确的临床评估（图 6.1）。拥有较大 IPF 的眼球眼表面积更大。泪液蒸发率同眼表面积成正比，因此具有较大 IPF 的患者更易患干眼。

　　眼睑位置不正和眼睑收缩力量下降都可引起眼睑闭合不全。用力闭眼检查可能会漏诊轻度的眼睑闭合不全。在这种情况下，可以通过嘱患者闭眼 1 分钟来消除用力闭眼造成的影响。

　　正常的眼睑位置有赖于外眦韧带和下睑缩肌维持适当的水平和垂直张力。直接牵拉眼睑离开眼表可以检查移位情况，而通过向下牵拉眼睑可以检查眼睑"回弹"复位的能力。虽然多数情况下眼睑张力异常是因眼睑松弛引起，但偶尔也会出现因眼睑张力增加而导致的异常情况，比如上方角膜缘角结膜炎。

　　眼睑水平松弛加重容易引起退行性睑外翻（图 6.2）。由于睑板前部眼轮匝肌外部纤维收缩造成下睑缘向内指向，合并垂直松弛（通过下睑缩肌裂开）易

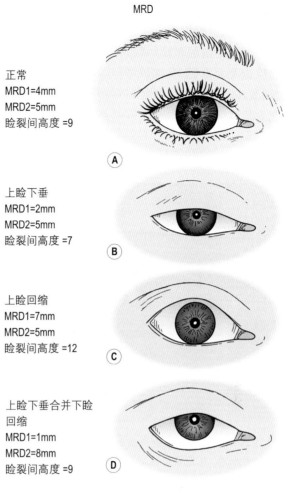

MRD

正常
MRD1=4mm
MRD2=5mm
睑裂间高度 =9

Ⓐ

上睑下垂
MRD1=2mm
MRD2=5mm
睑裂间高度 =7

Ⓑ

上睑回缩
MRD1=7mm
MRD2=5mm
睑裂间高度 =12

Ⓒ

上睑下垂合并下睑回缩
MRD1=1mm
MRD2=8mm
睑裂间高度 =9

Ⓓ

* 注意：图 A 和图 D 的眼裂间高度相同

图 6.1　睑缘 - 中心映光点距离（MRD）同时测量睑缘 - 中心映光点距离（MRD1 和 MRD2）和睑裂间高度提供了更准确的临床描述信息。值得注意的是 A 和 D 的 IPF 一样大，但 A 是正常，而 D 则存在上睑下垂和下睑回缩。（Courtesy of Jeffrey A. Nerad MD. From Nerad JA, Techniques in Ophthalmic Plastic Surgery, 2010, Elsevier Inc. Page 31. Figure 2.5.）

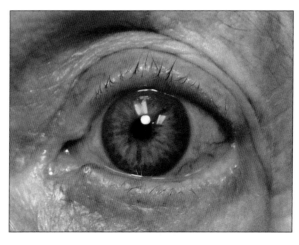

图 6.2　下睑水平松弛加重造成的退行性睑外翻。患者可以表现出隐匿性流泪、眼红、刺激、泪膜异常和干眼

造成眼睑退行性睑内翻(图6.3)。在缺乏水平松弛的情况下,睑板前部眼轮匝肌强力收缩可以导致痉挛性睑内翻。由于睑内翻和睑外翻的症状缺乏特异性,因此眼部检查尤为重要[4]。睑外翻可出现隐匿性流泪、眼红、刺激性、泪膜异常、干眼和结膜角质化。睑内翻可表现为急性疼痛、异物感及与眼表组织接触引发的畏光。

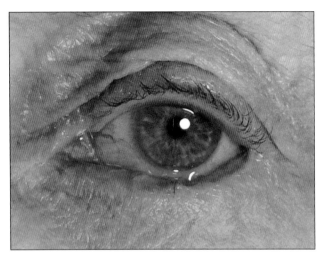

图6.3　下睑水平和垂直眼睑松弛加重造成的退行性睑内翻。疼痛、异物感、畏光等急性症状在这些患者中较睑外翻更为常见

眼睑松弛综合征(Floppy eyelid syndrome,FES)导致眼睑弹性过度增加,常表现为黏液样分泌物、慢性刺激、乳头状结膜炎和角膜病。这些症状可在早晨加重,患者可能察觉不出其与眼睑疾病有关[5~8]。FES患者常体型肥胖、主诉睡觉打鼾或睡眠呼吸暂停。组织学研究发现这些患者睑板的弹性蛋白减少[10~11]。

在临床工作上,可以遇到显著的上下眼睑松弛。检查包括将双手拇指分别置于两侧颞上方的眶缘,向颞上方牵拉。如果眼睑过度伸展,通常向眶缘上方,并且睑板外翻暴露睑结膜,就可以诊断FES。治疗旨在纠正眼睑的松弛,切除过多的组织。

泪河和泪小点

裂隙灯检查时,首先要在不开裂隙灯光源且周围光线能够保证观察泪河的情况下观察,并避免人为触碰眼睑。然后打开裂隙灯光源观察反射性泪液分泌。泪河较低且不能产生反射性泪液的患者很可能患有干眼[9,12,15~17]。泡沫样泪液通常提示睑板腺功能障碍

(MGD)。眼表干涉仪(Lipiview,Tearscience Inc.)能够定量测量泪膜的脂质层厚度。研究发现泪膜脂质层厚度降低与阻塞性MGD有关[13,14]。

泪点的位置和通畅性对于保持泪液的正常排出非常重要。泪点外翻,即使中部的眼睑位置良好,依然会妨碍泪液进入鼻泪管系统引起溢泪。泪小点瘢痕可由许多结膜疾病(类天疱疮、化学烧伤、睑缘炎)引起或因治疗干眼导致[18,19]。

前部眼睑

皮肤和眼轮匝肌构成了眼睑前部的薄层结构。进行检查时,首先利用周围光线观察前部眼睑的颜色、透光性、硬结和其他一般特性。对于疑似皮肤恶性病变一定要做病理学检查。潜在的恶性病变包括串珠样结节、溃疡、硬结、边界不清、可疑的血管扩张、睫毛脱落和眼睑结构破坏通常在高倍镜下更易被发现。

采用活组织显微镜观察睫毛非常方便。应注意睫毛的长度、数量、有无缺失。尤其要注意是否存在倒睫-向后生长的睫毛(图6.4)。这常见于眼睑后部板层缩短的疾病,如睑缘炎、黏膜类天疱疮、Stevens-Johnson综合征、化学烧伤、药物源性瘢痕性结膜炎。外伤也是常见原因之一,因为软组织变形引起睫毛生长方向改变。较少见的原因是眼睑赘皮(图6.5),这种先天疾病因过多的皮肤和肌肉横跨睑缘,压迫睫毛

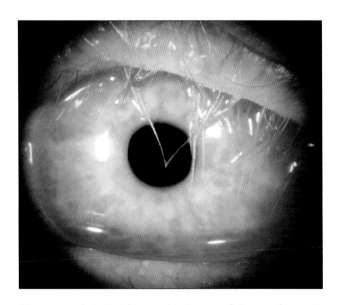

图6.4　睑缘内翻引起的倒睫可见于睑缘炎以及其他结膜瘢痕性疾病(黏膜类天疱疮、Stevens-Johnson综合征、药物源性瘢痕性结膜炎及化学或热烧伤)

2

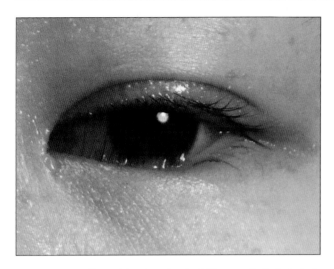

图6.5 眼睑赘皮引起的倒睫,这种情况下过多的皮肤和肌肉横跨睑缘,压迫睫毛指向眼球

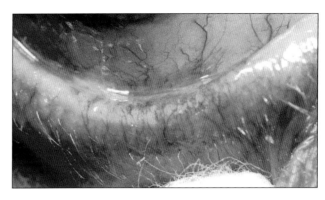

图6.6 睑缘新生血管化和增厚,改变了正常的睑缘轮廓,并使解剖标志不清

指向眼球。更为少见的是双行睫引起的倒睫,这种情况下睫毛从睑板腺开口长出。倒睫有时是一个棘手的疾病,能够导致严重的角膜病变、炎症和角膜瘢痕[20]。

可以通过观察睫毛来判断是否存在炎症或感染。袖套样结痂就是黏液碎屑和脱落的上皮黏附于睫毛基底部,只是一种炎症的非特异体征。阴虱很容易查到,而蠕形螨更小,较难在裂隙灯下发现[21~24]。感染性病变亦可能发生,常表现为睫毛根部明显的肿胀和化脓。睫毛囊的睑腺炎可伴有眼睑组织的细菌感染[25,26]。

后部眼睑

眼睑后部的板层结构由睑板和结膜构成。无炎症的睑缘呈方形,长有纤细的毛细血管[27]。炎症和感染可以造成后睑缘钝圆[27]。睑缘萎缩可引起血管增多,这是由于深部血管透过萎缩组织变得清晰可见。虽然这些改变缺乏特异性,但常与阻塞性MGD、红斑痤疮及感染有关(图6.6)。睑板腺囊肿提示阻塞性MGD,并常造成眼睑瘢痕。而切除睑板腺囊肿常造成睑缘凹痕和倒睫。

过敏常会造成结膜增厚,以及睑缘慢性改变。重症病例中可出现累及患者皮肤或结膜深部的开裂,容易引起继发性感染或者溃疡[28]。

应仔细检查睑板腺开口,观察是否存在慢性炎症的征象。由于角化睑板腺导管周边的睑缘退缩,睑板腺腺泡周边组织的萎缩使得睑板腺更清晰[29]。腺体导管上皮的过度角化可以部分或完全阻塞睑板腺的开口[30~32]。干燥、硬化的炎性碎屑可以使过度角化引起的腺体开口部分阻塞加重,进一步加重阻塞性MGD。慢性的老化过程也可以出现上述表现,并且长期的阻塞性MGD和干眼会加速这一进程[33]。

睑板腺按压

睑板腺按压是眼睑检查的一项重要内容[33,34]。嘱患者向上看,对患者下睑近睑缘部施以持续的压力(采用手指或棉签),直到睑板腺分泌物排出。下睑约有20~25根睑板腺,而一次可以按压检查2~3根睑板腺。要仔细检查整个睑缘,记录按压出的睑板腺分泌物的量和黏稠度。

睑板腺脂质的量可以通过记录按压数秒后的睑板腺脂质形成半球形状脂滴的直径来表示。正常睑板腺脂质的直径约为0.5~0.7mm。直径达0.8mm以上说明睑板腺分泌量增加,提示脂溢性MGD(图6.7)。睑板腺脂质量减少或按压不出脂质与阻塞性MGD有关。睑板腺脂质的量也可以将一种特殊纸条置于睑板腺开口,通过测量纸条上脂质浸润形成的透明区域的面积来评价,这种方法被称为"睑板腺观察仪(meibometry)"[35,36]。

按压出的睑板腺脂质的黏稠度和透明度是诊断眼睑疾病的重要体征。正常的睑板腺脂质易于挤出,在体温下呈透明状态。脂溢性MGD患者睑板腺脂质的透明度降低。阻塞性MGD的黏稠度增加,但透明度下降。最黏稠的脂质按压时排出缓慢,呈牙膏状,为完全不透明的白色或淡黄色(图6.8)[33]。这种情况常见于阻塞性MGD,但也可见于红斑痤疮[34]。上述睑板腺脂质的分泌特性差异是由于脂质成分的改变

2

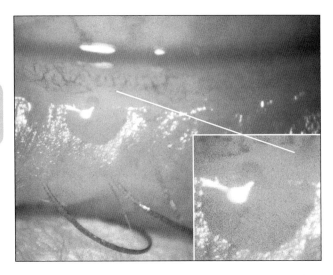

图6.7　采用数字睑缘按压器按压脂溢性睑板腺功能障碍患者的睑缘,挤压出大量半透明的分泌物

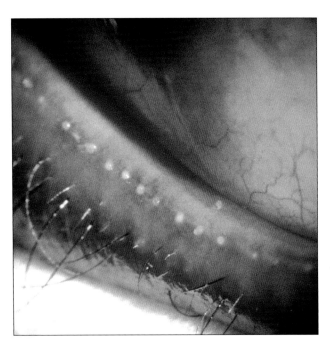

图6.8　按压阻塞性MGD患者睑缘排出的黏稠不透明脂质造成的[37]。

　　当存在感染时,睑板腺可以出现触痛和化脓。这种情况很难与葡萄球菌性睑缘炎相区别[38]。尽管葡萄球菌和链球菌常参与其中,但有证据表明可能涉及其他不同菌株的细菌。对眼睑细菌培养进行抗生素敏感性试验可能对临床治疗有所帮助。但由于这些微生物的普遍存在,致使临床意义并不明确[39-41]。细菌过度生长、感染、细菌毒素和免疫反应异常在睑缘炎和MGD发病中的作用大小仍存在争议[42,43]。在临床实践中,这种区别并无实际意义,因为目前的治疗策略是同时减轻感染和炎症[42,44]。不管怎样,识别睑板腺疾病,并施以正确的治疗具有重要意义。

皮肤黏膜交界处

　　皮肤黏膜交界处是皮肤角化的鳞状上皮和结膜的非角化鳞状上皮的移行部。通常位于睑板腺开口的后方,丽丝胺绿或者孟加拉红可以使其染色(Marx线)[27,45,46]。皮肤黏膜交界处向前移位至睑板腺开口前方可能与MGD有关,但该观点仍存在争议[27,45]。

睑板腺影像学

　　睑板腺成像是一种非侵入性的在体研究睑板腺的总体和观察微观结构的方法,它为我们对睑板腺评估和治疗提供有价值的辅助信息。睑板腺的红外摄影(IR)研究可以追溯到20世纪70年代末[47]。1994年,Mathers等介绍了分辨率接近红外胶片的视频红外成像技术[47,48]。

　　接触性睑板腺成像,需要外翻眼睑并直接使用红外线发生器探头透照眼睑(图6.9)。目前微创的非侵入性非接触式睑板腺成像已先后研发,包括裂隙灯附加设备和手持设备两种[49,50]。

　　这两种技术通常使用IR睑板腺成像技术。新的技术包括激光共聚焦显微镜(laser confocal microscopy,LCM)和光学相干断层扫描(optical coherence tomography,OCT),它们提供了有价值的睑板腺结构和容量信息,而在此之前,我们仅能从体外研究获取相关信息。在阻塞性MGD中,IR显影显示腺体增大,腺管扩张和腺体缺失。而LCM成像发现腺泡单位直径增加,腺泡单位密度降低,腺体周围组织炎症和纤维化[51]。OCT睑板腺成像也能提供睑板腺的容量信息,但目前仍在研发之中。

　　睑板腺成像技术是一种具有巨大潜力的诊断工具,但其应用受限于缺乏广泛认同的标准化评分体系[52]。Meiboscore和Meibograde评分法是两种极具前景的睑板腺评价方法。Meiboscore评分法是将上眼睑和下眼睑腺体缺失的程度量化。腺体无缺失得0分。根据腺体缺失的相对面积分别评1~3分,①为<33%,②为33%~66%,③为>66%。将同侧眼的得分相加,总分为每眼0~6分。尽管符合逻辑,但这种方法不能解释潜在的睑板腺缺失前已经发生的腺体结构变化。而Meibograde评分法较好的评价这些"缺失前"阶段的腺体变化。在这种方法中,根据腺体变形、缩短、

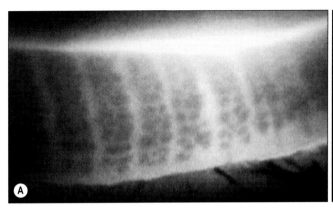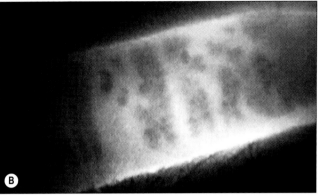

图 6.9 睑板腺影像。(A)正常睑板腺透照显示平行排列的腺体。(B)红外线透照显示下睑的睑板腺缺失

缺失所累计的面积(类似于 meiboscore 方法),按照 0~3 分的等级评分,从而得出每眼总分为 0~18 分[53]。

(肖湘华 译 吴洁 校)

参考文献

1. Fonacier L, Luchs J, Udell I. Ocular allergies. *Curr Allergy Asthma Rep* 2001;**1**(4):389–96.
2. Deperez M, Uffer S. Clinicopathologic features of eyelid skin tumors. A retrospective study of 5504 cases and review of literature. *Am J Dermatopath* 2009;**31**(3):256–62.
3. Cosar CB, Cohen EJ, Rapuano CJ, et al. Tarsorrhaphy: clinical experience from a cornea practice. *Cornea* 2001;**20**(8):787–91.
4. Vallabhanath P, Carter SR. Ectropion and entropion. *Curr Opin Ophthalmol* 2000;**11**(5):345–51.
5. Madjlessi F, Kluppel M, Sundmacher R. [Operation of the floppy eyelid. Symptomatic cases require surgical eyelid stabilization]. *Klin Monatsblatt Augenheilkde* 2000;**216**(3):148–51.
6. Culbertson WW, Tseng SC. Corneal disorders in floppy eyelid syndrome. *Cornea* 1994;**13**(1):33–42.
7. van den Bosch WA, Lemij HG. The lax eyelid syndrome. *Br J Ophthalmol* 1994;**78**(9):666–70.
8. Boulton JE, Sullivan TJ. Floppy eyelid syndrome and mental retardation. *Ophthalmology* 2000;**107**(11):1989–91.
9. Doughty MJ, Laiquzzaman M, Button NF. Video-assessment of tear meniscus height in elderly Caucasians and its relationship to the exposed ocular surface. *Curr Eye Res* 2001;**22**(6):420–6.
10. Schlötzer-Schrerhardt U, Stojkovic M, Hofmann-Rummelt C, et al. The pathogenesis of floppy eyelid syndrome: involvement of matrix metalloproteinases in elastic fiber degradation. *Ophthalmology* 2005;**112**(4):694–794.
11. Netland PA, Sugrue SP, Albert DM, et al. Histopathologic features of the floppy eyelid syndrome. Involvement of tarsal elastin. *Ophthalmology* 1994;**101**(1):174–81.
12. Yaylali V, Ozyurt C. Comparison of tear function tests and impression cytology with the ocular findings in acne rosacea. *Eur J Ophthalmol* 2002;**12**(1):11–17.
13. Finis D, Pischel N, Schrader S, et al. Evaluation of lipid layer thickness measurement of the tear film as a diagnostic tool for Meibomian gland dysfunction. *Cornea* 2013;**32**(12):1549–53.
14. Eom Y, Lee JS, Kang SY, et al. Correlation between quantitative measurements of tear film lipid layer thickness and meibomian gland loss in patients with obstructive meibomian gland dysfunction and normal controls. *Am J Ophthalmol* 2013;**155**(6):1104–10.
15. Tomlinson A, Blades KJ, Pearce EI. What does the phenol red thread test actually measure? *Optom Vis Sci* 2001;**78**(3):142–6.
16. Tsubota K, Kaido M, Yagi Y, et al. Diseases associated with ocular surface abnormalities: the importance of reflex tearing. *Br J Ophthalmol* 1999;**83**(1):89–91.
17. Yokoi N, Kinoshita S, Bron AJ, et al. Tear meniscus changes during cotton thread and Schirmer testing. *Invest Ophthalmol Vis Sci* 2000;**41**(12):3748–53.
18. McNab AA. Lacrimal canalicular obstruction associated with topical ocular medication. *Aust NZ J Ophthalmol* 1998;**26**(3):219–23.
19. Sakol PJ. Tearing: lacrimal obstructions [Review]. *Pa Med* 1996;**99**(Suppl.):99–104.
20. Lehman SS. Long-term ocular complication of Stevens–Johnson syndrome. *Clin Pediatr* 1999;**38**(7):425–7.
21. Key JE. A comparative study of eyelid cleaning regimens in chronic blepharitis. *CLAO J* 1996;**22**(3):209–12.
22. Demmler M, de Kaspar HM, Mohring C, et al. Blepharitis. Demodex folliculorum-associated pathogen spectrum and specific therapy. *Ophthalmologe* 1997;**94**(3):191–6.
23. Junk AK, Lukacs A, Kampik A. Topical administration of metronidazole gel as an effective therapy alternative in chronic Demodex blepharitis – a case report. *Klin Monatsblatt Augenheilkd* 1998;**213**(1):48–50.
24. Burkhart CN, Burkhart CG. Oral ivermectin therapy for phthiriasis palpebrum. *Arch Ophthalmol* 2000;**118**(1):134–5.
25. Kiratli HK, Akar Y. Multiple recurrent hordeola associated with selective IgM deficiency. *J AAPOS* 2001;**5**(1):60–1.
26. Lederman C, Miller M. Hordeola and chalazia. *Pediatr Rev* 1999;**20**(8):283–4.
27. Hykin PG, Bron AJ. Age-related morphological changes in lid margin and meibomian gland anatomy. *Cornea* 1992;**11**(4):334–42.
28. Inoue Y. Ocular infections in patients with atopic dermatitis. *Int Ophthalmol Clin* 2002;**42**(1):55–69.
29. Bron AJ, Benjamin L, Snibson GR. Meibomian gland disease. Classification and grading of lid changes. *Eye* 1991;**5**(Pt 4):395–411.
30. Jester JV, Rife L, Nii D, et al. In vivo biomicroscopy and photography of meibomian glands in a rabbit model of meibomian gland dysfunction. *Invest Ophthalmol Vis Sci* 1982;**22**(5):660–7.
31. Robin JB, Jester JV, Nobe J, et al. In vivo transillumination biomicroscopy and photography of meibomian gland dysfunction. A clinical study. *Ophthalmology* 1985;**92**(10):1423–6.
32. Jester JV, Rajagopalan S, Rodrigues M. Meibomian gland changes in the rhino (hrrhhrrh) mouse. *Invest Ophthalmol Vis Sci* 1988;**29**(7):1190–4.
33. Mathers WD, Shields WJ, Sachdev MS, et al. Meibomian gland dysfunction in chronic blepharitis. *Cornea* 1991;**10**(4):277–85.
34. Mathers WD, Lane JA, Sutphin JE, et al. Model for ocular tear film function. *Cornea* 1996;**15**(2):110–19.
35. Chew CK, Jansweijer C, Tiffany JM, et al. An instrument for quantifying meibomian lipid on the lid margin: the Meibometer. *Curr Eye Res* 1993;**12**(3):247–54.
36. Chew CK, Hykin PG, Jansweijer C, et al. The casual level of meibomian lipids in humans. *Curr Eye Res* 1993;**12**(3):255–9.
37. Shine WE, McCulley JP. Association of meibum oleic acid with meibomian seborrhea. *Cornea* 2000;**19**(1):72–4.
38. Groden LR, Murphy B, Rodnite J, et al. Lid flora in blepharitis. *Cornea* 1991;**10**(1):50–3.
39. Dougherty JM, McCulley JP. Bacterial lipases and chronic blepharitis. *Invest Ophthalmol Vis Sci* 1986;**27**(4):486–91.
40. Dougherty JM, McCulley JP. Comparative bacteriology of chronic blepharitis. *Br J Ophthalmol* 1984;**68**(8):524–8.
41. McCulley JP, Dougherty JM, Deneau DG. Classification of chronic blepharitis. *Ophthalmology* 1982;**89**(10):1173–80.
42. Pflugfelder SC, Karpecki PM, Perez VL. Treatment of blepharitis: most recent clinical trials. *Ocul Surf* 2014;**12**(4):273–84.
43. Jackson WB. Blepharitis: current strategies for diagnosis and management. *Can J Ophthalmol* 2008;**43**(2):170–9.
44. Dougherty JM, McCulley JP, Silvany RE, et al. The role of tetracycline in chronic blepharitis. Inhibition of lipase production in staphylococci. *Invest Ophthalmol Vis Sci* 1991;**32**(11):2970–5.
45. Yamaguchi M, Kutsuna M, Uno T, et al. Marx line: fluorescein staining line on the inner lid as indicator of meibomian gland function. *Am J Ophthalmol* 2006;**141**(4):669–75.
46. Bron AJ, Yokoi N, Gaffney EA, et al. A solute gradient in the tear meniscus: I. A hypothesis to explain Marx's line. *Ocul Surf* 2011;**9**(2):70–91.
47. Wise RJ, Sobel RK, Allen RC. Meibography: A review of techniques and technologies. *Saudi J Ophthalmol* 2012;**26**(4):349–56.

48. Mathers WD, Daley T, Verdick R. Video imaging of the meibomian gland [letter]. *Arch Ophthalmol* 1994;**112**(4):448–9.

49. Arita R, Itoh K, Inoue K, et al. Noncontact infrared meibography to document age-related changes of the meibomian glands in a normal population. *Ophthalmology* 2008;**115**(5):911–15.

50. Arita R, Itoh K, Maeda S, et al. A newly developed and noninvasive mobile pen-shaped meibography system. *Cornea* 2013;**32**(3):242–7.

51. Matsumoto Y, Sato E, Ibrahim O, et al. The application of in vivo laser confocal microscopy to the diagnosis and evaluation of meibomian gland dysfunction. *Mol Vis* 2008;**14**:1263–71.

52. Matsumoto Y, Shigeno Y, Sato EA, et al. The evaluation of the treatment response in obstructive meibomian gland disease by in vivo laser confocal microscopy. *Graefe's Arch Clin Exp Ophthalmol* 2009;**247**(6):821–9.

53. Call CB, Wise RF, Hansen MR, et al. In vivo examination of meibomian gland morphology in patients with facial nerve palsy using infrared meibography. *Ophthal Plast Reconstr Surg* 2012;**28**(6):396–400.

第7章

裂隙灯检查和照相

Csaba L. Mártonyi，Mark Maio

关键概念

- 对组织分层观察是裂隙灯生物显微镜检查的关键。
- 生物显微镜检查技术包括弥散光照明法、宽光束照明法、光学切面法、间接照明法、红光反射照明法、镜面反射照明法和角膜缘分光照明法。
- 裂隙灯照相采用相同的照明模式，但为获取清晰的影像资料需进行适当的调整（如背景光的强弱）。

本章纲要

第一部分：检查
第二部分：照相

"1911 年 8 月 3 日，Alvar Gullstrand 展示了他的第一台裂隙灯原型机，并解释了其光学原理和应用方法。"[1]这是眼科学发展史上具有重大意义的历史时刻：Gullstrand 的发明，是一种可以深入了解眼球眼部疾病的极具潜力的检查设备，其与 50 多年前直接检眼镜的发明一样，对眼科学的发展具有深远意义。

本章将主要介绍检查技术（所有这些技术都适用于照相过程），并在本章第二部分（照相）着重讨论获取影像资料时要特别考虑的问题。

第一部分：检查

"在对眼部开始检查前要先获取患者的病史。检查时，要充分认识到全身检查的必要性，否则容易忽视一些重要的信息。我们首先检查患者的全身状况，其次面部表情，然后再观察眼球，逐渐从表面的组织，即由眼睑，结膜和角膜逐渐进入眼球内部"[2]。

理想的检查包括选择合适的照明方式，对所有结构进行仔细且高度动态的检查分析。结果应该是一个包含眼球细节的完整三维影像。虽然许多异常现象易于识别，但是如果不充分发挥裂隙灯的作用，就不能排除一些轻微的改变。在没有明确的临床体征的情况下，只有模糊的症状描述，检查者必须排除所有的可能病因。只有在确诊后，关于该病的严重程度、范围或特征性改变的附加信息，才可以通过裂隙灯在所有照明方式下观察并收集。

动态观察极为重要。仅采用静态光照观察眼球，会使检查者丧失获取大量有用信息的机会。例如，从虹膜采用直接和间接后部反光照明法检查角膜的过程中，需要从一侧角膜缘扫描到另一侧角膜缘检查整个角膜。这一过程本身就提供了很多易被忽视的信息。它提高了所观察病变的三维信息质量，使检查者对于病变的范围和严重程度有了更准确和全面的认识。同理，观察眼球和眼睑的运动能为发现正常或异常功能提供重要的线索[3]。

建立一套常规操作方案将节省检查时间，并能提供安全保障措施以确保该方案的完整性。随着检查者经验的积累，个性化的检查程序也随之形成。检查的类型和待检查患者人数可能是建立该方案的影响因素。在条件允许的情况下，尽量将可能会引起较为不适的检查项目（例如翻转上眼睑，眼表染色等）安排在该方案的最后进行，以确保患者在整个检查过程具有良好的依从性。

设备

裂隙灯生物显微镜的工作原理是使观察对象，甚至切面清晰可见。该仪器具备精确、可调的照明和放大功能，从而显现观察对象，及其细节和切面(图 7.1)。裂隙灯显微镜由生物显微镜和裂隙照明器这两个主要部分构成，现代的裂隙灯既高效又便于使用，辅以其他附件，裂隙灯能提供令人印象深刻的新功能。

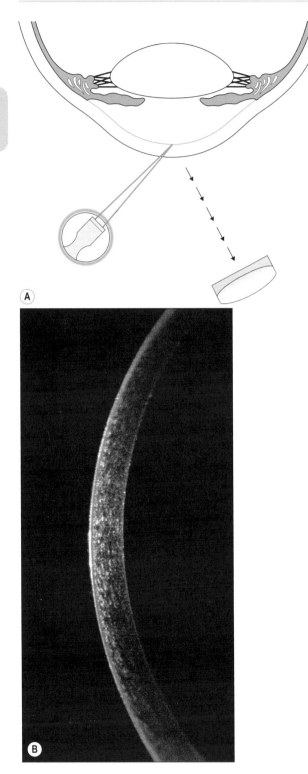

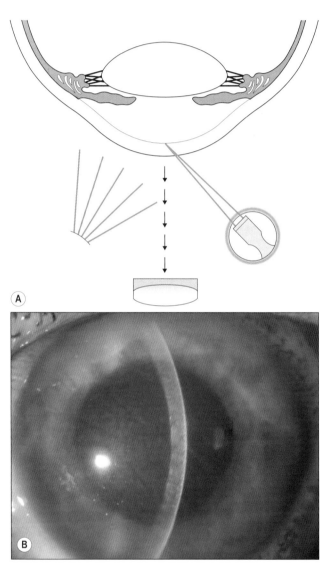

大多数裂隙灯生物显微镜是双目立体显微镜,由两组伽利略望远镜式透镜组组成。利用光转换器,可更换目镜,或者两者共同形成了在一定放大范围内具备高分辨率的影像。许多设备还具有分光器,便于开展一对一教学,或安装数码照相机以实时显示或记录资料便于日后使用(图 7.2)。

裂隙光束传送系统实际上是投影仪,其中狭缝孔

图 7.1 (A)裂隙照明器和生物显微镜。(B)显示放大的光学切面是裂隙灯显微镜具备的最重要功能。(A,Redrawn from Mártonyi CL,Bahn CF,Meyer RF. Clinical slit lamp biomicroscopy and photo slit lamp biomicrography. Ann Arbor:Time One Ink,Ltd;1985. B,From Mártonyi CL, Bahn CF,Meyer RF. Slit lamp:examination and photography. Sedona:Time One Ink,Ltd;2007. © Csaba L Mártonyi.)

图 7.2 (A)裂隙灯照明器,生物显微镜物镜和背景光灯的示意图。(B)在弥散光背景下,观察到的角膜化学烧伤的光学裂隙切面。(A,Redrawn from Mártonyi CL,Bahn CF,Meyer RF. Clinical slit lamp biomicroscopy and photo slit lamp biomicrography. Ann Arbor:Time One Ink,Ltd;1985. © Csaba L Mártonyi. B,Mártonyi CL. Landscapes of the eye: images from ophthalmology. A Photographic Exhibit,1993. © Csaba L Mártonyi.)

径作为实际的"物体"聚焦于与生物显微镜的焦距对应的平面上。裂隙灯的最重要优点是能通过一束窄裂隙光在透明或半透明组织形成一个聚焦的、精细划分的光学切面。然而这并非裂隙灯显微镜的唯一功能，而仅通过使用简单操作就可以改变光束的尺寸和形状。采用不同模式，它可以具备许多其他功能。

生物显微镜和照明器采用共轴设计，安装在同一光轴上。这种设计实现了等焦距(生物显微镜和裂隙光束聚焦在同一平面上)和等中心(裂隙光束在视野中心)，是实现其功能所必需的。除非针对某些特殊检查，操作者可人为调节上述设计，否则非等中心或非等焦距提示机器故障，需要调整或修理。

照明模式

虽然只有几种基本的照明方式，但大多数方式均有不同用途，并且在特定的应用中非常有效。本章集中讨论那些特别针对眼睑、结膜、角膜、巩膜和虹膜的照明和检查技术和照相技术。但也会提及其他组织的检查方法，在这些组织观察到的值得注意的结构改变将有助于疾病的诊断。

照明技术大致分为直接照明和间接照明两种方式。顾名思义，直接照明用光束直接照射要观察的区域。直接照明可采用弥散或聚焦光线。间接照明技术使用一个中继界面将光反射到观察区域，或观察区域光线由邻近组织而透射而来。

直接照明法

弥散光照明法

弥散光照明有助于在低倍镜下实时观察大范围区域。眼球周围的区域、眼睑、结膜、巩膜、角膜和虹膜可以通过这种快速检查确定是否存在明显异常。采用这种方式开始进行裂隙灯检查可获得一个初步的整体印象，为下一步采用高倍镜光学切面或采用其他照明方式检查奠定基础。将裂隙照明器裂隙调至最大并加用弥散镜片，推动照明器从一侧向另一侧围绕转轴呈弧形旋转，将交替产生轴向和切向照明效果。即使在散射光照射状态下，切向照明光也会产生光和影，从而使得许多病变易于发现。随着照明的移动，阴影和光亮交替变化，正常的地形变化得以放大并且更为明显。比如传染性软疣引起的隐藏于睫毛的轻微改变，在静态光照射下观察往往被忽视，而在裂隙光照明器和生物显微镜的动态光照下观察可以变得显而易见。因为睫毛、异物以及半透明的物体如

碎屑的阴影在静态光照下难以区分，因此采用这一方法，睫毛的异常改变如睫毛袖套样结痂、鳞屑、断裂、缺失都更易于观察。然而光线的移动能够将光影交错动态呈现，充分展现三维空间感，即使多种轻微病变也易于辨别(图7.3)。

皮肤颜色的局部改变(如充血、色素沉着或色素减退)也会在弥散动态变化的光线下更易呈现。焦点照明将被观察区域突显，但丧失了一定比例的景深。此外焦点照明的亮度及其固有的对比度，使得颜色的细微差别难以分辨。另一个限制焦点照明的适用性的因素是其可增强眼睑皮肤的光反射。皮脂腺分泌物可以引起明显的镜面反射，极大地限制了对外延面的观察。

如前所述，在弥散光照明下结膜、巩膜、角膜和虹膜的初步检查可为了解整体情况提供有用的信息(图7.4)。通过该方法(框7.1)可以发现许多异常，例如结膜充血、滤泡、乳头、球结膜水肿、真膜或假膜，以及瘢痕在弥散光照明下可被识别，便于下一步采用其他照明方式进行深入检查。上、下眼睑的结膜和大部分穹隆结膜都可以用同样的方式进行初步检查。在高倍镜下，采用侧面弥散光照明，是对这些表面组织进行初步检查的极佳方法(图7.5)。

框7.1　弥散照明下可观察到的病变	
巩膜状角膜	翼状胬肉
带状角膜病变	滤泡
倒睫	前房积脓
双行睫	睑外翻
睑裂斑	角膜血管翳
乳头	睑缘炎
麦粒肿	角膜老年环
睑内翻	睑黄色瘤
球形角膜	睑板腺囊肿
眼睑闭合不全	前房积血
白发病	

弥散光照明下检查通常为角膜异常提供第一线索。影响角膜形态的明显混浊或改变有时也具有一定的迷惑性。通过这样整体的检查后，可为下一步检查选择不同照明方式和放大倍率奠定基础。

宽光带照明法

宽光带照明法 - 这一术语被广泛使用，解释亦多样。光束的宽度可以从1~11mm。在本文中假定了一

2

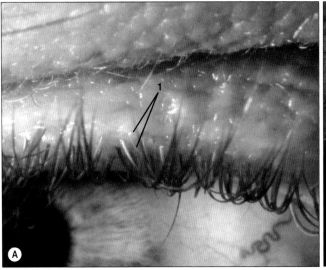

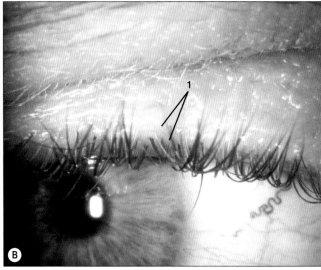

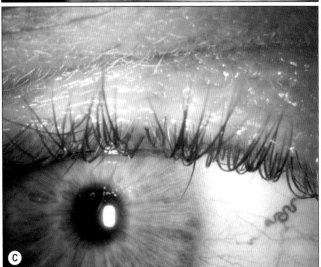

图 7.3　（A）光线从左侧照入,图中(1)处的睫毛及其基底部的白色赘生物清晰可见。侧面光线降低了镜面反射,增强了对比度,更好地展示细微的变化。(B)光线从正面照射,镜面反射增强,对比度明显降低,图中(1)处的细节信息难以发现。(C)而采用轴向照明配合轻度调整视角使得病变完全不能被观察到。因而如果不采用图 A 和 B 的方法,检查将很不完整。(© CL Mártonyi,WK Kellogg eye Center, University of Michigan.)

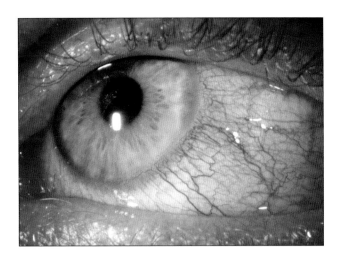

图 7.4　弥散光照射下的葡萄球菌性角结膜炎和睑缘炎。(From Mártonyi CL,Bahn CF,Meyer RF. Slit lamp:examination and photography. Sedona:Time One Ink,Ltd;2007. © Csaba L Mártonyi.)

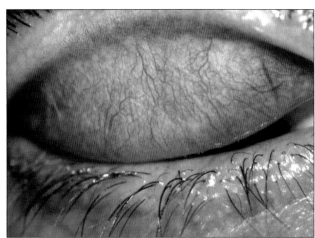

图 7.5　弥散光照明下的沙眼线性瘢痕。(From Mártonyi CL,Bahn CF,Meyer RF. Slit lamp:examination and photography. Sedona:Time One Ink,Ltd;2007. © Csaba L Mártonyi.)

个灵活的宽度范围。随着调节裂隙大小，光束宽度也随之变化，有利于观察。在这种模式下，光束仅作为明亮的焦点照明的光源，通过调整光束宽度，以最大化获取研究区域内信息。当光照射到组织界面时，会发生不同程度的反射、折射、透射、散射以及吸收。因此在设定光束宽度的前提下，改变光的强度，可为确认特定病变提供有益信息，但与之相关的其他因素亦可能会影响观察结果。2~3mm 的光束宽度可以作为一个好的起始点（图7.6）。虽然在特定应用中，光束宽度是影响效率的一个重要因素，但光的强度同样也影响它的有效性。太亮的光束会产生散射，从而降低检查者的辨别能力。与此相反，过于"柔和"的光强度（例如出于关心患者）可能无法将轻度异常与正常区分。

当检查各种组织时，疑似病变如无法确认，检查者就需使用更多或更少的光线对其进行持续观察。一般情况下，照明的形式应该超过理想设定条件的上下界限，尤其是在使用宽光带照明法时。光束宽度应该缩小到光束即将消失时的宽度，然后逐渐增加宽度已超过理想条件，并达到无法获取需观察信息再次发生时停止。只有通过上述极限测试，才能确定最优的光束大小和光强度。

许多情况可以通过宽光带照明法获得最佳显示效果（框7.2）。明显不透明，反射或吸收大量光的变化都变得显而易见。应该将光线从侧面照入，以达到最佳效果。采用光线从侧方照入，形态学的改变会刻蚀得尤为明显。此外侧方照明会避免轴向照明导致的耀眼的镜面反射光（图7.7）。侧方宽光带照明法是观察虹膜表面（图7.8~图7.10）和晶状体（图7.11）内某些特殊改变最佳的方法之一。

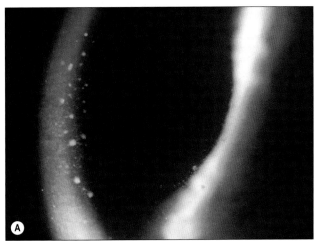
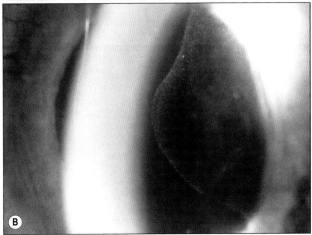

图 7.6　（A）角膜后沉积物可以在适度的直接光束下被发现。（B）采用比观察高反射率组织更高亮的宽光束可以显示前房的玻璃体。（A，© CL Mártonyi，WK Kellogg eye Center，University of Michigan，B，From Mártonyi CL，Bahn CF，Meyer RF. Slit lamp：examination and photography. Sedona：Time One Ink，Ltd；2007. © Csaba L Mártonyi.）

框 7.2　宽光带照明法可观察到的病变	
角膜血管化	后胚胎环
基底膜营养不良	角膜瘢痕
Reis-Bücklers 角膜营养不良	Lisch 结节
Schnyder 结晶状角膜营养不良	角膜后沉积物
	颗粒状角膜营养不良
Terrien 边缘变性	虹膜萎缩
胺碘酮引起的角膜涡旋样营养不良	翼状胬肉
	带状角膜病变
角膜粗大神经	斑块状角膜营养不良
Salzmann 结节样变性	老年环

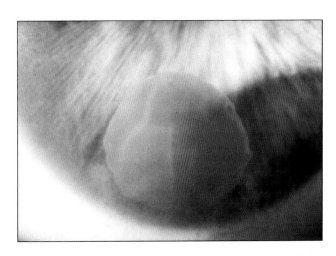

图 7.7　宽光带照明法显示的成熟晶状体核脱位于前房。侧方照明使空间感增强，并降低了核表面的反光。（From Mártonyi CL，Bahn CF，Meyer RF. Slit lamp：examination and photography. Sedona：Time One Ink，Ltd；2007. © Csaba L Mártonyi.）

2

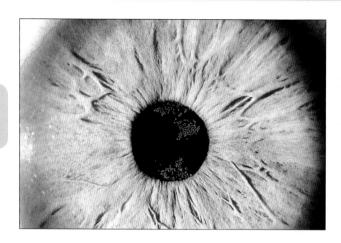

图7.8 宽光带照明显示的 Rieger 综合征患者的虹膜和晶状体前表面。(From Mártonyi CL,Bahn CF,Meyer RF. Slit lamp:examination and photography. Sedona:Time One Ink,Ltd;2007. © Csaba L Mártonyi.)

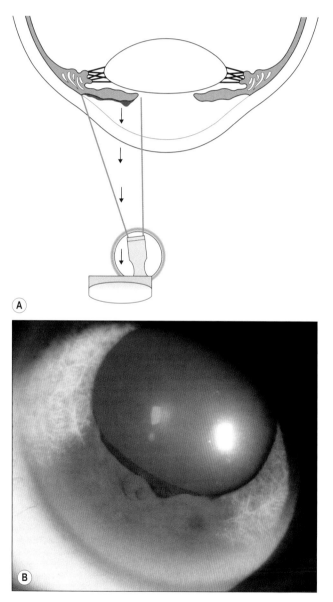

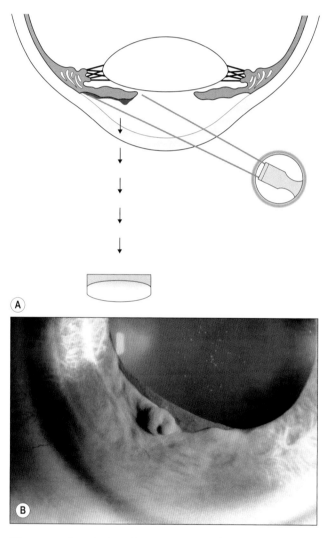

图7.9 图 A 和图 B 中,采用弥散轴向光照明引起反光使得虹膜的损伤不清晰,缺乏光影对比以显示其三维空间特征。(From Mártonyi CL,Bahn CF,Meyer RF. Slit lamp:examination and photography. Sedona:Time One Ink,Ltd;2007. © Csaba L Mártonyi.)

图7.10 图 A 和图 B 中,侧方照入光束避免了轴向光照明引起的反光,并且光影的对比使得观察对象更具有立体感。(From Mártonyi CL,Bahn CF,Meyer RF. Slit lamp:examination and photography. Sedona:Time One Ink,Ltd;2007. © Csaba L Mártonyi.)

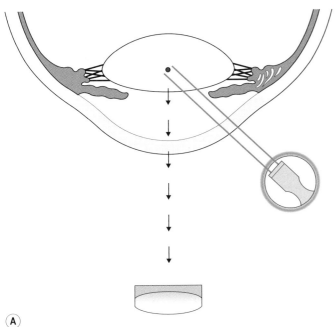

图 7.11　图 A 和图 B 中适度的侧方光束展现的透明晶状体内的代谢异物。(C) 由于晶状体的正面和背面被光照射,侧方照明方式使得晶状体内的"圣诞树"样白内障非常清晰。(From Mártonyi CL, Bahn CF, Meyer RF. Slit lamp: examination and photography. Sedona: Time One Ink, Ltd; 2007. © Csaba L Mártonyi.)

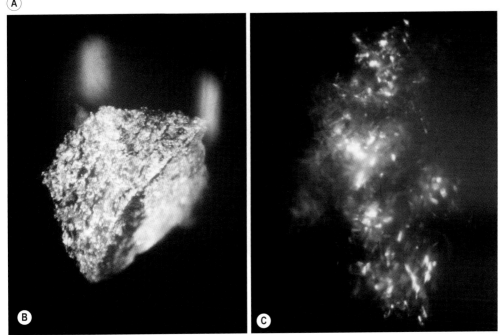

当采用这种方法未发现异常时,提示可选择其他照明方法。在宽光带照明下未见异常,并不能得出未见异常的结论。然而在上述的应用中,对于许多细微的病变,宽光带照明法难以发现。

光学切面

实际上,最纤细的光束形成了一把"光刀",使得活体眼中的透明组织能够被虚拟连续切片。这些侧面呈现的"光学切片"有助于显示角膜和晶状体本身的横截面视图,尽管这些结构在很大程度上与观察平面相平行。光线完全聚焦于光学切面部分,降低了散射,并使被照射部分和周边黑暗区域之间的对比度最大化,形成了一张光束内组织的清晰、完整的图像。当裂隙光束自越来越侧方的位置(远离生物显微镜的轴线)投射时,较大的角度产生了被观察结构前表面和后表面之间的距离增加的效果。这种强化可用于阐明异常改变在被观察组织内的结构关系和定位。

这种性能是显示被照射和观察的组织最具选择性和最突出的方式(框 7.3)。为达到最佳效果,光的强度设置为最高,将裂隙光束宽度减小到不致光学切片失去结构完整性的程度。光束愈纤细,选择性愈强,从而获得更具细节信息的光学切片。然而绝不应该

框 7.3　光切面法可观察到的病变

水肿	晶状体混浊
基质混浊	凹陷
边缘角膜营养不良	微囊泡
Kayser-Fleisher 环	大泡性角膜病变
Fuchs 角膜内皮营养不良	扩张性改变
角膜血管翳	前房深度
上皮缺失	泪膜缺乏
角膜浸润	角膜变薄
沟状角膜营养不良	

为了减小光束宽度，以致光强度降低到影响获取被观察组织细节信息的程度。

正常角膜具有高度透明性，而多种疾病的原发和继发改变会影响角膜的这一特性，使得其成为观察眼球光学切面最重要的部分。虽然高度透明，但正常角膜组织能够反射高亮度的裂隙光束，从而形成光学切面。

高倍镜视野下的光学切面具备优异的分辨能力，可对角膜组织进行分层。由泪膜开始，可针对性的将角膜各层的病变与正常情况相区分（图 7.12）。随着眼睑的每次眨动，裂隙灯下可以观察到正常泪膜的"流动"。它的反射率会随着其表面不断更新的、保护性油脂质量的变化而改变，但瞬目会有利于泪膜维持恒定的厚度和平滑的前表面。上皮层是一条无反光或反光明显降低的条带，位于高反光的泪膜和前弹力层之间。前弹力层毗邻的前基质层高反光带（很大程度上两者无法区分）。基质本身是非常透明的。然而当病变侵及镜面反射区，其反射率显著提高，通过裂隙灯就可以清晰地观察病变结构。光学切面止于具有高反光的内皮细胞层。

由于疾病或者损伤造成的角膜透明度受损，反射光显著增加（硬化性角膜是一种硬化的、完全不透明的角膜疾病，提示光线完全不能透射。在这种情况下，大部分的光被表面反射，限制了光线由视觉通路进入更深层的组织。适度的照明将为检查者提供更多的信息量，而全面、彻底的检查需要使用间接照明技术，这将在本章的后面进行讨论）。

泪膜异常引起正常光滑、完整的泪膜反光带的改变。水肿上皮细胞的光学切面增厚，光线反射增强（图 7.14）。在角膜的前、中、后部的局限性密度变化清晰可见（图 7.15 和图 7.16）。角膜后弹力层受到机械力损伤导致正常形态改变时（图 7.17），其结构会变得显而易见。发生 Fuchs 角膜内皮营养不良时，内皮细胞

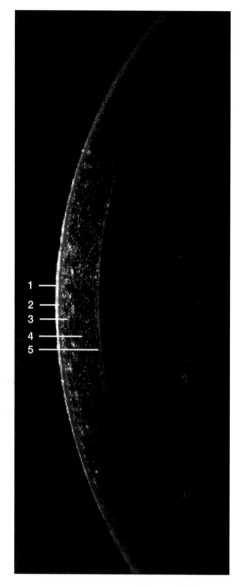

图 7.12　光学切面展示了正常角膜的各层结构。(1) 泪膜，(2) 上皮层，(3) 具有高密度角膜细胞的前基质，(4) 具有低密度角膜细胞的后基质，(5) 后层（后弹力层和内皮细胞层）(From Mártonyi CL, Bahn CF, Meyer RF. Slit lamp: examination and photography. Sedona: Time One Ink, Ltd; 2007. © Csaba L Mártonyi.)

的光反射增加（图 7.18）。在视轴区域内，轻微的组织损伤都可以引起明显的症状。因而确定病变的准确的位置和分布对诊断具有重要的意义。

当采用光学切面法检查角膜时，也应注意观察角膜前表面和后表面的关系，以评价正常角膜的厚度和曲率。扩张性改变，如圆锥角膜或球形角膜，将变得容易识别（图 7.19）。当裂隙光束朝向或远离光源时，局部的增高或者降低就变得更为明显（图 7.20）。

光学切面是一种适用于所有眼表组织的重要检查方法。彻底的扫视睑缘、球结膜、睑结膜、穹隆、泪

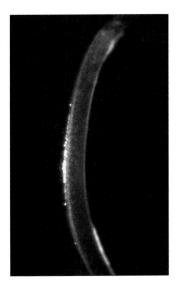

图 7.13　不连续的眼表反光提示泪膜不完整或角膜上皮面不平整。(From Mártonyi CL, Bahn CF, Meyer RF. Slit lamp: examination and photography. Sedona: Time One Ink, Ltd; 2007. © Csaba L Mártonyi.)

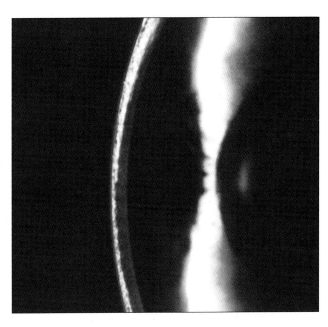

图 7.15　肌张力障碍患者角膜的前部基质和中部基质可见沉积物。(Copyright Mártonyi CL, WK Kellogg eye Center, University of Michigan.)

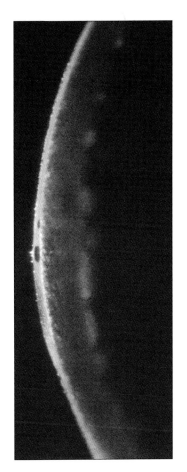

图 7.14　水肿使正常不反光的上皮细胞清晰可见。其与毗邻的泪膜和角膜基质形成一条连续的反光带。图中光学切面可见有两个小水疱。(From Mártonyi CL, Bahn CF, Meyer RF. Slit lamp: examination and photography. Sedona: Time One Ink, Ltd; 2007. Csaba L Mártonyi.)

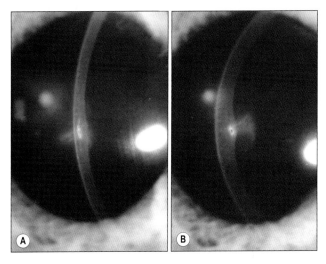

图 7.16　图 A 和图 B 显示了角膜异物由右向左，由前向后穿透的轨迹。(From Mártonyi CL, Bahn CF, Meyer RF. Slit lamp: examination and photography. Sedona: Time One Ink, Ltd; 2007. © Csaba L Mártonyi.)

阜、角膜缘，将提供确定性信息或为先前收集的疾病信息作以补充。裂隙光束是检查这些结构形态变化最有效的方法(图 7.21)。采用这种方法可以辨别滤泡、乳头或其他形态改变。光束对于上述所有的组织都有一定的穿透性。而光的穿透程度因所研究的组织的光密度不同而改变。虽然实际的穿透程度可能很低，但获取的信息极具价值。当然采用邻近组织照

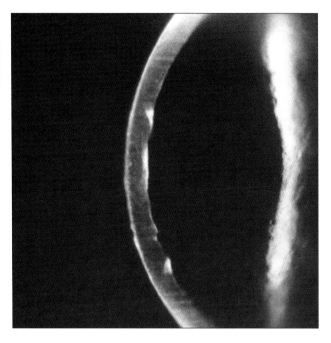

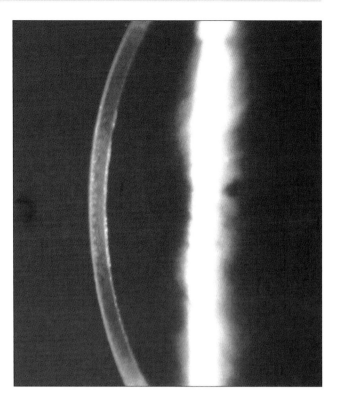

图 7.17 人工晶状体植入后大泡性角膜病变造成后弹力层结构改变,使得原本不反光的后弹力层反光增强,并可观察到结构的紊乱。(From Mártonyi CL,Bahn CF,Meyer RF. Slit lamp:examination and photography. Sedona:Time One Ink,Ltd;2007. © Csaba L Mártonyi.)

图 7.18 Fuchs 角膜内皮营养不良造成内皮细胞反光异常增强。(From Mártonyi CL,Bahn CF,Meyer RF. Slit lamp:examination and photography. Sedona:Time One Ink,Ltd;2007. © Csaba L Mártonyi.)

图 7.19 圆锥角膜的光学切面显示角膜中央部明显变薄。(From Mártonyi CL,Bahn CF,Meyer RF. Slit lamp:examination and photography. Sedona:Time One Ink,Ltd;2007. © Csaba L Mártonyi.)

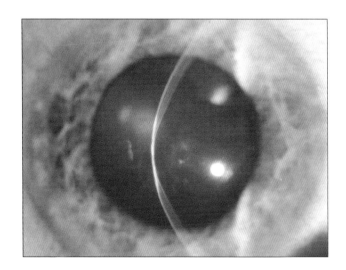

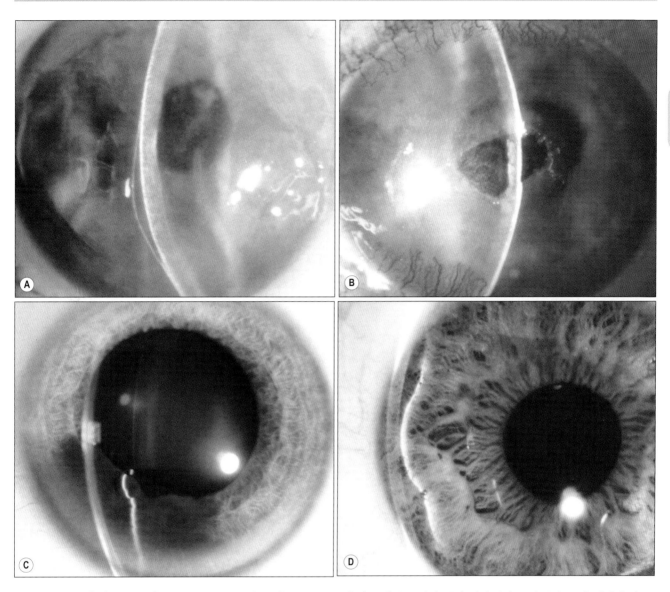

图 7.20 （A）窄裂隙光下清晰显示了大泡性角膜病变的大泡。（B）化学烧伤造成的角膜中央部上皮缺损和角膜缘新生血管。（C）裂隙灯下可以清楚地观察到虹膜损伤部隆起。（D）侧方照明裂隙光束显示睫状体囊肿部虹膜局部隆起。（From Mártonyi CL,Bahn CF,Meyer RF. Slit lamp：examination and photography. Sedona：Time One Ink,Ltd；2007. © Csaba L Mártonyi.）

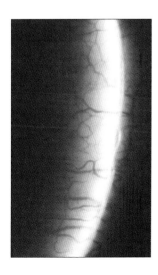

图 7.21 采用裂隙光束偏离光源，确认球结膜隆起。（From Mártonyi CL,Bahn CF,Meyer RF. Slit lamp：examination and photography. Sedona：Time One Ink,Ltd；2007. © Csaba L Mártonyi.）

明联合间接照明,也可获得与光学切面法同等甚至更重要的信息(详见后面的间接反光照明法)。

窄裂隙光束同样可以用于评价角膜和虹膜组织。光线由适度的角度投射,从虹膜和角膜反光带的距离可以估算前房深度。而在角膜缘观察这种关系可以评价房角开放程度[5]。而紧密接触的角膜和虹膜反光则提示房角关闭(图7.22)。与此相似,虹膜粘连表现为虹膜部分区域的反光带触及角膜后表面。即采

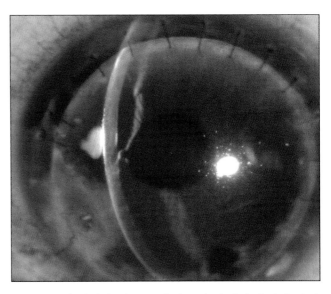

图7.23 穿透异物外伤后实施了成功的穿透性角膜移植,术后虹膜组织贴附角膜后表面。(From Mártonyi CL, Bahn CF, Meyer RF. Slit lamp:examination and photography. Sedona:Time One Ink,Ltd;2007. © Csaba L Mártonyi.)

用侧方照明,通过观察隆起虹膜组织裂隙光带触及角膜后表面反光光带,可以确认这一情况(图7.23)。

丁达尔光学现象与房水细胞和前房闪辉

丁达尔光学现象(Tyndall light)是点状照明使房水细胞和前房闪辉获得最佳的显现效果。正常情况下,前房内容物几乎不反光,不能形成光束,因而被认为是一种光学真空。但在局部炎症时,由于前房细胞和蛋白的存在,点状照明可以在前房形成一条清晰的、狭窄的光束。

一束高亮度的纤细的圆形光束直接从侧面照入前房,光束的聚焦点扫视前房以观察是否存在房水细胞和前房闪辉。观察房水细胞和前房闪辉时,以散大的黑色瞳孔为背景可达到最佳的对比效果,同时要尽量减小光线到达虹膜以形成干扰。

尽管"针尖样"或"笔尖样"照明是具有最佳鉴别效力的方法(图7.24),但标准的评估方法采用1mm×3mm大小的光斑来描述房水细胞数量和前房闪辉。光束照射到的实际细胞数量反映了疾病的程度。异常蛋白的数量是通过检查者对于光反射的印象(丁达尔光学现象)来表述的。以上两种情况的分级按照房水细胞和/或前房闪辉的程度可以分为0~4+级(图7.25)。

镜面反射法

与常见的、眼球看见物体的漫反射相比,明亮

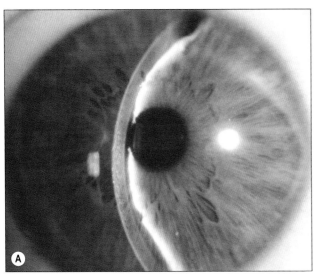

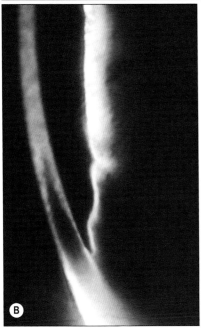

图7.22 (A)虹膜和角膜内皮的反光带非常接近,说明前房极窄。反光带极度邻近提示该区域房角关闭。(B)虹膜损伤引起的房角关闭。(A,From Mártonyi CL,Bahn CF, Meyer RF. Slit lamp:examination and photography. Sedona: Time One Ink,Ltd;2007. © Csaba L Mártonyi. B,© CL Mártonyi,WK Kellogg eye Center,University of Michigan.)

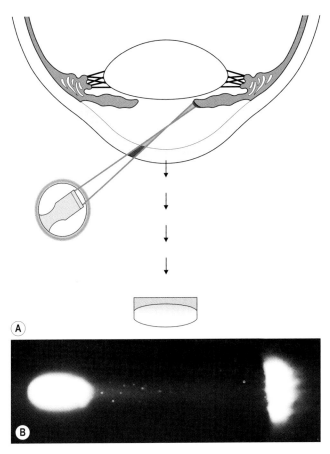

图 7.24　图 A 和图 B 展示了在 ISO 设置为 1000 时，拍摄到的点状照明下的前房细胞和房水闪辉。（From Mártonyi CL, Bahn CF, Meyer RF. Slit lamp: examination and photography. Sedona: Time One Ink, Ltd; 2007. © Csaba L Mártonyi.）

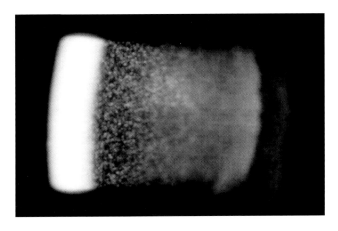

图 7.25　眼内炎时，房水中明显的 4+ 级房水细胞。（From Mártonyi CL, Bahn CF, Meyer RF. Slit lamp: examination and photography. Sedona: Time One Ink, Ltd; 2007. © Csaba L Mártonyi.）

光源产生的镜面反射是一种遵循特定规律的特殊反射[1]。镜面反射符合 Snell 光学定律，即光线入射角等于光线的反射角。这提示观察到这种反射的困难程度与该反射发生的位置有关，因而在检查整体眼球时难以发生。而在弯曲的眼球表面，镜面反射很容易发生。角膜的凸面以及它最前部的高反射层和泪膜三者结合使检查过程中这种的反射时有发生。虽然有时难以观察，但实际上这些反射对于收集眼球的重要信息极具价值。

当采用直接照明法观察眼球时，镜面反射带可以观察表面完整性。这种检查应该在比较低的光强度水平下进行以降低散射，使镜面反射区域内的细节信息便于观察。镜面反射区域不仅是光源的镜像，而且还忠实地反映了其所在区域表面的三维结构。因此受损的角膜表面会产生异常的光反射。断裂或颗粒状的反射可能提示泪膜不完整、存在异物或被观察组织的三维结构异常。显著降低的或不规则的反射往往提示存在明显的异常改变（图 7.26）。

镜面反射最重要的应用是评估角膜内皮。虽然并不十分困难，但初次使用该技术时有一定的挑战性。内皮表面的反射率远低于泪膜层的反射率，即使存在镜面反射也不易被观察到。将裂隙灯光源和生物显微镜之间的夹角调整为 30°～40°，将有利于增加内皮表面和泪膜两种反射之间的距离。将入射光束从侧面穿过角膜表面将引发泪膜层的明亮的镜面反射。通过观察与光源对侧的相邻区域，可以观察到清晰的内皮反射。将生物显微镜向前移动约 0.5mm 将会聚焦内皮层，细胞细节变得更明显。为了获得内皮细胞的清晰影像，特别是那些移行填补受损区域的新角膜细胞，需要 25～40 倍的放大倍数（图 7.27）。即使无法使用这种放大级别时，仍然可以用该技术评价内皮细胞。当光线穿过内皮时，通过反射可以观察内皮细胞的连续性和密度均质性。当存在内皮赘疣时，反射均质性就会遭到破坏（图 7.28）。

与疾病相关的内皮重度损害，如晚期的 Fuchs 角膜内皮营养不良，反射可能会完全改变。合并内皮赘疣可能会使其呈现出不完整或完全暗区，即使在高倍镜下，单个细胞边界也难于观察到（图 7.29）。在这种情况下，即便使用内皮照相机，也不能得到令人满意的关于细胞形态或密度信息。

镜面反射还可用于观察结膜表面，以及晶状体的前后表面。

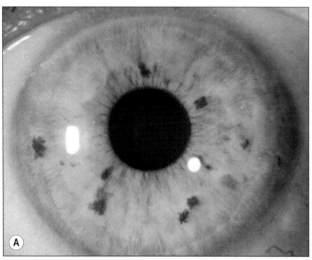

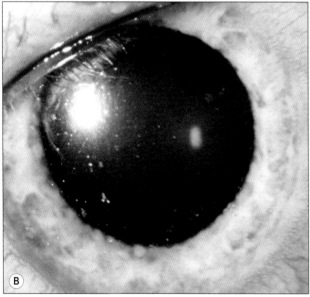

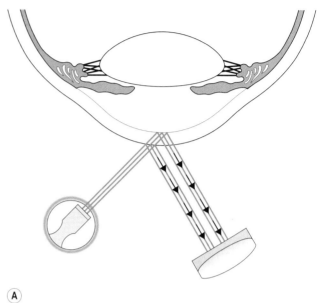

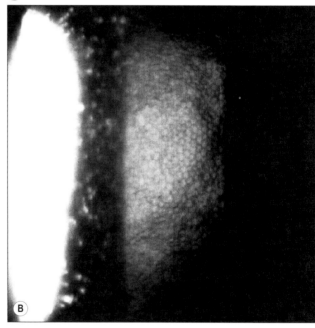

图 7.26 （A）在正常泪膜层表面发生的镜面反射忠实地再现了光源的形状。（B）角膜基质炎引起的镜面反射异常。（A，From Mártonyi CL，Bahn CF，Meyer RF. Slit lamp：examination and photography. Sedona：Time One Ink，Ltd；2007. © Csaba L Mártonyi. B，. Csaba L Mártonyi.）

图 7.27 （A）泪膜层的明亮镜面反射易于被观察到。内皮镜面反射紧靠光源的对侧。（B）在 40 倍放大倍率下，甚至可以观察到微小的年轻健康内皮。（From Mártonyi CL，Bahn CF，Meyer RF. Slit lamp：examination and photography. Sedona：Time One Ink，Ltd；2007. © Csaba L Mártonyi.）

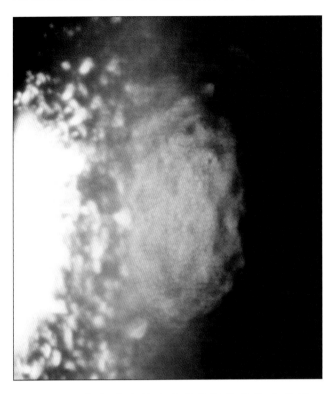

图 7.28 正常光滑的镜面反射被低或离轴反射所改变。(From Mártonyi CL, Bahn CF, Meyer RF. Slit lamp: examination and photography. Sedona: Time One Ink, Ltd; 2007. © Csaba L Mártonyi.)

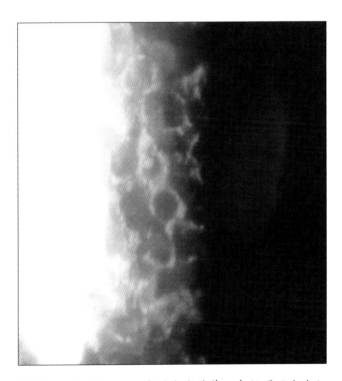

图 7.29 严重的 Fuchs 角膜内皮营养不良妨碍了内皮细胞的观察。(From Mártonyi CL, Bahn CF, Meyer RF. Slit lamp: examination and photography. Sedona: Time One Ink, Ltd; 2007. © Csaba L Mártonyi.)

间接照明法

邻近组织照明法

在邻近组织照明法中，光线直接照射被观察区域的邻近组织。因此观察对象是通过临近组织传导的光来照明。这种效果是一种来自更深层次组织的后部反光照明法。这对于观察不透明度组织的浅层表面改变非常有效，能防止直接照明的光线穿透希望被观察的组织(图7.30)。类似地，邻近组织照明法可有助于确定被包埋异物或反应性软组织包埋物的位置、大小和形状。它还有助于收集关于在直接聚焦照明法中发现的明显异常的额外信息。通过该方法观察结膜或皮肤的改变，可以避免直接光照法产生的镜面反射，而采用这种后部反光照明法可获得有价值的信息(图7.31)。

邻近组织照明法的优点可能比我们能意识到的更多。直接焦点照明法检查结膜(如采用窄裂隙光束)，就包括利用该方法观察照明区域邻近组织的信息。邻近组织照明法可能不是检查者的有意而为，但无形中收集到了这一区域的信息。事实上如果没有该方法，检查就难以全面。

在高倍镜下使用邻近组织照明法时，观察对象可能会偏离视野中心，使观察变得不便。在这种情况下，必须将裂隙光源从正常的等中心位置的适度偏离，使得观察对象移至视野中心。

角巩膜缘分光照明法

特别适用于角膜、巩膜散射，在一个大的黑暗背景下使得整个角膜被照射。一束明亮的中等大小的光束射向角巩膜缘，光通过全内反射传播通过整个角膜。在正常角膜，光线通过角膜基质，仅在角膜缘可见光环，这是由于光线被巩膜反射，光线交汇造成的。光环最明亮的部分位于光源的对侧，而正常角膜本身并不会发光。为了使光线从角膜缘入射，裂隙照明器必须改变其与生物显微镜的正常、等位中心的关系，以保证角膜移位至视野中央(图7.32)。而在异常角膜内，光线发生轴反射或折射从而使异常易于发现。这种光学改变的容易发现程度取决于该异常的光学密度和其他特点，以及入射光束的大小和强度等(图7.33)。

对于大范围内分布的轻微的改变，角巩膜缘分光照明法非常灵敏(框7.4)。而采用大多数其他形式的照明法均不可能观察到。"区域与细节"这对永远的

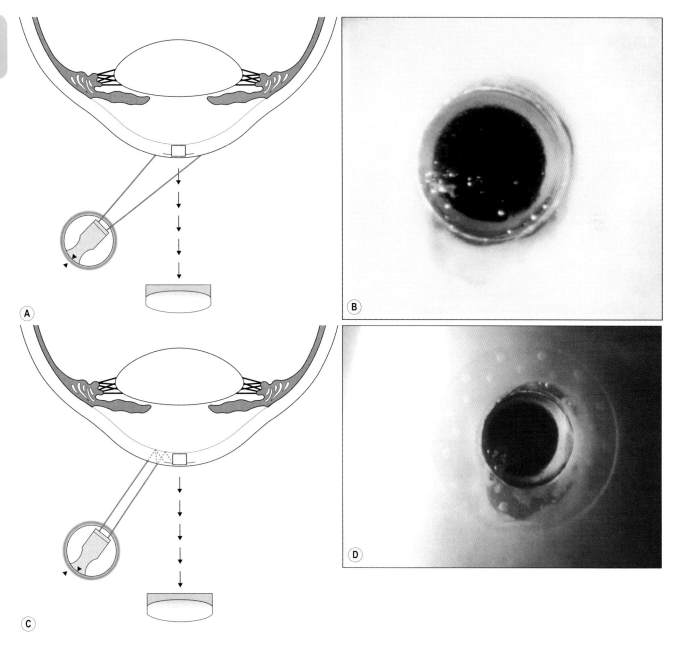

图 7.30　（A、B）由于角巩缘组织的反光，直接宽光带照射无法显示 Cardona 人工角膜的边缘。（C、D）邻近组织照明法将光线传输到人工角膜边缘后面形成光照背景，使得工角膜边缘易于发现。此外人工角膜边缘的材质形成一个"光管道"，使其轮廓清晰可见。（From Mártonyi CL，Bahn CF，Meyer RF. Slit lamp：examination and photography. Sedona：Time One Ink，Ltd；2007. © Csaba L Mártonyi.）

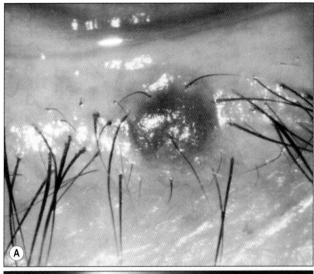

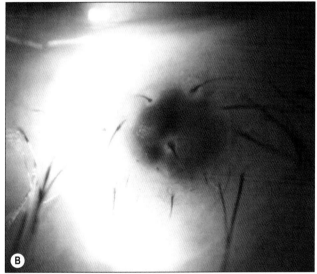

图 7.31　采用直接照射法。(A)和邻近组织照明法,使得眼睑上痣的大小、形态和密度得到更好的评估。(From Mártonyi CL, Bahn CF, Meyer RF. Slit lamp: examination and photography. Sedona: Time One Ink, Ltd; 2007. © Csaba L Mártonyi.)

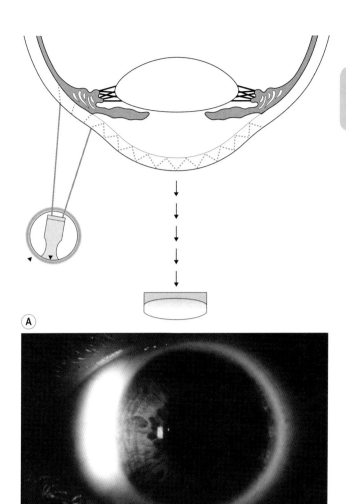

图 7.32　(A)在生物显微镜下,光束偏心射入,保障角膜位于视野中心。(B)角膜上的光通过全内反射照亮角膜。正常的角膜不会在视轴上反射光线,在黑暗的背景下保持黑色。(From Mártonyi CL, Bahn CF, Meyer RF. Slit lamp: examination and photography. Sedona: Time One Ink, Ltd; 2007. © Csaba L Mártonyi.)

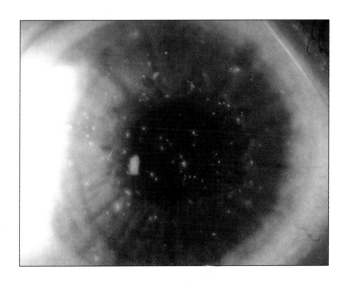

图 7.33　使用角巩膜缘分光照明法,广泛分布在角膜上的许多玻璃纤维异物易于观察到。这些颗粒的浅色(低光密度)使得它们在黑色背景下容易被发现。(From Mártonyi CL, Bahn CF, Meyer RF. Slit lamp: examination and photography. Sedona: Time One Ink, Ltd; 2007. © Csaba L Mártonyi.)

框 7.4　角巩膜缘分光照明法可观察到的疾病

角膜异物	角膜基质炎
角膜水肿	颗粒样角膜营养不良
角膜后沉积物	放射状角膜切开瘢痕
角膜涡状营养不良	积液或水肿

矛盾限制了每种照明方式[4]。一般来说，照明的面积越大，分散的光线就越多，产生相应的细节损失也越多。然而在角巩膜缘分光照明法中，由于角膜被一个比较小的光源所照亮（光束照射到角巩缘），但这项技术并非严格地受限于上述限制。实际应用中，角巩膜缘分光照明提供了一个广阔的角膜的视图，通过识别整个区域内特征性的改变有助于确诊特定疾病。在某些情况下，光线照射于虹膜上，尤其是浅色素的虹膜，可能是影响角巩膜缘分光照明法效果的一个明显的不利因素。因为在黑色的散大瞳孔（图 7.34）背景下，轻微的病变（如 Fabry 病的角膜线状变性）可以得到极佳的观察效果。

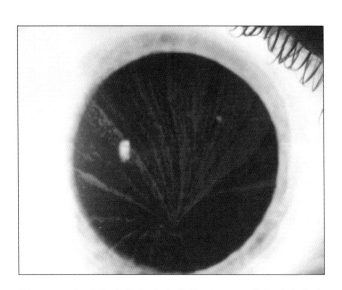

图 7.34　在黑色的散大瞳孔背景下，Fabry 病角膜线状变性的轻微病变获得极佳的观察效果。（From Mártonyi CL, Bahn CF, Meyer RF. Slit lamp：examination and photography. Sedona：Time One Ink，Ltd；2007. © Csaba L Mártonyi.）

虹膜直接或间接后部反光照明法

来自虹膜的直接或间接后部反光照明，从功能的角度讲是两种截然不同的方式，然而联合使用时却能获得更多的信息。这种联合技术对于全面检查角膜极为重要。实际上它产生了三种类型的照明区域及

相应的信息。光线由侧方照入，直接照射的虹膜（虹膜的直接照明）上方的角膜区域的病变表现为不透明。在被直接照射两侧的区域，例如位于未被照亮的虹膜或瞳孔前方的角膜（虹膜的间接后部反光照明区域）病变，主要表现为折射和低光密度的变化。最重要的是位于明暗背景之间的界面，即使最细微的变化也易于发现。在明暗背景之间的这一区域，异常病变引起的光线折射和反射在三维空间上尤为明显。

从技术角度，这个明暗交界区域是一个界面，而不是一个真正的区域。因为生物显微镜（裂隙光束）聚焦于角膜水平，然而该界面由散射光线构成，在虹膜水平形成一个模糊的图像。由于界面的模糊图像凭借其广泛的外观占据了较大的视野空间，因此它成为实际意义上的一个区域（图 7.35）。该方法可以对整个角膜的细微和明显的改变进行检查。光束由侧方照入，扫视角膜的同时观察以上三个区域，应特别注意观察明暗背景的交界面[4]。为确保获取角膜的所有信息，应用这种方式时，对于角膜的扫描检查应该重复进行，光线反复由颞侧或鼻侧开始扫视整个角膜。

许多病变用这种方式很容易被发现和识别（框 7.5）。格子状角膜营养不良具有特征性的改变，可见于所有三个照明区（图 7.35）。角膜后弹力层皱褶在虹膜间接后部反光照明下最易发现，但其位于接近明暗背景的交界处（图 7.36）。Meesmann 角膜营养不良的经典的、泡状微囊改变在交界区最易发现（图 7.37）。图 7.38 展示了明亮的虹膜背景呈现了高密度的角膜异物，图 7.39 显示了在黑色的瞳孔和虹膜背景下，虹膜间接后部反光照明法有效的凸显了细微的、透明角膜异物。

框 7.5　采用虹膜直接或间接后部反光照明法可观察到的病变

格子状角膜营养不良	角膜浸润
角膜异物	早期水肿
Meesmann 角膜营养不良	角膜卷丝
地图状 - 点状 - 指纹状角	微囊泡
膜营养不良	Fuchs 角膜内皮营养
角膜粉屑样变性	不良
角膜后弹力层皱褶	角膜瘢痕
角膜后沉积物	
Thygeson 浅表点状角膜炎	

2

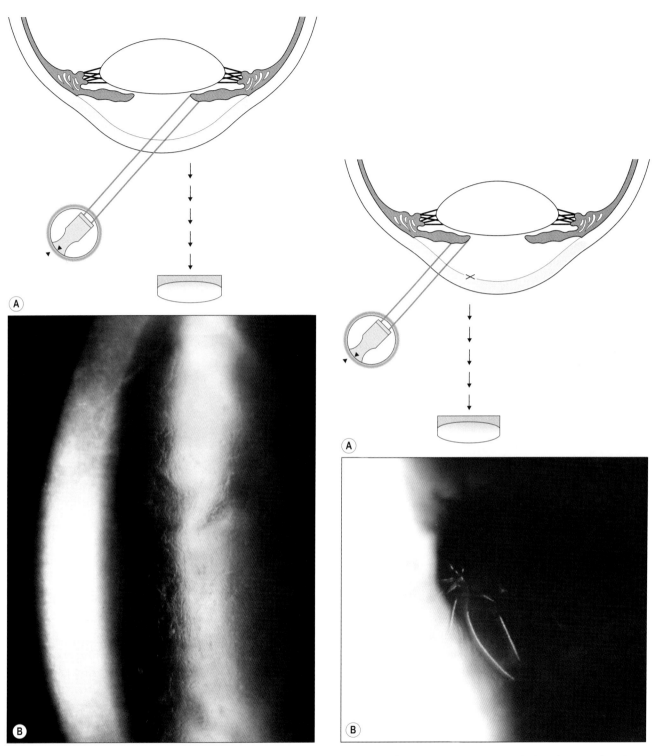

图 7.35　图（A）和（B）展示了联合直接和间接的虹膜后部反光照明法显现了轻微角膜病变的出色细节，如本例格子状角膜营养不良。明暗背景交界区域提供了大量有价值的信息。（From Mártonyi CL, Bahn CF, Meyer RF. Slit lamp: examination and photography. Sedona: Time One Ink, Ltd; 2007. © Csaba L Mártonyi.）

图 7.36　角膜后弹力层的褶皱主要为折射，因而在毗邻明亮背景的暗背景下观察效果最佳。（From Mártonyi CL, Bahn CF, Meyer RF. Slit lamp: examination and photography. Sedona: Time One Ink, Ltd; 2007. © Csaba L Mártonyi.）

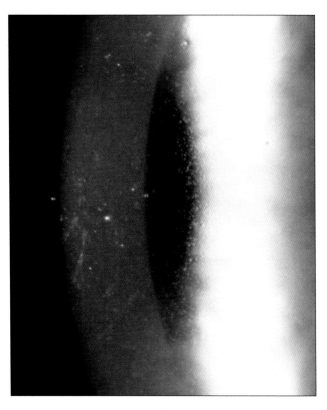

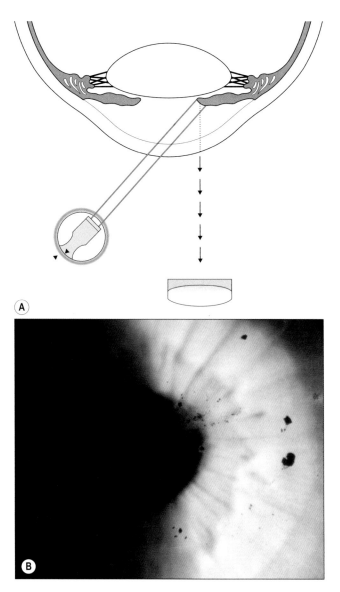

图 7.37　Meesmann 角膜营养不良在虹膜间接后照明法下得以充分展现。(From Mártonyi CL, Bahn CF, Meyer RF. Slit lamp：examination and photography. Sedona：Time One Ink, Ltd；2007. © Csaba L Mártonyi.)

图 7.38　(A) 虹膜直接后部反光照明法。(B) 明亮的、色素浅的虹膜背景映衬下不透明的角膜异物轮廓。(From Mártonyi CL, Bahn CF, Meyer RF. Slit lamp：examination and photography. Sedona：Time One Ink, Ltd；2007. © Csaba L Mártonyi.)

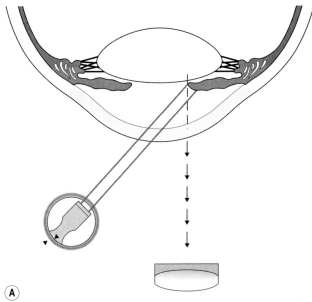

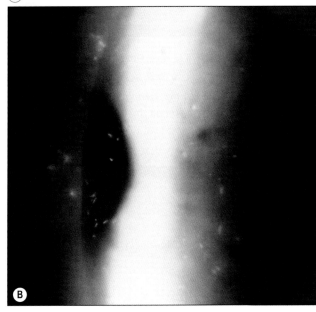

图 7.39 （A）虹膜间接后部反光照明法。（B）虹膜间接后部反光照明法观察到的角膜上的玻璃纤维颗粒。淡淡的颗粒与黑色的瞳孔形成了鲜明的对比。采用该方法必须增加照明强度。（From Mártonyi CL, Bahn CF, Meyer RF. Slit lamp: examination and photography. Sedona: Time One Ink, Ltd; 2007. © Csaba L Mártonyi.）

视网膜后部反光照明法

利用视网膜色素上皮的反射光，通过后部反光照明法可以检查前玻璃、晶状体和角膜。在生物显微镜下和裂隙照明置于一个轴向位置，光线通过散大的瞳孔照射至眼底。将光源在中心附近做适度的调整，当达到最大的后部反光照射效果时即找到了最佳的调整位置。为了达到最佳的效果，需要散大瞳孔。在配

置合适光束大小后，移动整个仪器从一侧到另一侧，以方便检查大部分的角膜。将裂隙偏心移至被观察的瞳孔一侧，然后再向另一侧，这样有助于得到被观察物的两边的一个连续的、完整的图像，而观察的区域始终在生物显微镜的视野中心。保持虹膜位于暗区，能够确保异常病变易于被发现。如果光直接照射虹膜会造成散射，从而降低这种原本具有价值的照明方法的检查效果。

这种方法的一个主要优点是，它能在宽广的分布区域上分辨细小的轻微变化。在这方面，它类似于巩膜散射。两者之间的主要区别是，巩膜散射产生的暗场照明（明亮的物体映衬在黑暗背景下），而从视网膜后部反光照明法是明场技术（对象映衬在明亮的背景）。黑暗背景能够使反光的物体显而易见，而明亮背景与不透明和发生折射物体形成了鲜明的对比（框7.6）。大部分角膜或晶状体可同时显示，仅受瞳孔大小和浅景深的限制。在这种形式的照明中，指纹状角膜营养不良的形态得以经典的展示（图 7.40）。同样采用这种方式，非常容易识别许多晶状体的改变。白内障的形成和晶状体半脱位也显而易见（图 7.41）。在视网膜色素上皮反光的颜色的衬托下，原本无色的晶状体和角膜被显现为有形的结构。

框 7.6 视网膜后部反光照明法可以观察的病变	
格子状角膜营养不良	地图状 - 点状 - 指纹状
假性剥脱综合征	角膜营养不良
角膜后沉积物	晶状体小泡
角膜瘢痕	白内障
Meesmann 角膜营养不良	角膜排斥线

虹膜透照法

虹膜透照法是刚描述的技术的简单扩展（图 7.42）。与视网膜后部反光照明法相比，一个重要的区别是适宜的瞳孔大小。完全散大的瞳孔无法形成虹膜透照，而 2~3mm 瞳孔大小是形成理想的虹膜透照所必需的。通过这样大小的瞳孔，可以引入适度的高强度光束照射眼底。在该方法中，虹膜吸收了来自视网膜的反光，从而有助于衰减的透照光显示出角膜组织中的细微改变（图 7.43）。

周边角膜（房角镜）

如果不使用房角镜，就不能检查周边角膜。间接房角镜提供了理想的镜面角度选择，并降低了光散

2

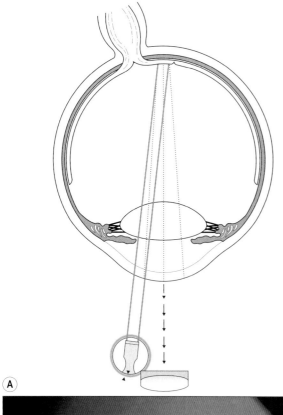

(A)

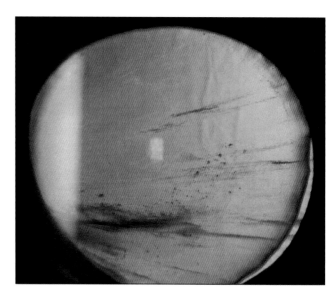

图 7.41　在视网膜后部反光照明法下,发现创伤引起晶状体部分脱位以及后表面的血液。(From Mártonyi CL, Bahn CF, Meyer RF. Slit lamp:examination and photography. Sedona:Time One Ink,Ltd;2007. © Csaba L Mártonyi.)

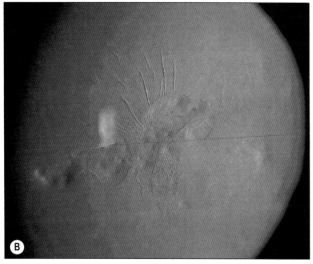

(B)

图 7.40　在视网膜后部反光照明法下,角膜上皮指纹状营养不良得到完美展示。(From Mártonyi CL,Bahn CF, Meyer RF. Slit lamp:examination and photography. Sedona:Time One Ink,Ltd;2007. © Csaba L Mártonyi.)

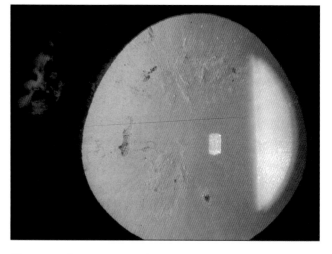

图 7.42　采用视网膜后部反光照明法和虹膜透照法,观察到的顿挫伤导致的白内障和虹膜萎缩。(From Mártonyi CL,Bahn CF,Meyer RF. Slit lamp:examination and photography. Sedona:Time One Ink,Ltd;2007. © Csaba L Mártonyi.)

射。放置房角镜后,光学部分可以提供角膜后表面和角度情况的信息。一条适合所研究区域的较宽光束,对于同时观察更大范围,进一步评估结构关系非常有价值。将光束限制在所关注区域,最大限度地减少了光散射,然而散射本身会不可避免地降低对比度和减少细节信息(图 7.44)。在大多数眼球中,前房角都可通过反射观察到,但建议检查时使用适度的光照(图 7.45)。

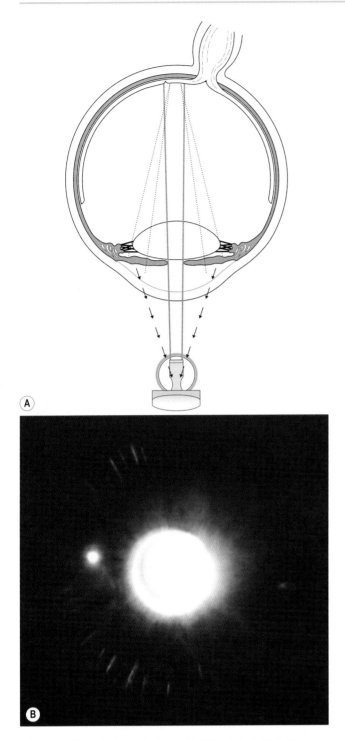

图 7.43 将一个小的圆形光束投射经过部分散大的瞳孔,促使色素播散综合征的虹膜改变在透射光下获得的信息最大化。(From Mártonyi CL,Bahn CF,Meyer RF. Slit lamp: examination and photography. Sedona:Time One Ink,Ltd; 2007. © Csaba L Mártonyi. **B**,Copyright Mártonyi CL:WK Kellogg eye Center,University of Michigan.)

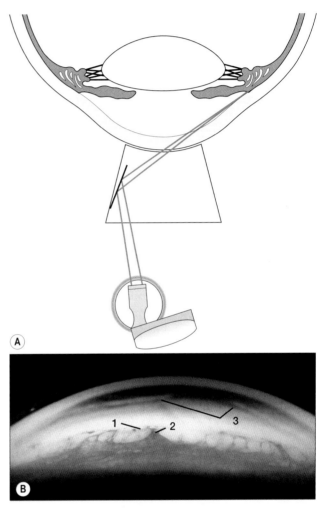

图 7.44 **(A)** 采用三面镜观察周边角膜。**(B)** 可以观察到 Schwalbe 线(1),周边虹膜粘连(2)。本例中,角膜的 Haab 线(3)影响了 Axenfeld 综合征的最佳观察视角。(From Mártonyi CL,Bahn CF,Meyer RF. Slit lamp:examination and photography. Sedona:Time One Ink,Ltd;2007. © Csaba L Mártonyi.)

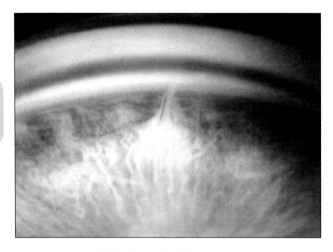

图 7.45 67°的房角镜为观察房角的(通过病史推测)毛虫的毛提供了极佳的视角。(From Mártonyi CL, Bahn CF, Meyer RF. Slit lamp: examination and photography. Sedona: Time One Ink, Ltd; 2007. © Csaba L Mártonyi.)

活体染色

活体染色为全面眼部检查提供重要信息。应用它们对于确定角膜和结膜上皮的情况至关重要。因为这些染料可引起刺激(特别是孟加拉红),因为它们可能干扰角膜深层的评估,因而最好在检查即将结束时使用。

荧光素是非常好的角膜接触镜适配指示剂。通过使用钴蓝光滤光片使蓝光强度增加,就可以获得这些信息(图 7.46)。同样其可用于检查泪膜破裂时间(图7.47)。干扰正常泪膜的因素也可以用这样的方法进行检查[6]或确认(图 7.48)。

为了确定是否存在上皮损伤,染料可以单独使用或混合使用。孟加拉红可能会引起刺激,因此需要在使用前滴用局部麻醉药。应在白光和钴蓝光下,分别检查角膜和结膜的染色的情况(图 7.49)。因为孟加拉红可以染色失活的上皮细胞区域,孟加拉红和荧光素均可染色上皮缺失区域,在荧光素染色的同时可以更好地观察到孟加拉红染色区域的细微改变。因为孟加拉红吸收大量的入射钴蓝光形成相对暗区,与明亮的荧光素背景形成了鲜明的对比(图 7.50)。

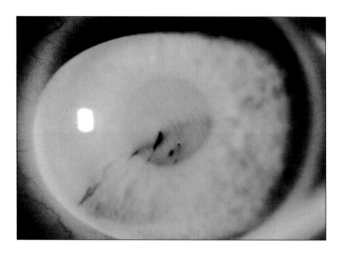

图 7.47 正常眼球的泪膜破裂。(From Mártonyi CL, Bahn CF, Meyer RF. Slit lamp: examination and photography. Sedona: Time One Ink, Ltd; 2007. © Csaba L Mártonyi.)

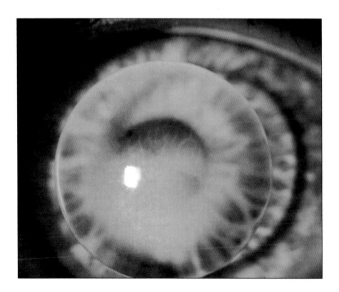

图 7.46 荧光素在适配不良的角膜接触镜下汇集。(From Mártonyi CL, Bahn CF, Meyer RF. Slit lamp: examination and photography. Sedona: Time One Ink, Ltd; 2007. © Csaba L Mártonyi.)

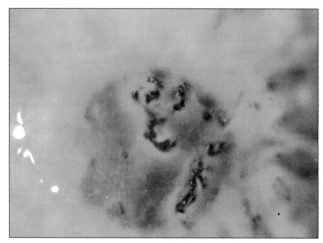

图 7.48 格子状角膜营养不良引起的泪膜改变。(From Mártonyi CL, Bahn CF, Meyer RF. Slit lamp: examination and photography. Sedona: Time One Ink, Ltd; 2007. © Csaba L Mártonyi.)

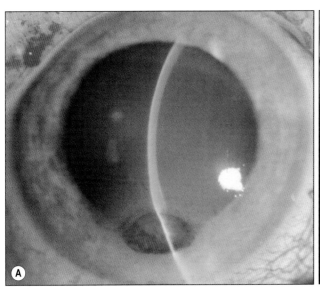
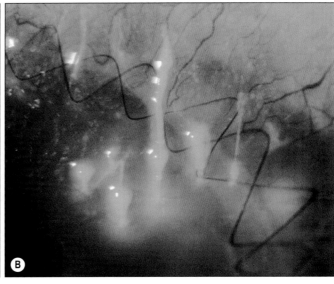

图7.49　（A）白光下，明显的上皮缺损区被孟加拉红和荧光素染色。（B）新近完成的角膜移植术后，角膜上的缝线被荧光素着色。（A，From Mártonyi CL，Bahn CF，Meyer RF. Slit lamp：examination and photography. Sedona：Time One Ink，Ltd；2007. © Csaba L Mártonyi. B，Copyright Mártonyi CL，WK Kellogg eye Center，University of Michigan.）

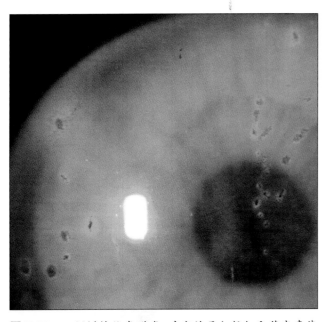

图7.50　一例树枝状角膜炎，病变被孟加拉红和荧光素染色。孟加拉红吸收了钴蓝光，在包绕的荧光素背景下形成了相对暗区。（From Mártonyi CL，Bahn CF，Meyer RF. Slit lamp：examination and photography. Sedona：Time One Ink，Ltd；2007. © Csaba L Mártonyi.）

丽丝胺绿染料在特定情况下是孟加拉红的有效替代方案[7]。孟加拉红可引发产生眼部刺激，并具有抗病毒作用，可能会对病毒培养的结果产生不利影响。丽丝胺绿是一种人工合成的有机染料，具有类似于孟加拉红的染色能力，良好的耐受性，且无出抗病毒作用。

丽丝胺绿，尤其适合孟加拉红染色无法区分的具有新生血管或充血区域，其能够在这种红色背景上形成鲜明的对比（图7.51），但虹膜的颜色会影响孟加拉红和丽丝胺绿染色的效果（图7.52）。

患者应反复眨眼以帮助区分染色和聚集。染色区域随着眼球的运动，变得更为明显。而通过比较，染料的聚集看起来只出现在静止状态下。只能通过冲洗眼球才能确定区分以上两种情况。在对实际染色进行准确评估之前，特别是对于干眼必需进行冲洗。

溪流试验

溪流试验（seidel test）用于确定角膜或结膜通透性。当怀疑房水漏出时，荧光素染料直接应用到疑似渗漏部位。如果存在渗漏房水会稀释荧光素并沿着眼球表面流动。稀释率是该检查阳性的动态观察指标。应用浓缩荧光素会产生一个黑暗无荧光素的背景，而被稀释的明亮荧光染料在此背景下十分醒目（图7.53和图7.54）[8]。

2

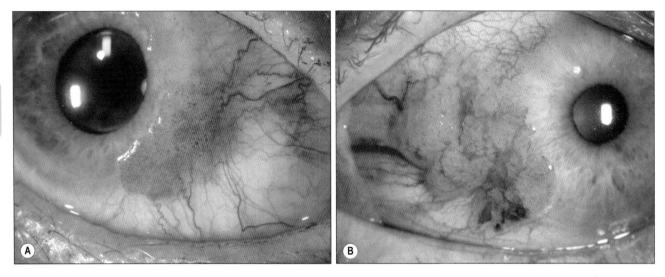

图 7.51　（A）孟加拉红染色了充血区域上鳞状细胞损伤。（B）相似情况下,丽丝胺绿显示了更好的对比度。（From Mártonyi CL,Bahn CF,Meyer RF. Slit lamp：examination and photography. Sedona：Time One Ink,Ltd；2007. © Csaba L Mártonyi. Images courtesy of Timothy J. Bennett,CRA,FOPS.）

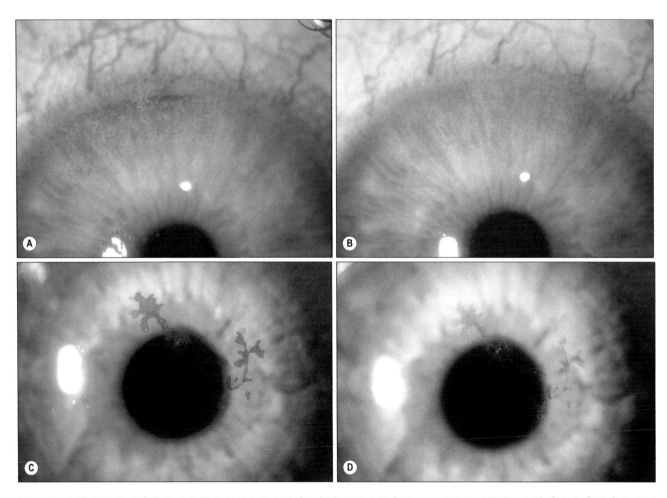

图 7.52　（A）上方角膜缘角结膜炎的点状孟加拉红染色。（B）丽丝胺绿在同一只眼球上的染色。（C）单纯疱疹病毒性角膜炎的孟加拉红染色。（D）在同一只眼球上,丽丝胺绿在浅色素的虹膜背景下对比度降低。（From Mártonyi CL,Bahn CF, Meyer RF. Slit lamp：examination and photography. Sedona：Time One Ink,Ltd；2007. © Csaba L Mártonyi. Images courtesy of Timothy J. Bennett,CRA,FOPS.）

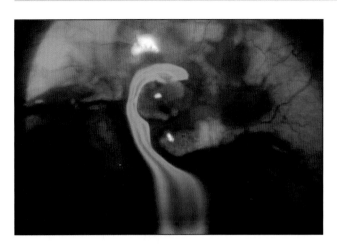

图 7.53 溪流试验阳性的滤过泡。(From Mártonyi CL, Bahn CF, Meyer RF. Slit lamp: examination and photography. Sedona: Time One Ink, Ltd; 2007. © Csaba L Mártonyi.)

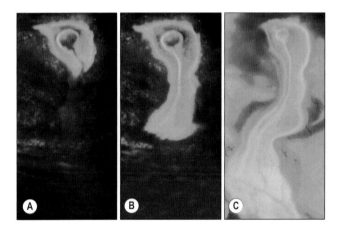

图 7.54 (A)溪流试验。荧光素直接应用于疑似损伤部位,发现房水经一个角膜穿孔渗漏。(B、C)片刻之后,该方法展示了房水流出的动态过程。(From Mártonyi CL, Bahn CF, Meyer RF. Slit lamp: examination and photography. Sedona: Time One Ink, Ltd; 2007. © Csaba L Mártonyi.)

第二部分:照相

在检查过程中,配备有照相功能的裂隙灯显微镜(photo slit lamp biomicroscope, PSL)是全程记录观察影像信息过程的理想手段,近来发展数字影像附加系统发展迅速,使临床能够方便、经济的获取图像信息。图像的后期处理能力进一步提高最终图像的实用性,有效地拓展了临床裂隙灯的照相应用范围。

设备

下列可供选择的零部件将显著提高成像的质量:
分光器:分光器为检查者和照相机提供了必要的

同轴共享影像,并确保获取图像前可以完全的控制该影像。分光器将 50%~85% 的光分配给照相机以确保照明最佳曝光度。当更多的光线被分配给照相机后,留给检查者的光就越少。一些分光器可以在共享视轴上切换,以确保获取图像前后获得最大化的照明。

照明:电子闪光灯是 PSL 的不可或缺的一部分,在大约 1ms 曝光时间产生有效高强度光,在此时间间隔能够在高倍率下捕获眼球的运动。较新的 LED 光源也能产生良好的效果。

背景光灯:背景光灯是 PSL 常见的漫反射照明的附加光源。虽然它不是临床裂隙灯的标准配置,但它可以添加到大多数裂隙灯。作为一个重要的配置,它可以显著提高图像的质量。通过为受限制的直射照明法提供重要的透视要素,背景光对动态三维特征的丢失提供部分补偿。添加的弥散光,把需突出的观察对象融入到在了背景当中。在单个图像中,背景光提供眼球的总体信息,并且裂隙光束凸显了角膜中的特定变化(图 7.2)。 背景光应设置为裂隙照明器强度的约二分之一,为漫反射背景和明亮的裂隙光束提供必要的对比度。

照相准备

获取照片资料的基本原则与使用裂隙灯显微镜并无二致。首先观察总体情况,然后再考虑调整照明和放大倍率以突显被观察对象。选用照明技术获取特定信息时,应尽可能纳入更大的观察范围。最好的图像是那些将拍摄主题呈现在可识别背景之中的影像。

但是企图把所有的东西在一个视图中呈现时,重要的细节绝不应该因此而受影响,并且背景光不应与间接照明同时使用。虽然拍摄这些照片的初衷通常是为了避免多次拍照,但其获得的结果往往令人不满意。

虽然临床裂隙灯生物显微镜和照相裂隙灯的显微照相的基本原理本无二致,但对于获取成功照片记录而言,仍需要考虑其他因素。在这些因素中,最主要的就是要意识到裂隙照明的本身是一种折中。同步照明的面积越大,所看到的细节就越少。相反地,选择性照明所产生的细节越多,周边环境背景信息也丢失越多。在一个动态的、三维的眼球检查过程中,这些限制对收集信息的过程几乎没有影响。全面检查的结果是检查者在心中对眼部状况形成一个完整认识。相比之下,静态的二维照片不仅丢失了动态元素和三维空间感,而且仅定格于该检查的某一时刻。

正因如此,单张优秀照片的表现力令人赞叹。

为了持续拍摄对焦精确、令人满意的照片,除了上述讨论的成像关键因素外,还必须考虑一些其他因素。例如正确的机械对焦、格式、中置构图、人为因素控制和最佳曝光,这些因素结合起来能够最精准的再现视觉印象。

对焦

在生物显微镜下获取清晰影像,贯穿于动态裂隙灯检查的整个过程。因为裂隙光束是投射到轻度弯曲的眼球表面,观察是一个不断对焦的过程。事实上,没有具体的单个影像,而是一个由无数、逐步变化的影像构成的概貌,每张照片只不过构成检查的一个单独部分。因此,摄像准备必须包括选择最具代表性的单一视图(或系列视图中第一张),其必须富有静态的二维图像的洞察力。为了确保获得一个清晰的图像,曝光时精确机械对焦在生物显微镜照相中至关重要。

在生物显微镜中看到的视图是虚拟图像。该虚拟图像存在空间中,而不是投射到固定的平面上(比如聚焦于单反相机的屏幕)。由于通过生物显微镜观察到的清晰图像,被相机拍照后可能非常模糊,甚至无法使用。因此虚拟影像系统在这种应用中是最实用的,但也受到一些条件的限制。当图像漂浮于空气中,生物显微镜(和相机的感光成像部)的机械位置仅通过简单的不经意的调节就可使其从其正确的焦距偏离。虽然检查者看到的是一个清晰的图像,但所得到的照片可能非常模糊,甚至不能使用。为了在数字传感器上获得清晰的图像,必须遵循特定的操作规程。

为了便于显微镜的精确对焦,位于单眼目镜上的"十字线"可以作为参照。要正确使用十字线,必须根据使用者的屈光误差调整目镜。为了达到最佳效果,首先把目镜调整到其正相最大设置。然后当用户通过目镜查看时,调节完全放松后,观察十字线的同时调整设置向负相调节。这种向负的旋转应该是相对轻快的,并应在使用者的屈光误差或附近使十字线形成清晰影像,而对于正视眼应在零度。这项工作应重复进行,直到取得一致的结果。显微镜中的图像应被视为位于无穷远的对象,并在调节完全放松的情况下观察到。目镜上的十字线通常是用来和照相机的感光成像部共享影像。

图像格式

在显微镜下看到的圆形视野必须缩小至该圆圈内相应的矩形,矩形以外的区域必须被舍弃,而预拍摄图片区域必须限制到图像格式内。作为参照提示,目镜上配有光学矩形轮廓是理想的解决方案。

中置构图

确保拍摄主题位于图像中心似乎是显而易见的原则。然而该原则却经常被违反。最常见的原因可能是对矩形格式的漠视,而倾向于在目镜中看到的完整的圆形视野。此外,一般情况下裂隙光源与显微镜之间的等中心关系是保持不变,但当使用间接照明时,为了利用使用等中心入射光线,主题区域就偏离了图像中央。因而使用间接照明法时,光束必须偏心以保证主题区域中置。

人为因素控制

首先,照片应包括主题拍摄区域。同样重要的是消除不必要的元素,这些元素会掩盖主题的细节或淡化主题。

照明产生的最分散注意力的副产物是在检查过程中随处可见的镜面反射。因为动态检查时,它们瞬间呈现产生的影响无足轻重,因而检查者很少关注它们。然而在静态照片中,这样的副产物可以极大损害原本出色的图像。当进行最后调整准备曝光时,重要的是要通过与相机的感光成像部共享图像的目镜来观察图像。闭上对侧眼,通过照相机观察单眼图像,这样在拍照前将更加容易将人为影响因素最小化和使所需拍摄的元素最大化。

最终图像

最终图像是上面列出的元素的产物,非常重要是良好的曝光。良好的曝光结果来自正确的白平衡、媒介敏感度(media sensitivity)、照明强度、拍摄主体反射率和曝光时间。

色彩平衡与灵敏度

数码相机提供了便捷的调节,以适应各种光源的色温。这个过程称为白平衡,应该按照相机使用说明进行设置。它将确保捕获图像的颜色精确再现。

灵敏度指的是数字传感器对光的反应性,以 ISO 加数字表示。当有充足的光线保证良好的曝光时,低 ISO 设置将提供更好的图像质量。当捕获的图像太暗,光强度已设置为最大值时,应足量增加 ISO 以获得良好的拍摄效果。

拍摄主体反射和曝光

拍摄主体反射是一个颇具影响力的因素。在直接照明条件下,拍摄主体的反射水平仅仅需要调整相应的光照强度就可获得良好的曝光效果。然而在间接照明的特定应用中,裂隙照明器保持最大输出是非常必要的,而在另一些情况下,需增加 ISO 设置。有些系统在需要补偿时自动调整 ISO 设置,但只针对视野中最亮的区域。为了在间接照明下获得的良好曝光,手动调节也是极为必要的。

曝光时间

当使用电子闪光灯时,曝光的持续时间由闪光灯的 1ms 持续时间所决定。瞬时闪光的高强度却创造了良好的曝光,同时定格了被观察眼球的自然运动。然而临床上的裂隙灯通常不配备电子闪光灯,必须依靠裂隙照明灯和背景光灯产生的连续但亮度低得多的光线。为了补偿较低的光照水平,曝光的持续时间应相应增加,但只是勉强防止图像模糊。采用试验拍照,立即显示,将有助于快速确立适合每一台仪器和每一位观察者的参数设置。

弥散照明

弥散照明要求在低倍率下显示大范围区域。从裂隙照明器发出的弥散光,与背景光(可用时)一起使用,将产生外眼的均匀照明(图 7.55)。这种概貌有助于展示眼球的一般情况,同样也可以作为单独视图显现。

宽光束照明法

当弥散光导致大量散射或一定条件下当需要观察特定对象时,可以使用无背景光的宽光束照明。光束宽度对观察的结果很重要。尽管从全面的角度,我们希望观察到尽可能大的范围,然而随着光束宽度的显著增加,结果却往往适得其反。当动态调节光束宽度以确定最佳设置时,必须仔细观察光照的效果(图 7.6~ 图 7.8)。在这种条件下曝光并不是主要问题,因为这种照明方式下光线返回所占的比例极高。应该放大倍率以充分利用图像格式。

光束应尽可能从侧面入射。轴向光从被拍摄的对象或的其表面发生轴向反射,会进一步减少主题区域内的空间维度信息(图 7.9)。然而光线由侧面入射,有助于为观察对象提供光照,且并不会引起反射叠加而影响获取信息,同时还增加了观察对象的空间维度

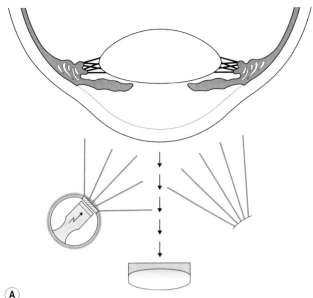

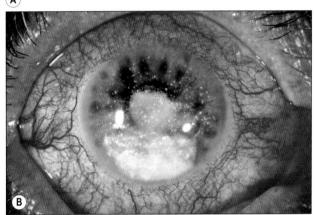

图 7.55 (A)双光源弥散光照明。(B)一例晶状体溶解性白内障在双光源弥散光照明下的照片(A,From Mártonyi CL, Bahn CF, Meyer RF. Slit lamp:examination and photography. Sedona:Time One Ink,Ltd;2007. © Csaba L Mártonyi. B,© CL Mártonyi, WK Kellogg eye Center, University of Michigan.)

信息(图 7.10)。这种方法也可以用来突出显示透明组织中的高反射性异常病变。当拍摄对象在晶状体或前部玻璃体内时,瞳孔充分散大是十分必要,以保证足够光线由侧面入射,从而避免观察对象表面产生光线反射叠加(图 7.11)。

光学切面

临床裂隙灯易于掌握,而采用光学切面法逼真还原影像却是一项挑战。主要问题是光线不足,这一问题在高倍镜下尤甚。在低倍镜下,大多数数字成像系统能够对狭窄裂隙光束充分曝光,获得相对清晰角膜图像。然而曝光不足可能会使裂隙光束的最精细的

光切片能力大为降低。一个比最佳的光束略宽的裂隙可用来作为标准,但是光束宽度不应该增加到影响光学切片能力的程度。除了设置较宽的光束,观察者还应该考虑增加 ISO 设置。经过一系列的曝光测试,将确定裂隙宽度和光照强度之间的最佳解决方案。

光学切片的照片可以展示关于角膜和其他结构的准确信息(图 7.12~ 图 7.23)。

联合直接焦点和弥散照明

这种照明方法是获得最具信息的眼球图像的途径之一。它结合了上面讨论的窄裂隙和背景光引起创造的弥散照明的优点。从技术角度,背景光负责平均曝光,高亮度窄裂隙光束构成过度曝光。弥散光可获得足够的背景信息,而明亮的窄裂隙突出显示了光学切面内部信息,两者均必不可少。最佳图像效果一般会在裂隙亮度约比背景光强度高 4 倍时获得。这种组合可以出色地描绘角膜以及许多其他组织的情况(图 7.19~ 图 7.23)。

丁达尔现象 / 前房细胞或前房闪辉

记录这种情况是裂隙灯照相中最具挑战性的工作之一。虽然房水细胞和闪辉容易被观察到,但它们的反射率极低难以获得足够的曝光量。即使采用"四加"模式,也将需要将视觉照明最大化与高 ISO 设置相结合。[4]

光束应该被设置为点状或"笔尖样"以产生最大的隔离效果。光束按一定的角度由侧面入射并配以中等放大倍率,可以获得良好的图像。为了获得最大对比度和最佳的效果,光束的焦点应置于无照明的黑色瞳孔之上(图 7.24)。

镜面反射

虽然与上皮的反射(或更准确地说,泪膜层)相比,来自内皮的反射强度更低,但是足够的光照可以保障获得良好的曝光。此外照片应以高倍率(25~40倍)拍摄,以显示细节。当然精确对焦同样至关重要(图 7.27)。

邻近组织照明法

所有间接照明入射光都需要裂隙光束偏心,以保证拍摄主题位于视野中部。虽然对于大多数其他裂隙灯检查可能并不必要,但对于邻近组织照明法,入射光束的偏心对于成功拍摄照片至关重要。

获得良好的曝光对于邻近组织照明法拍照是一项相当大的挑战。这种变化使获得的光线数量仅仅是直接照明投照至相邻区域光线总量的一小部分。因此,曝光率经常被低估。与间接照明区域相比,直接照射区域的光照必须明显过度曝光。这是该技术不可避免的副产品,照相过程远远超出了视觉印象。在某些情况下,可以通过增加放大倍率将过度曝光区域置于视野之外来解决。然而,这样做的主要目的是利用足量的入射光充分曝光主题区域。尽管由于组织对光反射率和吸收率的差异可能不尽相同,但增加光强度非常必要[4](图 7.30 和图 7.31)。

角膜缘分光照明法

角膜缘分光照明法可以在单张照片中展示大范围的角膜组织信息。该方法对光密度低的改变展示效果非常好。这种技术需要裂隙光束完全偏心,以保障成像时角膜位于图像中心(图 7.32)。此外它还需要裂隙照明器输出最大的光强。如图 7.33 所示的明亮的异物,采用该法很容易被发现更细微的病变,如 Fabry 病的角膜线样改变可能需要将 ISO 设置为400~800。散大瞳孔可以确保提供一个具有极佳对比度的黑色背景,这对于获得具备良好视觉效果的影像尤为必要(图 7.34)。

虹膜直接后部反光照明法

将中等宽度的光束投射到虹膜上形成一个光背景,有利于观察到不透明的改变。当病变出现在浅色素虹膜的眼球时,选择适合虹膜直接照明的曝光度即可。当病变出现深色虹膜时,需要增加光照强度。选择较宽的光束以形成明亮的背景,但不应直接照射角膜(图 7.38)。

虹膜间接后部反光照明法

这项技术所涉及的照相技术更具挑战性,因为可用来照亮异常情况的光线只是直接照亮虹膜光线的一小部分(图 7.39)。随着虹膜色素的增加,光的损失同时增加,需要对曝光度进行大幅调节。这种照明方式可以显示许多变化。其对于发现以折射改变为主的变化非常有效。这类变化在明暗交界面尤为显著,拍摄时需要仔细选择曝光度(图 7.35~ 图 7.37)。作为一般原则,应增加虹膜直接照射的照明水平,以保证来自浅色素虹膜的光线产生的折射界面具有良好曝光,而对深色素虹膜形成的光学界面拍照时,参数就要设置的更高。

视网膜后部反光照明法

对于该方法,曝光并不是问题。充分散大的瞳孔,清晰的屈光间质,有助获得极佳的角膜或晶状体变化的图像。

裂隙光束调整为一个短的矩形,或在可能的情况下调整为半月形,以便背景(视网膜色素上皮)获得最大量的光照,同时避免光线对虹膜产生直接投照。然后将光束移动到瞳孔的一侧,以便保证要获得信息的损失程度最低。光束由侧方射入是保持瞳孔区域位于图像中央所必需的(图 7.40 和图 7.41)。如有必要,将光束移动到瞳孔的另一侧以采集影像,完善病历资料。

在缺乏最佳条件的情况下,加之视网膜色素上皮的色素沉着较深,这时可能需要考虑增加曝光度。当需要最大化后照明时,可以旋转眼球以使入射光束照射视神经乳头,在该高反射界面可产生更强烈的后照射效果。

虹膜透照法

图 7.42 需要中等强度的照明,而图 7.43 需要裂隙照明器的最大化的光输出。

周边角膜

周边角膜和滤过角拍摄采用相同的基本技术。这两个区域可同时成像,在很大程度上区别这两个区域是选取对焦的问题。Goldmann 三面镜的最倾斜面为观察这些区域创造了良好的条件,即将斜度设定在 59 度角。在这个应用中,更倾斜的视角可以更好观察前房的该区域(图 7.44)。在某些情况下,67 度反射镜可产生更好的概貌,增强了立体感(图 7.45)。由于该地区反射很强,使用高照度要比使用低照度照明影响图像质量的副作用更大。如对于本区域内的轻微改变,避免曝光过度影响图像质量尤为重要。在某些情况下,轻度曝光不足能产生包含更详细的信息的饱满图像(图 7.44)。仅使用与数码相机共享图像的目镜预览图像,将有助于控制扁平的角膜接触镜前表面产生的过多反射。

活体染色

活性染料在直接宽光束照射下拍摄效果最佳。在拍摄记录之前,清除多余的染料非常重要。因此保证仅记录实际染色的情况。这对于准确记录孟加拉红,丽丝胺绿和荧光素染色同样重要。

孟加拉红和丽丝胺绿染色很容易拍摄(图 7.51 和图 7.52),需要使用宽光束照明配合正确曝光下,仅做轻微的调整。由于这两种染料都能够确定轻微受损的上皮区域,因此必须注意保证获得观察对象的细节信息。光束由侧方入射以避免发生镜面反射干扰关键信息的获取。在大多数情况下,略暗的照明就能更好地显现细微的点状染色。

荧光素最好在钴蓝光(波长约 480nm)下观察和拍摄,以激发染料的荧光。因为蓝色滤光片会降低总体光强度,所以需要更高的亮度,但这取决于实际所使用的滤光片。大多数情况下,只需要一个激发滤光片(图 7.46~ 图 7.48,图 7.49B 和图 7.50)。孟加拉红和荧光素联合使用可在同一的区域获取更多的信息(图 7.50)。对于显示非常细微的染色照片,添加屏障滤光片(波长约 520nm)以提高辨别度[9]。但该操作可能需要额外增加曝光度。

溪流试验

为了拍摄这种技术的照片,钴蓝滤光片被置于光源上,以产生充足的、宽波束照明,而曝光按照常规荧光照片设置即可。荧光素直接应用于疑似的渗漏点,并捕捉荧光素在眼球表面被稀释的影像(图 7.53 和图 7.54)。

针对圆锥角膜的技术

拍摄 Fleischer 环

采用前面所述的钴蓝滤光片激发出荧光,可记录 Fleischer 环。在这种情况下,蓝色的光被铁线吸收,勾勒出圆锥形态并使其在所拍摄的照片中显得略暗。然而该方法只有当铁线位于浅色的虹膜前方时方能奏效(图 7.56)。

Munson 征

Munson 征是一种简单而生动的展示异常角膜轮廓的方法。嘱患者向下看,睑缘形成角膜的水平轮廓,明显的揭示了病情(图 7.57)。

通过将患者的头部依托颌托进行转动,以获得颞侧的视角,然后再拍照记录角膜的垂直轮廓。通过一束柔和的光照射角膜后的鼻梁处,产生背景光,在此背景下以一种醒目和令人满意的方式呈现出了病情(图 7.58)。

2

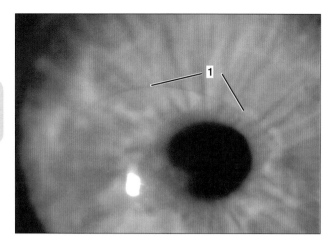

图 7.56　钻蓝光可增强圆锥角膜中的铁线(1)或 Fleischer 环。铁线吸收入射的蓝光使环显得更暗,是获得更佳可见度的基础,但这种技术仅在具有浅色虹膜的眼球才有效。(From Mártonyi CL, Bahn CF, Meyer RF. Slit lamp: examination and photography. Sedona: Time One Ink, Ltd; 2007. © Csaba L Mártonyi.)

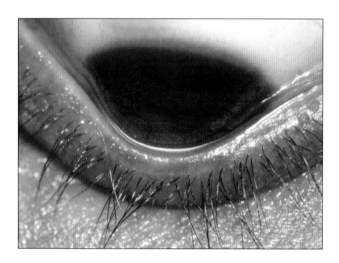

图 7.57　圆锥角膜的 Munson 征。(From Mártonyi CL, Bahn CF, Meyer RF. Slit lamp: examination and photography. Sedona: Time One Ink, Ltd; 2007. © Csaba L Mártonyi.)

推荐阅读

　　如需进一步了解描述本章详细介绍的裂隙灯检查和照相技术,参见参考文献 4。

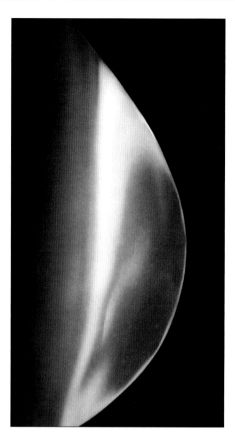

图 7.58　在鼻梁光照背景下展示的轻度的圆锥角膜。(From Mártonyi CL, Bahn CF, Meyer RF. Slit lamp: examination and photography. Sedona: Time One Ink, Ltd; 2007. © Csaba L Mártonyi.)

（肖湘华　译　吴洁　校）

参考文献

1. Berliner ML. *Biomicroscopy of the eye, vol. 1*. New York: Paul B. Hoeber; 1949.
2. Fuchs E. *Textbook of ophthalmology*. New York: D. Appleton & Co; 1892.
3. Arffa RC. *Grayson's diseases of the cornea*. 3rd ed. St Louis: Mosby; 1991.
4. Mártonyi CL, Bahn CF, Meyer RF. *Slit lamp: examination and photography*. Sedona: Time One Ink, Ltd; 2007.
5. Van Herick W, Schaffer RN, Schwartz A. Estimation of width of angle of the anterior chamber. *Am J Ophthalmol* 1969;**68**:626–9.
6. Shahinian L. Corneal valance: a tear film pattern in map-dot-fingerprint corneal dystrophy. *Ann Ophthalmol* 1984;**16**:567–71.
7. Bennett TJ, Miller GE. Lissamine green dye-An alternative to Rose Bengal in photo slit-lamp biomicrography. *J Ophthal Photo* 2002;**24**(2):74–7.
8. Romanchuck KG. Seidel's test using 10% fluorescein. *Can J Ophthalmol* 1979;**14**:253–6.
9. Justice J Jr, Soper JW. An improved method of viewing topical fluorescein. *Trans Am Acad Ophthalmol Otolaryngol* 1976;**81**:927–8.

第8章

泪膜的评估

Michael A, Lemp

关键概念

- 新技术能够帮助我们更好地诊断干眼疾病、判断干眼的严重程度及评价干眼治疗的效果。
- 已确定的多种泪液蛋白，其中一些具有遗传标记，另外一些与眼表炎症相关。
- 目前临床上可检测泪液渗透压，当渗透压超过308mOsm/L 可诊断为干眼，超过 328mOsm/L 以上为重度干眼。
- 在轻、中度干眼中，标准各异的诊断性检查间的结果存在不一致性，而在重度干眼中检查结果则趋于一致。现在有新的方法可以观察睑板腺及干眼患者中不完全眨眼的频次。
- OCT 作为新的影像设备为医生提供从前无法观察到的眼前节信息。
- 干眼患者视力下降是由泪膜不稳定和两次眨眼间泪膜过早破裂造成的高阶相差和光散射引起的。

本章纲要

泪膜是维持眼表健康的重要组成部分，同时也是修复眼表的途径。角膜和结膜细胞更新和成熟所必需的氧气，白天通过空气摄取，夜晚入睡时通过上睑结膜毛细血管来获得，以保持角膜透明[1]。泪液从鼻泪管排出同时带走了细胞碎片、细胞代谢产物、微生物和泪膜中其他一些微粒物质[2]。而且，眼表及参与产生泪液的组织结构（如泪腺、眼睑的睑板腺和产生黏蛋白的结膜及鼻泪管黏膜细胞）与神经通路共同构成了泪液功能单位，调控角膜上皮细胞更新和针对外伤及病理生理学方面的修复过程[3,4]。

泪液中含有水、电解质、蛋白质（形成引导上皮细胞活性细胞的因子）、黏蛋白、糖类及其他水溶性物质。主泪腺和副泪腺（少量来自结膜）产生泪膜的水液层，覆盖在这些水液层表面的是薄薄的一层脂质。脂质层由睑板腺分泌，有稳定泪膜、减少泪液蒸发和防止眼表被皮肤脂质污染的作用[5,6]。直接覆盖在眼表面的黏蛋白层分为两部分：一部分是由上皮细胞分泌的膜相关的薄黏蛋白层，另一部分是由结膜杯状细胞产生的厚的黏蛋白层[7]。黏蛋白既起到使泪液的水液成分湿润上皮细胞的作用，又与脂质层相互作用，保持着泪膜的稳定。

干眼疾病在泪液的容积、组成成分和泪膜结构上均有质或量的变化。在这一章，我们将涉及帮助诊断干眼的检查技术和临床试验。近 5 年涌现的一些新的诊断技术和其他技术的更新发展，为我们更好的理解泪液功能单位的动态和眼表疾病的病理生理学过程开启了一个新时代。

一般检查

对眼附属器的肉眼检查让我们能够发现与干眼疾病发病机制相关的结构改变。在自然光或灯光下可以观察到眼睑结构和功能的改变。通常情况下，眼睑必须靠近眼表面，每次眨眼时上眼睑抬起应超过三分之二的角膜高度。睑裂的宽度不尽相同，但睑裂过宽,如甲状腺相关眼病,会引起泪液蒸发过强[8]。倒睫、睑外翻或睑内翻都会影响泪液的动力学,睑裂闭合不全可导致眼表的干燥。眼睑闭合时眼球上转,即贝尔现象(Bell phenomenon),使得角膜表面得到保护。正常人群中约5%的人缺乏贝尔反射。检查时控制患者上睑,嘱其做闭眼动作时观察其角膜位置即可得知是否有贝尔反射。贝尔反射缺乏可导致暴露性角膜病变。

裂隙灯检查

泪河位于下睑缘,是由泪液所形成的带(图8.1),其宽度代表眼表泪液的容积。泪河的表面通常呈凹面,宽度为0.5mm。泪河变窄或不连续即是泪液水液成分缺乏的证据。荧光素染色更便于观察泪河,但染色时必须注意不要滴过多的荧光素溶液,刚刚湿润即可,以免由于染色液过多造成泪河增宽。泪河变窄是水液缺乏型干眼(aqueous tear deficiency,ATD)出现相对较晚的体征,观察泪河为诊断提供有价值的信息。

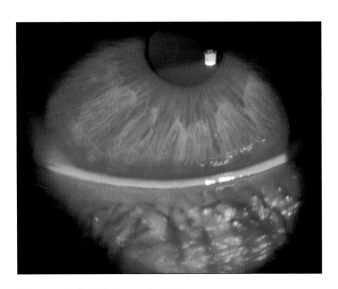

图8.1　荧光素染色下泪河宽度

在干眼患者中还经常看到泪膜中的杂质。泪膜中少量的黏液、上皮细胞脱落的薄的碎片,还有泪液中没有被排泄出去的外来的物质,都提示干眼患者的泪液清除率降低[9]。眼表的裂隙灯检查也可以发现结膜的形态学变化,如球结膜的堆积(即结膜松弛症),虽然不是干眼所特有的体征,但是在干眼患者中经常会出现[10]。

有多种客观的关于泪膜特性和功能的检查,尽管

大多数在临床上比较实用,但还有一些只是作为科研之用或没有被广泛地应用于临床。这一章主要介绍的是已经广泛应用于临床和即将成为临床常规的必要的检查。

泪膜稳定性检查

干眼疾病中泪膜的不稳定,导致两次瞬目间角膜表面的泪膜出现异常快速的破裂[11,12]。泪液通过眨眼动作涂布于眼表面,形成相对稳定的泪膜。随着时间的推移(一般是10~30秒),泪膜逐渐变薄,会在角膜表面形成随机破裂的干斑(图8.2)。泪膜破裂时间(break-up time,BUT)即是完全瞬目后开始到出现第一个干斑的时间。观察前滴入少量的荧光素或用湿润的荧光素试纸轻轻接触上方球结膜染色,将裂隙灯光带调宽并调至钴蓝光,照射在角膜上,让患者眨眼几次之后不再眨眼,检查者手持秒表,记录被荧光素染色的角膜表面的泪膜随机出现第一个干斑的时间。此检查过程重复数次,取平均值,低于10秒为异常[13]。

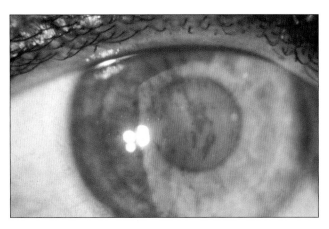

图8.2　荧光素染色下的泪膜破裂

目前有不用荧光素染色来检查BUT的设备(也称为非侵入性检查),是利用反光装置将栅格投射在角膜表面[14],所得到的数值较荧光素染色方法稍高,所需设备尚未广泛普及。

BUT是检测泪膜稳定性的一种方法,在水液缺乏型干眼和蒸发过强型干眼中数值均下降。异常的BUT数值反应泪膜的异常,但不能判定是哪种类型的干眼。角膜上皮不规则,如浅层点状角膜病变,泪膜也会很快破裂。角膜出现染色将导致BUT缩短,但这种缩短不一定是泪膜异常,而可能就是角膜上皮

的病变。已有研究指出,BUT 在同一个体也可以不同[15],可能与检测时的操作、不同的眨眼方式及泪液分泌和流动产生的动态变化等有关。而始终低于 10 秒,应该是能够确定诊断的病理性的泪膜不稳定。最近,出现了一种更新的检测和记录泪膜破裂的方法并已进入临床药物试验阶段[16]。此方法是将量化的 1% 荧光素钠溶液滴入结膜囊,眨眼并录像记录随机出现的第一个角膜干斑的时间,以 0.1 秒为增量计算。分别由 3 名观察者检测、记录 3 次,作者报告了这个检测技术的一个新的参考值,低于 7 秒被认为是异常,说明有干眼疾病的存在[16]。来自同一作者,结合他们 BUT 的检测结果和除以 60 得出的每秒的眨眼频率的数值,BUT 与两次眨眼间隔(inter-blink interval,IBI)的比率被称为眼保护指数(ocular protection index,OPI):OPI=BUT/IBI。数值在 1 以下被认为是泪膜不稳定和干眼。

因为缺乏 BUT 的再现性和不可避免的判断的主观性,所以已经出现了通过其他途径来客观的评价泪膜稳定性的方法,其中包括利用对角膜形态摄录记录泪膜破裂,记录角膜表面出现第一个干斑及其扩张的模式[17]。已经证明,角膜形态摄录设备利用这种技术和特殊的分析软件是临床上实用的技术手段,但有待于进一步确定新的参考值。

最近还有另一种客观检查泪膜稳定性的手段,包括泪液渗透压及其在同一眼检查的差异,将在后面的章节描述。

泪液分泌

泪液分泌试验(schirmer test)广泛应用于临床来检查泪液中水液分泌量的多少。将标准大小的滤纸条由下睑中外 1/3 处睑缘放入下方结膜囊(图 8.3),嘱患者闭眼,5 分钟后取下滤纸条,测量纸条润湿部分的长度,少于 5.5mm 则诊断为水液缺乏型干眼[18]。泪液分泌试验分为给予表面麻醉和不给予表面麻醉两种,被称为 Schirmer Ⅱ(加表面麻醉)的试验检测的是基础泪液分泌,即无刺激性泪液分泌[19]。现已证明,即使给予角膜和结膜表面麻醉,泪液分泌也是由来自眼睑、睫毛、气流和光线的感觉刺激所控制的[20],故基础分泌或无刺激分泌这些概念均受到质疑。普遍认为 Schirmer Ⅰ(无表面麻醉)是评估泪液水液分泌量的方法。

泪液分泌试验因其检查结果变异较大而受到质疑[21]。试验操作过程的差异对感觉刺激影响很大,

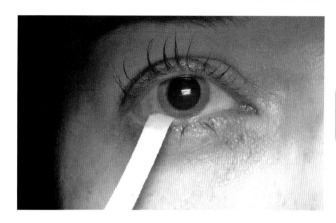

图 8.3　Schirmer 试验试纸置于下眼睑的外 1/3 处

然而,泪液分泌试验因其操作简单、可行性强及成本低而被广泛应用于对泪液水液分泌量的评估。随着水液缺乏型干眼的进一步发展,泪腺逐渐丧失了对感觉刺激的反应,或眼表感受器受到了损害,均导致泪液分泌试验的多次结果趋于一致。Schirmer Ⅰ 结果低于 5mm/5min,而且连续多次一致,则高度提示是干眼疾病。

目前已经有另一种方法 - 酚红试验(phenol red test),来替代 Schirmer 试验检测泪液水液分泌的量[22]。将一根特殊的预先浸染了酚红染料的棉线放置于下睑颞侧结膜囊内 15 秒,由于泪液 pH 值的变化,原来有酚红染料的黄色棉线因浸湿泪液而变成橙色。据报道,此试验很少出现不舒适感,而且对水液缺乏型干眼的诊断更具有特异性[23]。

泪液成分和特点

在泪液中已经确定的蛋白成分超过了 500 种,已经通过对其中几种的检测来评估泪液中水液分泌量,如溶解酵素和乳铁蛋白,其中的溶解酵素因其具有抗细菌活性而备受重视。已经证实在水液缺乏型干眼的泪液中,溶解酵素水平是下降的[24]。溶解酵素是泪液中主要的蛋白成分,通过溶解悬浮的细菌、胞壁微球菌的酶活性来测量溶解酵素的含量。将含有细菌、胞壁微球菌的悬浮液接种于琼脂凝胶,用微量吸液管收集泪液标本滴入上述凝胶加样孔,孵化培养板记录溶菌面积。溶菌面积越大则酶的含量越高。此法因缺乏培养板、费用较高和结果缺乏特异性等问题而不常应用。在一些炎症的患者中泪液的溶解酵素水平也降低[25]。

近来更让人感兴趣的是同样具有抗细菌活性的乳铁蛋白[26],它还具有保护角膜和结膜上皮的作

用[27]。从前是利用商品化的液相 ELISA 的实验方法检测，但近来报道，利用比色分析泪液微量体积检测获得了更好的诊断效果。

在这种接触微量测定法（Touch MicroAssay）中，用微量吸液管收集少量的泪液，然后转移到反应板的小孔中，小孔中含有用比色法标记的反应试剂，利用商品化的比色计来读取制备样品的数值。但临床工作中发现泪液乳铁蛋白的水平分散范围很广[28,29]。在水液缺乏型干眼中，乳铁蛋白分泌的下降常被泪液减少所致的浓缩效应所抵消，结果存在很大的差异，泪液浓缩效应无论在水液缺乏型干眼还是在蒸发过强型干眼中均存在。干眼的特点是泪液浓缩，泪液中的乳铁蛋白浓度会增加，补偿的方法是提高为水液缺乏性干眼而规定的诊断数值。

泪液蕨样结晶检测

已经发现，泪液标本在载玻片上干燥后，显微镜下可以观察到泪液黏蛋白呈结晶状，而水液缺乏型干眼却呈现蕨类植物的外观。根据这个检测结果建立了分级系统，与泪液分泌试验相比具有更好的特异性和敏感性，特别是对严重的干眼疾病[30]。

泪液渗透压

无论是水液缺乏型还是蒸发过强型干眼，泪液均处于高渗状态[31]。已有的泪液渗透压检测方法是利用凝固点降低和蒸汽压变化的原理，但令人遗憾的是，由于这些方法主要受到研究地点的限制、且复杂性要求具有较高的操作技能，更重要的是所需要的泪液量较大，必须通过刺激才能获得，而在许多干眼患者中没有这么多的泪液[32]。近期发表的针对大量的超过 25 年文献进行的 meta 分析表明，泪液高渗透压可以作为干眼诊断的独立指标，而且最为准确[33]。最新出现的检测泪液渗透压技术所需的泪液标本量不足 50nl，并且在临床上用起来简单而快捷，该仪器可以提供新的适合临床应用、实用性强的诊断方法[34]。最近的报道显示 TearLab 技术在干眼诊断上具有很高的敏感性、特异性和阳性可预测值。近 15 年超过170 种同行评议的公开发表的刊物中出现了对泪液渗透压检测性能和在干眼临床诊断的应用文献。这些刊物的绝大多数文献显示这种检测方法不仅可以诊断干眼，而且是评估疾病严重程度和治疗效果的有价值的工具。这些研究中收集的数据让我们对干眼的特点有了更进一步的认识，特别是泪液渗透压和泪膜稳定性间的密切联系。然而少数几篇文献中报道，

泪液渗透压数值与干眼疾病的其他客观检查，如泪液分泌试验、角膜染色、泪膜破裂时间等没有关联性，这些观点已被进一步的研究所证明[35]。目前已经证实，泪液渗透压的升高和泪膜稳定性下降是干眼的显著特征[36]。另外，泪液渗透压在诊断干眼严重程度的所有检查手段中是唯一客观、与干眼疾病呈线性相关的检查[37]。这并不意味着其他检查毫无价值，它们在干眼的诊断过程中均提供了各自独立的信息，在疾病的早期阶段这些检查结果大多还没有出现异常，而在疾病较严重时，因泪液功能单位（泪液和眼表）失去了自我平衡能力而逐渐表现出更高的阳性率。

伴有眼睑异常的干眼一般是单侧的，而其他绝大多数干眼都是双侧的，故干眼应该作为双眼疾病，同时对双眼进行检查非常重要。干眼的检测中往往由于发生短暂的补偿机制，如蒸发过强型干眼的水液分泌增多，而使双眼检测的数值不一致（>8mOsm/L），较高的数值被合理采用，记录两个数值作为动态变异的范围，后检测的数值作为泪膜稳定性的客观指标[37]；判断治疗有效的标准不是高的数值变低，而是双眼间的差值变小；鉴别是否是干眼最有价值的参考值是308mOsm/L[38]。泪液渗透压不能鉴别水液缺乏型干眼和蒸发过强型干眼，二者的鉴别要靠裂隙灯检查及立刻进行适当的治疗。

泪液渗透压的精确检测不仅为我们提供了有临床价值的诊断工具，而且是我们更好理解干眼的切入点，我们还可以借助泪液渗透压的变化更好地评估干眼的严重程度、指导恰当的治疗及评估疗效[39,41]。因为临床上很多干眼患者不能陈述所有的症状，所以仅仅听信患者的症状叙述是片面的，而且容易被误导。

睑板腺结构和其分泌物

每个眼睑有 20~25 个睑板腺，它们分泌的脂质混合物排放到泪膜的表面，脂质的排出主要受眨眼时肌肉收缩的影响。睑板腺的脂质形成了泪膜的最表层，既起到稳定泪膜的作用，又可以防止泪液蒸发[42]。利用裂隙灯对睑缘、睑板腺排出的脂质（睑脂）的质和量的观察来评价这些腺体的功能状态。睑板腺结构的改变包括睑缘新生血管的增多、睑板腺腺口的阻塞和消失[43]。年龄增大也可以出现睑缘血管的增多，所以睑缘新生血管增多不是诊断睑板腺疾病的可靠指标。

用手指抵住下睑并挤压睑缘下 1mm 的位置来评价睑脂的状况。通常被挤压处 2/3 的睑板腺会出现透明液态的脂质排出，没有脂质排出和 / 或排出

的脂质性质发生变化都可以诊断为睑板腺功能障碍（meibomian gland dysfunction，MGD）。随着疾病的不断发展，睑板腺的排出物呈混浊、凝固（牙膏样）等不同表现，出现这种特征性睑脂即可诊断 MGD。临床试验中评价 MGD 严重程度的分级量表适用于其临床分级[43,44]。

另一种评估睑板腺功能的方法是透照眼睑法。将检查肌肉的光源置于眼睑内（预先滴表面麻醉药）可以观察到睑板腺结构的轮廓，加用红外滤光片会更利于观察和记录[44,45]。通常睑板腺的形态是：由中央垂直的核心导管分出分支小导管，这些导管闭塞则证明有慢性炎症和腺体功能障碍。

泪液清除试验

泪液的水液成分分泌减少就会引起泪液流量的减少，泪液排泄即是指新产生的泪液停留在泪膜中，之后通过蒸发或由泪小点和鼻泪管引流排出。利用染色剂稀释法可准确地测量出泪液的容量和流量。少量荧光素染色剂滴入泪膜，全程检测染色剂的浓度变化。当新的泪液产生和原有的泪液排出时，利用特殊的荧光光度计可以检测到染色剂被稀释的情况。这种方法因费用较高而往往不被临床采用。目前常用的是相对便宜的半定量梯度荧光稀释法[46]。荧光清除法（fluorescein clearance test，FTC）中，将 5μl 的 1% 荧光素染色剂滴入泪膜，嘱患者眨眼将染色剂涂布于眼表面，每 10 分钟做一次 1 分钟的泪液分泌试验，连续做，使泪液试纸条被浓的染色剂染色。持久的染色（超过 10 分钟）说明泪液清除延迟（delayed tear clearance，DTC）。

将 Shirmer Ⅱ 试验与 FTC 联合[47]所得到的泪液功能参数（TFI）是泪液分泌数值与泪液清除量的比率。据报道，TFI 诊断干眼的特异性是 91%，敏感性是 79%。必须强调的是，此参数仅针对水液缺乏型干眼而对蒸发过强型干眼无效。

眼表染色

正常情况下，眼表面不会被滴入泪液中的水溶性染色剂染色。一旦覆盖在上皮细胞表面起保护作用的黏蛋白遭到破坏和 / 或上皮细胞膜受到损伤，则水溶性染色剂就会扩散到表层细胞中。最常用的三种染色剂为：荧光素、孟加拉红（RB）和丽丝胺绿（LG）。

荧光素使受损的上皮细胞染色，在角膜表面最利于观察。用 1% 的荧光素溶液或已浸染荧光素的试纸条染泪膜，嘱患者眨眼使染色剂散布在眼中，裂隙灯宽光带钴蓝光（或 Watten47 蓝色滤光片）下观察眼表面染色的范围和染色密度。有 Van Bijstervled[26]、NEI/Industry Workshop[48]和 Oxford 法[49]等几种分级方法。其中 NEI/Industry Workshop 分级法将角膜分为角膜中央区等 5 个独立的区域，便于数据的收集。

当作为保护层的黏蛋白遭到破坏时，结膜被染色。RB 和 LG 用于结膜的染色。二者均为 1% 浓度，滴入泪膜，嘱患者眨眼，用低亮度光源观察结膜表面，滴 RB 后必须在 10 秒内观察，而滴 LG 后应等待至少 2~3 分钟再观察。RB 具有刺激性，所以 LG 更被广泛接受。眼表的染色是眼表受损的证据，是重症干眼的特征性表现，近期有综述对眼表染色的机制进行专题讨论[50]。

视功能检查

近几年，人们已经将把目光集中在了干眼患者存在的光学像差问题上。尽管早就认识到角膜中央有明显着色的严重的干眼视力会有显著下降，但近期的研究表明，中央角膜没有严重染色的各种类型的干眼都可以出现泪膜稳定性下降，两次眨眼间泪膜快速破裂，该类患者均抱怨有视觉质量问题。因为患者眨眼可以瞬间改善视力，所以在常规的 Snellen 图表上检测不到这种视敏度的变化。在许多干眼患者中，较眨眼间隔 3 秒更快速的泪膜破裂会使眨眼间隔内视力降到 0.3 或更低[51]。

近期开发了两款设备来监测这些变化。其中一个是泪膜稳定分析系统（tear stability analysis system，TSAS），可以连续摄录眨眼间每秒钟角膜的图像变化[52]；另一个是功能性视敏度的检测设备（functional visual acuity，FVA），通过快速出现的视力表测试字来检测视敏度。在不久的将来，这两种技术将加入到我们所有的对干眼进行诊断性检查的设备中[53]。

总结

各种客观的泪膜检查方法可以提供有价值的信息来诊断干眼、确定干眼的类型和干眼的严重程度。

（马林 译）

117

参考文献

1. Holly FJ, Lemp MA. Tear physiology and dry eyes: review. *Surv Ophthalmol* 1977;**22**:69–87.
2. Doane EMG. Blinking and the mechanics of the lacrimal drainage system. *Ophthalmology* 1981;**88**:844–51.
3. Stern ME, Beuerman RW, Fox RI, et al. The pathology of dry eye: the interaction between ocular surface and lacrimal glands. *Cornea* 1998;**17**:584–9.
4. Paulsen FP, Schaudig U, Thale AB. Drainage of tears: impact on the ocular surface and lacrimal system. *Ocul Surf* 2003;**1**(4):180–91.
5. Holly FJ. Formation and stability of the tear film. *Int Ophthalmol Clin* 1973;**13**:73–96.
6. Lozato PA, Pisella PJ, Baudouin C. The lipid layer of the lacrimal tear film: physiology and pathology. *J Fr Ophtalmol* 2001;**24**(6):643–58.
7. Watanabe H. Significance of mucin on the ocular surface. *Cornea* 2002;**21**(2 Suppl. 1):S17–22.
8. Khurana AK, Sunder S, Ahluwalia BK, et al. Tear film profiles in Graves' ophthalmopathy. *Acta Ophthalmol (Copenh)* 1992;**70**:346–9.
9. Pflugfelder SC, Solomon A, Stern ME. The diagnosis and management of dry eye: a twenty-five year review. *Cornea* 2000;**19**(5):644–9.
10. Meller D, Tseng SC. Conjunctivochalasis: literature review and possible pathophysiology. *Surv Ophthalmol* 1998;**43**(3):225–32.
11. Norn MS. Desiccation of the precorneal tear film. I. Corneal wetting time. *Acta Ophthalmol (Copenh)* 1969;**47**:865–80.
12. Lemp MA, Holly FJ. Recent advances in ocular surface chemistry. *Am J Optom Arch Am Acad Optom* 1970;**47**:669–72.
13. Lemp MA, Hamill JR. Factors affecting tear film breakup in normal eyes. *Arch Ophthalmol* 1973;**89**:103–5.
14. Mengher LS, Bron AJ, Tonge SR, et al. A non-invasive instrument for clinical assessment of the pre-corneal tear film stability. *Curr Eye Res* 1985;**4**:1–7.
15. Vanley GT, Leopold IH, Gregg TH. Interpretation of tear film breakup. *Arch Ophthalmol* 1977;**95**:445–8.
16. Abelson M, Ousler G, Nally L. Alternate reference values for tear film break-up time in normal and dry eye populations. Lacrimal Gland, Tear Film, and Dry Eye Syndromes 3 Part B. *Adv Exp Med Biol* 2002;**506**:1121–5.
17. Goto T, Zheng X, Okamoto S, et al. Tear film stability analysis system: introducing a new application of videokeratography. *Cornea* 2004;**23**(8 Suppl.):865–70.
18. van Bijsterveld OP. Diagnostic tests in sicca syndrome. *Arch Ophthalmol* 1969;**82**:10–14.
19. Jones LT. The lacrimal secretory system and its treatment. *Am J Ophthalmol* 1966;**62**:47–60.
20. Jordan A, Baum J. Basic tear flow, does it exist? *Ophthalmology* 1980;**87**:920–30.
21. Clinch TE, Benedetto DA, Felberg NT, et al. Schirmer's test: a closer look. *Arch Ophthalmol* 1983;**101**:1383–6.
22. Hamano H, Hori M, Hamano T, et al. A new method for measuring tears. *CLAO J* 1983;**9**:281–9.
23. Asbell PA, Chiang B, Li K. Phenol-red thread test compared to Schirmer's test in normal subjects. *Ophthalmology* 1987;**94**(Suppl.):128.
24. Regan E. The lysozyme content of tears. *Am J Ophthalmol* 1950;**33**:600–5.
25. Sapse AT, Bonavida B. Preliminary study of lysozyme levels in subjects with smog eye irritation. *Am J Ophthalmol* 1968;**66**:79.
26. van Bijsterveld OP. The Sjogren syndrome and tear function profile. *Adv Exp Med Biol* 1998;**438**:949–52.
27. Shimmura S, Shimoyama M, Hojo M, et al. Reoxygenation injury in a cultured corneal epithelial cell line protected by the uptake of lactoferrin.

28. Foulks GN. Personal communication.
29. Albach KA, Lauer M, Stolze HH. Diagnosis of KCS in rheumatoid arthritis. *Ophthalmologe* 1994;**91**(2):229–34.
30. Masmali AM, Purslow C, Murphy PJ. The tear ferning test: a simple clinical technique to evaluate the ocular tear film. *Clin Exp Optom* 2014;**97**(5):399–406.
31. Gilbard JP, Farris RL, Santamaria HJ. Osmolarity of tear film microvolumes in keratoconjunctivitis sicca. *Arch Ophthalmol* 1978;**96**:677–81.
32. Nelson JD, Wright JC. Tear film osmolarity determination: an evaluation of potential errors in measurement. *Curr Eye Res* 1986;**5**(9):677–81.
33. Tomlinson A, Khanal S, Ramesh K, et al. Tear film osmolarity determination of a referent value for dry eye diagnosis. *Invest Ophthal Vis Sci* 2006;**47**(10):4309–15.
34. Tomlinson A, McCann L, Pearce I. Comparison of human tear film osmolarity measured by electrical impedance and freezing point depression. *Cornea* 2010;**29**(9):1036–41.
35. Sullivan BD, Crews LA, Messmer EM, et al. Correlations between commonly used objective signs and symptoms for the diagnosis of dry eye disease: Clinical implications. *Acta Ophthalmogica* 2014;**92**(2):161–6.
36. Potvin R, Makari S, Rapuano C. Tearfilm osmolarity and dry eye: a review of the literature. *Clin Ophthalmol* 2015;**9**:2039–47.
37. Sullivan BD, Whitmer D, Nichols KK, et al. An objective approach to dry eye disease severity. *Invest Ophthalmol Vis Sci* 2010;**51**:6125–30.
38. Lemp MA, Bron AJ, Baudouin C, et al. Tear osmolarity in the diagnosis and management of dry eye disease. *Am J Ophthalmol* 2011;**151**(5):792–8.
39. Sullivan BD. Challenges in using signs and symptoms to evaluate new biomarkers of dry eye disease. *Ocul Surf* 2014;**2**(1):2–3.
40. Bron AJ, Tomlinson A, Foulks GN, et al. Rethinking dry eye disease: a perspective on clinical implications. *Ocul Surf* 2014;**12**(Suppl 2):S1–31.
41. Foulks GN. Challenges and pitfalls in clinical trials of treatments for dry eye. *Ocul Surf* 2003;**1**:20–30.
42. Driver PJ, Lemp MA. Meibomian gland dysfunction. *Surv Ophthalmol* 1996;**40**:343–67.
43. Bron AJ, Benjamin L, Snibson GR. Meibomian gland disease. Classification and grading of lid changes. *Eye* 1991;**5**:395–411.
44. Foulks GN, Bron AJ. Meibomian gland dysfunction: a clinical scheme for description, diagnosis, classification and grading. *Ocul Surf* 2003;**1**(4):107–26.
45. Mathers WD, Shields WJ, Sachdev MS, et al. Meibomian gland dysfunction in chronic blepharitis. *Cornea* 1991;**10**:277–85.
46. Macri A, Rolando M, Pflugfelder S. A standardized visual scale for evaluation of tear fluorescein clearance. *Ophthalmology* 2000;**107**:1338–43.
47. Xu KP, Yagi Y, Toda I, et al. Tear function index: a new measure of dry eye. *Arch Ophthalmol* 1995;**113**:84–8.
48. Lemp MA. Report of the National Eye Institute/Industry Workshop on Clinical Trials in Dry Eyes. *CLAO J* 1995;**21**(4):231–32.
49. Lemp MA, Baudouin C, Baum J, et al. The definition and classification of dry eye disease: Report of the Definition and Classification Subcommittee of the International Dry Eye Workshop (2007). *Ocul Surf* 2007;**5**(2):75–92.
50. Bron AJ, Argüeso P, Irkec M, et al. Clinical staining of the ocular surface: mechanisms and interpretations. *Prog Retin Eye Res* 2015;**44**:36–61.
51. Goto E, Ishida R, Kaido M, et al. Optical aberrations and visual disturbance associated with dry eye. *Ocul Surf* 2006;**4**(4):207–13.
52. Kojima T, Ishida R, Dogru M, et al. A new noninvasive tear stability analysis system for the assessment of dry eyes. *Invest Ophthalmol Vis Sci* 2004;**45**:1369–74.
53. Ishida R, Kojima T, Dogru M, et al. The application of a new continuous functional visual acuity measurement system in dry eye syndromes. *Am J Ophthalmol* 2005;**139**:253–8.

Invest Ophthalmol Vis Sci 1998;**39**:1346–51.

第9章

角膜的诊断技术

Mark A. Greiner, William J. Faulkner, Jesse M. Vislisel, Gary A. Varley, Kenneth M. Goins

关键概念

- 精细地、有选择性地对角膜和眼表进行活体染色呈现的特有体征,为多种疾病的诊断和治疗提供了帮助。
- 角膜厚度测量是设计手术、诊断疾病及治疗疾病的必要工具,并且可以帮助监测角膜移植术前术后内皮细胞的功能。
- 超声法测量角膜厚度尤其对角膜中央厚度的测量仍是金标准。
- 光学相干断层扫描和 Scheimpflug 成像系统提供了不同区域、不同层面角膜厚度的细微变化。
- 角膜知觉测量要在滴表面麻醉前进行,为角膜功能性健康提供重要的诊断和提示预后的信息。
- 角膜敏感度是检测角膜因长期受干扰而发生变化的最可靠的手段,角膜知觉的缺失会反过来影响角膜的健康。

本章纲要

角膜的诊断技术具有一些特殊性,包括为获得对眼部疾病诊断和治疗有价值的信息而采取的单一的或综合的措施。这些技术虽普通,但也要根据患者的病史和检测目的来选择性应用。在前面章节我们讨论过眼睑外观的检查、裂隙灯显微镜检查技术和泪膜的检查评估,在这些检查后会做一些诊断性的试验,在这一章我们将主要讨论角膜染色、角膜厚度测量和角膜知觉检测。

角膜染色

角膜染色是评价角膜和眼表上皮细胞完整性的方法,也是裂隙灯显微镜常规检查中最常使用的。染色后的特征性表现为角膜和外眼病的诊断及治疗提供了帮助。染色后需要记录染色的深度和范围,详细描述是细小斑点、较大的斑点、还是融合成片状的染色,深度是局限在角膜上皮内还是累及了角膜基质。

荧光素和孟加拉红都是评估眼表上皮损害的常用染色剂,二者均是羟基三环二苯并吡喃家族的卤化衍生物。孟加拉红的光物理学特征是在羟基三环二苯并吡喃骨架上加了 7 个卤素原子(3 个碘负离子,4 个氯化物),光谱的吸收经历了一个红移,使孟加拉红呈现特征性的颜色。

Feenstra 和 Tseng 已经证实,以往对荧光素和孟加拉红染色的认识并不完全正确[1]。二者均可以使活体细胞染色,孟加拉红染色效果更好但有毒性。角膜前表面健康的泪膜将阻碍健康和受损的细胞着色,干燥性角结膜炎(keratoconjunctivitis sicca)因缺乏健康的泪膜而使孟加拉红发生着色。细胞变性或死亡使细胞膜对两种染色剂的渗透性增高,但孟加拉红不会扩散到基质中。角膜染色在识别评估干燥性角结膜炎、上皮树枝状损害、发育异常或肿瘤性病变时非常有价值(图 9.1)。

由于荧光素具有荧光性,所以在钴蓝光联合黄色滤光片(Wratten#12)下观察角膜荧光素染色更清晰。结膜的染色虽然明显,但很难用来做鉴别之用。荧光素很少使健康的细胞染色,但当细胞间连接遭到破坏时,它会很快弥散到细胞间或基质中,所以滴入荧光素后应尽快做检查,染色后关键的细节一般在 2~3 分钟后即消失(图 9.2)。Korb 染色法:滴一滴荧光素,嘱

2

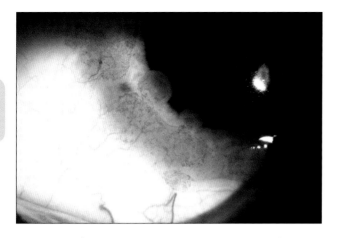

图9.1　眼表鳞状上皮细胞增生，孟加拉红染色阳性。（Courtesy of eyeRounds.org and the University of Iowa.）

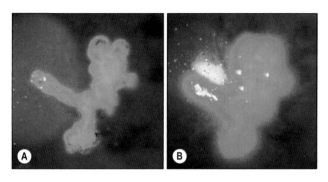

图9.2　角膜荧光素染色显示树枝状单纯疱疹病毒性角膜炎。（A）滴入荧光素即刻拍照。（B）染色3分钟后拍照

患者眨眼3次，1~2分钟后，染色剂则从泪膜中渗出并穿透受损的角膜上皮[2]。在病理性改变中，如糖尿病和一些药物引起的角膜病变，即可出现上皮的渗透性增加[3]。如上文所述，细胞变性或死亡会使细胞膜对两种染料的渗透性都增加，在特定的时间内，荧光素着染死亡的细胞[1]。荧光素染色的这个特性对区分不同形式的上皮缺失、评价角膜前泪膜的特点、角膜接触镜的适配状态、观察房水渗漏及角膜上皮和内皮细胞渗透性等均有重要价值。

　　荧光素染色的剂量多少对角膜染色的效果也有影响，临床上一般遵循宁少勿多的原则。相同浓度下，少量的荧光素染色比多量的荧光素可以获得更多对诊断有用的信息。事实上，一整滴的荧光素足以淹没整个角膜而掩盖了我们所要观察的细节。因此，荧光素染色试纸可能比荧光素溶液更好用、更卫生。在试纸的中央或近边缘处滴一滴溶液并使其从边缘流下，恰好形成一滴很小但具有高浓度的角膜染色剂。

　　滴入染色剂后很容易看到角膜上皮不完整的大致表现，染色必须与荧光素蓄积相鉴别。所谓的荧光

素蓄积浸染泪膜，一般在角膜凹陷或不规则处出现。区别荧光素蓄积和染色的最简单的方法就是在表面麻醉后，嘱患者不要眨眼，用棉签上棉丝或手术用海绵吸除蓄积范围内的带荧光素的泪液，如果上皮完整，则荧光素被吸走而不被染色（图9.3）。

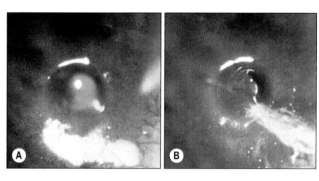

图9.3　角膜异物取出术后2周角膜凹陷。（A）凹陷区域荧光素蓄积。（B）用棉丝吸除含有荧光素的泪液，发现角膜上皮完整

　　用荧光素染色评价干眼患者的眼表状态是最有价值的检查技术之一，其他用荧光素的检查还包括泪膜破裂时间（break-up time，BUT）、泪液分泌试验（Schirmer Test）和睑板腺及其排出物的检查。在分级、标准化滴入法和评估技术上显示了染色的观察和评估的优势。至少目前世界干眼工作组报告中应用或被关注的三种分级方法（van Bijsterveld法，Oxford法和标准化的NEI/Industry Workshop法）都是利用染色分级[4]。在诊断眼表疾病时的难点之一是症状和体征的不一致性。研究表明，荧光素染色和孟加拉红染色的可重复性很差[5]，而连续的Schirmer Test的可重复性为中等，BUT的可重复性较高，主观症状的可重复性（干燥感和异物感）由中到高。单一的诊断性试验均不是诊断的金标准，推荐多种不同的试验结合作为诊断指标效果更好。

　　另一种常用的生物染色剂是丽丝胺绿（图9.4）。Manning等的研究显示，丽丝胺绿对眼表染色的效果基本等同于孟加拉红，而患者的耐受性则要好于孟加拉红，平均刺激感评分也明显低，染色后不舒适感的持续时间也更短[6]。对比丽丝胺绿和孟加拉红染色对体外培养的人角膜上皮细胞（human corneal epithelial，HCE）增殖的影响，孟加拉红使培养的正常细胞染色而且影响细胞的正常生长，而丽丝胺绿则没有这两种作用[7]。丽丝胺绿染色要达到理想的观察效果，其用量当相对较大（10~20ml），红色滤光片（Wratten#25）会使染色在裂隙灯下看起来更清楚。

2

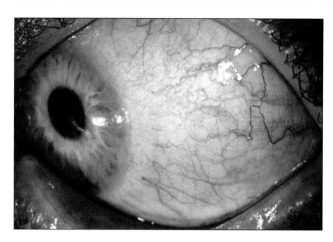

图9.4 丽丝胺绿染色，33岁，非接触镜佩戴者，重症角结膜干燥症。（Courtesy of eyeRounds. org and the University of Iowa.）

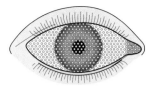

弥漫性染色
早期细菌性
病毒性
药物性

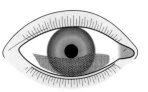

下方染色
葡萄球菌睑结膜炎
倒睫

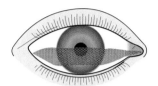

睑裂区染色
干燥性角膜炎
角膜病变
暴露性
不完全眨眼

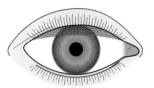

上方染色
上方角膜缘角结膜炎
春季结膜炎
TRIC

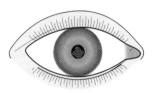

佩戴角膜接触镜

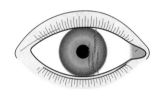

机械性损伤
倒睫

图9.5 角膜和结膜不同疾病染色效果（沙眼和包涵体性结膜炎，trachoma and inclusion conjunctivitis，TRIC）。（Reprinted with permission from Pavan-Langston D，ed. Manual of ocular diagnosis and therapy. Boston：Little Brown；1991.）

当角膜发生感染、炎症、毒性改变、退行性改变、过敏反应和眼表干燥时，就会出现特征性的角膜染色表现，不同的病因染色的形态不同，可以呈弥漫性、区域性或局灶性。记录角膜染色的位置和形态将有助于角膜疾病的诊断和治疗（图9.5）。如位于角膜上1/3的线状染色是典型的上睑结膜异物造成的[8]，佩戴接触镜的人出现角膜线状染色表明在接触镜下有异物，球结膜上方染色是上方角膜缘角结膜炎的特征性表现。

尽管有人常常将角膜染色笼统地描述为表层点状角膜炎（superficial punctate keratitis，SPK），但对于角膜染色更精确的描述将更有助于诊断和治疗。小的局灶性上皮缺损，荧光素染色后裂隙灯下呈绿色的小点，可描述为点状角膜上皮糜烂（punctate epithelial erosions，PEE）（图9.6），经常出现在泪膜不稳定或干燥的早期阶段，也可见于一些感染性疾病中。角膜上皮层局灶性炎症浸润的上皮损伤呈点状着色或不着色，被称作点状角膜上皮炎（punctate epithelial keratitis，PEK）。更进一步角膜上皮下浸润（sub-epithelial infiltrates，SEI）深至上皮下，但不染色。在腺病毒感染的结膜炎、单纯疱疹病毒性角膜炎、带状疱疹病毒性角膜炎和酒渣鼻性角膜炎的一些病例中可以看到这种染色随着疾病进展而逐步发展的典型表现（PEE→PEK→SEI）。

角膜上皮染色阴性也可以提供很多信息。不染色的区域角膜上出现隆起或不规则但上皮完整时，角膜表面上有荧光素的泪膜消失很快。在复发性角膜上皮糜烂和角膜上皮基底膜营养不良病例的诊断和治疗中会观察到这种表现，也可以是角膜隆起的地方

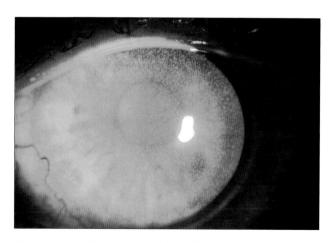

图9.6 钴蓝光下显示干眼患者的弥漫性角膜上皮糜烂的表现。（Courtesy of eyeRounds.org and the University of Iowa.）

有角膜瘢痕、Salzmann 角膜变性或准分子激光原位角膜磨镶术(LASIK)等造成的角膜不规则散光。

角膜厚度测量

角膜厚度测量已经成为眼科一项重要的常规检查。屈光手术医生根据中央角膜厚度(central corneal thickness，CCT)设计手术[9]，足够的角膜厚度是降低屈光手术后角膜扩张风险的关键。角膜的厚度影响眼压(intraocular pressure，IOP)，青光眼专家已经证实角膜变薄是青光眼视神经病变进展的独立危险因素[10]。因此，角膜测厚是青光眼会诊中必做的检查项目。角膜厚度也是对角膜内皮泵功能间接的监测，角膜内皮泵功能在一定程度上也受眼压的影响。

角膜厚度是反映角膜健康状况的一个重要指标，但不同患者的角膜厚度会有很大差异。通常，角膜的最薄点位于角膜中央偏颞侧 1.5mm 的地方[11]。Rapuano 等[12] 测量了 303 例正常人的角膜，中央厚度在 410~625μm 之间，角膜中央平均厚度为 515μm，从中央偏下方区域到中央偏上方区域，角膜厚度由 522μm 逐渐增加到 574μm；旁中央两侧下方厚度为 633μm，上方厚度为 673μm；双眼间、男女间、同一天不同时间点间、同一年不同的月份间及有无全身用药间均没有明显的差异[12]。角膜的非中央区域，即旁中央及周边，无论是上方、下方还是两侧，角膜厚度都有随着年龄增长而变薄的趋势，但无统计学上差异[11]。正常情况下，角膜中央的绝对厚度可以有很大不同，而中央、旁中央和周边的厚度间的比例非常重要，而且必须保持相对稳定。正常情况下，角膜中央区域(视区 4mm 范围内)较旁中央区域(4~9mm 范围)薄，旁中央区域较周边角膜(9mm 外区域)薄。因此，无论角膜厚度的绝对数值如何，只要是角膜中央厚度大于旁中央厚度，就可疑角膜内皮细胞功能下降或旁中央角膜变薄。实际上，早期角膜内皮损伤的患者就可以出现角膜中央厚度与旁中央厚度相同的表现。

角膜的厚度测量对判断角膜移植术后角膜植片的健康状况非常有价值。连续的角膜测厚对观察角膜移植术后角膜内皮的功能非常有帮助，包括观察角膜移植术后角膜植片消肿的过程(图 9.7)。角膜的厚度测量有助于判断和观察角膜结构和/或功能的异常，包括圆锥角膜和透明角膜边缘变性等以角膜变薄为特征的疾病，以及由于 Fuchs 角膜内皮营养不良和盘状角膜炎引起的角膜内皮功能失代偿等以角膜增厚为特征的疾病。

角膜测厚最常用于评估 Fuchs 角膜内皮营养不良内皮泵功能损害的程度或内眼手术术前的手术设计。如果眼压正常，当基质肿胀约 40%，角膜厚度超过 700μm 时，角膜上皮会出现水肿。然而，如果角膜基质肿胀仅 20% 或角膜测厚证实角膜厚度超过 640μm 时，则白内障术后发生角膜内皮细胞功能失代偿的风险非常高[13]。

佩戴角膜接触镜的患者角膜水肿和缺氧随着佩戴时间的延长而逐渐加重。闭眼时角膜平均肿胀增厚 4%，持续佩戴接触镜则增厚 9%~10%，睡眠时增厚 11%~14%，过夜佩戴接触镜后角膜增厚超过 18%。角膜增厚 4%~8% 时便可以观察到体征改变，肿胀在 11%~12% 时可以出现角膜皱折，肿胀超过 20% 时角膜失去透明性[14]。在高海拔地区，健康志愿者正常

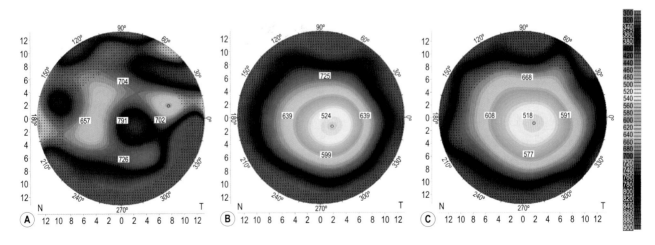

图 9.7　Scheimpflug 角膜地形图。(A)Fuchs 角膜内皮营养不良患者术前角膜水肿。(B)后弹力层角膜内皮移植(descemet membrane endothelial keratoplasty，DMEK)术后角膜消肿。(C)DMEK 术后 1 年角膜厚度稳定。(Courtesy of the University of Iowa.)

角膜的角膜中央厚度增加[15]。

测量角膜厚度的技术包括光学测量、超声测量、共聚焦显微镜测量、超声生物显微镜测量、光学射线通路分析和裂隙扫描角膜地形图及光学相干断层成像术等[16]。

光学法角膜测厚由 Maurice 和 Giardini 于 1951 年最早报道[17]。Donaldson[18] 和 Mishima[19] 也报道了裂隙灯下通过观察泪膜或角膜前表面和角膜内皮面的人工测量技术。Haag-Streit 裂隙灯的 Mishima-Hedbys 固定装置减少了因错位造成的误差,利用不同的角膜反射指数和角膜的前曲率半径等变量进行角膜厚度的计算。然而这些变量都带有光学测量值特有的主观性,易导致测量不精确,需要进一步的研究证据[12]。因为光学测量过程中的端点是主观确定的,故其准确性部分依赖于检查者的技术。当然其具有低成本和非接触的优势[20]。

一些有镜面反射设计的显微镜能计数角膜内皮细胞,可以同时应用机电装置测量角膜厚度。然而测量的仅是角膜中央和最顶端的数值。所测量的是从泪膜的后表面到后弹力膜后表面的距离,会有 20~30μm 的误差,当然在接触式测量模式中,接触和压迫角膜也会造成误差[20]。

另一种测量角膜厚度的光学方法是利用 Scheimpflug 相机获得角膜断层图像,如目前临床常用的 Pentacam(Oculus,韦茨拉尔,德国)和 Galilei(Ziemer,波特,瑞士)。Scheimpflug 相机测量中央角膜厚度有很高的可重复性,与其他测量法有很高的一致性,但是仍不能与超声检测方法互相替换[21,22]。Scheimpflug 图像的优势是在图中展示角膜厚度的数值,便于评估各个区域角膜厚度的变化。

自 1980 年超声技术出现以来得到了突飞猛进的发展。然而早期存在装置昂贵、操作困难、性能不稳定及主观的校准误差等问题。Salz 等[23] 比较了光学测量和超声测量角膜厚度并得出结论:光学测量会出现更多的变异偏差,如由观察者带来的偏差和明显的左右眼厚度的偏差。

超声测厚也有缺点。要直接接触角膜就必须要表面麻醉;一般在手术后的早期不希望接触角膜;超声手持探头限制测量的准确性[24]。测量中的误差来源可能是系统性的,也可能是测量方法本身所固有的。Stucchi 等[25] 通过对反复测量、干燥角膜、患者定位和做标记等几种情况做了比较,其中反复测量角膜同一个点差异很小(<1.5%),每次测量后眨眼则差异会更小(<1%);卧位 3 小时则厚度增加 2.21%,标记角膜后测量标记区域的角膜厚度会减少 2.7%[25]。

另外,近代的超声测量较其前代的更具有优势。明显的工艺上的改进,包括牢固倾斜的探头、界定的人角膜的声速、测量时的连续读数、自动获得数据、与轴夹角 5° 内的角度敏感性、先进的电子和微处理控制系统、电池供电系统、记忆存储功能和 50MHz 的高频传感器等。现代的超声角膜测厚仪压力轻至 3.6 盎司,准确性达到 ±5μm,分辨率达到 1μm,而且有非常方便的眼压校准功能。

激光屈光手术技术的迅猛发展和手术量的增长,及术前对角膜厚度了解的重要性,都要求角膜测厚更加细致精准。眼前节光学相干断层扫描(anterior segment optical coherence tomography,AS OCT)角膜测厚可能并不总是能与超声角膜测量相一致,其操作简便,患者更舒适,而且可以量化角膜上皮的特殊结构。已经有几个研究团队利用 Fourierdomain 前节 OCT 探讨了健康眼角膜上皮的厚度[26~29],如 Kanellopoulos 和 Asimellis 证明,对角膜上皮厚度的观察重复性和效果都较好,已经证明健康的、不佩戴角膜接触镜的角膜上皮厚度不均匀,特别是在垂直子午线方向[28]。前节 OCT 已经被用来量化圆锥角膜和干眼人群的角膜上皮厚度[27,29]。分别分析角膜上皮和基质的厚度可以帮助我们发现早期的圆锥角膜,其特征性表现为角膜顶端的上皮变薄[26],在以角膜神经性病变和角膜上皮变薄为特征的糖尿病的诊断中都具有应用价值。前节 OCT 也可以准确地测量角膜瓣的厚度,能够区分飞秒激光制作的厚度均匀的瓣和微型角膜刀制作的周边薄中央厚的瓣。

角膜知觉测量

角膜知觉是第Ⅴ对脑神经(三叉神经)眼支的功能。外伤、肿瘤、手术、感染和炎症都可以影响角膜的正常感觉而导致角膜知觉异常。角膜的神经支配角膜上皮和内皮,支配内皮的程度较小。角膜知觉缺失可能发展成为睑裂区细小点状的上皮着色。如不加以治疗,可能发展成角膜上皮缺损和随之而来的基质的缺损(神经营养性角膜溃疡)。有趣的是,角膜内皮的功能也依赖于正常的角膜神经分布。一些病例中,异常的角膜神经分布与低温诱导的角膜水肿有关[31]。角膜知觉缺失对角膜有不利影响。

角膜知觉的测量分为接触式和非接触式两种。显然这类检查是不应该用表面麻醉的。最简单、最常用的接触式检测方法就是用棉签头端的一束棉丝粗略地评估角膜的感觉。检测时必须小心地从侧面接触角膜,避免患者感到恐惧。检查者比较患者双眼角膜的反应,同时观察患者的眨眼反射,这些都是对角膜知觉的粗略评估。

Cochet-Bonnet 触觉测量器可以更准确的测量角膜知觉。此装置有 6cm 长可调节的单根尼龙丝,测量时尼龙丝尖端垂直地移动到角膜表面,直接作用于角膜表面的压力($11\sim200mg/mm^2$)取决于尼龙丝的长度,正常人群的角膜知觉为 6cm 长度时的接触。如果尼龙丝为 6cm 时接触角膜没有反应,则将尼龙丝的长度依次缩短 0.5cm,直到角膜有反应。反复测量,取平均值。这种接触式角膜知觉测量方法刺激的是 Aδ 型角膜神经纤维,其对机械性压力有反应、排列于角膜上皮基底膜、平行于角膜表面分布[32]。

另一种非接触式测量角膜知觉的方法主要应用于研究领域。角膜的 C 型神经纤维由基底细胞神经丛发出延伸到角膜上皮表面,对小的刺激强度变化更敏感。非接触式角膜知觉测量法通常是利用温度变化刺激接近角膜表面的 C 型角膜神经纤维,可以确定敏感性的阈值[33]。Beuerman 等[34] 设计了一种装置,从盐水容器中喷射与眼表温度一样的温生理盐水刺激角膜,在正常角膜,温度升高 4.5℃ 则诱发出角膜的反应[35]。Zaidman 等[36] 利用非接触喷气技术刺激角膜。利用刺激性的辣椒素对角膜进行化学性刺激来测量角膜的知觉可能更可靠[37]。二氧化碳激光温度刺激是更有潜力、可控性更高的技术[38]。

角膜中央是眼表感觉最敏感的区域[35],而老年患者周边的角膜更敏感[31]。眼表的敏感度从角膜缘向外随距离增加迅速减退。颞侧角膜缘较鼻侧角膜缘更敏感。短期佩戴角膜接触镜不会引起角膜知觉的明显减退;角膜知觉会随着年龄增长而减退,与虹膜的颜色无关[39]。

角膜知觉是反映角膜长期受干扰的最可靠的检查。Brennan 和 Bruce 记录了佩戴角膜接触镜者的六项参数:视功能、角膜上皮微囊泡、角膜内皮细胞巨型变、角膜水肿、氧流量和角膜知觉。他们发现当长期佩戴角膜接触镜超过 6 个月,所有这 6 个参数中最显著、最易被发现的就是角膜知觉的变化,达到 150%[40],长期的缺氧与角膜知觉减退有关。长期佩戴角膜接触镜角膜知觉下降的发病机制包括与新陈代谢相关的乙酰胆碱水平改变、呼吸性酸中毒、乳酸和二氧化碳堆积。

穿透性角膜移植术后,角膜植片的知觉通常随着时间的延长而逐渐改善。角膜颞侧较中央敏感,一些角膜植片虽透明但没有知觉。无论是年龄、术前的诊断,还是角膜植片的大小都与角膜知觉的恢复无关[41]。Rao 等[42] 发现角膜植片中央的神经永远不能恢复。

滴眼剂可能会使角膜知觉已有减退的患者的角膜出现严重的问题。非甾体类抗炎药(基本的非处方药双氯芬酸钠及专用的双氯芬酸钠和酮咯酸)与 SPK、角膜上皮糜烂、无菌性角膜溃疡甚至角膜穿孔有关。在罹患慢性眼表疾病、角膜知觉减退或严重的干眼等角膜抵抗力降低的患者中这种风险更高。

早已有一些激光屈光手术患者角膜知觉比较的研究。Kanellopoulos 等[43],利用盲法,采用 Cochet-Bnnet 触觉测量器对 40 例接受 PRK 和 LASIK 手术的患者的角膜知觉进行连续测量,随访观察 6~12 个月。LASIK 术后患者的角膜知觉比 PRK 的患者好[39]。然而 LASIK 术后 3 周至 9 个月,患者角膜知觉减退[44,45]。结果提示,LASIK 角膜瓣蒂的位置对减轻术后干眼的症状和体征非常重要。如蒂位于上方则切断了 3 点和 9 点两侧水平进入角膜的神经,所以位于鼻侧的蒂较位于上方的蒂会保存更好的角膜知觉[46]。放射状角膜切开术的角膜的知觉也会下降[47]。

总结

角膜染色、角膜测厚和角膜知觉的检测为我们更准确地诊断和处理角膜及外眼疾病提供了工具,全面了解这些技术可以让我们获得更多的信息。

(马林 译)

参考文献

1. Feenstra RPG, Tseng SCG. Comparison of fluorescein and rose Bengal staining. *Ophthalmology* 1992;**99**:605–17.
2. Korb DR. *The tear film, its role today and in the future*. BCLA pubs Butterworth-Heinemann 2002;126–90.
3. Gobbels M, Spitznas M, Oldendoerp J. Impairment of corneal epithelial barrier function in diabetics. *Graefes Arch Clin Exp Ophthalmol* 1989; **227**:142–4.
4. Diagnostic Methodology Subcommittee. Methodologies to diagnose and monitor dry eye disease: Report of the Diagnostic Methodology Subcommittee of the International Dry Eye WorkShop (2007). *Ocul Surf* 2007; **5**(2):108–52.
5. Nichols KK, Mitchell GL, Zadnik K. The repeatability of clinical measurements of dry eye. *Cornea* 2004;**23**(3):272–85.
6. Manning FS, Wehrly SR, Fopulks GN. Patient tolerance and ocular surface staining characteristics of lissamine green versus rose bengal. *Ophthalmology* 1995;**102**:1953–7.
7. Kim J, Foulks GN. *Evaluation of the effect of lissamine green and rose Bengal on human corneal epithelial cells*. Presented at ARVO meeting. Ft. Lauderdale, FL: 1997.
8. Pavan-Langston D, Foulks GN. Cornea and external disease. In: Pavan-Langston D, editor. *Manual of ocular diagnosis and therapy*. Boston: Little Brown; 1991.
9. Marsich MM, Bullimore MA. The repeatability of cornea thickness measures. *Cornea* 2000;**19**:792–5.
10. Kass MA, Heuer DK, Higginbotham EJ, et al. The Ocular Hypertension

Treatment Study group: a randomized trial determines that topical ocular hypotensive medication delays or prevents the onset of primary open-angle glaucoma. *Arch Ophthalmol* 2002;**120**:701–13.

11. Casebeer JC. *A system of precise, predictable keratorefractive surgery. A system for success, Chiron Ophthalmic Educational Series*. Irvine, CA: Chiron Corp; 1992.

12. Rapuano CJ, Fishbaugh JA, Strike DJ. Nine point corneal thickness measurements and keratometry readings in normal corneas using ultrasound pachymetry. *Insight* 1993;**18**:16–22.

13. Seitzman GD, Gottsch JD, Stark WJ. Cataract surgery in patients with Fuchs' corneal dystrophy: expanding recommendations for cataract surgery without simultaneous keratoplasty. *Ophthalmology* 2005;**112**(3): 441–6.

14. Stiegemeier MJ. Pachometry: invaluable for specialty contact lens, refractive surgery arena. *Primary Care Optometry News* 2000;**5**:10.

15. Morris D, Somner JEA, Scott K, et al. Corneal thickness at high altitude. *Cornea* 2007;**26**:308–11.

16. Brugin E, Ghirlando A, Gambato C, et al. Central cornea thickness Z-ring corneal confocal microscopy versus ultrasound pachymetry. *Cornea* 2007; **26**:303–7.

17. Maurice DM, Giardini AA. A simple optical apparatus for measuring the corneal thickness and the average thickness of the human cornea. *Br J Ophthalmol* 1951;**35**:169–77.

18. Donaldson DD. A new instrument for the measurement of corneal thickness. *Arch Ophthalmol* 1966;**76**:25–31.

19. Mishima S. Corneal thickness. *Surv Ophthalmol* 1968;**13**:57–96.

20. Hoffman RF. Preoperative evaluation. In: Sanders DR, Hoffman RF, editors. *Refractive surgery: a text of radial keratotomy*. Thorofare, NJ: Slack; 1985.

21. Módis L Jr, Szalai E, Németh G, et al. Reliability of the corneal thickness measurements with the Pentacam HR imaging system and ultrasound pachymetry. *Cornea* 2011;**30**(5):561–6.

22. Ciolino JB, Khachikian SS, Belin MW. Comparison of corneal thickness measurements by ultrasound and scheimpflug photography in eyes that have undergone laser in situ keratomileusis. *Am J Ophthalmol* 2008;**145**(1): 75–80.

23. Salz JJ, Azen AP, Berstein J. Evaluation and comparison of sources of variability in the measurement of corneal thickness with ultrasonic and optical pachymeters. *Ophthalmic Surg* 1983;**14**:750–4.

24. Much MM, Haigis W. Ultrasound and partial coherence interferometry with measurement of central corneal thickness. *J Refr Surg* 2006;**22**: 665–70.

25. Stucchi CA, Genneri G, Aimino G, et al. Systematic error in computerized pachymetry. *Ophthalmologica* 1993;**207**:208–14.

26. Francoz M, Karamoko I, Baudouin C, et al. Ocular surface epithelial thickness evaluation with spectral-domain optical coherence tomography. *Invest Ophthalmol Vis Sci* 2011;**52**:9116–23.

27. Li Y, Tan O, Brass R, et al. Corneal epithelial thickness mapping by Fourier-domain optical coherence tomography in normal and keratoconic eyes. *Ophthalmology* 2012;**119**:2425–33.

28. Kanellopoulos AJ, Asimellis G. In vivo three-dimensional corneal epithelium imaging in normal eyes by anterior-segment optical coherence tomography: a clinical reference study. *Cornea* 2013;**32**:1493–8.

29. Rocha KM, Perez-Straziota E, Stulting RD, et al. SD-OCT analysis of regional epithelial thickness profiles in keratoconus, postoperative corneal ectasia, and normal eyes. *J Refract Surg* 2013;**29**:173–9.

30. Kanellopoulos AJ, Asimellis G. In vivo 3-dimensional corneal epithelial thickness mapping as an indicator of dry eye: preliminary clinical assessment. *Am J Ophthalmol* 2014;**157**(1):63–8.

31. Thorgaard GL, Holland EJ, Krachmer JH. Corneal edema induced by cold in trigeminal nerve palsy. *Am J Ophthalmol* 1987;**103**:641–6.

32. Murphy PJ, Lawrenson JG, Patel S, et al. Reliability of the non-contact corneal aesthesiometer and its comparison with the Coche–Bonnet aesthesiometer. *Ophthalmic Physiol Opt* 1998;**18**:432–9.

33. Belmonte C, Acosta MC, Schmelz M, et al. Measurement of corneal sensitivity to mechanical and chemical stimulation with a CO2 esthesiometer. *Invest Ophthalmol Vis Sci* 1999;**40**:513–19.

34. Beuerman RW, Maurice DM, Tanelian DL. Thermal stimulation of the cornea. In: Anderson D, Mathews B, editors. *Pain in the trigeminal region*. New York: North-Holland Biomedical; 1977.

35. Burman RW, Tanelian DL. Corneal pain evoked by thermal stimulation. *Pain* 1979;**7**:1–4.

36. Zaidman G, Gould H, Weinstein C, et al. Corneal sensitivity mapping studies in post-surgical patients. *Invest Ophthalmol Vis Sci* 1989;**30**(Suppl.): 338.

37. Dupuy B, Thompson H, Beurman RW. Capsaicin: a psychophysical tool to explore corneal sensitivity. *Invest Ophthalmol Vis Sci* 1988;**29**(Suppl.):454.

38. Brennan NA, Maurice DM. Corneal esthesiometry with a carbon dioxide laser. *Invest Ophthalmol Vis Sci* 1989;**30**(Suppl.):148.

39. Lawrenson JG, Ruskell GL. Investigation of limbal touch sensitivity using a Cochet–Bonnet aesthesiometer. *Br J Ophthalmol* 1993;**77**:339–43.

40. Brennan NA, Bruce AS. Esthesiometry as an indicator of corneal health. *Optom Vis Sci* 1991;**68**:699–702.

41. Tuğal Tutkun I, Akarçay K, Közer Bilgin L, et al. Corneal sensitivity after penetrating keratoplasty. *Eur J Ophthalmol* 1993;**3**:66–70.

42. Rao GN, John T, Ishida N, et al. Recovery of corneal sensitivity in grafts following penetrating keratoplasty. *Ophthalmology* 1985;**92**:1408–11.

43. Kanellopoulos AJ, Pallikaris IG, Donnenfeld ED, et al. Comparison of corneal sensation following photorefractive keratectomy and laser in situ keratomileusis. *J Cataract Refract Surg* 1997;**23**:34–8.

44. Chuck RS, Quiros PA, Perez AC, et al. Corneal sensation after laser in situ keratomileusis. *J Cataract Refract Surg* 2000;**26**:337–9.

45. Nassaralla BA, McLeod SD, Nassaralla JJ. Effect of myopic LASIK on human corneal sensitivity. *Ophthalmology* 2003;**110**:497–502.

46. Donnenfeld ED, Solomon K, Perry HD, et al. The effect of hinge position on corneal sensation and dry eye after LASIK. *Ophthalmology* 2003;**110**: 1023–30.

47. Shivitz IA, Arrowsmith PN. Corneal sensitivity after radial keratotomy. *Ophthalmology* 1988;**95**:827–32.

第 10 章

检测角膜病原体的实用眼微生物学

Regis P. Kowalski

关键概念

- 并非所有实验室都能进行眼科微生物学检测,眼科医生需要为临床工作安排微生物学检测的地点。
- 微生物学检测方法需进行验证后方可用于眼科标本的检测。
- 为全身抗感染治疗服务的实验室不一定能提供用于局部治疗感染性角膜炎的抗生素敏感性试验。
- 现已有能确切检测细菌、真菌、病毒、衣原体和阿米巴的方法可供眼科医生使用。

本章纲要

引言

　　检测角膜病原体的实用实验室检查能够提供影响患者治疗的重要信息。检测方法应具有高敏感度和 100% 特异性,标本易于被采集并运送到检测中心,在 24~72 小时或更短的时间内即可获得检测结果。虽然科技进步将提供更新的高灵敏度检测,但实验室往往受预算限制而只能提供基本检测。如同其他医学领域一样,由于管理式医疗对检测项目的保险报销降低,实验室人员明显减少。在美国,实验室按照保险公司规定的高标准进行运作。实验室进行诊断性检测必须经过诸如 CLIA(联邦)、JCAH(医院)、各州以及 CAP(独立的)监管机构的认证。大部分实验室用常规和重复频率高的检测来处理标本,因为这些检测性价比高且容易验证检测水平,也是医疗报销所要求的。非常规检测由于间接成本(一次性培养基的浪费)以及需要为小部分检测聘请资深的实验人员,使得性价比降低。非常规检测通常是成批处理(等待类似检测的积累)而使得检测结果延迟,或者将标本送到参考实验室(大型医院或政府实验室)。实验室也由于缺乏阳性对照而难以对非常规病原体的检测进行验证,因为收集阳性病原学标本需要较长时间。

　　许多眼科医生觉得很难找到能及时检测特定眼科感染性疾病的微生物学实验室。正如本章将要阐述的,眼科微生物学的确非常独特,但并不一定是非常高科技而难以得到的诊断性检测。眼科医生必须调研如何获得适合其临床工作的实验室检测。本章将描述能够检测角膜病原体最好的实用检测法。本章中所阐述的眼科微生物学检测均建立于一个现代化的、经过充分认证的临床实验室,专门适用于检测角膜和眼部病原体。更多细节请参考定期更新的网站 http://eyemicrobiology.upmc.com.

中心实验室检测对诊室内检测

　　政府法规已经将诊室内检测变成诊断眼部感染

的过时选择。所有实验室检测都进行了规范,以确保患者在经过职业认证或正规培训的合格人员的治疗下获得最好效果。即使是免费的,诊室内检测也必须受到监管,后者可能非常昂贵并需要在诊疗中引入管理机构。

沟通:眼科医生和实验室

　　眼科医生和诊断实验室的直接沟通非常关键。实验室必须了解眼科医生的特定要求。眼科医生必须标明标本的类型,感染可能涉及的病原体,以及必须检测的特定抗生素敏感性。不常见的病原体(分枝杆菌、阿米巴等)需要事先计划和预备培养基。仅仅将一个软头棉签送到实验室就要求分离所有可能的病原体(需氧的和厌氧的细菌、病毒、真菌和阿米巴等)是不合理的,并且会浪费眼科医生、患者和实验室的宝贵时间。通常中心实验室针对眼科标本的检测并不需要认证,因此实验室也不会因为眼科微生物检测

而使他们的认证受损。

角膜标本采集

　　角膜标本可以用刮铲、珠宝镊和手术刀获得(图10.1)。当培养要求创伤较小或需要做边界不太明显的大面积感染的培养时,可以使用棉拭子。有时候当使用一种器械进行取材后,仍可以用棉拭子在感染部位获得更多标本。这些器械可用于采集标本并将其接种到培养基和置于玻片上行细胞学检验。每位眼科医生应该选择使用最适合的器械并为实验室诊断提供最好的标本。当角膜标本培养由于前期抗生素的使用而呈阴性时,结膜囊培养可具有诊断意义(图10.1)。结膜囊标本使用带塑料柄的软头拭子(棉或涤纶)采集(图10.1)。虽然据报道海藻酸钙拭子能获取更高产量的细菌[1],但这种拭子也会导致液体培养基和病毒培养出现假阳性结果,干扰阿米巴培养的结果。

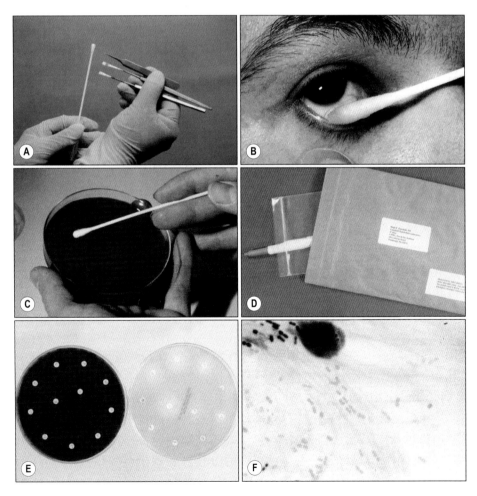

图 10.1　角膜标本采集。(A)角膜标本采集所用器械。(B)结膜培养取材。(C)标本接种用于细菌分离。(D)运输角膜标本的正确包装方法。(E)纸片扩散法抗生素敏感试验。(F)角膜组织培养中革兰氏染色阴性的双杆菌(莫拉氏菌属)

运输培养基

将病原体直接接种在分离培养基中是最好的方法,但这种方式并非总是可行。有很多种运输方法可以维持细菌、病毒和支原体活力,直至其被接种到适合的分离培养基中。眼科医生应该咨询实验室运送培养基的正确选择以及将标本输送到实验室的可靠方法。

邮寄诊断标本

根据(美国)联邦法律规定的一些简单的要求,诊断标本可以很容易地通过快递员和公共邮件而得以运送。这些标本必须双层密封以防泄漏。双层密封的标本内还应该同时放入适量的干燥剂来吸收任何损伤可能造成的泄漏。标本上应有标记提示该包裹为诊断标本。例如邮寄诊断标本可以遵循以下流程:用软头拭子采集一个角膜标本,将其置于一个塑料试管中(transport medium,Culturette(Becton Dicknson,Sparks,MD)),用纸巾包裹,拉链塑料袋密封,放到气泡袋中,写上实验室地址,并标记上"诊断标本(非限制的)- 按照国际航空运输协会包装说明 650 包装"(图 10.1)。

染色和细胞学标本

获取感染角膜组织进行细胞学检测不仅能够帮助我们快速确定病原体的存在,而且这也可能发现病原体存在的唯一阳性迹象。足量采集的角膜标本可用于显微镜检测,在显微镜下对染色标本进行诠释也是实验室的专业职能。眼科医生应熟练获取至少两份角膜标本以供实验室检测。其中一张玻片用于微生物检测,另一张用于细胞学检查。多余的标本则可用于其他染色方法(如抗酸染色)。角膜标本应使用刮铲、镊子和刀片进行采集,然后将其放置于显微镜载玻片中央,并用蜡笔圈画出其位置。所取标本不需马上固定,只需将玻片送至诊断实验室,并标注鉴别诊断的可能方向。革兰氏染色(图 10.1)是确诊革兰氏阳性菌(如金黄色葡萄球菌、链球菌),革兰氏阴性菌(铜绿假单胞菌、流感嗜血杆菌)和其他微生物(如真菌、阿米巴)感染的标准染色法。其他检测微生物的染色方法还有吖啶橙染色、钙荧光白染色及抗酸染色[2]。眼科医生必须确认实验室结果的准确性,这依赖于与微生物学家直接有效的沟通交流。

在历史上,吉姆萨染色曾经是细胞学检查的标准,而该染色需要在病理学实验室进行。经过吉姆萨染色的涂片可以同时观察到正常上皮细胞以及诸如单核细胞、多型核白细胞、嗜酸性粒细胞和嗜碱性粒细胞、浆细胞等炎症细胞(图 10.2)。此外来源于上睑结膜的异常上皮细胞可能提示恶性病变,而多核上皮细胞可能提示单纯疱疹病毒感染(图 10.2)。这种强效染色能很好显示微生物,包括用其他染色方法难以观察到的衣原体在内。病理学实验室能够对细胞学检查进行其他染色获得更佳结果有更多建议,因此多种染色方法的使用对细胞学检查是很有益处的。

细菌的实验室诊断

已经有大量关于从角膜分离病原微生物的实验研究。实验人员必需了解送检标本的类型(例如组织或软签)和采集标本的位置(如结膜、眼睑、玻璃体等)。眼科医生应该告知实验室哪些病原体可能是疾病的致病因素,并给实验人员足够的时间用以获得培养罕见病原体(如分枝杆菌和阿米巴)的特殊培养基。眼科医生必须告知实验室从角膜分离出的所有细菌都应该考虑为病原体并做抗生素敏感试验。同时应该要求保留和观察接种微生物的培养基至少五天。

从角膜、结膜、眼睑分离细菌的常规培养基是 5% 绵羊血肉汤琼脂培养基、巧克力琼脂培养基和甘露醇盐琼脂培养基(图 10.3)。绵羊血琼脂能分离除了流感嗜血杆菌属、淋病奈瑟菌属、营养变异链球菌属以外的绝大多数细菌病原体,这些菌属需要生长在巧克力琼脂培养基上。作为一个可选培养基,甘露醇盐琼脂能够很好地帮助微生物学家区分金黄色葡萄球菌种属[3]。液体硫乙醇酸盐加强培养基能分离包括厌氧菌在内的大多数细菌。分离厌氧菌最好是用特殊厌氧菌培养基或将巧克力平板置于厌氧环境下进行。厌氧菌的培养应被视为特殊类型培养而由医生和实验室共同准备。

分枝杆菌

检测分枝杆菌是一个在高效管理的大实验室中进行的专业化操作,并需要眼科医生事先进行计划。分枝杆菌的分离培养要求非常高,并需要孵育较长时间。对分枝杆菌所有种属进行筛选的过程很复杂,眼部标本可能并不需要。通常,分枝杆菌性角膜炎是由生长较快的分枝杆菌感染(它们的繁殖期是七天)导致的,诸如龟分枝杆菌和偶发分枝杆菌,这些细菌可以在普通培养基上繁殖(如血琼脂和巧克力琼

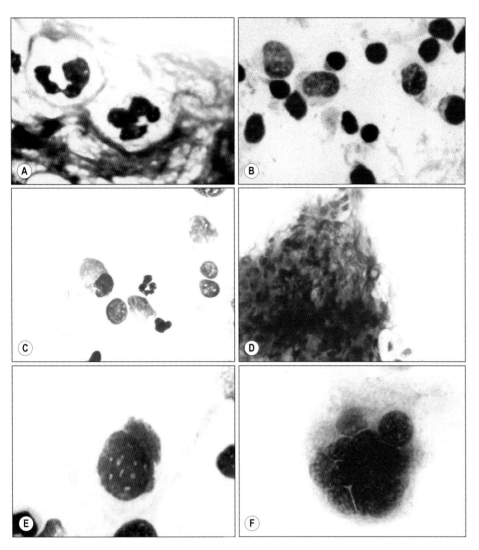

图 10.2　吉姆萨染色细胞学。(A)多形核白细胞。(B)单核细胞和上皮细胞。(C)中央为浆细胞。(D)暗紫色的衣原体包涵体盖在上皮细胞核周围。(E)单纯疱疹病毒性角膜炎中角膜多形核上皮细胞

脂)[4]。将其接种于加有分枝杆菌琼脂培养基的普通琼脂培养基(如 Löwenstein Jensen)和液体介质培养基(Middlebrook 7H9)就足够了。如果需要培养所有种类的分枝杆菌,许多实验室倾向于用组织块标本接种于多种培养基中以及将组织行特殊染色(如抗酸染色)。仅仅提供软棉签采集的标本而未提前告知实验室进行分枝杆菌检测的行为将导致标本接种延迟,而这很可能将引起检测结果阴性或被认定为标本量不足。目前还没有已认证的适用于检测眼部标本分枝杆菌 DNA 的多聚酶链式扩增试验(PCR)。

诺卡菌和放线菌

诺卡菌和放线菌是角膜上较少见的病原菌。诺卡菌很容易用普通培养基上培养,并且在染色标本上很容易观察到其分叉或部分分叉的丝状物。放线菌在培养基上生长则要求较高且繁殖周期较长。用吉姆萨染色和其他染色方法进行细胞学检测是探查角膜标本中放线菌最好的方法。放线菌呈现为分支状的长而细的丝状物,有时也呈细长棒状(图 10.3)。

抗生素敏感试验

对生长繁殖迅速的细菌菌株实施抗生素敏感试验,用来评估一种抗生素是否可能在治疗中有效。应该告知实验室哪些角膜细菌菌株需要做抗生素敏感试验。由于缺乏局部抗生素治疗的敏感性试验标准,一些实验室可能无法提供眼部细菌菌株的抗生素敏感试验。如果实验室假定眼部组织的抗生素浓度等于甚至高于血浆中抗生素浓度,那就可以参照全身试验的标准来分析眼部菌株的抗生素敏感性试验结果。体外抗生素敏感性是通过纸片扩散法和最低抑菌浓度检测确定的[5]。纸片扩散法敏感性试验是指将浸满一定剂量抗生素的纸片放在密布的细菌上(图10.1)。孵育 24 小时后,测量细菌生长被抗生素抑制

2

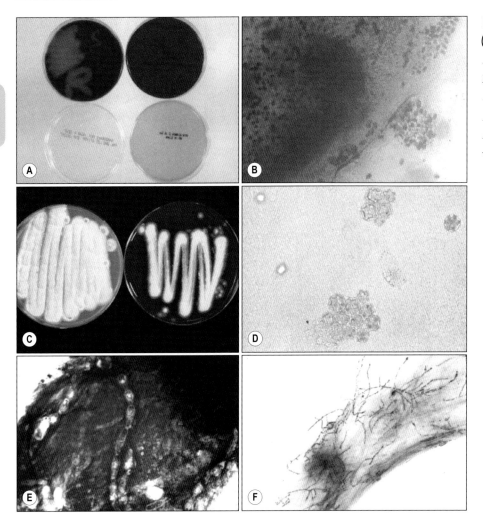

图 10.3　细菌的实验室诊断。(A)常规琼脂培养基。(B)角膜标本染色后显示的微孢子虫(Darlene Miler,Bascom,Miami,FL)。(C)在琼脂培养基上生长的霉菌。(D)覆盖产气肠杆菌的无营养琼脂培养基上的阿米巴六角形包囊。(E)吉姆萨染色角膜组织中的放线菌

的区域,并将其与预定的抑制区标准进行对比,从而确定细菌对抗生素是敏感,中度敏感或耐药。最低抑菌浓度检测包括肉汤稀释法、琼脂稀释法和浓度梯度法。用这些方法来确定能抑制细菌所需的最小抑菌浓度值并将其与预定的敏感性浓度相比较。角膜细菌菌株需要检测对环丙沙星、氧氟沙星(左氧氟沙星)、莫西沙星、加替沙星、苯唑西林(或用于耐甲氧西林金黄色葡萄球菌的头孢西丁)[5]、头孢唑啉、万古霉素、庆大霉素、妥布霉素、乙酰磺胺、多黏菌素 B 和枯草杆菌肽的敏感性。目前还没有关于枯草杆菌肽全身抗生素敏感性的标准,但有一个早期的厂家标准可以用来保守性地评价其敏感性。

真菌感染的实验室诊断

　　和分枝杆菌一样,真菌的分离和鉴别是微生物实验室里的一个特殊领域,需要特别的资格认证要求。许多实验室能从眼部标本的培养中分离出真菌,但必须将其送到参考实验室进行鉴定。大多数感染角膜的真菌能用普通培养基(如血液培养基、巧克力培养基和含有庆大霉素的沙保罗琼脂培养基)分离。通常霉菌(菌丝在琼脂培养基上延伸呈绒毛状外观)(图 10.3)和酵母菌(膏状细菌样菌落)可以在接种后 3~7 天被分离出。真菌性角膜炎中分离出的最常见的霉菌是曲霉菌和镰刀菌,但也有其他菌属被分离出来[6]。白色念珠菌、平滑念珠菌和其他属念珠菌是角膜最常见的致病酵母菌,但也有其他的酵母菌[7]。标本应该在吉姆萨染色或其他真菌学染色后进行显微镜检查,这也是一个值得强烈推荐的快速检测方法(图 10.3)。眼科医生需要和实验室讨论真菌感染的可能性以及所需的真菌分离和鉴别的范围。更深入的真菌培养要组织块标本而需要行角膜组织活检。分离真菌的体外抗真菌敏感性检测并不常规进行,必须特别要求。目前还没有已认证的适用于检测眼部标本真菌 DNA 的多聚酶链式扩增试验(PCR)。

阿米巴和微孢子虫的实验室检测

在任何条件的实验室，阿米巴都很容易被分离，但为这种罕见病原体储存培养基对大多数实验室而言成本较高。可能带有阿米巴的角膜标本、角膜接触镜、溶液和水都可以很容易在阿米巴失活之前送到提供相关检测的实验室[8]。常规角膜标本被接种在无营养物质且覆盖有稠厚的活产气杆菌和大肠杆菌菌液的琼脂平板上。接种几天后即可在显微镜下观察到阿米巴滋养体在琼脂培养基上运动并留下痕迹。一旦食物来源耗竭，阿米巴滋养体将形成六角形的包囊（图 10.3）。使用无菌液体培养基和细胞培养的方法也可用于分离阿米巴[9]。角膜标本应该在吉姆萨染色、钙荧光白染色和吖啶橙染色后进行显微镜检查，这也是一个值得强烈推荐的快速检测方法。PCR 试验可以探测到角膜标本中阿米巴的 DNA，并且 PCR 检测与分离培养在统计学上具有可比性[10,11]。应该推荐培养、涂片及 PCR 检测与临床诊断相补充。目前还没有抗阿米巴药物检测的标准方法。

角膜标本中微孢子虫的检测有赖于对染色标本的显微镜检查。一种改良的上皮细胞三色染色法可使微孢子虫呈现粉红至红色[12]。使用其他的染色法如吉姆萨染色、革兰氏染色、过碘酸希夫（PAS）染色、Grocott 六亚甲基四胺银染色、钙荧光白染色和抗酸染色，都能成功观察到微孢子虫（图 10.3）[13,14]。

腺病毒感染的实验室诊断

临床发病后所采集标本应该进行腺病毒感染的实验室诊断[15]。在临床发病早期，关于活病毒、衣壳抗原和病毒 DNA 病毒效价较高，这种高效价在临床发病后的数天内迅速下降，在 1~2 周内可减少至微量。表 10.1 的描述了临床表现发病时腺病毒实验

室检测的功能。使用四种方法可以检测出眼部标本中的腺病毒，如：①细胞培养分离；②Shell Vial 培养；③快速抗原检测；④PCR。

在细胞培养中分离腺病毒是从眼部标本中检测腺病毒的"金标准"。通常，细胞培养分离腺病毒并不能为疾病的治疗及时提供结果。临床标本是用软棉签从角膜或结膜取材，并通过病毒运送培养液或病毒培养管被运送至病毒学实验室（图 10.1）。腺病毒是一种很强大的病毒，可以在常规条件下通过邮政运输而不会失活[16,17]。绝大多数的实验室接种 A549 单层细胞（人肺癌的连续细胞系）用于分离腺病毒。对特征性的细胞病变效应（细胞变圆）的观察至少需要监测三周才能判断结果阴性而结束培养（图 10.4）。临床发病后三天之内取材的眼部标本获得阳性培养结果的时间最早为一天（较少发生），通常为 4~7 天，少部分为 8~10 天。在发病后三天内的培养应该双眼都取材，因为这个时候病眼的对侧眼通常也被腺病毒感染了。在发病期更晚时间采集的标本获得阳性细胞培养结果通常需要 10 天到三周，甚至更长的时间。

Shell Vial 培养方法是一种可以在 3 天内得到结果的细胞培养技术[12]。将病毒标本接种在一个盖玻片上，并将其放置于覆盖有 A549 单层细胞的微壳培养瓶中。将培养瓶离心并孵育 3 天。无需等待细胞变圆现象出现，个别被感染的细胞即可用异硫氰酸荧光素结合的单克隆抗体染色后而在荧光染色显微镜下显示出苹果绿色。（图 10.4）Shell Vial 培养法检测非常敏感，从而可以作为临床发病三天内采集标本的标准细胞培养法[18]。

酶免疫测定法，腺病毒克隆（Meridian, Cincinnati）是一种 90 分钟抗原探检试验，不需要活体腺病毒存在。刚使用之初，腺病毒克隆试验看似具有较高敏感性及特异性[19]，但后来的经验表明其阳性率降低，灵敏度小于 50%[20~22]。如果试验结果阳性，腺克隆试验能提供快速结果，但所有的阴性结果都需行细胞培

表 10.1　临床发病期眼部标本中腺病毒的实验室检测

检测方法	临床感染发作		
	3 天或更短	3~7 天	长于 7 天
腺病毒克隆	阳性才可靠	很少阳性	无阳性
细胞培养分离	1~7 天内阳性	3~10 天阳性	10 天至 3~4 周阳性
微壳培养分离	3 天内阳性	3 天内阳性	3 天阳性 - 滴度甚微导致敏感性较低
聚合酶链反应	检测当天阳性	检测当天阳性	检测当天阳性 - 滴度甚微导致敏感性较低

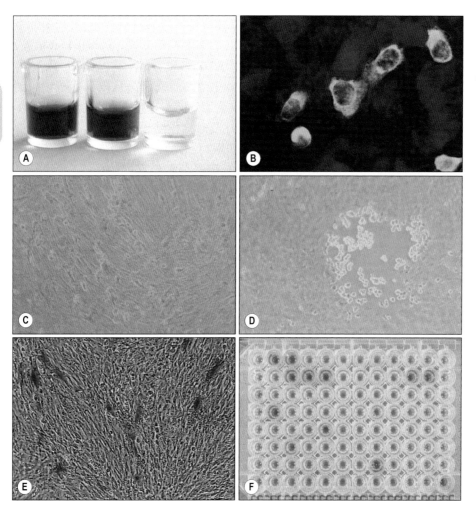

图 10.4　腺病毒感染的实验室诊断。(A)腺病毒克隆试验。(B)Shell Vial 培养中显示阳性的腺病毒。(C)细胞培养中腺病毒的 CPE(细胞变圆)现象。(D)覆细胞培养中单纯疱疹病毒的 CPE(细胞变圆)现象。(E)单纯疱疹病毒 ELVIS 试验阳性结果。(F)衣原体 DNA 通过 PCR 技术扩增后行 ELISA 试验阳性结果

养分离试验予以确认。其他的快速检测,如 RPS 腺病毒探针,是作为床边检测而研发来直接从结膜上检测出腺病毒抗原。试验的敏感性可达到 88%,特异性为 91%。但在实验室中用该方法检测运输培养基中的样本,其结果可靠性下降[23~24]。RPS 试验阳性可以确定有腺病毒感染存在,但其缺点在于阴性结果需要行细胞学培养分离试验予以确认。在感染后临床发病的几天内,RPS 试验可能是最好的检测方法。检测腺病毒方法的一大进步就是 PCR 技术[25]。PCR 技术通过一系列步骤扩增腺病毒的特定 DNA 序列,然后通过 DNA 探测方法(如凝胶法,ELASA,实时法)检测这些扩增产物,从而证实腺病毒的存在。与细胞培养分离法相比,PCR 的敏感性可达 90% 以上,与微壳培养法相当。敏感度较低是由于检测的样本量较少。PCR 只需 5~10µl 的样本,而细胞培养分离法需 500µl 样本,微壳培养法需要 200µl 的样本。科技的进步让 PCR 技术更容易获得,但因为需要行确认试验,许多分子诊断实验室还不能提供腺病毒的 PCR 检测。专业的分子诊断实验室能在收到样品后 1~3 天之内给

出阳性或阴性结果。实时 PCR 探测腺病毒 DNA 的敏感性为 85%,特异性为 98%。

单纯疱疹病毒的实验室检测

眼部标本中的活动性单纯疱疹病毒的实验室诊断已广泛开展,实验中心收到标本后 24~72 小时内即可获得阳性结果。通常,单纯疱疹病毒性眼部疾病在行初始裂隙灯检查时根据特征性角膜上皮体征即可做出诊断,但研究发现培养阳性确诊的感染中仅有 55%~65% 的患者在这个阶段得到治疗[28~29]。这表明单纯疱疹病毒性眼部感染临床表现常常不典型,而实验室诊断就非常关键。使用软棉签从角膜或结膜采集临床标本并将其置于病毒运送培养基(Bartels 衣原体运输培养基)或病毒培养管被运送至临床病毒学实验室。要注意标本的运送不能拖延,因为单纯疱疹病毒是一种包膜病毒,抵抗力不像腺病毒那样强。检测眼部标本中的单纯疱疹病毒的主要实验室方法包括:①细胞分离培养;②酶联病毒

诱导系统(ELVIS,enzyme linked virus induced system);③PCR。

细胞分离培养是实验室检测活单纯疱疹病的金标准。它在所有的病毒学实验室都是敏感试验,通常在2~3天内可得到阳性结果,但是分离出病毒可能会延长到1周,少数情况更长时间。临床标本被接种在含有A549单层细胞,Vero细胞或其他易感细胞系的玻璃试管中。这些单层细胞需在2~3周内每隔一天监测一次来观察特征性细胞病变效应(细胞变圆)(图10.4)。有经验的实验室能鉴别单纯疱疹病毒和其他病毒所导致的细胞病变效应,而其他实验室则只能通过补充检测(如ELVIS、PCR)来确诊细胞病变效应。同时可以通过互补试验确认CPE效应。

一种能在24小时之内得出阳性结果的更快速的细胞培养分离方法是ELVIS[31]。和检测腺病毒的微壳培养法相似,这种方法是将0.2ml的临床标本液离心于一种可以产生β-半乳糖苷酶的特殊工程细胞系,即将单纯疱疹病毒引种入这些细胞。临床标本在这些细胞系中孵育24小时之后,将细胞系固定并加入一种底物,后者可以与β-半乳糖苷酶起化学反应而在细胞内产生可以用放大10~40倍的光学显微镜观察到的蓝色(图10.4)。ELVIS是敏感性到85%的不复杂的实验方法[31]。相对于标准细胞培养其敏感度下降可能是由于接种量减少和孵育时间缩短。

大多数的分子诊断实验室能提供单纯疱疹病毒DNA的PCR检测。当不具备病毒学中心实验室而需要通过多个邮递员将标本送到其他实验中心时,PCR是一种很好的替代技术。PCR技术不需要活的单纯疱疹病毒,但阴性结果的标本必须通过细胞分离培养确认,因为PCR技术的敏感性达不到100%[29]。实时PCR检测单纯疱疹病毒DNA具有98%敏感性和100%特异性。前瞻性研究表明PCR比细胞分离培养更能检测出可疑单纯疱疹病毒感染眼疾患者中的单纯疱疹病毒DNA。47例PCR检测阳性患者,只有28例分离培养出活的病毒[32]。

角膜移植术后将切除的角膜片送去行单纯疱疹病毒的实验室诊断来确定其是否是术前疾病的病因,这不同于活动期感染的诊断。来源于角膜移植术的角膜片通常没有活动性感染,但也有使用PCR和免疫组化方法从这些标本中检测出单纯疱疹病毒的成功例子。

水痘-带状疱疹病毒和EB病毒的实验室检测

水痘-带状疱疹病毒(varicella-zoster virus,VZV)是不能轻易用细胞培养分离出的生命力顽强的病毒。它的分离培养需要从眼部采集大量临床感染细胞并迅速接种于易感细胞系。有时候,需要将临床标本离心到微壳培养瓶中的单层细胞上来使感染细胞和易感细胞系之间病毒的吸收更充分[34]。PCR是从眼标本中检测水痘-带状疱疹病毒(VZV)最好的方法[27]。很多分子诊断学实验室都可以做这种检测,在收到标本后只要48小时便可得到检测结果。实时PCR检测水痘-带状疱疹病毒(VZV)DNA的敏感性和特异性都可达到100%。

对眼标本的细胞培养不能分离出EB病毒(Epstein-Barr virus, EBV)。PCR可以检出眼部标本中的EB病毒DNA[29]。研究表明无眼病的正常人群的EB病毒PCR结果也可能是阳性[35]。EBV的诊断可以通过检测不同感染时期代表性抗原的血清学检查来得以支持。

衣原体的实验室检测

眼标本中的衣原体可通过以下方法检测:①细胞培养分离;②吉姆萨染色;③PCR和④核酸扩增试验(nucleic acid amplification testing,NAAT)。也可用抗原和免疫荧光试验,但其用于眼部标本检测的敏感性较低且特异性低于100%[37]。当细胞培养分离试验结果阴性时,血清学检测结果可支持治疗,但该方法结果不能确诊且需采血[38]。

衣原体苛求复杂营养的特性降低了细胞培养分离眼部标本中衣原体作为检测方法的可靠性[39]。衣原体的临床标本采集方法类似于病毒培养。一些病毒学实验室也衣原体培养,但标本必须被低温保存运送以获得最佳的检测结果。用刮匙采集结膜标本,将其置于玻片上并行吉姆萨染色,如果观察到细胞里有衣原体包涵体则诊断可以确立。但这种显微技能仅限于少数实验室(图10.2)。吉姆萨染色的涂片上如果观察到轻度增大的上皮细胞中包含突出核仁、多形核细胞、单核细胞和浆细胞,则可支持衣原体感染的诊断,但也不能确诊。

PCR是实验室诊断眼部衣原体感染最可靠的检测[40]。探查衣原体的PCR检测已有商业化的试剂盒

（COBAS Amplicor CT/NG Test，Roche Diagnostics Corp.，Indianapolis，IN），并且一些中心实验室仅提供这种衣原体检测方法。PCR 检测是一项 6 小时的检测，包括常规的 DNA 序列扩增和用 ELISA 法（enzyme-linked immunosorben assay，酶联免疫吸附测定）对扩增产物进行探测（图 10.4）。因为 PCR 检测不需要活的衣原体且 24~72 小时内即可得到检测结果，所以标本的运输条件不成为问题。实时 PCR 检测衣原体 DNA 的敏感性为 94%，特异性为 100%[27]。现可能很难找到检测眼部标本衣原体 DNA 的认证 PCR。

探测眼部标本中衣原体核糖体 RNA 的核酸扩增试验（NAAT）是一项新的认证检测。它的敏感性、特异性、阳性预测率、阴性预测率和有效性分别是 96%、100%、100%、96% 和 98%。

实验室检测：非常规需求

任何不易培养且没有商业化检测手段的罕见病原体都需要在特殊实验室进行检测（如疾控中心，国家实验室）或在研究该种特定疾病的机构。有时会有针对真菌和病毒的特殊体外抗生素敏感试验的需求。实验室一般都有参考实验室协助这些特殊检测，但最终结果可能会推迟。一些感染病原体如梅毒螺旋体（梅毒）和伯氏疏螺旋体（莱姆病）可以通过血清学方法而得以间接诊断[12]。

总结

现代实践微生物学检测可帮助眼科医生探查角膜病原体。科技发展将研发出检查角膜病原体的更敏感的方法，但新检测必需经济实惠才能更好地用于患者的治疗。开发用于检测新的病原体创新性方法以及检测已知病原体的更好技术需要眼科医生和微生物学实验室之间的密切合作。如何对眼部标本的实验室检测的进行将是未来的挑战。

（张慧 译）

参考文献

1. Benson WH, Lanier JD. Comparison of techniques for culturing corneal ulcers. *Ophthalmology* 1992;**99**:800–4.
2. Matoba AY. Laboratory investigation: microbiologic and cytologic testing. In: Krachmer JH, Mannis MJ, Holland EJ, editors. *Cornea*. St. Louis, MO: Mosby; 1997. p. 305–6.
3. Kowalski RP, Roat MI. Normal flora of the human conjunctiva and eyelid. In: Tasman W, Jaeger EA, editors. *Duane's foundations of clinical ophthalmology*. Philadelphia: Lippincott Williams and Wilkins; 1998 [Chapter 41].
4. Forbes BA, Sahm DF, Weissfeld AS. *Mycobacteria. Bailey and Scott's diagnostic microbiology*. 11th ed. St. Louis, MO: Mosby; 2002. p. 240–71

[Chapter 48].
5. National Committee for Clinical Laboratory Standards. *Performance Standards for Antimicrobial Susceptibility Testing; Fourteenth Informational Supplement*. Villanova, PA: National Committee for Clinical Laboratory Standards; 2004 Document M100-S14A5, vol. 20, No. 2.
6. Abad JC, Foster CS. Fungal keratitis. In: Albert DM, Jakobiec FA, editors. *Principles and practice of ophthalmology*. Philadelphia, PA: WB Saunders; 2000. p. 906.
7. Tanure MA, Cohen EJ, Sudesh S, et al. Spectrum of fungal keratitis at Wills Eye Hospital, Philadelphia, PA. *Cornea* 2000;**19**:307–12.
8. Kitay SE, Kowalski RP, Karenchak LM, et al. Can *Acanthamoeba* survive the U.S. Postal Service? *Invest Ophthalmol Vis Sci* 1995;**36**(Suppl. 4):1524.
9. Visvesvara GS. Pathogenic and opportunistic free-living amebae. In: Murray PR, Baron EJ, Pfaller MA, et al., editors. *Manual of clinical microbiology*. 7th ed. Washington, DC: ASM Press; 1999. p. 1386–8.
10. Thompson PP, Shanks RMQ, Gordon YJ, et al. Laboratory diagnosis of *Acanthamoeba* keratitis using the Cepheid SmartCycler II in the presence of topical ophthalmic drugs. *J Clin Microbiol* 2008;**46**:3232–6.
11. Kowalski RP, Melan MA, Karenchak LM, et al. The comparison of validated PCR to culture isolation for detecting *Acanthamoeba* from ocular samples. *Eye Contact Lens* 2015;**41**(6):341–3.
12. Theng J, Chan C, Ling ML, et al. Microsporidial keratoconjunctivitis in a healthy contact lens wearer without human immunodeficiency virus infection. *Ophthalmology* 2001;**108**:976–8.
13. Font RL, Samaha AN, Keener MJ, et al. Corneal microsporidiosis. Report of case, including electron microscopic observations. *Ophthalmology* 2000;**107**(9):1769–75.
14. Didier ES, Rogers LB, Brush AD, et al. Diagnosis of disseminated microsporidian Encephalitozoon hellem infection by PCR-Southern analysis and successful treatment with albendazole and fumagillin. *J Clin Microbiol* 1996;**34**:947–52.
15. Kowalski RP, Gordon YJ. Comparison of direct rapid tests for the detection of adenovirus antigen in routine conjunctival specimens. *Ophthalmology* 1989;**96**:1106–9.
16. Nauheim RC, Romanowski EG, Cruz TA, et al. Prolonged recoverability of desiccated adenovirus type 19 from various surfaces. *Ophthalmology* 1990;**97**:1450–3.
17. Romanowski EG, Bartels SP, Vogel R, et al. Feasibility of an antiviral clinical trial requiring cross-country shipment of conjunctival adenovirus cultures and recovery of infectious virus. *Curr Eye Res* 2004;**29**: 195–9.
18. Kowalski RP, Karenchak LM, Gordon YJ. The evaluation of the shell vial technique for the detection of ocular adenovirus. *Ophthalmology* 1999;**106**:1324–7.
19. Wiley L, Springer D, Kowalski RP, et al. Rapid diagnostic testing for ocular adenovirus. *Ophthalmology* 1988;**95**:431–3.
20. Roba LA, Kowalski RP, Gordon AT, et al. An analysis of clinical adenoviral ocular isolates by serotype, in vitro infectivity and clinical course. *Cornea* 1995;**14**:388–93.
21. Wiley LA, Roba LA, Kowalski RP, et al. A 5-year evaluation of the adenoclone test for the rapid diagnosis of adenovirus from conjunctival swabs. *Cornea* 1996;**15**:363–7.
22. Uchio E, Aoki K, Saitoh W, et al. Rapid diagnosis of adenoviral conjunctivitis swabs by 10-minute immunochromatography. *Ophthalmology* 1997;**104**:1294–9.
23. Sambursky R, Tauber S, Schirra F, et al. The RPS Adeno Detector for diagnosing adenoviral conjunctivitis. *Ophthalmology* 2006;**113**:1758–64.
24. Siamak NM, Kowalski RP, Thompson PP, et al. RPS Adeno Detector. *Ophthalmology* 2009;**116**:591.
25. Thompson PP, Kowalski RP. A 13 year retrospective review of PCR testing for infectious agents from ocular samples. *Ophthalmology* 2011;**118**: 1449–53.
26. Kowalski RP, Suzow J, Karenchak LM, et al. Laboratory diagnosis of ocular adenovirus infection: Is there really one best test? *Invest Ophthalmol Vis Sci* 2001;**42**(Suppl. 4):3106.
27. Kowalski RP, Thompson PP, Kinchington PR, et al. Evaluation of the SmartCyclerII for real-time detection of viruses and chlamydia from ocular specimens. *Arch Ophthalmol* 2006;**124**:1135–9.
28. Kowalski RP, Gordon YJ. Evaluation of immunologic tests for the detection of ocular herpes simplex virus. *Ophthalmology* 1989;**96**:1583–6.
29. Kowalski RP, Gordon YJ, Romanowski EG, et al. A comparison of enzyme immunoassay and polymerase chain reaction with the clinical examination for diagnosing ocular herpetic disease. *Ophthalmology* 1993;**100**: 530–3.
30. Romanowski EG, Barnhorst DA, Kowalski RP, et al. The survival of herpes simplex virus in multidose office ophthalmic solutions. *Am J Ophthalmol* 1999;**128**:239–40.
31. Kowalski RP, Karenchak LM, Shah C, et al. ELVIS: a new 24-hour culture test for detecting herpes simplex virus from ocular samples. *Arch Ophthalmol* 2002;**120**:960–2.
32. Kowalski RP, Thompson PP, Cronin TH. Cell culture isolation can miss the laboratory diagnosis of HSV ocular infection. *Int J Ophthalmol* 2010;**3**:164–7.
33. Kaye SB, Baker K, Bonshek R, et al. Human herpesviruses in the cornea. *Br J Ophthalmol* 2000;**84**:563–71.
34. Schirm J, Meulenberg JJ, Pastoor GW, et al. Rapid detection of varicella-

zoster in clinical specimens using monoclonal antibodies on shell vials and smears. *J Med Virol* 1989;**28**:1–6.

35. Plugfelder SC, Crouse CA, Pereira I, et al. Amplification of Epstein-Barr virus genomic sequences in blood cells, lacrimal glands, and tears from primary Sjögren's syndrome patients. *Ophthalmology* 1990;**97**:976–84.

36. Matoba AY. Ocular disease associated with Epstein-Barr virus infection. *Surv Ophthalmol* 1990;**35**:145–50.

37. Sheppard JD, Kowalski RP, Meyer MP, et al. Immunodiagnosis of adult chlamydial conjunctivitis. *Ophthalmology* 1988;**95**:434–43.

38. Arffa RC, Kowalski RP, Springer PS. The value of serology in the diagnosis of adult chlamydial keratoconjunctivitis. *Ophthalmology* 1988;**95**(Suppl. 9):145.

39. Novak KD, Kowalski RP, Karenchak LM, et al. The recovery of chlamydia from a non-porous surface. *Cornea* 1995;**14**:523–6.

40. Kowalski RP, Uhrin M, Karenchak LM, et al. The evaluation of the Amplicor™ test for the detection of chlamydial DNA in adult chlamydial conjunctivitis. *Ophthalmology* 1995;**102**:1016–19.

41. Kowalski RP, Karenchak LM, Raju LV, et al. The validation of nucleic acid amplification testing (NAAT) (Gen-Probe Aptima) for *Chlamydia trachomatis* from ocular samples. *Ophthalmology* 2015;**122**(2):244–7.

42. Foulks GN, Gordon JS, Kowalski RP. Bacterial infections of the conjunctiva and cornea. In: Albert DM, Jakobiec FA, editors. *Principles and practice of ophthalmology*. Philadelphia: WB Saunders; 2000. p. 901.

2

第 11 章

角膜疾病分子遗传学

Allen O.Eghrari，John D.Gottsch

关键概念

- 基因是遗传物质最小的功能单位。
- 对致病基因变异的识别可深入了解角膜疾病的发病机制。
- 基于人群和基于家族史的研究使研究学者们能够识别疾病相关的基因变异。
- 基因发现可改良疾病的分类，有别于以往基于临床表型的疾病分类。
- 基因调控的改变可能促进角膜疾病的发展。

本章纲要

遗传学和人类疾病关系概论
致病基因的识别技术
致病突变和非致病序列变异
角膜上皮和角膜上皮下营养不良
TGFBI 基因相关性角膜上皮 - 基质营养不良
角膜基质营养不良
角膜内皮营养不良
其他
总结

遗传学和人类疾病关系概论

基因是遗传物质的最小功能单位。简单来讲，基因是参与蛋白质产生的脱氧核糖核酸（DNA）分子片段，而这些蛋白质在机体的发展和稳态形成中提供结构支撑或酶的功能。储存在机体细胞 DNA 内的信息正是以这种方式用以创建和组织细胞结构，并更大程度上决定机体可识别的性质与特性。

具有遗传性的特征（以及基因疾病）是由基因及其编码的蛋白质序列变异来决定。

人类基因组的 DNA 序列编码了约 30 000 个基因，它们形成 23 对染色体，其中包括 22 对常染色体和 1 对性染色体（X 和 Y 性染色体）。每个染色体由单个长链 DNA 组成，这些 DNA 高度折叠形成一个浓缩结构。

虽然所有生物体的基因均存于其每个细胞之中，但仅有一小部分基因是有活性的。一些与生存息息相关的基因，例如与能量产生有关的基因在机体的每个细胞内都表现活跃，而其他一些基因则具有组织特异性。这种基因的组织特异性激活是因为蛋白质并非直接由 DNA 产生。首先，基因的 DNA 序列将转化为核糖核酸（RNA），这个过程称为转录。随之，RNA 分子的核苷酸序列指定一系列氨基酸合成，这些氨基酸连接形成蛋白质，这一过程称为翻译。在复杂生物体的特定细胞内，大多数基因处于既不转录也不翻译的休眠状态，而由它们编码的蛋白质也停止生产。被转录和翻译形成蛋白质的基因产生细胞特异的形态和功能，是细胞分化和组织形成的基础。

基因的结构包括生产特定蛋白质所需的多个方面，在蛋白质的生产过程中它们互相协调工作（图 11.1）。基因 DNA 序列中的一部分（编码序列）参与指定构成编码蛋白质的氨基酸。在真核细胞中，编码序列通常被分为多个片段，这些片段名为外显子。这些外显子被非编码 DNA 片段分隔开，而这些非编码 DNA 片段则为内含子。

以往认为内含子与遗传性疾病相关性不大，但近期的众多研究表明这些不参与编码蛋白质的区域也表现出显著的调节能力。在某些情况下，这些内含子负责编码微小 RNA（miRNAs），这些微小 RNA 分子不被翻译为蛋白质，而是通过沉默其他 RNA 分子起到调节作用。与之类似，小干扰 RNA（siRNA）为具有阻断蛋白质翻译作用的短双链 RNA。疾病的发生机

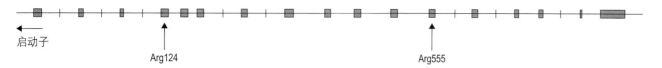

2

图 11.1　BIGH3 基因的结构。BIGH3 的编码序列是由 16 个内含子(方框中间的空格)隔开的 17 个外显子(方框表示)组成。编码序列的上游(左侧)是调节 BIGH3 基因转录(表达)的启动子区域。BIGH3 相关角膜疾病中最常发生突变的氨基酸位置为 Arg124 和 Arg555(箭头标示)。绘图按照比例绘制,除了大于 500 个核苷酸长度的内含子被截短外(以垂直线标记)

制与内含子序列相关的变异有关,例如 miR184 的基因单向突变与角膜内皮营养不良、虹膜发育不良、先天性白内障和角膜基质变薄,即 EDICT 综合征相关。这是一种最新发现的以眼前节发育异常为主要表现的常染色体显性遗传病[1]。

编码序列的"上游"是调节转录基因的启动子区域。启动子包含的 DNA 序列是 RNA 聚合酶的结合位点,同时它也是将基因从 DNA 转录成为 RNA 的辅助因子。基因表达的组织特异性激活主要通过这些辅助因子与启动子的结合来决定。

除了特定编码序列的改变外,近期的研究已经着手于探索表观遗传学在眼科前节疾病中的作用[2]。在表观遗传学中,DNA 甲基化如同基因表达的开关,从而有助于蛋白水平的改变。进一步的研究将揭示此现象在角膜疾病中的重要性。

致病基因的识别技术

研究某疾病的遗传基础始于家系研究,以确定是否存在熟悉的集聚现象。同时也始于遗传性研究,它为遗传效应提供了证据,例如双生子研究。隔离分析帮助深入了解遗传模式。这些基于临床表型和家族关系的初步研究可在没有 DNA 样本的情况下进行。

为了能够识别遗传性角膜疾病的致病基因,研究人员首先对整个基因组进行扫描,从而定位感兴趣的特定染色体区域和 / 或定位特定的基因。基于人群和家系的基因识别技术可用于关联研究,特别是大型家系有益于联系分析。

在基于人群的基因组关联研究中,我们比较了患者与正常对照组间不同遗传变异类型的发生频率。研究发现,患者与对照组间有成千上万甚至数百万个遗传标记物,这些标记物在患者中的出现频率更为频繁。这些疾病相关的标记物可以明确基因组中疾病遗传危险因素的区域。基因组关联研究已经成功绘制出常见眼疾如 Fuchs 角膜内皮营养不良[3]、年龄相关性黄斑变性[4-6]和剥脱综合征[7]的重要遗传风险因

素的定位与识别。

一旦识别了某个区域,疾病发病机制的假说则用以选择和优先考虑候选基因来进行突变筛查。如今高产出的新一代测序方法降低了大样本潜在变异基因的筛查成本。我们根据基因的功能或表达方式来研究基因作为角膜疾病的可能原因。一些眼部疾病如回旋状脉络膜视网膜萎缩[8]和 Leber 遗传性视神经病变[9]是由机体内普遍表达的基因导致,许多眼部疾病均由眼内表达的基因引起。因此关于角膜营养不良的致病基因,我们应该优先考虑在角膜中表达的基因,而非角膜中未有表达的那些基因。对于那些与角膜疾病相关的已知功能的基因也将行进一步研究。例如斑块状角膜营养不良与磺基转移酶 CHST6 基因突变有关,这是通过生物化学研究发现疾病中硫酸化葡萄糖胺聚糖发生缺陷[10,11]。最后,在动物模型中若能阻断角膜疾病的某致病基因则非常适合于人类角膜疾病的研究。例如角蛋白 12 基因敲除小鼠(经遗传基因敲除使小鼠缺少角蛋白 12 基因)的角膜上皮非常脆弱,易发生角膜擦伤和角膜糜烂[12]。该研究表明角蛋白 12 基因适于 Meesmann 角膜营养不良的病因研究。

候选基因筛查对于识别致病基因是非常有用的,只有患病的个体或小型家系才适用于此研究。通过筛查大量患者特定基因中的致病突变对候选基因进行评估。传统的 Sanger 双脱氧链终止测序法是通过复制 DNA 和加入双脱氧核苷三磷酸(ddNTPs)来延长 DNA,从而测定某区域的 DNA 序列。这些分子在每个碱基对终止 DNA 的延长,并通过荧光或放射性标记每种类型的 ddNTP(A、C、G 或 T),然后以自动序列仪器读取相对应的核苷酸。相比之下,最近被广泛采用的新生代测序方法大大降低了基因测序所需的时间和成本。这些测序方法非常高效,它以重叠区域为基础,可平行生产数十万甚至数百万个小 DNA 序列并进行组装。

在家系联系研究中发现,出现多个家族成员患病的大型家族多以孟德尔(Mendelian)遗传方式传播疾

病,并将疾病变异定位于特定的染色体。家族成员以成千上万种具有已知染色体定位的遗传标记物进行分型,从而寻找与疾病非偶然性相关的标记物。这种遗传与其染色体的物理亲密度有关,因为亲密关系间的致病基因遗传标记物不太可能通过减数分裂杂交来分离。在标记物和致病基因之间发生杂交的可能性与它们之间的距离成比例相关。连接标记物的已知位置表明致病基因的染色体位置。

这种方式不需要关于所研究疾病的发病机制或致病基因功能的假设,并且有助于研究那些疾病路径不清的罕见疾病。然而常见疾病的起因可能是多因素的,它们可能不遵循需要进行联系分析的严格孟德尔遗传方式。

致病突变和非致病序列变异

人类基因组由约 30 亿个 DNA 碱基对组成,任意两个无关个体之间存在数百万个 DNA 序列变异。这些差异绝大多数与可检测的表型无关。因此,研究人类疾病遗传学的挑战之一则是区分致病突变和不致病的序列变异。

许多标准用以判断哪些序列变异是疾病的致病原因。与对照组相比,与疾病相关的变异一般更常出现在患者体内,这些变异改变基因的加工、蛋白质序列或基因的表达水平。我们使用统计学方法、序列分析、计算机建模和功能研究来推断哪些变异是真正致病的。

我们可以使用统计学方法来证明序列变异与疾病之间的显著关系,但适用于许多无关联患者研究的统计学方法与用于研究出现多个患病成员的个体家系不同。在人群研究中,与大量对照组样本相比,基因变异的致病性可通过证明大量患者中某种变异显著增高来支持。该技术的关键点是受试者和对照组需要良好匹配。一些非致病的变异特定出现于某些种族群体,如果受试者和对照组的种族特点不完全匹配,这些非致病变异可能错误的表现为与疾病相关。

如果在一个大型家族的患病成员中发现基因变异,可以使用统计学方法来表明变异与疾病的共同遗传可能并非偶然。序列同源性分析也可用以支持特定序列变异的致病性。在不同生物体中相同基因的部分变化比在进化过程中未被保存的基因部分更易致病。同样,基因已知功能结构区域内的变异通常比基因其他区域的变异更易致病。

对序列变异致病性的最有力支持是直接显示变

异对由该基因编码的蛋白质的功能损害。这可以通过体外试验以及各种类型的动物模型进行。使用分子遗传技术,创建目标基因缺陷的细胞系或动物模型来评估特定基因变异的致病性。如果此细胞系或动物模型表现出类似于人类疾病的表型,则此特定的基因变异为致病性变异。角蛋白 12 基因敲除小鼠[12]的 Meesmann 角膜营养不良样表型是这类疾病病因证据的最佳例子。随着对表观遗传学认识的进步,三核苷酸重复疾病和微小 RNA 在疾病发病机制中的作用揭示了基因组的复杂性,因为并非所有致病基因变异都出现在编码蛋白质的区域中。

术语

根据 IC3D 分类系统,角膜营养不良是指"一组通常表现为双侧、对称、进展缓慢、与环境或全身性疾病无关的遗传性角膜疾病"。虽然大多数角膜营养不良都符合此描述,但遗传性和对称性的模式存在变化。基于对角膜营养不良发病机制认识的更新[14],2008 年最初出版的 IC3D 角膜营养不良分类系统[13]已于 2015 年进行改良。这些病症现已重新分类为角膜上皮和角膜上皮下营养不良、TGFBI 基因相关性角膜上皮 - 基质营养不良、角膜基质营养不良和角膜内皮营养不良。

角膜上皮和角膜上皮下营养不良

角膜上皮基底膜营养不良

角膜上皮基底膜营养不良(EBMD,OMIM #121820)是由角膜上皮与基底膜粘连不良引起的,导致复发性角膜上皮糜烂以及眩光和视物模糊。EBMD 通常为散发或来源于外伤,但罕见的家族性病例与位于染色体 5q31 区域的 TGFBI 基因变异有关[15]。

临床检查表现为角膜上皮不规则斑片,边界呈扇形的岛形混浊(地图状),周围散布着圆形或卵圆形灰色包函物(点状)。重叠上皮层的边缘呈曲线(指纹状)。 患者出现不定期的自发性角膜糜烂,引起流泪、眩光和疼痛等症状。

EBMD 又曾被称为地图 - 点状 - 指纹状角膜营养不良、Cogan 微囊样角膜上皮营养不良或前基底膜角膜营养不良。

复发性角膜上皮糜烂营养不良

复发性角膜上皮糜烂营养不良(ERED,OMIM #122400)包括 Franceschetti 角膜营养不良(FRCD)、

Smolandiensis 角膜营养不良（DS）和 Helsinglandica 角膜营养不良（DH）。ERED 为常染色体显性遗传，多发生于 10 岁前，表现为反复发作的自发性角膜糜烂或继发于微小创伤的角膜糜烂。反复的角膜糜烂引起角膜上皮下纤维化，特别是在 DS 变异中，可能导致严重的瘢痕疙瘩并需要角膜移植[16]。但目前基因位点和致病基因仍然未知。

上皮下黏液样角膜营养不良

上皮下黏液角膜营养不良（Subepithelial mucinous corneal dystrophy，SMCD，OMIM #612867）是指在单一家庭中患病成员在儿童时期出现双眼角膜上皮下基质混浊，可累及整个角膜，但角膜中央最为明显[17]。混浊多见于 10 岁前，并伴有疼痛和复发性角膜糜烂。细小的纤维状物体沉积于角膜上皮下和前弹力层（Bowman 层）之前，这些阿辛蓝（Alcian）着染的沉积物表现为 PAS 染色阳性和对透明质酸酶敏感。此病的遗传方式可能为常染色体显性遗传，但相关的基因变异仍然未知。

Meesmann 角膜营养不良

Meesmann 角膜营养不良（MCD，OMIM #122100）表现为角膜上皮细胞内出现多个细小囊泡，一直延伸至角膜缘，在睑裂区最多。间接照明时病灶呈灰色囊肿或透明空泡[18]。在 MCD 的 Stocker-Holt 变异中，可见点状上皮混浊并且可被荧光素着染，并且可能存在细小的线性涡旋状混浊[19]。

MCD 和 MCD-Stocker-Holt 变异中的角蛋白基因突变分别为染色体 12q13 上角蛋白 K3（KRT3）基因突变和染色体 17q12 上角蛋白 K12（KRT12）基因突变[20,21]。

Lisch 角膜上皮营养不良（LECD，OMIM #300778）

Lisch 角膜上皮营养不良（LECD，OMIM #300778）患者角膜上皮可见局灶性灰色点状上皮混浊，呈火焰状、带状或羽毛状由角膜缘向角膜中央发展。患者通常无明显症状，除非角膜混浊发展至中央角膜。此病为 X 连锁显性遗传，男性和女性发病率相同，并位于染色体 Xp22.3[22]。但目前尚未识别此位点的致病基因。

胶滴状角膜营养不良（GDLD，OMIM #204870，TACSTD2 基因）

胶滴状角膜营养不良（GDLD，OMIM #204870，TACSTD2 基因）是一种常染色体隐性遗传的角膜上皮下淀粉样变性，一般于 10 岁至 20 岁间出现带状角膜病变，表现为多发性结节桑葚样或金色金桔皮样弥漫性基质混浊[14]。这些特别的临床表现可以代表表型的变异或疾病进展的不同阶段。角膜上皮细胞的紧密连接遭到破坏，导致角膜表面的高渗透性和可被荧光素着染。病变可在角膜移植术后的几年内频繁复发。发病原因为肿瘤相关钙信号转导因子 2（TACSTD2 基因）发生突变[23]。

TGFBI 基因相关性角膜上皮 - 基质营养不良

TGFBI 角膜营养不良

在早期角膜营养不良的分子遗传学研究中发现单个基因的变异可引起多种不同的表型表现。连锁分析表明格子状角膜营养不良、颗粒状角膜营养不良和 Avellino 角膜营养不良都定位于相同的染色体 5q31[24]，说明它们是由相同基因的不同变异引起。转化生长因子 β 诱导基因（TGFBI，亦名 BIGH3，OMIM #601692）中的特异性突变均与这些疾病相关。随后发现 TGFBI 突变与一些其他角膜营养不良亦有关（图 11.2）。

传统的格子状角膜营养不良（LCD1）、格子状角膜营养不良变异、两种类型的颗粒状角膜营养不良（GCD1 和 GCD2）、前弹力层角膜营养不良、Reis-Bücklers 角膜营养不良（RBCD）和 Thiel-Behnk 角膜营养不良（TBCD）均与 TGFBI 突变有关[25]。这些角膜营养不良为常染色体显性遗传，角膜周边 1~2mm 通常不受累。

因此，颗粒状角膜营养不良的面包屑样角膜沉积物和格子状角膜营养不良的分支状白色细条均由相同基因突变引起，为编码蛋白质 124 位点和 555 位点的精氨酸发生改变所致[26]。实际上这两种氨基酸是 TGFBI 角膜营养不良患者中最常见的突变[27]。由 TGFBI 基因编码的蛋白质含有大量蛋白质结合区域，这表明它可能在细胞黏附中起到一定作用，并且与 I、II、IV 型胶原结合[28]。

Reis-Bücklers 角膜营养不良

Reis-Bücklers 角膜营养不良（RBCD，OMIM #608470，TGFBI 基因）先后由 Reis[29] 和 Bücklers[30] 描述，表现为中央角膜上皮下网状混浊。此病于儿童时期 4~5 岁发病，双眼角膜对称性出现病灶。混浊病

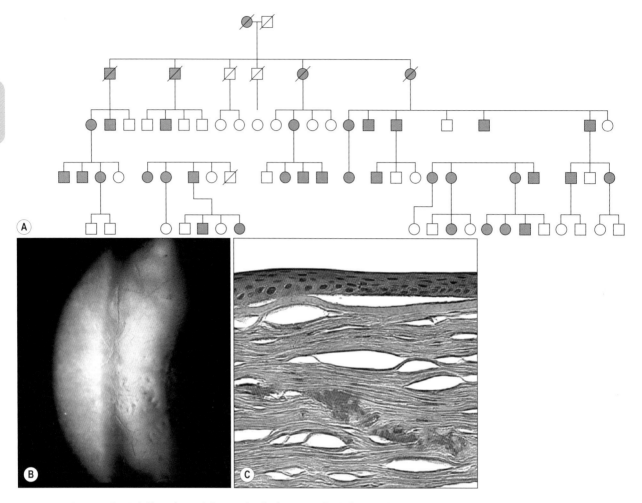

图 11.2 格子状角膜营养不良 1 型（LCD1）。（A）一大型家系中发现患病成员的 *BIGH3* 基因 Arg124Cys 位点发生突变。（B）裂隙灯下该家系成员的角膜表现为特征性的角膜基质线性混浊。（C）该格子状角膜营养不良家系成员的角膜组织刚果红染色呈阳性表现

灶通常无明显症状，直至出现反复角膜糜烂为止。患者于 20~30 岁出现进行性角膜上皮下混浊和角膜表面粗糙，导致视力下降。RBCD 是常染色体显性遗传，由 *TGFBI* 基因（Arg124Leu 和 Gly623Asp 位点）[27,31] 的特异性突变所致。

Thiel-Behnke 角膜营养不良

Thiel-Behnke 角膜营养不良（TBCD，OMIM #602082，*TGFBI* 基因）与 RBCD 相似，其临床特征为症状明显的角膜糜烂和与之相关的角膜上皮下混浊。与之区别的是 TBCD 的角膜上皮下混浊呈蜂窝状，角巩膜缘附近的区域通常透明。上皮下纤维组织以波浪状集聚，透射电子显微镜下表现为特征性"卷曲"纤维，直径 9~15mm [32]。

TBCD 由染色体 5q31 区域的 TGFBI 基因突变所致；在近期的 IC3D 更新中，与染色体 10q23-q24 [33] 相

关的一个家系数据并不可靠。

Reis-Bücklers 角膜营养不良和 Thiel-Behnke 角膜营养不良之间的区别存在争议。在许多早期研究报告中，对于 Reis-Bücklers 角膜营养不良的描述是基于实际患有 Thiel-Behnke 角膜营养不良患者表现 [34]。因此，Thiel-Behnke 角膜营养不良的特点（裂隙灯检查发现蜂窝状混浊和电子显微镜下观察到特有的"卷曲纤维"）和 Reis-Bücklers 角膜营养不良的特征（裂隙灯检查发现地图状混浊和电子显微镜下观察到杆状物）并未被精确描述。在大量文献的系统回顾中，Küchle 发现大多数美国和英国 1995 年之前对于 Reis-Bücklers 角膜营养不良的文献报道都可能受到 Thiel-Behnke 角膜营养不良的影响 [32]。最近发现一些初诊为 Reis-Bücklers 角膜营养不良的患者存在 TGFBI 基因的 Arg555Gln 位点突变 [27]，其后临床诊断变为 Thiel-Behnke 角膜营养不良（Thiel-Behnke

角膜营养不良与该 *TGFBI* 基因突变有关）[25]。目前确定诊断可能需要进行组织学检测。然而随着基因型 - 表型相关性增强，*TGFBI* 基因突变筛查将作为金标准用于诊断 Reis-Bücklers 角膜营养不良或 Thiel-Behnke 角膜营养不良。

格子状角膜营养不良 1 型

典型的格子状角膜营养不良（LCD1，OMIM #122200，TGFBI 基因）为常染色体显性遗传，通常于患儿 10 岁前发病，累及双眼。临床特征为角膜基质内分支样线性混浊，混浊集中在角膜中央，为淀粉样沉积。常见的表现包括角膜触觉减弱和反复发作的角膜糜烂。

组织病理学检测显示淀粉样沉积物，刚果红染色阳性，并在偏振光中表现出红绿双折射。

典型 LCD 是由 TGFBI 外显子 4 中核苷酸 417 处的碱基 C 被碱基 T 取代所致，导致 Arg-124Cys 位点突变。虽然目前的治疗方案为手术治疗，对特异性突变的识别有助于将来基因靶向治疗的发展，例如使用小干扰 RNA 来定位特异性突变蛋白[35]。

TGFBI 基因中有二十多种突变也可导致 LCD1 变异体[25,27]。这些亚型可通过特征性的淀粉样沉积形式、发病年龄和角膜糜烂的发病频率来区分[14]。

颗粒状角膜营养不良 1 型

颗粒状角膜营养不良 1 型（GCD1，OMIM #121900，*TGFB1* 基因）为典型的颗粒状角膜营养不良，通常于 10 岁前双眼发病，表现为角膜前部中央基质中分散的碎屑状角膜沉积物（图 11.3）。随着年龄的增长，角膜混浊逐渐加剧，视力下降、眩光、畏光和反复糜烂等症状也逐渐恶化。与斑状角膜营养不良相比，如果沉积物不出现融合，GCD1 混浊病灶间的角膜保持透明除非沉积物融合。*TGFBI* 基因中 Arg124Ser 位点和 Arg555Trp 位点发生突变均导致 GCD1[25]。

颗粒状角膜营养不良 2 型

颗粒状角膜营养不良 2 型（GCD2，OMIM #607541，*TGFB1* 基因）患者通常于 20 岁前发病，在中央角膜出现白色、雪花状混浊，逐渐形成格子样线条和间隙间上皮下混浊。中前部基质中可能出现星状或锥形沉积物，它们是从最初的混浊延伸而来。与真正的格子状线条相比，GCD2 中的线性沉积物更短、更白、并且少见彼此交叉。本病视力受到不同程度的影响，并随着年龄和角膜中央出现沉积物增多而发生恶化。

GCD2 为常染色体显性遗传，最初发现的 GCD2 家系来自意大利的 Avellino 省，从此命名为 Avellino 角膜营养不良。然而随着在全球范围发现类似家系，IC3D 分类系统改用 GCD2 来命名该病[14]。

GCD2 由 TGFB1 基因中的 Arg124His 位点突变引起[25]。Masson 三色染色发现角膜前基质内角质透明蛋白沉积，深层基质刚果红染色阳性。这些沉积物在透射电子显微镜下呈杆状，前部表现为电子密集的沉积物而后部表现为淀粉样沉积。

角膜基质营养不良

斑块状角膜营养不良

斑块状角膜营养不良（macular corneal dystrophy，MCD，OMIM #217800，CHST6 基因）通常在儿童早期出现，表现为角膜浅层基质中灰白色斑点，并随时间逐渐向深层发展。轻微弥漫的基质混浊以及后弹力层泛灰，这些体征随时间恶化但发展缓慢。与颗粒状角膜营养不良不同的是基质的混浊掩盖了斑点间的透明区域。斑块状角膜营养不良不全是角膜基质的病变，也可能会出现内皮细胞失代偿后出现角膜水肿，最终导致视力严重丧失[36]。

黏多糖（GAG）在角膜基质细胞和内皮细胞内的积聚是 MCD 的特征性表现，而 GAG 一般不会出现于上皮细胞内。同样 GAG 在细胞外的沉积分布于整个角膜基质层和后弹力层。

大多数 MCD 患者是由染色体 16q22 上的碳水化合物磺基转移酶 6 基因（CHST6）突变引起。MCD Ⅰ型患者为 CHST6 基因编码序列中的纯合突变，使得磺基转移酶失活。CHST6 基因功能丧失导致未硫酸盐化的硫酸角质素形成以及不透明沉积物在角膜基质中聚集[14]。MCD Ⅱ型患者在 CHST6 基因中携带纯合型启动子序列重排；这些似乎改变了基因的组织特异性表达，使得在角膜上皮中不产生 CHST6 蛋白，而在角膜基质和机体的其他组织中产生正常的 CHST6 蛋白。在角膜上皮中 CHST6 蛋白失去活性，产生未硫酸盐化的硫酸角质素，导致角膜混浊[11]。

Schnyder 角膜营养不良

Schnyder 角膜营养不良（Schnyder corneal dystrophy，SCD，OMIM #121800，UBIAD1 基因）的特征表现为环状中央角膜和周边角膜混浊。临床表现因年龄而异，青年患者通常表现为逗点状中央结晶样沉积，中年患者（30~40 岁）进展为周边脂质角膜环，而后于 50 岁时出现中周部角膜基质混浊。

2

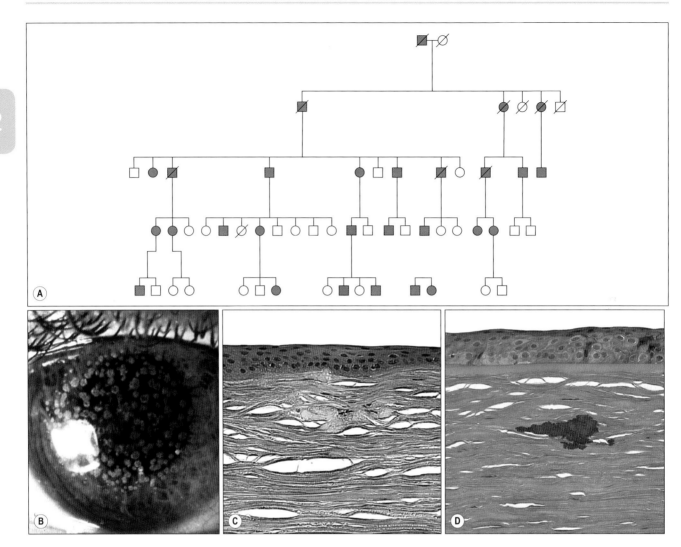

图 11.3　颗粒状角膜营养不良 1 型（GCD1）。（**A**）在一颗粒状角膜营养不良的大型家系中检测到 Arg555Trp *BIGH3* 突变。（**B**）该家系中患病成员的角膜在裂隙灯下表现为特征性的面包屑样角膜基质混浊。（**C**）家系成员的角膜组织刚果红染色呈阴性。（**D**）家系成员的角膜组织 Masson 三色染色呈阳性

　　SCD 通常双眼发病但表现不对称，患者也可能出现明显视力下降、角膜知觉减退和伴有黄疸的高脂蛋白血症。

　　组织学显示细胞内和细胞外胆固醇和其他脂质结晶。术中需以新鲜标本行苏丹红染色送病理检查，因为脂质在组织固定时可能会溶解。

　　SCD 为常染色体显性遗传，是染色体 1p36 上 UbiA 异戊烯转移酶结构域 1（UBIAD1）基因突变所致[37~39]。由于仅约一半患者出现角膜结晶，IC3D 分类建议删除术语"结晶"[14]。

先天性角膜基质营养不良

　　先天性角膜基质营养不良（congenital stroma corneal dystrophy，CSCD，OMIM #610048，DCN 基因）的特征性表现为双眼弥漫的微小碎片样角膜混浊，混浊分布于整个基质中。沉积物使得角膜变厚，通过免疫电子显微镜证实这些沉积物为核心蛋白多糖[40]。疾病发展稳定或缓慢进展，角膜上皮和角膜内皮保持正常。

　　染色体 12q21.33 上的核心蛋白多糖基因（DCN）缺陷与多个家系的 CSCD 相关[41]，该病为常染色体显性遗传[42]。

斑片状角膜营养不良

　　斑片状角膜营养不良（fleck corneal dystrophy，FCD，OMIM #121850，PIKFYVE 基因）为常染色体显性遗传，其特征为分散于整个角膜的多发微小白色混浊斑点，这些病灶多无症状且一般无进展。角膜上皮、后弹力层和角膜内皮表现正常。这些斑点与黏多糖和脂质的细胞内积聚相对应。视力通常不受影响，可伴有轻度畏光[43]。

FCD 为染色体 2q35 上的磷脂酰肌醇 -3- 磷酸 / 磷脂酰肌醇 -5- 激酶 Ⅲ 型（PIKFYVE）基因突变引起[44]。

后部多形性角膜营养不良

后部多形性角膜营养不良（posterior amorphous corneal dystrophy，PACD，OMIM #612868，KERA、LUM、DCN、EPYC 基因）的特征表现为弥漫性灰白色混浊，而混浊主要集中在深层基质中，角膜相对较薄且平坦。此病多于早期发病，可为先天性。若伴有明显的 Schwalbe 线、纤细的虹膜纹理、虹膜角膜粘连、瞳孔异位和浅层基质混浊这些前节异常表明这可能并非真正的角膜营养不良，称为中胚层发育不全更为合适[45]。

PACD 为常染色体显性遗传，与染色体 12q21.33 有关。尽管 Sanger 双脱氧链终止测序法和新一代测序法仍无法识别点突变，但拷贝数分析显示在该区间内存在杂合性缺失，使三个家系中的疾病表型分离[46]。缺失与编码富含亮氨酸的小蛋白聚糖的四个基因重叠：KERA，LUM，DCN 和 EPYC。这些基因负责保持角膜透明和角膜结构，扁平角膜中发现 KERA 基因突变而 CSCD 发现与 DCN 基因突变有关。

François 中央云雾状角膜营养不良

François 中央云雾状角膜营养不良（central cloudy dystrophy of François，CCDF，OMIM #217600）表现为无症状的多边形或圆形中央角膜基质混浊，周围由透明区域包绕，临床上很难与后鳄鱼皮革样角膜变性区分。混浊可能为黏多糖和脂质[47]。虽然大量文献已经报道了此病为常染色体显性遗传，但具体遗传方式尚未明确。目前染色体位点或致病基因仍然未知。

后弹力层前角膜营养不良

后弹力层前角膜营养不良（Pre-descemet corneal dystrophy，PDCD）的临床特征为角膜后弹力层前的点状混浊，可于任何年龄段发病。组织病理学研究报道并非完全一致，但均发现深层基质细胞中有脂质样物质沉积，而透射电子显微镜显示为含有脂褐质型脂蛋白的内含物[14]。患者通常视力不受影响，且无症状[48]。虽然遗传方式和致病原因尚不清楚，但这些临床发现也存在于与染色体 Xp22.31 相关的 X 连锁鱼鳞癣病中。

角膜内皮营养不良

Fuchs 角膜内皮营养不良

Fuchs 角膜内皮营养不良（Fuchs dystrophy，FECD1-8，OMIM #1368000）是一种进行性双眼受累的遗传性疾病，通常于中老年发病，后弹力层有特征性滴状赘生物，称为 "guttae"。角膜内皮细胞减少和细胞间紧密连接的丧失导致角膜水肿的逐渐恶化。病情进展多在约 20 岁后，若不进行干预治疗将导致角膜水肿、角膜上皮形成大泡和视力下降。此病多为常染色体显性遗传，但常见散发病例。

这种情况在遗传上表现多样且复杂，具有不同的表达性和不完全的外显率。患病父母的后代[49]或携带两种与 Fuchs 相关遗传变的病例[50]可能在早期发展为严重病例。典型的 Fuchs 角膜内皮营养不良发病较晚，与多个染色体基因位点相关，分别与 IC3D 分类系统中的 FECD2~8 名称相符[50~55]。SLC4A11[54]，ZEB1/TCF8[50]，AGBL1[55] 和 LOXHD1[56] 基因突变已被证实为致病原因。

在目前确定的 Fuchs 相关遗传变异中，位于染色体 18q21.2-q21.3 区间 TCF4 基因中的 CTG-CAG 三核苷酸重复与感染的关系最为密切[57]，并在中国和印度人群中复制[58,59]。大多数 Fuchs 角膜内皮不良患者携带基因变异，其中约 50 个三核苷酸重复使得疾病风险增加。在一项大型研究（574 例实验组和 354 例对照组）中发现超过 103 个三核苷酸重复，这些变异具有 100% 的特异性[60]。重复序列位于 TCF4 基因的非编码区，致病性可能与 RNA 毒性机制有关[61]。

尽管对于 Fuchs 相关变异有了进一步的认识，但疾病发展的通路尚未被完全阐明。研究结果表明氧化应激、细胞凋亡[62]、上皮间质转化和未折叠蛋白反应[63]通路可能与疾病发病机制有关。

Fuchs 角膜内皮营养不良可能比内皮营养不良表现更丰富。病变早期可见异常的上皮下细胞，通过前部角膜反向散射体反射，并随着严重程度的变化而增加[64]。共聚焦显微镜显示即使在角膜轻微水肿且临床上无明显上皮下混浊时就已经出现了前部基质（10%）的细胞密度降低[65]。SLC4A11 和 LOXHD1 基因突变与听力下降有关，这可能代表疾病的眼外表现。

早发型角膜营养不良：与传统的晚发型 Fuchs 角膜营养不良相比，这种罕见的早期发病的角膜营养不良是由编码胶原蛋白Ⅷ型的 α2 亚基（COL8A2）基因突变引起[66]。临床征象早在 10 岁时出现，30~40 岁表现为明显的角膜水肿和视力下降。此病已在多个家系中发现[66-68]，为常染色体显性遗传，并在 IC3D 分类系统中称为 FECD1，为两个独立的 L450W 和 Q455V 基因突变[66]。

后发型 Fuchs 角膜内皮营养不良的滴状赘生物大而尖，扭曲了细胞边界，与之相比共聚焦显微镜下早发型角膜营养不良表现为局限于内皮细胞中心的折射小体。组织病理学发现后弹力层增厚，但没有出现滴状赘生物，表明与疾病相关的滴状赘生物形态可能代表某种光学现象。

后部多形性角膜营养不良

后部多形性角膜营养不良（posterior polymorphous corneal dystrophy，PPCD，OMIM #122000，#609140，#609141）是一种常染色体显性遗传的罕见角膜疾病[68]。PPCD 通常是双眼发病但表现不对称，其临床表现和病程具有不同的表型特点，体征通常出现在 10~20 岁之间。后弹力层显示囊泡样损伤和轨迹样线条，成对的灰色线性混浊和介于其间的片状物质。

PPCD 的内皮细胞表现出上皮细胞特征，例如多层次生长和内皮细胞表达通常没有的细胞角蛋白[69,70]。后弹力层可能随着后部非带状层的不规则增厚[71]（图 11.4）。

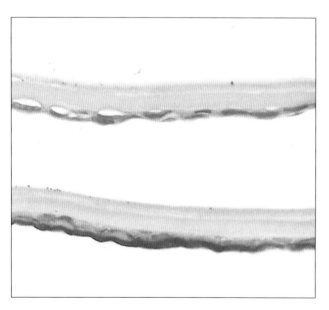

图 11.4　后部多形性角膜营养不良（PPCD）。该病的角膜内皮细胞表现出上皮细胞的多层生长特征。上图为 PPCD 角膜内皮细胞的 HE 染色，下图示内皮细胞细胞角蛋白染色阳性。（Images courtesy of Charles Eberhart and Maria Bohorquez.）

PPCD 与三个不同的基因位点和两个基因有关。对一个大型家系的分析描绘发现染色体 20q11 上有一 30-cM 的基因位点[72]。初步研究表明，位于此位点的候选基因 VSX1 发生突变导致 PPCD 发病[73]。随后的研究既没有证实 VSX1 为 PPCD 的致病基因，也没有报道其他位于此位点的致病基因[74-76]。值得注意的是，PPCD 的连锁间隔区与常染色体显性遗传疾病 CHED1（OMIM #121700）的连锁间隔区重叠[77]，因此在 IC3D 分类系统第二版中将 CHED1 重新分类为 PPCD 的一种严重变异[14]。此病进展缓慢并伴有显著的视力下降，通常需要进行穿透性角膜移植治疗。

有研究报道 PPCD 与位于 1 号染色体短臂的胶原蛋白Ⅷ型基因（COL8A2）发生突变有关[67]。但其他研究者并未在 PPCD 家系中发现 COL8A2 基因突变[78-80]。

在大型家系的研究中发现 10 号染色体[81]上的连锁间隔区测序显示 ZEB1/TCF8 基因的最后一个外显子中的移码突变导致 2-bp 缺失（2916_2917delTG）[80]。其他 10 个家系的进一步分析揭示在四个先证者中该可读框发生移码或终止突变[80]。随后在多个家系中发现与 PPCD 发病相关的 TCF8 基因新致病突变[76]，这种特异性突变表现为缩短蛋白质并影响蛋白质表达水平[82]。

先天性遗传性角膜内皮营养不良

先天性遗传性角膜内皮营养不良（congenital hereditary endothelial dystrophy，CHED，OMIM #217700，SLC4A11 基因）是一种角膜内皮疾病，其特征为双眼受累的对称基质混浊，出生时或出院不久后发病，并伴有眼球震颤。此病病程通常缓慢。角膜内皮形态改变后导致角膜水肿，随后继发弥漫性的角膜混浊，并且出现后弹力层增厚和异常离子转运。CHED 为常染色体隐性遗传，曾被命名为 CHED2，在第二版 IC3D 分类系统中被重新分类为 CHED，而常染色体显性遗传的病例则被认为是 PPCD 的变异类型[14]。

连锁分析将 CHED 致病基因定位到染色体 20p13[83]，发现硼酸钠转运蛋白的 SLC4A11 基因突变为该病的致病原因，该发现已经在多个家系中得到验证[84-90]。根据 IC3D 分类系统，某些家系中被排除的 SLC4A11 突变病例被认为是罕见的变异病例。值得注意的是，CHED 是与细胞内硼转运蛋白失调相关的第一种人类疾病。

X 连锁性角膜内皮营养不良

X 连锁性角膜内皮营养不良（X-linked endothelial corneal dystrophy, XECD）为 X 连锁显性遗传, 男性发病, 表现为先天性双眼发病, 弥漫性毛玻璃样角膜混浊或牛奶样混浊。女性患者通常无症状, 仅表现为内皮细胞月球坑样变化。随时间发展为继发性带状角膜变性。光学显微镜下发现内皮细胞数量减少。电子显微镜下发现婴儿角膜后弹力层出现无细胞区域。虽然 XECD 归类为角膜内皮营养不良, 但角膜各层受累, 可表现为上皮细胞和前弹力层细胞不规则变薄, 浅基质中排列紊乱的胶原纤维和后弹力层增厚。研究表明该病与染色体 Xq25 有关[91], 但目前并未发现明确的致病基因变异。

其他

圆锥角膜

圆锥角膜（OMIM #148300）是一种角膜基质疾病, 中央角膜进行性变薄引起近视和不规则散光, 角膜表面轮廓呈锥形。双生子研究[92]和家系研究表明圆锥角膜是常染色体显性遗传[93]。角膜地形图检查提高了识别圆锥角膜的敏感性, 为某些形疾病提供了孟德尔遗传的额外证据[93]。与圆锥角膜相关的罕见变异包括 miR184 突变, 可能导致少于 1% 的病例[94]。VSX1[74]和 SOD1[95]基因突变与圆锥角膜的发病机制有关, 但初步研究结果尚未得到证实[96]。

全基因组关联研究已经确定了肝细胞生长因子（HGF）[97]的单核苷酸多态性, RAB3 GTP 酶激活亚型 1（RAB3GAP1）[98]和赖氨酰氧化酶（LOX）[99]均与圆锥角膜相关。圆锥角膜的致病基因推测定位于染色体 13q32[100]。

尽管圆锥角膜的主要发病原因尚不清楚, 但可能涉及蛋白酶调节[101]、伤口愈合[102]或 IL-1 介导的细胞凋亡[103]发生紊乱。研究报道表明圆锥角膜与以下疾病相关：成骨不全病[104]、二尖瓣脱垂[105]、唐氏综合征[106]、Leber 先天性黑矇（LCA）[107]和揉眼。

X 连锁大角膜症

大角膜症（MGC1, OMIM #309300, CHRDL1 基因）是一种遗传性疾病, 双眼角膜直径增大（角膜直径大于 12.5mm）。大多病例为 X 连锁遗传, 也有少数报道为常染色体显性遗传和常染色体隐性遗传。大角膜症也常常伴有青年环和 mosaic 角膜营养不良[108]。X

染色体上的 CHRDL1 基因突变与该病相关[109,110]。

扁平角膜

扁平角膜（CNA2, OMIM #217300, KERA 基因）是一种罕见的遗传疾病, 角膜曲率异常平坦导致高度远视。扁平角膜 2 型（CNA2）为常染色体隐性遗传, 是编码角膜蛋白聚糖的角蛋白（KERA）发生突变所致[111]。扁平角膜 1 型（CNA1, OMIM #121400）为常染色体显性遗传, 致病基因尚不明确, 但 CNA2 的致病突变在 CNA1 的家系中已被排除[112,113]。

EDICT 综合征

EDICT 综合征（OMIM #614303, miR184 基因）包括角膜内皮营养不良、虹膜发育不良、先天性白内障和角膜基质变薄, 在两个大型家系中发现该病与 miR184 基因的 57C-T 突变有关[1]。

基质变薄均匀且弥漫, 而非局部性, 并且在显微镜下表现为角膜内皮囊泡样损伤, 这与 Fuchs 角膜营养不良和后部多形性角膜营养不良相似。

家族性淀粉样变性, 凝溶胶蛋白型

虽然该病的特点为角膜格子样线条, 家族性淀粉样变性凝溶胶蛋白型（Meretoja 综合征, MIM #105120, GSN 基因）并非真正意义上的角膜营养不良。该病又称 Meretoja 综合征和家族性淀粉样变多发性神经病Ⅳ型[114], 角膜混浊呈放射状的短细线样, 主要分布于周边角膜, 相较于 LCD1 而言混浊线条数量更少。进一步的鉴别特征为该病发病年龄相对较晚, 于 30~40 岁发病且较少出现角膜糜烂。与 LCD1 不同的是该病在全身各组织都有不同表现, 包括脑神经病变、自主神经病变、周围神经病变、皮肤松弛、嘴唇突出、耳下垂和眼睑皮肤松弛。凝溶胶基因（GSN）位于染色体 9q34 上, 负责编码肌动蛋白调控蛋白, 与 Meretoja 综合征发病有关。研究报道了 G 至 A 和 G 至 T 的核苷酸 654 发生致病突变导致氨基酸由天门冬酰胺酸或酪氨酸取代[115,116]。在第二版 IC3D 角膜营养不良的分类系统中[14], Meretoja 综合征从格子状角膜营养不良和其变异中被移除。

总结

近期的分子遗传学研究为角膜疾病的发病机制提供了惊人的洞悉见解, 表明了曾经被认为的不同表型是由相同基因突变引起, 而完全不相关的基因突变

可能导致临床上难以区分的疾病。这些分子遗传发现为角膜营养不良的重新分类提供了证据，并为角膜疾病的进一步认识和研究提供了沃土。

（杨荻　译）

参考文献

1. Iliff BW, Riazuddin SA, Gottsch JD. A single-base substitution in the seed region of miR-184 causes EDICT syndrome. *Invest Ophthalmol Vis Sci* 2012;**53**:348–53.
2. Zhu XJ, Zhang KK, Zhou P, et al. αA-crystallin gene CpG islands hypermethylation in nuclear cataract after pars plana vitrectomy. *Graefes Arch Clin Exp Ophthalmol* 2015;**253**(7):1043–51.
3. Baratz KH, Tosakulwong N, Ryu E, et al. E2-2 protein and Fuchs corneal dystrophy. *N Engl J Med* 2010;**363**:1016–24.
4. Klein R, Zeiss C, Chew E, et al. Complement factor H polymorphism in age-related macular degeneration. *Science* 2005;**308**:385–9.
5. Edwards AO, Ritter R 3rd, Abel KJ, et al. Complement factor H polymorphism and age-related macular degeneration. *Science* 2005;**308**:421–4.
6. Haines JL, Hauser MA, Schmidt S, et al. Complement factor H variant increases the risk of age-related macular degeneration. *Science* 2005;**308**: 419–21.
7. Thorleifsson G, Magnusson KP, Sulem P, et al. Common sequence variants in the *LOXL1* gene confer susceptibility to exfoliation glaucoma. *Science* 2007;**317**:1397–400.
8. Valle D, Kaiser-Kupfer MI, Del Valle LA. Gyrate atrophy of the choroid and retina: deficiency of ornithine aminotransferase in transformed lymphocytes. *Proc Natl Acad Sci USA* 1977;**74**:5159–61.
9. Wallace C, Singh G, Lott MT, et al. Mitochondrial DNA mutation associated with Leber's hereditary optic neuropathy. *Science* 1988;**242**: 1427–30.
10. Hassell JR, Newsome DA, Krachmer JH, et al. Macular corneal dystrophy: failure to synthesize a mature keratan sulfate proteoglycan. *Proc Natl Acad Sci USA* 1980;**77**:3705–9.
11. Akama TO, Nishida K, Nakayama J, et al. Macular corneal dystrophy type I and type II are caused by distinct mutations in a new sulphotransferase gene. *Nat Genet* 2000;**26**:237–41.
12. Kao WW, Liu CY, Converse RL, et al. Keratin 12-deficient mice have fragile corneal epithelia. *Invest Ophthalmol Vis Sci* 1996;**37**:2572–84.
13. Weiss JS, Moller HU, Lisch W, et al. The IC3D classification of the corneal dystrophies. *Cornea* 2008;**27**(Suppl. 2):S1–83.
14. Weiss JS, Møller HU, Aldave AJ, et al. IC3D classification of corneal dystrophies – edition 2. *Cornea* 2015;**34**:117–59.
15. Boutboul S, Black GC, Moore JE, et al. A subset of patients with epithelial basement membrane corneal dystrophy have mutations in *TGFBI/BIGH3*. *Hum Mutat* 2006;**27**:553–7.
16. Hammar B, Bjorck E, Lagerstedt K, et al. A new corneal disease with recurrent erosive episodes and autosomal-dominant inheritance. *Acta Ophthalmol* 2008;**86**:758–63.
17. Feder RS, Jay M, Yue BY, et al. Subepithelial mucinous corneal dystrophy. Clinical and pathological correlations. *Arch Ophthalmol* 1993;**111**: 1106–14.
18. Fine BS, Yanoff M, Pitts E, et al. Meesmann's epithelial dystrophy of the cornea. *Am J Ophthalmol* 1977;**83**:633–42.
19. Stocker FW, Holt LB. A rare form of hereditary epithelial dystrophy of the cornea: a genetic, clinical, and pathologic study. *Trans Am Ophthalmol Soc* 1954;**52**:133–44.
20. Irvine AD, Corden LD, Swensson O, et al. Mutations in cornea-specific keratin K3 or K12 genes cause Meesmann's corneal dystrophy. *Nat Genet* 1997;**16**:184–7.
21. Klintworth GK, Sommer JR, Karolak LA, et al. Identification of new keratin K12 mutations associated with Stocker-Holt corneal dystrophy that differs from mutations found in Meesmann corneal dystrophy. *Invest Ophthalmol Vis Sci* 1999;**40**:S563.
22. Charles NC, Young JA, Kunar A, et al. Band-shaped and whorled microcystic dystrophy of the corneal epithelium. *Ophthalmology* 2000;**107**: 1761–4.
23. Nakatsukasa M, Kawasaki S, Yamasaki K, et al. Two novel mutations of *TACSTD2* found in three Japanese gelatinous drop-like corneal dystrophy families with their aberrant subcellular localization. *Mol Vis* 2011; **17**:965–74.
24. Stone EM, Mathers WD, Rosenwasser G, et al. Three autosomal dominant corneal dystrophies map to chromosome 5q. *Nat Genet* 1994;**6**: 47–51.
25. Munier FL, Korvatska E, Djemai A, et al. Kerato-epithelin mutations in four 5q31-linked corneal dystrophies. *Nat Genet* 1997;**15**:247–51.
26. Korvatska E, Munier FL, Djemai A, et al. Mutation hot spots in 5q31-linked corneal dystrophies. *Am J Hum Genet* 1998;**62**:320–4.
27. Munier FL, Frueh BE, Othenin-Girard P, et al. *BIGH3* mutation spectrum in corneal dystrophies. *Invest Ophthalmol Vis Sci* 2002;**43**:949–54.
28. Skonier J, Neubauer M, Madisen L, et al. cDNA cloning and sequence

29. analysis of beta Ig-H3, a novel gene induced in a human adenocarcinoma cell line after treatment with transforming growth factor-beta. *DNA Cell Biol* 1992;**11**(7):511–22.
30. Reis W. Familiäre, fleckige Hornhautentartung. *Dtsch Med Wochenschr* 1917;**43**:575.
31. Bücklers M. Über eine weitere familiäre Hornhaut-dystrophie (Reis). *Klin Monasbl Augenkeilkd* 1949;**114**:386–97.
32. Afshari NA, Mullally JE, Afshari MA, et al. Survey of patients with granular, lattice, Avellino, and Reis–Bücklers corneal dystrophies for mutations in the *BIGH3* and gelsolin genes. *Arch Ophthalmol* 2001;**119**: 16–22.
33. Küchle M, Green WR, Volcker HE, et al. Reevaluation of corneal dystrophies of Bowman's layer and the anterior stroma (Reis–Bücklers and Thiel–Behnke types): a light and electron microscopic study of eight corneas and a review of the literature. *Cornea* 1995;**14**:333–54.
34. Yee RW, Sullivan LS, Lai HT, et al. Linkage mapping of Thiel–Behnke corneal dystrophy (*CDB2*) to chromosome 10q23-q24. *Genomics* 1997; **46**:152–4.
35. Bron AJ. The corneal dystrophies. *Curr Opin Ophthalmol* 1990;**1**:333–46.
36. Courtney DG, Atkinson SD, Moore JE, et al. Development of allele-specific gene-silencing siRNAs for *TGFBI* Arg124Cys in lattice corneal dystrophy type I. *Invest Ophthalmol Vis Sci* 2014;**55**:977–85.
37. Klintworth GK, Vogel FS. Macular corneal dystrophy. An inherited acid mucopolysaccharide storage disease of the corneal fibroblast. *Am J Pathol* 1964;**45**:565–86.
38. Orr A, Dubé MP, Marcadier J, et al. Mutations in the *UBIAD1* gene, encoding a potential prenyltransferase, are causal for Schnyder crystalline corneal dystrophy. *PLoS ONE* 2007;**2**:e685.
39. Yellore VS, Khan MA, Bourla N, et al. Identification of mutations in *UBIAD1* following exclusion of coding mutations in the chromosome 1p36 locus for Schnyder crystalline corneal dystrophy. *Mol Vis* 2007; **13**:1777–82.
40. Weiss JS, Kruth HS, Kuivaniemi H, et al. Mutations in the *UBIAD1* gene on chromosome short arm 1, region 36, cause Schnyder crystalline corneal dystrophy. *Invest Ophthalmol Vis Sci* 2007;**48**:5007–12.
41. Bredrup C, Stang E, Bruland O, et al. Decorin accumulation contributes to the stromal opacities found in congenital stromal corneal dystrophy. *Invest Ophthalmol Vis Sci* 2010;**51**:5578–82.
42. Kim JH, Ko JM, Lee I, et al. A novel mutation of the decorin gene identified in a Korean family with congenital hereditary stromal dystrophy. *Cornea* 2011;**30**:1473–7.
43. Bredrup C, Knappskog PM, Majewski J, et al. Congenital stromal dystrophy of the cornea caused by a mutation in the decorin gene. *Invest Ophthalmol Vis Sci* 2005;**46**:420–6.
44. Purcell JJ Jr, Krachmer JH, Weingeist TA. Fleck corneal dystrophy. *Arch Ophthalmol* 1977;**95**:440–4.
45. Li S, Tiab L, Jiao X, et al. Mutations in *PIP5K3* are associated with Francois-Neetens mouchetée fleck corneal dystrophy. *Am J Hum Genet* 2005;**77**:54–63.
46. Johnson AT, Folberg R, Vrabec MP, et al. The pathology of posterior amorphous corneal dystrophy. *Ophthalmology* 1990;**97**:104–9.
47. Kim MJ, Frausto RF, Rosenwasser GO, et al. Posterior amorphous corneal dystrophy is associated with a deletion of small leucine-rich proteoglycans on chromosome 12. *PLoS ONE* 2014;**9**:e95037.
48. Karp CL, Scott IU, Green WR, et al. Central cloudy corneal dystrophy of Francois. A clinicopathologic study. *Arch Ophthalmol* 1997;**115**: 1058–62.
49. Curran RE, Kenyon KR, Green WR. Pre-Descemet's membrane corneal dystrophy. *Am J Ophthalmol* 1974;**77**:711–16.
50. Meadows DN, Eghrari AO, Riazuddin SA, et al. Progression of Fuchs corneal dystrophy in a family linked to the *FCD1* locus. *Invest Ophthalmol Vis Sci* 2009;**50**:5662–6.
51. Riazuddin SA, Zaghloul NA, Al-Saif A, et al. Missense mutations in *TCF8* cause late-onset Fuchs corneal dystrophy and interact with FCD4 on chromosome 9p. *Am J Hum Genet* 2010;**86**:45–53.
52. Sundin OH, Jun AS, Broman KW, et al. Linkage of late-onset Fuchs' corneal dystrophy to a novel locus at 13pTel-13q12.13. *Invest Ophthalmol Vis Sci* 2006;**47**:140–5.
53. Sundin OH, Broman KW, Chang HH, et al. A common locus for late-onset Fuchs' corneal dystrophy maps to 18q21.2-q21.32. *Invest Ophthalmol Vis Sci* 2006;**47**:3919–26.
54. Riazuddin SA, Eghrari AO, Al-Saif A, et al. Linkage of a mild late-onset phenotype of Fuchs corneal dystrophy to a novel locus at 5q33.1-q35.2. *Invest Ophthalmol Vis Sci* 2009;**50**:5667–71.
55. Vithana EN, Morgan PE, Ramprasad V, et al. *SLC4A11* mutations in Fuchs endothelial corneal dystrophy. *Hum Mol Genet* 2008;**17**: 656–66.
56. Riazuddin SA, Vasanth S, Katsanis N, et al. Mutations in *AGBL1* cause dominant late-onset Fuchs corneal dystrophy and alter protein-protein interaction with TCF4. *Am J Hum Genet* 2013;**93**:758–64.
57. Riazuddin SA, Parker DS, McGlumphy EJ, et al. Mutations in *LOXHD1*, a recessive-deafness locus, cause dominant late-onset Fuchs corneal dystrophy. *Am J Hum Genet* 2012;**90**:533–9.
58. Wieben ED, Aleff RA, Tosakulwong N, et al. A common trinucleotide repeat expansion within the transcription factor 4 (*TCF4*, *E2-2*) gene predicts Fuchs corneal dystrophy. *PLoS ONE* 2012;**7**:e49083.

58. Xing C, Gong X, Hussain I, et al. Transethnic replication of association of CTG18.1 repeat expansion of *TCF4* gene with Fuchs' corneal dystrophy in Chinese implies common causal variant. *Invest Ophthalmol Vis Sci* 2014;**55**:7073–8.

59. Nanda GG, Padhy B, Samal S, et al. Genetic association of *TCF4* intronic polymorphisms, CTG18.1 and rs17089887, with Fuchs' endothelial corneal dystrophy in an Indian population. *Invest Ophthalmol Vis Sci* 2014;**55**(11):7674–80.

60. Vasanth S, Eghrari AO, Haller NF, et al. Expansion of CTG18.1 trinucleotide repeat in *TCF4* is a potent driver of Fuchs corneal dystrophy. *Invest Ophthalmol Vis Sci* 2015;**56**(8):4531–6.

61. Du J, Aleff RA, Soragni E, et al. RNA toxicity and missplicing in the common eye disease Fuchs endothelial corneal dystrophy. *J Biol Chem* 2015;**290**(10):5979–90.

62. Jurkunas UV, Bitar MS, Funaki T, et al. Evidence of oxidative stress in the pathogenesis of Fuchs endothelial corneal dystrophy. *Am J Pathol* 2010;**177**:2278–89.

63. Engler C, Kelliher C, Spitze AR, et al. Unfolded protein response in Fuchs endothelial corneal dystrophy: a unifying pathogenic pathway? *Am J Ophthalmol* 2010;**149**:194.e2–202.e2.

64. Amin SR, Baratz KH, McLaren JW, et al. Corneal abnormalities early in the course of Fuchs' endothelial dystrophy. *Ophthalmology* 2014;**121**: 2325–33.

65. Patel SV, McLaren JW. In vivo confocal microscopy of Fuchs endothelial dystrophy before and after endothelial keratoplasty. *JAMA Ophthalmol* 2013;**131**:611–18.

66. Gottsch JD, Sundin OH, Liu SH, et al. Inheritance of a novel *COL8A2* mutation defines a distinct early-onset subtype of Fuchs corneal dystrophy. *Invest Ophthalmol Vis Sci* 2005;**46**:1934–9.

67. Biswas S, Munier FL, Yardley J, et al. Missense mutations in *COL8A2*, the gene encoding the alpha2 chain of type VIII collagen, cause two forms of corneal endothelial dystrophy. *Hum Mol Genet* 2001;**10**: 2415–23.

68. Magovern M, Beauchamp GR, McTigue JW, et al. Inheritance of Fuchs combined dystrophy. *Ophthalmology* 1979;**86**:1897–923.

69. Cibis GW, Krachmer JA, Phelps CD, et al. The clinical spectrum of posterior polymorphous dystrophy. *Arch Ophthalmol* 1977;**95**: 1529–37.

70. Boruchoff SA, Kuwabara T. Electron microscopy of posterior polymorphous degeneration. *Am J Ophthalmol* 1971;**72**:879–87.

71. Rodrigues MM, Sun TT, Krachmer J, et al. Epithelialization of the corneal endothelium in posterior polymorphous dystrophy. *Invest Ophthalmol Vis Sci* 1980;**19**:832–5.

72. Merjava S, Liskova P, Sado Y, et al. Changes in the localization of collagens IV and VIII in corneas obtained from patients with posterior polymorphous corneal dystrophy. *Exp Eye Res* 2009;**88**:945–52.

73. Héon E, Mathers W, Alward W, et al. Linkage of posterior polymorphous corneal dystrophy to 20q11. *Hum Mol Genet* 1995;**4**:485–8.

74. Héon E, Greenberg A, Kopp KK, et al. *VSX1*: a gene for posterior polymorphous dystrophy and keratoconus. *Hum Mol Genet* 2002;**11**: 1029–36.

75. Aldave AJ, Yellore VS, Principe AH, et al. Candidate gene screening for posterior polymorphous dystrophy. *Cornea* 2005;**24**:151–5.

76. Liskova P, Tuft SJ, Gwilliam R, et al. Novel mutations in the *ZEB1* gene identified in Czech and British patients with posterior polymorphous corneal dystrophy. *Hum Mutat* 2007;**28**:638.

77. Toma NM, Ebenezer ND, Inglehearn CF, et al. Linkage of congenital hereditary endothelial dystrophy to chromosome 20. *Hum Mol Genet* 1995;**4**:2395–8.

78. Kobayashi A, Fujiki K, Murakami A, et al. Analysis of *COL8A2* gene mutation in Japanese patients with Fuchs' endothelial dystrophy and posterior polymorphous dystrophy. *Jpn J Ophthalmol* 2004;**48**:195–8.

79. Yellore VS, Papp JC, Sobel E, et al. Replication and refinement of linkage of posterior polymorphous corneal dystrophy to the posterior polymorphous corneal dystrophy 1 locus on chromosome 20. *Genet Med* 2007; **9**:228–34.

80. Krafchak CM, Pawar H, Moroi SE, et al. Mutations in TCF8 cause posterior polymorphous corneal dystrophy and ectopic expression of *COL4A3* by corneal endothelial cells. *Am J Hum Genet* 2005;**77**:694–708.

81. Shimizu S, Krafchak C, Fuse N, et al. A locus for posterior polymorphous corneal dystrophy (*PPCD3*) maps to chromosome 10. *Am J Med Genet A* 2004;**130**:372–7.

82. Chung DW, Frausto RF, Ann LB, et al. Functional impact of *ZEB1* mutations associated with posterior polymorphous and Fuchs' endothelial corneal dystrophies. *Invest Ophthalmol Vis Sci* 2014;**55**:6159–66.

83. Hand CK, Harmon DL, Kennedy SM, et al. Localization of the gene for autosomal recessive congenital hereditary endothelial dystrophy (CHED2) to chromosome 20 by homozygosity mapping. *Genomics* 1999;**61**:1–4.

84. Vithana EN, Morgan P, Sundaresan P, et al. Mutations in sodium-borate cotransporter *SLC4A11* cause recessive congenital hereditary endothelial dystrophy (CHED2). *Nat Genet* 2006;**38**:755–7.

85. Jiao X, Sultana A, Garg P, et al. Autosomal recessive corneal endothelial dystrophy (CHED2) is associated with mutations in *SLC4A11*. *J Med Genet* 2007;**44**:64–8.

86. Ramprasad VL, Ebenezer ND, Aung T, et al. Novel *SLC4A11* mutations in patients with recessive congenital hereditary endothelial dystrophy (CHED2). Mutation in brief #958. Online. *Hum Mutat* 2007;**28**:522–3.

87. Sultana A, Garg P, Ramamurthy B, et al. Mutational spectrum of the *SLC4A11* gene in autosomal recessive congenital hereditary endothelial dystrophy. *Mol Vis* 2007;**13**:1327–32.

88. Aldave AJ, Yellore VS, Bourla N, et al. Autosomal recessive CHED associated with novel compound heterozygous mutations in *SLC4A11*. *Cornea* 2007;**26**:896–900.

89. Desir J, Abramowicz M. Congenital hereditary endothelial dystrophy with progressive sensorineural deafness (Harboyan syndrome). *Orphanet J Rare Dis* 2008;**3**:28.

90. Shah SS, Al-Rajhi A, Brandt JD, et al. Mutation in the *SLC4A11* gene associated with autosomal recessive congenital hereditary endothelial dystrophy in a large Saudi family. *Ophthalmic Genet* 2008;**29**:41–5.

91. Schmid E, Lisch W, Philipp W, et al. A new, X-linked endothelial corneal dystrophy. *Am J Ophthalmol* 2006;**141**:478–87.

92. Etzine S. Conical cornea in identical twins. *S Afr Med J* 1954;**28**: 154–5.

93. Gonzalez V, McDonnell PJ. Computer-assisted corneal topography in parents of patients with keratoconus. *Arch Ophthalmol* 1992;**110**: 1413–14.

94. Lechner J, Bae HA, Guduric-Fuchs J, et al. Mutational analysis of MIR184 in sporadic keratoconus and myopia. *Invest Ophthalmol Vis Sci* 2013; **54**(8):5266–72.

95. Udar N, Atilano SR, Brown DJ, et al. *SOD1*: a candidate gene for keratoconus. *Invest Ophthalmol Vis Sci* 2006;**47**:3345–51.

96. Aldave AJ, Yellore VS, Salem AK, et al. No *VSX1* gene mutations associated with keratoconus. *Invest Ophthalmol Vis Sci* 2006;**47**:2820–2.

97. Burdon KP, Macgregor S, Bykhovskaya Y, et al. Association of polymorphisms in the hepatocyte growth factor gene promoter with keratoconus. *Invest Ophthalmol Vis Sci* 2011;**52**:8514–19.

98. Li X, Bykhovskaya Y, Haritunians T, et al. A genome-wide association study identifies a potential novel gene locus for keratoconus, one of the commonest causes for corneal transplantation in developed countries. *Hum Mol Genet* 2012;**21**:421–9.

99. Bykhovskaya Y, Li X, Epifantseva I, et al. Variation in the lysyl oxidase (*LOX*) gene is associated with keratoconus in family-based and case-control studies. *Invest Ophthalmol Vis Sci* 2012;**53**:4152–7.

100. Gajecka M, Radhakrishna U, Winters D, et al. Localization of a gene for keratoconus to a 5.6-Mb interval on 13q32. *Invest Ophthalmol Vis Sci* 2009;**50**:1531–9.

101. Sawaguchi S, Yue BY, Sugar J, et al. Lysosomal enzyme abnormalities in keratoconus. *Arch Ophthalmol* 1989;**107**:1507–10.

102. Sawaguchi S, Twining SS, Yue BY, et al. Alpha 2-macroglobulin levels in normal human and keratoconus corneas. *Invest Ophthalmol Vis Sci* 1994;**35**:4008–14.

103. Wilson SE, He YG, Weng J, et al. Epithelial injury induces keratocyte apoptosis: hypothesized role for the interleukin-1 system in the modulation of corneal tissue organization and wound healing. *Exp Eye Res* 1996;**62**:325–7.

104. Beckh U, Schonherr U, Naumann GO. Autosomal dominant keratoconus as the chief ocular symptom in Lobstein osteogenesis imperfecta tarda. *Klin Monatsbl Augenheilkd* 1995;**206**:268–72.

105. Beardsley TL, Foulks GN. An association of keratoconus and mitral valve prolapse. *Ophthalmology* 1982;**89**:35–7.

106. Cullen JF, Butler HG. Mongolism (Down's disease) and keratoconus. *Br J Ophthalmol* 1963;**47**:321–30.

107. Elder MJ. Leber congetial amaurosis and its association with keratoconus and keratoglobus. *J Pediatr Ophthalmol Strabismus* 1994;**31**:38–40.

108. Mackey DA, Buttery RG, Wise GM, et al. Description of X-linked megalocornea with identification of the gene locus. *Arch Ophthalmol* 1991; **109**:829–33.

109. Davidson AE, Cheong S-S, Hysi PG, et al. Association of *CHRDL1* mutations and variants with X-linked megalocornea, Neuhauser syndrome and central corneal thickness. *PLoS ONE* 2014;**9**:e104163.

110. Han J, Young JW, Frausto RF, et al. X-linked megalocornea associated with the novel *CHRDL1* gene mutation p.(Pro56Leu*8). *Ophthalmic Genet* 2015;**36**(2):145–8.

111. Pellegata NS, Dieguez-Lucena JL, Joensuu T, et al. Mutations in *KERA*, encoding keratocan, cause cornea plana. *Nat Genet* 2000;**25**:91–5.

112. Aldave AJ, Sonmez B, Bourla N, et al. Autosomal dominant cornea plana is not associated with pathogenic mutations in *DCN*, *DSPG3*, *FOXC1*, *KERA*, *LUM*, or *PITX2*. *Ophthalmic Genet* 2007;**28**:57–67.

113. Tahvanainen E, Forsius H, Kolehmainen J, et al. The genetics of cornea plana congenita. *J Med Genet* 1996;**33**:116–19.

114. Meretoja J. Comparative histopathological and clinical findings in eyes with lattice corneal dystrophy of two different types. *Ophthalmologica* 1972;**165**:15–37.

115. Levy E, Haltia M, Fernandez-Madrid I, et al. Mutation in gelsolin gene in Finnish hereditary amyloidosis. *J Exp Med* 1990;**172**:1865–7.

116. de la Chapelle A, Tolvanen R, Boysen G, et al. Gelsolin-derived familial amyloidosis caused by asparagine or tyrosine substitution for aspartic acid at residue 187. *Nat Genet* 1992;**2**:157–60.

第12章

角膜曲率和角膜地形图

Eric.J. Kim,Mitchell P. Weikert,Carlos E,Martinez,Stephen D. Klyce

关键概念

- 角膜屈光手术的增长促进了角膜地形图检查的发展。
- 目前使用的摄影角膜镜或者角膜地形图检查仪是由角膜曲率计逐渐发展形成的。
- 现代角膜地形图仪获取数据使用许多方法,包括Placido 盘反射原理、裂隙扫描断层摄影技术、干涉测量法。
- 角膜地形图装置可以显示角膜轴向或切线曲度、屈光率、高度和角膜厚度。
- 从角膜地形图的结果列表中可以得到定量数据,后者是重要的筛查工具。
- 角膜地形图检查已被广泛应用于白内障、屈光和角膜手术领域。

本章纲要

角膜曲率
角膜地形图检查
地形图
临床应用
总结

　　1619 年,Scheiner 通过对比已知尺寸的玻璃窗投射在大理石以及人角膜上的影像来确定角膜曲度,由此拉开了角膜曲率研究的序幕[1]。在 1839 年 Kohlruash 将可调节深度的望远镜用来测量来自角膜反射的图像[2]。之后在 1854 年,德国生理学物理学家 Helmholtz 延续了他的工作,并由此研发出一种复杂的设备,将它称之为检眼计[3]。这个仪器可以用来测量角膜和晶状体的曲率,以及眼其他部分尺寸。1881 年,Javal 和 Schiotz 将复杂的 Helmholtz 检眼仪简化为实用的临床仪器来快速测量角膜散光[4]。

Javal 检眼仪后来被重命名为角膜曲率计以纠正其原来不准确的名称,从此以后角膜曲率计只用来测量角膜而不是眼球其他部分[5]。与角膜曲率计类似,现在的许多角膜地形图使用从角膜表面反射而来的图形。然而,角膜真实的情况不能仅简单通过角膜曲率计得以描述,因为角膜曲率计仅测量角膜四个位置的两条主要子午线的曲率。角膜曲率是通过角膜上仅四处位置反射获得角膜两条主要子午线的曲率,而且角膜实际情况可能是放射状不对称的、非球面的,且可能是不规则的,尤其是在眼部手术后。

　　过去三十年里角膜屈光手术数量的剧增使得测量大范围角膜形状需求不断增加。角膜地形图现已成为白内障、角膜及屈光手术术前评估的重要部分,同时也是了解手术后视觉不适主诉的关键。在本章,我们将一起来探究角膜曲率计和角膜地形图这两项检查的基本内容,并讨论其适用范围以及局限性。

角膜曲率

　　角膜曲率测量是一种用来测量角膜中央两条主子午线的曲率半径的方法。角膜曲率计通过测量角膜反射而来的物像尺寸来达到以上目的。每一条角膜中央的子午线都被当作引起光线反射的凸球面镜的一部分,根据几何光学,放大方程即为:

$$\frac{h'}{h} = \frac{f}{x} \tag{1}$$

h' 代表黑白圈实际像的高度,h 代表黑白圈的物理高度,f 代表凸透镜的焦距长度,x 代表从黑白圈到主焦点的距离。

　　凸面镜的焦长由以下公式计算:

$$f = r/2 \tag{2}$$

r 是指曲率半径,因此:

$$\frac{h'}{h} = \frac{r}{2x}$$

或者

$$r = \frac{2xh'}{h} \qquad (3)$$

由于黑白圈到镜表面焦点之间的距离（x）未知，因此可以使用物体到镜表面的距离（d）来替代，则公式为

$$r = \frac{2dh'}{h} \qquad (4)$$

数值 d 称为工作距离。如果黑白圈到镜表面的距离比镜表面的焦长大，那 d 就是一个合理的近似值。由于角膜曲率计到镜表面（角膜）的距离（d）可以被固定，并且黑白圈的高度（h）是已知的，那就可以通过测量真实图像的尺寸（h'）来求得曲率半径（r）。角膜曲率计的校准通过检测测试球来进行。因为正常角膜的中央部分近似于球形，并且角膜曲率计被设计用于测量角膜中央 3~4mm 的子午线直径曲率，所以 K 值能够提供瞳孔区的曲率和柱镜的准确测量。

尽管角膜曲率在选择合适的角膜接触镜时很有用，但在诊断角膜疾病及人工晶状体选择时，角膜屈光力比角膜曲率更加适用。角膜屈光力数值可以通过角膜曲率计算获得，公式如下：

$$P = \frac{(n' - n)}{r} \qquad (5)$$

公式中 p 代表角膜屈光力，n' 角膜的反射指数，n 代表空气的反射指数（数值为 1.000），r 是以米为单位的角膜曲率。角膜反射指数通常取数值 1.376。但由于角膜曲率计测量的是整个角膜的曲率，而不仅仅是空气 - 泪膜接触空气面角膜的曲率，因此通常使用 1.3375 这个更为有效的角膜曲率指数。减少的部分数值是因为角膜内皮面产生的一个很小的负性屈光力。平均下来，角膜前表面具有 +48D 的会聚力，角膜后表面具有 –5D 的分散力。所以，等式（5）变为

$$P = \frac{(1.3375 - 1.000)}{r} = \frac{0.3375}{r} \qquad (6)$$

角膜曲率指数做出了几个近似值，包括对角膜前后面曲率的球形半径值的假设。一些导致角膜厚度或角膜前和 / 或后表面曲率改变的角膜手术或疾病将会把误差引入这种屈光关系中。因此，曾接受过角膜屈光手术或者由于任何原因导致角膜不规则的眼球，其用于人工晶状体计算的 k 值不能由角膜曲率计的测量结果；有几种角膜地形图仪所测定的中央角膜的平均屈光力指数适用于该目的。

角膜地形图检查

当代的角膜地形图仪出现是经历了始于角膜镜，继而照相角膜镜以及视频角膜镜等一系列发展而成的，用以延伸拓展角膜曲率计能力范围以外的测量角膜表面检测。视频角膜镜即现在的角膜地形图仪，其获得的角膜图像通过计算机数字化处理合成角膜表面屈光力的分布地图。所有测量均使用一个更完整的靶目标从而能检测比角膜曲率计更宽的角膜区域。最常用的靶目标仍然是 Placido 盘，出现于 1880 年[6]，由黑白交替的同心圆环组成。

照相角膜镜能捕捉来自角膜表面的 Placido 环从而发现角膜移植植片的不规则散光以及中度圆锥角膜表面变形。遗憾的是它只能提供定性信息，而对那些微小但却对视功能影响明显的角膜形状改变，仅凭对于这些环的简单分析却难以发现。Doss 发表了第一个从照相角膜镜结果定量计算角膜屈光力的方法[7]。Klyce 在 Doss 的基础上进一步深入探索运适用于临床的检测结果表达方法[8]。更多的飞跃是由 Maguire 实现的[9]，包括：关于 Placido 盘的视频捕捉、黑白环的自动检测、角膜形状及角膜屈光力的计算，这些技术使现代角膜地形图仪以及用色标等值线图表示角膜屈力分布成为可能。

20 世纪 80 年代角膜屈光手术数量的快速增长，加之个人计算机的引入，驱动角膜地形图飞速发展。角膜地形图作为基本的病变诊断手段被用于分析早期放射状角膜切开术（RK）和准分子激光屈光性角膜切削术（PRK）病例的视觉不适，以及用于评价新的屈光手术技术。在屈光性手术的术前筛查中，角膜地形图已成为常规标准。

继基于 Placido 环的角膜地形图出现以来，其他测量角膜形状的方法相继问世。这些科技包括 Scheimpflug 光学裂隙断层扫描仪、光栅立体成像、高频超声扫描、全息摄影术、傅里叶轮廓测定法、光学相干断层扫描和栅格反射地形图。

基于 Placido 盘的地形图

基于 Placido 盘的角膜地形图是通过测量角膜前表面反射的同心圆环图像（图 12.1）。将 Placido 盘的第一个 Purkinje 图像数字化，同心圆环上每间隔一度的放射状点都会被识别。然后计算机再根据同心圆环的形状计算出角膜曲率。距离近的同心圆环为较为陡峭的角膜区域，而距离宽的环则为平坦区域。虽

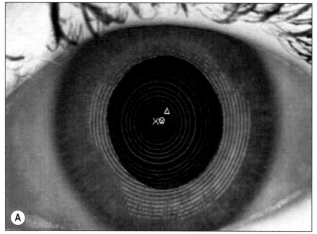

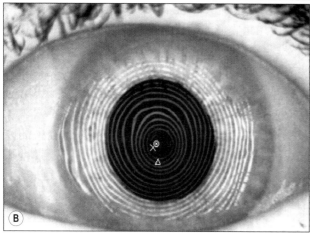

图 12.1 基于 Placido 盘的角膜地形图中正常（A）和不规则（B）的 Placido 环。间隙均匀分布的环见于散光较小的正常角膜。不规则的环表现为中央平坦和下方陡峭，对应的环间隙分别为远离和聚拢状态

然基于 Placido 盘原理的不同角膜地形图用于计算角膜曲率的方法有所差异，但经过适当分析，均可得到精确的结果[10]。

尽管 Placido 地形图有良好的准确性和可重复性，通过同心圆环可以提供关于角膜表面的有用信息，但它的运用还是有限制的。它仅仅适用于直接接触前角膜的测量，而且这项技术对泪膜破裂很敏感。因为眨眼后很长时间才采集图像将导致正常情况下球柱形的角膜由于泪膜破裂而显得不规则[11]。因此，角膜地形图的检测应该在滴眼药和测眼压之前泪膜保持完整和规则的时候进行。

Placido 地形图是基于图像反射，该方法被用于一种新兴的彩色 LED 反射角膜地形图仪（图 12.1）[12]。它利用网格样式的目标，以点对点的方式重建彩色 LED 的镜面反射，从而确定角膜形状。这种源点和图像点的一一对应，有助于防止 Placido 角膜地形图中

遇见的斜射线问题，后者会导致同心圆环上的哪个点对应于图像上的哪个点较为模糊；因此这种方法可以提高地形图准度及精度[13]。

裂隙扫描成像

就像裂隙灯检查一样，裂隙扫描成像采用裂隙光束捕获来自前后角膜表面反射的光线，用于测量角膜形状及厚度。一系列裂隙光束按一定的间隔投射，并用图像分析方法测定投射到角膜表面上的光点位置。现已停产的 Obrsca™（Model Ⅱz，Bausch & Lomb，Rochester，NY）是首台商业化的用 Placido 盘技术来获得传统的角膜地形图，并通过裂隙扫描成像得到角膜厚度数值的混合系统（图 12.2）。这个仪器的裂隙光束以 45° 角在视频轴的每一边每间隔 0.75 秒投射 20 次。由于眼球的微跳动，角膜是处于持续运动中，所以数据采集理想时间在 30 毫秒内。当实际测量时间超过 30 毫秒时，需要进行运动补偿来尽量减少在连续图像对准中的误差。

因为每个角膜表面高度能被直接测量，所以可以把早期基于 Placido 盘装置中出现的角膜形状误差最小化。如果基于角膜高度的设备需要区分曲率差至 0.25D 的两个表面（这在 Placido 地形图中是能被精确计算的范围），它们必须以小于 1μm 的分辨率测量角膜表面的高度差异[14]。然而这是很难达到的，因为基于高度的角膜检测对角膜屈光力变化的敏感性仅为 Placido 地形图约二十分之一。使用裂隙来源的角膜高度数据来计算角膜后表面的曲率和屈光力的另一个挑战在于难以生产出用模拟角膜光散射的材料所制造的双表面校准装置。

Scheimpflug 断层图

Scheimpflug 断层图是使用 Scheimpflug 光学装置对眼前节的矢状面进行拍照，这种方法可以增加焦点的深度，使角膜、前房和晶状体同时成像。和基于 Placido 的角膜地形图不同的是，Scheimpflug 图像能分析角膜正中央并可对角膜前后面成像。但它不能获取睫状沟的图像，并且，像裂隙扫描设备一样，需要非常高的分辨率来检测角膜曲率的差异。

Pentacan™（Model HR，Oculus，Inc.Wetzlar Germany）是一种 Placido 仪和 Scheimpflug 图像仪混合设计的设备，它在 2s 内绕眼旋转 180°，产时 50 个角膜图像和 138 000 个高度点，以创建表现出 3D 立体的眼角膜（图 12.3）。类似于 Orbscan，它的数据需经过转化和校准，以减少因为眼球运动而产生的数据误差。Galilei（G4，

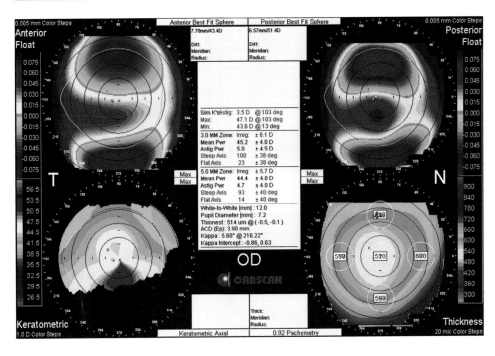

图 12.2　裂隙扫描断层成像显示:前表面高度(左上图),后表面高度(右上图),轴向曲率(左下图),和角膜厚度图(右下图)

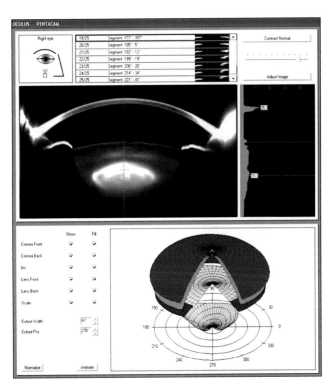

图 12.3　Scheimpflug 技术用 3D 表面表示法显示一个眼前节的横截面图像

Ziemer Ophhalmic Systems AG,Port,Switzerland),是一种具有双重 Placido 仪的 Scheimpflug 图像仪,它使用两个而不是一个 Scheimpflug 照相机。高度数据来自每个照相机的均数,每个照相机涵盖了 Placido 环之间的空隙。为填补这些空隙,该仪器使用纵向和横向排列的照相机录下了两个 Placido 图像。采用两个照

相机能够在很大程度上减少因成像角度和眼球偏心而导致的测量误差。

地形图

局部角膜屈光度值可以显示为色彩编码的地形图[15],暖色表示较高的角膜屈光度值(陡峭的角膜曲率),冷色表示较低的角膜屈光度值(平缓的角膜曲率)。正常角膜的中央一般均较陡峭,向周边逐渐扁平,不同个体间角膜外周平整度变化显著[16]。每个人角膜的颜色编码等高线图具有独特的结构,而其对侧眼常表现为该侧眼的镜面像或对映体(图 12.4)。

用来显示角膜地形图的比例图对于疾病诊断非常关键,并能鉴别可能引起视力下降的图形特征。较小屈光度数的间隔可能导致出现大量分散注意力的干扰信息,而较宽的间隔可能减小和遮掩角膜表面的不规则改变。一些研究已经评估了不同色调和屈光度间隔比例,包括绝对比例图[9]、Klyce/Wilson 比例图[15]和最后的通用标准比例图(USS)[17]。美国国家标准协会采用的是 USS[18],该标准可以忽略角膜无关细节从而有效显示角膜规则散光(图 12.5)。

轴向曲率图

轴向屈光度图是呈现角膜地形图数据的第一个标准方法,最常用于角膜疾病诊断和筛查(图 12.6)。和角膜曲率计相似的是,每一个反射的同心圆环的曲率半径是基于角膜是球形的假设上计算的,从而导致

2

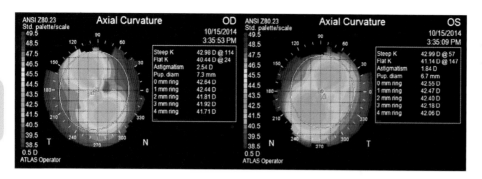

图 12.4　基于 Placido 的地形图显示有规则性斜轴的轴向曲率散光。注意与对侧眼互为镜像关系

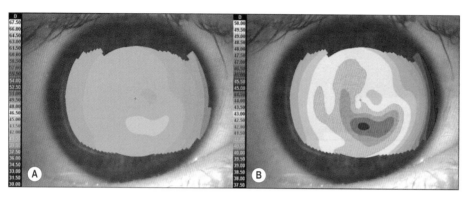

图 12.5　使用不同的比例和屈光力计算会混淆角膜地形图的解释。(A)正常角膜地形图表现为轴向屈光力图和 1.5D 等高间隔的国际标准比例图。(B) 0.5D 等高间隔的轴向屈光力图。这个正常角膜给人以不规则散光的假象

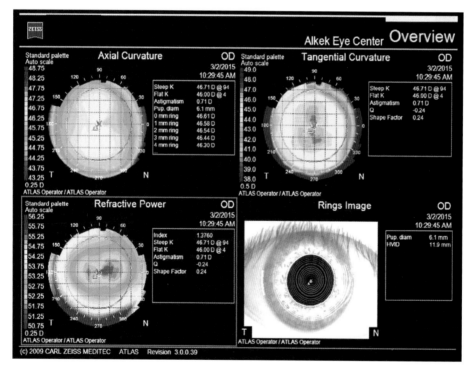

图 12.6　同一眼的轴向曲率图(左上),瞬时曲率图(右上)和屈光力图(左下)。虽然该正常角膜是扁长的,中央陡峭(暖色),周边平坦(冷色),但由于射入光线的入射角增加,屈光图表现出周边角膜的屈光力增加(暖色)

轴向地图出现了"球形偏差",使越靠近角膜周边准确度越低。轴向地图在临床中非常有用,因为它将角膜屈光力和角膜形状联系起来。正常的角膜是扁长的,中央部较周边部陡峭,这有助于补偿球面像差。由于轴向屈光度图倾向于平均角膜曲率,有些细节可能会丧失。

瞬时或切向曲率图

与轴向图不同,瞬时或切向曲率图中的曲率测量和光轴无关,而是利用曲面形状二阶导数的相邻点获得[14]。虽然瞬时图提供了较详细的不规则散光信息和周边角膜的精确情况时,它也可能引入了数学噪

音,引起曲率值得波动。由于它的高敏感性,此图在测量做过屈光手术眼的光学情况是极其适用的,因为它强调过渡区角膜曲率的变化。

屈光力地图

大多数临床医生习惯于用屈光力来评估角膜情况,因为这涉及人工晶状体的矫正以及屈光矫正手术的矫正量(图12.6)。虽然轴向曲率图能传达角膜形状信息,但除了角膜中央的瞳孔区域,它并不能真正体现角膜屈光力。屈光度是利用Snell定律计算的,因此随着在周边角膜的入射光线的入射角增加,其屈光力也增加。所以,由此计算出的屈光力正常角膜周边部的角膜屈光力比中央部更大,体现了角膜自然状态下的偏差。由于周边部屈光力的增加,屈光力地图会掩饰圆锥角膜和透明角膜边缘变性,这些病变往往表现为角膜周边陡峭。

高度图

高度图显示的数据为被测角膜表面和某个参考平面之间的高度差异。如果一个平面被作为基准面,那么测量面和基准面之间的差别将足够大以便能掩盖角膜形态的任何细微。所以选择的基准面通常是一个形状,常被称为最佳拟合球面(best-fit sphere,BFS)。最佳拟合环曲面球面可能是最常用的,最佳拟合非球面(best-fit asphere,BFA),最佳环形非球面(best-fit toric asphere,BFTA)也可使用(图12.7)。但是,没有任何一个单一的几何形状近似整体角膜形态[19]。图中暖色(红色)区域表示位于基准面之上的区域,而冷色(蓝色)区则代表位于基准面之下的区域。图12.2显示的是一个具有规则散光和下方变陡角膜的前后高度(漂浮)图。注意该图中典型的"脊线纹理"结构,沿垂直子午线分布的蓝色区域表示低于参考最佳拟合球面区(BFS)的更加陡峭的曲率。Tanabe强调比例的问题,并建议前后角膜高程图测量最适合的比例分别为10μm和20μm[20]。

厚度图

厚度图可显示整个测量区域的角膜厚度分布(图12.8)。这种图可以通过包括裂隙扫描仪或Scheimpflug装置在内的任何角膜地形图仪获得。以裂隙为基础的断层扫描仪显示了角膜基质最薄的区域,较典型的是位于固定反射轴颞下方的位置。

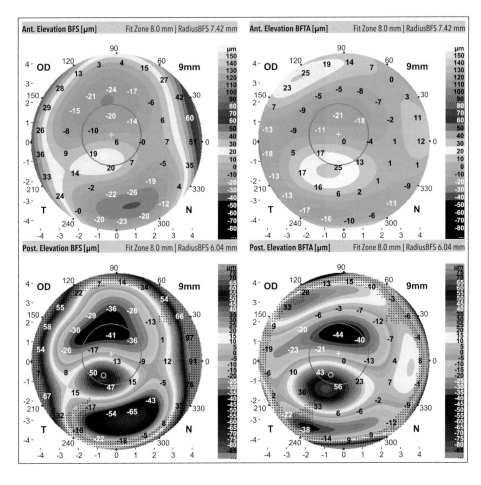

图12.7 使用不同的参考表面时圆锥角膜的Scheimpflug高度图:前BFS(左上图),前BFTA(右上图),后BFS(左下图),后BFTA(右下图)。当参考表面与角膜整体形状更接近时,高峰变得更加明显

2

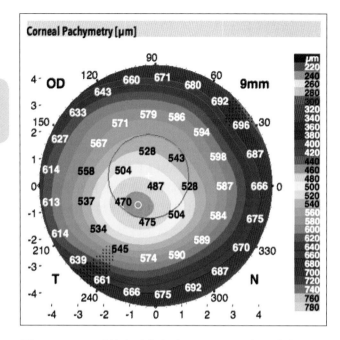

图 12.8　一例圆锥角膜患者的 Scheimpflug 角膜厚度图

Obrscan 安装了"声学因素"的程序,可以使光学测量与超声角膜测厚更加一致。Obrscan 中央厚度测量值接近于超声测量值,虽然二者测量结果均有 30μm 增厚[21]。由此带来的抵消可能会影响在较厚角膜[23]以及角膜周边[24]进行的角膜屈光手术[22]。Galilei 法得到的中心角膜厚度测量值,无论对于正常角膜,还是屈光手术后的角膜[25],都能很好地与超声角膜测厚仪测量值吻合。断层扫描厚度的临床优势在于它提供了丰富的全角膜厚度地图数据。这些数据超越了手动超声测量数据的能力,并能去除由探头角度或偏心所导致的误差。

差别图

比较不同时间点的角膜地形图非常有用。为了保证两张图具有相同比例,图中每种颜色的使用和分布都应按照标准比例和相似步骤进行。另一种评估随着时间推移地形图变化或稳定性的方法是差别地形图。差分地图通过从一张地图减去另一张地图来说明角膜地形图的变化(图 12.9)。这种方法适用于许多不同类型的地图,包括轴向曲率、切向/瞬时曲率、高度图和厚度图。对差别地形图,至关重要的是两个相比较的地图要属于相同类型;如比较轴向曲率和切向曲率的差别地形图毫无临床意义。差别地形图可以记录圆锥角膜的发展变化,以及停戴角膜接触镜和角膜屈光手术后角膜的地形变化,以及用于其他用途。

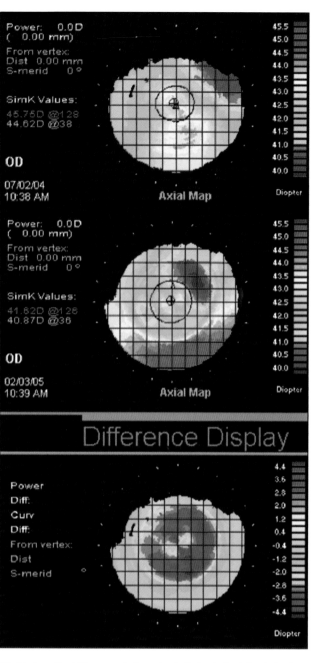

图 12.9　差别图可以用于证实因激光治疗引起的角膜曲率变化。术前图(上图)示角膜的斜向散光。术后轴向曲率图示因近视消融使角膜平坦但有些中央不规则(中图)。轴向差别图(底图)显示出一个良好的中心消融,突显出中央岛

定量指数

尽管通过模式识别和色彩搭配使颜色编码的等高线图在定性分析方面很适用,但仍需一些统计数据来辅助定量分析角膜结构和病理。模拟角膜曲率指数(simulated keratometry indices,SimKs)被用于模拟角膜曲率计并获得沿主要子午线相距 3~4mm 的四个

点处的曲率,角膜曲率计的环可覆盖到该区域[26]。虽然不同地形图的 SimKs 起源相同,但设备不同其计算方法也有差异。虽然在角膜接触镜验配等临床应用中,模拟角膜指数的结果和角膜曲率计常常一致,但二者在人工晶状体的计算中不可互换。

表面规整指数(the surface regularity index,SRI)被用来测量瞳孔区域角膜地形图的不规则性[27]。SRI 与潜在视力有关,并描述角膜中央屈光力的局部波动情况。SRI 值升高与常对应最佳框架眼镜矫正视力的下降,常见于干眼、角膜接触镜佩戴、外伤和穿透性角膜移植术后的患者。中央不规则性测量(the central irregularity measure,CIM)是一个类似指数,用于测量角膜地形图中的不规则性对视觉的影响。

Fourier 变换和 Zernike 多项式也是对角膜表面情况的定量描述,还可以用来计算角膜像差[28][29]。点扩散、光学传输和波像差功能已被用来测量眼的光学质量,并可从角膜测量中获得。Zernike 系数来源于角膜地形图向波前再现的转换,它也可用于描述角膜像差。

地形指数筛选

其他地形指数在角膜分类和角膜扩张筛选中起着至关重要的作用。I-S 值由 Rabinowitz 和 McDonnell 引入[30],被用于检查圆锥角膜,来评估角膜地形图的非对称性是否与疑似或临床期圆锥角膜

相一致。但需注意的是,I-S 指数不能检测出中央圆锥,而且一些圆锥角膜会涉及径向轴偏离[31]。由于诸如圆锥角膜和透明角膜边缘变性等角膜扩张类疾病的地形图呈现多种表现(图 12.10),其他的指数,如圆锥角膜早期预测指数(keratoconus prediction index,KPI)、圆锥角膜指数(keratoconus index,KCI)、圆锥角膜严重指数(keratoconus severity index,KSI)都用来检测出现在圆锥角膜地图中的特定图案,此外人工智能技术不仅用于识别圆锥角膜,而且还用于发现其他的角膜异常[32~35]。

临床应用

白内障手术

角膜影像学在现代白内障手术中扮演重要角色,最主要的作用体现在散光的治疗方面。规则散光通常可以通过术中角膜松解切口或散光型人工晶状体得以矫正。不规则散光的识别对预测术后视力和确定适合手术干预的候选资格非常重要。以往散光的地形测量仅仅基于对前角膜表面的几种假设:前后角膜曲率的比值是固定的,角膜后表面与前角膜对映,并且角膜后表面的散光部分是可以忽略不计的。然而最新的断层扫描研究直接测量了后部角膜,发现它对角膜总散光(total corneal astigmatism,TCA)有显著的影响。实际上,忽略后角膜影响平均会使 TCA

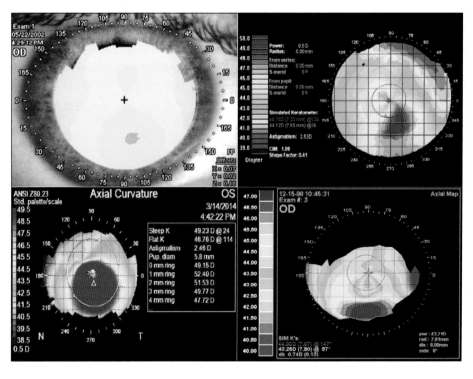

图 12.10　扩张角膜的地形图显示:伴有下方变陡的不对称蝴蝶结图案(左上图),径向偏移(右上图),下方旁中央圆锥(左下图),以及一个典型的透明角膜边缘变性患者的“蟹爪”样改变(右下图)

2

的顺规性散光平均高估约 0.5D,逆规性散光低估约 0.3D[36]。

角膜地形图有助于白内障术前识别可能影响术后视力的角膜因素,或解释术后视力恢复不理想的情况。不规则散光、干眼症、上皮基底膜营养不良(epithelial basement membrane dystrophy,EBMD)均为用角膜地形图可以识别的相对常见的情况。除了它们特征模式的曲率和 / 或高度图,反射的同心圆环检测也可提供关于眼表质量和规则性的有用信息。

地形图还用于检验人工晶状体计算中的角膜屈光力。这对曾行角膜屈光手术的眼睛尤为重要。准分子激光屈光性角膜切削术(PRK)和准分子激光原位角膜磨镶术(LASIK)的角膜消融改变了角膜前表面的形状和角膜前后曲率比值。RK 手术对角膜前后表面的形状均有改变。这些变化大大增加测量角膜真实屈光力和估计人工晶状体有效位置的难度。现已研发了几种方法通过角膜地形图和断层扫描图的测量来提高这些眼的人工晶状体计算的准确性[37][38]。

屈光手术

角膜地形图和断层扫描技术在筛选屈光手术适应患者中起重要作用。除了识别不规则散光患者,还有助于评估术后角膜扩张的风险。前角膜曲率指数,角膜厚度分布和高度图等参数都可用来将圆锥角膜,尤其是顿挫型圆锥角膜与正常角膜区分开来

(图 12.11)。

连续测量有助于确定停戴角膜接触镜后角膜地形的稳定性以及角膜表面消融术后的愈合情况。它还有助于解释屈光术后因不规则散光,中央岛或偏心消融导致的术后视力不佳。角膜地形图还能在需要行再次屈光手术情况下评估角膜曲率的稳定性。

角膜地形图引导的激光屈光手术现已用于临床,而且对于不规则或高度异常的角膜其比传统的波前引导的角膜消融术更有优势。研究已证实了地形图引导的角膜消融术在有近视、偏心消融史、不规则散光、小光区以及圆锥角膜患者联合胶原交联等患者(corneal collagen cross-linking,CXL)中有很好的屈光和视觉效果[39][40]。

角膜手术

如同屈光手术一样,角膜地形图可用于角膜手术中检测角膜扩张疾病,如圆锥角膜,透明角膜边缘变性和 LASIK 术后角膜扩张。它还有助于确定角膜和结膜病变的视觉意义,如翼状胬肉和 Saltzmann 结节状变性。角膜地形图还适用于穿透性和板层角膜移植术后角膜散光的描述和处理(图 12.12)。其可指导缝线拆除,指导角膜松解切口位置以及辅助激光屈光手术方案计划。最后,地形图还可通过揭示不规则散光、干眼或者上皮基底膜营养不良等情况的影响来解释难以预期的视力结果。

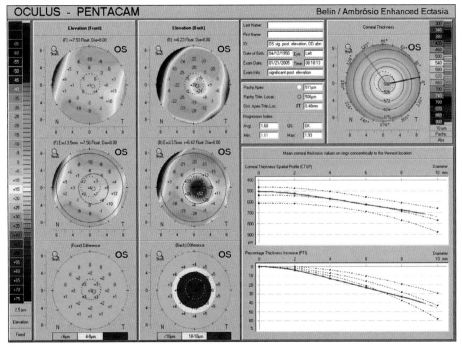

图 12.11　Pentacam Belin/Ambrosio 增强的扩张显示在后部差别高度图中有一个可疑高峰的顿挫型圆锥角膜(底部中间图)以及从角膜中央到周边的异常角膜厚度变化(右下图)

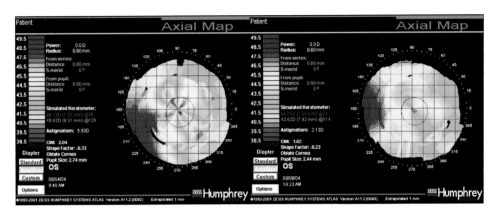

图 12.12　穿透性角膜移植术后的角膜轴向曲率图，角膜松解切开术前（左）和术后（右）。45 度子午线处的切口，刚好位于植片与植床交界处，将散光由 5.5D 降低至 2.1D。值得注意的是两张图的比例一样，以便于视觉比较

总结

　　角膜地形图和断层扫描技术已广泛应用于白内障、屈光手术和角膜手术中。这项技术能辅助诊断角膜病变，提供角膜屈光力的可靠数据并能指导治疗。许多不同的图形可提供关于角膜前后表面的丰富信息，其中包括轴向和瞬时曲率图，角膜高度图和角膜厚度图。此外，很多数字指标已用来辅助诊断退行性疾病，评估术后角膜扩张的风险，或判断术后视觉预后。

　　角膜成像技术仍然在继续提高分辨力、加快处理速度及对角膜形状和屈光力更精确的分析方面不断发展。这些进展将有助于更好地了解角膜光学及其在视觉中的作用。

（张慧　译）

参考文献

1. Scheiner C. O Oculus, hoc est: fundamentum opticum. Austria, Innsbruck, 1619.
2. Kohlraush J. Uber die Messing des Radius der Vorderflache der Hornhaut am libenden menschlichen Auge. *Okens Isis Jahrg* 1840;**5**:886.
3. Helmholtz H. *Hanndbuch der Physiologieschen Optik*. Hamburg, Germany, Leopold Voss, 1909.
4. Javal L, Schiötz H. Un opthalmomètre pratique. *Annales d'Oculistique, Paris* 1881;**86**:5–21.
5. Emsley H. *Keratometry. Visual optics*. London: Hatton Press Ltd; 1946. p. 298–324.
6. Plácido A. Novo instrumento de exploracño da córnea. *Periodico d'Oftalmologia Pratica* 1880;**5**:27–30.
7. Doss JD, Hutson RL, Rowsey JJ, et al. Method for calculation of corneal profile and power distribution. *Arch Ophthalmol* 1981;**99**:1261–5.
8. Klyce SD. Computer-assisted corneal topography. High-resolution graphical presentation and analysis of keratoscopy. *Invest Ophthalmol Vis Sci* 1984;**25**:1426–35.
9. Maguire LJ, Singer DE, Klyce SD. Graphic presentation of computer-analyzed keratoscope photographs. *Arch Ophthalmol* 1987;**105**:223–30.
10. Wang J, Rice DA, Klyce SD. A new reconstruction algorithm for improvement of corneal topographical analysis. *Refract Corneal Surg* 1989;**5**:379.
11. Buehren T, Collins MJ, Iskander DR, et al. The stability of corneal topography in the post-blink interval. *Cornea* 2001;**20**:826–33.
12. Kanellopoulos AJ, Asimellis G. Forme fruste keratoconus imaging and validation via novel multi-spot reflection topography. *Case Rep Ophthalmol* 2013;**4**:199–209.
13. Klein SA. Axial curvature and the skew ray error in corneal topography. *Optom Vis Sci* 1997;**74**:931–44.
14. Roberts C. Corneal topography. In: Azar DT, Gatinel D, Hoang-Xuan T, editors. *Refractive surgery*. 2nd ed. Philadelphia: Elsevier/Mosby; 2007. p. 103–16.
15. Wilson SE, Klyce SD, Husseini ZM. Standardized color-coded maps for corneal topography. *Ophthalmology* 1993;**100**:1723–7.
16. Dingeldein SA, Klyce SD. The topography of normal corneas. *Arch Ophthalmol* 1989;**107**:512.
17. Smolek MK, Klyce SD, Hovis JK. The Universal Standard Scale: proposed improvements to the American National Standards Institute (ANSI) scale for corneal topography. *Ophthalmology* 2002;**109**:361–9.
18. American National Standard Ophthalmics-Corneal Topography Systems-Standard Terminology. Requirements. ANSI Z80.23-1999. Optical Laboratories Association, American National Standards Institute, Inc., 1999.
19. Mandell RB. The enigma of corneal contour. *CLAO J* 1992;**18**:267–73.
20. Tanabe T, Oshika T, Tomidokoro A, et al. Standardized color-coded scales for anterior and posterior elevation maps of scanning slit corneal topography. *Ophthalmology* 2002;**109**:1298–302.
21. Yaylali V, Kaufman SC, Thompson HW. Corneal thickness measurements with the Orbscan Topography System and ultrasonic pachymetry. *J Cataract Refract Surg* 1997;**23**:1345–50.
22. Prisant O, Calderon N, Chastang P, et al. Reliability of pachymetric measurements using Orbscan after excimer refractive surgery. *Ophthalmology* 2003;**110**:511–15.
23. Cheng AC, Tang E, Mohamed S, et al. Correction factor in Orbscan II in the assessment of corneal pachymetry. *Cornea* 2006;**25**:1158–61.
24. González-Méijome JM, Cerviño A, Yebra-Pimentel E, et al. Central and peripheral corneal thickness measurement with Orbscan II and topographical ultrasound pachymetry. *J Cataract Refract Surg* 2003;**29**:125–32.
25. Park SH, Choi SK, Lee D, et al. Corneal thickness measurement using Orbscan, Pentacam, Galilei, and ultrasound in normal and post-femtosecond laser in situ keratomileusis eyes. *Cornea* 2012;**31**:978–82.
26. Dingeldein SA, Klyce SD, Wilson SE. Quantitative descriptors of corneal shape derived from computer-assisted analysis of photokeratographs. *Refract Corneal Surg* 1989;**5**:372–8.
27. Wilson SE, Klyce SD. Quantitative descriptors of corneal topography: a clinical study. *Arch Ophthalmol* 1991;**109**:349–53.
28. Keeler P, van Saarloos P. Fourier transformation of corneal topography data. *Aust N Z J Ophthalmol* 1997;**25**(Suppl. 1):S53–5.
29. Endl MJ, Martínez CE, Klyce SD, et al. Effect of larger ablation zone and transition zone on corneal optical aberrations after photorefractive keratectomy. *Arch Ophthalmol* 2001;**119**:1159–64.
30. Rabinowitz YS, McDonnell PJ. Computer-assisted corneal topography in keratoconus. *Refract Corneal Surg* 1989;**5**:400–8.
31. Rabinowitz YS. Videokeratographic indices to aid in screening for keratoconus. *J Refract Surg* 1995;**11**:371–9.
32. Swartz T, Marten L, Wang M. Measuring the cornea: the latest developments in corneal topography. *Curr Opin Ophthalmol* 2007;**18**:325–33.
33. Maeda N, Klyce SD, Smolek MK, et al. Automated keratoconus screening with corneal topography analysis. *Invest Ophthalmol Vis Sci* 1994;**35**:2749–57.
34. Rabinowitz YS, Rasheed K. KISA% index: a quantitative videokeratography algorithm embodying minimal topographic criteria for diagnosing keratoconus. *J Cataract Refract Surg* 1999;**25**:1327–35.
35. Smolek MK, Klyce SD. Current detection methods compared with a neural network approach. *Invest Ophthalmol Vis Sci* 1997;**38**:2290–9.

2

36. Koch DD, Jenkins RB, Weikert MP, et al. Correcting astigmatism with toric intraocular lenses: effect of posterior corneal astigmatism. *J Cataract Refract Surg* 2013;**39**:1803–8.

37. Savini G, Hoffer KJ, Carbonelli M, et al. Intraocular lens power calculation after myopic excimer laser surgery: clinical comparison of published methods. *J Cataract Refract Surg* 2010;**36**:1455–65.

38. Wang L, Hill WE, Koch DD. Evaluation of intraocular lens power prediction methods using the American Society of Cataract and Refractive Surgeons Post-Keratorefractive Intraocular Lens Power Calculator. *J Cataract Refract Surg* 2010;**36**:1466–73.

39. Lin DTC, Holland S, Tan JCH, et al. Results of topography-based customized ablations in highly aberrated eyes and keratoconus/ectasia with cross-linking. *J Refract Surg* 2012;**28**:S841–8.

40. Tan J, Simon D, Mrochen M, et al. Clinical results of topography-based customized ablations for myopia and myopic astigmatism. *J Refract Surg* 2012;**28**:S829–36.

第 13 章

角膜形状分析

Allan Luz,Michael W. Belin,Renato Ambrósio,Jr.

关键概念

- 3D 角膜图像可以用以检测眼前节的解剖异常。
- 光线后散射的密度测定结果与组织学发现一致。
- 圆锥角膜的早期诊断应该考虑角膜后表面的高度以及从角膜最薄点到角膜缘的角膜厚度变化。
- 激光增强手术筛查必须建立在角膜地形图和单点的超声角膜厚度测量基础上。
- 更精确的白内障 / 人工晶状体植入术依赖于实际角膜屈光力精确测量。

本章纲要

Scheimpflug 原理
3D 图像 - 角膜和晶状体密度测定法
角膜高度图 - 增强高度
全面角膜厚度评估
节段性断层扫描
像差测量和角膜屈光力
总结

"断层摄像(tomography)"一词来源于希腊语 tomos,意思是"切片、切削、薄片或截面",以及来自 graphein,意思为"写下"。在医学上,计算机断层扫描这个经典的术语通常指的是用来描绘内部器官切面,产生 3D 图像的一种放射技术。同样道理,"角膜断层成像"可以被定义为描绘角膜的前后表面及其厚度地形图的科学。地形图和断层图是有本质区别的:前者是角膜前表面的二维呈现,而后者是角膜和眼前节的 3D 的呈现[1]。

尽管 Sheiner 和 Helmholtz 分别确立了角膜前表面曲率的测量方法引入以及角膜曲率的概念,但却是 Antonio Placido 在 1880 年用一个中心带孔的黑白环

交替的圆盘,定量评价四个以上中央角膜表面的点。一百年以后,计算机摄像角膜地形图的发展代表了应用电子成像处理和颜色 - 编码地形图来进行眼表分析的演变[2]。

最先广泛使用的商业化角膜断层摄像仪是 1995 年推出的 Orbtek Orbscan 裂隙扫描装置。后来,又研发出 Oculus Pentacam(2002)断层成像装置,随后出现的其他相似的断层成像设备也引起了广泛的临床关注。用数码旋转 Scheimpflag 相机和单色光源(475nm 的蓝 LED)一起围绕眼轴旋转,可以从角膜前段到晶状体后表面采集多重的图像。本章我们将探索及讨论角膜的断层摄像技术以及它的应用。

Scheimpflug 原理

Scheimpflug 原理是一种常用于断层摄像的几何规则。1901 年 Jules Carpentier 第一次描述了这个革命性的断层摄像法则,但 Theodore Scheimpflug 原始的专利引用和记载于 1904 年。这项技术中,3 个假想的平面 - 胶片平面、镜头平面、锐聚焦平面 - 以非平行方式排列。Scheimpflug 原则加大了景深,并为不同层面图像提供更加清晰的点,使图像变形最小[3]。

3D 图像 - 角膜和晶状体密度测定法

高分辨率图像和 3D 前房分析可应用于评估和证实眼前节异常。角膜密度可用灰度表示,从最小的光散射(最透明)0 到最大的光散射(透明度最小)100。光线后散射分析法越来越多用于角膜病诊断。已被报道用于屈光手术术后、感染性角膜炎、角膜营养不良、角膜移植手术的描述以及评价圆锥角膜交联术的结果。圆锥角膜中,越到晚期角膜光密度越高并且角

膜中央的反向散射亦增高[4]。这与圆锥角膜的定量组织病理学改变一致[5]。晶状体密度测定功能是通过测量蓝光照射的晶状体光散射来提供了一个客观的、定量的评价。晶状体分析对于诸如晶状体内异物、外伤性白内障和后囊混浊等情况具有潜在意义。

角膜高度图 - 增强高度

高度图通常是通过与标准参考表面相比较获得。基于高度的 Scheimpflug 成像术优于基于 Placido 系统,因为前者可以测定角膜的前、后表面。据报道角膜后表面的曲率改变可能在圆锥角膜变性初始阶段即能检测到[6]。平均角膜后表面曲率被用于将圆锥角膜与正常角膜区别开[7]。后表面增高图中局限的、边界清楚的正高度岛代表角膜扩张改变。通常来说,角膜后表面的扩张区域与最薄的区域是吻合的。

角膜高度图比前表面曲率图能更精确地检测到角膜扩张部位

矢状曲率揭示了锥体位置曲率分析的局限性,通常夸大了锥体周边的表现。这种局限性与检测技术(Placido 法或地图法)无关,而是角膜曲率的测量方式所固有的。角膜厚度图和高度图在定位真实的锥体位置时更准确(图 13.1)。

高度图可以通过测量前表面曲率来鉴别假性圆锥角膜

许多所谓的(误诊)"圆锥角膜"患者现在被意识到是角膜顶点异位[8]。"假性圆锥角膜"这个术语用来特指在角膜地形图测量时患者非轴性注视而导致的假性圆锥角膜图形[9]。如果角膜曲率参考轴没有通过角膜顶点,一个正常的非散光眼也可产生典型的不对称领结。角膜顶点异位综合征的患者通常具有正常角膜厚度、正交散光、稳定的屈光以及最佳框架眼镜矫正视力为 1.0 或更好[10]。高度图可以得到与从地形图上相反的结果,证实以上为正常的非散光眼。文献报道许多仅通过 Placido 法测量后诊为具有轻度圆锥角膜的病例,屈光术后效果却非常好[11],实际上是有角膜顶点异位综合征,用高度图分析没有达到疾病标准(图 13.2)。

增强型参考表面

临床医生一般假设参考表面非常接近正常角膜。"增强型参考表面"的概念是设计了一个更接近于患者本身正常角膜的表面,这样能更放大任何存在的病理变化。扫描器会生成与最适合的球体具有同样直径大小增强参考表面,但排除与角膜扩张突出相对应的区域。这个被排除的区域被界定为一个以角膜最薄点为中心的 3.5mm 的范围。由此产生的新参考表面在进一步突出角膜圆锥膨出的同时,更加模拟相对

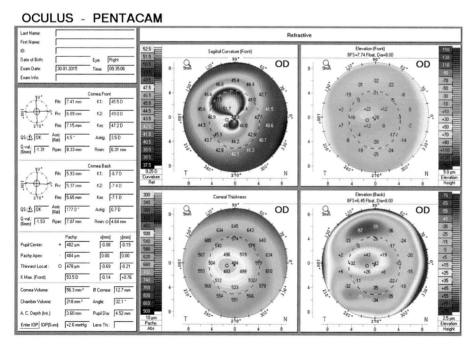

图 13.1 一个圆锥角膜患者的四联图;曲率半径图不能精确反映出圆锥顶部的真实位置。角膜高度图和角膜厚度图中的最薄点能够更精确地定位圆锥

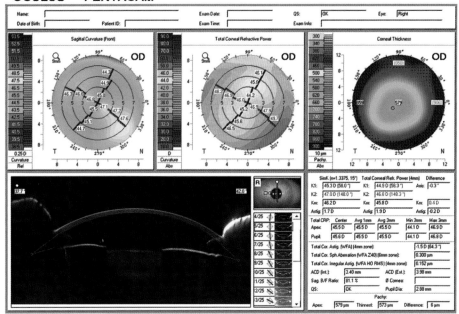

图13.2 当参考轴和角膜顶点不相吻合时,角膜曲率图就产生非对称的领结形。角膜厚度正常

正常的周边角膜。在扩张的角膜中,据此创立的高度图将与标准的参考存在明显差异。然而在正常眼这种差别很小。

全面角膜厚度评估

超声角膜厚度测量法是最常用的角膜厚度检测方法。超声波的优势是便宜、可重复使用,并且操作技术人员通常只需简单培训。但是它仅局限在角膜顶点的单点测量,而且对探头位置和成角很敏感。一个完整的角膜厚度图是可以像Scheimpflug摄像法一样,通过测量角膜前后表面而产生。角膜厚度检测就仅仅是角膜前后表面的空间差异。全角膜厚度图的优势是它能鉴别真正的角膜最薄点(true thinnest point,TP),这并不一定是顶点。这在屈光手术术前评估和LASIK术后角膜瓣的测量是必需的,在青光眼及其他角膜疾病中也很重要。

在最薄点评估的同时,全角膜厚度图形的数据也使描述整个角膜厚度轮廓的特点成为可能。正常角膜通常中央较薄到边缘逐渐增厚[12]。这个概念以及能够测量角膜缘到角膜缘之间角膜厚度功能具有重要的诊断意义。

角膜厚度的空间差异

除了确定TP的数值和位置之外,全角膜厚度图还能用于评价完整的角膜厚度分布,这代表了角膜从中央到边缘的厚度变化率。在角膜断层图出现之前,一种改良的Haag-Streit光学厚度测量法和超声活体检测被用来记录角膜厚度的变化[13,14]。

从Orbscan角膜地形图可以获得角膜每个位置的厚度数值。角膜厚度的空间分布(corneal thickness spatial profile,CTSP)图从角膜TP开始并以其为中心,沿直径逐渐增加的同心圆,顺序显示角膜厚度数值。从TP开始,可以用以下公式计算CTSP上每个角膜点位的厚度增加百分比(PTI):

$$PTI = (CT_{@x} - TP)/TP$$

X代表每个同心圆的平均厚度。

这种途径首先在Orbscan系统应用,所有的数据都是手动计算[15]。这套方法后来应用于Pentcam,可自动计算PTI[16]。厚度地图显示半子午线:最厚的半子午线通常在角膜鼻侧,最薄的半子午线出现在颞侧和下方。

厚度轮廓图提供的信息有助于临床医生区分早期扩张的角膜和正常较薄的角膜。另外它也可帮助临床医生检测早期水肿,此种状况下从中央到边缘的角膜厚度变化会减缓(图13.3A和B)。相比于通过单点数值来鉴别圆锥角膜,断层扫描Scheimpflug分析大大提高了诊断水平。[17]

过去几年对检测角膜扩张度更加敏感的检测需求日益增加。有许多通过传统角膜地形图和中央角膜厚度检测未发现风险因素,但LASIK术后出现角膜扩张相关的报道。地形图看起来正常可能是许多未

2

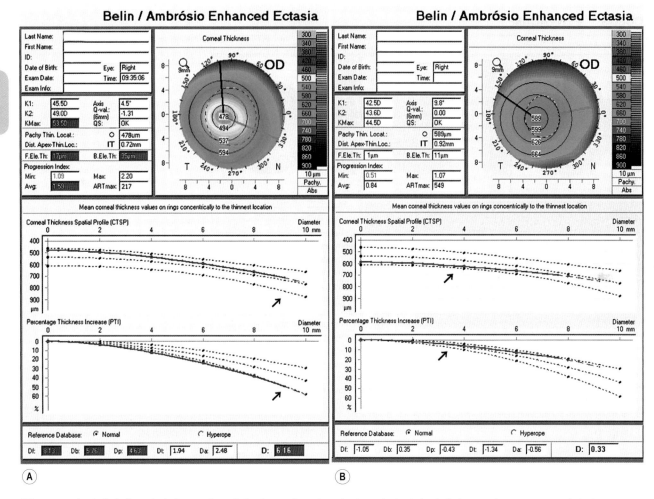

图 13.3 角膜厚度空间分布（CTSP）和厚度增加百分比（PTI）图。 患者的角膜厚度以红色标记,而人群均值和95%可信区间使用黑虚线画出。(A)CTSP 和 PTI 图能提供信息给临床医生来鉴别扩张性疾病,表现为红线低于可信区间的黑虚线。(B)CTSP 和 PTI 有助于鉴别内皮营养不良中的早期水肿,表现为红线高于可信区间的黑虚线

知的原因的 LASIK 术后扩张的原因。CTSP 和 TPI 揭示了一个角膜表面曲率正常的圆锥角膜患者,其对侧眼有异常[18]。

因具有实际可靠的检测角膜厚度的能力,角膜厚度测量成为筛查屈光手术患者时一种能区别正常和病变角膜的有效方法。

节段性断层扫描

近期已经能够评估诸如上皮层和基质层等角膜各层的厚度。精确的可重复的测量方法对评估屈光手术后的角膜重塑提供很重要的信息。非常高频的超声可以描绘较大范围内角膜上皮和基质的厚度[19]。但是这种方法需要将眼浸入耦合剂。光学相干断层成像术(OCT)是一个基于低相干原则干涉法的非接触性方法(图 13.4A 和 B)。正常上皮厚度偏离

可能是角膜扩张的早期征象[19]。更明显的是角膜顶点有一个由厚上皮环绕成的较薄上皮区域。

像差测量和角膜屈光力

近期白内障手术进展要求术前的评估更加全面。精确计算人工晶状体度数的焦点已经从眼轴长度的测量转移到真实中央角膜屈光力的测量。

针对先前接受过角膜屈光手术的患者,角膜曲率数值仅来源于角膜前表面,比如从基于 Placido 环的角膜地形图得到的数据,因其未能测量角膜后表面半径,所以可能得出一个错误的结果。从毫米半径到屈光度的转换是通过使用一个理论上有效的屈光指数1.3375。该数据是假设角膜后表面和前表面之间的半径比率为82%,但这种关系在所有角膜消融术后会随之改变。角膜断层图通过测量真正前后表面的

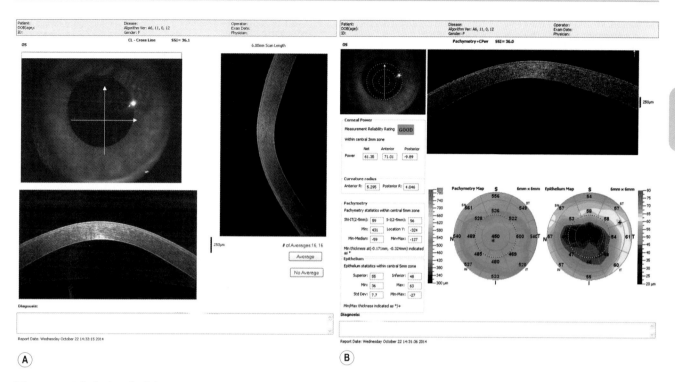

图 13.4 圆锥角膜的光学相干性断层扫描的垂直横切面图。(A)上皮层、前弹力层、基质层、后弹力层 / 内皮复合体能够很清晰地观察到。(B)上皮厚度图据观察遵循一个不均匀的模式。圆锥角膜的特点是顶点上皮变薄

关系,提高角膜屈光力的测量准确度。它通过使用正确的屈光指数以及来源于角膜前后表面的矢状曲率显示出角膜的屈光力。角膜组织指数 1.376 用于计算前表面屈光,而 1.336(水的折射率)用于计算后表面屈光力。

所用公式如下:

真实净屈光力 = 1.376–1/r$_{前表面}$×1000+1.336–1.376/r$_{后表面}$×1000

其中,r$_{前表面}$和 r$_{后表面}$分别是角膜前后表面的曲率半径。但是,这些参数只能用于那些考虑数据来源的人工晶状体的计算公式,诸如 Berlin Salt-Sensitivity Trial 或者 Hollady 2 公式。

总结

综合的角膜形状分析在角膜曲率散光计概念提出后得到了长足的发展。角膜厚度断层图已作为角膜手术标准。现在它被用于角膜屈光手术前的评估,以及在临床和角膜地形图征象前早期发现角膜病变,从而降低术后发生角膜扩张的风险。另外角膜在屈光力中扮演了一个重要角色,对其后表面的理解对现代眼内手术是必要的。将来会不断有更多新进展来提高诊断和手术计划能力。更快的计算机处理能力

和高分辨率相机也会充当重要角色。角膜分析的新前沿可能是结合断层摄像技术和生物特征以增加我们对角膜特性的认识。

（张慧 译）

参考文献

1. Ambrosio R Jr, Belin MW. Imaging of the cornea: topography vs tomography. *J Refract Surg* 2010;**26**(11):847–9.
2. Wilson SE, Ambrosio R. Computerized corneal topography and its importance to wavefront technology. *Cornea* 2001;**20**(5):441–54.
3. Wegener A, Laser-Junga H. Photography of the anterior eye segment according to Scheimpflug's principle: options and limitations – a review. *Clin Experiment Ophthalmol* 2009;**37**(1):144–54.
4. Lopes B, Ramos I, Ambrosio R Jr. Corneal densitometry in keratoconus. *Cornea* 2014;**33**(12):1282–6.
5. Mathew JH, Goosey JD, Bergmanson JP. Quantified histopathology of the keratoconic cornea. *Optom Vis Sci* 2011;**88**(8):988–97.
6. Rao SN, Raviv T, Majmudar PA, et al. Role of Orbscan II in screening keratoconus suspects before refractive corneal surgery. *Ophthalmology* 2002;**109**(9):1642–6.
7. de Sanctis U, Loiacono C, Richiardi L, et al. Sensitivity and specificity of posterior corneal elevation measured by Pentacam in discriminating keratoconus/subclinical keratoconus. *Ophthalmology* 2008;**115**(9):1534–9.
8. Doyle SJ, Hynes E, Naroo S, et al. PRK in patients with a keratoconic topography picture. The concept of a physiological 'displaced apex syndrome'. *Br J Ophthalmol* 1996;**80**(1):25–8.
9. Hubbe RE, Foulks GN. The effect of poor fixation on computer-assisted topographic corneal analysis. *Pseudokeratoconus. Ophthalmology* 1994;**101**(10):1745–8.
10. Belin MW, Khachikian SS. New devices and clinical implications for measuring corneal thickness. *Clin Experiment Ophthalmol* 2006;**34**(8):729–31.
11. Kremer I, Shochot Y, Kaplan A, et al. Three year results of photoastigmatic refractive keratectomy for mild and atypical keratoconus. *J Cataract Refract Surg* 1998;**24**(12):1581–8.
12. Maurice DM, Gardini AA. A simple optical apparatus for measuring the corneal thickness and the average thickness of the human cornea. *Br J Ophthalmol* 1951;**35**(3):169–77.

13. Mandell RB, Polse KA. Keratoconus: spatial variation of corneal thickness as a diagnostic test. *Arch Ophthalmol* 1969;**82**(2):182–8.

14. Avitabile T, Marano F, Uva MG, et al. Evaluation of central and peripheral corneal thickness with ultrasound biomicroscopy in normal and keratoconic eyes. *Cornea* 1997;**16**(6):639–44.

15. Luz A, Ursulio M, Castaneda D, et al. Corneal thickness progression from the thinnest point to the limbus: study based on a normal and a keratoconus population to create reference values. *Arq Bras Oftalmol* 2006;**69**(4):579–83.

16. Ambrosio R Jr, Alonso RS, Luz A, et al. Corneal-thickness spatial profile and corneal-volume distribution: tomographic indices to detect keratoconus. *J Cataract Refract Surg* 2006;**32**(11):1851–9.

17. Ambrosio R Jr, Caiado AL, Guerra FP, et al. Novel pachymetric parameters based on corneal tomography for diagnosing keratoconus. *J Refract Surg* 2011;**27**(10):753–8.

18. Ambrosio R Jr, Nogueira LP, Caldas DL, et al. Evaluation of corneal shape and biomechanics before LASIK. *Int Ophthalmol Clin* 2011;**51**(2):11–38.

19. Reinstein DZ, Gobbe M, Archer TJ, et al. Epithelial, stromal, and total corneal thickness in keratoconus: three-dimensional display with artemis very-high frequency digital ultrasound. *J Refract Surg* 2010;**26**(4):259–71.

20. Li Y, Tan O, Brass R, et al. Corneal epithelial thickness mapping by Fourier-domain optical coherence tomography in normal and keratoconic eyes. *Ophthalmology* 2012;**119**(12):2425–33.

第 14 章

角膜内皮显微镜

Rony R. Sayegh,Beth Ann Benetz,Jonathan H. Lass

关键概念

- 角膜内皮显微镜呈现的是入射光照射到组织后像镜面一样反射出来的光所形成的图像。
- 内皮显微镜主要用于角膜内皮细胞的成像,而它对角膜上皮和基质的成像功能已经被共焦显微镜取代。内皮细胞密度、平均细胞面积、细胞大小变异率或变异系数、细胞多形性或细胞六边形比例是内皮显微镜可获得的有用参数。
- 内皮细胞数量和形态分析有助于确定不同的病变状态、制定手术计划和协助眼库工作。
- 角膜内皮显微镜在前节甚至后节手术、设备和药物干预的安全性和有效性研究中起到重要的作用。
- 中央读片中心对内皮显微镜图像分析至关重要,美国 FDA 推荐其在多中心临床研究中应用以获得可靠、准确、可重复性好的结果。

角膜内皮显微镜呈现从光学界面反射出来的光所形成的图像。它不仅可以通过角膜内皮与前房的交界面而使角膜内皮成像,也可以使角膜上皮、角膜基质和晶状体成像。根据所用的设备不同,发射的光源可以是固定的裂隙光、移动的裂隙光或是移动的点光源;光学设计可以是共焦或是非共焦的;界面可以是接触性的,也可以是非接触性的。年轻人正常角膜内皮细胞的内皮镜图像(图 14.1)显示为形态类似而规则、大小均匀的六边形细胞阵列。而在老年人、外伤和角膜疾病患者中,这种规则性消失并且角膜的透明性下降。

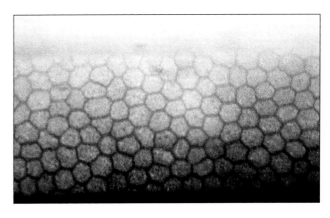

图 14.1 内皮显微镜显示的正常角膜内皮细胞图像。可见形态类似而规则、大小均匀的六边形细胞阵列

1918 年 Vogt 首次实现内皮细胞直接成像[1]。他使用裂隙灯显微镜证明内皮形态可以通过反射光线成像。1924 年 Graves 用类似的方法来观察老年 Fuchs 角膜内皮营养不良患者的内皮形态[2]。直到 1968 年,David Maurice 才描述了第一个实验室用角膜内皮镜用来研究摘除的活体角膜[3,4]。随后 Laing 等[5]以及 Bourne 和 Kaufman[6]先后改良了这种内皮显微镜,使之可用于临床常规角膜内皮检查及照相。

内皮显微镜从大视野、较高分辨率、接触性显微镜[7,8]逐渐发展为小视野、高分辨率、非接触性显微镜,同时它还装有相应的软件来自动或半自动分析内皮细胞密度(endothelial cell density,ECD)和形态,包括变异系数和六边形细胞比例[9~13]。发展到现在，角膜内皮显微镜不但可以应用于临床还广泛应用于眼库。

角膜内皮显微镜的光学原理

光线照在物体表面可以发生反射、传导或吸收。通常这三种现象都会同时存在。对于临床内皮显微镜来说最重要的是光线的镜面反射（也就是镜子样反射），这样光线的反射角与入射角一样。这些反射光被内皮显微镜捕捉到就形成了目标图像[14]。光线通过角膜时要经过一系列光学性质不同的区域的交界面，在每个交界面处，一部分光线被反射回去，一部分光线被传导进入角膜更深的部位。不同区域间的折射率差异越大，反射的光线就越强。组织越水肿，就会有越多的光线被分散。反射光中的一部分被内皮显微镜的物镜收集后在显微镜的胶片平面上形成该设备聚焦的角膜区域的图像（图14.2）。

如果光源的入射角增大，光线重叠就会减少，就

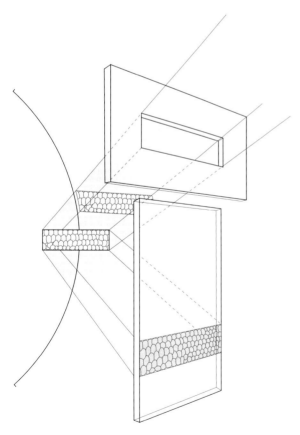

图14.2　光线从临床内皮显微镜的光源发射并返回其胶片平面的路径。尽管角膜上皮和角膜内皮在图示胶片平面的焦点上都会显示，但实际上由于镜面显微镜视野深度的限制，同一时间只有一个层面上的图像是清晰的

可以使用较宽的裂隙，从而看到更大面积的角膜内皮细胞。但是宽光束照亮更多的角膜基质和上皮，使大量光线被分散，而内皮前组织分散的光线增加会使对比度下降、掩盖内皮细胞的细节。最终无效的图像表现为对比度下降、细胞清晰度差。另外，入射角增大会使正常内皮细胞在一个方向的成像缩短。

使用大视野扫描裂隙或点扫描共焦显微镜时，裂隙和光点应很小，从而避免干扰、提高图像质量。在高灵敏度的记录系统的帮助下，组织反射回来的光点和裂隙可以被扫描并形成高质量、大视野的图像。在使用该设备时，暗与亮的分界通常不再可辨。这些改进大大提高了水肿角膜的内皮细胞的成像功能，也使角膜基质神经和角膜细胞能够更好的成像。随着内皮显微镜的发展和应用，内皮显微镜在厚角膜应用中的局限性也已经被共焦显微镜很好地解决[15~17]。

患者的检查前准备

市面上可用的接触性和非接触性内皮显微镜操作均较简单，患者检查时也没有痛苦。为了取得患者的配合并最终获得良好的图像质量，应首先向患者解释检查的步骤和过程。检查时应摆好头位并确认患者姿势舒适，从而最大限度地减小患者在检查过程中的头位移动，进而获得优质的角膜内皮图像。

在进行非接触性角膜内皮显微镜检查时，应指导患者眨眼以湿润角膜，然后在图像捕捉镜头前保持不动以提高图像的清晰度。另外，在非接触性检查时，还应注意当角膜厚度较厚时自动模式可能难以成像，需要操作者改为手动模式操作。如果应用接触性内皮显微镜，则应在检查前先用表面麻醉药滴眼。设备接触角膜后可能会出现点状角膜上皮磨损，但通常会在几个小时内消失。通过让患者注视设备内置的固视点来达到眼球在镜头正前方的定位。当角膜较薄而透明、没有瘢痕或水肿时，往往更易得到清晰的内皮图像。虹膜反射的光线会干扰内皮的成像，最好通过散瞳来消除这种影响。

成像技术的标准化

角膜内皮检查方法的标准化对于随诊观察内皮细胞变化非常必要。非接触性内皮显微镜通过内置固视点的标准化方法来分别对中央、中周部和周边的角膜内皮进行检查。操作者可以根据需要检查的部位来调节患者的注视点。应用接触性内皮显微镜时，

光束直接射入瞳孔以保证接触锥正好位于角膜中央位置,随后对上方、下方、鼻侧和颞侧进行系统性扫描以确保对角膜内皮进行全面的检查。

为了能最好地评估不同时间不同角膜内皮区域(包括中央)的细微变化,操作者应该在同一次检查中进行三次内皮成像并记录三次检查分析的平均值。在用高倍率显微镜时,这一点尤为重要,因为在最终获得的图像中能显示的内皮细胞数太少。另外操作者应从开始到随访全程均应用同样的图像分析方法。随访过程中,为了能让检查始终保持在角膜的同一区域,多数角膜内皮镜对内皮的研究都单独选择角膜中央内皮区来分析 ECD。然而,这种做法可能具有误导性,并且不能反映有些手术主要对周边角膜造成的损伤。角膜中央内皮细胞密度和形态的改变可能需要一定的时间(几个月或几年)才能反应出来。而角膜旁中央和周边内皮细胞,尤其是上方的内皮细胞比中央区内皮细胞拥有更高的 ECD,可能有助于保持中央内皮细胞的密度和功能[18]。所以,随着时间的推移这一区域的手术可能对中央内皮细胞产生更大的影响。

设备的使用方法

目前市面上有数种角膜内皮显微镜可供选择,其中包括非接触性和接触性内皮镜(表14.1)。除此之外,共焦显微镜也可以应用于临床捕获和分析内皮细胞密度和形态。所有上述设备均配备电脑装置并拥有半自动或全自动分析功能。有些设备还有手动分析功能和 / 或自动分析校准功能。非接触性设备采用自动跟踪和聚焦技术。Konan CELLCHEK Series (Irvine,CA)是在美国广泛应用的一种临床设备,使用该设备可以自动跟踪角膜并呈现角膜内皮图像,较少需要操作者的干预。一旦患者摆好头位,操作者按个按钮就可以启动成像过程。设备的光学系统首先通过浦肯野图像客观的对位角膜,直到达到适当的镜面反射模式。接下来设备对焦到内皮面,闪光灯开启,最后内皮细胞成像于显示器上。另外图像显示的实际角膜位置也可以得到证实,并显示为外眼图像。其他非接触性设备可连续成像(Tomey,Inc.,Phoenix,AZ

表 14.1　目前可供选择的角膜内皮显微镜及其主要特点一览表

制造商	类型	模式	分析选项	设备特点	图像示例
HAI Labs, Inc Lexington, MA	接触式	CL-1000XYZ	自动分析 固定阅读框分析 可变阅读框分析 角点分析	f.o.v. 200μm × mo.μm 聚焦深度 0~999μm 测厚计 实时连续捕获 HAI CAS/CL Cell 分析系统	
HAI Labs, Inc. Lexington, MA	非接触式	CL-1000nc	自动、半自动	实时内皮成像 自动选择优质图像 光学厚度测量 中央和周边取点	

续表

制造商	类型	模式	分析选项	设备特点	图像示例
Heidelberg Engineering Vista,CA	共聚焦浸没式接触	Corneal Module HRT	半自动	可对角膜各层成像的活体共聚焦显微镜 一致的照明,不失真的图像 视频捕获 手动测厚	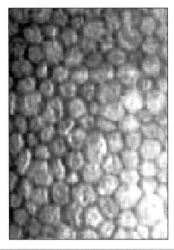
Konan Medical USA,Inc Irvine,CA	非接触式	CELLCHEK Series（CELLCHEK XL,SP,RU,SP-9000 PLUS,SL）	自动 半自动、中心法、弯曲中心法、角点法、简单网格法、筛选法	F.o.v. 240μm × mo.μm 全自动对准和聚焦,易于操作 5个固视点,确认角膜图像的实际位置 在5个固视点均可进行光学测厚,装有电脑系统和分析软件	
Konan Medical USA,Inc. Irvine,CA	眼库	CellChek D	内皮 中心法 弯曲角点法 全角膜 直径 圆周 损伤面积	结合镜面图像和增强图像 损伤和死亡细胞成像 预切组织的界面成像 内皮评估 上皮增强成像 碎片/红细胞成像 低倍率观察整个角膜 测量工具 内置测厚计 内置温度计	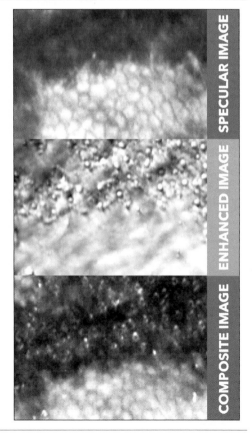

制造商	类型	模式	分析选项	设备特点	图像示例
Nidek Fremento,CA	非接触式	CEM-530	自动	F.o.v. 250μm × mo.μm 自动跟踪、自动扫描 15个固视点 中央、旁中央(5度中央视角处8个固视点)和周边(27度视角6个固视点) 捕获16幅图像并按质量整理 光学测厚 网络化、无外接电脑	
Nidek Fremont,CA	共聚焦非接触式(20×)	Confoscan 4	自动	F.o.v. 460μm × mo.μm 检查范围广(高达每次检查1000个细胞) 完全非接触(工作距离12mm) 能够穿透混浊角膜形成高质量图像	
Nidek Fremont,CA	共聚焦浸没式接触(40×)	Confoscan 4	自动,手动	F.o.v. 460μm × mo.μm 可对角膜各层成像的活体共聚焦显微镜 全厚角膜或角膜内光学测厚 凝胶浸没式检查 自动/手动对准和扫描 9个内置固视点	

续表

制造商	类型	模式	分析选项	设备特点	图像示例
Tomey, Inc. Phoenix, AZ	非接触式	EM-3000	自动	F.o.v. 250μm × mo.μm 易于对位 连续摄像（15 帧） 7 个捕获位置	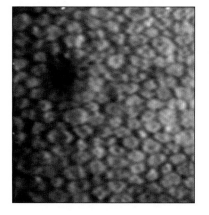
Topcon Medical, Inc. Tokyo, Japan*	非接触式	SP-1P	自动	F.o.v. 250μm × mo.μm 两种摄像模式 - 连续摄像和自由摄像 自动对准、中央和周边定位 单个和全景图像自动分析 - 带有色彩监控和数据分析	单个图像 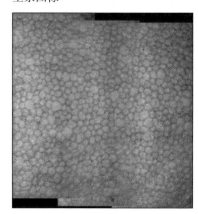 全景图像

和 Nidek，Fremont，CA）或者提供实时取景（HAI Labs，Inc.，Lexington，MA），都可以自动选择最好的图像。

HAI 有一种接触性内皮显微镜，聚焦深度 0~999μm。尽管因为是接触性检查会让患者有少许不适，但它可以获得大范围清晰的图像，不受角膜厚度或疾病的影响。Topcon SP-1P（Topcon Medical Inc.，Tokyo，Japan）也是一种有趣的内皮显微镜（目前美国无售），它可以将角膜中央和旁中央的多幅图像加以整合，形成一幅更大的、无重叠区的角膜全景图像进行分析。

角膜内皮显微镜的定性分析

角膜上皮

角膜上皮细胞通常并不总是表现为适合于内皮显微镜检查的平坦表面。当角膜表面戴上角膜接触镜时上皮细胞可以相对平坦，从而对光线形成镜面反射[19]。Tsubota 等描述了能使角膜上皮细胞表层应用内皮显微镜成像的接触镜系统[20-22]。应用折射率与角膜近似的软性角膜接触镜会减小上皮细胞的反射作用，有利于角膜上皮细胞的观察。将这些技术与现代大视野内皮显微镜的高分辨率相结合，可以实现对角膜上皮细胞细节的研究。正常角膜上皮细胞包括各种不同亮度的多边形细胞（图 14.3）。大多数细胞可以归为以下三种中的一种：暗细胞、中等亮度细胞和亮细胞。六边形、五边形和三角形细胞都可以存在，但圆形的、增大的或伸长的细胞都被认为是异常的。

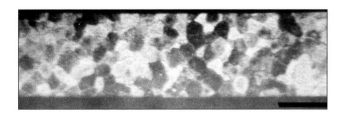

图 14.3 正常角膜上皮细胞的内皮显微镜图像。显示有三种细胞类型：暗细胞、中等亮度细胞和亮细胞。没有发现圆形或伸长的细胞。比例尺代表 100μm

应用这些技术，穿透性角膜移植术后[21,23,24]、日戴或长时间戴软性角膜接触镜[25-27]、干眼[28]、神经营养性角膜炎[28]、无晶状体眼[21]、糖尿病[21,26,29,30]和圆锥角膜[21,26]患者的角膜上皮细胞均可用内皮显微镜进行检查。但是共焦显微镜在很大程度上取代了内皮显微镜对于角膜上皮的观察，因为前者能更好地观察正常和疾病状态的基底细胞、翼状细胞和表层细胞的表现和变化。

角膜内皮：各种各样的亮暗结构

角膜内皮显微镜可以观察到一些异常的内皮结构[31]。其中最值得注意的是角膜小滴（图 14.4 A）。角膜小滴是后弹力膜的赘生物，应用内皮显微镜可以比裂隙灯显微镜更早发现这一异常。角膜小滴初始表现为小而黑的结构，随后这些结构逐渐增大，往往会变得比内皮细胞还要大。这些赘生物可表现为圆顶状或呈现蘑菇状，如果它们表现为顶端平坦的蘑菇状，光线就能从其表面形成镜面反射，最终显示为黑区中的亮点。在 Fuchs 角膜内皮营养不良患者中，周围内皮细胞往往形态异常。另外在正常年轻个体的远周边角膜处也可见到角膜小滴，这种情况下它们就称为 Hassall-Henle 疣，通常更多表现为圆顶状而不是蘑菇状，其周围内皮细胞也无异常表现。

有时可以见到细胞内亮性结构（图 14.4 C 和 D），它们似乎与应激细胞（诸如角膜移植术后所见到的）相伴随。亮性结构的大小通常与内皮细胞的大小相对应，细胞越大亮性结构就越大。考虑这种亮性结构代表着细胞核。有些亮性结构跨越数个内皮细胞且有清晰的边缘，表明它们可能非常接近内皮 - 基质界面（图 14.4 E）。目前认为这些亮性结构代表着内皮表面的色素沉积物。

内皮显微镜也可以观察到一些暗性结构。其中一种暗性结构表现为细胞内小的有清晰边界的结构，目前认为它代表着内皮纤毛（图 14.4F）。另一种细胞内暗结构更大一些、边界不清，说明它存在于细胞内（图 14.4G），目前认为是细胞内的空泡或滤过泡。前葡萄膜炎患者的内皮显微镜检查发现分界清晰的暗性结构，通常位于内皮细胞相交处（图 14.4H）。这些结构大小均一，目前认为是侵袭的白细胞。

角膜内皮：形态学

角膜内皮显微镜图像分析可以通过观察细胞形态并给出相应说明来完成定性分析，或者通过计算 ECD 和形态测定分析来完成定量分析。而在此之前，首先应充分了解正常角膜内皮的表现，才能在此基础上识别异常的角膜内皮。定性分析需要掌握细胞构造、细胞边界和交叉、黑区边界的结构以及无细胞结构的表现等知识[14]。另外无论是定性分析还是定量分析，我们必须能识别光学伪影的存在，并在分析时加以排除。

2

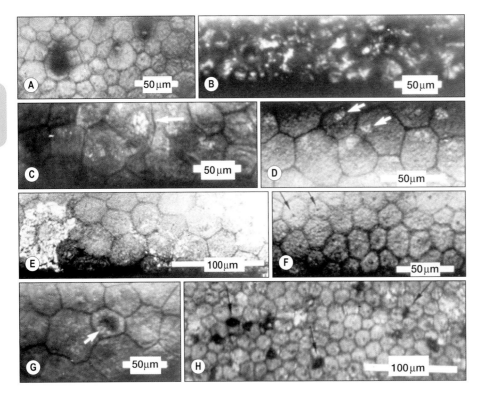

图14.4　各种各样的内皮结构。图中箭头指示各种结构的特点。(A)孤立的光滑的赘生物(角膜小滴)。(B)多个融合的赘生物。只能清楚看到每个赘生物顶端反射的亮点。(C和D)细胞内亮性结构,可能代表细胞核。(E)色素性的内皮沉积物。(F)暗性结构,可能代表内皮纤毛。(G)细胞内暗性结构,可能代表细胞内空泡。(H)细胞间暗性结构,认为是侵袭的炎症细胞

20岁青年人的正常内皮显微镜图像应该表现为大小一致的六角形内皮细胞有规律的镶嵌排列,细胞边界清晰可辨。在整个生命过程中,内皮细胞密度逐渐下降(或平均细胞面积增大)[32],从出生到最初几年下降速度是最快的[33,34],20岁到大约50岁期间比较稳定[35],60岁以后又会明显下降。平均来看,年龄相关性细胞丢失率大约为每年0.5%[36]。另外,随着年龄增长细胞大小和细胞形态的变异率也会升高[37,38]。

图14.5A-F显示了各种异常细胞形状。Laing也曾描述了内皮显微镜观察到的异常细胞边界、细胞形状和其他细胞结构[39]。值得注意的是,尽管细胞形态可以存在多形性,但细胞大小并不总是增大的。

确定细胞面积和ECD的最简单的方法之一就是比较细胞分析。使用这种方法时,将内皮细胞镶嵌排列与已知大小的细胞样式进行比较[40-42]。这样,就可以对平均细胞面积和ECD做出主观判断。

角膜内皮显微镜的定量分析

内皮显微镜图像的定量分析是对个体内皮显微镜图像中选定的一簇内皮细胞的客观描述。评价的指标包括ECD(个细胞/mm²)、平均细胞面积(μm²/细胞)、变异系数(CV)(细胞面积标准差/平均细胞面积)和细胞多形性(通常用六边形、小于六边或大于六边的细胞所占的比例来衡量)或六边形比例。现代的内皮显微镜可以自动或半自动的计算这些指标。

现代内皮显微镜所带的分析软件中至少有3种方法可以用来进行ECD的定量分析,包括固定阅读框分析、可变阅读框分析和中心法(图14.6A、B、D)。另外许多现代设备可提供自动或半自动(操作者手动校准)分析来测算ECD和细胞形态学参数。在固定阅读框分析中(图14.6A),操作者计数某一给定区域内的所有细胞(这种情况下为方形读框)。为了避免过高估算存在的细胞数,位于读框边缘的细胞减半后再记录在内。测算这一给定区域内的细胞总数后用于计算ECD。在可变阅读框分析中(图14.6B),操作者调整图像放大倍率后跟踪尽可能大范围的细胞边界并最好选择至少100个相邻的细胞进行分析。可供分析的细胞数量主要取决于图像的放大率和细胞的大小。可变阅读框分析比固定阅读框分析更精确,因为只有完整的细胞才能计数并且读框边缘的细胞不必计入数据。

单是ECD并不能作为衡量内皮健康状态的敏感指标,因为即使内皮细胞密度很低(低于500个细胞/mm²)也可能发挥功能[43-47]。理论上来说,内皮细胞应激时所表现的细胞大小变异率(用CV反映的细胞面积变化)和细胞多形性(用六边形细胞比例反映的细胞形状变化)才是更敏感的指标。当CV升高、六边形细胞比例降低时,就说明细胞群体中的细胞个体和邻近细胞的热动力学稳定性下降,相应的内皮功能

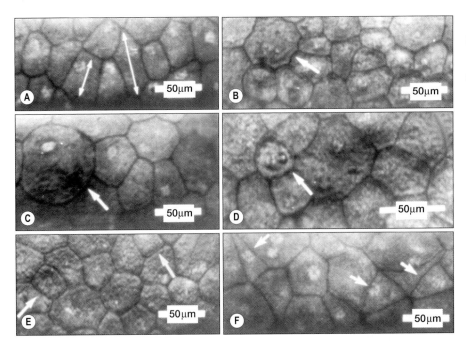

图 14.5　角膜内皮的不同形态。(A)增大和伸长的细胞。(B)带有圆齿状边缘的细胞。(C和D)圆形细胞。(E)正方形细胞。(F)三角形细胞。箭头指示所述的各种细胞类型

2

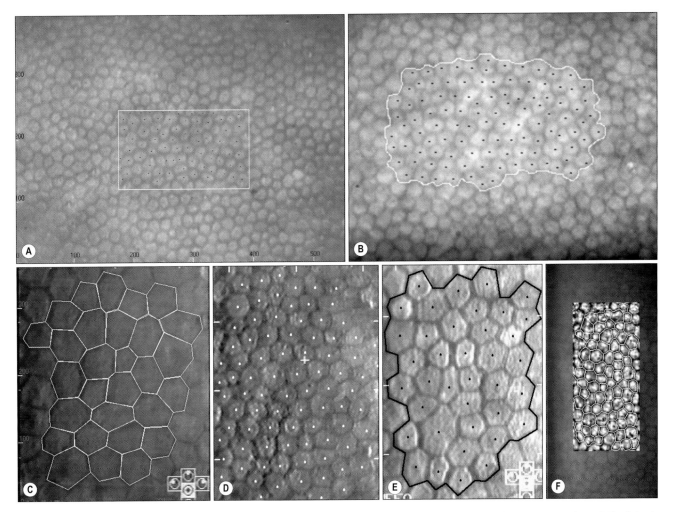

图 14.6　角膜内皮显微镜的不同分析方法。(A)固定阅读框分析。只有长方形读框内的细胞和接触两侧邻近边缘的细胞计算在内(以点标示)。(B)可变阅读框分析。某特定区域的一组细胞边界被画出轮廓,计算这一区域的细胞及其面积。(C)角点分析。标出每个细胞的角点并分析。(D)中心分析。标记一组邻近细胞的中心点。(E)弯曲中心分析。标记选定轮廓内的细胞的中心点。(F)自动分析。设备对细胞进行自动分析

2

也就下降(屏障功能和泵功能下降)。Yee 等[48]报道随着年龄增长 ECD 下降,而细胞多形性增加,但是角膜供体研究发现 CV 和六边形细胞比例的变化与穿透性角膜移植术后随访 7 年的植片失代偿无相关性[49]。

以下例子可以说明形态学分析的敏感性已大大提高。如果 100 个细胞的细胞群中有一个细胞缺失,那么平均细胞面积最多增加 1%,统计学上无显著意义[50]。然而当 100 个细胞的细胞群中有 1 个六边形细胞缺失,如邻近细胞的伸展、移行或者融合以修复缺损的细胞,则至少 2 个细胞(2%)或最多 6 个细胞(6%)会显示出细胞形态的变化。因此,ECD 检查不能发现的细胞丢失可能可以通过细胞大小变异率和细胞多形性的定量检查来检测。目前的大多数内皮显微镜能够提供自动(图 14.6F)或半自动(图 14.6A-E)的形态学分析。对于全自动分析,最好有修正功能(如取消或重设界限)。角点法(图 14.6C)是自 30 多年前最初的内皮显微镜出现以来的形态学分析的标准方法[6]。这种方法将每个细胞的角点记录下来,软件会把这些角点相连形成细胞的边界,然后确定每个细胞的面积。中心法(Konan Medical USA)(图 14.6D)是 20 世纪 90 年代晚期提出的一种方法,应用半自动方法确定每个细胞及其邻近细胞的中心,继而产生形态学数据。该方法要求操作者准确的标出相邻细胞的中心。选定细胞边缘处的所有周边细胞都要排除,因为这些细胞没有外围的邻近细胞,而邻近细胞需确定与其中心的距离。所以,即使我们选定了 50 个细胞,实际上也可能只有 25 个细胞能纳入分析。鉴于此,在应用中心法时操作者需至少选取 100 个细胞。在中心法的基础上,还出现了一种弯曲中心法(Konan Medical USA)(图 14.6E),它结合了可变阅读框分析和中心法的优点,操作者选取一群可见边缘、交界和中心的细胞,标出所选细胞的中心。

无论对于 ECD 确定还是对于形态学参数的确定,定量分析的准确性主要取决于图像质量、内皮选定区域对整个内皮细胞群体的代表性、操作者对于内皮细胞形态学的理解、操作者进行具体分析的理解力和技术水平[51]。图像质量必须足够清晰,使操作者能确定细胞边缘、交界和中心。应用非接触性设备时,需要通过培训来获得最优的图像,尤其是对于较厚的角膜。通常这种情况下需要操作者关掉自动模式,转为手动捕获模式。可以通过在同一位置(如角膜中央区内皮)捕获和分析三幅图像来提高取像质量,但是在同一位置取像时建议患者在每两次检查之间都

向后靠坐再重新摆好头位以尽量减少每次检查之间的重叠部分。表 14.1 显示了不同设备的检查区域大小。检查区域越小,获得足够的目标区域样本所需要的图像数越多。内皮显微镜的操作者需要通过培训来识别正常或异常的角膜形态。临床上使用内皮显微镜检查最常出现的错误是不恰当的运用分析方法,或者在自动分析时不知道分析已经失败。在使用中心法和可变阅读框法时最常见的错误(图 14.7)是重复计算或漏数细胞、没有选择合适的细胞大小(Konan Medical USA)用于自动分析或者在细胞边界不清时使用自动分析。

角膜内皮显微镜在临床试验中的应用和读片中心的重要性

内皮显微镜在眼前节甚至后节手术、设备和药物干预的安全性和有效性研究方面具有重要作用。为了缩小美国 FDA 多中心临床试验的变异性,内皮显微镜检查和内皮分析应遵循以下原则:①所有参与试验的基地理论上应使用同样的内皮显微镜设备,如果不能达到这个要求,则每个显微镜都应该使用制造商提供的外部校准设备进行校准,并由一个中央读片中心提供已知放大倍率的图像以达到校准的目的;②每个基地应由同一个操作者进行检查,该操作者应该有能力在研究过程中获得良好到优秀的图像质量;③中央读片中心应确认研究中使用的每台内皮显微镜设备已校准;④在两个操作者的检查结果有差别时,读片中心内应通过双分级程序进行图像分析判定[51]。

综上所述,在多中心临床试验中,用于内皮图像质量评估、内皮细胞密度和形态学分析的可重复且可靠的中央读片中心方法(包括使用通过认证的操作者、明确的图像质量分级体系、双分级判定、潜在的质量控制程序)对于大的多中心的长期研究的实施非常重要[45~47,49,52~79]。

角膜内皮显微镜的临床应用

临床角膜内皮显微镜不但是角膜亚专科专家评估角膜供体和内皮营养不良的实用工具,也有助于眼科医生在手术前确定一些微小的角膜改变(表 14.2)。角膜透明且厚度正常并不能保证角膜内皮细胞形态和密度正常。会导致角膜水肿的内皮细胞密度变化很大,目前一般认为这一临界 ECD 为 300~700 个细胞 /mm^2[41,43,47,80,81]。如果一次眼内手术会让角膜内

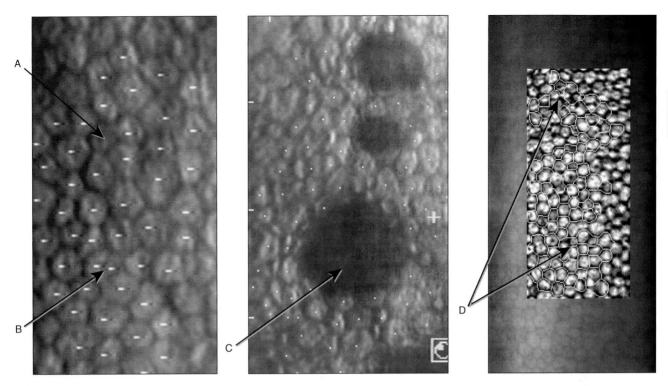

图 14.7　内皮计数和分析错误的常见示例。(A)漏数细胞。(B)重复计数。(C)阅读框中包含了不能分析的区域。(D)自动分析不正确的跟踪了细胞边界

表 14.2　不同角膜状态的内皮显微镜表现

角膜状态	角膜内皮显微镜表现
格子状角膜营养不良[185,186]	与基质交叉的分叉线。这些线被认为是淀粉样沉积物或者由淀粉样沉积物引起的病变。火山口样外观也有描述
圆锥角膜[187]	伸展细胞的长轴在圆锥顶点方向。也可见外观正常的细胞内有黑色小体。在角膜水肿时,后弹力层破裂局部的内皮细胞比正常细胞大 7~10 倍
后部多形性角膜营养不良[188~190]	带有厚的黑色边界的空泡弯曲成环状外观(图 14.8B)位于正常内皮细胞前方,通常在病灶的中央更容易识别
虹膜角膜内皮综合征[191~194]	孤立的 ICE 细胞团(也称 ICE- 冰山)看起来像存在于内皮细胞内的 PPMD 空泡,失去正常的细胞清晰度和六边形形状,可以看到很多五边形细胞。也可发现细胞内颗粒状物质增多,个别细胞内的中央黑区增大并完全成为细胞内的黑块区域。随着病情进展,内皮单层就不再是镶嵌排列的一层细胞,会呈现一种"反转外观",表现为黑色的中央区和白色的边缘(图 14.9)
眼内炎[91]	内皮细胞之间可见单核炎症细胞(图 14.4H)。这一过程内皮细胞通常不受损伤
青光眼[196~197]	单眼青光眼或青光眼睫状体炎危象的眼中可发现内皮细胞密度下降。如果眼压用药物控制好,细胞丢失也会减少。不同的青光眼手术会引起不同的细胞丢失情况,尤其是小梁切除术和青光眼阀
前房内上皮化[198,199]	在内皮细胞和内生上皮之间的分界线处可以发现增大的异常形状的内皮细胞融合成无细胞无结构的区域。侵入的上皮形成不规则的细胞层,从而使被累及的角膜呈现灰色的外观,使该区域内皮显微镜的反射光很难形成清晰的图像
钝挫伤[200,201]	小的、非穿透性的异物撞击角膜可以引起后部环状角膜病变,临床上表现为角膜内皮面由断裂水肿的内皮细胞形成的灰色圆环。只有比较严重的角膜外伤才会导致可检测到的内皮细胞密度下降

续表

角膜状态	角膜内皮显微镜表现
佩戴接触镜[202~207]	佩戴角膜接触镜数分钟内就可发现小而黑的内皮小泡,在摘镜后很快消失。长期佩戴硬性或软性角膜接触镜会增加细胞大小的变异,并且在停戴后也不可逆转。细胞大小变异的程度随着佩戴时间的延长而加重并取决于所佩戴接触镜的类型
糖尿病[208~212]	内皮细胞密度随年龄增长逐渐降低,细胞大小变异和多形性增加,六边形细胞比例下降。局部应用醛糖还原酶抑制剂可使这些形态学改变发生逆转
Fuchs 内皮营养不良[213~216]	赘疣(角膜小滴)增大并开始使其表面和邻近的内皮细胞变形,使这些内皮细胞的边界变得不清晰。角膜小滴本身表现为黑色的点,有时中央有亮反射。如果赘疣数量较大,它们就会互相接触并融合,这时就很难分辨内皮细胞(图 14.4E) 在 FECD(COL8A2 缺陷)发病早期,每个内皮细胞都伴随着一个单个的轻隆起的小滴(图 14.10),表现为高密度的样式,与大面积无小滴区交替出现(早期),晚期角膜小滴急剧增加、隆起并融合成片

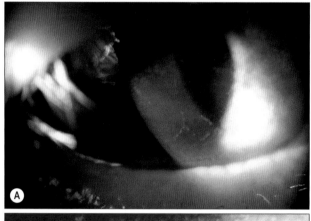

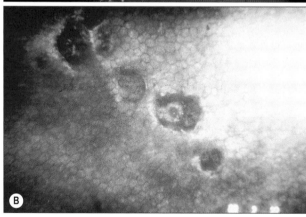

图 14.8　后部多形性角膜营养不良。(A)后部多形性角膜营养不良的裂隙灯表现。(B)内皮显微镜显示由伸长的异常细胞圈成的圆形空泡

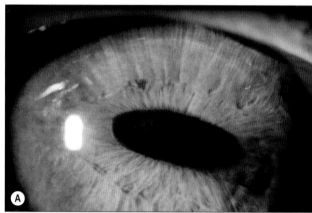

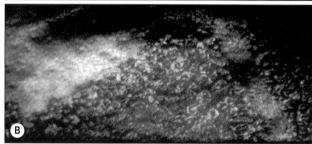

图 14.9　虹膜角膜内皮综合征。(A)ICE(Chandler)综合征的裂隙灯表现。(B)内皮显微镜显示左上象限比较正常的内皮,邻近常可见特征性的"反转图形",往往见于 Chandler 综合征

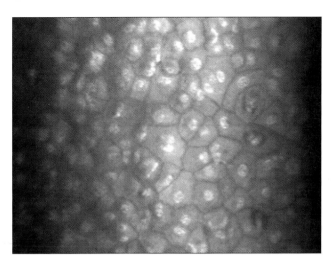

图 14.10　一位 32 岁的早期 FECD 患者。(L450W-COL8A2 突变) 的共焦显微镜图像。(With permission, from Invest Ophthalmol Vis Sci, June 2005, Vol. 46, No. 6, page 1936, Fig. 3A.)

皮细胞损失 0~30%, 那么患者至少应该有 1000~1200 个细胞 /mm^2 的细胞密度才能安全的接受大多数眼前节手术, 而不至于增加术后永久性角膜水肿的风险[82]。另外当 ECD 接近这一临界值时, 手术者就应该弄清楚患者是否能理解术后角膜水肿甚至角膜失代偿的风险增大。大多数患者(包括 70 岁以上的患者)都应该有至少 2000 个细胞 /mm^2 的内皮细胞密度, 但是由于不同年龄组中 ECD 的变异性很大, 年龄这一单一因素并不能用来预测 ECD。通常双眼的 ECD 不应有明显的差异。然而随着年龄增长, 有些人会出现明显的 ECD 差异, 当这种差异大于 280 个细胞 /mm^2 时, 就认为差异有意义[83]。

有证据表明细胞大小和形态多型化的角膜内皮不能像细胞形态均一的内皮一样很好的耐受眼内手术。变异系数大于 0.40 或者六角形细胞比例小于 50% 的角膜就应认为是异常的, 且术后角膜水肿的风险增高。在 ECD 检查中发现, 所有年龄段的细胞大小和形态都存在很多变数, 单纯年龄因素不能用来预测内皮的形态表现。

当术前检查中发现内皮异常时, 内皮显微镜往往可以提供非常有意义的信息来指导治疗[19]。裂隙灯显微镜发现的异常包括角膜小滴、角膜沉积物、色素和炎症细胞、内皮表面或后弹力层不平整以及角膜厚度增加。可能存在的内皮异常病史也可以影响手术结果, 例如角膜营养不良家族史[84]、外伤[85]、急性闭角型[86~88]或慢性开角型青光眼、葡萄膜炎[89~92]、角膜炎、角膜植片排斥[93]、既往眼部手术[94,95]、二期

眼内晶状体植入[96]或者角膜移植[45,47,72,97,98]。在评估术后角膜时, 利用中央区、中周部甚至周边部位的多幅图像来进行评估非常重要, 因为曾有人报道了术后角膜不同区域的内皮细胞密度和形态都存在差异[96,99,100]。评估的结果有助于决定在眼内手术后是否需要做穿透性角膜移植或者内皮移植。

尽管内皮显微镜有诸多优越性, 手术后角膜透明度的情况也还是难以判断。随着内皮移植的出现, 眼外科医生现在可以在角膜小滴刚刚开始融合的疾病早期阶段就进行手术干预, 这样可以尽量减少基质的结构损伤并获得最好的视觉效果。

白内障摘除联合人工晶状体植入

目前已有很多研究者报道了白内障摘除术后的内皮显微镜表现[94,102~112]。不同方式的白内障手术术后角膜内皮丢失的报道显示了术后不同程度的内皮丢失情况, 少至检测不到的细胞丢失, 多至高达 40% 的细胞丢失。但是近年来白内障手术方法已明显改进, 对角膜内皮的损伤也显著减小。简单的白内障超声乳化联合应用黏弹剂和现代小切口技术的后房型人工晶状体植入术后内皮细胞的丢失率很低, 少则检测不到, 多至 20%[102~105,107~109,111,112]。白内障超声乳化和囊外摘除术后内皮细胞的丢失无统计学差异[103,106,110,112]。另外后房人工晶状体悬吊[113]或睫状沟植入[114]与后房人工晶状体植入囊袋相比没有显示出更多的创伤和内皮丢失。但是前房型人工晶状体植入已被证明不但会因为手术过程本身引起较高的内皮细胞丢失, 随后的内皮细胞丢失也比后房人工晶状体植入要高得多[96,115~118]。然而文献上的数据也并不一致[58]。关于虹膜夹持型人工晶状体的对比研究目前正在进行[119]。

白内障超声乳化过程中的内皮损伤主要归因于前房器械操作、前房内晶状体核处理、产生热量或长时间的眼内灌洗等造成的机械性损伤[120~125]。另外如果所用灌注液与房水成分类似, 则内皮结构和功能会得到最大限度的保护[122]。如果灌注液不能满足内皮细胞基础代谢的需要, 则会很快引起角膜内皮的有害改变和角膜水肿[124,126]。内皮损失也与超声的时间和能量有关[107,108], 而且在手术操作时间最长的部位损伤也最大[127~129]。离操作处距离最远处的内皮损伤最小。尽管内皮细胞在受到各种形式的损伤后有迁移的能力, 但这种内皮细胞间的差异不会随时间而修复。有趣的是, 飞秒激光辅助的白内障手术并没有降低内皮细胞的丢失[130]。

以往,显著的角膜内皮损伤可以由疏水性眼内人工晶状体表面与内皮细胞的短暂接触导致[131~133]。黏弹剂的出现明显减少了这种损伤。另外现在的眼内晶状体具有亲水表面,可以最大限度地减少内皮损伤。然而尽管黏弹自适应和软壳技术可以更好地保护内皮[136],但选择弥散性黏弹剂并不比黏滞性黏弹剂引起更少的内皮细胞丢失[104,134,135]。不锈钢等其他的手术材料也可以因为接触而引起内皮损伤。而天然水晶人工晶状体在与角膜内皮短时间接触时引起的内皮损伤最小。

屈光手术和角膜胶原交联

大量学者曾研究屈光性角膜切削术(PRK)[137,138]和激光原位角膜磨镶术(LASIK)[139~141]对角膜内皮的影响。大多数研究显示 LASIK 和 PRK 均不会引起 ECD 下降,只有少量报道高度近视患者接受很深的基质切削后 ECD 下降。激光切削基质达距内皮 200μm 以内时会引起内皮结构变化以及不定形物质形成并沉积于后弹力层[142]。有趣的是,许多学者报道了 PRK 和 LASIK 术后中央 ECD 升高,目前认为该现象是由接触镜佩戴终止启动的内皮迁移引起,而不是由屈光手术引起[143,144]。其他一些研究表明 LASEK 术中应用丝裂霉素 C 对内皮也没有明显影响[145,146]。

目前有晶状体眼人工晶状体植入越来越多的应用于不适合进行屈光手术的高度近视患者。美国 FDA 批准的 Artisan/Verisyse 有晶状体眼人工晶状体(IOL)的长期研究发现人工晶状体植入后每年的内皮细胞丢失率为 1.8%[147]。一项四年的随访研究发现六边形细胞比例和变异系数与术前的参数无明显变化。另外随着前房深度评估的改进,该手术的并发症已大大减少[148,149]。

多种基质内植入装置现在已应用于屈光矫正。角膜基质环(INTACS™)植入在术后 6~12 个月未见对中央 ECD 产生影响,但是在植入后 24 个月可发现轻度的内皮丢失[150]。初步研究显示植入角膜植入物治疗远视对内皮细胞数量无明显影响[151]。

角膜胶原交联利用紫外光(UV-A)照射来增加角膜的机械强度,可能在屈光手术中有一定的作用,目前主要的适应证为圆锥角膜或屈光手术后引起的角膜扩张。UV-A 对内皮有毒性,"标准交联操作方案(Dresden protocal)"为手术的安全性提供了指导原则。手术的主要前提是去上皮后的角膜厚度 ≥400μm[152],从而减少 UV 对内皮的辐射损伤[152]。

穿透性角膜移植术

成功的穿透性角膜移植(PK)的内皮显微镜检查显示了大量在手术过程中、术后短期内[153~155]以及植片的整个存活期内[155~157]的各种内皮细胞丢失情况。Ing 等[156]报道成功的 PK 术后 5~10 年内皮细胞的丢失速率比正常人群快七倍。而在术后 10~15 年这一速率明显减慢,几乎达到随年龄正常下降的速率[153]。在检查 PK 术后内皮丢失导致内皮功能失代偿的多中心角膜供体研究(CDS)的内皮显微辅助研究(SMAS)中发现,基线到术后 5 年之间的内皮细胞丢失中位数百分比为 70%[45],而基线到术后 10 年之间为 76%(图 14.11)[47,158]。年轻的供体角膜(12~65 岁)细胞丢失比例较低,其中位数百分比低于 76%,年老者(66~75岁)则较高,为 79%[47]。但是两组共 1090 个植片在术后十年的植片透明度相似,分别为 77% 和 71%。有趣的是,80 个取自年龄 12~33 岁的供体移植成功率较高(96%),130 个取自年龄 72~75 岁的供体移植成功率仅为 62%,而一项探索性研究发现取自供体年龄最年轻一端的供体角膜的细胞丢失率只是略微较低。例如 26 例接受 12~33 岁供体角膜的患者 10 年的中位细胞丢失率为 67%,而 150 例接受 34~75 岁供体的患者其丢失率为 77%(基线 ECD 的 $p<0.001$)[47]。

SMAS 除了帮助我们理解植片内皮细胞功能失代偿患者的 PK 术后内皮细胞丢失情况,也让我们意识到内皮显微镜图像质量对眼库准确判断 ECD 的重要性,同时,它也指出了不同眼库之间细胞计数的差异性以及读片中心在提供最准确而标准的 ECD 方面的重要性[52,159]。眼库进行细胞计数的精确性与图像质量密切相关,眼库的细胞计数中有 35% 的计数比读片中心高或低 10%[159]。这项研究促使美国为眼库制定新的细胞计数标准并改进相关培训措施。

幸运的是很少的 ECD 就可以保持角膜脱水而透明的状态[43,160]。在 SMAS 研究中,176 例术后 10 年植片透明的患者中 42 例(24%)ECD 低于 500 个细胞/mm²[47]。在其他的研究中也曾有这样的发现[160,161]。但是有一个很重要的 ECD 界限,低于该界限时就会发生不可逆的角膜水肿,这也就能解释成功的角膜移植术后数年为什么会发生植片的功能突然失代偿[162]。

内皮疾病患者的角膜移植片比圆锥角膜患者术后更容易发生内皮细胞丢失[154,163]。这些发现说明穿透性角膜移植术后内皮细胞可能沿着内皮密度梯度进行迁移[164]。而另一方面,Ruusuvaara 证明角膜植

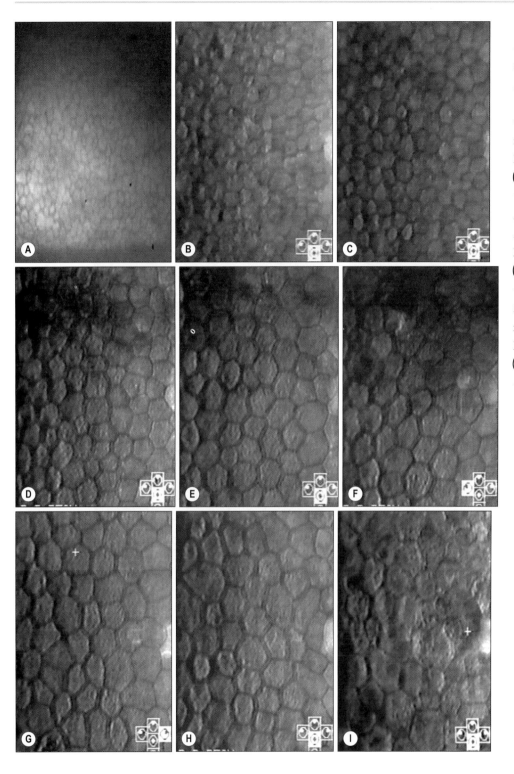

图 14.11 角膜内皮显微镜辅助研究中 PK 术后 10 年植片仍透明、但最终发生内皮细胞功能失代偿患者的内皮细胞丢失情况。(A)供体初始 ECD,2378 个细胞/mm²。(B)术后 6 个月的 ECD,1864 个细胞/mm²。(C)术后 1 年的 ECD,1504 个细胞/mm²。(D)术后 2 年的 ECD,982 个细胞/mm²。(E)术后 3 年的 ECD,765 个细胞/mm²。(F)术后 4 年的 ECD,628 个细胞/mm²。(G)术后 5 年的 ECD,568 个细胞/mm²。(H)术后 7/8 年的 ECD,584 个细胞/mm²。(I)术后 10 年的 ECD,522 个细胞/mm²

片和植床的内皮有很大差异,又让人认为内皮细胞的迁移并不是以这种方式进行的[165]。

　　眼内有没有晶状体对 PK 术后的内皮细胞丢失也有影响[94,156,166],与有晶状体眼和人工晶状体眼相比,无晶状体眼 PK 术后细胞丢失更少。这种细胞丢失减少可能归因于无晶状体眼的前房加深以及避免了有晶状体眼晶状体虹膜隔引起的内皮创伤。然而

这一差别并未得到其他研究(包括 SMAS 研究)的证实[47,56,94,167],还需要更深入的研究。

　　目前 SMAS 的研究结果显示供体初始 ECD 并不能预测术后 5[43]到 10 年的移植失败[49],至少对于 PK 术后内皮细胞功能失代偿患者的随访发现是这样的。有趣的是,术后 6 个月时的 ECD 确实可以预测移植失败。这些研究结果不适用于内皮移植(EK),内

皮移植术后内皮细胞丢失的特点与 PK 完全不同(如下节所述),前者往往在术后前 6 个月内皮丢失是后者的两倍,而在随后的时间里细胞丢失速度明显低于后者。

内皮显微镜除了可以对 ECD 和形态学参数(CV、六边形细胞比例)的改变进行定量检测,还可以对临床检查不能检测到的早期植片排斥表现进行定性检测,所以对于某些高危的患者可以用来进行随访。在移植排斥阶段可以发现细胞间明亮小体、黑色的炎症细胞和内皮表面越来越明显的 KP(图 14.12)[168]。

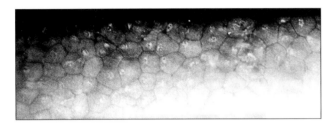

图 14.12 角膜移植排斥反应阶段的内皮显微镜内皮图像。显示黏附于内皮表面的小颗粒,推测是炎症细胞

内皮移植

由于具有很多潜在的优点(包括切口更小、散光更小、切口哆开更少、排斥更少和视力恢复快),内皮移植(EK)已经迅速得到大家的认可。这些优点也伴随着一些弊端,如初始潜在的供体损伤更大、原发性供体衰竭发生率更高、可能在术后早期阶段因为供体脱位而需要复位[169]。有经验的外科医生最初的研究显示术后三年 EK 的植片透明度优于 PK[72],后弹力层自动剥除角膜内皮移植术(DSAEK)术后 5 年的内皮细胞丢失低于 PK[98]。大多数学者都报道 EK 术后 6 个月的内皮细胞丢失率明显高于 PK[170]。在 CDS/SMAS 研究中接受 DSAEK 的 111 只眼在术后第一年的细胞丢失率高于 PK,但在随后的时间里细胞丢失率则少于 PK。在术后 3 年的时间点,两组的 ECD 相当(EK 为 48%,PK 为 53%)[72]。EK 的植片存活率和 ECD 与手术技术密切相关[171]。增加 DSAEK 术后内皮细胞丢失的因素包括:切口过小或过长、手术钳压迫组织面积过大和供体组织脱位[172]。超薄植片看起来效果更好。在一项 447 只眼的研究中,后弹力层角膜内皮移植(DMEK)术后 6 个月的 ECD 下降率为 37%[173]。在另外一项研究中,673 只眼 DMEK 术后 5 年的中位细胞丢失率为 39%,如果有两次或以上的空气再注入则细胞丢失率明显升高。与 DSEK 相似,

大多数的细胞丢失发生于手术后即刻,而随后则以较 PK 缓慢的速度丢失[174]。有趣的是,在脱离的漂浮 DMEK 植片上观察到了内皮细胞再增多,这种现象被称为后弹力层内皮转移(DMET,图 14.13)[175]。

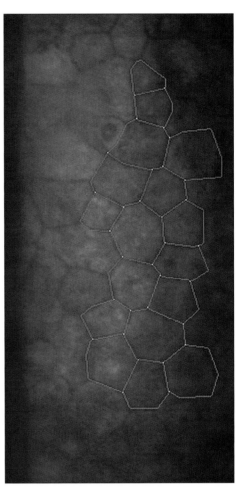

图 14.13 后弹力层内皮转移(DMET)中内皮再增多的内皮显微镜图像。这一现象发生于后弹力层撕裂后漂浮的供体后弹力层植片上。(From Dirisamer M,et al. Am J Ophthalmol,Volume 154,Issue 2,August 2012,Pages 290-296.e1. Figure 4. Elsevier.)

供体植片是由手术者制作还是眼库提供其内皮细胞丢失没有明显差别[176]。供体保存时间[177]、手动或微型角膜板层刀制作供体组织[176]以及术前 ECD[178]均与细胞丢失率的升高无相关性。

角膜供体

内皮显微镜检查是一种监测角膜移植供体组织的有效方法,它评估的角膜组织可以是眼球上未取下的角膜[179,180],也可以是保存在保存液中的角膜[181~183]。除了病史和裂隙灯检查信息,大多数眼库

还会提供 ECD 和形态学信息来帮助决定供体组织是否被接受或拒绝。每个眼库的地方医学专家会制定可供角膜移植的供体 ECD 的最低标准[184]。通常大多数眼库的这一最低标准定为 2000 个细胞/mm²，但是内皮移植的标准则要更高 (2300~2500 个细胞/mm²)。除了过去 20 年在这一标准控制下所做的成功的角膜移植，目前没有好的科学数据来解释为什么最低标准定在这个数值上。就像前面所提到的，初始的供体 ECD 不能预测 PKP 或者 DSAEK 术后 5 年的移植失败，而这些标准也会随时间推移而逐渐被重新审视和探讨。

（董燕玲　译）

参考文献

1. Vogt A. Die Sichtbarkeit des lebenden Hornhautendotheis. Ein Beitrog zur Methodik der Spaltlampenmikroskopie. *Graefes Arch Ophthalmol* 1920;**101**:123–44.
2. Graves B. A bilateral chronic affection of the endothelial face of the cornea of elderly persons, with an account of the technical and clinical principles of its slit-lamp observation. *Br J Ophthalmol* 1924;**8**:502.
3. Maurice DM. Cellular membrane activity in the corneal endothelium of the intact eye. *Experientia* 1968;**24**(11):1094–5.
4. Maurice DM. A scanning slit optical microscope. *Invest Ophthalmol* 1974;**13**(12):1033–7.
5. Laing RA, Sandstrom MM, Leibowitz HM. In vivo photomicrography of the corneal endothelium. *Arch Ophthalmol* 1975;**93**(2):143–5.
6. Bourne WM, Kaufman HE. Specular microscopy of human corneal endothelium in vivo. *Am J Ophthalmol* 1976;**81**(3):319–23.
7. Lohman LE, Rao GN, Aquavella JA. Optics and clinical applications of wide-field specular microscopy. *Am J Ophthalmol* 1981;**92**(1):43–8.
8. Sherrard ES, Buckley RJ. Visualisation of the corneal endothelium in the clinic. *Ophthalmologica* 1983;**187**(2):118–28.
9. Doughty MJ, Aakre BM. Further analysis of assessments of the coefficient of variation of corneal endothelial cell areas from specular microscopic images. *Clin Exp Optom* 2008;**91**(5):438–46.
10. Doughty MJ, Oblak E. A comparison of two methods for estimating polymegethism in cell areas of the human corneal endothelium. *Ophthalmic Physiol Opt* 2008;**28**(1):47–56.
11. Sheng H, Parker EJ, Bullimore MA. An evaluation of the ConfoScan3 for corneal endothelial morphology analysis. *Optom Vis Sci* 2007;**84**(9):888–95.
12. van Schaick W, van Dooren BT, Mulder PG, et al. Validity of endothelial cell analysis methods and recommendations for calibration in Topcon SP-2000P specular microscopy. *Cornea* 2005;**24**(5):538–44.
13. Oblak E, Doughty MJ, Oblak L. A semi-automated assessment of cell size and shape in monolayers, with optional adjustment for the cell-cell border width-application to human corneal endothelium. *Tissue Cell* 2002;**34**:283–96.
14. Laing RA, Sandstrom MM, Leibowitz HM. Clinical specular microscopy. II. Qualitative evaluation of corneal endothelial photomicrographs. *Arch Ophthalmol* 1979;**97**:1720–5.
15. Cheung SW, Cho P. Endothelial cells analysis with the TOPCON specular microscope SP-2000P and IMAGEnet system. *Curr Eye Res* 2000;**21**:788–98.
16. Kitzmann AS, Winter EJ, Nau CB, et al. Comparison of corneal endothelial cell images from a noncontact specular microscope and a scanning confocal microscope. *Cornea* 2005;**24**(8):980–4.
17. Klais CM, Buhren J, Kohnen T. Comparison of endothelial cell count using confocal and contact specular microscopy. *Ophthalmologica* 2003;**217**:99–103.
18. Amann J, Holley GP, Lee SB, et al. Increased endothelial cell density in the paracentral and peripheral regions of the human cornea. *Am J Ophthalmol* 2003;**135**:584–90.
19. Mayer DJ. *Clinical wide-field specular microscopy*. London: Balliere Tindall; 1984.
20. Tsubota K. A contact lens for specular microscopic observation. *Am J Ophthalmol* 1988;**106**(5):627–8.
21. Tsubota K, Yamada M, Naoi S. Specular microscopic observation of human corneal epithelial abnormalities. *Ophthalmology* 1991;**98**(2):184–91.
22. Tsubota K, Yamada M, Naoi S. Specular microscopic observation of normal human corneal epithelium. *Ophthalmology* 1992;**99**(1):89–94.
23. Tsubota K, Mashima Y, Murata H, et al. Corneal epithelium following penetrating keratoplasty. *Br J Ophthalmol* 1995;**79**(3):257–60.
24. Lemp MA. The surface of the corneal graft: in vivo color specular microscopic study in the human. *Trans Am Ophthalmol Soc* 1989;**87**:619–57.
25. Mathers WD, Sachdev MS, Petroll M, et al. Morphologic effects of contact lens wear on the corneal surface. *CLAO J* 1992;**18**(1):49–52.
26. Tsubota K. In vivo observation of the corneal epithelium. *Scanning* 1994;**16**(5):295–9.
27. Tseng SH, Yu CH, Wang ST. [Morphometric analysis of corneal epithelium in normal subjects and soft contact lens wearers]. *J Formos Med Assoc* 1995;**94**(Suppl. 1):S20–5.
28. Lemp MA, Mathers WD. Corneal epithelial cell movement in humans. *Eye (Lond)* 1989;**3**(Pt 4):438–45.
29. Pardos GJ, Krachmer JH. Comparison of endothelial cell density in diabetics and a control population. *Am J Ophthalmol* 1980;**90**(2):172–4.
30. Tsubota K, Chiba K, Shimazaki J. Corneal epithelium in diabetic patients. *Cornea* 1991;**10**(2):156–60.
31. Koester CJ. Comparison of optical sectioning methods. The scanning slit confocal microscope. In: Pawley J, editor. *The handbook of biological confocal microscopy*. Madison: IMR Press; 1989.
32. Abib FC, Barreto J Jr. Behavior of corneal endothelial density over a lifetime. *J Cataract Refract Surg* 2001;**27**:1574–8.
33. Sherrard ES, Novakovic P, Speedwell L. Age-related changes of the corneal endothelium and stroma as seen in vivo by specular microscopy. *Eye (Lond)* 1987;**1**(Pt 2):197–203.
34. Nucci P, Brancato R, Mets MB, et al. Normal endothelial cell density range in childhood. *Arch Ophthalmol* 1990;**108**(2):247–8.
35. Sherrard ES, Buckley RJ. Relocation of specific endothelial features with the clinical specular microscope. *Br J Ophthalmol* 1981;**65**(12):820–7.
36. Bourne WM, Hodge DO, Nelson LR. Corneal endothelium five years after transplantation. *Am J Ophthalmol* 1994;**118**:185–96.
37. Ohara K, Tsuru T, Inoda S. [Morphometric parameters of the corneal endothelial cells]. *Nippon Ganka Gakkai Zasshi* 1987;**91**(11):1073–8.
38. Laing RA, Sandstrom MM, Berrospi AR, et al. Changes in the corneal endothelium as a function of age. *Exp Eye Res* 1976;**22**:587–94.
39. Laing RA. Specular microscopy of the cornea. *Curr Top Eye Res* 1980;**3**:157–218.
40. Langston RH, Roisman TS. Comparison of endothelial evaluation techniques. *J Am Intraocul Implant Soc* 1981;**7**(3):239–41.
41. Holladay JT, Bishop JE, Prager TC. Quantitative endothelial biomicroscopy. *Ophthalmic Surg* 1983;**14**(1):33–40.
42. Yee RW, Matsuda M, Edelhauser HF. Wide-field endothelial counting panels. *Am J Ophthalmol* 1985;**99**:596–7.
43. Lass JH, Sugar A, Benetz BA, et al. Endothelial cell density to predict endothelial graft failure after penetrating keratoplasty. *Arch Ophthalmol* 2010;**128**(1):63–9.
44. Cho SW, Kim JM, Choi CY, et al. Changes in corneal endothelial cell density in patients with normal-tension glaucoma. *Jpn J Ophthalmol* 2009;**53**(6):569–73.
45. Lass JH, Gal RL, Dontchev M, et al. Donor age and corneal endothelial cell loss 5 years after successful corneal transplantation. Specular microscopy ancillary study results. *Ophthalmology* 2008;**115**(4):627–32 e8.
46. Lass JH, Beck RW, Benetz BA, et al. Baseline factors related to endothelial loss following penetrating keratoplasty. *Arch Ophthalmol* 2011;**129**(9):1149–54.
47. Lass JH, Benetz BA, Gal RL, et al. Donor age and factors related to endothelial cell loss 10 years after penetrating keratoplasty: Specular Microscopy Ancillary Study. *Ophthalmology* 2013;**120**(12):2428–35.
48. Yee RW, Matsuda M, Schultz RO, et al. Changes in the normal corneal endothelial cellular pattern as a function of age. *Curr Eye Res* 1985;**4**(6):671–8.
49. Benetz BA, Lass JH, Gal RL, et al. Endothelial morphometric measures to predict endothelial graft failure after penetrating keratoplasty. *JAMA Ophthalmol* 2013;**131**(5):601–8.
50. Honda H, Ogita Y, Higuchi S, et al. Cell movements in a living mammalian tissue: long-term observation of individual cells in wounded corneal endothelia of cats. *J Morphol* 1982;**174**(1):25–39.
51. McCarey BE, Edelhauser HF, Lynn MJ. Review of corneal endothelial specular microscopy for FDA clinical trials of refractive procedures, surgical devices, and new intraocular drugs and solutions. *Cornea* 2008;**27**(1):1–16.
52. Benetz BA, Gal RL, Rice C, et al. Dual grading methods by a central reading center for corneal endothelial image quality assessment and cell density determination in the Specular Microscopy Ancillary Study of the Cornea Donor Study. *Current Eye Res* 2006;**31**:1–9.
53. Benetz B, Bidros M, Lass J, et al. Specular microscopy. In: Krachmer JH, Mannis JJ, Holland EJ, editors. *Cornea: Fundamentals, diagnosis, management*. 3rd ed. St Louis: Mosby; 2011.
54. Benetz BA, Diaconu E, Bowlin SJ, et al. Comparison of corneal endothelial image analysis by Konan SP8000 noncontact and Bio-Optics Bambi systems. *Cornea* 1999;**18**(1):67–72.
55. Benetz BA, Gal RL, Ruedy KJ, et al. Specular microscopy ancillary study methods for donor endothelial cell density determination of Cornea Donor Study images. *Curr Eye Res* 2006;**31**(4):319–27.

2

56. gal RL, Dontchev M, Beck RW, et al. The effect of donor age on corneal transplantation outcome results of the cornea donor study. *Ophthalmology* 2008;**115**(4):620–6 e6.

57. Lass JH, Bourne WM, Musch DC, et al. A randomized, prospective, double-masked clinical trial of Optisol vs DexSol corneal storage media. *Arch Ophthalmol* 1992;**110**(10):1404–8.

58. Lass JH, DeSantis DM, Reinhart WJ, et al. Clinical and morphometric results of penetrating keratoplasty with one-piece anterior-chamber or suture-fixated posterior-chamber lenses in the absence of lens capsule. *Arch Ophthalmol* 1990;**108**(10):1427–31.

59. Lass JH, Eriksson GL, Osterling L, et al. Comparison of the corneal effects of latanoprost, fixed combination latanoprost-timolol, and timolol: A double-masked, randomized, one-year study. *Ophthalmology* 2001;**108**(2):264–71.

60. Lass JH, Gal RL, Ruedy KJ, et al. An evaluation of image quality and accuracy of eye bank measurement of donor cornea endothelial cell density in the Specular Microscopy Ancillary Study. *Ophthalmology* 2005;**112**(3):431–40.

61. Lass JH, Gordon JF, Sugar A, et al. Optisol containing streptomycin. *Am J Ophthalmol* 1993;**116**(4):503–4.

62. Lass JH, Khosrof SA, Laurence JK, et al. A double-masked, randomized, 1-year study comparing the corneal effects of dorzolamide, timolol, and betaxolol. Dorzolamide Corneal Effects Study Group. *Arch Ophthalmol* 1998;**116**(8):1003–10.

63. Lass JH, Musch DC, Gordon JF. Epidermal growth factor and insulin in use in corneal preservation: study design and objectives of a multi-center trial. *Refract Corneal Surg* 1990;**6**(2):92–8.

64. Lass JH, Musch DC, Gordon JF, et al. Epidermal growth factor and insulin use in corneal preservation. Results of a multi-center trial. The Corneal Preservation Study Group. *Ophthalmology* 1994;**101**(2):352–9.

65. Lass JH, Reinhart WJ, Bruner WE, et al. Comparison of corneal storage in K-Sol and chondroitin sulfate corneal storage medium in human corneal transplantation. *Ophthalmology* 1989;**96**(5):688–97.

66. Lass JH, Reinhart WJ, Skelnik DL, et al. An in vitro and clinical comparison of corneal storage with chondroitin sulfate corneal storage medium with and without dextran. *Ophthalmology* 1990;**97**(1):96–103.

67. Lass JH, Riddlesworth TD, Gal RL, et al. The effect of donor diabetes history on graft failure and endothelial cell density 10 years after penetrating keratoplasty. *Ophthalmology* 2015;**122**(3):448–56.

68. Lass JH, Sugar A, Benetz BA, et al. Endothelial cell density to predict endothelial graft failure after penetrating keratoplasty. *Arch Ophthalmol* 2010;**128**(1):63–9.

69. Lindstrom RL, Kaufman HE, Skelnik DL, et al. Optisol corneal storage medium. *Am J Ophthalmol* 1992;**114**(3):345–56.

70. Price MO, Bidros M, Gorovoy M, et al. Effect of incision width on graft survival and endothelial cell loss after Descemet stripping automated endothelial keratoplasty. *Cornea* 2010;**29**(5):523–7.

71. Price MO, Gorovoy M, Benetz BA, et al. Descemet's stripping automated endothelial keratoplasty outcomes compared with penetrating keratoplasty from the Cornea Donor Study. *Ophthalmology* 2010;**117**(3):438–44.

72. Price MO, Gorovoy M, Price FW Jr, et al. Descemet's stripping automated endothelial keratoplasty: three-year graft and endothelial cell survival compared with penetrating keratoplasty. *Ophthalmology* 2013;**120**(2):246–51.

73. Price MO, Knight OJ, Benetz BA, et al. Randomized, prospective, single-masked clinical trial of endothelial keratoplasty performance with 2 donor cornea 4 degrees C storage solutions and associated chambers. *Cornea* 2015;**34**(3):253–6.

74. Riddlesworth TD, Kollman C, Lass JH, et al. A mathematical model to predict endothelial cell density following penetrating keratoplasty with selective dropout from graft failure. *Invest Ophthalmol Vis Sci* 2014;**55**(12):8409–15.

75. Schachar RA, Raber S, Thomas KV, et al. Subclinical increased anterior stromal reflectivity with topical taprenepag isopropyl. *Cornea* 2013;**32**(3):306–12.

76. Stulting RD, Sugar A, Beck R, et al. Effect of donor and recipient factors on corneal graft rejection. *Cornea* 2012;**31**(10):1141–7.

77. Verdier DD, Sugar A, Baratz K, et al. Corneal thickness as a predictor of corneal transplant outcome. *Cornea* 2013;**32**(6):729–36.

78. Sugar A, Gal RL, Kollman C, et al. Factors associated with corneal graft survival in the cornea donor study. *JAMA Ophthalmol* 2015;**133**(3):246–54.

79. Lass JH, Szczotka-Flynn LB, Ayala AR, et al. Cornea Preservation Time Study: Methods and potential impact on the Cornea donor pool in the United States. *Cornea* 2015;**34**:601–8.

80. Mishima S. Clinical investigations on the corneal endothelium. *Ophthalmology* 1982;**89**(6):525–30.

81. Allansmith M. *The eye and immunology*. St. Louis: C.V. Mosby; 1982.

82. Corneal endothelial photography. American Academy of Ophthalmology. *Ophthalmology* 1991;**98**(9):1464–8.

83. Bigar F. Specular microscopy of the corneal endothelium. Optical solutions and clinical results. *Dev Ophthalmol* 1982;**6**:1–94.

84. Bigar F, Schimmelpfennig B, Hurzeler R. Cornea guttata in donor material. *Arch Ophthalmol* 1978;**96**(4):653–5.

85. Roberson MC, Wicheta WE. Endothelial loss in corneal concussion

injury. *Ann Ophthalmol* 1985;**17**(8):457–8, 60.

86. Markowitz SN, Morin JD. The endothelium in primary angle-closure glaucoma. *Am J Ophthalmol* 1984;**98**(1):103–4.

87. Olsen T. The endothelial cell damage in acute glaucoma. On the corneal thickness response to intraocular pressure. *Acta Ophthalmol (Copenh)* 1980;**58**(2):257–66.

88. Setala K. Corneal endothelial cell density after an attack of acute glaucoma. *Acta Ophthalmol (Copenh)* 1979;**57**(6):1004–13.

89. Brooks AM, Gillies WE. Fluorescein angiography of the iris and specular microscopy of the corneal endothelium in some cases of glaucoma secondary to chronic cyclitis. *Ophthalmology* 1988;**95**(12):1624–30.

90. Brooks AM, Grant G, Gillies WE. Comparison of specular microscopy and examination of aspirate in phacolytic glaucoma. *Ophthalmology* 1990;**97**(1):85–9.

91. Olsen T. Changes in the corneal endothelium after acute anterior uveitis as seen with the specular microscope. *Acta Ophthalmol (Copenh)* 1980;**58**(2):250–6.

92. Setala K. Corneal endothelial cell density in iridocyclitis. *Acta Ophthalmol (Copenh)* 1979;**57**(2):277–86.

93. Olsen T. The specular microscopic appearance of corneal graft endothelium during an acute rejection episode. A case report. *Acta Ophthalmol (Copenh)* 1979;**57**(5):882–90.

94. Abbott RL, Forster RK. Clinical specular microscopy and intraocular surgery. *Arch Ophthalmol* 1979;**97**(8):1476–9.

95. Olsen T. Variations in endothelial morphology of normal corneas and after cataract extraction. A specular microscopic study. *Acta Ophthalmol (Copenh)* 1979;**57**(6):1014–19.

96. Glasser DB, Matsuda M, Gager WE, et al. Corneal endothelial morphology after anterior chamber lens implantation. *Arch Ophthalmol* 1985;**103**(9):1347–9.

97. Culbertson WW, Abbott RL, Forster RK. Endothelial cell loss in penetrating keratoplasty. *Ophthalmology* 1982;**89**:600–4.

98. Price MO, Fairchild KM, Price DA, et al. Descemet's stripping endothelial keratoplasty five-year graft survival and endothelial cell loss. *Ophthalmology* 2011;**118**(4):725–9.

99. Matsuda M, Suda T, Manabe R. Serial alterations in endothelial cell shape and pattern after intraocular surgery. *Am J Ophthalmol* 1984;**98**(3):313–19.

100. Schultz RO, Glasser DB, Matsuda M, et al. Response of the corneal endothelium to cataract surgery. *Arch Ophthalmol* 1986;**104**(8):1164–9.

101. Price MO, Price FW. Descemet's stripping endothelial keratoplasty. *Curr Opin Ophthalmol* 2007;**18**(4):290–4.

102. Beltrame G, Salvetat ML, Driussi G, et al. Effect of incision size and site on corneal endothelial changes in cataract surgery. *J Cataract Refract Surg* 2002;**28**(1):118–25.

103. Diaz-Valle D, Benitez del Castillo Sanchez JM, Castillo A, et al. Endothelial damage with cataract surgery techniques. *J Cataract Refract Surg* 1998;**24**(7):951–5.

104. Maar N, Graebe A, Schild G, et al. Influence of viscoelastic substances used in cataract surgery on corneal metabolism and endothelial morphology: comparison of Healon and Viscoat. *J Cataract Refract Surg* 2001;**27**(11):1756–61.

105. Oshika T, Nagahara K, Yaguchi S, et al. Three year prospective, randomized evaluation of intraocular lens implantation through 3.2 and 5.5 mm incisions. *J Cataract Refract Surg* 1998;**24**(4):509–14.

106. Diaz-Valle D, Benitez Del Castillo Sanchez JM, Toledano N, et al. Endothelial morphological and functional evaluation after cataract surgery. *Eur J Ophthalmol* 1996;**6**(3):242–5.

107. Dick B, Kohnen T, Jacobi KW. Endothelial cell loss after phacoemulsification and 3.5 vs. 5 mm corneal tunnel incision. *Ophthalmologe* 1995;**92**(4):476–83.

108. Dick HB, Kohnen T, Jacobi FK, et al. Long-term endothelial cell loss following phacoemulsification through a temporal clear corneal incision. *J Cataract Refract Surg* 1996;**22**(1):63–71.

109. Hayashi K, Hayashi H, Nakao F, et al. Corneal endothelial cell loss in phacoemulsification surgery with silicone intraocular lens implantation. *J Cataract Refract Surg* 1996;**22**(6):743–7.

110. Matheu A, Castilla M, Duch F, et al. Manual nucleofragmentation and endothelial cell loss. *J Cataract Refract Surg* 1997;**23**(7):995–9.

111. Oshika T, Tsuboi S, Yaguchi S, et al. Comparative study of intraocular lens implantation through 3.2- and 5.5 mm incisions. *Ophthalmology* 1994;**101**(7):1183–90.

112. Ravalico G, Tognetto D, Palomba MA, et al. Corneal endothelial function after extracapsular cataract extraction and phacoemulsification. *J Cataract Refract Surg* 1997;**23**(7):1000–5.

113. Lee JH, Oh SY. Corneal endothelial cell loss from suture fixation of a posterior chamber intraocular lens. *J Cataract Refract Surg* 1997;**23**(7):1020–2.

114. Amino K, Yamakawa R. Long-term results of out-of-the-bag intraocular lens implantation. *J Cataract Refract Surg* 2000;**26**(2):266–70.

115. Numa A, Nakamura J, Takashima M, et al. Long-term corneal endothelial changes after intraocular lens implantation. Anterior vs posterior chamber lenses. *Jpn J Ophthalmol* 1993;**37**(1):78–87.

116. Kraff MC, Sanders DR. Planned extracapsular extraction versus phacoemulsification with IOL implantation: a comparison of concurrent

series. *J Am Intraocul Implant Soc* 1982;**8**(1):38–41.

117. Martin NF, Stark WJ, Maumenee AE. Continuing corneal endothelial loss in intracapsular surgery with and without Binkhorst four-loop lenses: a long-term specular microscopy study. *Ophthalmic Surg* 1987;**18**(12):867–72.

118. Long-term corneal endothelial cell loss after cataract surgery. Results of a randomized controlled trial. Oxford Cataract Treatment and Evaluation Team (OCTET). *Arch Ophthalmol* 1986;**104**(8):1170–5.

119. Gonnermann J, Torun N, Klamann MK, et al. Posterior iris-claw aphakic intraocular lens implantation in children. *Am J Ophthalmol* 2013;**156**(2):382–6.e1.

120. Binder PS, Sternberg H, Wickman MG, et al. Corneal endothelial damage associated with phacoemulsification. *Am J Ophthalmol* 1976;**82**(1):48–54.

121. McCarey BE, Polack FM, Marshall W. The phacoemulsification procedure. I. The effect of intraocular irrigating solutions on the corneal endothelium. *Invest Ophthalmol* 1976;**15**(6):449–57.

122. Edelhauser HF, Van Horn DL, Hyndiuk RA, et al. Intraocular irrigating solutions. Their effect on the corneal endothelium. *Arch Ophthalmol* 1975;**93**(8):648–57.

123. Edelhauser HF, Van Horn DL, Schultz RO, et al. Comparative toxicity of intraocular irrigating solutions on the corneal endothelium. *Am J Ophthalmol* 1976;**81**(4):473–81.

124. Joussen AM, Barth U, Cubuk H, et al. Effect of irrigating solution and irrigation temperature on the cornea and pupil during phacoemulsification. *J Cataract Refract Surg* 2000;**26**(3):392–7.

125. Puckett TR, Peele KA, Howard RS, et al. Intraocular irrigating solutions. A randomized clinical trial of balanced salt solution plus and dextrose bicarbonate lactated Ringer's solution. *Ophthalmology* 1995;**102**(2):291–6.

126. Watsky MA, Edelhauser HF. Intraocular irrigating solutions: the importance of Ca++ and glass versus polypropylene bottles. *Int Ophthalmol Clin* 1993;**33**(4):109–25.

127. Hoffer KJ. Vertical endothelial cell disparity. *Am J Ophthalmol* 1979;**87**(3):344–9.

128. Galin MA, Lin LL, Fetherolf E, et al. Time analysis of corneal endothelial cell density after cataract extraction. *Am J Ophthalmol* 1979;**88**(1):93–6.

129. Inaba M, Matsuda M, Shiozaki Y, et al. Regional specular microscopy of endothelial cell loss after intracapsular cataract extraction: a preliminary report. *Acta Ophthalmol (Copenh)* 1985;**63**(2):232–5.

130. Ho JW, Afshari NA. Advances in cataract surgery: preserving the corneal endothelium. *Curr Opin Ophthalmol* 2015;**26**(1):22–7.

131. Kaufman E, Katz JI. Endothelial damage from intraocular lens insertion. *Invest Ophthalmol* 1976;**15**(12):996–1000.

132. Kaufman HE, Katz J, Valenti J, et al. Corneal endothelium damage with intraocular lenses: contact adhesion between surgical materials and tissue. *Science* 1977;**198**(4316):525–7.

133. Kirk S, Burde RM, Waltman SR. Minimizing corneal endothelial damage due to intraocular lens contact. *Invest Ophthalmol Vis Sci* 1977;**16**(11):1053–6.

134. Ravalico G, Tognetto D, Baccara F, et al. Corneal endothelial protection by different viscoelastics during phacoemulsification. *J Cataract Refract Surg* 1997;**23**(3):433–9.

135. Cosemans I, Zeyen P, Zeyen T. Comparison of the effect of Healon vs. Viscoat on endothelial cell count after phacoemulsification and posterior chamber lens implantation. *Bull Soc Belge Ophtalmol* 1999;**274**:87–92.

136. Van den Bruel A, Gailly J, Devriese S, et al. The protective effect of ophthalmic viscoelastic devices on endothelial cell loss during cataract surgery: a meta-analysis using mixed treatment comparisons. *Br J Ophthalmol* 2011;**95**(1):5–10.

137. Spadea L, Dragani T, Blasi MA, et al. Specular microscopy of the corneal endothelium after excimer laser photorefractive keratectomy. *J Cataract Refract Surg* 1996;**22**(2):188–93.

138. Mardelli PG, Piebenga LW, Matta CS, et al. Corneal endothelial status 12 to 55 months after excimer laser photorefractive keratectomy. *Ophthalmology* 1995;**102**(4):544–9, discussion 8-9.

139. Collins MJ, Carr JD, Stulting RD, et al. Effects of laser in situ keratomileusis (LASIK) on the corneal endothelium 3 years postoperatively. *Am J Ophthalmol* 2001;**131**:1–6.

140. Kim T, Sorenson AL, Krishnasamy S, et al. Acute corneal endothelial changes after laser in situ keratomileusis. *Cornea* 2001;**20**(6):597–602.

141. Perez-Santonja JJ, Sahla HF, Alio JL. Evaluation of endothelial cell changes 1 year after excimer laser in situ keratomileusis. *Arch Ophthalmol* 1997;**115**(7):841–6.

142. Edelhauser HF. The resiliency of the corneal endothelium to refractive and intraocular surgery. *Cornea* 2000;**19**:263–73.

143. Pallikaris IG, Siganos DS. Excimer laser in situ keratomileusis and photorefractive keratectomy for correction of high myopia. *J Refract Corneal Surg* 1994;**10**(5):498–510.

144. Perez-Santonja JJ, Sakla HF, Gobbi F, et al. Corneal endothelial changes after laser in situ keratomileusis. *J Cataract Refract Surg* 1997;**23**(2):177–83.

145. Diakonis VF, Pallikaris A, Kymionis GD, et al. Alterations in endothelial cell density after photorefractive keratectomy with adjuvant mitomycin. *Am J Ophthalmol* 2007;**144**(1):99–103.

146. Zhao LQ, Wei RL, Ma XY, et al. Effect of intraoperative mitomycin-C on healthy corneal endothelium after laser-assisted subepithelial keratectomy. *J Cataract Refract Surg* 2008;**34**(10):1715–19.

147. Stulting RD, John ME, Maloney RK, et al. Three-year results of Artisan/Verisyse phakic intraocular lens implantation. Results of the United States Food And Drug Administration clinical trial. *Ophthalmology* 2008;**115**(3):464–72.e1.

148. Huang D, Schallhorn SC, Sugar A, et al. Phakic intraocular lens implantation for the correction of myopia: a report by the American Academy of Ophthalmology. *Ophthalmology* 2009;**116**(11):2244–58.

149. Saxena R, Boekhoorn SS, Mulder PG, et al. Long-term follow-up of endothelial cell change after Artisan phakic intraocular lens implantation. *Ophthalmology* 2008;**115**(4):608–13.e1.

150. Azar RG, Holdbrook MJ, Lemp M, et al. Two-year corneal endothelial cell assessment following INTACS implantation. *J Refract Surg* 2001;**17**(5):542–8.

151. Seyeddain O, Hohensinn M, Riha W, et al. Small-aperture corneal inlay for the correction of presbyopia: 3-year follow-up. *J Cataract Refract Surg* 2012;**38**(1):35–45.

152. Spoerl E, Mrochen M, Sliney D, et al. Safety of UVA-riboflavin cross-linking of the cornea. *Cornea* 2007;**26**(4):385–9.

153. Patel SV, Hodge DO, Bourne WM. Corneal endothelium and postoperative outcomes 15 years after penetrating keratoplasty. *Am J Ophthalmol* 2005;**139**(2):311–19.

154. Obata H, Ishida K, Murao M, et al. Corneal endothelial cell damage in penetrating keratoplasty. *Jpn J Ophthalmol* 1991;**35**(4):411–16.

155. Bourne WM. Cellular changes in transplanted human corneas. *Cornea* 2001;**20**(6):560–9.

156. Ing JJ, Ing HH, Nelson LR, et al. Ten-year postoperative results of penetrating keratoplasty. *Ophthalmology* 1998;**105**(10):1855–65.

157. Zacks CM, Abbott RL, Fine M. Long-term changes in corneal endothelium after keratoplasty. A follow-up study. *Cornea* 1990;**9**(2):92–7.

158. Mannis MJ, Holland EJ, Gal RL, et al. The effect of donor age on penetrating keratoplasty for endothelial disease: graft survival after 10 years in the Cornea Donor Study. *Ophthalmology* 2013;**120**(12):2419–27.

159. Lass JH, Gal RL, Ruedy KJ, et al. An evaluation of image quality and accuracy of eye bank measurement of donor cornea endothelial cell density in the Specular Microscopy Ancillary Study. *Ophthalmology* 2005;**112**(3):431–40.

160. Laing RA, Sandstrom M, Berrospi AR, et al. Morphological changes in corneal endothelial cells after penetrating keratoplasty. *Am J Ophthalmol* 1976;**82**(3):459–64.

161. Bourne WM, Kaufman HE. The endothelium of clear corneal transplants. *Arch Ophthalmol* 1976;**94**:1730–2.

162. Bell KD, Campbell RJ, Bourne WM. Pathology of late endothelial failure: late endothelial failure of penetrating keratoplasty: study with light and electron microscopy. *Cornea* 2000;**19**(1):40–6.

163. Langenbucher A, Seitz B, Nguyen NX, et al. Corneal endothelial cell loss after nonmechanical penetrating keratoplasty depends on diagnosis: a regression analysis. *Graefes Arch Clin Exp Ophthalmol* 2002;**240**:387–92.

164. Ohguro N, Matsuda M, Shimomura Y, et al. Effects of penetrating keratoplasty rejection on the endothelium of the donor cornea and the recipient peripheral cornea. *Am J Ophthalmol* 2000;**129**:468–71.

165. Ruusuvaara P. The fate of preserved and transplanted human corneal endothelium. *Acta Ophthalmol (Copenh)* 1980;**58**:440–53.

166. Bourne WM. Functional measurements on the enlarged endothelial cells of corneal transplants. *Trans Am Ophthalmol Soc* 1995;**93**:65–79.

167. Rao GN, Stevens RE, Mandelberg AI, et al. Morphologic variations in graft endothelium. *Arch Ophthalmol* 1980;**98**(8):1403–6.

168. Hirst LW. *Specular microscopy of endothelial graft rejection. Symposium on endothelium*. Las Vegas: International Cornea Society; 1982.

169. Nanavaty MA, Wang X, Shortt AJ. Endothelial keratoplasty versus penetrating keratoplasty for Fuchs endothelial dystrophy. *Cochrane Database Syst Rev* 2014;**2**:CD008420.

170. Cheng YY, Schouten JS, Tahzib NG, et al. Efficacy and safety of femtosecond laser-assisted corneal endothelial keratoplasty: a randomized multicenter clinical trial. *Transplantation* 2009;**88**(11):1294–302.

171. Borderie VM, Georgeon C, Bouheraoua N. Influence of surgical technique on graft and endothelial survival in endothelial keratoplasty. *J Fr Ophtalmol* 2014;**37**(9):675–81.

172. Patel SV. Graft survival and endothelial outcomes in the new era of endothelial keratoplasty. *Exp Eye Res* 2012;**95**(1):40–7.

173. Rodríguez-Calvo-de-Mora M, Quilendrino R, Ham L, et al. Clinical outcome of 500 consecutive cases undergoing Descemet's membrane endothelial keratoplasty. *Ophthalmology* 2015;**122**:464–70.

174. Feng MT, Price MO, Miller JM, Price FW. Air reinjection and endothelial cell density in Descemet membrane endothelial keratoplasty: five-year follow-up. *J Cataract Refract Surg* 2014;**40**(7):1116–21.

175. Dirisamer M, Ham L, Dapena I, et al. Descemet membrane endothelial transfer: "free-floating" donor Descemet implantation as a potential alternative to "keratoplasty". *Cornea* 2012;**31**(2):194–7.

176. Price MO, Price FW Jr. Endothelial cell loss after descemet stripping with

endothelial keratoplasty influencing factors and 2-year trend. *Ophthalmology* 2008;**115**(5):857–65.

177. Terry MA, Shamie N, Straiko MD, et al. Endothelial keratoplasty: the relationship between donor tissue storage time and donor endothelial survival. *Ophthalmology* 2011;**118**(1):36–40.

178. Terry MA, Shamie N, Chen ES, et al. Endothelial keratoplasty: the influence of preoperative donor endothelial cell densities on dislocation, primary graft failure, and 1-year cell counts. *Cornea* 2008;**27**(10): 1131–7.

179. Matsuda M, Yee RW, Glasser DB, et al. Specular microscopic evaluation of donor corneal endothelium. *Arch Ophthalmol* 1986;**104**(2):259–62.

180. Bigar F, Schimmelpfennig B, Gieseler R. Routine evaluation of endothelium in human donor corneas. *Albrecht Von Graefes Arch Klin Exp Ophthalmol* 1976;**200**(3):195–200.

181. Roberts CV, Rosskothen HD, Koester CJ. Wide field specular microscopy of excised donor corneas. *Arch Ophthalmol* 1981;**99**(5):881–3.

182. Nesburn AB, Mandelbaum S, Willey DE, et al. A specular microscopic viewing system for donor corneas. *Ophthalmology* 1983;**90**(6):686–91.

183. Bourne WM. Examination and photography of donor corneal endothelium. *Arch Ophthalmol* 1976;**94**(10):1799–800.

184. America EBAA. Medical Standards. 2014.

185. Takahashi N, Sasaki K, Nakaizumi H, et al. Specular microscopic findings of lattice corneal dystrophy. *Int Ophthalmol* 1987;**10**(1):47–53.

186. Mayer DJ. *Lattice dystrophy in clinical wide-field specular microscopy*. London: Bailliere Tindall; 1984.

187. Laing RA, Sandstrom MM, Berrospi AR, et al. The human corneal endothelium in keratoconus: A specular microscopic study. *Arch Ophthalmol* 1979;**97**(10):1867–9.

188. Laganowski HC, Sherrard ES, Muir MG. The posterior corneal surface in posterior polymorphous dystrophy: a specular microscopical study. *Cornea* 1991;**10**(3):224–32.

189. Hirst LW, Waring GO 3rd. Clinical specular microscopy of posterior polymorphous endothelial dystrophy. *Am J Ophthalmol* 1983;**95**(2): 143–55.

190. Brooks AM, Grant G, Gillies WE. Differentiation of posterior polymorphous dystrophy from other posterior corneal opacities by specular microscopy. *Ophthalmology* 1989;**96**(11):1639–45.

191. Setala K, Vannas A. Corneal endothelial cells in essential iris atrophy. A specular microscipic study. *Acta Ophthalmol (Copenh)* 1979;**57**(6): 1020–9.

192. Sherrard ES, Frangoulis MA, Muir MG. On the morphology of cells of posterior cornea in the iridocorneal endothelial syndrome. *Cornea* 1991;**10**(3):233–43.

193. Ullern M, Boureau C, Muzac MS, et al. The value of specular microscopy in the diagnosis of endothelial iridocorneal syndrome. *Bull Mem Soc Fr Ophtalmol* 1982;**94**:339–42.

194. Ullern M, Massin M, Pozzo JM, et al. Specular microscopy in the diagnosis of the iridocorneal endothelial syndrome. *J Fr Ophtalmol* 1985; **8**(11):721–8.

195. Bigar F, Witmer R. Corneal endothelial changes in primary acute angle-closure glaucoma. *Ophthalmology* 1982;**89**(6):596–9.

196. Setala K, Vannas A. Endothelial cells in the glaucomato-cyclitic crisis. *Adv Ophthalmol* 1978;**36**:218–24.

197. Lee EK, Yun YJ, Lee JE, et al. Changes in corneal endothelial cells after Ahmed glaucoma valve implantation: 2-year follow-up. *Am J Ophthalmol* 2009;**148**(3):361–7.

198. Laing RA, Sandstrom MM, Leibowitz HM, et al. Epithelialization of the anterior chamber: clinical investigation with the specular microscope. *Arch Ophthalmol* 1979;**97**(10):1870–4.

199. Holliday JN, Buller CR, Bourne WM. Specular microscopy and fluorophotometry in the diagnosis of epithelial downgrowth after a sutureless cataract operation. *Am J Ophthalmol* 1993;**116**(2):238–40.

200. Maloney WF, Colvard M, Bourne WM, et al. Specular microscopy of traumatic posterior annular keratopathy. *Arch Ophthalmol* 1979;**97**(9): 1647–50.

201. Cibis GW, Weingeist TA, Krachmer JH. Traumatic corneal endothelial rings. *Arch Ophthalmol* 1978;**96**(3):485–8.

202. Barr JT, Schoessler JP. Corneal endothelial response to rigid contact lenses. *Am J Optom Physiol Opt* 1980;**57**(5):267–74.

203. Ohya S, Nishimaki K, Nakayasu K, et al. Non-contact specular microscopic observation for early response of corneal endothelium after contact lens wear. *Cornea* 1996;**22**(2):122–6.

204. Holden BA. Contact lens-induced endothelial polymegathism. *Invest Ophthalmol Vis Sci* 1985;**26**(Suppl.):275.

205. Holden BA, Sweeney DF, Vannas A, et al. Effects of long-term extended contact lens wear on the human cornea. *Invest Ophthalmol Vis Sci* 1985;**26**(11):1489–501.

206. Hirst LW, Auer C, Cohn J, et al. Specular microscopy of hard contact lens wearers. *Ophthalmology* 1984;**91**(10):1147–53.

207. Mac Rae SM, Matsuda M, Shellans S, et al. The effects of hard and soft contact lenses on the corneal endothelium. *Am J Ophthalmol* 1986; **102**(1):50–7.

208. Lass JH, Spurney RV, Dutt RM, et al. A morphologic and fluorophotometric analysis of the corneal endothelium in type I diabetes mellitus and cystic fibrosis. *Am J Ophthalmol* 1985;**100**(6):783–8.

209. Schultz RO, Matsuda M, Yee RW, et al. Corneal endothelial changes in type I and type II diabetes mellitus. *Am J Ophthalmol* 1984;**98**(4): 401–10.

210. Sieck E. Endothelial cell characteristics of diabetic donor corneas. *Invest Ophthalmol Vis Sci* 1993;**34**(Suppl.):772.

211. Dong XG, Xie LX. Specular microscopy of the corneal endothelial cells in diabetes. *Zhonghua Yan Ke Za Zhi* 1994;**30**(1):14–15.

212. Ohguro N, Matsuda M, Ohashi Y, et al. Topical aldose reductase inhibitor for correcting corneal endothelial changes in diabetic patients. *Br J Ophthalmol* 1995;**79**(12):1074–7.

213. Gottsch JD, Sundin OH, Liu SH, et al. Inheritance of a novel COL8A2 mutation defines a distinct early-onset subtype of Fuchs corneal dystrophy. *Invest Ophthalmol Vis Sci* 2005;**46**(6):1934–9.

214. Polack FM. The posterior corneal surface in Fuchs' dystrophy. Scanning electron microscope study. *Invest Ophthalmol* 1974;**13**(12):913–22.

215. Waring GO 3rd, Rodrigues MM, Laibson PR. Corneal dystrophies. II. Endothelial dystrophies. *Surv Ophthalmol* 1978;**23**(3):147–68.

第 15 章

共聚焦显微镜

W. Matthew Petroll, H. Dwight Cavanagh, James V. Jester

关键概念

- 共聚焦显微镜可提供活体角膜组织全层高分辨率图像。
- 通过断层聚焦扫描,共聚焦显微镜能够三维立体地评估角膜伤口愈合情况。
- 共聚焦显微镜可用于多种感染性角膜疾病的诊断和随访。
- 共聚焦显微镜目前已广泛应用于角膜上皮下神经密度和形态的定量分析。
- 共聚焦显微镜可通过检测角膜上皮下神经结构变化,早期预测糖尿病周围神经病变。
- 新型的多光子 - 二次谐波共聚焦成像技术可非侵入性检测离体角膜中基质胶原的结构。

本章纲要

背景
活体共聚焦成像技术
临床应用
研究进展:角膜胶原结构的二次谐波成像
总结

背景

共聚焦显微镜的设计原理是使探测头平面以外的光不能进入检测器从而降低图像反差、改善图像清晰度,因此与传统光学显微镜相比,被公认可提供更高分辨率的图像。此外,其特有的光学切片功能可以允许操作者在具有一定厚度的组织标本中快速获得多层次、不同深度的图像,从而极大地避免了常规样本处理和切片等烦琐的步骤。基于这些特点,共聚焦显微镜在活体组织超微结构的检测方面具备其他检查设备无可比拟的优势。活体共聚焦显微镜自问世25 年来,在各种角膜疾病动物模型中已得到了广泛的应用。 近些年来,共聚焦显微镜在眼科临床中的应用也越为广泛。本章节我们系统总结和介绍了角膜共聚焦显微镜的最新进展及临床应用。此外,我们同时向大家介绍多光子 - 二次谐波共聚焦成像,后者是当前一种新型的共聚焦成像技术,它能够对角膜组织中的胶原基质结构进行非侵入性评估。

历史概述

共聚焦显微镜的光学设计是基于 Lukosz 原理,通过牺牲视野范围来提高分辨率[1]。1955 年,Marvin Minsky 发明了世界上第一台共聚焦显微镜,并用于大脑的神经网络活体研究[2]。现代的共聚焦显微镜采用点光源聚焦在很小体积的样本上,然后通过共聚焦检测器收集反馈信号。该技术的优点在于可以减少物镜所确定的焦平面以上或以下的离焦反射信号,从而使得共聚焦显微镜的横向(x、y 轴)和纵向(z 轴)分辨率均有明显提高[3]。

由于共聚焦光路设计中普遍使用点光源联合点检测器以增强分辨率,因此必须通过连续扫描才能获得完整的视野成像。Petran 等[4,5]将数千个光学共轭的针孔(照明针孔 / 探测针孔)按照阿基米德螺线的排列方式整合在旋转盘上,发明了世界上第一台扫描共聚焦显微镜,即串联扫描共聚焦显微镜(tandem scanning confocal microscope,TSCM)(图 15.1A)。1986 年,Lemp 等[6]首次将该共聚焦成像技术用于离体角膜组织的研究,他们研究中应用的 TSCM 采用了水平方向物镜技术(Tandem Scanning Corp,雷斯顿,美国),正是这一设计上的优化改进使得共聚焦显微镜在眼科中的首次应用成为了可能[7]。

共聚焦显微镜的临床应用

目前应用于临床的共聚焦显微成像系统主要有三种:串联扫描共聚焦显微镜(TSCM),德国 Heidelberg 公司生产的 HRT Ⅲ 型共聚焦显微镜(HRT-RCM)和日本 Nidek 公司生产的 Confoscan 4 共聚焦显微镜。TSCM 是迄今许多活体成像技术的基本设计原理,而目前仍在使用的 TSCM 系统绝大多数采用特殊设计的接触式物镜(24×,0.6 数值孔径(NA),1.5mm 工作距离)。通过在物镜壳内移动透镜,可以改变聚焦平面相对于物镜顶端的位置(图 15.1B)。因此组织内聚焦平面的深度得以校正,并且可以使用该系统进行定量三维成像[8,9]。借助该物镜,TSCM 具有的轴向(Z 轴)分辨率约为 9μm[8],但 TSCM 系统目前已不再商业化出售。

HRT-RCM 是一款激光扫描共聚焦显微镜系统。它采用 670nm 波长的激光光源(直径 <1μm 对检查视野进行光栅式扫描。该系统常规配置放大倍率为 63 倍的物镜(0.95NA),能够获取 400μm × 400μm 大小的图像。HRT-RCM 与 TSCM 相比,由于使用更高放大倍数的物镜,因此可获取更高分辨率和对比度的图像,同时其轴向分辨率也明显优于 TSCM 系统[10,11]。

Confoscan 4 是一款裂隙实时扫描共聚焦显微镜系统[12,13]。该显微镜采用放大倍率为 40 倍物镜(0.75NA),从而能够获得 460μm × 345μm 大小的图像。Confoscan 4 操作简便,并装配了自动对焦和扫描软件,能实现全自动检测。此外,特殊的扫描裂隙设计可获得更好的光通量,并提供比 TSCM 更高的信噪比的图像。但是该设计以牺牲轴向分辨率为代价,Confoscan 4 共聚焦显微镜的轴向分辨率大致是 26μm[14]。

活体共聚焦成像技术

正常角膜结构

TSCM 观察到的正常角膜结构如图(图 15.2)[15]。共聚焦图像显示的均是平行于角膜上皮层的切面图。共聚焦显微镜下,角膜表皮上皮细胞为边界清楚地具有高亮细胞核的扁平细胞(图 15.2A)。角膜上皮基底膜下清晰可见细小的角膜神经丛(图 15.2B)。正常条件下,角膜基质中 TSCM 仅显示黑色背景中的角膜基质细胞核(图 15.2C 和图 15.2D)。但是有趣的是,在一些病理情况下,角膜基质细胞间的细胞连接变得清晰可见,提示组织水肿或者细胞活化。相比于深层角

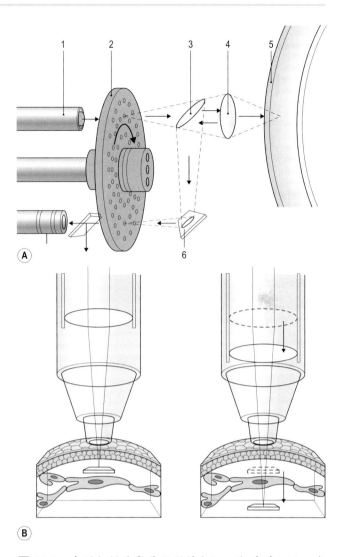

图 15.1 串联扫描共聚焦显微镜(TSCM)。(A) TSCM 光路示意图。宽频光源(1)所发射出的光穿过 Nipkow 盘一侧的小孔光阑(2)和分光镜(3)后通过物镜(4)聚焦于样本(5),然后光通路所反射或产生的光信号再次通过分光镜(3)和前表面镜(6)投射到 Nipkow 盘对侧与光源针孔共轭的检测针孔,这一光路设计的特点是可以阻止光学体之外的光线被相机检测到或进入目镜。通过 Nipkow 盘的转动,实现对同一样本的实时而且均匀的扫描成像。(B) TSCM 物镜简要结构图,展示如何通过移动内置镜头来改变所检测的聚焦平面的深度或 Z 轴位置,这样可获取单个细胞或其他组织结构的一系列不同层面的光学切面图。(A from Cavanagh HD, Petroll WM, Alizadeh H, et al. Clinical and diagnostic use of in vivo confocal microscopy in patients with corneal disease, Ophthalmology 100:1444-54, 1993. B from Petroll WM, Cavanagh HD, Jester JV. Three-dimensional reconstruction of corneal cells using in vivo confocal microscopy, J Microsc 170(3):213-9, 1993.)

膜基质,位于浅层的角膜基质细胞数量较多,密度较大[16]。另外角膜基质层中可见粗大的分支状的角膜

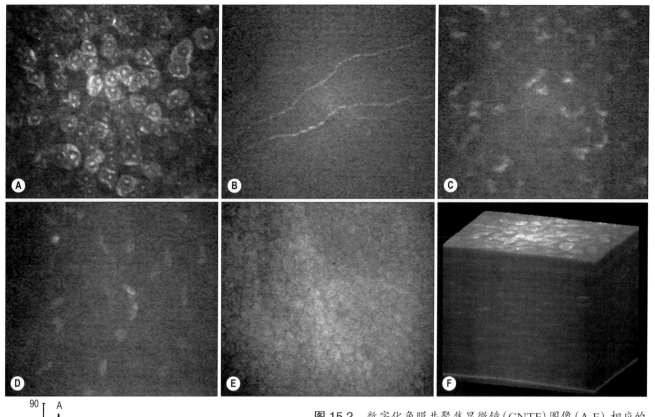

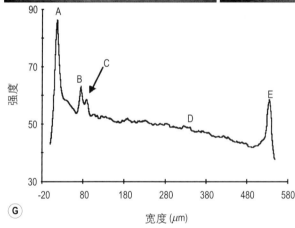

图15.2 数字化角膜共聚焦显微镜(CNTF)图像(A-E)、相应的角膜三维重建图(F)及CMTF强度曲线(G)。(A)角膜上皮层图像对应A峰。(B)角膜上皮下神经丛图像对应B峰。(C)前部的角膜基质细胞核层图像对应C峰。(D)角膜基质层图像对应D峰。(E)角膜内皮层图像对应E峰。(F)3-D重建。(G)CMTF强度曲线,水平视野宽度(A-E) =330μm (Reproduced from Li HF, Petroll WM, Møller-Pederson T, et al. Epithelial and corneal thickness measurements by in vivo confocal microscopy through focusing(CMTF). Curr eye Res 1997,16:214-21.)

神经干。TSCM所显示的角膜内皮细胞与使用角膜内皮镜所观察到的角膜内皮细胞形态相似(图15.2E)。

　　使用HRT-RCM所观察的正常角膜结构如图(图15.3)。由于该系统具有更高的信噪比和较高的纵向和横向分辨率,角膜上皮层中的翼状细胞(图15.3A)和基底细胞(图15.3B)亦清晰可见。此外,HRT-RCM还可以清晰显示朗格罕细胞并对其进行量化分析[17]。使用HRT-RCM观察的基底神经丛(图15.3C)、角膜基质细胞(图15.3D,图15.3E)和角膜内皮细胞(图15.3F)与TSCM观察到的形态相似,而对比度更高。

　　Confoscan 4尽管分辨率比HRT-RCM略低,也能够获得全层角膜细胞图像。Confoscan 4在角膜内皮

细胞成像中更具优势,由于其较宽的光学体积,可以容易的获得全景图像。与镜面显微镜不同,Confoscan 4在角膜水肿时仍能清晰地显示角膜内皮细胞形态。

共聚焦显微镜

　　共聚焦显微镜(confocal microscopy through-focusing,CMTF)技术可用于角膜三维信息的采集和量化分析。CMTF首先以恒定速度移动镜头从而获得一系列从角膜上皮层到内皮层不同层面的连续的数字化图像,然后计算每幅图像中央区域平均像素值,并对应于不同的Z轴深度绘制CNTF强度曲线(图15.2G)。当不同Z轴深度的CMTF图像的数字化以后,强度曲线上的光标将指出对应于显示图像层面的强度数值。通

2

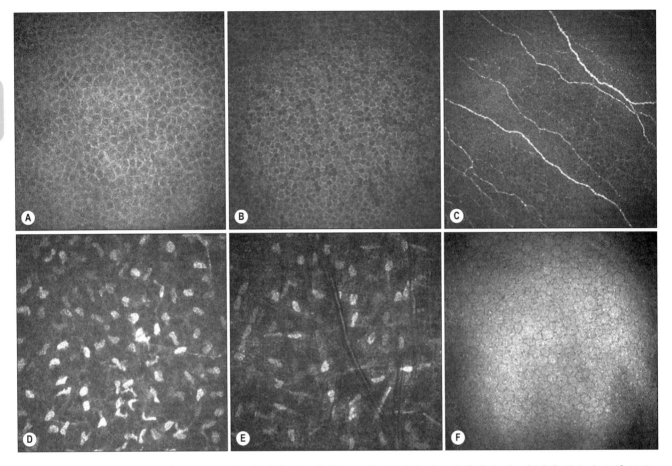

图 15.3　HRT Ⅲ获取的正常人角膜图像。(A)角膜上皮翼状细胞。(B)角膜上皮基底细胞。(C)角膜上皮下神经丛。(D) Bowman 层下前基质层。(E)中间基质层,注意与(D)图比较角膜基质细胞核密度下降。(F)正常角膜内皮层。水平视野宽度 =400μm

过这种方法,使用者可以定义兴趣图像并准确记录 Z 轴深度[18,19]。正常人角膜强度曲线两个主峰分别对应前表面角膜上皮层(图 15.2A)和后表面角膜内皮层(图 15.2E),小峰对应基底层角膜上皮下神经丛(图 15.2B)和浅层角膜基质细胞(图 15.2C)。可以通过计算不同峰值间距精确测量角膜、上皮层和基质层的厚度,并且其结果具有较好的重复性[18]。CMTF 也可通过图像叠加和表面或体积透视法投影重建角膜三维图像(图 15.2F)。

如前所述,TSCM 通过压平式物镜固定角膜,然后移动内置镜头在物镜壳内的位置改变聚焦平面(图 15.1B),从而获取一组间隔均匀的不同层面的 CMTF 图像并以此构建角膜的三维图像。HRT Ⅲ也采用压平式物镜以确保扫描过程的稳定性,可获取高分辨率和对比度的横断面图像。但是目前市面上商品化角膜共聚焦显微镜系统自动扫描输出距离仅 80μm,若需较大范围的扫描必须手动旋转物镜外壳来更换焦平面。近来可用于兔角膜的 CMTF 原型机改进版做

了进一步的优化,克服了这一限制(图 15.4A)[20]。因此,这些数据可用于角膜各细胞层面的直接观察、角膜亚层厚度的定量评估,以及不同亚层的角膜基质细胞密度差异分析。由于对比度相比 TSCM 增加,CMTF 通过图像叠加可构建覆盖全角膜厚度的矩形三维投射框(图 15.4B 和 C)。总之上述改进有助于促进 HRT-RCM 定量研究中的应用。

共聚焦扫描系统采用非接触性的物镜(减少受检查者的不适),系统通过调节整个物镜的位置来改变聚焦平面,以此获得 CMTF 扫描图。这一设计的优势在于 CMTF 扫描过程中角膜可以相对镜头顶点任意移动。通过相切于角膜表面的"Z- 环"准确计算扫描平面在角膜内 Z 轴上的位置[21],但是因为 CMTF 采用非接触性物镜,导致 CMTF 扫描采集的图像之间的间距不如使用压平式物镜均一。因此相对于 TSCM 和 HRT-RCM,Confoscan 4 的稳定性和轴向分辨率均有所降低。

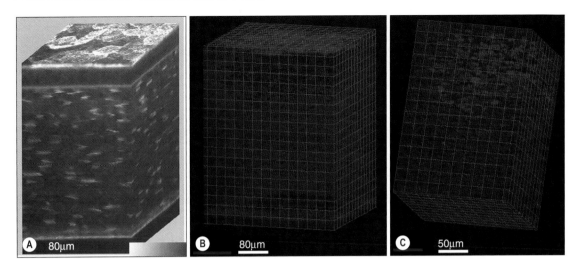

图 15.4 (A)HRT-RCM 系统样机获取正常兔角膜 CMTF 扫描 3-D 重建图。(B、C)HRT-RCM CMT 图像体积透视效果图；选取 3-D 图像中感兴趣区域，采用 Imaris 软件的 Surpass 模块中的最大正交密度投影法构建透视图。(B)兔眼扫描过程中角膜 x-y 运动为最小时(最大漂移小于 10um)，图像堆内部无需对齐的图像则可完成三维重建。(C)兔眼扫描过程中角膜 x-y 运动较为明显时(最大漂移 78μm)，三维重建前需使用 Image J 中的线性对齐插件功能记录重叠平面。(Adapted from Petroll WM，Weaver M，Vaidya S et al. Quantitative 3-dimensional corneal imaging in vivo using a modified HRT-RCM confocal microscope. Cornea 2013；32：e36-43.)

临床应用

共聚焦显微镜已经在实验动物研究领域中应用广泛，无创伤性的特点使得其在眼科临床中亦是理想之选[15]。 近年来，活体共聚焦显微镜的临床应用发展迅速。例如通过共聚焦显微镜可以直接观察和评估不同年龄角膜基质细胞密度的改变和圆锥角膜以及接受手术后的角膜的改变[16,22~25]。此外通过共聚焦显微镜可定量分析佩戴角膜接触镜后角膜上皮的形态和厚度的改变，从而揭示不同接触镜类型以及佩戴方式对角膜上皮稳态和细菌附着度的影响[26~30]。许多文献报道了共聚焦显微镜的不同的临床应用，但碍于篇幅的限制无法在此详细介绍[26,31~33]。最近发表的一些文献综述介绍了许多共聚焦显微镜的临床应用，可用于进一步参考。接下来我们将详细介绍角膜共聚焦显微镜三个最为常见的临床应用：①判断外伤或者屈光手术后的创伤愈合；②感染性角膜溃疡的辅助诊断；③分析疾病或者手术后角膜基质经密度和分布的改变。

外伤或屈光手术后角膜创伤愈合

共聚焦显微镜具有独特的从细胞层面四维显示(x、y、z 和 t)角膜结构的能力，因此非常适合角膜屈光手术后角膜上皮和基质的创伤愈合评估[34,35]。例如

共聚焦显微镜可以定量测量放射状角膜切开术后切口的宽度、上皮内生程度以及角膜纤维化程度[9]。以上评估也同样适用于穿透性角膜移植[36,37]或者角膜擦伤后的临床观察。正如下文中详细描述，共聚焦显微镜尤其在激光光学角膜切削术(photorefractive keratectomy，PRK)和准分子激光原位角膜磨镶术(laser assisted in situ keratomeliosis，LASIK)术后角膜反应的评估中应用广泛。此外它亦可用于准分子激光上皮下角膜磨镶术(laser-assisted subepithelial keratomileusis，LASEK)[38,39]和机械法 - 准分子激光角膜上皮瓣下磨镶术(epi-LASIK)[40]，以及其他角膜手术如基于自动板层刀的后弹力层剥除角膜内皮移植术(descemet striping with automated endothelial keratoplasty，DSAEK)等[41]。

PRK：CMTF 可以评估 PRK 术后与角膜伤口愈合相关的多种参数[42]。通过绘制 CMTF 曲线可直接获得手术后角膜总厚度以及上皮和基质层厚度的变化数据。此外共聚焦显微镜还可用于手术源性角膜上皮下雾状混浊(haze)严重程度的评估。共聚焦显微镜的观察发现 PRK 术后角膜上皮下 haze 的形成与角膜基质细胞的活化，以及基质细胞向成纤维细胞或者肌成纤维细胞母细胞的转化密切相关[43,44]。这些活化细胞的反光性较静止状态的角膜基质细胞明显增强。它们可合成一些细胞外基质(extracellular matrix，ECM)成分从而影响角膜的透明性。图 15.5 中显示

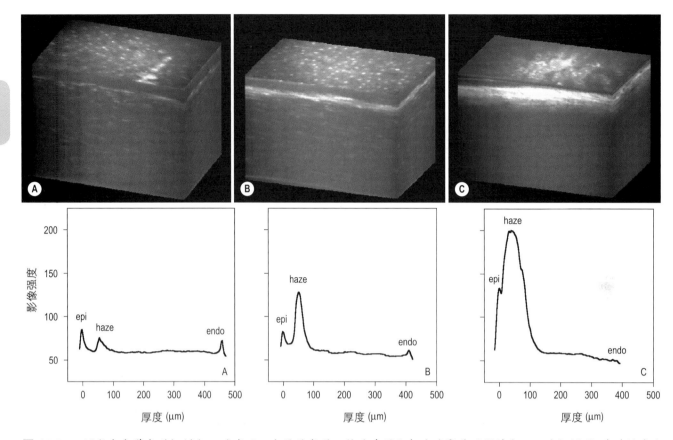

图 15.5　3 例激光光学角膜切削（PRK）术后 1 个月的角膜三维重建图和相应共聚焦显微镜（CMTF）扫描图。（**A**）临床上评定为透明角膜（haze 分级：0 级）。（**B**）haze 2 级的角膜。（**C**）haze 4 级的角膜。注意角膜共聚焦图像中三个角膜均可见上皮下反光增强。随着临床 haze 分级的增加，对应的 CMTF 扫描图显示，haze 的厚度（haze 峰的宽度）和 haze 的强度（haze 峰的高度）亦明显增加。（From Møller-Pederson T, Vogel M, et al. Quantification of stromal thinning, epithelial thickness, and corneal haze after photorefractive keratectomy using in vivo confocal microscopy. Ophthalmology 1997, 104:360?.）

PRK 术后 CMTF 曲线出现明显的"haze 峰"，峰的宽度和高度分别对应上皮下组织的厚度和反光性。通过计算 Haze 峰的曲线下面积可以对每位患者上皮下 haze 作出客观评估。有意思的是，临床上裂隙灯下观察认为角膜透明的患者在 CMTF 下却可以发现上皮下 haze，这表明共聚焦显微镜具有较高的敏感性[42]。此外有研究动态观察了 PRK 术后角膜基质细胞的密度变化规律[22]。总之活体共聚焦显微镜作为一种非常有用的检查手段，可用于定量评估 PRK 术后初始激光切削深度，上皮、基质和角膜总厚度的动态变化，神经再生速度[45,46]，细胞丢失和 / 或迁移规律，以及上皮下 haze 形成情况等。

　　LASIK：共聚焦显微镜亦可用于 LASIK 术后众多参数的评估，譬如上皮厚度、角膜瓣厚度、切面颗粒物密度、角膜基质细胞密度、神经损害和修复情况、基质细胞活化程度以及切面 haze 形成情况[23,38,46~59]。有研究通过角膜共聚焦显微镜比较评估了采用微

型角膜板层刀和准分子激光两种不同制瓣方式的 LASIK 术后角膜反应。研究发现使用传统微型角膜板层刀的 LASIK 手术患者，虽然仍可观察到角膜细胞的活化和密度的改变，但角膜 haze 形成并不明显，提示术后基质创伤愈合反应不如 PRK 明显[23,47~50]。

　　以往的研究证实，飞秒激光制作角膜瓣的并发症少于微型自动角膜板层刀，绝大多数的患者的视力也较后者更好。与此临床观察结果一致，共聚焦图像提示，飞秒激光制作的角膜瓣厚度更准确，重复性更佳，切面颗粒状物数量也显著减少[54,60~64]。此外，早期的共聚焦显微镜研究在部分准分子激光手术患者，尤其是在手术中曾使用过高能量的光栅患者中，可观察到活化的角膜基质细胞[62~65]。图 15.6 中显示了 LASIK 术后角膜基质细胞活化和细胞外基质（ECM）云翳形成。值得注意的是角膜瓣交界面处反光增强区域（图 15.6A，箭头）。单一层面的共聚焦图像可见切面处活化的角膜基质细胞，这些细胞表现为细胞核高反光

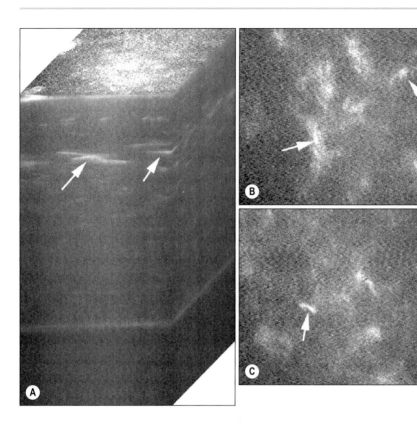

图 15.6 （A）准分子激光原位角膜磨镶（LASIK）术后三个月的 CMTF 扫描图。注意角膜瓣交界面处反光增强的区域（箭头）。（B）从 CMTF 叠加图中抽取的单层共聚焦图像。注意高反光的角膜基质细胞核（箭头），提示细胞活化。细胞周围的细胞外基质（CME）反光增强（ECM 云翳）。（C）CMTF 叠加图中角膜瓣交界面以下 30μm 的单层共聚焦图。可见少量活化角膜基质细胞（箭头）和 CEM Haze。水平视野宽度 =375μm。（From Petroll WM，Goldberg D，Lindsey SS，et al. Confocal assessment of the corneal response to intracorneal lens insertion and LASIK with flap creation using IntraLase. J Cataract Refract Surg 32：1119-28，2006，copyright Elsevier.）

（图 15.6B 和 C，箭头）。多数情况下，这些细胞周围的细胞外基质也呈现高反光（ECM 云翳）。此外，有时可见细胞突起，提示局部基质水肿和 / 或角膜基质细胞向成纤维细胞转化。

感染性角膜炎

由于共聚焦显微镜比裂隙灯显微镜的放大倍率更高，所以非常适用于感染性病原体的早期发现与诊断[26,31~33,66]。共聚焦显微镜的一项重要的临床运用即为活体定位棘阿米巴包囊及滋养体，用以辅助诊断及评估药物治疗的有效性[15,66~72]。图 15.7A 展示了一例经组织活检确诊为棘阿米巴感染的患者角膜，清晰地显示了高亮反光的包囊。图 15.7B 展示了一例处于阿米巴感染活动期，正在接受依西双溴丙脒（Brolene，propamidine isetionate）治疗的患者角膜，图中清晰地显示了 2 种高反光结构，分别为可疑包囊（1）及滋养体（2）。通过共聚焦显微镜可评估该疾病进展过程中病灶三维空间改变，量化分析感染侵犯范围，以及评估抗阿米巴药物治疗的疗效。

随着真菌感染的发病率越来越高，辅助诊断真菌性角膜炎也成为共聚焦显微镜的一项重要运用范围[73]。共聚焦显微镜可清晰显示患者角膜中镰刀菌（图 15.8）[66,74]及烟曲霉菌菌丝[66,75,80]，从而特异性的早期诊断此类感染性角膜炎。此外，白色念珠菌感染

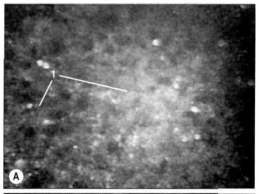

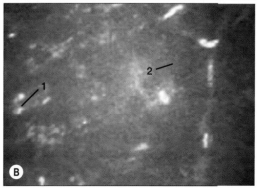

图 15.7 棘阿米巴角膜炎，图 A 为一例经组织活检确诊为棘阿米巴感染的患者角膜，可见明显的高亮反光包囊（白色数字 1 所示），图 B 的 TSCM 图像为一例处于棘阿米巴感染活动期，正在接受依西双溴丙脒治疗的患者角膜，图中清晰地显示了 2 种高反光的结构，即可疑包囊（黑色数字 1 所示）及滋养体（黑色数字 2 所示），水平视野宽度为 350μm

2

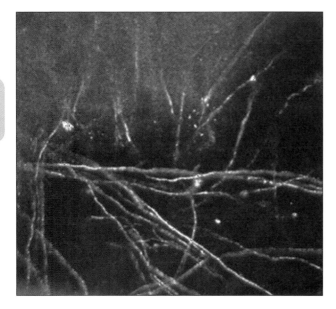

图15.8　真菌性角膜炎,HRT Ⅱ共聚焦显微镜所拍菌丝图,水平视野宽度300μm(Courtesy of Dr Brasnu and Dr Baudouin, Paris, France, and courtesy of Heidelberg Engineering, Inc. All rights reserved.)

的角膜中也可观察到类似白假丝酵母菌的细长丝状颗粒[73]。有研究证实共聚焦显微镜在角膜接触镜相关的细菌性角膜炎的诊断中也发挥着重要作用[76],例如小孢子虫性角膜炎[77~78]及包柔螺旋体性角膜炎[79]。需要特别注意的是,并非所有的感染性病原体均可被共聚焦显微镜检测出[31,66,70],因此组织活检仍是确诊的必要手段。未来还需进一步的研究证实究竟哪种病原体可被共聚焦显微镜有效的检测及鉴别。

角膜上皮下神经丛的图像改变

活体共聚焦显微镜另一个重要特点是能获得角膜上皮下神经丛的高分辨率图像,尤其是 HRT-RCM (图 15.3C)。已有许多研究使用共聚焦显微镜评估手术及疾病状态下角膜上皮下神经密度及结构的改变[38,81-83]。近期关于 PRK 术后的研究表明,术后第七天可观察到角膜上皮下神经纤维的再生,但由于手术产生的持续性上皮下瘢痕形成,角膜神经的完全恢复则至少需要 1~2 年时间[45,46,84]。LASIK 术后角膜上皮下神经密度在 3~5 年内都未能恢复到正常水平[84]。

共聚焦显微镜下角膜上皮下神经丛的变化已被广泛应用于糖尿病外周神经病变,以及其他可引起末梢神经纤维病变的疾病诊断。运用定量分析技术可评估角膜神经分布模式的变化,例如神经的密度、长度、分支状况及弯曲度的变化[85-87]。利用上述技术,

出现糖尿病患者与正常人群(图 15.9)的角膜上皮下神经丛存在显著性差异,这也有助于推动糖尿病外周神经病变的相关研究[85~86,88]。

角膜上皮下神经丛的共聚焦图像的缺点是视野范围有限。近期研究表明,若要检测正常个体与糖尿病患者的神经形态参数的差异,必须收集多张单个不重叠的图像加以对比[87,89]。若要绘制出整个角膜的神经结构及分支的动态改变图,则需要把更多图像进行叠加。HRT-RCM(图 15.10)[90~93]可手动或者自动进行图像配准以产生广域的角膜上皮下神经图像。更便捷的图像获取、处理和重建技术也正在发展,将减少患者的检查时间,排除眼动干扰,优化上皮下神经的分析,包括减少由于角膜与探头直接接触时会压平角膜产生的皱褶导致观察图像轻微畸变[93,94]。

研究进展:角膜胶原结构的二次谐波成像

激光在生物学和医学上的应用已非最新技术,但是随着近年来飞秒激光的发展使得激光在生物医学领域有着更为广泛的应用。超速飞秒激光将非常高强度的光聚焦到十分小的光学空间区域从而产生非线性光学效应,其中包括双光子荧光(two-photon excitation fluorescence,TPEF)、二次谐波(second harmonic generated signals,SHG)和激光诱导的光学分解(laser-induced optical break down,LIOB)[95]。胶原纤维受到激光激发后产生强大的 SHG 信号并且可以通过光学显微技术成像,这一特点使得 SHG 尤其适合用于角膜显微结构的研究[96]。SHG 信号的产生需要同时吸收两个等频率的光子,同时受激发物质吸收光子后又发射单一光子,发射光子的频率是激发光的两倍或波长是激发光的一半。因此只有高度排列有序并且成非中心对称结构的物质才能产生 SHG 信号,如胶原[97]。1982 年 Hochheimer 首次证实兔角膜中可产生 SHG 信号[98]。以往的其他研究也表明 SHG 信号成像技术可用于观察胶原纤维走向,以及研究胶原纤维的三维结构[99,100]。

人角膜基质胶原结构

采用 SHG 前散射信号成像技术可以探测到正常人角膜中并不完全一致的纤维样结构,该纤维结构直径大约 1μm,其长度和走形方向取决于所在的角膜基质深度(图 15.11)。深层角膜顺序图像显示,短胶原蛋白层在深基质中延伸,这提示一些短片段实际上

2

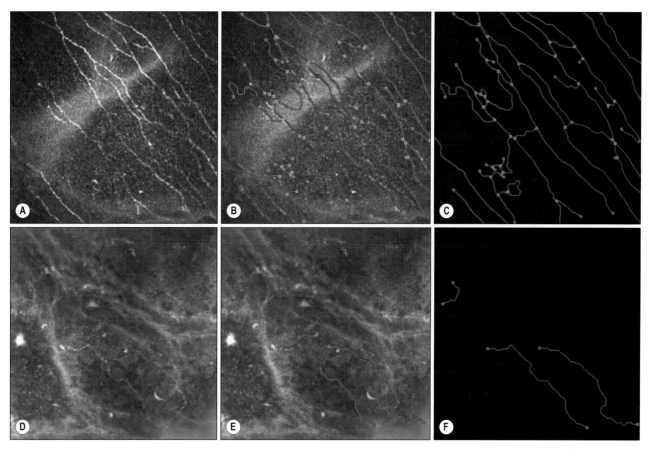

图 15.9　角膜上皮下神经丛形变参数量化图及共聚焦图。图 A 为一例角膜知觉为 60mm 的正常人中央角膜上皮下神经丛图片。D 中为一例角膜知觉为 40mm，NDS 为 8 的糖尿病患者中央角膜上皮下神经丛图片（图片尺寸：400μm×400μm）；图 B 和 E 分别展示了糖尿病及正常对照的同一层面成像图；图 C 和 F 展示了表面重建处理后角膜上皮下神经丛的几何形态分布，其中糖尿病及对照组中总神经纤维测量长度分别为 4706μm 和 545.4μm，神经纤维密度分别为 0.034mm/mm² 和 0.004mm/mm²，单个神经纤维计数分别为 68 和 3。（From Zhivov A，Winter K，Hovakimyan M，et al. Imaging and quantification of subbasal nerve plexus in healthy volunteers and diabetic patients with or without retinopathy. PLoS ONE 2013；8：e52157.）

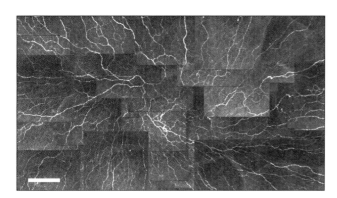

图 15.10　由 32 幅 HRT-RCM 图像重建的人角膜上皮下神经丛叠加图。可观察到角膜旁中央上皮下神经纤维丛呈现涡流或者螺旋状。比例尺为 200μm。［A montage of the human sub-basal nerve plexus constructed from 32 HRT-RCM images. A vortex or whorl-like pattern of the sub-basal nerve plexus in the infero-central cornea of the subject is observed. Scale bar，200 μm.（From Patel DV and McGhee NJ. Fully automated montaging of laser scanning in vivo confocal microscopy images of the human corneal subbasal nerve plexus. Invest Ophthalmol Vis Sci 2005；46：4485-8，Copyright，Association for Research in Vision and Ophthalmology.）按版权方要求保留原文］

2

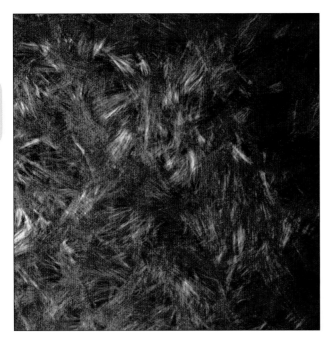

图 15.11 融合前散射(蓝绿色)和后散射(品红色)的人角膜基质前层 SHG 信号。前角膜基质中胶原纤维组织排列呈高度交联模式。(From Morishige N, Wahlert AJ, Kenney MC, et al. Second harmonic imaging microscopy of normal human and keratoconus cornea. Invest Ophthalmol Vis Sci 2007;48:1087-94, Copyright, Association for Research in Vision and Ophthalmology.)

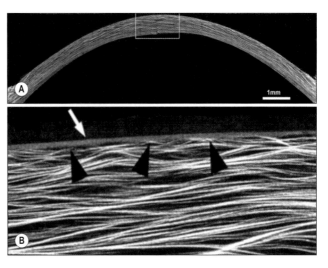

图 15.12 HRMac。(**A**)全直径垂直子午线角膜横截面的单层缩放图。完整扫描包含 60 个层面和 80 000 张图像,每个层面像素为 25 000×6500,该图显示的分辨率为 3μm/像素。(**B**)该图显示前中央角膜达到最高分辨率(0.44μm/像素),注意图像中前弹力层(白色箭头)和插入的胶原纤维(黑色箭头)。[Sample HRMac image. (**A**) Single-plane, zoomed-out HRMac image of a full-diameter corneal cross-section along the vertical meridian. The full scan is comprised of 60 such planes and is made up of over 80 000 individual images with a total size of 25 000×6500 pixels per plane, shown here at a resolution of 3μm/pixel. (**B**) Shows the anterior central cornea at full resolution (0.44μm/pixel). Note the presence of the ALL (white arrow) and the insertion of collagen fibers (black arrowheads). (Adapted from Winkler M, Chai D, Kriling S, et al. Nonlinear optical macroscopic assessment of 3-D corneal collagen organization and axial biomechanics. Invest Ophthalmol Vis Sci 2011;52:8818-27, Copyright, Association for Research in Vision and Ophthalmology.) 按版权方要求保留原文]

代表长胶原纤维进出于聚焦平面。上述证据表明角膜前基质层中平行排列的胶原组织中有斜行胶原连接从而形成致密结构,同时前后表面的胶原排列方向与角膜表面并不平行。角膜深层的胶原束变宽,但是仍然穿越于多个光学平面,呈现为高度交织的层状结构。角膜深部接近后弹力层,虽然可以见到大量与角膜表面平行面成交织排列的纤维层,但是与其他区域相比,交织现象减少了许多。

为了更精确地显示角膜基质中的胶原结构,基于 SHG 信号的单个胶原纤维 3-D 重建可以通过高分辨率宏观成像(high resolution macroscopy,HRMac)技术得以实现[101]。(图 15.12)展示的是一例典型的人角膜横断面 HGMac 图像,角膜弧长约 12mm。原始 HRMac 扫描图像是每 60 层有 25 000×9000 像素,分辨率为 0.44μm/像素,由超过 80 000 个独立图像组成。(图 15.12B)中角膜中央区域达到最高分辨率(0.44μm/像素),胶原纤维层之间存在复杂的交联。表面透视图显示胶原的立体构象,有些胶原纤维保持水平走行并发出侧向分支,有些则向前或后表面移行分叉。(图 15.13)分别展示了角膜前、中、后不同层面胶原分叉

铆接的 3D 图像,角膜浅层的胶原分叉链接程度远高于角膜深层,接近角膜后弹力层附件则几乎没有胶原的斜行连接。

角膜 3D 重建同时还区分出了其他类型的胶原纤维结构,包括"弓形弹簧"样板层组织:起源于前弹力层下方高度缠绕的胶原,弧形向上指向前弹力层,在弧形下落之前同前弹力层融合(图 15.14,蓝色=弓形弹簧纤维,黄色=前弹力层)。弓形弹簧的板层组织的形状类似抛物线,其顶点和前弹力层相融合。一定程度上可以理解为,弓形弹簧的板层组织就是 Morishige 等先前所报道的"双缝层(dual "suture" lamellae)",作用是为角膜实质提供机械稳定性,发生圆锥角膜时该结构消失[102]。Kamai 和 Ushiki 之前通过透射电子显微镜观察到板层胶原插入到前

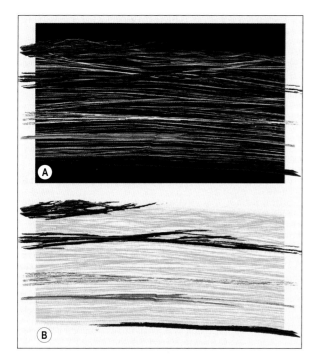

图 15.13 前弹力层之下不同深度的角膜胶原层 3D 重建图。(A)将不同深度的单层 HRMac 进行叠加得到的中央角膜断层切面。(B)规则排列的胶原结构降低角膜不透明性。[3-D reconstructions of collagen lamellae at different depths from Bowman's layer. (A) Section from a single HRMac plane of the central cornea overlaid with representative segmented lamellae at different depths. (B) This panel shows the segmented lamellae overlaying the single HRMac plane at reduced opacity. (Adapted from Winkler M, Chai D, Kriling S, et al. Nonlinear optical macroscopic assessment of 3-D corneal collagen organization and axial biomechanics. Invest Ophthalmol Vis Sci. 2011;52:8818-27, Copyright, Association for Research in Vision and Ophthalmology.)按版权方要求保留原文]

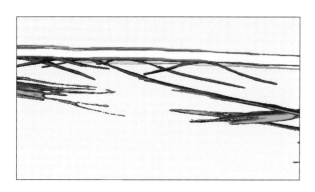

图 15.14 弓形弹簧样纤维(蓝色)融合于 Bowman 层(金色)的 3-D 重建图像。[3-D reconstruction of "Bow spring" fibers (blue) that fuse with Bowman's layer (gold). (Adapted from Winkler M, Chai D, Kriling S, et al. Nonlinear optical macroscopic assessment of 3-D corneal collagen organization and axial biomechanics. Invest Ophthalmol Vis Sci. 2011;52:8818-27, Copyright, Association for Research in Vision and Ophthalmology.)按版权方要求保留原文]

弹力层的现象[103],另外 Bron 分析指出胶原纤维在不同方向上形成分叉并插入到前弹力层中,这种胶原相互链接有助于不同层面组织结构的嵌合[104]。Muller[105]等评估水肿后的角膜,发现角膜基质浅层的 100~120μm 胶原结构具有抵抗角膜水肿的作用,并且有助于维持角膜的曲率,这与角膜约前 130μm 基质存在斜形纤维的显微结构相一致。因此,这斜形纤维插入前弹力层的现象或许可以解释角膜前基质层硬度特性。

总结

本章阐述了共聚焦显微镜多时间维度和空间维度、无创性分析人角膜组织结构和功能相关性的独特优势。以往关于炎症、创伤愈合、中毒、感染和疾病等生物学过程中细胞水平的细节变化只能依赖静态分析或特定条件下研究,但是共聚焦显微镜的诞生使得动态研究这些变化规律以及评估治疗疗效等成为可能。基于飞秒激光光源的非线性光谱成像技术可以检测来自胶原的二次谐波信号,是一项可以非侵入性研究人类角膜组织结构的重大新兴技术,具有非常高的空间分辨率和横向分辨率。未来多光子激光技术与共聚焦设备的整合,也许可以同时观察角膜细胞生物学及其与细胞外基质相互作用的过程及规律,从而拓展新的应用领域。

(袁进 译)

参考文献

1. Lukosz W. Optical systems with resolving powers exceeding the classical limit. *J Opt Soc Am* 1966;**57**:1190.
2. Minsky M. Memoir on inventing the confocal scanning microscope. *Scanning J* 1988;**10**:128–38.
3. Wilson T, Sheppard CJR. *Theory and practice of scanning optical microscopy*. London: Academic Press; 1984.
4. Petran M, Hadravsky M, Egger MD, et al. Tandem scanning reflected light microscope. *J Opt Soc Am* 1968;**58**:661–4.
5. Petran M, Hadravsky M, Benes J, et al. The tandem scanning reflected light microscope: Part I: the principle, and its design. *Proc R Microsc Soc* 1985;**20**:125–9.
6. Lemp MA, Dilly PN, Boyde A. Tandem scanning (confocal) microscopy of the full thickness cornea. *Cornea* 1986;**4**:205–9.
7. Cavanagh HD, Shields W, Jester JV, et al. Confocal microscopy of the living eye. *CLAO J* 1990;**16**:65–73.
8. Petroll WM, Cavanagh HD, Jester JV. Three-dimensional reconstruction of corneal cells using in vivo confocal microscopy. *J Microsc* 1993;**170**: 213–19.
9. Jester JV, Petroll WM, Feng W, et al. Radial keratotomy: I. The wound healing process and measurement of incisional gape in two animal models using in vivo confocal microscopy. *Invest Ophthalmol Vis Sci* 1992;**3**:3255–70.
10. Guthoff RF, Baudouin C, Stave J. *Atlas of confocal laser scanning in vivo microscopy in ophthalmology*. Berlin: Heidelberg/Springer; 2006.
11. Zhivov A, Stachs O, Stave J, et al. In vivo three-dimensional confocal laser scanning microscopy of corneal surface and epithelial. *Br J Ophthalmol* 2009;**93**:667–72.
12. Masters BR, Thaer AA. Real-time scanning slit confocal microscopy of the in vivo human cornea. *Appl Opt* 1994;**33**:695–701.
13. Wiegand W, Thaer AA, Kroll P, et al. Optical sectioning of the cornea with a new confocal in vivo slit-scanning videomicroscope. *Ophthalmol-*

ogy 1993;**100**(9A):128.

14. Erie EA, McLaren JW, Kittleson KM, et al. Corneal subbasal nerve density: a comparison of two confocal microscopes. *Eye Contact Lens* 2008;**34**:322–5.

15. Cavanagh HD, Petroll WM, Alizadeh H, et al. Clinical and diagnostic use of in vivo confocal microscopy in patients with corneal disease. *Ophthalmology* 1993;**100**:1444–54.

16. Patel SV, McLaren JW, Hodge DO, et al. Normal human keratocyte density and corneal thickness measurement by using confocal microscopy in vivo. *Invest Ophthalmol Vis Sci* 2001;**42**:333–9.

17. Zhivov A, Stave J, Vollmar B, et al. In vivo confocal microscopic evaluation of Langerhans cell density and distribution in the corneal epithelium of healthy volunteers and contact lens wearers. *Cornea* 2007;**26**: 47–54.

18. Li HF, Petroll WM, Møller-Pedersen T, et al. Epithelial and corneal thickness measurements by in vivo confocal microscopy through focusing (CMTF). *Curr Eye Res* 1997;**16**:214–21.

19. Li J, Jester JV, Cavanagh HD, et al. On-line 3-dimensional confocal imaging in vivo. *Invest Ophthalmol Vis Sci* 2000;**41**:2945–53.

20. Petroll WM, Weaver M, Vaidya S, et al. Quantitative 3-D corneal imaging *in vivo* using a modified HRT-RCM confocal microscope. *Cornea* 2013;**36**:e36–43.

21. McLaren JW, Nau CB, Patel SV, et al. Measuring corneal thickness with the Confoscan 4 and Z-ring adapter. *Eye Contact Lens* 2007;**33**:185–90.

22. Erie JC, Patel SV, McLaren JW, et al. Corneal keratocyte deficits after photorefractive keratectomy and laser in situ keratomileusis. *Am J Ophthalmol* 2006;**141**:799–809.

23. Erie JC, Nau CB, McLaren JW, et al. Long-term keratocyte deficits in the corneal stroma after LASIK. *Ophthalmology* 2004;**111**:1356–61.

24. Ku JYF, Niederer RL, Patel DV, et al. Laser scanning in vivo confocal analysis of keratocyte density in keratoconus. *Ophthalmology* 2008;**115**: 845–50.

25. Niederer RL, Perumal D, Sherwin T, et al. Laser scanning in vivo confocal microscopy reveals reduced innervation and reduction in cell density in all layers of the keratoconic cornea. *Invest Ophthalmol Vis Sci* 2008;**49**:2964–70.

26. Efron N. Contact lens-induced changes in the anterior eye as observed in vivo with the confocal microscope. *Prog Retin Eye Res* 2007;**26**: 398–436.

27. Ren DH, Yamamoto K, Ladage PM, et al. Adaptive effects of 30-night wear of hyper-O2 transmissible contact lenses on bacterial binding and corneal epithelium: a 1-year clinical trial. *Ophthalmology* 2002;**109**: 27–39.

28. Cavanagh HD, Ladage PM, Li SL, et al. Effects of daily and overnight wear of a novel hyper oxygen-transmissible soft contact lens on bacterial binding and corneal epithelium. *Ophthalmology* 2002;**109**: 1957–69.

29. Ladage PM, Yamamoto K, Ren DH, et al. Effects of rigid and soft contact lens daily wear on corneal epithelium, tear lactate dehydrogenase, and bacterial binding to exfoliated cells. *Ophthalmology* 2001;**108**: 1279–88.

30. Robertson DM, Petroll WM, Cavanagh HD. The effect of nonpreserved care solutions on 12 months of daily and extended silicone hydrogel contact lens wear. *Ophthalmology* 2008;**49**:7–15.

31. Labbe A, Khammari C, Dupas B, et al. Contribution of in vivo confocal microscopy to the diagnosis and management of infectious keratitis. *Ocul Surf* 2009;**7**:41–52.

32. Villani E, Baudouin C, Efron N, et al. In vivo confocal microscopy of the ocular surface: From bench to bedside. *Curr Eye Res* 2014;**39**: 213–31.

33. Zhivov A, Stachs O, Kraak R, et al. In vivo confocal microscopy of the ocular surface. *Ocul Surf* 2006;**4**:81–93.

34. Tervo T, Moilanen J. In vivo confocal microscopy for evaluation of wound healing following corneal refractive surgery. *Prog Retin Eye Res* 2003;**22**:339–58.

35. Kaufman SC, Kaufman HE. How has confocal microscopy helped us in refractive surgery? *Curr Opin Ophthalmol* 2006;**17**:380–8.

36. Richter A, Slowik C, Somodi S, et al. Corneal reinnervation following penetrating keratoplasty – correlation of esthesiometry and confocal microscopy. *Ger J Ophthalmol* 1997;**5**:513–17.

37. Niederer RL, Patel DV, Sherwin T, et al. Corneal innervation and cellular changes after corneal transplantation: an in vivo confocal microscopy study. *Invest Ophthalmol Vis Sci* 2007;**48**(2):621–6.

38. Darwish T, Brahma A, O'Donnell C, et al. Subbasal nerve fiber regeneration after LASIK and LASEK assessed by noncontact esthesiometry and in vivo confocal microscopy: prospective study. *J Cataract Refract Surg* 2007;**33**:1515–21.

39. Darwish T, Brahma A, Efron N, et al. Subbasal nerve regeneration after LASEK measured by confocal microscopy. *J Refract Surg* 2007;**23**: 709–15.

40. Chen WL, Chang HW, Hu FR. In vivo confocal microscopic evaluation of corneal wound healing after epi-LASIK. *Invest Ophthalmol Vis Sci* 2008;**49**:2416–23.

41. Kobayashi A, Mawatari Y, Yokogawa H, et al. In vivo laser confocal microscopy after Descemet stripping with automated endothelial keratoplasty. *Am J Ophthalmol* 2008;**145**:977–85.

42. Møller-Pedersen T, Vogel M, Li HF, et al. Quantification of stromal thinning, epithelial thickness, and corneal haze after photorefractive keratectomy using in vivo confocal microscopy. *Ophthalmology* 1997;**104**: 360–8.

43. Møller-Pedersen T, Cavanagh HD, Petroll WM, et al. Stromal wound healing explains refractive instability and haze development after photorefractive keratectomy. *Ophthalmology* 2000;**107**:1235–45.

44. Møller-Pedersen T, Li H, Petroll WM, et al. Confocal microscopic characterization of wound repair after photorefractive keratectomy using in vivo confocal microscopy. *Invest Ophthalmol Vis Sci* 1998;**39**: 487–501.

45. Linna T, Tervo T. Real-time confocal microscopic observations on human corneal nerves and wound healing after excimer laser photorefractive keratectomy. *Curr Eye Res* 1997;**16**:640–9.

46. Erie JC, McLaren JW, Hodge DO, et al. Recovery of corneal subbasal nerve density after PRK and LASIK. *Am J Ophthalmol* 2005;**140**: 1059–64.

47. Buhren J, Kohnen T. Stromal haze after laser in situ keratomileusis. Clinical and confocal microscopy findings. *J Cataract Refract Surg* 2003; **29**:1718–26.

48. Avunduk AM, Senft CJ, Emerah S, et al. Corneal healing after uncomplicated LASIK and its relationship to refractive changes: a six-month prospective confocal study. *Invest Ophthalmol Vis Sci* 2004;**45**:1334–9.

49. Pisella P-J, Auzerie O, Bokobza Y, et al. Evaluation of corneal stromal changes in vivo after laser in situ keratomileusis with confocal microscopy. *Ophthalmology* 2001;**108**:1744–50.

50. Vesaluoma M, Perez-Santonja J, Petroll WM, et al. Corneal stromal changes induced by myopic LASIK. *Invest Ophthalmol Vis Sci* 2000;**41**: 369–76.

51. Gokmen F, Jester JV, Petroll WM, et al. In vivo confocal microscopy through focusing to measure corneal flap thickness after laser in situ keratomileusis. *J Cataract Refract Surg* 2002;**28**:962–70.

52. Erie JC, Patel SV, McLaren JW, et al. Effect of myopic laser in situ keratomileusis on epithelial and stromal thickness. *Ophthalmology* 2002; **109**:1447–52.

53. Perez-Gomez I, Efron N. Confocal microscopic evaluation of particles at the corneal flap interface after myopic laser in situ keratomileusis. *J Cataract Refract Surg* 2003;**29**:1373–7.

54. Patel SV, Maguire LJ, McLaren JW, et al. Femtosecond laser versus mechanical microkeratome for LASIK: a randomized controlled study. *Ophthalmology* 2007;**114**:1482–90.

55. Patel SV, Erie JC, McLaren JW, et al. Confocal microscopy changes in epithelial and stromal thickness up to 7 years after LASIK and photorefractive keratectomy for myopia. *J Refract Surg* 2007;**23**:385–92.

56. Linna TU, Vesaluoma MH, Perez-Santonja JJ, et al. Effect of myopic LASIK on corneal sensitivity and morphology of subbasal nerves. *Invest Ophthalmol Vis Sci* 2000;**41**:393–7.

57. Lee BH, McLaren JW, Erie JC, et al. Reinnervation in the cornea after LASIK. *Invest Ophthalmol Vis Sci* 2002;**43**:3660–4.

58. Mitooka K, Ramirez M, Maguire LJ, et al. Keratocyte density of central human cornea after laser in situ keratomileusis. *Am J Ophthalmol* 2002; **133**:307–14.

59. Ivarsen A, Thøgersen J, Keiding SR, et al. Plastic particles at the LASIK interface. *Ophthalmology* 2004;**111**:18–23.

60. Javaloy J, Vidal MT, Abdelrahman AM, et al. Confocal microscopy comparison of intralase femtosecond laser and Moria M2 microkeratome in LASIK. *J Refract Surg* 2007;**23**:178–87.

61. Soniga B, Iordanidou V, Chong–Sit D, et al. In vivo corneal confocal microscopy comparison of Intralase femtosecond laser and mechanical microkeratome for laser in situ keratomileusis. *Invest Ophthalmol Vis Sci* 2006;**47**:2803–11.

62. Petroll WM, Goldberg D, Lindsey SS, et al. Confocal assessment of the corneal response to intracorneal lens insertion and LASIK with flap creation using Intralase. *J Cataract Refract Surg* 2006;**32**:1119–28.

63. Petroll WM, Bowman RW, Cavanagh HD, et al. Assessment of keratocyte activation following LASIK with flap creation using the IntraLase FS60 Laser. *J Refract Surg* 2008;**24**:847–99.

64. Hu MY, McCulley JP, Cavanagh HD, et al. Comparison of the corneal response to laser in situ keratomileusis with flap creation using the FS15 and FS30 femtosecond lasers: clinical and confocal findings. *J Cataract Refract Surg* 2007;**33**:673–81.

65. Zhang F, Deng S, Guo N, et al. Confocal comparison of corneal nerve regeneration and keratocyte reaction between FS–LASIK, OUP–SBK, and conventional LASIK. *Invest Ophthalmol Vis Sci* 2012;**53**:5536–44.

66. Vaddavalli PK, Garg P, Sharma S, et al. Role of confocal microscopy in the diagnosis of fungal and *Acanthamoeba* keratitis. *Ophthalmology* 2011;**18**:29–35.

67. Silverman J, Ariyasu RG, Irvine JA. Observations with the tandem scanning confocal microscope in acute *Acanthamoeba* keratitis in the rabbit. *Invest Ophthalmol Vis Sci* 1993;**34**(4):856.

68. Winchester K, Mathers WD, Sutphin JE, et al. Diagnosis of *Acanthamoeba* keratitis in vivo with confocal microscopy. *Cornea* 1995;**14**: 10–17.

69. Parmar DN, Awwad ST, Petroll WM, et al. Tandem scanning confocal corneal microscopy in the diagnosis of suspected *Acanthamoeba* keratitis. *Ophthalmology* 2006;**113**:538–47.

70. Tu EY, Joslin CE, Sugar J, et al. The relative value of confocal microscopy and superficial corneal scrapings in the diagnosis of *Acanthamoeba* keratitis. *Cornea* 2008;**27**:764–72.

71. Chew SJ, Beuerman RW, Assouline M, et al. Early diagnosis of infectious keratitis with in vivo real time confocal microscopy. *CLAO J* 1992;**18**: 197–201.

72. Auran JD, Starr MB, Koester CJ, et al. In vivo scanning slit confocal microscopy of *Acanthamoeba* keratitis. *Cornea* 1994;**13**:183–5.

73. Brasnu E, Bourcier T, Dupas B, et al. In vivo confocal microscopy in fungal keratitis. *Br J Ophthalmol* 2007;**91**:588–91.

74. Florakis GJ, Moazami G, Schubert H, et al. Scanning slit confocal microscopy of fungal keratitis. *Arch Ophthalmol* 1997;**115**:1461–3.

75. Winchester K, Mathers WD, Sutphin JE. Diagnosis of *Aspergillus* keratitis in vivo with confocal microscopy. *Cornea* 1997;**16**:27–31.

76. Kaufman SC, Laird JA, Cooper R, et al. Diagnosis of bacterial contact lens related keratitis with the white–light confocal microscope. *CLAO J* 1996;**22**:274–7.

77. Shah GK, Pfister D, Probst LE, et al. Diagnosis of microsporidial keratitis by confocal microscopy and the chromatrope stain. *Am J Ophthalmol* 1996;**121**:89–91.

78. Sagoo MS, Mehta JS, Hau S, et al. Microsporidium stromal keratitis: in vivo confocal findings. *Cornea* 2007;**26**:870–3.

79. Linna T, Mikkila H, Karna A, et al. In vivo confocal microscopy: a new possibility to confirm the diagnosis of *Borrelia* keratitis? [letter]. *Cornea* 1996;**15**:639–40.

80. Kanavi MR, Javadi M, Yazdani S, et al. Sensitivity and specificity of confocal scan in the diagnosis of infectious keratitis. *Cornea* 2007;**26**: 782–6.

81. Benitez–del–Castillo JM, Acosta MC, Wassfi MA, et al. Relation between corneal innervation with confocal microscopy and corneal sensitivity with noncontact esthesiometry in patients with dry eye. *Invest Ophthalmol Vis Sci* 2007;**48**:173–81.

82. Tuisku IS, Konttinen YT, Konttinen LM, et al. Alterations in corneal sensitivity and nerve morphology in patients with primary Sjögren's syndrome. *Exp Eye Res* 2008;**86**:879–85.

83. Dehghani C, Pritchard N, Edwards K, et al. Morphometric stability of the corneal subbasal nerve plexus in healthy individuals: a 3-year longitudinal study using corneal confocal microscopy. *Invest Ophthalmol Vis Sci* 2014;**55**:3195–9.

84. Erie JC, McLaren JW, Hodge DO, et al. Recovery of subbasal nerve density after PRK and LASIK. *Am J Ophthalmol* 2005;**140**:1059–64.

85. Chen X, Graham J, Dabbah MA, et al. Small nerve fiber quantification in the diagnosis of diabetic sensorimotor polyneuropathy: Comparing corneal confocal microscopy with intraepidermal nerve fiber density. *Diabetes Care* 2015;**38**(6):1138–44.

86. Zhivov A, Winter K, Hovakimyan M, et al. Imaging and quantification of subbasal nerve plexus in healthy volunteers and diabetic patients with or without retinopathy. *PLoS ONE* 2013;**8**:e52157.

87. Dehghani C, Pritchard N, Edwards K, et al. Fully automated, semiautomated, and manual morphometric analysis of corneal subbasal nerve plexus in individuals with and without diabetes. *Cornea* 2014;**33**:

88. Ziegler D, Papanas N, Zhivov A, et al. Early detection of nerve fiber loss by corneal confocal microscopy and skin biopsy in recently diagnosed type 2 diabetes. *Diabetes* 2014;**63**:2454–63.

89. Vagenas D, Pritchard N, Edwards K, et al. Optimal image sample size for corneal nerve morphometry. *Optom Vis Sci* 2012;**89**:812–17.

90. Patel DV, McGhee CNJ. In vivo laser scanning confocal microscopy confirms that the human corneal sub-basal nerve plexus is a highly dynamic structure. *Invest Ophthalmol Vis Sci* 2008;**49**:3409–12.

91. Turuwhenua JT, Patel DV, McGhee CN. Fully automated montaging of laser scanning in vivo confocal microscopy images of the human corneal subbasal nerve plexus. *Invest Ophthalmol Vis Sci* 2012;**53**: 2235–42.

92. Edwards K, Pritchard N, Gosschalk K, et al. Wide–field assessment of the human corneal subbasal nerve plexus in diabetic neuropathy using a novel mapping technique. *Cornea* 2012;**31**:1078–82.

93. Allgeier S, Zhivov A, Eberle F, et al. Image reconstruction of the subbasal nerve plexus with in vivo confocal microscopy. *Invest Ophthalmol Vis Sci* 2011;**52**:5022–8.

94. Allgeier S, Maier S, Mikut R, et al. Mosaicking the subbasal nerve plexus by guided eye movements. *Invest Ophthalmol Vis Sci* 2014;**55**(9): 6082–9

95. Masters BR, So PTC. *Biomedical nonlinear optical microscopy*. New York: Oxford University Press; 2008.

96. Morishige N, Petroll WM, Nishida T, et al. Noninvasive corneal stromal collagen imaging using two–photon–generated second–harmonic signals. *J Cataract Refract Surg* 2006;**32**:1784–91.

97. Mohler W, Millard AC, Campagnola PJ. Second harmonic generation imaging of endogenous structural proteins. *Methods* 2003;**29**:97–109.

98. Hochheimer BF. Second harmonic light generation in the rabbit cornea. *Appl Opt* 1982;**21**:1516–18.

99. Stoller P, Kim BM, Rubenchik AM, et al. Polarization–dependent optical second-harmonic imaging of a rat-tail tendon. *J Biomed Opt* 2002;**7**: 205–14.

100. Yeh AT, Nassif N, Zoumi A, et al. Selective corneal imaging using combined second-harmonic generation and two-photon excited fluorescence. *Opt Lett* 2002;**27**:2082–4.

101. Winkler M, Chai D, Kriling S, et al. Nonlinear optical macroscopic assessment of 3-D corneal collagen organization and axial biomechanics. *Invest Ophthalmol Vis Sci* 2011;**52**:8818–27.

102. Morishige N, Wahlert AJ, Kenney MC, et al. Second-harmonic imaging microscopy of normal human and keratoconus cornea. *Invest Ophthalmol Vis Sci* 2007;**48**:1087–94.

103. Komai Y, Ushiki T. The three–dimensional organization of collagen fibrils in human cornea and sclera. *Invest Ophthalmol Vis Sci* 1991;**32**: 2244–58.

104. Bron AJ. The architectue of the normal corneal stroma. *Br J Ophthalmol* 2001;**85**:379–81.

105. Muller LJ, Pels E, Vrensen GFJM. The specific architecture of the anterior stroma accounts for maintenance of corneal curvature. *Br J Ophthalmol* 2001;**85**:437–43.

第 16 章

高分辨率超声成像

Charles J.Pavlin,Ellen Redenbo

关键概念

- 超声生物显微镜(Ultrasound biomicroscopy,UBM)是一种当角膜或其他屈光介质混浊时,辅助眼科医生对眼前节进行诊断的有效工具。
- 来自角膜上皮、角膜内皮和晶状体前后囊的不同层次反射回声对于 UBM 形成穿透性的成像结果至关重要。
- UBM 可有效用于评估角膜瘢痕、眼前节虹膜肿瘤或虹膜痣、脉络膜肿瘤、睫状体肿瘤、房角受累与房角缩窄的情况,以及虹膜囊肿与实性肿块的鉴别诊断。
- 虽然近年来前节 OCT 在临床广泛使用,对于评估角膜和房角情况非常有价值,但 UBM 具有虹膜后表面成像的优势,可区分虹膜囊肿与包块、睫状体、平坦部和悬韧带的构成。

本章纲要

超声生物显微镜:高分辨率超声

高分辨率超声波是评估眼前节结构的非常重要诊断工具。此项重大研究成果于 1990 年由 Charls J. Pavlin 医生,FRCS 和 F. Stuart Foster 博士在多伦多大学研发并命名为超声生物显微镜(UBM)。UBM 通过高频超声波在 25~100MHz 的频率范围内捕获活体眼部显微图像[1~6]。目前使用的多数市售机型的使用频率是 25~50MHz,轴向和横向分辨率为 35~120μm[7~8]。图像穿透深度大约为 4~10mm(MHz 越高,拍摄图像的穿透深度越浅)。UBM 探头使用扇形或线性单个传感器捕获扫描[9]。由于其焦点区域狭窄,扫描中心约 2~3mm,因此必须注意需将拍摄区域置于焦点区域内,如图 16.4 所示。来自角膜上皮、角膜内皮和晶状体前后囊膜的高反射回波显示相应的层次是形成穿透性影像的关键。当角膜混浊时,UBM 为角膜专家和眼科医生提供了非常有用的图像,帮助进行前房、虹膜、睫状体、晶状体、人工晶状体移位、人工晶体襻移位、窄房角、肿瘤、囊肿、睫状体脱离、虹膜根部断离、青光眼和外伤性相关眼病等各种情况的判断[10~14]。

超声生物显微镜检查技术

UBM 超声检查通常使用仰卧位,同时使用填充有盐水的巩膜罩杯作为检查介质。患者表面麻醉后,首先将下睑下拉,嘱患者注视前方,将巩膜罩杯放置在下睑内,然后嘱患者直视前方,抬起上睑并将巩膜罩杯放置在睑裂间(图 16.1)。可以在巩膜罩杯的内侧涂眼用凝胶,然后添加厂商推荐使用的生理盐水或其他液体。这种处理方法可以防止生理盐水从罩杯边缘流出(图 16.2 和图 16.3A)。

UBM 检查也可采用坐位进行检查,选择附着于探头前部蒸馏水填充的扫描袋作为检查介质(图 16.3B)[15,16]。然而这种检查方法对成像质量稍有影响,并且检查时会对眼球产生压力,因此在低眼压状态下检查时务必要谨慎。

检查者选择巩膜罩杯法时,如果使用开放性换能器型号探头,需要小心避免与角膜直接接触。在检查期间需通过监视器观察来避免。

首先选择轴向扫描模式(垂直和水平定位 - 探头上标记点应为鼻侧水平扫描和上方(12：00)垂直扫

描),以获得前房的整体结构影像,评估前房深度,晶状体厚度和结构,上述指标是眼科手术前的重要检查之一(图 16.4)。

纵向观察是评估房角、睫状体、睫状沟和晶状体悬韧带的关键。扫描面与瞳孔位置关系或钟点位置可作为观察上述结构的定位标志。使用统一定位方法对图片进行标记十分关键,例如扫描面标记为 L1:30,可使检查者对图像所指位置一目了然(图 16.5)。

优质的 UBM 图片需要超声声束的传播方向与所要检查的眼部结构表面相垂直才能获得,例如当声束垂直于角膜时,我们可以观察到高反射的角膜上皮和内皮界面。

正常角膜

借助超生生物显微镜,我们可以分辨角膜的层次结构。最表面的高反光层为角膜上皮层,其后的高反光层则为前弹力层。这两者之间的距离即为角膜上

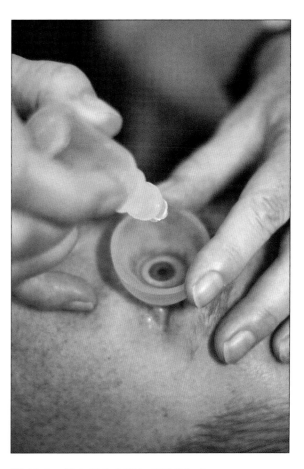

图 16.2　将生理盐水滴入巩膜罩杯内

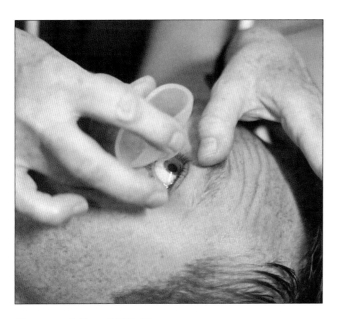

图 16.1　安装巩膜罩杯图

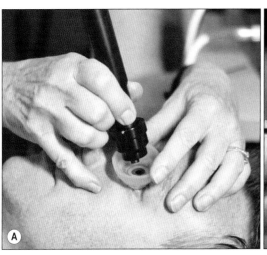
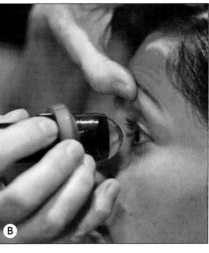

图 16.3　(A)进行 UBM 检查。(B)使用水袋辅助的清晰扫描模式

2

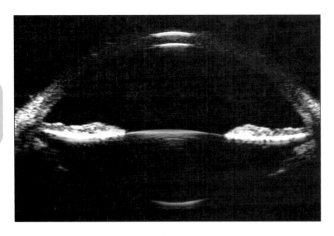

图 16.4　UBM 轴向扫描模式

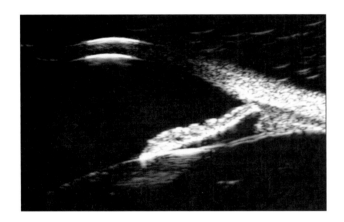

图 16.5　UBM 纵向扫描模式

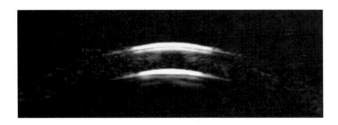

图 16.6　UBM 显示的角膜层次

皮层厚度。角膜基质层的回声相对较低,其后出现的高反射层面则为后弹力层,而内皮层在 50MHZ 超声探头下较难分辨(图 16.6)。

巩膜比角膜基质层具有更高的反射率,因此角巩膜移行处较易辨认。巩膜突在角巩膜移行处后 1mm,位于虹膜巩膜线的下方[15](图 16.7)。降低增益可使巩膜突易于分辨,但也并非总能如此。巩膜突是临床医生辨认青光眼患者房角缩窄或关闭的重要解剖标志。

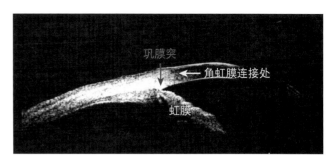

图 16.7　巩膜突与角巩膜连接处

UBM 在疾病中的应用

角膜疾病

图 16.8 展示了一例人工晶状体(IOL)[18]植入术后,由于后弹力层脱离引起角膜水肿增厚,其角膜内皮面呈现出不规则形态。该患者角膜厚度可通过 UBM 进行测量和动态追踪。因此 UBM 可用于观察透明度较差患眼的后弹力层脱离位置,进而辅助进行手术干预治疗。

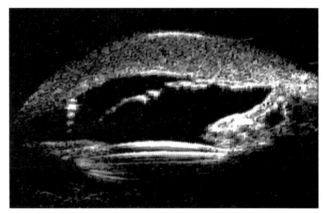

图 16.8　后弹力层脱离

角膜缘异常

图 16.9 和图 16.10 显示角膜缘实性结节影像,UBM 提示该结节由角膜组织和粘连至角膜内皮面的虹膜组织所构成。该患者虹膜萎缩变薄。UBM 有助于累及角巩膜病变的诊断,从而制订治疗方案[19,20]。

植入式微型透镜

植入式微型透镜(implantable miniature telescope,IMT,VisionCare Ophthalmic Technologies,Saratoga,CA)是一种植入眼内的视觉辅助器,于 2010 年批准用于

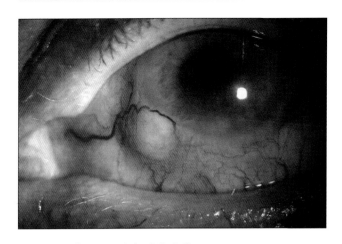

图 16.9　裂隙灯下的角膜缘结节

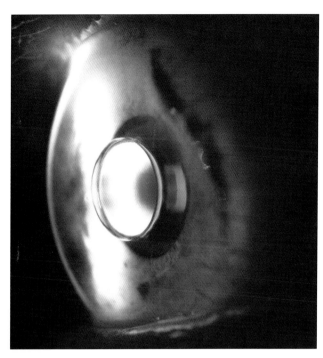

图 16.11　裂隙灯显微镜下示 IMT。(Courtesy of Dennis Cortes, MD, Pontifical Catholic University of Chile)

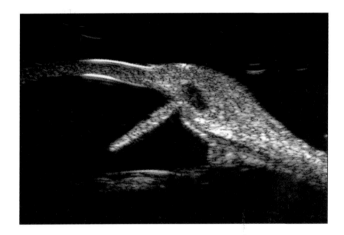

图 16.10　UBM 显示的角膜缘结节

终末期黄斑变性的治疗。IMT 是眼内人工晶状体的 (IOL) 的一种,与白内障术中使用的 IOL 相似,通过增加两个微型镜面而形成透镜组合,通过手术植入患者眼内,这种设计可使物象较正常放大 2~3 倍。放大的物象投射到视网膜上从而使患者看得清楚(图 16.11)[21]。

　　IMT 植入手术设计时,可以通过超声生物显微镜(UBM)来测定前房深度(图 16.12)

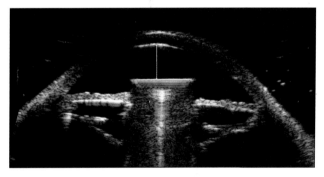

图 16.12　IMT 的 UBM 成像

角膜混浊时的成像

　　当角膜因外伤、植片排斥或前房积血而出现混浊时,UBM 成像具有一定优势,尤其设计手术方案时,UBM 可帮助明确眼前节结构的情况[22~26](图 16.13~图 16.16)。

　　图 16.15 示一个虹膜根部离断的病例,患者钓鱼时被击中眼睛,导致虹膜根部完全离断伴前房积血。

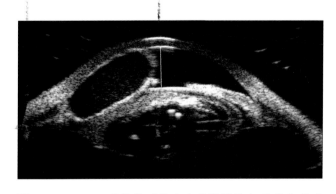

图 16.13　UBM 图像鉴别前房内实性团块与眼外伤所致囊肿,确认为囊肿后,采用囊肿抽吸术联合白内障摘除术重建视功能

2

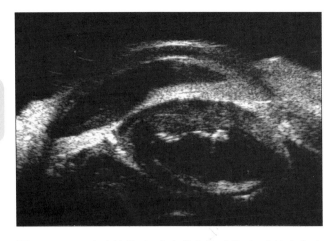

图 16.14　眼球钝挫伤后,患者晶状体脱位、虹膜粘连和房角关闭

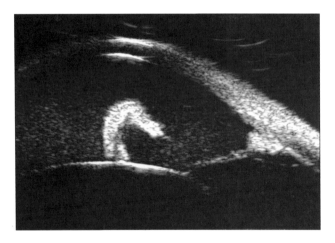

图 16.15　UBM 示虹膜根部离断

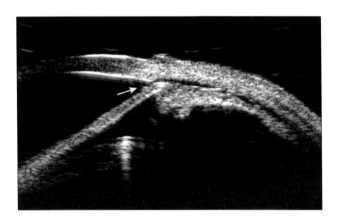

图 16.16　虹膜根部离断的裂隙(黄箭头)由睫状体从巩膜突上分离形成的,引起如图所示的前房和脉络膜上腔(黑线)相通

IOL 植入术后并发症

UBM 可用于判断复杂白内障术后 IOL 的位置、

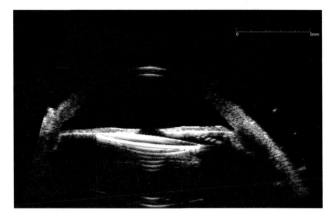

图 16.17　UBM 示 IOL 颞侧(右侧)向后方翘起,图像显示 IOL 靠近鼻侧部分与虹膜上皮接触

接触部位以及眼内出血的部位[27~29](图 16.17)。

葡萄膜炎 - 青光眼 - 前房积血综合征

葡萄膜炎 - 青光眼 - 前房积血(uveitis-glaucoma-hyphema,UGH)综合征是一种虹膜外伤后出现的少见病症,一般由 IOL 异位或半脱位引起。

IOL 可为前房型或后房型眼内人工晶状体。UGH 综合征一般会导致患眼视力下降,可自发出现,或多年之后才出现。其他体征可包括虹膜新生血管和角膜水肿(因 IOL 与角膜内皮接触引起)[27~31](图 16.18)。

眼前节肿瘤

UBM 可用于角膜瘢痕、眼前节虹膜肿瘤或虹膜痣、脉络膜肿瘤、睫状体肿瘤、房角受累与房角狭窄等情形的准确评估,也可鉴别虹膜囊肿与实性肿块[32,33]。UBM 应尽可能在非散瞳的情况下进行,避免使虹膜靠向房角,从而确保随访期间对肿块评估的结果是一致的。

在轴向扫描中,UBM 可观察到增厚的虹膜组织,而在接下来的纵向扫描中它可避开睫状体的干扰。检查者应在纵向及横向扫描中均进行厚度的测量以便后期随访(图 16.19 和图 16.20)。

UBM 也可以用来评估前节病变侵犯的范围[31],如检查晶状体移位,房角后退,睫状体受累等病症。若有发现睫状体明确受累,医生可能进一步行 A 超或 B 超检查以进行对脉络膜或睫状体黑色素瘤的完整纵向、横向及厚度的测量(图 16.21~ 图 16.23)。在纵向的共聚焦显微镜扫描中,我们可见虹膜因虹膜睫状体囊肿而前移导致房角关闭,同时在横向扫描中我们

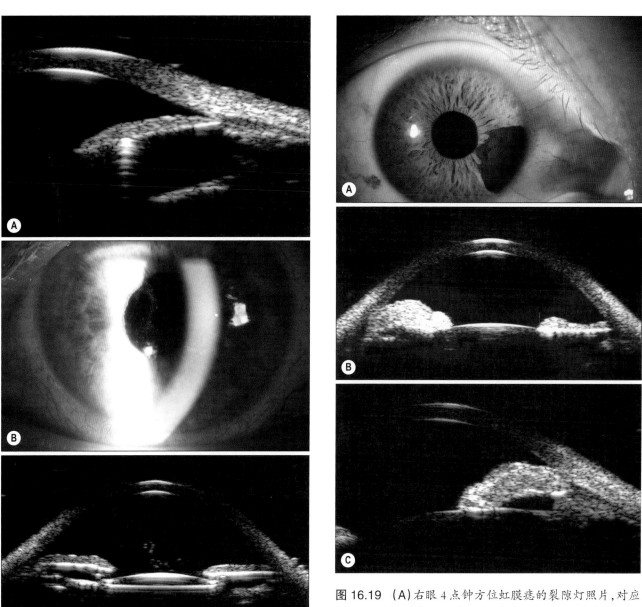

图 16.19　(A) 右眼 4 点钟方位虹膜痣的裂隙灯照片,对应图 B、C 的共聚焦显微镜照片。(B) 轴向扫描。(C) 在对应钟点可见增厚的虹膜与关闭的房角,睫状体未受累

图 16.18　(A) IOL 接触虹膜内皮。(B) 裂隙灯显微镜示葡萄膜炎并发青光眼。(C) UBM 示葡萄膜炎并发青光眼

2

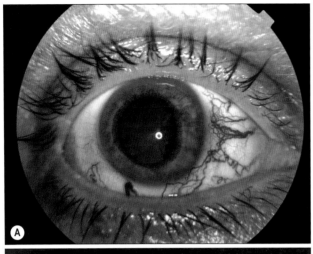

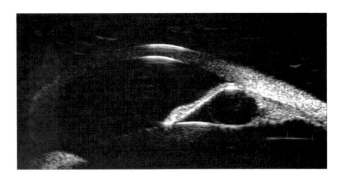

图 16.21　睫状体囊肿的纵向扫描

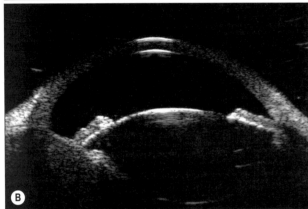

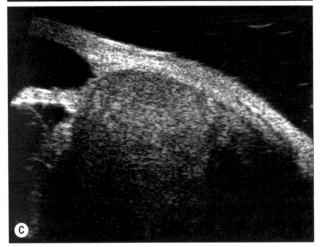

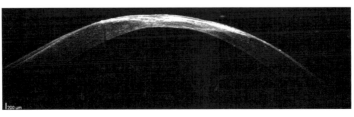

图 16.20　(A)散瞳下色素包块的临床外观。(B)睫状体黑色素瘤的轴向扫描。(C)睫状体黑色素瘤的纵向扫描

图 16.22　睫状体平坦部囊肿的超声生物显微镜成像

图 16.23　多发的睫状体平坦部囊肿

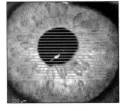

图 16.24　圆锥角膜的前段 OCT 成像

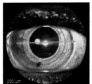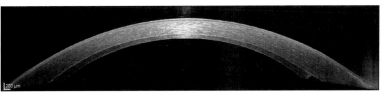

图 16.25 DSAEK 术后的前段 OCT 成像

又可见多个睫状体平坦部的囊肿形成。

总结

　　UBM 已被眼科医生证实是对于角膜失去透明性或其他屈光介质混浊的患者的一项无可替代的前段观察手段。它对于青光眼滤过手术的设计,睫状体劈裂的评估[34],角膜植片的定位和植入微透镜的观察均可起到重要的作用。虽然前节 OCT 近年来已逐渐展现对于角膜和房角评估的特殊价值[35,36](图 16.24与图 16.25),但 UBM 仍保持虹膜后表面成像的独特优势,可将虹膜囊肿与包块、睫状体、平坦部和悬韧带区分开。

（袁进　译）

参考文献

1. Pavlin CJ, Foster FS. Ultrasound biomicroscopy. High-frequency ultrasound imaging of the eye at microscopic resolution. *Radiol Clin North Am* 1998;**36**(6):1047–58.
2. Pavlin CJ, Foster FS. *Ultrasound biomicroscopy of the eye*. New York: Springer-Verlag; 1995;**ix**:13–14, 30–3, 47–58, 123–7.
3. Pavlin CJ, Sherar MD, Harasiewicz K, et al. Clinical use of ultrasound biomicroscopy. *Ophthalmology* 1991;**98**:287–95.
4. Pavlin CJ, Foster FS. *Ultrasound biomicroscopy of the eye*. New York: Springer Verlag; 1994.
5. Foster FS, Pavlin CJ, Harasiewicz KA, et al. Advances in ultrasound biomicroscopy. *Ultrasound Med Biol* 2000;**26**(1):1–27.
6. Cavanagh HD, El-Agha MS, Petroll WM, et al. Specular microscopy, confocal microscopy, and ultrasound biomicroscopy: diagnostic tools of the past quarter century. *Cornea* 2000;**19**:712–22.
7. <http://www.quantel-medical.com/products/2-aviso-s>: Quantel Medical Technical Manual Aviso S.
8. Silverman RH, Lizzi FL, Ursea BG, et al. Safety levels for exposure of cornea and lens to very high-frequency ultrasound. *Ultrasound Med* 2001;**20**:979–86.
9. Kendall CJ, Prager TC, Cheng H, et al. Diagnostic ophthalmic ultrasound for radiologist. *Neuroimaging Clin N Am* 2015;**25**(3):327–42.
10. Pavlin CJ, Harasiewicz K, Foster FS. Ultrasound biomicroscopy of anterior segment structures in normal and glaucomatous eyes. *Am J Ophthalmol* 1992;**113**:381–9.
11. Pavlin CJ, Ritch R, Foster FS. Ultrasound biomicroscopy in plateau iris syndrome. *Am J Ophthalmol* 1992;**113**:390–5.
12. Mandell MA, Pavlin CJ, Weisbrod DJ, et al. Anterior chamber depth in plateau iris syndrome and pupilary block as measured by ultrasound biomicroscopy. *Am J Ophthalmol* 2003;**136**(5):900–3.
13. Pavlin CJ, McWhae J, McGowan H, et al. Ultrasound biomicroscopy of anterior segment ocular tumors. *Ophthalmology* 1992;**99**:1220–8.
14. Weisbrod DJ, Pavlin CJ, Emara K, et al. Small ciliary body tumors: ultrasound biomicroscopy assessment and follow-up of 42 patients. *Am J Ophthalmol* 2006;**141**(4):622–8.
15. Prager TC. How to succeed with Ultrasound Biomicroscopy, 2011 Quantel-medical; 1–5.
16. Esaki K, Ishikawa H, Liebmann JM, et al. A technique for performing ultrasound biomicroscopy in the sitting and prone positions. *Ophthalmic Surg Lasers* 2000;**31**:166–9.
17. Singh AD, Hayden BC, Pavlin CJ. *Ophthalmic Ultrasound-Ultrasound Clinics*, vol. 1. 2008. p. 185–94, 201–6 Number 2 4.
18. Morinelli EN, Najac RD, Speaker MG, et al. Repair of Descemet's membrane detachment with the assistance of intraoperative ultrasound biomicroscopy. *Am J Ophthalmol* 1996;**121**(6):718–20.
19. Grant CA, Azar D. Ultrasound biomicroscopy in the diagnosis and management of limbal dermoid. *Am J Ophthalmol* 1999;**128**:365–7.
20. Hoops JP, Ludwig K, Boergen KP, et al. Preoperative evaluation of limbal dermoids using high-resolution biomicroscopy. *Graefes Arch Clin Exp Ophthalmol* 2001;**239**:459–61.
21. Hudson HL, Stulting RD, Heier JS, et al. Implantable telescope for end-stage age related macular degeneration: long-term visual acuity and safety outcomes. *Am J Ophthalmol* 2008;**146**:664–73.
22. Reinstein DZ, Silverman RH, Rondeau MJ, et al. Epithelial and corneal thickness measurements by high-frequency ultrasound digital signal processing. *Ophthalmology* 1994;**101**:140–6.
23. Milner MS, Liebmann JM, Tello C, et al. High resolution ultrasound biomicroscopy of the anterior segment in patients with dense corneal scars. *Ophthalmic Surg* 1994;**25**:284–7.
24. Dada T, Aggarwal A, Vanathi M, et al. Ultrasound biomicroscopy in opaque grafts with post-penetrating keratoplasty glaucoma. *Cornea* 2008;**27**(4):402–5.
25. Kim T, Cohen EJ, Schnall BM, et al. Ultrasound biomicroscopy and histopathology of sclerocornea. *Cornea* 1998;**17**:443–5.
26. Haddad AM, Greenfield DS, Stegman Z, et al. Peter's anomaly: diagnosis by ultrasound biomicroscopy. *Ophthalmic Surg Lasers* 1997;**28**:311–12.
27. Pavlin CJ, Rootman D, Arshinoff S, et al. Determination of haptic position of transsclerally-fixated posterior chamber intraocular lenses by ultrasound biomicroscopy. *J Cataract Refract Surg* 1993;**19**:573–7.
28. Rutnin S, Pavlin CJ, Slomovic A, et al. Using ultrasound biomicroscopy to determine the ease of removal of lens haptics prior to penetrating keratoplasty – IOL exchange surgery. *J Cataract Refract Surg* 1997;**23**:239–43.
29. American Academy of Ophthalmology (2006) Post-Cataract Extraction Complications Preferred Practice Pattern. San Francisco, CA.
30. Phi K. Uveitis-Glaucoma-Hyphema (UGH) Syndrome-A complex complication. *Adv Ophthalmol Vis Syst* 2015;**2**(2); 00036.DQI:10.15406/aovs.2015.02.000.36.
31. Ozdal PC, Mansour M, Deschenes J. Ultrasound biomicroscopy of pseudophakic eyes with chronic postoperative inflammation. *J Cataract Refract Surg* 2003;**29**(6):1185–91.
32. Pavlin CJ, Easterbrook M, Hurwitz JJ, et al. Ultrasound biomicroscopy in the assessment of the anterior scleral disease. *Am J Ophthalmol* 1993;**116**:628–35.
33. Pavlin CJ, Vasquez L, Lee R, et al. Anterior segment OCT and ultrasound biomicroscopy in the imaging of anterior segment tumors. *Am J Ophthalmol* 2009;**2**:214–19.
34. Gentile RC, Pavlin CJ, Liebmann JM, et al. Diagnoses of traumatic cyclodialysis by ultrasound biomicroscopy. *Ophthalmic Surg Lasers* 1996;**27**:97–105.
35. Avitabile T, Marano F, Castiglione F, et al. Keratoconus staging with ultrasound biomicroscopy. *Ophthalmologica* 1982;**212**(Suppl. 1):10–12.
36. Dada T, Sihota R, Gadia R, et al. Comparison of anterior segment optical coherence tomography and ultrasound biomicroscopy for assessment of the anterior segment. *J Cataract Refract Surg* 2007;**33**:837–40.

第17章

眼前节光学相干断层扫描

Yan Li，Afshan A. Nanji，Maolong Tang，Winston Chamberlain，Carol L. Karp，David Huang

关键概念

- 光学相干断层扫描（optical coherence tomography，OCT）可非接触、非侵入地提供角膜和眼前节微米级高分辨率图像。
- 前节 OCT 可测量角膜和角膜上皮的厚度，两者均可用于筛查圆锥角膜。
- 前节 OCT 在准分子激光术中能够通过对角膜或角膜上皮瓣进行成像，评估 LASIK 手术效果，优化屈光手术的预后或处理手术并发症。
- 前节 OCT 可实时测算角膜后表面的屈光力，有助于优化角膜屈光术后患者的人工晶状体屈光度测算方法。
- 前节 OCT 可准确地测量角膜混浊的深度和位置。
- 前节 OCT 可用于设计和评估各种术式，如准分子激光治疗性角膜切削术，角膜移植或屈光植入性手术。
- 前节 OCT 可用于眼表肿瘤的诊断和治疗。

本章纲要

引言

光学相干断层扫描（OCT）最初由 Fujimoti、Huang 等提出，是一种无需组织活检即可清晰获得组织高分辨率图像的方法[1]。Izatt 等在 1994 年第一次报道了应用 OCT 进行角膜和眼前节成像[2]。此后眼前节 OCT 经历了几次优化。最初的 OCT 技术现在被归类为时域 OCT，时域 OCT 中的扫描速度有限[1]。此后研发出一种称为频域 OCT 的新技术，改进了扫描速度和信噪比[3]。表 17.1 列出了用于眼前节成像的市售 OCT 类型。一个重要的考虑因素是波长，波长较长的光穿透巩膜和虹膜的深度更深，但分辨率更低，最佳的工作波长将取决于被检测的组织结构。目前使用 840nm 波长范围内的一些商业 OCT 系统，可以提供 5um（组织内）或甚至更好的轴向分辨率，并且能够区分角膜各层结构，例如角膜上皮、前弹力层和角膜内皮（图 17.1）。

圆锥角膜筛查

圆锥角膜是一种慢性角膜扩张性疾病，其特征为进行性角膜基质变薄和角膜曲率增大，从而导致视力下降。中、晚期圆锥角膜可通过典型的临床体征进行鉴别，但是可疑圆锥角膜的诊断具有一定的挑战性。基于角膜地形图的圆锥角膜评估有时会困扰医生，如当患者呈现正常视力，并且在角膜地形图上仅显示轻微的下方陡峭时，临床医生就必须考虑是否存在早期圆锥角膜。

OCT 生成的角膜测厚（角膜厚度）图（图 17.2）可通过检测圆锥角膜的旁中心变薄的体征来帮助诊断。研究使用五个厚度变量来评估角膜厚度的不对称性和变薄的存在，包括：最小值，最小 - 中值，上 - 下（SI），鼻上 - 颞下（SN-IT）和最薄角膜的垂直位置（Y 轴最小值）。基于这些厚度变量设计了圆锥角膜风险评分表（可从 www.coollab.net/resources 下载）。0~3 分表示圆锥角膜的风险较低，而 4 分或以上的评分表明有圆锥角膜的风险较高[4]。

角膜上皮覆盖角膜表面，在保护眼睛、维持角膜

表 17.1 商用眼前节 OCT 平台

名称	生产商	类型	波长	分辨率	扫描速度
Visante	Carl Zeiss Meditec	TD-OCT	1310nm	18μm	2kHZ
Heidelberg SL-OCT	Heidelberg Engineering	TD-OCT	1310nm	25μm	0.2kHZ
RTVue	Optovue	FD-OCT	840nm	5μm	26kHZ
iVue	Optovue	FD-OCT	840nm	5μm	26kHZ
Avanti XR	Optovue	FD-OCT	840nm	5μm	70kHZ
Cirrus	Carl Zeiss Meditec	FD-OCT	840nm	5μm	27kHZ
Spectralis	Heidelberg Engineering	FD-OCT	820nm	3.9μm	40kHZ
Envisu	Bioptigen	FD-OCT	840nm	2.4~7.5μm	10~32kHZ
Casia	Tomey USA	FD-OCT	1310nm	10μm	30kHZ

TD= 时域(time-domain);FD= 频域(Fourier-domain)。

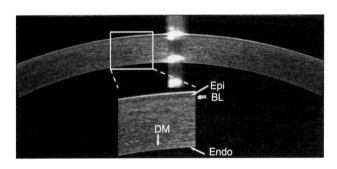

图 17.1 840nm 波长频域 OCT(FD-OCT)所拍摄的人角膜结构图。通过 8 帧图像叠加处理,以降低斑点噪音。图中放大选框显示了角膜的上皮层(Epi)、基质层(BL)、后弹力层(DM)和内皮层(Endo)

光学质量方面发挥重要的作用。圆锥角膜发生时锥体顶点的角膜上皮变薄,可减少焦点陡峭[5,6],减少了角膜地形图可检测到的表面畸变。分析角膜上皮厚度模式有助于圆锥角膜的早期诊断。角膜上皮厚度的变量,包括最小值,上 - 下方(S-I),最小 - 最大值(Min-Max),图谱标准偏差(MSD),以上诊断参数对圆锥角膜具有良好的诊断价值。从商业化的频域 OCT 系统(RTVue-CAM OCT,Optovue,Fremont,CA,USA)中可以打印输出这些变量参数(图 17.2)。此外,新开发的基于上皮厚度的变量命名的模式标准偏差(PSD)在区分圆锥角膜与正常角膜中具有优势[5]。所有上

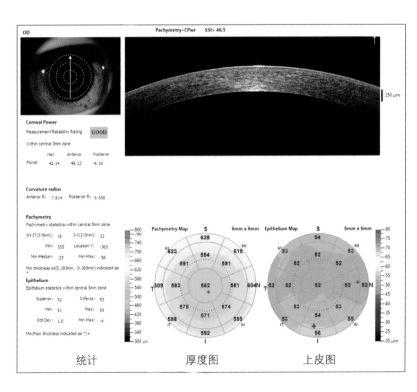

统计　　　厚度图　　　上皮图

图 17.2 OCT 结果示角膜厚度测量,上皮厚度和角膜屈光力。以正常眼为例,角膜最薄处在下方,比角膜中心稍薄一点,角膜上皮厚度也比上方偏薄。从 OCT 图像可直接读取角膜后曲率的 OCT 测量值,净角膜曲率和中心角膜厚度,该报告由 840nm FD-OCT 系统(RTVue-CAM)自动生成

2

述变量可以应用于用其他成像系统获得的上皮厚度图（例如超高频超声），目前需要进一步的研究来评估这些变量参数在可疑圆锥角膜检测中的效能。

屈光手术评估

LASIK 瓣的评估

OCT 的应用实现了 LASIK 术后早期角膜瓣的光学成像，对于微型角膜刀和飞秒激光切削术的术后效果具有良好的评估价值（图 17.3）。OCT 通过分析角膜瓣的形态学参数，证实飞秒激光制作的角膜瓣，较微型角膜刀制作的角膜瓣具有更加规整的厚度，而后者术式角膜的中央式偏薄[7]。

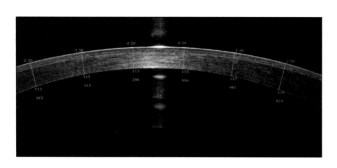

图 17.3 通过飞秒激光制作上皮瓣的 LASIK 术后一周，角膜的 840nm FD-OCT 图像。平均 16 个重复帧以提高图像质量。电脑测量上皮瓣厚度为 109~115μm

折射率增强效应

角膜扩张已被证实是激光视力矫正后的并发症之一，其发生的最主要危险因素为剩余角膜基质床厚度小于 250μm[8]。OCT 可以长期动态评估 LASIK 手术后的角膜瓣情况，对于评估折射率增强效应十分有帮助。因此对于剩余角膜基质床厚度的精确测量，将有助于规避发生角膜扩张的风险，从而保证 LASIK 屈光矫正术的安全性。

LASIK 并发症

光学相干断层扫描技术在评估愈后欠佳的 LASIK 病例方面具有较高的价值。在一例 LASIK 术后视力下降的患者中，通过测量其剩余角膜基质床的厚度，可以评估 LASIK 术后角膜扩张的情况。此外 OCT 能清晰地呈现角膜瓣的边缘，使得我们能观察到角膜瓣相对于基质床的位置，这将有助于角膜瓣的掀开和重新定位的设计。

角膜屈光度测量和眼内人工晶状体测算

频域 OCT 可以快速捕捉和测量角膜前、后表面曲率（图 17.2）。角膜屈光术如 LASIK 术后，传统角膜曲率计测量角膜前后表面曲率的可靠性下降，因此在 LASIK 近视矫正术后的患者中角膜曲率测量值偏大，而在 LASIK 远视矫正术后患者中的测量值偏小。可以直接测量角膜前后表面曲率的方法如 OCT，在屈光术后患者真实的角膜曲率测量方面具有优势。

当角膜屈光术后患者考虑白内障手术并联合植入 IOL 时，真实准确的角膜曲率测量尤为重要。目前根据 OCT 测量结果计算 IOL 度数的公式已经被推导应用[9]，与目前使用的 Haigis-L 公式相比，OCT 在计算角膜屈光术后 IOL 度数时更加准确。LASIK 近视矫正术后，使用 OCT 的屈光预测误差（预测值与白内障术后的实际等效球镜的差值）小于 1D 的病例为 89%，而 Haigis-L 公式则为 78%[9]。推荐采用重复三次测量结果的平均值，可进一步减小随机测量误差。根据 OCT 测量结果计算 IOL 度数的公式可通过美国白内障和屈光手术协会主页（http://www.iolcalc.org/）或者研究者的主页（www.coollab.net/resources）下载使用。

角膜混浊

OCT 可以准确测量角膜结节、瘢痕与混浊的深度和位置，提供精确的解剖细节和测量结果，从而有助于手术方案的设计。

浅表结节性角膜瘢痕

浅表结节性角膜瘢痕（superficial nodular corneal scarring）可见于 Salzmann 结节样变性（Salzmann nodular degeneration）和角膜上皮基底膜营养不良（epithelial basement membrane dystrophy）。角膜结节位于前弹力层前时（图 17.4A），可用刮铲、刀片刮除，或用镊子剥除。混浊位于前弹力层下方的前基质层时则很难机械性去除，可通过准分子激光治疗性角膜切削术（excimer laser phototherapeutic keratectomy，PTK）去除[10]。

角膜基质混浊

OCT 可准确测量角膜基质混浊（stromal opacites）的深度。如图 17.4B，准分子激光角膜切削术后严重

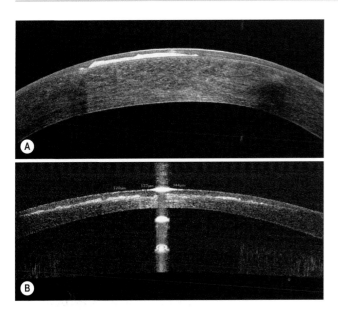

图 17.4　角膜混浊 840nm 的 OCT 成像。(A)前弹力层前方的上皮下结节性角膜瘢痕。(B)角膜屈光手术后严重角膜混浊及瘢痕

基质混浊和瘢痕的病例中,OCT 测量中央角膜厚度为 344μm,混浊的深度为 127μm,提示切削大部分混浊基质后,无法保留至少 250μm 的安全基质层厚度。

准分子激光治疗性角膜切削术治疗方案

准分子激光治疗性角膜切削术(phototherapeutic keratectomy,PTK)是一种治疗表浅角膜混浊或不规则的重要手段。应用 OCT 测量角膜混浊深度,当表浅混浊去除后存留角膜基质床厚度超过 250μm 时,可以选择 PTK 治疗;当需要替换病变的角膜组织时,可选择前部板层角膜移植术;如果混浊过深无法进行 PTK 或前部板层角膜移植时,可考虑行穿透性角膜移植术。因此 OCT 测量可用于 PTK 手术方案的模拟设计[11]。

角膜移植术

角膜内皮移植术

自 20 世纪 90 年代后期由 Mells 提出的现代后部板层角膜移植术开始,该技术经历了多次改进后发展为角膜后弹力层撕除角膜内皮移植术(descemet stripping endothelial keratoplasty,DSEK)或后弹力层撕除自动角膜刀取材内皮移植术(descemet stripping automated endothelial keratoplasty,DSAEK)以及后弹力层角膜内皮移植术(descemet membran endothelial keratoplasty,DMEK)[12]。OCT 是术者观察眼内菲薄

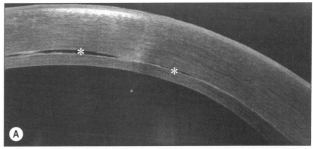

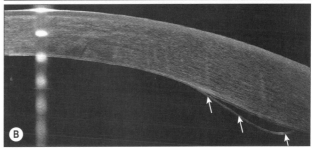

图 17.5　自动取材后弹力层剥除角膜内皮移植术(DSAEK)和角膜后弹力层内皮移植术(DMEK)840nmOCT 成像。(A)自动取材后弹力层剥除角膜内皮移植术(DSAEK)植片层间积液(星号处)。(B)角膜后弹力层内皮移植术(DMEK)植片周边脱离(箭头处)

的内皮植片的重要工具,可在术中观察植片的折叠、定位和界面积液情况[13]。术后 OCT 可观察层间积液吸收、植片脱离,评估界面混浊程度[13],评估植片愈合规律,显示植片位置、前房深度和是否有瞳孔阻滞。

飞秒激光辅助的角膜移植

穿透性角膜移植随着诸如 IntraLase(AMO,Inc,Santa Ana,Ana,CA)等飞秒激光的使用发展迅速,飞秒激光可辅助制作复杂形状的切口。传统的穿透性角膜移植使用环钻制作切口,切口愈合缓慢,植片与植床连接牢固程度薄弱。飞秒激光设计的角膜移植切口如 Z 字形、礼帽型、蘑菇型切口,由于植片与植床间为咬合连接,术后切口渗漏更少,同时植片与植床接触面积更大,因而术后切口愈合也更快更牢固。OCT 可以准确评估切口对合紧密程度。

屈光植入性手术

角膜屈光植入术

角膜植入物是植入到角膜中的微小透镜(如角膜透镜植入术)或其他光学植入性材料(如角膜基质环植入术),以重塑眼表屈光力并提高视力。OCT 可用

来确定移植物的位置和深度。

有晶状体眼人工晶状体植入术

有晶状体眼人工晶状体植入术(phakic intraocular lenses)通过增加眼的屈光力而用于治疗近视。现有两种用于有晶状体眼的人工晶状体,Visian Implantable Collamer Lens(ICL)(STAAR Surgical Co. Monrovia,CA)和 Verisyse PIOL(Ophtec USA Inc. Boca Raton,FL),已通过美国 FDA 批准用于治疗 –3.0D 至 –20.0D 且散光小于 2.5D 的近视患者。透明晶状体眼人工晶状体植入术相较于角膜屈光手术的优势在于可治疗更大范围的屈光不正,视力恢复更快,视觉质量更好[14]。对于不适宜角膜屈光手术的患者,有晶状体眼人工晶状体植入术是较好的选择。

术前通过 OCT 可以精确测量前房各个部位的房角宽度以及晶状体凸度,从而进行手术设计[15]。术后 OCT 可以测量人工晶状体与角膜内皮、虹膜和透明晶状体间的距离(图 17.6)。而在透明晶状体眼人工晶状体植入术后的长期随访中,OCT 检查可提示术后并发症的发生情况,如角膜内皮功能失代偿、瞳孔阻滞和人工晶状体与晶状体接触引起的白内障形成。

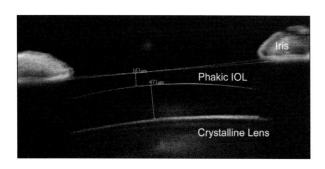

图 17.6　840nm OCT 成像示前房型人工晶状体(Visian ICL)在晶状体前呈拱形,软件测量其间隙为 471μm

眼表肿瘤

前节 OCT 在眼表肿瘤类疾病中,无论是在良性、恶性程度的鉴别诊断,还是在手术方案制订方面,都有其重要的作用。

眼表鳞状上皮增生

眼表鳞状上皮增生如乳头胶质瘤和白斑病临床较为常见,但这些眼表肿瘤的临床体征与其他眼表疾病如翼状胬肉、角膜结节和角膜混浊、无黑色素性黑色素瘤等易相混淆。虽然组织活检可鉴别不同病变种类,

但是组织活检有可能存在刺激肿瘤生长的风险。OCT 作为一种新型实用的非接触性诊断技术,由于 OCT 成像与组织病理学结果的高度相关性,使其在眼表鳞状上皮增生治疗中的诊断价值越来越受到重视[16]。

眼表鳞状上皮增生的 OCT 表现(图 17.7)包括上皮层高反光、上皮层增厚及正常上皮和增厚上皮层之间的突变,这些异常体征在眼表鳞状上皮增生经过药物治疗后得到改善。

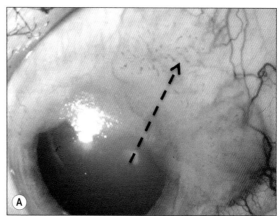

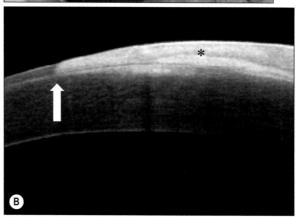

图 17.7　左眼眼表鳞状上皮增生侵及角膜和结膜,裂隙灯照相。(A)和 OCT 图像。(B)OCT 图像为虚线处截面。OCT 示上皮层增厚、高反射(星号处),正常上皮和异常上皮间的突然转变(箭头处)

黑色素瘤和痣

黑色素瘤的诊断也比较困难,尤其是病史不明和无黑色素性黑色素瘤的病例。OCT 可辅助进行黑色素瘤与黑色素痣、眼表鳞状上皮增生及其他眼表病损的鉴别,避免切开病灶做活检,从而降低黑色素瘤的种植转移风险。黑色素瘤的 OCT 表现(图 17.8)包括上皮层下高反射团块伴上皮层不同程度增厚(正常厚度或轻度增厚),这种上皮层下团块的出现是黑色

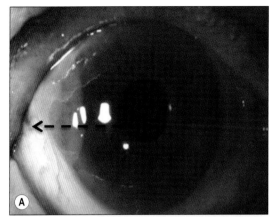

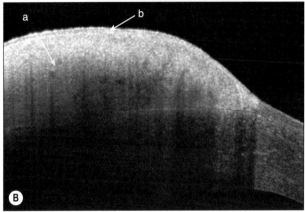

图 17.8　右眼黑色素瘤的裂隙灯照片。(A)和 OCT 图像。(B) OCT 显示在薄层和超反射面上皮层(箭头 b)下方有一个超高反射的包块(箭头 a)

素瘤与眼表鳞状上皮增生的重要鉴别点之一。在黑色素痣的 OCT 图像中,通常多见上皮下囊性包块,提示病损长期存在[17]。囊性包块可见于黑色素痣发展而来的黑色素瘤,在原发性黑色素瘤中较少见。虽然 OCT 在眼表肿瘤的诊断中的价值仍需进一步评估,但其应用前景十分广阔。

其他前节 OCT 应用

OCT 可用于前房结构的成像,如房角、虹膜和晶状体。它在评估青光眼房角关闭程度[18]、角膜混浊时房水通路[19]、前段葡萄膜炎房水细胞分级[20]和眼库供体角膜筛选等方面有着多方面的用途。

财务声明

Optovue 有限公司(美国加利福尼亚州弗里蒙特)为俄勒冈州健康科学大学(OHSU)的 Yan Li、Maolong Tang、David Huang 的研究提供了经济支持,该项目通过 OHSU 审查和管理。

该项目也得到美国国立卫生研究院 Bethesda MD 贝塞斯达支持(基金号:R01EY018184,YL,MT,DH;基金号:P30EY014801,CK);美国加利福尼亚州弗里蒙特市的 Optovue 有限公司(YL,MT,DH)提供研究经费资助和设备支持;同时也得到美国纽约 NY(YL,AN,MT,WC,CK,DH)Casey eye 研究所和 Bascom Palmer 眼科研究所防盲计划(YL,AN,MT,WC,CK,DH),国防部(基金号:W81XWH-09-1-0675,CK),Ronald 和 Alicia Lepke 基金(CK),Lee 和 Claire Hager 基金(CK),Richard Azar 家族基金和 Jimmy 和 Gazy Bryan 基金(CK)的支持。

(袁进　译)

参考文献

1. Huang D, Swanson EA, Lin CP, et al. Optical coherence tomography. *Science* 1991;**254**(5035):1178–81.
2. Izatt JA, Hee MR, Swanson EA, et al. Micrometer-scale resolution imaging of the anterior eye in vivo with optical coherence tomography. *Arch Ophthalmol* 1994;**112**(12):1584–9.
3. Drexler W, Morgner U, Ghanta RK, et al. Ultrahigh-resolution ophthalmic optical coherence tomography. *Nat Med* 2001;**7**(4):502–7.
4. Qin B, Chen S, Brass R, et al. Keratoconus diagnosis with optical coherence tomography-based pachymetric scoring system. *J Cataract Refract Surg* 2013;**39**(12):1864–71.
5. Li Y, Tan O, Brass R, et al. Corneal epithelial thickness mapping by Fourier-domain optical coherence tomography in normal and keratoconic eyes. *Ophthalmology* 2012;**119**(12):2425–33.
6. Reinstein DZ, Gobbe M, Archer TJ, et al. Epithelial, stromal, and total corneal thickness in keratoconus: three-dimensional display with artemis very-high frequency digital ultrasound. *J Refract Surg* 2010;**26**(4):259–2571.
7. Ashrafzadeh A, Steinert RF. Evaluation of LASIK Flaps. In: Steinert RF, Huang D, editors. *Anterior Segment Optical Coherence Tomography*. Thorofare: Slack; 2008.
8. Randleman JB, Russell B, Ward MA, et al. Risk factors and prognosis for corneal ectasia after LASIK. *Ophthalmology* 2003;**110**(2):267–75.
9. Huang D, Tang M, Wang L, et al. Optical coherence tomography-based corneal power measurement and intraocular lens power calculation following laser vision correction (an American Ophthalmological Society thesis). *Trans Am Ophthalmol Soc* 2013;**111**:34–45.
10. Das S, Link B, Seitz B. Salzmann's nodular degeneration of the cornea: a review and case series. *Cornea* 2005;**24**(7):772–7.
11. Cleary C, Li Y, Tang M, et al. Predicting transepithelial phototherapeutic keratectomy outcomes using Fourier domain optical coherence tomography. *Cornea* 2014;**33**(3):280–7.
12. Melles GR, Ong TS, Ververs B, et al. Descemet membrane endothelial keratoplasty (DMEK). *Cornea* 2006;**25**(8):987–90.
13. Juthani VV, Goshe JM, Srivastava SK, et al. Association between transient interface fluid on intraoperative OCT and textural interface opacity after DSAEK surgery in the PIONEER study. *Cornea* 2014;**33**(9):887–92.
14. El Danasoury MA, El Maghraby A, Gamali TO. Comparison of iris-fixed Artisan lens implantation with excimer laser in situ keratomileusis in correcting myopia between –9.00 and –19.50 diopters: a randomized study. *Ophthalmology* 2002;**109**(5):955–64.
15. Baikoff G, Jitsuo Jodai H, Bourgeon G. Measurement of the internal diameter and depth of the anterior chamber: IOLMaster versus anterior chamber optical coherence tomographer. *J Cataract Refract Surg* 2005;**31**(9):1722–8.
16. Shousha MA, Karp CL, Canto AP, et al. Diagnosis of ocular surface lesions using ultra-high-resolution optical coherence tomography. *Ophthalmology* 2013;**120**(5):883–91.
17. Adler E, Turner JR, Stone DU. Ocular surface squamous neoplasia: a survey of changes in the standard of care from 2003 to 2012. *Cornea* 2013;**32**(12):1558–61.
18. Qin B, Francis BA, Li Y, et al. Anterior chamber angle measurements using Schwalbe's line with high-resolution Fourier-domain optical coherence tomography. *J Glaucoma* 2013;**22**(9):684–8.
19. Memarzadeh F, Li Y, Francis BA, et al. Optical coherence tomography of the anterior segment in secondary glaucoma with corneal opacity after penetrating keratoplasty. *Br J Ophthalmol* 2007;**91**(2):189–92.
20. Li Y, Lowder C, Zhang X, et al. Anterior chamber cell grading by optical coherence tomography. *Invest Ophthalmol Vis Sci* 2013;**54**(1):258–65.

第三篇

角膜和外眼特定疾病鉴别诊断

第18章

先天性角膜混浊：诊断与治疗

Kristin M. Hammersmith，Parveen Nagra，Ralph C. Eagle, Jr.，Christopher J. Rapuano

关键概念

- 全面评估先天性角膜混浊包括详尽的病史及检查，常需要进行麻醉下检查。UBM、A超和B超这些辅助检查对评估可能会有帮助。
- 一定要考虑患者是否伴有青光眼，其有可能是角膜混浊的原发病因或者是继发的结果。需要测量角膜直径。
- 新生儿预防性应用红霉素可有效预防新生儿结膜炎的发生。
- "STUMPED"是一个记忆先天性角膜混浊原因很有效的方法。一项更多以表型和基因型为基础的分类方法被提出。
- Peters异常的特点是中央角膜混浊伴有后部基质、后弹力层和内皮细胞异常。先天性前部葡萄肿常伴有前节结构异常，通常预后更差。
- 角膜皮样瘤是实性的良性先天性肿瘤，最常出现在颞下方角膜缘。

本章纲要

鉴别诊断

"先天性"意指在出生时就出现的情况。先天性角膜混浊可能是遗传、发育或感染导致。可能是双侧，也可能是单侧存在或与其他眼部或全身疾病伴随出现。

先天性角膜混浊在新生儿中的发病率大概为3∶100 000，如包括先天性青光眼则这个数字增长到6∶100 000[1]。最近一项先天性角膜混浊研究显示，在纽约每24 000个新生儿中就有一个接受了角膜移植手术[2]。尽管先天性角膜混浊较为罕见，眼科医生仍须做出正确的诊断来预测疾病的自然病程，寻找伴随的眼部和全身异常，提供遗传咨询，及时开始恰当的药物和手术治疗[3]。本章将描述出生时出现的角膜混浊的最常见病因及其主要特点和鉴别诊断（框18.1）。

病史和体格检查

评估先天性角膜混浊的病因从病史和体格检查开始。完整的产科病历、母亲、父亲和家族病史对于疾病的诊断很有帮助。例如新生儿的母亲可能妊娠期感染风疹或者既往存在阴道或宫颈单纯疱疹病毒感染。详细询问病史后，需要对新生儿进行检查，可在床旁或者在诊室中进行。通常可以通过手持裂隙灯进行细致的裂隙灯检查。但是全面的检查有时需要在全身麻醉下由小儿眼科专家同角膜专家和青光眼专家合作共同完成（图18.1）。在全麻下检查（examination under anesthesia，EUA）时也需要进行A超、B超和高分辨率超声生物显微镜（UBM）检查。

可以通过手持裂隙灯完成角膜和前节的检查。

手术显微镜进行角膜评估更好。而且比常规裂隙灯更易进行，因为可以让孩子在家长的腿上进行检查。

当检查角膜上皮时，可用裂隙灯或笔式灯通过钴蓝光和荧光素来检查上皮缺损。透过混浊的角膜观察可能很困难，尤其是混浊较为弥漫和致密时。在全麻下检查时，可以通过机械地刮除上皮提高透过角膜观察的可视性。当婴儿清醒时，用一根棉纤维触碰角膜，观察眼睑的运动可以评估角膜知觉。如果怀疑单纯疱疹病毒性角膜炎和其他导致角膜知觉减退的异常时这个检查尤其重要。如果有感染需要对角膜组织进行微生物培养时，要在全身麻醉下用手术显微镜进行操作。

婴儿正常的角膜直径为 10.0~10.5mm。角膜增大，尤其是单侧，可能是先天性青光眼的体征。角膜直径应该用卡尺同时测量水平径和垂直径。

眼压测量对于先天性角膜混浊的新生儿是基本的检查。很多种检测仪器可以检查眼压，包括手持压平眼压计（Perkins，Draeger）、压陷眼压计（Schiotz）、电子眼压计（TonoPen）、气动或者非接触眼压计（air puff）、回弹眼压计（iCare）和指测眼压。iCare 眼压计不需要麻醉就可以检查，但是它对于异常角膜测量的准确性降低[4]。一项研究表明，对于儿童气动眼压最准确，而 TonoPen 准确性最低[5]。

全身麻醉会降低眼压，在早产儿中平均眼压为 10.11 ± 2.21mmHg[6]。一项韩国的研究发现两岁以下儿童平均眼压为 11.85 ± 1.35mmHg。在麻醉下检查时，眼压检查在诱导后应尽快完成。指测眼压可以在婴儿睡眠时检查帮助发现眼压升高。

婴儿房角检查最好使用 Koeppe 镜，将手术显微镜转到正确角度来观察。在诊室中，应用 Koeppe 镜和间接检眼镜与 20D 镜头可以充分地进行观察[7]。

散瞳有时可以暴露瞳孔区至透明角膜的区域，使得在有角膜混浊时也能观察到后部结构（图 18.2）。直接检眼镜可以与 Koeppe 镜一起使用以便更好地观察视神经和黄斑。间接检眼镜与 14D 镜头可以用来检查视盘，与 20D 或者 28D 镜头共同使用可以检查黄斑和周边视网膜。如果可以，应该进行视网膜检影，但透过混浊角膜可能比较困难。

当角膜混浊致密导致眼内结构无法观察时，有一些方法用来评估眼睛。A 型超声可以检测虹膜和晶状体的位置，同时也能测量眼轴长度。更好评估前节，需要进行 UBM 检查。UBM 已经广泛应用于前房结构的成像，其有良好的分辨率（图 18.3）。有些研究表明 UBM 可以分辨角膜层次，但无法区分开后弹力层

框 18.1　先天性角膜混浊 -"STUMPED"分类

S　硬化性角膜

T　**后弹力层撕裂**
　　先天性青光眼
　　产伤

U　**溃疡**
　　单纯疱疹病毒
　　细菌性
　　神经性

M　**代谢性（metabolic）（很少出现在出生时）**
　　黏多糖贮积症
　　黏脂贮积症
　　酪氨酸代谢症

P　**后部角膜缺陷**
　　Peters 异常
　　后部圆锥角膜
　　葡萄肿

E　**内皮营养不良**
　　先天遗传
　　后部多形性角膜营养不良
　　基质：先天性角膜基质层营养不良

D　皮样瘤

From Waring GO, Rodrigues MM. Congenital and neonatal corneal abnormalities. In: Tasman W, Jaeger E, editors. Duane Ophthalmology, CD-Rom. Philadelphia: Lippincott, Williams & Wilkins; 2002.

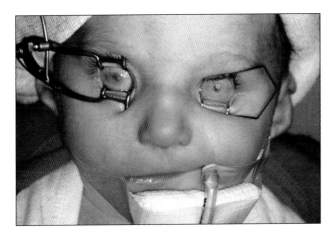

图 18.1　一个婴儿在全身麻醉下接受检查

表面麻醉后应用婴儿开睑器可以为检查提供更好的暴露，但是也可以单纯拨开婴儿眼睑完成适当的检查。手持裂隙灯可以通过放大和裂隙光检查角膜，较

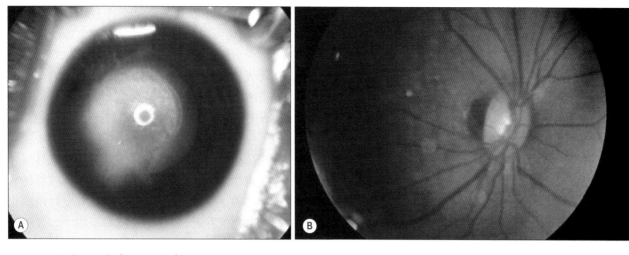

图 18.2 （A）一个患有 Peter 异常新生儿的混浊角膜。（B）同一患者散瞳后透过混浊角膜观察到的眼底情况图像

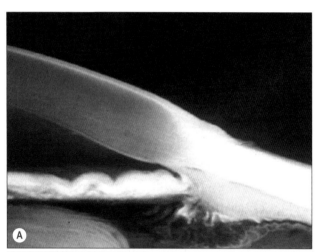

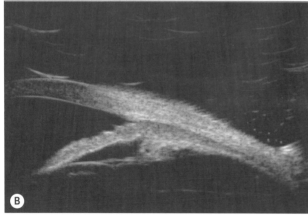

图 18.3 超声生物显微镜下的前节解剖结构

和内皮层[8]。UBM 检查不仅对于先天性角膜混浊的临床诊断很有帮助，同时在穿透性角膜移植术前评估扮有重要的角色，它可以发现角膜与晶状体、角膜与虹膜的粘连和其他眼内异常，例如无虹膜和先天

性无晶状体[9]。发现前节异常可以帮助规划手术和避免并发症[8]。前节 OCT 可以在门诊进行，它也可以发现虹膜角膜粘连、晶状体角膜粘连和前部葡萄肿[10]。

当前节疾病导致无法观察时，B 型超声可以提供玻璃体和视网膜的图像。

对患者父母进行检查可能会对诊断多种遗传性疾病很有帮助。对于单眼发病的情况，健侧眼必须充分的检查寻找任何异常，这对于诊断也有意义。

当检查一个角膜混浊的婴儿时，Waring 和他的同事提出的"STUMPED"记忆法很有帮助[3]。这个可以作为新生儿角膜混浊鉴别诊断的指导（框 18.1）。尽管这个可以作为一个重要的鉴别诊断的框架，但它对于明确疾病的表型没有帮助[11]。下面为新的新生儿角膜混浊的分类（框 18.2）。

硬化性角膜（S TUMPED）

硬化性角膜是一种原发疾病，表现为周边或者全角膜巩膜化。它可以单独存在，也可以与其他眼部异常伴发。本病主要为散发，但也存在家族性或者常染色体显性遗传[12]。胚胎发生和遗传问题将在第 57 章讨论。

硬化性角膜是非进展性的，通常双侧发生，但是常常不对称（图 18.1）[13]。角膜白色混浊光滑并且血管化。它表现为巩膜的延伸没有角巩膜缘标志，周边较中央重（图 18.4）。其血管为结膜血管的延续，但有时会出现深层血管化。有些患者仅周边角膜受累（图 18.4），而另一些为全角膜混浊（图 18.5）。

框 18.2　新生儿角膜混浊的新分类（改编）

I. 原发性角膜疾病
  A. 角膜营养不良
    1. 先天性遗传性角膜内皮营养不良
    2. 后部多行性角膜营养不良
    3. 先天性遗传性角膜基质营养不良
    4. X 连锁内皮细胞营养不良
  B. 角膜皮样瘤
  C. 周边硬化性角膜
  D. CYP1B1 细胞病
II. 继发性角膜疾病
  A. 先天性
    1. 角膜虹膜晶状体发育不全
      a. 虹膜角膜粘连（Peters I 型）
      b. 晶状体未与角膜分开（Peters II 型）
      c. 晶状体分开但之后未形成
      d. 晶状体分开并且形成，但是之后与角膜接触
      e. 晶状体未形成
    2. 虹膜房角发育不全
    3. 原发先天性青光眼（最常见 CyP1B1 和 LTBP2 突变）
    4. 角膜内囊肿
  B. 获得性
    1. 感染
    2. 外伤
    3. 代谢

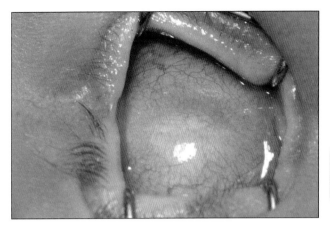

图 18.5　全硬化性角膜：全角膜混浊

（图 18.4）。

- 扁平硬化性角膜：角膜曲率计读数小于 38D 的扁平角膜，导致高度远视。通常前房浅，但青光眼不常见。因为扁平角膜对于上睑的支撑较差，可以见到假性上睑下垂。Sharkey 等[16]报道了其与营养不良性大疱性表皮松解症相关。也有报道扁平角膜的角膜知觉减退[17]。

- 硬化性角膜伴前房分裂异常：常与 Peters 异常相关，特点是旁中心角膜粘连。

- 完全硬化性角膜：为最常见导致先天性角膜混浊的类型（图 18.5）。角膜完全不透明以及血管化，但是角膜中央的混浊没有角膜周边那样致密混浊。混浊通常影响全层角膜基质，可能很困难甚至无法观察角膜内皮、瞳孔和前房的结构。在病理组织学上，硬化性角膜的基质与巩膜相似。整齐排列的基质板层结构消失，而基质血管化很常见（图 18.6）。电镜显示基质胶原纤维的排列不规则，直径也不同。最值得注意的是，它们的直径常常显著地增加（达到 150nm），与巩膜纤维直径相似（框 18.3）。此外，与正常角膜相反，硬化性角膜的胶原纤维直径大小从前到后逐渐降低[15]。

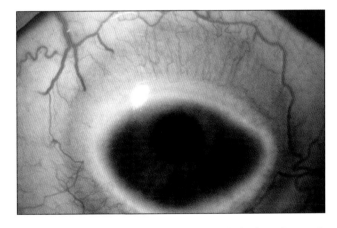

图 18.4　周边硬化性角膜。明显的周边角膜巩膜化而中央未受累

Waring 和 Rodrigues 将硬化性角膜分为 4 类[14,15]：

- 单独的周边硬化性角膜：从不透明的巩膜样组织突然变为透明角膜组织，不伴有其他眼部异常

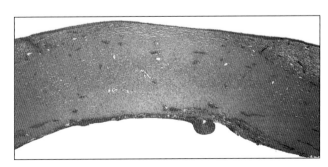

图 18.6　硬化性角膜的组织病理学

角膜基质与巩膜形态上相似

基质板层的精确排列消失

胶原纤维的排列无规律;直径变化

胶原纤维增粗(直径达到 150nm);与巩膜胶原纤维
相似

后部角膜基质的胶原纤维直径降低

后部角膜的改变与在 Peters 异常见到的相似
(后弹力层变薄或消失)

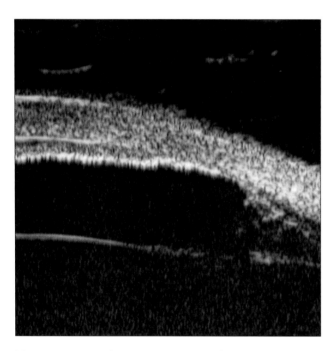

图 18.7 硬化性角膜。UBM 显示增厚的角膜,伴随胶原组织较正常更为致密

有报道 UBM 可以帮助对硬化性角膜进行诊断(图 18.7),显示潜在的相关结构异常。确定瞳孔位置与角膜最透明区域相对应的程度有助于确定手术方案[8]。前节 OCT 作用的也被提及[16]。硬化性角膜的患者有时伴有全身异常,如智力发育迟缓、皮肤、面部、耳朵、小脑和睾丸的异常。与硬化性角膜相关的

眼部和全身异常列表见第 57 章。

可以通过病史、临床检查、眼部和全身相关情况以及对患者持续观察进行鉴别诊断,包括青年环、角膜基质炎、Peters 异常和小角膜(表 18.1)。

硬化性角膜治疗与其他先天性角膜混浊相似。如果病变为单侧,同时对侧眼有很好的视力,处理的决策会更为困难,只有当眼部其他结构相对正常时才行手术治疗。如果病变影响到了双侧中央角膜,导致了显著的视力下降,应该进行穿透性角膜移植来尝试获得有用视力。在手术前应进行 UBM 或者 OCT 检查来评估其他眼部异常以减少并发症的风险[18]。但是与 Peters 异常相比较,硬化性角膜术后植片的预后更差,但近些年局部应用环孢素后有所改善。

角膜内皮和后弹力层撕裂(STUMPED)

先天性青光眼

先天性青光眼在先天性角膜混浊鉴别诊断中是最重要的疾病,因为早期诊断可以通过恰当的治疗而保存视力,而延误诊断可能导致不可逆的视觉损伤。因此所有单侧或者双侧角膜混浊的婴儿必须仔细进行青光眼的评估。原发性先天性青光眼通常散发,但也可能是常染色体显性遗传。

原发性先天性青光眼的首发症状是泪溢、畏光和眼睑痉挛,其原因是眼压升高导致的上皮水肿。首发的体征是眼压升高、角膜增大和混浊以及视盘变化[19]。婴儿和儿童的角膜和巩膜相较于成人弹性和可扩张性更大。相较于成年人(10~12μm)婴儿的后弹力层更薄(3~4μm)。因此升高的眼压会导致眼球很快增大(牛眼)。当眼球增大时,角膜拉伸导致了后弹力层破裂。这些破裂影响了内皮屏障,房水能够进入角膜基质和上皮。后弹力层破裂时症状可能突然加重。除了升高的眼压,后弹力层破裂也导致弥漫的角膜雾状混浊。在早期疾病过程中,在后弹力层破裂前,角膜混浊可能间断出现。

另一个先天性青光眼的体征是角膜直径增大。

表 18.1 硬化性角膜的鉴别诊断

硬化性角膜	青年环	角膜基质炎	Peters 异常	小角膜
角膜周边混浊显著,光滑、白色、血管延伸的巩膜不伴有角巩膜缘标志。结膜血管延续,但有时会出现深层血管化。有些患者全角膜混浊。常与其他眼部异常相关。	角膜未血管化 混浊与角巩膜缘间有透明间隙 可能与血脂异常相关	出现较晚 伴随眼红和炎症	中央角膜较周边角膜更混浊	角膜曲率陡峭 房角窄 前房拥挤 伴随不同全身问题

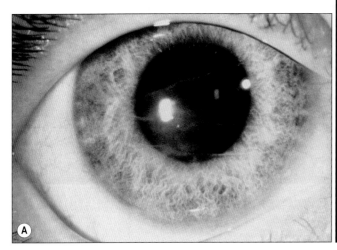
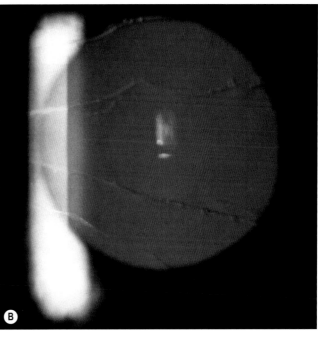

图 18.8 一个先天性青光眼患儿的水平后弹力层破裂（Haab 线）。直接照射（**A**）和后部反光照明法（**B**）看到线状改变

牛眼角膜直径较正常婴儿 10.0~10.5mm 的角膜直径大。角膜增大和牛眼通常不是在产后立即出现，但到 6 个月时，大约 75% 的患儿出现角膜增大[20]。

后弹力层撕裂可以单发也可多发，表现为角膜后部椭圆的玻璃样平行的嵴，既可以在周边也可能穿过视轴。在先天性青光眼中这些破裂随机分布，最常见的是水平和与角巩膜缘同轴，与产伤时见到的后弹力层破裂斜向和垂直分布相反（图 18.8）。

先天性青光眼的诊断并不只基于眼压升高。其他体征如角膜雾状混浊、角膜直径增加、杯盘比增加、眼轴增长、房角镜检查发现异常都支持诊断。

手术是先天性青光眼的治疗方法。需要由青光眼专家或者儿童眼病专家进行，初始治疗包括房角切开术和小梁切开术。如果这些手术失败，可行小梁切除术或者青光眼阀植入。角膜混浊可能导致前房角窥视不清使得房角切开和小梁切开难度增加而使治疗复杂化。

产伤

生产过程中产钳放置在头部和眼眶发生的角膜损伤，导致了钝挫伤和后弹力层破裂[21]。可能伴随着其他软组织损伤，如单侧眶周水肿和淤斑。左眼较右眼更容易受累，因为新生儿常为左枕前胎位[18]。

外力致急性眼压升高，眼球膨胀，超过了后弹力层的弹性而发生破裂，使得角膜吸入房水致角膜基质和上皮水肿[2]。产伤导致的后弹力层破裂常常是单侧、中央、成垂直或者斜向分布，与先天性青光眼相反（表 18.2 和图 18.9），推测可能是由于钳子头部滑到了眼眶边缘，垂直方向挤压眼球及水平方向拉伸导致了破裂[3]。

产伤导致产后立刻发生弥漫的基质和上皮水肿（表 18.2）。如果损伤不很严重，角膜水肿通常在数周到数月吸收变透明。

表 18.2 产伤和先天性青光眼的鉴别诊断

产伤	先天性青光眼
正常眼压	高眼压
正常角膜直径	牛眼角膜直径增大（在眼压降低后可能回到正常）
产后立即出现的角膜水肿	角膜水肿在生后数周或者数月
数周或者数月后角膜水肿吸收角膜透明	降低眼压后角膜水肿吸收角膜透明
后弹力层垂直或者斜向破裂	后弹力层水平或和角巩膜缘同轴破裂
左眼受累更为常见，可能伴随其他软组织损伤	没有一眼更易受累
通常无畏光	畏光

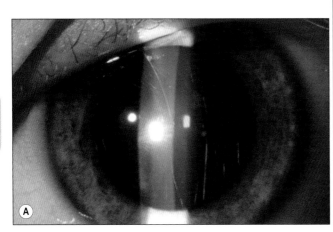

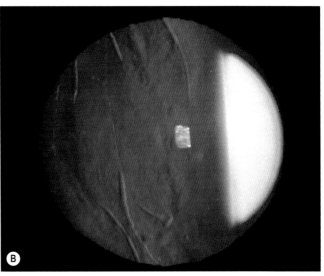

图 18.9　产伤导致的垂直和斜向分布的后弹力层破裂。直接照明(A)看到的破裂,但有时后部反光照明法(B)可以更好地观察到

　　新的角膜内皮重新覆盖在后部角膜,形成新的厚的基底膜突出于破裂的边缘并且填充了裂痕[3]。当角膜水肿消失,破裂的边缘表现为圆形、玻璃样崤突出于后部角膜,在后照法时显著的照亮(图 18.9B)。尽管角膜保持透明,残留的高度角膜散光,可能范围在 4~9D,其需要立即矫正并且进行弱视治疗。散光的陡峭子午线平行于后弹力层破裂的方向[3]。硬性高透气性角膜接触镜(图 18.10)和遮盖是治疗的首选。

　　在以后的生活中,先前受损的内皮可能会失代偿,导致角膜水肿而需要穿透性角膜移植恢复视力[22,23]。视力可能因为高度散光和屈光参差导致的弱视而受限。

　　需要尽早验配镜片或接触镜。有报道产伤早期佩戴 RGP 镜片对于严重散光导致的弱视有很好的预防作用(图 18.10)[24]。遮盖或者阿托品治疗弱视是必要的。角膜病医生需要经常与儿童眼科医生共同治疗弱视。

　　另外一种可以导致角膜混浊的产前损伤是在发育时羊膜带在面部前伸展开,其常导致唇裂,有时与小眼球和角膜雾状混浊相关。角膜雾状混浊可能出现在直接的角膜外伤而没有后弹力层破裂。

角膜溃疡和炎症(ST *U* MPED)

　　角膜溃疡导致的先天性混浊溃疡很少发生在出生时,但当荧光素着染上皮缺损发生在新生儿时,眼科医生应该考虑单纯疱疹病毒性角膜炎、细菌性角膜炎和神经营养性角膜炎。

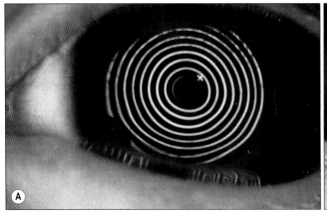

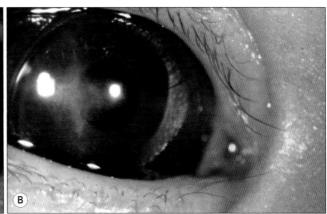

图 18.10　产伤(A)和(B)RGP 镜片适配于一个由于产伤导致高度顺规性散光的 2 月龄婴儿

病毒性疾病

单纯疱疹病毒感染

先天性单纯疱疹病毒(HSV)感染通常在生产过程中,由感染的产道引起,很少发生在子宫内[26,27]。新生儿疱疹感染继发于母亲 HSV2 或者 HSV1 的产前或围产期的病毒污染[26]。大约80% 围产期 HSV 感染为 HSV2,20% 为 HSV1。

感染表现为原发眼部感染,尽管有中和抗体存在,此后仍可能复发。疾病播散和中枢神经系统(CNS)受累常见,即使合理的全身抗病毒治疗也会有相当高的死亡率。HSV 眼部感染的诊断很重要,因为它有可能是围产期全身感染的首发症状。

任何新生儿结膜炎或者角膜炎都必须考虑新生儿眼部 HSV 感染的诊断。疾病的眼部表现常在第二天到两周时明显,但有上皮型单纯疱疹病毒性角膜炎在出生时就已经出现的报道[26]。结膜炎是最常见的,可以是化脓性的或者非化脓性的。可以看到很多类型的溃疡性角膜炎,包括树枝状、地图状上皮损伤和点状上皮病变。发现树枝状提示 HSV 感染。单独的基质型角膜炎少见,可能提示很少报道的宫内感染[26]。眼睑经常水肿、红,伴或不伴皮肤水疱。很多 HSV 感染的其他眼部并发症也会出现,包括坏死性脉络膜视网膜炎、白内障、视神经炎、视神经萎缩、斜视和眼球痨[28]。母亲的生殖道疱疹病毒史强烈提示眼部疱疹疾病。使用胎儿头皮监视器与新生儿 HSV 感染风险升高相关[28]。

该病的诊断基于病史和临床表现,但是可以通过额外的实验室检查来证实。包括角膜刮片病毒培养。急性期和恢复期血清抗体滴度测定也可以用来证实 HSV 原发感染。

新生儿疱疹的严重性使得需要采取预防性措施,包括存在高风险时进行剖宫产[29]。如果有生殖道原发感染或孕期最后一个月的非原发母体感染必须行剖宫产[30]。对于新生儿的 HSV 角膜炎或结膜炎治疗为静脉给予阿昔洛韦。每一例 HSV 感染的新生儿都需要治疗,因为疾病播散常见而且可能致命。此外本病其他威胁视力的眼部表现也最好进行全身治疗[31]。全身的药物治疗也能在房水和泪液中达到治疗水平。眼部疾病也需要局部药物治疗。

可以使用曲氟尿苷滴眼液、阿昔洛韦眼膏和更昔洛韦眼用凝胶。皮肤病损治疗包括使病灶完全干燥后进行热敷和应用阿昔洛韦眼膏。杆菌肽、红霉素和其他抗生素眼膏可以用于病损预防双重感染[28]。需要咨询儿科和感染科专家来监测婴儿中枢神经系统疾病和播散性疾病。

先天性风疹

因为现在风疹疫苗常规接种,几乎产生终身免疫,这个疾病在发达国家很少发生。

风疹常伴有无特征的卡他性结膜炎。也可能会发生轻度的滤泡性结膜炎,及更为少见的轻度的表层点状角膜上皮炎。没有报道儿童期风疹导致的永久性角膜疾病。但是先天性风疹感染会导致小眼球、白内障、视网膜炎、虹膜睫状体炎、角膜混浊、斜视、眼球震颤、鼻泪管阻塞和病毒性泪腺炎[32,33]。

先天性风疹感染是在孕早期透过胎盘感染,是先天性角膜混浊的不常见原因。Boniuk[33,34]详细地描述了先天性风疹综合征,包括眼部、耳部、心脏和其他脏器异常。大约6% 的母亲在孕早期患有风疹,婴儿在出生时表现为3种不同的角膜混浊类型[35]:

1. 短暂的中央基质混浊,在生后第一周变透明,可能是角膜内皮感染的结果

2. 由于眼压升高导致角膜水肿,但当眼压自发的恢复正常后变透明。

3. 角膜水肿和瘢痕可能伴随严重的小眼球,伴有角膜虹膜或者角膜晶状体粘连(Peters 异常)。

风疹导致的角膜混浊的诊断是基于病史、典型的内脏和影像学异常、喉部、尿液和其他分泌物的病毒培养和随后记录的特征性眼底改变。需要婴儿和母亲的血清。因为 IgM 无法通过胎盘,在脐带血清发现风疹特异性 IgM 可以确诊。

如果角膜混浊与青光眼或晶状体角膜接触相关,这两个问题必须恰当的治疗。如果角膜混浊是一个独立的问题,它经常能自发解决。如果混浊持续存在,需要进行穿透性角膜移植,但是通常很有难度,因为存在眼部的炎症和其他眼部相关问题。

细菌性疾病

细菌性角膜溃疡不发生在出生时,在新生儿中也极其罕见。尽管十九世纪后期和二十世纪早期新生儿细菌性结膜炎常常导致角膜溃疡和致盲,但预防性1% 硝酸银和很多有效的局部抗生素的出现几乎完全消除了这个年龄组的角膜溃疡。

结膜感染的病因是多因素的。新生儿出生时暴露于产道的很多细菌,暴露时间、眼表的完整性和恰当的预防性抗生素多因素影响着眼部感染的发生。

这些感染涉及了很多革兰氏阳性和革兰氏阴性微生物。

淋病奈瑟菌如果没有恰当的治疗可以导致严重的眼部和全身感染。新生儿淋球菌性眼炎常表现为单侧结膜炎伴随几小时到 2~3 天的潜伏期。本病的特点是眼睑水肿、严重的球结膜感染、球结膜水肿和水性或浆液血性的分泌物。4~5 天后疾病进入脓性分泌期，在睑结膜上形成伪膜。不经治疗，结膜炎症会缓慢的减轻，但是可能会出现结膜瘢痕。角膜可能受累，表现为周边角膜浸润并可能形成溃疡、中央溃疡或环形脓肿。若不治疗或感染发生在宫内，可能会导致穿孔。这时需要全身治疗。

预防性应用局部红霉素对预防很多新生儿结膜炎非常有效。治疗包括广谱局部抗生素，当鉴别出微生物时替换为特异性更高的抗生素。淋球菌感染时需要全身应用青霉素 G 治疗。生理盐水冲洗结膜囊可以帮助降低细菌载量。对于产 β- 内酰胺酶的淋病奈瑟菌，疾病控制中心（CDC）推荐静脉使用头孢噻肟。在全身治疗的同时也可以对结膜进行局部治疗。假单胞菌感染常需要庆大霉素或妥布霉素滴眼液强化治疗。

衣原体感染导致的新生儿眼炎，虽然是常见的新生儿眼炎的病因，但很少导致角膜溃疡和混浊。对可能伴发的全身衣原体感染可全身应用红霉素治疗。

先天性梅毒不是先天性角膜混浊的病因。梅毒性角膜基质炎多在患者 20 岁前双侧发病，可能由于免疫介导。

神经营养性角膜炎

家族性自主神经异常（Riley-Day 综合征）是一种自主神经系统广泛功能异常导致的发汗增加、皮肤变色、运动不协调、周期性呕吐、血压不稳定、情绪困扰和频繁呼吸道感染的疾病。角膜神经也可能有异常。因此常出现泪液减少、角膜知觉减退和无菌性角膜溃疡，可能出生时出现或之后发生。

代谢性疾病（STU *M* PED）

虽然由于代谢性疾病导致的角膜混浊罕见，但是临床医生能够发现它们很重要。角膜混浊通常在出生时没有出现，而是在生后第一年形成。有时角膜是全身疾病的首发症状。只有黏脂贮积症 Ⅳ 型在生后几周即出现角膜混浊[14]。

黏多糖贮积症和黏脂贮积症是遗传性溶酶体酶缺乏性疾病。酶缺乏导致黏多糖（现称为黏多糖）或黏脂质蓄积，它们通常由缺乏的酶代谢。这些疾病的酶缺乏在骨髓干细胞水平表达，可以通过异体骨髓移植和 / 或干细胞移植治疗，因此它们在先天性代谢障碍中降到了相对少的数量[37,38]。除了黏多糖贮积症 Ⅱ 型（Hunter 综合征）是 X 连锁隐性遗传，其他都是常染色体隐性遗传。

角膜混浊的临床发生率取决于疾病类型、患者年龄、检查方法和检查医生的经验。

最少有 6 种黏多糖贮积症和 10 种黏脂贮积症，每一种都有它不同的临床、生物化学和遗传表现。这些代谢性疾病在第 57 章也有讨论。

黏多糖贮积症

这些疾病根据特定的酶缺乏而有不同的临床表现。角膜混浊、色素性视网膜异常、视神经萎缩是这些疾病的常见眼部表现。硫酸肝素和硫酸角质素是蓄积在角膜细胞和细胞外基质的黏多糖[21]。硫酸肝素也聚集在视网膜和中枢神经系统[39]。最常累及角膜的综合征是 MPS I-H、I-S、ⅥA 和 B、ⅥA 和 B。

生后前几年出现的轻微到严重的角膜混浊是黏多糖贮积症 I-H 型（Hurler 综合征）和 Ⅵ 型（Maroteaux-Lamy 综合征）的典型症状。

Hurler 综合征（MPS I-H）和脂质软骨营养障碍是由于 α-1- 艾杜糖苷酶缺乏，基因位于 4p16.3。角膜混浊是 Hurler 综合征的重要表现（表 18.3）。表现为弥漫的点状角膜基质混浊，不累及角膜上皮和内皮[40]。角膜混浊是帮助与 Hunter 综合征相鉴别的重要体征。可以通过检测外周白细胞、培养皮肤纤维原细胞或羊膜细胞的受累酶确诊[41]。

Maroteaux-Lamy 综合征（ⅥA 型和ⅥB 型）是由于芳硫酸酯酶 B 缺乏导致的，基因位于 5q13（图 18.11）。A 型是严重类型，B 型是轻型（表 18.4）。点状角膜混浊总是在出生时出现，尽管有时不用裂隙灯无法发现。有报道伴发窄房角型青光眼[43]。偶尔可能出现严重的角膜混浊，必须行穿透性角膜移植（图 18.11C）[44]。

Scheie 综合征（MPS I-S）由编码 α-1- 艾杜糖苷酶位于 4p16.3 基因突变导致。患者有正常智力、正常身高和正常的预期寿命[45]（表 18.3）。角膜混浊是酸性黏多糖聚集造成的，发生在出生时或早年，缓慢进展在 10~20 岁导致视力下降[46]。偶尔这些角膜改变在周边角膜更明显。有报道发生青光眼[47]。角膜超微结构分析发现前弹力层和长胶原纤维变细[47]。如

表 18.3 黏多糖贮积症临床表现

I-H:Hurler	VI:Maroteaux-Lamy	I-S:Sheie	IV:Morquio	II:Hunter	III:Sanfilippo
常染色体隐性遗传 在生后几年内出现严重的角膜混浊	常染色体隐性遗传 在生后几年内出现严重的角膜混浊	常染色体隐性遗传 从出生有角膜混浊,在 10~20 岁缓慢进展导致视力下降[42]	常染色体隐性遗传 9 岁后角膜混浊	X 连锁隐性遗传 不出现先天性角膜混浊	常染色体隐性遗传 极少出现角膜混浊
弥漫的点状角膜基质混浊,不累及角膜上皮和内皮[36]	有报道窄房角型青光眼[39]	角膜增厚或水肿[42] 角膜改变在周边更为显著 有报道青光眼[44]		轻型的角膜混浊出现较晚	
综合征:智力迟钝、侏儒症、大头伴异常面容、腹胀、关节挛缩[37,49]	轻微面部异常和多发骨骼改变、侏儒症、驼背、胸骨突出和膝外翻[37]	爪形手、足部骨骼改变、可能出现主动脉瓣异常	侏儒症、主动脉瓣疾病、关节松弛	临床表现类似于 Hurler 综合征	
其他异常:肝脾肿大;皮肤、嘴唇、舌增厚;胸部增大;多毛症;耳聋;神经缺陷;心脏缺陷[35]	其他异常:视神经病变、脑积水[57]			侏儒症和心脏缺陷常见	
可以通过外周白细胞、培养皮肤纤维原细胞或羊膜细胞受累酶检测确诊[37]					

表 18.4 黏脂贮积症临床特点

黏脂贮积症	全身表现	角膜表现	其他眼部表现
MLS I	肝脾肿大、疝、中度智力迟钝	罕见,轻微上皮和基质混浊	樱桃红点、点状白内障、视网膜和结膜血管迂曲,斜视
MLS II(I-cell 病)	严重智力迟钝、皮肤和齿龈增厚、骨骼畸形、肝肿大	出生时可能出现球形角膜轻度角膜混浊	突眼、视网膜变性、皮质型白内障、青光眼、视神经萎缩
MLS III(假 Hurler)	骨骼肌异常、身材矮小、中度智力迟钝、石像鬼样面容	轻微角膜混浊,通常不影响视力	视网膜和视神经异常
MLS IV	常见于德系犹太人、深度精神运动迟缓	MLS 中出生时最严重的角膜混浊上皮不规则反复糜烂	白内障、视网膜变性、视神经萎缩

果混浊影响了视力可以行穿透性角膜移植。

在其他黏多糖贮积症中角膜混浊发生率明显更低。大约 10% 黏多糖贮积症 IV 型(Morquio 综合征)患者在 10 岁后出现角膜混浊。角膜混浊在小部分黏多糖贮积症 II 型(Hunter 综合征)轻型患者和极少黏多糖贮积症 III 型(Sanifilippo 综合征)患者中也可以出现[48]。

Morquio 综合征(MPS IVA 和 IVB 型)有两种亚型,

A 和 B,分别由氨基半乳糖 -6- 硫酸硫酸酯酶和 β 半乳糖苷酶缺乏导致的。可发生不同程度的角膜基质混浊,也可能在出生后若干年内不明显(表 18.3)。

Hunter 综合征是 X 连锁隐性遗传(基因位于 Xq28)导致的艾杜糖醛酸硫酸酯酶缺乏,并不表现为先天性角膜混浊。临床上与 Hurler 综合征相似(表 18.3)。本病轻型在晚年可能会出现角膜混浊[48]。

双侧弥漫性酸性黏多糖聚集在前弹力层,不伴全

3

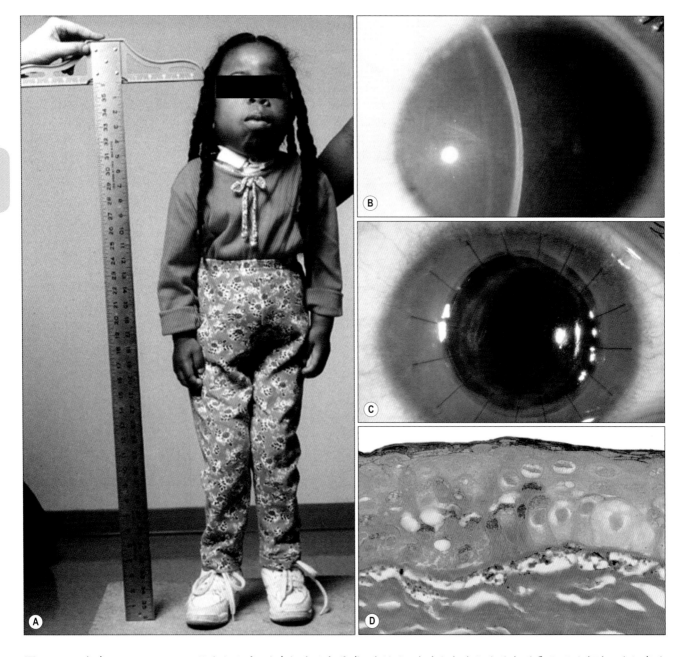

图 18.11　患有 Maroteaux-Lamy 综合征儿童,伴有轻度面部异常、侏儒症、膝外翻(**A**)和弥漫角膜雾状混浊(**B**)。进行穿透性角膜移植(**C**)。(**D**)胶体铁染色显示酸性黏多糖蓄积(蓝色染色)在基底细胞顶端细胞质和上皮下空泡。前弹力层消失。Hales 胶体铁染色,×250

身 MPS 证据,也是先天性角膜混浊的一种病因[50]。

　　全身黏多糖贮积症早期成功的骨髓移植或异基因干细胞移植被证明可以使一些患者角膜混浊程度减轻[51]。严重的角膜混浊可以行穿透性角膜移植治疗,但有同时患视网膜变性可能,所以术前必须行视网膜电图(ERG)来评价视网膜功能[52]。其他影响视力预后的因素包括青光眼和视神经疾病,还有白内障和角膜植片再次混浊的风险。Ⅵ型、I-H 和 I-S 型都有急性和慢性闭角型青光眼的报道[53~56]。有一例报道,

黏多糖贮积症 I-H 型青光眼患者在骨髓移植成功改变基因后眼压恢复至正常范围[56]。

黏脂贮积症

　　黏脂贮积症(mucolipidosis,MLSs)是常染色体隐性遗传的代谢性疾病,伴随神经氨酸苷酶缺乏导致了鞘脂类、糖脂类和酸性黏多糖的异常蓄积。黏脂贮积症有黏多糖贮积和鞘脂蓄积两者的表型和生化特点,不伴有黏多糖尿液过量排泄[3]。这个分类包括 4 个

疾病:MLS Ⅰ 到 MLS Ⅳ。但是出生时常常出现角膜混浊的只是 MLS Ⅱ 和 MLS Ⅳ[52]。后者常伴随明显的先天性角膜混浊。40% 黏脂贮积症 Ⅱ 型表现轻度先天性角膜混浊,而黏脂贮积症 Ⅰ 型和普遍的神经节苷脂贮积病少于 20%[58-62]。轻度角膜混浊见于所有达 10 岁的黏脂贮积症 Ⅲ 型患者[63]。

不定期的眼部疼痛是黏脂贮积症 Ⅳ 型重要的症状。这是由角膜上皮细胞质聚集异常物质产生随后的角膜表面异常导致的[64]。

在黏多糖贮积症中,尿液排泄的黏多糖增多。但是这不是黏脂贮积症的特点。MLS 的确定诊断是电镜下发现存储细胞器[65]。这组疾病的主要临床特点总结在了表 18.4。

通常,黏脂贮积症 Ⅰ 型、Ⅱ 型和 Ⅲ 型不会导致严重角膜病变,不需要眼部治疗。对黏脂贮积症 Ⅳ 型的治疗集中在了增加眼部舒适感。应用润滑剂和治疗性软性接触镜可以帮助避免疼痛性糜烂[66]。报道穿透性角膜移植和板层角膜移植结果较差,因为移植组织会再次混浊[66]。机械性清创的效果也较差。有建议结膜和角膜缘移植来提供新的角膜上皮干细胞[66-68]。

其他代谢性疾病

胱氨酸病

胱氨酸病是由于胱氨酸转运缺陷导致的一种罕见的常染色体隐性遗传的代谢性疾病。其生化特点是细胞内含有异常高的游离胱氨酸,这导致了胱氨酸结晶沉积在多种组织中,包括眼部、骨髓、淋巴结、白细胞和内脏,包括肾脏[69-70]。所有三种类型都是由于 17 号染色体上 CTNS 基因隐性等位基因变异[71-74]。

在 1 岁时常能看到针样胱氨酸结晶蓄积在角膜和结膜中[21]。沉积开始于中央角膜,逐渐进展直到全角膜受累(图 18.12)。常发生角膜刺激和糜烂,导致畏光和疼痛。婴幼儿最严重的类型常在幼儿期因肾衰竭死亡[52,70]。其他并发症包括甲状腺功能减退、胰腺内分泌不足、肌病和神经功能缺陷。

可以使用润滑剂和治疗性接触镜来治疗胱氨酸病导致的角膜糜烂。0.5% 半胱胺(β-巯基乙胺)溶液被局部用于胱氨酸清除治疗[70-72]。眼药水每 1~2 小时一次,通常从学龄期儿童开始[71]。也被用于穿透性角膜移植后预防胱氨酸结晶再次蓄积于移植组织中。此外半胱胺也被用于减轻角膜糜烂导致的疼痛。如果角膜混浊严重并且对半胱胺无反应,需要穿透性角膜移植。有报道穿透性角膜移植后结晶沉

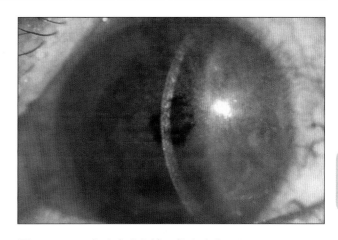

图 18.12 胱氨酸病的针样胱氨酸结晶沉积

积复发[69]。

Fabry 病

Fabry 病(Fabry disease)是由于 α-半乳糖苷酶缺乏导致的鞘脂沉积病。其为 X 连锁隐性遗传,基因位于 Xq22。其为多系统疾病,特点是血管角质瘤样皮损,可能累及泌尿生殖器、神经、骨骼肌和心血管系统。出生时无表现。Spaeth 和 Frost[71]强调眼科医生诊断 Fabry 病有明显优势,因为本病眼部表现很明显。90% 患者出现角膜混浊,60% 有结膜血管改变,55% 有视网膜血管迂曲,只有 50% 的患者有白内障[75]。当其他表现很轻微时,男性和很多杂合子女性可以发现角膜混浊[76]。可以早在 6 个月时出现,是由于鞘糖脂聚集于角膜上皮,弥漫的轻微雾状混浊覆盖角膜。在严重病例中混浊表现为细小的、弯曲的、奶油白色线从角膜中央下方一点散发,或者细小的涡旋状浅层角膜混浊,被称作角膜涡旋状营养不良(corneal verticillata)。用 α-半乳糖苷酶替代治疗显示能减轻角膜涡旋状营养不良,但是在美国没有被批准。

酪氨酸血症

有 5 种临床综合征的血清和尿液中酪氨酸水平升高,它们的代谢产物可以被检测到。但是只有酪氨酸血症 Ⅱ 型伴角膜混浊。

酪氨酸血症 Ⅱ 型(Richer-Hanhart 综合征)是罕见的由于胞浆酶、酪氨酸氨基转移酶(TAT)缺乏导致的常染色体隐性遗传代谢性疾病。其有树枝状角膜炎、手掌和脚掌的角化过度和智力迟钝三个特点[78-81]。眼部症状是双眼畏光流泪,常发生在生后最初几个月。受累患者有双侧上皮下中央角膜溃疡,伴随粗糙的树枝状分支,外形可能提示单纯疱疹病毒感染,

并且可能随时间发展成圆形白色混浊伴表层新血管形成[82]。

酪氨酸血症Ⅱ型伴发角膜炎可以通过其形态学表现、双侧出现、对抗病毒药物无反应和伴发全身症状来鉴别[79]。因此，婴儿或幼儿双侧树枝状角膜炎应该进行血清和尿液评估酪氨酸和其代谢产物水平。活体共聚焦显微镜可以用来观察角膜沉积物[83]。眼部异常可以通过限制苯基丙氨酸和酪氨酸摄入来逆转[28]。

酪氨酸血症Ⅱ型可以通过血液和尿液氨基酸分析来确诊，表现为仅酪氨酸和其代谢产物升高。这个综合征的酶学基础是肝细胞细胞质基质中可溶性酪氨酸氨基转移酶缺乏，基因位于16常染色体（16q22.1-q22.3）[80,84]。

神经节苷脂沉积症

神经节苷脂沉积症是代谢性神经退行性疾病，包括神经节苷脂降解缺陷。神经节苷脂是在其寡糖链中包含唾液酸的鞘糖脂。虽然存在于全身大部分细胞中，但发现在神经元中浓度最高，在大脑中含量最高。神经节苷脂降解异常会导致神经节苷脂的异常蓄积和存储，有两种主要类型：GM1和GM2。GM1是常染色隐性遗传性疾病，有报道会导致轻度先天性角膜混浊[85]。

其他综合征

胎儿酒精综合征

胎儿酒精综合征（fetal alcohol syndrome）发生在酗酒母亲的子女。酒精被认为在前房结构发育的关键时期对其有致畸作用[86]。婴儿可能出生时出现角膜混浊，病理学研究发现后弹力层和内皮畸形产生继发性角膜水肿[87,88]。

FAS的诊断基于病史和临床。面部异常、智力迟钝、低体重和身高、多种心血管和骨骼异常，伴有母亲酗酒史，临床医生应警惕FAS的可能性。新生儿尿液可以检测酒精的存在。若为阳性，可以确诊。

Fryns综合征

Fryns综合征是多种先天性异常综合征，其特点包括Dandy-Warler畸形、唇裂和上颚裂、膈疝、肺发育不全、心脏缺陷、肾囊肿、泌尿系统畸形、远端肢体异常、羊水过多和新生儿死亡[89]。尽管最初认为角膜混浊是Fryns综合征的主要特点，但现在认为是一个

次要诊断体征，不常被提及[90]。

后部角膜缺损（STUM *P* ED）

前节发育不全取代了原来前房劈裂综合征的分类，指的是伴有角膜后部缺陷的先天性眼病。最近用角膜虹膜晶状体发育不良来描述这一组前节发育不良[11]。这些改变可以位于角膜周边或中央。周边异常不伴有明显的先天性角膜混浊，所以本章不讨论周边异常。

传统上中央角膜混浊分为三组：Peters异常、后部圆锥角膜和先天性前节葡萄肿[14]。Peters异常是三级转诊角膜专家最常见的先天性角膜混浊，按频率其后依次是硬化性角膜、角膜皮样瘤、先天性青光眼、小眼球、产伤和代谢性疾病[92]。

Peters异常（STUM *P* ED）

这个先天性异常特点是中央角膜混浊，伴随相应的后部基质、后弹力层和内皮缺损[14,92]。周边角膜一般相对透明[93]。虹膜粘连常常从虹膜卷缩轮延伸至后部角膜缺损的边缘（图18.13）。虹膜条索可能表现为细丝、厚带状或宽片状，形成弓形虹膜角膜粘连。晶状体异常包括白内障和中央角膜晶状体粘连以及角膜葡萄肿等多种表现[94,95]。由于角膜白斑，当出现角膜晶状体粘连时临床上诊断比较困难。房角不完全发育常见，也解释了青光眼的高发生率（50%~80%），其可能出现在出生时或之后发生。角膜通常无血管。

本病通常双侧发病（80%），但常不对称（图18.14），Peters异常可以通过其最简单形态学表现区分为Peters异常Ⅰ型（角膜混浊伴随虹膜角膜粘连）[96,97]，更严重

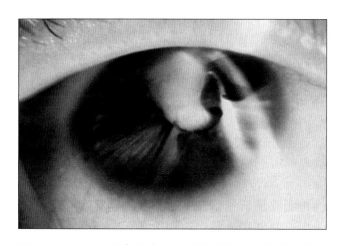

图18.13 Peters异常患者从虹膜卷缩轮到后部角膜缺陷边缘的虹膜粘连

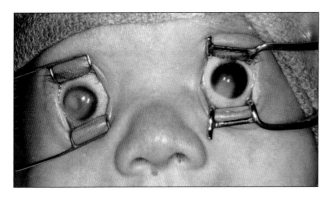

图 18.14　Peters 异常婴儿双侧不对称的病变

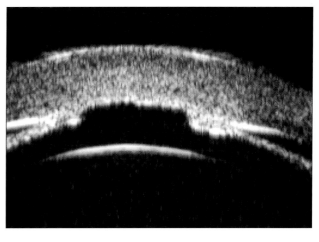

图 18.15　Peters 异常的 UBM 图像显示中央后部基质缺损伴虹膜角膜粘连

的情况 Peters 异常 Ⅱ 型除了角膜混浊和虹膜角膜前粘连外还伴随晶状体和其他眼部异常 (表 18.5)[95]。角膜混浊（和相应的后弹力层和内皮缺损）与角膜晶状体接触区域相一致。

　　组织病理学曾经是对患有严重角膜白斑的病例诊断 Peters 异常的唯一手段。但是 UBM 已经被证实非常有意义，UBM 能够清楚地检测中央角膜水肿、后弹力层缺失以及角膜晶状体和虹膜角膜粘连的发生 (图 18.15)[98]。组织病理学改变可以发生在中央角膜的所有层面 (图 18.16 和表 18.4)。

　　历史上，Von Hippel 宫内角膜溃疡也被分在

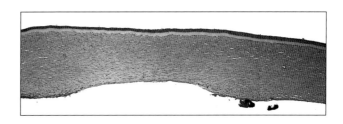

图 18.16　Peters 异常的组织病理学 (参见表 18.3)

表 18.5　Peters 异常 Ⅰ 型和 Ⅱ 型

Ⅰ 型	Ⅱ 型
角膜混浊 + 虹膜角膜粘连	角膜混浊 + 虹膜角膜粘连 + 晶状体异常（位置或透明性）
－ 单侧受累为主	－ 角膜混浊更重
－ 轻度 / 重度中央角膜云翳以自虹膜卷缩轮穿过前房的虹膜条索为边界	－ 最常双侧
	－ 一般认为是继发性的，原发遗传方式罕见[94]
	－ 角膜晶状体粘连不同
－ 周边角膜通常透明，但是可能出现周边水肿或巩膜化	最典型：晶状体直接粘连到后部角膜表面或紧贴在上面
－ 周边水肿可以缓解（尤其是伴发青光眼成功治疗后）	其他情况：皮质或只有晶状体碎片粘连到角膜缺损处，晶状体位置正常但是有白内障
－ 晶状体通常透明，位置正常	－ 严重的眼部和全身畸形
－ 常常孤立的	－ 眼部异常：小眼球伴随玻璃体视网膜异常（PHPV*）、小角膜、扁平角膜、青光眼、硬化性角膜、眼组织缺损、无虹膜和视神经萎缩
－ 可能伴发眼部异常（小角膜、硬化性角膜、婴幼儿型青光眼）	－ 全身情况：先天性心脏缺陷、颌面发育不良、骨骼异常和中枢神经系统和泌尿生殖系统异常
－ 玻璃体视网膜异常罕见	其他系统情况：外耳异常、肺发育不全、并指或多指、屈曲指、胎儿间输血综合征、Wilms 肿瘤[91]
－ 好的视力预后	Peters-plus 综合征[98]：Peters 异常 + 身材矮小、短型、智力迟缓、耳部异常和一些患者唇腭裂[122]
－ 全身异常少见	Krause-Kivlin 综合征[99~100]：Peters 异常 + 面部异常、身材矮小比例异常、骨骼延迟成熟和发育迟缓（可能常染色体隐性遗传）

*PHPV：永存原始玻璃体增生症

Peters 异常中,但前者可能是宫内炎症情况而不是真的发育缺陷,现在为 Peters 异常的鉴别诊断[93]。但是有些权威学者认为 Von Hipple 宫内角膜溃疡与不伴晶状体异常的 Peters 异常相同。其他 Peters 异常的鉴别诊断包括硬化性角膜、皮样瘤、先天性遗传性内皮营养不良(congenital hereditary endothelial dystrophy,CHED)、后部多形性角膜营养不良(posterior polymorphous corneal dystrophy,PPCD)(表 18.6)。

Peters 异常有几个可能的病因(表 18.5)。最常提及的是角膜源性间质细胞(例如神经嵴细胞)的不完全中央移行,导致后部内皮和基质缺损[99]。Goldenhar 综合征也是由于神经嵴细胞的发育不良,伴发 Peters 异常[99]。宫内感染、孕期酗酒和其他致畸暴露也被认为与 Peters 异常相关(表 18.5)[100]。

Peters 异常以散发最为常见,但是隐性和显性遗传也都有发现。表现为只有前节紊乱的 Peters 异常 II 型的遗传性综合征包括 Krause-Kivlin 综合征和 Peters-plus 综合征(表 18.5)。对于任何小于胎龄或发育身材矮小儿童伴有前节异常都应考虑 Krause-Kivlin 综合征的诊断[100]。PITX2、FOXC1、CYP1B1 和 PAX6 变异可见于 Peters 异常 I 型或单独的角膜虹膜粘连[11]。FOXE3 变异涉及了导致晶状体泡闭合不完全的综合征,包括 Peters 异常[11]。

处理 Peters 异常患儿的临床医生应注意可能伴随的畸形、获取完整的家族史并且检查患儿的父母和兄弟姐妹。这些患儿应筛查全身畸形,尤其是身体中线结构,例如垂体和心脏[103]。这些患儿的治疗需要多学科的参与处理,包括角膜和儿童眼病专家、社工,第一位的也是最重要的——坚定和明智的父母[104]。

进行遗传咨询需要考虑常染色体隐性遗传的可能。

框 18.4　Peters 异常的组织病理学

后部角膜基质中央的凹陷缺损(后部溃疡)

溃疡灶板层基质排列紊乱

后部溃疡处角膜内皮和后弹力层缺如

相对应区域中央角膜水肿混浊

部分病例角膜晶状体粘连于后部角膜

部分病例虹膜角膜粘连于溃疡边缘

前弹力层增厚或缺如

框 18.5　Peters 异常可能病因

单独 Peters 异常

常染色体隐性缺陷

常染色体显性缺陷

染色体缺陷

同源异型基因缺陷 *

Peters 异常伴其他眼部发育异常

单基因缺陷

发育领域缺陷

相邻基因综合征

同源异型基因缺陷 *

Peter 异常伴全身异常

单基因异常

发育场缺陷

相邻基因综合征

同源异型基因缺陷 *

酒精、风疹病毒或视黄酸的致畸作用

　* 基因控制原始干细胞分化并发育为身体的不同部位

表 18.6　Peters 异常——鉴别诊断

Peters 异常	Von Hippel 宫内角膜溃疡	硬化性角膜	皮样瘤	先天性遗传性内皮营养不良(CHED)	后部多形性角膜营养不良(PPCD)
中央局部角膜混浊	Von Hippel 宫内角膜溃疡特点为炎症,可以和 Peters 异常鉴别	弥漫全层	黄白色血管化隆起位于角膜缘颞下侧结节,可能含有毛囊、皮脂腺和汗腺、平滑肌和骨骼肌、神经、血管、骨骼、软骨和牙齿	弥漫水肿不伴虹膜异常,2~3(最大到 5)倍正常角膜厚度	较 CHED 水肿轻但也弥漫水肿,常正常角膜厚度
虹膜与角膜白斑接触		常累及周边	常单侧		父母有角膜改变
晶状体正常或异常			可能位于中央,常出现卫星灶		
周边内皮和后弹力层正常					

本病在婴儿期如出现青光眼,需要手术治疗。年龄大一些的孩子,起始应使用药物治疗。如果 Peters 异常为双侧并且有视觉障碍,常需要角膜移植提供透明的视轴并尝试恢复视力。如果出现白内障并且必须摘除,则预后更差[93]。青光眼是最常见的术后并发症。尽管可能更倾向先控制眼压,但有报道穿透性角膜移植联合 Molteno 引流阀取得成功[105]。

理论上,在最早的年龄进行手术可以最大限度降低形觉剥夺性弱视的风险,但是在低龄情况下进行手术需要考虑全身麻醉的风险(第一次手术和术后 2 个月多次全麻检查拆除缝线)以及伴随全身异常和病患者全身健康情况。

Peters 异常的处理和儿童穿透性角膜移植在第 57 章有详细讨论。

后部圆锥角膜(STUM *P* ED)

后部圆锥角膜是一种罕见的角膜异常,特点是局部不连续的锥形前突,伴随后部角膜曲率变化、基质变薄和不同程度雾状混浊。病灶常为限局性、火山口样的、圆形或椭圆形、出现在中心或偏心、单个或多发。它可能是最轻型的 Peters 异常变异。其与前部圆锥角膜没有关系。

后部圆锥角膜的角膜缺损通常位于中央。有时色素会包绕后部缺损的边缘,提示之前角膜与虹膜相接触[14]。后部粘连在受累区域罕见。病变通常是局灶性的,虽然罕见但也会出现广泛分布的类型,凹陷侵及全部角膜后表面。

病变最常见为单侧,但有时为双侧[14]。通常为散发并且不进展。有报道家族性和外伤后的病例。本病的发病机制和病因不明。病变区域或病变区域外围可见后弹力层赘生物[106]。角膜内皮和后弹力层存在。病理检查上,后弹力层可能变薄,伴随局部异常区域的内皮异常。

尽管后部角膜不规则可能一定程度上影响视力,但大约 85% 的角膜屈光力是前表面产生的,其通常正常且全角膜均衡。角膜曲率计和角膜地形图提供了后部圆锥角膜的不完全表面地形图,最近的角膜地形图评估发现前部角膜曲率有变化。Rao 和 Padmanabhan[107]证实后部圆锥角膜表现明显的角膜表面变化,后部圆锥角膜中心和旁中心的改变随着年龄增长而进展。Mannis 等通过地形图分析后部圆锥角膜患者角膜,证实了中央陡峭的“圆锥”与局限的后部圆锥的区域一致,而旁中心变平坦。

后部圆锥角膜通常独立存在,但也可伴随其他眼部异常,如散光、脉络膜和 / 或视网膜硬化、晶状体异常、后部多形性角膜营养不良、视网膜缺损、视神经发育不全和上睑下垂。也可出现全身异常,包括智力迟钝、眶距增宽、外眦角上移位、身材矮小和泌尿生殖道异常[109]。

视力可能因弱视、屈光不正或散光而下降,但是视力通常可接受,很少需要角膜移植。可能只需要矫正屈光不正就可以获得有用的视力。

先天性前部葡萄肿(STUM *P* ED)

先天性前部葡萄肿(congenital anterior staphyloma,CAS)特点是突起的先天性角膜混浊[110]。扩张的角膜通常为蓝色。它可能扩张超过眼睑平面,继发上皮化生为角质化的分层鳞状上皮。前节常不成比例的扩大并且极度紊乱。几乎没有可能获得有用的视力。单眼或双眼都有可能受累。

病灶可能血管化并且可以轻易地透照。CAS 的发病机制还不明,但是有认为是继发于宫内感染或与发育异常相关,例如 Peters 异常的一种严重类型[96]。在一些病例中,一只眼表现为典型的葡萄肿,而另一眼表现为 Peters 异常 II 型。在 CAS 的发育异常中,原本形成后部角膜结构、虹膜和房角的间质组织的移行失败。这种发育异常可能伴随由于房角异常引起的眼压升高,导致角膜混浊和变薄,此外整个前节突出的牛眼样增大。也有遗传性病例的报道。

临床即可诊断,若行眼球摘除术,可以通过组织病理学确诊。后弹力层、前弹力层和内皮层通常缺失。

CAS 的视力预后很差。若尝试改善外观可以考虑行眼内容物剜除或眼球摘除。

内皮营养不良(STUMP *E* D)

三种角膜营养不良可能表现为出生时弥漫的角膜混浊:先天性遗传性内皮营养不良、后部多形性角膜营养不良和先天性角膜基质营养不良。

先天性遗传性内皮营养不良

先天性遗传性内皮营养不良(congenital hereditary endothelial dystrophy,CHED),首次由 Maumenee 在 1960 年记录于英文文献中,是一种罕见的疾病,历史上被分为两种类型(表 18.5):CHED 1 和 CHED 2[111,117]。CHED 和所有的角膜营养不良的命名都由角膜营养不良分类国际委员会(IC3D)进行标准化的规定[111]。在第二版 IC3D 分类中,作者报道所谓的显性遗传 CHED(原来的 CHED 1)没有明显的特点,不被认为是一种独立的营养不良。反而以前被称为 CHED 1 的病例与后部多形性角膜营养不良的 I 型非常相似，都与 20 号染色体位点相关[111]。

CHED（曾被称作 CHED2）是常染色体隐性遗传，由位于 20p13 染色体的溶质转运蛋白突变导致[111]。表现为出生时或生后短期双侧角膜混浊[112]。角膜改变稳定，不会进展或缓解。没有相关的症状，例如泪溢或畏光，但是由于早期的严重的视力下降患者常发展为眼球震颤。偶尔可见，尽管有相当程度的角膜混浊，但视力还能保留。裂隙灯检查角膜上皮粗糙，其继发于非大泡性角膜水肿。基质常常 2 倍或 3 倍于正常角膜厚度，伴弥漫的蓝灰色、毛玻璃样混浊（图 18.17）。因为角膜基质水肿，内皮细胞通常难以观察到。如果能看到，内皮细胞是萎缩的、不规则的或缺如的，后弹力层增厚不伴有疣赘（框 18.6 和图 18.18）。

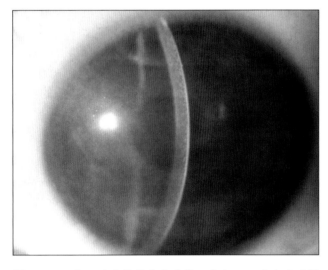

图 18.17　先天性遗传性内皮营养不良（CHED）毛玻璃样弥漫角膜水肿

框 18.6　CHED 组织病理

主要特点是严重变性的角膜内皮细胞和后弹力层的异常增厚

上皮、前弹力层和基质改变认为是继发于长期水肿

基质板层不规则，由液体袋分开

后弹力层：前部纹状区域正常
　　　　　后部非纹状区有异常胶原纤维

角膜内皮萎缩伴空泡形成，局灶细胞缺失和很多多核细胞；可能出现黑色素沉积

Adapted from Witschel H, et al. Congenital hereditary stromal dystrophy of the cornea. Arch Ophthalmol 1978;96(6):1043-51 and O'Grady RB, Kirk HQ. Corneal Keloids. Am J Ophthalmol 1972;73: 206.

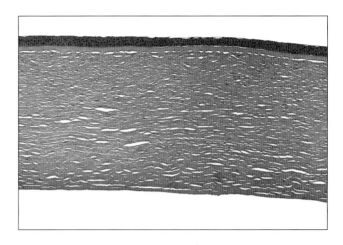

图 18.18　先天性遗传性内皮营养不良（CHED）的组织病理（参见表 18.6）

CHED 鉴别诊断包括先天性青光眼、后部多形性角膜营养不良（PPCD）、Peters 异常和先天性代谢缺陷，特别是黏多糖贮积症（表 18.7）。CHED 和先天性青光眼都是由眼前节发育的神经嵴细胞缺陷导致。Bahn 等人描述先天性青光眼是由神经嵴细胞异常迁徙导致，而 CHED 是由神经嵴细胞异常分化导致。CHED 和先天性青光眼的鉴别可能特别困难，因为在角膜基质水肿的情况下眼内压测量可能会得到不可靠的结果，如果有严重的角膜混浊，视盘无法观察[113,114]。这两种疾病可能极少共存[115]，但是有为 CHED 患者做了不合适的青光眼手术的报道。

对 CHED 和 PPCD 的鉴别很重要。需要再次强调，早前表述为 I 型 CHED 的，现在认为可能是 PPCD 一种变异型[111]。PPCD 在生后第一年或第二年出现。这些患者的角膜混浊从弥漫雾状混浊到磨玻璃样乳白色的外观。角膜混浊在 1~10 年中缓慢增长。患者通常表现为畏光、泪溢以及后续的逐渐加重的角膜混浊。随着混浊出现，泪溢和畏光逐渐缓解。进行性弥漫性角膜混浊发展，伴有不规则水肿的上皮表面、前弹力层瘢痕和基质增厚。混浊程度通常是对称的，但偶尔一只眼更严重。

后部多形性角膜营养不良

大部分后部多形性角膜营养不良（PPCD）报道是青春期或成年患者。PPCD 是常染色体显性遗传疾病，在大量的病例中有不同的表现[111]。

大部分 PPCD 患者为双侧非进展性，且无症状，很少需要穿透性角膜移植。PPCD 的发病原因认为是由于角膜内皮原发性功能紊乱[110]。这些疾病有相似的临床、病理和胚胎学改变，但是这些疾病之间存在

表18.7 CHED 鉴别诊断

CHED	CSCD	PPCD	先天性青光眼	产伤	Peters 异常	黏多糖贮积症
孤立疾病	角膜混浊:位于中央和薄片的羽毛样外观	少量水肿	角膜直径增大	后弹力层破裂导致的斑块角膜水肿	中央局限角膜混浊	角膜混浊在出生时少见
角膜无血管	正常角膜厚度	通常正常角膜厚度	超声检查眼轴增长		周边内皮和后弹力层正常	结膜活检可能有帮助
眼部无炎症		较 CHED 更为常见	眼压升高			尿液黏多糖水平升高
没有虹膜异常		父母角膜改变	降低眼压水肿透明后有 Haab 纹			

角膜水肿:
弥漫
非大泡性
从蓝灰色毛玻璃样
外观到全角膜混浊

角膜厚度:2~3 倍正
常厚度

较 PPCD 少见,但更
可能需要手术

表型的显著区别(表18.7)。

内皮功能紊乱的严重性和性质最终决定了 PPCD 临床表现的程度[118],其可能是由基因控制的。PPCD 临床上的特点是在角膜内皮表面成组的囊泡状或带状、地图样分散的灰色病灶和伴圆齿状边缘和囊泡的宽带(图18.19),后弹力层可能不规则,呈结节或疣状外观[118]。这些发现可以通过角膜内皮显微镜证实[118]。

尽管大部分 PPCD 患者无症状,但是Ⅰ型 PPCD 特点是先天性角膜混浊,在出生时表现为弥漫角膜雾状混浊。早前报道的诊断为"Ⅰ型 CHED"的家族可能应分类为Ⅰ型 PPCD[111]。在一项八个 PPCD 家族的回顾中,Cibis 等发现从轻度角膜内皮缺陷到严重基质和上皮水肿的极大变异(图18.20)。最多的 PPCD 报道是来自 Krachmer[120],他报告了13例患者的临床和病理发现。有时可能角膜严重混浊妨碍了详细的内皮检查。角膜上皮可能不规则伴基质增厚和深部羽毛样混浊(图18.20)。若内皮可见或角膜水肿不严重角膜尚清,则与前面描述的成人 PPCD 发现相同。

当发现患儿有角膜水肿,检查患儿的父母可以帮助诊断 PPCD[120]。尽管没有明显的症状,但是父母之一通常会表现 PPCD 的特征。有些 PPCD 患儿可能

经历角膜水肿变透明,不需要进行角膜移植[121]。

PPCD 发现了若干不同的位点,包括 20p11.2-q11.2(PPCD1)、1p34.3-p32.3(PPCD2)和 10p11.2(PPCD3)。

若角膜没有自发透明,需要进行角膜移植手术。一项儿童角膜移植综述认为 PPCD 先天性角膜混浊患者相较于其他病因的先天性角膜混浊术后有更好的视力预后。

PPCD 的组织病理学表现为上皮化的内皮细胞(图18.21)[119],伴多层细胞由桥粒与表面微绒毛和胞质内微丝连接。

先天性角膜基质营养不良

之前被称为先天性遗传性基质营养不良,这是由于12号染色体上核心蛋白聚糖基因变异引起的一种罕见的营养不良[111]。曾认为所有的遗传性先天性角膜营养不良都是由于内皮细胞功能紊乱导致的,直到 Witschel 等的报道[123]一例显性遗传的先天性角膜基质营养不良(congenital stromal corneal dystrophy,CSCD)小家系。

前部基质表现为由于角膜板层不规则排列导致的弥漫的薄片羽毛样混浊,中央和前部较周边和后部更为致密。病变出生后稳定。常因严重视力丧失导致继发眼球震颤和内斜视。角膜厚度增加,上皮、后

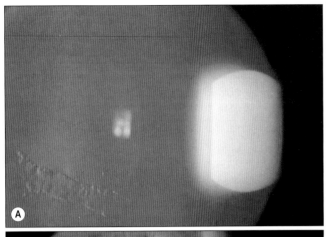

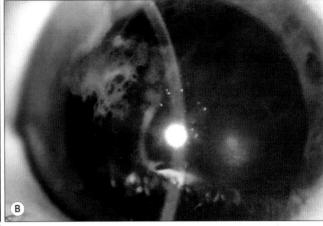

图 18.19　后部多形性角膜营养不良(PPCD)。地图样病灶和宽带囊泡：后照法轻度 PPCD 改变(A)、直接照明法(B)和后照法中度 PPCD 改变(C)

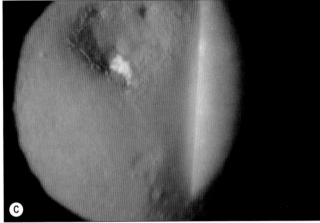

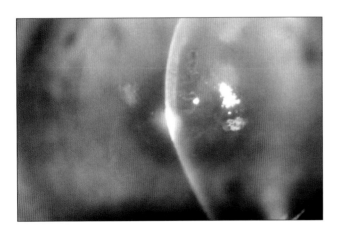

图 18.20　重度 PPCD 患者严重的基质和上皮水肿

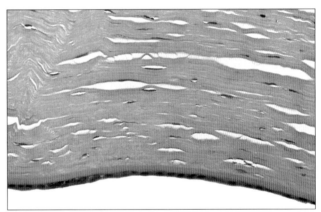

图 18.21　PPCD 组织病理学显示上皮化的内皮细胞

弹力层和内皮表现正常。不伴有全身异常。

如果临床上对 CSCD 的诊断有疑问,角膜组织典型病理学特征通常可以准确诊断。病理学异常位于基质。后弹力层的前纹状层缺失。这个异常可能是由于早期内皮细胞功能异常所致,而后来内皮细胞功能变为正常。上皮细胞、基底膜、前弹力层、内皮细胞和后弹力层后部纹状层正常。

与 CHED 相同,CSCD 没有有效药物治疗。如果角膜混浊严重可以行穿透性角膜移植。

其他营养不良

后部不定型角膜营养不良(posterior amorphous corneal dystrophy,PACD)是一种罕见的常染色体显性遗传的营养不良,特点是双侧后部基质片状混浊,伴随角膜变平和变薄[124,125]。其他眼部表现包括远视、显著的角膜散光和进行性角膜扩张[126]。Dunn等发现其他特征,例如前部虹膜表面和基质异常、细微的虹膜360度延伸至Schwalbe线、混浊延伸至角膜缘。角膜内皮未发现异常,视力轻度受影响。病情不进展。

Moshegov记录了2种疾病类型:中央周边型和周边型[125]。第一种更为严重,常表现角膜散光计度数小于41D,中央角膜厚度小于0.5mm。而后者代表了一个相对不那么严重的周边型,远视更小、有些轻度近视、但是中央角膜厚度与那些中央周边型相似。尽管中央周边型的后部不定型角膜营养不良更可能表现出来,但是大部分患者没有症状。Castelo Branco等[128]最近报道同一家庭的两例PACD,他们应用UBM研究了角膜混浊的深度。

营养不良可能非常轻微不易察觉,很容易忽略。这导致了Moshegov等怀疑这个疾病的发病率高于一些眼科文献的报道。角质素(kertocan,KERA)、光蛋白聚糖(lumican,LUM)、核心蛋白聚糖(decorin,DCN)和骺蛋白聚糖(epiphycan,EPYC)缺失被认为与PACD有关。

先天性皮样瘤(STUMPE D)

皮样瘤是良性先天性实体肿瘤,经常出现在颞下方的角巩膜交界处。它们被分类为迷芽瘤,因为它们含有的细胞成分正常情况下不会出现在那个位置:外胚层来源的,例如毛囊、皮脂腺和汗腺嵌入结缔组织中,覆盖着鳞状上皮。它们也可能包含平滑肌和骨骼肌、神经、血管、骨骼、软骨和牙齿。在眼部它们最常表现为黄白色、实体、血管化、凸起结节跨越角巩膜缘。它们大小变异很大,直径从2~15mm[28]。角膜皮样瘤常常为单一病灶,但也可能为多发。它们可以是单侧或是双侧,但单侧更为常见。皮样瘤可能位于中央,并且常出现卫星灶。

尽管有报道在表兄弟姐妹中发病,但这些肿瘤通常为散发[130]。角膜皮样瘤遗传上定位在了常染色体Xq24-qter上。它们常表现为极小或不生长,但偶尔出现增大。它们通常延伸到深层基质但不侵及后弹力层和内皮,但有些病例中它们替代了虹膜色素上皮之前的所有组织。

根据侵犯的范围,皮样迷芽瘤被分为了三种类型(表18.8)[131]。1级皮样瘤是最常见的一种。它体积小,直径常为5mm或以下,孤立的位于角膜缘或眼球表面上(图18.22)。出生时就出现,可能会增大,特别是在青春期。总的来说它们位于表面,但很少的会涉及深层眼部结构如睫状体或前房角。在大约1/3的病例中,这些皮样瘤伴发综合征症候群,例如Goldenhar综合征。这个综合征是非家族性的,由典型的眼表皮样瘤、耳前附属物和耳前瘘管三个先天性异常组成。

在一篇综述中,眼表皮样瘤可见于76%的Goldenhar综合征患者,并且位置几乎都跨越颞下方的角膜缘(图18.22A)[132]。

其他与皮样瘤相关的异常包括,眼睑缺损、无虹膜、不同程度的小眼球、无眼球、神经麻痹性角膜炎、泪道狭窄、Duane综合征、心血管异常、面偏侧萎缩、外

表18.8 皮样瘤分级

1级(角膜缘或眼表)	2级	3级
最常见类型	更大	最严重类型
小(直径5mm)	覆盖部分或全部中央角膜表面	非常罕见
单独	侵及不同深度的基质[134]	侵及全部前节
颞下方角膜缘	不侵及后弹力层或角膜内皮	伴发异常:小眼球、后节异常
可能增大(特别是青春期)		
表面		
在大约1/3的病例中伴发Goldenhar综合征:非家族性的;眼表皮样瘤、耳前附属物和耳前瘘管。		
其他异常:眼睑缺损、无虹膜、不同程度的小眼球、无眼球、神经麻痹性角膜炎、泪道狭窄、Duane综合征、心血管异常、面偏侧萎缩、外耳道闭锁、副耳、鲜红斑痣和多发性神经纤维瘤		

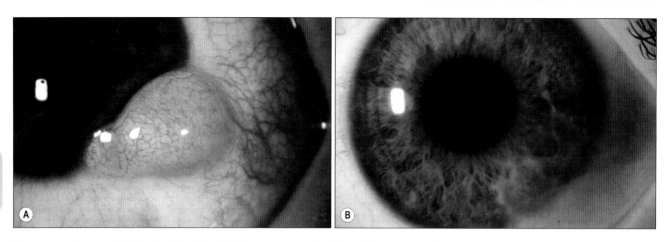

图 18.22 先天性皮样瘤。(A)角膜缘皮样瘤位于颞下方角膜缘。(B)同一个患者成功接受了板层角膜移植

耳道闭锁、副耳、鲜红斑痣和多发性神经纤维瘤[132]。

第二种类型,2 级皮样瘤,覆盖更大部分(图 18.23)或全部角膜表面,伴不同深度的基质侵及[131]。这个类型一般不累及后弹力层或角膜内皮。这是在鉴别先天性角膜混浊中最重要的类型。

第三个也是最严重的类型,3 级皮样瘤,幸运的是最罕见。这种类型累及全部前节。肿瘤替代了角膜、前房和虹膜基质,以虹膜色素上皮为后界。小眼球常见,也可能出现后节异常。不同类型的形成和皮样瘤的严重程度取决于致畸效应在孕期发生的时间。越早开始,畸形越严重。

房角镜检查肿瘤下方房角和 UBM(图 18.24)检查可以提示侵及深度。

最易与角膜皮样瘤诊断上发生混淆的是角膜瘢痕疙瘩、Peters 异常、CHED 和硬化性角膜(表 18.9)[133]。

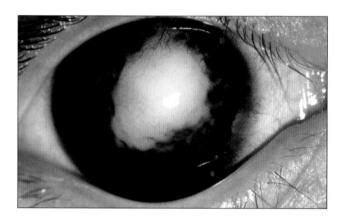

图 18.23 中央皮样瘤

角膜缘皮样瘤通常是美观问题而不是视觉问题;但是若肿瘤或常出现在肿瘤周边的脂质浸润侵及瞳孔区,视力可能受损。有些情况会出现不规则散光。

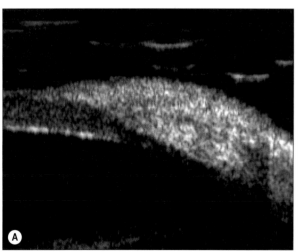
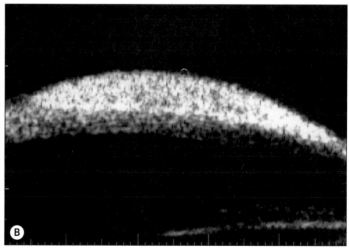

图 18.24 先天性皮样瘤。(A)UBM 显示皮样瘤的深度达到了大约 90% 角膜基质。不论何时需要切除,可能都需要穿透性角膜移植。(B)另一个皮样瘤 UBM 图像显示留下 0.4mm 角膜未受累及,提示这个病例可以进行板层角膜移植

表 18.9 皮样瘤鉴别诊断

皮样瘤	角膜瘢痕疙瘩	CHED	Peters 异常	硬化性角膜
黄白色血管化凸起结节	粉白色实体肿物伴闪亮凝胶状质地	双侧弥漫角膜水肿;无角膜血管化;不会出现毛囊	角膜混浊+虹膜角膜粘连伴或不伴晶状体异常（位置或透明性）	失去角膜和巩膜过度
颞下方角膜缘交界		可能显性或隐性遗传	角膜混浊致密	常伴随扁平角膜
可能包含毛囊、皮脂腺和汗腺、平滑肌和骨骼肌、神经、血管、骨骼、软骨和牙齿			双侧最常见	周边角膜较中央角膜更混浊
通常单侧				表面血管化
可以位于中央但不累及大部分周边角膜（留下确切的角巩膜交界）且常出现卫星灶				

如果散光是导致皮样瘤患者视力下降的原因,可以尝试框架眼镜校正屈光不正,可能需要遮盖来治疗弱视。皮样瘤也会导致刺激感（由于毛发或肿物影响）,或由于眨眼时的抬起效应导致周围角膜干燥。

肿物可以齐平角膜表面切除（图 18.24B）,但是可能复发。若尝试切除整个肿瘤,可能会发生穿孔。因此建议治疗时有可用的角膜组织。板层移植可以获得一个好的但不完美的美容效果。皮样瘤组织常常不够结实来承受缝线,因此植片需覆盖整个肿瘤。皮样瘤不完全切除可能复发。

皮样瘤侵及或扭曲中央角膜（图 18.23）会降低视觉质量导致弱视。如果患者患有导致双侧视力障碍的皮样瘤,需要进行治疗。若侵及中央角膜（图 18.23）,穿透或板层角膜移植是可以恢复视力的方法。

对于直径为 7mm 或小于 7mm 的中央皮样瘤可以进行穿透性角膜移植。大的中央皮样瘤需要两步进行:首先切除肿物,将一个大的板层植片放置在植床上;一旦愈合,再进行一个小的中央穿透移植。一个替代方法可以应用角巩膜边缘。若因美容原因或轻度异物感选择手术治疗,但产生了不美观的瘢痕是不成功的手术。

组织学检查可确诊角膜皮样瘤。

角膜瘢痕疙瘩

瘢痕疙瘩是反应性的纤维组织增生,代表胚胎期结缔组织对损伤的旺盛反应[134]。它们被认为继发于角膜穿孔或损伤的强烈的纤维细胞反应[134]。角膜瘢痕疙瘩为白色、有时突起的闪亮的团块（图 18.25）。

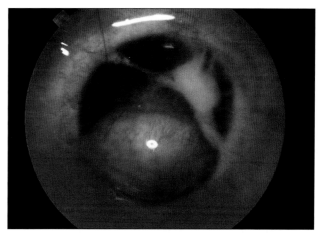

图 18.25 角膜瘢痕疙瘩特征表现:突起、外表闪亮的角膜团块

它们常常呈现肿瘤样大小,并且表面与皮样瘤相似。他们可能位于中央或周边角膜,也与 Salzmann 变性的结节相似（表 18.10）。与皮样瘤相似,瘢痕疙瘩表现不同程度的延伸,可能替代角膜或者整个前节,可能累及全部角膜表面[134]。角膜瘢痕疙瘩和皮样瘤的细微区别包括瘢痕疙瘩闪光的胶状质地。可以通过角膜活检进行确诊[134]。免疫组化和电镜检查显示这些病灶中出现成肌纤维细胞,与 Salzmann 结节相区别[135]。

角膜瘢痕疙瘩可能伴发 Lowe 综合征。但是 Lowe 综合征中瘢痕疙瘩的病因还不清。考虑的因素包括局部氨基酸传递过量和通过角膜血管渗漏的不明毒性物质、透过受损的血房水屏障渗漏的相似物质和失代偿的内皮、反复外伤伴炎症、苯妥英（狄兰汀）治疗和先天性易感。没有对于进行性角膜瘢痕疙瘩

表 18.10　角膜瘢痕疙瘩鉴别诊断

瘢痕疙瘩	皮样瘤	Salzmann 结节
白色、有时突出、闪光的胶状团块	黄白色实体	出生时不出现
	血管化、突出结节	多发、蓝白色的表层角膜结节
	角膜 / 巩膜交界	常在中周边部
	可能包含：毛囊、皮脂腺和汗腺、平滑肌和骨骼肌、神经、血管、骨骼、软骨和牙齿	可能与之前炎症相关（泡性疾病、春季卡他性角结膜炎、沙眼、梅毒和角膜基质炎）或在上皮基底膜营养不良患者中、戴角膜接触镜、圆锥角膜和角膜手术后[139]

治疗的数据。合理的经验性疗法包括局部切除、压迫治疗、局部应用糖皮质激素和色甘酸钠[136~138]。

眼球摘除标本显示相关的病变包括白内障、前部葡萄肿、晶状体囊袋破裂伴晶状体碎片在伤口中、牛眼、慢性青光眼和闭角型青光眼[139]。

（李方烃　译　李明武　校）

参考文献

1. Bermejo E, Martinex-Frias ML. Congenital eye malformations: clinical epidemiological analysis of 1 124 654 live births in Spain. *Am J Med Genet* 1998;**75**:497–504.
2. Kurilec JM, Zaidman GW. Incidence of Peters anomaly and congenital corneal opacities interfering with vision in the United States. *Cornea* 2014;**33**:848–50.
3. Sibony AR, Rodrigues MM. Congenital and neonatal corneal abnormalities. In: Tasman W, Jaeger E, editors. *Duane's ophthalmology, CD-Rom.* Philadelphia: Lippincott Williams & Wilkins; 2002.
4. Salvetat ML, Zeppieri M, Miani F, et al. Comparison of the iCare tonometer and Goldmann applanation tonometry in normal corneas and in eyes with automated lamellar and penetrating keratoplasty. *Eye* 2011;**25**:642–50.
5. Eisenberg DL, Sherman BG, McKeown CA, et al. Tonometry in adults and children. A manometric evaluation of pneumatonometry, applanation, and TonoPen in vitro and in vivo. *Ophthalmology* 1998;**105**:1173–81.
6. Spierer A, Huna R, Hirsh A, et al. Normal intraocular pressure in premature infants. *Am J Ophthalmol* 1994;**117**:801–3.
7. Dickens CJ, Hoskins KH Jr. Diagnosis and treatment of congenital glaucoma. In: Ritch R, Shields MB, editors. *The glaucomas*, vol. 2. St. Louis: Mosby; 1989.
8. Kim T, Cohen EJ, Schnall BM, et al. Ultrasound biomicroscopy and histopathology of sclerocornea. *Cornea* 1998;**17**(4):443–5.
9. Nichal KK, Naor J, Jay V, et al. Clinicopathological correlation of congenital corneal opacification using ultrasound biomicroscopy. *Br J Ophthalmol* 2002;**86**:62–6.
10. Majander AS, Lindahl PM, Krootila K. Anterior segment optical coherence tomography in congenital corneal opacities. *Ophthalmology* 2012;**119**:2450–7.
11. Nischal KK. A new approach to the classification of neonatal corneal opacities. *Curr Opin Ophthalmol* 2012;**23**:344–54.
12. Elliot JH, Feman SS, O'Day DM, et al. Hereditary sclerocornea. *Arch Ophthalmol* 1985;**103**:676–9.
13. Kenyon KR. Mesenchymal dysgenesis in Peters' anomaly, sclerocornea and congenital endothelial dystrophy. *Exp Eye Res* 1975;**21**:125–42.
14. Waring GO, Rodrigues MM, Laibson PR. Anterior chamber cleavage syndrome: a stepladder classification. *Surv Ophthalmol* 1975;**20**:3–27.
15. Waring GO, Rodrigues MM. Ultrastructure and successful keratoplasty of sclerocornea in Mietens' syndrome. *Am J Ophthalmol* 1980;**90**:469–75.
16. Sharkey JA, Kervick GN, Jackson AJ, et al. Cornea plana and sclerocornea in association with recessive epidermolysis bullosa dystrophica. *Cornea* 1992;**11**(1):83–5.
17. Vesaluoma MH, Sankila EM, Gallar J, et al. Autosomal recessive cornea plana: in vivo corneal morphology and corneal sensitivity. *Invest Ophthalmol Vis Sci* 2000;**41**(8):2120–6.
18. Nischal KK. Congenital corneal opacities – a surgical approach to nomenclature and classification. *Eye* 2007;**21**(10):1326–37.
19. Walton DS. Primary congenital open angle glaucoma. A study of the

20. Costenbader FD, Kwitko ML. Congenital glaucoma: an analysis of seventy-seven consecutive eyes. *J Pediatr Ophthalmol* 1967;**4**:9.
21. Cotran PR, Bajart AM. Congenital corneal opacities. *Int Ophthalmol Clin* 1992;**32**(1):93–105.
22. Wilson FM. Congenital anomalies. In: Smolin G, Thoft RA, editors. *The cornea.* 2nd ed. Boston: Little, Brown; 1987.
23. Spencer WH, Ferguson WJ Jr, Shaffer RN, et al. Late degenerative changes in the cornea following breaks in Descemet's membrane. *Trans Am Acad Ophthalmol Otolaryngol* 1966;**70**(6):973–83.
24. Stein RM, Cohen EJ, Calhoun JH, et al. Corneal birth trauma managed with a contact lens. *Am J Ophthalmol* 1987;**103**(4):596–8.
25. Kumar P, Tiwari VK. An unusual cleft lip secondary to amniotic bands. *Br J Plast Surg* 1990;**43**(4):492–3.
26. Hutchison DS, Smith RE, Haughton PB. Congenital herpetic keratitis. *Arch Ophthalmol* 1975;**93**:70–3.
27. Gallardo M. Isolated herpes simplex keratoconjunctivitis in a neonate born by cesarean delivery. *J AAPOS* 2005;**9**:285–7.
28. Aujard Y. Modalities of treatment local and general, medicamentous or not, controlling neonate suspected to be infected/contaminated by HSV1 or HSV2. *Ann Dermatol Venereol* 2002;**129**(4 Pt 2):655–61.
29. Sibony O. Antiviral and non-antiviral local and general treatments for herpes in the pregnant woman (including prevention of mother–infant transmission): alternative propositions. *Ann Dermatol Venereol* 2002;**129**(4 Pt 2):652–4.
30. Henrot A. Mother–infant and indirect transmission of HSV infection: treatment and prevention. *Ann Dermatol Venereol* 2002;**129**(4 Pt 2):533–49.
31. Azazi M, Malm G, Forsgren M. Late ophthalmologic manifestations of neonatal herpes simplex virus infection. *Am J Ophthalmol* 1990;**109**(1):1–7.
32. Wolff SM. The ocular manifestation of congenital rubella. *J Pediatr Ophthalmol* 1973;**10**:101–41.
33. Boniuk V, Boniuk M. The congenital rubella syndrome. *Int Ophthalmol Clin* 1968;**8**:487–514.
34. Boniuk V. Systemic and ocular manifestations of the rubella syndrome. *Int Ophthalmol Clin* 1972;**12**(2):67–76.
35. Wolf SM. Ocular manifestations of congenital rubella: a prospective study of 328 cases of congenital rubella. *J Pediatr Ophthalmol* 1973;**10**:101.
36. Deluise VP, Cobo LM, Chandler D. Persistent corneal edema in the congenital rubella syndrome. *Ophthalmology* 1983;**90**(7):835–9.
37. Whitley CB, Ramsay NCK, Kersey JH, et al. Bone marrow transplantation for Hurler syndrome: assessment of metabolic correction. *Birth Defects* 1986;**22**(1):7.
38. Schaison G, Bordigoni P, Leverger G. Bone marrow transplantation for genetic and metabolic disorders. *Nouv Rev Fr Hematol* 1989;**31**(2):119–23.
39. Friedlaender MH. Metabolic diseases. In: Smolin G, Thoft RA, editors. *The cornea.* 2nd ed. Boston: Little, Brown; 1987.
40. Goldberg MF, Maumenee AE, MuKusick VA. Corneal dystrophies associated with abnormalities of mucopolysaccharide metabolism. *Arch Ophthalmol* 1965;**74**:516–20.
41. Frangieh GT, Traboulsi EI, Kenyon KR. Mucopolysaccharidoses. In: Gold DH, Weingeist TA, editors. *The eye in systemic disease.* Philadelphia: Lippincott; 1990.
42. Casanova FH, Adan CB, Allemann N, et al. Findings in the anterior segment on ultrasound biomicroscopy in Maroteaux–Lamy syndrome. *Cornea* 2001;**20**(3):333–8.
43. Cantor LB, Disseler JA, Wilson FM 2nd. Glaucoma in the Maroteaux–Lamy syndrome. *Am J Ophthalmol* 1989;**108**(4):426–30, 15.
44. Varssano D, Cohen EJ, Nelson LB, et al. Corneal transplantation in Maroteaux–Lamy syndrome. *Arch Ophthalmol* 1997;**115**(3):428–9.
45. Constantopoulos G, Dekaban AS, Scheie HG. Heterogeneity of disorders in patients with corneal clouding, normal intellect, and mucopolysac-

charidosis. *Am J Ophthalmol* 1971;**72**(6):1106–16.

46. Scheie HG, Hambridk GW Jr, Barness LA. A newly recognized forme fruste of Hurler's disease (gargoylism). *Am J Ophthalmol* 1962;**53**:753.

47. Zabel RW, MacDonald IM, Mintsioulis G, et al. Scheie's syndrome. An ultrastructural analysis of the cornea. *Ophthalmology* 1989;**96**(11):1631–8.

48. Kenyon KR. Ocular manifestations and pathology of systemic mucopolysaccharidoses. *Birth Defects* 1976;**12**(3):133.

49. Gredrickson DS. Hereditary systemic diseases of metabolism that affect the eye. In: Mausolf FA, editor. *The eye and systemic disease*. St. Louis: Mosby; 1975.

50. Rodrigues MM, Calhoun J, Harley RD. Corneal clouding with increased acid mucopolysaccharide accumulation in Bowman's membrane. *Am J Ophthalmol* 1975;**79**(6):916–24.

51. Summers CG, Purple RL, Krivit W, et al. Ocular changes in the mucopolysaccharidoses after bone marrow transplantation: a preliminary report. *Ophthalmology* 1989;**96**(7):977–84.

52. Sugar J. Metabolic disorders of the cornea. In: Kaufman HE, Baron BA, McDonald MB, editors. *The cornea*. 2nd ed. Portland: Butterworth–Heinemann; 1999 on CD-Rom.

53. Cantor LB, Disseler JA, Wilson FM. Glaucoma in the Maroteaux–Lamy syndrome. *Am J Ophthalmol* 1989;**108**(4):426–30.

54. Quigley HA, Maumenee AE, Stark WJ. Acute glaucoma in systemic mucopolysaccharidoses. *Am J Ophthalmol* 1975;**80**(1):70–2.

55. Spellacy E, Bankes JL, Crow J, et al. Glaucoma in a case of Hurler's disease. *Br J Ophthalmol* 1980;**64**(10):773–8.

56. Christiansen SP, Smith TJ, Henslee-Downey PJ. Normal intraocular pressure after a bone marrow transplant in glaucoma associated with mucopolysaccharidosis type I-H. *Am J Ophthalmol* 1990;**109**(2):230–1.

57. Schwartz GP, Cohen EJ. Hydrocephalus in Maroteaux–Lamy syndrome. *Arch Ophthalmol* 1998;**116**(3):400.

58. Cipolloni C, Boldrini A, Donti E, et al. Neonatal mucolipidosis II (I-cell disease): clinical, radiological and biochemical studies in a case. *Helv Paediatr Acta* 1980;**35**:85.

59. Whelan D, Chang P, Cockshott P. Mucolipidosis II. The clinical, radiological and biochemical features in three cases. *Clin Genet* 1983;**24**(2):90–6.

60. Sprigz R, Doughty R, Spackman T, et al. Neonatal presentation of I-cell disease. *J Pediatr* 1978;**93**(6):954–8.

61. Libert J, Van Hoof F, Farriaux J, et al. Ocular findings in I-cell disease (mucolipidosis type II). *Am J Ophthalmol* 1977;**83**(5):617–28.

62. Mueller O, Wasmuth J, Murray J, et al. Chromosomal assignment of N-acetylglucosaminylphosphotransferase, the lysosomal hydrolase targeting enzyme deficient in mucolipidosis II and III. *Cytogenet Cell Genet* 1987;**46**:664.

63. Okada S, Owada M, Sakiyama T, et al. I-cell disease: clinical studies of 21 Japanese cases. *Clin Genet* 1985;**28**(3):207–15.

64. Ben-Yoseph Y, Mitchell D, Yager R, et al. Mucolipidoses II and III variants with normal N-acetylglucosamine 1-phosphotransferase activity toward alpha-methylmannoside are due to nonallelic mutations. *Am J Hum Genet* 1992;**50**(1):137–44.

65. Traboulsi E, Maumenee I. Ophthalmologic findings in mucolipidosis III. *Am J Ophthalmol* 1986;**102**(5):592–7.

66. Newman NJ, Starck T, Kenyon KR, et al. Corneal surface irregularities and episodic pain in a patient with mucolipidosis IV (clinical conference). *Arch Ophthalmol* 1990;**108**(2):251–4.

67. Kenyon KR, Tseng SCG. Limbal autograft transplantation for ocular surface disorders. *Ophthalmology* 1989;**96**:709–23.

68. Dangel ME, Bremer DL, Rogers GL. Treatment of corneal opacification in mucolipidosis IV with conjunctival transplantation. *Am J Ophthalmol* 1985;**99**(2):137–41.

69. Katz B, Melles RB, Schneider JA. Crystal deposition following keratoplasty in nephropathic cystinosis. *Arch Ophthalmol* 1989;**107**(12):1727–8.

70. Kaiser-Kupfer MI, Gazzo MA, Datiles MB, et al. A randomized placebo-controlled trial of cysteamine eye drops in nephropathic cystinosis. *Arch Ophthalmol* 1990;**108**(5):689–93.

71. Nesterova G, Gahl WA. Cystinosis: the evolution of a treatable disease. *Pediatr Nephrol* 2013;**28**:51–9.

72. Khan AO, Latimer B. Successful use of topical cysteamine formulated from the oral preparation in a child with keratopathy secondary to cystinosis. *Am J Ophthalmol* 2004;**138**:674–5.

73. Gahl WA, et al. Lysosomal transport disorders: cystinosis and sialic acid storage disorders. In: Scriver CR, Beaudet AL, Sly WS, et al., editors. *The metabolic basis of inherited disease*. 7th ed. New York: McGraw-Hill; 1995. p. 3763.

74. Gahl WA, Thoene JG, Schneider JA. Cystinosis. *N Engl J Med* 2002;**347**(2):111–21.

75. Spaeth GL, Frost P. Fabry's disease: its ocular manifestations. *Arch Ophthalmol* 1965;**74**(6):760–9.

76. Hirano K, Murata K, Miyagawa A, et al. Histopathologic findings of cornea verticillata in a woman heterozygous for Fabry's disease. *Cornea* 2001;**20**(2):233–4.

77. Massi D, Martinelli F, Battini ML, et al. Angiokeratoma corporis diffusum (Anderson–Fabry's disease): a case report. *J Eur Acad Dermatol Venereol* 2000;**14**(2):127–30.

78. Fledelius HC, Sandfeld L, Rasmussen AK, et al. Ophthalmic experience over 10 years in an observational nationwide Danish cohort of Fabry patients with access to enzyme replacement. *Acta Ophthalmol* 2015;**93**(3):258–64.

79. Charlton KH, Pinder PS, Wozniak L, et al. Pseudodendritic keratitis and systemic tyrosinemia. *Ophthalmology* 1981;**88**(4):355–60.

80. Goldsmith LA, Kang E, Bienfang DC, et al. Tyrosinemia with plantar and palmar keratosis and keratitis. *J Pediatr* 1973;**83**(5):798–805.

81. Sammartino A, de Crecchio G, Balato N, et al. Familial Richner–Hanhart syndrome: genetic, clinical, and metabolic studies. *Ann Ophthalmol* 1984;**16**(11):1069–74.

82. Macsai MS, Schwartz TL, Hinkle D, et al. Tyrosinemia type II: nine cases of ocular signs and symptoms. *Am J Ophthalmol* 2001;**132**(4):522–7.

83. Kocabeyoglu S, MOcan MC, Irkec M. In vivo confocal microscopic features of corneal pseudodendritic lesions in Tyrosinemia Type II. *Cornea* 2014;**44**:1106–8.

84. Barton DE, Yang-Feng TL, Francke U. The human tyrosine aminotransferase gene mapped to the long arm of chromosome 16 (region 16q22–q24) by somatic cell hybrid analysis and in situ hybridization. *Hum Genet* 1986;**72**(3):221–4.

85. Ghosh M, Hunter WS, Wedge C. Corneal changes in Tay-Sachs disease. *Can J Ophthalmol* 1990;**25**:190–2.

86. Miller MT, Epstein RJ, Sugar J, et al. Anterior segment anomalies associated with the fetal alcohol syndrome. *J Pediatr Ophthalmol Strabismus* 1984;**21**(1):8–18.

87. Edward DP, Li J, Sawaguchi S, et al. Diffuse corneal clouding in siblings with fetal alcohol syndrome. *Am J Ophthalmol* 1993;**115**(4):484–93.

88. Carones F, Brancato R, Venturi E, et al. Corneal endothelial anomalies in the fetal alcohol syndrome. *Arch Ophthalmol* 1992;**110**(8):1128–31.

89. Ayme S, Julian C, Gambarelli D, et al. Fryns syndrome: report on 8 cases. *Clin Genet* 1989;**35**(3):191–201.

90. Pierson DM, Taboada E, Butler MG. Eye abnormalities in Fryns syndrome. *Am J Med Genet* 2004;**125A**:273–7.

91. Rezende R, Uchoa UB, Uchoa R, et al. Congenital corneal opacities in a cornea referral practice. *Cornea* 2004;**23**:565–70.

92. Dana MR, Schaumberg DA, Moyes AL, et al. Corneal transplantation in children with Peters' anomaly. *Ophthalmology* 1997;**104**:1580–6.

93. Yang LLH, Lambert SR, Lynn MJ, et al. Long-term results of corneal graft survival in infants and children with Peters' anomaly. *Ophthalmology* 1999;**106**:833–48.

94. Matsubara A, Ozeki H, Matsunaga N, et al. Histopathological examination of two cases of anterior staphyloma associated with Peters' anomaly and persistent primary vitreous. *Br J Ophthalmol* 2001;**85**:1421–5.

95. Zaidman GW, Juechter K. Peters' anomaly associated with protruding corneal pseudostaphyloma. *Cornea* 1998;**17**(2):163–8.

96. Townsend WM. Congenital anomalies of the cornea. In: Kaufman HE, Baron BA, McDonald MB, editors. *The Cornea*. 2nd ed. Portland: Butterworth–Heinemann; 1999 on CD-Rom.

97. Townsend WM. Congenital corneal leukomas. *Am J Ophthalmol* 1974;**77**:80–6.

98. Ozeki H, Shirai S, Nozaki M, et al. Ocular and systemic features of Peters' anomaly. *Graefes Arch Clin Exp Ophthalmol* 2000;**238**:833–9.

99. Ghose S, Kishore K, Patil ND. Oculoauricular dysplasia syndrome of the Goldenhar and Peters' anomaly: a new association. *J Pediatr Ophthalmol Strabismus* 1992;**29**:384–6.

100. Heon E, Barsoum-Homsy M, Cevrette L, et al. Peters' anomaly. The spectrum of ocular and associated malformations. *Ophthalmic Paediatr Genet* 1992;**13**:137–43.

101. Kivlin J, Fineman RM, Crandall AS, et al. Peters' anomaly as a consequence of genetic and nongenetic syndromes. *Arch Ophthalmol* 1986;**104**(1):61–4.

102. Frydman M, Weinstock AL, Cohen HA, et al. Autosomal recessive Peters' anomaly, typical facies appearance, failure to thrive, hydrocephalus, and other anomalies: further delineation of the Krause–Kivlin syndrome. *Am J Med Genet* 1991;**40**(1):34–40.

103. Traboulsi EI, Maumenee IH. Peters' anomaly and associated congenital malformations. *Arch Ophthalmol* 1992;**110**:1739–41.

104. Gollamudi SR, Traboulsi EI, Chamon W, et al. Visual outcome after surgery for Peters' anomaly. *Ophthalmic Genet* 1994;**15**(1):31–5.

105. Astle WF, Lin DTC, Douglas GR. Bilateral penetrating keratoplasty and placement of a Molteno implant in a newborn with Peters' anomaly. *Can J Ophthalmol* 1993;**28**(6):276–82.

106. Krachmer JH, Rodriques MM. Posterior keratoconus. *Arch Ophthalmol* 1978;**96**:1867–73.

107. Rao SK, Padmanabhan P. Posterior keratoconus. An expanded classification scheme based on corneal topography. *Ophthalmology* 1998;**105**(7):1206–12.

108. Mannis MJ, Lightman J, Plotnik RD. Corneal topography of posterior keratoconus. *Cornea* 1992;**11**(4):351–4.

109. Rapuano CJ, Luchs JI, Kim T. *Anterior segment: the requisites in ophthalmology*. St. Louis: Mosby; 2000. p. 46–61.

110. Zaidman GW. Juechter K: Peters' anomaly associated with protruding corneal pseudostaphyloma. *Cornea* 1998;**17**(2):163–8.

111. Weiss JS, Møller HU, Aldave AJ, et al. The IC3D classification of the corneal dystrophies—edition2. *Cornea* 2015;**34**:117–59.

112. Levenson JE, Chandler JW, Kaufman HE. Affected asymptomatic relatives in congenital hereditary endothelial dystrophy. *Am J Ophthalmol* 1973;**76**(6):967–71.

113. Bahn CF, Falls HF, Varley GA, et al. Classification of corneal endothelial disorders based on neural crest origin. *Ophthalmology* 1984;**91**: 558–63.

114. Whitacre MM, Stein R. Sources of error with use of Goldmann-type tonometers. *Surv Ophthalmol* 1993;**38**:1–30.

115. Mullaney PB, Risco JM, Teichmann K, et al. Congenital hereditary endothelial dystrophy associated with glaucoma. *Ophthalmology* 1995; **102**:186–92.

116. Pedersen O, Rushood A, Olsen EG. Anterior mesenchymal dysgenesis of the eye. Congenital hereditary endothelial dystrophy and congenital glaucoma. *Acta Ophthalmol* 1989;**67**:470–6.

117. Toma NMG, Ebenezer ND, Inglehearn CF, et al. Linkage of congenital hereditary endothelial dystrophy to chromosome 20. *Hum Mol Genet* 1995;**4**(12):2395–8.

118. McCartney ACE, Kirkness CM. Comparison between posterior polymorphous dystrophy and congenital hereditary endothelial dystrophy of the cornea. *Eye* 1988;**2**:63–70.

119. Cibis GW, Krachmer JA, Phelps CD, et al. The clinical spectrum of posterior polymorphous dystrophy. *Arch Ophthalmol* 1977;**95**: 1529–37.

120. Krachmer JH. Posterior polymorphous corneal dystrophy: a disease characterized by epithelial-like endothelial cells which influence management and prognosis. *Trans Am Ophthalmol Soc* 1985;**83**:413–75.

121. Van Schooneveld MS, Dellerman JW, Beemer FE, et al. Peter's plus: a new syndrome. *Ophthalmol Pediatr Genet* 1984;**4**(3):141–5.

122. Kanis AB, Al-Rajhi AA, Taylor CM, et al. Exclusion of AR-CHED from the chromosome 20 region containing the PPMD and AD-CHED loci. *Ophthalmic Genet* 1999;**20**(4):243–9.

123. Witschel H, Fine BS, Grützner P, et al. Congenital hereditary stromal dystrophy of the cornea. *Arch Ophthalmol* 1978;**96**(6):1043–51.

124. Roth SI, Mittelman D, Stock EL. Posterior amorphous corneal dystrophy. An ultrastructural study of a variant with histopathological features of an endothelial dystrophy. *Cornea* 1992;**11**(2):165–72.

125. Moshegov CN, Hoe WK, Wiffen SJ, et al. Posterior amorphous corneal dystrophy. A new pedigree with phenotypic variation. *Ophthalmology* 1996;**103**(3):474–8.

126. Grimm BB, Waring GO 3rd, Grimm SB. Posterior amorphous corneal dysgenesis. *Am J Ophthalmol* 1995;**120**(4):448–55.

127. Dunn SP, Krachmer JH, Ching SS. New findings in posterior amorphous corneal dystrophy. *Arch Ophthalmol* 1984;**102**(2):236–9.

128. Castelo Branco B, Chalita MRC, Casanova FHC, et al. Posterior amorphous corneal dystrophy. Ultrasound biomicroscopy findings in two cases. *Cornea* 2002;**21**(2):220–2.

129. Apple DJ, Olson RJ, Jones GR, et al. Congenital corneal opacification secondary to Bowman's layer dysgenesis. *Am J Ophthalmol* 1984;**98**(3): 320–8.

130. Henkind P, Marinoff G, Manas A, et al. Bilateral corneal dermoids. *Am J Ophthalmol* 1973;**76**(6):972–7.

131. Mann I. *Developmental anomalies of the eye*. London: Cambridge University Press; 1957.

132. Baum JL, Feingold M. Ocular aspects of Goldenhar's syndrome. *Am J Ophthalmol* 1973;**25**(2):250–7.

133. Henkind P, Marinoff G, Manas A, et al. Bilateral corneal dermoids. *Am J Ophthalmol* 1973;**76**(6):972–7.

134. O'Grady RB, Kirk HQ. Corneal keloids. *Am J Ophthalmol* 1972;**73**: 206.

135. Holbach LM, Font RL, Shivitz IA, et al. Bilateral keloidlike myofibroblastic proliferations of the cornea in children. *Ophthalmology* 1990; **97**:1198.

136. Cibis GW, Tripathi RC, Tripathi BJ, et al. Corneal keloid in Lowe's syndrome. *Arch Ophthalmol* 1982;**100**(11):1795–9.

137. Tripathi RC, Cibis GW, Tripathi BJ. Lowe's syndrome. *Trans Ophthalmol Soc UK* 1980;**100**(Pt 1):132–9.

138. McElvanney AM, Adhikary HP. Corneal keloid: etiology and management in Lowe's syndrome. *Eye* 1995;**9**(Pt 3):375–6.

139. Wood TO. Salzmann's nodular degeneration. *Cornea* 1990;**9**(1):17–22.

第 19 章

周边部角膜疾病

Stephen C. Kaufman，Allison E. Rizzuti

关键概念

- 周边部角膜接近角巩膜缘和结膜淋巴组织，使其与中央无血管的角膜不同，具有独特的病理学特点。
- 周边部角膜特别易受全身自身免疫性疾病的炎症影响，如类风湿性关节炎、肉芽肿性多血管炎、炎性肠病、结节性多动脉炎及其他疾病。
- 对周边部角膜溃疡的处理往往依靠对全身炎性疾病的治疗。
- 通常认为边缘性角膜炎和周边部角膜的泡性病变是对某些抗原的超敏反应
- Mooren 溃疡（蚕蚀性角膜溃疡）是一种双侧进行性、疼痛明显的周边溃疡，不伴有全身炎症疾病病史。常很难处理，视力预后较差。
- 肿瘤疾病可能首先出现在周边部角膜和角膜缘。
- 变性疾病可能侵犯周边部角膜，这些疾病中角膜环、钙化性带状角膜变性可能提示全身异常。

本章纲要

周边部角膜：易感性和对疾病的反应
先天性 / 发育性 / 遗传性周边部角膜病变
炎症性 / 自身免疫性周边部角膜病变
周边部角膜肿瘤病变
周边部角膜变性疾病
周边部角膜感染性病变

周边部角膜：易感性和对疾病的反应

通常认为周边部角膜位于中央 50% 角膜和角膜缘之间。这是角膜最厚的区域，紧挨着角膜缘和内部的房角结构。尽管周边部角膜有与中央角膜共同的病变，但由于位置接近角巩膜缘和结膜，周边部角膜会有一些特异性病变。这是源于角膜缘结构与其他

组织不同：有淋巴组织、巩膜纤维、角膜纤维和角膜缘干细胞的高度血管化的区域。因此血管炎性病变、角膜缘感染、胶原血管异常、肿瘤疾病和局部变性会以不同的方式累及周边部角膜。

这章将周边部角膜疾病分为 5 组进行讨论：①先天性 / 发育性 / 遗传性；②炎症性 / 自身免疫性；③肿瘤性；④环境暴露 / 变性 / 医源性；⑤感染性（表 19.1）。有很多此类疾病可以被分在不只一组内，但是选择了只分在一组以避免冗余。为进一步避免冗余，这章只对每一部分做简短的讨论。相关章节会有更详尽的信息。

先天性 / 发育性 / 遗传性周边部角膜病变

角膜营养不良是罕见的遗传性原发性角膜疾病。尽管与全身淀粉样变性相关的格子状角膜营养不良 II 型主要侵及周边部角膜[1]，但没有单独侵犯周边部角膜的角膜营养不良。这种疾病将在本书的其他部分详述。

有些先天性全身性疾病存在周边部角膜改变。肝豆状核变性（Wilson disease）是一种遗传病，表现为多个组织的铜蓄积，影响神经系统、肝脏和其他器官。肝豆状核变性在角膜上产生周边部角膜棕橙色的环。这种 Kayser-Fleischer 环是由于铜在后弹力层的蓄积。铁质沉积可以在很多情况下见到，表现为棕色线或者其他形状。角膜上皮细胞和前弹力层可见细胞间铁质沉积。初看铁线和铁环可能与肝豆状核变性的铜沉着有相似的外观，但是裂隙灯仔细检查能发现棕色的铁质沉着位于更表浅的角膜前弹力层水平。角膜铜沉着不影响视力也不需要治疗。这个常染色体隐性遗传疾病通常在患者 20 岁前出现肝脏功

表 19.1 周边部角膜疾病的分类

先天性 / 发育性 / 遗传性
A)格子状角膜营养不良Ⅱ型
B)肝豆状核变性
C)扁平角膜
D)硬化性角膜
E)后胚胎环(posterior embryotoxon)
F)Axenfeld-Rieger 异常

炎症性 / 自身免疫性
A)类风湿性关节炎
B)结节性多动脉炎
C)肉芽肿性小血管炎(Wegener)
D)边缘性角膜炎
E)泡性角结膜炎
F)Mooren 溃疡
G)血管翳
H)皮样瘤

肿瘤性
A)翼状胬肉
B)良性鳞状上皮化生
C)原位癌 / 上皮内肿瘤
D)鳞状细胞癌
E)黑色素瘤

变性疾病
变性疾病不伴角膜变薄
A)干眼 / 泪膜异常
B)角膜环
C)角膜脂质样变性
D)带状角膜变性
E)Vogt 白色角膜缘带
F)沟状角膜变性
G)角膜缘干细胞缺乏

变性疾病伴角膜变薄
A)Terrien 边缘变性
B)透明角膜边缘变性
C)小凹

感染性
A)细菌性
B)真菌性
C)病毒性
D)其他因素

能异常[2]。肝豆状核变性可以全身应用青霉胺治疗,阻止疾病进展、减少已沉积在组织中铜的数量。眼部检查可以帮助记录并提示铜在全身组织中的减少。

有一组角膜疾病会影响角膜的外观和结构,并且在出生时就出现。硬化性角膜和扁平角膜均是与伴有角膜曲率极度变平的角膜巩膜化相关的先天性疾

病,角膜曲率计的结果可以低到 20D。尽管欧洲通常使用"扁平角膜"这一名词,但在美国"硬化性角膜"是指同一种疾病。这些疾病临床表现不同但有相似的特点,可能代表了一组相互联系的临床表现[3]。硬化性角膜有一系列的临床表现,从周边部角膜混浊到全角膜白色混浊。在混浊区域可能见到角膜血管化,而且受累区域的角膜曲率通常较正常角膜更平。扁平角膜与硬化性角膜相似,大部分病例也表现为周边部角膜巩膜化。就像病名一样,扁平角膜是一种表现为角膜曲率平坦到 20~30D 伴有高度远视的疾病。此外因为角膜拱高减小,这些患者也会表现为浅前房。扁平角膜也会伴有弥漫的深层基质混浊,因此可能在临床上与硬化性角膜难以鉴别[4]。两种疾病都可能伴随其他眼部异常。

有一组先天性角膜局部混浊的疾病。首先是后胚胎环,它表现为较正常位置明显靠前的增厚明显的 Schwalbe 线。可以通过房角镜观察到一个细微的毛玻璃样膜,大约 15% 的正常人也会出现。当后胚胎环不伴有其他的病理改变时,不需要治疗。当它伴随其他周边部角膜异常,包括多发周边虹膜异常时就称为 Axenfeld-Rieger 异常。本病和其他先天性疾病会在各自的章节更加详细的讨论。

炎症性 / 自身免疫性周边部角膜病变

因为相邻角膜缘血管和结膜淋巴系统,当发生免疫异常时周边部角膜容易受累。此外全身胶原血管病很容易累积周边部角膜。很多全身免疫疾病会继发眼部炎症反应,例如角结膜干燥症、巩膜炎、巩膜外层炎、周边部角膜疾病和血管化。眼科医生应该谨记眼部疾病可能是全身异常的表现。下面讨论最常见的累及周边部角膜的炎症性疾病。在全身性血管炎中类风湿性关节炎最为常见。类风湿性关节炎是一种累及多系统的疾病,主要累及周边关节。非关节血管炎累及 25% 的患者,表现为心脏疾病、肺部疾病、脾肿大和眼部疾病[6]。

类风湿性关节炎最常见的眼部异常是角结膜干燥症,可能发展为轻度点状角膜炎或者基质溃疡。干眼将在其他章节中更详细地讨论。大多数类风湿性关节炎患者通常很少有或无眼部症状。但可有更严重的免疫并发症,如表现为累及浅层、中层基质的周边部角膜炎的硬化性角膜炎,其常伴有非坏死性巩膜炎。伴随的炎症浸润可能扩大或加重,导致角膜上皮的破坏,从而出现继发的周边角膜基质溶解

（图 19.1）。此外周边部角膜沟可能在硬化性角膜炎区域的周围发生，不伴有浸润的表现。基质变薄区域通常有完整的上皮覆盖，可以和更为严重的角膜溶解或称角质层分离鉴别，因为角膜沟可能会发展，但极少出现角膜穿孔。相反，角质层分离伴随严重的急性角膜基质溶解，可能导致角膜穿孔。角膜溶解在类风湿相关巩膜炎患者中最常见。大量研究表明：记录类风湿关节炎相关巩膜炎具有重要意义，因为这预示广泛全身血管炎的出现。如果全身血管炎未治疗，这些患者大部分将在 5 年内死亡。

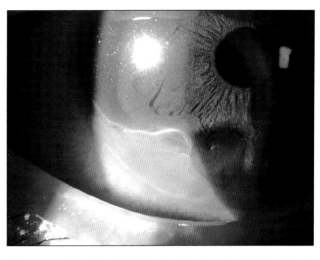

图 19.2　结节性多动脉炎患者的周边部角膜溃疡，注意角膜缘周边出现新月形变薄

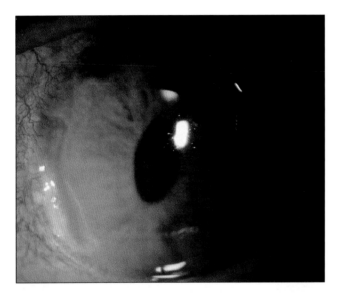

图 19.1　一位类风湿性关节炎患者的巨大周边部角膜溃疡。注意近中央陡峭的溃疡边缘及与角膜缘平行的深溃疡

很多血管炎相关疾病与全身疾病相关，根本的治疗是直接对血管炎的治疗。通常必需全身应用泼尼松或新型糖皮质激素助减剂（steroid sparing agents），例如英夫利昔单抗（infliximab）和利妥昔单抗（rituximab）。局部应用糖皮质激素有利于巩膜外层炎和巩膜炎的治疗，但是在应用于角膜溶解患者时要极其谨慎，因为它们会加速"溶解"过程。如果角膜溶解或巩膜软化继续发展，可能需要移植补片。对于严重病例可能需要多个补片移植。胫前骨膜可以用于角膜和巩膜的补片移植，因为其不易溶解，在严重病例中获得过成功[9]。

结节性多动脉炎是一种系统性血管炎，通常大约 20% 的病例眼部受累。双侧的周边部角膜炎通常在周边部角膜，浸润从中间基质内开始。浸润可能会孤立在一个区域也可能环形融合，最后进展为角膜基质溶解（图 19.2）。本病需要直接针对血管炎的控制进行全身治疗。

肉芽肿性多动脉炎（正式名称 Wegener 肉芽肿）表现为与其他血管炎症性疾病相似的角膜体征，通常伴随着呼吸道、鼻组织、肾小球性肾炎和其他器官受累[11]。有两种类型的眼部病变：严重进展型，若不治疗，一年的死亡率为 82%；另一种为局限的轻症型。此外肉芽肿性多动脉炎可能伴随眼眶炎症导致突眼和眼眶疼痛。诊断需要胸部和鼻窦的影像学检查、血清抗中性粒细胞胞浆抗体检测（anti-neutrophil cytoplasmic antigen，ANCA）和可能的组织活检。如同结节性多动脉炎，眼部问题可能是血管炎的首发症状，通常需要进行全身免疫抑制治疗。

其他炎症性疾病可能导致相似的周边部角膜溃疡，如结节病、白塞病（Behçet disease）、炎性肠病、狼疮、复发性多软骨炎和其他疾病。也有报道周边炎症是多发性骨髓瘤[12]和急性髓细胞性白血病[13]的并发症。

这一类疾病是患者对自身抗原的过度超敏反应导致的。这些免疫反应可能只导致轻微的疼痛，但在严重病例中可能发生明显的角膜新生血管化和瘢痕化。边缘性角膜炎被认为是一种由于聚集在睑缘的细菌产生的毒素导致的眼部超敏反应。有报道它也发生在玻璃体腔注射雷珠单抗后[14]。在严重病例中此病可以导致周边部角膜浸润和溃疡。浸润通常发生在临近角膜缘，病灶与角膜缘间有透明的中间区域（图 19.3）。患者常诉眼红眼痛。首先的临床表现类似于感染性浸润，浸润区表层的角膜上皮完整。这种病灶也可以见于佩戴软性角膜接触镜的患者。因为边缘性角膜炎的浸润不是感染性的，病灶培养显示无菌性浸润。使用糖皮质激素治疗有效，但是也需进行减

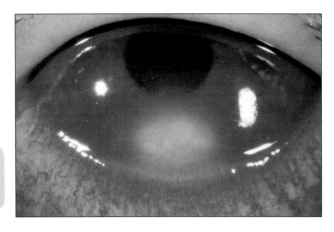

图 19.3　患有睑缘炎患者的边缘性角膜溃疡。下方的浸润与角膜缘平行,之间由一条透明区域分开

少细菌抗原和毒素的治疗,因为它们是边缘性角膜炎的根本原因。睑缘清洁和其他睑缘炎的治疗可有效减少本病的复发。如果对周边部角膜浸润的病因有任何疑问,起始治疗应该包括单独使用抗生素或联合糖皮质激素,同时必须密切进行临床随访。

泡性角膜炎(phlyctenulosis)是一种类似于边缘性角膜炎但反应更严重的炎症性疾病。泡性角膜炎的免疫性反应会产生明显的角膜瘢痕和明显的角膜血管化,但是很少出现穿孔(图 19.4)。最近研究都显示了泡性角膜炎与葡萄球菌相关。但是以往研究显示了与结核疾病的强烈相关性[15]。同边缘性角膜炎相似,治疗包括了局部应用糖皮质激素和可能的其他免疫调节药物,如环孢素滴眼液;但是如果怀疑结核,在进行结核检查前不能使用糖皮质激素。重要的是如果认为泡性角膜炎与葡萄球菌相关,眼睑清洁就应是治疗的一部分。如果需要长期治疗,在起始第一个

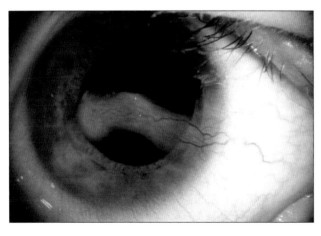

图 19.4　泡性角膜炎。这些病灶可以“行进”穿过角膜伴随进行性的血管化和瘢痕化

月治疗频繁使用局部糖皮质激素时,作者曾应用商品化局部环孢素乳剂治疗成功。

Mooren 溃疡导致疼痛性进行性周边角膜溃疡。Mooren 溃疡的病因不清,但通常认为有两种临床类型。良性型患者通常 40 岁后单侧发病,对治疗反应良好。恶性型 Mooren 溃疡通常发生在年轻患者,常见于尼日利亚人并且伴随全身寄生虫感染[16~17]。本病典型表现为起始周边部角膜浸润缓慢进展。通常在浸润和角膜缘间没有透明区域。随着病情进展,溃疡逐渐发展出特征性的有完整上皮的突出边缘(图19.5)。如果疾病不再进展,溃疡表面溶解的角膜基质床结膜化愈合。遗憾的是严重类型的疾病很难治疗,常出现穿孔。这些疾病个性化的药物和手术治疗会在专门讨论特定疾病的章节中具体讨论。

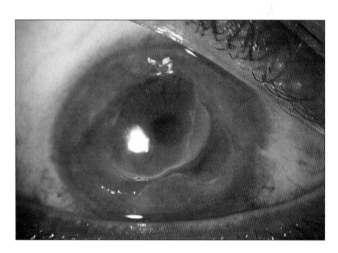

图 19.5　一位年轻的男性 Mooren 溃疡患者。注意深的环形溃疡及下方再次上皮化和血管化的区域

炎症诱发血管和纤维结缔组织从角膜缘侵入周边部角膜形成血管翳。血管翳可以发生在任何位置,主要取决于炎症刺激的位置。成年人血管翳可以从周边部角膜延伸到中央角膜,通常是平的。当发生在婴儿和儿童时情况则不同,炎症会发生增生性反应导致血管翳增大和隆起[18]。

上方角膜缘角结膜炎(superior limbic keratoconjuntivitis,SLK)是一种病因不明的炎症性疾病,伴随周边部角膜血管翳、点状角膜病变、上方结膜水肿、充血增厚和丝状角膜炎。如同疾病名称所描述的,为上方角膜缘和角膜的疾病。患者主诉眼部刺激感和异物感。其可能与干眼症或甲状腺疾病相关。起始治疗应包括不含防腐剂的人工泪液。如果此治疗能够减轻不适、点状角膜病变和丝状物,即使上方结膜

可能仍增厚、充血，也不需要进一步治疗。如果需要进一步治疗，医生可以考虑使用绷带镜、结膜退缩或结膜切除联合羊膜移植。若需要进一步了解 SLK 信息请参阅 SLK 相关章节。

周边部角膜肿瘤病变

由于角膜表面与球结膜相连续，因此结膜受累的肿物也会累及角膜。角膜和结膜组织成分的差异使临床上肿物的范围和发病率不同。尽管周边部角膜存在恶性肿瘤，但是在这个区域的良性肿瘤更为常见。

翼状胬肉是周边部角膜最为常见的增生性疾病之一。大部分医生认为翼状胬肉是由于固有层的光化学损伤导致的退行性生长[19]。由于睑裂区有更多的光化学暴露，翼状胬肉通常发在此区域。翼状胬肉的纤维原细胞长到周边部角膜表面，穿透前弹力层，随时间延长产生角膜瘢痕。

因为翼状胬肉可能会复发，当胬肉覆盖角膜很小时一般不选择手术切除。小的翼状胬肉出现炎症时可以用人工泪液、非甾体抗炎药物或弱效糖皮质激素短期治疗。也有医生建议病灶内注射糖皮质激素。当翼状胬肉延伸长入角膜表面 1.5~2mm 或者显著隆起和导致散光时，应该考虑手术切除。尽管并不认为翼状胬肉是肿瘤性病灶，但最近有证据提示该病有相当比例与鳞状上皮癌相关，而鳞状上皮癌是最常见的角膜肿瘤[20]。因此，在手术切除后应谨慎地将翼状胬肉的标本进行病理检查。翼状胬肉切除方法很多，最近的文献综述得出结论：单纯暴露巩膜的翼状胬肉切除相较于结膜或角膜缘自体移植复发率明显增高[21]。

另一个与周边部角膜相关的纤维血管增生是化脓性肉芽肿。这种组织反应最常发生在手术、外伤和感染后。尽管这些病灶更常发生在结膜，但有报道化脓性肉芽肿也可出现在角膜[22]。其生长通常很快并且外观上边界清楚。化脓性肉芽肿由纤维血管组织构成，并不像名字那样是真的肉芽肿，因此容易切除。

尽管先天性角膜病变罕见，但有些病变主要是累及周边部角膜。皮样瘤是最常见的生长于周边部角膜的先天性疾病之一。皮样瘤可能会随着眼球的生长而变大，但不会增长太大。此外其特性可能在患者青春期时发生轻微的改变。病变最常发生在颞侧角膜缘，特点为厚的致密的隆起，表面可能含有毛发、皮脂腺、汗腺和脂肪。皮样脂肪瘤是一种主要含有脂肪的皮样瘤[23]。皮样瘤可以伴发其他综合征，例如 Goldenhar 综合征和 Proteus 综合征。因此，发现皮样瘤需要关注全身与之相关联的异常[24]。大的皮样瘤可能因遮挡瞳孔区或者引起显著的散光而影响视力。皮样瘤可以通过表层板层角膜移植进行切除；但是它们可能延伸至角膜和巩膜全层或者周边超过眼球赤道部，使完全切除变得困难。如果怀疑皮样瘤累及角巩膜全层或者厚度较深，需要细致的影像学检索确定病变范围和审慎地计划手术。如果手术计划切除深层肿瘤，手术医生需要有足够的组织用于补片移植。

最常见的角膜缘和周边部角膜肿瘤来源于鳞状上皮。虽然结膜的固有层不直接与角膜相连续，但其紧靠前弹力层。此外，角膜上皮和角膜缘结膜上皮为代谢和有丝分裂的活跃区。因此这个区域易于发生致瘤性转化。很多类型的良性鳞状上皮化生被报道，包括良性遗传性角化不良、鳞状上皮乳头状瘤、假上皮瘤样增生和鳞状上皮非典型增生。尽管这些病变在切除后可能复发，但是它们发展为恶性肿瘤的可能性有限。

眼表鳞状细胞性肿物(ocular surface squamous neoplasia，OSSN)是眼部角膜缘有丝分裂活跃区域的恶性和异型性鳞状上皮改变(conjunctival intraepithelial neoplasia，CIN 和 squamous cell carcinoma，SCC)的更新术语。因为睑裂区有较多的阳光暴露，所以大部分异型性病灶起始于这个区域[25]。最初，大部分异型性病灶为胶状或透明增厚的不规则的轻度隆起(图19.6)[26]。Jakobiec 发现[27]少于 10% 的异型性病灶起

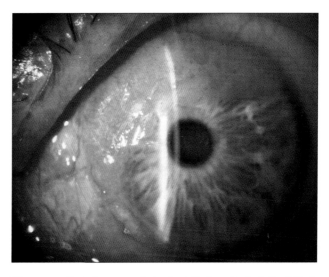

图 19.6　乳头状 OSSN 组织病理学显示严重的异型性伴局灶原位癌。病灶跨越 180° 角巩膜缘。肿瘤通过手术切除联合冷冻得到有效的治疗

始表现为白斑。研究证明这些病灶与人类乳头瘤病毒相关[28]。

角膜上皮异型增生通常表示异型性上皮细胞侵及部分上皮层或全层上皮层受累，分别命名为原位癌和上皮内瘤样病变（CIN）。当这些角膜缘病灶扩散至角膜表面时呈现典型的毛玻璃样外观，在手术切除时可能难以区分。刚果红可以用于标记不规则细胞的范围。有限范围的鳞状上皮异生或原位癌可以机械性去除，但是较大的病灶可能需要角膜缘移植提供新的角膜缘干细胞。单独局部使用或注射干扰素α或者联合手术是一种相对新的治疗方法，成功治疗了高达95%的OSSN[29]。局部5-氟尿嘧啶（5-fluorouracil，5FU）和丝裂霉素（mitomycin C，MMC）也有一些成功的应用。但是局部治疗并不总是成功，可能最终还是需要手术切除。上皮鳞状细胞癌通常不穿透前弹力层；但是如果穿透前弹力层需要扩大切除受累组织。酒精或者可卡因可以用来帮助完全去除受累角膜上皮，并去除周边正常组织作为扩大切除。在手术切除时，组织冷冻用于临近角膜缘结膜或治疗伴随的纤维血管翳，将复发率从40%减少到10%以下[30-31]。

周边部角膜还有其他罕见的肿瘤，例如角膜缘黑色素瘤和基底细胞癌。这些疾病都在各自章节详细讨论。

周边部角膜变性疾病

本类眼部疾病由很多疾病组成，因为它们有很多病因，所以与其他分类有所重叠。大部分本类疾病通常不是由其他疾病直接导致，但与很多疾病相关。

有几种角膜变性不伴角膜变薄，这些疾病通常为良性，但在某些情况下会变得严重。

角膜环是脂质沉着在角膜基质、前弹力层和后弹力层的良性病变。角膜上皮完整。可以看到白色或者灰色的环形沉着与角膜缘间有透明的间隔。角膜环随着年龄的增加而出现，通常认为这并不是病理性的；但是也可能与高脂蛋白血症相关，年龄小于50岁的角膜环患者需要检查血脂情况。

脂质角膜病变表现为特征性的致密、黄白色浸润，通常伴随邻近出现角膜血管。脂质沉着可能突然出现也可能是多年非常缓慢进展。浸润常常有羽毛状边缘，可能伴或不伴结晶样表现。脂质角膜病变有原发和继发两种类型。继发性与周边部角膜血管相关，可能与炎症、感染、外伤、角膜手术病史相关。原发性不伴血脂水平升高、炎症或周边血管。它表现为

环形沉着，但可能更厚和更突出。实际上脂质与角膜环中发现的脂质相同[33]。如果病灶向中心延伸影响视力，可能需要角膜移植来恢复视力。遗憾的是脂质沉着可能在植片上复发。

Vogt白色角膜缘带在1930年第一次被描述。这个变性疾病有两种类型。Ⅰ型是特征性的新月形白色或灰色的邻近睑裂区的角膜缘的混浊。这些混浊位于鼻侧和颞侧，并且与角膜缘之间有透明区域。在混浊中有明显的瑞士奶酪样孔。Vogt也描述了第二种类型，角膜缘与混浊之间没有透明区域。第一种类型疾病可能与早期、轻度钙化性带状变性相关；但是这些小的混浊可见于老年人，不与外伤、眼内炎症和多次眼科手术相关。它们没有症状并且不需要治疗[34]。

钙化性角膜带状变性可以出现在周边部角膜、中央角膜或同时出现在两个区域。在轻度病变中角膜钙质可以表现为灰白色混浊，伴或不伴瑞士奶酪样外观。在重度病变中，它也可以产生致密的白灰色斑块（图19.7）。当钙质沉着出现隆起，通常患者会出现异物感。如果钙质沉着在中央，患者会出现视力下降。钙化性角膜带状变性常常与眼内炎症、外伤、多次眼部手术、血钙水平上升和其他全身疾病相关[35]。钙质可以通过EDTA螯合作用、机械性清创、治疗性角膜激光切削术清除[36]。对本话题的详尽讨论请参阅钙化性角膜带状变性疾病的相关章节。

不同于其他类型的上皮，角膜上皮由位于角膜缘的角膜缘干细胞产生的新的基底细胞不断地补充。早在1971年就认识到了角膜缘干细胞在角膜上皮更新中的作用[37]。随着对这种独特的角膜上皮起源细胞的认识增加，我们增加了对角膜上皮干细胞特点的认知。角膜干细胞缺乏可以是遗传性的，也可以是获得性的。人们认识到先天性无虹膜常伴随角膜缘干细胞缺乏已经有一段时间。患者之间缺乏的严重程度有差异，并不是所有先天性无虹膜患者都需要治疗角膜缘干细胞失代偿。同样，化学伤导致的或获得性疾病如Stevens-Johnson病导致的角膜缘干细胞损害其程度在患者间和眼别间都不同。医源性角膜缘干细胞缺乏可能发生在佩戴角膜接触镜的患者中。

在最轻度的角膜缘干细胞缺乏的患者中，可能唯一的体征是角膜缘和周边部角膜出现血管化和轻微失去角膜上皮透明性。在一些严重疾病的类型中，全部角膜上皮可能由纤维血管膜替代，几乎完全失去角膜的透明性[38]。人们已经发明了很多角膜缘干细胞移植方法，但是没有一种方法普遍成功。总的来说，如果从对侧眼获得的自体干细胞移植成功率最高，小

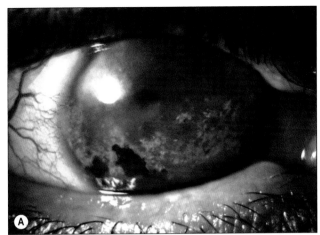

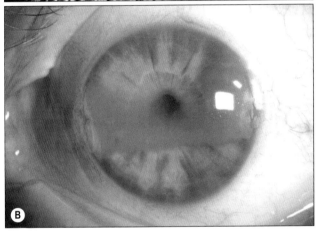

图 19.7　角膜钙质变性与慢性血管化或炎症相关（A）。组织病理上，钙质可能与纤维血管翳相关，可能出现在角膜基质，与钙化性角膜带状变性钙质沉着在前弹力层不同（B）

范围角膜缘干细胞缺乏的患者远期预后更好。患有角膜缘干细胞完全缺失进而出现角膜瘢痕、上皮缺损和弥漫性纤维血管膜覆盖角膜的患者，在行角膜缘干细胞移植后极少可能出现好的远期预后。这部分是因为角膜缘区域血管化，异体角膜缘移植有较高免疫排斥的可能，也是因为严重病变常常伴随结膜副泪腺和杯状细胞丢失。因此更难保持健康的眼表，这对于新的移植组织的存活有不利影响。

　　一些疾病会导致角膜变薄或明显变薄。以下疾病病因不同但都伴有角膜变薄。

　　Terrien 边缘变性导致特发性周边部角膜变薄。通常起病自上方角膜，但可以发生在周边任意区域。本病典型表现起始为细微基质混浊，与角膜缘间有透明区域。这个区域随后开始缓慢变薄、被角膜缘血管系统血管化[39]。随着变薄的进展，角膜散光会更加明显并且出现视物模糊的症状。有趣的是，这个变性疾病常常不引起疼痛，即使在病情的活动期也不疼痛。角膜上皮保持完整，由于扩张角膜可能看上去向前膨

隆[40]。受累区域可能呈环形进展，但没有炎症症状。本病可能伴随巩膜外层炎或巩膜炎，而这通常会导致不适。本病大多数的病例双眼发病，但也可能不对称。若角膜过薄、穿孔或担心外伤导致穿孔，可能需要进行周边部角膜移植。Terrien 边缘角膜变性通过其特征性的缺乏疼痛、缺乏边缘潜掘样改变和上皮完整与其他疾病鉴别，例如 Morren 溃疡。（图 19.8）。透明角膜边缘变性和沟状变性都没有变薄区域中央边缘的脂质浸润。目前没有有效的药物治疗。

　　透明角膜边缘变性是双侧的下方角膜变薄。正

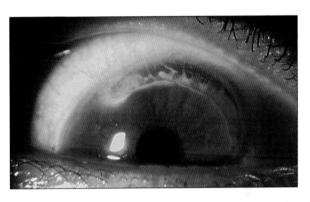

图 19.8　Terrien 边缘变性，特点是角膜上方周边变薄和表面新生血管化

常角膜在下方突然变薄的区域上方向前突出（图19.9）。受累区域透明，最终导致逆规性散光。因为与角膜扩张性疾病相似，认为其与圆锥角膜和球形角膜相关。当框架眼镜矫正不佳时，可以采用硬性透气性角膜接触镜（rigid gas-permeable，RGP）矫正。否则手术医生可以在变薄区域上行构造性板层角膜移植，几个月后再行中央穿透性角膜移植。在放置植片过程中，抽取少许房水和紧缩缝合可能会降低陡峭角膜的曲率。

　　沟状角膜变性（furrow degeneration）见于老年患者。尽管在裂隙灯下可见明显的沟样病变，但是仔细检查发现并不是真的变薄，而是错觉。偶尔出现些少许变薄，但实际上不进展也不会发生角膜穿孔。本病不需要治疗。

　　角膜小凹（dellen）表现为区域变薄或洞。表面的上皮常常完整，但是基底可能是灰色或者为模糊的。因为小凹是由于泪液覆盖不充分和组织干燥导致的组织变薄，常伴随周边隆起。角膜小凹与睑裂斑、翼状胬肉、皮样瘤、滤过泡和任何隆起的球形结构相关。治疗主要针对再次水化、润滑凹陷，减轻周边的隆起。如果凹陷表面的上皮不完整，需要重点关注感染和

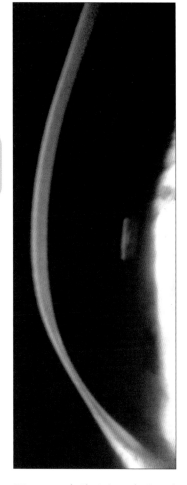

图 19.9 窄裂隙光观察透明角膜边缘变性。角膜下方明显变薄,变薄区域上方角膜前突最明显。与此相反,圆锥角膜最薄处是角膜突出最大的区域

穿孔。

手术、手术并发症和药物相关的(医源性)周边部角膜损伤可以与特定的角膜疾病表现相类似。患者详细的病史回顾可以帮助区别医源性疾病和真正的角膜疾病。

周边部角膜感染性病变

由于周边部角膜邻近血供丰富的角膜缘、角膜缘淋巴组织、炎症细胞,因此一般认为相较中央角膜细菌性角膜炎较少。但是其他因素增加了周边部角膜感染的可能性。

佩戴角膜接触镜与周边部角膜疾病相关。佩戴角膜接触镜减少了角膜细胞成分的氧含量,接触镜下的泪液流动较原本角膜上流动减少,接触镜可能使角膜的温度增高。此外佩戴和摘除接触镜可能会产生角膜表面、角膜缘、邻近结膜的小的局部创伤。而且过夜佩戴角膜接触镜会增加角膜感染的总体风险[41]。

接触镜需要好的保养和清洁。患者不经常更换和清理接触镜储存盒,其可能储存细菌和其他微生物。而且特定全身性疾病,例如糖尿病和其他疾病,会导致组织愈合减缓,增加角膜感染风险。

此外,其他因素(例如干眼和兔眼)严重威胁眼表。有这些情况的个体如果佩戴接触镜,细菌性角膜炎的风险会显著增加。细菌性角膜炎在本书的其他章节详细描述,只有少部分感染性周边部角膜炎的特殊方面在这里讨论。

发生在下方 1/3 角膜的细菌性和真菌性角膜炎可能是继发于角膜暴露。对于多种眼表感染患者尤其要考虑此种情况。可能需要外侧、内侧或双侧睑裂缝合保护眼表组织,阻止感染性角膜炎后续发展。

特殊微生物感染性角膜炎,如梅毒或结核可能导致周边部角膜改变。梅毒与伴随周边部角膜深部出现血管的深部角膜炎症相关。相反的,结核常出现单眼急性炎症,累及前部周边部角膜。

单纯疱疹病毒和带状疱疹病毒会导致周边部角膜溃疡,并不出现典型的树枝状改变。而是出现受累区不规则上皮细胞或上皮缺损,伴随邻近睑缘区域新月形角膜混浊。对应的角膜缘通常充血,眼球疼痛[42]。

单纯疱疹病毒和带状疱疹病毒也会导致无菌性或感染性神经营养性溃疡(图 19.10)。因此,角膜溃疡和伴随很轻疼痛的患者都需要检测角膜知觉。治疗针对促进溃疡愈合、睑缘缝合保护眼表来进行。当溃疡愈合,可以用巩膜接触镜保护角膜表面。

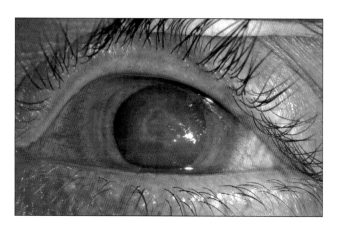

图 19.10 有带状疱疹病毒感染病史患者的神经营养性角膜溃疡

周边部角膜疾病由多种类型的疾病组成。可以在特定的章节找到每一种疾病的更多信息。

（李方烃 译　李明武 校）

参考文献

1. Purcell JJ Jr, Rodrigues MM, Chishti MI, et al. Lattice corneal dystrophy associated with familial systemic amyloidosis (Meretoja's syndrome). *Ophthalmology* 1983;**90**:1512–17.
2. Tso MOM, Fine BS, Thorpe HE. Kayser–Fleischer ring and associated cataract in Wilson's disease. *Am J Ophthalmol* 1975;**79**:479–88.
3. Goldstein TE, Cogan DG. Sclerocornea and associated congenital anomalies. *Arch Ophthalmol* 1962;**67**:761–8.
4. Vesaluoma MH, Sankila EM, Gallar J, et al. Autosomal recessive cornea plana: In vivo corneal morphology and corneal sensitivity. *Invest Ophthalmol Vis Sci* 2000;**41**:2120–6.
5. Forsius H, Eriksson A, Fellman J. Embryotoxin corneae posterius in an isolated population. *Acta Ophthalmol (Copenh)* 1964;**42**:42–9.
6. Koffler D. The immunology of rheumatoid diseases. *Clin Symp* 1979;**31**:1–36.
7. Brown SI, Grayson M. Marginal furrows: a characteristic corneal lesion of rheumatoid arthritis. *Arch Ophthalmol* 1968;**79**:563–7.
8. Foster CS, Forstot SL, Wilson LA. Mortality rate in rheumatoid arthritis patients developing necrotizing scleritis or peripheral ulcerative keratitis: effects of systemic immunosuppression. *Ophthalmology* 1984;**91**:1253–63.
9. Cardona H. Prosthokeratoplasty. *Cornea* 1983;**2**:179–83.
10. Moore JG, Sevel D. Corneoscleral ulceration in polyarteritis nodosa. *Br J Ophthalmol* 1966;**50**:651–5.
11. Straatsma BR. Ocular manifestations of Wegener's granulomatosis. *Am J Ophthalmol* 1957;**44**:789–99.
12. Lim LT, Ramamurthi S, Mantry S, et al. Peripheral ulcerative keratitis associated with multiple myeloma. *Ann Acad Med Singapore* 2011;**40**:550–1.
13. Majora R, Barge T, Mordant D, et al. Peripheral ulcerative keratitis as a complication of acute myeloid leukemia. *BMJ Case Rep* 2014;doi:10.1136/bcr-2014-206399.
14. Bayhan S, Bayhan HA, Gürdal C, et al. Marginal keratitis after intravitreal injection of ranibizumab. *Cornea* 2014;**33**:1238–9.
15. Thygeson PL. The etiology and treatment of phlyctenular keratoconjunctivitis. *Am J Ophthalmol* 1975;**9**:446.
16. Wood TO, Kaufman HE. Mooren's ulcer. *Am J Ophthalmol* 1971;**71**:417–22.
17. Kietzman B. Mooren's ulcer in Nigeria. *Am J Ophthalmol* 1968;**65**:679–85.
18. Crowell D, Jakobiec FA. Hemorrhagic corneal pannus simulating a spontaneous expulsive hemorrhage. *Ophthalmology* 1981;**88**:693–5.
19. Austin P, Jakobiec FA, Iwamoto T. Elastodysplasia and elastodystrophy as the pathologic bases of ocular pterygia and pinguecula. *Ophthalmology* 1983;**90**:96–109.
20. Hirst LW, Axelsen RA, Schwab I. Pterygium and associated ocular surface squamous neoplasia. *Arch Ophthalmol* 2009;**127**:31–2.
21. Kaufman SC, Jacobs DS, Shtein RM, et al. Options and adjuvant in surgery for pterygium: a report by the Academy by the American Academy of Ophthalmology. *Ophthalmology* 2013;**120**:201–8.
22. Googe JM, Mackman G, Peterson MR, et al. Pyogenic granulomas of the cornea. *Surv Ophthalmol* 1984;**29**:188–92.
23. Grossniklaus HE, Green WR, Luckenbach M, et al. Conjunctival lesions in adults: a clinical and histopathologic review. *Cornea* 1987;**6**:78–116.
24. Bouzas EA, Krasnewich D, Koutroumanidis M, et al. Ophthalmologic examination in the diagnosis of Proteus syndrome. *Ophthalmology* 1993;**100**:334–8.
25. Yanoff M. Hereditary benign intraepithelial dyskeratosis. *Arch Ophthalmol* 1968;**79**:291–3.
26. Reed JW, Cashwell LF, Klintworth GK. Corneal manifestations of hereditary benign intraepithelial dyskeratosis. *Arch Ophthalmol* 1979;**97**:297–300.
27. Odrich MG, Jakobiec FA, Lancaster WD, et al. A spectrum of bilateral squamous conjunctival tumors associated with human papillomavirus type 16. *Ophthalmology* 1991;**98**:628–35.
28. McDonnell J, Mayr A, Martin WJ. DNA of human papillomavirus type 16 in dysplastic and malignant lesions of the conjunctiva and cornea. *N Engl J Med* 1989;**320**:1442–6.
29. Shields CL, Kaliki S, Shields JA, et al. Interferon for ocular surface squamous neoplasia in 81 cases: outcomes based on the American Joint Committee on Cancer Classification. *Cornea* 2013;**32**:248–56.
30. Fraunfelder FT, Wingfield D. Management of intraepithelial conjunctival tumors and squamous cell carcinomas. *Am J Ophthalmol* 1983;**95**:359–63.
31. Davanger M, Evensen A. Role of the pericorneal papillary structure in renewal of corneal epithelium. *Nature* 1971;**229**:560–1.
32. Andrews JS. The lipids of arcus senilis. *Arch Ophthalmol* 1962;**68**:264–6.
33. Barchiesi BJ, Eckel RH, Ellis PP. The cornea and disorders of lipid metabolism. *Surv Ophthalmol* 1991;**31**:6–22.
34. Sugar HS, Kobernick S. The white limbus girdle of Vogt. *Am J Ophthalmol* 1960;**50**:101–7.
35. Cursino JW, Fine BS. A histologic study of calcific and noncalcific band keratopathy. *Am J Ophthalmol* 1976;**82**:395–404.
36. Breinin GM, DeVoe AG. Chelation of calcium with EDTA in band keratopathy and corneal calcium affections. *Arch Ophthalmol* 1954;**52**:846–51.
37. Huang AJW, Tseng SCG. Corneal epithelial wound healing in the absence of limbal epithelium. *Invest Ophthalmol Vis Sci* 1991;**32**:96–105.
38. Tsai RJF, Tseng SCG. Human allograft limbal transplantation for corneal surface reconstruction. *Cornea* 1994;**13**:389–400.
39. Wilson SE, Lin DTC, Klyce SD, et al. Terrien's marginal degeneration: corneal topography. *Refract Corneal Surg* 1990;**6**:15–20.
40. Suveges I, Levai G, Alberth B. Pathology of Terrien's disease. *Am J Ophthalmol* 1972;**74**:1191–200.
41. Dart JK, Stapleton F, Minassian D. Contact lenses and other factors in microbial keratitis. *Lancet* 1991;**338**:650–3.
42. Thygeson P. Marginal herpes simplex keratitis simulating catarrhal ulcer. *Invest Ophthalmol* 1971;**10**:1006.

第 20 章

角膜溃疡

Madhura G. Joag, Ibrahim O. Sayed-Ahmed, Carol L. Karp

关键概念

- 角膜溃疡在病因上可能是无菌性的或者是感染性的。
- 找到局部和全身因素并且进行治疗最为重要。
- 微生物学诊断是感染性角膜炎临床诊断中的关键因素。
- 认真观察病情变化并相应调整治疗很有必要。
- 临床好转的监测指标包括浸润密度降低、浸润范围的缩小、炎症以及疼痛的减轻。
- 即使适当的治疗,药物毒性角膜炎也可能会延缓角膜溃疡的愈合。

本章纲要

溃疡(拉丁文 ulcus 或者疼痛)的定义是由于表层组织丢失形成的损害,通常伴随炎症反应。角膜溃疡很少发生在正常健康的眼睛。除了寻找病原体,潜在的角膜结构、免疫、神经和防御机制的改变都需要考虑。在处理角膜溃疡患者时需要回答如下几个问题。

是否存在感染性病原体导致角膜炎?

有哪些局部和全身因素导致了溃疡风险的增加?

存在哪些外在的危险因素?

诊断

在诊断法则中首先要判断是感染还是无菌性的损害。在这个过程中需要同时考虑病史和临床表现。重要的病史包括:角膜接触镜、异物和外伤导致的微生物暴露、先前的眼部手术史例如屈光手术以及污染

水源的暴露史。了解角膜接触镜的应用情况无论如何强调都不为过。角膜接触镜的使用和滥用在美国角膜炎的流行病学中伴有重要的角色。尤其是延长佩戴角膜接触镜的时间(过夜)较每日佩戴明显增加了角膜炎的风险。户外外伤的病史,特别是土壤和植物外伤史,需要更加警惕真菌和在复合培养基上不易生长的微生物导致角膜炎的可能。

宿主的局部防御功能受损在基质性角膜炎的发病机制中扮演着重要的角色。要了解眼部化学伤、神经营养性疾病、暴露和眼睑或睫毛位置异常、泪液不足、干细胞缺乏、大泡性角膜病变和既往疱疹疾病病史。某些药物如眼表麻醉剂和眼表糖皮质激素也会破坏局部的防御机制。

详细的病史也可以帮助发现易于增加角膜炎风险的全身异常。这些因素包括获得性免疫缺陷综合征(acquired immunodeficiency syndrome,AIDS)、糖尿病、营养不良、酗酒和其他慢性身体衰弱。潜在的自身免疫疾病,如类风湿性关节炎、肉芽肿性多血管炎、干燥综合征,同样,免疫抑制治疗也很重要。

所有患者需要对双眼进行检查和评估。眼睑、睫毛和结膜的检查需要评估与之相关的皮肤和附属器的炎症,例如红斑痤疮和皮脂溢;以及眼睑机械性的功能障碍,例如眼睑松弛综合征(图 20.1)、睑内翻和睑外翻;黏膜疾病都可能导致睑球粘连和倒睫,例如眼部瘢痕性类天疱疮、Stevens-Johnson 综合征和化学烧伤;皮肤瘢痕类疾病,例如硬皮病、红斑痤疮(图 20.2)、特应性皮炎和既往手术可能会导致眼表损伤。需要检查泪道系统,评价泪液功能的情况和潜在的泪囊炎和泪小管炎有助于对角膜病理的认识。

当检查角膜时,需要反复带着这个问题—为什么这个患者会出现角膜溃疡—来评价上皮、基质和内皮。大多数细菌性角膜炎是源自上皮损伤,双眼的上

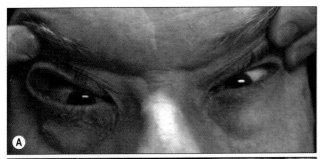

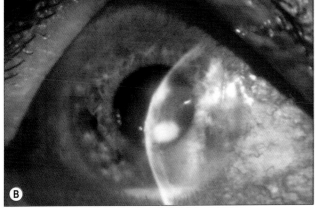

图 20.1　(A)男性,肥胖患者有眼睑松弛和黏液拉丝综合征(mucus fishing syndrome,指反复从眼中拖出黏液丝的情况)。(B)眼睑松弛综合征继发的假丝酵母菌感染性角膜溃疡

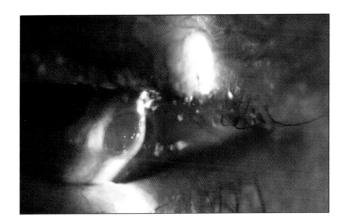

图 20.2　红斑痤疮患者角膜溶解伴后弹力层膨出

皮和基底膜都需要检查。前部基底膜的营养不良可能提示反复糜烂是最开始上皮损伤的病因。一个中央部持续的圆形上皮缺损伴随着卷起的上皮边缘损害提示神经营养性病理损害。弥漫的上皮病变需要马上想到眼表药物的毒性反应,例如抗生素、抗病毒药物和麻醉药物。

典型的感染性角膜基质炎的特点包括融合的角膜基质化脓和浸润(图 20.3)。前房积脓、前节反应和内皮斑的出现都提示感染性病因。不同于感染性角膜炎常见的致密的化脓病变,无菌性浸润的特点是可

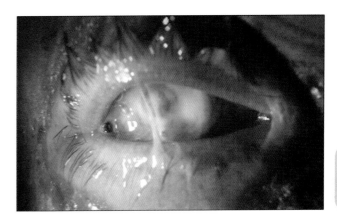

图 20.3　角膜接触镜使用者的绿脓杆菌性角膜炎

见分散的炎症细胞在浸润周围,伴随轻微的前节反应(图 20.4)。此外感染后和治疗后角膜炎无菌征象包括角膜上皮缺损的改善和此前致密浸润区域的上皮愈合(图 20.5)。在存在艾滋病的情况下炎症反应可能很轻微。

在免疫相关角膜基质溃疡的基质中也可能合并有基质化脓和炎性细胞浸润。免疫相关浸润或溃疡可能会出现相关的巩膜炎、巩膜外层炎或虹膜炎。血管化或者巩膜炎可能位于角膜病变区域。对侧眼需要详细的基质评估排除周边免疫相关的边缘性角膜炎,例如类风湿性关节炎、肉芽肿性多动脉炎和

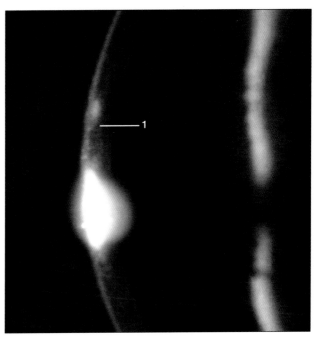

图 20.4　化学烧伤导致的非感染性角膜炎。标记的为分散的中部基质炎症细胞浸润(1),表面不伴上皮缺损

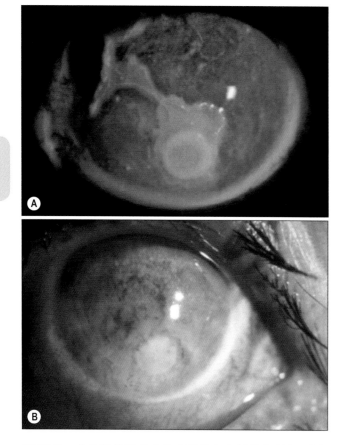

图 20.5　感染性角膜病变伴有角膜上皮损伤和浸润,局部抗生素治疗 10 天后细菌消除了。(A)角膜上皮损伤伴有角膜浸润和黏液线。(B)治疗后,残留瘢痕和点状上皮病变

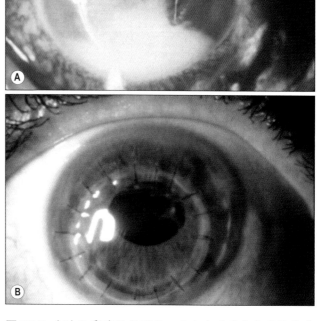

图 20.6　(A)曲霉菌性角膜炎。患者在难民收容所接触感染。(B)穿透性角膜移植治疗恶化的曲霉菌性角膜炎

Mooren 溃疡。总之伴或者不伴角膜上皮缺损的边缘性溶解极少是感染性的。

革兰氏阳性微生物感染的角膜炎的特点是边界清晰的病损。金黄色葡萄球菌通常进展缓慢,链球菌产生急性的严重的化脓反应。除此以外,链球菌通常产生中央深部基质溃疡,并有一个感染的进展缘(因此称作匐行性溃疡),并且常出现无菌性前房积脓。链球菌感染一个独特的表现是感染性结晶状角膜病变(infectious crystalline keratopathy,ICK),通常在角膜移植后供体和受体交界处见到,特点是炎症细胞稀少。

革兰氏阴性细菌则相反,通常引起较少分散的浓稠的浸润,并且有大量结膜的黏液脓性分泌物。不太常见的角膜炎特点,包括棘阿米巴性角膜炎的基质环形脓肿和放射性神经炎,常伴有极度疼痛的主诉。中央部"破碎的挡风玻璃"和周边"灌木丛火"表现是奴卡菌和分枝杆菌感染的特点。真菌感染常有羽毛状边缘并且可能产生卫星灶(图 20.6)。

对于 LASIK 术后的感染性角膜炎,临床表现可能不典型。临床医生可能诊断为弥漫性板层角膜炎(diffuse lamellar keratitis,DLK),实际是感染,从而延误诊断和治疗。因为角膜炎可能被隔绝在角膜板层间,那些患者角膜上皮完整。在这种情况下,可能需要掀起角膜瓣进行培养和冲洗。对这些病例的处理也更困难,因为抗生素可能不足以穿透前部基质瓣,因此有必要行角膜瓣移除[1]或者穿透性角膜移植治疗治疗(图 20.7)。

尽管有某些典型的特点,但是不能单凭借临床表现判定明确的病因诊断。因此当检查中怀疑存在感染病原体,需要角膜刮片培养和细胞学检查。当可疑的感染与角膜接触镜的佩戴相关,除了角膜培养,接触镜和镜盒的培养可能也会有帮助。对于已经应用局部抗生素的患者,可能有必要在培养前暂停所有局部药物 24 小时。一个反复培养阴性或者结果不明确、病情进展的患者,需要进行角膜活检。角膜活检对于感染性结晶状角膜病变和棘阿米巴性角膜炎获得微生物学诊断可能很有价值。角膜活检可以在裂隙灯下简单而快速地进行,可能为病理过程提供关键信

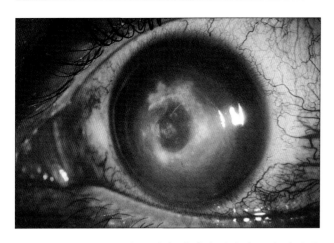

图 20.7 LASIK 术后龟分枝杆菌感染的患者。角膜瓣被移除,得到更好的抗生素穿透性,但是患者最后需要穿透性角膜移植来治愈

息。我们推荐用 2mm 一次性皮肤打孔器来进行活检(图 20.8)。需要在感染活跃的边缘选择两个点。活检标本需要同时送微生物学和病理学检查。角膜活检也可以用飞秒激光成功进行[2]。

除了常规的涂片和培养,可疑棘阿米巴感染的病例需要进行荧光钙白染色和带有大肠杆菌的琼脂培养基培养。如果怀疑分枝杆菌感染,需要用 Lowenstein-Jensen 培养基和抗酸染色。真菌培养需要在沙保氏葡萄糖琼脂上进行。真菌的病理学染色需要包括革兰氏、吉姆萨和六胺银染色法。共聚焦显微镜是一种新的诊断工具,在棘阿米巴和可能的真菌性角膜炎病例中可以提供特别的帮助[3,4]。未来显微镜的发展和我们对共聚焦显微镜图像解读熟悉程度的增加,可以使这个工具更加有帮助。

治疗

当患者接受抗生素治疗时,治疗方案必须根据患者的反应来调整。判断临床改善的指标包括角膜上皮缺损的修复、浸润密度的降低、浸润和炎症范围的缩小以及疼痛的减轻。需要评价临床反应来调整治疗。很多局部抗生素都对上皮有毒性反应,可能改变角膜外观,特别的表现是点状角膜上皮病变和基质水肿。处理角膜炎一个很重要的原则是角膜恢复需要时间,稳定或者没有恶化应该理解为治疗有效,因为角膜的修复过程可能很缓慢。

角膜溃疡应用糖皮质激素试验(steroid for corneal ulcer trial,SCUT)研究评价了细菌性角膜炎患者在用抗生素同时应用糖皮质激素。最初对所有溃疡的分

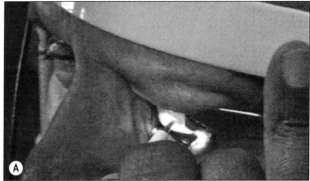

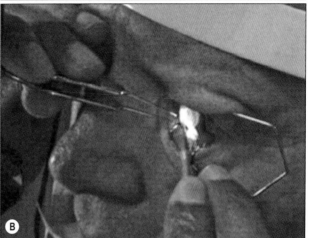

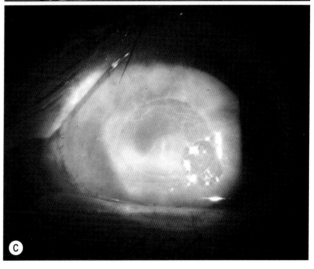

图 20.8 一例恶化角膜炎的角膜活检。(A)用开睑器和表面麻醉,用一个 2 或 3mm 环钻在角膜炎活跃的边缘得到表层活检组织,如果可以应该选择两个部位。(B)可以用一个 75 或 69 号 Beaver 刀(译者注:通常为我们所说的巩膜隧道刀)以板层方式切下标本。(C)活检后角膜溃疡的外观

析中,在抗生素治疗后 48 小时开始局部使用糖皮质激素对视力没有影响(正面或负面)。在此项和后续研究中[5],一些亚组中糖皮质激素可能改善角膜溃疡的预后。需要进一步的研究阐明这个复杂的问题[6]。

不同的病原体治疗持续时间不同。例如大部分真

菌感染和棘阿米巴感染需要延长治疗。规律的清创对真菌性角膜炎有益。这可以机械地减少感染负荷，同时保证上皮缺损使抗真菌药物有更好的穿透性。我们用消毒的 69 号 Beaver 刀来达到这个目的。对于涂片阳性的丝状真菌性角膜炎，那他霉素较伏立康唑更优[7]。这是很幸运的，因为局部那他霉素有商品化制剂，因此比伏立康唑更易得到，伏立康唑局部应用需要配制。

用光敏的核黄素进行角膜胶原交联治疗一些严重的感染性角膜炎可能是一种有效的辅助治疗方法[7]。

对于所有感染性角膜炎，目标都是消除病灶、减轻结构损伤和促进角膜愈合。对于进展性角膜炎或即将发生穿孔，可能需要结构性或者治疗性的穿透角膜移植。对于恶化的没有愈合的角膜炎，尤其是有暴露或者兔眼的因素时，局部结膜瓣和羊膜移植是另外一种选择。

角膜溃疡的处理充满挑战，必须进行详细的病史询问和临床检查。这些信息会帮助选择微生物学检测方法，指导对患者采用最佳的治疗方案，并且根据患者的治疗反应按需调整。

（李方烃 译　李明武 校）

参考文献

1. Solomon A, Karp CL, Miller D, et al. Mycobacterium interface keratitis after laser in situ keratomileusis. *Ophthalmology* 2001;**108**(12):2201–8.
2. Yoo SH, Kymionis GD, O'Brien TP, et al. Femtosecond-assisted diagnostic corneal biopsy (FAB) in keratitis. *Graefe's archive for clinical and experimental ophthalmology = Albrecht von Graefes Archiv fur klinische und experimentelle Ophthalmologie* 2008;**246**(5):759–62.
3. Kumar RL, Cruzat A, Hamrah P. Current state of in vivo confocal microscopy in management of microbial keratitis. *Semin Ophthalmol* 2010;**25**(5–6):166–70.
4. Vaddavalli PK, Garg P, Sharma S, et al. Role of confocal microscopy in the diagnosis of fungal and *Acanthamoeba* keratitis. *Ophthalmology* 2011;**118**(1):29–35.
5. Srinivasan M, Mascarenhas J, Rajaraman R, et al. The steroids for corneal ulcers trial (SCUT): secondary 12-month clinical outcomes of a randomized controlled trial. *Am J Ophthalmol* 2014;**157**(2):327–3.e3.
6. Srinivasan M, Mascarenhas J, Rajaraman R, et al. Corticosteroids for bacterial keratitis: the Steroids for Corneal Ulcers Trial (SCUT). *Arch Ophthalmol* 2012;**130**(2):143–50.
7. Said DG, Elalfy MS, Gatzioufas Z, et al. Collagen cross-linking with photoactivated riboflavin (PACK-CXL) for the treatment of advanced infectious keratitis with corneal melting. *Ophthalmology* 2014;**121**(7):1377–82.

第21章

角膜水肿

Brett Shapiro, Vahid Feiz

关键概念

- 慢性眼压升高损害角膜内皮细胞可导致角膜水肿。
- 急性眼压升高既可以增加角膜水肿(如急性闭角型青光眼的雾状角膜水肿),也可以减轻角膜水肿(如穿透性角膜移植术后第一天眼压升高伴角膜上皮缺损时清亮透明的植片)。
- 眼前节光学相干断层扫描仪(AS-OCT)是评价角膜水肿的新方法。
- 碳酸酐酶抑制剂可加重角膜水肿,上述患者尽可能避免应用。
- 当角膜内皮功能失代偿而基质正常时,角膜内皮移植术是首选治疗方法。

本章纲要

生理
诊断
治疗

透明的角膜是维持视网膜清晰成像的必备条件。角膜透明性依赖于角膜基质内严格的水和电解质平衡,当平衡打破时,液体积聚导致角膜水肿及透明性下降。角膜水肿的鉴别诊断相当复杂,充分了解正常角膜的生理,完善病史和裂隙灯检查,结合辅助检查,即可明确诊断及治疗。

生理

许多机制调节角膜水化过程,然而并非所有的机制都十分清楚,下面将依据角膜的解剖进行讨论。

角膜上皮和内皮屏障

针对紧密连接蛋白(ZO-1)和封闭小体的电子显微镜和抗体染色结果[1,2]显示角膜上皮和内皮层有紧密连接,这些紧密连接限制电解质和液体跨膜扩散。临床上可用荧光素染色检查上皮屏障的完整性,当角膜上皮屏障完整,但角膜内液体过多时,液体将积聚于上皮下,形成微囊样角膜水肿或大泡性角膜病变。

泪液蒸发

泪液蒸发对维持角膜相对脱水状态的作用尚有争议,Fuchs角膜内皮营养不良患者早上视力较差,可能与晚上睡眠时泪液蒸发减少、角膜水肿增加有关。

然而有关泪液蒸发对角膜水化作用的研究结果并不一致,如缺氧造成的角膜水肿,睁眼比闭眼恢复快[3];而有关湿度对角膜水肿的影响研究显示,在不同湿度条件下角膜水肿的消退率无差异,提示泪液蒸发对角膜脱水的作用有限[4]。

眼压

眼压对角膜基质的水化作用视情况而定,慢性高眼压导致内皮细胞受损,从而表现角膜水肿,而急性高眼压既可以增加也可降低角膜水肿,如角膜移植术后早期上皮缺损和高眼压时角膜植片清亮无水肿,然而板层角膜屈光手术后,如LASIK可导致角膜层间积液和角膜水肿,易误诊为层间炎症[5]。

主动代谢机制

角膜上皮和内皮细胞在细胞水平均有特异的泵功能,在正常生理条件下调节通过角膜的液体和离子,这些泵将主动转运角膜基质内的液体到眼表或前房,该过程需要氧和能量(ATP)。佩戴角膜接触镜消耗能量或氧,其诱导的缺氧可导致角膜上皮或基质水肿。主动转运的机制已在细胞和生化水平进行了广泛研究,如用Ouabain(一种泵抑制剂)处理角膜内皮将导致基质水肿[6,7]。

诊断

根据病史、临床特征和辅助检查可明确角膜水肿的诊断,常见角膜水肿的病因见表 21.1。

表 21.1　角膜水肿的病因

分类	病因	特征
原发性角膜内皮损害	先天性遗传性角膜内皮营养不良(CHED) Fuchs 角膜内皮营养不良 虹膜角膜内皮综合征(ICE) 后部多形性角膜营养不良(PPMD)	基质为主 弥漫进行性
继发性角膜内皮损害	急性或慢性损伤 化学伤(包括毒性、植物)、炎症 缺氧急性或慢性	基质为主 局限或弥漫
正常内皮	眼压升高	上皮为主,微囊、中央或弥漫、急性发作
上皮损害	上皮缺损	基质,周围缺损,急性发作

病史

角膜水肿的患者表现呈多样化,可无症状或严重疼痛及视力下降。不同层次的角膜水肿症状不同,如角膜基质水肿者可能没有不适,而上皮水肿伴大泡形成者疼痛明显。应仔细询问症状出现的时间、发病年龄、单眼或双眼、症状的昼夜变化、局部用药、热带植物接触史、角膜病家族史、眼病史和眼手术史。收集上述信息有利于明确角膜水肿的病因,如继发于内皮失代偿的角膜水肿者常诉晨起视力差,然后逐渐改善。角膜营养不良多为双眼,因此单眼角膜水肿不太可能是营养不良。

接触热带植物如皇冠花的毒汁可导致自限性角膜水肿,局部激素也可使水肿消退[8]。框 21.1 总结了一些相关的临床病史和可能的临床意义。

检查

裂隙灯全方位检查角膜的不同层次可保证不会遗漏相关体征。角膜水肿可表现为上皮、基质和内皮

的变化。

正常角膜上皮为均匀一致光滑的表面,荧光素染色阴性。早期轻度水肿时光滑的角膜变灰并失去光泽,随着水肿加重,可出现微囊样改变,呈弥漫性或扇形,后期大泡形成,荧光素染色大泡更清晰(图 21.1)。

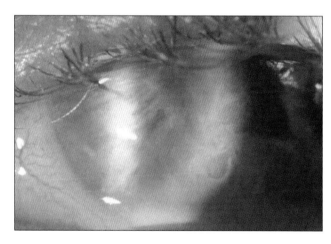

图 21.1　晚期角膜水肿伴大泡形成　荧光素染色可见大泡的轮廓

增加裂隙光宽度易于发现与基质水肿相关的后弹力层皱褶(图 21.2),基质透明并不能排除水肿的判断,因为在轻度水肿时角膜可保持透明。

用高倍镜,并使裂隙灯和观察者的夹角变宽易于发现角膜内皮异常。角膜后表面不规则和色素提示为早期 Fuchs 营养不良的小滴,散瞳后使用后部反光照明法检查更清晰(图 21.3)。

辅助检查

除裂隙灯检查外,辅助检查的合理应用可以为疾病分期、分级及诊断提供依据。

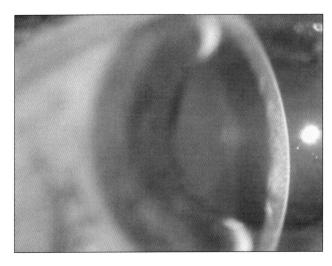

图 21.2　用宽裂隙光照明可见闭角型青光眼患者角膜基质水肿、后弹力层皱褶和角膜透明性下降

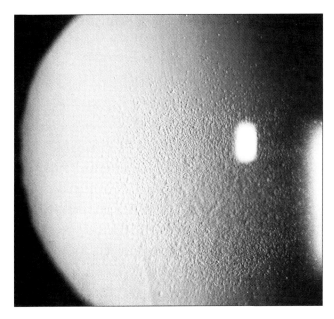

图 21.3　Fuchs 角膜内皮营养不良，红光反射下见中央角膜内皮小滴

角膜测厚

随着角膜水肿增加，角膜厚度也增加。角膜测厚仪是测量角膜厚度的方法，常用的有两种：超声角膜测厚和裂隙灯光学测厚。超声测厚方便易行，光学测量法用裂隙灯附件手动测量。此外角膜地形图应用裂隙扫描技术可自动测量角膜厚度。尽管光学测量法与超声测量法的结果一致性较好，但当角膜透明性下降时，光学测量法将无法进行。

角膜内皮镜

角膜内皮镜可检查角膜内皮细胞的密度和形态。各种接触型或非接触型角膜内皮镜以及内皮细胞形态的分析，不仅为临床医生提供信息，帮助判断角膜水肿的病因，还可以确定角膜水肿的进展。一般来说，当角膜内皮细胞低于 700 个 /mm² 时角膜水肿不可避免。

角膜共聚焦显微镜

角膜共聚焦显微镜可观察不同层次角膜的细微结构，根据细胞形态的变化可帮助确定角膜水肿的病因[9]。

眼前节光学相干断层扫描仪

眼前节光学相干断层扫描仪（anterior segment optical coherence tomography，AS-OCT）的原理类似于超声，但用光波代替声波的发射和反射。AS-OCT 是视网膜 OCT 的改良，主要提供前节的影像，包括角膜、虹膜、房角和晶状体前部。有些 OCT 的轴向分辨率为 3.9μm、横向分辨率达 14μm，能透过混浊的角膜扫描。有些 OCT 的软件可自动计算中央角膜厚度（CCT）、中央前房深度（ACD）、前房容积（AC）和睫状沟间的距离。这些设备对于人工角膜或后板层角膜移植术（posterior lamellar keratoplasty，PLK）的追踪观察非常有用[10]。

治疗

角膜水肿的治疗取决于病因和患者的症状，对无症状的早期 Fuchs 角膜内皮营养不良无需治疗，而出现疼痛性大泡性角膜病变时则需要角膜移植。对于角膜水肿的治疗，建议首先要明确与角膜水肿相关的眼部异常。

控制相关的眼部异常

炎症

炎症以及与炎症相关病因的治疗对于缓解角膜水肿非常有益，最明显的例子是角膜移植排斥和单纯疱疹病毒性角膜基质炎时应用糖皮质激素可使角膜水肿消退，而非病毒感染的角膜水肿（细菌、真菌等），治疗原发感染常能使水肿消退，只有当感染控制时才可以谨慎使用糖皮质激素。非炎症性的角膜水肿使用糖皮质激素无效[11]。

眼压

无论是急性或隐匿性眼压升高,降眼压都能改善或消除角膜水肿,阻止对角膜内皮细胞的进一步损害。有关不同种类降眼压药特性的内容超出本章节的范畴,但碳酸酐酶抑制剂值得关注,角膜碳酸酐酶泵的抑制可减少角膜基质内液体流向前房,导致角膜水肿。已有几篇用局部碳酸酐酶抑制剂导致角膜不可逆性水肿的报道[12,13],对角膜水肿或角膜内皮功能异常者应慎用这类降眼压药。

角膜上皮和基质水肿的治疗

高渗剂

高渗剂的应用如 5% 氯化钠滴眼液和眼膏可促使液体自上皮排出,从而改善角膜上皮微囊和大泡性角膜病变。该制剂有明显刺激性。甘油也是一种高渗剂,其减轻角膜水肿的作用起效快,但持续时间短,一般仅用于诊断,帮助看清角膜和前房结构。甘油刺激性强,应在滴用表面麻醉剂后应用。其他的高渗剂还有玉米糖浆和蜂蜜,但这些均没有应用于临床[14]。高渗剂对角膜基质水肿的作用非常有限。

绷带镜

绷带镜可以缓解大泡性角膜病变引起的不适,主要用于视力差或不建议手术或延期手术者。绷带镜应是高透氧性的,还要权衡患者舒适性与接触镜诱导的感染性角膜溃疡的风险。定期复查和预防性应用局部抗菌药可降低并发症的风险。

前基质烧灼

用热烧灼的方法轻度烧灼前弹力层(sallera 方法)可导致瘢痕形成以及上皮与基质的紧密黏附,从而降低大泡和微囊形成的可能。该方法简单,可缓解疼痛,主要用于视力差或不宜手术治疗者保存眼球。

结膜瓣遮盖

刮除角膜上皮后用含有血管的结膜遮盖角膜,促使角膜神经修复。应告知患者该手术后视力下降,主要用于视力差或不宜角膜移植的患者保存眼球。

羊膜移植

过去 10 余年,羊膜移植已逐渐用于恢复眼表,已

有报道羊膜覆盖可缓解角膜水肿的疼痛[15,16],但长期结果尚不清楚。

准分子激光

几项研究显示用准分子激光行前部角膜基质切除,即准分子激光角膜切削术(phototherapeutic keratectomy,PTK)能缓解大泡性角膜病变的疼痛,深基质切除的效果优于浅基质切除。该方法的长期结论尚不得而知,但可能是一种最有价值的临时缓解症状的措施[17]。

穿透性角膜移植术

角膜移植是彻底治疗部分角膜疾病的方法,尤其是当内皮细胞功能异常时。角膜移植提供正常的内皮细胞和新的基质,加上适当的免疫抑制剂的应用和现代手术技巧,使得角膜移植的成功率相当高。穿透性角膜移植术(penetrating keratoplasty,PK)的目的是提高视力和缓解症状。

角膜内皮移植术

治疗角膜内皮失代偿的手术已由穿透性角膜移植转变为后板层角膜移植术(posterior lamellar kerotoplasty,PLK)或自动取材后弹力层剥除角膜内皮移植术(descemet stripping automated endothelial keratopalsty,DSAEK)[18-20]。目前 DSAEK 已成为角膜内皮失代偿的首选治疗。上述手术的共同特征为供体组织的内皮、后弹力层和薄层基质的移植,这些方法术后愈合迅速,视力恢复快,对屈光的影响小。

角膜后弹力层内皮移植(descemet membrane endothelial keratoplasty,DMEK)是近几年兴起的手术,仅移植后弹力层和内皮层[21]。该方法操作较困难,术后视力恢复更快更好。DMEK 的长期效果有待进一步观察。

胶原交联术

核黄素和紫外光 A 胶原交联术(collagen cross-linking,CXL)已用于治疗角膜扩张性疾病,也有医生用该方法治疗角膜水肿,并证实可以减轻角膜水肿。近期对 24 例假晶体眼大泡性角膜病变治疗结果显示,CXL 治疗一个月后可有效改善视力、疼痛、角膜雾状混浊和角膜水肿。遗憾的是,三个月后上述所有指标恶化[22]。该方法尚缺乏长期和大样本的研究结果。

(晏晓明　译)

参考文献

1. McCartney MD, Wood TO, McLauglin BJ. Freeze-fracture label of functional and dysfunctional human corneal endothelium. *Curr Eye Res* 1987;**6**(4):589–97.

2. Sugrue SP, Zieske JD. ZO1 in corneal epithelium: association to the zonula occludens and adherens junctions. *Exp Eye Res* 1997;**64**(1):11–20.

3. O'Neal MR, Polse KA. In vivo assessment of mechanisms controlling corneal hydration. *Invest Ophthalmol Vis Sci* 1985;**26**(6):849–56.

4. Bourassa S, Benjamin WJ, Boltz RL. Effect of humidity on the deswelling function of the human cornea. *Curr Eye Res* 1991;**10**(6):493–500.

5. Fogla R, Rao SK, Padmanabahn P. Interface fluid after laser in situ keratomileusis. *J Cataract Refract Surg* 2001;**27**:1526–8.

6. Geroski DH, Kies JC, Edelhauser HF. The effect of ouabain on endothelial function in human and rabbit corneas. *Curr Eye Res* 1984;**3**(2):331–8.

7. Diecke FP, Zhu Z, Kang F, et al. Sodium, potassium, two chloride cotransport in corneal endothelium: characterization and possible role in volume regulation and fluid transport. *Invest Ophthalmol Vis Sci* 1998;**39**(1):104–10.

8. Wong WH. Crownflower keratoconjunctivitis. *Hawaii Med J* 1949;**8**:339–41.

9. Grupcheva CN, Craig JP, Sherwin T, et al. Differential diagnosis of corneal oedema assisted by in vivo confocal microscopy. *Clin Exp Ophthalmol* 2001;**29**:133–7.

10. Shapiro BL, Cortés DE, Chin EK, et al. High-resolution spectral domain anterior segment optical coherence tomography in type 1 Boston keratoprosthesis. *Cornea* 2013;**32**(7):951–5.

11. Wilson SE, Bourne WM, Brubaker RF. Effect of dexamethasone on corneal endothelial function in Fuchs' dystrophy. *Invest Ophthalmol Vis Sci* 1988;**29**:357–61.

12. Konowol A, Morrison JC, Brown SV, et al. Irreversible corneal decompensation in patients treated with topical dorzolamide. *Am J Ophthalmol* 1999;**127**(4):403–6.

13. Wirtitsch MG, Findl O, Heinzl H, et al. Effect of dorzolamide hydrochloride on central corneal thickness in humans with cornea guttata. *Arch Ophthalmol* 2007;**125**(10):1345–50.

14. Mansour AM. Epithelial corneal oedema treated with honey. *Clin Exp Ophthalmol.* 2002;**30**:149–50.

15. Pires RT, Tseng SC, Prabhavasawat P, et al. Amniotic membrane transplantation for symptomatic bullous keratopathy. *Arch Ophthalmol* 1999;**117**(10):1291–7.

16. Mrukwa-Kominek E, Gierek-Ciaciura S, Rotika-Wala I, et al. Use of amniotic membrane transplantation for treating bullous keratopathy. *Klin Oczna* 2002;**104**(1):41–6.

17. Rosa N, Cennamo G. Phototherapeutic keratectomy for relief of pain in patients with pseudophakic corneal edema. *J Refract Surg* 2002;**18**(3):276–9.

18. Melles GR, Lander F, Beekhuis WH, et al. Posterior lamellar keratoplasty for a case of pseudophakic bullous keratopathy. *Am J Ophthalmol* 1999;**127**(3):340–1.

19. Terry MA, Ousley PJ. Deep lamellar endothelial keratoplasty in the first United States patients: early clinical results. *Cornea* 2001;**20**(3):239–43.

20. Price MO, Price FW. Descemet's stripping endothelial keratoplasty. *Curr Opin Ophthalmol* 2007;**18**(4):290–4.

21. Melles GR, Ong TS, Ververs B, et al. Descemet membrane endothelial keratoplasty (DMEK). *Cornea* 2006;**25**(8):987–90.

22. Arora R, Manudhane A, Saran RK, et al. Role of corneal collagen crosslinking in pseudophakic bullous keratopathy: a clinicopathological study. *Ophthalmology* 2013;**120**(12):2413–18.

第 22 章

角膜沉积物

David A. Palay

本章纲要

浅层沉积物

基质层沉积物

深基质层沉积物

角膜的异常沉积物易于识别的原因为,第一、正常角膜透明,任何的沉积物均可导致角膜混浊;第二、利用裂隙灯放大及不同照明技术可发现角膜沉积物。

本章涵盖了全面评价角膜沉积物的方法,重点是通过评价沉积物的深度和颜色达到正确诊断的目的。明确沉积物的位置和颜色可帮助鉴别诊断。

角膜可分为浅层、基质层和深基质层。浅层组织学上包括上皮层、前弹力层和浅基质层;基质层代表组织学上的大部分基质,深基质层指后部深基质、后弹力层和内皮。

根据沉积物的颜色可分色素性、非色素性和闪光 / 结晶样。色素性沉积物可以是任何颜色,典型者为黄色或棕色;非色素性沉积物为白色或灰色;折光性或结晶样沉积物可能在间接光照射下呈透明样,但直接光照射下可能为白色或灰色,偶尔结晶样沉积物呈彩色。

表 22.1 将沉积方式分为九种。本章节文字部分将分别阐述沉积物的特点。

浅层沉积物

色素性沉积物

角膜涡轮状沉积

角膜涡轮状沉积(cornea verticillata)是角膜上皮内的线状混浊,呈特征性涡轮状(图 22.1)。该混浊主要位于角膜下方旁中央区,不隆起,其颜色为白色至棕色。角膜涡轮状沉积可见于 Fabry 病和多种全身用药的副作用,如胺碘酮[1]、氯喹、奎纳克林、氯丙嗪[2]、吲哚美辛[3]、氯法齐明[4]、苏拉明[5]、萘普生[6]和乙胺芴酮[7]。Fabry 病是一种性连锁溶酶体贮积病,可有神经鞘脂堆积[8,9],角膜涡轮状沉积见于男性患者和女性杂合子携带者[10]。涡轮状角膜上皮混浊也可为多发性骨髓瘤的体征[11]。

条纹状黑色素沉积

条纹状黑色素沉积(striate melanokeratosis)是指从角膜缘向角膜中央延伸的角膜上皮色素线(图 22.2),可见于正常深色皮肤者,也见于外伤或炎症后的浅肤色者,可能是角膜缘色素性干细胞移动的结果。

上皮铁质线沉积

位于角膜上皮的铁质线(epithelial iron lines)呈棕黄色(图 22.3),角膜表面不规则处的泪液蓄积使泪液中的铁离子沉积于上皮内。铁质线可见于睑裂区(Hudson-Stahli)、翼状胬肉头端(stocher)、圆锥角膜的圆锥基底(Fleischer)、滤过泡头端(Ferry)、Salzmamn 结节变性角膜隆起的附近区域、角膜移植缝线的前端

表 22.1 角膜沉积物

	浅层	基质层	深基质层
色素性沉积	角膜涡轮状沉积 条纹状黑色素沉积 上皮铁质线 球形变性 肾上腺素红沉积	吩噻嗪 角膜血染 胆红素 铁末沉着病	Wilson 病(铜) 铜屑沉着病 眼金质沉积(金)后部斑驳样蓝绿色混浊
非色素性沉积	角膜上皮下黏蛋白营养不良 Coats 白环 带状角膜变性 氟喹诺酮沉积 黏液球	颗粒状角膜营养不良 斑块状角膜营养不良 斑片状角膜营养不良 角膜脂质沉积 黏多糖贮积症	角膜粉样变性 后弹力层前角膜营养不良 性连锁鱼鳞病 眼银质沉着病
折光性/结晶样沉积	Meesmann 角膜营养不良 胶滴状角膜营养不良 酪氨酸血症Ⅱ 上皮内眼膏 痛风(尿酸盐)	格子状角膜营养不良 Schnyder 结晶状角膜营养不良 Bietti 结晶状角膜营养不良 免疫球蛋白沉积 胱氨酸病	多形性淀粉样变性

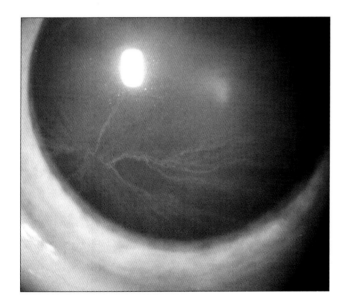

图 22.1 角膜涡轮状沉积(该图为胺碘酮沉积)

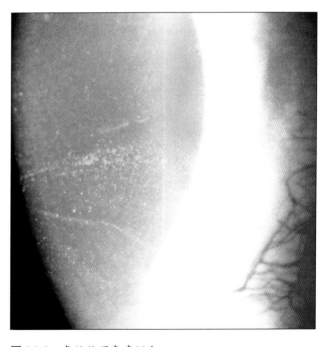

图 22.2 条纹状黑色素沉积

(Mannis)和角膜屈光手术后[12,13]。

球形变性

球形变性(spheroidal degeneration)是指睑裂区角膜的金黄色球形沉积(图 22.4),沉积物位于前弹力层和前基质层。原发性球形变性为双眼,初期病变位于鼻侧和颞侧角膜,可延伸至结膜;继发性球形变性与外伤或炎症有关,多位于靠近角膜瘢痕或血管附近[14]。

肾上腺素红沉积

肾上腺素红沉积(adrenochrome deposition)通常见于结膜,角膜罕见(图 22.5)。这种棕黑色沉积物主要见于用肾上腺素滴眼液治疗青光眼的患者[15]。

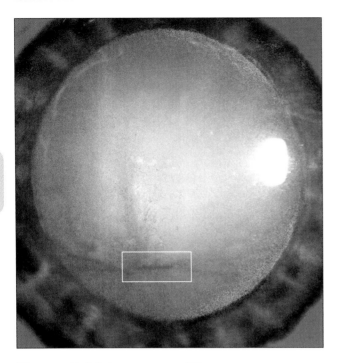

图22.3　铁质线（Hudson-Stahli 线）

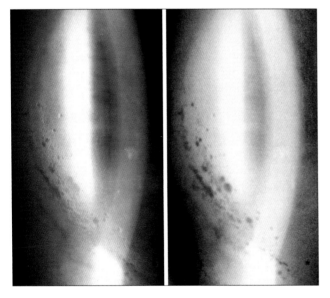

图22.4　球形变性和上皮内眼膏

非色素性沉积

角膜上皮下黏蛋白营养不良

　　角膜上皮下黏蛋白营养不良（subepithelial mucinous corneal dystrophy）是一种常染色体显性遗传病，可见黏多糖沉积于上皮下基质（图22.6），临床上表现为双眼弥漫性均匀的上皮下雾状混浊，中央致密，向周边逐渐变淡，也可为中央隆起的不规则灰白

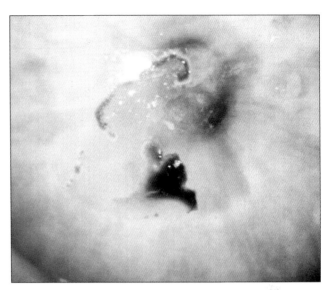

图22.5　肾上腺素红沉积

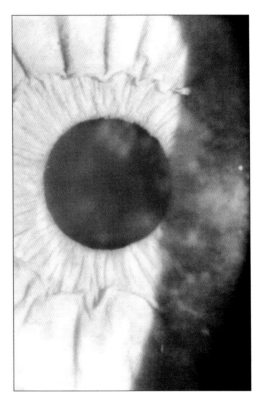

图22.6　角膜上皮下黏蛋白营养不良

色混浊[16]。

Coat 白环

　　Coat 白环（coat white ring）为角膜浅层铁质沉积环，见于取金属异物后（图22.7）[17]，环内可见细小白色混浊。Coat 白环为铁质异物未彻底清除而形成的铁锈环逐渐褪色形成。

星[21]和加替沙星[22]可在上皮缺损区形成粉末状白色沉积(图 22.9),也可为结晶样沉积。

黏液球

黏液球(mucin balls)是堆积于角膜接触镜后表面与角膜上皮间的圆形白色沉积物(图 22.10)。当取出接触镜时,黏液球可随之移出,但部分患者黏液球可附着于角膜几小时。当黏液球去除后,上皮面可留有

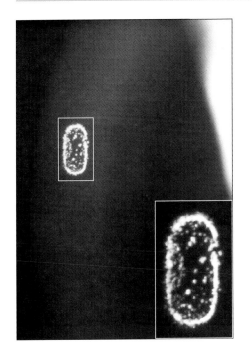

图 22.7　Coat 白环

钙沉积带状角膜变性

高钙血症和眼部慢性炎症是钙沉积带状角膜变性(calcific band keratopathy)最常见的原因(图 22.8)。钙沉积于上皮基底膜、前弹力层和前基质。临床上于睑裂区可见上皮下粉末状白色沉积,从周边角膜开始,与角膜缘间有透明区相隔,解剖上该透明区无前弹力层。混浊带内可见透明小孔,呈"瑞士奶酪"外观,是角膜神经穿过 Bowman 层的通道[18]。

氟喹诺酮沉积

局部应用环丙沙星[19]、诺氟沙星[20]、妥舒沙

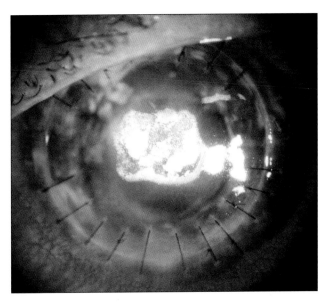

图 22.9　氟喹诺酮沉积(该图为环丙沙星沉积)

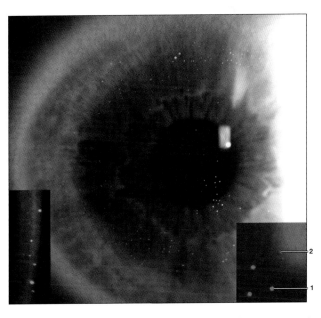

图 22.10　黏液球。黏液球附着于角膜(1),去除黏液球后可见上皮压痕(2)。(From Krachmer JH, Palay DA (eds). Cornea Atlas, 2nd edn. Mosby, Elsevier Inc, 2005.)

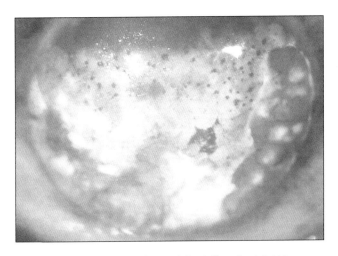

图 22.8　带状角膜变性(该图为钙质带状角膜变性)

痕迹。硬性接触镜比高 DK 的硅胶接触镜更常见[23]。

折光性 / 结晶样沉积

Meesmann 角膜营养不良

Meesmann 角膜营养不良(Meesmann dystrophy)是一种常染色体显性遗传病,表现为双侧角膜上皮内的微囊样沉积物(图 22.11)。微囊在直接光照射下呈灰色,但后部反光照明法为透明样,更易于发现病灶。微囊样沉积位于上皮层,可延伸至角膜缘,囊间角膜透明[24]。

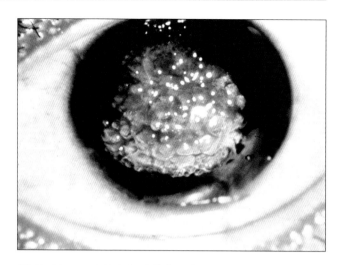

图 22.12 m胶滴状角膜营养不良

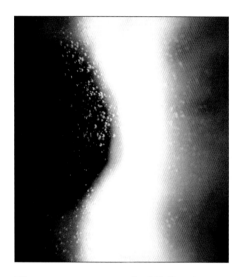

图 22.11 Meesmann 角膜营养不良

胶滴状角膜营养不良

胶滴状角膜营养不良(gelatinous droplike dystrophy,GDLD)是一种常染色体隐性遗传病,为双眼前基质的淀粉样沉积(图 22.12)。该病与格子状角膜营养不良(lattice dystrophy,LCD)一样,是原发性局部的角膜淀粉样变。10~20 岁起病,表现为角膜上皮下隆起的胶样沉积,间接照明呈闪光样,病灶位于角膜中央,呈桑葚样外观[25]。

酪氨酸血症 II

酪氨酸血症 II(Richer-Hanhar 综合征)(tyrosinemia II)是一种常染色体隐性遗传病,为酪氨酸转化酶缺乏导致的先天性酪氨酸代谢异常。沉积物位于角膜中央上皮和上皮下(图 22.13)。表现为双侧、折光性分支、线状混浊,也可呈树枝状,易误诊为疱疹病毒性

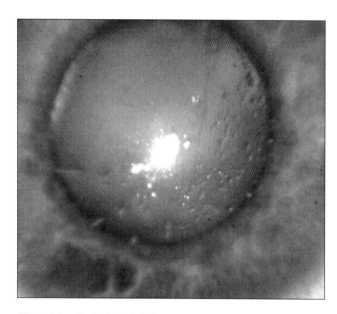

图 22.13 酪氨酸血症 II(Courtesy of Gary Foulks MD and Duke University,Durham,NC.)

角膜炎,但该混浊荧光素染色阴性,混浊可融合呈片状。适当的饮食变化可使沉积物消失[26]。

上皮内眼膏

眼膏包裹于上皮内实属罕见,见于角膜擦伤愈合后(图 22.14),表现为上皮内透明球样改变[27]。

痛风

痛风患者角膜浅层可有细小、黄色、闪烁的结晶沉积物(图 22.15)[28],结晶可以在睑裂区融合,形成色素性带状角膜变性。

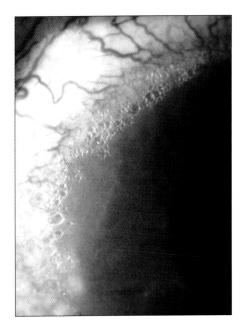

图22.14　上皮内眼膏

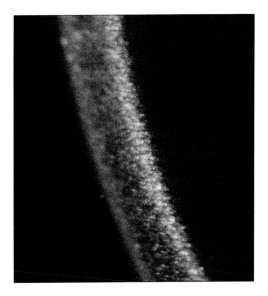

图22.16　吩噻嗪

密（图22.16）。因为色素沉积在睑裂区明显，因而认为光照射可能发挥重要作用。当用药剂量大时，可见角膜旋涡状或结膜色素沉积[29]。

角膜血染

　　角膜血染通常见于前房积血伴眼压升高者。初期在角膜后基质可见细小黄色颗粒，当前房积血持续时，基质呈现铁锈样混浊。随着时间推移，角膜内出血变黄（图22.17）。病变可累及整个角膜，几年后可从角膜缘向中央逐渐变清亮[30]。

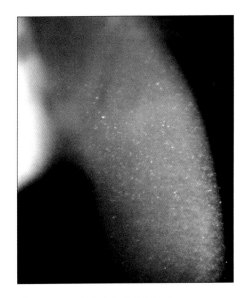

图22.15　痛风（尿酸盐）沉积

基质层沉积物

色素沉积

吩噻嗪

　　吩噻嗪（phenothiazines）是一种合成的抗精神病药，当大剂量应用时有较多的毒副作用。角膜基质内可见弥漫、颗粒样黄棕色色素沉积，在深基质层更致

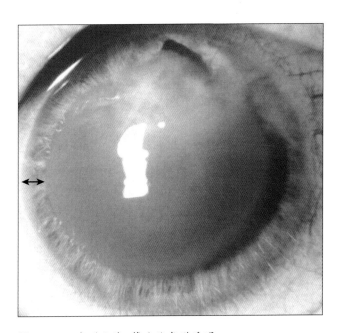

图22.17　角膜血染，箭头处角膜透明

3

胆红素

继发于晚期肝病如肝炎、肝硬化、胆管阻塞的胆红素增高可导致周边角膜黄染(图 22.18)。角膜黄染位于基质层,以深基质层更明显。胆红素通过角膜缘血管弥散而来,胆红素明显增高时整个角膜可以被黄染[31],同时也出现结膜黄染[32]。

铁末沉着病

眼部铁末沉着是指铁离子沉积于眼内结构(图22.19),典型者见于眼内金属异物者,也见于系统性铁离子过多的血色沉着病者。如果异物位于前房,铁末沉着可见于角膜,黄-棕色铁离子沉积于角膜后基质[33]。

非色素性沉积

颗粒状角膜营养不良

颗粒状角膜营养不良(granular dystrophy,GCD1)

是一种双眼常染色体显性遗传病,病变位于角膜中央(图 22.20),表现为角膜基质浅层局限的、不规则的白色"面包渣"样沉积,角膜周边 2~3mm 区域透明。通常 10 岁前发病,混浊区之间的基质透明,病情进展,病灶融合使病灶之间基质呈毛玻璃样。50 岁后出现视力损害[24]。

斑块状角膜营养不良

斑块状角膜营养不良(macular dystrophy,MCD)是一种常染色体隐性遗传病,导致黏多糖(硫酸角质素为主)在基质细胞和基质内的堆积(图 22.21)。临

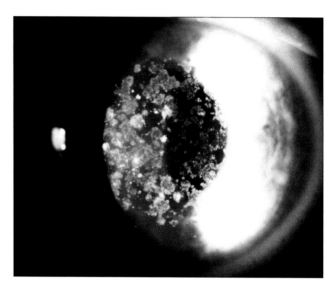

图 22.20　颗粒状角膜营养不良

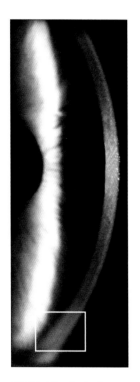

图 22.18　胆红素

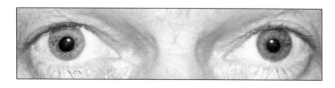

图 22.19　铁末沉着病

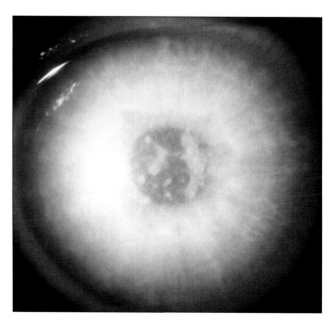

图 22.21　斑块状角膜营养不良

床上表现为角膜基质弥漫性雾状混浊,间以细小、灰白色结节混浊。病灶可分布在全角膜基质。30~40岁时视力明显下降[24]。

斑片状角膜营养不良

斑片状角膜营养不良(fleck dystrophy,FCD)是一种常染色体显性遗传病,表现为双眼角膜基质细胞内黏多糖和脂质沉积。在角膜基质内呈散在、灰白色混浊(图22.22),混浊病灶之间基质透明,前弹力层、后弹力层和内皮层不受累,病灶边界清楚,可呈圆形、椭圆形或花冠状。也可有点状结晶状混浊[34]。视力不受影响。

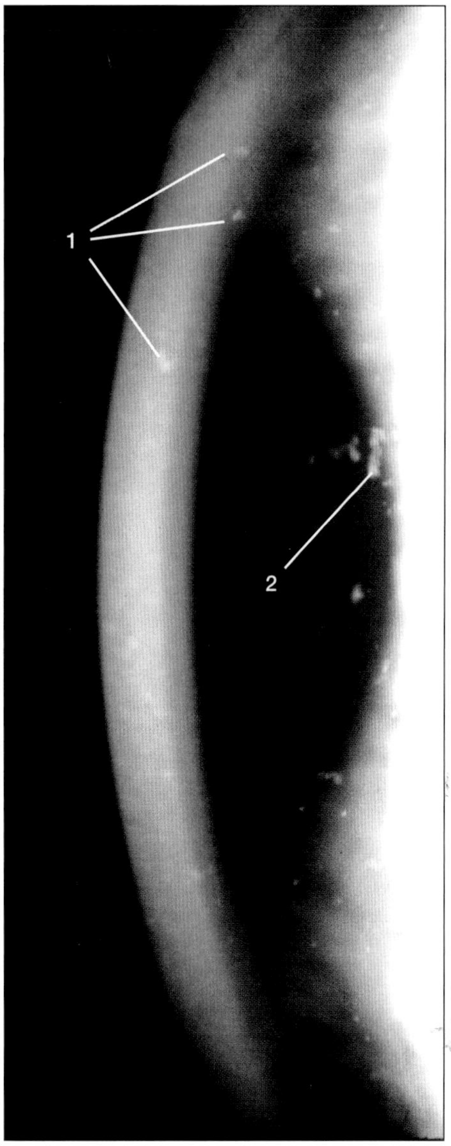

脂质沉积

老年环(arcus senilis)是继发于角膜缘血管的渗透压升高而形成的周边角膜的脂质沉积(lipid deposition)。初期脂质沉积于上、下方角膜缘,临床上表现为周边角膜的白色、雾状混浊(haze)、同心圆混浊,与角膜缘间有透明带相隔(图22.23),其外侧边界清楚、内侧边界模糊[35]。

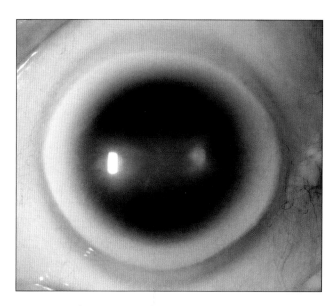

图 22.23　角膜脂质沉积(老年环)

继发性脂质沉积见于角膜新生血管。相关疾病包括眼外伤、角膜基质炎和角膜溃疡。脂质沉积在活动性新生血管前呈扇形,而在慢性新生血管前呈盘状[36]。

脂代谢全身异常包括卵磷脂-胆固醇酰基转移酶(lecithin-cholesterol acyl transferase,LCAT)病、鱼眼病和 Tangier 病也可导致角膜基质脂质沉积[37]。

黏多糖贮积病

黏多糖贮积病(mucopolysaccharidoses)是一组代谢性疾病,黏多糖主要在细胞溶酶体内分解,溶酶体酸性水解酶缺乏,导致黏多糖堆积。角膜呈现细小灰白色点形成的云雾状混浊(图22.24)。Hurler、Scheie、Morquio 和 Maroteanx-Lamy 综合征均表现进行性角膜云雾状混浊,Hunter 和 Sanfilippo 综合征角膜基本透明,疾病后期裂隙灯检查偶见混浊[38]。

图 22.22　斑片状角膜营养不良。该病是一种偶见的常染色体显性遗传病,在角膜基质内可见逗点状、星状、环状和花冠状混浊。混浊在裂隙灯直接光照下呈白色(1)、间接光照下呈灰色(2)。组织学上,沉积物由富含脂质和黏多糖的扩大的角膜基质细胞形成。视力不受影响

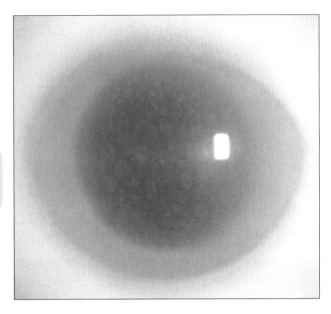

图 22.24　黏多糖贮积症（该图为 Hurler 综合征）

折光性／结晶样沉积

格子状角膜营养不良

格子状角膜营养不良（TGFBI type LCDI）是一种常染色体显性遗传病，可见角膜基质内淀粉样物质堆积（图 22.25），呈折光性格子线条伴结节扩张。直接光照下呈白色线条，间接光照下呈折光性或结晶样线条。沉积物多见于前基质，通常近角膜缘区域透明，病变进行性发展，基质的雾状混浊使线状或点状病变模糊不清，常出现复发性角膜上皮糜烂，从而导致上皮下混浊[24]。根据淀粉样沉积的不同，LCD 可分为Ⅲ、ⅢA、Ⅰ/ⅢA 和 2V 型。

Schnyder 结晶状角膜营养不良

Schnyder 结晶状角膜营养不良（Schnyder crystalline dystrophy，SCD）为常染色体显性遗传，为胆固醇和中性脂肪在中央角膜基质的堆积（图 22.26），表现为中央基质盘状或环形弥漫性灰白色混浊，其间可见细小、散在结晶，部分患者可见致密角膜环。该病临床表现变异较大，通常 10 岁内发病，随时间推移，混浊进行性发展[24]。

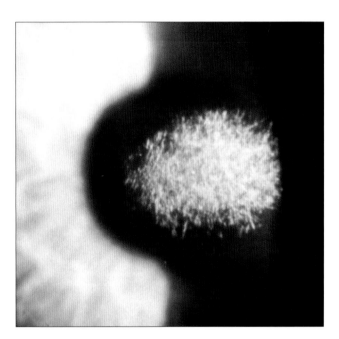

图 22.26　Schnyder 结晶状角膜营养不良

Bietti 结晶状角膜营养不良

Bietti 结晶状角膜营养不良（Bietti crystalline dystrophy）为一种罕见的常染色体隐性遗传病，表现为角膜和视网膜结晶体，视网膜色素上皮萎缩和脉络膜硬化（图 22.27）。角膜结晶细小，位于周边角膜前基质和上皮下。角膜结晶类似于胆固醇或其他的脂质沉积。此病可能提示全身脂代谢异常。通常 30 岁左右起病，表现为夜盲、暗适应能力下降、周边视野缺损及中心视力下降[39]。

免疫球蛋白沉积

全身性疾病导致的免疫球蛋白增加可形成角膜结晶（图 22.28），常见疾病包括原发性淀粉样变

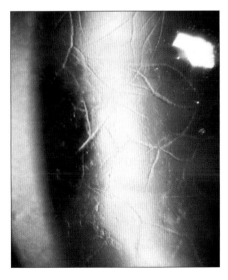

图 22.25　格子状角膜营养不良

性、多发性骨髓瘤、Waldenström 巨球蛋白血症、淋巴瘤[40]、良性单克隆丙种球蛋白病[41]和冷沉球蛋白血症。角膜结晶可能是上述疾病的首发体征。通常结晶可见于基质全层,部分病例仅见于后基质层[41],裂隙灯直接光照下呈白色、间接光照下呈结晶样或彩色。组织学上,这些结晶为细胞内免疫球蛋白沉积(immunoglobulin deposition)[40],静脉给予免疫球蛋白可导致角膜结晶样沉积[42,43]。

胱氨酸病

胱氨酸病(cystinosis)为常染色体隐性遗传病。胱氨酸可沉积于全身大部分组织,溶酶体胱氨酸转运障碍导致胱氨酸在细胞溶酶体内堆积。胱氨酸病可表现为肾病型或良性型。肾病型胱氨酸病分为婴儿型和迟发型。

上述三种胱氨酸病均可表现角膜基质内彩虹样结晶(iridescent)沉积(图 22.29)。初期,沉积物位于周边角膜前基质,随病情发展,向中央及后部进展。角膜结晶沉积可引起严重畏光和复发性角膜上皮糜

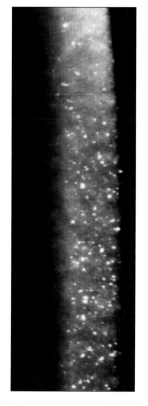

图 22.27　Bietti 结晶状角膜营养不良

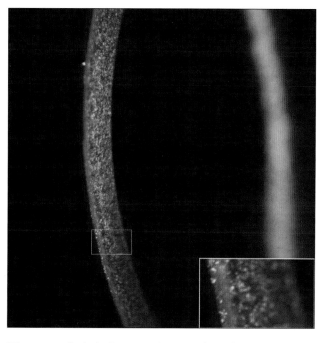

图 22.28　免疫球蛋白沉积(该图为良性单克隆丙种球蛋白病)

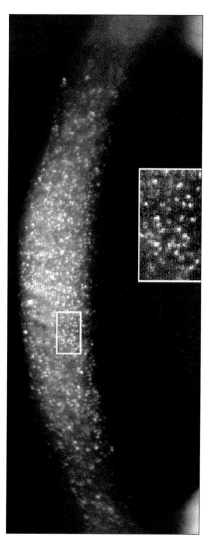

图 22.29　胱氨酸病

267

烂。此结晶也可见于结膜和视网膜[44]。

深基质层沉积物

色素性沉积

与 Wilson 病相关的铜沉积

Wilson 病为常染色体隐性遗传病,表现为全身多个组织的铜沉积。K-F 环(Kayser-Fleischer ring)可见于 95% 的 Wilson 病患者,表现为周边角膜后弹力层黄 - 棕色或绿色环(图 22.30)。起初铜沉积于周边 Schwalbe 线,逐渐向中央进展,与角膜缘间无明确分界线。由于病变位于角膜周边部,早期可能需房角镜检查才能发现[45]。多发性骨髓瘤也可见眼部铜沉积[46]。

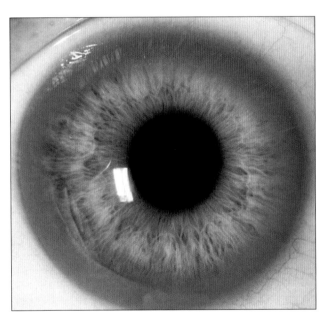

图 22.30　Wilson 病(铜)

铜屑沉着病

眼铜屑沉着病(ocular chalcosis)指眼内铜沉积(图 22.31),典型者见于眼内异物者。铜与基底膜有较强的亲和性,易沉积于后弹力层、晶状体囊膜(形成特征性太阳花状白内障)和视网膜的内界膜。铜在角膜的沉积位于周边部后弹力层,呈绿色,类似于 Wilson 病的 K-F 环[47]。

眼金质沉积

眼金质沉积(ocular chrysiasis)见于类风湿关节炎

时口服或肌肉注射金制剂。金沉积可见于结膜和角膜(图 22.32),金沉积于后部角膜基质和后弹力层,呈黄棕色颗粒状,可有金属光泽[48]。视力不受影响。

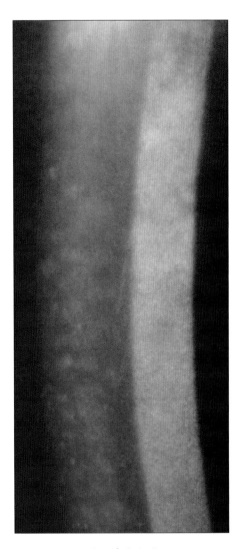

图 22.31　铜屑沉着病(铜)

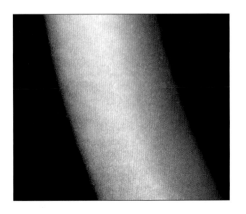

图 22.32　眼金质沉积(金)

后部角膜斑驳样蓝绿色混浊

后弹力层的斑驳样蓝绿色混浊（mottled cyan opacification of the posterior cornea）可见于软性角膜接触镜佩戴者，病变位于周边部和中周边部角膜（图22.33）。其病因不明，但可能与长期佩戴角膜接触镜有关[49]。

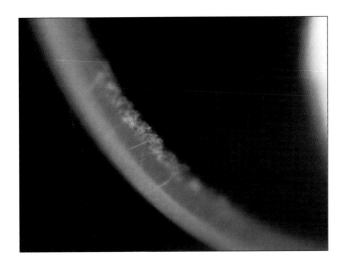

图 22.33　后部角膜斑驳样蓝绿色混浊

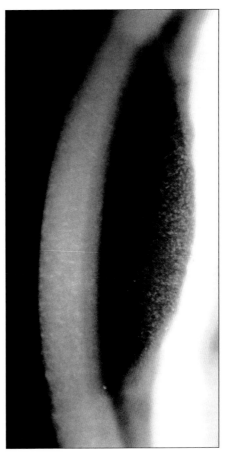

图 22.34　角膜粉屑样变性

有文献报道，几例与口服避孕药相关的血清铜水平增加者有同样的表型[50,51]，其中三例患者均佩戴角膜接触镜，但角膜病变的病因不明。

非色素性沉着

角膜粉屑样变性

角膜粉屑样变性（cornea farinata）是一种变性疾病，其特征为角膜后基质的多发、棕褐色到白色的点状混浊（图22.34），通常双眼发病，视力不受影响[52]。

后弹力层前角膜营养不良

后弹力层前角膜营养不良（pre-descemet corneal dystrophy）表现为后弹力层前的后部基质细小、白色点状混浊（图22.35）。该病遗传方式不明，但呈家族性。沉积物比角膜粉样变性大，可位于角膜中央，呈环形或弥漫分布，无视力障碍[53]。

性连锁鱼鳞病

性连锁鱼鳞病（X-linked ichthyosis）是一种遗传性皮肤病，导致皮肤角化和鳞屑。该病为性连锁隐性遗传，角膜病变见于男性纯合子和女性杂合子者。病变呈散在、灰白色混浊，位于后弹力层前（图22.36），呈点状、逗点状或丝状，弥漫分布于角膜，不影响视力[54]。

眼银质沉着病

眼银质沉着病（ocular argyrosis）是指银沉积于眼部（图22.37），包括结膜和角膜，是局部含银制剂应用的副作用或接触纯银所致，近来有报道用睫毛膏导致的银沉着[55]。典型表现为后弹力层弥漫性蓝灰色沉着，位于中央或周边角膜，同时伴结膜灰色沉着[56]。

折光性/结晶样沉积

多形性淀粉样变性

多形性淀粉样变性（polymorphic amyloid degeneration）是一种年龄相关的双眼角膜病变，不影响视力，50岁后起病，角膜深基质层可见多角形灰白色混浊和线状折光样改变（图22.38），混浊类似于格子状角膜营养

3

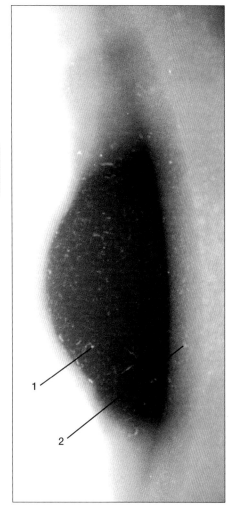

图 22.35　后弹力层前角膜营养不良,间接光(1)和直接光(2)下深基质白色混浊

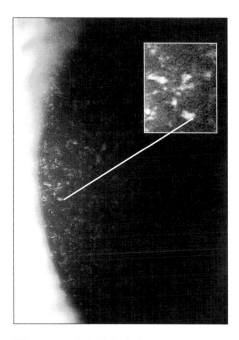

图 22.36　性连锁鱼鳞病

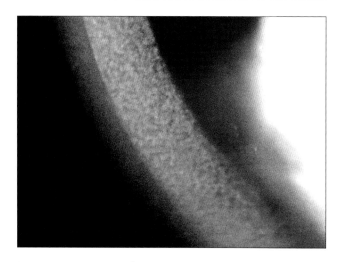

图 22.37　眼银质沉着病

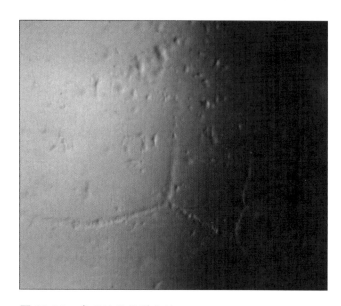

图 22.38　多形性淀粉样变性

不良,但表现较局限,无格子样营养不良的并发症。这些沉积物与全身淀粉样沉积无关[57]。

（晏晓明　译）

参考文献

1. Kaplan LJ, Cappaert WE. Amiodarone keratopathy. *Arch Ophthalmol* 1982;**100**:601–2.
2. Johnson AW, Buffaloe WJ. Chlorpromazine epithelial keratopathy. *Arch Ophthalmol* 1966;**76**:664–7.
3. Burns CA. Indomethacin, reduced retinal sensitivity, and corneal deposits. *Am J Ophthalmol* 1968;**66**:825–35.
4. Walinder PE, Gip L, Stempa M. Corneal changes in patients treated with clofazimine. *Br J Ophthalmol* 1976;**60**:526–8.
5. Teich SA, Handwerger S, Mathur-Wagh U, et al. Toxic keratopathy associated with suramin therapy. *N Engl J Med* 1986;**314**:1455–6.
6. Szmyd L, Perry HD. Keratopathy associated with the use of naproxen. *Am J Ophthalmol* 1985;**99**:598.
7. Weiss JN, Weinberg RS, Regelson W. Keratopathy after oral administration of tilorone hydrochloride. *Am J Ophthalmol* 1980;**89**:46–53.
8. Sher NA, Letson RD, Desnick RJ. The ocular manifestations in Fabry's disease. *Arch Ophthalmol* 1979;**97**:671–6.

9. Font RL, Fine BS. Ocular pathology in Fabry's disease. *Am J Ophthalmol* 1972;**73**:419–30.
10. Weingeist TA, Blodi FC. Fabry's disease: ocular findings in a female carrier. *Arch Ophthalmol* 1971;**85**:169–76.
11. Sharma P, Madi HA, Bonshek R, Morgan SJ. Cloudy corneas as an initial presentation of multiple myeloma. *Clin Ophthalmol* 2014;**8**:813–17.
12. Barraquer-Somers E, Chan CC, Green WR. Corneal epithelial iron deposition. *Ophthalmology* 1983;**90**:729–34.
13. Gass JD. The iron lines of the superficial cornea. *Arch Ophthalmol* 1964;**71**:348–58.
14. Gray RH, Johnson GJ, Freedman A. Climatic droplet keratopathy. *Surv Ophthalmol* 1992;**36**:241–53.
15. Green WR, Kaufer GJ, Dubroff S. Black cornea: a complication of topical use of epinephrine. *Ophthalmologica* 1967;**154**:88–95.
16. Feder RS, Jay M, Yue BY, et al. Subepithelial mucinous corneal dystrophy. *Arch Ophthalmol* 1993;**111**:1106–14.
17. Nevins RC, Davis WH, Elliot JH. Coat's white ring of the cornea: unsettled metal fettle. *Arch Ophthalmol* 1968;**80**:145–6.
18. O'Connor GR. Calcific band keratopathy. *Trans Am Ophthalmol Soc* 1972;**70**:58–81.
19. Kanellopoulos AJ, Miller F, Wittpenn JR. Deposition of topical ciprofloxacin to prevent re-epithelialization of a corneal defect. *Am J Ophthalmol* 1993;**117**:258–9.
20. Konishi M, Yamada M, Machima Y. Corneal ulcer associated with deposits of norfloxacin. *Am J Ophthalmol* 1998;**125**:258–60.
21. Kamiya K, Kitahara M, Shimizu K. Corneal deposits after topical Tosufloxacin in a patient with poor tear secretion. *Cornea* 2009;**28**:114–15.
22. Elia M, Khodadadeh S, Chow J. Corneal crystalline deposits associated with topically applied Gatifloxacin. *Cornea* 2014;**33**:638–9.
23. Millar TJ, Papas EB, Ozkan J, et al. Clinical appearance and microscopic analysis of mucin balls associated with contact lens wear. *Cornea* 2003;**22**(8):740–5.
24. Waring GO, Rodrigues MM, Laibson PR. Corneal dystrophies. I. Dystrophies of the epithelium, Bowman's layer and stroma. *Surv Ophthalmol* 1978;**23**:71–122.
25. Weber FL, Babel J. Gelatinous drop-like dystrophy: a form of primary corneal amyloidosis. *Arch Ophthalmol* 1980;**98**:144–8.
26. Macsai MS, Schwartz TL, Hinkle D, et al. Tyrosinemia type II: nine cases of ocular signs and symptoms. *Am J Ophthalmol* 2001;**132**(4):522–7.
27. Fraunfelder FT, Hanna C, Woods AH. Pseudoentrapment of ointment in the cornea. *Arch Ophthalmol* 1975;**93**:331–4.
28. Ferry AP, Safir A, Melikian HE. Ocular abnormalities in patients with gout. *Ann Ophthalmol* 1985;**17**:632–5.
29. McClanahan WS, Harris JE, Knobloch WH, et al. Ocular manifestations of chronic phenothiazine derivative administration. *Arch Ophthalmol* 1966;**75**:319–25.
30. McDonnell PJ, Green WR, Stevens RE, et al. Blood staining of the cornea. *Ophthalmology* 1985;**92**:1668–74.
31. Phinney RB, Mondino BJ, Abrahim A. Corneal icterus resulting from stromal bilirubin deposition. *Ophthalmology* 1989;**96**:1212–14.
32. Lipman RM, Deutsch TA. A yellow-green posterior limbal ring in a patient who does not have Wilson's disease. *Arch Ophthalmol* 1990;**108**:1385.
33. Talamo JH, Topping TM, Maumenee AE, Green WR. Ultrastructural studies of cornea, iris and lens in a case of siderosis bulbi. *Ophthalmology* 1985;**92**:1675–80.
34. Purcell JJ, Krachmer JH, Weingeist TA. Fleck corneal dystrophy. *Arch Ophthalmol* 1977;**95**:440–4.
35. Friedlaender MH, Smolin G. Corneal degenerations. *Ann Ophthalmol* 1979;**11**:1485–95.
36. Cogan DC, Kuwabara T. Lipid keratopathy and atheroma. *Circulation* 1958;**18**:518.
37. Barchiesi BJ, Eckel RH, Ellis PP. The cornea and disorders of lipid metabolism. *Surv Ophthalmol* 1991;**36**:1–22.
38. Sugar J. Corneal manifestations of the systemic mucopolysaccharidoses. *Ann Ophthalmol* 1979;**11**:531–5.
39. Kaiser-Kupfer MI, Chan CC, Markello TC, et al. Clinical biochemical and pathological correlations in Bietti's crystalline dystrophy. *Am J Ophthalmol* 1994;**118**:569–82.
40. Barr CC, Gelender H, Font RL. Corneal crystalline deposits associated with dysproteinemia. *Arch Ophthalmol* 1980;**98**:884–9.
41. Rodrigues MM, Krachmer JH, Miller SD, Newsome DA. Posterior corneal crystalline deposits in benign monoclonal gammopathy. *Arch Ophthalmol* 1979;**97**:124–8.
42. Budde M, Gusek-Schneider GC, Mayer U, Seitz B. Annular crystalline keratopathy in association with immunoglobulin therapy for pyoderma gangrenosum. *Cornea* 2003;**22**:82–5.
43. Erdem E, Kocabas E, Taylan Sekeroglu H, et al. Crystalline-like keratopahty after intravenous immunoglobulin therapy with incomplete Kawasaki disease: Case report and literature review. *Case Rep Ophthalmol Med* 2013;**2013**:621952.
44. Melles RB, Schneider JA, Rao NA, Katz B. Spatial and temporal sequence of corneal crystal deposition in nephropathic cystinosis. *Am J Ophthalmol* 1987;**104**:598–604.
45. Tso MO, Fine BS, Thorpe HE. Kayser-Fleischer ring and associated cataract in Wilson's disease. *Am J Ophthalmol* 1975;**79**:479–88.
46. Hawkins AS, Stein RM, Gaines BI, Deutsch TA. Ocular deposition of copper associated with multiple myeloma. *Am J Ophthalmol* 2001;**131**(2):257–9.
47. Rao NA, Tso MO, Rosenthal AR. Chalcosis in the human eye. *Arch Ophthalmol* 1976;**94**:1379–84.
48. Kincaid MC, Green WR, Hoover RE, Schenck PH. Ocular chrysiasis. *Arch Ophthalmol* 1982;**100**:1791–4.
49. Holland EJ, Lee RM, Bucci FA Jr, et al. Mottled cyan opacification of the posterior cornea in contact lens wearers. *Am J Ophthalmol* 1995;**119**(5):620–6.
50. Garmizo G, Frauens B. Corneal copper deposition secondary to oral contraceptives. *Optom Vis Sci* 2008;**85**:E802–7.
51. Orlin A, Orlin SE, Makar GA, Bunya VY. Presumed corneal copper deposition and oral contraceptive use. *Cornea* 2010;**29**:476–8.
52. Grayson M, Wilbrandt H. Pre-Descemet dystrophy. *Am J Ophthalmol* 1967;**64**:276–82.
53. Curran RE, Kenyon KR, Green WR. Pre-Descemet's membrane corneal dystrophy. *Am J Ophthalmol* 1974;**77**:711–16.
54. Sever RJ, Frost P, Weinstein G. Eye changes in ichthyosis. *JAMA* 1968;**206**:2283–6.
55. Gallardo MJ, Randleman JB, Price KM, et al. Ocular argyrosis after long-term self-application of eyelash tint. *Am J Ophthalmol* 2006;**141**(1):198–200.
56. Moss AP, Sugar A, Hargett NA, et al. The ocular manifestations and functional effects of occupational argyrosis. *Arch Ophthalmol* 1979;**97**:906–8.
57. Mannis MJ, Krachmer JH, Rodrigues MM, Pardos GJ. Polymorphic amyloid degeneration of the cornea. *Arch Ophthalmol* 1981;**99**:1217–23.

第 23 章

眼红

Jennifer Y.Li

眼红是最常见的眼部症状之一[1-3],但也是一种很不特异的体征,与之有关的临床病症非常广泛。眼红本身并不能帮助临床医生区分良性病因(如结膜下出血)、潜在威胁视力的病因(如急性闭角型青光眼)或者威胁生命的病因(如眼球后段的肿瘤)。眼红可能起源于眼眶或者眶周的任一结构:眼眶、眼睑、角膜、结膜、巩膜表层、巩膜或眼球后段(表 23.1)。眼红常提示一定程度的眼部炎症,病因可以是感染性、过敏性、自身免疫性或者外伤性。

从患者的角度看,眼球、眼睑或附属器异常的发红应该是出现了问题,会带来外观上的烦恼,特别是在慢性或复发性眼红发生时,当眼红合并疼痛或视物模糊等症状时,会加重患者的担忧和压力。

本章的目的是为临床医生提供诊断眼红的系统方法,使临床医生能够把良性病因引起的常见眼红疾病与影响视力甚至威胁生命的疾病区分开,后者需立即转诊到专科医生。具体情况的深入讨论详见本书相关章节和其他参考书。

病史

识别危险因素

接诊患者并做出正确诊断的第一步是识别某些疾病的危险因素。我们在医学院很早就被告知,获得详尽的病史非常重要。准确的病史采集在眼科比在初级保健更为重要。尽管某些病例简短的病史采集就够了,但绝不能忽视病史采集。尤其当临床表现和检查结果与获得的病史不符时,应重新评估患者,很可能他有一些没有告知你的病史。那些遗漏的病史可能是有意的,也可能是无意的,但确实需要对患者进行更有针对性的提问从而获得完整信息。典型的例子是滥用局部麻醉药物引起角膜溃疡的患者,通常会隐瞒用药情况。

询问眼红患者的重要问题包括:近期是否与接触感染伴有眼红的人有过接触、近期所患疾病(尤其是上呼吸道疾病)、外伤、佩戴角膜接触镜、接触动物/宠物、化学物质/刺激物暴露、其他全身症状如关节疼痛或皮疹、其他全身性疾病如感染和自身免疫性疾病等。详细回顾之前的眼部手术史(包括眼睑手术)也很有必要。同样重要的还有回顾患者之前使用过或正在使用的所有眼部用药。

起病和持续时间

了解眼红的持续时间有助于缩小鉴别诊断的范

表 23.1　眼红的原因

眼球异常	眼球异常
外眼	异常血管充血 　真性红细胞增多症
结膜炎（和角膜炎，当机制相同时）	**角膜和 / 或结膜（干眼症）**
感染性 　病毒（腺病毒、单纯疱疹病毒、带状疱疹病毒，等） 　细菌（衣原体） 　真菌，寄生虫 炎症 　特发性 　　上方角膜缘角结膜炎 　过敏性和超敏反应 　　特应性睑结膜炎 　　泡性结膜炎（葡萄球菌、结核杆菌） 　　环境 / 季节性过敏原 　　春季卡他性角结膜炎 　　药物（溴莫尼定，阿可乐定，多佐胺，曲氟尿苷，等） 　　角膜接触镜护理液 　　接触性皮炎 / 结膜炎 　　（阿托品溶液，毒葛，等） 　　化妆品 　毒性反应 　　化学暴露（工业和家居清洁产品，等） 　　局部用药（氨基糖苷类、新霉素，等）和防腐剂（如苯扎氯铵） 　　传染性软疣（通常眼睑上的皮损） 　机械 / 刺激物 　　角膜接触镜相关 　　人为的 　　异物（昆虫碎片，植物碎片） 　　缝线暴露，青光眼引流装置，巩膜扣带成分 　　黏液综合征 　　任何眼睑位置 / 功能异常 　　　眼睑松弛综合征 　　　眼睑重叠 　　　倒睫，兔眼 　　创伤 　全身性免疫介导的 　　Stevens-Johnson 综合征 　　眼部瘢痕性类天疱疮 　　移植物抗宿主病 　　木样结膜炎 肿瘤样病变引起的炎症和 / 或结膜血管增加 　良性病变 　　睑裂斑，翼状胬肉，痣（无黑色素的） 　恶性病变 　　角膜缘起源（结膜上皮内上皮癌，鳞状细胞癌） 　　非角膜缘性起源（原发性病变，通常是眼睑：鳞状细胞癌、基底细胞癌和皮脂腺癌） 　　黑色素瘤	干眼综合症（泪液缺乏综合症） 　水、黏液或脂质均缺乏 蒸发性 / 暴露性角结膜炎 　麻痹（面神经麻痹，等） 　夜间发生的 　眼睑解剖异常，闭合不全 　　先天性 　　手术后的 　　　创伤修复 　　　美容性 / 功能性眼睑手术 　　　肿瘤切除后重建 　眼球突出 　　Graves 病或其他眼眶疾病 　异常瞬目反射 / 频率（通常是多因素疾病，如帕金森病，全身用药物副作用，尤其是抗帕金森药物、抗精神病药物，等） 　丝状角膜炎 　神经营养性角结膜炎 　　病毒感染后（单纯疱疹病毒，带状疱疹病毒） 　　特发性 　　局部用药（麻醉剂滥用，过量非甾体抗炎药） 　　手术后（三叉神经切断）
	角膜
	复发性角膜糜烂 / 外伤性擦伤 任何原因的角膜内皮功能失代偿，大泡性角膜病变 免疫介导的
	表层巩膜 / 巩膜
	感染性巩膜外层炎 / 巩膜炎 炎症性巩膜外层炎 / 巩膜炎
	内眼
	感染性或炎症性 　内源性 / 外源性眼内炎 　脉络膜视网膜炎，视网膜炎 　新生血管性青光眼 　急性闭角型青光眼 　眼部缺血综合征 　手术后（如晶体核残留，毒性） 　玻璃体腔注药后（毒性） 　葡萄膜炎（前，中间，后） 肿瘤 　任何原发性或转移性恶性肿瘤 　伪装综合征
非炎症性结膜发红	
结膜下出血	

表23.1 续

眼睑和 / 或附属器的异常	眼睑和 / 或附属器的异常
眼睑	**眼眶 / 眶周结构**
睑缘炎	感染性
感染性(病毒,细菌,寄生虫,蠕形螨)	眶隔前和眶蜂窝织炎
炎症性	炎症性
睑板腺炎,麦粒肿,睑板腺囊肿	特发性炎性假瘤
酒糟鼻	结节病,肉芽肿性多血管炎
脂溢性	甲状腺相关性眼眶病
解剖结构 / 功能异常	肌炎
睑外翻、睑内翻、倒睫 / 双行睫	血管炎
眼睑松弛综合征	皮样囊肿破裂
眼睑重叠	鼻窦黏液囊肿
肿瘤	新生物
良性(角化棘皮瘤)	恶性
恶性(主要是基底细胞癌、鳞状细胞癌和皮脂腺癌)	原发的
	转移的
鼻泪管系统	异常血管充血
泪腺	动静脉畸形
感染性 / 炎症性(泪腺炎)	颈内动脉海绵窦瘘
恶性肿瘤	硬脑膜分流术
泪小管炎	血管外皮细胞瘤
泪囊炎	眼眶静脉曲张
鼻泪管阻塞,继发性结膜炎	

围。眼红是急性的还是慢性的？患者是否有眼红的反复发作？症状在一天中有无起伏？

通常情况下,急性(几小时到几天)和亚急性(几天到几周)的眼红更可能是单一的可确定的病因：如角膜或结膜异物、角膜擦伤和糜烂、急性病毒性或细菌性结膜炎和细菌性角膜炎。引起急性眼红的内眼疾病包括闭角型青光眼和葡萄膜炎。对大多数急性或亚急性发病的眼红诊断不会很困难,通过恰当的病史询问及检查即可找出病因。

慢性(持续时间超过几个星期)和复发的眼红更难诊断。细致的病史采集很重要,特别是有的患者在过去几个月或更长时间里已看过多位医生,接受过多种治疗。例如有多次眼部手术史和应用多种眼药的患者会有慢性眼红、刺激和异物感的主诉。许多患者还合并全身疾病,如甲状腺疾病、高血压、糖尿病、抑郁症和季节性过敏等,对这些疾病的药物治疗可以直接或间接影响眼表的状况。需要花一些时间来回顾患者全部的眼部病史及用药史,识别和考虑多种情况和危险因素,发现潜在的最终导致眼红的原因。

偏侧性

哪个眼出现眼红似乎并不重要,重要的是单眼还是双眼。如果是双眼,是双眼同时出现的还是从一只眼开始然后传染到另一只眼？或者发红是在双眼间交替出现？再次强调细致的病史采集是发现眼红潜在病因的关键。例如同时和交替累及双眼可能是眼表功能紊乱,如干眼或睑缘炎。单眼间歇性眼红更可能是巩膜外层炎或睑裂斑。

眼睑松弛综合征合并眼红的患者是体现偏侧性重要性的范例。这类患者可有单侧的慢性眼红,进一步询问会发现他们的睡眠姿势是偏向眼红的那一侧。由于眼睑的松弛,睡觉时眼睑会无意识的翻开从而刺激眼表。

疼痛

除了现病史和既往用药和眼部疾病史之外,有两个关键症状可以帮助弄清疾病的严重程度以及评估需要处理的急迫性。这两个关键症状是有无疼痛和是否有视力的改变或下降。例如,单纯的结膜下出血不会出现这两个症状,如果有其中任何一个,应该注意存在其他的情况。

眼红大多数的原因只与轻、中度的刺激有关。有干眼和睑缘炎等眼表疾病的患者会抱怨轻微的烧灼感、眼痒、刺激感或者异物感。类似的,巩膜外层炎、睑裂斑和翼状胬肉,甚至结膜或角膜存留小的异物也只会引起患者轻至中度的不适。如果患者有中到重度的疼痛或经常使他们在夜里疼醒,就要考虑更严重的疾病。尽管单纯的角膜擦伤也会引起重度疼痛,但重度疼痛更常提示有威胁视力的疾病,如感染性角膜溃疡、葡萄膜炎、巩膜炎和急性闭角型青光眼。

视力下降

视力下降是除疼痛之外的另一个有助于鉴别诊断的症状。与疼痛不同,视力下降可以通过视力检查确认。如果视力受到影响,潜在的病因可能为角膜受累(如角膜溃疡或浸润)或眼内病变引起相关的外眼炎症(如虹膜睫状体炎、眼内炎、急性闭角型青光眼)。单纯结膜炎通常不会影响视力。视力下降也有助于提示潜在疾病的严重程度。例如,干眼的患者经常会有点状上皮糜烂,轻度者不太影响视力;但在一些重度干眼,特别是合并有潜在自身免疫性疾病(如干燥综合征)的患者,弥漫性点状上皮糜烂可导致视力下降。

识别眼部结构的异常

检查评估从接诊患者就开始了。作为医生,我们平时倾向于在光线暗淡的房间工作,既方便我们进行视力或裂隙灯检查,也对畏光或瞳孔散大的病人有益。但对眼红的病人,应该打开房间的灯,在裂隙灯检查之前仔细评估患者。如果立即在裂隙灯下高倍放大检查,可能会遗漏许多引起眼红的原因。

外观

个人卫生、体重和习惯等特征可以提供有用的信息,特别是那些病史提供不全的人。对于某些全身疾病的典型表现也应加以识别[4]。例如,近端指尖关节和掌指关节肿胀导致的手部畸形及晚期的尺骨偏斜提示可能为类风湿关节炎[4]。

皮肤

任何皮疹或皮损都要进行评估。发现如湿疹、游走性红斑(靶样损害)或耳朵变蓝都可以是导致患者眼红的病因,这些皮肤表现可以分别对应特应性反应、莱姆病和复发性多软骨炎[4]。检查眼睑皮肤和附属器有无炎症、既往和近期的外伤、瘢痕、不寻常的色素沉着、剥脱、含油量和皮肤纹理异常[5]。睑周疱疹提示单纯疱疹病毒或水痘 - 带状疱疹病毒[5]。慢性眼红病人眼周脐凹皮疹提示有传染性软疣。更常见但经常被忽视的是面部皮肤有酒糟鼻和脂溢性皮炎[6]。这两种情况都可能导致睑缘炎和慢性眼红,这些在良好的光照条件下更容易发现。

眼睑

检查面部特征后应对眼睑的结构或功能异常进行评估,特别是在长期存在单侧或不对称性的眼红患者中,眼睑或眼附属器的问题被忽略并不罕见。眼睑的结构异常可能是由于既往外伤,或之前的眼部整形手术(美容性或功能性),更多的是与年龄相关的眼睑和附属器结构退化性改变。

功能性眼睑问题指的是眼睑解剖结构正常但功能异常的情况。各种原因(病毒感染后、手术后、创伤、中风等)导致第Ⅶ对脑神经麻痹就是一个范例。第Ⅶ对脑神经麻痹可引起同侧的不完全瞬目和兔眼,继而导致暴露性角结膜炎、慢性结膜炎症及眼红[7]。非麻痹性瞬目和 / 或眼睑闭合功能障碍也可以是由于应用某些药物或疾病导致,例如长期应用抗精神病或其他精神类药物、晚期帕金森病、许多严重的慢性内科疾病或临终状态,通常这种情况下患者精神状态不佳或被抑制,或频繁地使用麻醉止痛药。

医生应该观察患者瞬目的频率、对称性和瞬目是否完全。不要刻意进行这种观察,最好是在与患者交谈时进行,无法与患者交流时,也可以在与陪同的家人或照顾者进行交流时进行。如果患者意识到这种行为被观察,可能会无意中改变瞬目的模式。正常人平均每分钟有 10~22 次无意识的瞬目[8]。麻痹性或非麻痹性病因引起瞬目或眼睑闭合功能障碍的最终结果是导致蒸发过强型干眼和暴露性角结膜炎伴随慢性眼红。

应从结构上评估眼睑位置。眼睑和眼球应对位良好,泪点开口处于正常位置。睑内翻,即睑缘向内翻转,可使睫毛持续摩擦角膜,导致慢性刺激、角膜上皮缺损和瘢痕化。让患者用力挤眼使之紧闭也可以发现间歇性、隐性痉挛性睑内翻,偶见眼睑重叠。眼睑重叠是上睑不正常的滑动越过下睑缘,造成上睑结膜的机械性刺激,最常发生在眼睑水平加固手术后,尤其是当下睑加固明显强于上睑时。这种慢性刺激可导致结膜乳头增生、增加黏液形成和眼表炎症。

任何异常的眼睑松弛都需在检查时加以注意，因为这些情况会导致慢性眼红。例如睑外翻，即睑缘向外翻，通常是由于下睑水平方向松弛造成的。它会导致结膜炎症、变红、增厚和睑缘角化。眼睑松弛综合征是异常眼睑松弛的另一个范例。正如前面所讨论的，眼睑松弛综合征的患者会出现单眼的慢性眼红。常常被忽视的是，这类患者会有明显的乳头状结膜炎。最简单的检查眼睑松弛的方法是让患者向下看，检查者分别用两手的大拇指同时抬起上眼睑，即可发现松弛的眼睑外翻。轻微和轻度的上睑下垂也可能与眼睑松弛综合征有关。

眶周包块和眼球位置

怀疑泪腺炎、泪小管炎、泪囊炎和这些部位的肿瘤时，应沿睑缘、泪腺和泪囊进行触诊以发现包块或压痛。耳前淋巴结肿大可出现在病毒性或衣原体性结膜炎的患者，极少数见于眼球或眼眶恶性肿瘤。

眼球突出，无论是单眼还是双眼，都会伴随结膜充血，严重者眼球运动受限。上述体征为明确病因提供了确切的线索，其中最常见原因是甲状腺相关性眼病，也可能是很多罕见的眼眶和颅内疾病，其眼红为继发于眼球血管的充血和暴露，可能的诊断包括眶蜂窝织炎、肝血管瘤、动静脉畸形、海绵窦动静脉瘘（图23.1）、泪腺肿瘤、转移性肿瘤和黏液囊肿。

识别特征性的眼部体征

完成了全身、面部和眼附属器的检查后，应对眼球、结膜和巩膜进行全面的评估。再次强调要保持良

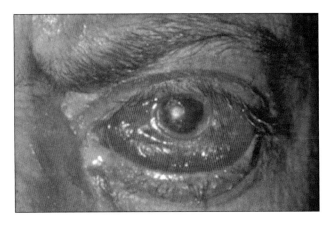

图 23.1　海绵窦瘘的病人单侧眼球突出和眼红伴结膜水肿和充血（Photo courtesy of Ivan Schwab, MD.）

好的房间照明，不要直接先用裂隙灯检查。如常被漏诊的上方角膜缘角结膜炎，其实在这一步检查时就相对容易诊断，肉眼观察更容易发现典型的上方球结膜充血（图23.2）。评估其他结膜、表层巩膜和巩膜的病变也用同样的方法。活动期的巩膜炎病变颜色更深，比良性的巩膜外层炎更加泛紫色。巩膜炎既往反复发作的证据是由于巩膜变薄透见深层的脉络膜，导致病变区域呈蓝黑色。

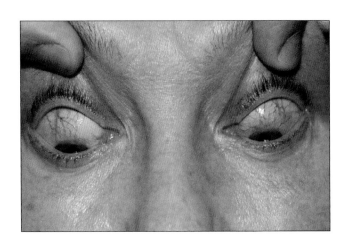

图 23.2　上方角膜缘角结膜炎患者上方球结膜充血

睑缘

裂隙灯显微镜检查应该从低倍、弥漫光、侧光开始。睑缘炎及其继发或伴随的眼表疾病和炎症，是急性和慢性眼红的常见原因。注意睫毛的清洁度和数量。前部睑缘发红、增厚、结痂和睫毛的环形鳞屑提示慢性葡萄球菌性睑缘炎。这些患者会有慢性眼红、烧灼感和刺激感，以及边缘性角膜炎或反复睑板腺囊肿引起的间断疼痛。后部睑缘炎比前部睑缘炎更常见。后部睑缘炎的显著体征包括毛细血管扩张以及沿睑缘的充血（"眼睑刷上皮病变"，睑缘不规则，"锯齿状"）、睑板腺缺失、腺体分泌的减少和睑脂混浊。

睫毛脱落更常见于前部睑缘炎，但也应考虑到一些罕见的眼睑疾病，如基底细胞癌、皮脂腺或鳞状细胞癌。像阴虱这样的寄生虫对睫毛的感染也可能是眼红的来源。

泪膜和泪液量

检查泪膜质和量。干眼通常是眼红的主要原因和诱因。质的异常包括黏液过多或碎屑。定量评估包括下泪河高度和泪液破裂时间。下泪河不对称提示可能存在泪液排出功能的紊乱。这些患者可能有

单侧结膜炎反复发作史,局部抗生素治疗后可改善。泪溢的症状不一定有意义,常常因患者更担心的眼红和分泌物等症状和体征而被忽略。

分泌物

检查下穹隆观察分泌物。水样或黏液样分泌物提示病毒感染[9],过敏患者的分泌物更黏稠;脓性分泌物多见于细菌性结膜炎[10]。

结膜分泌物还在黏液综合征的发病及发展中起作用。患者经常会有慢性结膜炎病史,伴随黏稠白色黏液状分泌物。让患者描述或示范他们如何去除黏液对诊断很有帮助。通常这样的患者会机械性的擦拭或用手指在下穹隆和睑结膜清除黏液,这造成了刺激和炎症的慢性循环,从而增加了异常黏液的产生。

泪小管炎的患者常出现慢性、单侧性眼红和脓性分泌物。泪液淤积可能导致患眼继发性感染和慢性结膜炎。检查泪液排出通道的方法是用棉签从鼻子外面沿着泪道旋转挤压。在急性或慢性泪囊炎或泪小管炎的病人,可以看到脓性分泌物像牛奶一样从泪小管中挤出来。泪小管炎的患者可以触到结石。

检查睑结膜

在对眼睑、睑缘和泪膜进行检查后,用裂隙灯显微镜观察眼表。区分结膜滤泡和乳头是一个挑战,但却为诊断与之相关的疾病提供了重要的线索。滤泡反应是由淋巴细胞聚集而成,表现为被红色基底包围的白色隆起(图 23.3)。滤泡在婴儿及成人少见,在儿童中比较突出,有助于鉴别诊断。急性滤泡反应常见于腺病毒或疱疹病毒感染;慢性滤泡反应(持续时间超过三周)可见于某些感染,如沙眼、包涵体性结膜炎、帕里诺眼 - 腺综合征和传染性软疣,以及对局部药物的毒性反应。

乳头反应的特征是红色、外观光滑,中间隆起的血管丛,周围由苍白色的基底包围(图 23.4),是非特异性炎症的体征,对直接诊断没有帮助。但明显的乳头增生可能是过敏反应引起。观察乳头最好的方法是翻转上睑来观察上方睑结膜。鹅卵石样外观是巨乳头的表现(图 23.5),见于春季卡他性角结膜炎和角膜接触镜引起的巨乳头性结膜炎,既往眼部手术遗留的缝线对上睑结膜的机械性刺激也会引起巨乳头性结膜炎。

还应观察睑结膜有无炎性膜状物。如果是真膜,被去除时因其与下方黏附的上皮分离会引起刺痛和出血。如果是假膜,被去除时因没有破坏上皮细胞不引起出血。区分真膜和假膜比较困难,也没有非常大

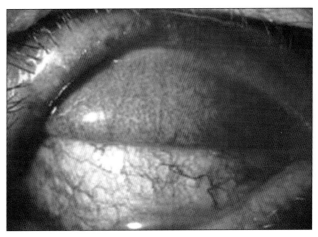

图 23.4 过敏反应引起沿上睑的结膜乳头反应

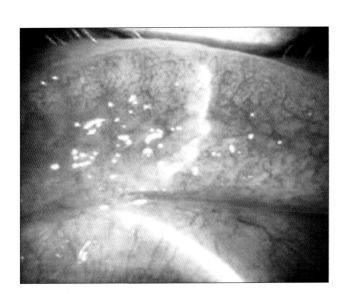

图 23.3 病毒引起沿上睑的结膜滤泡反应

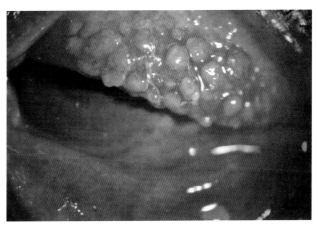

图 23.5 春季卡他性角结膜炎患者的巨大乳头性结膜炎

的诊断意义,总的来说膜也并不常见。急性结膜炎中,病毒性或细菌性是最可能的原因。非感染性的原因包括 Stevens-Johnson 综合征、碱烧伤和罕见的木样结膜炎。

还应仔细检查上、下睑结膜是否有异物,因为患者可能会忘记提供近期或既往很久以前的外伤病史。甚至角膜接触镜也会被遗留在穹隆部引起慢性炎症和刺激。在睑板腺功能障碍的患者中常见结膜结石,尽管它们很少引起炎症,但如果突起和荧光素着染,也会成为慢性刺激和异物感的来源。

此外还应记录睑结膜的瘢痕。Arlt 线(上睑结膜的白色线性瘢痕)对沙眼有诊断意义。与慢性结膜炎症/眼红有关的穹隆缩短和睑球粘连是黏膜类天疱疮的体征。

检查球结膜

接下来检查球结膜。结膜下出血的外观非常明显(图 23.6),尽管是良性病变,但它是患者给眼科保健医生打急救电话的常见原因。睑裂斑和翼状胬肉发炎是另一个眼红的常见原因。较少见的是泡性结膜炎,可见角膜缘隆起的黄白色结节伴周围血管扩张,是对异种抗原(如葡萄球菌)产生的Ⅳ型超敏反应。此外,结膜肿瘤,无论良性和恶性,都可以表现为眼部炎症。

鉴别眼表的哪一层发炎很重要,但并不容易。最好在自然光线下鉴别巩膜外层炎和巩膜炎[11]。巩膜表层血管比结膜和巩膜的血管更粗,沿角膜呈放射状,用 2.5% 去氧肾上腺素点眼后可变白,不随表面的结膜移动而移动[11]。巩膜外层炎可以是扇形或弥漫分布,通常呈鲜红色或粉红色。大多数巩膜外层炎是特发性的,也可以与全身胶原血管病相关,如类风湿

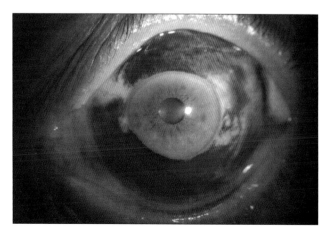

图 23.6 结膜下出血

性关节炎、红斑痤疮、痛风和感染性疾病。

与良性、自限性的巩膜外层炎相比,巩膜炎是更严重的眼部炎症。巩膜血管较深,呈现特征性的紫色,应用去氧肾上腺素后不变白(图 23.7)。与巩膜外层炎不同,巩膜炎经常与全身疾病有关[11],最常见的是结缔组织病和自身免疫性疾病。

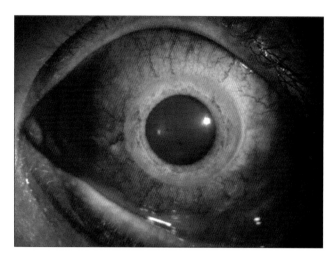

图 23.7 弥漫性巩膜炎,注意更深、更紫的颜色,这些血管不会因应用去氧肾上腺素而消失

角膜病变

角膜常能提供关键的诊断信息,因为临床上有意义的眼红常和角膜炎并存。在滴入任何滴眼剂前先用裂隙灯弥散光斜照法全面观察角膜外观。即使没有荧光素染色,也能发现上皮点状角膜炎。下方病变提示眼干、暴露、睑内翻、睑外翻或睑缘炎。更弥漫分布的病变符合急性结膜炎或药物毒性反应。细小的血管翳提示包涵体性结膜炎、沙眼、红斑痤疮、过度使用角膜接触镜、葡萄球菌引起的过敏、春季卡他性角结膜炎、上方角膜缘角结膜炎或单纯疱疹病毒感染。角膜上皮下混浊可见于流行性角结膜炎、沙眼、单纯疱疹病毒感染、葡萄球菌感染和钱币状角膜炎。

角膜上皮缺损、细菌性角膜炎、单纯疱疹病毒角膜炎、眼部带状疱疹以及其他许多自身免疫或感染性角膜溃疡很容易在裂隙灯检查下得到诊断。患者通常会出现眼红和视力下降的症状。进行角膜荧光素染色会使很多角膜炎的病变更加突出。

最后,前部葡萄膜炎的体征,如角膜后沉积物也可通过角膜检查观察。除了角膜,通过前房或前部玻璃体内的细胞、瞳孔缩小、虹膜后粘连、角膜缘周围血管充血等表现,通常诊断前葡萄膜炎不困难(图 23.8)。

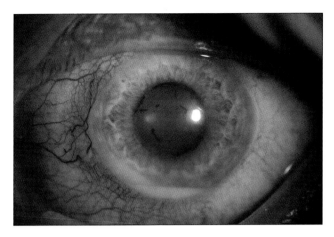

图 23.8　银屑病性葡萄膜炎伴有前房积脓、点状虹膜后粘连和角膜缘充血

其他检查

其他眼科检查也不容忽视。眼压测量和视网膜的评估对于诊断眼红的其他原因至关重要,有时还需要其他辅助检查。泪液分泌试验、泪道冲洗和探通、透照法、眼球突出度测量、角膜敏感度测量、角膜曲率测量、房角镜检查、超声检查、荧光血管造影和影像学检查可以提供额外信息,帮助做出正确诊断。如疑似感染或进行常规治疗无效者,建议行病原学培养和结膜刮片显微镜检查。全身检查有时是必需的,尤其是考虑有恶性肿瘤、免疫功能不全和全身炎症或感染时。

鉴别诊断

成功的诊断需要掌握各种可能疾病的相关知识,我们不可能诊断我们不知道的疾病。我们接受培训时是按各种分类学习疾病的,如感染性疾病、炎症性疾病、视网膜病、角膜病等。在实践中,临床医生通常根据最初的病史和主诉来确定一系列可能的诊断。不应该想"这是一个眼红的患者,有各种诊断的可能性",而应该在进入检查室的时候心中已有倾向性诊断,然后寻找更多的病史和检查结果来支持诊断或发现其他的可能性。

分类

遇到一个眼红的患者,在鉴别诊断时首先要回答的问题是其潜在的病因是感染性的还是炎症性的。

如果考虑感染性,应进行培养并初步处理。如果考虑炎症性,下一步是确认炎症是原发的如黏膜类天疱疮,还是继发的如未被发现的眼内异物遗留。正确的分类对成功的治疗非常重要。所有炎症性的结膜炎在局部应用糖皮质激素后都会暂时好转,但如不做出正确的病因诊断,最终病情会恶化或迁延。我们的目标当然应该是明确和对潜在的病因进行治疗,而不仅仅是对症状和体征的治疗。

如果感染和炎症的因素被排除,要考虑血管、肿瘤或毒性的病因。不同于那些有明显病因(如外伤)的患者,血管性或肿瘤引起的眼红可能是缓慢、无痛性的,这会使不注意仔细观察的临床医生感到困惑。毒性的病因要仔细从患者身上梳理出,特别是有些毒性是患者自己引起的。

总结

眼红是眼科患者就诊最常见的主述之一,无论是急性或慢性、单眼或双眼、疼痛或无痛性,都应规范地处理每一个患者。首先,要准确、全面地采集病史,并确定疾病的所有危险因素;其次,进行仔细的全身和眼部检查,评估眼眶、眶周和眼部结构的异常;最后,根据疾病特征性的体征作出正确的诊断,并根据收集的所有信息进行鉴别诊断。有时诊断较为困难,做出诊断和进行初步治疗不仅可以满足医生,更重要的是给患者巨大的安慰。

(荣蓓　译　晏晓明　校)

参考文献

1. Leibowitz HM. The red eye. *N Engl J Med* 2000;**343**(5):345–51.
2. Mahmood AR, Narang AT. Diagnosis and management of the acute red eye. *Emerg Med Clin North Am* 2008;**26**(1):35–55.
3. Cronau H, Kankanala RR, Mauger T. Diagnosis and management of red eye in primary care. *Am Fam Physician* 2010;**81**(2):137–44.
4. Messmer EM, Foster CS. Vasculitic peripheral ulcerative keratitis. *Surv Ophthalmol* 1999;**43**(5):379–96.
5. Newman H, Gooding C. Viral ocular manifestations: a broad overview. *Rev Med Virol* 2013;**23**:281–94.
6. Vieira AC, Mannis MJ. Ocular rosacea: common and commonly missed. *J Am Acad Dermatol* 2013;**69**(6 Suppl. 1):S36–41.
7. Pereira MV, Glória AL. Lagophthalmos. *Semin Ophthalmol* 2010;**25**(3): 72–8.
8. Doughty MJ. Consideration of three types of spontaneous eyeblink activity in normal humans: during reading and video display terminal use, in primary gaze, and while in conversation. *Optom Vis Sci* 2001;**78**: 712–25.
9. Rietveld RP, van Weert HC, ter Riet G, et al. Diagnostic impact of signs and symptoms in acute infectious conjunctivitis: systematic literature search. *BMJ* 2003;**327**(7418):789.
10. Azari AA, Barney NP. Conjunctivitis: a systematic review of diagnosis and treatment. *JAMA* 2013;**310**(16):1721–30.
11. Watson PG. The diagnosis and management of scleritis. *Ophthalmology* 1980;**87**(7):716–20.

第 24 章

轻度视力下降:确定角膜在其中的作用

David Litoff

本章纲要

病史

检查技术

引起轻度视力下降的几种疾病

　　眼科医生经常需要评估轻度视力下降的患者。完整的病史采集和眼科检查是明确视力下降原因的基础。角膜表面细微的变化即可对视力产生明显影响,角膜内细微的结构变化可通过光线散射和透明性下降导致视力下降。本章节将总结几种技术,用于评估引起轻度视力下降的几种情况下角膜的作用。

　　引起轻度视力下降的角膜异常分为几类:首先是不规则散光,由于不规则屈光表面引起视力下降(框 24.1 总结了不规则散光的常见原因)。其次是角膜混浊,通过降低角膜透明性和增加光线散射引起视力下降。(框 24.2 总结了角膜混浊的常见原因)。第三类是角膜后表面不规则。实际上这三类角膜异常经常并存,增加了评估的难度。

　　到目前为止,大家更多关注角膜前表面,事实上角膜后表面不规则也可引起轻度视力下降。Doug

框 24.2　角膜混浊

外伤性角膜瘢痕
手术后角膜瘢痕
感染后角膜瘢痕
角膜营养不良
　　前部角膜营养不良
　　　　Reis-Bücklers 角膜营养不良
　　角膜基质营养不良
　　　　颗粒状角膜营养不良
　　　　格子状角膜营养不良
　　　　斑块状角膜营养不良
　　后部角膜营养不良
　　　　Fuchs 角膜内皮营养不良
　　　　先天性遗传性角膜内皮营养不良
　　　　后部多形性角膜营养不良
角膜变性
　　翼状胬肉
　　透明角膜边缘变性
　　角膜带状变性
　　Salzmann 变性
圆锥角膜
　　特应性角结膜炎
　　眼瘢痕性类天疱疮
　　角膜浸润
　　角膜水肿

Koch 博士首先强调了角膜后表面散光在评估角膜整体散光中的重要性[1]。与前表面不同的是,后表面更难以测量。以 Placido 环为基础的设备不能提供角膜后表面的相关信息,而一些新的技术包括 Scheimpflug 技术(Pentacam,Galilei)、点对点光线跟踪(Cassini)及扫频光学相干地形图等均可以检查角膜后表面[2]。扫频光学相干地形图发现垂直方向上方角膜较下方厚,因而产生不对称散光和高阶像差导致患者轻度视力下降。目前认为对角膜后表面的评估可以早期诊断圆锥角膜和屈光手术后的角膜扩张[3]。后表面不规则是患者轻度视力下降的原因之一,但常常难以测量。

病史

完整的病史采集对主诉轻度视力下降的患者很关键。家族史、近期外伤史、既往手术史均有助于确定病因。明确视力下降的表现形式有助于明确诊断。医生还应了解视力下降是一过性、持续性还是进展性

的。表 24.1 列举了不同角膜异常的相关症状。

表 24.1　与角膜异常相关的常见症状

症状	角膜异常
雾视和光晕	角膜上皮水肿
单眼复视	不规则散光
晨起雾视	角膜基质水肿
眩光	角膜瘢痕
经常更换眼镜	圆锥角膜
疼痛	角膜上皮缺损
视力下降的家族史	角膜营养不良
因异物感而惊醒	复发性角膜上皮糜烂

检查技术

视力

对轻度视力下降的患者应检查最佳矫正视力。视力下降最常见的原因是未被发现的屈光不正。检查最佳矫正视力的标准方法是在光线昏暗的房间让患者不停顿地读出 Snellen 视力表上的字母。

- Snellen 视力表测量的是患者在高对比度背景下分辨空间细节的能力[4,5]。
- 最佳矫正视力仅提供视功能的有限信息。

小孔法

- 可增加景深,矫正部分屈光不正。
- 降低不规则散光和角膜散射。
- 最佳矫正视力后再加小孔视力仍提高提示不规则散光。

对比敏感度

- 对比敏感度是视功能的重要部分。
- 对比敏感度检查是评估患者光线亮比暗时分辨的增量。
- 应用 CSV-1000E(Vector 版本)进行对比敏感度的检查。
- 对比敏感度检查基于不同空间频率的正弦模式[6]。
- 对比敏感度检查比 Snellen 视力表提供更为全面的视功能评估。
- 在角膜水肿和早期圆锥角膜的患者,Snellen 视力表检查正常,对比敏感度检查可显示异常[7,8]。

3

诊断性硬性角膜接触镜佩戴

- 是确定可疑不规则散光患者的有效方法。
- 矫正不规则散光,并明确其在引起视力下降中的比重。

方法

- 眼表局部麻醉。
- 接触镜要适合平均角膜曲率。
- 选择大直径的 RGP,屈光度在患者 3D 范围内。
- 与框架镜最佳矫正视力对比,硬性角膜接触镜应过矫。
- 如果使用硬性角膜接触镜可以明显提高视力,可以推测患者有不规则散光。

潜在视力测量

- 潜在视力测量(potential acuity meter,PAM)可以帮助预测微小角膜瘢痕患者的潜在视力。
- 微小角膜瘢痕可以造成 PAM 光束散射,使测量值低于潜在视力。
- 尽管 PAM 有时可以帮助评估轻度视力下降的患者,但也会产生误导的结果[9]。

视网膜镜检查

- 帮助发现角膜基质混浊及不规则散光[10]。
- 仔细观察反射光线的异常,常可以提示角膜微小的异常。
- 根据经验估算角膜对视力的影响程度。

裂隙灯检查

- 全面的裂隙灯检查对轻度视力下降的患者非常必要。
- 系统的裂隙灯检查包括使用低倍和高倍镜观察、使用多种方式光线照射。
- 斜照、反射法是发现角膜上皮细微异常的有效技巧。(图 24.1)

荧光素染色评估

- 钴蓝光下荧光素染色在角膜表面形成一个薄膜。
- 角膜荧光素染色在评价角膜上皮光滑性方面非常有价值。
- 荧光素染色的不均匀分布提示角膜不规则散光。(图 24.2)

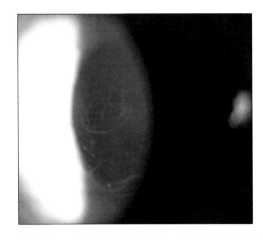

图 24.1　斜照法观察角膜上皮,显示细微的角膜上皮基底膜营养不良

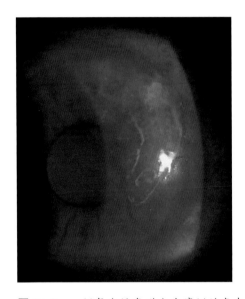

图 24.2　一例复发性角膜上皮糜烂的患者,角膜荧光素染色显示局部角膜不规则

角膜曲率

- 测量中央角膜曲率的有效工具。
- 通过映光环图像质量获得其他额外信息。
- 存在不规则散光时,角膜曲率映光环呈现不规则形态(图 24.3)。

角膜地形图

角膜地形图是评估轻度视力下降患者的有效工具。常用的角膜地形图设计基于两大类系统:基于高度测量的地形图系统和基于 Placido 环的影像角膜镜。Galilei 和 Tomey 设计的 TMS-5 同时使用了这两种测量系统[11]。Pentacam 是基于高度测量地形图的代表,

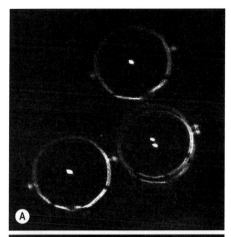

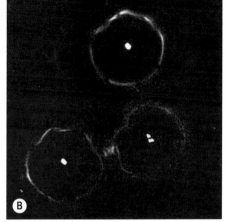

图 24.3　不规则散光。（A）地图 - 点状 - 指纹状角膜营养不良患者角膜曲率测量显示不规则散光。中央角膜环不能相互叠加。（B）颗粒状角膜营养不良患者不规则散光。角膜曲率环非常不规则，显示角膜表面不规则

它使用 Scheimpflug 影像系统测量角膜前表面和后表面地形图、角膜厚度及描述波前像差的 Zernike 分析[12]。基于 Placido 环系统的角膜地形图将 Placido 环投射到角膜上，将图像拍照并数字化处理，得到角膜前表面曲率分布图。角膜地形图可以帮助排查造成轻度视力下降的角膜异常。如果没有准确的角膜地形图测量，很难诊断早期圆锥角膜、透明角膜边缘变性或屈光手术后角膜扩张这类疾病。除此之外，大多数角膜地形图系统可以测量角膜的不规则，帮助明确轻度视力下降的病因。Pentacam 可以测量多种参数，包括角膜不规则的相关参数：Q-Val（非球面系数）、ISV（index of suface variance，表面变异指数）。其他角膜地形图系统也有不同的客观参数来测量角膜不规则。这些测量可计算角膜的不对称性程度和局部区域不规则的程度，并有助于预测角膜前表面视觉质量，且与最佳框架镜矫正视力有良好的相关性[13]。Oculus 的 Pentacam 角膜地形图系统使用 Scheimpflug

影像测量角膜的相关参数（图 24.4）。Belin/Ambrosio 增强扩张程序通过测量前后表面高度并结合角膜厚度，帮助诊断圆锥角膜和其他角膜扩张。角膜地形图可以帮助预测患者的最佳矫正视力。Humprey 角膜地形图是基于 Placido 环影像角膜镜设计，其中高 CIM（corneal irregularity measurement，角膜不规则指数）提示明显不规则散光及与之相关的视力下降。角膜地形图是诊断圆锥角膜、屈光手术后角膜扩张、透明角膜边缘变性及角膜接触镜所致的角膜形变这类疾病最敏感的方法之一，即使是裂隙灯下未见异常的患者也可在角膜地形图发现异常[14]。未来角膜地形图的发展会整合光学相干断层扫描，获得更多角膜结构的信息。此外，随着数码相机分辨率的提高，获得的照片与之前的角膜地形图系统相比会有更高的清晰度。

波前像差分析

波前像差分析是与屈光手术相关的新兴技术。波前像差的测量原理：测量光线入眼睛后的实际光波与理想光波的光程差，即为波前像差。波前像差分析仪可以测量高阶像差和不规则散光。波前像差分析通过测量波前像差可以帮助诊断有症状的角膜像差[15]。测量眼像差的方法有多种，最常见的是 Hartmann-Shack 波前像差传感器。在理想状态下，平行光线通过眼屈光系统折射形成波阵面准确聚焦在视网膜上。像差使波阵面不能完美聚焦在视网膜上。Hartmann-Shack 传感器通过电荷耦合照相设备（charge-coupled device，CCD）上的小透镜列阵检测离眼的波阵面，通过计算 CCD 相机获得的图像位移来计算波前像差。不规则散光或高阶像差可以通过 Zernike 多项式的一系列参数进行量化[16,17]。高阶像差的 Zernike 参数可以通过角膜地形图获得。在屈光不正眼，离焦（近视或远视）造成最大的像差，其次是散光。高阶像差影响较小，仅占全眼像差的 10%~20%。但是在有明显不规则散光的眼，总像差的很大比重是高阶像差。除了可以描述屈光系统的像差，波前分析通过使用点扩散函数、斯特尔比率、模量传递函数这类计算参数可以帮助评估成像质量[17]。波前像差分析是分析轻度视力下降病因的又一有力工具[16]。

泪膜干涉测量

泪膜干涉测量是无创性并有助于理解干眼的有力工具。对泪膜的评价可以帮助分析轻度视力下降。泪膜在维持清晰准确的视力中起到重要作用。泪膜

3

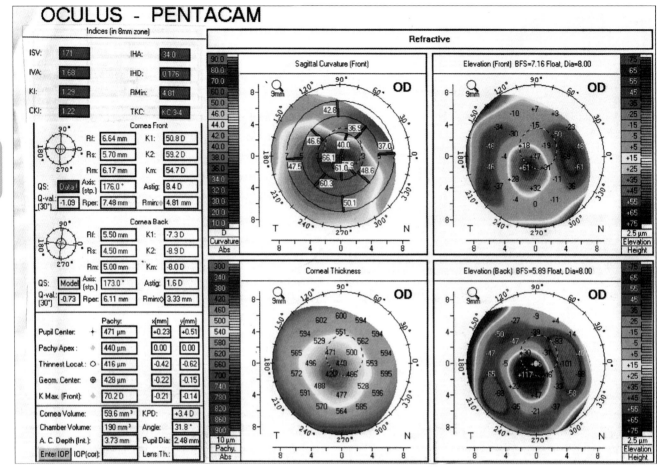

图 24.4　圆锥角膜患者的角膜地形图(基于高度测量)示:自动测量程序识别圆锥角膜眼并提供 ISV 数值量化反映角膜不规则程度。角膜地形图显示中度圆锥角膜,角膜明显变薄至 416μm,且相关参数异常

干涉测量使用波长依赖的干涉条纹测量泪膜厚度和质量[18]。泪膜的质和量是保持良好视觉质量的重要因素。通过评估正常眨眼后泪膜脂质的分布,泪膜干涉测量可以帮助诊断泪膜功能障碍。通过测量泪膜厚度,可以帮助理解干眼。泪膜干涉测量也是分析轻度视力下降病因的有效工具。作为一种新兴技术,随着它逐渐改进,将在评估轻度视力下降方面起到重要的作用。

角膜共聚焦显微镜检查

　　角膜共聚焦显微镜是活体评估角膜细胞结构的设备,可用于检查角膜营养不良、角膜扩张、周边神经损伤。共聚焦显微镜的原理是点光源照亮角膜上小的区域,同时在同一焦平面通过照相机成像形成高清照片,通过数千个小光斑对数千个角膜小的组织区域形成高清照片并放大。共聚焦显微镜可以对角膜不同层次进行成像,并发现各个层次可引起轻度视力下降的微小病变。如共聚焦显微镜显示糖尿病患者基底上皮细胞密度下降的位置光散射指数也升高[19]。其另一个应用是发现早期的 Fuchs 角膜内皮营养不良。共聚焦显微镜通过无创检查获得角膜不同层级细胞的活体照片,从而发现引起轻度视力下降的角膜结构改变[20]。

引起轻度视力下降的几种疾病

干眼

- 干眼是引起轻度视力下降的常见原因。
- 眼表干燥导致不规则散光,波前像差增加,继而视力下降[21,22]。
- 干眼患者常常泪膜厚度和稳定性下降,更加重了角膜的不规则散光。

角膜扩张性疾病

圆锥角膜

圆锥角膜是眼科医生经常遇到的"不明原因"视力下降的病因。圆锥角膜是非炎症性的角膜变薄，以中央变薄、锥形前凸（偏下方居多）为特征[23,34]，导致不规则散光和明显的高阶像差。典型表现为年轻人，主诉轻度视力下降，已看过多位专家，近期频繁更换眼镜，被认为有严重的眼科疾病。

- 症状包括：视物模糊、畏光、眩光和眼部刺激症状
- 检查结果包括：角膜神经粗大、Fleischer 环、角膜基质变薄、角膜 Vogt 线，病变顶部瘢痕
- 存在近视散光，检影验光常提示不规则散光[23]

应用现代角膜地形图，早期圆锥角膜相对容易诊断[25~27]。有多项自动检测程序用于发现和定量分析圆锥角膜[28,29]。波前分析显示圆锥角膜的患者高阶像差增加[15]。

屈光手术后角膜扩张

- 角膜扩张是屈光手术后轻度视力下降的另一个原因。
- 角膜地形图显示角膜进行性变薄、前凸和不规则散光[30]。
- 大部分患者在屈光手术之前可能就有未被诊断的顿挫型圆锥角膜。

透明角膜边缘变性

- 轻度视力下降的少见原因，见于 20~40 岁的患者。
- 角膜曲率计显示明显的逆规散光。
- 裂隙灯检查显示 4~8 点方位下方角膜变薄[23]。
- 角膜地形图通常显示典型的中央角膜变平，下方角膜变陡。
- 诊断性硬性角膜接触镜佩戴可很好矫正视力并解释视力下降的原因。

Terrien 边缘变性

- 轻度视力下降的罕见原因。
- 裂隙灯检查显示周边角膜（上方常见）变薄、混浊、表面新生血管。

- 进展后可产生逆规散光和不规则散光[31]。

点状角膜上皮炎

多种疾病可导致点状角膜上皮炎和轻度视力下降，框 24.3 总结了常见原因

- 点状角膜上皮炎导致不规则散光进而引起视力下降。
- 裂隙灯检查联合角膜荧光素染色可帮助确诊。
- 视网膜检影、角膜曲率计、角膜地形图和应用硬性角膜接触镜可明确不规则散光是视力下降的原因。
- 润滑剂点眼可改善点状角膜上皮炎患者们的视力。

框 24.3　点状角膜上皮炎的常见原因
感染性角膜炎
病毒性角膜炎
单纯疱疹病毒性角膜炎
流行性角结膜炎
细菌性角膜炎
沙眼
睑缘炎
神经营养性角膜炎
干眼
暴露性
角结膜干燥症
干燥症
毒性角膜炎
化学烧伤
过敏反应
外伤
倒睫
睑内翻
上方角膜缘角结膜炎
Thygeson 表层点状角膜病变

角膜瘢痕

- 轻度的角膜瘢痕即可导致轻度的视力下降。
- 角膜瘢痕导致不规则散光、光线散射、角膜透明性下降进而引起视力下降。
- 仔细的裂隙灯检查、视网膜检影、角膜地形图、硬性角膜接触镜有助于明确视力下降的原因。

3

角膜营养不良

前部角膜营养不良

角膜上皮基底膜营养不良

双眼多见,部分患者无症状,上皮不规则导致的视力下降也很常见。复发性角膜上皮糜烂会加重不规则散光。

- 裂隙灯弥散光斜照法可显示地图样混浊。
- 后照法和斜照法可清晰显示点状、指纹状和地图状病变。
- 角膜荧光素染色可勾勒上皮微囊和突起的上皮区域,但并不着染。
- 角膜曲率计有助于显示不规则映光环(图 24.3)
- 角膜地形图显示的不规则区域与角膜营养不良病变相对应。
- 硬性角膜接触镜有助于明确不规则散光是视力下降的原因。

Meesmann 角膜营养不良

- Meesmann 角膜营养不良是另一种可导致轻度视力下降的前部角膜营养不良。
- 症状包括:流泪、畏光、刺激症状。
- 裂隙灯检查后照法显示角膜弥漫性、多发、细小、规则、透明的上皮间微囊[32]。
- 微囊导致不规则散光进而引起视力下降。
- 硬性角膜接触镜有助于明确不规则散光程度。

Reis-Bücklers 角膜营养不良

- 较早发生复发性角膜上皮糜烂。
- 裂隙灯显示 Bowman 膜弥漫的网状混浊[33]。
- 反复发作形成的角膜上皮下瘢痕,导致不规则散光、角膜透明性下降和光线散射。
- 视网膜检影、裂隙灯检查和角膜散光计有助于确定角膜混浊和不规则散光的程度。

角膜基质营养不良

相对而言,角膜基质营养不良并不常见。基质混浊使角膜透明性降低,导致视力下降。如果病变向角膜浅层发展,可发生上皮糜烂和不规则散光。

颗粒状角膜营养不良

- 通常中年之后才出现视力下降。

- 裂隙灯检查显示视轴区角膜出现散在、局灶性白色颗粒状沉积[31]。(图 24.5)

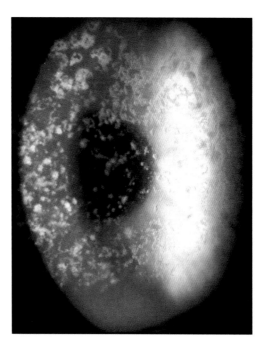

图 24.5　颗粒状角膜营养不良和轻度视力下降患者的裂隙灯照片(弥散光斜照法和间接照明)

- 视网膜检影验光会高估视力下降的程度。

格子状角膜营养不良

- 青年期可出现视力下降。
- 裂隙灯检查显示中央区角膜出现反光的线条,呈格子样排列,后照法观察更明显[34]。
- 发生复发性糜烂可导致上皮下瘢痕和不规则散光。

斑块状角膜营养不良

- 较其他类型的基质营养不良更早的影响视力。
- 裂隙灯检查可看到角膜基质弥漫性混浊,呈毛玻璃样外观,弥散光观察更明显[34]。

角膜内皮异常

后部角膜异常是轻度视力下降的常见原因。机制为角膜水肿使角膜透明性降低和光线散射增加。视力下降的程度取决于病变的严重程度。

Fuchs 角膜内皮营养不良

- 为双眼、缓慢进展的角膜内皮细胞功能障碍。

- 应用裂隙灯和镜面反光照明法可看到角膜内皮细胞增大、多形性和角膜小滴[35]。
- 早期病变以轻微角膜水肿为特点，引起轻度视力下降。
- 视力丢失以晨起为重，随着眼表的蒸发作用和基质水肿减轻，白天视力下降可明显缓解。
- 超声角膜测厚有助于发现早期角膜水肿。
- 角膜内皮镜可显示角膜内皮细胞数量下降及角膜小滴。
- 角膜上皮水肿逐渐进展可导致严重的视力下降。

后部多形性角膜营养不良

- 为双眼显性遗传的角膜疾病。
- 裂隙灯检查显示角膜内皮出现扇形条带或 descemet 膜囊泡，间接侧面照明法等容易观察[36]。
- 基质水肿不断进展继而出现上皮水肿。
- 角膜水肿晨起明显，日间渐轻。

虹膜角膜内皮综合征

- 单眼，女性多见。
- 年龄 30~50 岁。
- 裂隙灯检查发现角膜内皮异常、虹膜周边前粘连、虹膜萎缩、虹膜结节[37]。
- 不断进展的角膜水肿是视力下降的原因。

角膜变性

角膜变性可引起轻度视力下降。机制为中央角膜混浊和不规则散光引起的角膜透明性下降。病史采集和详细的检查可确定视力下降是角膜病变的结果。

翼状胬肉

- 翼状胬肉由于不规则散光或直接长入视轴区引起明显的视力下降。
- 不规则散光的程度可由视网膜检影、角膜曲率计和角膜地形图确定。
- 循规性散光常见，角膜地形图可显示角膜中央至翼状胬肉顶端限局平坦。

角膜形变

佩戴角膜接触镜可导致角膜形态的改变继而导致不规则散光[38,39]，其中硬性角膜接触镜更常见。但硬性透气性角膜接触镜（RGP）和软性角膜接触镜均可以导致角膜形变。

- 通常佩戴框架眼镜视力下降而佩戴接触镜视力正常。
- 角膜曲率计显示映光环变形。
- 角膜地形图诊断角膜形变的灵敏度较高，可见典型的中央角膜不规则散光，放射状对称消失，失去周边角膜平坦的正常模式[40]。

角膜屈光手术

轻度视力下降的常见原因之一是角膜屈光手术。仔细的屈光测量常常可以发现之前忽视的引起轻度视力下降的屈光不正。需进行裂隙灯检查发现角膜雾状混浊、瘢痕或上皮植入[41]。不规则散光是角膜屈光手术最严重和最常见的并发症[42,43]。角膜地形图和波前像差分析有助于不规则散光的诊断和确定屈光手术后视轴区角膜屈光力的改变[43]。角膜地形图可提供有关激光治疗区域的光学质量、手术效果的稳定性、治疗区域中心是否准确对应瞳孔等重要信息[44,45]。在 LASIK 术后患者对比敏感度下降[46]，这可以解释为何患者主观视力比 Snellen 视力表的视力要差。尽管由于部分患者中央角膜平坦使接触镜佩戴不良、导致信息有误，但硬性角膜接触镜的佩戴仍有助于确定角膜病变者视力下降的原因。

（荣蓓 译 晏晓明 校）

参考文献

1. Koch DD, Ali SF, Weikert MP, et al. Contribution of posterior corneal astigmatism to total corneal astigmatism. *J Cataract Refract Surg* 2012; **38**:2080–7.
2. Ueno Y, Hiraoka T, Miyazaki M, et al. Corneal thickness profile and posterior corneal astigmatism in normal corneas. *Ophthalmology* 2015; **122**(6):1072–8.
3. Belin MW, Ambrosio R. Scheimpflug imaging for keratoconus and ectatic disease. *Indian J Ophthalmol* 2013;**61**:401–6.
4. Colenbrander A. Measuring vision and vision loss. In: Tasman W, Jaeger EA, editors. *Duane's ophthalmology. 2013 ed*, vol. 5. Philadelphia, PA: Lippincott Williams & Wilkins; 2012. [chapter 51].
5. Jindra LF, Zemon V. Contrast sensitivity testing: A more complete assessment of vision. *J Cataract Refract Surg* 1989;**15**:141–8.
6. Kniestedt C, Stampler RL. Visual acuity and its measurement. *Ophthalmol Clin North Am* 2003;**16**:155–70.
7. Mannis MJ, Zadnik K, Johnson CA. The effect of penetrating keratoplasty on contrast sensitivity in keratoconus. *Ophthalmology* 1984;**105**: 1513–16.
8. Miller D, Sanghvi S. Contrast sensitivity and glare testing in corneal disease. In: Nadler MP, Miller D, Nadler DJ, editors. *Glare and contrast sensitivity for clinicians*. New York: Springer-Verlag; 1990. p. 45–52.
9. Minkowski JS, Palese M, Guyton DL. Potential acuity meter using a minute aerial pinhole aperture. *Am J Ophthalmol* 1983;**90**:1360–8.
10. Duke-Elder WS, Abrams D, editors. *System of ophthalmology*, vol. 5. *Ophthalmic optics and refraction*. St Louis: Mosby; 1970.
11. Crawford AZ, Patel DV, Mcghee CN. Comparison and repeatability of keratometric and corneal power measurements obtained by Orbscan II, Pentacam, and Galilei corneal tomography systems. *Am J Ophthalmol* 2013;**156**(1):53–60.
12. Belin MW, Khachikian SS. Elevation based topography. Highlights of Ophthalmology International. 2008.
13. Wilson SE, Klyce SD. Quantitative descriptors of corneal topography. A clinical study. *Arch Ophthalmol* 1991;**109**:349–53.
14. Maguire LJ, Bourne WM. Corneal topography of early keratoconus.

Am J Ophthalmol 1989;**108**:107–12.

15. Maeda N, Fujikado T, Kurada T, et al. Wavefront aberrations measured with Hartmann–Shack sensor in patients with keratoconus. *Ophthalmology* 2002;**109**:1996–2003.
16. Kent C. Using wavefront today, Ophthalmology management. September:41–48, 2002.
17. Roorda A. A view of basic wavefront optics. In: Krueger RR, Applegate RA, MacRae SM, editors. *Wavefront customized visual correction; the quest for super vision II*. Thorofare, NJ: Slack; 2004. p. 9–18.
18. Mainstone JC, Bruce AS, Golding TR. Tear meniscus measurement in the diagnosis of dry eye. *Curr Eye Res* 1996;**15**:653–61.
19. Chang PY, Carrel H, Huang JS, et al. Decreased density of corneal basal epithelium and subbasal nerve bundle changes in patients with diabetic retinopathy. *Am J Ophthalmol* 2006;**142**(3):488–90.
20. Ibrahim OMA, Matsumoto Y, Dogru M, et al. The efficacy, sensitivity and specificity of in vivo laser confocal microscopy in the diagnosis of meibomian gland dysfunction. *Ophthalmology* 2010;**117**:665–72.
21. Montes-Mico R. Role of the tear film in the optical quality of the human eye. *J Cataract Refract Surg* 2007;**33**:1631–5.
22. Ishida R, Kojima T, Dogru M, et al. The application of a new continuous functional visual acuity measurement system in dry eye syndromes. *Am J Ophthalmol* 2005;**139**:253–8.
23. Krachmer JH, Feder RS, Belin MW. Keratoconus and related non-inflammatory corneal thinning disorders. *Surv Ophthalmol* 1984;**28**:293–322.
24. Rabinowitz YS. Keratoconus. *Surv Ophthalmol* 1998;**42**:297–319.
25. Maguire LJ, Bourne WM. Corneal topography of early keratoconus. *Am J Ophthalmol* 1989;**108**:107–12.
26. Jonatan D, Galletti MD, Pablo R, et al. Corneal asymmetry analysis by Pentacam Scheimpflug tomography for keratoconus diagnosis. *J Refract Surg* 2015;**31**(2):116–23.
27. Belin MW, Khachikian SS. Corneal diagnosis and evaluation with the Oculus Pentacam. *Highl Ophthalmol* 2007;**35**:5–8.
28. Maeda N, Klyce SD, Smolek MK, et al. Automated keratoconus screening with corneal topography analysis. *Invest Ophthalmol Vis Sci* 1994;**35**:2749–57.
29. Smolek MK, Klyce SD. Current keratoconus detection methods compared with a neural network approach. *Invest Ophthalmol Vis Sci* 1997;**38**:2290–9.
30. Randleman JB, Woodward M, Lynn MJ, et al. Risk assessment for ectasia after corneal refractive surgery. *Ophthalmology* 2008;**115**:37–50.
31. Robin JB, Schanzlin DJ, Verity SM, et al. Peripheral corneal disorders. *Surv Ophthalmol* 1986;**31**:1–36.
32. Fine BS, Yanoff M, Pitts E, et al. Meesman's epithelial dystrophy of the cornea. *Am J Ophthalmol* 1977;**83**:633–42.
33. Hogan MJ, Wood I. Reis-Bucklers' corneal dystrophy. *Trans Ophthalmol Soc U K* 1971;**91**:41–57.
34. Waring GO III, Rodrigues MM, Laibson PR. Corneal dystrophies. I. Dystrophies of the epithelium, Bowman's layer and stroma. *Surv Ophthalmol* 1978;**23**:71–122.
35. Miller CA, Krachmer JH. Endothelial dystrophies. In: Kaufman HE, et al., editors. *The cornea*. New York: Churchill Livingstone; 1988.
36. Krachmer JH. Posterior polymorphous corneal dystrophy: a disease characterized by epithelial-like endothelial cells which influence management and prognosis. *Trans Am Ophthalmol Soc* 1985;**83**:413–75.
37. Shields MB, Campbell DG, Simmons RJ. The essential iris atrophies. *Am J Ophthalmol* 1978;**85**:749–59.
38. Hartstein J. Corneal warping due to wearing of corneal contact lenses. A report of 12 cases. *Am J Ophthalmol* 1965;**60**:1103–4.
39. Levenson DS. Changes in corneal curvature with long-term PMMA contact lens wear. *CLAO J* 1983;**9**:121–5.
40. Arffa RC. Clinical application of corneal topographic analysis. *Semin Ophthalmol* 1991;**6**:122–32.
41. Pasternak J, et al. Corneal haze evaluation after excimer laser photorefractive keratectomy for high myopia. Presented at the Eye Bank Association of America 33rd Scientific Session, Oct 29, 1994.
42. Johnson J, Azar D. Surgically induced topographical abnormalities after LASIK; Management of central islands, cornea ectasia, decentration and irregular astigmatism. *Curr Opin Ophthamol* 2001;**12**:309–17.
43. Smolek M, Oshika T, Klyce S, et al. Topographic assessment of irregular astigmatism after photorefractive keratectomy. *J Cataract Refract Surg* 1998;**24**:1079–86.
44. Klyce SD, Smolek MK. Corneal topography of excimer laser photorefractive keratectomy. *J Cataract Refract Surg* 1993;**19**(Suppl.):122–30.
45. Cavanaugh TB, Durrie DS, Riedel SM, et al. Topographical analysis of the centration of excimer laser photorefracive keratetomy. *J Cataract Refract Surg* 1993;**19**(Suppl.):136–43.
46. Chan JWW, Edwards MH, Woo GC, et al. Contrast sensitivity after laser in situ keratomileusis: One year follow-up. *J Cataract Refract Surg* 2002;**28**:1774–9.

第四篇

眼库

第 25 章

眼库技术:结构与功能

Jackie V. Malling

关键概念

- 成功的眼库需要角膜手术医生和眼库专业人员的合作。
- 捐赠组织的利用度受到授权、筛选、采集、处理、储存、评估和移植分配的影响。
- 组织筛查包括评估医疗数据和与家属面谈交流。
- 组织采集包括验证授权、身份认定、对眼 / 身体冷却的确认、笔式手电检查、身体评估(检查)和抽血检测。
- 根据既定的医学标准和程序以及组织被用于的移植类型,组织的制备和保存技术会有所不同。
- 新近眼库技术的发展包括个体化的手术组织准备,同时采用标准术语(ISBT 128)进行统一的、国际性的描述性命名。

本章纲要

眼库技术的演变
组织获取
筛选
采集
组织保存和储存
供体资格
组织评价和适用性
设施、设备、仪器和用品
质量保证和分配
展望

眼库技术的演变

眼库创建 70 多年后,已经远远不止仅为全厚穿透性角膜移植术(penetrating, keratoplasty, PK)提供角膜以及为支撑性手术提供巩膜。眼库现在常规做个体化的组织制备,倡导捐赠眼球,致力于推动医学标准和研究的进步。在美国角膜手术医生和眼库专业人员之间有独特的合作伙伴关系,这推动了手术创新,也是每年 47 000 例并且不断上升的角膜移植需求的基础[1]。

组织获取

供体组织的可用度仍然是眼库和角膜移植的基石,其受到授权、筛选、采集、处理、储存、评估和移植分配的影响。可用性取决于捐献者本人同意(例如捐赠登记、驾驶执照)或近亲属同意的捐赠授权。在美国超过 1.25 亿人[2](成人人口的 50%)是登记在册的捐赠者,平均每年还有 800 万人新登记加入[3]。州法律通常明确指出本人的捐赠意向是登记人去世后进行捐赠的唯一必要条件[4]。但是有些方案仍然需要得到近亲的通知或者许可才能进行。制定同意书的"最佳方案"一向是美国眼库协会(eye-Bank Association of America, EBAA)支持的角膜协作组织的强调重点[5]。眼库会核查其中意向的兑现、从死亡到采集的时间以及其他实践评估、标准检查程序和改进,包括组织采集在内的整体有效性。

筛选

首先通过收集与医疗干预、可疑败血症以及已知或可疑的传染病史等相关的医疗记录进行初步筛查。接下来,(如果可能)通过其家庭完善医疗 / 社会历史信息 - 现在以《捐助者风险评估报告》(Donor Risk Assessment Interview, DRAI)[6]的统一形式进行。DRAI 的问卷符合 EBAA 的《医疗标准》(EBAA Medical Standards)[7]和美国食品药品管理局(Food and Drug Administration, FDA)的第 21 条规定《CFR

1271 捐赠资格认定和良好组织库实践 HCT/Ps》(CFR 1271 Donor Eligibility Determination and Good Tissue Banking Practices HCT/Ps)[8]。DRAI 的问卷旨在确定高风险行为、传染病暴露情况、败血症、供体资格和组织适用性。在满足了初步筛选的捐赠资格后,接着进行采集和进一步的筛选过程。在遵循捐赠意向法规或本人同意的情况下,对可能涉及的近亲或了解供体历史的个人进行采集后的筛选。

采集

组织采集前的重要步骤包括:验证授权、身份确认、眼 / 身体的冷却确认、眼部笔式手电检查、身体评估(检查)和抽血测试(可在采集前)。通常会运用身体检查图解,以从前到后,从一侧到另一侧的方法进行,以确保检查连续合理,重点强调提供由美国 FDA[9] 以及 EBAA[6] 列出的感染、传染病或高风险行为的证据。这包括但不限于:

- 艾滋病病毒或感染性肝炎的体征
- 非治疗性针迹,包括文身和佩有人体穿刺饰品
- 损伤、增生物、全身性水疱疹
- 淋巴结肿大
- 皮肤破裂或淤伤、引流口、痘苗、红斑
- 黄疸病
- 肝肿大
- 黄疸
- 卡波西肉瘤、鹅口疮

采集方法须经医学顾问批准,可能是整个眼球,但 97% 都只是采集角膜[1]。用于手术切除组织的套件包括无菌仪器和用品,并将污染或交叉感染的可能性减到最小。一般使用无菌或一次性仪器,以减少交叉污染的可能和免除对仪器的清洁、包装、跟踪和灭菌。在死亡后和组织保存前,必须用聚维酮碘溶液清洁消毒眼表。

组织保存和储存

组织采集后,角膜通常放置在保存液中(遵循《良好实践规范》)(Good Manufacturing Practices),并在其他处理(采集后打开保存组织的容器前)或移植前冷藏于 2~8 ℃。眼库现在常常为角膜内皮移植术(endothelial keratoplasty,EK)做组织制备,如角膜后弹力层剥除内皮移植术(descemet stripping endothelial keratoplasty,DSEK),自动取材后弹力层剥除角膜内皮移植术(descemet stripping automated endothelial keratoplasty,DSAEK)和角膜后弹力层内皮移植术(descemet membrane endothelial keratoplasty,DMEK)[1],并认为这与手术医生一样需要安全谨慎操作[10,11]。虽然穿透性角膜移植(PK),前部板层角膜移植(anterior lamellar keratoplasty,ALK),同种异体角膜缘移植(keratolimbal allograft,KLA)和激光辅助的角膜移植术依然是眼库人员的主要工作,但 EK 手术目前是最常见的,并超过了 PK[1]。根据预期用途,角膜和巩膜可以用甘油、乙醇、低温和 γ 辐射或电子束辐射保存和储存。医学顾问对所有使用方法负责。新的规定包括在分配和实施《ISBT 128》时共享额外的处理[12]。《ISBT 128》是一个从登记就开始的多步骤过程[13],旨在让捐赠者的组织在全球范围内可统一识别和追溯。

供体资格

捐赠者资格的实现是在移植安全的基础上实现的,捐赠者身体评估和《DRAI》是必备部分。此外,还应该对与潜在危险因素有关的记录进行深入审查,可能包括医疗、尸检、验尸员的死亡看法或警察的调查记录。获取的供体血液样本需要检测合格,检测项目包括血浆稀释度、血清、溶血、样品分离、样品冷冻或冷藏以及样品收集的时机和储存条件等。通过计算对血液制品、晶体、血浆和全血进行评估,以验证样品没有被稀释,否则可能导致测试结果偏差(通常为假阳性)。美国 FDA 和 EBAA 要求进行 HIV 1~2 抗体、乙型肝炎表面抗原和丙型肝炎抗体检测。此外,美国 FDA 还要求进行梅毒相关的、艾滋病和丙型肝炎病毒核酸测试(核酸 DNA/MNA)[14]。无论何时需要,都可以获取已批准用于尸体的试剂盒。某些情况可能需要进行西尼罗病毒(West Nile virus)和恰加斯病(Chagas disease)等额外测试。无论是否要求,所有检查都必须根据每个眼库的规定和流程进行评估并决定其可行性。应尽量分享测试结果,以防止在捐赠机构中重复测试以及结果不一致。

组织评价和适用性

组织适用性是提供角膜进行移植的重要一步,在采集时以笔式手电检查开始。在采集和附加处理(根据需要)之后,进行裂隙灯和角膜内皮显微镜检查。如果发现有异常或有疑问,或者需要确定是否不

再行内皮细胞计数(endothelial cell count,ECD)时,应提交医学顾问审查。手术创新和治疗(包括激光,成分角膜移植和局部治疗)的最新趋势要求评估组织需要更多的考虑。许多眼库现在使用眼部计算机断层扫描(ocular computed tomography,OCT)来进行额外的组织形态检查,包括在进行额外的处理之后。眼库必须指定每种组织的手术适用性,例如 PK、ALK、EK、KLA 和 / 或结构性手术。在完成所有筛选、检测和评价程序后,分配合适的组织进行手术。组织的可用性的最终决定权依然取决于移植手术医生。虽然研究表明供体 / 供体组织的特征不会影响手术结果[15],但手术医生的接受度会降低组织的利用度[16]。未使用的组织必须以有尊严的、危害最小的方式进行处理。

设施、设备、仪器和用品

眼库必须有专门的、安全的实验室、冰箱、裂隙灯和角膜内皮检查设备。由于对一次性使用仪器或者可重复使用的仪器需要进行跟踪和消毒以满足新消毒指南的严格要求,大多数眼库都使用一次性仪器进行组织采集[17]。现在,诸如微型角膜刀、角膜测厚计和激光机等设备都常常用于组织制备,例如 DSAEK、DMEK 和激光辅助角膜移植等。OCT 是一种颇受欢迎的可选用的新型评估工具。

质量保证和分配

随着眼球捐赠和角膜手术的发展,联邦法规、同行评审医疗标准和认证计划也在不断调整,同时继续强调确保质量。眼库必须有一个高质量方案,有详细流程,有可供检查的记录,并按规定的最短时期保留资料。EBAA 医疗标准明确界定了职责(医学顾问、执行主任、经认证的眼库技术人员)、培训要求以及责任人的划分,以此来实施组织适用性、捐赠者资格和最终资格确定的关键程序。医学顾问持续对许多重要方面酌情裁决,包括:

- 供体 / 组织标准,包括供体年龄
- 采集前的眼球维护步骤
- 所使用的聚维酮碘溶液的浓度
- 从死亡到保存的最长时间
- 放弃内皮细胞计数(ECD)的条件
- 处理不需要的检查结果
- 确定不良反应和根源

- 组织保存方法
- 通过眼库培养供体组织

一个高质量方案的最重要组成部分之一是分配跟踪。从供体到受体必须要有可追溯性,反之亦然。这在有任何不良反应(疾病或生物学功能障碍)的情况下是非常重要的,不良反应必须通过在线不良反应报告系统(online adverse reaction reporting system)[19]报告给美国 FDA[18]和 EBAA,以确定反应是否可能或绝对是由于供体组织造成[6]。质量计划设定和监控眼库的重要功能作为持续改进质量的一部分,以避免潜在问题的触发,针对问题的根本原因进行分析,并酌情调整。必须将调查结果通知参与捐赠的所有部门。美国 FDA 在检查期间会要求提供年度登记、不良和偏差报告以及合作情况[20]。EBAA 会要求成员进行考核、培训和履行人员配置要求,提交年度统计报告[21],并与执行眼库职责的非 EBAA 认证的部门签订合同[1]。近来出现的欺诈活动是一种新挑战,必须对其进行调查并向 EBAA 报告。基于与文件、验证、有效性和记录控制有关的要求,大多数眼库已经为该高质量计划增加了财力和人力资源。在全球范围内,以社区为基础的眼球采集和分配成功使得既定的方案取得了不断的发展。

展望

虽然尚未知近期这种由角膜手术医生驱动的角膜移植增加的趋势是否会持续[22],但其有着明确的社会经济效益。2013 年,美国的角膜移植的净社会总收益接近 60 亿美元[23]。未来还会有新的挑战和机遇[24,25]。激光等眼科治疗对供体组织可用性的长期影响尚未可知。新出现的抗生素耐药性疾病和区域性的流行传染病,如禽流感和埃博拉病毒,带来了组织在未来的可用性和费用的有关问题。美国正在进行医疗改革,并采纳了世界卫生组织(World Health Organization,WHO)有关解剖捐赠协调努力的建议,比如《ISBT 128》[26]。新的眼库资源已经出现,这可能会推动眼库的未来发展。全球眼库协会联盟(The Global Alliance of eye Bank Association)由最大的眼库协会倡议组建,以支持世界卫生组织的捐赠举措,协调眼库协会,并促进其达成目标[27]。《国际眼库杂志》是专门为眼库提供首个同行评审的科学出版物[28]。Iris 注册是为综合性眼病和病症登记成立的,其可能包括与角膜移植和眼库活动相关的关键指标[29]。眼库在 70 多年前成立,通过不断创新、为患者提供服务发展起来,并对角膜移植的成功起关键作用。

(徐梅 译 赵敏 校)

参考文献

1. Eye Bank Association of America. *Eye Banking Statistical Report*. Washington, DC, 2013.
2. Donate Life America. 2015 Annual Report.
3. Donate Life America. 2014 Annual Report.
4. Uniform Law Commission. Anatomical Gift Act (2006). <http://www.uniformlaws.org/ActSummary.aspx?title=Anatomical%20Gift%20Act%20(2006)> [accessed 01.08.16].
5. Eye Bank Association of America. *Cornea Collaborative Report – Final*. Washington, DC, February 2008.
6. American Association of Tissue Banks. Uniform DRAI documents. <http://www.aatb.org/DRAI-Documents> [accessed 18.12.15].
7. Eye Bank Association of America. *Medical Standards*. Washington, DC, June 2015.
8. Department of Health and Human Services, Food and Drug Administration. Eligibility determination for donors of human cells, tissues, and cellular and tissue-based products. <http://www.gpo.gov/fdsys/pkg/FR-2004-05-25/pdf/04-11245.pdf> [accessed 18.12.15].
9. Department of Health and Human Services, Food and Drug Administration. Part 1271 Human cells, tissues, and cellular and tissue-based products. <http://www.ecfr.gov/cgi-bin/text-idx?SID=0b998ed3ab3a43c14e33e766b67e7816&mc=true&node=pt21.8.1271&rgn=div5> [accessed 18.12.15].
10. Rauen MP, Goins KM, Sutphin JE, et al. Impact of eye bank lamellar tissue cutting for endothelial keratoplasty on bacterial and fungal corneoscleral donor rim cultures after corneal tranplantation. *Cornea* 2012;**31**(4):376–9.
11. Kitzmann AS, Goins KM, Reed CC, et al. Eye bank survey of surgeons using precut donor tissue for Descemet stripping automated endothelial keratoplasty. *Cornea* 2008;**27**(6):634–9.
12. Armitage JW, Ashford P, Crow B, et al. Implementation of standardized terminology and ISBT 128 product codes for ocular tissue. *Int J Eye Bank* 2014;**2**(1):doi:10.7706/ijeb.v2i1.64.
13. Eye Bank Association of America. *Medical Advisory Board Meeting Minutes*. Washington, DC, October 16, 2014.
14. Heck E, Brown A, Cavanagh HD. Nucleic acid testing and tissue safety: An eye bank's five-year review of HIV and hepatitis testing for donor corneas. *Cornea* 2013;**32**(4):503–5.
15. Sugar J, Montoya M, Dontchev M, et al. and for the Cornea Donor Study Investigator Group. Donor risk factors for graft failure in the Cornea Donor Study. *Cornea* 2011;**28**(9):981–5.
16. Woodward MA, Ross KW, Requard JJ, et al. Impact of surgeon acceptance parameters on cost and availability of corneal donor tissue for transplantation. *Cornea* 2013;**32**(6):737–40.
17. Department of Health and Human Services, Centers for Disease Control and Prevention. Creutzfeldt-Jakob disease – infection control. <http://www.cdc.gov/prions/cjd/infection-control.html> [accessed 18.12.15].
18. Department of Health and Human Services, Food and Drug Administration. Guidance for Industry MedWatch Form FDA 3500A: Mandatory reporting of adverse reactions related to human cells, tissues, and cellular and tissue-based products (HCT/Ps). November 2005 <http://www.fda.gov/BiologicsBloodVaccines/SafetyAvailability/ReportaProblem/ucm152576.htm> [accessed 01.08.16].
19. Eye Bank Association of America. Online Adverse Reaction Reporting System log-in. <http://education.restoresight.org/arr/login.php> [accessed 18.12.15]. Read more: <http://www.ukessays.co.uk/tool/vancouver-referencing-generator/#ixzz3UKxqtOmk>.
20. Department of Health and Human Services, Food and Drug Administration. Tissue Establishment Registration. <http://www.fda.gov/BiologicsBloodVaccines/GuidanceComplianceRegulatoryInformation/EstablishmentRegistration/TissueEstablishmentRegistration/ucm2006018.htm> [accessed 18.12.15].
21. Eye Bank Association of America. Eye Bank Accreditation. <http://restoresight.org/what-we-do/accreditation/> [accessed 18.12.15].
22. Li JY, Mannis MJ. Eye banking and the changing trends in contemporary corneal surgery. *Int Ophthalmol Clin* 2010;**50**(3):101–12.
23. Lewin Group. Cost-Benefit Analysis of Corneal Transplant, Executive Summary; September 2013.
24. Doughman DJ, Rogers CC. Eye banking in the 21st century: How far have we come: Are we prepared for what's ahead? *Int J Eye Bank* 2012;**1**(1).
25. Van Meter WS, Sheth PH. Potential adverse effects on the cornea donor pool in 2031. *Int J Eye Bank* 2013;**1**(2).
26. World Health Organization. ISBT Consistent Coding Systems. <http://www.who.int/transplantation/tra_isbt/en/> [accessed 18.12.15].
27. Global Alliance of Eye Bank Associations. About us: <http://www.gaeba.org/about-us/> [accessed 18.12.15].
28. Eye Bank Association of America. International Journal of Eye Banking homepage. <http://www.eyebankingjournal.org/index.php/ebj/index> [accessed 18.12.15].
29. American Academy of Ophthalmology. IRIS Registry. <http://www.aao.org/iris-registry/> [accessed 18.12.15].

4

第 26 章

眼库技术的医学标准

David B. Glasser

关键概念

- 设立医学标准是为了确保眼库安全有效的供给
- 眼库受各联邦法规以及美国眼库协会的监管
- 尽管各国的医学标准和监管有所差异,但都是为了共同的目标:
  - 阻断疾病的传播(全身的和局部的)
  - 发挥组织的最大用途
  - 确保眼库及临床工作人员的安全
- 眼库的标准随着医学进步在不断改进
  - 手术技术
  - 组织处理技术
  - 潜在的传染性疾病

本章纲要

现代眼库和中期、长期保存技术的发展,从根本上改变了角膜移植手术的性质。即世界各地的角膜移植手术从通常必须在几小时内完成、需要备用医师的急诊手术到目前的择期手术。在过去的 40 年里,大量医学标准和规章制度不断演变,以适应日益复杂的眼库发展。这些规定旨在确保拟用于人类移植的眼组织的最高安全性和有效性,同时保持足够多的捐赠者。

1979 年美国眼库协会(EBBA)首先制定了规程,并在 1980 年正式通过。美国眼库同时受到各联邦和州法律、美国 FDA、国家认证和卫生部门的监管。美国以外政府监管程度因不同国家而异。本章节将通过回顾美国眼库的规章制度,着重关注眼库的安全性及有效性。

美国眼库协会的医学标准

EBAA 的医学标准由其医疗顾问委员会决定,该委员会由角膜手术医生、眼库成员和研究员组成,由美国 FDA 提供投入[1]。医学标准根据科学基础上获得的有用信息,在知情讨论后达成共识[2]。这些标准每年修订两次,经美国眼科学会(American Academy of Ophthalmology,AAO)审查和批准,并传达给 EBAA 的眼库成员。

EBAA 医学标准比现行的联邦法规或州法规更为全面,涵盖眼库的所有方面:知情同意;组织获取;供体的体格检查;用于外科手术的组织保存,包括超净工作台下角膜巩膜缘去除和巩膜保存;用于板层或其他特定手术的组织的加工;储存组织和保存液,包括检疫组织等待手术适应性的确定;审查捐助者的医疗和社会历史以及实验室评估确定手术适应性,包括尸检结果、亲属或姻亲关系、医师访谈和血清学检查;评估手术用组织,包括对全眼球或切除角膜进行裂隙灯检查和内皮镜检查;用于眼部手术或其他用途的组织分配、包装和运输;保存捐助者和受捐者病历。具体标准将在下面进行更详细的讨论。

眼库的政策和运行需要由受过角膜基金培训并合格的医学顾问进行监督。自 1990 年以后,原发性供体衰竭、眼内炎、角膜炎、角膜营养不良或变性以及全身性疾病的传播等不良事件均要求上报。EBAA 保存不良事件登记册,用于监测和识别潜在风险的趋势。EBAA 颁布的医学标准被认为是眼组织移植相关不良事件发生率极低的主要原因。

通过限时的认证系统以确保医学标准的遵守。由角膜手术医生和眼库人员组成的志愿检查组定期进行现场调查,以评估眼库是否符合医疗标准。公布调查结果后,眼库有机会在规定的时限内采取纠正措施来解决本区域内的违规行为。当有证据表明存在对眼库工作人员或受捐人安全有潜在威胁的违反医学标准的行为时,此时可能会进行突击检查。检查组构成 EBAA 认证委员会,每半年会面一次,讨论现场调查的结果并确定认证状态。虽然 EBAA 会员资格和认证是自愿的,但北美绝大多数眼库成员都是 EBAA 会员,大多数角膜移植手术医生都使用经过认证的眼库的组织。

联邦和州的规范

最初,联邦和州政府对眼球、组织和器官库的规范集中在同意和交付议题上。而最近的规定更着重于组织安全。

1968 年《统一遗体捐献法案》(Uniform Anatomical Gift Act,UAGA) 规定,签字和有证人的捐赠卡足以具备死亡后获取器官或组织的法定许可。这项法律 1970 年在美国 50 个州全部通过,大大简化了以治疗、教学或研究为目的的捐赠身体部位所需的文书工作。UAGA 于 1987 年更新,并于 2006 年再次更新,以反映联邦法律法规以及捐赠方案的变化。

在一些州,法律允许在无法联系家庭的情况下,以近亲属同意的方式获取器官和组织。1975 年马里兰州通过了这些最早的所谓的"验尸员"或"立法许可"的法律,使得供体角膜供应量大大增加。虽然推定同意法在美国的一些地区仍然存在争议,但在其他国家,如西班牙,推定同意是一项被认可的政策,有着悠久而成功的历史。1986 年"综合预算协调法案"(Omnibus Budget Reconciliation Act) 规定了立法要求。要求参与医疗保险的医院必须通知家属,其享有"器官或组织的捐赠选择权和拒绝权",再次使捐赠力度大幅增加[3]。即使存在签名的捐赠者卡,但是如果近亲属提出拒绝,也可能会出现异议。大多数机构都会遵照家庭的愿望,以避免争议和潜在的法律纠纷。这些案件虽然不太可能导致民事或刑事处罚,但是也无法完成死者捐赠组织的心愿。

1984 年通过的美国"国家器官移植法案"(National Organ Transplant Act),特别规定出售或购买人体组织是违法的。该法案规定,"任何人明知获取、接受或以其他方式转让人体器官、用于等价有偿的人体移植是违法的"[4]。角膜和眼球属于人体器官。"等价有偿"一词被定义为允许支付与组织的获取、加工、评估和运输相关的合理费用。国会提出了很多为活体和尸体捐赠者提供各种补偿的法案,旨在增加实体器官捐赠,但没有一项被认真考虑。

美国 FDA 在 20 世纪 90 年代开始在美国正式规范眼库运行。最后确定了捐赠者的既往史和体格检查要求;对 I 型和 II 型人类免疫缺陷病毒(HIV)、乙型肝炎和丙型肝炎进行血清学检测;制定了关于召回、检查和记录保留的规范,并在 1997 年被作为"联邦法规"(Code of Federal Regulations) 的一部分。2004 年和 2007 年增加了附加规定,统称为《现时良好组织操作》规程(Current Good Tissue Practice,CGTP)[5,6]。CGTP 规则宣称的目的是"帮助在使用人类细胞和组织来源的产品时,确保防止传染病的引入和传播:①产品不含相关传染病;②制作过程中不受污染;③产品的功能和完整性不会因不正确的制备过程而受损。"如下所述,这些大多数问题目前被 EBAA 医学标准采用。

此外,美国 FDA 还发布了关于供体筛查和血清学检测[7]特定方面的《行业指南》(Guidance for Industry) 文件,规定了可用于尸体血液学检测的试剂盒的类型[8],详细的供体资格标准[9],以及进一步的 CGTP 要求[10]。目前美国 FDA 要求筛选眼供体的血液检查(表 26.1)。附加《行业指南》推荐的关于检测西尼罗河病毒(West Nile virus,WNV)、梅毒和锥虫,界定的最小的组织处理和不良反应报告的要求已经以草案的形式发布。指导文件可以在 fda.gov 网站上在线访问。

尽管指导文件被认为是不具约束力的建议,但一旦进入最终形式,眼库必须能够证明任何偏离推荐的做法是合理的,否则会面临来自美国 FDA 的强制措施。

美国 FDA 检查员会进行突击现场检查。不遵守规章的眼库可能导致组织召回,且必须在规定的时限内说明情况。持续不合规范可能导致美国 FDA 的法律诉讼。检查员的调查结果是公开的,同时也作为组织召回记录。如果发现有违反"联邦法规"的行为,意味着有传播艾滋病毒或肝炎等相关传染病的潜在风险,美国 FDA 可能会责令召回,或由眼库自发提出召回。召回要求通知移植手术医生艾滋病毒、乙型肝炎或丙型肝炎的阳性检查结果,但不需要移除已经移

表 26.1 美国 FDA 规定捐赠者的血液要求

人类免疫缺陷病毒	乙肝病毒	丙肝病毒	梅毒螺旋体
HIV 1 型抗体(抗 HIV 1)	乙型肝炎表面抗原(HBsAg)	丙型肝炎病毒抗体(抗 HCV)	梅毒血清学检测
HIV 1 型核酸检测	抗乙型肝炎核心抗原(抗 HBc,IgG 和 IgM)	丙型肝炎病毒核酸检测	
HIV 2 型抗体(抗 HIV 2)			

在获取组织之前,需要使用批准用于尸体血清检测的试剂对 HIV 和肝炎进行阴性筛查。对于非特异性血清学检测为梅毒阳性的捐献者,如果特定的螺旋体检查为阴性,也可以认为合格。

植的组织。下文将更详细地讨论召回和相关的撤除问题。

组织安全标准

与组织的安全性和有效性有关的医学标准主要是为了降低疾病传播的风险,并确保移植的组织具有足够的光学和力学完整性以达到预期的用途。自 1991 年以来,EBAA 不良事件登记处一直在跟踪报告疾病传播和原发性供体衰竭的病例(表 26.2)。可以通过角膜移植术传播的眼科疾病包括角膜营养不良和变性、微生物引起的角膜炎以及眼内炎。全身病毒感染和朊病毒疾病也有通过角膜移植进行传播的可能。为了消除自主登记漏报的固有趋势,应报告的不良事件的定义随着时间的推移而发生变化,包括与移植组织相关的或可能相关事件。在诸如肝炎、人类免疫缺陷病毒、梅毒、西尼罗河病毒和朊病毒等全身疾病的病例中,任何发生在受体上的事件都应报告,无论其是否与供者组织有关。

营养不良和变性

大多数捐献者的角膜营养不良和变性容易通过裂隙灯检查和角膜内皮镜检查发现,这两者都是 EBAA 医疗标准所要求的检查。排除标准包括:对预期手术效果有妨碍的先天性或后天性眼部疾病,例如捐献者角膜中央瘢痕拟用于穿透性角膜移植、圆锥角膜以及球形角膜移植。又如翼状胬肉和其他结膜和角膜表面疾患影响角膜中心的中央光学区域(EBAA 医学标准 D1.110)。在捐赠者中,可能很难发现圆锥角膜或前基底膜营养不良的细微体征。自 1991 年开始,只有 25 例传播的角膜营养不良或变性向 EBAA 作为不良事件登记报告,然而在此期间,有超过 75 万枚角膜被用于移植。

眼内炎和微生物性角膜炎

眼内炎和微生物性角膜炎的传播十分复杂。EBAA 医学标准规定不接纳有活跃的细菌、病毒或真菌败血症;细菌或真菌性心内膜炎;眼或眼内炎症捐赠者的组织(EBBA 医疗标准 D1.110)[1]。然而眼表不是无菌的。人死亡后,可以培养的细菌数量和种类逐渐增多[11]。最终,供体眼表的寄生菌将会穿透上皮细胞并侵入角膜基质。没有可见的浸润,也没有可靠的迹象表明这是什么时候发生的。通过冷冻身体或将湿冰袋放置在闭合的眼睑上来降低眼表的温度,以降低代谢需求,能延长上皮完整性的时间并降低细菌的复制率。但没有足够的科学数据来制定有关死亡 - 保存时间的具体标准。然而每个眼库都被要求制定各自的死亡 - 保存的最长时间间隔,并要求落实在使用眼组织前眼球的维护措施[1]。此外无菌技术贯穿整个医学标准。为了减少交叉污染的风险,必须在符合 ISO 5 级标准的超净工作台下进行角

表 26.2 EBAA 不良反应报告,1991~2013 年

	角膜(占总数的百分比)*
原发性供体衰竭	1160(0.10%)
同源病例	155(13%)
眼内炎	344(0.030%)
同源病例	59(0.17%)
培养物一致	146(42%)
角膜炎	133(0.012%)
同源病例	12(9.0%)
角膜营养不良和变性	25(0.003%)
同源病例	32%
全身疾病	1(0.000088%)

1 135 762 例由 EBAA 眼库成员提供角膜的移植。

膜或其他组织的处理,在被认可合格的手术室或与标准手术室一样的无菌环境中施行角膜移植(EBAA 医疗标准 E1.200)。有报告表明供体眼细菌污染率为 5.3%~19.4%[11~15]。因为角膜组织不是无菌的,当角膜移植的受体发生眼部感染时,供体组织则被怀疑是病原体的潜在来源。

在美国,角膜移植术后感染性角膜炎的发生率为 4.0%~4.9%[16,17]。绝大多数病例是在手术后的一段时间内获得的,而与供体组织的污染无关。诱发感染的因素包括上皮缺损、暴露的缝线、接触镜损害、其他眼表疾病、倒睫和其他眼睑疾病以及免疫抑制。自 1991 年以来,报告给 EBAA 不良反应登记处感染性角膜炎已有 133 例(表 26.2)。由于感染在术后短期内也发生在另一个没有炎症的受体,因此供体组织被认为是病原体的来源。其中有 12 例(占总数的 9%)应用共同来源的角膜(mated cornea)后受体发生了同一微生物的感染,而剩余应用共同来源的角膜则无感染迹象。

一些大样本的研究报告指出角膜移植术后眼内炎发生概率为 0.1%~0.77%[11~14,18~23]。虽然这些病例中的一部分发生在术后很长时间,并且与缝线操作或伤口暴露有关,但大多数发生在术后几天或几周内。报告给 EBAA 不良反应登记处的 344 例眼内炎中分离出的最常见的微生物是链球菌 / 肠球菌(40%)、其次是真菌(20%)、无菌生长(16%)和葡萄球菌(9%),葡萄球菌和链球菌属也是在供体边缘组织培养中最常见的微生物。在报告给 EBAA 的病例中,42% 从供体角膜缘和受体的玻璃体中培养出相同的微生物(表 26.2)。这种物种一致的比率强烈说明受体的感染来源是供体内或表面的微生物。然而葡萄球菌和链球菌也经常在受体皮肤、眼表和上呼吸道中发现。因此,供体组织或储存培养基与受体玻璃体之间的相同培养结果并不一定表明供体组织是病原体的来源,特别是当病原体是正常菌群时。使用 DNA 杂交技术的研究发现,内眼手术后 17 例眼内炎患者中有 14 例(82%)来自患者的正常菌群[24]。其中 2 例发生在穿透性角膜移植术后,且从该 2 例受体玻璃体分离的微生物与从受体结膜和鼻腔分离的微生物相同。

美国的眼库不需要对供体角膜进行培养。过去,EBAA 医疗标准要求眼库在移植时建议手术医生对供体材料进行培养。这一要求在两项研究结果发表后被取消。这两项研究表明供体培养结果与造成眼内炎的病原体之间存在较低的相关性。Everts 等人[13]回顾性分析了 774 例角膜移植的临床和培养结果。41 例(5.3%)角膜巩膜边缘培养产生的微生物,主要是凝固酶阴性的葡萄球菌。有两名患者在移植后三个月内发生眼内炎。一例为金黄色葡萄球菌;另一例为铜绿假单胞菌。两名捐献者的角巩膜缘培养物均为阴性,而且患者的感染都与移植过程无关。Everts 等人得出结论,供体角巩膜边缘培养物不能证明是引起眼内炎的原因,并且角巩膜缘培养物与眼内炎培养物存在差异,表明作为质量保证的培养无作用。Wiffen 等人[12]回顾性研究了 1083 例角膜移植术的临床和培养结果。供体角巩膜缘培养的阳性率为 19.4%,其中没有一个发生眼内炎。而在发生眼内炎的 3 例中,供体培养为阴性。Wiffen 等人认为常规供体角膜缘培养对穿透性角膜移植术的感染性并无预测价值。然而与此相反,Kloess 等人[14]在 1010 例角膜移植中发现 4 例眼内炎有 3 例有供体 / 受体培养物一致,同时 Cameron 等[23]在 3000 例角膜移植术中发现 6 例培养结果一致的眼内炎病例,但是在这些研究中没有进行 DNA 的分型。在这些研究中由于眼内炎的破坏性和其一致的培养结果的高发生率,研究者主张在手术时培养供体角巩膜缘和 / 或保存液。他们指出在术后出现意想不到的感染或感染逐渐加重的病例,供体培养的阳性结果应高度怀疑与眼内炎有关,并可以对眼内炎病原体种类提供早期处理。最近,供体角巩膜缘培养的真菌阳性与受体真菌性眼内炎的高发生率密切相关。当从供体材料中分离出真菌时,预防性抗真菌治疗可降低受体感染的风险。

狂犬病

1978 年,美国发生了第 1 例通过角膜移植感染狂犬病的病例[26,27]。在法国、泰国、印度和伊朗报告了 7 起病例[28~31]。8 名受者均死于狂犬病脑炎。在法国的另一起病例中,医生在术后第一天被告知捐献者死于狂犬病。然后受者接受了干扰素、人类狂犬病免疫球蛋白和抗狂犬病疫苗的治疗后从未出现狂犬病的症状或体征[32]。大多数病例发生在人们认识到狂犬病可以通过角膜移植术传播之前。在每个病例中,捐赠者都有明显的脑炎症状。而根据现行的标准"排除来自狂犬病、未知病因死亡、未知病因的神经疾病、活动性病毒性脑炎、未知来源的脑炎或进行性脑病患者的组织的捐献者"(EBAA Medical Standard D1.110),上述每一个供体都将被排除。自 1979 年以来,美国便再未报道通过角膜移植发生狂犬病感染的病例。

乙型肝炎

有记录的乙型肝炎病毒(Hepatitis B Virus,HBV)

的传播通过两名独立的捐赠者捐给两名角膜受体[33]。来自每一名供体的角膜受体在穿透性角膜移植术后2个月和14周表现出HBV感染的临床和血清学证据。而来自另一名供体的角膜受体术后4个月因脑血管意外死亡，未进行血清学检测。其他接受乙肝供体角膜的受体从未发现肝炎的临床特征，但在穿透性角膜移植术后两年检测乙肝为阳性。

这些病例发生于1984年和1985年，并首次报告于1988年，在对HBV进行筛查之前要求考虑到医疗水平。该报告以后EBAA要求在发放组织之前进行乙肝表面抗原（the hepatitis B surface antigen，HBsAg）的阴性筛选。从那时之后就没有乙肝病毒传播的病例。此外结合捐献者的既往史及体格检查，必须特别寻找肝炎证据（EBAA医疗标准D1.000）。HBsAg通常在暴露后2~3周内通过酶联免疫吸附测定（enzyme linked immunosorbent assay，ELISA）或放射免疫测定（radio immuno assay，RIA）检测，大约2~4周肝酶升高，3~5周出现症状或黄疸。具有代表性的是，HBV感染的血清标志，在患者康复后的12周内消失。超过13周的HBsAg的存在增加了慢性携带者和慢性肝病的可能性。HBsAg的持续时间应超过6个月就应被定义为携带者。用于供者筛选的血清试剂盒必须得到美国FDA的批准并只用于尸体血清。一些非传染性供体检测HBsAg可能为阳性。这些假阳性检测结果通常由溶血样本引起。EBAA指出这些假阳性的供体可以用中和试验或验证试验来鉴定。然而，对组织的发放美国FDA并没有接受这些验证性检测的有效性，因为仍有小部分风险即阴性验证可能是不正确的。

供体检测HBV核心抗原的全部抗体（抗HBc、IgG和IgM）也是必需的。IgM特异性抗HBc出现在肝酶异常的前2个月，是持续病毒复制的标志。它在疾病治疗后或转为慢性时会下降，因此它的缺失并不能保证供者是无传染性的。即使在疾病痊愈之后，IgG特异性抗HBc仍然可以终身检测出。临床上，如果HBsAg阴性，并且存在抗乙型肝炎表面抗原（抗-HBs）的抗体，则抗HBc阳性被认为是疾病康复的标志。则这些供体被认为是非感染的。考虑到HBsAg为阴性，HBV为血液传播，而角膜是无血管的，即使抗HBs是阴性的，传播的风险也极低。在HBV筛查前也很少报道有乙肝传播。如果供体是HBV的慢性携带者，HBeAg为阴性，传播风险也较低，可能小于1%[34]。统计分析得出结论，在HBsAg检测、供体体检和既往史筛查的基础上加入抗HBc检测并不能

显著增加角膜供体的安全性[35]。因此EBAA医学标准未将抗HBc列出作为必要条件。EBAA主张即使抗-Hbc为阳性，如果HBsAg为阴性，且抗HBs为阳性，则供体仍合格。然而这些捐助者存在携带病毒的可能性，所以乙型肝炎表面或核心抗原阳性的供体也被要求取消资格。

表26.3 临床对乙型肝炎病毒（HBV）血清学的解读

HBsAG	Anti-HBc	Anti-HBs	解读
+	+/-	+/-	有传染性
-	+	-	可能感染
-	+	+	非感染（以前感染，免疫）
-	-	+	非感染（疫苗型反应）

HBsAg：HBV表面抗原，
Anti-HBc：抗HBV核心抗原，
Anti-HBs：抗HBV表面抗原。

丙型肝炎

没有通过眼组织移植传播丙型肝炎（hepatitis C virus，HCV）感染的病例记录。聚合酶链反应（PCR）测定表明，只有20%~26%的血清阳性角膜供体在其血清中具有病毒RNA，并且检测角膜中的病毒RNA的初步尝试是不成功的[36]。随后在从血清阳性供体获取的角膜24%~50%分离出HCV RNA[37,38]。经皮暴露如针刺暴露于HCV-阳性血液后感染丙型肝炎的风险为1.8%，而通过黏膜感染是罕见的[34]。来自三个HCV血清阳性供体的六个角膜受体，其中至少两个在其血清中具有病毒RNA，在手术后没有发生血清转换[39]。由于丙型肝炎感染有潜在的严重后果，需要在手术前对丙肝病毒和丙肝病毒抗体进行阴性筛选试验[9]。血清反应阴性的窗口期在70~82天之间，抗体测试受限于一个小却显著的假阳性率，暴露与血清转换核酸测试（nucleic acid amplification testing，NAT）将血清检测的窗口期缩短至7~11天，但不能消除由于假阳性引起的捐赠者的丢失。在2007年核酸测试（NAT）提出之前考虑到延长的血清转化窗口期的潜在风险，在过去的几年里，可能已经有很多的血清检测阴性的丙肝角膜捐献者。尽管如此，目前还没有报告出现丙肝通过角膜移植传播的病例。

艾滋病毒I和II

目前还没有关于通过眼组织移植传播艾滋病毒的报道。尽管有艾滋病病毒I（HIV）在眼泪和供体角

膜组织中有记录[40-45]，但通过角膜移植传播的潜力可能非常低。暴露于 HIV 阳性血液后，血清阳性转化的概率经皮肤为 0.3%，而在黏膜暴露后为 0.09%。暴露于其他组织或液体后血清转换的风险虽然没有量化，但被认为是相当低的[34]。有文献报道有 9 名患者接受了来自 HIV 携带者的眼角膜，但没有一例发生血清转化或患病[46-48]。

在移植之前需筛查艾滋病毒Ⅰ、Ⅱ抗体和 HIV 1。此外需要对获得性免疫缺陷综合征（acquired immune deficiency syndrome，AIDS）捐赠者进行身体检查，并关注既往史及高危行为（EBAA Medical Standard D1.000）[9]。目前正在使用第三代 ELISA 测试，利用三明治技术检测艾滋病毒Ⅰ和Ⅱ型的 IgG 和 IgM 抗体。它们具有高度的敏感性和特异性，暴露和血清转换的时间为 12~22 天不等。NAT 将窗口期缩短为 7~11 天。

其他病原体

人类 T 淋巴细胞病毒（human T-cell leukemia virus，HTLV-Ⅰ）是日本、加勒比、美拉尼西亚、南美洲、伊朗以及非洲部分地区成年人 T 细胞白血病流行的原因。在日本 HTLV-Ⅰ 还引起已知的慢性进行性脊髓病，如 HTLV-Ⅰ 相关性脊髓病（HTLV-iassociated myelopathy，HAM），加勒比地区热带痉挛性瘫痪（tropical spastic paralysis disease，TSP），或 HAM / TSR。白血病潜伏期为数十年，HAM / TSR 为 2~4 年。传播途径包括血液传播、性传播和母婴传播。美国 HTLV-Ⅰ 感染的患病率估计为 0.025%[49]。HTLV-Ⅱ 与人类疾病之间没有明确的联系。两种病毒没有通过眼组织移植传播的报道，不需要检测。但是角膜移植仍需排除来自 HTLV-Ⅰ 或 HTLV-Ⅱ 感染的供体（EBAA Medical Standards D1.120）。器官劝募组织（Organ Procurement Organizations，OPOs）通常检测 HTLV，所以眼库可能在提供组织后收到供体血清反应阳性的通知。在这种情况下，提供的组织必须被召回（见下文）。

梅毒从未通过角膜移植传播。梅毒被认为是增加献血者艾滋病毒感染风险的标志物。在一定程度上由于这个原因，血清学筛查梅毒是以前 EBAA 医学标准要求的。但是随后的研究表明，角膜供体梅毒血清学检测和 HIV 测试之间的相关性较弱[50]。此外梅毒螺旋体感染的角膜组织或活的病原体在角膜保存液中保存 24 小时后不能通过皮内注射方式来感染兔子[51]。在经典的角膜保存条件下，这种梅毒螺旋体感染性的快速丧失使得通过角膜移植传播梅毒几乎

不可能。因此 EBAA 取消了对梅毒血清学筛选的要求。如果捐赠者的组织在过去 12 个月内正在或已经接受过活动性梅毒或淋病治疗，那他的组织将不被用于手术移植（EBAA Medical Standard D.120）。然而现在美国 FDA 规定需要对梅毒进行血清学筛查。非特异性筛选试验呈阳性的捐助者如果随后用特定的螺旋体检测（例如 FTA-Abs 或 TPI）测试阴性，则仍是合格的。

目前供体的筛选没有包含巨细胞病毒（cytomegalovirus，CMV）。CMV 感染并不是手术使用眼组织的禁忌证。CMV 感染在美国很常见，50%~100% 的成年人检测出代表先前感染的抗体。尽管它们可能会发展为前葡萄膜炎或潜伏感染、重新激活或传播疾病，大多数受感染的有正常免疫力的个体仍然无症状[52]。然而免疫受损的宿主可能发展为临床疾病，表现可能包括发热、CMV 单核细胞增多症、视网膜炎、肺炎、肝炎、脑炎、弥散性感染或死亡。CMV 的供体 - 宿主传播的主要风险是器官移植时受体免疫抑制，因此需常规检测器官供体的 CMV[53]。目前还没有关于眼组织移植后感染 CMV 并出现全身症状的文献报道，这可能是由于传播的可能性很低以及大多数受体具有免疫力。在抗 CMV IgG 抗体的研究中，8% 的血清阴性受体接受血清阳性供体的移植物会发生血清转化[54]。在同一研究中，9% 的血清阴性受体接受血清阴性反应供体的移植物后发生了血清转化。没有一名发生血清转化的患者表现出临床疾病的迹象。尽管样本量很小，且 CMV 血清学检测并不总是可靠，但作者的结论是，从 CMV 阳性供体移植角膜并不会使受体增加 CMV 感染的风险。CMV 从未在免疫功能正常患者的中心角膜组织中检测出[55]。然而病毒在眼泪和淋巴细胞中发现，其可能存在于角膜中。CMV 也已经在 AIDS 患者的角膜和房水中被发现[56,57]。在免疫抑制受体多重感染的情况下，也可从移植失败的受体移植物中分离出来[58]。CMV 在供体衰竭病例中复制的发病机制尚不清楚。CMV 与穿透性角膜移植术后内皮失代偿有关[59]。因此 CMV 可能通过角膜移植转移并在供体衰竭时致病。CMV 的传播可能对免疫受损的宿主，比如接受同种异体角膜缘干细胞移植的受体，造成更严重的风险[60]。

引起病毒性角膜炎和葡萄膜炎发作的单纯疱疹病毒（herpes simplex virus，HSV）通常被认为主要潜伏在于三叉神经节内。然而 HSV 也可能在角膜内保持潜伏状态[61]，因此 HSV 可以通过角膜移植传播。即使没有单纯疱疹病毒性角膜炎的病史，角膜移植受

者也可能发展为活动性 HSV 角膜炎。但是许多患者携带 HSV 并没有临床感染的症状，而角膜手术本身就是众所周知的一种刺激[62]。此外，尽管至少有一例内皮细胞衰竭归因于 HSV 的供体 - 宿主传播的报告[65]，但是存在于正常供体角膜中潜在的 HSV 通常不具感染性[63,64]。对于潜在的 HSV 没有有效的筛选试验，EBAA 医疗标准也没有任何规定来要求。然而，可以在供体角膜中观察到活跃的疱疹性树枝状角膜炎[66]。在这些情况下，若供体患有活动性炎症，则被认为不合格（EBAA Medical Standard D1.110）。

西尼罗河病毒（West Nile virus，WNV）是一种血源性传播的病原体，蚊子为传播媒介，人和禽类为宿主。该疾病可通过移植血管器官和血液传播。尽管此病可产生大约 3% 的致死性脑炎，且死亡率在老年人中可高达 15%，但通过眼组织移植传播尚未报道。眼部发病时多局限于眼后节，角膜受累尚未报道[67]。美国 FDA 已提出要求对 WNV 进行核酸检测的指南草案。

朊病毒病

Creutzfeldt-Jakob 病（Creutzfeldt-Jakob disease，CJD）是一种传染性海绵状脑病。这是一种致命的、进行性的神经系统疾病，其临床潜伏期为数年到数十年。CJD 由异常朊病毒蛋白引起，它诱导中枢神经系统蛋白从正常 α 螺旋到异常 β 片状的构象变化。β 片状连接形成的功能性链状在脑组织里形成淀粉样板块，并被空泡和海绵状组织围绕。

通过角膜移植传播 CJD 的唯一确诊的病例于 1974 年在美国发生[68]。接受者在术后 18 个月内逐渐残疾，26 个月后死亡。这一病例发生在眼库医学标准制定之前，且不是由眼库提供的组织。

目前的 EBAA 医学标准禁止使用 CJD 供体或有 CJD 风险增加病史或传染性脑炎的组织进行移植，排除了 CJD 或传染性脑炎增加的风险。这些排除标准包括未知原因的死亡、未明确诊断的神经系统疾病、痴呆、亚急性硬化性全脑炎、进行性多灶性脑白质病、先天性风疹、雷尔氏综合征、活动性病毒性脑炎、未知来源的脑炎、进行性脑病、狂犬病、帕金森病、肌萎缩性脊髓侧索硬化症、多发性硬化和阿尔茨海默病、1963 年至 1985 年间人类垂体衍生生长激素受体和非合成硬膜移植物受体（EBAA Medical Standard D1.110）。后两种排除是基于已知 CJD 是通过这些途径传播的。在美国 CJD 罕见，其流行率为 100 万分之一。在进行 CJD 筛查前，角膜捐献供体患有 CJD 疾

病的风险是每年 0.045 例[69]。任何由于朊病毒确诊为 CJD 或痴呆症的供体均应按照现行标准排除。然而有潜在疾病的捐献者不能被这些以及其他的筛查检测出。

20 世纪 80 年代和 90 年代在英国和欧洲流行的一种不同形式的 CJD（vCJD），源自于食用牛海绵状脑病（bovine spongiform encephalopathy，BSE）的牛肉。尽管该疾病的潜伏期可能长达几十年，随着时间的推移人们对大范围流行此病的担忧有所减弱。在英国和欧洲角膜移植持续进行也没有发生意外。英国有一个臭名昭著的报告，捐赠者活检证实为 CJD，但直到角膜和巩膜已被移植到三名受体后才被发现。事件发生八年后，没有一名受体出现医源性 CJD 的迹象[70]。

尽管在美国，CJD（百万分之一）和 vCJD（一个已知病例）的流行率极低，但是对于将朊病毒药物引入捐赠者队伍一直备受关注。自 1974 年报告以来，全球共有 9 例接受了角膜移植手术的 CJD 患者。没有一个被证实是通过角膜移植传播的。原作者将 8 例患者归类为"很可能"来源于角膜组织，将 1 例归类为"可能"来源于角膜组织。然而在"很可能"的病例中，有 7 例 CJD 是在活体组织检查中发现的，而在供体尸体中没有检查出。在另一"很可能"的病例中，CJD 是在供者中进行了活体组织检查，但在接受者中没有。在"可能"病例中，既没有来自捐赠者也没有来自接受方的活组织检查。Maddox 和美国疾病控制中心的同事们回顾了这些病例，对美国眼库统计数据和年龄分层的年死亡率进行了分析，并对 CJD 的所有其他原因进行了分析[71]。作者得出的结论是，每隔 1.5 年，在美国的角膜受体中，就会发生 1 例与捐献组织无关的偶然的 CJD。他们进一步得出结论，一个"可能"和八个"很可能"病例不太可能是由角膜组织造成的，而且在角膜接受者中还有另外一些不相关的、巧合的病例，这些病例仍然没有报告。

除了脑组织活检外，目前还没有针对确诊 CJD 的实验室检测方法。由于角膜组织存活时间短，脑组织活检并不是一个实用的筛选试验。由于这种疾病的罕见性，额外的排除性标准将大大减少供体的数量，却不会减少传播的风险[72]。虽然自 1974 年的首例报道以来，没有证实有通过角膜移植传播 CJD 或 vCJD 的病例，但是准确，快速和经济的朊病毒测试将是角膜供体筛查方案的受欢迎的补充。

恶性肿瘤

在角膜移植的历史上，只报告了两例供体传播

的恶性肿瘤。第一例是 1939 年在日本报道的视网膜母细胞瘤[73]。第二例是 1994 年在新西兰报道的,受体接受来自因浸润性腺癌死亡的供体的角膜移植术后 19 个月,发现虹膜分化不良的腺癌[74]。因此视网膜母细胞瘤的供体眼不能用于移植,眼前节的恶性肿瘤、眼部原发或转移腺癌的供体眼也不能用于移植(EBAA 医疗标准 D1.110)。在对供体有来自全身恶性肿瘤的 86 例移植者的平均 10.5 年随访的长期回顾性研究中,没有证据表明相同的恶性肿瘤转移给任何受体[75]。有 47 例接受脉络膜黑色素瘤供体角膜移植受体,平均随访 2~3 年后,均未发现黑色素瘤复发[76]。对 325 例角膜受体,来自 204 例有恶性肿瘤其中包括少数有眼部转移灶的捐献者,随访比较研究30~86 个月,没有发现肿瘤传播[77]。尽管没有病例报告,但对于非实体肿瘤的传播,如白血病和淋巴瘤仍然备受关注,这些被列为排除性标准(EBAA 医学标准 D1.110)。2016 年 2 月,EBAA 医疗咨询委员会开会讨论了从恶性黑素瘤供体获得角膜缘干细胞的受体发生恶性黑色素瘤的报告。在进一步研究之前,EBAA 暂时终止:

1. 任何有黑色素瘤病史的供体组织用于手术;
2. 使用转移性肿瘤供体的血管化组织(如结膜,角膜缘组织)进行移植。

召回和撤出市场

眼库有时会从其他组织(如 OPO 或组织库)获得非必需的筛查检查或与眼库最初的阴性结果相冲突的结论。如果结论表明供体具有传染性疾病的可能性,则应将供体组织排除出移植。然而由于需要快速处置角膜组织,所以可以在眼库对组织评估和发放圆满完成之后接收额外信息。在这种情况下,需要进行组织召回(EBAA 医疗标准 G1.290)。如果潜在的病原体是乙型肝炎、丙型肝炎、艾滋病毒或梅毒,眼库必须进行召回。召回应告知眼库医学顾问、EBAA、美国FDA 以及移植手术医生。对移植物的去除并无要求。

由于现在眼库已经知道与姊妹组织进行检测合作,发生不一致测试结果的频率已经下降。当乙型肝炎核心抗体阳性时,应检测血清的乙型肝炎表面抗体(表 26.3)。如果表面抗原的抗体是阳性的,那么供体是不可能感染的。在任何情况下都应该进行检测,并进行传染性疾病或胃肠病学咨询。如果接受艾滋病毒或肝炎及其他检测阳性的供体,并在随后的中和测试中确认为阳性,则应对剩余血清进行重复抗体、

Western 实验和核酸测试。虽然这些临床试验尚未被批准用于尸体血清,但他们提供了有关捐献者有无传染性的可能性。在一些几乎不可能发生的事件中,供者确实携带艾滋病毒或肝炎,艾滋病传播的风险仍然可能小于 0.3%,而丙型肝炎的风险则不到 2%。乙型肝炎的传播风险可能较高,经皮接触感染血液后血清转化的概率高达 62%[34]。无血管角膜应具有更低的风险,值得注意的是,在血清学筛查前的所有年份中,仅报告了两例传播病例。病例受体应接受检测和传染病询问。

除了乙型肝炎、丙型肝炎、艾滋病毒或梅毒以外,其他病原体检测阳性不需要召回。但是对于 HTLV或其他病原体有相互冲突结果的情况下,市场的撤离可能是必要的。此时可以不需要通知美国 FDA,需要通知眼库的医学顾问、EBAA 和移植手术医生。在可能的情况下进行验证性测试,如果结果得到确认,受体会接受相应的检查。

在召回或市场撤出的情况下,手术医生必须根据疾病传播的风险和潜在的后果决定如何处置。在大多数情况下,补充血清学检测将确定供体没有传染性。本章讨论中,在供者可能具有传染性的情况下,没有证据表明去除移植物或暴露后预防会对病原体的传播风险有影响。

原发性供体衰竭

当内皮功能障碍导致穿透性角膜移植术后持续角膜水肿时,可能发生原发性供体衰竭。当供体角膜在手术后立即出现水肿或水肿持续存在时,且没有其他可确认的供体衰竭的原因时,就应做出此诊断。如果病变的角膜最初不水肿、但其后水肿的病例,不论病因如何都不是原发性供体衰竭的病例[78]。原因包括已存在的角膜内皮异常,恢复或储存期间的损伤以及手术创伤[79-81]。据报道,原发性供体衰竭的频率在0%~10% 之间,目前被认为约是 1%[80-94]。EBAA 不良反应登记处收到了 1991 年至 2013 年 1160 例原发性供体衰竭报告(表 26.2)。这仅占 23 年间分配用于移植的 1 135 762 枚角膜的 0.10%。原发性供体衰竭发生在同一捐赠者的双眼角膜占报告的 13%。病例对照研究发现,角膜储存超过 7 天是一个重要的危险因素,但没有明确定义捐献者或眼库是大多数供体衰竭的原因[82]。术中细胞丢失增加和术后供体衰竭密切相关,后弹力层自动剥离角膜内皮移植术(DSAEK)的日益普及可能导致 2007 年 EBAA 报告的原发性供

体衰竭增加,但报告没有对 DSAEK 和穿透性角膜移植术区别出来。手术技术的改善减少了术中细胞的损伤和供体衰竭的概率。

多年来,保存方法已经发生了变化。在美国,从全眼球储存到将带有角巩膜缘的角膜片保存到葡聚糖和硫酸软骨素的保存液中。器官培养是欧洲最常用的储存液。有证据表明,湿房眼球保存时移植物失败率较低,但可能是由于使用的间隔时间较短[82,86,95]。EBAA 医学标准要求使用美国 FDA 批准的保存液,并规定严格保持在 2~8℃的温度以进行短期或中期保存。美国 FDA 批准的角膜保存液有 Optisol GS(Bausch and Lomb),Eusol-C(Alchimia)和 Life 4℃(Numedis)。

在一些研究中[90],捐赠者年龄的增加可能与原发性供体衰竭增加有关,但在另一些研究中却没有表明这种关系[96~98]。一项大型的前瞻性的随机实验表明,年龄并不是角膜受体研究中导致原发性或晚期供体衰竭的重要因素[99]。尽管两者是相关的,但内皮细胞密度(ECD)可能比捐赠年龄更重要。然而不管是《角膜供体评估》(Cornea Donor Study)还是《澳大利亚移植登记》(Australian Graft Registry)都没有报告内皮细胞密度或供体年龄与移植物长期存活之间的任何相关性[100,101]。预测非常年轻的捐赠者将具有高密度的 ECD。然而两岁以下的捐赠者的组织往往是疏松的,手术后角膜会逐渐变得膨隆[102]。由于供体组织的质量与年龄之间没有确定关系,因此年龄的上限和下限由眼科医师决定[1]。用内皮镜测定移植角膜的 ECD 是必需的。在组织处理(例如去除角巩膜缘、板层切割)已经完成后测量细胞密度(EBAA Medical Standard F1.000)。

力学和光学完整性

医学标准要求在切除角巩膜边缘时检查晶状体,并在分配前对所有角膜进行裂隙灯生物显微镜检查(EBAA Medical Standard F1.200)。这应该足以检测和排除有极轻微的角膜营养不良、变性或瘢痕的所有病例以及以前做过手术的眼睛。如果内皮细胞计数符合眼库可移植组织的最低标准,则可以使用捐献者的角膜。有激光手术史的角膜仅可用于成分移植和后板层移植手术,具有放射状角膜切开术或层间植入物的患者不能用于移植(EBAA Medical Standard D1.110)。以前行过准分子激光角膜切削术(photorefractive keratectomy,PRK)、激光治疗性角膜切除术(phototherapeutic keratectomy,PTK)和准分子激光原位角膜磨镶术(laser assisted in situ keratomileusis,LASIK)的证据,可能很难通过裂隙灯检查到。有两例报道使用 LASIK[103]供体的角膜进行穿透性角膜移植术的病例。手术医生并不知道供者具有 LASIK 病史,完成了穿透性角膜移植,无并发症发生,但在其中的一个病例中发现了角膜板层分离。据报道两名患者在术后 5 个半月都表现良好。

展望

采用激光辅助切割的角膜移植术、自动取材后弹力层剥除角膜内皮移植术(DSAEK)、后弹力层角膜内皮移植术(DMEK)等新型手术技术为眼库开发新的组织加工程序提供了机会。随着更先进的技术的发展,眼库标准可能需要与之共同改进以确保安全性和有效性。

埃博拉病毒和基孔肯雅病等传染病在疫情暴发期间对眼库构成了挑战。虽然目前的筛选标准排除了具有活动性疾病的捐赠者,但是需要注意最近前往过有潜伏期长的疾病流行区的捐赠者。这些疾病的传播可能被低估,尤其是鉴于关注患者全身疾病的内科医生,可能未关注到患者的移植病史或不良反应报告系统的存在。角膜移植登记处和 NOTIFY[104]等项目的努力,对于提高对移植物相关疾病传播的检测能力以及进一步促进供体库的安全性和有效性标准的发展具有深远意义。

(徐梅 译　赵敏 校)

参考文献

1. Eye Bank Association of America Medical Advisory Board. *Medical standards*. Washington, DC: Eye Bank Association of America; 2014.
2. Farge EJ. Eye banking: 1944 to the present. *Surv Ophthalmol* 1989;33: 260–3.
3. United States Code, Title 42, Chapter 7, Subchapter XI, Part A, Section 1320b-8, 2000.
4. United States Code, Title 42, Chapter 6A, Subchapter II, Part H, Section 274e, 2000.
5. United States Code of Federal Regulations, Title 21, Part 1270, Human Tissue Intended for Transplantation, 2008.
6. United States Code of Federal Regulations, Title 21, Part 1271, Human Cells, Tissues, and Cellular and Tissue-Based Products, 2008.
7. U.S. Department of Health and Human Services, Food and Drug Administration, Center for Biologics Evaluation and Research: *Guidance for industry. Screening and testing of donors of human tissue intended for transplantation*. Available at: <http://www.fda.gov/downloads/BiologicsBloodVaccines/GuidanceComplianceRegulatoryInformation/Guidances/Tissue/UCM188251.pdf>.
8. U.S. Department of Health and Human Services, Food and Drug Administration, Center for Biologics Evaluation and Research: *Guidance for industry. Availability of licensed donor screening tests labeled for use with cadaveric blood specimens*. Available at: <http://www.fda.gov/BiologicsBloodVaccines/GuidanceComplianceRegulatoryInformation/Guidances/Tissue/ucm073976.htm>.
9. U.S. Department of Health and Human Services, Food and Drug Administration, Center for Biologics Evaluation and Research: *Guidance for*

industry. Eligibility determination for donors of human cells, tissues, and cellular and tissue-based products (HCT/Ps). Available at: <http://www.fda.gov/BiologicsBloodVaccines/GuidanceComplianceRegulatoryInformation/Guidances/Tissue/ucm073964.htm>.

10. U.S. Department of Health and Human Services, Food and Drug Administration, Center for Biologics Evaluation and Research: *Guidance for industry. Current good tissue practice (CGTP) and additional requirements for manufacturers of human cells, tissues, and cellular and tissue-based products (HCT/Ps)*. Available at: <http://www.fda.gov/downloads/BiologicsBloodVaccines/GuidanceComplianceRegulatoryInformation/Guidances/Tissue/UCM285223.pdf>.

11. Pardos GJ, Gallagher MA. Microbial contamination of donor eyes. *Arch Ophthalmol* 1982;**100**:1611–13.

12. Wiffen SJ, Weston BC, Maguire LJ, et al. The value of routine donor corneal rim cultures in penetrating keratoplasty. *Arch Ophthalmol* 1997;**115**:719–24.

13. Everts RJ, Fowler WC, Chang DH, et al. Corneoscleral rim cultures. Lack of utility and implications for clinical decision-making and infection prevention in the care of patients undergoing corneal transplantation. *Cornea* 2001;**20**:586–9.

14. Kloess PM, Stulting RD, Waring GO 3rd, et al. Bacterial and fungal endophthalmitis after penetrating keratoplasty. *Am J Ophthalmol* 1993;**115**:309–16.

15. Farrell PL, Fan JT, Smith RE, et al. Donor cornea bacterial contamination. *Cornea* 1991;**10**:381–6.

16. Tuberville AW, Wood TO. Corneal ulcers in corneal transplants. *Curr Eye Res* 1981;**1**:479–85.

17. Tavakkoli H, Sugar J. Microbial keratitis following penetrating keratoplasty. *Ophthalmic Surg* 1994;**25**:356–60.

18. Guss RB, Koenig S, De La Pena W, et al. Endophthalmitis after penetrating keratoplasty. *Am J Ophthalmol* 1983;**95**:651–8.

19. Leveille AS, McMullan FD, Cavanagh HD. Endophthalmitis following penetrating keratoplasty. *Ophthalmology* 1983;**90**:38–9.

20. Antonios SR, Cameron JA, Badr IA, et al. Contamination of donor cornea: postpenetrating keratoplasty endophthalmitis. *Cornea* 1991;**10**:217–20.

21. Kattan HM, Flynn HW Jr, Pflugfelder SC, et al. Nosocomial endophthalmitis survey. Current incidence of infection after intraocular surgery. *Ophthalmology* 1991;**98**:227–38.

22. Aiello LP, Javitt JC, Canner JK. National outcomes of penetrating keratoplasty. Risks of endophthalmitis and retinal detachment. *Arch Ophthalmol* 1993;**111**:509–13.

23. Cameron JA, Antonios SR, Cotter JB, et al. Endophthalmitis from contaminated donor corneas following penetrating keratoplasty. *Arch Ophthalmol* 1991;**109**:54–9.

24. Speaker MG, Milch FA, Shah MK, et al. Role of external bacterial flora in the pathogenesis of acute postoperative endophthalmitis. *Ophthalmology* 1991;**98**:639–49.

25. Aldave AJ, DeMatteo J, Glasser DB, et al. Report of the Eye Bank Association of America medical advisory board subcommittee on fungal infection after corneal transplantation. *Cornea* 2013;**32**:149–54.

26. Centers for Disease Control. Human-to-human transmission of rabies by a corneal transplant – Idaho. *MMWR Morb Mortal Wkly Rep* 1979;**28**:109–11.

27. Houff SA, Burton RC, Wilson RW, et al. Human-to-human transmission of rabies virus by corneal transplant. *N Engl J Med* 1979;**300**:603–4.

28. Centers for Disease Control. Human-to-human transmission of rabies via corneal transplant – France. *MMWR Morb Mortal Wkly Rep* 1980;**29**:25–6.

29. Centers for Disease Control. Human-to-human transmission of rabies via corneal transplant – Thailand. *MMWR Morb Mortal Wkly Rep* 1981;**30**:473–4.

30. Gode GR, Bhide NK. Two rabies deaths after corneal grafts from one donor. *Lancet* 1988;**2**(8614):791.

31. Javadi MA, Fayaz A, Mirdehghan SA, et al. Transmission of rabies by corneal graft. *Cornea* 1996;**15**:431–3.

32. Sureau P, Portnoi D, Rollin P, et al. Prevention of inter-human rabies transmission after corneal graft. *C R Seances Acad Sci III* 1981;**293**:689–92.

33. Hoft RH, Pflugfelder SC, Forster RK, et al. Clinical evidence for hepatitis B transmission resulting from corneal transplantation. *Cornea* 1997;**16**:132–7.

34. Centers for Disease Control and Prevention. Updated U.S. public health service guidelines for the management of occupational exposures to HBV, HCV, and HIV and recommendations for postexposure prophylaxis. *MMWR* 2001;**50**(RR-11):1–52.

35. Mattern RM, Cavanagh HD. Should antibody to hepatitis B core antigen be tested in routine screening of donor corneas for transplant? *Cornea* 1997;**16**:138–45.

36. Laycock KA, Wright TL, Pepose JS. Lack of evidence for hepatitis C virus in corneas of seropositive cadavers. *Am J Ophthalmol* 1994;**117**:401–2.

37. Lee HM, Naor J, Alhindi R, et al. Detection of hepatitis C virus in the corneas of seropositive donors. *Cornea* 2001;**20**:37–40.

38. Heck E, Dingrando A, Proctor C, et al. Viral HCV RNA reactivity of corneal cells in plasma HCV nucleic acid-positive donor eyes. *Cornea* 2013;**32**:506–7.

39. Pereira BJ, Milford EL, Kirkman RL, et al. Low risk of liver disease after tissue transplantation from donors with HCV. *Lancet* 1993;**341**:903–4.

40. Fujikawa LS, Salahuddin SZ, Palestine AG, et al. Isolation of human T-lymphotropic virus type III from the tears of a patient with the acquired immunodeficiency syndrome. *Lancet* 1985;**2**(8454):529–30.

41. Salahuddin SZ, Palestine AG, Heck E, et al. Isolation of the human T-cell leukemia/lymphotropic virus type III from the cornea. *Am J Ophthalmol* 1986;**101**:149–52.

42. Doro S, Navia BA, Kahn A, et al. Confirmation of HTLV-III virus in cornea. *Am J Ophthalmol* 1986;**102**:390–1.

43. Heck E, Petty C, Palestine A, et al. ELISA HIV testing and viral culture in the screening of corneal tissue for transplant from medical examiner cases. *Cornea* 1989;**8**:77–80.

44. Cantrill HL, Henry K, Jackson B, et al. Recovery of human immunodeficiency virus from ocular tissues in patients with acquired immune deficiency syndrome. *Ophthalmology* 1988;**95**:1458–62.

45. Qavi HB, Green MT, Segall GK, et al. The incidence of HIV-1 and HHV-6 in corneal buttons. *Curr Eye Res* 1991;**10**(Suppl.):97–103.

46. Simonds RJ, Holmberg SD, Hurwitz RL, et al. Transmission of human immunodeficiency virus type 1 from a seronegative organ and tissue donor. *N Engl J Med* 1992;**326**:726–32.

47. Pepose JS, MacRae S, Quinn TC, et al. Serologic markers after the transplantation of corneas from donors infected with human immunodeficiency virus. *Am J Ophthalmol* 1987;**103**:798–801.

48. Schwarz A, Hoffmann F, L'age-Stehr J, et al. Human immunodeficiency virus transmission by organ donation. Outcome in cornea and kidney recipients. *Transplantation* 1987;**44**:21–4.

49. Williams AE, Fang CT, Slamon DJ, et al. Seroprevalence and epidemiological correlates of HTLV-I infection in U.S. blood donors. *Science* 1988;**240**:643–6.

50. Goldberg MA, Laycock KA, Kinard S, et al. Poor correlation between reactive syphilis serology and human immunodeficiency virus testing among potential cornea donors. *Am J Ophthalmol* 1995;**119**:1–6.

51. Macsai MS, Norris SJ. OptiSol corneal storage medium and transmission of Treponema pallidum. *Cornea* 1995;**14**:595–600.

52. Chee SP, Bacsal K, Jap A, et al. Clincal features of cytomegalovirus anterior uveitis in immunocompetent patients. *Am J Ophthalmol* 2008;**145**:834–40.

53. Nankervis GA, Kumar ML. Diseases produced by cytomegaloviruses. *Med Clin North Am* 1978;**62**:1021–35.

54. Holland EJ, Bennett SR, Brannian R, et al. The risk of cytomegalovirus transmission by penetrating keratoplasty. *Am J Ophthalmol* 1988;**105**:357–60.

55. Pepose JS. The risk of cytomegalovirus transmission by penetrating keratoplasty. *Am J Ophthalmol* 1988;**106**:238–40.

56. Wilhelmus KR, Font RL, Lehmann RP, et al. Cytomegalovirus keratitis in acquired immunodeficiency syndrome. *Arch Ophthalmol* 1996;**114**:869–72.

57. Inoue T, Hayashi K, Omoto T, et al. Corneal infiltration and CMV retinitis in a patient with AIDS. *Cornea* 1998;**17**:441–3.

58. Wehrly SR, Manning FJ, Proia AD, et al. Cytomegalovirus keratitis after penetrating keratoplasty. *Cornea* 1995;**14**:628–33.

59. Chee SP, Jap A, Ling EC, et al. Cytomegalovirus-positive corneal stromal edema with keratic precipitates after penetrating keratoplasty: a case-control study. *Cornea* 2013;**32**:1094–8.

60. Holland EJ, Bennett SR, Brannian R, et al. The risk of cytomegalovirus transmission by penetrating keratoplasty (letter). *Am J Ophthalmol* 1988;**106**:239–40.

61. Openshaw H, McNeill JI, Lin XH, et al. Herpes simplex virus DNA in normal corneas: persistence without viral shedding from ganglia. *J Med Virol* 1995;**46**:75–80.

62. Remeijer L, Doornenbal P, Geerards AJ, et al. Newly acquired herpes simplex virus keratitis after penetrating keratoplasty. *Ophthalmology* 1997;**104**:648–52.

63. Morris DJ, Cleator GM, Klapper PE, et al. Detection of herpes simplex virus DNA in donor cornea culture medium by polymerase chain reaction. *Br J Ophthalmol* 1996;**80**:654–7.

64. Garweg JG, Boehnke M. Low rate shedding of HSV-1 DNA, but not of infectious virus from human donor corneae into culture media. *J Med Virol* 1997;**52**:320–5.

65. Cleator GM, Klapper PE, Dennett C, et al. Corneal donor infection by herpes simplex virus: herpes simplex virus DNA in donor corneas. *Cornea* 1994;**13**:294–304.

66. Neufeld MV, Steinemann TL, Merin LM, et al. Identification of a herpes simplex virus-induced dendrite in an eye-bank donor cornea. *Cornea* 1999;**18**:489–92.

67. Chan CK, Limstrom SA, Tarasewicz DG, et al. Ocular features of West Nile virus infection in North America: a study of 14 eyes. *Ophthalmology* 2006;**113**:1539–46.

68. Duffy P, Wolf J, Collins G, et al. Possible person-to-person transmission of Creutzfeldt–Jakob disease (letter). *N Engl J Med* 1974;**290**:692–3.

69. Hogan RN, Brown P, Heck E, et al. Risk of prion disease transmission from ocular donor tissue transplantation. *Cornea* 1999;**18**:2–11.

70. Tullo AB, Buckley RJ, Kelly T, et al. Transplantation of ocular tissue from a donor with sporadic Creutzfeldt–Jakob disease. *Clin Experiment Ophthalmol* 2006;**34**:645–9.

71. Maddox RA, Belay ED, Curns AT, et al. Creutzfeldt–Jakob disease in recipients of corneal transplants. *Cornea* 2008;**27**:851–4.

72. Kennedy RH, Hogan RN, Brown P, et al. Eye banking and screening for Creutzfeldt–Jakob disease. *Arch Ophthalmol* 2001;**119**:721–6.

73. Hata B. The development of glioma in the eye to which the cornea of a patient, who suffered from glioma, was transplanted. *Nippon Ganka Gakkai Zasshi* 1939;**43**:1763–7.

74. McGeorge AJ, Thompson P, Elliot D, et al. Papillary adenocarcinoma of the iris transmitted by corneal transplantation. Eye Bank Association of America Abstracts. *Cornea* 1994;**13**:102.

75. Wagoner MD, Dohlman CH, Albert DM, et al. Corneal donor material selection. *Ophthalmology* 1981;**88**:139–45.

76. Harrison DA, Hodge DO, Bourne WM. Outcome of corneal grafting with donor tissue taken from eyes with choroidal melanomas. A retrospective cohort comparison. Eye Bank Association of America Abstracts. *Cornea* 1995;**14**:115.

77. Lopez-Navidad A, Soler N, Caballero F, et al. Corneal transplantations from donors with cancer. *Transplantation* 2007;**83**:1345–50.

78. Wilson SE, Kaufman HE. Graft failure after penetrating keratoplasty. *Surv Ophthalmol* 1990;**34**:325–56.

79. Chipman ML, Willett P, Basu PK, et al. Donor eyes. A comparison of characteristics and outcomes for eye bank and local tissue. *Cornea* 1989;**8**:62–6.

80. Buxton JN, Seedor JA, Perry HD, et al. Donor failure after corneal transplantation surgery. *Cornea* 1988;**7**:89–95.

81. Mead MD, Hyman L, Grimson R, et al. Primary graft failure: a case control investigation of a purported cluster. *Cornea* 1994;**13**:310–16.

82. Wilhelmus KR, Stulting RD, Sugar J, et al. Primary corneal graft failure. A national reporting system. Medical Advisory Board of the Eye Bank Association of America. *Arch Ophthalmol* 1995;**113**:1497–502.

83. Moore TE Jr, Aronson SB. The corneal graft: a multiple variable analysis of the penetrating keratoplasty. *Am J Ophthalmol* 1971;**72**:205–98.

84. Payne JW. New directions in eye banking. *Trans Am Ophthalmol Soc* 1980;**78**:983–1026.

85. Stainer GA, Brightbill FS, Calkins B. A comparison of corneal storage in moist chamber and McCarey-Kaufman medium in human keratoplasty. *Ophthalmology* 1981;**88**:46–9.

86. Halliday BL, Ritten SA. Effect of donor parameters on primary graft failure and the recovery of acuity after keratoplasty. *Br J Ophthalmol* 1990;**74**:7–11.

87. Chipman ML, Slomovic AS, Rootman D, et al. Changing risk for early transplant failure: data from the Ontario Corneal Recipient Registry. *Can J Ophthalmol* 1993;**28**:254–8.

88. Stark WJ, Maumenee AE, Kenyon KR. Intermediate-term corneal storage for penetrating keratoplasty. *Am J Ophthalmol* 1975;**79**:795–802.

89. Mascarella K, Cavanagh HD. Penetrating keratoplasty using McCarey-Kaufman preserved corneal tissue. *South Med J* 1979;**72**:1268–71.

90. Harbour RC, Stern GA. Variables in McCarey-Kaufman corneal storage. Their effect on corneal graft success. *Ophthalmology* 1983;**90**:136–42.

91. Bourne WM. Morphologic and functional evaluation of the endothelium of transplanted human corneas. *Trans Am Ophthalmol Soc* 1983;**81**:403–50.

92. Bourne WM. Endothelial cell survival on transplanted human corneas preserved at 4°C in 2.5% chondroitin sulfate for one to 13 days. *Am J Ophthalmol* 1986;**102**:382–6.

93. Lass JH, Bourne WM, Musch DC, et al. A randomized, prospective, double-masked clinical trial of Optisol vs. DexSol corneal storage media. *Arch Ophthalmol* 1992;**110**:1404–8.

94. Lindstrom RL, Kaufman HE, Skelnik DL, et al. Optisol corneal storage medium. *Am J Ophthalmol* 1992;**114**:345–56.

95. Brightbill FS. Primary corneal graft failure. A national reporting system. *Arch Ophthalmol* 1995;**113**:1554–5.

96. Forster RK, Fine M. Relation of donor age to success in penetrating keratoplasty. *Arch Ophthalmol* 1971;**85**:42–7.

97. Jenkins MS, Lempert SL, Brown SI. Significance of donor age in penetrating keratoplasty. *Ann Ophthalmol* 1979;**11**:974–6.

98. Abbott RL, Forster RK. Determinants of graft clarity in penetrating keratoplasty. *Arch Ophthalmol* 1979;**97**:1071–5.

99. Cornea Donor Study Investigator Group. The effect of donor age on corneal transplantation outcome: results of the cornea donor study. *Ophthalmology* 2008;**115**:620–6.

100. Cornea Donor Study Investigator Group. Donor age and corneal endothelial cell loss five years after successful cornea transplantation: specular microscopy ancillary study results. *Ophthalmology* 2008;**115**:627–32.

101. The Australian Corneal Graft Registry. 1990 to 1992 report. *Aust N Z J Ophthalmol* 1993;**21**:1–48.

102. Koenig SB. Myopic shift in refraction following penetrating keratoplasty with pediatric donor tissue. *Am J Ophthalmol* 1986;**101**:740–1.

103. Michaeli-Cohen A, Lambert AC, Coloma F, et al. Two cases of a penetrating keratoplasty with tissue from a donor who had undergone LASIK surgery. *Cornea* 2002;**21**:111–13.

104. Dubord PJ, Evans GD, Macsai MS, et al. Eye banking and corneal transplantation communicable adverse events: current status and project NOTIFY. *Cornea* 2013;**32**:1155.

第五篇

眼附属器

第27章

眼睑位置异常

Cat N. Burkat, Robert C. Kersten

关键概念

- 眼睑的正常位置和运动对于提供眼表的湿润和保护很有必要。
- 睫毛接触眼球会对角膜产生刺激并破坏角膜上皮。
- 眼睑异常,如眼睑松弛综合征可能与其他眼部(如非动脉炎性前部缺血性视神经病变、圆锥角膜)或全身疾病(如阻塞性睡眠呼吸暂停)相关。

本章纲要

睑内翻

睑外翻

倒睫和双行睫

眼睑松弛综合征

眼睑重叠综合征

兔眼症

眼睑退缩

眼睑的正常位置、眨眼以及闭合对维持眼表健康很有必要。除了保护眼球和防止眼表物质蒸发流失以外,眼睑还能清除睑脂污染的黏蛋白,并且随着每一次眨眼使新的黏蛋白覆盖在角膜表面。这种亲水性的黏蛋白会形成稳定的泪膜。眼睑位置异常或者眼睑闭合障碍的患者,其黏液层会受到破坏,致使眼表湿润不足,最终导致眼表疾病。

睑内翻是指睑板向内翻转,导致睑缘、皮肤角质化以及睫毛直接摩擦眼球。如果不予治疗,睑内翻会导致角膜结膜炎、角膜擦伤、角膜溃疡甚至失明[1]。睑外翻是指睑缘向外翻转远离眼球,失去与眼球的正常位置关系,导致慢性溢泪、结膜炎、暴露性角膜炎、角膜瘢痕及穿孔。倒睫指的是睫毛向后倒向角膜方向生长。双行睫指的是睫毛从后部睑板层内的睑板

腺开口处生长而来。眼睑松弛综合征指眼睑在睡眠时水平伸长并外翻,造成刺激或睑结膜乳突状改变。眼睑重叠综合征指当眼睑闭合时上眼睑覆盖下眼睑。

睁眼时,正常眼睑的位置在上、下角膜缘处。在眼睑退缩的情况下,睑缘位置移动以致暴露出上方(上睑病变患者)或下方(下睑病变患者)的角膜缘,以及一部分结膜及巩膜。这会导致泪膜蒸发加快从而引起眼表刺激。当闭眼时退缩的眼睑不能闭合,就会发生兔眼症。此时就会加剧暴露眼表的干燥及刺激。

眼睑位置异常大多涉及下眼睑。下睑缩肌复合体来源于下直肌腱膜膨胀部,然后延伸到下穹隆、下睑板边缘、眶隔前眼轮匝肌以及皮肤,产生下眼睑皱襞。筋膜囊包括了下睑板平滑肌,其分布范围比Müller肌的分布更分散。眶隔在插入到下睑板前,通常在下睑板边缘4~5mm以下与睑筋膜囊汇合。

睑内翻

先天性睑内翻

先天性睑内翻比较罕见,可以发生在上、下眼睑[2]。已经提出的有关先天性上睑内翻的机制包括:宫内机械压迫,宫内睑板发育不全(睑板扭结,kinded tarsus)。对于睑外翻,在睑板扭结综合征中,其后睑板已证实有很大的水平扭结(瘢痕),导致睑缘以及睫毛倒置。已经提出的关于先天性下睑内翻的病理生理学包括:有或无下睑缩肌肌腱断裂,内、外眦韧带水平松弛以及面神经瘫痪所致的下睑后板层垂直缺损。眼部畸形也是可能的原因。Sires[3]报道了25例先天性水平睑板扭结临床病例回顾性研究,这个经典的研究发现有50%的患者是白人男性,在7周时诊断为双侧或右侧先天性水平睑板扭结,且伴有角膜溃疡。

先天性睑内翻不应与眼睑赘皮相混淆,眼睑赘皮

常见于亚洲人群。亚洲人群的下眼睑皮肤及轮匝肌形成肥厚的皱折遮盖了睑缘,导致睫毛向内翻转,向下轻拉多余的皮肤皱折能显露下睑缘合适的解剖位置。与先天性睑内翻不同,一部分眼睑赘皮的患者随着面中部骨以及软组织的发育成熟,眼睑异常情况会减弱甚至消失。

退行性睑内翻

退行性睑内翻是睑内翻最常见一种类型,常见于老年人的下眼睑。退行性睑内翻是多种因素共同导致的结果[4-6]。水平松弛包括内、外眦韧带松弛以及睑板退变。正常情况下,内眦韧带会限制下泪点向两侧拉伸超过 2~3mm。如果向外侧拉伸超过角膜缘 5mm 就有通过手术矫正内眦韧带的指征(图 27.1)。"快速复位测试"就是将眼睑向下拉,当释放拉伸的眼睑后,眼睑应立刻回到之前位于眼球的位置。如果不能立即复位则表明睑板功能减弱或外眦韧带松弛。"眼睑牵引实验"即当向前拉伸眼睑时,通过尺子测量眼球与睑缘的距离。如果睑缘与角膜的距离超过 6mm即为异常(图 27.2)。

缩肌复合体断裂或功能减弱使下睑板向前或向上移动,导致睑缘内翻。此时可以看见一条与未附着的缩肌复合体前缘相一致的白线,这条白线与下睑板被相当于从结膜面看到的轮匝肌形成的粉红带分开。(图 27.3)。因为睑筋膜囊与下穹隆相接处保持完整,下穹隆看起来比正常的更深。与正常眼睛向下凝视时眼睑退缩相比,受累的眼睑在向下凝视时不能向下回缩。很多报道证明,眼窝脂肪再吸收会进一步导致

年龄相关性眼球内陷以及在眼睑支撑功能不全的情况下加重松弛。

睑内翻中决定不稳定的下眼睑是否向内翻转的一个因素是轮匝肌的眶隔前纤维是否覆盖睑板前纤维。当出现此种情况时,向内的压力会作用于睑缘。亚洲人比白种人更易患退行性睑内翻,因为亚洲人眼眶内眼睑的脂肪更易向前、向上突出[7]。

瘢痕性睑内翻

手术、外伤瘢痕、化学烧伤以及炎症如沙眼、Stevens-Johnson 综合征、眼部瘢痕性类天疱疮、玫瑰痤疮以及慢性睑板腺炎引起的眼睑后板层挛缩都可继发睑内翻[8]。任何类型长期存在的眼睑位置异常引起的

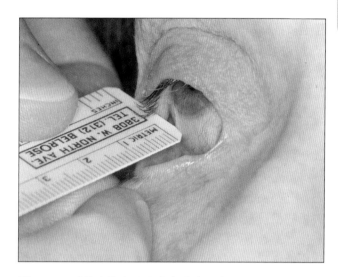

图 27.2　测量睑缘离开眼球表面的距离

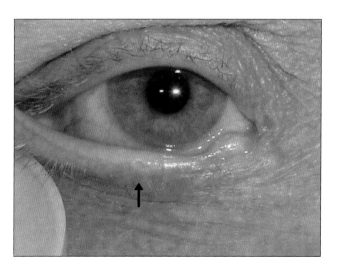

图 27.1　向侧方拉伸眼睑以及测量泪点的水平运动来测试内眦韧带的状态

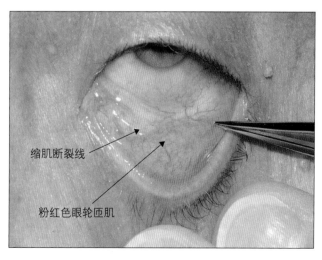

缩肌断裂线

粉红色眼轮匝肌

图 27.3　检查时穹隆部可见一白线,即为断裂的下睑缩肌。通过结膜可见下睑缩肌上缘的粉红带即为轮匝肌

刺激都会增加瘢痕性因素。上睑内翻通常都是由瘢痕因素导致,相对来说下睑退行性睑内翻更常见。

急性痉挛性睑内翻

任何眼部刺激(睑缘炎、过敏、白内障或角膜手术后)都会导致严重的眼睑痉挛和随之而来的睑内翻。紧闭的眼睑导致轮匝肌使睑缘向内翻转[1]。这种情况通常会在几周后缓解,并且可能会发生于任何年龄阶段。对于老年人,它可能是发生退行性睑内翻的潜在因素。

鉴别诊断

眼睑赘皮是一种先天性病变,主要发生于亚洲人,最常累及双眼下眼睑[9],可以看到眼睑皮肤以及轮匝肌形成的水平而肥厚的皱折贴压于睑缘,导致睫毛被推向后方、朝向角膜(图27.4)。眼睑赘皮与先天性睑内翻不同,睑板与后部睑缘保持正常的解剖位置,睫毛与角膜的接触可能一直存在,或者仅在向下凝视时出现。儿童时期睫毛软又细,这种情况可以耐受[9]。随着颜面骨的生长,这种情形常常可以自然缓解,但是在亚洲人中自然缓解少见。如果出现明显刺激症状或威胁到角膜完整性时则需要进行治疗。睑赘皮与先天性睑内翻解剖异常相似,缩肌腱膜向前插入,本应穿过睑板前轮匝肌再到皮下组织形成眼睑皱折的情况就不存在了[2]。这种皮肤和轮匝肌不能连接到睑板的情况就形成了临床所见的水平卷曲。临床上常采取单纯切除皮肤皱折以及剥除轮匝肌来矫正,但是不能纠正潜在的解剖缺陷[10]。Quickert-

Rathbun 缝合可以纠正这种缺陷,它会在皮肤、肌肉以及缩肌层间产生瘢痕,同时会形成眼睑皱折。由于正常情况下许多亚洲人没有下睑皱折,因此可以使用翻转缝合技巧,即从睫毛根部平面下切开皮肤然后埋线缝合,可以避免形成瘢痕和可见的眼睑皱褶[11]。

药物治疗

对于痉挛性睑内翻,润滑、绷带镜、双眼皮贴等保守治疗可以阻断病理过程。双眼皮贴可以贴在睑缘附近,将睑缘从眼球拉离,模拟睑板水平和向上的运动过程(图27.5)。有使用组织胶,如氰基丙烯酸盐黏合剂,通过20号套管涂在下睑,使下睑形成褶皱而成功复位眼睑的报道。70%的患者在此一周后会出现持久的粘连,并且没有眼部并发症[12]。

睑缘炎与睑板腺炎需要保持眼睑卫生并使用加或者不加激素的抗生素眼膏。玫瑰痤疮对口服多西环素反应良好。在轮匝肌内注射小剂量肉毒杆菌毒素对治疗痉挛性睑内翻有帮助,治疗有效期平均为12.5周。并发症比较少见,但仍包括淤斑、溢泪以及复视[13]。但是如果存在明显的下睑松弛,注射肉毒杆菌毒素会使退行性或痉挛性睑内翻变成松弛性睑外翻。

手术治疗

由 Quickert[2] 提出并由 Feldstein[14] 改良的非切开缝合技术,与其他方法一样,可能是一种有价值的姑息治疗。4-0 含铬双针羊肠线的其中一针穿过穹隆缚住裂开的缩肌,然后穿过邻近组织到下睑板,再经此中间睑板中份稍高处的皮肤穿出。第二针在邻近

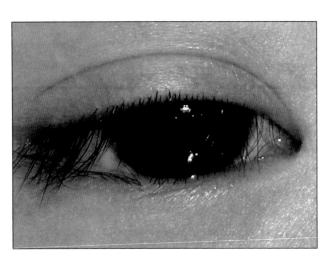

图 27.4　下眼睑内侧眼睑赘皮患者,睫毛垂直向后朝向角膜

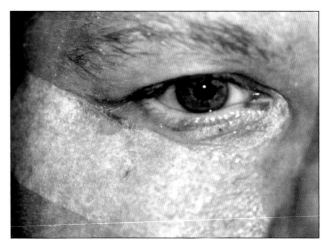

图 27.5　睑内翻眼睑顺势贴布可以用 1.3~2.5cm(0.5~1.0英寸)宽的纸质或塑料胶带,从侧面拉伸下眼睑并轻轻上提,刺激眼睑水平紧致

第一针 3mm 的地方以同样的方式缝合。然后用足够的力量来打结以矫正睑内翻,应避免造成睑外翻(图 27.6)。根据情况越过眼睑可行 3~4 组缝合,即可足够使内翻的睑缘向外翻转。由此形成的皮下炎性瘢痕会间接将下睑缩肌加固于下睑板以及轮匝肌纤维和睑板之间的纤维。这种纤维化可以避免垂直方向的力量。如果 2~3 周后缝线没有被吸收,即可拆线。因其复发率很高,因此这种治疗只是暂时的。尽管一项平均随访 31 个月的研究表明,在仅进行外翻缝合的

患者中,只有 15% 的患者内翻复发[15]。而 Scheepers 等人[16]发现在仅进行外翻缝合的患者中有 21% 的高复发率。

先天性睑内翻

为了使睑缘达到较好的位置,外科矫正手术包括烧灼、顺势外翻缝合、皮肤和肌肉切除术、眼睑切开术、睑板切开或分离术、切除扭结区或睑板断裂时重新吻合缩肌腱膜以修复断裂的睑板[2]。在睫毛根部上缘大约 3mm 处全层切开上眼睑,将下方皮肤边缘缝合到上睑板使边缘翻转。这种方法有效,但在文献中也对该技术提出了许多改进。术中发现表明,除了缺乏皮肤筋膜外,正常的睑板筋膜囊也是分离的,就像先天性眼睑赘皮。因此最终的修复包括将缩肌附于睑板,再将皮肤附于缩肌与睑板,以此纠正眼睑异位并产生正常的眼睑皱折[17]。Price 与 Collin[18]描述了前板层修复技术,它通过切开眼睑皱折,破坏睫毛根部的皮肤与轮匝肌来矫正睑板扭结。6-0 缝线由睫毛上方穿过皮肤,固定在睑板上方使眼睑外翻。除此之外,提上睑肌与 Müller 肌断腱有助于减弱眼睑回退。

退行性睑内翻

文献中描述了大量经前路或经内路矫正退行性睑内翻的技术[19]。尽管需要切开更多的组织,从前路手术成功率较高[4,6]。理论上说任何一种方法都需要水平松弛处理、下睑缩肌断腱和眼轮匝肌折叠。

如果存在内眦韧带松弛,则需要首先修复[4]。内眦韧带前脚的折叠可以通过皮肤切开、经结膜或经泪阜的方法定位。内眦韧带应该紧贴于后泪嵴的骨膜上,以使泪点外翻的可能性最小化,还应小心避免损伤泪小管和泪囊。

分离或减弱的下睑缩肌通常应该被重新埋入[4]。在前路手术中,会产生睫毛下切口,睑板前到眶隔前纤维连接处的皮肤被破坏。切开然后穿过肌平面及眶隔,可以通过白色识别分离或减弱的下睑缩肌(图 27.7A),再用可吸收或不可吸收的缝线(6-0 薇乔线)将其重新附着于下睑缘(图 27.7B)。

外侧睑板分离技术矫正任何类型的水平松弛避免术后复发是很重要的[20-23]。实施外眦韧带切开术后,外眦韧带后脚松解。眼睑被拉向两侧以确定多余的量。眼睑被分为前板层及后板层,去除皮肤、睫毛以及边缘上皮的睑板条用可吸收或不可吸收的缝线(5-0 薇乔线或 5-0 聚丙烯线)固定于 Whitnall 结节两侧眶缘内的骨膜上(图 27.8)。眼轮匝肌切除术,通

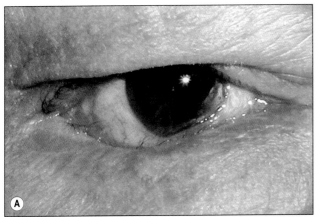
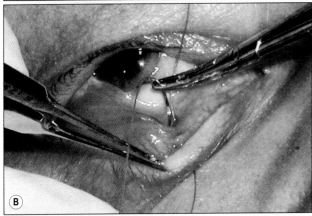
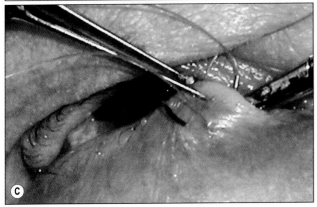

图 27.6 (A)进行 Quickert 缝合定位前的睑内翻。(B)缝针穿过穹隆深部,上提回缩肌。(C)缝针在高于入口处平面穿出皮肤

5

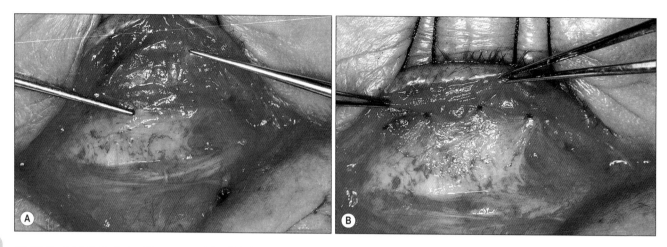

图 27.7　(A)前路睫毛下切口从下睑板边缘(右边指示)缩肌断腱法(左边指示)。(B)用不吸收缝线将缩肌边缘缝至下睑板缘。(From Lyon DB, Dortzbach RK. Entropion, trichiasis, and distichiasis. In: Dortzbach RK, ed. Ophthalmic plastic surgery: prevention and management of complications. New York: Raven Press; 1994.)

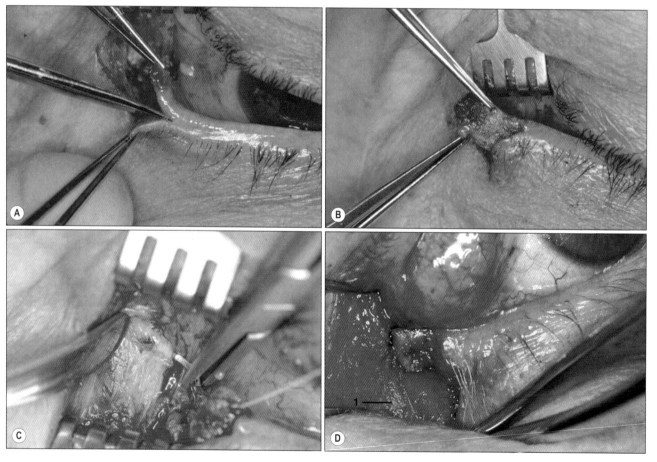

图 27.8　外侧睑板分离过程。(A)分离睑板前后层。(B)睑板条去除毛囊、皮肤、边缘上皮。(C)穿过 Whitnall 结节的骨膜进行缝合。(D)完成外侧睑板手术

过在眶隔前轮匝肌上切一个窄小的水平切口,使睑板前与眶隔前轮匝肌之间产生一个瘢痕屏障来阻止轮匝肌重叠。一种从后路经结膜的方法包括前路方法所用的所有步骤,而不产生可见瘢痕,此种方法有2%~9% 的复发率[16,20,24]。结膜在睑板下被切开,减弱的缩肌通常被认定在下睑缘以下 5~10mm。为了减少轮匝肌的折叠,用烧灼的方法切除水平肌束。用可吸收缝线再次将缩肌腱膜固定到下睑缘,或者缝线穿过全层眼睑固定于皮肤。水平松弛的修复方法与前方法相同。

瘢痕性睑内翻

在进行手术之前,控制任何潜在的炎症是最重要的。排除类天疱疮尤其重要。因为未控制的眼型瘢痕性类天疱疮(ocular cicatricial pemphigoid,OCP)行手术干预会加重瘢痕过程,可能导致严重的睑球粘连。后板层瘢痕的严重程度与长度可以指导手术计划[8]。外科修复可以分为广义的三大类:部分或全层经睑板切开翻转睑缘;劈开睑缘使前板层后退;加入隔片加长后板层或中板层。病情较轻者则只需要进行睑缘翻转法。由 Weis 描述的睑板切断眼皮手术以及睑缘翻转对于修复瘢痕性睑内翻有效[25]。沿着眼睑长度方向在下睑缘下方做全层水平切口,然后用水平褥式缝合穿过下睑缩肌下面,再经过睑板前方,在距睫毛根部 1~2mm 下穿出。事实上,这种方法会在下睑缩肌、睑板以及前部板层之间产生一个全层眼皮手术瘢痕。

这种距离新的翻转缘 2~3mm、经后部板层改进的全层睑缘翻转可以有效收缩,且无睑内翻复发[26]。对于上眼睑,在距睫毛根部上 3mm 行后板层全层切开,切口末端行一反转切口来翻转睑缘。剩余的后部板层向前穿过翻转边缘,用水平褥式缝合固定。前部睑板水平楔形切除可以避免术中累及结膜,波及结膜会导致炎性疾病活动。顺着眼睑皱折切除皮肤后,睑板暴露在睫毛下。在睑板最大弧度处行水平 V 型开槽,用6-0聚丙烯缝线缝合槽形切口使睑缘向外翻转。

也可以用缩短或复位前部板层的其他矫正方法,例如眼睑劈开术或睑板结膜前徙术[28]。后部板层严重瘢痕或退缩常常会用到移植材料。植片来源包括:口腔黏膜、睑结膜瓣、羊膜、鼻软骨黏膜、耳软骨、硬腭黏膜以及人造膜。硬腭矫正睑内翻力量适宜,同时也较灵活和相对方便获取。Swamy[29]报道,使用硬腭后 95% 的睑内翻症状会改善,术后常见的并发症包括:角化过度(29%)、复发(4.1%)、点状上皮糜烂(2.7%)、

供区出血(2.0%)以及植片收缩(0.7%)。

脱细胞移植物通常由尸体无细胞胶原基质来源的软胶原真皮片组成,术后炎症最少,免疫排斥的风险微乎其微。利用它们延长没有第二病变部位的缺损组织,矫正继发于后部睑板收缩的瘢痕性睑内翻。据报道,在一项有 14 位接受了下睑手术患者的前瞻性实验中,0.3mm 厚的人工真皮移植材料(Life Cell Corp,Branchburg,NJ)与硬腭移植材料(16%)相比,有57% 的收缩率[30]。另一项不同的研究,使用 1.8mm 人工真皮(AlloDerm)移植材料,发现厚型比薄型人工真皮移植材料更有优势,在下睑退缩后部板层重建中可与硬腭移植材料相媲美[31]。ENDURAGEN 移植材料(Porex Surgical,Newnan,GA),是 0.5~1mm 厚的猪细胞胶原基质,也可以移植在下睑缘。据报道 10%的患者出现并发症,主要是由植片大小不合适、感染或是移植过量导致[32]。

睑外翻

先天性睑外翻

这种罕见的情况可单独出现,也可与其他的畸形同时出现,例如小睑裂、兔眼症、眼部畸形、21 三体综合征。眼睑外翻睡觉时可减轻,向上凝视或是当张开嘴巴使得面中部皮肤不足时会加重。治疗常常包括用移植技术修补前板层缺陷。新生儿双侧完全上睑翻转必须与先天性睑外翻鉴别,适合用润滑保守治疗或是修补。

退行性睑外翻

这种情况常见于老年人。对于睑内翻,眼睑的不稳定性是关键因素。它也可能由缩肌力量减弱引起水平松弛或垂直松弛、年龄相关性的眼球内陷导致。如果没有足够的支撑,下眼睑由于重力以及面中部的重量被下拉,或由于眼表刺激引起的持续擦拭和溢泪造成的组织拉伸,会产生更严重的位置异常。睑外翻没有轮匝肌覆盖,导致眼睑不稳定而朝向外。组织学已证实,由于小动脉硬化引起轮匝肌的灶性变性,这表明肌肉慢性缺血[33]。术前评估包括用恢复测试记录眼睑的松弛度、眼睑撑开度、内眦或外眦韧带松弛度、泪点外翻、下巩膜暴露、兔眼症或瘢痕性改变。

瘢痕性睑外翻

当皮肤或皮下瘢痕造成前部板层收缩时就会发生瘢痕性睑外翻[34]。创伤、烧伤、晒伤、皮肤炎性疾

病、带状疱疹、化学脱皮术、激光、眼睑成形术中侵袭性的皮肤切除都是常见原因。长期存在的睑外翻以及慢性溢泪引起的皮肤浸渍会造成皮肤收缩。垂直的皮肤皱折以及在向上凝视和张大嘴巴时睑外翻加重，表明前部板层缩短（图 27.9）。

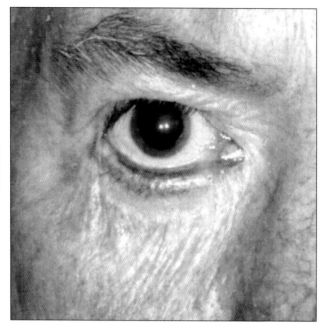

图 27.9 下眼睑皮肤垂直皱折表明前板层出现瘢痕性收缩

麻痹性睑外翻

麻痹性睑外翻产生于眼轮匝肌麻痹或继发于面神经麻痹。第Ⅶ对脑神经麻痹有超过 80 种病因，最常见的包括创伤、感染、特发性贝尔麻痹以及肿瘤[35]。松弛的下睑尤其容易受到重力的影响，更加重已存在眼睑异位，最终随着时间推移形成睑外翻和眼睑退缩。

机械性睑外翻

机械性睑外翻是由于眼睑或面部大面积损害、下垂性水肿或红斑、面部佩戴厚重眼镜或严重面部下垂产生的机械重力作用导致的[34]。

炎症性睑外翻

炎症性睑外翻由许多原因引起，如眼睑炎症或过敏、皮炎、慢性溢泪，还可来源于长期存在的睑外翻[34]。

药物治疗

彻底了解病史可以确定并减轻急性因素。对于

过敏性或瘢痕性睑外翻，化妆品、眼膏、滴眼液都是造成慢性炎症的潜在原因。抗生素糖皮质激素眼膏可以缓解睑缘以及结膜炎症，同时手术治疗需延迟，直到炎症充分改善。对于麻痹性睑外翻，丧失功能的泪道泵破坏了健康泪膜的稳定性，因此润滑液和眼膏对维持角膜的完整性很必要。如果存在较弱的贝尔现象，可以用夜用双眼皮贴或是湿房镜提供额外的保护。对于特发性面神经麻痹，轮匝肌麻痹会在几个月内消退，只要角膜暴露少可采用保守治疗。但是如果存在潜在的眼睑松弛因素，睑外翻常常是永久性的，需要手术治疗。对于瘢痕性睑外翻，结膜瘢痕性疾病应该被排除。

手术治疗

退行性睑外翻

当出现退行性睑外翻时，首先需要通过内眦韧带折叠术或悬吊术矫正。如果出现睑外翻，需要在结膜及泪点下方的缩肌处切除一椭圆或菱形的区域来矫正泪点的位置（图 27.10）[36]。两到三组 6-0 或 7-0 薇乔埋线前推下睑缩肌至下睑板并封闭缺损处，使泪点向内翻转。下睑中部睑外翻也可通过经皮或经泪阜的方法束紧内眦韧带后支来修复[37,38]。这种方法同时提供了眼睑的纵向支持和内眦韧带到眼球后部的附着点。

剩余的水平松弛通过睑板手术或者保留眦部的外眦固定术来处理[23,39]。为了避免外侧接合处的破

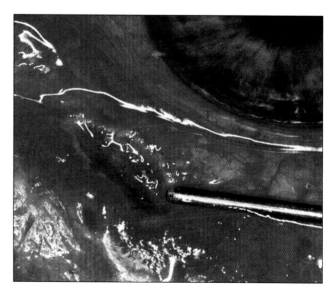

图 27.10 泪点重置手术。在泪点和泪小管下方菱形切除结膜及回缩肌（指针所示）

坏,外眦成形术在许多技巧方面进行了改进,同时常被应用在上眼睑成形术以及上睑下垂修复术中[39]。

长期的眼睑位置异常会引起其他的瘢痕,导致前部板层缩短以及继发性瘢痕性睑外翻。皮肤纵向紧致度十分轻微,难以立即被发现。当水平皮肤皱纹消失或者当患者张大嘴巴眼睑向下牵引时,提示医生有瘢痕性改变。缩短的前部板层需要移植皮肤、皮瓣或是通过提升眼轮匝肌下脂肪来矫正。

先天性睑外翻

缩短的前部板层可以通过全层皮肤移植或是邻近皮瓣来矫正,伴随的水平松弛可以通过水平眼睑缩短术缓解。

麻痹性睑外翻

保守治疗即行暂时性睑裂缝合术,用不可吸收的缝线(4-0 聚丙烯缝线,尼龙线)缝于支撑物上,可以保护角膜数周。缝合打结后须允许勉强睁眼以便进行反复的滴眼液或眼部检查。永久性的外侧睑裂缝合可能更适合,且操作简单。切除双侧上下睑的邻近睑缘组织,将眼睑通过灰线缝合在一起。通过睑板段从一侧眼睑到另外一侧的变换,会形成更多持续性的粘连。按照预期眼睑闭合长度以及约 3mm 的深度,沿着灰线劈开两侧邻近的上下睑缘。制作上睑板及结膜瓣,在下睑板切除一小块匹配区。用 4-0 双针铬制缝线穿过部分上睑板皮瓣,从睑缘穿出,然后再通过下睑板缺损边缘缝于皮肤。将上睑板皮瓣切缘置于下睑板缺损处以增强效果。如果出现水平松弛,通常需要进行治疗[35]。

在睑板前放置一有重量的金或铂或者行上睑板固定术,有助于眼睑的闭合[40]。需要在术前测量好不同的重量,既保证合理的闭合,又要减少上睑下垂的发生;手术方案必须同时获得手术医生及患者的同意。下眼睑可能需要通过阔筋膜或颞肌筋膜悬吊来获得更多的支持。面中部下垂会加重下睑外翻,可考虑使用面中部或提升眼轮匝肌下脂肪来矫正[35,41]。也可通过眶外侧缘的骨隧道悬吊下眼睑。

瘢痕性睑外翻

根据瘢痕涉及的程度,治疗包括通过直接切除瘢痕进行瘢痕修复,Z 成形术,用来源于上眼睑、耳前、耳后或锁骨上区域的带蒂皮瓣或游离皮肤植片进行水平加强以及前板层延长[42]。Z 形转位皮瓣演变成长线性瘢痕,沿着更自然松弛的张力线改变皮肤张力度。

并发症

睑内翻和睑外翻修复的并发症包括加强内眦切带时损伤下泪小管、外眦角错位和不对称、裂开、感染、出血、移植失败以及复发。

倒睫和双行睫

倒睫指来源于正常前部板层的睫毛错误地朝向后伸向角膜,同时睑板会维持与眼球的正常位置结构(图 27.11A)[1]。当眼睑处于正常位置时,通过描述睫毛伸展方向可与睑内翻及睑赘皮相鉴别。倒睫可以是特发的,也可以是继发于慢性炎症如睑缘炎、沙眼、眼瘢痕性类天疱疮、Stevens-Johnson 综合征、化学烧伤。

双行睫是一种先天性(常见于常染色体显性遗传)或获得性疾病,表现为从睑板腺开口出现一行多余的睫毛(图 27.11B)[1]。在这种情况下,胚胎常见的毛囊皮脂腺分化为睫毛毛囊而不是睑板腺。眼睑和结膜的创伤或慢性炎症通常是导致获得性双行睫的原因。双行睫患者的睫毛很细易于耐受或者很粗而威胁角膜的完整性。

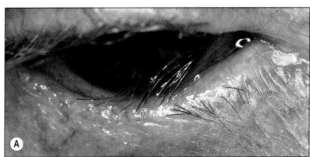

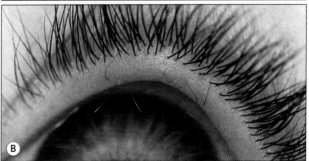

图 27.11　(A)下睑倒睫伴角膜刺激症。(B)来源于睑板腺开口的异常睫毛形成的上睑双行睫。(From Lyon DB, Dortzbach RK. Entropion, trichiasis, and distichiasis. In: Dortzbach RK, ed. Ophthalmic plastic surgery: prevention and management of complications. New York: Raven Press; 1994.)

倒睫的治疗

倒睫可弥漫性发生,穿过整个睑缘,或发生于一小节段。对于少量错位的睫毛,适合用拔除术。但是睫毛会在4~6周之内又长出来。电解睫毛可以永久性的去除单根睫毛[1]。局部麻醉以后,电解针插入邻近并平行于毛干根部处,电流会一直作用直到在毛干旁边的表面可以见到一小型水疱。睫毛可以被清除或是在没有阻力的情况下被拉动。通常需要数个治疗周期。

冷冻疗法对成簇的睫毛有效(图27.12)[43]。由水溶性凡士林覆盖的一氧化二氮冷却探针作用于毛囊边缘,直到温度达到-20℃到-30℃,并且持续30秒。待融化后再进行第二次循环使睫毛脱落。将热电偶针置于邻近目标毛囊的眼轮匝肌内,以确定温度是否达到适合的治疗温度。冷冻疗法会比电解睫毛更易引起邻近正常睫毛的丢失,造成睑缘凹痕或变薄、坏死、皮肤色素减退,复发的风险更大。肤色较深的患者应避免这种治疗。

蓝绿氩激光消融可用来治疗倒睫,其疗效波动大[44,45]。大约发射30次直接作用于睫毛根部,激光参数为50~100μm光斑,0.3秒间期以及0.50w的功率。并发症包括色素减退、眼睑凹痕。在一个沙眼性倒睫的研究中,一周期的氩激光消融治疗成功率为55.5%,数个周期后增加到89%[46]。节段性倒睫最好进行全层楔形切除术。

双行睫的治疗

病灶处的双行睫可以通过拔除或电解睫毛来治疗。少量睫毛也可运用后部板层的冷冻疗法。双行睫较多的病例,可以沿着灰线切开眼睑,后部板层可以通过冷冻疗法或局部切除,或直接切除包含双行睫毛囊的后睑缘及睑板[1]。更多的步骤可能涉及黏膜移植。

眼睑松弛综合征

眼睑松弛综合征主要发生于肥胖的男性,其特点是有弹性的、松弛的、易外翻的上睑板以及显著的上睑结膜乳头增生。眼睑松弛综合征的发病机制尚不明确,但是似乎主要与睡姿不良有关。眼睑松弛综合征的患者睡觉时长期面朝下,眼睛压住枕头。这会导致松弛、有弹性的眼睑持续外翻,从而引起睑结膜与床上用品持续直接接触。这就导致了明显的结膜乳头状反应、角膜刺激,醒来后好转。这种病变可以是双侧或是单侧的,但是患者睡觉时更倾向的一侧与受累重的眼睛之间有紧密的相关性。

该病的诊断依赖于有潜在的睑结膜乳头状改变、松弛扩张的睑板。在典型病例中,尽管松弛度不同,向上牵引眉毛会导致睑板快速外翻。Iyengar建议上睑宽等于或超过14mm可以明确诊断[47]。

1981年,Culbertson与Ostler对眼睑松弛综合征做了最初的描述[48],他们认为这种疾病只发生于肥胖的男性。此后的研究证明,眼睑松弛综合征也可以发生在女性[49]以及儿童[50],但是也存在一直面朝下的睡姿[51]。随着这个疾病被广泛认识,除了典型肥胖体质的男性之外,对这个疾病的诊断更为广泛。Culbertson与Tseng[51]在一项对60位患眼睑松弛综合征10年以上的患者的跟踪报道发现有37%的患者为女性,只有29%的患者肥胖。然而所有的患者都有面朝下的睡姿。85%眼睑松弛综合征与阻塞性睡眠呼吸暂停相关(Obstructive Sleep Apea,OSA)。相反有4%~16%的OSA患者患有眼睑松弛综合征[52~54]。

眼睑松弛综合征的患者常抱怨受累眼的刺激性、

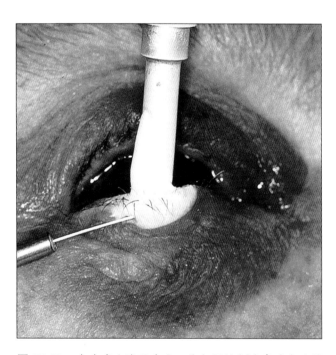

图27.12 冷冻疗法消融睫毛。热电偶针(左)穿过皮肤置于睫毛毛囊邻近处检测温度。图示冷冻头凝固眼睑边缘并侵及睫毛。(From Lyon DB, Dortzbach RK. Entropion, trichiasis, and distichiasis. In: Dortzbach RK, ed. Ophthalmic plastic surgery: prevention and management of complications. New York: Raven Press; 1994.)

脓性分泌物以及流泪[55]。78% 的患者双侧受累，但是可能不对称。典型视诊包括显著延长、明显松弛的上睑板，向上牵引时容易外翻（图 27.13）。几乎所有的患者中都会发生不同程度的乳头状结膜炎，因而对任何不明原因的慢性乳头状结膜炎，都应该考虑到眼睑松弛综合征[56]。睫毛下垂，尽管不常提及，也总是发生于此类患者中（图 27.14）[57,58]。由于眼睑枕头接触产生的反复机械性创伤，患者可能出现上睑下垂和皮肤松弛。下眼睑也会发生类似情况，产生睑外翻和与典型的睑结膜乳头增生相关的下眼睑明显翻转（图 27.15）[59]。

大范围的角膜异常与眼睑松弛综合征相关。大多数患者有一定程度的角膜异常，这种异常能影响角膜全层[50,51,55,59-61]。大约 50% 的患者会因为眼球枕头接触相关的创伤或因为来源于睑结膜乳头引起的角膜表面刺激而导致角膜点状上皮炎。Parunovic[60] 在 1983 年首次报道了眼睑松弛综合征同时发生圆锥角膜。两者之间的关联很普遍，Culbertson 与 Tseng 也发现 18% 的眼睑松弛综合征患者有临床期圆锥角膜。出人意料的是，随机选取 7 个患有眼睑松弛综合征且进行了角膜地形图检查的患者，5 个（71%）发现了亚临床圆锥角膜[51]。眼睑松弛综合征患者还会发

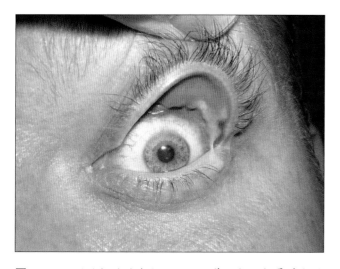

图 27.13　眼睑松弛综合征。显示显著延长可轻易外翻的右上睑，同时伴有乳头状结膜炎

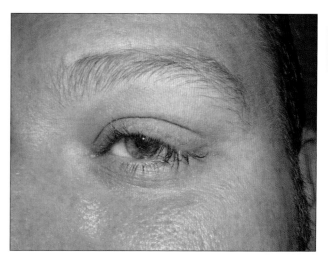

图 27.14　眼睑松弛综合征。睫毛下垂是眼睑松弛综合征一个常见的、特征性表现

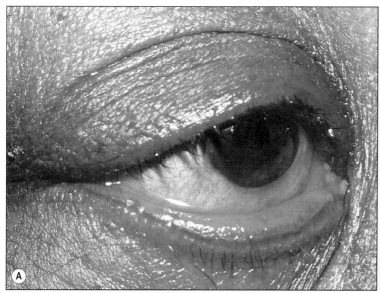

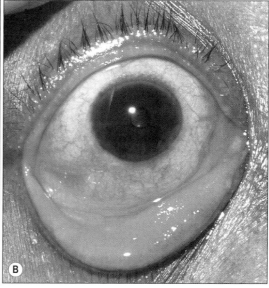

图 27.15　眼睑松弛综合征。（A）下睑外翻的患者，当其开始以俯卧姿势睡觉且右侧与枕头接触时疾病就会发生进展。（B）松弛的下睑表现出显著伸长、容易外翻以及典型的乳头状结膜炎

生反复的角膜糜烂、丝状角膜炎、角膜内皮病以及感染性角膜炎。此外一名眼睑松弛的患者发生渐进性非滴状内皮丢失，另一患者出现圆锥角膜及 Chandler 变异，即虹膜角膜内皮综合征[51]。少有报道角膜溃疡及穿孔[62,63]。除了眼前节病变以外，眼睑松弛综合征也与其他的眼部疾病相关，包括青光眼、非动脉炎性前部缺血性视神经病以及继发于颅内压升高的视乳头水肿[64,65]。

眼睑松弛综合征的组织病理学特点主要是睑板弹性蛋白明显减少[58]。对Ⅰ型与Ⅲ型胶原蛋白分布的免疫组化学染色表明眼睑松弛综合征患者与对照组没有明显差异[66,67]。也有睑板腺萎缩及功能异常的报道[68]。

因为睡眠呼吸暂停在眼睑松弛综合征患者中的高发病率，Culbertson 与 Tseng 提出假设，睡眠时的低氧压与觉醒时的快速再氧合会导致自由基引起睑板局部损伤。然而这种机制不能解释有相同的改变却没有睡眠呼吸暂停的患者。看起来眼睑松弛综合征中睑板的改变更可能是因为面朝下睡觉和慢性的眼睑与床上用品接触所导致的眼睑外翻引起的机械性牵张。

许多全身疾病与眼睑松弛综合征相关。糖尿病、甲状腺功能亢进症、高血压较常见，但是在眼睑松弛综合征中这些疾病与患者肥胖更相关。然而阻塞性睡眠呼吸暂停是眼睑松弛综合征一个特别的风险，尤其是肥胖男性。这种疾病主要表现为睡眠时因上呼吸道阻塞导致的呼吸暂停、呼吸浅慢。已证实这些患者在吸气的时候有部分或全部的气道塌陷。他们的症状包括打鼾、睡眠欠佳、日间嗜睡，晨起头痛以及人格障碍。睡眠呼吸暂停有可能致命，会增加患者系统性高血压、肺动脉高压和心律失常的发生率，同时也会增加车祸的发生率。因而常规推荐所有患眼睑松弛综合征的患者进行睡眠障碍评估[69]。滥用药物与难治性眼睑松弛综合征相关[70]。Burkat、Lemke[71]、van den Bosch 与 Lemij[72] 分别报道了小系列与眼睑松弛综合征有相同临床表现的患者，均未报道有面朝下的睡姿。他们建议对这类患者可以统称为眼睑松弛综合征。

治疗

治疗针对睡眠时外翻的睑板。最初，治疗包括使用 FOX 护罩对眼睑进行机械屏蔽与防护，但是随着时间的推移，大多数患者反对反复的包捆。另一种选择是使用可以固定在正确位置的睡眠眼罩。有长期成效的关键是睡眠时阻止眼睑和枕头的接触。如果面朝下睡姿不纠正，紧缩眼睑的外科手术最终也会失败。因为大多数眼睑松弛综合征的患者都会发生 OSA，所以鉴别睡眠呼吸暂停和可以仰卧位睡姿持续气道正压通气(continuous positive airway pressure, CPAP)是最重要的。事实上，在合理地治疗阻塞性睡眠呼吸暂停后会发现患者的眼睑松弛综合征也可逆转[73,74]。对症局部润滑治疗会帮助减轻刺激与流泪。应告诫患者不要揉搓眼睑。据报道，尽管在长期随访中，全层楔形切除眼睑有再延伸和外翻的倾向，但受累眼睑的水平缩短成功率仍是较高的[66]。外眦固定术是一个非常有效的缩短的方法，其切除松弛的外眦韧带，将睑板宽阔的中间部分固定在眶骨膜两侧。这样看起来围绕这个宽阔的支点比依靠狭窄的外眦带使眼睑更难以外翻。

上睑下垂水平加固中，眼睑成形术或睫毛重置都是可行的。水平紧缩失败的患者可能需要通过睑裂缝合术来防止眼睑外翻[75]。

眼睑松弛综合征可能诊断困难，尤其是在没有表现出典型体质的患者。在一项大型的研究中[56]，非典型体质患者占不明原因慢性结膜炎患者的2%。在所有慢性结膜炎患者中，牵拉上睑能了解其弹性度、伸长情况、睑板的外翻情况。这些是眼睑松弛综合征的标志。针对睫毛下垂的检查也有很高的特异性。

眼睑重叠综合征

眼睑重叠综合征是眼睑位置结构的异常，其上睑覆盖了下睑从而使得下睑睫毛和角化上皮慢性摩擦上睑缘的睑结膜。这就导致了上睑缘的角化以及远端睑结膜表面化生(图27.16)。异常的远端上睑表面直接刺激了下面的角膜，并阻止了眨眼时正常泪膜的补充。眼睑重叠使泪膜结构紊乱，导致泪膜破坏、干眼症状以及持续的上皮缺损。

Karesh 等人在1993年最先描述了引起慢性结膜炎的这种罕见病因[76]。这种疾病与眼睑松弛综合征有一些重叠性，同时 Karesh 发现他的18位患者中有6位患有眼睑松弛综合征。眼睑重叠综合征的患者有眼部刺激感、异物感以及灼烧感，即使用了大量人工泪液，这种感觉也会持续存在。相当一小部分患者还会有持续性的角膜上皮缺损。

由于上眼睑覆盖了下眼睑，在眼睑闭合时眼睑相对位置的显示变得困难，因此常常会漏诊。许多患者会被误诊为干眼症。在体格检查中，对这种状况评估的最好方法是，让患者向后倾斜头部，然后用笔形电

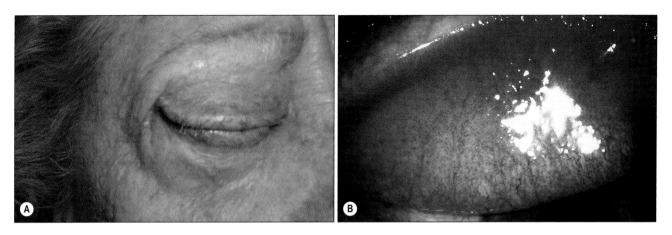

图 27.16　眼睑重叠综合征。(A)累及上眼睑中部的眼睑重叠综合征患者。(B)显示角化的外翻上眼睑和睑缘睑结膜充血。(A and B, Courtesy David Tse.)

筒从下方观察上睑是否覆盖了下睑。许多患者会出现上睑边缘结膜的胶状增厚。

Donnenfeld 等人[77]报道了一个高特异的可用于诊断眼睑重叠的染色剂,如 0.5% 局部孟加拉红或者丽丝胺绿。高活性的染色剂会沿着上睑缘染色睑结膜;在眼睑重叠综合征的患者中,染色的严重程度与症状的严重程度相关。除了上眼睑松弛之外,大约 50% 的患者会伴随有或无明显的外翻及下眼睑松弛。

眼睑重叠综合征尽管有部分覆盖,还是应该与眼睑松弛综合征相鉴别。仅出现眼睑重叠综合征的患者没有眼睑外翻的倾向,同时缺乏有弹性的、易扩张的上睑板。这些患者也没有表现出上睑板巨乳头性结膜炎,同时眼睑异常仅限于眼睑边缘的睑结膜。此外大约 2/3 的眼睑重叠综合征患者为女性[77]。

治疗

最初的治疗包括使用黏性泪液替代品或眼膏积极润滑。上睑水平紧缩能有效预防上睑和下眼睑的位置不当。这可以通过全层楔形切除或外侧睑板骨膜固定来实现。如果下眼睑松弛,则应将其紧缩。由于眼睑重叠综合征而出现持续性上皮缺损的患者,可行临时性睑裂缝合防止上睑覆盖下睑。

兔眼症

兔眼症指的是企图闭合眼睑时,上、下眼睑不能够完全接合。不完全闭合导致了泪膜补充不足、泪液蒸发加剧、黏液层破坏、角膜干燥以及眼表破坏。眼睑不能完全闭合可由眼球在眼眶内向前突出(图 27.17)、上和下眼睑的垂直缩短、眼轮匝肌牵引、第Ⅶ对脑神

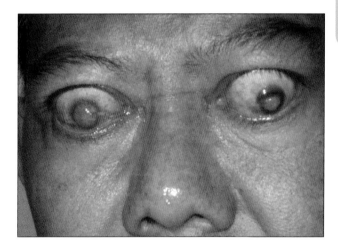

图 27.17　源于 Graves 眼病的双眼突眼以及兔眼症导致严重的暴露性角膜病变。(Courtesy RC Kersten MD.)

经运动支功能障碍、眼球与上睑粘连限制了眼睑全层运动等造成。

患者自诉刺激感、异物感以及烧灼感。裂隙灯检查可发现睑裂区典型的角膜点状上皮病变,可据此诊断兔眼症或不完全性眨眼。夜间兔眼症患者,角膜点状上皮病变的分布取决于睡觉时角膜的位置。据报道一些患者在睡觉时会出现眼球下陷,则角膜病变可能会出现在下方、中央或者甚至是上方。对睡觉时眼球实际位置的预测,贝尔现象试验是相当差的[78,79]。如果用力挤眼,其轻微的兔眼症可能不能被发觉,因此嘱患者轻轻闭眼以进行是否能完全闭合的外眼检查。

因贝尔麻痹、创伤或医源性损伤导致的急性第Ⅶ对脑神经功能不全,是患者就医且诊断兔眼症的最常见原因。第Ⅶ对脑神经麻痹的患者,其病史以及明显的运动功能障碍可以支持诊断。在轻微眼轮匝肌功

能减弱的病例中,强迫闭眼时手动牵引眼睑则可暴露出导致夜间兔眼症或不完全性眨眼的轮匝肌减弱程度。应询问患者既往是否有贝尔麻痹的病史,因为许多患者即使在明显的临床康复后还会出现不同程度的眼轮匝肌功能不足。对第Ⅶ对脑神经麻痹已恢复的患者也应对面部表情肌与眼轮匝肌之间异常再生的证据进行评估。测试由第Ⅶ对脑神经支配的其他肌群(前额、下面部)的减弱情况可以帮助确诊。

在所有兔眼症的患者中,检测角膜知觉是很重要的,以确保没有第Ⅴ对脑神经功能障碍。第Ⅴ对脑神经功能障碍多发生于有颅内创伤、手术或者脑血管意外导致多处脑神经麻痹的患者。

在各种各样的眼周肌病中,也可发生肌力减弱,包括重症肌无力、肌强直性营养不良以及慢性进行性眼外肌麻痹。上睑下垂、外眼运动障碍以及面肌无力等疾病相关的眼周发现,表明这类患者有兔眼症发生的可能性。麻风病也可以导致第Ⅶ对脑神经功能障碍与兔眼症。

对疑似兔眼症的患者,也应该评估其上、下眼睑皮肤之间最大的垂直距离。下眼睑的垂直缩短通常较明显,表现为巩膜外露和眼睑退缩。然而对于上眼睑,睑缘常常处于正常的高度,只有向下牵引眼睑时垂直皮肤缩短才会显现。垂直皮肤缩短的发生通常源于意外事故或医源性创伤时,由于瘢痕、过度切除眼睑皮肤、化学烧伤或热烧伤引起皮肤缺损(图27.18)。一些先天畸形,如Ⅱ型睑裂狭小综合征,也会出现不正常的眼周垂直皮肤。对眉毛和上睑缘之间垂直方向皮肤的测量,表明至少20mm才能允许在眼

睑闭合时上眼睑能完全向下移动。

上眼睑下移的主要功能是眼睑闭合;下眼睑在闭合时出现非常轻微的上移[80]。因此许多患者只要上眼睑保持正常的移动,就可以耐受轻微或是没有症状的下眼睑退缩和巩膜暴露(图27.19)。对所有疑似兔眼症患者均应测量其提上睑肌功能或是眼睑由上至下的移动度。尽管其垂直方向上的皮肤数量是正常的,上睑缩肌运动不充分的患者也可能会发生兔眼症。这常常见于先天性上睑下垂的患者,这类患者在眼睑闭合时其僵硬、脂肪浸润的提上睑肌不能放松。在上睑下垂手术后,提上睑肌的垂直缩短会加重这个问题。眼睑下移不足、有患兔眼症风险的患者,提上睑肌功能减弱(从尽力向上看到尽力下看 <15mm),以及在向下凝视时表现为眼睑滞后(上眼睑"悬挂")。

球结膜和睑结膜之间的睑球粘连也会限制上睑向下移动并导致兔眼症。如果有明显的贝尔现象,闭合眼睑时兔眼症会加重,这是因为眼睑与上转眼球粘连而被向上拉。观察上穹隆时发现,睑球粘连很广泛。

异常眼球突出是导致兔眼症的另一个常见原因。随着眼球前突,眼睑移动度增加,以确保在闭合时完全覆盖角膜。兔眼症合并突眼常见于甲状腺相关性眼病(thyroid associated ophthalmopathy,TAO)患者。眼球突出、眼睑退缩、下直肌紧张运动受限导致的限制性贝尔反射会加重暴露性角膜病变。兔眼症也可见于球后肿瘤或者是出血推动眼球前移的患者。对一些颅缝早闭的情况,可能发生骨性眼眶发育不良,也可能导致异常的眼球突出。眼睑退缩但不伴眼球突出的患者极少发生兔眼症。

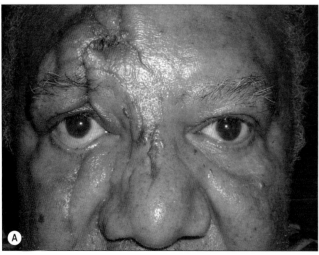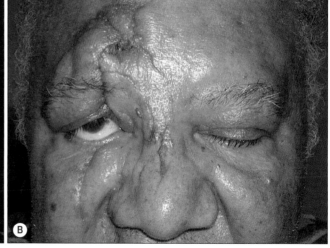

图27.18 上睑瘢痕性缩短的兔眼症患者。尽管在睁眼时,眼睑保持在正常合理的高度(A),当固定的上睑不能够向下移动覆盖角膜而试图强制闭合时,垂直缩短则更明显(B)

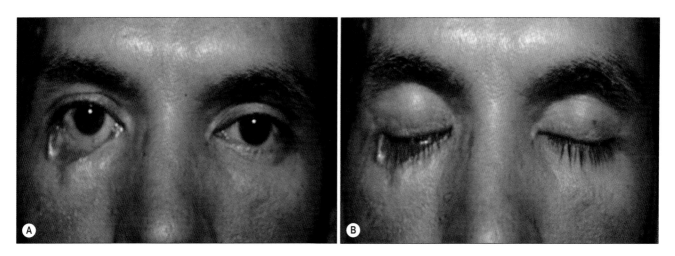

图 27.19　兔眼症。（A）左下睑陈旧性创伤性全层缺损患者。（B）眼睑闭合时通过上睑下移该患者显示出很好的角膜覆盖。该患者的裂隙灯检查没有发现眼表异常的证据

几个对无眼周异常的大样本人群研究表明，多达 5% 的人在睡觉时会部分睁眼[81~83]，但是这些人中只有极少数人群有暴露症状。他们中的大多数人受到贝尔现象的保护，但是一部分有夜间兔眼症的患者会有眼表破坏的症状。这些患者通常自诉有眼刺激感、异物感以及清醒时流泪[84]。检查可见典型的睑裂区角膜上皮病变或角膜破坏。Lyons 与 McNab[78] 报道了一系列有症状的夜间兔眼症患者，发现这种综合征比之前预想的更为常见。有趣的是，其中大多数患者的症状都是单侧的。角膜点状染色的分布证实了贝尔现象检查不能够预测睡眠时眼球的位置。42% 的患者不能找到病因，但是有 30% 的患者在症状出现前表现为酒精中毒。安眠药似乎也对夜间暴露症状的易感性有影响。

感觉迟钝或是昏迷的患者会因中枢第Ⅶ对脑神经功能障碍而出现兔眼症。处理此类患者的医务人员需要意识到这可能会引起严重的眼部后遗症。除此之外，昏迷且伴有第Ⅴ对脑神经功能障碍的患者有角膜上皮破坏的特别风险。

治疗

保持眼表湿润是最关键的。不论什么病因，最首要的对症治疗主要在于增加眼表的润滑度以及降低蒸发引起的干燥。黏性人工泪液替代品或眼膏常常会缓解症状。市场上可购买到湿房镜或者在紧急情况下可将聚乙烯薄膜贴在暴露的眼球上。

即使是严重兔眼症的患者，其耐受能力是有很大差异的。对兔眼症程度相同患者的观察发现，其泪液分泌和保护性的贝尔现象的差异可能是角膜破坏程度也不相同的原因。对一些患者，为了防止眼部蒸发干燥的进一步加重，临时性或永久性的睑裂缝合术有时很有必要。

兔眼症的根治性治疗依赖于对基本病因的准确诊断。只要有可能，就必须尽责的解决这种特殊异常。确定兔眼症是否源于异常的眼球突出、眼睑垂直距离不足、不适当的牵拉力或异常的睑球粘连非常重要。

眼球突出患者的最佳处理是行眶减压术及眶内眼球重置。不适合接受眶减压术的患者可行眼睑延长术，尽可能在闭合时重置眼睑于角膜顶点前方。然而如果眼球突出显著，很难充分延长眼睑。由颅缝早闭综合征导致的眼球突出，需要进行颅面手术以及眼窝扩开向后复位眼球。有时，创伤性畸形可能导致眼眶部分塌陷并伴眼球前突。这类患者需要重建潜在的骨性畸形以及重新扩张眼眶。因球后肿块或者是出血将眼球向前推动的患者，需要除去或引流球后病灶，从而使眼球复位于眶内。

创伤性或医源性眼睑缩短导致的兔眼症通常需要进行软组织重建手术。在此类病例中，有症状的兔眼症患者通常是因上睑移动度下降引起。由于这些发生于眼睑烧伤或者眼睑成形术中侵袭性皮肤切除的患者，确定这些问题是来源于不适宜的皮肤切除又或是"中板层"（眼睑缩肌）的紧缩和缩短增加是非常重要的。后者常见于上睑下垂修复后或者继发于全层眼睑撕裂后创伤性瘢痕挛缩。测量上眼睑皮肤、观察初始和向下凝视时眼睑的位置可以帮助区别皮肤缩短和中板层缩紧。如果下眼睑不能完全闭合，下巩膜暴露会显而易见。

由垂直皮肤不足导致的兔眼症需要用皮瓣或移

植物作为前部板层的替代物。因紧缩的中板层完全抵抗眼睑闭合导致的兔眼症需要切除眼睑缩肌。通过眼睑延长术，松解 Müller 肌或者提上睑肌腱膜可以增加垂直性移动。对上眼睑，手术医生会选择使用隔片或是缩肌的简单减弱。对于下眼睑，通常会进行缩肌切除同时植入隔片以抵消重力作用。由睑球粘连导致的兔眼症需要松解粘连，通过黏膜移植重建合适的穹隆。

兔眼症最常见的原因是第Ⅶ对脑神经功能障碍导致的眼轮匝肌麻痹。这种情况可见于第Ⅶ对脑神经从中央脑干核到外周末梢的进程中任何地方的病灶。局部压迫、创伤性破坏、病毒性或自身免疫性炎症（如贝尔麻痹）都可能导致功能障碍。去看眼科医生的这些急性第Ⅶ对脑神经功能障碍的患者，如果咨询耳科医生，其建议是明确病因、讨论可能促进第Ⅶ对脑神经恢复的治疗策略，以增强第Ⅶ对脑神经的恢复。确定第Ⅶ对脑神经功能不全是永久性（如神经切除作为根治性肿瘤切除术的一部分）还是暂时性（超过75%的贝尔麻痹患者）可能十分重要。对预计短期、有限暴露的患者来说，像之前描述的减少蒸发以及增加润滑等暂时性方法就足够了。

如果暴露十分严重或者预计持续时间长，则应考虑更持久的手术矫正方法。对颅内来源的第Ⅶ对脑神经功能障碍的患者不必过分强调角膜知觉检查的重要性。角膜知觉减退合并闭合不全尤其对角膜有威胁，这类患者通常需要接受进一步的睑裂缝合。然而，由于睑裂缝合不够美观且视觉受限，目前致力于寻找其他方法使麻痹的上睑恢复动力性闭合。

对第Ⅶ对脑神经麻痹患者，已运用各种各样的技术试图重新恢复患者面部肌肉功能，包括最初的面神经修复、交叉面神经移植术、舌下神经移位、颞肌转位以及游离神经支配肌肉转位[85]。这些所有的手术都是费时的，且没有任何一个手术可以完美的恢复眨眼反射以及自主闭合。也在应用不同的机械方式辅助眼睑闭合，包括眼睑植入重物、眼睑植入弹簧、硅橡胶带以及永久性的眼睑植入磁铁[86-89]。所有这些不同的负荷方法依赖于提上睑肌功能正常，即能自主张开眼睑。在试图闭睑时，提上睑肌受到限制，重力牵拉施加的负荷引起眼睑向下移动和眼睑闭合。近来，主要关注通过皮下植入黄金重物形成上睑负荷[85-90]。重物适宜的大小可通过术前在眼睑粘贴不同的重物来确定。预测的合适重量需要使上睑下垂最小化，且允许合理的完全闭合。该材料包括 99.9% 纯 24K 的黄金，通过上睑皱折切开暴露后，用 7/0 的尼龙线缝

于睑板（图 27.20）。重要的是在睑板表面切开时应避免损伤提上睑肌腱膜，以避免术后上睑下垂。几项系列研究报道表明超过 90% 麻痹性兔眼症植入黄金重物取得了好的成功率[85-91]。尽管黄金重物移植后还有一定程度的兔眼症持续，但通常在通过局部润滑控制后暴露症状缓解。因为早期成功率高，许多术者考虑在一开始就放置黄金重物，即使是对那些第Ⅶ对脑神经功能可随时间恢复的患者。对于这些患者，当不再需要时可通过一小型皮肤切口轻松移除重物。重物可选择用黏合剂暂时固定于皮肤，然后等待第Ⅶ对脑神经功能的恢复。

黄金重物植入由于移位或者脱出可能变得复杂，眼睑负荷也可能会产生角膜压力从而导致散光。非常罕见的是患者可能对黄金出现过敏反应，导致持续性的红斑以及肿胀。近来报道了可使用白金链作为眼睑负荷。据报道其比僵硬的黄金重物更具延展性，也更能适应睑板轮廓。它可以减少移行或者暴露。这种链还很密集，因此对于给定的重量，白金移植物大小会减少 10%。这尤其适用于黄金过敏的患者[92]。

上睑黄金重物植入通常会使兔眼好转但是仍然持续存在，因此麻痹下睑的高度对这些患者来说也十分重要，以便更进一步使睑裂缩窄、泪膜的蒸发与暴露最小化。麻痹性睑外翻患者传统上通过水平紧缩的方式来处理。尽管这种方式可以缓解睑外翻，但实际上总是由于眼轮匝肌肌力缺乏而遗留一定程度的残余下睑退缩和巩膜暴露。相对眼球突出的患者，下睑退缩甚至可因水平紧缩而恶化，因为这样会将眼睑拉向眼球下方。由于这个原因，对于麻痹性下睑松弛以及睑外翻的患者，最好在睑板和眼睑缩肌之间向后插入一隔片来上提和支持眼睑[93]。如果出现显著的眼睑松弛，也会实施水平紧缩加强。已经使用许多隔片材料，包括捐献的巩膜或筋膜、聚四氟乙烯、自体耳或者鼻软骨、脱细胞真皮（人或猪）或者硬腭黏膜。使用硬腭黏膜来缓解下睑退缩变得越来越流行。它可以永久性矫正 85% 的下睑退缩[94]。对于不能接受残留兔眼症的患者，即便有上睑负荷和下睑隔片植入，这类患者也可以获益于部分睑裂缝合。

眼睑退缩

正常上眼睑在上方角膜缘下约 1~2mm，同时正常下眼睑位于或是稍高于下方角膜缘。在眼睑退缩的患者中，眼睑被牵拉离开角膜缘，从而导致上、下巩膜暴露。上眼睑功能异常通常与甲状腺相关眼病有

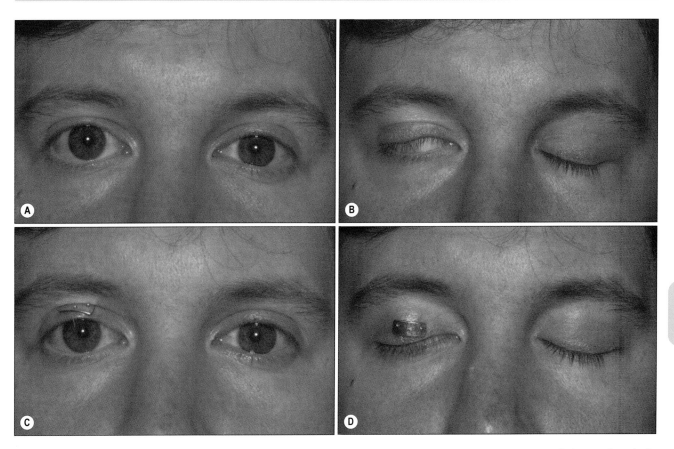

图 27.20　创伤后持续性第Ⅶ对脑神经麻痹的兔眼症患者(A 和 B)。从上睑皱折切口植入重量为 1g 黄金后的表现(C)。试图闭合时,上睑提肌受到抑制,同时在重物的辅助下,重力协助眼睑闭合(D)

关。也可以发生于医源性或创伤导致的中板层紧缩;轮匝肌张力降低引起的提上睑肌无对抗功能;上直肌提上睑肌复合体过度刺激引起的下直肌受限;中脑前侧病变。对于下眼睑,甲状腺相关性眼病的患者通常会发生过度回缩。它也可以继发于下直肌大部切除或者继发于下睑缩肌(睑筋膜囊)产生瘢痕的下眼睑手术。显著的眼球突出可以随着眼球前移导致眼睑回缩从而引起上、下眼睑退缩。

眼睑退缩引起症状的主要原因是泪膜蒸发增加。这主要与眼球大面积暴露和眨眼频率减少相关。其症状包括刺激感、异物感、流泪增多。裂隙灯检查常常发现角膜上皮病变以及泪膜破裂时间缩短。尽管眼睑退缩以及兔眼症是可以共存的,但仍需区别。大多数眼睑退缩的患者没有兔眼症,大多数兔眼症患者也没有眼睑退缩。

治疗

治疗取决于潜在的病因。在没有眼球突出的情况下,应该直接通过眶减压术降低眼球突出度或采用外科手术延长眼睑缩肌,以重置睑缘与角膜缘的关系。对于上眼睑,可在局麻下松解 Müller 肌以及提上睑肌腱膜并在术中调整眼睑轮廓[95]。切除这些结构时可插入也可不插隔片。近来全层眼睑切开术十分流行[96]。这是一个合理的、快速且简单的手术,比起更复杂的缩肌切除术成功率更高。对于下眼睑,单纯松解缩肌可以改善眼睑退缩 1~2mm,但更大程度的改善则需要放置隔片,以达到永久性的矫正。这些技术已在前部分介绍。

对于同时有甲状腺相关性眼病、眼睑退缩、上睑下垂的患者,手术重建很复杂,而且必须采用传统术式。需要进行眶减压术的患者应该首先接受减压术,必要时再进行眼外肌手术,接下来再是眼睑手术。眶减压术常常会反弹性地使上眼睑退缩恶化,尤其是在去除眶底的情况下。这是因为下直肌进行性向上颌窦脱垂和眼球抬高进行性受限,为了使眼球恢复到最初的位置可以增加拮抗上直肌提上睑肌肌复合体的神经刺激。当上眼睑退缩是因为回应受限的下直肌而造成提上睑肌腱膜过度刺激时,可以在不需要进行眼睑手术的情况下通过切除僵硬的下直肌减轻上睑退缩(图 27.21)[95,97]。

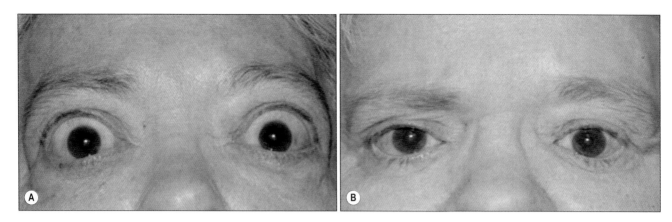

图 27.21 眼睑退缩。(A) Graves 眼病上睑退缩的患者眶减压术后。(B) 切除双侧下直肌,在无需眼睑手术的情况下矫正眼睑退缩

(徐梅 译 赵敏 校)

参考文献

1. Lyon DB, Dortzbach RK. Entropion, trichiasis, and distichiasis. In: Dortzbach RK, editor. *Ophthalmic plastic surgery: prevention and management of complications.* New York: Raven Press; 1994.
2. Quickert MH, Wilkes DI, Dryden RM. Nonincisional correction of epiblepharon and congenital entropion. *Arch Ophthalmol* 1983;**101**:778–81.
3. Sires BS. Congenital horizontal tarsal kink: clinical characteristics from a large series. *Ophthal Plast Reconstr Surg* 1999;**15**:355–9.
4. Dortzbach RK, McGetrick JJ. Involutional entropion of the lower eyelid. *Adv Ophthalmic Plast Reconstr Surg* 1983;**2**:257–67.
5. Jones LT, Reeh MJ, Wobig JL. Senile entropion: a new concept for correction. *Am J Ophthalmol* 1972;**74**:327–9.
6. Dryden RM, Leibsohn JL, Wobig J. Senile entropion. *Arch Ophthalmol* 1978;**96**:1883–5.
7. Carter SR, Chang J, Aguilar GL, et al. Involutional entropion and ectropion of the Asian lower eyelid. *Ophthal Plast Reconstr Surg* 2000;**16**:45–9.
8. Dortzbach RK, Callahan A. Repair of cicatricial entropion of upper eyelids. *Arch Ophthalmol* 1971;**85**:82–9.
9. Lemke BN, Stasior OG. Epiblepharon. *Clin Pediatr (Phila)* 1981;**20**:661–2.
10. Hayasaka S, Noda S, Setogawa T. Epiblepharon with inverted eyelashes in Japanese children. II: surgical repairs. *Br J Ophthalmol* 1989;**73**:128–39.
11. Woo KI, Yi K, Kim YD. Surgical correction for lower lid epiblepharon in Asians. *Br J Ophthalmol* 2000;**84**:1407–10.
12. Puri P. Tissue glue aided lid repositioning in temporary management of involutional entropion. *Eur J Ophthalmol* 2001;**11**:211–14.
13. Steel DH, Hoh HB, Harrad RA, et al. Botulinum toxin for the temporary treatment of involutional lower lid entropion: a clinical and morphological study. *Eye (Lond)* 1997;**11**(Pt 4):472–5.
14. Feldstein M. Suture correction of senile entropion by inferior lid retractor tuck. *Adv Ophthalmic Plast Reconstr Surg* 1983;**2**:269–74.
15. Wright M, Bell D, Scott C. Everting suture correction of lower lid involutional entropion. *Br J Ophthalmol* 1999;**83**:1060–3.
16. Scheepers MA, Singh R, Ng J, et al. A randomized controlled trial comparing everting sutures with everting sutures and a lateral tarsal strip for involutional entropion. *Ophthalmology* 2010;**117**:352–5.
17. Millman AL, Mannor GE, Putterman AM. Lid crease and capsulopalpebral fascia repair in congenital entropion and epiblepharon. *Ophthalmic Surg* 1994;**25**:162–5.
18. Price NC, Collin JR. Congenital horizontal tarsal kink: a simple surgical correction. *Br J Ophthalmol* 1987;**71**:204–6.
19. Benger RS, Frueh BR. Involution entropion: a review of the management. *Ophthalmic Surg* 1987;**18**:140–2.
20. Cook T, Lucarelli MJ, Lemke BN, et al. Primary and secondary transconjunctival involutional entropion repair. *Ophthalmology* 2001;**108**:989–95.
21. Boboridis K, Bunce C, Rose G. A comparative study of two procedures for repair of involutional lower eyelid entropion. *Ophthalmology* 2000;**107**:959–61.
22. Anderson RL, Gordy DD. The tarsal strip procedure. *Arch Ophthalmol* 1979;**97**:2192–6.
23. Jordan DR, Anderson RL. The lateral tarsal strip revisited: the enhanced tarsal strip. *Arch Ophthalmol* 1989;**107**:604–6.
24. Dresner SC, Karesh JW. Transconjunctival entropion repair. *Arch Ophthalmol* 1993;**111**:1144–8.
25. Weis FA. Spastic entropion. *Trans Am Acad Ophthalmol Otolaryngol* 1955;**59**:503–6.
26. Seiff SR, Carter SR, Canales JL, et al. Tarsal margin rotation with posterior lamella superadvancement for the management of cicatricial entropion of the upper eyelid. *Am J Ophthalmol* 1999;**127**:67–71.
27. Dutton JJ, Tawfik HA, DeBacker CM, et al. Anterior tarsal V-wedge resection for cicatricial entropion. *Ophthal Plast Reconstr Surg* 2000;**16**:126–30.
28. Elder MJ, Collin R. Anterior lamella repositioning and grey line split for upper lid entropion in ocular cicatricial pemphigoid. *Eye* 1996;**10**:439–42.
29. Swamy BN, Benger R, Taylor S. Cicatricial entropion repair with hard palate mucous membrane graft: surgical technique and outcomes. *Clin Experiment Ophthalmol* 2008;**36**:348–52.
30. Sullivan SA, Dailey RA. Graft contraction: a comparison of acellular dermis versus hard palate mucosa in lower eyelid surgery. *Ophthal Plast Reconstr Surg* 2003;**19**:14–24.
31. Taban M, Douglas R, Li T, et al. Efficacy of "thick" acellular human dermis (AlloDerm) for lower eyelid reconstruction: comparison with hard palate and thin AlloDerm grafts. *Arch Facial Plast Surg* 2005;**7**:38–44.
32. McCord C, Nahai FR, Codner MA, et al. Use of porcine acellular dermal matrix (Enduragen) grafts in eyelids: a review of 69 patients and 129 eyelids. *Plast Reconstr Surg* 2008;**122**:1206–13.
33. Stefanyszyn MA, Hidayat AA, Flanagan JC. The histopathology of involutional ectropion. *Ophthalmology* 1985;**92**:120–7.
34. Bartley GB. Ectropion and lagophthalmos. In: Dortzbach RK, editor. *Ophthalmic plastic surgery: prevention and management of complications.* New York: Raven Press; 1994.
35. Lisman RD, Smith B, Baker D, et al. Efficacy of surgical treatment for paralytic ectropion. *Ophthalmology* 1987;**94**:671–81.
36. Nowinski TS, Anderson RL. The medial spindle procedure for involutional medial ectropion. *Arch Ophthalmol* 1985;**103**:1750–3.
37. Fante RG, Elner VM. Transcaruncular approach to medial canthal tendon plication for lower eyelid laxity. *Ophthal Plast Reconstr Surg* 2001;**17**:16–27.
38. Frueh BR, Su CS. Medial tarsal suspension: a method of elevating the medial lower eyelid. *Ophthal Plast Reconstr Surg* 2002;**18**:133–7.
39. Lemke BN, Cook BE, Lucarelli MJ. Canthus-sparing ectropion repair. *Ophthal Plast Reconstr Surg* 2001;**17**:161–8.
40. Gilbard SM, Daspit CP. Reanimation of the paretic eyelid using gold weight implantation. *Ophthal Plast Reconstr Surg* 1991;**7**:93–103.
41. Seiff SR, Carter SR. Facial nerve paralysis. *Int Ophthalmol Clin* 2002;**42**:103–12.
42. Brown BZ, Beard C. Split-level full-thickness eyelid graft. *Am J Ophthalmol* 1979;**87**:388–92.
43. Sullivan JH, Beard C, Bullock JD. Cryosurgery for treatment of trichiasis. *Am J Ophthalmol* 1976;**82**:117–21.
44. Gossman MD, Brightwell JR, Huntington AC, et al. Experimental comparison of laser and cryosurgical cilia destruction. *Ophthalmic Surg* 1992;**23**:179–82.
45. Bartley GB, Lowry JC. Argon laser treatment of trichiasis. *Am J Ophthalmol* 1992;**113**:71–4.
46. Unlu K, Aksunger A, Soker S. Prospective evaluation of the argon laser

treatment of trachomatous trichiasis. *Jpn J Ophthalmol* 2000;**44**:677–9.

47. Iyengar SS, Khan JA. Quantifying upper eyelid laxity in symptomatic floppy eyelid syndrome by measurement of anterior eyelid distraction. *Ophthal Plast Reconstr Surg* 2007;**23**(3):255.

48. Culbertson WW, Ostler HB. The floppy eyelid syndrome. *Am J Ophthalmol* 1981;**92**:568–75.

49. Paciuc M, Mier ME. A woman with the floppy eyelid syndrome. *Am J Ophthalmol* 1982;**93**:255–6.

50. Eiferman RA, Gossman MD, O'Neill K, et al. Floppy eyelid syndrome in a child. *Am J Ophthalmol* 1990;**109**:356–7.

51. Culbertson WW, Tseng SC. Corneal disorders in floppy eyelid syndrome. *Cornea* 1994;**13**:33–42.

52. Muniesa MJ, Huerva V, Sánchez-de-la-Torre M, et al. The relationship between floppy eyelid syndrome and obstructive sleep apnoea. *Br J Ophthalmol* 2013;**97**(11):1387–90.

53. Karger RA, White WA, Park WC, et al. Prevalence of floppy eyelid syndrome in obstructive sleep apnea-hypopnea syndrome. *Ophthalmology* 2010;**117**(4):831–8.

54. Ezra DG, Beaconsfield M, Sira M, et al. The associations of floppy eyelid syndrome: a case control study. *Ophthalmology* 2010;**117**(4):831–8.

55. Schwartz LK, Gelender H, Forster RK. Chronic conjunctivitis associated with floppy eyelids. *Arch Ophthalmol* 1983;**101**:1884–8.

56. Rapoza PA, Quinn TC, Terry AC, et al. A systemic approach to the diagnosis and treatment of chronic conjunctivitis. *Am J Ophthalmol* 1990;**109**:138–42.

57. Langford JD, Linberg JV. A new physical finding in floppy eyelid syndrome. *Ophthalmology* 1998;**105**:1977–8.

58. Netland PA, Sugrue SP, Albert DM, et al. Histopathologic features of the floppy eyelid syndrome. *Ophthalmology* 1994;**101**:174–81.

59. Goldberg R, Seiff S, McFarland J, et al. Floppy eyelid syndrome and blepharochalasis. *Am J Ophthalmol* 1986;**93**:184–8.

60. Parunovic A. Floppy eyelid syndrome. *Br J Ophthalmol* 1983;**67**:264–6.

61. Donnenfield ED, Perry HD, Gibalter RP, et al. Keratoconus associated with floppy eyelid syndrome. *Ophthalmology* 1991;**98**:1674–8.

62. Rossiter JD, Ellingham R, Hakin KN, et al. Corneal melt and perforation secondary to floppy eyelid syndrome in the presence of rheumatoid arthritis. *Br J Ophthalmol* 2002;**86**(4):483.

63. Mojon DS, Goldblum D, Fleischhauer J, et al. Eyelid, conjunctival, and corneal findings in sleep apnea syndrome. *Ophthalmology* 1999;**106**:1182–5.

64. Shi Y, Liu P, Guan J, et al. Association between glaucoma and obstructive sleep apnea syndrome: a meta-analysis and systematic review. *PLoS ONE* 2015;**10**(2):e0115625.

65. McNab AA. The eye and sleep apnea. *Sleep Med Rev* 2007;**11**(4):269–76.

66. Dutton JJ. Surgical management of floppy eyelid syndrome. *Am J Ophthalmol* 1985;**99**:557–60.

67. Arocker-Mettinger E, Haddad R, Konrad K, et al. Floppy eyelid syndrome; licht und elektronemikroskopische untersuchungen. *Klin Monatsbl Augenheilkd* 1986;**188**:596–8.

68. Gonnering RS, Sonneland PR. Meibomian gland dysfunction in floppy eyelid syndrome. *Ophthal Plast Reconstr Surg* 1987;**3**(2):99–103.

69. Woog JJ. Obstructive sleep apnea and the floppy eyelid syndrome. *Am J Ophthalmol* 1990;**110**:314–15.

70. Riefler DM. Floppy eyelids in crack eye syndrome. *Ophthalmology* 1993;**100**:975.

71. Burkat CN, Lemke BN. Acquired lax eyelid syndrome: an unrecognized cause of the chronically irritated eye. *Ophthal Plast Reconstr Surg* 2005;**21**(1):52–8.

72. van den Bosch WA, Lemij HG. The lax eyelid syndrome. *Br J Ophthalmol* 1994;**78**:666–76.

73. McNab AA. Reversal of floppy eyelid syndrome with treatment of obstructive sleep apnoea. *Clin Experiment Ophthalmol* 2000;**28**:125–6.

74. Acar M, Firat H, Yuceege M, et al. Long-term effects of PAP on ocular surface in obstructive sleep apnea syndrome. *Can J Ophthalmol* 2014;**49**(2):217–21.

75. Bouchard CS. Lateral tarsorrhaphy for a non-compliant patient with floppy eyelid syndrome. *Am J Ophthalmol* 1992;**114**:367–8.

76. Karesh JW, Nirankari VS, Hameroff SB. Eyelid imbrication. An unrecognized cause of chronic ocular irritation. *Ophthalmology* 1993;**100**:883–9.

77. Donnenfeld ED, Perry HD, Schrier A, et al. Lid imbrication syndrome. Diagnosis with rose Bengal staining. *Ophthalmology* 1994;**101**:763–6.

78. Lyons CJ, McNab AA. Symptomatic nocturnal lagophthalmos. *Aust N Z J Ophthalmol* 1990;**18**:393–6.

79. Francis IC, Loughhead JA. Bell's phenomenon. A study of 505 patients. *Aust N Z J Ophthalmol* 1984;**12**:15–21.

80. Hall AJ. Some observations on the active opening and closing of the eyes. *Br J Ophthalmol* 1936;**20**:257–95.

81. Howitt DA, Goldstein JH. Physiological lagophthalmos. *Am J Ophthalmol* 1969;**68**:355.

82. Fuchs A, Wu FC. Sleep with half open eyes (physiological lagophthalmos). *Am J Ophthalmol* 1948;**1**:717–20.

83. Mueller FO. Lagophthalmos during sleep. *Br J Ophthalmol* 1957;**51**:246–8.

84. Sturrock JD. Nocturnal lagophthalmos in recurrent erosion. *Br J Ophthalmol* 1975;**60**:97–103.

85. Townsend DJ. Eyelid re-animation for the treatment of paralytic lagophthalmos: historical prospectives in current applications of the gold weight implant. *Ophthal Plast Reconstr Surg* 1992;**8**:196–201.

86. Arion HG. Dynamic closure of the lids in paralysis of the orbicularis muscle. *Int Surg* 1972;**57**:48.

87. Morel-Fatio D, Lalardrie JP. Palliative surgical treatment of facial paralysis: the palpebral spring. *Ann Chir Plast Esthet* 1962;**7**:275.

88. May M. Gold weight and wire spring implants as alternatives to tarsorrhaphy. *Arch Otolaryngol Head Neck Surg* 1987;**113**:656–60.

89. Illig KM. Eine neue Operationsmethode gegen Lagophthalmos. *Klin Monatsbl Augenheilkd* 1988;**132**:410–11.

90. Pickford MA, Scamp T, Harrison DA. Morbidity after gold weight insertion in the upper eyelid and facial palsy. *Br J Plast Surg* 1992;**45**:460–4.

91. Kelley SA, Sharpe DT. Gold eyelid weights in patients with facial palsy. *Plast Reconstr Surg* 1992;**89**:436–40.

92. Berghaus A, Neumann K, Schrom T. The platinum chain: a new upper-lid implant for facial palsy. *Arch Facial Plast Surg* 2003;**5**(2):166–70.

93. Kersten RC, Kulwin DR. Management of lower lid retraction with hard palate mucosa grafting. *Arch Ophthalmol* 1990;**108**:1339–43.

94. Wearne MJ, Sandy C, Rose GE, et al. Autogenous hard palate mucosa: the ideal lower eyelid spacer? *Br J Ophthalmol* 2001;**85**:1183–7.

95. Wesley RE, Bond JB. Upper eyelid retraction from inferior rectus restriction in disc thyroid orbit disease. *Ann Ophthalmol* 1987;**19**:34–6.

96. Elner VM, Hassan AS, Freuh BR. Graded full-thickness anterior blepharotomy for upper eyelid retraction. *Trans Am Ophthalmol Soc* 2003;**101**:67–75.

97. Thaller VT, Kaden K, Lane CM, et al. Thyroid lid surgery. *Eye* 1987;**1**:609–14.

5

第 28 章

眼睑良性肿瘤

Blake V. Fausett, Richard C. Allen, Jeffrey A. Nerad

很多良性肿瘤以及相关的非传染性和非感染性病变可发生于眼睑的多种组织结构,本章节讨论的眼睑病变依据其组织起源进行分类,包括上皮、真皮和眼睑附属器,黑素细胞病变将会单独介绍。许多良性眼睑病变也会以皮肤病变的形式发生在身体的其他部位,但当发生在眼睑时,其外观和表现却有所不同,这可能部分归因于眼睑独特的皮肤和解剖学特征。其他一些眼睑病变也可能是全身疾病的表现。

眼睑皮肤组织学

眼睑皮肤是全身皮肤最薄的部位,并会随年龄增长进一步变薄,上睑皮肤比下睑更薄一些,通常情况下较薄的眼睑皮肤在越过眶缘后会延续一小段距离。眼睑皮肤由角化的表皮细胞层及其下方覆盖的界限不清、缺少网状隆起的真皮构成,真皮与轮匝肌之间是一层缺少脂肪组织的菲薄疏松结缔组织[1]。

表皮含有两种细胞:角质细胞和树突状细胞,角质细胞分四层排列,由深及浅分别是基底细胞、鳞状细胞、颗粒细胞和角质细胞。

基底细胞层由一层排列在基底膜上的柱状细胞构成,基底膜紧密贴附于下方的真皮。基底细胞层是表皮细胞的生发层,其角化细胞内含有数量不等的黑色素,由与其紧邻的树突状色素细胞产生,皮肤颜色的深浅程度取决于这些色素的数量[1]。

鳞状细胞层由呈马赛克状排列的多边形细胞构成,通常为 5~10 层,细胞在成熟的过程中会变得更加扁平,并向皮肤表层迁移。

颗粒细胞层也称为棘细胞层,由一排拉长的扁平细胞构成,细胞的胞质内充满嗜碱性的透明角质颗粒。

角质细胞层由扁平的无核角质细胞构成。

基底部的角质细胞处于未分化状态,当其分裂增殖时,部分细胞继续保留在增生池中,另外一些细胞则发生分化并逐渐向表层迁移,细胞变为扁平状,细胞核消失,直到在表层转化为角化细胞死亡。

表皮层的第二类细胞是树突状细胞,共有三种类型:透明黑素细胞、朗格罕细胞和未分型树突状细胞,朗格罕细胞与未分型细胞的鉴别需要借助免疫组织化学和电子显微镜检查。

眼睑表皮的附属器包括毛囊皮脂腺、小汗腺和大汗腺,毛囊皮脂腺由眼睑睫毛及其相关的 Zeis 皮脂腺构成。皮脂腺属于全浆分泌腺,因此其腺泡内缺少腔隙,通过细胞裂解进行分泌。皮脂腺可以由毛囊的外根鞘演变而来,直接排泄到毛囊内,或者如同睑板腺的情况一样,腺体成分进化自表皮,其分泌物排泄至皮肤表面。睑板腺由数个小叶构成,所有小叶均通向一共用的分泌导管。

小汗腺和大汗腺是人体两种截然不同的汗腺。小汗腺独立于毛囊结构之外,存在于除口唇边缘、龟头和甲床之外的所有皮肤表面,小汗腺的大量分泌主要是对热刺激的反应,并由此调节体温。然而腋窝、掌心和足底的小汗腺分泌也可受情绪刺激的影响。小汗腺由腺体和导管结构组成,腺体分泌细胞位于真皮层,导管结构则贯穿真皮和表皮层,负责将汗液输送到皮肤表面。小汗腺结构中的各种成分通常均由某种多能干细胞分化而来,这些干细胞也是多种肿瘤的来源。

人体的大汗腺没有任何实质性的作用,仅能散发一些气味,眼睑部位的大汗腺称之为 Moll 腺。大汗腺仅在青春期和老年期之间活跃,与皮脂腺一样,也受循环中雄性激素的影响,在交感神经系统的介导下情绪刺激也能刺激腺体的分泌。大汗腺较皮脂腺大,在皮肤中的位置也偏深,为单管状腺,通常开口于毛囊内皮脂腺开口的上方。与小汗腺一样,大汗腺也由腺体和导管结构组成,分泌细胞胞浆内的汗液以断头和挤压的方式排泄到腺管内,再由导管细胞输送到皮肤表面。大汗腺起源的肿瘤较为常见,对众多的大汗腺良性肿瘤进行鉴别通常需要组织病理学的支持。

眼睑的毛囊存在于睫毛和皮肤毳毛结构中,睫毛属于终端毛囊,毳毛覆盖其余的全部眼睑皮肤,与眼睑的皮脂腺结构相关。

眼睑真皮结构由大量束装胶原、数量不等的网状弹性纤维以及基质黏多糖构成,神经纤维、血管和淋巴管贯穿其中。

诊断和治疗方法

许多眼睑的良性肿瘤通过其典型外观、位置和临床表现就能很容易确诊,而有些肿瘤则需要活体组织检查才能最终可靠的与其他恶性肿瘤进行鉴别。有两项研究对眼睑病变临床诊断的准确性进行了报道,一项研究发现有 1.9% 的初诊良性肿瘤经组织病理学检查证实为恶性,恶性肿瘤的临床诊断敏感度为 89.7%,特异性为 98.2%[2];另一项研究发现 4.6% 的"良性肿瘤"最终证实为恶性,恶性肿瘤的临床诊断敏感度为 87.5%,特异性为 81.5%[3]。第一项研究的作者总结认为,不管其表观多么像良性病变,所有眼睑

占位性病变均应进行组织病理学检查。

切开活检是通过切取肿物具有典型病变的部分组织进行组织病理学检查,适用于大型肿物,对于较小的肿瘤,切开活检术则可以同时实现诊断和治疗的目的。任何完整的切开活组织检查均必须保证肿物切除时每个边缘都要附带部分临近的正常组织。刮取活组织检查适用于局限于表皮层或真皮浅层的病变(如脂溢性皮炎),对于色素性肿物以及需要在角化棘皮瘤和鳞状细胞癌之间进行鉴别的病例,刮取活组织检查则不适合。

Mohs 新鲜组织肿瘤切除技术和冰冻切片控制下的手术切除可以实现肿瘤切除手术的微创化。Mohs 技术是将肿物切成组织薄片进行显微镜下评估,其优点是可以最大限度地保留正常组织,尤其适用于眼睑肿物的切除手术。冰冻切片控制技术则是将肿物及其周围 3~6mm 外观正常的组织一起切除,正常组织切除的量根据肿瘤类型确定,之后再切除创面边缘的少量组织制作冰冻切片,由病理学家在显微镜下进行评估,确定是否存在肿瘤细胞,如果切缘瘤细胞阳性,则再切除部分组织进行评估,直到切缘瘤细胞评估为阴性。

此处讨论的良性肿瘤多数能通过观察或手术切除的方式得到恰当的治疗,需要其他方式治疗的肿物将会单独讨论。

表皮良性肿瘤

如前所述,眼睑表皮层中存在四种胶质细胞和三种树突状细胞,良性肿瘤可以起源于这些细胞中的任何一种,病变也将会根据其细胞来源进行分类和讨论。此处描述的眼睑病变多数显示良性特征,恶变的特征包括快速非对称性生长、溃疡、瘙痒、疼痛、颜色改变和出血,病变一旦出现上诉特征中的任何一种均应行组织学检查排除恶变的可能。

软垂疣

软垂疣(acrochordon)也称为皮垂(图 28.1),是一种常见的良性眼睑肿瘤,临床表现为小型多发的皮色病变,通过细小的蒂部附着于睑缘或皮肤[4],有时可以是更大一些的带蒂肿物,这些肿瘤经常被笼统的称之为乳头状瘤。乳头状瘤是一种描述性名词,而非诊断术语,用于描述许多组织学诊断各异的皮肤病变,寻常疣是其常见的一种变体,由感染所致。

软垂疣的典型组织学表现是鳞状细胞层(棘皮症)

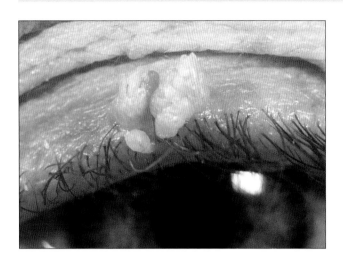

图 28.1　上睑软垂疣(皮垂)

5

和角化层(皮肤角化病)增厚,但仍然保持细胞的极性和异型性。

软垂疣的治疗是通过手术的方式将肿物连同根部单纯切除,手术比较简单,应用手术剪或刀片就能完成,出血可以通过手持电凝器或适当按压的方法处理,切口一般不需要缝合。

表皮包涵囊肿

表皮包涵囊肿(epidermal inclusion cyst,又称皮脂腺囊肿或表皮样囊肿)起源于毛囊的漏斗部,可以是原发性或者继发于手术或外伤后真皮内表皮细胞植入[5]。面部多发性表皮包涵囊肿可见于加德纳综合征,这是一种常染色体显性遗传病,其典型表现包括肠息肉,多发性面部骨瘤,皮肤纤维瘤和表皮包涵囊肿,腹壁、肠系膜和乳房纤维瘤病(皮样瘤),以及与先天性视网膜色素上皮增生(CHRPE)相符的多发性病变。有研究证明此类患者的 APC 基因发生突变[6,7]。此类病变生长缓慢,呈隆起状、形态圆、表面光滑、质地硬,直径一般不超过 1cm(图 28.2),常通过外观如

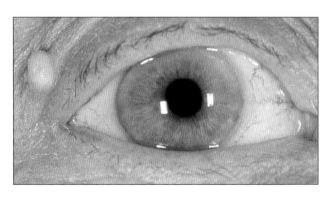

图 28.2　右眼上睑表皮包涵囊肿

小孔状的残余毛管附着于折叠变薄的皮肤。囊肿破溃后可引起异物反应并继发感染,恶变极为罕见。

推荐的治疗方式是袋形缝合术,或者可能的话,在不破坏囊壁的情况下将囊肿彻底切除。

脂溢性角化病

脂溢性角化病(seborrheic keratosis)是一种常见的获得性眼睑病变,主要影响中年及以上年龄的患者,其临床表现在病变大小及色素沉积程度方面有很大差异,这种可变性使其在某些情况下不易与色素痣、着色性基底细胞癌和黑色素瘤相鉴别(图 28.3)[8]。脂溢性角化病可以是单发或者多发,常见色素沉着过度,当发生在眼睑时其外观表现与面部其他部位病灶有明显差别。面部病灶的外观光滑且富于油脂,具有隆起且清晰的边界,看上去犹如贴敷于皮肤表面;眼睑部的病灶外观呈分叶状,有乳头状突起或带有蒂部,表面有易碎的脑回状赘生物(图 28.4A)[9]。大量脂溢性角化病灶的突然涌现可能是体内恶性病变的外在表现(癌症前驱征),有一种好发于黑色人种的多发性皮肤病变,色素沉着重,多个病灶间各不相同,称之为黑色丘疹性皮肤病[10]。

根据其占优势的组织学特征,脂溢性角化病分为三个主要组织学类型:角化过度型、棘皮病型和腺样型,所有类型的病例中均可见不同程度的角化过度和棘层肥厚,棘皮病型的表皮细胞层内常见充满角质的囊样体,而当这些囊样体局限于团块内时称之为角囊肿,而当其表现为表层角蛋白向内陷入时则称之为假性角囊肿。角化细胞内可能含有大量黑色素,尤其是腺样型和棘皮病型病例。脂溢性角化病一般不累及真皮层,当病灶受激惹后真皮内可有慢性炎症细胞浸润。

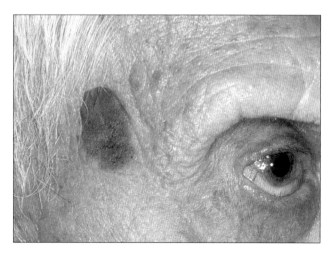

图 28.3　一位老年患者颞部的脂溢性角化病

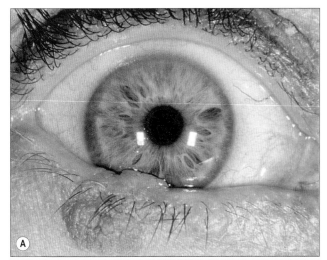

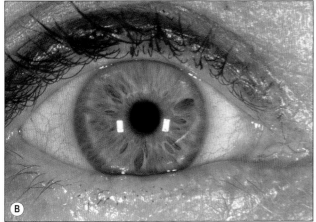

图 28.4　下睑的脂溢性角化病。(A)病灶表现为乳头瘤状外观,具有易碎的脑回状赘生物。(B)同一患者行病灶切除后

脂溢性角化病可应用刀片将病变从皮肤表面刨除(图 28.4B),有些病灶尽管很大,但其病变表浅,无需做深部组织的切除,切除后的平坦创面能迅速上皮化[11]。

粟丘疹

粟丘疹(milia)是眼睑上隆起于皮肤的白色小囊性病变,常为圆形,边界清楚[12]。通常情况下没有明显症状,可以自发出现或继发于外伤后,也可以发生在曾经遭受放射刺激的区域,或者在大疱性皮肤病变愈合的过程中出现。粟丘疹在新生儿尤为常见,组织病理学检查显示病变由表浅的角质囊肿构成。

其治疗可应用锋利的刀片或针头刺破覆盖肿物的皮肤,将内容物取出。

角化棘皮瘤

以往认为角化棘皮瘤(keratoacanthoma)是一种

良性的自限性疾病,现在很多学者将其视为一类低度恶性的鳞状细胞癌。虽然有证据认为外伤和日光照射参与了角化棘皮瘤的发病机制,但其确切的病因并不清楚,免疫功能低下的人群也显示有较高的发病风险,中老年人则尤其容易发生。其发病通常为孤立病灶,但也有多发病例的报道。角化棘皮瘤的诊断依靠其典型的临床表现,病变通常初起为下睑的肉色小丘疹,数周内迅速长大成为一个圆顶状的结节,中央充满角质、边缘高起的圆形火山口状凹陷(图 28.5),与结节溃疡型基底细胞癌的临床表现相似。肿物在 3~6 个月内逐渐消退,极少遗留可见的后遗症。

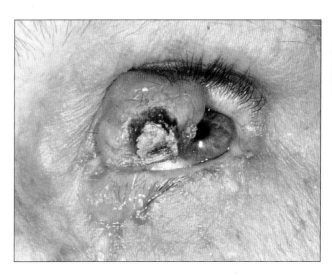

图 28.5　位于上睑的一个大的角化棘皮瘤,注意其中央的溃疡

Muir-Torre 综合征是一种常染色体显性遗传病,患者易于发生角化棘皮瘤、良性和恶性皮脂腺瘤以及内脏恶性肿瘤,是Ⅱ型林奇癌症家族综合征的一部分,与 MSH2 和 MLH1 基因突变有关[13]。

Ferguson-Smith 综合征(多发性自愈性鳞状上皮瘤)是一种常染色体显性疾病,可见多发性的角化棘皮瘤,它与 9q31 的相关性已有描述[14]。

组织学上,典型的角化棘皮瘤具有杯状的结节样隆起,其上皮层增厚,上皮层内分化良好的鳞状上皮细胞围绕中心的角化团块形成岛状结构,鳞状上皮岛内可见微小脓肿形成,真皮层内表现为多形性炎症细胞浸润。

尽管角化棘皮瘤通常具有自限性,但其自愈过程漫长,并存在因为误诊而延误恶性肿瘤治疗的潜在风险,所以仍需寻求一种更确切的治疗策略。

病理活检确诊角化棘皮瘤后,患者就应该接受手术治疗彻底切除肿瘤[15],大的进展性病变也可以进行放射治疗[16]，冷冻治疗、瘤内应用甲氨蝶呤以及局部或瘤内 5-FU 治疗也是可选的治疗方式[17-19]。

假性上皮瘤样增生（表皮假癌性增生）是冷冻手术或手术切口部位的常见情况，通常与慢性炎症反应有关，表现为表皮细胞或鳞状细胞增生活跃，可在皮肤表面形成过度角化的结节[20]，角化棘皮瘤被视为假性上皮瘤样增生的一种变体。

倒置性毛囊角化病

倒置性毛囊角化病（inverted follicular keratosis）的临床表现有多种形式，实性结节、乳头瘤样、疣状或囊肿样，病灶通常孤立存在，色素沉着少见。虽然其确切病因不清，但通常认为它是一种受激惹的脂溢性角化病。

"倒置性毛囊角化病"这个名词描述的是此种病变的组织病理学特征[21]，病灶上皮可见小片状棘皮层增厚，上覆过度角化细胞，有时中央形成有角质栓的隐窝。增生的基底细胞形态一致，有时突然转换为向心性排列的鳞状细胞。真皮层不受累及。

本病的治疗依赖手术切除。

皮角

皮角（cutaneous horn）是一个临床描述性而非诊断性名词，这种病变可能与多种良性或恶性疾病相关，包括脂溢性角化病、寻常疣、鳞状细胞癌或基底细胞癌。

皮角的治疗应该针对其下方的皮肤病变，获取最终诊断需对皮角基底部组织进行活检，单纯的皮角切除对疾病的确诊是不够的。

线状表皮痣

线状表皮痣（linear epidermal nevus）可以是单发的局灶性病变，也可为多发性，作为系统性表皮痣综合征的一部分。病变由密集排列、乳头瘤状、过度角化的丘疹构成，其颜色随色素沉着和细胞角化程度的不同而变化。表皮痣综合征患者可能存在相关的骨骼畸形和中枢神经系统疾病[22]。

手术切除通常可以治愈，其他替代治疗方式包括冷冻治疗、电干燥疗法、皮肤磨削术和局部维 A 酸治疗等。

结节性类弹性纤维病伴囊肿及黑头粉刺（Favre-Racouchot 综合征）

此类疾病好发于浅肤色的老年高加索人受日光

损伤的皮肤，表现为大量黑头粉刺以及中央有黑头粉刺的黄色结节，最常发生于外眦附近的皮肤，并可向颧隆突及颞部蔓延，眼睑和面部皮肤常显示光化学损伤的其他征象。光化性黑头粉刺斑是此类情况的一种变异，表现为眼睑和面部皮肤的孤立斑块，斑块上具有小的结节、扩张的毛囊以及大量潜伏的黑头粉刺[23]。

此种疾病的治疗包括局部应用维 A 酸，以及机械性去除囊肿和黑头粉刺。

光化性角化病（日光性角化病）

皮肤的表皮细胞在遭受紫外线辐射损伤后可发生光化性角化病（actinic keratosis）或日光性角化病（solar keratosis），有长时间过度日光暴露史的老年白色人种尤其容易发生。病变形态多样，可发生在面部、头皮、前臂以及手背等部位，为棕黄色或红斑样色泽，呈椭圆形，有白色的边界[24]，可发生于眼睑的任何部位（图 28.6）。虽然光化性角化病是鳞状细胞癌的癌前病变，但其细胞核分裂活性低，极少发生转移。着色性干皮病患者易于发生光化性角化病和皮肤恶性肿瘤，这是一种常染色体隐性遗传病，对紫外线诱发表皮细胞 DNA 损伤的修复存在缺陷[25]，至少存在四个不同的基因位点。

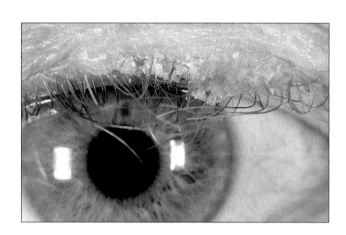

图 28.6　上睑缘的光化性角化病

光化性角化病组织病理学检查表现为角化过度、不规则棘皮病、局灶性角化不全、角化不良、局灶性萎缩以及非典型性胶质细胞。

治疗方式包括局部液氮冷冻、电干燥疗法、局部咪喹诺特乳膏治疗以及氟尿嘧啶治疗[26]。

皮样囊肿和表皮样囊肿

皮样囊肿（Dermoid）和表皮样囊肿（epidermoid

cysts)属于迷芽瘤,其发生起因于外胚层细胞沿胚胎闭合线被封存,囊肿内分别含有真皮和表皮成分。皮样囊肿和表皮样囊肿的囊壁均衬以角化上皮细胞,与表皮样囊肿不同,皮样囊肿的囊壁还含有真皮附件结构,包括皮脂腺、汗腺和毛囊等,皮脂腺和汗腺分泌物积存于囊肿内,使囊肿不断增大。相比之下,表皮样囊肿则由角蛋白填充。

皮样和表皮样囊肿出生时即存在,但其临床表现可能在后期才会出现,其好发部位是外侧眉弓以及上睑临近颧额缝处(图28.7)。发生于眼眶内鼻额缝内侧的皮样囊肿必定由脑脊髓膜膨出或脊髓脊膜膨出分化而来。大的皮样囊肿可压迫眼球引起散光性弱视,囊肿引起的机械性上睑下垂还可导致形觉剥夺性弱视。囊肿向眶内延伸的情况并不少见,大的囊肿甚至可蔓延到颅内。囊肿破裂后释放具有刺激性的分泌物,可引起严重的炎症反应。破裂的囊肿需行外科手术治疗,术中进行充分的清洗,术后应用糖皮质激素治疗。

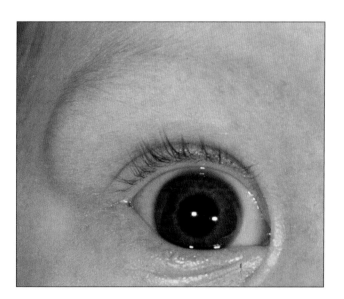

图28.7 一个婴儿右侧眉弓处的皮样囊肿,此处位于颧额缝,是最常发病的部位

组织学检查显示皮样囊肿的囊壁内衬以复层鳞状上皮,尤其典型的是囊壁内含有皮脂腺、外分泌汗腺等真皮附件结构,并直接向囊腔内分泌物质。囊壁内的毛发向囊腔内生长[27]。

推荐的治疗方式是在保证囊壁完整的情况下将囊肿完整摘除,手术摘除适应证包括临床表现明显、有导致弱视或容貌畸形的风险。当囊肿的整体边界无法触清、出现眼球突出,或当怀疑有明显的眶内或颅内蔓延时,应进行 CT 和 MRI 等影像学检查,可见肿物边界清楚,增强扫描不被强化。

大嗜酸粒细胞瘤

大嗜酸粒细胞瘤(oncocytoma)是一种少见的肿瘤,由致癌细胞或腺瘤模式生长的大嗜酸性粒细胞构成。嗜酸瘤细胞被认为是一种随年龄增长而发生转化的上皮细胞。虽然多数大嗜酸粒细胞瘤生长在泪阜部,但也可出现于眼睑皮肤黏膜交界处、泪囊或结膜等部位。60 岁以下的患者极为少见,这种良性肿瘤的生长也非常缓慢,肿物直径罕有超过 15mm,颜色从红色到黄色各不相同,表面光滑或呈分叶状[28,29]。

本病的治疗方式是手术切除。

斑痣性迷芽瘤

斑痣性迷芽瘤(phakomatous choristoma)是一种罕见的晶状体原基先天性肿瘤[30-32],好发于下睑内侧前下方(图28.8)。这种病变的起源细胞公认为是外胚层表层细胞,这些细胞可诱导形成晶状体板和晶状体泡,在胚胎闭合时被反常地留在视泡外部,下睑鼻下方这个特征性位置与胚胎闭合位置相吻合。这些异位细胞在经过初步的分化后开始增殖。眼球通常没有发育缺陷。

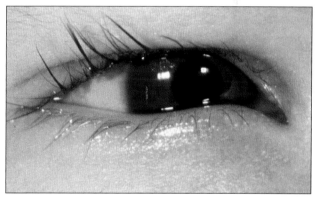

图28.8 右眼下睑的斑痣性迷芽瘤,这种少见的肿瘤最常见于下睑的鼻下方

本病的治疗措施是手术切除。

真皮良性肿瘤

眼睑真皮的构成包括疏松的束状胶原、数量不等的弹性和网状纤维以及含有黏多糖的基质,此外还有神经、血管、平滑肌、单核细胞、组织细胞和巨噬细胞。

真皮良性肿瘤可起源于真皮的任何组织,以下将根据病变的真皮细胞来源对其进行分类和讨论。

神经源性肿瘤

神经纤维瘤

神经纤维瘤(neurofibroma)(丛状神经纤维瘤)可以做为独立的皮肤病发生,也可以是斑痣性错构瘤和Ⅰ型多发性神经纤维瘤的一部分。Ⅰ型多发性神经纤维瘤(neurofibromatosis type Ⅰ,NF-1,雷克林霍曾病)是一种常染色显性遗传病,其突变定位于NF1基因[33]。孤立的神经纤维瘤通常发生于成年人,多发性神经纤维瘤的多发皮肤肿瘤常常出现在童年后期和青春期,其大小和数量逐渐增加。神经纤维瘤质地柔软一致,颜色为肉色,常有蒂部。皮肤神经纤维瘤和皮内痣的临床鉴别可能有困难,上睑的丛状神经纤维瘤使睑缘呈典型的S形弯曲,是NF-1型的特征性表现(图28.9)。

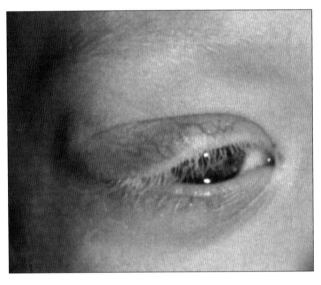

图 28.9　上睑的神经纤维瘤(丛状神经纤维瘤),注意肿瘤引起眼睑典型的 S 形形态

神经纤维瘤系末梢神经的所有成分增殖形成,组织学上肿瘤边界欠清楚,由包裹在疏松黏液状基质内的梭状细胞构成,这种模式代表着施万细胞以及神经纤维内胶原包裹成纤维细胞的增殖。肿瘤未见向周围神经鞘膜外扩展,可以高度血管化。

当孤立的病灶引起机械性眼睑变形(上睑下垂或下睑退缩)并导致视力损伤或暴露性角膜炎时,建议手术切除治疗,容貌畸形和明确诊断也是手术切除的适应证。由于肿瘤有高度的浸润性,在对邻近组织没有明显损伤的情况下将肿瘤彻底切除是不可能,复发比较常见。

神经鞘瘤

神经鞘瘤(neurilemoma)或称为施万细胞瘤(schwannomas)来源于周围神经鞘的施万细胞,与神经纤维瘤相比,周围神经的其他成分不发生增殖。病变呈珍珠白色或淡黄色,质硬,为皮内结节,常有疼痛。肿瘤沿周围神经分布,极少侵及眼睑,眶部病变更常见一些。多发性病变可见于Ⅱ型多发性神经纤维瘤,这是一种常染色体显性斑痣性错构瘤病,其基因突变定位于 NF2 基因[34]。

组织学上肿瘤边界清晰,Antoni-A 型由大量细长的细胞构成,这些细胞具有瘦小的衰老细胞核,胞核密集地平行排列,呈木桶板状。细胞的这种排列模式类似于感觉小体,被称为 Verocay 小体。Antoni-B 型提示肿瘤变性,细胞密度略低,并有黏液样间质水肿[35]。

为确定病理学诊断需行切开活组织检查,不彻底的手术切除可能会导致病情复发或使其侵袭性增加[36]。

神经瘤

神经瘤(neuroma)是神经束增生所致,发生在眼睑者少见。当做为常染色体显性遗传性多发性内分泌瘤综合征(multiple endocrine neoplasia syndrome,MEN Ⅱb 型)的一部分时,脸、鼻和眼睑部位皮肤可出现大量小结节状肿物,黏膜病变可发生在唇、舌和口腔内。多发性内分泌瘤综合征Ⅱb 型也可出现粗大的角膜神经、甲状腺髓样癌和嗜铬细胞瘤,其基因突变已被定位于 RET 原癌基因[37]。

其治疗措施是手术切除。

颗粒细胞瘤

颗粒细胞瘤(granular cell tumor)是一种少见的良性施万细胞瘤,病变为边界清楚的皮下结节,呈黄色,质硬,可发生在成年患者的眼睑或眉部,临床上无法与其他结节性皮下肿物相鉴别[38]。组织学上肿瘤由排列成小叶状的卵圆细胞构成,细胞具有圆形的胞核,胞质中有嗜酸性颗粒[35]。

手术切除是推荐的治疗方式。

平滑肌来源的肿瘤

平滑肌瘤

　　平滑肌瘤（leiomyoma）是来源于平滑肌的良性肿瘤，累及眼睑者少见。肿瘤由血管平滑肌和竖毛肌产生，可以是孤立病灶，也可为多发，颜色从粉红色到棕色，可以有疼痛。单纯依据其临床特点无法将平滑肌瘤与其他结节性皮下病变相鉴别。

　　手术切除是推荐的治疗方式。

血管组织来源的肿瘤

鲜红斑痣

　　鲜红斑痣（nevus flammeus）（酒色斑，port wine stain）是由因为先天性管壁缺陷而扩张的毛细血管构成的病变，它表现的是一种毛细血管扩张，不能与毛细血管瘤和海绵状血管瘤这类真正的血管瘤相混淆。典型病变表现为一个或多个边界不规则的暗红色或蓝红色扁平斑块，按压不褪色（图 28.10）。虽然随年龄增长病变的颜色可能会变淡，但它不会发生自发的消

退或萎缩。当面部鲜红斑痣合并软脑膜血管瘤病或眼部血管错构瘤时，称之为 Sturge-Weber 综合征，这是一种散发疾病，软脑膜血管瘤病可引起癫痫和轻度偏瘫，当上睑受累时，眼部血管错构瘤可引起浅层巩膜静脉压力增高，导致青光眼。

　　其他与鲜红斑痣相关的全身性病变还有 Klippel-Trénaunay-Webir 综合征和色素血管性斑痣性错构瘤病。Klippel-Trénaunay-Webir 综合征包括血管瘤、静脉曲张，以及单侧的骨骼和软组织过度生长[39]。色素血管性斑痣性错构瘤病则包括黑色素痣和鲜红斑痣[40]。

　　组织学上在真皮乳头层可见扩张的成熟小毛细血管，内覆扁平内皮细胞。

　　鲜红斑痣的治疗目标是基于美学的需求。应用化妆品掩盖是最保守的处理方式，二氧化碳激光和氩激光已经应用于该病的治疗，但会遗留让人难以接受的瘢痕[41]，脉冲染料激光被证实更为有效，糖皮质激素注射无效。

毛细血管瘤

　　毛细血管瘤（capillary hemangioma）（草莓痣，strawberry nevus）是最常见的儿童眶周良性肿瘤，为来源于内皮细胞的血管错构瘤，结膜和眼眶受累也是其特点。多数情况下肿瘤在出生时并不可见，而是在出生后的 2~6 周表现出来，大约 95% 的患者在 6 月龄时明显可见。肿瘤在出生后的 4 个月内生长迅速，此后速度变慢，并持续 8~12 个月。病变通常在 18~30 个月趋于稳定，随之开始自然退化，至 7 岁时 75% 的病变已经消退[42]。

　　其临床表现随病变在皮肤内的深度不同而变化，当肿瘤接近皮肤表面时呈鲜红色，位于深部皮下组织时可为紫色或蓝色（图 28.11）。肿瘤呈均一的海绵状，触压后变白色，在哭啼或用力时通常可变大。眼睑部位的肿瘤可向眶内蔓延。病灶内出现细小星状瘢痕时提示其开始退化[43]。

　　虽然是良性，但毛细血管瘤可导致形觉剥夺性或散光性弱视[44]，此外还可能出现 Kasabach-Merritt 综合征，这是一种少见的血小板减少症，由于血小板被大的毛细血管瘤截留使患者有自发出血倾向[45]。

　　组织学上，细小壁薄的毛细血管聚集在真皮内，边界清晰。血管内皮细胞呈扁平状，偶尔可见内皮细胞芽。肿瘤由分裂活跃的内皮细胞和充满血液的窦腔构成，常见少量炎性细胞浸润。

　　治疗适应证包括出现因为肿物诱发散光性屈光不正而导致的弱视或形觉剥夺性弱视，肿瘤压迫引起

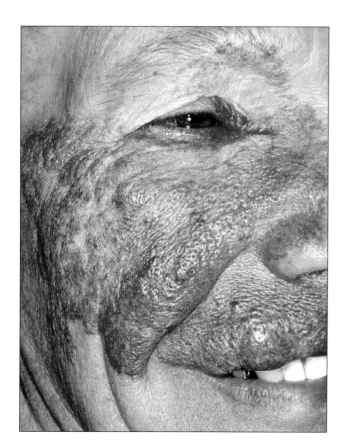

图 28.10　眼睑和面部的鲜红斑痣（酒色斑）

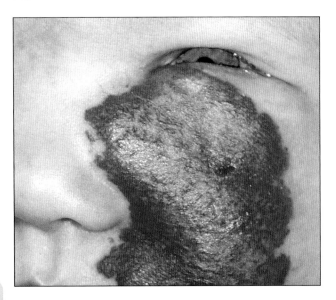

图 28.11 左侧下睑和面部受鲜红斑痣累及的三月龄婴儿,病灶内注射糖皮质激素后可见肿瘤退化

的视神经病变,严重眼球突出导致的暴露性角膜病变,以及面部骨骼不对称[42],或者有发生上诉情况的危险。考虑到肿瘤自发消退的自然病程,必需给予患者和(或)其父母适当的建议,因为所有治疗措施也都有明显的风险。对视觉系统没有威胁的小肿瘤可以观察。病灶内注射糖皮质激素可用于眼睑病变的治疗,加速病变退化,但对眶内病灶则不可进行"盲注"[46,47]。病灶内注射的并发症包括视网膜中央动脉阻塞、色素脱失、脂肪萎缩、眼睑坏死和肾上腺抑制[48-51]。全身糖皮质激素治疗可选择性用于一些病例诱导肿瘤退化,但对这些患者的治疗应该征求儿科医生的意见,对全身性副作用的出现进行有效监测。由于肿瘤无包膜的生长方式,其手术切除较为困难,过激的手术切除会对正常组织造成损伤。放射治疗可能也有效,但其局部和全身的潜在风险必须要考虑。应用 α-2b 干扰素治疗也有成功的报道[52]。近来,许多团队报道了局部和全身应用普萘洛尔成功用于本病的治疗[53-57]。

樱桃状血管瘤

樱桃状血管瘤(cherry hemangioma)是一种获得性毛细血管瘤,常见于老年人,为鲜红色结节,直径 1~5mm。组织学上与婴儿毛细血管瘤相同。治疗措施是观察,或手术切除改善外观。

海绵状血管瘤

海绵状血管瘤(cavernous hemangioma)是成年人最常见的良性原发性眼眶肿瘤,累及眼睑者少见,发生在眼睑部为的病灶具有可压缩性,可孤立存在,或者更常见者为位于深部真皮或皮下的多发性结节(图 28.12)[45]。

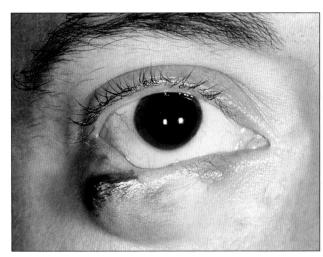

图 28.12 一位成人的下睑海绵状血管瘤

蓝色橡皮疱痣综合征(the blue rubber bleb nevus syndrome)是一种以皮肤海绵状血管瘤和胃肠道血管瘤为特征的疾病[58]。

组织学上真皮层内可见充满血液的血管腔,血管扩张并衬以内皮细胞,肿瘤周围有一层厚的纤维组织包膜环绕。与毛细血管瘤不同的是,本病无内皮细胞增殖,血栓形成和钙化灶可能比较明显。

当有治疗的需要时,建议可行手术切除,其手术适应证与毛细血管瘤类似。

静脉曲张

静脉曲张(varix)是一种小静脉扩张病变,其管壁变薄,具有可压缩性。本病通常好发于老年人,表现为孤立的轻微隆起的深蓝色囊样病变,直径从 2~5mm 不等,在做 valsalva 动作时病变直径可扩大。

组织学上小静脉管壁因为外膜纤维化而增厚,管腔内含有红细胞、分散的单核细胞和纤维蛋白沉积,血栓引起的管腔部分闭塞较为明显,同时还可见到胶原的同心沉积、含铁血黄素沉积和营养不良性钙化。

建议治疗措施是谨慎的手术切除,由于病变为血管性,可能会向眶内蔓延。

淋巴管畸形

历史上曾经描述过三种类型的眼睑淋巴管畸

形(lymphatic malformation):局限性淋巴管瘤、淋巴管瘤和海绵状淋巴管瘤。组织学上真皮内可见大的管壁变薄的血管,内部充满蛋白样淋巴液,偶尔还可见到红细胞,网状的空间内衬以扁平内皮细胞。当今主要基于病灶的放射照相表现进行分类:微囊型(<2cm)、大囊型(>2cm)和混合型。囊内可能充满清亮的淋巴液,或者淋巴和血液混合物,使病灶呈紫色(图 28.13)。

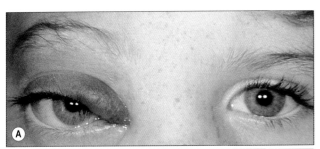
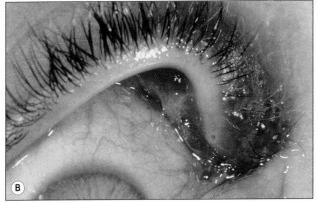

图 28.13 淋巴管畸形。(A)发生于一个年轻女性右眼上睑的淋巴管畸形。(B)囊泡的颜色可多种多样,当充满透明的淋巴液时,显示为透明色,血液混合物的出现可使囊泡呈紫色

其他的淋巴管畸形可以表现为数个大的片状囊泡,同时伴下方的皮下组织弥漫性水肿。当病变充满透明的渗出液时其表现与疱疹的囊泡相似,病灶可以破裂并流出浆液性渗出液,这可能会引起继发感染。

发生在颈部的海绵状淋巴管瘤或大囊性淋巴管畸形又称为囊状水瘤(cystic hygroma),表现为柔软的局限性囊样肿物,或为弥漫性的皮下水肿。病灶大小不一,呈多发性。

相关的面部或眼眶淋巴管畸形也可能发生,大的病灶可引起眼睑变形和移位,广泛侵及眼睑的病灶与丛状神经纤维瘤表现相似[59]。

手术切除是推荐的治疗措施,但由于病变呈浸润性生长,很难彻底切除。淋巴管瘤通常呈缓慢进展,

一般不会自行消退,放射治疗和糖皮质激素治疗效果差。另外,淋巴管瘤有发生出血的倾向,可引起弥漫性血肿。治疗适应证包括眼睑位置异常或视神经损伤导致功能性视觉障碍,以及美容需要。有报道经皮引流和消融术联合应用,或单独注入硬化剂成功治疗淋巴管瘤[60,61]。

动静脉畸形

动静脉畸形(arteriovenous malformation,AVM)是指动脉和静脉循环之间有一个或多个具有内皮细胞的通道直接交通,可以是自然形成的先天性缺陷,亦可继发于意外或手术创伤。发生于眼睑者比较少见,且通常继发于眶部病变[62]。动静脉畸形与淋巴管瘤和血管瘤的临床鉴别困难,需借助辅助检查进行确诊。

当对孤立的眼睑动静脉畸形进行治疗时,通过血管造影确认滋养血管后进行结扎,对某些病例需要手术切除破坏残余的血管丛。栓塞术是眶部动静脉畸形的常用治疗手段,但对局限于眼睑的病灶并不可行。

化脓性肉芽肿

化脓性肉芽肿(pyogenic granuloma)这个名字并不恰当,因为病变既非化脓性亦非肉芽肿性,而被误认为是由于小伤口的化脓性感染所致。鉴于其组织学表现,称为发疹性血管瘤(eruptive hemangioma)或肉芽组织血管瘤(hemangioma of granulation tissue)更加准确和恰当。本病是眼睑常见的获得性血管病变,可归类为炎性病变,临床表现为带蒂的淡红色肿物,表面上皮常有表浅的溃疡(图 28.14),其典型特征是生长迅速。肿物最常继发于小的外伤或手术,或者可能与睑板腺囊肿有关。

组织学上,肿物内包含大量生长旺盛的肉芽组织,丰富的毛细血管以及急性和慢性炎症细胞。

建议的治疗措施是手术切除,局部或肿物内注射糖皮质激素也可能有助于治疗。

血管球瘤

血管球体是一种发现于末梢循环部位的动静脉短路,具有调节末梢血流量的作用,并由此对体温进行调节。血管球细胞与周细胞相似。目前发现的血管球瘤(glomus tumor)有两种,较常见的孤立型血管球瘤和比较罕见的多发型病例,两种类型发生在眼睑者均极为罕见,但在四肢末端出现要频繁得多,特别

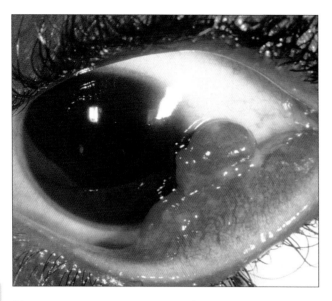

图 28.14　下睑结膜的化脓性肉芽肿,此种病变似乎与慢性炎症性睑板腺囊肿相关

是甲床,发生在甲床的血管球瘤可出现剧烈的疼痛,而在皮肤则无明显疼痛。孤立型血管球瘤表现为直径数毫米略带紫色的结节,多发型血管球瘤则可表现为多个独立存在的肿瘤,或者相互融合的多发性皮下肿物,略呈浅蓝色,具有可压缩性,直径 5~20mm 不等[63]。本病为常染色体显性遗传,也有描述发生于球蛋白基因的基因突变[64]。

从临床表现上血管球瘤很难与淋巴管瘤、蓝痣、黑色素瘤、平滑肌瘤以及其他少见的血管肿瘤相鉴别,其确诊通常依赖于诊断性组织活检。

组织学上可见真皮内小血管腔聚集,边界清晰,被密集的小上皮样细胞包绕。

其治疗措施是根据诊断或美容的需要行手术切除,病灶可能比预期更深更大。

血管内乳头状内皮增生

这种良性肿瘤从临床和组织病理学上可能会被误认为血管肉瘤[65],可以有或没有血管病变的临床表现,病灶直径大小从数毫米到 5cm 不等。病变多数发生于静脉血管内,但在一些良性血管病变如静脉湖、血管瘤或淋巴管瘤中也可见到。通常发现本病与血栓相联系,因此多数学者将其视为对血管腔内血栓形成的一种过度修复反应,也有病变自发形成的报道。病变的形成和发展可以缓慢或快速。年轻的成年女性容易发病,好发于面部和四肢末端。确诊依赖于活组织检查[66]。

组织学上,管腔内的团块与血管壁粘连紧密,胶原核心形成簇状乳头样凸起,周围有单层扁平内皮细胞覆盖。

其治疗措施是手术切除,如果切除彻底可以达到治愈目的。

血管淋巴样增生伴嗜酸细胞增多症

血管淋巴样增生伴嗜酸细胞增多症(angiolymphoid hyperplasia with eosinophilia,ALHE)是一种少见的疾病,表现为一个或两个涉及真皮或皮下组织的结节,常见于头颈部。文献中关于该病的恰当命名存在一些争议,上皮样血管瘤赢得青睐,并得到最多的应用。对于病变究竟是一种反应性过程还是一种肿瘤生成过程仍不明确。

木村病(Kimura disease)和 ALHE 被认为是基于病变的临床和病理学差异的两个不同命名。木村病几乎仅发生于亚裔男性,淋巴结肿大、血清 IgE 水平升高和血液嗜酸性粒细胞增多,病变大小在 3~10cm 之间,可以有相关的肾病综合征和蛋白尿。ALHE 在所有人种的男性和女性均可发生,病灶较小,无全身性疾病出现。

组织病理学上,病变由增生的血管和肥大的内皮细胞构成,伴有不同程度的混合细胞浸润,以淋巴细胞和嗜酸性粒细胞为主。

对于其治疗,如果可能的话可手术切除。

组织细胞来源肿瘤

睑黄疣

睑黄疣(Xanthelasma)是上下睑内侧一种非常常见的真皮病变,好发于中老年人,女性更为多见,通常双眼发病,为扁平或轻微隆起的黄色斑片状沉积物,由泡沫组织细胞构成(图 28.15)。尽管偶有发现病变与糖尿病和其他高脂血症(尤其是原发性高脂血症Ⅱ型和Ⅲ型)相联系,但多数患者并无潜在的全身性代谢异常。也有发现睑黄疣与 Erdheim-Chester 病(脂质肉芽肿)相关联,这是一种累及眼眶的组织细胞的炎症反应,伴有长骨改变[67]。

组织学上,灶状聚集的泡沫组织细胞主要分布在血管和真皮附属器的周围,无相关的炎症反应和纤维变性。

推荐的治疗措施是通过手术切除解决美容问题,必须切除全层皮肤,某些病例还应包括下方的轮匝肌。通常情况下肿物切除成为眼睑成形术的一部分,对于较大的病变可能需要皮瓣移植。术后复发比较

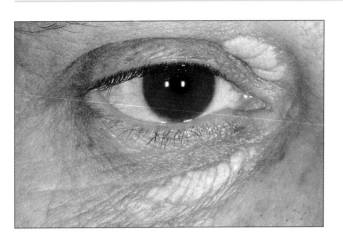

图 28.15　发生于上下眼睑的睑黄疣

常见。也有应用各种激光治疗的成功报道,包括脉冲激光、氩激光、二氧化碳激光和铒激光:YAG[68]。

黄色瘤

与睑黄疣相比眼睑黄色瘤(Xanthoma)更常见与高血脂状态相关联(同样是原发性高脂血症Ⅱ型和Ⅲ型)[69]。

组织学上黄色瘤与睑黄疣不同,病灶位于真皮更深的位置,泡沫组织细胞与 Touton 型巨细胞、炎性细胞和纤维变性混杂存在。

其治疗建议与睑黄疣相同。

幼年性黄色肉芽肿

幼年性黄色肉芽肿(juvenile xanthogranuloma, JXG)或称痣黄内皮瘤(nevoxanthoendothelioma)是一种不明原因的组织细胞增生,通常发生在 3 岁以内婴幼儿。这种非肿瘤性的病变最常影响头颈部,不但影响皮肤,也可影响到眼睛,包括结膜、虹膜或睫状体。也有报道发生在眼眶、睾丸和肺部的一些少见病例。

皮肤病变包括孤立或多发隆起的圆顶状结节,为橙色或红褐色,直径 5~20mm 不等,通常能自行消退(图 28.16)。组织学上病变为组织泡沫细胞、淋巴细胞、组织细胞、Touton 型巨大细胞和纤维变性的混合体。

尽管皮肤病变预后较好,但发生在眼内的病变可导致严重后遗症,虹膜的病变可引起自发性前房出血、虹膜炎和继发性青光眼,前房出血是由脆弱的虹膜血管破裂所致,对于一个前房出血的婴幼儿排除 JXG 是非常必要的[70]。

仔细的皮肤检查有助于 JXG 的诊断,为明确诊断需对典型皮肤病变进行活组织检查。

对眼内病变的处理是全身应用糖皮质激素治疗,

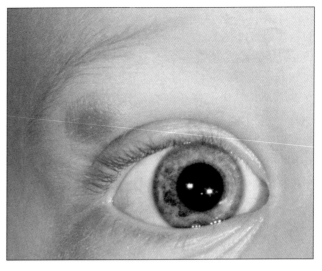

图 28.16　一个三岁儿童右眼上睑的幼年性黄色肉芽肿(痣黄内皮瘤),注意其典型的橘黄色颜色和半球形的形状

可促进病变退化。皮肤病变可在 6~12 个月内自行消退。

纤维组织来源肿瘤

皮肤纤维瘤

皮肤纤维瘤(dermatofibroma)又称为纤维组织细胞瘤、组织细胞瘤和硬化性血管瘤等,表现为皮肤上孤立或多发性的结节,质地坚硬,颜色可为红色到褐色,病变直径通常仅为 2~3mm,个别病例发生瘤内出血后直径可到 2~3cm。发生在眼睑部的病变表现为附着于表层皮肤的圆顶状团块。组织学表现随纤维和细胞成分的多少而变化[71,72]。

本病治疗措施是手术切除。

眼睑附属器良性肿瘤

汗腺来源肿瘤

眼睑的小汗腺和大汗腺具有三种主要组成部分,位于真皮层内的分泌小体、真皮分泌腺管和表皮分泌腺管。眼睑小汗腺不依赖毛囊结构而独立存在,大汗腺则显示与睫毛结构相关联,也称为 Moll 腺。多种良性肿瘤可由多能干细胞发展而来,而这些多能干细胞本应分化成为小汗腺单位的某一成分。除大汗腺囊瘤外(Moll 腺囊肿),眼睑大汗腺的病变相对不常见[1,73]。

小汗腺来源肿瘤

汗管瘤

汗管瘤(syringoma)是一种好发于年轻女性的良

性小汗腺肿瘤,临床上通常表现为大量肉色至淡黄色的软性蜡样小结节,平均直径1.2mm(译者注:原书为12mm)。下睑尤其容易受侵及,但也可发生在上睑、面颊和前额(图28.17),偶尔也可出现在腋下、腹部和女性阴部。临床上将汗管瘤与其他眼睑良性病变鉴别有一定困难,确诊需要依靠活组织检查。Down综合征患者发生汗管瘤的概率明显升高[74]。

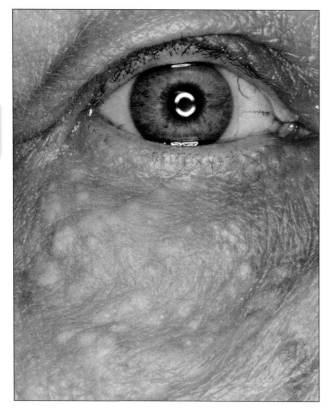

图28.17 一位女性眼睛周围区域的大量汗管瘤,病变为淡黄色的蜡样结节,直径1~2mm

组织学上,真皮内可见孤立或呈巢状和线状排列的小基底细胞样细胞聚集,边界不甚清楚,许多会呈现管腔形态,管内含有嗜酸性蛋白或无定形物质,也可为呈蝌蚪或逗点状伸展的小基底细胞样细胞。

由于汗管瘤位于真皮层,彻底清除需依赖手术,其他治疗措施如电干燥疗法、皮肤磨削术和二氧化碳激光治疗等可改善病灶的外观[75~77]。

小汗腺螺旋腺瘤

小汗腺螺旋腺瘤(eccrine spiradenoma)呈现向小汗腺分泌部分化的现象,这是一种少见的良性肿瘤,表现为孤立的肉色结节,直径约1~2cm,质地柔软并伴有疼痛感。肿瘤通常发生于成年早期,没有特定的位置。有报道呈常染色体显性遗传方式的家族性病例[78],累及眼睑者罕见[79]。

组织学上,真皮层内含有边界清楚的深嗜碱性小叶,由两种类型细胞呈束状和岛状排列构成,周边部细胞具有小而致密的胞核,靠近中央的细胞胞核大而色淡,还可出现嗜酸性的透明物质。

治疗措施是手术切除,恶性变比较罕见。

小汗腺末端汗腺瘤

小汗腺末端汗腺瘤(eccrine acrospiroma,透明细胞汗腺瘤)具有同时向小汗腺导管和分泌部分化的现象,表现为孤立的结节状实性或囊性病变,位于皮下,可移动,病灶直径0.5~2cm不等,表面皮肤多数情况下较为完整,为肉色或红棕色,少数情况下表面皮肤出现溃疡,与角化棘皮瘤相似[80~82]。

组织学上,真皮内可见小叶状的肿瘤团块,由大的上皮样透明细胞和具有嗜碱性胞质的小立方形细胞呈片状和网状排列构成。通常情况下管腔内可发现一种无定型的嗜酸性物质。

治疗措施为手术切除。

小汗腺汗囊瘤

小汗腺汗囊瘤(eccrine acrospiroma)病变往往较小(直径1~3mm),呈多发性,通常聚集在眼睑周围和面部发生,通常由高温、潮湿和流汗引发,可能与粟丘疹相似。尽管被视为导管潴留样囊肿,但囊肿与上覆的表层上皮缺少连接[83]。

组织学上,病变表现为大的扩张囊肿,囊肿内衬单层立方形或柱状细胞层,外面有一层扁平的肌上皮细胞层环绕,囊肿内含有灰白色的嗜酸性颗粒状物质。

治疗措施为手术切除。

多形性腺瘤

多形性腺瘤(pleomorphic adenoma)(皮肤混合瘤、软骨样汗腺腺瘤)最常发生在头颈部,也可涉及面部和眼睑。临床上表现为质硬的皮内分叶状肿块,直径0.5~3cm(图28.18)。在组织学上,相似于泪腺多形性腺瘤,具有上皮细胞和间叶细胞成分。当发生于眼睑外侧时,与来源于睑部泪腺的泪腺多形性腺瘤相鉴别可能比较困难[84]。

由于具有向恶性肿瘤转化的可能性,其治疗措施为手术切除。

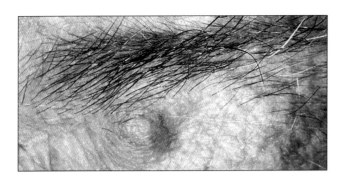

图 28.18　位于上睑的软骨样汗腺腺瘤（混合性小汗腺肿瘤），其硬性的皮下肿块表现比较典型

大汗腺来源肿瘤

顶泌汗腺囊瘤

顶分泌型汗腺囊瘤（apocrine hidrocystoma）（Moll 腺囊肿）是睑板腺分泌细胞的真正囊瘤，而非潴留性囊肿。不同于潴留性囊肿，汗腺囊瘤内覆盖的细胞不甚平整，常形成乳头状凸起伸向囊腔。

大多数顶泌汗腺囊瘤发生于临近睑缘的部位，为孤立病灶（图 28.19A），病灶通常较小，但也可增大至数厘米。由于呈囊性，病灶具有可压缩性，颜色可呈

现为半透明色或蓝色（图 28.19B）。其鉴别诊断的主要关注点是囊性基底细胞癌。

顶泌汗腺囊瘤与许多系统性疾病相关联，包括 Schöpf-Schulz-Passarge 综合征和局限性皮肤发育不良（Goltz-Gorlin 综合征）[85]。

治疗措施是手术切除。

圆柱瘤

尽管被认为是汗腺来源的肿瘤，但其真正的来源并不确定。孤立病灶或多发病灶均可出现，多发性病例为显性遗传，与 CYLD 基因突变有关[86]。

单发病灶多累及成人的脸或头皮部位，多发病灶表现为头皮上圆形、光滑、肉色至浅红色、大小不一的结节。头皮上的结节可能呈现相当大的数量，甚至能完全覆盖整个头皮，这种病变被称为头巾瘤（turban tumors）（图 28.20）。圆柱瘤（cylindroma）恶变比较少见。

组织学上，圆柱瘤由边界清楚的细胞岛呈马赛克样排列构成，细胞周围环绕嗜酸性的透明角质和少量胶原蛋白。细胞岛内包含两种细胞：一种是大的淡染细胞，具有泡状的胞核；另一种是较小的立方形细胞，胞核染色深，胞质少，位于细胞岛的边缘。

治疗措施是手术切除，当大范围内出现多发性病变时，手术切除可能存在难度。

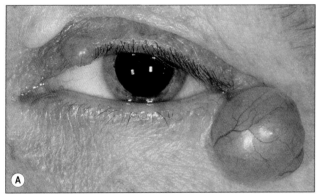

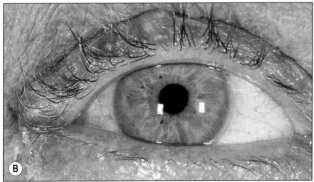

图 28.19　顶泌汗腺囊瘤。（A）位于左眼下睑外侧大的半透明状顶泌汗腺囊瘤（Moll 腺囊肿）。（B）位于上眼睑的多发性顶泌汗腺囊瘤（Moll 腺囊肿），注意病变由于囊性特点而呈现淡蓝色

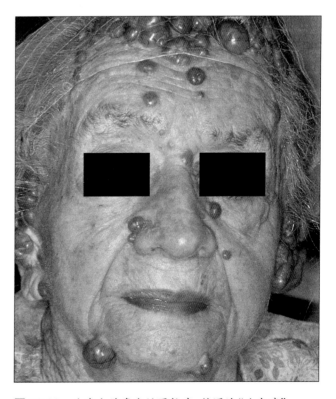

图 28.20　头皮上的多发性圆柱瘤，所谓的"头巾瘤"

乳头状汗管囊腺瘤

乳头状汗管囊腺瘤(syringocystadenoma papilliferum)在出生时或幼儿时期出现,最常见于头皮或面部,在临床上表现为单个的丘疹,或为呈直线排列的多个丘疹或斑块,病变在青春期生长并成为乳头状瘤[87],睑缘最易受累。病变表现为过度角化的乳头瘤样结节,与基底细胞癌或角化棘皮瘤相似。它通常起源于线性皮脂腺痣,这是一种面部或头皮的斑块,继发于上皮、毛发、皮脂腺和顶泌汗腺结构的无序发展[88]。患者可能还会出现癫痫、智力发育迟缓和骨骼畸形等症状。

组织学上,上皮呈囊样内陷,与下方的真皮病变相连。真皮病变为边界不清的肿瘤小叶,有大的囊样空腔和乳突状隆起。囊腔内壁有两种细胞覆盖:一种是有椭圆形泡状细胞核、胞质丰富的柱状细胞,另一种是较小的立方形细胞,细胞核为圆形、染色深、细胞质少。环绕囊腔的是纤维间质,以及以浆细胞为主的密集细胞浸润。

治疗措施主要是手术切除。

毛囊源性肿瘤

毛发上皮瘤

毛发上皮瘤(trichoepithelioma)可为单发病灶,也可为呈常染色体显性遗传的多发病灶(图 28.21),单发型毛发上皮瘤多见于老年患者,表现为坚硬的、隆起的肉色结节,可破溃,临床上很难与基底细胞癌、皮内痣、纤维神经瘤和其他皮肤附属器肿瘤鉴别。

相比之下,多发型毛发上皮瘤以青春期发病为特征,瘤体大小和数量均普遍增加,大量病灶可分布于鼻唇沟、上唇、眼睑和鼻子两侧,也可累及头皮、颈部和躯干上部。应与皮脂腺腺瘤(与结节性硬化症相关的纤维血管瘤)、汗腺腺瘤、基底细胞内痣综合征相鉴别。与基底细胞癌相比,毛发上皮瘤溃疡罕见,但也有毛发上皮瘤可转化为基底细胞癌的相关报道。

多发型毛发上皮瘤的常染色体显性遗传与 9p21有关[89],与圆柱瘤相关的多发型毛发上皮瘤(Brooke-Spiegler 综合征)还发现 CYLD 基因的突变,与负责多发型圆柱瘤的基因相同[90]。

组织学上,真皮内可见边界清楚的细胞巢,巢内细胞是由多细胞基质环绕的均一基底细胞样细胞[91],钙化点、异物巨细胞及未发育好的毛囊也可见到。

治疗方式包括对个别病灶的单纯手术切除以及

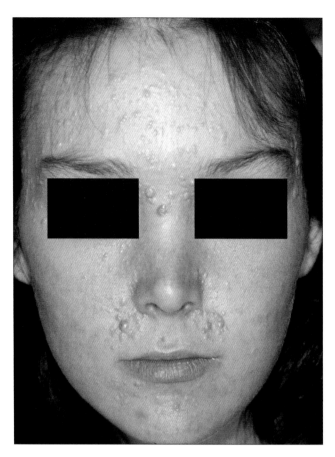

图 28.21　一位常染色体显性遗传的多发型毛发上皮瘤患者,大量病灶侵及面部、眼睑和头皮(Brooke 囊性腺样瘤)

多发病灶的皮肤磨削术和激光治疗。

毛发腺瘤

毛发腺瘤(trichoadenoma)是眼睑的罕见肿瘤。临床上通常为孤立的结节性病变,伴有表浅的毛细血管扩张,与基底细胞癌或脂溢性角化病相类似。

组织病理学检查,病变显示较毛囊瘤欠成熟,而比毛发上皮瘤更为成熟,同时角化的囊肿被增生嗜酸性表皮样细胞包绕。

治疗措施为手术切除[92]。

毛囊瘤

毛囊瘤(trichofolliculoma)常与皮脂腺囊肿相混淆,临床上表现为单发的肉色结节,呈轻微隆起的圆顶状(图 28.22)。中央的脐形凹陷为充满角蛋白的扩张毛囊的开口,这是其诊断特征。从中央孔中生长出的白色毛发是毛囊瘤的一个显著临床特征。此肿瘤无恶性变报道[93]。

组织学上,可见表皮中充满角质的杯状凹陷,并有大量毛干。毛干开口周围是分化不良的次级毛球,

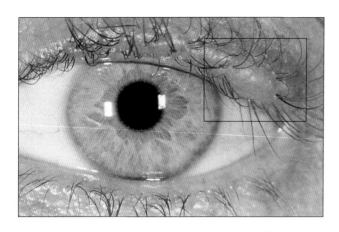

图 28.22　位于左上睑的毛囊瘤(框内),其典型特征包括与肤色相近、呈圆顶状以及孤立发病等

次级毛囊由多细胞基质包裹。

治疗措施为手术切除。

毛根鞘瘤

毛根鞘瘤(trichilemmoma)来源于毛囊的外鞘,孤立性发病和多发性发病的形式均存在。单发性肿瘤通常发生于老年人,表现为面部疣状或乳头瘤状的丘疹,颜色与肤色相近,直径 3~8mm。此病变类似于基底细胞癌或毛发上皮瘤,最常见的是以丘疹、结节、皮角等形式出现在鼻子及眼睑[94]。

多发性肿瘤可能是 Cowden 病或多发性错构瘤综合征在皮肤的表现。作为常染色体显性遗传病,毛根鞘瘤常发生在鼻子、耳朵以及手部。患此病的患者发生乳腺癌、甲状腺癌和胃肠道癌的风险明显增加[95]。此外视网膜神经胶质瘤和视盘玻璃膜疣也与此综合征有关[96]。Lhermitte Duclos 病包括 Cowden 病和小脑错构瘤,PTEN 基因突变在 Cowden 病和 Lhermitte-Duclos 病中均有报道[97]。

组织学上,真皮层未受累,薄层的淡染至透明色的上皮样细胞呈小叶状排列,小叶周边增厚的基底膜呈栅栏状排列。

治疗方式包括手术切除、刮除术或电脱水法。

毛母质瘤

毛母质瘤(pilomatricoma)(Malherbe 钙化上皮瘤)起源于毛母细胞。这种单发的肿瘤好发于儿童,表现为粉色到紫色的不规则皮下结节,呈椭圆形,质硬,可移动,直径约 0.5~3cm(图 28.23)。有文献报道其与强直性肌营养不良症有关[98]。毛母质瘤多发于眼睑和眉毛[99],目前尚无恶性变的报道。

多发毛母质瘤可能是常染色体显性遗传病,在这

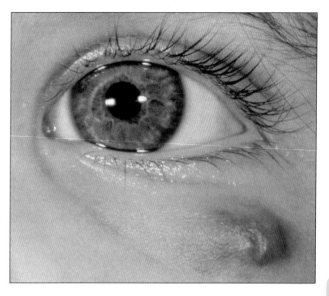

图 28.23　儿童下眼睑的毛母质瘤(Malherbe 钙化上皮瘤)

些个体中,已检测出 CTNNB1 基因的突变[100]。

组织学上,真皮内有由均一小嗜碱性细胞聚集形成的边界清楚的不规则细胞岛。并可见钙化灶、异物巨细胞、多变的混合性炎性细胞浸润和纤维化。

治疗措施是手术切除。

皮脂腺肿瘤

眼睑皮脂腺有三个亚型:睑板腺、Zeis 腺和皮肤的皮脂腺。睑板腺局限于眼睑睑板,分泌油脂组成泪膜脂质层,可减缓泪液蒸发。Zeis 腺是与睫毛毛囊相关的皮脂腺。

皮脂腺增生

皮脂腺增生(sebaceous gland hyperplasia)或肥大可发生于老年患者,临床上表现为单个或多发的小结节[101],好发于前额、面颊和鼻子等部位,患病的眼睑可增厚并继发睑外翻,还可并存慢性睑缘炎。本病的鉴别诊断一定要考虑到皮脂腺癌的可能,而且与丛状神经瘤、淀粉样变和和淋巴瘤也有相似性,需活组织检查才能与这些病变鉴别。皮脂腺增生的治疗是多方面的,任何相关的睑缘炎都要进行处理。保持眼睑卫生,局部抗生素治疗,对严重病例可全身应用抗生素联合局部类固醇治疗。当出现眼睑位置异常时,需手术进行校正。

皮质腺瘤

皮脂腺瘤(sebaceous adenoma)是发生于老年人的一种少见的肿瘤。表现为面部、头皮和躯干部位淡

黄色的丘疹,可与基底细胞癌或脂溢性角化病相似,也可能是常染色体显性遗传病 Muir-Torre 综合征的皮肤表现。如前所述,Muir-Torre 综合征患者有多发的皮脂腺瘤和低度恶性的内脏恶性肿瘤[102,103]。相关的基因突变已定位在 MLH1 与 MSH2 两个基因上。

组织学检查显示病变呈分叶状生长,外层由一层或两层胚基底细胞构成,其中心迅速分化为高度空泡化的细胞。

推荐的治疗措施是手术切除,并作活组织检查以明确诊断。切除不彻底会导致病情复发。

良性黑素细胞病变

良性的皮肤黑色素细胞肿瘤主要有三个来源:痣细胞、表皮黑素细胞和真皮黑素细胞。这三种细胞胚胎学生均起源于神经嵴。痣细胞被视为特异性分化的黑素细胞,该细胞在不含树突状突起的皮肤组织内,有特征性的巢状聚居倾向。

痣细胞痣

痣细胞痣(nevocellular nevi)的临床表现具有很大变异性,通常发生在眼睑皮肤或睑缘。在组织学上,痣可分为三种类型:交界痣、混合痣和皮内痣[1]。虽然很少作为先天性疾病出现,但其发病在儿童期,青春期可出现病变面积增大以及色素沉着加重。病变的组织学类型可根据临床特点准确预测。

交界痣

交界痣(junctional nevi)起自表皮的深层,不累及下方真皮。幼儿发生的痣大多数属于此类型。临床上该痣表现为扁平的色素斑,形状为圆形或椭圆形。生长缓慢,直径可达 6mm。

混合痣

混合痣(compound nevi)同时具有交界痣和皮内痣的特征,表皮和真皮内均可见痣细胞巢。混合痣比交界痣更常见,大龄儿童及年轻人易受累。如果上下眼睑病变呈对称性(镜像),被形象的称为"接吻痣"(图 28.24)。接吻痣发生于眼睑褶皱的发育期,胚胎期的痣细胞巢在妊娠第八周时相遇并融合。该融合现象到第五个月末结束,然后随胚胎发育分开。

黑色素瘤

虽然不多见,但交界痣和混合痣有演变成黑色素

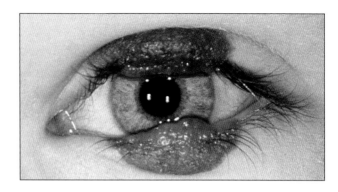

图 28.24　一个儿童上下眼睑的"接吻痣",这是一种由于眼睑痣细胞在胚胎发育过程中融合而产生的复合痣

瘤(melanoma)的潜能。相比之下,单纯性皮内痣的恶性转化是非常罕见的。恶性变的征象包病变括面积扩大(直径大于 6mm)、形状变不规则、非对称性生长、颜色多样化和出血。

皮内痣

皮内痣(intradermal nevi)是三种类型中最常见的,最常发生于成人,很少或观察不到交界活性。真皮内的黑素细胞呈散在的巢状分布或为层状分布的立方细胞。病变表现为半球形、无蒂的疣状或息肉样,有些病灶可见毛发生长,色素沉着程度从肉色到浅棕色不等,眼睑缘经常受累(图 28.25)。

考虑美容需要或病变有恶化倾向时可手术切除。手术切除时必须要彻底,因为不完全切除术后的病变复发,无论从临床和组织病理上都可能难以与黑色素瘤相鉴别。

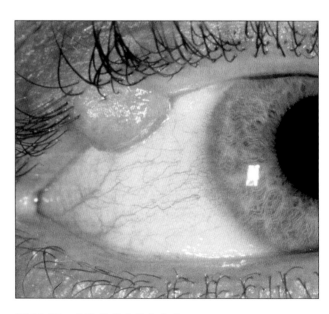

图 28.25　睑缘的半球状皮内痣

变异性痣细胞痣

可累及眼睑的变异性痣细胞痣(variants of nevocellular nevi)有两种：气球状细胞痣和梭形或上皮样痣(幼年黑素瘤)。气球状细胞痣非常少见，并且无明显临床特征。组织学表现上，气球样细胞可能只构成皮内痣的一小部分，或者也可以是痣的主要组成部分。气球样细胞比常见的痣细胞体积大，细胞核小而致密，位于靠近细胞中心的位置或者反常地位于细胞的一极。梭形痣或上皮样痣是一种复合痣，主要发生于儿童和青少年。病变表现为半球形的粉红色结节。组织学上病变存在散在有丝分裂现象以及继发性炎性病变特征。尽管有这种组织病理学改变，病变通常表现为完全良性临床过程。

先天性痣

先天性痣(congenital nevus)可以是单发或多发存在，通常较后天性痣面积大，病变直径可达 1.5mm 或更大(图 28.26)。随时间进展，可发展为扁平丘疹或结节。病变颜色从深棕色到浅棕色不等，皮损处常有深色毛发生长。这些痣由于其恶性倾向而受到关注，并且痣越大恶性倾向更大。即使在儿童时期，向恶性黑色素瘤转化也并不少见。

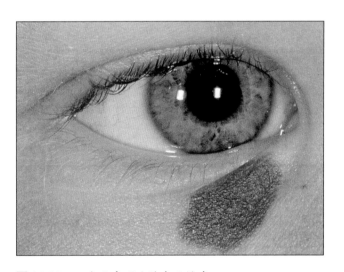

图 28.26 一个儿童下睑的先天性痣

手术切除大的眼睑色素痣时，可能会造成明显的组织缺损。为此，对于很多病例密切观察比常规手术切除更为合理。

蓝痣

蓝痣(blue nevus)起源于真皮层底部的黑素细胞，并且局限在真皮层，不侵及表皮。目前已知的蓝痣有两种类型：普通蓝痣和细胞蓝痣。普通蓝痣为半球形隆起的小型蓝色丘疹或结节，无恶变倾向。当在普通蓝痣上出现复合痣时，称为联合痣。组织学上可见表皮黑素细胞增殖，这些细胞被表皮截留而未侵及真皮层。细胞蓝痣表现为淡蓝色结节，比普通蓝痣大，直径可达 2~3cm 或更大，恶变伴淋巴结转移者罕见。

为改善外观或确诊的需要可行手术切除。

太田痣

太田痣(nevus of Ota，眼皮肤黑素细胞增生症)表现为眼睑及眶周皮肤呈蓝色改变，代表真皮黑素细胞的增生。典型者单眼受累，也可见累及双眼者。患者颞部、前额、颧骨区域及口鼻黏膜也可能发生。巩膜片状变蓝，偶尔结膜、外层巩膜、葡萄膜和视盘也可见到，临床也见到患者脑膜累及的情况。太田痣病变可以在出生时出现，也可以出现在出生后第一年或青春期，病变呈渐进性发展，皮肤病变恶变者极其罕见，葡萄膜黑色素瘤发病率增高与本病相关[104]。

治疗措施主要是密切随访观察，随访期间需要定期散瞳作眼底镜检查排查葡萄膜黑色素瘤的发生。

雀斑

雀斑(freckle)是边界清楚的红棕色小斑疹，出现在受日光过度照射的皮肤。日晒会导致斑疹颜色加深。典型临床表现以及日晒后斑疹颜色加深的病史可将雀斑与交界痣和雀斑痣鉴别开来。组织学检查显示皮肤基底层色素沉着，而黑素细胞数量无变化。

单纯性雀斑样痣

单纯性雀斑样痣(lentigo simplex)病变表现为扁平、褐色至黑色、直径 1~2mm 的斑疹。临床上不能与交界痣区分，均不受日光照射的影响。眼睑的多种病变，可能与常染色体显性遗传病黑斑息肉综合征的皮肤黏膜色素沉着和肠息肉病变相关，已发现 STK11 基因突变与此病变相关[105]。组织学表现是基底层色素沉着，以及黑素细胞数量增多。

老年性雀斑样痣

老年性雀斑样痣(lentigo senilis)是浅棕至深棕色缓慢扩展的斑疹，出现在日光暴露区域的皮肤，包括眼睑，90% 以上的白种老年人均有发生。病变通常表现为直径 3~5mm 斑疹，可逐渐发展至数厘米大小[106]。对老年性雀斑样痣与恶性雀斑样痣和痣样恶性黑色素瘤进行鉴别是很有必要的。着色性干皮病在病程前十年可形成老年性雀斑样痣。组织学表现为基底细胞层色素沉着和黑素细胞增多。液氮治疗对老年性雀斑样痣有效。

恶性雀斑样痣

恶性雀斑样痣(lentigo maligna)(Hutchinson 黑色素雀斑,癌前黑变病)是一种缓慢扩大的棕褐色斑片,常发生在 50 岁以上患者的颧部皮肤。与老年性雀斑样痣不同的是,恶性雀斑样痣表现为斑驳的、边界不规则的褐色色素沉着。组织学表现为表皮内黑素细胞不受抑制的径向型增长。经过不同时间的径向型扩展,30%~50% 的病例会发展为浸润性黑色素瘤结节。当发生这种改变时,病变被称之为雀斑样恶性黑色素瘤。恶性变的特点包括病变边界不规则、颜色不均、体积增大、出血。建议手术时作扩大范围切除,术后警惕病变复发是必要的。

总结

眼睑组织结构复杂,可发生多种良性肿瘤。这些良性肿瘤大多数为皮肤源性,产生于构成眼睑皮肤的组织结构,包括表皮、真皮和皮肤附属器(含毛囊皮脂腺、汗腺、大汗腺和相关的色素细胞)。大多数此类皮肤病变也可出现在其他部位的皮肤,但有些更常见于眼睑。

眼睑良性肿瘤可以是实性或囊性、单发或多发。有时一些病例根据特征性的外观和临床表现即可容易地确定诊断。而在其他一些病例,必须借助活检才能作出诊断。适宜的治疗措施需基于准确的诊断,考虑到一些良性眼睑病变有恶变倾向,对有某些可疑恶性特征的眼睑病变必须进行活组织检查,如病变体积增大、形状不对称或不规则、出现瘙痒、疼痛或出血等。

(王富华 译)

参考文献

1. Nerad JA. *Oculoplastic surgery: the requisites in ophthalmology*. Philadelphia: Mosby; 2001.
2. Kersten RC, Ewing-Chow D, Kulwin DR, et al. Accuracy of clinical diagnosis of cutaneous eyelid lesions. *Ophthalmology* 1997;**104**:479–84.
3. Margo CE. Eyelid tumors: accuracy of clinical diagnosis. *Am J Ophthalmol* 1999;**128**:635–6.
4. Domonkos AN, Arnold HL, Odom RB, editors. *Andrew's diseases of the skin*. Philadelphia: WB Saunders; 1982.
5. McGavran MH, Binnington B. Keratinous cysts of the skin. *Arch Dermatol* 1964;**94**:499–508.
6. Groden J, Thliveris A, Samowitz W, et al. Identification and characterization of the familial adenomatous polyposis coli gene. *Cell* 1991;**66**:589–600.
7. Kinzler KW, Nilbert MC, Su L-K, et al. Identification of FAP locus genes from chromosome 5q21. *Science* 1991;**253**:661–5.
8. Sanderson KV. The structure of seborrheic keratosis. *Br J Dermatol* 1968;**80**:588–93.
9. Dantzig PI. Sign of Leser-Trelat. *Arch Dermatol* 1973;**108**:700–1.
10. Grimes PE, Arora S, Minus HR, et al. Dermatosis papulosa nigra. *Cutis* 1983;**32**:385–6.
11. Scully J. Treatment of seborrheic keratosis. *JAMA* 1970;**213**:1498.
12. Epstein W, Kligman AM. The pathogenesis of milia and benign tumors of the skin. *J Invest Dermatol* 1956;**26**:1–11.
13. Bapat BV, Madlensky L, Temple LK, et al. Family history characteristics, tumor microsatellite instability and germline MSH2 and MLH1 mutations in hereditary colorectal cancer. *Hum Genet* 1999;**104**:167–76.
14. Goudie DR, Yuille MAR, Leversha MA, et al. Multiple self-healing squamous epitheliomata (ESS1) mapped to chromosome 9q22-q31 in families with common ancestry. *Nat Genet* 1993;**3**:165–9.
15. Boynton JR, Searl SS, Caldwell EH. Large periocular keratoacanthoma: the case for definitive treatment. *Ophthalmic Surg* 1986;**17**:565–9.
16. Farina AT, Leider M, Newall J, et al. Radiotherapy for aggressive and destructive keratoacanthomas. *J Dermatol Surg Oncol* 1977;**3**:177–80.
17. Annest NM, VanBeeek MJ, Arpey CJ, et al. Intralesional methotrexate treatment for keratoacanthoma tumors: a retrospective study and review of the literature. *J Am Acad Dermatol* 2007;**56**:989–93.
18. Goette DK, Odom RB, Arrott JW, et al. Treatment of keratoacanthoma with topical application of fluorouracil. *Arch Dermatol* 1982;**118**:309–11.
19. Odom RB, Goette DK. Treatment of keratoacanthomas with intralesional fluorouracil. *Arch Dermatol* 1978;**114**:1779–83.
20. Freeman RG. On the pathogenesis of pseudoepitheliomatous hyperplasia. *J Cutan Pathol* 1974;**1**:231–7.
21. Boniuk M, Zimmerman LE. Eyelid tumors with reference to lesions confused with squamous cell carcinoma. II. Inverted follicular keratosis. *Arch Ophthalmol* 1963;**69**:698–707.
22. Solomon LM, Fretzin DF, Dewald RL. The epidermal nevus syndrome. *Arch Dermatol* 1968;**97**:273–85.
23. Wonjo T, Tenzel PR. Actinic comedonal plaque of the eyelid. *Am J Ophthalmol* 1983;**96**:687–8.
24. Fu W, Cockerell CJ. The actinic (solar) keratosis: a 21st-century perspective. *Arch Derm* 2003;**139**:66–70.
25. Berneburg M, Lehmann AR. Xeroderma pigmentosum and related disorders: defects in DNA repair and transcription. *Adv Genet* 2001;**43**:71–102.
26. Weinberg JM. Topical therapy for actinic keratoses: current and evolving therapie. *Rev Recent Clin Trials* 2006;**1**:53–60.
27. Jakobiec FA, Bonanno PA, Sigelman J. Conjunctival adnexal cysts and dermoids. *Arch Ophthalmol* 1978;**96**:1404–9.
28. Rodgers IR, Jakobiec FA, Krebs W, et al. Papillary oncocytoma of the eyelid. A previously undescribed tumor of apocrine gland origin. *Ophthalmology* 1988;**95**:1071–6.
29. Thaller VT, Collin JRO, McCartney ACE. Oncocytoma of the eyelid: a case report. *Br J Ophthalmol* 1987;**71**:753–6.
30. Filipic M, Silva M. Phakomatous choristoma of the eyelid. *Arch Ophthalmol* 1972;**88**:172–5.
31. Tripathi RC, Tripathi BJ. Ringus J: Phakomatous choristoma of the lower eyelid with psammoma body formation. *Ophthalmology* 1981;**88**:1198–206.
32. Zimmerman LE. Phakomatous choristoma of the eyelid, a tumor of lenticular anlage. *Am J Ophthalmol* 1971;**71**:169–71.
33. Xu G, O'Connell P, Viskochil D, et al. The neurofibromatosis type 1 gene encodes a protein related to GAP. *Cell* 1990;**62**:599–608.
34. Rouleau GA, Merel P, Lutchman M, et al. Alteration in a new gene encoding a putative membrane-organizing protein causes neurofibromatosis type 2. *Nature* 1993;**363**:515–21.
35. Brini A, Dhermy P, Sahel J, et al. *Oncology of the eye and adnexa: atlas of clinical pathology*. Dordrecht: Kluwer; 1990.
36. Shields JA, Guibor PG. Neurilemmoma of the eyelid resembling a recurrent chalazion. *Arch Ophthalmol* 1984;**102**:1650.
37. Eng C. The RET proto-oncogene in multiple endocrine neoplasia type 2 and Hirschsprung's disease. *N Engl J Med* 1996;**335**:943–51.
38. Friedman Z, Eden N, Neumann E. Granular cell myoblastoma of the eyelid margin. *Br J Ophthalmol* 1973;**57**:757–60.
39. Berry SA, Peterson C, Mize W, et al. Klippel–Trenaunay syndrome. *Am J Med Genet* 1998;**79**:319–26.
40. DiLandro A, Tadini GL, Marchesi L, et al. Phakomatosis pigmentovascularis: a new case with renal angiomas and some considerations about the classification. *Pediatr Dermatol* 1999;**16**:25–30.
41. Noe JM, Barsky SH, Greer DE, et al. Port-wine stains and the response to argon laser therapy: successful treatment and predictive role of color, age, and biopsy. *Plast Reconstr Surg* 1980;**65**:130–6.
42. Harris GJ, Massaro BM. Acute proptosis in childhood. In: Tassman W, Jaeger EA, editors. *Clinical ophthalmology, vol. 2*. Philadelphia: JB Lippincott; 1991.
43. Haik BG, Jakobiec FA, Ellsworth RM. Capillary hemangioma of the lids and orbit. *Ophthalmology* 1979;**86**:760–89.
44. Stigmar G, Crawford JS, Ward CM, et al. Ophthalmic sequelae of infan-

tile hemangiomas of the eyelids and orbit. *Am J Ophthalmol* 1978;**85**: 806–13.

45. Jakobiec FA, Jones IS. Vascular tumors, malformations, and degenerations. In: Tassman W, Jaeger EA, editors. *Clinical ophthalmology, vol. 2.* Philadelphia: JB Lippincott; 1991.

46. Glatt HJ, Putterman AM, Van Aalst JJ, et al. Adrenal suppression and growth retardation after injection of periocular capillary hemangioma with corticosteroids. *Ophthalmic Surg* 1991;**22**:95–7.

47. Kushner B. Intralesional corticosteroid injection for infantile adnexal hemangioma. *Am J Ophthalmol* 1982;**93**:496–506.

48. Ruttum MS, Abrams GW, Harris GJ, et al. Bilateral retinal embolization associated with intralesional corticosteroid injection for capillary hemangioma of infancy. *J Pediatr Ophthalmol Strabismus* 1993;**30**:4–7.

49. Droste PJ, Ellis FD, Sondhi N, et al. Linear subcutaneous fat atrophy after corticosteroid injection of periocular hemangiomas. *Am J Ophthalmol* 1988;**105**:65–9.

50. Cogan MS, Elsas FJ. Eyelid depigmentation following corticosteroid injection for infantile ocular adnexal hemangioma. *J Pediatr Ophthalmol Strabismus* 1989;**26**:35–8.

51. Sutula FC, Glover AT. Eyelid necrosis following intralesional corticosteroid injection for capillary hemangioma. *Ophthalmic Surg* 1987;**18**: 103–5.

52. Chang F, Boyd A, Nelson CC, et al. Successful treatment of infantile hemangiomas with interferon-alpha-2b. *J Pediatr Hematol Oncol* 1997;**19**: 237–44.

53. Ni N, Langer P, Wagner R, et al. Topical timolol for periocular hemangioma: Report of further study. *Arch Ophthalmol* 2011;**129**(3):373–9.

54. Leaute-Labreze C, Dumas de la Roque E, Hubiche T, et al. Propranolol for severe hemangiomas of infancy. *N Engl J Med* 2008;**358**:2649–51.

55. Haider KM, Plager DA, Neely DE, et al. Outpatient treatment of periocular infantile hemangiomas with oral propranolol. *J AAPOS* 2010;**14**: 251–6.

56. Al Dhaybi R, Superstein R, Milet A, et al. Treatment of periocular infantile hemangiomas with propranolol: Case series of 18 children. *Ophthalmology* 2011;**118**:1184–8.

57. Vassalloa P, Fortea R, Di Mezzab A, et al. Treatment of infantile capillary hemangioma of the eyelid with systemic propranolol. *Am J Ophthalmol* 2013;**155**:165–70.

58. McCannel CA, Hoenig J, Umlas J, et al. Orbital lesions in the blue rubber bleb nevus syndrome. *Ophthalmology* 1996;**103**:933–6.

59. Jones IS. Lymphangiomas of the ocular adnexa. An analysis of 62 cases. *Trans Am Ophthalmol Soc* 1959;**57**:602–65.

60. Hill RH, Shiels WE, Foster JA, et al. Percutaneous drainage and ablation as first line therapy for macrocystic and microcystic orbital lymphatic malformations. *Ophthal Plast Reconstr Surg* 2012;**28**:119–25.

61. Greinwald JH Jr, Burke DK, Sato Y, et al. Treatment of lymphangiomas in children: an update of Picibanil (OK-432) sclerotherapy. *Otolaryngol Head Neck Surg* 1999;**121**:381–7.

62. Holt JE, Holt GR, Thornton WR. Arteriovenous malformation of the eyelid. *Ophthalmic Surg* 1980;**11**:771–7.

63. Charles NC. Multiple glomus tumors of the face and eyelids. *Arch Ophthalmol* 1976;**94**:1283–5.

64. Brouillard P, Boon LM, Mulliken JB, et al. Mutations in a novel factor, glomulin, are responsible for glomuvenous malformations ("glomangiomas"). *Am J Hum Genet* 2002;**70**:866–74.

65. Sorenson RL, Spencer WH, Stewart WB, et al. Intravascular papillary endothelial hyperplasia of the eyelid. *Arch Ophthalmol* 1983;**101**: 1728–30.

66. Clearkin KB, Enzinger FM. Intravascular papillary endothelial hyperplasia. *Arch Pathol Lab Med* 1976;**100**:441–4.

67. Amrith S, Hong Low C, Cheah E, et al. Erdheim–Chester disease: a bilateral orbital mass as an indication of systemic disease. *Orbit* 1999; **18**:99–104.

68. Rohrich RJ, Janis JE, Pownell PH. Xanthelasma palpebrarum: a review and current management principles. *Plast Reconstr Surg* 2002;**110**: 1310–14.

69. Vinger P, Sach B. Ocular manifestations of hyperlipidemia. *Am J Ophthalmol* 1970;**70**:563–73.

70. Zimmerman LE. Ocular lesions of juvenile xanthogranuloma (nevoxanthoendothelioma). *Trans Am Acad Ophthalmol Otolaryngol* 1965;**69**: 412–39.

71. John T, Yanoff M, Scheie HG. Eyelid fibrous histiocytoma. *Ophthalmology* 1981;**88**:1193–5.

72. Jordan DR, Anderson RL. Fibrous histiocytoma. An uncommon eyelid lesion. *Arch Ophthalmol* 1989;**107**:1530–1.

73. Ni C, Dryja TP, Albert DM. Sweat gland tumors in the eyelids: a clinicopathological analysis of 55 cases. *Int Ophthalmol Clin* 1982;**22**:1–22.

74. Schepis C, Siragusa M, Palazzo R, et al. Palpebral syringomas and Down's syndrome. *Dermatology* 1994;**189**:248–50.

75. Maloney ME. An easy method for removal of syringoma. *J Dermatol Surg Oncol* 1982;**8**:973–5.

76. Nerad JA, Anderson RL. CO2 laser treatment of eyelid syringomas. *Ophthal Plast Reconstr Surg* 1988;**491**:494.

77. Roenigk HH Jr. Dermabrasion for miscellaneous cutaneous lesions (exclusive of scarring from acne). *J Dermatol Surg Oncol* 1977;**3**:322–8.

78. Ter Poorten MC, Barrett K, Cook J. Familial eccrine spiradenoma: a case report and review of the literature. *Dermatol Surg* 2003;**29**:411–14.

79. Kersting DW, Helwig EB. Eccrine spiradenoma. *Arch Dermatol* 1956;**73**: 199–227.

80. Boniuk M, Halpert B. Clear cell hidradenoma or myoepithelioma of the eyelid. *Arch Ophthalmol* 1964;**72**:59–63.

81. Ferry AP, Hadad HM. Eccrine acrospiroma (porosyringoma) of the eyelid. *Arch Ophthalmol* 1970;**83**:591–3.

82. Greer CH. Clear-cell hidradenoma of the eyelid. *Arch Ophthalmol* 1968; **80**:220–2.

83. Smith JD, Chernosky ME. Hidrocytomas. *Arch Dermatol* 1973;**108**:676–9.

84. Hirsch P, Helwig EB. Chondroid syringoma: mixed tumor of the skin, salivary gland type. *Arch Dermatol* 1961;**84**:835–47.

85. Alessi E, Gianotti R, Coggi A. Multiple apocrine hidrocystomas of the eyelids. *Br J Dermatol* 1997;**137**:642–5.

86. Bignell GR, Warren W, Seal S, et al. Identification of the familial cylindromatosis tumour-suppressor gene. *Nat Genet* 2000;**25**:160–5.

87. Jakobiec FA, Streeten BW, Iwamato T, et al. Syringocystadenoma papilliferum of the eyelid. *Ophthalmology* 1981;**88**:1175–81.

88. Prayson RA, Prakash K, Wyllie E, et al. Linear epidermal nevus and nevus sebaceous syndromes: a clinicopathologic study of 3 patients. *Arch Pathol Lab Med* 1999;**123**:301–5.

89. Harada H, Hashimoto K, Ko MS. The gene for multiple familial trichoepithelioma maps to chromosome 9p21. *J Invest Dermatol* 1996;**107**: 41–3.

90. Young AL, Kellermayer R, Szigeti R, et al. CYLD mutations underlie Brooke–Spiegler, familial cylindromatosis, and multiple familial trichoepithelioma syndromes. *Clin Genet* 2006;**70**:246–9.

91. Hashimoto K, Lever WF. Histogenesis of skin appendage tumors. *Arch Dermatol* 1969;**100**:356–69.

92. Shields JA, Shields CL, Eagle RC Jr. Trichoadenoma of the eyelid. *Am J Ophthalmol* 1998;**126**:846–8.

93. Pinkus H, Sutton R. Trichofolliculoma. *Arch Dermatol* 1965;**91**:46–9.

94. Hidayat AA, Font RL. Trichilemmoma of eyelid and eyebrow: a clinicopathological study of 31 cases. *Arch Ophthalmol* 1980;**98**:844–7.

95. Brownstein MH, Mehregan AH, Bikowski JB, et al. The dermatopathology of Cowden's syndrome. *Br J Dermatol* 1979;**100**:667–73.

96. Vantomme N, VanCalenbergh F, Goffin J, et al. Lhermitte–Duclos is a clinical manifestation of Cowden's syndrome. *Surg Neurol* 2001;**56**: 201–4.

97. DiCristofano A, Pesce B, Cordon-Cardo C, et al. PTEN is essential for embryonic development and tumour suppression. *Nat Genet* 1998;**19**: 348–55.

98. Geh JL, Moss AL. Multiple pilomatrixomata and myotonic dystrophy: a familial association. *Br J Plast Surg* 1999;**52**:143–5.

99. O'Grady RB, Spoerl G. Pilomatrixoma (benign calcifying epithelioma of Malherbe). *Ophthalmology* 1981;**88**:1196–7.

100. Chan EF, Gat U, McNiff JM, et al. A common human skin tumour is caused by activating mutations in beta-catenin. *Nat Genet* 1999;**21**: 410–13.

101. Yanoff M, Fine BS. *Ocular pathology.* 2nd ed. Philadelphia: Harper and Row; 1982.

102. Jakobiec FA. Sebaceous adenoma of the eyelid and visceral malignancy. *Am J Ophthalmol* 1974;**78**:952–60.

103. Torre D. Multiple sebaceous tumors. *Arch Dermatol* 1968;**98**:549–51.

104. Dutton JJ, Anderson RL, Schelper RL, et al. Orbital malignant melanoma and oculodermal melanocytosis: report of two cases and review of the literature. *Ophthalmology* 1984;**91**:497–506.

105. Jenne DE, Reimann H, Nezu J, et al. Peutz–Jeghers syndrome is caused by mutations in a novel serine threonine kinase. *Nat Genet* 1998;**18**: 38–43.

106. Hodgson C. Senile lentigo. *Arch Dermatol* 1963;**87**:197–207.

第 29 章

眼睑恶性肿瘤

David T. Tse,Jennifer I. Hui

关键概念

- 眼睑受到皮肤癌的影响,当考虑到常常被忽略可疑皮肤病变。
- 眼睑皮肤癌的治疗必须切除受累病变组织,并且尽可能地保留正常组织。
- 跟所有皮肤癌一样,基底细胞癌是最常见的眼睑癌类型。
- 眼睑皮肤癌主要是由于过多的紫外线照射所致,因此一定要教育患者保护眼睑和眼睛。
- 眼睑皮肤癌的治疗方法主要是 Mohs 显微手术或冰冻切片监测下的切除,随后通过眼睑重建保证最大限度的病变根治和眼睑功能的保护。
- 未治疗的眼睑皮肤癌可能向后蔓延到眼眶,进而危及眼球,彻底根治则涉及眶内容物剜除术。
- 因为距离胚胎融合线的神经和血管较近,所以内眦部皮肤癌更容易造成深部浸润。

本章纲要

在美国,皮肤癌是最常见的恶性肿瘤,约占所有肿瘤的一半[1],并且每年都有接近 500 万患皮肤癌的患者接受治疗[2]。在年龄 65 岁的美国人中,有 40%~50% 的人被确诊至少患有一种皮肤癌[3,4]。大约 5%~9% 的皮肤癌发生在眼睑,其中最常见的癌症

是基底细胞癌、鳞状细胞癌、皮质腺癌和恶性黑色素瘤。因为以前不能够像现在及时治疗人类免疫缺陷病毒或艾滋病(HIV/AIDS),所以卡波西肉瘤与以前相比相对减少。全身性疾病如基底细胞色素痣综合征、着色性干皮病和 Muir-Torre 综合征都与眼周的皮肤肿瘤相关。对于恶性的眼周病变,我们的治疗目标是早期精确诊断,彻底根治眼部肿瘤达到永久治愈,同时保护眼睑功能和美观。

基底细胞癌

基底细胞癌(basal cell carcinoma,BCC)是最常见的皮肤癌,占所有眼睑恶性肿瘤的 90%[5,6]。基底细胞癌和鳞状细胞癌(squamous cell carcinoma,SCC)的发生率之比约为 40:1。基底细胞癌主要累及下眼睑(50%~66%)和内眦部(25%~30%)。

光化学损害是导致基底细胞癌和其他上皮细胞癌的主要发病诱因。波长为 290~320nm 的紫外线(UVB)容易引起皮肤癌。浅肤色的个体更容易受到紫外线照射的影响。绝大多数患基底细胞癌的患者年龄在 50~80 岁之间,5%~15% 的患者年龄在 20~40 岁。总的来说,在幼儿和青春期持续的紫外线照射似乎是成年后患癌症的主要危险因素[7]。此外,阳性家族史对疾病发生的优势比为 2:2[7,8]。

在患基底细胞癌的年轻人中,主要分为两个不同的组:大多数年轻患者肤色和虹膜颜色浅且无基底细胞癌家族病史,另一组则是具有基底细胞色素痣综合征的特征表现[9]。青少年患者如果发生单一孤立的基底细胞癌的表现,预示可能是基底细胞色素痣综合征的顿挫型(forme fruste)[10]。年龄较年轻[11]并且患有免疫缺陷综合征[12,13]的基底细胞癌通常更为凶险。因患基底细胞癌而被治疗过的患者发展继发病变的

风险增加[14]。

Martin 等[15]发现大约 10% 的有放射治疗史的患者在头部的放疗区域会形成皮肤肿瘤。从放疗到形成肿瘤的中位数时间为 21 年。从组织学形态看，放射引起的皮肤癌 2/3 为基底细胞癌，1/3 为鳞状细胞癌。

临床表现

基底细胞癌是由表皮基底层和表皮附属器发展而来，有多变的临床和组织学特点。其恶性程度取决于原发肿瘤的破坏性生长而不是转移。最常见的临床类型包括结节型、结节溃疡型、色素性、囊性、硬斑或硬化型、斑块以及其他表浅型变化。

典型的结节型表现为坚硬的珍珠样和圆顶样的结节，带有多发的毛细血管扩张（图 29.1）。过度角化的表皮往往是良性和恶性鳞状上皮占位性病变的特征，这种体征不会出现在基底细胞癌的患者中。当占位性病变增大扩张时常伴随无痛性出血，而另一些则在自发愈合的过程中形成瘢痕组织。随着肿瘤的放射状增长，肿瘤内部可能因为供血不足而出现中央溃疡，最终将表现为缓慢增大的溃疡，形成常见的结节溃疡型变异体：特征性卷曲与硬结边界（啮齿状溃疡）（图 29.2）。

从组织结构来看，基底细胞癌是由小且形状规则的少胞浆嗜碱性的细胞形成的实性小叶组成。基底细胞癌最大的组织病理学特点是肿物的边缘由周边细胞核的栅栏样或尖桩篱栅样结构组成。

结节溃疡型的一个变体为结痂、溃疡、红斑和瘢痕的混合，被称为火焰场样（field-fire）基底细胞癌。它们向周边扩散变大（图 29.3）。在临床上很难判断

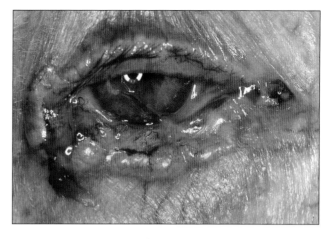

图 29.2 此患者数年前有与图 29.1 类似的内眦部结节型肿瘤，因多年未予治疗，肿瘤增长引起眼睑广泛的破坏及溃疡。啮齿状溃疡指组织损伤酷似老鼠咬过

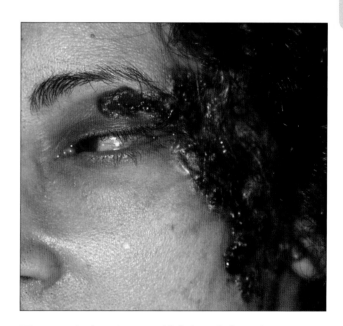

图 29.3 大范围的火焰场样基底细胞癌，损害累及眼睑、太阳穴、脸颊和耳前区域

这种 BCC 的边缘。这些病变需要大范围的外科根治切除及周围组织重建。

带色素的 BCC 很罕见，一般少于 BCC 的 10%。关于年龄、性别、累及部位、持续时间、复发率与结节型 BCC 类似[16]。皮肤黑的人更容易发生色素性 BCC[17]，肿瘤的颜色从棕色到黑色都可见到。黑色素沉着可以发生在除硬斑型以外的几乎所有的基底细胞癌中。这些病变有时会被误诊为色素痣或恶性黑色素瘤。色素沉着是由包含黑色素颗粒的良性黑色素细胞产生，会伴随着肿瘤基底细胞生长。

囊性基底细胞癌可能是由于黏蛋白累积或者

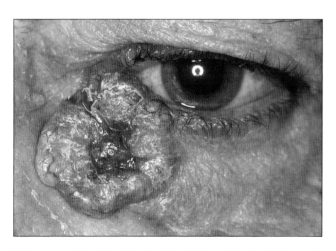

图 29.1 结节型基底细胞癌的典型表型：向外生长与正常皮肤分界清晰

是增殖的基底细胞实性小叶内的退行性坏死引起。囊性基底细胞癌没有特定的生物学意义,除了很难将其与无害的良性上皮包涵囊肿或大汗腺囊瘤相区别。

硬斑型或硬化型的基底细胞癌外观为扁平或轻度凹陷的、光滑的、边界不清的硬化斑块,苍白的颜色酷似老象牙(图 29.4)。其上覆盖的表皮长时间不变,溃疡、卷边和结痂表现不明显,但是毛细血管扩张显著。如果硬斑位于眼睑边缘,肿瘤看似局限性的慢性睑缘炎。组织学上,硬斑型是孤立的、拉长的基底样细胞岛,包裹在完整表皮下面的致密纤维基质中。手指样瘤细胞条索可深达真皮及结缔组织,超出可疑临床边界。这种亚型有向眶深部转移和易复发的特点。这种肿瘤临床症状不明显,易向深部浸润,手术医师很难判断肿瘤的边界,所以很难彻底切除肿瘤。不能彻底切除的硬化型基底细胞癌的复发率是结节型的 10 倍以上[18]。为确保完整的切除肿瘤,Mohs 显微技术是很有效的。

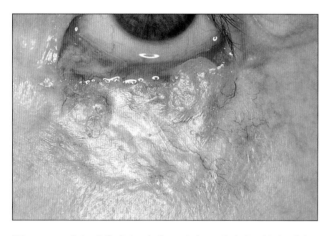

图 29.4　硬化型基底细胞癌可呈离心性生长,扩散到内、外眦。病变表现为扁平或者凹陷状,呈粉白色。肿瘤与正常组织很难分界

浅表型基底细胞癌不常见,多发现在躯干部。这些扁平浅表的病损可表现为红斑状、鱼鳞状及边界清楚的斑块状。像结节型基底细胞癌一样,具有侵袭性低、生长缓慢、很少出现转移和溃疡的特点。经常被误诊为银屑病或 Bowen 病。

生物学行为

不管哪种组织学分型,基底细胞癌经常是原位侵袭且生长缓慢。但是,一旦放任其生长,可以侵袭临近组织,包括眼眶、副鼻窦和颅脑。亚临床肿瘤扩散

的危险因素包括肿瘤直径 >2cm、位于面部中央或者耳部、治疗较晚、未完整切除、侵袭性的亚型以及临近神经和血管[1]。可能发生基底细胞癌颅内侵袭导致死亡。据报道,基底细胞癌的转移发生率 <0.1%[15]。一旦发生转移,临近的淋巴结也会受累[19,20]。

临床诊断

眼科医师经常使用裂隙灯作为工具观察眼睑病变。眼睑边缘睑板腺开口的变形或毁损或局部睫毛的脱失,应该预警临床医师恶性病变的可能性。病变表面呈鳞屑状提示鳞状细胞癌,而半透明、白色或肉色的皮肤病变可能是基底细胞癌[21]。如果肿物在三个月内增长到 1cm,更可能是鳞状细胞癌或者角化棘皮瘤。边缘呈现隆起的半透明的毛细血管扩张,是基底细胞癌区别于其他病变的重要特点。即使放大倍率观察病变,单纯外观仍不足以诊断,活检获得明确组织学分型仍是必要的。

治疗

任何可疑的病变都需要进行活检以明确诊断。如果病变比较小,切除活检范围应该至少包括 2~3mm 的正常组织。活检时椭圆形切除病变,缝合缺损的皮肤。如果预期的切除范围较大,缝合缺损的皮肤可能会引起眼睑畸形时,可以先行切开活检。同样,如果预期需要游离移植皮片或者皮瓣修补病损,手术切缘必须进行显微镜下的检查。

手术切除后,标本应该进行组织学检查,并且确定切缘干净。即使小肿物的切除也存在争议,因为不完整的切除仍然很普遍。Doxanas 等[18]的研究表明基底细胞癌切除活检的不完整切除率达 27%,但是不完整切除的肿物仅 25% 会复发。这种低复发率可能与手术创伤引起的局部免疫激发有关[22]。由于不完整切除可能性大,一些医生认为首先进行切开活检确定性质,然后术中在冰冻切片监测下切除肿物以确保手术切缘没有肿瘤细胞残留[23]。

许多治疗方法可应用于眼周的基底细胞癌。手术切除、冷冻手术、放疗、Mohs 显微手术等可以使 5 年治愈率达 90%。目前,最佳的方法是手术切除联合冰冻切片检查或者 Mohs 显微手术。有研究报道应用这种联合方法 5 年的治愈率超过 95%。Hamada 和他的同事发现结节型 BCC 切缘保留 2mm 正常组织,其他类型 BCC 保留 4mm 正常组织可以有效地降低复发[24,25]。术中冰冻切片被常规应用,但是大多数情况下仅少部分的肿瘤边缘被活检到。

Mohs 显微手术

新鲜组织的显微描记手术,是一种原有 Mohs 固定组织手术的改良,用于最大限度地检查切缘和保护正常组织。这种手术最好有经过 Mohs 技术学习的皮肤科医生实施。Mohs 和整形手术医生的紧密协作可以在根除眶周肿瘤的同时保留最佳功能。Mohs 新鲜组织技术包括肿瘤组织的切除外加小块周边正常组织。另外在残余基底的基础上再切取 2mm 厚的薄层组织,切除范围包括整个创缘的基底和边缘。原始标本被切成 4~7μm 的薄片置于载玻片上,边缘被不同的颜色标记以确定切缘方向[26]。冰冻切片取自于每个标本的底面和皮肤边缘。残留的肿瘤组织被标记到图上,并且被引导再次切除。继续手术切除,直到显微镜下确定切缘没有肿瘤细胞残留。眼部整形手术医生修复皮肤缺损。多学科专家的团队合作可以使专家发挥最佳技能,使患者得到更佳的手术效果。

冰冻切片

基底细胞癌冰冻切片监测下的切除手术可以达到很好的治疗结果。据报道其治愈率达 99%[27,28]。肿瘤细胞的冰冻切片在于确定临床切缘,切除范围超过正常组织 3mm。病理学家检查每一个切缘,如果没有肿瘤组织残留立即进行修复。如仍有残留,继续切除直到没有肿瘤残留。

电离放射治疗

癌症手术的基本原则是保证切缘无瘤。随着确保切缘无瘤手术的普遍使用,放射治疗很少应用于治疗原发性基底细胞癌。对于那些不能手术治疗、全身疾病较重、年老不能耐受,或者手术切除后因外观大范围毁损而将影响眼球功能的病例,放疗可作为一种姑息治疗手段。

据报道放疗的治愈率达不到组织学监控下的手术切除,5 年控制率达 92%~95%,略低于冰冻切片下指导的手术切除[29,30]。与之相比,放疗的肿瘤残留和复发率更高[31,32]。

这种方法也缺乏治疗范围以外的肿瘤边缘的组织学控制。放疗的并发症可能危害视功能,而且在数周内必须每日进行治疗。放疗造成皮肤的萎缩和血管的损伤,会影响其作为皮瓣进行后期重建的可能。放疗后的副作用和并发症包括皮肤萎缩、眼睑内翻、鼻泪管阻塞、角膜炎、结膜上皮角化、白内障、睫毛脱失、眼球穿孔等[29]。

化学治疗

如果患者的皮肤癌面积较大,侵及范围广,无法常规治疗,可以考虑化疗。化疗可以使肿瘤生长减慢,范围缩小,为其他治疗或保守性手术提供可能。

近些年,维莫德吉(Visodegib)可用于治疗局部进展的、转移的基底细胞癌。维莫德吉是第一种被美国食品药品管理局(Food and Drug Administration,FDA)批准的具有选择性抑制 Hedgehog 信号通路的新型口服小分子类药物。少数发表的研究表明总的反应率在局部进展型基底细胞癌是 45%,转移型基底细胞癌为 30%。该药的副作用包括肌肉痉挛、味觉障碍、脱发、体重减轻、疲劳。该药给那些不能手术或禁忌根治手术和重建的患者带来了希望[33,34]。

复发

肿瘤的复发与肿瘤的组织学特点、解剖位置、前次失败的治疗方式,特别是非手术治疗方式等有关。位于内眦部的 BCC 相比起源于中央部睑缘的肿瘤更易向深部浸润[35,36]。内眦部肿瘤更易早期深部浸润的特性与其接近胚胎融合平面有关。这些融合面对皮肤癌深部浸润的抵抗力很差,这与此部位肿瘤的深部浸润、水平扩散和复发有关。临床上,把面部中央容易发生肿瘤深部浸润的区域描述为"H"区。在组织胚胎学上,内眦部的组织平面由额鼻突与外侧突和上颌突的胚胎融合而来[36]。解剖上产生皮下筋膜平面的裂隙,使得肿瘤细胞沿着"最小阻力路径",扩散到泪骨和筛骨的骨膜,进一步到达后部眶区[37]。位于高危区域的肿瘤可以进一步深部扩散和侵袭,最终需要行眶内容物剜除术。

内眦部肿瘤高发病率和死亡率也可能因为:①通过鼻泪管到达鼻部,提供肿瘤扩散的通道;②通过动脉、静脉、神经等多方向的扩散;③延眼眶内壁蔓延时外观不明显,早期不易发现;④手术医生不愿积极切除肿瘤,担心损伤过多正常解剖结构。

鳞状细胞癌

鳞状细胞癌(squamous cell carcinoma,SCC)是来源于表皮角化细胞的恶性肿瘤,占所有眶周皮肤肿瘤的 9%,位于眼睑恶性肿瘤的第二位。眼睑的鳞状细胞癌是一种潜在的致死性的肿瘤,通过直接扩散或者沿着神经扩散到局部淋巴结和向远处转移。多达 24% 的患者有局部淋巴结转移[38]。鳞状细胞癌比基底细胞癌更易沿神经侵袭,出现"跳跃式"病灶[39]。日光性角化病和 Bowen 病被认为是一种早期皮肤癌,可发展为侵袭性鳞状细胞癌。

紫外线中的 UVB(290~320nm),或许 UVA(320~340nm)射线对皮肤有致癌作用[40]。紫外线诱导皮肤癌的原因,包括 DNA 的直接破坏,或对表皮朗格汉斯细胞的损伤导致细胞免疫的改变[41,42]。大多数的皮肤鳞状细胞癌是由已经存在的病变发展而来,包括日光性角化病、辐射性皮炎、烧伤瘢痕和炎症病变。光化学治疗,例如补骨脂素(psoralen)治疗也与肿瘤的形成有关[43]。有报道皮肤的热损伤可导致热角化病和鳞状细胞癌[44]。其他导致鳞状细胞癌的因素包括化学暴露(砷、多环芳烃、吸烟)、免疫抑制、辐射和遗传性疾病(白化病、着色性干皮病)[39]。

癌前病变

日光性角化病

日光性角化病(actinic keratosis, AK)是由表皮内变形的、新生的角化细胞异常增殖而成,由紫外线照射引发。该病发病广泛,常见于有过度日光曝晒史的中老年白种人。随着年龄的增长,AK 的范围不断增加,可发生于脸部、前臂、头皮和手背部。呈现典型的圆形、扁平、鳞屑样硬斑,伴有红色基底,直径数毫米(图 29.5)。少数病变呈细砂纸样角状突起和疣状外观。

日光性角化病是一个不断变化的状态[45]。日光照射的增加可激活病损,尤其在夏日。Marks 等[45]报道 25% 的患者尽管新病损的数量仍不断增加,但超过 12 个月的时间仍有自愈倾向。单一光线性角化病

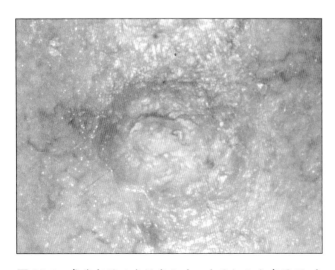

图 29.5　鼻背部的日光性角化病。皮肤红斑上有圆形、扁平鳞状的角化斑

的恶性转化的概率为每年 <0.24%。尽管每年单一病损恶变的概率非常低,但是因为一个患者有许多光线性角化病损,所以超过 10 年的随访,恶变的转化率高达 16.9%[46]。日光性角化病恶变的鳞状细胞癌相对于原发性鳞状细胞癌侵袭性低,转移性弱。

如前文所述,文献反映出对于进展风险的争议。日光性角化病是开始于 DNA 损伤和突变、肿瘤形成和增殖、深部结构侵袭,远处转移至死亡的连续过程的一个环节[47]。大多数专家认为 AK 在早期代表着原位鳞状细胞癌,因为这些病变开始就具有恶性特点。这些病变具有遗传性肿瘤标记物,当 SCC 侵及表皮层时有 p53 的突变[48]。眶周 AK 的治疗与病变的大小和位置有关。不在眼睑部位的小病变可以观察,然而位于眶周的病变,需要做活检以确定病变性质。根据组织学结果的确诊,残留的病变可手术切除或冷冻治疗。

鲍温病

鲍温病(Bowen disease)是皮肤原位癌的同义词,被认为是体内恶性肿瘤的标志物。与大多数主要发生在阳光照射区域的鳞状上皮增生性病变不同,该病可以频繁出现在身体的非暴露区域。鲍温病最初是指表皮的损伤,因此应该尽量避免应用此定义命名黏膜组织如结膜上的新生物。

该病临床表现多样。典型的表现是孤立的、隆起的边界清楚的红斑样病变,很难治愈。病变呈现红色鳞状片状或者斑块状,无充血,不痒,没有毛发。病损平均直径 1.3cm,明显大于 AK。Bowen 病偶尔也可能表现为鳞屑、结痂、色素角化性斑块。

鲍温病细胞学表现为上皮全层的、非典型增生的、非成熟的、极性丧失的肿瘤上皮细胞。组织病理学的特征为没有癌细胞穿透进入真皮层。基底膜仍然完整。5% 的鲍温病可以发展为鳞状细胞癌,手术完整切除可以治疗该病。

流行病学和鉴别诊断

鳞状细胞癌

与 BCC 一样,SCC 好发于浅肤色的、有长期阳光曝晒史的老年人[17,49-51]。高发年龄为 68~73 岁,也可见于年轻的免疫抑制患者[52]。男性患病率约为女性的两倍。因为眼睑 SCC 组织病理学误诊率高,其真实发病率存在争议,最常被误诊为 SCC 的疾病包括内翻性毛囊角化病(inverted follicular keratosis)、良性角

化病（benign keratosis）、角化棘皮瘤（keratoacanthoma）、假性上皮样瘤（pseudoepitheliomatous hyperplasia）和 BCC。

尽管有很多易感因素，SCC 也可以是原发的，相对于由日光性角化病进展形成的鳞状细胞癌，原发性肿瘤的侵袭性更强。对于年轻患者，则需检查遗传易感因素，如着色性干皮病或白化病等。

临床表现

眼周区域的 SCC，下睑较上睑多见，睑缘部位更易累及[53]。肿瘤临床表现形式多样，通常表现为无痛的肿块及结节，可同时伴有鳞屑、结痂和溃疡等（图 29.6）；也可表现为沿睑缘分布的乳头瘤样肿物、皮角或囊肿，但缺乏珍珠样半透明边缘、浅表毛细血管扩张网等基底细胞癌的常见特征。可疑的眼睑病灶都需要进行活组织学检查以鉴别 SCC 和其他疾病。

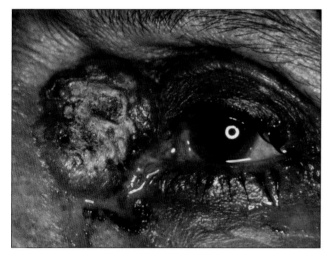

图 29.6　内眦部的鳞状细胞癌表现为结节状隆起，表面有灰白色结痂

生物学行为

SCC 比基底细胞癌进展快，从肿瘤发生至诊断的时间为 9~12 个月。不像基底细胞癌，SCC 易发生局部淋巴结转移和远处转移。转移发生可能与下列因素有关：①肿瘤的分化程度；②发病原因 - 是否有慢性骨髓炎、窦道及既往放射治疗等病因；③肿瘤大小（>1cm）；④肿瘤浸润深度[54]。分化程度越低的肿瘤越容易发生转移或复发。瘤体越大浸润越深的肿瘤发生扩散的风险也越高[55]。相对损伤引起的肿瘤，起源于既往放射治疗部位或骨髓炎皮肤窦道的肿瘤转移概率更高（分别达 20% 和 44%）[56]。

据报道，眼睑 SCC 患者局部淋巴结受累率约为 1.3%~21.4%。淋巴结转移通过正常的解剖通道：上睑外 2/3 和下睑外 1/3 汇入同侧耳前淋巴结；上睑内 1/3 和下睑内 2/3 汇入同侧颌下淋巴结。

眼睑 SCC 能直接破坏毗邻的软组织进入眼眶，或者肿瘤细胞也可以沿着筋膜面、软骨膜、淋巴管、血管或神经鞘局部扩散[57]。眶内转移可发生在肿瘤开始后 2 年 ~20 年，因此眼睑 SCC 患者应终身随诊[58]。向心性沿神经周围浸润的 SCC 预后差，与淋巴转移类似。直接浸润或神经周围浸润的病例应行眶内容物剜除术，并清扫受累的淋巴结，术后予以姑息放疗和化疗。总体来说预后较差[59]。

治疗

一旦切开活检明确诊断，手术切除并且显微镜下监测切缘是治疗原发性眼部 SCC 的首选方法，同时应考虑行前哨淋巴结活检[38]。然后立即进行缺损组织的重建手术。

对于有手术禁忌的患者，放疗为首选治疗方法。一般来说，SCC 的放疗剂量要比基底细胞癌大[53]。并且放疗也是眼眶侵袭和远处转移患者的姑息治疗方法。对于拒绝手术或手术耐受性差的患者，冷冻疗法也是另一个可选的方法。当肿瘤直径 <10mm、边界清楚并且未累及结膜穹隆部、内眦或骨质时，可考虑冷冻疗法。

皮脂腺癌

皮脂腺癌是眼睑第三种常见恶性肿瘤，约占眼睑肿瘤的 1% 和眼睑恶性上皮性肿瘤的 4.7%[60-63]。皮脂腺癌是可致死性肿瘤，其发病率和死亡率与恶性黑色素瘤相近，因此早期诊断很重要。伴有佩吉特样（Pagetoid）结膜播散的皮脂腺癌的患者行眶内容物剜除术的概率更高，但其发生远处转移的概率和不伴佩吉特样改变的皮脂腺癌相似[64]。皮脂腺癌局部转移发生率约 17%~28%[65]，十年肿瘤死亡率高达 28%[70]。高死亡率的主要原因是因为皮脂腺癌病灶与结膜炎、睑缘炎及睑板腺囊肿相似，早期诊断困难。

皮脂腺癌多见于 50~90 岁的老年人，以 70 旬老人最多[62,67]。女性发病率是男性的 1.5~2 倍。大部分皮脂腺癌起源于睑板腺，也可起源于眼附属器的皮脂腺。与基底细胞癌相反，皮脂腺癌上睑较下睑多见[66]。可能与上睑的睑板腺和 Zeis 腺更多有关[68]。同时累及上下睑的原发肿瘤占皮脂腺癌的 6%~8%，一般为多中心起源[62,69]。

病因

大多数皮脂腺癌病因未明,极少数发生皮脂腺癌的儿童,具有局部放疗治疗视网膜母细胞瘤或面部海绵状血管瘤的病史[70,71]。

临床表现

由于皮脂腺癌解剖起源位置多、生长方式多样,因此其临床表现形式多样,容易误诊。其最常见的表现为起源于睑板腺的缓慢增大的硬性、无痛性肿物侵犯睑板或睑缘。由于肿物中含有脂质,因此呈现不同程度的黄色外观(图 29.7)。并且这种黄色外观具有特异性,有助于与其他肿瘤如 SCC 或 BCC 进行鉴别。起源于 Zeis 腺的皮脂腺癌一般表现为位于睑缘灰线前的小的黄色硬结。起源于泪阜皮脂腺的肿瘤则表现为结膜下多叶状黄色肿块。

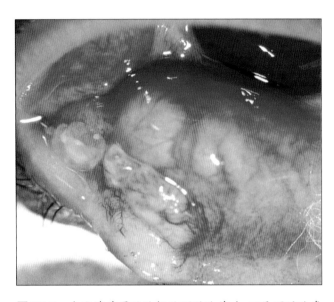

图 29.7　皮脂腺癌累及睑板及下眼睑前叶,可见下眼睑多发性黄色结节周围严重的结膜反应

临床上,皮脂腺癌的结节可能被误诊为睑板腺囊肿。但皮脂腺癌结节质硬、活动度差,而睑板腺囊肿的结节质韧(rubbery consistency)、与皮肤无粘连。皮脂腺癌结节长大可向皮肤突出而进入皮内生长阶段,此时肿瘤能沿着皮肤广泛播散[19]。佩吉特样表皮浸润是皮脂腺癌的典型特征。临床上眼睑弥漫变厚并且皮肤硬化。当肿瘤向眼睑弥漫浸润时,可出现睫毛脱落。这时很容易被误诊为睑缘炎或眼睑皮炎(图29.8)。同样肿瘤也可能向结膜表面生长并在结膜上皮内增殖,大约 40%~80% 的皮脂腺癌患者能发生佩

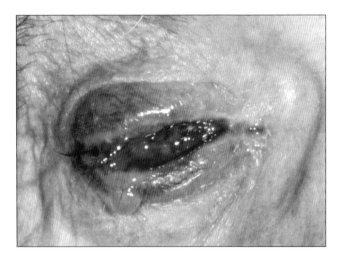

图 29.8　皮脂腺癌的患者形似单侧慢性睑缘结膜炎发作多年

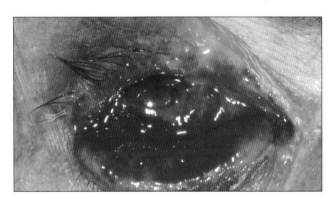

图 29.9　近距离检查受累眼睑(图 29.8)显示睫毛脱落、结膜充血、睑球粘连和角膜炎症

吉特样扩散[64,72]。肿瘤细胞能沿着结膜上皮扩散到球结膜表层甚至角膜上皮,引起严重的结膜炎和角膜上皮炎(图 29.9)[21]。

治疗

所有单侧的经久不愈的外眼炎症及眼睑溃疡,都应考虑发生皮脂腺癌的可能,推荐全层眼睑活体组织学检查然后关闭切口。如果最初的活检结果为阴性,而局部炎症持续存在甚至恶化,则需重复取材活检。

一旦组织学检查确诊为皮脂腺癌,就应该评估球结膜佩吉特样病变的范围。在所有四个象限采用非定向或地图状结膜活检,并通过永久切片检查,以避免对冰冻切片中细微的上皮内扩散的误诊[73]。如果肿瘤累及大范围球结膜无法行术后眼表重建,则应行眶内容物剜除术。对于任何临床可疑区域,检查相对应位置的眼睑很重要。如果肿瘤同时累及上下睑而结膜未受累时,尽管手术难度很大,也可以行上

下眼睑完全切除,术后再行眼睑缺损修复重建术。同时累及上下眼睑及结膜的眼睑皮脂腺癌建议行眶内容物剜除术。瘤体大或复发性皮脂腺癌或累及眶隔的皮脂腺癌,发生局部及全身转移的风险很高,在行肿瘤根治切除术的同时需要行前哨淋巴结活检。约10%~15% 的皮脂腺癌最终累及局部淋巴结[74],因此,前哨淋巴结活检阴性的患者也需要密切临床随访,同时进行转移监测[75]。

对病灶仅限于一个眼睑并不伴有佩吉特样病变的结节状皮脂腺癌,可行 Mohs 显微手术切除[76,77]。由于皮脂腺癌病灶不连续,并且冰冻切片技术很难鉴定这种肿瘤细胞,临床上彻底切除病灶非常困难[78]。Folberg 等[78]推荐完全切除可见肿瘤后,各个方位再扩大切除 5mm 正常组织。在此基础上切除组织再行冰冻切片检查,直至切缘无肿瘤细胞。

如果肿瘤仅限于一个眼睑,但同时伴有呈佩吉特样扩散的证据,则需要切除整个眼睑及受累的结膜。对于弥漫的上皮内佩吉特样扩散累及球结膜同时拒绝行眶内容物剜除术的患者,Lisman 等[79]曾用冷冻疗法而不是手术进行治疗。对于切除眼睑侵袭性病变后佩吉特样改变消失但残存上皮内瘤的患者,Kass[80]建议定期观察和定期取样活检。对于独眼或拒绝行眶内容物剜除术的患者,Kass 和 Horblass[81]建议在术中冰冻切片指导下对眼睑原发性肿瘤行广泛性切除术,并根据情况辅以冷冻治疗;对于拒绝手术或不能耐受手术患者,放疗和局部丝裂霉素 C[82]治疗也是可选的治疗手段。

预后

皮脂腺癌预后差的高危因素包括:①症状持续时间 >6 个月;②伴血管或淋巴管浸润;③眼眶蔓延;④肿瘤分化程度低;⑤多中心起源;⑥结膜、角膜或皮肤的上皮内瘤变;⑦肿瘤位于上睑。在皮脂腺癌患者中,约 9%~36% 的患者治疗后会复发,约 6%~17% 的患者会发生眼眶侵犯,约 17%~28% 的患者会发生局部淋巴结转移。并且颈部和锁骨上淋巴结转移可不伴耳前淋巴结或下颌下淋巴结肿大。远处转移部位包括肺脏、肝脏、颅骨及脑组织。

Merkel 细胞癌(小梁癌)

正常 Merkel 细胞

Merkel 细胞起源于神经嵴,分布在毛干和轴突终端周围的表皮基底层,这种特殊的上皮细胞被认为是调控与触觉及头发运动方向相关的慢适应机械性感受器[83,84]。

Merkel 细胞癌

Merkel 细胞癌是一种发生于皮肤的罕见的高度恶性神经内分泌瘤,多发于老年患者,平均发病年龄66~73 岁[85]。这种肿瘤几乎完全存在于白种人中,男女发病率相似。Merkel 细胞癌病因不明,但多发于阳光暴露的头部和颈部;也有报道肿瘤发生与放疗、免疫抑制治疗或其他恶性肿瘤相关[86]。最初的误诊常常导致确诊和治疗延迟。

临床表现

Merkel 细胞癌通常表现为生长迅速、质硬、无痛性、圆顶状的单个皮肤结节,肿瘤呈典型的红色,色调可从粉红色变化到紫罗兰色和紫色(图 29.10)。肿瘤表面光滑、有光泽,可有较多的扩张毛细血管,临床酷似无色素性恶性黑色素瘤、原发皮肤淋巴瘤或血管瘤样病变。常常被误诊为睑板腺囊肿、囊肿、角化棘皮瘤或基底细胞癌[87]。Merkel 细胞癌表皮层通常完整,但可见溃疡和毛囊受累。

组织病理学表现

Merkel 细胞癌起源于真皮乳头层,通常延伸到皮下组织,很少影响表皮。这一发现很奇怪,因为Merkel 细胞主要存在于表皮的基底层。肿瘤缺乏包膜,细胞紧密排列在结缔组织索隔开的小梁索内[88]。

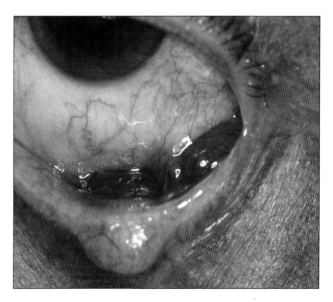

图 29.10　Merkel 细胞癌的典型表现为红色、圆顶状、孤立的真皮皮肤结节。部分肿瘤已经延伸到结膜穹隆部

个别细胞呈圆形,少胞浆且双染,细胞核大、卵圆形,核仁突出。经常见到有丝分裂象。许多肿瘤包含大量小且圆形的纺锤形细胞,细胞核深染,类似支气管燕麦细胞癌[83]。低分化的圆形细胞肿瘤的组织学鉴别诊断包括淋巴瘤、转移性小细胞癌和类癌。可疑Merkel细胞癌诊断者,必须进行细致的全身检查以排除其他原发肿瘤。

虽然特殊染色有助于进一步诊断,但仍需要电子显微镜和免疫组织化学研究来最终确定诊断。不同于正常的 Merkel 细胞,大多数 Merkel 细胞肿瘤表达神经丝蛋白[89]。其电子显微镜特征为细胞质附着的致密核心颗粒,直径在 75~240nm 之间。

治疗

局限型

为获得潜在的有利结果,局限性病灶需要及时和积极的初始治疗,建议广泛切除原发肿瘤。然而,由于肿瘤经常通过淋巴管转移,彻底切除很困难。即使原发肿瘤完全切除,在诊断后的一年内,30%~40% 的患者仍有可能局部复发[90~92]。如果患者不能耐受手术或肿瘤侵犯到重要结构,放射治疗可作为首选治疗[93,94]。已完成广泛切除后,手术切除辅助局部放射治疗可能要优于单独治疗[91]。

早期转移几乎均是转移至局部淋巴结,<2% 的患者发生初始血行播散。如果切除的淋巴结含有转移性肿瘤,放射治疗应在大范围内进行,包括原发部位、切除的淋巴结周围软组织以及其间的淋巴引流区[95]。

扩散型

对于不能手术切除的疾病,建议联合使用对小细胞肺癌有活性的药物[85,90,96,97]。化疗导致的肿瘤消退常常是戏剧性的。然而一旦病情进展,临床病程往往迅速恶化。

恶性黑色素瘤

恶性黑色素瘤占所有皮肤癌的 5%。据估计,美国人一生中患皮肤黑色素瘤的风险是 1:128[98]。尽管其发病率相对较低,但近三分之二的皮肤癌死亡由恶性黑色素瘤引起[99]。恶性黑色素瘤的确切病因尚不清楚,与多种因素包括遗传易感性、环境诱因及日光照射相关。皮肤恶性黑色素瘤多数开始并无色素痣[100]。

恶性黑色素瘤疾病广泛、复杂,存在一定的争议,

本章仅总结了眼周黑色素瘤的一些突出特点。眼睑皮肤原发恶性黑色素瘤非常罕见,仅占眼睑恶性肿瘤的 1%。下眼睑受累更为常见[101~103]。皮肤黑色素瘤通常有四种临床组织学分型:恶性雀斑痣样黑色素瘤(lentigo maligna melanoma)、浅表扩散性黑色素瘤(superficial spreading melanoma)、结节性黑色素瘤(nodular melanoma)和肢端雀斑痣样黑色素瘤(acral lentiginous melanoma)。因为上述最后一种类型往往在手掌和指甲区域发生的,从未被报道涉及眼睑,不在本章讨论。

恶性雀斑痣样黑色素瘤

恶性雀斑样痣(Hutchinson 黑色素斑)被认为是恶性雀斑痣样黑色素瘤的癌前病变。恶性雀斑痣样黑色素瘤占所有皮肤恶性黑色素瘤的 10%,占头颈部恶性黑色素瘤的 91%[104]。这些头颈部黑色素瘤多达 76% 发生在颜面部。眼科医生处在一个独特的位置来诊断这些有时长期存在的病变[101,103,105]。

恶性雀斑样痣通常表现为平坦的、不可触及的、棕褐色的、边界不规则的斑疹(图 29.11)。病变内可见灰白色斑点。它主要发生在老年人暴露于日光下的面部皮肤上。在眼周区域,通常累及下眼睑及内眦区。病变可能通过离心性生长(放射状)方式在数年间缓慢长大。组织学上非典型黑色素细胞完全在上皮内,不累及真皮。在放射状扩散入侵(垂直生长)到真皮时,导致恶性雀斑痣样黑色素瘤的进展。

临床上,形成结节和暗褐色色素沉着或黑色斑点通常标志着入侵的范围。恶性雀斑样痣转为恶性的发生率估计在 25%~30% 之间[106]。虽然罕见,但仍可发生局部和远处转移。

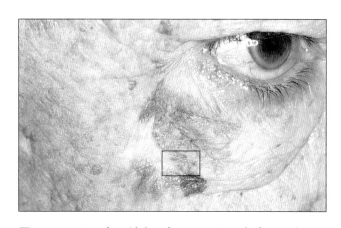

图 29.11　恶性雀斑样痣面部和下睑的临床外观。病灶内可见局部暗区及隆起的结节(方框)。组织学检查显示结节为恶性黑色素瘤

对于恶性雀斑样痣和恶性雀斑痣样黑色素瘤，手术切除肿物后对切缘进行细致地组织学检查是首选的治疗方法，也是确认病变完全切除的唯一方法。如果病变是在放射状生长阶段加以治疗，可以阻止恶性雀斑样痣发展为黑色素瘤。

浅表扩散性黑色素瘤

浅表扩散性黑色素瘤被认为是最常见的黑色素瘤，占黑色素瘤患者的 70%。不像恶性雀斑样痣和恶性雀斑痣样黑色素瘤，浅表扩散性黑色素瘤主要累及非日光暴露的皮肤表面。上背部和胫骨前部是最常见的受累部位。在非日光暴露皮肤表面生长的位置及其更快速增长是该肿瘤的突出特点。这种病变的特征是圆形的斑疹，颜色杂乱，可能为黄褐色、黑色或红色（图 29.12）。边界常伴有局灶性消退或不对称肿瘤生长。随着垂直生长期进展，局灶性结节可被触及，皮肤纹理消失。他们可以无色素，发生于眼睑极为罕见。组织学上黑素细胞的非典型巢穴并不局限于真皮表皮交界处，可能会向上侵入各级表皮，类似经典的乳腺佩吉特病。

结节性黑色素瘤

结节性黑色素瘤约占所有皮肤黑色素瘤的 15%。这些不连续边界的色素丘疹或结节通常在几个月内

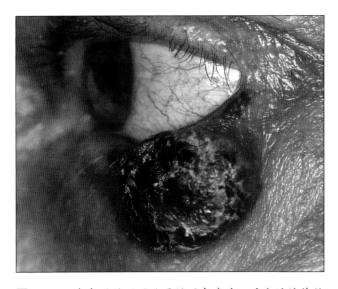

图 29.12 老年男性下眼睑恶性黑色素瘤。病变的结节约 2.5cm。注意病灶沿睑缘的表浅层播散。ABCD 规则用于评估可疑黑色素瘤：不对称性（asymmetry）、边界不规则性（border）、颜色变异性（color）和直径增大（diameter）。图示病变从仅几毫米的直径、棕褐色至深棕色、扁平色素的沉着增大至图中所见结节大小

长大，主要发生于日光暴露的头部、颈部和躯干部。结节性黑色素瘤也可以无色素，极少发生于眼睑[107]。它们没有临床上明显的放射状生长方式；垂直生长通常是这种黑色素瘤的最初和唯一的生长方式[108]。

治疗

怀疑有眼睑黑色素瘤的患者应仔细检查裂隙灯，以排除结膜受累。眼睑恶性黑色素瘤有局部淋巴结转移倾向（高达 29%）[109]，仔细触诊耳前、颌下淋巴结很重要。对所有怀疑为黑色素瘤的色素性眼睑病变应进行切开活检。一旦组织学证实，建议广泛的手术切除，然后立即重构缺损。如果按照治疗皮肤黑色素瘤的方法，按 Breslow 厚度法常规切除边缘 1~3cm，则眼睑和眼周皮肤会产生较大的手术缺损区。所以在实践中，常规保留组织的方法是使用 Mohs 显微手术技术或窄边界切除（4~5mm）方式，须有受过良好训练和经验丰富的病理学家进行检查[110-112]。大多数专家赞同对 1mm 厚肿瘤切除 5mm 边缘，2mm 厚的肿瘤可能需要切除 10mm 边缘[113,114]。

淋巴绘图技术和前哨淋巴结活检是一种对有局部淋巴结转移趋势的实体肿瘤精确分期的技术。眼睑淋巴引流至耳前、下颌下和颈深部淋巴结。以往有过手术、放疗病史，或其他原因导致淋巴管中断的患者，前哨淋巴结活检可靠性降低[115,116]。目前这种方式的适应证为眼睑恶性黑色素瘤≥1mm 厚，每高倍视野 >1 个核分裂相，和 / 或有组织学溃疡；皮脂腺癌≥10mm 宽；和任何大小的 Merkel 细胞癌[117]。

最常见的检测临床上未发现的淋巴结转移的方法是利用这两种药物：锝标记的硫胶体和蓝色染料。前哨淋巴结的识别率通过先在肿瘤周围注射锝和蓝色染料后，然后术中使用 γ 探针辅助视觉定位前哨淋巴结得以提高。淋巴绘图技术始于术前淋巴系闪烁造影术来评估输入淋巴管。对于眼睑及结膜恶性肿瘤，以 0.3mCi 99m 锝标记的硫胶体溶于 0.2ml 缓冲生理盐水注入肿瘤周围[118]。放射性药物注射后约 15~30min，采集同侧颈部的淋巴显像。手术前 5~10min，注入 0.2ml 第二种蓝色染料于瘤周区。在探测到蓝色染料后的 5min~10min，γ 探测器观察引流淋巴管上的皮肤，以寻找放射性增强区域，其代表前哨淋巴结。在显像活跃的区域做一个小切口，进入皮下组织，可见一个蓝色淋巴管，它代表受影响的输入淋巴管，引至前哨淋巴结。使用可视化药物和 γ 探测器探头（声音）相结合，探索淋巴管，直到确定蓝色前哨淋巴结。然后将其取出并送给病理学家进行评估。

淋巴系闪烁造影术联合术中 γ 探针和染料的使用是指导眼睑恶性肿瘤分期的有价值的工具,可以防止不必要的颈部切开[110]。然而对于淋巴结活检阴性的患者,由于局部和全身转移的发生率较高,临床随访仍然至关重要[75]。

局部病灶广泛的患者应被转诊到肿瘤科或考虑辅以干扰素 α 治疗[119]。发生转移的患者也可以系统应用达卡巴嗪(dacarbazine)或顺铂(cisplatin)。然而,即使同时使用了这两种药物,仅有 25% 的患者临床疗效有意义[120]。

卡波西肉瘤

卡波西肉瘤(Kaposi sarcoma)是一种恶性的血管肿瘤,可能发生于皮肤、黏膜、淋巴结和内脏器官[121]。1980 年以前,卡波西肉瘤被认为是罕见的、主要累及地中海血统老年人四肢的无痛性肿瘤。自从获得性免疫缺陷综合征(AIDS)在 1981 被认识后,卡波西肉瘤的发病率有所增加,大约有 24%~35% 的艾滋病患者发生[122,123]。虽然组织学上相似,但是艾滋病患者的卡波西肉瘤比经典型更凶险与突然,通常有广泛的皮肤外器官受累[123,124]。

临床表现

艾滋病患者眼部卡波西肉瘤的患病率约为 10%~24%[125-127]。眼部卡波西肉瘤通常局限于眼睑、结膜、泪阜和泪囊[128]。临床表现为扁平或隆起的紫红色无痛结节(图 29.13)。它可能被误诊为化脓性肉芽肿、血管瘤、淋巴瘤或恶性黑色素瘤。眼睑肿瘤可引起眼部刺激症状、反复出血、倒睫及视觉遮挡。结膜卡波西肉瘤典型表现为球结膜或眼睑结膜上的不连续的

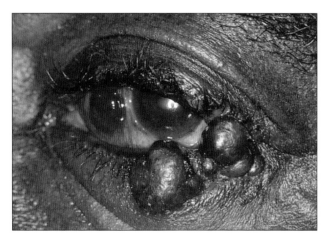

图 29.13 卡波西肉瘤表现为沿睑缘的多叶紫红色皮下结节。结膜卡波西肉瘤表现为在内侧球结膜的暗红色肿物

深红色肿块,下穹隆结膜受累较多[127]。病变通常类似于结膜下出血。

组织病理学

较多非典型梭形细胞、卵圆形核突出及穿插多发裂隙状血管为此肿瘤的特征。间质内含有致密胶原结缔组织,可见红细胞外渗和含铁血黄素。

治疗

在艾滋病流行之前,局部切除卡波西肉瘤通常是有效的。然而,艾滋病相关的卡波西肉瘤是一种多灶性疾病,孤立病灶切除不能治愈。因为结膜和眼睑卡波西肉瘤生长缓慢,侵袭性很小,Shuler 等[127]认为对于不引起功能或美容问题的病变可能不必要治疗,更适合观察病情变化。治疗的指征包括:严重的外观受损、眼部不适以及肿物引起的视物遮挡。对于局限的边界清晰的结膜或眼睑肿物,手术切除是最佳手段。对于手术切除之后还需要广泛重建的巨大肿物,建议放射治疗。有报道指出,冷冻疗法对于不能简单切除的眼睑或眼表肿物具有较好的疗效[128]。也可使用化学疗法治疗进展的病例[129]。

全身伴随疾病

眼睑的恶性肿瘤,尤其基底细胞癌以及鳞状细胞癌,有时会伴有全身多系统的疾病。对于年轻的以及有家族史的眼睑恶性肿瘤患者,需要注意对其全身各器官的进一步检查[129]。

痣样基底细胞癌综合征(Gorlin-Golez 综合征)

痣样基底细胞癌综合征是一种罕见的、常染色体遗传、表现多样的、多器官受累的疾病,具有高度外显性和表达变异性。该病最完全的临床表现包括多发性痣样基底细胞癌、多发性颌骨囊肿、先天骨骼异常、硬脑膜钙化、足趾和手掌皮肤角化不良。以上临床表现出现两种以上或者有明确的家族史患者即可明确诊断该疾病[130]。该病男女发病率基本相同,并且在白种人中比较常见[131]。遗传咨询患者管理的一个重要方面,是频繁的检查,以避免潜在的毁容和致死性并发症。

全身系统表现

早年出现的多发基底细胞癌是痣样基底细胞癌综合征的标志之一。这些皮肤肿物通常表现为在

20~30 岁之间,出现色素性的或者肉色的光滑圆形斑丘疹,尽管也可能发生在出生后早期几年。在青春期之前这些病变一般比较安静,但是青春期过后开始迅速生长且具有侵袭性。常见的获得性基底细胞癌一般生长在阳光暴露下的身体部位,该肿物与之不同,通常全身广泛生长。面部的中央区域以及躯干最常受累,头皮、颈部以及肢端也常受累。大约 50% 的患者会出现基底细胞癌,数目由几个到几百个不等。

大约 70% 的患者在 10 岁内开始出现颌骨囊肿。半数患者通常会出现疼痛、肿胀、流涎以及牙齿移位等主诉。下颌骨囊肿发生率一般为上颌骨囊肿的两倍。一般可以选择手术切除治疗。

痣样基底细胞癌综合征患者中发育性骨骼系统异常比较常见且非特异。通常包括:肋骨分叉、肋骨发育不全及骨结合等。脊柱畸形如驼背、脊柱裂及半椎体畸形。

大约 80% 的患者会出现异位性钙化,尤其是大脑廉、骶结节韧带、皮下组织,甚至是基底细胞癌组织本身。痣样基底细胞癌综合征的一个典型的临床表现为,足趾及手掌皮肤出现小凹,直径大小约为 2~3mm 的红斑性皮肤凹陷,包含局部角化不良。

眼部表现

痣样基底细胞癌综合征最常见并且最严重的眼部表现为眼周组织的基底细胞癌。皮肤肿瘤多发且在显微镜下与紫外线照射诱发的肿瘤难以区分。大部分患者会出现眶距过宽及内眦部外移位畸形。这些特点加上眶上脊突出、额顶骨瘤、宽鼻根以及轻微的下颌前突,形成独特的外貌。

治疗

大量的基底细胞癌具有侵袭性和破坏性,可以引起眼部畸形或者严重病变。由于电离放射治疗可能导致其他基因突变而被禁忌使用。对于较小的肿瘤可以选择局部刮除、电凝固及冷冻治疗。较大的具有侵袭性或者容易复发的肿瘤可以选择 Mohs 显微手术切除。目前有报道一种实验性化学治疗方案,长时间全身使用异维 A 酸(isotretinoin)治疗基底细胞癌及多发的角化棘皮瘤[132]。

对于不能使用常规治疗方案或者常规治疗失败的患者,可以尝试使用光动力治疗(photodynamic therapy,PDT)。PDT 治疗需静脉输注光敏剂 - 血卟啉(HpD)。该药物先被恶性组织吸收并储存,当被染料激光(640nm)产生的红光照射时,可以诱发细胞毒性反应。临近病变组织的正常组织只摄取少量该药物,因此在光照时可以免于损伤[133]。紫杉醇(Pclitaxel)(Taxol;Bristol-Myers Squibb,Princeton,NJ)也成功用于治疗难治的遗传性基底细胞癌综合征[134]。

着色性干皮病

着色性干皮病(Xeroderma pigmentosum,XP)是一种罕见的常染色体隐性遗传病,发病率约为百万分之一。该病的发病原因被认为是由于皮肤敏感和紫外线照射导致皮肤细胞 DNA 损伤修复机制的缺陷所致[135,136]。阳光下的紫外线照射可以破坏核性 DNA,使两个嘧啶分子之间产生一个二聚体。在正常的个体中,该损伤可以通过一系列酶促反应得到修复。但是在患 XP 个体中,这一修复过程的开始步骤出现错误[136]。

该病患者通常出现皮肤及眼部病变,包括早年即出现的肿瘤。该病患者皮肤癌的发生率是正常人群的 1000 倍[137]。另外,有些患者也会出现进行性的神经病变。

皮肤异常

该病患者早在儿童时期即表现出对于光照的强敏感性。最早的临床表现为皮肤异常反应,类似婴儿在少量的光照下出现晒伤。在几岁内即会出现雀斑、干燥且鳞状皮肤、皮肤色素减退、皮肤萎缩以及毛细血管扩张。最终在光照的皮肤处形成癌前病变光线性角化病。在 Kraemer 等[137]的一篇综述中指出,830 例患者中,45% 在 8 岁即出现基底细胞癌或者鳞状细胞癌,其中 97% 的肿物出现在脸部、头部或者颈部。在美国,该病的患者开始出现皮肤肿瘤的年龄较普通人群早 50 年。5% 的患者出现恶性黑色素瘤。其他报道的皮肤肿瘤包括角化棘皮瘤、纤维肉瘤、恶性血管内皮细胞瘤[137]。三分之二的患者 20 岁前死于转移性疾病或者感染[138]。

眼部异常

着色性干皮病(XP)的眼部表现通常局限于经常暴露在紫外线下眼部或者眼周的组织。这些组织包括眼睑、睑裂区的球结膜、角膜以及虹膜。眼部的常见体征包括畏光、溢泪、浆液性或黏液性分泌物,以及反射性眼睑痉挛[139]。

眼睑的病变表现同身体其他部位皮肤表现类似。除了皮肤肿瘤,患者还经常出现睫毛脱落以及眼睑位置异常等。最常见的眼睑异常为下眼睑的进行性萎缩。通常开始于睑缘的眼睑前叶进行性萎缩，直至眼睑的全部萎缩。这个病变通常可以导致眼球暴露、结膜炎症、睑球粘连以及角膜溃疡（图 29.14）。

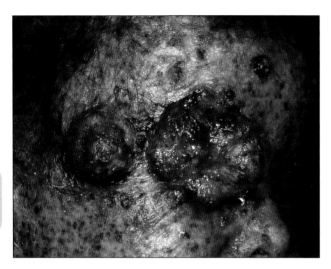

图 29.14　着色性干皮病的患儿可见两个大的鳞状细胞癌侵及右侧鼻角、上眼睑、眉弓和颧弓区

该病可出现结膜，尤其是睑裂区的结膜干燥充血，部分位置色素沉积以及角质形成。该病的良性表现为睑裂斑、假性胬肉、小水疱及上皮增生等。13%的患者出现结膜的鳞状细胞癌[140]。

神经系统异常

神经系统异常包括进行性脑部退化、听力下降、反射减退、共济失调以及四肢轻瘫。也会出现小头畸形以及第二性征发育迟缓。

治疗

对于着色性干皮病的治疗包括避免暴露于紫外线以及尽量防日晒。频繁的检查以及早期发现皮肤和眼部的恶变都非常必要。孤立的 BCC 可以常规切除。对于多发的基底细胞癌患者可以尝试皮肤磨削术、皮肤刮除术、切除病变组织并且行皮肤移植术（除了眼周皮肤）治疗[141]。最近有研究发现大剂量口服异维 A 酸可以预防着色性干皮病患者发生皮肤癌。但是，中断治疗会迅速逆转化学治疗的预防作用[142]。

Muir-Torre 综合征

Muir-Torre 综合征是一种皮肤角化棘皮瘤或皮

脂腺肿瘤合并内脏恶性肿瘤，特别是结肠腺癌的疾病[141,143]。患者在身体任何部位的皮肤出现良性皮脂腺肿瘤即可能预示着身体内部发生恶性肿瘤[144,145]。Tillawi 等[146]提供证据表明，单一的眼睑睑板腺损害，尤其是腺瘤、上皮瘤以及增生，都可能是潜在的内脏恶性肿瘤的标志，但是眼睑的皮脂腺癌与内腔恶性肿瘤的高发生率并不相关。

总结

眼周皮肤的癌症在诊断和治疗上对于眼科医生和皮肤科医生都是很大的挑战。眼周皮肤癌的潜在毁坏作用破坏了眼睑对于眼球的保护。对于这些肿瘤的正确认识以及生物学行为的理解可以有效地预防毁灭性眼部并发症的发生。对于眼睑组织恶性肿瘤的治疗目标是早期诊断，完整地切除肿瘤获得永久的治疗效果，以及保持和恢复眼睑的功能和外观。

（赫天耕　译）

参考文献

1. Rubin AI, Chen EH, Ratner D. Basal-cell carcinoma. *N Engl J Med* 2005;**353**(21):2262–9.
2. Guy GP, Machlin SR, Ekwueme DU, et al. Prevalence and costs of skin cancer treatment in the U.S., 2002–2006 and 2007–2011. *Am J Prev Med* 2014;**104**(4):e69–74.
3. Batra RS, Kelley LC. Predictors of extensive subclinical spread in non-melanoma skin cancer treated with Mohs micrographic surgery. *Arch Dermatol* 2002;**138**(8):1043–51.
4. Ries LAB, Kosary LC, Hankey BF, et al. *SEER cancer statistics review, 1973–1996*. National Cancer Institute, 1999.
5. Cook BE Jr, Bartley GB. Treatment options and future prospects for the management of eyelid malignancies: an evidence-based update. *Ophthalmology* 2001;**8**(11):2088–98.
6. Abraham J, Jabaley M, Hoopes JE. Basal cell carcinoma of the medial canthal region. *Am J Surg* 1973;**126**(4):492–5.
7. Wong CS, Strange RC, Lear JT. Basal cell carcinoma. *BMJ* 2003;**327**(7418):794–8.
8. Vitasa BC, Taylor HR, Strickland PT, et al. Association of nonmelanoma skin cancer and actinic keratosis with cumulative solar ultraviolet exposure in Maryland watermen. *Cancer* 1990;**65**(12):2811–17.
9. Nerad JA, Whitaker DC. Periocular basal cell carcinoma in adults 35 years of age and younger. *Am J Ophthalmol* 1988;**106**(6):723–9.
10. Milstone EB, Helwig EB. Basal cell carcinoma in children. *Arch Dermatol* 1973;**108**(4):523–7.
11. Leffell DJ, Headington JT, Wong DS, et al. Aggressive-growth basal cell carcinoma in young adults. *Arch Dermatol* 1991;**127**(11):1663–7.
12. Gupta AK, Cardella CJ, Haberman HF. Cutaneous malignant neoplasms in patients with renal transplants. *Arch Dermatol* 1986;**122**(11):1288–93.
13. Sitz KV, Keppen M, Johnson DF. Metastatic basal cell carcinoma in acquired immunodeficiency syndrome-related complex. *JAMA* 1987;**257**(3):340–3.
14. Marghoob A, Kopf AW, Bart RS, et al. Risk of another basal cell carcinoma developing after treatment of a basal cell carcinoma. *J Am Acad Dermatol* 1993;**28**(1):22–8.
15. Martin H, Strong E, Spiro R. Radiation induced skin cancer of the head and neck. *Cancer* 1970;**25**:61–70.
16. Hornblass A, Stefano JA. Pigmented basal cell carcinoma of the eyelids. *Am J Ophthalmol* 1981;**92**(2):193–7.
17. Arnold H, Odom R, James D. Epidermal nevi, neoplasms and cysts. In: Arnold HL, Odem RB, James W, editors. *Andrew's diseases of the skin*. 8th ed. Philadelphia: WB Saunders; 1990.
18. Doxanas MT, Green WR, Iliff CE. Factors in the successful surgical management of basal cell carcinoma of the eyelids. *Am J Ophthalmol* 1981;**91**(6):726–36.
19. von Domarus H, Stevens PJ. Metastatic basal cell carcinoma. Report of

five cases and review of 170 cases in the literature. *J Am Acad Dermatol* 1984;**10**(6):1043–60.

20. Farmer ER, Helwig EB. Metastatic basal cell carcinoma: a clinicopathologic study of seventeen cases. *Cancer* 1980;**46**(4):748–57.

21. Jakobiec F. Tumors of the lids. In: Anderson RL, Blodi FC, Boniuk M, editors. *Transactions of the New Orleans Academy of Ophthalmology: symposium on diseases and surgery of the lids, lacrimal apparatus and orbit.* St. Louis: Mosby; 1982.

22. Beard C. Management of malignancy of the eyelids. *Am J Ophthalmol* 1981;**92**(1):1–6.

23. Loeffler M, Hornblass A. Characteristics and behavior of eyelid carcinoma (basal cell, squamous cell sebaceous gland, and malignant melanoma). *Ophthalmic Surg* 1990;**21**(7):513–18.

24. Nemet AY, Deckel Y, Martin PA, et al. Management of periocular basal and squamous cell carcinoma: a series of 485 cases. *Am J Ophthalmol* 2006;**142**(2):293–7.

25. Hamada S, Kersey T, Thaller VT. Eyelid basal cell carcinoma: non-Mohs excision, repair, and outcome. *Br J Ophthalmol* 2005;**89**(8):992–4.

26. Lane JE, Kent DE. Surgical margins in the treatment of nonmelanoma skin cancer and Mohs micrographic surgery. *Curr Surg* 2005;**62**(5):518–26.

27. Older J, Quickert M, Beard C. Surgical removal of basal cell carcinoma of the eyelids utilizing frozen section control. *Trans Am Acad Ophthalmol Otolaryngol* 1975;**79**:658–63.

28. Perlman GS, Hornblass A. Basal cell carcinoma of the eyelid. *Surg Forum* 1975;**26**:540–2.

29. Fitzpatrick P, Thompson G, Easterbrook W. Basal and squamous cell carcinoma of the eyelids and their treatment by radiotherapy. *J Radiat Oncol Biol Physiol* 1984;**10**:449–54.

30. Lederman M. Radiation treatment of cancer of the eyelids. *Br J Ophthalmol* 1976;**60**(12):794–805.

31. Bath-Hextall F, Bong J, Perkins W, et al. Interventions for basal cell carcinoma of the skin: systematic review. *BMJ* 2004;**329**(7468):705.

32. Petit JY, Avril MF, Margulis A, et al. Evaluation of cosmetic results of a randomized trial comparing surgery and radiotherapy in the treatment of basal cell carcinoma of the face. *Plast Reconstr Surg* 2000;**105**(7):2544–51.

33. Chang AL, Soloman JA, Hainsworth JD, et al. Expanded access study of patients with advanced basal cell carcinoma treated with the Hedgehog pathway inhibitor, vismodegib. *J Am Acad Dermatol* 2013;**70**(1):60–8.

34. Sekulic A, Migden MR, Oro AE, et al. Efficacy and safety of vismodegib in advanced basal-cell carcinoma. *NEJM* 2012;**366**:2171–9.

35. Mohs FE, Lathrop TG. Modes of spread of cancer of skin. *AMA Arch Derm Syphil* 1952;**66**:427–39.

36. Mora RG, Robins P. Basal-cell carcinomas in the center of the face: special diagnostic, prognostic, and therapeutic considerations. *J Dermatol Surg Oncol* 1978;**4**(4):315–21.

37. Monheit GD, Callahan MA, Callahan A. Mohs micrographic surgery for periorbital skin cancer. *Dermatol Clin* 1989;**7**(4):677–97.

38. Faustina M, Diba R, Ahmadi MA, et al. Patterns of regional and distant metastasis in patients with eyelid and periocular squamous cell carcinoma. *Ophthalmology* 2004;**111**(10):1930–2.

39. Thosani MK, Schneck G, Jones EC. Periocular squamous cell carcinoma. *Dermatol Surg* 2008;**34**(5):585–99.

40. Strickland PT. Photocarcinogenesis by near-ultraviolet (UVA) radiation in Sencar mice. *J Invest Dermatol* 1986;**87**(2):272–5.

41. Aberer W, Schuler G, Stingl G, et al. Ultraviolet light depletes surface markers of Langerhans cells. *J Invest Dermatol* 1981;**76**(3):202–10.

42. Robbins JH, Moshell AN. DNA repair processes protect human beings from premature solar skin damage: evidence from studies on xeroderma pigmentosum. *J Invest Dermatol* 1979;**73**:102–7.

43. Stern RS, Laird N, Melski J, et al. Cutaneous squamous-cell carcinoma in patients treated with PUVA. *N Engl J Med* 1984;**310**(18):1156–61.

44. Dix C. Occupational trauma and skin cancer. *Plast Reconstr Surg* 1960;**26**:546.

45. Marks R, Foley P, Goodman G, et al. Spontaneous remission of solar keratoses: the case for conservative management. *Br J Dermatol* 1986;**115**(6):649–55.

46. Dodson JM, DeSpain J, Hewett JE, et al. Malignant potential of actinic keratoses and the controversy over treatment. A patient-oriented perspective. *Arch Dermatol* 1991;**127**(7):1029–31.

47. Cockerell CJ. Histopathology of incipient intraepidermal squamous cell carcinoma ("actinic keratosis"). *J Am Acad Dermatol* 2000;**42**(1 Pt 2):11–17.

48. Schwartz RA. The actinic kertosis: a perspective and update. *J Dermatol Surg* 1997;**23**:1009–19.

49. Aubry F, MacGibbon B. Risk factors of squamous cell carcinoma of the skin. A case-control study in the Montreal region. *Cancer* 1985;**55**(4):907–11.

50. Fry RJ, Ley RD. Ultraviolet radiation-induced skin cancer. *Carcinog Compr Surv* 1989;**11**:321–37.

51. Glass AG, Hoover RN. The emerging epidemic of melanoma and squamous cell skin cancer. *JAMA* 1989;**262**(15):2097–100.

52. Hoxtell EO, Mandel JS, Murray SS, et al. Incidence of skin carcinoma after renal transplantation. *Arch Dermatol* 1977;**113**(4):436–8.

53. Reifler DM, Hornblass A. Squamous cell carcinoma of the eyelid. *Surv Ophthalmol* 1986;**30**(6):349–65.

54. Dzubow L, Grossman D. Squamous cell carcinoma and verrucous carcinoma. In: Friedman R, Rigel D, Kopf A, editors. *Cancer of the skin.* Philadelphia: WB Saunders; 1991.

55. Friedman HI, Cooper PH, Wanebo HJ. Prognostic and therapeutic use of microstaging of cutaneous squamous cell carcinoma of the trunk and extremities. *Cancer* 1985;**56**(5):1099–105.

56. Hoxtell EO, Mandel JS, Murray SS, et al. Incidence of skin carcinoma after renal transplantation. *Arch Dermatol* 1977;**113**(4):436–8.

57. Csaky KG, Custer P. Perineural invasion of the orbit by squamous cell carcinoma. *Ophthalmic Surg* 1990;**21**(3):218–20.

58. Soparkar CN, Patrinely JR. Eyelid cancers. *Curr Opin Ophthalmol* 1998;**9**:49–53.

59. Shields J. Secondary orbital tumors. In: Shields JA, editor. *Diagnosis and management of orbital tumors.* Philadelphia: WB Saunders; 1989.

60. Aurora AL, Blodi FC. Lesions of the eyelids: a clinicopathological study. *Surv Ophthalmol* 1970;**15**:94–104.

61. Bedford MA, Migdal CS. The management of eyelid neoplasms. *Trans Ophthalmol Soc UK* 1982;**102**:116–18.

62. Doxanas MT, Green WR. Sebaceous gland carcinoma. Review of 40 cases. *Arch Ophthalmol* 1984;**102**(2):245–9.

63. Harvey JT, Anderson RL. The management of meibomian gland carcinoma. *Ophthalmic Surg* 1982;**13**(1):56–61.

64. Chao AN, Shields CL, Krema H, et al. Outcome of patients with periocular sebaceous gland carcinoma with and without conjunctival intraepithelial invasion. *Ophthalmology* 2001;**108**(10):1877–83.

65. Maniglia AJ. Meibomian gland adenocarcinoma of the eyelid with neck metastasis. *Laryngoscope* 1978;**88**(9 Pt 1):1421–6.

66. Rao N, McLean J, Zimmerman L. Sebaceous carcinoma of the eyelid and caruncle: correlation of clinicopathologic features with prognosis. In: Jakobiec F, editor. *Ocular and adnexal tumors.* Birmingham: Aesculapius; 1978.

67. Rao NA, Hidayat AA, McLean IW, et al. Sebaceous carcinomas of the ocular adnexa: a clinicopathologic study of 104 cases, with five-year follow-up data. *Hum Pathol* 1982;**13**(2):113–22.

68. Wick MR, Goellner JR, Wolfe JT 3rd, et al. Adnexal carcinomas of the skin. II. Extraocular sebaceous carcinomas. *Cancer* 1985;**56**(5):1163–72.

69. McCord CD Jr, Cavanagh HD. Microscopic features and biologic behavior of eyelid tumors. *Ophthalmic Surg* 1980;**11**(10):671–81.

70. Lemos L, Santa Cruz D, Baba N. Sebaceous carcinoma of the eyelid following radiation therapy. *Am J Pathol* 1978;**2**:305–11.

71. Schlernitzauer DA, Font RL. Sebaceous cell carcinoma of the eyelid following radiation therapy for cavernous hemangioma of the face. *Arch Ophthalmol* 1977;**95**:2203–4.

72. Shields JA, Demirci H, Marr BP, et al. Sebaceous carcinoma of the eyelids: personal experience with 60 cases. *Ophthalmology* 2004;**111**(12):2151–7.

73. Putterman AM. Conjunctival map biopsy to determine pagetoid spread. *Am J Ophthalmol* 1986;**102**(1):87–90.

74. Nijhawan N, Ross MR, Diba R, et al. Experience with sentinel lymph node biopsy for eyelid and conjunctival malignancies at a cancer center. *Ophthal Plast Reconstr Surg* 2004;**20**:291–5.

75. Ho VH, Ross MI, Prieto VG, et al. Sentinel lymph node biopsy for sebaceous cell carcinoma and melanoma of the ocular adnexa. *Arch Otolaryngol Head Neck Surg* 2007;**133**(8):820–6.

76. Dzubow LM. Sebaceous carcinoma of the eyelid: treatment with Mohs surgery. *J Dermatol Surg Oncol* 1985;**11**(1):40–4.

77. Ratz JL, Luu-Duong S, Kulwin DR. Sebaceous carcinoma of the eyelid treated with Mohs surgery. *J Am Acad Dermatol* 1986;**14**(4):668–73.

78. Folberg R, Whitaker DC, Tse DT, et al. Recurrent and residual sebaceous carcinoma after Mohs excision of the primary lesion. *Am J Ophthalmol* 1987;**103**(6):817–23.

79. Lisman RD, Jakobiec FA, Small P. Sebaceous carcinoma of the eyelids. The role of adjunctive cryotherapy in the management of conjunctival pagetoid spread. *Ophthalmology* 1989;**96**(7):1021–6.

80. Kass LG. Role of cryotherapy in treating sebaceous carcinoma of the eyelid. *Ophthalmology* 1990;**97**(1):2–4.

81. Kass LG, Hornblass A. Sebaceous carcinoma of the ocular adnexa. *Surv Ophthalmol* 1989;**33**(6):477–90.

82. Shields CL, Naseripour M, Shields JA, et al. Topical mitomycin-C for pagetoid invasion of the conjunctiva by eyelid sebaceous gland carcinoma. *Ophthalmology* 2002;**109**(11):2129–33.

83. Kivela T, Tarkkanen A. The Merkel cell and associated neoplasms in the eyelids and periocular region. *Surv Ophthalmol* 1990;**35**(3):171–87.

84. Merkel F. Tastzellen und tastkörperchen bei den haustieren und beim menschen. *Arch Mikrosk Anat* 1875;**11**:632–52.

85. Hitchcock CL, Bland KI, Laney RG 3rd, et al. Neuroendocrine (Merkel cell) carcinoma of the skin. Its natural history, diagnosis, and treatment. *Ann Surg* 1988;**207**(2):201–7.

86. Akhtar S, Oza KK, Wright J. Merkel cell carcinoma: report of 10 cases and review of the literature. *J Am Acad Dermatol* 2000;**43**(5 Pt 1):755–67.

87. Barrett RV, Meyer DR. Eyelid and periocular cutaneous Merkel cell carcinoma (aka. Neuroendocrine or trabecular carcinoma). *Int Oph Clin*

357

2009;**49**(4):63–75.

88. Toker C. Trabecular carcinoma of the skin. *Arch Dermatol* 1972;**105**: 107–10.

89. Leff E. Expression of neurofilament and neuron specific-enolase in small cell tumors of the skin using immunohistochemistry. *Cancer* 1985;**56**: 625–31.

90. Bourne RG, O'Rourke MG. Management of Merkel cell tumour. *Aust N Z J Surg* 1988;**58**(12):971–4.

91. Cotlar A, Gates J, Gibbs F. Merkel cell carcinoma: combined surgery and radiation therapy. *Am Surg* 1986;**52**:159–64.

92. Tennvall J, Biörklund A, Johansson L, Akerman M. Merkel cell carcinoma: management of primary, recurrent and metastatic disease. A clinicopathological study of 17 patients. *Eur J Surg Oncol* 1989;**15**:1–9.

93. Know SJ, Kapp DS. Hyperthermia and radiation therapy in the treatment of recurrent Merkel cell tumors. *Cancer* 1982;**62**(3):1479–86.

94. Pople I. Merkel cell tumor of the face successfully treated with radical radiotherapy. *Eur J Surg Oncol* 1988;**14**:79–81.

95. Andrew J, Silvers D, Lattes R. Merkel cell carcinoma. In: Friedman R, editor. *Cancer of the skin.* Philadelphia: WB Saunders; 1991.

96. Raaf JH, Urmacher C, Knapper WK, et al. Trabecular (Merkel cell) carcinoma of the skin. treatment of primary, recurrent, and metastatic disease. *Cancer* 1986;**57**(1):178–82.

97. Wynne CJ, Kearsley JH. Merkel cell tumor. A chemosensitive skin cancer. *Cancer* 1988;**62**(1):28–31.

98. Hattis MN, Roses DF. Malignant melanoma: treatment. In: Friedman R, editor. *Cancer of the skin.* Philadelphia: WB Saunders; 1991.

99. Kopf A, Bart RS, Rodriguez-Sains RS, et al. *Malignant melanoma.* New York: Masson; 1979.

100. Friedman R, Heilman E, Gottlieb G. Malignant melanoma: clinicopathologic correlations. In: Friedman R, editor. *Cancer of the skin.* Philadelphia: WB Saunders; 1991.

101. Vaziri M, Buffam FV, Martinka M, et al. Clinicopathologic features and behavior of cutaneous eyelid melanoma. *Ophthalmology* 2002;**109**(5): 901–8.

102. Grossniklaus HE, McLean IW. Cutaneous melanoma of the eyelid. clinicopathologic features. *Ophthalmology* 1991;**98**(12):1867–73.

103. Chan FM, O'Donnell BA, Whitehead K, et al. Treatment and outcomes of malignant melanoma of the eyelid: a review of 29 cases in Australia. *Ophthalmology* 2007;**114**(1):187–92.

104. Clark WH Jr, Elder DE, Guerry D 4th, et al. A study of tumor progression: The precursor lesions of superficial spreading and nodular melanoma. *Hum Pathol* 1984;**15**(12):1147–65.

105. Clark WH Jr, From L, Bernardino EA, et al. The histogenesis and biologic behavior of primary human malignant melanomas of the skin. *Cancer Res* 1969;**29**:705–26.

106. Davis J, Pack G, Higgins G. Melanotic freckles of Hutchinson. *Am J Surg* 1967;**113**:457–63.

107. Jakobiec F. *Tumors of the lids. Transactions of the New Orleans Academy of Ophthalmology: symposium on diseases of the lids, lacrimal apparatus and orbit.* St Louis: Mosby; 1982.

108. Clark WH Jr, Mihm MC. Lentigo maligna and lentigo maligna melanoma. *Am J Pathol* 1969;**55**:39–67.

109. Esmaeli B, Wang B, Deavers M, et al. Prognostic factors for survival in malignant melanoma of the eyelid skin. *Ophthal Plast Reconstr Surg* 2000;**16**(4):250–7.

110. Cook BE Jr, Bartley GB. Treatment options and future prospects for the management of eyelid malignancies: an evidence-based update. *Ophthalmology* 2001;**108**(11):2088–98, quiz 2099–100, 2121.

111. Coleman WP 3rd, Davis RS, Reed RJ, et al. Treatment of lentigo maligna and lentigo maligna melanoma. *J Dermatol Surg Oncol* 1980; **6**(6):476–9.

112. Zitelli JA, Mohs FE, Larson P, et al. Mohs micrographic surgery for melanoma. *Dermatol Clin* 1989;**7**(4):833–43.

113. Esmaeli B, Youssef A, Naderi A, et al. Margins of excision for cutaneous melanoma of the eyelid skin: the Collaborative Eyelid Skin Melanoma Group Report. *Ophthal Plast Reconstr Surg* 2003;**19**(2):96–101.

114. NIH consensus conference. Diagnosis and treatment of early melanoma. *JAMA* 1992;**268**(10):1314–19. [Anonymous].

115. Amato M, Esmaeli B, Ahmadi MA, et al. Feasibility of preoperative lymphoscintigraphy for identification of sentinel lymph nodes in patients with conjunctival and periocular skin malignancies. *Ophthal Plast Reconstr Surg* 2003;**19**(2):102–6.

116. Bilchik AJ, Giuliano A, Essner R, et al. Universal application of intraoperative lymphatic mapping and sentinel lymphadenectomy in solid neoplasms. *Cancer J Sci Am* 1998;**4**(6):351–8.

117. Pfeiffer ML, Savar A, Esmaeli B. Sentinel lymph node biopsy for eyelid and conjunctival tumors: what have we learned in the past decade? *Ophthal Plast Reconstr Surg* 2013;**29**:57–62.

118. Esmaeli B. Sentinel lymph node mapping for patients with cutaneous and conjunctival malignant melanoma. *Ophthal Plast Reconstr Surg* 2000;**16**(3):170–2.

119. Cook BE Jr, Bartley GB. Treatment options and future prospects for the management of eyelid malignancies: an evidence-based update. *Ophthalmology* 2001;**108**(11):2088–98, quiz 2099–100, 2121.

120. Plowman PN. Eyelid tumours. *Orbit* 2007;**26**(3):207–13.

121. Safai B, Good RA. Kaposi's sarcoma: a review and recent developments. *CA Cancer J Clin* 1981;**31**(1):2–12.

122. Centers for Disease Control. Update: acquired immunodeficiency syndrome. *MMWR* 1986;**35**:17–21.

123. Herman DC, Palestine AG. Ocular manifestations of Kaposi's sarcoma. *Ophthalmol Clin North Am* 1988;**1**:73–80.

124. Schuman JS, Orellana J, Friedman AH, et al. Acquired immunodeficiency syndrome (AIDS). *Surv Ophthalmol* 1987;**31**(6):384–410.

125. Holland GN, Pepose JS, Pettit TH, et al. Acquired immune deficiency syndrome. Ocular manifestations. *Ophthalmology* 1983;**90**(8):859–73.

126. Palestine A, Rodrigues MM, Macher AM, et al. Ophthalmic involvement in acquired immunodeficiency syndrome. *Ophthalmology* 1984;**91**: 1092–9.

127. Shuler JD, Holland GN, Miles SA, et al. Kaposi sarcoma of the conjunctiva and eyelids associated with the acquired immunodeficiency syndrome. *Arch Ophthalmol* 1989;**107**(6):858–62.

128. Visser OH, Bos PJ. Kaposi's sarcoma of the conjunctiva and CMV-retinitis in AIDS. *Doc Ophthalmol* 1986;**64**(1):77–85.

129. Gelmann EP, Longo D, Lane HC, et al. Combination chemotherapy of disseminated Kaposi's sarcoma in patients with the acquired immune deficiency syndrome. *Am J Med* 1987;**82**(3):456–62.

130. Gorlin R, Vickers R, Kelln E. The multiple basal cell nevi syndrome. *Cancer* 1965;**18**:89.

131. Olson RA, Stroncek GG, Scully JR, et al. Nevoid basal cell carcinoma syndrome: review of the literature and report of a case. *J Oral Surg* 1981;**39**(4):308–12.

132. Peck GL, Gross EG, Butkus D, et al. Chemoprevention of basal cell carcinoma with isotretinoin. *J Am Acad Dermatol* 1982;**6**(4 Pt 2 Suppl): 815–23.

133. Tse DT, Kersten RC, Anderson RL. Hematoporphyrin derivative photoradiation therapy in managing nevoid basal-cell carcinoma syndrome. A preliminary report. *Arch Ophthalmol* 1984;**102**(7):990–4.

134. El Sobky RA, Kallab AM, Dainer PM, et al. Successful treatment of an intractable case of hereditary basal cell carcinoma syndrome with paclitaxel. *Arch Dermatol* 2001;**137**(6):827–8.

135. Kraemer KH, Lee MM, Scotto J. DNA repair protects against cutaneous and internal neoplasia: evidence from xeroderma pigmentosum. *Carcinogenesis* 1984;**5**(4):511–14.

136. Kraemer KH, Slor H. Xeroderma pigmentosum. *Clin Dermatol* 1985;**3**: 33–69.

137. Kraemer KH, Lee MM, Scotto J. Xeroderma pigmentosum. Cutaneous, ocular, and neurologic abnormalities in 830 published cases. *Arch Dermatol* 1987;**123**(2):241–50.

138. Rook A. Xeroderma pigmentosum. In: Rook A, Wilkinson D, Ebling J, editors. *Textbook of dermatology.* Oxford: Blackwell Scientific; 1979.

139. Stenson S. Ocular findings in xeroderma pigmentosum: report of two cases. *Ann Ophthalmol* 1982;**14**:580–5.

140. El-Hefnawi H, Mortada A. Ocular manifestations of xeroderma pigmentosum. *Br J Ophthalmol* 1965;**77**:261–76.

141. Torre D. Multiple sebaceous tumors. *Arch Dermatol* 1968;**98**:549–51.

142. Kraemer KH, DiGiovanna JJ, Moshell AN, et al. Prevention of skin cancer in xeroderma pigmentosum with the use of oral isotretinoin. *N Engl J Med* 1988;**318**(25):1633–7.

143. Muir E, Bell A, Barlow K. Multiple primary carcinomata of the colon, duodenum and larynx associated with kerato-acanthoma of the face. *Br J Surg* 1966;**54**:191–5.

144. Finan MC, Connolly SM. Sebaceous gland tumors and systemic disease: a clinicopathologic analysis. *Medicine (Baltimore)* 1984;**63**(4):232–42.

145. Rulon DB, Helwig EB. Cutaneous sebaceous neoplasms. *Cancer* 1974;**33**: 82–102.

146. Tillawi I, Katz R, Pellettiere EV. Solitary tumors of meibomian gland origin and Torre's syndrome. *Am J Ophthalmol* 1987;**104**(2):179–82.

第 30 章

睑缘炎:概述与分类

Paramdeep S. Mand, Joseph A. Eliason

关键概念

- 睑缘炎是一种常见但容易被忽视的疾病,但这种疾病有可能会显著影响患者生活质量。
- 睑缘炎的病因包括细菌、病毒或寄生虫的急性感染,也可作为原发于皮肤或眼睑疾病的一种表现。
- 根据临床表现和/或病因,目前主要有四类睑缘炎。
- 现代分类法将睑缘炎分为前部睑缘炎和后部睑缘炎,二者以灰线为解剖标志进行区分。
- 睑缘炎治疗主要有四种手段:改善眼睑局部环境、局部抗生素、全身抗生素和糖皮质激素。
- 已经开发了针对前部或后部睑缘炎病因的较新的治疗方式。
- 了解睑缘炎的分类将有助于确定应选择或重点采取哪种治疗方法。

本章纲要

分类
鉴别诊断
治疗

睑缘炎是最常见的眼科疾病之一。据估计眼科专家可以在 47% 的患者中发现睑缘炎[1]。尽管发病率很高,但这是一种常被忽视和误诊的疾病。导致这一现象的原因可能是多因素的,但部分原因是由于患者症状可能十分轻微,并且变化多端。然而睑缘炎也可对患者造成严重损害,偶尔会导致日常活动受限和生活质量下降。一项研究发现,睑缘炎是导致 12% 的眼科就诊患者眼部不适或刺激的唯一原因[2]。此外,它可能成为眼科医生和患者感受巨大挫折的根源,因为该疾病常常难以治愈。含有大量毛囊和腺体结构的黏膜皮肤交界处构成了复杂的睑缘,这可能为影响其正常功能的疾病提供了环境。虽然眼睑可能

是主要炎症过程的首发部位,但患者最主要的症状和视力损害则是由于角膜和球结膜表面的损害。

在睑缘炎的众多病因中,大多数常见的病因仍然不明确,需要进一步详细的病理生理学描述和定义。然而不同病因之间存在细微的差异,而这些差异对鉴别诊断至关重要。了解睑缘炎的分类将有助于理解各种治疗方法的合理性(表 30.1)。

分类

1980 年,Elschnig 首次描述了睑缘炎[3]。虽然自 20 世纪已经引入了多种睑缘炎分类方案,但是没有任何一种方案得到一致的认可。除了通常在诊断上很单纯的急性感染之外,更常见的睑缘炎表现为主要累及睑缘的一类慢性、轻度炎性疾病,而这部分睑缘炎的分类是争议最多的部分。

Ostler[5]鉴定了超过 80 种引起眼睑感染的病原体,包括微生物和肉眼可见的病原体。常见的细菌[6]如链球菌属、葡萄球菌属、假单胞菌属、莫拉氏菌属、放线菌属,其他诸如炭疽、巴斯德菌、梭状芽孢杆菌和结核分枝杆菌等罕见病原体也可能是临床致病原因。已经在睑缘炎患者中发现了较高水平的链球菌、棒状杆菌和脱氢杆菌,表明该疾病可能与花粉、粉尘和土壤颗粒的侵袭有关[4]。病毒性眼睑感染包括一些最常见的临床表现,如疣、传染性软疣、单纯疱疹和带状疱疹。一些真菌也可引起眼睑感染,包括球孢子菌、微孢子虫、布氏乳杆菌、假丝酵母菌和曲霉菌。已经报道的感染眼睑的寄生虫包括蛔虫、旋毛虫、吴策线虫、盘尾丝虫、虱和阴虱[7]。蠕形螨具有高流行性,可侵袭眼睑的毛囊和皮脂腺。这种体外寄生物在慢性睑缘炎的发病机制中的作用仍然是一个争论的话题[8~11]。也有报道在发达国家罕见的原生动物感

表 30.1 睑缘炎分类系统

分类方法	标准
Fuchs[12]	鳞屑性睑缘炎:睑缘完整、充血,有小而干燥的鳞屑。 溃疡性睑缘炎:睑缘毛囊和皮脂腺的微脓肿,伴有溃疡区痂皮覆盖及瘢痕形成。
Duke-Elder,MacFaul[18]	鳞屑性睑缘炎:表浅的、非破坏性皮炎与湿疹样炎症。 毛囊炎型睑缘炎:毛囊及 Zeis 腺化脓性炎症,从而引起毛囊周围炎、边缘性溃疡、眼睑胖胝以及脓肿。
McCulley 等[20]	1. 金黄色葡萄球菌性睑缘炎:前部睑缘炎症,伴有环形红疹(collarettes)以及脓肿。 2. 脂溢性睑缘炎:前部睑缘的病变,伴有油脂鳞屑和轻微的炎症。 3. 脂溢性和金黄色葡萄球菌混合型:表现类似脂溢性睑缘炎,但是炎症更加明显。 4. 脂溢性合并睑板腺亢进型:睑板腺分泌旺盛,伴有腺管扩张。 5. 脂溢性合并继发性睑板腺炎型:不均衡分布的睑板腺阻塞。 6. 原发性睑板腺炎型:广泛分布的睑板腺阻塞及炎症。
Mathers 等[3]	脂溢性睑板腺功能障碍型:睑板腺分泌旺盛,腺体结构正常,伴有较低或者正常的泪液渗透压。 阻塞性睑板腺功能障碍型:睑板腺成像检查提示睑板腺严重萎缩,伴有泪液渗透压升高,但是泪液分泌试验(schirmer test)正常。 阻塞性睑板腺功能障碍伴干眼型:睑板腺阻塞,伴有泪液分泌量减少,睑板腺严重萎缩,泪液渗透压升高。 干眼型:腺体结构正常,伴有泪液分泌量减少,睑板腺严重萎缩,泪液渗透压升高。
美国眼科学会(AAO)优选实践模式 PPP[25]	前部睑缘炎:炎症位于灰线之前的前部睑缘,主要累及睫毛根部及其毛囊。 后部睑缘炎:炎症位于灰线之后的后部睑缘,主要累及睑板腺及其腺管开口。

染,包括利什曼病和锥虫可引起眼睑感染[5]。

除了由微生物和寄生虫引起的眼睑感染,其他包括特应性皮炎和接触性皮炎等过敏性疾病、脂溢性皮炎和其他皮肤病如多形性红斑(Stevens-Johnson 综合征)、中毒性表皮坏死松解症(Lyell 病)和鱼鳞病也可能累及眼睑。

Fuchs[12]将睑缘病变划分为两个主要类别:鳞屑性睑缘炎和溃疡性睑缘炎。前者表现为睑缘充血,睑缘完整,表面覆盖小而干燥的鳞屑;后者表现为睑缘边界整齐的溃疡,表面覆盖痂皮,睫毛根部散布微小脓肿,可导致瘢痕形成。Fuchs 列举出这些慢性疾病特别是溃疡性睑缘炎的主要后遗症,包括睫毛脱落、倒睫、眼睑胖胝(tylosis)、睑板腺口移位以及白发症。

Thygeson[13~14]对睑缘炎进行了研究并提出了葡萄球菌的作用机制:引发和加重眼睑的慢性炎症,并将炎症和毒素播散到毗邻的结膜和角膜(图 30.1)。这个理论也被后来的研究者所证实。尽管金黄色葡萄球菌和表皮葡萄球菌在睑缘炎发病中的重要性存在争议[15~17],但有一点是大家都认可的,那就是这两种细菌都在多种睑缘炎的发病机制中起到了一定作用。

在 Fuchs 的分类基础上,Duke-Elder 和 Macfaul[18]从病理学机制方面进行了补充。他们同样将眼睑感

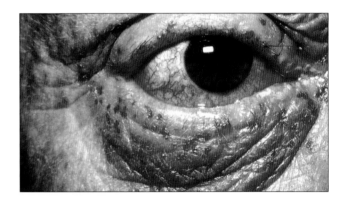

图 30.1 葡萄球菌相关性慢性睑缘病变引起广泛睑缘改变和眼睑充血

染划分为睑缘炎和其他眼睑感染。就睑缘炎来说,第一类比较简单:鳞屑性睑缘炎,他们将其描述为一种非破坏性浅表皮炎,表现为以角化不全、棘皮症、充血、水肿和浸润为特点的湿疹样炎症,这一类对应Fuchs 分类法的鳞屑性睑缘炎。而滤泡性睑缘炎对应Fuchs 分类法中的溃疡性睑缘炎,表现为毛囊及 Zeis腺深层化脓,并发展为毛囊周围炎、睑缘溃疡、眼睑胖胝和睫毛脱落。

McCulley 等人[19,20]进一步把睑缘炎由最基本的两种拓展为六种,同时强调了睑板腺在炎症进程中的重要作用。其中第一类是由葡萄球菌引起的,在年轻

患者中较常见，女性发病率高于男性，病情轻重反复发作。表现为前部睑缘炎症、红斑、毛细血管扩张、结痂、环形丘疹和溃疡，金黄色葡萄球菌培养阳性率46%，而表皮葡萄球菌培养几乎全部阳性（图30.2）。McCulley 的第二个分类是脂溢性睑缘炎。这个分类的患者通常比葡萄球菌性睑缘炎的患者年龄大，身体其他部位可有脂溢性皮炎的表现。脂溢性睑缘炎为慢性病，男女发病率均等，病变主要累及前部眼睑，很少出现红斑和油脂性痂皮。睑缘细菌培养结果符合正常菌群模式，因此必须依据临床表现进行诊断。第三种类型表现为葡萄球菌性睑缘炎和脂溢性睑缘炎同时发生，临床表现包括两种病变的组合，但是这种情况下炎症与脂溢性睑缘炎会更加严重，可以据此与前两种类型进行区别（图30.3）。睑缘细菌培养显示葡萄球菌属阳性率较高（特别是葡萄球菌，阳性率80%）。

第四种类型为睑板腺脂溢，是脂溢基础上合并显著的睑板腺异常，特征表现为睑板腺导管扩张，分泌物容易排出，泪膜中出现泡沫聚集，这种泡沫可能来自于睑板腺分泌物，并且可能与早晨显著的不适感相关。脂溢以及结膜和角膜的病变往往比较轻微，如图所示（图30.4）。McCulley 的第五种类型和第六种较为相似，均为基于睑板腺炎症的分类，它们与沿着眼睑的局部区域分布、合并脂溢（睑板腺脂溢）的睑板腺炎不同。在这两类睑板腺炎中，睑板腺分泌物浓缩凝固而难以排出，导致腺体阻塞。患者睑缘正常，而且未曾从睑板腺分泌物中分离出致病微生物。第六种类型，即原发性睑板腺炎型，是一种弥漫性后部睑缘炎症。与第五种类型相似，睑板腺分泌物浓缩凝固并容易阻塞腺体，常出现睑结膜乳头状肥大和角膜点状上皮病变，并与皮脂溢和酒渣鼻有显著的相关性。通常认为，后三个类型睑缘炎属于功能性睑板腺异常。尽管研究已发现这几类患者中存在睑板腺分泌物的改变，生理菌群的细菌酶的活性也起到了一定作用[3,20-22]，其具体的发病机制还没有阐明。Dougherty[23]经过对睑板腺分泌物的艰辛的分析，获得了一个非常复杂的图表，并从中发现甲酯脂肪酸在这六种不同类型睑缘炎中的不同形态特征，利用这种不同，他们可以区分不同种类的睑缘炎，正确率达到73%。McCulley 对睑缘炎的分类还有第七种，这是与其他情况例如银屑病和遗传性过敏症相关的睑缘炎。

Mathers 等人研究了干燥性角膜炎和睑缘炎的相关性，并得出了一种大不相同的分类法[3,24]。他们研究的重点是这两种疾病都会影响到泪膜，假定泪液渗透压升高是造成眼表上皮损伤的最重要的病理生理学因素。通过检测睑板腺功能障碍和泪液生成障碍对泪液渗透压的影响，他们发现其中关系最密切的是泪液分泌试验降低、脂质含量降低、脂质黏稠度增加，睑板腺腺体萎缩以及泪液蒸发增加。分类依据中不

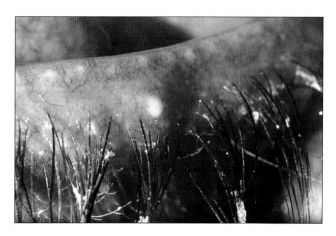

图30.2 葡萄球菌性睑缘炎，表现为典型的结痂、睫毛移位、红斑以及毛囊皮脂腺的微小脓肿

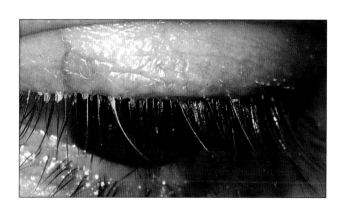

图30.3 葡萄球菌性睑缘炎和脂溢性睑缘炎同时发生时表现为环形丘疹（collarettes）和脂性结痂

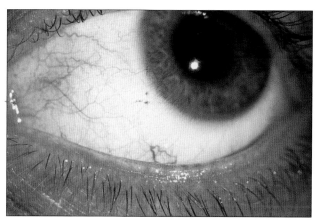

图30.4 睑板腺脂溢特征，表现为睑缘睑板腺开口扩张，注意此时没有结膜充血表现

包含微生物感染的影响,而是主要依据脂质分泌物改变和睑板腺腺体阻塞的情况。

美国眼科学会(American Academy of Ophthalmology,AAO)制定的临床指南(Preferred Practice Patterns,PPP)中采用简化了的分类方法,将睑缘炎以灰线为界,分为前部和后部睑缘炎[25]。前部睑缘炎主要累及睫毛而后部睑缘炎主要累及睑板腺。这种以解剖学定位为基础的简化分类方法有助于睑缘炎的诊断和治疗。

鉴别诊断

慢性睑缘炎症需要考虑几个重要的鉴别诊断,其中最重要的也许是眼睑皮脂腺癌。当缺少明显的团块状生长的体征时,这种恶性肿瘤可以被误认为慢性炎症进程。尽管这种疾病非常罕见,但它的预后极差,因此特别是当采用常规眼睑炎症病变的治疗无效时,要考虑眼睑皮脂腺癌。酒渣鼻是主要影响皮肤的疾病,经常伴随睑缘炎症和周边角膜病变。

泪液功能障碍并不难与睑缘炎鉴别,它通常伴随各种形式的睑缘炎出现。McCulley[19]已经报道了泪液功能障碍在各种睑缘炎症中的显著作用,而且如上所述,Mathers等人[3]将角结膜干燥症归结为睑缘炎的病因之一。查找患者各种干眼表现的重要性在于可能会有助于制定治疗计划。

另一个需要考虑的诊断是对美容性睑缘染色的反应。尽管非常罕见,这种疾病伴随的症状可能包括睫毛脱落、红斑、感染、肉芽肿性炎症和瘢痕形成[26]。

治疗

睑缘炎的治疗方法主要包括四类:睑缘清洁、局部应用抗生素、全身应用抗生素(特别是四环素)以及糖皮质激素。主要的治疗措施是通过热敷和睑缘清洁来改善局部环境。某些患者可能需要额外的干预措施来改善眼部环境。角膜接触镜上容易沉积代谢废物,并可能导致睑缘更多的沉积物[27]。这些患者需要将接触镜换成日戴型或者不再佩戴。与此相类似,脂溢的患者需要用温和的抗真菌洗涤剂清洁眼周和眉毛。

当出现明显的细菌感染症状或者红斑痤疮和睑板腺炎时,可以局部或者全身应用抗生素。一般是应用杆菌肽和氨基糖苷类(庆大霉素和妥布霉素)[28]。最近更推荐使用大环内酯类抗生素(包括阿奇霉素和

红霉素),由于其除了抗感染作用之外,可能还具有抗炎作用[29]。特别是阿奇霉素,无论是口服还是局部应用都具有较长的半衰期。

部分睑缘炎病例需要短期局部应用糖皮质激素进行抗炎。治疗时需从最低有效浓度开始,以避免长期应用糖皮质激素可能带来的副作用。对部分需要长期治疗的患者,可局部应用0.05%环孢素以替代糖皮质激素治疗[30]。

对于难治性病例可以应用新的治疗措施。BlephEx是一种电动可以旋转的一次性小海绵球,用来去除睑缘表层菌膜,从而治疗前部睑缘炎。Lipi-Flow系统、睑板腺管内探通和/或强脉冲光治疗(Intense Pulsed Light,IPL)是可以减轻睑板腺阻塞的方法。

在睑缘炎的治疗中,正确的诊断是首要的最关键的步骤,这与医学的基本原则相一致。一旦明确了病因,并对症状和体征进行分级,便可以进行个体化治疗。清晰理解睑缘炎这种疾病,将大大提高临床医生对患者进行教育和治疗的能力。

(李贵刚　译)

参考文献

1. Lemp MA, Nichols KK. Blepharitis in the United States 2009: a survey based perspective on prevalence and treatment. *Ocul Suft* 2009;**7**(Suppl. 2):S1–14.
2. Venturino G, Bricola G, Bagnis A, et al. Chronic blepharitis: treatment patterns and prevalence. *Invest Ophthalmol Vis Sci* 2003;**44**:E-Abstract 774.
3. Mathers WD, Shields WJ, Sachdev MS, et al. Meibomian gland dysfunction in chronic blepharitis. *Cornea* 1991;**10**:277–85.
4. Lee SH, Oh DH, Jung JY, et al. Comparative ocular microbial communities in humans with and without blepharitis. *Invest Ophthalmol Vis Sci* 2012;**53**:5585–93.
5. Ostler HB. *Diseases of the external eye and adnexa*. Baltimore: Williams & Wilkins; 1993.
6. Groden LR, Murphy B, Rodnite J, et al. Lid flora in blepharitis. *Cornea* 1991;**10**:50–3.
7. Kiran B, Kareem SA, Illamani V, et al. Case of Phthiriasis palpebrarum with blepheroconjunctivitis. *Indian J Med Microbio* 2012;**30**:354–6.
8. Roth AM. Demodex folliculorum in hair follicles of eyelid skin. *Ann Ophthalmol* 1979;**11**:37–40.
9. Gao YY, Di Pascuale MA, Li W, et al. High prevalence of Demodex in eyelashes with cylindrical dandruff. *Invest Ophthalmol Vis Sci* 2005;**46**:3089–94.
10. Kheirkhah A, Casas V, Li W, et al. Corneal manifestations of ocular Demodex infestation. *Am J Ophthalmol* 2007;**143**:743–9.
11. Random M, Liang H, El Hamdaoui M, et al. In vivo confocal microscopy as a novel and reliable tool for the diagnosis of Demodex eyelid infestation. *Br J Ophthalmol* 2015;**99**(3):336–41.
12. Fuchs HE. *Textbook of ophthalmology* [Duane A, Trans.]. Philadelphia: JB Lippincott; 1908.
13. Thygeson P. Bacterial factors in chronic catarrhal conjunctivitis: I. Role of toxin-forming staphylococci. *Arch Ophthalmol* 1937;**18**:373–87.
14. Thygeson P. Etiology and treatment of blepharitis: a study in military personnel. *Arch Ophthalmol* 1946;**36**:445–77.
15. Hogan MJ, Diaz-Bonnet V, Okumoto M, Kimura SJ. Experimental staphylococcus keratitis. *Invest Ophthalmol* 1962;**1**:267–72.
16. Seal DV, Barrett SP, McGill J. Aetiology and treatment of acute bacterial infection of the external eye. *Br J Ophthalmol* 1982;**66**:357–60.
17. Ficker L, Ramakrishnan M, Seal D, Wright P. Role of cell-mediated immunity to staphylococci in blepharitis. *Am J Ophthalmol* 1991;**111**:473–9.
18. Duke-Elder S, MacFaul PA. *The ocular adnexa. vol XIII, part I, System of ophthalmology*. St Louis: Mosby; 1974.
19. McCulley JP. Blepharoconjunctivitis. *Int Ophthalmol Clin* 1984;**24**:65–77.
20. McCulley JP, Dougherty JM, Deneau DG. Classification of chronic bleph-

aritis. *Ophthalmology* 1982;**89**:1173–80.

21. Shine WE, McCulley JP. Role of wax ester fatty alcohols in chronic blepharitis. *Invest Ophthalmol Vis Sci* 1993;**34**:3515–21.
22. Shine WE, Silvany R, McCulley JP. Relation of cholesterol-stimulated *Staphylococcus aureus* growth to chronic blepharitis. *Invest Ophthalmol Vis Sci* 1993;**34**:2291–6.
23. Dougherty JM, Osgood JK, McCulley JP. The role of wax and sterol ester fatty acids in chronic blepharitis. *Invest Ophthalmol Vis Sci* 1991;**32**:1932–7.
24. Mathers WD, Lane JA, Sutphin JE, et al. Model for ocular tear film function. *Cornea* 1996;**15**:110–19.
25. American Academy of Ophthalmology Cornea/External Disease Panel. *Preferred Practice Pattern® Guidelines. Blepharitis*. San Francisco, CA: American Academy of Ophthalmology; 2013.
26. Goldberg RA, Shorr N. Complications of blepharopigmentation. *Ophthalmic Surg* 1989;**20**:420–3.
27. Holland EJ, Mannis MJ, Lee WB. *Ocular surface disease: Cornea, conjunctiva, and tear film*. St. Louis: Mosby; 2013. p. 55–76.
28. Abelson M, Shapiro A, Tobey C. Breaking down blepharitis. *Rev Ophthalmol* 2011;74–8.
29. Giamarellos–Bourboulis EJ. Macrolides beyond the conventional antimicrobials: a class of potent immunomodulators. *Int J Antimicrob Agents* 2008;**31**:12–20.
30. Donnenfeld E, Pflugfelder SC. Topical ophthalmic cyclosporine: pharmacology and clinical uses. *Surv Ophthalmol* 2009;**54**:321–38.

5

第31章

睑板腺功能障碍和脂溢性皮炎

Gary N. Foulks，Michael A. Lemp

关键概念

- 睑缘疾病非常常见，包括前部睑缘炎和慢性睑板腺功能障碍。
- 睑板腺功能障碍（meibomian gland dysfunction，MGD）是蒸发过强型干眼的主要原因，通常伴随水液缺乏型干眼。
- 睑板腺的分泌特征以及分泌物性质的检查对于睑板腺疾病的诊断和监测至关重要。
- 睑板腺开口的阻塞是由于睑板腺导管的过度角化或者异常黏稠的睑脂。
- MGD 的治疗主要是针对睑板腺的分泌和睑脂成分的调节，局部应用阿奇霉素或者口服四环素类抗生素，有时也需要局部抗炎治疗。

本章纲要

睑板腺的正常解剖结构
术语
生理功能
睑板腺功能障碍的分类
睑板腺功能障碍的诊断
相关疾病
组织病理学
睑板腺功能障碍模型
人睑板腺的分泌特点和分泌物的脂质构成
微生物的作用
治疗
总结

  睑板腺功能障碍（MGD）是后部眼睑极常见且易被忽视的慢性疾病。共识协作组将 MGD 定义为一种慢性、弥漫性睑板腺异常，通常表现为终末导管阻塞和/或睑板腺分泌物质量和数量上的异常。它可能

导致泪膜异常、眼刺激症状、临床上明显的炎症和眼表疾病的发生[1]。当患者出现干眼症状时需要考虑 MGD 的存在，因为 MGD 是蒸发过强型干眼的主要原因。为了生成正常的脂质层来对抗蒸发作用需要多少数量的正常睑板腺，这个问题还不为人所知[2]。最近的临床研究发现干眼的表现形式包括 MGD 单独存在，或者与水液缺乏共同存在，这表明 MGD 是属于干眼的一种疾病[2]。泪液缺乏和一些皮肤病相关，因此需要同时诊断和治疗，以保证睑板腺疾病治疗的有效性。

  顾名思义，脂溢性皮炎指的是睑板腺分泌过多。过多的分泌物可造成腺体肿胀继而阻塞。然而文献中尚没有对于真性睑板腺分泌过多的明确记录。

  本章概述了对于 MGD 组织病理学的理解、细菌的作用、睑脂成分以及睑板腺功能障碍的临床表现这几个方面的新进展，也描述了对于 MGD 患者可给予的有效的治疗措施。

睑板腺的正常解剖结构

  睑板腺的数量在上睑有 30~40 个，下睑有 20~30 个[3]，单排垂直分布于睑缘，覆盖了整个睑板的厚度，开口于睫毛之后，皮肤黏膜交界处之前（图 31.1）。腺体呈葡萄串样，外观上为淡黄色，主导管与 30~40 个囊状腺泡相通。

  睑板腺导管由 4~6 层上皮细胞排列组成，这些上皮细胞至少部分是角化细胞[4]。腺泡细胞则为非角化细胞，并在向心方向上分化，最内层细胞退化以进行全浆分泌[5]。腺体周围分布着密集的睑板胶原、成纤维细胞、淋巴间隙以及神经血管网。弹性组织、平滑肌纤维和部分眼轮匝肌与腺体紧密相连。

  睑板腺成像是一种通过透射活组织显微镜对眼

睑进行红外摄影[6]或者视频成像[7]的技术,使用时需要将眼睑外翻以便采集图像。正常睑板腺的成像见图 31.2A。睑板腺腺体也可通过活体共聚焦显微镜成像[8]。通过 LipiView Ⅱ系统(Tear Science,Durham,NC)观察的正常和异常的睑板腺图像见图 31.3。

Meibomian imaging (Lipiview II)

正常睑板腺结构
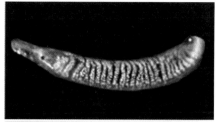

睑板腺阻塞和扩张
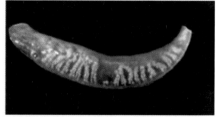

睑板腺缺失
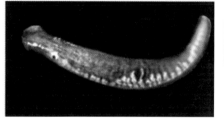

图 31.3　LipiViewⅡ系统中的睑板腺成像(由 Edward Holland 惠赠)

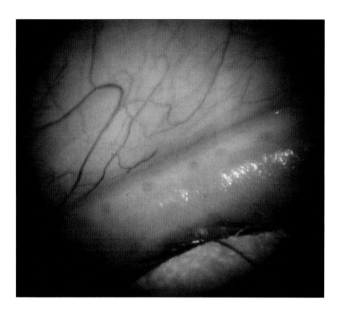

图 31.1　正常睑板腺开口

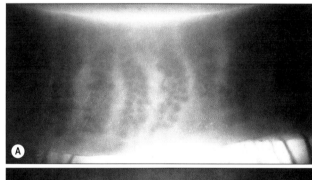

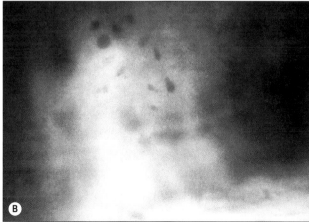

图 31.2　(A)睑板腺成像显示正常睑板腺外观。(B)睑板腺成像显示睑板腺缺如

术语

Korb 和 Henriquez 最早提出了 MGD 这一概念[9]。MGD 比睑板腺炎或者睑板炎更加精确,因为本病发生过程中不一定存在炎症。Nicolaides 等人提出了睑板腺分泌物这一概念,睑板腺分泌物在成分上和皮脂(皮脂腺分泌物)不同[10]。

生理功能

泪膜前部的脂质层是由睑板腺分泌的,有几个重要的功能,如框 31.1 所示。在水液正常分泌的情况下,脂质层的功能损害将导致泪液蒸发增多,表现出干眼症状。

框 31.1　睑脂的功能
防止泪膜蒸发
提供脂质屏障以防止泪液受污染
降低泪液表面张力,使液体进入泪膜,从而使泪膜增厚
在睡眠时封闭睑缘
提供光滑的光学表面
增强泪膜的延展性和稳定性

研究表明,在兔眼中泪膜表层的脂质层可以减少下层水液蒸发约为四倍[11]。当人的睑板腺缺如时(图31.2B),水性泪液蒸发率增加三倍以上[12]。睑板腺功能障碍使泪液电解质浓度均匀一致地增加[13],是由于纯粹的蒸发效应所致,这一点与泪腺疾病不同,后者会导致泪液中钠离子不成比例的增加,伴有泪液分泌速率降低。然而两者都导致泪膜浓缩形成高渗透压,这是干眼的标志性体征,电解质浓度增加导致结膜杯状细胞密度和角膜上皮糖原水平变化。这些变化无疑会影响睑板腺疾病中结膜和角膜的病变。

升高泪膜脂质层中极性脂质浓度可以使泪膜破裂,而一滴皮脂的污染就可以使泪膜解体。因此睑板腺分泌物为泪膜提供了一个重要的屏障,以防止富含极性脂质的皮肤油脂污染[14]。在眼睛表面的温度范围,睑板腺脂质比皮脂更黏稠,从而形成一个屏障阻止皮脂进入。人体睑板腺分泌物的熔点约为32℃到34℃[15]。眼睛表面正常温度区间为32℃到36℃[16]。任何睑板腺脂质合成异常或者细菌脂肪酶的影响,将继发脂质熔点降低,从而导致睑板腺皮脂融化以及屏障机制丧失。相反熔点的增高将导致睑板腺分泌物排出障碍和分泌减少,从而影响泪膜的脂质屏障功能。研究显示,睑板腺脂质中的油酸含量与黏稠度呈正相关[17]。

泪膜脂质层由睑板腺产生,是泪膜的最外层,有保护眼表水合凝胶的作用。在睁开的眼睛中,泪膜厚度约为7μm,但最近的研究表明,泪膜厚度也可以达到40μm[18]。脂质层厚度约40~100nm。此外脂质层厚度受眼睑睁开宽度的影响。

瞬目动作对于睑板腺脂的排泄来说非常重要。已经观察到的现象是:在瞬目时,睑板腺将脂质喷射到泪膜上[19]。据信在瞬目过程中,眼轮匝肌通过收缩来挤压睑板腺[20]。睑板腺测量仪是将一个塑料条带放置在睑缘,通过检测塑料条带的透明度来测量睑缘上脂质的量。在没有眨眼的情况下,睑板腺变得饱满,睑缘上可测量的脂质的量减少,但一次小小的瞬目即可使其恢复原状[21]。睑板腺脂质量会在醒来后1小时达到高峰,这是由于睡眠期间腺体的分泌减少,腺体肿胀,然后在醒来后瞬目动作恢复时,积累过多的脂质会排出。在强有力的瞬目后,脂质层的厚度会增加[22]。因此瞬目对于睑板腺脂质向泪膜中的释放很重要。瞬目的异常很有可能会导致睑板腺功能障碍。研究表明,从事长期使用计算机工作的人群中,MGD的患病率更高,可能与瞬目减少有关[23]。

当睑板腺功能障碍时,泪膜破裂时间缩短。有多种模型可以用来解释这种现象。其中一种模型显示,在水液不足的情况下,脂质层会污染亲水性黏蛋白层,使其疏水并导致泪膜破裂[24]。有一种学说则认为泪膜破裂的关键原因是范德华力使黏蛋白层断裂[25]。当睑板腺正常分泌时,泪膜破裂时间迅速恢复正常[26]。

虽然人睑板腺组织中富含神经纤维,但没有证据表明睑板腺的分泌是受神经支配的。激素水平显著影响睑板腺和皮肤中皮脂腺的分泌。雄激素促进其分泌,抗雄激素和雌激素则抑制其分泌。近来的研究已证明,睑板腺是雄激素的靶器官,雄激素水平降低可导致脂质成分改变,从而可能导致睑板腺功能障碍和蒸发过强型干眼。有证据表明,睑板腺能够进行脂质的从头合成[27]。

睑板腺功能障碍的分类

近来的文献同时应用了"后部睑缘炎"和"MGD"这两个概念,但它们之间并不能互相替代。后部睑缘炎主要指睑缘后部的炎症状态,MGD只是可能造成后部睑缘炎的原因之一。MGD的初期可能不会引起后部睑缘炎的临床症状,患病的个体可有或没有典型症状,但随着MGD的进展,睑脂分泌改变,睑缘的症状和体征开始出现并且更加明显。此时炎症加重,MGD相关性后部睑缘炎即出现[1]。研究者已经提出了多种睑板腺功能障碍的分类法(框31.2和图31.4),但是在2011年国际睑板腺功能障碍协作组的共识报告发表(图31.5)之前,没有一种分类方法被广泛接受。

McCulley等人[28]在临床标准的基础上提出了一种分类法,将慢性睑缘炎分为6个类别。前三类的患者主要为前部睑缘炎;后三类的患者为睑板腺功能障碍。Mathers等人[29]采用了另一个分类法,他们将睑板腺功能障碍患者分为四类。这种分类是基于三个客观标准:泪液渗透压、Schirmer试验以及睑板腺成像。Bron等人[30]将睑板腺疾病分为七个类别,并研发出了基于大量裂隙灯检查结果的分级系统。Foulks和Bron将这种分类法拓展为一个用于临床的图解(图31.4)[31]。国际睑板腺功能障碍协作组提出的MGD的分类如图31.4所示[1]。没有文献表明存在原发性睑板腺分泌不足或者分泌过多(脂溢)。

框 31.2 睑板腺疾病的分类

McCulley 等人（1982）

金黄色葡萄球菌：前部眼睑炎症，伴有红疹和睫毛脱落

脂溢性：炎症较少，前部睑缘覆盖油性鳞屑

脂溢性和葡萄球菌混合性：以上两者的结合

脂溢性和睑板腺高排出：患者睑板腺分泌亢进，无阻塞

脂溢性与继发性睑板腺炎：患者睑板腺阻塞，炎症呈点状分布

原发性睑板腺炎（又称睑板腺源性角膜结膜炎）：患者睑板腺阻塞，有炎症，与脂溢性皮炎或酒渣鼻相关

Mathers 等人（1991）

脂溢性：患者睑板腺分泌亢进，腺体形态和泪液渗透压正常

阻塞性：患者睑板腺成像显示分泌较少 / 腺体高度缺如，泪液渗透压升高，Schirmer 试验正常

睑板腺阻塞伴有干眼：患者表现与阻塞性分类相同，但 Schirmer 试验结果降低

干眼：腺体形态正常，泪液渗透压升高，Schirmer 试验结果降低

Bron 等人（1991）

睑板腺数量减少（先天性睑板腺缺如）

睑板腺替代（倒睫，化生）

睑板腺分泌不足

阻塞性睑板腺炎，可以进一步区分为局灶性、原发性、局部或全身疾病继发性，以及睑板腺囊肿继发性

睑板腺分泌亢进（皮脂溢）

肿瘤

化脓性炎症

Foulks 和 Bron（2003）

见图 31.4

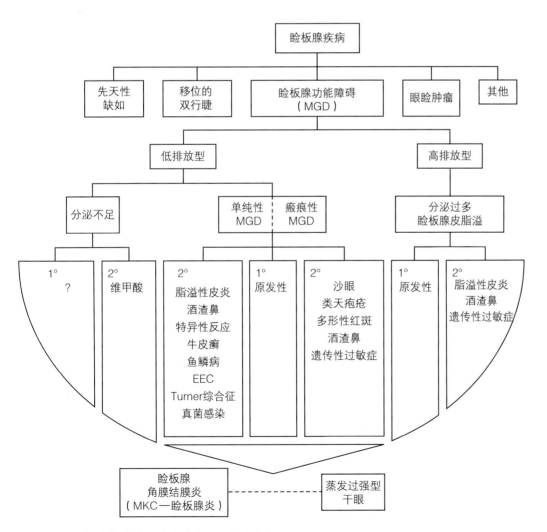

图 31.4 睑板腺疾病的临床分类（经同意引用自 Ethis Communication，Inc. Foulks GN，Bron AJ. Ocul Suf 2003；1：107.）

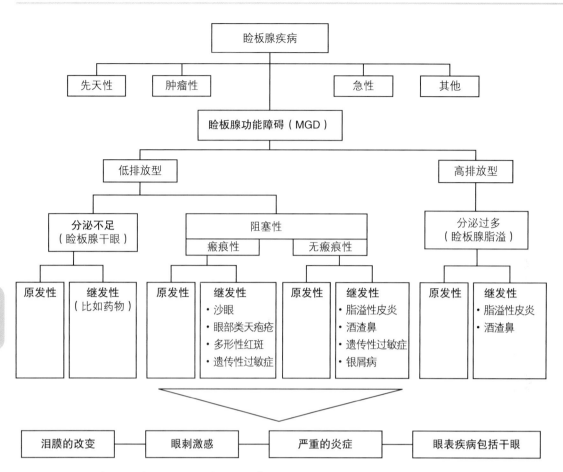

图 31.5　睑板腺功能障碍国际协作组分类［Classification of Meibomian Gland Dysfuntion by the International Workshop（Adapted from Nichols KK, Foulks GN, Bron AJ: The International Workshop on Meibomian Gland Dysfunction: Executive Summary. Invest Ophthal Vis Sci 2011; 52: 1922. Figure 1.）按版权方要求保留原文］

睑板腺功能障碍的诊断

MGD 的症状是非特异性的,包括眼部灼烧感、刺激感、瘙痒、红眼、视力下降或波动;它们通常与干眼症状相似,实际上,MGD 是蒸发过强型干眼最常见的原因[1]。检查结果的范围从轻微到严重,体征严重程度常与症状的严重程度不一致。睑缘通常圆钝增厚,可伴有红斑、角化过度、血管化、毛细血管扩张或者睑缘缺损等体征[30]。睑缘炎症可轻可重,睑板腺开口常会模糊不清或者凸起。可有睑板腺开口数量的增加或减少,也可出现异位,通常是向后移位。常有凝固的分泌物或上皮细胞堵塞开口。挤压睑板腺几乎不能使分泌物排出,或者排出外观异常的分泌物,呈混浊样、颗粒状或牙膏样(图 31.6A 和 B),而不是透明的正常分泌物。睑板腺分泌物特征是诊断 MGD 的关键指标[32]。翻转眼睑,可以看到淡黄色、葡萄串样外观的睑板腺出现缺失或者扩张等异常。

利用睑板腺成像,可在睑板腺功能障碍的患者中观察到腺体开口狭窄或阻塞,腺体变形或扩张(图 31.2A)[6]。在一项使用睑板腺成像的研究中,74% 的 MGD 患者显示睑板腺缺失,而正常对照组只有 20%[29]。另一种诊断睑板腺功能障碍的技术是测量睑脂分泌。将睑脂收集在睑缘的胶带上,然后使用名为睑脂计的装置来分析该脂质印记的密度,从而测量脂质含量。这个脂质印记可以用睑脂计直接测量(直接睑脂测量),或者与图像扫描和计算机密度测量相结合(集成睑脂测量)[33]。睑板腺功能障碍的患者表现出随机测量脂质水平的降低。但是该方法成本较高且仪器不易获得,从而限制了其在临床中的使用。

应用孟加拉红、丽丝胺绿或荧光素溶液染色后,MGD 患者角膜和结膜常出现染色。在更严重的和慢性病例中,可出现角膜血管翳、溃疡或眼睑异常,例如睑外翻。尽管这些更严重的临床表现不常见,但需要强调的是诊断和治疗这种情况的重要性。对于单侧睑板腺功能障碍的难治性病例,应考虑皮脂腺细胞癌的诊断,特别是眼睑同一位置持久性炎症反应和解剖异常(例如睫毛毛囊的缺如或畸形)。

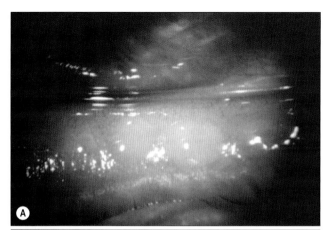

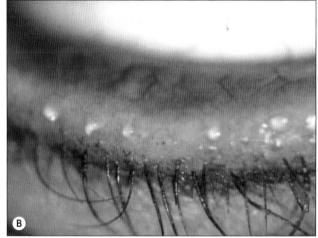

图 31.6　(A)睑板腺功能障碍的睑缘。注意混浊的分泌物和血管分布增加。(B)挤压出稠厚、混浊的分泌物,合并睑缘炎。(B,Courtesy of Edward Holland.)

相关疾病

睑板腺功能障碍常与泪液缺乏相关[34]。当这两种情况同时存在时,患者可有特别严重的干眼症状。

睑板腺功能障碍导致泪膜的蒸发增加,而当这种情况伴随液体产生减少时,将导致眼表泪膜严重损害。泪膜中常见泡沫沉积物,特别是在外眦。约 60% 的 Sjögren 相关性泪液缺乏患者合并有睑板腺功能障碍。

酒渣鼻在睑板腺功能障碍患者中很常见。这种疾病的发病机制尚不明确,但可能主要是血管舒张障碍,组织学上常出现严重的弹性组织变形,真皮层结构紊乱和相关的水肿[35]。这种情况下,皮脂排出率并未增加。因为睑板腺是特殊类型的皮脂腺,它们在某种程度上与酒渣鼻的皮脂腺类似,同样受到腺体肥大和堵塞的影响。同时患有睑板腺功能障碍和酒渣鼻的患者在用睑板腺成像检查时可有更严重的变化[6]。

在治疗睑板腺功能障碍时,鉴别这些相关病症很重要。酒渣鼻和脂溢性皮炎的依据可能并不显著,因此详细的皮肤检查和既往史采集是必要的。

睑板腺功能障碍的发生率随年龄增长而增加。在某些病例中,这代表睑板腺的退行性改变,或者是眼睑老化继发的瞬目机制异常的结果。正常老年人的眼睑可显示出一些睑板腺功能障碍的形态学变化[36]。睑板腺分泌水平随年龄增长而下降,但分泌物变混浊或黏稠度增加则是睑板腺功能障碍的特异性表现。Viso 等人所做的一项基于大人口基数的研究表明,MGD 在老年人群中普遍存在,而且无症状的 MGD 患者多于有症状者[37]。

相关并发症

在晚期酒渣鼻中常出现严重或长期的 MGD,通常与角膜炎有关,继而导致角膜血管或瘢痕形成(图 31.7)[38,39]。在多达 7% 的角膜受累病例中可发生角膜溃疡。

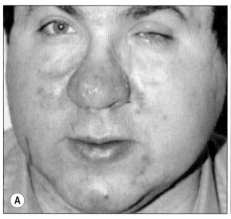
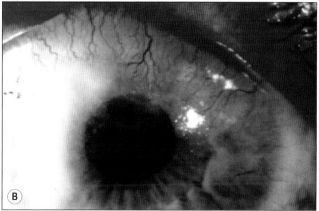

图 31.7　眼部红斑痤疮和周边角膜新生血管。显示患者酒渣鼻、慢性 MGD 和继发的角膜炎。注意角膜新生血管和上皮下瘢痕形成。(Courtesy of Edward Holland.)

不能耐受角膜接触镜的现象在睑板腺功能障碍的患者中很常见[40]。角膜接触镜增加泪液蒸发,加剧了原本已有泪膜损伤患者的症状。在这些患者中,巨乳头性结膜炎(Giant papillary conjunctivitis,GPC)的发生率很高[41]。任何患有 GPC 的患者都应仔细检查睑板腺功能障碍,因为后者的治疗可改善 GPC 和不耐受角膜接触镜的症状[42]。

睑板腺囊肿常与睑板腺功能障碍相关。对于这些患者,治疗睑板腺功能障碍将有利于防止睑板腺囊肿复发。

组织病理学

睑板腺开口阻塞可能是睑板腺功能障碍最常见的病因。研究表明,过度角化是睑板腺开口阻塞重要的发病机制[4,43,44]。上皮细胞脱落引起管腔缩窄,导致腺体阻塞,腺泡扩张或萎缩。

腺体内容物的阻塞导致内层立方上皮细胞的压力增加,继而变得扁平。睑板腺阻塞导致眼睑炎症,并常导致睑板腺囊肿的形成。在有些患者也可以发生与炎症无关的腺体囊状变性[45]。

睑板腺功能障碍模型

睑板腺功能障碍已在一些动物和人类模型中复制,这些模型为疾病的发病机制研究提供了有效的信息。全身给予多氯联苯(polychlorinated biphenyl,PCB)的毒性导致睑板腺导管角化过度,排泄物呈牙膏样[46]。用肾上腺素局部处理的兔眼睑发展为睑板腺功能障碍[47],在该模型中,出现腺体开口阻塞、导管上皮细胞角化过度、腺泡减少以及微囊肿生成。通过烧灼兔睑板腺开口使其闭合,可导致泪膜渗透压增加,杯状细胞数量减少[13]。全身应用异维 A 酸(青春痘特效药)可导致睑板腺缺失,腺体分泌不足,分泌物黏度增加,泪液渗透压升高[48]。异维 A 酸对睑板腺结构和功能的影响是可逆的,在停止使用后可以恢复正常。

上述睑板腺功能障碍模型提示:腺体开口角化过度是引起阻塞性睑板腺疾病的机制。睑板腺开口角化过度导致睑板腺分泌停滞,泪膜蒸发增加,继而发生眼表疾病。

人睑板腺的分泌特点和分泌物的脂质构成

睑板腺分泌物主要由中性固醇和蜡酯组成,还有较少量的极性脂质、二酯、三酯、甘油三酯,游离脂肪酸和游离固醇[10]。研究发现,睑板腺功能障碍的患者睑板腺分泌物的成分与对照组相比有统计学差异[49-53]。有趣的是,睑板腺功能障碍的患者睑板腺分泌物均有胆固醇酯,而正常个体则可分为两组,一组睑板腺分泌物有胆固醇酯,一组则没有[54]。两组正常对照者睑板腺分泌物含有不同的凝固酶阴性葡萄球菌(CN-S)和金黄色葡萄球菌的胆固醇酯脂肪酶活性,前者是后者的两倍。而研究表明胆固醇的存在促进金黄色葡萄球菌的生长[55]。

报道显示正常人群睑板腺脂质组成有很大的变化[56]。但是毫无疑问,正常人的脂质组成与睑板腺功能障碍患者的脂质组成差异极大。精细的光谱研究表明,在正常受试者中睑脂的相变温度随年龄逐渐下降,而 MGD 患者则显著升高[57]。这些变化导致睑板腺脂质分泌物黏度增加。

与睑板腺分泌物不同,皮脂含有较多的甘油三酯和游离脂肪酸,以及很少的固醇酯[58]。蜡脂成分在两种分泌物中的比例相似。总的来说,皮脂的极性更强,当与泪液混合时会污染泪液。最近有证据表明,蒸发过强型干眼与睑脂分泌物中特定的脂质变化相关,即磷脂酰乙醇胺和鞘磷脂的降低[59]。

微生物的作用

从正常的眼睑中通常可分离出表皮葡萄球菌(94%),痤疮丙酸杆菌(87%),棒状杆菌(64%)和较少的金黄色葡萄球菌(13%)[60]。睑板腺功能障碍患者和正常个体的细菌培养阳性率相似,但后部睑缘炎患者的阳性率较高[61]。睑板腺和眼睑培养菌群种类相同,但睑板腺阳性率相对较低。据报道,48% 的睑板腺细菌培养和仅 2% 的眼睑细菌培养阴性。

在一些患者当中,眼睑菌群会很大程度上影响睑板腺功能障碍的发展。通常可从眼睑分离出三种细菌:金黄色葡萄球菌、棒状杆菌(CN-S)和痤疮丙酸杆菌,它们产生的脂肪酶可以改变睑板腺脂质组成[62]。在正常人和睑缘炎患者中,脂肪酶的生成有差异,这和表皮葡萄球菌相关,表明该细菌的某些菌株可能引起某些类型的睑板腺功能障碍。同时脂质组成的变化可能反过来促进其他局部细菌的生长。

局部和全身应用抗生素通常可以有效治疗睑板腺功能障碍,这一点进一步证实了局部细菌对该病的影响。四环素可以抑制表皮葡萄球菌、金黄色葡萄球菌和痤疮丙酸杆菌生成脂肪酶[63]。它还可以降低小鼠的血清胆固醇,对中性粒细胞具有抗趋化作用,并具有抑制胶原酶和其他金属蛋白酶的作用。这些特性使得四环素对许多睑板腺功能障碍和酒渣鼻的患者有良好的治疗效果。

其他可以经常在眼睑上发现的微生物,如糠秕孢子菌[64]和蠕形螨[65],对睑板腺功能障碍的作用还不清楚。还没有有力的证据表明,这些普遍存在的微生物在睑板腺功能障碍患者当中会引起或加重后部睑缘炎。

治疗

睑板腺功能障碍的治疗包括眼睑清洁、全身应用抗生素、局部应用抗生素和抗炎药,以及治疗相关疾病。

治疗的主要措施是眼睑清洁,包括眼睑按摩。应该向患者宣教,睑板腺疾病是一种慢性疾病,眼睑清洁应成为日常生活的一部分。

眼睑清洁包括三个步骤:

1. 热敷:将热毛巾敷在闭合的眼睑上。当毛巾冷却时,再放到温水中加热并重复该步骤,持续 2~10分钟。

2. 眼睑按摩:将眼睑水平地向外眦方向牵拉来固定眼睑,然后用另一只手的指尖,由内眦向外眦水平方向按摩眼睑。

3. 眼睑清洁:如果还存在前部睑缘炎,则沿睑缘清洁眼睑,以清除睫毛中的沉积物和异常的油脂分泌物。用商品化的专用洗眼剂来进行清洁,比如用棉签沾取婴儿洗发剂的稀释液涂抹能更好地使患者耐受[66]。

由于夜间分泌物堆积,清晨清洁眼睑更有效[30]。用手帮助睑板腺分泌物排出,增加了脂质层厚度,可使 MGD 症状缓解[67]。

Lipiflow 系统利用热控脉冲挤压眼睑,以促进睑板腺分泌物排出[68]。早期临床试验表明这种治疗可有效缓解 MGD 的症状[69]。已提倡疏通睑板腺开口和导管用于治疗 MGD,但目前仍缺乏对照的临床试验结果[70]。

全身应用抗生素包括四环素 250mg 口服,4 次 /天;或多西环素(多西环素)50~100mg 口服,2 次 /天;或米诺环素 50mg 口服,2 次 /天。这些亲脂性抗生素通过抑制细菌和组织脂肪酶及其对脂质成分的不利影响,从而发挥治疗作用。多西环素优于四环素,因每天只服用两次,不受乳制品和抗酸剂的影响。米诺

环素可用于难治性病例。四环素和多西环素治疗酒渣鼻也有效[71]。这些抗生素通常用于有严重症状的患者并需要维持数月,但它们可能需要使用数周后才起效。常见的副作用是对光敏感。生殖年龄的女性患者需谨慎,孕期使用会引起儿童牙釉质异常,也可干扰口服避孕药物的药效。

局部治疗包括应用抗生素和抗炎药。眼睑炎症严重的患者,在全身抗生素起效之前,短期应用抗生素糖皮质激素组合药物可使 MGD 症状得到缓解。局部糖皮质激素应谨慎使用,因其可能会造成假丝酵母菌二重感染以及其他眼部副作用。局部应用环孢素A 可减轻后部睑缘炎的炎症[72,73]。局部应用阿奇霉素也可减轻炎症[74,75]。

局部应用 1% 甲硝唑霜[76]或 1% 克林霉素洗剂[77]可有效控制酒渣鼻的一些皮肤症状。当存在脂溢性皮炎时,可使用含有硫化硒的抗脂溢性洗发剂。当水液缺乏时,应以补充人工泪液的方式增加眼表的润滑剂。

另外有报道详细描述了使用含有低浓度蓖麻油或亚稳油乳液混合物的润滑滴眼液,可有效地稳定泪膜[78,79]。

国际睑板腺功能障碍协作组于 2011 年已经发表了关于 MGD 的治疗方法的共识[1]。

总结

睑板腺功能障碍是蒸发过强型干眼和后部睑缘炎的常见原因。常见病因是睑板腺导管上皮角化过度或凝固的分泌物堵塞,继发睑板腺阻塞。这些病变导致泪膜脂质层受损、蒸发增加、泪膜破裂时间缩短、泪液渗透压升高。泪膜受损导致干眼的体征和症状。

最近研究表明,睑板腺功能障碍患者睑板腺分泌物的脂质组成和分泌特征有明显异常,这些异常可能继发于眼睑菌群的影响。

MGD 的长期治疗旨在通过眼睑清洁卫生和按摩来控制症状。对于酒渣鼻的患者,常需要全身性应用抗生素。当存在严重的炎症时,可以同时应用局部抗生素和抗炎药物。

(李贵刚 译)

参考文献

1. Nichols KK, Foulks GN, Bron AJ. The International Workshop on Meibomian Gland Dysfunction: Executive Summary. *Invest Ophthalmol Vis Sci* 2011;**52**:1922.
2. Lemp MA, Crews LA, Bron AJ, et al. Distribution of aqueous-deficient and evaporative dry eye in a clinic-based patient population. *Cornea* 2012;**31**:472.

3. Duke-Elder WS, Wybar KC. *System of ophthalmology, vol. II. The anatomy of the visual system*. London: H Kimpton; 1961.

4. Jester JV, Nicolaides N, Smith RE. Meibomian gland studies: histologic and ultrastructural investigations. *Invest Ophthalmol Vis Sci* 1981;**20**:537.

5. Weingeist TA. The glands of the ocular adnexa. *Int Ophthalmol Clin* 1973;**13**:243.

6. Robin BR, Jester JV, Nobe J, et al. In vivo transillumination biomicroscopy and photography of meibomian gland dysfunction: a clinical study. *Ophthalmology* 1985;**921**:423.

7. Mathers WD, Daley V, Daley R. Video imaging of the meibomian gland. *Arch Ophthalmol* 1994;**112**:448.

8. Ibrahim OM, Matsumoto Y, Dogru M, et al. The efficacy, sensitivity and specificity of in vivo laser confocal microscopy in the diagnosis of meibomian gland dysfunction. *Ophthalmology* 2010;**117**:665.

9. Korb D, Henriquez H. Meibomian gland dysfunction and contact lens intolerance. *J Am Optom Assoc* 1980;**51**(3):243–51.

10. Nicolaides N, Kaitaranta JK, Rawdah TN, et al. Meibomian gland studies: comparison of steer and human lipids. *Invest Ophthalmol Vis Sci* 1981;**20**:522.

11. Iwata S, Lemp MA, Holly FJ, et al. Evaporation rate of water from the precorneal tear film and cornea in the rabbit. *Invest Ophthalmol Vis Sci* 1969;**8**:613–19.

12. Mathers WD. Ocular evaporation in meibomian gland dysfunction and dry eye. *Ophthalmology* 1993;**100**:347.

13. Gilbard JP, Rossi SR, Heyda KG. Tear film and ocular surface changes after closure of meibomian gland orifices in the rabbit. *Ophthalmology* 1989;**96**:1180–6.

14. McDonald JE. Surface phenomena of the tear film. *Am J Ophthalmol* 1969;**67**:56.

15. Tiffany JM. The lipid secretion of the meibomian glands. *Adv Lipid Res* 1981;**22**:1.

16. Tiffany JM, Dart JKG. Normal and abnormal functions of meibomian gland secretions. *R Soc Med Int Congr Symp Ser* 1981;**40**:1061.

17. Shine WE, McCulley JP. Association of meibum oleic acid with meibomian seborrhea. *Cornea* 2000;**19**:72–4.

18. Prydal JI, Artal P, Woon H, et al. Study of human precorneal tear film thickness and structure using laser interferometry. *Invest Ophthalmol Vis Sci* 1992;**33**:2006–11.

19. Norn MS. Lipid tests: tear film interference. In: Lemp MA, Marquardt R, editors. *The dry eye: a comprehensive guide*. Berlin: Springer-Verlag; 1992.

20. Linton RG, Curnow DH, Riley WJ. The meibomian glands: an investigation into the secretion and some aspects of the physiology. *Br J Ophthalmol* 1961;**45**:718–23.

21. Chew CKS, Hykin PG, Jansweijer C, et al. The casual level of meibomian lipids in humans. *Curr Eye Res* 1993;**12**(3):255–9.

22. Korb DR, Baron DF, Herman JP, et al. Tear film lipid thickness as a function of blinking. *Cornea* 1994;**13**:354–9.

23. Yee RW, Sperling HG, Kattek A, et al. Isolation of the ocular surface to treat dysfunctional tear syndrome associated with computer use. *Ocul Surf* 2007;**5**(4):308–15.

24. Holly FJ. Physical chemistry of the normal and disordered tear film. *Trans Ophthalmol Soc UK* 1985;**104**:374.

25. Sharma A, Ruckenstein H. Mechanism of tear film rupture and formation of dry spots on cornea. *J Colloid Interface Sci* 1986;**111**:8.

26. McCulley JP, Sciallis GF. Meibomian keratoconjunctivitis. *Am J Ophthalmol* 1977;**84**:788.

27. Kolattukudy PE, Rogers LM, Nicolaides N. Biosynthesis of lipids by bovine meibomian glands. *Lipids* 1985;**20**:468–74.

28. McCulley JP, Dougherty JM, Deneau DG. Classification of chronic blepharitis. *Ophthalmology* 1982;**89**:1173–80.

29. Mathers WD, Shields WJ, Sachdev MS, et al. Meibomian gland dysfunction in chronic blepharitis. *Cornea* 1991;**10**:277–85.

30. Bron AJ, Benjamin L, Snibson GR. Meibomian gland disease. Classification and grading of lid changes. *Eye* 1991;**5**:395–411.

31. Foulks GN, Bron AJ. Meibomian gland dysfunction: a clinical scheme for description, diagnosis, classification, and grading. *Ocul Surf* 2003;**1**:107–26.

32. Tomlinson A, Bron AJ, Korb DR, et al. The Internation Workshop on Meibomian Gland Dysfunction: Report of the Diagnosis Subcommittee. *Invest Ophthalmol Vis Sci* 2011;**52**:2006.

33. Yokoi N, Mossa F, Tiffany JM, et al. Assessment of meibomian gland function in dry eye using meibometry. *Arch Ophthalmol* 1999;**117**:723–9.

34. Bowman RW, Dougherty JM, McCulley JP. Chronic blepharitis and dry eyes. *Int Ophthalmol Clin* 1987;**27**:27–35.

35. Marks R, Harcourt-Webster JN. Histopathology of rosacea. *Arch Dermatol* 1969;**100**:682.

36. Hykin PG, Bron AJ. Age-related morphologic changes in lid margin and meibomian gland anatomy. *Cornea* 1992;**11**:334–42.

37. Viso E, Rodriguez-Ares MT, Abelenda D, et al. Prevalence of asymptomatic and symptomatic meibomian gland dysfunction in the general population of Spain. *Invest Ophthalmol Vis Sci* 2012;**53**(6):2601–6.

38. Browning DJ, Proia AD. Ocular rosacea. *Surv Ophthalmol* 1986;**31**:145–58.

39. Vieira ACC, Höfling-Lima AL, Mannis MJ. Ocular rosacea – a review. *Arq Bras Oftalmol* 2012;**75**:363–9.

40. Henriquez AS, Korb DR. Meibomian glands and contact lens wear. *Br J Ophthalmol* 1981;**65**:108.

41. Mathers WD, Billborough M. Meibomian gland function and giant papillary conjunctivitis. *Am J Ophthalmol* 1992;**114**:188.

42. Martin NF, Rubinfeld RS, Malley JD, et al. Giant papillary conjunctivitis and meibomian gland dysfunction. *CLAO J* 1992;**18**:165–9.

43. Gutgesell VJ, Stern GA, Hood CI. Histopathology of meibomian gland dysfunction. *Am J Ophthalmol* 1982;**94**:383.

44. Knop E, Knop N, Millar T, et al. The International Workshop on Meibomian Gland Dysfunction: Report of the Subcommittee on Anatomy, Physiology, and Pathophysiology of the Meibomian Gland. *Invest Ophthalmol Vis Sci* 2011;**52**:1938.

45. Straatsma BR. Cystic degeneration of the meibomian glands. *Arch Ophthalmol* 1959;**61**:918.

46. Ohnishi Y, Kohn T. Polychlorinated biphenyls poisoning in monkey eye. *Invest Ophthalmol Vis Sci* 1979;**18**:981.

47. Jester JV, Nicolaides N, Kiss-Palvolgyi I, et al. Meibomian gland dysfunction. II. The role of keratinization in a rabbit model of MGD. *Invest Ophthalmol Vis Sci* 1989;**30**:936–45.

48. Mathers WD, Shields WJ, Sachdev MS, et al. Meibomian gland morphology and tear osmolarity: changes with Accutane therapy. *Cornea* 1991;**10**:286–90.

49. Osgood JK, Dougherty JM, McCulley JP. The role of wax and sterol esters of meibomian secretions in chronic blepharitis. *Invest Ophthalmol Vis Sci* 1989;**30**:1958–61.

50. Shine WE, McCulley JP. Role of wax ester fatty alcohols in chronic blepharitis. *Invest Ophthalmol Vis Sci* 1993;**34**:3515.

51. Dougherty JM, McCulley JP. Analysis of the free fatty acid component of meibomian secretions in chronic blepharitis. *Invest Ophthalmol Vis Sci* 1986;**27**:52.

52. Dougherty JM, Osgood JK, McCulley JP. The role of wax and sterol ester fatty acids in chronic blepharitis. *Invest Ophthalmol Vis Sci* 1991;**32**:1932–7.

53. Shine WE, McCulley JP. The importance of human meibomian secretion triglycerides in the development of chronic blepharitis disease signs. *Invest Ophthalmol Vis Sci* 1994;**35**(Suppl.):2482.

54. Shine WE, McCulley JP. The role of cholesterol in chronic blepharitis. *Invest Ophthalmol Vis Sci* 1991;**32**:2272.

55. Shine WE, Silvany R, McCulley JP. Relation of cholesterol-stimulated Staphylococcus aureus growth to chronic blepharitis. *Invest Ophthalmol Vis Sci* 1993;**34**:2291–6.

56. Tiffany JM. Individual variations in human meibomian lipid composition. *Exp Eye Res* 1978;**27**:289.

57. Borchman D, Foulks GN, Yappert MC, et al. Spectroscopic evaluation of human tear lipids. *Chem Phys Lipids* 2007;**147**(2):87–102.

58. Greene RS, Downing DT, Pochi PE, et al. Anatomical variation in the amount and composition of human skin surface lipids. *J Invest Dermatol* 1970;**54**:240–7.

59. Shine WE, McCulley JP. Keratoconjunctivitis sicca associated with meibomian secretion polar lipid abnormality. *Arch Ophthalmol* 1998;**116**:849–52.

60. McCulley JP, Dougherty JM. Bacterial aspects of chronic blepharitis. *Trans Ophthalmol Soc UK* 1986;**105**:314.

61. Groden LR, Murphy B, Rodnite J, et al. Lid flora in blepharitis. *Cornea* 1991;**10**:50–3.

62. Dougherty JM, McCulley JP. Bacterial lipases and chronic blepharitis. *Invest Ophthalmol Vis Sci* 1986;**27**:486.

63. Dougherty JM, McCulley JP, Silvany RE, et al. The role of tetracycline in chronic blepharitis: inhibition of lipase production in staphylococci. *Invest Ophthalmol Vis Sci* 1991;**32**:2970–5.

64. Parunovic A, Halde C. Pityrosporum orbiculare: its possible role in seborrheic blepharitis. *Am J Ophthalmol* 1962;**63**:815.

65. Norn MS. Demodex folliculorum. Incidence and possible pathogenic role in the human eyelid. *Acta Ophthalmol (Copenh)* 1970;**108**:1.

66. Polack FM, Goodman DF. Experience with a new detergent lid scrub in the management of chronic blepharitis. *Arch Ophthalmol* 1988;**106**:719.

67. Korb DR, Greiner JV. Increase in tear film lipid layer thickness following treatment of meibomian gland dysfunction. In: Sullivan DA, editor. *Tear film and dry eye syndromes*. New York: Plenum Press; 1994.

68. Lane SS, Dubiner HB, Epstein RJ, et al. A new system, the LipiFlow, for the treatment of meibomian gland dysfunction (MGD). *Cornea* 2012;**31**:396.

69. Finis D, Hayajneh J, König C, et al. Evaluation of an automated thermodynamic treatment (LipiFlow) system for meibomian gland dysfunction: a prospective, randomized, observer-masked trial. *Ocul Surf* 2014;**12**:146.

70. Maskin SL. Intraductal meibomian gland probing relieves symptoms of obstructive meibomian gland dysfunction. *Cornea* 2010;**29**:1145.

71. Frucht-Pery J, Sagi E, Hemo I, et al. Efficacy of doxycycline and tetracycline in ocular rosacea. *Am J Ophthalmol* 1993;**116**:88–92.

72. Perry HD, Doshi-Carnevale S, Donnenfeld ED, et al. Efficacy of commercially available topical cyclosporine A 0.5% in the treatment of meibomian gland dysfunction. *Cornea* 2006;**25**(2):171–5.

73. Rubin M, Rao SN. Efficacy of topical cyclosporine 0.5% in the treatment of posterior blepharitis. *J Ocul Pharmacol Ther* 2006;**22**:47–53.

74. John T, Shah AA. Use of azithromycin ophthalmic solution in the treatment of chronic mixed anterior blepharitis. *Ann Ophthalmol* 2008;**40**(2): 68–74.

75. Foulks GN, Borchman D, Yappert MC. Topical azithromycin therapy of meibomian gland dysfunction:clinical response and lipid changes. *Cornea* 2010;**29**:781–8.

76. Nielson PG. A double blind study of 1% metronidazole cream versus systemic oxytetracycline therapy for rosacea. *Br J Dermatol* 1983;**109**:63.

77. Wilkin JK, DeWitt S. Treatment of rosacea: topical clindamycin versus oral tetracycline. *Int J Dermatol* 1993;**32**:65.

78. Goto E, Shimazaki J, Monden Y, et al. Low concentration homogenized castor oil drops for non-inflamed meibomian gland dysfunction. *Ophthalmology* 2002;**109**:2030–5.

79. Korb DR, Scaffidi RC, Greiner JV, et al. The effect of two novel lubricant eye drops on tear film lipid layer thickness in subjects with dry eye symptoms. *Optom Vis Sci* 2005;**82**:594–601.

5

第 32 章

眼睑感染

Denise de Freitas

- 眼周皮肤感染可能提示全身性疾病,眼周皮肤感染可以蔓延到眼表。
- 眼周皮肤的单纯疱疹病毒感染有蔓延至角膜引起病毒性角膜炎的风险。
- 带状疱疹病毒感染可导致眼睑闭合不全、角膜知觉减退、神经营养性角膜炎以及视力减退。
- 对存在单侧慢性滤泡性结膜炎的患者,临床医生应排除传染性软疣感染。
- 眼睑阴虱通过直接接触传播。

本章纲要

病毒感染
细菌感染
真菌感染
眼睑寄生虫感染

　　细菌、真菌、病毒和寄生虫可以引起眼睑的感染并蔓延至眼球其他部位(前房、后房或房角等),根据疾病的进程可以分为急性期、亚急性期或慢性期。

病毒感染

单纯疱疹病毒

　　眼睑的单纯疱疹病毒(Herpes simplex virus, HSV)感染分为原发性和复发性两种[1]。单纯疱疹病毒性睑缘炎初发时表现为起病一周内眼睑皮肤出现簇状丘疹,很快形成半透明水疱,周围有红晕。两到三周内,水疱干涸,结痂脱落后不留瘢痕。在原发性感染中,病变可能会更严重,呈弥漫性且累及到眼周皮肤(图 32.1)。在复发性病例中,感染往往较轻微且呈局

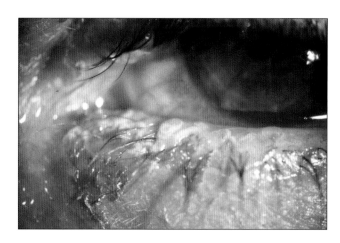

图 32.1　溃疡性单纯疱疹性睑缘炎

灶性,除非患者有免疫相关性疾病,如遗传性过敏症。同侧的耳前淋巴结肿大仅存于原发性 HSV 感染病例[2]。单纯疱疹病毒性睑缘炎通常可根据临床表现诊断,但在不典型病例中抗原检测或聚合酶链反应(PCR)也可以为诊断提供帮助。原发性眼部 HSV 感染是自限性疾病,当局限于眼睑皮肤时不需要任何特殊治疗。典型的原发性眼睑 HSV 感染患者可口服阿昔洛韦,有助于缩短疾病进程、减少角膜受累的概率,并降低患者发病率[2]。免疫功能障碍和新生儿(不到 6 周龄)患者,HSV 感染可能与严重的局部疾病、全身传播和具有高发病率和死亡率的疱疹性脑炎有关[3,4]。对于这些患者需要进行全身抗病毒治疗。

水痘 - 带状疱疹病毒

　　水痘 - 带状疱疹病毒(varicella-zoster virus, VZV)的初次感染发生在儿童期,表现为水痘。原发感染后病毒潜伏,约 20% 的个体体内潜伏的病毒会被重新激活并再次引发带状疱疹(herpes zoster, HZ)。减毒 VZV 疫苗的应用使 HZV 发病率显著降低[5]。

初发时水痘表现为一种小的皮肤红色丘疹,并逐渐形成透明囊泡,囊泡的基底有红晕,之后囊泡破裂结痂。囊泡持续出现三至四天,主要累及躯干、面部、头皮和四肢近端皮肤。

水痘是一种会轻度累及眼部的疾病,最常见的表现之一是眼睑和眼周皮肤的持续 7~10 天的暴发性水疱。但是,水痘皮疹的严重程度与眼部受累的严重程度没有关联[6]。皮肤二重感染是水痘最常见的并发症[7]。二重感染可能出现在眼睑区域并导致瘢痕。

在健康儿童中,水痘通常具有自限性。出现水痘时,应经常洗澡和淋浴使皮肤保持清洁。对于继发性细菌感染,可根据感染的范围和严重程度进行局部或全身抗生素治疗。重症水痘及免疫功能紊乱的患者感染风险增加,应进行全身抗病毒药物治疗。

当潜伏的水痘-带状疱疹病毒被激活并累及眼神经分支的支配区域,疾病将进展为眼带状疱疹(herpes zoster ophthalmicus,HZO)[8]。鼻睫神经支配的区域表现为眼睑水肿、瘙痒或疼痛、皮肤感觉减退和皮肤疱疹。与水痘不同的是 HZO 引起的皮肤损害可留下瘢痕。

在疾病早期(前 2~3 天),患者可能会出现疼痛性的斑丘疹,随后进展为小疱,累及眼神经支配区域时演变为完全或不完全的脓疱。当鼻尖出现典型疱疹(Hutchinson 征)时(图 32.2),提示鼻睫神经受累并很有可能累及眼表。病变形成需要三至五天。活动

性感染通常持续 7~10 天,伴随痂皮形成。通常病变只累及单个皮区,严重的感染则可累及相邻的皮区。在两到三个星期内,炎症将逐渐消退,皮损结痂愈合。根据皮肤受累的深度和是否存在继发性细菌感染,疱疹愈合会留下不同程度的皮肤瘢痕。当病情较轻时,仅留下轻微的皮肤瘢痕或色素沉着;当病情较重时,出现明显的皮肤瘢痕挛缩与睑缘畸形、倒睫、外翻、内翻,甚至是眼睑闭合不全。眼睑闭合不全导致角膜暴露、表面干燥,可引起眼带状疱疹感染的严重并发症,并不可避免地影响角膜的愈合;同时带状疱疹病毒感染所致的角膜知觉减退也影响角膜的愈合[8]。临床上根据典型的皮疹症状来诊断水痘和眼带状疱疹。

鉴别诊断包括单纯疱疹病毒和细菌(脓疱疮)感染或过敏反应,如接触性皮炎。实验室检查,如囊泡 Tzanck 涂片法,从疱疹的基底找到多核巨噬细胞和核内包涵体即可明确诊断。用免疫过氧化物酶或酶联免疫吸附法检测囊液中的病毒抗原,可以鉴别单纯疱疹病毒和水痘-带状疱疹病毒。PCR 可作为快速诊断带状疱疹的首选方法[9]。当急性期和恢复期时,血清学检查可以帮助诊断原发性和急性期的水痘-带状疱疹病毒感染,单个血清样品的抗 VZV 抗体高滴度提示新近感染。

美国食品药品管理局(Food and Drug Administration,FDA)已经批准了三种抗病毒药物用于治疗 HZ:阿昔洛韦、伐昔洛韦和泛昔洛韦[10]。这些抗病毒药物可以加速病变消退,减少新病变形成,减少病毒播散,降低急性期的疼痛程度。抗病毒治疗必须在皮疹出现后 72 小时内开始,建议在此期间尽早开始治疗。许多专家建议即使在皮疹出现 72 小时后,如果继续出现新的皮肤损伤或带状疱疹并发症,仍需开始抗病毒治疗[11]。在没有 HZ 并发症的情况下,通常给予 7 天的抗病毒治疗。对于需要住院的免疫功能低下者和伴随严重神经系统并发症患者,建议静脉注射阿昔洛韦。对于简单的带状疱疹病例,是否使用糖皮质激素与抗病毒治疗仍然存在争议[12,13]。但糖皮质激素与抗病毒药物的使用可以改善日常生活质量,缩短愈合时间。对于不需要抗病毒治疗的 HZ 患者无需使用糖皮质激素。此外对于患有高血压、糖尿病、消化性溃疡和骨质疏松症的患者,特别是严重不良事件风险增加的老年人,禁用糖皮质激素[11]。要经常洗澡和淋浴使皮肤保持清洁。继发性细菌感染的患者,根据病情与病程可以局部或全身性应用抗生素治疗。必要时可在急性感染期后行眼睑矫形手术。

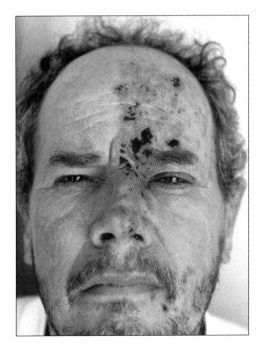

图 32.2　带状疱疹皮肤损害,伴有典型的鼻尖部受累(Hutchinson 征)

5

传染性软疣

传染性软疣（Molluscum contagiosum，MC）是一种由痘病毒引起的常见的自限性皮肤病毒感染，见于健康儿童和年轻人。儿童皮损主要集中在头面部、躯干和四肢；年轻人主要是通过性接触传播，所以皮损主要集中在生殖器、下腹和上腹部。免疫功能不全的患者 MC 的临床表现不典型，但皮损分布会更广泛、更严重[14]。MC 病毒通过皮肤的直接接触或摩擦传播，传播场所如公共游泳池、浴室或幼儿园[15,16]。感染仅影响皮肤，很少侵及黏膜，表现为近肤色的圆顶形小丘疹（直径约 3~5mm），中心微凹如脐窝，具有蜡样光泽，凝乳状核心[17]。眼睑是 MC 眼部病变最常见的部位（图 32.3），而结膜、眼球和角膜的原发或继发性感染极为罕见[18~21]。滤泡性结膜炎、点状角膜炎、上皮或上皮下浸润以及角膜血管翳的发生可能与 MC 相关，特别是在睑缘，这是由于皮损处流出的病毒蛋白质引发了超敏反应或毒性反应[22]。文献报道在免疫功能正常的患者以及儿童当中，眼睑的巨大（1.5cm）皮损曾被误诊为眼睑肿瘤[23,24]。当 MC 的眼睑病变不典型时，可被误诊为慢性单侧滤泡性结膜炎[25]。

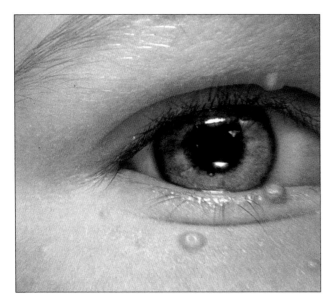

图 32.3　传染性软疣眼睑病变

任何慢性滤泡性结膜炎均应考虑是否为 MC 感染。在大多数情况下可根据临床表现诊断，对于某些疑难病例可借助实验室检测帮助确诊。将 MC 皮损的内核挤出并涂抹于载玻片上，可观察到大的胞质包涵体即软疣小体。皮损标本可进行组织病理检查或 PCR 分子生物学检测。组织病理学检查表现为表皮增生，呈火山口样，充满软疣小体[26]。与结膜炎和/或角膜炎相关的皮损需要切开刮除或手术切除；切除眼睑部的多个皮损可能导致瘢痕形成。如果软疣病变不影响角膜和结膜，免疫功能正常的患者可以选择观察治疗，皮损通常会自愈且不留瘢痕[27]。艾滋病患者皮损可能难以根除，但在进行抗逆转录病毒治疗后软疣小体会消失[28]。对于病变处于活动期的患者，应尽量避免去公共游泳池、共浴、共用毛巾以及其他身体接触的行为。

人乳头状瘤病毒

人乳头状瘤病毒（human papillomavirus，HPV）通常是通过直接接触污染源传播。据报道用"棉线脱毛（threading）"剔除眉毛和面部毛发，是 HPV 传播的危险因素之一[30,31]。人乳头状瘤病毒（HPV）的眼部病变主要发生于眼睑的皮肤，尤其是在睑缘，病毒颗粒可经泪液进入眼内，导致毒性或过敏性的亚急性乳头状结膜炎。患者常表现为异物感和畏光不适，伴或不伴角膜点状上皮缺损。如果不治疗慢性炎症可刺激角膜缘新生血管形成。眼睑皮损可有蒂或有宽基底，常呈分叶状[29]。皮损由乳头状真皮的指状突起组成，覆盖的表皮与邻近皮肤颜色相同，有轻微的红斑或者色素沉积，为角质化的、乳头状的、无痛性皮损。病变必须与日光性角化病、脂溢性角化病、基底细胞上皮瘤、角化棘皮瘤和鳞状细胞癌相鉴别。HPV16 型可能在结膜、角膜和眼睑的恶性鳞状上皮瘤的发病机制中发挥了重要作用。据报道，口服西咪替丁、局部应用干扰素或丝裂霉素（MMC）及切除术后使用 MMC 可有效治疗复发性 HPV[32,33]。

细菌感染

眼睑细菌感染是一组表现各不相同的疾病，从无害的、自限性的病变到危及生命的感染均可出现。感染可能局限于眼睑，或是局部皮肤的弥漫性感染或多系统感染。

睑腺炎

睑腺炎（hordeolum）是由细菌（葡萄球菌属）感染眼睑而引起的一种常见的急性、化脓性、疼痛性、结节性皮损。如果是睫毛附属的皮脂腺（Zeis 腺）、变态汗腺（Moll 腺）或毛囊感染，称为外睑腺炎或麦粒肿；如果是睑板腺感染，称为内睑腺炎。睑腺炎常与睑缘炎相关，且可反复多发。阻塞或破裂的睑板腺产生的无菌性急性炎症,其腺体的分泌物溢出到眼睑间隙,类似感染过程(急性睑板腺囊肿)。最终感染可累及其他腺体且迁延不愈。若不治疗,急性内睑腺炎可转为慢性炎症或睑板腺囊肿。对于病情简单的患者,不需要进行细菌培养来评估病情。从出现脓肿开始到自行破溃为止,急性内睑腺炎病程为1~2周。热敷和睑板腺按摩可加速愈合过程。局部应用抗生素往往无效。若感染严重,可全身应用抗生素或手术切开引流。手术切开引流同样适用于持续性的、大的且朝向睑板内侧的脓肿。相关的睑缘炎的治疗可降低复发率[34]。

眶隔前蜂窝织炎

眶隔前蜂窝织炎(preseptal cellulitis)和眼眶蜂窝织炎是两种具有潜在发病率和死亡率的急性感染性疾病。眶隔前蜂窝织炎(更常见)是指眶隔前的局部感染。当感染局限或蔓延至眶间隔后,引起眶隔后蜂窝织炎。眶隔前蜂窝织炎的主要发病人群是儿童,最主要的危险因素是由创伤、昆虫叮咬或任何的局部感染(如泪囊炎、睑腺炎)引起的直接感染,以及脓疱疮和丹毒等面部皮肤感染蔓延引起的间接感染;也可由鼻旁窦、上呼吸道和中耳的感染引起[35]。

该疾病以急性单眼眼睑炎症起病,伴疼痛、发红、肿胀和温热的红斑,同时伴有发热和乏力。眶隔前蜂窝织炎与眼眶蜂窝织炎两种疾病的鉴别至关重要,因为后者感染累及中枢神经系统,可出现海绵窦血栓、脑膜炎、脑脓肿和死亡。对于眼眶蜂窝织炎,我们可以观察到结膜充血、高度水肿、眼球突出、视力下降、眼球运动障碍,以及瞳孔对光反射的改变。

创伤性眶隔前蜂窝织炎的病原菌主要是金黄色葡萄球菌和溶血性链球菌。金黄色葡萄球菌因引起社区相关耐甲氧西林(MRSA)感染得到高度关注。非创伤和面部感染所致的眶隔前蜂窝织炎的致病菌为流感嗜血杆菌和肺炎链球菌,这些患者常伴轻度的上呼吸道感染。在这类病例中,由于疾病可快速进展为眼眶蜂窝织炎,儿童需考虑进行住院治疗。针对流感嗜血杆菌的普遍接种可使这种微生物的感染显著减少。真菌可经眶鼻窦侵入并感染眼眶,常见于免疫功能缺陷的患者中(如毛霉病)。

眶隔前蜂窝织炎诊断主要依据是临床体征,但患者可能需要检查白细胞计数、红细胞沉降率和C-反应蛋白水平。与眶隔前蜂窝织炎相比,眼眶蜂窝织炎患者上述检查结果水平通常明显较高。如果根据临床体征无法评估全眼情况或怀疑感染已穿过眶隔,应该进行计算机断层扫描(CT)。有可能发现骨膜下脓

肿,而没有其他眼眶病的体征。如果条件允许,应对结膜分泌物、眼睑病变、泪囊组织取样送微生物学培养以帮助指导治疗。

眶隔前蜂窝织炎的治疗包括合理的使用抗生素,需及时开始并根据临床治疗效果和微生物培养药敏结果进行调整,使用针对病原菌的敏感抗生素[36]。感染较轻的眶隔前蜂窝织炎儿童患者,可通过口服抗生素治疗;出现高热、全身中毒症状和中性粒细胞增多的儿童患者,必须全身注射抗生素治疗。复杂的病例可能最终需要手术清创引流。儿童长时间的眼睑水肿会继发眼睑遮盖性弱视最终导致视力障碍。

脓疱疮

脓疱疮是一种常见的浅表皮肤细菌所致的感染,多见于儿童的眼睑和面部皮肤。它主要影响皮肤,当有昆虫叮咬、湿疹或疱疹性病变时可继发感染。脓疱疮主要分为两种类型:一种是非大疱性或传染性脓包疮,由金黄色葡萄球菌或化脓性链球菌引起;另一种是大疱性的,由金黄色葡萄球菌引起。非大疱性脓疱疮的特征是面部和四肢上的蜂蜜色痂皮,大疱性脓疱疮出现大的松弛性大疱,且大疱皮肤可能进一步糜烂。通常两种类型的病变可在2~3周内痊愈,不留瘢痕,无并发症[38]。当眼周皮肤发生脓疱疮,特别是眼睑皮肤时,需要认真检查角膜和结膜以防继发性感染[39]。本病可以根据临床体征做出诊断。治疗前从感染部位取材进行细菌培养,明确致病病原体,确保针对性的治疗。抗生素是脓疱疮的首选治疗方法,当出现深层组织感染(皮下组织、肌肉筋膜)、发热、淋巴结肿大、咽炎、口腔感染、头皮感染等多部位感染时应当全身使用抗生素。

罕见细菌感染

炭疽病

炭疽是由炭疽芽孢杆菌引起的人畜共患疾病,炭疽芽孢杆菌属于革兰氏阳性菌,无运动性,孢子形成杆状。炭疽芽孢杆菌存在于土壤中,主要引起食草动物患病,如牛、山羊和绵羊等。人类通常在疫区通过直接或间接接触感染的动物及其产品而致病。炭疽芽孢杆菌的孢子通过皮肤的破损(皮肤炭疽)、肺(肺炭疽)或胃肠道(胃肠道炭疽)进入体内。炭疽孢子对自然条件具有极强的抗性,可以存活数十年,这种生物学特性使其成为理想的生物武器[40]。皮肤炭疽最常见,约占炭疽病的95%,主要发生在暴露的皮肤区

域,如面部、颈部和前臂,在面部当中眼睑是最常见的感染部位。炭疽孢子由体表破损处进入体内,开始在入侵处形成小的瘙痒的红斑,进展为炎性丘疹、水疱、脓疱,最终形成眶隔前蜂窝织炎[41]。病变最终破裂形成黑色焦痂覆盖的坏死性溃疡。若不治疗皮肤炭疽可能导致败血症,死亡率为 20%~30%;如果治疗适当且及时,死亡率小于 1%。需注意眼睑炭疽可产生严重的并发症,如瘢痕性睑外翻,导致患眼角膜瘢痕甚至失明[42]。

梅毒

梅毒是由梅毒螺旋体引起的传染性病[43]。眼睑损伤可以是一期梅毒作为单次病变的表现,类似一期梅毒硬下疳的临床表现(硬结、无痛和无瘙痒的皮肤溃疡)[44],二期梅毒可以表现为广泛的扁平湿疣,脸部出现红斑斑疹,面部皮损可累及眼睑[45]。通过临床体征和血清学检测(梅毒螺旋体和抗心磷脂抗体)进行诊断[46]。梅毒的治疗主要是静脉注射青霉素 G[47]。

分枝杆菌感染

分枝杆菌属分为三大类:结核分枝杆菌、麻风分枝杆菌和非结核分枝杆菌(nontuberculous mycobacteria,NTM),后者又称非典型分枝杆菌,结核分枝杆菌以外的分枝杆菌(mycobacteria other than tuberculosis,MOTT)或快速生长的分枝杆菌(rapidly growing mycobacteria,RGM)[48]。

结核病在眼睑和睑结膜的症状与睑板腺囊肿、基底细胞癌、眼睑脓肿、肉芽肿性皮炎和眶隔前蜂窝织炎相似,诊断时应加以鉴别[49-52]。文献报道眼睑成形术后感染分枝杆菌的患者分为伴有肺结核或不伴有肺结核两种[53,54]。在大多数情况下,眼睑的结核分枝杆菌感染是由于邻近皮肤的扩散、结膜病变或血液直接播散。通过对病变组织的特定病理学检查和全身的抗结核治疗来确定诊断。眼睑病损的 PCR 检测可以明确诊断。患有眼睑结核的患者应接受全身的抗结核治疗。

麻风病可引起秃睫(麻风分枝杆菌直接入侵后导致的毛囊萎缩)、倒睫(睫毛囊继发麻风分枝杆菌感染或上睑的上睑提肌与 Müller 平滑肌的功能不全或丧失导致的上睑下垂所致)、眼睑肥厚(麻风分枝杆菌直接浸润所致)、上睑下垂(麻风分枝杆菌直接感染眼睑或动眼神经所致)、瞬目次数减少和眼球震颤,后两者由麻风分枝杆菌直接损伤面神经分支颧支导致眼轮匝肌无力或瘫痪所致。眼睑闭合不全是麻风病的

眼部常见病变之一,在角膜知觉减退患者中,眼睑闭合不全可能导致暴露性角膜炎和角膜混浊[55]。需根据临床表现诊断,麻风病眼部病变临床表现多样化,皮损可以很少也可广泛分布。疑似患者可进行皮肤涂片抗酸染色(Ziehl-Neelsen)检测帮助诊断。在特殊的病例中,皮肤活检是最准确的诊断测试。对麻风病的治疗是全身性治疗。对于眼睑闭合不全的患者可以采用保守(局部用药、绷带角膜接触镜或夜间包盖)或手术等治疗尽可能地减少角膜的并发症。NTM 也可引起眼睑和眼周皮肤的眼感染,其中最常见的菌种是偶发分枝杆菌,龟分枝杆菌和脓肿分枝杆菌。感染分为原发性感染和继发性感染,继发性感染常见于眼表术后,如泪囊鼻腔吻合术、眼睑成形术。睑板腺囊肿样病变、眼睑脓肿、单个或多个结节性病灶以及增大的肿块是最常见的临床表现[56]。通过抗酸染色(Ziehl-Neelsen)检测 NTM 革兰氏阳性杆菌是一种抗酸 - 醇杆菌,可被染成红色。NTM 可在血琼脂培养基、巧克力琼脂培养基、MacConkey 琼脂培养基、Lowenstein-Jensen 培养基和 Middlebrook7H9 肉汤培养基上生长。对于增殖速度较快的 NTM 而言,其培养时间相对较短(48~96 小时),培养期可保持长达八周,以确保其他增殖更慢的菌种有时间增殖。治疗方案因菌种而异,所以对不同的菌种应进行药敏实验。微量肉汤稀释法是测定最低抑菌浓度(minimum inhibitory concentration,MIC)的金标准;其中浓度梯度法,即通过指数梯度计算 MIC 的方法也经常使用。MIC 的单位为 μg/ml,值越大表示细菌的耐药性越高[57]。适当的局部和全身抗生素治疗和适时的清创手术是根除组织感染所必需采取的手段。预后一般较好,但继发性并发症,如瘢痕性外翻和眼睑退缩可能需要进一步的手术修复。

放线菌泪小管炎

放线菌是革兰氏阳性厌氧细菌,因为它们菌丝分支呈丝状形态,曾经被认为是真菌。放线菌引起的眼周感染最常见的是慢性泪小管炎,通常由伊氏放线菌引起[58],其他如泪腺导管炎、泪阜感染和形似睑板腺囊肿的泪小管周围脓肿也曾被报道过[59-61]。慢性泪小管炎表现为泪溢、慢性结膜炎伴脓性分泌物、眼睑肿胀、眼睑皮肤红肿以及特征性的泪小管扩张。用棉签挤压泪小管两侧,可从泪小点排出硫磺颗粒和白色乳酪样物质。下泪小管是放线菌泪小管炎最常见的部位。

放线菌感染可以根据临床症状诊断,涂片显示

细菌为革兰氏阳性棒状杆菌,厌氧生长的特性可能会增加微生物鉴别和感染鉴别的难度。最有效的治疗方法是扩张或切开泪点或泪小管(泪小管切开术),然后挤压或刮除小管内沉积的分泌物,解除泪小管的阻塞。放线菌对青霉素、头孢唑啉、氟喹诺酮类、氯霉素、多西环素和红霉素均较敏感。由于伊氏放线菌可以形成生物膜,增加了抗生素渗透难度,所以抗生素治疗应该持续较长时间。

真菌感染

芽生菌病

芽生菌病是由双态性真菌皮炎芽生菌引起的。这种真菌存在于温暖潮湿的土壤中,吸入孢子可以引起感染。农民和从事户外工作的人群最易受到感染,其他健康人群也可发病。孢子被吸入后,有可能被免疫系统清除,或者转变成酵母形式并且在血液中扩散。肺外受累最常见于皮肤,其次是骨骼、泌尿生殖系统、中枢神经系统。通过破损的皮肤接触污染物直接感染的病例较为罕见。皮肤芽生菌病病变通常发生在脸部,全身性疾病的患者常常累及眼睑皮肤[62]。皮肤损害以皮肤疣或溃疡多见。皮肤疣起初为小的丘疹或脓疱,缓慢扩大、结痂,边界不规则;皮损周围散布微小脓肿。溃疡的边界轻微隆起,与周围组织界限分明,底部有红色的肉芽组织,容易出血。皮损由于反应性增生,形态可与睑板腺囊肿、乳头状瘤、基底细胞或鳞状细胞癌相似。疾病早期为化脓性感染伴微脓肿形成,慢性感染可以形成肉芽肿,并可引起瘢痕性的睑外翻。

本病根据病史和临床表现可以诊断,并通过用氢氧化钾真菌涂片染色法测定脓性分泌物来证实是否为真菌感染。皮损活检显示脓肿形成的部位皮肤表皮增生,存在厚壁真菌病原体,伴芽生菌皮炎的宽基底出芽特征。胸部 X 线片上的肺部浸润可能是提示感染的唯一诊断线索。伊曲康唑是简单的肺部或肺外芽生菌病的首选药物。对于儿童、孕妇、免疫功能不全、感染严重、累及神经系统和不能口服伊曲康唑的患者可以选择两性霉素 B 治疗[63]。

球孢子菌病

球孢子菌病是由双态性真菌粗球孢子菌引起的,这是一种在土壤中常见的腐生菌。它的繁殖有两个阶段:腐生阶段有分支状菌丝,在细胞培养和自然界中均可观察到;另一阶段为关节孢子,经空气中的尘

埃吸入从而引发疾病[64]。肺球孢子菌病通常无症状,可自愈,或在 10~14 天的潜伏期后有轻微的呼吸道感冒样症状。这种情况称为谷热或沙漠热[68]。出现红斑结节的病例可达 25%。进行性肺外球孢子菌病很少见,仅发生在免疫低下的患者中。球孢子菌病的眼部受累罕见,大多数已知病例是以本病的播散形式出现。眼睑肉芽肿和炎症也被认为是本病播散的表现[65]。有的患者可在眼睑和眉毛皮下、眼睑结膜下发现病损,这种病损可被误认为睑板腺囊肿或基底细胞癌[69]。

诊断时,对于生活在本病流行地区并出现了相应症状的患者应怀疑球孢子菌病。皮肤或抗体检测可以明确诊断。播散性球孢子菌病的死亡率为 50%,因此需静脉注射两性霉素 B。不太严重的病例可用氟康唑、酮康唑或伊曲康唑治疗[66]。

隐球菌病

隐球菌病通常由有荚膜的新型酵母隐球菌引起。这些自然环境中存在的微生物生活在鸽子和其他鸟类的排泄物以及各种树木的果实和树皮中。人类和其他动物的感染主要通过吸入真菌引起,也可通过皮肤和摄食感染[67]。感染通常导致轻度的自限性肺部疾病,但在免疫功能低下特别是 HIV 阳性患者当中可导致血行播散和肺外表现。10%~20% 的皮肤受累为头面部皮肤,包括眼睑,表现为红斑丘疹、结节、痤疮样脓疱和皮下结节溃疡[68,69]。

本病的诊断方法为直接观察病原体,通过组织病理活检,细胞分离培养观察病原体和隐球菌抗原检测。全身性治疗通常使用两性霉素 B,可单独使用或与 5- 氟胞嘧啶或氟康唑联合;当中枢神经系统受影响时,伊曲康唑疗效不理想,可以选择伏立康唑[67]。

皮肤癣菌病 / 睑癣

皮肤真菌病通常称为"癣"或者"癣菌病",常由嗜角质性真菌引起浅层皮肤感染。因为它们生长需要角蛋白,所以仅存在于头发、指甲和浅表皮肤。有三种类型的真菌可以引起癣,分别是:毛癣菌、犬小孢子菌和絮状表皮癣菌。皮肤癣菌可以通过与人(亲人性微生物)、动物(嗜动物性微生物)及土壤(嗜土性微生物)的直接接触,也可通过与污染物(如座垫、梳子、帽子)间接接触而传播。嗜人血生物是引起皮肤感染的主要致病菌,可以通过直接接触或暴露在脱落的细胞下传播。细胞免疫低下的人群,更容易通过皮肤伤口直接感染。根据感染的身体部位,分为头癣、体癣、

股癣、足癣等。

临床上,该疾病的特征是脱屑性红斑丘疹性皮炎(同心性红色鳞状斑块,伴或不伴有环形隆起边界-"环癣")[70]。感染发生在免疫功能正常的人群中,但在免疫功能不全的个体中可表现出典型临床症状。眼睑的感染通常由头面部皮肤感染蔓延而来。眼周皮肤感染可导致眉毛和睫毛脱落、边缘性睑缘炎和眼睑溃疡[71]。因为结膜上皮是非角化的,所以不会感染,但结膜会对皮肤癣菌产生过敏反应。通过临床体征可怀疑该疾病,进行细胞培养后,用显微镜观察氢氧化钾处理过的标本来确诊。对于无法确诊的病例,可通过组织活检和 PCR 技术确诊。头癣和面癣局部治疗效果不佳,并且面癣极易累及眼睑。全身性抗真菌治疗应使用能渗透头发毛囊的药物,如特比萘芬、氟康唑、伊曲康唑和灰黄霉素等。用硫化硒、酮康唑、聚维酮碘洗剂或洗发水进行辅助性局部治疗可有效减少活菌和孢子脱落[72]。

孢子丝菌病

孢子丝菌病是一种由二相性真菌申克孢子丝菌引起的慢性肉芽肿性霉菌感染,申克孢子丝菌在热带和亚热带地区的植物中特异性存在。创伤的皮肤和皮下组织均可感染本病原体。根据临床表现,孢子丝菌病分为两种类型:固定型孢子丝菌病,表现为感染部位的丘疹结节进行性扩大,可能发生溃疡;淋巴皮肤孢子丝菌病,表现为多个结节沿皮肤淋巴管蔓延。皮肤播散型孢子丝菌病或者多脏器受累,尤其是中枢神经系统受累,最常出现在免疫抑制患者中[73]。相对于淋巴皮肤孢子丝菌病,头癣更容易出现在固定型孢子丝菌病中。皮损表现为无症状、红斑、丘疹、脓疱性丘疹、结节或疣状斑块,偶尔表现为不愈合的溃疡或小脓肿。病变可能与角化棘皮瘤、面部蜂窝织炎、坏疽性脓皮病、结节性痒疹、软组织肉瘤、基底细胞癌、类丹毒或酒渣鼻相类似。

眼睑受累通常发生于眼睑皮肤原发性感染,表现为固定的无痛性皮下结节或脓疱,可发生溃疡。它可沿皮肤淋巴管扩散,引起淋巴管肿大,并随着淋巴播散至他处形成结节。孢子丝菌病还与泪小管炎或泪囊炎相关,伴或不伴皮肤瘘[74]。需根据临床体征诊断,如果真菌细胞数量极少,脓液直接涂片检查或皮损活检均不能作为诊断依据。通过皮肤活检可找到孢子丝菌,其他临床标本在葡萄糖琼脂或脑心浸液琼脂培养 3~5 天到 2 周也可见到孢子丝菌生长。聚合酶链反应(PCR)可用于诊断疑难病例。口服碘酸钾

饱和溶液,成本很低,是治疗简单的皮肤孢子丝菌病的首选药物。如果感染持续存在,需要口服伊曲康唑、氟康唑或静脉注射两性霉素 B 进行治疗。

毛霉菌病

毛霉菌病是由接合菌纲的丝状毛霉菌引起的感染,罕见但危及生命。在有易感因素的人群当中毛霉菌感染风险大大增加,比如伴或不伴酮症酸中毒的糖尿病患者;常见的影响因素有使用糖皮质激素和免疫抑制治疗、器官移植、创伤和灼伤。吸入孢子是最常见的感染途径,除此之外,吞入孢子、孢子直接植入到皮肤伤口、创伤的皮肤与污染土壤接触、静脉注射(吸毒)均可感染毛霉菌病。

毛霉菌病可以不同的形式出现:毛霉菌肺炎、毛霉菌皮炎、毛霉菌胃肠炎、播散性毛霉菌病以及非典型表现毛霉菌病等。然而鼻-眶-脑毛霉菌病(rhino-orbital-cerebral mucormycosis,ROCM)是毛霉菌鼻感染中最常发生的一种表现形式,本病进展迅速,可播散至邻近的组织,包括眼眶,有时可达大脑。ROCM 表现为面部和眼眶疼痛、肿胀、突眼、视力下降和眼肌麻痹[75]。真菌具有噬血管的特性(血管侵入性),导致血管闭塞和组织坏死,鼻黏膜或上腭出现典型坏死性黑色焦痂,这种表现也可发生在眼睑。

本病诊断需要高度可疑的症状和体征,同时结合影像学、组织学和微生物学结果判断。ROCM 的治疗需要多种方法,包括抗真菌药物、手术清创和控制潜在的疾病。两性霉素 B 和泊沙康唑是目前唯一可用于治疗毛霉菌的抗真菌药物,两性霉素 B 被认为是首选的药物。与常规两性霉素 B 相比,两性霉素 B 脂质制剂具有更好的活性和安全性。治疗毛霉菌病的新方案包括脂质两性霉素加上棘白菌素或伊曲康唑其中一种,或三者联合使用[76]。

眼睑寄生虫感染

蠕形螨

蠕形螨是一种寄生螨,生活在毛囊内或毛囊附近。寄生于人类的蠕形螨有两种:毛囊蠕形螨和皮脂蠕形螨。蠕形螨喜寄生在油脂分泌旺盛的毛囊当中,不论有无毛发生长。在全身的皮肤中都可以观察到蠕形螨,如面部、头皮和前胸。毛囊蠕形螨通常寄生在睫毛毛囊,而皮脂腺蠕形螨深深寄居于睫毛的皮脂腺和睑板腺。毛囊蠕形螨较皮脂腺蠕形螨更常见。幼虫发育为成螨需要 14~18 天时间,它们以皮脂、毛

囊和腺体的上皮细胞为食,可引起皮肤和睑缘的炎症。蠕形螨还可作为细菌、病毒和真菌的载体。蠕形螨几乎无处不在,它们在睑缘炎发病机制中的确切作用尚不清楚[77,78]。蠕形螨在毛囊间的穿行引起过度角化,典型的临床表现为睫毛被角蛋白和脂类物质包裹,形似半透明的"袖套"(圆柱型鳞屑)样结构。采用高倍率裂隙灯检查睫毛毛囊底部可以看到蠕形螨。蠕形螨是儿童和成人发生睑板腺囊肿的一个危险因素[79]。

可以通过临床检查或在光学显微镜下观察脱落睫毛中的蠕形螨进行诊断。用茶树油擦洗眼睑以及口服伊维菌素治疗,可以有效消除眼蠕形螨并改善眼部不适症状[80,81]。

虱病和睑虱病

睑虱病是由阴虱寄生在睫毛引起。阴虱是一种小虱子(1~2mm),椭圆形腹,粗壮爪状腿,利于抓头发和汲取血液。阴虱比较喜欢寄居在距离接近它们抓握距离的相邻两根头发之间。最常见的部位是耻骨和腹股沟区域,但是胸部、腋窝、胡须、睫毛和眉毛也可能会被寄生[82]。成人之间通常由性接触传播。此外婴儿可以通过与父母的胸部或腋毛紧密接触而感染。对儿童阴虱病患者,必须除外性虐待的可能性[83]。

睫毛虱病是指人体虱或头虱在睫毛寄生。体虱或头虱具有相似的形态,且可杂交繁殖。体虱和头虱体较大(2~4mm)并且腿部更长,使虱子更易于在宿主之间传播。人与人之间是通过与感染者的密切接触传播,或接触受污染的被褥或衣物。这两种虱病往往与不良的个人卫生和过度拥挤的生活环境有关。

阴虱是迄今为止最常见的寄生于眼周的虱子。眼周感染可能是单侧或双侧[84]。最常见的感染症状是虱子吸食血液期间将唾液注入皮肤引起的强烈瘙痒。虱病相关性睑缘炎和结膜炎可能非常严重并引起耳前淋巴结病变。虱病可引起滤泡性结膜炎,但是需要足够的依据来进行快速诊断。阴虱还可引起边缘性角膜炎[85]。阴虱病的典型临床表现是蓝色的咬痕和青斑。虱子很难用肉眼看到,但是用裂隙灯仔细检查,可能会看到睫毛上积聚的虫卵和根部红棕色的阴虱的排泄物(图32.4)。在睫毛根部附近可以看到透明的虱子,通过寻找虱体中心的红点或血液线可以更容易识别出它们透明的身体。

阴虱病和睑虱病的治疗不仅是针对成虱,还包括消灭虫卵,因为虫卵可在7~10天内孵化出来并对治疗有较强的抵抗力。对于轻度患者,首选治疗是机械

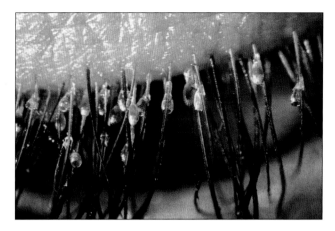

图32.4 阴虱感染睫毛,表现为睫毛毛干上的虫卵和睫毛根部的阴虱排泄物

清除成虱和虱卵,拔除受累的睫毛。移除睫毛可以立即清除掉成虱和虱卵,破坏虱子生存和繁殖所必需的毛发栖息地[82]。局部药物疗法包括白凡士林、黄色氧化汞和氨化汞眼用软膏,每天使用两次,持续一周。感染者需检查所有感染部位。性伴侣、家属和亲密接触者也应该加以检查。衣服、床单和美容修饰工具必须通过50℃加热灭菌,还需要在大多数洗衣机和烘干机的最高温度加以清洁和干燥。任何在眼周使用过的化妆品都应该被丢弃。

利什曼病

利什曼病是由不同种类的利什曼原虫(主要利什曼原虫和热带利什曼原虫最常见)引起的疾病,利什曼原虫属于锥虫属原生动物,通过白蛉叮咬在新旧大陆间传播。利什曼病分为三种:皮肤、内脏和黏膜皮肤利什曼病。皮肤利什曼病进一步分为典型的皮肤利什曼病、弥漫性皮肤利什曼病、复发性皮肤利什曼病、黑热病后皮肤利什曼病。不同类型的利什曼病可以同时发生。皮肤利什曼病是最常见的利什曼病,它分布广泛,被认为是世界上最常见的寄生虫感染之一。它流行于非洲、中东、拉丁美洲和地中海地区[86]。临床上疾病取决于利什曼原虫的种类和患者的免疫反应。疾病可以持续几个月,甚至几年。

病变通常从丘疹到结节状斑块发展为溃疡性病变,有隆起的边界和中央凹陷,可结痂或被痂皮覆盖;有些病变结节持续存在;病变具有典型的血管形态和"黄泪"征。病变通常发生在皮肤暴露的区域,特别是面部和手臂,有数周乃至数月的潜伏期。患有局限性皮肤利什曼病的患者,常进展为一个以上的原发病灶,还伴有卫星灶、局部淋巴结肿大和/或结节性淋

巴管炎(孢子丝菌样皮下结节)。有时淋巴结肿大可出现在皮肤病变之前。

皮肤利什曼病较少累及眼睑,可能是由于眼睑运动阻止了带菌的飞虫叮咬皮肤。当皮肤利什曼病累及眼睑时,临床诊断可能很困难,因为眼睑利什曼病的临床表现与睑板腺囊肿、泪囊炎或肿瘤等其他常见病变相似。眼睑皮肤利什曼病可表现为一个或多个结节和/或乳突样皮损,伴或不伴溃疡,愈合后通常会导致萎缩性瘢痕[87~89]。

本病诊断主要通过用光学显微镜检查刮取组织、吸出物和活检标本中的寄生虫,特殊细胞培养技术或分子学方法。成像技术在利什曼病的诊断中的作用微乎其微。Montenegro 皮肤利什曼病皮肤试验已经被新的血清学检测如 rK39 快速试验和 PCR 代替。

在一定程度上,采取何种治疗方法决于宿主和寄生病原体。一些方法/方案仅对某些特定的利什曼原虫属/品系有效,并且仅在特定地理区域内有效。皮肤利什曼病的治疗包括使用全身药物,例如四羟甲基葡萄糖酸钠(pentostam)、脂质体两性霉素 B(ambisome)、米替福星(impavido)、两性霉素 B 脱氧胆酸和戊脒羟乙基磺酸盐,以及口服"唑类"药(酮康唑、伊曲康唑和氟康唑)。一些没有黏膜播散发病风险的利什曼病可以局部治疗,这取决于皮肤病变的数量、位置和特征。局部治疗可以选择冷冻治疗(液氮)、热疗(使用局部电流场射频加热),病灶内给予葡萄糖酸钙(stibogluconate-pentostam)和局部给予巴龙霉素(如含 15% 巴龙霉素/12% 甲基苄索氯铵的软白色石蜡;在美国未商品化)。

眼外蝇蛆病

蝇蛆病是双翅目幼虫感染人类造成的疾病,可以侵犯身体的多个部位,最常见的部位是皮肤组织。当幼虫仅感染眼外时,为"眼外蝇蛆病";当幼虫穿入眼内,为"眼内蝇蛆病",严重者可导致失明。导致眼外蝇蛆病的最常见的种属是绵羊马蝇,美国的羊狂蝇以及中美洲和南美洲的人肤皮蝇。雌性马蝇将卵排在昆虫身体上,如蚊子,利用昆虫将卵带到人类的皮肤上;皮肤的温度将虫卵孵化,孵化的幼虫通常通过蚊虫叮咬或毛发毛囊穿透皮肤,引发局部炎症反应;幼虫可以在皮肤内存活长达 90 天,一只幼虫就可感染患者。患者感染后诉皮肤瘙痒和疼痛,还可能会感觉到幼虫的运动。通常病变处有浆液性或脓性渗出,如果幼虫死亡病变可能恶化,类似于睑板腺囊肿或皮下脓肿[90]。治疗包括用镊子机械性地的去除幼虫;由

于寄生虫寄生在皮肤深处,虫体后脊上排列的虫壁附着在皮下组织上,去除的过程可能很困难。用眼膏或其他药物诸如凡士林和矿物油等阻塞幼虫的呼吸孔,使幼虫窒息,迫使它从洞穴中出来寻找空气,然后手动清除,需要手术切除脓腔并清创。另外有文献报道了可以局部和全身应用伊维菌素治疗蝇蛆病[91]。

(李贵刚 译)

参考文献

1. Liesegang TJ. Herpes simplex virus epidemiology and ocular importance. *Cornea* 2001;**20**(1):1–13.
2. Liu S, Pavan-Langston D, Colby KA. Pediatric herpes simplex of the anterior segment: characteristics, treatment, and outcomes. *Ophthalmology* 2012;**119**(10):2003–8.
3. James SH, Kimberlin DW. Neonatal herpes simplex virus infection: Epidemiology and treatment. *Clin Perinatol* 2015;**42**(1):47–59.
4. Borkar DS, Gonzales JA, Tham VM, et al. Association between atopy and herpetic eye disease: results from the pacific ocular inflammation study. *JAMA Ophthalmol* 2014;**132**(3):326–31.
5. Kawai K, Gebremeskel BG, Acosta CJ. Systematic review of incidence and complications of herpes zoster: towards a global perspective. *BMJ Open* 2014;**4**(6):e004833.
6. Sungur G, Hazirolan D, Duran S, et al. The effect of clinical severity and eyelid rash on ocular involvement in primary varicella infection. *Eur J Ophthalmol* 2009;**19**(6):905–8.
7. Díez-Domingo J1, Aristegui J, Calbo F, et al. Epidemiology and economic impact of varicella in immunocompetent children in Spain. A nationwide study. *Vaccine* 2003;**21**(23):3236–9.
8. Kaufman SC. Anterior segment complications of herpes zoster ophthalmicus. *Ophthalmology* 2008;**115**(Suppl. 2):S24–32.
9. Sauerbrei A, Eichhorn U, Schacke M, et al. Laboratory diagnosis of herpes zoster. *J Clin Virol* 1999;**14**(1):31–6.
10. Dworkin RH, Johnson RW, Breuer J, et al. Recommendations for the management of herpes zoster. *Clin Infect Dis* 2007;**44**(Suppl. 1):S1–26.
11. Cohen JI. Herpes zoster. *N Engl J Med* 2013;**369**(18):1766–7.
12. Wood MJ, Johnson RW, McKendrick MW, et al. A randomized trial of acyclovir for 7 days or 21 days with and without prednisolone for treatment of acute herpes zoster. *N Engl J Med* 1994;**330**:896–900.
13. Whitley RJ, Weiss H, Gnann JW, et al. Acyclovir with and without prednisone for the treatment of herpes zoster: a randomized sample, placebo-controlled trial. *Ann Intern Med* 1996;**125**:376–83.
14. Basu S, Kumar A. Giant molluscum contagiosum – a clue to the diagnosis of human immunodeficiency virus infection. *J Epidemiol Glob Health* 2013;**3**(4):289–91.
15. Becker TM, Blount JH, Douglas J, et al. Trends in molluscum contagiosum in the United States, 1966–1983. *Sex Transm Dis* 1986;**13**:88–92.
16. Choong KY, Roberts LJ. Molluscum contagiosum, swimming and bathing: a clinical analysis. *Australas J Dermatol* 1999;**40**:89–92.
17. Chen X, Anstey AV, Bugert JJ. Molluscum contagiosum virus infection. *Lancet Infect Dis* 2013;**13**(10):877–88.
18. Schulz D, Sarra GM, Koerner UB, et al. Evolution of HIV-1-related conjunctival molluscum contagiosum under HAART: report of a bilaterally manifesting case and literature review. *Graefes Arch Clin Exp Ophthalmol* 2004;**242**(11):951–5.
19. Moradi P, Bhogal M, Thaung C, et al. Epibulbar molluscum contagiosum lesions in multiple myeloma. *Cornea* 2011;**30**(8):910–11.
20. Ingraham HJ, Schoenleber DB. Epibulbar molluscum contagiosum. *Am J Ophthalmol* 1998;**125**(3):394–6.
21. Charles NC, Friedberg DN. Epibulbar molluscum contagiosum in acquired immune deficiency syndrome. Case report and review of the literature. *Ophthalmology* 1992;**99**(7):1123–6.
22. Schornack MM, Siemsen DW, Bradley EA. Ocular manifestations of molluscum contagiosum. *Clin Exp Optom* 2006;**89**(6):390–3.
23. Karadag AS, Karadag R, Bilgili SG. Giant molluscum contagiosum in an immunocompetent child. *J Pak Med Assoc* 2013;**63**(6):778–9.
24. Vardhan P, Goel S, Goyal G. Solitary giant molluscum contagiosum presenting as lid tumor in an immunocompetent child. *Indian J Ophthalmol* 2010;**58**(3):236–8.
25. Osadebe LU, Li Y, Damon IK. Ocular molluscum contagiosum atypical clinical presentation. *Pediatr Infect Dis J* 2014;**33**(6):668.
26. Nakamura J, Muraki Y, Yamada M, et al. Analysis of molluscum contagiosum virus genomes isolated in Japan. *J Med Virol* 1995;**46**(4):339–48.
27. Nguyen HP, Tyring SK. An update on the clinical management of cutaneous molluscum contagiosum. *Skin Therapy Lett* 2014;**19**(2):5–8.
28. Mowatt L. Ophthalmic manifestations of HIV in the highly active anti-

retroviral therapy era. *West Indian Med J* 2013;**62**(4):305–12.

29. Bravo IG, Félez-Sánchez M. Papillomaviruses: viral evolution, cancer and evolutionary medicine. *Evol Med Public Health* 2015;**2015**(1):32–51.

30. Halder S, Halder A. Verruca plana following eyebrow threading. *Indian J Dermatol Venereol Leprol* 2009;**75**(2):196–7.

31. Verma SB. Eyebrow threading: a popular hair-removal procedure and its seldom-discussed complications. *Clin Exp Dermatol* 2009;**34**(3):363–5.

32. Hu L, Qi R, Hong Y, et al. One stone, two birds: managing multiple common warts on hands and face by local hyperthermia. *Dermatol Ther* 2015;**28**(1):32–5.

33. Ma'luf RN. Treatment of recurrent eyelid margin verruca vulgaris with mitomycin C. *Ophthal Plast Reconstr Surg* 2010;**26**(3):214–15.

34. Lindsley K, Nichols JJ, Dickersin K. Interventions for acute internal hordeolum. *Cochrane Database Syst Rev* 2013;(4):CD007742.

35. Lee S, Yen MT. Management of preseptal and orbital cellulitis. *Saudi J Ophthalmol* 2011;**25**(1):21–9.

36. Block SL. Getting an eyeful of preseptal cellulitis. *Pediatr Ann* 2013;**42**(3):99–102.

37. Upendran MR, McLoone E. Delayed resolution of eyelid swelling in preseptal cellulitis in a child: beware of causing occlusion amblyopia. *BMJ Case Rep* 2013; doi: 10.1136/bcr-2013-008676.

38. Hartman-Adams H, Banvard C, Juckett G. Impetigo: diagnosis and treatment. *Am Fam Physician* 2014;**90**(4):229–35.

39. Durkin SR, Selva D, Huilgol SC, et al. Recurrent staphylococcal conjunctivitis associated with facial impetigo contagiosa. *Am J Ophthalmol* 2006;**141**(1):189–90.

40. Goel AK. Anthrax: A disease of biowarfare and public health importance. *World J Clin Cases* 2015;**3**(1):20–33.

41. Gelaw Y, Asaminew T. Periocular cutaneous anthrax in Jimma Zone, Southwest Ethiopia: a case series. *BMC Res Notes* 2013;**6**:313.

42. Tekin R, Ari S, Dal T, et al. Evaluation of cutaneous palpebral anthrax. *Cutan Ocul Toxicol* 2013;**32**(4):294–8.

43. Peterman TA, Su J, Bernstein KT, et al. Syphilis in the United States: on the rise? *Expert Rev Anti Infect Ther* 2015;**13**(2):161–8.

44. Cillino S, Di Pace F, Trizzino M. Chancre of the eyelid as manifestation of primary syphilis, and precocious chorioretinitis and uveitis in an HIV-infected patient: a case report. *BMC Infect Dis* 2012;**12**:226.

45. Sharma VK, Chander R, Kumar B. Condylomata lata of the eyelids. *Genitourin Med* 1989;**65**(2):124–5.

46. Tipple C, Taylor GP. Syphilis testing, typing, and treatment follow-up: a new era for an old disease. *Curr Opin Infect Dis* 2015;**28**(1):53–60.

47. Clement ME, Okeke NL, Hicks CB. Treatment of syphilis: a systematic review. *JAMA* 2014;**312**(18):1905–17.

48. Jagielski T, van Ingen J, Rastogi N, et al. Current methods in the molecular typing of *Mycobacterium tuberculosis* and other mycobacteria. *Biomed Res Int* 2014;**2014**:645802.

49. Mittal R, Tripathy D, Sharma S. Tuberculosis of eyelid presenting as a chalazion. *Ophthalmology* 2013;**120**(5):1103.e1–4.

50. Wyrwicka A, Minias R, Jurowski P. Cutaneous eyelid tuberculosis – a case report. *Klin Oczna* 2011;**113**(4–6):172–4.

51. Demirci GT, Altunay IK, Mertoğlu E. Parotid tuberculosis associated with cutaneous tuberculosis on a medial epicanthus. *Skinmed* 2012;**10**(5):319–21.

52. Raina UK, Jain S, Monga S. Tubercular preseptal cellulitis in children: a presenting feature of underlying systemic tuberculosis. *Ophthalmology* 2004;**111**(2):291–6.

53. Chen SH, Wang CH, Chen HC. Upper eyelid mycobacterial infection following Oriental blepharoplasty in a pulmonary tuberculosis patient. *Aesthetic Plast Surg* 2001;**25**(4):295–8.

54. Woo KI, Kim YD. Presumed localized tuberculous inflammation after periocular procedures. *Ophthal Plast Reconstr Surg* 2008;**24**(6):468–72.

55. Grzybowski A, Nita M, Virmond M, et al. Ocular leprosy. *Clin Dermatol* 2015;**33**(1):79–89.

56. Moorthy RS, Valluri S, Rao NA. Nontuberculous mycobacterial ocular and adnexal infections. *Surv Ophthalmol* 2012;**57**(3):202–35.

57. Brown-Elliott BA, Nash KA, Wallace RJ Jr. Antimicrobial susceptibility testing, drug resistance mechanisms, and therapy of infections with nontuberculous mycobacteria. *Clin Microbiol Rev* 2012;**25**(3):545–82.

58. Olender A, Matysik-Woźniak A, Rymgayłło-Jankowska B. The cause of *Actinomyces* canalictulis – a case study. *Ann Agric Environ Med* 2013;**20**(4):742–4.

59. Hay-Smith G, Rose G. Lacrimal gland ductulitis caused by probable *Actinomyces* infection. *Ophthalmology* 2012;**119**(1):193–6.

60. Lee YH, Kim WJ, Lee S. Caruncular abscess due to actinomycosis. *Korean J Ophthalmol* 2013;**27**(4):288–90.

61. Almaliotis D, Nakos E, Siempis T. A para-canalicular abscess resembling an inflamed chalazion. *Case Rep Ophthalmol Med* 2013;**2013**:61836.

62. Rodriguez RC, Cornock E, White VA. Eyelid blastomycosis in British Columbia. *Can J Ophthalmol* 2012;**47**(3):e1–2.

63. Altman JS, Tonelli DG, Bukhalo M. Red, scaly lesion on the upper eyelid. *Am Fam Physician* 2007;**76**(10):1533–4.

64. Rodenbiker HT, Ganley JP. Ocular coccidioidomycosis. *Surv Ophthalmol* 1980;**24**:263–90.

65. Irvine AR Jr. Coccidioidal granuloma of lid. *Trans Am Acad Ophthalmol Otolaryngol* 1968;**72**:751–4.

66. Stone JL, Kalina RE. Ocular coccidioidomycosis. *Am J Ophthalmol* 1993;**116**(2):249–50.

67. Negroni R. Cryptococcosis. *Clin Dermatol* 2012;**30**(6):599–609.

68. Coccia L, Calista D, Boschini A. Eyelid nodule: a sentinel lesion of disseminated cryptococcosis in a patient with acquired immunodeficiency syndrome. *Arch Ophthalmol* 1999;**117**(2):271–2.

69. Souza MB, Melo CS, Silva CS, et al. Palpebral cryptococcosis: case report. *Arq Bras Oftalmol* 2006;**69**(2):265–7.

70. Hube B, Hay R, Brasch J, et al. Dermatomycoses and inflammation: The adaptive balance between growth, damage, and survival. *J Mycol Med* 2015;**25**:e44–58.

71. Ostler HB, Okumoto M. Halde C: Dermatophytosis affecting the periorbital region. *Am J Ophthalmol* 1971;**72**:934–8.

72. Laniosz V, Wetter DA. What's new in the treatment and diagnosis of dermatophytosis? *Semin Cutan Med Surg* 2014;**33**(3):136–9.

73. Mahajan VK. Sporotrichosis: an overview and therapeutic options. *Dermatol Res Pract* 2014;**2014**:272376.

74. Freitas DF, Lima IA, Curi CL. Acute dacryocystitis: another clinical manifestation of sporotrichosis. *Mem Inst Oswaldo Cruz* 2014;**109**(2):262–4.

75. Di Carlo P, Pirrello R, Guadagnino G. Multimodal surgical and medical treatment for extensive rhinocerebral mucormycosis in an elderly diabetic patient: a case report and literature review. *Case Rep Med* 2014;**2014**:527062.

76. Hamdi T1, Karthikeyan V, Alangaden GJ. Mucormycosis in a renal transplant recipient: case report and comprehensive review of literature. *Int J Nephrol* 2014;**2014**:950643.

77. Kosik-Bogacka DI1, Łanocha N, Łanocha A. *Demodex* folliculorum and *Demodex* brevis in healthy and immunocompromised patients. *Ophthalmic Epidemiol* 2013;**20**(3):159–63.

78. Zhao YE, Wu LP, Hu L, et al. Association of blepharitis with *Demodex*: a meta-analysis. *Ophthalmic Epidemiol* 2012;**19**(2):95–102.

79. Liang L, Ding X, Tseng SC. High prevalence of *Demodex* brevis infestation in chalazia. *Am J Ophthalmol* 2014;**157**(2):342–348.e1.

80. Tighe S, Gao YY, Tseng SC. Terpinen-4-ol is the most active ingredient of tea tree oil to kill *Demodex* mites. *Transl Vis Sci Technol* 2013;**2**(7):2.

81. Salem DA, El-Shazly A, Nabih N, et al. I Evaluation of the efficacy of oral ivermectin in comparison with ivermectin-metronidazole combined therapy in the treatment of ocular and skin lesions of *Demodex* folliculorum. *J Infect Dis* 2013;**17**(5):e343–7.

82. Couch JM, Green WR, Hirst LW, et al. Diagnosing and treating phthiris pubis palpebrarum. *Surv Ophthalmol* 1982;**26**:219–25.

83. Ryan MF. Phthiriasis palpebrarum infection: a concern for child abuse. *J Emerg Med* 2014;**46**(6):e159–62.

84. Ashraf M, Waris A, Kumar A. A case of unilateral phthiriasis palpebrarum infestation involving the left eye. *BMJ Case Rep* 2014;**2014**: doi: 10.1136/bcr-2013-203307.

85. Ittyerah TP, Fernandez ST, Kutty KN. Marginal keratitis produced by Phthiris pubis. *Indian J Ophthalmol* 1976;**24**:21–2.

86. de Vries HJ, Reedijk SH, Schallig HD. Cutaneous leishmaniasis: recent developments in diagnosis and management. *Am J Clin Dermatol* 2015;**16**:99–109.

87. Raone B, Raboni R, Ismaili A. Erythematous nodule of the left eyebrow in a 14-year-old boy. *JAMA Dermatol* 2014;**150**(2):201–2.

88. Philips CA, Kalal CR, Kumar KN. Simultaneous occurrence of ocular, disseminated mucocutaneous, and multivisceral involvement of leishmaniasis. *Case Rep Infect Dis* 2014;**2014**:837625.

89. Durdu M1, Gökçe S, Bagirova M. Periocular involvement in cutaneous leishmaniasis. *J Eur Acad Dermatol Venereol* 2007;**21**(2):214–18.

90. Price KM, Murchison AP, Bernardino CR. Ophthalmomyiasis externa caused by *Dermatobia hominis* in Florida. *Br J Ophthalmol* 2007;**91**(5):695.

91. Wakamatsu TH, Pierre-Filho PT. Ophthalmomyiasis externa caused by *Dermatobia hominis*: a successful treatment with oral ivermectin. *Eye (Lond)* 2006;**20**(9):1088–90.

第 33 章

干眼

Kelley J.Bohm,Ali R. Djalilian,Stephen C. Pflugfelder,Christopher E. Starr

关键概念

- 干眼可由于泪液生成不足(包括 Sjögren 综合征、泪腺疾病、药物)或者是泪液蒸发过强(病因包括睑板腺脂质生成不足、眼球暴露、眼表疾病等)所致。

- 干眼的主观症状包括烧灼感、痒感、异物感、视力波动、干涩感等,但疾病的主观感觉程度与客观检查结果相关度很低。

- 干眼的经典临床检查包括泪膜破裂时间、泪液分泌试验、角膜知觉检查和眼表上皮活性染色。

- 新型检测手段能够测量泪液的渗透压、炎症标志物和脂质成分。影像学检查应用于干眼检查也有了一定的进展,可测量泪河高度(OCT)、眼表健康状态(活体共聚焦显微镜检查眼表上皮细胞和神经状况)以及泪膜的蒸发程度(非侵入性泪膜破裂时间检测)。

- 中到重度干眼需要以下一种或多种方式综合治疗,包括泪液的替代治疗、促进泪液分泌、抗炎、泪点封闭、接触镜、自体血清滴眼液或睑裂缝合。

- 对干眼的充分治疗必不可少,这不仅是为了减缓症状,同时也是为了最大限度地改善白内障和屈光手术患者的术前条件。

本章纲要

定义
泪腺功能单位的解剖和生理
病理生理学
病因分类

定义

干眼(dry eye disease,DED)是最常见的眼科疾病之一。根据 2007 年国际干眼工作组(dry eye Workshop,DEWS)的定义[1],干眼是涉及泪液和眼表的多因素疾病,能引起多种主观不适感、视觉障碍和泪膜不稳定,并且可能损害眼表健康。干眼常伴有泪膜渗透压的升高及眼表炎症。美国的流行病学研究表明,临床诊断为干眼的患者占人群的 0.4%~0.5%[2],妇女与老人的患病率更高[2,3]。还有数千万人可能因为仅有轻微的症状,或者仅偶而在不良外部环境条件,如湿度低、佩戴角膜接触镜等情况下才有明显症状而未能确诊。因此,干眼被视为一个重要的公共健康问题[4],会直接和间接显著增加社会经济消费[2,3]。

尽管有 2007 年 DEWS 和近期干眼调查研究的努力,许多临床医生对干眼的病理和临床表现仍有错误的理解。Bron 等在一篇综述中对此进行了总结,包括:①干眼与水液缺乏型干眼(aqueous-deficient dry eye,ADDE)亚型同义;②干眼是一种症状性疾病;③干眼不会带来严重的视觉影响;④客观体征和症状的多样性影响干眼的临床实践和研究;⑤干眼仅仅是机体老化表现的一部分[5]。这些观念均已在临床实践和研究中被推翻。因此,为摒弃错误观念,更好地促进干眼的治疗,本章将系统完整地阐述干眼的病因、症状表现及相应的治疗与管理。

泪腺功能单位的解剖和生理

泪腺功能单位(lacrimal functional unit,LFU)是一个完整的系统,包括眼表解剖结构(角膜、结膜、副泪腺和睑板腺)、主泪腺、使泪液均匀地涂布于眼表的瞬目机制以及联结它们的感觉和运动神经,这些组分共同而不可割裂地维持着眼表的正常[6]。根据上述模型,泪腺分泌泪液很大程度上是由眼表和鼻黏膜接受刺激后引起的无意识的反射活动[7]。始于角膜和结膜的感觉传入信号通过三叉神经传入到位于脑桥区域的高级唾液核中枢系统,之后从面部的副交感神经传出,经中间部神经到达翼腭神经节。节后副交感神经接受刺激传至泪腺和副泪腺、结膜杯状细胞、睑板腺,继而引起泪液的产生和分泌。另一条神经通路控制瞬目反射,从三叉神经传入,由第Ⅶ对脑神经的躯体神经传出。更高级的中枢位于脑干区域的神经核,富含大量交感神经(椎旁链),控制泪腺和眼表的上皮细胞和血管。整个功能单位对环境、内分泌及皮质层的变化做出应答,并且调控泪膜主要成分的变化。其主要功能是保证泪膜完整性、角膜透明性和视网膜成像的清晰性[6,8]。虽然睫毛不属于经典的"泪腺功能单位",但它仍是该系统不可或缺的一部分,可为眼睛提供一个阻挡灰尘和细菌的屏障,并能将气流从泪膜和眼表转移[9]。

传统认为,泪膜有三层主要结构,包括黏液层、水液层和脂质层[10],但是这个认识已被大幅度改进。现在认为,泪液 - 眼表结构由相对稳定的水凝胶构成,内含从眼表到脂质层浓度递减的黏蛋白。脂质层与其下的水液、黏蛋白成分相互作用,延缓泪液水分的蒸发,维持瞬目间期泪膜的稳定性[11,12]。正常泪膜生理的更多描述详见第三章。

病理生理学

维持健康、舒适的眼表状态需要泪膜的稳定和不断更新。干眼是一个多因素疾病,泪膜的量、成分、分布和 / 或其清除率的变化均可导致干眼的发生。已经证实,泪液的高渗透性和泪膜的不稳定性这两种机制存在相互促进的作用[1]。所有干眼的亚型都可以促进这些主要有害因素的发生。

泪液高渗性被视为引起干眼的眼表炎症、损伤、症状及启动各种代偿反应的核心机制。引起高渗的原因可能是泪液分泌过少、泪膜蒸发过强,或者二者共同作用。高渗的泪液会引起眼表上皮细胞发生炎症级联反应,进而释放一系列的炎症反应物[13]、细胞因子(如 IL-1α、IL-1β、TNF-α)和 MMPs[14],从而激活眼表更多的炎症细胞,进而损伤眼表上皮细胞[15]。这些炎症反应引起眼表上皮细胞和杯状细胞的凋亡[16],并能导致继发性泪腺功能障碍。泪膜不稳定也可增强泪液的高渗性或者导致泪液的高渗性(如睑板腺疾病中出现脂质层异常)。泪膜不稳定导致泪液的蒸发加快,进一步促进泪液高渗性的形成(图 33.1)[1]。

不管病因如何,炎症通常是导致持续性干眼的关键性因素[17]。慢性炎症可能导致泪腺功能障碍、角膜敏感性降低(由于支持眼表的感觉神经末梢长期受到炎症因子的作用[18])、基底神经丛的形态学改变[19]、

以及反射活动减弱(包括流泪反射和瞬目反射),其后果导致泪液蒸发和泪膜不稳定性增加。这些可能持续发生的相互作用,或许可以解释为何在不同潜在病因导致干眼病中均能发现相同的症状,同时也强调了多因素结合形成的恶性循环导致了复杂干眼这一观点[1]。

病因分类

一般根据病因将干眼分为两类:水液缺乏型干眼(aqueous tear-deficient dry eye,ADDE)和蒸发过强型干眼(evaporative dry eye,EDE)(图 33.2),在临床工作中,二者的界限并不分明,并且最终都是通过相同的路径导致泪液功能障碍,例如泪液高渗、炎症及泪膜的不稳定。

水液缺乏型干眼

水液缺乏型干眼(ADDE)分为两类:Sjögren 综合征型干眼(Sjögren syndrome dry eye,SSDE)和非 Sjögren 综合征型干眼(Non-Sjögren syndrome dry eye,NSSDE)。

Sjögren 综合征型干眼

Sjögren 综合征(SS)是一种外分泌腺如泪腺、唾液腺等被免疫系统当作靶器官攻击的疾病。这种常见的自体免疫系统疾病(仅位居于类风湿性关节炎之下)有明显的性别差异,女性患者占 95%。该病的发病年龄高峰在 40~50 岁之间。在 Sjögren 综合征中,泪腺和唾液腺的特异性炎症反应诱发上皮细胞表面抗原(如 Ro 和 La)的表达,触发了组织特异性 CD4 和 CD8 T 细胞的集聚[20]。泪腺逐渐被激活的 T 细胞浸润,最终导致腺泡和导管细胞死亡,造成泪腺和唾液腺分泌不足。这种分泌不足被潜在的由于炎症细胞因子或者循环抗体(如抗 M3 抗体)直接攻击腺体中的毒蕈碱性受体造成的可逆性神经内分泌障碍放大[21]。诊断 Sjögren 综合征(SS)的基本条件需要有关自身免疫导致干燥症状的客观证据(表 33.1),包括小唾液腺活组织检查得到的特征性损伤,或是针对某些抗原的特征性自身抗体,比如 SS-A 或者 SS-B。Sjögren 综合征分为两类[22],一类是原发性 Sjögren 综合征,是指没有与其他自体系统性疾病相关的症状;第二类继发性 Sjögren 综合征包括了原发性 SS 综合征的特点和其他自体免疫系统疾病如类风湿关节炎(最常见)、系统性红斑狼疮等的特点。

5

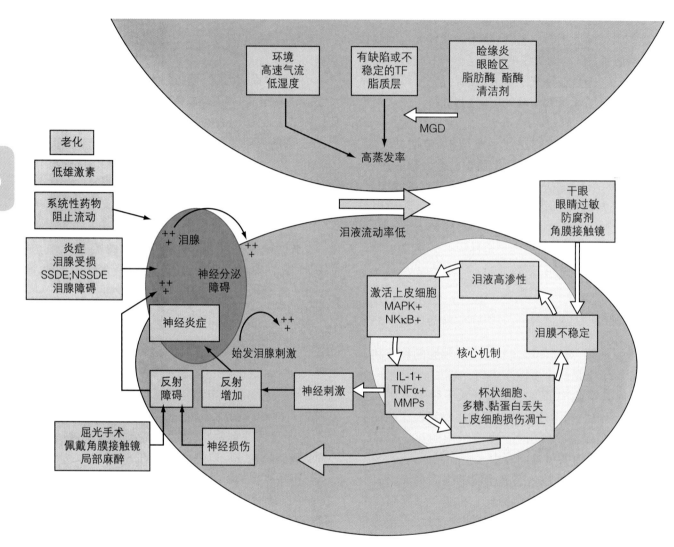

图33.1 干眼的发病机制。干眼发病的核心机制是泪液高渗性和泪膜不稳定。泪液高渗性的主要原因是泪液流动减少和／或泪液蒸发增强。泪液的高渗性诱发炎症级联反应，从而损伤眼表上皮细胞和神经末梢，最终导致泪膜不稳定。泪膜的不稳定加剧眼表泪液的高渗性，形成了恶性循环。其他病因也可引起泪膜不稳定，包括干眼、过敏性眼病、局部使用防腐剂和佩戴角膜接触镜。TF，泪膜；MGD，睑板腺功能障碍；CL，接触镜；SSDE，Sjögren 综合征型干眼；NSDE，非 Sjögren 综合征型干眼。（From Definition and Classification Subcommittee of the International dry eye Workshop. The definition and classification of dry eye disease. Ocul Surf 2007；5：75-92.）

5

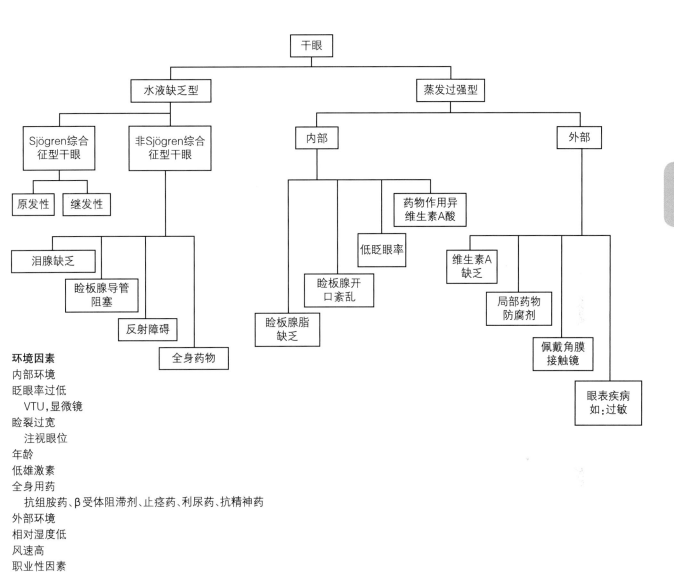

环境因素

内部环境

眨眼率过低

    VTU,显微镜

睑裂过宽

    注视眼位

年龄

低雄激素

全身用药

    抗组胺药、β受体阻滞剂、止痉药、利尿药、抗精神药

外部环境

相对湿度低

风速高

职业性因素

    自然环境

图 33.2 干眼的病因分类。图左下角列举了发生干眼病的环境危险因素。这张图将干眼的病因划分为泪液生成不足型或蒸发过强型。(上述定义和分类内容来自国际干眼小组(DEW 发表的干眼疾病的定义和分类,From Definition and Classification Subcommittee of the International dry eye Workshop. The definition and classification of dry eye disease. Ocul Surf 2007;5:75-92.)

表 33.1　Sjögren 综合征临床表现国际分类标准(修正)

Ⅰ. 眼睛症状: 以下问题中至少有一项符合:
1. 你有超过 3 个月以上的经常,持续性,影响正常生活的干眼症状吗?
2. 你经常感觉眼睛有沙子或砂砾吗?
3. 你每日使用泪液替代品超过 3 次吗?

Ⅱ. 口腔症状: 以下问题中至少有一项符合:
1. 你超过 3 个月感到每天口干吗?
2. 作为一名成年人,你有复发性或持续性的唾液腺肿胀吗?
3. 你吞咽干燥的食物时需要频繁喝水吗?

Ⅲ. 眼体征: 关于眼部的客观证据,至少符合以下两项诊断中的一项:
1. 无麻醉状态下进行 SchirmerⅠ测试(5 分钟≤5mm)
2. 孟加拉红染色或其他染料染色评分(≥4,根据 van Bijsterveld 评分标准)

Ⅳ.** 组织病理学: 从外观正常的黏膜组织中获取小唾液腺局部淋巴涎腺炎标本,由病理专家评估,评分≥1,即每 4mm² 腺组织有许多淋巴细胞灶(邻近正常黏膜腺泡组织并含有 50 个以上淋巴细胞)

Ⅴ. 唾液腺参与度: 唾液腺的客观证据,至少符合以下诊断中的一项:
1. 无刺激的总唾液量(15 分钟内≤1.5ml)
2. 腮腺造影术显示涎腺扩张(点状、空洞状或破坏状),没有主要导管阻塞的证据
3. 唾液腺扫描显示延迟摄取,浓度下降和 / 或追踪剂排出延迟

Ⅵ. 自身抗体: 血清中存在以下抗体:
1. 针对 Ro(SSA)、La(SSB)或二者的抗体

排除标准
1. 头颈部放射治疗史
2. 丙型肝炎感染
3. 获得性免疫缺陷综合征(acquired immunodeficiency disease,AIDS)
4. 已存在的淋巴瘤
5. 类肉瘤病
6. 移植物抗宿主病(GHVD)
7. 服用抗胆碱能类药物(时间短于药物半衰期的 4 倍)

** 在原发性 Sjögren 综合征诊断中一定符合Ⅳ或Ⅵ所述条件。

(Reprinted with permission from:Vitali C,Bombardieri S,Jonnson R,et al. Classification criteria for Sjögren syndrome:a revised version of the European criteria proposed by the American-European Consensus Group. Ann Rheum Dis 2002;1:554-8.)

导致腺泡发生自身免疫损伤的确切机制仍未完全了解,但危险因素包括:基因特征(不论是否与主要组织相容性(major histocompatibility complex,MHC)基因(HLA-DQ 基因、特别是 DQ1 和 DQ2)还是非 MHC 基因(载脂蛋白 -E、碳酸酐酶 -2)、雄激素水平(低水平的雄激素喜爱靶组织的炎症环境)、环境因素:包括泪腺受被污染的环境或病毒感染的生物趋向性(通过触发炎症状态(疱疹病毒、柯萨奇病毒)或者模拟 Sjögren 综合征的症状的病毒(HCV、HIV、HTLV-1)的慢性感染引发)[23~25]。

非 Sjögren 综合征干眼

非 Sjögren 综合征型干眼是由泪腺功能障碍引起的水液缺乏型干眼(ADDE)的一种,须排除全身自身免疫性疾病 Sjögren 综合征引起的干眼。其最常见的类型是与年龄相关性的干眼。有关非 Sjögren 综合征干眼的不同类型将在下面进行简短的描述:

原发性泪腺功能缺陷

年龄相关性干眼(age-related dry eye,ARDE):ARDE 是与年龄相关的原发性泪腺导管阻塞导致的泪腺功能障碍[26,27]。这些与年龄相关的导管异常状态包括炎症、导管周围纤维化、腺泡纤维化、导管周围血管缺失和腺泡细胞萎缩[26]。

其他会引发年龄相关性干眼的因素可能与性激素水平的改变有关,特别是生理性的雄激素下降和 /

或由于激素替代疗法(hormone replacement therapy, HRT)所引起的雌激素上升。在实验中,雄激素是维持泪腺[27]和睑板腺[28]正常功能状态所必需的。在临床上,使用雄激素受体阻断剂会加重干眼的症状。多项研究表明,鉴于雄激素有利于维持泪腺和睑板腺功能的正常[29],那么雌激素则可能加剧干眼的症状[29,30]。例如,绝经妇女中使用激素替代疗法(HRT)的比不使用此疗法的干眼发病率高[31]。

先天性泪液缺乏:泪腺缺如或发育不良,或者是刺激泪腺分泌的神经分布不正常是较为罕见的情况[32]。最常见的先天性泪液缺乏疾病是家族性自主神经异常或 Riley-Day 综合征,这是由于泪腺副交感神经分布异常所致。在 IκB 激酶相关蛋白上的常染色体隐性突变逐步引发颈交感神经异常和泪腺副交感神经的分布异常,并且通过影响小的有髓鞘(Aδ)和无髓鞘(C)三叉神经细胞减少眼表感觉神经分布[33]。拥有此基因突变的患者哭泣时仅能分泌较正常量少许多的眼泪,并且对刺激缺乏反射性的泪液分泌。但泪腺组织学结构没有异常。

继发性泪腺功能障碍

泪腺浸润:结节病(肉芽肿所致)[34]、淋巴瘤(淋巴细胞)[35]、血色沉着病和淀粉样变性[36]等浸润泪腺引起泪液分泌障碍。移植物抗宿主病(GVHD)也可引起干眼,有研究表明由于泪腺受损(ADDE)和睑板腺丢失(蒸发型干眼,稍后阐述)[37],GVHD 的患者会出现泪液缺乏的症状。患有全身病毒感染疾病的患者,包括 EBV[38]、HTLV-1 和 HIV-1[39],也可发展为干眼。在获得性免疫缺陷综合征(acquired immunodeficiency syndrome, AIDS)患者中干眼的发病率达到 20%[40],在泪腺细胞中只有 CD8 抑制 T 细胞浸润,不同于 SSDE 的 CD4 和 CD8 T 细胞同时浸润[41]。丙型肝炎的患者也能产生类似 Sjögren 综合征临床表现的自身免疫病[36]。因此认为,某些感染是诱发泪腺炎症并发展为 ADDE 的危险因素。

泪腺导管堵塞

任何形式的结膜瘢痕都可引起睑板腺和副泪腺的导管堵塞,进而导致 ADDE。在上述病变中,结膜瘢痕引起瘢痕性梗阻性睑板腺疾病并不少见。沙眼、黏膜类天疱疮、Stevens-Johnson 综合征、化学伤和热烧伤等会眼睑畸形的疾病可通过影响眼睑的对位和活动,导致泪膜涂布异常,从而容易引起暴露性角膜炎。

反射性分泌不足

感觉反射障碍

当我们睁开眼睛时,眼表暴露,会传出一个逐渐增强的反射性感觉信号。这个感觉信号的减弱可能从两个途径导致干眼的发生:第一是减少泪液分泌的感觉反射,第二是通过降低眨眼速率,从而增加泪液的蒸发。在以下几种情况中,感觉反射障碍起主要作用:

糖尿病:几个大样本的研究结果认为,糖尿病是干眼发生的一个危险因素。随后的报道指出,血糖控制差(基于 HbA1C)与频繁滴眼二者之间存在相关性[42]。Goebbels[43]发现胰岛素依赖型糖尿病患者的反射性泪液分泌减少(Schirmer 测试),但是在泪膜破裂时间和基础泪液分泌量方面没有差别。这可能是由于糖尿病患者中泪腺感觉和自主神经的改变和/或微血管的改变而导致[42]。

神经营养性角膜炎:作为带状疱疹眼炎的组成部分,由于三叉神经切断、注射或者受压,或者由于中毒引起的大量感觉神经失去支配,可以引起神经营养性角膜炎。这种情况是以无痛或溃疡性角膜炎[44]以及干眼为特点,比如泪膜不稳定、弥漫性点状角膜炎、杯状细胞丢失。此外,在去感觉神经支配后,眼表很可能会失去营养供应(缺乏 P 物质,神经生长因子)[45,46]。神经营养性疾病通常在以下情况导致干眼:激光屈光手术(LASIK、PRK)后,白内障手术中使用角膜缘松解术(limbal relaxing incisions, LRI)后[47],三叉神经孤立或者部分先天性缺失导致的先天性角膜麻痹。滥用可卡因[48]、甲基苯丙胺[49]等药物也可降低角膜的敏感性,增加角膜溃疡和神经营养性角膜炎的发病风险。

反射性障碍

全身药物的使用,特别是那些具有抗胆碱能功效的药物,与干眼有相关性已被多项研究发现,这可能是因为药物引起泪腺分泌的减少有关。相关药物包括抗组胺药、β 受体阻滞剂、解痉药和利尿剂,还有一些尚待确定的药物,例如三环抗抑郁药和选择性 5-羟色胺再摄取抑制剂[50]。

蒸发型干眼

眼表蒸发过强被认为是由内因(影响眼睑结构或运动的疾病)和外因(眼表暴露的外因)共同造成的。这两种类别的界限难以区分。

内因

睑板腺功能障碍

睑板腺功能障碍(meibomian gland dysfunction, MGD)是由于睑板腺堵塞后,泪膜中保护性脂质的排出量减少,引起泪膜不稳定、蒸发增强以及眼表改变[51]。这是蒸发型干眼最常见的原因[52,53],在各类干眼中占86%[54]。更多睑板腺功能障碍相关细节请见第31章。

泪膜暴露增加

眼表暴露而导致蒸发增强的情况发生在狭颅症、内分泌疾病(如甲状腺疾病)和其他形式的眼球突出中。65%~85%的甲状腺相关眼病患者患有干眼[55,56],这可能是由于暴露性增加和/或可能的泪腺受损(由于泪腺中TSH受体的表达)[57]。兔眼(眼睑闭合不全),尤其是夜间发生的兔眼,也是一个常见的泪液蒸发过强导致干眼的原因。

瞬目次数的减少可导致眼表眨眼间隔时间延长,引起更多的水分蒸发,继而引发眼表干涩[58,59]。这可能是锥体外系疾病的一类特征,如帕金森综合征[60,61]。或者是某些需要长时间集中精力的活动引发的生理现象,比如长时间注视电视屏幕[59]、显微镜、电脑[62,63]等。尤其是长时间注视电脑,即使看与纸上相同的内容,对干眼症状也有显著的影响[64,65]。因此,提出"视频终端综合征"(computer vision syndrome)这个术语用于表达与长时间使用电脑而引起的干眼症状相关的视觉疲劳综合征[66]。

外因

眼表疾病

暴露性眼表疾病可导致眼表湿润程度受影响、泪膜早期破裂、泪液渗透压升高和眼干。这些症状都可能发生于慢性眼表疾病,如过敏性结膜炎,或营养性疾病如缺乏维生素A,与黏蛋白的破坏有关[67,68]。局部滴眼液的使用也可以导致眼表毒性和继发的泪膜破坏。滴眼液中最常见的致病原因是苯扎氯铵(benzalkonium chloride,BAC or BAK),可以造成眼表上皮细胞的损伤和点状上皮性角膜炎,从而引发眼表湿润异常[1]。在一些青光眼的患者中,长期使用含有苯扎氯铵的滴眼液是引起干眼症状的一个重要原因[69]。

佩戴接触镜

不能耐受佩戴接触镜的主要原因一般是佩戴不舒适和干涩[1]。在一项接触镜使用者(91%水凝胶镜片和9%透气性镜片)的交叉调查中,发现几项与干眼的发生有关的因素。接触镜表面泪膜变薄时间是其中最主要的因素,其次是接触镜的含水量和镜片的折射率[70]。此外,在干眼患者中,接触镜表面的脂质层更薄,这与接触镜表面的泪膜变薄时间相关。脂质层的相关变化更可能导致泪膜脂质层的破坏,而并非是睑板腺油脂的丢失。变薄的脂质层与接触镜的低湿润能力很好地解释了佩戴接触镜时泪液蒸发量高的现象。

干眼的诊断

做出干眼准确的临床诊断并不总是一件容易的事情,因为干眼的症状和体征的相关性很低。传统上将调查问卷、诊断试验和裂隙灯检查结合起来,用于评估症状和临床体征[71]。病史和临床检查的结合是必不可少的,因为有些患者可能症状显著,但是缺乏体征,而有些患者有明显的临床体征发现,但是只有轻微的症状[3,17,72]。这一定程度上可能是由于症状的主观性,以及早期患者中的神经高敏感性和角膜对比感觉过敏,和一些严重慢性疾病导致的感觉缺失所致[4,73,74]。

病史

干眼的主观症状往往是发现疾病的第一线索。相关症状包括:异物感、烧灼感、刺激感、眼痒、干涩、疼痛、眼皮沉重感、结膜充血、畏光和眼表疲劳感。视野模糊和/或视力波动也是干眼的主要特点,也可能伴随有其他视力障碍,如对比敏感度下降、前向散射和眩光的增加[75]。这些视力问题经常被误认为是其他疾病造成的(例如屈光不正),但它们会严重影响生活质量。

干眼患者存在共同的症状,在某些活动或环境下,症状常常加重。例如,需要长时间运用眼睛的活动,包括阅读、看电视或者使用电脑都可通过降低瞬目频率[62,63]、诱发瞬目不完全[76]、泪液蒸发增强促进眼表干燥,引起干眼症状。这些干眼症状常伴随着与疲劳相关的症状,比如眼睛疼痛、复视、颈部酸痛等这些被认为视频终端综合征的症状[66]。在这些活动中,很可能由于角膜暴露性的增加,常被抱怨出现视力波动症状。对空调、吸烟环境、湿度低的飞机舱内的不适感也是帮助发现干眼的线索之一。患有ADDE的患者的病情随着时间的增长而加重,而睑板腺功能障碍占主导的患者会在早上症状较重。同样地,人工泪液治疗有效也可用于干眼的诊断。

不管是诊断干眼还是对后期疗效的追踪,使用一个有效的问卷调查是有帮助的[11,71]。许多问卷调查包括眼表疾病指数(ocular surface disease index,OSDI)[77]、干眼的症状评估问卷(symptom assessment in dry eye,SANDE)[78]和干眼患者标准评估问卷(standard patient evaluation of eye dryness,SPEED)[79],都有助于评估干眼各方面的症状,包括严重性、对日常活动和生活质量的影响等[71]。然而,因为很多研究表明干眼的主观症状和客观体征只有很低的相关性[72],这些调查结果需要配合诊断试验和裂隙灯的检查才能更好地诊断干眼。

除了患者眼部症状的描述外,既往完整的眼表病史和用药史以及用药清单,对于确定危险因素和用药都是非常重要的。诊断时应问及患者是否使用过非处方人工泪液,因为很多患者会忘记将它记录在用药清单上。最后,一个完整的系统回顾有助于鉴别一些与干眼相关的系统性疾病的症状和体征,比如口干(口腔干燥)和牙齿疾患通常与 Sjögren 综合征有关。

体格检查

在了解完整的病史后,一个认真细致的检查对确定干眼的诊断以及明确最可能的病因非常重要。检查首先应该明确面部和眼睑是否有酒糟鼻和眼睑松弛的迹象。在采集病史的时候应该注意观察患者的眨眼情况和眼睑的位置,防止患者有意识地去改变行为。特征点:①眨眼频率(常规平均约每四秒一次);②眨眼间隔时间的变化;③睑裂的大小;以及④眼睑闭合的状况。眼睑位置的异常会影响泪液的涂布和变化,因此应该注意以下位置异常的情况:①睑内翻;②睑外翻;③泪点外翻;④瘢痕性位置异常;⑤眼睑皮肤松弛;⑥暂时性的上眼睑肿胀(提示泪腺的扩大)和⑦眼睑退缩伴或不伴随眼球突出。

裂隙灯检查需要评估以下组织解剖结构及其变化:①眼睑边缘:充血、毛细血管扩张、眼睑增厚、瘢痕形成、角化、溃疡、泪液碎屑、睑板腺开口异常,包括化生和睑板腺分泌物的特点;②睫毛:倒睫、位置异常、结痂、领、鞘螨虫感染(蠕形螨)和葡萄球菌性眼睑炎;③结膜:充血、水肿、角质化、乳突/滤泡反应、结膜斑、平行于睑缘的结膜皱褶(结膜松弛)、上方角膜缘角结膜炎(superior limbic keratoconjunctivitis,SLK);④角膜:浸润、瘢痕、角膜点染或溃疡、血管化、血管翳、结节、丝状物和翼状胬肉。此外,对泪液需要进行黏液和细胞碎片的分析。在许多轻到中度的患者当中,裂隙灯检查不能反映出症状,此时需要对患者进行更客观的检查。值得注意的是,一种称之为"非显性阻塞睑板腺功能障碍"的常见 MGD 可能因为裂隙灯检查经意或不经意的发现得到诊断[80]。

诊断试验

干眼的诊断试验针对四个基本问题进行评估:泪膜稳定性、眼表健康、泪膜成分和泪液动力学。(表 33.2)

表 33.2　干眼患者常用诊断试验推荐顺序

1. 含有少量无防腐剂生理盐水的荧光素条检测:
   a. 检测泪膜破裂时间
   b. 查看眼表染色情况
2. 含少量无防腐剂生理盐水的丽思胺绿条检测:
   a. 查看结膜染色情况
3. 把结膜囊内多余的眼泪吸干
4. 将 Schirmer 试纸条放置于双眼(非麻醉):5 分钟后测量湿润程度
5. 检测角膜知觉

泪膜的稳定性

不管是在何种类型的干眼患者中,泪膜的稳定性都有所降低。通常用泪膜破裂时间(tear break-up time,TBUT)来评估泪膜的稳定性。完成裂隙灯检查后,常使用荧光素染色来测量最后一次眨眼到泪膜出现破裂(随机分布的干点或孔)的时间[13,71]。检查时要注意避免使用防腐剂(例如 BAC)和/或盐水,因为这些都可以人为地加快泪膜破裂时间。在不同类型的干眼疾病中,干燥性角结膜炎(keratoconjunctivitis sicca,KCS)、黏蛋白缺乏和睑板腺疾病[71]患者的荧光素泪膜破裂时间特别短。在正常人群中泪膜破裂时间有较大的差异,在筛查患者时,荧光素和非侵入性检查泪膜破裂时间小于 10 秒是泪膜不稳定特异性的证据。不过,泪膜破裂时间低于 5 秒的标准也被推荐[71]。

泪膜稳定性的检测也可以选择非侵入性方法,不使用任何染料,通过非侵入性泪膜破裂时间(Noninvasive break-up time test,NIBUT)来测量[71]。这个试验包括在泪膜的凸面上选定一个目标位点,记录从一次眨眼到目标点处破裂的时间。NIBUT 可以通过定制的设备测量,例如 Tearscope Plus(Keeler Instruments Inc,Broomall,PA,USA)或者角膜散光计设备,如 Oculus Keratograph(Oculus Optikgerate GmbH,

Wetzlar，Germany）和 Tomey TMS-1 videokeratoscopy instrument（Tomey，Cambridge，MA，USA）。

染料染色诊断：眼表健康

眼表损伤通常通过使用一种或多种染料着色来评估，染料包括荧光素、孟加拉红或者丽思胺绿。荧光素是近年来眼科最常使用的着色剂。当眼表上皮细胞间连接变松或脱落时，染色剂很快扩散到细胞间，因而能在钴蓝光灯下看见着色，这表明上皮细胞的渗透性增加[71]。当移去黏液层后，它也可渗入到角膜上皮细胞中。相比结膜，荧光素通常对角膜的染色效果更好。临床上，最好的方法是将一滴生理盐水滴在荧光素条的末端上，让它流向尖端，这样使荧光素更好地集中。滴液轻轻地涂布在下睑缘的下睑结膜上。患者需要多眨几次眼睛使着色剂分散。着色点的总数可以通过视觉评分量表划分等级；通过黄色强度滤波器可以加强角膜着色的亮度。（图 33.3）

相比荧光素染色，孟加拉红染色较少见，但它的实用性在于它对结膜着染的高敏感性。孟加拉红同样使用染料浸渍纸片（也按同样的配比，用 1% 溶液调配），并透过无赤光观察使得着色增强。然而，它与荧光素染色剂不相容，并且常引发眼部刺激和反射性流泪。孟加拉红可以着染衰弱的上皮细胞，也可以着染失去黏蛋白保护层的上皮细胞。对干眼的判断基于两个因素：强度和位置。一般，在水液缺乏型干眼中孟加拉红染色位置通常在睑裂区结膜出现两个三角形的形状，且底边朝向角膜缘[71]。球结膜通常比角膜染色更为明显，但是在严重干眼的病例中，整个角膜都可以被孟加拉红染色。

孟加拉红着染上皮细胞的程度与泪液缺乏的程度、泪膜稳定性（通过 TBUT 测量）和结膜杯状细胞和非杯状上皮细胞分泌的黏液量减少程度相关[71]。在一项由 Pflugfelder 等人实施的研究中[81]，实验组 Sjögren 泪液缺乏患者孟加拉红染色程度明显比对照组非 Sjögren 泪液缺乏和睑板腺功能障碍（MGD）患者更强。丽思胺绿在染色特点上与孟加拉红相同，但在局部使用后，丽思胺绿的刺激性更小（图 33.4）[71]。多项研究表明丽思胺绿的着染模式与孟加拉红一致，因此，现在常作为一种替代选择使用。

总而言之，活性染料对于评估眼表健康程度来说是非常有帮助的诊断工具之一。它同时可被用来评估疾病严重程度和治疗效果。另一个有关活性染料

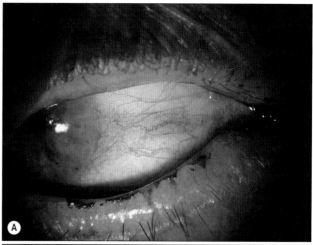

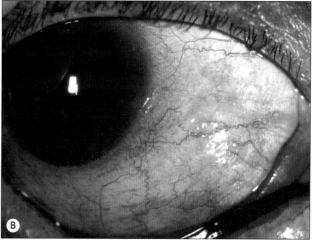

图 33.4　中度和重度干眼患者丽思胺绿染色，结膜染色比角膜更明显

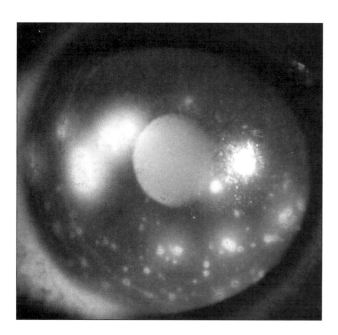

图 33.3　Sjögren 综合征泪液缺乏患者的角膜荧光素染色结果。可见角膜点状和斑块状着色，且下方角膜着色更为严重

的使用是确认染色严重的患者(图 33.4)是否有危害视力的角膜并发症,及对其是否患有如 Sjögren 综合征的情况保持警惕。对于怀疑有眼表疾病的患者,在使用任何滴眼液或活性染料前,我们推荐先使用裂隙灯检查泪膜、眼睑、结膜和角膜状况。

角膜知觉

角膜知觉下降既可以是引发干眼的病因,也可以是干眼带来的结果。感觉神经失支配可以通过以下几个机制引发干眼:①促进泪液分泌的感觉传入信号减少;②瞬目次数减少(导致眼表干燥)和③通过三叉神经的营养供应减少从而改变眼表上皮细胞的生长和分化。相反地,也有证据表明角膜知觉下降继发于患者长时间的干眼之后。这很可能反映眼表泪腺功能单位的整体功能的障碍和继发性神经敏感性的下降。

测量角膜敏感性最简单的方法是用棉签的棉丝轻轻地接触角膜和结膜表面,同时评估患者的反应程度。而触觉测量计是评估角膜敏感性的一种更精确有效的方法。Macri 和 Pflugfelder[82] 编写了 Cochet-Bonnet 角膜知觉计(Luneau Technology,Pont-de-l'Arche,France)使用指南,将内含垂直单根纤维(有效长度从 0~6cm)的计量计接触角膜,并记录角膜在每个长度的单纤维接触后的感觉反应。若测量结果小于 4.5cm,则认为角膜敏感性下降。

泪膜成分

渗透压

美国国立眼科研究所(National Eye Institute)委员会推荐将泪膜渗透压升高被作为定义干眼的客观证据之一[82,83]。在过去的三十年里,许多出版物肯定了检测泪液渗透压的价值[85-87]。一个涉及 17 项已发表研究的 Mata 分析中提供了一个经过充分验证的用于诊断干眼的泪液渗透压域值 316mmol/L[83]。基于这个数值,诊断干眼的准确率高达 89%,其准确率高于任何一种诊断干眼的单一试验,可与综合试验相媲美。因为泪腺疾病和/或泪膜蒸发增强(蒸发型干眼)都可以导致眼表暴露、眨眼异常或者 MGD[71],泪膜渗透压的提高可能继发于泪液分泌的下降。有关泪膜渗透压的详情见泪膜评估(参见第 8 章)。

美国 FDA 新批准的 Tearlab 渗透压检测系统(Tearlab Corporation,San Diego,CA,USA)使用芯片技术能够即时测量泪液渗透压。此设备用于诊断严重干眼的敏感性达 87%~95%,特异性达 81%~88%[88,89],

并且它的变异性[90]比一般诊断干眼的标记物(TBUT、Schirmer、染色)低。在临床上,双眼都需要测量,任何一只眼的泪膜渗透压等于或高于 308mOsm/L 都表明患有干眼。此外,双眼泪膜渗透压差异大于 8mOsm/L 认为是泪膜不稳定的表现,因此也是诊断干眼的证据之一。尽管它在诊断干眼和评估严重程度有一定程度上的帮助[89,91],但是它并不能用于区别 ADDE 和 EDE。本章中介绍的其他诊断技术可以联合泪液渗透压的检测,共同鉴别 ADDE 和 EDE。

泪液蛋白质测定

蛋白质和多肽在眼表疾病中有着重要的作用。溶菌酶在泪液总蛋白中占 20%~40%,并且会随着年龄的增长[92]和干眼的发生[93]减少。在干眼诊断试验中,泪液溶菌酶浓度检测被证明比泪液分泌试验和孟加拉红染色试验具有更高的敏感性,其敏感性和特异性均高于 95%[94],但它的主要缺点在于缺乏特异性。泪膜溶菌酶的水平下降也出现在单纯疱疹病毒(herpes simplex virus,HSV)性角膜炎、细菌性结膜炎、烟雾刺激和营养不良性眼病中[95]。

乳铁蛋白是另一种由泪腺分泌的蛋白质,具有重要的抑菌作用,被用作是评估泪腺功能的相关指标。由 TearScan(Advanced Tear Diagnostics,Birmingham,AL,USA)通过即时微量法测量眼泪中乳铁蛋白浓度,或使用 LactoCard(Touch Scientific,Inc.,Raleigh N.C.,USA),一种商业化的比色固相 ELISA 技术,对重度干眼的诊断,与基于症状、裂隙灯检查、泪液分泌试验、孟加拉红染色和 TBUT 的临床诊断具有很好的一致性[96]。TearScan 微量测量计也用于测量泪液中另一个与过敏性结膜炎相关的特异性炎症指标 IgE 的水平[97]。因为过敏性疾病的症状和体征常与干眼相似[98],所以直接测定泪液中 IgE 的水平有助于鉴别这两种疾病。相似地,若一位泪液渗透压正常的患者有眼睛干涩和瘙痒的症状,也建议进行过敏性结膜炎的诊断。最后,Inflammadry(Rapid Pathogen Screening,Inc,Sarasota,FL,USA)是另一种即时泪液分析试验,用于检查泪液中异常增高的金属基质蛋白酶(matrix metalloproteinase 9,MMP-9)水平。MMP-9 是眼表疾病中产生的一种炎症标志物,它的存在提示着干眼的存在[99],也有可能是机体经历抗炎治疗后作出的应答[100]。

泪液流动与清除

泪液分泌试验

泪液分泌试验是最常见的测定泪液分泌量的方

法。一般地,Schirmer Ⅰ试验在不使用局部麻醉剂的情况下测定反射性流泪量。将Schirmer试纸条放置在下眼睑外侧1/3处,5分钟后测量带上的湿润距离即反映泪液分泌的量。利用5分钟后湿润距离在5.5mm内来能诊断干眼的准确度达83%[81]。湿润距离为6~10mm的可疑干眼,大于10mm则为正常。SchirmerⅡ试验则是在刺激鼻后,将Schirmer试纸条放置在麻醉后的眼睛上,这对于鉴定Sjögren综合征非常具有诊断价值,因为相较于非Sjögren综合征,在经过鼻刺激后,Sjögren综合征患者能分泌更多的泪液。

Jones[101]推荐局部麻醉后使用泪液分泌试验测量基础泪液分泌,而非反射性流泪。一般地,以麻醉后使用Schirmer测量带测得的湿润距离3~5mm为界限。对于那些患有重度干眼的患者,比如患有Sjögren综合征的患者,Schirmer Ⅰ试验(无麻醉)更倾向于测量患者泪腺的储备功能。

泪液分泌试验因它的高变异性和低重复性受到争议[71]。前后不一的结果可能是由于不标准的反射引出和干眼病因的多样化(相比MGD患者和健康者,ADDE患者泪液分泌试验结果非常低[82])。作为Schirmer Ⅰ试验的一种替代选择,酚红棉线试验(Phenol Red-impregnated Thread test,PRT,Zone-Quick PRT,FCI Ophthalmics,Pembroke,MA,USA)是另一种评估泪腺分泌功能和基础眼泪分泌量的方法,敏感度为56%,特异度为69%[102]。PRT可以测量基础泪液分泌量,但是它并没有像Schirmer测试被广泛使用,因此,难以获得大量临床数据。

尽管泪液分泌试验的变异性和低敏感度,它依然是临床上测量泪液分泌的一个简单且经济的方法,尤其在诊断有泪液缺乏的严重干眼患者上有较高的价值。

泪液清除延迟

泪液清除延迟被认为是KCS发病机制中的一个驱动因素。泪液的循环在清除炎症细胞因子和补充生长因子上有着重要的作用。延迟清除将引起泪液中细胞因子浓度的上升,继而可能导致慢性炎症[103]。

荧光素清除测试(fluorescein clearance test,FCT)客观地测量眼表泪液的清除速率。测试中,将标准量化的荧光素放置在结膜囊内,泪液的循环速率取决于在特定时间点泪液中荧光素的残留量。残余荧光素量的检测,可以通过Schirmer试纸条收集被荧光素着染的泪液,也可以使用荧光素分光光度计更准确地测量。

有报道认为FCT结果与患有严重角膜上皮病变和眼睑疾病的ADDE和MGD患者的关联性比泪液分泌试验更好[82,103]。但是,考虑到时间和经济因素,FCT并不适用于日常诊断,它主要限于学术研究中使用。

评估泪膜的其他非侵入性方法

多种诊断技术被应用于评估泪膜和诊断干眼,但是它们大多数是侵袭性的,并且可能在不经意间改变了准备测量的参数。非侵入性或微创性试验[104]或许可以克服这个问题,并且可以提供大量可重复的客观数据。

泪河高度(泪河测试仪):泪河高度可以用来评估总的泪液量[105],可通过使用裂隙灯光束的宽度直接测量泪河高度,或者使用更复杂的技术测量,比如反射性泪河高度测试仪或眼前节高分辨光学断层相干扫描仪(ocular coherence tomography,OCT)[106]。用裂隙灯图像结果评估泪河高度也被证明是有效的测量方法[107]。泪河曲率半径低于0.25mm表明存在干眼情况。

泪膜脂质层的干涉量度法对于观察和评估干眼也十分有用。它能通过非侵入性的方法来评估泪膜脂质层,也能在可观察的干扰色基础上评估它的厚度[108]。Lipiview干涉测量仪(TearScience,Morrisville,NC,USA)、Tearscope Plus(Keeler Instruments Inc,Broomall,PA,USA)和Kowa DR-1(Kowa Co,Tokyo,Japan)常用于此项测试。

睑板腺可视化可通过睑板腺成像仪来完成,这是一种透光技术,通过使用红外线滤光器和成像系统(例如Topcon BG-4M非接触式睑板腺成像仪系统(Topcon Medical Systems Inc.,Oakland,NJ,USA))或者反射和透过光源提供高清睑板腺图像(LipiViewⅡ,TearScience,Morrisville,NC,USA),以便清晰地观察上下眼睑的睑板腺结构的健康情况[109,110]。利用睑板腺成像仪成功地在佩戴接触镜的患者中观察到睑板腺的缩短和萎缩,在过敏性结膜炎的患者中观察到腺导管的扭曲,并且在确诊为MGD的患者中观察到集中的腺体萎缩、缩短、扭曲和扩张[110]。临床共聚焦显微镜技术可在细胞水平上观察睑板腺,从而评估形态学变化、腺体的密度和直径,这些变化都与确诊为MGD患者的眼表和泪液功能表现有关[111]。

从2013~2014年ASCRS临床调查的数据上来看,几乎100%的临床医生继续使用眼表着色、泪液分泌试验和 TBUT 来诊断干眼,同期只有 13% 的临床医生使用新的即时诊断方法[112]。直到现在,也没有一项单一的检查同时具有高敏感度和高特异度来筛查出所有的干眼患者,也不能代替目前基于判别函数分析的一系列试验,包括对泪液循环、蒸发和渗透压的测量[113]。可能最好地诊断干眼的策略是基于体格检查上。

系统检查

一旦怀疑患者患有 Sjögren 综合征,则需要进行彻底地全身检查,包括以下一项或多项血液检查:血液中抗 SS-A、抗 SS-B、类风湿因子、ANA、ESR(沉降速率)和 C 反应蛋白水平检测。新的便捷测试,"Sjö"(Nicox Inc.、Fort Worth,TX,USA),用于检验指尖血液样本中的一组保守特有的自身免疫标志物(SS-A、SS-B、ANA、RF、唾液蛋白 -1、碳酸酐酶 -6 和腮腺分泌蛋白)含量。通过这项在眼科治疗室内即可完成的操作,可以更早地对 Sjögren 综合征进行初次诊断,而不需要转诊。一旦确诊,最好交由风湿免疫专家进行后续检查和系统治疗。另一个在眼科治疗室即可进行的检查是皮肤过敏原试验(Doctor Allergy Formula,Norcross,GA,USA),可以检测 58 种特有的区域性过敏。15 分钟内即可得知结果,节省了将患者转诊到过敏症专科医生的时间,并且有利于早期过敏原的预防和治疗。

干眼的治疗

干眼治疗的主要目标在于提高患者眼部的舒适程度和生活质量,并且恢复眼表和泪膜的正常生理稳态。对病因的准确诊断,能为治疗提供基础。

泪液的补充:润滑剂

各种类型的润滑剂,如人工泪液、油剂和凝胶等,不管是单独治疗(在轻到中度干眼中)或者是综合治疗(中到重度干眼中)[114],都是对各阶段干眼的主要治疗方法。许多泪液替代物起着润滑的作用,还有一些则可以补充泪液缺乏的成分、稀释炎症反应物、降低泪液渗透压[114,115]和抵抗泪液渗透压[115]。

高渗透压(如由于蒸发型干眼)可导致上皮细胞缺水,激活代偿机制而引起维持细胞内体积稳定的电解质浓度上升。紧接着,持续增高的电解质浓度激活细胞内压力信号通路,进而损伤细胞[115,116]。眼表

润滑剂通过提供电解质和低渗环境来与这些问题相互抵抗。人工泪液中相容性溶质(非离子型小分子(如甘油)可用来增加细胞内渗透性,而不破坏细胞内正常新陈代谢)可以抵抗渗透压,为细胞提供更好的保护[115]。含有相容性溶质(甘油、聚乙烯、透明质酸钠)的产品包括:Oasis Tears(Oasis Medical,Glendora,CA,USA)、Refresh Optive(Allergan,Irvine,CA,USA)、Systane Lubricant eye Drops(Alcon,Fort Worth,TX,USA)和 Blink Tears(Abbott Medical Optics,Abbott Park,Illinois,USA)。

不同人工泪液的胶体渗透压也不同。胶体渗透压通过影响眼表上皮细胞的水分传输及可能减少受损上皮细胞的肿胀起作用[115]。大分子复合物也作为黏度剂,增加停留时间,减缓眼表清除率,并且通过覆盖、保护或者恢复具有保护功能的减阻黏蛋白保护眼表上皮细胞[117]。然而,高黏性的黏度剂容易造成视力模糊。因此,其通常用来控制严重干眼患者的临床症状[114]。

含有脂类成分的人工泪液如 Refresh Optive Advanced(Allergan,Irvine,CA,USA)、含矿物油的 Soothe XP(Bausch and Lomb,Rochester,NY,USA)和 Systane Balance(Alcon,Fort Worth,TX,USA)试图通过恢复泪膜中的脂质层来减少泪液的蒸发[115],这对 MGD 患者可能更加有效[115]。其他添加剂(如 HP-guar,in Systane)则被认为是模拟黏蛋白层,通过形成生物黏附凝胶保护眼表。

因为使用大容量产品有污染的可能性,因此大多滴眼液都含有防腐剂或采用一些机制(清洁剂或氧化剂)[114]以减少污染,防止微生物生长和延长保质期[115]。含防腐剂的人工泪液一天应用不超过 4~6 次一般均可很好的耐受(也需要考虑到其他眼科用药(如青光眼类用药)中的防腐剂),而轻度干眼患者可以很好地相容。若需高频率使用时,应首选不含防腐剂的人工泪液[115]。

眼用膏剂和凝胶也用来治疗干眼。典型的膏剂含有矿物油和凡士林的混合物,一些含有羊毛脂,可引起眼部刺激并减缓角膜损伤的修复[115]。一般来讲膏剂不会有细菌生长,因此不需要添加防腐剂。眼用凝胶和膏剂具有高黏性,所以相比液体具有更长的保持时间。这类药在夜间使用特别有效,当水分降低时,可保护由于眼睑闭合异常引起暴露增加患者的眼表健康[115]。

在严重干眼的病例中,一些患者频繁使用人工泪液,反而增加了眼睛的负担。在这些患者中,将

缓释羟丙基纤维素(LACRISERT;Bausch and Lomb,Rochester,NY,USA)放入结膜下穹隆中,24 小时逐渐溶解,可维持一天并提高生活质量[118]。

泪液的保存

泪小点栓塞

在水液缺乏型干眼患者中,泪小点栓塞是保存患者泪液的一种有效且实用的方法[115]。泪小点和泪小管栓子是短期、可逆的阻塞方法,而使用电凝和激光则造成永久的泪道阻塞。氩激光术可以根据患者的泪液功能,准确地达到所期望的泪道狭窄水平。然而,目前大量可选择的可逆性材料减少了封闭手术的需要[119]。泪小点栓可分为两种主要类型:可吸收型和不可吸收型。可吸收性栓子材料主要有胶原和聚合物,维持时间不定(3天到6个月)。不可吸收"永久性"栓子材料由硅胶或亲水性丙烯酸酯制成,其头部为项圈形,放置在泪小点开口处,后面是颈部和宽基底部。

大量评估泪小点栓子有效性的临床研究已被报道[115,120]。评估涉及 Sjögren 综合征和非 Sjögren 综合征 ADDE 患者主客观症状的改善。总的来说,临床上已开始使用泪小点栓子治疗干眼。泪小点栓塞适用于患者有干眼症状,且 Schirmer 试验(有麻醉)湿润距离 <5mm、有眼表染色阳性的情况[115]。有眼表炎症的患者可能需要禁用泪小点栓塞,因为此时阻碍泪液的流出,将会延长含促炎细胞因子的泪液与眼表接触的时间。International Task Force 推荐有眼表炎症的患者在使用泪小点栓塞前先治疗炎症[17]。

泪小点栓子的常见并发症是溢泪(眼泪溢出)。在植入永久性栓子前,患者应先试用短期性可吸收的泪小点栓子来评估患者的耐受性。不过,这个测试也并非完全可靠[119]。最常见的并发症是泪小点栓子自发性脱落,特别是游离型栓子。还有更多令人棘手的并发症:栓子向泪小管内部移位、刺激生物膜的形成[115]、感染和化脓性肉芽肿的形成。泪小管栓子是泪小点栓子的替代选择,具有低脱落率,结膜刺激性小的特点。但是,这可能会引发泪小管炎症和感染。此外,比泪小点栓子更难以移除,操作有侵入性,要求更高[119]。

湿房镜

湿房镜多年前就被提议用来减轻与干眼有关的眼表不适症状[115]。湿房镜通过增加眼表周围的湿度减少水分的蒸发。同样,患者自己的眼镜也可以配上市售的顶部和侧边的眼罩。对于许多严重的病例,可以使用泳镜。

接触镜

在严重的干眼状态下接触镜有利于保护和湿润角膜表面,常在其他治疗方法无效时使用。然而,由于接触镜也可能加重干眼症状,患者需要在严密地监视下使用[115]。

多种不同材料和设计的接触镜被证实有利于干眼的治疗,包括硅胶镜片和有或无透气孔的透气性巩膜硬镜。通过保持泪膜紧贴角膜上皮细胞,最大化地减少摩擦力,使眼表的上皮细胞得到了保护。据报道,使用后患者视力和舒适度可得到改善,角膜上皮细胞病变减少,持续性上皮缺损得到修复[115,121]。人工眼表生态置换系统(Prosthetic Replacement of the Ocular Surface Ecosystem,PROSE;Boston,MA,USA)可形成一个含水水房,从而减少了与角膜直接接触,功能如同透气性水绷带,即使严重干眼也能耐受[115]。虽然接触镜效果明显,但由于可能引发细菌性角膜炎,因此对于可能发生严重上皮病变和丝状角膜炎引发视力障碍的中重度角膜炎患者慎用。定期更换接触镜、避免使用糖皮质激素、使用预防性抗生素可以有效降低细菌性角膜炎的发生率。患有极度泪液缺乏的患者不适用于接触镜。

睑裂缝合

局部的睑裂缝合适用于严重和难治性干眼的情况[115]。这种手术方法为那些发展为严重上皮病变、持续上皮缺损或有明显基质溃疡的患者减少了眼表的暴露面积。

刺激泪液的分泌:促分泌素

几种局部药物都可以刺激水液分泌、黏液分泌,或者二者都可刺激。地夸磷素(一种 P2Y2 受体激动剂)滴眼液的有效性和安全性在几项实验[122]和临床试验[123]中已得到较好地评估。该药物能刺激动物和人类水液、黏液的分泌[122,124]。

口服类胆碱能受体激动剂,特别是毛果芸香碱和西维美林,可用来治疗严重的 ADDE。它们被美国 FDA 批准适用于治疗口干联合 Sjögren 综合征的患者,但是不适用于干眼的治疗[115]。Sjögren 综合征患者在每天使用 2~4 次剂量为 5mg~7mg 的毛果芸香碱后,干眼症状得到改善[125]。此类药物的副作用包括汗多[125],临床试验 40% 以上的患者出现该症状,另外还会引起尿频、面部潮红和唾液分泌过多。

西维美林是另一种口服类胆碱能受体激动剂,对毒蕈碱受体 M1 和 M3 具有很高的亲和力,因此可以显著地减轻临床干涩症状、促进水液分泌和改善眼表疾病(剂量为 15mg 或 30mg t.i.d.)。相比口服毛果芸香碱,该药物的全身不良反应更小。最常见的不良反应为轻到中度[126]的胃肠道症状(包括恶心和腹泻)和出汗增多。

生物性泪液替代物

血清

从患者自身血清中制得的自体血清滴眼液,已被用来治疗严重干眼。使用浓度在 20%~100% 之间,通常不添加防腐剂,冰冻下可保存 3~6 个月[115]。由于患者人群、产品、储存方法和治疗方案的多样化,在各个研究中,有关血清滴眼液在干眼中的疗效结果差异很大[115]。

数个小型随机试验针对自体血清滴眼液与未加防腐剂的生理盐水滴眼液、未添加防腐剂的人工泪液和 / 或其他传统治疗方法进行比较,研究结果表明自体血清泪液可以有效地改善严重或者难治性干眼的临床症状和体征[115]。一项有关 LASIK 术后干眼的随机临床研究表明,自体血清泪液与人工泪液相比,在孟加拉红染色和 TBUT 测试中具有很大的改善,但在 Schirmer 试验和症状评分上则没有改善[115]。近期一项回顾性研究观察患者自体血清的长期使用情况(达到 48 个月),发现浓度为 50% 的自体血清泪液在改善荧光素着染、泪液分泌试验和症状上(OSDI 评分)安全有效[127]。

另有报道称自体血清成功治愈持久性上皮缺损,被称为"缺损的修复",证实了对于有严重眼表疾病的患者,自体血清是可选择的有效方法[128]。一般来讲自体血清泪液能抑制结膜和角膜上皮细胞凋亡。血清中的主要蛋白质 - 白蛋白,在体内可改善眼表损伤,在体外去血清后可以拯救凋亡细胞[128]。

有关自体血清泪液的并发症鲜有报道。理论上,血清中的循环抗体可以引发机体免疫应答[128]。

自体唾液腺移植

颌下腺移植术可以弥补黏液和泪液的分泌不足。要将手术的风险性降至最低,需要眼科医师和颌面外科医师的共同配合。移植存活率在 90% 以上,并可维持基础分泌 36 个月以上[129]。在患有完全泪液缺乏的患者中,颌下腺移植存活后,可显著改善泪液

分泌试验、荧光素泪膜破裂时间(fluorescein break-up time,FBUT)和孟加拉红染色试验结果,并且能够减缓不适和减少泪液替代品的使用。相比泪液,唾液具有更高的渗透压,因此,过多的唾液分泌会引发短暂性微小角膜上皮水肿,继而引起上皮缺损[115]。因此,手术仅仅只适用于伴有完全水液缺乏(泪液分泌试验结果等于小于 1mm)的晚期干眼患者,或尽管高强度治疗后仍然有剧烈的眼痛的状况。对于这类患者来说,此项手术能大幅度地减轻不适感,但是对视力无改善[115]。

抗炎治疗

炎症反应是干眼发生的一个关键病因,抗炎药是干眼治疗的一个重要措施。炎症反应可能是由于高渗透压、慢性刺激压力(例如佩戴角膜接触镜)和系统性免疫疾病 / 自身免疫病(例如类风湿性关节炎)引起。

环孢素

环孢素 A(topical cyclosporine A,CsA),一种钙调磷酸酶抑制剂,是目前唯一被美国 FDA 批准可用于治疗干眼的药物。有关干眼患者的研究结果表明,使用环孢素后,炎症因子(如结膜中 IL-6 水平)、结膜中激活的淋巴细胞、结膜炎症反应和细胞凋亡标志物水平明显降低,并且结膜杯状细胞数量增加[115]。临床试验表明环孢素可改善干眼患者的症状和体征,并且无全身和眼表的不良反应[130]。一项研究表明,使用环孢素后,轻中度患者症状明显改善,但重度干眼患者的临床改善更为显著[131]。

在 0.05% 和 0.1% 环孢素的 3 期临床试验期间,多数不良反应都是轻到中度,并且是短暂性的,最常见的就是眼烧灼感和刺激感。局部环孢素乳剂 0.05%(Restasis;Allergan Inc.,Trvine,CA,USA)被批准作为治疗 KCS 的抗炎方法,标志着将治疗重点转移到疾病发生和发展的机制中来的第一步。另一种正在研究的物质(lifitegrast)是一种整合素拮抗剂,也可阻止干眼患者中 T 细胞介导的炎症反应。

糖皮质激素

糖皮质激素通过非特异性抑制激活促炎性基因的转录因子,从而抑制多方面的炎症应答反应发挥免疫抑制作用。数项随机试验结果表明,短期局部使用糖皮质激素(只要 4 周),可改善干眼患者的症状和体征,详见图 33.5[12,115]。例如,一项有关 KCS 和泪液延迟清除患者的随机研究表明,每天 4 次滴用 0.5% 氯替泼诺混悬液,治疗 4 周后能有效改善患者的症状

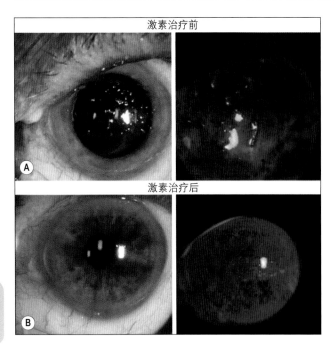

图 33.5 患有干眼病和丝状角膜炎的患者。不含防腐剂的局部激素滴眼液使用之前（A）和之后（B）

和体征，并且明显改善角膜平滑性[132]。另一项研究关注于在泪小点封闭术前使用糖皮质激素与单独进行泪小点封闭术做比较，评估减少炎症水平（因此减少了泪液中的细胞因子水平）对泪小点封闭术后的影响。大多数接受糖皮质激素治疗的患者术后症状明显减轻，相较于单独泪小点封闭术后，荧光素染色着色更浅[133]。

对于患有免疫性疾病的患者，比如 Sjögren 综合征，局部滴用糖皮质激素并不是总能充分发挥抗炎作用，此时可短期全身使用激素。基于泪液分泌试验、孟加拉红染色和泪液中溶菌酶水平，在对多数患者研究发现，隔日口服激素（40mg）可增加泪液分泌[134]。

总的来说，局部激素滴眼液在获得快速反应上非常有效。但是长期使用可能出现感染、眼压升高和晶状体后囊下混浊等并发症。因此，局部使用激素并不适用于 KCS 的长期治疗。然而，由于激素的特性不同，可能导致不同并发症。有证据表明氯替泼诺能在体内快速代谢失活，因此相比其他激素而言，安全性能更高[132]。因此，推荐将局部使用激素作为冲击疗法，控制病情恶化，随后逐渐减量（每日一次或者两次）或者换成药效较弱、对青光眼和白内障危险性小的药物（如依碳氯替泼诺和氟甲松龙）（图 33.4）。

同样令人感兴趣的是使用雄激素治疗干眼。雄激素可以减弱自身免疫应答，相反，雌激素确与干眼发病和/或自身免疫的进展有关。Sjögren 综合征小鼠动物模型实验表明全身使用雄激素可以减少淋巴细胞的集中，减少过多的淋巴细胞浸润，减轻泪腺腺泡和导管上皮的免疫应答[115]。现今，随机临床试验正在评估局部雄激素的疗效。

四环素

四环素治疗干眼的临床疗效得益于它的抗菌、抗炎和抑制蛋白酶的作用[115]。多项研究表明米诺环素和四环素的其他衍生物（比如多西环素）在慢性睑缘炎的治疗中有效[115]。结果显示，在四环素的衍生物（如米诺环素）治疗后，多项泪液参数有显著改变，例如泪液分泌量和泪液流动。

四环素衍生物（例如米诺环素，多西环素）疗效优于四环素，因为它们在组织中存留浓度高、肾脏清除率低，半衰期长，高血浆蛋白结合率和光敏风险低[115]。目前尚无最佳的多西环素剂量方案，许多剂量方案被推荐使用[115]。有关四环素的更多详情见 31 章。

大环内酯类

大环内酯类抗生素（如阿奇霉素）与四环素类相似，也具有抗菌性和抗炎性，因此在治疗干眼上也有一定疗效[135]。局部使用 1% 阿奇霉素滴眼液四周后，可改善（药物标准标示外使用）睑板腺堵塞、眼睑红肿、睑结膜发红和眼分泌物[136]。此外，研究结果表明局部使用 1% 阿奇霉素滴眼液后[137]，脂质分泌质量得到改善，表达的脂质成分种类增加、熔点下降，这表明大环内酯类可以改善睑板腺异常症状。更多有关大环内酯类治疗睑板腺功能障碍的讨论见第 31 章。

必需脂肪酸

必需脂肪酸对于维持机体健康非常重要，但由于脊椎动物自身不能合成，因而只能从食物中获取。ω-3 脂肪酸（如在鱼肝油中发现的 EPA）阻止脂质介质的合成和阻碍促炎性因子 IL-1 和 TNF-α 的合成[138]。理论上，它们可能是由以下两个机制改善干眼：一是减少炎症反应；二是改变睑板腺脂质成分[138,139]。多种含有从亚麻仁和鱼肝油中提取的 ω-3 脂肪酸的 EFA 营养增补剂，是市售专门用来治疗干眼的产品。女性健康研究（Women Health Study，WHS）的流行病学数据显示 ω-3 脂肪酸的高摄入量与干眼发生率低有关[138]。在干眼的小鼠模型中[140]，局部使用 α-亚麻酸和 ω-3 脂肪酸能显著降低角膜荧光素染色和眼表炎症程度。有关 ω-3 脂肪酸在治疗干眼中的确切疗效需要进一步的临床研究。

局部维生素 A(视黄醇)

众所周知,维生素 A 缺乏可引起干眼。然而,大多数的干眼患者并没有缺乏维生素 A 的症状。因为在泪液中存在着维生素 A,因此假设干眼的发生可能与眼表维生素 A 的缺乏有关[138]。基于这个假设,局部维生素 A 被用于治疗多种类型的干眼,效果不一。有限数据表明,在严重干眼中,例如在结膜瘢痕化和移植物抗宿主病上,维生素 A 可能具有逆转结膜鳞状上皮化生和角质化的潜能[138]。不过,有关干眼病中局部使用维生素 A 的疗效仍需进一步探究。

黏液溶解剂

早在 1960 年,就有文献记录使用局部乙酰半胱氨酸治疗干眼。时至今日,仍有时会用于治疗黏液浓集或丝状角膜炎[141]。目前,并不能在市场上购买到乙酰半胱氨酸局部滴眼液[138]。临床上,将吸入性乙酰半胱氨酸(美国 FDA 批准为治疗支气管黏液溶解剂)稀释为 5%~20%(最常见为 10%)作为临床局部滴眼液。

手术源性干眼

干眼病是术前和术后患者共同关注的问题,约 5%~30% 的 50 岁以上患者受到此病影响,并且其中三分之一需要眼科干预[142]。在白内障和屈光手术前,干眼会影响屈光检查(角膜散光计、角膜地形图、像差仪)的准确性,它也有可能影响视力测试的结果(这对屈光手术的准备影响很大)。这是因为角膜前的泪膜是第一层屈光界面,且屈光能力强于任何一层[142]。泪膜界面的屈光力占眼总屈光力的 65%~70%[144]。因此,由于干眼疾病会明显影响泪膜容量、成分和屈光界面的规则性,中到重度干眼可以显著影响测量和计算。目前,已证实术前泪膜高渗性与角膜曲率变异度和白内障术前人工晶状体度数测量计算变异相关,LASIK 术前泪膜高渗性预示着术后出现视力矫正不良的可能[145]。因此,在术前检查和手术前,应先使用之前提及的治疗方法(人工泪液、环孢素、泪小点栓塞)治愈眼表和泪膜疾病。

即使术前没有干眼,术后干眼也是一种常见严重症状。约一半的 LASIK 患者术后一周出现干眼症状[146],20% 的 LASIK 患者干眼症状至少持续 6 个月[147]。这些症状的产生,是由于受到微型角膜刀的负压吸引及平切后的角膜神经损伤,导致杯状细胞和副泪腺丢失所致[148]。

白内障手术后可诱发或加重干眼症状[149],大概术后 1~2 个月症状最为严重[150]。除了加重眼部不适症状外,干眼也影响术后视力的恢复。尤其是在多焦点人工晶状体植入术后,有术后干眼症状的患者往往会有明显的眩光和视力下降现象。如果不采取术后干预措施,如人工泪液和环孢素等,会显著加重干眼症状。因此,上述结果表明不干预干眼会带来影响术后视力的严重后果[151]。此外,白内障手术中为矫正散光而做的角膜缘切口(LRIs),可导致术后角膜敏感性下降,随后因破坏角膜神经营养而引发干眼症状[152]。

治疗指南

先前的指南使用病因导向的方法提供干眼治疗方法[115,138]。然而,常用的病因分类(如水液缺乏型与蒸发过强型,Sjögren 型与非 Sjögren 型)在制定治疗方案中并不实用[17]。2006 年出版的国际干眼小组(International Task Force)指南中推荐根据临床症状和体征对干眼严重程度分类。在 2007 年 DEWS 管理和治疗委员会采用修正后的 ITF 严重程度分级,详见表 33.3[115]。DEWS 推荐治疗方案依据修正的严重程度分级(表 33.4)。2011 年,国际研讨会睑板腺障碍管理与治疗委员会制定了一套自己的分级策略,用于指导治疗睑板腺障碍引发的蒸发型干眼[135]。

值得一提的是,在治疗无睑缘疾病的干眼上(表 33.4),ITF 指南的治疗步骤中建议将局部环孢素滴眼液作为治疗 2 级干眼(仅在有临床证据表明存在炎症)的一种选择,泪小点栓塞作为治疗 3 级干眼(控制炎症后)的方案[17]。相反的,在 DEWS 的推荐方案中,环孢素和泪小点栓塞均用于治疗 2 级干眼,并无指定有无临床炎症表现[115]。总的来说,栓子适用于快速减轻干眼症状,环孢素则可在一段时间后改善眼表环境。结合两种方法可以最大限度地改善整体状况[153]。不过,需要注意的是,ITF 方案制定于几年前,并未认可新涌现的或正在进行临床试验的干眼和 MGD 的治疗方法,比如眼睑热脉冲方法(LipiFlow System;TearScience Inc., Morrisville, NC, USA)[154]、睑板腺探针探测[155]和强脉冲光治疗[156]。此外,干眼专家发现可以有效控制干眼始发因素的技术。比如,在 Stevens-Johnson 症状[157]和眼表烧伤[158]的急性期进行羊膜移植,可以有效地减少眼表瘢痕形成,保护视力。在重度难治性干眼患者急性畏光期[159],无缝线的羊膜移植 3 周后可以减缓症状。对新技术的全面

表 33.3　干眼严重程度分级方案

干眼严重程度	1	2	3	4
不适/严重性/频繁性	偶发和/或轻度;有环境压力下出现	中度;偶发或慢性;有压力或无压力	重度;频繁或持续发生;无压力	重度和/或残疾;持续性无压力
视觉症状	无或偶然轻度疲劳	影响正常生活和/或偶尔限制活动	影响正常生活;慢性和/或持续;限制活动	持续和/或可能残疾
结膜充血	无或轻度	无到轻度	+/−	+/++
结膜着染	无或轻度	可变	中到重度	重度
角膜着染(严重度/位置)	无或轻度	可变	中到重度	严重点状浸润
角膜/泪液症状	无或轻度	轻度碎片化,↑↓新月形	丝状角膜炎;黏液凝集;↑泪液中有碎屑	丝状角膜炎;黏液凝集;↑泪液中有碎屑;溃疡
眼睑/睑板腺	MGD 表现不同	MGD 表现不同	频繁	倒睫;角质化;睑球粘连
TBUT(sec)	可变	≤10	≤5	即刻
Schirmer 评分(mm/5min)	可变	≤10	≤5	≤2

* 必须同时有迹象和症状。

（Reprinted with permission from Behrens A, Doyle JJ, Stern, et al. Dysfunctional tear syndrome. A Delphi approach to treatment recommendations. Cornea 2006;25:900-7.）

表 33.4　基于严重程度分类的推荐治疗方式

级别 1:
教育和咨询
环境管理
减少全身性副作用大的药物使用
含防腐剂的泪液替代品、抗过敏滴眼液

级别 2:
如果级别 1 治疗不足,可增加:
不含防腐剂的泪液替代品、凝胶、油剂
激素
环孢素 A
促分泌素
营养增补剂

级别 3:
如果级别 2 治疗不足,可增加:
四环素
自体血清泪液
泪小点栓塞(控制炎症后)

级别 4:
如果级别 3 治疗不足,可增加:
局部维生素 A
角膜接触镜
乙酰半胱氨酸
湿房镜
手术治疗

（Modified from International Task Force dysfunctional tear syndrome treatment algorithm in Behrens A, Doyle JJ, Stern, et al. Dysfunctional tear syndrome. A Delphi approach to treatment recommendations. Cornea 2006; 25:900-7.）

认识加上对传统方法的理解,眼科专家可以为所有病因的干眼提供个性化的治疗方案。

随着对干眼病的广泛研究和技术的发展,我们对病理生理学、诊断检测和病因导向治疗上都有新的认识,这些都将帮助专家和眼科医生成功治愈棘手的病例。此外,我们对干眼自然病程的第一项前瞻性研究,眼部发现进展(progression of ocular finding,PROOF)[160]正在进行中。它的发现将彻底革新我们对干眼疾病进程的认识。新的认识和治疗指南将用于指导临床医生,并且简化干眼的治疗和诊断,降低干眼所导致的社会负担。

（万鹏霞 译　王智崇 校）

参考文献

1. The definition and classification of dry eye disease: report of the Definition and Classification Subcommittee of the International Dry Eye WorkShop (2007). *Ocul Surf* 2007;**5**:75–92.
2. Pflugfelder SC. Prevalence, burden, and pharmacoeconomics of dry eye disease. *Am J Manag Care* 2008;**14**(3 Suppl.):S102–6.
3. The epidemiology of dry eye disease: report of the Epidemiology Subcommittee of the International Dry Eye WorkShop (2007). *Ocul Surf* 2007;**5**(2):93–107.
4. Miljanovic B, Dana R, Sullivan DA, et al. Impact of dry eye syndrome on vision-related quality of life. *Am J Ophthalmol* 2007;**143**:409–15.
5. Bron AJ, Tomlinson A, Foulks GN, et al. Rethinking dry eye disease: A perspective on clinical implications. *Ocul Surf* 2014;**12**:S1–31.
6. Beuerman RW, Mircheff A, Pflugfelder SC, et al. The lacrimal functional unit. In: Pflugfelder SC, Beuerman RW, Stern ME, editors. *Dry eye and ocular surface disorders*. New York: Marcel Dekker; 2004.
7. Gupta A, Heigle T, Pflugfelder SC. Nasolacrimal stimulation of aqueous tear production. *Cornea* 1997;**16**:645–8.
8. Stern ME, Gao J, Siemarko KF, et al. The role of the lacrimal functional unit in the pathophysiology of dry eye. *Exp Eye Res* 2004;**78**:409–16.
9. Amador GJ, Mao W, DeMercurio P, et al. Eyelashes divert airflow to

protect the eye. *J R Soc Interface* 2015;**12**(105):doi: 10.1098/rsif.2014.1294.

10. Holly FJ, Lemp MA. Tear physiology and dry eyes. *Surv Ophthalmol* 1977;**22**(2):69–87.

11. Pflugfelder SC, Liu Z, Monroy D, et al. Detection of sialomucin complex (MUC4) in human ocular surface epithelium and tear fluid. *Invest Ophthalmol Vis Sci* 2000;**41**(6):1316–26.

12. Lemp MA. Report of the National Eye Institute/Industry Workshop on clinical trials in dry eyes. *CLAO J* 1995;**21**:221–32.

13. Luo L, Li DQ, Corrales RM, et al. Hyperosmolar saline is a proinflammatory stress on the mouse ocular surface. *Eye Contact Lens* 2005;**31**: 186–93.

14. De Paiva CS, Corrales RM, Villarreal AL, et al. Corticosteroid and doxycycline suppress MMP-9 and inflammatory cytokine expression, MAPK activation in the corneal epithelium in experimental dry eye. *Exp Eye Res* 2006;**83**:526–35.

15. Baudouin C. The pathology of dry eye. *Surv Ophthalmol* 2001;**45**(Suppl. 2):S211–20.

16. Yeh S, Song XJ, Farley W, et al. Apoptosis of ocular surface cells in experimentally induced dry eye. *Invest Ophthalmol Vis Sci* 2003;**44**: 124–9.

17. Behrens A, Doyle JJ, Stern L, et al. Dysfunctional tear syndrome: a Delphi approach to treatment recommendations. *Cornea* 2006;**25**: 900–7.

18. Bourcier T, Acosta MC, Borderie V, et al. Decreased corneal sensitivity in patients with dry eye. *Invest Ophthalmol Vis Sci* 2005;**46**:2341–5.

19. Benitez-Del-Castillo JM, Acosta MC, Wassfi MA, et al. Relation between corneal innervation with confocal microscopy and corneal sensitivity with noncontact esthesiometry in patients with dry eye. *Invest Ophthalmol Vis Sci* 2007;**48**:173–81.

20. Hayashi Y, Arakaki R, Ishimaru N. The role of caspase cascade on the development of primary Sjögren's syndrome. *J Med Invest* 2003;**50**: 32–8.

21. Zoukhri D. Effect of inflammation on lacrimal gland function. *Exp Eye Res* 2006;**82**:885–98.

22. Vitali C, Bombardieri S, Jonsson R, et al. Classification criteria for Sjögren's syndrome: a revised version of the European criteria proposed by the American-European Consensus Group. *Ann Rheum Dis* 2002;**61**: 554–8.

23. Delaleu N, Jonsson MV, Appel S, et al. New concepts in the pathogenesis of Sjögren's syndrome. *Rheum Dis Clin North Am* 2008;**34**(4):833–45.

24. Ramos-Casals M, Brito-Zerón P, Font J. Lessons from diseases mimicking Sjögren's syndrome. *Clin Rev Allergy Immunol* 2007;**32**(3):275–83.

25. Lee BH, Tudares MA, Nguyen CQ. Sjögren's syndrome: an old tale with a new twist. *Arch Immunol Ther Exp (Warsz)* 2009;**57**(1):57–66.

26. Obata H, Yamamoto S, Horiuchi H, et al. Histopathologic study of human lacrimal gland. Statistical analysis with special reference to aging. *Ophthalmology* 1995;**102**:678–86.

27. Sullivan DA, Krenzer KL, Sullivan BD, et al. Does androgen insufficiency cause lacrimal gland inflammation and aqueous tear deficiency? *Invest Ophthalmol Vis Sci* 1999;**40**:1261–5.

28. Sullivan DA, Sullivan BD, Evans JE, et al. Androgen deficiency, Meibomian gland dysfunction, and evaporative dry eye. *Ann N Y Acad Sci* 2002;**966**:211–22.

29. Sullivan DA, Wickham LA, Rocha EM, et al. Influence of gender, sex steroid hormones, and the hypothalamic-pituitary axis on the structure and function of the lacrimal gland. *Adv Exp Med Biol* 1998;**438**: 11–42.

30. Nagler RM, Pollack S. Sjögren's syndrome induced by estrogen therapy. *Semin Arthritis Rheum* 2000;**30**:209–14.

31. Schaumberg DA, Buring JE, Sullivan DA, et al. Hormone replacement therapy and dry eye syndrome. *JAMA* 2001;**286**(17):2114–19.

32. Moore BD. Lacrimal system abnormalities. *Optom Vis Sci* 1994;**71**(3): 182–3.

33. Gold-von Simson G, Axelrod FB. Familial dysautonomia: update and recent advances. *Curr Probl Pediatr Adolesc Health Care* 2006;**36**:218–37.

34. James DG, Anderson R, Langley D, et al. Ocular sarcoidosis. *Br J Ophthalmol* 1964;**48**:461–70.

35. Heath P. Ocular lymphomas. *Trans Am Ophthalmol Soc* 1948;**46**: 385–98.

36. Fox RI. Systemic diseases associated with dry eye. *Int Ophthalmol Clin* 1994;**34**(1):71–87.

37. Khanal S, Tomlinson A. Tear physiology in dry eye associated with chronic GVHD. *Bone Marrow Transplant* 2012;**47**:115–19.

38. Pflugfelder SC, Crouse CA, Monroy D, et al. Epstein–Barr virus and the lacrimal gland pathology of Sjögren's syndrome. *Am J Pathol* 1993;**143**(1):49–64.

39. Itescu S. Diffuse infiltrative lymphocytosis syndrome in human immunodeficiency virus infection – a Sjögren's-like disease. *Rheum Dis Clin North Am* 1991;**17**(1):99–115.

40. Lucca JA, Farris RL, Bielory L, et al. Keratoconjunctivitis sicca in male patients infected with human immunodeficiency virus type 1. *Ophthalmology* 1990;**97**(8):1008–10.

41. Itescu S, Brancato LJ, Buxbaum J, et al. A diffuse infiltrative CD8 lymphocytosis syndrome in human immunodeficiency virus (HIV) infection: a host immune response associated with HLA-DR5. *Ann Intern Med* 1990;**112**:3–10.

42. Kaiserman I, Kaiserman N, Nakar S, et al. Dry eye in diabetic patients. *Am J Ophthalmol* 2005;**139**:498–503.

43. Goebbels M. Tear secretion and tear film function in insulin dependent diabetics. *Br J Ophthalmol* 2000;**84**:19–21.

44. Cavanagh HD, Colley AM. The molecular basis of neurotrophic keratitis. *Acta Ophthalmol Suppl* 1989;**192**:115–34.

45. Lambiase A, Rama P, Bonini S, et al. Topical treatment with nerve growth factor for corneal neurotrophic ulcers. *N Engl J Med* 1998;**338**: 1174–80.

46. Yamada N, Yanai R, Inui M, et al. Sensitizing effect of substance P on corneal epithelial migration induced by IGF-1, fibronectin, or interleukin-6. *Invest Ophthalmol Vis Sci* 2005;**46**:833–9.

47. Donnenfeld E, Holland E, Nichamin L, et al. A multicenter prospective evaluation of the effects of cataract extraction and limbal relaxing incisions on corneal sensation and dry eye. Paper given at the *AAO Meeting*, Orlando, FL, May 2011.

48. Mantelli F, Lambiase A, Sacchetti M, et al. Cocaine snorting may induce ocular surface damage through corneal sensitivity impairment. *Graefes Arch Clin Exp Ophthalmol* 2015;**253**:765–72.

49. Poulsen EJ, Mannis MJ, Chang SD. Keratitis in methamphetamine abusers. *Cornea* 1996;**15**:477–82.

50. Moss SE, Klein R, Klein BE. Incidence of dry eye in an older population. *Arch Ophthalmol* 2004;**122**:369–73.

51. Nichols KK, Foulks GN, Bron AJ, et al. The International Workshop on Meibomian Gland Dysfunction: Executive Summary. *Invest Ophthalmol Vis Sci* 2011;**52**:1922–9.

52. Foulks G, Bron AJ. A clinical description of meibomian gland dysfunction. *Ocul Surf* 2003;**1**:107–26.

53. Bron AJ, Tiffany JM. The contribution of Meibomian disease to dry eye. *Cornea* 2004;**2**:149–64.

54. Lemp MA, Crews LA, Bron AJ, et al. Distribution of aqueous-deficient and evaporative dry eye in a clinic-based patient cohort: a retrospective study. *Cornea* 2012;**31**:472–8.

55. Ismailova DS, Federov AA, Grusha YO. Ocular surface changes in thyroid eye disease. *Orbit* 2013;**32**:87–90.

56. Nowak M, Marek B, Kos-Kudla B, et al. Tear film profile in patients with active thyroid orbitopathy. *Klin Oczna* 2005;**107**:479–82.

57. Eckstein AK, Finkenrath A, Heiligenhaus A, et al. Dry eye syndrome in thyroid-associated ophthalmopathy: lacrimal expression of TSH receptor suggests involvement of TSHR-specific autoantibodies. *Acta Ophthalmol* 2004;**82**:291–7.

58. Tsubota K, Nakamori K. Effects of ocular surface area and blink rate on tear dynamics. *Arch Ophthalmol* 1995;**113**:155–8.

59. Nakamori K, Odawara M, Nakajima T, et al. Blinking is controlled primarily by ocular surface conditions. *Am J Ophthalmol* 1997;**124**: 24–30.

60. Biousse V, Skibell BC, Watts RL, et al. Ophthalmologic features of Parkinson's disease. *Neurology* 2004;**62**:177–80.

61. Tamer C, Melek IM, Duman T, et al. Tear film tests in Parkinson's disease patients. *Ophthalmology* 2005;**112**:1795.

62. Tsubota K, Nakamori K. Dry eyes and video display terminals. *N Engl J Med* 1993;**328**(8):584–5.

63. Patel S, Henderson R, Bradley L, et al. Effect of visual display unit use on blink rate and tear stability. *Optom Vis Sci* 1991;**68**(11):888–92.

64. Uchino M, Yokoi N, Uchino Y, et al. Prevalence of dry eye disease and its risk factors in visual display terminal users: The Osaka study. *Am J Ophthalmol* 2013;**156**(4):759–66.

65. Chu CA, Rosenfield M, Portello JK. Blink patterns: Reading from a computer screen versus hard copy. *Optom Vis Sci* 2014;**91**(3):297–302.

66. Blehm C, Vishnu S, Khattak A, et al. Computer vision syndrome: A review. *Surv Ophthalmol* 2005;**50**:253–62.

67. Hori Y, Spurr-Michaud S, Russo CL, et al. Differential regulation of membrane-associated mucins in the human ocular surface epithelium. *Invest Ophthalmol Vis Sci* 2004;**45**:114–22.

68. Sommer A, Emran N. Tear production in a vitamin A responsive xerophthalmia. *Am J Ophthalmol* 1982;**93**:84–7.

69. Pisella PJ, Pouliquen P, Baudouin C. Prevalence of ocular symptoms and signs with preserved and preservative free glaucoma medication. *Br J Ophthalmol* 2002;**86**:418–23.

70. Nichols JJ, Sinnott LT. Tear film, contact lens, and patient-related factors associated with contact lens-related dry eye. *Invest Ophthalmol Vis Sci* 2006;**47**:1319–28.

71. Methodologies to diagnose and monitor dry eye disease: report of the Diagnostic Methodology Subcommittee of the International Dry Eye WorkShop (2007). *Ocul Surf* 2007;**5**:108–52.

72. Nichols KK, Nichols JJ, Mitchell GL. The lack of association between signs and symptoms in patients with dry eye disease. *Cornea* 2004;**23**: 762–70.

73. De Paiva CS, Pflugfelder SC. Corneal epitheliopathy of dry eye induces hyperesthesia to mechanical air jet stimulation. *Am J Ophthalmol* 2004;**137**(1):109–15.

74. Rosenthal P, Baran I, Jacobs DS. Corneal pain without stain: is it real? *Ocul Surf* 2009;**7**(1):28–40.

75. Tong L, Waduthantri S, Wong TY, et al. Impact of symptomatic dry eye on vision-related daily activities: the Singapore Malay eye study. *Eye (Lond)* 2010;**24**:1486–91.

76. Portello JK, Rosenfield M, Chu CA. Blink rate, incomplete blinks and computer vision syndrome. *Optom Vis Sci* 2013;**90**(5):482–7.

77. Schiffman RM, Christianson MD, Jacobsen G, et al. Reliability and validity of the ocular surface disease index. *Arch Ophthalmol* 2000;**118**:615–21.

78. Schaumberg DA, Gulati A, Mathers WD, et al. Development and validation of a short global dry eye symptom index. *Ocul Surf* 2007;**5**:50–7.

79. Ngo W, Situ P, Keir N, et al. Psychometric properties and validation of the Standard Patient Evaluation of Eye Dryness Questionnaire. *Cornea* 2013;**32**(9):1204–10.

80. Blackie CA, Korb DR, Knop E, et al. Nonobvious obstructive meibomian gland dysfunction. *Cornea* 2010;**29**:1333–45.

81. Pflugfelder SC, Tseng SC, Yoshino K, et al. Correlation of goblet cell density and mucosal epithelial membrane mucin expression with rose Bengal staining in patients with ocular irritation. *Ophthalmology* 1997;**104**:223–35.

82. Macri A, Pflugfelder S. Correlation of the Schirmer 1 and fluorescein clearance tests with the severity of corneal epithelial and eyelid disease. *Arch Ophthalmol* 2000;**118**:1632–8.

83. Tomlinson A, Khanal S, Ramaesh K, et al. Tear film osmolarity: determination of a referent for dry eye diagnosis. *Invest Ophthalmol Vis Sci* 2006;**47**:4309–15.

84. Bron AJ. Diagnosis of dry eye. *Surv Ophthalmol* 2001;**45**(Suppl. 2):S221–6.

85. Versura P, Profazio V, Campos EC. Performance of tear osmolarity compared to previous diagnostic tests for dry eye diseases. *Curr Eye Res* 2010;**96**:341–4.

86. Lemp MA, Bron AJ, Baudouin C, et al. Tear osmolarity in the diagnosis and management of dry eye disease. *Am J Ophthalmol* 2011;**151**:792–8.

87. Sullivan BD, Whitmer D, Nichols KK, et al. An objective approach to dry eye disease severity. *Invest Ophthalmol Vis Sci* 2010;**51**:6125–30.

88. TearLab Osmolarity System Clinical Utility Guide. *Tearlab Corporation.*

89. Jacobi C, Jacobi A, Kruse FE, et al. Tear film osmolarity measurements in dry eye disease using electrical impedance technology. *Cornea* 2011;**30**:1289–92.

90. Sullivan BD, Crews LA, Sönmez B, et al. Clinical utility of objective tests for dry eye disease: variability over time and implications for clinical trials and disease management. *Cornea* 2012;**31**:1000–8.

91. Foulks GN, Pflugfelder SC. New testing options for diagnosing and grading dry eye disease. *Am J Ophthalmol* 2014;**157**:1122–9.

92. Nelson JD. Diagnosis of keratoconjunctivitis sicca. *Int Ophthalmol Clin* 1994;**34**:37–56.

93. Prause JU, Frost-Larsen K, Hoj L, et al. Lacrimal and salivary secretion in Sjögren's syndrome: the effect of systemic treatment with bromhexine. *Acta Ophthalmol (Copenh)* 1984;**62**:489–97.

94. van Bijsterveld OP. Diagnostic tests in the Sicca syndrome. *Arch Ophthalmol* 1969;**82**:10–14.

95. Watson RR, Reyes MA, McMurray DN. Influence of malnutrition on the concentration of IgA, lysozyme, amylase and aminopeptidase in children's tears. *Proc Soc Exp Biol Med* 1978;**157**:215–19.

96. McCollum CJ, Foulks GN, Bodner B, et al. Rapid assay of lactoferrin in keratoconjunctivitis sicca. *Cornea* 1994;**13**:505–8.

97. Baudouin C, Bourcier T, Brignole F, et al. Correlation between tear IgE and HLA-DR expression by conjunctival cells in allergic and nonallergic chronic conjunctivitis. *Graefes Arch Clin Exp Ophthalmol* 2000;**238**:900–4.

98. Hom MM, Nguyen AL, Bielory L. Allergic conjunctivitis and dry eye syndrome. *Ann Allergy Asthma Immunol* 2012;**108**(3):163–6.

99. Sambursky R, Davitt WF 3rd, Latkany R, et al. Sensitivity and specificity of a point-of-care matrix metalloproteinase 9 immunoassay for diagnosing inflammation related to dry eye. *JAMA Ophthalmol* 2013;**131**:24–8.

100. Kaufman HE. The practical detection of MMP-9 diagnoses ocular surface disease and may help prevent its complications. *Cornea* 2013;**32**:211–16.

101. Jones LT. The lacrimal secretory system and its treatment. *Am J Ophthalmol* 1966;**62**:47–60.

102. Labetoulle M, Mariette X, Joyeau L, et al. The phenol red thread first results for the assessment of the cut-off value in ocular sicca syndrome. *J Fr Ophtalmol* 2002;**25**:674–80.

103. Afonso AA, Monroy D, Stern ME, et al. Correlation of tear fluorescein clearance and Schirmer test scores with ocular irritation symptoms. *Ophthalmology* 1999;**106**:803–10.

104. Yokoi N, Komuro A. Non-invasive methods of assessing the tear film. *Exp Eye Res* 2004;**78**:399–407.

105. Yokoi N, Bron AJ, Tiffany JM, et al. Relationship between tear volume and tear meniscus curvature. *Arch Ophthalmol* 2004;**122**:1265–9.

106. Ibrahim OMA, Dogru M, Takano Y, et al. Application of visante optical coherence tomography tear meniscus height measurement in the diagnosis of dry eye disease. *Ophthalmology* 2010;**10**:1923–9.

107. Mainstone JC, Bruce AS, Golding TR. Tear meniscus measurement in the diagnosis of dry eye. *Curr Eye Res* 1996;**15**:653–61.

108. Yokoi N, Takehisa Y, Kinoshita S. Correlation of tear lipid layer interference patterns with the diagnosis and severity of dry eye. *Am J Ophthalmol* 1996;**122**:818–24.

109. Foulks GN, Bron AJ. Meibomian gland dysfunction: a clinical scheme for description, diagnosis, classification, and grading. *Ocul Surf* 2003;**1**:107–26.

110. Reiko A. Validity of noninvasive meibography systems: noncontact meibography equipped with a slit-lamp and a mobile pen-shaped meibograph. *Cornea* 2013;**32**:S65–70.

111. Ibrahim OMA, Matsumoto Y, Dogru M, et al. The efficacy, sensitivity, and specificity of in vivo laser confocal microscopy in the diagnosis of meibomian gland dysfunction. *Ophthalmology* 2010;**117**:665–72.

112. Starr CE. *ASCRS Clinical Survey 2013*. Boston, MA: ASCRS Annual Meeting, Presentation; April 2014.

113. Khanal S, Tomlinson A, McFadyen A, et al. Dry eye diagnosis. *Invest Ophthalmol Vis Sci* 2008;**49**:1407–14.

114. Asbell PA. Increasing importance of dry eye syndrome and the ideal artificial tear: consensus views from a roundtable discussion. *Curr Med Res Opin* 2006;**22**:2149–57.

115. Management and therapy of dry eye disease: report of the Management and Therapy Subcommittee of the International Dry Eye WorkShop (2007). *Ocul Surf* 2007;**5**:163–78.

116. Chen Z, Tong L, Li Z, et al. Hyperosmolarity-induced cornification of human corneal epithelial cells is regulated by JNK MAPK. *Invest Ophthalmol Vis Sci* 2008;**49**(2):539–49.

117. Argueso P, Tisdale A, Spurr-Michaud S, et al. Mucin characteristics of human corneal-limbal epithelial cells that exclude the rose Bengal anionic dye. *Invest Ophthalmol Vis Sci* 2006;**47**:113–19.

118. McDonald M, D'Aversa G, Perry HD, et al. Hydroxypropyl cellulose ophthalmic inserts (lacrisert) reduce the signs and symptoms of dry eye syndrome and improve patient quality of life. *Trans Am Ophthalmol Soc* 2009;**107**:214–21.

119. Taban M, Chen B, Perry JD. Update on punctal plugs. *Compr Ophthalmol Update* 2006;**7**:205–12, discussion 213–214.

120. Boldin I, Klein A, Haller-Schober EM, et al. Long-term follow-up of punctal and proximal canalicular stenoses after silicone punctal plug treatment in dry eye patients. *Am J Ophthalmol* 2008;**146**(6):968–972.e1.

121. Pullum KW, Whiting MA, Buckley RJ. Scleral contact lenses: the expanding role. *Cornea* 2005;**24**:269–77.

122. Murakami T, Fujihara T, Horibe Y, et al. Diquafosol elicits increases in net Cl- transport through P2Y2 receptor stimulation in rabbit conjunctiva. *Ophthalmic Res* 2004;**36**:89–93.

123. Tauber J, Davitt WF, Bokosky JE, et al. Double-masked, placebo-controlled safety and efficacy trial of diquafosol tetrasodium (INS365) ophthalmic solution for the treatment of dry eye. *Cornea* 2004;**23**:784–92.

124. Yerxa BR, Mundasad M, Sylvester RN, et al. Ocular safety of INS365 ophthalmic solution, a P2Y2 agonist, in patients with mild to moderate dry eye disease. *Adv Exp Med Biol* 2002;**506**(Pt B):1251–7.

125. Tsifetaki N, Kitsos G, Paschides CA, et al. Oral pilocarpine for the treatment of ocular symptoms in patients with Sjögren's syndrome: a randomised 12 week controlled study. *Ann Rheum Dis* 2003;**62**:1204–7.

126. Ono M, Takamura E, Shinozaki K, et al. Therapeutic effect of cevimeline on dry eye in patients with Sjögren's syndrome: a randomized, double blind clinical study. *Am J Ophthalmol* 2004;**138**:6–17.

127. Hussain M, Shtein RM, Sugar A, et al. Long-term use of autologous serum 50% eye drops for the treatment of dry eye disease. *Cornea* 2014;**33**:1245–51.

128. Kojima T, Higuchi A, Goto E, et al. Autologous serum eye drops for the treatment of dry eye diseases. *Cornea* 2008;**27**(Suppl. 1):S25–30.

129. Geerling G, Raus P, Murube J. Minor salivary gland transplantation. *Dev Ophthalmol* 2008;**41**:243–54.

130. Ridder WH 3rd. Ciclosporin use in dry eye disease patients. *Expert Opin Pharmacother* 2008;**9**:3121–8.

131. Perry HD, Solomon R, Donnenfeld ED, et al. Evaluation of topical cyclosporine for the treatment of dry eye disease. *Arch Ophthalmol* 2008;**126**(8):1046–50.

132. Pflugfelder SC, Maskin SL, Anderson B, et al. A randomized, doublemasked, placebo-controlled, multicenter comparison of loteprednol etabonate ophthalmic suspension, 0.5%, and placebo for treatment of keratoconjunctivitis sicca in patients with delayed tear clearance. *Am J Ophthalmol* 2004;**138**:444–57.

133. Sainz de la Maza Serra SM, Simon Castellvi C, Kabbani O. Nonpreserved topical steroids and punctal occlusion for severe keratoconjunctivitis sicca. *Arch Soc Esp Oftalmol* 2000;**75**:751–6.

134. Tabbara KF, Frayha RA. Alternate-day steroid therapy for patients with primary Sjogren's syndrome. *Ann Ophthalmol* 1983;**15**(4):358–61.

135. Geerling G, Tauber J, Baudouin C, et al. The International Workshop on Meibomian Gland Dysfunction: Report of the subcommittee on management and treatment of meibomian gland dysfunction. *Invest Ophthalmol Vis Sci* 2011;**52**:2050–64.

136. Haque RM, Torkildsen GL, Brubaker K, et al. Multicenter open-label study evaluating the efficacy of azithromycin ophthalmic solution 1% on the signs and symptoms of subjects with belpharitis. *Cornea* 2010;

29:871–7.

137. Foulks GN, Borchman D, Yappert M, et al. Topical azithromycin therapy for meibomian gland dysfunction: clinical response and lipid alterations. *Cornea* 2010;**29**:781–8.

138. Lemp MA. Management of dry eye disease. *Am J Manag Care* 2008;**14**: S88–101.

139. Pinna A, Piccinini P, Carta F. Effect of oral linoleic and gamma-linolenic acid on meibomian gland dysfunction. *Cornea* 2007;**26**:260–4.

140. Rashid S, Jin Y, Ecoiffier T, et al. Topical omega-3 and omega-6 fatty acids for treatment of dry eye. *Arch Ophthalmol* 2008;**126**(2):219–25.

141. Albietz J, Sanfilippo P, Troutbeck R, et al. Management of filamentary keratitis associated with aqueous-deficient dry eye. *Optom Vis Sci* 2003; **80**:420–30.

142. Trattler W, Goldberg D, Reilly C. *Incidence of concomitant cataract and dry eye: prospective health assessment of cataract patients.* Boston MA: Presented at World Cornea Congress; 2010.

143. Albarrán C, Pons AM, Lorente A, et al. Influence of the tear film on optical quality of the eye. *Cont Lens Anterior Eye* 1997;**20**:129–35.

144. Tutt R, Bradley A, Begley C, et al. Optical and visual impact of tear break-up in human eyes. *Invest Ophthalmol Vis Sci* 2000;**41**:4117–23.

145. Kim T. *The role of dry eye diagnostics in surgical planning.* Maui, HI. January: Presentation at Hawaiian Eye Annual Meeting; 2015. p. 17–23.

146. De Paiva CS, Chen Z, Koch DD, et al. The incidence and risk factors for developing dry eye after myopic LASIK. *Am J Ophthalmol* 2006;**141**: 438–45.

147. Shoja MR, Besharati MR. Dry eye after LASIK for myopia: Incidence and risk factors. *Eur J Ophthalmol* 2007;**17**:1–6.

148. Rodriguez-Prats JL, Hamdi IM, Rodriguez AE, et al. Effect of suction ring application during LASIK on goblet cell density. *J Refract Surg* 2007;**23**: 559–62.

149. Lai EC, Starr CE. Managing dry eye disease in cataract patients. *Cataract Refrac Surg Today* 2014;53–5.

150. Li X, Hu L, Jinping H, et al. Investigation of dry eye disease and analysis of the pathogenic factors in patients after cataract surgery. *Cornea* 2007;**26**:S16–20.

151. Donnenfeld ED, Solomon R, Roberts CW, et al. Cyclosporine 0.05% to improve visual outcomes after multifocal intraocular lens implantation. *J Cataract Refract Surg* 2010;**36**:1095–100.

152. Donnenfeld E, Holland E, Nichamin L, et al. *A multicenter prospective evaluation of the effects of cataract extraction and limbal relaxing incisions on corneal sensation and dry eye.* Orlando, FL: American Academy of Ophthalmology Annual Meeting; May 2011.

153. Roberts CW, Carniglia PE, Brazzo BG. Comparison of topical cyclosporine, punctal occlusion, and a combination for the treatment of dry eye. *Cornea* 2007;**26**:805–9.

154. Finis D, König C, Hayajneh J, et al. Six-month effects of a thermodynamic treatment for MGD and implications of meibomian gland atrophy. *Cornea* 2014;**33**:1265–70.

155. Maskin SL. Intraductal meibomian gland probing relieves symptoms of obstructive meibomian gland dysfunction. *Cornea* 2010;**29**:1145–52.

156. Toyos R, McGill W, Briscoe D. Intense pulsed light treatment for dry eye disease due to meibomian gland dysfunction; a 3-year retrospective study. *Photomed Laser Surg* 2015;**33**:41–6.

157. Shammas MC, Lai EC, Sarkar JS, et al. Management of acute Stevens–Johnson Syndrome and toxic epidermal necrolysis utilizing amniotic membrane and topical corticosteroids. *Am J Ophthalmol* 2010; **149**:203–213.e2.

158. Kim JS, Kim JC, Na BK, et al. Amniotic membrane patching promotes healing and inhibits proteinase activity on wound healing following acute corneal alkali burn. *Exp Eye Res* 2000;**70**:329–37.

159. Suri K, Kosker M, Raber IM, et al. Sutureless amniotic membrane ProKera for ocular surface disorders: short-term results. *Eye Contact Lens* 2013;**35**:172–5.

160. McDonnell P, Pflugfelder S, Schiffman R, et al. Progression of ocular findings (PROOF) study of the natural history of dry eye: study design and baseline patient characteristics. *Invest Ophthalmol Vis Sci* 2013;**54**: E-Abstract 4338.

5

第 34 章

泪腺炎、泪囊炎和泪小管炎

David R. Jordan, Bazil T.L. Stoica

关键概念

- 泪腺炎的病因可分为感染性(金黄色葡萄球菌、肺炎链球菌)和非感染性(非特异性眼眶炎症)。
- 感染性泪腺炎通常以疼痛为主要症状,不适和发热的症状较非感染性泪腺炎明显。
- 泪囊炎可分为急性(常见)和慢性(较少见),通常由鼻泪管阻塞所引起,可发生在任何年龄段人群。
- 婴儿以鼻腔呼吸为主,鼻泪管阻塞(泪囊膨出、羊膜囊肿、泪囊炎)可伴有气道不畅而引起呼吸困难需要紧急治疗。
- 泪道结石常见于 30 岁左右的女性,常间歇性发病(1~2 周),发病时通常感觉眼角区域压迫感,伴随溢泪、异物排出(+/− 泪腺炎)和泪囊区肿物等症状。
- 原发性鼻泪管阻塞(primary acquired nasolacrimal duct obstruction,PANDO)是由于鼻泪管进行性狭窄导致流泪、溢泪,随着时间推移鼻泪管完全阻塞,最终发展为泪囊炎。
- 泪小管的感染常引起单侧慢性复发性结膜炎,但常常被忽视。
- 泪小管炎的典型表现为伴随大量分泌物的难治的单侧结膜炎(此类病人常已多处求诊,予抗生素治疗无效)。
- 泪小管炎的治疗以手术为主,使用三剪法泪点成形术打开泪小管,用棉签将碎屑挤压出来。禁止使用刮匙等搔刮泪小管,避免损伤泪小管壁和形成瘢痕。

本章纲要

泪腺炎

泪腺炎是指泪腺的感染性和非感染性炎症,可于任何年龄段发病。急性泪腺炎不常见,通常单侧发病,可表现为几天内迅速出现眼睑颞上方肿胀、疼痛和黏性分泌物[1,2],其感染的途径可源自皮肤的感染或穿透性外伤,更常由菌血症或者结膜上行感染引起。通常泪腺睑叶最常受累[1]。

感染性泪腺炎可以由多种细菌感染引起[2]。常见致病原为金黄色葡萄球菌或肺炎链球菌(眼表和皮肤的共生菌,也是蜂窝织炎和泪囊炎等其他眼眶感染的常见致病菌)。由铜绿假单胞菌、棘阿米巴属、放线菌、淋病奈瑟菌等其他细菌引起的感染性泪腺炎也有报道[1-4]。病毒性泪腺炎可能与传染性单核细胞增多症、麻疹、腮腺炎、流行性感冒、带状疱疹或单纯性疱疹病毒等全身病毒感染疾病相关。泪腺的真菌感染罕见,但多种真菌如芽生菌、组织胞浆菌属、诺卡菌属和孢子丝菌属等均可引起泪腺感染[1]。结核、麻风和梅毒也可引发泪腺炎,但较少见。泪腺炎可以是 HIV 患者结核感染的首发表现[5]。继发于莱姆病的泪腺炎近年来已有报道[6]。

患者通常有发热、不适的症状。检查可发现泪腺炎症导致上睑水肿下垂呈"S"型(图 34.1A)。眼睑皮肤红肿,泪腺导管出口对应的球结膜颞侧穹隆部红肿,也可见黏性分泌物(图 34.1B)。眼球可向内下方移位。进行眼睑触诊按压肿大的泪腺时,患者常感不适。可伴耳前淋巴结。需要通过完善的眼科检查确定炎症的程度,并且排除急性睑腺炎(麦粒肿)、眶隔前蜂窝织炎、眶隔后蜂窝织炎或其他眼部炎症。计算机断层扫描(Computed Tomography,CT)显示泪腺肿大,边缘不规则,无骨质侵蚀(图 34.1C)。鼻窦、眼眶组织和周围的骨组织等不受影响。分泌物的培养将

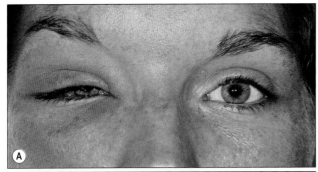

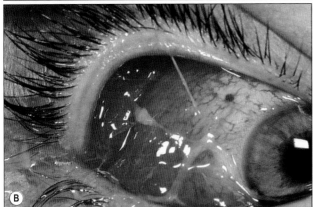

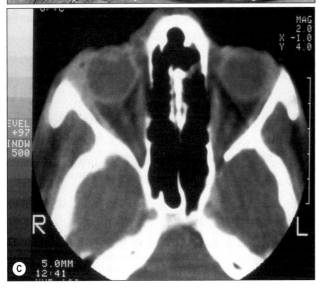

图34.1 泪腺炎。(A)急性泪腺炎表现为上睑下垂、上眼睑肿胀和结膜水肿。由于泪腺肿胀,外侧眼睑相比内侧眼睑下垂程度更大(S型)。(B)颞侧球结膜水肿充血,伴颞上方泪腺导管区的分泌物。(C)右侧泪腺肿大

有助于病原微生物的诊断。当疑似病毒性感染时,全血细胞计数和相关的病毒抗体滴度检查有助于明确诊断。

细菌性泪腺炎需要全身抗生素药物治疗。初始治疗首选针对葡萄球菌和链球菌的口服抗生素,如氯唑西林和口服头孢菌素如头孢氨苄。耐甲氧西林金黄色葡萄球菌(methicillin-resistant Staph. aureus,

MRSA)引起眼眶感染的发病率日益增加。当CT扫描发现多个眶内包裹性囊腔,引流脓肿或使用抗生素(氯唑西林和头孢氨苄)[2,7]后症状和体征仍恶化时,应考虑是否有潜在MRSA病原体的感染。这种情况下可能需要静脉注射万古霉素联合口服复方新诺明治疗[7],对青霉素过敏者可使用克林霉素和红霉素。细菌性泪腺炎患者很少需要住院和静脉注射抗生素治疗。热敷和局部广谱抗生素滴眼液治疗有效。当怀疑是病毒感染时,可仅予支持性治疗,如补液治疗。感染性泪腺炎的并发症少见,如果出现泪腺脓肿,则需切开引流。

非感染性泪腺炎是一种非特异性眼眶炎症(以前称为泪腺炎性假瘤),可表现为泪腺的急性炎症。临床上有时难以与感染性泪腺炎区分[1]。患者可具有所有感染性泪腺炎的临床表现:疼痛、发红、上睑肿胀呈"S"型、泪腺区触痛和颞上方球结膜水肿。CT影像表现与感染性泪腺炎也类似。感染性泪腺炎一般以发热和不适为主,而泪腺的非特异性炎症通常以疼痛为主要症状。非感染性泪腺炎可能与全身疾病相关,如结节病、Sjögren综合征(干燥综合征)、系统性红斑狼疮、肉芽肿性多血管炎、Graves病(毒性弥漫性甲状腺肿)和其他自身免疫性疾病[1]。此类患者通常是双侧泪腺肿大,由此可以快速做出诊断。如果无法判断感染性还是非感染性泪腺炎,可先予局部应用抗生素滴眼液及止痛对症治疗,观察24h~48h,若症状几乎没有改善,则需进行活检来明确诊断。非感染性泪腺炎的组织病理学可表现为非特异性炎症或者特定的炎症类型(如肉芽肿性炎症、IgG4浆细胞炎症)[8-10]。非感染性泪腺炎的最佳治疗方案应基于病理诊断。尽管治疗的敏感性有限、复发率高和全身并发症多,全身糖皮质激素大剂量冲击后梯度递减治疗(如初始剂量泼尼松70mg,每5天减5mg,减完则止)仍是该病的标准疗法[1,11]。如果口服糖皮质激素疗程结束后炎症尚未解决或者复发,病灶处局部应用中效糖皮质激素(曲安奈德)或者长效糖皮质激素(地塞米松)可代替全身应用糖皮质激素来减少复发率[12]。在内科医生或者风湿免疫科专家指导下加用免疫抑制剂(如甲氨蝶呤、硫唑嘌呤)是一种有助于消除炎症同时避免长期应用糖皮质激素的副作用的选择[13]。然而,这些药物的抗炎作用是非特异性,并且具有潜在的严重副作用[13]。

生物制剂具有更特异的抗炎作用靶点,可作为抗炎治疗的另一选择[14]。英夫利昔单抗(infliximab)是靶向肿瘤坏死因子的嵌合抗体(人和小鼠)。近来有

报道将英夫利昔单抗用于治疗眼眶炎性病变如肌炎和泪腺炎[15]。如果病变对糖皮质激素治疗没有反应，或者患者有使用糖皮质激素的禁忌证，还可以使用低剂量放射治疗(2000拉德)。Mombaerts等最近推荐在行眼眶活检的同时行泪腺(眶叶)减瘤术[10]。可在明确诊断的同时实施治疗。据作者报道，手术后成功率达80%，复发率为8%，治疗效果明显优于长期应用糖皮质激素治疗。手术治疗甚至是仅实施单纯减瘤手术可减轻特发性眼眶炎性病变的炎症程度的具体机制尚不清楚[10]。手术创伤部位早期产生促炎细胞因子，介导急性炎症反应，导致微血管通透性增加，启动愈合过程，这可能有助于减轻眼眶炎症反应。另一种可能的机制是手术减少了炎性肿块的体积，使疾病转化为轻度的自限状态[10]。

泪囊炎

急性泪囊炎(泪囊细菌性感染疾病)继发于鼻泪管阻塞。通常急性起病，病情可在一天内迅速发展，伴随着分泌物积聚、泪囊肿大及剧烈疼痛。及时诊断和早期治疗非常重要。

泪囊的急性感染可发生在任何年龄段，最常见于婴儿、青年(30~40岁间)和老年人(>65岁)。先天性泪囊膨出、羊膜囊肿可在出生时表现为非感染的蓝色扩大的泪囊[16]。这是由于鼻泪管的堵塞或泪总管水平处(Rosenmüller瓣)的球阀效应，导致羊水进入泪囊后不能流出。婴儿以鼻腔呼吸为主，有些患儿可因鼻泪管阻塞造成气道不畅而引起呼吸困难，需要紧急处理[17]。先天性泪囊膨出(congenital dacryocystocele)很少延伸到眼眶中造成突眼[18]。关于泪囊膨出的最佳治疗方法仍存在争议[19]。一些医生主张使用抗生素和按摩等保守治疗，而另一些医生则推荐早期手术干预，如行鼻泪管探查和鼻腔囊肿减压术[16]。如果婴儿泪囊膨出只是一个蓝色囊肿，我们最初选择手指按摩2周~3周作为保守治疗，如果症状未缓解，婴儿出现任何感染迹象(图34.2A)，或者任何程度的气道阻塞，则需要立即进行手术治疗，包括内镜引导下鼻泪管探查和泪囊鼻腔减压术，同时在鼻泪管放置硅胶管(支架)[16-18]。

相比先天性泪囊膨出，由于鼻泪管Hasner瓣发育不完全导致的单纯先天性鼻泪管阻塞更常见。患有单纯先天性泪道阻塞的婴儿如果出现泪囊扩大，会有溢泪病史，或者至少眼睑的问题。这种情况需要与新生儿急性泪囊炎相鉴别，后者的临床表现往往更为严重(图34.2A)。

在新生儿和婴幼儿中，可能难以判断是否有泪囊炎、眼眶蜂窝织炎或二者兼有。为了减少眼眶脓肿或脓毒症的发生，最好住院进行静脉注射抗生素治疗。头孢呋辛抗菌谱广，对包括金黄色葡萄球菌、肺炎链球菌和流感嗜血杆菌等上呼吸道病原微生物有效。一旦有病原体培养结果，即可相应按照抗菌谱调整抗生素。

在青壮年(30~40岁)和老年人(>65岁)中，任何程度上的鼻泪管堵塞(感染、创伤、随年龄增长而逐渐狭窄等情况导致)引起泪液的滞留、微生物的聚积和泪囊内脱落细胞碎片的增加，都可能发展为鼻泪道的感染。在青年人群中，鼻泪管阻塞最常见的病因是外伤或存在泪道结石。泪道结石是在鼻泪囊中的碎屑和蛋白质的凝固物，并可能导致间歇性鼻泪管阻塞[20]。泪石症患者有典型病史，其中女性比男性更易患病，通常在30岁左右发病。患者主诉内眦部位有压迫感，继而泪液流出、鼻泪囊区形成肿块。达到足够大小的泪道结石可阻止泪液流出，从而导致泪液滞留、鼻泪囊扩张、疼痛，且随着时间增长，泪液的滞留将导致泪囊炎。若结石自发脱落，则在发展为泪囊炎前症状自行缓解。患者在此期间可无症状(泪液流出通畅)，直到下次复发。患者往往有与过去相似的发作史，持续4~7天，并自发使用滴眼液或偶尔口服抗生素来治疗。

老年人(>65岁)的溢泪多由于鼻泪管随着时间逐渐变窄(原发性获得性鼻泪管阻塞 primary acquired nasolacrimal duct obstruction,PANDO)[21]。随着鼻泪管的逐渐变窄，患者溢泪症状加重，溢泪量增加、溢泪发生更频繁，当鼻泪管完全阻塞时可继发泪囊炎。

泪囊发生急性感染后，内侧韧带以下的泪囊表面皮肤迅速红肿和压痛(图34.2B)。致病菌通常是β溶血性链球菌或者葡萄球菌等上呼吸道病原体[16,24]。如果不加以控制，感染可能会扩散到邻近软组织，形成眼睑眶前蜂窝织炎、眼眶后蜂窝织炎或脓肿[23]。少数情况下会引起视力丧失[24]。感染还可通过泪小管至结膜组织，引起感染性或免疫相关性周边角膜溃疡[25]。

急性泪囊炎的治疗包括止痛、热敷、局部和全身应用抗生素。可以通过挤压或者抽取泪囊中的分泌物进行培养获得微生物学结果来选择抗生素，否则应进行经验性治疗。鉴于大多数成人急性感染的致病菌为革兰氏染色阳性上呼吸道病原体(链球菌或葡萄球菌)，初始可凭经验用药治疗，如氯唑西林或头孢菌素(如头孢氨苄或头孢克洛)。对青霉素过敏者，可使

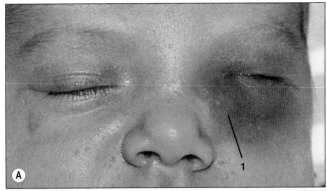

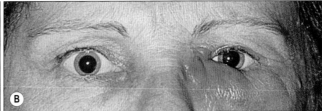

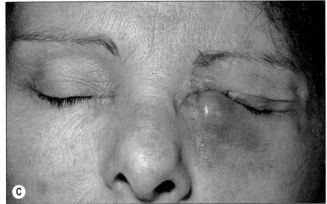

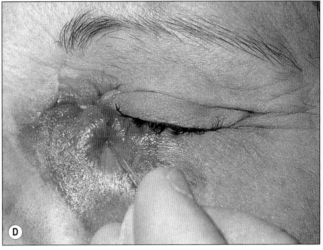

图 34.2　泪囊炎。(A) 4 周大婴儿的急性泪囊炎表现为眼红、左侧上下眼睑肿胀、鼻泪囊突出(1)。(B) 45 岁患者急性泪囊炎。(C) 图。(B) 患者急性泪囊炎发展为泪囊处活动性肿块。(D) 11 号手术刀做小切口切开。(E) 慢性泪囊炎复发性脓性分泌物,同时也表现为泪囊肿大(1)

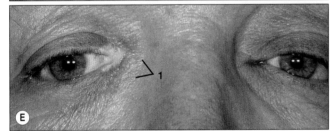

用红霉素(每日 500mg,一日 4 次)或克林霉素(口服 150~300mg,每日 4 次)。如果在 48~72h 内病情无改善,则可在静脉注射抗生素的同时口服以上某种药物。同时可予广谱抗生素滴眼液局部滴于感染眼 4~6 次 / 日。如果急性感染进展为有波动感的肿块,患者感到不适时需要及时手术引流(图 34.2C)。在治疗室或者小手术间即可,用 11 号手术刀对肿胀点行小切口引流(图 34.2D)。取标本进行培养,在瘘管处放置 1/2 英寸长凡士林纱布以便接下来几天持续引流。指导患者余下的时间热敷,并在随后几天轻轻拉出填在囊腔中的凡士林纱条。患者应在治疗后 2~3 天内复查以确认症状和体征开始消退。一旦急性泪囊炎缓解,大多数患者因鼻泪管堵塞需行泪囊鼻腔吻合术(2~3 周内)。鼻泪管很少能够自发性疏通而不需要手术干预。

慢性泪囊炎往往无痛,表现为溢泪和轻中度复发性单侧分泌物增多等症状。按压泪囊时有黏液或黏液脓性分泌物自泪小点处流出(图 34.2E)。肺炎链球菌或流感嗜血杆菌为常见感染致病菌,另外也可见包括其他革兰氏阳性细菌(葡萄球菌属),革兰氏阴性细菌(肺炎克雷伯杆菌、铜绿假单胞菌),厌氧菌(丙酸杆菌)等多种病原体。结核杆菌、真菌(假丝酵母菌、黑曲霉菌、糠秕孢子菌)和沙眼衣原体等罕见[22]。泪囊鼻腔吻合术(外路或经鼻内镜)是疗效确切的治疗手段。

慢性泪囊炎的并发症源于对病原体的潜留作用,包括急性复发性泪囊炎、眼眶蜂窝织炎、眼眶脓肿(潜在视力丧失的可能)、感染性角膜炎,角膜外伤或内眼手术引起的眼内炎[24]。从皮肤面穿破形成瘘管不常见。

泪小管炎

泪小管的感染虽然不常见,但可引起慢性复发性单侧结膜炎,且常常被忽视[26,27]。虽然泪小管炎在老年人群(女性 > 男性)中更常见,但也应将其纳入慢性或复发性儿童鼻泪管阻塞的鉴别诊断[26]。大多数原发性泪小管炎无明显易感因素[27]。患者通常有单侧结膜炎症伴分泌物,多次求诊于不同医生并应用大量抗生素滴眼液治疗无效。慢性复发、多次就医的病史往往是修正其诊断的线索之一。

泪小管炎通常有一些典型体征,通常为中等程度的眼红,可波及眼球、泪阜区域或者眼睑内侧的结膜。泪小管区域通常肿胀,泪小点常发红且隆起(泪点撅嘴征,pouting punctum sign)(图34.3A)。挤压肿胀的泪小管可见乳黄色分泌物排出,通常伴有泪小点开口的结石(硫磺颗粒)(图34.3B)。这些体征支持泪小管炎的诊断。

泪点塞已成为治疗泪液缺乏的一个重要手段。泪点塞按设计分有带颈套的放置于泪小点水平的和完全放置于泪小管内的两种[26]。两种泪点塞都可能导致慢性泪小管炎引起溢泪和分泌物增多[26]。

原发性泪小管炎的致病原包括多种细菌(葡萄球菌、链球菌、放线菌、诺卡菌、假单胞菌、莫拉菌、棒状杆菌、变形杆菌、嗜血杆菌、分枝杆菌和其他细菌)、病毒(如牛痘病毒、单纯疱疹病毒和带状疱疹病毒)和真菌(白念珠菌和黑曲霉)[15,27,30-32]。许多病例报告认为放线菌属是最常见的病原菌,然而在分离的常见菌种中存在相当大的差异[27]。最近研究表明链球菌属和葡萄球菌属感染率较高[26,27]。放线菌由于其显微镜下可见分支细丝而被误认为真菌,但它实际上是厌氧、无孢子形成的比较高级的细菌。放线菌是黏膜中的正常菌群的一部分,也被认为是龋齿和牙周病的病原体[28]。它是一种严格的厌氧革兰氏阳性杆菌,通常排列成浓密的细丝。它的菌落在血琼脂平板上大致呈闪亮的白色珍珠样形态。同型的细丝很容易分裂成成杆菌和球菌的形态,具有可变的革兰氏阳性和抗酸染色特征。泪小管炎分离出具有这些形态特征的细菌通常被认定为放线菌属。然而目前很清楚的是其他微生物包括梭状杆菌、蛛网菌和其他厌氧菌也可能具有其中某些特征[32]。同样地,被认为是放线菌特征的硫磺颗粒或凝固物也在其他微生物如梭状

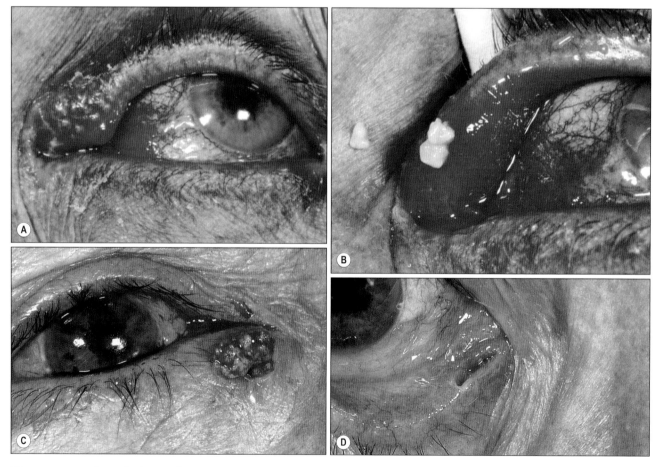

图34.3　泪小管炎。(A)泪小管炎累及上泪小管。注意肿胀的泪小管炎部位、内侧结膜炎症和泪小点突出(泪点撅起)。(B)从上泪小点处挤出凝固物。(C)患有右下泪小管炎的患者行扩张的三剪式泪小点成形术,去除泪小管中的大结石。(D)三剪式泪小管成形术后,泪小管区域的炎症消退,泪小管处留下裂隙样的开口

杆菌和金黄色葡萄球菌中也有发现[22]。

一旦确诊,泪小管炎主要通过手术切开泪小管成功治疗(图 34.3C 和 D)[29,31]。药物治疗通常仅限于那些感染初期的患者[26,27]。致病菌驻留在扩张的泪小管憩室中,可能不能暴露在滴眼液给药途径带来的抗菌药物中。如果应用滴眼液无效,手术干预则为下一步。尽管近来插入 Crawford 支架在少数患者中取得成功[33],但大多数医生选择在一定程度上切开泪小管。

各种外科手术干预方法包括用扩张搔刮泪小点、泪小点成形术联合泪小管搔刮术、泪小管造口术联合泪小管搔刮术、放或不放支架的泪小管造口术,垂直泪小管切开术等等[22,27,34]。扩张泪小点并实行延长的三剪式泪小点成形术(小型泪小管造口术)很简单,并且这些在笔者的临床实践中都有成功的案例。实际上,三剪式泪小点成形术的水平切口(2~3mm)比普通标准(1mm)要长一些(图 34.3D)。用棉签仔细挤出泪小管内的凝固物(或植入的泪点塞),然后用平衡盐溶液轻轻冲洗掉泪小管内残留的碎屑。我们强烈建议不要用小型睑板腺囊肿刮匙刮除泪小管壁,也不要用碘酒或抗生素溶液冲洗泪小管壁,因为这些是不必要的。可用小刮匙来轻轻取出泪小管结石,但是刮除泪小管壁只会导致进一步的炎症和泪小管壁的瘢痕[34]。基本的治疗方法是切开泪小管,去除凝固物并重建泪液流动。青霉素 G 用于治疗放线菌有效,但是对于泪小管炎而言,通过手术切开泪小管和去除凝固物联合使用糖皮质激素 - 广谱抗生素药物(如妥布霉素 - 地塞米松)抗炎治疗可能是最有效的疗法。如果有明确的真菌感染,且常规广谱抗生素滴眼液治疗无效,可使用特异抗真菌的药物,如使用两性霉素治疗念珠菌和曲霉菌感染,但这种情况比较少见。

扩大的三剪式泪小点成形术后造成的泪小点切口不需修补。术后红肿和分泌物多的症状可得到缓解,但小部分患者仍持续溢泪。持续溢泪最常见的原因是继发于泪小管炎的在泪总管水平的远端泪小管阻塞。如有症状,则需要进行泪囊鼻腔吻合术(术中可能需要植入 Jones 管)解决。

(万鹏霞 译 王智崇 校)

参考文献

1. Rootman J, Robertson W, Lapoint JS. Orbital inflammatory diseases. In: Rootman J, editor. *Diseases of the orbit: a multidisciplinary approach.* Philadelphia: Lippincott; 2003.
2. Goold LA, Madge SN, Au A, et al. Acute suppurative bacterial dacryoadenitis; a case series. *Br J Ophthalmol* 2013;**97**(6):735–8.
3. Mawn LA, Sanon A, Conlan MR, et al. *Pseudomonas* dacryoadenitis secondary to a lacrimal ductile stone. *Ophthal Plas Reconstr Surg* 1997;**13**: 135–8.
4. Tomita M, Shimmura S, Tsubota K, et al. Dacryoadenitis associated with acanthamoeba keratitis. *Arch Ophthalmol* 2006;**124**:1239–42.
5. Toledano N, Tit-Liviu Stoica B, Genol Saavedra I, et al. Tuberculous dacryoadenitis unveils HIV infection. *Can J Ophthalmol* 2013;**48**(5): 128–30.
6. Nieto JC, Kim N, Lucarelli MJ. Dacryoadenitis and orbital myositis associated with Lyme disease. *Arch Ophthalmol* 2008;**126**(9):1165–6.
7. Lu W, Rootman DB, Berry JL, et al. Methicillin resistant *Staphyloccous aureus* dacryoadenitis. *JAMA Ophthalmol* 2014;**132**(8):993–5.
8. Jakobiec FA, Rashid A, Lane KA, et al. Granulomatous dacryoadenitis in regional enteritis (Crohn Disease). *Am J Ophthalmol* 2014;**158**: 838–44.
9. Notz G, Intili A, Bilyk JR. IgG4-related dacryoadenitis in a 13 year old girl. *Ophthal Plast Reconstr Surg* 2014;**30**(6):e161–3.
10. Mombaerts I, Douglas Cameron J, Chanlalit W, et al. Surgical debulking for idiopathic dacryoadenitis. *Ophthalmol* 2014;**121**:603–9.
11. Mombaerts I, Schlingemann RO, Goldschmeding R, et al. Are systemic steroids useful in management of orbital pseudotumors? *Ophthalmol* 1996;**103**:521–8.
12. Leibovitch I, Prabhakaran VC, Davis G, et al. Intraorbital injection of Triamcinalone acetonide in patients with idiopathic orbital inflammation. *Arch Ophthalmol* 2007;**125**:1647–51.
13. Smith JR, Rosenbaum JT. A role for methotrexate in the management of non-infectious orbital inflammatory disease. *Br J Ophthalmol* 2001;**85**: 1220–4.
14. Garrity JA, Matteson EL. Biologic response modifiers for ophthalmologists. *Ophthal Plast Reconstr Surg* 2008;**24**(5):345–7.
15. Miquel T, Abad S, Badelon I, et al. Successful treatment of idiopathic orbital inflammation with infliximab: an alternative to conventional steroid-sparing agents. *Ophthal Plast Reconstr Surg* 2008;**24**(5):415–16.
16. Shekunov J, Griepentrog GJ, Diehl NN, et al. Prevalence and clinical characteristics of congenital dacryocystocele. *JAAPOS* 2010;**14**(41): 417–20.
17. Helper KM, Woodson GE, Kearns DR. Respiratory distress in the neonate. Sequela of a congenital dacrycystocele. *Arch Otolaryngol Head Neck Surg* 1995;**12**:1423–5.
18. Bernadini FP, Cetinkaya A, Capris P, et al. Orbital and periorbital extension of congenital dacryocystoceles:suggested mechanism and management. *Ophthal Plast Reconstr Surg* 2014;**31**(3):249–50.
19. Becker BB. The treatment of congenital dacryocystocele. *Am J Ophthalmol* 2006;**142**:835–8.
20. Dhillon N, Kreis AJ, Maadge SN. Dacryolith induced acute dacryocystitis: a reversible cause of nasolacrimal duct obstruction. *Orbit* 2014;**33**(3): 199–201.
21. Linberg J. Primary acquired nasolacrimal duct obstruction. A clinico-pathologic report and biopsy technique. *Ophthalmology* 1986;**93**:1055.
22. Eshraghi B, Abdi P, Akbari M, et al. Microbiologic spectrum of acute and chronic dacryocystitis. *Int J Ophthalmol* 2014;**7**(5):864–7.
23. Maheshwari R, Maheshwari S, Shah T. Acute dacryocystitis causing orbital cellulitis and abscess. *Orbit* 2009;**28**:196–9.
24. Kikkawa DO, Heinz GW, Martin RT, et al. Orbital cellulitis ad abscess secondary to dacryocystitis. *Ophthamol Surg Lasers* 1997;**31**:201–2.
25. Scully RE. Case records of the Massachusetts General Hospital. *N Engl J Med* 1983;**309**:1171–4.
26. Freedman JR, Markert MS, Cohen AJ. Promary and secondary lacrimal canliculitis: a review of the literature. *Surv Ophthalmol* 2011;**56**: 336–47.
27. Kaliki S, Javed Ali M, Honnavar SG, et al. Primary canaliculitis :clinical features, microbiologic profile and management outcomes. *Ophthal Reconstr Surg* 2012;**28**(5):355–60.
28. Park A, Morgenstern KE, Kahwash SB, et al. Pediatric canaliculitis and stone formation. *Ophthal Plast Reconstr Surg* 2004;**20**(3):243–6.
29. Jordan DR, Agapitos PJ, McCunn D. Eikinella corrodens canaliculitis. *Am J Ophthalmol* 1993;**115**(6):823–4.
30. Moscata EE, Sires BB. Atypical canaliculitis. *Ophthal Plast Reconstr Surg* 2008;**24**(1):54–5.
31. Anand S, Hollingworth K, Kumar V, et al. Canaliculitis: the incidence of long-term epiphora following canaliculotomy. *Orbit* 2004;**23**(1): 19–26.
32. Jones DB, Robinson NM. Anaerobic ocular infections. *Trans Am Acad Ophthalmol Otolaryngol* 1977;**83**:309–12.
33. Jin X, Zhao Y, Tong N, et al. Use of Crawford tube for chronic suppurative lacrimal canaliculitis. *Ophthal Plast Reconstr Surg* 2014;**30**:229–32.
34. Perumal B, Meyer DR. Vertical canaliculotomy with retrograde expression of concretions for the treatment of canaliculitis. *Ophthal Plast Reconstr Surg* 2014;**31**(2):119–21.

5

第 35 章

泪溢

Lily Koo Lin, Kimberly K.Gokoffski

关键概念

- 泪溢,即泪液的慢性溢出,由于泪液分泌过多、泪道阻塞或泪泵功能障碍引起。
- 眼表的慢性刺激是泪液过度分泌的常见原因。
- 泪泵的功能受眼轮匝肌的收缩和内眦韧带所调控。
- 泪溢的检查应该包括:眼睑和睫毛位置评估,瞬目反射的频率和有效性,结膜松弛程度,泪道系统的通畅性以及泪泵的有效性评价。
- 泪液过度分泌导致的溢泪的治疗需要明确其潜在的病因。
- 泪道阻塞导致的溢泪的治疗要基于对阻塞部位的定位。
- 泪泵功能障碍导致的泪溢的治疗通常需要加固下睑。

本章纲要

引言
病因学
鉴别诊断
评估
治疗
总结

引言

泪液对于维持眼睛的正常功能必不可少。眼泪不仅是眼球的保护性润滑层,而且还是屈光间质的一部分,它可提供免疫球蛋白和溶菌酶来抵抗潜在的感染。正常情况下,流泪或泪液分泌增加通常是为了把可能伤害眼睛的碎屑冲走或稀释有毒的化学物质,也可能是情绪激动所致。

泪溢(epiphora)是一种异常状态,是指泪液的慢性溢出。导致溢泪的病因有多种,可划分为三大类:慢性泪液分泌过多,泪道阻塞和泪泵功能障碍。

病因学

泪液分泌过多

副泪腺(Krause-Wolfring 腺)调控泪液的基础分泌[1]。当结膜或角膜表面受到刺激时,主泪腺开始反射性分泌泪液。泪腺分泌受副交感神经调控,神经冲动从上泌涎核发出,通过面神经、三叉神经上颌支到达泪腺[2]。如果反射性分泌泪液过度,泪液量超出泪道系统的排出能力,就会溢出流到脸颊上。

眼表的慢性刺激是导致溢泪的最常见原因,而泪膜功能障碍又是慢性眼表刺激的常见原因。泪膜由结膜提供的黏液层,泪腺提供的水液层,睑板腺分泌的脂质层组成。影响这些结构的病理因素如睑缘炎、结膜炎等均可引起溢泪。导致眼表形态不规则的因素同样也会引起眼部慢性刺激和溢泪。睫毛和眼睑的异常如倒睫或睑内翻也可导致眼部慢性刺激并导致溢泪(图 35.1)。

眼球暴露可以导致角膜上皮缺损,慢性眼痛和继发流泪。眼球暴露的原因有很多,可分为两大类:眼球位置异常如眼球突出;以及眼睑位置异常如眼睑退缩。眶内病变如肿瘤、炎症或甲状腺相关眼病可引起眼球突出。眼睑位置异常通常是由于退行性病变,但也有可能由于甲状腺相关眼病、瘢痕性病变、下睑皮肤整形手术和激光皮肤磨削术等术后病变引起[3]。上睑下垂矫正手术,尤其是在肌源性上睑下垂的患者中,可导致由于长期眼球暴露引起的角膜病变[4]。面神经麻痹和眼轮匝肌功能障碍会导致眼睑闭合不全和瞬目反射减少,导致眼部暴露。

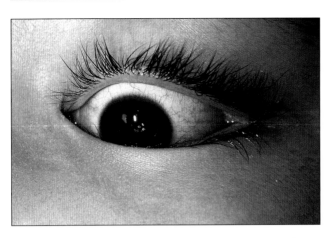

图35.1 左下眼睑赘皮导致睫毛内倾并摩擦角膜表面。这会导致慢性眼表刺激和泪液过度分泌

泪道阻塞

泪液的排出首先是泪液在毛细虹吸作用下由泪湖被抽到眼睑泪点处,然后随着每次瞬目不断被泵入壶腹和泪小管中[5]。泪液进入泪小管后,会通过 Rosenmüller 瓣泵入泪囊,然后沿着鼻泪管通过 Hasner 瓣进入下鼻甲下方的下鼻道。在这条通路上的任何一点都可能发生先天性异常、阻塞或流量减少(图35.2)。

泪点是泪道第一个可能阻塞的部位。如果泪点异位,狭窄或完全闭锁,就会发生溢泪(图35.3)。此

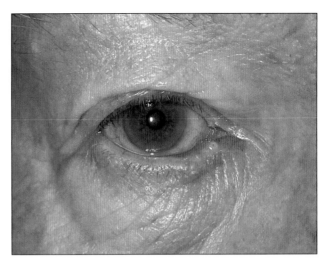

图35.3 右下睑内侧和泪点外翻造成溢泪。患者进行了泪点下方的下眼睑轮匝肌和结膜的联合楔形切除术矫正泪点外翻,并行睑板条状切除术以增加泪泵的功能

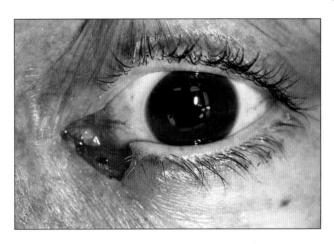

图35.4 患者左下泪点及泪小管周围的基底细胞癌 Mohs 显微手术术后。修复残余泪小管并植入由硅胶管

外,在结膜松弛症中,结膜多余的皱褶可能覆盖泪点开口,阻碍泪液的流出[6]。增大的泪阜也可能阻塞泪点,需要进行部分泪阜切除术[7]。泪点狭窄可由于眼表的瘢痕性病变、外部光束辐射和慢性暴露引起。

泪小管阻塞也可导致溢泪。原因包括既往的泪小管损伤(如创伤,肿瘤切除,泪小管栓塞导致的医源性瘢痕),眼部局部用药[8]和化疗药物如 5- 氟尿嘧啶等可引起硬化性泪小管炎(图35.4)[9]。多西紫杉醇是一种治疗转移性乳腺癌的药物,可引起泪小管狭窄[10,11]。既往感染性泪小管炎也会导致泪小管的瘢痕化和狭窄。

泪囊也可发生阻塞,在泪囊内部或周边的肿瘤可引起泪液流出受阻或完全阻塞。可在泪囊区触及包块并有血性分泌物流出。泪囊内的恶性肿瘤的比良

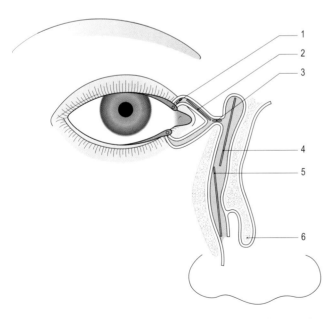

图35.2 泪道解剖示意图。检查人群中,85% 有泪总管,15% 的泪小管单独直接进入泪囊。该示意图展示了以下内容:①泪小管垂直部(2mm);②泪小管水平部(8mm);③泪总管(3mm);④泪囊(14mm);⑤鼻泪管(15mm);⑥下鼻甲

性肿瘤常见,而最常见的是上皮来源肿瘤,包括倒置乳头状瘤,鳞状细胞癌和腺癌[12]。非上皮性肿瘤包括淋巴瘤/白血病[13],纤维组织细胞瘤和黑色素瘤(图35.5)。其他病变如结节病和肉芽肿性血管炎也可能导致泪囊阻塞。

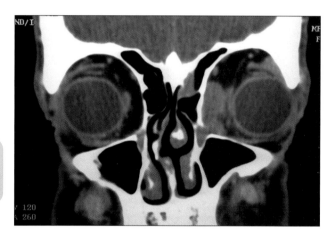

图35.5 左侧溢泪患者的眼眶CT冠状位图像,显示左侧泪囊窝内肿块。活检证实泪囊恶性淋巴瘤

在泪囊和鼻泪管中存在产生黏蛋白的细胞[14]。混浊的黏性分泌物通常意味着泪液进入泪囊并通过泪小管系统回流到结膜囊,说明在泪小管后存在阻塞。

原发性获得性鼻泪管阻塞(primary acquired nasolacrimal duct obstruction,PANDO)是成人溢泪的常见原因。来自眼部慢性下行性炎症或来自鼻腔的上行性炎症刺激导致鼻泪管内黏膜反复肿胀,最终可导致鼻泪管纤维增生性的闭塞[15]。鼻泪管完全阻塞可导致泪囊炎(图35.6)。鼻泪管阻塞可继发于以下原

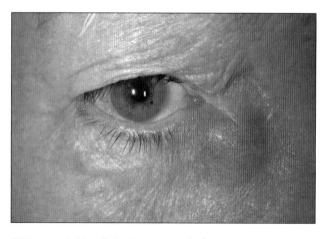

图35.6 右侧泪囊炎的PANDO患者

因,包括面部外伤、鼻窦手术或眼眶减压术后并发症、泪点栓子脱落[16]、结节病、肉芽肿性血管炎、Stevens-Johnson综合征[17]和甲状腺癌放射性碘治疗术后[18]。值得注意的是,继发于先天性综合征、炎症性疾病和全身用药等原因的泪道阻塞多为双侧(特别是在年轻患者中),是单侧阻塞的两倍[19]。

Hasner瓣的膜性阻塞是导致先天性泪道阻塞的最常见原因(图35.7)[20]。上呼吸道疾病引起的鼻窦炎症也可导致Hasner瓣水平引流的阻塞,并使下鼻甲发炎、从而使鼻泪管开口狭窄、阻塞。

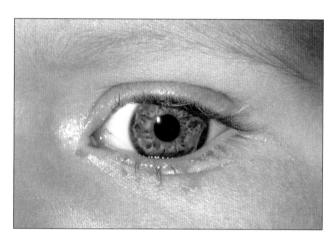

图35.7 左侧泪湖扩大并睫毛乱生患儿。她在11个月时进行了左侧鼻泪管探通和下鼻甲切除术后,溢泪完全康复

泪泵功能障碍

虽然关于泪泵力学有多种学说,但是通常认为Horner肌(泪小管周的眼轮匝肌)和内眦韧带都起作用。超声成像显示眨眼时泪小管周围眼轮匝肌的收缩和内眦韧带的压迫会挤压泪囊。在眼睑完全闭合后,泪囊和泪小管受到挤压,迫使泪液经排出系统流走。睁眼时,泪囊扩张产生负压,泪小管和泪囊在泪点开放后打破真空状态,又重新充满泪液。这些发现揭示了眨眼时眼轮匝肌和内眦韧带在泪泵机制中发挥着重要作用[21]。尽管泪泵的潜在机制仍不明确,但因为泪泵功能低下或丧失导致溢泪的患者确实存在内眦韧带松弛或眼轮匝肌功能障碍。

鉴别诊断

溢泪的鉴别诊断包括滤过泡的渗漏[22],外伤或自身免疫性疾病如类风湿性关节炎、Mooren溃疡或肉芽肿性血管炎等引起的角膜溶解穿孔导致的房水流

出。先天性青光眼常常表现出流泪,但这与近视、畏光、角膜混浊和眼睑痉挛有关。面瘫恢复期的患者可能出现由于面神经异常再生引起的与进食相关的间歇性流泪。

评估

完整的病史询问通常能揭示溢泪的病因,包括所有局部和全身用药、发病季节性和动物过敏史以及手术和外伤史。裂隙灯检查可发现引起泪液过度分泌的眼表病变。

眼睑检查包括泪点和睑缘位置是否正常和上下眼睑松弛度的评估。上眼睑松弛和眼睑过于容易被翻开提示存在眼睑松弛综合征。下眼睑松弛可以通过眼睑牵引和快速闭合试验来评估。如果下眼睑松弛作为溢泪的病因仍不能确定时,可以进行胶带试验,水平地黏紧眼睑后再次评估症状[23]。

眼睑的松弛可以导致眼睑的重叠(eyelid imbrication)。眼睑重叠时,上眼睑松弛覆盖下眼睑,导致眼睑的慢性损伤和上睑睫毛附近的结膜和下眼睑上皮的瘢痕化,而瘢痕化的结膜则会摩擦角膜引起流泪[24]。

应评估角膜反射包括瞬目的频率和振幅。成人平均每 6~10 秒下意识瞬目一次。神经营养性角膜炎、面神经麻痹、轻度认知障碍[25]、进行性核上瘫[26]、帕金森病[26]或多发性硬化[27]等可能出现瞬目减少,导致眼表暴露和反射性溢泪。

影响眼睑闭合的病理因素包括瘢痕、眼球突出、面神经麻痹,它们可导致眼睑闭合不全、瞬目不完全、泪液排出不良。

结膜松弛症的发生是由于把球结膜锚定在筋膜囊[28]的连接组织发生崩解,它会导致正常的泪河弧面消失,引起慢性刺激,并且可能导致泪液从泪点排出受阻。

如果怀疑泪液排出减少是导致溢泪的原因,应通过触诊检查泪囊区是否存在泪囊炎或泪囊内肿块。接下来,检查泪点的通畅性和定位。然后可以用探针穿过上下泪小管来检查有无泪小管的疾病。最后可进行泪道冲洗来评价它的通畅性。

临床上有多种评估泪液流出的方法。微反流试验(micro reflux test,MRT)[29]是其中之一。在这项测试中,需将荧光素染料被滴入患者下结膜穹隆中,然后嘱患者眨眼 5 次。吸除结膜囊内多余的荧光素后,用食指沿顺时针方向按摩泪囊。观察到来自下泪点的染料反流出来则提示泪囊阻塞阳性。

对于儿童,染色消失试验可能是评价泪液排出功能最简单的方法[30]。这项测试仅在单侧眼受累时有价值,因为检查需要与另一侧正常眼作比较。首先把 2% 荧光素缓慢滴入双眼下穹隆内。5 分钟后,用钴蓝光照亮泪湖,比较双眼微弱的荧光素染色的对称性。

另外,也可以进行 Jones 试验[31]。Jones I 初级染色试验中,将 2% 的荧光素燃料滴入下穹隆。在 5 分钟后,把棉签放置鼻内下鼻甲附近。如果棉签上发现染料,则测试结果阳性,表明泪道系统正常。如果没有发现染料,则要进行 Jones Ⅱ 试验。用没有荧光素染料的生理盐水做泪道冲洗。如果全部反流,则说明泪道完全阻塞。如果有含染料的生理盐水流入鼻腔伴反流,则 Jones Ⅱ 试验为阳性,表示泪道系统功能性阻塞。若含染色剂的生理盐水没有反流,则可能表示泪泵衰竭。

为了进一步评价泪道系统,可以利用放射技术进行泪道闪烁摄影[32]或泪囊造影术[33]。闪烁扫描术使用可以发射伽马射线的核素,如锝[99],并注入下穹隆中。在 30 分钟后可以用线谱仪记录到伽马发射性染色。这个试验可以检查出泪道系统的生理学状态,对于诊断功能性鼻泪管阻塞有用。在泪囊造影术中,把不能透过射线的染料滴入下穹隆或灌注到泪囊中。然后在 10 分钟内进行泪囊造影术中。通过这些造影结果可以评价泪道阻塞水平和严重程度。

通过眼眶计算机断层扫描(computed tomography,CT)检查可以进一步了解泪囊以及周围的解剖结构,并可明确有无肿瘤,炎症或感染等病理因素[34]。内镜检查可以作为一种有用的工具。鼻内镜检查可以发现息肉,肿瘤,鼻中隔偏曲等鼻腔异常,也可用于泪囊鼻腔吻合术(dacryocystorhinostomy,DCR)或辅助取出硅胶支架[35]。也可以通过这个检查来评估 DCR 术后吻合口情况[36]。

治疗

过度分泌

控制泪液过度分泌最好的办法是治疗原发病。其他章节详细描述了治疗外眼疾病,干眼和眼表疾病的方法。如果溢泪是由于眼睑或睫毛异常引起的,有各种手术选择。对复发性倒睫的治疗包括用镊子拔除、电解、激光手术[37]、丝裂霉素 C 联合射频消融[38],热消融[39]和冷冻疗法。双行睫可以用冷冻治疗[40],在睑缘灰线冷冻切开术[41],眼睑切开联合睫毛毛囊切除或微创切除术[42]，睑板切除术联合口唇黏膜移植术[43]。

患有内眦赘皮伴随睫毛内倾的儿童，往往随着年龄增长而自愈，常常不需要手术。但是当其引起持续性眼痛或将要引起角膜瘢痕时则需要选择手术治疗。切除一小部分眼睑皮肤和眼轮匝肌，将切口边缘牢固地固定在睑板的前表面，能够有效矫正倒睫[44]。

睑内翻经常会引起溢泪，应该予以治疗以来缓解眼痛并避免角膜溃疡或瘢痕的形成。睑内翻可以分为以下类型：先天性、痉挛性、瘢痕性、机械性和退行性。其中退行性睑内翻最常见，由以下因素综合引起：眶隔前眼轮匝肌重叠、退行性眼球内陷、眼睑松弛和下睑缩肌断裂。用于治疗退行性睑内翻的术式很多，本章无法一一列举。然而，其中许多眼睑紧缩的术式包括全层切除术和外侧睑板剥离术，下睑缩肌重附着术，Quicket 缝合下睑缘旋转术，眼轮匝肌切除术等[45]。痉挛性睑内翻的患者可以选择睑板前眼轮匝肌肉毒菌素注射作为非手术方法。

眼表暴露的患者早期应该润滑剂治疗。如果患者有严重的眼睑疾病，炎症的部分可用 restasis（0.05% 环孢素）治疗。可尝试用胶原或硅胶塞堵塞泪点来帮助保护角膜，然而这样做可能会加重溢泪。对于面瘫引起的眼睑闭合不全，可以暂时加压包扎[46]或佩戴加湿护目镜。注射肉毒菌素可以治疗面瘫或甲状腺眼病引起的上睑退缩[47]。严重的角膜暴露患者应该考虑行临时性睑裂缝合。

当润滑眼部和临时缝合的方法无效，或原发病没有好转时，可能需要更多的侵入性手术。对严重眼球突出的患者，需要进行放射影像学检查来指导治疗。继发于眶内肿瘤或炎症的眼球突出通常随着原发疾病的治疗而改善。继发于活动性甲状腺眼病的眼球突出，最初可全身使用糖皮质激素治疗。然而，伴有角膜暴露的眼球突出者常需行眼眶减压术[48]。创伤、甲状腺相关眼病、医源性损伤、面瘫等瘢痕改变引起的眼睑位置异常或退缩可通过手术矫正[49]。Müller 肌切除术能矫正上睑退缩，外侧睑板剥离术联合后层移植术可以矫正下睑退缩。下眼睑整容术后下眼睑退缩的患者通常无法接受皮肤移植带来的容貌改变。相反，Shorr 和 Fallor 等提出的 Madame 蝴蝶术式（Madame Butterfly）取了面中部和眼轮匝肌下的眼周脂肪垫（suborbicularis oculi fat，SOOF）作为支撑来增大前层的缺损面[50]。除了建立 SOOF 支撑外，这项手术通常还包括中层瘢痕的消融，后层移植组织的替代和外眦悬吊术。最后，面瘫导致的眼睑闭合不全可以通过上眼睑填充和外侧睑板剥离术来改善眼睑闭合功能[51]。严重的下眼睑麻痹性外翻的患者可能需要额外的 SOOF 支撑和后薄层移植替代术[52]。

泪道阻塞

治疗泪道阻塞的关键在于明确阻塞的解剖部位[53]。泪点狭窄可以暂时扩张泪点来治疗。然而，通常还需要进行泪点成形术，它对大多数病例都有效。可供选择的术式包括泪小管结膜囊吻合术[54]，后壶腹切除术[55]，泪小管开放术[56]。泪点移位可以通过多种方法把泪点翻转到与泪湖相对应的方向。其中一种方法是在双侧结膜和泪点下方的下眼睑缩肌分别切除一块椭圆形的组织[57]，通过缝合使缩肌层与结膜靠近，能使泪点进一步翻转。在缺口处稍微进行电烙不仅能止血，还能使泪点的位置稍微翻转。结膜松弛症的患者可以切除泪点周围的多余结膜，或部分切除过大的泪阜，也可以改善泪液流出。

泪小管狭窄可选择的治疗方法不多。对于长度较短的单纯泪小管阻塞，可以尝试用 22 号的静脉导管行泪小管造口术。外部的套管先向前进入到阻塞的部位，再往前推入内部的针头部分。为了防止再次发生阻塞，需要置入硅胶管支架来防止复发。Wearne 等描述了逆行插管 DCR，该术式在手术中从泪小管向泪点插入泪道探针[58]。对于严重的泪小管瘢痕，通常需要行结膜泪囊鼻腔吻合术（conjunctivodacryocystorhinostomy，CDCR）联合 Jones 导管置换术来治疗溢泪[59]。泪腺肉毒菌素注射也可以提供缓解症状或替代 CDCR 术[60,61]。

婴儿溢泪在 12 个月以内不进行手术治疗。要指导家长多次按摩泪囊，以在 Hasner 瓣水平产生正压打开膜性阻塞。有时抗生素滴眼液、眼膏，甚至全身使用抗生素可能是治疗泪囊炎所必需的。如果出生后头 6 个月后仍持续流泪，可以与父母讨论泪道探通术。泪道探通术可以在 6~12 个月的任何时间进行。如果在 12 个月以后再行泪道探通，会因为拖延时间太久造成探通失败的可能性大大增加。因此，年龄较大的患儿（大于 18 个月）可能需要行更有侵入性的手术如气球泪囊成形术[62]。在探针探查过程中，如果发现有下鼻道狭窄，也可以行下鼻甲切除术。如果仍持续有流泪症状，可以行第二次探针探查联合下鼻甲切除术，或探针探查联合硅胶管置入术，或探针探查联合气球泪囊成型术。最后，如果上述方法都失败了，Barnes 和他的同事发现泪囊鼻腔吻合术（dacryocystorhinostomy，DCR）在儿童患者中也是安全有效的(完全治愈率高达 96%)[63]。

对于成人 PANDO 患者,通常需要行 DCR 术以缓解症状。建议行 DCR 术来预防泪囊炎。DCR 术建立了泪囊-鼻腔黏膜导管,可以绕过堵塞处并形成泪液流出的替代路径。外入路手术[64]是金标准,而且成功率最高。对于担忧皮肤瘢痕的患者可借助鼻内镜辅助经鼻 DCR 术[65]。尽管内镜的成功率比皮肤入路低,但是在手术过程中辅助应用丝裂霉素 C 和环钻可以提高疗效[66,67]。尽管有人尝试过经泪小管 DCR 术,但就目前而言,它的成功率比不上外入路 DCR 术[68]。

功能性鼻泪管阻塞引起的溢泪是很难处理的。应该先尽力去尝试解决引起反射性流泪的潜在病因。如果没有任何改善,可以尝试简单的泪道探查,探查时辅助应用丝裂霉素 C[69],或联合应用硅胶管或球囊成形术探查[70]。然而一些患者最终需要行 DCR 来彻底治愈溢泪。

泪泵功能障碍

由于泪泵的功能和眼轮匝肌密切相关,因此纠正泪泵障碍常常需要收紧下眼睑以增强泪泵的力量。可以采用全层切除或外侧睑板剥离术。另外,内侧睑外翻的患者可以选择行内眦缩短术来增强泪液外流。最后,尽管纠正了眼睑松弛,仍伴有持续泪溢的患者可以行泪囊鼻腔吻合术[71]。如果潜在病因不能矫正,或患者不适合做手术,在泪腺窝或泪腺注射肉毒菌素可作为保守治疗[61,72~73]。

总结

总的来说,溢泪的病因多种多样,可分为泪液过度分泌、泪道阻塞、泪泵功能障碍。详细的病史询问和眼部检查(眼睑和泪道系统),对于制定有效的治疗计划非常重要。在某些患者中,治疗可以是拔除异位睫毛那样简单,而在更多患者中,影响因素较多,需要药物和手术综合治疗。

(万鹏霞 译 王智崇 校)

参考文献

1. Jones LT. The lacrimal secretory system and its treatment. *Indian J Ophthalmol* 1966;**14**:191–6.
2. Scott G, Balsiger H, Kluckman M, et al. Patterns of innervation of the lacrimal gland with clinical application. *Clin Anat* 2014;**27**:1174–7.
3. Sullivan SA, Dailey RA. Complications of laser resurfacing and their management. *Ophthal Plast Reconstr Surg* 2000;**16**:417–26.
4. Daut PM, Steinemann TL, Westfall CT. Chronic exposure keratopathy complicating surgical correction of ptosis in patients with chronic progressive external ophthalmoplegia. *Am J Ophthalmol* 2000;**130**:519–21.
5. Doane MG. Blinking and the mechanics of the lacrimal drainage system. *Ophthalmology* 1981;**88**:844–51.
6. Liu D. Conjunctivochalasis: a cause of tearing and its management. *Ophthal Plast Reconstr Surg* 1986;**2**:25–8.
7. Mombaerts I, Colla B. Partial lacrimal carunculectomy: a simple procedure for epiphora. *Ophthalmology* 2001;**108**:793–7.
8. Morgenstern KE, Vadysirisack DD, Zhang Z, et al. Expression of sodium iodide symporter in the lacrimal drainage system: implication for the mechanism underlying nasolacrimal duct obstruction in I(131)-treated patients. *Ophthal Plast Reconstr Surg* 2005;**21**:337–44.
9. Lee V, Bentley CR, Olver JM. Sclerosing canaliculitis after 5-fluorouracil breast cancer chemotherapy. *Eye* 1998;**12**:343–9.
10. Esmaeli B, Valero V, Ahmadi MA, et al. Canalicular stenosis secondary to docetaxel (Taxotere): a newly recognized side effect. *Ophthalmology* 2001;**108**:994–5.
11. Esmaeli B, Hortobagyi GN, Esteva FJ, et al. Canalicular stenosis secondary to weekly versus every-3-weeks docetaxel in patients with metastatic breast cancer. *Ophthalmology* 2002;**109**:1188–91.
12. Ryan SJ, Font RL. Primary epithelial neoplasms of the lacrimal sac. *Am J Ophthalmol* 1973;**76**:73–88.
13. Yip CC, Bartley GB, Habermann TM, et al. Involvement of the lacrimal drainage system by leukemia or lymphoma. *Ophthal Plast Reconstr Surg* 2002;**18**:242–6.
14. Paulsen FP, Corfield AP, Hinz M, et al. Characterization of mucins in human lacrimal sac and nasolacrimal duct. *Invest Ophthalmol Vis Sci* 2003;**44**:1807–13.
15. Paulsen FP, Thale AB, Maune S, et al. New insights into the pathophysiology of primary acquired dacryostenosis. *Ophthalmology* 2001;**108**:2329–36.
16. White WL, Bartley GB, Hawes MJ, et al. Iatrogenic complications related to the use of Herrick lacrimal plugs. *Ophthalmology* 2001;**108**:1835–7.
17. Auran JD, Hornblass A, Gross ND. Stevens–Johnson syndrome with associated nasolacrimal duct obstruction treated with dacryocystorhinostomy and Crawford silicone tube insertion. *Ophthal Plast Reconstr Surg* 1990;**6**:60–3.
18. Shepler TR, Sherman SI, Faustina MM, et al. Nasolacrimal duct obstruction associated with radioactive iodine therapy for thyroid carcinoma. *Ophthal Plast Reconstr Surg* 2003;**19**:479–81.
19. Sobel RK, Carter KD, Allen RC. Bilateral lacrimal drainage obstruction and its association with secondary causes. *Ophthal Plast Reconstr Surg* 2014;**30**:152–6.
20. Cassady JV. Developmental anatomy of nasolacrimal duct. *Arch Ophthalmol* 1952;**47**:141–58.
21. Pavlidis M, Stupp T, Grenzebach U, et al. Ultrasonic visualization of the effect of blinking on the lacrimal pump mechanism. *Graefes Arch Clin Exp Ophthalmol* 2005;**243**:228–34.
22. Kosmin AS, Wishart PK. A full-thickness scleral graft for the surgical management of a late filtration bleb leak. *Ophthalmic Surg Lasers* 1997;**28**:461–8.
23. Cannon PS, Sadiq SA. Can eyelid taping predict the benefit of a lateral tarsal strip procedure in patients with eyelid laxity and functional epiphora? *Ophthal Plast Reconstr Surg* 2009;**25**:194–6.
24. Tse DT, Erickson BP, Tse BC. The BLICK mnemonic for clinical-anatomical assessment of patients with epiphora. *Ophthal Plast Reconstr Surg* 2014;**30**:450–8.
25. Ladas A, Frantzidis C, Bamidis P, et al. Eye blink rate as a biological marker of mild cognitive impairment. *Int J Psychophysiol* 2014;**93**:12–16.
26. Reddy VC, Patel SV, Hodge DO, et al. Corneal sensitivity, blink rate, and corneal nerve density in progressive supranuclear palsy and Parkinson disease. *Cornea* 2013;**32**:631–5.
27. Cabib C, Llufriu S, Martinez-Heras E, et al. Abnormal control of orbicularis oculi reflex excitability in multiple sclerosis. *PLoS ONE* 2014;**9**:e103897.
28. Gumus K, Pflugfelder SC. Increasing prevalence and severity of conjunctivochalasis with aging detected by anterior segment optical coherence tomography. *Am J Ophthalmol* 2013;**155**:238–42.
29. Camara JG, Santiago MD, Rodriguez RE, et al. The micro-reflux test: a new test to evaluate nasolacrimal duct obstruction. *Ophthalmology* 1999;**106**:2319–21.
30. Zappia RJ, Milder B. Lacrimal drainage function: 2. The fluorescein dye disappearance test. *Am J Ophthalmol* 1972;**74**:160–2.
31. Jones LT, Linn ML. The diagnosis of the causes of epiphora. *Am J Ophthalmol* 1969;**67**:751–4.
32. White WL, Glover AT, Buckner AB, et al. Relative canalicular tear flow as assessed by dacryoscintigraphy. *Ophthalmology* 1989;**96**:167–9.
33. Jedrzynski MS, Bullock JD. Radionuclide dacryocystography. *Orbit* 1998;**17**:1–25.
34. Francis IC, Kappagoda MB, Cole IE, et al. Computed tomography of the lacrimal drainage system: retrospective study of 107 cases of dacrystenosis. *Ophthal Plast Reconstr Surg* 1999;**15**:217–26.
35. Yagci A, Karci B, Ergezen F. Probing and bicanalicular silicone tube intubation under nasal endoscopy in congenital nasolacrimal duct obstruction. *Ophthal Plast Reconstr Surg* 2000;**16**:58–61.
36. Linberg JV, Anderson RL, Bumsted RM, et al. Study of intranasal ostium external dacryocystorhinostomy. *Arch Ophthalmol* 1982;**100**:1758–62.
37. Basar E, Ozdemir H, Ozkan S, et al. Treatment of trichiasis with argon laser. *Eur J Ophthalmol* 2000;**10**:273–5.

38. Kim GN, Yoo WS, Kim SJ, et al. The effect of 0.02% mitomycin C injection into the hair follicle with radiofrequency ablation in trichiasis patients. *Korean J Ophthalmol* 2014;**28**:12–18.

39. Oguz H, Aras C, Ozdamar A. Thermoablation treatment for trichiasis in trachoma using the semiconductor diode pumped laser. *Eur J Ophthalmol* 1999;**9**:85–8.

40. Frueh BR. Treatment of distichiasis with cryotherapy. *Ophthalmic Surg* 1981;**12**:100–3.

41. Anderson RL, Harvey JT. Lid splitting and posterior lamella cryosurgery for congenital and acquired distichiasis. *Arch Ophthalmol* 1981;**99**: 631–4.

42. Vaughn GL, Dortzbach RK, Sires BS, et al. Eyelid splitting with excision or microhyfrecation for distichiasis. *Arch Ophthalmol* 1997;**115**: 282–4.

43. White JH. Correction of distichiasis by tarsal resection and mucous membrane grafting. *Am J Ophthalmol* 1975;**80**:507–8.

44. Woo KI, Yi K, Kim YD. Surgical correction for lower lid epiblepharon in Asians. *Br J Ophthalmol* 2000;**84**:1407–10.

45. Choo PH. Distichiasis, trichiasis, and entropion: advances in management. *Int Ophthalmol Clin* 2002;**42**:75–87.

46. Shepler TR, Seiff SR. Use of isobutyl cyanoacrylate tissue adhesive to stabilize external eyelid weights in temporary treatment of facial palsies. *Ophthal Plast Reconstr Surg* 2001;**17**:169–73.

47. Uddin JM, Davies PD. Treatment of upper eyelid retraction associated with thyroid eye disease with subconjunctival botulinum toxin injection. *Ophthalmology* 2002;**109**:1183–7.

48. Bradley EA. Graves ophthalmopathy. *Curr Opin Ophthalmol* 2001;**12**: 347–51.

49. Chang EL, Rubin PA. Upper and lower eyelid retraction. *Int Ophthalmol Clin* 2002;**42**:45–59.

50. Shorr N, Fallor MK. "Madame Butterfly" procedure: combined cheek and lateral canthal suspension procedure for post-blepharoplasty, "round eye," and lower eyelid retraction. *Ophthal Plast Reconstr Surg* 1985;**1**: 229–35.

51. Choo PH, Carter SR, Seiff SR. Upper eyelid gold weight implantation in the Asian patient with facial paralysis. *Plast Reconstr Surg* 2000;**105**: 855–9.

52. Seiff SR, Carter SR. Facial nerve paralysis. *Int Ophthalmol Clin* 2002;**42**: 103–12.

53. Weil D, Aldecoa JP, Heidenreich AM. Diseases of the lacrimal drainage system. *Curr Opin Ophthalmol* 2001;**12**:352–6.

54. Pratt DV, Patrinely JR. Reversal of iatrogenic punctal and canalicular occlusion. *Ophthalmology* 1996;**103**:1493–7.

55. Graves B. Making a New Lacrimal Punctum. *Am J Ophthalmol* 1962;**9**: 675–7.

56. Soiberman U, Kakizaki H, Selva D, et al. Punctal stenosis: definition, diagnosis, and treatment. *Clinical Ophthalmology* 2012;**6**:1011–18.

57. Tse DT. Surgical correction of punctal malposition. *Am J Ophthalmol* 1985;**100**:339–41.

58. Wearne MJ, Beigi B, Davis G, et al. Retrograde intubation dacryocystorhinostomy for proximal and midcanalicular obstruction. *Ophthalmology* 1999;**106**:2325–8.

59. Jones LT. Conjunctivodacryocystorhinostomy. *Am J Ophthalmology* 1965; **59**:773–83.

60. Tu AH, Chang EL. Botulinum toxin for palliative treatment of epiphora in a patient with canalicular obstruction. *Ophthalmology* 2005;**112**: 1469–71.

61. Whittaker KW, Matthews BN, Fitt AW, et al. The use of botulinum toxin A in the treatment of functional epiphora. *Orbit* 2003;**22**:193–8.

62. Tao S, Meyer DR, Simon JW, et al. Success of balloon catheter dilatation as a primary or secondary procedure for congenital nasolacrimal duct obstruction. *Ophthalmology* 2002;**109**:2108–11.

63. Barnes EA, Abou-Rayyah Y, Rose GEi. Pediatric dacryocystorhinostomy for nasolacrimal duct obstruction. *Ophthalmology* 2001;**108**:1562–4.

64. Mandeville JT, Woog JJ. Obstruction of the lacrimal drainage system. *Curr Opin Ophthalmol* 2002;**13**:303–9.

65. Woog JJ, Kennedy RH, Custer PL, et al. Endonasal dacryocystorhinostomy: a report by the American Academy of Ophthalmology. *Ophthalmology* 2001;**108**:2369–77.

66. You YA, Fang CT. Intraoperative mitomycin C in dacryocystorhinostomy. *Ophthal Plast Reconstr Surg* 2001;**17**:115–19.

67. Camara JG, Bengzon AU, Henson RD. The safety and efficacy of mitomycin C in endonasal endoscopic laser-assisted dacryocystorhinostomy. *Ophthal Plast Reconstr Surg* 2000;**16**:114–18.

68. Ibrahim HA, Noble JL, Batterbury M, et al. Endoscopic-guided trephination dacryocystorhinostomy (Hesham DCR): technique and pilot trial. *Ophthalmology* 2001;**108**:2337–45.

69. Tsai CC, Kau HC, Kao SC, et al. Efficacy of probing the nasolacrimal duct with adjunctive mitomycin-C for epiphora in adults. *Ophthalmology* 2002;**109**:172–4.

70. Perry JD, Maus M, Nowinski TS, et al. Balloon catheter dilation for treatment of adults with partial nasolacrimal duct obstruction: a preliminary report. *Am J Ophthalmol* 1998;**126**:811–16.

71. Madge SN, Malhotra R, Desousa J, et al. The lacrimal bypass tube for lacrimal pump failure attributable to facial palsy. *Am J Ophthalmol* 2010;**149**:155–9.

72. Hofmann R. Treatment of Frey's syndrome (gustatory sweating) and "crocodile tears" (gustatory epiphora) with purified botulinum toxin. *Ophthal Plast Reconstr Surg* 2000;**16**:289–91.

73. Riemann R, Pfennigsdorf S, Riemann E, et al. Successful treatment of crocodile tears by injection of botulinum toxin into the lacrimal gland: a case report. *Ophthalmology* 1999;**106**:2322–4.

第六篇

结膜

第 36 章

结膜上皮肿瘤

Michael A. Warner, Anna M. Stagner, Frederick A. Jackobiec

关键概念

- 眼表鳞状细胞肿瘤的早期诊断和治疗意味着对眼睛和视力的保护。
- 治疗后必须临床观察是否复发。
- 对任何形态异常的翼状胬肉或眼表肿物都要高度怀疑。
- 肿瘤切除联合冷冻治疗后的病理诊断是眼表鳞状细胞肿瘤治疗的金标准。
- 眼表肿瘤手术切除后局部干扰素 α2b 治疗是一种有吸引力的治疗方法。
- 任何形态异常和治疗效果不佳的睑缘炎、睑板腺囊肿以及眼表炎症都要高度怀疑皮脂腺癌。

本章纲要

良性肿瘤
恶性肿瘤

　　外胚层来源的非角化分层的角膜和结膜的鳞状上皮相邻近。因此，从角膜和结膜鳞状上皮发生的肿瘤在病理学上区分不开。虽然角膜和结膜的鳞状上皮相邻近，但是在角膜缘处有明显的转变。角膜缘处的结膜基质由柔软变为致密，与角膜的前弹力层（角膜上皮下致密、无细胞的结缔组织）相融合[1]。前弹力层为防止角膜上皮肿瘤侵入角膜基质提供了独特的保护作用。在角膜缘，非鳞状的结膜上皮细胞，包括分泌黏液的杯状细胞和免疫活性细胞，在正常情况下不会进入角膜上皮。角膜缘有大量的黑色素细胞[2-4]。更为重要的是角膜缘的上皮分裂活跃，是新生角膜上皮的来源。如果受到外伤后角膜上皮脱落，上皮细胞从角膜缘移行填补上皮的缺损。和身体其他有高分裂活性的部位（例如宫颈）一样，大部分的眼表鳞状肿瘤（ocular surface squamous neoplasia, OSSN）

起于角膜缘部位，生长到结膜和角膜表面[5]。

　　在评估疑似眼表鳞状细胞肿瘤患者的过程中，医生需要获取详尽的病史，包括发病时间、生长的形态、阳光暴露史及全身性疾病和免疫抑制剂应用史。临床评估包括仔细的裂隙灯检查、眼眶触诊以及局部淋巴结的检查。临床照相对疑似病变的随访很重要。采用超高分辨率光学断层扫描或者活体共焦显微镜检查有助于作出诊断和明确肿瘤的范围，未来可能会发挥更大的作用。

　　本章描述结膜和角膜的良性以及恶性鳞状细胞肿瘤。为了保持完整性，对炎症性、变性疾病及非鳞状细胞肿瘤也进行讨论。

良性肿瘤

遗传性良性上皮内角化不良

　　遗传性良性上皮内角化不良（benign hereditary intraepithelial diskeratosis, BHID）是一种常染色体显性遗传、双侧性、外显率高的眼病，患者通常在 10 岁以前发病[6-8]。两个不同家系的分子学分析证实了位于 4 号染色体 (4q35) 的一个基因重复[9]。虽然有自发的病例报道[10]，该病主要影响黑人、白人以及美国土著人通婚的混血 Haliwa 印第安人。Haliwa 印第安人居住在北卡罗来纳州的 Halifax 县和华盛顿县。

　　遗传性良性上皮内角化不良的病变表现为角膜缘的 V 形、半透明隆起的增生组织（图 36.1）。可有白色病灶和血管扩张。虽然一般情况下病灶不向角膜中央扩展，角膜混浊和视力丧失仍可发生。病变可能发生在口咽部和颊黏膜[11]。

　　组织活检显示出上皮棘皮症、角化不全和角化不良（细胞角化不成熟），基质层见慢性炎症细胞。没有

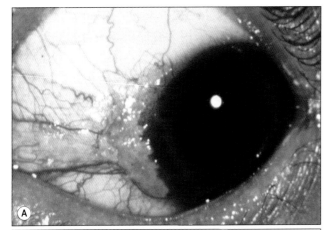

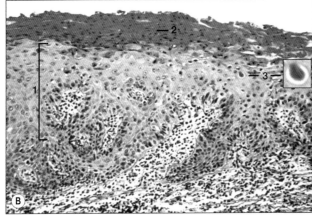

图36.1 遗传性良性上皮内角化不良。(A)鼻侧角膜缘可见一个轻度隆起的半透明病变,病变后方的血管扩张,角膜透明。(B)组织病理学显示上皮棘皮症(增厚)。(1)角化不全(细胞核位于表层角化上皮细胞内);(2)角化不良(嗜酸性表层细胞含有角蛋白;此外嗜酸性角蛋白位于接近角膜表面的细胞内);(3)没有细胞的发育异常和异形性,上皮下可见炎症细胞浸润

细胞的异形性和发育异常倾向。虽然本病的遗传特性决定了术后可能复发,完整切除病灶是首选的方法。

假性上皮瘤样增生,大细胞棘皮瘤和角化棘皮瘤

假性上皮瘤样增生(pseudoepitheliomatous hyperplasia,PEH)是一种结膜或者角膜上皮的良性、生长迅速(通常发生在数星期或数月内)的增生[1,12,13]。假性上皮瘤样增生通常是对一些已经存在的炎症,例如翼状胬肉的反应。临床上,该病变是白色的隆起,表面角化过度。病变的中央可有凹陷。假性上皮瘤样增生与眼表肿瘤相似[14],发生于角膜缘时与鳞状细胞癌的鉴别有一定困难[15]。假性上皮瘤样增生的起病快,缺少毛细血管小叶,这种毛细血管小叶在鳞状细胞乳头状瘤和鳞状细胞癌的患者表现为规则的红点[13]。

组织病理学上,存在着不伴有细胞严重异形性的大细胞棘皮症(图36.2)。有丝分裂象常见。棘皮症的上皮可被向下推挤到基质层形成带有角化轮的鳞状细胞小叶(侵袭性棘皮瘤)。在侵袭的上皮附近可见非肉芽肿性炎症细胞。病变的侧缘可见与周围正常上皮之间的平滑过渡区,而鳞状细胞发育异常表现为过渡区陡峭[13]。

有两例大细胞棘皮瘤的报道,病变的临床特征为边界清楚的伞状外观。组织病理学显示,大细胞棘皮瘤是比正常结膜细胞大2~3倍细胞的鳞状增生。P53、Ki-67以及细胞角蛋白染色有助于把棘皮瘤与

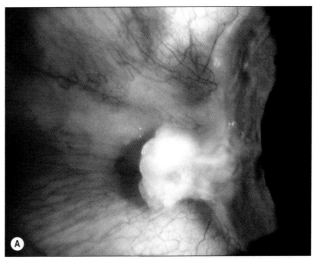

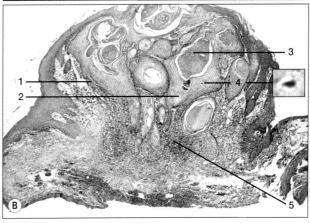

图36.2 翼状胬肉伴假性上皮瘤样增生。(A)病变起源于长入角膜缘的光活化成纤维细胞。因此翼状胬肉实际上是结膜下的变性疾病。然而结膜上皮常常出现异形性。本例与结膜上皮内瘤的临床鉴别常有困难,这是由于病变的白斑外观。(B)组织病理学显示白斑部分包括假性上皮瘤样增生伴轻度结膜上皮异形性。上皮明显增厚呈小叶状(棘皮症)。(1)该轮是由周围的鳞状细胞组成;(2)中央是角蛋白碎屑;(3)上皮角化(角化不良);(4、5)中等程度的上皮下炎症

OSSN 以及鳞状细胞乳头状瘤区别开来。由于病变可能复发和有恶变倾向,需要完整手术切除[16,17]。

虽然角化棘皮瘤起源于皮肤,但也可以起源于结膜和泪阜[18-21]。组织病理学上有明显的棘皮症,但是角化棘皮瘤呈杯状生长,中央是角蛋白碎屑。这些病变不是癌前病变,单纯手术切除即可治愈。

结膜鳞状细胞乳头状瘤

结膜鳞状细胞乳头状瘤(conjuctival squamous papilloma)是一种可发生于结膜表面任何部位的单眼或双眼的良性病变。该病变被命名为乳头状瘤,是因为病变有中央血管核心,周围和表面被鳞状上皮覆盖。临床上该病变可为外生型,少见的情况下为内翻型(见下文)。外生型(又称作有蒂型)可起自一个茎(蒂)或者为扁平无蒂的病变(图 36.3),单发或多发。多发病变往往提示人类乳头状瘤病毒感染。乳头状

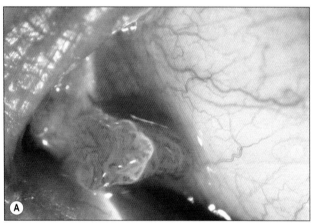

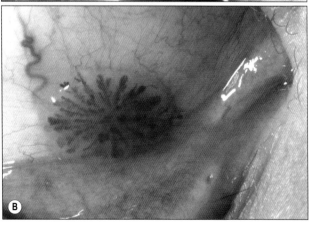

图 36.3　结膜鳞状细胞乳头状瘤。结膜鳞状细胞乳头状瘤是发生于结膜表面任何部位的良性病变。(A)有蒂的结膜鳞状细胞乳头状瘤起自一个中央的蒂。病变的中央可见纤维毛细血管。(B)无蒂的结膜鳞状细胞乳头状瘤为扁平形。本例的毛细血管分布可以看得更加清楚。每一个毛细血管小叶被黏膜下结缔组织和结膜上皮包绕

瘤病毒亚型 6、11、16、18 和 36 型与结膜鳞状细胞乳头状瘤感染有关。采用杂交捕获和聚合酶链反应方法已经检测到了这些病毒[22-29]。人类乳头状瘤病毒 45 也与结膜鳞状细胞乳头状瘤的发病有关[30]。

临床上,结膜鳞状细胞乳头状瘤可发生于结膜表面的任何部位。乳头状瘤具有透明和发亮的表面。透过表面,医生可以观察到下方供应结缔组织的多条毛细血管。这些毛细血管特征性的排列成红点状。受到外界刺激时,角化的中央会遮挡下方血管的细节。在色素深的人当中有色素沉着[31]。发生在角膜缘附近时可见血管翳,但角膜一般不会受到侵犯。

大多数的乳头状瘤是良性的,几乎没有恶变倾向。发育异常的体征包括,角化、睑球粘连、炎症及睑结膜受累。

组织病理学上病变是棘皮症的、非角化的鳞状上皮。不同程度的出现黑色素细胞和杯状细胞。当出现伴有透明细胞浆围绕的核染色质浓缩的凹细胞时提示病毒感染。

结膜乳头状瘤的治疗困难。特别是在儿童容易出现多次复发。多种治疗方法,包括 α- 干扰素和丝裂霉素 C 治疗的成功率不一。最有效的方法是乳头状瘤的单纯切除联合基底和周围的冷冻治疗[32-38]。对于大的病变完整切除联合羊膜移植有助于愈合[39]。口服西米替丁(Tagamet)可以起到免疫调节作用和作为全身治疗的一种方法[40-41]。

内翻型结膜乳头状瘤

内翻型结膜乳头状瘤(inverted conjuctival papilloma)是上述结膜乳头状瘤中的一种少见类型[42]。虽然是结膜的良性黏液表皮样乳头状瘤,但是病变以内生的形式生长[43,44]。临床上与具有局部破坏性和明显恶变倾向的鼻腔内生性乳头状瘤不同,结膜的内翻型乳头状瘤为良性,不是癌前病变。组织病理学上,伴有大量黏液分泌细胞(因此命名为黏液表皮样)的良性上皮细胞小叶长入到下方的结缔组织层。没有细胞异形性,病变周围可见炎性细胞。治疗方法为完整切除,未见术后复发的报道。

泪腺腺瘤

Jakobiec 等[45]首先描述了泪腺腺瘤(dacryoadenoma)是由起源于结膜表层上皮的泪腺分泌细胞良性增生形成的病变(图 36.4)。病变表现为眼球表面长期存在的无症状性、柔软的、粉红色可移动的包块。治疗方法为广泛切除。组织病理学上病变为腺

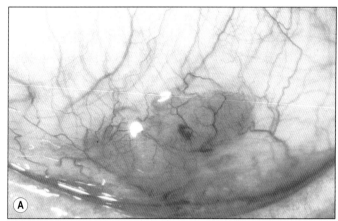
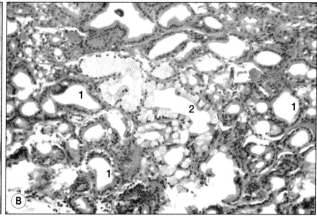
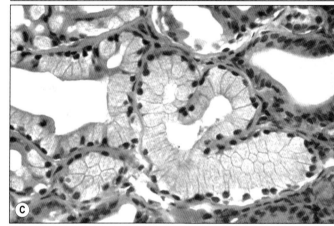

图36.4 泪腺腺瘤。(A)临床上该病变已经存在了大约15年。它呈双叶瓣、半透明和橙色。(B)组织学上病变由腺体成分组成,骰状(1)和柱状(2)细胞构成了病变的管腔单位。(C)细胞核位于底部的浅染色柱状细胞是杯状细胞。(F. Jakobiec,MD. 惠赠)

6

瘤样,腺体由向下内陷的表层上皮组成。病变形成后,细管分为几个小支。腺体和周围上皮有类似形状的细胞:骰状和柱状,一些细胞有尖的喙和不染色的细胞浆空泡。缺少有丝分裂,在病变的边缘可见与正常分层的鳞状细胞之间有突变的界面。电镜下可见大的、电子密度的尖形酶原颗粒以及类似于泪腺腺泡细胞粗面内质网的基底轮。可见杯状细胞和散在的肌上皮细胞。与异位的泪腺不同,没有独立的腺管和基质层淋巴细胞,可见杯状细胞和散在的肌上皮细胞。

该病变的持续时间尚不清楚。因此尚无法确定该病变是先天性的还是后天鳞状上皮化生的。由于泪腺在胚胎上起源于结膜,该病变可能是结膜的残留物,结膜在某一个时间转化为泪腺样组织。

皮脂腺腺瘤

尽管皮脂腺腺瘤与 Muir-Torre 综合征相关,单独的皮脂腺腺瘤很少发生。Tok 等[46]报道了一例全身未见异常的 83 岁男性皮脂腺腺瘤患者。皮脂腺腺瘤为一个质地硬的白色结节,累及整个角膜表面。皮脂腺腺瘤很可能是角膜缘干细胞向皮脂腺分化所致。

翼状胬肉和睑裂斑

翼状胬肉和睑裂斑是紫外线诱发的发生于睑裂区结膜的病变,由上皮下异常弹性纤维沉积而成[47]。尽管眼表鳞状细胞肿瘤起源于翼状胬肉的发病率低[48],有报道眼表鳞状细胞肿瘤发生在以前长有翼状胬肉的部位[49]。临床上遇到形态异常的翼状胬肉或假性翼状胬肉时,鉴别诊断应该考虑到眼表鳞状细胞肿瘤(图 36.2)。

恶性肿瘤

非侵入性眼表鳞状细胞肿瘤/结膜上皮内瘤

结膜上皮内瘤(conjunctival intraepithelial neoplasia, CIN)是指眼表的非侵入性眼表鳞状细胞肿瘤(局限在上皮层,基底膜完整)。CIN 以前被称作 Bowen 病、结膜鳞状细胞发育异常、上皮内上皮瘤、原位癌及角化不良等[50-58]。

CIN 的病因尚不清楚,可能是多因素所致。95%以上发生在分裂活跃的角膜缘,特别是暴露于阳光的睑裂区角膜缘[51,53,59]。结合 CIN 易发于长期暴露于阳光的男性白人的特点,提示暴露于阳光是重要的致病因素[52,53,59,60]。紫外线辐射损伤 DNA,引起碱基对的改变,导致 p53 抑制基因的改变。此外紫外线辐射可以引起光免疫抑制和 HPV 的活化[61]。引起正常结膜细胞死亡剂量的基质金属蛋白酶(MMP)活性在结膜发育异常时上调,提示 MMP 在结膜发育异常进展中的潜在作用[62,63]。另外发育异常的结膜细胞金属蛋白酶-2 抑制剂(TIMP-2)的表达增加及上皮生长因子受体在发育异常细胞表达,可能在鳞状细胞肿瘤的发病机制中也起了作用[63]。

CIN 的其他致病因素包括过量吸烟、皮肤色素少、暴露于石油衍生产品、免疫抑制/HIV(human immunodeficiency virus,HIV)感染、HPV 感染及皮肤干燥性着色性干皮病等[62~77]。HIV 使眼表鳞状细胞肿瘤发生的风险增加了 8 倍。在 HIV 高发、HPV 高发以及紫外线辐射强都存在的非洲,眼表鳞状细胞肿瘤的发生率最高[61]。

Winward 和 Curtin[70]报道了一例年轻的 HIV 感染者,该患者的结膜鳞状细胞病变生长迅速、多形性明显、染色质深染以及分裂活性高。Macarez 等报道了服用环孢素来预防器官移植免疫排斥的类似结膜病变患者[73]。正如后面所讨论的,上述是 CIN 少见的临床表现,因此对于有特殊表现的 CIN 患者需要考虑免疫抑制。

HPV 亚型 6、8、11 与良性结膜上皮病变有关,而亚型 16 和 18 与结膜恶性肿瘤相关[22~25,64,69,76,79~82]。McDonnell 等[69]采用 PCR 和 DNA 杂交技术证实,从轻度结膜发育异常到浸润性结膜鳞状细胞癌的 42 例结膜活检标本中,37 例(88%)标本存在 HPV 亚型 16。6 例对照的标本(结膜乳头状瘤和翼状胬肉)中乳头状瘤病毒为阴性。6 例单眼的结膜发育异常的患者中,4 例(66.7%)患者在对侧正常眼检出了 HPV 亚型 16。1 例患者在 8 年前手术切除了单眼的结膜病变,8 年后双眼都检查到 HPV 亚型 16[81]。双眼的鳞状细胞结膜肿瘤患者检测到了 HPV 亚型 16[64,80]。尽管强烈提示 HPV 是 CIN 的病因,目前尚不能确定 HPV 单独引起了 CIN,还是作为上述环境因素的辅助因素。因此需要进一步阐明 HPV 在 CIN 发病中的作用。

上述的致病因素通过肿瘤抑制基因 p53 的突变或缺失引起肿瘤的进展[77,83~85]。P53 突变和缺失被认为是人类肿瘤最常见的基因异常[86]。Dushku 等的研究表明,紫外线诱导的 p53 肿瘤抑制基因的突变,在翼状胬肉和鳞状细胞肿瘤的发病原因中可能起作用[83]。Toth 等发现 p53 基因突变常见于角膜的鳞状细胞肿瘤。另一项研究中,Toth 的研究组发现 p53 基因阳性表达与临床上肿瘤侵入眼内或转移等不良临床表现相关[85]。

95% 的 CIN 发生于角膜缘,通常在鼻侧或颞侧的睑裂区角膜缘。CIN 也可以发生在睑缘的皮肤黏膜交界处或者泪阜。少数情况下患者发病晚,全部结膜表面弥漫受累。

临床上,CIN 表现为生长缓慢的肿块(图 36.5)。患者通常不知道有结膜肿块。在仔细的眼部检查后得以诊断。只有 10% 的患者是眼表高度角化引起的黏膜白斑病。黏膜白斑病指的是在假性上皮瘤样增生也可以看到的表层白色增厚。大部分 CIN 是结膜的半透明或胶样的结膜增厚。发育异常性鳞状上皮病变的一个重要体征是发卡形纤维血管。虽然少数情况下,在 CIN 的病变部分可以看到类似于结膜乳头状瘤的外观,但是,CIN 的发卡样血管与结膜乳头状瘤的"红点样"血管形成对比。CIN 经常从角膜缘扩展,累及附近角膜的表面,位于前弹力层上方。异常上皮呈磨砂样外观和伞缘(日本海岸线)样边缘。角膜病变由发卡样血管组成的新生血管翳提供代谢所需的营养。角膜受累程度从局限性到弥漫性不等。名词原发性角膜发育异常和原发性角膜上皮成熟障碍被用来描述角膜的受累与角膜缘的受累明显不呈比例(见下文)[13]。荧光素、孟加拉红、亚甲蓝染色[87]可用于临床和手术中确定病变的范围,因为发育异常的上皮表现为正常结膜上皮和角膜上皮所没有的弥漫性、细点状外观。

组织学上,CIN 代表部分到全层的结膜上皮发育异常(图 36.5)。由于病变没有穿过基底膜,CIN 不侵犯下面的基质。在不同的患者中,CIN 细胞的核浆比例从轻度增大到明显增大。CIN 有两种细胞类型。梭形细胞是小的、细长的细胞,胞浆嗜酸性,细胞核中度深染;表皮样细胞是大的、有泡状核以及明显核仁的细胞。总体来看细胞缺少正常的朝向,极性异常(例如细胞之间的关系和方向)。此外,细胞在接近上皮表层时未达到正常成熟状态。各层上皮细胞的分裂象可见。总的来看,在病变的侧缘,发育异常的上皮与正常上皮可见明显的界限。CIN 可以表现为色素性肿瘤,由于瘤体内有树枝状黑色素细胞,因此像黑色素瘤[88]。组织学上 CIN 与鳞状细胞乳头状瘤以及假性上皮瘤样增生的鉴别点是,鳞状细胞乳头状瘤和假性上皮瘤样增生的核浆比例正常或降低,以及增生的上皮与正常上皮在病变的边缘相互融合[13]。采用

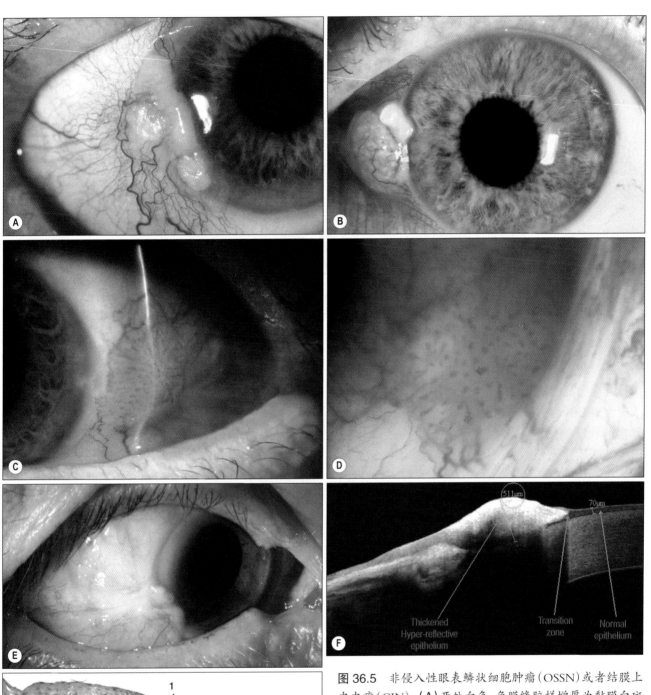

6

图 36.5 非侵入性眼表鳞状细胞肿瘤(OSSN)或者结膜上皮内瘤(CIN)。(A)两处白色、角膜缘胶样增厚为黏膜白斑病。角膜缘病变附近可见周边角膜表面磨砂上皮,结膜轻度充血。(B)黏膜白斑病结节的下方可见一个隆起的、半透明结膜病变,角膜轻度受累。(C、D)该例眼表鳞状细胞肿瘤呈无蒂的乳头状外观。这种病变外观通常与 HPV 感染有关。(E、F)OSSN 的临床图片和高分辨率 OCT 检查结果。高分辨率 OCT 检查结果显示增厚的 OSSN 上皮层与正常结膜之间有一个突然转变。(G)这些病变的组织病理学揭示了突然转变(1)在全层的发育异常上皮(左边)与正常上皮(右边)之间。这种突然转变在 CIN 常见

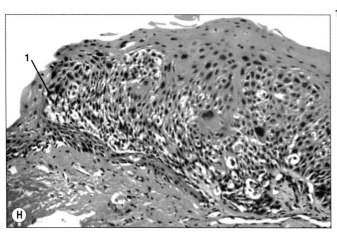
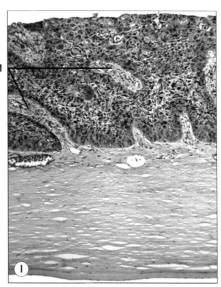

图 36.5（续） （H）同样的突然转变(1)存在于正常上皮（左边）与发育异常上皮（右边）之间。（I）全层角膜上皮发育异常伴新生血管翳。血管化的基质内乳头状突起(1)在病变内伸出。（E 和 F C. Karp MD，惠赠）

p53、Ki67 以及细胞角蛋白的免疫组化染色有助于发育异常性病变的诊断。

由于 CIN 起自于单个细胞的肿瘤转化，不管发育异常的程度如何[51,53]，病变的进展通常缓慢[53,55,79]。由于基底膜是完整的，没有转移的倾向。CIN 很少进展为侵入性 OSSN[53,79,89]。除了这种非侵入性特性，CIN 难以治愈[81,89]。借助于脱落细胞学和印迹细胞学方法，手术前的诊断 / 评估是可行的。然而无法确定病变的范围和深度仍然是主要的问题[90~93]。高分辨 OCT 和活体共焦显微镜成像有助于诊断和确定肿瘤的范围（图 36.5）[94~98]。组织病理学是诊断的金标准。

治疗方法取决于病变是首次诊断或者是复发性的或者是手术切除不彻底等。可以采用手术治疗或者局部化疗药物治疗。

手术治疗首次诊断的病变时，应该切除 1~2mm 宽病变周围的正常结膜组织。巩膜裸露[13]。把病变周围一部分正常的结膜切除很重要，因为临床上看似正常的结膜在组织病理学上是异常的[99]。切除结膜后，滴可卡因局部麻醉和松解角膜上皮，再用 Bard-Parker 手术刀去除角膜上皮。所有的磨砂上皮和相应的纤维血管翳都应该从角膜表面去除。角膜清创后，对受累的角膜缘、结膜的切口以及巩膜床用一氧化氮或者液氮冷冻头进行双冻或者三冻。该方法可获得 90% 以上的长期疗效[100~102]。

复发率是衡量第一次手术切除是否足够的标准。当手术切除不够时，不管手术前病变的外观、细胞类型、发育异常等的程度如何，复发率都会高达 50%[51,53,54,57,58]。可能出现晚期复发，需要长期随访[103]。复发后 CIN 范围更广，向侵入性鳞状细胞癌转化的倾向值得关注。可以采用局部化疗药物治疗或者广泛手术切除联合更为彻底的冷冻治疗。如果考虑到深层组织可能受到侵犯，用皮肤冷冻枪进行巩膜全层冷冻。口服泼尼松龙、局部糖皮质激素、睫状肌麻痹剂治疗手术后的炎症。

累及了 50% 角膜缘的病变，手术切除和冷冻治疗后视功能都不好，因为角膜缘干细胞破坏导致眼表异常。结膜和口腔黏膜自体移植通常并不适用。手术切除联合 II 期角膜缘自体移植无论解剖学和功能方面都可以获得很好的结果[104]。对切除不够完整、大的或者复发的病变，局部应用丝裂霉素 C、5- 氟尿嘧啶、干扰素 α2b 是有效的方法[105~113]。丝裂霉素 C 可引起医源性的泪点狭窄，可以在用丝裂霉素 C 之前用泪点栓子[112]。

已经有报道局部用 5- 氟尿嘧啶、干扰素 α2b 以及西多福韦进行化疗[36,114~121]。对于原发性和复发性病变用干扰素 α2b 治疗得到了广泛研究。对疑似 OSSN 局部用干扰素 α2b 治疗与手术切除联合冷冻的治愈率相当，患者的耐受性良好。有效剂量为 100 万 IU/ml，每天 4 次[122~124]。Demani 等近来报道了用芦荟滴眼液成功治疗 1 例患者[125]。值得注意的是，改良的 Mohs 技术、近距离放射及光学性治疗性角膜切除术获得了一些成功[126~129]。

侵入性眼表鳞状细胞肿瘤

值得庆幸的是侵入性眼表鳞状细胞肿瘤明显少于 CIN（图 36.6）。HPV 在 CIN 的发病机制中起一定作用[64,69,80]。当发育异常的上皮细胞穿过下方的基底膜在结膜下间隙扩散时，CIN 常常是侵入性眼表鳞状细胞肿瘤的先兆。由于角膜前弹力层的阻挡作用，肿瘤的扩散通常只发生在结膜部分[130]。临床上侵入

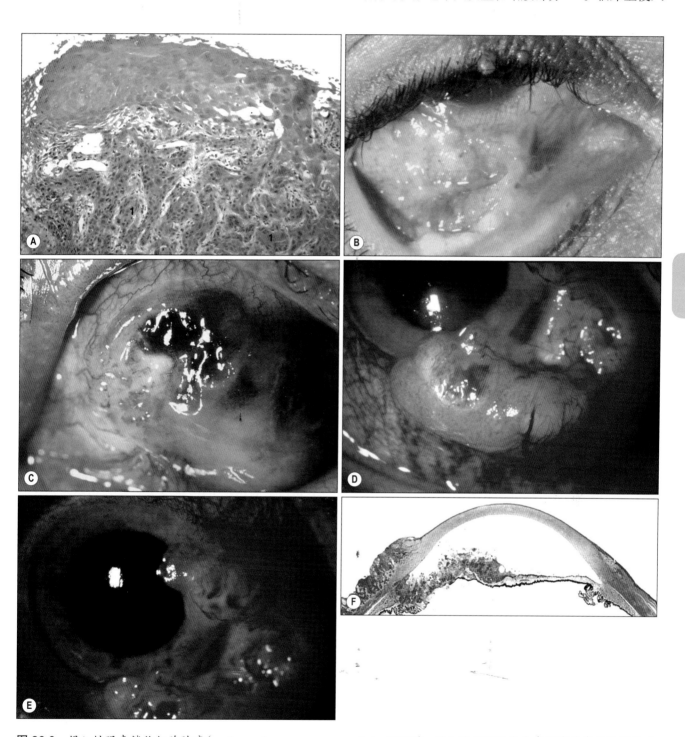

图 36.6 侵入性眼表鳞状细胞肿瘤（ocular surface squamous neoplasia，OSSN）。侵入性 OSSN 发生在发育异常的结膜肿瘤穿过下方的基底膜进入基质层。（**A**）组织学显示广泛的 OSSN 伴发育异常的鳞状细胞伞（1）深部侵犯。（**B**）广泛的 OSSN 充满下穹隆。该例病变含有 HPV。（**C**）OSSN 在色素深的患者有明显的色素沉着。这些病变临床上常诊断为恶性黑色素瘤。磨砂样角膜上皮和广泛的角膜缘黏膜白斑病（见色素部分下方）与 OSSN 的临床诊断更符合。（**D** 和 **E**）少数情况下 OSSN 发生眼内侵犯。迅速和弥漫的眼部充血是眼内侵犯的先兆。发生眼内侵犯时需要作眼球摘除术。（**F**）组织病理学证实角膜缘肿瘤侵犯到眼内、前房角、虹膜以及睫状体。（**D** 和 **E**，A. Proia，MD. 惠赠，F，N Rao，MD. 惠赠）

性眼表鳞状细胞肿瘤类似于CIN,但是隆起更高,常发生于角膜缘,外观呈胶状、半透明、黏膜白斑样或乳头状。侵入性眼表鳞状细胞肿瘤可以表现为角化棘皮瘤的特点[131],而眼睑的鳞状细胞肿瘤像睑板腺囊肿[132]。与典型的单侧眼表鳞状细胞肿瘤不同,双侧的结膜鳞状细胞肿瘤具有疣状、乳头状、角化的外观,可能和HPV感染有关[80]。黑人患者可能有色素沉着,临床上可与黑色素瘤相混淆[31,133,134]。漏诊的情况下,侵入性眼表鳞状细胞肿瘤常常侵犯角膜缘更大的范围,确诊时比CIN大的多。一些病变可能伪装成慢性睑缘炎延误了诊断[135]。侵入性眼表鳞状细胞肿瘤可有大的滋养血管牢固地长在表层巩膜或在巩膜组织上不能移动,提示其侵入性[53]。眼外肌受累时出现复视[136]。对于疑似病例,高频超声和超高频域OCT检查有助于界定侵入性眼表鳞状细胞肿瘤在巩膜和眼内的侵入范围(图36.6)[94,95,137]。有报道侵入性眼表鳞状细胞肿瘤可发生于眼球摘除术后的结膜囊,义眼片遮挡了病变[138]。对于眼球摘除/眼内容物剜除术的患者,常规的眼部检查时取下义眼片很重要。

皮肤癌(基底细胞癌)和体内的恶性肿瘤(肺鳞状细胞癌、子宫颈原位癌、结肠癌和前列腺癌、肝细胞癌以及非霍奇金淋巴瘤)与眼表鳞状细胞肿瘤有关[53,139~141]。

组织病理学上,侵入性眼表鳞状细胞肿瘤很像严重的CIN。正常细胞被核浆比例高的肿瘤细胞以及梭形细胞和表皮样细胞混合的细胞所取代。细胞呈现出角化不良、棘皮症、极性消失等多形性。基底膜被上皮下肿瘤细胞所突破。P53、Ki67免疫组化染色可为阳性以及细胞角蛋白染色有改变[16]。

侵入性眼表鳞状细胞肿瘤的表皮生长因子含量明显升高,与其侵入性生长类型有关[63,142]。

HLA I型抗原和β2微球蛋白在结膜发育异常的表达降低,在原位癌和癌的表达阴性,提示细胞毒性T细胞在发病机制中发挥了作用,HLA II型抗原在侵入性眼表鳞状细胞肿瘤不表达,提示辅助性T细胞介导对肿瘤生长的抑制[143,144]。GLUT-1的免疫组化染色增加[143],说明发育异常细胞对葡萄糖的摄入增加。遗传学上(小鼠模型)去除αv整合素(正常情况下抑制结膜基底细胞的上皮增殖)的表达,导致类似于侵入性眼表鳞状细胞肿瘤的恶性上皮瘤形成[146]。

除了几篇报道以外,侵入性眼表鳞状细胞肿瘤一般不发生局部和全身转移[18,147]。在HIV感染者和色素性干皮病患者,侵入性眼表鳞状细胞肿瘤的侵犯性更强[52,62,68,69,148]。幸运的是大部分是小的侵入,可

以用广泛的手术切除和强化的冷冻治疗[101]。常需要浅层巩膜和角膜切除,但是应该避免作深层切除。对手术切口的边缘扩大冷冻在保持眼球结构完整性的同时,复发率从40%下降为10%。手术前、后局部用丝裂霉素C、5-氟尿嘧啶或者干扰素α2b也有疗效[105~110,149]。尽管采用质子束照射肿瘤对球内侵犯的患者有成功保留眼球的报道,球内侵犯一般采用眼球摘除手术治疗,眶内侵犯一般采用眶内容物剜除术治疗[150~152]。对于拒绝有创治疗或者大的复发性的患者,经过常规治疗后有发生视功能并发症风险者,用光动力治疗获得了成功[152],尽管光动力治疗对严重的DNA损伤患者,例如色素性干皮病患者,有恶化和促进肿瘤生长的作用。切除大的病变联合羊膜移植手术可能获得成功[39]。

CIN和侵入性眼表鳞状细胞肿瘤都与HPV感染有关。新近研发的HPV疫苗和宫颈癌疫苗一样,将会减少这些肿瘤的发病率[155]。今后的治疗将会朝向把紫外线辐射作用的下游效应包括MMPs、TIMP-2及上皮生长因子上调的正常化[63]。

结膜鳞状细胞癌复发的有意义预测指标包括病变大小、手术切口边缘肿瘤细胞阳性[103]、Ki-67指数计算出的增殖指数升高、老龄[156]及睑结膜[157]或巩膜受到累及[141]。眼内受侵犯的发生率为2%~13%,死亡率为0~80%[139~141,156]。

角膜上皮成熟障碍和上皮发育异常

角膜上皮成熟障碍和上皮发育异常有以下倾向:仅仅累及角膜上皮,或者与结膜或角膜缘受累的量不呈比率(图36.7)[54,158]。在角膜上皮成熟障碍和上皮发育异常情况下,可见广泛的磨砂样角膜上皮或者乳白色的上皮岛。没有角膜新生血管翳。角膜上皮成熟障碍(图36.7A和B)是一种良性、生长缓慢的过程。单眼或双眼发病,静止或缓慢进展,自发加重和缓解。组织学上,与上皮成熟障碍相一致的病变有良性上皮细胞的外观和轻度的细胞核大小的差异。细胞核浆比例正常或轻度异常。临床上原发性角膜上皮发育异常(图36.7C和D)与上皮成熟障碍类似。然而细胞学上有明显异形性伴核浆比例增大,细胞极性丧失,缺少正常成熟上皮。原发性上皮发育异常和角膜上皮成熟障碍在电子显微镜下显示,细胞核周围的细胞质张力丝紊乱。也可见无序的桥粒和代表透明角质或张力丝变性产物的电子致密颗粒。在病变的细胞可见含有桥粒的内吞空泡。这些特征表明与细胞死亡(凋亡)相一致的变化。这些

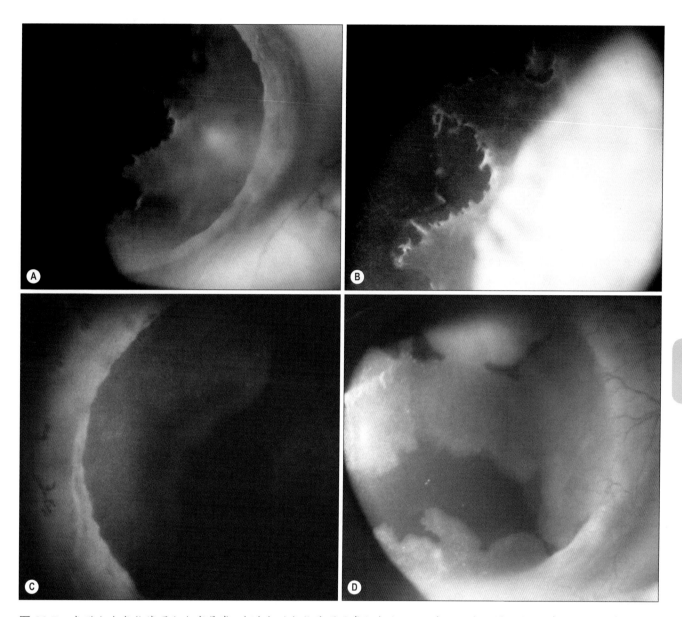

图 36.7　角膜上皮成熟障碍和发育异常。(A)角膜成熟障碍的鼻侧部分显示,扇形和磨砂样上皮,没有下方的血管形成以及没有角膜缘的增厚。该例双侧和相对静止的病变在几年的随访时间里只有很小的进展。鼻侧结膜基质缺少结缔组织以及弹性纤维提供了不是翼状胬肉和睑裂斑的临床证据。(B)病变的伞状边缘附近的铁线说明了病变的静止状态。(C)该例角膜发育异常,磨砂样上皮缓慢进展,只在病变的外侧见到肿瘤性血管翳刚刚开始形成。(D)一例角膜上皮发育异常。磨砂样上皮岛侵犯到视轴区,没有角膜缘的突出增厚。在前弹力层之上手术刮除受累的上皮,前弹力层通常是抵抗侵犯的可靠屏障

超微结构特征同时存在于发育异常和更为良性的病变,因此临床和光学显微镜的特点对作出特异性的诊断更有帮助。有人认为,角膜上皮成熟障碍和上皮发育异常具有从良性到恶性一个疾病谱。幸运的是这两种病变都是良性的,治疗方法是单纯角膜上皮刮除以及和 CIN 一样广泛手术切除角膜缘病变。前弹力层不能像板层角膜切除那样切掉。用干扰素α2b 治疗有效。

黏液表皮样癌

黏液表皮样癌是侵犯性更强的 OSSN 的一种,临床上与进展缓慢的 OSSN 难以鉴别,黏液表皮样癌可侵犯眼球(图 36.8)[159~163]。与 OSSN 主要发生在角膜缘形成对比,黏液表皮样癌可发生在结膜表面的任何部位。黏液表皮样癌也可以发生在泪阜[164]。通常情况下原来诊断为 OSSN 的患者复发后,回顾性作出

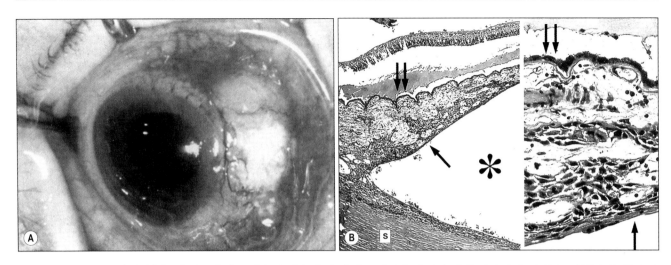

图 36.8 结膜黏液表皮样癌。(A)临床上眼球红色隆起包块伴明显的眼部炎症意味着眼球内受到侵犯。(B)组织学显示肿瘤细胞广泛侵犯眼内。可见鳞状细胞为衬里的一个囊腔(*)(单箭)。双箭头表示虹膜的色素上皮。S代表巩膜。(K.Gündüz, MD. 惠赠)

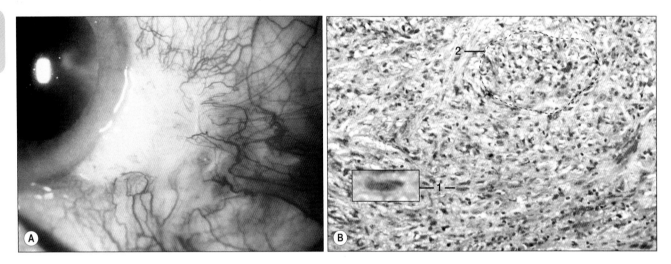

图 36.9 梭形细胞癌。梭形细胞癌是鳞状细胞癌中有侵袭性的一种。(A)临床上,由于胶原沉积,瘤体呈明显的白色。(B)该例临床病变的组织病理学显示大量的梭形细胞。(1)排列呈束状;(2)这种病理形态的鉴别诊断包括纤维肉瘤、肌瘤、皮脂腺细胞癌以及恶性黑色素瘤。常需要用免疫组化和电子显微镜检查来鉴别这些肿瘤。(V.Curtin,MD. 惠赠)

了黏液表皮样癌的诊断。组织学上黏液表皮样癌是由鳞状细胞和分泌黏液的杯状细胞组成。在复发病例,产生黏液的杯状细胞数量减少,因此需要复习第一次的活检标本。黏蛋白卡红、胶体铁及阿利新蓝染色和癌胚抗原以及黏蛋白-1的表达有助于诊断[163]。黏蛋白分泌愈多的病变恶性程度愈低。黏液表皮样癌发展的早期出现局部转移;所报道的病例中大部分在作出诊断时已经有眼球或者眼眶的侵犯[159~162,166]。复发病例局部淋巴结转移的风险较高。治疗包括局部广泛切除和强化冷冻;如果需要,眼球摘除术和眶内容物剜除术分别用于眼球和眼眶受侵犯时。前哨淋巴结活检有助于疾病的分期以便制定恰当的治疗方案[167~169]。

梭形细胞癌

和黏液表皮样癌一样,梭形细胞癌是起源于结膜、角膜缘或者角膜等眼球表面的高度恶性肿瘤(图36.9)[170~174]。梭形细胞癌的局部侵犯导致严重的眼部损害。瘤体由细长的多形性细胞或梭形细胞组成,排列呈梭形或束状,通常表现出纤维肉瘤、梭形细胞黑色素瘤、肌瘤或横纹肌肉瘤的特征。细胞角蛋白的单克隆抗体染色和电子显微镜发现的张力丝和桥粒有助于诊断。和梭形细胞黑色素瘤不同,电子显微镜下没有黑色素小体,病变组织的S-100蛋白阴性[13,170]。

治疗方法与黏液表皮样癌相同。

腺样鳞状细胞癌

　　Maurilo 等报道了 14 例腺样鳞状细胞癌,这是鳞状细胞癌当中的一种,腺样鳞状细胞癌含有腺体或假腺体间隙,间隙是由肿瘤细胞岛内棘层松解造成的(图 36.10)[175]。与腺样表皮样癌不同,腺样鳞状细胞癌假腺体间隙里的黏液对透明质酸酶敏感。和腺样表皮样癌一样,腺样鳞状细胞癌侵犯性强,广泛切除后仍有复发倾向[175]。

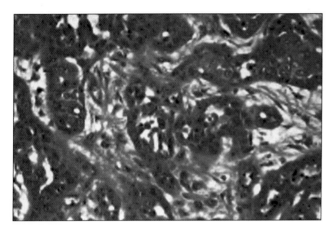

图 36.10　腺样鳞状细胞癌。临床上可见上方球结膜一个炎性包块。组织病理学证实增殖的肿瘤细胞排成小叶状、柱状以及岛状。由于肿瘤细胞的棘层松解产生的腺样体外观而产生光泽。与黏液表皮样癌形成对比的是,腺样鳞状细胞癌棘层松解间隙里的黏液对透明质酸酶敏感。(Joesph Mauriello, MD. 惠赠)

透明细胞癌

　　透明细胞癌是鳞状细胞癌当中少见的一种。通常发生在白人男性的头颈部,常常与皮脂腺细胞癌混淆[176],很少发生在结膜[177~179]。透明细胞癌的特征是与脂质、黏液或糖原聚集无关的广泛的细胞质水肿。和皮脂腺癌不同,透明细胞癌几乎没有雄激素受体,亲脂素的免疫组化染色阳性[178]。

皮脂腺细胞癌

　　皮脂腺细胞癌以上皮内扩散方式而著名[180~183]。皮脂腺细胞癌常起自于睑板腺。其他皮脂腺,包括睫毛毛囊皮脂腺单位的 Zeis 腺也会发生皮脂腺细胞癌[184]。然而有证据表明,皮脂腺细胞癌可以从结膜发生,特别是上睑结膜,从而表现为上皮内扩散,缺少肿瘤的实体病灶[180~186]。这些患者的皮脂腺细胞癌可能是由结膜的皮脂腺恶变而产生。皮脂腺细胞癌还可以发生在泪阜和泪腺。胚胎学上它们都是结膜的组成部分[187,188]。细胞的 DNA 成分似乎与扩散的方式一致。异倍体的肿瘤表现为细胞内扩散以及比二倍体细胞更为严重的间变,二倍体细胞的间变少,而且不是上皮内扩散[180,184,185,187~189]。

　　应该经常考虑到常染色体显性遗传 Muie-Torre 综合征这种罕见的情况,对于没有放射治疗和免疫抑制剂治疗史的皮脂腺细胞癌患者,需要考虑和检查体内有无肿瘤,特别是结肠癌[190,191]。Rishi 和 Font 发现,伴有 Muie-Torre 综合征的眼附属器皮脂腺肿瘤患者对错配修复基因(MSH2)的免疫组化染色阳性[190]。Merkel 细胞癌与结膜的皮脂腺细胞癌相关[192]。

　　结膜皮脂腺细胞癌患者表现有单眼的炎症性红眼(图 36.11)。炎症的原因被认为是继发于皮脂腺细胞释放的皮脂腺产物分解所致[180,181,183~185,187~189,193]。临床上皮脂腺细胞癌确实可以伪装成结膜炎、上方角膜缘角膜炎、睑缘炎以及睑板腺囊肿等[135,185,194~196],这是为什么从皮脂腺细胞癌的长出到确诊需要 1~3 年的部分原因[197~199]。2004 年 Shields 等在一项研究中指出,第一次眼部检查时,只有 33% 的皮脂腺细胞癌患者被怀疑,通过组织病理学正确诊断的只有 50%[134]。因此,对于任何常规治疗效果不好的单眼结膜炎、伴有或者不伴有眼睑肥厚、睫毛脱失等眼睑炎症的患者都要考虑皮脂腺细胞癌的可能,这一点很重要。疑似患者的印迹细胞学分析有助于早期诊断[200]。

　　怀疑为皮脂腺细胞癌时应该进行活检。活检过程中需要注意皮脂腺细胞很容易从活检标本上脱落,活检标本上出现大量脱落细胞时要怀疑皮脂腺细胞癌[13,183]。组织病理学上,皮脂腺细胞癌可能与鳞状细胞癌混淆[201,202]。与鳞状细胞癌从基底层向外发展形成对比的是,皮脂腺细胞癌常累及结膜的表层,基底层的上皮正常。无论何时,当表层的间变细胞位于外观正常的基底细胞上方时,应该怀疑皮脂腺细胞癌。在分化良好的情况下,细胞具有空泡状和胞浆泡沫。分化不好的标本含有大量退行变嗜碱性染色细胞伴多处分裂象。此外如果常规染色不能作出诊断,应采用脂肪染色和电子显微镜检查评估皮脂腺成分。皮脂腺细胞癌雄激素受体和亲脂素的免疫组化细胞染色为阳性。这有助于把皮脂腺细胞癌与鳞状细胞癌以及恶性黑色素瘤鉴别开来。鳞状细胞癌和恶性黑色素瘤的雄激素受体和亲脂素的免疫组化染色为阴性。免疫组化染色还有助于发现上皮内扩散[203]。

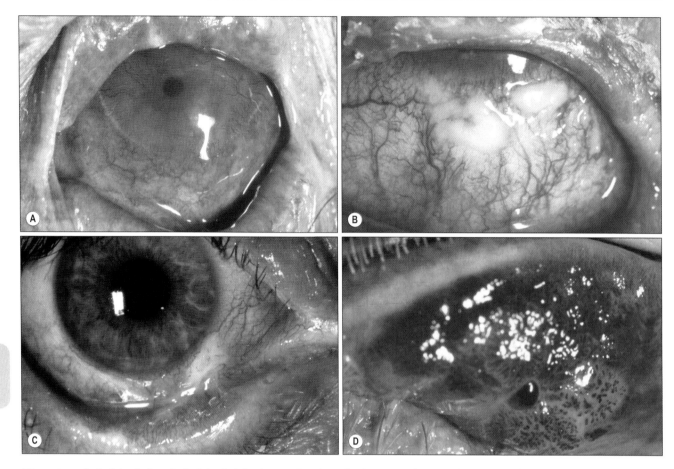

图 36.11　皮脂腺细胞癌。皮脂腺细胞癌起源于附属的皮脂腺,包括睑板腺、Zeis 腺以及少见情况下的泪腺。皮脂腺细胞癌常表现为单眼的睑结膜炎。(A)本例的明显体征包括结膜充血、新生血管翳、睑缘增厚以及睫毛脱失。(B)除了睫毛脱失和结膜充血以外,皮脂腺细胞癌的结节位于角膜缘附近。(C)鼻侧可见肿瘤引起的睑球粘连。(D)上方睑结膜明显增厚。病变下方可见乳头状小叶

　　治疗方面,首先是采用地图切片明确病变范围。如果皮脂腺细胞癌广泛(例如超过眼球表面的 50%),选择眶内容物剜除术[204]。如果病变局限,局部切除原发病变联合辅助性冷冻治疗有效[205]。一项上皮内扩散的 4 例皮脂腺细胞癌患者的初步研究和包括更广泛病变范围的研究表明,局部使用丝裂霉素 C 治疗有效[181]。丝裂霉素 C 治疗后,短期和长期手术并发症包括角膜缘干细胞缺乏常见[206]。如果眼眶受到侵犯,选择眶内容物剜除术治疗。放射治疗复发率高,适用于不能手术治疗的患者[207]。有报道手术中采用磷[32]近距离放射治疗[208]。如果有淋巴结转移应该采用积极的治疗,患者有可能长期存活[182,209]。前哨淋巴结活检有助于肿瘤的分期[167~169]。手术切除后需密切随访,如果有必要可以再次活检。

　　对预后来说,早期诊断的重要性怎样强调都不过分。Rao[209]等观察到如果诊断延迟 6 个月或以上,潜在的存活率从 87% 下降到 57%。预后不良的其他指标包括:肿瘤直径大于 10mm、上下睑都受到累及、眼眶受到侵犯、肿瘤侵犯到血管以及多病灶起源的肿瘤[209]。近来的研究指出患者的死亡率明显下降,低至 18%[202]。在另一项研究中,1970 年以后诊断的患者没有死亡的[202],这是由于 1970 年以后采取了更加彻底的手术治疗。预后改善很可能是对疾病警惕性的提高以及更有效治疗的共同结果。

基底细胞癌

　　起源于鳞状上皮基底生发层的基底细胞癌是眼睑最常见的肿瘤,很少发生于结膜[210]。基底细胞癌可以原发于泪阜[211~213]或者继发于邻近皮肤基底细胞癌的局部侵犯[214],可以表现为乳头状、结节状或者有蒂状[214,215]。

(谢汉平　译)

参考文献

1. Spencer WH, Zimmerman LE. Conjunctiva. In: Spencer WH, editor. *Ophthalmic pathology: an atlas and textbook*, vol. 1. Philadelphia: WB Saunders; 1985.
2. Jakobiec FA. The ultrastructure of conjunctival melanocytic tumors. *Trans Am Ophthalmol Soc* 1984;**82**:599–752.
3. Sacks E, Rutgers J, Jakobiec FA, et al. A comparison of conjunctival and nonocular dendritic cells utilizing new monoclonal antibodies. *Ophthalmology* 1986;**93**(8):1089–97.
4. Sacks EH, Wieczorek R, Jakobiec FA, et al. Lymphocytic subpopulations in the normal human conjunctiva. A monoclonal antibody study. *Ophthalmology* 1986;**93**(10):1276–83.
5. Richard R. Cervical intraepithelial neoplasia. *Pathol Annu* 1973;**8**: 301–28.
6. Reed JW, Cashwell F, Klintworth GK. Corneal manifestations of hereditary benign intraepithelial dyskeratosis. *Arch Ophthalmol* 1979;**97**(2): 297–300.
7. Yanoff M. Hereditary benign intraepithelial dyskeratosis. *Arch Ophthalmol* 1968;**79**(3):291–3.
8. McLean IW, Riddle PJ, Schruggs JH, et al. Hereditary benign intraepithelial dyskeratosis. A report of two cases from Texas. *Ophthalmology* 1981;**88**(2):164–8.
9. Allingham RR, Seo B, Rampersaud E, et al. A duplication in chromosome 4q35 is associated with hereditary benign intraepithelial dyskeratosis. *Am J Hum Genet* 2001;**68**(2):491–4.
10. Bui T, Young JW, Frausto RF, et al. Hereditary benign intraepithelial dyskeratosis: report of a case and reexamination of the evidence for locus heterogeneity. *Ophthalmic Genet* 2016;**37**(1):76–80.
11. Witkop CJ Jr, Shankle CH, Graham JB, et al. Hereditary benign intraepithelial dyskeratosis. II. Oral manifestations and hereditary transmission. *Arch Pathol* 1960;**70**:696–711.
12. Zimmerman L. *The cancerous, precancerous, and pseudocancerous lesions of the cornea and conjunctiva: corneoplastic surgery. Proceedings of the Second Annual International Corneoplastic Conference*. London: Pergamon Press; 1969.
13. McLean I. *Tumors of the eye and ocular adnexis*. Washington, DC: Armed Forces Institute of Pathology; 1995.
14. Fatima A, Matalia HP, Vemuganti GK, et al. Pseudoepitheliomatous hyperplasia mimicking ocular surface squamous neoplasia following cultivated limbal epithelium transplantation. *Clin Experiment Ophthalmol* 2006;**34**(9):889–91.
15. Malhotra C, Jain AK, Thapa B. Limbal pseudoepitheliomatous hyperplasia mimicking ocular surface squamous neoplasia in palpebral vernal keratoconjunctivitis. *Case Rep Ophthalmol Med* 2013;**2013**: 527230.
16. Jakobiec FA, Mendoza PR, Colby KA. Clinicopathologic and immunohistochemical studies of conjunctival large cell acanthoma, epidermoid dysplasia, and squamous papilloma. *Am J Ophthalmol* 2013;**156**(4): 830–46.
17. Ghazi NG, Patel BS, Olsakovsky LA, et al. A conjunctival lesion with histological features similar to large cell acanthoma of the skin. *J Cutan Pathol* 2010;**37**(10):1103–6.
18. Freeman R. Keratoacanthoma of the conjunctiva: a case report. *Arch Ophthalmol* 1961;**65**(6):817–19.
19. Roth AM. Solitary keratoacanthoma of the conjunctiva. *Am J Ophthalmol* 1978;**85**(5 Pt 1):647–50.
20. Bellamy ED, Allen JH, Hart NL. Keratoacanthoma of the bulbar conjunctiva. *Arch Ophthalmol* 1963;**70**:512–14.
21. Kaeser PF, Uffer S, Zografos L, et al. Tumors of the caruncle: a clinicopathologic correlation. *Am J Ophthalmol* 2006;**142**(3):448–55.
22. McDonnell PJ, McDonnell JM, Kessis T, et al. Detection of human papillomavirus type 6/11 DNA in conjunctival papillomas by in situ hybridization with radioactive probes. *Hum Pathol* 1987;**18**(11): 1115–19.
23. Pfister H, Fuchs PG, Volcker HE. Human papillomavirus DNA in conjunctival papilloma. *Graefes Arch Clin Exp Ophthalmol* 1985;**223**(3): 164–7.
24. Naghashfar Z, McDonnell PJ, McDonnell JM, et al. Genital tract papillomavirus type 6 in recurrent conjunctival papilloma. *Arch Ophthalmol* 1986;**104**(12):1814–15.
25. Lass JH, Grove AS, Papale JJ, et al. Detection of human papillomavirus DNA sequences in conjunctival papilloma. *Am J Ophthalmol* 1983; **96**(5):670–4.
26. Miller DM, Brodell RT, Levine MR. The conjunctival wart: report of a case and review of treatment options. *Ophthalmic Surg* 1994;**25**(8): 545–8.
27. Sjo NC, Heegaard S, Prause JU, et al. Human papillomavirus in conjunctival papilloma. *Br J Ophthalmol* 2001;**85**(7):785–7.
28. Buggage RR, Smith JA, Shen D, et al. Conjunctival papillomas caused by human papillomavirus type 33. *Arch Ophthalmol* 2002;**120**(2): 202–4.
29. Takamura Y, Kubo E, Tsuzuki S, et al. Detection of human papillomavirus in pterygium and conjunctival papilloma by hybrid capture II and PCR assays. *Eye (Lond)* 2008;**22**(11):1442–5.
30. Sjo NC, von Buchwald C, Cassonnet P, et al. Human papillomavirus in normal conjunctival tissue and in conjunctival papilloma: types and frequencies in a large series. *Br J Ophthalmol* 2007;**91**(8): 1014–15.
31. Kremer I, Sandbank J, Weinberger D, et al. Pigmented epithelial tumours of the conjunctiva. *Br J Ophthalmol* 1992;**76**(5):294–6.
32. Wilson FM. Current ocular therapy. In: Fraunfelder FT, Roy FH, editors. *Current ocular therapy*. Philadelphia: WB Saunders; 1990.
33. Burns RP, Wankum G, Giangiacomo J, et al. Dinitrochlorobenzene and debulking therapy of conjunctival papilloma. *J Pediatr Ophthalmol Strabismus* 1983;**20**(6):221–6.
34. Petrelli R, Cotlier E, Robins S, et al. Dinitrochlorobenzene immunotherapy of recurrent squamous papilloma of the conjunctiva. *Ophthalmology* 1981;**88**(12):1221–5.
35. Hawkins AS, Yu J, Hamming NA, et al. Treatment of recurrent conjunctival papillomatosis with mitomycin C. *Am J Ophthalmol* 1999;**128**(5): 638–40.
36. Schechter BA, Rand WJ, Velazquez GE, et al. Treatment of conjunctival papillomata with topical interferon Alfa-2b. *Am J Ophthalmol* 2002; **134**(2):268–70.
37. Morgenstern KE, Givan J, Wiley LA. Long-term administration of topical interferon alfa-2beta in the treatment of conjunctival squamous papilloma. *Arch Ophthalmol* 2003;**121**(7):1052–3.
38. Muralidhar R, Sudan R, Bajaj MS, et al. Topical interferon alpha-2b as an adjunctive therapy in recurrent conjunctival papilloma. *Int Ophthalmol* 2009;**29**(1):61–2.
39. Chen Z, Yan J, Yang H, et al. Amniotic membrane transplantation for conjunctival tumor. *Yan Ke Xue Bao* 2003;**19**(3):165–7, 145.
40. Shields CL, Lally MR, Singh AD, et al. Oral cimetidine (Tagamet) for recalcitrant, diffuse conjunctival papillomatosis. *Am J Ophthalmol* 1999; **128**(3):362–4.
41. Chang SW, Huang ZL. Oral cimetidine adjuvant therapy for recalcitrant, diffuse conjunctival papillomatosis. *Cornea* 2006;**25**(6):687–90.
42. Chang T, Chapman B, Heathcote JG. Inverted mucoepidermoid papilloma of the conjunctiva. *Can J Ophthalmol* 1993;**28**(4):184–6.
43. Streeten BW, Carrillo R, Jamison R, et al. Inverted papilloma of the conjunctiva. *Am J Ophthalmol* 1979;**88**(6):1062–6.
44. Jakobiec FA, Harrison W, Aronian D. Inverted mucoepidermoid papillomas of the epibulbar conjunctiva. *Ophthalmology* 1987;**94**(3): 283–7.
45. Jakobiec FA, Perry HD, Harrison W, et al. Dacryoadenoma. A unique tumor of the conjunctival epithelium. *Ophthalmology* 1989;**96**(7): 1014–20.
46. Tok L, Tok OY, Argun M, et al. Corneal limbal sebaceous adenoma. *Cornea* 2014;**33**(4):415–27.
47. Austin P, Jakobiec FA, Iwamoto T. Elastodysplasia and elastodystrophy as the pathologic bases of ocular pterygia and pinguecula. *Ophthalmology* 1983;**90**(1):96–109.
48. Segev F, Mimouni M, Tessler G, et al. A 10-year survey: prevalence of ocular surface squamous neoplasia in clinically benign pterygium specimens. *Curr Eye Res* 2014;1–4.
49. Pournaras JA, Chamot L, Uffer S, et al. Conjunctival intraepithelial neoplasia in a patient treated with tacrolimus after liver transplantation. *Cornea* 2007;**26**(10):1261–2.
50. McGavie J. Intraepithelial epithelioma of the cornea and conjunctiva (Bowen's disease). *Am J Ophthalmol* 1942;**25**:167.
51. Pizzarello LD, Jakobiec FA. Bowen's disease of the conjunctiva: a misnomer. In: Jakobiec FA, editor. *Ocular and adnexal tumors*. New York: Aesculapius; 1978.
52. Zimmerman LE. Squamous cell carcinoma and related lesions of the bulbar conjunctiva. In: Bonuik M, editor. *Ocular and adnexal tumors*. St Louis: Mosby; 1964.
53. Erie JC, Campbell RJ, Liesegang TJ. Conjunctival and corneal intraepithelial and invasive neoplasia. *Ophthalmology* 1986;**93**(2):176–83.
54. Waring GO 3rd, Roth AM, Ekins MB. Clinical and pathologic description of 17 cases of corneal intraepithelial neoplasia. *Am J Ophthalmol* 1984;**97**(5):547–59.
55. Ni C, Searl SS, Kriegstein HJ, et al. Epibulbar carcinoma. *Int Ophthalmol Clin* 1982;**22**(3):1–33.
56. Dark AJ, Streeten BW. Preinvasive carcinoma of the cornea and conjunctiva. *Br J Ophthalmol* 1980;**64**(7):506–14.
57. Carroll JM, Kuwabara T. A classification of limbal epitheliomas. *Arch Ophthalmol* 1965;**73**:545–51.
58. Irvine AR. Dyskeratotic epibulbar tumors. *Trans Am Ophthalmol Soc* 1963;**61**:243–73.
59. Ash JE, Wilder HC. Epithelial tumors of the limbus. *Am J Ophthalmol* 1942;**25**:926–32.
60. Clear AS, Chirambo MC, Hutt MS. Solar keratosis, pterygium, and squamous cell carcinoma of the conjunctiva in Malawi. *Br J Ophthalmol* 1979;**63**(2):102–9.
61. Gichuhi S, Ohnuma S, Sagoo MS, et al. Pathophysiology of ocular surface squamous neoplasia. *Exp Eye Res* 2014;**129**:172–82.

62. Ng J, Coroneo MT, Wakefield D, et al. Ultraviolet radiation and the role of matrix metalloproteinases in the pathogenesis of ocular surface squamous neoplasia. *Invest Ophthalmol Vis Sci* 2008;**49**(12):5295–306.

63. Di Girolamo N, Atik A, McCluskey PJ, et al. Matrix metalloproteinases and their inhibitors in squamous cell carcinoma of the conjunctiva. *Ocul Surf* 2013;**11**(3):193–205.

64. Odrich MG, Jakobiec FA, Lancaster WD, et al. A spectrum of bilateral squamous conjunctival tumors associated with human papillomavirus type 16. *Ophthalmology* 1991;**98**(5):628–35.

65. Hertle RW, Durso F, Metzler JP, et al. Epibulbar squamous cell carcinomas in brothers with xeroderma pigmentosa. *J Pediatr Ophthalmol Strabismus* 1991;**28**(6):350–3.

66. Lauer SA, Malter JS, Meier JR. Human papillomavirus type 18 in conjunctival intraepithelial neoplasia. *Am J Ophthalmol* 1990;**110**(1):23–7.

67. Kim RY, Seiff SR, Howes EL Jr, et al. Necrotizing scleritis secondary to conjunctival squamous cell carcinoma in acquired immunodeficiency syndrome. *Am J Ophthalmol* 1990;**109**(2):231–3.

68. Napora C, Cohen EJ, Genvert GI, et al. Factors associated with conjunctival intraepithelial neoplasia: a case control study. *Ophthalmic Surg* 1990;**21**(1):27–30.

69. McDonnell JM, Mayr AJ, Martin WJ. DNA of human papillomavirus type 16 in dysplastic and malignant lesions of the conjunctiva and cornea. *N Engl J Med* 1989;**320**(22):1442–6.

70. Winward KE, Curtin VT. Conjunctival squamous cell carcinoma in a patient with human immunodeficiency virus infection. *Am J Ophthalmol* 1989;**107**(5):554–5.

71. Goyal JL, Rao VA, Srinivasan R, et al. Oculocutaneous manifestations in xeroderma pigmentosa. *Br J Ophthalmol* 1994;**78**(4):295–7.

72. Muccioli C, Belfort R Jr, Burnier M, et al. Squamous cell carcinoma of the conjunctiva in a patient with the acquired immunodeficiency syndrome. *Am J Ophthalmol* 1996;**121**(1):94–6.

73. Macarez R, Bossis S, Robinet A, et al. Conjunctival epithelial neoplasias in organ transplant patients receiving cyclosporine therapy. *Cornea* 1999;**18**(4):495–7.

74. Fogla R, Biswas J, Kumar SK, et al. Squamous cell carcinoma of the conjunctiva as initial presenting sign in a patient with acquired immunodeficiency syndrome (AIDS) due to human immunodeficiency virus type-2. *Eye (Lond)* 2000;**14**(Pt 2):246–7.

75. Rouberol F, Burillon C, Kodjikian L, et al. Conjunctival epithelial carcinoma in a 9-year-old child with xeroderma pigmentosum. Case report. *J Fr Ophtalmol* 2001;**24**(6):639–42.

76. Scott IU, Karp CL, Nuovo GJ. Human papillomavirus 16 and 18 expression in conjunctival intraepithelial neoplasia. *Ophthalmology* 2002;**109**(3):542–7.

77. Mahomed A, Chetty R. Human immunodeficiency virus infection, Bcl-2, p53 protein, and Ki-67 analysis in ocular surface squamous neoplasia. *Arch Ophthalmol* 2002;**120**(5):554–8.

78. Carreira H, Coutinho F, Carrilho C, et al. HIV and HPV infections and ocular surface squamous neoplasia: systemic review and meta-analysis. *Br J Cancer* 2013;**109**(7):1981–8.

79. Char D. Conjunctival malignancies: diagnosis and management. In: Char D, editor. *Clinical ocular oncology*. New York: Churchill Livingstone; 1989.

80. Odrich MG, Kornmehl E, Kenyon K. Two cases of bilateral conjunctival squamous cell carcinoma with associated human papillomavirus. *Ophthalmology* 1989;suppl.

81. McDonnell JM, McDonnell PJ, Sun YY. Human papillomavirus DNA in tissues and ocular surface swabs of patients with conjunctival epithelial neoplasia. *Invest Ophthalmol Vis Sci* 1992;**33**(1):184–9.

82. Moubayed P, Mwakyoma H, Schneider DT. High frequency of human papillomavirus 6/11, 16, and 18 infections in precancerous lesions and squamous cell carcinoma of the conjunctiva in subtropical Tanzania. *Am J Clin Pathol* 2004;**122**(6):938–43.

83. Dushku N, Hatcher SL, Albert DM, et al. p53 expression and relation to human papillomavirus infection in pingueculae, pterygia, and limbal tumors. *Arch Ophthalmol* 1999;**117**(12):1593–9.

84. Toth J, Karcioglu ZA, Moshfeghi AA, et al. The relationship between human papillomavirus and *p53* gene in conjunctival squamous cell carcinoma. *Cornea* 2000;**19**(2):159–62.

85. Karcioglu ZA, Toth J. Relation between p53 overexpression and clinical behavior of ocular/orbital invasion of conjunctival squamous cell carcinoma. *Ophthal Plast Reconstr Surg* 2000;**16**(6):443–9.

86. Bartek J, Bartkova J, Vojtesek B, et al. Aberrant expression of the p53 oncoprotein is a common feature of a wide spectrum of human malignancies. *Oncogene* 1991;**6**(9):1699–703.

87. Steffen J, Rice J, Lecuona K, et al. Identification of ocular surface squamous neoplasia by in vivo staining with methylene blue. *Br J Ophthalmol* 2014;**98**(1):13–15.

88. Shields CL, Manchandia A, Subbiah R, et al. Pigmented squamous cell carcinoma in situ of the conjunctiva in 5 cases. *Ophthalmology* 2008;**115**(10):1673–8.

89. Nicholson DH, Herschler J. Intraocular extension of squamous cell carcinoma of the conjunctiva. *Arch Ophthalmol* 1977;**95**(5):843–6.

90. Tsubota K, Kajiwara K, Ugajin S, et al. Conjunctival brush cytology. *Acta Cytol* 1990;**34**(2):233–5.

91. Tseng SC. Staging of conjunctival squamous metaplasia by impression cytology. *Ophthalmology* 1985;**92**(6):728–33.

92. Tole DM, McKelvie PA, Daniell M. Reliability of impression cytology for the diagnosis of ocular surface squamous neoplasia employing the Biopore membrane. *Br J Ophthalmol* 2001;**85**(2):154–8.

93. Tananuvat N, Lertprasertsuk N, Mahanupap P, et al. Role of impression cytology in diagnosis of ocular surface neoplasia. *Cornea* 2008;**27**(3):269–74.

94. Shousha MA, Karp CL, Canto AP, et al. Diagnosis of ocular surface lesions using ultra-high-resolution optical coherence tomography. *Ophthalmology* 2013;**120**(5):883–91.

95. Thomas BJ, Galor A, Nanji AA, et al. Ultra high-resolution anterior segment optical coherence tomography in the diagnosis and management of ocular surface squamous neoplasia. *Ocul Surf* 2014;**12**(1):46–58.

96. Alomar TS, Nubile M, Lowe J, et al. Corneal intraepithelial neoplasia: in vivo confocal microscopic study with histopathologic correlation. *Am J Ophthalmol* 2011;**151**(2):238–47.

97. Nguena MB, van den Tweel JG, Makupa W, et al. Diagnosing ocular surface squamous neoplasia in East Africa: case-control study of clinical and in vivo confocal microscopy assessment. *Ophthalmology* 2014;**121**(2):484–91.

98. Cinotti E, Perrot J, Labeille B, et al. Handheld reflectance confocal microscopy for the diagnosis of conjunctival tumors. *Am J Ophthalmol* 2015;**159**(2):324–33.

99. Prezyna AP, Monte JF, Satchidanand SK. Unilateral corneal intraepithelial neoplasia: management of the recurrent lesion. *Ann Ophthalmol* 1990;**22**(3):103–5.

100. Peksayar G, Soyturk MK, Demiryont M. Long-term results of cryotherapy on malignant epithelial tumors of the conjunctiva. *Am J Ophthalmol* 1989;**107**(4):337–40.

101. Fraunfelder FT, Wingfield D. Management of intraepithelial conjunctival tumors and squamous cell carcinomas. *Am J Ophthalmol* 1983;**95**(3):359–63.

102. Divine RD, Anderson RL. Nitrous oxide cryotherapy for intraepithelial epithelioma of the conjunctiva. *Arch Ophthalmol* 1983;**101**(5):782–6.

103. Tabin G, Levin S, Snibson G, et al. Late recurrences and the necessity for long-term follow-up in corneal and conjunctival intraepithelial neoplasia. *Ophthalmology* 1997;**104**(3):485–92.

104. Copeland RA Jr, Char DH. Limbal autograft reconstruction after conjunctival squamous cell carcinoma. *Am J Ophthalmol* 1990;**110**(4):412–15.

105. Frucht-Pery J, Rozenman Y. Mitomycin C therapy for corneal intraepithelial neoplasia. *Am J Ophthalmol* 1994;**117**(2):164–8.

106. Frucht-Pery J, Sugar J, Baum J, et al. Mitomycin C treatment for conjunctival-corneal intraepithelial neoplasia: a multicenter experience. *Ophthalmology* 1997;**104**(12):2085–93.

107. Heigle TJ, Stulting RD, Palay DA. Treatment of recurrent conjunctival epithelial neoplasia with topical mitomycin C. *Am J Ophthalmol* 1997;**124**(3):397–9.

108. Khokhar S, Soni A, Singh Sethi H, et al. Combined surgery, cryotherapy, and mitomycin C for recurrent ocular surface squamous neoplasia. *Cornea* 2002;**21**(2):189–91.

109. Frucht-Pery J, Rozenman Y, Pe'er J. Topical mitomycin C for partially excised conjunctival squamous cell carcinoma. *Ophthalmology* 2002;**109**(3):548–52.

110. Shields CL, Naseripour M, Shields JA. Topical mitomycin C for extensive, recurrent conjunctival-corneal squamous cell carcinoma. *Am J Ophthalmol* 2002;**133**(5):601–6.

111. Di Pascuale MA, Espana EM, Tseng SC. A case of conjunctiva-cornea intraepithelial neoplasia successfully treated with topical mitomycin C and interferon alfa-2b in cycles. *Cornea* 2004;**23**(1):89–92.

112. Khong JJ, Muecke J. Complications of mitomycin C therapy in 100 eyes with ocular surface neoplasia. *Br J Ophthalmol* 2006;**90**(7):819–22.

113. Hirst LW. Randomized controlled trial of topical mitomycin C for ocular surface squamous neoplasia: early resolution. *Ophthalmology* 2007;**114**(5):976–82.

114. Schechter BA, Schrier A, Nagler RS, et al. Regression of presumed primary conjunctival and corneal intraepithelial neoplasia with topical interferon alpha-2b. *Cornea* 2002;**21**(1):6–11.

115. Midena E, Boccato P, Angeli CD. Conjunctival squamous cell carcinoma treated with topical 5-fluorouracil. *Arch Ophthalmol* 1997;**115**(12):1600–1.

116. Vann RR, Karp CL. Perilesional and topical interferon alfa-2b for conjunctival and corneal neoplasia. *Ophthalmology* 1999;**106**(1):91–7.

117. Midena E, Angeli CD, Valenti M, et al. Treatment of conjunctival squamous cell carcinoma with topical 5-fluorouracil. *Br J Ophthalmol* 2000;**84**(3):268–72.

118. Yeatts RP, Engelbrecht NE, Curry CD, et al. 5-Fluorouracil for the treatment of intraepithelial neoplasia of the conjunctiva and cornea. *Ophthalmology* 2000;**107**(12):2190–5.

119. Karp CL, Moore JK, Rosa RH Jr. Treatment of conjunctival and corneal intraepithelial neoplasia with topical interferon alpha-2b. *Ophthalmology* 2001;**108**(6):1093–8.

120. Sherman MD, Feldman KA, Farahmand SM, et al. Treatment of conjunctival squamous cell carcinoma with topical cidofovir. *Am J Ophthalmol* 2002;**134**(3):432–3.

121. Schechter BA, Koreishi AF, Karp CL, et al. Long-term follow-up of conjunctival and corneal intraepithelial neoplasia treated with topical interferon alfa-2b. *Ophthalmology* 2008;**115**(8):1291–6, 6 e1.

122. Besley J, Pappalardo J, Lee GA, et al. Risk factors for ocular surface squamous neoplasia recurrence after treatment with topical mitomycin C and interferon alpha-2b. *Am J Ophthalmol* 2014;**157**(2):287–93.

123. Nanji AA, Moon CS, Galor A, et al. Surgical versus medical treatment of ocular surface squamous neoplasia: a comparison of recurrences and complications. *Ophthalmology* 2014;**121**(5):994–1000.

124. Adler E, Turner JR, Stone DU. Ocular surface squamous neoplasia: a survey of changes in the standard of care from 2003 to 2012. *Cornea* 2013;**32**(12):1558–61.

125. Demani MR, Shah AR, Karp CL, et al. Treatment of ocular surface squamous neoplasia with topical aloe vera drops. *Cornea* 2015;**34**(1):87–9.

126. Cerezo L, Otero J, Aragon G, et al. Conjunctival intraepithelial and invasive squamous cell carcinomas treated with strontium-90. *Radiother Oncol* 1990;**17**(3):191–7.

127. Dausch D, Landesz M, Schroder E. Phototherapeutic keratectomy in recurrent corneal intraepithelial dysplasia. *Arch Ophthalmol* 1994;**112**(1):22–3.

128. Jones DB, Wilhelmus KR, Font RL. Beta radiation of recurrent corneal intraepithelial neoplasia. *Trans Am Ophthalmol Soc* 1991;**89**:285–98, discussion 98–301.

129. Buus DR, Tse DT, Folberg R, et al. Microscopically controlled excision of conjunctival squamous cell carcinoma. *Am J Ophthalmol* 1994;**117**(1):97–102.

130. Cha SB, Shields CL, Shields JA, et al. Massive precorneal extension of squamous cell carcinoma of the conjunctiva. *Cornea* 1993;**12**(6):537–40.

131. Grossniklaus HE, Martin DF, Solomon AR. Invasive conjunctival tumor with keratoacanthoma features. *Am J Ophthalmol* 1990;**109**(6):736–8.

132. Motegi S, Tamura A, Matsushima Y, et al. Squamous cell carcinoma of the eyelid arising from palpebral conjunctiva. *Eur J Dermatol* 2006;**16**(2):187–9.

133. Jauregui HO, Klintworth GK. Pigmented squamous cell carcinoma of cornea and conjunctiva: a light microscopic, histochemical, and ultrastructural study. *Cancer* 1976;**38**(2):778–88.

134. Shields JA, Shields CL, Eagle RC Jr, et al. Pigmented conjunctival squamous cell carcinoma simulating a conjunctival melanoma. *Am J Ophthalmol* 2001;**132**(1):104–6.

135. Akpek EK, Polcharoen W, Chan R, et al. Ocular surface neoplasia masquerading as chronic blepharoconjunctivitis. *Cornea* 1999;**18**(3):282–8.

136. Cervantes G, Rodriguez AA Jr, Leal AG. Squamous cell carcinoma of the conjunctiva: clinicopathological features in 287 cases. *Can J Ophthalmol* 2002;**37**(1):14–19, discussion 9–20.

137. Char DH, Kundert G, Bove R, et al. 20 MHz high frequency ultrasound assessment of scleral and intraocular conjunctival squamous cell carcinoma. *Br J Ophthalmol* 2002;**86**(6):632–5.

138. Nguyen J, Ivan D, Esmaeli B. Conjunctival squamous cell carcinoma in the anophthalmic socket. *Ophthal Plast Reconstr Surg* 2008;**24**(2):98–101.

139. Iliff WJ, Marback R, Green WR. Invasive squamous cell carcinoma of the conjunctiva. *Arch Ophthalmol* 1975;**93**(2):119–22.

140. Lee GA, Hirst LW. Ocular surface squamous neoplasia. *Surv Ophthalmol* 1995;**39**(6):429–50.

141. Tunc M, Char DH, Crawford B, et al. Intraepithelial and invasive squamous cell carcinoma of the conjunctiva: analysis of 60 cases. *Br J Ophthalmol* 1999;**83**(1):98–103.

142. Shepler TR, Prieto VG, Diba R, et al. Expression of the epidermal growth factor receptor in conjunctival squamous cell carcinoma. *Ophthal Plast Reconstr Surg* 2006;**22**(2):113–15.

143. Krishnakumar S, Lakshmi SA, Pusphparaj V, et al. Human leukocyte class I antigen and beta2-microglobulin expression in conjunctival dysplasia, carcinoma in situ, and squamous cell carcinoma. *Cornea* 2005;**24**(3):337–41.

144. Abhyankar D, Lakshmi SA, Pushparaj V, et al. HLA class II antigen expression in conjunctival precancerous lesions and squamous cell carcinomas. *Curr Eye Res* 2003;**27**(3):151–5.

145. Gurses I, Doganay S, Mizrak B. Expression of glucose transporter protein-1 (Glut-1) in ocular surface squamous neoplasia. *Cornea* 2007;**26**(7):826–30.

146. McCarty JH, Barry M, Crowley D, et al. Genetic ablation of alpha v integrins in epithelial cells of the eyelid skin and conjunctiva leads to squamous cell carcinoma. *Am J Pathol* 2008;**172**(6):1740–7.

147. Tabbara KF, Kersten R, Daouk N, et al. Metastatic squamous cell carcinoma of the conjunctiva. *Ophthalmology* 1988;**95**(3):318–21.

148. Guech-Ongey M, Engels EA, Goedert JJ, et al. Elevated risk for squamous cell carcinoma of the conjunctiva among adults with AIDS in the United States. *Int J Cancer* 2008;**122**(11):2590–3.

149. Shields CL, Demirci H, Marr BP, et al. Chemoreduction with topical mitomycin C prior to resection of extensive squamous cell carcinoma of the conjunctiva. *Arch Ophthalmol* 2005;**123**(1):109–13.

150. Char DH, Crawford JB, Howes EL Jr, et al. Resection of intraocular squamous cell carcinoma. *Br J Ophthalmol* 1992;**76**(2):123–5.

151. Ramonas KM, Conway RM, Daftari IK, et al. Successful treatment of intraocularly invasive conjunctival squamous cell carcinoma with proton beam therapy. *Arch Ophthalmol* 2006;**124**(1):126–8.

152. Kaines A, Davis G, Selva D, et al. Conjunctival squamous cell carcinoma with perineural invasion resulting in death. *Ophthalmic Surg Lasers Imaging* 2005;**36**(3):249–51.

153. Sears KS, Rundle PR, Mudhar HS, et al. The effects of photodynamic therapy on conjunctival in situ squamous cell carcinoma – a review of the histopathology. *Br J Ophthalmol* 2008;**92**(5):716–17.

154. Procianoy F, Cruz AA, Baccega A, et al. Aggravation of eyelid and conjunctival malignancies following photodynamic therapy in DeSanctis-Cacchione syndrome. *Ophthal Plast Reconstr Surg* 2006;**22**(6):498–9.

155. Hughes DS, Powell N, Fiander AN. Will vaccination against human papillomavirus prevent eye disease? A review of the evidence. *Br J Ophthalmol* 2008;**92**(4):460–5.

156. McKelvie PA, Daniell M, McNab A, et al. Squamous cell carcinoma of the conjunctiva: a series of 26 cases. *Br J Ophthalmol* 2002;**86**(2):168–73.

157. Galor A, Karp CL, Oellers P, et al. Predictors of ocular surface squamous neoplasia recurrence after excisional surgery. *Ophthalmology* 2012;**119**(10):1974–81.

158. Campbell RJ, Bourne WM. Unilateral central corneal epithelial dysplasia. *Ophthalmology* 1981;**88**(12):1231–8.

159. Rao NA, Font RL. Mucoepidermoid carcinoma of the conjunctiva: a clinicopathological study of five cases. *Cancer* 1976;**38**(4):1699–709.

160. Brownstein S. Mucoepidermoid carcinoma of the conjunctiva with intraocular invasion. *Ophthalmology* 1981;**88**(12):1226–30.

161. Herschorn BJ, Jakobiec FA, Hornblass A, et al. Mucoepidermoid carcinoma of the palpebral mucocutaneous junction. A clinical, light microscopic and electron microscopic study of an unusual tubular variant. *Ophthalmology* 1983;**90**(12):1437–46.

162. Lacour S, Legeais JM, D'Hermies F, et al. Mucoepidermoid carcinoma of the conjunctiva with intraocular invasion. Apropos of a case. *J Fr Ophtalmol* 1991;**14**(5):349–52.

163. Gunduz K, Shields CL, Shields JA, et al. Intraocular neoplastic cyst from mucoepidermoid carcinoma of the conjunctiva. *Arch Ophthalmol* 1998;**116**(11):1521–3.

164. Rodman RC, Frueh BR, Elner VM. Mucoepidermoid carcinoma of the caruncle. *Am J Ophthalmol* 1997;**123**(4):564–5.

165. Jastrzebski A, Brownstein S, Jordan DR, et al. Histochemical analysis and immunohistochemical profile of mucoepidermoid carcinoma of the conjunctiva. *Saudi J Ophthalmol* 2012;**26**(2):205–10.

166. Hwang IP, Jordan DR, Brownstein S, et al. Mucoepidermoid carcinoma of the conjunctiva: a series of three cases. *Ophthalmology* 2000;**107**(4):801–5.

167. Wilson MW, Fleming JC, Fleming RM, et al. Sentinel node biopsy for orbital and ocular adnexal tumors. *Ophthal Plast Reconstr Surg* 2001;**17**(5):338–44, discussion 44–5.

168. Esmaeli B. Sentinel node biopsy as a tool for accurate staging of eyelid and conjunctival malignancies. *Curr Opin Ophthalmol* 2002;**13**(5):317–23.

169. Pfeiffer ML, Savar A, Esmaeli B. Sentinel lymph node biopsy for eyelid and conjunctival tumors: what have we learned in the past decade? *Ophthal Plast Reconstr Surg* 2013;**29**(1):57–62.

170. Huntington AC, Langloss JM, Hidayat AA. Spindle cell carcinoma of the conjunctiva. An immunohistochemical and ultrastructural study of six cases. *Ophthalmology* 1990;**97**(6):711–17.

171. Wise AC. A limbal spindle-cell carcinoma. *Surv Ophthalmol* 1967;**12**(3):244–6.

172. Cohen BH, Green WR, Iliff NT, et al. Spindle cell carcinoma of the conjunctiva. *Arch Ophthalmol* 1980;**98**(10):1809–13.

173. Seregard S, Kock E. Squamous spindle cell carcinoma of the conjunctiva. Fatal outcome of a pterygium-like lesion. *Acta Ophthalmol Scand* 1995;**73**(5):464–6.

174. Shields JA, Eagle RC, Marr BP, et al. Invasive spindle cell carcinoma of the conjunctiva managed by full-thickness eye wall resection. *Cornea* 2007;**26**(8):1014–16.

175. Mauriello JA Jr, Abdelsalam A, McLean IW. Adenoid squamous carcinoma of the conjunctiva – a clinicopathological study of 14 cases. *Br J Ophthalmol* 1997;**81**(11):1001–5.

176. Kuo T. Clear cell carcinoma of the skin. A variant of the squamous cell carcinoma that simulates sebaceous carcinoma. *Am J Surg Pathol* 1980;**4**(6):573–83.

177. Margo CE, Groden LR. Primary clear cell carcinoma of the conjunctiva. *Arch Ophthalmol* 2008;**126**(3):436–8.

178. Rashid A, Jakobiec FA, Mandeville JT. Squamous cell carcinoma with clear-cell features of the palpebral conjunctiva. *JAMA Ophthalmol* 2014;**132**(8):1019–21.

179. Wells JR, Randleman JB, Grossniklaus HE. Clear cell carcinoma of the conjunctiva. *Cornea* 2011;**30**(1):95–6.

180. Chao AN, Shields CL, Krema H, et al. Outcome of patients with periocular sebaceous gland carcinoma with and without conjunctival intraepithelial invasion. *Ophthalmology* 2001;**108**(10):1877–83.

181. Shields CL, Naseripour M, Shields JA, et al. Topical mitomycin C for pagetoid invasion of the conjunctiva by eyelid sebaceous gland carci-

noma. *Ophthalmology* 2002;**109**(11):2129–33.

182. Rao NA, McLean IW, Zimmerman LE. Sebaceous carcinoma of eyelids and caruncle. Correlation of clinicopathologic features with prognosis. In: Jakobiec FA, editor. *Ocular and adnexal tumors*. New York: Aesculapius; 1978.

183. Jakobiec FA. Sebaceous tumors of the ocular adnexa. In: Albert DM, Jakobiec FA, editors. *Principles and practice of ophthalmology*. Philadelphia: WB Saunders; 1994.

184. Ni C. Sebaceous cell carcinoma of the ocular adnexa. *Int Ophthalmol Clin* 1981;**22**:23.

185. Margo CE, Lessner A, Stern GA. Intraepithelial sebaceous carcinoma of the conjunctiva and skin of the eyelid. *Ophthalmology* 1992;**99**(2): 227–31.

186. Jakobiec FA, Stagner AM, Nowak MA, et al. Presumed primary papillary sebaceous carcinoma of the palpebral conjunctiva. *JAMA Ophthalmol* 2015;**133**(5):612–14.

187. Levinson AW, Jakobiec FA, Reifler DM, et al. Ectopic epibulbar Fordyce nodules in a buccal mucous membrane graft. *Am J Ophthalmol* 1985; **100**(5):724–7.

188. Boniuk M, Zimmerman LE. Sebaceous carcinoma of the eyelid, eyebrow, caruncle and orbit. *Int Ophthalmol Clin* 1972;**12**(1):225–57.

189. Sakol PJ, Simons KB, McFadden PW, et al. DNA flow cytometry of sebaceous cell carcinomas of the ocular adnexa: introduction to the technique in the evaluation of periocular tumors. *Ophthal Plast Reconstr Surg* 1992;**8**(2):77–87.

190. Rishi K, Font RL. Sebaceous gland tumors of the eyelids and conjunctiva in the Muir–Torre syndrome: a clinicopathologic study of five cases and literature review. *Ophthal Plast Reconstr Surg* 2004;**20**(1):31–6.

191. Demirci H, Nelson CC, Shields CL, et al. Eyelid sebaceous carcinoma associated with Muir–Torre syndrome in two cases. *Ophthal Plast Reconstr Surg* 2007;**23**(1):77–9.

192. Tanahashi J, Kashima K, Daa T, et al. Merkel cell carcinoma co-existent with sebaceous carcinoma of the eyelid. *J Cutan Pathol* 2009;**36**(9): 983–6.

193. Jakobiec FA, Brownstein S, Albert W, et al. The role of cryotherapy in the management of conjunctival melanoma. *Ophthalmology* 1982;**89**(5): 502–15.

194. Condon GP, Brownstein S, Codere F. Sebaceous carcinoma of the eyelid masquerading as superior limbic keratoconjunctivitis. *Arch Ophthalmol* 1985;**103**(10):1525–9.

195. Wagoner MD, Beyer CK, Gonder JR, et al. Common presentations of sebaceous gland carcinoma of the eyelid. *Ann Ophthalmol* 1982;**14**(2): 159–63.

196. Miyagawa M, Hayasaka S, Nagaoka S, et al. Sebaceous gland carcinoma of the eyelid presenting as a conjunctival papilloma. *Ophthalmologica* 1994;**208**(1):46–8.

197. Ginsberg J. Present status of meibomian gland carcinoma. *Arch Ophthalmol* 1965;**73**:271–7.

198. Straatsma BR. Meibomian gland tumors. *AMA Arch Ophthalmol* 1956; **56**(1):71–93.

199. Sweebe E, Cogan D. Meibomian gland tumors. *Arch Ophthalmol* 1956;**61**.

200. Sawada Y, Fischer JL, Verm AM, et al. Detection by impression cytologic analysis of conjunctival intraepithelial invasion from eyelid sebaceous cell carcinoma. *Ophthalmology* 2003;**110**(10):2045–50.

201. Yeatts RP, Waller RR. Sebaceous carcinoma of the eyelid: pitfalls in diagnosis. *Ophthal Plast Reconstr Surg* 1985;**1**(1):35–42.

202. Doxanas MT, Green WR. Sebaceous gland carcinoma. Review of 40 cases. *Arch Ophthalmol* 1984;**102**(2):245–9.

203. Jakobiec FA, Werdich X. Androgen receptor identification in the diagnosis of eyelid sebaceous carcinomas. *Am J Ophthalmol* 2014;**157**(3): 687–96.

204. Callahan MA, Callahan A. Sebaceous carcinoma of the eyelids. In: Jakobiec FA, editor. *Ocular and adnexal tumors*. New York: Aesculapius; 1978.

205. Lisman RD, Jakobiec FA, Small P. Sebaceous carcinoma of the eyelids. The role of adjunctive cryotherapy in the management of conjunctival pagetoid spread. *Ophthalmology* 1989;**96**(7):1021–6.

206. Russell HC, Chadha V, Lockington D, et al. Topical mitomycin C chemotherapy in the management of ocular surface neoplasia: a 10-year review and treatment outcomes and complications. *Br J Ophthalmol* 2010;**94**(10):1316–21.

207. Nunery WR, Welsh MG, McCord CD Jr. Recurrence of sebaceous carcinoma of the eyelid after radiation therapy. *Am J Ophthalmol* 1983; **96**(1):10–15.

208. Marr BP, Abramson DH, Cohen GN, et al. Intraoperative high-dose rate of radioactive phosphorous 32 brachytherapy for diffuse recalcitrant conjunctival neoplasms: a retrospective case series and report of toxicity. *JAMA Ophthalmol* 2015;**133**(3):283–9.

209. Rao NA, Hidayat AA, McLean IW, et al. Sebaceous carcinomas of the ocular adnexa: a clinicopathologic study of 104 cases, with five-year follow-up data. *Hum Pathol* 1982;**13**(2):113–22.

210. Cable MM, Lyon DB, Rupani M, et al. Case reports and small case series: primary basal cell carcinoma of the conjunctiva with intraocular invasion. *Arch Ophthalmol* 2000;**118**(9):1296–8.

211. Ostergaard J, Boberg-Ans J, Prause JU, et al. Primary basal cell carcinoma of the caruncle with seeding to the conjunctiva. *Graefes Arch Clin Exp Ophthalmol* 2005;**243**(6):615–18.

212. Meier P, Sterker I, Meier T. Primary basal cell carcinoma of the caruncle. *Arch Ophthalmol* 1998;**116**(10):1373–4.

213. Ugurlu S, Ekin MA, Altinboga AA. Primary basal cell carcinoma of the caruncle: case report and review of the literature. *Ophthal Plast Reconstr Surg* 2014;**30**(3):62–4.

214. Grossniklaus HE, Green WR, Luckenbach M, et al. Conjunctival lesions in adults. A clinical and histopathologic review. *Cornea* 1987;**6**(2): 78–116.

215. Husain SE, Patrinely JR, Zimmerman LE, et al. Primary basal cell carcinoma of the limbal conjunctiva. *Ophthalmology* 1993;**100**(11):1720–2.

6

第 37 章

眼表鳞状细胞肿瘤的药物和手术治疗

Kavitha R. Sivaraman, Carol L. Karp

关键概念

- 眼 表 鳞 状 细 胞 肿 瘤(ocular surface squamous neoplasia,OSSN)可用手术或者药物治疗或者手术联合药物成功治愈。
- OSSN 的手术目标是手术切口边缘肿瘤阴性,同时最大限度地保留健康组织。
- "非接触"肿瘤切除技术和手术中冷冻是获得手术切口边缘肿瘤阴性的措施。手术切除 OSSN 过程中冷冻和清晰的手术边界是减少复发率的重要措施。
- 5-氟尿嘧啶/丝裂霉素 C 及干扰素 α2b 是治疗 OSSN 最常用的局部药物。作为初步治疗措施的总体效果好。
- 局部化疗药物可作为新的辅助治疗处理阳性手术切口和复发患者。

本章纲要

最初的考虑
OSSN 的手术治疗
OSSN 的药物治疗
展望

OSSN 如果任其发展可以导致局部侵犯,很少会远处转移。因此早期诊断和处理对减少眼部和全身的影响至关重要。

最初的考虑

在对 OSSN 开始治疗以前,应对患者进行全面的检查,包括翻转上睑检查和触摸局部淋巴结。如果有眼内和眶内受侵犯的证据,需要和眼肿瘤方面的专家一起会诊,讨论采用眼球摘除术还是眶内容物剜除术。建议用高分辨率裂隙灯显微镜对所有 OSSN 照相。

一旦确诊和明确了病变的范围,需要考虑与患者有关的几个因素。首先重要的是让患者理解,OSSN 是眼表肿瘤以及治疗过程中需要长期随访。初次治疗可以采用手术切除或药物治疗,影响治疗方式选择的因素包括患者的年龄、全身性疾病、承受手术和/或用药依从性及经济能力。

此外,肿瘤的大小和位置也是考虑的重要因素。例如,广泛累及角膜缘的肿瘤会在保留 4mm 边界的标准手术切除后预示着角膜缘干细胞缺乏的高风险。这样的肿瘤在手术切除或者局部药物治疗以前,进行辅助性局部化疗以减小肿瘤的体积对患者有益。

OSSN 的手术治疗

尽管 OSSN 的手术治疗有多种方法,但其基本原则不变:完整切除肿瘤的同时最大限度保留健康组织。手术中的辅助措施包括冷冻治疗和使用抗代谢药物,目的是减少手术后复发。有报道,尽管手术切口的边缘肿瘤细胞阴性,还是有 33% 的肿瘤出现复发[1]。

"非接触"肿瘤切除技术

自从 Shields 等普及了"非接触"切除技术以来,"非接触"肿瘤切除已经成为 OSSN 的常规手术方法[2]。手术在监护麻醉和局部阻滞麻醉下进行。由于大部分 OSSN 发生在角膜缘或者角膜缘附近,尽管手术的基本原则适用于任何部位的 OSSN,我们把焦点集中在角膜缘部位的 OSSN。

眼部准备和消毒铺巾后,开睑器开睑。手术显微镜下查看肿瘤的边界,用卡尺在肿瘤周围 4mm 划线(图 37.1)。注意不要用任何手术器械触碰肿瘤。用结膜镊和 Wescott 剪进到结膜和 Tenon 囊,沿着肿瘤周围 4mm 的画线延长切口。从切口的后缘钝性向前将

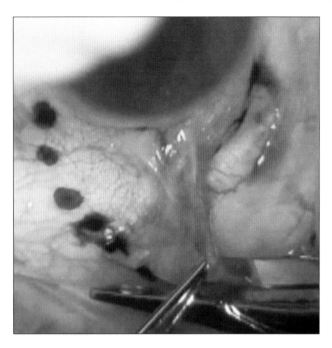

图 37.1　角膜缘颞侧一个小的 OSSN。用卡尺在肿瘤周围 4mm 的结膜作出标记。用无菌标记笔沿 4mm 的标记划线。采用"非接触"技术用显微平镊和 Wescott 剪沿着画线剪除结膜和 Tenon 囊

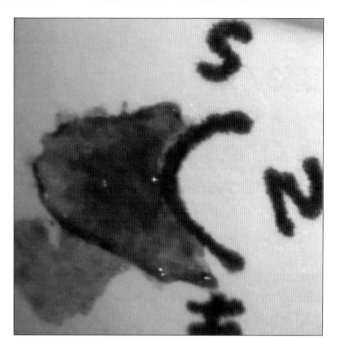

图 37.2　切除的 OSSN 标本已经从角膜缘分离下来,在硬纸板上标记了标本的方向。画一个角膜缘示意图是有帮助的。(S:上方,N:鼻侧,I:下方)。把标本放入福尔马林溶液之前必须用铅笔再次对标本的边界进行标记,因为墨汁在福尔马林中会溶解。该例标本的病理学证实为全厚的 OSSN,标本边缘没有肿瘤细胞

巩膜与结膜和 Tenon 囊分离,直到只有角膜缘还有肿瘤附着。如果肿瘤与巩膜有粘连,作巩膜的板层切除。用 75# 手术刀在巩膜上标记出准备板层切除的巩膜后界。用半月弯刀向前作巩膜板层切除直到角膜缘。用剪刀分离角膜缘的肿瘤。在一张无菌的硬纸板上画出角膜缘示意图,标出角膜缘的颞侧和鼻侧。把切除的肿瘤标本放在硬纸板上,注意保持标本的角膜缘方向与硬纸板上画的角膜缘方向一致(图 37.2)。把标本移开,由于墨汁在福尔马林溶液中会溶解,用铅笔对标本的方向进行标记。

观察角膜上的肿瘤时,散瞳以增加红光反射是有帮助的。蘸有无水酒精的两片手术海绵放在角膜缘上 60 秒。用 64# 刀片刮除超过受累上皮以外 3mm 的上皮来完成酒精去上皮术。如果角膜没有受累,刮除结膜肿瘤切除区附近 3mm 的角膜上皮。把刮除的角膜上皮作为单独的病理组织送检。这时更换手术器械或彻底冲洗手术器械以避免肿瘤细胞扩散到未受累及的组织。

采用双冻融技术对手术切口的边缘进行冷冻治疗。冷冻头放在结膜切口边缘的下方,向上翻转避免冷冻到巩膜。下踩踏板开始治疗,保持冷冻头位置不动直到结膜冷冻后变白。松开踏板,保持冷冻头位置不变,结膜组织缓慢解冻。再次踩下踏板,在同样的

位置再作一次冻融。沿着切口向前移动冷冻头,以同样的方式冷冻,直到冷冻治疗完全部的结膜。很大肿瘤的边缘靠近穹隆部,结膜切口的边缘可能向后收缩,肿瘤切除后冷冻往往困难。这种情况下,我们在切肿瘤时,一边切除,一边冷冻,避免切口后缩。结膜切口边缘冷冻治疗结束后,冷冻头移到角膜缘,对角膜缘的整个肿瘤部位进行双冻融治疗。

传统上,把结膜切口周围的结膜组织分离移行后关闭切口。然而,我们喜欢用以下讨论的羊膜移植手术来关闭切口。也可以采用自体结膜移植,除非结膜的所有切口干净和没有肿瘤组织,一般情况下我们不采用这种方法。

手术中的辅助治疗

丝裂霉素 C

虽然丝裂霉素 C 滴眼液已经广泛用于 OSSN 的治疗,2002 年报道了 OSSN 切除术中应用丝裂霉素 C[3,4]。多个病例系列研究报道了蘸有 0.02% 丝裂霉素 C 的多孔微海绵放在裸露巩膜面上 5 分钟,蘸有 0.04% 丝裂霉素 C 的多孔微海绵放在裸露巩膜面上

3~4 分钟[3,4]。然而从这些没有对照的小样本研究中难以得出该治疗方法对复发率影响的结论。尽管近来有一个病例系列对照研究的结论显示,手术中应用丝裂霉素 C 可以明显减少复发,然而样本量小是其局限性[5]。到目前为止,没有比较手术切除联合或者不联合丝裂霉素 C 治疗效果的随机对照试验。由于丝裂霉素 C 有引起巩膜软化和溶解的风险,我们通常把丝裂霉素 C 用于大的、复发性、进展期 OSSN 患者,或者怀疑为无色素性黑色素瘤或皮脂腺癌等非鳞状细胞癌患者。

羊膜移植

用冷冻保存的人羊膜覆盖 OSSN 切除后结膜缺损区很有作用。羊膜促进上皮化和不用取自体结膜和角膜缘干细胞,避免了扰动[6]。由于大的肿瘤完整切除后存在角膜缘干细胞缺乏的风险,羊膜移植是重要的。羊膜移植使手术切口的边缘保留在原位,如果一个边缘肿瘤细胞阳性需要再切除,羊膜移植也可以使切口容易缝合固定。

手术后处理和手术并发症

标准的手术后处理方案

标准的手术后药物包括局部用糖皮质激素(1%醋酸泼尼松龙),局部广谱抗生素,以及晚上睡觉前用糖皮质激素 - 抗生素眼膏。糖皮质激素滴眼液每 2 小时一次,连续用 2 周,在 10 周的疗程中逐渐减量。肿瘤切除部位的角膜上皮和结膜上皮愈合后停用抗生素滴眼液。告诉患者避免水进入术眼,手术后 1~2 周内睡觉时戴硬性眼罩。

新的辅助治疗

OSSN 切除术后新的辅助治疗的目的在于消灭残余的肿瘤细胞和最终降低复发率。历史上辅助治疗包括 β- 照射、局部尿素及局部二硝基氯苯等[3]。近年来丝裂霉素 C、5- 氟尿嘧啶及干扰素 α2b 以其有效和相对小的副作用受到欢迎。一项大的回顾性研究发现,OSSN 切除后阳性的手术切口,局部用干扰素治疗 2 个月,可以把复发率降至与阴性的手术切口相同的水平[7]。

对美国眼科医生的一项调查显示,大部分眼科医生对 8mm 以下的 OSSN 喜欢单纯手术切除,大于 8mm 的 OSSN,大多数(59%)的医生除了手术切除以外还用辅助治疗[8]。我们的经验是把辅助治疗用于复发风险高的患者:手术切口阳性,以前有复发史,或者肿瘤位置的风险高(例如睑结膜)[7]。对于这些患者,由于干扰素的副作用小,我们选用局部干扰素 100万 IU/ml,每天 4 次,2 个月为初始疗程。丝裂霉素 C 或 5- 氟尿嘧啶也可以作为辅助治疗[9]。

手术切除的并发症

尽管围术期用了预防性抗生素,手术部位感染虽然少见但仍可发生。使用丝裂霉素 C 后角膜上皮大片缺损和未愈合时更要关注。这种情况下,用稍大的羊膜覆盖缺损区可促进角膜上皮愈合。

角膜缘位置的结膜大肿瘤需要广泛切除时,有发生角膜缘干细胞缺乏的风险。切除范围大和术后眼表炎症控制不好也可能引起结膜瘢痕、睑球粘连及严重者出现限制性斜视。

对角膜缘部位的冷冻治疗有发生前房积血的风险,可能是虹膜根部血管的出血所致,周边虹膜前粘连可引起瞳孔变形(图 37.3)。靠近血管丰富的虹膜和睫状体的冷冻治可能破坏血 - 房水屏障导致虹膜睫状体炎。

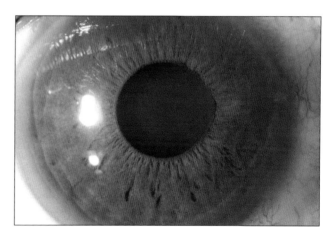

图 37.3　角膜缘冷冻后轻微的瞳孔变形

OSSN 切除后最大和最有挑战性的并发症可能是肿瘤复发。由于手术方法各不相同和采用的辅助治疗和新的辅助治疗不同,OSSN 切除术后的总复发率难以确定。然而复发的危险因素包括切除不完整和切口边缘阳性,分化较差的肿瘤(原位癌或鳞状细胞癌),以及睑结膜受累[7,10]。复发病例的处理措施包括再次手术切除,更为常用的是局部化疗或免疫调节剂治疗。

OSSN 的药物治疗

OSSN 无创性治疗的优势在于治疗整个眼表,因此用于微小和亚临床病变。药物治疗最大限度地保留正常眼表以及没有瘢痕或感染的任何直接风险。然而,和手术切除不同,OSSN 任何药物治疗的成功,在很大程度上依赖于患者的配合。必须早期和经常强调患者遵从医嘱的愿望和能力。包括点眼药时手的灵活程度、家庭的支持、按时随访的能力以及经济能力。

放射治疗

历史上肿瘤切除术唯一的辅助治疗是 β- 照射和 γ- 照射。由于角膜变性、继发性青光眼及白内障等常见的副作用[11],放射治疗通常用于伴有巩膜受累的进展期肿瘤。放射治疗尽管今天已不常用,但仍是行眼球摘除术或眶内容物剜除术之前保留眼球的重要措施。近来的一项研究表明,对复发性和侵入眼表的鳞状细胞癌采用质子束放射治疗,平均随访 39.1 个月,肿瘤的局部控制率为 86.8%。然而,除了其他并发症以外,干燥综合征发生率(47%)和白内障发生率(40%)较高[12]。

光动力治疗

Barbazetto 等报道了用光动力疗法成功治愈了 3 例结膜鳞状细胞癌患者[13]。给于患者 1~3 次维替泊芬,然后用 695nm 光照射。1 个月时所有肿瘤消

退,副作用是注射相关的不舒适以及结膜充血和出血。尽管没有复发的报道,但随访时间最长只有 12 个月。

抗血管内皮生长因子治疗

抗血管内皮生长因子(VEGF)药物眼部应用广泛,但最初却是用于各种内脏恶性肿瘤的治疗。因为样本量小,几篇在 OSSN 病变周围应用抗 VEGF 药物报道的价值有限。一项研究显示肿瘤采用该疗法体积缩小和血管分布减少,另一项研究显示无效[14,15]。抗 VEGF 药物治疗 OSSN 的作用有待进一步研究。

局部化疗和免疫调节剂

在 OSSN 的治疗中,局部化疗已经代替了古老的创伤大的治疗方法。表 37.1 总结了目前使用的药物以及它们的作用机制和主要的副作用。

抗代谢药物

5- 氟尿嘧啶

5- 氟尿嘧啶是一种嘧啶类似物,通过抑制胸苷激酶阻断 DNA 和 RNA 的合成。已经长期用于其他肿瘤的治疗,1986 年 de Keizer 等[16]首先报道了用于 OSSN 治疗。在这篇报道中,4 例角膜和结膜鳞状细胞癌患者中,局部用 1% 5- 氟尿嘧啶成功治愈了 3 例。尽管在鳞状上皮细胞癌的位置出现了浅层角膜炎和角膜上皮糜烂,短暂停止治疗后上皮愈合。

5- 氟尿嘧啶治疗 OSSN 一个最大的前瞻性研究

表 37.1 局部治疗 OSSN 化疗药物总结

药物	作用机制	药物浓度	常用剂量[22]	主要副作用
5- 氟尿嘧啶	嘧啶类似物,阻断 DNA 和 RNA 合成	1% 溶液	局部用:每天 4 次连续用 1 个月,停 3 个月。 替代方法:每天 4 次,4~7 天,停用 3 周,直到消退	结膜炎 角膜炎 结膜充血
丝裂霉素 C	DNA 烷基化物抑制核酸和蛋白质合成	0.02% 或 0.04% 溶液	局部:0.02% 每天 4 次直到消退或者:0.04% 每天 4 次连续 7 天,停用 3 周,直到消退	结膜炎,角膜炎 复发性上皮糜烂 角膜缘干细胞缺乏 泪点狭窄
干扰素 α2b	多种机制:可能提高机体抗肿瘤免疫活性,诱导肿瘤细胞凋亡	局部:100 万 IU/ml 结膜下:300 万 ~1000 万 IU/ml	局部:每天 4 次,直到 1 个月肿瘤消退 结膜下:通常每周 1~3 次,直到临床消退	滤泡性结膜炎 流感样症状
维 A 酸	维生素类似物调节上皮增殖	0.01% 溶液	局部:每隔 1 天滴 1 次;与干扰素联合应用	上皮内囊肿 边缘性角膜炎

包括了 41 例患者,22 例患者用 5- 氟尿嘧啶单药治疗,19 例患者用 5- 氟尿嘧啶联合手术治疗[17]。一个治疗周期是局部用 1% 5- 氟尿嘧啶每天 4 次,连续用 4 周,停用 3 个月。完全消退平均需要 1.9 个治疗周期(范围是 1~5 个治疗周期)。尽管两个组的患者都完全消退,5- 氟尿嘧啶单药治疗组中有 3 例患者(7.3%)早期复发。然而,这些复发的患者再次用 5- 氟尿嘧啶药物治愈。共焦显微镜检查显示治疗眼和对侧眼的角膜内皮细胞密度和形态、角膜细胞密度以及上皮的厚度等没有显著性差异。

Parrozzani 等报道了另一个 8 例患者的小样本研究,5- 氟尿嘧啶的剂量和用法同上(每天 4 次,连续用 4 周),平均随访 89.7 个月,复发率为 12.5%[18]。5- 氟尿嘧啶的另一种用法是用 4~7 天,停用 3 周。5- 氟尿嘧啶用药次数减少(例如 1% 5- 氟尿嘧啶每天 4 次,连续 4 天,停用几周)的复发率高,为 6.7%~43%[19,20]。

局部用 5- 氟尿嘧啶的并发症和副作用通常轻微,包括角膜炎以及结膜充血和水肿[17]。

丝裂霉素 C

丝裂霉素 C(Mitomycin C,MMC)是来源于放线菌头状链霉菌的一种烷化剂,通过交联 DNA 发挥抗肿瘤作用。Frucht-Pery 于 1994 年首次报道了局部用 MMC 治疗 OSSN[21]。0.02%MMC 每天 4 次,用 10~22 天,3 例患者的 OSSN 完全消退,随访 12 个月没有复发[21]。高浓度的 0.04%MMC 也可以每天 4 次,用 1 周,停 1 周,直到肿瘤临床消退[22]。

自从 Frucht-Pery 的首次报道后,MMC 作为 OSSN 初级治疗的有效性得到了几个回顾性研究和一个前瞻性随机对照研究的支持。在这个前瞻性研究中,30 例患者随机分为 0.04% MMC 每天 4 次,连续 3 周的治疗组和一个观察组。治疗组 92.3% 的患者完全缓解,观察组为 0,然而最后的随访只限定为 8 周[23]。另一项前瞻性非随机对照研究的 23 例 OSSN 患者,用 0.02% MMC 治疗,每天 4 次,共 28 天,1 个月时 100% 肿瘤消退,24 个月时只有 1 例复发(4.3%)[24]。

虽然有治疗效果,由于 MMC 潜在的眼部副作用限制了其应用。除了眼部不舒适,12%~24% 的患者,尤其是长期使用者出现结膜充血、眼部过敏以及角膜缘干细胞缺乏等并发症[25,26]。其他并发症包括有 14% 的患者出现复发性角膜上皮糜烂和泪点狭窄引起的溢泪[27]。与翼状胬肉手术切除中应用 MMC 不同,局部应用 MMC 治疗 OSSN 中未见巩膜软化的报道。

免疫调节剂
干扰素 α2b

干扰素是具有多种免疫调节功能的细胞因子。Maskin 于 1994 年首次报道了局部使用干扰素 α2b(interferon α2b,IFN)治疗 OSSN[28]。那时人类乳头状瘤病毒感染与 OSSN 的相关性刚刚被提出,IFN 的治疗效果最初归于抗病毒特性。尽管干扰素抗肿瘤效果的确切机制尚不清楚,后续的研究显示干扰素与肿瘤细胞增殖的多个细胞信号转导通路有关[29]。

IFN 可以局部应用,剂量为 100 万 IU/ml,或者在肿瘤附近的结膜下注射,剂量为 300 万 ~1000 万 IU/ml。Vann 和 Karp 首次报道了结膜下注射 300 万 IU IFN,然后局部用 100 万 IU IFN 点眼,每天 4 次,治疗 6 例 OSSN 患者全部消退。对治疗 1 周后没有反应的患者,结膜下再次注射 IFN,每周 3 次,直到消退。平均 7.2 个月的随访期间没有复发[30]。

IFN 作为 OSSN 初级治疗的长期有效性在后续大的研究中得到了证实。局部用 IFN 单药治疗 OSSN 病变,临床消退的报道有 80%~100%,有报道 OSSN 总的复发率在 7~55 个月的随访时间仅为 6%[22]。即使是巨大 OSSN(定义为病变累及≥6 个角膜缘钟点位)用 IFN 单药治疗后 72% 得到消退,剩余的肿瘤体积缩小[31]。

IFN 无疑是耐受性最好的局部药物。除了偶然发生的结膜充血和滤泡性结膜炎外,局部用 IFN 一般没有副作用。结膜下注射可引起短暂的肌肉疼痛和发烧,结膜下注射时给予对乙酰氨基酚,随后每 6 小时一次可缓解这些不适。由于大部分患者需要治疗 3~4 个月,而且 IFN 是每天给药,患者的依从性十分重要。IFN 的价格比 5- 氟尿嘧啶和 MMC 昂贵,限制了 IFN 的应用。

维 A 酸

过去,局部用维 A 酸是治疗 OSSN 的唯一药物,近来提出了维 A 酸与 IFN 联合应用。局部用 IFN 每天 4 次和 0.01% 维 A 酸隔天 1 次治疗 89 只眼 OSSN 的研究结果显示,与另一项单用干扰素治疗两个月相比,前者平均随访 1.69 个月时(范围 19 天到 6.5 个月)98% 完全消退[32,33]。前者在平均 51.5 个月随访中,复发率为 2.3%。维 A 酸与 IFN 联合应用的耐受性好,副作用只有偶然发生的边缘性角膜炎(1%)和结膜微小囊肿(1%),这种治疗方案也可以作为对维 A 酸和 IFN 单独用药无效的难治性 OSSN 的治疗选择[32,34]。

展望

OSSN 处理中一个令人兴奋的领域是超高分辨率光学断层扫描（ultra high-resolution optical coherence tomography，UHR-OCT）的应用。这一新的技术已经用于亚临床病变的诊断、与非 -OSSN 的鉴别诊断、检查复发及药物治疗肿瘤消退的随访等。UHR-OCT 检查时，OSSN 以其增厚和高反射的上皮伴有与正常上皮的突然转变而得以鉴别（图 37.4）[35]。此外进一步阐明 OSSN 危险因素之间的联系，例如人类乳头状瘤病毒感染，可以使靶向基因治疗得以应用。近来研制的人类乳头状瘤病毒对 OSSN 发病率的意义尚有待确定。

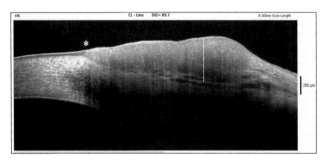

图 37.4 眼表鳞状细胞癌的超高分辨率光学断层扫描（UHR-OCT）。UHR-OCT 检查的特征包括增厚和高反光的上皮（短划线）以及正常上皮到异常上皮的突然转变（*）

（谢汉平 译）

参考文献

1. Tabin G, Levin S, Snibson G, et al. Late recurrences and the necessity for long-term follow-up in corneal and conjunctival intraepithelial neoplasia. *Ophthalmology* 1997;**104**(3):485–92.
2. Shields JA, Shields CL, dePotter P. Surgical management of conjunctival tumors: The 1994 B. McMahan Lecture. *Arch Ophthalmol* 1997;**115**(6): 808–15.
3. Siganos C, Kozobolis V, Christodoulakis E. The intraoperative use of mitomycin-C in excision of ocular surface neoplasia with or without limbal autograft transplantation. *Cornea* 2002;**21**(1):12–16.
4. Kemp E, Harnett A, Chatterjee S. Preoperative topical and intraoperative local mitomycin C adjuvant therapy in the management of ocular surface neoplasias. *Br J Ophthalmol* 2002;**86**(1):31–4.
5. Birkholz E, Goins K, Sutphin J, et al. Treatment of ocular surface squamous cell intraepithelial neoplasia with and without mitomycin C. *Cornea* 2011;**30**(1):37–41.
6. Espana E, Prabhasawat P, Grueterich M, et al. Amniotic membrane transplantation for reconstruction after excision of large ocular surface neoplasias. *Br J Ophthalmol* 2002;**86**(6):640–5.
7. Galor A, Karp CL, Oellers P, et al. Predictors of ocular surface squamous neoplasia recurrence after excisional surgery. *Ophthalmology* 2012;**119**(10): 1974–81.
8. Adler E, Turner J, Stone D. Ocular surface squamous neoplasia: a survey in the changes of standard of care from 2003 to 2012. *Cornea* 2012; **32**(12):1558–61.
9. Bahrami B, Greenwell T, Muecke JS. Long-term outcomes after adjunctive topical 5-fluorouracil or mitomycin C for the treatment of surgically excised, localized ocular surface squamous neoplasia. *Clin Experiment Ophthalmol* 2014;**42**(4):317–22.
10. Yousef YA, Finger PT. Squamous carcinoma and dysplasia of the conjunctiva and cornea: an analysis of 101 cases. *Ophthalmology* 2012;**119**(2): 233–40.
11. Lommatzsch P. Beta-ray treatment of malignant epithelial tumors of the conjunctiva. *Am J Ophthalmol* 1976;**81**(2):198–206.
12. Caujolle J, Maschi C, Chauvel P, et al. Surgery and additional proton-therapy for treatment of invasive and recurrent squamous cell carcinomas: technique and preliminary results. *J Fr Ophthalmol* 2009;**32**: 707–14.
13. Barbazetto IA, Lee TC, Abramson DH. Treatment of conjunctival squamous cell carcinoma with photodynamic therapy. *Am J Ophthalmol* 2004; **138**(2):183–9.
14. Faramarzi A, Feizi S. Subconjunctival bevacizumab injection for ocular surface squamous neoplasia. *Cornea* 2013;**32**(7):998–1001.
15. Paul S, Stone DU. Intralesional bevacizumab use for invasive ocular surface squamous neoplasia. *J Ocul Pharmacol Ther* 2012;**28**(6):647–9.
16. de Keizer R, de Wolff-Rouendaal D, van Delft J. Topical application of 5-fluorouracil in premalignant lesions of cornea, conjunctiva and eyelid. *Doc Ophthalmol* 1986;**30**(1):31–42.
17. Parrozzani R, Lazzarini D, Alemany-Rubio E, et al. Topical 1% 5-fluorouracil in ocular surface squamous neoplasia: a long-term safety study. *Br J Ophthalmol* 2011;**95**(3):355–9.
18. Midena E, Angeli C, Valenti M, et al. Treatment of conjunctival squamous cell carcinoma with topical 5-fluorouracil. *Br J Ophthalmol* 2000; **84**(3):268–72.
19. Al-Barrag A, Al-Shaer M, Al-Matary N, et al. 5-Fluorouracil for the treatment of intraepithelial neoplasia and squamous cell carcinoma of the conjunctiva, and cornea. *Clin Ophthalmol* 2010;**4**:801–8.
20. Yeatts R, Engelbrecht N, Curry C, et al. 5-Fluorouracil for the treatment of intraepithelial neoplasia of the conjunctiva and cornea. *Ophthalmology* 2000;**107**(12):2190–5.
21. Frucht-Pery J, Rozenman Y. Mitomycin C therapy for corneal intraepithelial neoplasia. *Am J Ophthalmol* 1994;**117**(2):164–8.
22. Nanji AA, Sayyad FE, Karp CL. Topical chemotherapy for ocular surface squamous neoplasia. *Curr Opin Ophthalmol* 2013;**24**(4):336–42.
23. Hirst LW. Randomized controlled trial of topical mitomycin C for ocular surface squamous neoplasia: early resolution. *Ophthalmology* 2007; **114**(5):976–82.
24. Ballalai PL, Erwenne CM, Martins MC, et al. Long-term results of topical mitomycin C 0.02% for primary and recurrent conjunctival-corneal intraepithelial neoplasia. *Ophthal Plast Reconstr Surg* 2009;**25**(4):296–9.
25. Lichtinger A, Pe'er J, Frucht-Pery J, et al. Limbal stem cell deficiency after topical mitomycin C therapy for primary acquired melanosis with atypia. *Ophthalmology* 2010;**117**(3):431–7.
26. Russell HC, Chadha V, Lockington D, et al. Topical mitomycin C chemotherapy in the management of ocular surface neoplasia: a 10-year review of treatment outcomes and complications. *Br J Ophthalmol* 2010;**94**(10): 1316–21.
27. Khong JJ, Muecke J. Complications of mitomycin C therapy in 100 eyes with ocular surface neoplasia. *Br J Ophthalmol* 2006;**90**(7):819–22.
28. Maskin S. Regression of limbal epithelial dysplasia with topical interferon. *Arch Ophthalmol* 1994;**112**(9):1145–6.
29. Parmar S, Platanias L. Interferons: mechanisms of action and clinical applications. *Curr Opin Oncol* 2003;**15**(6):431–9.
30. Vann RR, Karp CL. Perilesional and topical interferon alfa-2b for conjunctival and corneal neoplasia. The authors have no proprietary interest in the development or marketing of any drug mentioned in this article. *Ophthalmology* 1999;**106**(1):91–7.
31. Kim HJ, Shields CL, Shah SU, et al. Giant ocular surface squamous neoplasia managed with interferon alpha-2b as immunotherapy or immunoreduction. *Ophthalmology* 2012;**119**(5):938–44.
32. Krilis M, Tsang H, Coroneo M. Treatment of conjunctival and corneal epithelial neoplasia with retinoic acid and topical interferon alfa-2b: long-term follow-up. *Ophthalmology* 2012;**119**(10):1969–73.
33. Schechter BA, Koreishi AF, Karp CL, et al. Long-term follow-up of conjunctival and corneal intraepithelial neoplasia treated with topical interferon alfa-2b. *Ophthalmology* 2008;**115**(8):1291–6, 6 e1.
34. Skippen BTH, Assaad NN, Coroneo MT. Rapid response of refractory ocular surface dysplasia to combination treatment with topical all-trans retinoic acid and interferon alfa-2b. *Arch Ophthalmol* 2010;**128**(10): 1368–9.
35. Kieval JZ, Karp CL, Abou Shousha M, et al. Ultra-high resolution optical coherence tomography for differentiation of ocular surface squamous neoplasia and pterygia. *Ophthalmology* 2012;**119**(3):481–6.

第 38 章

结膜黑色素细胞瘤

J.Douglas Cameron,Amanda C.Maltry

关键概念

- 黑色素细胞是结膜上皮的正常成分。
- 结膜上皮的黑色素过量生成导致黑色素沉着病变。
- 在有色人种中,双侧年龄相关的结膜黑变病并不是结膜黑色素瘤的危险因素。
- 痣是由先天异常的黑色素细胞形成的,稍隆起于结膜表面,可能与临床上的鳞状上皮包涵体有关。
- 黑色素细胞和痣细胞可能恶变成黑色素瘤。在高危人群中,结膜黑色素瘤的发病率接近 1.5 人 /(100 万人·年)。
- 结膜的黑色素瘤由黑色素细胞在增殖过程中分子发生自发性改变而引起。
- 眼睑皮肤黑素细胞增多症(nevus of Ota 太田痣)可能与葡萄膜、眼眶软组织以及脑膜的黑色素瘤相关。
- 目前的治疗方法包括手术切除、局部化疗、冷冻疗法和辐射疗法。对皮肤黑色素瘤有效的分子疗法,但对原发性获得性黑变病(PAM)相关的结膜、脉络膜黑色素瘤无效。

本章纲要

引言
结膜色素痣
结膜黑变病
恶性黑色素瘤

引言

　　结膜是黏膜组织,多种类型的黑色素瘤可侵犯结膜,包括潜在的结膜恶性黑色素瘤。

　　黑色素细胞是一种能产生复合蛋白质黑色素的特殊细胞。黑色素细胞是结膜上皮在胚胎时产生的正常成分。黑色素细胞通过树突(分支)向邻近的上皮细胞输出黑色素。黑色素可由多种因素刺激产生,包括暴露于紫外线等。额外产生的黑色素起到保护上皮细胞免受紫外线损害的作用。炎症、肿瘤和多种激素,都会导致黑色素产生增多。正常结膜上皮基底层存在的黑色素细胞不含色素,不经特殊抗原如 S-100,HMB-45,Melan-A 等免疫组化染色很难在光学显微镜下识别[1]。

　　黑色素细胞的痣细胞是一种发育异常的细胞,无树突分化并有紊乱分布的黑色素。黑色素细胞在结膜上皮和结膜基质交界处形成一连串痣细胞亚群。随着时间的推移,痣细胞会失去色素并沉入结膜基质固有层水平。其他类型的细胞固定在较深的特定位置,甚至长入巩膜组织。黑色素的临床表观颜色,可为痣细胞组织位置的判断提供线索,浅表呈金褐色,深层呈蓝灰色。

　　不是所有含黑色素的细胞均为黑色素细胞。受损或衰老的细胞会向周围基质排出黑色素并被巨噬细胞所吞噬。黑色素细胞病变的色素沉着增加可能来自噬黑素细胞而非肿瘤细胞。

　　黑色素细胞和痣细胞均有可能恶变为恶性黑色素瘤。噬黑素细胞不会发生恶变。

结膜色素痣

　　与皮肤痣分类相似,根据组织位置与上皮的关系,结膜黑色素细胞痣分为:交界型(位于上皮与基质交界处)、复合型(交界处和基质)、上皮下型(局限于基质内)、蓝痣(巩膜表层组织可见卵圆或圆形黑色素细胞)、细胞性蓝痣(巩膜表层组织可见梭形黑色素细胞)。与皮肤痣一样,结膜色素痣随年龄的增长而发展。

　　单纯上皮内痣(交界痣)在年轻人中最常见[1,2]。

随着时间的推移,痣细胞从上皮脱落至结膜基质固有层。大多数结膜色素痣为复合型或上皮下型。蓝痣和细胞性蓝痣在结膜很少见。太田痣患者散在的、巩膜表层、淡蓝色斑可能为蓝痣的特殊类型。当出现上皮内型、复合型、上皮下型与蓝痣或细胞蓝痣合并时,病变定义为混合痣。

上皮下痣和复合型痣在临床及组织学上特征相似。复合痣是痣细胞残留连接的增生,如果取材充分,大多数上皮下痣可以找到小的连接成分。结膜上皮包涵体以实性岛状或囊肿形式存在,常伴结膜色素痣(图 38.1~ 图 38.3)。这些结膜上皮包涵体反映了结膜上皮的发育异常。上皮下型和复合型痣通常高于结膜表面(图 38.1)。而交界痣,如黑色素沉着病(黑变病)(见下文),特点为结膜不增厚。

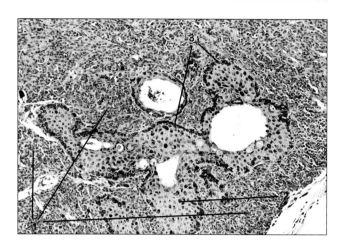

图 38.3　囊性复合痣。病变由小痣细胞(非常均匀的细胞核和少量透明的细胞质)围绕一个中心包涵体囊呈片状分布(1)。囊壁(2)由与上皮细胞相同的鳞状上皮细胞排列而成。痣细胞已转移黑色素(3)至上皮细胞质中。(苏木精 - 伊红染色部分)(AFIP Neg. 64~4595)

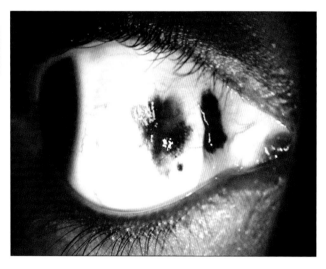

图 38.1　囊性复合痣。临床表现为边界清晰,稍隆起,血管化的病灶,中度色素沉着。裂隙灯检查可清楚观察到囊性病变

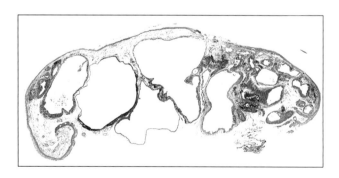

图 38.2　囊性复合痣。切片上可清晰地显示多个由鳞状上皮细胞分割成的囊腔。囊腔是由于上皮表层发育异常,而非黑色素细胞。结膜表面隆起的形态是由构成囊腔的上皮细胞的数量和体积决定的(苏木精 - 伊红染色部分)(AFIP Neg. 73-4253,×11)

青年人结膜痣可以表现明显的细胞多形性,可有大的纺锤形或上皮形状的特征性黑色素细胞——"Spitz 痣"(Spitz nevi)[3]。Spitz 痣是一种变异的复合痣,与恶性黑色素瘤相似,但预后较好。

青春期的结膜色素痣更需注意。随着生长加速和组织成熟,黑色素细胞可能增殖或产生的色素增加。结膜上皮细胞内的包涵体增生,分泌细胞外物质,囊腔增大。随着痣体积的增加,眼表泪液成分改变可能引起继发性炎症刺激。炎症细胞的浸润进一步增加了痣的大小、隆起度和血供。结膜痣恶变为黑色素瘤应引起临床关注,对多数良性结膜痣应稍大范围切除[4]。

色素痣的着色程度不确定。当病灶较小,以上皮性包涵体为主时,可以是完全无色素的。随着痣的扩大或发生炎症,可与鳞状细胞癌等上皮性肿瘤相混淆[6,7]。炎性青少年结膜痣含有上皮囊肿、实性上皮岛,实性上皮岛与散在的淋巴细胞团、浆细胞和嗜酸性粒细胞有关。患者常有过敏史[8]。

任何类型的痣,包括结膜蓝痣,均可恶变为恶性黑色素瘤[9]。结膜痣的治疗方法包括观察和手术切除[10]。氩激光烧灼法也已开始应用[11]。

结膜黑变病

黑变病是指上皮黑色素细胞产生过多黑色素,造成色素堆积,此过程不会使结膜表面隆起。色素痣通常引起表面隆起,结膜黑变病的分类主要基于

三点:病变是先天性还是获得性;是上皮型还是上皮下型;是原发性还是继发性。先天性黑变病为原发性,分为上皮型和上皮下型。获得性黑变病为上皮型的,分为原发性和继发性。因此,详尽的病史和细致的临床生物显微检查对结膜黑变病的准确分类至关重要。

上皮性先天性黑变病

雀斑(斑点)是一种散在、静止的病变(在出生或幼儿期就存在),以基底上皮中正常数量的黑色素细胞产生过多的黑色素为特征。上皮中的黑色素细胞在细胞学上是正常的,所以这种病变并非是恶性黑素瘤的前兆。

上皮下先天性黑变病

上皮下先天性黑变病不是位于结膜的病变,而是巩膜表层。眼黑色素细胞增多症或眼黑变病是局限于眼部的色素改变。除了巩膜和巩膜表层黑色素细胞数量增加之外,这种病变还以先天性葡萄膜黑色素细胞的数量、大小和色素沉积程度的增加为特征。眼黑素细胞增多症多单发。虹膜异色症伴巩膜外层色素沉着者,其虹膜上浓密的色素往往是黑变病的临床表现(图38.4)。太田痣(眼皮肤黑色素细胞增多症)除眼黑变病以外,还伴同侧眼睑皮肤,眼周面部皮肤或两者都并存的深层真皮组织的黑色素沉积。

在两种类型的先天性上皮下黑变病中,深部受累组织呈蓝灰色。单个和小簇的黑色素细胞分布在巩

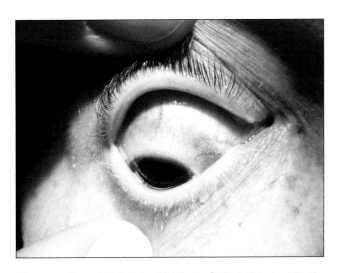

图38.4 先天性黑色素细胞增生症。表层巩膜组织不规则,灰色至棕色的黑色素斑块。(Courtesy of Collin McClelland, MD.)

膜、巩膜表层和眼睑皮肤的结缔组织中。双侧眼皮肤黑色素细胞增多症罕见,但比双侧眼黑变病更常见。在双侧Ota痣中,色素沉着程度通常不对称。在亚洲人和黑人中,眼黑色素细胞增多症的发病率高于白种人。这两种情况也可能与眼眶组织、视神经鞘膜和脑膜黑变病相关。

上皮下性先天性黑变病不仅累及结膜的,而且位于眼内葡萄膜层和眼外的眼眶软组织的均有发展为恶性黑色素瘤的倾向。目前已有一些关于Ota痣发生恶变的报道[6,12-14]。任何受先天性黑变病影响的组织都可能发生恶性黑色素瘤,但最多见的是葡萄膜黑色素瘤,其次是发生在眼眶的黑色素瘤。

继发性获得性黑变病

双眼后天性黑变病通常为继发性疾病,多由眼外因素引起。色素沉积增加受种族相关的遗传、代谢或中毒因素影响,无发生恶性黑素瘤的倾向。最常见的类型是角膜缘上皮和角膜缘周围结膜上皮的获得性黑变病。在深肤色的个体中,渐进性的双侧结膜色素沉着,通常被认为是老化的正常表现。

单侧继发获得性黑变病,与双侧黑变病一样,在非白种人中最常见。继发性黑变病的发生,在一定程度上与上皮下或结膜表面隆起的上皮细胞团引起的刺激有关[15]。由于继发性黑变病,黑人的结膜上皮肿瘤可被误诊为恶性黑色素瘤[7]。

原发性获得性黑变病

原发性获得性黑变病(primary acquired melanosis,PAM)是一种肿瘤增生性病变,可在结膜上皮内发生恶变。这种情况最常见于中年白种人的单侧病变。

皮肤获得性黑变病[8,16]的分类一般不适用于结膜获得性黑变病[9,10,17,18]。由于有一些尚未进入高风险的结膜PAM曾被过度治疗,所以对结膜病变单独分类是必要的。对PAM的活检病例的临床/病理学研究表明,按照临床标准诊断为原发性获得性结膜黑变病的,只有三分之一向黑色素瘤发展[11,19]。根据结膜活检的组织学特征,对那些有可能进展为结膜恶性黑色素瘤的临床色素病变进行分级。

由Damato和Coupland提出了一种类似于对皮肤黑变病分类标准的替代术语[20]。这种分类将临床上结膜色素沉着定义为PAM。根据组织学表现定义为结膜黑色素细胞的上皮内瘤样变(conjunctival melanocytic intraepithelial neoplasia,C-MIN)。同样的

术语是 C-MIN 无异型性(PAM 无异型性),C-MIN 有异型性(PAM 有异型性),对有更严重异型性的病例分类为原位黑色素瘤病。还有根据病变是水平或垂直扩散以及黑色素细胞异型程度的评分系统,以提高报告结果的客观性。

结膜的 PAM 多在中年(平均年龄 56 岁,范围 15~91 岁)发病,上皮出现不易察觉的微小黄褐色斑点[1,4,5,21](图 38.5)。虽然眼球受累最常见于颞下方,但结膜的任何部分,以及未暴露于阳光的穹隆、睑板,眼内眦区域都可受累。结膜黑变病可能扩展到皮肤表面,特别是在睑缘或眼眦部。与痣和黑色素瘤相反,PAM 最初是一种扁平的病变(图 38.1 和 38.5)。在 PAM 基础上出现的获得性组织增厚是转化为黑色素瘤的一个危险因素。Shields 等人观察到 35% 的病变将在 10 年内发生进展,12% 的病变将发生恶变。PAM 侵犯的范围越大,转变为黑色素瘤的风险越大。

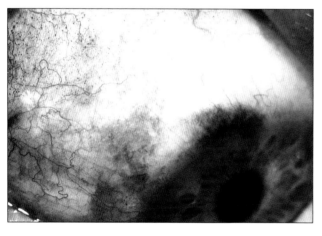

图 38.5 原发性获得性黑变病。球结膜呈颗粒状,金棕色色素沉着,角膜缘处着色更重。着色区不高于周围无色素沉着组织

PAM 的自然病程不可预测。病情往往进展缓慢,某些部位可能由于色素沉着减轻而消失,而其他部位可能由于色素沉着的增加而扩大。经简单观察和裂隙灯检查得到的临床评价,不能完全揭示黑变病的严重程度。紫外灯(Wood 灯)或共聚焦显微镜[22]可在背景光下发现病灶边缘外的处于亚临床状态的病变。从获得性黑变病到黑色素瘤的进展速度不确定,但一般以年为单位来衡量。这组 41 例 PAM 活检的病例,有 13 例(32%)发展为恶性黑色素瘤,随访 10 年未发展为恶性黑色素瘤的患者中,10 年后也仍未发生恶变[17]。

Maly 等人采用细胞学标准,如巢内聚性、黑色素细胞增生、核特征和变形性骨炎样扩散,提出了一个标准化方案,用于黑色素性结膜不典型病变的分级[23]。

在比较不同病例和病变中的不同部位时,PAM 的组织学特征也差异很大。黑色素细胞的大小、形状和异型程度均有不同。如小多面体细胞,很少或无异型性;多面体或纺锤形细胞,有中度异型性(图 38.6 和 38.7);大的上皮样细胞,有广泛的异型性(图 38.8)。分布的方式也不同,个别黑色素细胞沿着上皮的基底层排列(图 38.6),形成延伸到上皮的黑色素细胞巢(图 38.7),或以变形性骨炎样侵入上皮(恶性肿瘤细胞以不连续的方式取代正常的上皮细胞,而不会像乳腺癌的皮肤扩散那样,使组织表面隆起)(图 38.7),或类似乳头状癌以异型性黑色素细胞完全取代上皮细胞(图 38.8)。两个有利特征是上皮的累及程度:仅累及基底层的有 20% 进展为黑色素瘤(图 38.6),变形性骨炎样扩散侵入,90% 发展为黑色素瘤(图 38.7 和 38.8)以及存在上皮样细胞(图 38.7)[17]。

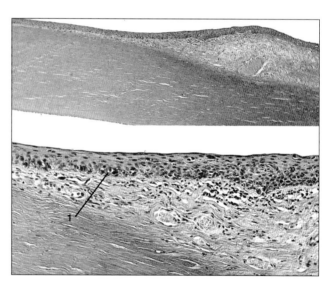

图 38.6 原发性获得性黑变病。角膜缘组织低倍镜下可见真皮表皮交界处黑色素细胞基底增生(上部)。在高倍镜下(下部),可见黑色素细胞轻、中度异型性,其特征是核/胞质比率和核多形性增加(1)。上部:苏木精和伊红染色,原始放大倍数 ×35。下部:苏木精和伊红染色,原始放大倍数 ×130

所有病变,特别是有高风险组织学特征的病变,只要不损伤眼球都应完全切除。冷冻治疗[24]、丝裂霉素 C[25]和干扰素 α-2b 可作为辅助治疗。

约 20% 的原发性获得性黑变病与痣有关。黑变病中,痣的存在并不会明显增加黑色素瘤的进展,也不会影响黑色瘤的预后[26]。

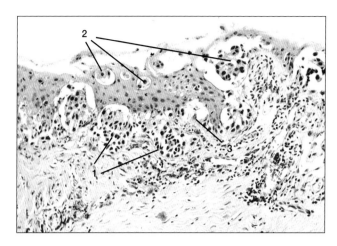

图 38.7　原发性获得性黑变病。巢状黑色素细胞增殖在上皮基底细胞层(1)和临近表层的上皮细胞层(2)。有中度至重度异型性(3)(AFIP Meg.669136)(苏木精 - 伊红染色，原始放大 ×115)

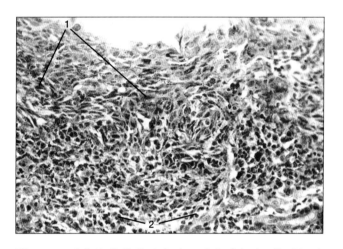

图 38.8　原发性获得性黑变病。原位癌标本，梭形细胞几乎完全取代了表层上皮(1)。增殖的黑色素细胞中、重度异型。浅基质层因严重的炎性浸润(2)，难以确定增生的黑色素细胞是否已侵犯穿破表层上皮的基底膜(AFIP NEG.596300)(苏木精 - 伊红染色，原始放大 ×220)

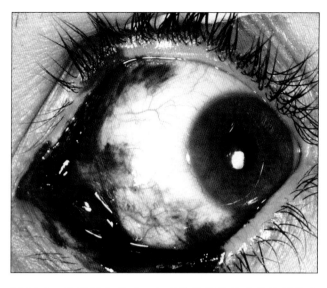

图 38.9　恶性黑色素瘤。由穹隆结膜的原发性获得性黑变病恶变的黑色素瘤，病灶的厚度以及富含淋巴管的穹隆组织的部位都是预后不良的标志

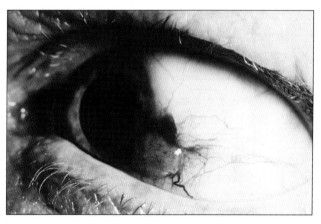

图 38.10　恶性黑色素瘤。由临近角膜缘的复合痣恶变的恶性黑色素瘤。恶变的部位比原发性复合痣的色素颜色更深

恶性黑色素瘤

结膜黑色素瘤可能来源于原发性获得性黑变病(图 38.9)，可能来源于已存在的痣(图 38.10 和 38.11)，也可能源于看起来正常的结膜(图 38.12)。与结膜黑色素瘤相关的痣的存在对生存率没有显著影响。原发性获得性黑色病是主要的危险因素[26]。

结膜黑色素瘤总发病率为每年每百万人 1.5 人[5]。葡萄膜黑色素瘤和日光暴露性结膜黑色素瘤的发病率一直相对平稳的上升。大多数结膜恶性黑色素瘤发生在成年白人，至少有三分之二的发生于获得性黑变

病。15 岁以下的人中很少发现恶性黑色素瘤[27]。在黑人中的发病率很低[28]。丹麦癌症登记处 1943~1997 年的资料显示发生于眼部的黑色素瘤的发病率相对稳定[28]。然而，最近的研究报告：1960~2001 年之间的发病率有所增加[29]。在美国 1974~1998 年间，男性结膜黑色素瘤的发病率有所上升[30,31]。因此成年白人的结膜色素沉着性病变有任何变化，特别是隆起度增加，只要考虑是恶性黑色素瘤都应给予相应的治疗。

在恶性黑色素瘤中，异型性的黑色素细胞从上皮侵入结膜基质。结膜黑色素瘤与眼葡萄膜黑色素瘤一样具有不同类型的细胞，有纺锤型细胞或上皮样细

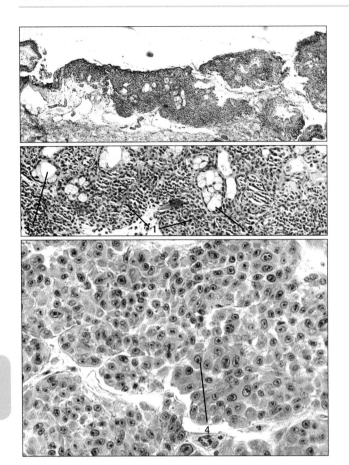

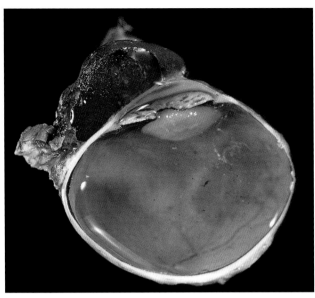

图 38.12　恶性黑色素瘤。发生于角膜缘的一个大的外生性结膜黑色素瘤。相对小的肿瘤而言，这样大的病变很难预知预后，可能与肿瘤细胞的转移有关。但是病变大小与转移的相关性不确定（AFIP Neg.624854）

图 38.11　恶性黑色素瘤，本例黑色素瘤源于一种复合痣（上图）。原发痣以鳞状上皮细胞包涵体（苏木精-伊红染色，原始放大 ×35）为特征（中间图），其余的痣的特征为含染色均一细胞核的小多面体细胞巢（1）。杯状细胞（2）存在于结膜泡囊内（3）（苏木精-伊红染色，原始放大 ×115）。（下图）黑色素瘤细胞更大，具有醒目边集的染色质的大细胞核和大而突出的中央核仁（4）（苏木精-伊红染色，原始放大 ×265）

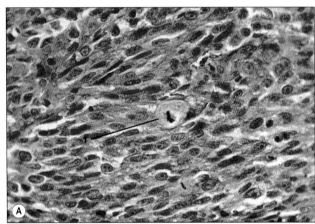

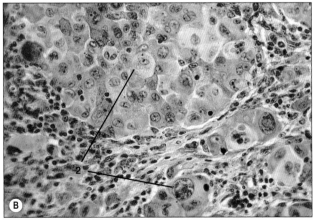

胞（图 38.13）。与葡萄膜黑色素瘤不同的是，结膜黑色素瘤的细胞学成分不具有预后意义[26]。有丝分裂活性、大量异型细胞簇、细胞不成熟及深部浸润性生长有助于鉴别黑色素瘤与痣。梭形瘤细胞（图 38.13 和图 38.14）往往无色素。可具有高度侵袭性，累及神经并向后扩散至眼眶。这种眼眶肿瘤很像恶性神经鞘瘤。

　　临床上有时由于病变部位无明显色素沉着，病变部位的黑色素细胞的性质常被误诊，在常规光学显微镜检查下也易漏诊[1,45]。细胞增殖标志物表达 Ki-67，有助于鉴别良恶性病变[1]。

　　像皮肤黑色素瘤一样，结膜黑色素瘤的厚度是最重要的预后标志[32]。Silvers 发现，以 1.8mm 的厚度（从表层的上皮细胞至病变侵犯的最深层）来区分致命性

图 38.13　恶性黑色素瘤。（A）这部分肿瘤由梭形细胞组成，形状和大小均匀一致。存在有丝分裂像（1）（AFIP 登记号 790958）（苏木精-伊红染色，原始放大 ×305）。（B）该部分的肿瘤由上皮样细胞组成，大小及核质比例差异大（2）（AFIP Neg.57~6310）（苏木精-伊红染色，原始放大 ×305）

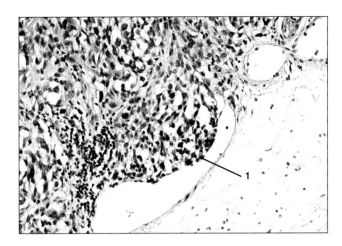

图 38.14 恶性黑色素瘤。黑色素瘤细胞在侵犯区域淋巴结及向远处转移过程中侵入淋巴管(1)(AFIP Neg.63~1809)(苏木精 - 伊红染色,原始放大 ×145)

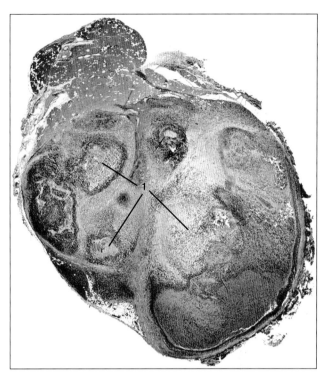

图 38.15 恶性黑色素瘤。黑色素瘤细胞已经扩散至耳前淋巴结。转移性肿瘤部位发生广泛坏死(1)(AFIP Acc. 609918)(苏木精 - 伊红染色,原始放大 ×6)

与非致命性结膜黑色素瘤[33,34]。一些研究已经证实,肿瘤厚度增加与是否致命之间存在正相关关系[26,34-37],但 Folberg 等人和 Crawford 发现,即使小于 0.8mm 平坦的黑色素瘤也可能发生转移,是因黑色素瘤位于淋巴管附近(图 38.14)。

结膜黑色素瘤的其他危险因素,包括球结膜以外的病变:侵犯睑缘、巩膜或眼眶、pagetoid 上皮细胞的原位病变、极快的有丝分裂速度和复发[17,36,37,39]。

更典型的特征是:炎症细胞侵入浸润性肿瘤细胞间,并位于角膜缘(图 38.12)。

这种结膜黑色素瘤的表现,类似皮肤黑色素瘤而不同于葡萄膜黑色素瘤,结膜和皮肤的黑色素瘤都发生于表层上皮细胞。与葡萄膜黑色素瘤无局部淋巴结转移不同,结膜黑色素瘤与皮肤黑色素瘤都可能侵入淋巴管(图 38.14)并蔓延到区域淋巴结(图 38.15)[40]。耳前及腮腺内淋巴结比颌下及颈部淋巴结更易受累[41]。扩散到区域淋巴结显示预后不良,但即使在没有行根治性手术或补充治疗的情况下,并非都会广泛转移甚至危及生命。在一些病例中,转移性恶性黑色素瘤耳前淋巴结切除术,也会获得显著的治疗效果[42]。

本病可能发生眼球内扩散,尤其是在前弹力层已被破坏的病例中,有必要行多部位切除[43]。结膜黑色素瘤可扩散至眼内软组织[44],Robertson 等人的研究表明,结膜黑色素瘤可能通过鼻泪管上皮扩散至鼻腔和鼻窦[39]。

结膜黑色素瘤常转移到肝脏,但也可能发生其他器官系统转移[44]。在 1993~2006 年之间,Coupland

治疗的一组 40 例结膜黑色素瘤为肿瘤分期(tumor node and metastasis,TNM)的 T 期[20]。大多数患者处于 T 期的Ⅰ和Ⅱ。

本病报道的死亡率在 8% 和 26% 之间[26,37]。对原发病灶的治疗,包括手术切除和冷冻治疗。转移性病变可以采取淋巴结清扫术、化疗、放疗和免疫治疗[36]。在结膜黑色素瘤晚期病例中,质子辐射可以作为替代治疗方法[45]。

研究发现皮肤黑色素瘤患者的细胞遗传学异常,提示了治疗的药理学靶点。v-raf 鼠肉瘤病毒蛋白 B1(BRAF)基因,作为黑色素细胞增殖信号通路的一部分,超过 66% 的皮肤黑色素瘤的患者发生基因突变。威罗非尼(Vemurafenib)是一种口服的小分子酪氨酸激酶抑制剂,可以选择性地靶向激活 BRAFV600E,已被批准用于晚期 BRAF 突变阳性的皮肤黑色素瘤的治疗[46]。虽然在 MAPK 通路中类似的分子异常仍在研究中[47,48],但这种基因突变尚未在葡萄膜黑色素瘤细胞中发现。结膜组织的研究表明,BRAF 基因突变出现于结膜神经细胞而非 PAM 的增殖性黑色素细胞[48]。

(刘红玲 译 傅少颖 校)

参考文献

1. Jakobiec FA, Bhat P, Colby KA. Immunohistochemical studies of conjunctival nevi and melanomas. *Arch Ophthalmol* 2010;**128**(2):174–83.
2. Shields CL, Fasiuddin AF, Mashayekhi A, et al. Conjunctival nevi: clinical features and natural course in 410 consecutive patients. *Arch Ophthalmol* 2004;**122**(2):167–75.
3. Vervaet N, Van Ginderdeuren R, Van Den Oord JJ, et al. A rare conjunctival Spitz nevus: a case report and literature review. *Bull Soc Belge Ophtalmol* 2007;(303):63–7.
4. Folberg R, Jakobiec FA, Bernardino VB, et al. Benign conjunctival melanocytic lesions. Clinicopathologic features. *Ophthalmology* 1989;**96**(4):436–61.
5. Seregard S, Blasi MA, Balestrazzi E. Conjunctiva. In: Heegaard S, GrossniKlaus HE, editors. *Eye pathology: an illustrated guide*. 1st ed. Springer; 2015. p. 41–78.
6. Shields JA, Shields CL, Luminais S, et al. Differentiation of pigmented conjunctival squamous cell carcinoma from melanoma. *Ophthalmic Surg Lasers Imaging* 2003;**34**(5):406–8.
7. Shields CL, Manchandia A, Subbiah R, et al. Pigmented squamous cell carcinoma in situ of the conjunctiva in 5 cases. *Ophthalmology* 2008;**115**(10):1673–8.
8. Zamir E, Mechoulam H, Micera A, et al. Inflamed juvenile conjunctival naevus: clinicopathological characterisation. *Br J Ophthalmol* 2002;**86**(1):28–30.
9. Demirci H, Shields CL, Shields JA, et al. Malignant melanoma arising from unusual conjunctival blue nevus. *Arch Ophthalmol* 2000;**118**(11):1581–4.
10. Shields CL, Regillo AC, Mellen PL, et al. Giant conjunctival nevus: clinical features and natural course in 32 cases. *JAMA Ophthalmol* 2013;**131**(7):857–63.
11. Shin KH, Hwang JH, Kwon JW. Argon laser photoablation of superficial conjunctival nevus: results of a 3-year study. *Am J Ophthalmol* 2013;**155**(5):823–8.
12. Font RL, Reynolds AM Jr, Zimmerman LE. Diffuse malignant melanoma of the iris in the nevus of Ota. *Arch Ophthalmol* 1967;**77**(4):513–18.
13. Nik NA, Glew WB, Zimmerman LE. Malignant melanoma of the choroid in the nevus of Ota of a black patient. *Arch Ophthalmol* 1982;**100**(10):1641–3.
14. Lindsey SF, Sanchez MI, Elgart GW, et al. Malignant melanoma from a nevus of Ota in a pediatric patient with fatal outcome. *J Am Acad Dermatol* 2013;**69**(4):e195–7.
15. Skouteris CA, Sotereanos GC. Secondary acquired conjunctival melanosis resulting from an alloplastic implant. *J Oral Maxillofac Surg* 1988;**46**(7):603–5.
16. Clark WH. A classification of malignant melanomas in man correlated with histogenesis and biologic behavior. In: Montagnev W, Hu F, editors. *Advances in biology of the skin. The pigmentary system*. London: Pergamon Press; 1967.
17. Folberg R, McLean IW, Zimmerman LE. Primary acquired melanosis of the conjunctiva. *Hum Pathol* 1985;**16**(2):129–35.
18. Folberg R, McLean IW. Primary acquired melanosis and melanoma of the conjunctiva: terminology, classification, and biologic behavior. *Hum Pathol* 1986;**17**(7):652–4.
19. Folberg R, Jakobiec FA, McLean IW, et al. Is primary acquired melanosis of the conjunctiva equivalent to melanoma in situ? *Mod Pathol* 1992;**5**(1):2–5, discussion 6–8.
20. Damato B, Coupland SE. Conjunctival melanoma and melanosis: a reappraisal of terminology, classification and staging. *Clin Experiment Ophthalmol* 2008;**36**(8):786–95.
21. Shields JA, Shields CL, Mashayekhi A, et al. Primary acquired melanosis of the conjunctiva: risks for progression to melanoma in 311 eyes. The 2006 Lorenz E. Zimmerman lecture. *Ophthalmology* 2008;**115**(3):511–19.
22. Messmer EM, Mackert MJ, Zapp DM, et al. In vivo confocal microscopy of pigmented conjunctival tumors. *Graefes Arch Clin Exp Ophthalmol* 2006;**244**(11):1437–45.
23. Maly A, Epstein D, Meir K, et al. Histological criteria for grading of atypia in melanocytic conjunctival lesions. *Pathology* 2008;**40**(7):676–81.
24. Brownstein S, Jakobiec FA, Wilkinson RD, et al. Cryotherapy for precancerous melanosis (atypical melanocytic hyperplasia) of the conjunctiva. *Arch Ophthalmol* 1981;**99**(7):1224–31.
25. Chalasani R, Giblin M, Conway RM. Role of topical chemotherapy for primary acquired melanosis and malignant melanoma of the conjunctiva and cornea: review of the evidence and recommendations for treatment. *Clin Experiment Ophthalmol* 2006;**34**(7):708–14.
26. Folberg R, McLean IW, Zimmerman LE. Malignant melanoma of the conjunctiva. *Hum Pathol* 1985;**16**(2):136–43.
27. Taban M, Traboulsi EI. Malignant melanoma of the conjunctiva in children: a review of the international literature 1965-2006. *J Pediatr Ophthalmol Strabismus* 2007;**44**(5):277–82, quiz 298–9.
28. Colby KA, Nagel DS. Conjunctival melanoma arising from diffuse primary acquired melanosis in a young black woman. *Cornea* 2005;**24**(3):352–5.
29. Triay E, Bergman L, Nilsson B, et al. Time trends in the incidence of conjunctival melanoma in Sweden. *Br J Ophthalmol* 2009;**93**(11):1524–8.
30. Tuomaala S, Eskelin S, Tarkkanen A, et al. Population-based assessment of clinical characteristics predicting outcome of conjunctival melanoma in whites. *Invest Ophthalmol Vis Sci* 2002;**43**(11):3399–408.
31. Yu GP, Hu DN, McCormick S, et al. Conjunctival melanoma: is it increasing in the United States? *Am J Ophthalmol* 2003;**135**(6):800–6.
32. Breslow A. Tumor thickness, level of invasion and node dissection in stage I cutaneous melanoma. *Ann Surg* 1975;**182**(5):572–5.
33. Silvers D. Melanoma of the conjunctiva: a clinicopathologic study. In: Jakobiec FA, editor. *Ocular and adnexal tumors*. Birmingham, Alabama: Aesculapius; 1978.
34. Fuchs U, Kivela T, Liesto K, et al. Prognosis of conjunctival melanomas in relation to histopathological features. *Br J Cancer* 1989;**59**(2):261–7.
35. Uffer S. Malignant melanoma of the conjunctiva: histopathologic study. *Klin Monatsbl Augenheilkd* 1990;**196**(5):290–4.
36. Shields CL, Shields JA, Gunduz K, et al. Conjunctival melanoma: risk factors for recurrence, exenteration, metastasis, and death in 150 consecutive patients. *Arch Ophthalmol* 2000;**118**(11):1497–507.
37. Anastassiou G, Heiligenhaus A, Bechrakis N, et al. Prognostic value of clinical and histopathological parameters in conjunctival melanomas: a retrospective study. *Br J Ophthalmol* 2002;**86**(2):163–7.
38. Crawford JB. Conjunctival melanomas: prognostic factors a review and an analysis of a series. *Trans Am Ophthalmol Soc* 1980;**78**:467–502.
39. Robertson DM, Hungerford JL, McCartney A. Malignant melanomas of the conjunctiva, nasal cavity, and paranasal sinuses. *Am J Ophthalmol* 1989;**108**(4):440–2.
40. Cuthbertson F, Luck J, Rose S. Malignant melanoma of the conjunctiva metastasising to the parotid gland. *Br J Ophthalmol* 2003;**87**(11):1428–9.
41. Lim M, Tatla T, Hersh D, et al. Patterns of regional head and neck lymph node metastasis in primary conjunctival malignant melanoma. *Br J Ophthalmol* 2006;**90**(12):1468–71.
42. Folberg R, McLean IW, Zimmerman LE. Conjunctival melanosis and melanoma. *Ophthalmology* 1984;**91**(6):673–8.
43. Sandinha T, Russell H, Kemp E, et al. Malignant melanoma of the conjunctiva with intraocular extension: a clinicopathological study of three cases. *Graefes Arch Clin Exp Ophthalmol* 2007;**245**(3):431–6.
44. Koklu S, Gultuna S, Yuksel I, et al. Diffuse gastroduodenal metastasis of conjunctival malignant melanoma. *Am J Gastroenterol* 2008;**103**(5):1321–3.
45. Wuestemeyer H, Sauerwein W, Meller D, et al. Proton radiotherapy as an alternative to exenteration in the management of extended conjunctival melanoma. *Graefes Arch Clin Exp Ophthalmol* 2006;**244**(4):438–46.
46. Ravnan MC, Matalka MS. Vemurafenib in patients with BRAF V600E mutation-positive advanced melanoma. *Clin Ther* 2012;**34**(7):1474–86.
47. Weber A, Hengge UR, Urbanik D, et al. Absence of mutations of the BRAF gene and constitutive activation of extracellular-regulated kinase in malignant melanomas of the uvea. *Lab Invest* 2003;**83**(12):1771–6.
48. Goldenberg-Cohen N, Cohen Y, Rosenbaum E, et al. T1799A BRAF mutations in conjunctival melanocytic lesions. *Invest Ophthalmol Vis Sci* 2005;**46**(9):3027–30.

6

第39章

结膜上皮下肿瘤

Michael A.Warner，AnnaM.Stagner，FrederickA.Jakobiec

关键概念

- 结膜上皮下肿瘤有多种类型，并且反映了上皮下细胞类型的多样性。
- 全身因素，如炎症或转移性疾病可能是导致结膜上皮下肿瘤的原因。
- 在疾病诊断时，淋巴增生性疾病可能与全身性淋巴瘤相关，也可能是全身性淋巴瘤的预兆。
- 专业的眼科病理学评估，包括病理学和免疫组织病理学评估，对上皮下肿瘤的诊断和最终治疗非常重要。

本章纲要

先天性病变
反应性、退行性和炎症性病变
肿瘤性病变
其他结膜下肿瘤性病变

结膜固有层由疏松的结缔组织构成，包括成纤维细胞、血管、神经及淋巴管等[1]。该层组织并非来源于头颈部中胚层体细胞，而是从神经嵴(中外胚层或外胚层间质)的迁移中衍生而形成。这种丰富的组织层可能会产生各种各样的肿瘤[1-3]。本章将讨论结膜的上皮下新生物，为讨论的完整性，本章还涉及某些先天性、炎性和退行性病变。

在评估上皮下病变患者的病情时，医生应详细询问病史，尤其是病变出现的时间，生长的速度，外伤史和全身性疾病史。应进行全面的眼部检查包括局部淋巴结触诊。同时获得影像学资料。

先天性病变

先天性病变主要是迷芽瘤，瘤样生长由受累部位的不正常的组织组成。有三种类型迷芽瘤：皮样囊肿和皮脂瘤、异位泪腺、眼球表面骨化和神经胶质迷芽瘤。

迷芽瘤

皮样囊肿和皮脂瘤

皮样囊肿(dermoid cyst)最常见的是累及颞下方角膜缘及眼球表面区域(图 39.1)[1]。双侧、先天、指环样的皮样囊肿很少累及双眼全周的角膜缘区域[4]。小的皮样囊肿临床上表现为棕褐色不明显病变，而较大的病变表现为偏白色，突出于眼球表面的病变。临床上大多数皮样囊肿无任何症状，也可表现为明显的散光、继发性弱视及因眼睑闭合不全或泪膜异常引起的眼部刺激症状。表面如生长细毛发，可产生刺激症状或创伤[5]。组织学上皮样囊肿为实性，来源于巩膜外三分之一的鳞状细胞肿瘤由致密的皮样胶原组成，其内部可能含有毛囊、皮脂腺、汗腺、脂肪小叶。少数患者整个角膜受累呈白色，角膜混浊与附属腺体紊乱的基质排列有关[6]。

皮脂瘤(dermolipomas)与皮样囊肿的临床表现相似，只是外观颜色上稍黄，发生于外直肌的止端附近，病变可以向上延伸至上穹隆。因为皮脂瘤位置和颜色，要与眶脂肪脱垂(图 39.2)、泪腺睑下垂、淋巴瘤进行鉴别诊断，后三种病变可以在巩膜上自由移动。应用计算机断层扫描(CT)或磁共振成像(MRI)检查时，通过影像学特征可能无法区分皮脂瘤与眶脂肪脱垂[7]。除了通常缺乏皮脂腺和较多的脂肪外，皮脂瘤与皮样囊肿组织病理学表现类似。

皮样囊肿和皮脂瘤均可以与其他全身畸形并存，包括 Goldenhar 综合征(伴有耳前附属物，半面短小症、椎体畸形)、Emanuel 综合征、下颌面综合征(Treacher

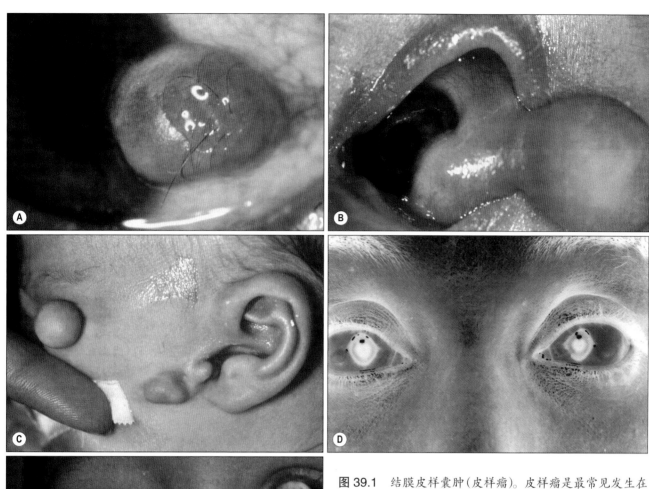

图 39.1　结膜皮样囊肿（皮样瘤）。皮样瘤是最常见发生在颞下方角膜缘和眼表的先天性病变。(A) 角膜缘皮样瘤的典型表现，病变为棕褐色，表面有毛发生长。可见病变周围结膜中等程度充血。(B 和 C) 新生儿病例，大的、棕黄色的带蒂角膜缘皮样囊肿者并伴有同侧耳前附属物。(D) 双侧的环状皮样囊肿累及 360 度的角膜缘区域。(E) 发生在双侧的角膜中央皮样瘤

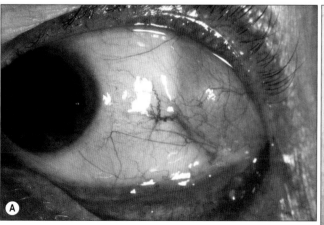

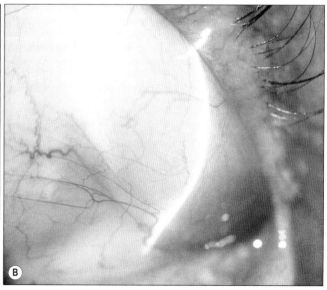

图 39.2　眶脂肪脱垂。临床上眶脂肪脱垂类似于皮脂腺瘤、纤维组织细胞瘤、组织细胞瘤和淀粉样变。与皮脂瘤不同，脱垂的眶脂肪可在巩膜表层自由移动

Collins 综合征、Franceschetid 综合征)、带状皮肤痣和中枢神经系统异常(Solomons 综合征、Jadassohn 线形皮脂痣)[8~16]。这两种病变偶与眼睑肿瘤相关,这提示在眼睑发育的过程中,角膜缘皮样囊肿和皮脂瘤可能发生于巩膜内真皮组织的包裹。实际上迷芽瘤也与小眼症有关,这些病例中有些可以在玻璃体腔内发现皮肤的附属物[17,18]。

皮样囊肿和皮脂瘤会随机体生长而增长,但并无恶变倾向。切除术指征包括:伴或不伴弱视的散光、刺激因素和美容需求。由于巩膜外层通常受累,往往需要行巩膜板层切除术。仅累及角膜时,可以考虑板层或穿透性角膜移植。羊膜移植有助于覆盖大的结膜缺损[19]。术后并发症包括:眼球穿通、眼球活动度降低、直肌损伤、散光加重。一些皮样囊肿和皮脂瘤可侵犯穹隆部,并可被包裹在眼外肌和眶脂肪中。手术应注意彻底清除残余组织,否则可能引起明显的炎症反应[20,21]。

泪腺异位,单一和复杂的迷芽瘤

泪腺异位是第二位常见的影响眼球表面的迷芽瘤(图 39.3)[22~26]。单一的迷芽瘤仅由泪腺腺泡组织构成,而复杂迷芽瘤还由更多成分构成,如平滑肌、神经组织、软骨组织、汗腺或毛囊皮脂腺单位。平滑肌组织提示病灶可能代表泪腺异位的睑板小叶组织与 Mullers 肌相互混杂一起。临床上病变表现为隆起的粉红色半透明结节外观并伴有血管化。如果病变侵犯到角膜表层,可引起角膜瘢痕。有时睑部泪腺会陷入颞上方的球结膜下,易误诊为异位的泪腺组织。误诊和随之而来的手术干预可能会损害脱垂泪腺组织的排泄管而导致干眼[23,26]。迷芽瘤在颅脑皮肤脂肪增多症中也曾有报告,其与半侧颜面短小症、皮下脂肪瘤及中枢神经系统脂肪瘤有关[27,28]。复杂和单一的迷芽瘤在青春期激素的影响下可能会缓慢增长;然而不同于眶部异位泪腺组织,迷芽瘤恶变的可能性非常小,目前文献仅报道过一例这样的病例[29],因病变可能累及巩膜和角膜,所以可行部分病变切除。

眼球表面骨性和神经胶质性迷芽瘤

骨性迷芽瘤是最罕见的眼球表面迷芽瘤[30],是一种类似于结膜皮样瘤,但更分散的孤立性结节[31,32]。骨性迷芽瘤不累及底层角膜,其典型特征是位于角膜缘后 5~10mm(图 39.4)。自 1863 年 von Graefe 第一次描述开始,已经报道了 66 例眼球表面骨性迷芽瘤病例[33~37]。常表现为颞上象限孤立的上皮病变,但是也有 10% 的病例发生在眼球表面的其他部位或与其他类型的迷芽瘤组织有关[34]。较大范围的肿瘤类似视网膜母细胞瘤向眼外扩展[38]。组织学上由成熟而致密的骨组织构成,周围是如前所述的其他迷芽瘤成分。这些骨细胞中少见有 Haversian 管[39]。Alyahya 等人曾报道过一例 15 岁的内侧结膜下软骨迷芽瘤患者。眼球表面的神经胶质迷芽瘤可能来自胚胎期视杯或视泡前唇[41,42]。这两种病变是静止的,切除仅是为诊断和达到美容的目的。

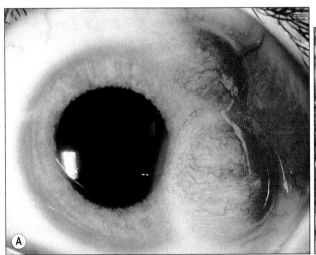
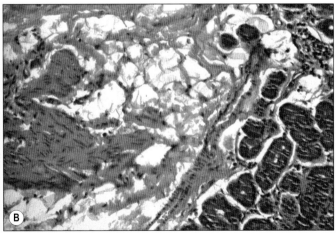

图 39.3 异位泪腺。异位泪腺表现睑叶泪腺的异位。(A)临床上这些病变呈粉红色的血管化结节。本病例中存在两种病变。(B)异位腺体成分(右下)。平滑肌细胞间混有脂肪和结缔组织(左)

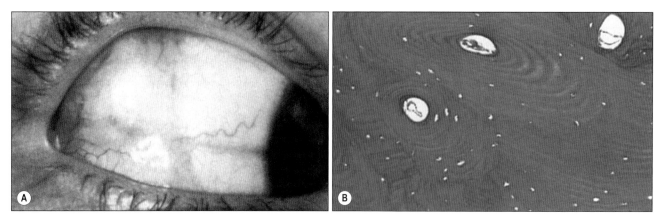

图 39.4　眼球骨性迷芽瘤。眼球骨性迷芽瘤表现为被结缔组织包绕的骨结节。(A)临床上这些病变为肉样、柔软的、黄色结膜下结节,与毛发生长无关。(B)含 Haversian 管的骨样组织

错构瘤

不同于迷芽瘤,错构瘤(hamartomas)通常是由受累部位的成分组成。例如,较罕见的上皮下错构瘤包括神经纤维性错构瘤和纤维性错构瘤。神经纤维瘤是一种发生在球结膜或睑结膜上的实性结节状、褐色或灰白色病变。病变为丛状、孤立或弥散的类型,几乎总是与 1 型和 2 型神经纤维瘤相关[43~46]。有时对结膜病变的诊断可能早于神经纤维瘤病诊断至少 10 年[45,46]。神经纤维瘤必须和结膜神经瘤相鉴别,结膜神经瘤的发生与多发性内分泌腺病(multiple endocrine neoplasias,MEN)有关。已有报道纤维性错构瘤发生在 Proteus 综合征的患者,其为一种罕见的错构瘤综合征,伴随球肿瘤、骨骼异常、足底或手掌部脑回状增生、皮下肿瘤、表皮痣和内脏畸形相关的罕见综合征。这些病变是孤立、位于颞侧眼球上的病变,含有大量成熟的弹性纤维和纤维组织[47,48]。平滑肌错构瘤可以来自血管平滑肌和上睑提肌的复合体(Müller 肌肉上方及提上睑肌下方)。先天性眼周平滑肌错构瘤的病例很少有报道,但应注意与囊样穹隆结膜病变相鉴别[49,50]。

Leber 于 1880 年首次描述出血性淋巴管扩张可能是一种发育异常,其发生可能与创伤或炎症有关。不同于淋巴管细胞增殖引起的淋巴管瘤,出血性淋巴管扩张是球结膜淋巴管的不规则扩张,有周期性出血。可能有周围结膜水肿和结膜下出血(图 39.5)。治疗是局部切除或电凝,前述状况必须与共济失调毛细血管扩张症(Louis-Bar 综合征),Bloom 综合征,遗传性出血性毛细血管扩张症(Rendu Osler Weber 病)相鉴别。在 Rendu-Osler-Weber 疾病中有眼球表面和

睑裂间的动脉扩张而无相关的淋巴成分。Louis-Bar综合征的结膜病变与小脑畸形和免疫紊乱相关(如低丙球蛋白血症),容易伴有呼吸道感染和淋巴增殖,特别是 T 细胞白血病。Bloom 综合征是由 15 号染色体上的 BLM 基因的突变引起的常染色体隐性遗传病(15q26.1),在德系犹太人中最常见,与易患癌症、感染、对光敏感和生长发育迟缓有关。遗传性出血性毛细血管扩张症或 Rendu Osler Weber 病患者,由于血管壁修复异常而导致血管扩张,这些扩张的血管容易引起皮肤和黏膜、中枢神经系统、肺和其他重要器官出血。这是由于与血管壁修复相关的两种基因(染色体 9q33~34 和 12q13)中的一种基因异常引起的常染色体显性遗传。这些患者中,眼球表面的血管病变不同于错构瘤样的肿块,只是随着患者和眼球生长出现的单一的毛细血管扩张。一般不会发生出血或肿胀这样的偶然现象[51~53]。

Jakobiec 等人描述了由于伴有症状、多发血栓形成而被切除的先天性、单纯性结膜静脉畸形[54]。与动脉源性的病变相比,在组织病理学上静脉病变有薄壁、具有极少的不规则肌层,并且没有弹力层。通过内皮细胞的免疫组织化学可以帮助进行诊断,血管源性的病变 CD31 和 CD34 呈阳性,而淋巴源性的是 D2~40 呈阳性[54]。

结膜囊肿

结膜囊肿(conjunctival cysts)可能是先天性或获得性的;后者发生在炎症或炎症后,如春季结膜炎或 Stevens-Johnson 综合征,或外伤或手术源性结膜下的上皮植入后,这些比先天性囊肿更常见[55~57]。通常稳定的结膜囊肿扩大的可能很小,如果累及角膜基质

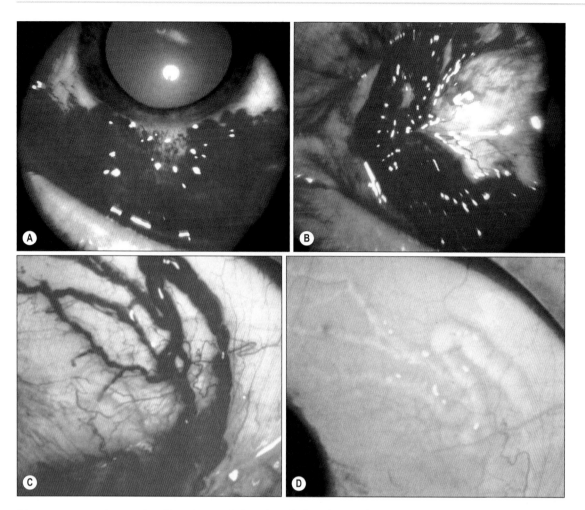

图 39.5 Leber 出血性淋巴管扩张。这些病变在儿童中及在成人中自发发生,可能与腮腺和眼睑的创伤、炎症或淋巴和血管畸形相关。异常的淋巴管可能会出现在球结膜或睑结膜表面。出血随着发生和吸收时轻时重。局部切除术和 / 或烧灼是对有症状病变的一种可选择的治疗方法。组织病理学显示扩张、薄壁、内皮细胞血管通道伴有轻度慢性炎症细胞浸润。出血由于淋巴管和静脉通道之间的异常交通引起。(A)自发性出血产生较大出血性结膜下团块。这种水肿和出血性损伤的表面可见到血液充盈的淋巴管。(B 和 C)随着时间的推移,出血被吸收。(D)出血吸收后,充盈、扩张和迂曲的淋巴管通道仍然存在

内,引起角膜内假性前房积脓[58,59]。组织学上囊肿内壁可见角化的结膜上皮细胞和杯状细胞,中心含有细胞碎片和炎症细胞。如果复层柱状上皮出现,提示囊肿起源于导管。极少数情况角膜基质内囊肿可能来源于穿孔或穿透性角膜伤口(图 39.6)[59]。这样的伤口会在薄层基质内植入上皮细胞,在板层角膜内增殖。自发性、黏液源性、后天获得性的球结膜下囊肿有被描述过。这些病变活动度良好,可能是由于杯状细胞和结膜上皮细胞的黏液分泌异常[60]。结膜囊肿很少会占据大部分眶腔[61]。原发位于眼眶的结膜囊肿最常见于眼眶鼻上象限,而眼眶的皮样或表皮样囊肿通常位于眼眶颞上方[62]。结膜囊肿可在胚胎发育过程中结膜上皮长入到眼眶软组织且被封存后形成。囊肿可通过简单的切除治疗,囊肿显像可以通过术前

注射台盼蓝或吲哚青绿增强[63~65]。在实施摘除手术后,通过向患者病灶内注射 20% 的三氯乙酸溶液,成功地治疗了眶内结膜囊肿[66]。

结膜下角化和结膜囊肿也曾被报道描述。两者都含有脱细胞角蛋白碎片[67~69]。明显后者病变与 Gorlin-Goltz 综合征或痣样基底细胞癌综合征相关。

反应性、退行性和炎症性病变

化脓性肉芽肿 / 毛细血管瘤

化脓性肉芽肿的术语是一种误称,因为病变并不代表肉芽肿性炎症,而是一种肉芽组织的血管内皮细胞的反应性增生。这些病变(图 39.7A)通常在数天至数周内迅速发展,常是对一些刺激的反应,包括斜

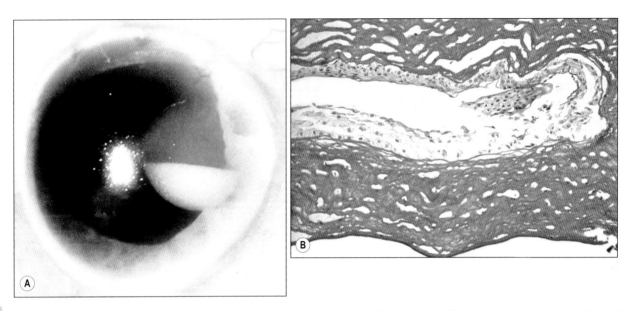

图 39.6 角膜基质内囊肿。(A)基质内囊性病变内有细胞碎片。囊肿缓慢生长遮挡视轴后可行穿透角膜移植。(B)组织病理学特征为基质中囊性病变,内层为无角化鳞状上皮。标本下可见后弹力层

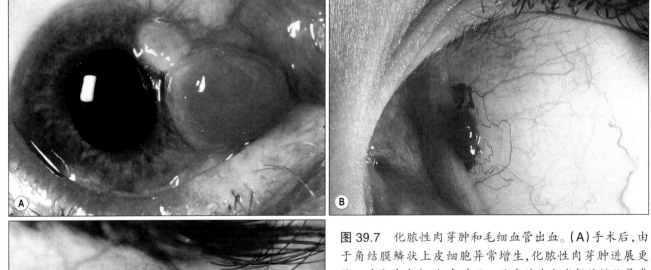

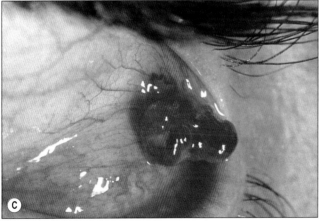

图 39.7 化脓性肉芽肿和毛细血管出血。(A)手术后,由于角结膜鳞状上皮细胞异常增生,化脓性肉芽肿进展更快。病变基底大,红色外观。注意肿块上残留的鳞状异常增生。病变由含有急慢性炎症细胞的黏液基质中的增生的毛细血管组织构成。(B)半月皱襞上有微毛细血管瘤,注意病灶面的供血小血管。(C)更突出的毛细血管瘤有小叶亚单位。虽然毛细血管瘤常无外伤史,往往被归入化脓性肉芽肿。此外,毛细血管组织间的小叶与其他毛细血管瘤的小叶结构相同。病变表层上皮完整,而通常化脓性肉芽肿上皮缺损

视手术、玻璃体腔内注射、炎症(源于睑板腺囊肿或感染)、化学烧伤、眼球萎缩、角膜移植、异物、角膜缘手术(如翼状胬肉或鳞状细胞癌切除术),甚至结膜眼睑成形术后发生[70~75]。这些病变颜色偏红,可呈鳞片状或受周围组织和表面的影响呈现出相应的外观(如图39.7C)。发生于鳞状细胞癌切除后的化脓性肉芽肿能与复发性疾病混淆[76]。此外化脓性肉芽肿可能与卡波西肉瘤混淆[77,78]。发病率和刺激因素有助于鉴别这两种病变。虽然,经过一段时间的进行性纤维化后可发生退行性改变,简单的切除活检同时行基底烧灼既可进行诊断也可起到治疗作用[73]。预防在于控制创面肉芽组织持续再上皮化。因此建议对周围结膜行一期缝合。组织病理学上化脓性肉芽肿是双重命名不当。该病既不是化脓性的,因为它不是潜在的细菌感染引起;也不是肉芽肿,除非它是由底层的睑板腺囊肿穿透而来。病变由丰富的未成熟的毛细血管组成,通常情况下垂直于病变表面。间质组织是多种黏液样的,由多形核白细胞、淋巴细胞、浆细胞及疏松的成纤维细胞群组成。通常表层上皮细胞可能引起基底的收缩,它可以形成一个项圈样改变。

毛细血管瘤亦为发展迅速的结膜病变,该病变是在先前没有明确创伤的情况下发生[73,74]。可见于中老年人,多表现为明显的红肿(图39.7B 和 C)。在组织病理学检查上,病变由无明显间质炎或黏液样基质的毛细血管小叶组成;表层上皮细胞通常不完整。许多人认为这种病变是化脓性肉芽肿的一种变异,只是毛细血管瘤具有正常的小叶结构。不累及深部眼眶病变。事实上与眼眶淋巴管瘤常出现在结膜囊内不同,大多数广泛的、幼稚的眼眶内和眼睑的毛细血管瘤没有结膜覆盖。该病可通过简单切除或冷冻治疗。

睑裂斑 / 翼状胬肉

睑裂斑呈黄色,可见于睑裂内球结膜表面[1]。睑裂斑被认为是翼状胬肉的前兆。两种病变均来自角膜周围表面的光活化成纤维细胞,且伴新生血管和Bowman 层损伤[79~81]。它们在鼻侧眼球表面较常见,但也可能在颞侧和鼻侧同时发生。孤立的颞侧病变应怀疑是错构瘤或迷芽瘤。组织学可见成纤维细胞增多,上皮下结缔组织玻璃样变,致密而弯曲的纤维增多而使弹性蛋白染色呈阳性,分散的分叶状嗜酸性颗粒区,嗜碱性颗粒和透明区域。专业术语"弹性组织变性"可表示以上病变[81,82]。有证据表明,异常的弹性成分是由于光化学反应后成纤维细胞生成;第141章讨论了翼状胬肉的病理生理和治疗。患者如

果符合本章以及 36 章提及讨论的其他病变,应该考虑诊断翼状胬肉。

弹力纤维瘤

眼弹力纤维瘤是种罕见的假瘤性病变,由厚的胶原纤维束,线样弹性蛋白物质和脂肪组织组成[83~85]。这种病变与翼状胬肉、错构瘤或迷芽瘤类似,均发生在颞侧眼球表面。病因不确定,但病变可能继发于某些刺激性创伤,或因为脂肪组织以一种错构瘤性病变存在,也可能继发于错构瘤。胶原和弹性纤维可能由活化的成纤维细胞产生。治疗方式是完全切除。

结节性筋膜炎

结节性筋膜炎(nodularfasciitis)是一种进展迅速的病变,由反应性的不成熟的结缔组织组成(图39.8)。组织学上病变区主要由细胞组成,存在区域呈带状,可见不成熟的成纤维细胞,细胞外黏液性物。也存在丰富的血管内皮细胞、浆细胞和淋巴细胞。病变很少侵入性生长到眼内。单纯切除术通常有效。

肉芽肿性和组织细胞病变

结膜下肉芽肿形成相关因素包括寄生虫、结核、真菌感染、痤疮、全身性血管炎、异物、来自于眼球内硅油乳化液、红斑狼疮、过敏、环形弹性纤维溶解性巨细胞肉芽肿及炎性肠病[87~102]。肉芽肿性结膜炎是 Vogt- 小柳原田综合征的一种罕见表现,并伴有肉芽肿性血管炎;到后期它可能与危及生命的声门下狭窄有关[103,104]。还要注意的是结节病、类风湿结节、麻风病和幼年黄色肉芽肿。非干酪性肉芽肿的肉样结节可累及球结膜和睑结膜。临床上,这种病变为小的棕黄色,似滤泡样外观[105]。这种病变多发于 35 岁以下的患者。结膜肉样瘤也可能导致睑球粘连和瘢痕性内翻。结节活检有助于疑似肉样瘤的诊断。对肉样瘤患者正常结膜活检发现肉芽肿性炎症高达50%[107,108]。结膜下肉芽肿性结节很少和类风湿性关节炎有关。在 Lebowitz[109] 等的一篇病例报告中,一名患有非活动性类风湿性关节炎的 61 岁女性出现了多发、双侧、半透明、突起的、直径大约 2mm 黄色病变。以前"眼球类风湿结节"这一术语可以描述这种情况。标本的病理学检查为包绕坏死灶的带状肉芽肿炎性改变,与皮下类风湿性结节相似的。和瘤型麻风有关的肉芽肿易与纤维组织细胞瘤相混淆,在麻风病变中有大量含抗酸杆菌、空泡状的组织细胞(Virchow 细胞)[110]。

6

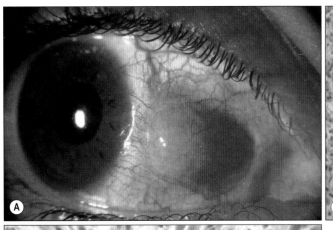

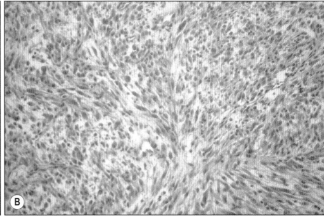

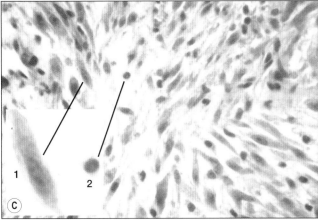

图 39.8 结节性筋膜炎。(A)眼球上病变在几周内迅速进展。患者自诉异物感。质硬的病灶被扩张的结膜及巩膜表层血管包绕。(B)组织病理学显示不成熟的富含细胞质的梭形成纤维细胞。(C)部分标本可见饱满的成纤维细胞(1)和炎症细胞(2)

除了累及葡萄膜,幼年黄色肉芽肿也可产生Touton 巨细胞肉芽肿侵犯结膜和角膜[111~112]。Touton巨细胞中央是环形的胞核包绕的嗜酸性胞浆,胞核周围被空泡化的胞浆包围。其他能侵犯角膜或结膜的组织细胞肉芽肿性病变可能包括皮下黄色肉芽肿病、伴有巨型淋巴结病变的窦性组织细胞增生症、网状组织细胞瘤(图 39.9)、Churg-Strauss 综合征、Rosai-Dorfman 病、组织细胞增生症 X 和播散性黄瘤[114~124]。

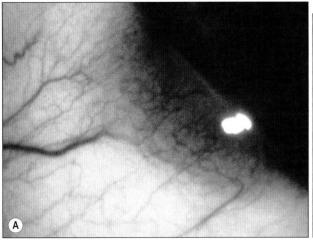

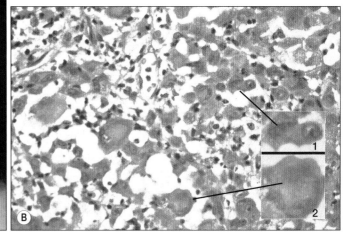

图 39.9 网状组织细胞瘤罕见良性组织细胞病变,常表现为孤立的皮肤结节或多中心网状组织细胞增生。Allaire 等人曾报道过两例角膜缘网状组织细胞瘤(Ophthalmology 1990,97:1018)。(A)发生于角膜缘的半透明的肉粉色团块,与淋巴瘤类似,病史两个月,年龄 21 岁。(B)组织病理显示单核细胞(1)和多处分布的多核组织细胞(2)。未发现 Touton 巨细胞。电镜和免疫组织化学染色证实病变部位的组织细胞的性质。(A,Allaire GS,et al:Reticulohistiocytoma of the limbus and cornea. Ophthalmology 1990;97:1018. B,Courtesy AA Hidayat,MD.)

Erdheim-Chester 病可能会出现继发性的结膜受累,成人眼周黄色肉芽肿与哮喘(图 39.10)和结节性黄色瘤有关[125]。其他的球结膜炎性病变包括角膜缘炎性假瘤和结节性过敏性结膜炎(Splendore-Hoeppli 反应)[126]。后者病变病因不明,病变是周期性发生的、小的、结节状、伴有周围结膜充血的黄白色结膜下病变。目前环孢素 A 滴眼液对 Splendore-Hoeppli 治疗敏感[127]。虽然与上述病变类似,但有更广泛结节的过敏性肉芽肿性结节病变已在人类免疫缺陷病毒感染的部分描述[96]。

眼表面传染性软疣

传染性软疣是由大卵圆形、双链 DNA 痘病毒引起的疾病,常引起结节性眼睑病变和继发性角膜结膜炎(图 39.11)。结膜直接受累在传染性软疣中罕见,常发生于免疫力低下的患者[128-131]。影响免疫力低下的原因有应用免疫抑制药物,多发性骨髓瘤和 HIV。文献报道世界范围内,仅 10 例免疫缺陷性疾病的患者发生此病[128]。病灶为活动性的白色结节,治疗为切除。

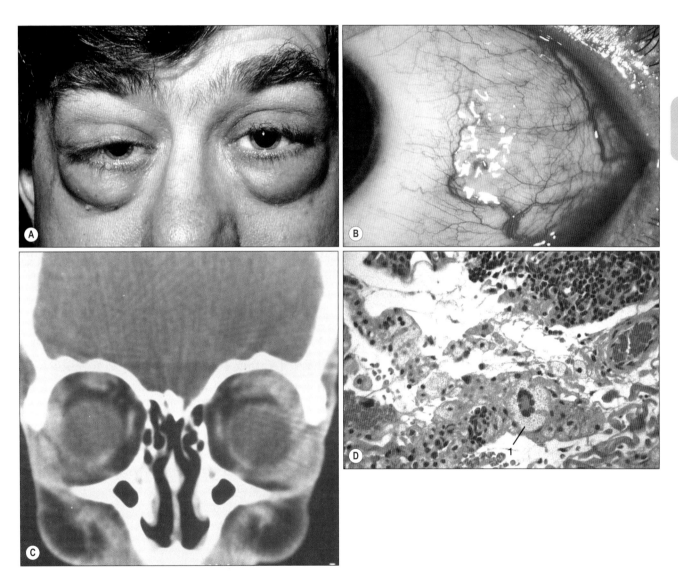

图 39.10　成人眼周黄色肉芽肿与哮喘有关。黄色肉芽肿性疾病应与获得性结膜下黄色病变相鉴别。成人眼周黄色肉芽肿与其他黄色肉芽肿性疾病相鉴别,黄色肉芽肿性疾病常伴严重的全身性表现,包括 Erdheim-Chester 病,坏死性黄色肉芽肿,播散性黄瘤和伴有巨大淋巴结病窦组织细胞增多症。(A)双侧上下眼睑都有黄色的弥散性肿块病史多年。患者哮喘逐渐加重,哮喘发作同时伴随眼睑肿胀。(B)可见结膜下轻度隆起的黄色肿块。结膜无明显充血。(C)CT 显示病变沿眶外侧壁和直肌(双外、下直肌;左上直肌)而累及结膜下和皮下。(D)组织病理学显示一个 Touton 巨细胞(1),环形细胞核包绕着中心嗜酸性细胞质,核周的细胞质为浅色、呈空泡状。

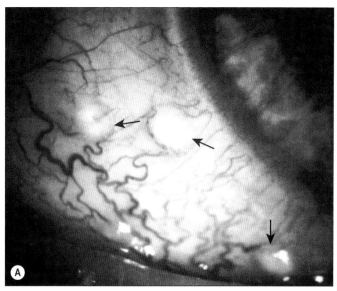

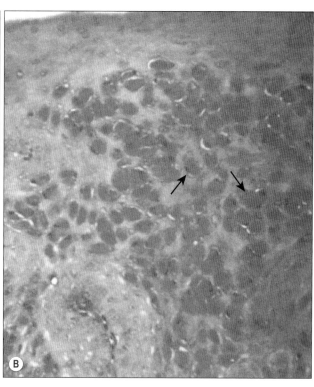

图 39.11　眼球上传染性软疣。这些病变原发于 HIV 感染后免疫功能低下患者。(A) 临床上可见眼球表面可移动的白色结膜结节(箭头)。(B) 组织病理学显示上皮细胞肿胀,胞浆内含有嗜酸性包涵体(箭头)。(Herbert Ingraham,MD 惠赠图片)

瘢痕疙瘩

不同于粉色的皮肤瘢痕,角膜瘢痕疙瘩(keloid)是粉白色光泽强的实性肿块,发生于外伤后或先天性角膜肿块[132,133]。穿透伤后可导致原有瘢痕疙瘩的进展。显微镜下显示有些病变内含有晶状体碎片或虹膜组织。瘢痕疙瘩的组织来源并非角膜基质,而是虹膜组织。组织学上瘢痕疙瘩组成可能是渗出性纤维素组织。治疗方式为手术切除,同时要考虑手术后复发。在极少数情况下,先天性青光眼可导致牛眼和角膜瘢痕疙瘩形成。

淀粉样蛋白

淀粉样蛋白有两种生化形态[134~138]。淀粉样蛋白 -B 来自免疫球蛋白,见于原发性淀粉样变和浆细胞病。淀粉样蛋白 A 成分不明,见于其他淀粉样变性。临床上这两种类型都表现为结膜下的质硬黄色的沉积(图 39.12)。结膜原发性局限性淀粉样病变与全身疾病无关。结膜淀粉样变性可能与病变部位周围血管脆性异常导致的自发性出血有关[139]。继发性局限性淀粉样变是对原有结膜疾病的反应,如肿瘤、感染(包括沙眼)和创伤。组织学上淀粉样蛋白是细胞外

基质积聚,呈浅色无固定形态,嗜酸性的玻璃样透明物质,其与偏振光的折射有关。淀粉样蛋白刚果红染色阳性。如存在眼部刺激,可以选择手术切除。

血囊肿

血囊肿是一种假性囊肿或血液分解产物的包裹,可发生于外伤或手术后[140]。临床上血囊肿很少见于结膜下,表现为类似于黑色素瘤的暗褐色肿块。组织学上是由血液分解产物组成,包括含铁血黄素巨噬细胞、富含脂质的组织细胞和胆固醇结晶,以及肉芽肿性炎症最常见。血囊肿是一个缺乏内皮细胞或上皮细胞衬里的纤维性假性囊肿。治疗方法是手术切除,尤其应排除黑色素瘤。

肿瘤性病变

纤维组织细胞瘤

成人最常见的是眼眶间充质肿瘤,纤维组织细胞瘤也仍少有发生于结膜、表层巩膜和巩膜[141~147]。着色性干皮病的患者更易患纤维组织细胞瘤[148,149]。纤维组织细胞瘤是出现结膜下的黄白色肿块(图 39.13)。如呈结节状,可由角膜缘延伸到外周角膜;如呈浸润

6

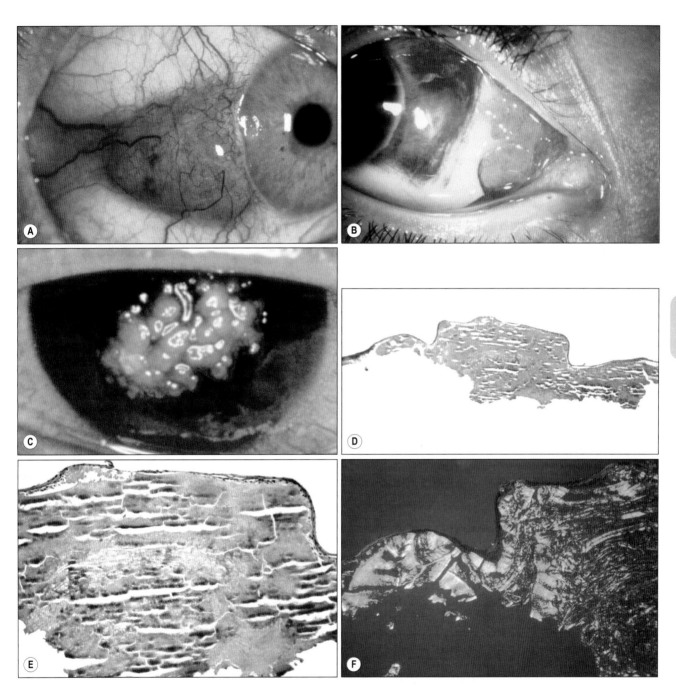

图 39.12　淀粉样变。同黄色肉芽肿性疾病和眶脂肪突出一样，淀粉样变也应与获得性黄色眼眶病变相鉴别。(A 和 B)原
发性局限性结膜下淀粉样变性的临床病例。获得性淀粉样变是由淀粉样蛋白 A 构成。(A)病灶为富含血管的半透明粉红
色隆起。(B)病变呈黄色，与结膜下出血有关。这种情况在因血管脆性导致的淀粉样变中常见。(C)胶滴状角膜营养不良，
是角膜原发性、局限性淀粉样变性的常染色体显性遗传的一种类型。与其他遗传性角膜营养不良类似，常双侧受累。如出
现视力减退，可行板层角膜移植术。(D)板层角膜切除的标本在苏木素 - 伊红染色下见大量玻璃样物质，无固定形态，嗜酸
性物质沉积于角膜板层之间。(E)刚果红染色沉积物呈红色。(F)偏振光下可见绿色双折射

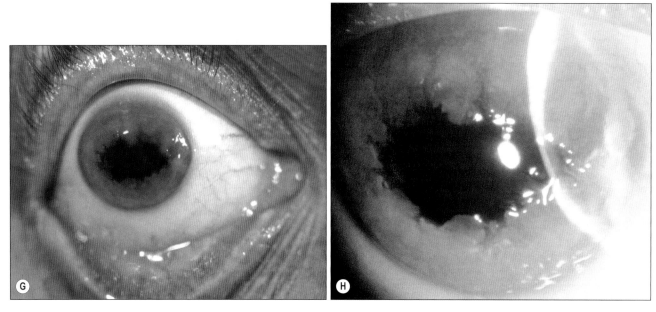

图39.12(续) (G和H)患有全身B细胞淋巴瘤的患者,淀粉蛋白B沉积于周边角膜上皮下。组织学上,淀粉蛋白A的沉积物类似于原发性局部淀粉样蛋白(淀粉样蛋白A)。然而这种淀粉样物质来自免疫球蛋白

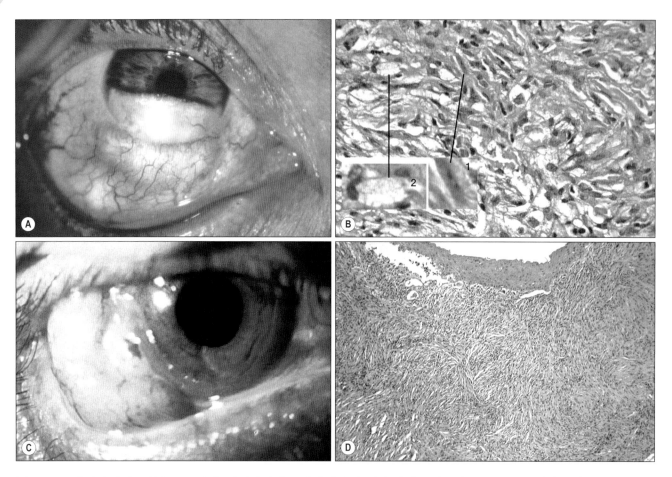

图39.13 良性和恶性纤维组织细胞瘤。(A)患者表现为进展缓慢、黄色的球结膜下病变,病变累及到角膜缘。(B)标本由梭形的成纤维细胞(1)和空泡细胞(2)组成,未见有丝分裂像。(C)该患者的典型临床表现。(D)在低倍镜下显示为结膜下病变,主要由排列成编织状图案的梭形成纤维细胞组成

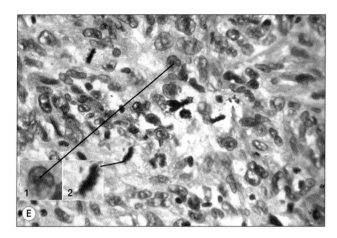

图 39.13（续）（E）高倍镜下显示为核仁体积大（1），多核性和大量有丝分裂状态（2）可能提示癌变

性生长可侵入角膜基质。病变主要由纤维组织构成，含两种形态、数量不同的细胞：梭形的成纤维细胞和圆形脂类组织细胞。一些病变很少表现为具有 Touton 巨细胞的幼年型黄色肉芽肿的病变特点。纤维组织细胞瘤病变无炎症反应及与幼年性黄色肉芽肿有关的全身表现。排列成束的细胞成分穿过纤维组织编织成席纹状或车轮状。免疫组织化学染色可显示 CD34、平滑肌肌动蛋白阴性[150]。电子显微镜下可见两种细胞形态，富含粗面内质网的成纤维细胞，及含有滑面内质网、弯曲物质及溶酶体的组织细胞[144,145]。治疗可以手术完全切除。偶有发生恶变[151]。恶性肿瘤可采用切除及辅助放疗或冷冻治疗[152,153]。如果恶性肿瘤病变广泛，可行眶内容物剜除，因极少情况下病变可局部侵犯和转移[154,155]。

卡波西肉瘤

这种曾经罕见的肿瘤目前已成为获得性免疫缺陷患者（尤其是 HIV 患者）发病与死亡的主要原因。在正常免疫状态下罕见[156]，卡波西肉瘤是 HIV 感染时最常见的肿瘤[157~159]。卡波西在 1872 年首次的描述 - "皮肤特发性多发性色素性肉瘤"。目前，约 20% 艾滋病的患者中卡波西肉瘤会侵袭包括结膜在内的眼附属器，7% 会侵袭结膜[160~162]。临床上，结膜病变呈蓝红色或深棕色结节状或弥漫性隆起（图 39.14）[163,164]。病变多位于下穹隆且生长缓慢，可导致继发性睑内翻、视觉障碍及眼部不适。卡波西肉瘤来自血管内皮细胞及周细胞等血管成分[164]。Dugel 等人[165]从组织学角度将其分为三种类型：1 型：血管内皮细胞间隔增大，其内无梭形细胞；2 型：大量核深染的梭形内皮细胞及成片的纺锤形细胞；3 型：由许多散在厚密堆积的梭形细胞团组成。1 型和 2 型隆起低于 3mm，呈斑片状，3 型呈结节状隆起大于 3mm。1 型临床表现与结膜下出血、异物性肉芽肿、海绵状血管瘤及化脓性肉芽肿相似[165]。卡波西肉瘤发病机制与人类 8 型疱疹病毒相关，该病毒也被称为卡波西肉瘤相关疱疹病毒（KSHV）[166~169]。KSHV 与多种人类癌症及淋巴瘤相关。KSHV 编码的 miRNA 对产生宿主蛋白的基因起抑制作用，而宿主蛋白的缺乏将导致 KS 进展[168]。KSHV 感染细胞对于增高的细胞因子水平高度敏感，感染 HIV 后会促进肿瘤生长。免疫监视缺陷会进一步促进肿瘤生长。对大多数卡波西肉瘤来说，最适宜的治疗是观察。出于诊断或减容目的可手术切除。对全身病变可行化疗或免疫治疗[170~173]。可以通过提高免疫状态来获得局部控制，如高活性抗逆转录病毒治疗[174]。当全身治疗无效时，可行局部照射治疗、冷冻治疗、局部注射长春碱、干扰素 α-2a 或人绒毛促性腺激素治疗控制局部病变[175~182]。

嗜酸粒细胞瘤（嗜酸性腺瘤）

嗜酸粒细胞瘤（Oncocytomas）是来自泪腺导管上皮，发生在泪阜、泪腺、副泪腺的罕见肿瘤。也可能来源于眼睑分泌腺和泪囊[183~186]。它们大约占肉瘤样变的 3%~8%[187]。嗜酸粒细胞瘤通常来自唾液腺，很少部分来自甲状腺、甲状旁腺、肾上腺、乳腺、垂体等其他腺体[184]。不出现在眼球表面，因为该位置无附属泪腺组织。嗜酸粒细胞瘤的发生是由于呼吸链复合物 I 亚基的线粒体 DNA 突变[188]。这种基因异常导致细胞呼吸异常，使肿瘤保持一个低增殖的良性状态。临床上泪阜部肿瘤一般较小（2~5mm），为红黄色、棕色、铁锈色，呈囊性。中年女性及老年人患病率更高。通常肉瘤样病变为良性。少有恶性嗜酸性腺瘤的报道，包括源于泪腺和泪囊病变的眶容积扩大。组织学上为含有嗜酸性颗粒胞浆的细胞排列形成多层、囊样及导管样结构[189]。电子显微镜下可观察到丰富的线粒体嵴。线粒体可能推动核偏心，因此导致细胞固缩，细胞固缩是细胞死亡的先兆[184,190,191]。为了美容可以行局部切除；以治疗为目的可行局部广泛切除。

基底细胞癌

大多数结膜基底细胞癌是原发于皮肤病变的局部蔓延。Husain 等人[192]描述了一例发生在鼻侧球结膜的原发性基底细胞癌病例。切除了 4mm×3mm×2mm 粉黄色多腔的非溃疡肿块。组织病理学

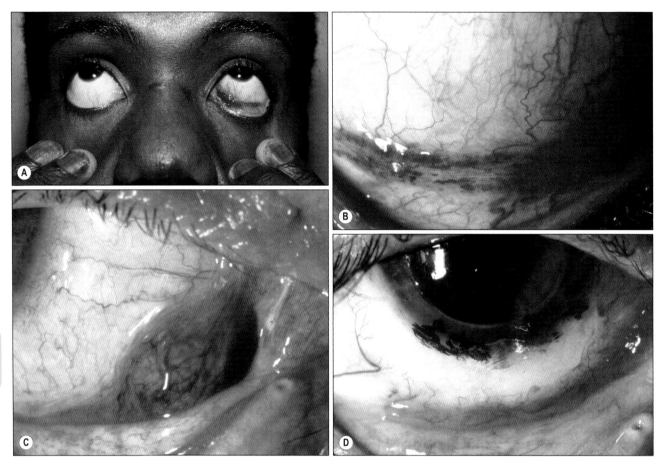

图 39.14 卡波西肉瘤,这种曾经罕见的肿瘤目前已经成为 HIV 患者发病与死亡的主要原因。(A 和 B)该患者表现为位于左眼鼻侧穹隆部的红色稍隆起肿块。病变广泛累及下穹隆的结膜下组织。表现为大量细小的血管及点状出血点。(C)该患者出现多结节状病变。粗大扩张的血管覆盖深栗色的结膜下肿物。(D)复发患者角膜缘周围棕红色轻度隆起的肿块。巩膜上的结膜瘢痕,标志着先前手术切除的部位

检查显示为典型的基底细胞癌。因病变出现在鼻侧泪阜附属器部位,可能来源于泪阜的腺管结构,这与基底细胞癌来源于毛囊皮脂腺单位的认知相一致[193~197]。Cable 等人描述了一种可能发生于颞侧角膜缘结膜的硬化性基底细胞癌(图 39.15)[198]。表现为伴有充血的微隆起的结节。诊断时发现肿瘤已向眼内扩展。原发性结膜下基底细胞癌罕见,完全切除的预后尚不清楚。

恶性黑色素瘤

起源于黑色素细胞的结膜肿瘤已在第 38 章讨论。结膜非色素性恶性黑色素瘤应作为异常的无色素且血供丰富的结膜下肿物的鉴别诊断之一。相反对结膜色素性肿物,也要考虑非色素细胞病变,如乳头状瘤、血性囊肿、异物和肾上腺素色素沉积的可能。

淋巴结病变

与所有黏膜相似,结膜含有中等量的淋巴组织,可发生良性肿瘤和恶性肿瘤[199]。近期由 Ferry 及相关人员[200]发表了大样本的病理文献报告,353 例眼附属器淋巴瘤(OAL)中,其中 78% 的无淋巴瘤病史,12% 双侧发病。眼附属器的淋巴组织增生约有 20%~30% 发生在结膜内[201~205]。其中累及双眼高达 38%,通常不出现全身淋巴瘤[201~206]。另外所有眼附属器淋巴瘤中,眼外结膜淋巴瘤相比其他部位,其发病率最低,为 20%~37.5%,眼眶病变为 35%~56%,眼睑皮肤肿瘤 67%~100%[201,202,206,207]。结膜肿瘤眼外播散发生率较低,可能与结膜有其自身独立淋巴群相关。相比其他缺乏固有淋巴群的组织,结膜淋巴群可能更易发生多克隆性增生和局部原发淋巴瘤。

在另一个大样本报道中,84% 的患者在 50 岁以

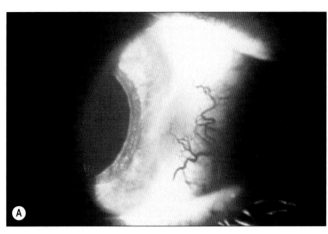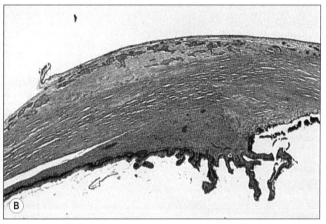

图 39.15 结膜基底细胞癌。(A)临床表现为颞侧角膜缘充血的轻微隆起的结节性病变。(B)组织学显示基底肿瘤细胞位于角膜前基质。(Melissa Cable,MD. 惠赠)

上发病,但 12 岁以下发病者亦有报道[201,202,206~208]。临床表现上结膜淋巴瘤通常无症状,为界限清楚的肉粉色肿块,起病隐匿(图 39.16)。肿块多为无痛性非溃疡且缺乏供养血管,活动度良好。但固定于巩膜的病变应排除葡萄膜淋巴组织增生向眼外的延伸。Sigelman 和 Jakobiec 描述了良性结膜淋巴瘤的表现,"表面多个轻微隆起的结节或囊泡状"。结膜弥漫受累可能提示为恶性。对可疑病变应进行活检。

组织学上,高分化淋巴样肿瘤由一群小的、成熟的单核淋巴细胞团块构成,含大量块状的细胞核染色质,多有网状细胞和缺乏纤维组织的纤细的血管间质。中间区或外套层淋巴瘤包含一些不规则核膜的大细胞。大细胞淋巴瘤有大的未分化的经常开裂的细胞核。细胞形态学特征关系到诊断及预后[202~204]。小或中等淋巴细胞性淋巴瘤较其他类型更少并发眼外疾病。通过免疫组织化学检查区分多克隆淋巴增生或 B 细胞淋巴瘤尚未证明有助于判断患者的预后[201,203,210,211]。应用免疫组化方法对一大样本结膜淋巴瘤病变的构成进行了研究,大约 26% 为多克隆淋巴增生,71% 为单克隆 B 细胞淋巴瘤,3% 为不确定型[201]。霍奇金和 T 细胞淋巴瘤都极少见[212,213]。有报道髓外浆细胞瘤临床上表现为结膜下肿块,也有报道表现为牛肉色病变(图 39.17)[214~216]。在 OAL 病例中[200]最常见的类型是边缘区淋巴瘤(52%),其次是滤泡型淋巴瘤(23%)。边缘区淋巴瘤在解剖上主要位于眼眶软组织和泪腺(112/182 例),其次是结膜(60/182 例)。80 例滤泡性淋巴瘤中,位于眶内 50 例,结膜 24 例[217]。

总体上说结膜淋巴病变的预后良好。影响预后的重要因素包括发病时的病变范围和位置。弥漫性病变及位于穹隆结膜、球结膜的病变与全身淋巴瘤相关性更大[206]。如前所述,约有 37% 的结膜淋巴瘤患者在病程中发展为全身疾病[207]。在最初评估后,无全身疾病表现的患者,约有 10%~15% 的在患病 5 年后会发展为全身性疾病,28% 的患者在 10 年内会发生全身性疾病[201,206]。其预后与组织病理学所确定的病变程度不一定完全相关,小细胞和中等细胞类型比其他细胞类型更好[201,202]。双侧发病或局部治疗后复发者并不影响预后或意味肿瘤为恶性。但最初诊断为"良性"多克隆淋巴瘤的患者中,却有高达 20% 的发展为全身性淋巴瘤,因此对良、恶性淋巴瘤推荐的检查与治疗相同[201]。临床所见与免疫组化结果一致:免疫调节缺陷时伴有多克隆增殖;其辅助 T 细胞数量多于抑制 T 细胞数量,比值远大于正常。此外,许多多克隆病变内有少量 B 淋巴细胞克隆,是源于早期的寡克隆[201,202]。因此多克隆病变被认为是前淋巴瘤期,正如原发性获得性不典型黑变病可能是恶性黑色素瘤的瘤前病变。

正像全身淋巴瘤的病因,有人提出了感染性病原体的作用:如鹦鹉热衣原体、幽门螺杆菌、单纯疱疹病毒 1、2 和 8,腺病毒、丙型肝炎病毒,可能为眼结膜及眼附属器淋巴瘤的病因。除了鹦鹉热与边缘型淋巴瘤有关,其余尚无定论[218~221]。

活检确诊后的治疗:首先评估患者有无全身疾病。包括淋巴结触诊、胸片、全身计算机断层扫描、胃肠镜检查、血常规、血沉、抗类风湿因子、血清蛋白免疫电泳、双侧骨髓活检、抗核抗体、骨扫描、肝、脾脏扫描。氟脱氧葡萄糖正电子发射断层扫描技术在评估

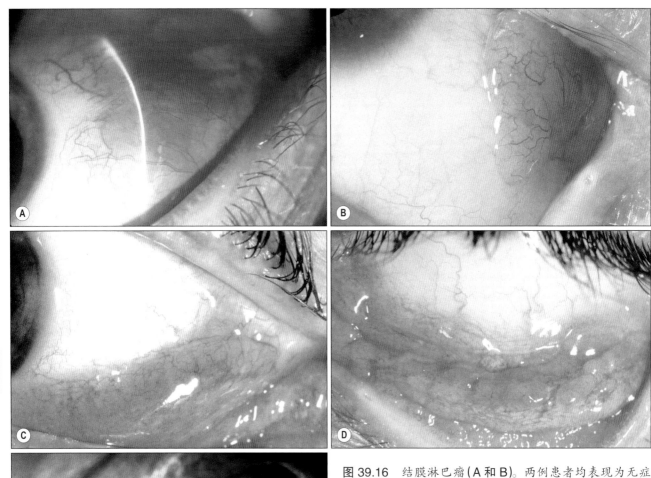

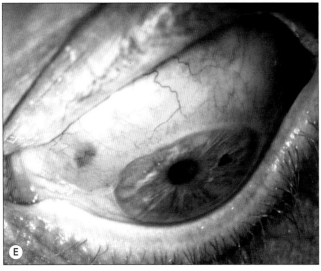

图 39.16　结膜淋巴瘤（A 和 B）。两例患者均表现为无症状、界限清楚的肉色结膜下肿块。这些病变通常血供良好，是其肉色外观的成因。肿块在巩膜上，活动度好。裂隙灯的光照会掩盖病变颜色，肉色病变最好在自然光下观察。（C）同样的病变累及了下方球结膜及穹隆结膜。（D）病变累及下方睑结膜和穹隆结膜。临床表现为成簇滤泡。（E）葡萄膜淋巴瘤伴巩膜外扩展。虽然这种病变的表现与结膜下淋巴瘤类似，但病灶活动度差，还伴有脉络膜前、后淋巴浸润。结膜下病变由脉络膜淋巴增生经巩膜浸润形成

分期上有意义[222,224]。全身性淋巴瘤通常累及淋巴结和骨髓；血液和其他部位也可受累。如果评估疾病为全身性，则需行全身化疗[225,226]。检测出鹦鹉热衣原体提示为边缘型淋巴瘤，放疗及多西环素联合应用可抑制疾病进展[221,227]。如病变局限于结膜，治疗金标准为对多克隆小淋巴病变行 1500~2000rads 放疗，对更高分级的病变行 2000~3000rads 放疗，抑制疾病全身播散[228,229]。冷冻治疗是一种有效且经济的替代放射治疗的疗法，对病变范围较小且不适于放射治疗的患者，可选用冷冻治疗[230]。此外有人提出用干扰素 α-2b、利妥昔单抗或局部丝裂霉素 C 局部病灶化疗[231~236]。单独应用利妥昔单抗显示出较好疗效，利妥昔单抗联合 Y-90 替伊莫单抗（zevalin）靶向放射免疫疗法治疗效果更显著，而与外部放射治疗相比用药剂量约仅是其十分之一[237~240]。治疗后患者应在眼科和肿瘤科医生处随诊，监测全身及局部疾病发展。

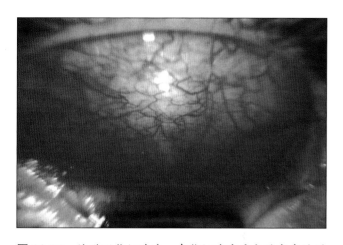

图 39.17　结膜下浆细胞瘤。有浆细胞瘤病史的患者结膜下出现牛肉样红色病变。结膜下浆细胞瘤为富含血管的浆细胞聚集。确诊后采取了放射治疗。两年后病变缓慢吸收

治疗后五年内每六月随访一次,五年后每年随访一次。因疾病不会在数月或一年内发展,长期随访非常重要。

其他结膜下肿瘤性病变

眼睑结膜病变可能继发于眼睑和眼眶毛细血管瘤[241]。淋巴管瘤可仅仅是结膜病变,也可累及眼眶或眼睑(图 39.18)。可能发生自发性出血,与毛细血管瘤很难鉴别。结膜下外周神经鞘瘤包括:神经鞘瘤、神经纤维瘤和神经瘤(尤其多发性内分泌腺瘤Ⅲ和Ⅱb型)[43~46,242,243]。Refsum病和多发性内分泌腺瘤Ⅱ型(甲状腺髓样癌和嗜铬细胞瘤)可表现有非肿瘤性角膜神经增厚[243,246]。Krause 终球微型肿瘤是由轴突和增

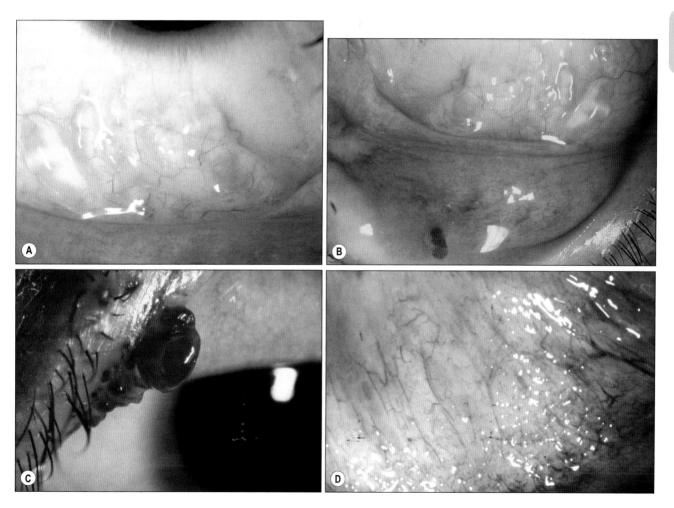

图 39.18　淋巴管瘤(A、B 和 C)。眼球下方球结膜表面可见很多扩张充盈的淋巴管。为眼眶淋巴瘤向前延伸的表现。因淋巴管脆弱,常见自发性出血,尤其在呼吸道感染或做 Valsalva 动作时。(B、C 和 D)病灶内自发性出血。患者表现为眼球下方球结膜表面大量淋巴管充盈

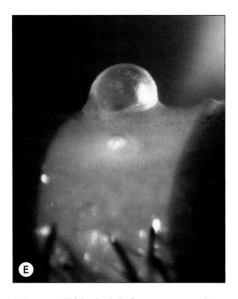

图 39.18(续) (E)患者眼睑和眼眶受累

殖的周围神经细胞组成的罕见结膜下肿瘤[247]。Kang
等报道了一例原发结膜下神经节细胞瘤——一种来源
于交感神经节神经成分的良性肿瘤[248]。腺样囊性癌
可能发生在结膜下副泪腺或异位泪腺[29]。单纯的皮
脂腺囊肿可能出现在泪阜毛囊皮脂腺处,表现为眼球
睑裂处黄色、质软的良性肿块[249]。间质肿瘤可见于
脂肪肉瘤、多形性脂肪瘤(图 39.19)、血管肉瘤、横纹
肌肉瘤、平滑肌肉瘤、尤文肉瘤,黏液瘤及结膜下血管
周细胞瘤[2,250~257]。Carney 综合征是一种常染色体显
性遗传综合征,患者常有以下两项或两项以上表现:
黏液瘤(心脏、皮肤或乳腺);点状色素沉着(通常为眼
周、结膜、泪阜处的雀斑样痣或蓝痣);Cushing 综合征;
肢端肥大症或巨人症;性早熟(睾丸 Leydig 细胞瘤、
Sertoli 细胞肿瘤、睾丸肾上腺皮质残余肿瘤);砂样黑
色素施万细胞瘤(图 39.19,图 39.20)[258]。所有眼睑

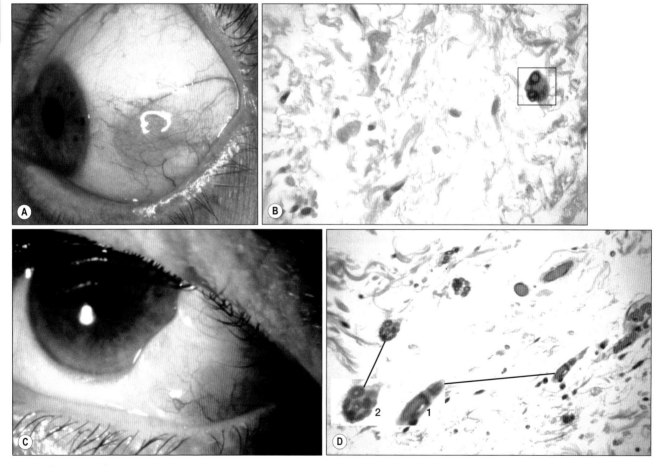

图 39.19 多形性脂肪瘤和黏液瘤。多形性脂肪瘤常发生在颈部、背部和肩部的皮下组织。发生于结膜内的仅有一例报
道(Ann ophthalmol 1987;19:148)。(A)患者发现颞侧球结膜处一凝胶状隆起的质软肿块一个月。病变呈粉色,与下方巩膜
粘连但活动性尚可。(B)不典型的结膜组织,黏液基质内可见细胞及松散排列的胶原纤维病灶见少量多核细胞,这一细胞
位于标本的右侧方框内。(C)患者颞侧角膜缘一范围更大的相似病变。(D)病理表现为疏松的黏液结缔组织背景中的毛
细血管(1)和多核细胞(2)。(A 和 C,Bryant J:球结膜多形性脂肪瘤 Ann ophthalmol 1987;19:148 B,T.P dryja;D,CourtesyB.
Streeten,MD 惠赠)

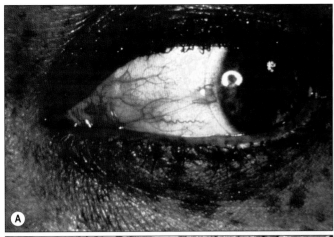

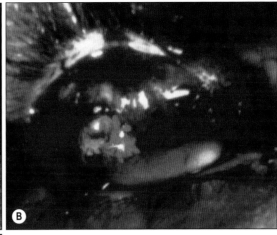

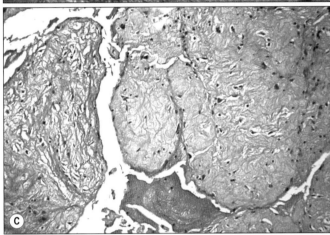

图 39.20 伴有眼睑黏液瘤的 Carney 综合征。Carney 综合征的眼部表现和症状常早于潜在的具有致死性的心脏黏液瘤。(A)眼部表现包括面部和眼周皮肤雀斑样痣,结膜和泪阜色素沉着。(B)术中照片显示睑结膜表面突起的黄色分叶状肿块。(C)组织病理学显示疏松、黏液样肿块,松散排列的胶原纤维和稀疏的毛细血管。未见分裂像。(A,Courtesy Drs J.A. Carney and J. Campbell;B and C, Courtesy Drs Ralph Eagle and Joseph Flanagan)

黏液瘤的患者应由相应学科会诊以排除具有潜在生命危险的心脏黏液细胞瘤。眼眶病变向外扩展可出现结膜肿块,全面评估能发现更广泛的病变。转移瘤及白血病很少侵犯结膜[259~265]。

(刘红玲 译 傅少颖 校)

参考文献

1. Spencer WH, Zimmerman LE. Conjunctiva. In: Spencer WH, editor. *Ophthalmic pathology: an atlas and textbook.* Philadelphia: WB Saunders; 1985.
2. Elsas FJ, Green WR. Epibulbar tumors in childhood. *Am J Ophthalmol* 1975;**79**:1001.
3. Grossniklaus HE, Green WR, Luckenbach M, et al. Conjunctival lesions in adults: a clinical and histopathologic review. *Cornea* 1987;**6**:78–116.
4. Mattos J, Contreras F, O'Donnell FE. Ring dermoid syndrome: a new syndrome of autosomal dominantly inherited, bilateral, annular limbal dermoids with corneal and conjunctival extension. *Arch Ophthalmol* 1980;**98**:1059.
5. Kim G, Mifflin MD, Malalis N, et al. Conjunctival eyelashes: a rare presentation of dermois. *J Ophthalmic Vis Res* 2014;**9**(1):106–8.
6. Henkind P, Marinoff G, Manas A, et al. Bilateral corneal dermoids. *Am J Ophthalmol* 1973;**76**:972–7.
7. Shields CL, Shields JA. Tumors of the conjunctiva and cornea. *Surv Ophthalmol* 2004;**49**(1):3–24.
8. Goldenhar M. Associations malformations de l'oeil et de l'oreille, fistula auris congenita et ses relations avec le dysostose mandibulofaciale. *J Genet Hum* 1952;**1**:243.
9. Gorlin R, Jue KL, Jacobsen U, et al. Oculoauriculovertebral dysplasia. *J Paediatr* 1963;**63**:991–9.
10. Collins ET. Cases 8 and 9 with symmetrical congenital notches in the outer part of each lower lid and defective development of the malar bones. *Trans Ophthalmol Soc UK* 1900;**20**:190.
11. Quayle SA, Copeland KC. 46, XX gonadal dysgenesis with epibulbar dermoid. *Am J Med Genet* 1991;**40**:75.
12. Franceschetti A. Malformations oculaires et suriculaires familiales. *Rev Otoneurophtalmol* 1946;**18**:500.
13. Franceschetti A, Zwahlen P. Un nouveau syndrome; la dysostose man-dibulofaciale. *Bull Schweiz Akad Med Wiss* 1944;**1**:60.
14. Solomon L, Fretzin D. An unusual neurocutaneous syndrome. *Arch Dermatol* 1967;**96**:732.
15. Kucukoduk S, Ozsan H, Turanli AY, et al. A new neurocutaneous syndrome: nevus sebaceous syndrome. *Cutis* 1993;**51**:437–41.
16. Glaser TS, Rauen KA, Jeng LJ, et al. Lipodermoid in a patient with Emanuel syndrome. *J AAPOS* 2013;**17**(2):211–13.
17. Murata T, Ishibashi T, Ohnishi Y, et al. Corneal choristoma with microphthalmos. *Arch Ophthalmol* 1991;**109**:1130–3.
18. Casey RJ, Garner A. Epibulbar choristoma and microphthalmia: a report of two cases. *Br J Ophthalmol* 1991;**75**:247.
19. Sangwan VS, Sridhar MS, Vemuganti GK. Treatment of complex choristoma by excision and amniotic membrane transplantation. *Arch Ophthalmol* 2003;**121**:278.
20. Grove AS. Dermoid. In: Fraunfelder FT, Roy FH, editors. *Current ocular therapy.* 3rd ed. Philadelphia: WB Saunders; 1990.
21. Panton RW, Sugar J. Excision of limbal dermoids. *Ophthalmic Surg* 1991;**22**:85.
22. Pokorny KS, Hyman BM, Jakobiec FA, et al. Epibulbar choristomas containing lacrimal tissue: clinical distinction from dermoids and histologic evidence of an origin from the palpebral lobe. *Ophthalmology* 1987;**94**:1249–57.
23. Green WR, Zimmerman LE. Ectopic lacrimal gland tissue: report of eight cases with orbital involvement. *Arch Ophthalmol* 1967;**78**:318.
24. Pfaffenbach DD, Green WR. Ectopic lacrimal gland. *Int Ophthalmol Clin* 1971;**11**:149.
25. Roth DB, Shields JA, Shields CL, et al. Lacrimal gland choristoma of the conjunctiva simulating a squamous cell carcinoma. *J Pediatr Ophthalmol Strabismus* 1994;**31**:62–4.
26. Alyahya GA, Bangsgaard R, Prause JU, et al. Occurrence of lacrimal gland tissue outside the lacrimal fossa: comparison of clinical and histopathologic findings. *Acta Ophthalmol Scand* 2003;**83**:100.
27. Grimalt R, Ermacora E, Mistura L, et al. Encephalocraniocutaneous lipomatosis: case report and review of the literature. *Pediatr Dermatol* 1993;**10**:164.

28. Kodsi SR, Bloom KE, Egbert JE, et al. Ocular and systemic manifestations of encephalocraniocutaneous lipomatosis. *Am J Ophthalmol* 1994;**118**: 77–82.

29. Font RL, Del Valle M, Avedaño J, et al. Primary adenoid cystic carcinoma of the conjunctiva arising from the accessory lacrimal glands: a clinico-pathologic study of three cases. *Cornea* 2008;**27**:494–7.

30. Cunha RP, Cunha MC, Shields JA. Epibulbar tumors in children: a survey of 282 biopsies. *J Pediatr Ophthalmol Strabismus* 1987;**24**:249.

31. Dreizen NG, Schachat AP, Shields JA, et al. Epibulbar osseous choristoma. *J Pediatr Ophthalmol Strabismus* 1983;**20**:247–9.

32. Melki TS, Zimmerman LE, Chavis RM, et al. A unique epibulbar osseous choristoma. *J Pediatr Ophthalmol Strabismus* 1990;**27**:252–4.

33. von Graefe A. Tumor in submucosen gewebe lid-bindehaut von eigen-thumlicher, beschaffenheit. *Klin Monatsbl Augenheilkd [German]* 1863; **1**:23.

34. Gayre GS, Proia AD, Dutton JJ. Epibulbar osseous choristoma: case report and review of the literature. *Ophthalmic Surg Lasers* 2002;**33**: 410–15.

35. Kim BJ, Kazim M. Bilateral symmetrical epibulbar osseous choristoma. *Ophthalmology* 2006;**113**(3):456–8.

36. Bicer T, Soylemez H. Epibulbar osseous choristoma. *Case Rep Ophthalmol Med* 2014;**2014**:292619.

37. Vachette M, Moulin A, Zografos L, et al. Epibulbar osseous choristoma: a clinicopathological case series and review of the literature. *Klin Monbl Augenheilkd* 2012;**229**(4):420–3.

38. Marback EF, Stout TJ, Rao NA. Osseous choristoma of the conjunctiva simulating extraocular extension of retinoblastoma. *Am J Ophthalmol* 2002;**133**:825.

39. Gayre GS, Proia AD, Dutton JJ. Epibulbar osseous choristoma: case report and review of the literature. *Ophthalmic Surg Lasers* 2002; **33**:416.

40. Alyahya A, Alkhalidi H, Alsuhaibani AH. Simple epibulbar cartilaginous choristoma. *J AAPOS* 2011;**15**(1):109–10.

41. Hutchinson DS, Green WR, Iliff CE. Ectopic brain tissue in a limbal dermoid associated with a scleral staphyloma. *Am J Ophthalmol* 1973; **76**:984.

42. Emamy J, Ahmadian H. Limbal dermoid with ectopic brain tissue. *Arch Ophthalmol* 1977;**95**:2201.

43. Perry HD. Isolated episcleral neurofibroma. *Ophthalmology* 1982;**89**: 1095.

44. Dabezies OH Jr, Penner R. Neurofibroma or neurilemmoma of the bulbar conjunctiva. *Arch Ophthalmol* 1961;**66**:73.

45. Kalina PH, Bartley GB, Campbell RJ, et al. Isolated neurofibromas of the conjunctiva. *Am J Ophthalmol* 1991;**111**:694–8.

46. Perry HD. Isolated neurofibromas of the conjunctiva [comment]. *Am J Ophthalmol* 1992;**113**:112.

47. Burke JP, Bowell R, O'Doherty N. Proteus syndrome: ocular complications. *J Pediatr Ophthalmol Strabismus* 1988;**25**:99.

48. Bouzas EA, Krasnewich D, Koutroumanidis M, et al. Ophthalmic examination in the diagnosis of Proteus syndrome. *Ophthalmology* 1993; **100**:334–8.

49. Roper GL, Smith MS, Lueder GT. Congenital smooth muscle hamartoma of the conjunctival fornix. *Am J Ophthalmol* 1999;**128**:643.

50. Mora LE, Rodriguez-Reyes AA, Vera AM, et al. Congenital smooth muscle hamartoma of the palpebral conjunctiva. *Ophthal Plast Reconstr Surg* 2012;**28**(4):102–4.

51. Harley RD, Baird HW, Craven EM. Ataxia telangiectasia: report of seven cases. *Arch Ophthalmol* 1967;**77**:582.

52. Sahn EE, Hussey RH 3rd, Christmann LM. A case of Bloom syndrome with conjunctival telangiectasia. *Pediatr Dermatol* 1997;**14**:120.

53. Soong HK, Pollock DA. Hereditary hemorrhagic telangiectasia diagnosed by the ophthalmologist. *Cornea* 2000;**19**:849.

54. Jakobiec FA, Werdich XQ, Chodosh J, et al. An analysis of conjunctival and periocular venous malformations: clinicopathologic and immuno-histochemical features with a comparison of racemose and cirsoid lesions. *Surv Ophthalmol* 2014;**59**(2):236–44.

55. Lee SW, Lee SE, Jin KH. Conjunctival inclusion cysts in long-standing chronic vernal keratoconjunctivitis. *Korean J Ophthalmol* 2007;**21**:251.

56. Sing G, Rajaraman R, Raghavan A, et al. Bilateral conjunctival retention cysts in the aftermath of Stevens-Johnson syndrome. *Indian J Ophthalmol* 2008;**56**:70–2.

57. Vishwanath MR, Jain A. Conjunctival inclusion cyst following sub-Tenon's local anaesthetic injection. *Br J Anaesth* 2005;**95**:825.

58. Boynton JR, Searl SS, Ferry AP, et al. Primary nonkeratinized epithelial ('conjunctival') orbital cysts. *Arch Ophthalmol* 1992;**110**:1238–42.

59. Bloomfield SE, Jakobiec FA, Iwamoto T. Traumatic intrastromal corneal cyst. *Ophthalmology* 1980;**87**:951.

60. Srinivasan BD, Jakobiec FA, Iwamoto T, et al. Epibulbar mucogenic subconjunctival cysts. *Arch Ophthalmol* 1978;**96**:857.

61. Imaizumi M, Nagata M, Matsumoto CS, et al. Primary conjunctival epithelial cyst of the orbit. *Int Ophthalmol* 2007;**27**:269–71.

62. Shields JA, Shields CL. Orbital cysts of childhood – classification, clinical features, and management. *Surv Ophthalmol* 2004;**49**:281–99.

63. Kobayashi A, Saeki A, Nishimura A, et al. Visualization of conjunctival cyst by indocyanine green. *Am J Ophthalmol* 2002;**133**:827–8.

64. Kobayashi A, Sugiyama K. Successful removal of a large conjunctival

65. Kobayashi A, Sugiyama K. Visualization of conjunctival cyst using Healon V and trypan blue. *Cornea* 2005;**24**:759.

66. Owji N, Aslani A. Conjunctival cysts of the orbit after enucleation: the use of trichloroacetic acid. *Ophthal Plast Reconstr Surg* 2005;**21**: 264.

67. Kadri R, Parameshwar D, Ilanthodi S, et al. Trichilemmal cyst of the bulbar conjunctiva: a rare presentation. *Middle East Afr J Ophthalmol* 2013;**20**(4):366–8.

68. Mendoza PR, Jakobiec FA, Yoon MK. Keratinous cyst of the palpebral conjunctiva: new observations. *Cornea* 2013;**32**(4):513–16.

69. De Craene S, Batteauw A, Van Lint M, et al. Subconjunctival epidermoid cysts in Gorlin-Goltz syndrome. *Orbit* 2014;**33**(4):280–2.

70. Ferry AP. Pyogenic granulomas of the eye and ocular adnexa: a study of 100 cases. *Trans Am Ophthalmol Soc* 1989;**87**:327.

71. Soll SM, Lisman RD, Charles NC, et al. Pyogenic granuloma after trans-conjunctival blepharoplasty: a case report. *Ophthal Plast Reconstr Surg* 1993;**9**:298–301.

72. DePotter P, Tardio DJ, Shields CL, et al. Pyogenic granuloma of the cornea after penetrating keratoplasty. *Cornea* 1992;**11**:589–91.

73. Jakobiec FA. Corneal tumors. In: Kaufman HE, Barron BA, McDonald MB, et al., editors. *The cornea*. New York: Churchill Livingstone; 1988.

74. Patten JT, Hydiuk RA. Granuloma pyogenicum of the conjunctiva. *Ann Ophthalmol* 1975;**7**:1588.

75. Sagiv O, Piven I, Rosner M. Conjunctival pyogenic granuloma associated with intravitreal bevacizumab injection. *Retin Cases Brief Rep* 2013; **7**(3):291–3.

76. Ferry AP, Zimmerman LE. Granuloma pyogenicum of limbus: simulating recurrent squamous cell carcinoma. *Arch Ophthalmol* 1965;**74**:229.

77. Howard G, Jakobiec FA, DeVoe AG. Kaposi's sarcoma of the conjunctiva. *Am J Ophthalmol* 1975;**79**:420.

78. Weiter JJ, Jakobiec FA, Iwamoto T. The clinical and morphologic characteristics of Kaposi's sarcoma of the conjunctiva. *Am J Ophthalmol* 1980;**89**:546.

79. Fraunfelder FW, Fraunfelder FT. Liquid nitrogen cryotherapy of a conjunctival vascular tumor. *Cornea* 2005;**24**:116.

80. Clear AS, Chirambo MC, Hutt MSR. Solar keratosis, pterygium, and squamous cell carcinoma of the conjunctiva in Malawi. *Br J Ophthalmol* 1979;**63**:102.

81. Austin P, Jakobiec FA, Iwamoto T. Elastodysplasia and elastodystrophy as the pathologic basis of pterygia and pinguecula. *Ophthalmology* 1983;**90**:96.

82. Bouissou H, Pieraggi MT, Julian M, et al. The elastic tissue of the skin: a comparison of spontaneous and actinic (solar) aging. *Int J Dermatol* 1988;**27**:327–35.

83. Austin P, Jakobiec FA, Iwamoto T, et al. Elastofibroma oculi. *Arch Ophthalmol* 1983;**101**:1575–9.

84. Hsu JK, Cavanagh HD, Green WR. An unusual case of elastofibroma oculi. *Cornea* 1997;**16**:112.

85. Font RJ, Zimmerman LE. Nodular fasciitis of the eye and adnexa: a report of 10 cases. *Arch Ophthalmol* 1966;**75**:475.

86. Holds JB, Mamalis N, Anderson RL. Nodular fasciitis presenting as a rapidly enlarging episcleral mass in a 3-year-old. *J Pediatr Ophthalmol Strabismus* 1990;**27**:157.

87. Konar K, Sanval S, Rakshit A. Annular elastolytic giant cell granuloma of conjunctiva: a case report. *Indian J Ophthalmol* 2014;**62**(3): 361–3.

88. Austin P, Green WR, Sallyer DC, et al. Peripheral corneal degeneration and occlusive vasculitis in Wegener's granulomatosis. *Am J Ophthalmol* 1978;**85**:311–17.

89. Ashton N, Cook C. Allergic granulomatous nodules of the eyelid and conjunctiva. *Am J Ophthalmol* 1979;**87**:1.

90. Cameron ME, Greer H. Allergic conjunctival granulomas. *Br J Ophthalmol* 1980;**64**:494.

91. Purcell JJ, Birkenkamp K, Tsai CC. Conjunctival lesions in periarteritis nodosa: a clinical and immunopathologic study. *Arch Ophthalmol* 1984; **102**:736.

92. Blase WP, Knox DL, Green WR. Granulomatous conjunctivitis in a patient with Crohn's disease. *Br J Ophthalmol* 1984;**68**:901.

93. Albert DL, Brownstein S, Jackson WB. Conjunctival granulomas in rosacea [letter]. *Am J Ophthalmol* 1992;**113**:108.

94. Slack JW, Hyndiuk RA, Harris GJ. Blastomycosis of the eyelid and conjunctiva. *Ophthal Plast Reconstr Surg* 1992;**8**:143.

95. Rathinam S, Fritsche TR, Srinivasan M, et al. An outbreak of trematode-induced granulomas of the conjunctiva. *Ophthalmology* 2001;**108**: 1223–9.

96. Godfrey DG, Carr JD, Grossniklaus HE. Epibulbar allergic granulomatous nodules in a human immunodeficiency virus positive patient. *Am J Ophthalmol* 1998;**126**:844.

97. Ashton N, Cook C. Allergic granulomatous nodules of the eyelid and conjunctiva. *Am J Ophthalmol* 1979;**87**:1.

98. Knox DL, O'Brien TP, Green WR. Histoplasma granuloma of the conjunctiva. *Ophthalmology* 2003;**110**:2051.

99. Rogers SA, Tyers AG. Conjunctival granulomatosis in a patient with ulcerative colitis. *Eye (Lond)* 2013;**27**(4):567–8.

cyst using colored 2.3% sodium hyaluronate. *Ophthalmic Surg Lasers Imaging* 2007;**38**:81.

100. Lee JH, Kim YD, Woo KI, et al. Subconjunctival and orbital silicone oil granuloma (siliconoma) complicating intravitreal silicone oil tamponade. *Case Rep Ophthalmol Med* 2014;**2014**:686973.

101. Anuradha S, Bharathi K, Khalique A. Oculosporidial polyp infected secondarily by Enterobius vermicularis. *Adv Biomed Res* 2014;**3**:195.

102. Gupta V, Shoughy SS, Mahajan S, et al. Clinics of ocular tuberculosis. *Ocul Immunol Inflamm* 2015;**23**(1):14–24.

103. Nakao K, Shimonagano Y, Doi N, et al. Conjunctival nodules associated with Vogt-Koyanagi-Harada disease. *Graefes Arch Clin Exp Ophthalmol* 2007;**245**:1383–6.

104. Robinson MR, Lee SS, Sneller MC, et al. Tarsal-conjunctival disease associated with Wegener's granulomatosis. *Ophthalmology* 2003;**110**: 1770–80.

105. Hegab SM, al-Mutawa SA, Sheriff SM. Sarcoidosis presenting as multilobular limbal corneal nodules. *J Pediatr Ophthalmol Strabismus* 1998; **35**:323.

106. Geggel HS, Mensher JH. Cicatricial conjunctivitis in sarcoidosis: recognition and treatment. *Ann Ophthalmol* 1989;**21**:92.

107. Nichols CW, Eagle RC Jr, Yanoff M, et al. Conjunctival biopsy as an aid in the evaluation of the patient with suspected sarcoidosis. *Ophthalmology* 1980;**87**:287–9.

108. Leavitt JA, Campbell RJ. Cost-effectiveness in the diagnosis of sarcoidosis: the conjunctival biopsy. *Eye* 1998;**12**:959.

109. Lebowitz MA, Jakobiec FA, Donnenfeld ED, et al. Bilateral epibulbar rheumatoid nodulosis. *Ophthalmology* 1988;**95**:1256.

110. Wedemeyer LL, Fuerst DJ, Perlman AR, et al. Fibrous histiocytoid leprosy of the cornea. *Cornea* 1993;**12**:532–6.

111. Cogan DG, Kuwabara T, Parke D. Epibulbar nevo-xantho-endothelioma. *Arch Ophthalmol* 1958;**59**:717.

112. Zimmerman LE. Ocular lesions of juvenile xanthogranuloma. *Trans Am Acad Ophthalmol Otolaryngol* 1965;**69**:412.

113. Kobayashi A, Shirao Y, Takata Y, et al. Adult-onset limbal juvenile xanthogranuloma. *Arch Ophthalmol* 2002;**120**:96–7.

114. Fleischmajer R, Schaefer EJ, Gal AE, et al. Normolipemic subcutaneous xanthomatosis. *Am J Med* 1983;**75**:1065–70.

115. Winkelmann RK, Oliver GF. Subcutaneous xanthogranulomatosis: an inflammatory non-X histiocytic syndrome (subcutaneous xanthomatosis). *J Am Acad Dermatol* 1989;**21**:924.

116. Foucar E, Rosai J, Dorfman RF. The ophthalmologic manifestations of sinus histiocytosis with massive lymphadenopathy. *Am J Ophthalmol* 1979;**87**:354.

117. Zimmerman LE, Hidayat AA, Grantham RL, et al. Atypical cases of sinus histiocytosis (Rosai-Dorfman disease) with ophthalmological manifestations. *Trans Am Ophthalmol Soc* 1988;**86**:113–35.

118. Friendly DS, Font RL, Rao NA. Orbital involvement in 'sinus' histiocytosis: a report of four cases. *Arch Ophthalmol* 1977;**95**:2006.

119. Allaire GS, Hidayat AA, Zimmerman LE, et al. Reticulohistiocytoma of the limbus and cornea. *Ophthalmology* 1990;**97**:1018–22.

120. Giller RH, Folberg R, Keech RV, et al. Xanthoma disseminatum. *Am J Pediatr Hematol Oncol* 1988;**10**:252–7.

121. Margolis R, Kosmorsky GS, Lowder CY, et al. Conjunctival involvement in Churg-Strauss syndrome. *Ocul Immunol Inflamm* 2007;**15**:113–15.

122. Ooi KG, Drummond SR, Thompson KJ, et al. Churg-Strauss syndrome presenting with conjunctival nodules in association with Candida albicans and ankylosing spondylitis. *Clin Experiment Ophthalmol* 2004;**32**: 441–3.

123. Shields CL, Shields JA, Rozanski TI. Conjunctival involvement in Churg-Strauss syndrome. *Am J Ophthalmol* 1986;**102**:601.

124. Ottaviano G, Doro D, Marioni G, et al. Extranodal Rosai-Dorfman disease: involvement of eye, nose and trachea. *Acta Otolaryngol* 2006; **126**(6):657–60.

125. Jakobiec FA, Mills MD, Hidayat AA, et al. Periocular xanthogranulomas associated with severe adult-onset asthma. *Trans Am Ophthalmol Soc* 1993;**91**:99–125.

126. Mullaney J. Peculiar ophthalmic proliferations. *Eye* 1990;**4**:79.

127. McGrath LA, Whitehead K, Lee GA. Topical ophthalmic use of cyclosporine A for Splendore-Hoeppli phenomenon. *Clin Exp Optom* 2014; **97**(2):184–6.

128. Charles NC, Friedberg DN. Epibulbar molluscum contagiosum in acquired immune deficiency syndrome. *Ophthalmology* 1992;**99**:1123.

129. Merisier H, Cochereau I, Hoang-Xuan T, et al. Multiple molluscum contagiosum lesions of the limbus in a patient with HIV infection. *Br J Ophthalmol* 1995;**79**:393–4.

130. Ingraham HJ, Schoenleber DB. Epibulbar molluscum contagiosum. *Am J Ophthalmol* 1998;**125**:394.

131. Moradi P, Bhogal M, Thaung C, et al. Epibulbar molluscum contagiosum lesions in multiple myeloma. *Cornea* 2011;**30**(8):910–11.

132. O'Grady RB, Kirk HQ. Corneal keloids. *Am J Ophthalmol* 1972;**73**:206.

133. Parikh JG, Khurana RN, Lai MM, et al. Keloid of the conjunctiva simulating a conjunctival malignancy. *Br J Ophthalmol* 2007;**91**:1251–2.

134. Lampkin JC, Jakobiec FA. Amyloidosis and the eye. In: Albert DM, Jakobiec FA, editors. *Principles and practice of ophthalmology*. Philadelphia: WB Saunders; 1994.

135. Howes EL. Basic mechanisms in pathology. In: Spencer WH, editor. *Ophthalmic pathology*. 3rd ed. Philadelphia: WB Saunders; 1985.

136. Brownstein MH, Elliott R, Helwig EB. Ophthalmic aspects of amyloido-

137. Smith ME, Zimmerman LE. Amyloidosis of the eyelid and conjunctiva. *Arch Ophthalmol* 1966;**75**:42.

138. Pepys MB. Amyloidosis. In: Samter M, editor. *Immunological disease*. 4th ed. Boston: Little Brown; 1988.

139. Lee HM, Naor J, DeAngelis D, et al. Primary localized conjunctival amyloidosis presenting with recurrence of subconjunctival hemorrhage. *Am J Ophthalmol* 2000;**129**:245–7.

140. Lieb WE, Shields JA, Shields CL, et al. Postsurgical hematic cyst simulating a conjunctival melanoma. *Retina* 1990;**10**:63–7.

141. Lahoud S, Brownstein S, Laflamme MY. Fibrous histiocytoma of the corneoscleral limbus and conjunctiva. *Am J Ophthalmol* 1988; **106**:579.

142. Albert DM, Smith RS. Fibrous xanthomas of the conjunctiva. *Arch Ophthalmol* 1968;**80**:474.

143. Jakobiec FA. Fibrous histiocytoma of the corneoscleral limbus. *Am J Ophthalmol* 1974;**78**:700.

144. Faludi JE, Kenyon KR, Green WR. Fibrous histiocytoma of the corneoscleral limbus. *Am J Ophthalmol* 1975;**80**:619.

145. Iwamoto T, Jakobiec FA, Darrell RW. Fibrous histiocytoma of the corneoscleral limbus: the ultrastructure of a distinctive inclusion. *Ophthalmology* 1981;**88**:1260.

146. Grayson M, Pieroni D. Solitary xanthoma of the corneo-scleral limbus. *Br J Ophthalmol* 1970;**54**:562.

147. Jakobiec FA, Klapper D, Maher E, et al. Infantile subconjunctival and anterior orbital fibrous histiocytoma. *Ophthalmology* 1988;**95**:516–25.

148. Pe'er J, Levinger S, Chirambo M, et al. Malignant fibrous histiocytoma of the skin and conjunctiva in xeroderma pigmentosa. *Arch Pathol Lab Med* 1991;**115**:910–14.

149. Pe'er J, Levinger S, Ilsar M, et al. Malignant fibrous histiocytoma of the conjunctiva. *Br J Ophthalmol* 1990;**74**:624–8.

150. Jakobiec FA, Rai R, Yoon MK. Fibrous histiocytoma of the tarsus: clinical and immunohistochemical observations with a differential diagnosis. *Cornea* 2014;**33**(5):536–9.

151. Allaire CS, Corriveau C, Teboul N. Malignant fibrous histiocytoma of the conjunctiva. *Arch Ophthalmol* 1999;**117**:685.

152. Kim HJ, Shields CL, Eagle RC Jr, et al. Fibrous histiocytoma of the conjunctiva. *Am J Ophthalmol* 2006;**142**:1036–43.

153. Arora R, Monga S, Mehta DK, et al. Malignant fibrous histiocytoma of the conjunctiva. *Clin Experiment Ophthalmol* 2006;**34**:275–8.

154. Balestrazzi E, Ventura T, Delle Noci N, et al. Malignant conjunctival epibulbar fibrous histiocytoma with orbital invasion. *Eur J Ophthalmol* 1991;**1**:23–7.

155. Margo CE, Horton MB. Malignant fibrous histiocytoma of the conjunctiva with metastasis. *Am J Ophthalmol* 1989;**107**:433.

156. Mikropoulos D, Mavrikakis I, Ziakas NG, et al. Kaposi's sarcoma of the bulbar conjunctiva in an immunocompetent patient. *Case Rep Ophthalmol* 2011;**2**(2):193–7.

157. Reiser BJ, Mok A, Kukes G, et al. Non-AIDS-related Kaposi sarcoma involving the tarsal conjunctiva and eyelid margin. *Arch Ophthalmol* 2007;**125**:838–40.

158. Fogt F, Sulewski M, Meralli F, et al. Conjunctival Kaposi's sarcoma in a nonimmunocompromised patient. *Can J Ophthalmol* 2007;**42**:310–11.

159. Curtis TH, Durairaj VD. Conjunctival Kaposi sarcoma as the initial presentation of human immunodeficiency virus infection. *Ophthal Plast Reconstr Surg* 2005;**21**:314.

160. Kaposi M. Idiopathisches multiple pigmentsarkom der haut. *Arch Dermatol Syphilol* 1872;**4**:265.

161. Shuler JD, Holland GN, Miles SA, et al. Kaposi sarcoma of the conjunctiva and eyelids associated with the acquired immunodeficiency syndrome. *Arch Ophthalmol* 1989;**107**:858–62.

162. Kurumety UR, Lustbader JM. Kaposi's sarcoma of the bulbar conjunctiva as an initial clinical manifestation of acquired immunodeficiency syndrome. *Arch Ophthalmol* 1995;**113**:978.

163. Macher AM, Palestine A, Masur H, et al. Multicentric Kaposi's sarcoma of conjunctiva in a male homosexual with acquired immunodeficiency syndrome. *Ophthalmology* 1983;**90**:879–84.

164. Weiter JJ, Jakobiec FA, Masur H. The clinical and morphologic characteristics of Kaposi's sarcoma of the conjunctiva. *Am J Ophthalmol* 1980; **89**:546.

165. Dugel PU, Gill PS, Frangieh GT, et al. Ocular adnexal Kaposi's sarcoma in acquired immunodeficiency syndrome. *Am J Ophthalmol* 1990;**110**: 500–3.

166. Miles S. Pathogenesis of AIDS-related Kaposi's sarcoma: evidence of a viral etiology. *Hematol Oncol Clin North Am* 1996;**10**:1011.

167. Chang Y, Cesarman E, Pessin MS, et al. Identification of herpesvirus-like DNA sequences in AIDS-associated Kaposi's sarcoma. *Science* 1994;**266**: 1865–9.

168. Ramalingam D, Happel C, Ziegelbauer JM. KSHV microRNAs repress breakpoint cluster region protein expression, enhance Rac1 activity, and increase in vitro angiogenesis. *J Virol* 2015;**89**(8):4249–61.

169. McDonald AC, Jenkins FJ, Bunker CH, et al. Human herpesvirus 8 seroconversion in a population-based cohort of men in Tobago. *J Med Virol* 2015;**87**(4):642–7.

170. Lee F, Mitsuyau R. Chemotherapy of AIDS-related Kaposi's sarcoma. *Hematol Oncol Clin North Am* 1996;**10**:1051.

sis. *Am J Ophthalmol* 1970;**69**:423.

171. Gill P, Rarick M, McCutchan JA, et al. Systemic treatment of AIDS-related Kaposi's sarcoma: results of a randomized trial. *Am J Med* 1991;**90**:427–33.

172. Heimann H, Kreusel KM, Foerster MH, et al. Regression of conjunctival Kaposi's sarcoma under chemotherapy with bleomycin. *Br J Ophthalmol* 1997;**81**:1019–20.

173. Scadden D, Bering HA, Levine JD, et al. Granulocyte-macrophage colony-stimulating factor mitigates the neutropenia of combined interferon alpha and zidovudine treatment of acquired immune deficiency syndrome – associated Kaposi's sarcoma. *J Clin Oncol* 1991;**9**:802–8.

174. Leder HA, Galor A, Peters GB, et al. Resolution of conjunctival Kaposi sarcoma after institution of highly active antiretroviral therapy alone. *Br J Ophthalmol* 2008;**92**:151.

175. Berson AM, Quivey JM, Harris JW, et al. Radiation therapy for AIDS-related Kaposi's sarcoma. *Int J Radiat Oncol Biol Phys* 1990;**19**:569–75.

176. Glynne-Jones R, Hungerford JL, Johnson MA, et al. Epidemic Kaposi's sarcoma of the conjunctiva: considerations for radiotherapy. *Clin Oncol* 1990;**2**:358–61.

177. Brunt AM, Phillips RH. Strontium-90 for conjunctival AIDS-related Kaposi's sarcoma: the first case report. *Clin Oncol* 1990;**2**:118.

178. Ghabrial R, Quivey JM, Dunn JP Jr, et al. Radiation therapy of acquired immunodeficiency syndrome-related Kaposi's sarcoma of the eyelids and conjunctiva. *Arch Ophthalmol* 1992;**110**:1423–6.

179. Kirova YM, Belembaogo E, Frikha H, et al. Radiotherapy in the management of epidemic Kaposi's sarcoma. A retrospective study of 643 cases. *Radiother Oncol* 1998;**46**:19–22.

180. Palestine A, Palestine R. External ocular manifestations of the acquired immunodeficiency syndrome. *Ophthalmol Clin North Am* 1992;**5**:319.

181. Hummer J, Gass JD, Huang AJ. Conjunctival Kaposi's sarcoma treated with interferon alpha-2A. *Am J Ophthalmol* 1993;**116**:502.

182. Gill P, Lunardi-Ishkandar Y, Louie S, et al. The effects of preparations of human chorionic gonadotropin on AIDS-related Kaposi's sarcoma. *N Engl J Med* 1996;**335**:1261–9.

183. Hamperl H. Benign and malignant oncocytomas. *Cancer* 1962;**15**:303.

184. Rodgers IR, Jakobiec FA, Krebs W, et al. Papillary oncocytoma of the eyelid: a previously undescribed tumor of apocrine gland origin. *Ophthalmology* 1988;**95**:1071–6.

185. Biggs SL, Font RL. Oncocytic lesions of the caruncle and other ocular adnexa. *Arch Ophthalmol* 1977;**95**:474.

186. Say EA, Shields CL, Bianciotto C, et al. Oncocytic lesions (oncocytoma) of the ocular adnexa: report of 15 cases and review of literature. *Ophthal Plast Reconstr Surg* 2012;**28**(1):14–21.

187. Shields CL, Shields JA, White D, et al. Types and frequency of lesions of the caruncle. *Am J Ophthalmol* 1986;**102**:771–8.

188. Bartoletti-Stella A, Salfi NC, Ceccarelli C, et al. Mitochondrial DNA mutations in oncocytic adnexal lacrimal glands of the conjunctiva. *Arch Ophthalmol* 2011;**129**(5):664–6.

189. Kurli M, Finger PT, Garcia JP Jr, et al. Peribulbar oncocytoma: high-frequency ultrasound with histopathologic correlation. *Ophthalmic Surg Lasers Imaging* 2006;**37**:154–6.

190. Freddo TF, Leibowitz HM. Oncocytoma of the caruncle: a case report and ultrastructural study. *Cornea* 1991;**10**:175.

191. Orcutt JC, Matsko TH, Milam AH. Oncocytoma of the caruncle. *Ophthal Plast Reconstr Surg* 1992;**8**:300.

192. Husain SE, Patrinely JR, Zimmerman LE, et al. Primary basal cell carcinoma of the limbal conjunctiva. *Ophthalmology* 1993;**100**:1720–2.

193. Meier P, Sterker I, Meier T. Primary basal cell carcinoma of the caruncle. *Arch Ophthalmol* 1998;**116**:1373.

194. Rossman D, Arthurs B, Odashiro A, et al. Basal cell carcinoma of the caruncle. *Ophthal Plast Reconstr Surg* 2006;**22**:313–14.

195. Mencia-Gutierrez E, Gutierrez-Diaz E, Perez-Martin ME. Lacrimal caruncle primary basal cell carcinoma: case report and review. *J Cutan Pathol* 2005;**32**:502.

196. Ostergaard J, Boberg-Ans J, Prause JU, et al. Primary basal cell carcinoma of the caruncle with seeding to the conjunctiva. *Graefes Arch Clin Exp Ophthalmol* 2005;**243**:615–18.

197. Ugurlu S, Ekin MA, Altinboga AA. Primary basal cell carcinoma of the caruncle: case report and review of the literature. *Ophthal Plast Reconstr Surg* 2014;**30**(3):62–4.

198. Cable MM, Lyon DB, Rupani M, et al. Primary basal cell carcinoma of the conjunctiva with intraocular invasion. *Arch Ophthalmol* 2000;**118**:1296–8.

199. Sacks E, Wieczorek R, Jakobiec FA, et al. Lymphocyte subpopulations in the normal human conjunctiva: a monoclonal antibody study. *Ophthalmology* 1986;**93**:1276–83.

200. Ferry JA, Fung CY, Zukerberg L, et al. Lymphoma of the ocular adnexa: a study of 353 cases. *Am J Surg Pathol* 2007;**31**:170–84.

201. Knowles DM, Jakobiec FA, McNally L, et al. Lymphoid hyperplasia and malignant lymphoma occurring in the ocular adnexa (orbit, conjunctiva, and eyelids): a prospective multiparametric analysis of 108 cases during 1977 to 1987. *Hum Pathol* 1989;**21**:959–73.

202. Jakobiec FA, Knowles DM. An overview of ocular adnexal lymphoid tumors. *Trans Am Ophthalmol Soc* 1990;**87**:420.

203. Sigelman J, Jakobiec FA. Lymphoid proliferations of the conjunctiva: relation of histopathology to clinical outcome. *Ophthalmology* 1978;**85**:818.

204. McNally L, Jakobiec FA, Knowles DM II. Clinical, morphological, immunophenotypic, and molecular genetic analysis of bilateral ocular adnexal lymphoid neoplasms in 17 patients. *Am J Ophthalmol* 1987;**103**:555.

205. Aronow ME, Portell CA, Rybicki LA, et al. Ocular adnexal lymphoma: assessment of a tumor-node-metastasis staging system. *Ophthalmology* 2013;**120**(9):1915–19.

206. Shields CL, Shields JA, Carvalho C, et al. Conjunctival lymphoid tumors: clinical analysis of 117 cases and relationship to systemic lymphoma. *Ophthalmology* 2001;**108**:979–84.

207. Johnson TE, Tse DT, Byrne GE Jr, et al. Ocular-adnexal lymphoid tumors: a clinicopathologic and molecular genetic study of 77 patients. *Ophthal Plast Reconstr Surg* 1999;**15**:171–9.

208. Karadeniz C, Bilgiç S, Ruacan S, et al. Primary subconjunctival lymphoma: an unusual presentation of childhood non-Hodgkin's lymphoma. *Med Pediatr Oncol* 1991;**19**:204–7.

209. Jakobiec FA, Sacks E, Kronish JW, et al. Multifocal static creamy choroidal infiltrates: an early sign of lymphoid neoplasia. *Ophthalmology* 1987;**94**:397–406.

210. Ellis JM, Banks PM, Campbell RJ, et al. Clinical correlation with the working formulation classification and immunoperoxidase staining of paraffin sections. *Ophthalmology* 1985;**92**:1311–24.

211. Medeiros LJ, Harris NL. Immunohistologic analysis of small lymphocytic infiltrates of the orbit and conjunctiva. *Hum Pathol* 1990;**21**:1126.

212. Shields CL, Shields JA, Eagle RC. Rapidly progressive T-cell lymphoma of the conjunctiva. *Arch Ophthalmol* 2002;**120**:508.

213. Hu FR, Lin JC, Chiang IP, et al. T-cell malignant lymphoma with conjunctival involvement. *Am J Ophthalmol* 1998;**125**:717–19.

214. Kremer I, Flex D, Manor R. Solitary conjunctival extramedullary plasmacytoma. *Ann Ophthalmol* 1990;**22**:126.

215. Tetsumoto K, Iwaki H, Inoue M. IgG-kappa extramedullary plasmacytoma of the conjunctiva and orbit. *Br J Ophthalmol* 1993;**77**:255.

216. Lugassy G, Rozenbaum D, Lifshitz L, et al. Primary lymphoplasmacytoma of the conjunctiva. *Eye* 1992;**6**:326–7.

217. Jakobiec FA. Ocular adnexal lymphoid tumors: progress in need of clarification. *Am J Ophthalmol* 2008;**145**(6):941–50.

218. Ferreri AJ, Dolcetti R, Dognini GP, et al. Chlamydophila psittaci is viable and infectious in the conjunctiva and peripheral blood of patients with ocular adnexal lymphoma: results of a single-center prospective case-control study. *Int J Cancer* 2008;**123**:1089–93.

219. Lee SB, Yang JW, Kim CS. The association between conjunctival MALT lymphoma and Helicobacter pylori. *Br J Ophthalmol* 2008;**92**:534.

220. Sjo NC, Foegh P, Juhl BR, et al. Role of Helicobacter pylori in conjunctival mucosa-associated lymphoid tissue lymphoma. *Ophthalmology* 2007;**114**:182–6.

221. Ponzoni M, Govi S, Licata G, et al. A reappraisal of the diagnostic and therapeutic management of uncommon histologies of primary ocular adnexal lymphoma. *Oncologist* 2013;**18**(7):876–84.

222. Valenzuela AA, Allen C, Grimes D, et al. Positron emission tomography in the detection and staging of ocular adnexal lymphoproliferative disease. *Ophthalmology* 2006;**113**:2331–7.

223. Matsuo T, Ichimura K, Tanaka T, et al. Conjunctival lymphoma can be detected by FDG PET. *Clin Nucl Med* 2012;**37**(5):516–19.

224. Sallak A, Besson FL, Pomoni A, et al. Conjunctival MALT lymphoma: utility of FDG PET/CT for diagnosis, staging, and evaluation of treatment response. *Clin Nucl Med* 2014;**39**(3):295–7.

225. Zinzani PL, Alinari L, Stefoni V, et al. Rituximab in primary conjunctiva lymphoma. *Leuk Res* 2005;**29**:107–8.

226. Salepci T, Seker M, Kurnaz E, et al. Conjunctival malt lymphoma successfully treated with single agent rituximab therapy. *Leuk Res* 2009;**33**:e10–13.

227. Ferreri AJ, Govi S, Pastini E, et al. Chlamydophila psittaci eradication with doxycycline as first-line targeted therapy for ocular adnexae lymphoma: final results of an international phase II trial. *J Clin Oncol* 2012;**30**(24):2988–94.

228. Jereb B, Lee H, Jakobiec FA, et al. Radiation therapy of conjunctival and orbital lymphoid tumors. *Int J Radiat Oncol Biol Phys* 1984;**10**:1013–19.

229. Parikh RR, Moskowitz BK, Maher E, et al. Long-term outcomes and patterns of failure in orbital lymphoma treated with primary radiotherapy. *Leuk Lymphoma* 2015;**56**(5):1266–70.

230. Eichler MD, Fraunfelder FT. Cryotherapy for conjunctival lymphoid tumors. *Am J Ophthalmol* 1994;**118**:463.

231. Lachapelle KR. Treatment of conjunctival mucosa-associated lymphoid tissue lymphoma with intralesional interferon alpha-2b. *Arch Ophthalmol* 2000;**118**:284.

232. Blasi MA, Gherlinzoni F, Calvisi G, et al. Local chemotherapy with interferon-a for conjunctival mucosa-associated lymphoid tissue lymphoma. *Ophthalmology* 2001;**108**:559–62.

233. Ross JJ, Tu KL, Damato BE. Systemic remission of non-Hodgkin's lymphoma after intralesional interferon alpha-2b to bilateral conjunctival lymphomas. *Am J Ophthalmol* 2004;**138**:672.

234. Yu CS, Chiu SI, Ng CS, et al. Localized conjunctival mucosa-associated lymphoid tissue (MALT) lymphoma is amenable to local chemotherapy.

Int Ophthalmol 2008;**28**:51–4.

235. Ferreri AJ, Govi S, Colucci A, et al. Intralesional rituximab: a new therapeutic approach for patients with conjunctival lymphomas. *Ophthalmology* 2011;**118**(1):24–8.

236. Blasi MA, Tiberti AC, Valente P, et al. Intralesional interferon-α for conjunctival mucosa-associated lymphoid tissue lymphoma: long-term results. *Ophthalmology* 2012;**119**(3):494–500.

237. Tuncer S, Tanyildiz B, Basaran M, et al. Systemic rituximab immunotherapy in the management of primary ocular adnexal lymphoma: single institution experience. *Curr Eye Res* 2015;**40**(8):780–5.

238. Sokol JA, Landau L, Lauer SA. Rituximab immunotherapy for ocular adnexal lymphoma: clinicopathologic correlation with 5-year follow-up. *Ophthal Plast Reconstr Surg* 2009;**25**(4):322–4.

239. Shome D, Esmaeli B. Targeted monoclonal antibody therapy and radioimmunotherapy for lymphoproliferative disorders of the ocular adnexa. *Curr Opin Ophthalmol* 2008;**19**(5):414–21.

240. Esmaeli B, McLaughlin P, Pro B, et al. Prospective trail of targeted radioimmunotherapy with Y-90 ibritumomab tiuxetan (Zevalin) for front-line treatment of early-stage extranodal indolent ocular adnexal lymphoma. *Ann Oncol* 2009;**20**(4):709–14.

241. Goble RR, Frangoulis MA. Lymphangioma circumscriptum of the eyelids and conjunctiva. *Br J Ophthalmol* 1990;**74**:574.

242. Vincent NJ, Cleasby GW. Schwannoma of the bulbar conjunctiva. *Arch Ophthalmol* 1968;**80**:641.

243. Nassir MA, Yee RW, Piest KL, et al. Multiple endocrine neoplasia Type III. *Cornea* 1991;**10**:454–9.

244. Robertson DM, Sizemore GW, Gordon H. Thickened corneal nerves as a manifestation of multiple endocrine neoplasia. *Trans Am Acad Ophthalmol Otolaryngol* 1975;**79**:772.

245. Spector B, Klintworth GK, Wells SA. Histologic study of the ocular lesions in multiple endocrine neoplasia syndrome type IIb. *Am J Ophthalmol* 1981;**91**:204.

246. Baum JL, Tannenbaum M, Kolodny EH. Refsum's syndrome with corneal involvement. *Am J Ophthalmol* 1965;**60**:699.

247. Figols J, Hanuschik W, Cervos-Navarro J. Krause's end-bulb microtumor of the conjunctiva: optic and ultrastructural description of a case. *Graefes Arch Clin Exp Ophthalmol* 1992;**230**:206.

248. Kang SH, Kim KH. Primary subconjunctival ganglioneuroma. *Ophthal Plast Reconstr Surg* 2013;**29**(2):36–7.

249. Kim NJ, Moon KC, Khwarg SI. Steatocystoma simplex of the caruncle. *Can J Ophthalmol* 2006;**41**:83.

250. Miyashita K, Abe Y, Osamura Y. Case of conjunctival liposarcoma. *Jpn J Ophthalmol* 1991;**35**:207.

251. Hufnagel T, Ma L, Kuo TT. Orbital angiosarcoma with subconjunctival presentation: report of a case and literature review. *Ophthalmology* 1987;**94**:72.

252. White VA, Damji KF, Richards JS, et al. Leiomyosarcoma of the conjunctiva. *Ophthalmology* 1991;**98**:1560–4.

253. Pe'er J, Hidayat AA. Myxomas of the conjunctiva. *Am J Ophthalmol* 1986;**102**:80.

254. Lo GG, Biswas J, Rao NA, et al. Corneal myxoma: case report and review of the literature. *Cornea* 1990;**9**:174–8.

255. Grossniklaus HE, Green WR, Wolff SM, et al. Hemangiopericytoma of the conjunctiva: two cases. *Ophthalmology* 1986;**93**:265–7.

256. Bryant J. Pleomorphic lipoma of the bulbar conjunctiva. *Ann Ophthalmol* 1987;**19**:148.

257. Lane KA, Katowitz JA. Ewing sarcoma presenting as a subconjunctival mass. *Ophthal Plast Reconstr Surg* 2009;**25**(1):61–3.

258. Kennedy RH, Flanagan JC, Eagle RC Jr, et al. The Carney complex with ocular signs suggestive of cardiac myxoma. *Am J Ophthalmol* 1991;**111**:699–702.

259. Ferry AP, Font RL. Carcinoma metastatic to the eye and orbit: a clinicopathological study of 227 cases. *Arch Ophthalmol* 1974;**92**:276.

260. Gritz DC, Rao NA. Metastatic carcinoid tumor diagnosis from a caruncular mass. *Am J Ophthalmol* 1991;**112**:470.

261. Tsumura T, Sakaguchi M, Shiotani N, et al. A case of acute myelomonocytic leukemia with subconjunctival tumor. *Jpn J Ophthalmol* 1991;**35**:226–31.

262. Kincaid MC, Green WR. Ocular and orbital involvement in leukemia. *Surv Ophthalmol* 1983;**27**:211.

263. Shields JA, Gündüz K, Shields CL, et al. Conjunctival metastasis as the initial manifestation of lung cancer. *Am J Ophthalmol* 1997;**124**:399–400.

264. Ortiz JM, Esterman B, Paulson J. Uterine cervical carcinoma metastasis to subconjunctival tissue. *Arch Ophthalmol* 1995;**113**:1362.

265. Tokuyama J, Kubota T, Otani Y, et al. Rare case of early mucosal gastric cancer presenting with metastasis to the bulbar conjunctiva. *Gastric Cancer* 2002;**5**:102–6.

6

第40章

结膜炎:概述与分类

Thomas D. Lindquist,T. Peter Lindquist

关键概念

- 病灶的形态、累及的部位以及分泌物的性质对确诊结膜炎至关重要。
- 结膜炎主要是根据病程的急缓分为急性和慢性结膜炎。
- 结膜炎可由新发现的病毒引起,应注意鉴别。
- 慢性结膜炎有时需与伪装综合征鉴别。

本章纲要

结膜的血管
结膜炎
急性结膜炎
慢性结膜炎

结膜是一层薄而透明的黏膜,覆盖在眼睑后表面及眼球前表面。睑结膜与睑板紧密结合,而角膜缘外的球结膜及穹隆结膜则较为松弛。

与其他的黏膜一样,结膜也分为上皮层及黏膜下基质层。结膜上皮与角膜上皮毗邻,并与泪道及泪腺上皮相延续,这在临床上有重要意义。结膜基质层由浅层的腺样层及深层的纤维层组成。腺样层中含有淋巴组织,这些淋巴组织中含有淋巴母细胞的生发中心,可形成淋巴结。纤维层由丰富的结缔组织组成,与睑板结合紧密,并与乳头的形成密切相关[1]。

乳头的形成是结膜炎症的非特异性体征,主要是由结膜水肿及多形核白细胞浸润所导致。结膜乳头仅出现在结膜与其下组织紧密相连的部位,例如睑板部及角膜缘。结膜基质层中的血管周围含有许多成纤维细胞、巨噬细胞、肥大细胞及多形核白细胞。正常结膜基质层中有肥大细胞(5000/mm^3)及浆细胞的浸润,但在结膜上皮中没有浸润;而中性粒细胞及淋巴细胞(100 000/mm^3)则同时存在于基质层及上皮层;正常结膜上皮及固有层中都不存在嗜酸性粒细胞及嗜碱性粒细胞[2,3]。

结膜的血管

结膜的血管来源于睫状前动脉和眼睑动脉。结膜的血管暴露表浅,色泽鲜明,于穹隆部最为丰富,向角膜缘方向逐渐减少。表层血管可随结膜的机械性移动而移动,且局部应用血管收缩剂(去氧肾上腺素)后出现血管收缩,充血减轻。

结膜充血是由结膜血管扩张所导致,不伴随渗出及细胞浸润。结膜充血可由多种环境因素引起,例如烟、雾、化学气体、紫外线辐射以及长期局部应用血管收缩剂等。

结膜炎

结膜炎是一种发生于结膜的炎症,以细胞浸润、渗出、血管扩张为主要特征。结膜水肿是结膜炎的常见体征,是指结膜或者结膜下的液体潴留。患者常有眼睑沉重、广泛的砂砾感、异物感以及由于分泌物增多导致的眼睑黏合。这些症状可累及单眼或双眼。

结膜炎的诊断依据包括:①病史及临床检查;②结膜刮片的革兰氏染色和吉姆萨染色;③结膜刮片的病原体培养和鉴定。病史有助于诊断。感染性结膜炎通常为双眼发病,并常传染家人或周围的人。大多数急性病毒性结膜炎患病早期为单眼发病,数天后累及对侧眼。患者出现耳前淋巴结的肿大往往提示其为病毒性结膜炎。单眼发病常见于中毒性、药物性、外伤、泪腺及泪道疾病导致的结膜炎。

多种诊断标准有助于确定结膜炎的病因。根据结膜炎的病程急缓进行分类是结膜炎最广泛使用的分类方法。急性结膜炎的病程持续时间通常不超过3周，而慢性结膜炎的症状持续时间更长[4,5]。结膜炎病灶的形态、分泌物的类型及主要累及的部位也是确定结膜炎病因的重要依据。除了根据病程急缓将结膜炎分为急性或慢性结膜炎外，进一步可根据病变形态将急性或慢性结膜炎分为乳头性、滤泡性、膜性/假膜性、瘢痕性和肉芽肿性五类（图 40.1，40.2）。恰当的形态学分类对于正确的结膜炎诊断至关重要。

结膜炎的体征

乳头

结膜乳头仅出现在结膜与其下组织紧密连接的部位。这些结缔组织紧密连接使乳头的大小限制为直径小于 1mm 的马赛克样的多角形乳头[6]。乳头由增生肥大的上皮层皱叠或隆凸而成，乳头内部有一中央血管，并在乳头表面呈轮辐样散开（图 40.3）。结膜乳头是结膜炎症的非特异性体征，主要是由结膜水肿及多形核白细胞浸润所导致。睑结膜的乳头呈平顶状，而角膜缘部的乳头多呈穹顶状。睑板上缘区域的结缔组织隔缺乏，因此翻转上睑时，睑板上缘处会出现巨型乳头，这是一种正常现象。

巨乳头的形成是由于起锚固作用的结缔组织隔断裂所致，直径大于 1mm，多发生于上睑结膜。巨乳头可见于多种不同病因，如春季角结膜炎、特应性角结膜炎、缝线、接触镜或义眼造成的异物反应等。

滤泡

滤泡是由淋巴细胞反应引起的，在结膜上形成黄白色、散在分布的圆形隆起。与乳头不同，滤泡中央无血管，血管在表面从周边基底部环绕（图 40.4）。滤泡常发生于上睑结膜和下穹隆结膜，也可见于角结膜缘。滤泡的直径一般为 0.5~2.0mm，但有时也会出现超过 2.0mm 的滤泡，如衣原体性结膜炎。滤泡的中心是淋巴样的生发中心和成纤维细胞。在儿童和青少年中，正常情况下结膜也可见滤泡增殖。儿童和青少年的结膜滤泡增殖并不意味着病理性改变，而是一种生理性的改变，常在穹隆部明显，近睑缘部消失。滤泡的鉴别非常重要，因为它是鉴别诊断某些结膜炎炎症反应相对特异性的体征（框 40.1）。

> **框 40.1　滤泡性结膜炎**
>
> Ⅰ. 急性滤泡性结膜炎
> 　A. 腺病毒
> 　　1. 流行性角结膜炎
> 　　2. 咽结膜热
> 　　3. 急性非特异性滤泡性结膜炎
> 　B. 包涵体性结膜炎
> 　C. 疱疹病毒
> 　　1. 单纯疱疹病毒（主要）
> 　　2. EB 病毒
> 　D. 副黏病毒（麻疹、流行性腮腺炎、新城疫）
> 　E. 痘病毒（天花、牛痘和猴痘）
> 　F. 小 RNA 病毒（急性出血性结膜炎）
> 　G. 正黏病毒（流行性感冒）
> 　H. 黄病毒（风疹、黄热病、登革热和白蛉热）
> Ⅱ. 慢性滤泡性结膜炎
> 　A. 衣原体感染
> 　　1. 沙眼
> 　　2. 包涵体性结膜炎
> 　B. 传染性软疣
> 　C. 莫拉克菌
> 　D. 帕里诺眼腺综合征
> 　E. 莱姆病
> 　F. 毒性滤泡性结膜炎
> 　G. 结膜滤泡增生症

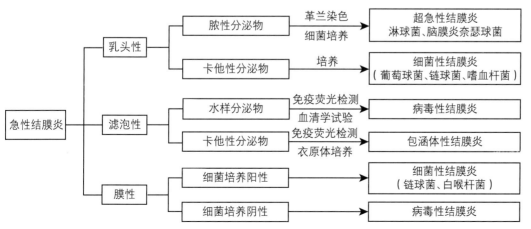

图 40.1　急性结膜炎的诊断模式图（图片引自 Buttross M, Stern GA；急性结膜炎；Margo C, Hamed LM, Mames RN，编辑；临床眼科的诊断难题，费城；WB Saunders；1994. 版权爱思唯尔出版集团 1994.）

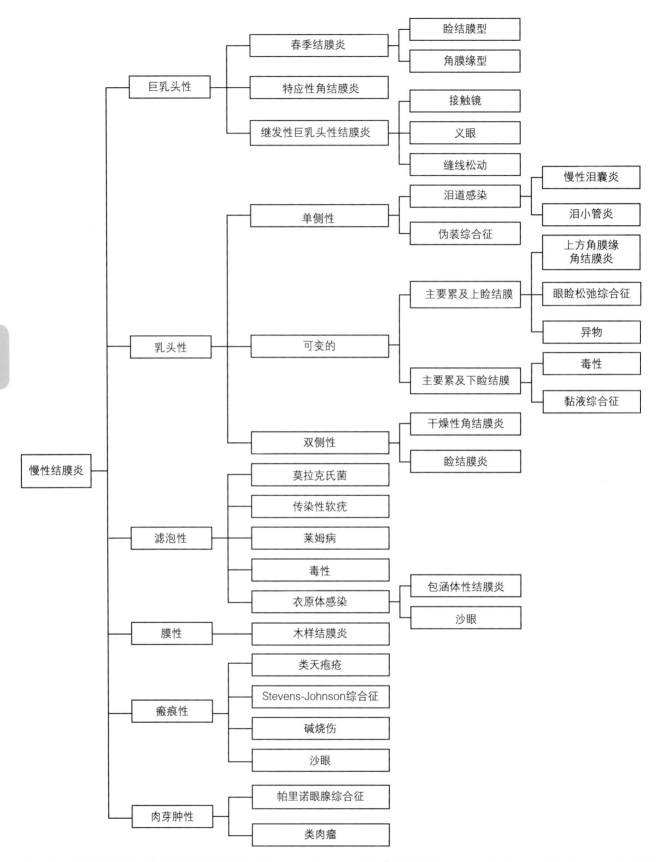

图 40.2　慢性结膜炎的诊断流程图（图片引自 Buttross M，Stern GA；急性结膜炎；Margo C，Hamed LM，Mames RN，编辑；临床眼科的诊断难题，费城；WB Saunders；1994. 版权 爱思唯尔出版集团 1994.）

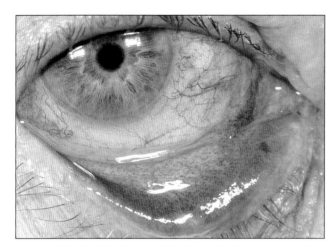

图 40.3　乳头性结膜炎。注意乳头的中央血管,并在乳头表面呈轮辐样散开

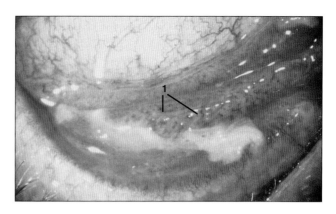

图 40.5　流行性角结膜炎继发的膜性结膜炎。纤维蛋白和多形核白细胞组成的伪膜覆盖在睑结膜上,可见结膜下点状出血(1)

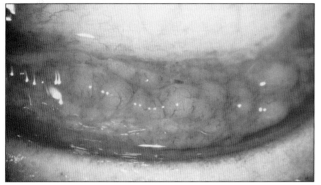

图 40.4　衣原体感染引起的下睑结膜滤泡性结膜炎。大滤泡的血管由基底部向顶部分布

膜与伪膜

　　膜主要是由附着在结膜表面的纤维素组成。真膜区别于伪膜之处在于,强行剥除真膜后会留下创面并造成出血。二者本质的不同在于炎症反应程度的差异,真膜的结膜炎症反应更为剧烈。在过去,白喉杆菌和 β 溶血性链球菌是引起膜性或伪膜性结膜炎的主要病因,但现在腺病毒性结膜炎已成为西方国家膜性或伪膜性结膜炎的最常见病因(图 40.5),其次是单纯疱疹病毒性结膜炎[1,4],其他还包括春季卡他性结膜炎、包涵体性结膜炎和念珠菌感染性结膜炎。Stevens-Johnson 综合征和中毒性表皮坏死溶解症常累及黏膜和皮肤,通常会导致双侧假膜形成,并造成严重结膜瘢痕、杯状细胞丢失、睑内翻、倒睫及角膜缘干细胞衰竭[7]。

瘢痕

　　单纯结膜上皮的损伤并不会导致瘢痕的形成,只

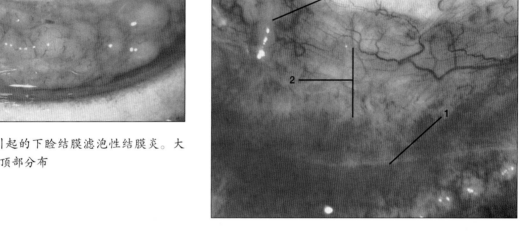

图 40.6　黏膜类天疱疮继发的瘢痕性结膜炎。细小的花边状的上皮下纤维化(1),缩窄的下穹隆(2),睑球粘连形成(3)

有损害累及基质层才会引起结膜瘢痕的形成。早期的结膜瘢痕化表现为结膜穹隆部的缩窄和星状、线状或花边状的结膜上皮下纤维化。长期的结膜下瘢痕化可引起一系列远期并发症,例如瘢痕性睑内翻及倒睫。如果瘢痕化过程继续发展,结膜穹隆部会进一步缩窄,并可出现睑球粘连(图 40.6)。在眼类天疱疮等慢性瘢痕化疾病的晚期,会出现结膜穹隆消失、上皮角质化和睑缘粘连[8]。

　　膜性结膜炎通常表现为急性病变,但后期可导致上皮下纤维化和睑球粘连,这种瘢痕化可出现在结膜的任何部位。

特应性角结膜炎的瘢痕常呈局灶性且位于巨乳头的中央,最后可导致下穹隆结膜弥漫性萎缩,但一般不出现睑内翻和倒睫。

沙眼所致的瘢痕十分特殊,其特征性病理改变是瘢痕边缘围有滤泡,称为"Herbert 小凹"。沙眼的上睑板上缘附近会出现线状上皮下纤维瘢痕,称为"Arlt 线"[9,10],虽然其他疾病也可出现"Arlt 线",但这却是沙眼的一个重要体征。沙眼的上睑病变通常比下睑严重许多。疱疹样皮炎、大疱性表皮松解症、SJS、TEN 和剥脱性皮炎等也有可能导致结膜瘢痕形成。

肉芽肿

结膜肉芽肿常累及基质层。结膜肉芽肿常见于肉瘤病或结膜残留异物。帕里诺眼腺综合征表现为单侧肉芽肿性结膜炎(图 40.7),局部滤泡增殖,常伴有明显的耳前或下颌下淋巴结肿大,也会出现发热和其他全身表现。多种感染性疾病会引起帕里诺眼腺综合征,包括猫抓病、兔热病、孢子丝菌病、肺结核、梅毒、性病淋巴肉芽肿、立克次体病等[11]。组织活检有助于这些疾病的诊断。

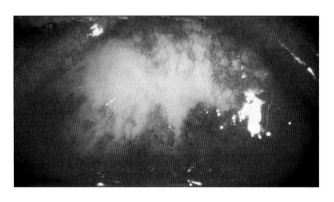

图 40.7 帕里诺眼腺综合征继发的肉芽肿性结膜炎,结膜肉芽肿通常累及结膜基质层

分泌物的类型

结膜分泌物可分为:①脓性分泌物;②黏液脓性或卡他性分泌物;③水样分泌物[1,4,6]。超急性结膜炎病程进展迅速,并伴随大量脓性分泌物的分泌,眼部脓性分泌物被清除后数分钟内又会重新形成。黏液脓性或卡他性分泌物是黏液和脓液的混合物,多见于细菌性或衣原体性结膜炎,可牢固地黏于睫毛,从而使睑缘黏在一起。大量的水样分泌物常见于病毒性结膜炎。

病变部位

明确结膜炎症反应最严重的部位也有助于结膜炎的诊断。沙眼患者的上睑结膜病变比下睑结膜严重许多,且上睑缘处可见滤泡增殖。主要累及上睑结膜的疾病还包括上方角膜缘角结膜炎及眼睑松弛综合征。

春季卡他性结膜炎(VKC)是一种慢性过敏性结膜炎症,呈季节性发作,主要多发于春季或初夏,上睑结膜可出现巨乳头。在黑色人种,春季结膜炎的巨乳头主要好发于角结膜缘。特应性角结膜炎(AKC)的巨乳头也主要好发于上睑结膜,但也累及下睑结膜。与 VKC 的症状不同,AKC 的症状可持续一整年,长期的病变可导致角膜新生血管和瘢痕的形成,有些病例也会出现结膜瘢痕。

巨乳头也可见于角膜接触镜佩戴者、义眼的患者以及缝线暴露等情况,这种巨乳头容易与滤泡相混淆,因为这些巨乳头更加凸起、更圆、且中央苍白,但一般仅累及上眼睑。滤泡性结膜炎常累及上下眼睑,而典型的巨乳头性结膜炎常仅累及上睑结膜。

病变主要累及下睑的疾病包括毒性乳头性结膜炎和"黏液综合征"。包涵体性结膜炎的下睑结膜滤泡增殖比上睑结膜严重。

急性结膜炎

急性乳头性结膜炎

病变形态和分泌物的性质是诊断急性结膜炎最重要的依据。急性乳头性结膜炎几乎都是细菌性的。超急性结膜炎主要由奈瑟菌属(淋球菌和脑膜炎双球菌)引起,病程进展迅速,伴随大量脓性分泌物,可出现角膜溃疡和瘢痕,从而严重影响视力及引起角膜穿孔。除新生儿淋球菌性结膜炎外,成人淋球菌性结膜炎多通过生殖器-眼接触传播而感染[6]。淋球菌性结膜炎较脑膜炎球菌性结膜炎更为常见,但两者从临床上无法区分,均可引起全身扩散,如:败血症。结膜刮片的革兰氏染色可发现细胞内的革兰氏阴性双球菌。特异性诊断方法需要细菌培养和糖发酵试验。近年来,奈瑟菌属常出现青霉素耐药菌群,因此药物敏感试验非常重要。

超急性结膜炎的治疗方法包括频繁生理盐水冲洗、局部抗生素及全身抗生素的应用。对于淋球菌性结膜炎患者,要注意与其有过性接触者的排查;与脑膜炎双球菌性结膜炎患者有过密切接触者应预防性使用抗生素。

急性乳头性结膜炎并伴有卡他性或黏液脓性分泌物者通常为细菌性结膜炎,可累及单眼或双眼,起病急,其主要特征包括乳头形成、结膜充血、有黏液脓性分泌物、睫毛粘连,角膜可出现继发性点状上皮病变从而影响视力。急性细菌性结膜炎的主要致病菌是金黄色葡萄球菌、流感嗜血杆菌和链球菌[2,12,13]。细菌性结膜炎的吉姆萨染色和瑞氏染色表现为多形核白细胞为主。明确诊断需要进行细菌培养。急性细菌性结膜炎的治疗一般选择广谱抗生素的局部应用。

急性滤泡性结膜炎

急性滤泡性结膜炎主要见于病毒感染或衣原体性包涵体结膜炎的早期阶段。由于乳头是结膜组织对于急慢性炎症的非特异性反应,滤泡性结膜炎除滤泡增殖外也可见乳头增生。

腺病毒感染

腺病毒性结膜炎是最常见的急性病毒性结膜炎。腺病毒感染可表现为流行性角结膜炎(EKC)、咽结膜热(PCF)或非特异性滤泡性结膜炎。流行性角结膜炎是一种强传染性疾病,由血清型 8 和 19 的腺病毒所引起[14],通常通过直接接触传染,传染后约 8 天出现临床症状。EKC 的症状包括突然发生的急性结膜水样分泌物、异物感和轻度畏光。病变首先累及一侧眼,数天后累及对侧眼,对侧眼通常病变较轻。患者可出现耳前淋巴结肿大和压痛,且先受累的一侧较为明显。EKC 的特征性表现是出现角膜病变。

发病数天后,角膜可出现弥散的点状上皮缺损,并于发病 7~10 天后融合成较大的、粗糙的上皮浸润。发病约两周后,粗糙的上皮浸润发展为灶状的上皮下浸润,散在分布在角膜中央。发病 3~4 周后,上皮下浸润加重,个数从一个到五十个不等甚至更多。上皮下浸润由迟发型过敏反应引起,可严重损害视力长达数月。由于上皮下浸润和 EKC 是一种免疫反应,因此可局部应用糖皮质激素来治疗。

EKC 也可在眼科诊所传播,主要是通过未清洗的手和清洗消毒不彻底的器械传播。腺病毒血清型 8 可抵抗 70% 的异丙醇[15],而用百万分之 500~5000 的次氯酸钠可达到充分的杀菌效果。对于急性滤泡性结膜炎的患者要使用一次性眼压计。疾病控制中心建议感染流行性角结膜炎的医护人员在发病后 14 天内避免与患者直接接触[16]。

咽结膜热是一种以滤泡性结膜炎、咽炎和发热为特征的急性疾病,通常由腺病毒 3 型和 7 型引起,常出现下颌下淋巴结肿大,很少形成膜且不会发生角膜病变。非特异性滤泡性结膜炎可见于儿童或成人,病情轻微且不伴有与之相关的角膜炎,可由多种腺病毒血清型所引起。

包涵体性结膜炎

沙眼衣原体引起的包涵体性结膜炎是一种眼-生殖系统共患疾病,好发于性生活频繁的年轻人[10,17,18]。与沙眼不同,包涵体性结膜炎很少通过眼-眼传播。潜伏期为 2~19 天,但接触病原体后约 5 天便出现急性滤泡性结膜炎[7,17]。起病较病毒感染更为隐蔽,发病两到三周出现成熟的滤泡,且较病毒性结膜炎的滤泡更大更加乳白。如不治疗,滤泡可持续数月。角膜周边部可出现黄白色的上皮下浸润,易与腺病毒性结膜炎的上皮下浸润相混淆。角膜上缘可出现微血管翳。角膜可出现弥漫性点状角膜上皮炎。

结膜刮片可见多形核白细胞、淋巴细胞及浆细胞占多数。新生儿包涵体性结膜炎较成人包涵体性结膜炎更容易在上皮细胞的胞质内检出嗜碱性包涵体。包涵体性结膜炎是全身性疾病在眼部的表现,因此治疗也应该是全身性的。推荐口服多西环素 100mg,每天两次,治疗 7~14 天;或者一次性口服 1g 阿奇霉素也可达到充分治疗生殖系统衣原体性疾病的效果[19]。对于慢性患者,治疗建议持续数周甚至数月。

眼部疱疹病毒感染

单纯疱疹病毒(HSV)和 EB 病毒(EBV)可引起急性滤泡性结膜炎。眼睑疱疹有助于单纯疱疹病毒性角结膜炎的诊断。该病常见于儿童,可出现全身发热、上呼吸道症状、口腔皮肤疱疹,特征性表现为结膜水样分泌物及耳前淋巴结肿大。结膜单纯疱疹病毒感染并累及睑缘的患者中有一半在发病两周内会出现角膜上皮病变,从细小的角膜小疱发展到树枝状溃疡[18,20]。与复发性感染中明显的树枝状病灶不同,微小的树突状病变更常见,并可同时累及角膜和结膜。

对于存在眼睑疱疹和树突状角膜炎的患者,确诊十分容易。如果没有这些典型的表现,可通过结膜刮片进行免疫荧光试验、酶联免疫吸附试验及病毒培养等实验室检测明确单纯疱疹病毒感染。升高的抗体效价对于明确诊断也有帮助。

儿童单纯疱疹病毒感染后会产生大量泪液,会将局部应用的三氟胸腺嘧啶迅速清除。对于这样的病例,可局部使用 0.15% 的更昔洛韦眼膏,每天 5 次治疗结膜和眼睑病变,这样会达到更好的疗效。新生儿单纯疱疹病毒性结膜炎可静脉注射阿昔洛韦。

EBV 可引起滤泡性或膜性结膜炎,伴有或不伴有结膜下出血。原发性 EBV 感染临床可表现为无症状,仅有血清改变,也可出现典型的传染性单核细胞增多症的症状,包括发热、咽喉痛和淋巴结肿大。急性 EBV 感染患者的血清学试验结果表明,抗衣壳抗原的 IgM 和 IgG 抗体和抗 EB 早期抗原的 IgG 抗体表达升高,起病数周或数月后才会产生抗核抗原的抗体。EBV 感染可出现散在的颗粒状结膜下浸润和点状角膜上皮炎,这种角膜炎与腺病毒感染引起的角膜炎十分相似[21]。

RNA 病毒

副黏液病毒科,如:麻疹病毒、流行性腮腺炎病毒、新城疫病毒(Newcastle disease)等,都可引起滤泡性结膜炎[22]。眼部感染麻疹后会出现黏液脓性结膜炎、轻微的角膜上皮炎,偶尔会在结膜或半月襞出现白色的柯氏斑。新城疫是一种特殊的伴有耳前淋巴结肿大的单侧滤泡性结膜炎,仅可通过与家禽接触而患病,其为自限性疾病,不需要治疗。

小 RNA 病毒可引起急性出血性结膜炎和滤泡性结膜炎,首先累及一侧眼然后迅速波及对侧眼。所有的患者都会出现暂时性结膜出血,持续一到两周后愈合。小 RNA 病毒主要为肠道病毒 70 型和柯萨奇病毒 A24 型。60% 的患者都会出现耳前淋巴结肿大[22]。

流感病毒属于正黏病毒科,可引起严重的支气管肺炎,好发于老年人。该病毒感染可引起伴有黏液脓性分泌物的滤泡性结膜炎[22]。

披膜病毒包括风疹病毒和通过伊蚊传播的基孔肯雅病毒(chikungunya virus)。这些病毒可引起结膜充血、眼睑肿胀、畏光和流泪,伴随结膜滤泡增殖[22,23]。

基孔肯雅病毒感染最常见的表现是前葡萄膜炎,并伴随角膜色素沉着、畏光和眼眶疼[23]。角膜基质细胞、虹膜和睫状体的成纤维细胞中可检出基孔肯雅病毒抗原[24]。印度洋暴发基孔肯雅热时,三分之一的角膜供体被检测出有基孔肯雅病毒,而这些捐献者并不知道自己已被感染,提示该病可通过角膜移植途径传播[24]。

黄病毒科家族包括黄热病、登革热、白蛉热和西尼罗河病毒。西尼罗河病毒感染最常见的眼部病变是脉络膜视网膜炎。在未进行血清学试验时,临床医生可根据双侧结膜下出血的急性出血性结膜炎来诊断[25]。

埃博拉病毒(Ebola virus)是纤维病毒科中最重要的类型,表现为出血热、凝血障碍等,有很高的死亡率。埃博拉病毒感染患者中有高达 58% 的患者伴有膜感染症状,表现为结膜下出血和分泌大量泪液[26]。眼部症状可协助其诊断。

痘病毒

痘病毒科包括天花、牛痘、猴痘和传染性软疣。痘病毒是皮肤营养型 DNA 病毒,可引起眼睑和结膜病变,很少累及角膜[22]。5%~9% 的天花患者被报道有眼部症状[27]。在世界卫生组织的努力下,天花已被彻底消灭,但不法分子利用天花病毒作为生化武器的现状令人担忧。

牛痘病毒被大规模的应用于天花接种,其可能会导致眼睑和结膜感染、角膜溃疡、盘状角膜炎、虹膜炎、视神经炎甚至失明[28]。平均一百万个进行免疫接种人群中有 10~20 人会出现眼部症状,通常是由于无意接触到接种部位的手或污染物接触眼部导致[28]。

猴痘病毒与天花及牛痘病毒一样,都属于正痘病毒属,最初由患病的猴体内分离。主要通过直接接触被感染动物的血液或被其咬伤而受感染,人与人之间的传播发病率不到 10%,而天花的传播发病率高达 70%,死亡率高达 50%[29]。症状表现为头部、躯干部及四肢出现脓疱疹,这种脓疱疹与天花所致的脓疱疹完全一样,但跟天花不同,猴痘会发生严重的淋巴结肿大[29]。水痘的皮损在发展和治愈的不同阶段表现出不同形态,和水痘不同,猴痘的皮损都是一致的。

传染性软疣可引起慢性滤泡性结膜炎(见下文"慢性结膜炎")。

急性膜性结膜炎

急性膜性或假膜性结膜炎是由纤维蛋白覆盖在上皮表面所形成的,可能会掩盖结膜本身病变的形态,使明确诊断变得困难。病毒和细菌都可导致急性膜性结膜炎,腺病毒感染导致的 EKC 是形成急性膜性结膜炎最常见的原因,其次是 HSV 结膜炎[22]。β溶血性链球菌和金黄色葡萄球菌是引起膜性结膜炎最常见的细菌,白喉杆菌过去常见,现在很少[6]。对于膜性或假膜性结膜炎,感染病因不清时可进行病原体培养明确诊断。对于一些非感染性的膜性结膜炎,比如化学损伤、Stevens-Johnson 综合征或春季结膜炎,根据其病史及相关的全身症状可轻松鉴别。

慢性结膜炎

慢性结膜炎中,结膜的病变形态及主要的病变部位是最重要的诊断依据[5]。与急性结膜炎不同,慢性结膜炎通常不是自限性疾病。急性结膜炎多是感染性的,而慢性结膜炎的病因包括免疫性、创伤性、毒性、肿瘤性及感染性。

对于慢性结膜炎患者,首先应明确病史。慢性结膜炎通常起病隐蔽,病程缓慢。症状包括眼部不适、结膜充血和分泌物。如出现明显的疼痛和畏光,往往提示伴有角膜病变。大多患者都已进行过各种药物治疗,因此十分有必要了解其详细的药物治疗史。另外,动物接触史、创伤、手术史和出国旅游史也是重要病史。

临床医生应要求患者详细描述眼部不适的症状。眼痒是过敏性结膜炎最显著的症状。晨起眼刺激症状较重提示睑缘炎相关性角结膜病变,下午出现异物感提示干眼症。

全面的检查十分重要,尤其是皮肤和结膜。皮肤检查应明确其是否有过敏性皮炎、脂溢性皮炎和酒渣鼻。另外,应触诊耳前和下颌下淋巴结有无肿大从而判断是否存在淋巴结病变。眼睑应注意检查有无睫毛减少、肿瘤、乳头瘤或传染性软疣和睑缘炎。泪道系统应检查有无泪道阻塞和感染。结膜应检查有无滤泡、异物,并需将上睑翻开检查上睑结膜。角膜应进行荧光染色(丽丝胺绿、玫瑰红),并仔细检查有无角膜炎、新生血管、角膜周边部瘢痕或基质炎症。病变形态可有助于明确诊断,包括乳头性、巨乳头性、滤泡性、膜性、瘢痕性和肉芽肿性。

实验室检查对于某些慢性结膜炎至关重要。结膜刮片有助于鉴定致病微生物。嗜酸性粒细胞浸润是过敏性疾病(包括特应性或春季角结膜炎)的可靠指标。慢性衣原体感染患者结膜刮片吉姆萨染色显示结膜上皮细胞质内嗜酸性包涵体。免疫荧光染色可用于诊断衣原体或单纯疱疹病毒感染。莫拉克菌是一种不常见的引起慢性滤泡性结膜炎的细菌,可根据结膜刮片革兰氏染色和病原体培养来确诊。病原学培养对于泪囊炎和泪小管炎的诊断也十分重要。

结膜组织活检可用于确定赘生物性质、鉴别非干酪或异物性肉芽肿以及鉴定病原体。结膜免疫荧光染色可观察结膜基底膜上免疫球蛋白和补体沉积,这有助于黏膜类天疱疮(瘢痕性类天疱疮)的诊断。

巨乳头性结膜炎

直径大于 1mm 的乳头被定义为巨乳头。原发性巨乳头性结膜炎(GPC)主要包括春季结膜炎和特应性角结膜炎。继发性 GPC 主要由接触镜、义眼和缝线暴露引起。过敏性疾病(如春季结膜炎)引起的巨乳头直径可达数毫米,表面扁平,呈多角形,可描述为"鹅卵石样"乳头。继发性巨乳头形状较圆,中央苍白,易与结膜滤泡相混淆,但是继发性 GPC 不累及下眼睑。

春季结膜炎

春季角结膜炎(VKC)是季节性的反复发作的双侧结膜炎症,主要影响年轻人,男性发病率是女性的两倍。VKC 最显著的症状是眼部奇痒,夜间症状加重且揉擦后症状加重。因泪液增多常导致眼角皮肤湿疹样改变。分泌物的特征是黏稠,拉丝状[30]。

临床上将 VKC 分为睑结膜型和角膜缘型,两种 VKC 可同时发生。角膜缘型更常见于黑色人种。睑结膜型的特点是上睑结膜有巨乳头形成,下睑结膜可出现弥散的小乳头。角膜缘型的特点是角膜上缘出现增厚的、宽的胶样增生。在增生内部可见乳白色似粉笔的赘生物,称为 Trantas 结节,此结节是嗜酸性粒细胞聚集形成的,易消退。角膜表现为点状角膜上皮炎,可在角膜中上 1/3 处形成盾形无菌性角膜溃疡,称为"春季溃疡"。

上方睑结膜刮片有助于 VKC 的诊断,每高倍视野下出现超过 2 个嗜酸性粒细胞可确诊 VKC。

特应性结膜炎

与 VKC 不同,特应性角结膜炎(AKC)并不呈现季节性改变;常起病于青少年,大多数情况下于四十或五十岁后病情改善或消失。

睑缘可能出现硬化或苔藓样变,上下睑均可出现巨乳头。慢性病程可继发出现角膜瘢痕和结膜穹隆部缩窄。结膜刮片检查可见肥大细胞,嗜碱性粒细胞,嗜酸性粒细胞和淋巴细胞[30]。

继发性巨乳头性结膜炎

继发性巨乳头性结膜炎最常见于软性接触镜佩戴者[30],患者常出现眼部不适及异物感,且接触镜表面常见黏蛋白及蛋白质沉积物。类似的症状和体征也可见于义眼以及缝线松动或断裂的患者。

慢性乳头性结膜炎

多种病因可引起慢性乳头状结膜炎,病变部位及单/双侧发病有助于明确诊断[5]。

伪装综合征

慢性单侧乳头性结膜炎应与眼表恶性肿瘤所导致的伪装综合征相鉴别。慢性结膜炎可能与上皮内瘤样病变、黑色素瘤及皮脂腺细胞癌有关。

上皮内瘤变

结膜的鳞状细胞发育不良或上皮内瘤变最常出现于角膜缘及睑裂区。病变可呈凸起状或凝胶状,颜色呈灰色或淡红色[31]。病变范围最好通过孟加拉玫瑰红染色进行检查。治疗包括结膜切除和角膜上皮刮除,并在角膜缘、基底部及结膜边缘运用视网膜冷冻探针进行快速双重的冷冻治疗[32]。

恶性黑色素瘤

恶性黑色素瘤的患者中,10% 的病例源自正常结膜,20%~30% 源自既往的结膜色素痣,60%~70% 是原发性的恶性黑色素瘤[33,34],30 岁以下罕见。病变隆起,色素深浅不一,可累及结膜的任何部分[34]。治疗方法主要采用冷冻疗法后进行局部扩大范围病灶切除[34]。干扰素 -α 的局部应用可有效消退结膜和角膜黑色素瘤[35],且局部应用丝裂霉素 C 也可作为结膜黑素瘤的辅助治疗方法[36]。

皮脂腺细胞癌

皮脂腺细胞癌最常发生于睑板腺,也可在睑缘腺体或泪阜皮脂腺中形成。患有不明原因的单侧结膜炎的病人均应进行睑板、结膜和皮肤的活检。皮脂腺细胞癌通常在上皮中呈佩吉特样(pagetoid fashion)扩散,需要进行多次结膜活检以确诊。有助于确诊的依据包括:眼睑增厚、畸形、局部睫毛缺失、单侧发病和异常乳头状结膜炎。应进行全层的楔形活检来明确诊断。皮脂腺细胞癌是一种危及生命的疾病,早期诊断有利于患者存活[37]。

泪道系统感染

慢性泪囊炎

慢性泪囊炎和慢性泪小管炎可继发慢性乳头状结膜炎。泪囊远端的堵塞引起慢性泪囊炎[38]。泪道梗阻可导致泪囊内泪液淤塞,并继发细菌增殖和感染,从而引起泪囊脓肿。如果泪小管保持通畅,泪囊反流的脓性分泌物可造成慢性结膜炎。患者会在慢性结膜炎发病及出现黏液脓性分泌物之前出现泪溢。慢性泪囊炎引起的慢性结膜炎典型表现为伴有黏液脓性分泌物的单侧乳头性结膜炎。当按压泪囊时出现脓性分泌物的反流可以作为慢性泪囊炎的诊断依据,且泪囊表面的皮肤相对柔软、肿胀。结膜囊分泌物的病原体培养是鉴别病原体类型的必要检查。葡萄球菌和链球菌是最常见的致病菌。治疗包括口服或局部应用抗生素,一旦感染控制,则需要进一步检查泪囊的远端并疏通泪道,避免复发。

慢性泪小管炎

慢性泪小管炎是由病原体在泪小管中增殖引起的。慢性泪小管炎的患者不会出现泪溢的症状,其他症状与慢性泪囊炎相似[38]。临床检查表现为伴有黏液脓性分泌物的乳头性结膜炎,通常分泌物由泪小点开口处反流,泪小点常出现扩大及外翻。用棉签在眼睑内侧的内、外表面挤压并同时向泪小点的方向移动可机械性排出脓性分泌物。泪小点可出现干酪样混合物,可作需氧菌、厌氧菌及真菌的培养。革兰氏染色通常显示为丝状、带有分支的革兰氏阳性菌,最常见的致病菌是以色列放线菌[39]。

慢性乳头性结膜炎中应注意与干燥性角结膜炎、睑缘炎相关性角结膜病变、以及主要累及上睑的上方角膜缘角结膜炎、眼睑松弛综合征和异物相鉴别。

上方角膜缘角结膜炎

上方角膜缘角结膜炎是一种非感染性炎症性疾病,特征为:①上睑结膜乳头增生;②上部球结膜充血和孟加拉玫瑰红染色阳性;③上方角膜缘微小血管翳及点状孟加拉玫瑰红着染;④上方角膜缘、球结膜及睑结膜出现增厚及角质化;⑤ 50% 的患者会出现丝状角膜炎[40,41]。上方球结膜刮片显示上皮细胞角质化。

眼睑松弛综合征

眼睑松弛综合征好发于肥胖、喜趴着睡的中年男性,它的特点是上睑松弛,上眼睑翻转无力,上睑结膜可出现慢性乳头状结膜炎,有时伴轻微的点状角膜炎及角膜血管翳[42]。松弛的眼睑可以在睡眠中自发翻转,并与枕头或其他床上用品的接触而出现慢性刺激。治疗包括使用保护性金属防护罩或睡觉时用胶带把眼睑包扎起来。当保守治疗不能减轻症状时应该考虑手术治疗。

睑缘炎相关性角结膜病变

双侧慢性乳头状结膜炎通常由睑缘炎相关性角结膜病变或干燥性角结膜炎所引起,且两者常同时存在。睑缘炎患者的症状常表现为慢性烧灼感、眼部刺激和异物感,如累及角膜还会出现畏光症状,且症状往往于清晨更为严重。睑缘炎可分为:①金黄色葡萄球菌/蠕形螨性;②脂溢性;③睑板腺性[43]。

金黄色葡萄球菌/蠕形螨和脂溢性

金黄色葡萄球菌、蠕形螨的感染及脂溢性通常被划归为"前睑缘炎",而睑板腺功能障碍被称为"后睑缘炎"。金黄色葡萄球菌性睑缘炎的特征为睫毛根部毛囊周围溃疡、结痂。当痂皮剥脱后,呈项圈状围绕在睫毛周围。蠕形螨是一种微小的螨虫,是人类最常见的永久性寄生虫[44]。蠕形螨感染与睫毛上的柱状鳞屑有关,并可引起前睑缘炎及过敏性结膜炎[45]。脂溢性睑缘炎是慢性眼睑炎症最常见的原因,是广泛皮脂腺异常的一部分,可见睫毛上黏着硬性、油性鳞屑。

睑板腺功能障碍

睑板腺功能障碍的特征是睑缘增厚,腺体的分泌物凝结,腺管扩张,睑缘出现泡沫状分泌物和复发性睑板腺囊肿。睑板腺功能障碍常与酒渣鼻相关。继发的睑板腺金黄色葡萄球菌感染可进一步破坏泪膜。睑结膜炎的治疗包括清洁眼睑,热敷,全身应用四环素,口服补充必需脂肪酸,并局部应用红霉素或杆菌肽抗生素软膏。

干燥性角膜结膜炎

引起慢性双侧乳头状结膜炎的另一个主要原因是干燥性角膜结膜炎。当泪膜的质或量异常而不足以维持眼表微环境稳态时就会形成干燥性角结膜炎[45]。症状包括眼部不适、异物感和灼烧感,而这些症状在有风、烟雾、环境污染物或干燥的环境中会加重。症状往往随着病程的进展而加重。临床体征包括泪河变窄、泪膜出现碎屑、角结膜的孟加拉玫瑰红染色阳性(以睑裂部最为明显)、泪膜破裂时间变短等。Schirmer试验可在无表面麻醉或表面麻醉的方式进行。在无表面麻醉的情况下,湿润试纸的长度≤5mm是诊断干燥性角膜结膜炎的高度特异性的指标[47]。治疗主要包括人工泪液替代治疗、抗炎治疗(短期局

部应用糖皮质激素和环孢素)、减少泪液排出等,严重者可考虑睑裂缝合减少泪液蒸发。

黏液综合征

多种外眼疾病患者,如角结膜炎,睑缘炎和过敏性结膜炎等,患者频繁地从眼球表面或下穹隆部搽除多余的黏液从而加剧对结膜的刺激,形成一种机械性诱导的慢性乳头性结膜炎。这个现象被称为"眼表黏液性综合征"[48],它会加重这些外眼疾病,需针对这些疾病进行治疗。

毒性乳头性角结膜炎

眼表毒性病变是所有眼局部用药最常见的不良反应[49]。毒性反应通常在用药至少两周后才会出现。孟加拉玫瑰红染色发现鼻侧结膜及角膜点状着染更为显著,这是由于药物会向泪液排出的方向引流所致。临床上表现为充血、结膜乳头增生和少量黏性分泌物,无眼痒症状,结膜刮片中无嗜酸性粒细胞。引起眼表毒性病变的主要药物包括氨基糖苷类抗生素、抗病毒药物和防腐剂苯扎氯铵(框40.2)。苯扎氯铵是常见致病因素,不仅因为它被作为防腐剂而频繁使用,也因它是一种具有洗涤剂作用的表面活性剂[9]。

框40.2　眼表毒性病变的主要原因

氨基糖苷类抗生素
　新霉素
　庆大霉素
　妥布霉素
几乎所有的"浓缩"或"强化"抗生素和抗真菌药
抗病毒药
　碘苷
　阿糖腺苷
　三氟胸苷
局部麻醉剂
　丙美卡因
　丁卡因
防腐剂
　苯扎氯铵

眼表毒性病变的易感因素包括干燥性角结膜炎和其他眼表疾病,长期应用局部药物和多种药物联合应用。主要的治疗方法是停用产生不良反应的药物和防腐剂,使用不含有防腐剂的人工泪液,并以不含防腐剂的药物进行替代治疗。

慢性滤泡性结膜炎

衣原体

沙眼衣原体是引起慢性滤泡性结膜炎最常见的病因[5,10]。衣原体疾病可分为沙眼或包涵体性结膜炎。

沙眼

沙眼主要发生于大多数发展中国家,是常见的致盲原因之一[17,18]。在流行区域,儿童通常于两岁前发病,反复发作时常合并细菌感染导致病程延长[9,10,17,18]。活动性炎症会随着年龄的增长而减轻,但瘢痕的形成会导致进行性的眼睑畸形和角膜病变。沙眼是一种可导致结膜和角膜瘢痕化的双侧慢性滤泡性结膜炎[9]。在疾病的感染期,主要于上穹隆部及上睑结膜出现滤泡,角膜缘也可见滤泡,这些滤泡最终转归为坏死或者愈合后留下的浅凹陷称为"Herbert 小凹"。累及角膜缘的最显著表现为浅层血管翳。

包涵体性结膜炎

包涵体性结膜炎,常单侧发病,其特征为滤泡主要见于下穹隆结膜,发病两到三周才会出现成熟的滤泡,如不治疗,滤泡可持续数月。对于成年人,该疾为良性自限性疾病,但持续时间可长达 6 个月或者更长[5,7,10]。

莫拉克菌

莫拉克菌为革兰氏染色阴性菌,可导致慢性滤泡性结膜炎或眦部结膜炎。眦部结膜炎的特征是眦部睑缘皮肤溃烂,结膜充血。莫拉克菌产生的蛋白酶是导致结膜滤泡产生的主要原因[1]。

传染性软疣

传染性软疣是一种能引起慢性滤泡性结膜炎的 DNA 痘病毒,可见于所有年龄段,好发于儿童及青少年。传染性软疣的典型病变是睑缘周围皮肤出现直径 2~3mm 的粉红色脐形病灶。这些病灶会分泌大量的病毒,散落到角膜及上下穹隆结膜。临床表现为一种可累及上下穹隆的慢性滤泡性结膜炎,并可出现浅层点状角膜炎及角膜血管翳。这些病变最有可能是由病毒颗粒引起的毒性反应造成的。疾病传播主要是通过人与人之间的密切接触,也可通过性传播。治疗主要包括单纯病灶切除、刮除或冷冻治疗。

毒性滤泡性结膜炎

毒性滤泡性结膜炎可由于长期眼部用药、眼部化妆和各种环境污染物引起。滤泡形成缓慢,需要至少几周时间[49]。毒性滤泡性结膜炎的发病机制与过敏无关,而是由于某些药物作为非抗原性有丝分裂原导致淋巴细胞的有丝分裂及向淋巴母细胞转化[49]。然而,淋巴滤泡中可见含淋巴母细胞的生发中心。下穹隆部及下睑结膜的滤泡增殖最为明显,也可存在轻微的结膜充血和点状着染。造成毒性滤泡性结膜炎的原因如框 40.3 所示[49~52]。

框 40.3　药物诱发的毒性滤泡性结膜炎的主要原因	
抗病毒药	肾上腺素异戊酯
碘苷	卡巴
阿糖腺苷	阿拉可乐定
三氟胸苷	酒石酸溴莫尼定
抗青光眼药物	睫状肌麻痹药物
毛果芸香碱	阿托品
二乙氧膦酰硫胆碱	后马托品
肾上腺素	

莱姆病

莱姆病(lyme disease)是美国最常见的以蜱为媒介的螺旋体感染性疾病,是由伯氏疏螺旋体所致的自然疫源性疾病。眼部病变包括睑缘炎、结膜炎、角膜炎、虹膜炎、脉络膜炎、黄斑及视盘水肿和假性脑瘤综合征。该病所致的结膜炎为双侧滤泡性结膜炎[53,54]。莱姆病早期可见短暂性结膜炎。如果蜱虫叮咬的位置位于眶周,则仅仅引起双侧滤泡性结膜炎、眼睑肿胀及局部淋巴结的肿大[54]。因此,将莱姆病作为引起慢性滤泡性结膜炎的一个病因有助于莱姆病的早期诊断。

慢性膜性结膜炎

唯一一种慢性的膜性结膜炎是木样结膜炎[5]。这种罕见的、原因不明的慢性结膜炎好发于年轻女性,睑结膜可见 1~2mm 厚的白色薄膜,较少累及下睑结膜。在眼部发病之前,可出现发热、尿路或上呼吸道感染等全身症状。该病是起于睑结膜的亚急性炎症,先是初期的亚急性膜性结膜炎,而后出现有/无蒂的睑结膜赘生物[55,56]。该病很少累及球结膜及角膜。去除膜或赘生物后可迅速复发。

瘢痕性和肉芽肿性结膜炎

　　瘢痕性和肉芽肿性结膜炎也属于慢性结膜炎，在本章中已详细讨论。要明确瘢痕性和肉芽肿性结膜炎的诊断，必须结合详细的病史，并仔细检查眼及附属器。病程急缓、结膜的形态、病变部位分布、单侧或双侧发病都可以帮助进行鉴别诊断。具体的实验室检查结果可进一步明确病因诊断。

（林祥　译　刘祖国　校）

参考文献

1. Arffa RC. Conjunctivitis. I. Follicular, neonatal, and bacterial. In: Arffa RC, editor. *Grayson's diseases of the cornea*. 3rd ed. St Louis: Mosby; 1991.
2. Allansmith MR, Ross RN. Ocular allergy and mast cell stabilizers. *Surv Ophthalmol* 1986;**30**:229.
3. Abelson MB, Madiwale N, Weston JH. Conjunctival eosinophils in allergic ocular disease. *Arch Ophthalmol* 1983;**101**:631.
4. Buttross M, Stern GA. Acute conjunctivitis. In: Margo C, Hamed LM, Mames RN, editors. *Diagnostic problems in clinical ophthalmology*. Philadelphia: WB Saunders; 1994.
5. Bozkir N, Stern GA. Chronic conjunctivitis. In: Margo C, Hamed LM, Mames RN, editors. *Diagnostic problems in clinical ophthalmology*. Philadelphia: WB Saunders; 1994.
6. Duke-Elder S, Leigh AG. Inflammations of the conjunctiva and associated inflammations of the cornea. In: Duke-Elder S, editor. *System of ophthalmology*, vol. VIII. *Diseases of the outer eye*. St Louis: Mosby; 1961.
7. Gregory DG. The ophthalmologic management of acute Stevens–Johnson syndrome. *Ocul Surf* 2008;**6**:87–95.
8. Chan LS, Ahmed AR, Anhalt GJ, et al. The first international consensus on mucous membrane pemphigoid: definition, diagnostic criteria, pathogenic factors, medical treatment and prognostic indicators. *Arch Dermatol* 2002;**138**:370–9.
9. MacCallan A. The epidemiology of trachoma. *Br J Ophthalmol* 1931;**15**:369.
10. Arffa RC. Chlamydial infections. In: Arffa RC, editor. *Grayson's diseases of the cornea*. 3rd ed. St Louis: Mosby; 1991.
11. Chin GA. Parinaud's oculoglandular conjunctivitis. In: Tasman W, Jaegar EA, editors. *Duane's clinical ophthalmology*. Philadelphia: JB Lippincott; 1994.
12. Locatcher-Khorazo D, Seegal BC. *Microbiology of the eye*. St Louis: Mosby; 1972.
13. Perkins RE, Kundsin RB, Pratt MV, et al. Bacteriology of normal and infected conjunctiva. *J Clin Microbiol* 1975;**1**:147.
14. O'Day DM, Guyer B, Hierholzer JC. Clinical and laboratory evaluation of epidemic keratoconjunctivitis due to adenovirus types 8 and 19. *Am J Ophthalmol* 1976;**81**:207.
15. Corboy JM, Goucher CR, Parnes CA. Mechanical sterilization of the applanation tonometer. Part 2: Viral study. *Am J Ophthalmol* 1971;**71**:891.
16. Centers for Disease Control. Epidemic keratoconjunctivitis in an ophthalmology clinic – California. *MMWR* 1990;**39**:598.
17. Schachter J. *Chlamydia* infections. *West J Med* 1990;**153**:523.
18. Hammerschlag MR. *Chlamydia* infections. *J Pediatr* 1989;**114**:727.
19. Schachter J, West SK, Mabey D, et al. Azithromycin in control of trachoma. *Lancet* 1999;**354**:630–5.
20. Glasser DB, Hyndiuk RA. Herpes simplex keratitis. In: Tabbara KF, Hundiuk RA, editors. *Infections of the eye*. Boston: Little Brown; 1986.
21. Matoba AY, Jones DB. Corneal subepithelial infiltrates associated with systemic Epstein–Barr viral infection. *Ophthalmology* 1987;**94**:1669.
22. Vastine DW. Viral diseases: adenovirus and miscellaneous viral infections. In: Smolin G, Thoft RA, editors. *The cornea*. Boston: Little Brown; 1987.
23. Pialoux G, Gaüzère B-A, Jauréguiberry S, et al. Chikungunya, an epidemic arbovirosis. *Lancet Infect Dis* 2007;**7**:319.
24. Couderc T, Gangneux N, Chrétien F, et al. Chikungunya virus infection of corneal grafts. *JID* 2012;**206**:851.
25. Malhotra K, Ramanathan RS, Synowiec A, et al. Rare ocular manifestations in a case of West Nile virus meningoencephalitis. *Ann Indian Acad Neurol* 2014;**17**:95.
26. Moshifar M, Fenzl C, Li Z. What we know about ocular manifestations of Ebola. *Clin Ophthalmol* 2014;**8**:2355.
27. Semba RD. The ocular complications of smallpox and smallpox immunization. *Arch Ophthalmol* 2003;**121**:719.
28. Pepose JS, Margolis TP, LaRussa P, Pavan-Langston D. Ocular complications of smallpox vaccination. *Am J Ophthalmol* 2003;**136**:343.
29. Centers for Disease Control. Multistate outbreak of monkeypox – Illinois, Indiana, and Wisconsin, 2003. *MMWR Morb Mortal Wkly Rep* 2003;**52**:537.
30. Abelson MB, Allansmith MR. Ocular allergies. In: Smolin G, Thoft RA, editors. *The cornea*. Boston: Little Brown; 1987.
31. Waring GO, Roth AM, Skins MB. Clinical and pathologic description of 17 cases of corneal intraepithelial neoplasia. *Am J Ophthalmol* 1984;**97**:547.
32. Fraunfelder FT, Wingfield D. Management of intraepithelial conjunctival tumors and squamous cell carcinomas. *Am J Ophthalmol* 1983;**95**:359.
33. McLean FR, McLean IW, Zimmerman LE. Malignant melanoma of the conjunctiva. *Hum Pathol* 1985;**16**:136.
34. Shields JA, Shields CL, Mashayekhi A, et al. Primary acquired melanosis of the conjunctiva: risks for progression to melanoma in 311 eyes. The 2006 Lorenz E. Zimmerman lecture. *Ophthalmology* 2008;**115**:511–19.
35. Finger PT, Sedeek RW. Topical interferon alfa in the treatment of conjunctival melanoma and primary acquired melanosis complex. *Am J Ophthalmol* 2008;**145**:124–9.
36. Schallenberg M, Niederdraing N, Steuhl KP, et al. Topical mitomycin C as a therapy of conjunctival tumours. *Ophthalmologe* 2008;**1056**:777–84.
37. Kivela T, Tarkkanen A. The Merkel cell and associated neoplasms in the eyelids and periocular region. *Surv Ophthalmol* 1990;**35**:171–87.
38. Jones LT. The lacrimal secretory system and its treatment. *Am J Ophthalmol* 1966;**62**:47.
39. Duke-Elder WS, MacFaul PA. Canaliculitis. Actinomycosis. In: Duke-Elder WS, editor. *System of ophthalmology*, vol. 13. St Louis: Mosby; 1974.
40. Bainbridge JW, Mackie IA, Mackie I. Diagnosis of Theodore's superior limbic keratoconjunctivitis. *Eye* 1998;**12**:748–9.
41. Cher I. Superior limbic keratoconjunctivitis: multifactorial mechanical pathogenesis. *Clin Experiment Ophthalmol* 2000;**28**:181–4.
42. Culbertson WW, Ostler HB. The floppy eyelid syndrome. *Am J Ophthalmol* 1981;**92**:568.
43. McCulley JP, Dougherty BS, Deneau DG. Classification of chronic blepharitis. *Ophthalmol* 1982;**89**:1173.
44. Kheirkhah A, Casas V, Li W, et al. Corneal manifestations of ocular Demodex infestation. *Am J Ophthalmol* 2007;**143**:743.
45. Gao Y-Y, Di Pascuale MA, Li W, et al. High prevalence of ocular Demodex in lashes with cylindrical dandruffs. *Invest Ophthalmol Vis Sci* 2005;**46**:3089.
46. Behrens A, Doyle JJ, Stern L, et al. Dysfunctional tear syndrome: a Delphi approach to treatment and recommendations. *Cornea* 2006;**25**:900–7.
47. Goren MB, Goren SB. Diagnostic tests in patients with symptoms of keratoconjunctivitis sicca. *Am J Ophthalmol* 1988;**106**:570.
48. McCulley JP, Moore MB, Matoba AY. Mucus fishing syndrome. *Ophthalmology* 1985;**92**:1262.
49. Wilson FM II. Toxic and allergic reactions to topical ophthalmic medications. In: Arffa RC, editor. *Grayson's diseases of the cornea*. 3rd ed. St Louis: Mosby; 1991.
50. Curtin BJ, Theodore FH. Ocular molluscum contagiosum. *Am J Ophthalmol* 1955;**39**:302.
51. Theodore J, Leibowitz HM. External ocular toxicity of dipivalyl epinephrine. *Am J Ophthalmol* 1979;**88**:1013.
52. Wilkerson M, Lewis RA, Shields MB. Follicular conjunctivitis associated with apraclonidine. *Am J Ophthalmol* 1991;**111**:105.
53. Flach AJ, LaVoie PE. Episcleritis, conjunctivitis and keratitis as ocular manifestations of Lyme disease. *Ophthalmology* 1990;**97**:973.
54. Mombaerts IM, Maudgal PC, Knockaert DC. Bilateral follicular conjunctivitis as a manifestation of Lyme disease. *Am J Ophthalmol* 1991;**112**:96.
55. Ramsby ML, Donshik PC, Makowski GS. Ligneous conjunctivitis: biochemical evidence for hypofibrinolysis. *Inflammation* 2000;**24**:45–71.
56. Chen S, Wishart M, Hiscott P. Ligneous conjunctivitis: a local manifestation of a systemic disorder? *J AAPOS* 2000;**4**:313–15.

6

第 41 章

细菌性结膜炎

Sarkis H. Soukiasian, Jules Baum

关键概念

- 急性细菌性结膜炎多具有自限性,局部治疗可有效缓解病情,缩短病程。
- 细菌性结膜炎多双眼发病,眼表屏障功能受损和免疫功能异常者可单眼发病。
- 超急性化脓性结膜炎主要由淋球菌和脑膜炎双球菌引起,进展快,通常单眼起病,随后发展成双眼。
- 奈瑟菌感染性结膜炎患者应积极接受全身治疗。
- 伴有脓性分泌物的急性细菌性结膜炎主要由革兰氏阳性球菌感染引起,尤其是金黄色葡萄球菌,不治疗的情况下症状通常持续 10~14 天。
- 白喉杆菌和溶血性链球菌可引起睑结膜的膜或假膜形成。
- 单侧的慢性结膜炎可能由感染性慢性泪小管炎或泪囊炎引起,泪小管内病原菌主要是衣氏放线菌。
- 流感嗜血杆菌(无荚膜)是儿童细菌性结膜炎最常见的致病菌。

本章纲要

非特异性和特异性自然防御系统
细菌性结膜炎的临床表现

由于临床上对结膜炎患者通常不进行细菌培养直接进行经验性治疗,因此,细菌性结膜炎的发病率很难统计。据估计,每 1 万人中约有 135 人患细菌性结膜炎。美国治疗细菌性结膜炎的直接和间接费用总额在 3.77 亿美元至 8.57 亿美元之间[1]。大多数急性细菌性结膜炎都具有自限性,局部抗生素治疗能有效缓解病情和缩短病程。在抗生素问世之前,细菌性结膜炎病程一般会持续几周,但金黄色葡萄球菌和摩拉克菌除外,这两种细菌易在眼睑皮肤增殖,易引起慢性细菌性结膜炎。抗生素对金黄色葡萄球菌和摩

拉克菌引起的急性细菌性结膜炎疗效不佳,这两种急性细菌性结膜炎选择抗生素时应该特别注意经济成本、药物不良反应以及宿主免疫抑制,优选杀菌剂而不是抑菌剂。

非特异性和特异性自然防御系统

结膜直接暴露于外界环境,易受到来自眼睑、空气及手接触的各种微生物的侵害,但结膜具有特定的防御系统抵御感染。眼表的非特异性(先天性)和特异性(适应性)自然防御系统协同作用,共同抵御感染的发生[2,3]。眼表上皮具有紧密连接,可以限制微生物的入侵。位于炎症细胞和免疫调节细胞上的跨膜蛋白 Toll 样受体(TLRs)形成了对病原菌的第一道防线,可吞噬病原体并进一步启动和调节适应性免疫系统[2]。泪液不仅可以冲刷眼表,减少病原体在眼表的黏附,而且含有多种抗菌成分[4~6],如:分泌性 IgA,补体[9,10],溶菌酶[6,11~13],β 溶菌素[14],乳铁蛋白[13,15,16]、抗菌多肽等[3,17,18],这些物质能帮助杀死微生物并防止细菌在眼表黏附[19,20]。

结膜囊的菌群与睑缘的菌群相似,厌氧菌和需氧菌构成了结膜囊的正常菌群[21~24]。90% 以上的正常受试者中结膜囊微生物检测阳性,其中一种以上微生物阳性率达 35%[22,25]。结膜囊正常菌群主要由需氧葡萄球菌(>60%;主要是表皮葡萄球菌),类白喉菌(>25%)和厌氧痤疮丙酸杆菌组成[22,25]。不同年龄组结膜囊的细菌谱和对抗生素的敏感性不同[26,27]。结膜固有菌群通过释放抗生素样物质(细菌素)[28]或代谢废物[2,29,30]可以有效降低致病菌的增殖。眼表感染免疫主要由结膜相关淋巴组织(Conjunctival-associated lymphoid tissue,CALT)介导[31,32],泪液中的多形核白细胞(Polymorphonuclear leukocytes,PMNS)

和单核细胞是眼表急性炎症反应的效应细胞[33]。眼表暴露于外界环境中,温度较低[34]不利于细菌生长。杯状细胞分泌的黏蛋白会包裹细菌并限制其增殖[2,3]。在大多数情况下,细菌感染结膜后,局部宿主免疫防御反应限制病原体,多表现为急性炎症过程,且具有自限性。

宿主免疫防御机制受损是细菌性结膜炎发生发展的危险因素(表 41.1)。眼瘢痕性类天疱疮,Stevens-Johnson 综合征、特应性和春季卡他性结膜炎、病毒性结膜炎、衣原体性结膜炎等都会影响结膜细菌菌群和上皮完整性,并导致继发性细菌感染。另外,住院患者[35]、免疫缺陷综合征[36,37]、严重烧伤[38]和某些眼部疾病[39]也会使正常结膜细菌菌群的组分发生改变,变为金黄色葡萄球菌及革兰氏染色阴性杆菌等更为致病的细菌菌群。

表 41.1 细菌性结膜炎的危险因素
宿主免疫机制受损因素:
干眼
暴露因素:
眼睑挛缩
眼球突出
兔眼
瞬目不足
营养缺乏或吸收障碍
维生素 A 缺乏症
局部或系统免疫抑制治疗后导致的局部或系统性免疫低下
鼻泪管阻塞或感染
辐射损伤
创伤
手术
先前结膜炎或感染
全身感染
外源性接种

某些毒性菌株,如:淋病奈瑟球菌,单核细胞性李斯特菌,白喉棒状杆菌、嗜血杆菌等能够破坏结膜上皮表面的完整性。某些菌株能通过菌毛(如淋病奈瑟球菌)[20,40]或多糖蛋白复合物(如假单胞菌)[41]增强表面吸附能力而抵抗宿主防御机制。某些菌株(如单核细胞性李斯特菌)能通过侵入细胞内阻碍细胞吞噬作用[42]或通过产生 IgA 蛋白酶(如流感嗜血杆菌,肺炎链球菌,淋病奈瑟球菌和脑膜炎奈瑟球菌)来躲避宿主的免疫防御[43,44]。

细菌性结膜炎多由外源性致病菌引起[45],但也可由固有条件致病菌的侵袭和增殖引起,或继发于全身感染[46]。

细菌性结膜炎通常双眼发病,眼表屏障功能受损和免疫功能异常者可以单眼发病。细菌性结膜炎可能会与睑缘炎相关联。

细菌性结膜炎的临床表现

分泌物

当细菌侵入结膜,会引起非特异性多形核白细胞反应。最初,分泌物呈稀薄的浆液性,随着杯状细胞分泌黏蛋白的增多、炎性细胞的浸润以及上皮细胞的坏死,分泌物变成黏液脓性。

淋球菌和脑膜炎奈瑟菌是最常见的引起化脓性分泌物的病原菌,其他大多数病原菌则引起黏液脓性分泌物。(图 41.1)

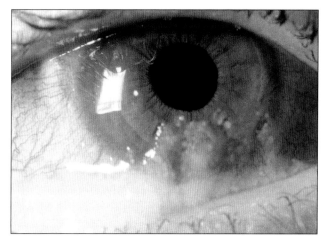

图 41.1 结膜脓性渗出物。(Courtesy John Dart,MA,DM,FRCS.)

真膜和假膜形成

某些病原菌感染结膜后可引起真膜或假膜。真膜多发生在炎症反应剧烈时,主要表现为结膜纤维素样渗出物在结膜表面凝结,真膜与结膜上皮粘连紧密,剥离膜时易导致结膜损伤与结膜出血。由于结膜上皮下组织中的纤维素样凝结物,眼睑可有硬结。

假膜由结膜上皮表面的分泌物凝结形成(图 41.2)。假膜易被剥离,被剥离时不会引起结膜出血。引起膜和假膜最常见的病原菌是白喉杆菌和化脓性链球菌[47,48],也可由其他病原菌引起,尤其是在易感宿主中。

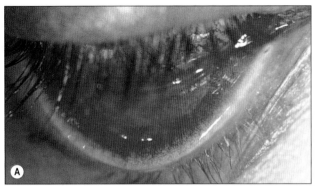

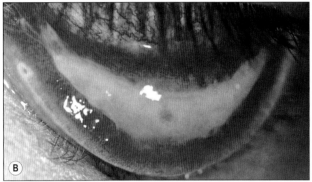

图 41.2　假膜性结膜炎右眼（A）及左眼（B）

乳头和滤泡

　　细菌性结膜炎可见乳头肥大,滤泡增生较少见,细菌的毒力及侵袭力决定了肥大与增生的程度。结膜乳头是细菌性结膜炎非特异性表现,呈天鹅绒样外观(图 41.3),睑结膜比球结膜多见。

　　结膜滤泡(图 41.4)直径 1~2mm,比乳头直径稍大一些。在正常成人,结膜滤泡通常分布于上睑结膜前三分之一(靠近睑缘部)。在正常儿童,结膜滤泡可分布于整个睑结膜。当上睑结膜后三分之二或下睑

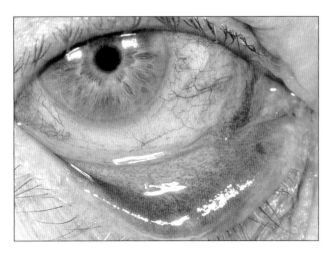

图 41.3　乳头性结膜炎,乳头中央可见伞状血管

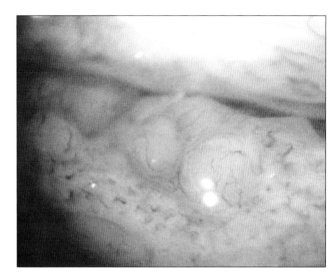

图 41.4　滤泡性结膜炎。滤泡是上皮下圆形组织,基底部血管环绕

　　结膜出现滤泡时多为病理性。尽管结膜滤泡多出现在病毒性结膜炎,衣原体结膜炎和眼表毒性病变中,但也可见于摩拉克菌性结膜炎和奈瑟菌性结膜炎[49]。

分类

　　细菌性结膜炎可根据起病和病程分为超急性结膜炎,急性结膜炎和慢性结膜炎。也可根据临床表现及其严重程度分型,如分泌物性状(化脓性或黏液脓性)、膜或肉芽肿的形成。细菌性结膜炎临床表现与致病菌菌种密切相关,例如,淋病奈瑟球菌感染常引起超急性化脓性结膜炎。革兰氏染色和细菌培养是菌种鉴定最传统的方法。

超急性细菌性结膜炎

　　超急性细菌性结膜炎进展迅猛,临床表现为眼睑水肿、结膜充血、球结膜水肿及大量脓性分泌物(图 41.5)。通常单眼起病,进而发展为双眼。淋病奈瑟球

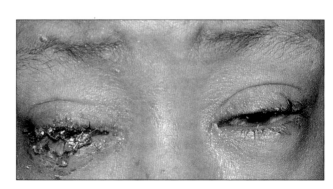

图 41.5　淋球菌感染所致的超急性结膜炎,可见眼睑水肿、结膜充血、大量分泌物。(Courtesy Keith Walter, MD.)

菌和脑膜炎奈瑟球菌感染引起的超急性结膜炎,可形成真膜/假膜与耳前淋巴结肿大[50,51]。超急性结膜炎眼部疼痛症状具有一定的临床启示意义,眼部疼痛剧烈加重通常由膜/假膜形成和角膜受累引起。

最常见的致病菌为淋病奈瑟菌及脑膜炎奈瑟菌。尽管超急性细菌性结膜炎在发达国家发病罕见,但发病后若诊疗不及时将导致严重眼部并发症。在少数免疫力低下的患者,引起黏液脓性结膜炎的微生物也可引起化脓性结膜炎[51]。

淋球菌是引起超急性细菌性结膜炎最常见的致病菌。早在1841年,Piringer等[52]就有报道,淋球菌性结膜炎可由尿道污染物引起。1879年,Neisser等[53]在超急性细菌性结膜炎的尿道和结膜囊中同时发现了淋球菌。成人淋球菌性结膜炎可能与无症状生殖器淋球菌感染有关[54]。淋球菌感染结膜后潜伏期一般为几个小时到3天,在第5天左右结膜出现化脓性分泌物,但也有报道淋球菌潜伏期可长达19天[55,56]。尿道局部灌注及意外感染可诱发疾病。

新生儿淋球菌性结膜炎多与产道感染有关,发生率约0.04%[60],多在出生后2~4天起病。新生儿淋球菌性结膜炎治疗不及时可导致角膜溃疡或穿孔发生。新生儿眼部感染详见第46章。

脑膜炎奈瑟菌性结膜炎的临床表现与淋球菌性结膜炎类似,其感染虽相对少见,但可因感染结膜、咽及上呼吸道等发展成化脓性脑膜炎,危及患者生命。儿童较成人多见。该病可由呼吸道分泌物传播。眼部感染脑膜炎奈瑟菌最常见的途径是血源性播散感染,也可由外源性播散。该病多双眼起病,但一部分外源性(原发性)感染病例为单眼发病。常在患病者家庭成员间流行[61~66]。

眼部和全身并发症

结膜奈瑟菌感染治疗不及时可能导致严重的眼部并发症[67,68]。结膜淋球菌感染后可引起角膜浸润与角膜溃疡,角膜病变可在角膜周边部,也可在中央部,周边部浸润可致角膜高敏感性[67~71],未治疗的角膜溃疡几天后可发生角膜穿孔(图41.6)。其他并发症还包括相对少见的前房积脓性虹膜炎、泪腺炎和眼睑脓肿[47,49,50]。由于严重的眼睑水肿,局限在眼睑内的脓液逐渐增加,可引起角膜上皮的压迫性坏死,是影响淋球菌性角膜炎进展的危险因素。脑膜炎奈瑟菌感染时也可并发角膜炎及虹膜炎。

大约五分之一的脑膜炎奈瑟菌性结膜炎可发展为全身性脑膜炎奈瑟菌感染,包括感染性脑膜炎[61]。

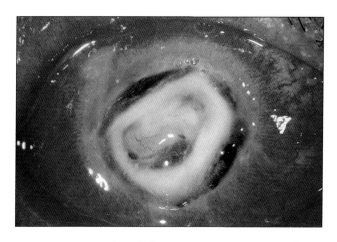

图41.6 图41.5中的患者右眼大面积角膜溃疡伴穿孔。可见出血及视网膜自穿孔处脱出。(Courtesy Keith Walter, MD.)

局部用药治疗的脑膜炎奈瑟菌性结膜炎患者发展成全身性疾病的风险比全身用药者高约20倍[62]。因此,脑膜炎奈瑟菌性结膜炎必须接受全身治疗。

诊断

成年人超急性细菌性结膜炎常需进行革兰氏染色及细菌培养以指导治疗。在奈瑟菌性结膜炎中,革兰氏染色可见革兰氏阴性双球菌及多形核白细胞。下眼睑结膜刮片较分泌物涂片更易找到淋球菌。奈瑟菌可应用巧克力凝胶培养基于4%~8%的CO_2环境中培养。尽管淋球菌对青霉素较敏感,但是越来越多的奈瑟菌菌株开始对青霉素和四环素耐药[72~77]。在美国,产青霉素酶类淋球菌菌株占现所有淋球菌菌株的10%左右,沿海地区淋球菌菌株耐药率较高[76,77]。在部分发展中国家,如在菲律宾和俄罗斯,淋球菌耐药性较高,耐药率可高达70%[78~80]。此外,同性恋男性由染色体介导的耐青霉素和四环素淋球菌菌株明显增加[69]。

考虑到公共卫生问题,淋病患者的性伴侣应积极接受检查与治疗,患淋球菌性结膜炎的新生儿母亲的性伴侣也应积极接受检查与治疗。淋病患者应该进行梅毒血清学检查[81]。

治疗

奈瑟菌性结膜炎应全身抗生素治疗,可联合局部抗生素治疗。治疗应在诊断性标本收集后立即进行,以减少潜在的角膜及全身感染的发生。

系统评估成人淋球菌性结膜炎疗效的文献非常有限[57,82]。研究表明,单剂量肌肉注射1g头孢曲松钠可以有效治疗淋球菌性结膜炎[57,83]。单剂量肌肉注射头孢噻肟[55,72],奇霉素(spectinomycin)[67,68]和诺氟沙星[84]也同样有效,但阿奇霉素对于淋球菌性结膜炎的疗效越来越受限,这主要是由于耐奇霉素的菌株逐渐增多,而且该药在消除咽部感染方面无效。目前奇霉素仅用于治疗对青霉素和头孢菌素过敏的孕妇患者[78]。美国公共卫生服务机构推荐的淋球菌性结膜炎的治疗方案是给予单剂量肌肉注射1g头孢曲松钠并用生理盐水冲洗结膜作为首次治疗[82]。考虑到很多病例还同时感染沙眼衣原体,后续治疗应给予1g阿奇霉素或100mg多西环素口服,每天两次,持续7天[57,82]。这种治疗方案不仅能治疗衣原体感染,还能降低淋球菌性尿道炎和输卵管炎的风险。

对于成人单纯性生殖器和肛门淋球菌感染,美国疾控中心推荐的治疗方案为:首次治疗给予单剂量肌注125mg头孢曲松钠或口服400mg头孢克肟或口服500mg环丙沙星或口服400mg氧氟沙星。后续治疗也应给予1g阿奇霉素或100mg多西环素口服,每天两次,持续7天。虽然该方案也可有效治疗淋球菌性结膜炎,但目前尚未见文献报道。成人复杂性淋球菌感染,如盆腔炎性疾病,急性附睾炎以及播散性淋球菌感染,需要在住院或门诊中进行更为强有力的抗菌治疗[82]。

新生儿淋球菌性结膜炎可给予单剂量静注或肌注25~50mg/kg头孢曲松钠,单剂量不超过125mg[82,86]。同时需生理盐水冲洗结膜囊[82,87]。四环素类药物禁用于婴儿及幼儿。

治疗脑膜炎奈瑟菌性结膜炎可静注或肌注青霉素。治疗脑膜炎推荐剂量是每天300 000IU/kg,最高上限是24 000 000单位/天或2 000 000单位/2小时[88]。青霉素过敏患者可用氯霉素代替。一般2天内可以明显改善病情。脑膜炎奈瑟菌性结膜炎初期,可每小时局部应用100 000IU/ML青霉素G[64]。有脑膜炎奈瑟菌性结膜炎患者接触史者应进行预防性治疗。可口服利福平每日2次,持续2天[89,90]。推荐剂量是成人600mg,儿童10mg/kg。

急性结膜炎

急性结膜炎起病较急,症状常较超急性结膜炎轻。对侧眼常受累,病程通常不超过1周。分泌物多为黏液脓性,也可为黏液性(卡他性)或脓性。球结膜较睑结膜炎症反应明显,睑结膜常伴乳头增生,呈天鹅绒样外观。多数急性结膜炎病例即使不接受治疗,症状多在发病10~14天即开始消退。金黄色葡萄球

菌和摩拉克菌感染时,多合并睑缘炎,急性结膜炎易转为慢性结膜炎。细菌性结膜炎多由革兰氏阳性球菌(需氧或厌氧菌)引起[22,91],但对于眼球长期暴露(如甲亢性突眼,昏迷)的患者,结膜角质化(如放疗后)患者及住院治疗超过2天的新生儿[27],革兰氏阴性杆菌感染增多。儿童细菌性结膜炎的常见致病菌有流感嗜血杆菌,肺炎链球菌和金黄色葡萄球菌(表41.2)。近期研究表明,摩拉克菌感染率在儿童也较高[92-96]。厌氧菌在儿童急性细菌性结膜炎中较常见,在成人急性结膜炎中少见[22,94]。病原体可随季节变化,研究表明,细菌性结膜炎常见于冬春季,病毒性结膜炎多见于夏季[97]。天气寒冷时主要是肺炎链球菌引起的感染,流感嗜血杆菌则在气候温暖时较常见。

表41.2 细菌性结膜炎常见的病原菌
超急性化脓性
淋病奈瑟菌
脑膜炎奈瑟菌
急性结膜炎(成人)
金黄色葡萄球菌
肺炎链球菌
革兰氏阳性厌氧菌(消化链球菌属)
嗜血杆菌属
流感嗜血杆菌
流感嗜血杆菌,埃及生物群
化脓性球菌
革兰氏阴性菌(少见)
急性结膜炎(儿童)
流感嗜血杆菌
肺炎链球菌
厌氧菌(消化链球菌属和消化球菌属)
金黄色葡萄球菌
摩拉克菌属
慢性结膜炎
金黄色葡萄球菌
摩拉克菌属
化脓性球菌
肺炎克雷伯菌
黏质沙雷菌
大肠埃希菌

金黄色葡萄球菌是细菌性结膜炎最常见的病因,任何年龄均可发病[98]。常引起慢性结膜炎及溃疡性睑缘炎,但也可产生外毒素、溶血素、纤溶酶、凝固酶等引起急性化脓性结膜炎。患者晨起由于黏脓性分泌物糊住眼睛而睁眼困难。表皮葡萄球菌引起的结

膜炎少见。

链球菌属是急性结膜炎的常见病因。肺炎链球菌性结膜炎多流行性发病,多具有自限性,多见于冬季及温带气候区。儿童发病率高于成人[92],潜伏期大约 2 天。结膜充血、晨起黏脓性分泌物增多等症状在 2~3 天后达到顶峰,上睑结膜[99]和穹隆结膜[100]常有结膜下出血,球结膜水肿(图 41.2),但很少引起严重的化脓性结膜炎。可伴有上呼吸道症状,但很少引起肺炎[50]。曾有病例报道,一位 70 岁健康女性在肺炎球菌性结膜炎发病 72 小时后死亡[50]。

其他链球菌属引起结膜炎发病率较低。化脓性链球菌(β- 溶血性链球菌)可引起急性化脓性结膜炎,伴球结膜水肿,偶有真膜或假膜形成,临床表现与白喉杆菌感染相似。病原可为外源性或内源性。链球菌性脓疱病可由眼睑皮肤蔓延,导致严重的结膜炎和角膜溃疡[47],多见于儿童。

流感嗜血杆菌(无荚膜菌株)主要引起幼儿细菌性结膜炎[92,94,101],但也可见于成人细菌性结膜炎(表 41.2)。人类是无荚膜的流感嗜血杆菌的唯一自然宿主,高达 80% 的成人上呼吸道中可见其共生。b 型荚膜流感嗜血杆菌可引起严重的侵袭性感染,如脑膜炎,化脓性关节炎,会咽炎,蜂窝织炎等,但很少引起结膜炎。嗜血杆菌菌属不同,引起结膜炎的类型也不同[102]。几十年来,流感嗜血杆菌及其埃及生物群的鉴别非常困难,目前菌属鉴别技术迅速发展,但随着抗生素的有效治疗,病原体的鉴别培养已变得不那么重要。

1883 年 Koch[103]在埃及研究霍乱时,发现了一种可引起化脓性感染的病原体。1886 年,Weeks[104]在纽约的结膜炎患者中确定了此种病原体。由于其引起的结膜炎具有独特的表型特征,此病原体一直被认为是一类独立的菌群,但现在均被称为流感嗜血杆菌埃及生物群,包括 Ⅲ 型生物型、埃及种属和"Koch-Weeks 芽孢杆菌"。这类结膜炎常流行性发病,但多在温暖气候区如美国南部地方性流行,具有季节性,在埃及五月到九月多见,在乔治亚州、德克萨斯州和南加利福尼亚州多见于五月到十月[102]。由于其传染性强,可迅速在家庭中蔓延。对接种疫苗的志愿者进行研究发现[105],本病潜伏期约 24 小时,临床表现为结膜充血、水肿,结膜下出血,脓性或黏液脓性分泌物,症状 3~4 天达到高峰。在开始抗生素治疗后 7~10 天症状消失[103]。不治疗可复发[47]。

无荚膜的流感嗜血杆菌(非埃及生物群)多见于春季及温带气候区,可伴有上呼吸道感染。眼部感染通常为亚急性,脓性分泌物较少,比由流感嗜血菌埃及生物群产生的分泌物更稀薄。较少出现结膜出血。常发生于睑结膜和穹隆结膜。病程多为自限性,7 天~10 天内症状消失[47,102]。流感嗜血杆菌性结膜炎合并中耳炎时可周期性发作[92,106,107]。

在巴西,由流感嗜血杆菌埃及生物群的特定克隆型引起的化脓性结膜炎,可能发展为一种暴发性儿童期致命性疾病,被称为巴西紫癜热[108~111]。

白喉杆菌引起的急性膜性或假膜性结膜炎,尽管在 19 世纪很常见,但 20 世纪初开始使用白喉杆菌类毒素后发病率明显下降[112],如今偶见于儿童白喉患者。白喉杆菌性结膜炎结膜症状出现前后可伴有鼻咽部、喉部与皮肤浸润[113]。感染初期眼睑红、肿、热、痛,可伴有耳前淋巴结肿大。严重病例球结膜表面可有灰黄色膜或假膜形成,坏死脱落后形成瘢痕。未并发鼻咽部白喉时,发热和毒性症状较轻[51]。本病有强传染性,需全身使用红霉素及抗毒素治疗。

摩拉克菌常引起慢性结膜炎及眦部睑缘炎,很少引起不伴睑缘炎的急性黏液脓性结膜炎[114,115]。摩拉克菌历来是结膜炎的常见病因,尤其见于酗酒人群较多的城市地区,1972 年以来感染率明显下降[116]。但 1989 年,新墨西哥州报道了一次摩拉克菌大暴发[115]。共用眼部化妆品是感染最重要的危险因素。近期有报道表明摩拉克菌感染在儿童急性结膜炎中也呈高发[95,96]。

卡他布兰汉菌可引起急性结膜炎[117]。其革兰氏染色的形态特征有时与奈瑟菌及摩拉克菌属相似。当革兰氏染色为淋球菌时,需谨慎评估,应根据确定的病原菌培养结果更改治疗方案。灰色奈瑟菌引起急性化脓性结膜炎较罕见[118]。

其他少见的引起急性化脓性结膜炎的病原体有假单胞菌属,大肠埃希菌,志贺菌属,奋森螺旋体和梭型杆菌。志贺菌属感染时可伴有腹泻。奋森螺旋体和梭型杆菌偶可引起单眼结膜感染,眼睑肿胀,球结膜水肿,偶见假膜,极少累及角膜[99]。二氧化碳嗜纤维菌属和溶藻性弧菌感染的结膜炎罕见[119,120]。

眼部及全身并发症

流感嗜血杆菌埃及生物群感染性结膜炎可合并角膜混浊、边缘角膜溃疡、泡性角结膜炎。幼儿流感嗜血杆菌感染可并发眶周蜂窝组织炎,出现特征性蓝紫色皮肤改变[121,122]。另外,流感嗜血杆菌感染时可出现全身不适、发热、上呼吸道感染、中耳炎及脑膜炎[123],尤其见于冬季。

链球菌感染性结膜炎极少累及角膜。β-溶血性链球菌(化脓性链球菌)感染时可合并角膜炎,表现为角膜混浊,浸润,坏死穿孔[47],尤其当伴有严重脓性分泌物,下睑结膜表面膜与假膜形成及眼睑硬结时更易发生。丹毒和极少数肺炎链球菌感染时可合并虹膜炎和前房积脓[47]。

摩拉克菌属感染时可合并细菌性角膜溃疡,尤其见于卫生条件差的酗酒人群、流浪者和营养不良人群(见慢性结膜炎)[124,125]。

严重的白喉杆菌性结膜炎的常见并发症有干眼、睑球粘连、倒睫和睑内翻。角膜溃疡罕见,但一旦累及可迅速进展为穿孔[47]。白喉毒素可致眼外肌和调节麻痹、呼吸道阻塞和心脏毒性此时需联合全身抗生素治疗。葡萄球菌性结膜炎相关的其他眼部并发症见慢性结膜炎部分。

诊断

根据典型的临床表现及体征即可对急性细菌性结膜炎作出诊断,一般不需要实验室检查。在临床上,急性细菌性结膜炎有时与其他病原体感染引起的结膜炎很难鉴别[92,126]。细菌或病毒培养因其价格昂贵、耗时长且有时结果不确切,通常用于难治性急性结膜炎、婴幼儿严重结膜炎以及成人化脓性结膜炎。对于流感嗜血杆菌感染性结膜炎伴有巴西紫癜热的患者,以及具有全身症状的婴儿患者,需做血培养。

治疗

急性细菌性结膜炎多具有自限性。近期有系统性综述表明,接受安慰剂治疗的急性细菌性结膜炎患者2~5天临床治愈率为64%,而接受抗生素治疗的患者同期临床治愈率可提高约10%[127,128]。局部抗生素治疗可以缩短病程,加快致病菌清除,尤其是对于细菌培养阳性的病例[127-132]。金黄色葡萄球菌及摩拉克菌感染后,若治疗不充分可转为慢性细菌性结膜炎。滴用眼膏后可致短时间内视物模糊,因此成人首选滴眼液治疗。由于滴眼剂易流出及被泪液稀释,婴儿及儿童常首选眼膏治疗。眼膏的作用时间更长,成人可在睡前使用,与单用滴眼液相比往往更有效。多种市面上可获得的广谱抗生素滴眼剂及眼膏对大多数细菌性结膜炎均有效(表41.1)[131],且在临床症状改善及细菌敏感性方面没有明显差异[127,129,133-137]。滴眼剂通常每2~4小时1次,而眼膏通常每日4次。某些抗生素减少用药频率同样有效,有临床研究表明应用加替沙星滴眼液,每日2次与每日4次无明显差异[138]。大环内酯类抗生素1%阿奇霉素眼用凝胶,开始时每日2次,两天后改为每日1次,连续3天[137,138]。不同抗生素各有其副作用,应用时应充分考虑。氨基糖苷类抗生素具有广谱抗菌且价格低廉的优点,但其对于眼表葡萄球菌感染的治疗效果较差[140]。甲氧苄啶多黏菌素B滴眼液及杆菌肽多黏菌素B眼膏对急性结膜炎同样有效,而且近十年来并未发现这两种抗生素的耐药性增加。从临床疗效看,氟喹诺酮类滴眼剂(如环丙沙星、氧氟沙星等)的治疗效果与氨基糖苷类相当。最近的研究表明,氧氟沙星的L型异构体,左氧氟沙星的治疗效果与氧氟沙星相当[133,135,136,139,142,143]。抗生素最初由于广谱抗菌性和低毒性被广泛应用,然而应用第一个十年后,抗生素抵抗性就逐渐增加,尤其见于结膜和角膜中共同存在的革兰氏染色阳性的细菌[144-146]。近期有研究表明,在1994年到2004年间,结膜炎中分离出的革兰氏染色阳性细菌对环丙沙星及氧氟沙星的抵抗力增长了三倍[147]。临床中,可以选用四代氟喹诺酮类药莫西沙星和加替沙星治疗细菌性结膜炎,它们对 G⁺ 菌、G⁻ 菌以及对二代及三代氟喹诺酮类药物抵抗的细菌均有效[148]。近年来,结膜耐甲氧西林性金黄色葡萄球菌感染明显增加,研究表明,10年间耐甲氧西林性金黄色葡萄球菌性结膜炎增加了4~10倍[148,149],并且体外实验表明,85%的耐甲氧西林性金黄色葡萄球菌对氟喹诺酮类抗生素耐药[149,150]。临床上金黄色葡萄球菌性结膜炎与甲氧西林敏感性菌株感染引起的结膜炎并无明显区别[149]。在特殊情况下,如耐药性或严重的耐甲氧西林性葡萄球菌性结膜炎,可自行配制5mg/ml的万古霉素滴眼液。贝西沙星是一种针对眼科用药的新型氟喹诺酮类抗生素,可克服目前部分细菌耐药的情况[151,152]。

一项双盲、对照、前瞻性临床试验表明,1.25%聚乙烯吡咯酮碘溶液治疗儿童细菌性结膜与新霉素多黏菌素B疗效相当[96]。由于其价廉、效优、容易获取以及很少发生耐药等优点,其成为治疗眼表感染的有效药物,尤其在发展中国家中应用更为广泛。目前对于其最佳治疗浓度尚不明确,有研究表明可选用2.5%的浓度治疗新生儿无菌性毒性结膜炎[153]。

急性结膜炎患者很少需全身用药,对于流感嗜血杆菌感染引起的急性结膜炎,伴有全身症状的婴幼儿,以及伴有埃及生物群巴西紫癜热感染的患者,需全身用药。复发性流感嗜血杆菌性结膜炎,伴有鼻咽部感染,可口服头孢克肟及利福平。

表 41.1　细菌性结膜炎的抗生素用药

抗生素 / 浓度[131]	商品名	剂型	规格
推荐用药			
单一抗生素制剂			
阿奇霉素 1%	AzaSite	滴眼剂	2.5ml
杆菌肽 500IU/g		眼膏 +	3.5g
(G)红霉素 0.5%*		眼膏 +	3.5g
(G)庆大霉素 0.3%		眼膏 +	3.5g
(G)		滴眼剂 +	5ml
(G)妥布霉素 0.3%	托百士 Tobrex	眼膏	3.5g
(Br)	托百士 Tobrex	滴眼剂 滴眼剂 +	5ml 5ml
环丙沙星 0.3%	Ciloxan Ciloxan	眼膏 滴眼剂 滴眼剂 +	3.5g 5ml 5ml
氧氟沙星 0.3%		滴眼剂 +	5ml
左氧氟沙星 0.5%	Quixin	滴眼剂 +	5ml
莫西沙星 0.5%	Vigamox	滴眼剂	3ml
加替沙星 0.5%	Zymaxid	滴眼剂 滴眼剂 +	2.5ml
贝西沙星 0.6%	Besivance	滴眼剂	5ml
抗生素复方制剂			
多黏菌素 B(10 000IU)+ 甲氧苄啶(1mg/ml)	Polytrim	滴眼剂 滴眼剂 +	10ml 10ml
多黏菌素 B(10 000IU)+ 杆菌肽(500IU)/ 管		眼膏 +	3.5g
其他 ++			
醋乙酰胺 10%	Bleph-10	滴眼剂 滴眼剂 +	15ml 15ml
多黏菌素 B(10 000IU)+ 新霉素(1.75mg)+ 短杆菌肽(0.025mg/ml)		滴眼剂 +	10ml
多黏菌素 B(10 000IU)+ 新霉素(3.5mg)+ 杆菌肽(400IU/g)	Neosporin	眼膏 +	3.5g

* 抑菌性抗生素

+ 非专利药品

++ 可用于治疗细菌性结膜炎,但含有多种副作用及临床局限性:

醋乙酰胺:明显的金黄色葡萄球菌抵抗性

含新霉素的复方制剂可引起点状角膜炎。

慢性结膜炎

相对于急性结膜炎,慢性结膜炎进展缓慢,持续时间长。患者症状多种多样,主要表现为异物感、眼痒、睫毛粘连、结膜少量分泌物等。体征往往较轻,可有弥漫性结膜充血、乳头形成(滤泡增生是莫拉克菌的特征性表现)与黏液脓性分泌物。金黄色葡萄球菌和莫拉克菌是慢性细菌性结膜炎最常见的两种致病菌。在美国,莫拉克菌感染的发生率有所降低,这可能与一些大城市中酗酒者的减少有关。

金黄色葡萄球菌是慢性细菌性结膜炎中最常见的病原体[98]。葡萄球菌感染引起结膜炎常并发睑缘的改变,包括睫毛缺失、倒睫、睑缘红斑、毛细血管扩张、睑板腺炎等。结膜炎症可由细菌直接引起或其释放的毒素间接引起,通常少量毒素即可引起结膜炎症[156]。皮肤坏死毒素可引起眦部及睑缘皮肤溃疡。金黄色葡萄球的细胞壁,尤其是核糖醇壁酸具有高度的抗原性,易引起免疫反应,造成溃疡性睑缘炎[157]。

外毒素可引起非特异性结膜炎及浅层点状角膜炎,多见于角膜下方。患者常主诉晨起睁眼有强烈的异物感,结膜脓性分泌物可致晨起睑缘结痂。这是由于眼睑闭合时,不仅可为细菌生长提供良好的环境,同时由于泪液分泌减少,泪液对毒素的稀释与冲洗减少,可使高浓度毒素集中作用于角膜及结膜表面。

眼表正常菌群中最常见的是表皮葡萄球菌,由于其产生的毒素与金黄色葡萄球菌类似,其致病菌株也可引起慢性的睑结膜炎[159]。

1896年Morax发现莫拉克菌可引起一种特殊的慢性结膜炎[160],常伴有内外眦部溃疡型睑缘炎。此病在美国20世纪初期常见于酗酒者及营养不良人群,但近年来其发病率明显降低。一项研究对眼表感染患者进行结膜细菌培养,发现只有2.4%为摩拉克菌[161]。摩拉克菌可引起滤泡性结膜炎,因而常被误诊为流行性角膜结膜炎、单纯疱疹或衣原体感染。耳前淋巴结可肿大。患者就诊前可能有几个月的症状。结膜拭子革兰氏染色可见大量细菌,但临床表现可轻微。由于蛋白酶的作用,结膜感染常累及睑缘及眦部皮肤[114]。

G⁻肠杆菌多引起慢性结膜炎,与眼表长期暴露、前期疾病以及放射治疗有关。最常见的是变形杆菌,其次是肺炎克雷伯杆菌,沙雷菌以及大肠杆菌。

奈瑟球菌属的链球菌与肺炎双球菌很少引起慢性黏液脓性结膜炎。淋病奈瑟菌在极少情况下可引起,可能与其特定的菌株有关[49,162]。

单侧慢性结膜炎可由无症状的慢性泪小管炎或泪囊炎引起。(图41.7)评估泪小管及泪囊情况非常重要,这两者都可能是病原体,如肺炎链球菌的慢性贮存地。泪小管内的病原体最常见的是衣氏放线菌,其次是滤过性毒菌、衣原体以及其他放线菌[163]。低位泪小管感染最常见,其症状主要表现为单侧眼瘙痒,流泪,疼痛,鼻黏膜的炎症,可伴泪小点肿胀突起。泪小点附近可有黏液脓性分泌物。挤压泪小管常可见泪小点分泌黄色颗粒状物质("硫磺样颗粒")(图41.7),涂片革兰氏染色检查阳性。牙周病的口腔厌氧菌也可引起慢性单侧结膜炎。

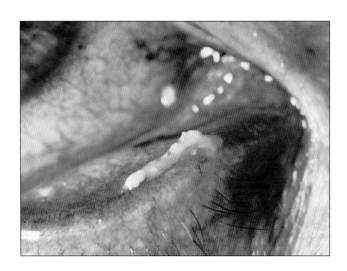

图41.7 衣氏放线菌感染引起的单侧慢性结膜炎,泪小管可见大量颗粒状物质("硫磺样颗粒")

眼部并发症

慢性细菌性结膜炎最常见的并发症为金黄色葡萄球菌性结膜炎引起的角膜病变。金黄色葡萄球菌释放的外毒素,可引起角膜下方点状上皮缺损[165]。严重时,可出现弥漫性点状角膜炎。在慢性金黄色葡萄球菌性睑缘炎相关结膜炎中,可见角膜周边浸润和溃疡,常发生于4点及8点近角膜缘处,这些病变被认为是金黄色葡萄球菌毒素或细胞壁产物(核糖醇)引起的免疫反应[166,167]。泡性角结膜炎少见,该病角膜缘、结膜及角膜可见小泡性、凝胶状的结节状病灶,伴有新生血管形成,主要由葡萄球菌细胞壁抗原引起的免疫反应引起。摩拉克菌感染常并发点状角膜炎,上皮下浸润,以及内眦附近的巩膜结节[161]。

诊断

根据病史及临床检查即可诊断。对于难治性病例,有必要进行睑缘与结膜囊细菌培养,从而明确所怀疑的病原体含量是否增高,但要注意金黄色葡萄球菌是正常睑缘的常见病原微生物。在慢性滤泡性结膜炎中,当怀疑衣原体或摩拉克菌感染时,结膜刮片的革兰氏染色和吉姆萨染色以及细菌培养在临床诊断中非常重要。

治疗

慢性结膜炎治疗原则与急性结膜炎相似。由于慢性葡萄球菌性结膜炎常累及睑缘,短期的局部治疗往往疗效较差。如合并睑缘炎,常须长期治疗,并应注意睑缘卫生。可用 50% 的婴儿浴液清洁睑缘,每晚局部应用革兰氏阳性菌敏感的抗生素(如杆菌肽)。对于难治性病例和伴有酒糟鼻的患者需口服多西环素 100mg,1~2 次 / 日,持续数月。治疗失败最常见的原因是患者缺乏依从性。目前常用的抗葡萄球菌类抗生素有复方多黏菌素 B、庆大霉素、妥布霉素、红霉素、加替沙星、莫西沙星、贝西沙星、阿奇霉素等。对于难治性病例,治疗应根据细菌培养结果选用敏感的抗生素。尽管摩拉克菌对大多数眼用抗生素均敏感,但仍有报道表明,摩拉克菌的体外抗生素抵抗明显多于葡萄球菌[168,169]。

细菌性结膜炎的罕见病因

梅毒螺旋体偶尔可引起结膜炎症。在二期梅毒早期,最常见的临床表现为严重的弥漫性的乳头性结膜炎,伴有明显的充血、球结膜水肿、局部淋巴结肿大以及皮肤及淋巴结的改变[170]。当皮肤活检梅毒螺旋体阴性时,结膜活检可为阳性[46]。球结膜可见硬下疳并伴有结膜及睑缘水肿。三期梅毒时可见结膜梅毒瘤[171]。

结膜结核在发达国家极为罕见,偶尔发生于有疫区接触史的患者。大多数早期病例发生于近期有外源性结核杆菌暴露史的青年人[172~175]。结膜结核病也常发生于内源性或外源性牛结核分枝杆菌(结核分枝杆菌的牛型同工型)感染的患者[176]。在北美,牛结核分枝杆菌已被完全根除[177]。结膜结核病常表现为单眼睑结膜损害、结节性溃疡以及淋巴结肿大。细菌培养及 Ziehl-Neelsen 染色常为阴性,往往需要组织病理学检查来明确诊断。

免疫缺陷与 AIDS

细菌性结膜炎在人类免疫缺陷病毒(human immunodeficiency virus, HIV)感染患者中并不常见。

在获得性免疫缺陷综合征(acquired immunodeficiency syndrome, AIDS)患者中,即使结膜炎症状不典型,亦无肛门生殖器症状,其最常见的致病菌为淋病奈瑟菌,最致命的病原体为假单胞菌属[54,178,179]。

原发性免疫缺陷综合征的病人,尤其是 B 细胞免疫缺陷的病人,细菌性结膜炎的发病率要高于艾滋病患者[36,180]。B 型流感嗜血杆菌是最常见的病原体[181]。

软化斑是一种慢性顽固性细菌感染,可引起肉芽肿性结膜病变。可由多种病原体引起,最常见的是大肠杆菌。病变多与细胞内溶菌功能缺陷有关。尽管此病治疗效果差,但当合并结膜病变时,全身应用环丙沙星可取得较好疗效[182]。对艾滋病和化疗引起的中性粒细胞减少的患者,合并金黄色葡萄球菌感染结膜时,可引起败血症[180]。

(林祥 译 刘祖国 校)

参考文献

1. Smith AF, Waycaster C. Estimate of the direct and indirect annual cost of bacterial conjunctivitis in the United States. *BMC Ophthalmol* 2009;**9**:13.
2. Chandler JW, Gillette TE. Immunologic defense mechanisms of the ocular surface. *Ophthalmology* 1983;**90**:585.
3. Gilger BC. Immunology of the ocular surface. *Vet Clin North Am Small Anim Pract* 2008;**38**:223.
4. Dawson CR. How does the external eye resist infection? *Invest Ophthalmol* 1976;**15**:971.
5. McClellan BH, Whitney CR, Newman LP, et al. Immunoglobulins in tears. *Am J Ophthalmol* 1973;**76**:89.
6. Selinger DS, Selinger RC, Reed WP. Resistance to infection of the external eye: the role of tears. *Surv Ophthalmol* 1979;**24**:33.
7. Williams RC, Gibbons RJ. Inhibition of bacterial adherence by secretory immunoglobulin A: a mechanism of antigen disposal. *Science* 1972;**177**:697.
8. Mongomery P, Rockey J, Majumdar A, et al. Parameters influencing the expression of IgA antibodies in tears. *Invest Ophthalmol Vis Sci* 1984;**25**:369.
9. Knop E, Knop N, Claus P. Local production of secretory IgA in the eye-associateed lymphoid tissue (EALT) of the normal human ocular surface. *Invest Ophthalmol Vis Sci* 2008;**49**:2322–9.
10. Yamamoto GK, Allansmith MR. Complement in tears from normal humans. *Am J Ophthalmol* 1979;**88**:758.
11. Ridley R. Lysozyme: an antimicrobial present in great concentrations in tears, and its relation to infection of the human eye. *Proc R Soc Med* 1978;**21**:1495.
12. Rotkis WM. Lysozyme: its significance to external ocular disease. In: O'Connor GR, editor. *Immunologic diseases of the mucous membranes: pathology, diagnosis, and treatment*. New York: Masson; 1980.
13. Stuchell RN, Farris RL, Mandel ID. Basal and reflex human tear analysis. II. Chemical analysis: lactoferrin and lysozyme. *Ophthalmology* 1981;**88**:858.
14. Ford LC, DeLange RJ, Petty RW. Identification of a nonlysozymal bactericidal factor (beta lysine) in human tears and aqueous humor. *Am J Ophthalmol* 1976;**81**:30.
15. Broekhuyse RM. Tear lactoferrin: a bacteriostatic and complexing protein. *Invest Ophthalmol* 1974;**13**:550.
16. Kijlstra A, Jeuissen SHM, Koning KM. Lactoferrin levels in normal human tears. *Br J Ophthalmol* 1983;**67**:199.
17. McIntosh RS, Cade JE, Al-Abed M, et al. The spectrum of antimicrobial peptide expression at the ocular surface. *Invest Ophthalmol Vis Sci* 2005;**46**:1379–85.
18. Paulsen FP, Varaga D, Steven P. Antimicrobial peptides at the ocular surface. In: Zierhut M, Stern M, Sullivan D, editors. *Immunology of the lacrimal gland, tear film, and ocular surface*. New York: Taylor & Francis; 2005. p. 97–104.
19. Lemp MA, Blackman HJ. Ocular surface defense mechanisms. *Ann Ophthalmol* 1981;**13**:61.
20. Ward ME, Watta PJ. *The role of specific and nonspecific factors in the interaction of gonococci with host cells. FEMS symposium*, vol. 2. New York: Academic Press; 1977. Gonorrhea – Epidemiology and Pathogenesis.
21. Gutierrez-Khorazo D, Gutierrez EH. The bacterial flora of the healthy

eye. In: Locatcher-Khorazo D, Seegal BC, editors. *Microbiology of the eye.* St Louis: Mosby; 1972.

22. Perkins RE, Kundsin RB, Abrahamsen I, et al. Bacteriology of normal and infected conjunctiva. *J Clin Microbiol* 1975;**1**:147.

23. McNatt J, Allen SD, Wilson CA, et al. Anaerobic flora of the normal conjunctival sac. *Arch Ophthalmol* 1978;**96**:1448.

24. Locatcher-Khorazo D, Guitierrez EH. Ocular flora of 1024 children (1–10 years old), 1786 young adults (20–35 years old), and 7461 patients awaiting ocular surgery with no known infection. In: Locatcher-Khorazo D, Seegal BC, editors. *Microbiology of the eye.* St Louis: Mosby; 1972.

25. Khorazo F, Thompson R. The bacterial flora of the normal conjunctiva. *Am J Ophthalmol* 1935;**18**:1114.

26. Hautala N, Koskela M, Hautala T. Major age group-specific differences in conjunctival bacteria and evolution of antimicrobial resistance revealed by laboratory data surveillance. *Curr Eye Res* 2008;**33**:907.

27. Tarabishy AB, Hall GS, Procop GW, et al. Bacterial culture isolates from hospitalized pediatric patients with conjunctivitis. *Am J Ophthalmol* 2006;**142**:678.

28. Barefoot SF, Harmon KM, Grinstead DA, et al. Bacteriocins, molecular biology. In: Lederberg H, editor. *Encyclopedia of microbiology*, vol. 1. New York: Academic Press; 1992.

29. Hsu C, Wiseman GM. Antibacterial substances from staphylococci. *Can J Microbiol* 1967;**13**:947.

30. Fredrickson AG. Behavior of mixed cultures of microorganisms. *Annu Rev Microbiol* 1977;**31**:63.

31. Chandler JW, Axelrod AJ. Conjunctival-associated lymphoid tissue. In: O'Connor GR, editor. *Immunologic diseases of the mucous membranes.* New York: Masson; 1980.

32. Knop N, Knop E. Conjunctiva-associated lymphoid tissue in the human eye. *Invest Ophthalmol Vis Sci* 2000;**41**:1270.

33. Friedlander MH, West C, Cyr R. The role of the eosinophil, basophil and mast cell in conjunctival immunopathology. In: O'Connor GR, editor. *Immunologic diseases of the mucous membranes: pathology, diagnosis and treatment.* New York: Masson; 1980.

34. Smolin G, Tabbara K, Whitcher J. *The conjunctiva. Infectious diseases of the eye.* Baltimore: Williams & Wilkins; 1984.

35. Valenton MJ, Tan RV. The changing ocular "microflora" in compromised patients. *Philippine J Ophthalmol* 1972;**4**:149.

36. Friedlander MH, Masi RJ, Osumoto M, et al. Ocular microbial flora in immunodeficient patients. *Arch Ophthalmol* 1980;**98**:1211.

37. Franklin R, Winkelstein J, Seto D. Conjunctivitis and keratoconjunctivitis associated with primary immunodeficiency diseases. *Am J Ophthalmol* 1977;**84**:563.

38. Pramhus C, Runyan TE, Lindberg RB. Ocular flora in the severely burned patients. *Arch Ophthalmol* 1978;**96**:1421.

39. Suie T, Havener WH. Bacteriologic studies of socket infections. *Am J Ophthalmol* 1964;**57**:749.

40. Pearce WA, Buchanan TM. Attachment role of gonococcal pili. *J Clin Invest* 1978;**61**:931.

41. Hyndiuk RA. Experimental *Pseudomonas* keratitis. *Trans Am Ophthalmol Soc* 1981;**79**:541.

42. Zimianski CM, Dawson CR, Togni B. Epithelial cell phagocytosis of *L. monocytogenes* in the conjunctiva. *Invest Ophthalmol Vis Sci* 1974;**13**:623.

43. Mulks MH, Kornfeld SJ, Plaut AG. Specific proteolysis of human IgA by *Streptococcus pneumoniae* and *Haemophilus influenzae*. *J Infect Dis* 1980;**141**:450.

44. Plaut A. Microbial IgA proteases. *N Engl J Med* 1978;**298**:1459.

45. Fahmy JA, Moller S, Bentzon MW. Bacterial flora of the normal conjunctiva. 1. Topographical distribution. *Acta Ophthalmol (Copenh)* 1974;**52**:786.

46. Spector FE, Eagle RC Jr, Nichols CW. Granulomatous conjunctivitis secondary to *Treponema pallidum*. *Ophthalmology* 1981;**88**:863–5.

47. Duke-Elder S, editor. System of ophthalmology, vol. 8. Part 1. Diseases of the outer eye. In: *Bacterial conjunctivitis.* St Louis: Mosby; 1965.

48. Kluever HC. Streptococci in inflammations of the eye: report of 18 cases. *Arch Ophthalmol* 1935;**14**:805.

49. Givner I. Purulent, membranous, and pseudomembranous conjunctivitis. In: *Infectious diseases of the conjunctiva and cornea: Symposium of the New Orleans Academy of Ophthalmology.* St Louis: Mosby; 1963.

50. Syed NA, Hyndiuk RA. Infectious conjunctivitis. In: Barza M, Baum J, editors. *Infectious disease clinics of North America, ocular infections.* Philadelphia: WB Saunders; 1992.

51. Ostler HB, Thygeson P, Okumoto M. Infectious diseases of the eye. Part II. Infections of the conjunctiva. *J Contin Educ Ophthalmol* 1978;**40**:11.

52. Piringer JF: Die Blenorrhoe am Menschenauge. Eline von dem deutschen ärztlichen Vereime in St. Petersburg gekrönte, *Preisschrift*. 80. Grätz1841.

53. Neisser A. *Ueber eine der Gonorrhoe eigentumliche Micrococcusfrom, viorlaufige Mitteilung. Centralblatt fur die medicinischen.* Berlin: Wissenschaften, Jahrg; 1879.

54. Handsfield HH, Lipman TO, Harnisch JP, et al. Asymptomatic gonorrhea in men. *N Engl J Med* 1974;**290**:117.

55. Bruins SC, Tight RR. Laboratory-acquired gonococcal conjunctivitis. *JAMA* 1979;**241**:274.

56. Valenton MJ, Abendano R. Gonorrheal conjunctivitis. *Can J Ophthalmol* 1973;**8**:421.

57. Haimovici T, Roussel TJ. Treatment of gonococcal conjunctivitis with single-dose intramuscular ceftriaxone. *Am J Ophthalmol* 1989;**107**:511–14.

58. Alfonso E, Friedland B, Hupp S, et al. Neisseria gonorrhoeae conjunctivitis: an outbreak during an epidemic of acute hemorrhagic conjunctivitis. *JAMA* 1983;**250**:794.

59. Diena BB, Wallace R, Ashton FE, et al. Gonococcal conjunctivitis: accidental infection. *Can Med Assoc J* 1976;**115**:609.

60. Rothenberg R. Ophthalmia neonatorum due to *Neisseria gonorrhoeae*: prevention and treatment. *Sex Transm Dis* 1979;**6**(Suppl.):187.

61. Fuerst R, editor. *Frobisher and Fuerst's microbiology in health and disease.* Philadelphia: WB Saunders; 1983.

62. Barquet N, Gasser I, Domingo P, et al. Primary meningococcal conjunctivitis: report of 21 patients and review. *Rev Infect Dis* 1990;**12**:838.

63. De Souza AL, Seguro A. Conjunctivitis secondary to Neisseria meningitidis: a potential vertical transmission pathway. *Clin Pediatr (Phila)* 2009;**48**:119.

64. Al-Mutlaq F, Byrne-Rhodes KA, Tabbara KF. Neisseria meningitis conjunctivitis in children. *Am J Ophthalmol* 1987;**104**:280.

65. Hedges TR Jr, McAllister RM, Coriell LL, et al. Metastatic endophthalmitis as a complication of meningococcal meningitis. *Arch Ophthalmol* 1956;**55**:503.

66. Brisner JH, Hess JB. Meningococcal endophthalmitis without meningitis. *Can J Ophthalmol* 1981;**16**:100.

67. Kestelyn P, Bogaerts J, Meheus A. Gonorrheal keratoconjunctivitis in African adults. *Sex Transm Dis* 1987;**14**:191.

68. Ullman S, Roussel TJ, Culbertson WW, et al. Neisseria gonorrhoeae keratoconjunctivitis. *Ophthalmology* 1987;**94**:525.

69. Hyndiuk RA, Skorich DN, Burd EM. Bacterial keratitis. In: Tabbara KF, Hyndiuk RA, editors. *Infections of the eye.* Boston: Little Brown; 1986.

70. Allen JH, Erdman GH. Meningococcic keratoconjunctivitis. *Am J Ophthalmol* 1946;**29**:21.

71. Thatcher RW, Pettit TH. Gonorrheal conjunctivitis. *JAMA* 1971;**215**:1494.

72. Faruki H, Kohmescher RN, McKinney WP, et al. A community-based outbreak of infection with penicillin-resistant *Neisseria gonorrhoeae* not producing penicillinase (chromosomally mediated resistance). *N Engl J Med* 1985;**313**:607.

73. Plasmid-mediated tetracycline-resistant Neisseria gonorrhoeae: Georgia, Massachusetts, Oregon. *MMWR* 1986;**35**:304.

74. Knapp JS, Zenilman JM, Biddle JW, et al. Frequency and distribution in the United States of strains of Neisseria gonorrhoeae with plasmid-mediated, high-level resistance to tetracycline. *J Infect Dis* 1987;**155**:819.

75. Boslego JW, Tramont EC, Takafuji ET, et al. Effect of spectinomycin use on the prevalence of spectinomycin-resistant and of penicillinase-producing Neisseria gonorrhoeae. *N Engl J Med* 1978;**317**:272.

76. Division of STD/HIV prevention. Sexually transmitted disease surveillance, 1992. In: *US Department of Health and Human Services, Public Health Service.* Atlanta: Centers for Disease Control and Prevention; 1993.

77. Schwarcz SK, Zenilman JM, Schnell D, et al. National surveillance of antimicrobial resistance in Neisseria gonorrhoeae. *JAMA* 1990;**264**:1413.

78. Handfield HH, Sparling PF. Neisseria gonorrhoeae. In: Mandell GL, Bennet JE, Dolin RP, editors. *Principles and practice of infectious diseases.* 4th ed. New York: Churchill Livingstone; 1995.

79. Perrine PL, Morton RS, Piot P, et al. Epidemiology and treatment of penicillinase-producing Neisseria gonorrhoeae. *Sex Transm Dis* 1979;**6**(Z Suppl.):152.

80. Kubanova A, Frigo N, Kubanova A, et al. National surveillance of antimicrobial susceptibility in Neisseria gonorrhoeae in 2005–2006 and recommendation of first-line antimicrobial drugs for gonorrhoea treatment in Russia. *Sex Transm Infect* 2008;**84**:285.

81. Handsfield HH, Knapp JS, Diehr PK, et al. Correlation of autotype and penicillin susceptibility of Neisseria gonorrhoeae with sexual preference and clinical manifestations of gonorrhea. *Sex Transm Dis* 1980;**7**:1.

82. Centers for Disease Control and Prevention. 1993 Sexually transmitted disease treatment guidelines. *MMWR* 1993;**42**(RR–14):47.

83. Zajdowicz TR, Kerbs SB, Berg SW, et al. Laboratory acquired gonococcal conjunctivitis: successful treatment with single-dose ceftriaxone. *Sex Transm Dis* 1984;**11**:28.

84. Kestelyn P, Bogaerts J, Stevens AM, et al. Treatment of adult gonococcal keratoconjunctivitis with oral norfloxacin. *Am J Ophthalmol* 1989;**108**:516.

85. Judson FN. The importance of coexisting syphilitic, chlamydial, mycoplasmal, and trichomonal infections in the treatment of gonorrhea. *Sex Transm Dis* 1979;**6**:112.

86. Laga M, Naamara W, Brunham RC, et al. Single-dose therapy of gonococcal ophthalmia neonatorum with ceftriaxone. *N Engl J Med* 1986;**315**:1382.

87. Alexander ER. Gonorrhea in the newborn. *Ann N Y Acad Sci* 1988;**549**:180.

88. Berkow R, editor. *The Merck manual of diagnosis and therapy.* Rahway, NJ: Merck Sharp & Dohme; 1977.

6

89. Klein JO, editor. *Report of the Committee on Infectious Disease*. Evanston, IL: American Academy of Pediatrics; 1982.
90. Centers for Disease Control and Prevention. *MMWR* 1976;**25**:56.
91. Brook I, Pettit TH, Martin WJ, et al. Anaerobic and aerobic bacteriology of acute conjunctivitis. *Ann Ophthalmol* 1979;**11**:389.
92. Gigliotti F, Williams WT, Hayden FG, et al. Etiology of acute conjunctivitis in children. *J Pediatr* 1981;**98**:531.
93. Locatcher-Khorazo D, Seegal BC, editors. *Microbiology of the eye*. St Louis: Mosby; 1972.
94. Brook I. Anaerobic and aerobic bacterial flora of acute conjunctivitis in children. *Arch Ophthalmol* 1980;**98**:833.
95. Weiss A, Brinser JH, Nazar-Stewart V. Acute conjunctivitis in childhood. *J Pediatr* 1993;**122**:10.
96. Isenberg SJ, Apt L, Valenton M, et al. Controlled trial of povidone-iodine to treat infectious conjunctivitis in children. *Am J Ophthalmol* 2002;**134**:681.
97. Fitch CP, Rapoza PA, Owens S, et al. Epidemiology and diagnosis of acute conjunctivitis at an inner-city hospital. *Ophthalmology* 1989;**96**:1215.
98. Mannis MJ. Bacteria conjunctivitis. In: Tasman W, Jaeger EA, editors. *Duane's clinical ophthalmology*, vol. 4. Philadelphia: JB Lippincott; 1990.
99. Givner I. *Catarrhal conjunctivitis. Infectious diseases of the conjunctiva and cornea: symposium of the New Orleans Academy of Ophthalmology*. St Louis: Mosby; 1963.
100. Fedukowicz HB, Stenson S, editors. *External infections of the eye, bacteria*. Norwalk, CT: Appleton, Century, Crofts; 1985.
101. Davis DJ, Pittman M. Acute conjunctivitis caused by Haemophilus. *Am J Dis Child* 1950;**79**:211.
102. Gingrich WD. *Haemophilus-type infections. Infectious diseases of the conjunctiva and cornea: symposium of the New Orleans Academy of Ophthalmology*. St Louis: Mosby; 1963.
103. Koch R. Berichte über die Tätigkeit der Deutschen Cholerakomission in aegypten und Ostindien. *Wien Med Wochenschr* 1883;**33**:1548.
104. Weeks JE. The bacillus of acute conjunctival catarrhal or pink eye. *Arch Ophthalmol* 1886;**15**:1441.
105. Davis P, Pittman M. Effectiveness of streptomycin in treatment of experimental conjunctivitis caused by Haemophilus sp. *Am J Ophthalmol* 1949;**32**:111.
106. Bodor FF. Conjunctivitis-otitis syndrome. *Pediatrics* 1982;**69**:695.
107. Bodor FF, Marchant CD, Shurin PA, et al. Bacterial etiology of conjunctivitis-otitis media syndrome. *Pediatrics* 1985;**76**:26.
108. Harrison LA, da Silva GA, Pittman M, et al. Epidemiology and clinical spectrum of Brazilian purpuric fever. Brazilian Purpuric Fever Study Group. *J Clin Microbiol* 1989;**27**:599.
109. Centers for Disease Control. Epidemic fatal puruic fever among children-Brazil. *MMWR* 1985;**34**:217.
110. Brazilian Purpuric Fever Study Group. Epidemic purpura fulminans associated with antecedent purulent conjunctivitis. *Lancet* 1987;**2**:758.
111. Brazilian Purpuric Fever Study Group. *Haemophilus aegyptius* bacteremia in Brazilian purpuric fever. *Lancet* 1987;**2**:761.
112. Boralkar AN. Diphtheritic conjunctivitis: a rare case report in Indian literature. *Indian J Ophthalmol* 1989;**101**:437.
113. Chandler JW, Milam DF. Diphtheria corneal ulcers. *Arch Ophthalmol* 1978;**96**:53.
114. van Bijsterveld OP. Acute conjunctivitis and Moraxella. *Am J Ophthalmol* 1968;**63**:1702.
115. Schwartz B, Harrison LH, Motter JS, et al. Investigation of an outbreak of Moraxella conjunctivitis at a Navajo boarding school. *Am J Ophthalmol* 1989;**107**:341.
116. van Bijsterveld OP. The incidence of Moraxella on mucous membranes and the skin. *Am J Ophthalmol* 1972;**74**:72.
117. Romberger JA, Wald ER, Wright PF. Branhamella catarrhalis conjunctivitis. *South Med J* 1987;**80**:926.
118. Au Y-K, Reynolds MD, Rambin ED, et al. *Neisseria cinerea* acute purulent conjunctivitis. *Am J Ophthalmol* 1990;**109**:96.
119. Parenti DM, Snydman DR. Capnocytophaga species: infections in nonimmunocompromised and immunocompromised hosts. *J Infect Dis* 1985;**151**:140.
120. Lessner AM, Webb RM, Rabin B. Vibrio alginolyticus conjunctivitis. *Arch Ophthalmol* 1985;**103**:229.
121. Feingold M, Gellis SS. Cellulitis due to Haemophilus influenzae type B. *N Engl J Med* 1965;**272**:788.
122. Londer L, Nelson DL. Orbital cellulitis due to Haemophilus influenzae. *Arch Ophthalmol* 1974;**91**:89.
123. Bodor FF. Conjunctivitis-otitis media syndrome: more than meets the eye. *Contemp Pediatr* 1989;**6**:55.
124. von Bijsterveld OP. Host-parasite relationship and taxonomic position of Moraxella and morphologically related organisms. *Am J Ophthalmol* 1973;**76**:545.
125. Baum J, Fedukowicz HB, Jordan A. A survey of *Moraxella* corneal ulcers in a derelict population. *Am J Ophthalmol* 1980;**90**:476.
126. Leibowitz HM, Pratt MV, Flagstad IJ, et al. Human conjunctivitis. I. Diagnostic evaluation. *Arch Ophthalmol* 1976;**94**:1747.
127. Sheikh A, Hurwitz B, van Schayck CP, et al. Antibiotics versus placebo for acute bacterial conjunctivits. *Cochrane Database Syst Rev* 2012;(9):CD001211.
128. Sheikh A, Hurwitz B. Topical antibiotics for acute bacterial conjunctivitis, a systematic review. *Br J Gen Pract* 2001;**467**:473.
129. Liebowitz HM. Antibacterial effectiveness of ciprofloxacin 0.3% ophthalmic solution in the treatment of bacterial conjunctivitis. *Am J Ophthalmol* 1991;**112**(Suppl 4):29S–33S.
130. Gigliotti F, Hendley JO, Morgan J, et al. Efficacy of topical antibiotic therapy in acute conjunctivitis in children. *J Pediatr* 1984;**104**:623.
131. Glasser DB, Hyndiuk RA. Ophthalmic antibiotics. In: Lamberts DW, Potter D, editors. *Clinical ophthalmic pharmacology*. Boston: Little Brown; 1987.
132. Ofloxacin Study Gorup III. A placebo-controlled clinical study of the fluoroquinolone ofloxacin in patients with external infection. *Invest Ophthalmol Vis Sci* 1990;**31**:572.
133. Gross RD, Hoffman RO, Lindsay RA. A comparison of ciprofloxacin and tobramycin in bacterial conjunctivitis in children. *Clin Pediatr (Phila)* 1997;**36**:435.
134. Lohr JA, Austin RD, Grossman M, et al. Comparison of three topical antimicrobials for acute bacterial conjunctivitis. *Pediatr Infect Dis J* 1988;**7**:626.
135. Miller IM, Vogel R, Cook TJ, et al. Topically administered norfloxacin compared with topically administered gentamicin for the treatment of external ocular bacterial infections. The Worldwide Norfloxacin Ophthalmic Study Group. *Am J Ophthalmol* 1992;**113**:638.
136. Schwab IR, Friedlaender M, McCulley J, et al. Levofloxacin Bacterial Conjunctivitis Active Control Study Group: A phase III clinical trial of 0.5% levofloxacin ophthalmic solution versus 0.3% ofloxacin ophthalmic solution for the treatment of bacterial conjunctivitis. *Ophthalmology* 2003;**110**:457.
137. Protzko E, Bowman L, Abelson M, et al. Phase 3 safety comparisons of 1.0% azithromycin in polymeric mucoadhesive eye drops versus 0.3% tobramycin eyedrops for bacterial conjunctivitis. *Invest Ophthalmol Vis Sci* 2007;**48**:3425.
138. Yee RW, Tepedino M, Bernstein P, et al. A randomized, investigator-masked clinical trial comparing the efficacy and safety of gatifloxacin 0.3 % administered BID versus QID for the treatment of acute bacterial conjunctivitis. *Curr Med Res Opin* 2005;**21**:425.
139. Leibowitz HM, Hyndiuk RA, Smolin GR, et al. Tobramycin in external eye disease: a double-masked study vs. gentamicin. *Curr Eye Res* 1981;**1**:259.
140. Mehta NJ, Webb RM, Krohel GB, et al. Clinical inefficacy of tobramycin and gentamicin sulfate in the treatment of ocular infections. *Cornea* 1984;**3**:228.
141. Kowalski RP, Karenchak LM, Romanowski MS. Infectious disease: changing antibiotic susceptibility. *Ophthalmol Clin North Am* 2003;**16**:1–9.
142. Gwon A, the Ofloxacin Study Group. Topical ofloxacin compared with gentamicin in the treatment of external ocular infection. *Br J Ophthalmol* 1992;**76**:714.
143. Gwon A, the Ofloxacin Study Group II. Ofloxacin vs tobramycin for the treatment of external ocular infection. *Arch Ophthalmol* 1992;**110**:1234.
144. Block SL, Hedrick J, Tyler R, et al. Increasing bacterial resistance in pediatric acute conjunctivitis. *Antimicrob Agents Chemother* 2000;**44**:1650.
145. Goldstein ML, Kowalski RP, Gordon YJ. Emerging fluoroquinolone resistance in bacterial keratitis: a 5-year review. *Ophthalmology* 1999;**106**:1313.
146. Kowalski RP, Pandya AN, Karenchak LM, et al. An in vitro resistance study of levofloxacin, ciprofloxacin, and ofloxacin using keratitis isolates of *Staphylococcus aureus* and *Pseudomonas aeruginosa*. *Ophthalmology* 2001;**108**:1826.
147. Cavuoto K, Zutshi D, Karp CL, et al. Update on bacterial conjunctivitis in South Florida. *Ophthalmology* 2008;**115**:51.
148. Mather R, Karenchak LM, Romanowski EG, et al. Fourth generation fluoroquinalones. New weapons in the arsenal of ophthalmic antibiotics. *Am J Ophthalmol* 2002;**133**:463.
149. Freidlin J, Acharua M, Lietman TA, et al. Spectrum of eye disease caused by methicillin-resistant *Staphylococcus aureus*. *Am J Ophthalmol* 2007;**144**:313.
150. Asbell PA, Colby KA, Deng S, et al. Ocular TRUST: nationwide antimicrobial susceptibility patterns in ocular isolates. *Am J Ophthalmol* 2008;**145**:951.
151. Cambau E, Matrat S, Pan XS, et al. Target specificity of the new fluoroquinolone besifloxacin in Streptococcus pneumoniae, Staphylococcus aureus and Escherichia coli. *J Antimicrob Chemother* 2009;**63**:443.
152. McDonald MB, Protzko EE, Brunner LS, et al. Efficacy and safety of besifloxacin ophthalmic suspension 0.6% compared with moxifloxacin ophthalmic solution 0.5% for treating bacterial conjunctivitis. *Ophthalmology* 2009;**116**:1615.
153. Hwang D. Systemic antibiotic therapy for relapsing *Haemophilus influenzae* conjunctivitis. *Am J Ophthalmol* 1993;**115**:814.
154. David M, Rumelt S, Weintraaub Z. Efficacy comparison between povidone iodine 2.5% and tetracycline 1% in prevention of ophthalmia neonatorum. *Ophthalmology* 2011;**118**:1454.
155. Thygeson P, Kimura S. Chronic conjunctivitis. *Trans Am Acad Ophthalmol Otolaryngol* 1963;**67**:494.

6

156. Thygeson P. Bacterial factors in chronic catarrhal conjunctivitis. *Arch Ophthalmol* 1973;**18**:373.

157. Mondino BJ, Caster AI, Dethlefs B. A rabbit model of staphylococcal blepharitis. *Arch Ophthalmol* 1987;**105**:409.

158. Gunderson T. In discussion of Thygeson P: Clinical signs of diagnostic importance in conjunctivitis. *Trans Sect Ophth AMA* 1946;**95**:76.

159. Valenton MJ, Okumoto M. Toxin-producing strains of *Staphylococcus epidemidis* (albus): isolates from patients with staphylococcal blepharoconjunctivitis. *Arch Ophthalmol* 1973;**89**:186.

160. Morax V. Note sur un diplobacille pathogene pour la conjunctivite humaine. *Ann Inst Pasteur (Paris)* 1896;**10**:337.

161. Kowalski RP, Harwick JC. Incidence of *Moraxella* conjunctivitis infection. *Am J Ophthalmol* 1986;**101**:437.

162. Podgore JK, Holmes KK. Ocular gonococcal infection with little or no inflammatory response. *JAMA* 1981;**246**:242.

163. Boruchoff SA, Boruchoff SA. Infections of the lacrimal system. In: Barza M, Baum J, editors. *Infectious diseases of North America, ocular infections.* Philadelphia: WB Saunders; 1992.

164. Van Winkelhoff AJ, Abbas F, Pavicic MJ, et al. Chronic conjunctivitis caused by oral anaerobes and effectively treated with systemic metronidazole plus amoxicillin. *J Clin Microbiol* 1991;**29**:723.

165. Allen JH. Staphyloccic conjunctivitis: experimental reproduction with staphyloccic toxin. *Am J Ophthalmol* 1937;**20**:1025.

166. Mondino BJ, Kowalski RP. Phlyctenulae and catarrhal infiltrates: occurrence in rabbits immunized with staphylococcal cell walls. *Arch Ophthalmol* 1982;**100**:1968.

167. Mondino BJ, Dethlefs B. Occurrence of phlyctenules after immunization with ribitol teichoic acid of *Staphylococcus aureus*. *Arch Ophthalmol* 1984;**102**:461.

168. McCullun JP. Blepharoconjunctivitis. *Int Ophthalmol Clin* 1984;**24**:65.

169. Bowman RW, Dougherty JM, McCully JP. Chronic blepharitis and dry eye. *Int Ophthalmol Clin* 1987;**27**:27.

170. Woods AC. *Endogenous uveitis.* Baltimore: Williams & Wilkins; 1956.

171. Duke-Elder S. *Systems of ophthalmology, vol. IX: Diseases of the uveal tract.* St Louis: Mosby; 1966.

172. Bruce GM, Locatcher-Khorazo D. Primary tuberculosis of the conjunctiva. *Arch Ophthalmol* 1947;**37**:375.

173. Goldfarb AA, Seltzer I. Primary tuberculosis of the conjunctiva. *Am J Dis Child* 1946;**72**:211.

174. Anhalt EF, Zavell S, Chang G, et al. Conjunctival tuberculosis. *Am J Ophthalmol* 1960;**50**:265.

175. Chandler AC Jr, Locatcher-Khorazo D. Primary tuberculosis of the conjunctiva. *Arch Ophthalmol* 1964;**71**:202.

176. Liesegang TJ, Cameron D. Mycobacterium bovis infection of the conjunctiva. *Arch Ophthalmol* 1980;**98**:1764.

177. Meyers JA. *Tuberculosis: a half century of study and conquest.* St Louis: Warren H Green; 1970.

178. Lau RKW, Goh BT, Estreich S, et al. Adult gonococcal keratoconjunctivitis with AIDS. *Br J Ophthalmol* 1990;**42**:52.

179. Nanda M, Pflugfelder SC, Holland S. Fulminant pseudomonal keratitis and scleritis in human immunodeficiency virus-infected patients. *Arch Ophthalmol* 1991;**109**:503.

180. Wolf MD, Pfaller MA, Hollis RJ, et al. Staphylococcus aureus conjunctivitis and sepsis in a neutropenic patient. *Am J Ophthalmol* 1989;**107**:87.

181. Franklin RM, Winkelstein JA, Seto DSY. Conjunctivitis and keratoconjunctivitis with primary immunodeficiency diseases. *Am J Ophthalmol* 1977;**84**:563.

182. Simpson C, Dickinson J, Sandford-Smith JH. Medical management of ocular malacoplakia. *Ophthlomology* 1992;**99**:192.

6

第42章

病毒性结膜炎

Mazen Y. Choulakian, Mark J. Mannis, Lenio Souza Alvarenga

关键概念

- DNA 病毒感染常出现影响视力的并发症, RNA 病毒感染则经常表现为程度较轻的结膜炎。
- 腺病毒感染引起的结膜炎是最常见的病毒性结膜炎。
- 可通过细胞培养、PCR、快速抗原检测等方法鉴定病原体,但确诊并非都需要实验室检查结果。
- 仅有少数病原体对局部抗病毒治疗敏感。
- 临床上出现炎症反应时,可适当采用抗炎治疗,但需排除单纯疱疹病毒感染。
- 病毒性结膜炎的治疗原则是控制病毒传播和预防并发症。

本章纲要

DNA 病毒

RNA 病毒

病毒性结膜炎是常见的眼表疾病,病情轻重不一,现已发现有多种病毒可引起病毒性结膜炎。鉴定病毒类型非常重要,因为制定治疗方案不仅要考虑到症状是否缓解,还涉及抗病毒和/或抗炎药物的选择,因此治疗方案的选择需要明确的病原学诊断结果。

大部分病毒性结膜炎都有典型的结膜滤泡形成,虽然结膜滤泡在衣原体感染和结膜毒性损害中也存在。滤泡主要由结膜浅基质层的淋巴细胞聚集形成,淋巴细胞周围围绕血浆和肥大细胞(图 42.1)。随着滤泡的增大,成簇的免疫细胞从周围血管渗漏出来。裂隙灯显微镜下结膜滤泡表现为黄白色椭圆形隆起灶,周围有扩张的血管环绕。

RNA 和 DNA 病毒都可感染结膜。前者引起的结膜炎程度较轻,后者引起的炎症常造成影响视力的并发症。

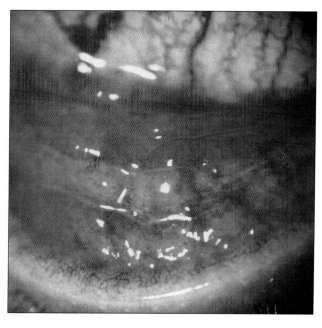

图 42.1 腺病毒性结膜炎患者的滤泡。荧光素染色可区分出隆起的滤泡

DNA 病毒

腺病毒

腺病毒性结膜炎是最常见的病毒性结膜炎。目前已发现腺病毒可以感染人的血清型有 52 种,分为 7 个亚群(A-G)[1,2]。超过一半的血清型(32 种)属于 D 亚群。除了少部分病例外,大部分腺病毒性结膜炎由腺病毒 D 亚群感染引起。随着基因组酶切技术和裂解技术的发展,现在发现同一腺病毒血清型中也存在不同的基因型(如腺病毒 8 型有 8 个不同的基因型,分为 Ad8A-Ad8H)[3]。

典型的眼表腺病毒感染可分为四种不同的临床类型:咽结膜热、流行性角结膜炎、急性非特异性滤泡性结膜炎和慢性角结膜炎。

咽结膜热

咽结膜热主要表现为咽炎、滤泡性结膜炎、发热及耳前与颈部淋巴结肿大，常伴有腹泻、鼻炎等症状。咽结膜热主要由腺病毒 3、4 和 7 型感染引起，但 1、2、5 和 14 型也可引起。该病传染性较强，常在一定范围内暴发流行。主要有三种传播途径：直接接触传播、通过污染物传播或通过游泳池、池塘的水传播。McMillan 等[4]曾报道，咽结膜热是儿童夏令营最常见的疾病之一。起病后最初几天传染性较强，症状出现后可持续 2 周。

该病起病急，病毒感染后潜伏期 5~14 天，一般于病毒感染后 6~9 天出现临床症状，尤其是通过疫水传播者[5]。轻度咽炎者，仅表现为咽喉痛，严重者可引起吞咽困难，咽后段检查可见黏膜充血，无渗出。咽炎和发热可以持续 10 天左右。下呼吸道感染、肝脾肿大、皮疹较少见，也可能并非腺病毒感染引起。

疾病早期即可出现眼表改变，早期症状也因人而异。该病经常双眼同时发病，也可间隔 3 天之内先后起病，通常第二只眼病情较轻。发病初期，病人主要表现为突发的眼睛痒和刺激感，大量浆液性分泌物及上、下睫毛痂皮形成，造成睡醒时睁眼困难。全结膜充血，以下穹隆结膜最为明显。出现症状后 2 天到 1 周内即可出现点状角膜上皮炎，这些点状角膜病变往往虎红及荧光素染色阴性。点状角膜炎会逐渐扩散并持续至少一周时间。咽结膜热很少出现流行性角结膜炎样的角膜上皮下浸润。

流行性角结膜炎

流行性角结膜炎是腺病毒感染引起的结膜炎中最严重的类型[6]。腺病毒 8、19 和 37 是最常见的血清型，但也有其他血清型的报道[7]。混合感染也可发生。腺病毒 8 型导致的流行性角结膜炎临床表现最为典型[8]。出现症状后的第一天传染性最高，但一般不会出现院内感染。社区内传播主要通过接触污染的手或物品、性接触和通过游泳池的水。在医生办公室，也可通过手接触仪器（如血压计）而传播。

该病的症状和体征比咽结膜热严重，但有时这两种疾病在裂隙灯显微镜下却不易辨别。无眼球外临床表现和严重的角膜基质层浸润是流行性角结膜炎最主要的临床特征。与咽结膜热相比，半数以上流行性角结膜炎患者单眼发病[6]。病情较轻者，可出现弥漫性结膜充血，滤泡和乳头增生，下睑结膜更明显。

病情较重者，可有结膜下出血及假膜或真膜（图 42.2）出现。真膜存在会导致患者眼部不适，但撕除时易出现结膜出血。真膜或假膜会摩擦角膜，造成机械性损伤，出现类似疱疹病毒性角膜炎样的地图状角膜溃疡。

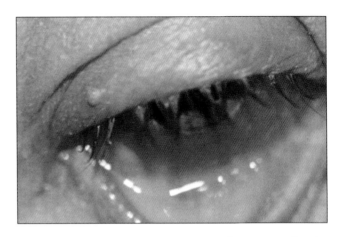

图 42.2 流行性角结膜炎。眼睑水肿，睫毛结痂及膜形成

角膜改变可在流行性角结膜炎发病后第 2 天出现，早期改变为角膜上皮泡性隆起，直径大约 25~30um，但这种改变在裂隙灯下很难发现。发病后第 5 天，这些隆起无需荧光素染色的辅助就可被轻松发现，荧光素染色后上皮隆起处会出现"黑洞"样外观[8]。以上表现被分别归为腺病毒性角膜炎的 0 期和 1 期。角膜上皮泡性隆起主要由肿胀的、形态不规则的上皮细胞构成，这些肿胀的细胞出现坏死和细胞膜的改变[9]。第 2 期主要表现为病灶的融合及病变累及深层上皮，通常持续 2~5 天。

0~2 期的角膜炎在流行性角结膜炎中的发生率从 13% 至 70% 不等[3,10]，这与病毒的血清型与基因型都有关（如 Ad8H 基因型的角膜炎的发生率比 Ad8C 基因型和 Ad8E 基因型都要高）[3]。畏光、流泪和眼表不适感加重预示着疾病累及角膜。点状角膜上皮炎一般不会超过 2 周，但如果是 Ad8 型感染，一般会超过 3 周，且出现角膜上皮下浸润的概率更高。点状角膜上皮炎可自愈，但也有 43% 的概率发展为上皮下浸润[10]。在发病后第 2 周就可出现典型的第 3 期改变。在角膜炎第 3 期，不仅有累及深层角膜上皮的点状角膜上皮炎，还会出现边界不清的角膜上皮下浸润（图 42.3）。腺病毒引起的角膜上皮下浸润应与角膜移植排斥引起的免疫性上皮下浸润相区别，后者结膜炎不明显，上皮下浸润局限在供体植片。

在第 3 周或第 3 周以后角膜炎可进入第 4 期和

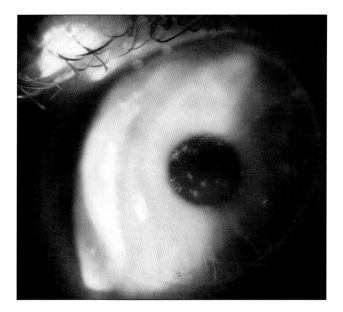

图 42.3 腺病毒性角膜炎第 3 期(第二周),穿透性角膜移植术后

第 5 期。此时荧光素染色阴性。第 4 期表现为典型的上皮下浸润,可持续数周或数月(图 42.4)。第 5 期的典型表现是点状混浊形成,常覆盖上皮下混浊。腺病毒 5 和 8 型发生上皮下浸润的概率最高。随着时间推移,上皮下浸润会逐渐缩小。上皮下浸润可导致畏光和视物模糊,并持续数月,部分病例可出现显著影响视力的角膜瘢痕。角膜上皮下浸润灶是机体对腺病毒抗原的免疫应答,主要由淋巴细胞浸润角膜浅基质层和深部上皮层引起。

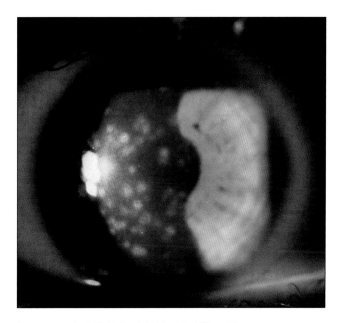

图 42.4 腺病毒性角膜炎第 4 期(第 3 周)

角膜的炎性改变一般发生在角膜中央区,也可累及周边部。如果角膜上皮下浸润或混浊发生在视轴上,就会影响视功能,包括出现光晕、炫光和对比敏感度下降。角膜旁中心混浊在夜间或暗环境下会干扰视觉,引起光晕和 / 或炫光,在开夜车时尤为明显。量化视觉不适(问卷、对比敏感度量表、视觉敏感度量表)是很重要的,决定是否对病人进行治疗。然而,目前没有很好的标准用于评估治疗的时机。

结膜下出血可位于睑结膜和球结膜,33.3% 的由 Ad8 腺病毒感染引起[3]。相对于其他血清型的腺病毒,Ad8 腺病毒感染引起的结膜下出血发生率较低。

据报道,流行性角结膜炎和 Ad8 腺病毒感染引起的重度角膜炎中偶见并发葡萄膜炎者[10],表现为轻度房水闪辉以及少量的房水细胞。葡萄膜炎会在数日内消退,预后良好。

急性非特异性滤泡性结膜炎

腺病毒的多个血清型都可引起急性非特异性滤泡性结膜炎,其中也包括引起咽结膜热和流行性角结膜炎的血清型。该病结膜炎症较轻,多数情况下不会累及角膜,即使累及角膜病变也只局限在上皮层。临床表现主要为轻度滤泡增生,轻度结膜充血,眼睑局部水肿,可伴有耳前淋巴结肿大。该病比咽结膜热和流行性角结膜炎恢复快,病程一般小于 3 周。部分患者在 EKC 暴发流行时发病,他们的临床表现相对较轻。确诊该类病人很重要,因为该类病人常因病情轻微不去就医,最终变成病毒载体,造成疾病在社区内流行。

慢性结膜炎

慢性结膜炎是腺病毒性结膜炎最少见的类型。该病 1965 年最先被报道[11],但直到目前,报告的病例依然很少[12,13]。该病曾分离出腺病毒 2、3、4 和 5 型。该病症状持续时间较长,病毒可潜伏数月甚至数年,直到下次症状出现。结膜表现为反复发作的刺激症状以及点状角膜上皮炎和上皮下浸润。可双眼发病,结膜可伴有滤泡和乳头增生。该病常可自愈。

腺病毒感染引起的结膜炎临床表现比较典型的常规治疗即可,无需等待实验室检查结果[7]。临床上诊断病毒性结膜炎主要依靠急性结膜炎的表现及以下特征之一:下睑结膜滤泡、耳前淋巴结肿大、上呼吸道感染以及近期与红眼病人接触[14]。

实验室诊断

并非所有的患者都需要检测病毒病原体,因为大多数腺病毒性结膜炎的临床诊疗都无需依靠病原学结果。然而，实验室检测得到的客观数据在公共卫生与卫生监督方面具有重要的意义。不仅如此，在临床表现不是很典型的患者中，实验室检测明确病毒病原体对于确诊还是很重要的。

多年以来，鉴定腺病毒性结膜炎的金标准是细胞培养＋验证性免疫荧光染色。尽管该方法成本较高，所需时间长，但是结果可靠[15]。缺点是收集或转移病毒标本时会影响病毒的存活率，病毒在培养基中的生长情况也会影响检测结果。

部分学者认为，传统的细胞学检查不敏感且较为主观，虽然详细的吉姆萨染色（包括定性和定量）还是有所帮助的，目前主张采用血清学检测。采取患者血清进行检测，若急性期和恢复期血清抗体效价比第一周/治疗后一周高 4 倍或以上即有诊断意义，但达不到该标准也不代表没有感染。基于 IgM 的血清学诊断不一定可靠，因为共同病原体抗原的存在，该方法易发生交叉反应，假阳性率较高。

现阶段更趋向于采用 PCR 技术鉴定病毒病原体，该方法更加敏感，特异性也较高[17-21]，能够达到诊断腺病毒性结膜炎的所需的精度。然而，这种方法操作复杂，检测时间也较长。理想的实验室检测方法，除了要有高的精度外，还要求检测时间短（10~30 分钟内出结果），这样医生才能在患者初诊时明确诊断。

抗原检测的方法所需时间较短，而且不依赖病毒的活性。抗原检测的方法主要有酶联免疫吸附法、免疫荧光法、免疫层析法、免疫过滤法和免疫印迹法等。由于诊断截断值选择的不同、操作者的经验不同、非特异性染色和交叉反应的存在以及金标准不同易出现假阳性结果，导致这些检测方法普遍敏感性和特异性变异较大。

目前已有多种快速检测腺病毒的试剂盒问世。RPS 腺病毒检测仪于 2006 年经美国 FDA 批准，是第一个用于腺病毒性结膜炎即时检测的产品。随后他们升级了采样板和检测条。该检测方法的原理是基于侧向免疫层析法，即两种抗原特异性抗体捕捉来自 52 种感染或非感染的病毒血清型的六面体抗原（常见的抗原表位）[20]。操作时将采集的泪液置于涤纶包被的样品收集器内，然后插入测试仪，10 分钟后可出结果。腺病毒克隆酶免疫分析试剂盒则是通过拭子直接接触患者的结膜来获取标本。一项回顾性研究表明[22]，该方法在第一周的敏感性低（38%），但阳性率高（65%）。SAS 腺病毒免疫层析试剂盒则多了一些步骤，需用含 0.1% 叠氮化钠的缓冲液抽提样品，然后加入到塑料样品孔内进行检测[23]。与 PCR 技术相比，三家快速腺病毒检测试剂盒检测流行性角结膜炎的敏感性和特异性如下：RPS：85%/98%，Adenoclone：72%/100%，SAS：54%/97%。

美国的成本－效益分析结果显示：使用 RPS 试剂盒可避免因急性结膜炎造成的社会成本增加[26]。研究还指出，超过 100 万的患者无抗生素使用指征而使用了抗生素。

治疗

腺病毒性结膜炎的治疗原则包括阻断传播途径、预防并发症和缓解症状。疑似病例需隔离检查。病人确诊后，医生应建议患者避免和其他人接触，接触眼部后要洗手，避免共用毛巾、枕头等可能存在患者眼部分泌物的物品。儿童发病期应避免外出活动，成年人也要避免近距离接触，尤其是急性炎症期。医疗卫生人员在发病后至少 14 天内要限制活动，尤其是不能用手直接接触患者。检查者在检查患者前后均要注意手卫生，检查中用过的仪器必须清洁和消毒。一项医院内腺病毒性结膜炎暴发流行的报道显示：环境中腺病毒 DNA 的检出率高达 81%[27]。含氯消毒剂（如 2% 次氯酸钠）和聚维酮碘可有效灭活病毒[28]。含氯消毒剂需现配现用，因为稀释后活性易丢失。

冷敷可暂时缓解症状，但对部分患者无效。冷敷无效者，需立即停止，因为冷敷时可能导致手污染和继发感染。大瓶装的滴眼液会成为腺病毒传播的载体，尤其是感染者的家庭成员。推荐使用单剂量小包装滴眼液。伴有畏光的病人佩戴太阳镜会有所帮助。

发现膜和伪膜需立即剥除，使用镊子或棉签剥离即可（图 42.5）。

局部抗炎治疗对于病毒性结膜炎是一把双刃剑，必须谨慎使用。炎症是病毒性结膜炎的基本病理特

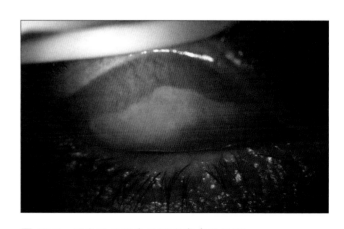

图 42.5 剥离流行性角结膜炎患者的伪膜

征,也是造成多种眼部不适症状的原因。抗炎治疗可减轻炎症,明显缓解症状。然而抗炎药物可能会促进病毒的复制、延长病毒播散期。强效糖皮质激素(如1%醋酸泼尼松龙)[30]和短效糖皮质激素(如0.12%醋酸泼尼松龙、0.1%氟米龙、1%瑞美松龙等)[31]局部应用都会增强病毒的复制能力并延长病毒清除的时间。局部应用非甾体类消炎药(如0.5%酮咯酸氨丁三醇和0.1%双氯芬酸钠)对病毒的复制和清除无明显影响。

糖皮质激素可减轻炎症,明显缓解症状,但该药物必须谨慎使用。对于病毒性结膜炎患者,如出现膜性或伪膜性炎症、虹膜睫状体炎、严重的点状角膜炎(0级、1级除外)以及顽固的、影响视力的角膜上皮下浸润,应积极应用糖皮质激素点眼。可应用短效激素(如0.12%醋酸泼尼松龙、0.1%氟米龙、1%瑞美松龙、0.001%地塞米松、0.5%氯替泼诺等)每天点眼3~4次,持续1~3周。研究表明,0.12%醋酸泼尼松龙效果最佳,在清除病毒方面有优势[32]。对于中重度的角膜炎,需局部应用强效激素,如:1%泼尼松龙、0.5%氯替泼诺、0.05%双氟泼尼酯等。激素停药需逐步减量(每隔3~7天减半),尤其是对于存在角膜浸润灶的患者。长期应用激素时应密切关注药物的副作用,如:白内障、青光眼等。激素停用后,角膜上皮下浸润有可能会复发。腺病毒性结膜炎急性期应用激素治疗的患者可能更易出现角膜上皮下浸润。近年来,腺病毒性结膜炎患者角膜上皮下浸润的发生率越来越高,这可能与病毒复制能力增强有关。

不推荐常规应用糖皮质激素治疗腺病毒性结膜炎。对于轻度腺病毒性结膜炎,使用激素的弊大于利。据报道,腺病毒性结膜炎慢性化与激素的应用有关[13]。在存在误诊的情况下,如把单纯疱疹病毒性结膜炎诊断为腺病毒性结膜炎,或存在双重感染的情况下,应用激素有可能造成严重的并发症。此外对个别病例而言,使用激素会延长病毒的清除时间,还可引起更大范围的社区流行。

一项随机对照实验的结果表明,局部应用非甾体抗炎药(0.5%吡咯酸)与人工泪液对比,在缓解病毒性结膜炎的症状方面并无差异。口服非甾体类消炎药亦效果不佳,还具有全身副作用,如胃炎、凝血功能障碍等。

伴有上皮下浸润的患者通常先给予局部糖皮质激素治疗。若患者上皮下浸润灶减小后仍有症状,可加用非甾体类消炎药。对于严重的病例,则需要新型糖皮质激素,或使用糖皮质激素助减剂。局部环孢素

A点眼可有效治疗角膜上皮下浸润[33]。当病人对激素逐渐耐药或出现副作用时推荐使用局部环孢素A治疗[34]。0.03%他克莫司也可用于激素抵抗性角膜上皮下浸润的治疗[35]。未来对此类药物的研究将围绕药物的有效性(与激素和非甾体类消炎药对比)、最佳治疗浓度以及点药频次。据报道,使用1%环孢素A点眼并不能缓解急性期病毒性结膜炎患者的症状,部分患者甚至抱怨使用环孢素A滴眼液伴有局部轻度烧灼感或加重干眼[36]。Romanowski等[37]证实,在腺病毒性角膜炎动物模型中,局部应用2%或0.5%环孢素A可效抑制角膜上皮下浸润形成,但是病毒清除时间也相应延长。

局部应用聚维酮碘治疗急性病毒性结膜炎的疗效尚存争议。这种低成本的抗菌剂有很大的抗微生物谱,包括细菌、真菌和病毒[29,38]。一项病例对照研究采用1.25%聚维酮碘治疗儿童急性结膜炎,结果发现该药对细菌性结膜炎效果显著,对病毒性结膜炎效果不佳[39]。相反的,另一项研究发现,在腺病毒性结膜炎暴发流行期,新生儿ICU用2.5%聚维酮碘冲洗结膜囊,相对于单独使用人工泪液而言,能使腺病毒性结膜炎更快消退[40]。另一项随机临床试验对比了0.1%地塞米松+0.4%聚维酮碘滴眼液与人工泪液对腺病毒性结膜炎的疗效,结果显示,虽然患者感觉前者刺激性强,但是结膜炎的病程从11.8天缩短到9.4天[41]。未来的研究应进一步明确聚维酮碘治疗腺病毒性结膜炎的有效性、安全性和最佳治疗浓度。

理想的局部抗病毒药物需满足如下要求:缩短疾病病程、减弱病毒复制能力并减少病毒抗原数量。Ward等[42]尝试使用曲氟尿苷治疗病毒性结膜炎,但疗效和对照组(人工泪液)相比无显著差异。Huang等[43]在细胞实验中发现,更昔洛韦可抑制部分血清型的腺病毒的活力。Trousdale等[44]应用建立的腺病毒5型大鼠结膜炎模型,发现3%更昔洛韦局部点眼对结膜炎的发生率、病程和病毒滴度无明显影响。Yabiku等[45]报道了一项33名患者参与的随机双盲临床试验,结果显示0.15%更昔洛韦和人工泪液相比,两者对腺病毒性结膜炎的疗效无明显差异。因此,未来我们需要更大样本量的多中心临床试验来明确不同浓度的更昔洛韦对腺病毒性结膜炎的治疗效果。

Hillenkamp等[36]应用新西兰兔腺病毒性结膜炎模型,发现西多福韦(一种核苷酸类似物)对腺病毒1、5和16型有效,而临床对照试验却发现0.2%西多福韦达不到治疗效果,反而1%西多福韦每天点眼四次有效[46]。遗憾的是,1%西多福韦的药物毒性限制了

它的临床应用。

大部分病毒性结膜炎患者无需使用抗生素[47]。腺病毒性结膜炎很少继发细菌感染，不建议使用抗生素。最有效的预防双重感染的方法就是慎用激素，因为大部分病毒性结膜炎继发角膜细菌感染者皆与使用激素有关[48]。只有在出现大范围角膜上皮损伤及剥离膜/伪膜后才建议使用抗生素预防感染。

是否可以利用准分子激光去除角膜上皮下浸润灶尚有争议[49,50]。利用准分子激光联合丝裂霉素 C 治疗伴有角膜上皮下混浊的近视可以达到良好的视觉与屈光效果[51]。人们推测，丝裂霉素 C 可能有预防腺病毒引起的角膜上皮下浸润复发的作用。

单纯疱疹病毒

单纯疱疹病毒（Herpes simplex virus,HSV）感染分为原发性和复发性两种类型，两者都可引起单纯疱疹病毒性结膜炎（图 42.6）。新生儿感染单纯疱疹病毒可致命，需要积极治疗，1 岁以上的儿童或成人感染预后较好。

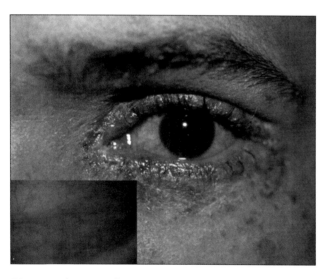

图 42.6 复发的疱疹性眼病（睑结膜炎）。细节图为结膜滤泡增生

很多角膜病都可以归咎于单纯疱疹病毒感染，例如感染性角膜上皮炎（树枝状/地图状溃疡、边缘性角膜炎），免疫性角膜炎（基质型）和角膜内皮炎。单纯疱疹病毒性结膜炎可能伴有眼睑或角膜的病变，在没有其他损伤的情况下，很少人会认为结膜炎是由单纯疱疹病毒引起的。这部分病例可能会被误诊为腺病毒性结膜炎。

Uchio 等[52]对无眼睑损伤或树枝状溃疡的滤泡

性结膜炎患者进行结膜细胞培养，其 HSV 的阳性率为 4.8%，上述患者均无单纯疱疹病毒感染的病史。因此在治疗滤泡性结膜炎时，应考虑到单纯疱疹病毒感染的可能。

单纯疱疹病毒性结膜炎通常可持续 2 周。首发症状与腺病毒性结膜炎相似，但单纯疱疹病毒性结膜炎常单眼发病。患者初诊时常表现为黏液状分泌物、结膜充血、滤泡增生和耳前淋巴结肿大。伪膜、树枝状或地图状结膜溃疡少见。眼痒、异物感和流泪是患者最常抱怨的症状。该病临床特征与腺病毒 D 型（Ad8,Ad19,Ad37）引起的重度结膜炎不同，后者常出现伪膜/真膜和上皮下浸润。相反该病与腺病毒 B 型（Ad3,Ad7,Ad11）导致的结膜炎相似，但前者病程更短，双眼发病率更低[52]。

患者初诊时或疾病后期可出现典型的树枝状角膜炎，免疫功能低下或使用糖皮质激素治疗则更易出现。无树枝状病灶的患者可能也有浅层点状角膜炎。大多数双眼角结膜炎的患者可伴有其他全身性异常，如特应性反应、红斑痤疮等[53]。

典型的单纯疱疹病毒性结膜炎无需实验室检查结果确认即可着手治疗。对于不典型的病例则需借助病原学检测结果[54]。

细胞培养是检测单纯疱疹病毒的金标准。用于分离单纯疱疹病毒的细胞（Vero,HEK,PRK）与用于分离腺病毒的细胞（Hep-2,Hela,A549）不同。因此，应该选择对于单纯疱疹病毒敏感的细胞来培养滤泡性结膜炎患者的结膜样本，否则将无法分离病毒。

依靠细胞培养阳性结果来诊断该病会延误治疗，因为该方法需要 48 小时以上才能检测到细胞的病理效应。酶联免疫吸附试验可以在 24 小时内检测到单纯疱疹病毒，该方法可替代传统的细胞分离培养[55]。商品化的抗原检测方法可在 24 小时内检测到单纯疱疹病毒。通过聚合酶链反应也可以快速获得结果。多重实时 PCR 可以同时检测多种病原体（HSV1、HSV 2、VZV、Ad、沙眼衣原体），并将检测时间缩短到 1~2 天[56]。

新生儿患单纯疱疹病毒性结膜炎必须立即治疗，可局部抗病毒联合全身静脉滴注阿昔洛韦，同时请儿科会诊。

除新生儿外，单纯疱疹病毒性结膜炎多有自限性。出现树枝状角膜炎时应局部或全身抗病毒治疗。没有出现角膜损伤之前是否进行治疗还存在争议。目前还没有证据表明局部抗病毒治疗会缩短该病病程或预防角膜炎的发生。尽管如此，常规进行局部抗病毒治疗(3% 阿糖腺苷、3% 阿昔洛韦软膏、1% 脱氧尿苷、0.15% 更昔洛韦眼用凝胶,治疗 10~14 天)是相对安全并可能有好处,也可考虑口服一个疗程抗病毒药物。该病禁用糖皮质激素。

水痘 - 带状疱疹病毒

水痘由水痘 - 带状疱疹病毒(Varicella-zoster virus,VZV)感染引起,其传染性极强,可有特征性的皮肤黏膜皮疹。通常皮损在病程的各个阶段同时存在,只有当皮损全部结痂后才无传染性。

水痘 - 带状疱疹病毒很少波及结膜。临床上主要表现为角膜缘处的小水泡样溃疡灶。当疾病未累及角膜时,可以观察为主,无需治疗。如侵及角膜推荐全身抗病毒治疗。

原发性水痘 - 带状疱疹病毒感染常侵犯感觉神经节。可表现为轻微的发热和倦怠,不出现皮疹,此时病情往往被忽视。病毒到达神经节后进入潜伏阶段。随后潜伏在三叉神经节中的病毒被激活后,可在V1(眼神经)分布区域的皮肤上出现带状疱疹。病变可波及结膜,治疗方案同上述。

EB 病毒

EB 病毒(Epstein-Barr virus,EBV)感染比较常见,成人感染率高,主要通过飞沫传播。感染性单核细胞增多症是 EB 病毒感染最常见的表现,主要临床表现为:发热、喉咙痛、淋巴结肿大、淋巴细胞增多、多发性关节炎、肌炎和偶发性滤泡性结膜炎[57]。出现真膜时,处理方法同腺病毒性结膜炎。

EB 病毒感染造成眼前段的改变还包括巩膜外层炎、结膜下出血、角膜炎和葡萄膜炎。近期急性感染可用病毒壳蛋白抗原 IgM 效价或弥散性早期抗原来确认[58]。此病无需特殊治疗,可自愈。

巨细胞病毒

在健康人群中,巨细胞病毒(cytomegalovirus,CMV)感染引起的单核细胞增多可表现为特征性的滤泡性结膜炎[59]。在免疫低下的人群中,巨细胞病毒感染常引起脉络膜视网膜炎,结膜炎少见[61]。然而,HIV 患者结膜中的巨细胞病毒检出率高于未感染者[62]。巨细胞病毒性结膜炎需对症治疗。该病可引起角膜内皮炎,较少影响角膜上皮和基质[63]。其特征性的表现包括内皮钱币状损害(圆形 KP),高眼压和前房反应。诊断该病可通过房水 PCR 检测病毒,治疗需局部或全身应用更昔洛韦。

天花病毒和牛痘病毒

天花病毒感染很少累及眼部。其感染眼部后最先表现为结膜炎,球结膜上出现脓疱和脓性分泌物。病变累及角膜并引起剧烈的炎症反应是该病最严重的并发症。用于免疫接种或实验用途的牛痘病毒也可侵及角膜引起相似的改变。

人牛痘病毒常通过实验室感染或注射减毒牛痘疫苗引起[64],接触被感染的动物也可被传染。治疗该病应使用高效价牛痘免疫血清和局部抗病毒治疗。

传染性软疣病毒

传染性软疣(molluscum contagiosum,MC)是一种痘病毒,人类是其唯一宿主。它可通过密切接触或接触污染物传播。免疫功能正常的患者好发于头颈部。眼部的特征性表现为滤泡性结膜炎和睑缘损伤。传染性软疣的病变通常表现为脐状、蜡样、肉色的凸起(图 42.7)。该病可自愈,通常持续数月或数年,并发症较少。治疗方面包括阻碍其自体接种,减轻结膜炎和缩短病程。局部使用斑蝥素可以非常有效的根除病灶,但是禁用于面部。眼周的软疣可以通过手术切除或冷冻治疗。冷冻治疗是有效的,但是不宜用来治疗色素脱失区的软疣。手术切除或刮除软疣对大多数患者是有效的。多发性和反复性的传染性软疣多见于艾滋病患者。通过谨慎的手术切除[65]、电子束辐射[66]、二氧化碳激光[67]和局部西多福韦[68]可以有效治疗这类患者。使用高活性抗逆转率病毒治疗也可缓解[69]。

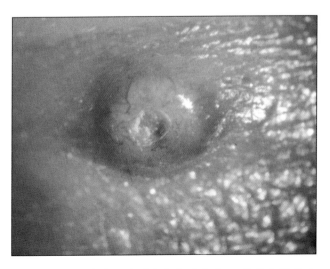

图 42.7　慢性滤泡性结膜炎患者的上睑,可见传染性软疣病灶。病灶隐藏在睑褶,只有当患者闭眼时才能看到

RNA 病毒

小核糖核酸病毒

小核糖核酸病毒家族的肠道病毒 70 型和柯萨奇病毒 A24 感染是导致急性出血性结膜炎最常见的原因[70,71]。腺病毒 19 和腺病毒 37 感染也可引起相似的疾病[72]。

该病主要的临床表现为突发性眼痛、流泪、异物感、结膜感染、结膜下出血(图 42.8)和眶周肿胀。部分患者出现角膜病变，表现为较轻的浅层点状角膜病变。大多数患者的第 2 眼在 1~2 天内发病。流行性结膜炎伴大量结膜下出血与急性出血性结膜炎很相似，但是后者的潜伏期更短，病程进展更快并且很少累及角膜。

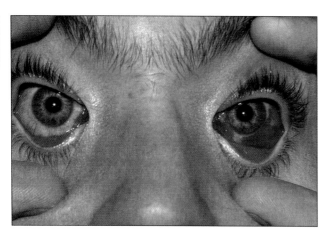

图 42.8 双眼急性出血性结膜炎，左眼为晚期

根据临床表现可诊断本病。病毒分离和 PCR 检测可协助病原学诊断。为了准确检测到病原体(肠道病毒 70 型，柯萨奇病毒 A24)，同时排除腺病毒感染，需要三套不同的引物和不同的条件[66]。单样本直接定量 PCR 用于鉴定柯萨奇病毒 A24 很有帮助。

该病有自限性，对症治疗(冷敷、人工泪液)即可，并常规做好预防传染的措施。使用糖皮质激素易引发角膜溃疡[48]。目前正研究一种抗病毒药物，通过硅胶酸位点来抑制急性出血性结膜炎，这是一种潜在的治疗方法。

副黏病毒

副黏病毒感染可以引起麻疹、新城病和腮腺炎。

麻疹是一种高度传染性疾病。通过飞沫传播。临床表现为高热、咳嗽、流鼻涕和全身性斑丘疹。在美国因为普遍接种疫苗，其发病率已经降低。尽管如此，还是会发生暴发流行(2014 年有过一次报道)[75]。

健康人群感染麻疹性结膜炎主要表现为卡他性结膜炎、浅层角膜炎和畏光。也可出现结膜下出血[76]。维生素 A 缺乏症患者常出现严重的角膜炎。这种角膜炎会严重影响视力，在发展中国家是致盲的重要原因[77]。免疫力低下的患者常继发致命性的全身并发症(肺炎、脑炎和心肌炎)。该病无特殊治疗方法。若出现大面积的上皮缺损应局部预防性应用抗生素。局部使用双氯芬酸钠滴眼液治疗浅层角膜炎是无效的[76]，但是免疫力正常的患者在 3~5 天内可自愈。

新城病常在家禽饲养工人、实验室工作人员中流行。通过直接接触被感染的禽类或污染物传播。眼部症状表现为轻度滤泡性结膜炎和流泪。可能存在角膜上皮下浸润[78]。因其在 7~10 天内可自愈而无需特殊治疗，常无后遗症。

腮腺炎是一种急性的病毒感染性疾病，表现为腮腺、唾液腺的肿大(多为双侧)。当侵及泪腺时出现眼眶疼痛和肿块。眼部表现包括轻微的滤泡性结膜炎、巩膜外层炎和虹膜炎[79]，也可出现浅层点状角膜炎或角膜基质炎[80]。该病无需特殊治疗。

披膜病毒

风疹又称德国麻疹，是一种全球性轻微的儿童疾病，临床表现为滤泡性结膜炎(有自限性)和点状角膜炎(常位于角膜中央)[81]。有症状的患者可使用局部润滑剂。孕早期感染可能会导致胎儿死亡或先天性风疹综合征。

虫媒病毒

黄热病是这个家族的原型病毒，家族中还包括登革热病毒。这些虫媒传播的病毒更常见于热带地区。它们可导致结膜感染、眼睑水肿和畏光，但分泌物少见。发展为凝血功能障碍的患者可能会出现结膜出血，尤其在黄热病中毒期呕吐(呕吐物为黑色)频繁时出现。

脊髓灰质炎病毒

埃博拉出血热是由埃博拉病毒属引起的，属于脊髓灰质炎病毒家族。主要通过体液传播。该病全身症状包括发热、疲劳、头痛、关节痛和肌痛。50% 以上的患者出现眼部改变，例如感染性结膜炎、结膜下出血、溢泪和 / 或葡萄膜炎[82]。可通过血清学检查明确诊断，治疗上采用支持疗法。

(林祥 译 刘祖国 校)

参考文献

1. Ghebremedhin B. Human adenovirus: viral pathogen with increasing importance. *Eur J Microbiol Immunol* 2014;**4**:26–33.

2. De Jong JC, Wermenbol AG, Verweij-Uijterwaal MW, et al. Adenoviruses from human immunodeficiency virus-infected individuals, including two strains that represent new candidate serotypes Ad50 and Ad51 of species B1 and D, respectively. *J Clin Microbiol* 1999;**37**:3940–5.

3. Chang C, Sheu M, Chern C, et al. Epidemic keratoconjunctivitis caused by a new genotype of adenovirus type 8 (Ad8) – a chronological review of Ad8 in Southern Taiwan. *Jpn J Ophthalmol* 2001;**45**:160–6.

4. McMillan N, Martin S, Sobsey M, et al. Outbreak of pharyngoconjunctival fever at a summer camp – North Carolina, 1991. *MMWR Morb Mortal Wkly Rep* 1992;**41**:342–4.

5. Harley D, Harrower B, Lyon M, et al. A primary school outbreak of pharyngoconjunctival fever caused by adenovirus type 3. *Commun Dis Intell* 2001;**25**:9–12.

6. Pavan-Langston D, Dunkel E. Major ocular infections: herpes simplex, adenovirus, Epstein–Barr virus, pox. In: Galasso G, Merigan T, Whitley R, editors. *Antiviral agents and viral diseases of man*. Philadelphia: Lippincott-Raven; 1997. p. 187–228.

7. Cooper RJ, Hallett R, Tullo AB, et al. The epidemiology of adenovirus infections in Greater Manchester, UK 1982–96. *Epidemiol Infect* 2000;**125**: 333–45.

8. Tabery H. Corneal epithelial changes due to adenovirus type 8 infection. *Acta Ophthalmol Scand* 2000;**78**:45–8.

9. Maudgal PC. Cytopathology of adenovirus keratitis by replica technique. *Br J Ophthalmol* 1990;**74**:670–5.

10. Darougar S, Grey RH, Thaker U, et al. Clinical and epidemiological features of adenovirus keratoconjunctivitis in London. *Br J Ophthalmol* 1983;**67**:1–7.

11. Boniuk M, Phillips A, Friedman JB. Chronic adenovirus type 2 keratitis in man. *N Engl J Med* 1965;**273**:924–5.

12. Darougar S, Quinlan PM, Gibson JA, et al. Epidemic keratoconjunctivitis and chronic papillary conjunctivitis in London due to adenovirus type 19. *Br J Ophthalmol* 1977;**61**:76–85.

13. Pettit T, Holland G. Chronic keratoconjunctivitis associated with ocular adenovirus infection. *Am J Ophthalmol* 1979;**88**(4):748–51.

14. Shiuey Y, Ambati BK, Adamis AP. A randomized, double-masked trial of topical ketorolac versus artificial tears for treatment of viral conjunctivitis. *Ophthalmology* 2000;**107**:1512–17.

15. Elnifro E, Cooper RJ, Klapper PE, et al. Diagnosis of viral and chlamydial keratoconjunctivitis: which laboratory test? *Br J Ophthalmol* 1999;**83**: 622–7.

16. Kobayashi TK, Sato S, Tsubota K, et al. Cytological evaluation of adenoviral follicular conjunctivitis by cytobrush. *Ophthalmologica* 1991;**202**: 156–60.

17. Saitoh-Inagawa W, Oshima A, Aoki K, et al. Rapid diagnosis of adenoviral conjunctivitis by PCR and restriction fragment length polymorphism analysis. *J Clin Microbiol* 1996;**34**:2113–16.

18. Elnifro EM, Cooper RJ, Klapper PE, et al. Multiplex polymerase chain reaction for diagnosis of viral and chlamydial keratoconjunctivitis. *Invest Ophthalmol Vis Sci* 2000;**41**:1818–22.

19. Cooper RJ, Yeo AC, Bailey AS, et al. Adenovirus polymerase chain reaction assay for rapid diagnosis of conjunctivitis. *Invest Ophthalmol Vis Sci* 1999;**40**:90–5.

20. Sambursky R, Trattler W, Tauber S, et al. Sensitivity and specificity of the AdenoPlus test for diagnosing adenoviral conjunctivitis. *JAMA Ophthalmol* 2013;**131**:17–21.

21. Sambursky RP, Fram N, Cohen EJ. The prevalence of adenoviral conjunctivitis at the Wills Eye Hospital Emergency Room. *Optometry* 2007;**78**: 236–9.

22. Wiley LA, Roba LA, Kowalski RP, et al. A 5-year evaluation of the Adenoclone test for the rapid diagnosis of adenovirus from conjunctival swabs. *Cornea* 1996;**15**:363–7.

23. Levent F, Greer JM, Snider M, et al. Performance of a new immunochromatographic assay for detection of adenoviruses in children. *J Clin Virol* 2009;**44**:173–5.

24. Uchio E, Aoki K, Saitoh W, et al. Rapid diagnosis of adenoviral conjunctivitis on conjunctival swabs by 10-minute immunochromatography. *Ophthalmology* 1997;**104**:1294–9.

25. Mielke J, Grub M, Freudenthaler N, et al. Keratoconjunctivitis epidemica. Nachweis von Adenoviren. *Ophthalmologe* 2005;**102**:968–70.

26. Udeh BL, Schneider JE, Ohsfeldt RL. Cost effectiveness of a point-of-care test for adenoviral conjunctivitis. *Am J Med Sci* 2008;**336**:254–64.

27. Hamada N, Gotoh K, Hara K, et al. Nosocomial outbreak of epidemic keratoconjunctivitis accompanying environmental contamination with adenoviruses. *J Hosp Infect* 2008;**68**:262–8.

28. Kawana R, Kitamura T, Nakagomi O, et al. Inactivation of human viruses by povidone-iodine in comparison with other antiseptics. *Dermatology* 1997;**195**:29–35.

29. Uchio E, Ishiko H, Aoki K, et al. Adenovirus detected by polymerase chain reaction in multidose eyedrop bottles used by patients with adenoviral keratoconjunctivitis. *Am J Ophthalmol* 2002;**134**:618–19.

30. Romanowski EG, Yates KA, Gordon YJ. Short-term treatment with a potent topical corticosteroid of an acute ocular adenoviral infection in the New Zealand white rabbit. *Cornea* 2001;**20**:657–60.

31. Romanowski E, Yates KA, Gordon YJ. Topical corticosteroids of limited potency promote adenovirus replication in the Ad5/NZW rabbit ocular model. *Cornea* 2002;**21**:289–91.

32. Romanowski EG, Araullo-Cruz T, Gordon YJ. Topical corticosteroids reverse the antiviral effect of topical cidofovir in the Ad5-inoculated New Zealand rabbit ocular model. *Invest Ophthalmol Vis Sci* 1997;**38**:253–7.

33. Reinhard T, Godehardt E, Pfahl HG, et al. Lokales cyclosporine A bei nummuli nach keratokonjunktivitis epidemica. *Ophthalmologe* 2000;**97**: 764–8.

34. Jeng BH, Holsclaw DS. Cyclosporine A 1% eye drops for the treatment of subepithelial infiltrates after adenoviral keratoconjunctivitis. *Cornea* 2011;**30**:958–61.

35. Levinger E, Trivizki O, Shachar Y, et al. Topical 0.03% tacrolimus for subepithelial infiltrates secondary to adenoviral keratoconjunctivitis. *Graefes Arch Clin Exp Ophthalmol* 2014;**252**:811–16.

36. Hillenkamp J, Reinhard T, Ross R, et al. Topical treatment of acute adenoviral keratoconjunctivitis with 0.2% cidofovir and 1% cyclosporine. *Arch Ophthalmol* 2001;**119**:1487–91.

37. Romanowski EG, Pless P, Yates KA, et al. Topical cyclosporine A inhibits subepithelial immune infiltrates but also promotes viral shedding in experimental adenovirus models. *Cornea* 2005;**24**:86–91.

38. Benevento WJ, Murray P, Reed CA, et al. The sensitivity of Neisseria gonorrhoeae, Chlamydia trachomatis, and herpes simplex type II to disinfection with povidone-iodine. *Am J Ophthalmol* 1990;**109**:329–33.

39. Isenberg SJ, Apt L, Valenton M, et al. A controlled trial of povidone-iodine to treat infectious conjunctivitis in children. *Am J Ophthalmol* 2002;**134**:681–8.

40. Ozen Tunay Z, Ozdemir O, Petricli IS. Povidone iodine in the treatment of adenoviral conjunctivitis in infants. *Cutan Ocul Toxicol* 2015;**34**(1): 12–15.

41. Pinto RD, Lira RP, Aby RY, et al. Dexamethasone/Povidone eye drops versus artificial tears for the treatment of presumed viral conjunctivitis – a randomized clinical trial. *Curr Eye Res* 2014;**13**:1–8.

42. Ward JB, Siojo LG, Waller SG. A prospective, masked clinical trial of trifluridine, dexamethasone, and artificial tears in the treatment of epidemic keratoconjunctivitis. *Cornea* 1993;**12**:216–21.

43. Huang J, Kadonosono K, Uchio E. Antiadenoviral effects of ganciclovir in types inducing keratoconjunctivitis by quantitative polymerase chain reaction methods. *Clin Ophthalmol* 2014;**8**:315–20.

44. Trousdale MD, Goldschmidt PL, Nobrega R. Activity against humain adenovirus type-5 infection in cell culture and cotton rat eyes. *Cornea* 1994;**13**:435–9.

45. Yabiku ST, Yabiku MM, Bottos KM, et al. Ganciclovir 0.15% ophthalmic gel in the treatment of adenoviral keratoconjunctivitis. *Arq Bras Oftalmol* 2011;**74**:417–21.

46. Hillenkamp J, Reinhard T, Ross R, et al. The effects of cidofovir 1% with and without cyclosporine A 1% as a topical treatment of acute adenoviral keratoconjunctivitis. *Ophthalmology* 2002;**109**:845–50.

47. Rautakorpi U-M, Klaukka T, Honkanen P, et al. Antibiotic use by indication: a basis for active antibiotic policy in the community. *Scand J Infect Dis* 2001;**33**:920–6.

48. Vajpayee RB, Sharma N, Chand M, et al. Corneal superinfection in acute hemorrhagic conjunctivitis. *Cornea* 1998;**17**:614–17.

49. Starr MB. Recurrent subepithelial corneal opacities after excimer laser phototherapeutic keratectomy. *Cornea* 1999;**18**:117–20.

50. Fite SW, Chodosh J. Photorefractive keratectomy for myopia in the setting of adenoviral subepithelial infiltrates. *Am J Ophthalmol* 1998;**126**: 829–31.

51. Alevi D, Barsam A, Kruh J, et al. Photorefractive keratectomy with mitomycin-C for the combined treatment of myopia and subepithelial infiltrates after epidemic keratoconjunctivitis. *J Cataract Refract Surg* 2012;**38**:1028–33.

52. Uchio E, Takeuchi S, Itoh N, et al. Clinical and epidemiological features of acute follicular conjunctivitis with special reference to that caused by herpes simplex virus type 1. *Br J Ophthalmol* 2000;**84**:968–72.

53. Souza PM, Holland EJ, Huang AJ. Bilateral herpetic keratoconjunctivitis. *Ophthalmology* 2003;**110**:493–6.

54. Kowalski RP, Gordon YJ, Romanowski EG, et al. A comparison of enzyme immunoassay and polymerase chain reaction with the clinical examination for diagnosing ocular herpetic disease. *Ophthalmology* 1993;**100**: 530–3.

55. Crist GA, Langer JM, Woods GL, et al. Evaluation of the ELVIS plate method for the detection and typing of herpes simplex virus in clinical specimens. *Diagn Microbiol Infect Dis* 2004;**49**:173–7.

56. Bennett S, Carman WF, Gunson RN. The development of a multiplex real-time PCR for the detection of herpes simplex virus 1 and 2, varicella zoster virus, adenovirus and chlamydia trachomatis from eye swabs. *J Virol Methods* 2013;**189**:143–7.

57. Slobod KS, Sandlund JT, Spiegel PH, et al. Molecular evidence of ocular Epstein–Barr virus infection. *Clin Infect Dis* 2000;**31**:184–8.

58. Matoba AY. Ocular disease associated with Epstein–Barr virus infection. *Surv Ophthalmol* 1990;**35**:145–50.

59. Garau J, Kabins S, DeNosaquo S, et al. Spontaneous cytomegalovirus

6

mononucleosis with conjunctivitis. *Arch Intern Med* 1977;**137**:1631–2.

60. Brown HH, Glasgow BJ, Holland GN, et al. Cytomegalovirus infection of the conjunctiva in AIDS. *Am J Ophthalmol* 1988;**106**:102–4.

61. Brody JM, Butrus SI, Laby DM, et al. Anterior segment findings in AIDS patients with cytomegalovirus retinitis. *Graefes Arch Clin Exp Ophthalmol* 1995;**233**:374–6.

62. Lee-Wing MW, Hodge WG, Diaz-Mitoma F. The prevalence of herpes family virus DNA in the conjunctiva of patients positive and negative for human immunodeficiency virus using the polymerase chain reaction. *Ophthalmology* 1999;**106**:350–4.

63. Koizumi N, Inatomi T, Suzuki T, et al. Clinical features and management of cytomegalovirus corneal endotheliitis: analysis of 106 cases from the Japan corneal endotheliitis study. *Br J Ophthalmol* 2015;**99**:54–8.

64. Marennikova SS, Wojnarowska I, Bochanek W, et al. Cowpox in man. *Zh Mikrobiol Epidemiol Immunobiol* 1984;(8):64–9.

65. Wheaton AF, Timothy NH, Dossett JH, et al. The surgical treatment of molluscum contagiosum in a pediatric AIDS patient. *Ann Plast Surg* 2000;**44**:651–5.

66. Scolaro MJ, Gordon P. Electron-beam therapy for AIDS-related molluscum contagiosum lesions: preliminary experience. *Radiology* 1999;**210**:479–82.

67. Nehal KS, Sarnoff DS, Gotkin RH, et al. Pulsed dye laser treatment of molluscum contagiosum in a patient with acquired immunodeficiency syndrome. *Dermatol Surg* 1998;**24**:533–5.

68. Zabawski EJ Jr, Cockerell CJ. Topical and intralesional cidofovir: a review of pharmacology and therapeutic effects. *J Am Acad Dermatol* 1998;**39**:741–5.

69. Cattelan AM, Sasset L, Corti L, et al. A complete remission of recalcitrant molluscum contagiosum in an AIDS patient following highly active anti-retroviral therapy (HAART). *J Infect* 1999;**38**:58–60.

70. Kuo PC, Lin JY, Chen LC, et al. Molecular and immunocytochemical identification of coxsackievirus A-24 variant from the acute haemorrhagic conjunctivitis outbreak in Taiwan in 2007. *Eye (Lond)* 2010;**24**(1):131–6.

71. Wu D, Ke CW, Mo YL, et al. Multiple outbreaks of acute hemorrhagic conjunctivitis due to a variant of coxsackievirus A24: Guangdong, China, 2007. *J Med Virol* 2008;**80**:1762–8.

72. Chang CH, Sheu MM, Lin KH, et al. Hemorrhagic viral keratoconjunctivitis in Taiwan caused by adenovirus types 19 and 37: applicability of polymerase chain reaction-restriction fragment length polymorphism in detecting adenovirus genotypes. *Cornea* 2001;**20**:295–300.

73. Leveque N, Lahlou Amine I, Tcheng R, et al. Rapid diagnosis of acute hemorrhagic conjunctivitis due to coxsackievirus A24 variant by real-time one-step RT-PCR. *J Virol Methods* 2007;**142**:89–94.

74. Zocher G, Mistry N, Frank M, et al. A sialic acid binding site in a human picornavirus. *PLoS Pathog* 2014;**16**:e1004401.

75. Butler D. Measles by the numbers: A race to eradication. *Nature* 2015;**518**:148–9.

76. Kayikcioglu O, Kir E, Soyler M, et al. Ocular findings in a measles epidemic among young adults. *Ocul Immunol Inflamm* 2000;**8**:59–62.

77. Bowman R, Faal H, Dolin P, et al. Non-trachomatous corneal opacities in the Gambia – aetiology and visual burden. *Eye* 2002;**16**:27–32.

78. Hales RH, Ostler HB. Newcastle disease conjunctivitis with subepithelial infiltrates. *Br J Ophthalmol* 1973;**57**:694–7.

79. Mickatavage R, Amadur J. A case report of mumps keratitis. *Arch Ophthalmol* 1963;**69**:758–9.

80. Onal S, Toker E. A rare complication of mumps: kerato-uveitis. *Ocul Immunol Inflamm* 2005;**13**:395–7.

81. Hara J, Fujimoto F, Ishibashi T, et al. Ocular manifestations of the 1976 rubella epidemic in Japan. *Am J Ophthalmol* 1979;**87**:642–5.

82. Moshirfar M, Fenzl CR, Li Z. What we know about ocular manifestations of ebola. *Clin Ophthalmol* 2014;**8**:2355–7.

第43章

衣原体感染

Jeremy D. Keenan, Thomas M. Lietman

关键概念

- 沙眼衣原体血清型 A-C 的反复感染会导致慢性滤泡性结膜炎、结膜瘢痕、睑内翻、倒睫和角膜混浊。
- 新生儿包涵体结膜炎是由产道中沙眼衣原体血清型 D-K 感染所引起,其特征是乳头性结膜炎。
- 成人包涵体性结膜炎是一种由沙眼衣原体血清型 D-K 感染所引起的性传播疾病,表现为慢性滤泡性结膜炎和角膜前基质浸润。
- 沙眼衣原体血清素 L1-L3 所致的性病淋巴肉芽肿是帕里诺眼淋巴综合征的罕见原因。
- 鹦鹉热衣原体是慢性滤泡性结膜炎的罕见病因,其主要危险因素是接触鸟类或小猫。
- 眼部衣原体感染虽然可以局部应用抗生素治疗,但通常需全身应用大环内酯类药物治疗。

本章纲要

引言

世界范围内,衣原体感染是最常见的感染性致盲眼病之一[1]。绝大多数的人眼衣原体感染是由沙眼衣原体引起的,血清型 A-C 可导致沙眼,血清型 D-K 可导致包涵体结膜炎,血清型 L1-L3 可导致性病淋巴肉芽肿。尽管并不常见,鹦鹉热衣原体也是结膜炎的病因。

生物学性状

衣原体是一种革兰氏阴性的细胞内寄生的细菌,具有单个染色体和 7500 个碱基对[2]。衣原体有两种存在形式:网状体和原体[2,3]。原体是感染相,代谢不活跃,存活在细胞外,可附着于上皮细胞并被吞噬。原体一旦进入宿主细胞内就会分化成代谢活跃的网状体,同时形成核包涵体,而后网状体以二元分裂方式形成子代原体,然后通过细胞裂解或包裹体的形式释放出原体,游离的原体再侵入正常的细胞,形成新的周期。整个生命周期约为 48~72 小时。

细胞内的衣原体逃避宿主免疫系统有许多种方式,如抑制凋亡和干扰 NF-κB 信号途径[3]。因此,如果不使用抗菌药物,衣原体感染可能会持续数月之久,儿童的眼部感染通常比成人持续的时间更长[4,5]。分泌 IFN-γ(Interferon-γ, IFN-γ)的 Th1(Type-1 CD4+ T helper lymphocyte, Th1)细胞对沙眼衣原体感染具有一定的免疫防御作用[6,7]。

衣原体的实验室检查

微生物学检测对眼部衣原体感染的诊断有重要意义[8,9]。衣原体是寄生在细胞内的生物体,所以无论采取何种方法进行检测,恰当的上皮细胞取样都非常重要。我们将对临床上最常见的检测方法进行回顾论述。上皮细胞的吉姆萨染色可使衣原体感染细胞的细胞质出现暗紫色的包涵体(图 43.1),但与其他检测方法相比,该方法的敏感度更低[10]。通过将临床标本接种到 McCoy 或其他的细胞培养基上进行

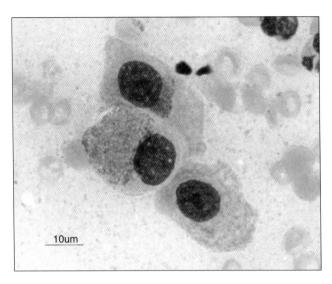

图 43.1 结膜刮片的吉姆萨染色显示两个上皮细胞含有衣原体胞质包涵体(左上),一个上皮细胞不含包涵体(右下);放大倍数:100×

衣原体培养,然后用吉姆萨、多核苷酸或单克隆抗体进行细胞染色的检测方法特异性较高,但敏感性较差,而且需要低温运输系统运送培养基。直接荧光抗体染色是唯一通过美国 FDA 批准的眼部衣原体检测方法,这种检测方法针对衣原体的特异性脂多糖(Lipopolysaccharide,LPS)或主要外膜蛋白(major outer membrane protein,MOMP)进行染色,该检测方法的敏感度和特异性均较强,而且可以在室温下储存,但属于劳动密集型,对显微镜操作者的能力要求颇高。近年来,核酸扩增试验,如聚合酶链反应法,成为衣原体检测的主要方法。核酸扩增试验可以对衣原体的特定核酸靶标进行扩增,具有高度的敏感度和特异性[11]。

沙眼

流行病学

沙眼是全球可防治盲的主要原因[1]。作为公共卫生问题,消除沙眼盲已经取得了显著成果。沙眼在 1995 年被认为是全球第二位致盲原因,而在 2010 年已降至致盲原因的第六位[1,12]。尽管如此,活动性沙眼仍然影响着大约 2140 万患者,另外有 730 万患者有沙眼性结膜瘢痕,220 万人因沙眼失明[13]。虽然沙眼已经从欧洲和北美洲消失,但澳大利亚、亚洲和南美洲仍有大量的沙眼存在,沙眼依旧是非洲许多国家的重大公共卫生问题。眼部衣原体感染最常影响儿童,特别是学龄前儿童[14,15]。传统上认为沙眼的感染

是通过手指、苍蝇和细菌传播的,但支持这一理论的证据并不充分。目前大多研究认为沙眼的主要风险因素是贫穷和卫生不良,例如缺乏水和卫生设施,以及不洁净的脸,但这些关联是否具有因果关系尚不清楚[16]。

临床表现

沙眼以眼部衣原体反复感染为主要特点,可引起慢性结膜炎、结膜瘢痕、睑内翻和倒睫。倒睫会导致角膜混浊并致盲,类似于角膜受环境中细菌和真菌的多重感染。沙眼的临床病程常历时数年,炎症阶段主要发生于儿童,结膜瘢痕和失明主要发生于成年人。

活动性沙眼表现为滤泡性结膜炎,以上睑结膜最为显著。通常患者并无明显症状,可有眼部不适、畏光和异物感[17]。沙眼炎症的体征主要包括睑结膜出现乳头肥大、炎症浸润和典型的淋巴滤泡(图 43.2 和图 43.3)。

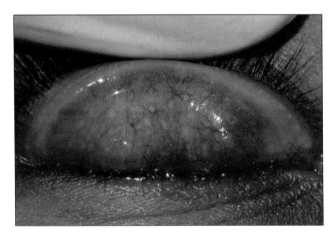

图 43.2 活动性沙眼滤泡

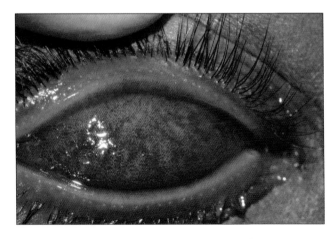

图 43.3 沙眼乳头

滤泡为白色、圆形、无血管、隆起的结节,直径范围为0.2~2mm,均匀分布于睑结膜上。

沙眼的瘢痕性发生在慢性结膜炎的情况下,通常从童年后期开始,持续进展至成年。结膜疤痕以开始为细线或星状疤痕,随后进展形成更广泛的瘢痕带(图43.4)。Arlt线是沙眼的典型瘢痕性改变,是位于上睑结膜、平行于睑缘的线状瘢痕(图43.5)。结膜瘢痕可导致眼睑变形,特别是上眼睑。同时,瘢痕也会引起睑内翻、倒睫与睑缘皮肤黏膜交界线前移。倒睫也可不伴有睑内翻,这与正常睫毛位置和化生睫毛的位置有关(图43.6)。

沙眼常见以下几种角膜后遗症[17]。沙眼患者可见弥漫性点状角膜上皮病变,通常以上方角膜更为明显。在沙眼的炎症进行期,角膜前基质层的细胞浸润可从微小的浸润发展为大的浸润灶。浅表血管翳形成和炎性细胞浸润皆会导致不同程度的角膜混浊。赫伯特氏小窝是沙眼的特征性体征,是位于角膜缘

上方的先前滤泡所在位置的色素沉着凹陷(图43.7)。沙眼最影响视力的病理改变是角膜混浊,这可能与倒睫引起的角膜擦伤和感染有关。

多年来,已有多种沙眼的分类方法被报道。目前,最常用的是世界卫生组织(World Health Organization,WHO)推荐的简化的沙眼分级标准(表43.1)[20]。此简化的沙眼分级标准旨在供非眼科专业的医生在资源有限的条件下进行医疗工作。根据此标准可将沙眼炎症体征分为TF和TI。TF主要用于流行病学监测,TI则更为重要,因为它预示着衣原体感染可能会导致严重的眼部并发症[21]。值得注意的是,虽然衣原体感染是发生沙眼炎症体征的必要条件,但并非所有具有沙眼炎症体征的患者沙眼衣原体检测结果都为阳性[22]。这是由于感染和炎症的动态变化引起的,尽管感染已被成功清除,但炎症仍需数月才能消除。因此,衣原体的实验室检测方法对于沙眼的诊断仍十分重要。

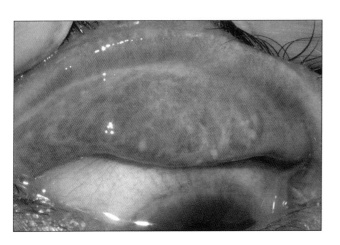

图43.4 沙眼结膜瘢痕。需注意赫伯特氏小窝

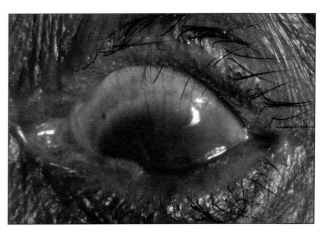

图43.6 沙眼性倒睫。一排化生的睫毛伴有角膜血管化和混浊

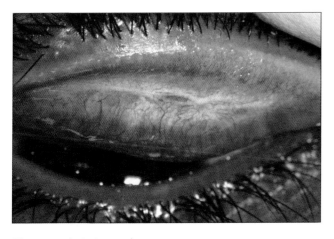

图43.5 沙眼的Arlt线

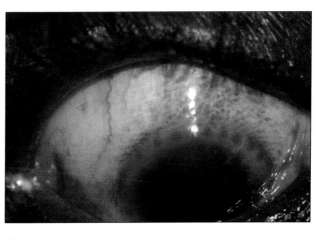

图43.7 Herbert小凹

表 43.1 世界卫生组织认可的沙眼简化分级标准[20]

分级	定义	注释
滤泡性沙眼（trachomatous inflammation-follicular，TF）	上睑结膜的滤泡数量≥5，其直径≥0.5mm。	滤泡应与结膜结石、小瘢痕和结膜囊肿相区别。
浸润性沙眼（trachomatous inflammation-intense，TI）	上睑结膜明显炎症性增厚，1/2 以上的结膜血管模糊，炎症加重时，睑结膜充血更加明显。	这一分级中，超过半数睑结膜的深大血管不可见。TI 应与结膜瘢痕区分。
瘢痕性沙眼（trachomatous scarring，TS）	睑结膜出现瘢痕。	瘢痕明显。
沙眼性倒睫（trachomatous trichiasis，TT）	至少有一根睫毛摩擦眼球。	近期曾拔除内翻的睫毛者亦计算在内。
角膜混浊（corneal opacity，CO）	影响瞳孔区的角膜混浊。	至少瞳孔缘出现部分混浊。

病理生理学

沙眼研究已历经数十年，但其发病机制仍未完全明了。目前多认为眼部衣原体的反复感染是沙眼的最重要特征，反复感染会引起慢性结膜炎以及随之而来的瘢痕形成，最终导致睑内翻和倒睫。此外，多种非衣原体性病原体导致的结膜感染可以加重沙眼瘢痕形成和倒睫发生，这进一步证明反复感染是瘢痕性疾病的危险因素[23,24]。然而，沙眼的进行性瘢痕改变通常发生在成年期，而大部分眼衣原体感染发生于儿童，造成这一现象的原因可能是横断面研究低估了成人眼衣原体感染的患病率，因为老年人感染衣原体的持续时间较短[5]。非衣原体细菌感染也可以加速以前感染衣原体的眼睛出现结膜瘢痕化，这与病例对照研究所表明的相似，同时亦证实了非衣原体结膜感染和结膜性瘢痕形成之间的关联[25]。目前对于沙眼结膜瘢痕、倒睫和角膜混浊之间的确切关系尚不明确，但一项纵向研究表明，在出现沙眼结膜瘢痕以后的12 年里，6% 的患者出现倒睫，6% 的患者出现角膜混浊，2.5% 的患者出现角膜相关的视觉障碍[26]。

组织病理学研究显示，活动性炎性沙眼的结膜中出现了大量的混合性炎症细胞浸润，伴有淋巴滤泡，这些淋巴滤泡主要由 B 细胞组成[18]。瘢痕性沙眼的结膜会出现慢性炎症细胞浸润，以固有层和上皮下的血管瘢痕组织最为明显[6]。固有和适应性免疫在沙眼的炎症反应中起着重要的作用[6]。动物研究表明，Th1 反应对沙眼衣原体感染引起的炎症的消退具有重要的作用，其作用主要是通过分泌 IFNγ 实现。有研究表明，当机体再次感染同一种菌株时，部分保护性免疫的出现会降低结膜炎症和感染概率[27]。值得注意的是，该研究是使用生殖株衣原体，尚不明确是否适用于沙眼。

治疗

有活动性炎症表现的沙眼最重要的治疗是抗菌治疗。磺胺类、四环素、红霉素、利福平和大环内酯类抗生素对沙眼衣原体均有效。一项随机试验显示，局部使用四环素眼膏 6 周和口服阿奇霉素 3 周治疗沙眼的疗效无显著差异[28]。目前，世界卫生组织建议的沙眼的抗菌方案为：局部使用四环素眼膏，每日两次，疗程六周，或者单剂量口服阿奇霉素，儿童 20mg/kg，成人 1g。四环素黏附性较差，优选口服阿奇霉素。单剂阿奇霉素可清除眼部衣原体菌株至少可达 90%[29]。阿奇霉素可以安全用于 6 个月以下的儿童，属于妊娠 B 类药。目前，阿奇霉素治疗沙眼衣原体的耐药性尚未见报道[30]。衣原体主要为细胞内感染，这种感染方式可抑制耐药基因的水平转移。虽然点突变的可能性仍然存在，但耐药性细菌的传播可能存在一定的缺陷。

睑内翻和倒睫可以根据患者的具体情况来制定治疗方案。轻度倒睫可以由患者本人或其家属帮其拔除。一项随机试验显示，倒睫数目≤5 的轻度倒睫患者，拔除睫毛治疗的失败率比直接采用倒睫手术治疗的失败率高 11.0%。从最后的随访结果来看，这两个治疗组在角膜混浊或视力方面并无明显差异。因此，尽管手术治疗有效率更高，但是在无法进行倒睫手术的地方，可以考虑采用拔除睫毛的方法治疗轻度倒睫。破坏睫毛毛囊的方法，如冷冻手术、电解或氩激光光凝术，在治疗轻度倒睫上的成功率各有不同。一项治疗沙眼性倒睫的研究表明，冷冻疗法和电解疗法的成功率比手术要低[31]。

通常情况下，严重的倒睫需要进行眼睑手术治疗。手术术式包括双侧睑板旋转术、颞后睑板旋转术、伴或不伴旋转的睑板前移，前板层重新定位，外翻夹板固定,睑板开槽和睑板切除术[19]。严重倒睫(>5根睫毛接触眼)的随机试验显示,双侧睑板旋转术的倒睫复发率最低,该试验为世界卫生组织制定倒睫的治疗方案提供了理论基础[31-33]。双侧睑板旋转术的2年内治疗成功率达70%~80%[34]。双侧睑板旋转术后7~10天取出缝线和直接使用可吸收性910缝线对于倒睫的复发率并无显著差异[35]。因此,外科医生可能更喜欢使用可吸收性缝线,因为这样患者就无需术后一周回医院拆线。最常见的手术并发症包括肉芽肿、伤口感染和眼睑凹陷,但这些并发症并不常见。

沙眼引起的角膜混浊可以采用穿透或板层角膜移植术来治疗。由于角膜供体的来源有限,大多数伴有角膜混浊的沙眼患者都不能得到及时有效角膜移植手术。一项来自伊朗的临床研究显示,87例接受穿透或板层角膜移植术治疗的沙眼患者,角膜植片存活率仅41%[36]。一项来自沙特阿拉伯的研究报道显示,127例角膜植片的5年生存率为76%[37]。移植失败通常是由慢性眼表异常和感染造成,因此,除非眼睑位置和眼表情况良好,否则沙眼性角膜盲患者不宜进行角膜移植手术[40]。

公共卫生

沙眼已被世界卫生组织列为是一种被忽视的热带病,应作为公共卫生问题加以处理。公共卫生工作的重点应集中在 "SAFE" 战略,即:倒睫矫正手术、使用抗生素清除眼部衣原体、清洁面部和改善环境以减少眼部衣原体传播。根据 WHO 的建议,1~9岁儿童的 TF 患病≥10% 的地区,应向全社区发放3~5轮单剂量阿奇霉素口服[33]。反复的大规模治疗可以显著地降低高流行地区的沙眼患病率[38]。大规模反复使用阿奇霉素甚至可以降低感染地区的沙眼发病率[39]。

新生儿包涵体性结膜炎

常规产前检查生殖器衣原体已经大大减少了新生儿衣原体感染的发病率,但沙眼衣原体感染仍然是新生儿眼病最常见的病因。产道感染沙眼衣原体 D-K 抗原型的新生儿约有50% 会患包涵体性结膜炎[4]。沙眼衣原体还会引起新生儿的鼻咽、直肠、阴道、肺、中耳等感染[42]。

新生儿包涵体性结膜炎轻者表现为眼睑水肿、乳头性结膜炎和黏液脓性分泌物,严重者可出现球结膜水肿、脓性分泌物和假膜[43]。新生儿的免疫系统未发育成熟,不能形成结膜滤泡。新生儿包涵体性结膜炎的临床潜伏期为感染后5~14天。此病是自限性疾病,但也有报道新生儿包涵体性结膜炎会导致结膜瘢痕形成[44]。该病可导致上方角膜出现血管翳、新生血管和炎症浸润[43,44]。

新生儿包涵体性结膜炎须与其他新生儿结膜感染相鉴别,如:淋病奈瑟菌和其他细菌感染引起的结膜炎,单纯疱疹病毒性结膜炎和化学性结膜炎。起病时间:通常化学性结膜炎起病最快(<24小时),其次是淋球菌性结膜炎(2~5天),衣原体性结膜炎(5~14天)和单纯疱疹病毒性结膜炎(1~2周)[45]。疾病严重程度:化学性结膜炎是一种自限性疾病,通常在48小时内消退,而淋菌性结膜炎进展较快,常伴有角膜溃疡或机体其他系统受累。疾病的起病时间和严重程度具有多变性,因此不能完全根据这些特征对疾病进行诊断。实验室检测病原体对于明确诊断非常重要。可以用结膜刮片进行革兰和吉姆萨染色,也可以用结膜拭子进行病毒、衣原体与细菌培养。结膜标本也可用于衣原体荧光抗体染色以及核酸扩增试验。由于衣原体位于细胞内,因此取样的关键在于收集上皮细胞而非脓性分泌物。

目前推荐的治疗新生儿包涵体性结膜炎的治疗方案是口服红霉素 50mg/(kg·d),每天4次,疗程14天[46]。有研究发现口服阿奇霉素,20mg/(kg·d),疗程3天,可能与应用两周疗程红霉素的疗效一样。因此,口服阿奇霉素可作为一种替代疗法[47]。红霉素和阿奇霉素可能会导致婴儿肥厚性幽门狭窄的发生,因此在治疗过程中应注意监测这些药物的副作用。值得注意的是,新生儿通常并发多处感染,因此全身治疗很重要,而不能单单局部治疗。同时,新生儿的生父和生母也必须接受相应的治疗(参见成人包涵体性结膜炎)。

我们应该积极预防新生儿包涵体性结膜炎的发生。首先,自20世纪80年代以来,美国疾病控制中心建议产前进行衣原体筛查,对感染的孕妇进行单剂量口服阿奇霉素治疗。第二,美国的新生儿都受到克雷德预防法保护,旨在预防新生儿眼病。1881年,克雷德提出了采用硝酸银溶液预防新生儿淋球菌性结膜炎[41]。这种简单的干预措施能有效地降低新生儿结膜炎的发生率。此后,由于化学性结膜炎的风险和硝酸银对衣原体的无效性,美国医院已经改用红霉素或四环素眼药膏[49]。综上所述,这些预防措施有效的降低了新生儿包涵体性结膜炎的发生率。

成人包涵体性结膜炎

　　成人包涵体性结膜炎是性传播的沙眼衣原体在眼部的表现。衣原体感染目前仍然是美国最常见的性传播疾病之一。流行病学调查显示,在 14~39 岁的人群中,生殖器沙眼衣原体感染的发生率为 1.7%[50]。沙眼衣原体感染通常无症状,但可导致严重的并发症,如盆腔炎、不孕症和异位妊娠。包涵体性结膜炎可以由患者本人或性伴侣造成。生殖器衣原体感染的患者中,大约有 1/300 会出现包涵体性结膜炎,约有 50%~70% 的包涵体性结膜炎患者并发生殖器感染[51,52]。

　　成人包涵体结膜炎通常被归类为慢性滤泡性结膜炎,多双眼发病,潜伏期为 2~15 天。早期临床表现为结膜充血、流泪、异物感,随之发展为眼睑水肿,黏液脓性分泌物、结膜滤泡[53]。结膜滤泡通常位于下穹隆部,也可见于上穹隆部和上睑结膜[54]。该病偶见结膜膜状物形成。结膜炎进展到一定程度会累及角膜,首先表现为多发性点状角膜上皮炎,进而发展成上皮下浸润。据报道,大约有 25% 的感染者会出现角膜受累,通常发生在感染后 2~3 周。角膜浸润常始发于角膜缘,可进展至全角膜。耳前淋巴结肿大是常见的体征,但比流行性角结膜炎少见。该病不会出现特征性的沙眼体征,如:Herbert 小凹,血管翳和结膜瘢痕。包涵体结膜炎必须与引起慢性滤泡性结膜炎的其他疾病区分开来,如流行性角膜结膜炎、单纯疱疹病毒和带状疱疹病毒感染、传染性软疣及眼表毒性病变。结膜标本涂片、培养、核酸扩增试验、荧光抗体染色等病原学检测有助于此病的确诊。

　　成人包涵体性结膜炎是一种性传播疾病,其治疗方法主要是全身应用抗生素。性传播衣原体感染者可单剂量口服阿奇霉素 1g,或每日两次口服多西环素,100mg,疗程 7 天。替代方案包括红霉素、左氧氟沙星或氧氟沙星[46]。单剂量口服阿奇霉素与每日两次口服多西环素 10 天疗程的随机试验显示,两组患者的微生物或临床结果并无差异[55]。尽管全身抗生素治疗能有效地根除眼衣原体,但约有 30%~40% 的患者在治疗 4~6 周后仍会出现滤泡或乳头状结膜炎[55]。不推荐局部使用抗生素治疗,性伴侣需积极接受治疗。

性病淋巴结肉芽肿

　　性病淋巴结肉芽肿(lymphogranuloma venereum, LGV)是由沙眼衣原体血清型 L1~3 引起的性传播性疾病。血清型 A-K 可感染黏膜柱状上皮细胞,LGV株衣原体主要感染单核细胞和巨噬细胞,引起播散性感染[56]。LGV 在非洲、亚洲、南美洲和加勒比地区仍然很流行。生殖器 LGV 感染的初期是在接种处出现一个无痛的小丘疹。第二阶段是在发病几周后,腹股沟和 / 或股淋巴结出现肿大与疼痛,可累及肛门、直肠和眼部。第三阶段会出现慢性炎症性纤维化改变,可导致生殖器象皮病或直肠狭窄。

　　LGV 累及眼部非常罕见[57,58]。眼部 LGV 最常见的表现是帕里诺淋巴结综合征,患者出现严重的滤泡性结膜炎、颈后肿痛及耳前淋巴结肿大[57,59]。其他较常见的临床表现包括边缘性角膜炎、虹膜睫状体炎、巩膜炎和视神经炎[57,58]。

　　性病性淋巴肉芽肿的诊断主要依据活检和实验室检测结果。与其他衣原体感染不同,LGV 的诊断可以通过血清学确诊[59]。由于 LGV 更具侵袭性,LGV 导致的血清抗体水平高于生殖器或眼衣原体感染。最常用的两种血清学检测是补体结合试验和微量免疫荧光试验,LGV 滴度分别 >1 : 64 和 >1 : 256[9]。除血清学检测外,受累的淋巴结取材也可以用于衣原体的培养、涂片或核酸扩增试验。淋巴结的衣原体试验阳性是诊断 LGV 最有力的依据,眼或生殖器黏膜的衣原体试验阳性仅有助于诊断 LGV。

　　目前推荐的治疗方案是口服多西环素 100mg,每日两次,疗程 21 天;或口服红霉素 500mg,每日四次,疗程 21 天[46]。口服阿奇霉素 1mg,每周一次,疗程 3周也可有效治疗此病,虽然该治疗方案并无临床数据支持。性伴侣应积极接受治疗。

鹦鹉热衣原体和肺炎衣原体

　　鹦鹉热衣原体和肺炎衣原体是衣原体性结膜炎的罕见病因。鹦鹉热衣原体最常见于鹦鹉型鸟类,如澳洲鹦鹉和长尾小鹦鹉[60]。鹦鹉热衣原体感染是由吸入被感染鸟类呼吸道的分泌物或干燥粪便引起。其引起的全身性疾病包括非特异性疾病和严重肺炎。肺炎支原体是引起社区获得性肺炎的原因[61,62]。据报道,鹦鹉热衣原体和肺炎衣原体都能引起眼部疾病[63]。鹦鹉热衣原体的眼部感染主要是接触鸟类或猫引起的,目前尚未见因接触动物而引起肺炎支原体的眼部感染的相关报道。

　　鹦鹉热衣原体和肺炎衣原体感染眼部表现为慢性单侧滤泡性结膜炎,通常持续数月。滤泡主要位于上、下穹隆部,也可出现在球结膜。耳前淋巴结肿大常出现在鹦鹉热衣原体感染,但在肺炎衣原体感染中尚未见报道。累及角膜最常见的是出现点状角膜上皮病变,也可出现角膜上皮下浸润和角膜血管翳[63]。鹦鹉热衣原体或肺炎衣原体的核酸扩增试验将有助于确诊。但这种方法不适用于临床试验中。血清学试验可用于每种生物,但其对眼部疾病的作用尚不清楚。目前,眼部感染鹦鹉热衣原体和肺炎衣原体的治疗方案尚不明确,但其治疗疗程要比沙眼衣原体的治疗时间更长[61]。

总结

眼部衣原体主要表现为好发于发展中国家的沙眼和好发于工业化国家的包涵体性结膜炎。主要临床特征是滤泡性结膜炎,通常口服大环内酯类药能有效治疗此病。

(林祥 译 刘祖国 校)

参考文献

1. Pascolini D, Mariotti SP. Global estimates of visual impairment: 2010. *Br J Ophthalmol* 2012;**96**(5):614–18.
2. Clarke IN. Evolution of *Chlamydia trachomatis*. *Ann N Y Acad Sci* 2011; **1230**:E11–18.
3. Cocchiaro JL, Valdivia RH. New insights into *Chlamydia* intracellular survival mechanisms. *Cell Microbiol* 2009;**11**(11):1571–8.
4. Batteiger BE, Xu F, Johnson RE, et al. Protective immunity to *Chlamydia trachomatis* genital infection: evidence from human studies. *J Infect Dis* 2010;**201**(Suppl. 2):S178–89.
5. Bailey R, Duong T, Carpenter R, et al. The duration of human ocular *Chlamydia trachomatis* infection is age dependent. *Epidemiol Infect* 1999; **123**(3):479–86.
6. Hu VH, Holland MJ, Burton MJ. Trachoma: protective and pathogenic ocular immune responses to *Chlamydia trachomatis*. *PLoS Negl Trop Dis* 2013;**7**(2):e2020.
7. Golden MR, Schillinger JA, Markowitz L, et al. Duration of untreated genital infections with *Chlamydia trachomatis*: a review of the literature. *Sex Transm Dis* 2000;**27**(6):329–37.
8. Solomon AW, Peeling RW, Foster A, et al. Diagnosis and assessment of trachoma. *Clin Microbiol Rev* 2004;**17**(4):982–1011.
9. Centers for Disease Control and Prevention. Recommendations for the laboratory-based detection of *Chlamydia trachomatis* and *Neisseria gonorrhoeae*, 2014. *MMWR Recomm Rep* 2014;**63**(RR–02):1–19.
10. Rapoza PA, Quinn TC, Kiessling LA, et al. Assessment of neonatal conjunctivitis with a direct immunofluorescent monoclonal antibody stain for *Chlamydia*. *JAMA* 1986;**255**(24):3369–73.
11. Kowalski RP, Karenchak LM, Raju LV, et al. The verification of nucleic acid amplification testing (Gen-Probe Aptima Assay) for *Chlamydia trachomatis* from ocular samples. *Ophthalmology* 2015;**122**(2):244–7.
12. Thylefors B, Negrel AD, Pararajasegaram R, et al. Global data on blindness. *Bull World Health Organ* 1995;**73**(1):115–21.
13. Taylor HR, Burton MJ, Haddad D, et al. Trachoma. *Lancet* 2014;**384**(9960): 2142–52.
14. West ES, Munoz B, Mkocha H, et al. Mass treatment and the effect on the load of *Chlamydia trachomatis* infection in a trachoma-hyperendemic community. *Invest Ophthalmol Vis Sci* 2005;**46**(1):83–7.
15. Solomon AW, Holland MJ, Alexander ND, et al. Mass treatment with single-dose azithromycin for trachoma. *N Engl J Med* 2004;**351**(19): 1962–71.
16. Stocks ME, Ogden S, Haddad D, et al. Effect of water, sanitation, and hygiene on the prevention of trachoma: a systematic review and meta-analysis. *PLoS Med* 2014;**11**(2):e1001605.
17. Dawson CR, Jones BR, Tarizzo ML. *World Health Organization. Guide to trachoma control in programmes for the prevention of blindness*. Geneva: World Health Organization; 1981. p. 12–20.
18. el-Asrar AM, Van den Oord JJ, Geboes K, et al. Immunopathology of trachomatous conjunctivitis. *Br J Ophthalmol* 1989;**73**(4):276–82.
19. Rajak SN, Collin JR, Burton MJ. Trachomatous trichiasis and its management in endemic countries. *Surv Ophthalmol* 2012;**57**(2):105–35.
20. Thylefors B, Dawson CR, Jones BR, et al. A simple system for the assessment of trachoma and its complications. *Bull World Health Organ* 1987; **65**(4):477–83.
21. Solomon AW, Holland MJ, Burton MJ, et al. Strategies for control of trachoma: observational study with quantitative PCR. *Lancet* 2003; **362**(9379):198–204.
22. Wright HR, Taylor HR. Clinical examination and laboratory tests for estimation of trachoma prevalence in a remote setting: what are they really telling us? *Lancet Infect Dis* 2005;**5**(5):313–20.
23. Smith A, Munoz B, Hsieh YH, et al. OmpA genotypic evidence for persistent ocular *Chlamydia trachomatis* infection in Tanzanian village women. *Ophthalmic Epidemiol* 2001;**8**(2–3):127–35.
24. Wolle MA, Munoz BE, Mkocha H, et al. Constant ocular infection with *Chlamydia trachomatis* predicts risk of scarring in children in Tanzania. *Ophthalmology* 2009;**116**(2):243–7.
25. Hu VH, Massae P, Weiss HA, et al. Bacterial infection in scarring trachoma. *Invest Ophthalmol Vis Sci* 2011;**52**(5):2181–6.
26. Bowman RJ, Jatta B, Cham B, et al. Natural history of trachomatous scarring in the Gambia: results of a 12-year longitudinal follow-up. *Ophthalmology* 2001;**108**(12):2219–24.
27. Dawson C, Jawetz E, Hanna L, et al. Experimental inclusion conjunctivitis in man. II. Partial resistance to reinfection. *Am J Epidemiol* 1966; **84**(3):411–25.
28. Schachter J, West SK, Mabey D, et al. Azithromycin in control of trachoma. *Lancet* 1999;**354**(9179):630–5.
29. Melese M, Chidambaram JD, Alemayehu W, et al. Feasibility of eliminating ocular *Chlamydia trachomatis* with repeat mass antibiotic treatments. *JAMA* 2004;**292**(6):721–5.
30. Hong KC, Schachter J, Moncada J, et al. Lack of macrolide resistance in *Chlamydia trachomatis* after mass azithromycin distributions for trachoma. *Emerg Infect Dis* 2009;**15**(7):1088–90.
31. Reacher MH, Munoz B, Alghassany A, et al. A controlled trial of surgery for trachomatous trichiasis of the upper lid. *Arch Ophthalmol* 1992; **110**(5):667–74.
32. Reacher MH, Huber MJ, Canagaratnam R, et al. A trial of surgery for trichiasis of the upper lid from trachoma. *Br J Ophthalmol* 1990;**74**(2): 109–13.
33. Solomon AW. *World Health Organization, London School of Hygiene and Tropical Medicine, International Trachoma Initiative. Trachoma control: a guide for programme managers*. Geneva: World Health Organization; 2006. p. 53.
34. Rajak SN, Habtamu E, Weiss HA, et al. The outcome of trachomatous trichiasis surgery in Ethiopia: risk factors for recurrence. *PLoS Negl Trop Dis* 2013;**7**(8):e2392.
35. Rajak SN, Habtamu E, Weiss HA, et al. Absorbable versus silk sutures for surgical treatment of trachomatous trichiasis in Ethiopia: a randomised controlled trial. *PLoS Med* 2011;**8**(12):e1001137.
36. Zare M, Javadi MA, Einollahi B, et al. Changing indications and surgical techniques for corneal transplantation between 2004 and 2009 at a tertiary referral center. *Middle East Afr J Ophthalmol* 2012;**19**(3):323–9.
37. Al-Fawaz A, Wagoner MD, King Khaled Eye Specialist Hospital Corneal Transplant Study G. Penetrating keratoplasty for trachomatous corneal scarring. *Cornea* 2008;**27**(2):129–32.
38. Melese M, Alemayehu W, Lakew T, et al. Comparison of annual and biannual mass antibiotic administration for elimination of infectious trachoma. *JAMA* 2008;**299**(7):778–84.
39. Solomon AW, Harding-Esch E, Alexander ND, et al. Two doses of azithromycin to eliminate trachoma in a Tanzanian community. *N Engl J Med* 2008;**358**(17):1870–1.
40. Yorston D, Wood M, Foster A. Penetrating keratoplasty in Africa: graft survival and visual outcome. *Br J Ophthalmol* 1996;**80**(10):890–4.
41. Hammerschlag MR. Chlamydial and gonococcal infections in infants and children. *Clin Infect Dis* 2011;**53**(Suppl. 3):S99–102.
42. Darville T. *Chlamydia trachomatis* infections in neonates and young children. *Semin Pediatr Infect Dis* 2005;**16**(4):235–44.
43. Persson K, Ronnerstam R, Svanberg L, et al. Neonatal chlamydial eye infection: an epidemiological and clinical study. *Br J Ophthalmol* 1983; **67**(10):700–4.
44. Mordhorst CH, Dawson C. Sequelae of neonatal inclusion conjunctivitis and associated disease in parents. *Am J Ophthalmol* 1971;**71**(4):861–7.
45. Fransen L, Nsanze H, Klauss V, et al. Ophthalmia neonatorum in Nairobi, Kenya: the roles of *Neisseria gonorrhoeae* and *Chlamydia trachomatis*. *J Infect Dis* 1986;**153**(5):862–9.
46. Workowski KA, Berman S, Centers for Disease Control and Prevention. Sexually transmitted diseases treatment guidelines, 2010. *MMWR Recomm Rep* 2010;**59**(RR–12):1–110.
47. Hammerschlag MR, Gelling M, Roblin PM, et al. Treatment of neonatal chlamydial conjunctivitis with azithromycin. *Pediatr Infect Dis J* 1998; **17**(11):1049–50.
48. Schaller UC, Klauss V. Is Crede's prophylaxis for ophthalmia neonatorum still valid? *Bull World Health Organ* 2001;**79**(3):262–3.
49. Chen JY. Prophylaxis of ophthalmia neonatorum: comparison of silver nitrate, tetracycline, erythromycin and no prophylaxis. *Pediatr Infect Dis J* 1992;**11**(12):1026–30.

50. Torrone E, Papp J, Weinstock H, Centers for Disease Control and Prevention. Prevalence of *Chlamydia trachomatis* genital infection among persons aged 14–39 years,United States, 2007–2012. *MMWR Morb Mortal Wkly Rep* 2014;**63**(38):834–8.

51. Stenberg K, Mardh PA. Genital infection with *Chlamydia trachomatis* in patients with chlamydial conjunctivitis: unexplained results. *Sex Transm Dis* 1991;**18**(1):1–4.

52. Tullo AB, Richmond SJ, Easty DL. The presentation and incidence of paratrachoma in adults. *J Hyg (Lond)* 1981;**87**(1):63–9.

53. Jawetz E, Rose L, Hanna L, et al. Experimental inclusion conjunctivitis in man: measurements of infectivity and resistance. *JAMA* 1965;**194**(6):620–32.

54. Stenson S. Adult inclusion conjunctivitis. Clinical characteristics and corneal changes. *Arch Ophthalmol* 1981;**99**(4):605–8.

55. Katusic D, Petricek I, Mandic Z, et al. Azithromycin vs doxycycline in the treatment of inclusion conjunctivitis. *Am J Ophthalmol* 2003;**135**(4):447–51.

56. Mabey D, Peeling RW. Lymphogranuloma venereum. *Sex Transm Infect* 2002;**78**(2):90–2.

57. Macnie JP. Ocular Lymphogranuloma Venereum. *Trans Am Ophthalmol Soc* 1940;**38**:482–509.

58. Scheie HG, Crandall AS, et al. Keratitis associated with lymphogranuloma venereum. *Am J Ophthalmol* 1947;**30**(5):624–7.

59. Buus DR, Pflugfelder SC, Schachter J, et al. Lymphogranuloma venereum conjunctivitis with a marginal corneal perforation. *Ophthalmology* 1988;**95**(6):799–802.

60. Smith KA, Bradley KK, Stobierski MG, et al. National Association of State Public Health Veterinarians Psittacosis Compendium C. Compendium of measures to control *Chlamydophila psittaci* (formerly *Chlamydia psittaci*) infection among humans (psittacosis) and pet birds, 2005. *J Am Vet Med Assoc* 2005;**226**(4):532–9.

61. Blasi F, Tarsia P, Aliberti S. *Chlamydophila pneumoniae. Clin Microbiol Infect* 2009;**15**(1):29–35.

62. Roulis E, Polkinghorne A, Timms P. *Chlamydia pneumoniae*: modern insights into an ancient pathogen. *Trends Microbiol* 2013;**21**(3):120–8.

63. Lietman T, Brooks D, Moncada J, et al. Chronic follicular conjunctivitis associated with *Chlamydia psittaci* or *Chlamydia pneumoniae. Clin Infect Dis* 1998;**26**(6):1335–40.

6

第 44 章

新生儿眼炎

Thomas D. Lindquist，Timothy P. Lindquist

关键概念

- 出生后一个月内出现的结膜炎即为新生儿眼炎。
- 出生后 24~48 小时发病的常为化学因素致病。
- 出生后 2~5 天发病的常为淋球菌感染致病。
- 衣原体感染最为常见，常于出生后 5~14 天发病。
- 出生后 6~14 天发病的可因病毒感染致病（包括疱疹病毒）。
- 通过临床评估和培养做出早期诊断尤为必要。
- 早期治疗对防止可能出现的局部及全身严重疾病尤为必要。
- 预防是减少该疾病发生的关键。

本章纲要

发病机制

性传播疾病的作用

新生儿结膜炎的原因

实验室诊断

治疗

眼部预防

　　新生儿眼炎，又称新生儿结膜炎，是指在出生后一个月内出现的结膜炎症。新生儿眼炎的特征是眼睑及结膜充血水肿并伴有结膜囊脓性分泌物。结膜囊脓性分泌物涂片进行革兰氏染色，在高倍镜下每个视野可见一个或多个多形核细胞[1]。

　　新生儿结膜炎常表现为伴有乳头增生的超急性弥漫性结膜炎。在出生后 6~8 周之前，滤泡增生并不可见，因此不能通过滤泡增生进行鉴别诊断。新生儿结膜炎可因预防性使用硝酸银而引起，也可因感染细菌、衣原体、病毒或真菌而致病。炎症反应的严重程度在很大程度上取决于致病因素。据报道，该病在新生儿中的发生率为 1.6%~12%[2]。

发病机制

　　了解不同致病因素的潜伏期在临床上有用，但是很多因素都能影响产后新生儿结膜炎的发病[3]。经产道出生的婴儿会接触多种不同的细菌。Isenberg 团队[4]对 100 例出生后 15 分钟内的婴儿结膜进行细菌培养，发现 75% 的新生儿结膜可以分离出细菌。在所有分离培养的细菌中，包括乳酸菌和类白喉杆菌在内的微嗜氧菌占 62%，而包括双歧杆菌、痤疮丙酸杆菌和拟杆菌在内的真性厌氧菌占 28%。然而这些细菌很少会引起新生儿结膜炎。需氧菌在分离的细菌中只占 10%。其中表皮葡萄球菌是最常见的需氧菌，其次是棒状杆菌、链球菌和大肠杆菌。经阴道分娩的新生儿结膜细菌反映了阴道的菌群情况。

　　Isenberg 团队[5]发现，在胎膜破裂 3 小时以内剖宫产出生的新生儿 75% 以上结膜培养呈无菌状态。而在胎膜破裂 3 小时后剖宫产出生的新生儿，结膜细菌培养阳性开始增加。

　　如果胎膜早破或难产，婴儿暴露于致病源的时间可能会延长[6]。胎膜早破可使致病微生物逆行扩散至结膜和角膜。胎儿在子宫内暴露于感染性微生物的时间延长，会导致新生儿结膜炎的发病时间与致病病原体不一致。

　　在分娩时眼部组织的任何损伤都可能有利于感染性微生物的侵袭[3]。上皮损伤可能由擦伤、暴露或继发于硝酸银等化学性预防药物而引起。一般来说，感染常继发于上皮损伤，而淋球菌是一个例外，因为它能够侵袭完整的上皮组织[7]。

　　新生儿免疫系统的不成熟状态增加了对感染的易感性。虽然母体 IgG 的被动转移可以在很大程度上弥补新生儿的抗体合成不足，然而除非婴儿摄取母乳,否则局部分泌型 IgA 处于缺乏状态[8]。大多数早产儿和 20% 的足月婴儿泪液分泌较低[9]。促进细菌细胞膜崩解的溶菌酶在泪液中的浓度要高于血清中的浓度[10]。然而与足月婴幼儿和成人相比,早产儿泪液中溶菌酶的浓度较低[9]。

在出生后,患有唇疱疹或鼻咽部携带细菌的护理者可能会无意识地感染新生儿。长时间的新生儿重症监护也会增加院内感染的可能性。

性传播疾病的作用

随着性传播疾病发病率的增加,目前在发达国家沙眼衣原体是引起传染性新生儿结膜炎的最常见原因[11]。2013 年美国报道了超过 140 万新的感染病例[12]。衣原体感染在高阶层社会经济群体中常见,淋球菌感染则较少。在对私立学院学生的筛查中发现,在有症状的男生或进行常规盆腔检查的无症状女生中,衣原体感染比淋球菌感染多 5~10 倍。与此相反在城市性病诊所,衣原体和淋球菌感染有同样的发病率[13]。年龄是影响沙眼衣原体感染的最重要因素。年轻的女性感染率最高[14]。据估计美国 5% 的孕妇存在子宫颈衣原体感染,这将使其婴幼儿处于危险中[11]。大约 60% 的新生儿在出生时接触过沙眼衣原体[15]。在美国每 1000 个存活的新生儿,有 5~60 人感染由沙眼衣原体引起的新生儿结膜炎。在肯尼亚每 1000 个存活的新生儿中,则有高达 80 人发病[16]。

2013 年美国报道了 333 004 例淋球菌感染的病例,与过去十年的发病率相似[12,17]。美国每 1000 例存活的新生儿中,有 0.3 人感染淋球菌性新生儿结膜炎,而在肯尼亚每 1000 例存活的新生儿中,感染该病的有 40 人[16]。肯尼亚超过 50% 的新生儿结膜炎患儿混合感染淋病奈瑟菌和沙眼衣原体[18]。一项在肯尼亚进行的研究表明,在分娩时暴露于淋病奈瑟菌的新生儿,有 42% 发展为淋球菌性结膜炎[16]。

美国每年估计有 50 万例单纯疱疹病毒引起生殖器感染的新病例[19],有 1500~2000 例新生儿单纯疱疹病毒感染,大约每 3500 名新生儿中有一人患病[19,20]。其中 4% 是在出生前经胎盘传播,86% 在分娩时感染,10% 在分娩后感染[19]。70%~80% 新生儿单纯疱疹病毒感染是由其擦伤的皮肤黏膜接触孕妇产道分泌物所含的生殖器Ⅱ型单纯疱疹病毒引起[19]。然而 60%~80% 产妇在分娩时存在无症状或未察觉的感染,而且无生殖器疱疹病史[21]。暴露于生殖器疱疹病毒的新生儿中有 40%~60% 会感染单纯疱疹病毒[22]。

新生儿单纯疱疹病毒感染的最大危险是孕妇在分娩时患有原发性子宫颈疱疹,以及新生儿早产和分娩时使用头皮电极等仪器[19]。

大约有 10% 的新生儿出生后因与有活性黏膜皮肤疱疹感染的亲属及医院工作人员密切接触感染 HSV-I[19]。

新生儿结膜炎的原因

化学因素

1881 年,Credé[23] 推荐在新生儿出生后立刻清洗眼睑,并在结膜囊内滴加 2% 硝酸银。硝酸银是一种使淋球菌凝聚并失活的表面活性剂。这种预防措施在减轻由淋球菌性新生儿结膜炎引起的视力丧失方面发挥很大作用。但是硝酸银常引起以轻度和短暂结膜充血以及流泪为特征的化学性结膜炎,常在 24~48 小时自行消退[24]。本病发展迅速,可见于 90% 硝酸银处理的眼球[25]。

临床上亦可使用安全的、蜡安瓿包装的一次性使用的 1% 硝酸银缓冲液。以前发现滴加更高浓度的硝酸银溶液可引起眼睑水肿、球结膜水肿、渗液、膜或假膜形成,甚至结膜或角膜瘢痕等。严重的化学刺激很可能继发于硝酸银的蒸发。尽管至今某些产科仍使用硝酸银,多数医疗机构在新生儿出生后立刻涂 0.5% 红霉素眼膏,取代硝酸银作为预防新生儿眼部感染的方法。

细菌

一百年前,淋病奈瑟菌感染是儿童失明的主要原因,研究发现 1906~1911 年在学校就读的 24% 盲童是由于淋球菌性结膜炎引起的并发症而致盲[26]。

淋病奈瑟菌引起的结膜炎通常在出生后 2~5 天出现[27]。较晚发病的淋球菌性结膜炎提示为出生后感染。最初为血清样分泌物,24 小时内进展为浓厚的脓性分泌物,同时伴有明显的眼睑水肿和球结膜水肿 (图 44.1)。结膜表面可见假膜形成。淋病奈瑟菌能侵袭完整的上皮细胞并且迅速复制[28]。诊断延误会导致角膜溃疡,病情迅速发展可引起角膜穿孔。

其他与新生儿结膜炎有关的细菌主要包括嗜血杆菌、肺炎链球菌和金黄色葡萄球菌[16,29]。耐甲氧西林金黄色葡萄球菌 (MRSA) 能通过污染的母乳从母亲传递给早产儿,即使在没有母体感染的情况下新生儿也可以感染[30]。新生儿在重症监护室可能会感染耐甲氧西林金黄色葡萄球菌,有相当一部分可能会发

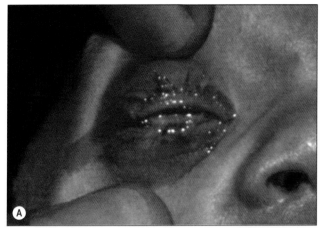

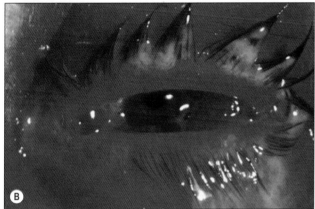

图 44.1　淋病奈瑟菌引起的超急性新生儿结膜炎。(A)眼睑明显水肿并见大量脓性分泌物。(B)可见浓稠脓性分泌物,球结膜水肿和乳头状肥大

展为化脓性结膜炎[31]。

　　尽管铜绿假单胞菌(绿脓杆菌)很少会引起新生儿结膜炎,但该病原体引起的结膜炎可以迅速发展为角膜溃疡和穿孔。微量需氧菌和厌氧菌是新生儿结膜分泌物培养最常见的细菌,但这些病原体几乎不会引起新生儿结膜炎[4]。

　　从病史看,除了淋病奈瑟菌,细菌性结膜炎的潜伏期为出生后 5~8 天[3,29]。但是细菌性结膜炎可出现在产后的任何时间。眼睑水肿、结膜水肿、结膜充血和脓性分泌物存在个体差异,与其他原因引起的新生儿结膜炎常不能区别。

衣原体

　　衣原体是无运动性的、革兰氏阴性的在细胞内寄生的一类致病微生物,与其他微生物相比具有独特的发育周期[11]。衣原体在宿主细胞的细胞质内复制,发现细胞质内特征性的细胞内嗜碱性包涵体可以用于诊断。

　　在工业化国家,由沙眼衣原体引起的新生儿包涵体结膜炎或新生儿包涵体脓溢是引起感染性新生儿结膜炎的最常见原因[11]。由于沙眼衣原体的生长周期较长,感染后的潜伏期可长达 5~14 天。胎膜早破的患儿如果暴露于病原体,也可于产后 5 天内发病。临床上包涵体结膜炎伴随有轻度黏液脓性睑结膜炎,中度眼睑水肿和轻度结膜水肿(图 44.2),既可以单眼又可以双眼发病。部分患者表现为炎症剧烈的超急性结膜炎,伴有眼睑肿胀、显著充血和脓性分泌物[3,24,29]。

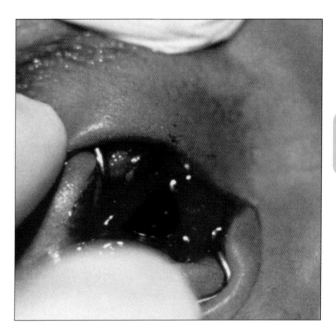

图 44.2　出生 13 天的新生儿,患新生儿衣原体性结膜炎,伴有结膜充血、乳头状肥大和黏液脓性分泌物

　　由于淋巴系统尚未发育成熟,新生儿衣原体性结膜炎没有衣原体眼病典型的大结膜滤泡形成[6]。新生儿出生 6~8 周内通常无肥大滤泡,因此除非疾病转为慢性,否则肥大滤泡不能作为一项有用的诊断体征[3,6,24]。

　　睑结膜表面可以有伪膜或真性膜形成并导致结膜瘢痕[32]。在周边角膜可见点状上皮缺损,偶见上皮下浸润和片状基质混浊[6]。角膜微血管翳和瘢痕罕见,但在一些未治疗病例仍然可见。

　　如果不治疗,该病可以持续一年或更长时间。但是通常认为新生儿包涵体性结膜炎是良性的并具有自限性,平均病程为 4.5 个月。即使该病具有一定自限性,仍有必要进行治疗[33]。

　　该病可以累及全身,包括咽、直肠或阴道,主要的

非眼部并发症为衣原体肺炎。据报道,出生后 1~3 个月感染婴儿肺炎的发病率为 11%~20%。这种疾病的全身性特点表明要对其进行全身治疗[15,34]。

病毒

由单纯疱疹病毒引起的新生儿结膜炎通常发生在出生后 6~14 天,可单眼或双眼发病。该类结膜炎伴有眼睑水肿及浆液性分泌物[19]。除非在皮肤或睑缘出现水疱样病变,否则本病与其他原因引起新生儿眼炎不易区别[3]。但是 80% 感染疱疹病毒的新生儿会在皮肤、眼或口部出现典型的疱疹性病变[19]。微树枝状或地图状溃疡是角膜受累的主要表现,而不是在复发病例中所见的典型疱疹性树枝状改变[24]。尽管儿童原发性眼单纯疱疹病毒感染通常会导致滤泡性结膜反应,但由于婴幼儿免疫系统不成熟,滤泡在出生 6~8 周前并不可见。

眼科医生需要切记,虽然新生儿角膜结膜炎可能是单纯疱疹病毒感染的唯一表现,但其常与全身感染有关。播散性单纯疱疹病毒感染的死亡率为 50%[20]。EI Azazi 团队[35]用病毒学检测方法检查了 32 个儿童并证实其患有单纯疱疹病毒感染,发现 40% 的儿童出现眼部病变。眼部病变的发病率如下:脉络膜视网膜瘢痕 69%,视神经萎缩 54%、角膜瘢痕 15%、白内障 8%。该研究中 13 名严重残疾儿童中的 12 人(93%)出现视力受损,主要是因为皮质盲。

真菌

念珠菌感染是引起新生儿结膜炎的罕见原因,可以表现为假膜性结膜炎或白色结膜斑块。发病的潜伏期为 5 天或以上[36]。

实验室诊断

未经治疗的新生儿结膜炎可能导致灾难性的并发症,所以明确感染的病原体非常重要。多种因素可以影响新生儿结膜炎的发病和病因,而且可以存在多种病原体混合感染,所以结膜涂片和培养很有必要[3,24,37]。

结膜涂片进行革兰氏染色和吉姆萨染色可对新生儿结膜炎病原体做出初步诊断(表 44.1),对于疑似单纯疱疹病毒感染者需行巴氏染色[37]。

由于需要获得上皮细胞以评估炎症反应的细胞学表现,可以使用 Kimura 刮刀刮取结膜上皮。可以用无菌液体培养基预湿藻酸钙拭子,再用拭子取得培养物[38]。需氧菌培养建议使用血琼脂培养基,硫

表 44.1 结膜涂片吉姆萨染色的细胞学特征

致病因素	细胞学
化学因素	中性粒细胞,偶见淋巴细胞
细菌	中性粒细胞,细菌
衣原体	中性粒细胞,淋巴细胞,浆细胞,上皮细胞内嗜碱性胞浆包涵体
病毒	淋巴细胞,浆细胞,多核巨细胞,细胞核内嗜酸性颗粒
真菌(酵母菌)	中性粒细胞,假菌丝芽殖酵母形成

代糖或肉汤培养基,以及 CO_2 巧克力琼脂或 Thayer-Martin 培养基,以排除淋菌[37]。真菌培养可以使用无抗生素的沙保罗斜面培养基。

患有化学性结膜炎的婴儿结膜涂片可见中性粒细胞,偶见淋巴细胞。新生儿细菌性结膜炎的涂片则可见中性粒细胞和细菌。在淋球菌性结膜炎培养阳性的病例中,细胞内革兰氏阴性双球菌检出率高达 95%[29]。衣原体感染的婴儿结膜涂片可见中性粒细胞、淋巴细胞、浆细胞和嗜碱性胞质内包涵体。成人包涵体性结膜炎中少见胞质内包涵体,但在新生儿包涵体性结膜炎中很常见。新生儿单纯疱疹性结膜炎结膜涂片可见淋巴细胞、浆细胞、多核巨细胞和细胞核内嗜酸性包涵体[24]。新生儿念珠菌结膜炎的涂片则可见中性粒细胞和假菌丝芽殖酵母形成[36]。

淋病奈瑟菌感染的非培养测试目前已广泛应用,相较于更具侵入性的拭子,可以使用尿液样品进行检查,并能使用相同标本评估沙眼衣原体。非扩增 DNA-DNA 杂交探针测试基于与淋球菌 rRNA 互补的单链 DNA 探针。核酸扩增测试与细胞培养一样敏感,至少有 99% 的特异性,可用于评估首段尿液样本[17]。传统上通过 McCoy 细胞培养确认沙眼衣原体结膜炎,但是这种技术昂贵,并且需要至少 2~3 天才能得到结果。酶免疫分析法(EIA)应用酶标记的衣原体特异性抗体来检测衣原体脂多糖。直接荧光抗体试验(DFA)使用荧光素结合的单克隆抗体对涂片上衣原体抗原染色,该方法可在数小时内得到结果[39,40]。直接荧光抗体方法具有 100% 的灵敏度和 94% 的特异性[39]。高度敏感的核酸扩增测试(NAATS)已商品化,可用于青少年和成人的生殖器衣原体感染的诊断[41]。与其他非培养测试一样,核酸扩增测试不需要有活的微生物。初步数据表明,这些测试相当于培养检测婴儿结膜和鼻咽部沙眼衣原体,但由于评估有限,这些方法尚未得到美国 FDA 批准[41]。

除了收集眼部标本外，还可应用巴氏染色（Papanicolaou stain）、病毒培养或免疫检测方法对刮除的皮肤或黏膜水疱样病变进行细胞学评估[11,37]。从培养的人细胞分离出 HSV 病毒可用于确诊。但是细胞生长至少需要 2~4 天，而且培养技术昂贵。免疫技术可用于快速检测病毒抗原。可以采用直接免疫荧光法、酶联免疫吸附实验（ELISA）以及免疫过滤方法。直接免疫荧光检测也可以区分 HSV-Ⅰ 与 HSV-Ⅱ[42]。

治疗

化学性结膜炎通常在 24~48 小时内消退，不需要治疗。

革兰氏阳性球菌引起的细菌性结膜炎，可以用 1% 四环素或 0.5% 红霉素软膏每 4 小时一次，连续治疗 7 天[37,39]。耐甲氧西林金黄色葡萄球菌性新生儿结膜炎可以根据细菌的敏感性使用 500IU/g 枯草杆菌肽软膏、1% 氯霉素软膏（在美国不再使用）或 5~31mg/ml 万古霉素治疗[40,43]。革兰氏阴性杆菌引起的结膜炎可以用 0.3% 妥布霉素或 0.3% 环丙沙星眼膏治疗，每 4 小时一次，连续 7 天[44]。只有很少的病例采用上述方法治疗无效。

直到最近，临床上一直使用 100 000U/（kg·d）的剂量分次静脉注射青霉素连续 7 天治疗淋球菌性新生儿结膜炎[24,37]。但是目前发现淋病奈瑟菌有三种抗生素耐药性：产生青霉素酶而耐药，染色体介导的青霉素或四环素耐药性，以及质粒介导的四环素耐药性[45,46]。因为在世界上某些地区出现高达 53% 的耐药菌株[16]，头孢曲松钠已经成为推荐用药。单剂量肌内注射 125mg 头孢曲松钠对新生儿淋球菌性结膜炎非常有效，同时也可用于治疗眼外感染[47]。肌肉注射 100mg 头孢噻肟对顽固的淋病奈瑟菌也有效果[48]，但是治疗新生儿眼炎的推荐剂量是 25mg/kg，每 8~12 小时静脉或肌肉注射一次，共 7 天。头孢克肟是一种口服吸收的头孢菌素，对耐药淋球菌有极好的治疗效果，400~800mg 单剂量口服对成人高度有效[49]。单次口服氟喹诺酮类药物同样有效，但是有引起抗生素耐药的潜在缺点[50]。患有淋病奈瑟菌感染的护理人员和家属有衣原体感染的高危风险，也应该每天 2 次口服 100mg 多西环素治疗 7 天，或者单剂量口服 1.0g 阿奇霉素[24,34,51]。

除了静脉注射抗生素外，患有淋球菌性结膜炎的新生儿应该每小时用生理盐水洗眼[37]。氟喹诺酮类药物对淋球菌的体外最小抑制浓度非常低，因此可考

虑除全身治疗外，在淋球菌性结膜炎治疗的早期阶段局部应用氟喹诺酮。

新生儿衣原体性结膜炎的治疗可按照 50mg/（kg·d）剂量分 3~4 次口服琥乙红霉素悬浮液连续 14 天[34]。局部应用红霉素软膏可能对衣原体性结膜炎有效，但是这种治疗方法并不能根除鼻咽部的病原体，患有衣原体性结膜炎的新生儿超过 50% 鼻咽部存在衣原体集落[34]。如果没有进行全身治疗，许多新生儿可能会发展为衣原体性肺炎。全身应用红霉素有 20%~30% 的失败率。新生儿可以选择性地使用 20mg/kg 阿奇霉素混悬液进行治疗，可以单剂量或每天一次连续治疗 3 天[34]。如上所述，感染沙眼衣原体的护理人员和家属也应该口服多西环素 7 天或单剂量阿奇霉素治疗。

在新生儿期所有单纯疱疹病毒引起的感染都应该全身应用阿昔洛韦或阿糖胞苷治疗[19,52-54]。在一项多中心随机对照研究中发现，静脉注射阿昔洛韦或阿糖胞苷治疗新生儿 HSV 感染结果并无差异[55]。患有单纯疱疹病毒性角结膜炎的婴儿也应局部使用抗病毒药物。由于具有高效、低毒和与眼表长时间接触等特点，首选每天 5 次 0.15% 更昔洛韦眼用凝胶或 5% 阿昔洛韦眼膏。或者局部每 2 小时 1 次给予 1% 三氟胸苷溶液 7 天或直到角膜再上皮化，但不能超过 14 天[36,37]。泪液丰富的婴儿使用 3% 腺嘌呤阿糖胞苷眼膏治疗可能更有效（表 44.2）。患有单纯疱疹病毒性角膜炎的新生儿也可以使用局部睫状肌麻痹剂治疗以缓解睫状肌痉挛。

眼部预防

眼部预防主要针对阻止母亲感染的生殖器分泌物在出生时污染新生儿眼睛[56]。为此在分娩时有活动性疱疹病变的女性建议剖宫产[3,18,57]。在孕妇第三孕期监测疱疹、衣原体或淋球菌感染是预防新生儿结膜炎的关键[56]。

新生儿眼部预防应主要针对淋球菌性眼炎，因为该病可引起严重眼损伤[56]。新生儿出生后应立即仔细清洗眼睛。外用 1% 硝酸银溶液，1% 四环素眼膏以及 0.5% 红霉素眼膏都可用于预防。研究证实 2.5% 聚维酮碘滴眼液与三种常用的预防制剂一样可有效降低新生儿的结膜菌群，并且毒性低于硝酸银[58]。聚维酮碘抗菌谱广，能抵抗包括真菌、衣原体、病毒和所有细菌感染，而且其成本较低，可作为眼部预防的合理选择[59]。由于该制剂的批准尚在等待期间，其

表 44.2 新生儿结膜炎的治疗

致病因素	治疗
化学性因素	不需要治疗。
革兰氏阳性球菌	1% 四环素,500IU/g 的枯草杆菌肽或 0.5% 红霉素眼膏,4 小时一次,共 7 天。
革兰氏阴性杆菌	0.3% 妥布霉素或 0.3% 环丙沙星软膏,4 小时一次,共 7 天。
淋病奈瑟菌	肌肉注射 125mg 头孢曲松钠 1 次,加生理盐水冲洗,或 25mg/kg 头孢噻肟每 8~12 小时肌肉或静脉注射 1 次,共 7 天,加生理盐水冲洗,或易感菌株用青霉素 100 000U/(kg·d),4 次分剂量静脉注射 7 天,加生理盐水冲洗。
衣原体	琥乙红霉素 12.5mg/(kg·d) 口服或 3~4 次分剂量静脉注射 14 天,或磺胺甲噁唑 100mg/(kg·d) 口服或分剂量静脉注射 14 天,新生儿效果比 4 周的婴儿好,或阿奇霉素混悬液 20mg/kg 每天 1 次共 3 天,同时 0.5% 红霉素眼膏每天 4 次直到结膜炎愈合。
病毒(单纯疱疹病毒)	阿昔洛韦 30mg/(kg·d) 用 10 天,或阿糖腺苷 30mg/(kg·d) 用 10 天加 5% 阿昔洛韦软膏每天 5 次用 7 天或直到角膜再上皮化,或 0.15% 更昔洛韦凝胶每天 5 次用 7 天。或者局部治疗:1% 三氟胸苷每 2 小时外敷一次用 7 天或直到角膜再上皮化,或 3% 腺苷阿糖胞苷眼膏。
真菌(酵母菌)	5% 那他霉素滴眼液每小时 1 次用 10~14 天,或 1% 氟胞嘧啶滴眼液每小时 1 次用 10~14 天。

使用主要限于发展中国家,0.5% 红霉素眼膏目前仍推荐作为预防性用药[60]。

(陈文生 译 李炜 校)

参考文献

1. Fransen L, Klauss V. Neonatal ophthalmia in the developing world: epidemiology, etiology, management and control. *Int Ophthalmol* 1988;**11**:189.
2. Armstrong JH, Zacarias F, Rein MF. Ophthalmia neonatorum: a chart review. *Pediatrics* 1976;**57**:884.
3. Isenberg SJ, Apt L, Wood M. The influence of perinatal factors on ophthalmia neonatorum. *J Pediatr Ophthalmol Strabismus* 1996;**33**:185.
4. Isenberg SJ, Yoshimori R, Alvarez SR. Bacterial flora of the conjunctiva at birth. *J Pediatr Ophthalmol Strabismus* 1986;**23**:284.
5. Isenberg SJ, Apt L, Yoshimori R, et al. Source of the conjunctival bacterial flora at birth and implications for ophthalmia neonatorum prophylaxis. *Am J Ophthalmol* 1988;**106**:458.
6. Yetman RJ, Coody DK. Conjunctivitis: a practice guideline. *J Pediatr Health Care* 1997;**11**:238.
7. Buchanan TM. Surface antigens pili. In: Roberts RB, editor. *The gonococcus.* New York: John Wiley & Sons; 1974.
8. Miller ME, Stiehm ER. Immunology and resistance to infection. In: Remington JS, Klein JO, editors. *Infectious diseases of the fetus and newborn infant.* Philadelphia: WB Saunders; 1983.
9. Etches PC, Leahy F, Harris D. Lysozyme in the tears of newborn babies. *Arch Dis Child* 1979;**54**:218.
10. Gillette TE, Greiner JV, Allansmith MR. Immunohistochemical localization of human tear lysozyme. *Arch Ophthalmol* 1981;**99**:298.
11. Rours GIJG, Hammerschlag MR, Ott A, et al. Chlamydial trachomatis as a cause of neonatal conjunctivitis in Dutch infants. *Pediatrics* 2008;**121**:321–6.
12. Centers for Disease Control and Prevention. *Sexually transmitted disease surveillance 2013.* Atlanta: US Department of Health and Human Services; 2014.
13. McCormack WM, Evrard JR, Laughlin CF, et al. Sexually transmitted conditions among women college students. *Am J Obstet Gynecol* 1981;**139**:130.
14. Schachter J, Stone E, Moncada J. Screening for chlamydial infections in women attending family planning clinics: evaluations of presumptive indicators for therapy. *West J Med* 1983;**138**:375.
15. Alexander ER, Harrison HR. Role of *Chlamydia trachomatis* in perinatal infection. *Rev Infect Dis* 1983;**5**:713.
16. Laga M, Plummer FA, Nzanze H, et al. Epidemiology of ophthalmia neonatorum in Kenya. *Lancet* 1986;**2**:1145.
17. Woods CR. Gonococcal infections in neonates and young children. *Semin Pediatr Infect Dis* 2005;**16**:258–70.
18. Fransen L, Nsanze H, Klauss V, et al. Ophthalmia neonatorum in Nairobi, Kenya: the roles of *Neisseria gonorrhoeae* and *Chlamydia trachomatis*. *J Infect Dis* 1986;**153**:862.
19. Overall JC Jr. Herpes simplex virus infection of the fetus and newborn. *Pediatr Ann* 1994;**23**:131.
20. Gutierrez KM, Falkovitz Halpern MS, Maldonado Y, Arvin AM. The epidemiology of neonatal herpes simplex virus infections in California from 1985 to 1995. *J Infect Dis* 1999;**180**:199.
21. Whitley RJ. Herpes simplex virus infections. In: Remington JS, Klein JO, editors. *Infectious diseases of the fetus and newborn infant.* 3rd ed. Philadelphia: WB Saunders; 1990.
22. Nahmias AJ, Josey WE, Naib ZM, et al. Perinatal risk associated with maternal genital herpes simplex virus infection of fetus and newborn. *Obstet Gynecol* 1974;**44**:63.
23. Credé CSR. Die Verhutuna der augenentzundung der Neugeborenen. *Arch Gynakol* 1881;**18**:367.
24. Grosskreutz C, Smith LBH. Neonatal conjunctivitis. *Int Ophthalmol Clin* 1992;**32**(1):71.
25. Nishida H, Rosenberg HM. Silver nitrate ophthalmic solution and chemical conjunctivitis. *Pediatrics* 1975;**56**:368.
26. Barsam PC. Specific prophylaxis of gonorrheal ophthalmia neonatorum: a review. *N Engl J Med* 1966;**274**:731.
27. Glasgow LA, Overall JC Jr. Infections of the newborn. In: Behrman RE, Vaughan VC, editors. *Textbook of pediatrics.* Philadelphia: WB Saunders; 1983.
28. Duke-Elder S. *Inflammations of the conjunctiva and associated inflammations of the cornea. System of ophthalmology, diseases of the outer eye.* St Louis: Mosby; 1965.
29. Chandler JW, Rapoza PA. Ophthalmia neonatorum. *Int Ophthalmol Clin* 1990;**30**:36.
30. Behari P, Englund J, Alcasid G, et al. Transmission of methicillin-resistant Staphyloccocus aureus to preterm infants through breast milk. *Infect Control Hosp Epidemiol* 2004;**25**:778–80.
31. Cimolai N. Ocular methicillin-resistant *Staphyloccocus aureus* infections in a newborn intensive care cohort. *Am J Ophthalmol* 2006;**142**:183–4.
32. Ostler HB. Oculogenital disease. *Surv Ophthalmol* 1976;**20**:233.
33. Thygeson P, Stone W Jr. Epidemiology of inclusion conjunctivitis. *Arch Ophthalmol* 1942;**27**:91.
34. Hammerschlag MR, Gelling M, Roblin PM, et al. Treatment of neonatal chlamydial conjunctivitis with azithromycin. *Pediatr Infect Dis J* 1998;**17**:1049–50.
35. el Azazi M, Malm G, Forsgren M. Late ophthalmologic manifestations of neonatal herpes simplex virus infection. *Am J Ophthalmol* 1990;**109**:1.
36. Arffa RC. Conjunctivitis I. Follicular, neonatal, and bacterial. In: Arffa RC, editor. *Grayson's diseases of the cornea.* 3rd ed. St Louis: Mosby; 1991.
37. DeToledo AR, Chandler JW. Conjunctivitis of the newborn. *Infect Dis Clin North Am* 1992;**4**:807–13.
38. Benson WH, Lanier JD. Comparison of techniques for culturing corneal ulcers. *Ophthalmology* 1992;**99**:800.
39. Hammerschlag MR. Diagnosis of chlamydial infection in the pediatric population. *Immunol Invest* 1997;**26**:151–6.
40. Teoh DL, Reynolds S. Diagnosis and management of pediatric conjunctivitis. *Pediatr Emerg Care* 2003;**19**:48–55.
41. Darville T. Chlamydial trachomatis infections in neonates and young children. *Semin Pediatr Infect Dis* 2005;**16**:235–44.
42. Kowalski RP, Gordon YJ. Evaluation of immunologic tests for the detec-

tion of ocular herpes simplex virus. *Ophthalmology* 1989;**96**:1583.

43. Freidlin J, Acharya N, Lietman TM, et al. Spectrum of eye disease caused by methicillin-resistant Staphylococcus aureus. *Am J Ophthalmol* 2007; **144**:313.

44. Leibowitz HM. Antibacterial effectiveness of ciprofloxacin 0.3% ophthalmic solution in the treatment of bacterial conjunctivitis. *Am J Ophthalmol* 1991;**112**(4 Suppl):29S–33S.

45. Schwarcz SK, Zenilman JM, Schnell D, et al. National surveillance of antimicrobial resistance in Neisseria gonorrhoeae. *JAMA* 1990;**264**: 1413–17.

46. Centers for Disease Control. Plasmid-mediated antimicrobial resistance in Neisseria gonorrhoeae – United States, 1988 and 1989. *MMWR* 1990; **39**:284–94.

47. Laga M, Naamara W, Brunham RC, et al. Single-dose therapy of gonococcal ophthalmia neonatorum with ceftriaxone. *N Engl J Med* 1986;**315**:1382.

48. Lepage P, Bogaerts J, Kestelyn P, Meheus A. Single-dose cefotaxime intramuscularly cures gonococcal ophthalmia neonatorum. *Br J Ophthalmol* 1988;**72**:518.

49. Handsfield HH, McCormack WM, Hook EW 3rd, et al. A comparison of single-dose cefixime with ceftriaxone as treatment for uncomplicated gonorrhea. *N Engl J Med* 1991;**325**:1337.

50. Hooper DC, Wolfson JS. Fluoroquinolone antimicrobial agents. *N Engl J Med* 1991;**324**:384.

51. Lau CY, Qureshi AK. Azithromycin versus doxycycline for genital chlamydial infections: a meta-analysis of randomized clinical trials. *Sex Transm Dis* 2002;**29**:497.

52. Whitley RJ. Herpes simplex virus infections of women and their offspring: implications for a developed society. *Proc Natl Acad Sci USA* 1994;**91**:2441.

53. Garland SM, Doyle L, Kitchen W. Herpes simplex virus type 1 infections presenting at birth. *J Paediatr Child Health* 1991;**27**:360.

54. Whitley RJ. Herpes simplex virus infections of the central nervous system. Encephalitis and neonatal herpes. *Drugs* 1991;**42**:406.

55. Whitley R, Arvin A, Prober C, et al. A controlled trial comparing vidarabine with acyclovir in neonatal herpes simplex virus infection. Infectious Diseases Collaborative Antiviral Study Group. *N Engl J Med* 1991;**324**:444.

56. Reimer K, Wichelhaus TA, Schäfer V, et al. Antimicrobial effectiveness of povidone-iodine and consequences for new application areas. *Dermatology* 2002;**204**:114.

57. Jeffries DJ. Intrauterine and neonatal herpes simplex virus infection. *Scand J Infect Dis Suppl* 1991;**80**:21.

58. Isenberg SJ, Apt L, Wood M. A controlled trial of povidone-iodine as prophylaxis against ophthalmia neonatorum. *N Engl J Med* 1995;**332**:562.

59. Rotta AT. Povidone-iodine to prevent ophthalmia neonatorum. *N Engl J Med* 1995;**333**:126.

60. US Preventive Services Task Force. Ocular prophylaxis for gonococcal ophthalmia neonatorum: reaffirmation recommendation statement. *Am Fam Physician* 2012;**85**(2):195.

6

第45章

帕里诺眼 - 腺综合征

William D.Gruzensky

关键概念

- 帕里诺眼 - 腺综合征(Parinaud oculoglandular syndrome)特征为伴淋巴结肿大的肉芽肿性结膜炎。
- 该病病因众多,多数与动物相关。
- 最常见原因是猫抓病。
- 主要病因包括:兔热病、结核病、梅毒和孢子丝菌病。
- 确诊通常依据血清学检测。
- 根据免疫状态和严重程度选择治疗方案。
- 根据致病的病原体指导疾病治疗。

本章纲要

历史
导向性诊断检查
个体病因学

历史

1889 年,亨利帕里诺(Herri Parinaud)描述了 2 例单侧颗粒性或溃疡性结膜炎及局部淋巴结肿大患者[1]。帕里诺报告的患者都曾有过动物接触史。在随后发表的论著,与局部淋巴结肿大相关的结膜炎被称为帕里诺眼 - 腺综合征(Parinaud oculoglandular syndrome)。

尽管现在无法得知帕里诺最初所描述疾病的根本原因,我们现在知道多种原因可以导致肉芽肿性结膜炎伴耳前或颈部淋巴结肿大。随着现代实验室技术发展,如聚合酶链式反应(PCR)及免疫诊断可以帮助我们更清晰地理解该综合征的病因。表 45.1 列举了帕里诺眼 - 腺综合征的发病原因[2]。

巴尔通体(*Bartonella henselae*)是引起帕里诺眼 - 腺综合征最常见的细菌病原体,该菌培养困难。因

表 45.1　帕里诺眼 - 腺综合征的病因学

常见病因	病原体
猫抓病(CSD)	汉塞巴尔通体
兔热病	土拉杆菌
孢子丝菌病	申克孢子丝菌
较少见病因	
结核病	结核分枝杆菌
梅毒	苍白密螺旋体
球孢子菌病	粗球孢子菌
罕见病因	
结节病	未知
软下疳	杜克雷嗜血杆菌
巴斯德菌病	多杀巴斯德菌
耶尔森菌属	小肠结肠炎耶尔森菌,假结核耶尔森菌
麻风病	麻风分枝杆菌
鼻疽	伯克霍尔德菌
性病淋巴肉芽肿(LGV)	沙眼衣原体
李斯特菌属	单核细胞增生李斯特菌
放线菌病	以色列放线菌
芽生菌病	皮炎芽生菌
腮腺炎	腮腺炎病毒
传染性单核细胞增多症	E-B 病毒
地中海热	康氏立克次体
牛痘	牛痘苗
单纯疱疹	疱疹病毒
副球孢子菌病	巴西副球孢子菌
可能原因	
毛虫性眼炎(毛虫毛刺)	枯叶蛾,豹灯蛾,异舟蛾属

(摘自 Chin GN,Hyndiuk RA;Parinaudoculoglandular conjunctivitis. In Tasman W,Jaeger EA,editors,Duane Clinical Ophthalmology, Philadelphia,1993,JB Lippincott)

此在感染性病原体鉴别之前,只是长期怀疑猫抓病(Cat scratch disease,CSD)与眼 - 腺综合征相关。1950年 Pesme 和 Marchand 首次报道了 CSD 的关联性[3];1953 年依靠目前废弃的皮肤检测方法,Cassady 和 Culbertson 进一步报道了上述关联性[4]。1985 年,Wear 等证明结膜标本存在猫抓芽孢杆菌[5]。同年,Gerber 等从非眼猫抓病患者淋巴结中培养出汉塞巴尔通体(B.henselae)[6],但直到 1999 年 Glando 等才从帕里诺眼 - 腺综合征结膜标本中培养出汉塞巴尔通体[7]。

导向性诊断检查

病史和体检可以指导实验室检查和帕里诺眼 - 腺综合征的治疗。表 45.2 列举了基于症状和体征推荐的检查和治疗方法。因此病情严重或免疫功能低下的患者需要给予更加深入的检查和治疗。

对患者进行病史询问应包括动物抓伤和咬伤史,甚至猫、狗、兔、草原犬鼠(prairie dogs)、松鼠或蜱虫(ticks)的单纯接触史。兔和蜱虫是兔热病传播媒介。猫是汉塞巴尔通体、粗球孢子菌[8]和申克孢子丝菌[9]的传播媒介。还应询问结核病家族史或结核患者接触史。性传播病史提示梅毒或性病淋巴肉芽肿感染的可能,此外要进一步确认 HIV 感染状况。从事农业活动是一个危险因素,园丁和农场工人职业性接触孢子丝菌。

除了猫抓病,其他许多导致帕里诺综合征的病原体难以体外培养。因此实验室检测依赖血清学检查致病微生物的特异性抗体。对于汉塞巴尔通体、土拉杆菌、粗球孢子菌、E-B 病毒及某些罕见微生物,可以用免疫荧光法(IFA)和酶联免疫吸附法(ELISA)检测。

尽管汉塞巴尔通体免疫学检测方法广泛应用,但敏感性和特异性相对较差[10]。对于免疫力低下或抗体反应迟钝引起的免疫效价变化,可采用重复实验。随着时间推移,血清抗体效价升高 4 倍即可作出诊断。

其他血清学检测包括梅毒、腮腺炎病毒、立克次体、单核细胞增多症以及和性病淋巴肉芽肿相关的沙眼衣原体菌株的血清检测。干扰素 -γ 释放分析(IGRA)可用于结核病检测[11]。

如果可以进行局部淋巴结活检或抽吸,则可用 PCR 方法检测汉塞巴尔通体[12]、粗球孢子菌[13]及土拉杆菌[14]。但开展 PCR 检测对实验室有一定要求。

病原体培养时,应选择适合真菌或分枝杆菌生长的培养基。土拉杆菌能在富含半胱氨酸的培养基中生长。除了培养,应对结膜刮片进行抗酸染色,革兰氏染色及真菌染色。通常情况下对于不复杂的猫抓病,常规培养对诊断没有帮助。

结膜病变活检通常能确诊肉芽肿性结膜炎,但必须与淋巴瘤进行鉴别[15]。采用 Warthin-Starry,Steiner

表 45.2　基于临床和病史的诊疗方案

临床表现和症状	诊断检测	治疗
普通病例		
猫接触史,无发热,无免疫力低下,无其他触发因素	IFA 血清检测,TB 皮肤测试 VDRL, ± 分离培养	热敷,对于症状持续的患者可以使用抗生素
复杂病例		
发热,昏睡,角结膜血管形成或溃疡,其他历史诱因(狩猎史,兔,蜱虫,性传播疾病(STDs),结核病(TB)等)	进行结膜刮片培养,有血平板,巧克力平板,罗氏培养基,沙保罗琼脂,巯基乙酸钠液体培养基及脑心浸出液肉汤等培养基。有发热表现者进行血培养。汉塞巴尔通体,土拉杆菌,EB 病毒相关血清学检测;PPD 或 IGRA,FTA-ABS,VDRL;考虑真菌感染者进行 IFA 检查,活检,Warthin-Starry 染色,AF 染色	初始治疗:①兔热病病史 - 氟喹诺酮;②猫抓病或结核病病史 - 多西环素和 / 或利福平;③性传播疾病症状或病史 - 青霉素,四环素 4)淋巴管炎 - 伊曲康唑,泊沙康唑,酮康唑。后续治疗:基于实验室检测以及对初步治疗的反应进行调整
免疫力低下		
卡波西瘤样皮肤,结膜病损,HIV 阳性,肝脏受累	与复杂型病例一样,病原体培养与抗体滴度检测	红霉素或多西环素

银染色或 Brown-Hopp 染色法,有时能在猫抓病患者活检标本中发现革兰氏染色阴性的多形性杆菌[5]。

个体病因学

猫抓病

帕里诺眼 - 腺综合征最常见的原因是猫抓病(CSD)。在一个超过 1200 个病例的大规模研究中,Carithers 概述了 CSD 的诊断标准。通过改进 Carithers 提出的标准,我们可以通过以下几个方面诊断 CSD[16]。

1. 淋巴结肿大。

2. 猫接触史或近期被猫抓伤或咬伤。

3. 存在原发性接种部位。

4. 汉塞巴尔通体血清抗体阳性或 PCR 检测阳性。

5. 无其他淋巴结肿大原因。

通过结膜标本 Warthin-Starry 染色[8],结膜刮片培养[7]及 PCR 技术[12],汉塞巴尔通体被确定为 CSD 的病原体。1985 年,Wear 团队在 Warthin-Starry 银染色的结膜标本首次确认了该病原体[5](图 45.1A 和 B)。

在眼 - 腺型猫抓病中,病原体可以通过结膜或者脸部划伤进入眼内。通常有猫接触史。然而并不是所有病例都存在猫咬伤或抓伤的情况[17]。提示某些病例的发病可能是通常只作为中间媒介的猫跳蚤直接传染引起[18]。除了猫抓伤或咬伤以外,狗与蜱虫也被认为与汉塞巴尔通体的传播有关[18,19]。

接触病原体 1~3 周以内,结膜出现直径为 3~4mm 的病损,这些病损可以出现于睑结膜和球结膜的任何部位。结膜结节外观可为红色、苍白、黄色或灰色并且可以被局部炎症结膜所围绕。无或仅有极少脓性分泌物[4,16,19]。眼睑轻微肿胀,结膜肉芽肿表面可能会出现溃疡[19]。汉塞巴尔通体引起的帕里诺眼 - 腺综合征经过多次反复治疗,可能会出现慢性复发性周边角膜溃疡[20]。CSD 的发病具有明显的季节性。

汉塞巴尔通体与全身系统性、神经性及免疫性等诸多疾病有关。肝损害、骨髓炎和纵隔淋巴结炎已有报道[21~23]。通过 PCR 确诊的感染汉塞巴尔通体患者,伴有肺结节与肝肾功能异常。在安装人工心脏瓣膜,心内膜炎患者中也有报道[24]。一位抗体滴度升高和有临床证据的 CSD 患者发现其同时患有免疫性甲状腺炎[25]。本例患者同时存在与猫抓病相关的吉兰 - 巴雷综合征(Guillain-Barré syndrome)和横贯性脊髓炎(transverse myelitis),汉塞巴尔通体感染可能触发自身免疫疾病[26]。紫癜伴免疫性血小板减少症可能具有类似的机制[27]。

不同于免疫功能正常的患者(immunocompetent patients)的自限性病程,猫抓病在艾滋病患者和免疫功能低下患者表现为侵袭性进展。在这些患者中,汉塞巴尔通体播散可产生肝脏感染(杆菌性紫癜)或皮肤播散。在皮肤,我们把这种类似于卡波西肉瘤的血管化乳头样皮肤损害称为上皮样血管瘤病或杆菌性血管瘤病(图 45.2)[28]。这种播散可能通过未检查的菌血症播散,是免疫力低下患者急性发病的主要原因。这些患者对全身应用抗生素反应非常敏感[29]。

对免疫力低下的人群,阻止汉塞巴尔通体传播非常重要。饲养宠物时应考虑以下建议[18]:

1. 领养来自低健康风险环境的、无跳蚤或蜱虫感染的超过一岁以上的宠物。

2. 严格控制跳蚤。

3. 避免粗暴玩耍宠物。

4. 立即清洗抓痕及伤口并就医。

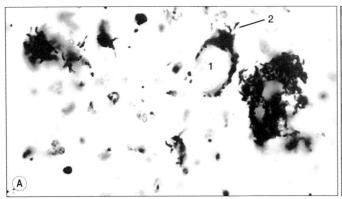
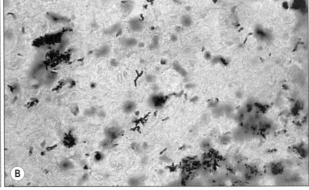

图 45.1　结膜活检标本中的猫抓病杆菌。(A)丛生的杆菌(2)围绕血管(1)分布。(B)来自坏死结膜的细胞内和细胞外微生物。(From Wear DJ, et al.: Cat scratch disease bacilli in the conjunctiva of patients with Parinaud oculoglandular syndrome, Ophthalmology 1985;92:1282-1287. Copyright Elsevier, All rights reserved.)

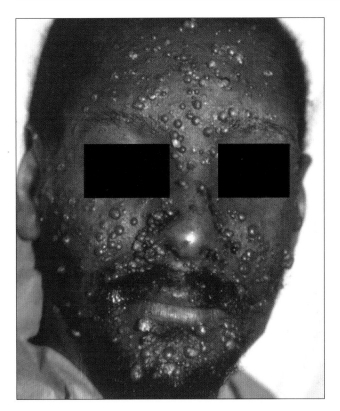

图 45.2　AIDS 患者伴有上皮样血管瘤损害合并播散性猫抓病。(Reproduced from Szaniawski WK, et al.: Epithelioid angiomatosis in patients with AIDS, J Am Acad Dermatol 1990; 23: 41-45 with permission from the American Academy of Dermatology.)

5. 确保宠物待在室内以避免接触跳蚤或蜱虫。

6. 针对健康猫的常规检查对预防汉塞巴尔通体的传播可能没有帮助。

目前还没有相应的临床试验验证抗生素对帕里诺眼 - 腺综合征的治疗效果。然而一项纳入所有可获取的随机或非随机临床试验的 meta 分析发现，没有证据支持对没有并发症的猫抓病患者使用抗生素治疗。与安慰剂相比，抗生素治疗对治愈率和病程均无影响[30]。

对复杂型猫抓病，合并长期患病、持续发热、菌血症可疑或免疫力低下患者，通常采用经验疗法，以及应用对高危疾病成功治疗的以往经验来指导治疗。杆菌性血管瘤病对红霉素和多西环素的反应相似[30]。慢性菌血症对庆大霉素和多西环素治疗均有反应。心内膜炎最好用庆大霉素和头孢曲松治疗。有病例报道，对氟喹诺酮、阿奇霉素和甲氧苄啶 / 磺胺甲噁唑无反应的患者，常加用利福平[29]。

兔热病

不同于猫抓病，兔热病（tularemia）更容易伴有严重的全身症状。表现的症状和并发症包括高热、全身症状、虚脱及死亡。在抗生素出现前的年代，该病死亡率高达 9%[31]。然而随着抗生素的应用，死亡率已降至 2.5%[32]。因为有全身损害及高死亡率的风险，对兔热病疑似病例要请感染科会诊。

大部分兔热病患者是通过接触蜱虫、兔子或松鼠而感染。蜱虫叮咬并不是感染发生的惟一途径，挤压家犬身上的蜱虫时，可以感染而患上兔热病[33]。

其他可能的传染媒介包括猫咬伤、蚊子、鹿蝇、麝鼠、河狸、美洲旱獭、仓鼠、草原犬鼠、绵羊以及野禽都是可能的带菌者[34-36]。饮水污染与口咽型兔热病暴发有密切关联[37]。流行区猎人比非猎人血清阳性水平高，提示亚临床感染可能引起机体免疫[38]。发现兔热病感染可上报疾控中心，该病被认为是一种潜在的生物恐怖袭击媒介。

结膜溃疡是兔热病眼 - 腺综合征最重要的特点。结膜结节出现在睑结膜或球结膜，往往进展至坏死和溃疡（图 45.3）。可出现耳前、颌下或颈部淋巴结肿大（图 45.4）。少数可见泪囊炎、脓性分泌物、角膜溃疡、角膜穿孔伴眼内炎[31,39,40]。还可发现淋巴结疼痛、咽部损伤和扁桃体炎。有报道发现当睫状体受累时可引起房角关闭，可导致眼内压升高和角膜水肿[41]。

与猫抓病的一样，帕里诺眼 - 腺综合征是兔热病的罕见表现。所有兔热病患者中眼 - 腺综合征仅占 1%~4%，溃疡腺型、伤寒型、腺型和口咽型的表现更为常见[42]。

血清学检测是实验室确诊兔热病的最好方法。血清滴度升高 4 倍即可做出诊断。当抗体滴度临界

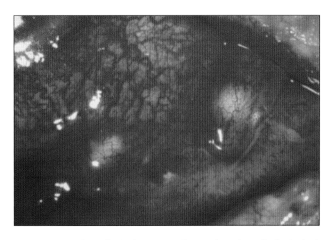

图 45.3　继发于兔热病的帕里诺眼 - 腺综合征患者的结膜结节。(Reproduced from Steinemann TL, et al.: Oculoglandular tularemia, Arch Ophthalmol 1999; 117: 132-133. Copyright 1999 American Medical Association. All rights reserved.)

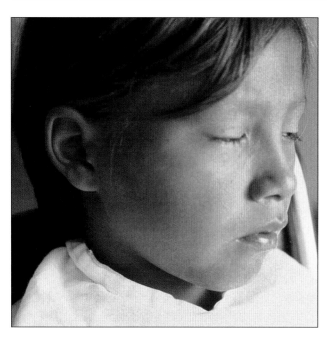

图 45.4　继发于兔热病的帕里诺眼 - 腺综合征患者的病变淋巴结肿大。（Photo courtesy of E. Holland，MD.）

或可疑时，可能需要采用 PCR 技术检测病原体以对免疫荧光抗体滴度检测进行补充。微生物培养困难，而且需要采用富含半胱氨酸的培养基。主要致病微生物土拉杆菌为无运动的、革兰氏阴性多形性杆菌。兔热病病原体培养要求特殊的实验安全操作技术，因为只需注射或吸入 10~25 个杆菌就可以使实验室工作人员发病[43]。结膜标本组织病理学分析可以显示肉芽肿性结膜炎（图 45.5A）和多核巨细胞（图 45.5B）。

治疗方面应局部使用广谱抗生素并联合全身抗生素治疗。传统治疗中，常常连续使用 7 天肌注链霉素方案。目前，莫西沙星、环丙沙星、左氧氟沙星、多西环素及全身庆大霉素都是对传统疗法的替代[40,43]。

结核病

尽管结核病在发达国家非常罕见，帕里诺眼 - 腺综合征鉴别诊断过程中应考虑原发性结膜结核。肺结核病原体 - 结核分枝杆菌既可以原发感染结膜，也可以继发于复发性病变。此外一些非典型的分枝杆菌属也累及结膜和局部淋巴结。

伴随局部淋巴结肿大的结膜结核可以有不同临床表现。受累的结膜可以表现为充血性溃疡、多发性结节、肥厚性颗粒或带蒂结膜肿块[44]。偶尔表现酷似睑板腺囊肿[45]。结节和肉芽可以进展成为溃疡。结核型帕里诺眼 - 腺综合征患者局部淋巴结常常化脓。

纯化蛋白质衍生物（PPD）皮肤试验是目前最广泛使用的结核病筛查皮肤试验。然而对接种卡介苗（BCG vaccine）的患者来说，该方法结果变异度大，并且可能出现假阳性结果。干扰素 γ 释放分析（IGRA）实验可以替代 PPD 实验。有两种方法可选，即酶联免疫吸附实验（ELISA，也被称为 QFT-G 试验）和酶联免疫斑点法（ELISpot，也被称为 TSPOT）[11]。结核病血液检测已经用于临床。这些试验的原理是检测在非卡介苗接种患者中存在的独特抗原诱导 T 细胞释放的干扰素 γ。因此对于早先进行卡介苗预防免疫而成为混杂因素的患者来说，这些检测方法极其有用。尽管具有明显的优势，这些测试在筛查、诊断、疗效评价方面的作用，以及其在各种不同患者的可靠性

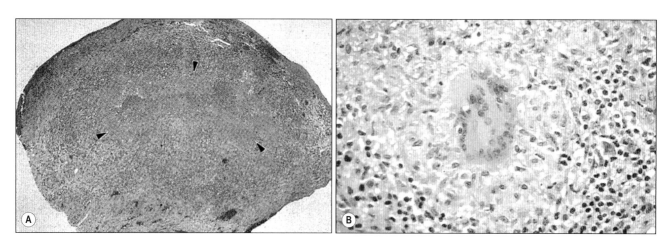

图 45.5　眼腺兔热病组织病理学。（**A**）肉芽肿性结膜结节。（**B**）肉芽肿多核巨细胞。（Reproduced from Steinemann TL，et al.：Oculoglandular tularemia，Arch Ophthalmol 1999；117：132-133. Copyright 1999 American Medical Association. All rights reserved.）

尚待进一步研究[46,47]。

还可以通过对损害结膜进行刮片培养和抗酸染色等进一步检测。除此之外，可以对淋巴结进行穿刺或活检病损结膜。活检材料可以用来进行培养，同时行抗酸和其他组织染色。结膜组织学特点表现为肉芽肿样改变，伴有朗罕巨细胞和干酪样坏死。

治疗包括应用异烟肼、利福平、链霉素、对氨基水杨酸或者乙胺丁醇。眼部检查应监控感染的消退和眼部的药物毒性。咨询传染病专家可能会有所帮助。

孢子丝菌病

这种由申克孢子丝菌（Sporotrichosis）引起的真菌感染，通常由污染的植物或泥土引起的外伤所致。该病既可首先累及结膜，也可与面部或眼睑病损相关。该病最常见的表现是淋巴管炎。随着病程发展，沿淋巴管走行，皮下结节形成并可能出现溃疡[48]。通常该病只局限于皮肤和淋巴组织，全身及肺部受累情况罕见。

对有外伤并接触污染农作物病史者，应怀疑申克孢子丝菌或其他真菌感染。但不一定都有外伤史。如果有申克孢子丝菌型下疳特征性损害，可有助于提示诊断。需要组织活检并在沙保罗琼脂上进行真菌培养及真菌染色。

伊曲康唑治疗本病有效[48]。体外测试发现酮康唑也有效，而两性霉素 B 效果多变，但对申克孢子丝菌的某些菌株有效[49]。以前广泛使用的碘化钾依然有效，目前未见严格设计的体内抗真菌药物的对比研究[50]。

梅毒

梅毒螺旋体（Treponema pallidum）是一种引起梅毒的螺旋体。原发性梅毒患者可以出现结膜下疳[51]。在继发性梅毒，结节性结膜炎、充血和结膜水肿常与皮肤黏膜受累相关。树胶肿性睑缘炎偶见于三期梅毒患者[52]。帕里诺眼 - 腺综合征淋巴肿大在梅毒三个阶段均可能发生。

梅毒的全身体征多变，包括皮肤斑丘疹、鱼鳞病样皮疹及脱发，可出现全身淋巴结肿大。继发性梅毒常见皮肤黏膜溃疡。眼部并发症则包括巩膜炎、葡萄膜炎、视网膜炎及沙眼样角膜新生血管。三期神经梅毒患者可发现视神经乳头水肿、神经系统异常及阿 - 罗瞳孔（Argyll Robertson pupil）。本病应与结节病进行鉴别，实验室检查包括血管紧张素转换酶和血清溶菌酶检测。所有患者都应进行梅毒血清学检测（VDRL，FTA-ABS）。对刮取物和体液标本进行显微镜暗视野观察可能有用。

可选用青霉素进行治疗。对青霉素过敏者，可用多西环素，100mg 每天 2 次，连用 14 天；或者四环素，500mg 每天 4 次，连用 14 天。由于药物耐受增多，禁用单剂量阿奇霉素治疗[53]。梅毒属于可上报病种，对接触者应进行追踪和治疗。

其他病因

性病淋巴肉芽肿可产生持续性结膜炎，可能导致角膜穿孔或混浊[54]。进行衣原体培养和血清学检测可以帮助诊断。治疗为四环素，500mg 每天 4 次，连续使用不超过 21 天；或者使用多西环素，用药时间与前者类似。许多淋巴肉芽肿病例，单剂量阿奇霉素达不到治疗效果。

粗球孢子菌、皮炎芽生菌和巴西副球孢子菌等真菌均可导致帕里诺眼 - 腺综合征[55,56]。活检、皮肤实验或血清学检测有助于诊断上述罕见病情。研究报道，泊沙康唑[57]和伏立康唑[58]对全身性真菌感染有一定治疗效果，但是治疗应在实验室检测结果以及临床治疗反应的指导下进行，此外还需考虑感染病专家会诊的建议。

放射菌病（actinomycosis）可因外伤感染丝状菌引起[2]，病变含有被称为"硫黄颗粒"的特征性黄色团块物。治疗可用青霉素或四环素。

事实上，还有一些更加少见的能够引起帕里诺眼 - 腺综合征的病原体，包括人兽共患的假结核耶尔森菌[2]、小肠结肠炎耶尔森菌[59]、鼻疽伯克霍尔德菌（鼻疽病）[60]、单核细胞增生李斯特菌[2]、康氏立克次体[61]和多杀性巴氏杆菌[62]。上述病原体可通过与动物接触而感染。

EB 病毒可导致单核细胞增多症，产生淋巴结肿大、发热及咽炎[63]。可出现结膜炎症及膜性结膜炎和滤泡性结膜炎。EB 病毒血清学检测，嗜异性凝集试验，并排除其他原因引起的淋巴结肿大，可有助于明确诊断。本病无特殊治疗。

通过询问相关病史，病毒培养及受累组织的免疫荧光检测，可以诊断单纯疱疹[64]。治疗主要靠口服或局部应用抗病毒药物。

副黏病毒可以导致腮腺炎。但是包括肉芽肿性结膜炎在内的眼部并发症十分罕见。事实上该病可通过疫苗免疫进行预防[65]。

接触毛虫可能也是引起眼 - 腺综合征的原因。该类患者曾呈猫抓病皮肤测试阳性并有猫咬伤史[66]。

除了皮肤试验阳性之外，在结膜标本上发现"荨麻疹的毛发，气管碎片，呈长列的绛色细胞"。因为也出现猫抓病，毛虫碎片的致病作用尚不清楚。

（陈文生 译　李炜 校）

参考文献

1. Parinaud H. Conjonctivite infectieuse paraissant transmise a l'homme par les animaux. *Recueil Ophtal* 1889;**11**:176.
2. Chin GN, Hyndiuk RA. Parinaud's oculoglandular syndrome. In: Tasman W, Jaeger FA, editors. *Duane's clinical ophthalmology, vol. 4*. Philadelphia: JB Lippincott; 1993. p. 1–6.4.
3. Pesme P, Marchand E. Sur un nouveau type de conjonctivite infectieuse probablement transmise par un chat. *J Med Bordeaux* 1950;**127**:127–31.
4. Cassady JV, Culbertson CS. Cat-scratch disease and Parinaud's oculoglandular syndrome. *Arch Ophthalmol* 1953;**50**:68–74.
5. Wear DJ, Malaty RH, Zimmerman LE, et al. Cat scratch disease bacilli in the conjunctiva of patients with Parinaud's oculoglandular syndrome. *Ophthalmology* 1985;**92**:1282–7.
6. Gerber MA, Sedgwick AK, MacAlister TJ, et al. The aetiological agent of cat scratch disease. *Lancet* 1985;**1**:1236–9.
7. Grando D, Sullivan LJ, Flexman JP, et al. *Bartonella henselae* associated with Parinaud's oculoglandular syndrome. *Clin Infect Dis* 1999;**28**:1156–8.
8. Gaidici A, Saubolle MA. Transmission of coccidioidomycosis to a human via a cat bite. *J Clin Microbiol* 2009;**47**:505–6.
9. Xavier MH, Teixeira Ade L, Pinto JM, et al. Cat-transmitted cutaneous lymphatic sporotrichosis. *Dermatol Online J* 2008;**14**:4.
10. Ferrara F, Di Niro R, D'Angelo S, et al. Development of an enzyme-linked immunosorbent assay for *Bartonella henselae* infection detection. *Lett Appl Microbiol* 2014;**59**:253–62.
11. Lalvani A, Pareek M. Interferon-gamma release assays: principles and practice. *Enferm Infecc Microbiol Clin* 2010;**28**(4):245–52.
12. Chondrogiannis K, Vezakis A, Derpapas M, et al. Seronegative cat-scratch disease diagnosed by PCR detection of *Bartonella henselae* DNA in lymph node samples. *Braz J Infect Dis* 2012;**16**(1):96–9.
13. Gomez BL. Molecular diagnosis of endemic and invasive mycoses: Advances and challenges. *Rev Iberoam Micol* 2014;**31**(1):35–41.
14. Birdsell DN, Vogler AJ, Buchhagen J, et al. TaqMan real-time PCR assays for single-nucleotide polymorphisms which identify *Francisella tularensis* and its subspecies and subpopulations. *PLoS ONE* 2014;**9**(9):e107964.
15. Fanous MM, Margo CE. Parinaud's oculoglandular syndrome simulating lymphoma. *Am J Ophthalmol* 1991;**112**:344–5.
16. Carithers HA. Cat-scratch disease: an overview based on a study of 1200 patients. *Am J Dis Child* 1985;**139**:1124–33.
17. Tobin EH, McDaniel H. Oculoglandular syndrome. Cat-scratch disease without the cat scratch. *Postgrad Med J* 1992;**91**:207–208, 210.
18. Pennisi MG, Marsilio F, Hartmann K, et al. *Bartonella* species infection in cats: ABCD guidelines on prevention and management. *J Feline Med Surg* 2013;**15**:563–9.
19. Cunningham ET, Koehler JE. Ocular bartonellosis. *Am J Ophthalmol* 2000;**130**:340–9.
20. Prasher P, Di Pascuale M, Cavanagh HD. Bilateral chronic peripheral ulcerative keratitis secondary to cat-scratch disease. *Eye Contact Lens* 2008;**34**:191–3.
21. Bandyopadhyay A, Burrage LC, Gonzalez BE. Pulmonary nodules in an immunocompetent child with cat scratch disease. *Pediatr Infect Dis J* 2013;**32**(12):1390–2.
22. Graveleau J, Grossi O, Lefebvre M, et al. Vertebral osteomyelitis: An unusual presentation of *Bartonella henselae* infection. *Semin Arthritis Rheum* 2011;**41**:511–16.
23. Lovis A, Clerc O, Lazor R, et al. Isolated mediastinal necrotizing granulomatous lymphadenopathy due to cat-scratch disease. *Infection* 2014;**42**:153–4.
24. Gouriet F, Fournier PE, Zaratzian C, et al. Diagnosis of *Bartonella henselae* prosthetic valve endocarditis in man, France. *Emerg Infect Dis* 2014;**20**:1396–7.
25. Chiuri RM, Matronola MF, Di Giulio C, et al. *Bartonella henselae* infection associated with autoimmune thyroiditis in a child. *Horm Res Paediatr* 2013;**79**:185–8.
26. Carman KB, Yimenicioglu S, Ekici A, et al. Co-existence of acute transverse myelitis and Guillain–Barré syndrome associated with *Bartonella henselae* infection. *Paediatr Int Child Health* 2013;**33**(3):190–2.
27. Palumbo E, Sodini F, Boscarelli G, et al. Immune thrombocytopenic purpura as a complication of *Bartonella henselae* infection. *Infez Med* 2008;**16**:99–102.
28. Szaniawski WK, Don PC, Bitterman SR, et al. Epithelioid angiomatosis in patients with AIDS: report of seven cases and review of the literature. *J Am Acad Dermatol* 1990;**23**:41–8.
29. Conrad DA. Treatment of cat-scratch disease. *Curr Opin Pediatr* 2001;**13**:56–9.
30. Prutsky G, Domecq JP, Mori L, et al. Treatment outcomes of human bartonellosis: a systematic review and meta-analysis. *Int J Infect Dis* 2013;**17**:e811–19.
31. Francis E. Oculoglandular tularemia. *Arch Ophthalmol* 1942;**28**:711–41.
32. Rohrbach BW, Westerman E, Istre GR. Epidemiology and clinical characteristics of tularemia in Oklahoma, 1979 to 1985. *South Med J* 1991;**84**:1091–6.
33. Ohara Y, Sato T, Homma M. Arthropod-borne tularemia in Japan: clinical analysis of 1374 cases observed between 1924 and 1996. *J Med Entomol* 1998;**35**:471–3.
34. Nigrovic LE, Wingerter SL. Tularemia. *Infect Dis Clin North Am* 2008;**22**:489–504.
35. Centers for Disease Control and Prevention (CDC). Tularemia associated with a hamster bite – Colorado, 2004. *MMWR Morb Mortal Wkly Rep* 2005;**53**:1202–3.
36. Avashia SB, Petersen JM, Lindley CM, et al. First reported prairie dog-to-human tularemia transmission, Texas, 2002. *Emerg Infect Dis* 2004;**10**:483–6.
37. Willke A, Meric M, Grunow R, et al. An outbreak of oropharyngeal tularaemia linked to natural spring water. *J Med Microbiol* 2009;**58**:112–16.
38. Jenzora A, Jansen A, Ranisch H, et al. Seroprevalence study of Francisella tularensis among hunters in Germany. *FEMS Immunol Med Microbiol* 2008;**53**:183–9.
39. Steinemann TL, Sheikholeslami MR, Brown HH, et al. Oculoglandular tularemia. *Arch Ophthalmol* 1999;**117**:132–3.
40. Celik T, Kosker M, Turkoglu EB. Unilateral acute dacryocystitis associated with oculoglandular tularemia: A case report. *Semin Ophthalmol* 2013;**28**(2):91–3.
41. Parssinen O, Rummukainen M. Acute glaucoma and acute corneal oedema in association with tularemia. *Acta Ophthalmol Scand* 1997;**75**:732–4.
42. Kantardjiev T, Padeshki P, Ivanov IN. Diagnostic approaches for oculoglandular tularemia: advantages of PCR. *Br J Ophthalmol* 2007;**91**:1206–8.
43. Tarnvik A, Berglund L. Tularaemia. *Eur Respir J* 2003;**21**:361–73.
44. Archer D, Bird A. Primary tuberculosis of the conjunctiva. *Br J Ophthalmol* 1967;**51**:679–84.
45. Mittal R, Tripathy D, Sharma S, et al. Tuberculosis of eyelid presenting as a chalazion. *Ophthalmology* 2013;**120**(5):1103.e1–4.
46. Bendayan D, Hendler A, Litman K, et al. The role of interferon-gamma release assays in the diagnosis of active tuberculosis. *IMAJ* 2012;**14**:107–10.
47. Lee YM, Kim SM, Park SJ, et al. Indeterminate T-SPOT.*TB* test results in patients with suspected extrapulmonary tuberculosis in routine clinical practice. *Infect Chemother* 2013;**45**(1):44–50.
48. Iyengar SS, Khan JA, Brusco M, et al. Cutaneous *Sporothrix schenckii* of the human eyelid. *Ophthal Plast Reconstr Surg* 2010;**26**:305–6.
49. Alvarado-Ramirez E, Torres-Rodriguez JM. In vitro susceptibility of Sporothrix schenckii to six antifungal agents determined using three different methods. *Antimicrob Agents Chemother* 2007;**51**:2420–3.
50. Xue SL, Li L. Oral potassium iodide for the treatment of sporotrichosis. *Mycopathologia* 2009;**167**(6):355–6.
51. Maxey EE. Primary syphilis of palpebral conjunctiva. *Am J Ophthalmol* 1965;**65**(Suppl.):13–17.
52. Spektor FE, Eagle RC, Nichols CW. Granulomatous conjunctivitis secondary to Treponema pallidum. *Ophthalmology* 1981;**88**:863–5.
53. Katz AR, Lee MVC, Wasserman GM. Sexually transmitted disease (STD) update: A review of the CDC 2010 STD treatment guidelines and epidemiologic trends of common STDs in Hawai'i. *Hawaii J Med Public Health* 2012;**71**(3):68–73.
54. Buus DR, Pflugfelder SC, Schachter J, et al. Lymphogranuloma venereum conjunctivitis with a marginal corneal perforation. *Ophthalmology* 1988;**95**:799–802.
55. Wood TR. Ocular coccidioidomycosis: report of a case presenting as Parinaud's oculoglandular syndrome. *Am J Ophthalmol* 1967;**64**(Suppl.):587–90.
56. Costa PS, Hollanda BV, Assis RV, et al. Parinaud's oculoglandular syndrome associated with paracoccidioidomycosis. *Rev Inst Med Trop Sao Paulo* 2002;**44**:49–52.
57. Langner S, Staber PB, Neumeister P. Posaconazole in the management of refractory invasive fungal infections. *Ther Clin Risk Manag* 2008;**4**:747–58.
58. Freifeld A, Proia L, Andes D, et al. Voriconazole use for endemic fungal infections. *Antimicrob Agents Chemother* 2009;**53**:1648–51.
59. Chin GN, Noble RC. Ocular involvement in Yersinia enterocolitica infection presenting as Parinaud's oculoglandular syndrome. *Am J Ophthalmol* 1977;**83**:19–23.
60. Van Zandt KE, Greer MT, Gelhaus HC. Glanders: an overview of infection in humans. *Orphanet J Rare Dis* 2013;**8**:131–7.
61. Pinna A, Sotgiu M, Carta F, et al. Oculoglandular syndrome in Mediterranean spotted fever acquired through the eye. *Br J Ophthalmol* 1997;**81**:172.
62. Balster L, Bopp S. Oculoglandular syndrome (Parinaud) caused by Pasteurella multocida with corneal involvement. A severe clinical course].

Fortschr Ophthalmol 1987;**84**(6):554–6.

63. Issa PC, Eis-Hubinger AM, Klatt K, et al. Oculoglandular syndrome associated with reactivated Epstein–Barr-virus infection. *Br J Ophthalmol* 2008;**92**:740.

64. Parentin F, Molin GD, D'Agaro P, et al. Parinaud's oculoglandular syndrome due to herpes simplex virus type 1. *Ocul Immunol and Inflamm* 2007;**15**:139–41.

65. Wilhelmus KR. Mumps. In: Gold DH, Weingeist TA, editors. *The eye in systemic disease*. Philadelphia: JB Lippincott; 1990. p. 262–5.

66. Martin X, Uffer S, Gailloud C. Ophthalmia nodosa and the oculoglandular syndrome of Parinaud. *Br J Ophthalmol* 1986;**70**:536–42.

6

第 46 章

季节性和常年性过敏性结膜炎

Charles Q. Yu, Christopher N. Ta

关键概念

- 过敏性结膜炎是发达国家常见的且发病率正在增加一种眼科疾病。
- 症状包括眼痒、发红及水样分泌物，但其症状较轻，通过临床表现可做出诊断。
- 过敏性结膜炎与其他严重眼病如感染性结膜炎、葡萄膜炎鉴别非常重要。
- 人体寄生虫防御机制的偏离可能与过敏的病理生理有关。
- 抗组胺、肥大细胞稳定剂及针对过敏原的脱敏，是目前针对过敏性结膜炎的有效的局部和全身治疗方法。

本章纲要

引言

过敏是世界上最常见的疾病。流泪、发红及眼痒是过敏性结膜炎常见特征性症状。过敏性结膜炎一般不会造成永久的视力下降，其症状可以轻重不一。本病依据症状发生时间进行分类。季节性过敏性结膜炎通常对一年中某段时间频繁接触室外抗原而发生反应，而常年性过敏性结膜炎全年发生，通常与室内过敏原有关[1]。过敏性结膜炎对儿童及年轻人的影响比成年人更为严重[2]。本病无明显性别差异[3]，发达地区更为普遍[4]。估计过敏性结膜炎的发病率为 15%~20%，一些研究报道在所有人群中本病发病率高达 40%[2,5-8]。因为很多患者不寻求专业治疗，而是依赖于自我诊断并且进行非处方治疗，故难以确定精确的发病数量。过敏性结膜炎的总治疗费用高，有报道指出美国每年花费总额 60 亿美元用于治疗该病，而且没有考虑由于本病导致的经济生产损失[9]。每年因过敏症状损失的工作日总计达 1000 万天[10]。

临床表现

过敏性结膜炎最常见的症状是痒、红、清亮的水样分泌物、眼睑肿胀。一项对过敏性结膜炎患者的研究表明，88% 的患者有眼痒和流泪症状，78% 的患者发红，75% 疼痛，72% 水肿以及 65% 有刺痛感[11]。询问病史时应特别注意发病、持续时间、眼别、分泌物性质以及全身过敏症状的存在。最主要症状应该是眼痒及刺激感。剧烈疼痛不是过敏性结膜炎的特征。分泌物为水样，不应为黏稠或化脓状。症状很可能长期自然消长。可能存在不对称现象，通常为双眼发病。有时可有已知过敏原接触史。回顾患者的既往史常发现其他相关过敏症状如鼻塞、特异性反应或哮喘。这些患者常有相关的家族史[12]。社会史应着重于可能的环境及职业接触史。接触二手烟可能与过敏增加有关[13]。

体格检查可见眼睑水肿，结膜轻中度弥漫性充血，可伴有球结膜水肿。结膜水肿程度可不同，严重水肿甚至可以导致陷凹形成。翻转眼睑可见乳头增生，但滤泡少见。一般无角膜及眼内受累。如果有角膜受累，如角膜溃疡、新生血管、角膜炎及周边角膜浸润，应该考虑其他诊断，如出现内眼病变，如白内障，也应考虑其他诊断（图 46.1）。

无需辅助检测，依据病史及检查可对过敏性结膜炎做出临床诊断并开始治疗。局部和全身的过敏试

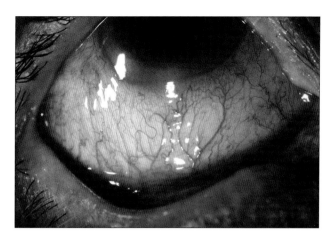

图46.1 诊断为过敏性结膜炎的患者：可见球结膜轻度弥漫性充血，睑结膜有乳头增生，角膜及眼内无明显累及

验可能有助于临床诊断和治疗。如果症状难以控制或考虑针对特定过敏原治疗时，皮肤过敏原试验是最常用的实验室检测方法。比较少用的检查方法包括测试泪液中的IgE水平[15]。研究显示过敏性结膜炎患者全身及泪液中IgE浓度均上升[16~17]。让患者结膜接触一定量的过敏原刺激，可用于定量分析治疗效果[18]。病理检查结膜刮片或印迹细胞学标本，分析嗜酸性粒细胞、嗜碱性粒细胞、肥大细胞可以为临床提供帮助，但是这些方法检测效率低且未标准化。细胞培养有助于排除病毒或细菌感染。以上实验室检测手段不常规使用，但可作为疑难病例的辅助检查。

依据接触时间，过敏性结膜炎可分为季节性和/或常年性过敏性结膜炎。季节性过敏性结膜炎主要是由于接触室外环境过敏原，如各种来源（树、花、草）的花粉。往往在每年春夏达到高峰。常年性过敏性结膜炎则主要因为接触室内过敏原如尘螨、宠物及其皮屑、羽毛、真菌和霉菌。眼表接触上述过敏原后，过敏性结膜炎急性发病。皮肤过敏测试时，最常见的反应性季节性过敏原有：黑麦草26.9%，豚草26.2%，狗牙草18.1%，蓟15.2%[19]。最常见的常年性过敏原有：尘螨27.5%，蟑螂26.1%，猫17%[19]。很多人对一种以上过敏原反应，患者可能同时受季节性及常年性症状折磨。未来的气候变化可能会转变过敏原的地理性分布及季节性分布。

区分过敏性结膜炎和其他更为严重的疾病尤为重要。过敏性结膜炎的部分症状与春季角结膜炎及特应性角结膜炎相似。春季角结膜炎和特应性结膜炎在症状上可能出现重叠。春季角结膜炎与过敏性结膜炎可能具有相似的症状，并呈季节性表现。春季角结膜炎最常见于温暖的热带地区，主要影响男性青少年。春季角结膜炎睑结膜可见鹅卵石样乳头，角膜缘出现胶样的Trantas结节，可能出现盾形溃疡，上述特点使其能与过敏性结膜炎相区别[21]。特应性角结膜炎出现眼睑湿疹、结膜瘢痕、角膜受累包括瘢痕及周围新生血管及可能伴有白内障。特应性结膜炎与皮肤湿疹史有关[22]。对上述两种疾病明确诊断十分重要，因为它们均有可能引起角膜受累，导致角膜瘢痕从而引起视力永久性受损。病毒性结膜炎可引起充血及发红，但无显著眼痒，通常一眼开始发病，既可扩散至双眼，也可以保持单眼炎症[23]。细菌性结膜炎特征为脓性分泌物，而过敏性结膜炎无脓性分泌物。干眼及睑缘炎分别影响角膜和眼睑。巨乳头性结膜炎是对接触镜或其他异物如缝线产生局限性反应，并且翻转眼睑可见巨乳头[24]。巨乳头性结膜炎并不是一种真性过敏。

病理生理学

过敏性结膜炎的病理生理学与其他急性过敏反应一致，为I型超敏反应。首次接触过敏原后，由于不明的原因，机体形成了针对该致敏原的特异性IgE免疫球蛋白。然后肥大细胞通过它们的抗原受体（Fc）结合该过敏原特异性IgE，这些细胞在过敏原与结膜上皮再次接触后活化。过敏患者结膜肥大细胞的数量比无过敏的正常人结膜要多[27]。反复接触过敏原后，肥大细胞上的IgE受体结合过敏原并且与Fc受体交联，经过释放介质，激活肥大细胞启动过敏反应。这些过敏介质可在激活之前或之后产生（图46.2）。

早期产生的过敏介质主要为组胺。组胺位于与细胞膜融合的胞内颗粒中，细胞接受过敏信号后释放其颗粒内容物。组胺与目标细胞如血管内皮细胞的表面受体结合，引起血管扩张及通透性增加，导致过敏性结膜炎特征性症状如快速眼痒及发红。迄今发现了4种组胺受体。H1和H2受体介导过敏反应，而H3受体参与中枢神经系统的负反馈机制[28]。H4受体在肥大细胞及嗜酸性粒细胞的趋化作用过程中起作用，有可能成为未来的治疗靶点[29]。除了提前形成的组胺释放以外，前列腺素和白三烯也是肥大细胞受过敏原激活产生的炎症介质[30]。前列腺素和白三烯是由花生四烯酸经环氧合酶及脂氧合酶通路形成。白三烯及前列腺素增强过敏反应，刺激血管舒张及黏液产生。肥大细胞因子吸引其他细胞，包括嗜酸性粒细胞、中性粒细胞及淋巴细胞，维持晚期反应症状，延长病程时间[31]（图46.3）。

6

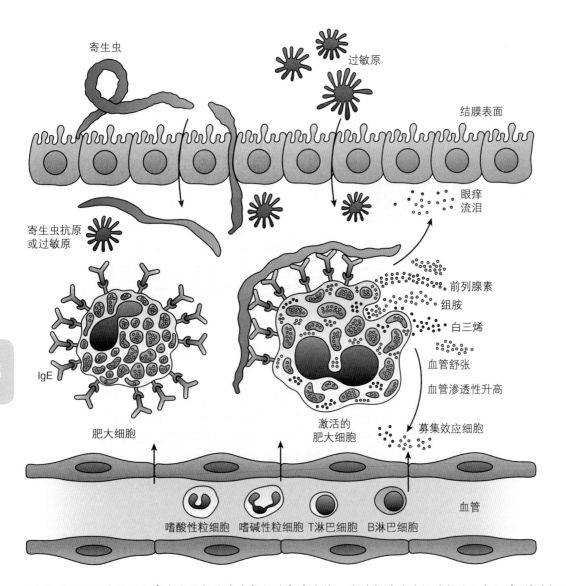

图46.2 接触过敏原和寄生虫后机体产生相似的免疫应答。结膜黏膜层的抗原激活肥大细胞,释放组胺和其他炎症介质,引起血管渗透性升高,进而导致眼痒、球结膜水肿,引起血管扩张导致发红,并募集效应细胞而延长该反应。过敏反应中的这些病理过程可以有效地冲洗或去除寄生虫。人类寄生虫防御系统的功能失调可能和过敏反应的发展有关

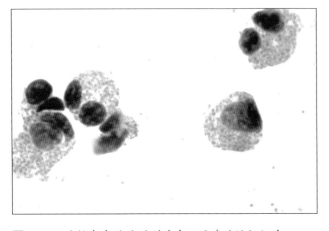

图46.3 过敏患者的结膜刮片中可见嗜酸性粒细胞

过敏发展过程的重要一步是当接触抗原时免疫系统产生过敏介导的IgE[32]。经典模型在人免疫系统中发现两种类型的T细胞,即TH1及TH2细胞,每种细胞介导不同类型的免疫反应。TH1细胞介导针对细菌、小型原生动物的免疫防御。此过程中重要的细胞因子如IL2、IL12和γ干扰素通过IgG的产生向巨噬细胞、CD8 T细胞及B细胞传递信号[33]。

TH2细胞介导蠕虫及其他大的细胞外寄生虫的免疫防御。这个通路的重要细胞因子IL-4向B细胞传递信号使其产生并释放IgE。然后IgE激活肥大细胞使其释放组胺、前列腺素和白三烯,引起血管舒张、黏液产生、眼痒、支气管痉挛以帮助排除寄生虫,并且向

其他效应细胞如中性粒细胞传递信号,攻击寄生虫^[33]。与机体对抗寄生虫感染过程发生的病理变化相似,这些过敏疾病启动相应的病理变化保护机体。目前认为TH2 反应消除或过度活跃是引起过敏的原因(图 46.2)。

有几种因子可以促进 TH2 细胞反应的发展过程。与许多过敏原一样,小分子可溶性蛋白在长时间内低浓度跨过黏膜,可以特别有效地激活 TH2 反应过程^[34]。遗传也起一定作用,研究人员发现许多基因位点具有 TH2 反应和过敏发展的倾向。全基因组关联研究证明了上皮屏障功能、获得性免疫应答、细胞因子信号通路、T 细胞调控等基因与过敏反应的高发生率相关^[35~36]。性别预测研究结论混杂。

在发达国家,过敏性结膜炎及过敏性疾病的发病率呈增加态势。尽管这些疾病机制仍不是完全清楚,有人提出了卫生假说。卫生假说表明,工业化国家的医疗保健、环境卫生和公众健康的改善,传染性疾病显著减少,特别是寄生虫如肠道寄生虫减少,这与自身免疫性及过敏性疾病增加有关。一项大型流行病学调查数据显示,减少接触乡村环境与自身免疫性和过敏疾病增加有关,支持卫生假说^[40]。清除肠道寄生虫好像增加了特应性及过敏性疾病^[41]。动物实验证据表明,小鼠在清洁的环境中产生更多的自身免疫性疾病^[42]。

人类发展到今天,仍有很大一部分人感染肠道寄生虫,发展中地区尤其如此。也许由于环境卫生和公共健康原因,随着现代社会消除某种大类病原体如寄生虫,Th2 介导的免疫反应系统开始攻击温和的过敏原,从而导致自身免疫性疾病的增加。上述假说的免疫学基础仍未阐明,这一假说还包括 T 辅助细胞偏离现象^[43]。研究也发现,寄生虫自身分泌免疫调节物质,如果没有该物质易罹患自身免疫性疾病^[44]。

已经有足够的证据表明根除寄生虫与自身免疫之间的关系,目前有研究在探讨寄生虫治疗自身免疫和过敏的潜在可能性。已有临床研究采用这种方法治疗炎性肠病和多发性硬化症,显示有一定疗效^[45~46]。一项利用猪鞭虫卵治疗枯草热的试验则发现没有明显效果^[47]。还没有人用类似方法治疗过敏性结膜炎,其潜在的副作用也值得关注。然而我们希望能更深入地了解寄生虫防御和过敏反应之间的平衡关系,这将有助于开发抗过敏治疗新方法。

局部治疗

预防和治疗过敏性结膜炎始于保守措施。尽管

消除传染及寄生虫可能会升高过敏的发病率,但其中的机制尚不明确,因此不建议使用这种方法来预防过敏。一些研究建议早期接触宠物可以减少过敏,因此感兴趣的家庭可在孩子出生后早期饲养宠物^[48]。

如果过敏原明确,理想状态是避免接触过敏原。当季节性过敏原如花粉及草的浓度较高时,在室内呆几天可能有预防效果。保持房间和汽车的窗户关闭并使用空调系统,以减少室外过敏原的大量涌入。可以采取措施密封枕头及床垫、定期清理家用织物、使用硬木地板代替地毯、定期吸尘可减少常年性过敏原如尘螨的产生^[49]。房屋中的霉菌或其他真菌源应予以清除。如果过敏原是家中的宠物,需停止饲养。

若过敏原难以避免,就可以用人工泪液开始治疗,这种方法可以洗去过敏原并减少其在眼表的浓度。这种方法可能足以治疗轻度过敏。清凉的人工泪液及冷敷可以有助于减轻炎症症状^[9]。患者应避免擦眼,以避免物理创伤加重炎症。

当上述治疗方法无效时,可使用眼局部用药。主要分为两种,抗组胺药和肥大细胞稳定剂。有时联用血管收缩剂可立即减少眼红症状。抗组胺药包括阿卡他定、氮䓬斯汀、贝托斯汀、依匹斯汀、依美斯汀、酮替芬、左卡巴斯汀(立复汀)、奥洛他定(帕坦洛)^[5,7]。这些药物的主要作用机制是竞争性阻断组胺受体,进而减少组胺激活引起眼痒症状及血管舒张的炎症循环。大多抗组胺药物同样具有肥大细胞稳定剂的效果,可减少肥大细胞释放炎症介质。这些药物作用迅速,数分钟到数小时即可起效,可一天一次或两次用药。尽管这些药物可能需使用一周到两周达到完全疗效,但通常在使用数分钟内起效。在美国有几种药物为非处方药物,酮替芬最为常用。(表 46.1)

肥大细胞稳定剂是另外一类药物,常与抗组胺药物联用。肥大细胞稳定剂通过上述机制起作用,既能抗组胺,又可减少肥大细胞的脱颗粒。这类药物包括色甘酸钠,奈多罗米、洛度沙胺、吡嘧司特^[5,7]。这些药物需使用一到两周后才逐渐起效,因半衰期较短每天需使用四次。因为肥大细胞稳定剂的局限性,除可预测自身症状发作的患者经常使用外,这类药物可作为双重抗组胺药物的二线补充用药。(表 46.1)

α 受体激动剂,主要为萘甲唑林,有时与抗组胺滴眼液联用,通过收缩血管而迅速缓解眼红症状。因该种药物的全身副作用和引起反弹性眼红,不推荐长期使用。

非糖皮质激素类抗炎药物可抑制产生前列腺素的环氧合酶通路,因此抑制肥大细胞释放的一些

表 46.1 过敏性结膜炎的局部用药

通用名称	作用机制	用法用量
0.25% 阿卡他定	抗组胺药,肥大细胞稳定剂	每日一次
0.05% 氮䓬斯汀	抗组胺药,肥大细胞稳定剂	每日两次
1.5% 倍他司汀	抗组胺药,肥大细胞稳定剂	每日两次
0.05% 依匹斯汀	抗组胺药	每日两次
0.05% 依美斯汀	抗组胺药	每日四次
0.01%~0.035% 酮替芬	抗组胺药,肥大细胞稳定剂	每日三次
0.1% 左卡巴斯汀	抗组胺药	每日四次
2% 奥洛他定	抗组胺药,肥大细胞稳定剂	每日一到两次
2% 色甘酸钠	肥大细胞稳定剂	每日四次
2% 奈多罗米	肥大细胞稳定剂	每日四次
0.1% 洛度沙胺	肥大细胞稳定剂	每日四次
0.1% 吡嘧司特	肥大细胞稳定剂	每日四次
0.01%~0.05% 萘甲唑林	血管收缩剂	每日四次

介质。这些药物几乎无助于季节性过敏性症状的缓解,酮酪酸为此而被批准。然而酮酪酸不如其他药物有效并有不利副作用[50]。有研究报道,局部使用非糖皮质激素类抗炎药物可引起角蛋白溶解伴角膜溶解[51]。

糖皮质激素结合参与过敏反应的各种细胞的糖皮质激素受体,从而减少炎症相关基因的转录。低效药物包括 0.5% 氯替泼诺(露达舒)、利美索龙(Vexol)、0.12% 泼尼松龙(Pred Mild)、氟米龙(FML),这些药物可以短期使用以控制过敏性结膜炎症状[52]。因为长期应用可引起高眼压及白内障形成,上述药物仅建议使用数周。低效糖皮质激素的副作用较少。

0.2% 氯替泼诺(alex)是美国食品药品管理局(Food and Drug Administration,FDA)批准的更温和的用于治疗过敏性结膜炎的糖皮质激素。较高效的糖皮质激素如地塞米松、1% 泼尼松龙(pred forte)或二氟泼尼酯(durezol)很少用于治疗过敏性结膜炎。

0.05% 环孢素(restasis)是一种低剂量的抗代谢药物,一般用于治疗干眼,也可用于治疗过敏性结膜炎[53]。患者报告滴眼后出现常见的副作用—烧灼感。

也有应用 0.1% 他克莫司的报道[54]。高浓度的环孢素已用来治疗春季或特应性角结膜炎,但是据作者所知目前并没有用于治疗过敏性结膜炎。

全身治疗

滴眼液点眼可改善局部症状,但当其效果不佳或出现其他共存症状时,需要进行全身治疗。全身应用抗组胺药物常用于治疗过敏性鼻炎症状。这些药物包括苯海拉明、氯雷他定、西替利嗪、非索非那定、地氯雷他定和左西替利嗪[24]。这些药物具有不同程度的镇静副作用,并且因其抗胆碱能作用可造成眼表干燥。它们在改善眼部症状方面不如眼局部用药有效。

如果过敏原明确,或者严重症状累及眼外组织,可采用脱敏治疗。其机制是使患者经皮下或口服途径,以递增剂量暴露于过敏原,使患者免疫系统再次平衡,远离 Th2 过敏反应通路,而更偏向 Th1 通路[55]。有几种方法可供选择且证明有效。皮下免疫治疗包括每周注射一次,连续几周,然后每月注射维持 3~5 年[56]。这种治疗有过敏性反应的风险。最近发现口服途径也有效。口服免疫治疗是患者每天经口摄取过敏原提取物,以达到对过敏原的耐受[57]。这种治疗的过敏反应可能性较小。两种途径的效果类似[58]。因为免疫治疗会消耗大量时间和资源,这种疗法通常只用于最严重的季节性过敏患者。开展免疫治疗前需要向过敏专家进行深入咨询,并进行细致的抗原测试。

展望

由于市场潜力巨大,目前正在开发许多治疗过敏的新方法。Mapracorat 是一种非糖皮质激素受体激动剂,目前正处于临床实验阶段,结果尚未公布[59]。它有望成为对眼压及白内障形成影响较小的局部糖皮质激素。H4 受体拮抗剂目前正处于临床试验阶段,可能成为新的一类抗组胺药[29]。淋巴管免疫疗法与皮下免疫疗法相比较,可以向淋巴结递送更多的过敏原。未来有可能在很快的时间内达到皮下免疫治疗的效果,也许是几个月而不是几年[60]。

总结

尽管过敏性结膜炎不造成视力损害,但发病广泛,是眼科疾病增加的重要原因。我们讨论了该病的发病率、诊断、病理生理机制以及治疗。通过仔细的临床分析和分步骤的治疗，几乎所有患者的症状都能得到控制。我们期待通过发展新疗法以及对该疾病新的认识，使临床医师将来不仅能够治疗，而且能够预防或治愈季节性及常年性过敏性结膜炎。

（陈文生　译　李炜　校）

参考文献

1. Kari O, Saari KM. Updates in the treatment of ocular allergies. *J Asthma Allergy* 2010;**3**:149–58.
2. Rosario N, Bielory L. Epidemiology of allergic conjunctivitis. *Curr Opin Allergy Clin Immunol* 2011;**11**:471–6.
3. Bertelsen RJ, Instanes C, Granum B, et al. Gender differences in indoor allergen exposure and association with current rhinitis. *Clin Exp Allergy* 2010;**40**:1388–97.
4. Okada H, Kuhn C, Feillet H, et al. The 'hygiene hypothesis' for autoimmune and allergic diseases: an update. *Clin Exp Immunol* 2010;**160**:1–9.
5. O'Brien TP. Allergic conjunctivitis: an update on diagnosis and management. *Curr Opin Allergy Clin Immunol* 2013;**13**:543–9.
6. Bielory L, Meltzer EO, Nichols KK, et al. An algorithm for the management of allergic conjunctivitis. *Allergy Asthma Proc* 2013;**34**:408–20.
7. Raizman M, Luchs J, Shovlin J, et al. Ocular allergy: a scientific review and expert case debate. *Rev Optom* 2012;**149**:S1–12.
8. Singh K, Axelrod S, Bielory L. The epidemiology of ocular and nasal allergy in the United States, 1988–1994. *J Allergy Clin Immunol* 2010;**126**:778–83.e6.
9. Bielory L. Update on ocular allergy treatment. *Expert Opin Pharmacother* 2002;**3**:541–53.
10. Bhattacharyya N. Functional limitations and workdays lost associated with chronic rhinosinusitis and allergic rhinitis. *Am J Rhinol Allergy* 2012;**26**:120–2.
11. Bielory L. Allergic and immunologic disorders of the eye. Part II: ocular allergy. *J Allergy Clin Immunol* 2000;**106**:1019–32.
12. Kaiser HB. Risk factors in allergy/asthma. *Allergy Asthma Proc* 2004;**25**:7–10.
13. Hur K, Liang J, Lin SY. The role of secondhand smoke in allergic rhinitis: a systematic review. *Int Forum Allergy Rhinol* 2014;**4**:110–16.
14. Settipane RA, Schwindt C. Chapter 15: Allergic rhinitis. *Am J Rhinol Allergy* 2013;**27**(Suppl. 1):S52–5.
15. Leonardi A. Allergy and allergic mediators in tears. *Exp Eye Res* 2013;**117**:106–17.
16. Nomura K, Takamura E. Tear IgE concentrations in allergic conjunctivitis. *Eye (Lond)* 1998;**12**(Pt 2):296–8.
17. Mimura T, Usui T, Yamagami S, et al. Relation between total tear IgE and severity of acute seasonal allergic conjunctivitis. *Curr Eye Res* 2012;**37**:864–70.
18. Friedlaender MH. Conjunctival provocation testing: overview of recent clinical trials in ocular allergy. *Curr Opin Allergy Clin Immunol* 2002;**2**:413–17.
19. Arbes SJ Jr, Gergen PJ, Elliott L, et al. Prevalences of positive skin test responses to 10 common allergens in the US population: results from the third National Health and Nutrition Examination Survey. *J Allergy Clin Immunol* 2005;**116**:377–83.
20. Bielory L, Lyons K, Goldberg R. Climate change and allergic disease. *Curr Allergy Asthma Rep* 2012;**12**:485–94.
21. Jun J, Bielory L, Raizman MB. Vernal conjunctivitis. *Immunol Allergy Clin North Am* 2008;**28**:59–82, vi.
22. Chen JJ, Applebaum DS, Sun GS, et al. Atopic keratoconjunctivitis: A review. *J Am Acad Dermatol* 2014;**70**:569–75.
23. O'Brien TP, Jeng BH, McDonald M, et al. Acute conjunctivitis: truth and misconceptions. *Curr Med Res Opin* 2009;**25**:1953–61.
24. Azari AA, Barney NP. Conjunctivitis: a systematic review of diagnosis and treatment. *JAMA* 2013;**310**:1721–9.
25. Elhers WH, Donshik PC. Giant papillary conjunctivitis. *Curr Opin Allergy Clin Immunol* 2008;**8**:445–9.
26. McGill JI, Holgate ST, Church MK, et al. Allergic eye disease mechanisms. *Br J Ophthalmol* 1998;**82**:1203–14.
27. Anderson DF, MacLeod JD, Baddeley SM, et al. Seasonal allergic conjunctivitis is accompanied by increased mast cell numbers in the absence of leucocyte infiltration. *Clin Exp Allergy* 1997;**27**:1060–6.
28. West RE Jr, Zweig A, Shih NY, et al. Identification of two H3-histamine receptor subtypes. *Mol Pharmacol* 1990;**38**:610–13.
29. Kiss R, Keseru GM. Novel histamine H4 receptor ligands and their potential therapeutic applications: an update. *Expert Opin Ther Pat* 2014;**24**:1185–97.
30. Leonardi A, Motterle L, Bortolotti M. Allergy and the eye. *Clin Exp Immunol* 2008;**153**(Suppl. 1):17–21.
31. Ono SJ, Abelson MB. Allergic conjunctivitis: update on pathophysiology and prospects for future treatment. *J Allergy Clin Immunol* 2005;**115**:118–22.
32. Wu LC, Zarrin AA. The production and regulation of IgE by the immune system. *Nat Rev Immunol* 2014;**14**:247–59.
33. Stone KD, Prussin C, Metcalfe DD. IgE, mast cells, basophils, and eosinophils. *J Allergy Clin Immunol* 2010;**125**:S73–80.
34. Janeway CA, Travers P, Walport M. The production of IgE. In: *Immunobiology: The Immune System in Health and Disease*. 5th ed. New York: Garland Publishing; 2001.
35. Tamari M, Tanaka S, Hirota T. Genome-wide association studies of allergic diseases. *Allergol Int* 2013;**62**:21–8.
36. Binia A, Kabesch M. Respiratory medicine – genetic base for allergy and asthma. *Swiss Med Wkly* 2012;**142**:w13612.
37. Alm B, Goksor E, Thengilsdottir H, et al. Early protective and risk factors for allergic rhinitis at age 4(1/2) yr. *Pediatr Allergy Immunol* 2011;**22**:398–404.
38. Verlato G, Corsico A, Villani S, et al. Is the prevalence of adult asthma and allergic rhinitis still increasing? Results of an Italian study. *J Allergy Clin Immunol* 2003;**111**:1232–8.
39. Leonardi S, Miraglia del Giudice M, La Rosa M, et al. Atopic disease, immune system, and the environment. *Allergy Asthma Proc* 2007;**28**:410–17.
40. Riedler J, Braun-Fahrlander C, Eder W, et al. Exposure to farming in early life and development of asthma and allergy: a cross-sectional survey. *Lancet* 2001;**358**:1129–33.
41. van den Biggelaar AH, Rodrigues LC, van Ree R, et al. Long-term treatment of intestinal helminths increases mite skin-test reactivity in Gabonese schoolchildren. *J Infect Dis* 2004;**189**:892–900.
42. Bach JF. The effect of infections on susceptibility to autoimmune and allergic diseases. *N Engl J Med* 2002;**347**:911–20.
43. Romagnani S. The increased prevalence of allergy and the hygiene hypothesis: missing immune deviation, reduced immune suppression, or both? *Immunology* 2004;**112**:352–63.
44. Finlay CM, Walsh KP, Mills KH. Induction of regulatory cells by helminth parasites: exploitation for the treatment of inflammatory diseases. *Immunol Rev* 2014;**259**:206–30.
45. Szkudlapski D, Labuzek K, Pokora Z, et al. The emerging role of helminths in treatment of the inflammatory bowel disorders. *J Physiol Pharmacol* 2014;**65**:741–51.
46. Fleming JO, Isaak A, Lee JE, et al. Probiotic helminth administration in relapsing-remitting multiple sclerosis: a phase 1 study. *Mult Scler* 2011;**17**:743–54.
47. Bager P, Kapel C, Roepstorff A, et al. Symptoms after ingestion of pig whipworm Trichuris suis eggs in a randomized placebo-controlled double-blind clinical trial. *PLoS ONE* 2011;**6**:e22346.
48. Lodge CJ, Allen KJ, Lowe AJ, et al. Perinatal cat and dog exposure and the risk of asthma and allergy in the urban environment: a systematic review of longitudinal studies. *Clin Dev Immunol* 2012;**2012**:176484.
49. Calderon MA, Linneberg A, Kleine-Tebbe J, et al. Respiratory allergy caused by house dust mites: What do we really know? *J Allergy Clin Immunol* 2015;**136**(1):38–48.
50. Bielory L, Lien KW, Bigelsen S. Efficacy and tolerability of newer antihistamines in the treatment of allergic conjunctivitis. *Drugs* 2005;**65**:215–28.
51. Wolf EJ, Kleiman LZ, Schrier A. Nepafenac-associated corneal melt. *J Cataract Refract Surg* 2007;**33**:1974–5.
52. Bielory BP, O'Brien TP, Bielory L. Management of seasonal allergic conjunctivitis: guide to therapy. *Acta Ophthalmol* 2012;**90**:399–407.
53. Wan KH, Chen LJ, Rong SS, et al. Topical cyclosporine in the treatment of allergic conjunctivitis: a meta-analysis. *Ophthalmology* 2013;**120**:2197–203.
54. Ohashi Y, Ebihara N, Fujishima H, et al. A randomized, placebo-controlled clinical trial of tacrolimus ophthalmic suspension 0.1% in severe allergic conjunctivitis. *J Ocul Pharmacol Ther* 2010;**26**:165–74.
55. Maggi E. T-cell responses induced by allergen-specific immunotherapy. *Clin Exp Immunol* 2010;**161**:10–18.
56. Kim JM, Lin SY, Suarez-Cuervo C, et al. Allergen-specific immunotherapy for pediatric asthma and rhinoconjunctivitis: a systematic review. *Pediatrics* 2013;**131**:1155–67.
57. Skoner D, Gentile D, Bush R, et al. Sublingual immunotherapy in patients with allergic rhinoconjunctivitis caused by ragweed pollen. *J Allergy Clin Immunol* 2010;**125**:660–6.
58. Dranitsaris G, Ellis AK. Sublingual or subcutaneous immunotherapy for seasonal allergic rhinitis: an indirect analysis of efficacy, safety and cost. *J Eval Clin Pract* 2014;**20**:225–38.
59. Nye M, Rudner S, Bielory L. Emerging therapies in allergic conjunctivitis and dry eye syndrome. *Expert Opin Pharmacother* 2013;**14**:1449–65.
60. Senti G, Prinz Vavricka BM, Erdmann I, et al. Intralymphatic allergen administration renders specific immunotherapy faster and safer: a randomized controlled trial. *Proc Natl Acad Sci USA* 2008;**105**:17908–12.

第 47 章

春季角结膜炎和特应性角结膜炎

Neal P.Barney

- 春季角结膜炎与特应性角结膜炎是慢性发作的、威胁视力的过敏性眼病。
- 春季角结膜炎最常发生于生活在炎热、干燥气候的男孩。
- 特应性角结膜炎发生在 20~50 岁有过敏性皮炎史或出现过敏性皮炎的患者。
- 两种疾病均涉及肥大细胞的活化,细胞介导的免疫病理改变有可能导致视力损害。
- 结膜及角膜瘢痕形成是这类疾病视力下降的主要原因。

本章纲要

春季角结膜炎
特应性角结膜炎

Cocoa 和 Cooke 首次描述"特应性",是指具有过敏性疾病遗传背景的个体的超敏反应[1]。最常见的特应性疾病包括湿疹(特应性皮炎)、哮喘、花粉症和过敏性鼻炎。特应性疾病影响 28%~32% 的人口[2]。特应性眼病主要包括季节性过敏性结膜炎(seasonal allergic conjunctivitis,SAC)、常年性过敏性结膜炎(perennial allergic conjunctivitis,PAC)、春季角结膜炎(vernalkeratoconjunctivitis,VKC)、特应性角结膜炎(atopic keratoconjunctivitis,AKC)以及巨乳头性结膜炎(giant papillary conjunctivitis,GPC)。VKC 和 AKC 可能会引起明显的并发症并且导致视力丧失。眼表 I 型超敏反应在 AKC 和 VKC 发病中非常重要,但在这两种相似但又不同的结膜炎中,I 型超敏反应并不是唯一的病理生理机制。本章将分别讨论 VKC 和 AKC,并对两者进行比较。

春季角结膜炎

定义

春季角结膜炎是一种见于特应性背景倾向的慢性双眼结膜炎症性疾病。2008 年 Kumar 对该病的历史和特征进行了很好的回顾[2]。Beigelman 于 1950 年出版的《春季结膜炎》是有关该病最详尽的优秀的专著[3]。

发病人群

春季角结膜炎一般在 10 岁以前发病,持续 2~10 年,通常在青春期后期逐渐缓解。Bonini 等发现仅有 11% 的春节结膜炎患者年龄大于 20 岁[4]。低龄患者以男性为主,但在大龄患者中男女比例几乎相等。在干燥炎热气候生活的年轻男性是主要受累者。地中海地区和西非是发病率最高的地区。一项序列研究显示,不到 10% 患者在成年出现典型 VKC 症状和体征[5]。VKC 在北美和西欧大部分地区相对少见。40%~75% 的 VKC 患者有其他特应性表现的明确病史,如湿疹或哮喘[6]。40%~60% 的患者有特应性家族史[4]。季节性恶化很普遍,但患者可能常年都有症状。

症状

主要症状有奇痒和畏光。还有异物感、上睑下垂、黏稠的黏液分泌物和眼睑痉挛等症状。

体征

体征主要局限于结膜和角膜,与 AKC 相比,VKC 患者眼睑及睑缘皮肤较少累及。结膜有乳头增生,主要位于角膜缘或上睑。睑结膜乳头分散排列,直径大于 1mm,扁平的顶部可被荧光素染色。欧洲和北美患者结膜乳头发生率更高[7]。厚而浓稠的黏液往往与结膜乳头有关(图 47.1)。有典型的"鹅卵石"样乳头。

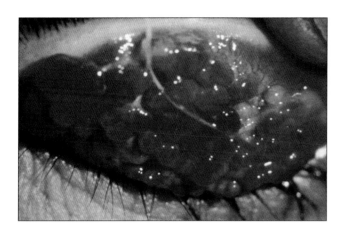

图 47.1　VKC 患者的上睑结膜,顶部扁平的乳头呈"鹅卵石"样排列,乳头表面及之间有厚而黏稠的黏液

　　角膜缘乳头可呈凝胶状并融合,非洲和西印度患者更常发生[8]。在角膜缘任何子午线可见上皮细胞和嗜酸性粒细胞集聚物:Horner-Trantas 结节[9]。这些变化可导致角膜表层新生血管,穹隆结膜通常不会缩短或发生睑球粘连。

　　角膜病变可能影响视力。Buckley 详细描述了角膜病变发生顺序[7]。来自炎性睑结膜的炎症介质导致点状上皮角膜炎,这些区域融合导致明显的上皮糜烂,前弹力层可保持完整。如果此时不给予合适的治疗,含有纤维蛋白和黏液的斑块将沉积在上皮缺损区域之上[10],导致上皮愈合不良,促进新生血管产生。这就是所谓的盾形溃疡(图 47.2),其下方边界通常位于视轴的上半部分。随着病情消退,溃疡区域留下上皮下环样瘢痕。周围角膜可能会出现消长变化的浅基质层灰白色沉积,称为假老年环。VKC 不会发生虹膜炎。

病理生理学

　　VKC 睑结膜滤泡活检可显示特征性病变。滤泡上皮含有大量正常情况下不存在的肥大细胞和嗜酸性粒细胞[11,12]。人肥大细胞可根据中性蛋白酶的存在进行分类[13],VKC 患者结膜上皮中出现的主要为中性蛋白酶-胰蛋白酶和胃促胰酶阳性的肥大细胞[14]。在上皮内发现嗜碱性粒细胞,可能表明正在发生一种迟发型超敏反应。Leonardi 等证实在增生性上皮中有嗜酸性粒细胞、中性粒细胞和单核细胞[12]。

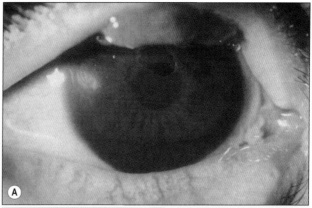

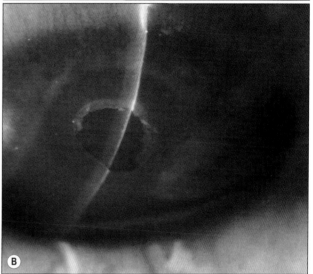

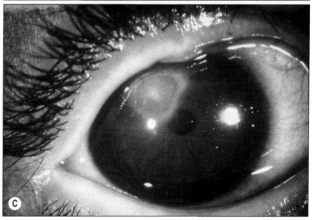

图 47.2　VKC 中的盾形溃疡。(A)上睑缘的下方可见巨大乳头,可见角膜上皮缺损的边界恰好位于乳头下方。(B)裂隙灯下观察到的上皮缺损。(C)上皮缺损伴随角膜基质的进行性溃疡

VKC 患者的结膜上皮刮片细胞学检查显示,合并角膜糜烂或溃疡患者的嗜酸性粒细胞和中性粒细胞比无角膜糜烂或溃疡患者多[15]。VKC 患者的结膜上皮杯状细胞密度无升高[16]。与正常结膜相比,VKC 结膜上皮的某些神经递质及其受体、整合素、生长因子、

Toll 样受体 2,以及炎症调节肽胸腺素 β4 表达量更高[17~20]。嗜酸性粒细胞主要碱性蛋白质弥漫性地沉积于 VKC 患者整个结膜组织中[21]。角膜和结膜共焦显微镜检查可以验证以上大部分组织学特征,有助于不典型病例的诊断[22,23]。

与正常个体相比,VKC 患者结膜固有层肥大细胞数量升高[11,12]。主要的肥大细胞亚型仍是 MC_{TC}。固有层内 46% 的肥大细胞含有成纤维细胞生长因子(β-FGF)[24],这些生长因子可刺激成纤维细胞生长和胶原蛋白的产生。在 VKC 中,嗜酸性粒细胞主要碱性蛋白在肥大细胞附近沉积[21]。与上皮内一样,固有层所含的嗜酸性粒细胞和嗜碱性粒细胞数量增加[11]。在 VKC 患者结膜发现独特的淋巴细胞分布。VKC 患者睑结膜活检标本中可以分离出 T 细胞。在体外这些 CD4+T 细胞表现出辅助 IgE 合成的功能,并产生白介素 -4(IL-4)[25]。这提示 IgE 可以局部合成。Calder 等在不同的研究发现,从 VKC 患者活检标本培养出的 T 细胞系表达 IL-5[26]。固有层表达金属蛋白酶 9、EGRF、VEGR、TGF-β、β-FGF、PDGF 和与炎症细胞相关的胸腺素 β4[18,19,27]。固有层中胶原蛋白也增加。组胺和上皮生长因子可诱导来自 VKC 患者睑结膜活检标本的成纤维细胞增殖[12]。

VKC 患者角膜上皮表达一种重要的细胞黏附分子 ICAM-1[28]。嗜酸性粒细胞过氧化物酶与人类角膜上皮细胞接触后引起细胞黏附破坏[29]。嗜酸性粒细胞主要碱性蛋白和嗜酸性粒细胞阳离子蛋白具有促炎作用,并对角膜上皮有毒性作用[30]。在体外培养条件下,上述两种作用可以损伤单层人角膜上皮细胞,但不损伤复层化的角膜上皮细胞。共聚焦显微镜观察证明,VKC 患者治疗 3~6 个月后基底上皮树突状细胞数量明显减少[31]。通过共聚焦显微镜观察发现,春季结膜炎患者角膜基质细胞的密度较低,角膜前部基质活化的基质细胞和炎症细胞增加,基底下神经丛神经纤维扭曲程度较高[23]。

从 VKC 患者的泪液分离出过敏原特异性 IgE 和 IgG[32,33],VKC 患者泪液的组胺、类胰蛋白酶、血红素和 sIL-6R 升高[34~37]。研究发现 VKC 患者血清组胺酶水平降低而神经生长因子水平增加[38,39]。有超免疫球蛋白 E 综合征的患者发生 VKC 的临床报道[40]。

诊断

依据病史和体检结果可以做出诊断。如前所述,VKC 主要发生于生活在温暖气候的青年男性。患者有强烈的畏光、上睑下垂以及特征性的巨乳头病变。

该病主要应与 AKC 相鉴别。表 47.1 对两者进行了比较。很少需要通过泪液分析和细胞学检查、结膜刮片细胞学检查和组织活检来辅助诊断。

表 47.1 VKC 和 AKC 的对比

	VKC	AKC
发病年龄	较年轻	较年长
性别比例	男性多于女性	没有好发倾向
病程持续时间	持续时间有限,青春期可治愈	慢性病程
好发季节	春季好发	常年发病
累及结膜位置	上睑结膜	下睑结膜
结膜瘢痕	罕见	常见
角膜表现	盾形溃疡	持续性上皮缺损
角膜瘢痕	普遍,对视力无影响	普遍,对视力有影响
角膜新生血管	罕见	常见

治疗

与其他过敏性疾病一样,尽管许多患者皮肤试验阴性,避免接触过敏原仍很重要。对于皮肤试验显示多种过敏原阳性的患者,很难避免接触过敏原。对大多数家庭来说,季节性地将受累儿童从家中迁移到少过敏原地区是不现实的。一种避免过敏原的策略,实际中应用的交替遮盖疗法(alterate occlusive therary)不应被忽视。过敏原免疫治疗 VKC 有局限性,无法使儿童对其反应的所有过敏原都脱敏。而且有人认为尽管皮肤和肺部症状对免疫治疗有反应,但结膜却没有同样的反应[7]。最近发现,与局部治疗相比,皮下免疫治疗的确可减轻症状,且血清 IgE 减少[41]。

对于明显季节性发作患者,必须给予短期、局部糖皮质激素大剂量冲击治疗。通常用 0.1% 地塞米松、1% 磷酸泼尼松龙或 0.05% 二氟泼尼酯,每天 8 次,连续一周,有极好的缓解症状的作用。尽量减少局部糖皮质激素的使用频率,使其既能维持患者舒适,又能避免出现糖皮质激素相关并发症,如白内障和眼压升高。与任何慢性眼部炎症一样,应该限制使用糖皮质激素。一旦症状得到控制应立即使用糖皮质激素替代药物。研究表明肥大细胞稳定剂 - 重铬酸钠治疗 VKC 有效[42~44]。在病情加重时,患者应给予糖皮质激素冲击治疗,并且同时开始局部使用肥大细胞稳定药物或双重作用药物,如奥洛他定,酮替芬,依伐他汀或氮草斯坦,同时提供肥大细胞稳定和抗组胺治疗。具有不同作用的口服药物包括糖皮质激素、抗组胺药和非甾体抗炎药[35,45]。对于严重威胁双眼视力的疾病,可以口服糖皮质激素,但是通常不用这种方法治疗单纯性 VKC。尽可能使用无镇静作用的抗组胺药往往有益。

局部使用钙调神经磷酸酶抑制剂如环孢菌素 A (CsA)和他克莫司治疗 VKC 有效[46~56]。有研究表明给 VKC 患者使用嗜酸乳杆菌益生菌滴眼液,发现可明显减轻患者的体征和症状[57]。角膜盾形溃疡是 VKC 影响视力的并发症,治疗可用抗生素糖皮质激素软膏。1995 年 Cameron 根据其临床表现、治疗和结果对盾形溃疡进行了分类[58]。一级溃疡具有透明的基底,单纯药物治疗这些溃疡就能迅速愈合。二级溃疡具有半透明基底或溃疡伴有不透明白色或黄色沉积物。这些患者大多需要溃疡清创和药物治疗促进上皮愈合。三级溃疡表现为相邻的正常上皮层之上有隆起的斑块。对三级溃疡来说,通常需要切除斑块以利于上皮愈合。使用 Cameron 分类标准,Reddy 报道了 163 例临床诊断为 VKC 和盾形溃疡患者的结果[59]。单纯使用药物治疗,94% 的一级溃疡可以愈合。部分一级溃疡需在上睑板内进行类固醇注射糖皮质激素。三分之一的二级溃疡需要清创以达到上皮愈合。三分之一的二级溃疡应用羊膜移植。43 例三级溃疡只有 6 例药物治疗愈合。大多数需要清创联合羊膜移植[60]。准分子激光角膜切削术和角膜切削联合羊膜移植证实有效[61,62]。

气候疗法可能有益。这种治疗形式可以采用简单的措施,如在闭合的眼睑上进行冷敷。在季节性恶化期间,生活在空调环境里或搬迁到凉爽干燥地区最有帮助。然而这些措施受经济条件和地域条件限制。

有研究报道,上睑"鹅卵石"样乳头冷冻消融能短期改善症状。然而由此引起的瘢痕形成可能导致眼睑和泪膜异常。对这种自限性疾病通常不必要承担造成永久性副作用的风险[7]。手术切除上睑乳头联合穹隆结膜前徙或口腔黏膜移植可能导致穹隆狭窄[3,63]。睑结膜乳头内注射短效或长效糖皮质激素能有效地减少乳头[64,65]。有研究报道单独切除上睑结膜,或联合使用丝裂霉素 C,或应用羊膜移植有助于治疗[66~68]。未来治疗将直接靶向减少肥大细胞数量或功能,以及细胞介导的免疫调节反应。

特应性角结膜炎

定义

特应性角结膜炎(AKC)是一种与特异反应性皮炎相关的、双侧的结膜和眼睑慢性炎症。1953 年,Hogan 首次描述了特应性皮炎患者的慢性角膜炎和结膜炎表现[69]。3%~17% 的人群患有特应性皮炎[70,71]。15%~76% 的特应性皮炎患者有眼部受累,通常为 AKC[70,72,73]。

发病人群

尽管多数特应皮炎患者在 5 岁前被确诊,但特应性角结膜炎通常在 20~50 岁发病。大量研究报道症状发作在 7~76 岁之间[74-76]。男女比例最高为 2.4:1[74,76]。本病无种族或地理倾向性。

症状

眼痒是 AKC 的主要症状。该症状可能在某些季节更为明显,或可能为常年性。按照频率递减顺序,其他症状包括流泪、黏液分泌物、眼红、视力模糊、畏光和疼痛[76]。症状恶化最常见于暴露在有毛皮动物或宠物的环境下[76]。

体征

AKC 的体征包括皮肤、睑缘、结膜、角膜和晶状体的变化(表 47.2)。眼周皮肤经常表现为红色基底的剥脱性皮炎(图 47.3)。眼睑皮肤可能会变成皮革样,发展成瘢痕性外翻(皮肤瘢痕引起的眼睑向外翻转)和兔眼(眼睑不完全闭合)。也可出现外眦溃疡、开裂及睫毛缺失(睫毛脱落)。这可能是少数病例的主要表现。睑缘可表现为睑板腺炎,角质化和泪小点外翻。睑结膜表面可出现乳头反应或苍白色水肿(图 47.4)。与 VKC 不同,AKC 的肥大乳头在下穹隆结膜更突出。多数出现上皮下纤维化,部分出现穹隆缩短,少数出现睑球粘连(睑结膜表面和球结膜之间出现瘢痕)。除了红斑和水肿外球结膜几乎没有病变。角膜缘周围可出现凝胶样增生(图 47.5)。研究报道,AKC 患者可出现 Horner-Trantas 结节,后者表现为增生性、胶样角膜缘表面积累的变性上皮细胞和嗜酸性粒细胞聚集形成的白色结节[77]。

6

表47.2　AKC患者的临床体征

状态	Foster 和 Calogne（n=45）		Tuft 等（n=37）	
	患者人数	%	患者人数	%
眼睑表现				
皮疹	28	62.2	30	81.1
睑缘炎	25	55.6	33	89.2
睑板腺炎	25	55.6	–	–
睑缘角化	13	28.9	–	–
倒睫	8	17.8	6	16.2
睫毛脱落	6	13.3	–	–
泪小点外翻	–	–	18	48.6
眼睑外翻	5	11.1		
眼睑内翻	2	4.4		
结膜表现				
上皮下纤维化	26	57.8	26	70.3
穹隆短缩	13	28.9	–	–
睑球粘连	12	26.7	10	27
巨大乳头	11	24.4	11	29.7
滤泡生成	6	13.3	5	13.5
角膜表现				
浅层点状角膜炎	24	53.3	37	100
新生血管	17	37.8	24	64.9
持续性上皮缺损	17	37.8	4	10.8
丝状角膜炎	2	4.4	1	2.7

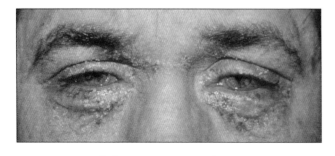

图47.3　AKC患者眼周和眼睑严重受累

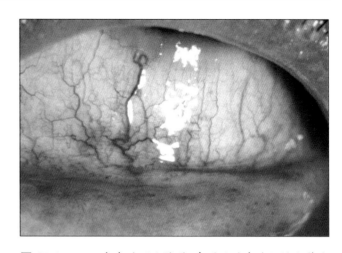

图47.4　AKC患者的下睑结膜，有明显的穹隆短缩和苍白水肿

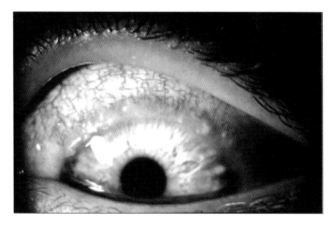

图47.5　AKC患者角膜缘处的胶样增生

本病角膜病理损害可导致视力显著下降。点状上皮病变是最常见的角膜病变。持续性的上皮缺损、瘢痕、细菌性溃疡和新生血管生成是视力下降的主要原因（表47.2）。穿透性角膜移植具有同样的眼表风险，但在某些病例可以改善视力[78]。研究报道，有14%~17.8%的患者发生单纯疱疹病毒性角膜炎[74,76]，6.7%~16.2%的患者发生以非炎性、进行性角膜变薄为特征的圆锥角膜[74,76]。慢性AKC长期的后遗症包括眼睑增厚和错位，结膜瘢痕导致严重干眼症以及在某些病例发生角膜缘干细胞缺乏。

前葡萄膜炎或虹膜异常尚未见报道。由于糖皮质激素常被用于治疗本病，与AKC相关的白内障发病率可能增加。然而与AKC相关的晶状体混浊通常是前部或后囊下型白内障。这种白内障通常具有类似于"牛奶飞溅"的多裂样不透明结构。视网膜脱离伴有或不伴有白内障手术史是AKC主要的后部表现[79~81]。

病理生理学

目前认为特应性角结膜炎包含Ⅰ型和Ⅳ型超敏反应。病理过程证据来自结膜活检标本的组织学和免疫组织化学分析,以及泪液炎症介质和细胞分析。AKC 患者的皮肤和结膜更容易繁殖产生肠毒素的金黄色葡萄球菌[82]。

AKC 患者的结膜上皮发现有正常人不存在的肥大细胞和嗜酸性粒细胞[83]。上皮内的肥大细胞主要含有中性蛋白酶的类胰蛋白酶[84]。这提示抗原呈递上调。AKC 结膜上皮 CD4:CD8 的比例增加超过正常[85]。CD4 细胞或 T 辅助细胞的增加可能放大免疫反应。活体共聚焦显微镜检查显示角膜基底上皮细胞减少[86]。上皮黏蛋白和 mRNA 增加[87,88]。

AKC 固有层肥大细胞数量较正常增加。结膜炎症细胞密度与泪液稳定性和角膜敏感度呈负相关,与活体染色评分呈正相关[89]。正常情况下很少发现的嗜酸性粒细胞出现在 AKC 固有层,这些细胞表面的活化标志物表达增加[90]。固有层存在大量的单核细胞。成纤维细胞数量增加,且胶原蛋白表达增加。此外固有层 CD4/CD8 比例升高,B 细胞数量、HLA-DR 染色以及朗格罕细胞数量增加[85]。固有层中的 T 细胞亚群包括 CD4 细胞和记忆细胞[91,92]。Th2 细胞因子主要出现在过敏性疾病,然而在 AKC 患者的固有层发现具有 Th1 细胞因子的淋巴细胞[91]。

AKC 患者的泪液和血清 IgE 水平增加,其他过敏性炎症介质如嗜酸性粒细胞阳离子蛋白(乳头切除术后减少)、嗜酸性粒细胞趋化因子、嗜酸性粒细胞衍生的神经毒素、可溶性 IL-2 受体、IL-4、IL-5、IL-6、房尘螨特异性 sIgA 及骨桥蛋白等也增加[24,93]。与对照组相比 AKC 患者泪膜破裂时间缩短,表明其睑板腺功能障碍,此外患者的泪液分泌试验值(56% 小于 5mm)也减少[88,94]。Tabbara 等报道,接受供体有 VKC 或特应性皮炎病史的骨髓移植术后发生 VKC[95]。Messmer 团队显示 AKC 患者的嗜酸性粒细胞及其产物沉积于角膜溃疡和基质[96]。

总之 AKC 患者结膜肥大细胞数量增加,同时肥大细胞和嗜酸性粒细胞活化。而且除了肥大细胞还有复杂的免疫细胞亚群参与,但是这些细胞反映的启动和持续过程仍不清楚。

诊断

AKC 的诊断和治疗最重要的是详细询问病史。患者通常描述与皮炎相关的、严重的、持续性的眼周瘙痒。经常在父母一方或双方有过敏性疾病家族史,并且患者常常有其他过敏表现,例如哮喘(65%)或过敏性鼻炎(65%)[75]。通常有季节性或接触相关加重史。病史和检查有助于区别 AKC 和其他特应性眼病。无角膜接触镜佩戴史有助于区别 AKC 和 GPC。与 VKC 患者相比 AKC 患者通常年龄较大,并有严重的睑缘皮肤受累。SAC 患者在发病季节之外症状消失或明显减轻,结膜没有慢性炎症表现。在 AKC 诊断中,往往有既往史或伴有湿疹。AKC 患者血清 IgE 水平通常升高。上睑结膜刮片的吉姆萨染色可能发现嗜酸性粒细胞。AKC 患者可见明显的睑板腺开口阻塞,阻塞程度有可能超过阻塞性睑板腺疾病患者[97]。

治疗

AKC 需进行多方面的治疗,包括环境控制以及局部或全身药物治疗。AKC 患者不太可能在没有得到初级保健医生或过敏专科医生治疗的情况下求诊于眼科医生。患者需去除家庭和职场或校舍的环境刺激物。通过过敏原检测可以较好地确定刺激物的性质。

局部联合使用血管收缩药及抗组胺药可能使症状短暂缓解,但不大可能改变免疫病理学过程或其后遗症。由于该病为慢性病,可能会过度用药。有效地局部应用抗组胺药比非处方抗组胺药有更强的 H1 受体拮抗作用。局部应用糖皮质激素,如醋酸泼尼松龙每天 8 次,7~10 天,能够有效控制症状和体征。当然这些药物应当谨慎使用,因为该病的慢性质可能导致过度使用。必须指导患者糖皮质激素只能短期使用,并且必须仔细监测功效;必须警告患者引起白内障和青光眼的可能性。非糖皮质激素药物也可有效减轻眼痒、流泪和畏光。对常年症状患者,推荐终年使用局部肥大细胞稳定剂,每日 1~4 次。如果出现急性加重且患者没有使用局部肥大细胞稳定剂,则应以每日 1~4 次开始,同时短期使用局部糖皮质激素(7~10 天)。单独使用肥大细胞稳定剂,如色甘酸钠、奈多罗米、洛度沙胺或肥大细胞稳定剂联合抗组胺药物,如奥洛他定、盐酸氮䓬斯汀、依匹斯汀或酮替芬可能有帮助。口服和局部应用环孢霉素 A 和他克莫司对 AKC 有效,还可减少局部糖皮质激素的使用量[98~103]。局部使用他克莫司可降低泪液嗜酸性粒细胞阳离子蛋白的水平[104]。Foster 和 Calonge 推荐最大化使用全身抗组胺药[74]。只有很少难控制的皮炎伴随威胁视力并发症的病例才考虑口服糖皮质激素。过敏原脱敏作用在 AKC 比 VKC 更大。血浆置换对治疗 AKC 有效[105]。

除了对 AKC 的基础病理改变进行治疗外,眼睑和眼表的异常也需要治疗。无论以何种形式对角膜造成损害,如倒睫或眼睑位置异常都必须矫正。眼表炎症、眼睑位置异常和睑缘角质化可导致角膜缘干细胞缺乏。角膜缘干细胞移植是为了治疗 AKC 导致的干细胞缺乏[106]。任何金黄色葡萄球菌睑缘炎应予以充分的抗生素治疗。如果有持续性角膜点状着色,即使 AKC 的体征和症状得到控制,也应使用人工泪液以避免角膜上皮缺损的发展。恢复缺损的角膜上皮可能非常困难,可以尝试手术方法。眼睑和眼表单纯疱疹病毒(HSV)感染应予口服和局部抗病毒治疗。抗病毒药物不可长期使用,还应注意上皮毒性。如果反复发作上皮单纯疱疹病毒性角膜炎,可以口服阿昔洛韦(400mg 口服,每日 2 次)预防复发。

(陈文生 译　李炜 校)

参考文献

1. Cocoa AF, Cooke RA. On the classification of the phenomena of hypersensitiveness. *J Immunol* 1923;**8**:163–82.
2. Kumar S. Vernal keratoconjunctivitis: a major review. *Acta Ophthalmol* 2009;**87**(2):133–47.
3. Beigelman MN. *Vernal conjunctivitis*. Los Angeles: University of Southern California Press; 1950.
4. Bonini S, Lambiase A, Marchi S, et al. Vernal keratoconjunctivitis revisited: a case series of 195 patients with long-term followup. *Ophthalmology* 2000;**107**(6):1157–63.
5. Leonardi A, Lazzarini D, Motterle L, et al. Vernal keratoconjunctivitis-like disease in adults. *Am J Ophthalmol* 2013;**155**(5):796–803.
6. Bonini S, Coassin M, Aronni S, et al. Vernal keratoconjunctivitis. *Eye (Lond)* 2004;**18**(4):345–51.
7. Buckley RJ. Vernal keratoconjunctivitis. *Int Ophthalmol Clin* 1988;**28**(4):303–8.
8. Verin PH, Dicker ID, Mortemousque B. Nedocromil sodium eye drops are more effective than sodium cromoglycate eye drops for the long-term management of vernal keratoconjunctivitis. *Clin Exp Allergy* 1999;**29**(4):529–36.
9. Trantas A. Sur le catarrhe printanier. *Arch Ophthalmol (Paris)* 1910;**30**:593–621.
10. Rahi AHS. Pathology of corneal plaque in vernal keratoconjunctivitis. In: O'Connor GR, Chandler JW, editors. *Advances in immunology and immunopathology of the eye*. New York: Masson; 1985.
11. Allansmith MR, Baird RS, Greiner JV. Vernal conjunctivitis and contact lens-associated giant papillary conjunctivitis compared and contrasted. *Am J Ophthalmol* 1979;**87**(4):544–55.
12. Leonardi A, Abatangelo G, Cortivo R, et al. Collagen types I and III in giant papillae of vernal keratoconjunctivitis. *Br J Ophthalmol* 1995;**79**(5):482–5.
13. Irani AA, Schechter NM, Craig SS, et al. Two types of human mast cells that have distinct neutral protease compositions. *Proc Natl Acad Sci USA* 1986;**83**(12):4464–8.
14. Irani AM, Schwartz LB. Neutral proteases as indicators of human mast cell heterogeneity. *Monogr Allergy* 1990;**27**:146–62.
15. Miyoshi T, Fukagawa K, Shimmura S, et al. Interleukin-8 concentrations in conjunctival epithelium brush cytology samples correlate with neutrophil, eosinophil infiltration, and corneal damage. *Cornea* 2001;**20**(7):743–7.
16. Allansmith MR, Baird RS, Greiner JV. Density of goblet cells in vernal conjunctivitis and contact lens-associated giant papillary conjunctivitis. *Arch Ophthalmol* 1981;**99**(5):884–5.
17. Motterle L, Diebold Y, Enriquez de Salamanca A, et al. Altered expression of neurotransmitter receptors and neuromediators in vernal keratoconjunctivitis. *Arch Ophthalmol* 2006;**124**(4):462–8.
18. Micera A, Bonini S, Lambiase A, et al. Conjunctival expression of thymosin-beta4 in vernal keratoconjunctivitis. *Mol Vis* 2006;**12**:1594–600.
19. Abu el-Asrar AM, Van den Oord JJ, Geboes K, et al. Immunopathological study of vernal keratoconjunctivitis. *Graefes Arch Clin Exp Ophthalmol* 1989;**227**(4):374–9.
20. Bonini S, Micera A, Iovieno A, et al. Expression of Toll-like receptors in healthy and allergic conjunctiva. *Ophthalmology* 2005;**112**(9):1528, dis-
cussion 1548–1529.
21. Trocme SD, Kephart GM, Allansmith MR, et al. Conjunctival deposition of eosinophil granule major basic protein in vernal keratoconjunctivitis and contact lens-associated giant papillary conjunctivitis. *Am J Ophthalmol* 1989;**108**(1):57–63.
22. Le Q, Wang Y, Xu J. In vivo confocal microscopy of long-standing mixed-form vernal keratoconjunctivitis. *Ocul Immunol Inflamm* 2010;**18**(5):349–51.
23. Leonardi A, Lazzarini D, Bortolotti M, et al. Corneal confocal microscopy in patients with vernal keratoconjunctivitis. *Ophthalmology* 2012;**119**(3):509–15.
24. Leonardi A, Borghesan F, Faggian D, et al. Tear and serum soluble leukocyte activation markers in conjunctival allergic diseases. *Am J Ophthalmol* 2000;**129**(2):151–8.
25. Romagnani S. Regulation and deregulation of human IgE synthesis. *Immunol Today* 1990;**11**(9):316–21.
26. Calder VL, Jolly G, Hingorani M, et al. Cytokine production and mRNA expression by conjunctival T-cell lines in chronic allergic eye disease. *Clin Exp Allergy* 1999;**29**(9):1214–22.
27. Leonardi A, Brun P, Di Stefano A, et al. Matrix metalloproteases in vernal keratoconjunctivitis, nasal polyps and allergic asthma. *Clin Exp Allergy* 2007;**37**(6):872–9.
28. Temprano J. Corneal epithelial expressio of icam-1 in vernal keratoconjunctivitis. *Invest Ophthalmol Vis Sci* 1995;**36**(4):s1024.
29. Hallberg CK. Eosinophil peroxidase and eosinophil-derived neurotoxin toxicity on cultured human corneal epithelium. *Invest Ophthalmol Vis Sci* 1995;**36**(4):s698.
30. Ward SL. The barrier properties of an invitro human corneal epithelial model are not altered by eosinophil major basic protein or eosinophil catiaonic protein. *Invest Ophthalmol Vis Sci* 1995;**36**(4):s699.
31. Liu M, Gao H, Wang T, et al. An essential role for dendritic cells in vernal keratoconjunctivitis: analysis by laser scanning confocal microscopy. *Clin Exp Allergy* 2014;**44**(3):362–70.
32. Sompolinsky D. A contribution to the immunopathology of vernal keratoconjunctivitis. *Doc Ophthalmol* 1982;**53**:61–92.
33. Ballow M, Mendelson L. Specific immunoglobulin E antibodies in tear secretions of patients with vernal conjunctivitis. *J Allergy Clin Immunol* 1980;**66**(2):112–18.
34. Shoji J, Kawaguchi A, Gotoh A, et al. Concentration of soluble interleukin-6 receptors in tears of allergic conjunctival disease patients. *Jpn J Ophthalmol* 2007;**51**(5):332–7.
35. Abelson MB, Baird RS, Allansmith MR. Tear histamine levels in vernal conjunctivitis and other ocular inflammations. *Ophthalmology* 1980;**87**(8):812–14.
36. Butrus SI, Ochsner KI, Abelson MB, et al. The level of tryptase in human tears. An indicator of activation of conjunctival mast cells. *Ophthalmology* 1990;**97**(12):1678–83.
37. Pong JC, Chu CY, Li WY, et al. Association of hemopexin in tear film and conjunctival macrophages with vernal keratoconjunctivitis. *Arch Ophthalmol* 2011;**129**(4):453–61.
38. Bonini S, Lambiase A, Levi-Schaffer F, et al. Nerve growth factor: an important molecule in allergic inflammation and tissue remodelling. *Int Arch Allergy Immunol* 1999;**118**(2–4):159–62.
39. Mukhopadhyay K, Pradhan SC, Mathur JS, et al. Studies on histamine and histaminase in spring catarrh (vernal conjunctivitis). *Int Arch Allergy Appl Immunol* 1981;**64**(4):464–8.
40. Butrus SI, Leung DY, Gellis S, et al. Vernal conjunctivitis in the hyperimmunoglobulinemia E syndrome. *Ophthalmology* 1984;**91**(10):1213–16.
41. Mahdy RA, Nada WM, Marei AA. Subcutaneous allergen-specific immunotherapy versus topical treatment in vernal keratoconjunctivitis. *Cornea* 2012;**31**(5):525–8.
42. El Hennawi M. Clinical trial with 2% sodium cromoglycate (Opticrom) in vernal keratoconjunctivitis. *Br J Ophthalmol* 1980;**64**(7):483–6.
43. Foster CS, Duncan J. Randomized clinical trial of topically administered cromolyn sodium for vernal keratoconjunctivitis. *Am J Ophthalmol* 1980;**90**(2):175–81.
44. Tabbara KF, al-Kharashi SA. Efficacy of nedocromil 2% versus fluorometholone 0.1%: a randomised, double masked trial comparing the effects on severe vernal keratoconjunctivitis. *Br J Ophthalmol* 1999;**83**(2):180–4.
45. Chaudhary KP. Evaluation of combined systemic aspirin and cromolyn sodium in intractable vernal catarrh. *Ann Ophthalmol* 1990;**22**(8):314–18.
46. Takamura E, Uchio E, Ebihara N, et al. A prospective, observational, all-prescribed-patients study of cyclosporine 0.1% ophthalmic solution in the treatment of vernal keratoconjunctivitis. *Nippon Ganka Gakkai Zasshi* 2011;**115**(6):508–15.
47. Tomida I, Schlote T, Brauning J, et al. Cyclosporine A 2% eyedrops in therapy of atopic and vernal keratoconjunctivitis. *Ophthalmologe* 2002;**99**(10):761–7.
48. Secchi AG, Tognon MS, Leonardi A. Topical use of cyclosporine in the treatment of vernal keratoconjunctivitis. *Am J Ophthalmol* 1990;**110**(6):641–5.

49. Pucci N, Novembre E, Cianferoni A, et al. Efficacy and safety of cyclosporine eyedrops in vernal keratoconjunctivitis. *Ann Allergy Asthma Immunol* 2002;**89**(3):298–303.

50. Mendicute J, Aranzasti C, Eder F, et al. Topical cyclosporine A 2% in the treatment of vernal keratoconjunctivitis. *Eye (Lond)* 1997;**11**(Pt 1): 75–8.

51. Holland EJ, Olsen TW, Ketcham JM, et al. Topical cyclosporine A in the treatment of anterior segment inflammatory disease. *Cornea* 1993;**12**(5): 413–19.

52. Gupta V, Sahu PK. Topical cyclosporine A in the management of vernal keratoconjunctivitis. *Eye (Lond)* 2001;**15**(Pt 1):39–41.

53. Avunduk AM, Avunduk MC, Erdol H, et al. Cyclosporine effects on clinical findings and impression cytology specimens in severe vernal keratoconjunctivitis. *Ophthalmologica* 2001;**215**(4):290–3.

54. BenEzra D, Pe'er J, Brodsky M, et al. Cyclosporine eyedrops for the treatment of severe vernal keratoconjunctivitis. *Am J Ophthalmol* 1986; **101**(3):278–82.

55. Vichyanond P, Kosrirukvongs P. Use of cyclosporine A and tacrolimus in treatment of vernal keratoconjunctivitis. *Curr Allergy Asthma Rep* 2013;**13**(3):308–14.

56. Tam PM, Young AL, Cheng LL, et al. Topical tacrolimus 0.03% monotherapy for vernal keratoconjunctivitis–case series. *Br J Ophthalmol* 2010;**94**(10):1405–6.

57. Iovieno A, Lambiase A, Sacchetti M, et al. Preliminary evidence of the efficacy of probiotic eye-drop treatment in patients with vernal keratoconjunctivitis. *Graefes Arch Clin Exp Ophthalmol* 2008;**246**(3): 435–41.

58. Cameron JA. Shield ulcers and plaques of the cornea in vernal keratoconjunctivitis. *Ophthalmology* 1995;**102**(6):985–93.

59. Reddy JC, Basu S, Saboo US, et al. Management, clinical outcomes, and complications of shield ulcers in vernal keratoconjunctivitis. *Am J Ophthalmol* 2013;**155**(3):550–9, e551.

60. Jones BR. Vernal keratoconjunctivitis. *Trans Ophthalmol Soc U K* 1961; **81**:215–28.

61. Autrata R, Rehurek J, Holousova M. Phototherapeutic keratectomy in the treatment of corneal surface disorders in children. *Cesk Slov Oftalmol* 2002;**58**(2):105–11.

62. Sridhar MS, Sangwan VS, Bansal AK, et al. Amniotic membrane transplantation in the management of shield ulcers of vernal keratoconjunctivitis. *Ophthalmology* 2001;**108**(7):1218–22.

63. Nishiwaki-Dantas MC, Dantas PE, et al. Surgical resection of giant papillae and autologous conjunctival graft in patients with severe vernal keratoconjunctivitis and giant papillae. *Ophthal Plast Reconstr Surg* 2000; **16**(6):438–42.

64. Saini JS, Gupta A, Pandey SK, et al. Efficacy of supratarsal dexamethasone versus triamcinolone injection in recalcitrant vernal keratoconjunctivitis. *Acta Ophthalmol Scand* 1999;**77**(5):515–18.

65. Holsclaw DS, Whitcher JP, Wong IG, et al. Supratarsal injection of corticosteroid in the treatment of refractory vernal keratoconjunctivitis. *Am J Ophthalmol* 1996;**121**(3):243–9.

66. Tanaka M, Takano Y, Dogru M, et al. A comparative evaluation of the efficacy of intraoperative mitomycin C use after the excision of cobblestone-like papillae in severe atopic and vernal keratoconjunctivitis. *Cornea* 2004;**23**(4):326–9.

67. Tanaka M, Dogru M, Takano Y, et al. Quantitative evaluation of the early changes in ocular surface inflammation following MMC-aided papillary resection in severe allergic patients with corneal complications. *Cornea* 2006;**25**(3):281–5.

68. Guo P, Kheirkhah A, Zhou WW, et al. Surgical resection and amniotic membrane transplantation for treatment of refractory giant papillae in vernal keratoconjunctivitis. *Cornea* 2013;**32**(6):816–20.

69. Hogan MJ. Atopic keratoconjunctivitis. *Am J Ophthalmol* 1953;**36**: 937–47.

70. Garrity JA, Liesegang TJ. Ocular complications of atopic dermatitis. *Can J Ophthalmol* 1984;**19**(1):21–4.

71. Spergel JM. Epidemiology of atopic dermatitis and atopic march in children. *Immunol Allergy Clin North Am* 2010;**30**(3):269–80.

72. Dogru M, Nakagawa N, Tetsumoto K, et al. Ocular surface disease in atopic dermatitis. *Jpn J Ophthalmol* 1999;**43**(1):53–7.

73. Moscovici BK, Cesar AS, Nishiwaki-Dantas MC, et al. Atopic keratoconjunctivitis in patients of the pediatric dermatology ambulatory in a reference center. *Arq Bras Oftalmol* 2009;**72**(6):805–10.

74. Foster CS, Calonge M. Atopic keratoconjunctivitis. *Ophthalmology* 1990; **97**(8):992–1000.

75. Power WJ, Tugal-Tutkun I, Foster CS. Long-term follow-up of patients with atopic keratoconjunctivitis. *Ophthalmology* 1998;**105**(4):637–42.

76. Tuft SJ, Kemeny DM, Dart JK, et al. Clinical features of atopic keratoconjunctivitis. *Ophthalmology* 1991;**98**(2):150–8.

77. Friedlaender MH. Diseases affecting the eye and skin. In: Freidlaender MH, editor. *Allergy and immunology of the eye*. Hagerstown: Harper and Row; 1979. p. 76–9.

78. Ghoraishi M, Akova YA, Tugal-Tutkun I, et al. Penetrating keratoplasty in atopic keratoconjunctivitis. *Cornea* 1995;**14**(6):610–13.

79. Hurlbut WB, Domonkos AN. Cataract and retinal detachment associated with atopic dermatitis. *Arch Ophthalmol* 1954;**52**:852–7.

80. Yoneda K, Okamoto H, Wada Y, et al. Atopic retinal detachment. Report of four cases and a review of the literature. *Br J Dermatol* 1995;**133**(4): 586–91.

81. Klemens F. Deratose, katarakt und ablatio retinae. *Klin Monatsbl Augenheilkd* 1966;**152**:921–7.

82. Fujishima H, Okada N, Dogru M, et al. The role of Staphylococcal enterotoxin in atopic keratoconjunctivitis and corneal ulceration. *Allergy* 2012;**67**(6):799–803.

83. Baddeley SM, Bacon AS, McGill JI, et al. Mast cell distribution and neutral protease expression in acute and chronic allergic conjunctivitis. *Clin Exp Allergy* 1995;**25**(1):41–50.

84. Irani AM, Butrus SI, Tabbara KF, et al. Human conjunctival mast cells: distribution of MCT and MCTC in vernal conjunctivitis and giant papillary conjunctivitis. *J Allergy Clin Immunol* 1990;**86**(1):34–40.

85. Foster CS, Rice BA, Dutt JE. Immunopathology of atopic keratoconjunctivitis. *Ophthalmology* 1991;**98**(8):1190–6.

86. Hu Y, Matsumoto Y, Adan ES, et al. Corneal in vivo confocal scanning laser microscopy in patients with atopic keratoconjunctivitis. *Ophthalmology* 2008;**115**(11):2004–12.

87. Dogru M, Okada N, Asano-Kato N, et al. Alterations of the ocular surface epithelial mucins 1, 2, 4 and the tear functions in patients with atopic keratoconjunctivitis. *Clin Exp Allergy* 2006;**36**(12):1556–65.

88. Hu Y, Matsumoto Y, Dogru M, et al. The differences of tear function and ocular surface findings in patients with atopic keratoconjunctivitis and vernal keratoconjunctivitis. *Allergy* 2007;**62**(8):917–25.

89. Hu Y, Adan ES, Matsumoto Y, et al. Conjunctival in vivo confocal scanning laser microscopy in patients with atopic keratoconjunctivitis. *Mol Vis* 2007;**13**:1379–89.

90. Hingorani M, Calder V, Jolly G, et al. Eosinophil surface antigen expression and cytokine production vary in different ocular allergic diseases. *J Allergy Clin Immunol* 1998;**102**(5):821–30.

91. Metz DP, Hingorani M, Calder VL, et al. T-cell cytokines in chronic allergic eye disease. *J Allergy Clin Immunol* 1997;**100**(6 Pt 1):817–24.

92. Metz DP, Bacon AS, Holgate S, et al. Phenotypic characterization of T cells infiltrating the conjunctiva in chronic allergic eye disease. *J Allergy Clin Immunol* 1996;**98**(3):686–96.

93. Wakamatsu TH, Satake Y, Igarashi A, et al. IgE and eosinophil cationic protein (ECP) as markers of severity in the diagnosis of atopic keratoconjunctivitis. *Br J Ophthalmol* 2012;**96**(4):581–6.

94. Leonardi A, Fregona IA, Plebani M, et al. Th1- and Th2-type cytokines in chronic ocular allergy. *Graefes Arch Clin Exp Ophthalmol* 2006; **244**(10):1240–5.

95. Tabbara KF, Nassar A, Ahmed SO, et al. Acquisition of vernal and atopic keratoconjunctivitis after bone marrow transplantation. *Am J Ophthalmol* 2008;**146**(3):462–5.

96. Messmer EM, May CA, Stefani FH, et al. Toxic eosinophil granule protein deposition in corneal ulcerations and scars associated with atopic keratoconjunctivitis. *Am J Ophthalmol* 2002;**134**(6):816–21.

97. Ibrahim OM, Matsumoto Y, Dogru M, et al. In vivo confocal microscopy evaluation of meibomian gland dysfunction in atopic-keratoconjunctivitis patients. *Ophthalmology* 2012;**119**(10):1961–8.

98. Miyazaki D, Nakamura T, Ohbayashi M, et al. Ablation of type I hypersensitivity in experimental allergic conjunctivitis by eotaxin-1/CCR3 blockade. *Int Immunol* 2009;**21**(2):187–201.

99. Rikkers SM, Holland GN, Drayton GE, et al. Topical tacrolimus treatment of atopic eyelid disease. *Am J Ophthalmol* 2003;**135**(3):297–302.

100. Hoang-Xuan T, Prisant O, Hannouche D, et al. Systemic cyclosporine A in severe atopic keratoconjunctivitis. *Ophthalmology* 1997;**104**(8): 1300–5.

101. Hingorani M, Moodaley L, Calder VL, et al. A randomized, placebo-controlled trial of topical cyclosporine A in steroid-dependent atopic keratoconjunctivitis. *Ophthalmology* 1998;**105**(9):1715–20.

102. Stumpf T, Luqmani N, Sumich P, et al. Systemic tacrolimus in the treatment of severe atopic keratoconjunctivitis. *Cornea* 2006;**25**(10): 1147–9.

103. Anzaar F, Gallagher MJ, Bhat P, et al. Use of systemic T-lymphocyte signal transduction inhibitors in the treatment of atopic keratoconjunctivitis. *Cornea* 2008;**27**(8):884–8.

104. Wakamatsu TH, Tanaka M, Satake Y, et al. Eosinophil cationic protein as a marker for assessing the efficacy of tacrolimus ophthalmic solution in the treatment of atopic keratoconjunctivitis. *Mol Vis* 2011;**17**: 932–8.

105. Aswad MI, Tauber J, Baum J. Plasmapheresis treatment in patients with severe atopic keratoconjunctivitis. *Ophthalmology* 1988;**95**(4):444–7.

106. Ang AY, Chan CC, Biber JM, et al. Ocular surface stem cell transplantation rejection: incidence, characteristics, and outcomes. *Cornea* 2013; **32**(3):229–36.

第48章

巨乳头性结膜炎

Steven P. Dunn, David G. Heidemann

关键概念

- 巨乳头性结膜炎是主要发生于上睑结膜的非感染炎性疾病。
- 巨乳头性结膜炎最常见于角膜接触镜佩戴者。
- 连续佩戴角膜接触镜或使用其相关产品引起结膜轻度充血,刺激感及黏液状分泌物,体征症状显著者,可导致戴镜舒适度下降、佩戴时间缩短。
- 机械性损伤和抗原刺激可能是引起该病的双重病理机制。
- 早期改变佩戴时间、角膜接触镜类型及清洁方法,可能有助于该病的预防及治疗。
- 停止佩戴角膜接触镜后巨乳头性结膜炎可消退。

本章纲要

巨乳头性结膜炎(giant papillary conjunctivitis,GPC)是一种多发于上睑结膜的非感染炎性疾病。目前认为结膜乳头直径大于等于0.3mm为异常,且为巨乳头性结膜炎的特征性改变。该病起初是因为上睑结膜出现直径大于等于1mm的"巨"乳头而命名[1]。虽然该病多见于亲水性角膜接触镜佩戴者,硬性透气性接触镜、青光眼滤过泡[2]、暴露的缝线[3,4]、眼假体[5],和突出的巩膜扣带[6]亦与本病发生有关。1950年,Maclvor首次报道了与眼假体相关的巨乳头性结膜炎样病变[7]。随后也有类似报道。1977年,基于Allansmith等人的研究成果,该类疾病被命名为巨乳头性结膜炎[1]。

对角膜接触镜相关的巨乳头性结膜炎患者来说,多种因素如佩戴时间的选择、日常清洁方法以及佩戴时间长短,都会影响巨乳头性结膜炎的发病率。据统计,有1%~5%的软性接触镜佩戴者和1%的硬性接触镜佩戴者有巨乳头性结膜炎的体征或症状。佩戴常戴型接触镜的发病率尚不清楚,但是一般认为其发病率要高于佩戴日戴型软性接触镜者。滤过泡、突出的巩膜扣带引起的有症状巨乳头性结膜炎相对较少。

巨乳头性结膜炎体征和症状的出现(目前确定为乳头直径大于0.3mm)取决于佩戴的接触镜类型。软性接触镜佩戴者平均8个月后发病,而硬性接触镜佩戴者平均8年后发病[1,9]。软性接触镜佩戴3周后即可出现症状,硬性接触镜佩戴14个月后开始出现症状。该病可见于任何年龄,男性和女性发病率相同。

症状和体征

巨乳头性结膜炎发病开始时症状不明显,包括轻度刺激,少量黏液性分泌物及偶见轻度瘙痒。许多患者在早期只接受简单告知,因为这些症状而接受进一步诊断的很少。如果没有及时发现和治疗,巨乳头性结膜炎会进一步发展并出现更明显的症状。角膜接触镜表面碎屑引起的视力模糊,内眦部积聚的黏液及持续性异物感必然导致佩戴接触镜时间缩短。患者常主诉接触镜取出后仍觉眼痒。随着上述症状加重,患者会停止佩戴角膜接触镜或到眼科就诊。

Allansmith等对巨乳头性结膜炎的慢性进展性特点作了详尽的描述。早期检查可见上睑结膜轻度充血并常伴有结膜轻微增厚。此时结膜的透明度无变化,但随着疾病进展,炎症细胞浸润逐渐增多,结膜增厚及混浊愈加明显(图 48.1)。早期巨乳头性结膜炎常可见带状黏液。随着病情恶化,黏稠白色黏液状分泌物主要集中于中部及下穹隆(图 48.2)。

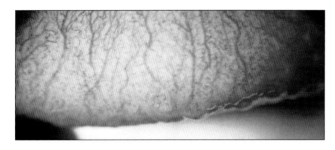

图 48.1　巨乳头性结膜炎发病早期出现轻度结膜充血及增厚

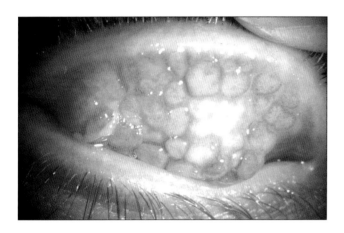

图 48.2　巨乳头性结膜炎出现黏稠白色黏液状分泌物

持续佩戴接触镜或持续暴露于刺激性物质,可导致结膜充血和炎症反应加重。随后出现结膜混浊及睑结膜滤泡形成和增大。正常乳头直径小于 0.3mm。在巨乳头性结膜炎可见直径大于 0.3mm 的乳头,通常介于 0.6~1.7mm 之间(图 48.3)。巨乳头性结膜炎因出现直径大于 1.0mm 的乳头而获名(图 48.4)。

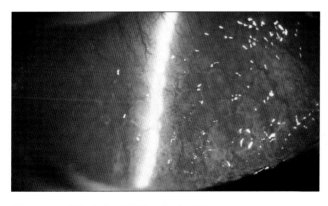

图 48.3　进展性结膜增厚及乳头形成

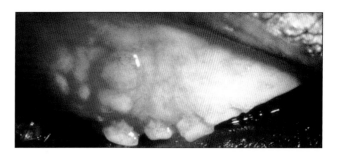

图 48.4　巨乳头

乳头的外观和位置可能有很大的差异。上睑结膜近端和远端可以被小型到中型均匀的乳头所覆盖,也可不均匀呈带状分布,或可见大的鹅卵石样巨乳头(图 48.5)。评估上睑结膜表面时要注意,不要忽略睑板远外侧、中部及上边界,因为这些区域对有害刺激的反应不可预知。Allansmith[1]将上睑结膜表面分成3 个区(图 48.6)。1 区位于睑板上缘;3 区与睑缘接近。软性接触镜相关的乳头首先出现在 1 区,随后向 2、3区进展。与硬性透气性接触镜相关的乳头的形成规律则刚好相反,其乳头常见于 3 区,接近睑缘或睑结膜中部。这些乳头的数量较少并呈弹坑样或扁平外观。大直径软性接触镜和小直径硬性接触镜乳头分布的差异支持目前巨乳头性结膜炎是由机械和 / 或免疫刺激引起的学说。

暴露的缝线材料、隆起的带状角膜病变以及滤过泡相关的巨乳头性结膜炎,具有在刺激区域上覆盖有大的丛状巨乳头的特征(图 48.7)[2]。这些改变的地形特征提示,对由上述原因引起疾病的患者来说,

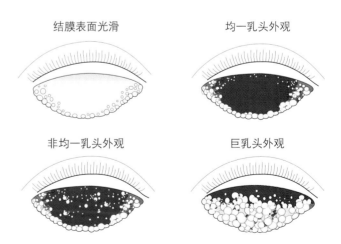

图 48.5　巨乳头性结膜炎上睑结膜图示。(After Allansmith MR, et al. Giant papillary conjunctivitis in contact lens wearers, Am J Ophthalmol 83:697-698,1977. Copyright Elsevier 1977.)

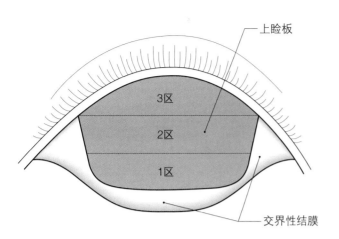

图 48.6 上睑结膜地形分区。(After Allansmith MR, et al. Giant papillary conjunctivitis in contact lens wearers, Am J Ophthalmol 83:697-698, 1977. Copyright Elsevier 1977.)

6

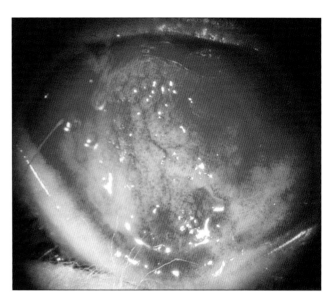

图 48.8 继发于眼假体的巨乳头性结膜炎

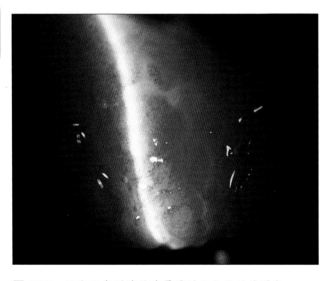

图 48.7 继发于角膜缘缝线暴露的巨乳头性结膜炎

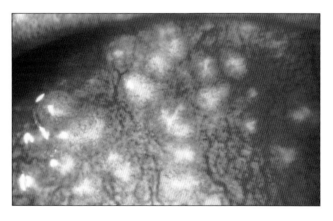

图 48.9 不规则白色乳头样覆盖的巨乳头性结膜炎

慢性机械性损伤是导致巨乳头性结膜炎的强烈的致病因素。当有巩膜镜或假体外壳刺激时,在睑结膜表面及上穹隆可见大丛状乳头(图 48.8)。上穹隆还可偶见肉芽肿样增厚。乳头顶端荧光素着色并不少见。较大的乳头常有白色瘢痕样帽状物覆盖(图 48.9)。这些变化随结膜炎的消退而回退,提示炎症渗出可能在上述变化过程中发挥重要作用。有报道发现部分巨乳头性结膜炎患者出现 Horner-Trantas 结节[10]。极少情况下该病可以局限于角膜缘区域而不伴睑结膜炎症。有研究提示巨乳头性结膜炎与睑板腺功能障碍有关[11],巨乳头性结膜炎患者睑板腺缺失及分泌物黏度增加[12]。

组织病理学和免疫病理学

巨乳头性结膜炎可见结膜的多种组织学改变。巨乳头表面覆盖增厚的不规则的结膜上皮,其中多有内陷。很多病例可见表层上皮糜烂和相应部位荧光着色。扫描电子显微镜观察显示上皮细胞大小不一,失去正常多角形状。可见扁平、簇绒和分支状的表面微绒毛[13,14]。

巨乳头性结膜炎的黏液分泌增加与杯状细胞密度增加无关。杯状细胞实际数量增加是由于结膜表面积增加所致。乳头间隐窝常含有数量增加的非杯状黏液分泌细胞,并且每个非杯状黏液分泌细胞的分泌囊泡数量也增加[15,16]。巨乳头性结膜炎整个结膜炎症细胞数量和分布发生改变。结膜固有层有嗜酸性粒细胞和嗜碱性粒细胞浸润、淋巴细胞、肥大细胞和浆细胞数量增加是巨乳头性结膜炎典型的特征。然而结膜上皮嗜酸性粒细胞、肥大细胞和嗜碱性粒细胞数量增加是巨乳头性结膜炎易于和正常结膜相鉴别的一个特点。这些细胞在结膜内存在是巨乳头性结膜炎存在免疫学特征的有力的指标。

肥大细胞在巨乳头性结膜炎中的作用还不清楚。许多研究者注意到,正常结膜无肥大细胞,巨乳头性结膜炎患者结膜上皮有肥大细胞[17,18]。与正常结膜相比,巨乳头性结膜炎结膜固有层肥大细胞的数量并无显著增加。最近研究显示,巨乳头性结膜炎肥大细胞来源于含有类胰蛋白酶、糜蛋白酶及组织蛋白酶 G 样蛋白的肥大细胞亚群。该型肥大细胞不依赖 T 淋巴细胞,是皮肤和小肠内的主要类型。巨乳头性结膜炎患者结膜 30% 的肥大细胞已经历过脱颗粒[15]。相应地,研究证明作为肥大细胞活化指标的类胰蛋白酶水平在巨乳头性结膜炎患者的泪液中呈升高状态[19]。有趣的是,在肥大细胞和嗜碱性粒细胞中发现的组胺在泪膜中的浓度并未升高[20]。肥大细胞脱颗粒是否为原发性或是揉眼的结果,目前仍不清楚。

在巨乳头性结膜炎的结膜上皮及固有层,嗜酸性粒细胞和嗜碱性粒细胞都有所增加。在并发过敏性疾病的巨乳头性结膜炎患者的结膜和接触镜表面,发现了嗜碱性粒细胞颗粒是主要碱性蛋白,为一种嗜碱性粒细胞释放的强力细胞毒素[21]。然而在巨乳头性结膜患者佩戴的软性接触镜上并未检测到主要碱性蛋白。巨乳头性结膜炎泪液中嗜碱性粒细胞颗粒主要碱性蛋白水平未见升高[22]。尽管结膜存在嗜碱性粒细胞颗粒主要碱性蛋白,大多数证据提示嗜碱性粒细胞颗粒主要碱性蛋白可能不是巨乳头性结膜炎发病的主要致病因素。

对巨乳头性结膜炎泪液标本进行分析研究显示 IgE 水平增加,某些病例 IgG 和 IgM 水平增加[23,24]。在双眼巨乳头性结膜炎症状较明显的一眼发现 IgE 水平较高[20]。Donshik 等[46]报道,巨乳头性结膜炎患者在停止佩戴角膜接触镜后,升高的泪液免疫球蛋白水平能恢复至正常水平。Meisler[4]在通过对一例眼假体诱导的巨乳头性结膜炎研究证明,其结膜组织有 IgA,IgD,IgE,IgG,IgM 特异性浆细胞。其中特异性浆细胞有 27% 为含 IgE 的细胞。目前尚不清楚免疫球蛋白水平升高是否只反映局部产物(结膜活检证明,

在巨乳头性结膜炎结膜固有层浆细胞数量增加),还是继发于肥大细胞脱颗粒引起的血管扩张带来的渗漏增加所致。这些发现支持 IgE 介导的 I 型超敏反应在巨乳头性结膜炎发病过程中起一定的作用。

结膜和泪膜的细胞学和免疫组织病理学评估证明,巨乳头性结膜炎患者 CD4+,CD45RO+ 及 HLA-DR+T 细胞数量增加。结膜上皮细胞表达表面抗原,如黏附分子(ICAM-1,HLA-DR),并合成细胞因子,提示结膜上皮积极参与免疫过程。在巨乳头性结膜炎,细胞因子 IL-2、IL4、IL-6、IL-8、IL-11、RANTES、GM-CSF 和干扰素基因表达上调[44,47]。佩戴软性接触镜的巨乳头性结膜炎患者的泪液白三烯 C4 水平升高(结膜发红、水肿、黏液产物增加及乳头发生的原因)[40-42]。

病理生理学

巨乳头性结膜炎的发病机制尚不清楚,但常归因于机械性损伤和随后对来自接触镜表面沉积物或环境因子的抗原的免疫反应。典型的损伤与软性、硬性接触镜有关,但是有报道指出青光眼滤过泡[2]、隆起的上皮下钙斑、角膜缘皮样瘤、暴露的角膜、结膜缝线[3,4]、眼假体和巩膜成分[5]也可激发损伤。

软性和硬性接触镜表面沉积物的积累可诱发或加重巨乳头性结膜炎。Ballow 和 Donshik[25]分别用来自巨乳头性结膜炎接触镜表面沉积物和正常无症状的接触镜表面沉积物给猴局部接种,证明了表面沉积物在巨乳头性结膜炎发病机制的作用。无论患者是否患有巨乳头性结膜炎,常见的泪液成分,如 IgA、IgG、IgE、乳铁蛋白和溶酶体在接触镜表面的量接近。这些发现表明,刺激不是来自于正常泪液蛋白的沉积,而是来自于结膜产生的,或来自于外部环境的黏附于接触镜表面的其他一些物质[26-28]。巨乳头性结膜炎与结膜损伤相关的中性粒细胞趋化因子水平升高,进一步强调机械性损伤在疾病发生过程中的作用[48]。

细胞因子、趋化因子和局部免疫球蛋白水平的升高,说明免疫反应在巨乳头性结膜炎发病过程中的重要作用。事实上激发产生这些因子及免疫球蛋白的表达的原因仍不清楚。Xingwu[49]等研究发现,黏膜相关淋巴组织中的类似膜抗原加工细胞(M 细胞)在巨乳头性结膜炎中发挥结合、摄取、转运可溶性和颗粒性抗原的作用。他们推测 M 细胞的过度增殖和淋巴细胞的积累导致的结构性变化是巨乳头性结膜炎的特征。来自接触镜表面的抗原首先由结膜相关淋

6

巴组织区的 M 细胞加工,然后被递呈给 B 淋巴细胞介导后续的免疫反应。

鉴别诊断

巨乳头性结膜炎常与春季角结膜炎进行鉴别,因为二者在临床及组织病理学方面有相似性。然而上述相似性很少造成鉴别诊断困难。典型的春季角结膜炎见于儿童,常常在青春期之前发病,并在 20 岁前后消退。春季结膜炎症状在春夏季明显,在秋冬季缓解。春季角结膜炎常合并过敏性鼻炎、过敏性皮炎及哮喘。可见鹅卵石样巨乳头和角膜缘 Horner-Trantas 结节,泪液组胺、IgE 和嗜酸性粒细胞主要碱性蛋白水平升高。组织学上结膜嗜酸性粒细胞和肥大细胞数量增加。巨乳头性结膜炎拥有部分上述特征,在多数病例容易与春季结膜炎相区别。由于春季结膜炎通常在多数青少年开始佩戴接触镜前出现,这些患者饱受眼部症状困扰,美容性接触镜通常对他们没有吸引力。

治疗

巨乳头性结膜炎治疗的目的是减轻并最终消除烧灼感、眼痒及过量的黏液样分泌物等典型症状。当眼假体或接触镜为潜在的刺激物时,恢复正常或接近正常的佩戴时间是治疗成功的最终标准。

巨乳头性结膜炎的机械损伤和抗原刺激双重致病机制为治疗该病提供了指导。毫无疑问,去除刺激因素可以使巨乳头性结膜炎的症状和体征消退。当局部有缝线头或暴露的巩膜扣带时上述目标容易达到。间断佩戴接触镜也非常有效,但许多患者难以接受,尤其是长时间中断佩戴接触镜。对不得不限制或中断佩戴接触镜的屈光参差或圆锥角膜患者,可能会引起明显视力残疾。

改变患者接触镜护理常规和佩戴时间常能缓解巨乳头性结膜炎的许多体征和症状。对接触镜佩戴不能完全终止的,这种方法是治疗该疾病最容易的、可接受的第一步。

接触镜沉积物和巨乳头性结膜炎的关系已很明确。使用一次性日戴型接触镜是这个问题最好的解决方法。如果因为费用问题或需要使用特殊接触镜或硬性透气性接触镜而不能使用日戴型接触镜,务必使用适当的表面活性护理液并常规每天擦洗。即使仔细检查接触镜表面也很少能发现表面沉积物的程度。应鼓励所有患者使用酶催化护理液。对易于发生沉积的患者,可能需要每周使用酶催化护理液 3~5 次[26]。清洁、漂洗和储存溶液应尽量减少保存液相关的毒性。双氧水消毒对结膜的损伤可能性最小。

减少接触镜佩戴时间是巨乳头性结膜炎治疗的重要组成部分。长期佩戴患者应该改为日抛型接触镜。如佩戴接触镜仍必要,将佩戴时间限制在工作和开车等时段。根据患者对治疗的反应情况,接触镜佩戴时间可以逐渐增加。

如果眼镜合适,就没有必要换不同的镜片材料或设计。虽然多数医生认为厚的或加工不好的边缘可以造成局部损伤,应该避免使用这类接触镜,但边缘设计的重要性尚不清楚。定期更换接触镜对防止和治疗巨乳头性结膜炎在理论上可行。Donshik 和 Porazinski[45]的研究结果显示,接触镜置换频率是巨乳头性结膜炎是否发生的一个重要变量。使用日抛到 3 周抛镜片的患者巨乳头性结膜炎的发病率比使用更长周期镜片者明显更低。尽可能减少接触镜沉积物的堆积似乎可以减少机械刺激和免疫刺激发生的机会。当其他方法不成功时可以尝试改佩戴软性接触镜为硬性接触镜。后者直径较小,沉积物不易黏附,可能对这些情况有利。

睑板腺疾病和巨乳头性结膜炎的关系仍不清楚[29-30]。在巨乳头性结膜炎患者应检查是否有睑板腺疾病,如果发现应予以治疗,可能有助于控制巨乳头性结膜炎,也可以减少继发问题的风险。

巨乳头性结膜炎的药物治疗,聚焦于减少肥大细胞组胺的释放以及抑制局部炎症反应。可以局部单独或联合使用糖皮质激素、非甾体抗炎药物(Nonsteroidal anti-inflammatory drugs,NSAIDs)、肥大细胞稳定剂、组胺受体阻滞剂以及血管收缩剂。

组胺拮抗剂及受体阻滞剂的作用有限。尽管肥大细胞和嗜碱性粒细胞含有组胺,泪液水平似乎没有显著升高[18]。

虽然局部应用糖皮质激素可以减轻睑结膜充血及炎症,但是该治疗方法对巨乳头性结膜炎的其他症状和体征没有特殊的治疗效果。糖皮质激素的应用应限于该病的急性期。对需要应用糖皮质激素治疗的患者来说,疾病的严重程度常要求中断佩戴接触镜,直至不再需要糖皮质激素治疗。对佩戴接触镜的巨乳头性结膜炎患者来说,糖皮质激素应用带来继发性感染的风险超过其治疗效果。长时间局部应用糖皮质激素对巨乳头性结膜炎无治疗效果。

有研究报道局部应用非甾体抗炎药物舒洛芬对

接触镜相关的巨乳头性结膜炎的治疗效果，和安慰剂治疗相比，经 2~4 周治疗过程后，舒洛芬治疗组的体征（乳头）和症状减少了 2 倍。该药通过抑制肥大细胞刺激的前列腺素生物合成而发挥作用[34]。长期应用非甾体抗炎药物治疗巨乳头性结膜炎尚未见报道。

有大量关于色甘酸钠的研究，如果配合细致的镜片清洗，色甘酸钠能促进早期巨乳头性结膜炎消退[35,36]。研究报道色甘酸钠能缓解干燥感、异物感和镜片活动问题，并减少结膜充血、黏液性分泌物及乳头大小[37,38]。色甘酸钠在佩戴接触镜时应用未发现不良反应。色甘酸钠对进展期巨乳头性结膜炎无效，通常需要停戴接触镜一段时间，然后重新验配，在色甘酸钠治疗的同时逐步恢复佩戴接触镜。色甘酸钠及其同类物洛草氨酸丁三醇及奈多罗米，可以稳定肥大细胞膜并抑制 I 型超敏反应。洛草氨酸丁三醇已用于治疗春季结膜炎，虽然与色甘酸钠具有相似的药理作用，但其对巨乳头性结膜炎的治疗效果尚待确定。

预后

巨乳头性结膜炎的预后良好。未见本病引起永久性视力下降的报道。如果停戴角膜接触镜，所有患者的症状将改善。早期认识并对症状和体征进行积极治疗是确保患者接触镜佩戴舒适及连续佩戴的关键。轻度巨乳头性结膜炎可能仅调整镜片护理及日常佩戴方式就有效果。对晚期巨乳头性结膜炎的治疗则比较困难，通常需要中断接触镜佩戴，并结合短期局部应用糖皮质激素。尽管如此，本病仍可能复发。

（陈文生 译 李炜 校）

参考文献

1. Allansmith MR, Korb DR, Greiner JV, et al. Giant papillary conjunctivitis in contact lens wearers. *Am J Ophthalmol* 1977;**83**:697–708.
2. Heidemann DG, Dunn SP. Unusual causes of giant papillary conjunctivitis. *Cornea* 1993;**12**:78–80.
3. Sugar A, Meyer RF. Giant papillary conjunctivitis after keratoplasty. *Am J Ophthalmol* 1981;**92**:368–71.
4. Jolson AS, Jolson SC. Suture barb giant papillary conjunctivitis. *Ophthalmic Surg* 1984;**15**:139.
5. Meisler DM, Krachmer JH, Goeken MD. An immunopathologic study of giant papillary conjunctivitis associated with an ocular prosthesis. *Am J Ophthalmol* 1981;**92**:368–71.
6. Robin JB, Regis-Pacheco LF, May WN, et al. Giant papillary conjunctivitis associated with extruded scleral buckle. *Arch Ophthalmol* 1987;**105**:619.
7. MacIvor J. Contact allergy to plastic artificial eyes: preliminary report. *Can Med Assoc J* 1950;**62**:164.
8. Korb DR, Allansmith MR, Greiner JV, et al. Prevalence of conjunctival changes in wearers of hard contact lenses. *Am J Ophthalmol* 1980;**90**:336.
9. Allansmith MR, Ross RN, Greiner JV. *Giant papillary conjunctivitis: diagnosis and treatment. Contact lenses, update 5*. Boston, MA: Little, Brown; 1989. p. 1 [Chapter 43].
10. Meisler DM, Zaret CR, Stock EL. Trantas dots and limbal inflammation associated with soft contact lens wear. *Am J Ophthalmol* 1980;**89**:66.
11. Martin NF, Rubinfeld RS, Malley JD, et al. Giant papillary conjunctivitis and meibomian gland dysfunction blepharitis. *CLAO J* 1992;**18**:165–9.
12. Mathers WD, Billborough M. Meibomian gland function and giant papillary conjunctivitis. *Am J Ophthalmol* 1992;**114**:188–92.
13. Greiner JV, Gladstone L, Covington HI, et al. Branching of microvilli in the human conjunctival epithelium. *Arch Ophthalmol* 1980;**98**:1253.
14. Greiner JV, Covington HI, Allansmith MR. Surface morphology of giant papillary conjunctivitis in contact lens wearers. *Am J Ophthalmol* 1978;**85**:242.
15. Greiner JV, Weidman TA, Korb DR, et al. Histochemical analysis of secretory vesicles in non-goblet conjunctival epithelial cells. *Acta Ophthalmol (Copenh)* 1985;**63**:89.
16. Greiner JV, Henriquez AS, Weidman TA, et al. "Second" mucus secretory system of the human conjunctiva. *Invest Ophthalmol Vis Sci* 1979;**18**(Suppl.):123.
17. Allansmith M, Greiner JV, Baird RS. Number of inflammatory cells in the normal conjunctiva. *Am J Ophthalmol* 1978;**86**:250.
18. Irani A, Butrus SL, Tabbara K, et al. Mast cell subtypes in vernal and giant papillary conjunctivitis. *J Allergy Clin Immunol* 1990;**86**:34–9.
19. Butrus SL, Ochsner K, Abelson M, et al. The level of tryptase in human tears. *Ophthalmology* 1990;**97**:1678.
20. Fukagawa K, Saito H, Asuma N, et al. Histamine and tryptase levels in allergic conjunctivitis and vernal keratoconjunctivitis. *Cornea* 1994;**13**:345–8.
21. Trocme SD, Kephart GM, Bourne WM, et al. Eosinophil granule major basic protein in contact lenses of patients with giant papillary conjunctivitis. *CLAO J* 1990;**16**:219–22.
22. Udell IJ, Gleich GJ, Allansmith MR, et al. Eosinophil granule major basic protein and Charcot-Leyden crystal protein in human tears. *Am J Ophthalmol* 1981;**92**:824.
23. Donshik PC, Ballow M. Tear immunoglobulins in giant papillary conjunctivitis induced by contact lenses. *Am J Ophthalmol* 1983;**96**:460–6.
24. Barishak Y, Zavoro A, Samra Z, et al. An immunological study of papillary conjunctivitis due to contact lenses. *Curr Eye Res* 1989;**3**:1161–7.
25. Ballow M, Donshik PC. Immune responses in monkeys to lenses from patients with contact lens induced giant papillary conjunctivitis. *CLAO J* 1989;**15**:64–70.
26. Normand RR, Anderson JA, Tasevska ZG, et al. Evaluation of tear protein deposits on contact lenses from patients with and without giant papillary conjunctivitis. *CLAO J* 1992;**18**:143–7.
27. Fowler SA, Greiner JV, Allansmith MR. Attachment of bacteria to soft contact lenses. *Arch Ophthalmol* 1979;**97**:659.
28. Allansmith MR, Baird RS, Askenase PW. Conjunctival basophil hypersensitivity: a model of vernal conjunctivitis. *J Allergy Clin Immunol* 1984;**73**:148.
29. Kosmos MA, Gabiarrelli EB. Heat implicated in giant papillary conjunctivitis. *Invest Ophthalmol Vis Sci (Suppl)* 1990;**31**:549.
30. Kosmos MA, Gabiarrelli EB. Daily enzyme cleaning for giant papillary conjunctivitis. *Eur J Ophthalmol* 1992;**2**:98.
31. Robin J, Nobe JR, Suarez E, et al. Meibomian gland evaluation in patients with extended wear soft contact lens deposits. *CLAO J* 1986;**12**:95.
32. Bucci FA, Lopatiynsky MO, Jenkins PL, et al. Comparison of the clinical performance of the Acuvue disposable contact lens and CSI lens in patients with giant papillary conjunctivitis. *Am J Ophthalmol* 1993;**115**:454–9.
33. Wood TS, Stewart RH, Bowman RW, et al. Suprofen treatment of contact lens-associated giant papillary conjunctivitis. *Ophthalmology* 1988;**95**:822–6.
34. Capteola RJ, Argentieri D, Weintraub HS, et al. Suprofen. In: Goldberg ME, editor. *Pharmacological and biochemical properties of drug substances*. Washington, DC: American Pharmaceutical Association of the Academy of Pharmaceutical Science; 1981.
35. Meisler DM, Bersins UJ, Krachmer JH, et al. Cromolyn treatment of giant papillary conjunctivitis. *Am J Ophthalmol* 1982;**100**:1608.
36. Iwasaki W, Kosaka Y, Momose T, et al. Absorption of topical disodium cromoglycate and its preservative by soft contact lenses. *CLAO J* 1988;**14**:155–8.
37. Matter M, et al. *Sodium cromoglycate in the treatment of contact lens-associated giant papillary conjunctivitis*. Proceedings of the seventh Congress of the European Society of Ophthalmology. Finland: Helsinki; 1984.
38. Donshik PC, Ballow M, Lustro A, et al. Treatment of contact lens-induced giant papillary conjunctivitis. *CLAO J* 1984;**10**:346.
39. *Alcon Laboratories, Fort Worth, Texas: Alomide Ophthalmic Solution 0.1% (lodoxamide tromethamine ophthalmic solution)*, FDA Drug Application – NDA 20–191.
40. Hingorani M, Calder VL, Buckley RJ, et al. The role of conjunctival epithelial cells in chronic ocular allergic disease. *Exp Eye Res* 1998;**67**:491–500.
41. Irkee MT, ORhan M, Erderner U. Role of tear inflammatory mediators in contact lens-associated giant papillary conjunctivitis in soft contact lens wearers. *Ocul Imm Infl* 1999;**7**:35–8.
42. Sengor T, Irkec M, Gulen Y, et al. Tear LTC4 levels in patients with subclinical contact lens related giant papillary conjunctivitis. *CLAO J* 1995;**21**:159–62.
43. Metz DP, Bacon AS, Holgate S, et al. Phenotypic characterization of T cells infiltrating the conjunctiva in chronic allergic eye disease. *J Allergy Clin Immunol* 1996;**98**:686–96.

44. Calder VL, Jolly G, Hingorani M, et al. Cytokine production and mRNA expression by conjunctival T-cell lines in chronic allergic eye disease. *Clin Exp Allergy* 1999;**29**:1155–7.

45. Donshik PC, Porazinski AD. Giant papillary conjunctivitis in frequent-replacement contact lens wearers: a retrospective study. *Trans Am Ophthalmol Soc* 1999;**97**:205–16.

46. Donshik PC, Ehlers WH, Ballow M. Giant papillary conjunctivitis. *Immunol Allergy Clin North Am* 2008;**28**:83–103.

47. Shoji J, Inada N, Sawa M. Antibody array generated cytokine profiles of tears of patients with vernal keratoconjunctivitis and giant papillary conjunctivitis. *Jpn J Ophthalmol* 2006;**50**:195–204.

48. Ehlers WH, Fishman JB, Donshik PC, et al. Neutrophil chemotactic factor in the tears of giant papillary conjunctivitis patients. *CLAO J* 1991;**17**:65–8.

49. Xingwu Z, Hongshan L, Pu A, et al. M cells are involved in pathogenesis of human contact lens-associated giant papillary conjunctivitis. *Arch Immunol Ther Exp* 2007;**55**:173–7.

6

第 49 章

黏膜类天疱疮

Felipe A. Valenzuela，Victor L. Perez

关键概念

- 黏膜类天疱疮（mucous membrane pemphigoid，MMP）是一种以自身抗体沿皮肤及黏膜基底膜沉积为特征的致盲性、自身免疫性疾病。
- 约 80% 的黏膜类天疱疮累及眼部。
- 临床特征为慢性进行性过程，从慢性结膜炎症到上皮下纤维化、穹隆缩短、睑球粘连、睑缘粘连和眼表角化。
- 黏膜类天疱疮诊断的金标准是结膜组织活检，进行免疫荧光或免疫过氧化物酶染色检查。
- 早期诊断和治疗是长期保持患者视力的关键。
- 局部药物治疗不能控制眼类天疱疮。因此需要全身治疗，防止视力丧失。
- 药物治疗的目的是减轻疾病症状、预防并发症。多数患者需要联合阶梯治疗，加强对疾病的控制。

本章纲要

引言

黏膜类天疱疮（mucous membrane pemphigoid，MMP）是一种慢性瘢痕化自身免疫性疾病，其特征是自身抗体沉积于黏膜的上皮及上皮下连接处的基底膜带（basement membrane zone，BMZ），偶尔发生于皮肤[1]。

本病引起黏膜上皮下瘢痕形成，所以过去和现在依然使用"瘢痕性类天疱疮"这一名称[2]。

根据眼科及口腔科的文献报道，累及眼部的类天疱疮的发生率约 30%~80%[3]。眼黏膜类天疱疮，又称为眼瘢痕性类天疱疮（ocular cicatricial pemphigoid，OCP），主要累及结膜（和黏膜，包括口腔、鼻及食道，但发生率较低）。整合素 α6β4 的 β4 亚基是攻击靶点[4]。

眼类天疱疮呈慢性、进展性的临床过程，包括慢性结膜炎、上皮下纤维化、穹隆部缩短、睑球粘连和睑缘粘连，伴随眼表角化。如不治疗，这些典型的临床过程持续数年，最终致盲[2]。

眼类天疱疮发生的平均年龄为 65 岁。然而因文献报道的病例通常已不是该病的早期阶段，故这个数据并不能准确反映流行病学特征[5]。结膜受累可发生在皮肤及黏膜病变之前的 10 年，也可发生在其他部位病变之后 20 年，有些病例仅结膜受累。

一般认为 Wichmann[6] 首先报道了累及结膜的黏膜类天疱疮，虽然他将其称为"天疱疮"（Pemphigus）。1878 年 Von Graefe 描述了该病进展性的临床过程，最终导致瘢痕性类天疱疮的终末期改变[7]。直到 1953 年，波士顿皮肤科医生 Lever 才通过临床表现和组织病理将天疱疮与类天疱疮区别开来[8]。

1900 年，Franke[9] 发表了一篇报道，总结了 107 位累及结膜的瘢痕性类天疱疮患者的临床变化。此后许多研究者也报道了他们的观察结果，并一致认为此病进行性发展，预后很差。遗憾的是，一代代眼科医生靠个人经验来理解这一事实。因为很少眼科医生有机会观察到大量的患者和持续的疾病过程，并且此病不是不可逆转的，而是断断续续发展。因此，仍然有许多眼科医生错误地认为，累及结膜的瘢痕性类天疱疮可以局部用激素、维生素 A、环孢素或结膜下注射激素及丝裂霉素 C 治疗。此病可能需要 10 年、

30 年甚至更长的时间发展至晚期,导致双眼失明。

如果长期随访常规治疗的瘢痕性类天疱疮患者,可能会看到患者失明[10]。本病通常进展缓慢,可能出现缓解期和结膜瘢痕化及角膜病变的剧烈发展期[11]。同样明确的是,此病发展越到晚期,两年内显著进展的可能性就越大[12]。

组织学上,结膜病变表现为黏膜下瘢痕、慢性炎症、血管周围炎、上皮鳞状化生和杯状细胞丧失,肥大细胞也积极参与了炎症过程。

确诊黏膜类天疱疮的必要条件是固定组织的上皮基底膜有免疫球蛋白及补体沉积[13]。

眼瘢痕性类天疱疮的诊疗和预后取决于疾病的发展程度。已尝试免疫抑制治疗阻止疾病发展,各种各样的免疫抑制剂也被用来抑制炎症反应。本章将述及其中的大部分。

流行病学

黏膜类天疱疮曾被认为是种罕见病。不过已报道的发病率多有差别,而且主要关注的是晚期病人,因此低估了真实发病率。多数文章引用的发病率是 1/50 000~1/8 000[14-18]。Lever 和 Talbott[19] 报道,现有数据不可能准确评估该病的发病率,并且推测眼瘢痕性类天疱疮在眼科病人的发病率在 1/60 000 和 1/12 000 之间。不过这些数据依然评估的是相对晚期的患者。该病早期诊断困难,大部分病例到了 III 期才被发现。因此,在流行病学评估中不太可能统计 I 期和 II 期患者。

由于早期诊断性体征细微难查,该病平均发病年龄的数据也有些失实。多数出版物称眼类天疱疮是一种老年病,平均发病年龄为 60 岁[20] 或 70 岁[21]。事实上,儿童眼瘢痕性类天疱疮可能被报道为局部多形性红斑。目前认为眼瘢痕性类天疱疮早在 30 岁就可以发病。明确的是女性略易患此病,性别比例约 2∶1~3∶1。无种族或地域差异报道[5]。

发病机制

眼瘢痕性类天疱疮通常被认为是一种具有遗传易感性的自身免疫性疾病,环境条件的"二次打击"可能激发此病。它是一种免疫反应物(IgG、IgA、IgM 和补体)沿上皮基底膜带沉积的 II 型免疫反应。最初发现眼瘢痕性类天疱疮患者中 HLA-DR4 和 HLA-

DQw3 等位基因频率增加,提示基因易感性。后来发现,真正的易感基因是与 HLA-DQ β1*0301 紧密连锁不平衡的基因[22]。对携带 HLA-DQ β1*0301 基因的瘢痕性类天疱疮患者和他们未患病的携带 HLA-DQ 等位基因 HLA-DQ β1*0301 的亲属研究发现,他们的 HLA-DQ β 的氨基酸序列是完全相同的,表明 HLA-DQ β1*0301 不是易感基因,而是与 HLA-DQ β1*0301 基因紧密连锁不平衡的另外一个基因[23]。

环境因素二次打击激发易感基因,发展为眼瘢痕性类天疱疮。这些因素可能是微生物,被怀疑引起特发性眼瘢痕性类天疱疮;也可能是化学药品,引起所谓的药物性眼瘢痕性类天疱疮或者假性眼瘢痕性类天疱疮,如某些个体暴露于普拉洛尔[24] 或有些眼科药物而发病[25-27]。假性眼瘢痕性类天疱疮与另外类型的患者携带相同的易感基因(HLA-DQ β1*0301)[28],但是两种类型患者的自身抗原并不一样。Foster 和同事研究确定了在结膜和表皮基底膜带有一个 205kD 大小的蛋白分子,并认为是特发性眼类天疱疮的相关靶抗原[29]。这个靶抗原是整合素 α6β4 的 β4 肽[30]。而且在眼瘢痕性类天疱疮患者的血清中找到了针对 β4 肽在细胞质表位的抗体[31]。此外,在组织离体培养系统中发现这些抗体对结膜可产生损害。因此它们很可能在眼瘢痕性类天疱疮中产生致病作用[32]。假性眼瘢痕性类天疱疮患者血清能够结合结膜和表皮裂解物中 97kD 和 290kD 蛋白分子,以及真皮裂解物中 45、150、290 和 400kD 蛋白分子[33]。但是这些组织裂解物中的自身抗原并不能被大疱性类天疱疮、寻常天疱疮或眼瘢痕性类天疱疮血清结合。这提示眼瘢痕性类天疱疮、假性眼瘢痕性类天疱疮和疱性类天疱疮中的自身抗原各不相同。

当疾病处于活动期时,眼瘢痕性类天疱疮患者的自身抗体均能被检测到[34]。如同天疱疮,这些自身抗体可能就是致病原因[35,36]。在上皮基底膜,自身抗体与自身抗原结合并促发一系列免疫反应[5]。结膜固有层中 CD4+(辅助性 T 淋巴细胞)数量远远超过 CD8+(抑制性 T 细胞),还有很多浆细胞、组织细胞和肥大细胞,他们分泌大量的细胞因子,包括巨噬细胞移动抑制因子、干扰素 γ 和 TGF-β。目前分子生物学技术才能检测这些因子的功能[37,38]。炎症因子、干燥症、睑板腺功能不良、细胞因子诱导的结膜成纤维细胞增殖与活化,以及上皮下纤维化引起倒睫产生进一步损伤,这一系列复杂的病理活动最终导致了角膜上皮的损害。

诊断

鉴于该病的自然病程、有效的治疗具有潜在的毒副作用,以及与其他慢性瘢痕性结膜炎可能混淆,因此眼瘢痕性类天疱疮的诊断非常重要。(框 49.1)。患者常常是到了疾病的晚期才就诊。Foster 发现在首次临床诊断的患者中有 86% 已经表现为超过一半的穹隆缩短。出现症状到确诊平均是 2.8 年。由于眼瘢痕性类天疱疮最初症状没有特异性,易误诊,所以眼科医生对一些无法解释、慢性、反复发作的结膜炎,尤其是发现上皮下有瘢痕者,应高度怀疑此病。所有的结膜瘢痕都要求临床解释,以免眼类天疱疮没有得到及时诊治而最终导致盲目。诊断得越早,就越有可能减少治疗的副作用。

框 49.1 引起慢性瘢痕性结膜炎的疾病	
瘢痕性类天疱疮	进行性系统性硬化病
Stevens-Johnson 综合征	结节病
中毒性表皮坏死松解症	沙眼
酒渣鼻	流行性角结膜炎
特应性角结膜炎	白喉结膜炎
干燥综合征	假性类天疱疮

眼瘢痕性类天疱疮治疗前需要免疫组化明确诊断。该病诊断的金标准是炎症部位结膜活检进行免疫荧光或免疫过氧化物酶技术检查,发现基底膜有均一线状的免疫复合物沉积,比如 IgG、IgA、IgM 和补体3。(图 49.1)。文献报道,眼瘢痕性类天疱疮的活检

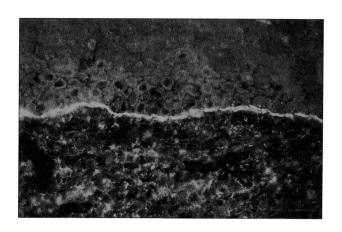

图 49.1 免疫荧光显微镜检查,40×,疑似眼瘢痕性类天疱疮患者,取炎症球结膜,冰冻组织切片,厚约 4μm,用兔抗人荧光标记的 IgG 抗体孵育。结膜上皮基底膜区显示明亮苹果绿色的线形荧光,表明基底膜有 IgG 沉积,为临床疑似病例提供了免疫病理学诊断依据

阳性率为 20%~67%,活检阴性不能排除此病。依据临床怀疑的程度,可行进一步检查和再次活检。再次活检应采用更敏感的辣根过氧化物酶复合物(avidin-biopsy complex,ABC)免疫过氧化物酶染色技术。1991 年 Tauber 与合作者研究发现过氧化物酶技术比标准的免疫荧光更敏感,并把结膜活检阳性率由 50% 提高至 83%。

临床特征提示有眼瘢痕性类天疱疮可能者应该做结膜组织活检。活检时组织取材需在邻近炎症、非炎症结膜组织或者结膜瘢痕区。新鲜组织应立即行免疫荧光染色检查,否则标本应保存于 Zeus 或 Michel 固定液中。需要强调的是提高组织活检阳性率的最重要方法是在炎症与非炎症结膜组织交界处取标本。如果多种黏膜受累,初次活检应在并发症少的眼部以外的组织进行。

眼瘢痕性类天疱疮需要与天疱疮在组织病理学上鉴别。天疱疮较少累及结膜,而且是上皮内疱样改变;眼瘢痕性类天疱疮主要累及基底膜。天疱疮的自身抗体主要针对细胞间的桥粒连接,皮肤圆形棘层细胞松解形成的腔隙结构,导致细胞间失去紧密连接。基底胚细胞像墓碑一样坐落于基底膜。免疫荧光技术显示天疱疮的自身抗体沉积于皮肤或结膜上皮细胞的细胞间隙。

很少实验室(甚至是皮肤病理学实验室)有足够的设备和技术处理小片状结膜做低温冰冻切片。检查时可以采用免疫荧光探针技术,或者更复杂但更敏感的免疫过氧化物酶复合物技术。前者检查结果阴性的时候,后者往往出现阳性[39]。由于多种疾病都可导致慢性瘢痕性结膜炎,因此确定诊断很关键[40]。

眼部临床表现

眼瘢痕性类天疱疮的眼部典型表现为慢性、复发性单侧结膜炎,随着病情进展累及双眼。Mondino、Brown[12]和 Foster[5]提出的两种临床分期标准已被广泛接受和使用。Mondino 和 Brown 依据结膜穹隆缩短的程度进行分期。I 期结膜穹隆缩短小于 25%,II 期 25%~50%,III 期大约 75%,IV 期为终末期瘢痕性类天疱疮。Foster 依据疾病的进展程度进行分期。I 期,慢性结膜炎伴上皮下纤维化(图 49.2);II 期,上皮下纤维化进展、收缩,导致下穹隆缩短(图 49.3),根据穹隆缩短的程度可以进一步分期。睑球粘连形成是进入 III 期的标志(图 49.4);IV 期是此病的终末期,特点是睑缘粘连和眼表角化(图 49.5)。有趣的是,下穹隆结膜

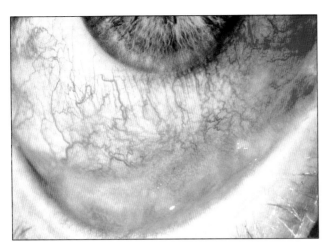

图 49.2　Ⅰ期 结膜上皮下纤维化的类天疱疮。可见上皮下纤维条索,有些已融合成网状

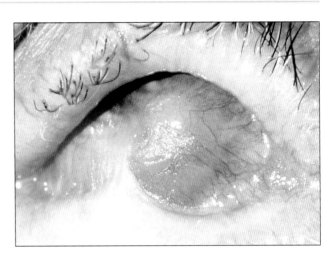

图 49.5　Ⅳ期类天疱疮。可见下穹隆完全消失,睑缘粘连形成,整个眼表角化,呈皮革样

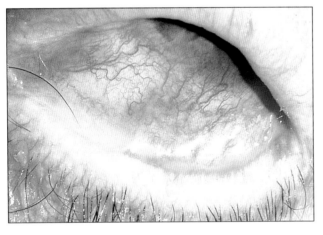

图 49.3　Ⅱ期类天疱疮。可见上皮下纤维化进展、收缩,下穹隆缩短

囊往往比上方受累早得多。

眼瘢痕性类天疱疮的晚期表现为严重干眼,三层泪膜成分均发生变化。持续发展的结膜瘢痕导致主副泪腺导管阻塞,引起泪液中水液成分缺乏。此后杯状细胞丢失导致泪液中黏蛋白缺乏和泪膜破裂时间缩短。最后继发于睑缘瘢痕化致睑板腺开口阻塞的睑板腺功能障碍,扰乱了泪液脂质层。总之这些功能异常,导致眼瘢痕性类天疱疮患者出现严重干眼。

倒睫、双行睫、睑内翻、睑裂闭合不全和睑球粘连是眼部疾病累及眼睑的最常见的病变(图 49.6)[41]。

由上皮下纤维化引起的倒睫、睑内翻可致角膜新生血管、角膜溃疡及瘢痕形成等角膜病变[5]。这些病变可以加剧局部炎症,导致进一步的瘢痕形成。因此必要时可以手术治疗。因为疾病活动期手术会加重

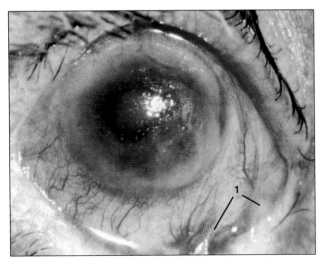

图 49.4　Ⅲ期类天疱疮。可见该患者穹隆进一步缩短,出现两处睑球粘连(1)

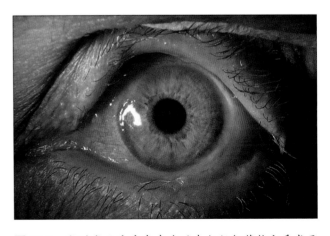

图 49.6　黏膜类天疱疮患者左眼未行任何药物和手术干预前的照片。球结膜严重充血、水肿,伴有下方倒睫。棉签牵开上睑可见上睑倒睫

结膜瘢痕形成,所以要在局部炎症控制后再行手术治疗[41]。

眼瘢痕性类天疱疮必须与其他能够引起慢性瘢痕性结膜炎的相似疾病鉴别。表 49.1 列举了引起慢性瘢痕性结膜炎的疾病。详细的询问病史、通过其他表现发现全身疾病、了解患者局部及全身用药史、确定症状出现的时间、双眼受累情况以及可能的感染因素等,这些信息的收集有助于医生的诊断。

表 49.1 引起瘢痕性结膜炎的可能原因

自身免疫性

眼瘢痕性类天疱疮、Stevens-Johnson 综合征、移植物抗宿主病、结节病、多血管炎性肉芽肿、系统性红斑狼疮、干燥综合征

结膜性

特应性睑结膜炎、木样结膜炎、酒渣鼻、睑结膜炎

感染性

细菌:白喉杆菌、β- 溶血性链球菌、淋球菌

病毒:腺病毒、单纯疱疹病毒性结膜炎

衣原体:沙眼、性病淋巴肉芽肿

药物源性

全身:普拉洛尔、d- 青霉胺

局部:肾上腺素、碘乙膦硫胆碱、毛果芸香碱、碘苷

外伤

化学伤、热烧伤、机械伤、放射性损伤、结膜外伤、颈动脉 - 海绵窦瘘

全身大疱性疾病

中毒性表皮坏死松解症、获得性大疱性表皮松解症、寻常型天疱疮

摘自 Kizhner M,Jakoboec F. Ocular cicatricial pemphigoid:a review of chinical features,immunopathology,differential diagnosis,and current management. Sem Ophthalmol 2011;26:270~277.

眼黏膜类天疱疮的治疗

黏膜类天疱疮的诊断和治疗具有挑战性。早期恰当的治疗能够阻止眼表灾难性损害和失明。根据每位患者的病情制定治疗措施,以解决局部和全身免疫系统的问题。医生不要忘记黏膜类天疱疮是一种全身性疾病,应该对所有的患者进行全面的医学评估。

治疗分为药物治疗和手术治疗,具体如下:

药物治疗

眼黏膜类天疱疮是一种系统自身免疫性疾病。因此必须强调,单纯眼局部治疗该病会不断进展,最终致盲。

干眼综合征

应该积极治疗干眼综合征(dry eye syndrome,DES)。我们喜欢用不含防腐剂的膏状润滑剂,保持足够的点药频度,维持眼表润滑从而起到保护作用(比如每 2~4 小时 1 次,睡前 1 次)。必要时在两次应用膏状润滑剂之间点不含防腐剂的人工泪液。有个案报道称局部应用环孢素 A 和他克莫司眼膏有助于控制眼表炎症[42,43]。

人工泪液和其他局部甚至全身药物治疗通常不能有效控制病情,促进眼表愈合及使患者获得舒适感。一项随机对照研究显示,自体血清滴眼液(autologous serum tears,AST)对不同原因包括自身免疫性疾病引起的干眼有效[44,45]。

最近的一项研究发现,用生理盐水稀释自体血清,浓度低于 50% 时治疗包括黏膜类天疱疮等不同的自身免疫性疾病引起的干眼安全、有效[46]。虽然自身免疫疾病患者的血清生化成分不相同,但临床实践表明自体血清对眼表并没有副作用。事实上,它对于那些难治性干眼有强大的辅助治疗作用[46]。

慢性睑缘炎和睑板腺炎

慢性睑缘炎和睑板腺炎的治疗措施是眼睑热敷、按摩(按摩是为了使睑板腺分泌物从睑板腺口流出)、口服多西环素,100mg,1~2 次 / 天。

免疫调节剂

没有局部药物可以控制眼黏膜类天疱疮的病情。因此,需要全身治疗防止视力丧失。各种各样的免疫抑制剂已被用来抑制黏膜类天疱疮的炎症反应。最近的文献显示,氨苯砜、柳氮磺胺吡啶和甲氨蝶呤可控制轻、中度黏膜类天疱疮的炎症;硫唑嘌呤和霉酚酸酯对中度疾病有效;环磷酰胺联合泼尼松诱导可控制中、重度活动性黏膜类天疱疮。治疗无效时可以使用静脉注射免疫球蛋白和肿瘤坏死因子抑制剂[47]。

用这些药物的患者必须由经验丰富的化疗专家直接管理,以便及早发现并治疗药物引起的并发症。

尽管单独口服大量泼尼松对控制瘢痕化有效,但并不能实现黏膜类天疱疮的长期缓解。况且副作

用在可接受的范围内,泼尼松并不能产生足够和持续的免疫抑制效果。这就促使人们寻找激素助减疗法(steroid-sparing strategy)。激素仅用于那些对免疫抑制剂治疗没反应但眼部炎症严重的患者。使用激素时间要有限制,最好不超过 3~4 个月。

若无葡萄糖 -6- 磷酸脱氢酶缺乏或对磺胺类过敏,氨苯砜作为传统方法治疗轻、中度炎症(Ⅰ期或Ⅱ期)患者,当然这种情况已不多见。氨苯砜的起始剂量为 1mg/(kg·d),最大剂量为 200mg/d。就像使用环磷酰胺一样,用药期间应密切随访患者。筛查时未发现葡萄糖 -6- 磷酸脱氢酶缺乏的患者,应用氨苯砜时也可能发生溶血。因此血红蛋白、红细胞压积、网织红细胞计数、血红蛋白、白细胞和肝功能仍然是此类患者重要的监测指标。

约 70% 的患者对氨苯砜有良好的反应。这些患者大部分(Foster 报道 41%)在停药后半年内复发[48]。因此对于黏膜类天疱疮患者,霉酚酸酯(1~3g/d)已经取代了氨苯砜[49]。

越来越多的证据表明,霉酚酸酯单药治疗黏膜类天疱疮有效,许多机构已将其列为一线药物[47-50]。自二十世纪九十年代使用以来,霉酚酸酯已经被广泛应用于治疗实体器官移植排斥和多种自身免疫性疾病。其作用机制为可逆性抑制嘌呤合成过程中单磷酸脱氢酶。作为免疫抑制剂,霉酚酸酯选择性抑制 T、B 淋巴细胞增殖。因其不影响嘌呤核苷酸的补救合成途径,所以霉酚酸酯较其他抗代谢药副作用较少,比如咪唑硫嘌呤。不同于其他免疫抑制剂,霉酚酸酯不引起肾毒性、肝毒性、神经毒性、葡萄糖不耐受或高血压。霉酚酸酯最常见的副作用是腹泻、呕吐和疲劳。2013 年,Nottage 和同事[47] 报道了霉酚酸酯治疗黏膜类天疱疮的研究结果。患者炎症控制率在 3 个月、6 个月和 12 个月分别是 56.5%、69.6% 和 82.6%。全身免疫抑制剂治疗眼部疾病的队列研究(systemic immunosuppressive therapy for eye disease cohort,SITE)表明,与其他免疫抑制剂相比,霉酚酸酯显示出更高的炎症控制率,比如环磷酰胺(6 个月 43%,12 个月 65%)、甲氨蝶呤(6 个月 39.5%,12 个月 65%)、咪唑硫嘌呤(6 个月 39%)和环孢素(6 个月 20%,12 个月 20%)。Nottage 等报道的霉酚酸酯应用一年,大于 80% 患者炎症得到控制。这一结果为其成为治疗活动性眼黏膜类天疱疮的一线、单一治疗药物提供了数据支持[47]。

当患者对单一霉酚酸酯或联合应用激素治疗无反应时,环磷酰胺、利妥昔单抗(rituximab)是常用的二线药物[51,52]。

环磷酰胺(cyclophosphamide,CYC)是一种非特异性细胞周期烷化剂,广泛应用于癌症化疗。20 世纪 60 年代,已被用于治疗全身性疾病,特别是严重的系统性红斑狼疮、肉芽肿性多血管炎和白塞病。环磷酰胺免疫抑制作用被认为是直接对免疫活性淋巴细胞特别是正在发生基因分化和分裂细胞的细胞毒作用。环磷酰胺治疗黏膜类天疱疮有两种给药方式:口服和静脉内冲击疗法[53-55]。

我们更倾向于环磷酰胺口服给药,初始剂量每天 1~2mg/kg,每两周增加 25mg,直至最大量 150mg/d。联合口服泼尼松片,初始剂量每天 1mg/kg,接下来 3~4 个月泼尼松逐渐减量。如果患者能耐受的话,继续用环磷酰胺 12~18 个月(图 49.7)。一些研究显示,这种治疗方案可有效控制病情,且停药后保持长期缓解。目前眼科文献中没有关于环磷酰胺冲击疗法疗效的报道。

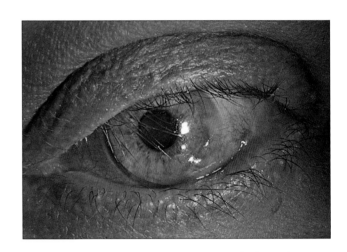

图 49.7 图 49.6 中同一个黏膜类天疱疮患者,环磷酰胺治疗三月后的左眼临床表现。前期 6 个月霉酚酸酯治疗失败。患者未行眼睑手术。可见上睑内翻、倒睫和保护角膜的绷带接触镜。除睑球粘连区域外,未见到明显的结膜充血

Foster 报道环磷酰胺(2mg/(kg·d))和三个月大剂量泼尼松治疗Ⅲ期患者,结膜炎症完全控制,且超过一年未见复发和瘢痕化。然而,所有的患者都出现了不同程度的贫血,83% 出现脱发,8% 出现血尿,8% 患者出现白细胞减少。随后的回顾性临床研究显示环磷酰胺是治疗重度炎症最好的选择。Mondino 等用两年多的时间,观察了药物对结膜瘢痕的影响,分为环磷酰胺、环磷酰胺联合泼尼松、安慰剂三组,发现三组患者中结膜瘢痕进展的比例分别是:Ⅰ期 25%、

17% 和 40%；Ⅱ 期 10%、21% 和 62%；Ⅲ 期 75%、25% 和 73%[56]。

据 Thorne 报道，在平均治疗 8 个月因为副作用而停止用药的患者中，约 75% 达到了眼部病情缓解。这一结果显示短期环磷酰胺治疗可有相当一部分患者实现眼部病情缓解[50]。

必须认识到环磷酰胺可能产生副作用，有时因此需要暂时停止治疗，甚至放弃该药的使用。其副作用包括白细胞减少、贫血、血小板减少、血尿、出血性膀胱炎、不育、感染和继发恶性肿瘤[57]。出血性膀胱炎需要引起重视，治疗可以使用有保护作用的美司钠（巯乙磺酸钠）静脉输注，同时建议患者每天饮水 3~4 升。

对于化疗无效或者不能耐受免疫抑制剂而有活动性结膜炎症的患者，可给予免疫球蛋白静脉内输注（intravenous immunoglobulin，IVIG）或联合利妥昔单抗。免疫球蛋白联合利妥昔单抗治疗最有可能产生持久缓解，甚至治愈后停药[3]。单独使用免疫球蛋白尤其是联合利妥昔单抗治疗眼瘢痕性类天疱疮和其他眼部炎症疾病的患者，应记录其特殊的安全性和有效性。Foster 等报道联合用药的 6 名患者中有 4 位因为瘢痕化进展导致 1 只眼失明（法定盲目）。两位患者尽管一直全身用化疗药，还是出现持续的结膜炎症。这些患者 6 个月给予平均 12 次利妥昔单抗输注，9~41（平均 25.5）次静脉内免疫球蛋白。结果无一人出现瘢痕进展，所有患者较好的眼睛都保持了原有视力，没有发现任何不良事件[3]。

2006 年 Ahmed 等[58]阐释了这种联合用药的机制。利妥昔单抗是一种针对 B 细胞表面 CD20 蛋白的嵌合单克隆抗体。药物与 B 细胞表面的 CD20 受体结合，引起级联反应，引起 B 细胞凋亡。利妥昔单抗相关的并发症最常见的是全身感染。眼瘢痕性类天疱疮的发病机制涉及病理性自身抗体的产生，而利妥昔单抗恰好可以减少 B 细胞及其免疫球蛋白产物。同时静脉输注免疫球蛋白可以重塑机体正常免疫力，有些患者可维持 18 个月。有些研究者认为，静脉输注免疫球蛋白可防止自身抗体的产生[3,59]。

手术治疗

眼表手术一定要在结膜炎症完全控制后进行，因为疾病的活动期对结膜的操作会加重瘢痕化。角膜或结膜手术前全身应用激素，炎症控制后才能进行眼部手术，比如睑缘转位、黏膜移植、缩肌折叠术、结膜囊重建和白内障摘除术。这样可以将术后的炎症和瘢痕化风险降到最低。

治疗眼瘢痕性类天疱疮的常见手术如下。

倒睫拔出术

眼瘢痕性类天疱疮患者常出现睫毛乱生而损伤眼表。异常睫毛拔出和毛囊破坏不仅可以阻止倒睫刺激眼表，而且能够去除这种刺激产生的类似于免疫性的结膜炎症，利于正确判断疾病的活动性及对临床化疗药物的反应。拔除倒睫会暂时有效，但再生的睫毛可能危害更大。巩膜接触镜可保护眼表，免受异常睫毛的损害。倒睫和双行睫最理想的治疗方法是破坏睫毛毛囊，当然有时并不容易。

眼睑手术

因为术中对结膜的干扰，眼瘢痕性类天疱疮患者通常避免睑内翻手术。最近，Gibbons 等[41]报道了术前控制炎症的情况下睑内翻手术获得成功。表明保护眼表是控制疾病的要素。对于下睑 Wies 手术疗效最佳。有报道称缩肌折叠术有效，欠矫时可以再次手术。而且术中保持结膜完整，能够避免结膜炎症加剧。睑裂缝合适用于眼睑闭合不全、角膜感觉迟钝和角膜上皮缺损的患者。

结膜囊重建

羊膜移植或自体口唇黏膜移植可用于眼瘢痕性类天疱疮患者结膜囊重建。伴有严重的角结膜干燥、疾病晚期或者活动性结膜炎的患者，不应行黏膜移植手术。此手术不仅恢复结膜囊的解剖结构，而且为眼表提供含有杯状细胞的非角化黏膜上皮。约三分之一的患者获得长期疗效。

角膜手术

眼睑功能受损和角膜缘干细胞缺乏的干眼患者，角膜移植预后很差。因此，对于后期眼瘢痕性类天疱疮患者应该避免角膜移植手术，仅角膜穿孔时施行。对于角膜损害严重的眼瘢痕性类天疱疮患者，人工角膜可能是恢复视力的唯一选择（图 49.8）。人工角膜周边组织坏死是影响长期效果的主要问题。该并发症可能导致房水渗漏、视网膜脱离、感染和人工角膜脱出。最近人工角膜的改进和终身局部应用抗生素使结果有了改善。2013 年，Palioura 等报道了 8 例伴严重眼表疾病和角膜盲的黏膜类天疱疮患者的临床研究结果，8 只眼均接受了Ⅰ型波士顿人工角膜移植[60]。术后 6 只眼（75%）视力提高到 0.1 或更

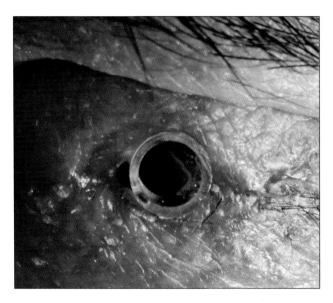

图 49.8 Ⅳ期类天疱疮患者Ⅱ型人工角膜术后。本图显示的人工角膜是该病晚期患者恢复视力的唯一手术方法

好,3 只眼(37.5%)提高到 0.5 或更好。术后平均随访 3.2 年,仅 1 只眼(16.7%)维持 0.1 的视力。平均随访 1.7 ± 1.7 年中,5 只眼(62.5%)Ⅰ型波士顿人工角膜脱出,再次手术替换。视力丧失(视力低于 0.1)的原因是Ⅰ型波士顿人工角膜脱出、晚期青光眼及视网膜脉络膜脱离。作者认为黏膜类天疱疮患者行Ⅰ型波士顿人工角膜移植需谨慎。根据文献判断,也并不赞成行Ⅱ型波士顿人工角膜移植[60]。

总结

总之,黏膜类天疱疮是一种破坏性极强、预后极差的疾病。然而过去的二十年里,对本病发病机制的认识有了很大进展,新的治疗方法也获得了较好的临床效果。早期诊断和治疗是长期保持患者最佳视力的关键。该病的诊断基于其临床表现和具有诊断意义的结膜组织免疫组化特征。向患者宣教该种疾病及可能的结果和治疗方法。黏膜类天疱疮是一种累及眼睛的全身性疾病,局部药物治疗无效。要向患者解释:化疗是目前能有效控制疾病的唯一手段,需要熟悉免疫抑制治疗的多学科专家团队的定期监护,以确保其安全性。

致谢

向本章以前的作者表示感谢,特别是 C. Stephen Foster 提供了大量的图片资料。

（栗占荣 译　祝磊 校）

参考文献

1. Chan L, Ahmed AR, Anhalt G, et al. The first international consensus on mucous membrane pemphigoid: definition, diagnostic criteria, pathogenic factors, medical treatment, and diagnostic indicators. *Arch Dermatol* 2002;**138**:370–9.
2. Foster CS, Sainz de la Maza M. Ocular cicatricial pemphigoid review. *Curr Opin Allergy Clin Immunol* 2004;**4**:435–9.
3. Foster CS, Chang PY, Ahmed AR. Combination of rituximab and intravenous immunoglobulin for recalcitrant ocular cicatricial pemphigoid: a preliminary report. *Ophthalmology* 2010;**117**:861–9.
4. Tyagi S, Bhol K, Natarajan K, et al. Ocular cicatricial pemphigoid antigen: partial sequence and characterization. *Proc Nat Acad Sci USA* 1996;**93**: 14714–19.
5. Foster CS. Cicatricial pemphigoid. *Trans Am Ophthalmol Soc* 1986;**84**:527.
6. Wichmann JE. *Ideen zur diagnostic, vol. 1*. Hannover: Helwing; 1793. p. 89.
7. Holsclaw DS. Ocular cicatricial pemphigoid. *Int Ophthalmol Clin* 1998; **38**(4):89–106.
8. Lever WF. Pemphigus. *Medicine (Baltimore)* 1953;**32**:1–123.
9. Franke E. *Pemphigus und de essential le Schrumpfung der Bindehart per des Auges*. Wiesdbaden JF: Bergmann; 1900.
10. Duke-Elder S, Leigh AG. Diseases of the outer eye. *Syst Ophthalmol* 1965;8L502.
11. Mondino BJ, Brown SI, Lempert S, et al. The acute manifestations of ocular cicatricial pemphigoid: diagnosis and treatment. *Ophthalmology* 1979;**86**:543.
12. Mondino BJ, Brown SI. Ocular cicatricial pemphigoid. *Ophthalmology* 1981;**95**:88.
13. Find JD. Epidermolysis bullosa: variability of expression of cicatricial pemphigoid, bullous pemphigoid and epidermolysis acquisita antigens in clinically uninvolved skin. *J Invest Dermatol* 1985;**85**:47.
14. Bettelheim H, Kraft D, Zehetbauer G. On the so-called ocular pemphigus (pemphigus ocularis, pemphigus conjunctivae). *Klin Monbl Augenheilkd* 1972;**160**:65–75.
15. Hardy WF, Lamb HD. Essential shrinking of the conjunctiva with reports of two cases. *Am J Ophthalmol* 1917;**34**:249.
16. Hardy KM, Perry HO, Pingree GC, et al. Benign mucous membrane pemphigoid. *Arch Dermatol* 1971;**104**:467.
17. Smith RC, Myers EA, Lamb HD. Ocular and oral pemphigus: report of case with anatomic findings in eyeball. *Arch Ophthalmol* 1934; **11**:635.
18. Bedell AJ. Ocular pemphigus: a clinical presentation. *Trans Am Ophthalmol Soc* 1964;**62**:109.
19. Lever WF, Talbott JH. Pemphigus: a historical study. *Arch Dermatol Syph* 1942;**46**:800.
20. Chalkely TH. Chronic cicatricial conjunctivitis. *Am J Ophthalmol* 1964; **67**:526.
21. Claussen WT. Zur klinik des pemphigus conjunctivae. *Ber Zusammenkunft Dtsch Ophthalmol Des* 1922;**43**:251.
22. Kirzhner M, Jakobiec F. Ocular cicatricial pemphigoid: a review of clinical features, immunopathology, differential diagnosis, and current management. *Semin Ophthalmol* 2011;**26**(4–5):270–7.
23. Haider N, Neuman R, Foster CS, et al. Report on the sequence of DQβ1*0301 gene in ocular cicatricial pemphigoid patients. *Curr Eye Res* 1992;**11**:1233.
24. Rahi AH, Chapman CM, Garner A, et al. Pathology of practolol-induced ocular toxicity. *Br J Ophthalmol* 1976;**60**:312.
25. Patten JT, Cavanagh HD, Allansmith MR. Induced ocular pseudopemphigoid. *Am J Ophthalmol* 1976;**82**:272.
26. Hirst LW, Werblin T, Novak M. Drug induced cicatrizing conjunctivitis simulating ocular pemphigoid. *Cornea* 1982;**1**:121.
27. Norn MS. Pemphigoid related to epinephrine treatment. *Am J Ophthalmol* 1977;**83**:138.
28. Yunis JJ, Mobini N, Yunis EJ, et al. Common major histocompatibility complex class II markers in clinical variants of cicatricial pemphigoid. *Proc Natl Acad Sci USA* 1994;**91**:7747.
29. Mohimen A, Neumann R, Foster CS, et al. Detection and partial characterization of ocular cicatricial pemphigoid antigens on COLO and SCaBER tumor cell lines. *Curr Eye Res* 1993;**12**:741.
30. Tyagi S, Bhol K, Natarajan K, et al. Ocular cicatricial pemphigoid antigen: partial sequence and characterization. *Proc Natl Acad Sci USA* 1996;**93**: 14714–19.
31. Bhol KC, Dans MJ, Simmons RK, et al. The autoantibodies to α6β4 integrin of patients affected by ocular cicatricial pemphigoid recognize predominantly epitopes within the large cytoplasmic domain of human β4. *J Immunol* 2000;**165**:2824–9.
32. Chan R, Bhol K, Tesavibul N, et al. The role of antibody to human β4 integrin in conjunctival basement membrane separation: possible in vitro model for ocular cicatricial pemphigoid. *Invest Ophthalmol Vis Sci* 1999;**40**:2283–90.
33. Bhol K, Mohimen A, Neumann R, et al. Differences in the anti-basement membrane zone antibodies in ocular and pseudo-ocular cicatricial pemphigoid. *Curr Eye Res* 1996;**15**:521.

6

34. Ahmed AR, Khan KN, Wells P, et al. Preliminary serological studies comparing immunofluorescence assay with radioimmunoassay. *Curr Eye Res* 1989;**8**:1011.

35. Anhalt GJ, Labib RS, Voorhees JJ, et al. Induction of pemphigus in neonatal mice by passive transfer of IgG from patients with the disease. *N Engl J Med* 1982;**306**:1189.

36. Rashid KA, Gurcan HM, Ahmed AR. Antigen specificity in subsets of mucous membrane pemphigoid. *J Invest Dermatol* 2006;**126**:2631–6.

37. Razzaque MS, Chu DS, Kumari S, et al. Role of macrophage colony stimulating factor in local proliferation of macrophages in ocular cicatricial pemphigoid. *Invest Ophthalmol Vis Sci* 2004;**45**:1174–81.

38. Razzaque MS, Foster CS, Ahmed AR. Role of macrophage migration inhibitory factor in conjunctival pathology in ocular cicatricial pemphigoid. *Invest Ophthalmol Vis Sci* 2004;**45**:1174–81.

39. Eschle-Menicone ME, Ahmed SR, Foster CS. Mucous membrane pemphigoid: an update. *Curr Opin Ophthalmol* 2005;**16**:303–7.

40. Letko E, Bhol K, Anzaar F, et al. Chronic cicatrizing conjunctivitis in a patient with epidermolysis bullosa acquisita. *Arch Ophthalmol* 2006;**124**:1615–18.

41. Gibbons A, Jhonson T, Westet S, et al. Management of patients with confirmed and presumed mucous membrane pemphigoid undergoing entropión repair. *Am J Ophthalmol* 2015;**159**(5):846–52.

42. Holland EJ, Olsen TW, Ketcham JM, et al. Topical cyclosporin A in the treatment of anterior segment inflammatory disease. *Cornea* 1993;**12**(5):413–19.

43. Lee YJ, Kim SW, Seo KY. Application for tacrolimus ointment in treating refractory inflammatory ocular surface diseases. *Am J Ophthalmol* 2013;**155**(5):804–13.

44. Tsubota K, Goto E, Fujita H, et al. Treatment of dry eye by autologous serum applications in Sjögren's syndrome. *Br J Ophthalmol* 1999;**83**(4):390–5.

45. Ogawa Y, Okamoto S, Mori T, et al. Autologous serum eye drops for the treatment of severe dry eye in patients with chronic graft-versus-host disease. *Bone Marrow Transplant* 2003;**31**(7):579–83.

46. Ali T, Perez VL. Autologous serum tears in autoimmune diseases: Is it bad blood? Personal communication, April, 2015.

47. Nottage JM, Hammersmith KM, Murchison AP, et al. Treatment of mucous membrane pemphigoid with mycophenolate mofetil. *Cornea* 2013;**32**(6):810–15.

48. Foster CS, Ahmed AR. Intravenous immunoglobulin therapy for ocular cicatricial pemphigoid: a preliminary study. *Ophthalmology* 1999;**106**:2136–43.

49. Thorne JE, Jabs DA, Qazi FA, et al. Mycophenolate mofetil therapy for inflammatory eye disease. *Ophthalmology* 2005;**112**:1472–7.

50. Thorne JE, Woreta FA, Jabs DA, et al. Treatment of ocular mucous membrane pemphigoid with immunosuppressive drug therapy. *Ophthalmology* 2008;**115**(12):2146–52.

51. Yesudian PD, Armstrong S, Cawood JI, et al. Mucous membrane pemphigoid: management of advanced ocular disease with intravenous cyclophosphamide and amniotic membrane transplantation. *Br J Dermatol* 2005;**153**(3):692–4.

52. Friedman J, Marcovich AL, Kleinmann G, et al. Lowdose pulsed intravenous cyclophosphamide for severe ocular cicatricial pemphigoid in elderly patients. *Cornea* 2014;**33**(10):1066–70.

53. Tauber J, Sainz de la Maza M, Foster CS. Systemic chemotherapy for ocular cicatricial pemphigoid. *Cornea* 1991;**10**:185–95.

54. Munyangango EM, Le Roux-Villet C, Doan S, et al. Oral cyclophosphamide without corticoids to treat mucous membrane pemphigoid. *Br J Dermatol* 2013;**168**(2):381–90.

55. Durrani K, Papaliodis G, Foster CS. Pulse IV cyclophosphamide in ocular inflammatory disease. *Ophthalmology* 2004;**111**(5):960–5.

56. Mondino BJ. Cicatricial pemphigoid and erythema multiforme. *Ophthalmology* 1990;**97**:939–52.

57. Miserocchi E, Baltatzis S, Roque MR, et al. The effect of treatment and its related side effects in patients with severe ocular cicatricial pemphigoid. *Ophthalmology* 2002;**109**:111–18.

58. Ahmed AR, Spigelman Z, Cavacini LA, et al. Treatment of pemphigus vulgaris with rituximab and intravenous immune globulin. *N Engl J Med* 2006;**355**(17):1772–9.

59. Kazatchkine MD, Kaveri SV. Immunomodulation of autoimmune and inflammatory diseases with intravenous immune globulin. *N Engl J Med* 2001;**345**:747–55.

60. Palioura S, Kim B, Dohlman CH, et al. The Boston Keratoprosthesis Type 1 in mucous membrane pemphigoid. *Cornea* 2013;**32**:956–61.

6

第 50 章

多形性红斑、Stevens-Johnson 综合征和中毒性表皮坏死松解症

Darren G. Gregory, Edward J. Holland

关键概念

- 尽管组织学上属于大疱性疾病,但多形性红斑已从 Stevens-Johnson 综合征(Stevens-Johnson syndrome,SJS)和中毒性表皮坏死松解症(toxic epidermal necrolysis,TEN)中独立出来。

- Stevens-Johnson 综合征和 TEN 均可能致盲。在最初患病的 1~2 周,强化的眼部治疗和处理对预防患者长期后遗症至关重要。

- SJS 和 TEN 急性期眼部可以严重受累,甚至发生在全身病情不重的病例。因此所有的 SJS 和 TEN 患者均应及时进行眼部检查。

- 患病一周内行羊膜移植(amniotic membrane transplantation,AMT),可显著减轻瘢痕化引起的后遗症和长期视力问题。

- 患病一周后,羊膜移植手术效果迅速下降。因此睑缘、睑结膜或眼表出现明显上皮脱落时,应及时行羊膜移植术。

- 治疗慢性瘢痕化带来的问题具有挑战性,易于失败。因此再次强调急性期治疗预防瘢痕形成的重要性。

本章纲要

引言

Stevens-Johnson 综合征(Stevens-Johnson syndrome,SJS)和其更为严重的形式中毒性表皮坏死松解症(toxic epidermal necrolysis,TEN),是累及皮肤和黏膜的严重急性疱性疾病。尽管罕见,但这些疾病可能威胁生命,许多幸存者受累于严重的眼睑和眼表瘢痕[1-6],以及由此引起的疼痛和视力下降甚至失明。最近的文献显示,发病一周内于眼表黏膜上及时行羊膜移植手术可以大大减少慢性期的瘢痕形成[7,19-21]。眼科医师对急性期的治疗至关重要,因为很难治愈以后的严重慢性眼部疾病,而它们的大部分可以通过新的治疗方法来预防,本章会讨论这方面内容。以往认为重症多形性红斑与 SJS 和 TEN 属于同一类大疱性疾病,现在认为它是一种很少导致长期眼部后遗症的不同疾病[22-24]。

发展历史

1866 年,Ferdinand von Hebra 第一次描述了多形性红斑(erythema multiforme,EM),过去认为它是 SJS 或 TEN 的一部分。他创造"渗出性多形性红斑"一词来描述一种具有红斑样损害的皮肤病[25]。他发现皮肤病变伴随严重的口腔炎和化脓性结膜炎。Von Hebra 非常准确而详尽地描述了该病的临床病程、分布、皮肤表现的演进过程和全身症状。1876 年,

Fuchs 描述了一种常见的疱疹病毒性皮肤渗出疾病，伴随伪膜性结膜炎[26]。1917 年，Fiessinger 和 Rendu 发现典型的多形性红斑伴随严重的黏膜受累[27]。1922 年，两位美国医生 Stevens 和 Johnson 报道了两个典型的儿童病例，命名为伴口腔炎和眼炎的斑疹伤寒[28]。虽然这一命名未被采纳，但自那以后重型多形性红斑就称为 Stevens-Johnson 综合征。1950 年 Thomas 提出两个新术语：轻型多形性红斑和重型多形性红斑，前者指 von Hebra 描述的多形性红斑，后者往往口腔黏膜受累，与 Stevens 和 Johnson 的描述相似。1956 年，Lyell 引入中毒性表皮松解症这一名称，用以描述四位大面积皮肤丧失伴有黏膜受累的患者[29]。

分类

由于某些临床表现及组织病理学相同，Stevens-Johnson 综合征曾被归入黏膜受累的多形性红斑一类（又称为重型多形性红斑）。但现在认为它们是不同的疾病[22,30]。这种分类的变化由 Bastuji-Garin 等人在 1993 年提出[24]。回顾欧洲疾病注册资料发现，SJS 和 EM 在临床病程、预后、病因及治疗方面各不相同。EM 典型的皮损表现是靶形损害，主要发生在四肢。此病具有自限性，为良性病变但易复发，不常累及眼部。最常见的原因是病毒感染，尤其是单纯疱疹病毒。相反 SJS 和 TEN 的皮损表现小水疱形成，水疱可融合，由扁平渐隆起，靶形皮肤损害不典型。病变多发生于头部和躯干，眼部常常受累，药物是最主要的致病因素。现已证明，Bastuji-Garin 提出的分类方法对临床和研究时确定统一人群很有用。为此它已成为当前的疾病分类标准，概述见表 50.1。

发病率

SJS 和 TEN 并不常见。Chan 等在美国的一项研究表明，各种原因引起的多形性红斑、SJS 或 TEN 的发病率为 4.2/(100 万人·年)[31]。TEN 的发病率为 0.5/(100 万人·年)。Schöph 等报道患 TEN 的总体风险约 0.93/(100 万人·年)，患 SJS 约 1.1/(100 万人·年)[32]，Roujeau 等报道患病率约(1.2~1.3)/(100 万人·年)[33]。已报道的意大利人群患病率约 0.6/(100 万人·年)[34]。Botting 等报道，在瑞典人群中多形性红斑和 TEN 的发病率约(5~10)/(100 万人·年)[35]。SJS、TEN 和 SJS/TEN 重叠型的总患病率约 1.89 人/(100 万人·年)[36,37]。

临床表现
早期表现

药物和感染是 SJS 或 TEN 已知的最常见诱因。前驱症状表现为全身不适、发热、头痛或上呼吸道感染等，可能先于眼部及皮肤病变出现。疾病开始于患者暴露于危险因素 1~3 周并且再次暴露于这些激发因素数小时以内。有时前驱症状比较严重，表现为高热、肌肉酸痛、恶心、呕吐、腹泻、游走性关节痛和咽炎等[38,39]。数日内典型的皮肤和黏膜损伤开始出现。在 SJS/TEN，黏膜受累的同时或稍晚些时候出现皮肤损害。疾病常有自限性，典型病程约 4~6 周。疾病早期，眼科多次检查很重要，因为眼部受累和皮损的严重程度不总是一致的[40-42]。

表 50.1　多形性红斑、Stevens-Johnson 综合征和中毒性表皮坏死松解综合征的分类

分类	脱离范围	分布	典型靶样皮损	非典型靶样皮损形态	疱疹
疱型多形性红斑	<10% BSA	局部（肢体末端）	有	隆起	
SJS	<10% BSA	广泛		扁平	有
SJS-TEN 重叠	10%~30% BSA	广泛		扁平	有
疱疹型 TEN	>30% BSA	广泛		扁平	有
非疱疹型 TEN	10% BSA	广泛		扁平	

EM，多形性红斑；SJS，Stevens-Johnson 综合征；TEN，中毒性表皮坏死松解症；BSA，基底表面面积
来自 Bastuji-Garin S 等 Arch Dermatol 129：92~96，1993

眼部表现

SJS 的眼部表现分两期:急性期和慢性期。急性期表现为皮肤和黏膜脱落,以及初期的愈合,持续2~6周。文献报道的眼部初期治疗时机通常是指出现症状的起初 7~10 天。这可能是预防慢性期瘢痕化问题的最有效治疗时期。数周后进入慢性期,且持续终生。

急性期眼部表现

SJS 或 TEN 眼部受累初期表现为非特异性结膜炎,常与皮肤和其他黏膜病变同时发生。结膜炎也可能先于皮损发生[43-45]。双侧结膜炎有时严重程度不一致,从单纯的结膜充血到广泛的眼表、睑结膜和睑缘上皮脱落。约 15%~75% 的 SJS 患者发生不同形式的结膜炎(图 50.1)[46-49]。广泛的上皮脱落导致睫毛缺失和早期睑球粘连形成。历史上曾有伴发严重前葡萄膜炎的报道,但是过去十年没有相关病例研究出现,看来不是 SJS 和 TEN 急性期的主要问题。急性期可能发生角膜溃疡但并不常见。因为存在感染的危险,所以任何角膜上皮的缺失都要引起关注。局部抗生素和激素治疗的住院患者,致病微生物可能是多种耐药菌或真菌。早期眼部症状常 2~4 周消退[49]。

慢性期眼部表现

早期的炎症导致结膜瘢痕化和睑球粘连形成,引起睑内翻、倒睫和泪膜不稳定[43,35,50]。眼表的损伤导致角膜瘢痕、新生血管,严重者可致角化(图 50.2)。角蛋白不仅集聚于角膜表面,而且从后睑缘延伸到正常非角化的睑结膜,进而擦伤眼表。发生结膜上皮下纤维化,类似眼瘢痕性类天疱疮。上皮细胞内陷于粘连的睑结膜和球结膜之间时可以形成眶囊肿[30]。泪腺导管瘢痕化加之结膜杯状细胞的破坏导致严重干眼[50-53]。若无泪腺导管瘢痕化,SJS 或 TEN 慢性期患者会出现畏光和较多流泪。随着杯状细胞丢失和黏液分泌减少,泪膜变得不稳定,角膜湿润困难[43]。上述出现的睑内翻、倒睫及睑缘角化长期刺激角膜导致持续性上皮缺损[54]。角膜也可出现变性血管翳,能够从前弹力层剥除很少影响角膜基质[43]。眨眼对角膜产生的微创伤和由于杯状细胞功能异常、干眼、睑缘瘢痕和倒睫等引起的泪液动力学变化,终致角膜出现以上病变。急性期持续的损伤形成了炎症恶性循环和微创伤,它们导致眼表的持续恶化。随着时间推移,角膜缘干细胞衰竭引起角膜盲。角膜瘢痕严重程度与眼睑及睑缘的病变严重程度相关[54]。已经提出评估 SJS 患者慢性眼表后遗症的分级系统。Vogt 栅栏的消失和睑板腺受累是本病最不佳的征兆[55]。

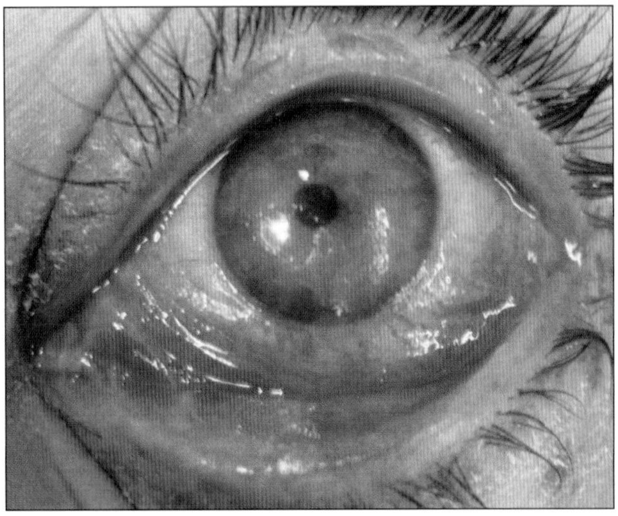

图 50.1 SJS 急性期严重的眼部表现(广泛的睑缘、角膜、球结膜和睑结膜上皮脱落)(From Ciralsky JB,et al. Current ophthalmologic treatment strategies for acute and chronic Stevens-Johnson syndrome and toxic epidermal necrolysis. Curr Op Ophthalmol 2013;24:321-328. Lippincott Williams & Wilkins Publishers.)

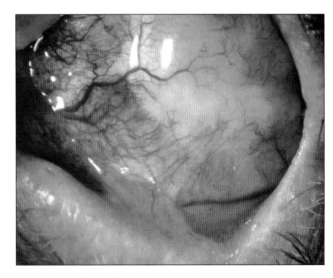

图 50.2 中毒性表皮坏死松解症所导致的角膜瘢痕新生血管和睑球粘连

起初眼部就受累的 SJS 和 TEN 患者,并非都会丧失视力。临床表现可以从轻度的眼表异常、视物模糊到严重的角膜瘢痕和新生血管导致的仅为手动的视力。慢性期眼病的严重程度与起初眼部受累的严重程度相关,因此必须强调急性期眼部强化治疗的重要性。

眼部以外的临床表现

药物所致严重的皮肤病大多是多形性红斑和 SJS/TEN。过去,对这三种疾病的诊断标准多有争议[56,57]。多国共识的分类系统确定对于 SJS 和 TEN 重叠部分进一步分出亚类(表 50.1)[24]。

突然出现多形性红斑的皮疹,典型的皮疹位于手和脚的背部,以及前臂、腿、手掌、脚底的伸肌面,躯干部一般不出现(图 50.3)[59]。单个皮肤损害通常直径小于 3cm,累及面积常小于体表面积的 20%。皮疹水疱常表现为受累皮疹部位的小疱,因此水疱受累面积常小于体表面积的 10%。整个病程中皮肤病变不断演化。起初表现为环状红斑丘疹,如经历同心样的变化产生如靶样、虹膜或牛眼样改变[60,61]。有些病变融合,尤其在中央,形成囊泡或大疱样改变。另外有可能出现荨麻疹样斑块。这种病变通常持续不到 4 周。轻型多形性红斑病变仅限于皮肤,无黏膜受累。

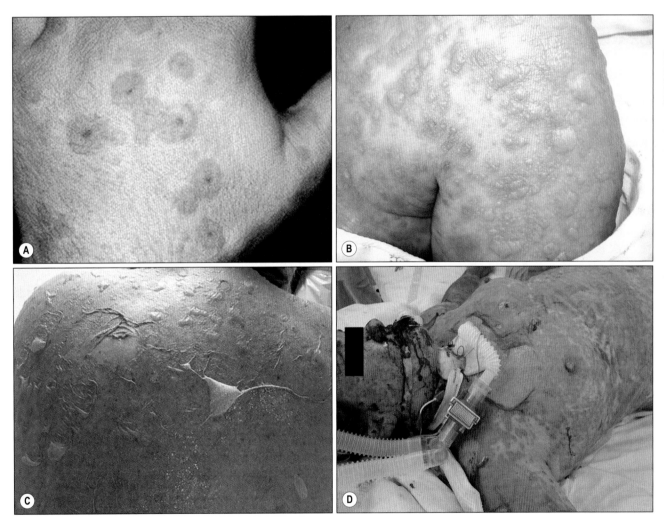

图 50.3　EM、SJS 和 TEN 的皮损特征。(A) 多形性红斑:典型靶样皮损。(B) Stevens-Johnson 综合征:不规则、大小不一的大疱、红斑和紫癜斑。(C) 和 (D) 中毒性表皮坏死松解症:大于 30% 体表面积的表皮剥离。(A,Reproduced from Werchniak AE,Schwarzenberger K. Poison ivy:An underreported cause of erythema multiforme,J Am Acad Dermatol 2004;51(Suppl. 5):S159-60. B,Reproduced from Weinberger,CH,Bhardwaj,SS,Bohjanen,KA. Toxic epidermal necrolysis secondary to emergency contraceptive pills,J Am Acad Dermatol 2009;60:708-9. C and D,Reproduced from Downey A,Jackson C,Harun N,et al. Toxic epidermal necrolysis:Review of pathogenesis and management,J Am Acad Dermatol 2012;66:995-1003.)

SJS 皮肤病变常始于红斑,然后中央发生坏死,形成囊泡、大疱,面部、躯干和四肢末端的表皮剥离(图50.3)。两种或多种黏膜受累,包括结膜、口腔黏膜、上呼吸道及食道、胃肠道黏膜或肛门与生殖器黏膜。病变范围比多形性红斑更广泛。常见表现为起初的口唇及口腔黏膜烧灼感、水肿和红斑。接下来形成大疱、溃疡及出血结痂。也可有流感样前驱症状。黏膜溃疡伴严重的疼痛;与 TEN 相比皮肤触痛较轻[61~63]。口腔病变发生率为 40%~60%[64]。SJS 皮肤受累面积低于总体表面积的 10%,SJS 重叠型皮肤受累面积约10%~30%。大疱及上皮脱落的范围越大死亡率越高。败血症和多器官衰竭是死亡的最主要原因[22]。

TEN 的特征是皮损受累面积超过体表面积的30%,而且常常出现在全身其他症状之前[59]。皮疹初起时呈荨麻疹样外观,累及面部、躯干和四肢。较小的水疱快速融合,形成大疱,表皮脱落(图50.3)。TNE患者通常尼氏征阳性,轻擦健康皮肤致表皮皱褶并脱落。黏膜常受累,表现为唇黏膜、口腔黏膜、结膜和生殖器黏膜严重糜烂。全身症状更突出,出现发热、白细胞增多、肾衰、败血症、肺栓塞或消化道出血等,严重威胁生命[65]。

复发性疾病

复发性多形性红斑并非少见。大部分人应避免再次接触致病药物,可能预防疾病发生。但是Schofield 等对该病的大量英国患者进行研究[66],发现大部分病例(71%)继发于单纯疱疹病毒的激活而不是药物。平均每年发作 6 次,病程平均 9.5 年。虽然疱疹病毒常侵犯黏膜,但疱疹性多形性红斑不常见。

少数 SJS 患者表现为反复发作的结膜炎,不引起倒睫、睑内翻、角结膜瘢痕和睑缘角化[67]。这类患者复发性结膜炎可持续 8 天到 5 周,无典型皮肤病变。

眼部并发症的发生率

SJS 和 TEN 患者的眼部并发症变化多样,与全身症状的严重程度不一定平行[40~42]。在 366 名 EM、SJS 和 TEN 患者的系列研究中发现,住院期间平均约24% 的患者有眼部并发症,其中 EM 患者 9%,SJS 患者 69%,TEN 患者 5%[68],激素的应用并不影响这些并发症的发生。该研究发现,TEN 的眼部病变发病率远低于其他研究报道。Prendiville 等报道 21 位 SJS或 TEN 住院患者中有 17 位发生眼部并发症[69]。有些严重的病例,急性期眼部受累,导致角膜炎、角膜穿孔和眼内炎[45,70]。慢性并发症包括结膜瘢痕、睑球粘连、睑内翻和干眼综合征等,导致角膜损伤,这也是SJS 和 TEN 患者最主要的长期并发症[45,50,70]。也有报道称 SJS 和 TEN 患者约 43%~81% 急性期眼部受累,多至 35% 的患者有永久性视力下降[48,50,71]。艾滋病患者也许已经存在泪液分泌减少,因此患 SJS 或 TEN后眼部并发症发生的危险性增加[72,73]。

鉴别诊断

眼部疾病

SJS 或 TEN 的慢性期眼部表现与眼瘢痕性类天疱疮相似。SJS 和 TEN 患者起初的睑球粘连很少像眼瘢痕性类天疱疮那么广泛[43]。其他一些鉴别诊断包括细菌、病毒、药物、过敏、化学伤、维生素 A 缺乏和沙眼等引起的严重慢性角结膜炎[43]。用药史、典型的 SJS 皮损以及黏膜受累体征,通常支持本病诊断。眼部黏膜进行性瘢痕化与眼瘢痕性类天疱疮很相似[31]。受累黏膜组织活检显示免疫反应物沿基底膜带呈线性沉积,提示眼瘢痕性类天疱疮,依此可与 SJS和 TEN 相鉴别。

皮肤临床表现

SJS 或 TEN 临床上的皮肤表现需要与多种疾病鉴别。多形性红斑的皮损表现为靶心样(牛眼样)改变,主要累及四肢。水疱为主要局限于皮损病变区的小水疱。葡萄球菌烫伤样皮肤综合征(staphyloclccal scalded-skin syndrome,SSS)也易与 SJS 或 TEN 相混淆[74~77]。它主要发生在新生儿,成年人罕见。早期诊断此病很重要,因为它们的治疗和预后不同。葡萄球菌烫伤样皮肤综合征患者表现为严重的皮肤红斑和表皮脱落,全身中毒反应较轻。此后表皮迅速再生,很快恢复屏障功能。而 SJS 或 TEN 患者皮损更深,组织再生也没那么快。

需要鉴别的其他皮肤病包括荨麻疹样病毒疹、药物反应、毒性休克综合征、川崎病和莱内氏病,其他原因引起的剥脱性皮炎、接触性皮炎、热烧伤或中毒伤等[78,79]。病史有时为诊断提供线索,但通常需要组织活检确诊。

病因学

研究显示约 50%~70% 的 SJS 或 TEN 患者继发于药物应用[47,80]。支原体肺炎也是一个致病因素[81]。

尽管已经报道很多药物可以引起 SJS 或 TEN,最为常见的还是磺胺类和一些抗癫痫药[82-84]。皮肤严重不良反应研究(severe cutaneous adverse reaction,SCAR)和后来的皮肤严重不良反应的欧洲研究(European severe cutaneous adverse reaction,Euro SCAR)已经发表了大量关于 EM、SJS 和 TEN 疾病各方面的分析报道。在 1989 年至 1993 年[82]和 1997 年至 2001 年间[83],欧洲进行了多国病例对照研究,评估了药物诱发 SJS 或 TEN 的风险。通过服务于超过 1 亿人口的医院网络,这些病例接受了良好的监测。研究中收集的数据按照引起 SJS 或 TEN 的危险程度,将相关药物分为高风险、中风险和无风险三类(框 50.1)。开始用药到 SJS

框 50.1　引起 SJS/TEN 的药物风险

引起 SJS/TEN 的高危药物(认真权衡使用,出现问题高度怀疑)

别嘌呤醇
卡巴咪嗪
拉莫三嗪
奈韦拉平
非甾体抗炎药(昔康类,如美洛昔康)
苯巴比妥
苯妥英钠
磺胺甲噁唑(其他抗感染磺胺类药)
柳氮磺胺吡啶

引起 SJS/TEN 的中度风险药物(显著但实际风险较低)

头孢菌素类
大环内酯类
喹诺酮类
四环素类
非甾体类抗炎药(乙酸类,如双氯酚酸钠)

无增加引起 SJS/TEN 风险的药物

β- 受体阻滞剂
ACE 抑制剂
钙通道阻滞剂
噻嗪类利尿剂(有磺胺类药物结构)
磺脲类抗糖尿病药(有磺胺类药物结构)
胰岛素

非甾体类抗炎药(丙酸类,如布洛芬)

ACE:血管紧张素转换酶;*SJS*:*Stevens-Johnson* 综合征;*TEN*:中毒性表皮坏死松解症。

转载自 *Mockenhaupt M,Viboud C,Dunant A* 等,*Stevens-Johnson syndrome and toxic epidermal necrolysis:assessment of medication risks with emphasis on recently marketed drug. The EurroSCAR-study. J Invest Dermatol 128*(1),35~44(2008)

或 TEN 发病间隔为 4~28 天,由此推断药物应用和副作用的相关性。研究中还发现,与抗癫痫药和别嘌呤醇相比,抗生素更快诱发药物反应[83]。在美国,Chan 关于 SJS 或 TEN 的发病率和危险因素的研究得到了与欧洲相同的结果,并估计磺胺类药物使用人群中发病率为 26 人 /(100 万人·年)[58],通常用药 3 周以内出现临床症状。HIV 阳性患者在使用新的抗逆转录病毒药物治疗后,SJS 或 TEN 的发病率增加[85,86]。

发病机制

多形性红斑、SJS/TEN 是机体对某些药物或感染性微生物发生的免疫反应。参与的机制尚未明确。组织学上角质细胞大量凋亡[87]。研究显示,可溶性或镶嵌于角质细胞膜上 Fas 和 Fas 配体交互作用诱导凋亡[88]。Abe 等推测可溶性 Fas 配体由末梢血中单核细胞分泌,并在 SJS 和 TEN 患者表达增加[89]。T 细胞、巨噬细胞或角质细胞分泌的细胞因子增强角质细胞 Fas 及 Fas 配体的表达,同时上调的黏附分子加强皮肤募集淋巴细胞[90]。穿孔素或颗粒酶 B 激发药物特异性 CD8+ 和细胞毒 T 细胞,诱发凋亡[90]。Chung 等发现皮损水疱内液体含细胞毒 T 淋巴细胞和自然杀伤细胞。这些细胞释放高浓度的细胞毒性分子颗粒溶解素,这也许是导致细胞死亡的主要原因[91]。发病机制的研究还在继续,希望将来有更深入的理解。

某些人类白细胞抗原(HLA)的标志物与各种形式的 EM、SJS 和 TEN 有关。合并眼部损害的 SJS 患者 HLA-B12、HLA-Aw33 和 DRw53 表达显著增加[92,93]。单纯疱疹病毒诱导的多形性红斑与 HLA-DQw3 有关[93]。明确与复发性多形性红斑有关的 HLA 有 HLA A33、B35、B62(B15)、DR4、DQB10301、DQ3 和 DR53。已证明 HLA-DQ3 与复发性多形性红斑相关,因此它是区别疱疹相关多形性红斑和多形性红斑样病变的重要标志。患 TEN 的白种人 HLA-B12 发生率增加[94]。磺胺类诱发的 TEN 患者 HLA-A29、B12 和 DR7 明显增加[92]。有报道称 SJS 眼部受累与 HLA-B44 相关[93]。患 SJS 的日本人与 HLA-A*0206 高度相关[95]。有 HLA-D*1502 的泰国人与卡巴咪嗪和苯妥英钠诱发的 SJS 有关[96]。虽然有大量关于特殊种族人群各种 HLA 与 SJS 或 TEN 发病相关性的报道,但是临床上还没有使用各种 HLA 筛查来评估个体患 SJS 或 TEN 的风险。

组织病理学

皮肤

EM、SJS和TEN患者皮肤组织活检显示真皮与表皮交界处淋巴细胞浸润,伴随表皮细胞泡状改变和表皮内角质细胞坏死。与SJS和TEN相比,EM患者真皮浸润更明显。这些组织病理学上的相同点,正是过去人们将这三种疾病归为一类的主要原因[97]。

重型多形性红斑发生表皮与基底膜和真皮分离[59-61]。起初病变显示真皮表面血管舒张伴血管内皮水肿,血管周围淋巴组织细胞浸润,真皮呈乳头样水肿。Orfanos等描述了它的两个不同组织类型[98]:第一种是单纯真皮损伤伴真皮水肿,真皮内大疱形成,出现红斑丘疹;第二种,以表皮损伤为特征,与SJS相似。真皮与表皮交界处大疱形成,角质细胞水肿变性,表皮细胞局灶性坏死。嗜酸性粒细胞浸润可出现在药物诱发的SJS皮损区,但并不作为诊断依据[99]。

SJS和TEN与重型多形性红斑表皮型都有一个共同的组织病理特征即小疱样损害[98]。Orfanos描述的真皮型多形性红斑非常少见,现在认为它是完全不同于SJS/TEN的一种疾病[100]。TEN可见表皮嗜酸性坏死伴基底细胞层基底膜上方裂隙。虽然真皮层血管无严重的组织病理改变,但血管内皮细胞水肿。最早期的空泡样改变发生在真皮表皮交界处的血管;进一步发展为真皮表皮分离并形成表皮下水疱[101],以后表皮出现角化不良和坏死。真皮层浸润的炎症细胞主要是辅助型或诱导型T细胞。免疫荧光技术可检测到非特异性的免疫球蛋白和补体沉积[38,102]。

眼

急性期SJS摘除的眼球病理学检查发现非特异性炎症反应[103,104]。小动脉和小静脉广泛坏死伴随胶原纤维素样变性[105]。疾病的慢性期,瘢痕化对角膜、结膜和眼睑的影响很大。慢性SJS患者结膜组织活检显示产生黏蛋白的杯状细胞缺乏,这也是瘢痕化带来的后果[43,52]。结膜印迹细胞学检查显示杯状细胞减少至正常的1%~2%[106]。SJS急性期为单核细胞浸润的非特异性炎症,累及结膜的上皮下组织[107]。血液中及上皮下黏膜组织的微血管处检测出免疫复合物[108]。SJS患者的结膜基底上皮细胞增殖,增殖细胞的百分比可能与疾病的严重程度有关[109]。

治疗

全身疾病

护理好SJS和TEN患者是一项具有挑战性的工作。这些患者通常都病情危重,需要专业的护理和医疗。关键是密切监测体液平衡、呼吸功能、营养需求和创伤护理。大量研究一致认为这些患者最好住在烧伤重症监护病房接受治疗[79,110-114]。需要适当控制环境温度以减少患者通过皮肤的能量损失,以30~32℃为宜[115]。由于皮肤角质层的丧失,体液平衡的恰当处理尤为重要[111]。隐性失水易引起脱水。TEN死亡的患者半数以上是由于继发脓毒血症,因此控制感染很关键[113]。一般认为抗生素用于培养证实的脓毒血症,而不用于预防感染[44,112,113]。硝酸银溶液可用于裸露的皮肤创面而达到抗菌目的[79]。生物敷料的应用,比如尸体或猪的皮肤、羊膜或碘剂,可减轻疼痛、减少水分蒸发和预防感染[110,112,113,116,117]。纳米银敷料也很有用[118]。立即停用任何可能诱发此病的药品[24],早停药可减少死亡率[119]。烧伤中心常用的药物比如柳氮磺嘧啶银、磺胺类,也是常引起SJS或TEN的药物,要避免接触和使用[114,115]。

SJS或TEN患者全身糖皮质激素的应用尚存在争议[57,65,120-127]。激素应用可能带来许多益处,比如大剂量激素可阻止坏死,有利于患者身体恢复[120,126,128]。最近的研究表明,免疫介导的疾病激素治疗可能有用[88-91]。由于SJS和TEN的病程变化多端、不可预测,使人怀疑非对照观察研究的激素应用结果。全身应用激素不利方面包括感染可能增加、消化道出血、影响损害创伤愈合、延迟恢复。因为缺乏激素应用有益的证据,大部分研究者认为在严重的皮肤药物反应中,激素应用的潜在益处未必大于其副作用,对疾病的结局也没有积极影响[57,113,122,123,125,127,130,131]。不过疾病刚发生时短期激素冲击治疗可能有好处,而且使风险最小化[129]。关于激素使用与否,需要一个设计周密、前瞻、随机、对照的临床研究来回答这一问题。

有病例报道,关于大剂量激素治疗失败的TEN患者,接受环孢素治疗,结果病情改善[132]。随访期间患者未出现长期的后遗症。环孢素治疗此病的疗效需要进一步澄清。尽管没有临床对照试验,血浆置换和血浆净化疗法治疗TEN已有报道[133-136]。许多小样本系列研究显示静脉输注大剂量免疫球蛋白可减少死亡率[137-142]。静脉输注免疫球蛋白不含天然的抗Fas抗体。另外一些研究显示静脉输注免疫球蛋白无效且增加死亡率[143,144]。由于这些研究中疾病严重程度不同，而且治疗方案多样，因此很难对 SJS 和 TEN 患者接受这一疗法的效果下结论。

眼部疾病

SJS 或 TEN 患者眼部病变的治疗分急性期和慢性期。

急性期

SJS 急性期治疗主要集中在控制严重的眼表炎症和预防上皮脱落并发症产生。许多研究显示眼部受累的严重程度与皮肤及全身病变程度无关[59-61]。因此对所有怀疑 SJS 或 TEN 的患者，初期眼部检查很重要。评估疾病的眼科医生了解羊膜移植等新疗法的适应证也同样重要。眼部表现可以从轻度的结膜充血到严重的整个眼表及眼睑黏膜上皮的脱落。发病的开始几天病情变化非常快，因此每天检查很重要，直至病情不再恶化。患眼每天用盐水冲洗，荧光素染色[10]。每天检查穹隆部和睑结膜上皮脱落区域，早期病变可能不明显（图 50.4）。这些区域的瘢痕与长期"眨眼相关微损伤"的发生率有关[54]。

关于 SJS 和 TEN 急性期治疗，以往的文献强调"机械分离穹隆部"以防止睑球粘连形成。然而更重要的是控制严重的结膜炎症，它是导致睑球粘连的首要原因。近期的研究发现应用糖皮质激素（全身和局部）和羊膜移植有效减轻 SJS 和 TEN 急性期的眼表损伤。

由于全身应用糖皮质激素可能增加死亡率，因此本病急性期是否全身应用激素尚存在争议[122,131]。然而全身应用激素可能产生一些作用。Araki 报道静脉甲泼尼龙（500 或 1000 mg/ 天，连用 3~4 天）冲击治疗发病 4 天内的 5 位患者[129]。局部联合倍他米松滴眼液，阻止严重的眼表瘢痕化和其他并发症。短期全身激素治疗期间没有出现并发症。但病例数较少，很难说是否对死亡率有影响。

有其他研究报道，密切监视下，在急性期强化的局部糖皮质激素滴眼液治疗，可能有助于减少眼表损害而且是安全的[12,129]。有研究者报道结膜下注射曲安奈德联合局部用睑球粘连环和 Prokera（生物组织，迈阿密，美国）[19]。大的睑球粘连环支撑以维持结膜囊，Prokera 保护角膜和邻近的结膜。Prokera 是一张覆盖于聚碳酸酯环上的冷冻保存羊膜（图 50.5），佩戴时像大的治疗性接触镜一样覆盖于眼表，羊膜发挥抗炎作用。它的优点是可床边使用，但对睑缘及睑板腺并没有保护作用。要想获得最好结果，羊膜必须能覆盖睑缘及睑结膜。

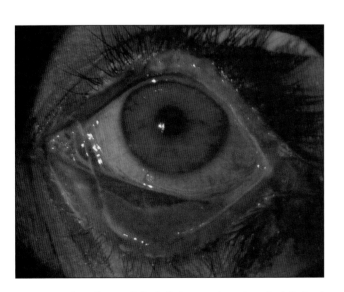

图 50.4　急性期 SJS 荧光素染色显示广泛的睑结膜上皮脱落，球结膜受累有限。这表明对所有 SJS 患者检查穹隆部的重要性。（From Ciralsky JB, et al. Current ophthalmologic treatment strategies for acute and chronic Stevens-Johnson syndrome and toxic epidermal necrolysis. Curr Op Ophthalmol 2013；24：321-328. Lippincott Williams & Wilkins Publishers.）

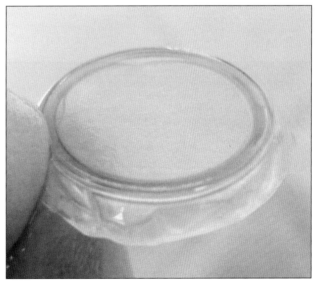

图 50.5　Prokera 无缝线羊膜装置。可用来治疗角膜和轻度球结膜上皮脱落。使用时应联合羊膜缝合于睑缘及睑结膜。单纯 Prokera 不足以治疗 SJS 或 TEN。（From Ciralsky JB, et al. Current ophthalmologic treatment strategies for acute and chronic Stevens-Johnson syndrome and toxic epidermal necrolysis. Curr Op Ophthalmol 2013；24：321-328. Lippincott Williams & Wilkins Publishers.）

已经证实冷冻保存的羊膜可有效抑制急性期SJS或TEN的眼表炎症，并阻止严重的瘢痕形成。自2002年首次报道以来[6]，很多病例报告、病例系列研究和病例对照研究均证实早期羊膜移植的益处[7-21]。作者也用过不同的技术，最初由Kobayashi[7]描述，后来Gregory[13]进行了改良。改良后技术要点是将羊膜沿睑缘缝合覆盖睑缘，然后向穹隆铺盖，在穹隆处将羊膜缝线固定于睑结膜，缝线从睑结膜穿过眼睑到皮肤外打结。根据眼表上皮脱落的范围，决定单独缝合羊膜还是用Prokera（图50.6）。手术操作细节详见视频50.1、50.2、50.3。如果患者不能到手术室，病床旁也可以在放大镜下做眼睑缝线的操作，但任何眼表的缝合操作都需要手术显微镜。大部分情况下，将羊膜缝合于睑缘和睑结膜，Prokera覆盖在角膜及邻近的球结膜组织就足够了。这大大缩短了手术时间，而且如果需要可床旁操作。

Shammas报道了用羊膜移植和局部激素治疗的连续6个病例[12]。其中1例单独用Prokera，另1例仅在眼表覆盖羊膜。2例都发展为严重的眼表瘢痕。另外4例接受缝合羊膜覆盖整个眼表，包括眼睑结膜面和睑缘，结果都保留了良好视力，仅发生有限程度的干眼和眼表瘢痕。

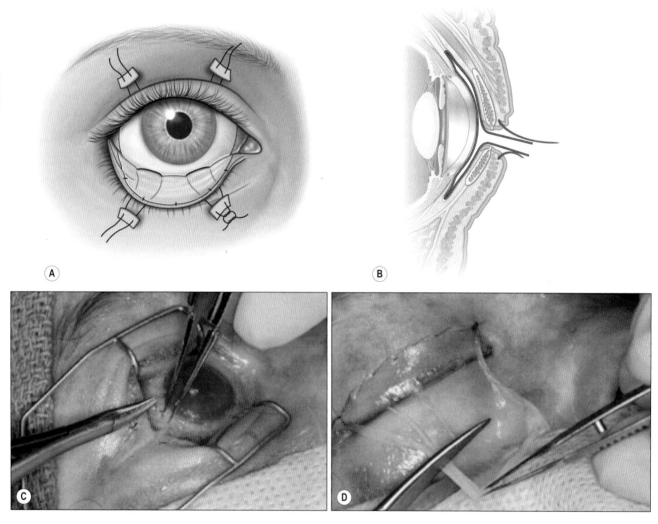

图50.6　羊膜移植手术操作示意图。详细的手术视频作为文本描述的补充。(A)沿外侧睑缘间断或连续缝合固定羊膜，包裹睑缘，向穹隆方向覆盖，于穹隆部做两针褥式缝合将羊膜固定于睑结膜，缝线穿出睑皮肤打结于缓冲垫上。(B)羊膜覆盖于从上睑缘到下睑缘的整个眼表侧面观。(C、D)缝合固定的羊膜覆盖睑缘、睑结膜、球结膜及角膜。(A and B, Reproduced with permission from Meller D, Pires RT, Mack RJ, et al. Amniotic membrane transplantation for acute chemical or thermal burns. Ophthalmology 2000；107：980-9. C and D, Reproduced with permission from Shammas MC, Lai EC, Sarkar JS, et al. Management of acute Stevens-Johnson syndrome and toxic epidermal necrolysis utilizing amniotic membrane and topical corticosteroids. Am J Ophthal 2010；149：202-13.)

另外一个连续病例分析里，Gregory 报告了 10 位罹患 SJS 或 TEN 的患者，发病 10 天以内接受羊膜移植手术[13]。所有患者均有广泛的眼表上皮脱落，并接受从睑缘到睑结膜的羊膜移植。其中 7 例缝合羊膜覆盖球结膜和角膜。3 例球结膜损伤较轻的患者用 Prokera 覆盖球结膜和角膜代替羊膜缝合。所有患者视力预后良好，其中 9 例视力达到 1.0。1 例直到患病后 10 天才行羊膜移植，结果一只眼出现了倒睫和瘢痕性睑内翻。其余患者瘢痕都达到了最小化。

在病例对照研究中，Hsu 比较了 13 例急性期 SJS 或 TEN 患者羊膜移植和 17 例未进行羊膜移植患者的预后[16]。发现羊膜移植治疗的效果更好。累积的资料表明，羊膜移植治疗急性期 SJS 或 TEN，羊膜覆盖包括睑缘在内的整个眼表时才能够获得最佳疗效。局部球结膜受累时 Prokera 也许有用，但是单独应用 Prokera 尚有不足。羊膜移植时一定要包括睑结膜和睑缘。另外羊膜移植抑制急性期炎症、阻止严重瘢痕形成的时间窗是有限的，这一点已经愈来愈清楚。这个时间窗就是发病后一周之内，治疗越早，效果越好。一周后，瘢痕化过程开始，羊膜移植已不能有效逆转。因此，急性期 SJS 或 TEN 伴严重的眼表上皮脱落时考虑羊膜移植，要有紧迫感。如果等几日再做羊膜移植，或将患者转至有条件的医院手术，就会延误治疗时机，增加患者发生严重而难治的眼表疾病和视力受损的风险。如果患者仅有小面积、不连续的球结膜上皮脱落，应密切观察，若发现有脱落面积扩大，延伸至角膜、睑结膜及睑缘，应立即行羊膜移植[145]。

慢性期

SJS 或 TEN 慢性期的治疗很复杂，具有挑战性。治疗目的如下：

1. 恢复眼睑及穹隆部的解剖结构和功能；
2. 改善泪液功能；
3. 恢复眼表。

倒睫和双行睫是 SJS 和 TEN 患者常见的问题，反复发生，是瘢痕损害的结果。拔倒睫、冷冻治疗、氩激光治疗、电解或睑切开术，均可用来破坏睫毛[146]。有些患者可行全睑缘翻转。–20℃ ~–30℃快速冷冻睑缘，然后缓慢解冻，可产生约 80% 的睫毛毛囊不可逆损伤[147]。冷冻维持 40~60 秒，以达到合适的组织温度。建议使用双冻融技术，以期获得更好结果。

瘢痕性睑内翻和结膜上皮的皮肤化对角膜产生机械性损伤，引起角膜瘢痕和新生血管。应该行睑内翻矫正或者联合黏膜移植[70,148-150]。治疗穹隆部缩短和结膜重建时，可用黏膜移植，包括硬颚黏膜[151,152]、鼻黏膜[153,154]、颊黏膜[155-157] 和羊膜移植[158,159]，或同时行角膜缘移植。

也许发生鼻泪管和 / 或泪小管阻塞或狭窄，这也未必是坏事。某种程度上抵消部分干眼症状，无需矫正。如果发生泪囊炎或慢性溢泪时，需要行泪囊鼻腔吻合术和硅胶管植入术[160]。

SJS 或 TEN 患者的结膜和泪腺管瘢痕化导致干眼，需要频繁使用人工泪液。杯状细胞缺失也是主要原因。泪液功能越差眼表恢复手术的预后就越差[161]。使用不含防腐剂的甲基纤维素润滑剂，避免防腐剂的毒性作用。结膜印迹细胞学检查可评估眼表并监测治疗的反应。自体血清可以减轻重度干眼患者症状，维持健康的眼表[162,163]。血清可提供多种严重干眼患者缺乏的生长因子[164]。

黏液溶解剂，比如 10%N- 乙酰半胱氨酸，可以用来控制丝状角膜病变的丝状物形成和异常黏液性分泌物。为减少泪液蒸发改善眼表，可行中间或偏外侧的睑裂缝合。软性绷带角膜接触镜或透气接触镜可用于治疗持续性上皮缺损。高透氧并提供眼表规则的光学界面是硬性接触镜的主要优势[165-167]。由于这些患者眼表受损，黏蛋白产生减少，要警惕镜片过紧综合征的发生。角膜感染也是绷带角膜接触镜佩戴时可能发生的问题。

专业设计定制的巩膜接触镜，比如 PROSE（波士顿视觉基金会，Needam，美国）能明显改善 SJS 慢性后遗症患者视功能，减少畏光[168-170]。PROSE 是大直径的透氧镜，能覆盖整个角膜。佩戴时可以保持充满氧气的人工泪液池，角膜沉浸其中[171,172]，这样利于促进创伤愈合、维持角膜上皮化，保护角膜免受瘢痕化眼睑的摩擦。

曾报道不同类型的人工角膜应用于 SJS 患者，这类患者通常角膜上皮愈合困难[173-177]。解剖重建成功率约 85%[174,175]，成功病例视力从 1.0~0.1 不等。相关的并发症包括眼睑蜂窝组织炎、人工角膜脱出、房水渗漏、人工角膜后膜、眼内炎、视网膜脱离和进展性青光眼[174,175,177,178]。SJS 患者比其他疾病行人工角膜手术的预后更差[175,177]。近期报道预后有所改善。大规模的研究显示 75% 的患者视力可达 0.1 甚至更好，50% 的患者视力可达 0.5 甚至更好，无人工角膜脱出及眼内炎。这归功于应用万古霉素预防感染和更加积极的抗青光眼治疗[179]。对于一些伴严重干眼的晚期患者，Ⅱ型波士顿人工角膜或骨 - 牙人工角膜（osteo-odonto keratoprosthesis，OOKP）是唯一的选择[180]。Ⅱ型波士顿人工角膜光柱穿过永久闭合的上睑及角膜。平均随访时间 3.7 年，SJS 患者人工角膜在位率为 50%[181]。OOKP 手术分为两阶段：第一阶段，自体犬齿加工成为光柱的支撑部分，两者组装成一体成为人工角膜装置，然后植入颊部，同时用口腔黏膜移植覆盖眼表；第二阶段，数月后，钻切受体病变角膜，取出虹膜和晶状体，将取出的人工角膜装置植入受体植床。大规模的研究显示 100% 患者解剖结构完整，73.3% 的患者视力可达 0.5 甚至更好[182]。平均随访时间不足 19.1 月。Liu 等报道的随访时间较长，72% 的患者解剖学上获得成功[183]。失败的主要原因是 OOKP 光柱支撑骨片吸收。Ⅱ型人工角膜和 OOKP 手术复杂，世界上仅有少数医疗机构可以实施。

Thoft 首先报道、其他研究者改进的同种异体角膜缘移植手术(角膜上皮成形术)可以有效治疗包括多形性红斑等各种原因引起的持续性角膜上皮功能障碍[184]。首先进行角膜表层切除术，清除异常的眼表组织细胞，然后将尸体的角膜缘植片[185~188]、亲属活体结膜角膜缘植片[190~192]、两种联合的供体或者培养的自体角膜缘组织[193~195]、合并或不合并羊膜等移植于患者的角膜缘。HLA 配型增加亲属活体组织移植成功率[196]。对于累及双眼的疾病如 SJS 不能进行自体另一眼的结膜角膜缘移植。自体角膜缘联合亲属结膜角膜缘移植，综合了两者的优势，更利于提高角膜缘干细胞完全缺乏手术的成功率，比如 SJS 患者。对于局限性角膜缘干细胞缺乏患者行羊膜移植疗效尚可[197]。为确保移植的眼表细胞存活，一定要用免疫抑制剂[198,199]。培养的人角膜缘上皮细胞愈合较快，也许可以作为长久的眼表细胞来源[200~202]。自体口腔黏膜上皮细胞血清培养用于移植，是一项有前途的技术[203~205]。移植的健康角膜缘干细胞增殖、延伸，覆盖角膜[184,206,207]。术后一旦上皮细胞稳定，即可行穿透性角膜移植提高视力(图 50.7)。同种异体角膜缘移植术后数月，再行穿透性角膜移植，可以获得较好的效果[185]。在 SJS 相关的儿童眼表疾病的治疗中，已获得较满意的结果[208]。诊断 SJS 或 TEN 面临挑战，而且上述这些手术的疗效依然比其他疾病如化学烧伤或先天性无虹膜要差[185,201,209]。术后常见的并发症是药物引起的上皮毒性、倒睫、泪液黏蛋白缺乏。以上这些技术治疗 SJS 或 TEN 患者的短期效果不错，但是长期的上皮稳定仍然是个问题。

全反维 A 酸局部使用用来逆转眼表损伤后结膜转向分化[210,211]。有报道局部及全身使用维生素 A 治疗一位 9 岁的 SJS 患儿，眼表情况得以改善[212]。

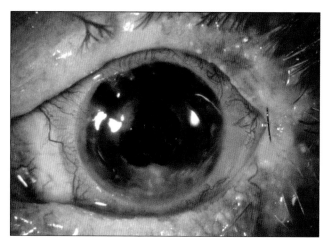

图 50.7　角膜上皮成形和穿透性角膜移植术后透明的角膜植片

局部应用类维生素 A 能够改善临床症状、视力、孟加拉红染色、泪液分泌和鳞状上皮化生等[213]。具体使用是 0.01% 或 0.025% 的维生素 A 眼膏点眼，一天两次。有报道称自体血清可提供细胞因子以改善细胞转向分化并维持健康的眼表上皮[190]。局部用贝伐单抗可减少角膜新生血管和角膜混浊，但也可能导致角膜溶解，一定要谨慎使用[214,215]。维生素 A 应用后睑缘炎或眼表炎症有可能增加，需要逐渐减量以降低这些副作用[216]。

总结

SJS 和 TEN 是潜在致命性疾病，已与多形性红斑相鉴别。在 SJS 或 TEN 急性期，当患者大面积皮肤、黏膜脱落时，治疗首先是挽救患者生命。遗憾的是，许多急性期幸存者会遗留严重的后遗症，包括眼表瘢痕、畏光和视觉障碍，治疗困难，甚至不可能完全纠正。自体血清点眼和特制的巩膜接触镜可以帮助维持眼表，改善视力和舒适度，但程度有限。新的干细胞技术和人工角膜给有严重角膜瘢痕的患者带来希望，但工作量很大，需要终生随访，而且失败率依然很高。不过这些努力还是有效的[217]。

早在 SJS 或 TEN 急性期行羊膜移植有望预防慢性期眼表瘢痕。急性期的治疗团队很关键，包括一位熟知本病急性期的评估和当前治疗措施的眼科医生。单纯机械分离穹隆部和应用人工泪液不足以治疗眼表上皮严重脱落的患者。眼科医生需认识到急性期患者眼表上皮严重脱落问题的紧迫性，应该立即行羊膜移植，甚至包括要转院的患者。早期羊膜移植可以预防大部分眼部的远期后遗症。推迟几天就有可能导致不同的结局：早期羊膜移植可以获得相对正常的视功能，否则将遗留终生的眼痛和视力障碍。

（栗占荣　译　祝磊　校）

参考文献

1. Power WJ, Ghoraishi M, Merayo-Lloves J, et al. Analysis of the acute ophthalmic manifestations of the erythema multiforme/Stevens–Johnson syndrome/toxic epidermal necrolysis disease spectrum. *Ophthalmology* 1995;**102**:1669–76.

2. Chang Y, Huang FC, Tseng SH, et al. Erythema multiforme, Stevens–Johnson syndrome, and toxic epidermal necrolysis: acute ocular manifestations, causes, and management. *Cornea* 2007;**26**:123–9.

3. De Rojas MV, Dart JKG, Saw VPJ. The natural history of Stevens–Johnson syndrome: patterns of chronic ocular disease and the role of systemic immunosuppressive therapy. *Br J Ophthalmol* 2007;**91**:1048–53.

4. Chang YS, Huang FC, Tseng SH, et al. Erythema multiforme, Stevens–Johnson syndrome, and toxic epidermal necrolysis – acute ocular manifestations, causes, and management. *Cornea* 2007;**26**:123–9.

5. Yip LW, Thong BY, Lim J, et al. Ocular manifestations and complications of Stevens–Johnson syndrome and toxic epiderman necrolysis: an Asian series. *Allergy* 2007;**62**:527–31.

6. López-García JS, Rivas Jara L, García-Lozano CI, et al. Ocular features and histopathologic changes during follow-up of toxic epidermal necrolysis. *Ophthalmology* 2011;**118**:265–71.

7. John T, Foulks GN, John ME, et al. Amniotic membrane in the surgical management of acute toxic epidermal necrolysis. *Ophthalmology* 2002;**109**:351–60.

8. Kobayashi A, Yoshita T, Sugiyama K, et al. Amniotic membrane transplantation in acute phase of toxic epidermal necrolysis with severe corneal involvement. *Ophthalmology* 2006;**113**:126–32.

9. Muquit M, Ellingham R, Daniel C. Technique of amniotic membrane transplant dressing in the management of acute Stevens–Johnson syndrome. *Br J Ophthalmol* 2007;**91**:1536.

10. Tandon A, Cackett P, Mulvihill A, et al. Amniotic membrane grafting for conjunctival and lid surface disease in the acute phase of toxic epidermal necrolysis. *J AAPOS* 2007;**11**:612–13.

11. Gregory DG. The ophthalmologic management of acute Stevens–Johnson syndrome. *Ocul Surf* 2008;**2**:87–93.

12. Shay E, Kheirkhah A, Liang L, et al. Amniotic membrane transplantation as a new therapy for the acute ocular manifestations of Stevens–Johnson syndrome and toxic epidermal necrolysis. *Surv Ophthalmol* 2009;**54**:686–96.

13. Shammas MC, Lai EC, Sarkar JS, et al. Management of acute Stevens–Johnson syndrome and toxic epidermal necrolysis utilizing amniotic membrane and topical corticosteroids. *Am J Ophthalmol* 2010;**149**:203–13.

14. Gregory DG. Treatment of acute Stevens–Johnson Syndrome and toxic epidermal necrolysis using amniotic membrane: A review of 10 consecutive cases. *Ophthalmology* 2011;**118**:908–14.

15. Kolomeyer AM, Do BK, Tu Y, et al. Placement of ProKera in the management of ocular manifestations of acute Stevens–Johnson syndrome in an outpatient. *Eye Contact Lens* 2013;**39**(3):e7–11.

16. Hsu M, Jayaram A, Verner R, et al. Indications and outcomes of amniotic membrane transplantation in the management of acute Stevens–Johnson syndrome and toxic epidermal necrolysis: A case-control study. *Cornea* 2012;**31**:1394–402.

17. Hess TM, Chew HF. Successful treatment of acute ocular involvement in Stevens–Johnson syndrome with amniotic membrane transplantation: a case report. *Can J Ophthalmol* 2012;**47**:e44–6.

18. Barua A, McKee HD, Barbara R, et al. Toxic epidermal necrolysis in a 15-month-old girl successfully treated with amniotic membrane transplantation. *J AAPOS* 2012;**16**:478–80.

19. Tomlins PJ, Parulekar MV, Rauz S. "Triple-TEN" in the treatment of acute ocular complications from toxic epidermal necrolysis. *Cornea* 2013;**32**:365–9.

20. Ciralsky JB, Sippel KC. Prompt versus delayed amniotic membrane application in a patient with acute Stevens–Johnson syndrome. *Clinical Ophthalmology* 2013;**7**:1031–4.

21. Pruet CM, Queen JH, Kim G. Amnion doughnut: a novel method for sutureless fixation of amniotic membrane to the bulbar and palpebral conjunctiva in acute ocular-involving Stevens–Johnson syndrome. *Cornea* 2014;**33**(11):1240–4.

22. Mockenhaupt M. The current understanding of Stevens–Johnson syndrome and toxic epidermal necrolysis. *Expert Rev Clin Immunol* 2011;**7**(6):803–15.

23. Auquier-Dunant A, Mockenhaupt M, Naldi L, et al. Correlations between clinical patterns and causes of erythema multiforme majus, Stevens–Johnson syndrome, and toxic epidermal necrolysis: results of an international prospective study. *Arch Dermatol* 2002;**138**(8):1019–24.

24. Bastuji-Garin S, Rzany B, Stern RS, et al. Clinical classification of cases

25. of toxic epidermal necrolysis, Stevens–Johnson syndrome, and erythema multiforme. *Arch Dermatol* 1993;**129**:92–6.

26. Hebra F. *On diseases of the skin, including the exanthemata.* Translated and edited by CH Fagge. London: New Sydenham Society; 1866.

27. Fuchs E. Herpes iris conjunctivae. *Klin Monatsbl Augenheilkd* 1876;**14**:333–51.

28. Fiessinger N, Rendu R. Sur un syndrome caracterisé par l'inflammation simultanée de toutes les muqueuses coexistant avec une eruption vesiculeuse des quatres membres. *Paris Med* 1917;**25**:54.

29. Stevens AM, Johnson FC. A new eruptive fever associated with stomatitis and ophthalmia. *Am J Dis Child* 1922;**24**:526–33.

30. Lyell A. Toxic epidermal necrolysis: an eruption resembling scalding of the skin. *Br J Dermatol* 1956;**68**:355–61.

31. Assier H, Bastuji-Garin S, Revuz J, et al. Erythema multiforme with mucous membrane involvement and Stevens–Johnson syndrome are clinically different disorders with distinct causes. *Arch Dermatol* 1995;**131**(5):539–43.

32. Chan LS, Soong HK, Foster CS, et al. Ocular cicatricial pemphigoid occurring as a sequela of Stevens–Johnson syndrome. *JAMA* 1991;**266**:1543–6.

33. Schöph E, Stühmer A, Rzany B, et al. Toxic epidermal necrolysis and Stevens–Johnson syndrome. An epidemiologic study from West Germany. *Arch Dermatol* 1991;**127**:839–42.

34. Roujeau JC, Guillaume JC, Fabre JP, et al. Toxic epidermal necrolysis (Lyell syndrome). Incidence and drug etiology in France, 1981–1985. *Arch Dermatol* 1990;**126**:37–42.

35. Nadli L, Locati F, Marchesi L, et al. Incidence of toxic epidermal necrolysis in Italy. *Arch Dermatol* 1990;**126**:1103–4.

36. Bottinger LE, Strandberg I, Westerholm B. Drug induced febrile mucocutaneous syndrome. *Acta Med Scand* 1975;**198**:229–33.

37. Mockenhaupt M, Schöpf E. Epidemiology of drug-induced severe skin reactions. *Semin Cutan Med Surg* 1996;**15**(4):236–43.

38. Rzany B, Mockenhaupt M, Baur S, et al. Epidemiology of erythema exudativum multiforme majus, Stevens–Johnson syndrome, and toxic epidermal necrolysis in Germany (1990–1992): structure and results of a population-based registry. *J Clin Epidemiol* 1996;**49**(7):769–73.

39. Fabbri P, Panconesi E. Erythema multiforme ("minus" and "maius") and drug intake. *Clin Dermatol* 1993;**11**:479–89.

40. Behrman RE, Kliegman RM, Jenson HB. *Nelson textbook of pediatrics.* Philadelphia: Saunders; 2000.

41. López-Garcia JS, Rivas Jara L, García-Lozano CI, et al. Ocular features and histopathologic changes during follow-up of toxic epidermal necrolysis. *Ophthalmology* 2011;**118**:265–71.

42. Gueudry J, Roujeau JC, Binaghi M, et al. Risk factors for the development of ocular complications of Stevens–Johnson syndrome and toxic epidermal necrolysis. *Arch Dermatol* 2009;**145**:157–62.

43. Morales ME, Purdue GF, Verity SM, et al. Ophthalmic manifestations of Stevens–Johnson syndrome and toxic epidermal necrolysis and relation to SCORTEN. *Am J Ophthalmol* 2010;**150**:505–10.

44. Dohlman CH, Doughman DJ. The Stevens–Johnson syndrome. *Trans New Orleans Acad Ophthalmol* 1972;**24**:236–52.

45. Ostler HB, Conant MA, Groundwater J. Lyell's disease, the Stevens–Johnson syndromes, and exfoliative dermatitis. *Trans Am Acad Ophthalmol Otolaryngol* 1970;**74**:1254–65.

46. Wright P, Collin JR. The ocular complications of erythema multiforme (Stevens–Johnson syndrome) and their management. *Trans Ophthalmol Soc UK* 1983;**103**:338–41.

47. Ashby DW, Lazar T. Erythema multiforme exudativum major (Stevens–Johnson syndrome). *Lancet* 1951;**260**:1091–5.

48. Bianchine JR, Macaraeg PV Jr, Lasagna L, et al. Drugs as etiologic factors in the Stevens–Johnson syndrome. *Am J Med* 1968;**44**:390–405.

49. Howard GM. The Stevens–Johnson syndrome. Ocular prognosis and treatment. *Am J Ophthalmol* 1963;**55**:893–900.

50. Patz A. Ocular involvement in erythema multiforme. *Arch Ophthalmol* 1950;**43**:244–56.

51. Arstikaitis MJ. Ocular aftermath of Stevens–Johnson syndrome. Review of 33 cases. *Arch Ophthalmol* 1973;**90**:376–9.

52. Desai VN, Shields CL, Shields JA. Orbital cyst in a patient with Stevens–Johnson syndrome. *Cornea* 1992;**11**:592–4.

53. Mondino BJ, Brown SI. Ocular cicatricial pemphigoid. *Ophthalmology* 1981;**88**:95–100.

54. Ralph RA. Conjunctival goblet cell density in normal subjects and in dry eye syndromes. *Invest Ophthalmol Vis Sci* 1975;**14**:299–302.

55. Di Pascuale MA, Espana EM, Liu DT, et al. Correlation of corneal complications with eyelid cicatricial pathologies in patients with Stevens–Johnson syndrome and toxic epidermal necrolysis syndrome. *Ophthalmology* 2005;**112**:904–12.

56. Sotozono C, Ang LP, Koizumi N, et al. New grading system for the evaluation of chronic ocular manifestations in patients with Stevens–Johnson syndrome. *Ophthalmology* 2007;**114**:1294–302.

57. Crosby SS, Murray KM, Marvin JA, et al. Management of Stevens–Johnson syndrome. *Clin Pharm* 1986;**5**:682–9.

58. Ruiz-Maldonado R. Acute disseminated epidermal necrosis types 1, 2, and 3. Study of sixty cases. *J Am Acad Dermatol* 1985;**13**:623–35.

59. Chan HL, Stern RS, Arndt KA, et al. The incidence of erythema multiforme, Stevens–Johnson syndrome, and toxic epidermal necrolysis. A population-based study with particular reference to reactions caused by

drugs among outpatients. *Arch Dermatol* 1990;**126**:43–7.

59. Raviglione MC, Pablos-Mendez A, Battan R. Clinical features and management of severe dermatological reactions to drugs. *Drug Saf* 1990;**5**:39–64.

60. Ackerman AB, Penneys NS, Clark WH. Erythema multiforme exudativum: distinctive pathological process. *Br J Dermatol* 1971;**84**:554–66.

61. Elias PM, Fritsch PO. Erythema multiforme. In: Fitzpatrick TB, et al., editors. *Dermatology in general medicine*. New York: McGraw-Hill; 1987.

62. Araujo OE, Flowers FP. Stevens–Johnson syndrome. *J Emerg Med* 1984;**2**:129–35.

63. Benichou C, Brini A, Abensour M, et al. Lesions oculopalpebrales dans les erythèmes polymorphes graves: prevention du symblepharon. *Bull Soc Ophthalmol Fr* 1988;**88**:391–6.

64. Laskaus G, Satriano RA. Drug-induced blistering oral lesions. *Clin Dermatol* 1993;**11**:545–50.

65. Revuz J, Penso D, Roujeau JC, et al. Toxic epidermal necrolysis: clinical findings and prognosis factors in 87 patients. *Arch Dermatol* 1987;**123**:1160–5.

66. Schofield JK, Tatnall FM, Leigh IM. Recurrent erythema multiforme: clinical features and treatment in a large series of patients. *Br J Dermatol* 1993;**128**:542–5.

67. Foster CS, Fong LP, Azar D, et al. Episodic conjunctival inflammation after Stevens–Johnson syndrome. *Ophthalmology* 1988;**95**:453–62.

68. Power WJ, Ghoraishi M, Merayo-Lloves J, et al. Analysis of the acute ophthalmic manifestations of the erythema multiforme/Stevens–Johnson syndrome/toxic epidermal necrolysis disease spectrum. *Ophthalmology* 1995;**102**(11):1669–76.

69. Prendiville JS, Hebert AA, Greenwald MJ, et al. Management of Stevens–Johnson syndrome and toxic epidermal necrolysis in children. *J Pediatr* 1989;**115**:881–7.

70. Beyer CK. The management of special problems associated with Stevens–Johnson syndrome and ocular pemphigoid. *Trans Am Acad Ophthalmol Otolaryngol* 1977;**83**:701–7.

71. Yetiv JZ, Bianchine JR, Owen JA. Etiologic factors of the Stevens–Johnson syndrome. *South Med J* 1980;**73**:599–602.

72. Belfort R Jr, de Smet M, Whitcup SM, et al. Ocular complications of Stevens–Johnson syndrome and toxic epidermal necrolysis in patients with AIDS. *Cornea* 1991;**10**:536–8.

73. Schiodt M, Greenspan D, Daniels TE, et al. Parotid gland enlargement and xerostomia associated with labial sialoadenitis in HIV-infected patients. *J Autoimmunol* 1989;**2**:415–25.

74. Hawley HB, Aronson MD. Scalded-skin syndrome in adults. *N Engl J Med* 1973;**288**:1130.

75. Levine G, Norden CW. Staphylococcal scalded-skin syndrome in an adult. *N Engl J Med* 1972;**287**:1339–40.

76. Reid L, Weston WL, Humbert JR. Staphylococcal scalded-skin syndrome. Adult onset in a patient with deficient cell-mediated immunity. *Arch Dermatol* 1974;**109**:239–41.

77. Rothenberg R, Renna FS, Drew TM, et al. Staphylococcal scalded skin syndrome in an adult. *Arch Dermatol* 1973;**108**:408–10.

78. Lyell A. Toxic epidermal necrolysis (the scalded-skin syndrome): a reappraisal. *Br J Dermatol* 1979;**100**:69–86.

79. Parsons JM. Management of toxic epidermal necrolysis. *Cutis* 1985;**36**:305–11.

80. Sassolas B, Haddad C, Mockenhaupt M, et al. ALDEN an algorithm for assessment of drug causality in Stevens–Johnson syndrome and toxic epidermal necrolysis. Comparison with case-control analysis. *Clin Pharmacol Ther* 2010;**88**(1):60–8.

81. Grosber M, Carsin H, Leclerc F. Epidermal necrolysis in association with *Mycoplasma pneumonia* infection. *J Invest Dermatol* 2006;**126**:23.

82. Roujeau JC, Kelly JP, Naldi L, et al. Medication use and the risk of Stevens–Johnson syndrome and toxic epidermal necrolysis. *N Engl J Med* 1995;**333**:1600–7.

83. Mockenhaupt M, Viboud C, Dunant A, et al. Stevens–Johnson syndrome and toxic epidermal necrolysis: assessment of medication risks with emphasis on recently marketed drugs. The EuroSCAR-study. *J Invest Dermatol* 2008;**128**(1):35–44.

84. Mockenhaupt M, Messenheimer J, Tennis P, et al. Risk of Stevens–Johnson syndrome and toxic epidermal necrolysis in new users of antiepileptics. *Neurology* 2005;**64**:1134–8.

85. Jain V, Shome D, Natarajan S. Nevirapine-induced Stevens–Johnson syndrome in an HIV patient. *Cornea* 2008;**27**:366–7.

86. Borrás-Blasco J, Navarro-Ruiz A, Borrás C, et al. Adverse cutaneous reactions associated with the newest antiretroviral drugs in patients with human immunodeficiency virus infection. *J Antimicrob Chemother* 2008;**62**:879–88.

87. Paul C, Wolkenstein P, Adle H, et al. Apoptosis as a mechanism of keratinocyte death in toxic epidermal necrolysis. *Br J Dermatol* 1996;**134**:710–14.

88. French LE. Toxic epidermal necrolysis and Stevens–Johnson syndrome: our current understanding. *Allergol Int* 2006;**55**:9–16.

89. Abe R, Shimizu T, Shibaki A, et al. Toxic epidermal necrolysis and Stevens–Johnson syndrome are induced by soluble Fas ligand. *Am J Pathol* 2003;**162**:1515–20.

90. Borchers AT, Lee JL, Naguwa SM, et al. Stevens–Johnson syndrome and toxic epidermal necrolysis. *Autoimmun Rev* 2008;**7**:598–605.

91. Chung WH, Hung SI, Yang JY, et al. Granulysin is a key mediator for disseminated keratinocyte death in Stevens–Johnson syndrome and toxic epidermal necrolysis. *Nat Med* 2008;**14**:1343–50.

92. Mondino BJ, Brown SI, Biglan AW. HLA antigens in Stevens–Johnson syndrome with ocular involvement. *Arch Ophthalmol* 1982;**100**:1453–4.

93. Mobini N, Ahmed AR. Immunogenetics of drug-induced bullous diseases. *Clin Dermatol* 1993;**11**:449–60.

94. Roujeau JC, Huynh TN, Bracq C, et al. Genetic susceptibility to toxic epidermal necrolysis. *Arch Dermatol* 1987;**123**:1171–3.

95. Ueta M, Sotozono C, Tokunaga K, et al. Strong association between HLA-A*0206 and Stevens–Johnson syndrome in the Japanese. *Am J Ophthalmol* 2007;**143**:367–8.

96. Locharernkul C, Sotozono C, Tokunaga K, et al. Carbamazepine and phenytoin induced Stevens–Johnson syndrome is associated with HLA-B*1502 allele in Thai population. *Epilepsia* 2008;**49**:2087–91.

97. Rzany B, Hering O, Mockenhaupt M, et al. Histopathological and epidemiological characteristics of patients with erythema exudativum multiforme major, Stevens–Johnson syndrome and toxic epidermal necrolysis. *Br J Dermatol* 1996;**135**(1):6–11.

98. Orfanos CE, Schaumburg-Lever G, Lever WF. Dermal and epidermal types of erythema multiforme: a histopathologic study of 24 cases. *Arch Dermatol* 1974;**109**:682–8.

99. Patterson JW, Parsons JM, Blaylock WK, et al. Eosinophils in skin lesions of erythema multiforme. *Arch Pathol Lab Med* 1989;**113**:36–9.

100. Hering O, Mockenhaupt M, Rzany B, et al. The dermal type of erythema multiforme: a rare variant of Stevens–Johnson syndrome or cases of clinical misclassification. *Acta Derm Venereol* 1997;**77**(3):217–18.

101. Merot Y, Saurat JH. Clues to pathogenesis of toxic epidermal necrolysis. *Int J Dermatol* 1985;**24**:165–8.

102. Wilkins J, Morrison L, White CL. Oculocutaneous manifestations of the erythema multiforme/Stevens–Johnson syndrome/toxic epidermal necrolysis spectrum. *Derm Clin* 1992;**10**:571–82.

103. Ginandes GJ. Eruptive fever with stomatitis and ophthalmia: atypical erythema exudativum multiforme (Stevens–Johnson). *Am J Dis Child* 1935;**49**:1148–60.

104. Richards JM, Romaine HH. Keratoconjunctivitis sicca: a sequela to purulent erythema exudativum multiforme (Stevens–Johnson's disease). *Am J Ophthalmol* 1946;**29**:1121–5.

105. Alexander MK, Cope S. Erythema multiforme exudativum major (Stevens–Johnson syndrome). *J Path Bact* 1954;**68**:373–80.

106. Nelson JD, Wright JC. Conjunctival goblet cell densities in ocular surface disease. *Arch Ophthalmol* 1984;**102**:1049–51.

107. Bedi TR, Pinkus H. Histopathological spectrum of erythema multiforme. *Br J Dermatol* 1976;**95**:243–50.

108. Wuepper KD, Watson PA, Kazmierowski JA. Immune complexes in erythema multiforme and the Stevens–Johnson syndrome. *J Invest Dermatol* 1980;**74**:368–71.

109. Weissman SS, Char DH, Herbort CP, et al. Alteration of human conjunctival proliferation. *Arch Ophthalmol* 1992;**110**:357–9.

110. Demling RH, Ellerbe S, Lowe NJ. Burn unit management of toxic epidermal necrolysis. *Arch Surg* 1978;**113**:758–9.

111. Finlay AY, Richards J, Holt PJ. Intensive therapy unit management of toxic epidermal necrolysis: practical aspects. *Clin Exp Dermatol* 1982;**7**:55–60.

112. Heimbach DM, Engrav LH, Marvin JA, et al. Toxic epidermal necrolysis: a step forward in treatment. *JAMA* 1987;**257**:2171–5.

113. Revuz J, Roujeau JC, Guillaume JC, et al. Treatment of toxic epidermal necrolysis. Créteil's experience. *Arch Dermatol* 1987;**123**:1156–8.

114. Green D, Law E, Still JM. An approach to the management of toxic epidermal necrolysis in a burn centre. *Burns* 1993;**19**:411–14.

115. Roujeau J. Drug induced toxic epidermal necrolysis. I. Current aspects. *Clin Dermatol* 1993;**11**:493–500.

116. Artz CP, Rittenbury MS, Yarbrough DR. An appraisal of allografts and xenografts as biological dressings for wounds and burns. *Ann Surg* 1972;**175**:934–8.

117. Kaufman T, Shechter H, Bar-Joseph G, et al. Topical treatment of toxic epidermal necrolysis with iodoplex. *J Burn Care Rehab* 1991;**12**:346–8.

118. Dalli RL, Kumar R, Kennedy P, et al. Toxic epidermal necrolysis/Stevens–Johnson syndrome: current trends in management. *ANZ J Surg* 2007;**77**:671–6.

119. Garcia-Doval I, LeCleach L, Bocquet H, et al. Toxic epidermal necrolysis and Stevens–Johnson syndrome: does early withdrawal of causative drugs decrease the risk of death? *Arch Dermatol* 2000;**136**:323–7.

120. Garabiol B, Touraine R. Syndrome de Lyell de l'adulte: éléments de prognostic et déductions thérapeutiques: étude de 27 cas. *Ann Med Interne* 1976;**127**:670–2.

121. Ginsburg CM. Stevens–Johnson syndrome in children. *Pediatr Infect Dis J* 1982;**1**:155–8.

122. Halebian PH. Improved burn center survival of patients with toxic epidermal necrolysis managed without corticosteroids. *Ann Surg* 1986;**204**:503–12.

123. Kint A, Geerts ML, de Weert J. Le syndrome de Lyell. *Dermatologica*

1981;**163**:433–54.

124. Lyell A. A review of toxic epidermal necrolysis in Britain. *Br J Dermatol* 1967;**79**:662–71.

125. Nethercott JR, Choi BCK. Erythema multiforme (Stevens–Johnson syndrome) – chart review of 123 hospitalized patients. *Dermatologica* 1985;**171**:383–96.

126. Simons HW. Acute life-threatening dermatologic disorders. *Med Clin North Am* 1981;**65**:227–43.

127. Ting HC, Adam BA. Erythema multiforme – response to corticosteroid. *Dermatologica* 1984;**169**:175–8.

128. Björnberg A. Fifteen cases of toxic epidermal necrolysis (Lyell). *Acta Derm Venereol* 1973;**53**:149–52.

129. Araki Y, Sotozono C, Inatomi T, et al. Successful treatment of Stevens–Johnson syndrome with steroid pulse therapy at disease onset. *Am J Ophthalmol* 2009;**147**:1004–11.

130. Marvin JA, Heimbach DM, Engrav LH, et al. Improved treatment of the Stevens–Johnson syndrome. *Arch Surg* 1984;**119**:601–5.

131. Rasmussen JE. Erythema multiforme in children: response to treatment with systemic corticosteroids. *Br J Dermatol* 1976;**95**:181–6.

132. Renfro L, Grant-Kels JM, Daman LA. Drug-induced toxic epidermal necrolysis treated with cyclosporine. *Int J Dermatol* 1989;**28**:441–4.

133. Kamanabroo D, Schmitz-Landgraf W, Czarnetzki BM. Plasmapheresis in severe drug-induced toxic epidermal necrolysis. *Arch Dermatol* 1985;**121**: 1548–9.

134. Sakellariou G, Koukoudis P, Karpouzas J, et al. Plasma exchange (PE) treatment in drug-induced toxic epidermal necrolysis. *Int J Artif Organs* 1991;**14**:634–8.

135. Yamada H, Takamori K. Status of plasmapheresis for the treatment of toxic epidermal necrolysis in Japan. *Ther Apher Dial* 2008;**12**: 355–9.

136. Yamane Y, Aihara M, Ikezawa Z. Analysis of Stevens–Johnson syndrome and toxic epidermal necrolysis in Japan from 2000 to 2006. *Allergol Int* 2007;**56**:419–25.

137. Cazzola G, Nicolussi M, Carraro F, et al. High-dose i.v. 7S immunoglobulin treatment in Stevens–Johnson syndrome. *Helv Paediatr Acta* 1986; **41**:87–8.

138. Amato GM, Travia A, Ziino O. The use of intravenous high-dose immunoglobulins (IGIV) in a case of Stevens–Johnson syndrome. *Pediatr Med Chir* 1992;**14**:555–6.

139. Moudgil A, Porat S, Brunnel P, et al. Treatment of Stevens–Johnson syndrome with pooled human intravenous immune globulin. *Clin Pediatr* 1995;**34**:48–51.

140. Tan AW, Thong BY, Yip LW, et al. High-dose intravenous immunoglobulins in the treatment of toxic epidermal necrolysis: an Asian series. *J Dermatol* 2005;**32**:1–6.

141. Mittmann N, Chan B, Knowles S, et al. Intravenous immunoglobulin use in patients with toxic epidermal necrolysis and Stevens–Johnson syndrome. *Am J Clin Dermatol* 2006;**7**:359–68.

142. Stella M, Clemente A, Bollero D, et al. Toxic epidermal necrolysis (TEN) and Stevens–Johnson syndrome (SJS): experience with high-dose intravenous immunoglobulins and topical conservative approach. A retrospective analysis. *Burns* 2007;**33**:452–9.

143. Bachot N, Revuz J, Roujeau JC. Intravenous immunoglobulin treatment for Stevens–Johnson syndrome and toxic epidermal necrolysis: a prospective non-comparative study showing no benefit on mortality or progression. *Arch Dermatol* 2003;**139**:33–6.

144. Shortt R, Gomez M, Mittman N, et al. Intravenous immunoglobulin does not improve outcome in toxic epidermal necrolysis. *J Burn Care Rehabil* 2004;**25**:246–55.

145. Ciralsky JB, Sippel KC, Gregory DG. Current ophthalmologic treatment strategies for acute and chronic Stevens–Johnson syndrome and toxic epidermal necrolysis. *Curr Opin Ophthalmol* 2013;**24**:321–8.

146. Bartley GB, Lowry JC. Argon laser treatment of trichiasis. *Am J Ophthalmol* 1992;**113**:71–4.

147. Hecht SD. Cryotherapy of trichiasis with use of the retinal cryoprobe. *Ann Ophthalmol* 1977;**9**:1501–3.

148. Callahan A. Correction of entropion from Stevens–Johnson syndrome, use of nasal septum and mucosa for severely cicatrized eyelid entropion. *Arch Ophthalmol* 1976;**94**:1154–5.

149. Leone CR Jr. Mucous membrane grafting for cicatricial entropion. *Ophthalmic Surg* 1974;**5**(2):24–8.

150. McCord CD Jr, Chen WP. Tarsal polishing and mucous membrane grafting for cicatricial entropion, trichiasis and epidermalization. *Ophthalmic Surg* 1983;**14**:1021–5.

151. Naumann GO, Rummelt V. Hard-palate mucosa graft in Stevens–Johnson syndrome. *Am J Ophthalmol* 1995;**119**(6):817–19.

152. Mannor GE, Mathers WD, Wolfley DE, et al. Hard-palate mucosa graft in Stevens–Johnson syndrome. *Am J Ophthalmol* 1994;**118**(6): 786–91.

153. Callahan A. Correction of entropion from Stevens–Johnson syndrome: use of nasal septum and mucosa for severely cicatrized eyelid entropion. *Arch Ophthalmol* 1976;**94**(7):1154–5.

154. Naumann GO, Lang GK, Rummelt V, et al. Autologous nasal mucosa transplantation in severe bilateral conjunctival mucus deficiency syndrome. *Ophthalmology* 1990;**97**(8):1011–17.

155. Heiligenhaus A, Shore JW, Rubin PA, et al. Long-term results of mucous membrane grafting in ocular cicatricial pemphigoid. Implications for patient selection and surgical considerations. *Ophthalmology* 1993; **100**(9):1283–8.

156. Shore JW, Foster CS, Westfall CT, et al. Results of buccal mucosal grafting for patients with medically controlled ocular cicatricial pemphigoid. *Ophthalmology* 1992;**99**(3):383–95.

157. McCord CD Jr, Chen WP. Tarsal polishing and mucous membrane grafting for cicatricial entropion, trichiasis and epidermalization. *Ophthalmic Surg* 1983;**14**(12):1021–5.

158. Solomon A, Espana EM, Tseng SC. Amniotic membrane transplantation for reconstruction of the conjunctival fornices. *Ophthalmology* 2003; **110**(1):93–100.

159. Honavar SG, Bansal AK, Sangwan VS, et al. Amniotic membrane transplantation for ocular surface reconstruction in Stevens–Johnson syndrome. *Ophthalmology* 2000;**107**(5):975–9.

160. Auran JD, Hornblass A, Gross WD. Stevens–Johnson syndrome with associated nasolacrimal duct obstruction treated with dacryocystorhinostomy and Crawford silicone tube insertion. *Ophthal Plast Reconstr Surg* 1993;**6**:60–3.

161. Shimazaki J, Shimmura S, Fujishima H, et al. Association of preoperative tear function with surgical outcome in severe Stevens–Johnson syndrome. *Ophthalmology* 2000;**107**(8):1518–23.

162. Geerling G, Maclennan S, Hartwig D. Autologous serum eye drops for ocular surface disorders. *Br J Ophthalmol* 2004;**88**:1467–74.

163. Kojima T, Ishida R, Dogru M, et al. The effect of autologous serum eye drops in the treatment of severe dry eye disease: a prospective randomized case-control study. *Am J Ophthalmol* 2005;**139**:242–6.

164. Fischer KR, Opitz A, Böeck M, et al. Stability of serum eye drops after storage of 6 months. *Cornea* 2012;**31**:1313–18.

165. Brown SI, Weller CA, Akiya S. Pathogenesis of ulcers of the alkali-burned cornea. *Arch Ophthalmol* 1970;**83**:205–8.

166. Rosenthal P, Cotter JM, Baum J. Treatment of persistent corneal epithelial defect with extended wear of a fluid-ventilated gas-permeable scleral contact lens. *Am J Ophthalmol* 2000;**130**(1):33–41.

167. Tappin MJ, Pullum KW, Buckley RJ. Scleral contact lenses for overnight wear in the management of ocular surface disorders. *Eye* 2001;**15** (Pt 2):168–72.

168. Papakostas TD, Le HG, Chodosh J, et al. Prosthetic replacement of the ocular surface ecosystem as treatment for ocular surface disease in patients with a history of Stevens–Johnson syndrome/toxic epidermal necrolysis. *Ophthalmology* 2015;**122**:248–53.

169. Heur M, Bach D, Theophanous C, et al. Prosthetic replacement of the ocular surface ecosystem scleral lens therapy for patients with ocular symptoms of chronic Stevens–Johnson syndrome. *Am J Ophthalmol* 2014;**158**:49–54.

170. Sotozono C, Yamauchi N, Maeda S, et al. Tear exchangeable limbal rigid contact lens for ocular sequelae resulting from Stevens–Johnson syndrome or toxic epidermal necrolysis. *Am J Ophthalmol* 2014;**158**: 983–93.

171. Rosenthal P, Cotter J. The Boston scleral lens in the management of severe ocular surface disease. *Ophthalmol Clin North Am* 2003;**16**:89–93.

172. Romero-Rangel T. Gas permeable scleral contact lens therapy in ocular surface disease. *Am J Ophthalmol* 2000;**130**:25–32.

173. Kozarsky AM, Knight SH, Waring GO III. Clinical results with a ceramic keratoprosthesis placed through the eyelid. *Ophthalmology* 1987;**94**: 904–11.

174. Kim MK, Lee JL, Wee WR, et al. Seoul-type keratoprosthesis: preliminary results of the first 7 human cases. *Arch Ophthalmol* 2002;**120**(6): 761–6.

175. Yaghouti F, Nouri M, Abad JC, et al. Keratoprosthesis: preoperative prognostic categories. *Cornea* 2001;**20**(1):19–23.

176. Khan B, Dudenhoefer EJ, Dohlman CH. Keratoprosthesis: an update. *Curr Opin Ophthalmol* 2001;**12**(4):282–7.

177. Dohlman CH, Terada H. Keratoprosthesis in pemphigoid and Stevens–Johnson syndrome. *Adv Exp Med Biol* 1998;**438**:1021–5.

178. Nouri M, Terada H, Alfonso EC, et al. Endophthalmitis after keratoprosthesis: incidence, bacterial causes, and risk factors. *Arch Ophthalmol* 2001;**119**(4):484–9.

179. Sayegh RR, Ang LP, Foster CS, et al. The Boston keratoprosthesis in Stevens–Johnson syndrome. *Am J Ophthalmol* 2008;**145**:438–44.

180. Falcinelli G, Falsini B, Taloni M, et al. Modified osteo-odonto-keratoprosthesis for treatment of corneal blindness: long-term anatomical and functional outcomes in 181 cases. *Arch Ophthalmol* 2005;**123**: 1319–29.

181. Pujari S, Siddique SS, Dohlman CH, et al. The Boston keratoprosthesis type II: the Massachusetts Eye and Ear Infirmary experience. *Cornea* 2011;**30**:1298–303.

182. Tan DT, Tay AB, Theng JT, et al. Keratoprosthesis surgery for end-stage corneal blindness in Asian eyes. *Ophthalmology* 2008;**115**:503–10.

183. Liu C, Okera S, Tandon R, et al. Visual rehabilitation in end-stage inflammatory ocular surface disease with the osteo-odonto-keratoprosthesis: results from the UK. *Br J Ophthalmol* 2008;**92**:1211–17.

184. Thoft RA. Keratoepithelioplasty. *Am J Ophthalmol* 1984;**97**:1–6.

185. Solomon A, Ellies P, Anderson DF, et al. Long-term outcome of keratolimbal allograft with or without penetrating keratoplasty for total limbal stem cell deficiency. *Ophthalmology* 2002;**109**(6):1159–66.

6

186. Tsubota K, Satake Y, Kaido M, et al. Treatment of severe ocular-surface disorders with corneal epithelial stem-cell transplantation. *N Engl J Med* 1999;**340**(22):1697–703.

187. Holland EJ. Epithelial transplantation for the management of severe ocular surface disease. *Trans Am Ophthalmol Soc* 1996;**94**:677–743.

188. Tsai RJ, Tseng SC. Human allograft limbal transplantation for corneal surface reconstruction. *Cornea* 1994;**13**(5):389–400.

189. Dua HS, Azuara-Blanco A. Allo-limbal transplantation in patients with limbal stem cell deficiency. *Br J Ophthalmol* 1999;**83**(4):414–19.

190. Tsubota K, Shimmura S, Shinozaki N, et al. Clinical application of living-related conjunctival-limbal allograft. *Am J Ophthalmol* 2002;**133**(1):134–5.

191. Daya SM, Ilari FA. Living related conjunctival limbal allograft for the treatment of stem cell deficiency. *Ophthalmology* 2001;**108**(1):126–33, discussion 133–134.

192. Rao SK, Rajagopal R, Sitalakshmi G, et al. Limbal allografting from related live donors for corneal surface reconstruction. *Ophthalmology* 1999;**106**(4):822–8.

193. Shimazaki J, Aiba M, Goto E, et al. Transplantation of human limbal epithelium cultivated on amniotic membrane for the treatment of severe ocular surface disorders. *Ophthalmology* 2002;**109**(7):1285–90.

194. Koizumi N, Inatomi T, Suzuki T, et al. Cultivated corneal epithelial transplantation for ocular surface reconstruction in acute phase of Stevens–Johnson syndrome. *Arch Ophthalmol* 2001;**119**(2):298–300.

195. Koizumi N, Inatomi T, Suzuki T, et al. Cultivated corneal epithelial stem cell transplantation in ocular surface disorders. *Ophthalmology* 2001;**108**(9):1569–74.

196. Kwitko S, Marinho D, Barcaro S, et al. Allograft conjunctival transplantation for bilateral ocular surface disorders. *Ophthalmology* 1995;**102**(7):1020–5.

197. Tseng SC, Prabhasawat P, Barton K, et al. Amniotic membrane transplantation with or without limbal allografts for corneal surface reconstruction in patients with limbal stem cell deficiency. *Arch Ophthalmol* 1998;**116**(4):431–41.

198. Solomon A, Ellies P, Anderson DF, et al. Long-term outcome of keratolimbal allograft with or without penetrating keratoplasty for total limbal stem cell deficiency. *Ophthalmology* 2002;**109**:1159–66.

199. Liang L, Sheha H, Li J, et al. Limbal stem cell transplantation: new progresses and challenges. *Eye* 2009;**23**(10):1946–53.

200. Nakamura T, Inatomi T, Sotozono C, et al. Transplantation of autologous serum-derived cultivated corneal epithelial equivalents for the treatment of severe ocular surface disease. *Ophthalmology* 2006;**113**:1765–72.

201. Shimazaki J, Higa K, Morito F, et al. Factors influencing outcomes in cultivated limbal epithelial transplantation for chronic cicatricial ocular surface disorders. *Am J Ophthalmol* 2007;**143**:945–53.

202. Higa K, Shimazaki J. Recent advances in cultivated epithelial transplantation. *Cornea Suppl* 2008;**1**:S41–7.

203. Nakamura T, Inatomi T, Sotozono C, et al. Transplantation of cultivated autologous oral mucosal epithelial cells in patients with severe ocular surface disorders. *Br J Ophthalmol* 2004;**88**:1280–4.

204. Ang LP, Nakamura T, Inatomi T, et al. Autologous serum-derived cultivated oral epithelial transplants for severe ocular surface disease. *Arch Ophthalmol* 2006;**124**:1543–51.

205. Nakamura T, Inatomi T, Cooper LJ, et al. Phenotypic investigation of human eyes with transplanted autologous cultivated oral mucosal epithelial sheets for severe ocular surface diseases. *Ophthalmology* 2007;**114**:1080–8.

206. Kinoshita S, Ohashi Y, Ohji M, et al. Long-term results of keratoepithelioplasty in Mooren's ulcer. *Ophthalmology* 1991;**98**:438–45.

207. Turgeon PW, Nauheim RC, Roat MI, et al. Indications for keratoepithelioplasty. *Arch Ophthalmol* 1990;**108**:233–6.

208. Tsubota K, Shimazaki J. Surgical treatment of children blinded by Stevens–Johnson syndrome. *Am J Ophthalmol* 1999;**128**(5):573–81.

209. Samson CM, Nduaguba C, Baltatzis S, et al. Limbal stem cell transplantation in chronic inflammatory eye disease. *Ophthalmology* 2002;**109**(5):862–8.

210. Tseng SC, Hirst LW, Farazdaghi M, et al. Inhibition of conjunctival transdifferentiation by topical retinoids. *Invest Ophthalmol Vis Sci* 1987;**28**:538–42.

211. Tseng SC, Farazdaghi M. Reversal of conjunctival transdifferentiation by topical retinoic acid. *Cornea* 1988;**7**:273–9.

212. Singer L, Brook U, Romem M, et al. Vitamin A in Stevens–Johnson syndrome. *Ann Ophthalmol* 1989;**21**:209–10.

213. Tseng SC, Maumenee AE, Stark WJ, et al. Topical retinoid treatment for various dry eye disorders. *Ophthalmology* 1985;**92**:717–27.

214. Uy HS, Chan PS, Ang RE. Topical bevacizumab and ocular surface neovascularization in patients with Stevens–Johnson syndrome. *Cornea* 2008;**27**:70–3.

215. Kim SW, Ha BJ, Kim EK, et al. The effect of topical bevacizumab on corneal neovascularization. *Ophthalmology* 2008;**115**(6):e33–8.

216. Soong HK, Martin NF, Wagoner MD, et al. Topical retinoid therapy for squamous metaplasia of various ocular surface disorders. A multicenter, placebo-controlled double-masked study. *Ophthalmology* 1988;**95**:1442–6.

217. Geerling G, Liu CS, Collin JR, et al. Costs and gains of complex procedures to rehabilitate end stage ocular surface disease. *Br J Ophthalmol* 2002;**86**(11):1220–1.

第 51 章

毒性结膜炎

Charles D. Reilly, Mark J. Mannis

关键概念

- 毒性结膜炎是一种可能威胁视力的疾病,需要与其他疾病鉴别并给予适当治疗;
- 眼部药物引起的毒性结膜炎临床上与过敏性结膜炎鉴别困难;
- 仔细的临床检查能发现药物产生毒性反应的诊断线索;
- 眼部药物毒性反应表现多样,从轻度的眼表刺激到结膜的类天疱疮样改变、角膜溃疡和瘢痕化;
- 停用致病药物通常会有效,但有时需要其他支持疗法甚至手术。

本章纲要

引言
毒性和过敏
毒性角结膜炎有关的局部用药
其他引起毒性角结膜炎的原因

引言

毒性结膜炎广泛为人所知,但直到 1864 年 Von Graefe 报道一例局部应用阿托品引起的角结膜炎,对本病才有了系统的描述[1]。本章主要述及眼科局部用药引起的毒性角结膜炎,其他原因包括化妆品、护发产品、催泪瓦斯和化工产品暴露。

毒性和过敏

局部药物的使用可能扰乱眼表疾病的临床表现。患者开始用药时病情好转,由于药物的毒性,继续用药病情反而加重。这就给临床医生提出了一个问题:患者出现的症状和体征是由于疾病本身病情加重引起还是药物的毒性反应所致。这种情况通常毒性和过敏的机制都有不同程度的参与,随用药频率、时间和强度而变化。然而,过敏和毒性反应的某些特征有助于区分这两种疾病,大部分情况下其中一种占优势。

细胞机制

毒性意味着对眼部组织结构的损伤和功能破坏,伴或不伴炎症反应。这种毒性可以源于药物的直接作用,也可以是所含的防腐剂或者药物分解产物所致。

过敏反应可能是 I 型或 IV 型。I 型反应的特征是抗原、IgE 抗体和肥大细胞共同作用,引起肥大细胞脱颗粒和多种介质的释放,包括组胺、多种趋化因子和其他因素。这些介质引起急性过敏反应的症状和体征。在迟发型过敏反应中,药物作为半抗原与蛋白结合,再联接 T 细胞,产生各种淋巴因子,引起炎症反应。

症状和体征

过敏反应一般表现为慢性过程。发生过敏反应需要反复接触抗原和适当的致敏时间。反应发生需要几天甚至几年的时间。然而虽然经常需要反复接触,毒性反应可以在第一次接触致病物就发生。

结膜充血和水肿、眼睑或眶周水肿、黏性分泌物、睑结膜乳头增生和瘙痒是过敏常见的临床表现,其中眼痒最明显。很多局部用药可引起这种过敏反应,最常见的有疱疹净(idoxuridine,IDU)、庆大霉素、阿托品和新霉素[1,2]。

过敏性结膜炎的体征包括睑结膜乳头增生、球结膜水肿和充血。毒性结膜炎也有乳头反应,除此之外还有滤泡形成。通常过敏不会单纯出现滤泡,这可能是毒性结膜炎的重要体征。表 51.1 列出了与滤泡性结膜炎相关的药物[3,4]。

表 51.1　与滤泡性结膜炎有关的局部眼科药物

毒扁豆碱（一种缩瞳剂）	地美溴铵（治疗原发性青光眼）
乙膦硫胆碱	异氟磷
二异丙基氟磷酸	庆大霉素
新斯的明	新霉素 B
呋索碘铵	新霉素
匹罗卡品	磺胺醋酰
阿托品	磺胺甲二唑
碘苷	磺胺甲噁唑
安普乐定	两性霉素 B
溴莫尼定	东莨菪碱
卡巴胆碱	泛影葡胺
肾上腺素	透明质酸酶
地匹福林	葡甲胺

摘自 Wilkerson M，Lewis RA，Shields MB：Follicular conjunctivitis associated with apraclonidine，Am J Ophthalmol 111（1）：105~106，1991；Watts P，Hawksworth N. Delayed hypersensitivity to brimonidine tartate 0.2% associated with high intraocular pressure，Eye 16（2）：132~135，2002；and Cai F，Backman Ha，Baines MG：Thimerosal an ophthalmic preservative which acts as a hapten to elicit specific antibodies and cell mediated immunity，Curr Eye Res 7；341~351，1988.

　　另外，毒性结膜炎也可出现球结膜充血和水肿，但没有过敏性结膜炎那么广泛，而且上方受累相对较少。由于贝尔现象和局部所点眼药的分布，通常表现为鼻下方角膜及结膜受累（图 51.1，图 51.2 和图 51.3）。

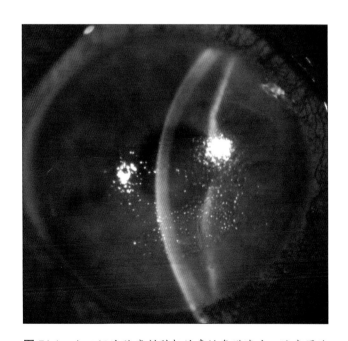

图 51.1　人工泪液防腐剂引起的毒性角膜溃疡。注意周边卵圆形上皮缺损围绕粗糙的角膜炎症区域，犹如"彗星碰撞"的陨石坑。上皮缺损边界清晰并卷起。下方及鼻下方明显结膜充血，伴严重的睫状充血。（Courtesy of Ivan R. Schwab.）

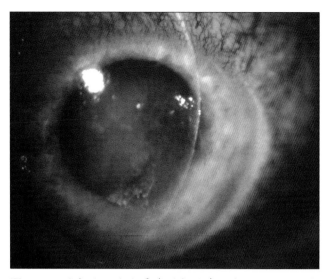

图 51.2　局部使用庆大霉素引起的毒性角结膜炎。上皮广泛粗糙、不规则，下方更严重。下方及鼻下方结膜充血逐渐加重是本病的特点。（Courtesy of Ivan R. Schwab.）

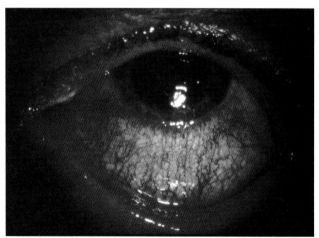

图 51.3　继发于局部使用三氟胸苷（三氟胸）的毒性角结膜炎。同样，可见角膜上皮不规则，下方结膜充血更明显。（Courtesy of Ivan R. Schwab.）

　　过敏性结膜炎常有典型的稀薄、较清的黏性分泌物。而毒性结膜炎分泌物多为脓性或黏液脓性。

　　过敏性结膜炎患者角膜常不受影响，或可出现角膜上皮荧光素点状染色，多见于下方。而角膜毒性反应则可能出现比较广泛的角膜损害，从轻度的点状角膜炎到严重的角膜溃疡。据 Wilson 报道，最常见的临床表现是角膜上皮粗糙的点状损害，也可出现较多混浊的漩涡状上皮病变，并引起大面积的糜烂，也有发展为像疱疹病毒感染一样的假树枝[2]。Schwab 和 Abbott 强调，大部分毒性角膜溃疡出现漏诊，这个问题很重要[5]。他们报道了一些病例，由于不适当局部用药引起的类似病变，包括麻醉药的滥用。所有这些患者都在鼻下象限有卵圆形上皮缺损,周围有外观粗糙的角膜炎症组织,像"彗星碰撞"陨石坑外观(图51.1)。线状黏液分泌物、严重的睫状充血、睑结膜乳头和球结膜水肿,通常伴有下方及鼻下方严重的充血(图51.1,图51.2,图51.3)。典型的上皮缺损表现为缺损边缘卷起但上皮并不堆积。这些病变也可见于医源性毒性角膜病变和特发角结膜炎。

诊断性试验

各种各样的临床试验可用于鉴别过敏性和毒性结膜炎,但不常使用。Ⅰ型超敏反应的标准临床试验是皮内注射致敏剂,数秒或数分钟内诱发皮肤风团潮红反应。同样将致敏剂注入结膜穹隆部-立即产生球结膜水肿、充血、痒和眼睑水肿等阳性结果[2]。Ⅳ型过敏性反应的标准试验,是斑贴试验。将可疑致敏物质贴敷于皮肤,24 小时或 48 小时后出现接触性皮炎即为阳性。然而可能出现假阴性和假阳性,仔细询问病史有助于判断。结膜刮片发现嗜酸性粒细胞则为过敏性结膜炎,毒性结膜炎没有。毒性结膜炎上皮细胞、单核细胞和多形核细胞的细胞质内可能见到大的毒性嗜碱性颗粒,与常见较小的中性颗粒不同。但是这些都是非特异性的,也可在过敏反应中发现[2]。

毒性角结膜炎有关的局部用药

所有局部治疗性药物都可能引起眼部刺激,可能是药物活性成分的直接作用,也可能是由药物降解产物和防腐剂引起。局部用药时,角膜和结膜的药物浓度高于眼部其他组织,因此更有可能给上皮细胞的结构和功能带来不利影响[6]。

评估毒性的方法

已有许多技术定性和定量评估局部用药对外眼的影响。动物实验是长期使用的标准方法,用来评价人类用药是否安全。改良的 Draize 实验使用的动物是兔子,因为兔眼比猴和人类的眼睛对许多化学药物的刺激更敏感。在兔眼刺激实验中,局部给药3 周,评估 1 周,处死动物后进行组织学研究。然而Burstein 指出,这种方法评价眼表损伤并不可靠,因为上皮缺损可在 3 天内愈合[6]。其他实验包括创伤愈合模型,评估药物对再上皮化的影响,利用荧光测定、电生理监测和同位素定位评估角膜渗透性。形态学评价的方法有角膜内皮镜、共焦显微镜、透射电镜和扫描电镜。Pfister 和 Burstein 用扫描电镜观察到许多

药物、载体和防腐剂对角膜上皮的影响,包括从细胞微绒毛位置的变化到明显的角膜表层上皮细胞缺失[7]。串联式扫描共聚焦显微镜在活体检测到苯扎氯胺引起的兔角膜表层上皮细胞脱落[8]。离体细胞培养技术用以评估药物的细胞学效应,但不足以准确模拟体内的环境。避免对动物有损伤的化学药物实验是一种理想状态,很难做到。最近报道了许多关于替代动物眼实验的新方法,比如体外培养的兔或人的结膜细胞系评估局部眼用药物的毒性。

特殊制剂的毒性

局部用药的特殊效应在其他文献中已有分类[9]。下面主要综述了一些常见的引起毒性角结膜炎的药物。

抗病毒药

局部抗病毒制剂,包括碘苷(疱疹净、碘苷制剂和碘甙)、阿糖腺苷(Vira-A)、三氟胸苷(三氟胸)和更昔洛韦(zirgan),与毒性角结膜炎相关。碘苷的刺激性比较大,现已不常用。在治疗单纯疱疹病毒性角膜炎时,碘苷常引起点状角膜炎、上皮水肿、角膜上皮糜烂、复层上皮混浊和假树枝。过度使用碘苷,引起持续上皮缺损甚至惰性溃疡(indolent ulcers),临床上很像病毒感染持续或加重。碘苷也是能引起睑结膜滤泡反应的几种药物之一,偶尔引起结膜瘢痕和泪管封闭(假性沙眼或假性类天疱疮综合征)[2]。碘苷可能并不延迟上皮愈合,但可能导致异常的基质创伤愈合迟缓[9]。

三氟胸苷和阿糖腺苷引起的点状角膜炎和角膜糜烂程度较轻。这些药物一般与假类天疱疮综合征无关。三氟胸苷可能引起角膜上皮发育不良[10]。阿昔洛韦眼药是有效的抗病毒制剂,毒性低且耐受性好,但美国没有[11,12]。更昔洛韦眼药已广泛应用于临床,耐受性好。多个临床试验发现,更昔洛韦可引起点状角膜炎,总的来说它的耐受性比阿昔洛韦好。

青光眼药物

生物碱类缩瞳剂,比如匹罗卡品和卡巴胆碱,常会引起非特异性刺激性结膜炎,这与药物的代谢产物关系密切[2]。匹罗卡品也是引起滤泡性结膜炎的药物之一[13],而且可引起药物性黏膜类天疱疮[14]。

现已不常使用的肾上腺素,与接触性过敏和急性毒性上皮反应有关。长期应用也可引起滤泡性结膜炎,偶尔引发黏膜类天疱疮。长期用肾上腺素滴眼液

导致肾上腺黑色素(肾上腺素红)沉积,表现为结膜微小的黑色或棕褐色斑点,与眼部不适和炎症无关[15]。这些沉积物是肾上腺素氧化和聚合的代谢产物。角膜外观呈现黑色,就像被覆以无定形黑色斑块,可能是肾上腺黑色素在角膜浅层内积累的结果。通常发生在已有角膜水肿或者外伤导致的角膜上皮异常的患者。

为减少肾上腺素的某些副作用研制了地匹福林。但它也与滤泡性结膜炎有关,停药后消失[16]。

β-肾上腺素阻滞剂全身和心血管作用有据可查,它的眼用制剂像噻吗洛尔可能引起轻度的局部刺激,以及角膜知觉减退、点状角膜上皮病变及假树枝状改变[17]。曾有报道佩戴角膜接触镜同时点用噻吗洛尔滴眼液,引起角膜上皮糜烂[18]。

多佐胺类抗青光眼药物的毒副作用与发生无菌性黏脓性结膜炎有关[19]。

α-2-肾上腺素激动剂盐酸阿拉可乐定和溴莫尼定(阿法根)最常见的副作用是过敏性睑结膜炎,发生率大约20%~30%[20]。据报道15%的患者为此停用了0.5%盐酸阿拉可乐定。也有报道引起滤泡性结膜炎[3]。为减少毒副作用,溴莫尼定的防腐剂成分已由苯扎氯胺(benzalkonium,BAK)改为碳酸钠。Katz研究发现这种改变使过敏性结膜炎发生率降低了约41%[21]。

前列腺素类抗青光眼药是具有结膜毒性的一类主要药物,包括拉坦前列素、曲伏前列素、贝美前列素、异丙基乌诺前列酮和他氟前列素。常见的副作用是结膜充血。不过,报道证实有毒性的是拉坦前列素(苏为坦)[22]。

抗生素和抗真菌药

在氨基糖苷类中,妥布霉素的刺激性可能最小,眼部毒性也低于庆大霉素[23]。两者偶尔会发生局限性眼部毒性和超敏反应、眼睑痒、眼睑水肿和结膜充血。

作为经验性治疗,临床上常用强化的5%头孢唑林联合强化的妥布霉素和庆大霉素治疗感染性角膜炎。与妥布霉素、庆大霉素、氯霉素、乙酰磺胺酸和新霉素相比,头孢唑林的眼部毒性和对角膜上皮愈合的影响更小[21]。

浓度为500单位/g的杆菌肽滴眼液,对结膜和角膜无刺激性,也不影响上皮愈合。但是常引起接触性过敏[24]。

长期用新霉素常引起过敏反应和毒性结膜炎。据报道有5%~15%患者发生皮肤和结膜过敏[23]。

众所周知,青霉素易引起过敏反应,所以局部已很少使用。敏感个体可引起全身过敏反应,16%的患者发生过敏性睑炎[23]。

氯霉素是另一种很少局部应用的抗生素。虽然它耐受性好、对上皮的完整性和创伤愈合影响较小,但与骨髓抑制和再生障碍性贫血有关。因此已很少应用[25~28]。

多黏菌素B一般无眼部刺激。但反复应用可引起刺激及轻度结膜炎,很少有过敏反应[29]。

局部磺胺类药物可引起过敏反应,但更严重的是,极少情况下引起Stevens-Johnson综合征和中毒性表皮坏死松解症[30,32]。局部应用磺胺甲噁唑眼膏引起光敏反应,导致睑缘局限性晒伤[33]。

喹诺酮类是目前局部应用最广泛的抗菌药,比氨基糖苷类药物的毒性小。Sosa,Epstein和Asbell通过细胞培养研究喹诺酮类对角膜及结膜上皮的毒性,包括市售的莫西沙星、加替沙星、左氧氟沙星、氧氟沙星和环丙沙星,发现莫西沙星的毒性最小[34]。环丙沙星治疗角膜溃疡的患者中常见到在眼表缺损的表面有白色结晶样沉积物(17%)[35]。新一代的奎诺酮类,如莫西沙星和加替沙星,在眼科和社区初级保健中应用越来越广泛,临床使用效果良好,但是产生的上皮毒性令人担忧。加替沙星加入了引起毒性反应的苯扎氯胺作为防腐剂,而莫西沙星依赖其独特的pH值和内在的稳定性保持效力,未加防腐剂。

大环内酯类抗生素滴眼液,如1%阿奇霉素耐受性好,但也含0.003%的苯扎氯胺,因此可能出现毒性反应。

有三大类主要抗真菌药物:多烯类、嘧啶类和咪唑类。两性霉素B是多烯类,目前没有市售滴眼液,可以稀释静脉用药,将浓度调至0.05%~0.2%,局部点眼。1%的两性霉素B引起角膜上皮缺损,影响上皮愈合[36]。结膜下注射两性霉素B与永久性结膜变黄和形成隆起结节有关[37]。那他霉素有市售眼药,一般无刺激性[38]。嘧啶类中1.0%氟胞嘧啶溶液毒性较低[39]。咪唑类没有市售眼药,包括克霉唑、咪康唑、益康唑、酮康唑和伏立康唑,适合自行配制。一般耐受性较好,但是咪康唑对上皮可能产生较重的刺激,曾有一例棘阿米巴角膜炎患者使用后引起了点状角膜炎和针样上皮囊泡样隆起[39]。酮康唑能引起暂时性上皮功能紊乱[36]。

麻醉药

众所周知,反复使用或滥用局部麻醉剂可致严重的角膜损伤。大量文献报道不同的麻醉剂引起不同程度的毒性角膜病变[18]。诊断性检查时使用一次麻醉剂,可以引起刺痛、点状角膜炎和眨眼减少[2]。麻醉药滥用综合征特征明显。为减轻外伤性角膜上皮损伤或其他疾病引起的疼痛,会不加选择的应用局部麻醉剂。医生滴用后产生较好的麻醉效果,使患者设法从医生那里得到麻醉剂。然而,麻醉剂的持续应用使得麻醉的作用时间缩短,控制疼痛也变得越来越难。结膜充血、畏光、眼睑水肿和红斑进一步发展。角膜上皮缺损出现增厚的卷边。角膜基质水肿,常出现环形浸润,易误诊为棘阿米巴角膜炎,因为两者有相似的临床症状和体征。也可发生虹膜睫状体炎、前房积脓和前房积血。有一病例报道,单纯疱疹病毒性角膜炎行角膜移植术后滥用丙美卡因,最终导致植片坏死、切口裂开、色素膜脱出而再次行角膜移植及全结膜瓣遮盖[40]。

许多局部麻醉剂都可引起毒性角膜病变,包括丙美卡因、盐酸丁卡因、利多卡因、布拉卡因、可尼卡因、丁氧普鲁卡因[18]。局部麻醉剂降低泪膜稳定性、干扰细胞代谢、影响细胞膜渗透性、直接损伤细胞支架蛋白,并减缓上皮创伤愈合[2,18,41~44]。已有大量的长期应用麻醉剂引起了严重后果的文献报道,说明麻醉剂不应该在眼部疾病的治疗中长期使用。

防腐剂

美国 FDA 要求多次使用的眼药内加入防腐剂。一些药物需要加入抗氧化剂以防氧化。虽然防腐剂在减少局部药物引起的眼部感染中起重要作用,但它们对角膜和结膜上皮毒性很大。有时药物本身耐受性较好,因药物中所含的防腐剂引起角膜病变不得不停止用药。很多化学制剂用作滴眼液的防腐剂,包括苯扎氯铵、苄索氯铵、氯化十六烷基吡啶、氯己定、氯丁醇、依地酸盐、尼泊金酯、苯基汞盐和硫柳汞。原则上有些是应该使用的,比如苯扎溴铵、苯扎依地酸、氯丁醇和硫柳汞[18]。

苯扎氯铵(benzalkonium chloride,BAK)是四铵阳离子制剂,作为防腐剂已广泛应用于滴眼液。它对眼睛也有较强的毒性。高浓度 BAK,比如 2% 或 10%,一滴就能引起严重的角膜损伤,包括角膜内皮,引起角膜水肿、混浊[45]。在局部制剂中,BAK 通常被稀释到 0.005%~0.033%,一般不产生刺激性。但是经常或长期使用,也可引起流泪、水肿、充血和点状角膜炎。Wilson 认为这也许与 BAK 引起的泪膜不稳定有关[46]。也可发生上皮创伤愈合延迟。佩戴软性接触镜时,因

BAK 与接触镜结合使得其上皮毒性增加[45]。

氯丁醇是滴眼液中另一种常用的防腐剂,常用浓度 0.5%。这种防腐剂的耐受性较好。在大鼠的研究显示,氯丁醇比常用浓度的 BAK、氯己定和硫柳汞的毒性小[47]。延长角膜上皮暴露于氯丁醇溶液的时间,可致短暂的角膜炎,伴随点状改变和轻度混浊[18]。动物实验表明氯丁醇削弱上皮连结、抑制氧气摄取、减弱上皮与角膜基质黏附[18]。氯丁醇长期储存不稳定[48]。

硫柳汞是滴眼液中一种含汞的防腐剂。它是角膜接触镜佩戴者使用人工泪液引起眼部刺激和炎症的常见原因,引起结膜充血和点状角膜上皮病变[49]。此外硫柳汞还可引起超敏反应,尤其是接触镜佩戴者,引起角膜浅基质浸润和结膜滤泡形成[50]。据报道在美国硫柳汞引起超敏反应发生率为 6.6%~8%[46]。已知含汞化合物尤其是硝酸苯汞和醋酸苯汞,能引起角膜带状变性,类似于暴露于汞蒸汽的工人发生的情况。这些制剂可引起汞沉积于角膜后弹力层和中央晶状体前囊膜,后者称为汞中毒性晶状体变色[1]。临床上尚未发现硫柳汞引起这些问题。

滤泡性结膜炎

如前所述,大量眼科用药都能引起滤泡性结膜炎(表 51.1),推测这本质上可能是刺激而不是过敏引起。不痒、结膜未见嗜酸性粒细胞或不发生皮炎,这些都支持是毒性机制而不是过敏[2]。滤泡多分布在睑结膜,下睑多于上睑。另外偶尔可见球结膜上滤泡增生,尤其是使用地匹福林者[16]。滤泡出现在半月皱襞和角膜缘处球结膜时反应更严重[16]。抗病毒药物(碘苷、阿糖腺苷和三氟胸苷)和地匹福林最易引起滤泡反应[16,51]。无论制剂是否有刺激性,滤泡在临床上和组织病理学上是相似的,虽然滤泡没有显示充分成熟的生发中心[2,52]。引起滤泡结膜炎的药物有可能引起假类天疱疮综合征,出现结膜瘢痕、角膜炎和血管翳,但不发生 Herbert 小凹[52]。还可以发生泪小点和泪管阻塞[2]。一般停药后滤泡逐渐消失,糖皮质激素治疗无效[2]。

飓风样角膜炎

角膜移植术后所使用眼药的毒性反应常常引起一些特征性的角膜上皮病变。涡旋样点状角膜病变早在术后一周就可发生,由植片周边向内延伸(图 51.4)[54]。推测其形成机制可能与角膜上皮愈合方式有关,因为这一过程是上皮呈向心性滑动模式,宏观

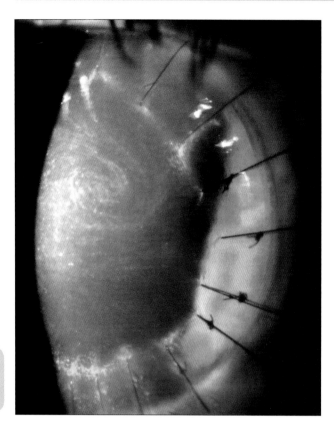

图51.4　角膜移植术后飓风样角膜炎。可见涡旋样点状角膜上皮病变。部分原因是角膜移植术后用药。(Courtesy of Mark J. Mannis.)

上表现为螺旋或涡旋状[55,56]。角膜植片的上皮对局部药物的毒性反应很敏感。通常停用致病药物后,飓风样角膜炎(hurricane keratitis)可完全消失。这些药物可能是抗生素、睫状肌麻痹剂、抗青光眼药,也可能是防腐剂(尤其是苯扎氯胺)[54]。

药物诱发的黏膜类天疱疮

许多眼药引起的临床综合征与特发性黏膜类天疱疮非常相似。后者推测是自身免疫疾病,以慢性结膜炎、结膜收缩、睑球粘连、倒睫、角膜病变、角膜干燥和眼表角化为特征。目前明确能引起这些难以鉴别的综合征的药物主要包括:抗病毒药(碘苷[57]和三氟胸苷)、缩瞳剂(乙磷硫胆碱[58]和毛果芸香碱[59])、交感神经剂(肾上腺素和盐酸地匹福林[60])和β阻滞剂(噻吗洛尔[14])。特发性黏膜类天疱疮表现为免疫球蛋白与结膜基底膜相结合[57,58,59]。Mondino概括了五种可能,解释局部用药在黏膜类天疱疮发展中的作用:①药物引起非进行性瘢痕,而黏膜类天疱疮中瘢痕形成呈进行性;②纯属巧合;③类天疱疮也许已经发生,而药物促进了其发展;④药物可能就是引起黏

膜类天疱疮的原因;⑤黏膜类天疱疮的瘢痕化阻塞了房水流出通道引起青光眼,这又需要局部抗青光眼药物[62,63]。Mondino提出了合理治疗方案,停用一切可能促进疾病发展的药物,观察病情。如果有进展,使用免疫抑制剂(糖皮质激素、氨苯砜、甲氨蝶呤和环磷酰胺);否则,观察即可。

其他引起毒性角结膜炎的原因

化妆品和护肤品

睫毛膏或眼线都可引起睑结膜无症状的滤泡反应。化妆品中黑色的色素颗粒经常沉积在睑结膜和滤泡处,翻起上睑时,可见色素颗粒沉积在睑板上缘[18]。球结膜和角膜通常不受影响。除非有症状,一般无需停用化妆品[2,18,53]。有报道称眼部化妆品除了引起色素沉积和滤泡性结膜炎,还引起其他刺激。某些皮肤保湿剂、眼霜和防皱霜,涂抹于距眼睛还有一些距离的面部时,就可引起眼部不适、烧灼感和刺痛。推测可能是化学物从皮肤蔓延到眼部,又称眼区敏感综合征[64]。Mannis和Sandler报道了一例皮肤抛光剂引起的角膜炎,这是一种皮肤磨砂清洁剂。裂隙灯下角膜上皮内可见有细小珠样磨砂颗粒[65]。

护发品

偶尔喷发剂误入眼中会引起暂时不适和刺痛。通常喷发剂的主要成分是树脂,树脂溶于酒精,压力灌装,使用时喷射出来。Maclean报道了"喷雾剂角膜炎",表现为点状上皮角膜炎,"喷射压力将无腐蚀性的有机化合物小颗粒推出并嵌入角膜上皮,引起异物反应"[66]。典型角膜炎延迟发作,轻度、暂时性,一到三天内消失。有趣的是这一组患者滴用碘苷眼水后刺激症状减轻。

曾经至少有一例报道关于发胶引起双侧角膜水肿。Satterfield和Mannis报道了一个观察4年的病例,57岁男性间歇性双侧角膜水肿,温暖的天气发作,24~36小时消失(图51.5)[67]。最终发现与患者使用的发胶有关,该患者的汗水携带发胶流入眼内,因为其中含阴离子清洁剂,引起角膜水肿、不适、充血和点状角膜炎。停用发胶后疾病自愈。

催泪瓦斯武器和催泪剂

梅斯催泪毒气(chemical Mace)是一种很强的溶剂,喷雾型催泪瓦斯是常见的便携式自卫装置。活性成分为氯乙酰苯,一种粉末状催泪剂,与溶剂混合,高

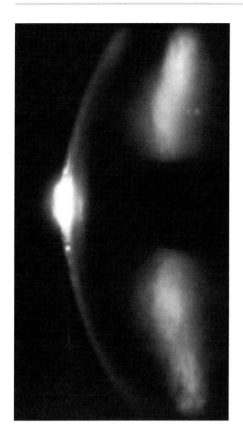

图 51.5 发胶引起的、阵发性双侧角膜水肿。急性发作期双眼角膜均出现弥漫的角膜基质和上皮水肿,点状上皮角膜病变和结膜充血。上皮水肿致虹膜纹理窥不清。(Courtesy of Mark J. Mannis and Denise Satterfield.)

压储存于金属容器中。喷射到皮肤和眼睛,引起强烈的烧灼感和刺痛感,大量流泪、流鼻涕,无意识闭眼,并引起皮肤烧灼感。喷雾型催泪瓦斯是比较新的类型,也更安全。早期的催泪武器通过爆炸释放出高速浓缩的固体化学颗粒(催泪剂),常导致严重的角膜水肿、瘢痕和混浊[68]。以梅斯为代表的新的溶液型喷雾武器以更低的压力和速度释放稀释的催泪剂。梅斯催泪毒气一般产生暂时性角结膜上皮损伤,数小时至数天症状消失。某些情况下可能损伤严重,角膜愈合缓慢。特别是受害者角膜感觉减退、保护反射性闭眼减弱和流泪减少,加之化学物质冲洗不充分,会导致永久性角膜混浊[18]。另外当化学物质在更近的距离(小于 2m)释放时,产生的危害更大[18]。不慎暴露于梅斯催泪毒气时,最好大量清水冲洗。

最近从执法人员到个人越来越普遍地使用辣椒喷雾器。这是一种非致命制服攻击者的方法。辣椒喷雾是辣椒精油的雾化形式,一种化学刺激物。Zollman 等随访了 11 例训练中暴露于辣椒喷雾的患者,暴露 10 分钟后最明显的特征是疼痛、点状上皮糜

烂和角膜感觉减退。一周时所有患者恢复正常,包括角膜感觉,无后遗症[69]。

治疗注意事项

如前所述,局部药物引起的持续性角结膜炎,识别致病药物、做出正确诊断是治疗本病的关键。如果忽略了致病的药物,医生会继续使用这些药,甚者增加其他药物,导致毒性角结膜炎加重。因此,对于那些慢性眼部刺激和炎症的患者,给予适当的治疗,病情仍没有改善,以及临床诊断不明确者,重要的是要考虑到药物毒性的可能。还要考虑到人为因素,比如是否存在麻醉药的滥用,这种情况较难处理,需要一定的临床经验[5]。怀疑长期麻醉药滥用者,治疗措施包括延长使用眼罩、部分或全睑裂缝合,住院观察可能有帮助。

本病的治疗方法就是停用致病药物。首先尽可能停用局部用药。如果是过期的、已经降解的眼药引起的刺激,简单的处理是更换新的药物。这也是鉴别过敏和毒性的辅助性诊断措施。如果更换新药后,结膜炎减轻提示我们可能是刺激而不是毒性反应[2]。如果治疗疾病的药物不能停用那就选用不含防腐剂的制剂,尽量消除防腐剂引起的毒性。另外选用替代药物可能有帮助。局部药物不能耐受时可以考虑口服给药。一旦停用致病药物,加用不含防腐剂的润滑液或眼膏有助于减轻症状。

出现上皮缺损时,停用致病药物往往很有效。治疗性角膜接触镜对有些患者有效,但要注意合并的干眼和其他眼部疾病。如果继续用药的话,要注意接触镜可蓄积有毒性的药物。上皮缺损不愈合时,考虑行羊膜移植。对于持续性上皮缺损的患者,必要时行部分或全睑裂缝合。对于大面积组织缺损和 / 或明显角膜变薄,尤其是人为的角结膜炎或麻药滥用的患者,可行结膜瓣遮盖术。偶尔出现角膜基质穿孔或濒临穿孔时,可行穿透性角膜移植或者构造性角膜移植。

(栗占荣 译　祝磊 校)

参考文献

1. Wilson FM II. Adverse external ocular effects of topical ophthalmic therapy: an epidemiologic, laboratory, and clinical study. *Trans Am Ophthalmol Soc* 1983;**81**:854–965.
2. Wilson FM II. Adverse external ocular effects of topical ophthalmic medications. *Surv Ophthalmol* 1979;**24**(2):57–88.
3. Wilkerson M, Lewis RA, Shields MB. Follicular conjunctivitis associated with apraclonidine. *Am J Ophthalmol* 1991;**111**(1):105–6.
4. Watts P, Hawksworth N. Delayed hypersensitivity to brimonidine tartate 0.2% associated with high intraocular pressure. *Eye* 2002;**16**(2):132–5.
5. Schwab IR, Abbott RL. Toxic ulcerative keratopathy. An unrecognized problem. *Ophthalmology* 1989;**96**:1187.

6. Burstein NL. Corneal cytotoxicity of topically applied drugs, vehicles and preservatives. *Surv Ophthalmol* 1980;**25**(1):15–30.

7. Pfister RR, Burstein N. The effects of ophthalmic drugs, vehicles, and preservatives on corneal epithelium: a scanning electron microscope study. *Invest Ophthalmol* 1976;**15**(4):246–59.

8. Ichijima H, Petroll WM, Jester JV, Cavanagh HD. Confocal microscopic studies of living rabbit cornea treated with benzalkonium chloride. *Cornea* 1992;**11**(3):221–5.

9. Langston RHS, Pavan-Langston D, Dohlman CH. Antiviral medication and corneal wound healing. *Arch Ophthalmol* 1974;**92**(6):509–13.

10. Maudgal PC, Van Damme B, Misotten L. Corneal epithelial dysplasia after trifluridine use. *Graefe's Arch Clin Exp Ophthalmol* 1983;**220**(1):6–12.

11. Collum LM, Benedict-Smith A, Hillary IB. Randomized double-blind trial of acyclovir and idoxuridine in dendritic corneal ulceration. *Br J Ophthalmol* 1980;**64**(10):766–9.

12. Lass JH, Pavan-Langston D, Park NH. Acyclovir and corneal wound healing. *Am J Ophthalmol* 1979;**88**(1):102–8.

13. Cvetkovic D, Parunovic A, Kontic D. Conjunctival changes in local long-term glaucomatous therapy. *Fortschr Ophthal* 1986;**83**(6):407–9.

14. Pouliquen Y, Patey A, Foster CS, et al. Drug-induced cicatricial pemphigoid affecting the conjunctiva. Light and electron microscopic features. *Ophthalmology* 1986;**93**(6):775–83.

15. Ferry AP, Zimmerman LE. Black cornea: a complication of topical use of epinephrine. *Am J Ophthalmol* 1964;**58**:205–10.

16. Liesegang TJ. Bulbar conjunctival follicles associated with dipivefrin therapy. *Ophthalmology* 1985;**92**(2):228–33.

17. Van Buskirk EM. Adverse reactions from timolol administration. *Ophthalmology* 1980;**87**(5):447–50.

18. Grant WM, Schuman JS. *Toxicology of the eye*. 4th ed. Springfield, IL: Charles C. Thomas; 1993.

19. Schnyder CC, Tran VT, Mermoud A, Herbort CP. Sterile mucopurulent conjunctivitis associated with the use of dorzolamide eyedrops. *Arch Ophthalmol* 1999;**117**(10):1429–31.

20. Nagasubramanian S, Hitchings RA, Demailly P, et al. Comparison of apraclonidine and timolol in chronic open-angle glaucoma. A three-month study. *Ophthalmology* 1993;**100**(9):1318–23.

21. Katz LJ. Twelve-month evaluation of brimonidine-purite versus brimonidine in patients with glaucoma or ocular hypertension. *J Glaucoma* 2002;**11**(2):119–26.

22. Jerstad KM, Warshaw E. Allergic contact dermatitis to latanoprost. *Am J Contact Dermat* 2002;**13**(1):39–41.

23. Lass JH, Mack RJ, Imperia PS, et al. An in vitro analysis of aminoglycoside corneal epithelial toxicity. *Curr Eye Res* 1989;**8**(3):299–304.

24. Stern GA, Shemmer GB, Farber RD. Effect of topical antibiotic solutions on corneal epithelial wound healing. *Arch Ophthalmol* 1983;**101**(4):644–7.

25. Apt L, Gaffney WL. Toxic effects of topical eye medication in infants and children. In: Tasman W, Jaeger EA, editors. *Duane's foundations of clinical ophthalmology*, vol. 3. Philadelphia: JB Lippincott; 1994.

26. Burstein NL, Klyce SD. Electrophysiologic and morphologic effects of ophthalmic preparations on rabbit corneal epithelium. *Invest Ophthalmol Vis Sci* 1977;**16**(10):899–911.

27. Petroutsos G, Guimaraes R, Giraud J, Pouliquen Y. Antibiotics and corneal epithelial wound healing. *Arch Ophthalmol* 1983;**101**(11):1775–8.

28. Rosenthal RL, Blackman A. Bone-marrow hypoplasia following use of chloramphenicol eyedrops. *JAMA* 1965;**191**:136–7.

29. Hatinen A, Terasvirta M, Fraki JE. Contact allergy to components in topical ophthalmologic preparations. *Acta Ophthalmol (Copenh)* 1985;**63**(4):424–6.

30. Rubin Z. Ophthalmic sulfonamide-induced Stevens–Johnson syndrome. *Arch Dermatol* 1977;**113**(2):235–6.

31. Gottschalk HR, Stone OJ. Stevens–Johnson syndrome from ophthalmic sulfonamide. *Arch Dermatol* 1976;**112**(4):513–14.

32. Fine HF, Kim E, Eichenbaum KD, et al. Toxic epidermal necrolysis induced by sulfonamide eyedrops. *Cornea* 2008;**27**(9):1068–9.

33. Flach AJ, Peterson JS, Mathias CGT. Photosensitivity to topically applied sulfisoxazole ointment. *Arch Ophthalmol* 1982;**100**:1286–7.

34. Sosa AB, Epstein SP, Asbell PA. Evaluation of toxicity of commercial ophthalmic fluoroquinalone antibiotics as assessed on immortalized corneal and conjunctival epithelial cells. *Cornea* 2008;**27**(8):930–4.

35. Weisbecker CA, Fraunfelder FT, Arthur A, et al., editors. *Physicians' desk reference for ophthalmology*. 23rd ed. Montvale, NJ: 1995 *Medical Economics*.

36. Foster CS, Lass JH, Moran-Wallace K, et al. Ocular toxicity of topical antifungal agents. *Arch Ophthalmol* 1981;**99**(6):1081–4.

37. Bell RW, Ritchey JP. Subconjunctival nodules after amphotericin B injection. Medical therapy for Aspergillus corneal ulcer. *Arch Ophthalmol* 1973;**90**(5):402–4.

38. Levinskas GJ, Ribelin WA, Shaffer CB. Acute and chronic toxicity of pimaricin. *Toxicol Appl Pharmacol* 1966;**8**:97–109.

39. Zaidman GW. Miconazole corneal toxicity. *Cornea* 1991;**10**:90–1.

40. Mannis MJ. Personal communication, 1994.

41. Higbee RG, Hazlett LD. Topical ocular anesthetics affect epithelial cytoskeletal proteins of wounded cornea. *J Ocular Pharmacol* 1989;**5**(3):241–53.

42. Hermann H, Moses SG, Friedenwald JS. Influence of pontocaine hydrochloride and chlorobutanol on respiration and glycolysis of cornea. *Arch Ophthalmol* 1942;**28**:652–60.

43. Rossenwasser GO, Holland S, Pflugfelder SC, et al. Topical anesthetic abuse. *Ophthalmology* 1990;**97**:967–72.

44. Dass BA, Soong HK, Lee B. Effects of proparacaine on actin cytoskeleton of corneal epithelium. *J Ocular Pharmacol* 1988;**4**(3):187.

45. Gasset AR. Benzalkonium chloride toxicity to the human cornea. *Am J Ophthalmol* 1977;**84**(2):169–71.

46. Wilson WS, Duncan AJ, Jay JL. Effect of benzalkonium on the stability of the precorneal tear film in rabbit and man. *Br J Ophthalmol* 1975;**59**:667–9.

47. Neville R, Dennis P, Sens D, et al. Preservative cytotoxicity to cultured corneal epithelial cells. *Curr Eye Res* 1986;**5**(5):367–72.

48. Mondino BJ, Salamon SM, Zaidman GW. Allergic and toxic reactions in soft contact lens wearers. *Surv Ophthalmol* 1982;**26**(6):337–44.

49. Wilson LA, McNatt J, Reitschel R. Delayed hypersensitivity to thimerosal in soft contact lens wearers. *Ophthalmology* 1981;**88**(8):804–9.

50. Cai F, Backman HA, Baines MG. Thimerosal: an ophthalmic preservative which acts as a hapten to elicit specific antibodies and cell mediated immunity. *Curr Eye Res* 1988;**7**(4):341–51.

51. Fraunfelder FT, Meyer SM. *Drug-induced ocular side effects and drug interactions*. 2nd ed. Philadelphia: Lea & Febiger; 1982.

52. Thygeson P, Dawson CR. Pseudotrachoma caused by molluscum contagiosum virus and various chemical irritants. *Excerpta Medica International Congress Series* 1970;**222**:1894–7.

53. Dawson CR, Sheppard JD. Follicular conjunctivitis. In: Tasman W, Jaeger EA, editors. *Duane's clinical ophthalmology*, vol. 4. Philadelphia: JB Lippincott; 1994.

54. Mackman GS, Polack FM, Sydrys L. Hurricane keratitis in penetrating keratoplasty. *Cornea* 1983;**2**:31–4.

55. Kuwabara T, Perkins DG, Cogan DG. Sliding of the epithelium in experimental corneal wounds. *Invest Ophthalmol* 1976;**15**(1):4–14.

56. Bron AJ. Vortex patterns of the corneal epithelium. *Trans Ophthalmol Soc UK* 1973;**93**:455–72.

57. Lass JH, Thoft RA, Dohlman CH. Idoxuridine-induced conjunctival cicatrization. *Arch Ophthalmol* 1983;**101**(5):747.

58. Patten JT, Cavanaugh HD, Allansmith MR. Induced ocular pseudopemphigoid. *Am J Ophthalmol* 1976;**82**(2):272–6.

59. Hirst LW, Werblin T, Novak M, et al. Drug-induced cicatrizing conjunctivitis simulating ocular pemphigoid. *Cornea* 1982;**1**:121.

60. Kristensen EB, Norn MS. Benign mucous membrane pemphigoid. I. Secretion of mucus and tears. *Acta Ophthalmol* 1974;**52**:266.

61. Leonard JN, Hobday CM, Haffenden GP, et al. Immunofluorescent studies in ocular cicatricial pemphigoid. *Br J Dermatol* 1988;**118**:209.

62. Mondino BJ. Discussion of drug-induced cicatricial pemphigoid affecting the conjunctiva. *Ophthalmology* 1986;**93**:782.

63. Mondino BJ. Bullous diseases of the skin and mucous membranes. In: Tasman W, Jaeger EA, editors. *Duane's clinical ophthalmology*, vol. 4. Philadelphia: JB Lippincott; 1994.

64. Stephens TJ, McCulley JP, Tharpe M, et al. Localized eye area sensitivity syndrome. *J Toxicol Cutaneous Ocul Toxicol* 1989/1990;**92**:569–70.

65. Mannis MJ, Sandler BJ. Keratitis induced by skin polish. *Am J Ophthalmol* 1988;**106**(1):104–5.

66. MacLean AL. Spray keratitis: a common epithelial keratitis from noncorrosive household sprays. *Trans Am Acad Ophthalmol Otol* 1967;**71**(2):330–40.

67. Satterfield D, Mannis MJ. Episodic bilateral corneal edema caused by hair groom gel. *Am J Ophthalmol* 1992;**113**(1):107–8.

68. Laibson PR, Oconor J. Explosive tear gas injuries of the eye. *Trans Am Acad Ophthalmol Otol* 1970;**74**(4):811–19.

69. Zollman TM, Bragg RM, Harrison DA. Clinical effects of oleoresin capsicum (pepper spray) on the human cornea and conjunctiva. *Ophthalmology* 2000;**107**(12):2186–9.

第52章

上方角膜缘角结膜炎

Irit Bahar, Eitan Livny, Allan R. Slomovic

关键概念

- 上方角膜缘角结膜炎是一种眼表疾病。
- 病因不清楚。
- 明显的组织病理表现:上皮角化、棘层增厚、角化不良、上皮细胞核气球样变性、杯状细胞密度下降和球结膜及上睑结膜炎症反应。
- 与甲状腺疾病有关,但不是明确的病因。
- 药物和手术治疗效果不确定。
- 药物治疗包括局部应用硝酸银(化学烧伤)、润滑剂、局部使用激素、非甾体类抗炎药、乙酰半胱胺、维生素 A、肥大细胞稳定剂和环孢素 A。
- 手术治疗包括烧灼和结膜切除。

本章纲要

引言和流行病学

上方角膜缘角结膜炎(superior limbic keratoconjunctivitis, SLK)是一种眼表疾病,特征如下:上睑和球结膜炎症、上方结膜上皮缺失、浅层点状角膜炎、角膜缘上皮细胞增殖、角化,偶伴角膜丝状改变。1953 年,Braley 和 Alexander[1]报道了一例上方浅层点状角膜炎,伴角膜丝状病变。几年后,Thygeson[2]、Thygeson 和 Kimura[3]报道了上方角膜丝状病变和上方结膜炎症的病例。1963 年和 1967 年,Theodore[4,5]完整描述

了此病的临床表现,并提出了现在使用的病名。几年后,Wright[6]进一步发现存在上睑结膜乳头肥大。

SLK 病因未明,男女比例约 3:1(译者注:SLK 发病男女比例约为 1:3,女性更为常见,原书存在错误)[7],任何年龄均可发病,最常见于 30~55 岁[8]。虽然目前认为 SLK 没有遗传倾向或家族遗传模式,但 Darrell[9]报道了两例同卵双胞胎患 SLK。

临床表现

表 52.1 总结了 SLK 的常见和偶发临床表现。患者常诉异物感、疼痛、畏光、黏液样分泌物和流泪,有时眼睑痉挛[4,7,10]。出现丝状角膜病变时,不适感明显加重(图 52.1)。眼部检查见上睑肥厚、紧张,翻转眼睑可见睑结膜乳头肥大。上方球结膜呈扇形充血、炎症(图 52.2),显得肥厚冗赘,有皱褶[10,12],有时可覆盖上方角膜缘,很容易用棉签推动(图 52.3)。上方角膜和球结膜常表现上皮缺失和浅层点状角膜炎。典型的上方球结膜上皮缺失很难通过荧光素染色发现,

表 52.1　SLK 的常见和偶发临床表现

眼睑	肥厚、紧张、眼睑下垂
结膜	睑结膜:乳头肥大;球结膜:冗赘、皱褶、可用棉签推动、活性染色见上皮缺失,偶见点状出血。也可出现结膜增厚和角化、楔形充血,黏液样分泌物不少见,下方球结膜和睑结膜常不受累
角膜	上方出现浅层点状角膜炎、丝状物,偶见微血管翳,基质很少增厚或水肿[10],下方角膜不受累,偶见角膜感觉减退
泪液	约四分之一的患者泪液分泌试验数值较低

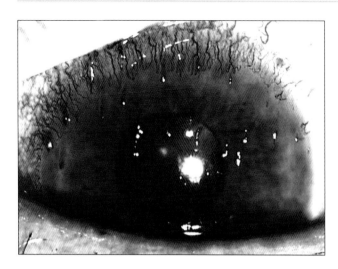

图 52.1 SLK 患者丽丝胺绿染色示上方角膜丝状物

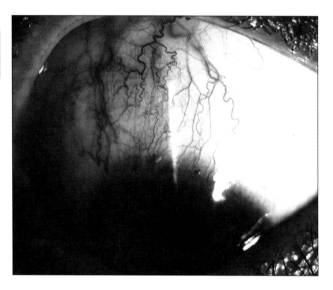

图 52.2 SLK 患者上方球结膜炎症、充血,丽丝胺绿显示此区域上皮缺失

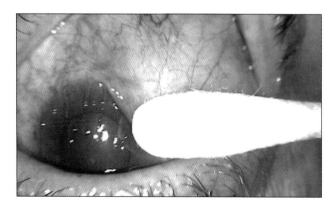

图 52.3 上方球结膜冗赘、松弛,能被棉签轻易推至上方角膜,正常情况不会出现此体征

因此很容易漏诊和误诊。活体染色更合适,如丽丝胺绿和孟加拉红染色(图 52.2)。SLK 表现明显不对称,不累及下方角膜、球结膜和睑结膜。出现角膜丝状病变时,可引起广泛的结膜刺激。

SLK 通常是双眼受累。虽然有自限性,但有些病例发作、缓解,持续多年。视力预后良好。

病因学

SLK 的确切病因不明。曾提出过 4 个主要理论:病毒感染[4]、免疫因素[6,13]、角结膜干燥的结果[8,14-16]和机械摩擦[6,7,17]。

病毒感染不太可能,因为缺乏病毒培养的阳性结果[8],SLK 患者手术切除的结膜组织电镜检测也未见病毒颗粒[18-20]。免疫学理论基于不同研究发现 SLK 患者中自身免疫性甲状腺病高发,从 20%~50%[6,8,14,16],甚至高达 65%[21],比如甲状腺功能亢进、甲状腺功能减退甚至甲状腺功能正常[21]。1968 年,Tenzel 报道了这种相关性,后来 Cher[13] 和 Theodore[23] 又强调了这种关联。事实上,早在 1953 年,Braley 和 Alexander[1] 就发现上方点状角膜炎合并角膜丝状物的患者中,有些出现典型的甲状腺功能亢进表现,比如"焦虑、急躁和紧张"。近来 Nelson[8] 发现一位 SLK 患者,伴甲状旁腺激素升高,后来诊断为甲状旁腺腺瘤。目前尚无 SLK 免疫机制的直接证据。Eiferman 和 Wilkins[24] 报道三位接受病变结膜组织切除手术的 SLK 患者,免疫荧光检查没有发现循环抗体免疫球蛋白沉积,光镜下仅见轻度的炎症改变,伴嗜酸性粒细胞浸润。

有报道显示,SLK 患者伴有角结膜干燥症,Schirmer 试验检测值低[8,14-16]。但是不同研究报道的发生率变化非常大。Corwin[25] 发现仅 4.5%(1/22) 的 SLK 患者伴随角结膜干燥症,而 Passons,Wood[14] 和 Ohashi[16] 等报道大约占 40%,Udell[15] 等报道约 54.4%。Nelson[8] 总结了 SLK 患者伴低 Schirmer 值约占 24.2%。这些研究始终不清楚角结膜干燥症是 SLK 的诱发因素还是结果,或者两者没有关系。

迄今为止在 SLK 发病机制的四个理论中,最有吸引力是机械擦伤理论,Wright[6] 首次提出,Wilson[7] 和 Ostler[17] 详细描述。他们认为 SLK 患者上睑在运动时紧贴球结膜,引起睑结膜对球结膜、上方角膜缘和上皮表面不断地摩擦。这种紧贴的位置关系是眼球突出(也许与甲状腺疾病有关)的特征,球结膜松弛和冗赘进一步加重这种情形。这在 SLK 中常常看到。

伴随角结膜干燥症时泪液润滑减少,情况会更加恶化。一些研究支持这一理论。Raber[26]发现三个结膜下瘢痕患者发展为 SLK。Sheu[27]等报道了一例眼睑整形术后很快发生 SLK,该患者上睑紧张,检查时常规手法不能翻转。Matsuda[28]等将结膜标本行免疫组化检查并与对照组比较,发现 SLK 患者的转化生长因子 β2、细胞黏合素和整合素强阳性表达,而这些标记物与机械刺激有关。多余结膜切除和上方球结膜烧灼可以减轻 SLK 症状,为机械摩擦学说提供了间接证据[11,14,15,29]。

组织病理学

Theodore 和 Ferry[30]光镜下检查 SLK 患者手术切除的角膜缘和结膜标本,观察到上皮角化、棘皮增厚、角化不良和上皮细胞核气球样变性。Wright[6]也发现球结膜角化、增厚和杯状细胞密度下降,睑结膜杯状细胞肥大。球结膜和上睑结膜有多形核白细胞、淋巴细胞和浆细胞浸润[6,30]。印迹细胞学显示上方球结膜有严重的鳞状化生、角化和多核细胞[8],有些伴上皮细胞水肿[8,30]和结膜基质水肿[20]。

Collin 等[18,19]将 SLK 患者的球结膜组织行电镜检测,发现明显但非特异性的特征。角膜缘结膜有明显的变性和角化,与以往光镜检查结果一致[6,30]。另外发现在上皮细胞质内有大量糖原聚积,结膜上皮细胞的细胞核和细胞质内有透明角质颗粒。有报道称眼表疾病偶见细胞核内出现一个独特的、沿细胞长轴排列的中央纺锤形染色质,像凝聚的"蛇样"染色质[31]。另一个明显的特征是染色丝围绕核紧紧包裹,将其勒成哑铃状,形成更小的核单位,形成多叶核外观。曾报道上方球结膜的上皮细胞核内有不常见的浓缩染色质[32]。

治疗方法

1963 年以来,许多保守的和有创的方法治疗 SLK 取得了不同程度的成效。治疗效果可能与特殊的因素有关。因此对泪液分泌、眼睑紧张度和甲状腺功能的评估有助于医生选择恰当的治疗方法。

药物治疗

传统的治疗方法是上睑结膜局部涂抹 0.5%~1% 的硝酸银[3],可以缓解症状 4~6 周。上睑结膜麻醉后,用棉签或人造海绵沾取硝酸银涂搽病变区域结膜,一

分钟后用无菌生理盐水或平衡盐溶液冲洗,以免刺激眼部。如果治疗失败可在 5~7 天再做一次[17]。

硝酸银或眼加压包扎治疗无效的病例,可选用润滑剂、局部激素及非甾体类抗炎药。病情好转都是暂时的,需要持续和反复治疗。Mondino[33]和 Wright[6]等报道,佩戴绷带镜后加压包扎特别适合有丝状物的患者。由于保持接触镜的正常位置比较困难,因此这种方法尚需进一步检验。他们认为加压包扎通过阻断上睑和球结膜之间的机械摩擦而减轻症状[33]。其他一些成功的治疗 SLK 的方法包括:乙酰半胱氨酸[6],尤其对于出现丝状角膜炎的患者;局部富马酸酮替芬[34]和自体血清滴眼[35]。Ohashi[16]等用维生素 A(维生素 A 棕榈酸酯)滴眼液治疗 12 例 SLK 患者。在 3 个月的随访中,约 83% 的患者有效。继续治疗无一人复发。

对于标准方法治疗失败的患者,Confino、Brown[36]和 Grutzmacher 等[37]建议用肥大细胞稳定剂。Yang 及同事[38]对 22 位泪液缺乏患者,行永久性泪小点封闭,发现所有的患者主观症状减轻。结膜印迹细胞学检查(69%)显示,13 例中有 9 例出现鳞状化生逆转,杯状细胞增多。有研究者[39]用 0.5% 环孢素 A 治疗硝酸银和激素治疗无效的 5 位患者,局部点眼一天 4 次。长达 3 年的随访发现刺激症状和异物感均减轻。唯一副作用就是滴眼时有烧灼感。Sahin 等用 0.05% 环孢素 A 滴眼液辅助治疗糖皮质激素治疗无反应的患者,同样获得成功[40]。Shen 等[41]研究了 20 例人工泪液和局部激素治疗失败的患者,行上睑注射抗炎的曲安奈德 3mg/0.3ml。长期观察(所有患者平均 7.8 个月,40 只眼)发现,刺激和干眼症状改善,角结膜染色显示炎症减轻。为减少上睑和球结膜的机械摩擦,有研究者用肉毒素治疗 21 例 SLK 患者,将 0.1~0.2ml 药物注射到上眶缘和下方轮匝肌(共 4 个位点)[42]。其中 16 例症状减轻,但临床上其他表现没有变化。14 例需要重复治疗。

近期研究,Takahashi 等[43]对 20 例 SLK 和甲状腺眼病患者(33 只眼)局部行 2% 瑞巴匹特(rebamipide)治疗。瑞巴匹特是 2-(1H)喹啉酮的氨基酸衍生物,增强黏膜防御功能,清除自由基并暂时性激活环氧酶 -2 的基因编码。该药用于保护黏膜,治疗胃十二指肠溃疡和胃炎。研究的检测指标包括孟加拉红染色评分、荧光素染色的面积和密度、Schirmer Ⅰ试验、泪膜破裂时间、Hertel 眼球突出度测量与边缘反射距离 1,2(margin reflex distances)(译者注:边缘反射距离为角膜中心光反射与眼睑的距离)。随访 4 周,28

只眼 SLK 症状完全消失(84.8%;P < 0.001),另 5 只眼(15.2%)症状明显改善。整个研究中 Schirmer 结果无变化,无不良事件报告。作者认为可以考虑瑞巴匹特作为 SLK 治疗的一线药物。

手术

多年来不同的研究者推荐结膜切除治疗 SLK[11,16,20,29,30,44],发现对硝酸银治疗无反应的患者很有效[14,20]。1973 年 Tenzel[29] 首次应用该手术,1978 年 Donshik 及同事[20]、1984 年 Passons 和 Wood 等[14] 先后使用。手术在局麻(表麻和结膜下浸润)下进行。分离上方病变球结膜与结膜下组织,从 10 点至 2 点沿角膜缘切开,然后向穹隆方向切除已分离的球结膜 5~8mm。包眼过夜,局部抗生素滴眼液或者眼膏应用 48~72 小时。Schirmer 试验正常的患者对治疗的反应较好[14]。

1986 年,Udell 和同事[15] 报道了上方球结膜热烧灼术治疗 11 例 SLK 患者(13 只眼),包括 6 例角结膜干燥症。局部浸润麻醉后,在 10 点至 2 点方位、从角膜缘到其后的 8mm 区域,使用一次性显微手术烧灼笔短暂、局限地烧灼病变球结膜 30~50 个点。作者操作时非常小心,既要保证适当的烧灼密度、覆盖整个结膜上皮产生基质皱缩,又要避免损伤下面的巩膜。此手术的基本原理是烧灼会暂时性增加血管分布和周边正常组织上皮迁移和 / 或分化覆盖病变区域,终止炎症循环,恢复杯状细胞。8 例(73%)症状和临床表现改善,其中 5 例是硝酸银治疗失败者。作者认为这种方法应该是先于结膜切除手术之选。对于 SLK 合并角结膜干燥症的患者,他们提倡封闭泪小点。

2003 年,Yokoi 及同事[11] 通过切除病变区结膜并扩大至周围较远处的结膜治疗 5 例(6 只眼)病程长、刺激症状严重、难治的 SLK。Sun 等[44] 手术切除上方球结膜和结膜下组织,治疗 30 例(40 只眼)SLK 患者。随访 3 月,临床症状和体征明显改善,所有患者的刺激症状、眼红、上方球结膜充血、上睑结膜乳头肥大明显好转。其中 3 只眼出现结膜切除边缘处复发,再次手术解决。

几年后,Fraunfelder[45] 采用液氮冷冻治疗 SLK 患者,目的是在上方球结膜、结膜下组织和巩膜之间形成瘢痕,类似硝酸银产生的化学烧灼。3 个月内治疗两次,采用 Brymill E 冷冻头(0.013 英寸直径)和双冻融技术。作者报道所有 SLK 患者都得到根治。

鉴别诊断

SLK 主要与佩戴美容软性接触镜综合征(cosmetic soft contact lenses,CL-SLK)相鉴别,1983 年 Stenson[46] 描述了 4 个这样的病例。症状包不耐受括接触镜和轻度刺激。临床表现与 SLK 相似,比如上睑乳头肥大和炎症、上方角膜缘肥厚、上方睑结膜、球结膜和上方角膜点状染色。其中 3 例停戴接触镜,症状消失,调整接触镜后重新佩戴。同年 Fuerst 及同事[47] 报道了 13 例软性接触镜佩戴者出现同样的情况。主要临床表现是上皮表面不规则、点状染色、上方角膜点状上皮下浸润,伴上方球结膜充血。停戴接触镜后角结膜炎持续长达 15 个月。在一项 40 例日戴接触镜患者的研究中,Sendele 等[48] 发现停戴接触镜后,患者 CL-SLK 相关的症状和体征缓慢消失,未遗留永久后遗症。光镜和透射电镜检查结膜标本显示,上皮细胞间水肿、假性上皮瘤样增生、急性和慢性炎症、杯状细胞减少。结膜角化不明显,仅 13% 患者出现丝状物。作者将这归因于使用了含硫柳汞的清洗液。

SLK 有更明确的临床表现,与 CL-SLK 的多变性不同,这一点可作为两者的鉴别之处[49]。尤其是 SLK 常为双侧,女性多见,与甲状腺疾病相关。CL-SLK 多为年轻患者,常因角膜受累而影响视力。另外它一般没有丝状物形成,停戴接触镜后,病情很快改善。因此 Theodore[49] 提出用接触镜性角结膜炎一词替代 CL-SLK。

总结

SLK 是一种原因未明的眼表疾病,特征是上方睑结膜、球结膜的炎症、上方结膜上皮细胞缺失、浅层点状角膜炎、角膜缘上皮增殖和角化,偶伴角膜丝状物形成。组织病理学表现明显。可出现复发和缓解,具有自限性。SLK 与甲状腺疾病相关,因此应该明确是否存在甲状腺疾病。本病无标准治疗方法。许多药物和手术治疗都取得了不同程度的效果。

(栗占荣 译 祝磊 校)

参考文献

1. Braley AE, Alexander RC. Superficial punctated keratitis. *Arch Ophthalmol* 1953;**50**:147–54.
2. Thygeson P. Further observations on superficial punctate keratitis. *Arch Ophthalmol* 1961;**66**:158–62.
3. Thygeson P, Kimura SJ. Chronic conjunctivitis. *Trans Am Acad Ophthalmol Otolaryngol* 1963;**67**:494–517.
4. Theodore FH. Further observations on superior limbic keratoconjunctivitis. *Trans Am Acad Ophthal Otolaryngol* 1967;**71**:341–51.

5. Theodore FH. Superior limbic keratoconjunctivitis. *Eye Ear Nose Throat Mon* 1963;**42**:25–8.
6. Wright P. Superior limbic keratoconjunctivitis. *Trans Ophthalmol Soc UK* 1972;**92**:555–60.
7. Wilson FM, Ostler HB. Superior limbic keratoconjunctivitis. *Int Ophthalmol Clin* 1986;**26**:99–112.
8. Nelson JD. Superior limbic keratoconjunctivitis (SLK). *Eye* 1989;**3**(Pt 2): 180–9.
9. Darrell RW. Superior limbic keratoconjunctivitis in identical twins. *Cornea* 1992;**11**:262–3.
10. Cher I. Superior limbic keratoconjunctivitis: multifactorial mechanical pathogenesis. *Clin Experiment Ophthalmol* 2000;**28**:181–4.
11. Yokoi N, Komuro A, Maruyama K, et al. New surgical treatment for superior limbic keratoconjunctivitis and its association with conjunctivochalasis. *Am J Ophthalmol* 2003;**135**:303–8.
12. de Almeida SF, de Sousa LB, Vieira LA, et al. Clinic-cytologic study of conjunctivochalasis and its relation to thyroid autoimmune diseases: prospective cohort study. *Cornea* 2006;**25**:789–93.
13. Cher I. Clinical features of superior limbic keratoconjunctivitis in Australia. A probable association with thyrotoxicosis. *Arch Ophthalmol* 1969;**82**:580–6.
14. Passons GA, Wood TO. Conjunctival resection for superior limbic keratoconjunctivitis. *Ophthalmology* 1984;**91**:966–8.
15. Udell IJ, Kenyon KR, Sawa M, et al. Treatment of superior limbic keratoconjunctivitis by thermocauterization of the superior bulbar conjunctiva. *Ophthalmology* 1986;**93**:162–6.
16. Ohashi Y, Watanabe H, Kinoshita S, et al. Vitamin A eye drops for superior limbic keratoconjunctivitis. *Am J Ophthalmol* 1988;**105**:523–7.
17. Ostler HB. Superior limbuc keratoconjunctivitis. In: Smolin G, Thoft RA, editors. *The cornea*. Boston/Toronto: Little Brown; 1987. p. 296–8.
18. Collin HB, Donshik PC, Foster CS, et al. Keratinization of the bulbar conjunctival epithelium in superior limbic keratoconjunctivitis in humans: an electron microscopic study. *Acta Ophthalmologica Copenh* 1978;**56**:531–43.
19. Collin HB, Donshik PC, Boruchoff SA, et al. The fine structure of nuclear changes in superior limbic keratoconjunctivitis. *Invest Ophthalmol Vis Sci* 1978;**17**:79–84.
20. Donshik PC, Collin HB, Foster CS, et al. Conjunctival resection treatment and ultrastructural histopathology of superior limbic keratoconjunctivitis. *Am J Ophthalmol* 1978;**85**:101–10.
21. Kadrmas EF, Bartley GB. Superior limbic keratoconjunctivitis. A prognostic sign for severe Graves ophthalmopathy. *Ophthalmology* 1995;**102**: 1472–5.
22. Tenzel RR. Comments on superior limbic filamentous keratitis: part II. *Arch Ophthalmol* 1968;**79**:508.
23. Theodore FH. Comments on findings of elevated protein-bound iodine in superior limbic keratoconjunctivitis: part I. *Arch Ophthalmol* 1968;**79**: 508.
24. Eiferman RA, Wilkins EL. Immunological aspects of superior limbic keratoconjunctivitis. *Can J Ophthalmol* 1979;**14**:85–7.
25. Corwin ME. Superior limbic keratoconjunctivitis. *Am J Ophthalmol* 1968; **66**:338–40.
26. Raber IM. Superior limbic keratoconjunctivitis in association with scarring of the superior tarsal conjunctiva. *Cornea* 1996;**15**:312–16.
27. Sheu MC, Schoenfield L, Jeng BH. Development of superior limbic keratoconjunctivitis after upper eyelid blepharoplasty surgery: support for the mechanical theory of its pathogenesis. *Cornea* 2007;**26**:490–2.
28. Matsuda A, Tagawa Y, Matsuda H. TGF-beta2, tenascin, and integrin beta1 expression in superior limbic keratoconjunctivitis. *Jpn J Ophthalmol* 1999;**43**:251–6.
29. Tenzel RR. Resistant superior limbic keratoconjunctivitis. *Arch Ophthalmol* 1973;**89**:439.
30. Theodore FH, Ferry AP. Superior limbic keratoconjunctivitis. Clinical and pathological correlations. *Arch Ophthalmol* 1970;**84**:481–4.
31. Knop E, Reale E. Fine structure and significance of snake like chromatin in conjunctival epithelial cells. *Invest Ophthalmol Visual Sci* 1994;**35**: 711–19.
32. Wander AH, Masukawa T. Unusual appearance of condensed chromatin in conjunctival cells in superior limbic keratoconjunctivitis. *Lancet* 1981; **2**:42–3.
33. Mondino BJ, Zaidman GW, Salamon SW. Use of pressure patching and soft contact lenses in superior limbic keratoconjunctivitis. *Arch Ophthalmol* 1982;**100**:1932–4.
34. Udell IJ, Guidera AC, Madani-Becker J. Ketotifen fumarate treatment of superior limbic keratoconjunctivitis. *Cornea* 2002;**21**:778–80.
35. Goto E, Shimmura S, Shimazaki J, et al. Treatment of superior limbic keratoconjunctivitis by application of autologous serum. *Cornea* 2001; **20**:807–10.
36. Confino J, Brown SI. Treatment of superior limbic keratoconjunctivitis with topical cromolyn sodium. *Ann Ophthalmol* 1987;**19**:129–31.
37. Grutzmacher RD, Foster RS, Feiler LS. Lodoxamide tromethamine treatment for superior limbic keratoconjunctivitis. *Am J Ophthalmol* 1995; **120**:400–2.
38. Yang HY, Fujishima H, Toda I, et al. Lacrimal punctal occlusion for the treatment of superior limbic keratoconjunctivitis. *Am J Ophthalmol* 1997; **124**:80–7.
39. Perry HD, Doshi-Carnevale S, Donnenfeld ED, et al. Topical cyclosporine A 0.5% as a possible new treatment for superior limbic keratoconjunctivitis. *Ophthalmology* 2003;**110**:1578–81.
40. Sahin A, Bozhurt B, Irkec M. Topical cyclosporine A in the treatment of superior limbic keratoconjunctivitis: a long-term follow-up. *Cornea* 2008;**27**:193–5.
41. Shen YC, Wang CY, Tsai HY, et al. Supratarsal triamcinolone injection in the treatment of superior limbic keratoconjunctivitis. *Cornea* 2007;**26**: 423–6.
42. Mackie IA. Management of superior limbic keratoconjunctivitis with botulinum toxin. *Eye* 1995;**9**(Pt 1):143–4.
43. Takahashi Y, Ichinose A, Kakizaki H. Topical rebamipide treatment for superior limbic keratoconjunctivitis in patients with thyroid eye disease. *Am J Ophthalmol* 2014;**157**:807–812.e2.
44. Sun YC, Hsiao CH, Chen WL, et al. Conjunctival resection combined with tenon layer excision and the involvement of mast cells in superior limbic keratoconjunctivitis. *Am J Ophthalmol* 2008;**145**:445–52.
45. Fraunfelder F. Liquid nitrogen cryotherapy of superior limbic keratoconjunctivitis. *Am J Ophthalmol* 2009;**147**:234–8.
46. Stenson S. Superior limbic keratoconjunctivitis associated with soft contact lens wear. *Arch Ophthalmol* 1983;**101**:402–4.
47. Fuerst DJ, Sugar J, Worobec S. Superior limbic keratoconjunctivitis associated with cosmetic soft contact lens wear. *Arch Ophthalmol* 1983;**101**: 1214–16.
48. Sendele DD, Kenyon KR, Mobilia EF, et al. Superior limbic keratoconjunctivitis in contact lens wearers. *Ophthalmology* 1983;**90**:616–22.
49. Theodore FH. Superior limbic keratoconjunctivitis. *Arch Ophthalmol* 1983;**101**:1627–9.

6

第53章

木样结膜炎

Kristiana D. Neff,Edward J. Holland,Gary S. Schwartz

关键概念

- 木样结膜炎是一种与系统性血纤溶酶原缺乏症相关的罕见病。
- 至今仅发现I型低纤溶酶原血症(血纤溶酶原水平及活性减低)引起的不同形式的假膜病。
- 系统性血纤溶酶原缺乏症最常见的表现是慢性结膜炎,特点为血管化、隆起及脆性真膜样病变。
- 血纤溶酶原缺乏的患者可伴有与呼吸道、牙龈、耳、泌尿生殖道、胃肠道、中枢神经系统以及皮肤相关的全身症状。
- 木样结膜炎的治疗以纤溶酶原替代物为主,但至今尚无标准的治疗方案。

本章纲要

流行病学
临床表现
病理生理学 / 组织病理学
病因学
治疗

木样结膜炎(ligneous conjunctivitis,LC)是一种与系统性血纤溶酶原缺乏症相关的罕见病,以迁延不愈的复发性、膜性结膜损伤为特点。该病眼部表现与全身疾病相关,各年龄段均可发病,多发生于儿童。该病可导致其他部位的黏膜损伤,包括口腔、耳、鼻咽、气管和呼吸道、胃肠道或泌尿生殖道。罕见合并先天性梗阻性脑积水或青少年胶状粟粒疹。

1874 年,Bouisson[1] 报道了一位 46 岁男性,患有双眼假膜性结膜炎,被认为是报道的首例木样结膜炎。1993 年 Borel[2] 使用"ligneous"这一词命名该病,意为"木样的",这是由于在严重病例中的膜组织均有类似木质的病变特点。多数患者接受积极治疗后,病

变可变薄、变软,呈膜样组织(图 53.1)。

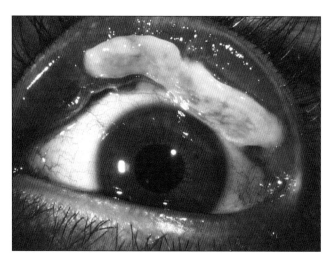

图 53.1 发生于上睑结膜的木样结膜炎。注意周边白色无血管病变以及血管化的基底

流行病学

木样结膜炎罕见。自该病名确定以来,已有文献报道超过 190 例[3-35]。有学者对新近出现的 23 例患有严重I型纤溶酶原缺乏症患者的数据,并对既往发表的病例数据进行了整理[36]。统计后发现,出现首发临床症状的年龄中位数是 1 岁(平均年龄为 5 岁零 5 个月),男女比例为 1.55︰1。受未知因素的影响,在文献中报道的木样结膜炎病例,女性较男性更为常见。在这组病例中,最常见的临床表现为木样结膜炎(87%),其次为呼吸系统相关表现(33%)和木样牙龈炎 / 牙周炎(32%)。更加罕见的眼外病损部位包括耳部、女性生殖道(19%),男性尿道(2%),胃肠道(3%),脑积水(14%),丹 - 瓦畸形(Dandy-Walker malformation)(6%)以及青少年皮肤胶状粟粒疹[36]。

几项研究报道严重血纤溶酶原缺乏症出现眼外病变的患者,不伴有眼部病变[26,37,39]。

许多病例报告中的木样结膜炎继发于感染或外伤。结膜损伤后的异常炎症反应是诱发该病的可能因素之一。一些病例发生于结膜手术后,包括翼状胬肉[20,33]、睑裂斑[9]、斜视[3,22]、白内障[22]、角膜成形术[40]、上睑下垂[22]以及对侧木样结膜炎患眼行自体结膜移植的健眼[41]。双眼木样结膜炎的发生也曾见于使用义眼的病例[42]。

临床表现

典型临床表现为慢性结膜炎。疾病早期通常不出现分泌物或膜样病变。最早的木样损伤表现为血管化、隆起及脆性病变。此类组织病变可轻易用镊子去除,有出血倾向。即使在文献中这类损伤被认为是假膜,但事实上却是真膜。

若炎症继续迁延,在新生血管膜的上方将出现一个白色厚质的无血管团块。若在切除此病变后缺乏合理抗炎治疗,通常在数日内复发至原病变大小。这些病变最常见于上下睑结膜,也可发现于球结膜,包括角膜缘。球结膜处的病变可能是由睑结膜蔓延而来,也可原发于球结膜。角膜缘病变可蔓延覆盖角膜表面,在严重病例中可导致角膜新生血管及瘢痕。有时尽管接受了合理治疗但炎症仍迁延不愈,慢性病变部位增厚、血管化、质硬,逐渐显现木样外观。

在病程早期,患者可能主诉长期流泪、中度不适以及眼红。随着病变的进展,几乎所有患者均有疼痛及畏光的症状。严重者可导致持续性不适,影响患者日常生活。更严重的病变可蔓延至睑缘外,造成该病最严重的并发症,即外观畸形。(图 53.2)

病理生理学 / 组织病理学

发现Ⅰ型纤溶酶原缺乏症与木样结膜炎间的关系,是理解该病病理生理学的关键进展。在这一认识之前,对于病因有很多猜测,包括自身免疫反应、外伤、超敏反应以及病毒或细菌感染的继发反应。这仅基于当时掌握的组织学证据。

假膜的组织学特点表现为位于表层或上皮下的嗜酸性多形性玻璃样、淀粉样物质,以及多种成分的肉芽组织和炎性细胞(淋巴细胞、浆细胞和粒细胞)[37,43~45]。研究报道黏多糖是该病变的主要成分[7,12]。另有研究认为,纤维蛋白是构成玻璃样物质的主要成分,而

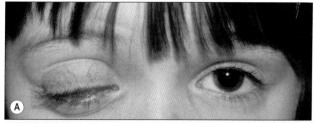
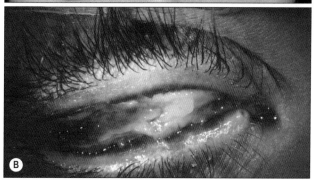

图 53.2　8 岁女性患儿患木样结膜炎。(A)木样病变累及右眼整个睑球结膜。(B)角膜缘的病变已完全覆盖角膜表面

酸性黏多糖仅出现在肉芽组织的周边。这一反应被认为是导致结膜代谢紊乱的原因,也可能起因于外伤造成的过度组织反应。

Schuster 和 Seregard 认为结膜炎之所以是纤溶酶原缺乏症的最常见表现,是因为眼部经常暴露于刺激因素所致[37]。这些刺激因素可能诱发局部炎症或导致炎症迁延,进而造成木样假膜。异常的血管渗漏也被认为是木样病变的多种构成成分的来源。Melikian[14]认为由结膜新生血管产生的浆液纤维素性渗出液,经过凝固过程后参与形成肉芽组织并聚集玻璃样物质,在形成木样膜组织的过程中硬化。

1988 年首次对木样结膜炎病变进行免疫组化检测[11]。该研究发现 T 淋巴细胞为主要的浸润细胞类型,且在后续研究中得到进一步证实[33]。辅助性 T 细胞与抑制性 T 细胞或杀伤性 T 细胞之比为 3:1。利用免疫荧光染色技术发现玻璃样物质在固有质(substantia propria)的主要组成是免疫球蛋白。其中 IgG 最为明显,呈轻链、重链双染色,但主要为 k 轻链染色。近来应用纤维蛋白原抗体进行免疫荧光染色分析,发现纤维蛋白原聚集于血管周边[46]。

病因学

已有确切证据证实纤溶酶原缺乏症是引起木样结膜炎的病因[23,27,29,34,35,39]。Mingers 等人[35]报道的木样结膜炎病例也是人类纤溶酶原缺乏症的首例报

道。另有文献指出，患胃溃疡的患者应用氨甲环酸后引起可逆性低纤溶酶原血症并继发木样结膜炎[47]。遗传性低纤溶酶原血症分两型：Ⅰ型低纤溶酶原血症表现为纤溶酶原数量和活性双重降低，而Ⅱ型低纤溶酶原血症仅表现活性下降，数量正常。现有文献中，只有Ⅰ型纤溶酶原缺乏症引起多种形式的假膜病变。木样病损的发生通常由纤溶酶原基因的自发突变引起。然而也有关于复合杂合或纯合突变的报道[29,34,35,37,39]。Tefts 等人[39]发现在纳入的 50 例患者中，K19E 突变是引起Ⅰ型纤溶酶原缺乏症的最常见遗传性因素（34%）。已知的携带者家庭，可利用基因学手段在胎儿期筛查先天性梗阻性脑积水[30]。

虽然纤溶酶原主要在肝脏中合成，但位于眼表的纤溶酶原激活剂通常产生于角膜[48]，将纤溶酶原转化为纤溶酶，同时通过纤维蛋白溶解过程，将角膜中的纤维蛋白沉积物清除。纤溶酶原缺乏症中，黏液线状物堆积聚集，刺激炎性细胞和成纤维细胞，而干燥的纤维蛋白则导致结膜的木样病变。补充纤溶酶原可有效逆转上述反应。

纤维蛋白溶解时，这种数量极少或缺乏的纤溶酶原的损伤发生于血管外（非血管内的情况），其推断的依据是患有木样结膜炎以及纤溶酶原缺乏症的患者基本不会有血栓形成。有研究发现，非纤溶酶引起的纤维蛋白溶解在纤溶酶原缺乏以及患有木样结膜炎的患者中增强，与中性粒细胞弹性蛋白酶增加以及其他因素相关[31,34]。

对于木样结膜炎和纤溶酶原缺乏症眼部以外的表现，其发病机制在其他组织中与木样结膜炎相似，如中耳、呼吸道的纤毛[38,50-53]以及先天性梗阻性脑积水的脑室和脑导水管[35,38,51,54]。

根据该病的临床表现、组织病理学、病程以及对治疗的反应，笔者认为木样结膜炎是由组织对损伤的过度的炎症反应引起。这一损伤可能起自感染或机械损伤，包括手术。而对于像纤溶酶原缺乏症这种具有基因易感倾向的患者，便可能对这些致病因素发生反应。文献中已报道的前期病毒或细菌感染性结膜炎包括葡萄球菌性、链球菌性以及嗜血杆菌性结膜炎[4,15,18]。在这些病例中，木样结膜炎在基因性易感的人群中的发展，表现为对致病菌感染引发的结膜损伤的异常反应。

通常认为，创伤（特别是手术）也可引起木样结膜炎。作者报道过一个 24 岁女性患者，左眼上睑患有木样结膜炎。患者曾接受过自体结膜移植，手术将左眼下睑结膜移植至左眼上睑。木样结膜炎随后发生于原先无病变的供体区域并且对原发部位的治疗发

生抵抗[19]。后续研究中发现原对侧健眼也受累的情况[33]。在这些病例中，木样结膜炎的发生表现出免疫系统对结膜创伤的异常应答反应。

部分研究表明，局部应用环孢素 A 治疗该病的效果优于其他不含纤溶酶原成分的药物[11,18,19]。环孢素 A 干扰 IL-2 的产生，因此阻碍了 T 细胞反应的活性和募集。经环孢素 A 治疗 6 个月后，对切除的病变进行免疫组化分析，结果证实了免疫反应的参与[11]。研究中发现，T 淋巴细胞总量显著减少，其中抑制性 T 细胞 / 杀伤性 T 细胞亚群减少最为明显。另外 T 细胞表面 IL-2 受体消失。最终 B 淋巴细胞以及浆细胞数量发生减少。这一结果表明了环孢素 A 在免疫反应中的局部作用。抑制性 T 细胞 / 杀伤性 T 细胞的减少是一个继发反应，因为这些细胞是受激活 T 细胞的招募。环孢素 A 治疗的临床效果和组织病理学证据进一步支持了该病的免疫性本质。

治疗

近来纤溶酶原替代物被视为木样结膜炎的主要治疗方法[23,31,34,36]。Mingers 等人[35]首次提出纤溶酶原缺乏这一理论，并尝试补充纤溶酶原[38]。大剂量赖氨酸 - 纤溶酶原，1000 单位 / 日，连续静脉滴注两周，有效治疗了一例婴儿木样结膜炎，随后继续每日 1000 单位大剂量注射[8]。局部使用从新鲜冰冻血浆中提取的纤溶酶原制剂，已成功应用于木样结膜炎的治疗。三位患者每 2 小时滴用一次，已超过 12 个月没有发生复发[23]。另一位患者每小时滴用一次纤溶酶原滴眼液，3 周假膜消退，减量后复发，重新使用纤溶酶原滴眼液后病情再次得到控制。两位患者在清除假膜后，全身或结膜下联合局部应用新鲜冰冻血浆（fresh frozen plasma，FFP），已 12 个月未见复发[56,57]。因为其半衰期短且不易制备，这类治疗方法需解决对纤溶酶原浓度的需要。研究发现，在经过一位患者局部使用已上市的人类纤溶酶原滴眼液后，发现 60%FFP 是最有效的治疗浓度[46]。在此后的 5 年内，3 例复发患者通过增加 FFP 或新鲜血浆的使用频次避免了手术治疗。还有一些病例强调了长期低剂量局部应用纤溶酶原或 FFP 对维持病情平稳的重要性[46,55]。近来已经建立了纤溶酶原缺乏症的鼠模型。基因敲除鼠的结膜病变与人木样结膜炎在临床表现上基本一致。Pignataro 等人研究了局部应用纤溶酶原在不同浓度和不同时间下对于鼠模型的影响[58]。这一模型为我们提供了试验不同治疗方案的途径，以研究出更

加可靠的治疗方法。

　　早期组织学研究显示了木样病变的三个组成特点：①一个无细胞、嗜酸性、过碘酸 - 希夫染色（periodic acid-Schiff, PAS）阳性的玻璃样物质。②肉芽组织区。③细胞浸润区[7,10,12,14,21]。基于这些早期发现，出现了针对这些非特异性表现的药物治疗，但大部分治疗方法并不成功。局部联合应用玻璃质酸酶和 α 胰凝乳蛋白酶曾被报道为有效治疗方法，但在其他研究中显示无效[12,14,21]。其他成分的滴眼液，包括抗生素、糖皮质激素、色甘酸钠、纤溶酶、肝素以及硝酸银，均收效甚微。在纤溶酶原和 FFP 出现以前，环孢素是最有前景的治疗方法[59,60]。近来发现，由于激素对纤溶酶原合成的上调作用，口服避孕药可显著提高纤溶酶原水平。Sartori 等人发现受试的 2 名患者中，其中 1 人纤溶酶原水平升高且临床表现好转。这一治疗方法可用于部分患有低纤溶酶原血症的女性患者。

　　由于创伤是木样结膜炎的病因学因素之一，因此行结膜手术之前必须小心并慎重考虑。作者不建议为木样结膜炎患者施行自体结膜移植。一些病例已表明可用羊膜移植为木样结膜炎成功进行结膜重建[62,63]。这些患者或使用 2% 环孢素局部应用 6 个月，或使用肝素滴眼液（5000U/ml）在术后短期联合糖皮质激素以及抗生素。术后轻度复发的所有患者行羊膜再移植。术后 28~40 个月患者基本痊愈。作者建议患者在术前接受纤溶酶原治疗，并在术后缓慢逐渐减量。另外冰冻术、电凝法以及手术切除木样病变，基本会在数天至数周内快速复发。

　　根据文献以及作者们的临床经验，对于该病治疗做如下建议。所有患者需散瞳进行彻底的眼科检查。检查患者呼吸道时应与耳鼻喉以及麻醉科医生共同会诊，不仅为了发现其他并发症，也因为许多患者需要在麻醉下接受治疗，并且必须在治疗前了解所有气道以及喉部疾病。如前所述，以全身或局部应用纤溶酶原或 FFP 治疗开始，可联合一种纤溶酶原激活剂（uPA 或 tPA）以软化假膜，有助于对其清除。如果此治疗方法对患者无效，则需要考虑除纤溶酶原治疗以外的其他方法。下一步则是彻底切除眼部木样病变并活检。对于病变严重的成人以及所有儿童需采用全身麻醉。病变较重者要求扩大手术范围，切除结膜的固有层。

　　术中翻开眼睑。可能出现明显的出血，局部应用肾上腺素及烧烙可帮助止血。若不能完全去除病变组织则会很快复发，因为残留病变会成为局部药物治疗的物理屏障。术后即刻继续全身及局部使用 FFP，

同时糖皮质激素和广谱抗生素 4 次 / 日，2% 环孢素 A 滴眼液 2 次 / 日。这些药物在术后必须使用，因为早期复发是该病的特点。

　　在术后早期阶段，必须每日至少检查一次患者。每个患者每天都会出现轻微而又明显的复发，每个复发的病变必须每天使用显微镊清除（图 53.3）。如果

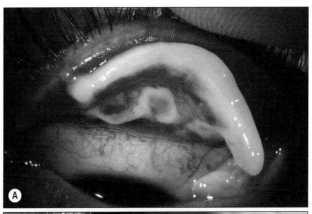

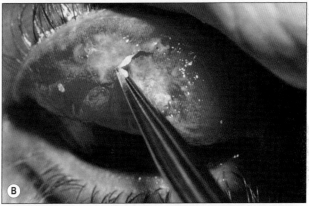

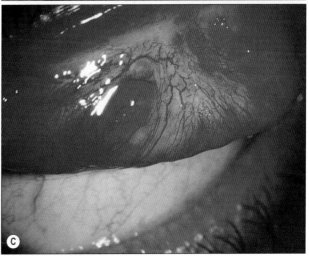

图 53.3　一位木样结膜炎病史 3 年的 24 岁女性，此前接受过局部和全身治疗均无效。(A) 可见左眼上睑结膜严重的木样病变以及下睑结膜病变。(B) 病变组织切除活检后 1 天。用显微镊将木样膜撕除，随后滴用环孢素。(C) 使用环孢素 9 个月后。木样结膜炎完全治愈。可见上皮下纤维化

异常组织累积生长了 1~2 天,将会像屏障一样阻碍局部用药到达组织基底,而木样膜病变便产生于此。患儿每日检查时放入襁褓中限制活动,其父母要学会在滴环孢素 A 的时候用棉签擦除病变。在治疗的最初几个星期,再生病变发生率和严重程度逐渐减少,局部用药也可逐步减量。一些病变在积极用药后仍然

发展。出现这种病变的患者需要回到手术室再次进行组织切检。再次手术后,患者应重新开始用药,即前文所述用药方案。再次切检及积极用药可收到满意效果(图 53.4)

在我们不断改良纤溶酶原替代疗法的同时,越来越重视该病的病理生理学。一个近期建立的纤溶酶原缺乏症登记网站(www.plasminogenregistry.org/)能更好地了解纤溶酶原缺乏症在北美的流行情况。纤溶酶原替代物应商业化生产,这将会使医务人员与患者间的交流更加简单,进而方便临床试验。总之,要继续开发用于全身及局部的纤溶酶原制剂,以便为木样结膜炎患者提供更好的治疗方法。

(吴迪 译 王雁 校)

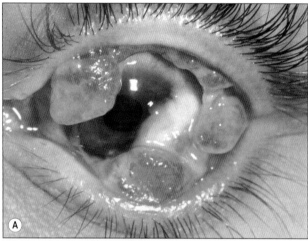
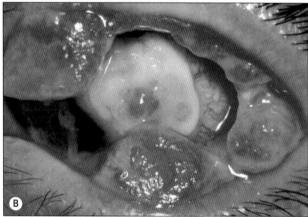
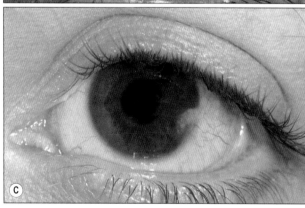

图 53.4 一位左眼患木样结膜炎 10 年的 20 岁女性患者,此前接受过局部和全身治疗均无效。(A)上下睑结膜严重的血管化木样病变。(B)可见肥厚的木样病变在 3 点钟方向遮盖角膜。(C)同一患者在使用环孢素 9 个月以及连续的病变组织切检后,木样结膜炎完全治愈

参考文献

1. Bouisson M. Ophthalmie sur-aigue avec formation de pseudomembranes a la surface de la conjonctive. *Ann Ocul (Paris)* 1847;**17**:100–4.
2. Borel MG. Un nouveau syndrome palpebral. *Bull Soc Ophthalmol Fr* 1933;**46**:168–80.
3. Bierly JR, Blandford DL, Weeks JA, et al. Ligneous conjunctivitis as a complication following strabismus surgery. *J Pediatr Ophthalmol Strabismus* 1994;**31**:99–103.
4. Chambers JD, Blodi FC, Golden B, et al. Ligneous conjunctivitis. *Trans Am Acad Ophthalmol Otolaryngol* 1969;**73**:996–1004.
5. Cohen SR. Ligneous conjunctivitis: an ophthalmic disease with potentially fatal tracheobronchial obstruction. *Ann Otol Rhinol Laryngol* 1990;**99**:509–12.
6. Diamond JP, Chandna A, Williams C, et al. Tranexamic acid-associated ligneous conjunctivitis with gingival and peritoneal lesions. *Br J Ophthalmol* 1991;**75**:753–4.
7. Francois J, Victoria-Troncoso V. Treatment of ligneous conjunctivitis. *Am J Ophthalmol* 1968;**65**:674–8.
8. Frimodt-Moller J. Conjunctivitis ligneosa combined with a dental affection. *Acta Ophthalmol (Copenh)* 1973;**51**:34–8.
9. Girard LJ, Veselinovic A, Font RL. Ligneous conjunctivitis after pinguecuale removal in an adult. *Cornea* 1989;**8**:7–14.
10. Hidayat AA, Riddle PJ. Ligneous conjunctivitis: a clinicopathologic study of 17 cases. *Ophthalmology* 1987;**94**:949–59.
11. Holland EJ, Chan CC, Kuwabara T, et al. Immunohistologic findings and results of treatment with cyclosporine A in ligneous conjunctivitis. *Am J Ophthalmol* 1989;**107**:160–6.
12. Kanai A, Polack FM. Histologic and electron microscopic studies of ligneous conjunctivitis. *Am J Ophthalmol* 1971;**72**:909–16.
13. McGrand JC, Rees DM, Harry J. Ligneous conjunctivitis. *Br J Ophthalmol* 1969;**53**:373–81.
14. Melikian HE. Treatment of ligneous conjunctivitis. *Ann Ophthalmol* 1985;**17**:763–5.
15. Newcomer V, Klein A. Ligneous conjunctivitis. *Arch Dermatol* 1977;**113**:511–12.
16. Nussgens Z, Roggenkamper P. Ligneous conjunctivitis: ten-year followup. *Ophthalmic Paediatr Genet* 1993;**14**:137–40.
17. Rubin A, Buck D, MacDonald MR. Ligneous conjunctivitis involving the cervix. *Br J Obstet Gynaecol* 1989;**96**:1228–30.
18. Rubin BI, Holland EJ, de Smet MD, et al. Response of reactivated ligneous conjunctivitis to topical cyclosporine. *Am J Ophthalmol* 1991;**112**:95–6.
19. Schwartz GS, Holland EJ. Induction of ligneous conjunctivitis by conjunctival surgery. *Am J Ophthalmol* 1995;**120**:253–4.
20. Weinstock SM, Kielar RA. Bulbar ligneous conjunctivitis after pterygium removal in an elderly man. *Am J Ophthalmol* 1975;**79**:913–15.
21. Eagle RC, Brooks JS, Katowitz JA, et al. Fibrin as a major constituent of ligneous conjunctivitis. *Am J Ophthalmol* 1986;**101**:493–4.
22. De Cock R, Ficker LA, Dart JG, et al. Topical heparin in the treatment of ligneous conjunctivitis. *Ophthalmology* 1995;**102**:1654–9.
23. Watts P, Suresh P, Mezer E, et al. Effective treatment of ligneous conjunctivitis with topical plasminogen. *Am J Ophthalmol* 2002;**133**(4):451–5.
24. Ozcelik U, Akçören Z, Anadol D, et al. Pulmonary involvement in a child with ligneous conjunctivitis and homozygous type I plasminogen deficiency. *Pediatr Pulmonol* 2001;**32**(2):179–83.
25. Chang BY, Richards J, Cunniffe G, et al. An interesting case of ligneous conjunctivitis. *Eye (Lond)* 2001;**15**(Pt 6):806–7.
26. Scully C, Gokbuget AY, Allen C, et al. Oral lesions indicative of plasmino-

gen deficiency (hypoplasminogenemia). *Oral Surg Oral Med Oral Pathol Oral Radiol Endod* 2001;**91**(3):334–7.

27. Ramsby ML, Donshik PC, Makowski GS. Ligneous conjunctivitis: biochemical evidence for hypofibrinolysis. *Inflammation* 2000;**24**(1):45–71.

28. Chowdhury MM, Blackford S, Williams S. Juvenile colloid milium associated with ligneous conjunctivitis: report of a case and review of the literature. *Clin Exp Dermatol* 2000;**25**(2):138–40.

29. Schuster V, Seidenspinner S, Zeitler P, et al. Compound-heterozygous mutations in the plasminogen gene predispose to the development of ligneous conjunctivitis. *Blood* 1999;**93**(10):3457–66.

30. Schuster V, Seidenspinner S, Müller C, et al. Prenatal diagnosis in a family with severe type I plasminogen deficiency, ligneous conjunctivitis and congenital hydrocephalus. *Prenat Diagn* 1999;**19**(5):483–7.

31. Mingers AM, Philapitsch A, Zeitler P, et al. Human homozygous type I plasminogen deficiency and ligneous conjunctivitis. *APMIS* 1999;**107**(1):62–72.

32. Klebe S, Walkow T, Hartmann C, et al. Immunohistological findings in a patient with unusual late onset manifestations of ligneous conjunctivitis. *Br J Ophthalmol* 1999;**83**(7):878–9.

33. Rao SK, Biswas J, Rajagopal R, et al. Ligneous conjunctivitis: a clinicopathologic study of 3 cases. *Int Ophthalmol* 1998;**22**(4):201–6.

34. Mingers AM, Philapitsch A, Schwarz HP, et al. Polymorphonuclear elastase in patients with homozygous type I plasminogen deficiency and ligneous conjunctivitis. *Semin Thromb Hemost* 1998;**24**(6):605–12.

35. Mingers AM, Heimburger N, Zeitler P, et al. Homozygous type I plasminogen deficiency. *Semin Thromb Hemost* 1997;**23**(3):259–69.

36. Klammt J, Kobelt L, Aktas D, et al. Identification of three novel plasminogen (PLG) gene mutations in a series of 23 patients with low PLG activity. *Thromb Haemost* 2011;**105**(3):454–60.

37. Schuster V, Seregard S. Ligneous conjunctivitis. *Surv Ophthalmol* 2003;**48**(4):369–88.

38. Cooper TJ, Kazdan JJ, Cutz E. Ligneous conjunctivitis with tracheal obstruction. A case report, with light and electron microscopy findings. *Can J Ophthalmol* 1979;**14**(1):57–62.

39. Tefts K, Gueorguieva M, Klammt J, et al. Molecular and clinical spectrum of type I plasminogen deficiency: a series of 50 patients. *Blood* 2006;**108**(9):3021–6.

40. Trojan B. Histology of conjunctivitis lignosa. *Klin Monatsbl Augenheilkd* 1971;**158**(4):551–4.

41. Schwartz GS, Holland EJ. Induction of ligneous conjunctivitis by conjunctival surgery. *Am J Ophthalmol* 1995;**120**(2):253–4.

42. Yazici B, Yıldız M, Irfan T. Induction of bilateral ligneous conjunctivitis with the use of a prosthetic eye. *Int Ophthalmol* 2011;**31**(1):25–8.

43. Rodriguez-Ares MT, Abdulkader I, Blanco A, et al. Ligneous conjunctivitis: a clinicopathological, immunohistochemical, and genetic study including the treatment of two sisters with multi-organ involvement. *Virchows Arch* 2007;**451**(4):815–21.

44. McCullough K, Nguyen H, Stechschulte D, et al. Ligneous conjunctivitis: a case report with multiorgan involvement. *Histopathology* 2007;**50**(4):511–13.

45. Gokbuget AY, Mutlu S, Scully C, et al. Amyloidaceous ulcerated gingival hyperplasia: a newly described entity related to ligneous conjunctivitis. *J Oral Pathol Med* 1997;**26**(2):100–4.

46. Tu Y, Gonzalez-Gronow M, Kolomeyer AM, et al. Adult-onset ligneous conjunctivitis with detection of a novel plasminogen gene mutation and anti-plasminogen IgA antibody: a clinicopathologic study and review of literature. *Semin Ophthalmol* 2015;**12**:1–6.

47. Song Y, Izumi N, Potts LB, et al. Tranexamic acid-induced ligneous conjunctivitis with renal failure showed reversible hypoplasminogenaemia. *BMJ Case Rep* 2014;doi: 10.1136/bcr-2014-204138.

48. Mirshahi M, Mirshahi S, Soria C, et al. Production of proteases type plasminogen activator and their inhibitor in cornea. *Biochem Biophys Res Commun* 1989;**160**(3):1021–5.

49. Marcus DM, Walton D, Donshik P, et al. Ligneous conjunctivitis with ear involvement. *Arch Ophthalmol* 1990;**108**(4):514–19.

50. Ridley CM, Morgan H. Ligneous conjunctivitis involving the fallopian tube. *Br J Obstet Gynaecol* 1993;**100**(8):791.

51. Babcock MF, Bedford RF, Berry FA. Ligneous tracheobronchitis: an unusual cause of airway obstruction. *Anesthesiology* 1987;**67**(5):819–21.

52. Hidayat AA, Riddle PJ. Ligneous conjunctivitis. A clinicopathologic study of 17 cases. *Ophthalmology* 1987;**94**(8):949–59.

53. Cohen SR. Ligneous conjunctivitis: an ophthalmic disease with potentially fatal tracheobronchial obstruction. Laryngeal and tracheobronchial features. *Ann Otol Rhinol Laryngol* 1990;**99**(7 Pt 1):509–12.

54. Nussgens Z, Roggenkamper P. Ligneous conjunctivitis. Ten years' followup. *Ophthalmic Paediatr Genet* 1993;**14**(3):137–40.

55. Heidemann DG, Williams GA, Hartzer M, et al. Treatment of ligneous conjunctivitis with topical plasmin and topical plasminogen. *Cornea* 2003;**22**(8):760–2.

56. Gurlu VP, Demir M, Alimgil ML, et al. Systemic and topical fresh-frozen plasma treatment in a newborn with ligneous conjunctivitis. *Cornea* 2008;**27**(4):501–3.

57. Tabbara KF. Prevention of ligneous conjunctivitis by topical and subconjunctival fresh frozen plasma. *Am J Ophthalmol* 2004;**138**(2):299–300.

58. Pignataro G, Vinciguerra A, Cuomo O, et al. Conjunctival instillation of plasminogen eliminates ocular lesion in B6.129P2-Plg^tm1Jld transgenic mice, a model of ligneous conjunctivitis. *Pharmacol Res* 2013;**74**:45–8.

59. Rubin BI, Holland EJ, de Smet MD, et al. Response of reactivated ligneous conjunctivitis to topical cyclosporine. *Am J Ophthalmol* 1991;**112**(1):95–6.

60. Holland EJ, Olsen TW, Ketcham JM, et al. Topical cyclosporin A in the treatment of anterior segment inflammatory disease. *Cornea* 1993;**12**(5):413–19.

61. Sartori MT, Saggiorato G, Pellati D, et al. Contraceptive pills induce an improvement in congenital hypoplasminogenemia in two unrelated patients with ligneous conjunctivitis. *Thromb Haemost* 2003;**90**(1):86–91.

62. Barabino S, Rolando M. Amniotic membrane transplantation in a case of ligneous conjunctivitis. *Am J Ophthalmol* 2004;**137**(4):752–3.

63. Tok O, Kocaoglu FA, Tok L, et al. Treatment of ligneous conjunctivitis with amniotic membrane transplantation and topical cyclosporine. *Indian J Ophthalmol* 2012;**60**(6):563–6.

6

第 54 章

结膜松弛症

Andrea Y. Ang

关键概念

- 结膜松弛症是一种常见的、累及双眼的结膜疾病。以结膜非水肿性脱垂、松弛为特点。

- 发病率随着年龄增长而增加,其病理生理学机制仍不明确。

- 通常无症状,但也可引起一定程度的眼部刺激感、流泪、疼痛、视物模糊、眼干或眼红。更严重者可见结膜下出血以及结膜脱垂所致角膜暴露,该类情况较罕见。

- 对于具有眼部刺激感和溢泪的患者,必须要考虑患有结膜松弛症的可能。由于该病症状无特异性,且临床表现通常较轻微,经常会发生漏诊。

- 干眼常与结膜松弛症并存,必须予以治疗以明确是否存在结膜松弛症。

- 对于有症状者,可通过手术切除或电凝技术达到去除多余结膜的目的。

本章纲要

引言

结膜松弛症(conjunctivochalasis,CCh)是一种以结膜非水肿性脱垂松弛为特点的结膜疾病,通常累及双眼。该病常无明显症状,且被认为是一种正常的年龄性改变。然而本病可引起不同程度的临床表现,而且存在眼部刺激感和流泪症状的患者必须要考虑重要的鉴别诊断。

"conjunctivochalasis"一词来源于希腊语,意为"松弛的结膜",在 1942 年由 Hughes 首次命名[1]。早在 1908 年,Elschnig 对于相同病症进行了描述,在 1921 年和 1922 年也分别由 Braunschweig 和 Wollenberg 报道过[2]。Meller 和 Tseng 将认识结膜松弛症的历史分成 3 个阶段[3]。第 1 阶段(1908~1942年)较多报道结膜松弛症导致的严重症状,包括由于眼表暴露造成的疼痛、角膜溃疡以及结膜下出血。第 2 阶段(1984~1989 年)着重报道中度结膜松弛症导致泪液排出问题。Liu 提出,结膜松弛症影响泪液流出的机制通常在于对泪河的破坏,而不是因脱垂的结膜阻塞下泪小点所致[4]。第 3 阶段(1990~1995 年)研究焦点为轻度结膜松弛症与泪膜不稳定的关系。Hoh 提出了一个结膜松弛症的评分系统,并发现结膜松弛症的严重程度对角结膜干燥症的诊断具有高度预测价值[5]。

结膜松弛症通常表现为松弛的下方球结膜脱垂在睑缘上方,但也可能累及上方结膜。症状包括刺激感、流泪、疼痛、视物模糊、眼干、眼红或结膜下出血。由于临床表现轻微,早期可能发生漏诊,并将症状归因于其他常见病因,如干眼。结膜松弛症经常与其他疾病伴发,如干眼,应在结膜松弛症显著以前进行必要的治疗,并排除其他引起眼部刺激感的原因。

流行病学

结膜松弛症是与年龄相关的最常见的眼病之一。尽管可在 10 岁前发病,但发病率和严重程度随年龄增加而增加[6-9]。Zhang[6]以社区为基础的大型研究发现,60 岁以上人群的患病率为 44%。Mimura 在日本进行的一项医院内研究显示出更高的患病率,年龄大于 60 岁的患者中 98% 患有结膜松弛症[7]。该研究发现本病尽管可早在 20 岁之前出现,年龄的增加仍是结膜松弛症最重要的危险因素。研究者认为过敏性结膜炎以及翼状胬肉可能是年轻患者患上结膜松弛症的危险因素。Mimura 在研究中还发现结膜松弛症严重程度的增加与年龄相关。Gumus 采用 Fourier 光学相干断层扫描对结膜松弛症进行客观分级,发现影响颞侧和鼻侧结膜的结膜松弛症严重程度与年龄高度相关[8]。另外角膜接触镜的佩戴、眼轴长度(短眼轴)、睑裂斑以及甲状腺疾病也是发生结膜松弛症的危险因素[9~12]。

病理生理学

结膜松弛症的发病机制尚不清楚。目前的研究具有局限性且尚存在争论。早期文献中认为造成结膜松弛症的原因有年龄改变以及机械力,如眼球运动、眼睑松弛、眼睑压迫和揉眼[2]。

Francis 等人[13]的一项组织病理学病例对照研究发现,大多数患有结膜松弛症的患者(22~29 岁)结膜组织正常,仅 4 位受试者表现出慢性非肉芽肿性结膜炎,3 位有弹性组织变性的特征(图 54.1)。学者们认为结膜松弛症的病因学是多因素的,局部创伤、紫外线照射以及泪液延迟清除的免疫效应可能参与其中。相反 Watanabe 等人[14]发现 44 例结膜松弛症患者的组织病理学检查中,39 例表现为镜下淋巴管扩张,且存在轻微炎症。

另外所有样本均表现出弹性纤维断裂以及胶原纤维稀疏排列(图 54.2)。研究者们猜想这是由于下睑和结膜间的机械力引起慢性长期的淋巴回流受阻,以及淋巴管扩张,最终导致临床性结膜松弛症。

几项研究表明,结膜中金属蛋白酶(metalloproteinases,MMPs)和组织抑制因子(tissue inhibitors,TIMPs)的平衡的改变引起细胞外基质降解,导致了结膜松弛症中组织的疏松脱垂。Li 等人[15]阐述了结膜松弛症的成纤维细胞相对于正常结膜成纤维细胞中的 MMP-1 和 MMP-3 过量表达,然而组织抑制因子 TIMP-1 和 TIMP-2 的水平不变。炎性细胞因子,如白介素 -1β(interleukin-1β,IL-1β)或肿瘤坏死因子 -α(tumour necrosis factor-α,TNF-α)可能引起结膜松弛症成纤维细胞中 MMPs 表达量升高[16]。已经发现 IL-6 以及 IL-8 在结膜松弛症患者的泪液样本中显著增高,且与结膜松弛症的严重程度呈正相

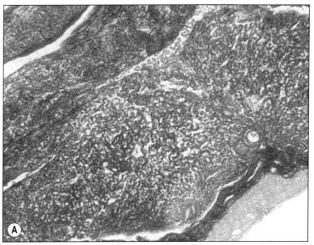

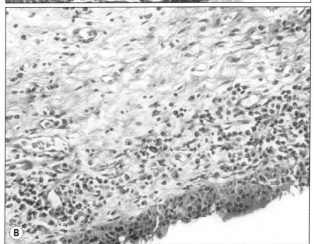

图 54.1　结膜松弛症患者结膜切除术后的组织学切片。(A) 显著的结膜组织弹力纤维变性。(B) 结膜上皮下浆细胞和淋巴细胞浸润。(Reprinted with permission from: Francis IC,Chan DG,Kim P,et al. Case-controlled clinical and histopathological study of conjunctivochalasis. Br J Ophthalmol 2005;89(3):302-5.)

关。Ward 等人[17]也在结膜松弛症患者泪液中发现 TNF-α、IL-1β、IL-6、IL-8 和 IL-12 等促炎症细胞因子水平增加。免疫组化染色证明,增多的结膜上皮细胞和基质的成纤维细胞中 MMP-3 和 MMP-9 染色阳性。另外研究者发现来自结膜松弛症患者的结膜组织样本中,大量细胞被脂质氧化损伤和 DNA 氧化损伤标记物染色,由此证明该病患者结膜组织内存在氧化损伤。

临床表现

结膜松弛症通常无特异性症状,因此常被漏诊。症状包括刺激感、流泪、疼痛、视物模糊、眼干或眼

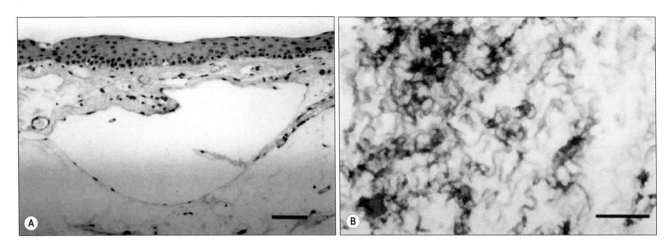

图 54.2 结膜松弛症患者结膜切除术后的组织学切片。(A) HE(Hematoxylin-eosin)染色可见正常上皮组织中淋巴管扩张和轻微的炎症反应。(B) EVG(Elastica van Gieson)染色可见弹性纤维断裂以及胶原纤维稀疏排列。(Reprinted with permission from: Watanabe A, Yokoi N, Kinoshita S, et al. Clinicopathologic study of conjunctivochalasis. Cornea 2004;**23**:294-8.)

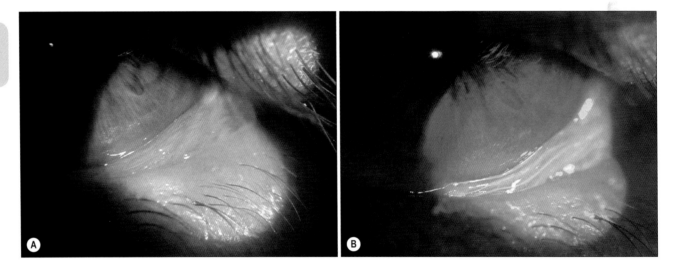

图 54.3 颞侧结膜松弛症患者,伴有刺激感、流泪及偶尔疼痛。(A)临床影像可见颞侧结膜松弛。(B)荧光染色可见因多余的结膜组织堆积折叠

痛[18~20]。干眼症状和视物模糊在向下注视和用力眨眼时更明显[18~19]。这些非特异性症状由其他常见眼表疾病引起,如干眼、睑缘炎、睑板腺疾病或过敏性眼病,因此经常误诊。只有在润滑液、糖皮质激素或抗组胺滴眼液等试验性治疗无效后,可能想到该诊断。在一些病例中,因鼻侧结膜松弛堵塞下泪小点,阻碍泪液流动,泪河增宽,致使患者产生持续性溢泪,这时的诊断可能更加明显。在一些罕见的严重病例中发生结膜组织脱出、暴露,可能导致严重的疼痛、角膜溃疡(形成凹陷 dellen formation)和结膜下出血。

裂隙灯检查可在鼻侧、中央或颞侧区下睑缘或跨越多个区,见到折叠的结膜组织(图 54.3)。若鼻侧膜阻塞下泪小点,可导致溢泪以及泪河增宽。荧光染色可显示结膜折叠,可能看到非暴露区,以及结膜松弛区的泪河中断(图 54.4)[19]。其他表现包括皮肤黏膜交界的前部迁移和水肿的泪小点。

诊断

结膜松弛症有几个分级标准。1995 年,Hoh 等人提出 LIPCOF(lid-parallel conjunctival folds)分级法,根据结膜折叠程度及其相对于泪河的高度(表54.1)[5]。Meller 等人改进了 LIPCOF 分级法,考虑了结膜折叠的位置(鼻侧、中央或颞侧),与注视点相关的变化和泪小点阻塞(表 54.2)[3]。此外他还提出将数字压力改变作为一项标准,因为研究者们注意

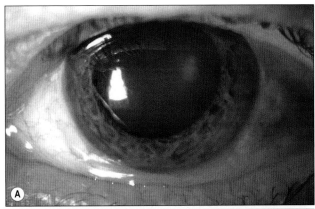

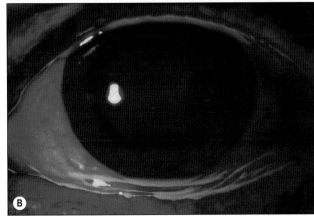

图 54.4 结膜松弛症患者，伴有溢泪及刺激感。(A)临床影像可见下方折叠的结膜组织，主要位于中央。(B)荧光染色凸显出折叠的结膜组织以及泪河的中断

表 54.1 LIPCOF 平行睑缘结膜皱褶法对结膜松弛症进行分级

分级	皱褶数量及其与泪河高度的关系 *
0	无持续存在的皱褶
1	单一，小皱褶
2	多于 2 个皱褶，且不高于泪河
3	多个皱褶且高于泪河

* 引自：Meller D，Tseng SC. Conjunctivochalasis：literature review and possible pathophysiology. Surv Ophthalmol 1998；43：225-32. Copyright Elsevier，1998.

到一些患者紧实的眼睑产生了更多压力，导致更严重的结膜松弛。

分级系统可以帮助了解结膜松弛的严重程度，但没有描述何种程度的结膜松弛可使患者产生症状。需要排除引起眼部刺激感和流泪的其他原因，包括眼睑病变（睑外翻、睑内翻、倒睫、眼睑松弛和鼻泪管阻塞），干眼、过敏以及甲状腺相关眼眶病。多种病变因结膜松弛的出现而使病情加重，例如，睑板腺疾病患者由于泪液清除延迟，使泪膜进一步破坏并加重炎症反应[19]。

表 54.2 结膜松弛症新的分级系统 *

新评价指标：位置、泪河高度、是否出现泪小点阻塞、注视位置以及可影响结膜松弛程度的眼睑压力

位置	皱褶与泪河高度	泪小点阻塞	向下注视的变化	指压后的变化
0	A	○ +	G↑	P↑
1	B	○ −	G⇌	P⇌
2	C		G↓	P↓
3				
0：无	A：< 泪河	○≥鼻侧泪小点阻塞	G↑ = 向下注视时松弛处高 / 宽增加	P↑ = 指压时松弛处高 / 宽增加
1：1 处	B：= 泪河			
2：2 处	C：> 泪河			
3：整个眼睑		○≤鼻侧泪小点泪小点未阻塞	G⇌ = 不变 G↓ = 向下注视时松弛处高 / 宽减少	P⇌ = 不变 P↓ = 指压时松弛处高 / 宽减少

* 新的评分系统根据结膜皱褶的范围定义 1 级 =1 个区域，2 级 =2 个区域，3 级 = 整个眼睑范围。对于 1 级、2 级，还要根据结膜松弛发生在下睑的颞侧、中央（或角膜缘下），或鼻侧，分别用 T、M 或 N 来表示。每一个位置（T、M 和 N）还需要将皱褶高度参照泪河高度进行评分，小于泪河高度标记为 A，等于为 B，大于为 C。如果结膜松弛发生在鼻侧，还需进一步判断是否阻塞下泪小点。对于每个位置，若向下注视后结膜皱褶的高 / 宽度增加则标记为 G↑，不变则记为 G⇌，减小则记为 G↓。同样如果指压后结膜皱褶的高 / 宽度增加则标记为 P↑，不变标记为 P⇌，减小则标记为 P↓。(Reprinted with permission from：Meller D，Tseng SC. Conjunctivochalasis：literature review and possible pathophysiology. Surv Ophthalmol 1998；43：225-32. Copyright Elsevier，1998.)

治疗

无症状患者无需治疗。有症状者早期使用药物治疗,包括润滑液和／或糖皮质激素滴眼液。并发的眼表疾病,如干眼,也需要治疗。如果药物治疗后症状仍然持续存在并且已排除其他眼表疾病,则可考虑手术治疗。

手术治疗旨在去除多余的结膜组织。最普遍应用的方法为单纯切除多余的结膜。最早的手术方法是自下角膜缘处切除5mm宽的新月形下方球结膜,然后用可吸收线缝合(图54.5A和B)。Serrana介绍了一种改良式,即在近角膜缘处做一结膜环形切口,两端做两条放射状松解切口,以避免发生穹隆瘢痕或挛缩(图54.5C和D)[21]。含或不含纤维蛋白胶的羊膜可用于下方球结膜切除后的重建(图54.5E和F)[22,23]。然而,并非必须使用羊膜,因为结膜松弛症是因为有多余的结膜组织,单纯切除即可。Otaka使用6-0缝线(vicryl)将球结膜固定于角膜缘后8mm的

巩膜,避免了结膜组织的切除[24]。

笔者倾向的手术方法是根据每个患者多余结膜的多少,个体化切除一定范围和大小的结膜。通常仅涉及下方球结膜,然而对于有上方结膜赘余的患者则需要360°切除。评估上方结膜赘余的患者时,均应在术中用平镊提起上方结膜。在许多病例中,这些组织疏松且赘余,因此需要与下方结膜一起去除。于角膜缘后1~2mm行结膜环形切口,在0°和180°方向做放射状松解切口。需要注意避免切口靠近角膜缘以及对角膜缘干细胞的损伤。

然后结膜向角膜缘掀起,可以对结膜赘余的多少进行评估。注意穹隆区不应形成张力,因此不要过度剪除组织。在切口边缘应用纤维蛋白胶或可吸收缝合。图54.6示患者接受上述360°结膜环切术前及术后的照片。

过度切除结膜的并发症包括穹隆部的收缩、瘢痕性睑内翻以及眼球运动受限。早期并发症包括缝

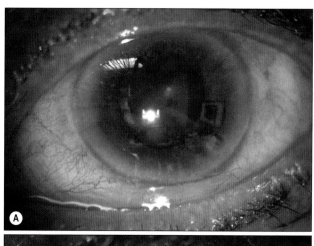

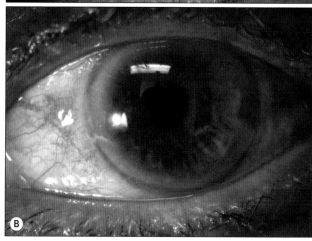

图54.6 持续性溢泪的结膜松弛症患者接受结膜切除术后。(A)术前照片可见下方结膜皱褶以及泪河增高。(B)360度环切术后照片中可见赘余结膜消失,泪河降低、平滑

图54.5 切除赘余结膜的三种方法的示意图。(A)新月形剪切。(B)可吸收缝合。(C)环形切口以及放射状松解切口。(D)赘余的结膜向角膜缘掀起并剪除,在结膜边缘缝合。(E)新月形剪切。(F)羊膜缝合覆盖切口区

合引起的肉芽肿、球结膜水肿、结膜下出血以及感染。晚期并发症包括瘢痕形成以及结膜松弛再发。

数位研究者使用烧烙或电凝法处理赘余结膜[25-27]。Nakasato[25]和Zhang[26]使用相似的方法，分别用镊子在角膜缘后3~4mm和5mm位置夹持多余的结膜组织，然后在根部进行烧烙。Nakasato研究中的39只眼中，92.3%的患者症状消失，余下7.7%症状加重。Kashima[27]描述了一种稍有区别的方法，即牵拉起多余的下方球结膜并在角膜缘后4mm处5~10个位点呈弓形进行烧烙。在该研究中发现24位患者中的22人（84.6%）症状明显缓解。

有报道高频手术系统以及氩绿激光用于结膜松弛症的治疗[28,29]。Youm的研究中20眼使用高频手术系统，90%在3个月时分级达到0级[28]。他们提出这一技术与传统烧烙相比产生的热量更少、周边损伤更小，因此愈合更快，减少瘢痕相关并发症。Yang研究中的29只眼使用532nm氩绿激光作用于下方球结膜（大约100点，500μm，600~1200mW，0.5秒），发现在术后6个月时25只眼（86%）分级降低[29]。

总结

结膜松弛症是一种年龄相关的常见眼病，可能引起非特异性症状，例如眼刺激感和流泪。通常需要数次随诊，以便在结膜松弛症的明显症状出现前进行治疗，并排除其他引起眼刺激感的原因。有症状的患者可利用手术或电凝方法去除多余的结膜组织。

（吴迪 译 王雁 校）

参考文献

1. Hughes WL. Conjunctivochalasis. *Am J Ophthalmol* 1942;**25**:48–51.
2. Murube J. Characteristics and etiology of conjunctivochalasis: historical perspective. *Ocul Surf* 2005;**3**:7–14.
3. Meller D, Tseng SC. Conjunctivochalasis: literature review and possible pathophysiology. *Surv Ophthalmol* 1998;**43**:225–32.
4. Liu D. Conjunctivochalasis: a cause of tearing and its management. *Ophthal Plast Reconstr Surg* 1986;**2**:25–8.
5. Höh H, Schirra F, Kienecker C, et al. Lidparrallele konjunktivale Falten (LIPCOF) sind ein sicheres diagnostiches Zeichen des trockenen Auges. *Ophthalmologe* 1995;**92**:802–8.
6. Zhang X, Li Q, Zou H, et al. Assessing the severity of conjunctivochalasis in a senile population: a community-based epidemiology study in Shanghai, China. *BMC Public Health* 2011;**11**:198.
7. Mimura T, Yamagami S, Usui T, et al. Changes of conjunctivochalasis with age in a hospital-based study. *Am J Ophthalmol* 2009;**147**:171–7.
8. Gumus K, Pflugfelder SC. Increasing prevalence and severity of conjunctivochalasis with aging detected by anterior segment optical coherence tomography. *Am J Ophthalmol* 2013;**155**(2):238–42.
9. Mimura T, Yamagami S, Yamamoto T, et al. Conjunctivochalasis and contact lenses. *Am J Ophthalmol* 2009;**148**(1):20–5.
10. Mimura T, Yamagami S, Kamei Y, et al. Influence of axial length on conjunctivochalasis. *Cornea* 2013;**32**(8):1126–30.
11. Mimura T, Mori M, Obata H, et al. Conjunctivochalasis: associations with pinguecula in a hospital-based study. *Acta Ophthalmol* 2012;**90**:773–82.
12. de Almeida SF, de Sousa LB, Vieira LA, et al. Clinic-cytologic study of conjunctivochalasis and its relation to thyroid autoimmune diseases: a prospective cohort study. *Cornea* 2006;**25**(7):789–93.
13. Francis IC, Chan DG, Kim P, et al. Case-controlled clinical and histo-pathological study of conjunctivochalasis. *Br J Ophthalmol* 2005;**89**(3):302–5.
14. Watanabe A, Yokoi N, Kinoshita S, et al. Clinicopathologic study of conjunctivochalasis. *Cornea* 2004;**23**:294–8.
15. Li DQ, Meller D, Liu Y, et al. Overexpression of MMP-1 and MMP-3 by cultured conjunctivochalasis fibroblasts. *Invest Ophthalmol Vis Sci* 2000;**41**:404–10.
16. Meller D, Li DQ, Tseng SC. Regulation of collagenase, stromelysin, and gelatinase B in human conjunctival and conjunctivochalasis fibroblasts by interleukin-1beta and tumor necrosis factor-alpha. *Invest Ophthalmol Vis Sci* 2000;**41**(10):2922–9.
17. Ward SK, Wakamatsu TH, Dogru M, et al. The role of oxidative stress and inflammation in conjunctivochalasis. *Invest Ophthalmol Vis Sci* 2010;**51**(4):1994–2002.
18. Balci O. Clinical characteristics of patients with conjunctivochalasis. *Clin Ophthalmol* 2014;**28**(8):1655–60.
19. Di Pascuale MA, Espana EM, Kawakita T, et al. Clinical characteristics of conjunctivochalasis with or without aqueous tear deficiency. *Br J Ophthalmol* 2004;**88**(3):388–92.
20. Yokoi N, Komuro A, Nishii M, et al. Clinical impact of conjunctivochalasis on the ocular surface. *Cornea* 2005;**24**:S24–31.
21. Serrano F, Mora LM. Conjunctivochalasis: a surgical technique. *Ophthalmic Surg* 1989;**20**:883–4.
22. Meller D, Maskin SL, Pires RT, et al. Amniotic membrane transplantation for symptomatic conjunctivochalasis refractory to medical treatments. *Cornea* 2000;**19**:796–803.
23. Kheirkhah A, Casas V, Blanco G, et al. Amniotic membrane transplantation with fibrin glue for conjunctivochalasis. *Am J Ophthalmol* 2007;**144**:311–13.
24. Otaka I, Kyu N. A new surgical technique for management of conjunctivochalasis. *Am J Ophthalmol* 2000;**129**:385–7.
25. Nakasato S, Uemoto R, Mizuki N. Thermocautery for inferior conjunctivochalasis. *Cornea* 2012;**31**(5):514–19.
26. Zhang XR, Zhang ZY, Hoffman M. Electrocoagulative surgical procedure for treatment of conjunctivochalasis. *Int Surg* 2012;**97**(1):90–3.
27. Kashima T, Akiyama H, Miura F, et al. Improved subjective symptoms of conjunctivochalasis using bipolar diathermy method for conjunctival shrinkage. *Clin Ophthalmol* 2011;**5**:1391–6.
28. Youm DJ, Kim JM, Choi CY. Simple surgical approach with high-frequency radio-wave electrosurgery for conjunctivochalasis. *Ophthalmology* 2010;**117**(11):2129–33.
29. Yang HS, Choi S. New approach for conjunctivochalasis using an argon green laser. *Cornea* 2013;**32**(5):574–8.

第七篇

角膜疾病

第 55 章

角膜大小和形态发育异常

Preeya K. Gupta，Michelle J. Kim，Terry Kim

关键概念

- 角膜发育异常为孤立性或与其他眼部及全身异常相关。
- 大角膜必须与先天性青光眼导致的"牛眼"相鉴别，先天性青光眼还有一些其他体征，比如眼压升高、Haab 纹、视盘改变以及眼球增大。
- 当眼球大小正常，而角膜水平直径小于或等于 10mm，诊断为小角膜，与前段小眼球(整个眼前节小)，小眼球(整个眼球小且结构紊乱)，以及真性小眼球(整个眼球小，但眼内结构正常)相鉴别。
- 硬化性角膜的特征是角膜扁平，从角膜周边向中央进行性巩膜化，常需要角膜移植。
- 球形角膜患者角膜弥漫性变薄，即使发生轻微创伤也有穿孔的风险。

本章纲要

角膜缺如
角膜大小异常
形态异常
先天性前部葡萄肿和角膜扩张症

本章专门介绍由于角膜及其相关结构的正常发育异常导致的婴幼儿或儿童的特定疾病。这些发育异常可以由遗传、感染、炎症、中毒、代谢、创伤或机械损伤中的一种或几种组合而导致，并且可能在组织诱导、分化和成熟期间的任何时间发生。大多数是在眼球发育期间(第四到第六孕周)或前节分化期间(第六到第十六孕周)发生。发育性异常出现越早，产生的损伤越严重且越广泛。因此，除了发育异常的性质，发育异常的时间也决定了损伤程度，这有助于临床医生推断胚胎发育异常的发生时间。发育异常的发生时间以及所涉及的病理生理机制和具体因果关系均

不明了，通常只能推测。

发育异常可在出生时即表现出来，是指继发于某些正常生长和分化的改变(框 55.1)。描述性术语"先天性"是指任何出生时即存在的疾病，在其发病过程中，损伤机制或遗传状态方面原因不明。因此，角膜发育异常应被视为先天性疾病独立的子类别，但不是所有的先天性角膜异常都是由发育异常引起的。

框 55.1　角膜大小和形状发育异常

角膜缺如
　真性无角膜
　真性隐眼畸形(无眼睑畸形)
　假性隐眼畸形(完全睑缘粘连)
角膜大小异常
　大角膜
　小角膜
角膜形态异常
　椭圆形角膜
　　横椭圆形
　　竖椭圆形
　散光
　硬化性角膜(扁平角膜)
　后圆锥角膜
　　广泛性
　　局限性
　球形角膜
　先天性前部葡萄肿和角膜扩张症

虽然在目前眼科执业中较少遇到，但角膜发育异常在新生儿或儿童中的认识至关重要。正确的诊断可以使医生了解其自然病史，并进行必要的药物或手术治疗，以及安排适当随访。及时检查还可以提醒医

生了解伴随的各种眼部和全身并发症,并要求其他专家进行检查。最后,准确识别和分析疾病,有助于向患儿家属详细解释病情及预后,指导他们在必要的时候寻求适当的遗传咨询。

通常认为,引起角膜混浊的许多其他先天性异常并不是真正的发育性异常,在第19章讲述;前房劈裂综合征在第56章中讨论。本章将重点介绍角膜大小和形态发育异常。

角膜大小和形态发育异常是由发育缺陷引起的一类疾病,导致角膜结构的异常。发育中的这些改变通常波及邻近的前房角、虹膜和晶状体。因为眼前节结构与角膜胚胎发育有着密切的联系,与角膜异常相关的眼部和全身疾病会影响到眼前节;然而,其中一些异常与发育过程没有任何关联,仅仅为一些伴随的临床表现。

角膜缺如

虽然角膜缺如并不是真正的大小或形态异常,本章仍会讨论,因为它代表了角膜结构异常的极端情况。独立出现的角膜缺如非常罕见,它总是伴随着各种其他眼前节结构发育不良。Manschot 描述了与角膜缺如相关的原发性先天性无晶状体的病例[1]。因为与其他前段结构的胚胎分化密切相关,因此真性无角膜不是孤立的临床表现[2]。角膜、虹膜、晶状体和其他眼前节结构的缺如均为发育异常,无眼畸胎(眼球缺如)是最极端的例子。

真性隐眼畸形,又称为完全性隐眼畸形或者无眼睑畸形,其皮肤代替正常的眼睑结构并与下面的球体相连接,角膜和部分结膜未被保护和暴露(图55.1)[3],角膜和结膜经历化生(称为皮样转化)形成皮肤[3]。真性隐眼畸形非常罕见,欧洲的一项研究表明,每10万例出生中有大约0.20例患病[4]。通常是双侧发病,可以双侧不对称,常为常染色体隐性遗传[3]。隐眼畸形伴随着睫毛或眉毛、泪腺和泪小管缺失[3,6]。通常伴有小前房或无前房;虹膜、晶状体、小梁网和Schlemm管常常缺如或者由结缔组织替代[7]。在所报道的相关全身异常中,颅面畸形最常见;其他包括并指畸形、脊柱裂、耳朵和牙齿畸形、唇裂或腭裂、喉或肛门闭锁、腹壁疝、乳头或脐带位移、基底脑膨出、泌尿生殖器异常、心脏异常和智力迟钝[3,7,8]。隐眼综合征也被称为 Fraser 综合征,用于描述满足 Thomas 所述特定标准的患者(表55.1)[6,9]。

假性隐眼畸形(完全性睑缘粘连),眼睑形成但未分离,正常角膜和结膜完全被皮肤覆盖。与真性隐眼

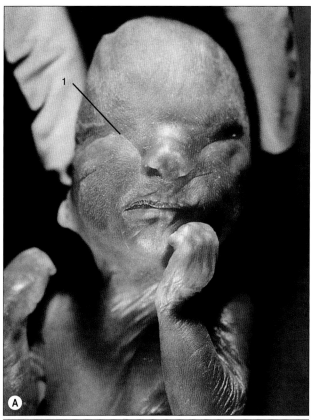

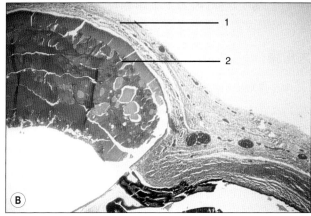

图55.1 隐眼畸形。(A)二十一周龄胎儿多发先天性异常,包括隐眼畸形。眼睑完全融合,眼球不可见。注意从眉毛到脸颊的皮肤褶皱(1)。(B)同一患者。组织病理学显示其为浅层纤维血管组织(1),缺乏正常角膜组织。在纤维血管组织后方,可见晶状体成分(2)

畸形不同,其睫毛和眉毛都正常,通过外科手术行睑裂再造可以恢复视力[10]。

除假性隐眼畸形之外,前两种异常的视觉预后非常差,无有效治疗方法。除了适当的教育和咨询外,唯一有效的干预措施是美容手术[11]。尽管假性隐眼畸形手术后具有良好的视觉潜力,但在防止新开眼睑重新闭合和保持正常眼睑功能方面仍然存在持续的挑战。

表 55.1 隐眼综合征的诊断标准

主要标准	次要标准
• 隐眼畸形	• 鼻先天异常
• 并指	• 耳先天异常
• 生殖器异常	• 喉部先天异常
• 兄弟姐妹患有隐眼综合征	• 唇裂和/或腭裂
	• 骨骼缺损
	• 脐疝
	• 肾脏发育不良
	• 智力迟钝

对于隐眼综合征的诊断,患者必须至少满足两个主要标准和一个次要标准,或者一个主要标准和四个次要标准。

角膜大小异常

正常新生儿角膜水平直径大约为 10mm,而正常成人角膜水平直径约 12mm。正常角膜水平直径较垂直直径长约 1mm,因为上下角膜缘有显著的巩膜覆盖。角膜通常在 2 岁达到成年人大小[12]。

大角膜

大角膜(megalocornea),顾名思义,是指水平直径大于或等于 13mm 的角膜。这是一种非进展性的病变,通常双侧发生且左右对称。主要为 X 连锁隐性遗传,因此 90% 的病例为男性[13]。大角膜由 X 染色体 q23 上的 CHRDL1 突变引起[14,15]。常染色体显性遗传、常染色体隐性遗传和散在病例也有报道[16]。

大角膜的临床表现为厚度正常或略低于正常,直径扩大但仍透明(图 55.2)。角膜通常曲率增大,但角膜曲率法测量也可以是正常的[17]。组织学方面均正

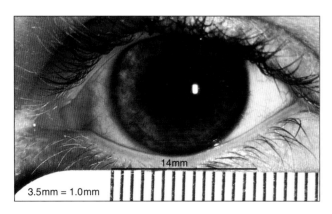

14mm

3.5mm = 1.0mm

图 55.2 大角膜。该患者角膜直径约为 14mm

常,内皮细胞密度也正常[18]。尽管大角膜常常单独出现,也可以与眼部和全身症状相关联(框 55.2)。变陡的角膜通常导致顺规散光和近视[17]。许多涉及晶状体、虹膜和房角的症状被认为由扩大的眼前节和睫状环引起,有时被统称为眼前节扩大[19]。扩大的睫状环可能使悬韧带拉伸,从而导致晶状体震颤、虹膜震颤和晶状体异位。虹膜也表现为间质发育不全和透照缺损,随后小梁网色素增加和 Krukenberg 梭形成[20]。再加上房角间质组织过量和虹膜突出,会使患眼易感青光眼[21]。

框 55.2 与大角膜相关的眼部和全身疾病

眼部疾病

青年环[76]

散光(顺规)[76]

白内障(通常为后囊下)[76]

先天性青光眼[76]

先天性瞳孔缩小症[77]

晶状体异位[77]

晶状体与瞳孔异位[16]

房角间充质组织过多[76]

虹膜震颤[76]

虹膜基质发育不全[76]

虹膜透照缺损[76]

Krukenberg 梭[77]

Mosaic 角膜营养不良[78]

近视(轻度至重度)[76]

开角型青光眼[77]

晶状体震颤[76]

小梁网色素沉着[76]

后胚环[76]

虹膜突突出[76]

Rieger 异常[38]

全身疾病

白化病[79]

Apert 综合征[80]

蜘蛛指(趾)综合征[81]

颅缝早闭症[76]

唐氏综合征[76]

侏儒症[16]

面部偏侧萎缩症[76]

层状鱼鳞病[76]

马方综合征[82,83]

Ⅱ型黏液性脂质沉积[84]

Neuhauser 综合征[85,86]

造骨不全[87]

大角膜的病因尚不明确,但已经提出了许多理论。广泛被接受的是由于视杯的生长缺陷导致杯状物前端不能闭合,从而留下较大的角膜空间[22]。其他的解释包括先天性青光眼的自发性停滞,角膜相对于眼其他部分过度生长。胶原蛋白产生异常可能在其发病中发挥作用,因为它可能与胶原蛋白合成的全身性疾病有关(框 55.2)[23]。

该病应主要与先天性青光眼的"牛眼"相鉴别。如果存在明显的眼压升高的迹象、Haab 纹和视盘变化,就容易明确先天性青光眼的诊断[24]。然而,在较轻的先天性青光眼患者中,这些体征不明显,鉴别诊断可能很困难,但如果发现一个明显分界的角膜缘区域,这就是大角膜特征,在先天性青光眼中没有这种表现[22]。Topouzis 等首次报道了一个 10 岁男孩同时有大角膜和高眼压,随访 10 年保持稳定,并呈现出常染色体显性遗传模式[25]。A 超检查眼轴长度也可能有助于排除角膜和眼球都扩张的"牛眼"。一项研究表明,生物测量可用于确定 X 连锁遗传的大角膜,有些特征在先天性青光眼或其他形式的大角膜中不存在,如深前房、晶状体和虹膜位置后移以及玻璃体长度缩短[17]。仔细检查加上辅助检查可以鉴别大角膜和先天性青光眼,早期诊断和手术干预可以预防先天性青光眼严重的视力丧失和其他并发症。

当大角膜不伴其他异常时,应矫正屈光不正。应定期进行眼科检查以检测和监测各种相关症状。白内障形成,特别是后囊下型,发生于 30~50 岁的大角膜成年人[26,27]。手术干预常常具有挑战性,报道的复杂因素包括可能的虹膜扩张性差,晶状体半脱位,玻璃体损失,后囊破裂和眼内晶状体脱位(图 55.3)[26-29]。大前房和大囊袋常常使人工晶状体选择困难;使用虹膜夹持型人工晶状体和 Artisan 人工晶状体植入(目前尚未被美国 FDA 批准用于此)显示出较好的效果[27,30]。

小角膜

小角膜(microcornea)为患者眼球大小正常,角膜水平直径小于或等于 10mm(图 55.4)。其他易与小角膜混淆的术语有前节小眼畸形(整个前节小),小眼球(整个眼球小且结构紊乱)和真性小眼球(整个眼球小,但结构正常)。小角膜为非进展性,可以是单眼或双眼发病。没有性别差异,大多数病例为常染色体显性或隐性遗传,也有非常少见的散发病例[31]。

变小的角膜透明,厚度正常,但通常比正常角膜平坦。组织学标本显示小角膜在各方面都是正常的。与大角膜不同,小角膜很少孤立存在,常常伴随许多

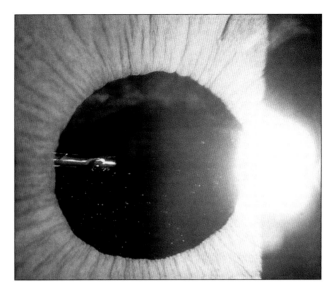

图 55.3　大角膜患者,后房型人工晶状体脱位

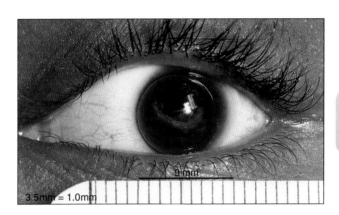

图 55.4　小角膜。角膜直径约 9mm。患者无晶状体,佩戴无晶状体角膜接触镜

眼部和全身异常(框 55.3)。平坦的角膜通常会导致远视,但由于该类患者眼轴长度通常不确定,因此任何类型的屈光不正都可能存在。一般认为,小角膜产生的解剖变化导致青光眼的发生,可能由狭窄的前房形成的闭角型青光眼,也可能因为在发生发育过程中留下的房角残留物而引起开角型青光眼[32]。20% 小角膜患者发生青光眼,闭角型最常见[33]。

小角膜可能是因为在分化完成后,即第五个孕月开始的角膜生长抑制。另一个假设认为视杯前端的过度生长,从而为角膜留下的空间较小[34]。

鉴别诊断包括可能涉及眼组织紊乱的其他疾病。除了裂隙灯检查,使用 A 超和 B 超扫描有助于区分小角膜与其他疾病[35]。小角膜不伴有其他疾病时,通过眼镜矫正视力预后非常好。由于患者常常伴有其他疾病,需要相关的针对性治疗,视力预后各异。

框 55.3　与小角膜相关的眼部和全身疾病

眼部疾病

　　无虹膜[88]

　　常染色体显性遗传玻璃体视网膜脉络膜病变[89]

　　Axenfeld 综合征[76]

　　脉络膜缺损[32]

　　闭角型青光眼[34]

　　先天性白内障[31,90,91]

　　瞳孔异位[92]

　　角膜白斑[93]

　　扁平角膜[93]

　　远视[76]

　　婴幼儿青光眼[93]

　　虹膜缺损[94]

　　中胚层房角残留物[76]

　　小眼睑[93]

　　小晶状体[93]

　　房角狭窄青光眼[93]

　　眼球震颤[95]

　　开角型青光眼[93]

　　永存瞳孔膜[96]

　　视网膜色素变化[89]

　　早产儿视网膜病变[97]

　　Rieger 异常[98]

　　小眼眶[93]

　　葡萄膜缺损[99]

全身疾病

　　Alagille 综合征[100]

　　Alport 综合征[101]

　　Cornelia de Lange 综合征[36]

　　De Grouchy 综合征[102]

　　Ehlers-Danlos 综合征[103]

　　Goltz 综合征[36]

　　眼距过宽综合征[104]

　　Hallerman-Streiff 综合征[105]

　　Meckel 综合征[106]

　　Nance-Horan 综合征[107]

　　Norrie 病[36]

　　甲 - 骨发育不良[108]

　　早年衰老综合征[109]

　　风疹[110]

　　Sjögren-Larsson 综合征[36]

　　Smith-Lemli-Opitz 综合征[111]

　　3p[112],13[113,114],18[114] 三体综合征

　　Turner 综合征[39]

　　Waardenburg 综合征[115]

　　Weill-Marchesani 综合征[116]

　　Weyers 综合征[76]

形态异常

椭圆形角膜

　　椭圆形角膜(Oval cornea)是一种通用术语,用于描述从正面观察并以水平和垂直方式呈现的正常尺寸的角膜外观。虽然正常角膜也是水平椭圆形的,但术语"水平椭圆形角膜"的使用适用于在上下水平子午线上存在巩膜覆盖角膜的特殊情况。水平椭圆形角膜表示存在一定程度的硬化性角膜,并没有其他相关联的疾病。

　　当角膜的垂直直径超过水平直径时,称为垂直的椭圆形角膜。它可以是正常角膜形状,也发生在合并虹膜缺损、小角膜[36]、宫内角膜炎(通常继发于梅毒)[37]、Rieger 异常[38]和 Turner 综合征[39]的患者。

散光

　　角膜散光被认为是由角膜曲率异常引起的非常普遍的屈光不正,其中一个子午线的曲率半径与另一子午线的曲率半径不等。诊断工具和技术如主觉验光、角膜散光计和角膜地形图识别和量化不同散光类型[40]。常规治疗矫正眼镜、角膜接触镜、散光性角膜切开术和激光屈光手术为患者提供了改善视力的各种选择。

　　正常的角膜发育模式表现为从头十年的顺规散光逐渐进入逆规散光的趋势[41]。然而,逆规散光在出生低体重和早产儿中更容易发生,不管其是否有早产儿视网膜病变及其严重程度[42]。眶周病变,如血管瘤,也可能通过直接压迫眼球引起散光[43]。双生子研究表明,显性基因遗传效应对角膜散光的发展起主要作用[44~46]。

硬化性角膜(扁平角膜)

　　硬化性角膜平坦,曲率小于 43D。虽然其曲率通常在 30D~35D 的范围内,但是有些病例报告的角膜曲率计读数低至 20D[47]。其特征性表现是与巩膜相同或甚至更低的曲率[48]。观察到扁平角膜的所有病例均具有一定程度的外周或中央巩膜化[47],扁平角膜和硬化性角膜实际上是相同的概念。这两者间的临床和组织病理特征、遗传模式以及与眼部和全身关联的相似之处更是加强了这一观点。然而,一些人仍然将这两者分开,以强调扁平角膜的异常扁平形状与硬化性角膜的异常透明度。

　　对于硬化性角膜的胚胎学解释在于没有角膜缘

原基,该结构负责角膜缘分化和角膜弯曲。在第七至第十孕周,角膜缘原基形成使得神经嵴起源的间充质细胞分化为巩膜或角膜,并使角膜曲率超过巩膜曲率。当它缺失的时候,巩膜和角膜之间的正常界面被破坏,并且正常的表面曲率变平。这种发育概念不仅说明了角膜缘分化与角膜曲率之间的密切关系,而且进一步表明硬化性角膜和扁平角膜为同一概念[49]。本章将扁平角膜和硬化性角膜作为可互换的描述性术语。

硬化性角膜双侧发病比单侧更常见(非对称性)。大多数散发,其余为家族聚集发生。男性和女性的发病率相同[50]。家系研究已经证明了常染色体显性遗传和隐性遗传模式,常染色体隐性病例表现出更严重的完全性硬化性角膜,而常染色体显性遗传病例病情较轻,为周边硬化性角膜[51,52]。常染色体隐性遗传性硬化性角膜是由 KERA 突变引起的,其编码富含亮氨酸的小蛋白多糖,角蛋白聚糖[53]。

巩膜化发生程度各异,从周边向中心发展。因此,病变可以只涉及外周角膜(图 55.5)或整个角膜(图 55.6)。当巩膜化完成(完全硬化性角膜)时,中央角膜往往比周边角膜混浊程度低。受影响的区域像巩膜延伸到角膜上,导致角膜混浊,结膜和巩膜下的

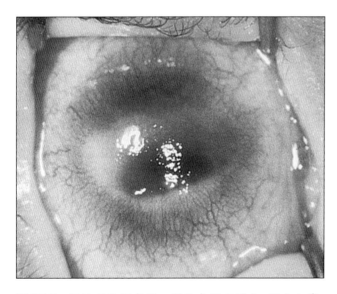

图 55.5　周边硬化性角膜。周边角膜巩膜化,新生血管。相比周边角膜,其中央角膜透明

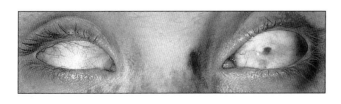

图 55.6　弥漫性硬化性角膜。全角膜巩膜化和血管化

血管延伸形成角膜深层和浅层血管化[54]。硬化性角膜的组织病理学研究证实其形态类似于巩膜组织(图 55.7)。其上皮不规则,基底膜不均匀增厚,前弹力层不连续或缺如[55]。此外,血管化的基质层胶原纤维呈不规则排列,浅层纤维较粗,深层纤维较细(正常角膜与之相反)。由于这些纤维缺乏精细的层状组织且伴有血管,所以丧失了光学透明性。其后弹力层和内皮细胞可以是正常、异常或者缺失[55]。由于角膜混浊,前房角难以检查到,通常结构异常,常发展为青光眼[56]。超声生物显微镜用于辅助诊断,显示潜在的结构异常,并可指导手术治疗[57]。框 55.4 概述了与硬化性角膜相关的眼部和全身疾病。

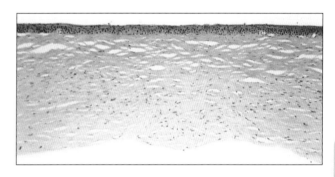

图 55.7　硬化性角膜组织病理学。缺乏前弹力层,角膜基质内细胞增多,正常角膜胶原层次结构消失

除了矫正任何类型的屈光不正之外,穿透性角膜移植可用于中央角膜混浊的病例[56,58]。但是,由于青光眼相关的并发症,且其常与其他严重眼部异常相关,同种异体移植排斥风险的增加,使得其预后较差[56]。

后圆锥角膜

因为前部圆锥角膜不是真正的发育异常,本章没有提及,在第 74 章进行了详细的讨论。后圆锥角膜(posterior keratoconus)被认为是与前圆锥角膜无关的罕见的发育异常,有时被分类为一种前房劈裂综合征。通常单眼发病,为非进展性、非炎性,患者常视力正常,它可以表现为广泛性或局限性两种形式[59]。

当整个后角膜表面具有较短的曲率半径和正常的角膜前表面时,称为广泛性后圆锥角膜[59]。尽管中央角膜可能变薄,但角膜透明,角膜混浊病例罕见。广泛性后圆锥角膜少见,散在发生,被认为是发育停滞引起。虽然没有遗传传代的记录,但所有报告的病例都发生在女性。

局限性后圆锥角膜更常见,其特征为在中心或偏

7

框 55.4　与硬化性角膜(扁平角膜)相关的眼科和全身疾病

眼部疾病

> 无虹膜[93]
>
> 青年环[93]
>
> 蓝色巩膜[93]
>
> 白内障[93]
>
> 闭角型青光眼[117]
>
> 先天性前节粘连[54]
>
> 晶状体异位[93]
>
> 远视[93]
>
> 小角膜[93]
>
> 小眼球[54]
>
> 闭角型青光眼[117]
>
> 非特异性角膜混浊[93]
>
> 开角型青光眼[117]
>
> 假性上睑下垂(Streiff 征)[76]
>
> 视网膜发育不全[93]
>
> 视网膜缺损[54]
>
> 葡萄膜缺损[54]

全身疾病

> 小脑异常[54]
>
> 颅内营养不良[54]
>
> 隐睾[54]
>
> Dandy-Walker 囊肿[118]
>
> 耳畸形[54]
>
> 表皮松解大疱性营养不良[119]
>
> Hallerman-Streiff 综合征[120]
>
> 遗传性甲骨发育不良症[108]
>
> Hurler 综合征[121]
>
> Lobstein 综合征[48]
>
> Lohmann 综合征[122]
>
> Maroteaux-Lamy 综合征[76]
>
> Melnick-Needles 综合征[123]
>
> Mieten 综合征[124]
>
> 21 单体[55]
>
> 造骨不全[87]
>
> 多指(趾)畸形[54]
>
> Smith-Lemli-Opitz 综合征[125]
>
> 13,18 三体综合征[58]
>
> 不平衡易位(17p,10q)[126]

心后角膜中存在一个或多个局部的、类似火山口的病变(但通常呈现为单个中央病变)(图 55.8)[59]。后部角膜缺损常伴随角膜混浊与不同程度的角膜变薄,周围色素沉着[60]。局限性后圆锥角膜可能伴随着许多眼部和全身的异常,在框 55.5 中列出。虽然大多数病例是零星散发,但是也有一些家族性病例[61~63]。后圆锥角膜也被认为是 Peters 异常的轻度变体,从而意味着子宫内炎症或其他一些前节发育不良为其病因学因素。一些学者将其机制归于正常形成角膜基质的次级间质的异常迁移或分化[60]。

后圆锥角膜的组织病理学和超微结构特征包括在缺损区域中存在改变的后弹力层和内皮层[64,65]。后弹力层的一些改变可能涉及角膜变薄,异常的前带,多层改变和后部赘疣形成[59]。其他变化包括不

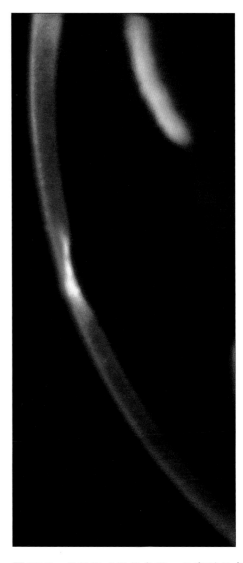

图 55.8　局限性后圆锥角膜。观察到具有上覆基质瘢痕的角膜后表面局部压痕

框 55.5　与后圆锥角膜相关的眼部和全身疾病

眼部疾病

无虹膜[76]

前部锥形晶状体[127]

前极性白内障[127]

眼前节发育不良[127]

脉络膜 / 视网膜硬化[62]

晶状体异位[128]

葡萄膜异位[128]

青光眼[128]

虹膜萎缩[128]

上皮铁线[129]

视神经发育不全[129]

PPMD 与虹膜粘连[130]

上睑下垂[131]

视网膜缺损[131]

上方外眦角移位[65]

全身疾病

短指症[63]

宽扁平鼻梁[65]

公牛颈或蹼颈[65]

唇腭裂[131]

泌尿生殖器异常[131]

生长迟缓[131]

眼距过宽[65]

心理障碍[131]

规则增厚的基底膜,前弹力层的局部破坏和基质不规则[65,66]。

后圆锥角膜很少影响视力,但可能导致近视散光,应用框架眼镜矫正以预防弱视。当明显的角膜混浊影响视力时,应选择穿透性角膜移植。

球形角膜

前部圆锥角膜通常发生在二十岁以内的人群,很少表现为先天性。球形角膜(keratoglobus)与之不同,常在出生时即出现,被认为是一种发育异常。

球形角膜是一种双侧的、非炎性的、扩张性的病变,其整个角膜变薄并呈球形,角膜曲率读数高达 60D~70D。角膜透明,大小正常,弥漫性变薄至约三分之一至五分之一正常角膜厚度。角膜变薄在中周部可能更明显。组织病理学研究发现前弹力层缺如或断裂,具有正常层状排列的板层基质、局部断裂变薄的后弹力层、正常内皮和变薄的巩膜。其球形结构

形成了一个非常深的前房,但是眼前节结构和眼球大小正常。角膜不会出现圆锥角膜的应力线(vogt 线)、铁环(Fleischer 环)或上皮下瘢痕等特征,但可能会因为后弹力层自发性破裂变得混浊和水肿。这些破裂通常在数周至数月内愈合。当与结缔组织疾病相关时,自发性角膜破裂已有报道。眼球破裂也与这些患者的眼部或头部的轻微钝挫伤有关[57]。球形角膜与 Ehlers-Danlos 综合征 Ⅵ 型具有很强的联系,其为全身性胶原障碍,以可过度伸展的关节为特征,伴有骨骼异常、蓝色巩膜、斑驳牙齿和神经性耳聋(图 55.9)[68]。它也与 Rubenstein-Taybi 综合征[69]和 Leber 先天性黑矇[70]有关。

鉴别诊断包括圆锥角膜、透明角膜边缘变性、大角膜和“牛眼”。治疗的重点是用框架眼镜矫正伴随的高度近视,以防止弱视。板层 / 穿透性角膜移植和表层角膜移植术(epikeratoplasty)在技术上具有挑战性[67,68],只有在绝对必要时才能尝试。目前通过两阶段方法取得了一些成功,首先进行表层角膜移植或者板层角巩膜移植,然后在数周至数月之后进行穿透性角膜移植[71,72]。伴随角膜破裂的预后非常差,因为涉及手术修复薄角膜和巩膜的并发症。应大力鼓励和加强在安全环境中使用防护眼镜。

先天性前部葡萄肿和角膜扩张症

先天性前节葡萄肿被定义为一种扩张性疾病。其特征为凸起的、不透明的角膜与葡萄膜组织突出睑裂,超出正常的眼睑平面[73]。这种疾病可以是单侧的或双侧的,表现不同程度角膜变薄和瘢痕,并伴有重度的眼前节结构紊乱[74]。晶状体甚至可能黏附于突起的角膜,与 Peters 异常中发现的特征之一类似[75]。特征性组织病理学发现包括不规则角膜上皮、变薄的前弹力层、增加的基质厚度与血管内生、缺乏后弹力层和内皮以及后葡萄膜,表现为萎缩虹膜残余的色素上皮[74]。角膜在子宫内易穿孔,随后经历皮肤化生,类似复层鳞状皮肤上皮;然而,与隐眼畸形不同,化生变化仅限于角膜,不累及结膜或眼睑[73]。先天性前节葡萄肿被认为是神经嵴细胞异常迁移到发育中的角膜。这个因素使其与 Peters 异常相同,是前节发育不良的极端形式。由于前段结构严重损伤,视力预后差。尽管有少数病情较轻的患者已经进行了不同程度成功的穿透性角膜移植术,但是在盲眼、青光眼和疼痛眼的治疗中,眼球摘除仍然是推荐的手术方法[74]。

角膜扩张是先天性前节葡萄肿不伴有后葡萄膜

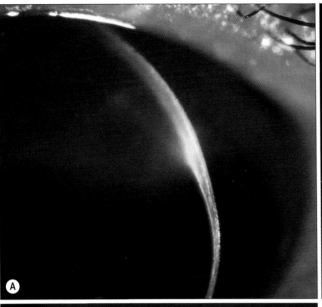

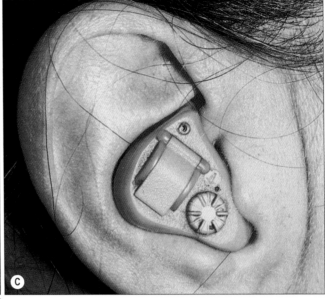

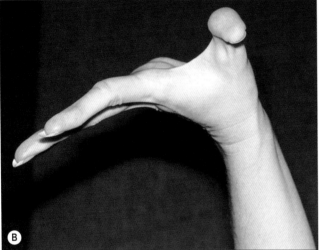

图 55.9 球形角膜。(A)此例患者球形角膜伴有 Ehlers-Danlos 综合征。此例患者存在中央角膜水肿,之前角膜急性水肿。周边角膜显著变薄。(B)同一患者。手关节可过度伸展。(C)同一患者。患者神经性耳聋,佩戴助听器

缺损。其在临床表现上与先天性前节葡萄肿相同,并且具有类似的胚胎起源。

(谢华桃 译 张明昌 校)

参考文献

1. Manschot WA. Primary congenital aphakia. *Arch Ophthalmol* 1963;**69**: 571.
2. Duke-Elder S. *System of ophthalmology, vol. 3. Normal and abnormal development: congenital deformities*. St. Louis: Mosby; 1955.
3. Waring GO, Shields JA. Partial unilateral cryptophthalmos with syndactyly, brachycephaly, and renal anomalies. *Am J Ophthalmol* 1975;**79**: 437–40.
4. Barisic I, Odak L, Garne E, et al. Fraser syndrome: epidemiological study in a European population. *Am J Med Genet A* 2013;**161**(A):1012.
5. Ide CH, Wollschlaeger PB. Multiple congenital abnormalities associated with cryptophthalmos. *Arch Ophthalmol* 1969;**81**:638.
6. Kündüz K, Günalp I. Congenital symblepharon (abortive cryptophthalmos) associated with meningoencephalocele. *Ophthalmic Plast Reconstr Surg* 1997;**13**:139–41.
7. Codere F, Brownstein S, Chen MF. Cryptophthalmos syndrome with bilateral renal agenesis. *Am J Ophthalmol* 1981;**91**:737–42.
8. Goldhammer Y, Smith JL. Cryptophthalmos syndrome with basal encephaloceles. *Am J Ophthalmol* 1975;**80**:146–9.
9. Thomas TT, Frias JL, Felix V, et al. Isolated and syndromic cryptophthalmos. *Am J Med Genet* 1986;**25**:85–98.
10. Reinecke RD. Cryptophthalmos. *Arch Ophthalmol* 1971;**85**:376.
11. Ferri M, Harvey JT. Surgical correction for complete cryptophthalmos: case report and review of the literature. *Can J Ophthalmol* 1999;**34**: 233–6.
12. Friede R. Surface area of cornea and sclera in embryos and in newborn infants and its relation to megalocornea in adults. *Z Augenheilkd* 1933; **81**:213.
13. Meire FM, Bleeker-Wagemakers EM, Oehler M, et al. X-linked megalocornea: ocular findings and linkage analysis. *Ophthalmic Paediatr Genet* 1991;**12**:153–7.
14. Webb TR, Matarin M, Gardner JC, et al. X-linked megalocornea caused by mutations in CHRDL1 identifies an essential role for ventropin in anterior segment development. *Am J Hum Genet* 2012;**90**:247.
15. Han J, Young JW, Frausto RF, et al. X-linked megalocornea associated with the novel CHRDL1 gene mutation p.(Pro56Leu*8). *Ophthalmic Genet* 2015;**36**(2):145–8.
16. Meire FM. Megalocornea. Clinical and genetic aspects. *Doc Ophthalmol* 1994;**87**:1–121.
17. Meire FM, Delleman JW. Biometry in X linked megalocornea: pathognomonic findings. *Br J Ophthalmol* 1994;**78**:781.
18. Wood WJ, Green WR, Marr WG. Megalocornea: a clinicopathologic clinical case report. *Md State Med J* 1974;**23**:57.
19. Vail DT. Adult hereditary anterior megalophthalmos sine glaucoma: a definite disease entity. *Arch Ophthalmol* 1931;**6**:39.
20. Friede R. Megalocornea congenita, a phylogenetic anomaly. *Arch Ophthalmol* 1948;**148**:716.
21. Malbran E, Dodds R. Megalocornea and its relation to congenital glaucoma. *Am J Ophthalmol* 1960;**49**:908.
22. Mann I. *Developmental abnormalities of the eye*. 2nd ed. Philadelphia: JB Lippincott; 1957.
23. Maumenee IM. The cornea in connective tissue diseases. *Trans Am Acad Ophthalmol Otolaryngol* 1978;**85**:1014.

24. Pollack A, Oliver M. Congenital glaucoma and incomplete congenital glaucoma in two siblings. *Acta Ophthalmol* 1984;**62**:359.

25. Topouzis F, Karadimas P, Gatzonis S, et al. Autosomal-dominant megalocornea associated with ocular hypertension. *J Pediatr Ophthalmol Strabismus* 2000;**37**:173–5.

26. Berry-Brincat A, Chan TKJ. Megalocornea and bilateral developmental cataracts. *J Cataract Refract Surg* 2008;**34**:168–70.

27. Lee GA, Hann JV, Braga-Mele R. Phacoemulsification in anterior megalophthalmos. *J Cataract Refract Surg* 2006;**32**:1081–4.

28. Sharan S, Billson FA. Anterior megalocornea in a family with 3 female siblings. *J Cataract Refract Surg* 2005;**31**:1433–6.

29. Ugo de Sanctis MD, Grignolo FM. Cataract extraction in X-linked megalocornea: a case report. *Cornea* 2004;**23**:533.

30. Oetting TA, Newsom TH. Bilateral Artisan lens for aphakia and megalocornea: long-term follow-up. *J Cataract Refract Surg* 2006;**32**:526–8.

31. Salmon J, Wallis C, Murray A. Variable expressivity of autosomal dominant microcornea with cataract. *Arch Ophthalmol* 1988;**106**:505.

32. Eida H, Ohira A, Amemiya T. Choroidal coloboma in two members of a family. *Ophthalmologica* 1998;**212**:208–11.

33. Chandler PA, Grant WM. *Lectures on glaucoma*. Philadelphia: Lea & Febiger; 1965.

34. Sugar S. Oculodentodigital dysplasia syndrome with angle closure glaucoma. *Am J Ophthalmol* 1978;**86**:36.

35. Tane S, Sakuma Y, Ito S. The studies on the ultrasonic diagnosis in ophthalmology. Ultrasonic biometry in microphthalmos and buphthalmos. *Acta Soc Ophthalmol Jpn* 1977;**81**:1112.

36. Warburg M. *The heterogeneity of microphthalmos in the mentally retarded*. In: Bergsma D, editor. *The eye*. Baltimore: Williams & Wilkins; 1971.

37. Thomas C, Cordier J, Reny A. Les manifestations ophthalmologiques du syndrome de Turner. *Arch Ophthalmol* 1969;**29**:565.

38. Alkemade PPH. *Dysgenesis mesodermalis of the iris and the cornea*. Springfield, IL: Charles C Thomas; 1961.

39. Lessel S, Forbes AP. Eye signs in Turner's syndrome. *Arch Ophthalmol* 1966;**76**:211.

40. Maloney RK, Bogan SJ, Waring GO. Determination of corneal image-forming properties from corneal topography. *Am J Ophthalmol* 1993;**115**:31.

41. Fledelius HC, Stubgaard M. Changes in refraction and corneal curvature during growth and adult life. A cross-sectional study. *Acta Ophthalmol* 1986;**64**:487.

42. Holmström G, el Azazi M, Kugelberg U. Ophthalmological long-term follow up of preterm infants: a population based, prospective study of the refraction and its development. *Br J Ophthalmol* 1998;**82**:1265–71.

43. Metry DW, Hebert AA. Benign cutaneous vascular tumors of infancy: when to worry, what to do. *Arch Dermatol* 2000;**136**:905–14.

44. Hammond CJ, Snieder H, Gilbert CE, et al. Genes and environment in refractive error: the Twin Eye Study. *Invest Ophthalmol Vis Sci* 2001;**42**:1232–6.

45. Grjibovski AM, Magnus P, Midelfart A, et al. Epidemiology and heritability of astigmatism in Norwegian twins: an analysis of self-reported data. *Ophthalmic Epidemiol* 2006;**13**:245.

46. Dirani M, Islam A, Shekar SN, et al. Dominant genetic effects on corneal astigmatism: the genes in myopia (GEM) twin study. *Invest Ophthalmol Vis Sci* 2008;**49**:1339.

47. Erikkson AW, Lehmann W, Forsius H. Congenital cornea plana in Finland. *Clin Genet* 1973;**4**:301.

48. Desvignes P, Pouliquen Y, Legras M, Guyot JD. Aspect iconographique d'une cornea plana dans une maladie de Lobstein. *Arch Ophthalmol Rev Gen Ophtalmol (Paris)* 1967;**72**:585–92.

49. Friedman AH, Weingeist S, Brackup A, Marinoff G. Sclerocornea and defective mesodermal migration. *Br J Ophthalmol* 1975;**59**:683.

50. Howard RO, Abrahams IW. Sclerocornea. *Am J Ophthalmol* 1971;**71**:1254.

51. Tahvanainen E, Forsius H, Kolehmainen J, et al. The genetics of cornea plana congenita. *J Med Genet* 1996;**33**:116–19.

52. McKusick VA. *Mendelian inheritance in man*. 12th ed. Baltimore: Johns Hopkins University Press; 1998.

53. Pellegata NS, Dieguez-Lucena JL, Joensuu T, et al. Mutations in KERA, encoding keratocan, cause cornea plana. *Nat Genet* 2000;**25**:91.

54. Goldstein JE, Cogan DG. Sclerocornea and associated congenital anomalies. *Arch Ophthalmol* 1962;**67**:761.

55. Doane JF, Sajjadi H, Richardson WP. Bilateral penetrating keratoplasty for sclerocornea in an infant with monosomy 21. *Cornea* 1994;**13**:454–8.

56. Freuh BE, Stuart I. Transplantation of congenitally opaque corneas. *Br J Ophthalmol* 1997;**81**:1064–9.

57. Kim T, Cohen EJ, Schnall BM, et al. Ultrasound biomicroscopy and histopathology of sclerocornea. *Cornea* 1998;**17**:443–5.

58. Kolbert GS, Seelenfreund M. Sclerocornea, anterior cleavage syndrome, and trisomy 18. *Ann Ophthalmol* 1970;**2**:26.

59. Krachmer JH, Feder RS, Belin MW. Keratoconus and related noninflammatory corneal thinning disorders. *Surv Ophthalmol* 1984;**28**:293.

60. Rao SK, Padmanabhan P. Posterior keratoconus. An expanded classification scheme based on corneal topography. *Ophthalmology* 1998;**105**:1206–12.

61. Butler TM. Keratoconus posticus. *Trans Ophthalmol Soc UK* 1930;**50**:551.

62. Collier M. Le kératocône postérieur. *Arch Ophthalmol* 1962;**22**:376.

63. Haney WP, Falls HF. The occurrence of congenital keratoconus posticus circumscriptus. *Am J Ophthalmol* 1961;**52**:53.

64. Townsend WM. Congenital corneal leukomas. I. Central defect in Descemet's membrane. *Am J Ophthalmol* 1974;**77**:80.

65. Streeten BW, Karpik AG, Spitzer KH. Posterior keratoconus associated with systemic abnormalities. *Arch Ophthalmol* 1983;**101**:616.

66. Wolter JR, Haney WP. Histopathology of keratoconus posticus circumscriptus. *Arch Ophthalmol* 1963;**69**:357.

67. Cameron JA. Keratoglobus. *Cornea* 1993;**12**:124.

68. Cameron JA. Corneal abnormalities in Ehlers–Danlos syndrome type VI. *Cornea* 1993;**12**:54.

69. Nelson ME, Talbot JF. Keratoglobus in the Rubinstein–Taybi syndrome. *Br J Ophthalmol* 1989;**73**:385.

70. Elder MJ. Leber congenital amaurosis and its association with keratoconus and keratoglobus. *J Pediatr Ophthalmol Strabismus* 1994;**31**:38.

71. Jones DH, Kirkness CM. A new surgical technique for keratoglobus-tectonic lamellar keratoplasty followed by secondary penetrating keratoplasty. *Cornea* 2001;**20**:885–7.

72. Macsai MS, Lemley HL, Schwarz T. Management of oculus fragilis in Ehlers–Danlos type VI. *Cornea* 2000;**19**:104–7.

73. Schanzlin DJ, Robin JB, Erickson G, et al. Histopathologic and ultrastructural analysis of congenital corneal staphyloma. *Am J Ophthalmol* 1983;**95**:506.

74. Leff SR, Shields JA, Augsburger JJ, et al. Congenital corneal staphyloma: clinical, radiological, and pathological correlation. *Br J Ophthalmol* 1986;**70**:427–30.

75. Olson JA. Congenital anterior staphyloma. Report of two cases. *J Pediatr Ophthalmol* 1971;**8**:177.

76. Wilson FM. Congenital anomalies of the cornea and conjunctiva. In: Smolin G, Thoft RA, editors. *The cornea. Scientific foundations and clinical practice*. 3rd ed. Boston: Little Brown and Company; 1994.

77. Meire FM, Delleman JW. Autosomal dominant congenital miosis with megalocornea. *Ophthalmic Ped Genet* 1992;**13**:123–9.

78. Malbran E. Megalocornea with mosaic-like dystrophy in identical twins. *Am J Ophthalmol* 1968;**66**:734.

79. Awaya S, Tsunekawa F, Koizumi E. Studies of X-linked recessive ocular albinism of the Nettleship-Falls type. *Acta Soc Ophthalmol Jpn* 1988;**92**:146.

80. Calamandrei D. Megalocornea in due pazienti con syndrome craniosinotoscia. *Q Ital Ophthalmol* 1950;**3**:278.

81. Bloch N. Megalocornea associated with multiple skeletal anomalies: a new genetic syndrome? *J Genet Hum* 1973;**21**:67.

82. Allen RA, Straatsma BR, Apt L, Hall MO. Ocular manifestations of the Marfan syndrome. *Trans Am Acad Ophthalmol Otolaryngol* 1967;**71**:18.

83. Calder CA. Marfan's syndrome with bilateral megalocornea and subluxated cataractous lenses. *J All India Ophthalmol Soc* 1966;**14**:262.

84. Libert J, Van Hoof F, Farriaux JP, et al. Ocular findings in I-cell disease (mucolipidosis type II). *Am J Ophthalmol* 1977;**83**:617.

85. Verloes A, Journel H, Elmer C, et al. Heterogeneity versus variability in megalocornea-mental retardation (MMR) syndromes: report of new cases and delineation of 4 probable types. *Am J Med Genet* 1993;**46**:132–7.

86. Neuhauser GE, Kaveggia EG, France TD, Opitz JM. Syndrome of mental retardation, seizures, hypotonic cerebral palsy and megalocornea, recessively inherited. *Z Kinderheilk* 1975;**120**:1–18.

87. Chan CC, Green WR, de la Cruz ZC, Hillis A. Ocular findings in osteogenesis imperfecta congenita. *Arch Ophthalmol* 1982;**100**:1459.

88. David R, MacBeath L, Jenkins T. Aniridia associated with microcornea and subluxated lenses. *Br J Ophthalmol* 1978;**62**:118.

89. Lafaut BA, Loeys B, Leroy B, et al. Clinical and electrophysiological findings in autosomal dominant vitreoretinochoroidopathy: report of a new pedigree. *Graefe's Arch Clin Exp Ophthalmol* 2001;**239**:575–82.

90. Devi RR, Vijayalakshmi P. Novel mutations in GJA8 associated with autosomal dominant congenital cataract and microcornea. *Mol Vis* 2006;**12**:190–5.

91. Willoughby CE, Shafiq A, Ferrini W, et al. CRYBB1 mutation associated with congenital cataract and microcornea. *Mol Vis* 2005;**11**:587–93.

92. Ghose S, Mehta U. Microcornea with corectopia and macular hypoplasia in a family. *Jpn J Ophthalmol* 1984;**28**:126.

93. Arffa R. *Grayson's diseases of the cornea*. 4th ed. St Louis: Mosby; 1997.

94. Hornby SJ, Gilbert AS, Foster DL. Visual acuity in children with coloboma: clinical features and a new phenotypic classification system. *Ophthalmology* 2000;**107**:511–20.

95. Cebon L, West RH. A syndrome involving congenital cataracts of unusual morphology, microcornea, abnormal irides, nystagmus, and congenital glaucoma, inherited as an autosomal dominant trait. *Aust J Ophthalmol* 1982;**10**:237.

96. Waardenburg PJ. Gross remnants of the pupillary membrane, anterior polar cataract and microcornea in a mother and her children. *Ophthalmologica* 1949;**118**:828.

97. Kelly SP, Fielder AR. Microcornea associated with retinopathy of prematurity. *Br J Ophthalmol* 1987;**71**:201.

98. Henkind P, Siegel IM, Carr RE. Mesodermal dysgenesis of the anterior segment: Rieger's anomaly. *Arch Ophthalmol* 1965;**73**:810.

99. Bateman JB, Maumenee IH. Colobomatous macrophthalmia with microcornea. *Ophthalmic Pediatr Genet* 1984;**4**:59.

100. Brodsky MC, Cunniff C. Ocular anomalies in the alagille syndrome (arteriohepatic dysplasia). *Ophthalmology* 1993;**100**:1767.

101. Colville DJ, Savige J. Alport syndrome. A review of the ocular manifestations. *Ophthalmic Genet* 1997;**18**:161–73.

102. Levenson J, Crandall B, Sparkes R. Partial deletion syndromes of chromosome 18. *Ann Ophthalmol* 1971;**3**:756.

103. Durham DG. Cutis hyperelastica (Ehlers–Danlos syndrome) with blue scleras, microcornea, and glaucoma. *Arch Ophthalmol* 1953;**49**:229.

104. Friede R. Uber physiologische Euryopie und pathologischen hypertelorismus ocularis. *Graefes Arch Klin Exp Ophthalmol* 1954;**155**:359.

105. Sugar A, Bigger JF, Podos SM. Hallerman–Streiff–Francois syndrome. *J Pediatr Ophthalmol* 1971;**8**:234.

106. McRae D, Howard RO, Albert DM, Hsia YE. Ocular manifestations of the Meckel syndrome. *Arch Ophthalmol* 1972;**88**:106–13.

107. Lewis RA, Nussbaum RL, Stambolian D. Mapping X-linked ophthalmic diseases. IV. Provisional assignment of the locus for X-linked congenital cataracts and microcornea (the Nance–Horan syndrome to Xp22.2–p22.3). *Ophthalmology* 1990;**97**:110.

108. Fenske HD, Spitalny LA. Hereditary onycho-osteodysplasia. *Am J Ophthalmol* 1970;**70**:604.

109. Francois J. *Heredity in ophthalmology*. St Louis: Mosby; 1961.

110. Boniuk V, Boniuk M. Congenital rubella syndrome. *Int Ophthalmol Clin* 1968;**8**:487.

111. Gold JD, Pfaffenbach DD. Ocular abnormalities in the Smith–Lemli–Opitz syndrome. *J Pediatr Ophthalmol* 1975;**12**:228.

112. Ginocchio VM, De Brasi D, Genesio R, et al. Sonic Hedgehog deletion and distal trisomy 3p in a patient with microphthalmia and microcephaly, lacking cerebral anomalies typical of holoprosencephaly. *Eur J Med Genet* 2008;**51**:658–65.

113. Ginsberg J, Boue KE. Ocular pathology of trisomy 13. *Ann Ophthalmol* 1974;**6**:113.

114. Butera C, Plotnik J, Bateman JB, et al. Ocular genetics. *Pediatric ophthalmology: A clinical guide* 2000;85.

115. Goldberg G. Waardenburg's syndrome with fundus and other anomalies. *Arch Ophthalmol* 1966;**76**:797.

116. Feiler-Ofry V, Stein R, Godel V. Marchesani's syndrome and chamber angle anomalies. *Am J Ophthalmol* 1968;**65**:862.

117. Barkan H, Borley WE. Familial cornea plana congenita complicated by cataracta nigra and glaucoma. *Am J Ophthalmol* 1936;**19**:307.

118. March WF, Chalkley TH. Sclerocornea associated with Dandy–Walker cyst. *Am J Ophthalmol* 1974;**78**:54.

119. Sharkey JA, Kervick GN, Jackson AJ, Johnston PB. Cornea plana and sclerocornea in association with recessive epidermolysis bullosa dystrophica. *Cornea* 1992;**11**:83–5.

120. Schanzlin DJ, Goldberg DB, Brown SI. Hallerman–Streiff syndrome associated with sclerocornea, aniridia, and a chromosomal abnormality. *Am J Ophthalmol* 1980;**90**:411.

121. Kanai A, Wood TC, Polack FM, Kaufman HE. The fine structure of sclerocornea. *Invest Ophthalmol Vis Sci* 1971;**9**:687–94.

122. Lepri G. Un caso di malformazioni oculari ed extraoculari congenite (sindrome di Lohmann). *Arch Ottal* 1949;**53**:203.

123. Perry LD, Edwards WS, Bramson RT. Melnick–Needles syndrome. *J Pediatr Ophthalmol Strabismus* 1978;**15**:226.

124. Waring GO, Rodrigues MM. Ultrastructure and successful keratoplasty of sclerocornea in Mieten's syndrome. *Am J Ophthalmol* 1980;**90**:469.

125. Harbin RL, Katz JI, Frias JL, et al. Sclerocornea associated with the Smith–Lemli–Opitz syndrome. *Am J Ophthalmol* 1977;**84**:72–3.

126. Rodrigues MM, Calhoun J, Weinreb S. Sclerocornea with an unbalanced translocation (17p 10q). *Am J Ophthalmol* 1974;**78**:49.

127. Greene CB. Keratoconus posticus circumscriptus. *Arch Ophthalmol* 1945;**34**:432.

128. Hagedoorn A, Velzeboer CM. Postnatal partial spontaneous correction of a severe congenital anomaly of the anterior segment of the eye. *Arch Ophthalmol* 1959;**62**:685.

129. Krachmer JH, Rodrigues MM. Posterior keratoconus. *Arch Ophthalmol* 1978;**96**:1867.

130. Grayson M. The nature of hereditary deep polymorphous dystrophy of the cornea: its association with iris and anterior chamber dysgenesis. *Trans Am Ophthalmol Soc* 1974;**72**:516.

131. Young ID, Macrae WG, Hughes HE, Crawford JS. Keratoconus posticus circumscriptus, cleft palate, genitourinary abnormalities, short stature, and mental retardation in sibs. *J Med Genet* 1982;**19**:332–6.

7

第 56 章

Axenfeld-Rieger 综合征和 Peters 异常

Mansi Parikh, Wallace L.M. Alward

关键概念

- Axenfeld-Rieger 综合征（Axenfeld-Rieger syndrome, ARS）和 Peters 异常均为眼前节疾病，其中超过 50% 的病例可合并继发性青光眼。
- ARS 是一个概括性术语，用于描述包括后胚胎环、虹膜发育不全、瞳孔异位及多瞳症等的一系列眼前节疾病。与之相关的全身异常主要涉及中线结构。
- ARS 是一种具有遗传异质性的显性遗传病，可由 FOXC1 和 PITX2 基因的突变导致。
- Peters 异常是一种以角膜中央白斑为特征的散发性疾病。
- ZPeters 异常的视力预后主要取决于早期对视轴上病变的处理。对于这类患者，穿透性角膜移植术的实施较为困难，视力恢复也较差。

本章纲要

术语
Axenfeld-Rieger 综合征
Peters 异常

与眼前节发育相关的疾病十分广泛，如原发性先天性青光眼、无虹膜和后部多形性角膜营养不良等。本章节仅关注 Axenfeld-Rieger 综合征和 Peters 异常。正如我们稍后将讨论的，有人认为它们属于单一疾病谱的不同变种[1]，因为它们可罕见地在同一家系中出现[2]；另外还有报道发现 Peters 异常的患者检测出会引发 Axenfeld-Rieger 综合征的基因突变[2,3]。尽管两者特征有所重叠，并可能同时发生，但这一现象并不常见，因此本章节仍将它们看作两种独立的疾病。

术语

关于 Axenfeld-Rieger 综合征、Peters 异常及相关疾病的术语的使用较为混乱。人们以多种方式对这些疾病进行分类，然而均无助于理清它们的关系。

人们曾提出多个术语对上述及其他眼前节发育相关疾病进行合并。1966 年，Reese 和 Ellsworth 推广了"前房劈裂综合征"（anterior chamber cleavage syndrome）一词[4]，但由于没有证据表明眼前节是由角膜从虹膜和晶状体劈裂发育而来，故这一名词并不准确。"眼前节发育不全[5]"则不能将这些疾病与原发性先天性青光眼及无虹膜等疾病区分开来。"中胚层发育不全"（nesodermal dysgenesis）也不准确，因为房角结构起源于神经嵴细胞，而非中胚层；由于这一起源，亦有人建议使用"神经嵴病"（neurocritopathy）这一名称[6]。

对这些疾病的划分也令人困惑。有人对一些具有 Axenfeld-Rieger 综合征特征，但有轻微变异的病例进行重新命名，继而出现了诸如"虹膜房角发育异常[7]""虹膜房角发育不全综合征[8]"和"家族虹膜房角发育不全性青光眼[9]"等术语。还有人将 Axenfeld-Rieger 综合征拆分开来（表 56.1），称为 Axenfeld 异常（病变局限于房角而无虹膜异常）、Rieger 异常（房角和虹膜均有异常）及 Rieger 综合征（合并眼外改变如牙齿、上颌及脐周异常等）。而 Axenfeld 异常合并青光眼又称为 Axenfeld 综合征，从而进一步导致了相关术语的混乱。

1985 年，基于其重叠的临床特征，Shields 等人通过有力的论证将 Axenfeld 异常、Rieger 异常、Rieger 综合征及相关疾病（不包括 Peters 异常）都归入了 Axenfeld-Rieger 综合征名下[10]。鉴于这些疾病的分

表 56.1　Axenfeld-Rieger 综合征的拆分

疾病	后胚胎环	房角异常	虹膜基质异常	全身异常	青光眼风险
后胚胎环	+	–	–	–	–
Axenfeld 异常	+	+	–	–	+
Rieger 异常	+	+	+	–	+
Rieger 综合征	+	+	+	+	+

子遗传学特点,我们再次推荐使用这一分类[11]。

Axenfeld-Rieger 综合征

历史

Vossius 于 1883 年首次报道了一例可能患有 Axenfeld-Rieger 综合征的患者[12]:一位 9 岁女童,表现为瞳孔异位和虹膜基质全层缺失,伴数颗牙齿缺失。1920 年,Axenfeld 报道了一名患者,其角膜周边距角巩缘约 1mm 处可见一与虹膜相粘连的白线,他将其命名为"ringlinie"[13],并将此疾病命名为"角膜后胚胎环",这一患者也表现为伴有虹膜缺损的虹膜基质发育不全。

1934 年,Rieger 报道了 2 名伴有虹膜发育不全和其他眼部及全身性异常的患者[14]。其中一名患者前房角组织异常,并伴有高眼压,故给予其睫状体分离术治疗。1935 年,Rieger 提供了一例病例,对眼部特征进行了详细记录,并配以精致的插图[15]。在此病例中他报道了一位母亲和两个孩子,三人均表现为前段虹膜基质发育不全和瞳孔异位,Rieger 称之为"中胚层角膜虹膜发育不全"。这一疾病后来则以他的名字命名。

临床特征

角膜

角膜周边部白线是 Axenfeld-Rieger 综合征的显著标志。这条线被认为是明显的前段 Schwalbe 线,故被命名为"后胚胎环"(图 56.1)。它可在角膜全周出现或仅局限于某一区域,裂隙灯下观察时,其在颞侧较为显著,有时可见虹膜与之相粘连。组织病理学检测发现,胚胎环由表面覆盖了梭形细胞的胶原蛋白基质组成[10](图 56.2)。虽然大多数 Axenfeld-Rieger 综合征患者裂隙灯下都可见后胚胎环,但并不是所有患者都能在裂隙灯下直接观察到。在 Shields 报道的一系列病例中,24 例 Axenfeld-Rieger 综合征患者中有 5 例在裂隙灯下未观察到后胚胎环,但所有患者都可在房角镜下观察到这一表现[16]。患者角膜内皮无异常。

在裂隙灯下,高达 15% 的正常眼中也可观察到后胚胎环[17],但是其明显不及 Axenfeld-Rieger 综合征患者显著。仅表现为后胚胎环的患者没有发展为青光眼的风险[16]。

前房角

房角镜检查发现,Axenfeld-Rieger 综合征患者的前房角可能十分突出。虹膜条索可从前房角延伸至小梁网和后胚胎环,这些条索被称为虹膜突起,但通常不是正常前房角所见的良性突起。其表征多变,从细小条索(图 56.3)到覆盖广泛的宽大条带(图 56.4)都可出现。这些条索不会导致房角关闭,故其性质并非粘连。而周边虹膜的高度嵌入亦可遮蔽巩膜突(图 56.5)。

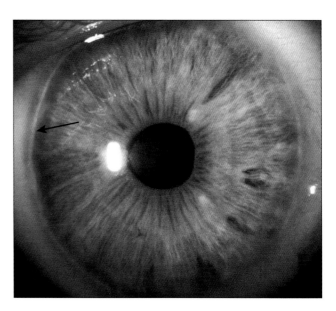

图 56.1　后胚胎环表现为角膜周边部边缘一条显著的白线(箭头)。这是一条明显的前段 Schwalbe 线

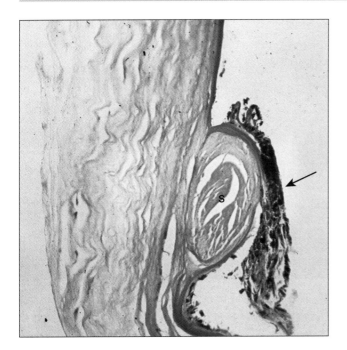

图 56.2　后胚胎环的组织病理学表现："S"标识显著增厚的 Schwalbe 线,在箭头处可见与之相粘连的虹膜组织。(From Alward, WLM: Color atlas of gonioscopy, San Francisco, 2001, American Academy of Ophthalmology. Courtesy of Robert Folberg, MD. © University of Iowa.)

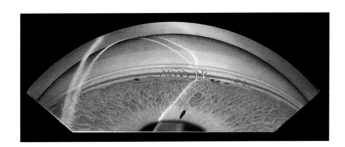

图 56.3　一位 Axenfeld-Rieger 综合征患者前房角处的虹膜突起:在虹膜与明显的 Schwalbe 线间可见多处连接。插图左侧可见与 Schwalbe 线间的较宽大连接。(Burian HM et al: Transactions of the American Ophthalmological Society 1954:52:389-428. Copyright American Medical Association. All rights reserved.)

虹膜

　　许多 Axenfeld-Rieger 综合征患者有虹膜发育不全的表现。他们的虹膜基质非常薄,因此极易观察到虹膜括约肌(图 56.6)。这些患者虹膜色泽常显现为特征性的青灰色到巧克力褐色。这一特征十分特殊,因为其意味着发生青光眼的风险较大[18]。患者瞳孔亦可能从中心位置发生位移(瞳孔异位)(图 56.7)。在发生瞳孔异位的患眼中,瞳孔通常被拉向虹膜突起

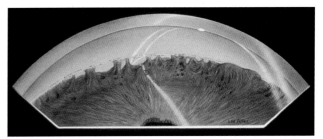

图 56.4　此 Axenfeld-Rieger 综合征患者的虹膜突起相对图 56.3 中更为致密且融合。其覆盖了大部分小梁网。(Burian HM et al: Transactions of the American Ophthalmological Society 1954:52:389-428. Copyright American Medical Association. All rights reserved.)

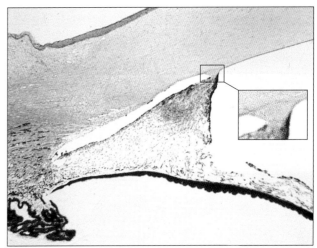

图 56.5　Axenfeld-Rieger 综合征前房角的组织病理学表现:在虹膜和 Schwalbe 线间有部分区域产生粘连(小图)。虹膜高度嵌入小梁网。(Krachmer JH, Palay DA: Cornea color atlas, St. Louis, 1995, CV Mosby.)

的粘连堆积处(图 56.8)。有些患眼的虹膜上可产生额外的孔洞(多瞳症),特别多见于瞳孔异位相反方向的象限(图 56.9)。虹膜的病变通常较为稳定,但有报道发现某些患者的病变有进展[19]。

　　虹膜发育不全也可能独立出现,其虹膜表现与 Axenfeld-Rieger 综合征相同,然而除此外并无其他眼部或全身病变。尽管缺乏关联特征,由于可在同一家系中同时观察到上述两种表现,我们仍认为两者间存在相关性[20]。除此以外,一些仅有虹膜发育不全表现的患者也发现有 Axenfeld-Rieger 综合征相关基因 RIEG1(*PITX2*)的突变[21]。

青光眼

　　50% 的 Axenfeld-Rieger 综合征患者可发展为青

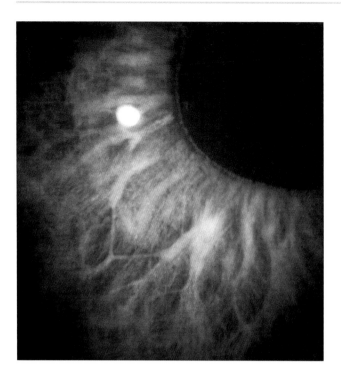

图 56.6 虹膜发育不全。由于虹膜基质发育不全,从而可以清晰看到虹膜括约肌

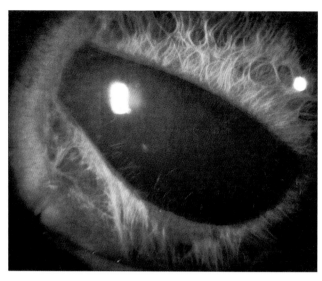

图 56.8 Axenfeld-Rieger 综合征。可见虹膜发育不全。注意伴随着虹膜被拉向前房角 10 点和 4 点方向处发生的瞳孔异位

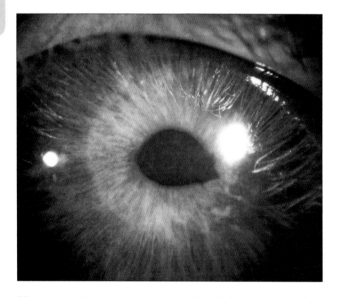

图 56.7 一例 Axenfeld-Rieger 综合征患者的轻度瞳孔异位

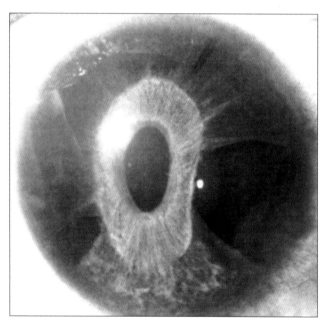

图 56.9 Axenfeld-Rieger 综合征的患眼表现为虹膜发育不全和多瞳症。(Alward WLM:Requisites in ophthalmology:glaucoma,St. Louis,2000,CV Mosby.)

光眼[16],其发生风险似乎与虹膜突起的程度无关,而与虹膜嵌入前房角的高度相关。前段虹膜嵌入越多的患者发生青光眼的风险就越高[10]。组织病理研究显示小梁网和 Schlemm 管均有结构改变,在某些病例中,Schlemm 管发生退化甚至缺失[10]。虽然青光眼在婴儿期就可以发生,但多数患者常在十几至二十几岁间发病。

其他眼部表现

其他报道的眼部表现包括斜视、角膜皮样瘤、白内障、视网膜变性、脉络膜视网膜缺损及视神经发育不全等。这些病变因出现频率较低,尚未被归入本疾病的表现。

Axenfeld-Rieger 综合征的典型眼前节及房角镜

表现的裂隙灯录像可登录 http://gonioscopy.org/index.php?option=com_k2&view=item&id=36&Itemid=594 观看。

眼外表现

面部

患者可出现上颌骨发育不全，表现为面中部扁平，眼距过宽，内眦距过宽，鼻梁扁宽及下唇突出等（图 56.10 和图 56.11）。上述特点导致 Axenfeld-Rieger 综合征患者表现出显著的特征性外貌。

牙齿

典型的牙齿异常包括牙齿稀疏（牙发育不全）和牙齿过小（小牙畸形）（图 56.12）。除了对患者进行检查外，对其牙齿修复病史的询问也十分重要。

脐部

患者常表现为脐周皮肤冗赘（图 56.13），这一表现易与曾行修补术的脐疝相混淆。

生殖器

在男性患者中，尿道出口可能位于阴茎下方（尿道下裂）（图 56.13）。

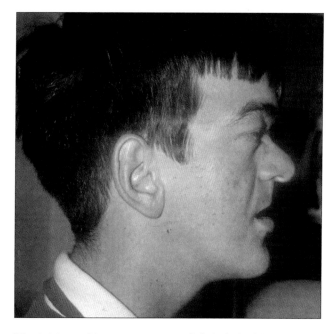

图 56.11　一例 Axenfeld-Rieger 综合征患者的侧面照。注意其上颌骨发育不良，面部扁平，且下唇突出

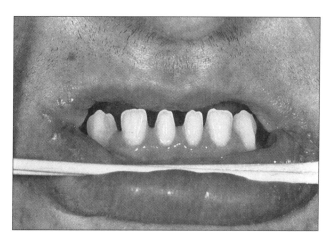

图 56.12　一位 Axenfeld-Rieger 综合征患者表现为异常的牙齿过小（小牙畸形）和牙齿稀疏（牙发育不全）

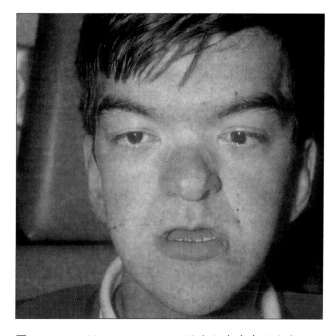

图 56.10　一例 Axenfeld-Rieger 综合征患者表现为内眦距过宽和右眼内斜视（译者注：原书应表述错误，从图中可见该患者右眼为注视眼，左眼存在内斜视）

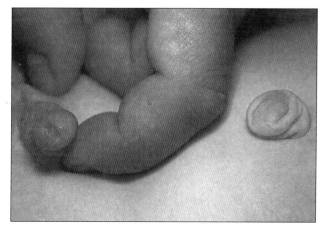

图 56.13　一位 Axenfeld-Rieger 综合征的男性患儿表现为尿道出口位于阴茎下方（尿道下裂）及脐周皮肤冗赘

7

其他

Axenfeld-Rieger 综合征患者可出现其他相关的眼外表现,其中最常见的表现见框 56.1。值得重视的是,有些患者可能患有空蝶鞍综合征并伴生长激素缺乏,怀疑患有生长激素缺乏的 Axenfeld-Rieger 综合征患儿在生长发育过程中应在内分泌医生的指导下接受监测。

框 56.1　Axenfeld-Rieger 综合征中出现频率较高而被纳入疾病表现的眼外异常

头颈
  上颌发育不全
  内眦距过宽
  牙发育不全
  小牙畸形
  下唇突出
  听力损害
中枢神经系统
  空蝶鞍综合征
  智力发育迟缓
内分泌
  生长激素缺乏
心血管
  瓣膜异常
  间隔缺损(特别是 FOXC1)
生殖器
  尿道下裂
其他
  脐周皮肤冗赘

鉴别诊断

虹膜角膜内皮(iridocorneal endothelial,ICE)综合征常与 Axenfeld-Rieger 综合征相混淆。两者都以瞳孔异位和多瞳症为显著特征,且均常引发青光眼。ICE 综合征的虹膜萎缩与 Axenfeld-Rieger 综合征的虹膜发育不全表现十分相似。两种疾病中前房角均可被虹膜的宽大条带所覆盖,在 Axenfeld-Rieger 综合征中为虹膜突起,在 ICE 综合征中则为广泛粘连。

尽管有诸多相似之处,两者的鉴别并不困难。Axenfeld-Rieger 综合征患者几乎均为双眼发病,且有典型的家族史;而 ICE 综合征几乎都为单眼发病,为获得性疾病。Axenfeld-Rieger 综合征先天发病,而典型的 ICE 综合征患者几乎都是成年人。Axenfeld-Rieger 综合征患者大多可见后胚胎环,但其非 ICE 综合征的特征表现。角膜内皮显微镜下可见 ICE 综合征患者角膜内皮呈锻银样异常。

发病机制

关于本病发病机制的早期理论已在术语部分进行了回顾。有若干研究认为 Axenfeld-Rieger 综合征波及的组织为神经嵴。角膜内皮与基质、虹膜基质及小梁网均为神经嵴来源。除此之外,神经嵴细胞还参与了前脑和脑垂体,面上部骨与软骨,以及牙乳头的发育。

Shields 曾假设 Axenfeld-Rieger 综合征是由于神经嵴来源的特定眼前节结构于发育晚期停滞引起。组织病理研究显示患者虹膜及前房角表面可见异常膜样结构,Shields 认为这是虹膜上及前房角内残留的原始内皮细胞[16]。这些细胞及其分泌的基底膜的收缩可导致虹膜粘连于小梁网,亦可导致虹膜和角膜的变形。周边虹膜的高度嵌入则由于妊娠晚期前节色素层组织向后迁移时发育停滞引起。目前 Axenfeld-Rieger 综合征的发病机制尚未完全阐明。

遗传学

Axenfeld-Rieger 综合征为典型的常染色体显性遗传。一共有 3 个遗传基因座,其中 2 个基因曾在 Axenfeld-Rieger 综合征患者中被发现(表 56.2)。

表 56.2　Axenfeld-Rieger 综合征的基因和遗传基因位点

染色体位点	基因	MIM 数
4q25(RIEG1)	PITX2	601 542
6p25	FOXC1	601 090
13q14(RIEG2)	未鉴定	601 499

MIM 人类孟德尔遗传(Mendelian Inheritance in Man)(http://www.ncbi.nlm.nih.gov/Omim/)(Copyright to Johns Hopkins University.)

染色体 4q,RIEG1,PITX2

在文献中,有数个病例报道中患有染色体 4q 缺失或异位的个体表现为 Axenfeld-Rieger 综合征[22]。根据上述信息,Murray 及其同事对常染色体显性遗传的 3 个 Axenfeld-Rieger 综合征小家系进行连锁分析并发现与染色体 4q 相关[22],这一位点被认定为 RIEG1。同一研究组的后期研究发现了这一位点的基因 PITX2[23]。PITX2 的突变可引起 Axenfeld-Rieger

综合征[23]、虹膜发育不全[21]、虹膜房角发育不全综合征[24]及 Peters 异常[3]。

染色体 13q,RIEG2

Phillip 及其同事在染色体 13q14 上发现了第二个关联位点[25]。他们对一个有 11 名患者的四代家系进行了调查,这些患者均有眼前节异常,11 人中有 9 人患有青光眼,有 10 人患有包括听觉损害和牙齿异常在内的眼外病变,但均无脐周皮肤冗赘。迄今为止,此部分结构还未分离出任何基因。

染色体 6p,FOXC1

Nishimura 及同事在两个无血缘关系的患儿基因中均鉴定出了染色体 6p 的易位[26]。许多眼前节疾病都与这一区域相关[26]。这些患儿同时表现为先天性青光眼及多种眼外异常。人们通过对染色体 6 上断点的研究发现了曾被称为 FKHL7 的基因 FOXC1[26],这一基因或许导致了疾病严重度的广泛变异。关于 FOXC1 突变的家系报道发现了患有 Rieger 异常、Rieger 综合征及 Peters 异常的患者[2],其中一位成员还伴有心瓣膜异常。FOXC1 在心脏中有表达,且有证据表明 Axenfeld-Rieger 综合征患者可患有心瓣膜异常[27]。

PITX2 和 FOXC1 基因均通过在不同时间和部位对其他基因表达的调控发挥作用,它们不能编码结构蛋白,但可以参与胚胎发育进程的调控。这也解释了这两种基因的突变波及系统如此广泛的原因。

基因型 - 表型间关系

Axenfeld-Rieger 综合征的疾病严重度变异较大,相同的突变在同一家系不同个体中可能导致不同的疾病表现。总的来说,有相关系统性病变的患者更有可能为 PITX2 基因突变[28];独立的眼部病变则更可能与 FOXC1 突变相关;尽管如此,该突变也可导致心脏异常和听力损害[28]。

自然病程

虹膜异常通常较为稳定,但有文献记载某些患者病情会逐渐恶化[19]。约 50% 的患者后期会发展为青光眼[10]。

治疗

Axenfeld-Rieger 综合征患者的角膜很少发病。如果患有早发性青光眼,患者可能出现伴有 Haab 纹的

牛眼征和继发性角膜病变,但并不常见。在这些病例中,对青光眼以及潜在的弱视的处理十分重要。

患者常常于童年晚期或成年早期发生青光眼,疾病表现与原发性开角型青光眼十分相似。一线治疗是应用房水生成抑制剂。由于虹膜突起遮蔽了小梁网,故通常不选择使用激光小梁成形术。对于 Axenfeld-Rieger 综合征,房角手术一般也不适用。由于房角可视性差,前房角切开术难以实施;小梁切除术报道的成功率很低[29];而小梁网的异常发育和 Schlemm 管的结构退化也是房角手术成功率较低的原因之一。最终,很多患者仍需进行小梁切除术,导管分流术或睫状体破坏性手术。

Peters 异常

Peters 异常是一种罕见的疾病,其患者表现为先天性角膜中心混浊。它有时会与 Axenfeld-Rieger 综合征一同被归至前房劈裂综合征的概念范畴内,但应将两者独立看待。还有人称此病为后圆锥角膜或原发性角膜中胚层发育不全。有些作者将此病划分为 I 型(未波及晶状体)和 II 型(波及晶状体)。

历史

1897 年,von Hippel 首次对患有 Peters 异常的患者进行了报道[30]。他将其描述为“角膜宫内溃疡”,并认为本病源于子宫内角膜炎。1906 年,Peters 提出假说认为本病是由于晶状体从表皮外胚层的分离不完全所致[31]。

临床特征

角膜

Peters 异常的特征为角膜中央混浊(角膜白斑)而边缘透明(图 56.14)。80% 的病例为双眼发病[32]。可能会合并发生角膜水肿,特别是在病程早期或眼内压升高时。角膜中央混浊的大小和密度较为多变,从轻度的微小混浊到遮挡前房的致密白斑都可出现(图 56.15)。在极少数病例中,角膜白斑可能发生血管化,并呈前段葡萄肿样向前突起[33]。大多数白斑通常不会发生血管化。

虹膜组织常与角膜混浊区相粘连,粘连从虹膜睫状区一直延伸至角膜混浊区后表面的边缘,可侵犯全周或分段出现。此外,也可能出现角膜晶状体粘连的表现。

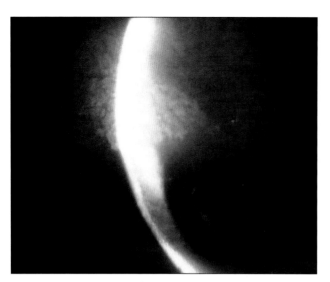

图 56.14　一位 Peters 异常患者的图片显示角膜中央的白色混浊(角膜白斑)。(Alward WLM: Requisites in ophthalmology: glaucoma, St. Louis, 2000, CV Mosby.)

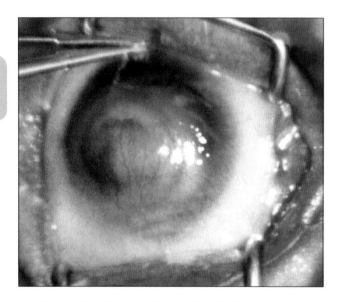

图 56.15　严重的 Peters 异常表现为角膜显著混浊,角膜表面亦可见血管翳。(Krachmer JH, Palay DA: Cornea color atlas, St. Louis, 1995, CV Mosby.)

　　病理组织学发现,角膜全层都有异常(图 56.16),前段病变包括上皮层紊乱和前弹力层缺失;基质病变可表现为水肿;后段则可见角膜混浊区内皮层和后弹力层的突然缺失或显著变薄。混浊区的周边部角膜内皮是正常的。

前房

　　前房可能极浅,伴有虹膜和晶状体向角膜混浊处移动。引发浅前房的原因尚不明确。

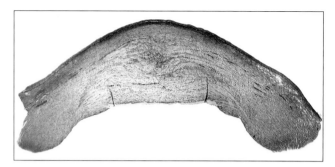

图 56.16　Peters 异常的组织病理学表现为伴有内皮层和后弹力层缺失的角膜后部缺损。中心角膜基质增厚并瘢痕化

晶状体

　　在 Peters 异常中白内障较为常见。有些人是由于原发的晶状体异常导致,有些人则由于晶状体被推向角膜而产生继发改变。晶状体可能接触角膜或与之相粘连,但也可能位于正常位置的同时并发白内障。

青光眼

　　大约 50%~70% 的患者都会发展为青光眼[32]。尽管青光眼可能发生于任何时间点,但患者通常出生后即会发病。大部分 Peters 异常的患者小梁网都无异常。Kuper 及同事提出假设认为发病机制可能源于神经嵴未能适当分化为角膜和小梁内皮细胞[34]。患者应对眼压和其他婴幼儿青光眼的征兆如牛眼进行规律监测。与 Peters 异常相关的青光眼通常难以控制。

其他眼部表现

　　1992 年,Traboulsi 和 Maumenee 回顾了 29 位患者与 Peters 异常相关的畸形[35]。他们发现其中 7 人有先天性小眼球(24%),3 人患有永存原始玻璃体增生症(10%),还有 3 人患有视网膜脱离(与眼部手术无关)(10%)。

眼外表现

　　Traboulsi 和 Maumenee 对 29 位 Peters 异常的患者进行了研究,其中 15 位有发育迟缓(52%),8 位有先天性心脏病(28%),5 位有外耳异常(17%),4 位有中枢神经系统结构异常(14%),4 位有泌尿生殖器异常(14%),3 位有听力损害(10%),3 位有唇腭裂(10%),还有 2 位有脊柱缺陷(7%)[35]。在独立的病例中还报道过许多其他异常。一种称为 Peters+ 综合征的情况特指患者同时患有 Peters 异常并伴有唇腭裂、身材矮小、耳朵异常及智力发育迟钝[35,36]，通常为常染色体隐性遗传。Traboulsi 和 Maumenee 注意到相关的缺陷多影响中线结构，因此建议对 Peters 异常患者的心脏和脑垂体进行评估[35]。

鉴别诊断

Peters 异常需与其他能引起角膜混浊的疾病如原发性先天性青光眼、黏多糖症、先天性遗传性内皮营养不良(congenital hereditary endothelial dystrophy, CHED)及分娩创伤相鉴别。分娩创伤通常为单眼，并表现为后弹力层的断裂。原发性先天性青光眼也可表现为后弹力层断裂(Haab 纹)和牛眼。在原发性先天性青光眼和 CHED 中，角膜混浊通常都是弥漫性的，而非中心性的。

发病机制

在 Peters 异常中，角膜内皮未正常发育，角膜混浊部位的内皮和后弹力层都有缺失。Peters 认为病因为胚胎发育过程中角膜与晶状体的分离失败。与此理论相悖的是有些病例中角膜晶状体间并无粘连，且晶状体发育正常。此外，还有证据表明，即使在角膜和晶状体十分贴近的病例中，晶状体的上皮也是完整的。Von Hippel 认为，潜在的发病因素是子宫内感染，并提出了"Von Hippel 角膜宫内溃疡"这一术语；Reese 和 Ellsworth 在 21 名患有 Peters 异常及相关性虹膜粘连的患者中发现其中 5 人有产前风疹感染的证据[4]。尽管存在若干假说，本病真实的病因还尚不明确。

遗传学

多数病例为散发。尽管如此，仍有文献报道常染色体隐性遗传和极少数常染色体显性遗传的家系。在 Peters 异常的患者中发现 4 个基因突变，包括与无虹膜相关的 PAX6 基因[37]，与 Axenfeld-Rieger 综合征相关的 PITX2[3] 和 FOXC1[2] 基因，以及与原发性先天性青光眼相关的 CYP1B1 基因[38]。由于多种基因突变都可引起 Peters 异常，且疾病的临床表现多样，故说明多种途径都可引发这种中心角膜的混浊。

自然病程

在病程早期即可出现角膜水肿，并可持续存在或随眼压升高而复发。水肿可随着周边内皮细胞迁移至混浊区后表面而逐渐缓解，并遗留角膜瘢痕。随着缺乏抵抗力的内皮细胞自然损耗，角膜水肿后期可再次复发。

治疗

Peters 异常的主要问题在于继发于视轴混浊的视力发育低下。对于中央混浊较小且晶状体透明的患者，行大范围的周边虹膜切除术后，其视网膜仍可正常成像[39]。病情更重时，则需采取穿透性角膜移植。Peters 异常患者角膜移植术报道的成功率高低不一，总的来说，同时并发青光眼的病例预后较差。Yang 及同事对共实施过 144 次穿透性角膜移植术的 72 只眼进行了平均 11.1 年的随访，他们发现首次手术后移植物的存活率是最高的，其随着后继手术次数增多而显著下降[40]。在他们的研究中，35% 的首次移植物在 10 年后仍保持透明，而在二次及多次手术后的移植物中这一比例低于 10%。首次移植失败常发生于术后前两年，最常见的术后并发症有白内障、青光眼、视网膜脱离及眼球痨[32]，其中高达三分之一的患眼都发生了眼球痨[32]。总的来说，这些眼的最终视力都较差，仅有 20% 的患者达到了 0.1 或更好的视力[32]。疾病较为温和的患者预后也较良好。在一项更近的研究中，Zaidman 和同事对 24 位实施过穿透性角膜移植的 1 型 Peters 异常(无晶状体异常)患者的 30 只眼进行了平均 6.5 年的随访[41]。在他们的研究中，90% 的患眼植片均保持透明。在 18 名患儿的 24 只眼中，50% 的患眼达到了 0.1 或更好的视力。这也证实了先前关于病情较轻的患者成功率更高的观察。但即使成功清理了视轴混浊，继发的发育迟缓和其他的中枢神经系统异常也导致视力难以恢复。

青光眼可通过局部给药、口服碳酸酐酶抑制剂或青光眼手术进行治疗。与 Peters 异常相关的青光眼常需手术干预，如小梁切除术、导管分流术或睫状体破坏手术等[32]。尽管进行了上述治疗，控制眼压仍然很困难。

（谢华桃 译 张明昌 校）

参考文献

1. Waring IIIGO, Rodrigues MM, Laibson PR. Anterior chamber cleavage syndrome. A stepladder classification. *Surv Ophthalmology* 1975;**20**:3–27.
2. Honkanen RA, Nishimura D, Swiderski R, et al. A family with Axenfeld-Rieger syndrome and Peters' anomaly caused by a point mutation (Phe-112Ser) in the FOXC1 gene. *Am J Ophthalmol* 2003;**135**:368–75.
3. Doward W, Perveen R, Lloyd IC, et al. A mutation in the RIEG1 gene associated with Peters' anomaly. *J Med Genet* 1999;**36**:152–5.
4. Reese AB, Ellsworth RM. The anterior chamber cleavage syndrome. *Arch Ophthalmol* 1966;**75**:307–18.
5. Henkind P, Siegel IM, Carr RE. Mesodermal dysgenesis of the anterior segment: Rieger's anomaly. *Arch Ophthalmol* 1965;**73**:810–17.
6. Tripathi BJ, Tripathi RC. Neural crest origin of the human trabecular meshwork and its implication for the pathogenesis of glaucoma. *Am J*

7

Ophthalmol 1989;**107**:583–90.

7. Mears AJ, Mirzayans F, Gould DB, et al. Autosomal dominant iridogonio-dysgenesis anomaly maps to 6p25. *Am J Hum Genet* 1996;**59**:1321–7.

8. Pearce WG, Mielke BC, Kulak SC, et al. Histopathology and molecular basis of iridogoniodysgenesis syndrome. *Ophthalmic Genet* 1999;**20**:83–8.

9. Jordan T, Ebenezer N, Manners R, et al. Familial glaucoma iridogoniodys-plasia maps to a 6p25 region implicated in primary congenital glaucoma and iridogoniodysgenesis anomaly. *Am J Hum Genet* 1997;**61**:882–8.

10. Shields MB, Buckley E, Klintworth GK, et al. Axenfeld-Rieger syndrome. A spectrum of developmental disorders. *Surv Ophthalmol* 1985;**29**:387–409.

11. Alward WLM. Axenfeld-Rieger syndrome in the age of molecular genet-ics. *Am J Ophthalmol* 2000;**130**:107–15.

12. Vossius A. Congenitale abnormalien der iris. *Klin Monatsbl Augenheilkd* 1883;**21**:233–7.

13. Axenfeld TH. Embryotoxon cornea posterius. *Klin Monatsbl Augenheilkd* 1920;**65**:381–2.

14. Rieger H. Verlagerung und Schlitzform der Pupille mit Hypoplasie des Irisvorderblattes. *Z Augenheilkd* 1934;**84**:98–103.

15. Rieger H. Beiträge zur Kenntnis seltener Mißbildungen der Iris. II. Über Hypoplasie des Irisvorderblattes mit Verlagerung und Entrundung der Pupille. *Albrecht von Graefe's Arch Klin Exp Ophthalmol* 1935;**133**:602–35.

16. Shields MB. Axenfeld–Rieger syndrome: a theory of mechanism and distinctions from the iridocorneal endothelial syndrome. *Trans Am Oph-thalmol Soc* 1983;**81**:736–84.

17. Burian HM, Rice MH, Allen L. External visibility of the region of Schlemm's canal. *Arch Ophthalmol* 1957;**57**:651–8.

18. Martin JP, Zorab EC. Familial glaucoma – in nine generations of a South Hampshire family. *Br J Ophthalmol* 1974;**58**:536–42.

19. Judisch GF, Phelps CD, Hanson J. Rieger's syndrome – a case report with a 15-year follow-up. *Arch Ophthalmol* 1979;**97**:2120–2.

20. Héon E, Sheth B, Kalenak J, et al. Linkage of autosomal dominant iris hypoplasia to the region of the Rieger syndrome locus (4q25). *Hum Mol Genet* 1995;**4**:1435–9.

21. Alward WLM, Semina EV, Kalenak JW, et al. Autosomal dominant iris hypoplasia is caused by a mutation in the Rieger syndrome (RIEG/PITX2) gene. *Am J Ophthalmol* 1998;**125**:98–100.

22. Murray JC, Bennett SR, Kwitek AE, et al. Linkage of Rieger syndrome to the region of the epidermal growth factor gene on chromosome 4. *Nat Genet* 1992;**2**:46–9.

23. Semina EV, Reiter R, Leysens NJ, et al. Cloning and characterization of a novel bicoid–related homeobox transcription factor gene, RGS, involved in Rieger syndrome. *Nat Genet* 1996;**14**:392–9.

24. Kulak SC, Kozlowski K, Semina EV, et al. Mutation in the RIEG1 gene in patients with iridogoniodysgenesis syndrome. *Hum Mol Genet* 1998;**7**:1113–17.

25. Phillips JC, del Bono EA, Haines JL, et al. A second locus for Rieger syn-drome maps to chromosome 13q14. *Am J Hum Genet* 1996;**59**:613–19.

26. Nishimura DY, Swiderski RE, Alward WLM, et al. The forkhead transcrip-tion factor gene FKHL7 is responsible for glaucoma phenotypes which map to 6p25. *Nat Genet* 1998;**19**:140–7.

27. Swiderski RE, Reiter RS, Nishimura DY, et al. Expression of the Mf1 gene in developing mouse hearts: implication in the development of human congenital heart defects. *Dev Dyn* 1999;**216**:16–27.

28. Strungaru MH, Dinu I, Walter MA. Genotype-phenotype correlations in Axenfeld-Rieger malformation and glaucoma patients with *FOXC1* and *PITX2* mutations. *Invest Ophthalmol Vis Sci* 2007;**48**:228–37.

29. Luntz MH. Congenital, infantile, and juvenile glaucomas. *Ophthalmology* 1979;**86**:793–802.

30. von Hippel E. Über Hydrophthalmos Congenitus nebst Bemerkungen über die Verfarbund der Cornea durch Blufarbstoff; Pathologisch-anatomische Untersuchungen. *Graefe's Arch Clin Exp Ophthalmol* 1897;**4**:539–64.

31. Peters A. Über angeborene Defekbildung der Descemetschen Membran. *Klin Monatsbl Augenheilkd* 1906;**44**:27–41.

32. Yang LL, Lambert SR. Peters' anomaly: a synopsis of surgical management and visual outcome. *Ped Ophthalmol* 2001;**14**:467–77.

33. Zaidman GW, Juechter K. Peters' anomaly associated with protruding corneal pseudo-staphyloma. *Cornea* 1998;**17**:163–8.

34. Kuper C, Kuwabara T, Stark WJ. The histopathology of Peters' anomaly. *Am J Ophthalmol* 1975;**80**:653–60.

35. Traboulsi EI, Maumenee IH. Peters' anomaly and associated congenital malformations. *Arch Ophthalmol* 1992;**110**:1739–42.

36. van Schooneveld MJ, Delleman JW, Beemer FA, et al. Peters'-plus: a new syndrome. *Ophthalmic Paediatr Genet* 1984;**4**:141–5.

37. Hanson IM, Fletcher JM, Jordan T, et al. Mutations at the PAX6 locus are found in heterogeneous anterior segment malformations including Peters' anomaly. *Nat Genet* 1994;**6**:168–73.

38. Vincent A, Billingsley G, Priston M, et al. Phenotypic heterogeneity of CYP1B1: mutations in a patient with Peters' anomaly. *J Med Genet* 2001;**38**(5):324–6.

39. Jünemann A, Gusek GC, Naumann GO. Optical sector iridectomy: an alternative to perforating keratoplasty in Peters' anomaly. *Klin Monatsbl Augenheilkd* 1996;**209**:117–24.

40. Yang LL, Lambert SR, Lynn MJ, et al. Long-term results of corneal graft survival in infants and children with Peters' anomaly. *Ophthalmology* 1999;**106**:833–48.

41. Zaidman GW, Flanagan FK, Furey CC. Long-term visual prognosis in children after corneal transplant surgery for Peters' anomaly type 1. *Am J Ophthalmol* 2007;**144**:104–8.

第 57 章

代谢性疾病的角膜表现

Sathish Srinivasan，Raneen Shehadeh-Mashor，Allan R. Slomovic

关键概念

- 硫酸角质素是角膜基质胶原纤维中含量最丰富的一种糖胺聚糖。
- 口服和局部运用醛糖还原酶抑制剂可以通过恢复角膜知觉和促进泪液生成来改善糖尿病患者的角膜上皮病变。
- 碳水化合物、脂质和脂蛋白代谢异常会显著影响角膜的结构和功能。
- 异常脂蛋白血症患者的眼部改变可能不会对视力造成显著影响，但它可以为遗传性全身性疾病的诊断提供早期依据，并对冠心病的潜在风险进行预警，当然冠心病的诊断也需要临床和实验室检查的支持。
- 高脂血症通常伴有迅速发生的双眼角膜环（corneal arcus）和睑黄瘤（xanthelasma），而低脂血症的特征是双眼弥漫性角膜混浊伴或不伴角膜环。
- 药物导致的脂沉积症的眼部表现具有重要的临床意义，该病通常呈剂量相关性并且可以反应视网膜病变的潜在风险大小。
- 口服和局部运用半胱胺彻底革新了胱氨酸病的诊断和治疗。
- 全身性和局限性淀粉样变性病均累及角膜，表现为角膜内继发性或原发性的淀粉样物质沉积。

本章纲要

引言

角膜是进入眼球的外部门户，它和巩膜一起构成了眼球的最外层；角膜上皮细胞屏障在眼部生物防御系统中发挥重要功能。角膜也是光线进入眼球后的主要屈光部分，其光学性质是由其透明度、表面光滑度、形态和折射率决定的。角膜透明度的维持依赖于角膜无血管和基质胶原纤维的规则排列以及连续而缓慢的胶原纤维产生和降解。维持角膜的形态和透明度至关重要。

角膜基质层由角膜基质细胞（keratocytes）、细胞外基质和神经纤维束组成。细胞外基质占角膜基质的绝大部分，它主要由Ⅰ型胶原蛋白和糖胺聚糖（glycosaminoglycans，GAG）构成；而角膜基质细胞只占基质总体积的 2%~3%[1]。角膜基质中胶原纤维的排列和间隔距离都高度一致[2,3]。基质胶原纤维中含有多种 GAG，其中含量最丰富的是硫酸角质素，约占 GAG 总量的 65%；其余的包括硫酸软骨素和硫酸皮肤素。角膜水化主要由内皮泵控制，但也受到眼压、基质膨胀压和上皮屏障功能的影响。角膜基质中的 GAG 成分在角膜自我稳态的维持中起着重要的作用。无论是角膜本身还是全身性疾病而导致的代谢变化，都会引起角膜内贮积产物的异常累积，从而影响角膜的透明度和功能。其中，碳水化合物、脂质和脂蛋白的代谢异常会显著影响角膜的组织结构和功能。自从 Duve 和他的同事发现溶酶体以来[4]，溶酶体在全身性疾病中的作用就得到了广泛的重视。溶酶体贮积症是由溶酶体蛋白活性缺陷引起的、致使溶酶体内未降解代谢产物贮积的一类疾病，现在已知的疾病种类超过 40 种。黏多糖贮积症（mucopolysaccharidoses，MPS）就是其中一种由遗传性溶酶体酶活性缺陷而导致细胞内外黏多糖贮积的疾病。在这一章中,我们总结了累及角膜的主要全身性代谢疾病。

碳水化合物代谢障碍

糖尿病:糖尿病性角膜病变

糖尿病是一种因胰岛素相对不足、胰岛素抵抗或两者均有而导致的慢性高血糖症。据统计在 2000 年,全球范围内 20 岁以上的成年人中,糖尿病患者的数量已经超过了 1.71 亿[5]。这个数字比之前预估的 1.54 亿还要高出 11%[6]。

有证据表明"糖尿病的流行"还会继续,因此可以预计的是糖尿病性眼病的发病率也会随之增加。糖尿病性角膜病变(diabetic keratopathy,DK)并没有典型的特征,患者角膜超微结构和功能上的变化导致了 DK 的发生发展。DK 包含一系列的临床表现,如浅层点状上皮病变、持续性角膜上皮糜烂、角膜知觉减退、持续性角膜上皮缺损(persistent epithelial defects,PED)和角膜水肿[7](图 57.1)。据报道,在糖尿病患者中 DK 的发病率约为 50%~70%[8]。

在发展为有临床症状的 DK 前,患者的角膜会发生一些亚临床的异常变化,这些异常变化会影响角膜的结构(解剖改变)和功能。DK 的超微结构变化包括上皮屏障功能减退[9]、上皮细胞形态异常[10]、基底膜增厚[11]、角膜知觉减退[12]以及内皮细胞异常[13]。这些亚临床改变与症状性 DK 的发生通常有着密切的时间关系。除了超微结构的改变外,某些酶与神经功能的异常也促进了 DK 的发展(表 57.1)。例如代谢酶的调节异常就从三个方面影响了 DK 的发生发展:激活的糖代谢多元醇通路[14]、晚期糖基化终末产物(advanced glycation end products,AGE)的贮积[15]以及角膜上皮细胞基底膜内非酶糖基化蛋白成分的增加[16]。有研究评估了糖代谢多元醇通路的第一个关键酶——醛糖还原酶抑制剂的疗效,发现口服(ONO-2235)和局部运用(CT-112)醛糖还原酶抑制剂(aldose reductase inhibitors,ARI)可以通过恢复角膜知觉和促进泪液生成以减缓糖尿病患者的角膜上皮病变[12,17]。此外,ARI 还可以促进角膜上皮伤口的愈合[18],防止角膜上皮屏障功能的破坏[19],抑制多元醇的积聚[20]。Nakahara 在一项随机安慰剂对照试验中证实,局部ARI 治疗可以有效恢复角膜上皮屏障功能,但在预防浅层点状角膜病变方面却没有明显的效果[21]。

角膜知觉减退和神经源性营养因子的缺失是 DK 发展的重要因素。共聚焦显微镜可用来定量评估糖

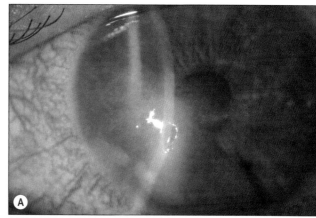

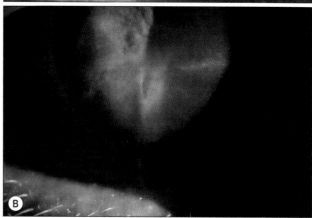

图 57.1 (A)图为一 31 岁 I 型糖尿病性角膜病变患者的裂隙灯检查图。注意持续性角膜上皮缺损、基质混浊和角膜变薄。(Courtesy Pankaj Gupta,MD)。(B)高放大倍数下见持续性角膜缺损和周边部基质混浊。(Courtesy Pankaj Gupta,MD)

尿病患者角膜神经纤维的密度和形态,其测量结果与患者神经系统病变的严重程度相关[22]。针对糖尿病患者的角膜共聚焦显微镜研究发现患者角膜神经纤维束的数量减少、神经纤维的密度降低 - 提示神经纤维退化增强,神经束的分支减少 - 提示神经纤维再生能力受限(图 57.2)。值得注意的是这些共焦显微镜的变化似乎出现在角膜敏感性受损之前,且与患者躯体神经病变的严重程度相关[23,24]。胰岛素样生长因子 1(insulin-like growth factor 1,IGF-1)和 P 物质 - 感觉神经中的一种神经肽,已被证实可以加速角膜上皮伤口的愈合[25]。IGF-1 和 P 物质的局部应用可以促进糖尿病性神经营养性角膜病变患者角膜神经纤维的再生[26]。最近,一种新型的基质治疗剂(ReGenera Ting Agent,RGTA)已在神经营养性溃疡的治疗方面取得了令人鼓舞的成果。局部应用的 RGTA 制剂(Cacicol,Thea,法国)已于近期获得 CE 标示用于神经

表 57.1 糖尿病性角膜病变的影响因素

结构和功能异常	酶调节异常
1. 上皮细胞基底膜的细胞密度减低	1. 多元醇代谢增强
2. 上皮细胞基底膜厚度增加	2. 角膜上皮和内皮细胞内多元醇积聚增多
3. 锚原纤维的穿透力降低	3. 蛋白成分的非酶糖基化增加
4. 半桥粒密度减低	4. 晚期糖基化终末产物
5. 上皮细胞屏障功能减弱	

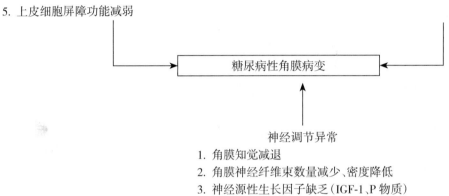

糖尿病性角膜病变

神经调节异常
1. 角膜知觉减退
2. 角膜神经纤维束数量减少、密度降低
3. 神经源性生长因子缺乏（IGF-1、P 物质）

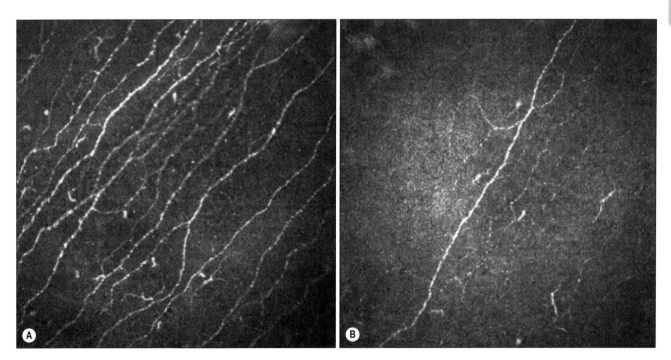

图 57.2 （A）健康对照者的角膜前弹力层神经纤维共焦显微镜检查图。（B）伴有严重神经病变的糖尿病患者角膜前弹力层神经纤维共焦显微镜检查图。注意角膜神经纤维密度的显著降低。（Courtesy Mitra Tavakoli，PhD）

营养性溃疡和 PED 的治疗。Cacicol 是一种 GAGs（如硫酸肝素）的结构类似物，局部运用 Cacicol 可以替代被降解的硫酸肝素，从而保护基质蛋白不被进一步水解，为募集必要的生长因子提供适宜的环境以促进角膜基质修复[27]。

溶酶体贮积症

简介

溶酶体是真核细胞内分解蛋白质、核酸、多糖等生物大分子的细胞器；为单层膜包被的囊状结构。1949 年 Duve 首次发现了溶酶体[28]，它由外膜和腔内囊泡组成。溶酶体内有大约 50 种不同的消化酶，这些酶可以分解所有类型的生物分子，包括蛋白质、核酸、脂类和碳水化合物；通过内吞作用进入细胞的胞外物质和废弃的胞内物质都在溶酶体内被降解。据统计在溶酶体内至少有 50~60 种可溶性氢化酶[29]和 7 种完整的膜蛋白[30]。理论上，编码这些蛋白质的任一基因发生突变都有可能导致溶酶体贮积症（lysosomal storage diseases，LSD）的发生（图 57.3）。

LSDs 有多种不同的分类方法，可以根据缺陷酶或缺陷蛋白种类来进行分类，也可以依据贮积底物的性质来进行分类，而前者更具临床意义（表 57.2）。在发现 LSDs 的病因在于溶酶体酶缺陷之前，人们早已意识到患者体内存在异常的底物蓄积。因此虽然依据贮积底物来进行分类可能会导致对疾病的错误认识[31]，许多 LSDs 仍以此命名并沿用至今。例如，黏多糖贮积症是由于溶酶体酶功能受损导致糖胺聚糖（GAGs）贮积；神经鞘脂贮积症是由于酶活性缺陷致使未代谢的鞘脂贮积；寡糖贮积症则表现为寡聚糖贮积。在某些情况下，同种共有关键酶的缺乏可能导致不同的底物贮积。

黏多糖贮积症

黏多糖贮积症（MPS）属于 LSDs 的一大类，本病是由与 GAGs 降解相关的酶遗传性缺陷所导致的。疾病呈进展性发展且由于都存在未完全降解的 GAGs 沉积故而有很多共同的特征。MPS 在新生儿中的总体发病率为万分之一，各种疾病的命名、生化特征、筛查方法和诊断实验都总结在表 57.2 中。每种溶酶体酶都有其特定的作用通路，通路中任何一种酶的遗传缺陷都会破坏 GAGs 有序降解的过程，进而导致溶酶体内未完全降解的 GAGs 积聚。随着贮积的 GAGs 逐渐增多，最终会引起细胞结构和功能的破坏。受累组织或器官病变的严重程度取决于酶缺乏的程度（即部分或完全缺乏）。GAG 沉积在结缔组织中会导

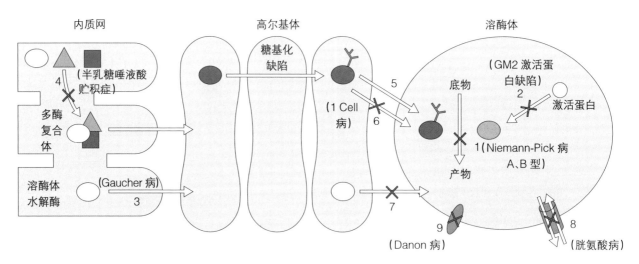

图 57.3 溶酶体贮积症的细胞和生化基础。大多数 LSD 都是由于基因突变导致缺陷酶的产生从而使溶酶体的催化活性下降而引起（1），在某些疾病中则是由于酶达到最佳水解活性所必需的蛋白存在缺陷或缺失（2）。LSD 也可由基因突变致使蛋白质异常折叠、进而造成内质网（endoplasmic reticulum，ER）外溶酶体水解酶转运缺陷而引起（3）；此外，缺乏必需的多酶复合物也可能导致 ER 外溶酶体水解酶转运缺陷从而引起 LSD（4）。在高尔基体中，糖基化缺陷可能导致酶的催化活性降低（5），酶无法到达溶酶体，进而不能与甘露糖 -6- 磷酸酶受体结合（6）。高尔基体中其他转运步骤的缺陷也可能导致 LSD（7）。一些 LSDs 是由溶酶体整合膜蛋白的缺陷引起的，转运蛋白缺陷属于其中的一种（8），也包括参与溶酶体功能关键调节事件的蛋白质缺陷（9）。本图中溶酶体水解酶是以不同深浅的蓝色表示的，每一种已经发现的酶或蛋白缺陷都列举了一种对应的 LSD。（Published with permission from Nat Rev Mol Cell Bio 2004；5：554-65.）

表 57.2　溶酶体贮积症

疾病名称	缺陷酶种类	贮积物质	筛查实验	诊断实验
黏多糖贮积症（MPS）				
MPS I 型（Hurler，Scheie，Hurler/Scheie 综合征）	α- 艾杜糖苷酶	硫酸皮肤素和硫酸肝素	尿液黏多糖检测	白细胞内缺陷酶测定
MPS II 型（Hunter 综合征）	艾杜糖醛酸 -2- 硫酸酯酶	硫酸皮肤素和硫酸肝素	尿液黏多糖检测	血浆中缺陷酶测定
MPS III A 型（Sanfilippo 综合征）	乙酰肝素 -N- 硫酸酯酶	硫酸肝素	尿液黏多糖检测	白细胞内缺陷酶测定
MPS III B 型（Sanfilippo 综合征）	N- 乙酰 -α- 氨基葡萄糖苷酶	硫酸肝素	尿液黏多糖检测	血浆中缺陷酶测定
MPS III C 型（Sanfilippo 综合征）	乙酰辅酶 A-α- 葡萄糖胺 -N- 乙酰转移酶	硫酸肝素	尿液黏多糖检测	白细胞内缺陷酶测定
MPS III D 型（Sanfilippo 综合征）	N- 乙酰半乳糖胺 -6- 硫酸酯酶	硫酸肝素	尿液黏多糖检测	白细胞内缺陷酶测定
MPS IV A 型（Morquio 综合征）	N- 乙酰半乳糖胺 -6- 硫酸酯酶	硫酸角质素	尿液黏多糖检测	白细胞内缺陷酶测定
MPS IV B 型（Morquio 综合征）	β- 半乳糖苷酶	硫酸角质素	尿液黏多糖检测	白细胞内缺陷酶测定
MPS VI 型（Maroteaux-Lamy 综合征）	N- 乙酰半乳糖胺 -4- 硫酸酯酶	硫酸皮肤素	尿液黏多糖检测	白细胞内缺陷酶测定
MPS VII 型（Sly 综合征）	β- 葡糖醛酸酶	硫酸肝素、硫酸皮肤素和硫酸软骨素	尿液黏多糖检测	白细胞内缺陷酶测定
MPS IX 型（Natowicz 综合征）	透明质酸酶	透明质酸	无	细胞培养
神经鞘脂贮积症				
Fabry 病	α- 半乳糖苷酶 A	酰基鞘鞍醇三己糖	无	白细胞内缺陷酶测定
Farber 脂肪肉芽肿病	神经酰胺酶	神经酰胺	无	白细胞内缺陷酶测定
Gaucher 病	β- 糖苷酶，Saposin C 激活剂	葡糖神经酰胺	无	白细胞内缺陷酶测定
Niemann-Pick 病 A、B 型	鞘磷脂酶	神经鞘磷脂	无	白细胞内缺陷酶测定
GM1 神经节苷脂贮积症	β- 糖苷酶	GM1 神经节苷脂		白细胞内缺陷酶测定
GM2 神经节苷脂贮积症（Tay-Sachs 病）	β- 氨基己糖苷酶 A	GM2 神经节苷脂和相关糖脂	无	白细胞内酶测定
GM2 神经节苷脂贮积症（Sandhoff 病）	β- 氨基己糖苷酶 A 和 B	GM2 神经节苷脂和相关糖脂	无	白细胞内缺陷酶测定
GM2 神经节苷脂贮积症（GM2 激活蛋白缺乏）	GM2 激活蛋白	GM2 神经节苷脂和相关糖脂	无	细胞培养和天然底物
球形细胞脑白质营养不良病 Krabbe 病	半乳糖脑苷酯酶	半乳糖神经酰胺	无	白细胞内缺陷酶测定
黏脂贮积症（mucolipidoses，ML）				
ML I 型（唾液酸贮积症 I 型）	唾液酸苷酶	唾液酸	尿液唾液酸检测	细胞培养
ML II 型（I-cell 病）	转移酶	多种	尿液寡聚糖检测	血浆中缺陷酶测定
ML III 型（假性 Hurler 综合征）	转移酶	多种	尿液寡聚糖检测	血浆中缺陷酶测定
ML IV 型	黏脂蛋白 -1	脂质和黏多糖	尿液寡聚糖检测	组织学检查
糖蛋白贮积症				
α- 甘露糖苷贮积症	α- 甘露糖苷酶	α- 甘露糖苷	尿液寡聚糖检测	白细胞内缺陷酶测定

7

续表

疾病名称	缺陷酶种类	贮积物质	筛查实验	诊断实验
β- 甘露糖苷贮积症	β- 甘露糖苷酶	β- 甘露糖苷	尿液寡聚糖检测	白细胞内缺陷酶测定
岩藻糖苷贮积症	岩藻糖苷酶	岩藻糖苷糖脂	尿液寡聚糖检测	白细胞内缺陷酶测定
天冬氨酰葡萄糖胺尿症	天冬氨酰氨基葡萄糖苷酶	天冬氨酰葡萄糖胺	尿液寡聚糖检测	白细胞内缺陷酶测定
Schindler 病	α- 半乳糖苷酶 B	N- 乙酰半乳糖胺糖蛋白	尿液寡聚糖检测	白细胞内缺陷酶测定
糖原				
Pompe 病	α- 葡萄糖苷酶	糖原	心电图检查	淋巴细胞内缺陷酶测定
脂质				
Wolman 病和胆固醇酯贮积病（CESD）	酸性脂肪酶	胆固醇酯	无	白细胞内缺陷酶测定
Niemann-Pick 氏病 C 型	NPC-1 和 NPC-2 蛋白	胆固醇和鞘脂	细胞培养后行 Filipin 染色	胆固醇酯化测定
整合膜蛋白缺陷所致疾病				
胱氨酸病	Cystinosin	胱氨酸	肾功能	白细胞胱氨酸测定
Danon 病	溶酶体相关膜蛋白 2（LAMP2）	细胞质碎片和糖原	尚不明确	尚不明确
婴幼儿唾液酸贮积症和 Salla 病	唾液酸转运蛋白	唾液酸	尿液寡聚糖检测	细胞培养
其他				
半乳糖唾液酸贮积症	组织蛋白酶	唾液酸寡聚糖	尿液寡聚糖检测	细胞培养
多种硫酸酯酶缺乏症	Cα- 甲酰甘氨酸生成酶	硫酸脑苷脂	尿液黏多糖检测	白细胞和血浆缺陷酶测定
神经元蜡样脂褐质沉积症（Batten 病）				
NCL1	CLN-1(棕榈酰蛋白硫酯酶 -1)	脂化硫酯	组织学检查	细胞培养和 DNA 检测
NCL2	CLN-2(三肽氨基肽酶 -1)	线粒体 ATP 合酶的 C 亚基	组织学检查	细胞培养和 DNA 检测
NCL3	精氨酸转运体	线粒体 ATP 合酶的 C 亚基	组织学检查	DNA 检测

致结缔组织松弛,进而引起腹股沟疝和脐疝;胶原沉积和 GAG 积聚使结缔组织增厚,导致特征性的粗糙面容(coarse facial features)、周围神经卡压、脑脊膜增厚、脊髓压迫和脑积水。GAGs 沉积于心脏瓣膜、心内膜和心肌可以导致症状性心脏病,这是 MPS 患者死亡的常见原因。由于长骨生长受损和脊椎异常,大多数 MSP 患者身材矮小;这些骨骼变化以及其他的骨骼改变一起被称为多发性成骨异常。中枢神经系统 GAGs 沉积可能导致进展性精神发育迟滞(progressive mental retardation),尤其是在硫酸肝素降解受损的疾病中(即 MPS Ⅰ、Ⅱ、Ⅲ型)。未完全降解的 GAGs 沉积在角膜基质内会造成角膜混浊和视力障碍,尤其

在硫酸皮肤素和硫酸角质素降解受损的疾病中(即 MPS Ⅰ、Ⅳ、Ⅵ型)。角膜基质层厚度占角膜总厚度的 90% 以上,由细胞外基质、角膜基质细胞和基质神经纤维组成。角膜基质 97% 以上由 Ⅰ 型胶原蛋白和 GAGs 组成。在角膜基质的胶原纤维之间存在各种各样的 GAGs,除了透明质酸外,其他所有的 GAGs 都与核心蛋白质结合形成蛋白聚糖。角膜中含量最丰富的 GAG 是硫酸角质素,占 GAG 总量的 65%,其余的由硫酸皮肤素和硫酸软骨素构成。MPS 患者角膜基质中 GAGs 的过度沉积干扰了胶原 -GAG 基质的规则排列,从而导致角膜混浊。除了 Hunter 综合征(MPS Ⅱ型)的缺陷酶基因位于 X 染色体,属 X 性连锁遗传外,

其他类型 MPS 均属于常染色体隐性遗传。绝大多数情况下,患者的父母均为杂合携带者,他们体内溶酶体酶的水平是正常人群水平的一半,而患者体内则缺乏这种酶。

MPS I 型

Ⅰ型 MPS 最早由 Gertrud Hurler 于 1919 年报道,根据性状表型可以将该病分为三大类(即 MPS I H 型 -Hurler 综合征、MPS I S 型 -Scheie 综合征和 MPS I H/S 型 -Hurler/Scheie 综合征)。

MPS I 型患者的缺陷酶为 α-1- 艾杜糖苷酶,α-1-艾杜糖苷酶缺陷会导致细胞内、外硫酸皮肤素和硫酸肝素的贮积,从而引起细胞死亡、组织损伤和尿液中 GAGs 的过度排泄。目前已知有大约 90 个位于 α-1-艾杜糖苷酶溶酶体酶基因上的突变可以致使该酶不足或缺陷从而引起 I 型 MPS[23]。各亚型 MPS I 的临床表现存在显著差异,Hurler 综合征症状最重、Scheie 综合征症状最轻而 Hurler/Scheie 综合征则介于两者之间。眼部病变在各亚型的 MPS I 型患者中都很常见。

Hurler 综合征(MPS I -H 型)

MPS I 型患者在出生后 6~12 个月之内的生长发育通常是正常的,此后他们开始出现特征性的粗糙面容、骨骼畸形和其他全身症状。骨骼异常包括多发性成骨异常、齿状突发育异常、脊椎前移、脊柱后突和关节挛缩;其他全身表现包括头围大、交通性脑积水、智力障碍、肝脾肿大和心脏并发症(如心肌病、冠状动脉疾病和心脏瓣膜病)[24]。智力障碍是 MPS IH 型患者的显著特征。未经治疗的患儿通常在出生十年内死亡[32]。骨髓移植对 MPS IH 型患者的生存时间和生存质量都具有重大的意义[33]。I 型 MPS 主要的眼部表现包括严重的角膜混浊[34](图 57.4~ 图 57.6)、视网膜色素变性[35]、青光眼、视乳头肿胀和视神经萎缩[36]。病情严重的患者可以表现为明显的双眼外展(浅眼眶、宽眼距)。对于视网膜和视神经受累的患者而言,角膜移植的预后十分有限。除了眼后节的病理改变外,在某些患者也可见开角型青光眼的报道[37]。

Scheie 综合征(MPS I S 型)

Scheie 综合征也是由 α-1- 艾杜糖苷酶缺乏导致的。本病十分罕见,其临床特征包括重度角膜混浊、手部畸形和主动脉瓣膜病,通常于 5~15 岁之间开始出现症状。本病患者身高和智力正常,预期寿命也近乎正常。与 Hurler 综合征类似,Scheie 综合征患者也有手部关节严重僵硬;但与之不同的是后者由于存在正中神经卡压而伴有腕管综合征。患者角膜混浊严重且累及全角膜,而在其他类型 MPS 中有周边角膜致密混浊而中央角膜近乎透明的报道[38]。角膜基质层内蛋白多糖的沉积是所有类型 MPS 的共同特征,但上皮细胞独特的组织学表现 - 即上皮层断裂伴钉

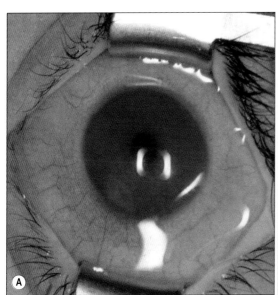
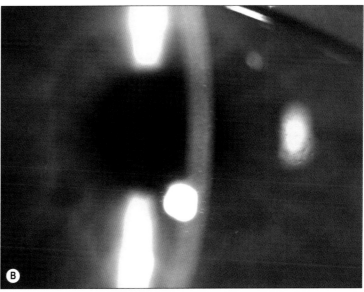

图 57.4 (A)7 岁男性 Hurler 综合征患者的术中图,可见角膜混浊。(Courtesy Peter Meyer,MD)。(B)14 岁女性 Hurler 综合征患者的裂隙灯检查图。注意裂隙灯光束处可见明显的基质混浊

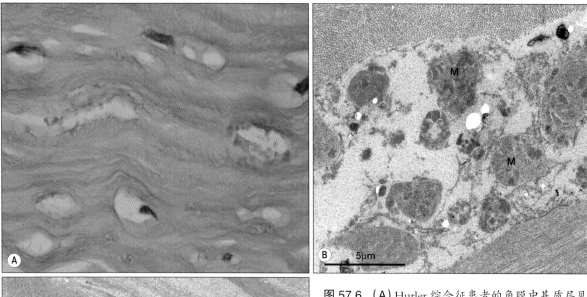

图 57.5 （A）Hurler 综合征患者的角膜前基质层（PAS 染色，×400）（Courtesy Peter Meyer，MD）。（B）Hurler 综合征患者的角膜后基质层，可以见到角膜基质细胞（keratocytes，K）和内皮细胞（endothelium，E）内的颗粒样沉积物（PAS 染色，×400）。（Courtesy Peter Meyer，MD）

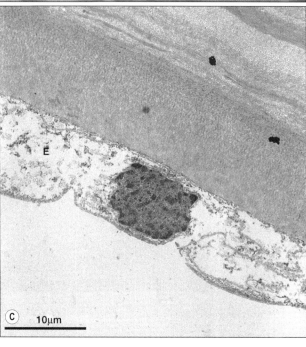

图 57.6 （A）Hurler 综合征患者的角膜中基质层见基质细胞内颗粒样沉积物（Masson 染色，×400）（Courtesy Peter Meyer，MD）。（B）透射电镜检查显示 Hurler 综合征患者的角膜基质细胞胞浆内有黏多糖（mucopolysaccharide，M）沉积（Courtesy Peter Meyer，MD）。（C）透射电镜检查示 Hurler 综合征患者角膜内皮细胞（endothelial cells，E）胞浆内含有多量颗粒样物质。（Courtesy Peter Meyer，MD）

状波纹(peg-like undulations)、明显的前弹力层变薄和长间距纤维胶原蛋白(fibrous long-spacing collagen)的出现是 Scheie 综合征所特有的[39]。

Hurler/Scheie 综合征(MPS I H/S 型)

某些患者的表型介于 Hurler 综合征和 Scheie 综合征之间,这部分患者是分别遗传了来自父母的一个 Hurler 基因和一个 Scheie 基因的复合杂合体。患者通常智力正常,面部改变也比较轻微,常于二十岁或以后死于相关的心血管疾病,可伴有弥漫性角膜混浊和视网膜病变[40]。

Hunter 综合征(MPS II 型)

本病是由艾杜糖醛酸 -2- 硫酸酯酶功能缺陷引起的,伴有硫酸皮肤素和硫酸肝素的沉积。Hunter 综合征与 Hurler 综合征相比有三点不同之处:①疾病进展缓慢、患者生存期较长[41];②无角膜混浊;③遗传方式为 X 染色体性连锁遗传而非常染色体隐性遗传。与 MPS I 型不同的是,癫痫发作在 MPS II 型患者中更为常见,且患者在神经退行性病变的进展过程中会伴发学习障碍。

Hunter 综合征的眼部异常包括突眼、眶距增宽、视盘肿胀、视神经萎缩[42]和视网膜病变[35]。与 MPS I 型相比,MPS II 型患者的角膜病变通常不会对视力造成严重损害[43]。

Sanfilippo 综合征(MPS III 型)

MPS III 型是由至少四种不同的酶缺陷而导致的硫酸肝素沉积和积聚(表 57.2)。临床上这四种类型的 Sanfilippo 综合征(MPS III A-D 型)难以区分。早期患者的生长发育是正常的,但在 2~6 岁时会减缓或停止发育,之后发生迅速的精神衰退。患者通常患有严重的行为障碍和学习障碍,但系统症状比较轻微。患者通常头围较大、头发粗糙且多毛。由于严重的精神发育迟滞与相对轻微的躯体异常和放射学检查异常不符,诊断常常遭到质疑。眼部表现:中到重度的视网膜病变伴视网膜色素变性和相关的视网膜电流图改变是 MPS III 型的显著特征[44]。

Morquio 综合征(MPS IV 型)

Morquio 综合征(MPS IV 型)是由 N- 乙酰半乳糖胺 -6- 硫酸酯酶基因突变致使硫酸角质素沉积和积聚而引起的(图 57.7,图 57.8,图 57.11 和图 57.12)。MPS IV 型的主要特征是严重的骨骼异常和由于颈部

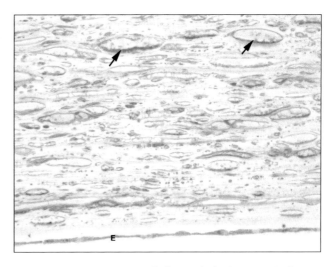

图 57.7 Morquio 综合征患者的后部角膜。可见黏多糖积聚于角膜基质细胞(箭头处)和内皮细胞(endothelium,E)

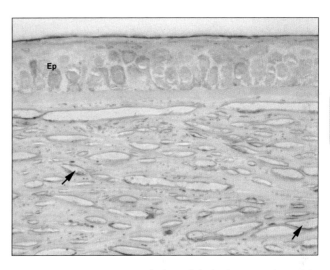

图 57.8 Morquio 综合征患者的前部角膜。见黏多糖积聚于角膜基质细胞(箭头处)和上皮细胞(epithelium,Ep)内(Hale 胶体铁染色,×200)。(Courtesy Fiona Roberts,MD)

不稳定而导致的脊髓压迫[45]。患者在大约 2 岁左右就开始出现鸡胸畸形、膝外翻和步态障碍。诊断依赖于临床表现和典型的放射学检查特征及发现有硫酸角质素沉积和 N- 乙酰半乳糖胺 -6- 硫酸酯酶缺乏,该酶对硫酸软骨素中的 GalNAc6-S 和硫酸角质素中的 Gal6-S 都有作用活性。

患者的角膜混浊通常较轻微[45],可以伴有视网膜病变[46]。部分患者可试行角膜移植,然而术后移植物再混浊的发生导致穿透性角膜移植术成功率有限;若同时存在视网膜病变,患者最后的视力结局通常较差(图 57.9,图 57.10)。假性突眼是由浅眼眶造成的[47]。

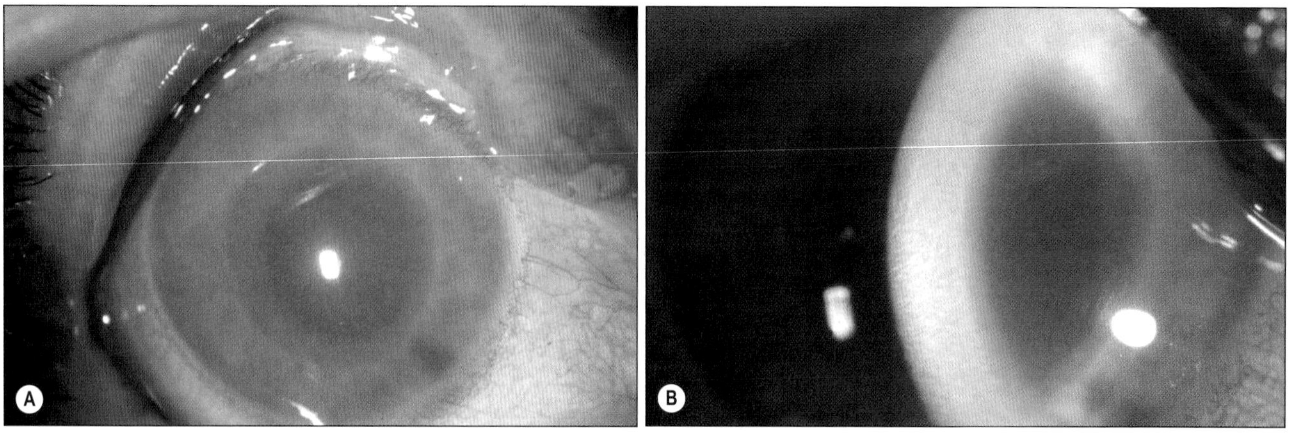

图 57.9　(A) Morquio 综合征患者的右眼前节照相。可见角膜混浊、不透明。(Courtesy Fiona Roberts, MD)。(B) 患者的裂隙灯检查图见角膜混浊累及角膜全层。(Courtesy Fiona Roberts, MD)

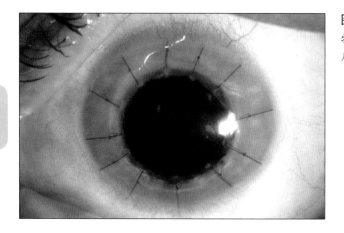

图 57.10　Morquio 综合征患者全层角膜移植术后可见移植物所在的中央部角膜透明,而残存的患者自身周边部角膜基质混浊。(Courtesy Fiona Roberts, MD)

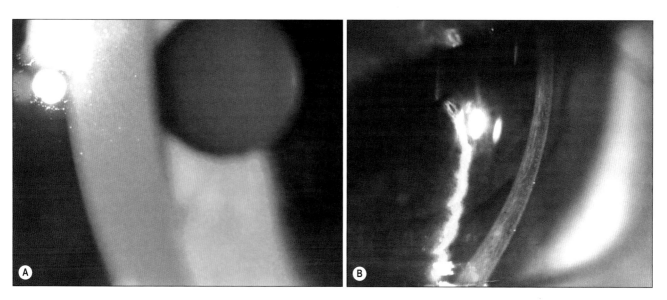

图 57.11　(A) 7 岁男性 ⅣA 型黏多糖贮积症患者的裂隙灯检查见角膜基质内弥漫性颗粒状混浊。(B) 17 岁女性 Ⅵ 型黏多糖贮积症患者的裂隙灯检查,注意主要累及角膜后基质层的中度混浊。(Courtesy of Dipika Patel, MD and Charles McGhee, MD.)

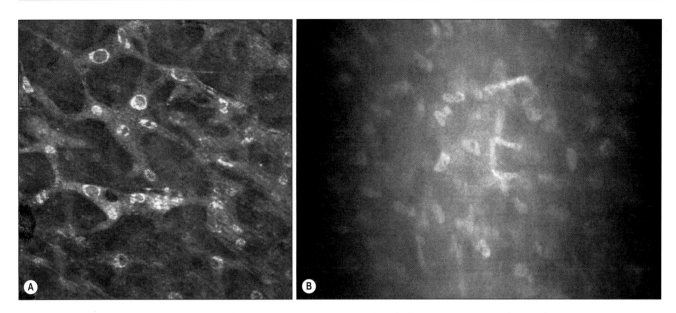

图 57.12 （A）MPS ⅣA 型患者的激光扫描活体共焦显微镜检查示角膜中基质层内液泡化的基质细胞核和反光的细胞质及明显的细胞突起（图片大小 400μm×400μm）（Courtesy of Dipika Patel，MD and Charles McGhee，MD）。（B）MPS ⅣA 型患者的狭缝扫描活体共聚焦显微镜检查见角膜后基质层内液泡化的基质细胞（图片大小 340μm×255μm）。（Courtesy of Dipika Patel，MD and Charles McGhee，MD）

Maroteaux-Lamy 综合征（MPS Ⅵ型）

1963 年，Maroteaux 和他的同事们发现了一种新的与 Hurler 综合征类似的 MPS 类型 - 即 MPS Ⅵ型，但与 Hurler 综合征不同的是Ⅵ型患者的智力是正常的，尿液中仅有硫酸皮肤素一种 GAG 且白细胞存在有明显的异染性包含物。MPS Ⅵ型是由 N- 乙酰半乳糖胺 -4- 硫酸酯酶缺陷导致硫酸皮肤素沉积而引起的。患者有特殊的粗糙面容、头围大、颈部短、关节活动受限、爪形手、肝脾肿大、疝气和腕管综合征，并有明显的进展性角膜混浊[48]和角膜增厚[45]，然而疾病早期患者的角膜可能尚透明[49]。对于角膜混浊严重的病例而言角膜移植可能是有益的。

Sly 综合征（MPS Ⅶ型）

MPS Ⅶ型是一种非常罕见的疾病，从 1973 年 Sly 首次发现至今共有 33 例病例被报道[50]。本病是由 β- 葡糖醛酸酶缺陷引起的，其基因位于 7q21.I-7q22。尽管有报道严重的 β- 葡糖醛酸酶缺陷会导致胎儿水肿，但轻度缺陷患者可能存活到成年[50]。MPS Ⅶ型患者伴有角膜混浊且可能需要形穿透性角膜移植术[51]。

Natowicz 综合征（MPS Ⅸ型）

迄今为止，只有一名 MPS Ⅸ型患者被报道。患者由于体内缺乏透明质酸酶而导致硫酸软骨素贮积；其临床表型轻微，有耳廓周围软组织肿物、中短身材，不伴有神经系统或眼部表现[52]。

MPS 患者角膜的组织病理学变化

正常角膜组织中没有硫酸皮肤素；硫酸皮肤素沉积而导致的进行性角膜混浊（毛玻璃样角膜）可见于 MPS Ⅰ型（MPS Ⅰ H、Ⅰ S 和 Ⅰ H/S 型）[40,53]和 MPS Ⅵ型（Maroteaux-Lamy 综合征）[54]患者中。硫酸角质素沉积而致使的角膜混浊见于Ⅳ型 MPS（Morquio 综合征）。进行性角膜混浊也可见于 MPS Ⅶ型中[51]。MPS Ⅰ S 和 MPS Ⅱ型患者的角膜混浊较轻，很少需要进行角膜移植[43,55]；角膜混浊并不是 MPS Ⅲ型的显著特征[54]。角膜基质内 GAG 沉积可以导致角膜厚度增加[45]。超微结构和组化研究证实在结膜[56]、角膜[57]、晶状体上皮细胞和巩膜[58]中均有 GAG 沉积。

角膜各层都存在细胞内、外 GAG 沉积（图 57.5，图 57.7）。GAG 积聚会导致上皮细胞内空泡形成、上皮细胞层断裂、上皮细胞基底膜钉状波纹形成和后弹力层变薄[39]。

GAG 沉积在角膜基质及基质细胞的溶酶体和液泡中，致使基质细胞肿胀（图 57.5，图 57.6）、前基质层瘢痕形成及中、后基质异常角膜基质细胞形成[59,60]。尽管 MPS Ⅵ型患者的角膜存在后弹力层变薄和疣状沉积,但后部角膜即后弹力层和内皮细胞层并未受到影响[61]。MPS患者角膜内皮细胞形态通常是正常的,但可能含有真空的溶酶体包含物[56]。

脂质和脂蛋白代谢障碍

异常脂蛋白血症

异常脂蛋白血症与早发性冠状动脉和周围血管疾病存在潜在关联[47]。患者的眼部改变可能不会对视力造成显著影响,但它可以为遗传性全身性疾病的诊断提供早期依据,并对冠心病的潜在风险进行预警-当然冠心病的诊断也需要临床和实验室检查的支持[62]。异常脂蛋白血症,即高脂血症和低脂血症,会导致角膜脂质沉积。高脂血症通常与迅速发生的双眼角膜环和睑黄瘤相关,而低脂血症的特征是双侧弥漫性角膜混浊伴或不伴有角膜环[63]。

高脂蛋白血症和 Schnyder 角膜营养不良

五种类型的血浆脂蛋白异常升高与全身和眼部异常有关:

- Ⅰ型高脂蛋白血症(高乳糜血症)的特征是甘油三酯和乳糜微粒水平显著升高,从而引起反复发作的急性胰腺炎、疹样黄色瘤、肝脾肿大和视网膜脂血症-表现为视网膜动静脉由于其内大乳糜微粒对光线的散射而变的肿胀、发白。迅速进展的动脉粥样硬化和角膜环不是其特征性表现[64]。
- Ⅱ型高脂蛋白血症(高β脂蛋白血症)与β脂蛋白和低密度脂蛋白水平增高有关,特征性表现为睑黄瘤、角膜环和心血管并发症导致的过早死亡[63]。
- Ⅲ型高脂蛋白血症(家族性异常β脂蛋白血症)与β-VLDL升高有关。临床表现包括冠状动脉和周围血管病变、皮肤黄色瘤、视网膜脂血症、睑黄瘤,偶尔伴有角膜环[63]。
- Ⅳ型高脂蛋白血症(高前β脂蛋白血症)患者血清VLDL水平升高。临床表现包括血管疾病、胰腺炎、视网膜脂血症、睑黄瘤和角膜环[63]。
- Ⅴ型高脂蛋白血症(高前β脂蛋白血症和乳糜血症)患者血清甘油三酯、胆固醇、乳糜微粒和VLDL水平升高。临床表现包括血管疾病、胰腺炎、皮肤黄色瘤、视网膜脂血症、睑黄瘤,偶尔伴有角膜环[63]。

Schnyder角膜营养不良(图57.13)是一种显性遗传的角膜营养不良性病变,在本书74章中有提到。它的特点是双眼角膜表层到中基质层的脂质和/或胆固醇结晶沉积,累计角膜全层的病例也不少见[65];

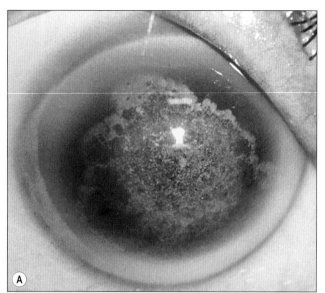

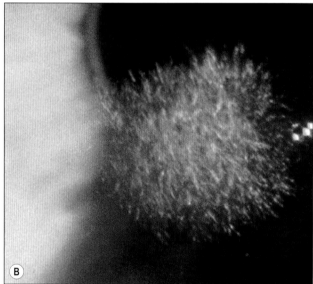

图 57.13 Schnyder 角膜营养不良。(A)疾病晚期可见角膜中央明显的结晶状混浊伴致密的角膜周边环。(B)疾病早期裂隙灯检查见角膜前基质内折射性良好的结晶状物质

临床表现为角膜中央的椭圆形混浊,尤其多见于二十岁之前;之后伴有显著的角膜环,到40岁时基本上所有患者都可见弥漫性角膜混浊。由于只有大约50%的患者有角膜结晶样沉积,因此国际角膜营养不良分类委员会将其由最初的Schnyder结晶状角膜营养不良改名为Schnyder角膜营养不良[66]。患者角膜内的结晶样物质在行光学相干断层扫描时有特征性的表现[67]。尽管该病被认为是脂质代谢异常而导致的局部病变,但有些患者同时患有高胆固醇血症、睑黄瘤和膝外翻[68],因此进行血清脂质学检查是十分重要的。Schnyder角膜营养不良可以通过激光治疗性角膜切削术(phototherapeutic keratectomy,PTK)[69]、板

层或穿透性角膜移植来进行治疗,移植术后的复发并不常见[70]。

低脂蛋白血症

血清脂蛋白水平的异常降低导致低脂蛋白血症的发生。低脂蛋白血症包括卵磷脂 - 胆固醇酰基转移酶(lecithin-cholesterol acyltransferase,LCAT)缺乏症、Tangier 病(高密度脂蛋白缺乏症)、鱼眼病、家族性低β脂蛋白血症以及 Bassen-Kornzweig 病。由于后两种疾病主要导致视网膜病变而不累及角膜,因此这里只描述前三种疾病。

家族性 LCAT 缺乏症是一种常染色体隐性遗传病,其特征是血浆中胆固醇酯和溶血卵磷脂水平大幅下降,而非酯化胆固醇、甘油三酯和磷脂含量增加,从而导致组织内未酯化胆固醇的积聚,与动脉粥样硬化、肾功能不全和角膜混浊有关。本病的角膜表现包括角膜周边环以及角膜基质内由无数微小的点状脂质沉积而构成的星云状混浊[71,72]。组织病理学检查发现角膜基质层和后弹力层前有淀粉样物质的二次沉积和富含酸性黏多糖的细胞外液泡[73]。正如 Palmiero 等人使用角膜前模块适配器用于 Fourier 域光学相干断层扫描(using a cornea anterior module adapter for the Fourier-domain optical coherence tomography)和运用非接触式活体共焦激光显微镜检查时发现的一样,在体角膜成像能够提供高分辨率可视化的图像,并且可以获得补充信息、进一步确认诊断[74]。本病其他的眼部病变包括视网膜静脉扩张,血管样条纹和视盘旁出血。

Tangier 病,又称家族性高密度脂蛋白(high density lipoprotein,HDL)缺乏症,是一种罕见的常染色体隐性遗传病,可引起 HDL 完全缺乏,与其他脂质异常一起,导致胆固醇在各组织中贮积,引起广泛的动脉粥样硬化。疾病症状包括扁桃体橙黄色肿大,神经病变,肝脾肿大,角膜混浊和心血管疾病[75]。角膜表现包括弥漫性角膜混浊伴致密的后基质层混浊,但不形成角膜环,视力轻度受损或不影响视力[76]。由于神经受累,可伴随角膜知觉减退及角膜暴露,最终损害视力[76]。

鱼眼病(fish eye disease)是一种常染色体隐性遗传疾病,患者 LCAT 功能部分受损,致使酶不能在 HDL 中酯化胆固醇,但可在 VLDL 和 LDL 上发挥活性,导致 HDL 降低,而血浆胆固醇酯水平近乎正常。这也许可以解释鱼眼病与家族性 LCAT 缺乏症之间的临床差异,如鱼眼病患者较少发生早期冠状动脉疾

病。由于脂质沉积,角膜的病变特征是弥漫性混浊,周边部为重[77]。

脂质沉积病

脂质沉积病是一类复合脂质异常(主要是神经节苷脂和鞘磷脂)的遗传性疾病,包括广泛性神经节苷脂沉积病(GM1 神经节苷脂沉积病Ⅰ型),青少年神经节苷脂沉积病(GM1 神经节苷脂沉积病Ⅱ型),Tay-Sachs 病(GM2 神经节苷脂沉积病Ⅰ型),Sandhoff 病(GM2 神经节苷脂沉积病Ⅱ型),Niemann-Pick 病的几种变异类型,Gaucher 病,Fabry 病,异染性脑白质病变,多种硫酸酯酶缺乏症和 Farber 脂质肉芽肿病。角膜病变常见于 Fabry 病,多种硫酸酯酶缺乏症和广泛性神经节苷脂沉积病。

Fabry 病

Fabry 病是一种由于 α- 半乳糖苷酶 A 缺乏引起的 X 连锁隐性遗传疾病,神经鞘脂类物质在大多数内脏组织、血管和眼组织的溶酶体中逐渐沉积,眼部可累及结膜上皮、角膜、晶状体囊、睫状肌、虹膜括约肌,以及结缔组织成纤维细胞。电子显微镜观察,脂质在溶酶体内形成同心排列的膜状薄片[78]。该疾病在半合子男性中(hemizygous males)表现为皮肤血管角质瘤,热危象伴肢体疼痛,肾衰竭,心血管疾病和神经系统病变。杂合子女性(heterozygous females)也可有并发症发生,但发生时间较晚,严重程度较低[79]。角膜变化是出现最早且最具一致性的眼部异常,见于大多数的男性患者和女性携带者(图 57.14)。生物显微镜下可见从中心发出细纹进而形成旋涡形混浊。角膜涡状营养不良(cornea verticillata)对视觉影响不明显,但可作为 Fabry 病早期诊断的高度敏感性和特异性标志。要注意与药物(如胺碘酮和氯喹)诱导脂质沉积时发生的涡状角膜病变相鉴别[80]。活体激光扫描共聚焦显微镜(confocal laser scanning microscopy,CLSM)检测出类似形状的高反射细胞内物质[81]。较高的反射,沉积物大小不一和相对无序的排列形式可将胺碘酮引起的角膜病与 Fabry 病患者角膜上皮基底细胞层中的鞘脂沉积区分开来。此外,在药物引起的涡状角膜病变中可观察到上皮下神经丛和内皮水平的高反射细胞内物质,但是在 Fabry 病患者的角膜未观察到[82]。在裂隙灯观察到角膜涡状沉积物之前,可通过 CLSM 提前了解角膜的变化。这有助于在出现症状之前对早期的 Fabry 病患者进行诊断[82,83]。男性患者和女性携带者都伴有其他眼部改变,包括结

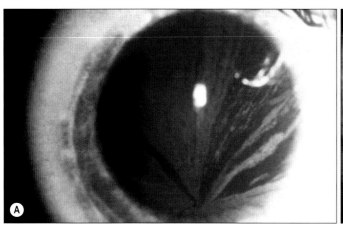
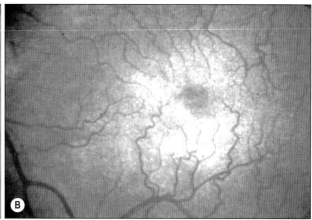

图 57.14　Fabry 病。（A）角膜涡状改变的裂隙灯显微镜下表现。（B）视网膜血管迂曲

膜和视网膜血管的血管瘤样扩张和迂曲,以及典型的辐射状后囊下白内障[80]。

如果怀疑该疾病,男性可通过检测血浆或外周血白细胞中 α- 半乳糖苷酶 A 活性是否大幅降低或消失进行诊断,亦可通过基因测序来诊断[84]。杂合子中 α-半乳糖苷酶 A 大多处于正常水平,因此,只有基因测序可作为女性患者可靠的诊断方法[85]。肾移植对终末期肾衰竭患者的全身和肾脏均有益处,但蓄积现象可能再次发生[86]。数年前,认为酶替代疗法(enzyme replacement therapy,ERT)可治疗该病,并于 2001 年和 2003 年分别在欧洲和美国获得批准。尽管 ERT,特别是早期用药,可以使一些症状得到改善,但它并不能改善所有症状[85]。在眼科方面,一项用 ERT 治疗 Fabry 病,随访时间为 10 年的病例系列研究表明,形成角膜涡状沉积物的脂质随着时间的推移而减少,在裂隙灯下逐渐消失。然而,对于严重的眼部血管病变,并没有发现与 ERT 治疗相关的变化趋势[87]。其他治疗方法正处于实验阶段,包括药物分子伴侣(可稳定天然酶,使残留活性最大化)和底物抑制剂(可降低球蛋白神经酰胺的产生以防止蓄积),但尚未能用于临床[88~90]。

多种硫酸酯酶缺乏症

这种常染色体隐性遗传病是多种硫酸酯酶(特别是芳基硫酸酯酶 A,B 和 C)缺乏的结果,导致多组织内硫苷脂异常蓄积。婴幼儿时期即可出现明显的神经肌肉阻滞,粗糙面容,器官肿大和鱼鳞病。眼部表现包括微小的弥漫性角膜混浊,黄斑病变,视神经萎缩和晶状体外周部前囊混浊[91]。常在发病 10 年内死亡。

广泛性神经节苷脂沉积病

这种常染色体隐性遗传病是由于 β- 半乳糖苷酶 A、B、C 的不同程度缺乏进而导致神经节苷脂在中枢神经系统(central nervous system,CNS)中蓄积,以及硫酸角质素在躯体组织中沉积[92]。在疾病早期,症状已较为明显,主要表现为精神运动性阻滞(psychomotor retardation),面部和骨骼畸形以及器官肿大。眼部症状包括轻度弥漫性角膜混浊,眼球震颤,黄斑樱桃红点,视网膜出血和视神经萎缩。患广泛性神经节苷脂沉积病的日本柴犬的角膜混浊是由于溶酶体中的中性碳水化合物累积进而导致角膜细胞肿胀和功能障碍,以及胶原纤维在角膜的不规则排列引起的[93],患者通常在 2 岁内死亡。

药源性脂质沉积

第二类溶酶体功能障碍的特征可能是由于外源性因素引起异常细胞内物质的产生即沉积。因为药物是最常见的原因,所以这些情况被称为药源性脂质沉积[94]。

许多能产生细胞内脂类物质的药物具有阳离子两亲性的理化性质[94]。Lüllmann 等人[94]假设,阳离子两亲性药物能够自由穿透到溶酶体内,在溶酶体中被质子化并与极性脂质形成复合物。这些复合物无法从溶酶体内穿出或被降解,导致角膜沉积物逐渐积累(图 57.15)[95]。尽管许多病例呈现为线性混浊,但是大多数病例常有明显的涡状病变,这可能是含有沉积物的角膜缘上皮细胞向心性迁移的结果[96]。结膜活检是一种简单且极具价值的检查,使得临床表现正常的组织也可进行超微结构的检查[95]。角膜表现通

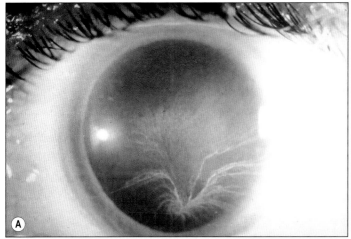

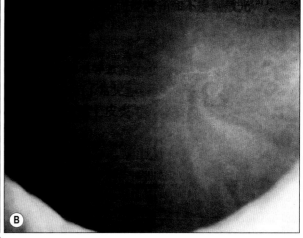

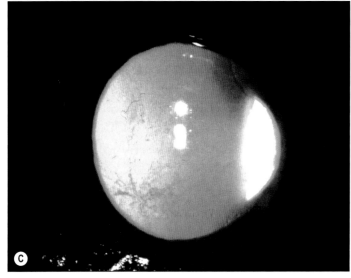

图 57.15 药物引起的脂质沉积。(A)胺碘酮引起的角膜病变的晚期表现；上皮内的涡状改变类似于 Fabry 病。(B)氯喹引起的角膜病变的早期表现，为更细微的上皮内涡状改变。(C)用后照法观察到的氯喹引起的角膜病变

常与服药剂量相关并可反映出视网膜病变的潜在风险。药物引起的角膜涡状沉积物首先在胺碘酮和氯喹的使用者中被观察到，目前多种药物都被认为可引起溶酶体内的脂质蓄积和涡状角膜病变。

氯喹

用于治疗症疾和类风湿性关节炎的氯喹类药物（氯喹、羟氯喹、阿莫地喹）可引发眼部相关症状，如角膜（涡状角膜病变，角膜知觉减退），睫状体（调节减弱，晶状体（后囊下型白内障）和视网膜（牛眼样黄斑病变）[97]。

双侧角膜病变在服用氯喹的患者中的发病比例（28%~95%）比服用羟氯喹的患者（1%~28%）高，病变通常在 2~3 周内发生进展[98~100]，与 Fabry 病的角膜病变十分相似[101]。共聚焦显微镜可以先于裂隙灯检测到角膜病变[102]。这些上皮下沉积物可以在停用相关药物后逐渐消失。因此，与视网膜病变不同，角膜病变是可逆的，虽然它与较高的视网膜病变风险相关，

但并不是停止相关药物治疗的指征[103,104]。虽然角膜病变一般不会产生症状，但偶有患者在没有明显的视网膜病变或视力改变的情况下出现虹视或视物模糊。

有研究表明，该药也可使角膜知觉减退。结膜和角膜上皮的超微结构检查发现上皮基底细胞中大量的向心排列的片状细胞质内含物[97,105]。

胺碘酮

胺碘酮是一种抗心律失常药物，使用该药物常会伴有涡状角膜病变。在每天服用 200~1400mg 的患者中，69%~100% 的患者可发现角膜涡状沉积物[106]，尽管有报道称在用药 6 天（1000mg 每天）后即可发现病变，但大多在数周至数月内发生[107]。

角膜沉积物通常双侧对称出现，以特有的方式发展，其程度与用药剂量和持续时间有关[108,109]。在早期阶段（I 级），棕色点状混浊物沉积在瞳孔下缘的上皮基底细胞中。渐渐地，这些点状混浊合并成水平方向的线形混浊，延伸到角膜缘（II 级）。这些线形混浊

发出分枝并进一步延伸形成涡状混浊并波及瞳孔轴（Ⅲ级）。疾病继续进展（Ⅳ级），可见金褐色的沉积物"团块"[107]。用药剂量较低者（≤200mg 每天）疾病的进展可能较为有限，Ⅲ级角膜病变与药物服用时间长（>1 年）和剂量大（≥400mg 每天）有关[107,109]。角膜沉积物很少引起视觉症状或视力损害，但患者可能会看到灯光周围出现光晕和彩色环。尽管停药后3 个月至 20 个月内角膜症状通常可以消失[106]，但涡状角膜病变的产生并不是停止相关药物治疗的指征。电子显微镜可在角膜上皮基底层以及正常结膜中检测到含脂质的溶酶体内物质[110,111]。共聚焦显微镜可显示前部基质的变化，包括微沉淀（类似于上皮沉积），角膜细胞密度降低和神经纤维排列不规则[112]。

胺碘酮的使用也与晶状体前囊下混浊[113]，视网膜病变（脉络膜新生血管形成）[114]和视神经病变导致的视力不可逆性损害有关[115]。尽管因果关系尚未完全清楚，但是如果发生了视神经病变，则应考虑停药或减少用药剂量[116]。

其他药物

他莫昔芬是一种雌激素拮抗剂，通常用于治疗乳腺癌，其高剂量的使用（180~200mg 每天）可引起角膜和视网膜病变[117]。低剂量的应用也可能具有眼部毒性（导致角膜病变，视网膜病变，视神经炎）[118,119]。在一项前瞻性研究中，65 名女性接受剂量为 20mg 每天的他莫昔芬治疗，7 名患者（10.8%）出现可逆性的角膜涡状沉积物，其中 3 例伴随色素性视网膜病变[119]。

苏拉明最初被用于抗锥虫治疗，最近被尝试用于艾滋病和无法切除的肾上腺癌和前列腺癌患者。在最近的试验中，较高的使用剂量（总剂量 3.2~15.8g）与涡状角膜病变，罕见的角膜上皮下浑浊，浅层点状角膜病变和周围性上皮糜烂有关[120,121]。电子显微镜可观察到上皮基底细胞中的包涵体[121]。

能够引起角膜涡状营养不良的其他药物包括吩噻嗪类药物[122]和氯法齐明[123]（亦可引起角膜基质沉积）；用于治疗卡氏肺孢子虫肺炎的阿托伐醌[124]；马来酸哌克昔林（一种抗心绞痛药）[125]；盐酸替络龙（抗肿瘤药）[126]；口服非甾体抗炎药，包括萘普生、吲哚美辛和布洛芬[127~129]；局部皮肤应用治疗白癜风的莫诺苯宗[130]；以及能够同时拮抗 EGFR 和血管内皮生长因子受体的蛋白酪氨酸激酶抑制剂凡德他尼（ZD6474），此药常用于间变型星形细胞瘤的治疗[131]。

有研究报道，通过电子显微镜在两名艾滋病患者

眼部观察到了药物引起的角膜脂质沉积[132]。其角膜上皮中出现半透明空泡和轻度结膜充血。角膜上皮清创和结膜活检可观察到细胞内高电子密度的脂质体和多层溶酶体内物质。在减少全身更昔洛韦和阿昔洛韦剂量后的 1~3 个月，眼部表现消失，但原因仍有待确定[133]。

庆大霉素，是一种氨基糖苷类抗生素，有研究显示，人类受试者结膜下注射后 3 天，可在结膜中诱导出层状胞浆内包涵体[134]。

黏多糖和脂质代谢障碍

黏脂贮积症

黏脂贮积症指一组常染色体隐性遗传的代谢蓄积性疾病，与黏多糖贮积症和脂质沉积病具有一些共同的特征。

黏脂贮积症Ⅰ型（异形唾液酸沉积症）是唾液酸酶缺乏引起的[135]。目前有轻度（Ⅰ型）和重度（Ⅱ型）两种亚型，表现出一系列的精神运动障碍，黏多糖贮积症样面部、骨骼畸形及器官肿大。角膜中纤维性颗粒和膜性层状物质形成的溶酶体内包涵体可引起的轻微的、细小的角膜上皮及基质混浊。也可出现结膜和视网膜血管迂曲，晶状体轮辐状混浊和黄斑樱桃红斑。

黏脂贮积症Ⅱ型（又称包涵体细胞病或 I 细胞病）是由 N-乙酰氨基葡糖磷酸转移酶异常引起的。分泌的异常溶酶体酶无法被正常或含包涵体的成纤维细胞识别并结合，导致细胞内多种酸性水解酶明显缺乏[136,137]。疾病的名称源于培养皮肤成纤维细胞时出现的包涵体细胞现象，即培养时可观察到许多双折射溶酶体包涵体。结膜超微结构也出现类似的病理变化[138]。与结膜相比，细胞包涵体引起的角膜病变相对轻微[139]。角膜起初透明，但在老年患者中，可形成轻微的颗粒状基质混浊[140]。也可有球形角膜，青光眼和眼眶发育不全的表现。此型在出生后不久即出现相应的临床症状，如多发性骨发育不良，粗糙面容和智力障碍，但无黏多糖尿。通常在 2~8 岁死于充血性心力衰竭。

黏脂贮积症Ⅲ型（假性 Hurler 综合征）在生物化学上与黏脂贮积症Ⅱ型不易区分[138,140]。在临床上，它像是轻度黏脂贮积症Ⅱ型的表现，预期寿命正常。生物显微镜可观察到角膜混浊，但对视功能影响不大。此外还可伴有视盘水肿和视网膜内界膜改变[141]。

黏脂贮积症Ⅳ型最初在德系犹太人以色列儿童

中发现,但这不是该人群所特有的疾病[142]。它是由于神经节苷脂唾液酸酶缺乏导致黏多糖和唾液酸神经节苷脂蓄积所致[143]。早期阶段临床表现即明显,此型不伴有骨骼或面部畸形[144]、器官肿大、过多的黏多糖尿,但有严重的精神运动障碍。眼部突出表现为弥漫性角膜混浊,可因角膜表面不规则而出现间歇性疼痛[145],这与角膜和结膜上皮细胞内物质的大量蓄积有关[146,147]。因此,角膜上皮清创可暂时减轻角膜雾状混浊,直到缺损被近半透明的上皮覆盖。在这种情况下,同种异体角膜缘移植可能会更久地维持角膜透明度[148],而板层或穿透性角膜移植并无益处。

黏脂贮积症Ⅳ型的发病机制证明了上皮内蓄积现象可引起角膜混浊。其他眼部改变包括白内障、视网膜变性、视网膜血管变细和视神经萎缩[149]。

黏脂贮积症Ⅳ型基因定位于染色体19p13.2~13.3[150,151]。该基因编码一种称为黏脂蛋白的蛋白质,对于维持细胞完整性十分重要,该蛋白缺乏会导致溶质在细胞内囊泡中积累[152]。有研究报道该型仅有眼部异常而无全身症状[153,154]。

半乳糖唾液酸贮积症

半乳糖唾液酸贮积症是一种常染色体隐性遗传病,表现为唾液酸酶和β-半乳糖苷酶的缺失。5岁时全身症状开始出现,包括骨骼、面部畸形、精神运动障碍、癫痫发作、听力损失、共济失调和肌阵挛。眼部症状包括轻度角膜混浊和黄斑部樱桃红斑[155]。

氨基酸、核酸和蛋白质代谢障碍

胱氨酸贮积症

胱氨酸贮积症是指一类由于基因CTNS编码的胱氨酸转运蛋白缺陷引起溶酶体贮积的常染色体隐性遗传病[156,157]。这种缺陷导致体内多组织溶酶体内胱氨酸蓄积并形成结晶,主要受累部位为肾脏和眼部组织(结膜、角膜、虹膜、脉络膜、视网膜色素上皮和视神经[158])。根据发病年龄和严重程度,将胱氨酸贮积症分为肾病变型和非肾病变型。肾病变型胱氨酸贮积症进一步分为婴儿型(经典型)和中间型(青少年型)[159]。无肾病变型胱氨酸贮积症以前称为良性或成人型胱氨酸贮积症[160]。这三种类型的角膜表现相同,但是全身表现不同,成人型无全身症状,婴儿型可导致死亡。

婴儿型胱氨酸贮积症是最严重和常见的形式,通常出现在6~12个月之间,伴肾脏Fanconi综合征,约

10年可以进展到终末期肾病(end-stage renal disease, ESRD)。出生后第一年角膜胱氨酸结晶即可出现,引起畏光和眼睑痉挛,在前10年或20年导致不同程度的视觉不适和视力损害。3~7岁出现视网膜脱色素,15%的患者在13~40岁失明[159,161]。由于房角和睫状体结构异常以及小梁网中结晶的沉积,婴儿型胱氨酸贮积症的患者易患青光眼[136]。肾移植可以显著延长预期寿命,但不能阻止胱氨酸在其他组织(包括视网膜和角膜)中的蓄积[162]。因此,胱氨酸贮积症患者的寿命较长,常可伴有疾病的远期并发症。

在成人型中,存在与肾病变型相同的角膜结晶,但是肾病症状不明显。据报道,视网膜劈裂和视网膜脱离与成人型胱氨酸贮积症有关[163],但在大多数情况下,除畏光之外,患者无其他症状。青少年型介于婴儿型和成人型之间。肾脏病变以较慢的速度进展到ESRD,角膜结晶存在,但不存在视网膜病变[164,165]。

胱氨酸贮积症的眼部病理表现为结膜和角膜中的结晶蓄积(图57.16)。角膜结晶呈大量的针形,裂隙灯检查可见到高反射的混浊。它们可能存在于角膜上皮,基质和内皮中。结晶在角膜中的积累开始于婴儿期,16个月时变得明显。结晶沉积从前部边缘开始,向后和向中央进展。大约7岁时,整个周边部基质和角膜内皮都可看到结晶贮积。大约20岁时,整个角膜基质均可见结晶。逐渐变得致密的胱氨酸结晶导致角膜混浊。也有报道发现角膜前弹力层破裂。在一名35岁的婴儿型胱氨酸贮积症患者的角膜中发现了不同形式的胱氨酸蓄积,与大多数年龄较小的患者中观察到的针形结晶不同,它们由较大的多角形的电子透明区域组成。针形角膜结晶被认为是由于受紧密排列的角膜基质层影响而形成的。罕见的角膜结晶形状可能与治疗延长了生存时间有关,它增加了胱氨酸的积累时间,破坏了正常的角膜基质结构,从而使胱氨酸结晶呈现出此种形状[159]。

结晶也可以使用眼前段光学相干断层扫描来观察,在角膜中表现为高反射的点状沉积物,外周角膜的沉积深度通常比中央角膜更深。共聚焦显微镜可对角膜内结晶沉积进行更加精确的,定性和定量的评估,共聚焦显微镜较高的分辨率,也能够对疾病严重程度进行更准确的分级[166]。

角膜结晶起初不引起症状,在出生后的前几年可出现畏光。畏光的严重程度不同,但几乎所有患者在十岁之后都对亮光有一定程度的不适,有的伴有明显的眼睑痉挛。年老的肾病变型胱氨酸贮积症患者的角膜表现为浅表性点状角膜病变,伴异物感,这可能

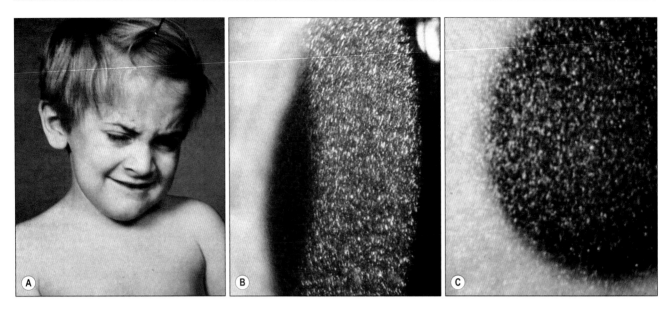

图 57.16　胱氨酸贮积症。(A)儿童肾病变型胱氨酸贮积症患者具有典型的特征和畏光。(B)青少年型胱氨酸贮积症在裂隙灯下呈现出大量高反射结晶,主要在前基质中。(C)成人型胱氨酸贮积症表现为更加弥散的基质内结晶

是因为沉积的胱氨酸结晶和丝状角膜病变造成变薄的前弹力层断裂所致。角膜移植后最常见的并发症是带状角膜病变和外周角膜新生血管形成[159]。结晶的位置较表浅者,容易发生复发性上皮糜烂[167]。Katz 等报道肾病变型胱氨酸贮积症患者的对比敏感度降低,眩光失能加重,角膜敏感性降低,角膜厚度增加,并推测这些都是由于结晶沉积引起的[168~170]。

　　裂隙灯下典型的角膜结晶是胱氨酸贮积症的特征,但 1 岁之前结晶可能并不存在。可以通过测量白细胞胱氨酸含量确诊,也可以通过结膜活检发现游离胱氨酸或电子显微镜检测到特征性的结晶进行诊断。但是有创性检查通常是不必要的[171]。

　　婴儿肾病型胱氨酸贮积症最初只针对疾病的并发症进行治疗,如肾移植治疗肾衰竭等。角膜移植后结晶会再次形成,故较少进行[172]。20 世纪 70 年代半胱胺疗法的应用使胱氨酸贮积症的治疗和预后发生了革命性的变化。半胱胺(β- 巯基乙胺)是一种单纯的氨基硫醇,可以消耗胱氨酸。半胱胺穿过血浆(plasma)和溶酶体膜,与胱氨酸发生反应产生半胱氨酸和混合二硫化物半胱氨酸 - 半胱胺,两者都可穿出溶酶体[173]。如果早期进行半胱胺治疗,可以稳定肾小球功能,并降低胱氨酸贮积症视网膜病变的发生率[174]。

　　尽管口服半胱胺可缓解胱氨酸贮积症的大多数症状,但它对角膜结晶的蓄积并无作用,这很可能是由于局部半胱胺浓度不足导致。无论年轻还是老年

的胱氨酸贮积症患者,局部使用半胱胺均可安全有效地将角膜结晶溶解。它还可以显著减轻畏光、眼睑痉挛和眼痛症状。推荐的治疗方案是 0.55% 盐酸半胱胺溶液,与防腐剂 –0.01% 苯扎氯铵混合,每天 10~12次。半胱胺是一种活性游离硫醇,在室温下可氧化成二硫化物形式,即胱氨酸,因此这种局部药物在运输和储存时都需要保持冷冻状态。该药物在室温下最多可使用 1 周[159]。存储问题及给药过于频繁使得很多患者用药依从性不高。近期的研究主要致力于半胱胺眼药水的研制,使其在室温下保持稳定,而且在较低的给药频率下也能发挥作用。Tsilou 等报道了一项随机临床试验,评估了含 0.55% 盐酸半胱胺溶液、1.85% 磷酸二氢钠、0.10% 乙二胺四乙酸二钠和 0.01%苯扎氯铵的新型局部制剂的安全性和有效性,其中半胱胺保持游离硫醇状态,在室温下可保持稳定长达 7个月。但是尽管这种制剂安全性很好,治疗效果却不如标准局部制剂[175]。Labbé 等人研制了一种凝胶状半胱胺制剂,Cystadrops(Orphan Europe,法国,巴黎),据报道,如果夜间冷藏,白天置于室温环境下,该产品打开后 7 天内可保持稳定。尽管病例数量很少,但该研究发现角膜结晶密度的早期降低程度与标准配方相当,用药方案减少为每日三次后,结晶情况在 4 年随访期内保持稳定[176]。当然,还需要通过进一步的对照试验来确立这种治疗在临床应用中的地位。Hsu等人评价了日常使用的角膜接触镜结合维生素 E 及半胱胺的可行性,结果表明维生素 E 的添加延长了药

物释放的持续时间,进而可延长给药时间。另外,降低氧化速度也可提高药物的稳定性。基于体外实验和数学建模,研究者认为,每天佩戴这种角膜接触镜两小时有可能与每小时使用一次半胱胺眼药水的效果相同。其临床地位仍然需要进一步的研究来确立[177]。曾有报道称穿透性角膜移植术在少数情况下可用于治疗顽固性畏光、眼睑痉挛和眼痛,然而,随着半胱胺局部滴剂的使用,这些症状得到了控制和改善,在不存在累及视轴的带状角膜病变等并发症的情况下,很少行角膜移植术。而且有报道发现在角膜移植术后角膜结晶的沉积可再次出现[178,179]。

Ⅱ型酪氨酸血症

酪氨酸血症是由延胡索酰乙酰乙酸水解酶缺乏(Ⅰ型)或肝脏酪氨酸氨酶不足(Ⅱ型)引起的常染色体隐性疾病。两种类型都与血液和尿液中酪氨酸水平升高相关。然而,只有Ⅱ型伴有角膜改变。

Ⅱ型酪氨酸血症(Richner-Hanhart 综合征)是一种眼皮肤综合征,其皮肤症状通常与眼部损害同时发生或在眼部损害之后出现,表现为手掌和脚底的痛性水疱,结痂并发生角化[180]。有些家族仅有皮肤损害无眼部损害。中枢神经系统的受累程度不同,可能包括智力障碍、眼球震颤和抽搐[181]。

眼部症状包括溢泪、畏光和眼睑痉挛。眼部体征包括假树枝状角膜损伤(通常双侧)(图 57.17),树枝状溃疡,角膜或结膜斑块较为少见。由于眼部症状可能单独发生且可能是Ⅱ型酪氨酸血症的初发症状,因此眼科医生必须能够将其与其他常见的角膜炎区别开来,尤其是单纯疱疹病毒性角膜炎。当树枝无末端膨大,着色不佳或不着色时应怀疑本病。其他研究结果表明,Ⅱ型酪氨酸血症累及双眼(单纯疱疹病毒性角膜炎罕见),缺乏疱疹感染史,假性树枝始终位于角膜中下部,角膜知觉正常,病毒培养阴性,摄入蛋白质增多可使症状加重,抗病毒治疗 6 周以上病变持续存在[182]。据报道,共聚焦显微镜可检测出Ⅱ型酪氨酸血症患者角膜上皮浅层至中层的高反射、线性结晶沉积,伴随双眼角膜上皮树枝状病变,角膜上皮深层及基质层未受累,通过减少苯丙氨酸/酪氨酸的摄入可显著减轻症状。因此,共聚焦显微镜可以辅助裂隙灯检查进行诊断及寻找合适治疗方案[183]。

慢性角膜炎可能继续发展并引起明显的新生血管和瘢痕[184,185]。疾病可以在角膜移植后复发,尤其是在全身使用糖皮质激素的情况下[186]。

本病的诊断基于高酪氨酸血症和高酪氨酸尿症的发现。婴儿期开始限制摄入酪氨酸和苯丙氨酸是目前最有效的消除症状的方法,可清除角膜病损,阻止视力及发育受损。长期随访结果显示停止饮食治疗后眼部病变复发,表明需要持续的饮食限制[182]。

尿黑酸尿症

尿黑酸尿症是一种非常罕见的常染色体隐性遗传病,由尿黑酸氧化酶缺乏引起[187]。该酶的缺乏导致尿黑酸蓄积,尿黑酸是苯丙氨酸和酪氨酸分解代谢的中间产物。多余的代谢物可通过尿液排泄,但氧化的,有色素沉着的衍生物(尿黑酸)则沉积在富含胶原蛋白的组织中。临床表现包括褐黄病性关节病,眼部及皮肤色素沉着,结石引起的泌尿生殖道梗阻,以及心血管异常(特别是主动脉瓣狭窄)[188]。

眼部病变可见于约 70% 的尿黑酸尿症患者[189]。包括结膜和睑裂间巩膜(内、外直肌的肌止点前)变为蓝黑色。角膜缘内可发生棕黑色"油滴样"色素沉着(图 57.18)[190]。尽管有一例报道显示迟发性双眼散光与角巩膜缘黄褐病性色素有关[191],但多数情况下视力不受损害。

超微结构检查显示色素位于细胞外,与胶原蛋白和纤维细胞相关[189]。遗憾的是,该病色素沉着在成年期逐渐加重,且无有效治疗方法。

淀粉样变性

淀粉样蛋白是一个蛋白家族,可通过其组织学特性进行鉴别:①HE 染色可见均匀的颗粒状或丝状嗜酸性粒细胞;②结晶紫异染色;③硫代黄素 T 染色后产生紫外线荧光(黄绿色);④刚果红染色显示橙红色,且具有两个附加属性 - 双折射性(可 90°旋转平面偏振光)和二色性(偏振光下红色到绿色的变化)。

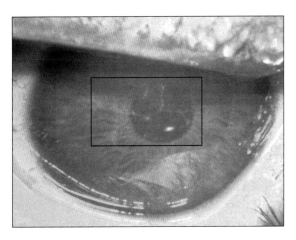

图 57.17　酪氨酸血症:假树枝状角膜病变

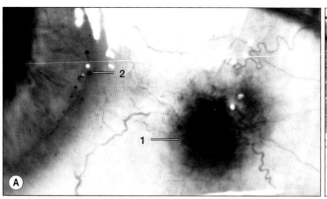

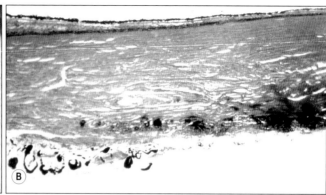

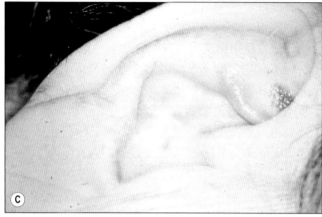

图 57.18 尿黑酸尿症。(A)睑裂间巩膜的蓝黑色变色。(B)巩膜细胞外色素沉着。(C)尿黑酸尿症患者耳垂色素沉积

淀粉样变性是指局部和全身细胞外淀粉样沉积物引起的一系列异常表现。全身或局部淀粉样变性均可波及角膜,角膜的淀粉样沉积可以是首发部位,也可相继于其他部位发生。

局部原发性角膜淀粉样变性包括两种局部角膜遗传病变 - 胶滴状角膜营养不良和格子状角膜营养不良(lattice corneal dystrophy,LCD) I 型、Ⅲ型[192]。这些角膜病变中,淀粉样变性局限于角膜而无全身表现,因此与角膜基质营养不良一起讨论。

全身性原发性淀粉样变性被称为Ⅱ型格子状角膜营养不良(Ⅱ型 LCD),V 型家族性淀粉样多神经病或 Meretoja 综合征。是一种罕见的显性遗传性疾病,它出现在成年早期,绝大多数患者为芬兰血统。也有研究认为类似的综合征为特发性,而非家族性发生[194]。

此病是由位于 9 号染色体上的 GLN("凝溶胶蛋白")基因突变引起的[195,196]。凝溶胶蛋白是一种肌动蛋白切割蛋白,异常的凝溶胶蛋白分子引起高度淀粉样变性的蛋白的释放、聚集和沉积[197]。

V 型淀粉样变性的主要特征是眼部(Ⅱ型 LCD,青光眼),神经系统(颅骨,外周和自主神经病)和皮肤病的三联征[198]。有研究报道肾脏和心脏也可受累[199~201]。

角膜的改变与 I 型格子状角膜营养不良类似,但格子线有分枝,呈辐射状分布且周边部位最多,这一表现与 I 型和ⅢA 型 LCD 的表现相反(图 57.19)。角膜感觉神经的进行性缺失,导致角膜敏感性降低[202],并且可能引起神经营养性角膜病[203],这可能是患者伴有干眼症状的原因之一[204]。与 I 型 LCD 相比,此型角膜上皮糜烂发生较少且时间较晚[205,206]。视力通常可维持至 60 岁,但 60 岁以后常有视力损害[207]。

颅骨眼睑皮肤松弛症和青光眼等病变在某种程度上与淀粉样蛋白沉积的低外流机制相关[209]。

由于神经营养性的角膜上皮持续缺损,穿透性角膜移植难度较大。角膜植片的完整性取决于角膜完整的神经支持,而 V 型淀粉样变性患者不存在此种神经支持[210,211]。准分子激光治疗性角膜切除术已经成功地用于治疗板层角膜移植后复发的患者[212]。

局部继发性角膜淀粉样变性通常继发于慢性疾病如肿瘤、感染、结缔组织疾病和创伤,在角膜变性部分讨论。

据报道,伴有角膜症状的全身性继发性淀粉样变性与骨髓增生性疾病(如单克隆丙种球蛋白病)[213,214],以及重链淀粉样变性有关[215]。因此,当格子样角膜营养不良伴随一系列非典型特征,如缺乏家族史、晚年才出现症状,伴随脑神经病变症状,角膜知觉丧失,格子线趋向于中周边部,甚至见于健康人时,应怀疑

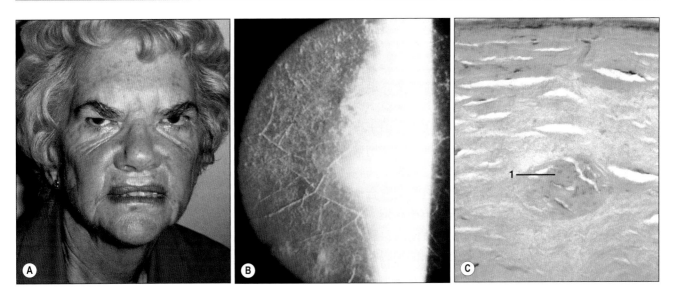

图 57.19　格子状角膜营养不良相关的全身性淀粉样变性（Meretoja 综合征）。（A）面部特征通常包括面神经麻痹和眉毛下垂及眨眼不完全。（B）裂隙灯后照法可突出基质沉积物的典型格子样特征。（C）角膜移植物标本的免疫过氧化物酶染色检测到含有淀粉样蛋白的沉积物（1）（×200）

副蛋白血症或淀粉样变性。若排除了转化生长因子β1（TGF-β1）和凝溶胶蛋白突变，则应进行仔细的全身系统和血液学评估，判断是否有潜在的危及生命的情况。由于眼部表现可先于其他全身性表现，临床上高度怀疑存在潜在致命性疾病的应给予早期检查和治疗[215]。

痛风

高尿酸血症可能由各种代谢紊乱引起，并可在关节和肾脏中贮积，导致痛风。此病主要见于 40~50 岁男性。但继发于骨髓增生性疾病、饮酒、化疗和肥胖的高尿酸血症不常引起痛风。

痛风患者眼部可有急性炎症，这与急性关节炎有关，导致"痛风热眼"[216]。巩膜炎和巩膜外层炎也可能与这些组织中尿酸盐结晶的沉积有关[217]。即使在没有炎症的情况下，结膜及角膜的基质和上皮也可能存在细小的折光性结晶[218]。长期未经治疗的痛风患者角膜基质中可发现许多白垩色的尿酸盐结晶[219]。疾病也可表现为橙褐色带状角膜病变[220]，然而其他病例可出现类似于钙沉积形成的白色沉积物。有趣的是，在不存在全身性高尿酸血症的情况下也可能发生尿酸性角膜病变。这可能是因为局部尿酸盐代谢异常[221]。还可见到具有金属样反光的结膜下透明囊泡和结膜血管扩张迂曲[222]。

抗炎药如秋水仙碱、吲哚美辛和保泰松可用于治疗痛风性关节炎的急性发作。使用降低血清尿酸盐水平的药物，如丙磺舒、水杨酸酯、磺胺吡啶酮和别嘌呤醇进行长期治疗（后者可引起白内障[223]）。眼部症状可通过治疗原发疾病而改善[219]。角膜表面刮除或角膜切除术可有效去除角膜沉积物。

卟啉病

卟啉病是指在血红素合成过程中，过量排出卟啉色素引起的一组疾病。

迟发性皮肤性卟啉病最为常见。它可散在发病或通过常染色体显性遗传发病。该病是因卟啉原脱羧酶的部分缺乏引起，其特征为：阳光可引起皮肤损伤，肝脏疾病，多毛症和尿卟啉增多。症状通常在中年开始显现，酒精或药物导致的肝脏代谢紊乱可加重病情。皮肤异常包括面部色素沉着加重，皮肤敏感性增强，红斑，硬皮病样变化，囊性和溃疡性病变。

先天性红细胞生成性卟啉病是一种非常罕见的卟啉病，为常染色体隐性遗传，症状在出生后不久即可出现。其特征为皮肤暴露于阳光后出现强烈瘙痒和红斑，导致大疱性损伤。其突出表现为溶血性贫血和脾肿大。

结膜和角膜症状与皮肤症状严重程度相当。中周部结膜充血、水肿，可形成囊泡，导致坏死、瘢痕形成和睑球粘连[224]。角膜可发生疱性损伤或继发于瘢痕性睑外翻的暴露性损伤。角膜可变薄并发生穿孔[225~227]。在一例患者中观察到除了深层基质混浊之外，前弹力层也存在黄白色无折光性结晶[229]。此外,迟发性皮肤性卟啉病患者睑裂斑和翼状胬肉的发病率分别比正常人高出 8 倍和 2 倍[228]。急性巩膜炎和巩膜坏死也可见于此病[229,230]。

依据全身症状特点及体外检测到排泄的卟啉可做出诊断。

避免阳光照射,静脉切开放血术和皮下注射去铁胺可以有效降低全身铁负荷[231]。频繁使用人工泪液可机械性洗脱贮积的卟啉,全身和局部使用抗炎药物如糖皮质激素和环孢素 A 可改善巩膜组织的愈合情况[229,230]。有学者在巩膜软化区域进行羊膜移植[230]。有学者将波士顿 1 型人工角膜应用于一例因角膜反复感染、穿孔而接受多次穿透性角膜移植的独眼卟啉病患者[231]。

（谢华桃 译　张明昌 校）

参考文献

1. Otori T. Electrolyte content of rabbit corneal stroma. *Exp Eye Res* 1967;**6**: 356–67.
2. Giraud JP, Pouliquen Y, Giranud JP, et al. Statistical morphometric studies in normal human and rabbit corneal stroma. *Exp Eye Res* 1975; **21**:221–9.
3. Hamada R, Pouliquen Y, Giranud JP, et al. Quantitative análisis on the ultrastructure of human fetal cornea. In: Yamada E, Mishima S, editors. *The structure of the eye III*. Tokyo: Jpn J Ophthalmol; 1976. p. 49–62.
4. de Duve C. Exploring cells with a centrifuge. *Science* 1975;**189**: 186–94.
5. Wild S, Roglic G, Green A, et al. Global prevalence of diabetes: estimates for the year 2000 and projections for 2030. *Diabetes Care* 2004;**27**: 1047–53.
6. King H, Aubert RE, Herman WH. Global burden of diabetes, 1995–2025: prevalence, numerical estimates, and projections. *Diabetes Care* 1988;**21**: 1414–31.
7. Kaji Y. Prevention of diabetic keratopathy. *Br J Ophthalmol* 2005;**89**: 254–5.
8. Schultz RO, Van Horn DL, Peters MA, et al. Diabetic keratopathy. *Trans Am Ophthalmol Soc* 1981;**79**:180–99.
9. Gekka M, Miyata K, Nagai Y, et al. Corneal epithelial barrier function in diabetic patients. *Cornea* 2004;**23**:35–7.
10. Hosotani H, Ohashi Y, Yamada M, et al. Reversal of abnormal corneal epithelial cell morphologic characteristics and reduced corneal sensitivity in diabetic patients by aldose reeducaste inhibitor, CT-112. *Am J Ophthalmol* 1995;**119**:288–94.
11. Azar DT, Spurr-Michaud SJ, Tisdale AS, et al. Altered epithelial – basement interactions in diabetic corneas. *Arch Ophthalmol* 1992;**110**: 537–40.
12. Fujishima H, Shimazaki J, Yagi Y, et al. Improvement of corneal sensation and tear dynamics in diabetic patients by oral aldose reductase inhibitor, ONO-2235: a preliminary study. *Cornea* 1996;**15**:368–75.
13. Ohguro N, Matsuda M, Ohashi Y, et al. Topical aldose reductase inhibitor for correcting corneal endothelial changes in diabetic patients. *Br J Ophthalmol* 1995;**79**:1074–7.
14. Akagi Y, Yajima Y, Kador PR, et al. Localization of aldose reductase in the human eye. *Diabetes* 1984;**33**:562–6.
15. Kaji Y, Usui T, Oshika T, et al. Advanced glycation end products in diabetic corneas. *Invest Ophthalmol Vis Sci* 2000;**41**:362–8.
16. McDermott AM, Xiao TL, Kern TS, et al. Non-enzymatic glycation in corneas from normal and diabetic donors and its effects on epithelial cell attachment in vitro. *Optometry* 2003;**74**:443–52.
17. Fujishima H, Tsubota K. Improvement of corneal fluorescein staining in post cataract surgery of diabetic patients by an oral aldose reductase inhibitor, ONO-2235. *Br J Ophthalmol* 2002;**86**:860–3.
18. Awata T, Sogo S, Yamagami Y, et al. Effect of an aldose reductase inhibor, CT-112 on healing of the corneal epithelium in galactose-fed rats. *J Ocul Pharmacol* 1988;**4**:195–201.
19. Yokoi N, Niiya A, Komuro A, et al. Effects of aldose reductase inhibitor CT-112 on the corneal epithelial barrier of galactose-fed rats. *Curr Eye Res* 1997;**16**:595–9.
20. Awata T, Sogo S, Yamamoto Y. Effects of aldose reductase inhibitor, CT-112, on sugar alcohol accumulation in corneal epithelium of galactose-fed rats. *Jpn J Ophthalmol* 1986;**30**:245–50.
21. Nakahara N, Miyata K, Otani S, et al. A randomised, placebo controlled clinical trial of the aldose reductase inhibitor CT-112 as management of corneal epithelial disorders in diabetic patients. *Br J Ophthalmol* 2005;**89**:266–8.
22. Kallinikos P, Berhanu M, O'Donnell C, et al. Corneal nerve tortuosity in diabetic patients with neuropathy. *Invest Ophthalmol Vis Sci* 2004;**45**: 418–22.
23. Neufeld E, Muenzer J. The mucopolysaccharidoses. In: Scriver CR, Beaudet AR, Sly WS, et al., editors. *The metabolic and molecular bases of inherited disease*. New York: McGraw-Hill; 2001. p. 3421–52.
24. Wraith JE. The mucopolysaccharidoses: a clinical review and guide to management. *Arch Dis Child* 1995;**72**:263–7.
25. Nakamura M, Kawahara M, Morishige N, et al. Promotion of corneal epithelial wound healing in diabetic rats by the combination of a substance P-derived peptide (FGLM-NH2) and insulina-like growth factor-1. *Diabetologia* 2003;**46**:839–42.
26. Morishige N, Komatsubara T, Chikama T, et al. Direct observation of corneal nerve fibers in neurotrophic keratopathy by confocal biomicroscopy. *Lancet* 1999;**354**:1613–14.
27. Aifa A, Gueudry J, Portmann A, et al. Topical treatment with a new matrix therapy agent (RGTA) for the treatment of corneal neurotrophic ulcers. *Invest Ophthalmol Vis Sci* 2012;**53**:8181–5.
28. de Duve C. Exploring cells with a centrifuge. *Science* 1975;**189**: 186–94.
29. Journet A, Chapel A, Kieffer S, et al. Proteomic analysis of human lysosomes: application to monocytic and breast cancer cells. *Proteomics* 2002;**2**:1026–40.
30. Eskelinen EL, Tanaka Y, Saftig P. At the acidic edge: emerging functions for lysosomal membrane proteins. *Trends Cell Biol* 2003;**13**:137–45.
31. van Meer G, Futerman AH. The cell biology of lysosomal storage disorders. *Nat Rev Mol Cell Biol* 2004;**5**:554–65.
32. Wraith JE. The first 5 years of clinical experience with laronidase enzyme replacement therapy for mucopolysaccharidosis I. *Expert Opin Pharmacother* 2005;**6**:489–506.
33. Muenzer J, Fisher A. Advances in the treatment of mucopolysaccharidosis. Type I. *N Engl J Med* 2004;**350**:1932–4.
34. Kenyon KR, Quigley HA, Hussels IE, et al. The systemic mucopolysaccharidoses. Ultrastructural and histochemical studies of conjunctiva and skin. *Am J Ophthalmol* 1972;**73**:811–33.
35. Caruso RC, Kaiser-Kupfer MI, Muenzer J, et al. Electroretinographic findings in the mucopolysaccharidoses. *Ophthalmology* 1986;**93**:1612–16.
36. Collins ML, Traboulsi EI, Maumenee IH. Optic nerve head swelling and optic atrophy in the systemic mucopolysaccharidoses. *Ophthalmology* 1990;**97**:1445–9.
37. Nowaczyk MJ, Clarke JT, Morin JD. Glaucoma as an early complication of Hurler's disease. *Arch Dis Child* 1988;**63**:1091–3.
38. Summers CG, Whitley CB, Holland EJ, et al. Dense peripheral corneal clouding in Scheie syndrome. *Cornea* 1994;**13**:277–9.
39. Zabel RW, MacDonald IM, Mintsioulis G, et al. Scheie's syndrome. An ultrastructural analysis of the cornea. *Ophthalmology* 1989;**96**:1631–8.
40. Girard B, Hoang-Xuan T, D'Hermies F, et al. Mucopolysaccharidosis type I, Hurler-Scheie phenotype with ocular involvement. Clinical and ultrastructural study. *J Fr Ophthalmol* 1994;**17**:286–95.
41. Lorincz AE. The mucopolysaccharidoses: advances in understanding and treatment. *Pediatr Ann* 1978;**7**:104–22.
42. Collins ML, Traboulsi EI, Maumenee IH. Optic nerve head swelling and optic atrophy in the systemic mucopolysaccharidoses. *Ophthalmology* 1990;**97**:1445–59.
43. Francois J. Metabolic disorders and corneal changes. *Dev Ophthalmol* 1981;**4**:1–69.
44. Caruso RC, Kaiser-Kupfer MI, Muenzer J, et al. Electroretinographic findings in the mucopolysaccharidoses. *Ophthalmology* 1986;**93**:1612–16.
45. Northover H, Cowie RA, Wraith JE. Mucopolysaccharidosis type IVA (Morquio syndrome): a clinical review. *J Inherit Metab Dis* 1996;**19**: 357–65.
46. Käsmann-Kellner B, Weindler J, Pfau B, et al. Ocular changes in mucopolysaccharidosis IV A (Morquio A syndrome) and long-term results of perforating keratoplasty. *Ophthalmologica* 1999;**213**:200–5.
47. Motulsky A. The genetic hyperlipidemias. *N Engl J Med* 1976;**294**:823.
48. Naumann GO, Rummelt V. Clearing of the para-transplant host cornea after perforating keratoplasty in Maroteaux-Lamy syndrome (type VI-A mucopolysaccharidosis). *Klin Monatsbl Augenheilkd* 1993;**203**:351–60.
49. Shigematsu Y, Hori C, Nakai A, et al. Mucopolysaccharidosis VI (Maroteaux-Lamy syndrome) with hearing impairment and pupillary membrane remnants. *Acta Paediatr Jpn* 1991;**33**:476–81.
50. Spranger J. The mucopolysaccharidoses. In: Emery AEH, Rimoin D, editors. *Principle and practice of medical genetics*. Edinburgh: Churchill Livingstone; 1990. p. 2073, 2077–9.
51. Bergwerk KE, Falk RE, Glasgow BJ, et al. Corneal transplantation in a patient with mucopolysaccharidosis type VII (Sly disease). *Ophthalmic Genet* 2000;**21**:17–20.
52. Natowicz MR, Short MP, Wang Y, et al. Clinical and biochemical manifestations of hyaluronidase deficiency. *N Engl J Med* 1996;**335**: 1029–33.
53. Jensen OA, Pedersen C, Schwartz M, et al. Hurler/Scheie phenotype. Report of an inbred sibship with tapeto-retinal degeneration and

7

electron-microscopie examination of the conjuctiva. *Ophthalmologica* 1978;**176**:194–204.

54. Alroy J, Haskins M, Birk DE. Altered corneal stromal matrix organization is associated with mucopolysaccharidosis I, III and VI. *Exp Eye Res* 1999; **68**:523–30.
55. Goldberg MF, Duke JR. Ocular histopathology in Hunter's syndrome. Systemic mucopolysaccharidosis type II. *Arch Ophthalmol* 1967;**77**: 503–12.
56. Kenyon KR. Conjunctival biopsy for diagnosis of lysosomal disorders. *Prog Clin Biol Res* 1982;**82**:103–22.
57. Süveges I. Ocular symptoms and histopathology in mucopolysaccharidoses. *Bull Soc Belge Ophthalmol* 1987;**224**:23.
58. Topping TM, Kenyon KR, Goldberg MF, et al. Ultrastructural ocular pathology of Hunters syndrome. Systemic mucopolysaccharidosis type II. *Arch Ophthalmol* 1971;**86**:164–77.
59. Grupcheva CN, Craig JP, McGhee CN. In vivo microstructural analysis of the cornea in Scheie's syndrome. *Cornea* 2003;**22**:76–9.
60. Tabone E, Grimaud JA, Peyrol S, et al. Ultrastructural aspects of corneal fibrous tissue in the Scheie syndrome. *Virchows Arch B Cell Pathol* 1978;**27**:63–7.
61. Laver NM, Friedlander MH, McLean IW. Mild form of Maroteaux-Lamy syndrome: corneal histopathology and ultrastructure. *Cornea* 1998;**17**: 664–8. 7561.
62. Pe'er J, Vidaurri J, Halfon ST, et al. Association between corneal arcus and some of the risk factors for coronary artery disease. *Br J Ophthalmol* 1983;**67**:795.
63. Crispin SM. Lipid deposition at the limbus. *Eye (Lond)* 1989;**3**:240–50.
64. Sugandhan S, Khandpur S, Sharma VK. Familial chylomicronemia syndrome. *Pediatr Dermatol* 2007;**24**:323–5.
65. Weiss JS, Rodrigues MM, Kruth HS, et al. Panstromal Schnyder's corneal dystrophy: ultrastructural and histochemical studies. *Ophthalmol* 1992; **99**:1072–81.
66. Weiss JS, Khemichian AJ. Differential diagnosis of Schnyder corneal dystrophy. *Dev Ophthalmol* 2011;**48**:67–96.
67. Nowinska AK, Wylegala E, Teper S, et al. Phenotype-genotype correlation in patients with Schnyder corneal dystrophy. *Cornea* 2014;**33**: 497–503.
68. Hoang-Xuan T, Pouliquen Y, Gasteau J. Schnyder's crystalline dystrophy. II. Association with genu valgum. *J Fr Ophthalmol* 1985;**8**:743–7.
69. Paparo LG, Rapuano CJ, Raber IM, et al. Phototherapeutic keratectomy for Schnyder's crystalline corneal dystrophy. *Cornea* 2000;**19**:343–7.
70. Marcon AS, Cohen EJ, Rapuano CJ, et al. Recurrence of corneal stromal dystrophies after penetrating keratoplasty. *Cornea* 2003;**22**: 19–21.
71. Vrabec M, Shapiro MB, Koller E, et al. Ophthalmic observations in lecithin cholesterol acyltransferase deficiency. *Arch Ophthalmol* 1988;**106**: 225.
72. Cogan DG, Kruth HS, Datilis MB, et al. Corneal opacity in LCAT disease. *Cornea* 1992;**11**:595–9.
73. Viestenz A, Schlötzer-Schrehardt U, Hofmann-Rummelt C, et al. Histopathology of corneal changes in lecithin-cholesterol acyltransferase deficiency. *Cornea* 2002;**21**:834–7.
74. Palmiero PM, Sbeity Z, Liebmann J, et al. In vivo imaging of the cornea in a patient with lecithin-cholesterol acyltransferase deficiency. *Cornea* 2009;**28**:1061–4.
75. Kolovou GD, Mikhailidis DP, Anagnostopoulou KK, et al. Tangier disease four decades of research: a reflection of the importance of HDL. *Curr Med Chem* 2006;**13**(7):771–82.
76. Pressly TA, Scott WJ, Ide CH, et al. Complications of Tangier disease. *Am J Med* 1987;**83**(5):991–4.
77. Kuivenhoven JA, van Voorst tot Voorst EJ, Wiebusch H, et al. A unique genetic and biochemical presentation of fish-eye disease. *J Clin Invest* 1995;**96**:2783–91.
78. Font R, Fine B. Ocular pathology in Fabry's disease. Histochemical and electron microscopic observations. *Am J Ophthalmol* 1972;**73**: 419–30.
79. Wang RY, Lelis A, Mirocha J, et al. Heterozygous Fabry women are not just carriers, but have a significant burden of disease and impaired quality of life. *Genet Med* 2007;**9**:34–45.
80. Sodi A, Ioannidis AS, Mehta A, et al. Ocular manifestations of Fabry's disease: data from the Fabry Outcome Survey. *Br J Ophthalmol* 2007; **91**(2):210–14.
81. Falke K, Büttner A, Schittkowski M, et al. The microstructure of cornea verticillata in Fabry disease and amiodarone-induced keratopathy: a confocal laser-scanning microscopy study. *Graefes Arch Clin Exp Ophthalmol* 2009;**247**(4):523–34.
82. Wasielica-Poslednik J, Pfeiffer N, Reinke J, et al. Confocal laser-scanning microscopy allows differentiation between Fabry disease and amiodarone-induced keratopathy. *Graefes Arch Clin Exp Ophthalmol* 2011;**249**: 1689–96.
83. Mastropasqua L, Nubile M, Lanzini M, et al. Corneal and conjunctival manifestations in Fabry disease: in vivo confocal microscopy study. *Am J Ophthalmol* 2006;**141**:709–18.
84. Desnick RJ, Brady R, Barranger J, et al. Fabry disease, an underrecognized multisystemic disorder: expert recommendations for diagnosis, management, and enzyme replacement therapy. *Ann Intern Med* 2003;

138:338–46.
85. Zarate YA, Hopkin RJ. Fabry's disease. *Lancet* 2008;**372**(9647):1427–35.
86. Maizel S, Simmons RL, Kjellstrand C, et al. Ten-year experience in renal transplantation for Fabry's disease. *Transplant Proc* 1981;**13**:57.
87. Fledelius HC, Sandfeld L, Rasmussen AK, et al. Ophthalmic experience over 10 years in an observational nationwide Danish cohort of Fabry patients with access to enzyme replacement. *Acta Ophthalmol* 2015; **93**(3):258–64.
88. Yam GH, Bosshard N, Zuber C, et al. Pharmacological chaperone corrects lysosomal storage in Fabry disease caused by trafficking-incompetent variants. *Am J Physiol Cell Physiol* 2006;**290**:C1076–82.
89. Frustaci A, Chimenti C, Ricci R, et al. Improvement in cardiac function in the cardiac variant of Fabry's disease with galactose-infusion therapy. *N Engl J Med* 2001;**345**:25–32.
90. Shin SH, Murray GJ, Kluepfel-Stahl S, et al. Screening for pharmacological chaperones in Fabry disease. *Biochem Biophys Res Commun* 2007; **359**:168–73.
91. O'Brien JS. The gangliosidoses. In: Stanbury JB, Wyngaarden JB, Fredrickson DS, editors. *The metabolic basis of inherited disease.* New York: McGraw-Hill; 1983.
92. Emery JM, Green WR, Wyllie RG, et al. GM1-gangliosidosis: ocular and pathological manifestations. *Arch Ophthalmol* 1971;**85**:177.
93. Nagayasu A, Nakamura T, Yamato O, et al. Morphological analysis of corneal opacity in Shiba dog with GM1 gangliosidosis. *J Vet Med Sci* 2008;**70**(9):881–6.
94. Lüllmann H, Lüllmann-Rauch R, Wasserman O. Drug-induced phospholipidoses. II. Tissue distribution of the amphiphilic drug chlorphertermine. *CRC Crit Rev Toxicol* 1975;**4**:185–218.
95. Dua HS, Singh A, Gomes JA, et al. Vortex or whorl formation of cultured human corneal epithelial cells induced by magnetic fields. *Eye (Lond)* 1996;**10**:447–50.
96. D'Amico DJ, Kenyon KR. Drug-induced lipidoses of the cornea and conjunctiva. *Int Ophthalmol* 1981;**4**:67.
97. Hirst LW, Sanborn G, Green WR, et al. Amodiaquine ocular changes. *Arch Ophthalmol* 1982;**100**:1300–4.
98. Easterbrook M. Is corneal deposition of antimalarial any indication of retinal toxicity? *Can J Ophthalmol* 1990;**25**:249–51.
99. Grierson DJ. Hydroxychloroquine and visual screening in a rheumatology outpatient clinic. *Ann Rheum Dis* 1997;**56**:188–90.
100. Jeddi A, Ben Osman N, Daghfous F, et al. The cornea and synthetic antimalarials. *J Fr Ophthalmol* 1994;**17**:36–8.
101. Nylander V. Ocular damage in chloroquine therapy. *Acta Ophthalmol* 1967;**92**:1.
102. Slowik C, Somodi S, von Gruben C, et al. Detection of morphological corneal changes caused by chloroquine therapy using confocal in vivo microscopy. *Ophthalmologe* 1997;**94**:147–51.
103. Jeddi A, Ben Osman N, Daghfous F, et al. The cornea and synthetic antimalarials. *J Fr Ophthalmol* 1994;**17**:36–8.
104. Neubauer AS, Samari-Kermani K, Schaller U, et al. Detecting chloroquine retinopathy: electro-oculogram versus colour vision. *Br J Ophthalmol* 2003;**87**:902–8.
105. Pulhorn G, Thiel HJ. Ultrastructural aspects of chloroquine-keratopathy. *Albrecht Von Graefes Arch Klin Exp Ophthalmol* 1976;**201**:89–99.
106. Hollander DA, Aldave AJ. Drug-induced corneal complications. *Curr Opin Ophthalmol* 2004;**15**(6):541–8.
107. Orlando RG, Dangel ME, Schaal SF. Clinical experience and grading of amiodarone keratopathy. *Ophthalmology* 1984;**91**:1184–7.
108. Kaplan LJ, Cappaert WE. Amiodarone keratopathy. Correlation to dosage and duration. *Arch Ophthalmol* 1982;**100**:601–2.
109. Mantyjarvi M, Tuppurainen K, Ikaheimo K. Ocular side effects of amiodarone. *Surv Ophthalmol* 1998;**42**:360–6.
110. D'Amico DJ, Kenyon KR, Ruskin JN. Amiodarone keratopathy: drug-induced lipid storage disease. *Arch Ophthalmol* 1981;**99**:257–61.
111. Haug SJ, Friedman AH. Identification of amiodarone in corneal deposits. *Am J Ophthalmol* 1991;**111**:518–20.
112. Ciancaglini M, Carpineto P, Zuppardi E, et al. In vivo confocal microscopy of patients with amiodarone-induced keratopathy. *Cornea* 2001;**20**:368–73.
113. Dolan BJ, Flach AJ, Peterson JS. Amiodarone keratopathy and lens opacities. *J Am Optom Assoc* 1985;**56**:468–70.
114. Thystrup JD, Fledelius HC. Retinal maculopathy possibly associated with amiodarone medication. *Acta Ophthalmol (Copenh)* 1994;**72**: 639–41.
115. Feiner LA, Younge BR, Kazmier FJ, et al. Optic neuropathy and amiodarone therapy. *Mayo Clin Proc* 1987;**62**:702–17.
116. Mantyjarvi M, Tuppurainen K, Ikaheimo K. Ocular side effects of amiodarone. *Surv Ophthalmol* 1998;**42**:360–6.
117. Kaiser-Kupfer MI, Lippman ME. Tamoxifen retinopathy. *Cancer Treat Rep* 1978;**62**:315–20.
118. Pavlidis NA, Petris C, Briassoulis E, et al. Clear evidence that long-term, low-dose tamoxifen treatment can induce ocular toxicity. A prospective study of 63 patients. *Cancer* 1992;**69**:2961–4.
119. Noureddin BN, Seoud M, Bashshur Z, et al. Ocular toxicity in low-dose tamoxifen: a prospective study. *Eye (Lond)* 1999;**13**:729–33.
120. Teich SA, Handwerger S, Mathur-Wagh U, et al. Toxic keratopathy associated with suramin therapy. *N Engl J Med* 1986;**314**:1455–6.

645

121. Holland EJ, Stein CA, Palestine AG, et al. Suramin keratopathy. *Am J Ophthalmol* 1988;**106**:216–20.

122. Johnson AW, Buffaloe WJ. Chlorpromazine epithelial keratopathy. *Arch Ophthalmol* 1996;**76**:664–7.

123. Walinder PE, Gip L, Stempa M. Corneal changes in patients treated with clofazimine. *Br J Ophthalmol* 1976;**60**:526–8.

124. Shah GK, Cantrill HL, Holland EJ. Vortex keratopathy associated with atovaquone. *Am J Ophthalmol* 1995;**120**:669–71.

125. Gibson JM, Fielder AR, Garner A, et al. Severe ocular side effects of perhexilene maleate: case report. *Br J Ophthalmol* 1984;**68**:553–60.

126. Weiss JN, Weinberg RS, Regelson W. Keratopathy after oral administration of tilorone hydrochloride. *Am J Ophthalmol* 1980;**89**:46–53.

127. Burns CA. Indomethacin, reduced retinal sensitivity, and corneal deposits. *Am J Ophthalmol* 1968;**66**:825–35.

128. Szmyd L Jr, Perry HD. Keratopathy associated with the use of naproxen. *Am J Ophthalmol* 1985;**99**:598.

129. Fitt A, Dayan M, Gillie RF. Vortex keratopathy associated with ibuprofen therapy. *Eye (Lond)* 1996;**10**:145–6.

130. Hedges TR 3rd, Kenyon KR, Hanninen LA, et al. Corneal and conjunctival effects of monobenzone in patients with vitiligo. *Arch Ophthalmol* 1983;**101**:64–8.

131. Yeh S, Fine HA, Smith JA. Corneal verticillata after dual anti-epidermal growth factor receptor and anti-vascular endothelial growth factor receptor 2 therapy (vandetanib) for anaplastic astrocytoma. *Cornea* 2009;**28**:699–702.

132. Wilhelmus KR, Keener MJ, Jones DB, et al. Corneal lipidosis in patients with the acquired immunodeficiency syndrome. *Am J Ophthalmol* 1995;**119**:14–19.

133. Wilhelmus KR, Keener MJ, Jones DB, et al. Corneal lipidosis in patients with the acquired immunodeficiency syndrome. *Am J Ophthalmol* 1995;**119**(1):14–19.

134. Libert J, Ketelbant-Balasse PE, Van Hoof F, et al. Cellular toxicity of gentamicin. *Am J Ophthalmol* 1979;**87**:405.

135. Rapin I, Goldfischer S, Katzman R, et al. The cherry red spot-myoclonus syndrome. *Ann Neurol* 1978;**3**:234.

136. Hickman S, Neufeld EF. A hypothesis for I-cell disease. Defective hydrolases that do not enter lysosomes. *Biochem Biophys Res Commun* 1977;**49**:992–9.

137. Neufeld E, McKusick V. Disorders of lysosomal enzyme synthesis and localization: I-cell disease and pseudo-Hurler polydystrophy. In: Stanbury JB, Wyngaarden J, Fredrickson OO, editors. *The metabolic basis of inherited disease*. New York: McGraw-Hill; 1983.

138. Kenyon KR, Sensenbrenner JA. Mucolipidosis II (I-cell disease): ultrastructural observations of conjunctiva and skin. *Invest Ophthalmol* 1971;**10**:555–67.

139. Libert J, Van Hoof F, Farriaux JP, et al. Ocular findings in I-cell disease (mucolipidosis type II). *Am J Ophthalmol* 1977;**83**:617–28.

140. Stein H, Berman ER, Livni N, et al. Pseudo-Hurler polydystrophy (mucolipidosis III). A clinical, biochemical and ultrastructural study. *Isr J Med Sci* 1974;**10**:463–75.

141. Traboulsi E, Maumenee IH. Ophthalmologic finding in mucolipidosis III (pseudo-Hurler polydystrophy). *Am J Ophthalmol* 1986;**102**:592.

142. Noffke AS, Feder RS, Greenwald MJ, et al. Mucolipidosis IV in an African-American patient with new findings in electron microscopy. *Cornea* 2001;**20**:536–9.

143. Merin S, Livni N, Berman ER, et al. Mucolipidosis IV. Ocular, systemic and ultrastructural findings. *Invest Ophthalmol* 1975;**14**:437–48.

144. Merin S, Nemet P, Livni N, et al. The cornea in mucolipidosis IV. *J Pediatr Ophthalmol* 1976;**13**:289–95.

145. Newman NJ, Starck T, Kenyon KR, et al. Corneal surface irregularities and episodic pain in a patient with mucolipidosis IV. *Arch Ophthalmol* 1990;**108**:251–4.

146. Kenyon KR, Maumenee IH, Green WR, et al. Mucolipidosis IV. Histopathology of conjunctiva, cornea and skin. *Arch Ophthalmol* 1979;**97**:1106–11.

147. Riedel K, Zwann J, Kenyon KR. Ocular abnormalities in mucolipidosis IV. *Am J Ophthalmol* 1985;**99**:125.

148. Dangel M, Bremer D, Rogers G. Treatment of corneal opacification in mucolipidosis IV with conjunctival transplantation. *Am J Ophthalmol* 1985;**99**:137.

149. Goldberg MF, Cotlier E, Fichenscher LG, et al. Macular cherry-red spot, corneal clouding, and beta-galactosidase deficiency. Clinical, biochemical and electron microscopic study of a new autosomal recessive storage disease. *Arch Intern Med* 1971;**128**:387.

150. Slaugenhaupt SA, Acierno JS Jr, Helbling LA, et al. Mapping of the mucolipidosis type IV gene to chromosome 19p and definition of founder haplotypes. *Am J Hum Genet* 1999;**65**:773–8.

151. Bargal R, Avidan N, Ben-Asher E, et al. Identification of the gene causing mucolipidosis type IV. *Nat Genet* 2000;**26**:118–23.

152. Sun M, Goldin E, Stahl S, et al. Mucolipidosis type IV is caused by mutations in a gene encoding a novel transient receptor potential channel. *Hum Mol Genet* 2000;**9**:2471–8.

153. Goldin E, Caruso RC, Benko W, et al. Isolated ocular disease is associated with decreased mucolipin-1 channel conductance. *Invest Ophthalmol Vis Sci* 2008;**49**(7):3134–42.

154. Dobrovolny R, Liskova P, Ledvinova J, et al. Mucolipidosis IV: report of a case with ocular restricted phenotype caused by leaky splice mutation. *Am J Ophthalmol* 2007;**143**(4):663–71.

155. Wenger DA, Tarly TJ, Wharton C. Macular cherry red spots and myoclonus with dementia: coexistent neuraminidase and beta-galactosidase deficiencies. *Biochem Biophys Res Commun* 1978;**82**:589.

156. Kalatzis V, Cherqui S, Antignac C, et al. Cystinosin, the protein defective in cystinosis, is a H (+) driven lysosomal cystine transporter. *EMBO J* 2001;**20**:5940–9.

157. Town M, Jean G, Cherqui S, et al. A novel gene encoding an integral membrane protein is mutated in nephropathic cystinosis. *Nat Genet* 1998;**18**:319–24.

158. Tsilou E, Zhou M, Gahl W, et al. Ophthalmic manifestations and histopathology of infantile nephropathic cystinosis: report of a case and review of the literature. *Surv Ophthalmol* 2007;**52**(1):97–105.

159. Gahl WA, Thoene JG, Schneider J. Cystinosis. *N Engl J Med* 2002;**347**:111–21.

160. Cogan DG, Kuwabara T, Kinoshita J, et al. Cystinosis in an adult. *JAMA* 1957;**164**:394–6.

161. Dufier JL, Dhermy P, Gubler MC, et al. Ocular changes in long-term evolution of infantile cystinosis. *Ophthalmic Paediatr Genet* 1987;**8**:131–7.

162. Gahl WA, Kaiser-Kupfer MI. 1987 Complications of nephropathic cystinosis after renal failure. *Pediatr Nephrol* 1987;**1**:260–8.

163. Goldman H, Scriver CR, Aaron K, et al. Adolescent cystinosis: comparison with infantile and adult forms. *Pediatrics* 1971;**47**:979.

164. Zimmerman TJ, Hood I, Gasset AF. "Adolescent" cystinosis: a case report and review of the literature. *Arch Ophthalmol* 1974;**92**:265.

165. Yamamoto GK, Schulman JD, Schneider JA, et al. Long-term ocular changes in cystinosis: observations in renal transplant recipients. *J Pediatr Ophthalmol Strabismus* 1979;**16**:21–5.

166. Labbé A, Niaudet P, Loirat C, et al. In vivo confocal microscopy and anterior segment optical coherence tomography analysis of the cornea innephropathic cystinosis. *Ophthalmology* 2009;**116**:870–6.

167. Alsuhaibani H, Wagoner MD, Khan AO. Confocal microscopy of the cornea in nephropathic cystinosis. *Br J Ophthalmol* 2005;**89**:1530–1.

168. Katz B, Melles RB, Schneider JA, et al. Corneal thickness in nephropathic cystinosis. *Br J Ophthalmol* 1989;**73**:665–8.

169. Katz B, Melles RB, Schneider JA. Contrast sensitivity function in nephropathic cystinosis. *Arch Ophthalmol* 1987;**105**:1667–9.

170. Katz B, Melles RB, Schneider JA. Corneal sensitivity in nephropathic cystinosis. *Am J Ophthalmol* 1987;**104**:413–16.

171. Cruz-Sanchez FF, Cervós-Navarro J, Rodríguez-Prados S, et al. The value of conjunctival biopsy in childhood cystinosis. *Histol Histopathol* 1989;**4**:305–8.

172. Gahl WA, Thoene JG, Schneider JA. Cystinosis. *N Engl J Med* 2002;**347**(2):111–21.

173. Katz B, Melles RB, Schneider JA. Recurrent crystal deposition after keratoplasty in nephropathic cystinosis. *Am J Ophthalmol* 1987;**104**:190–1.

174. Tsilou ET, Rubin BI, Reed G, et al. Nephropathic cystinosis: posterior segment manifestations and effects of cysteamine therapy. *Ophthalmology* 2006;**113**:1002–9.

175. Tsilou ET, Thompson D, Lindblad AS, et al. A multicentre randomised double masked clinical trial of a new formulation of topical cysteamine for the treatment of corneal cystine crystals in cystinosis. *Br J Ophthalmol* 2003;**87**:28–31.

176. Labbé A, Baudouin C, Deschênes G, et al. A new gel formulation of topical cysteamine for the treatment of corneal cystine crystals in cystinosis: the Cystadrops OCT-1 study. *Mol Genet Metab* 2014;**111**:314–20.

177. Hsu KH, Fentzke RC, Chauhan A. Feasibility of corneal drug delivery of cysteamine using vitamin E modified silicone hydrogel contact lenses. *Eur J Pharm Biopharm* 2013;**85**:531–40.

178. Katz B, Melles RB, Schneider JA. Recurrent crystal deposition after keratoplasty in nephropathic cystinosis. *Am J Ophthalmol* 1987;**104**:190–1.

179. Katz B, Melles RB, Schneider JA, et al. Corneal thickness in nephropathic cystinosis. *Br J Ophthalmol* 1989;**73**:665–8.

180. Goldsmith LA, Kang E, Bienfang DC, et al. Tyrosinemia with planter and palmer keratosis and keratitis. *J Pediatr* 1973;**83**:798–805.

181. Kato M, Suzuki N, Koezda T. A case of tyrosinemia type II with convulsion and EEG abnormality. *No to Hattatsu* 1993;**25**:558–62.

182. Macsai MS, Schwartz TL, Hinkle D, et al. Tyrosinemia type II: nine cases of ocular signs and symptoms. *Am J Ophthalmol* 2001;**132**(4):522–7.

183. Kocabeyoglu S, Mocan MC, Irkec M. In vivo confocal microscopic features of corneal pseudodendritic lesions in tyrosinemia type II. *Cornea* 2014;**33**:1106–8.

184. Herre F, Moreno JL, Ogier H, et al. Incurable keratitis and chronic palmoplantar hyperkeratosis with hypertyrosinemia. Cure using a tyrosine-restricted diet. *Arch Fr Pediatr* 1986;**43**:19.

185. Burns RP. The tyrosine aminotransferase deficiency: an unusual cause of corneal ulcers. *Am J Ophthalmol* 1972;**73**:400.

186. Sayar RB, von Domarus D, Schäfer HJ, et al. Clinical picture and problems of keratoplasty in Richner-Hanhart syndrome (tyrosinemia type II). *Ophthalmologica* 1988;**197**:1–6.

187. Rosenberg LE. Storage diseases of amino acid metabolism. In: Braunwald E, Isselbacher KJ, Petersdorf RG, et al., editors. *Harrison's principles of internal medicine*. New York: McGraw Hill; 1987.

188. Van Offel JF, De Clerck LS, Francx LM, et al. The clinical manifestations of ochronosis: a review. *Acta Clin Belg* 1995;**50**(6):358–62.

189. Kampik A, Sani JN, Green WR. Ocular ochronosis clinicopathological, histochemical and ultrastructural studies. *Arch Ophthalmol* 1980;**98**:1441–7.

190. Carlson DM, Helgeson MK, Hiett JA. Ocular ochonosis from alkaptonuria. *J Am Optom Assoc* 1991;**62**:854–6.

191. Ehongo A, Schrooyen M, Pereleux A. Important bilateral corneal astigmatism in a case of ocular ochronosis. *Bull Soc Belge Ophthalmol* 2005;**295**:17–21.

192. Seitz B, Weidle E, Naumann GO. Unilateral type III (Hida) lattice stromal corneal dystrophy. *Klin Monatsbl Augenheilkd* 1993;**203**:279–85.

193. Starck T, Kenyon KR, Hanninen LA, et al. Clinical and histopathologic studies of two families with lattice corneal dystrophy and familial systemic amyloidosis (Meretoja syndrome). *Ophthalmology* 1991;**98**:1197–206.

194. Tsunoda I, Kenyon KR, Hanninen LA, et al. Idiopathic AA amyloidosis manifested by autonomic neuropathy, vestibulocochleopathy, and lattice corneal dystrophy. *J Neurol Neurosurg Psychiatry* 1994;**57**:635–7.

195. de la Chapelle A, Kere J, Sack GH Jr, et al. Familial amyloidosis, Finnish type: G654-a mutation of the gelsolin gene in Finnish families and an unrelated American family. *Genomics* 1992;**13**:898–901.

196. Steiner RD, Paunio T, Uemichi T, et al. Asp187Asn mutation of gelsolin in an American kindred with familial amyloidosis, Finnish type (FAP IV). *Hum Genet* 1995;**95**:327–30.

197. Maury CPJ, Nurmiaho-Lassila E-L. Creation of amyloid fibrils from mutant Asnl87 gelsolin peptides. *Biochem Biophys Res Commun* 1992;**183**:227–31.

198. Kiuru S. Gelsolin-related familial amyloidosis, Finnish type (FAF) and its variants found worldwide. *Amyloid* 1998;**5**:55–66.

199. Kiuru S, Matikainen E, Kupari M, et al. Autonomic nervous system and cardiac involvement in familial amyloidosis, Finnish type (FAF). *J Neurol Sci* 1994;**126**:40–8.

200. Maury CP. Homozygous familial amyloidosis, Finnish type: demonstration of glomerular gelsolin-derived amyloid and non-amyloid tubular gelsolin. *Clin Nephrol* 1993;**40**:53–6.

201. Fernandez AL, Herreros JM, Monzonis AM, et al. Heart transplantation for Finnish type familial systemic amyloidosis. *Scand Cardiovasc J* 1997;**31**:357–9.

202. Rosenberg ME, Tervo TM, Gallar J, et al. Corneal morphology and sensitivity in lattice dystrophy Type II (familial amyloidosis, Finnish Type). *Invest Ophthalmol Vis Sci* 2001;**42**:634–41.

203. Nguyen VT, Hwang TN, Shamie N, et al. Amyloidosis-associated neurotrophic keratopathy precipitated by overcorrected blepharoptosis. *Cornea* 2009;**28**:575–6.

204. Meneray MA, Bennett DJ, Nguyen DH, et al. Effect of sensory denervation on the structure and physiologic responsiveness of rabbit lacrimal gland. *Cornea* 1998;**17**:99–107.

205. Meretoja J. Familial systemic paramyloidosis with lattice dystrophy of the cornea, progressive cranial neuropathy, skin changes and various internal symptoms: a previously unrecognized heritable syndrome. *Ann Clin Res* 1969;**1**:314–24.

206. Meretoja J. Comparative histopathological and clinical findings in eyes with lattice corneal dystrophy of two different types. *Ophthalmologica* 1972;**165**:15–37.

207. Kiuru S. Gelsolin-related familial amyloidosis, Finnish type (FAF), and its variants found worldwide. *Amyloid* 1998;**5**:55–66.

208. Kiuru S. Familial amyloidosis of the Finnish type (FAF). A clinical study of 30 patients. *Acta Neurol Scand* 1992;**86**:346–53.

209. Kivela T, Tarkkanen A, Frangione B, et al. Ocular amyloid deposition in familial amyloidosis, Finnish: an analysis of native and variant gelsolin in Meratoja's syndrome. *Invest Ophthalmol Vis Sci* 1994;**35**:3759–69.

210. Stark T, Kenyon KR, Hanninen LA, et al. Clinical and histopathologic studies of two families with lattice corneal dystrophy and familial systemic amyloidosis (Meretoja syndrome). *Ophthalmology* 1991;**98**(8):1197–206.

211. Stewart HS, Parveen R, Ridgway AE, et al. Late onset lattice corneal dystrophy with systemic familial amyloidosis, amyloidosis V, in an English family. *Br J Ophthalmol* 2000;**84**:390–4.

212. John ME, Martines E, Cvintal T, et al. Excimer laser photoablation of primary familial amyloidosis of the cornea. *Refract Corneal Surg* 1993;**9**:138–41.

213. Garibaldi DC, Gottsch J, de la Cruz Z, et al. Immunnotactoid keratopathy: a clinicopathologic case report and a review of reports of corneal involvement in systemic paraproteinemias. *Surv Ophthalmol* 2005;**50**:61–80.

214. Kamal KM, Rayner SA, Chen MC, et al. Classic lattice corneal dystrophy associated with monoclonal gammopathy after exclusion of a TGFBI mutation. *Cornea* 2009;**28**:97–8.

215. Pradhan MA, Henderson RA, Patel D, et al. Heavy-chain amyloidosis in TGFBI-negative and gelsolin-negative atypical lattice corneal dystrophy. *Cornea* 2011;**30**:1163–4.

216. Hutchinson J. The relation of certain diseases of the eye to gout. *Br Med J* 1884;**2**:995.

217. McWilliams JR. Ocular findings in gout. *Am J Ophthalmol* 1952;**35**:1778.

218. Slansky HH, Kuwabara T. Intranuclear urate crystals in corneal epithelium. *Arch Ophthalmol* 1969;**80**:338.

219. Bernad B, Narvaez J, Diaz-Torné C, et al. Clinical image: corneal tophus deposition in gout. *Arthritis Rheum* 2006;**54**(3):1025.

220. Fishman RS, Sunderman FW. Band keratopathy in gout. *Arch Ophthalmol* 1966;**75**:367.

221. Weve HJM. *Uric acid keratitis and other ocular findings in gout.* Rotterdam: Van Hengel; 1924.

222. Lin J, Zhao GQ, Che CY, et al. Characteristics of ocular abnormalities in gout patients. *Int J Ophthalmol* 2013;**18**:307–11.

223. Lerman S, Megaw J, Fraunfelder FT. Further studies on allopurinal therapy and human cataractogenesis. *Am J Ophthalmol* 1984;**97**:205.

224. Mohan M, Goyal JL, Pakrasi S, et al. Corneoscleral ulceration in congenital erythropoietic porphyria (a case report). *Jpn J Ophthalmol* 1988;**32**:21–5.

225. Ueda S, Rao GN, LoCascio JA, et al. Corneal and conjunctival changes in congenital erythropoietic porphyria. *Cornea* 1989;**8**:286–94.

226. Sevel D, Burger D. Ocular involvement in cutaneous porphyrias. *Arch Ophthalmol* 1971;**85**:580.

227. Sevel D, Burger D. Ocular involvement in cutaneous porphyria: a clinical and histological report. *Arch Ophthalmol* 1971;**85**:580.

228. Hammer H, Korom I, Morvay M, et al. Ocular manifestations in porphyria cutanea tarda. *Orv Hetil* 1992;**133**(46):2971–3.

229. Altiparmak UE, Oflu Y, Kocaoglu FA, et al. Ocular complications in 2 cases with porphyria. *Cornea* 2008;**27**(9):1093–6.

230. Veenashree MP, Sangwan VS, Vemuganti GK, et al. Acute scleritis as a manifestation of congenital erythropoietic porphyria. *Cornea* 2002;**21**(5):530–1.

231. Gibertini P, Rocchi E, Cassanelli M, et al. Advances in the treatment of porphyria cutanea tarda. *Liver* 1984;**4**:280.

7

第58章

骨骼和结缔组织疾病的眼前节表现

Shomoukh Al-Shamekh, Elias I.Traboulsi

关键概念

- 骨骼与结缔组织疾病通常涉及眼前节并引起角巩膜和／或晶状体异常。这些眼部病变有先天性也有后天获得性的,眼科医生在这类患者的诊治中发挥着不可或缺的作用。
- 颅面畸形的患者往往眶窝较浅,易患暴露性角膜炎。
- 一些 Ehlers-Danlos 综合征患者角膜和巩膜薄弱,易发生眼球破裂。
- Stickler 综合征患者有非常高度数的先天性近视,并且极易发生白内障和视网膜脱离。
- 马方综合征患者的主要眼部并发症是晶状体半脱位,由于原纤维蛋白-1 基因突变引起的悬韧带纤维成分异常所致。

本章纲要

骨骼疾病的分类
骨骼疾病中眼部和角膜异常的治疗

表 58.1　角膜各层的细胞外基质成分

角膜各层	细胞外基质成分
上皮基底膜	Ⅶ型胶原(锚定纤维)
前弹力层	Ⅶ型胶原
	Ⅰ型胶原
基质层	Ⅰ型胶原(主要)
	Ⅴ型胶原(多见)
	Ⅻ型胶原
	Ⅲ型胶原(少见)
	硫酸角质素蛋白多糖
	硫酸皮肤素蛋白多糖
	核心蛋白聚糖
	双聚糖
后弹力层	前部Ⅶ型胶原(连接)
	后部Ⅳ型胶原(非连接)

　　角膜细胞外基质(ECM)主要由胶原蛋白和蛋白多糖组成,这些成分的种类和结构影响了角膜的透明度、抗牵拉张力和可塑性。同样,巩膜和前房角的功能解剖主要取决于相同的结缔组织。Oslen 和 McCarthy 等[1]提供了角膜、巩膜和玻璃体的胶原蛋白及细胞外基质的分子结构概述(表 58.1),列出了角膜各层不同类型的胶原蛋白和蛋白聚糖。

　　另一组重要成分包括原纤维蛋白和起源于细胞外基质中微原纤维系统的微原纤维糖蛋白[2]。原纤维蛋白-1 是三种细胞外基质分泌型糖蛋白之一,形成微原纤维,主要作为弹性纤维的组成部分[3]。微原纤维在转化生长因子 β 调控中起重要作用,对于维持眼组织的完整性,特别对于几乎完全由原纤维蛋白-1 和微原纤维构成的晶状体悬韧带尤其重要[4]

(图 58.1)。富含原纤维蛋白的其他眼部组织包括晶状体囊袋和巩膜[5]。因此涉及胶原蛋白和其他结缔组织成分的疾病可导致角膜和晶状体病变,如出生时出现小角膜、球形角膜和角膜混浊等病变。或者角膜结缔组织的异常可能会表现为如圆锥角膜、球形角膜,或表现 Ehlers-Danlos 综合征或马方综合征等进展性病变[6-8]

　　巩膜也在全身结缔组织疾病中受累。巩膜变薄可使眼球变大或透见眼内葡萄膜导致所谓的蓝色巩膜。类似的,包含前房角结构在内的角巩膜缘结构的异常可导致房水滤过通道闭塞和青光眼。在胎儿和婴幼儿,青光眼可使眼球扩大,形成牛眼和大角膜。如果后弹力层破裂,则形成 Haab 条纹及雾状角膜混浊。相比之下,结缔组织疾病或骨骼发育异常的患者

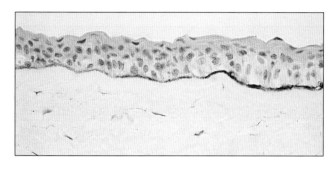

图 58.1 免疫组织化学染色显示角膜上皮基底膜的原纤蛋白(光镜 ×50)(Wheatley HM, et al. Immunohistochemical localization of fibrillin in human ocular tissues. Relevance to the Marfan syndrome. Arch Ophthalmol 113:103,1995. Copyright © (1995) American Medical Association. All rights reserved.)

的结膜通常正常,低磷酸酯酶血症或其他涉及钙盐沉积的疾病则是例外。

骨骼疾病的分类

2006 年国际骨病协会修订了对骨软骨病的分类[9]。Rimoin 等[10]对骨骼发育异常的临床诊断、分子生化等方面做了很好的概述。2010 年国际骨骼发育不良协会分类小组修订了骨软骨发育不全的分类标准,在这次修订中纳入了 456 个条件,并将其分为由分子、生化和 / 或放射学影像标准定义的 40 个组中,其中包含的 316 个条件与 226 个不同基因中的单一或多个基因突变相关[11]。

原胶原蛋白和胶原蛋白基因的异常导致包括 Stickler 综合征、Kniest 综合征、脊柱骨骺发育不良(spondyloepiphyseal dysplasiatarda,SED)和成骨发育不全症(osteogenesis imperfecta)等骨骼发育异常疾病。原纤维蛋白的变异导致马方综合征,一部分显性遗传可出现 Weill-Marchesani 综合征和先天性挛缩细长指(Congenital contractural arachnodactyly)。许多酶缺陷可导致溶酶体贮积病(lysosomal storage diseases),如黏多糖贮积症(mucopolysaccharidosis,MPS)及其骨骼异常,就其放射学特征统称为多发性骨发育不良。最后,成纤维细胞生长因子受体(FGFRs)的异常导致 Crouzon 综合征、Apert 综合征、Jackson-Weiss 综合征、Saethre-Chotzen 综合征及软骨发育不全(achondroplasia)的表型。然而,许多骨骼和颅面畸形综合征(skeletal and craniofacial malformation syndrome)仅在临床水平上有其特征,对其发病机制的仍有待进一步阐明。(表 58.2)列举了一些眼科医生特别感兴趣的有眼部病变的骨骼疾病。

颅面骨发育障碍综合征

尽管临床上根据头颅形态以及手指畸形如多指、并指畸形的存在与否进行临床分型,但是分子遗传学研究显示单个成纤维细胞生长因子受体(FGFR)基因的突变可能导致一些临床上不同的表型[12~16]。位于 10 号染色体上的成纤维细胞生长因子受体 2(FGFR2)基因的等位基因突变导致 Apert 综合征、Crouzon 综合征和 Jackson-Weiss 综合征。FGFR2 基因编码两种可选的基因产物:角质细胞生长因子受体(keratinocyte growth factor receptor,KGFR)和细菌

表 58.2 眼科医生关注的骨骼异常

名称(编号)	角膜表现	其他眼部表现	遗传方式、基因定位和其他信息
遗传性骨营养不良症(103580)	无	25% 的患者视盘水肿、带状多彩斑点状白内障	AD/GNAS1/20q13/ 缺乏父系等位基因的功能
Apert 综合征(101200)	严重突眼伴暴露性角膜炎 圆锥角膜(非常罕见) 球形角膜(非常罕见)	斜视(外斜视和 V 征) 眼外肌缺如、眼球突出、眼色素沉着不足、视神经萎缩 罕见:眼球震颤、先天性白内障、晶状体半脱位、虹膜缺损	AD/FGFR2/10q26
Carpenter 综合征(201000)	继发于严重突眼的暴露性角膜炎 小角膜(罕见) 角膜白斑(罕见)	内眦赘皮、眼裂下斜、眼距过宽或过窄、视神经萎缩,斜视 罕见:虹膜脉络膜缺损、先天性白内障、晶状体半脱位、眼球震颤、视网膜脱离	AR/RAB23/6p11.2

续表

名称(编号)	角膜表现	其他眼部表现	遗传方式、基因定位和其他信息
Cockayne 综合征(Type A 216400 Type B:133540)	角膜下方隆起的病变、角膜带状变性、复发性角膜上皮糜烂	白内障、视网膜发育不良、眼球震颤、虹膜萎缩、远视、眼球内陷、斜视	AR Type A ERCC8/5q12.1; Type B:ERCC6/10q11
Crouzon 综合征(123500)	严重突眼伴暴露性角膜炎 圆锥角膜(非常罕见)	斜视(外斜视伴 V 征) 眼球突出、眼距过宽、视神经萎缩占 30%.罕见:眼球震颤、青光眼、白内障、晶状体半脱位、无虹膜、瞳孔大小不等、有髓神经纤维	AD/FGFR2/10q26
Ehlers-Danlos 综合征 (EDS Ⅰ:130000 EDS Ⅱ:130010 EDS Ⅲ:130020 EDS Ⅳ:130050 EDS Ⅴ:306200 EDS Ⅵ:225400 EDS Ⅶ:AD-130060 EDS Ⅶ:AR -225410 EDS Ⅷ:130080)	角膜脆弱(EDS Ⅳ) 圆锥角膜(EDS Ⅰ、Ⅵ) 球形角膜(EDS Ⅳ)	内眦赘皮、蓝色巩膜、视网膜脱离、青光眼、晶状体半脱位、血管样条纹(罕见)	
Goldenhar-Gorlin 综合征 眼耳脊柱综合征 半侧面部肢体发育不良 (164210)	角膜缘皮样瘤	上 > 下 眼睑缺损、斜视(25%)、Duane 眼球后退综合征、小眼球、无眼、泪腺功能障碍、视神经发育不全、视网膜血管扭曲、黄斑发育不全、异型斜视、脉络膜色素沉着、虹膜脉络膜缺损	散发的 罕见的 AD 和 AR/14q32
Hallerman-Stredf-François 综合征; 下颌骨眼面畸形(234100)	1 例角膜巩膜化	先天性白内障、晶状体皮质自发吸收、继发性膜性白内障形成、青光眼、葡萄膜炎、视网膜皱襞、视神经发育不良、小眼球	散发的 罕见的 AD 气管软化风险高
Hypophosphatemia (婴儿:241500 儿童:241510 成人:146 300)	婴幼儿结膜钙化合并带状角膜病变	蓝色巩膜、白内障、视神经萎缩继发于头颅畸形,非典型的视网膜色素变性 这些眼部并发症仅在婴儿和儿童时期出现,而不会在成人时期出现	婴儿:AR 儿童:AR AD 成人:AD ALPL/1p36-p34
马方综合征(154700)	球形角膜 扁平角膜 圆锥角膜(不常见)	晶状体脱位、斜视、白内障、近视、视网膜脱离、青光眼、扁平角膜	AD/FBN1/15q21.1
Nail-patella 综合征 甲骨综合征关节与甲发育不良(161200)	小角膜	白内障、小眼球	AD/LMX1 B/9q34.1
眼 - 牙 - 骨发育不良 (AD -164200 AR-257850)	小角膜	眼距过窄、会聚性斜视、眼前节发育不良、青光眼、白内障、永存原始玻璃体增生症	AD/Connexin-43 (GJA1)6q21~23.2
成骨不全症 (Type Ⅰ:259400 Type Ⅱ:166200 Type Ⅲ:259420 Type Ⅳ:166220)	中央角膜变薄 圆锥角膜 球形角膜(罕见) 角膜后胚胎环(罕见)	蓝色巩膜 罕见:先天性青光眼、白内障、脉络膜硬化、眼底出血、远视、晶状体半脱位	
Parry-Romberg 综合征; 进行性单侧面萎缩(141300)	神经麻痹性角膜炎	动眼神经麻痹,眼球内陷、瞳孔异常、Horner 综合征、虹膜异色、眼内炎、视神经发育不全、脉络膜萎缩	散发的 5% 双侧,左 > 右

7

续表

名称（编号）	角膜表现	其他眼部表现	遗传方式、基因定位和其他信息
Pierre Robin 畸形（261800）	球形角膜（罕见）	先天性青光眼、高度近视、视网膜变性、视网膜脱离、内斜视、先天性白内障、小眼球	散发的 Stickler 综合征（1/3） 舌后坠风险高
Rothmund-Thomson 综合征（268400）	角膜退行性病变	白内障	AR/DNA helicase（RECQL4）/8q24.3/70% female
Treacher Collins 综合征；下颌 - 面发育不良（154500）	小角膜	下眼睑缺损、眶骨发育不良，下眼睑睫毛缺如、下泪小点缺如、虹膜缺损、小眼球、斜视、眼裂下斜	AD/Treacle（TCOF1）/5q32-q33.1
Werner 综合征（277700）	白内障术后角膜内皮失代偿、伤口愈合不良	后囊下白内障 眼球突出、蓝色巩膜 罕见：眼球震颤、散光、虹膜毛细血管扩张、黄斑变性、视网膜色素变性	AR/DNA 解旋酶（RECQL2）/ 8p12-p11

为了获得更多的信息和参考书目，本表中列出的疾病可以参考人类孟德尔遗传在线数据库（OMIM，NIH 在线数据库的网址为 http://www.ncbi.nlm.nih.gov/omim），疾病名称后面第 1 栏中给出的数字是 OMIM 条目号。AD = 常染色体显性，AR = 常染色体隐性。人类孟德尔遗传在线数据库 OMIM。（R），约翰霍普金斯大学 Mckusick-Nathans 遗传医学研究所（马里兰州巴尔的摩）2016 年 7 月（http://omim.org）

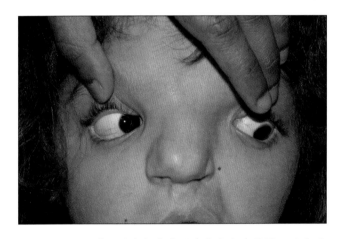

图 58.2　颅面畸形综合征患者眼球向右上方偏斜运动受限

表达激酶（bacterially expressed kinase，BEK）。位于 8p11.2-p12 的 FGFR1 的基因突变导致了 Pfeiffer 综合征，其特征表现为颅骨的几个颅缝过早融合、粗大偏斜的大拇指与过大的脚趾、短（指）趾和不同程度的并（指）趾。目前已知 Pfeiffer 综合征可能由 FGFR2 或 FGFR1 突变引起[17]。FGFR3 突变导致软骨发育不良（achondroplasia）和 Crouzon 综合征与黑棘皮病（Crouzonodermoskeletal 综合征）[18]。关于中间表型患者的临床分化的讨论超出了本章节的范围[19]。

Crouzon 综合征

Crouzon 综合征（Crouzon syndrome）表现为颅缝过早闭合、上颌骨发育不良以及眼眶窝浅和眼球突出。颅缝的过早闭合可导致颅内压增高，伴有继发智

力障碍和视神经萎缩。一些患者有真性高血压。睑裂下斜。眼球突出是由于眼眶窝浅所导致，并可能导致暴露性角膜炎。自发性眼球半脱位罕见。继发于下斜肌功能亢进的 V 型外斜视常见[20]。一些患者可能出现眼外肌缺如和斜视[21]。最近的病例报告已经认识到 Crouzon 综合征患者可存在多种形式的眼外肌缺如、退化和附着异常（图 58.2）[22]。Crouzon 综合征患者可伴有继发于颅内压增高的视乳头水肿及视神经萎缩。虹膜缺损、白内障和晶状体半脱位等眼部异常很少见。Wolter 等[23]报道了一例 Crouzon 综合征和双眼圆锥角膜患者伴有单眼急性角膜水肿。本病是常染色体显性遗传，具有完全的外显性和特征性的表达变异性。大约 1/3 病例是与父亲高龄相关的新突变所引起的[24]。该基因定位于 10q26[25]，在 FGFR2[12,16]中已经发现突变。

Crouzon 综合征的治疗方法包括颅骨切除术以缓解颅内压升高。主要的整容手术通常在婴儿期进行。斜视手术经常是必要的。斜视矫正术不需要等到面部重建完成后[26]。

Apert 综合征

Apert 综合征（Apert syndrome）患者其突变导致雄激素终板受体反应性上调，引起骨骺线过早融合、颅缝早闭（颅缝异常发育，过早融合）、身材矮小、脊柱椎体融合、对称性并指（趾），可累及同侧 2~4 根，以及严重的痤疮[27]。Apert 综合征患者通常存在冠状缝过早闭合也可累及不同骨缝和头颅形状。枕骨通常扁

平、前额陡峭、面中部平坦和耳低位。大多数患者的智力正常,但可能伴有学习障碍,少数患者智力低下。可有脑积水。本病常出现眼距增宽、眼眶平而浅伴眼球突出,易发生暴露性角膜炎。V 型外斜视常见,睑裂下斜和视神经萎缩亦有报道。Apert 综合征基因型与表型有一定程度的相关性[28]。皮肤多汗症是一个特征表现[29]。

大多数病例是由新的常染色体显性遗传突变引起的,该疾病新生儿中发生率约为 1/65 000[30]。父亲生育年龄已被充分证明存在相关性。Apert 综合征的突变谱范围较窄,与 Crouzon 综合征的广泛突变形成鲜明对比[31]。FGFR2 的 2 个主要突变具有不同的表型,在 S252W 突变的患者中腭裂更为常见,而 P253R 突变导致的患者并指(趾)较严重[32-33]。尽管 Apert 综合征的大多数病例是散发性(新发突变),但有 11 例女性患者直接遗传子女的病例报告[34]。

Saethre-Chotzen 综合征

Saethre-Chotzen 综合征(Saethre-Chotzen syndrome)以颅骨形状双侧不对称及额骨和顶骨呈隆起异常为特征性改变。四肢表现为指短小、大脚趾宽大畸形及手或足并指/趾畸形(第 2,3 指)。头围减小、前发际低。上睑下垂和眼距过宽常见,并且可能发生视神经萎缩。内、外斜视均有出现[35]。该病可能会与 Crouzen 综合征相混淆[36]。Saethre-Chotzen 综合征是常染色体显性遗传,由编码转录因子的 TWIST 基因突变所引起[37-39]。通常需要手术矫正头颅和指/趾畸形,需要监测脑积水。斜视手术应该按照适应证进行,甚至可在面部重建手术之前。

患有任何 FGFR 基因突变相关的颅缝早闭综合征的青少年通常需要一系列的手术方式,这取决于患者的需要。首次手术可以在生后 3 个月大时进行,最晚不超过 18 个月龄。手术为双侧开颅,额顶部眶周切开塑形扩大颅腔,术后硬脑膜在 15~18 月龄后覆盖骨缺损部位。并发症如脑积水和暴露性角膜炎可能需要更早期的手术干预治疗,包括脑积水、脑室-腹腔分流术和眼睑闭合术等其他治疗方法。临床多学科团队合作对这些患者最有益[40]。

Goldenhar 综合征

Goldenhar 综合征(Goldenhar syndrome,GS)典型表现为眼-耳-脊柱发育不良,包括外耳畸形和副耳小耳、椎体畸形及眼表皮样瘤(图 58.3)。系第 I 和第 II 鳃弓的形态发育异常造成胚胎畸形所致。眼表皮

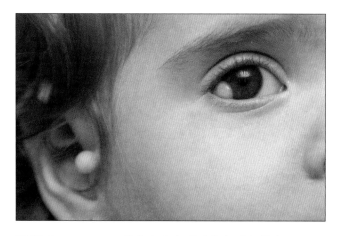

图 58.3　Goldenhar 综合征患者副耳和角膜皮样瘤

样瘤是确诊的必要异常改变。单侧发病时男性比率超过 70%,右侧往往远多于左侧。大多数患者的智力正常。常有听力丧失,幼儿听力测试应该在早期进行。70% 的患者单侧发病,其余为双侧不对称发病。部分可出现颌骨或下颌骨发育不全。部分患者会发生从口侧向裂隙状延伸至耳前的带状结构异常。腮腺和软腭受累后可能功能缺陷。偶尔会出现唇裂和/或腭裂,心脏、肾脏、四肢和肋骨等的畸形。眼表皮样瘤几乎总是位于单眼或双眼颞下方角膜缘处。Baum 和 Feingold 等[41]在 23% 的病例中发现双侧角膜皮样瘤,而 53% 单侧发病。角膜皮样瘤可能导致不规则散光,所以必须尽早发现可疑屈光参差性斜视并充分矫正屈光不正。结膜下皮样脂肪瘤常见,多位于双眼颞上方。除了眼表皮样瘤,Goldenhar 综合征可伴有小眼球、无眼球、睑裂倾斜和斜视等眼部病变。该病治疗需眼科、喉科、正畸、颌面和整形外科医师等多个临床多学科联合治疗[42]。

约 1/4 的 Goldenhar 综合征患者有上睑缺损[41]。已有多个研究报道[43]本病与 Duane 回退综合征存在相关性。除罕见家系报道外,本病无遗传性[44]。在一个罕见家系,连锁分析将该基因定位于 14q32[45]。

板层角膜切除术治疗眼表皮样瘤的手术指征包括皮样瘤继续生长、持续引起刺激症状和恢复正常眼部外观。结膜皮样脂肪瘤切除可能复杂,因为它位于结膜下,向球后延伸、偶尔混杂有泪腺组织。如果角膜皮样瘤非常大,板层移植可能是必要的。对于涉及眼眶的大范围病变,推荐不完全切除[46-47]。

Hallermann-Streiff 综合征(下颌-眼-面畸形、François 头颅异常综合征)

Hallermann-Streiff 综合征由于下颌骨发育不良而

出现下巴退缩。患者有钩形鼻和颅顶隆凸[48~49]。头皮和面部毛发稀疏。头皮、面部和鼻子，有时甚至四肢的皮肤明显萎缩，暴露下面的真皮血管系统[50]。咬合不良、牙齿畸形或缺失、乳牙滞留以及出生带牙等全部有观察到。四肢与躯干比例正常的侏儒症，平均成人后身高约5英尺。约15%的患者存在智力障碍。若患呼吸道感染和肺功能不全可能导致婴儿死亡。但是，可有正常人寿命。病例多为零星散发，未见染色体分析。

Hallermann-Streiff综合征的诊断标准已经提出[51]。

几乎每位患者均存在双侧小眼球和先天性白内障，多为首诊时发现。小角膜和眼前节发育不良，而眼后节在正常范围内[50]。晶状体自发性破裂和再吸收经常发生[50,52]，并且组织病理学显示晶状体过敏性炎症反应[53]。晶状体再吸收后可能发生虹膜睫状体炎、房角关闭、虹膜红变、视网膜新生血管及视网膜脱离。青光眼很常见[54]。它通常发生在白内障手术后或持续肉芽肿性葡萄膜炎后晶状体的再吸收后。虹膜周边前及后粘连常见。视网膜萎缩、ERG异常的视网膜营养不良、视网膜皱褶、蓝色巩膜及眼睑退缩等偶然也有报道[50,54]。Hallermann-Streiff综合征患者中有1例病例报道双侧Coats病[55]。

白内障应尽早手术，以避免自发性晶状体破裂和溶解等并发症。发生眼内炎时应立即应用局部糖皮质激素和睫状肌麻痹剂治疗。强烈建议在眼科手术前评估这些患者潜在的麻醉风险[56]。

Treacher-Collins综合征（下颌-面发育不良，Franceschetti综合征）

Treacher-Collins综合征患者的睑裂、下颌骨和颧骨发育不良，外耳畸形和下睑缺损。有近50%的患者出现耳聋。口和耳之间脸颊可能有裂隙或坑槽畸形[57]。大多数患者的智力正常。该综合征的临床特征是由第一腮弓结构发育异常所致。该病是常染色体显性遗传，其在家族中具有完全的外显性和临床表现差异性较大[58]。约60%的病例是由5q32~33.1处的TCOF-1基因的新突变造成的。女性患者颅面畸形可能更为明显[62~63]。

眼部异常包括外眦下移和下睑缺损、部分睫毛完全缺失。有时类似Goldenhar综合征，部分患者眼睑缺损，可累及上睑。少数出现眼眶皮样脂肪瘤或角巩膜皮样瘤，与Goldenhar综合征难以鉴别。偶尔出现小眼球及眼眶缺损[64]。眼内结构很少受到影响[65]。

Ehlers-Danlos综合征

Ehlers-Danlos综合征（Ehlers-Danlos syndrome，EDS）包括一组临床表现多样的结缔组织疾病，其特征包括关节过度伸展（图58.4）以及皮肤易挫伤伴有特殊的"卷烟纸"样皱褶瘢痕。（图58.5）基于生化检查、遗传学及临床表现可分为不同的临床分型（表58.3）。

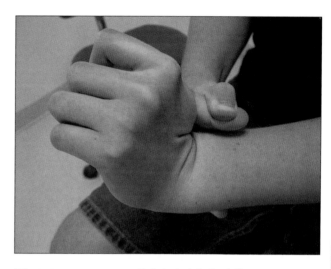

图58.4 Ehlers-Danlos综合征患者拇指过伸

Ehlers-Danlos综合征I型（重症型）最常见的严重形式。皮肤伸展过度，容易挫伤。在前额、下巴、肘部、膝盖和小腿胫部等部位存在"卷烟纸"样的皱褶瘢痕。皮肤广泛的组织脆性使愈合缓慢。眼睑皮肤易于拉伸和外翻。Ehlers-Danlos综合征I型与编码胶原蛋白的COL5A1（9q34.2-q34.3）、COL5A2（2q31）和COL1A1（17q21.3 1-q22）等基因突变有关[66]。EDS的II型与I型类似，但临床表现较轻，因此称为轻型。现在已经认识到I型和II型是相关基因的临床和生化的不同表现，并有遗传异质性存在[67]。实际上，Beighton等[68]提出的一种新的描述分类方案，认为二种类型均是Ehlers-Danlos综合征的"典型"形式。I型和II型均为常染色体显性遗传。III型（活动过度型）关节活动度显著增大，而无肌肉与骨骼异常改变。皮肤变化最小。常染色体显性遗传。位于2q31的COL3A1基因突变至少引起一些III型病例[69]。COL3A1基因突变也引起IV型或"血管"型[70]。IV型是常染色体显性遗传。主要累及大中型动脉血管。年轻时可能发生自发性动脉血管破裂。有多项自发性颈动脉海绵窦瘘的病例报告[71]。IV型的并发症主要与颈内动脉海绵窦瘘有关，引起眼球突出、结膜充血水肿、视力模

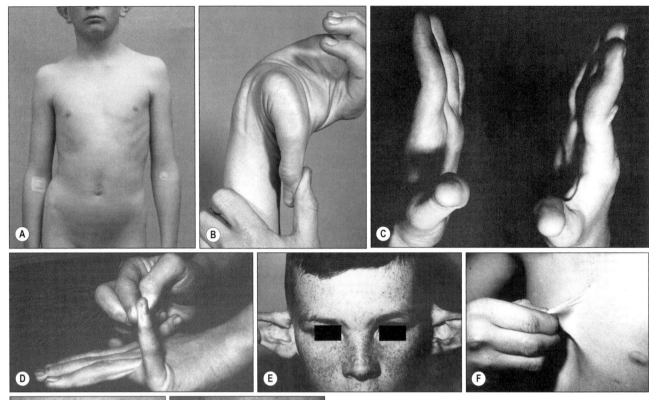

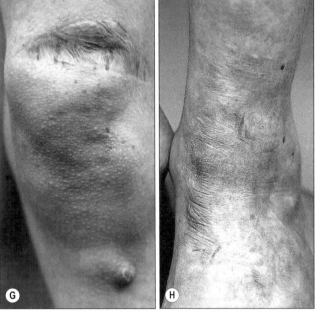

图58.5　Ehlers-Danlos 综合征 I 型骨骼和皮肤异常的照片。(A)脊柱侧凸;(B、C、D)关节活动度显著增大;(E、F)皮肤伸展过度;(G、H)皮肤"烟纸"样皱褶瘢痕

糊、复视和眼眶疼痛等。眼动脉低灌注可导致眼缺血[72]。肠道穿孔可作为一种相关并发症。皮肤非常薄且透明,易透过皮肤见皮下弹性组织变性。关节无过度伸展。IV型目前以预防性治疗为主,尽量减少侵袭性手术以避免血管破裂的危险。最近的一项随机试验表明,塞利洛尔(Celiprolol)作为一种长效 β1 选择性肾上腺素能拮抗剂且伴有部分 β2 激动剂作用的新药,使IV型患者动脉破裂或夹层发生率降低 3 倍[73,74]。V 型为 X 连锁遗传,关节活动性较局限,皮肤伸展性

过大。可伴有二尖瓣脱垂。VII型的特点是身材矮小和关节活动范围明显增大。髋、膝和踝关节脱位常见。皮肤中度异常拉伸且易挫伤。眼距过宽、内眦赘皮常见。VII型可分为常染色体显性遗传和常染色体隐性遗传。其中常染色体显性遗传主要在 COL1A1(17q21.31-q22)和 COL1A2(7q22.1)2 个基因位点突变,各自具有不同的临床表型[75]。常染色体隐性遗传突变基因为 ADAMTS2(5q23),或是前胶原 IN- 蛋白酶(NPI)异常,该酶切除 I 型和 II 型前胶原的 N 端前肽[76]。

表 58.3　Ehlers-Danlos 综合征的临床分型

分型及 omim 编号	遗传方式	基因定位	临床诊断标准	眼部表现	治疗处理
经典型（Ⅰ和Ⅱ型）/130010	常染色体显性	COL5A1，COL5A2 或 COL1A1/2q32.2，9q34.3，17q21.3	主要诊断标准：皮肤伸展过度，皮下烟纸样皱褶瘢痕，组织脆性增加，关节松弛 次要诊断标准：皮肤光滑柔软，易挫伤，皮下出现瘢痕及软疣样假瘤，关节过度活动，运动发育延迟；肌张力低下；组织脆性增加；手术并发症；阳性家族史	角膜变薄及扁平，眼睑皮肤弹性过强	防治全身并发症
活动过度型（Ⅲ型）/130020	常染色体显性	COL3A1 TNXB/2q32.2 6p21.33	主要诊断标准：皮肤表现（伸展过度、光滑、柔软），关节过度活动 次要诊断标准：复发性关节脱位，关节及四肢慢性疼痛，阳性家族史	蓝色巩膜	
血管型（Ⅳ型）/130050	常染色体显性	COL3A1/2q32.2	主要诊断标准：皮肤菲薄透明，动脉破裂，肠道穿孔，子宫破裂；大范围皮肤淤青；特殊面容 次要诊断标准： 肢体皮肤过早衰老；小关节过度活动；肌肉或肌腱断裂；马蹄内翻足；早发的静脉曲张；颈动静脉海绵窦瘘；气胸或血气胸；＊牙龈萎缩；阳性家族史：亲属猝死	无	术前检查很重要，应尽量避免侵入性操作，近期的临床试验表明长效 β1 选择性肾上腺素能拮抗剂且伴有部分 β2 激动剂作用可用于降低患者血管破裂的风险
脊柱后侧凸型（Ⅵ型）22540	常染色体隐性	PLOD1/1 p36.22	主要诊断标准：关节广泛性松弛和反复半脱位，出生后肌肉松弛、脊柱侧弯、巩膜变脆、眼球破裂等 次要诊断标准： 皮肤变脆，萎缩性瘢痕，易擦伤，动脉破裂，马方综合征样体型及眼部改变，小角膜，骨量流失，兄弟姐妹患病	巩膜薄弱、眼球破裂，小角膜畸形	防治全身并发症
关节和软骨型（ⅦA 和 B 型）/130060	常染色体显性	COL1A1 COL1A2/7q21.3，17q21.3	主要诊断标准：全身多关节松弛及脱位，先天性髋关节脱位 次要诊断标准：皮肤过度伸展、易挫伤，皮下萎缩性瘢痕，肌张力过低，脊柱侧后凸畸形，轻度骨质疏松	无	防治全身并发症
皮肤型 /225410	常染色体隐性	ADMTS2/5q35.3	主要诊断标准：皮肤过度伸展和皮肤脆性增加 次要诊断标准：皮肤光滑变软，易挫伤，胎膜早破，脐疝、腹壁疝	无	防治全身并发症
其他类型					

7

眼科医生最感兴趣的是Ⅵ型，其临床特征为严重的脊柱侧凸，伴有中度关节和皮肤病变。皮肤伸展过度及关节松弛度不如Ⅰ型（重症型）那样严重。眼球破裂或视网膜脱离可能由轻微创伤引起。Ⅵ-A型由于赖氨酰羟化酶（1p36.3-p36.2）的缺乏导致胶原蛋白交联异常[77]。然而在没有赖氨酰羟化酶缺乏的情况下也可观察到部分患者眼球自发性破裂[78]。这种类型现在被称为Ⅵ-B型，其中包括一部分角膜脆弱综合征（Brittle cornea Syndrome）。Ⅵ型也存在明显的遗传异质性。在两项关于突尼斯犹太人[79]和叙利亚女孩[80]的病例报告中，Ⅵ型的临床表现为蓝色巩膜，角膜大片雾状混浊、变薄、脆弱，且在眼压正常情况下角膜膨隆，类似于成骨不全症（osteogenesis imperfecta）的牙齿异常，易骨折，手指纤细、长且可伸缩，疝气和红头发。Farag和Schimke报道了患有Ⅵ型和多发性神经病的贝都因兄弟和姐妹，并提出这是该病的另一种变异类型，也是遗传异质性的进一步证据[81]。May和Beauchamp等报道了一例15岁的Ⅰ型或Ⅵ型患者，其表现为小角膜、角膜扁平、角膜后胚胎角膜后胚胎环和后部型圆锥角膜[82]。Cameron等在11例Ⅵ型患者的角膜缘上发现一圈圆环，其中7例发生了角膜破裂，1例患者双侧小角膜，2例发生青光眼合并球形角膜，5例周边角膜巩膜化，所有患者均出现扁平角膜、圆锥角膜或球形角膜等角膜曲率异常[83~84]。Heim等描述了一例患有脊柱侧凸、青光眼、小角膜、近视、褐色巩膜和视网膜血管迂曲的伊朗患者[85]。无论是由于自发或轻微的创伤，角膜脆弱和蓝色巩膜的患者可能会出现急性角膜水肿或破裂[86~87]。Biglan等报告了20例18岁以前的Ⅵ型患者，有15例发生了角膜穿孔，这类患者的角膜创口难以通过手术修补，最终不得不剜除眼内容物或摘除眼球[88]。Cameron及其同事在6例合并球形角膜（图58.6）和关节过度伸展的患者进行了预防性前部板层角膜移植，其中5例能够保留良好的眼球解剖结构[84]。Macsai等联合应用表层角膜植片修补及随后的全层角膜移植这种新型手术成功治疗了1例破裂的球形角膜[89]。Nakazawa及其同事通过使用保存的巩膜来修补外伤引起的巩膜葡萄肿[90]。

内眦赘皮是Ehlers-Danlos综合征中最常见的眼部表现，但其临床意义不大。部分患者合并斜视。眼外肌附着点的巩膜严重变薄可能会导致斜视矫正术变得复杂（图58.7）。晶状体半脱位极少见，一旦发生易被误诊为马方综合征。近视则常见。在Ⅵ型，自发性和外伤性视网膜脱离最常见[91]。Green等描述了

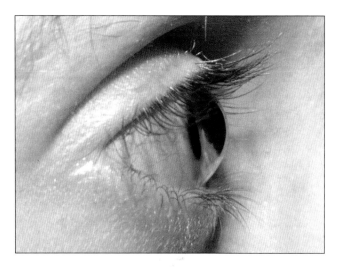

图58.6　Ehlers-Danlos综合征Ⅵ型患者合并球形角膜

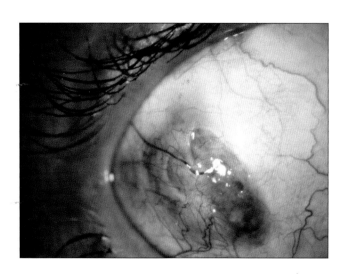

图58.7　Ehlers-Danlos综合征斜视术后巩膜严重变薄

一对母女患有常染色体显性遗传的眼底血管样条纹合并Ehlers-Danlos综合征[92]。Pouliquen等报道了一例6岁男孩患有Ehlers-Danlos综合征（未分类），表现为大角膜、角膜深基质细小不均匀混浊、后弹力层陨石坑样改变及上皮下混浊[93]。在这个角膜屈光手术普遍开展的时代，手术医生应对Ehlers-Danlos综合征等结缔组织疾病高度警惕，因为这类疾病存在可能会对手术结果产生不良影响[94]。

成骨不全症

成骨不全症（osteogenesis imperfecta，OI）是由Ⅰ型胶原的α1或α2链的异常引起的[95~96]，其中Ⅰ型胶原纤维无发育成熟到正常直径。大多数病例为COL1A1（17q21.3l-q22）和COL1A2（7q22.1）基因突变引起。基因突变的位点似乎决定了临床表型[97~98]。新生儿中

成骨不全症发生率约为 1/20 000。骨骼、耳、眼、牙齿、皮肤和关节均可受累。传导性或混合型听力损失占家族患病率的 50% 且多发生在 10 多岁的儿童。四、五十岁后逐渐导致严重的耳聋 / 耳鸣和眩晕[99~100]。该病的诊断是基于临床表现、牙科和放射学标准。

2009 年，国际骨骼发育不良协会的分类小组将成骨不全症分为骨密度降低类疾病，在原来的 4 组增添了 V 型共 5 组[11,101]。

Ⅰ 型成骨不全症有明亮的蓝色巩膜，且在一生中保持明显强度的蓝色(图 58.8)。在 Ⅲ 型和 Ⅳ 型中，巩膜在出生时可能是蓝色的，但蓝色的强度随着时间而降低，成年后呈正常颜色。由于巩膜薄而透明，使眼内葡萄膜色素可透见，巩膜呈深蓝色到浅蓝色。Kaiser-Kupfer 等发现 16 例不同类型成骨不全症患者的眼球硬度降低[102]。角巩膜缘处通常比其余的巩膜白，形成所谓的 “土星环”。V 型的临床特征是前臂骨间膜钙化、桡骨头脱位和下胫腓骨干骺端板下影线和损伤愈合组织形成[103]。

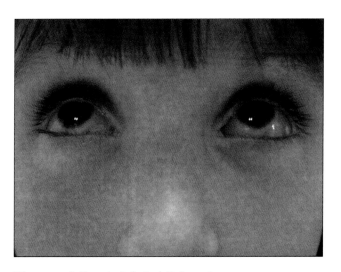

图 58.8　成骨不全症患者的蓝色巩膜

电镜显示胶原纤维直径缩短和交叉条纹图案的改变[104]。Ehlers-Danlos 综合征 Ⅵ 型和小儿低磷酸血症也存在蓝色巩膜。颅骨畸形或骨折可能会引起视神经损伤。部分患者可能有角膜后胚胎环、圆锥角膜和球形角膜。53 例成骨不全症患者的序列研究发现中央角膜厚度减少至平均 0.443mm，而正常对照组为 0.522($p<0.001$)[100]。远视常见，自发性眼球破裂则非常罕见。

患者需要对骨折进行积极矫正治疗，以防止四肢和脊柱广泛畸形。患有严重成骨不全症很少能在生命的最初几年存活下来。许多患者由于广泛的四肢和脊柱畸形而需要依靠轮椅。静脉注射双磷酸盐能显著减少骨折的发生[105]。双磷酸盐可抑制骨吸收，有效治疗骨质疏松症、骨关节疾病和骨纤维性发育不良。此外，在儿童中使用双磷酸盐的安全性和有效性已被证实[106~109]。

Stickler 综合征(遗传性骨关节与眼病变)、Wagner 综合征、Marshall 综合征

Stickler 综合征是最常见的常染色体显性遗传性胶原结缔组织疾病，具有高度的遗传异质性[110~114]。在新生儿中发生率约为 1/20 000。Optiz 等认为 Stickler 综合征比马方综合征更常见[113]。感觉神经性听力障碍和腭裂发生率均为 25%，二尖瓣脱垂发生率高达 45%[115]。在许多患者，早期渐进性骨关节病在 40~50 岁以后出现最为显著的退行性病变，伴随明显的僵硬和酸痛，有时是关节炎的改变。一些患者关节过度伸展。在生命早期骨骺中心变平的放射学检查，与先天性近视一起即构成了 Sticker 综合征的最小诊断标准。患有 Wagner 综合征的眼部异常与 Stickler 综合征相似，但没有骨骼异常。Marshall 综合征通常临床表现为高度近视、玻璃体视网膜变性、白内障及面中份发育不良等，但不表现为关节病。Stickler 等从问卷调查中发现即使在单一家族中 Stickler 综合征也存在显著的遗传异质性[116]。一项 188 例 Stickler 综合征进行 COL2A1 基因检测，结果显示有 77 种明显的 COL2A1 突变。该研究认为当患者同时有玻璃体异常、视网膜裂孔或脱离、腭裂及阳性家族史，往往提示患者存在 COL2A1 基因突变[117]。

约 2/3 的 Stickler 综合征患者为 Ⅰ 型(Sticker syndrome type I，STLI)，称为 “膜性玻璃体异常”，是由 COL2A1 基因突变所致。COL2A1 定位于 12q13.11-q13.2 上[118]，已发现在大多数 Stickler 综合征家族 COL2A1 基因突变[119]。Brown 等[120][121] 最早提出 Wagner 综合征是由于 5q13~14 位点的基因突变所致，后来发现是 CSPG2 基因突变所致。蛋白多糖是人玻璃体细胞外基质的主要组分并参与玻璃体凝胶的形成，而 CSPG2 正是编码蛋白多糖 versican 的基因[122]。Kloeckener-Gruissem 等发现 Wagner 等报道的 Stickler 综合征家系是由 CSPG2 剪接位点突变引起的[122]。Stickler 综合征 Ⅱ 型(Sticker syndrome type Ⅱ，STLⅡ)，即 “念珠型玻璃体异常”，是由于 COL11A1(LP21)基因突变所致[124]。Marshall 综合征与 Stickler 综合征 Ⅰ 型相互鉴别已无争议。有学者认为 Stickler 综合征 Ⅱ

7

型与 Marshall 综合征在临床表现上有所不同[125]，其中 Marshall 等[126]早期报道了 Marshall 综合征表现为外胚层异常，特别是汗腺和齿系。但是 Stickler 综合征Ⅱ型与 Marshall 综合征在 COL11A1 突变的表型和临床表现有一定的重叠[127~128]，目前就两者是否为同一疾病仍存在争议。

Stickler 综合征Ⅲ型只有全身表现，而无眼部表现，被称为"非眼型"。Brunner 等在一个荷兰家系中发现这种特殊表型[126]。在这个家系中，受影响的个体表现出 Stickler 综合征中听力缺陷和骨骼异常的面部特征，却无高度近视、玻璃体视网膜异常的改变[129]。Brunner 先在 6p21.3 位点上发现了易感基因，随后 Vikkula 等在同一家系发现了 COL11A2 基因的无义突变[130]。其他学者也报道了 COL11A2 突变可导致 Stickler 综合征[131]。

Stickler 综合征的眼部表现包括先天性和稳定非进展性的高度近视[132]、早老性白内障、玻璃体视网膜变性和常见的视网膜脱离等[133~134]。Ⅰ型和Ⅱ型 Stickler 综合征的玻璃体表型不同。在 COL2A1 突变（Ⅰ型）患者中，玻璃体被描述为"膜性"，而 COL11A1 突变的Ⅱ型患者则表现为有不规则"念珠型"玻璃体异常[135]。Richards 等发现裂隙灯生物显微镜能单独区分这两种类型[136]。视网膜后极及中周部可见放射状包绕血管的斑片状和格子样变性。青光眼在很多患者中较易发生。晶状体脱位少见。在 Marshall 综合征中已观察到晶状体前、后囊膜自发性破裂引起急性青光眼[137]。在 Stickler 和 Marshall-Stickler 综合征，可伴有与 von Hippel-Lindau 综合征无关的视网膜毛细血管血管瘤[138~139]。

通过仔细的眼底检查并预防性治疗视网膜裂孔，可有效预防 Stickler 综合征视网膜脱离的发生[140]。对于 Stickler 综合征的婴儿，出生后必须强制性进行听力筛查。在一些特殊人群如 Pierre-Robin 综合征、先天性近视伴有或不伴有视网膜脱离和耳聋、明显遗传性腭裂、轻度脊柱侧凸发育不良、显性遗传性二尖瓣脱垂综合征等，均应高度怀疑 Stickler 综合征的可能性[141]。值得强调的是，Stickler 综合征出现的眼部改变可以在年龄较小的时候确定，适当的咨询和正确的诊断有助于预防患者眼部病变损伤视力[132]。

Kniest 发育障碍

Kniest 发育障碍（Kniest dyplasia）是一种以身材矮小、关节突出、胸部较宽和胸骨突出、面部扁圆和鼻梁塌陷等为特征的骨骼发育不良（图 58.9）[142]，约

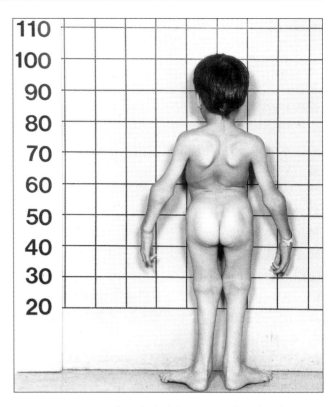

图 58.9　Kniest 发育不良患者躯干短小，肩胛宽，手指形态异常

40% 的患者存在腭裂，75% 的患者有听力障碍。

Kniest 发育障碍玻璃体视网膜变性严重，视网膜脱离率高（一组 7 例患者 5 只眼发生了视网膜脱离）[143~144]。容易出现视网膜巨大裂孔及视网膜脱离。Kniest 发育障碍均有严重的先天性近视和斜向散光。出生后到 20 岁可发展成白内障。晶状体脱位和青光眼罕见。

Kniest 发育障碍是常染色体显性遗传，COL2A1 基因突变（12q13.11-q13.2）突变是其致病原因[145~147]。

马方综合征

马方综合征（Marfan Syndrome，MFN）是由原纤维蛋白-1（FBN1）基因突变所引起的全身性结缔组织病。最初认为马方综合征完全由异常原纤维蛋白-1 的产生引起的，当融合到细胞外基质时导致结构上较弱的结缔组织。这些几乎可以解释马方综合征许多临床特征，包括主动脉根部扩张和急性主动脉夹层，这些都是马方综合征发病和死亡的主要原因。最近大多数基于马方综合征小鼠模型的基础研究已经挑战了这种发病模式。这些研究确立了原纤维蛋白-1 单倍体功能不全和转化生长因子-β（TGF-β）信号传导异常改变在马方综合征疾病进展起到关键作用[148~149]。

马方综合征的许多临床表现似乎更与 TGF-β 信号通路异常所引起的形态和稳态异常相关。最重要的是，通过 TGF-β 中和抗体或氯沙坦(一种血管紧张素受体拮抗剂)已被证明可以预防并可能逆转马方综合征小鼠的主动脉根部扩张、二尖瓣脱垂以及肺部疾病和骨骼肌功能障碍等表型[149]。有研究指出氯沙坦是一种广泛用于临床治疗人类高血压的常用药物,在马方综合征的一级预防方面有巨大潜力。

马方综合征的主要特征是:眼部(晶状体脱位、扁平角膜和近视)、心血管(主动脉根部和升主动脉进行性扩张及主动脉瘤)和骨骼(细长指趾、肢体上段/下段比例低于同年龄平均值、漏斗胸和脊柱侧凸)[150~151]。除了这三个主要特征外,许多患者的辅助体征包括近视、二尖瓣脱垂、蜘蛛脚指趾、关节松弛、身材过高、扁平足、皮肤膨胀纹、自发性气胸和硬脑膜扩张[152]。CT 或 MRI 可以鉴别硬脑膜扩张。马方综合征的发生率为 1/20 000[153]。通过连锁分析,马方综合征是由位于 15 号染色体上编码原纤维蛋白 -1 基因突变引起。不久之后,许多马方综合征患者的原纤维蛋白 -1 (FBN1)基因中检测到突变[154]。

作为马方综合征诊断标准的"修订版 Ghent 标准"于 2010 年进行了修订,重点在心血管和眼科疾病,特别是晶状体脱位。即使没有阳性家族史或 FBN1 突变,也可以诊断为马方综合征。在无阳性家族史的情况下,满足以下任一情况,可诊断马方综合征:主动脉根部直径 Z 评分≥2 或主动脉根部扩张,晶状体半脱位;主动脉根部直径 Z 评分≥2,并且检测到 FBN1 基因致病性突变;主动脉根部扩张,系统评分≥7;晶状体脱位,并且检测到与主动脉病变相关的 FBN1 基因突变。而对有阳性家族史的情况下,满足以下三项中任一项即可确认诊断:晶状体脱位;系统评分≥7;主动脉根部 Z 评分≥2(20 岁以上)或≥3(20 岁以下)。对于患有晶状体脱位的患者,以前并不知道有无会导致主动脉根部扩张的 FBN1 突变,可以诊断晶状体脱位综合征。鉴于对这种表型、遗传异质性和变异性表达的扩增的鉴别诊断,此临床上对于疑似综合征的其他临床特征进行评估,并进行基因检测[155]。

晶状体脱位是马方综合征最具特征性和诊断性的眼部异常改变(图 58.10)。由于其原纤维蛋白成分缺陷,悬韧带纤维成分异常而易于发生晶状体脱位[156~157]。最近,免疫组织化学技术已经证实了基质金属蛋白酶和蛋白酶抑制剂在马方综合征原纤维蛋白降解中的调节作用[160]。这些发现为未来晶状体脱

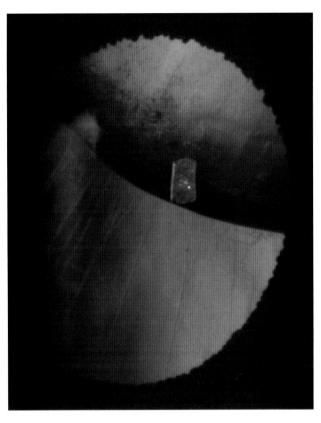

图 58.10　1 例 40 岁的马方综合征患者晶状体颞上方脱位,晶状体悬韧带拉伸

位的治疗提供了方向。在马方综合征中,晶状体脱位从轻微的后上方移位(仅完全散开瞳孔时才能发现),到明显的半脱位(瞳孔区即可见部分晶状体赤道部)。晶状体颞上方脱位最为常见,也有下方、鼻侧或横向脱位。在一些患者中晶状体脱位缓慢进展的,在生命最初几年、十几岁至 20 岁出头最为明显。然而在大多数患者多年没有脱位的进展。晶状体脱入玻璃体腔在年轻患者中罕见,但在老年患者中发生,一旦发生却很少出现晶状体溶解性青光眼。晶状体嵌顿在瞳孔或脱入前房相对多见于未经治疗的同型胱氨酸尿症患者。

在马方综合征中,可以通过散瞳后观察到晶状体悬韧带拉伸或者断裂。在悬韧带附着区域断裂的地方,可见晶状体塌陷或扭曲的异常结构。大约 15% 的患者因晶状体发育不良而出现球形晶状体,导致高度近视。约 20% 的马方综合征表现为角膜曲率大于 30D 的扁平角膜[156]。Sultan 等[161]发现角膜变薄与马方综合征有关,且角膜厚度减少与晶状体脱位高度相关。我们探讨了角膜曲率和中央角膜厚度测量在诊断马方综合征的作用。我们回顾了 211 例眼科患者,其中 62 例符合马方综合征的诊断标准,对照

组98例。结果发现马方综合征的角膜曲率和中央角膜厚度明显低于对照组(40.8 D 对 43.3 D,图 58.11;543.5μm 对 564.2μm)[162]。在没有晶状体脱位的马方综合征患者中,角膜曲率和中央角膜厚度值分别为 41.5 D 和 542.0μm(p=0.00026)。通过本研究我们发现马方综合征与正常人相比角膜曲率有显著差异且有统计学意义,其中角膜曲率低于 42D 可作为马方综合征的临床诊断标准,而中央角膜厚度值两者差异无统计学意义,表明需要进一步的研究来确定其临床作用。一些患者可能存在大角膜(角膜直径大于 13.5mm)、虹膜变薄,隐窝消失呈现为天鹅绒样外观。一些患者由于瞳孔扩约肌纤维萎缩导致瞳孔难以散开。尽管多年未及时矫正较高的屈光不正,但仍可能出现斜视、屈光参差及弱视等。其中以外斜视多见约 10%,其次为内斜视约 2%[163]。与一般人群相比,同年龄组的马方综合征开角型青光眼更为常见,且随着年龄增加而增多[164]。瞳孔阻滞不常见,但已有报道。老年患者因晶状体后脱位引起晶状体溶解性青光眼,一般需要复杂的玻璃体视网膜手术取出硬性白内障晶状体。在伴有轴性近视或者已行过晶状体手术,尤其眼轴较长的患者,视网膜脱离可自发发生。白内障发病年龄较一般人群早,并且在大多数情况下是手术治疗的指征。随着晶状体脱位进行性加重,偶尔发生晶状体赤道部在瞳孔中心呈现棱镜效应需要手术矫正。有时为避免弱视的发生,有必要在早期摘除晶状体。最后,晶状体脱入前房非常罕见,为避免严重并发症需要及时摘除晶状体。

对于晶状体脱位的手术治疗方法是多种多样,且尚有争议,所用手术技术不在本章探讨范围之内。有些医生更喜欢用经睫状体平坦部的玻璃体切割联合晶状体摘除术,以避免牵拉玻璃体视网膜[165]。其他医生则倾向于保留后囊的眼前节晶状体切除手术。当晶状体脱位进入前房时,通常采用从角膜缘做大切口手术[166]。当囊袋张力不足时,在成年患者多采用人工晶状体巩膜内固定术[167],前房人工晶状体也被一些人认为安全有效。由于缺乏完整囊袋的支撑作用,术后人工晶状体位置变异度大,具有不可预测性和潜在风险性。对于儿童患者,我们倾向于单纯全晶状体切除术而不植入人工晶状体[168]。迄今为止,尚未有比较晶状体脱位治疗的大规模的临床研究。

过去马方综合征婴儿由于严重的骨科和心血管疾病而大大影响生存率[169~170]。最近随着β受体阻滞剂、血管紧张素受体拮抗剂氯沙坦的应用和复杂外科手术的进步,马方综合征生存时间延长至患者第三或第四个十年[171]。事实上,自 1972 年以来,马方的预期寿命显著增长 25% 以上[172]。1998 年,Gray 等报道男性生存期中位数为 53 岁,女性为 72 岁[173]。

进行性扩张的主动脉根部导致夹层是马方综合征过早死亡的主要原因。Habashi 等通过用氯沙坦可降低马方综合征小鼠主动脉根部扩张的速度,表明异常的 TGF-β 信号在马方综合征的病理机制起重要作用[174]。临床异常可以通过 TGF-β 拮抗剂(包括血管紧张素受体拮抗剂 ARB)来控制。Brooke

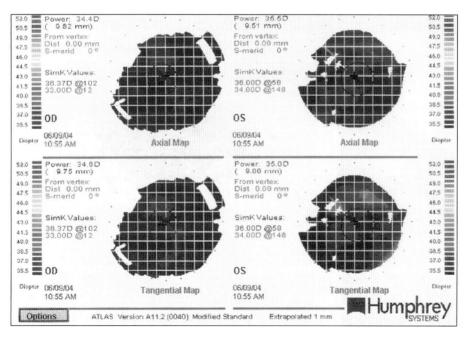

图 58.11　马方综合征患者的角膜曲率测量结果

等[175]评估血管紧张素受体拮抗剂治疗18例伴有严重主动脉根部扩大的马方综合征的儿童患者,结果发现治疗期间主动脉根部直径从每年平均增长3.54±2.87mm显著下降到0.64±0.62mm,且差异有统计学意义(p<0.001)。他们还发现在马方综合征中容易发生扩张的主动脉窦管结合处内径在治疗期间降低(p<0.05),而不会扩张的远端升主动脉不受影响。在另一项研究中,与对照组相比,马方综合征患者的血清中TGF-β水平更高,一些患者经血管紧张素受体拮抗剂治疗后TGF-β1水平接近正常化,随访3年显示出高位主动脉根部扩张程度降低最多[176]。目前英国正在开展一项关于血管紧张素受体拮抗剂厄贝沙坦治疗马方综合征主动脉扩张的Ⅲ期前瞻性、随机对照、双盲安慰剂的临床研究,目前在26个医疗中心开展,旨在评估符合"修订版Ghent标准"的马方综合征主动脉根部扩张的进展情况[177]。

多中心随机对照试验研究正在进行中,将有更好地验证这些新的发现。

眼-牙-骨发育异常

眼-牙-骨发育异常(oculo-dento-osseous dysplasia,ODOD)是一种涉及头发、面部、眼、牙齿和骨骼的畸形综合征(图58.12)[178~179]。本病以常染色体显性方式遗传,但存在隐性遗传变异[180~181]。连锁分析已经将基因定位于6号染色体[182]。在所研究的17个家系研究进一步定位于6q21-q23.2的Connexin-43基因突变[183]。患者具有特征性面部特征:眉毛稀疏、睑裂窄而短、小角膜或小眼球、鼻翼发育不全和鼻小柱突出的小鼻子。牙釉质发育不良、牙过小或缺失。本病最明显的骨骼异常是先天性指屈曲或2、3尺侧并指。脚趾短,常缺少第二跖骨。其他骨骼异常包括颅盖骨质增生、下颌角肥大、锁骨肋骨增厚和管状长骨异常改变。患者毛发稀疏、脆发症、眉毛和睫毛干燥而无光泽。患者智力正常,但有神经系统异常。Norton等通过MRI发现一个进行性截瘫的眼-牙-骨发育异常家系出现脑白质营养不良,结果显示神经系统异常发作可能比之前认识到的更频繁[184]。可表现为构音障碍、神经源性膀胱、痉挛性截瘫、共济失调、胫前肌无力和癫痫发作[185]。缝隙连接结构和功能的异常与中枢神经系统疾病的发生、发展关系密切,而最新的研究发现眼-牙-骨发育异常存在缝隙连接结构和功能的异常,这些神经联系可能并不令人惊讶[186]。

大多数患者内眦距增宽合并内眦赘皮,约40%患者合并内眦间距小。内斜视常见。眼前节发育不

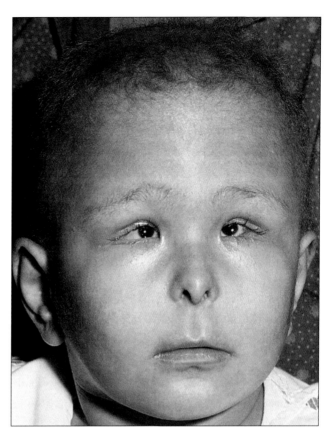

图58.12 8个月大的眼-牙-骨发育异常的头面部照片

良多在眼球前后径小于正常范围的先天性小眼球患者,也可出现在正常眼球。罕见的隐性眼-牙-骨发育异常中眼前节发育不全可能更为严重[181]。瞳孔残膜常见。白内障已见2例报道[190~191]。眼后节异常包括原始玻璃体残留[183,191]和视盘旁视网膜血管数量增多[192]。

青光眼可在不同年龄的眼-牙-骨发育异常中发展,并可能由多种发病机制引起。婴儿期的病因类似于婴幼儿型青光眼,多因小梁网或房角发育不良而发病。Meyer-Schwikerath等[179]、Weintraub等[187]、Dudgeon和Chisholm等[188]报道儿童或成年眼-牙-骨发育异常合并青光眼类似Axenfeld-Rieger综合征,与眼前节发育不良相关。Dudge和Chisnolm等[188]报道合并成人开角型青光眼的一个家系。Sugar等报道1例婴幼儿青光眼患者对侧眼为房角关闭引发眼压升高,并指出之前Dudge和Chisnolm等报道的患者为闭角型青光眼[189]。青光眼是眼-牙-骨发育异常患者视力丧失的最常见原因。我们在一些患者观察到了视神经发育不良[191]。眼-牙-骨发育异常一经诊断应尽早定期监测眼压,特别是存在流泪、畏光、视矇或大角膜者等青光眼存在的症状或体征时。

Sotos 综合征

Sotos 综合征（Sotos syndrome）又称为小儿巨脑畸形综合征，其特征是特殊颅脑面容，出生前及出生后身体过速生长，生命头几年的过度生长，骨龄的提前以及一些患者的进展性发育迟缓[193~194]。易伴发肿瘤[195]。眼部异常包括内斜视、眼球震颤、眼距过宽[196]和青少年型黄斑变性[197]。Koenekoop 等[198]报告一个 Sotos 综合征家系，母亲存在早老性核硬化性白内障、牛眼、眼裂下斜和外斜视，一个女儿有球形角膜、外隐斜和虹膜发育不全，另一个女儿则有球形角膜。Yen 等[199]报道了与 Sotos 综合征相关的单眼青光眼病例。

大多数 Sotos 综合征病例似乎为散发性的。75%~80% 的患者在 5q35 处有 NSD1 基因突变[200~201]。

François 综合征

François 综合征（Dermo-chondro-corneal dystrophy of François）是一种常染色体隐性遗传性疾病，临床特征是手、足软骨的异常骨化，导致明显的畸形[202~203]。患者具有类黄色瘤的皮肤结节，这些结节多出现在手指的背面、肘部后表面和耳廓。角膜病变为中央角膜上皮白色、不规则的混浊，而角膜基质、内皮及周边部透明。角膜混浊导致视力中等程度的下降。一些患者有高胆固醇血症。除椎骨和颅骨外，整个骨骼都可能受累。Remky 和 Engelbrecht 等报道 2 例合并癫痫发作和异常脑电图的患者[204]。Ruiz-Maldonadoetal 等报道 2 例墨西哥兄弟，与 Frangois 报道的患者临床表现一致[205~206]。

Werner 综合征

Werner 综合征（Werner syndrome）是一种罕见的常染色体隐性遗传性疾病，其特征是提前衰老的表现，但没有真正的加速衰老[207]。在青春期发育停滞，毛发过早灰白或脱落、硬皮病样四肢皮肤改变、皮下脂肪组织及肌肉质量明显减少、压力性慢性溃疡、早发性动脉粥样硬化、糖尿病、性腺功能减退以及局部软组织钙化。患者多在 30~50 岁死于冠状动脉疾病或恶性肿瘤。Werner 综合征患者在 10~40 岁左右发展为白内障[208]。Jonas 等报道白内障囊内摘除术治疗 9 例合并白内障的 Werner 综合征患者，术后并发症发生率高，包括 10 只眼角膜切口裂开、4 只眼虹膜周边前粘连、4 只眼视网膜前膜增生、2 只眼结膜出现滤过泡、1 只眼前视神经病变和 3 只眼黄斑

囊样水肿[209]。8 只眼出现角膜内皮失代偿。因为角膜内皮细胞和其他细胞创伤修复能力明显降低，且切口裂开的发生率高，这些作者推荐小切口白内障手术。

Werner 综合征病变基因定位于第 8 号染色体，并由作为编码大肠杆菌中 DNA 解旋酶的同源物的 WRN 基因（a.k.a. RECQL2）突变而引起，造成成纤维细胞 DNA 对某些 DNA 损伤剂敏感而不能自行修复[211]。

肢端肥大症、回状头皮及 Rosenthal-Kloepfer 角膜白斑

Rosenthal 和 Kloepfer 等描述了一个 13 例常染色体显性遗传的非洲裔美国家系，包括回状头皮、肢端肥大及渐进性角膜混浊[212]。患者表现为手脚肥大，身材高大和额骨呈角样突出。头皮肿大，形成回状沟纹样改变。角膜混浊起初为角膜上皮下呈灰白色实质性浸润，逐渐发展为致密较厚的混浊，视力显著减退，周边部角膜尚有狭窄的透明区。病理检查结果显示角膜炎性浸润和类脂质变性。

遗传性低磷酸酯酶症

遗传性低磷酸酯酶症（hypophosphatasia，HPP）是一种罕见的先天性代谢疾病，可在婴儿出生的第一年就发病[213~214]。婴幼儿和儿童型低磷酸酯酶症是常染色体隐性遗传，并由等位基因所决定。存在轻微的成人发病形式，是常染色体显性遗传[215]。两者都是由编码组织非特异性碱性磷酸酶的 ALPL 基因（1p36.1-p34）突变引起[216]。患者可能有各种症状，包括烦躁不安、呕吐、厌食和发热等。骨骼进行性弯曲畸形，包括软骨钙质沉着、骨量减少和长骨末端突出。生长发育迟缓，身高和体重低于正常值。颅缝早闭常见，头颅 X 线检查可见到：颅骨矿化不全合并骨缝增宽等。血清碱性磷酸酶活性偏低和血钙增高。死亡结果多因肾钙质沉着症。

眼部病变包括眼球突出、蓝色巩膜、带状角膜变性、结膜钙化和视神经病变等[217~218]。

骨骼疾病中眼部和角膜异常的治疗

骨骼发育异常患者常出现屈光不正，多由眼相关屈光因素（角膜曲率、眼轴长度、晶状体脱位程度）的异常而引起的。通过佩戴框架或角膜接触镜进行细致的屈光矫正可确保良好的视力和防止屈光不正性

弱视的发生。由于骨骼发育异常病情的渐进性,每半年至一年需复查一次屈光状态。合并明显晶状体脱位的马方综合征患者需要手术治疗晶状体脱位,这通常比佩戴球柱镜获得更清晰的视觉质量。硬性透气性角膜接触镜适用于圆锥角膜患者,软性角膜接触镜则可用于屈光不正的患者。迄今为止尚无结缔组织疾病患者角膜屈光手术的经验报道,但由于角膜厚度和生物力学的异常,这种未得到有效控制的结缔组织疾病是角膜屈光手术的绝对禁忌证。Ehlers-Danlos综合征Ⅵ型患者胶原组织异常角膜穿孔发生率非常高,应佩戴防护眼镜并且避免接触易于发生眼部外伤的活动。目前尚无证据显示体育运动增加了马方综合征的眼部并发症,目前也没有此类运动注意事项的建议。圆锥角膜和球形角膜的并发症按照本书其他章节的指导原则进行处理。然而结缔组织的异常可导致伤口愈合不良和裂开,手术医生应警惕术后即刻出现并发症,术后应经常随诊以发现是否有伤口渗漏和缝线豁开。

青光眼在马方综合征、Stickler综合征和一些骨骼发育异常(如眼-牙-骨发育不良)等疾病中很常见。虽然临床数据尚不可靠,但根据青光眼视神经损害的机械学说,视神经乳头筛板结构更容易受到相对较低的眼内压的影响,造成神经纤维的机械性损伤。如果检查发现可疑视神经乳头结构改变,即使眼压正常也需进行视野检查。

根据需要进行眼睑缺损和上睑下垂的手术矫正,并视患者的具体情况而进行个体化治疗。

结缔组织疾病患者斜视的治疗原则与正常人相似,由于可能存在的脆性,手术时应小心处理肌肉及相关组织。根据需要矫正弱视,并根据眼球偏斜的情况进行斜视手术。不同类型斜视的眼外肌手术不同。颅面骨发育不全如Apert和Crouzon综合征眼外肌完全或部分不发育以及眼外肌止端异位附着,影像学检查有助于术前识别这种解剖变异。

最后,也是最重要的,眼科医生应该警惕结缔组织病患者局部和全身麻醉的可能出现的并发症。患有心脏异常的情况是常见的。一些Ehlers-Danlos综合征患者可能形成血肿。喉罩可解决因气管软骨脆弱在气管插管时可能存在的问题。颅缝骨化症中颈椎融合率高,全身麻醉前应对颈椎进行影像学分析[219]。Dolan等提出了Ehlers-Danlos综合征患者麻醉的一般建议。个别特殊疾病也应适当考虑可能出现的麻醉并发症[220]。

(董诺 译 王骞 校)

参考文献

1. Olsen BR, McCarthy MT. Molecular structure of the sclera, cornea and vitreous body. In: Albert DM, Jakobiec FA, editors. *Principles and practice of ophthalmology*. Philadelphia: Saunders; 1994.
2. Sakai LY, Keene DR, Engvall E. Fibrillin, a new 350-kD glycoprotein, is a component of extracellular microfibrils. *J Cell Biol* 1986;**103**: 2499–509.
3. Gibson MA, Sandberg LB, Grosso LE, et al. Complementary DNA cloning establishes microfibril-associated glycoprotein (MAGP) to be a discrete component of the elastin-associated microfibrils. *J Biol Chem* 1991;**266**:7596–601.
4. Hubmacher D, Apte SS. The biology of the extracellular matrix: novel insights. *Curr Opin Rheumatol* 2013;**25**:65–70.
5. Wheatley HM, Traboulsi EI, Flowers BE, et al. Immunohistochemical localization of fibrillin in human ocular tissues. Relevance to the Marfan syndrome. *Arch Ophthalmol* 1995;**113**:103–9.
6. Robertson I. Keratoconus and the Ehlers–Danlos syndrome: a new aspect of keratoconus. *Med J Aust* 1975;**1**:571–3.
7. Traboulsi EI, Aswad MI, Jalkh AE, et al. Ocular findings in mitral valve prolapse syndrome. *Ann Ophthalmol* 1987;**19**:354–7, 359.
8. Beardsley TL, Foulks GN. An association of keratoconus and mitral valve prolapse. *Ophthalmology* 1982;**89**:35–7.
9. Superti-Furga A, Unger S. Nosology and classification of genetic skeletal disorders: 2006 revision. *Am J Med Genet A* 2007;**143**:1–18.
10. Rimoin DL, Cohn D, Krakow D, et al. The skeletal dysplasias: clinical-molecular correlations. *Ann N Y Acad Sci* 2007;**1117**:302–9.
11. Warman ML, Cormier-Daire V, Hall C, et al. Nosology and classification of genetic skeletal disorders: 2010 revision. *Am J Med Genet A* 2011; **155A**:943–68.
12. Jabs EW, Li X, Scott AF, et al. Jackson-Weiss and Crouzon syndromes are allelic with mutations in fibroblast growth factor receptor 2. *Nat Genet* 1994;**8**:275–9.
13. Reardon W, Winter RM, Rutland P, et al. Mutations in the fibroblast growth factor receptor 2 gene cause Crouzon syndrome. *Nat Genet* 1994;**8**:98–103.
14. Rousseau F, Bonaventure J, Legeai-Mallet L, et al. Mutations in the gene encoding fibroblast growth factor receptor-3 in achondroplasia. *Nature* 1994;**371**:252–4.
15. Rutland P, Pulleyn LJ, Reardon W, et al. Identical mutations in the *FGFR2* gene cause both Pfeiffer and Crouzon syndrome phenotypes. *Nat Genet* 1995;**9**:173–6.
16. Wilkie AO, Slaney SF, Oldridge M, et al. Apert syndrome results from localized mutations of *FGFR2* and is allelic with Crouzon syndrome. *Nat Genet* 1995;**9**:165–72.
17. Schell U, Hehr A, Feldman GJ, et al. Mutations in *FGFR1* and *FGFR2* cause familial and sporadic Pfeiffer syndrome. *Hum Mol Genet* 1995;**4**: 323–8.
18. Meyers GA, Orlow SJ, Munro IR, et al. Fibroblast growth factor receptor 3 (*FGFR3*) transmembrane mutation in Crouzon syndrome with acanthosis nigricans. *Nat Genet* 1995;**11**:462–4.
19. Cohen DM, Green JG, Miller J, et al. Acrocephalopolysyndactyly type II–Carpenter syndrome: clinical spectrum and an attempt at unification with Goodman and Summit syndromes. *Am J Med Genet* 1987;**28**: 311–24.
20. Gray TL, Casey T, Selva D, et al. Ophthalmic sequelae of Crouzon syndrome. *Ophthalmology* 2005;**112**:1129–34.
21. Diamond GR, Katowitz JA, Whitaker LA, et al. Variations in extraocular muscle number and structure in craniofacial dysostosis. *Am J Ophthalmol* 1980;**90**:416–18.
22. Greenberg MF, Pollard ZF. Absence of multiple extraocular muscles in craniosynostosis. *J AAPOS* 1998;**2**:307–9.
23. Wolter JR. Bilateral keratoconus in Crouzon's syndrome with unilateral acute hydrops. *J Pediatr Ophthalmol* 1977;**14**:141–3.
24. Glaser RL, Jiang W, Boyadjiev SA, et al. Paternal origin of *FGFR2* mutations in sporadic cases of Crouzon syndrome and Pfeiffer syndrome. *Am J Hum Genet* 2000;**66**:768–77.
25. Preston RA, Post JC, Keats BJ, et al. A gene for Crouzon craniofacial dysostosis maps to the long arm of chromosome 10. *Nat Genet* 1994; **7**:149–53.
26. Diamond GR, Katowitz JA, Whitaker LH, et al. Ocular alignment after craniofacial reconstruction. *Am J Ophthalmol* 1980;**90**:248–50.
27. Buchanan EP, Xue AS, Hollier LH Jr. Craniofacial syndromes. *Plast Reconstr Surg* 2014;**134**:128e–153e.
28. Jadico SK, Young DA, Huebner A, et al. Ocular abnormalities in Apert syndrome: genotype/phenotype correlations with fibroblast growth factor receptor type 2 mutations. *J AAPOS* 2006;**10**:521–7.
29. Cohen MM Jr, Kreiborg S. Cutaneous manifestations of Apert syndrome. *Am J Med Genet* 1995;**58**:94–6.
30. Cohen MM Jr, Kreiborg S, Lammer EJ, et al. Birth prevalence study of the Apert syndrome. *Am J Med Genet* 1992;**42**:655–9.
31. Moloney DM, Slaney SF, Oldridge M, et al. Exclusive paternal origin of new mutations in Apert syndrome. *Nat Genet* 1996;**13**:48–53.
32. Slaney SF, Oldridge M, Hurst JA, et al. Differential effects of *FGFR2*

7

mutations on syndactyly and cleft palate in Apert syndrome. *Am J Hum Genet* 1996;**58**:923–32.

33. von Gernet S, Golla A, Ehrenfels Y, et al. Genotype-phenotype analysis in Apert syndrome suggests opposite effects of the two recurrent mutations on syndactyly and outcome of craniofacial surgery. *Clin Genet* 2000;**57**:137–9.

34. Lewanda AF, Cohen MM Jr, Hood J, et al. Cytogenetic survey of Apert syndrome. Reevaluation of a translocation (2;9)(p11.2;q34.2) in a patient suggests the breakpoints are not related to the disorder. *Am J Dis Child* 1993;**147**:1306–8.

35. Reardon W, Winter RM. Saethre–Chotzen syndrome. *J Med Genet* 1994;**31**:393–6.

36. Dollfus H, Biswas P, Kumaramanickavel G, et al. Saethre–Chotzen syndrome: notable intrafamilial phenotypic variability in a large family with Q28X TWIST mutation. *Am J Med Genet* 2002;**109**:218–25.

37. Brueton LA, van Herwerden L, Chotai KA, et al. The mapping of a gene for craniosynostosis: evidence for linkage of the Saethre–Chotzen syndrome to distal chromosome 7p. *J Med Genet* 1992;**29**:681–5.

38. Paznekas WA, Cunningham ML, Howard TD, et al. Genetic heterogeneity of Saethre–Chotzen syndrome, due to TWIST and FGFR mutations. *Am J Hum Genet* 1998;**62**:1370–80.

39. Johnson D, Horsley SW, Moloney DM, et al. A comprehensive screen for TWIST mutations in patients with craniosynostosis identifies a new microdeletion syndrome of chromosome band 7p21.1. *Am J Hum Genet* 1998;**63**:1282–93.

40. Robin NH, Falk MJ, Haldeman-Englert CR. FGFR-related craniosynostosis syndromes. In: Pagon RA, Adam MP, Ardinger HH, et al., editors. *GeneReviews (Internet)*. Seattle, WA: University of Washington; 1993.

41. Baum JL, Feingold M. Ocular aspects of Goldenhar's syndrome. *Am J Ophthalmol* 1973;**75**:250–7.

42. Bogusiak K, Arkuszewski P, Skorek-Stachnik K, et al. Treatment strategy in Goldenhar syndrome. *J Craniofac Surg* 2014;**25**:177–83.

43. Marshman WE, Schalit G, Jones RB, et al. Congenital anomalies in patients with Duane retraction syndrome and their relatives. *J AAPOS* 2000;**4**:106–9.

44. Vendramini-Pittoli S, Kokitsu-Nakata NM. Oculoauriculovertebral spectrum: report of nine familial cases with evidence of autosomal dominant inheritance and review of the literature. *Clin Dysmorphol* 2009;**18**:67–77.

45. Kelberman D, Tyson J, Chandler DC, et al. Hemifacial microsomia: progress in understanding the genetic basis of a complex malformation syndrome. *Hum Genet* 2001;**109**:638–45.

46. Coster DJ, Aggarwal RK, Williams KA. Surgical management of ocular surface disorders using conjunctival and stem cell allografts. *Br J Ophthalmol* 1995;**79**:977–82.

47. Kaufman A, Medow N, Phillips R, et al. Treatment of epibulbar limbal dermoids. *J Pediatr Ophthalmol Strabismus* 1999;**36**:136–40.

48. Streiff EB. Dysmorphie mandibulofaciale (tete d'oiseau) et alterations. *Ophthalmologica* 1950;**120**:79.

49. Hallerman W. Vogelgesicht and cataracta congenita. *Klin Mbl Augenheilk* 1948;**113**:315.

50. Francois J, Pierard J. The Francois dyscephalic syndrome and skin manifestations. *Am J Ophthalmol* 1971;**71**:1241–50.

51. Muthugaduru DJ, Sahu C, Ali MJ, et al. Report on ocular biometry of microphthalmos, retinal dystrophy, flash electroretinography, ocular coherence tomography, genetic analysis and the surgical challenge of entropion correction in a rare case of Hallermann–Streiff–François syndrome. *Doc Ophthalmol* 2013;**127**:147–53.

52. Wolter JR, Jones DH. Spontaneous cataract absorption in Hallermann–Streiff syndrome. *Ophthalmologica* 1965;**150**:401–8.

53. Sugar A, Bigger JF, Podos SM. Hallermann–Streiff–François syndrome. *J Pediatr Ophthalmol* 1971;**8**:234.

54. Hopkins DJ, Horan EC. Glaucoma in the Hallermann–Streiff syndrome. *Br J Ophthalmol* 1970;**54**:416–22.

55. Newell SW, Hall BD, Anderson CW, et al. Hallermann–Streiff syndrome with Coats disease. *J Pediatr Ophthalmol Strabismus* 1994;**31**:123–5.

56. Ravindran R, Stoops CM. Anesthetic management of a patient with Hallermann–Streiff syndrome. *Anesth Analg* 1979;**58**:254–5.

57. Treacher Collins E. Case with symmetrical congenital notches in the outer part of each lower lid and defective development of the malar bones. *Trans Ophthalmol Soc UK* 1900;**20**:191.

58. Rovin S, Dachi SF, Borenstein DB, et al. Mandibulofacial dysostosis, a familial study of five generations. *J Pediatr* 1964;**65**:215–21.

59. Splendore A, Silva EO, Alonso LG, et al. High mutation detection rate in TCOF1 among Treacher Collins syndrome patients reveals clustering of mutations and 16 novel pathogenic changes. *Hum Mutat* 2000;**16**:315–22.

60. Dixon MJ. Treacher Collins syndrome. *Hum Mol Genet* 1996;**5**(Spec No):1391–6.

61. The Treacher Collins Syndrome Collaborative Group. Positional cloning of a gene involved in the pathogenesis of Treacher Collins syndrome. *Nat Genet* 1996;**12**:130–6.

62. Trainor PA, Andrews BT. Facial dysostoses: Etiology, pathogenesis and management. *Am J Med Genet C Semin Med Genet* 2013;**163C**:283–94.

63. Chong DK, Murray DJ, Britto JA, et al. A cephalometric analysis of maxillary and mandibular parameters in Treacher Collins syndrome. *Plast Reconstr Surg* 2008;**121**:77e–84e.

64. Hertle RW, Ziylan S, Katowitz JA. Ophthalmic features and visual prognosis in the Treacher-Collins syndrome. *Br J Ophthalmol* 1993;**77**:642–5.

65. Prenner JL, Binenbaum G, Carpentieri DF, et al. Treacher Collins syndrome with novel ophthalmic findings and visceral anomalies. *Br J Ophthalmol* 2002;**86**:472–3.

66. Michalickova K, Susic M, Willing MC, et al. Mutations of the alpha2(V) chain of type V collagen impair matrix assembly and produce Ehlers–Danlos syndrome type I. *Hum Mol Genet* 1998;**7**:249–55.

67. Wenstrup RJ, Langland GT, Willing MC, et al. A splice-junction mutation in the region of *COL5A1* that codes for the carboxyl propeptide of pro alpha 1(V) chains results in the gravis form of the Ehlers–Danlos syndrome (type I). *Hum Mol Genet* 1996;**5**:1733–6.

68. Beighton P, De Paepe A, Steinmann B, et al. Ehlers–Danlos syndromes: revised nosology, Villefranche, 1997. Ehlers–Danlos National Foundation (USA) and Ehlers–Danlos Support Group (UK). *Am J Med Genet* 1998;**77**:31–7.

69. Narcisi P, Richards AJ, Ferguson SD, et al. A family with Ehlers–Danlos syndrome type III/articular hypermobility syndrome has a glycine 637 to serine substitution in type III collagen. *Hum Mol Genet* 1994;**3**:1617–20.

70. Superti-Furga A, Gugler E, Gitzelmann R, et al. Ehlers–Danlos syndrome type IV: a multi-exon deletion in one of the two COL3A1 alleles affecting structure, stability, and processing of type III procollagen. *J Biol Chem* 1988;**263**:6226–32.

71. Fox R, Pope FM, Narcisi P, et al. Spontaneous carotid cavernous fistula in Ehlers–Danlos syndrome. *J Neurol Neurosurg Psychiatry* 1988;**51**:984–6.

72. Pollack JS, Custer PL, Hart WM, et al. Ocular complications in Ehlers–Danlos syndrome type IV. *Arch Ophthalmol* 1997;**115**:416–19.

73. De Paepe A, Malfait F. The Ehlers–Danlos syndrome, a disorder with many faces. *Clin Genet* 2012;**82**:1–11.

74. Ong KT, Perdu J, De Backer J, et al. Effect of celiprolol on prevention of cardiovascular events in vascular Ehlers–Danlos syndrome: a prospective randomised, open, blinded-endpoints trial. *Lancet* 2010;**376**:1476–84.

75. Byers PH, Duvic M, Atkinson M, et al. Ehlers–Danlos syndrome type VIIA and VIIB result from splice-junction mutations or genomic deletions that involve exon 6 in the COL1A1 and COL1A2 genes of type I collagen. *Am J Med Genet* 1997;**72**:94–105.

76. Colige A, Sieron AL, Li SW, et al. Human Ehlers–Danlos syndrome type VII C and bovine dermatosparaxis are caused by mutations in the procollagen I N-proteinase gene. *Am J Hum Genet* 1999;**65**:308–17.

77. Pinnell SR, Krane SM, Kenzora JE, et al. A heritable disorder of connective tissue. Hydroxylysine-deficient collagen disease. *N Engl J Med* 1972;**286**:1013–20.

78. Judisch GF, Waziri M, Krachmer JH. Ocular Ehlers–Danlos syndrome with normal lysyl hydroxylase activity. *Arch Ophthalmol* 1976;**94**:1489–91.

79. Zlotogora J, BenEzra D, Cohen T, et al. Syndrome of brittle cornea, blue sclera, and joint hyperextensibility. *Am J Med Genet* 1990;**36**:269–72.

80. Royce PM, Steinmann B, Vogel A, et al. Brittle cornea syndrome: an heritable connective tissue disorder distinct from Ehlers–Danlos syndrome type VI and fragilitas oculi, with spontaneous perforations of the eye, blue sclerae, red hair, and normal collagen lysyl hydroxylation. *Eur J Pediatr* 1990;**149**:465–9.

81. Farag TI, Schimke RN. Ehlers–Danlos syndrome: a new oculo-scoliotic type with associated polyneuropathy? *Clin Genet* 1989;**35**:121–4.

82. May MA, Beauchamp GR. Collagen maturation defects in Ehlers–Danlos keratopathy. *J Pediatr Ophthalmol Strabismus* 1987;**24**:78–82.

83. Cameron JA. Corneal abnormalities in Ehlers–Danlos syndrome type VI. *Cornea* 1993;**12**:54–9.

84. Cameron JA, Cotter JB, Risco JM, et al. Epikeratoplasty for keratoglobus associated with blue sclera. *Ophthalmology* 1991;**98**:446–52.

85. Heim P, Raghunath M, Meiss L, et al. Ehlers–Danlos Syndrome Type VI (EDS VI): problems of diagnosis and management. *Acta Paediatr* 1998;**87**:708–10.

86. Izquierdo L Jr, Mannis MJ, Marsh PB, et al. Bilateral spontaneous corneal rupture in brittle cornea syndrome: a case report. *Cornea* 1999;**18**:621–4.

87. Arkin W. Blue scleras with keratoglobus. *Am J Ophthalmol* 1964;**58**:678–82.

88. Biglan AW, Brown SI, Johnson BL. Keratoglobus and blue sclera. *Am J Ophthalmol* 1977;**83**:225–33.

89. Macsai MS, Lemley HL, Schwartz T. Management of oculus fragilis in Ehlers–Danlos type VI. *Cornea* 2000;**19**:104–7.

90. Nakazawa M, Tamai M, Kiyosawa M, et al. Homograft of preserved sclera for post-traumatic scleral staphyloma in Ehlers–Danlos syndrome. *Graefes Arch Clin Exp Ophthalmol* 1986;**224**:247–50.

91. Pemberton JW, Freeman HM, Schepens CL. Familial retinal detachment and the Ehlers–Danlos syndrome. *Arch Ophthalmol* 1966;**76**:817–24.

92. Green WR, Friedman-Kien A, Banfield WG. Angioid streaks in Ehlers–Danlos syndrome. *Arch Ophthalmol* 1966;**76**:197–204.

93. Pouliquen Y, Petroutsos G, Papaioannou D. [Corneal dystrophy and

94. Pesudovs K. Orbscan mapping in Ehlers–Danlos syndrome. *J Cataract Refract Surg* 2004;**30**:1795–8.

95. Sillence DO, Barlow KK, Garber AP, et al. Osteogenesis imperfecta type II delineation of the phenotype with reference to genetic heterogeneity. *Am J Med Genet* 1984;**17**:407–23.

96. Byers PH. Osteogenesis imperfecta. In: Ryce BM, Steinmann B, editors. *Connective tissue and its heritable disorders: Molecular, genetic and medical aspects.* New York: Wiley-Liss; 1993.

97. Byers PH, Wallis GA, Willing MC. Osteogenesis imperfecta: translation of mutation to phenotype. *J Med Genet* 1991;**28**:433–42.

98. Wenstrup RJ, Willing MC, Starman BJ, et al. Distinct biochemical phenotypes predict clinical severity in nonlethal variants of osteogenesis imperfecta. *Am J Hum Genet* 1990;**46**:975–82.

99. Riedner ED, Levin LS, Holliday MJ. Hearing patterns in dominant osteogenesis imperfecta. *Arch Otolaryngol* 1980;**106**:737–40.

100. Pedersen U, Bramsen T. Central corneal thickness in osteogenesis imperfecta and otosclerosis. *ORL J Otorhinolaryngol Relat Spec* 1984;**46**: 38–41.

101. Van Dijk FS, Sillence DO. Osteogenesis imperfecta: clinical diagnosis, nomenclature and severity assessment. *Am J Med Genet A* 2014;**164A**: 1470–81.

102. Kaiser-Kupfer MI, McCain L, Shapiro JR, et al. Low ocular rigidity in patients with osteogenesis imperfecta. *Invest Ophthalmol Vis Sci* 1981; **20**:807–9.

103. Cho TJ, Lee KE, Lee SK, et al. A single recurrent mutation in the 5'-UTR of IFITM5 causes osteogenesis imperfecta type V. *Am J Hum Genet* 2012;**91**:343–8.

104. Chan CC, Green WR, de la Cruz ZC, et al. Ocular findings in osteogenesis imperfecta congenita. *Arch Ophthalmol* 1982;**100**:1458–63.

105. Bembi B, Parma A, Bottega M, et al. Intravenous pamidronate treatment in osteogenesis imperfecta. *J Pediatr* 1997;**131**:622–5.

106. Plotkin H, Rauch F, Bishop NJ, et al. Pamidronate treatment of severe osteogenesis imperfecta in children under 3 years of age. *J Clin Endocrinol Metab* 2000;**85**:1846–50.

107. Lee YS, Low SL, Lim LA, et al. Cyclic pamidronate infusion improves bone mineralisation and reduces fracture incidence in osteogenesis imperfecta. *Eur J Pediatr* 2001;**160**:641–4.

108. Glorieux FH, Bishop NJ, Plotkin H, et al. Cyclic administration of pamidronate in children with severe osteogenesis imperfecta. *N Engl J Med* 1998;**339**:947–52.

109. Forlino A, Cabral WA, Barnes AM, et al. New perspectives on osteogenesis imperfecta. *Nat Rev Endocrinol* 2011;**7**:540–57.

110. Vintiner GM, Temple IK, Middleton-Price HR, et al. Genetic and clinical heterogeneity of Stickler syndrome. *Am J Med Genet* 1991;**41**:44–8.

111. Maumenee IH. Vitreoretinal degeneration as a sign of generalized connective tissue diseases. *Am J Ophthalmol* 1979;**88**:432–49.

112. Herrmann J, France TD, Spranger JW, et al. The Stickler syndrome (hereditary arthroophthalmopathy). *Birth Defects Orig Artic Ser* 1975;**11**: 76–103.

113. Opitz JM, France T, Herrmann J, et al. The Stickler syndrome. *N Engl J Med* 1972;**286**:546–7.

114. Stickler GB, Belau PG, Farrell FJ, et al. Hereditary progressive arthro-ophthalmopathy. *Mayo Clin Proc* 1965;**40**:433–55.

115. Liberfarb RM, Goldblatt A. Prevalence of mitral-valve prolapse in the Stickler syndrome. *Am J Med Genet* 1986;**24**:387–92.

116. Stickler GB, Hughes W, Houchin P. Clinical features of hereditary progressive arthro-ophthalmopathy (Stickler syndrome): a survey. *Genet Med* 2001;**3**:192–6.

117. Hoornaert KP, Vereecke I, Dewinter C, et al. Stickler syndrome caused by COL2A1 mutations: genotype-phenotype correlation in a series of 100 patients. *Eur J Hum Genet* 2010;**18**:872–80.

118. Takahashi E, Hori T, O'Connell P, et al. R-banding and nonisotopic in situ hybridization: precise localization of the human type II collagen gene (COL2A1). *Hum Genet* 1990;**86**:14–16.

119. Ritvaniemi P, Hyland J, Ignatius J, et al. A fourth example suggests that premature termination codons in the COL2A1 gene are a common cause of the Stickler syndrome: analysis of the COL2A1 gene by denaturing gradient gel electrophoresis. *Genomics* 1993;**17**:218–21.

120. Wagner H. Ein bisher unbekanntes Erbleiden des Auges (Degeneratio hyaloideoretinalis hereditaria), beobachtet im Kanton Zurich. *Kiln Montasbl Augenheilkd* 1938;**100**:840–57.

121. Brown DM, Graemiger RA, Hergersberg M, et al. Genetic linkage of Wagner disease and erosive vitreoretinopathy to chromosome 5q13-14. *Arch Ophthalmol* 1995;**113**:671–5.

122. Mukhopadhyay A, Nikopoulos K, Maugeri A, et al. Erosive vitreoretinopathy and Wagner disease are caused by intronic mutations in CSPG2/Versican that result in an imbalance of splice variants. *Invest Ophthalmol Vis Sci* 2006;**47**:3565–72.

123. Kloeckener-Gruissem B, Bartholdi D, Abdou MT, et al. Identification of the genetic defect in the original Wagner syndrome family. *Mol Vis* 2006;**12**:350–5.

124. Richards AJ, Yates JR, Williams R, et al. A family with Stickler syndrome type 2 has a mutation in the COL11A1 gene resulting in the substitution of glycine 97 by valine in alpha 1 (XI) collagen. *Hum Mol Genet* 1996; **5**:1339–43.

125. Ayme S, Preus M. The Marshall and Stickler syndromes: objective rejection of lumping. *J Med Genet* 1984;**21**:34–8.

126. Marshall D. Ectodermal dysplasia; report of kindred with ocular abnormalities and hearing defect. *Am J Ophthalmol* 1958;**45**:143–56.

127. Majava M, Hoornaert KP, Bartholdi D, et al. A report on 10 new patients with heterozygous mutations in the COL11A1 gene and a review of genotype-phenotype correlations in type XI collagenopathies. *Am J Med Genet A* 2007;**143**:258–64.

128. Annunen S, Korkko J, Czarny M, et al. Splicing mutations of 54-bp exons in the COL11A1 gene cause Marshall syndrome, but other mutations cause overlapping Marshall/Stickler phenotypes. *Am J Hum Genet* 1999;**65**:974–83.

129. Brunner HG, van Beersum SE, Warman ML, et al. A Stickler syndrome gene is linked to chromosome 6 near the COL11A2 gene. *Hum Mol Genet* 1994;**3**:1561–4.

130. Vikkula M, Mariman EC, Lui VC, et al. Autosomal dominant and recessive osteochondrodysplasias associated with the COL11A2 locus. *Cell* 1995;**80**:431–7.

131. Sirko-Osadsa DA, Murray MA, Scott JA, et al. Stickler syndrome without eye involvement is caused by mutations in COL11A2, the gene encoding the alpha2(XI) chain of type XI collagen. *J Pediatr* 1998;**132**: 368–71.

132. Wilson MC, McDonald-McGinn DM, Quinn GE, et al. Long-term follow-up of ocular findings in children with Stickler's syndrome. *Am J Ophthalmol* 1996;**122**:727–8.

133. Spallone A. Stickler's syndrome: a study of 12 families. *Br J Ophthalmol* 1987;**71**:504–9.

134. Knobloch WH, Layer JM. Clefting syndromes associated with retinal detachment. *Am J Ophthalmol* 1972;**73**:517–30.

135. Ang A, Ung T, Puvanachandra N, et al. Vitreous phenotype: a key diagnostic sign in Stickler syndrome types 1 and 2 complicated by double heterozygosity. *Am J Med Genet A* 2007;**143**:604–7.

136. Richards AJ, Baguley DM, Yates JR, et al. Variation in the vitreous phenotype of Stickler syndrome can be caused by different amino acid substitutions in the X position of the type II collagen Gly-X-Y triple helix. *Am J Hum Genet* 2000;**67**:1083–94.

137. Sabti K, Chow D, Fournier A, et al. Spontaneous rupture of the lens capsule in a case of Marshall syndrome. *J Pediatr Ophthalmol Strabismus* 2002;**39**:298–9.

138. Gray RH, Gregor ZJ. Acquired peripheral retinal telangiectasia after retinal surgery. *Retina* 1994;**14**:10–13.

139. Shields JA, Shields CL, Deglin E. Retinal capillary hemangioma in Marshall-Stickler syndrome. *Am J Ophthalmol* 1997;**124**:120–2.

140. Leiba H, Oliver M, Pollack A. Prophylactic laser photocoagulation in Stickler syndrome. *Eye* 1996;**10**(Pt 6):701–8.

141. Marr JE, Halliwell-Ewen J, Fisher B, et al. Associations of high myopia in childhood. *Eye* 2001;**15**:70–4.

142. Siggers DC. Kniest disease. *Birth Defects Orig Artic Ser* 1974;**10**:432–42.

143. Maumenee IH, Traboulsi EI. The ocular findings in Kniest dysplasia. *Am J Ophthalmol* 1985;**100**:155–60.

144. Sergouniotis PI, Fincham GS, McNinch AM, et al. Ophthalmic and molecular genetic findings in Kniest dysplasia. *Eye (Lond)* 2015;**29**: 475–82.

145. Wilkin DJ, Bogaert R, Lachman RS, et al. A single amino acid substitution (G103D) in the type II collagen triple helix produces Kniest dysplasia. *Hum Mol Genet* 1994;**3**:1999–2003.

146. Spranger J, Menger H, Mundlos S, et al. Kniest dysplasia is caused by dominant collagen II (COL2A1) mutations: parental somatic mosaicism manifesting as Stickler phenotype and mild spondyloepiphyseal dysplasia. *Pediatr Radiol* 1994;**24**:431–5.

147. Winterpacht A, Hilbert M, Schwarze U, et al. Kniest and Stickler dysplasia phenotypes caused by collagen type II gene (COL2A1) defect. *Nat Genet* 1993;**3**:323–6.

148. Holm TM, Habashi JP, Doyle JJ, et al. Noncanonical TGFbeta signaling contributes to aortic aneurysm progression in Marfan syndrome mice. *Science* 2011;**332**:358–61.

149. Matt P, Habashi J, Carrel T, et al. Recent advances in understanding Marfan syndrome: should we now treat surgical patients with losartan? *J Thorac Cardiovasc Surg* 2008;**135**:389–94.

150. Marfan A. Un cas de deformation congenitale des quatre membres, plus prononcee aux extremites, characterisee par l'allongement des os, avec un certain degre d'amaincissement. *Bull Mem Soc Med Hop Paris* 1896; **13**:220–6.

151. Pyeritz RE, McKusick VA. The Marfan syndrome: diagnosis and management. *N Engl J Med* 1979;**300**:772–7.

152. Pyeritz RE, Fishman EK, Bernhardt BA, et al. Dural ectasia is a common feature of the Marfan syndrome. *Am J Hum Genet* 1988;**43**:726–32.

153. Kainulainen K, Pulkkinen L, Savolainen A, et al. Location on chromosome 15 of the gene defect causing Marfan syndrome [see comments]. *N Engl J Med* 1990;**323**:935–9.

154. Dietz HC, Pyeritz RE. Mutations in the human gene for fibrillin-1 (FBN1) in the Marfan syndrome and related disorders. *Hum Mol Genet* 1995; **4**(Spec No):1799–809.

155. Loeys BL, Dietz HC, Braverman AC, et al. The revised Ghent nosology for the Marfan syndrome. *J Med Genet* 2010;**47**:476–85.

156. Maumenee IH. The eye in the Marfan syndrome. *Trans Am Ophthalmol*

Soc 1981;**79**:684–733.

157. Hamod A, Moodie D, Clark B, et al. Presenting signs and clinical diagnosis in individuals referred to rule out Marfan syndrome. *Ophthalmic Genet* 2003;**24**:35–9.

158. Mir S, Wheatley HM, Hussels IE, et al. A comparative histologic study of the fibrillin microfibrillar system in the lens capsule of normal subjects and subjects with Marfan syndrome. *Invest Ophthalmol Vis Sci* 1998;**39**:84–93.

159. Traboulsi EI, Whittum-Hudson JA, Mir SH, et al. Microfibril abnormalities of the lens capsule in patients with Marfan syndrome and ectopia lentis. *Ophthalmic Genet* 2000;**21**:9–15.

160. Sachdev NH, Di Girolamo N, McCluskey PJ, et al. Lens dislocation in Marfan syndrome: potential role of matrix metalloproteinases in fibrillin degradation. *Arch Ophthalmol* 2002;**120**:833–5.

161. Sultan G, Baudouin C, Auzerie O, et al. Cornea in Marfan disease: Orbscan and in vivo confocal microscopy analysis. *Invest Ophthalmol Vis Sci* 2002;**43**:1757–64.

162. Heur M, Costin B, Crowe S, et al. The value of keratometry and central corneal thickness measurements in the clinical diagnosis of Marfan syndrome. *Am J Ophthalmol* 2008;**145**:997–1001.

163. Izquierdo NJ, Traboulsi EI, Enger C, et al. Strabismus in the Marfan syndrome. *Am J Ophthalmol* 1994;**117**:632–5.

164. Izquierdo NJ, Traboulsi EI, Enger C, et al. Glaucoma in the Marfan syndrome. *Trans Am Ophthalmol Soc* 1992;**90**:111–17, discussion 118–122.

165. Koenig SB, Mieler WF. Management of ectopia lentis in a family with Marfan syndrome. *Arch Ophthalmol* 1996;**114**:1058–61.

166. Halpert M, BenEzra D. Surgery of the hereditary subluxated lens in children. *Ophthalmology* 1996;**103**:681–6.

167. Omulecki W, Nawrocki J, Palenga-Pydyn D, et al. Pars plana vitrectomy, lensectomy, or extraction in transscleral intraocular lens fixation for the management of dislocated lenses in a family with Marfan's syndrome. *Ophthalmic Surg Lasers* 1998;**29**:375–9.

168. Miraldi Utz V, Coussa RG, Traboulsi EI. Surgical management of lens subluxation in Marfan syndrome. *J AAPOS* 2014;**18**:140–6.

169. Gruber MA, Graham TP Jr, Engel E, et al. Marfan syndrome with contractural arachnodactyly and severe mitral regurgitation in a premature infant. *J Pediatr* 1978;**93**:80–2.

170. Morse RP, Rockenmacher S, Pyeritz RE, et al. Diagnosis and management of infantile Marfan syndrome. *Pediatrics* 1990;**86**:888–95.

171. Gott VL, Pyeritz RE, Magovern GJ Jr, et al. Surgical treatment of aneurysms of the ascending aorta in the Marfan syndrome. Results of composite-graft repair in 50 patients. *N Engl J Med* 1986;**314**:1070–4.

172. Silverman DI, Burton KJ, Gray J, et al. Life expectancy in the Marfan syndrome. *Am J Cardiol* 1995;**75**:157–60.

173. Gray JR, Bridges AB, West RR, et al. Life expectancy in British Marfan syndrome populations. *Clin Genet* 1998;**54**:124–8.

174. Habashi JP, Judge DP, Holm TM, et al. Losartan, an AT1 antagonist, prevents aortic aneurysm in a mouse model of Marfan syndrome. *Science* 2006;**312**:117–21.

175. Brooke BS, Habashi JP, Judge DP, et al. Angiotensin II blockade and aortic-root dilation in Marfan's syndrome. *N Engl J Med* 2008;**358**: 2787–95.

176. Franken R, Radonic T, den Hartog AW, et al. The revised role of TGF-beta in aortic aneurysms in Marfan syndrome. *Neth Heart J* 2015;**23**: 116–21.

177. Mullen MJ, Jin XY, Newman WG, et al. A prospective, randomized, placebo-controlled, double-blind, multicenter study of the effects of irbesartan on aortic dilatation in Marfan syndrome (AIMS trial): study protocol. *Trials* 2013;**14**:408.

178. Gorlin RJ, Miskin LH, St GJ. Oculodentodigital dysplasia. *J Pediatr* 1963; **63**:69–75.

179. Meyer-Schwikerath G, Gruterch E, Weyers H. Mikrophthalmussyndrome. *Klin Mbl Augenheilk* 1957;**131**:18.

180. Frasson M, Calixto N, Cronemberger S, et al. Oculodentodigital dysplasia: study of ophthalmological and clinical manifestations in three boys with probably autosomal recessive inheritance. *Ophthalmic Genet* 2004; **25**:227–36.

181. Traboulsi EI, Faris BM, Der Kaloustian VM. Persistent hyperplastic primary vitreous and recessive oculo-dento-osseous dysplasia. *Am J Med Genet* 1986;**24**:95–100.

182. Gladwin A, Donnai D, Metcalfe K, et al. Localization of a gene for oculodentodigital syndrome to human chromosome 6q22-q24. *Hum Mol Genet* 1997;**6**:123–7.

183. Paznekas WA, Boyadjiev SA, Shapiro RE, et al. Connexin 43 (GJA1) mutations cause the pleiotropic phenotype of oculodentodigital dysplasia. *Am J Hum Genet* 2003;**72**:408–18.

184. Norton KK, Carey JC, Gutmann DH. Oculodentodigital dysplasia with cerebral white matter abnormalities in a two-generation family. *Am J Med Genet* 1995;**57**:458–61.

185. Loddenkemper T, Grote K, Evers S, et al. Neurological manifestations of the oculodentodigital dysplasia syndrome. *J Neurol* 2002;**249**: 584–95.

186. Amador C, Mathews AM, Del Carmen Montoya M, et al. Expanding the neurologic phenotype of oculodentodigital dysplasia in a 4-generation Hispanic family. *J Child Neurol* 2008;**23**:901–5.

187. Weintraub DM, Baum JL, Pashayan HM. A family with oculodentodigital dysplasia. *Cleft Palate J* 1975;**12**:323–9.

188. Dudgeon J, Chisholm IA. Oculo-dento-digital dysplasia. *Trans Ophthalmol Soc UK* 1974;**94**:203.

189. Sugar HS. Oculodentodigital dysplasia syndrome with angle-closure glaucoma. *Am J Ophthalmol* 1978;**86**:36–8.

190. Traboulsi EI, Parks MM. Glaucoma in oculo-dento-osseous dysplasia. *Am J Ophthalmol* 1990;**109**:310–13.

191. Gabriel L, Sachdeva R, Marcotty A, et al. Oculodentodigital dysplasia: New ocular findings and a novel connexin 43 mutation. *Arch Ophthalmol* 2011;**129**:781–4.

192. De Bock M, Kerrebrouck M, Wang N, et al. Neurological manifestations of oculodentodigital dysplasia: a Cx43 channelopathy of the central nervous system? *Front Pharmacol* 2013;**4**:120.

193. Bale AE, Drum MA, Parry DM, et al. Familial Sotos syndrome (cerebral gigantism): craniofacial and psychological characteristics. *Am J Med Genet* 1985;**20**:613–24.

194. Cole TR, Hughes HE. Sotos syndrome: a study of the diagnostic criteria and natural history. *J Med Genet* 1994;**31**:20–32.

195. Lapunzina P. Risk of tumorigenesis in overgrowth syndromes: a comprehensive review. *Am J Med Genet C Semin Med Genet* 2005;**137C**: 53–71.

196. Goldstein DJ, Ward RE, Moore E, et al. Overgrowth, congenital hypotonia, nystagmus, strabismus, and mental retardation: variant of dominantly inherited Sotos sequence? *Am J Med Genet* 1988;**29**: 783–92.

197. Ferrier PE, de Meuron G, Korol S, et al. Cerebral gigantism (Sotos syndrome) with juvenile macular degeneration. *Helv Paediatr Acta* 1980; **35**:97–102.

198. Koenekoop RK, Rosenbaum KN, Traboulsi EI. Ocular findings in a family with Sotos syndrome (cerebral gigantism). *Am J Ophthalmol* 1995;**119**: 657–8.

199. Yen MT, Gedde SJ, Flynn JT. Unilateral glaucoma in Sotos syndrome (cerebral gigantism). *Am J Ophthalmol* 2000;**130**:851–3.

200. Kurotaki N, Imaizumi K, Harada N, et al. Haploinsufficiency of NSD1 causes Sotos syndrome. *Nat Genet* 2002;**30**:365–6.

201. Fickie MR, Lapunzina P, Gentile JK, et al. Adults with Sotos syndrome: review of 21 adults with molecularly confirmed NSD1 alterations, including a detailed case report of the oldest person. *Am J Med Genet A* 2011;**155A**:2105–11.

202. Caputo R, Sambvani N, Monti M, et al. Dermochondrocorneal dystrophy (François' syndrome). Report of a case. *Arch Dermatol* 1988;**124**: 424–8.

203. Jensen VJ. Dermo-chondro-corneal dystrophy; report of a case. *Acta Ophthalmol (Copenh)* 1958;**36**:71–8.

204. Remky H, Engelbrecht G. Dystrophia dermo-chondro-cornealis (François). *Klin Monatsbl Augenheilkd* 1967;**151**:319–31.

205. François J. Dystrophie dermo-chondro-corneene familiale. *Ann Oculist (Paris)* 1949;**182**:409.

206. Ruiz-Maldonado R, Tamayo L, Velazquez E. Familial dermo-chondro-corneal dystrophy (Francois' syndrome). *Ann Dermatol Venereol* 1977; **104**:475–8.

207. Adoue DP. Images in clinical medicine. Werner's syndrome. *N Engl J Med* 1997;**337**:977.

208. Rosenthal G, Assa V, Monos T, et al. Werner's syndrome. *Br J Ophthalmol* 1996;**80**:576–7.

209. Jonas JB, Ruprecht KW, Schmitz-Valckenberg P, et al. Ophthalmic surgical complications in Werner's syndrome: report on 18 eyes of nine patients. *Ophthalmic Surg* 1987;**18**:760–4.

210. Goto M, Rubenstein M, Weber J, et al. Genetic linkage of Werner's syndrome to five markers on chromosome 8. *Nature* 1992;**355**:735–8.

211. Yu CE, Oshima J, Fu YH, et al. Positional cloning of the Werner's syndrome gene. *Science* 1996;**272**:258–62.

212. Rosenthal JW, Kloepfer HW. An acromegaloid, cutis verticis gyrata, corneal leukoma syndrome. A new medical entity. *Arch Ophthalmol* 1962;**68**:722–6.

213. Whyte MP. Heritable metabolic and dysplastic bone diseases. *Endocrinol Metab Clin North Am* 1990;**19**:133–73.

214. Whyte MP. Hypophosphatasia and the role of alkaline phosphatase in skeletal mineralization. *Endocr Rev* 1994;**15**:439–61.

215. Fraser D. Hypophosphatasia. *Am J Med* 1957;**22**:730–46.

216. Greenberg CR, Taylor CL, Haworth JC, et al. A homoallelic Gly317->Asp mutation in ALPL causes the perinatal (lethal) form of hypophosphatasia in Canadian Mennonites. *Genomics* 1993;**17**:215–17.

217. Lessell S, Norton EW. Band keratopathy and conjunctival calcification in hypophosphatasia. *Arch Ophthalmol* 1964;**71**:497–9.

218. Brenner RL, Smith JL, Cleveland WW, et al. Eye signs of hypophosphatasia. *Arch Ophthalmol* 1969;**81**:614–17.

219. Kreiborg S, Barr M Jr, Cohen MM Jr. Cervical spine in the Apert syndrome. *Am J Med Genet* 1992;**43**:704–8.

220. Dolan P, Sisko F, Riley E. Anesthetic considerations for Ehlers–Danlos syndrome. *Anesthesiology* 1980;**52**:266–9.

第59章

肉芽肿性多血管炎和其他全身炎症性疾病

Mahshad Darvish-Zargar

关键概念

- 肉芽肿性多血管炎是一种与抗中性粒细胞胞浆抗体（antibodies to neutrophil cytoplasmic antigens, ANCA）相关的自身免疫性血管炎，影响多种器官，主要影响呼吸和肾脏系统。
- 眼眶病是肉芽肿性多血管炎最常见的眼部表现，而边缘性溃疡性角膜炎和巩膜炎则是其最严重的眼前节并发症。
- 炎性肠病包括胃肠道慢性、反复性炎症伴多种肠外表现。
- 炎性肠病的主要眼前节表现包括巩膜炎、葡萄膜炎（尤其是 HLA-B27 阳性个体）以及一种由灰色或白色点状突起的上皮下浸润组成的特殊角膜病变。
- 惠普尔病（Whipple disease）是由惠普尔养障体感染引起关节病，伴体重下降、腹痛和腹泻。
- 慢性肉芽肿病是一种遗传性吞噬杀伤免疫缺陷病，导致反复真菌和细菌感染的风险增加。
- 川崎病是一种急性发热多系统血管炎，影响 5 岁以下的儿童，主要发生于东亚人群或亚裔人群。
- 双眼结膜充血伴轻微结膜炎症是诊断川崎病的一个关键特征。

本章纲要

肉芽肿性多血管炎
炎性肠病
惠普尔病
慢性肉芽肿病
川崎病

肉芽肿性多血管炎

肉芽肿性多血管炎（granulomatosis with polyangiitis, GPA）以前被称为 Wegener 肉芽肿，1936 年首次描述为一种影响多器官系统的自身免疫性血管炎，目前认为与抗中性粒细胞胞浆抗体（antibodies to neutrophil cytoplasmic antigens, ANCA）相关[1-3]。GPA 的诊断标准包括鼻腔或口腔炎症、呼吸系统放射照相异常、尿沉渣分析镜下血尿和病理学检查动脉或血管周边的肉芽肿性炎症[4]。局限性 GPA 仅累及呼吸道而不累及肾脏，且预后较典型性 GPA 好[5,6]。

流行病学、病因学和发病机制

肉芽肿性多血管炎是一种罕见病，年发病率为 5~10 人/百万人，无性别差异，高加索人较常见[7]，该病好发于 65 岁到 70 岁之间，也可见于所有年龄患者[2]。

根据组织学表现 GPA 被认为是一种过敏性疾病。尽管吸入性和自身免疫性抗原以及慢性细菌感染被假设为诱发因素，但病因尚不清楚[8-10]。家族研究表明 GPA 患者的一级亲属发展为 GPA 的相对风险增加 1.56 倍[11]。

GPA 的发病机制复杂，目前尚不能完全解释。80%~90% 的患者体内形成针对蛋白酶 3 的抗中性粒细胞胞浆抗体（antibodies to neutrophil cytoplasmic antigens to proteinase-3, PR3-ANCA）[12]。PR3-ANCA 触发的一系列级联反应最终引起坏死性全身性血管炎。

全身表现

临床活动性疾病患者典型全身症状包括全身不适、发热、肌痛、游走性关节痛、厌食和体重下降。一种前驱综合征可能持续数月而无明确器官受累[7]。患者也可表现为暴发性症状，如呼吸功能不全和急进性肾衰竭。最常见的受累器官是上下呼吸道，其次是肾脏，但也有报道称 GPA 几乎影响所有器官[4]。

上呼吸道黏膜的坏死性炎症可导致鼻中隔、鼻弓和副鼻窦骨骼的破坏,进而延伸至眼眶[4,13,14]。下呼吸道受累引起咳痰和咯血。胸片和胸部计算机断层摄影扫描(computed tomographic,CT)表现多变,但特征性表现为可能有空洞的弥漫性结节、局灶节段性混浊和肺不张。约80%的GPA患者通常肾脏受累,但仅有约20%的患者表现出相应体征[10]。除典型的肺脏病变和肾脏病变外,还常见累及其他器官小动脉且偶尔累及静脉的局灶性血管炎[15]。

在全身性血管炎患者中检测ANCA为诊断GPA提供了便利[16~19]。以中粒性细胞染色模式的特征区分两种类型的自身抗体:细胞质染色的c-ANCA和核周染色的p-ANCA[17~18]。GPA通常与表现为c-ANCA模式的PR3-ANCA强关联。90%临床确诊GPA的患者PR3-ANCA表达阳性,另外高达20%的患者MPO-ANCA表达阳性,其通常表现为p-ANCA染色模式[19~23]。由于少数全身活动性疾病患者和局限性GPA的ANCA检测可能为阴性,故血液检测阴性并不能排除GPA[24]。

典型性GPA是一种急性进展的临床病程。诊断而未治疗的患者平均生存期是5个月,1年死亡率为82%,2年死亡率为90%[25]。

局限性肉芽肿性多血管炎

在局限性GPA中,病变局限于诊断时的呼吸道病变而不累及肾脏。另外与典型性GPA相比,局限性GPA其他的肺外受累较少见且病情较轻[5,26]。患者常为女性且发病时较年轻。此病更易发展为慢性、复发性病程且有上呼吸道破坏体征,如马鞍鼻[6]。

局限性GPA预后较好,5年死亡率仅为20%,且免疫抑制治疗更有效[26],但眼部受累严重程度与典型性GPA相同[27]。

眼部表现

1956年Cutler和Blatt首次描述典型性GPA的眼部表现[28]。一般认为眼部患病率大约为40%[29],也有报道患病率为28%~58%[30~32]。眼部高患病率的部分原因为眼眶邻近于上呼吸道,但是孤立眼部受累可能是局灶坏死性血管炎的一部分。

眼眶病是最常见的眼部表现,其次是眼前节病变[10,29]。受累患者可能有结膜炎、边缘性结膜炎、角巩膜溃疡、巩膜外层炎和/或巩膜炎(图59.1)[31,33]。结膜炎症可能发展为眼表瘢痕性改变[34,35]。角巩膜受累通常为双眼且从周边角膜缘浸润开始,与葡萄球菌超敏反应相似[29]。这些浸润可能形成溃疡,并以同心方式扩展形成环形溃疡或引起中央角膜穿孔[36~38]。

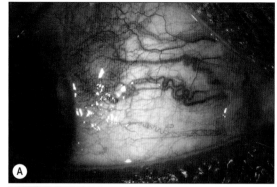
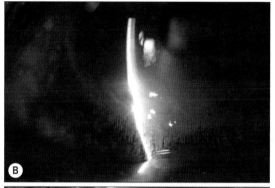
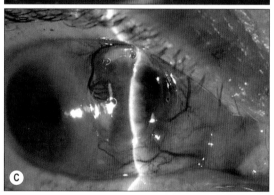

图 59.1　肉芽肿性多血管炎。(A)急性巩膜炎,伴纵横交错深层巩膜血管的节段性扩张。(B)边缘性溃疡性角膜炎,伴角膜缘邻近角膜变薄。(C)坏死性巩膜炎。自发性穿孔少见,但轻微创伤即可能发生眼球破裂

边缘性角膜溃疡的发病机制尚不明确,但是目前认为超敏反应、胶原酶生成或局灶缺血参与其中。常伴邻近巩膜炎的角膜缘周边角膜炎由睫状前动脉的巩膜内段、角膜缘周边动脉或两者的阻塞性血管炎引起[36]。

GPA患者边缘性角膜炎的组织病理学包括角膜上皮和表层基质坏死,沿溃疡基底形成慢性肉芽组织[36]。角膜基质被急性和慢性炎症细胞浸润,偶见上皮样细胞和巨细胞包绕溃疡[39]。

巩膜炎是GPA常见的一种眼部表现,是局灶性血管炎的另一种表现[33],通常为结节性和坏死性巩膜炎,主要累及前巩膜,炎症常常毗邻于边缘性角膜

炎区域[36]，可见睫状体坏死性肉芽肿并且其可能是该病的鉴别特征之一[39]。

一般来说，GPA 眼前节病变的局部治疗无效，应采用针对性全身性治疗。角膜穿孔应采用氰基丙烯酸酯胶、结膜瓣、板层补片移植或穿透性角膜移植进行紧急处理[38]。

GPA 也可能引起眼后节、眼眶和神经眼科疾病[33,37,40]。眼后节受累不常见，但是一旦发生便通常以视网膜血管炎的形式出现[30,41]，其他眼后节并发症包括播散性视网膜炎、后葡萄膜炎、浆液性脉络膜视网膜脱离和玻璃体积血[10,42,43]。

GPA 眼部表现中眼眶病所占比例高达 50%，通常是由副鼻窦病变连续蔓延引起，极少累及双侧[30]。15%~20% 的 GPA 患者表现为眼球突出，常伴结膜水肿和眼眶淤血等其他症状或体征[31,44]。眼附属器受累可能表现为泪腺炎、眼睑坏死、鼻泪管阻塞、微红的黄斑瘤或眼睑肉芽肿[45,46]。神经眼科疾病表现为继发于眼眶病的视神经病变、后极部睫状血管炎或继发于大脑受累的颅内压增高[33]。

Harper 等探讨了眼部病变和全身疾病之间的关系，发现当出现眼部症状时，大多数患者已经存在全身表现，但仅有 50% 的患者之前诊断 GPA。此外由眼部炎症而诊断 GPA 者占上述 GPA 患者的 68%[31]。这一结果强调对伴或不伴明显全身表现的潜在致命性 GPA，通过巩膜炎或眼部炎症病变诊断的重要性[33]。

治疗

目前轻度 GPA 的一线治疗是糖皮质激素和氨甲蝶呤联合治疗，氨甲蝶呤在诱导缓解方面不次于环磷酰胺，且副作用更少[47]。环磷酰胺仅用于对氨甲蝶呤无效的轻度病例以及中度至重度病例。糖皮质激素和环磷酰胺联合治疗能够成功诱导 75%~93% 的患者缓解[31,48]。对中度至重度病例可选择利妥昔单抗联合糖皮质激素治疗，利妥昔单抗是一种抗 CD20 的人源化单克隆抗体[49]。

利妥昔单抗已成功治疗进行性边缘性溃疡性角膜炎、巩膜炎以及难治性眼眶炎[50-52]，由于副作用小，其已成为一种受欢迎的备选治疗方案。

炎性肠病

炎性肠病（inflammatory bowel disease，IBD）包括两种主要疾病：溃疡性结肠炎（ulcerative colitis，UC）和克罗恩病（Crohn's disease，CD）。两者均为胃肠道的慢性、反复性、炎症性病变，但其发病机制知之甚少。6%~47% 的 IBD 患者可出现许多特征性的肠外表现，且在 IBD 诊断前、诊断时或诊断后都可能出现[53]，最常累及的器官是皮肤、关节、眼和胆道[54]。

流行病学、病因学和发病机制

IBD 的发病机制仍不清楚，遗传因素和免疫因素参与其中。双胞胎研究已经揭示遗传因素在 IBD 的作用，且有证据表明遗传因素对克罗恩病作用更大[55]。一级亲属和族群之间的差异为遗传因素的作用提供了进一步支持[56-58]。位于 16 号染色体上的 IBD1 基因编码 NOD2 蛋白，NOD2 蛋白与回肠 CD 易感性增加相关。NOD2 蛋白对细菌的先天性免疫反应发生了改变[59,60]。该免疫反应也参与 IBD 的发病，包括两种基本方式：针对肠道内细菌及其产物的先天性和获得性免疫反应失调，以及对正常情况下不会引起免疫反应的肠内微生物产生了免疫反应[61]。免疫抑制剂治疗有效也支持了 IBD 与免疫相关。IBD 的遗传机制复杂，有多个易感基因位点以及许多基因-基因和基因-环境的相互作用在 IBD 的发病机制中起关键作用[62]。与 IBD 发展相关的其他因素包括吸烟、饮食、阑尾切除术和围产期状态[63]。

全身表现

溃疡性结肠炎是一种反复发作的结肠和直肠炎症性疾病，以常伴出血的腹泻、腹部绞痛、尿急、里急后重和失禁为特征，全身症状也可见发热、疲劳和体重减轻[64]。内镜检查和活检可辅助诊断，急性病变呈弥漫性（无跳跃区）并累及肠壁浅表层（黏膜和黏膜下层）。

克罗恩病是一种亚急性和慢性炎症，可以影响胃肠道的任何部分，好发于远端回肠、结肠和肛门直肠区。炎症是不连续的（伴跳跃区）和透壁性的（累及肠壁全层和浆膜层）。症状包括发热、腹泻、痉挛、腹痛和体重下降。60% 的患者可见多发性肉芽肿，其存在可诊断克罗恩病[65]。

20%~25% 的病例难以鉴别溃疡性结肠炎和克罗恩病[66]，因为许多因素，包括：结肠对疾病有限的形态学反应，IBD 不完全表达[65]，和与溃疡性结肠炎和克罗恩病特征相同的不确定型结肠炎的发生[67]。尽管两种疾病的特异性诊断病征并非始终存在，但直肠受累是溃疡性结肠炎的典型表现，而克罗恩病缺如。溃疡性结肠炎直肠出血较为常见，而克罗恩病发热和腹部疼痛较为明显。IBD 患者患癌风险增加，克罗恩病癌变部位较溃疡性结肠炎癌变部位更多分布于近端。IBD 患者癌变较新生结肠直肠癌患者癌变出现早,故推荐 IBD 患者进行定期结肠镜检查[68,69]。

总之,轻度到中度 IBD 治疗主要是药物治疗,包括各种饮食、补充维生素、5-ASA 药物和糖皮质激素。重度和难治性 IBD 治疗可采用免疫抑制剂、生物药物和某些患者需要手术的联合治疗[70]。

眼部表现

1925 年 Crohn 首次报道了 IBD 患者的眼部表现,当时他描述两名患者出现结膜炎和类似于眼干燥症的角膜浸润[71]。少于 10% 的克罗恩病患者和 5% 的溃疡性结肠炎患者出现眼部表现[72,73]。眼部受累可出现在肠道症状之前或之后[74],但结肠炎临床发作与眼部症状发展之间存在强相关[75]。

IBD 患者眼部受累几乎都常伴一种以上其他肠外表现。同时患 IBD 和关节炎的患者,眼部受累率增加至 33%~37%[73,75],这类患者中 HLA-B27 阳性率增高[73,76]。克罗恩病伴结肠炎或回肠结肠炎患者出现眼部炎症风险高于克罗恩病仅伴回肠炎患者[77]。

IBD 患者眼部并发症可分为原发性、继发性和偶发性[72]。原发性并发症是指伴随肠病活动性增加而出现且针对肠病本身治疗有效的并发症。这些并发症能够影响眼前节、眼后节和眶内容物。眼前节表现包括巩膜外层炎、巩膜炎、葡萄膜炎(急性或慢性前葡萄膜炎或全葡萄膜炎),结膜炎(肉芽肿性)和角膜病变[53,54,72,78-81]。与巩膜炎和葡萄膜炎相比,活动性巩膜外层炎与活动性克罗恩病相关性更为紧密[70,72]。巩膜炎发生较少,但并发症较严重,可为弥散性或结节性巩膜炎,频繁复发易引起巩膜软化症。巩膜炎还可能与周边角膜浸润相关,引起边缘性角膜溃疡和角膜穿孔[82]。总之对潜在疾病的适当治疗则患者预后较好[83]。

克罗恩病的角膜病变非常独特,Knox 等[84]报道了一名患者无胃肠道症状,但其角膜表现提示克罗恩病,并且最终确诊为克罗恩病。研究者将可能代表一系列角膜受累的角膜病变归结为两种类型:①上皮或上皮下浸润,伴特征性灰色和白色的小点状突起;②和之后出现上皮下片状模糊浸润或瘢痕(图 59.2)。这些似乎以角膜下方更为明显但也可能出现在角膜上方。角膜病变常常是双眼对称的、非着染的且位于整个角巩膜缘内 2~3mm 处,因为角膜中央不受累一般不影响视力,但是继发于一种可能血管炎机制的进行性周边角膜变薄可能引起散光和进行性视力下降[85]。

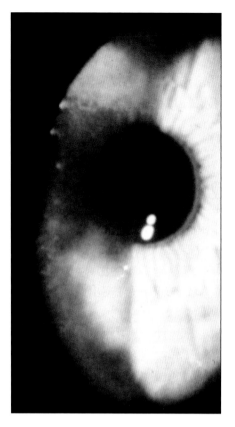

图 59.2 克罗恩病患者中上皮下角膜病变,此病例角膜瘢痕形成

原发性并发症与眼后节和眼眶相关,包括黄斑水肿、中心浆液性视网膜病变(central serous retinopathy,CSR)、视网膜血管炎、球后视神经炎、视乳头炎和眼眶肌炎引起的眼球突出[86-89]。

IBD 的继发性眼部并发症由原发性胃肠道问题引起,如饮食不佳或患病肠道手术切除导致吸收不良和营养不良。维生素 A 缺乏症是由于维生素 A 吸收减少所致,能够引起泪膜生成减少和夜盲。其他继发性并发症包括:可能由于眼内炎症和使用糖皮质激素而引起的白内障,以及因视乳头旁巩膜炎而引起的视盘水肿。

最后一类眼部表现被归结为偶然性并发症[72]。这些改变常常出现在普通人群,以至于很难建立与 IBD 之间的因果关系。偶然性眼部表现包括干眼综合征、复发性角膜糜烂、角膜溃疡和结膜下出血[81]。

治疗

IBD 的大多数眼前节炎症可以通过局部使用糖皮质激素解决。除巩膜炎外,也可使用筋膜囊下注射糖皮质激素,而球周注射存在争议,通常应避免。在胃肠病专家准许的情况下可以使用全身非甾体抗炎药物。口服糖皮质激素治疗适用于局部治疗无效的严重炎症病例,如视神经病变或眼眶病。如果炎症对糖皮质激素治疗产生抵抗,或患者由于糖皮质激素产生了明显的副作用,则可使用全身免疫抑制治疗[90]。难治性病例,尤其是 HLA-27 阳性患者,应当考虑使用抗代谢药物,如硫唑嘌呤、霉酚酸酯或其他细胞毒性免疫抑制剂[90]。使用糖皮质激素和免疫抑制剂无效的难治性炎症已经更多采用生物制剂进行控制[89,91]。英夫利昔单抗(Infliximab),一种抗 TNF-α 抗体,已经用于治疗与炎性肠病相关的复杂急性、慢性和难治性葡萄膜炎病例[92,93],并且在非感染性葡萄膜炎的治疗上英夫利昔单抗较依那西普(etanercept)更为安全和有效[91]。

惠普尔病

1907 年首次描述惠普尔病(Whipple disease,WD),是一种由革兰氏阳性杆菌 - 惠普尔养障体感染引起的慢性全身性炎症疾病[94,95]。WD 是典型的炎症性关节病,伴体重减轻、腹痛、腹泻和累及其他器官的临床体征[96]。检测技术的最新进展,扩展了对该病病变过程的知识和相关体征的范围。

流行病学、病因学和发病机制

通过内镜检查进行十二指肠和空肠的黏膜活检从而确诊 WD。组织活检显示存在泡沫样过碘酸 - 希夫染色(periodic acid-Schiff,PAS)阳性巨噬细胞[97,98]。采用聚合酶链反应(polymerase chain reaction,PCR)扩增来自十二指肠组织的细菌核糖体 RNA 确认病原体为惠普尔养障体[98]。惠普尔养障体是一种广泛存在的微生物,在人群中的存在率为 1.5%~7%,而健康成人血清阳性率为 52%[94]。大多数人暴露于惠普尔养障体但并未发生 WD,因此研究者认为患病个体存在免疫应答迟钝。这表明宿主免疫力异常可能是该病的一个参与因素,同时还有各种假设机制和基因相关[94,96]。总之,WD 是一种罕见疾病,估计全球每年新增病例 12 例[99],主要影响高加索男性,尤其是接触土壤和动物者[100]。

全身表现

惠普尔病是典型的双相型疾病,确定诊断前初始感染可能已有 6~7 年,表现为发热、关节炎和关节痛等。晚期表现包括肠道症状,如腹痛、腹泻、脂肪泻、厌食和体重下降[101]。该病也影响其他器官系统,包括心脏、肺脏、中枢神经系统和眼[102,103]。在惠普尔眼

病病例中游走性多关节痛是最为常见和特异的肠外表现[104]。

眼部表现

WD 患者眼部受累发生率为 4%~27%,并且可伴或不伴肠道症状[100,102,105,106]。眼部表现可以分为三类:①继发于中枢神经系统(central nervous system,CNS)破坏的眼部受累 - 眼肌麻痹、眼球震颤、凝视麻痹、上睑下垂、视盘水肿;②中枢神经系统受累同时伴眼内体征;③无中枢神经系统受累的眼内体征[107,108]。这些眼部体征可能包括角膜基质炎、表层点状角膜炎、葡萄膜炎、青光眼、炎症性玻璃体混浊、玻璃体积血或视网膜出血、弥散性视网膜脉络膜血管炎以及眼眶炎[105-107,109-112]。还有报道描述白色内皮沉积物、棕褐色虹膜结节、睫状体扁平部渗出、视网膜结节状沉积物和视盘新生血管(图 59.3)[105],这些表现与结节病

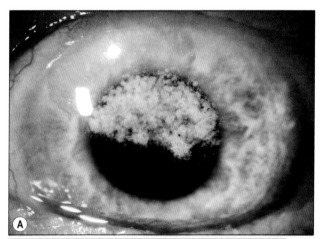

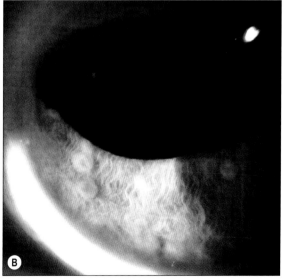

图 59.3　惠普尔病。(A)角膜后表面上的白色"油脂状"絮状沉积物。(B)多个棕褐色虹膜结节

表现相似。研究者已经提出关于眼部表现的免疫机制[113]。其他研究者报道采用 PCR 技术在玻璃体切除术样本中识别出存在惠普尔养障体,这一发现支持惠普尔养障体侵及眼球[106,110]。

WD 中角膜炎与角膜缘周边结膜充血和轻微结膜水肿相关。由前房角血液供应的炎症性血管翳可能以深层纤维血管角膜浸润的形式出现,这与由角膜缘血管供应的表层纤维血管翳截然不同[109]。Leland 和 Chambers 描述角膜受累类似于"血管膜之间夹有角膜基质灰白色混浊的三明治"[109]。

报道称 10% 的 WD 患者 CNS 受累,可能出现垂直扫视麻痹或全眼球扫视麻痹[114,115]。胃肠道症状缺失而出现任何形式的核上性凝视麻痹和葡萄膜炎应考虑 WD[115]。此外还有一种特殊的眼 - 咀嚼肌节律性运动,表现为眼球会聚性摆动伴咀嚼肌同步性收缩[114],这种运动障碍是惠普尔病的诊断体征。因此即使内镜活检正常,出现眼 - 咀嚼肌节律性运动即可推荐患者开始惠普尔病治疗[114]。

治疗

广谱抗生素如四环素、红霉素、氨苄西林、青霉素或氯霉素对惠普尔养障体有效。以前使用四环素,但 WD 复发率达 43%[116]。因此最近推荐的一线治疗方案为头孢曲松钠、链霉素或青霉素静脉给药 2 周,之后复方新诺明双倍剂量 2 次 / 天强化治疗 1 年以改善中枢神经系统功能[117]。

抗生素治疗通常可诱导 WD 缓解,如果不治疗可能会致命。内镜活检和 / 或 PCR 分析可用于随访疾病活动性,证明巨噬细胞数量减少,和观察细菌对抗生素治疗的反应[116]。

曾有 WD 初次治疗后 11 年复发的报道[117],应当考虑眼内炎症可能预示全身疾病复发。因此,如眼内炎症复发,应当重新制定抗生素治疗方案或增加抗生素剂量[105]。主张使用长疗程、低剂量复方新诺明预防中枢神经系统复发[111]。

慢性肉芽肿病

慢性肉芽肿病(chronic granulomatous disease,CGD)是吞噬细胞无法吞噬特定微生物的一种免疫缺陷病。多种遗传变异能够引起烟酰胺腺嘌呤二核苷酸磷酸(nicotinamide adenine dinucleotide phosphate,NADPH)氧化酶的缺陷,这一缺陷导致中性粒细胞、单核细胞和巨噬细胞无法杀伤真菌和细菌微生物。尽管此病

表现为存在多种生物化学缺陷的一组先天性疾病,但其共同特征是无法生成活性氧代谢物[118]。此病以肺脏、肝脏和淋巴结和皮肤出现威胁生命的过氧化氢酶阳性微生物反复感染为特征[119]。过度炎症反应导致肉芽肿形成[120]。

流行病学、病因学和发病机制

CGD 患者极易发生细菌和真菌感染,最常见的细菌病原体是葡萄球菌属和革兰氏阴性肠道杆菌[121]。过氧化氢酶阳性微生物是常见的病原体。有人认为过氧化氢酶阴性微生物包含内源性过氧化氢,而 CGD 宿主能够以此产生活性氧代谢物[122]。这种疾病罕见,美国活产儿中的发病率为 1/200 000,具有遗传性。尽管有常染色体显性遗传和隐性遗传的报道,但大多数病例为 X 连锁隐形遗传[118,123,124]。患者可以从婴儿时期开始发生感染,但平均诊断年龄在 2.5~3 岁之间[123,124]。

全身表现

CGD 患者表现为反复性或持续性的细菌和真菌感染,但这些感染可能仅表现为以轻度发热和很少临床体征为特征的无痛性方式[125]。常见临床表现包括肝脾肿大、皮炎、全身性淋巴结肿大、化脓性淋巴结炎、肺炎、贫血和高丙种球蛋白血症[121]。肉芽肿形成的具体机制尚不清楚。有人认为慢性炎症可能导致全身肉芽肿形成,最可能在胃肠道和泌尿生殖道形成肉芽肿,但也可能在其他组织形成肉芽肿,如视网膜、肝脏、肺脏和骨骼[120,126]。组织学上,肉芽肿是由浆细胞、淋巴细胞、巨噬细胞和个别多核巨细胞组成[127]。

反复发生葡萄球菌、真菌或革兰氏阴性菌感染的易感患者,应怀疑患 CGD。评估这些患者的中性粒细胞功能将发现其趋化和吞噬功能正常,而呼吸暴发功能异常[118]。

眼部表现

CGD 患者中有眼部表现者占 25%~44%[119,128]。眼前节表现可能继发于正常眼睑菌群控制不良。报道称慢性睑缘结膜炎和边缘性或点状角膜炎常伴血管翳形成和角膜缘周边免疫浸润[129]。CGD 患者患慢性葡萄球菌睑缘炎需要严格控制眼睑卫生以及局部使用抗生素和糖皮质激素防止形成角膜新生血管和瘢痕。在这些患者中眼前节菌感染最初可能伪装为葡萄球菌边缘性角膜炎(图 59.4)[130]。前葡萄膜炎也是 CGD 的一个眼部体征[131]。

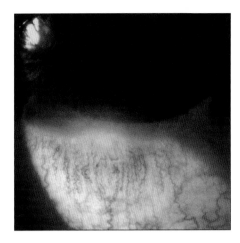

图 59.4　慢性肉芽肿病患者右眼的局部结膜充血伴邻近周边角膜浸润

最常见的眼后节表现是周边和视盘旁脉络膜视网膜病变[132]。这些病变也可存在于其他无症状的 X 连锁 CGD 携带者[128,133]。在 CGD 相关的脉络膜视网膜病变中检测出细菌性 DNA,提示上述表现的感染性病因[134]。其他眼后节表现包括视网膜脱离、玻璃体炎和视网膜大片炎性病变;因此在相关鉴别诊断中应考虑 CGD[119,128,135]。

治疗

治疗主要依旧是针对相关感染的积极治疗。使用预防性抗生素,如复方新诺明和抗真菌保护,如伊曲康唑和 INF-γ[122,136]。最近一些研究者报道骨髓移植和基因转入骨髓干细胞成功治疗 CGD,但这些疗法的作用至今尚未确定[137,138]。

川崎病

1967 年首次报道川崎病(Kawasaki disease,KD),是一种发生在幼儿伴出疹和发热的少见疾病[139]。KD 是一种主要发生于婴儿和幼儿的不明病因的自限性急性发热性多系统血管炎。目前无特异性实验室检查,KD 诊断依旧为临床诊断。KD 最重要的长期后遗症是心血管并发症[140]。

流行病学、病因学和发病机制

川崎病最常见于 6 个月到 2 岁的婴幼儿,85% 的病例发生于 5 岁之前。该病的发病率在东亚国家或其他亚裔聚居地最高[141]。日本 5 岁以下儿童的年发病率为 134/100 000,而美国为 24.7/100 000,依据种族对美国数据进行分析,亚洲 / 太平洋岛民发病率最高 50.4/100 000,其次为黑人 29.8/100 000 和高加索人 22.5/100 000[140,142]。男孩较女孩易患该病,男女比率约为 1.5∶1[143,144]。

KD 病因尚不清楚。临床表现、季节性聚集、时间性聚集和幼童发病率高峰常常被认为是感染性病因的最强指征。病毒、细菌和真菌均具有一定影响[145],但是迄今为止并未发现明确的感染原。

人们相信免疫系统活化和失调在 KD 发病中发挥关键作用。以急性期反应物升高、免疫球蛋白含量升高、B 淋巴细胞和 T 辅助淋巴细胞水平升高、抑制性 T 淋巴细胞减少、循环免疫复合物存在、细胞因子生成增加以及静脉输注免疫球蛋白(intravenous immune globulin,IVIG)临床有效为基础的证据支持了上述观点[144,146,147]。

全身表现

KD 的诊断标准需具备持续发热 5 天以上,此外还需要具有下列五种其他临床表现的四种[148]:

1. 四肢变化
  a. 急性:手掌和脚掌红斑;手足水肿
  b. 亚急性:2~3 周手指、足趾甲周脱皮
2. 多形性皮疹
3. 双眼球结膜充血且无渗出物
4. 嘴唇和口腔改变:红斑、唇裂、草莓舌、口腔和咽黏膜弥散性充血
5. 颈淋巴结病,直径 >1.5cm,通常为单侧

KD 的临床病程分为三期[144,147],包括急性发热期、亚急性期和恢复期。在急性发热期出现多形核白细胞为主的白细胞增多,也会出现 C 反应蛋白升高、血沉加快和血小板增多[147]。3~4 周后急性发热期消退而亚急性期开始。亚急性期的特征是持续性厌食、易怒、血小板增多和指 / 趾脱皮。在亚急性期患者发生冠状动脉动脉瘤的风险最高[145]。恢复期从疾病所有体征消失直到血沉恢复到正常水平,通常持续 6 周到 8 周。

本病通常为自限性,且预后依赖于是否出现心脏受累[144]。一项最新研究表明在日本与正常人相比,有心脏后遗症的 KD 患者死亡率更高,而无心脏后遗症的 KD 患者无差异[149]。复发不常见,仅有不到 3% 的儿童出现复发[143,144]。

眼部症状

超过 95% 的病例在开始发热后 2 天内出现双眼

结膜充血,且其贯穿于整个急性发热期并且可能持续3周至5周[150],表现为轻度至中度对称性球结膜血管充血,以睑板和睑结膜较为严重[144,151]。一个重要特征是结膜组织本身仅有轻微炎症或无炎症表现,因此这并不是一种真正的结膜炎[151]。结膜水肿、滤泡、乳头、膜和假膜形成缺如,即使有渗出和分泌物也是极少的。结膜改变一般无后遗症,但有报道一例婴儿发展为双眼上下穹隆结膜瘢痕[152]。最近报道 KD 患者中结晶状角膜病变,但是作者猜测静脉输注免疫球蛋白治疗是其最可能的病因[153]。

66%~100% 的病例被报道存在前葡萄膜炎[151,154],其被认为是全身血管炎的表现,且在开始发热后5~8天达到最大限度[151,154]。前葡萄膜炎是轻度、双眼、非肉芽肿性和对称性的,具有自限性,不采用药物治疗即可恢复,且无其他葡萄膜炎常见的后遗症[151]。

KD 患者少见的眼部表现包括表层点状角膜炎、玻璃体混浊、视乳头水肿和结膜下出血[151],极少见的视网膜表现包括脉络膜视网膜炎和伴眼动脉血栓的视网膜缺血[155,156]。报道称眼眶炎症也是 KD 的一种眼部表现[157~159]。

治疗

川崎病的早期诊断和早期治疗能够减少心脏并发症[160]。开始发热后 10 天内采用 IVIG 和阿司匹林的初始治疗,冠状动脉扩张和动脉瘤的形成减少,故推荐尽早采用 IVIG 和阿司匹林的初始治疗[147,148]。

(蔡岩 译 高晓唯 校)

参考文献

1. Falk RJ, Gross WL, Guillevin L, et al. Granulomatosis with polyangiitis (Wegener's): an alternative name for Wegener's granulomatosis. *Ann Rheum Dis* 2011;**70**(4):704.
2. Lutalo PM, D'Cruz DP. Diagnosis and classification of granulomatosis with polyangiitis (aka Wegener's granulomatosis). *J Autoimmun* 2014;**48**:94–8.
3. Godman GC, Churg J. Wegener's granulomatosis: pathology and review of the literature. *AMA Arch Pathol* 1954;**58**(6):533–53.
4. Leavitt RY, Fauci AS, Bloch DA, et al. The American College of Rheumatology 1990 criteria for the classification of Wegener's granulomatosis. *Arthritis Rheum* 1990;**33**(8):1101–7.
5. Carrington CB, Liebow AA. Limited forms of angiitis and granulomatosis of Wegener's type. *Am J Med* 1966;**41**(4):497–527.
6. Stone JH. Limited versus severe Wegener's granulomatosis: baseline data on patients in the Wegener's granulomatosis etanercept trial. *Arthritis Rheum* 2003;**48**(8):2299–309.
7. Falk RJ, Hogan S, Carey TS, et al. Clinical course of anti-neutrophil cytoplasmic autoantibody-associated glomerulonephritis and systemic vasculitis. The Glomerular Disease Collaborative Network. *Ann Intern Med* 1990;**113**(9):656–63.
8. Blatt IM, Seltzer HS, Rubin P, et al. Fatal granulomatosis of the respiratory tract (lethal midline granuloma-Wegener's granulomatosis). *AMA Arch Otolaryngol* 1959;**70**(6):707–57.
9. Haynes B. Wegener's granulomatosis and midline granuloma. In: Wyngaarden RLCJB, Smith LH, editors. *Cecil's Textbook of medicine*. 1988.
10. Tarabishy AB, Schulte M, Papaliodis GN, et al. Wegener's granulomatosis: clinical manifestations, differential diagnosis, and management of ocular and systemic disease. *Surv Ophthalmol* 2010;**55**(5):429–44.
11. Cartin-Ceba R, Peikert T, Specks U. Pathogenesis of ANCA-associated vasculitis. *Curr Rheumatol Rep* 2012;**14**(6):481–93.
12. Schilder AM. Wegener's granulomatosis vasculitis and granuloma. *Autoimmun Rev* 2010;**9**(7):483–7.
13. Rasmussen N. Management of the ear, nose, and throat manifestations of Wegener granulomatosis: an otorhinolaryngologist's perspective. *Currt Opin Rheumatol* 2001;**13**(1):3–11.
14. Robin JB, Schanzlin DJ, Meisler DM, et al. Ocular involvement in the respiratory vasculitides. *Surv Ophthalmol* 1985;**30**(2):127–40.
15. Stone JH, Nousari HC. "Essential" cutaneous vasculitis: what every rheumatologist should know about vasculitis of the skin. *Curr Opin Rheumatol* 2001;**13**(1):23–34.
16. Van der Woude F, Lobatto S, Permin H, et al. Autoantibodies against neutrophils and monocytes: tool for diagnosis and marker of disease activity in Wegener's granulomatosis. *Lancet* 1985;**325**(8426):425–9.
17. Savage CS, Jones S, Winearls C, et al. Prospective study of radioimmunoassay for antibodies against neutrophil cytoplasm in diagnosis of systemic vasculitis. *Lancet* 1987;**329**(8547):1389–93.
18. Goldschmeding R, Huinink DTB, Faber N, et al. Identification of the ANCA-antigen as a novel myeloid lysosomal serine protease. *APMIS* 1989;**97**(Suppl. 6):46.
19. Falk RJ, Jennette JC. Anti-neutrophil cytoplasmic autoantibodies with specificity for myeloperoxidase in patients with systemic vasculitis and idiopathic necrotizing and crescentic glomerulonephritis. *New Engl J Med* 1988;**318**(25):1651–7.
20. Jennette JC, Wilkman AS, Falk R. Anti-neutrophil cytoplasmic autoantibody-associated glomerulonephritis and vasculitis. *Am J Pathol* 1989;**135**(5):921.
21. Jacobs D, Foster CS. Wegener's granulomatosis. In: Albert DM, Jakobiec FA, editors. *Principles and practice of ophthalmology*. Philadelphia: WB Saunders Company; 1994. p. 1.
22. Hauschild S, Schmitt WH, Csernok E, et al. ANCA in systemic vasculitides, collagen vascular diseases, rheumatic disorders and inflammatory bowel diseases. *Adv Exp Med Biol* 1993;**336**:245–51.
23. Hoffman GS, Specks U. Antineutrophil cytoplasmic antibodies. *Arthritis Rheum* 1998;**41**(9):1521–37.
24. Mubashir E, Ahmed MM, Hayat S, et al. Wegener granulomatosis: a case report and update. *South Med J* 2006;**99**(9):977–88.
25. Walton E. Giant-cell granuloma of the respiratory tract (Wegener's granulomatosis). *BMJ* 1958;**2**(5091):265.
26. Cassan SM, Coles DT, Harrison EG. The concept of limited forms of Wegener's granulomatosis. *Am J Med* 1970;**49**(3):366–79.
27. Coutu RE, Klein M, Lessell S, et al. Limited form of Wegener granulomatosis: eye involvement as a major sign. *JAMA* 1975;**233**(8):868–71.
28. Cutler WM, Blatt IM. The ocular manifestations of lethal midline granuloma: Wegener's granulomatosis. *Am J Ophthalmol* 1956;**42**(1):21–35.
29. Spalton D, Graham E, Page N, et al. Ocular changes in limited forms of Wegener's granulomatosis. *Br J Ophthalmol* 1981;**65**(8):553–63.
30. Fauci AS, Haynes BF, Katz P, et al. Wegener's granulomatosis: prospective clinical and therapeutic experience with 85 patients for 21 years. *Ann Intern Med* 1983;**98**(1):76–85.
31. Harper SL, Letko E, Samson CM, et al. Wegener's granulomatosis: the relationship between ocular and systemic disease. *J Rheumatol* 2001;**28**(5):1025–32.
32. Rothschild PR, Pagnoux C, Seror R, et al. Ophthalmologic manifestations of systemic necrotizing vasculitides at diagnosis: a retrospective study of 1286 patients and review of the literature. *Semin Arthritis Rheum* 2013;**42**(5):507–14.
33. Bullen CL, Liesegang TJ, McDonald TJ, et al. Ocular complications of Wegener's granulomatosis. *Ophthalmology* 1983;**90**(3):279–90.
34. Fortney AC, Chodosh J. Conjunctival ulceration in recurrent Wegener granulomatosis. *Cornea* 2002;**21**(6):623–4.
35. Meier F, Messmer E, Bernauer W. Wegener's granulomatosis as a cause of cicatrising conjunctivitis. *Br J Ophthalmol* 2001;**85**(5):625.
36. Austin P, Green W, Sallyer D, et al. Peripheral corneal degeneration and occlusive vasculitis in Wegener's granulomatosis. *Am J Ophthalmol* 1978;**85**(3):311–17.
37. Hanada K, Igarashi S, Muramatsu O, et al. Therapeutic keratoplasty for corneal perforation: clinical results and complications. *Cornea* 2008;**27**(2):156–60.
38. Messmer EM, Foster CS. Vasculitic peripheral ulcerative keratitis. *Surv Ophthalmol* 1999;**43**(5):379–96.
39. Frayer WC. The histopathology of perilimbal ulceration in Wegener's granulomatosis. *Arch Ophthalmol* 1960;**64**(1):58–64.
40. Haynes BF, Fishman ML, Fauci AS, et al. The ocular manifestations of Wegener's granulomatosis: fifteen years' experience and review of the literature. *Am J Med* 1977;**63**(1):131–41.
41. Matlach J, Freiberg FJ, Gadeholt O, et al. Vasculitis-like hemorrhagic retinal angiopathy in Wegener's granulomatosis. *BMC Res Notes* 2013;**6**(1):364.
42. Jaben S, Norton E. Exudative retinal detachment in Wegener's granulomatosis: case report. *Ann Ophthalmol* 1982;**14**(8):717–20.
43. Leveille AS, Morse PH. Combined detachments in Wegener's granulomatosis. *Br J Ophthalmol* 1981;**65**(8):564–7.

44. Hoffman GS, Kerr GS, Leavitt RY, et al. Wegener granulomatosis: an analysis of 158 patients. *Ann Intern Med* 1992;**116**(6):488–98.

45. Leavitt JA, Butrus SI. Wegener's granulomatosis presenting as dacryoadenitis. *Cornea* 1991;**10**(6):542–5.

46. Tullo AB, Durrington P, Graham E, et al. Florid xanthelasmata (yellow lids) in orbital Wegener's granulomatosis. *Br J Ophthalmol* 1995;**79**(5):453–6.

47. De Groot K, Rasmussen N, Bacon PA, et al. Randomized trial of cyclophosphamide versus methotrexate for induction of remission in early systemic antineutrophil cytoplasmic antibody-associated vasculitis. *Arthritis Rheum* 2005;**52**(8):2461–9.

48. Langford CA. Wegener granulomatosis. *Am J Med Sci* 2001;**321**(1):76–82.

49. Stone JH, Merkel PA, Spiera R, et al. Rituximab versus cyclophosphamide for ANCA-associated vasculitis. *N Engl J Med* 2010;**363**(3):221–32.

50. Cheung C, Murray P, Savage C. Successful treatment of Wegener's granulomatosis associated scleritis with rituximab. *Br J Ophthalmol* 2005;**89**(11):1542.

51. Freidlin J, Wong IG, Acharya N. Rituximab treatment for peripheral ulcerative keratitis associated with Wegener's granulomatosis. *Br J Ophthalmol* 2007;**91**(10):1414.

52. Taylor SR, Salama AD, Joshi L, et al. Rituximab is effective in the treatment of refractory ophthalmic Wegener's granulomatosis. *Arthritis Rheum* 2009;**60**(5):1540–7.

53. Ott C, Scholmerich J. Extraintestinal manifestations and complications in IBD. *Nat Rev Gastroenterol Hepatol* 2013;**10**(10):585–95.

54. Das KM. Relationship of extraintestinal involvements in inflammatory bowel disease (new insights into autoimmune pathogenesis). *Dig Diseases Sci* 1999;**44**(1):1–13.

55. Orholm M, Binder V, Sørensen T, et al. Concordance of inflammatory bowel disease among Danish twins: results of a nationwide study. *Scand J Gastroentero* 2000;**35**(10):1075–81.

56. Satsangi J, Parkes M, Jewell DP, et al. Genetics of inflammatory bowel disease. *Clin Sci* 1998;**94**(5):473–8.

57. Peña AS, Crusius JBA. Genetics of inflammatory bowel disease: implications for the future. *World J Surg* 1998;**22**(4):390–3.

58. Binder V, Orholm M. Familial occurrence and inheritance studies in inflammatory bowel disease. *Neth J Med* 1996;**48**(2):53–6.

59. Ogura Y, Bonen DK, Inohara N, et al. A frameshift mutation in NOD2 associated with susceptibility to Crohn's disease. *Nature* 2001;**411**(6837):603–6.

60. Karban A, Eliakim R, Brant SR. Genetics of inflammatory bowel disease. *Isr Med Assoc J* 2002;**4**(10):798–802.

61. Xavier R, Podolsky D. Unravelling the pathogenesis of inflammatory bowel disease. *Nature* 2007;**448**(7152):427–34.

62. Duerr RH. The genetics of inflammatory bowel disease. *Gastroenterol Clin N* 2002;**31**(1):63–76.

63. Loftus EV. Clinical epidemiology of inflammatory bowel disease: Incidence, prevalence, and environmental influences. *Gastroenterology* 2004;**126**(6):1504–17.

64. Silverberg MS, Satsangi J, Ahmad T, et al. Toward an integrated clinical, molecular and serological classification of inflammatory bowel disease: Report of a Working Party of the 2005 Montreal World Congress of Gastroenterology. *Can J Gastroenterol* 2005;**19**(Suppl. A):5–36.

65. Kirsner J, Shorter R. Recent developments in "nonspecific" inflammatory bowel disease (first of two parts). *New Engl J Med* 1982;**306**(13):775–85, 837–848.

66. Kirsner JB. Problems in the differentiation of ulcerative colitis and Crohn's disease of the colon: the need for repeated diagnostic evaluation. *Gastroenterology* 1975;**68**(1):187.

67. Martland G, Shepherd N. Indeterminate colitis: definition, diagnosis, implications and a plea for nosological sanity. *Histopathology* 2007;**50**(1):83–96.

68. Bernstein CN, Blanchard JF, Kliewer E, et al. Cancer risk in patients with inflammatory bowel disease. *Cancer* 2001;**91**(4):854–62.

69. Farraye FA, Odze RD, Eaden J, et al. AGA technical review on the diagnosis and management of colorectal neoplasia in inflammatory bowel disease. *Gastroenterology* 2010;**138**(2):746–74.

70. Mowat C, Cole A, Windsor A, et al. Guidelines for the management of inflammatory bowel disease in adults. *Gut* 2011;**60**(5):571–607.

71. Crohn B. Ocular lesions complicating ulcerative colitis. *Am J Med Sci* 1925;**169**:260–7.

72. Knox DL, Schachat AP, Mustonen E. Primary, secondary and coincidental ocular complications of Crohn's disease. *Ophthalmology* 1984;**91**(2):163–73.

73. Orchard TR, Chua C, Ahmad T, et al. Uveitis and erythema nodosum in inflammatory bowel disease: clinical features and the role of HLA genes. *Gastroenterology* 2002;**123**(3):714–18.

74. Petrelli E, McKinley M, Troncale F. Ocular manifestations of inflammatory bowel disease. *Ann Ophthalmol* 1982;**14**(4):356–60.

75. Hopkins D, Horan E, Burton I, et al. Ocular disorders in a series of 332 patients with Crohn's disease. *Br J Ophthalmol* 1974;**58**(8):732.

76. Mallas EG, Mackintosh P, Asquith P, et al. Histocompatibility antigens in inflammatory bowel disease. Their clinical significance and their association with arthropathy with special reference to HLA-B27 (W27). *Gut* 1976;**17**(11):906–10.

77. Salmon JF, Wright JP, Murray AD. Ocular inflammation in Crohn's disease. *Ophthalmology* 1991;**98**(4):480–4.

78. Trikudanathan G, Venkatesh PG, Navaneethan U. Diagnosis and therapeutic management of extra-intestinal manifestations of inflammatory bowel disease. *Drugs* 2012;**72**(18):2333–49.

79. Blase WP, Knox DL, Green WR. Granulomatous conjunctivitis in a patient with Crohn's disease. *Br J Ophthalmol* 1984;**68**(12):901–3.

80. Mintz R, Feller ER, Bahr RL, et al. Ocular manifestations of inflammatory bowel disease. *Inflamm Bowel Dis* 2004;**10**(2):135–9.

81. Felekis T, Katsanos K, Kitsanou M, et al. Spectrum and frequency of ophthalmologic manifestations in patients with inflammatory bowel disease: A prospective single-center study. *Inflamm Bowel Dis* 2009;**15**(1):29–34.

82. Tan MH, Chen SD, Rubinstein A, et al. Corneal perforation due to severe peripheral ulcerative keratitis in Crohn disease. *Cornea* 2006;**25**(5):628–30.

83. Taylor SR, McCluskey P, Lightman S. The ocular manifestations of inflammatory bowel disease. *Curr Opin Ophthalmol* 2006;**17**(6):538–44.

84. Knox DL, Snip RC, Stark WJ. The keratopathy of Crohn's disease. *Am J Ophthalmol* 1980;**90**(6):862–5.

85. Geerards AJ, Beekhuis WH, Remeyer L, et al. Crohn's colitis and the cornea. *Cornea* 1997;**16**(2):227–31.

86. Durno CA, Ehrlich R, Taylor R, et al. Keeping an eye on Crohn's disease: orbital myositis as the presenting symptom. *Can J Gastroenterol* 1997;**11**(6):497–500.

87. Ernst BB, Lowder CY, Meisler DM, et al. Posterior segment manifestations of inflammatory bowel disease. *Ophthalmology* 1991;**98**(8):1272–80.

88. Ruby AJ, Jampol LM. Crohn's disease and retinal vascular disease. *Am J Ophthalmol* 1990;**110**(4):349–53.

89. D'Haens G, Daperno M. Advances in medical therapy for Crohn's disease. *Curr Gastroenterol Rep* 2002;**4**(6):506–12.

90. Soukiasian SH, Foster CS, Raizman MB. Treatment strategies for scleritis and uveitis associated with inflammatory bowel disease. *Am J Ophthalmol* 1994;**118**(5):601–11.

91. Takeuchi M. A systematic review of biologics for the treatment of non-infectious uveitis. *Immunotherapy* 2013;**5**(1):91–102.

92. Ally MR, Veerappan GR, Koff JM. Treatment of recurrent Crohn's uveitis with infliximab. *Am J Gastroenterol* 2008;**103**(8):2150–1.

93. Hale S, Lightman S. Anti-TNF therapies in the management of acute and chronic uveitis. *Cytokine* 2006;**33**(4):231–7.

94. Puéchal X. Whipple's disease. *Ann Rheum Dis* 2013;**72**(6):797–803.

95. Whipple GH. A hitherto undescribed disease characterized anatomically by deposits of fat and fatty acids in the intestinal and mesenteric lymphatic tissues. Johns Hopkins Hospital. 1907.

96. Schwartzman S, Schwartzman M. Whipple's disease. *Rheum Dis Clin N Am* 2013;**39**(2):313–21.

97. Maiwald M, Ditton HJ, von Herbay A, et al. Reassessment of the phylogenetic position of the bacterium associated with Whipple's disease and determination of the 16S-23S ribosomal intergenic spacer sequence. *Int J Syst Bacteriol* 1996;**46**(4):1078–82.

98. Relman DA, Schmidt TM, MacDermott RP, et al. Identification of the uncultured bacillus of Whipple's disease. *N Engl J Med* 1992;**327**(5):293–301.

99. Dutly F, Altwegg M. Whipple's disease and "Tropheryma whippelii". *Clin Microbiol Rev* 2001;**14**(3):561–83.

100. Dobbins WO, editor. *Whipple's disease. Mayo Clin Proc.* 1988.

101. Puéchal X. Whipple disease and arthritis. *Curr Opin Rheumatol* 2001;**13**(1):74–9.

102. Frohman L, Lama P. Annual update of systemic disease – 1999: Emerging and re-emerging infections (Part I). *J Neuro-Ophthalmol* 1999;**19**(4):263–73.

103. Fleming JL, Wiesner RH, Shorter RG. Whipple's disease: clinical, biochemical, and histopathologic features and assessment of treatment in 29 patients. *Mayo Clin Proc* 1988;**63**(6):539–51.

104. Chan RY, Yannuzzi LA, Foster CS. Ocular Whipple's disease: Earlier definitive diagnosis. *Ophthalmology* 2001;**108**(12):2225–31.

105. Rickman LS, Freeman WR, Green WR, et al. Uveitis caused by Tropheryma whippelii (Whipple's bacillus). *N Engl J Med* 1995;**332**(6):363–6.

106. Selsky EJ, Knox DL, Maumenee AE, et al. Ocular involvement in Whipple's disease. *Retina* 1984;**4**(2):103–6.

107. Avila MP, Jalkh AE, Feldman E, et al. Manifestations of Whipple's disease in the posterior segment of the eye. *Arch Ophthalmol* 1984;**102**(3):384–90.

108. Knox D, Green W, Troncoso J, et al. Cerebral ocular Whipple's disease A 62-year odyssey from death to diagnosis. *Neurology* 1995;**45**(4):617–25.

109. Leland TM, Chambers JK. Ocular findings in Whipple's disease. *South Med J* 1978;**71**(3):335–8.

110. Nishimura JK, Cook BE Jr, Pach JM. Whipple disease presenting as posterior uveitis without prominent gastrointestinal symptoms. *Am J Ophthalmol* 1998;**126**(1):130–2.

111. Touitou V, Fenollar F, Cassoux N, et al. Ocular Whipple's disease: therapeutic strategy and long-term follow-up. *Ophthalmology* 2012;**119**(7):1465–9.

7

112. Thaler S, Grisanti S, Klingel K, et al. Intermediate uveitis and arthralgia as early symptoms in Whipple's disease. *Int J Infect Dis* 2010;**14**: e388–9.

113. Adams M, Rhyner PA, Day J, et al. Whipple's disease confined to the central nervous system. *Ann Neurol* 1987;**21**(1):104–8.

114. Schwartz MA, Selhorst JB, Ochs AL, et al. Oculomasticatory myorhythmia: A unique movement disorder occurring in Whipple's disease. *Ann Neurol* 1986;**20**(6):677–83.

115. Simpson DA, Wishnow R, Gargulinski RB, et al. Oculofacial-skeletal myorhythmia in central nervous system Whipple's disease: Additional case and review of the literature. *Mov Disord* 1995;**10**(2):195–200.

116. Keinath R, Merrell D, Vlietstra R, et al. Antibiotic treatment and relapse in Whipple's disease. *Gastroenterology* 1985;**88**(6):1867–73.

117. Schnider P, Reisinger E, Berger T, et al. Treatment guidelines in central nervous system Whipple's disease. *Ann Neurol* 1997;**41**(4):561–2.

118. Winkelstein JA, Marino MC, Johnston RB Jr, et al. Chronic granulomatous disease: report on a national registry of 368 patients. *Medicine* 2000;**79**(3):155–69.

119. Buggage R, Bauer R, Holland S, et al. Uveitis and a subretinal mass in a patient with chronic granulomatous disease. *Br J Ophthalmol* 2006;**90**(4): 514–15.

120. Foster CB, Lehrnbecher T, Mol F, et al. Host defense molecule polymorphisms influence the risk for immune-mediated complications in chronic granulomatous disease. *J Clin Invest* 1998;**102**(12):2146.

121. Johnston RB Jr. Clinical aspects of chronic granulomatous disease. *Curr Opin Hematol* 2001;**8**(1):17–22.

122. Gallin JI, Buescher ES, Seligmann BE, et al. Recent advances in chronic granulomatous disease. *Ann Intern Med* 1983;**99**(5):657–74.

123. Jones LB, McGrogan P, Flood TJ, et al. Special article: chronic granulomatous disease in the United Kingdom and Ireland: a comprehensive national patient-based registry. *Clin Exp Immunol* 2008;**152**(2): 211–18.

124. Martire B, Rondelli R, Soresina A, et al. Clinical features, long-term follow-up and outcome of a large cohort of patients with Chronic Granulomatous Disease: an Italian multicenter study. *Clin Immunol (Orlando, Fla)* 2008;**126**(2):155–64.

125. Song E, Jaishankar GB, Saleh H, et al. Chronic granulomatous disease: a review of the infectious and inflammatory complications. *Clin Mol Allergy* 2011;**9**(1):10.

126. Rosenzweig SD. Inflammatory manifestations in chronic granulomatous disease (CGD). *J Clin Immunol* 2008;**28**(Suppl. 1):S67–72.

127. Nakhleh R, Glock M, Snover D. Hepatic pathology of chronic granulomatous disease of childhood. *Arch Path Lab Med* 1992;**116**(1):71–5.

128. Al-Muhsen S, Al-Hemidan A, Al-Shehri A, et al. Ocular manifestations in chronic granulomatous disease in Saudi Arabia. *J AAPOS* 2009;**13**(4): 396–9.

129. Palestine AG, Meyers SM, Fauci AS, et al. Ocular findings in patients with neutrophil dysfunction. *Am J Ophthalmol* 1983;**95**(5):598–604.

130. Djalilian AR, Smith JA, Walsh TJ, et al. Keratitis caused by Candida glabrata in a patient with chronic granulomatous disease. *Am J Ophthalmol* 2001;**132**(5):782–3.

131. Angioi K, Terrada C, Locatelli A, et al. Ocular manifestations of X-linked chronic granulomatous disease: About two atypical case reports. *Ocul Immunol Inflamm* 2014;1–4.

132. Valluri S, Chu FC, Smith ME. Ocular pathologic findings of chronic granulomatous disease of childhood. *Am J Ophthalmol* 1995;**120**(1): 120–3.

133. Goldblatt D, Butcher J, Thrasher AJ, et al. Chorioretinal lesions in patients and carriers of chronic granulomatous disease. *J Pediat* 1999; **134**(6):780–3.

134. Wang Y, Marciano BE, Shen D, et al. Molecular identification of bacterial DNA in the chorioretinal scars of chronic granulomatous disease. *J Clin Immunol* 2013;**33**(5):917–24.

135. Mansour AM, Al Dairy M, Hamam R, et al. Chronic granulomatous disease presenting as retinal mass. *Cases J* 2008;**1**:257.

136. Goldblatt D. Current treatment options for chronic granulomatous disease. *Expert Opin Pharmaco* 2002;**3**(7):857–63.

137. Baehner RL. Chronic granulomatous disease of childhood: clinical, pathological, biochemical, molecular, and genetic aspects of the disease. *Fetal Pediatr Pathol* 1990;**10**(1–2):143–53.

138. Horwitz ME, Barrett AJ, Brown MR, et al. Treatment of chronic granulomatous disease with nonmyeloablative conditioning and a T-cell-depleted hematopoietic allograft. *N Engl J Med* 2001;**344**(12):881–8.

139. Burns JC. Commentary: translation of Dr Tomisaku Kawasaki's original report of 50 patients in 1967. *Pediat Infect Dis J* 2002;**21**(11):993–5.

140. Burns JC, Glodé MP. Kawasaki syndrome. *Lancet* 2004;**364**(9433): 533–44.

141. Son MB, Gauvreau K, Ma L, et al. Treatment of Kawasaki disease: analysis of 27 US pediatric hospitals from 2001 to 2006. *Pediatrics* 2009; **124**(1):1–8.

142. Callinan LS, Holman RC, Vugia DJ, et al. Kawasaki disease hospitalization rate among children younger than 5 years in California, 2003–2010. *Pediatr Infect Dis J* 2014;**33**(7):781–3.

143. Dajani A, Taubert K, Gerber M, et al. Diagnosis and therapy of Kawasaki disease in children. *Circulation* 1993;**87**(5):1776–80.

144. Melish ME, Hicks RV. Kawasaki syndrome: clinical features. Pathophysiology, etiology and therapy. *J Rheumatol Suppl* 1990;**24**:2–10.

145. Dimitriades VR, Brown AG, Gedalia A. Kawasaki disease: pathophysiology, clinical manifestations, and management. *Curr Rheumatol Rep* 2014;**16**(6):423.

146. Leung D, Collins T, Lapierre LA, et al. Immunoglobulin M antibodies present in the acute phase of Kawasaki syndrome lyse cultured vascular endothelial cells stimulated by gamma interferon. *J Clin Invest* 1986; **77**(5):1428.

147. Melish ME. Kawasaki syndrome (the mucocutaneous lymph node syndrome). *Ann Rev Med* 1982;**33**(1):569–85.

148. Newburger JW, Takahashi M, Gerber MA, et al. Diagnosis, treatment, and long-term management of Kawasaki disease: a statement for health professionals from the Committee on Rheumatic Fever, Endocarditis and Kawasaki Disease, Council on Cardiovascular Disease in the Young, American Heart Association. *Circulation* 2004;**110**(17):2747–71.

149. Nakamura Y, Aso E, Yashiro M, et al. Mortality among Japanese with a history of Kawasaki disease: results at the end of 2009. *J Epidemiol* 2013;**23**(6):429.

150. Morens DM, Anderson LJ, Hurwitz ES. National surveillance of Kawasaki disease. *Pediatrics* 1980;**65**(1):21–5.

151. Ohno S, Miyajima T, Higuchi M, et al. Ocular manifestations of Kawasaki's disease (mucocutaneous lymph node syndrome). *Am J Ophthalmol* 1982;**93**(6):713–17.

152. Ryan E, Walton D. Conjunctival scarring in Kawasaki disease: a new finding? *J Pediatr Ophthalmol Strabismus* 1983;**20**(3):106.

153. Erdem E, Kocabas E, Taylan Sekeroglu H, et al. Crystalline-like keratopathy after intravenous immunoglobulin therapy with incomplete Kawasaki disease: Case report and literature review. *Case Rep Ophthalmol Med* 2013;2013:621952.

154. Burns JC, Joffe L, Sargent RA, et al. Anterior uveitis associated with Kawasaki syndrome. *Pediat Infect Dis J* 1985;**4**(3):258–61.

155. Farvardin M, Kashef S, Aleyasin S, et al. Sudden unilateral blindness in a girl with Kawasaki disease. *J Pediatr Ophthalmol Strabismus* 2006; **44**(5):303–4.

156. Font RL, Mehta RS, Streusand SB, et al. Bilateral retinal ischemia in Kawasaki disease: postmortem findings and electron microscopic observations. *Ophthalmology* 1983;**90**(5):569–77.

157. Çerman E, Eraslan M, Turhan SA, et al. Orbital cellulitis presenting as a first sign of incomplete Kawasaki disease. *Case Rep Ophthalmol* 2013;**4**(3):294.

158. Demirsoy S, Gucuyener K, Olgunturk R, et al. A case of Kawasaki syndrome associated with preseptal cellulitis in orbita. *Turkish J Pediat* 1988;**30**(1):55–9.

159. Sheard RM, Pandey KR, Barnes ND, et al. Kawasaki disease presenting as orbital cellulitis. *J Pediatr Ophthalmol Strabismus* 2000;**37**(2): 123–5.

160. Newburger JW, Takahashi M, Burns JC, et al. The treatment of Kawasaki syndrome with intravenous gamma globulin. *N Engl J Med* 1986;**315**(6): 341–7.

7

第 60 章

营养性疾病

Tova Mannis, Mark J. Mannis, Deval R. Paranjpe, Colin M. Kirkness

关键概念

- 维生素 A 缺乏症是临床上最重要的角膜营养性疾病。
- 维生素 A 缺乏症是困扰发展中国家贫困者的主要疾病之一。
- 维生素 A 缺乏症在角膜的特征表现为 Bitot 斑、眼干燥症和角膜软化症。
- 补充维生素 A 是治疗维生素 A 缺乏症的主要方法。
- 其他维生素缺乏症可能对角膜完整性产生一定影响,但目前证据不足。

本章纲要

人体所有组织均依赖于充足的营养,角膜也不例外。除极少数营养物质外,各种营养物质缺乏或过量均可导致角膜代谢改变,但仅有一种营养物质具有重要临床意义。最具临床意义的缺乏症是维生素 A 缺乏症。

估计全世界有多达 1.9 亿儿童患有维生素 A 缺乏[1],使得其成为仅次于蛋白质能量营养不良(protein energy malnutrition,PEM)的第二大营养性疾病,其中 520 万儿童患有眼干燥症[2],每年有 25 万 ~50 万儿童因眼干燥症而失明,多达一半儿童失明后一年内死亡[1]。改善所有维生素 A 缺乏儿童的维生素 A 营养状况可以减少 100 万 ~300 万人死亡[3],而每名儿童每天补充维生素 A 的费用大约为 5 美分[4]。该问题的严重性令人触目惊心,当维生素 A 水平下降时,角膜可能出现完全的液化性坏死。

虽然维生素 A 缺乏症主要发生于贫困的发展中国家,但偶尔也发生于发达国家。食疗信徒[5]、精神病患者[6~8]和酒精中毒者[9,10]已被观察到出现临床意义的眼干燥症。更为重要的是识别各种引起脂肪吸收不良并最终导致眼干燥症的情况,如囊性纤维化[11,12]或涉及空肠回肠旁路术的手术[13~15]。由于诊断尚不明确,眼部问题可被忽视多年[16]。

维生素 A 的代谢

人体内脂溶性维生素存储量大于水溶性维生素存储量,正常情况下肝脏能够持续为机体提供 1~2 年的维生素 A。当每天摄入超过 300~1200μg 的视黄醇或视黄醇当量时,肝脏即开始存储。当摄入低于此水平时,肝脏存储开始动员并释放入血以保持血清视黄醇在 0.7μmol/L 以上[17]。维生素 A 通常酯化为棕榈酸视黄酯存在于动物性食品和乳制品中。维生素 A 摄入后在小肠内发生水解产生视黄醇,视黄醇整合入混合微团被小肠黏膜细胞吸收[18]。胡萝卜素是一种天然植物来源维生素 A 前体,但是不同类胡萝卜素转化效率不同[19],在 400 种已知类胡萝卜素中,仅有 50~60 种具有维生素原活性[20],其中最重要的是 β- 胡萝卜素,主要存在于深绿叶蔬菜和特定颜色的水果中。胡萝卜素被黏膜细胞吸收后分解为两个视黄醛分子,然后再还原为视黄醇,视黄醇主要以再酯化的形式输送至肝脏。视黄醇是一种高活性细胞膜毒性分子,其与被称为视黄醇结合蛋白(retinol-binding protein,apo-RBP)的特殊转运蛋白结合从肝脏释放。视黄醇与 apo-RBP 的复合物被称为 holo-RBP16(图 60.1)。相关脂肪或蛋白质缺乏可影响胡萝卜素和维生素 A 代谢,但是与维生素 A 缺乏相比,脂肪或蛋白质缺乏的影响相对较小。在恶性营养不良(kwashiorkor)的高发地区,即使是香蕉和其他食物中少量的胡萝卜素也能阻止眼干燥症的发展[21]。眼干燥症尤其流行于以大米为主食的东南亚地区[22]。所有地方性眼干燥症地区,饮食中缺少产生维生素的来源,例如牛奶、鸡蛋和肉类等,而只能依赖于有限的维生素原[21]。

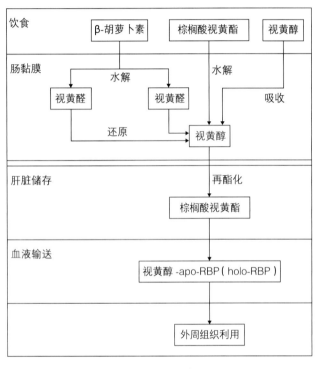

图 60.1　维生素 A 的代谢

历史回顾

眼干燥症是有记录的最古老的医学疾病之一。夜盲症和角膜软化症最早是由古埃及人和古希腊人发现,有趣的是他们常使用动物肝脏治疗这些病症[23]。著名的苏格兰眼科专家 William Mackenzie 非常熟悉这种疾病,并在 1830 年出版的《眼病治疗实践》中提到了"结膜干燥",也阐述了一个美丽的描述性名词"蝇头"(myiocephalon)用来形容虹膜从软化的角膜脱出的表现[24]。

进行眼干燥症实验的第一人可能是法国生理学家 Magendie,1816 年他使用小麦面筋、淀粉和橄榄油

的限制性饲料喂养狗发现角膜溃疡发生[25],之后这样的动物实验常常被重复。直到 1925 年 Wolbach 和 Howe 用选择性维生素 A 缺乏饲料喂养大鼠,才确立了维生素 A 在角膜软化发展中的首要作用[26],而丹麦内科医生 Bloch 通过对角膜软化症在欧洲流行的艰苦观察确认了该病在人类中平行发病[27,28]。

眼干燥症的分类和临床表现

维生素 A 缺乏症导致全身黏膜表面改变,引起肺和肠道黏膜上皮细胞角质化化生,严重维生素 A 缺乏儿童可出现呼吸和胃肠症状。眼部可见维生素 A 缺乏的典型体征,由于其在高危社区筛查和评估治疗药物中的重要性,人们对眼干燥症不同阶段的分类经过了大量思考(框 60.1)[31]。这一分类方案至今依旧是评估眼干燥症的标准。

框 60.1 眼干燥症的分类(1982 年修订版)	
XN	夜盲
X1A	结膜干燥
X1B	Bitot 斑
X2	角膜干燥
X3A	角膜溃疡 / 角膜软化 <1/3 角膜面积
X3B	角膜溃疡 / 角膜软化 >1/3 角膜面积
XS	角膜瘢痕
XF	眼底干燥

夜盲

视黄醇是视杆细胞产生视紫红质的必要条件。在轻度病例中,夜盲(XN)仅在光刺激后明显,但所有患者通常在接受维生素 A 治疗后 48 小时内迅速产生效果[17]。

结膜干燥和 Bitot 斑

结膜干燥(X1A)和 Bitot 斑(X1B)应一起考虑。对 Bitot 斑的诊断一直存在争议。1860 年 Hubbenet 首次描述了 Bitot 斑[29],但 1863 年 Bitot[30]观察到伴夜盲和缺乏"角膜光泽"的眼球表面的干鳞状斑。由于一些不伴临床或生化证据的 Bitot 斑单独出现,且维生素 A 治疗无效,导致有些人认为 Bitot 斑与维生素 A 缺乏症根本没有任何联系[32,33]。

组织学上,眼干燥症表现为结膜上皮从其正常的柱状上皮化生为复层鳞状上皮。结膜颗粒层明显,

但最重要的是杯状细胞缺失和化生的角质化表面形成[18]。杯状细胞缺失与上皮细胞有丝分裂率增加成反比,这在眼瘢痕性类天疱疮也会出现,但眼干燥症不会出现眼瘢痕性类天疱疮引起的上皮下瘢痕[34]。曾有记载一头维生素 A 缺乏的母牛生下了一头角膜中央存在厚毛发状斑块的小牛,这是角质化影响程度极端的例子[35]。

组织学上,Bitot 斑是由角蛋白与腐生细菌,有时还有真菌混合而成[18]。结膜干燥棒状杆菌常常存在,其是一种产气微生物,因此其引起的斑均为典型的"泡沫状"外观[33]。Bitot 斑容易刮除,但其基底依旧干燥且在数日内复发。Bitot 斑沉积范围非常广泛,包括角膜和结膜[21]。

有时出现 Bitot 斑的患者无支持维生素 A 缺乏症的证据,有时维生素补充治疗后 Bitot 斑不消失,引起人们对其重要性的真正困惑。Sommer[18]仔细研究比较了对视黄醇有效和无效的 Bitot 斑,发现尽管从数字上并不具有普遍意义,但鼻侧病变是活动性维生素 A 缺乏症更为可靠的体征,且鼻侧病变常常不如颞侧病变明显。

另外一个更重要的指标是患者的年龄。Sommer 发现在年龄不满 6 岁的患者中,治疗后 97% 的病变迅速消失,眼干燥症在 2~5 天内消失,而大多数 Bitot 斑在 2 周内消退,而在超过 10 岁的儿童中 60% 无效。应用的基本原则是对于 6 岁以下儿童,尤其是确认有夜盲症病史者,Bitot 斑应当被认为是维生素 A 缺乏症的证据;而对于年龄较大儿童,Bitot 斑是过去或慢性视黄醇水平不达标的证据。从实际角度看,考虑到维生素 A 缺乏症的群体性倾向[36],当一个年龄较大儿童出现 Bitot 斑,则提示其弟弟妹妹极可能需要进行相关的检查和治疗。

Bitot 斑的发生和持续存在几乎确定与维生素 A 缺乏暴露相关[37]。尽管在该病早期组织学证据广泛存在,但临床上明显的眼干燥症病变最常见于颞侧结膜(图 60.2),依次是鼻侧结膜和下方结膜,最后是上方结膜。在保持提供充足饮食的条件下,切除病变后不会复发[38]。

在成年人中,结膜变厚、起皱和色素沉着可能是由慢性紫外线(ultraviolet,UV)暴露、吸烟、粉尘和眼部感染引起,并不能作为维生素 A 缺乏症的诊断体征[21]。但在儿童结膜干燥通常非常重要。尽管结膜干燥症通常与更为严重的眼部疾病同时存在甚至更早出现,但其并不应当作为诊断维生素 A 缺乏症的一个必要条件,因为炎症可能掩饰,乃至可能逆转结膜

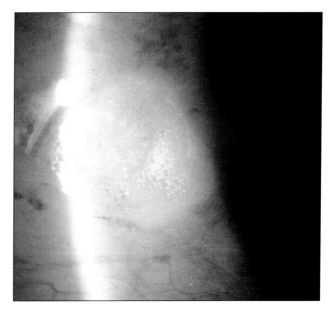

图 60.2 典型"泡沫状"Bitot 斑

干燥症。一般而言,如结膜受累超过 180 度,则已存在角膜受累或早期角膜疾病[39]。

角膜干燥症

仔细的裂隙灯检查可能发现眼部表层点状、荧光素染色阳性病变,否则可能无结膜干燥症明显的临床证据。这些病变最初位于鼻下,之后进展累及整个角膜表面。有时可见未染色的疏水微囊肿,其对维生素 A 治疗反应好,治疗后常被荧光素染色阳性的点状缺损所取代[17]。在更多已确诊的病例中,可以用笔形灯检查伴典型干燥、暗淡外观的局部或整体水肿(图 60.3)。之后角膜可能从角质化发展为橘皮样外观(图 60.4)。有时荧光素染色显示角质化上皮的斑块之间有荧光素积存,呈树皮样外观[18]。累积的角蛋白碎片和细菌形成类似于 Bitot 斑样的病变。剥除这些病变,常常留下小的浅表糜烂,且糜烂愈合迅速。角膜干燥症(X2)的许多早期变化类似于局部暴露和凹陷形成[40]。维生素 A 缺乏症还表现为泪液的水液成分生成减少[41],以及分泌黏液的杯状细胞缺失引起局部干燥和上皮缺失[42]。维生素 A 缺乏症可改变大鼠眼表上皮黏蛋白基因表达[43]和大鼠角膜基质金属蛋白酶的平衡[44]。

角膜溃疡 / 角膜软化

无并发症的角膜溃疡(X3A)通常有非常陡峭的边缘,如同环钻切割的一样。浅表溃疡可能来自于上皮下大泡的破裂,但深度不同。角膜溃疡倾向出现

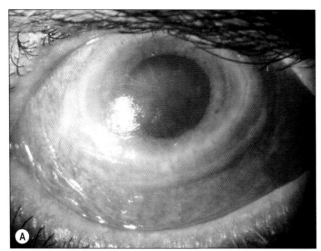

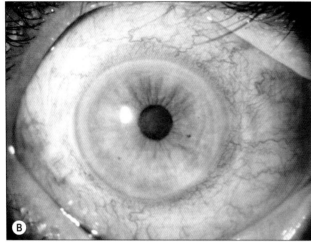

图 60.3　角膜干燥症。（A）角膜干燥症的干燥暗淡外观（X2）。（B）维生素 A 补充治疗后图 60.3A 的角膜外观

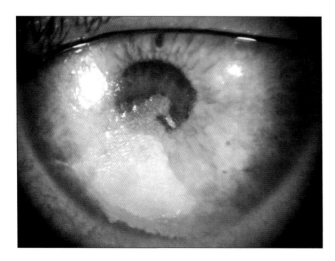

图 60.4　下方角膜明显角质化

在角膜下半部，并且可能是多个。较小的角膜溃疡倾向于出现在角膜周边，如果双眼受累，则常常对称[45]。角膜干燥症中未受累及的角膜透明，且缺乏细菌性角

膜炎的典型灰色浸润。浅表溃疡愈合后常伴明显小的瘢痕，而较深溃疡可能引起角膜穿孔，如伴虹膜嵌顿则前房常常得以维持，从而形成明显的致密周边部角膜白斑。角膜溃疡眼常常有前房积脓[18]。在更严重病变中，角膜基质坏死或破溃，因此称为角膜软化症（X3B）。病变可能是灰色或黄色，大小不同，介于 2mm 至累及几乎整个角膜。病变可能凸起，经治疗后可能塌陷形成边界明显的角膜基质缺损区，偶有产生边界比预期小很多的情况，提示坏死中央区域以潜在可逆区域为界[18]。深层角膜基质缺失导致后弹力层膨出，常常形成角膜瘢痕和眼前节葡萄肿，但也可能引起角膜破裂、眼内容物缺失。当角膜溃疡或角膜软化累及范围不超过 1/3 角膜（X3A）时，及时治疗常常可以恢复有用的视力，因为可能未累及视轴（图 60.5）。当累及角膜范围更大时（X3B）（图 60.6~ 图 60.9），治疗的目的不仅仅是阻止眼内容物缺失，更重要的是保存另一眼的有用视力和患儿的生命。

角膜溃疡的发病机制

　　尽管维生素 A 缺乏在眼干燥症中的作用明确，但眼干燥症发生的准确机制尚不清楚。维生素 A 参与角膜代谢[46]，且特异性视黄醇结合蛋白存在于角膜上皮细胞、基质细胞和内皮细胞[47]。维生素 A 是眼干燥症的必要非充分因素。维生素 A 缺乏症角膜病变发病机制的附加因素包括创伤和感染。眼睑运动使角质化上皮脱落能够去除深上皮栓[45]，动物研究提示这可能是由于半桥粒减少引起的[48]。炎症细胞，尤其是多形核白细胞（polymorphonuclear leukocytes，PMNs）明显参与角膜软化的发生，且释放破坏性蛋白酶，如胶原蛋白酶[49~51]。再生上皮细胞也可释放胶原蛋白酶[52]。已在维生素 A 缺乏症角膜损伤的大鼠模型中证实 PMNs 的趋化因子水平升高，如白细胞介素 -1[52]。Sommer 指出与动物模型相比，人类相对缺乏炎症改变[45]。进一步大鼠研究表明尽管角膜擦伤能够激发严重 PMNs 浸润，但角膜基质损伤才能引起角膜软化症[53]。更多最近研究表明单纯上皮划伤后角膜软化症的发展与受伤时眼干燥症的程度相关[54]。另外临床报告指出在角膜上皮完整情况下也可发生眼干燥症的角膜基质溶解[55]。

　　感染使溃疡机制更为复杂。一项研究表明近 90% 的眼干燥症存在病原微生物（假单胞菌、肺炎双球菌、莫拉菌）或潜在病原微生物（草绿色链球菌、金黄色葡萄球菌）[56]，而其他研究表明来自溃疡性和非溃疡性眼干燥症的细菌培养结果非常相似[57]。尽管

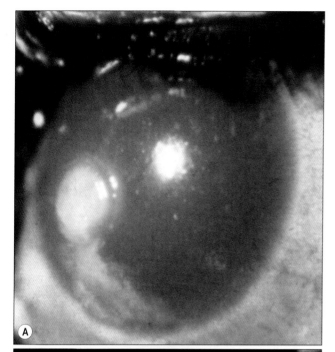

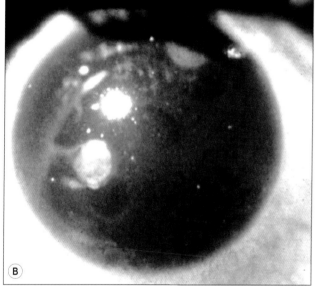

图 60.5 角膜溃疡/角膜软化。(A)角膜干燥症发展为不超过 1/3 角膜的小溃疡(X3A)。(B)同一患者给予 3 次200 000IU 维生素 A 治疗 5 天后

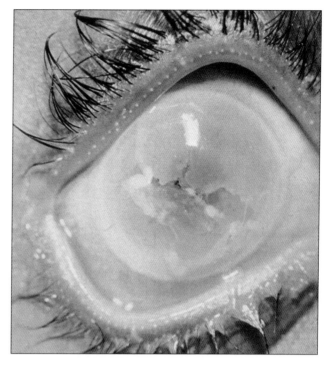

图 60.6 累及整个角膜的角膜软化(X3B)

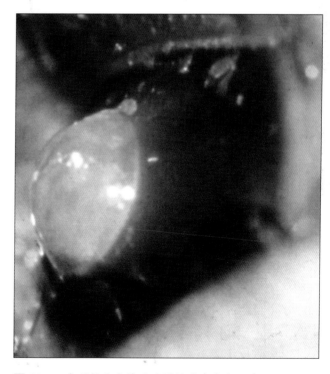

图 60.7 角膜软化发展为后弹性层膨出(X3B)

假单胞菌等微生物可能存在于无角膜溃疡的眼[58],但其对角膜上皮完整性的破坏是毁灭性的。在无菌大鼠实验中未发生角膜液化,这支持感染的中心作用[59]。其他学者,尤其是 Sommer[53],主张维生素 A 缺乏引起的角膜代谢紊乱本身就可以导致角膜液化加速,支持这一论点的证据是立即给予一定剂量的维生素 A 能够在一定程度上惊人的逆转角膜溃疡,而单独使用抗生素不能达到这样的效果。

681

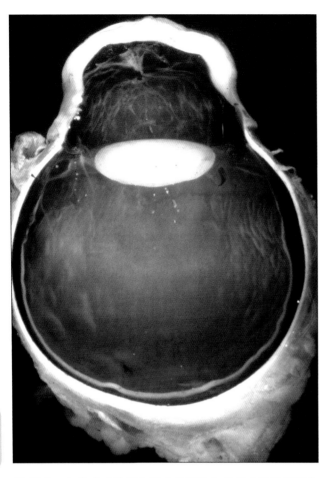

图 60.8　大体病理学样本显示角膜软化并发后弹性层膨出

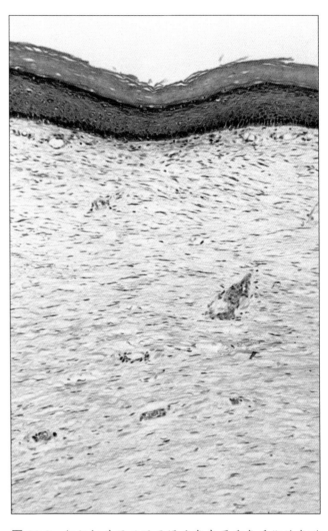

图 60.9　组织切片显示眼干燥症患者严重角质化的角膜上皮表面

与其他因素之间的相互影响

维生素 A 缺乏症很少单独发生,其通常伴广泛的蛋白质能量营养不良。在发展中国家大约有 2.3 亿(43%)5 岁以下儿童因 PEM 而生长发育迟缓[60]。由于这两种疾病常常共存,因此哪种疾病对角膜疾病影响更大尚不清楚[57,61,62]。维生素 A 缺乏症和 PEM 之间明显相关。伴随 PEM 的吸收不良可能直接降低视黄醇水平且通过破坏 β- 胡萝卜素转化间接降低视黄醇水平,同时蛋白质合成减少,尤其是 RBP 合成减少,阻止肝脏释放维生素 A[63-65]。蛋白质状态也可能在某种程度上影响维生素 A 在靶细胞的代谢[66]。以血清白蛋白和转铁蛋白作为蛋白质状态指标,以及基本体重 - 身高检查尝试控制 PEM 的影响[66]。观察发现尽管存在严重的 PEM,但大剂量维生素 A 有时能够促进部分眼干燥症患者角膜愈合,这支持维生素 A 的首要作用[67,68]。

维生素 E 及锌与维生素 A 之间的潜在相互影响也得到研究。腹腔注射维生素 E 对喂食维生素 A 缺乏饮食大鼠的角膜改变起到明显的保护作用,特异性改变包括浅表角膜上皮和结膜的微绒毛和透明细胞减少,杯状细胞分泌颗粒减少以及角膜表面角质化[69]。锌同样也是保持角膜上皮健康的一个因素。最近大鼠体内研究表明锌和维生素 A 的协同作用表现为通过补充一种营养素而减轻另一种营养素缺乏的影响。两种营养素中任意一种缺乏的改变包括角膜上皮微绒毛、结膜杯状细胞和角质化的改变[70]。

感染可能通过多种方式与维生素 A 相互作用。维生素 A 缺乏症是严重麻疹感染发病率和死亡率增加[71,72]及母婴 HIV 垂直传播发生率增加[73]的公认危险因素。维生素 A 缺乏症通过影响 T 淋巴细胞亚型,尤其是减少 CD4 细胞数量,从而降低正常细胞免疫,而当视黄醇水平恢复时其可恢复正常[74]。任何原因的发热都可以通过降低肝脏 RBP 合成和长期厌食减少吸收而降低维生素 A 水平[21]。

与维生素 A 缺乏症最密切相关的疾病是麻疹[75,76]。直到二十世纪中叶麻疹性角结膜炎后角膜受累是欧洲的一个重要问题[77]，但之后由于营养、免疫力的整体改善和麻疹病毒毒力降低，仅有极少报道[78]。发展中国家的情况并非如此，几个研究均强调麻疹后眼干燥症的毁灭性作用[79~81]。几乎所有麻疹患者普遍出现轻度角结膜炎，病毒直接累及角膜发生点状表层角膜病变，引起流泪和畏光[82,83]，一般随皮疹消退而恢复，不留下瘢痕。偶尔点状病变区域发生融合，导致中央上皮缺损[84]，这些病变一般愈合迅速，但也有可能出现继发性感染。

维生素 A 缺乏症影响角膜对早期假单胞菌感染的反应。维生素 A 缺乏的角膜在正常的细菌负荷阈值下即可发展为假单胞菌角膜溃疡，并且存在不同寻常特征的炎症细胞和半胱氨酸蛋白酶抑制剂浓度增加。铜绿假单胞菌感染引起的角膜反应的其他主要改变包括：泪膜减少、上皮角质化、角膜伤口愈合延缓和多形核白细胞功能改变[85]。

另外影响麻疹和/或营养不良儿童的感染是单纯疱疹病毒（herpes simplex virus，HSV），由于其抑制了细胞免疫，这些儿童更为易感[84,86]。Foster 和 Sommer 发现麻疹相关角膜溃疡中 50% 由维生素 A 缺乏症引起，20% 由 HSV 引起，约 17% 由 PEM 引起[84]。麻疹发病至发展为角膜溃疡间隔时间越长，溃疡与维生素缺乏相关可能性越大。HSV 感染伴免疫抑制的特点为 50% 的角膜溃疡为地图样，且近 25% 的角膜溃疡为双眼。一般来说双眼角膜溃疡更提示伴有维生素 A 缺乏症。图 60.10 显示上述各种因素共同导致角膜软化。

流行病学

新生儿维生素 A 储存有限[87]，最初儿童维生素 A 依赖于母乳提供。除初乳维生素 A 含量较高外，母乳维生素 A 含量与血浆含量（40μg/100ml）相同，然而其含量随母乳喂养进程而降低[88]。如母亲自身缺乏，则情况非常危险，有眼干燥症儿童其母亲母乳中根本不含维生素 A 的病例[89]。目前估计 975 万（7.8%）在危险区域的孕妇受夜盲症影响，另外 1910 万孕妇视黄醇水平降低[1]。每年超过 600 万孕妇发展为夜盲症，且通常出现在孕妇和胎儿对维生素 A 需求最大的妊娠晚期。基于最近十年的人口普查，一些血清维生素 A 缺乏症发病率最低的数据来自于中国，而发病率最高的数据来自于撒哈拉以南部分非洲和印度，部分

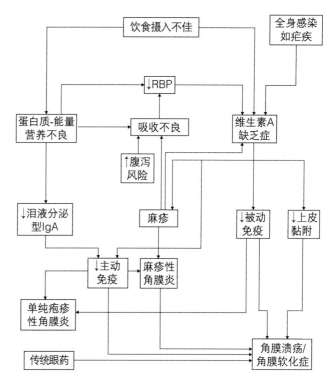

图 60.10　维生素 A 缺乏症及其与其他因素之间的相互影响

这些地区维生素 A 缺乏非常普遍[90]。

尽管上述数据以及之前提及的母乳维生素 A 含量会随喂养时间降低，但研究表明推迟断奶时间和延长母乳喂养时间可以降低发生眼干燥症的风险[91,92]。患致盲性角膜疾病（X2、X3）风险最高的年龄组为 6 个月至 3 岁，这些儿童常有严重营养不良，且如前所述常突然发病，男女发病率无差异。相反的结膜病变（X1A、X1B）更常见于 3 岁到 6 岁的较大儿童，并提示存在慢性营养问题，PEM 体征相对较轻，且突然发病可能性较小。男性维生素 A 代谢效率较低，因此夜盲症和 Bitot 斑更多见于男孩[17]。眼干燥症是社会中最贫困和最弱势群体中最常见的问题，其获得的医疗服务有限。为帮助卫生管理者评估风险最高的人群，世界卫生组织（World Health Organization，WHO）建立了眼干燥症各个阶段的流行性标准（表 60.1）。

眼干燥症也见于较富裕患者亚群，尤其在发达国家中。与减肥手术中胃旁路手术相关的吸收不良是一个值得注意的医源性维生素 A 缺乏症的原因。在维生素 A 补充不足的胃旁路术后患者已有角膜干燥症、夜盲症和角膜瘢痕的报道。精神诱导的严重自我饮食限制与角膜软化、双眼角膜溃疡及溶解相关。慢性酒精中毒者也易患维生素 A 缺乏症，且由于营养缺乏出现眼部并发症。

表 60.1　眼干燥症和维生素 A 缺乏症的公共卫生重要性的评估标准，以六岁以下儿童患病率为基础（1982 年修订版）

标准	最低患病率
临床	
夜盲（XN）	1%
Bitot 斑	0.5%
角膜干燥和/或溃疡/角膜软化（X2+X3A+X3B）	0.01%
角膜干燥症相关角膜瘢痕（XS）	0.05%
生物化学	
血清视黄醇水平低于 100μg/L（0.35μg/L）	5%

学者已尝试采用活体染料改进结膜干燥症的检测，如丽丝胺绿，但这种方法无特异性[93]。令人鼓舞的是印迹细胞学（impression cytology, IC）的应用[94-99]。该技术应用一条醋酸纤维素滤纸在眼表吸取结膜上皮的表层。活动性维生素 A 缺乏症的证据为杯状细胞缺失，上皮细胞肥大和部分角质化。细胞学异常是维生素 A 缺乏症早期的敏感标志，且通过采用特殊的"盘式敷贴器"可提高试验的可靠性[97]。IC 是一种非侵入试验，耐受性良好，最重要的是不需要大量的临床或生化的检查样本，因为细胞学异常超过 50% 即被认为是结膜干燥症高风险的指标[95]。最近研究表明由于细胞学异常从而发现以血清视黄醇水平为标准的亚临床维生素 A 缺乏症的 6 个月至 10 岁儿童，给予这些儿童维生素 A 补充治疗后，重新检测可见细胞学异常发生逆转[100]。这一结果需要小心仔细解释，因为其特异性可能被共存的结膜疾病影响，如沙眼[94]。样本中 PMNs 存在很可能导致 IC 结果异常，推测 PMNs 及其伴随黏蛋白倾向于位于表层而被纤维素滤纸吸取，而其下方的结膜上皮未被吸取[97]。

治疗

眼干燥症是一种医学急诊，需要及时大量补充维生素 A 治疗。世界卫生组织的剂量标准依据患者年龄不同而不同。12 个月以上儿童和全部育龄妇女患严重眼干燥症，应当立即给予口服 110mg 棕榈酸视黄酯或 66mg 维生素 A 乙酸酯（200 000IU 维生素 A），且次日再次给药，2 周后应当给予追加剂量促进肝脏储存。由于混合油剂吸收差，不应给予混合油剂注射液，但如果需要肠外替代物，55mg 水溶性棕榈酸视黄酯

（100 000IU）能够代替首次口服剂量[17]。肠外给药指征为严重厌食症、水肿性营养不良、感染性休克或无法口服补充的儿童。对于 6 个月到 12 个月儿童剂量减半，6 个月以下的儿童推荐 1/4 剂量。尽管这种疗法可促进角膜迅速愈合，但蛋白质缺乏儿童无法充分利用大剂量维生素 A，且在 1 周至 3 周内 holo-RBP 水平迅速降低并伴角膜病变复发[101]，这种情况极易出现于仅单次给药而不是两次给药。因此显而易见合理治疗应包括纠正 PEM，直到 PEM 纠正实现，维生素 A 补充应当持续每周或每 2 周一次[101]。患夜盲症或 Bitot 斑的育龄妇女应当接受 4 周 5000~10 000IU/d 的维生素 A，但不超过 10 000IU/d，且每周 25 000IU 维生素 A 的剂量是可接受的。图 60.3A 和 B 显示维生素 A 疗法治疗眼干燥症的惊人效果。

某些研究发现维生素 A 补充治疗与急性下呼吸道感染发病率增加相关[102,103]。一些动物研究表明过多维生素 A 具有免疫抑制作用[104,105]。超剂量维生素 A 有毒性[20]，当剂量为 300 000IU 时，4% 的患者出现短暂腹泻和呕吐[106]，故不推荐该剂量，而推荐较低剂量 200 000IU 的维生素 A。由于不仅关系个体治疗，也关系整个群体的风险，因此这些因素非常重要。风险最高的儿童应当接受间隔 4 个月 ~6 个月的重复剂量给药。研究表明全剂量前一周给予初次剂量能够延长维生素 A 补充的效果[107]。维生素 E 缺乏可以破坏维生素 A 的吸收和储存[21]，联合补充维生素 A 和维生素 E 还可以降低维生素 A 过多产生的毒性作用[108]。为避免致畸风险[20]，禁止在怀孕期间补充维生素 A，而应该在母亲分娩时给予 400 000IU 维生素 A 以提高母乳中维生素 A 水平。

维生素 A 补充计划已在许多发展中国家实施，并且已有效降低眼干燥症的发病率。补充方式包括在国家免疫日发放胶囊、强化饮料以及其他食品产品[109,110]。

这种补充疗法通常构成一般母亲和儿童健康计划的一部分并在短期内解决了维生素 A 缺乏症和眼干燥症。特定危险因素可以通过例如麻疹免疫和预防腹泻等措施消除。最有效的措施毫无疑问是普及有关充足营养及富含维生素 A 和类胡萝卜素食物益处的教育工作。尽管维生素 A 胶囊价格低廉，但分配系统可能不佳。在降低眼干燥症发病率方面，饮食维生素 A 优于维生素 A 补充计划[111]。

局部使用视黄酸有益于眼干燥症动物的治疗[112,113]，且有限的人体试验表明其可能诱导更为快速的愈合。兔在体研究表明局部应用 0.05% 全反式

视黄酸乳液能够缩短角膜擦伤后的愈合时间[114]。视黄酸在角膜伤口愈合中的作用可能是复杂的。视黄酸被证明能够抑制胶原酶[115]。体外研究证实视黄酸能够促进角膜缘干细胞正常分化和抑制其异常终末分化[116]。

当局部使用纤连蛋白时,发现其有助于维生素 A 缺乏大鼠角膜上皮创伤的愈合[117],但至今尚无此种条件下仅使用纤连蛋白的人体研究。

手术对眼干燥症的治疗作用有限,且当出现全角膜坏死时完全无用。Ben-Sira 等报道采用"覆盖植片"成功恢复了前房[118]。然而 Sommer[18] 怀疑这种方法是否代表了巨大进步,因为药物治疗常常可以恢复相似的前房,其是由于虹膜嵌顿塞住了角膜缺损。Singh 和 Malik[119] 认为通过穿透性角膜移植可以恢复有用的视力,但未提及随访时间。对于并不严重的病例使用大号环钻需要承担其手术后的风险。2003 年 Vajpayee 等进行了一项含 29 名幼童的研究,总结角膜移植治疗角膜软化,即使在不太可能的情况下角膜植片存活,但预后均为低视力[120]。对眼干燥症角膜穿孔采用羊膜移植联合口服补充维生素 A 是替代角膜移植的合理选择[121]。

其他营养缺乏症

维生素 B 缺乏症(核黄素)

各种动物研究报道核黄素缺乏引起角膜新生血管[122~124]。核黄素缺乏症大鼠杯状细胞和结膜上皮层数明显减少,补充足量核黄素后该现象可逆[125],但在人类中尚未发现相似病理改变的确切证据。尽管来自美国南部 Sydenstricker 等首次提出核黄素缺乏症的诊断体征是角膜周边充血和角膜新生血管[126],但限制饮食的志愿者实验未能重复上述结果[127,128],Sydenstricker 等[126] 发现的体征可能是先前研究中描述的角膜缘毛细血管丛中扩张的血管[21]。然而营养性弱视常常被报道出现在日本战俘营(prisoner-of-war,POW)的战俘中[129,130],其中有少量角膜问题的记录。印度西部的 Métivier 报道了一种"角膜上皮营养不良",由角膜灰白色斑点组成,他将其归结为维生素 B 缺乏症[131],而在一所军队医院治疗的战俘也发生了相似的病变[132]。

维生素 C

目前尚无明确证据表明其他维生素缺乏可导致角膜问题,尽管维生素 C(抗坏血酸)剥夺试验延长超过大约三个月后,一些受试者出现眼干燥症[133]。在动物研究中坏血酸豚鼠角膜受损后愈合欠佳[134]。抗坏血酸通过刺激成纤维细胞生成胶原促进愈合,且局部应用抗坏血酸盐能够降低碱烧伤引起的兔眼角膜溃疡穿孔的发生率[135-138]。尽管内源性输送至角膜的效率低于局部使用的效率,但通过循环中充足维生素 C 水平促进角膜愈合的观点仍是合理的。正常角膜中抗坏血酸盐浓度是房水中浓度的 14 倍,且有证据表明维生素 C 通过吸收 UV 辐射保护上皮基底[139]。在一项最近研究中,喂食豚鼠维生素 C 缺乏饮食发现来自 UVB 暴露的角膜损伤增加,表明抗坏血酸保护角膜基质免受 UVB 有害作用[140]。

其他营养素

动物研究显示剥夺单个氨基酸能够产生非特异角膜新生血管[21]。如前所述,延长锌剥夺在大鼠模型中可产生相似表现[141]。锌缺乏大鼠眼部表现为杯状细胞减少,眼表微绒毛和微皱褶发育不良和结膜维生素 C 水平降低[142]。镁缺乏大鼠也同样出现角膜改变,包括上皮微绒毛和微皱褶减少,上皮下基质沉积物和五角形或正方形内皮细胞[143],但尚无人体研究报道。如此高度人工饮食在人类临床实践中几乎不可能遇见,尽管一项研究声明在一组圆锥角膜患者中血清镁离子水平降低[144],但是差异不明显。

分散液化性角膜病

最后一种以营养为基础的疾病是分散液化性角膜病(discrete colliquative keratopathy,DCK)。1950 年 Blumenthal 首次描述为"营养不良性角结膜炎"[145],一种有点神秘色彩的疾病,仅仅在南非班图人中发现。常常与角膜软化症混淆,其不同之处在于角膜软化从内向外,最终以"安静眼"形成非溃疡性穿孔。患儿年龄常常较角膜软化症伴穿孔者稍大,且一般都是学龄前儿童,他们一般患有早期 PEM 而不是消瘦型 PEM。然而目前尚无明确证据表明分散液化性角膜病主要是营养性问题,且季节波动和年度波动表明其他未知因素可能发挥更重要的作用[21]。

总结

导致角膜盲最重要的营养性疾病是维生素 A 缺乏症。尽管关键在于眼科医生能够诊断和有效治疗角膜软化症,但更为重要的是眼科医生在高风险社区

7

指导工作中发挥的作用。维生素 A 缺乏症治疗费用不高,但令人痛心的常常是大众教育、胶囊、疫苗等社区基础设施的缺失。维生素 A 缺乏症常常主要与贫穷相关。遗憾的是维生素胶囊分配计划很大程度上是失败的,因为计划本质上不能自我维持。直到政策发生重大转变试图控制角膜软化症的根源时,我们才有可能只能在医学历史书籍中看到这种疾病。

（蔡岩 译　高晓唯 校）

参考文献

1. WHO. *Global prevalence of vitamin A deficiency in populations at risk 1995–2005. WHO Global Database on Vitamin A Deficiency*. Geneva: World Health Organization; 2009.
2. West KP Jr. Extent of vitamin A deficiency among preschool children and women of reproductive age. *J Nutr* 2002;**132**:2857S–66S.
3. Sommer A. Vitamin A, infectious disease, and childhood mortality: a 2 solution? *J Infect Dis* 1993;**167**(5):1003–7.
4. Sommer A. Xerophthalmia, keratomalacia and nutritional blindness. *Int Ophthalmol* 1990;**14**(3):195–9.
5. Buchanan NM, Atta HR, Crean GP, McColl KE. A case of eye disease due to dietary vitamin A deficiency in Glasgow. *Scott Med J* 1987;**32**(2):52–3.
6. Bors F, Fells P. Reversal of the complications of self-induced vitamin A deficiency. *Br J Ophthalmol* 1971;**55**:210–14.
7. Olver J. Keratomalacia on a 'healthy' diet. *Br J Ophthalmol* 1986;**70**(5):357–60.
8. Clark JH, Rhoden DK, Turner DS. Symptomatic vitamin A and D deficiencies in an eight-year-old with autism. *J Parenter Enteral Nutr* 1993;**17**(3):284–6.
9. Nicolai U, Rochels R. Bilateral severe keratomalacia after acute pancreatitis. *Cornea* 1993;**12**(2):171–3.
10. Suan EP, Bedrossian EH Jr, Eagle RC Jr, Laibson PR. Corneal perforation in patients with vitamin A deficiency in the United States. *Arch Ophthalmol* 1990;**108**(3):350–3.
11. Brooks HL Jr, Driebe WT Jr, Schemmer GG. Xerophthalmia and cystic fibrosis. *Arch Ophthalmol* 1990;**108**(3):354–7.
12. Raynor RJ, Tyrrell JC, Hiller EJ, et al. Night blindness and conjunctival xerosis caused by vitamin A deficiency in patients with cystic fibrosis. *Arch Dis Child* 1989;**64**(8):1151–6.
13. Tripathi RC, Tripathi BJ, Raja SC, Partamian LS. Iatrogenic ocular complications in patients after jejunoileal bypass surgery. *Int Surg* 1993;**78**(1):68–72.
14. Lee W, Hamilton S, Harris J, et al. Ocular complications of hypovitaminosis A after bariatric surgery. *Ophthalmology* 2005;**112**(6):1031–4.
15. Eckert M, Perry J, Sohn V, et al. Incidence of low vitamin A levels and ocular symptoms after Roux-en-Y gastric bypass. *Surg Obes Relat Dis* 2010;**6**(6):653–7.
16. Ettl A, Daxecker F. Xerophthalmia in liver cirrhosis. Correct diagnosis after 15 years. *Ophthalmologica* 1992;**204**(2):63–6.
17. Sommer A. *Field guide to detection and control of xerophthalmia*. Geneva: WHO; 1982.
18. Sommer A. *Nutritional blindness: xerophthalmia and keratomalacia*. New York: Oxford University Press; 1982.
19. Olsen JA, Vitamin A. In: *Nutrition reviews. Present knowledge in nutrition*. 5th ed. Washington, DC: The Nutrition Foundation; 1984.
20. Bendich A, Langseth L. Safety of vitamin A. *Am J Clin Nutr* 1989;**49**:358–71.
21. McLaren DS. *Nutritional ophthalmology*. 2nd ed. London: Academic Press; 1980.
22. Oomen HPAC. Hypovitaminosis A III. Clinical experience of hypovitaminosis A. *Fed Proc Fed Am Socs Exp Biol* 1958;**17**(Suppl. 2):111–28.
23. Wolf G. An historical note on the mode of administration of vitamin A for the cure of night blindness. *Am J Clin Nutr* 1978;**31**:290–2.
24. Mackenzie W. *A practical treatise on the diseases of the eye*. London: Longman, Ree, Orme, & Green; 1830.
25. Magendie F. *Ann Chim Phys 3:66 1816*. Cited in: McLaren DS. *Nutritional ophthalmology*. 2nd ed. London: Academic Press; 1980.
26. Wolbach SB, Howe PR. Tissue changes following deprivation of fat soluble A vitamin. *J Exp Med* 1925;**42**:753–78.
27. Bloch CE. Blindness and other diseases in children arising from deficient nutrition (lack of fat-soluble A factor). *Am J Dis Child* 1924;**27**:139–48.
28. Bloch CE. Further clinical investigations into the diseases arising in consequence of a deficiency in the fat-soluble A factor. *Am J Dis Child* 1924;**28**:659–67.
29. Hubbenet M. *Ann Oculist, Paris, 44:293*. Cited in: McLaren DS. *Nutritional ophthalmology*. 2nd ed. London: Academic Press; 1980.
30. Bitot C. *Sur une lesion conjonctivale non encore décrite, coincidant avec l'héméralopie, Gas Hebd Med Chir 10:284, 1863*. Cited in: McLaren DS. *Nutritional ophthalmology*. 2nd ed. London: Academic Press; 1980.
31. Control of vitamin A deficiency and xerophthalmia. Report of a joint WHO/USAID/UNICEF/HKI/IVACG meeting, Geneva, 1982 (WHO Technical Report Series, No. 672), World Health Organization.
32. Paton D, McLaren DS. Bitot's spots. *Am J Ophthalmol* 1960;**50**:568–74.
33. Rodger FC, Saiduzzafar H, Grover AD, FazalL A. A reappraisal of the ocular lesion known as Bitot's spots. *Br J Nutr* 1963;**17**:475–85.
34. Rao V, Friend J, Thoft RA, et al. Conjunctival goblet cells and mitotic rate in children with retinol deficiency and measles. *Arch Ophthalmol* 1987;**105**:378–80.
35. Schmidt H. Vitamin A deficiencies in ruminants. *Am J Vet Res* 1941;**2**:373–89.
36. Katz J, Zeger SL, West KP Jr, et al. Clustering of xerophthalmia within households and villages. *Int J Epidemiol* 1993;**22**(4):709–15.
37. Appelmans M, Lebas P, Missotten L. Vitamin A deficiency and its ocular manifestations. *Scalpel (Brux)* 1957;**110**:217–34.
38. Semba RD, Wirasasmita S, Natadisastra G, et al. Response of Bitot's spots in preschool children to vitamin A treatment. *Am J Ophthalmol* 1990;**110**(4):416–20.
39. Sommer A. Conjunctival appearance in corneal xerophthalmia. *Arch Ophthalmol* 1982;**100**:951–2.
40. Baum JL, Mishima S, Boruchoff A. On the nature of dellen. *Arch Ophthalmol* 1968;**79**:657–62.
41. Sommer A, Emran N. Tear production in vitamin A responsive xerophthalmia. *Am J Ophthalmol* 1982;**93**:84–7.
42. Sommer A, Green WR. Goblet cell response to vitamin A treatment for corneal xerophthalmia. *Am J Ophthalmol* 1982;**94**:213–15.
43. Tei M, Spurr-Michaud SJ, Tisdale AS, et al. Vitamin A deficiency alters the expression of mucin genes by the rat ocular surface epithelium. *Invest Ophthalmol Vis Sci* 2000;**41**:82–8.
44. Twining SS, Schulti DP, Zhou X, et al. Changes in rat corneal matrix metalloproteinases and serine proteinases under vitamin A deficiency. *Curr Eye Res* 1997;**16**:158–65.
45. Sommer A, Sugana T. Corneal xerophthalmia and keratomalacia. *Arch Ophthalmol* 1982;**100**:404–11.
46. Hayashi K, Cheng HM, Xiong J, et al. Metabolic changes in the cornea of vitamin A deficient rats. *Invest Ophthalmol Vis Sci* 1989;**30**(4):769–72.
47. Wiggert B, Bergsma DR, Helmsen RJ, et al. Retinol receptors in corneal epithelium, stroma, and endothelium. *Biochem Biophys Acta* 1977;**491**:104–13.
48. Shams NBK, Hanninen LA, Chaves HV, et al. Effect of vitamin A deficiency on the adhesion of rat corneal epithelium and the basement membrane complex. *Invest Ophthalmol Vis Sci* 1993;**34**(9):2646–54.
49. Pirie A, Werb Z, Burleigh M. Collagenase and other proteases in the cornea of the retinol deficient rat. *Br J Nutr* 1975;**34**:297–309.
50. Pirie A. Effect of vitamin A deficiency on cornea. *Trans Ophthalmol Soc UK* 1978;**98**:357–60.
51. Leonard MC, Maddison LK, Pirie A. A comparison between the enzymes in the cornea of the vitamin A deficient rat and those of rat leukocytes. *Exp Eye Res* 1981;**33**:479–95.
52. Shams NBK, Reddy CV, Watanabe K, et al. Increased interleukin-1 activity in the injured vitamin A deficient cornea. *Cornea* 1994;**13**(2):156–66.
53. Hayashi K, Frangieh G, Hanninen LA, et al. Stromal degradation in vitamin A deficient rat cornea, comparison of epithelial abrasion and stromal incision. *Cornea* 1990;**9**(3):254–65.
54. Haddox JL, Pfister RR, Daniel RL, et al. A new classification system predicting keratomalacia after trauma in vitamin A deficiency: sodium citrate does not prevent disease progression. *Cornea* 1997;**16**:472–9.
55. Sommer A, Green R, Kenyon KR. Clinicopathologic correlations in xerophthalmic ulceration and necrosis. *Arch Ophthalmol* 1982;**100**:953–63.
56. Valenton MT, Tan RV. Secondary ocular bacterial infection in hypovitaminosis A xerophthalmia. *Am J Ophthalmol* 1975;**80**(4):673–7.
57. Kuming BS, Politzer WM. Xerophthalmia and protein malnutrition in Bantu children. *Br J Opthalmol* 1967;**51**:649–65.
58. Pramhus C, Runyan TE, Lindberg RB. Ocular flora in the severely burned patient. *Arch Ophthalmol* 1978;**96**:1421–4.
59. Rogers NE, Bieri JG, McDaniel EG. Vitamin A deficiency in the germ-free rat. *Fed Proc Fed Am Socs Exp Biol* 1971;**30**:1773–8.
60. De Onis M, Monteiro C, Akre J, et al. The worldwide magnitude of protein-energy malnutrition: an overview from the WHO world database on child growth. Available at: <http://www.who.int/nutgrowthdb/publications/worldwide_magnitude/en/>.
61. Yap KT. Protein deficiency in keratomalacia. *Br J Ophthalmol* 1956;**40**:502–3.
62. Emiru VP. The cornea in kwashiorkor. *J Trop Pediatr* 1971;**17**:117–34.
63. Arroyave G, Wilson D, Mendez J, et al. Serum and liver vitamin A and lipids in children with severe protein malnutrition. *Am J Clin Nutr* 1961;**9**:180–5.
64. Smith FR, Goodman DS, Zaklama MS, et al. Serum vitamin A, retinol-

binding protein and prealbumin concentration in protein and calorie malnutrition. *Am J Clin Nutr* 1973;**26**:973–81.

65. Zaklama MS, Gabr MK, el Maraghy S, Patwardhan VN. Liver vitamin A in protein-calorie malnutrition. *Am J Clin Nutr* 1972;**25**:412–18.

66. Sommer A, Muhilal H. Nutritional factors in corneal xerophthalmia and keratomalacia. *Arch Ophthalmol* 1982;**100**:399–403.

67. Sommer A, Muhilal, Tarwotjo I, et al. Oral vs intramuscular vitamin A in the treatment of xerophthalmia. *Lancet* 1980;**1**:557–9.

68. Sommer A. Vitamin A, xerophthalmia and diarrhoea. *Lancet* 1980;**1**:1411–12.

69. Fujikawa A, Gong H, Amemiya T. Vitamin E prevents changes in cornea and conjunctiva due to vitamin A deficiency. *Graefe's Arch Clin Exp Ophthalmol* 2003;**241**:287–97.

70. Kanazawa S, Kitaoka T, Ueda Y, et al. Amemiya: interaction of zinc and vitamin A on the ocular surface. *Graefe's Arch Clin Exp Ophthalmol* 2002;**240**:1011–21.

71. D'Souza RM, D'Souza R. Vitamin A for the treatment of children with measles – a systematic review. *J Trop Ped* 2002;**48**:323–7.

72. Rosales FJ. Vitamin A supplementation of vitamin A deficient measles patients lowers the risk of measles-related pneumonia in Zambian children. *J Nutr* 2002;**132**:3700–3.

73. Semba RD. Overview of the potential role of vitamin A in the mother-to-child transmission of HIV-1. *Acta Paediatr Suppl* 1997;**421**:107–12.

74. Semba RD, Muhilal, Ward BJ, et al. Abnormal T-cell subset proportions in vitamin-A-deficient children. *Lancet* 1993;**341**:5–8.

75. Latham MC. Vitamin A and childhood mortality. *Lancet* 1993;**342**:5–8.

76. Bhandari N, Bhan MK, Sazawal S. Impact of massive dose of vitamin A given to preschool children with acute diarrhoea on subsequent respiratory and diarrhoeal morbidity. *Br Med J* 1994;**309**:1404–7.

77. Duke-Elder WS. *System of ophthalmology, vol. 8*. London: Kimpton; 1965 Part 1.

78. Blatz G. Hornhauteinschmelzung nach Masern. *Klin Monatsbl Augenheilkd* 1956;**129**:763–72.

79. Sandford-Smith JH, Whittle HC. Corneal ulceration following measles in Nigerian children. *Br J Ophthalmol* 1979;**63**:720–4.

80. Frederique G, Howard R, Boniuk V. Corneal ulcers in rubeola. *Am J Ophthalmol* 1969;**68**:996–1003.

81. BenEzra D, Chirambo MC. Incidence and causes of blindness among the under 5 age group in Malawi. *Br J Ophthalmol* 1977;**61**:154–7.

82. Trantas M. Complications oculaires rares de la rougéole. *Ann Oculist (Paris)* 1900;**123**:300.

83. Dekkers NWHM. *The cornea in measles*. The Hague: Junk; 1981.

84. Foster A, Sommer A. Corneal ulceration, measles, and childhood blindness in Tanzania. *Br J Ophthalmol* 1987;**71**:331–43.

85. Twining SS, Zhou X, Schulte DP, et al. Effect of vitamin A deficiency on the early response to experimental Pseudomonas keratitis. *Invest Ophthalmol Vis Sci* 1996;**37**:511–12.

86. Templeton AC. Generalised herpes simplex in malnourished children. *J Clin Pathol* 1970;**23**:24–30.

87. Moore T. *Vitamin A*. Amsterdam: Elsevier; 1957.

88. Thanangkul O, et al. Comparison of the effects of a single high dose of vitamin A given to mother and infant upon the plasma levels in the infant. Joint/WHO/USAID meeting on the control of vitamin A deficiency: priorities for research and action programmes, Jakarta, Indonesia (Nov 25–29, 1974).

89. Meulemans O, De Haas JH. Over het gehalte aan carotine en vitamine A van moedermeld in Batavia. *Geneesk Tijdschr Ned-Indiåe* 1936;**76**:1538–71.

90. Sherwin J, Reacher M, Dean W, et al. Epidemiology of vitamin A deficiency and xerophthalmia in at-risk populations. *Trans R Soc Trop Med Hyg* 2012;**106**(4):205–14.

91. Mahalanabis D. Breast feeding and vitamin A deficiency among children attending a diarrhoea treatment centre in Bangladesh: a case-control study. *Br Med J* 1991;**303**(6801):493–6.

92. West KP, Chirambo M, Katz J, Sommer A. Breast feeding, weaning patterns, and the risk of xerophthalmia in Southern Malawi. *Am J Clin Nutr* 1986;**44**(5):690–7.

93. Emran N, Sommer A. Lissamine green staining in the clinical diagnosis of xerophthalmia. *Arch Ophthalmol* 1979;**97**:2332–5.

94. Resnikoff S, Luzeau R, Filliard G, et al. Impression cytology with transfer in xerophthalmia and conjunctival diseases. *Int Ophthalmol* 1992;**16**(6):445–51.

95. Carlier C, Coste J, Etchepare M, Amédée-Manesme O. Conjunctival impression cytology with transfer as a field applicable indicator of vitamin A status for mass screening. *Int J Epidemiol* 1992;**21**(2):373–80.

96. Usha N, Sankaranarayanan A, Walia BN, Ganguly NK. Assessment of preclinical vitamin A deficiency in children with persistent diarrhoea. *J Paediatr Gastroenterol Nutr* 1991;**13**(2):168–75.

97. Keenum DG, Semba RD, Wirasasmita S, et al. Assessment of vitamin A status by a disk applicator for conjunctival impression cytology. *Arch Ophthalmol* 1990;**108**(10):1436–41.

98. Nelson JD. Impression cytology. *Cornea* 1988;**7**(1):71–81.

99. Wittpenn JR, Tseng SC, Sommer A. Detection of early xerophthalmia by impression cytology. *Arch Ophthalmol* 1986;**104**(2):237–9.

100. Chowdhury S, Kumar R, Ganguly NK, et al. Dynamics of conjunctival impression cytologic changes after vitamin A supplementation. *Br J Nutr* 1997;**77**:863–9.

101. Sommer A, Muhilal H. Tarwatjo I: Treatment of xerophthalmia. *Arch Ophthalmol* 1982;**100**:785–7.

102. Dibley MJ, Sadjimin T, Kjolhede CL. Impact of high dose vitamin A supplementation on incidence and duration of episodes of diarrhoea and acute respiratory infections in preschool Indonesian children. *FASEB J* 1992;**6**(Abstract 4923):A1787.

103. Standsfield SK, Pierre-Louis M, Lerebours G, Augustin A. Vitamin A supplementation and increased prevalence of childhood diarrhoea and acute respiratory infections. *Lancet* 1993;**342**:578–82.

104. Friedman A, Sklan D. Antigen-specific immune response impairment in the chick as influenced by dietary vitamin A. *J Nutr* 1989;**119**:790–5.

105. Friedman A, Meidovsky A, Leitner G, Sklan D. Decreased resistance and immune response to Escherichia coli in chicks with low and high intakes of vitamin A. *J Nutr* 1991;**121**:395–400.

106. Swaminathan MC, Susheela TP, Thimmayamma BVS. Field prophylactic trial with a single annual oral dose of vitamin A. *Am J Clin Nutr* 1970;**23**:119–22.

107. Humphrey JH, West KP Jr, Muhilal, et al. A priming dose of oral vitamin A given to preschool children may extend protection conferred by a subsequent large dose of vitamin A. *J Nutr* 1993;**123**(8):1363–9.

108. Bauernfeind JC. *The safe use of vitamin A: a report of the International Vitamin A Consultative Group*. Washington DC: The Nutrition Foundation; 1980.

109. Djunaedi E, Sommer A, Pandji A, et al. Impact of vitamin A supplementation on xerophthalmia. *Arch Ophthalmol* 1998;**106**:218–22.

110. Ash DM, Tatala SR, Frongillo EA, et al. Randomized efficacy trial of a micronutrient-fortified beverage in primary school children in Tanzania. *Am J Clin Nutr* 2003;**77**:891–8.

111. Fawzi WW, Herrera MG, Willett WC, et al. Vitamin A supplementation and dietary vitamin A in relation to the risk of xerophthalmia. *Am J Clin Nutr* 1993;**58**(3):385–91.

112. Ubel JL, Rismondo V, Edelhauser HF. Treatment of corneal xerophthalmia in rabbits with micromolar doses of topical retinoic acid. *Curr Eye Res* 1987;**6**(5):735–7.

113. Van Horn DL, DeCarlo JD, Schutten WH, Hyndiuk RA. Topical retinoic acid in the treatment of experimental xerophthalmia in the rabbit. *Arch Ophthalmol* 1981;**99**:317–21.

114. Johansen S, Heegaard S, Prause JU, et al. The healing effect of all-trans retinoic acid on epithelial corneal abrasions in rabbits. *Acta Ophthalmol Scand* 1998;**76**:401–4.

115. Wolf G. The molecular basis of the inhibition of collagenase by vitamin A. *Nutr Rev* 1992;**50**:292–7.

116. Kruse FE, Tseng SCG. Retinoic acid regulates clonal growth and differentiation of cultured limbal and peripheral corneal epithelium. *Invest Ophthalmol Vis Sci* 1994;**35**:2405–20.

117. Watanabe K, Frangieh G, Reddy CV, et al. Effect of fibronectin on corneal epithelial wound healing in the vitamin A deficient rat. *Invest Ophthalmol Vis Sci* 1991;**32**:2159–62.

118. Ben-Sira I, Ticho U, Yassur Y. Surgical treatment of active keratomalacia by covering graft. *Isr J Med Sci* 1972;**8**:1209–11.

119. Singh G, Malik SRK. Therapeutic penetrating keratoplasty in keratomalacia. *Br J Ophthalmol* 1973;**57**:638–40.

120. Vajpayee RB, Vanathi M, Tandon R, et al. Keratoplasty for keratomalacia in preschool children. *Br J Ophthamol* 2003;**87**:538–42.

121. Su WY, Chang SW, Huang SF. Amniotic membrane transplantation for corneal perforation related to vitamin A deficiency. *Ophthalm Surg Las Imag* 2003;**34**:140–4.

122. Day PL, Langston WC, O'Brien CS. Cataract and other ocular changes in vitamin G deficiency: experimental study on albino rats. *Am J Ophthalmol* 1931;**14**:1005–9.

123. Bessey OA, Wolbach SB. Vascularisation of the cornea of the rat in riboflavin deficiency, with a note on corneal vascularisation in vitamin A deficiency. *J Exp Med* 1939;**69**:1–12.

124. Bowles LL, Allen L, et al. The development and demonstration of corneal vascularisation in rats deficient in vitamin A and riboflavin. *J Nutr* 1946;**32**:19–35.

125. Takami Y, Gong H, Amemiya T. Riboflavin deficiency induces ocular surface damage. *Ophthalmic Res* 2004;**36**(3):156–65.

126. Sydenstricker VP, Sebrell WH, Cleckley HM, Kruse HD. The ocular manifestations of ariboflavinosis. *J Am Med Assoc* 1940;**114**:2437–45.

127. Gordon OE, Vail D. XVI Conc Ophthal Br Acta 1950;**2**:438.

128. Boehrer JJ, Stanford CE, Ryan E. Experimental riboflavin deficiency in man. *Am J Med Sci* 1943;**205**:544–9.

129. Ridley H. Ocular manifestations of malnutrition in released prisoners-of-war from Thailand. *Br J Ophthalmol* 1945;**29**:613–18.

130. Dansey-Browning GC, Rich WM. Ocular signs in the prisoner-of-war returned from the Far East. *Br Med J* 1946;**1**:20–1.

131. Métivier VM. Eye disease due to vitamin deficiency in Trinidad; tropical nutritional amblyopia; essential corneal epithelial dystrophy; conjunctival bleeding in newborn. *Am J Ophthalmol* 1941;**24**:1265–80.

132. Smith DA, Woodruff MFA. Deficiency diseases in Japanese prison camps.

Spec Rep Ser Med Res 1951;**274**:1–209.

133. Campbell FW, Ferguson ID. The role of ascorbic acid in corneal vascularisation. *Br J Ophthalmol* 1950;**34**:329–34.

134. Hood J, Hodges RE. Ocular lesions in scurvy. *Am J Clin Nutr* 1969;**22**:559–67.

135. Levinson RA, Paterson CA, Pfister RR. Ascorbic acid prevents corneal ulceration and perforation following experimental alkali burns. *Invest Ophthalmol Vis Sci* 1976;**15**:986.

136. Pfister RR, Paterson CA. Additional clinical and morphological observations on the favourable effect of ascorbate in experimental ocular alkali burns. *Invest Ophthalmol Vis Sci* 1977;**16**:478.

137. Pfister RR, Paterson CA, Spiers JW, Hayes SA. The efficacy of ascorbate treatment after severe experimental alkali burns depends on the route of administration. *Invest Ophthalmol Vis Sci* 1980;**19**:1526.

138. Pfister RR, Haddox JL, Yuille-Barr D. The combined effect of citrate/ascorbate treatment in alkali-injured rabbit eyes. *Cornea* 1991;**10**(2):100–4.

139. Brubaker RF, Bourne WM, Bachman LA, et al. Ascorbic acid content of human corneal epithelium. *Invest Ophthalmol Vis Sci* 2000;**41**:1681–3.

140. Hayes S, Cafaro TA, Boguslawaska PJ, et al. The effect of vitamin C deficiency and chronic ultraviolet-B exposure on corneal ultrastructure: a preliminary investigation. *Mol Vis* 2011;**17**:3107–15.

141. Leure-Dupree AE. Vascularisation of the rat cornea after prolonged zinc deficiency. *Anat Rec* 1986;**216**(1):27–32.

142. Gong H, Takami Y, Amemiya T, et al. Ocular surface in Zn-deficient rats. *ORL.* 2004;**36**(3):129–38.

143. Gong H, Takami Y, Kitaoka T, et al. Corneal changes in magnesium-deficient rats. *Cornea* 2003;**22**:448–56.

144. Thalasselis A, Taie HF, Etchepareborda J, Selim A. Keratoconus, magnesium deficiency, type A behavior, and allergy. *Am J Optom Physiol Opt* 1988;**65**(6):499–505.

145. Blumenthal CJ. Malnutritional keratoconjunctivitis disease of South African Bantu. *S Afr Med J* 1950;**24**:191–8.

7

第61章

血液病和血液恶性肿瘤

Mazen Y. Choulakian

对血液病和血液恶性肿瘤各种眼部表现的认识有助于对尚未出现明显全身临床症状又潜在危及生命的疾病的早期诊断和治疗,同时眼科医生对其继发性眼部表现的熟悉程度有助于向已经确诊疾病的患者提供额外的眼科咨询和护理。

血液学基础

血细胞生成起始于骨髓中的多能造血干细胞,其可以分化成骨髓祖细胞或淋巴祖细胞。骨髓细胞系包括红细胞、粒细胞(嗜碱性粒细胞、嗜酸性粒细胞和中性粒细胞)、单核细胞/巨噬细胞和血小板。淋巴细胞系由 T 淋巴细胞、B 淋巴细胞和自然杀伤细胞组成。淋巴细胞在胸腺和淋巴结中成熟和活化。这里需要强调 B 淋巴细胞分化为浆细胞产生抗体。

贫血

贫血定义为循环中红细胞(red blood cells,RBC)容量降低,采用红细胞计数、血红蛋白浓度或血细胞比容进行检测。大多数轻度贫血患者没有任何不适且对自身病情毫不知情。中度至重度贫血症状可能包括疲劳、乏力、心悸、心神不宁、运动耐量下降、头痛和偶有晕厥。

缺铁性贫血

估计全世界 15% 的人口患有缺铁性贫血[1],是最常见的贫血[2]。在美国男性患病率低于 1%,而女性患病率为 2%~5%[3]。成人缺铁的常见原因包括慢性失血(如胃肠道失血和月经)、吸收不良和饮食摄入不足。

全身表现

缺铁性贫血的特异性临床表现包括毛发干枯、勺状指(反甲)、食管狭窄引起的吞咽困难(Plummer-Vinson 综合征)、舌炎、口角炎和异食癖。缺铁性贫血通过实验室检查诊断,与下列异常实验室检查结果相关:血清铁水平降低、铁结合力升高、血清铁蛋白水平降低和血清转铁蛋白受体水平升高。在严重铁缺乏病例中外周血涂片表现为小细胞低色素的红细胞形态学改变。骨髓穿刺物普鲁士蓝染色显示巨噬细胞中铁减少且红细胞前体细胞中储存铁极少或消失。

眼科表现

缺铁性贫血特异性眼前节表现很少,严重的铁缺乏可能与蓝色巩膜相关[4]。下睑结膜苍白是筛选贫血的已知体征,但该方法敏感性差。相比而言,采用裂隙灯观察球结膜血管内不连续血液柱,该筛选方法容易且敏感性高[3]。随着贫血加重,血液柱中红细胞之间产生间隙的可能性增加。

珠蛋白生成障碍性贫血

珠蛋白生成障碍性贫血是一组遗传性溶血性贫血,其特点是血红蛋白的 α 链或 β 链合成存在缺陷,引起珠蛋白链合成失衡,继而在脾脏或骨髓中发生溶血。这一缺陷可出现在 β 基因的一个等位基因(轻型 β-珠蛋白生成障碍性贫血),β 基因的两个等位基因(重型 β- 珠蛋白生成障碍性贫血)或 α 基因(α- 珠蛋白生成障碍性贫血)。

全身表现

珠蛋白生成障碍性贫血临床表现极端多样,从无症状到重度贫血伴黄疸、性腺功能减退性侏儒病、病理性骨折和死亡。初步检查为血涂片检查,可能表现为嗜碱性点彩红细胞和异常形状红细胞。这些发现还需要通过血红蛋白电泳进一步确认,但只有用 DNA 分析识别出潜在突变才能确诊。

眼科表现

Gartaganis 等[5]检查了 52 名 β- 珠蛋白生成障碍性贫血患者的眼表,发现与对照组相比 β- 珠蛋白生成障碍性贫血患者泪膜破裂时间和泪液分泌量显著减少,进一步结膜细胞学检查发现 64% 的患者杯状细胞数量减少。β- 珠蛋白生成障碍性贫血其他眼部异常包括晶状体混浊、血管样条纹、视网膜色素上皮变性和视网膜血管异常[6]。目前尚不清楚这些眼部表现是继发于疾病本身还是继发于去铁草酰胺的治疗[7]。

镰状细胞病

镰状细胞病(sickle cell disease)是由 β- 珠蛋白基因突变使血红蛋白 S(HbS)代替血红蛋白 A(HbA)导致的疾病。当个体有两个 HbS 基因(纯合子,HbSS)或一个 HbS 基因和另一个突变的 β- 珠蛋白基因(复合杂合体,HbSC)时,个体就会发生镰状细胞病。当个体有一个 HbS 基因而另一个为正常 HbA 基因,则被称为具有镰状细胞特性(HbAS)。当 HbS 脱氧时,HbS 聚合并变成僵硬的结晶样棒状体。RBCs 中大量的 HbS 聚合物引起溶血和微血管阻塞,导致血管栓塞。

全身表现

除非极度缺氧或严重感染,HbAS 患者通常无症状。而 HbSS 和 HbSC 患者常常出现急性疾病,如感染、脾隔离症、血管栓塞危象和急性胸腔综合征,还可能伴有肾、肺和脑等器官的慢性损伤。镰状细胞病可通过 Hb 电泳及基因检测等方法诊断。

眼科表现

高达 33% 的镰状细胞病患者有眼部表现。视力损害常继发于镰状视网膜病变[8]。结膜血管的淤积和分节,也被称为"逗号征",是镰状细胞病的确诊体征[9],其血管看起来变短、孤立和变暗。自发性结膜下出血[10]和继发于缺血的节段性虹膜萎缩[11]也是潜在的眼前节表现。

白血病

白血病是以造血细胞异常克隆性增殖为特征的一类疾病。通常是未成熟细胞的异常克隆,其累积并导致正常造血细胞生成减少。全身表现包括贫血、出血和感染倾向增加。

白血病根据受累细胞类型(骨髓或淋巴)和异常细胞增殖速度(急性或慢性)进行分类。如果没有适当的诊断和治疗,白血病通常是致命的。

在尸检时 28%~80% 的白血病患者存在眼部受累[12]。一般来说,白血病眼部病变的主要表现是出血(主要是视网膜出血)和白血病组织浸润。无血管的角膜一般不发生白血病并发症。如果白血病细胞浸润眼前节和虹膜,相关症状和阳性体征可能包括视力下降、眼部不适、头痛、畏光、溢泪、结膜充血、房水中异常细胞、角膜内皮细小角膜后沉积物、前房积脓、虹膜灰黄变色、正常虹膜结构消失代之以胶样物质填充虹膜隐窝、自发性前房积血和青光眼。眼部可能是白血病复发的主要部位,因此对近期有白血病病史且发生葡萄膜炎的所有患者均可考虑进行前房穿刺术[13]。

急性白血病:急性髓系白血病

全身表现

急性髓系白血病(acute myeloid leukemia, AML)的定义是骨髓中母细胞超过 20%(正常低于 5%)。

任何来自髓系的未成熟细胞的异常克隆都可以引起 AML,如急性粒细胞白血病、急性早幼粒细胞白血病、急性髓单核细胞白血病、急性单核细胞白血病。AML 的发病率随年龄增长而增高,中位发病年龄为 65 岁。

急性粒细胞白血病患者通常有虚弱、出血和与感染相关的发热等前驱症状,一般体格检查可能发现淤点和胸骨压痛。器官浸润可能导致牙龈肥大、淋巴结病和肝脾大,也可累及性腺、皮肤和脑脊膜。

眼科表现

Allen 和 Straatsma[14]报道了 10 名急性髓系白血病患者中有 7 名患者眼部受累,就特异性眼前节表现而言,其中 3 名患者有结膜白血病浸润,5 名患者有巩膜和表层巩膜白血病浸润,无患者虹膜受累。结膜受累临床上表现为角膜缘周边表层球结膜轻微增厚,偶尔发展为角膜缘黄色或肉色胶样小结节。

急性髓系白血病患者罕有角膜异常。角膜环状浸润[15]、角膜缘基质浸润和虹膜炎[16]是 AML 的体征。

急性白血病:急性淋巴细胞白血病

全身表现

急性淋巴细胞白血病(acute lymphoblastic leukemia,ALL)是早期淋巴样前体细胞(B 细胞或 T 细胞)增殖的一类骨髓疾病。急性淋巴细胞白血病的临床表现与急性髓系白血病的临床表现相似(见前文),不同的是 ALL 中枢神经系统受累更为常见,且中枢神经系统是复发更为常见的部位。与 AML 相比,ALL 更多发生于儿童,75% 的 ALL 患者年龄在 2 岁至 10 岁之间,第二个发病高峰在 40 岁左右。

眼科表现

Ridgway 等[17]报道了 41 名急性淋巴细胞白血病伴眼部受累的患者,眼部表现包括视网膜出血和视神经、视网膜、虹膜或眼眶的白血病浸润,但所有患者均未发现角膜异常。临床偶见的虹膜浸润代表了睫状体和脉络膜持续受累。

急性淋巴细胞白血病可能累及结膜。白血病细胞浸润结膜固有层的各层,且倾向于沿着结膜血管集中分布[16]。还有类似于镰状细胞病中“逗号征”血管异常的结膜表现[18],被认为是继发于血液高黏度。

数个病例系列研究报道了 ALL 患者前房受累[12,19,20,21],体征包括虹膜炎和假性前房积脓。儿童自发性前房出血也应怀疑 ALL[22]。

慢性白血病:慢性髓系白血病

慢性髓系白血病(chronic myeloid leukemia,CML)也称慢性髓细胞性白血病、慢性粒细胞白血病,是由髓细胞系细胞过量增殖引起,如红细胞、嗜中性粒细胞、嗜酸性粒细胞、嗜碱性粒细胞、单核细胞 - 巨噬细胞和血小板。超过 90% 的 CML 患者骨髓细胞中存在特征性的费城染色体(Ph 染色体)。CML 占美国所有白血病病例的 20%,一般在 40~50 岁发病。

全身表现

慢性髓系白血病的病程可分为三期:慢性期、加速期和急变期。大多数患者处于慢性期,可能具有非特异性症状,如疲劳和体重减轻。近一半慢性期患者无症状,而是通过血常规检查诊断。实验室表现包括:白细胞增多(从 10 000/µl 到 500 000/µl)、贫血和血小板增加或减少。如果不治疗,慢性期患者可能进展为加速期和急变期,症状出现更为频繁:骨痛、头痛、发热、盗汗、早饱、左上腹疼痛或饱胀感。脾肿大是体格检查中最常见体征。1/3 急变期患者发展为 ALL,而 2/3 的急变期患者发展为 AML。实验室检查包括全血细胞计数、外周血涂片以及骨髓活检的分子和细胞遗传学研究。

眼科表现

一般来说,急性白血病眼部受累多于慢性白血病。已有 CML 患者中结膜、巩膜、表层巩膜和脉络膜白血病浸润的报道[14]。Lee 等[23]推测白血病浸润小梁网引起青光眼。很少认为患者全身性 CML 缓解过程中可能会出现孤立有症状的眼部白血病和有体征的急性前葡萄膜炎。房水细胞学检查可能发现母细胞[24]。罕见极端白细胞增多引起的高黏滞导致眼前节缺血[25]。

慢性白血病:慢性淋巴细胞白血病

慢性淋巴细胞白血病(chronic lymphocytic leukemia,CLL)以相对成熟的 B 淋巴细胞克隆增殖为特征,是最常见的白血病类型。其发病率随年龄增长而增高,中位发病年龄 65 岁,男性发病率是女性的两倍。淋巴细胞积聚在血液、骨髓、淋巴结、肝脏和脾脏。由于异常克隆取代正常 B 淋巴细胞,免疫球蛋白水平降低,导致体液免疫受损。

7

全身表现

25% 的 CLL 患者无症状,偶然通过实验室检查而诊断。部分患者可能诉意外的体重减轻、发热、盗汗或极度疲劳等症状。淋巴结病、脾肿大和肝肿大是体格检查中最常见的体征。随着病情发展,免疫失调可能导致自身免疫性溶血性贫血、低丙种球蛋白血症和中性粒细胞减少症。此外,患者更易发生革兰氏阴性细菌和疱疹病毒家族的全身性感染。

慢性淋巴细胞白血病是通过外周血涂片、骨髓检查和淋巴结活检确定诊断。

眼科表现

角膜是无血管的,所以慢性淋巴细胞白血病的特异性角膜表现少见,但已有角膜受累的散发病例报道。Eiferman 等[26] 报道了一名长期慢性淋巴细胞白血病病史的 83 岁女性患者,在其角膜植片完整上皮下可见大量浅表淡灰色圆形浸润,随后的角膜活检发现大量分化良好的淋巴细胞侵犯浅表角膜基质,全身检查发现肝脾大和骨髓浸润,作者强调这些浸润可能是急性白血病恶化的最初征兆。Aldave 等[27] 报道一例高铜血症而血浆铜蓝蛋白水平正常的 CLL 患者,其双眼角膜后弹力层出现铜质沉积。Moller 等[28] 描述了一名慢性淋巴细胞白血病患者由于血清冷球蛋白异常(IgG κ)引起双眼副蛋白结晶状角膜病变,角膜混浊为白色,位于角膜上皮层下方的浅表基质,分布于角膜中心和周边,作者将这些混浊比作颗粒状角膜营养不良。与其他白血病一样,眼部受累也可能包括局部组织浸润,例如巩膜、表层巩膜、眼眶、视神经、虹膜和眼外肌。

白血病的感染性并发症

白血病患者由于化学治疗或疾病进展引起中性粒细胞减少,导致易发生危及生命的机会性感染,包括各种病毒感染、细菌感染、真菌感染和原虫感染。后极部并发症最为常见,巨细胞病毒是侵犯视网膜的最常见病毒之一,单纯疱疹病毒、带状疱疹病毒和麻疹病毒同样可引起视网膜炎。假单胞菌性睑缘结膜炎引起的眶蜂窝织炎、白色念珠菌性视网膜炎和葡萄膜炎、曲霉菌性脉络膜炎和玻璃体炎也是这些免疫妥协宿主的常见感染[29]。其他累及眼部的病原体还包括毛霉菌、隐球菌和弓形虫[12]。

白血病治疗的眼部毒性

许多治疗白血病的化学药物可以引起眼部毒性。

二甲磺酸丁酯(白消安)引起后囊下白内障[30]。长春花新碱和长春花碱可引起动眼神经麻痹和角膜知觉减退[31]。阿糖胞苷的局部和全身给药可引起角膜上皮混浊和折光微囊[32]。CML 的一线治疗药物 - 伊马替尼(imatinib)可引起反复结膜下出血和高眼压症[33]。

同种异体造血干细胞移植可能会引起急性和慢性移植物抗宿主病,眼部表现包括干眼、假膜性结膜炎、眼睑外翻和葡萄膜炎[34]。

白血病的眼科诊断

无论白血病在实际情况中如何变化,白血病眼前节浸润的眼科诊断很大程度上依赖于临床高度怀疑以及对各种可能临床表现的了解。一般来说,根据受累部位的临床组织活检通常即可做出诊断,例如在 1 例急性髓系白血病患者中通过角膜刮片的细胞学分析即做出白血病诊断[15]。当眼前节表现以葡萄膜炎为主时,可通过房水穿刺抽液进行细胞学检查获得诊断。完善的眼科检查可能发现支持白血病诊断的其他特征,如白血病性视网膜病变(静脉扩张、出血和棉绒斑)、白血病浸润脉络膜(继发性视网膜色素上皮改变和 / 或浆液性视网膜脱离)、视盘水肿和 / 或视神经乳头直接浸润、脑神经受累引起的眼外肌麻痹和眼眶浸润(眼球突出、眼睑水肿、结膜水肿和疼痛)。

白血病的眼部治疗

眼部被认为是白血病充分全身性治疗后复发的"避难所",因为用于中枢神经系统预防治疗的颅脑放射不包括眼前节[19],且化学治疗药物在眼前节难以达到有效剂量[35]。由于眼前节受累并不常见,目前尚不能对不同治疗方式进行大规模研究。

一般提倡采用局部放射治疗控制眼前节白血病浸润,如虹膜浸润、葡萄膜炎和眼压升高[12]。视神经浸润伴视力下降是公认的眼科急症,需紧急给予 700~2000rads 的局部放射治疗[12]。局部糖皮质激素治疗和结膜下药物治疗(如氨甲蝶呤、阿糖胞苷、糖皮质激素)在上述病例中作用有限。任何白血病的眼部复发,都需要进行全身评估和治疗,因为眼部复发同时可能伴有脑膜白血病[17]。

布鲁顿无丙种球蛋白血症

布鲁顿无丙种球蛋白血症(Bruton Agammaglobulinemia),也称为布鲁顿低丙种球蛋白血症(Bruton hypogammaglobulinemia),是罕见的 X 连锁遗传病,其

7

特征是血液中缺乏成熟B淋巴细胞。这种原发性免疫缺陷综合征妨碍机体产生体液免疫,如不治疗,患者极易发生潜在致命的严重感染。经母体胎盘被动转运的抗体在婴儿出生后最初几个月为机体提供了保护,因此一般在男性的儿童早期才出现反复感染,尤其是有荚膜细菌的感染,如化脓性链球菌、流感嗜血杆菌或脑膜炎奈瑟菌。患者需接受终生免疫球蛋白治疗,必要时还需接受抗生素间断治疗。

布鲁顿无丙种球蛋白血症的眼部表现主要是免疫力改变引起的病变,包括感染性睑缘炎、结膜炎、角膜炎[36]和孤立性虹膜萎缩[37]。

浆细胞病

浆细胞病或恶病质是一组肿瘤综合征,其特征是产生完全或不完全单克隆免疫球蛋白的浆细胞的克隆性增殖。正常抗体由两条多肽重链(γ,α,μ,δ或ε)和两条多肽轻链(κ或λ)组成。大多数浆细胞病产生大量单一类型的完全免疫球蛋白,称之为M蛋白。尽管如此在某些浆细胞病中轻链生成过量而重链生成缺失,而在其他浆细胞病中重链生成量远多于轻链。

多发性骨髓瘤

多发性骨髓瘤(multiple myeloma,MM)定义为浆细胞单克隆的肿瘤性增殖,是最常见的浆细胞恶性肿瘤。诊断中位年龄为65岁,男性发病率高于女性。恶性浆细胞产生M蛋白,依据M蛋白性质不同,将多发性骨髓瘤分为不同类型,其中IgG型占50%,IgA型占20%,IgD型占2%,IgM型占0.5%和轻链型(本周蛋白血症)约占20%。另有5%骨髓瘤病例是非分泌型。

全身表现

MM的临床特征与肿瘤直接浸润组织和血浆蛋白异常有关。虚弱、疲劳和苍白继发于骨髓浸润和抑制引起的贫血或全血细胞减少。背痛、骨压痛和病理性骨折是继发于溶骨性病变的典型特征。此外,骨转换增强可能导致高血钙及由此产生的恶心、呕吐、意识错乱、多尿、烦渴和昏迷等。MM的其他并发症还可能包括肾衰竭、高黏滞综合征、淀粉样变性和神经系统疾病。

诊断MM的实验室检查包括全血细胞减少、血清钙升高、血清蛋白电泳的单克隆蛋白峰、本周蛋白尿以及骨髓穿刺活检浆细胞超过10%。

眼科表现

一般来说,眼部受累继发于骨髓瘤浸润眼内或眼周,或继发于血清和血液紊乱。已报道骨髓瘤累及几乎所有眼部结构,包括角膜(结晶状沉积和铜沉积、粗大的角膜神经)、结膜(结晶状沉积和血流淤积)、葡萄膜(蛋白质性睫状体扁平部囊肿、脉络膜肿瘤、视网膜脉络膜的浸润和破坏)、视网膜(视网膜下沉积物、由静脉扩张和视网膜出血构成的病变蛋白质性眼底)、巩膜(浸润)、视神经(浸润、视盘水肿)、泪腺(浸润)、泪囊(浸润)和眼眶(侵犯眶骨引起眼球突出和脑神经压迫)[38]。

自1958年Burki最初报道后,角膜基质内大量的、细小的、针尖样的、虹彩的、多色的结晶被认为是高丙种球蛋白血症的表现[39]。这些沉积物可出现在角膜各层(图61.1),并且可通过直接免疫荧光染色使

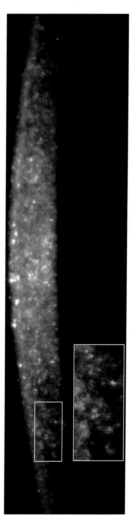

图61.1　多发性骨髓瘤角膜沉积物。此例中整个角膜基质都发现结晶物。插图显示不同大小的结晶物

免疫球蛋白染色呈阳性[40]。虽然大多数报道表明角膜沉积物对视力影响极小,但也有报道指出角膜沉积物导致视力下降到 0.05[41]。当全身情况控制良好时,穿透性角膜移植、板层角膜移植和准分子激光治疗性角膜切削术是恢复视力的有益选择[42,43]。然而,在控制不佳的多发性骨髓瘤病例中已有结晶样沉积物复发的报道[41]。多发性骨髓瘤患者角膜结晶状沉积物的确切发生率仍不清楚。角膜结晶的共聚焦显微镜检查表现为多个高反射球,而正常结构细节模糊不清[44],其已被用作监测多发性骨髓瘤全身治疗临床效果的工具。

其他作者描述了与多发性骨髓瘤相关的非结晶状角膜混浊,这种混浊似乎只累及角膜前部,角膜后 2/3 免于受累。Hill 和 Mulligan[45] 报道角膜周边部上皮下半透明沉积物,其与角膜缘之间有正常角膜组织分隔,而这些沉积物由类似于血清中副蛋白的 IgG-λ 副蛋白组成。Nakatsukasa 等[43]描述了一名 67 岁女性 MM 患者伴角膜上皮和前部基质弥漫性灰白色沉积物,行上皮切除及免疫组织病理检查发现存在单克隆 IgG。Beebe 等[41]描述了单克隆 IgG-κ 的双眼角膜沉积物,表现为角膜上皮深层和上皮下模糊灰白色"手指样"或"蜡烛滴样"局限性隆起,也可表现为蔓延至整个角膜前 1/3 基质的弥漫性非虹彩性颗粒样角膜雾状混浊。Chong 等[46] 报道一名 MM 患者存在涡状弥漫性金黄色上皮内微囊,结膜活检 IgG-κ 阳性,作者总结 MM 应被纳入角膜涡状营养不良的鉴别诊断。

另有报道发现骨髓瘤患者中存在中央角膜后弹力层铜沉积[47],与高钙血症相关的带状角膜病变[48]和粗大的角膜神经[49]。

结膜异常包括与角膜沉积物相似的结晶状沉积物,其被描述为球结膜上闪亮斑点的细小虹彩结晶体,睑结膜最少受累[50,51]。也有结膜血管淤积的报道[50]。

总之,多发性骨髓瘤中角膜和结膜结晶状沉积相对少见,引起副蛋白组织沉积的准确病理生理机制尚不清楚,可能包括局部组织因素,如角膜的温度、pH 值、水的转运机制以及角膜细胞外基质的各种成分[52]。有人提出免疫球蛋白片段可以通过泪膜进入角膜和结膜上皮,通过角膜缘血管系统进入角膜细胞,和通过房水进入内皮细胞[53]。由于 IgG 占所有单克隆丙种球蛋白病的 70%,并且与其他免疫球蛋白相比其在角膜内扩散性更强,所以 IgG 发生角膜副蛋白沉积的可能性更大[52]。

Waldenström 巨球蛋白血症

Waldenström 巨球蛋白血症,也称为原发性巨球蛋白血症,是由产生单克隆 IgM 副蛋白的 B 淋巴细胞恶性增殖引起的,该病发病率男性略微多于女性,诊断中位年龄为 64 岁。

全身表现

典型初始症状包括虚弱、疲劳和体重减轻。患者出血风险增加,尤其是鼻出血和牙龈出血。也可能出现反复感染、呼吸困难、心力衰竭和神经系统症状。由于血管内存在 IgM 增加了血液黏度,85% 的患者伴有高黏滞综合征,该综合征的临床特征包括头痛、嗜睡、稀释性贫血、眩晕、共济失调、脑卒中和出血倾向。Waldenström 巨球蛋白血症的实验室检查结果包括正常红细胞性贫血、骨髓检查时浆细胞样淋巴细胞和高水平 IgM。

眼科表现

Waldenström 巨球蛋白血症患者的主要眼部表现继发于血液高黏滞性,主要累及视网膜(静脉淤血、出血、视网膜水肿、渗出、分支或中央静脉阻塞和视盘水肿)[54]。结膜血管中红细胞淤积和分节[55]。某些病例中也可能存在角膜和结膜结晶[54],这些沉积物可出现在角膜各层(图 61.2)。其他散发报道指出眼前节表现还包括角结膜炎和巩膜炎[56]。Cordido 等[57]报道了一名局部治疗无效,而随后全身性化学治疗有效的原发性巨球蛋白血症伴严重干眼的患者。

意义未明的单克隆丙种球蛋白病

意义未明的单克隆丙种球蛋白病(monoclonal gammopathy of undetermined significance,MGUS),以前称为良性单克隆丙种球蛋白病,其特征是患者血清存在 M 蛋白,但缺乏多发性骨髓瘤、巨球蛋白血症、淋巴细胞增生性疾病或其他相关疾病的临床或实验室证据。当血清单克隆 M 蛋白浓度低于 30g/L,骨髓中浆细胞比例小于 10%,且缺乏浆细胞增殖异常引起的实验室检查异常,如高钙血症、肾衰竭、贫血和溶骨性病变即可诊断 MGUS。MGUS 在总人群中的发病率为 0.15%,发病率随年龄的增长而增高,在 70 岁以上人群中发病率接近 5%。

全身表现

MGUS 是一种无症状的疾病,一般偶然通过实验

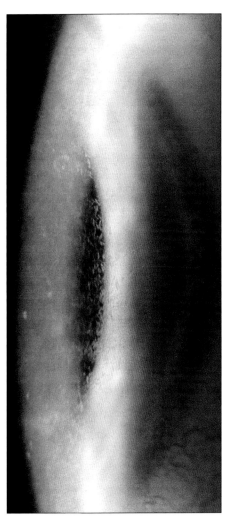

图 61.2　Waldenström 巨球蛋白血症中角膜沉积物。此例中结晶呈针状，位于基质全层

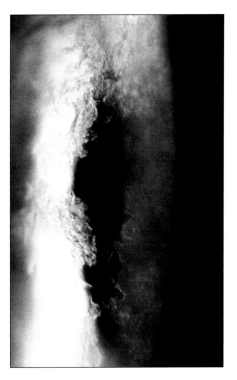

图 61.3　良性单克隆丙种球蛋白病角膜沉积物。此例中蛋白质沉积物位于角膜后弹力层前

室检查发现。由于其被认为是一种癌前病变，患者需要每年检查一次。恶性转化为多发性骨髓瘤或相关疾病的风险估计为每年 1%。一项研究表明随访 10年或更长时间后，241 例诊断为 MGUS 的患者中 19%发展为相关恶性肿瘤[58]。

眼科表现

由于基本病理生理相似，MGUS 的眼前节表现类似于其他浆细胞病。角膜沉积物(图 61.3)可以是折光、虹彩、灰白、黄色或灰褐色的点状混浊，且可出现在角膜各层[54]，可能分布于角膜的中央、中周或角膜缘旁。其他角膜表现包括非结晶状沉积物，如前弹力层灰白色条带[59]，弥漫性小浅灰色基质点[60]和格子样分支混浊[61]。与多发性骨髓瘤相似，MGUS 也可出现结膜血管的淤积[54]。

冷球蛋白血症

冷球蛋白血症是一组以血浆蛋白质遇冷沉淀(冷球蛋白)为特征的疾病。其分为三种类型：I 型(单克隆)，与多发性骨髓瘤、巨球蛋白血症或 MGUS 相关；II 型(混合单克隆和多克隆)与丙型肝炎相关；和III 型(多克隆)出现在慢性感染或自身免疫性疾病患者。

全身表现

冷球蛋白血症临床表现多变。部分患者可能完全无症状，而其他患者可能表现为与血管炎发展有关的症状和体征(雷诺现象、紫癜、网状青斑、皮肤溃疡)。其他全身表现包括发绀、关节疾病、肾脏损害和神经系统问题。应当针对潜在疾病进行治疗。

眼科表现

与其他高黏滞状态一样，冷球蛋白血症中视网膜血管疾病并不罕见。同样该病眼前节表现与其他免疫球蛋白沉积疾病的眼前节表现也相似，角膜结晶可见于浅表基质。此外也有非结晶状、凸起的胶样灰白色沉积物的报道[62]。

结晶状角膜病的鉴别诊断

一般来说，角膜结晶状沉积物可以分为几类：①脂质角膜病，如 Schnyder 角膜营养不良、Tangier 病、卵磷脂 - 胆固醇酰基转移酶缺乏症和家族性脂蛋白病；②蛋白质代谢紊乱，如酪氨酸血症、胱氨酸贮积症、高尿酸血症和痛风；③获得性免疫蛋白角膜病，包括多发性骨髓瘤、意义未明的单克隆丙种球蛋白病、Waldenström 巨球蛋白血症、冷球蛋白血症和类风湿关节炎；④感染性结晶状角膜病，包括由病毒、细菌和真菌引起的角膜病；⑤各种营养不良和代谢异常，如后部结晶状角膜营养不良、Bietti 角膜营养不良、钙沉积、卟啉病和草酸盐沉积症；⑥药物沉积，包括金质沉着病、氯丙嗪和氯喹沉积。结晶状沉积物的组织病理学分析、沉积物的临床表现以及针对性全身评估有助于潜在疾病的正确诊断。

（蔡岩　译　　高晓唯　校）

参考文献

1. Cook JD, Lynch SR. The liabilities of iron deficiency. *Blood* 1986;**68**:803.
2. DeLoughrey TG. Microcytic anemia. *N Engl J Med* 2014;**371**:1324.
3. Kent AR, Elsing SH, Hebert RL. Conjunctival vasculature in the assessment of anemia. *Ophthalmology* 2000;**107**(2):274–7.
4. Kalra L, Hamlyn AN, Jones BJM. Blue sclerae: a common sign of iron deficiency? *Lancet* 1986;**2**:1267.
5. Gartaganis SP, Georgakopoulos CD, Exarchou A, et al. Alterations in conjunctival cytology and tear film dysfunction in patients with B-Thalassemia. *Cornea* 2003;**22**(7):591–7.
6. Gartaganis S, Ismiridis K, Papageorgiou O, et al. Ocular abnormalities in patients with B thalassemia. *Am J Ophthalmol* 1989;**108**(6):699–703.
7. Rinaldi M, Della Corte M, Ruocco V, et al. Ocular involvement correlated with age in patients affected by major and intermedia beta-thalassemia treated or not with desferrioxamine. *Metabol Pediatr Syst Ophthalmol* 1993;**16**(1–2):23–5.
8. Nagpal KC, Goldberg MF, Rabb MF. Ocular manifestations of sickle hemoglobinopathies. *Surv Ophthalmol* 1977;**21**(5):391–411.
9. Paton D. The conjunctival sign of sickle-cell disease: Further observations. *Arch Ophthalmol* 1962;**68**:627–32.
10. Kaimbo KW. Epidemiology of traumatic and spontaneous subconjunctival haemorrhages in Congo. *Bull Soc Belge Ophtal* 2009;**311**:31–6.
11. Galinos S, Rabb MF, Goldberg MF, et al. Hemoglobin SC disease and iris atrophy. *Am J Ophthalmol* 1973;**75**(3):421–5.
12. Kincaid MC, Green WR. Ocular and orbital involvement in leukemia. *Surv Ophthalmol* 1983;**27**:211.
13. MacLean H, Clarke MP, Strong NP, et al. Primary ocular relapse in acute lymphoblastic leukemia. *Eye* 1996;**10**:719–22.
14. Allen RA, Straatsma BR. Ocular involvement in leukemia and allied disorders. *Arch Ophthalmol* 1961;**66**:68.
15. Wood WJ, Nicholson DH. Corneal ring ulcer as the presenting manifestation of acute monocytic leukemia. *Am J Ophthalmol* 1973;**76**:69.
16. Bhadresa GN. Changes in the anterior segment as a presenting feature in leukemia. *Br J Ophthalmol* 1971;**55**:133.
17. Ridgway EW, Jaffe N, Walton D. Leukemic ophthalmopathy in children. *Cancer* 1976;**38**:1744.
18. Swartz M, Jampol LM. Comma-shaped venular segments of conjunctiva in chronic granulocytic leukaemia. *Can J Ophthalmol* 1975;**10**:458–61.
19. Bunin N, Rivera G, Goode F, Hustu HO. Ocular relapse in the anterior chamber in childhood acute lymphoblastic leukemia. *J Clin Oncol* 1987;**5**:299.
20. Jankovic M, Masera G, Uderzo C, et al. Recurrences of isolated leukemic hypopyon in a child with acute lymphoblastic leukemia. *Cancer* 1986;**57**:380.
21. Gruenewald RL, Perry MC, Henry PH. Leukemic iritis with hypopyon. *Cancer* 1979;**44**:1511.
22. Hinzpeter EN, Knobel H, Freund J. Spontaneous haemophthalmus in leukaemia. *Ophthalmologica* 1978;**177**:224.
23. Lee MH, Park MY, Lee JY. Leukemic glaucoma in a patient with chronic myeloid leukemia treated by intracameral methotrexate. *Jpn J Ophthalmol* 2010;**54**:362–3.
24. Lipton JH, McGowan HD, Payne DG. Ocular masquerade syndrome in lymphoid blast crisis of chronic myeloid leukemia. *Leuk Lymph* 1995;**20**:161–3.
25. Cullis CM, Hines DR, Bullock JD. Anterior segment ischemia: classification and description in chronic myelogenous leukemia. *Ann Ophthalmol* 1979;**11**:1739.
26. Eiferman RA, Levartovsky S, Schulz JC. Leukemic corneal infiltrates. *Am J Ophthalmol* 1988;**105**:319.
27. Aldave AJ, King JA, Kim BT, et al. Corneal copper deposition associated with chronic lymphocytic leukemia. *Am J Ophthalmol* 2006;**142**:174–6.
28. Moller HU, Ehlers N, Bojsen-Moller M, Ridgway AE. Differential diagnosis between granular corneal dystrophy Groenouw type I and paraproteinemic crystalline keratopathy. *Acta Ophthalmol* 1993;**71**:552.
29. Sharma T, Grewal J, Gupta S, et al. Ophthalmic manifestations of acute leukemias: the ophthalmologist's role. *Eye* 2004;**18**:668.
30. Ravindranathan MP, Paul VJ, Kuriakose ET. Cataract after busulfan treatment. *Br J Med* 1972;**1**:218–19.
31. Albert DM, Wong VG, Henderson ES. Ocular complications of vincristine therapy. *Arch Ophthalmol* 1967;**78**:709–13.
32. Hopen G, Mondino BJ, Johnson BL, et al. Corneal toxicity with systemic cytarabine. *Am J Ophthalmol* 1981;**91**:500–4.
33. Breccia M, Gentilini F, Cannella L, et al. Ocular side effects in chronic myeloid leukemia patients treated with imatinib. *Leuk Res* 2008;**32**:1022–5.
34. Shikari H, Antin JH, Dana R. Ocular graft-versus-host disease: a review. *Surv Ophthalmol* 2013;**58**:233–51.
35. Ellis W, Little HL. Leukaemic infiltration of the optic nerve head. *Am J Ophthalmol* 1973;**75**:867–71.
36. Franklin RM, Winkelstein JA, Seto DS. Conjunctivitis and keratoconjunctivitis associated with primary immunodeficiency diseases. *Am J Ophthalmol* 1977;**84**:563–6.
37. Reisli I, Artac H, van der Burg M, et al. Iris atrophy in a patient with X-linked agammaglobulinemia. *Can J Ophthalmol* 2007;**42**:882.
38. Knapp AJ, Gartner S, Henkind P. Multiple myeloma and its ocular manifestations. *Surv Ophthalmol* 1987;**31**:343–51.
39. Burki E. Corneal changes in a case of multiple myeloma (plasmocytoma). *Ophthalmologica* 1958;**135**:565–72.
40. Klintworth GK, Bredehoeft SJ, Reed JW. Analysis of corneal crystalline deposits in multiple myeloma. *Am J Ophthalmol* 1978;**86**:303.
41. Beebe WE, Webster RG, Spencer WB. Atypical corneal manifestations of multiple myeloma. A clinical, histopathologic, and immunohistochemical report. *Cornea* 1989;**8**:274.
42. Font RL, Matoba AY, Prabhakaran VC. IgG-kappa immunoglobulin deposits involving the predescemetic region in a patient with multiple myeloma. *Cornea* 2006;**25**:1237–9.
43. Nakatsukasa M, Sotozono C, Tanioka H, et al. Diagnosis of multiple myeloma in a patient with atypical corneal findings. *Cornea* 2008;**27**:249–51.
44. Buerk BM, Tu E. Confocal microscopy in multipe myeloma crystalline keratopathy. *Cornea* 2002;**21**:619–20.
45. Hill JC, Mulligan GP. Subepithelial corneal deposits in IgGγ myeloma. *Br J Ophthalmol* 1989;**73**:552.
46. Chong EM, Campbell RJ, Bourne WM. Vortex keratopathy in a patient with multiple myeloma. *Cornea* 1997;**16**:592–4.
47. Silkiss RZ, Pomerleau D, Sorenson A, et al. Corneal cupremia in multiple myeloma: a clinicopathologic correlation. *Arch Ophthalmol* 2008;**126**:1005–6.
48. Wilson KS, Alexander S, Chisholm IA. Band keratopathy in hypercalcemia of myeloma. *Can Med Assoc J* 1982;**126**:1314.
49. Parghi CB, McKnight GT, Pflugfelder SC. Prominent corneal nerves in a patient with multiple myeloma. *Cornea* 2007;**26**:220–2.
50. Pinkerton RMH, Robertson DM. Corneal and conjunctival changes in dysproteinemia. *Invest Ophthalmol* 1969;**8**:357.
51. Aronson SB, Shaw R. Corneal crystals in multiple myeloma. *Arch Ophthalmol* 1959;**61**:541.
52. Henderson DW, Stirling JW, Lipsett J, et al. Paraproteinemic crystalloidal keratopathy: an ultrastructural study of two cases, including immuno-electron microscopy. *Ultrastruct Pathol* 1993;**17**:643.
53. Steuhl KP, Knorr M, Rohrbach JM, et al. Paraproteinemic corneal deposits in plasma cell myeloma. *Am J Ophthalmol* 1991;**111**:312.
54. Orellana J, Friedman AH. Ocular manifestations of multiple myeloma, Waldenström's macroglobulinemia and benign monoclonal gammopathy. *Surv Ophthalmol* 1981;**26**:161–4.
55. Ackerman AL. The ocular manifestations of Waldenström's macroglobulinemia and its treatment. *Arch Ophthalmol* 1962;**67**:702–7.
56. Rosenbaum JT, Becker MD. The tyranny of the anecdote: Waldenström's macroglobulinemia and scleritis. *Ocul Immunol Inflamm* 2000;**8**:111–13.
57. Cordido M, Fernandez-Lago C, Fernandez-Vigo J, et al. Dry eye in Waldenström's macroglobulinemia: improvement after systemic chemotherapy. *Cornea* 1995;**14**:210.

58. Kyle RA. "Benign" monoclonal gammopathy: a misnomer? *JAMA* 1984; **251**:1849.

59. Eiferman RA, Rodrigues MM. Unusual superficial stromal corneal deposits in IgG κ monoclonal gammopathy. *Arch Ophthalmol* 1980;**98**:78.

60. Cherry PMH, Scott JG. Corneal and conjunctival deposits in monoclonal gammopathy. *Can J Ophthalmol* 1983;**18**:142.

61. Kamal KM, Rayner SA, Chen MC, et al. Classic lattice corneal dystrophy associated with monoclonal gammopathy after exclusion of a TGFBI mutation. *Cornea* 2009;**28**:97–8.

62. Kremer I, Wright P, Merin S, et al. Corneal subepithelial monoclonal kappa IgG deposits in essential cryoglobulinaemia. *Br J Ophthalmol* 1989; **73**:669.

7

第62章

内分泌疾病和角膜

Mahshad Darvish-Zargar, Rebecca M. Bartow

关键概念

- 糖尿病影响角膜全层,包括形态学和生物化学两个方面。
- 与非糖尿病患者相比,糖尿病患者角膜上皮更易受损、反复糜烂和延迟愈合。
- 糖尿病改变角膜基质层的生物力学特性。
- 糖尿病患者的角膜内皮细胞多处于应激状态且储备能力下降。
- 以甲状旁腺功能减退为特征且伴角膜异常的综合征,包括自身免疫性多内分泌腺病综合征1型;Kenny-Caffey综合征1型;以及甲状旁腺功能减退-发育迟缓-畸形综合征。
- 甲状旁腺功能亢进症和相关高钙血症可导致结膜、角膜和前房钙沉积。
- Graves病的角膜表现包括暴露性角膜病变、干燥性角结膜炎和上方角膜缘角结膜炎。
- 早期诊断多发性内分泌瘤病2b的一个重要体征是粗大的角膜神经。

本章纲要

糖尿病
甲状旁腺疾病
甲状腺疾病
多发性内分泌瘤病

糖尿病

糖尿病是眼科医生最常遇到的内分泌疾病。糖尿病性眼前节病变的研究远不如糖尿病性视网膜病变的研究广泛。20世纪70年代前,糖尿病性眼前节改变包括结膜微动脉瘤、虹膜外翻、后弹力层皱褶发生率增加,以及角膜内皮、虹膜前表面和小梁网的色素沉积,而未注意到广泛的角膜病变[1]。20世纪70年代Schwartz[2]和Hyndiuk[3]注意到糖尿病患者角膜知觉减退且出现无菌性神经营养性角膜溃疡。玻璃体切除术的出现提高了对糖尿病角膜病变的重视程度,因为糖尿病患者在玻璃体切除术后出现角膜上皮愈合和基质水肿的问题增多[4-6]。此后研究聚焦于糖尿病患者角膜的生物化学和解剖的变化。

生物化学

既往对糖尿病角膜的生物化学研究检测了山梨醇通路的作用。在该通路中,葡萄糖通过醛糖还原酶还原生成山梨醇,进一步通过山梨醇脱氢酶氧化生成果糖。更多最近研究聚焦于能够改变细胞黏附和组织修复的因素,包括细胞外基质和基底膜黏附分子的变化[7~10]。

动物研究

许多研究者已经证实在各种动物模型中存在醛糖还原酶和山梨醇通路的副产物,如狗的角膜上皮和内皮[11],正常兔[12]和糖尿病兔[13]的角膜上皮以及大鼠的角膜内皮[14]。

进一步研究聚焦于醛糖还原酶抑制剂是否能够改善糖尿病动物的角膜上皮愈合问题。在一项研究中,当用醛糖还原酶抑制剂治疗动物时,角膜缺损再上皮化加快[15]。另一项研究比较采用和不采用醛糖还原酶抑制剂治疗糖尿病大鼠角膜的形态学变化[16],治疗组大鼠角膜上皮不仅愈合得更快且形成较厚的多层角膜上皮,而未治疗组大鼠形成不透明且不规则的角膜上皮。还有研究表明与对照组相比,醛糖还原酶抑制剂对糖尿病大鼠角膜内皮细胞无明显影响[17,18]。

尽管进行了这些研究,但山梨醇通路如何精确参与糖尿病角膜异常的问题仍未解决,与糖尿病诱发白内障形成不同,渗透压似乎并不重要[12,13]。此外并不是所有研究均证实糖尿病动物存在角膜上皮异常愈合[13]或发现足够高水平的山梨醇通路副产物从而导致角膜异常[19]。

已经在糖尿病猴角膜全层中发现一种异构化学物质,被称为糖基化终末产物(advanced glycation end products,AGEs)[20]。AGEs被认为是长期高血糖且叠加氧化应激的产物,其可引起多种蛋白质结构的改变,包括胶原纤维的交联[21]。

与对照组相比,称为基质金属蛋白酶的降解酶在糖尿病大鼠角膜上皮愈合过程中升高[22],提示在高糖条件下基质金属蛋白酶延缓了角膜上皮愈合。2型糖尿病大鼠(Goto-Kakizaki 大鼠)角膜上皮伤口愈合时,细胞因子和 Ki-67 阳性细胞增加[9,10],提示糖尿病引起角膜上皮细胞结构和增殖能力的变化。

人类研究

人类的生物化学研究罕见。糖尿病患者结膜及角膜的上皮和内皮均已发现醛糖还原酶[5,15,23]。醛糖还原酶抑制剂促进糖尿病患者角膜上皮愈合[24],其作用包括解决角膜上皮损伤愈合不良和减少反复糜烂。与正常人相比,糖尿病患者角膜上皮耗氧量降低[25]且角膜似乎不存在胰岛素[26]。

糖尿病患者角膜上皮细胞的研究集中于细胞外基质和基底膜的成分,研究发现基质金属蛋白酶和AGEs增加[27],上皮基底膜主要成分减少,包括巢蛋白(nidogen-1/entactin)、核纤层蛋白 -1、层粘连蛋白 -10和层粘连蛋白结合完整性[8,28],以及几种蛋白酶和生长因子异常表达[29]。

形态学

糖尿病动物模型包括大鼠、兔、狗和猴。大鼠已被广泛研究,角膜上皮变化包括钙沉积、上皮基底细胞变性和糖原颗粒增加[16,19]。毗邻基底膜的上皮细胞膜出现破裂[16],且半桥粒与基底膜之间相互作用异常[29]。角膜上皮下基底膜增厚,伴基底膜内折进入角膜上皮细胞层。角膜基质层中发现细胞质脂质空泡伴无定形物质沉积[30]。

由于施旺细胞基底膜不规则,角膜神经明显异常[31]。这些变化随着糖尿病病程增加而增加。糖尿病大鼠角膜内皮六角形细胞百分数降低且内皮细胞面积变异系数增加[17,18]。

兔是另一种常用的糖尿病角膜病变模型。除与大鼠相似的表现外[32],糖尿病兔较正常兔角膜上皮基底膜更易受损[33],而角膜内皮仅出现功能性改变,即应激后糖尿病兔角膜基质水合作用和角膜厚度均增加[34]。研究表明糖尿病狗角膜内皮改变明显,但不管糖尿病控制如何其角膜后弹力层无变化,然而与正常狗相比,糖尿病狗的角膜内皮细胞多形性和内皮细胞面积变异系数明显增加[35]。

对糖尿病患者的角膜形态学变化已有很多描述,尽管其病因尚不清楚。角膜上皮和基质的显微镜检查提供了许多解释角膜上皮细胞黏附不良临床表现的形态学改变。与糖尿病动物模型相似,糖尿病患者也存在不连续的增厚的多层基底膜[31,32,36-40]。角膜上皮基底和前弹力层容易成片从角膜基质脱落[34,40,41]。类似于锚状纤维的丝状结构存在,但不在其正常位置,且不能深深地穿透至角膜前基质[32,36,40]。糖尿病患者半桥粒数量少于对照组[31,32,36]。糖尿病患者角膜基质变化与糖尿病动物模型角膜基质变化相似,由细胞质脂质空泡伴细胞旁无定形物质沉积构成。另外在靠近后弹力层的角膜基质处发现粗细不同的长间距胶原纤维[30]。糖尿病患者中央角膜上皮神经密度降低,并且在角膜基质水平存在许多神经回路,有人提出增厚的基底膜阻碍了角膜神经的正常穿透[42]。

与对照组相比,角膜上皮显微镜显示糖尿病患者角膜上皮存在许多不规则异常:细胞排列更不规则[31,32],细胞面积变异更大,伴大小细胞比例倒置[31]。

糖尿病患者结膜表现为毛细血管基底膜增厚和许多胶原样原纤维[43]。糖尿病患者神经表现为施旺细胞基底层不规则,但神经密度正常[31]。

与非糖尿病患者相比,糖尿病患者角膜内皮细胞多形性和内皮细胞面积变异系数明显增加[44-46]。大多数研究发现角膜厚度的基线增加[41,47,48],但并非所有研究均有此发现[44]。这些形态学研究结果与角膜渗透性特征的变化是一致的。糖尿病患者角膜有更多自发荧光[49];与正常人相比,糖尿病患者应激后角膜变薄更慢[32]。

相关临床

1974 年 Schwartz 注意到与年龄和性别匹配的对照组相比糖尿病患者的角膜知觉减退[2]。1977 年 Hyndiuk 报道角膜知觉减退的一个可能结果是无菌性神经营养性角膜溃疡[3]。

自从这些初步报道之后,人们注意到机械刺激、化学刺激和热刺激均能够使角膜知觉减退[50]。虽然角膜知觉减退程度似乎与糖尿病视网膜病变程度相关[12,51],但其也会在无视网膜病变情况下发生或先于视网膜病变发生[52]。角膜知觉减退可能是糖尿病多发性神经病变的一部分,且与周围神经病变密切相关[53]。角膜知觉减退的其他相关因素可能包括年龄、糖尿病类型和糖尿病病程[53,54]。临床上,这些变化与玻璃体切除术后角膜上皮愈合相关[5,36],且与佩戴角膜接触镜更密切相关[54]。针对糖尿病视网膜病变的视网膜激光光凝术使角膜神经病变加重[50],可能是由于损伤了睫状神经。

糖尿病患者泪膜也存在异常。泪液减少,且泪液减少者中有 23% 存在角膜知觉减退。此外糖尿病患者泪液中葡萄糖水平升高。糖尿病患者干眼症状加重与糖尿病视网膜病变的严重程度相关[55]。糖尿病患者泪液脂质层、泪膜破裂时间、泪液量和印迹细胞学检查均存在异常[56~58]。

糖尿病患者更易发生角膜上皮损伤和角膜上皮愈合问题,这些问题随着玻璃体切除术的出现首先被引起重视。在玻璃体切除术时糖尿病患者角膜上皮混浊,常常需要在手术中刮除角膜上皮[45],且术后角膜上皮愈合问题明显增多,包括擦伤愈合缓慢、表层点状角膜炎和反复上皮糜烂[4~6]。

尽管玻璃体切除术的最新技术改进解决了许多术后角膜上皮问题,但一些学者质疑此问题是愈合缓慢还是上皮黏附异常[59,60],角膜上皮成片脱落且粘连复合物异常的形态学发现支持后一观点。而山梨醇通路的作用尚不明确,因为手术时刮除的角膜上皮中存在山梨醇通路的副产物,且醛糖还原酶抑制剂治疗能够促进角膜上皮愈合[24]。

角膜上皮异常还包括角膜渗透性增加,其更常见于麻醉后[61],且与视网膜病变严重程度相关[62]。角膜渗透性增加的基础尚不清楚,推测可能继发于紧密连接异常或生物化学变化。

当考虑糖尿病患者的屈光手术时,必须重视角膜上皮的脆弱性。准分子激光原位角膜磨镶术(laser-assisted in situ keratomileusis,LASIK)后的角膜上皮相关并发症,糖尿病患者发生率为 47%,而对照组发生率仅为 6.9%,且糖尿病患者较正常人的总体屈光结果偏差[63],但对于血糖严格控制、无眼部并发症和全身并发症的糖尿病患者来说 LASIK 是安全的[64]。

尽管糖尿病患者角膜内皮的平均细胞密度与对照组相比无差异[65],但存在内皮功能障碍的迹象,考虑到糖尿病患者角膜内皮细胞形态异常,这些发现并不意外。与年龄匹配的无患病对照组相比,糖尿病患者角膜较厚[66],这似乎与糖尿病视网膜病变相

关[67~69],而与空腹血糖水平、激光治疗、糖尿病病程和胰岛素剂量无关[48,70]。

手术应激后糖尿病患者角膜内皮细胞变化多样。尽管糖尿病患者玻璃体切除术后角膜内皮细胞数量与其他人相比没有减少,但角膜基质肿胀时间较长[69,71]。白内障摘除术对糖尿病患者角膜内皮屏障功能和细胞密度的影响尚不清楚,一些研究显示没有影响[62,72],而更多最近研究表明术后角膜内皮细胞密度[73]以及中央角膜厚度和内皮细胞密度发生改变[74,75]。比较闭眼佩戴角膜接触镜后角膜水肿的恢复情况,糖尿病患者与对照组相比角膜水肿程度相似,但糖尿病患者角膜水肿恢复需要更长时间[14]。

最近技术进步已经实现角膜韧性和阻尼容量相关生物力学特性的在体测量。研究表明糖尿病和非糖尿病患者之间存在差异,但这些研究对确切差异存在不同看法[76~78]。与年龄匹配的非糖尿患者相比,糖尿病患者的角膜胶原交联数量增加[79],这些交联可能以相同于核黄素和紫外线 A 的方式影响角膜的生物力学特性。几项研究发现糖尿病可能对圆锥角膜进展起保护作用[21,80,81],但另外的研究发现糖尿病可能是圆锥角膜进展的危险因素[82,83]。

甲状旁腺疾病

甲状旁腺通过促进骨骼中钙和磷的释放,增加肾小管对钙的重吸收,和增加肾脏中磷的排出从而调节钙代谢。引起甲状旁腺功能减退和甲状旁腺功能亢进的疾病与眼前节表现相关。

甲状旁腺功能减退

已知以甲状旁腺功能减退为特征伴角膜异常的两种综合征。第一种是自身免疫性多内分泌腺病综合征 1 型(autoimmune polyendocrinopathy syndrome,type 1,APS1),以下三个特征必须具备两个才能诊断此隐性疾病:Addison 病、甲状旁腺功能减退和慢性黏膜皮肤念珠菌病。黏膜皮肤念珠菌病平均发病年龄为 5 岁,甲状旁腺功能减退平均发病年龄为 9 岁,Addison 病平均发病年龄为 14 岁[84]。患者可能还有慢性活动性肝炎、恶性贫血、自身免疫性甲状腺疾病、胰岛素依赖性糖尿病、白癜风、性腺衰竭和脱发,或其他器官衰竭。男女患病比例约为 1∶1.35。该疾病是常染色体隐性遗传,是位于 21q22.3 处的自身免疫调节基因(autoimmune regulator gene,AIRE)突变引起[85,86]。

1962 年 Gass 首次描述了 APS1 的眼部表现,

此后更多病例被报道[84,87]。眼部异常发生率为25%~50%，平均发病年龄为5.75岁，发病年龄范围2~9岁。患者通常表现为眼睑痉挛、畏光和视力降低。外眼表现包括假性上睑下垂、结膜充血和浅表角膜血管化，通常以上方角膜浅表角膜血管化最为明显。一些患者角膜有类似于结膜小泡或前基质瘢痕的凸起结节样混浊。虽然角膜病变具有自限性，但有些病例进展为明显的角膜瘢痕。Shah等认为角膜缘干细胞缺乏是导致上述表现的原因，并且报道了一例行角膜缘干细胞移植而成功恢复视力的病例[88]。

第二种是由同一基因突变引起的一组综合征。Kenny-Caffey综合征1型（Kenny-Caffey syndrome，KCS1）和甲状旁腺功能减退-发育迟缓-畸形综合征（hypoparathyroidism-retardation-dysmorphism syndrome，HRD或Sanjad-Sakati综合征）均有角膜异常表现。两者均为罕见的常染色体隐性遗传病，主要见于阿拉伯半岛，由位于1q42.3的微管蛋白折叠辅因子E（tubulin folding cofactor E，TBCE）基因突变引起。HRD的特点是先天性甲状旁腺功能减退、产前发育迟缓、智力发育迟缓、癫痫和面部畸形。KCS1与HRD表现相似，区别在于KCS1患者智力正常、出生后发育迟缓和巨头畸形[89,90]。

KCS1的角膜和眼前节异常包括小眼球和角膜钙沉积物，沉积物最常出现于角膜上皮、中层基质和内皮，而后弹力层和上皮基底膜缺如[91]。HRD患者也存在钙沉积，一些病例表现为完全角膜瘢痕[92]。HRD的其他眼前节特征包括先天性白内障以及淡蓝色巩膜[92,93]。

甲状旁腺功能亢进

钙水平的调节依赖于甲状旁腺激素的分泌，它是由血清钙水平决定的。低血清钙水平促进甲状旁腺激素形成，而高血清钙水平抑制甲状旁腺激素形成。原发性或继发性甲状旁腺功能亢进或其他伴有钙吸收增加的疾病均可引起眼前节改变。钙沉积的部位似乎取决于高钙血症的病因。

高钙血症的眼部表现多样，且可能是高钙血症最早的体征[94]，表现包括从仅有显微证据的钙沉积[95,96]到出现临床症状异物感[95,97,98]。结膜改变不如角膜改变均一，包括结膜浅表结晶状沉积物或白色斑块（图62.1），沉积物通常位于结膜血管表层，且被结膜覆盖[99]。角膜改变较结膜改变更为特异，尽管病因不同，但眼科文献中对带状角膜病变的描述相似。钙沉积物位于睑裂区浅表角膜，呈浅灰色，从3

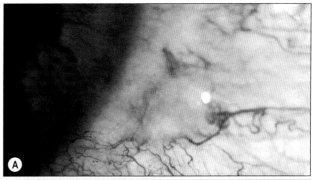
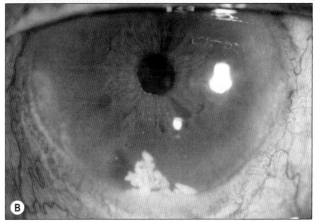

图62.1 肾功能不全患者眼前节表现。（A）结膜钙化斑。（B）周边角膜带状角膜病变，角膜缘周边充血，角膜水肿，前房内多发性羟基磷灰石结晶

点和9点位角膜缘开始，呈同心圆分布。钙化通常在周边角膜更密集，并且消退通常也更集中。较深的角膜基质则不受影响。

在甲状旁腺功能无亢进或血清钙水平升高的情况下也可能发生钙沉积。钙沉积可以出现在肾功能不全和钙磷乘积大于等于70的患者[99,100]。结膜和角膜表现如前所述。一些肾衰竭患者还会出现继发于结膜内钙结晶的结膜刺激症状，如眼红和异物感。也有报道在慢性肾功能不全患者前房中存在钙结晶[101]，在这种情况下，由于机械创伤、眼内炎症、角膜水肿和角膜炎症可能引起角膜内皮细胞损失。肾移植可以减少结膜和角膜的钙沉积，而没必要一定肾透析[84,98~100,102]。还可以通过前房冲洗除去前房结晶以及局部使用糖皮质激素减轻炎症[101]。

根据钙异常的病因不同，钙沉积的显微证据也各不相同。原发性和继发性甲状旁腺功能亢进的显微研究表明在结膜上皮和固有层、角膜、前部巩膜、色素上皮、虹膜突、睫状肌和睫状突钙染色阳性[95]。在角膜和结膜上皮的基底细胞中钙沉积尤为明显，尤其是细胞核内。角膜基质细胞和角膜内皮细胞中也有钙

沉积,而前弹力层和后弹力层通常钙染色阴性。

这些患者的电子显微镜显示细胞内针样结晶。结晶在角膜上皮的基底细胞中明显,最多见于细胞核内。X 射线衍射研究显示结晶结构与羟基磷灰石相同[95]。

继发于肾衰竭的钙沉积的组织学变化与甲状旁腺功能亢进不同。继发于肾衰竭的钙沉积在结膜和角膜的上皮和上皮下层[99,103]。与甲状旁腺功能亢进病例不同,肾衰竭患者钙可以沉积在前弹力层内,且细胞内和细胞外均有钙沉积。电子显微镜显示这些沉积物为具有致密电子核心和外周的球形或卵形[95,96],倾向于形成大的聚集体,而不是更小的结晶。

钙羟基磷灰石的大聚集体在睑裂区的沉积似乎继发于局部 pH 变化。当二氧化碳从眼表蒸发时,眼表组织 pH 下降,为钙磷盐沉积提供了理想的环境。

如果钙沉积影响视力或产生刺激症状,可采用 Golan 等[104]描述的乙二胺四乙酸钠(ethylene diamine tetra-acetic acid,EDTA)除去。眼局部麻醉后,EDTA 溶液点眼,钙沉积通常可以用浸泡 EDTA 的棉签擦拭除去或用巩膜隧道刀轻轻地刮除。

准分子激光治疗性角膜切削术(excimer laser phototherapeutic keratectomy,PTK)是另一种可能的治疗方式,但是当钙沉积物不规则引起眼表极不规则时则必须小心,因为激光不能区分正常角膜基质和钙沉积,PTK 后屈光变化的结果也各不相同,近视偏移和远视偏移均有报道[105]。由于 PTK 对带状角膜病变复发没有任何改善,并且通常机器成本高,因此 EDTA 螯合是明智的初始治疗方式[105]。

甲状腺疾病

甲状腺功能亢进症是眼科医生遇到的继糖尿病之后最常见的内分泌疾病,尤其是 Graves 病。单纯甲状腺功能亢进症眼部表现通常很少,而 Graves 病眼部表现从细微改变到视力损害各不相同。Graves 病表现多样,诊断相当困难,这与人们的预料相同。

Graves 病是一种特殊类型的甲状腺功能亢进症,包括毒性弥漫性甲状腺肿、眼病和浸润性皮肤病变。它是免疫调节性疾病或自身免疫性疾病;循环甲状腺刺激性抗体的存在和当患者甲状腺功能恢复正常后眼病仍常常进展的表现支持这一假设。偶有患者首次治疗时可能甲状腺功能正常。患者通常有甲状腺功能亢进症状,包括胃口好但体重减轻、失眠、紧张、心悸和腹泻。女性患病较男性患病多,发病年龄一般

为 40~60 岁,通常总甲状腺素和游离甲状腺素(T4)水平升高即可确定诊断。

Graves 病眼前节表现由多种因素引起。眼睑退缩普遍,发生率可高达 92%;眼球突出也很常见,发生率 34%~94%[106]。眼睑退缩和眼球突出的联合作用能够导致角膜暴露,是最常见的眼前节异常,患者常有沙粒感、畏光和流泪的主诉[107]。患者还通常出现下方的结膜充血和点状角膜病变(图 62.2A)。孟加拉红染色阳性通常是角膜暴露相关体征的首发表

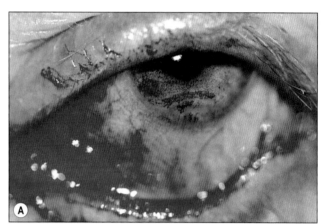

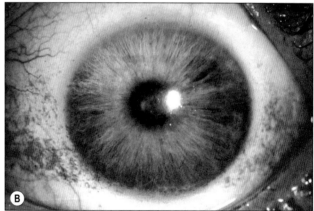

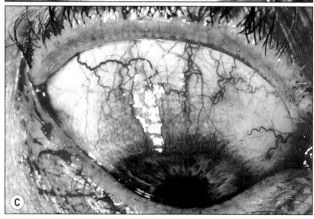

图 62.2 Graves 病眼表孟加拉红染色。(A)眼球暴露引起下方着色。(B)干眼引起睑裂区着色。(C)上方角膜缘角结膜炎引起上方角膜和结膜着色

现[108]。尤其需要注意夜间睑裂闭合不全,应在患者睡眠时观察。不良卫生习惯导致无意识眼表接触同样能够加重眼表刺激症状[109]。

角膜暴露治疗不足能够引起角膜溃疡和视力受损。眼表破坏与眼眶病程度相关。Khalil 等[110]发现即使在裂隙灯检查缺乏角膜变化的情况下也会存在角膜上皮通透性增加,且通透性增加与眼球突出程度之间呈正相关。另外泪液渗透压随睑裂宽度的增加而增高[107]。研究还表明泪液成分可能异常,特别是泪液蛋白水平升高,这可能与泪腺内浸润有关[111]。眼表破坏程度与继发于泪腺破坏的泪液生成减少和眼表炎症呈独立相关[112,113]。上述改变能够产生通常局限于睑裂区组织的弥漫性点状角膜病变(图62.2B),但是所有这些表现也能存在于没有角膜暴露临床证据的患者。

Graves 病还与上方角膜缘角结膜炎(superior limbic keratoconjunctivitis,SLK)相关。虽然确切病因尚不清楚,有人假设是由于眼睑过紧和眼球突出对上方角膜缘区域的机械刺激引起[109,114]。Kadrmas 等报道 65% 的 SLK 患者有甲状腺疾病或 Graves 病的证据[115]。SLK 典型表现为上睑结膜和上方球结膜的炎症,孟加拉红染色或丽丝胺绿染色上方角膜和结膜呈点状着染(图 62.2C)。

角膜病变的治疗取决于暴露的严重程度。中度暴露常常可以用润滑剂治疗,特别注意夜间睑裂闭合不全的可能。更持久的暴露可能需要眼睑手术治疗,包括睑裂缝合和眼睑退缩矫正术。更严重眼球突出继发的角膜暴露一般还伴有视神经损伤,应采取各种措施控制病情,包括药物治疗、放射治疗和眶减压术。

多发性内分泌瘤病

多发性内分泌瘤病(multiple endocrine neoplasia,MEN)是指一组由神经嵴起源器官的增生或恶性肿瘤组成的家族性疾病。这类综合征是常染色体显性遗传,具有高外显率且基因表达多变。虽然经典描述为多发性内分泌瘤病 1(MEN 1)和多发性内分泌瘤病 2a 和 2b(MEN 2a 和 MEN 2b),但后两者通过鉴别目前被认为是两种独立的临床疾病,尽管 MEN 2a 和 MEN 2b 均与 10 号染色体基因病变相关[116]。

MEN 1,或称 Werner 综合征,包括脑垂体、甲状旁腺和胰腺胰岛细胞的变化。异常基因定位于 11 号染色体的小块区域[117]。主要眼科表现是垂体肿瘤引起的视野缺损。

MEN 2a,或称 Sipple 综合征,是由甲状腺髓样癌、嗜铬细胞瘤和甲状旁腺瘤组成的一种家族性疾病。该病属于常染色体显性遗传,异常基因定位于 10 号染色体[118]。

MEN 2b(或 MEN 3)通常称为多发性黏膜神经瘤综合征[119]。该综合征的显著特征是甲状腺髓样癌、嗜铬细胞瘤、黏膜神经瘤和肠神经节瘤。MEN 2b 也是常染色体显性遗传,异常基因定位于 10 号染色体,并且由 RET(rearranged during transfection)原癌基因缺陷引起[120]。但是引起 MEN 2a 和 MEN 2b 的基因病变不同,并且无基因等位性[116]。

MEN 2a 或 MEN 2b 的诊断取决于家族史。尽管这些疾病可能以零星方式存在,但它们一般为常染色体显性遗传且也累及 RET 原癌基因[120]。95% 的 MEN 2b 病例是由单个点突变引起,即密码子 918 中甲硫氨酸被苏氨酸代替[120,121]。实验室检查通常针对性检测两项:降钙素水平升高是甲状腺髓样癌的体征之一;香草基扁桃酸水平提示嗜铬细胞瘤。如果怀疑该病,但个体降钙素水平无显著升高,则可通过输注钙、胰高血糖素或五肽促胃泌素的激发试验提高诊断率。

MEN 典型眼部表现仅出现在 MEN 2b,主要表现为透明角膜基质中粗大的角膜神经[122,123]。粗大的角膜神经被认为存在于所有病例,因此是一个重要的早期诊断体征(图 62.3)。其他疾病情况下角膜神经可见时,角膜神经通常不太粗大(框 62.1),可以根据临床体征排除这些疾病[124]。

框 62.1　角膜神经可见性增加的疾病
Fuchs 角膜营养不良
圆锥角膜
鱼鳞病
后部多形性营养不良
麻风
Refsum 综合征
神经纤维瘤病
MEN 2a
MEN 2b

MEN 2b 其他眼部表现包括结膜神经瘤(87%)、眼睑神经瘤(80%)、干眼(67%)和粗大的角膜缘周边血管(40%)[122,123],不常见眼部表现有眉毛粗大、瞳孔受损扩大、泪点异位和虹膜神经粗大。

MEN 2b 眼部病理学已得到很好描述[123]。变

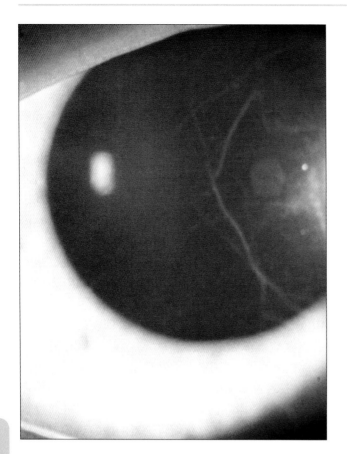

图 62.3 MEN 2b 患者粗大的角膜神经

粗的结膜神经包含大量施旺细胞和部分有髓鞘轴突；结膜神经瘤由施旺细胞和少髓鞘轴突构成的分离团块组成；角膜神经由施旺细胞和无髓鞘神经纤维组成；在睫状体、虹膜、前睫状肌和葡萄膜小梁网中发现由有髓鞘纤维和无髓鞘纤维混合构成的粗大神经。

这些综合征中粗大神经的病理生理学尚不清楚，但只有患病家族成员有粗大的角膜神经。Kinoshita等[118]推测角膜发育过程中出现异常神经，基因缺陷导致神经嵴起源器官的异常引起 MEN 2a 和 MEN 2b 支持这一观点。

（蔡岩 译 高晓唯 校）

参考文献

1. Armaly MF, Baloglou PJ. Diabetes mellitus and the eye: I. Changes in the anterior segment. *Arch Ophthalmol* 1967;**77**(4):485–92.
2. Schwartz DE. Corneal sensitivity in diabetics. *Arch Ophthalmol* 1974;**91**(3):174–8.
3. Hyndiuk RA, Kazarian EL, Schultz R, et al. Neurotrophic corneal ulcers in diabetes mellitus. *Arch Ophthalmol* 1977;**95**(12):2193–6.
4. Brightbill FS, Myers FL, Bresnick GH. Postvitrectomy keratopathy. *Am J Ophthalmol* 1978;**85**(5):651–5.
5. Foulks GN, Thoft RA, Perry HD, et al. Factors related to corneal epithelial complications after closed vitrectomy in diabetics. *Arch Ophthalmol* 1979;**97**(6):1076–8.
6. Perry HD, Foulks GN, Thoft RA, et al. Corneal complications after closed vitrectomy through the pars plana. *Arch Ophthalmol* 1978;**96**(8):1401–3.
7. Saghizadeh M, Brown DJ, Castellon R, et al. Overexpression of matrix metalloproteinase-10 and matrix metalloproteinase-3 in human diabetic corneas: a possible mechanism of basement membrane and integrin alterations. *Am J Pathol* 2001;**158**(2):723–34.
8. Ljubimov AV, Huang Z-S, Huang GH, et al. Human corneal epithelial basement membrane and integrin alterations in diabetes and diabetic retinopathy. *J Histochem Cytochem* 1998;**46**(9):1033–41.
9. Wakuta M, Morishige N, Chikama T-I, et al. Delayed wound closure and phenotypic changes in corneal epithelium of the spontaneously diabetic Goto-Kakizaki rat. *Invest Ophthalmol Vis Sci* 2007;**48**(2):590–6.
10. Chikama T-I, Wakuta M, Liu Y, et al. Deviated mechanism of wound healing in diabetic corneas. *Cornea* 2007;**26**:S75–81.
11. Kern TS, Engerman RL. Distribution of aldose reductase in ocular tissues. *Exp Eye Res* 1981;**33**(2):175–82.
12. Friend J, Snip RC, Kiorpes TC, et al. Insulin sensitivity and sorbitol production of the normal rabbit corneal epithelium in vitro. *Invest Ophthalmol Vis Sci* 1980;**19**(8):913–19.
13. Friend J, Kiorpes TC, Thoft RA. Diabetes mellitus and the rabbit corneal epithelium. *Invest Ophthalmol Vis Sci* 1981;**21**(2):317–21.
14. Ludvigson MA, Sorenson RL. Immunohistochemical localization of aldose reductase: II. Rat eye and kidney. *Diabetes* 1980;**29**(4):450–9.
15. Kinoshita JH, Fukushi S, Kador P, et al. Aldose reductase in diabetic complications of the eye. *Metabolism* 1979;**28**(4):462–9.
16. Fukushi S, Merola L, Tanaka M, et al. Reepithelialization of denuded corneas in diabetic rats. *Exp Eye Res* 1980;**31**(5):611–21.
17. Matsuda M, Awata T, Ohashi Y, et al. The effects of aldose reductase inhibitor on the corneal endothelial morphology in diabetic rats. *Curr Eye Res* 1987;**6**(2):391–7.
18. Meyer LA, Ubels JL, Edelhauser HF. Corneal endothelial morphology in the rat. Effects of aging, diabetes, and topical aldose reductase inhibitor treatment. *Invest Ophthalmol Vis Sci* 1988;**29**(6):940–8.
19. Friend J, Ishii Y, Thoft R. Corneal epithelial changes in diabetic rats. *Ophthalmic Res* 1982;**14**(4):269–78.
20. Zou C, Wang S, Huang F, et al. Advanced glycation end products and ultrastructural changes in corneas of long-term streptozotocin-induced diabetic monkeys. *Cornea* 2012;**31**(12):1455–9.
21. Naderan M, Naderan M, Rezagholizadeh F, et al. Association between diabetes and keratoconus: a case-control study. *Cornea* 2014;**33**(12):1271–3.
22. Takahashi H, Akiba K, Noguchi T, et al. Matrix metalloproteinase activity is enhanced during corneal wound repair in high glucose condition. *Curr Eye Res* 2000;**21**(2):608–15.
23. Akagi Y, Yajima Y, Kador P, et al. Localization of aldose reductase in the human eye. *Diabetes* 1984;**33**(6):562–6.
24. Ohashi Y, Matsuda M, Hosotani H, et al. Aldose reductase inhibitor (CT-112) eyedrops for diabetic corneal epitheliopathy. *Am J Ophthalmol* 1988;**105**(3):233–8.
25. Rubinstein M, Parrish S, Vernon S. Corneal epithelial oxygen uptake rate in diabetes mellitus. *Eye (Lond)* 1990;**4**(5):757–9.
26. Larsen HW, Werner AU. Immunohistological studies on human diabetic and non-diabetic eyes. II. Autoradiography using I-125-labelled insulin and application of histochemical procedures. *Acta Ophthalmol* 1969;**47**(4):956–71.
27. Kaji Y, Usui T, Oshika T, et al. Advanced glycation end products in diabetic corneas. *Invest Ophthalmol Vis Sci* 2000;**41**(2):362–8.
28. Ljubimov AV, Burgeson RE, Butkowski RJ, et al. Basement membrane abnormalities in human eyes with diabetic retinopathy. *J Histochem Cytochem* 1996;**44**(12):1469–79.
29. Azar DT, Spurr-Michaud SJ, Tisdale AS, et al. Altered epithelial-basement membrane interactions in diabetic corneas. *Arch Ophthalmol* 1992;**110**(4):537–40.
30. Ishii Y, Lahav M, Mukai Y. Corneal changes in diabetic patients and streptozotocin diabetic rats: an ultrastructural correlation. *Invest Ophthalmol Vis Sci* 1981;**20**(Suppl.):154.
31. Rao GN. Diabetic keratopathy. *Cornea* 1987;**6**(2):156.
32. Azar DT, Gipson IK. Repair of the corneal epithelial adhesion structures following keratectomy wounds in diabetic rabbits. *Acta Ophthalmol Suppl* 1989;**192**:72–9.
33. Hatchell DL, Magolan JJ Jr, Besson MJ, et al. Damage to the epithelial basement membrane in the corneas of diabetic rabbits. *Arch Ophthalmol* 1983;**101**(3):469–71.
34. Herse PR. Corneal hydration control in normal and alloxan-induced diabetic rabbits. *Invest Ophthalmol Vis Sci* 1990;**31**(11):2205–13.
35. Yee RW, Matsuda M, Kern TS, et al. Corneal endothelial changes in diabetic dogs. *Curr Eye Res* 1985;**4**(7):759–66.
36. Tabatabay CA, Bumbacher M, Baumgartner B, et al. Reduced number of hemidesmosomes in the corneal epithelium of diabetics with proliferative vitreoretinopathy. *Graefes Arch Clin Exp Ophthalmol* 1988;**226**(4):389–92.
37. Azar DT, Spurr-Michaud SJ, Tisdale AS, et al. Decreased penetration of anchoring fibrils into the diabetic stroma: a morphometric analysis. *Arch Ophthalmol* 1989;**107**(10):1520–3.
38. Taylor HR, Kimsey RA. Corneal epithelial basement membrane changes in diabetes. *Invest Ophthalmol Vis Sci* 1981;**20**(4):548–53.
39. Kenyon K, Wafai Z, Michels R, et al. Corneal basement membrane abnormality in diabetes mellitus. *Invest Ophthalmol Vis Sci* 1978;**17**(ARVO

Suppl.):245.

40. Tsubota K, Chiba K, Shimazaki J. Corneal epithelium in diabetic patients. *Cornea* 1991;**10**(2):156–60.

41. Busted N, Olsen T, Schmitz O. Clinical observations on the corneal thickness and the corneal endothelium in diabetes mellitus. *Br J Ophthalmol* 1981;**65**(10):687–90.

42. He J, Bazan HE. Mapping the nerve architecture of diabetic human corneas. *Ophthalmology* 2012;**119**(5):956–64.

43. Kern P, Regnault F, Robert L. Biochemical and ultrastructural study of human diabetic conjunctiva. *Biomedicine* 1976;**24**(1):32–9.

44. Keoleian GM, Pach JM, Hodge DO, et al. Structural and functional studies of the corneal endothelium in diabetes mellitus. *Am J Ophthalmol* 1992;**113**(1):64–70.

45. Schultz RO, Matsuda M, Yee RW, et al. Corneal endothelial changes in type I and type II diabetes mellitus. *Am J Ophthalmol* 1984;**98**(4):401–10.

46. Itoi M, Nakamura T, Mizobe K, et al. Specular microscopic studies of the corneal endothelia of Japanese diabetics. *Cornea* 1988;**8**(1):2–6.

47. Lee J, Oum B, Choi H, et al. Differences in corneal thickness and corneal endothelium related to duration in diabetes. *Eye (Lond)* 2006;**20**(3):315–18.

48. Pierro L, Brancato R, Zaganelli E. Correlation of corneal thickness with blood glucose control in diabetes mellitus. *Acta Ophthalmol* 1993;**71**(2):169–72.

49. Stolwijk TR, van Best JA, Boot JP, et al. Corneal autofluorescence in diabetic and penetrating keratoplasty patients as measured by fluorophotometry. *Exp Eye Res* 1990;**51**(4):403–9.

50. Neira-Zalentein W, Holopainen JM, Tervo TM, et al. Corneal sensitivity in diabetic patients subjected to retinal laser photocoagulation. *Invest Ophthalmol Vis Sci* 2011;**52**(8):6043–9.

51. Rogell GD. Corneal hypesthesia and retinopathy in diabetes mellitus. *Ophthalmology* 1980;**87**(3):229–33.

52. Bitirgen G, Ozkagnici A, Malik RA, et al. Corneal nerve fibre damage precedes diabetic retinopathy in patients with type 2 diabetes mellitus. *Diabet Med* 2014;**31**(4):431–8.

53. Tavakoli M, Kallinikos PA, Efron N, et al. Corneal sensitivity is reduced and relates to the severity of neuropathy in patients with diabetes. *Diabetes Care* 2007;**30**(7):1895–7.

54. Schultz RO, Peters MA, Sobocinski K, et al. Diabetic keratopathy as a manifestation of peripheral neuropathy. *Am J Ophthalmol* 1983;**96**(3):368–71.

55. Nepp J, Abela C, Polzer I, et al. Is there a correlation between severity of diabetic retinopathy and keratoconjunctivitis sicca? *Cornea* 2000;**19**(4):487–91.

56. Inoue K, Kato S, Ohara C, et al. Ocular and systemic factors relevant to diabetic keratoepitheliopathy. *Cornea* 2001;**20**(8):798–801.

57. Dogru M, Katakami C, Inoue M. Tear function and ocular surface changes in noninsulin-dependent diabetes mellitus. *Ophthalmology* 2001;**108**(3):586–92.

58. Najafi L, Malek M, Valojerdi AE, et al. Dry eye and its correlation to diabetes microvascular complications in people with type 2 diabetes mellitus. *J Diabetes Complications* 2013;**27**(5):459–62.

59. Snip R, Thoft R, Tolentino F, editors. *Epithelial healing rates of the normal and diabetic human cornea*. Investigative Ophthalmology & Visual Science. Philadelphia: Lippincott-Raven; 1979.

60. Snip RC, Thoft RA, Tolentino FI. Similar epithelial healing rates of the corneas of diabetic and nondiabetic patients. *Am J Ophthalmol* 1980;**90**(4):463–8.

61. Stolwijk T, Van Best J, Boor J, et al. Corneal epithelial barrier function after oxybuprocaine provocation in diabetics. *Invest Ophthalmol Vis Sci* 1990;**31**(3):436–9.

62. Göbbels M, Spitznas M, Oldendoerp J. Impairment of corneal epithelial barrier function in diabetics. *Graefes Arch Clin Exp Ophthalmol* 1989;**227**(2):142–4.

63. Fraunfelder FW, Rich LF. Laser-assisted in situ keratomileusis complications in diabetes mellitus. *Cornea* 2002;**21**(3):246–8.

64. Simpson RG, Moshirfar M, Edmonds JN, et al. Laser in-situ keratomileusis in patients with diabetes mellitus: a review of the literature. *Clin Ophthalmol* 2012;**6**:1665.

65. Shetlar DJ, Bourne WM, Campbell RJ. Morphologic evaluation of Descemet's membrane and corneal endothelium in diabetes mellitus. *Ophthalmology* 1989;**96**(2):247–50.

66. Olsen T, Busted N, Schmitz O. Corneal thickness in diabetes mellitus. *Lancet* 1980;**315**(8173):883.

67. Matsuda M, Ohguro N, Ishimoto I, et al. Relationship of corneal endothelial morphology to diabetic retinopathy, duration of diabetes and glycemic control. *Jpn J Ophthalmol* 1989;**34**(1):53–6.

68. Aaberg TM. Correlation between corneal endothelial morphology and function. *Am J Ophthalmol* 1984;**98**(4):510–12.

69. Friberg TR, Doran DL, Lazenby FL. The effect of vitreous and retinal surgery on corneal endothelial cell density. *Ophthalmology* 1984;**91**(10):1166–9.

70. Olsen T, Busted N. Corneal thickness in eyes with diabetic and nondiabetic neovascularisation. *Br J Ophthalmol* 1981;**65**(10):691–3.

71. Diddie KR, Schanzlin DJ. Specular microscopy in pars plana vitrectomy. *Arch Ophthalmol* 1983;**101**(3):408–9.

72. Furuse N, Hayasaka S, Yamamoto Y, et al. Corneal endothelial changes after posterior chamber intraocular lens implantation in patients with or without diabetes mellitus. *Br J Ophthalmol* 1990;**74**(5):258–60.

73. Hugod M, Storr-Paulsen A, Norregaard JC, et al. Corneal endothelial cell changes associated with cataract surgery in patients with type 2 diabetes mellitus. *Cornea* 2011;**30**(7):749–53.

74. Morikubo S, Takamura Y, Kubo E, et al. Corneal changes after small-incision cataract surgery in patients with diabetes mellitus. *Arch Ophthalmol* 2004;**122**(7):966–9.

75. Mathew PT, David S, Thomas N. Endothelial cell loss and central corneal thickness in patients with and without diabetes after manual small incision cataract surgery. *Cornea* 2011;**30**(4):424–8.

76. Goldich Y, Barkana Y, Gerber Y, et al. Effect of diabetes mellitus on biomechanical parameters of the cornea. *J Cataract Refract Surg* 2009;**35**(4):715–19.

77. Kotecha A, Oddone F, Sinapis C, et al. Corneal biomechanical characteristics in patients with diabetes mellitus. *J Cataract Refract Surg* 2010;**36**(11):1822–8.

78. Şahin A, Bayer A, Özge G, et al. Corneal biomechanical changes in diabetes mellitus and their influence on intraocular pressure measurements. *Invest Ophthalmol Vis Sci* 2009;**50**(10):4597–604.

79. Sady C, Khosrof S, Nagaraj R. Advanced Maillard reaction and crosslinking of corneal collagen in diabetes. *Biochem Biophys Res Commun* 1995;**214**(3):793–7.

80. Kuo IC, Broman A, Pirouzmanesh A, et al. Is there an association between diabetes and keratoconus? *Ophthalmology* 2006;**113**(2):184–90.

81. Seiler T, Huhle S, Spoerl E, et al. Manifest diabetes and keratoconus: a retrospective case-control study. *Graefes Arch Clin Exp Ophthalmol* 2000;**238**(10):822–5.

82. Kosker M, Rapuano CJ. Association between diabetes and keratoconus: a case-control study. *Cornea* 2015;**34**(6):e17.

83. Kosker M, Suri K, Hammersmith KM, et al. Another look at the association between diabetes and keratoconus. *Cornea* 2014;**33**(8):774–9.

84. Wagman RD, Kazdan JJ, Kooh SW, et al. Keratitis associated with the multiple endocrine deficiency, autoimmune disease, and candidiasis syndrome. *Am J Ophthalmol* 1987;**103**(4):569–75.

85. Aaltonen I, Bjorses P, Sandkuijl L, et al. An autosomal locus causing autoimmune disease: autoimmune polyglandular disease type I assigned to chromosome 21. *Nat Genet* 1994;**8**(1):83–7.

86. Pearce SH, Cheetham T, Imrie H, et al. A common and recurrent 13-bp deletion in the autoimmune regulator gene in British kindreds with autoimmune polyendocrinopathy type 1. *Am J Hum Genet* 1998;**63**(6):1675–84.

87. Traboulsi EI, Azar DT, Jarudi N, et al. Ocular findings in the candidiasis-endocrinopathy syndrome. *Am J Ophthalmol* 1985;**99**(4):486–7.

88. Shah M, Holland E, Chan CC. Resolution of autoimmune polyglandular syndrome-associated keratopathy with keratolimbal stem cell transplantation: case report and historical literature review. *Cornea* 2007;**26**(5):632–5.

89. Sanjad SA, Sakati NA, Abu-Osba YK, et al. A new syndrome of congenital hypoparathyroidism, severe growth failure, and dysmorphic features. *Arch Dis Child* 1991;**66**(2):193–6.

90. Parvari R, Hershkovitz E, Grossman N, et al. Mutation of TBCE causes hypoparathyroidism-retardation-dysmorphism and autosomal recessive Kenny-Caffey syndrome. *Nat Genet* 2002;**32**(3):448–52.

91. Boynton JR, Pheasant TR, Johnson BL, et al. Ocular findings in Kenny's syndrome. *Arch Ophthalmol* 1979;**97**(5):896–900.

92. Khan AO, Al-Assiri A, Al-Mesfer S. Ophthalmic features of hypoparathyroidism-retardation-dysmorphism. *J AAPOS* 2007;**11**(3):288–90.

93. Kumar KJ, Kumar HCK, Manjunath VG, et al. Hypoparathyroidism-retardation-dysmorphism syndrome. *Indian J Hum Genet* 2013;**19**(3):363.

94. Porter R, Crombie A. Corneal calcification as a presenting and diagnostic sign in hyperparathyroidism. *Br J Ophthalmol* 1973;**57**(9):665.

95. Berkow JW, Fine BS, Zimmerman LE. Unusual ocular calcification in hyperparathyroidism. *Am J Ophthalmol* 1968;**66**(5):812–24.

96. Jensen O. Ocular calcifications in primary hyperparathyroidism. *Acta Ophthalmol* 1975;**53**(2):173–86.

97. Cogan DG, Albright F, Bartter FC. Hypercalcemia and band keratopathy: Report of nineteen cases. *Arch Ophthalmol* 1948;**40**(6):624–38.

98. Porter R, Crombie A. Corneal and conjunctival calcification in chronic renal failure. *Br J Ophthalmol* 1973;**57**(5):339.

99. Berlyne G. Microcrystalline conjunctival calcification in renal failure: a useful clinical sign. *Lancet* 1968;**292**(7564):366–70.

100. Harris LS, Cohn K, Toyofuku H, et al. Conjunctival and corneal calcific deposits in uremic patients. *Am J Ophthalmol* 1971;**72**(1):130–3.

101. Eom Y, Han JY, Kang SY, et al. Calcium hydroxyapatite crystals in the anterior chamber of the eye in a patient with renal hyperparathyroidism. *Cornea* 2013;**32**(11):1502–4.

102. Caldeira J, Sabbaga E, Ianhez L. Conjunctival and corneal changes in renal failure. Influence of renal transplantation. *Br J Ophthalmol* 1970;**54**(6):399.

103. Demco T, McCormick A, Richards J. Conjunctival and corneal changes in chronic renal failure. *Can J Ophthalmol* 1974;**9**(2):208.

7

104. Golan A, Savir H, Bar-Meir S, et al. Band keratopathy due to hyperpara-thyroidism. *Ophthalmologica* 1975;**171**(2):119–22.
105. Jhanji V, Rapuano CJ, Vajpayee RB. Corneal calcific band keratopathy. *Curr Opin Ophthalmol* 2011;**22**(4):283–9.
106. Duke-Elder S. *System of ophthalmology*. St Louis: Mosby; 1974.
107. Gilbard JP, Farris RL. Ocular surface drying and tear film osmolarity in thyroid eye disease. *Acta Ophthalmol* 1983;**61**(1):108–16.
108. Foster CS, Yee M. Corneoscleral manifestations of Graves' disease, the acquired connective tissue disorders, and systemic vasculitis. *Int Ophthalmol Clin* 1983;**23**(1):131–57.
109. Sokol JA, Foulks GN, Haider A, et al. Ocular surface effects of thyroid disease. *Ocul Surf* 2010;**8**(1):29–39.
110. Khalil H, Van Best J, De Keizer R. The permeability of the corneal epithelium of Graves' ophthalmopathy as determined by fluorophotometry. *Doc Ophthalmol* 1989;**73**(3):249–54.
111. Khalil H, Keizer R, Kijlstra A. Analysis of tear proteins in Graves' ophthalmopathy by high performance liquid chromatography. *Am J Ophthalmol* 1988;**106**(2):186–90.
112. Gupta A, Sadeghi PB, Akpek EK. Occult thyroid eye disease in patients presenting with dry eye symptoms. *Am J Ophthalmol* 2009;**147**(5):919–23.
113. Eckstein AK, Finkenrath A, Heiligenhaus A, et al. Dry eye syndrome in thyroid-associated ophthalmo-pathy: lacrimal expression of TSH receptor suggests involvement of TSHR-specific autoantibodies. *Acta Ophthalmol Scand* 2004;**82**(3 Pt 1):291–7.
114. Cher I. Superior limbic keratoconjunctivitis: multifactorial mechanical pathogenesis. *Clin Experiment Ophthalmol* 2000;**28**(3):181–4.
115. Kadrmas EF, Bartley GB. Superior limbic keratoconjunctivitis: a prog-nostic sign for severe Graves ophthalmopathy. *Ophthalmology* 1995;**102**(10):1472–5.
116. Norum RA, Lafreniere RG, O'Neal LW, et al. Linkage of the multiple endocrine neoplasia type 2B gene (MEN2B) to chromosome 10 markers linked to MEN2A. *Genomics* 1990;**8**(2):313–17.
117. Nakamura Y, Larsson C, Julier C, et al. Localization of the genetic defect in multiple endocrine neoplasia type 1 within a small region of chromosome 11. *Am J Hum Genet* 1989;**44**(5):751.
118. Kinoshita S, Tanaka F, Ohashi Y, et al. Incidence of prominent corneal nerves in multiple endocrine neoplasia type 2A. *Am J Ophthalmol* 1991;**111**(3):307–11.
119. Schimke RN, Hartmann WH, Prout TE, et al. Syndrome of bilateral pheochromocytoma, medullary thyroid carcinoma and multiple neuromas: a possible regulatory defect in the differentiation of chromaffin tissue. *NEJM* 1968;**279**(1):1–7.
120. Lee N, Norton J. Multiple endocrine neoplasia type 2B – genetic basis and clinical expression. *Surg Oncol* 2000;**9**(3):111–18.
121. Jacobs JM, Hawes MJ. From eyelid bumps to thyroid lumps: report of a MEN type IIb family and review of the literature. *Ophthal Plast Reconstr Surg* 2001;**17**(3):195–201.
122. Robertson D, Sizemore G, Gordon H. Thickened corneal nerves as a manifestation of multiple endocrine neoplasia. *Trans Sect Ophthalmol Am Acad Ophthalmol Otolaryngol* 1974;**79**(6):OP772–87.
123. Spector B, Klintworth G, Wells S. Histologic study of the ocular lesions in multiple endocrine neoplasia syndrome type IIb. *Am J Ophthalmol* 1981;**91**(2):204–15.
124. Mensher JH. Corneal nerves. *Surv Ophthalmol* 1974;**19**(1):1–18.

第63章

角膜和皮肤异常

Alan E. Sadowsky

关键概念

- 当遇到慢性眼睑及眼前节疾病的患者时,临床医生需要考虑其是否有皮肤问题。
- 严重银屑病患者可能受益于详细的、定期的眼科检查。
- 红斑痤疮作为引起眼病的重要因素之一,经常被医生忽略。
- 生物鉴定有助于诊断和指导红斑痤疮及其他皮肤病相关眼病的治疗。
- 在以上皮肤病变中,陆续发现特异性致病基因突变。
- 免疫调节治疗是这类病变的重要治疗方式之一。

本章纲要

炎性丘疹鳞屑性病变
免疫性大疱病变
全身病变
其他疾病
总结

皮肤病变经常伴有眼睑、结膜和角膜的表现。炎性的、丘疹鳞屑性的、免疫大疱性的、遗传性的和多方面病变的表现,都需要关注,考虑其皮肤和眼部表现、组织病理学、遗传学、病因学和治疗。

炎性丘疹鳞屑性病变

银屑病

银屑病是常见的慢性复发性炎性病变,以界限清楚、覆盖以银白色鳞片的红斑为特征。

银屑病的发病率是1%~2%,患病男女比例一致[2]。患病年龄从婴儿到70岁,平均年龄27岁[1]。组织病

理学检查示,角化不全的滤泡上方可见含中性粒细胞的微脓肿,皮肤丘疹处变薄。银屑病是过度增生性病变,但是增生是被炎性介质的复杂级联反应所驱动的。1/3银屑病患者具有家族史[1],基因遗传是多因素的。银屑病与大量不同的人类白细胞抗原(human leukocyte antigen,HLA)单倍体有关,尤其是-Cw6,-B57,-DR7和-Cw2[2]。

常见银屑病的典型损伤发生在头皮、指甲、膝盖、小腿、肘部和臀裂处,并且通常呈对称分布。

银屑病病程波动、反复、持久不愈。剥去银色薄膜后露出出血点,即Auspitz征。病损常在机械损伤的部位出现,即Koebner现象,可伴有轻重不等的全身疾病,部分病例有自限性。

10%或更多的银屑病患者发生眼部症状。眶周皮肤、眼眉和眼睑会表现典型的鳞片状病变(图63.1)。睑缘炎表现为特征性的起鳞屑、水肿、红斑、倒睫或睫毛脱落。由于瘢痕形成而发生睑外翻。睑缘鳞屑或原发的结膜乳黄色斑,可引起结膜炎。角膜病变不常见,包括角膜缘浸润和血管化、点状上皮角膜病变、蚕蚀、浅层或深层混浊(图63.2),以及慢

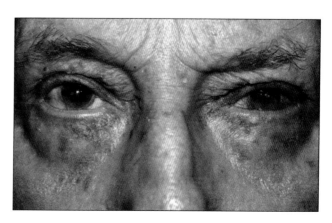

图63.1　银屑病:皮肤和眼睑受累

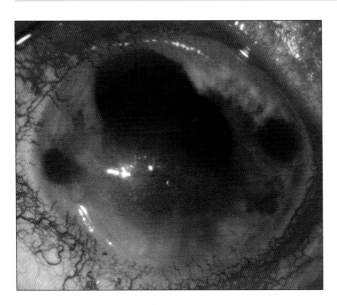

图 63.2　银屑病：角膜瘢痕

性溃疡和溶解[4]。6% 的银屑病关节炎患者大多数会有虹膜炎，临床上很容易与其他类型的前部葡萄膜炎相鉴别[5]。严重银屑病患者会受益于详细的、定期的眼部检查[6]。与过去的认知相反，患者佩戴眼保护罩接受补骨脂素光化学疗法，不会增加患白内障的风险[7]。

皮肤损伤的治疗包括局部和全身治疗。局部治疗包括皮肤补水剂、糖皮质激素、钙调神经磷酸酶抑制剂、焦油制剂、地蒽酚、他扎罗汀和中等程度的紫外线照射。全身治疗包括口服维 A 酸、补骨脂素光化学疗法，严重银屑病患者口服氨甲蝶呤、环孢素[8]或生物免疫调节剂[9]。

眼部治疗直达患处：人工泪液、润滑软膏或局部环孢素滴眼液治疗干眼症，清洁剂治疗睑缘炎，局部糖皮质激素滴眼液治疗结膜炎和虹膜炎，散瞳药和口服泼尼松片治疗严重的虹膜炎，手术治疗症状性睑外翻。较多研究证明生物制剂是有益的[10]。

脂溢性皮炎

脂溢性皮炎是常见的慢性表浅炎性病变，特征是以红斑为基底，被覆油性鳞屑和碎片。发病率为 2%~5%[11]。病变位于皮脂腺丰富的部位，包括头皮、眉毛、眼睑、眉间、鼻唇褶、耳后皮肤、外耳道、胸、背部。病因不明，与皮脂过度分泌不一定有明确相关性[12]，但已有报道糠疹藓菌属可导致该病发生[11]。脂溢性睑缘炎十分常见，可能与眼表疾病及干眼相关[13]。

脂溢性皮炎的治疗包括含焦油的洗发剂、吡啶硫酮锌或酮康唑、局部糖皮质激素、局部抗真菌制剂和

局部钙离子拮抗剂。睑缘炎治疗包括清洁睑缘、定期使用局部抗生素 - 激素制剂和眼部润滑剂。

红斑痤疮

红斑痤疮是面部（额头、鼻部、脸颊）常见的慢性炎性病变。中老年人发病率高，其中女性居多[3]，发病率 10%[14]。临床上有四种主要类型：红斑血管型、丘疹脓疱型、肿块型和眼部红斑痤疮。红斑痤疮是一项重要的致病因素，但经常被忽略。

面部皮肤病变特征性表现为红斑、丘疹、脓疱和毛细血管扩张。红斑痤疮与寻常性痤疮相比，很少出现黑头粉刺。起病时症状较轻，多数随时间推移加重。虽然处于活动期的症状可表现为逐渐加重或逐渐消退，但突然好转者少见。处于进展期红斑痤疮的患者，尤其是男性，可以表现为肥大性酒渣鼻。这个过程包括鼻端过度增大及充血（图 63.3）。

50% 红斑痤疮患者在疾病进程中可出现眼部症状[15]。眼部体征与皮肤体征的严重程度并不相一致[16]。红斑痤疮的眼部症状包括烧灼感、畏光和异物感。可累及眼睑、结膜、角膜和浅层巩膜。最常见的相关变化包括睑缘炎和睑板腺功能异常（图 63.4）。其次为泪液分泌试验异常、睑缘增生、肥厚、毛细血管

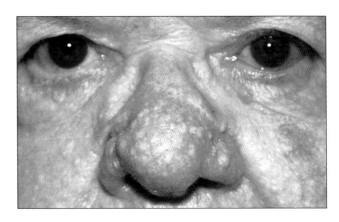

图 63.3　红斑痤疮：酒渣鼻

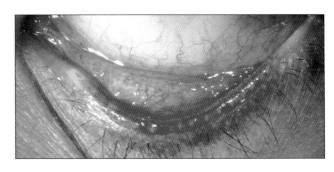

图 63.4　红斑痤疮：睑缘后部炎症

扩张。睑板腺油脂分泌过多导致腺口堵塞和发炎、霰粒肿和麦粒肿也很常见[17]，一些患者也可出现葡萄球菌性睑缘感染及眼睑淋巴水肿[18]。

发生慢性、弥漫性结膜充血的患者，常伴有明显的睑裂处血管扩张和水肿。少数患者出现小的、灰色的血管性结节，表现为睑裂边缘处结膜的小水疱样病变。

大约5%~30%的皮肤红斑痤疮患者可有角膜病变[19,20]。浅表点状角膜病变常伴有睑板腺炎和睑缘炎。边缘性血管浸润多发生在角膜缘灰白线的血管延伸处(图63.5)，随着角膜炎发展，可在血管膜头部边缘上皮下形成浸润。这种病变通常会在下方出现，可进展至角膜中央，有时可发生溃疡，但很少出现穿孔。慢性红斑痤疮角膜炎可导致大片血管翳，通常可在下方出现"铲形"周边瘢痕和基质变薄。

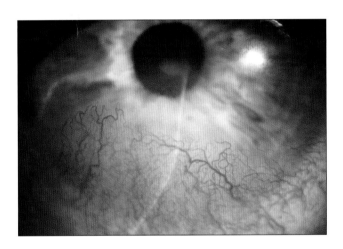

图63.5 *红斑痤疮：角膜炎*

眼部红斑痤疮属于患者也可能有以下表现：结节性巩膜外层炎[21]，角膜炎性干燥[22]，假性圆锥角膜[20]，树枝状角膜病变[23]，瘢痕性结膜炎[24]和双侧单疱病毒角膜炎[25]。

多数患者皮肤病变发生于眼部病变之前，少数患者也可发生于眼部病变之后。眼部受累通常发生于双侧，少数患者患者也可发生单侧眼红。皮肤病变可能很轻微，甚至被面部化妆掩盖。

皮肤的组织病理学改变包括上部血管扩张的真皮层解体、水肿，日光性弹性组织变性和非特异性非肉芽肿性炎性浸润。肥大性酒渣鼻存在毛囊皮脂腺增生、纤维化、炎症及血管扩张[3]。眼部病理性改变包括结膜和角膜浸润伴有慢性炎性细胞，包括淋巴细胞、上皮类细胞、浆细胞和巨细胞[25]。

红斑痤疮病因多且复杂[27]。很多因素可诱发不稳定血管舒缩，咖啡、茶、其他热饮料和食物、酒精、辣食、内分泌异常、更年期和焦虑等因素可使其加重。蠕形螨和幽门螺杆菌在病原学方面所起的作用仍存在争议。一个有关结膜炎症的免疫病理学研究证实不稳定血管舒缩为Ⅳ型变态反应[28]。研究显示结膜上皮源性蛋白酶活性，尤其是基质金属蛋白酶，在红斑痤疮患者明显升高。已经证实多昔环素会减少泪液中炎性标记物的水平和活性[29]。其他的泪液和唾液中生物标记将会在红斑痤疮诊断中起到作用[30,31]。

红斑痤疮的治疗应该从忌口开始，忌食那些能够加重充血的食物和远离致病的环境因素。口服四环素、多昔环素[32-34]、阿奇霉素对皮肤和眼部红斑痤疮有良好的治疗效果。因为抗生素的作用与其说是治疗性的，不如说是抑制性的，所以许多患者需要不定期地服用每日维持量抗生素。四环素的作用机制不明确，但是能抑制皮脂分泌或影响皮脂腺与细菌之间的相互作用。对四环素耐药的患者可以服用小剂量异维A胶丸，但必须注意它有时会加重眼部病变。

甲硝唑软膏和凝胶能够有效的维持及缓解皮肤红斑痤疮[14]。局部使用低浓度糖皮质激素也是有效的。

抗生素治疗对眼部症状通常有效，辅助治疗也同样有效。经常使用不含防腐剂的人工泪液、安装泪点塞和局部环孢素治疗有助于治疗干眼症。清洁睑缘、局部抗生素和口服 ω-3 脂肪酸补充剂[35]可以帮助控制睑缘炎。局部应用激素和环孢素可[36,37]帮助治疗结膜炎和角膜炎。如果存在角膜溃疡，需要刮擦涂片和培养用以进行微生物检查。必须要慎重地应用糖皮质激素，因为一些患者存在角膜溶解和穿孔的危险。微小穿孔可以用腈基丙烯酸酯黏合剂、角膜绷带镜或板层角膜移植治疗。大的角膜穿孔或大范围瘢痕和血管化需要用羊膜移植[38]、结膜瓣掩盖[39]或穿透性角膜移植治疗。

接触性皮炎

接触性皮炎是一种炎性病变，通常发生在眼睑皮肤的菲薄处。炎症可能来自过敏性超敏反应或局部烈性制剂对皮肤的直接刺激。急性期眼睑红肿，也可同时出现鳞屑和结痂。当病变进入慢性期，可出现苔藓样变和色素沉着，也可出现球结膜水肿、乳头状结膜炎和点状角膜病变。仔细询问病史有助于分析致病原因。彩妆，眼部用药以及手部外用制剂接触眼睑通常都是复杂的致病因素。去除刺激性外用制剂和合理的局部应用激素或钙离子拮抗剂是有效治疗该病的方法。

特应性皮炎

特应性皮炎(参见第 47 章)是常见的慢性炎性病变,伴有瘙痒、红斑及多样化的眼部表现。

玫瑰糠疹

玫瑰糠疹是罕见的慢性皮肤病变,其特征是小滤泡丘疹、播散性的黄粉色鳞屑斑和掌跖过度角化[3]。病变皮肤内有明显界限的正常皮肤岛。儿童和成人病变表现不同,没有性别差异。此疾病可能呈常染色体显性遗传或呈散发性。病因不明。

皮肤病损累及到眼睑会形成睑外翻[40]。可以发生球结膜增厚、结角膜角化、角膜上皮浸润、角膜血管翳及角膜基质炎[41]。

异维 A 胶丸单独使用或联合氨甲蝶呤可以用来治疗慢性玫瑰糠疹。

脓疱病

脓疱病是链球菌或葡萄球菌引起的表浅的皮肤感染,特征是水疱逐渐变为脓疱、破裂,最后形成黄色结痂。疾病通常发生于幼儿并经常累及脸部、手掌和颈部。眼部病变一般继发于眼周皮肤病变。常出现睑缘炎、结膜炎和角膜炎[42]。全身应用抗生素是最有效的治疗方案。

免疫性大疱疾病

大疱病变

寻常型天疱疮

天疱疮是一组临床综合征,特点是皮肤或黏膜上皮间大疱。寻常型天疱疮在北美是比较常见的,好发于五六十岁的人群[43]。可见于所有种族人群,无性别差异。主要的损伤是皮肤或黏膜上出现红斑为基底的薄壁、松弛的易破大疱。大疱可能突然破裂,形成侵蚀或者形成压痕(Nicolsky 征)。裸露的部位缓慢结痂、痊愈,不遗留瘢痕。腹股沟、头皮、颈部、脸部和腋窝都会受累。口腔病损是重要体征,通常有显著的黏膜损伤。

寻常型天疱疮可出现活动性眼睑皮肤病变,可见中等程度睑缘侵蚀[44]。黏膜性结膜炎常见,但结膜大疱和侵蚀少见[45]。通常不发生结膜瘢痕,偶发角

膜损伤、角膜溶解[46]。眼部表现可能被漏诊,可能与疾病的严重程度不相关,也可能呈慢性持续状态[47]。

典型的皮肤组织病理学变化包括基底细胞层上方的棘层松解、表皮内裂和水疱形成,并有棘细胞内衬于大疱内。可发生包括浆细胞和淋巴细胞在内的上皮下炎性细胞浸润。

寻常型天疱疮是一种自身免疫性疾病,是复层鳞状上皮的细胞间隙中多糖蛋白质复合物抗原与循环 IgG 自身抗体结合的结果。抗体靶桥粒芯糖蛋白 3 和/或桥粒芯糖蛋白 1 减少角膜细胞的黏附,从而形成水疱。免疫荧光测试对诊断寻常型天疱疮很有价值。对于治疗寻常型天疱疮,全身应用泼尼松效果明显,免疫抑制剂和血浆置换也有效。可以基于血清天疱疮抗体滴度调整治疗方案。局部或全身使用糖皮质激素、局部免疫调节剂对治疗结膜炎通常有效。然而长期应用激素造成的眼部副作用可能比寻常型天疱疮引起的眼病更严重。

落叶型天疱疮

落叶型天疱疮是一种相对轻微的、慢性的天疱疮,特征是有松弛的大疱伴有较多明显的渗出。组织学方面,大疱更表浅,在角膜下表皮层。抗体靶是桥粒芯糖蛋白 1。可能存在结膜炎、角膜血管翳和浸润导致睑外翻及倒睫[48]。

副肿瘤性天疱疮

副肿瘤性天疱疮是自身免疫性炎性黏膜与皮肤疾病,与许多类型的基础肿瘤相关[49-51]。组织病理学和直接免疫荧光结果与寻常型天疱疮一致。然而,间接免疫荧光和免疫沉淀检查结果具有特异性[49]。与寻常型天疱疮相比,结膜炎更严重并可能瘢痕化[50,51]。

类天疱疮

大疱性类天疱疮

大疱性类天疱疮、眼部瘢痕性类天疱疮和妊娠性类天疱疮的特征是表皮水疱破裂和免疫球蛋白沉积在上皮基底膜的透明层。

大疱性类天疱疮特点是大面积、密集的表皮下大疱,通常易发于前臂屈肌面、腋窝和腹股沟。好发于七、八十岁的患者,且无性别差异。没有种族或 HLA 单体型关联[52]。大疱可能破裂并自发痊愈不留斑痕。10%~40% 患者发生口腔病变,但包括结膜在内的其他黏膜很少受累。

组织病理学检查显示表皮下大疱,无棘层松解和包含嗜酸性粒细胞的表浅皮下浸润。在基底膜区的透明层,IgG自身抗体与特异性大疱性类天疱疮抗原结合。免疫电镜可以从获得性大疱性表皮松解中辨别出这些抗体,这是在大疱相应位置找到的[53]。

大疱性类天疱疮是一个自限性疾病,对局部糖皮质激素、泼尼松和免疫抑制剂敏感。

黏膜型类天疱疮

黏膜型类天疱疮(参见第49章)是一个慢性的黏膜和皮肤上皮下大疱病变。约有90%的患者眼部受累。

药物引起的眼部类天疱疮

多种眼药能够引起结膜瘢痕,临床上难以与特发性瘢痕型类天疱疮所区别。毛果芸香碱、氨甲酰胆碱、地美卡林、肾上腺素、噻吗洛尔和碘苷与此疾病密切相关[54]。组织病理学表现与眼部瘢痕型类天疱疮相似。免疫荧光检查阴性或无特异性。虽然病情进展会随着这些危险药物停用而停止恶化,但一些人认为药物引起的类天疱疮会呈现一个谱系变化:由自限性期、进展期到无法治愈的程度[54]。

线状 IgA 大疱性皮肤病

线状 IgA 大疱性皮肤病特征是中等大小的水疱呈环形或玫瑰花分布。皮肤损伤痊愈后不遗留瘢痕。本病相似于大疱型类天疱疮和疱疹样皮炎,在透明层或表皮基底膜致密层显示独特的 IgA 线状分布[55]。主要的靶抗原是 BP180[56]。儿童慢性大疱性疾病可能与在儿科年龄组发现的线性 IgA 大疱皮肤病本质上相同[57]。儿童线性 IgA 大疱皮肤病通常在 2~4 岁消退。

线性 IgA 大疱皮肤病的口腔损害比较常见,结膜炎症发生在 50% 的患者当中[58~60]。瘢痕性结膜炎会形成睑球粘连(图 63.6)、睑内翻和继发性角膜瘢痕。治疗皮肤和眼部线性 IgA 大疱皮肤病要隔绝所有诱因,口服数周的氨苯砜或磺胺吡啶及局部抗生素[61]治疗重复感染。

获得性大疱性表皮松解

获得性大疱性表皮松解是非遗传性获得性病变,一方面可引起非炎性水疱疾病,其与遗传性营养不良性大疱性表皮松解症相似,皮肤脆性增加、外伤引起

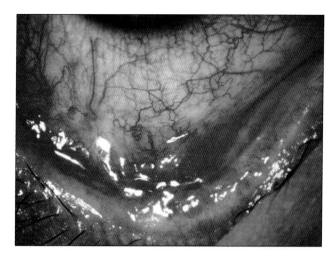

图 63.6 线性 IgA 大疱皮肤病:睑球粘连

的起泡糜烂、萎缩性瘢痕和在伸肌表面的粟丘疹;另一方面,作为一种炎症,全身大疱病类似于大疱性类天疱疮。氯化钠狭缝皮肤技术可以帮助区分这些疾病,通过验证抗体是在水疱底部(致密层)的获得性大疱性表皮松解,而不是上部(透明层)的大疱性类天疱疮[62]进而区分。获得性大疱性表皮松解抗原是七型胶原的一部分。获得性大疱性表皮松解的 IgA 亚型可能和严重的眼部病变有关[63]。

获得性大疱性表皮松解中常见黏膜受累,眼部病变类似于瘢痕性类天疱疮,可以看到睑球粘连、角膜上皮下囊泡、原发的角膜周围溃疡和角膜混浊及穿孔[64~67]。多种免疫调节治疗对严重眼病有效。

全身病变

肠病性肢端皮炎

肠病性肢端皮炎是一种婴儿早期常染色体隐性遗传病,表现为肢端和口腔颌面部皮炎、脱发、腹泻,程度轻重不一,免疫功能受损[68]。水疱是皮肤损伤的临床表现,可对称发生于眼睛周围、枕部、肘部、膝盖和双脚。常见病变为甲沟炎和继发感染。该综合征是编码锌特定转运体的 Slc39a4 基因发生突变造成的。肠道锌吸收不良的情况可以通过口服锌补充剂治疗[69]。

眼部症状包括畏光、视物模糊和暗适应异常。病变包括眦周皮炎、眉毛和睫毛脱落、结膜炎、泪小点狭窄、白内障和视网膜色素上皮异常。线状上皮下角膜混浊、角膜上皮变薄、前部角膜瘢痕和血管化以及角膜神经暴露都曾有报道[70~72]。

痣样基底细胞癌综合征（Gorlin 综合征）

痣样基底细胞癌综合征是一种常染色体显性遗传疾病，由修补肿瘤抑制基因（patched tumor suppressor gene，PTCH 1）突变导致。特点是多种基底细胞上皮瘤、下颌牙源性角化囊肿、先天性骨骼异常、大脑镰钙化以及手掌和脚掌独特的小坑[73]。上皮癌可以发生在儿童时期，但通常在青春期时发生增殖。分布广泛，不局限于暴露部位。

最常见的眼部表现是眼睑及眶周区的基底细胞癌。控制性手术切除和眼睑再造术是推荐性治疗方案。预防性化学药物的治疗也是有效的[74]。其他异常表现包括眶距过宽、斜视、白内障、青光眼和视神经缺损[75]。

Darier 病（毛囊角化症）

Darier 病是一种常染色体显性遗传病，特点是坚硬、棕色的丘疹性赘生物，往往在皮脂分布区域聚合成斑块[3]。可累及指甲和黏膜。通常在儿童时期发病，所有种族和性别都会发病。

组织病理学结果显示皮肤过度角化、角化不全、棘层肥厚、基底层形成腔隙、增生的绒毛向上扩散到腔隙，腔隙中存在独特的角化不良细胞。

毛囊角化病的基因已经被定位于 12q23~24.1 和钙 ATP 酶（SERCA2）编码上[76]。基因突变的结果是内质网钙储存不足，导致连锁反应，以及棘层松解和细胞凋亡。

眼部症状是常见的，包括角化的眼睑斑、眼睑结膜炎、角膜混浊和血管翳，在一项研究[77]中，75% 的患者出现角膜病变，其特点是鲜明的、周边的、平坦的、无血管的、苍白的，上皮内的各种不同形状的混浊[78]伴有角膜中央漩涡状的不规则上皮。尽管角膜改变通常无症状，但可有助于诊断该疾病，角膜溃疡、穿孔也有报道，推测与慢性干燥征和角膜蚕食有关[79]。周边角膜混浊的组织病理学检查结果呈基底上皮细胞水肿、桥粒减少。共聚焦显微镜可以观察到角膜异常[80]。

治疗方案包括口服维 A 酸、环孢素 A 和外用维 A 酸和糖皮质激素治疗。治疗对角膜病变无效。

先天性角化不良

先天性角化不良是一类以皮肤萎缩和网状色素沉着、指甲营养不良、癌前病变白斑，皮肤异色征为特点的综合征[3]。最常见的遗传模式是连锁隐性常染色体显性遗传。

眼部表现包括溢泪、外翻、睫毛脱落、睑缘炎、结膜炎、黏膜白斑性结膜斑块。约 75% 的患者可出现溢泪，这是上皮增生阻塞泪小点的结果[81]。全血细胞减少可以导致视网膜出血[82]。

外胚层发育不良

外胚层发育不良是一组异质性的多种遗传模式。他们的特征是一个或多个表皮或黏膜附属物（毛发、皮脂腺、指甲、牙齿、黏膜腺）[3]在胚胎期发生异常、缺损、不完整或发育迟缓。

少汗性（无汗）外胚层发育不良通常是一个 X 连锁隐性遗传疾病，包括少毛症、无牙和少汗。出汗几乎完全缺乏，高热是儿童常见的问题。过敏性疾病通常是相关的发现[83]。

有汗性外胚层发育不良是一种常染色体显性遗传疾病，特点是显著的脱发、指甲营养不良、手掌和脚掌过度角化。

外胚层缺指畸形发育不良的唇腭裂综合征（ectrodactyly-ectodermal dysplasia-cleft lip/palate，EEC）与外胚层发育不良、唇腭裂、手足裂畸形（龙虾爪状畸形）相关联。

许多眼部异常已在外胚层发育不良中被描述。这些异常包括稀疏的睫毛和眉毛、睑缘炎、睑缘粘连（图 63.7）、泪道发育不全、泪液分泌减少、睑板腺异常、结膜干燥、翼状胬肉、角膜瘢痕、新生血管、穿孔、角膜缘干细胞缺乏[84]、白内障、葡萄膜炎和青光眼[85,86]。瘢痕性结膜炎伴有抗基底膜自身抗体也已被报道[87]。角膜缘自体移植联合穿透性角膜移植术是有效的治疗手段[88]。

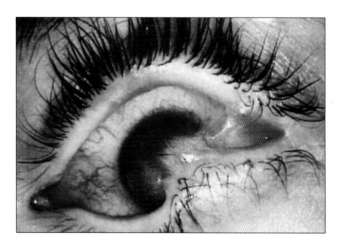

图 63.7　外胚层发育不良：睑球粘连

Ehlers-Danlos 综合征

Ehlers-Danlos 综合征由一组不同的结缔组织疾病组成,可能会影响到皮肤、眼睛、血管和关节。可导致皮肤过度延伸和关节过度伸张。许多亚型通过遗传模式、临床表现、合成胶原与结缔组织的特异异常分子、参与基因进行分类。

眼部表现包括内眦赘皮、眼睑皮肤松弛、结膜松弛症[89]、斜视、近视、蓝巩膜和眼底血管样条纹。眼部脆弱可能出现角膜变薄(圆锥角膜、球形角膜)、晶状体脱位或视网膜脱离。很小的创伤就可能引起角膜或巩膜破裂[90]。颈动脉-海绵窦漏和突发球后出血也有报道[91,92]。

大疱性表皮松解症

大疱性表皮松解症指的是一组异质性遗传性疾病。特点是细微的物理损伤后可形成大疱。早期发病于婴幼儿。这些疾病不同于获得性大疱性表皮松解症,这是一个后天性自身免疫状态。三大类大疱性表皮松解症通过电子显微镜[93]和免疫荧光检查[94]以及他们的遗传类型表现来进行定义。单纯性大疱性表皮松解症是一种常染色体显性遗传疾病,特点是基底细胞的表皮破裂。临床过程多为良性,除外由于表皮角蛋白突变引起的 Dowling Meara 类型。交界性大疱性表皮松解症是一种常染色体隐性遗传疾病,其基底膜复合体的透明层中有水疱形成。有许多特殊的遗传缺陷以不同形式的交界性大疱性表皮松解症被发现。严重的全身皮肤和黏膜水疱(图 63.8)最终愈

合,不会结疤。有隐性和显性形式的营养不良大疱性表皮松解症,水疱出现在真皮表面下的致密层。锚定纤维数量减少、缺损或发生异常[93]。皮肤和黏膜损伤通常很严重,可形成瘢痕和肢体畸形。

单纯性大疱性表皮松解症很少累及眼部。小基底上皮角膜大疱[95]和大量、多层基底膜已被发现[96]。在交界性大疱性表皮松解症中,40% 的患者有眼部异常,包括复发性角膜糜烂(图 63.9)、角膜瘢痕和眼睑外翻[97]。显性营养不良大疱性表皮松解症患者可能有角膜擦伤和眼睑水疱,但这些仅发生于 15% 的病例中。相反,在隐性营养不良大疱性表皮松解症患者中,眼部病变是常见(50%)和严重的[98]。角膜擦伤可导致血管翳和瘢痕。结膜损伤可能导致睑球粘连、眼睑瘢痕,从而导致眼睑外翻和暴露性角膜炎。这些病变可能需要板层角膜移植和睑缘缝合联合羊膜移植[99,100]术治疗。

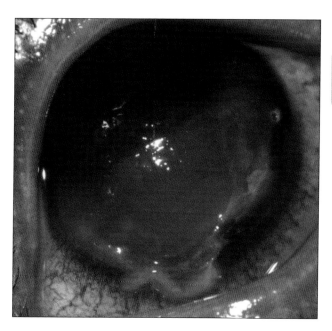

图 63.9　交界性大疱性表皮松解症:角膜糜烂

局灶性真皮发育不全(格利茨综合征)

局灶性真皮发育不全是由于 PORCN 基因突变引起 X-连锁显性异常的病变,基因和多种中胚层及外胚层组织异常。皮肤损伤表现为出生时,臀部、腋下和大腿经常出现的线性、匍行性红褐色萎缩斑等皮肤损伤[101]。皮下脂肪可能在萎缩区出现疝,导致软、黄色结节。血管纤维瘤可能发生在黏膜边界。常见骨骼和牙齿异常。

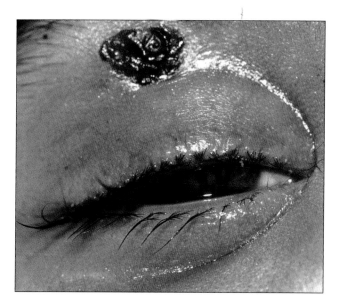

图 63.8　交界性大疱性表皮松解症:眼睑损伤

40%的患者可有眼部表现，畏光是一种常见的症状，也可出现虹膜、视网膜、脉络膜或视神经缺损。另外还有相关的小眼球、无眼、无虹膜、结膜脂质皮样囊肿、角膜混浊、蓝巩膜、晶状体脱位、视网膜异常色素沉着，斜视和泪管狭窄[102]。

干皮病鱼鳞癣

干皮病鱼鳞癣是一个通用术语，用于描述多种皮肤病变。皮肤病特点是皮肤过度干燥和大量鳞屑。主要的干皮病鱼鳞癣包括寻常型鱼鳞病(ichthyosis vulgaris,IV)、表皮角化过度(epidermolytic hyperkeratosis, EHK)、X- 连锁鱼鳞病(X-linked ichthyosis,XLI)、板层状鱼鳞病(lamellar ichthyosis,LI)，和先天性生殖器鱼鳞病样红皮病(congenital ichthyosiform erythroderma, CIE)。也有其他形式的鱼鳞病，获得性和以皮肤脱屑为特征的混杂症状。每年在美国大约有 17 000 人天生就有某种类型鱼鳞病。除 X- 连锁隐性遗传类型外，人群中受影响男性与女性的比例为 1：1[103]。

寻常型鱼鳞病(IV)是最常见的遗传性鳞屑疾病，250~300 人中有 1 人发病[103]。10% 是常染色体显性遗传。通常在 3~12 岁首发。鳞片细而白且常涉及躯干伸肌表面。手掌和脚底过度角化是其特征。患者通常有毛囊增多(毛周角化病)，有些患者可能显示过敏倾向。这种疾病的表达有很大差异，可表现不同的特征，成年时多会好转。

表皮角化过度(EHK)也是一种常染色体显性遗传性疾病，但并不如寻常型鱼鳞病(IV)常见，250 000 人中 1 人发病。出生时，皮肤起水疱、红、脱皮。此后不久，厚的、脊状的鳞屑出现在脸上、躯干上、四肢的弯曲面及皱褶部位。化脓性感染和脓毒症较常见。随着年龄的增长疾病将逐渐好转。

X- 连锁鱼鳞病(XLI)具有 X- 连锁隐性遗传的特点，只在男性中传递。6000 个男性中会有 1 人发病[103]。临床特征是在出生后一个月内发生明显的棕色的大鳞片，特别突出于前颈部、四肢和躯干的伸肌表面。手掌和脚掌均受累。隐睾发病率为12%~25%，不增加睾丸癌风险[104]。随着年龄增长，该病逐渐恶化。

板层状鱼鳞病(LI)是一种罕见的转谷氨酰胺酶 - 1[61]常染色体隐性遗传病，300 000 人中 1 人患病[103]。出生时明显，几乎全身皮肤均受累。这些孩子出生时就像被火棉胶膜包住一样，在出生后 2~3 周蜕皮，随后的脱屑特点为大、片状、灰褐色。

先天性生殖器鱼鳞病样红皮病(CIE)也为常染色体隐性遗传病。具有与板层状鱼鳞病(LI)[103]相同的发病率。婴儿出生时表现为火棉胶样外型。当蜕皮时，红皮病表现十分明显。全身脱屑，其脱屑特点比板层状鱼鳞病(LI)细且白。

获得性鱼鳞病临床上类似于 IV 型，已经在霍奇金病和各种其他恶性肿瘤中有报道，甲状腺功能减退、结节病、获得性免疫缺陷综合征(艾滋病)、红斑狼疮、皮肌炎、继发于各种药物副作用[3]。

鱼鳞病是几种遗传综合征的突出特征，包括 Sjögren-Larsson 综合征、Rud 综合征、角膜炎鱼鳞病耳聋(keratitis-ichthyosis-deafness,KID),Refsum 综合征、Conradi-Hunermann-Happle 综合征，先天性半发育不良与鱼鳞病样红皮病和肢体缺陷(congenital hemidysplasia with ichthyosiform erythroderma and limb defects,CHILD)，毛囊性鱼鳞病、秃发和畏光(ichthyosis follicularis,alopecia,and photophobia,IFAP)[61]。

鱼鳞病的眼部受累随该病的形成发生变化。眼睑脱屑见于寻常型鱼鳞病(IV)、X- 连锁鱼鳞病(XLI)、先天性生殖器鱼鳞病样红皮病(CIE)(图 63.10)。眼睑外翻常见于板层状鱼鳞病(LI)(图 63.11)、先天性生殖器鱼鳞病样红皮病(CIE)[105]。眼睑外翻呈瘢痕性，可能需要手术矫正[106]。偶有火棉胶婴儿的先天性眼睑外翻自行消退[107]。结膜增厚和充血可见于板层状鱼鳞病(LI)、先天性生殖器鱼鳞病样红皮病(CIE)和寻常型鱼鳞病(IV)[108]。

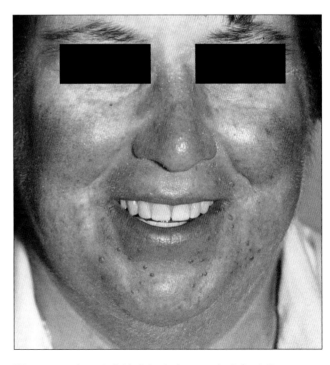

图 63.10　先天性鱼鳞病红皮病：眼睑和脸部脱屑

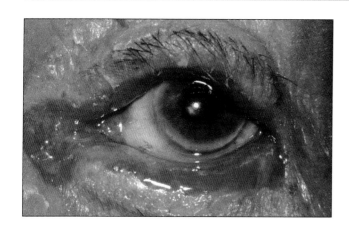

图 63.11　板层状鱼鳞病：眼睑增厚和外翻

　　重度眼睑外翻继发性角膜病变（图 63.12）可以发展为暴露性角膜炎，导致角膜血管化和瘢痕形成[109]。原发性角膜混浊出现在 50% 的 X- 连锁鱼鳞病（XLI）患者中，罕见于寻常型鱼鳞病（IV）中[104]。在 X- 连锁鱼鳞病（XLI）患者中，可见弥漫性分布在角膜前弹力层或深基质层的点状或细丝状混浊。尽管患者视力未受损，其眼部表现随着年龄的增长变得更加明显[109]。类似的病变在携带者女性身上不太明显。上皮和上皮下基质角膜病变在 X- 连锁鱼鳞病（XLI）患者中也可以看到[110]。寻常型鱼鳞病（IV）中，白色或灰色的基质混浊，上皮折射体、结节性角膜变性，带角膜病变都有发生[109,111]。血管性角膜炎在角膜炎鱼鳞病耳聋（KID）中非常显著，并可能表现为点状角膜上皮病变、上皮内囊肿、血管翳、角膜变薄和基质混浊。角膜缘干细胞缺乏被认为是该病病因[112]。异维 A 酸治疗可能会加重角膜血管化[113]。

　　Sjögren-Larsson 综合征是由脂肪醇遗传性酶缺陷引起。眼部表现包括眼睑结膜炎、角膜炎和视网膜色素上皮细胞异常。Refsum 病是通过植烷酸的积累

　　引起，是典型与视网膜色素变性相关的疾病。Rud 综合征患者可发展为色素性视网膜病变，白内障可以在 Conradi-Hunermann-Happle 综合征中见到。

　　这些疾病的组织病理学各不相同。寻常型鱼鳞病（IV）中只有中度角化和颗粒细胞层减少或缺如。相比之下，表皮角化过度（EHK）中密集的、紧凑的、过度角化非常明显，所以导致颗粒层增厚。在 X- 连锁鱼鳞病（XLI）患者正常的颗就粒层中有表皮增生和角化过度。板层状鱼鳞病（LI）和先天性生殖器鱼鳞病样红皮病（CIE）中有过度角化和突出的颗粒层，板层状鱼鳞病（LI）是保留障碍，有正常表皮更新，而先天性生殖器鱼鳞病样红皮病（CIE）有过度增殖，具有快速的表皮更新率。

　　这些疾病的潜在遗传缺陷已被发现。例如，EHK，突变编码角蛋白 1 的基因（第 12 号染色体）或角蛋白 10（17 号染色体）已被发现[114]。在 XLI 中，基本的生化缺陷是类固醇硫酸酯酶缺乏，酶的基因位于 X 染色体[104]。在 KID 中，GJB2 基因突变；在 IFAB 中是 MBTPA2 基因突变。

　　鱼鳞病治疗的目的是保湿皮肤、去除鳞屑、适当减缓表皮更新率。类固醇治疗这些疾病疗效不明，而口服维 A 酸疗效良好。

色素失禁症（布洛赫 - 苏兹伯格综合征）

　　色素失禁症是出生后一周的女婴 X 连锁显性遗传病。初期是血管损伤，随后是出现疣状物。最后躯干、上肢和大腿遍布色素改变并伴有漩涡状、树枝状、不规则形状的破损。这种色素病变通常持续多年，然后消失，最后萎缩、斑块状和条状色素减退。80% 的患者可有皮肤外部表现[115]。最常见的是骨骼、牙齿、眼部和中枢神经系统异常。突变 NEMO 基因已被报道[116]。

　　约 35%~50% 的患者可发生眼部表现[117]。局部结膜色素沉着与皮肤病变的病理变化相似[118]。旋涡状上皮性角膜炎具有上皮微囊已被报道[119]。小眼球、视神经萎缩、白内障、斜视已被报道。该病引起的视网膜异常包括外周视网膜血管无灌注区，视网膜前和视神经新生血管、小儿视网膜脱离，黄斑中心凹发育不良和持续性胎儿血管化[120-132]。

　　晚期皮肤的组织学发现是上皮细胞中黑色素数量减少，上部真皮色素含量增加。

　　这种皮肤病变没有有效治疗方法。对于某些晚期视网膜病患者激光、冷冻和玻璃体切除术可能有效。

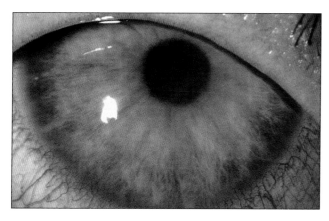

图 63.12　先天性鱼鳞病红皮病：角膜瘢痕

脱发性棘状毛囊角化病

脱发性棘状毛囊角化病是一种脸部、头皮、颈部、手臂和脚趾的毛囊过度角化病，最终发生头皮瘢痕性脱发[3]。

眼部表现包括显著的眉毛和睫毛脱落或缺如，眼睑过度角化，角膜病变伴发畏光[123]。角膜可以表现为圆形的血管翳伴有弥漫性的、浅基质的粉状混浊。女性携带者可能表现为轻度角膜病变。

Melkersson-Rosenthal 综合征

Melkersson-Rosenthal 综合征是由反复发作的面部麻痹、嘴唇肿胀和沟裂舌组成的三联征，病因不明。眼部表现包括眼睑水肿、兔眼和暴露性角膜炎、角膜干燥和"鳄鱼泪"形成[124]。周边角膜瘢痕[125]、Bowman 层加厚伴有漩涡状角膜病变和葡萄膜炎[126]已经被报道[127]。病理组织学显示肉芽肿改变。治疗药物包括糖皮质激素、四环素、多西环素、氨甲蝶呤和吩嗪。

Richner-Hanhart 综合征

Richner-Hanhart 综合征是一种常染色体隐性遗传病，临床特征是双侧树枝状角膜上皮病变、角化过度及手掌和脚底的糜烂性病变，大多数情况下，患者表现为智力低下。这种疾病是细胞质酪氨酸氨基转移酶缺陷引起的，随之导致高酪氨酸血症。

角膜病变一般出现在出生后数月内发生，包括畏光、流泪和眼睛充血。角膜炎从轻度上皮树枝样病变到深部溃疡均可见，可累及前基质层。眼球震颤、白内障、斜视和结膜增厚也被报道过[128]。

血清酪氨酸水平检测可作为确诊依据。酪氨酸和苯丙氨酸的饮食限制会导致皮肤和眼的损害。穿透性角膜移植术很少用于角膜瘢痕和血管化的治疗。

Rothmund-Thomson 综合征

Rothmund-Thomson 综合征是一种常染色体隐性遗传病，特征为出生后短时间内即发生手和脸网状红斑性皮肤改变[129]，随着时间推移可发生萎缩和色素沉着，其他表现包括身材矮小、性腺功能减退症、骨质缺失、日晒敏感[129]。许多患者 RECQL4 编码的 DNA 解旋酶活性异常[130]。

眼部表现包括眉毛和睫毛稀疏、双眼青少年白内障、带状角膜病变、圆锥角膜，Schwalbe 线突出、斜视[131]和婴幼儿青光眼[132]。

Werner 综合征

Werner 综合征是一种常染色体隐性遗传疾病，过早衰老(早衰)，青春期停止生长、过早秃顶、灰白的硬皮皮肤异色病、腿部营养性溃疡，皮下组织萎缩是标志性的特征。性腺功能减退症、糖尿病、肉瘤、弥漫性转移性钙化也很常见。Werner 综合征是 WRN 基因突变导致异常的 DNA 代谢途径的结果[133]。

主要眼部表现是早发性白内障，发生概率较高，常见于 10~35 岁之间，可被描述为后皮质或后囊下混浊[134]。其他表现包括角膜结膜炎、蓝巩膜、角膜混浊、虹膜和视网膜毛细血管扩张症和色素变性[135]。作为白内障摘除术的并发症大疱性角膜病变[134]和切口裂开[136]已有报道。角膜转移性钙化是白内障术后和穿透性角膜移植术后出现的[137]。

着色性干皮病

着色性干皮病是一种罕见的常染色体隐性遗传病。以暴露的皮肤和眼部组织的日光损伤为特征。该病患者为修复短波紫外线损伤的 DNA 酶活性缺陷所致。早在婴儿期出现皮肤过敏，早期出现雀斑。最终形成毛细血管扩张、色素减退、萎缩、癌前病变及脸、脖子、手和手臂恶性病变[138]。基底细胞癌、鳞状细胞癌和黑色素瘤最常见。轻微的肿瘤偶尔可见，多为成年早期因癌转移或感染发生死亡。

多数着色性干皮病患者出现眼部症状和体征。早期主要表现为畏光、泪溢和眼睑痉挛。眼睑表现出萎缩、睫毛脱落、睑外翻、恶性变，最终组织丧失。结膜充血、干燥和角化，随之出现睑球粘连和睑缘黏。角膜瘢痕常继发于角膜暴露和干燥。结膜和角膜缘的肿瘤以鳞状细胞癌常见[139-141]。

治疗包括涂抹防晒乳液、着防晒衣物和佩戴保护皮肤及眼睛免受紫外线干扰的眼镜。光化学预防药物可能有效，基因治疗处于研究过程中。恶性肿瘤应该在最大限度保护眼睑功能正常的情况下给予切除。角膜受累可能需要复杂的药物和手术治疗方案[142]。

其他疾病

黑棘皮病

黑棘皮病的特征是皮肤色素沉着和乳头状肥大，可能对称地发生于面部、颈部、腋下、腹股沟、肘窝和腘窝、肚脐、肛门。组织病理学主要表现为乳头状瘤病和轻度角化过度[143]。三个临床的疾病形式均被报道。第一种罕见常染色体显性遗传类型在儿童时期出现。第二种常见类型与肥胖、胰岛素抵抗状态、内分泌紊乱和某些药物有关。第三种类型是黑棘皮病的"恶性"形式，可能提前、伴随或发生在各器官内的腺癌之后。黑棘皮病可能是在细胞受体水平刺激角质形成细胞和真皮成纤维细胞的因子水平升高所引起的[143]。

眼部表现包括眼睑增厚和色素沉着（图63.13）、泪小管阻塞伴发泪溢、结膜肥厚、角膜混浊和血管化[144~146]。

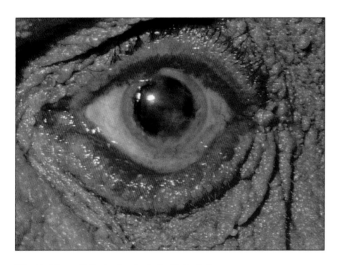

图63.13 黑棘皮病：皮肤和眼睑改变

表皮痣综合征

表皮痣综合征累及多个系统，特征是线性的头、颈、躯干色素性疣状增生伴有中枢神经系统、骨骼、皮肤和心血管系统异常。眼部异常发生在33%的患者中，包括眼色素痣、角膜云翳、缺损、斜视，结膜脂质皮样囊肿、前巩膜葡萄肿、迷芽瘤和先天性闭角型青光眼[147~149]。

牛痘样水疱病

牛痘样水疱病是一个自限性复发性幼儿水疱疾病，暴露于太阳的面部、耳朵、脖子、手臂和双手皮肤的部位可受影响。阳光照射数小时后，皮肤出现刺痛和烧灼感，随后发展为密集的红色丘疹，几天后发展成离散的囊泡，最终凹陷、坏死，留下色素减退性凹陷性瘢痕[150]。在某些情况下，潜伏Epstein-Barr病毒感染可致病。

畏光、流泪是常见的眼部症状，眼部体征不常见，包括瘢痕性睑外翻、结膜水肿、充血、水疱和瘢痕、角膜混浊、血管化和前部葡萄膜炎[151,152]。眼部表现虽然少见，但可视为疾病的征兆。

幼年性黄色肉芽肿

幼年性黄色肉芽肿是一种原发性、非遗传性婴儿和儿童组织细胞炎症紊乱疾病。好发于儿童的皮肤和眼睛。皮损为红黄色、硬丘疹或出现在面部、头皮、躯干和伸肌上的结节。组织病理学检查显示脂肪组织细胞、异物巨细胞、图顿巨细胞、淋巴细胞和嗜酸性粒细胞[3]。皮肤病变通常三到六年自行消失。

10%的患者眼部受累[154]。肉芽肿最常发生在虹膜和睫状体。荧光血管造影有助于诊断虹膜病变[155]。这些病变发生自发性出血至前房时，可导致继发性青光眼或角膜血染[156]。该病较少累及眼睑、眼眶、角巩膜缘、玻璃体、脉络膜和视神经[157]。眼部病变的治疗方法包括局部、结膜下[158]或全身应用类固醇激素、贝伐珠单抗注射液[159]，放射治疗和外科手术。

卡波西肉瘤

卡波西肉瘤是多中心血管肿瘤或组织增生，通常以下肢红蓝斑首发，进而累及上肢、面部、耳朵、鼻子和软腭。疾病有几种分类，包括那些出现免疫抑制和感染艾滋病毒的患者（参见第65章）。人类疱疹病毒8是所有临床变异的密切关联因素[160,161]。病变影响睑缘、结膜，但很少影响眼眶，约18%的艾滋病患者出现相关的全身性卡波西肉瘤[162]。治疗方法包括瘤内注射、手术切除、冷冻治疗、放疗、化疗和免疫治疗[163,164]。

恶性萎缩性丘疹（Degos病）

恶性萎缩性丘疹是一种罕见的全身性疾病，通常有特征性皮肤病变，常累及胃肠道和中枢神经系统，有致死性。多数为轻、中年患者。最初是皮肤病变，特征是浅玫瑰色、圆形水肿性丘疹，直径为2~10mm，多发生于躯干和上肢。后进展为特征性瓷白色中心凹陷伴末梢毛细血管扩张[3]。胃肠症状通常出现在皮疹破裂后数月或数年，包括抽筋、疼痛、腹胀和吐血。暴发性腹膜炎可能随之而来，引起多发性肠穿孔。中枢神经系统表现广泛，来自脑梗死和出血的死亡并不少见。其他器官系统也可能受累。

眼部受累包括特征性眼睑皮肤损害、结膜微血管瘤、毛细血管扩张和萎缩斑及白内障[165]。以及表浅巩膜炎、巩膜缺血、脉络膜炎和脑损伤引起的神经眼科体征[166,167]。

组织病理学检查显示淋巴细胞介导的闭塞性小动脉炎或血栓引起血管内膜炎以及所有受累组织均有坏死[168]。纤溶活性受损和血小板聚集以及抗磷脂抗体也有报道。发病机制包括 α 干扰素失调和补体系统的膜性攻击复合物失调[169]。

使用阿司匹林、双嘧达莫和纤溶剂治疗已有成功报道[170]。局部和全身类固醇激素无效。

总结

许多皮肤疾病会影响眼前段结构。认识这些病变对于临床医生来说是非常重要的,有助于诊断和治疗慢性眼睑 / 前段性眼病。

(陈颖欣 译)

参考文献

1. Farber EM, Nall ML. The natural history of psoriasis in 5600 patients. *Dermatologica* 1974;**148**:1.
2. Elder JT, Nair RP, Guo SW, et al. The genetics of psoriasis. *Arch Dermatol* 1994;**130**:216–24.
3. James WD, Elston DM, Berger TG. *Andrews' diseases of the skin: clinical dermatology*. 11th ed. London: Saunders; 2011.
4. Eustace P, Pierce D. Ocular psoriasis. *Br J Ophthalmol* 1970;**54**:810.
5. Durrani K, Foster CS. Psoriatic uveitis: a distinct clinical entity? *Am J Ophthalmol* 2005;**139**(1):106.
6. Rehal B, Modjtahedi BS, Morse LS, et al. Ocular Psoriasis. *J Am Acad Dermatol* 2011;**65**:1202–12.
7. Malanos D, Stern RS. Psoralen plus ultraviolet A does not increase the risk of cataracts: a 25-year prospective study. *J Am Acad Dermatol* 2007;**57**:231.
8. Wentzell JM, Baughman RD, O'Connor GT, et al. Cyclosporin in psoriasis. *Arch Dermatol* 1987;**123**:163–5.
9. Gottlieb AB, Evans R, Li S, et al. Infliximab induction therapy for patients with severe plaque-type psoriasis: a randomized, double-blind placebo-controlled trial. *J Am Acad Dermatol* 2004;**51**:534–42.
10. Huynh N, Cervantes-Castaneda RA, Bhat P, et al. Biologic response modifier therapy for psoriatic ocular inflammatory disease. *Ocul Immunol Inflamm* 2008;**16**:89–93.
11. Faergemann J. Pityrosporum infections. *J Am Acad Dermatol* 1994; **31**(3):18.
12. Borton JL, Pye RJ. Seborrhea is not a feature of seborrheic dermatitis. *Br Med J* 1983;**286**:1169.
13. Karalezli A, Borazan M, Dursun R, et al. Impression cytology and ocular surface characteristics in patients with seborrhoeic dermatitis. *Acta Ophthalmol* 2011;**89**:137–41.
14. Wilkin JK. Rosacea. *Arch Dermatol* 1994;**130**:359.
15. Starr PAJ, McDonald A. Oculocutaneous aspects of rosacea. *Proc R Soc Med* 1969;**62**:9.
16. Vieira AC, Mannis MJ. Ocular rosacea: Common and commonly missed. *J Am Acad Dermatol* 2013;**69**:536.
17. Lempert SL, Jenkins MS, Brown SI. Chalazia and rosacea. *Arch Ophthalmol* 1979;**97**:1652.
18. Bernardini FP, Kersten RC, Khouri LM, et al. Chronic eyelid lymphedema and acne rosacea. Report of two cases. *Ophthalmology* 2000;**107**: 2220–3.
19. Thygeson P. Dermatoses with ocular manifestations. In: Sorsby A, editor. *Systemic ophthalmology*. 2nd ed. London: Butterworths; 1958.
20. Durson D, Piniella AM, Pflugfelder SC. Pseudokeratoconus caused by rosacea. *Cornea* 2001;**20**:668.
21. Watson PG, Hayreh SS. Scleritis and episcleritis. *Br J Ophthalmol* 1976;**60**:163.
22. Lemp MA, Mahmood MA, Weiler HH. Association of rosacea and keratoconjunctivitis sicca. *Arch Ophthalmol* 1984;**102**:556.
23. Lee WB, Darlington JK, Mannis MJ, et al. Dendritic keratopathy in ocular rosacea. *Cornea* 2005;**24**:632–3.
24. Ravage ZB, Beck AP, Macsai MS, et al. Ocular rosacea can mimic trachoma: a case of cicatrizing conjunctivitis. *Cornea* 2004;**23**:630–1.
25. Souza PM, Holland EJ, Huang AJ. Bilateral herpetic keratoconjunctivitis. *Ophthalmology* 2003;**110**:493.
26. Foster CS. Ocular surface manifestations of neurological and systemic disease. *Int Ophthalmol Clin* 1979;**19**(2):207.
27. Steinhoff M, Schauber J, Leyden JJ. New insights into rosacea pathophysiology: a review of recent findings. *J Am Acad Dermatol* 2013;**69**:515.
28. Hoang-Xuan T, Rodriguez A, Zaltas MM, et al. Ocular rosacea. *Ophthalmology* 1990;**97**:1468–75.
29. Maatta M, Kari O, Tervahartiala T, et al. Tear fluid levels of MMP-8 are elevated in ocular rosacea – treatment effect of oral doxycycline. *Graefe's Arch Clin Exp Ophthalmol* 2006;**244**:957–62.
30. Topcu-Yilmaz P, Atakan N, Bozkurt B, et al. Determination of tear and serum inflammatory cytokines in patients with rosacea using multiplex bead technology. *Ocul Immunol Inflamm* 2013;**21**:351–9.
31. Vieira AC, An HJ, Ozcan S, et al. Glycomic analysis of tear and saliva in ocular rosacea patients: the search for a biomarker. *Ocul Surf* 2012;**10**: 184–92.
32. Sneddon IB. A clinical trial of tetracycline in rosacea. *Br J Dermatol* 1966;**78**:649.
33. Jenkins MS, Brown SI, Lempert SL, et al. Ocular rosacea. *Am J Ophthalmol* 1979;**88**:618–22.
34. Sobolewska B, Doycheva D, Deuter C, et al. Treatment of ocular rosacea with once-daily low-dose doxycycline. *Cornea* 2014;**33**:257–60.
35. Macsai MS. The role of omega-3 dietary supplementation in blepharitis and meibomian gland dysfunction (an AOS thesis). *Trans Am Ophthalmol Soc* 2008;**106**:336.
36. Schechter BA, Katz RS, Friedman LS. Efficacy of topical cyclosporine for the treatment of ocular rosacea. *Adv Ther* 2009;**26**:651.
37. Donnenfeld E, Pflugfelder SC. Topical ophthalmic cyclosporine: pharmacology and clinical uses. *Surv Ophthalmol* 2009;**54**:321.
38. Jain AK, Sukhija J. Amniotic membrane transplantation in ocular rosacea. *Ann Ophthalmol* 2007;**39**:71.
39. Sandinha T, Zaher SS, Roberts F, et al. Superior forniceal conjunctival advancement pedicles (SFCAP) in the management of acute and impending corneal perforations. *Eye* 2006;**20**:84–9.
40. Gelmetti C, Schiuma AA, Cerri D, et al. Pityriasis rubra pilaris in childhood: a long-term study of 29 cases. *Pediatr Dermatol* 1986;**3**: 446–51.
41. Duke-Elder S. *Diseases of the outer eye: conjunctiva. System of ophthalmology*. St. Louis: Mosby; 1965.
42. Sugar A. Impetigo. In: Fraunfelder FT, Roy FH, editors. *Current ocular therapy*. 4th ed. Philadelphia: Saunders; 1995.
43. Ahmed AR. Pemphigus vulgaris: clinical features. *Dermatol Clin* 1983; **1**:171.
44. Nelson ME, Rennie IG. Symmetrical lid margin erosions: a condition specific to pemphigus vulgaris. Case report. *Arch Ophthalmol* 1988; **106**:1652.
45. Hodak E, Kremer I, David M, et al. Conjunctival involvement in pemphigus vulgaris: a clinical, histopathological and immunofluorescence study. *Br J Dermatol* 1990;**123**:615–20.
46. Suami M, Kato M, Koide K, et al. Keratolysis in a patient with pemphigus vulgaris. *Br J Ophthalmol* 2001;**85**:1263–4.
47. Palleschi GM, Giomi B, Fabbri P. Ocular involvement in pemphigus. *Am J Ophthalmol* 2007;**144**:149.
48. Amendola F. Ocular manifestations of pemphigus foliaceus. *Am J Ophthalmol* 1949;**32**:35.
49. Anhalt GJ, Kim SC, Stanley JR, et al. Paraneoplastic pemphigus: an autoimmune mucocutaneous disease associated with neoplasia. *N Engl J Med* 1990;**323**:1729–35.
50. Meyers SJ, Varley GA, Meisler DM, et al. Conjunctival involvement in paraneoplastic pemphigus. *Am J Ophthalmol* 1992;**114**:621–4.
51. Lam S, Stone MS, Goeken JA, et al. Paraneoplastic pemphigus, cicatricial conjunctivitis, and acanthosis nigricans with pachydermatoglyphy in a patient with bronchogenic squamous cell carcinoma. *Ophthalmology* 1992;**99**:108–13.
52. Stanley JR. Bullous pemphigoid. *Dermatol Clin* 1983;**1**:205.
53. Gammon WR, Kowalewski C, Chorzelski TP, et al. Direct immunofluorescence studies of sodium chloride-separated skin in the differential diagnosis of bullous pemphigoid and epidermolysis bullosa acquisita. *J Am Acad Dermatol* 1990;**22**:664–70.
54. Fiore PM, Jacobs IH, Goldberg DB. Drug induced pemphigoid. A spectrum of diseases. *Arch Ophthalmol* 1987;**105**:1660.
55. Zone JJ, Taylor TB, Kadunce DP, et al. Identification of the cutaneous basement membrane antigen and isolation of the antibody in linear immunoglobulin A bullous disease. *J Clin Invest* 1990;**85**:812–20.
56. Schmidt E, Zillikens D. Pemphigoid diseases. *Lancet* 2013;**381**:320.
57. Wojnarowska F, Marsden RA, Bhogal B, et al. Chronic bullous disease of childhood, childhood cictricial pemphigoid, and linear IgA disease of adults: a comparative study demonstrating clinical and immunopathologic overlap. *J Am Acad Dermatol* 1988;**19**:792–805.
58. Aultbrinker EA, Starr MB, Donnenfeld ED. Linear IgA disease. The ocular manifestations. *Ophthalmology* 1988;**95**:340.
59. Kelly SE, Frith PA, Millard PR, et al. A clinicopathological study of mucosal involvement in linear IgA disease. *Br J Dermatol* 1988;**119**: 161–70.
60. Webster GF, Raber I, Penne R, et al. Cicatrizing conjunctivitis as a predominant manifestation of linear IgA bullous dermatosis. *J Am Acad Dermatol* 1994;**30**:355–70.

61. Horner ME, Abramson AK, Warren RB, et al. The spectrum of oculocutaneous disease. *J Am Acad Dermatol* 2014;**70**:795.
62. Gammon WR, Briggaman RA, Inman AO 3rd, et al. Differentiating anti-lamina lucida and anti-sublamina densa anti-BMZ antibodies by indirect immunofluorescence on 1.0 M sodium chloride-separated skin. *J Invest Dermatol* 1984;**82**:139–44.
63. Bauer JW, Schaeppi H, Metze D, et al. Ocular involvement in IgA-epidermolysis bullosa acquisita. *Br J Dermatol* 1999;**141**:887–92.
64. Lang PG Jr, Tapert MJ. Severe ocular involvement in a patient with epidermolysis bullosa acquisita. *J Am Acad Dermatol* 1987;**16**:439.
65. Zierhut M, Thiel HJ, Weidle EG, et al. Ocular involvement in epidermolysis bullosa acquisita. *Arch Ophthalmol* 1989;**107**:398–401.
66. Aclimandos WA. Corneal perforation as a complication of epidermolysis bullosa acquisita. *Eye* 1995;**9**:633.
67. Dantas PEC, Nishiwaki-Dantas MC, Seguim MH, et al. Bilateral corneal involvement in epidermolysis bullosa acquisita. *Cornea* 2001;**20**:664–7.
68. Cameron JD, McClain CJ, Doughman DJ. Acrodermatitis enteropathica. In: Gold DH, Weingeist TA, editors. *The eye in systemic disease*. Philadelphia: Lippincott; 1990.
69. Moynahan EJ, Barnes PM. Zinc deficiency and a synthetic diet for lactose intolerance. *Lancet* 1973;**1**:676.
70. Matta CS, Felker GV, Ide CH. Eye manifestations in acrodermatitis enteropathica. *Arch Ophthalmol* 1973;**93**:140.
71. Warshawsky RS, Hill CW, Doughman DJ, et al. Acrodermatitis enteropathica. Corneal involvement with histochemical and electron micrographic studies. *Arch Ophthalmol* 1975;**93**:194–7.
72. Cameron JD, McClain CJ. Ocular histopathology of acrodermatitis enteropathica. *Br J Ophthalmol* 1986;**70**:662.
73. Gorlin RJ. Nevoid basal-cell carcinoma syndrome. *Medicine* 1987;**66**:98.
74. Tang JY, Mackay-Wiggan JM, Aszterbaum M, et al. Inhibiting the hedgehog pathway in patients with the basal-cell nevus syndrome. *N Engl J Med* 2012;**366**:2180–8.
75. Tse DT. Basal cell nevus syndrome. In: Gold DH, Weingeist TA, editors. *Color atlas of the eye in systemic disease*. Philadelphia: Lippincott Williams & Wilkins; 2001.
76. Sakuntabhai A, Ruiz-Perez V, Carter S, et al. Mutations in ATP2A2, encoding a Ca2+ pump, cause Darier's disease. *Nat Genet* 1999;**21**:271–7.
77. Blackman HJ, Rodrigues MM, Peck GL. Corneal epithelial lesions in keratosis follicularis (Darier's disease). *Ophthalmology* 1980;**87**:931.
78. Krachmer JH. The discussion of corneal epithelial lesions in keratosis follicularis (Darier's disease). *Ophthalmology* 1980;**87**:942.
79. Mielke J, Grüb M, Besch D, et al. Recurrent corneal ulcerations with perforation in keratosis follicularis (Darier–White disease). *Br J Ophthalmol* 2002;**86**:1192–3.
80. Reeves GM, Kumar A, Kaye SB. Corneal confocal microscopy in Darier disease. *Cornea* 2010;**29**:836.
81. Sirinavin C, Trowbridge AA. Dyskeratosis congenita: clinical features and genetic aspects. *J Med Genet* 1975;**12**:339.
82. Nazir S, Sayani N, Phillips PH. Retinal hemorrhages in a patient with dyskeratosis congenita. *J AAPOS* 2008;**12**:415.
83. Clarke A, Phillips DI, Brown R, et al. Clinical aspects of x-linked hypohidrotic ectodermal dysplasia. *Arch Dis Child* 1987;**62**:989–96.
84. Di Iorio E, Kaye SB, Ponzin D, et al. Limbal stem cell deficiency and ocular phenotype in ectrodactyly-ectodermal dysplasia-clefting syndrome caused by p63 mutations. *Ophthalmology* 2012;**119**:74–83.
85. Moyes AL, Hordinsky M, Holland EJ. Ectodermal dysplasia. In: Mannis MJ, Macsai MS, Huntley AC, editors. *Eye and skin disease*. Philadelphia: Lippincott; 1996.
86. Rodriguez N, Eliott D, Garcia-Valenzuela E, et al. Bilateral panuveitis in a child with hypohidrotic ectodermal dysplasia. *Am J Ophthalmol* 2002;**134**:443–5.
87. Saw VP, Dart JK, Sitaru C, et al. Cicatrising conjunctivitis with anti-basement membrane autoantibodies in ectodermal dysplasia. *Br J Ophthalmol* 2008;**92**:1403–10.
88. Anderson NJ, Hardten DR, McCarty TM. Penetrating keratoplasty and keratolimbal allograft transplantation for corneal perforations associated with the ectodermal dysplasia syndrome. *Cornea* 2003;**22**:385.
89. Whitaker JK, Alexander P, Chau DY, et al. Severe conjunctivochalasis in association with classic type Ehlers-Danlos syndrome. *BMC Ophthalmol* 2012;**12**:47.
90. Beighton P. Serious ophthalmological complications in the Ehlers-Danlos syndrome. *Br J Ophthalmol* 1970;**54**:263.
91. Pollack JS, Custer PL, Hart WM, et al. Ocular complications in Ehlers-Danlos syndrome type IV. *Arch Ophthalmol* 1997;**115**:416–19.
92. Shaikh S, Braun M, Eliason J. Spontaneous retrobulbar hemorrhage in type IV Ehlers-Danlos syndrome. *Am J Ophthalmol* 2002;**133**:422.
93. Smith LT. Ultrastructural findings in epidermoloysis bullosa. *Arch Dermatol* 1993;**129**:1578.
94. Hintner H, Stingl G, Schuler G, et al. Immunofluorescence mapping of antigenic determinants within the dermal–epidermal junction in mechanobullous diseases. *J Invest Dermatol* 1981;**76**:113–18.
95. Granek H, Howard B. Corneal involvement in epidermolysis bullosa simplex. *Arch Ophthalmol* 1980;**98**:469.
96. Adamis AP, Schein OD, Kenyon KR. Anterior corneal disease of epidermolysis bullosa simplex. *Arch Ophthalmol* 1993;**111**:499.
97. Lin AN, Murphy F, Brodie SE, et al. Review of ophthalmic findings in 204 patients with epidermolysis bullosa. *Am J Ophthalmol* 1994;**118**:384–90.
98. Tong L, Hodgkins PR, Denyer J, et al. The eye in epidermolysis bullosa. *Br J Ophthalmol* 1999;**83**:323–6.
99. Altan-Yaycioglu R, Akova YA, Oto S. Amniotic membrane transplantation for treatment of symblepharon in a patient with recessive dystrophic epidermolysis bullosa. *Cornea* 2006;**25**:971.
100. Goyal R, Jones SM, Espinosa M, et al. Amniotic membrane transplantation in children with symblepharon and massive pannus. *Arch Ophthalmol* 2006;**124**:1435–40.
101. Goltz RW, Henderson RR, Hitch JM, et al. Focal dermal hypoplasia syndrome: a review of the literature and report of two cases. *Arch Dermatol* 1970;**101**:1–11.
102. Thomas JV, Yoshizumi MO, Beyer CK, et al. Ocular manifestations of focal dermal hypoplasia syndrome. *Arch Ophthalmol* 1977;**95**:1997–2001.
103. Bale SJ, Doyle SZ. The genetics of ichthyosis: a primer for epidemiologists. *J Invest Dermatol* 1994;**102**:495.
104. Lykkesfeldt G, Høyer H, Ibsen HH, et al. Steroid sulfatase deficiency disease. *Clin Genet* 1985;**28**:231–7.
105. Sever R, Frost P, Weinstein G. Eye changes in ichthyosis. *JAMA* 1968;**206**:2283.
106. Shindle RD, Leone CR. Cicatricial ectropion associated with lamellar ichthyosis. *Arch Ophthalmol* 1975;**89**:62.
107. Oestreicher JH, Nelson CC. Lamellar ichthyosis and congenital ectropion. *Arch Ophthalmol* 1990;**108**:1772.
108. Cordes FC, Hogan MJ. Ocular ichthyosis. *Arch Ophthalmol* 1939;**22**:590.
109. Jay B, Blach R, Wells R. Ocular manifestations of ichthyosis. *Br J Ophthalmol* 1968;**52**:217.
110. Haritoglou C, Ugele B, Kenyon KR, et al. Corneal manifestations of X-linked ichthyosis in two brothers. *Cornea* 2000;**19**:861–3.
111. Friedman B. Corneal findings in ichthyosis. *Am J Ophthalmol* 1955;**39**:575.
112. Messmer EM, Kenyon KR, Rittinger O, et al. Ocular manifestations of keratitis-ichthyosis-deafness (KID) syndrome. *Ophthalmology* 2005;**112**:e1–6.
113. Hagen PG, Carney JM, Langston RH, et al. Corneal effect of isotretinoin. *J Am Acad Dermatol* 1986;**14**:141–2.
114. Cheng J, Syder AJ, Yu QC, et al. The genetic basis of epidermolytic hyperkeratosis: a disorder of differentiation-specific epidermal keratin genes. *Cell* 1992;**70**:811–19.
115. Carney RG. Incontinentia pigmenti. *Arch Dermatol* 1976;**112**:535.
116. Fusco F, Bardaro T, Fimiani G, et al. Molecular analysis of the genetic defect in a large cohort of IP patients and identification of novel NEMO mutations interfering with NF-kappaB activation. *Hum Mol Genet* 2004;**13**:1763–73.
117. O'Doherty M, Mc Creery K, Green AJ, et al. Incontinentia pigmenti – ophthalmological observation of a series of cases and review of the literature. *Br J Ophthalmol* 2011;**95**:11–16.
118. McCrary J, Smith JL. Conjunctival and retinal incontinentia pigmenti. *Arch Ophthalmol* 1968;**79**:417.
119. Ferreira RC, Ferreira LC, Forstot L, et al. Corneal abnormalities associated with incontinentia pigmenti. *Am J Ophthalmol* 1997;**123**:549–51.
120. Goldberg MF, Curtis PH. Retinal and other manifestations of incontinentia pigmenti: Bloch-Sulzberger syndrome. *Ophthalmology* 1993;**100**:1645.
121. Shah GK, Summers CG, Walsh AW, et al. Optic nerve neovascularization in incontinentia pigmenti. *Am J Ophthalmol* 1997;**124**:410–12.
122. Fard AK, Goldberg MF. Persistence of fetal vasculature in the eyes of patients with incontinentia pigmenti. *Arch Ophthalmol* 1998;**116**:682.
123. Rand R, Baden HP. Keratosis follicularis spinulosa decalvans. *Arch Dermatol* 1983;**119**:22.
124. Forgacs J, Franceschetti A. Histologic aspect of corneal changes due to hereditary metabolic and cutaneous affections. *Am J Ophthalmol* 1959;**47**:191.
125. Paton D. The Melkersson-Rosenthal syndrome. *Am J Ophthalmol* 1965;**59**:705.
126. Ates O, Yoruk O. Unilateral anterior uveitis in Melkersson-Rosenthal syndrome: a case report. *J Int Med Res* 2006;**34**:428.
127. Mulvihill JJ, Eckman WW, Fraumeni JF Jr, et al. Melkersson-Rosenthal syndrome, Hodgkin disease, and corneal keratopathy. *Arch Intern Med* 1973;**132**:116–17.
128. Goldsmith LH, Reed J. Tyrosine induced skin and eye lesions: a treatable genetic disease. *JAMA* 1976;**236**:382.
129. Bey E, Chuang TY, Cripps D, et al. Rothmund-Thomson syndrome. *J Am Acad Dermatol* 1987;**17**:332–8.
130. Kitao S, Shimamoto A, Goto M, et al. Mutations in RECQL4 cause a subset of cases of Rothmund-Thomson syndrome. *Nat Genet* 1999;**22**:82–4.
131. Kirkham TH, Werner EB. The ophthalmologic manifestations of Rothmund's syndrome. *Can J Ophthalmol* 1975;**10**:1.
132. Turacli ME, Tekeli O. Infantile glaucoma in a patient with Rothmund-

7

Thomson syndrome. *Can J Ophthalmol* 2004;**39**:674.

133. Muftuoglu M, Oshima J, von Kobbe C, et al. The clinical characteristics of Werner syndrome: molecular and biochemical diagnosis. *Hum Genet* 2008;**124**:369–77.

134. Petrohelos M. Werner's syndrome. *Am J Ophthalmol* 1963;**56**:941.

135. Bullock J, Howard R. Werner's syndrome. *Arch Ophthalmol* 1973;**90**:53.

136. Ruprecht KW. Ophthalmological aspects in patients with Werner's syndrome. *Arch Gerontol Geriatr* 1989;**9**:263.

137. Kremer I, Ingber A, Ben-Sira I. Corneal metastatic calcification in Werner's syndrome. *Am J Ophthalmol* 1988;**106**:221.

138. Kraemer KH, Lee MM, Scotto J. Xeroderma pigmentosum. *Arch Dermatol* 1987;**123**:241.

139. El-Hefnawi H, Mortada A. Ocular manifestations of xeroderma pigmentosum. *Br J Dermatol* 1965;**77**:261.

140. Goyal JL, Rao VA, Srinivasan R, et al. Oculocutaneous manifestations in xeroderma pigmentosum. *Br J Ophthalmol* 1994;**78**:295–7.

141. Riley FC, Teichmann KD. Conjunctival necrobiotic granuloma in xeroderma pigmentosum. *Cornea* 2001;**20**:543.

142. Calonge M, Foster CS, Rice BA, et al. Management of corneal complications in xeroderma pigmentosum. *Cornea* 1992;**11**:173–82.

143. Schwartz RA. Acanthosis nigricans. *J Am Acad Dermatol* 1994;**31**:1.

144. Groos EB, Mannis MJ, Brumley TB, et al. Eyelid involvement in acanthosis nigricans. *Am J Ophthalmol* 1993;**115**:42–5.

145. Lamba P, Lal S. Ocular changes in benign acanthosis nigricans. *Dermatologica* 1970;**140**:356.

146. Tabandeh H, Gopal S, Teimory M, et al. Conjunctival involvement in malignancy-associated acanthosis nigricans. *Eye* 1993;**7**:648–51.

147. Solomon LM, Fretzin DF, Dewald R. The epidermal nevus syndrome. *Arch Dermatol* 1968;**97**:273–85.

148. Miyagawa Y, Nakazawa M, Kudoh T. Epidermal nevus syndrome associated with anterior scleral staphyloma and ectopic bone and cartilaginous intraocular tissue. *Jpn J Ophthalmol* 2010;**54**:15.

149. De Niro JE, de Alba Campomanes AG, Bloomer MM, et al. Congenital narrow-angle glaucoma and iris nevi in a neonate with epidermal nevus syndrome. *J AAPOS* 2009;**13**:292–5.

150. Kirkland C Jr, Lanier JD. Hydroa vacciniforme. In: Gold DH, Weingeist TA, editors. *The eye in systemic disease*. Philadelphia: Lippincott; 1990.

151. Stokes WH. Ocular manifestations in hydroa vacciniforme. *Arch Ophthalmol* 1940;**23**:1131.

152. Crews SJ. Hydroa vacciniforme affecting the eye. *Br J Ophthalmol* 1959;**43**:629.

153. Jeng BH, Margolis TP, Chandra NS, et al. Ocular findings as a presenting sign of hydroa vacciniforme. *Br J Ophthalmol* 2004;**88**:1478–9.

154. Roper SS, Spraker MK. Cutaneous histiocytosis syndromes. *Pediatr Dermatol* 1985;**3**:19.

155. Danzig CJ, Shields CL, Mashayekhi A, et al. Fluorescein angiography of iris juvenile xanthogranuloma. *J Pediatr Ophthalmol Strabism* 2008;**45**:110–12.

156. Zimmerman LE. Ocular lesions of juvenile xanthogranuloma. *Am J Ophthalmol* 1965;**60**:1011.

157. Berrocal AM, Davis JL. Chorioretinal involvement and vitreous hemorrhage in a patient with juvenile xanthogranuloma. *J Pediatr Ophthalmol Strabism* 2005;**42**:241.

158. Treacy KW, Letson RD, Summers CG. Subconjunctival steroid in the management of uveal juvenile xanthogranuloma: a case report. *J Pediatr Ophthalmol Strabismus* 1990;**27**:126.

159. Ashkenazy N, Henry CR, Abbey AM, et al. Successful treatmenet of juvenile xanthogranuloma using bevacizumab. *J AAPOS* 2014;**18**:295–7.

160. Weiss RA, Whitby D, Talbot S, et al. Human herpesvirus type 8 and Kaposi's sarcoma. *J Natl Cancer Inst Monogr* 1998;**23**:51–4.

161. Minoda H, Usui N, Sata T, et al. Human herpesvirus-8 in Kaposi's sarcoma of the conjunctiva in a patient with AIDS. *Jap J Ophthalmol* 2006;**50**:7–11.

162. Holland GN, Pepose JS, Pettit TH, et al. Acquired immune deficiency syndrome: ocular manifestations. *Ophthalmology* 1983;**90**:859–73.

163. Hummer J, Gass JDM, Huang AJW. Conjunctival Kaposi's sarcoma treated with interferon alpha-2a. *Am J Ophthalmol* 1993;**116**:502.

164. Brasnu E, Wechsler B, Bron A, et al. Efficacy of interferon-alpha for the treatment of Kaposi's sarcoma herpesvirus-associated uveitis. *Am J Ophthalmol* 2005;**140**:746–8.

165. Egan R, Lessell S. Posterior subcapsular cataract in Degos' disease. *Am J Ophthalmol* 2000;**129**:806.

166. Lee DA, Su WPD, Liesegang TJ. Ophthalmic changes of Degos' disease (malignant atrophic papulosis). *Ophthalmology* 1984;**91**:295.

167. Cebeci Z, Tuncer S, Tugal-Tutkun I. Degos' disease. *Ophthalmology* 2009;**116**:1415.

168. Soter NA, Murphy GF, Mihm MC Jr. Lymphocytes and necrosis of the cutaneous microvasculature in malignant atrophic papulosis: a refined light microscope study. *J Am Acad Dermatol* 1982;**7**:620.

169. Thrash B, Patel M, Shah KR, et al. Cutaneous manifestations of gastrointestinal disease: part II. *J Am Acad Dermatol* 2013;**68**:211.

170. Delaney TJ, Black MM. Effect of fibrinolytic treatment in malignant atrophic papulosis. *Br Med J* 1975;**3**:415.

7

第 64 章

感染性疾病：眼部临床表现

Samuel H. Lee, Ivan R. Schwab

关键概念

- 新发的、急性发作的感染性疾病常伴有眼部体征。尽管这些体征不能作为确诊疾病的依据，但这类疾病也应引起眼科医生的重视。
- 许多感染性疾病大多来自特定地域的旅行者或病人。患者的病史包括所到国家或地区、传播途径，包括行为和接触的宠物，对了解疾病的病因十分重要。
- 类似麻风病和盘尾丝虫病这类疾病相比于过去十年可能得到了更好的控制，但并不代表这类疾病就此消失，并且我们应该把这类疾病视为眼部疾病特征和症状的潜在病因。
- 明确已确诊感染性疾病急性发作的病因，尤其是传播模式，对眼科医生及工作人员来说十分重要。
- 大多数感染性疾病的治疗需要全身用药和长期治疗，并需要感染性疾病专科医生的联合治疗。

本章纲要

新现感染
既有感染

医学上，无论是来自感染微生物的直接影响还是来自宿主反应的二次应答，没有特殊的免疫系统能免受感染性疾病的影响。同理人体没有哪一部分可以免受感染性疾病的影响，许多疾病影响机体多个器官，包括眼睛。

全人类超过一半的感染微生物是动物传染源性的，比例可能高达 60%[1]，许多感染都会影响眼睛。

随着人类人口的增加和随出行增加而解除的全球贸易壁垒，动物致病微生物感染人类的机会将更广泛。

我们已经见证了新生传染病的增加，在某些病例中，一些被认为已经被攻克或是遏制的原始致病微生物再次出现。我们对急性感染的致病微生物知之甚少，但对埃博拉病毒、基孔肯雅病、西尼罗河病毒、寨卡病毒等已经给予关注。其中有一些更古老并明确诊断的疾病，例如麻风病、布鲁菌病、盘尾丝虫病、莱姆病和肺结核。急性感染和已明确的感染都具有眼部体征。

新现感染

埃博拉病毒病

背景

1976 年，在非洲撒哈拉沙漠地区暴发急性病毒性出血热疾病后，埃博拉病毒病（Ebola virus disease，EVD）被首次报道[2,3]。埃博拉病毒是埃博拉病毒谱中四个亚型中的一种，并认为是 EVD 的主要致死病毒。埃博拉病毒是急性暴发的单股负链 RNA 病毒，在 2014 年最近的一次统计的非洲西部大约 21 000 例病例中，有约 8300 例死亡记录。眼表临床表现并没有详细研究，但记录了患者出现结膜炎、葡萄膜炎和结膜下出血。

流行病学

埃博拉病毒造成了 EVD 的不定期暴发。第一次暴发是在 1976 年的苏丹和扎伊尔[4]，但自那以后就暴发流行起来。1995 年刚果民主共和国报道了数百例埃博拉病毒感染病例，2000 年在乌干达有类似疾病暴发。最近一次也是最大规模的一次暴发是在 2014 年，在西非报道了大约 21 000 个病例，其中约 8300 例死亡病例[5~8]，涉及的国家包括几内亚、塞拉利昂、利比里亚、尼日利亚、塞内加尔和马里[9~11]。

传播途径

EVD 是通过接触感染动物或人的体液进行传播。有研究显示 EVD 可以通过飞沫传播[12,13]，所以已知除直接接触传播之外还可以通过空气传播。

全身疾病

感染病毒后潜伏期为 6~12 天[14]，感染者均是突然出现高热、寒战、不适感（精神萎靡）、呕吐、腹泻和肌肉疼痛。皮肤斑丘疹约在一周左右扩散，也可能会发生例如意识状态改变和癫痫发作等较严重的临床表现。

埃博拉病毒病传统上称为埃博拉出血热的原因是早期报道强调了与感染相关的凝血功能障碍。在最近的一次暴发中，20% 的患者出现了不明原因的消化道出血、皮肤淤斑、静脉穿刺点渗血和黏膜出血[15,16]。

眼部疾病

已知的埃博拉病毒病的眼表体征表现包括结膜感染、流泪、葡萄膜炎和结膜下出血。多达 85% 的患者被报道出现结膜感染，并且通常是双眼发病。也可出现流泪症状，但无法用病原学来解释。葡萄膜炎可看做是埃博拉病毒病的恢复阶段，从眼前节到眼后节，到全葡萄膜炎[17~19]。

诊断

EVD 的诊断首要以总体评估其如何暴发、何时暴发[20,21]。既往有感染史并有临床表现的患者应向地区或国家的卫生部报告，其诊断应有试验支持。历史上应用的是 ELISA（酶联免疫吸附测定）试验，但目前最常用的诊断试验是 PT-PCR（逆转录-聚合酶链反应）[22,23]。

治疗和预防

对 EVD 患者的治疗需要专业护理和多学科结合。恰当的个人防护措施、恰当的感控和预防措施对减少疾病传播的速度具有重要作用。支持疗法是一项最重要的措施[24]：纠正体液和电解质异常、呼吸支持和其他的支持疗法。目前没有抗病毒疗法或疫苗能有效治疗 EVD，但正在研究中。

基孔肯雅病

背景

基孔肯雅病是一种通过伊蚊属的蚊子为媒介传播的病毒性感染，这类蚊子包括埃及伊蚊和白纹伊蚊。这类疾病目前大多出现在非洲和亚洲的发展中国家，并且似乎每隔一段休止期就会暴发流行。症状开始于以蚊子为媒介感染基孔肯雅病病毒，潜伏期在数天至数周，并包括例如发热、强烈的关节炎、斑丘疹、肌痛、疲乏无力、结膜炎和葡萄膜炎。这类疾病除了支持治疗没有已知的治愈疗法，并且感染可能造成慢性关节炎。

流行病学

基孔肯雅病毒是一种存在于非洲西部的地方性病毒，但是暴发流行发生在了非洲、亚洲、欧洲和美国。2005 年在印度洋群岛发生了一次严重的暴发流行。与发生在意大利的病毒暴发联系起来，这是欧洲发生的第一起病毒暴发[25,26]。2006 年，约有 1400 万的病例在印度被单独报道，不包括印度尼西亚、马尔代夫、缅甸和泰国的多次暴发[27]。2013 年 12 月，在加勒比海证实了这类疾病。自此以后在美国曾有过多次暴发。自 2015 年年初，在加勒比海、北方中心及美国南部有约 100 万例可疑基孔肯雅病的病例。

传播途径

如前所述，这种病毒的传播途径是通过蚊子为媒介传播的。埃及伊蚊和白纹伊蚊均可致病，埃及伊蚊可造成热带地区的感染，白纹伊蚊的病毒传播主要在温带地区。白纹伊蚊主要感染非病毒流行区域[28]。

全身疾病

基孔肯雅病源自马孔德语中"扭曲的"一词，是位于坦桑尼亚北部部落的马孔德人的一种语言。该疾病名副其实，给患者遗留下严重的关节痛。这类病毒感染性疾病具有非常典型的肌肉痛、疲乏无力、发热和皮疹，但是显著特征是关节炎和关节痛[29]。

眼部疾病

基孔肯雅病的结膜炎类似于典型的病毒性结膜炎，但也可以晚期葡萄膜炎的形式出现[30]。前节葡萄膜炎是最常见的临床表现，可表现为肉芽肿性或非肉芽肿性炎症[31,32]。眼后节部分也可受累，表现为视网膜炎、脉络膜炎、视神经炎或是视神经视网膜炎[30,33~37]。

诊断

如果有近期到过活动性病毒感染区域旅行的人

出现了发热和关节痛,应该考虑基孔肯雅病。发热发展为高热,并通常维持3~5天。关节痛发生在发热后数天内,并影响多个关节[38]。和PT-PCR一样检测病毒抗体血清中免疫球蛋白的试验,但病毒分离培养才是诊断的金标准。

治疗和预防

基孔肯雅病的治疗方案是支持治疗。因为临床上没有有效的疫苗来对抗病毒,大部分的预防工作都把蚊子作为目标。控制传播媒介的措施例如消除潜在的繁殖点、使用蚊帐、杀虫剂和健康教育,所有的这些措施都有助于减轻这类疾病带来的负担。

西尼罗病毒

背景

西尼罗病毒是通过蚊子传播的单链RNA虫媒病毒。此病有三种临床类型:无症状型、西尼罗病毒热及西尼罗病毒脑膜炎。这一疾病的眼部特征通常是葡萄膜炎,但也可以包括血管炎、视神经炎和脑神经麻痹。

流行病学

西尼罗病毒是1937年从乌干达西尼罗省一名患者的血清中首次被分离出来[40]。西尼罗河病毒在1999年纽约感染暴发后广为人知,感染了72名患者,并造成6人死亡[41]。从90年代起,已经有大量的西尼罗河病毒感染暴发,伴随着十分严重的神经系统影响。在美国许多被感染者因为无症状而被漏报。从1999年到2013年,有包括17 463例西尼罗河病毒感染被上报给美国疾病控制中心[42,43]。

传播途径

在西尼罗河病毒感染的传播和维持周期过程中,蚊子和鸟类起到了很大的作用。病毒通过蚊子叮咬传播给人类,按照地理环境研究,许多物种已经被证实参与了病毒的传播过程[44]。然而鸟类作为病毒的扩大宿主自身通常维持着无症状状态。

全身疾病

大多数西尼罗病毒感染的人无症状。仅约20%~40%感染人群出现症状[47,48]。西尼罗河病毒感染后出现症状的人中,存在两种病程改变:西尼罗热和出现神经症状。

西尼罗热是一种自限性疾病,会出现发热、头痛、肌肉痛、全身乏力,其症状非常近似于许多其他病毒感染的综合征。也有另一些症状被报道出来,包括眼痛、恶心、呕吐、腹泻。这些症状通常持续数天至数周,并随着支持治疗而消退[47]。

相比之下出现神经症状要严重得多,并且会导致脑膜炎、脑炎和多种神经系统疾病。这类感染的患者有10%的死亡率[49,50]。

眼部疾病

西尼罗河病毒感染后的眼部疾病,通常是典型的炎性反应,包括葡萄膜炎、脉络膜炎、血管炎和视网膜出血。多灶性脉络膜炎是更加常见的表现之一[51],但其他类型的炎症也可以出现,比如视神经炎、血管炎和虹膜睫状体炎[51~54]。

诊断

在蚊子肆虐的季节或近期到过已知有活动性疾病区域的患者,当流感症状伴随着任何神经系统症状出现时,应怀疑西尼罗河病毒感染。血清学检测包括在血清和脑脊液中检测到西尼罗河病毒IgM比病毒核酸的PCR检测更有助于诊断。

治疗和预防

像许多其他病毒性疾病一样,治疗方法是支持性护理。人们已经考虑过一些治疗方法,包括干扰素α1fa-2b、病毒唑和静脉注射免疫球蛋白,但结果令人失望[55~58]。

预防感染似乎是降低疾病负担的最好方法。蚊虫控制计划和个人防护措施如驱蚊器和驱蚊网,似乎是降低这种疾病传播的最有效方式[59]。

寨卡病毒

背景

寨卡病毒(Zika virus)是一种由蚊子传播的病毒,最初在乌干达被发现,但近期在非洲、美洲、亚洲都暴发了疫情。它是黄病毒属的一种,以伊蚊为宿主传播[60]。它可通过母婴传播,并且与包括小头畸形在内的先天性畸形有关。寨卡病毒与非化脓性结膜炎、视神经异常、黄斑异常和眼前段发育不良有关。

流行病学

寨卡病毒以乌干达的寨卡森林命名,1947年从此处的恒河猴身上分离出来。次年从寨卡森林的蚊子宿主上发现了寨卡病毒，1952 年首例患者在乌干达和坦桑尼亚联合共和国被发现。从 19 世纪 60 年代到 19 世纪 80 年代，一些散发的人类病例被诊断出来，但这些病例较罕见并被认为是相对良性的，因为没有死亡和住院病例被报道出来。1969 年到 1983 年的数据表明，这种病毒已经蔓延到亚洲。第一次大暴发是在 2001 年密克罗尼西亚，185 例可疑病例中 49 例被确诊。2012 年两种地理上不同的病毒谱系被鉴定出来：非洲和亚洲。2013 年至 2014 年，位于法国波利尼西亚、复活节岛、库克群岛和新加勒多尼亚的太平洋岛屿发生了疫情。研究者研究了法国波利尼西亚的疫情，从而一个关于寨卡病毒病、先天畸形和格林 - 巴利综合征之间的联系被建立起来。次年（2015 年），更多的疫情在巴西、佛得角、哥伦比亚、苏里南和中南美洲的其他国家暴发。在 2015 年 12 月 30 日，巴西报道了 2975 例与寨卡病毒有关的小头畸形可疑病例。

传播途径

寨卡病毒主要通过伊蚊属的蚊子叮咬传播。也被认为通过性和母婴传播。

全身疾病

寨卡病毒的症状包括发热、皮疹、结膜炎、关节痛、全身乏力和头痛。这些症状通常有自限性并且一周内好转。寨卡病毒病也与更严重的神经系统状况有关，比如格林 - 巴利综合征和小头畸形等先天畸形。

眼部疾病

寨卡病毒最常见的眼部表现为非化脓性结膜炎，但据巴西的研究者报道，小头畸形的婴儿眼部的视网膜黄斑和视神经异常被认为和围产期的寨卡病毒感染有关。视网膜色素斑、脉络膜视网膜萎缩、视神经发育不全、杯盘比增大、虹膜缺损、晶状体半脱位都曾被报道[61,62]。

诊断

如果患者最近去过寨卡病毒流行的地区，当出现症状就会被怀疑是否感染了该病毒。实验室检测可以确定寨卡病毒 RNA 的存在。

治疗和预防

目前，除了支持治疗以外没有其他针对寨卡病毒

病的治疗方法。控制传播媒介是预防此疾病最重要的方法，但由于性传播也可能发生，所以应该制定安全的性行为规范。

既有感染

汉森病（麻风病）

背景

汉森病或许是最古老的被记录的人类疾病[63]，至少早在公元前 600 年就有记载。它是由麦科利亚杆菌引起的，是一种缓慢增殖的、专性的、细胞内微生物，12~13 天增殖翻倍，有 5~10 年的潜伏期。相比之下，大肠杆菌的增殖翻倍时间是 20 分钟[64]。该病患者的 T 细胞存在针对麻风分枝杆菌的缺陷。

之前世界卫生组织关于汉森病的分类包括三种类型：结节型麻风、界限型麻风和结核样麻风。还有一些旧的分类，马德里分类、Ridley/Jopling 分类和印度分类。这些分类更加详细和复杂，但都是不必要和过时的，目前被抛弃了。基于这些分类系统，麻风病可以呈谱系分类：麻风病结节和结核样麻风的形式为两端，中间存在几种类型。

之所以被称为结核样麻风是因为它近似于结核病，包含由巨细胞、淋巴细胞和上皮样细胞组成的肉芽肿。结核样麻风有明显的皮肤侵害表现，包括散在的皮肤色素减退和感觉迟钝。病变涉及皮肤神经是很常见的，且常呈对称性面神经损伤的表现。涉及神经的病变会使神经增厚、局部和 / 或远端感觉迟钝，然而随着疾病的进展，病变神经的所有支配区都会被累及。在这种形式下病变很少累及内脏。

结节型麻风更常见。最初累及皮肤和神经，比结核样麻风累及范围更广。更多弥漫的神经侵犯导致了面具脸，原因是面部肌肉的轻度瘫痪导致了所谓的"狮面"。内脏和眼睛相关的病变在这一型中更常见。

界限型麻风是一种中间形态，表现出两种两端类型的一些特征。这种类型的患者可以在整个病程中转换成任何形式或保持在病变边缘。正如预期，直接的眼部病变比结节型麻风病中见到的要少，但比结核样麻风中见到的要多。

在 1998 年，世界卫生组织进一步简化了该病的诊断，将患者划分为少菌型麻风（5 个或更少的皮肤病灶）或多菌型麻风（6 个或更多的皮肤病灶）。多菌型麻风代表结节型麻风，少菌型麻风将代表结核型麻风和界限型麻风。

流行病学

麻风病在非洲、亚洲的中东地区和南美洲的某些地区更为普遍,但随着治疗和整体健康状况逐渐向好,其流行和发病率正在显著的降低,因为这也是一种与免疫缺陷的营养不良和贫困有关的疾病。

目前,全球范围内(2012)登记在册的麻风病患者接近 500 000 人,然而未登记患者的数量或许比这高出很多[65]。在患者、公共卫生工作者和医生中,麻风病的习惯性叫法是汉森病,这是由于与这种疾病有关的污名,甚至是麻风病的名字。

传播途径

这种疾病很难传播给免疫系统正常的成年人,并且结节型麻风病人通常不会传染他人。这种细菌通常通过黏膜吸收,尤其是鼻黏膜。然而也通过其他方式传播,比如纹身[66]。通过创伤和/或接种造成的开放性伤口或许也可以发生传播。全身免疫抑制通常与某些形式的细胞免疫异常有关,通常是必然发生的,尽管也有可能在免疫抑制剂的应用过程中医源性产生[67,68]。

全身疾病

这种疾病主要是皮肤、皮肤神经和暴露的黏膜的疾病,然而随着病情进展,它可以感染几乎所有的器官。随着疾病的进展,会造成色素减退和些许红斑、肉芽肿病变、周围神经病变和皮肤麻木。神经支配的皮肤部分会增厚并且"强韧"。这种皮肤的麻木造成手指的丢失,最终四肢因为轻伤和萎缩造成组织的完全丢失。这些病变会使病人受到大众的关注和鄙视。病人忍受终身的隔离,直到现在被诊断为这种疾病都被认为是一种耻辱。

眼部疾病

眼表病变是较为常见的,一般可直接或间接观察到,在汉森病中有 95% 的患者存在眼部体征。

多种原因导致多达 14% 的患者致盲[69]。某些体征可以确诊疾病或几乎可以确诊,但大多数体征在其他疾病中也可见到。大部分眼部改变见于外眼的暴露部分,也可累及所有眼部结构,但视网膜和眼后段体征很少见。

间接损害

神经损伤在类结核患者中更常见,其中最重要的

神经影响是一侧或双侧面部神经[70,71]。沿着神经走行,这些神经分布区常可触诊到小结节。第Ⅶ对脑神经麻痹导致的面部肌肉运动无力造成了双侧神经损害和肌肉萎缩。结果常表现为眼睑闭合不全和暴露性角膜炎,尤其是在疾病晚期是常见的致盲途径。下睑外翻出现的原因是眼睑松弛并造成了眼表的暴露。这种眼表暴露常导致角膜下 1/3 的角膜溃疡和角膜瘢痕形成。

第Ⅴ对脑神经的损伤和麻痹,尽管不常见并且常在疾病末期发生,但也能增加眼表的暴露问题。这很容易导致角膜穿孔和眼内炎。这类患者常较少或没有被动瞬目,瞬目有可能不完全。这种神经元的损伤能够造成角膜溃疡和角膜穿孔。角膜穿孔可能导致失明、眼痨或完全失去眼球。

外眼的眼睑小结节和麻风性结节红斑不常见且持续时间短暂。泪膜破坏较为常见,其原因是睑板腺受杆菌侵袭,疾病所致的泪腺和神经浸润,杯状细胞破坏。角膜结膜炎导致眼表疾病,尤其是第Ⅴ对和第Ⅶ对脑神经麻痹时明显。

直接损伤

因为眉毛和睫毛脱落常发生在疾病发展的相对早期,对该疾病诊断很有帮助。然而疾病的严重程度与疾病的耐受性相关(图 64.1)。下睑睫毛脱落在上睑睫毛脱落之前发生并通常从颞侧开始。

直接角膜损伤包括以颞上象限无血管性角膜炎为首发症状的不常见发病形式,损伤可能进展累及

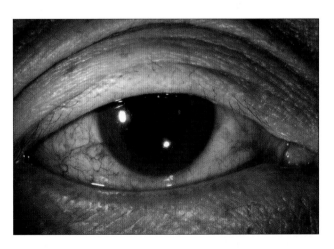

图 64.1 麻风病。据估计全世界有六百万至八百万人患有麻风病,大多数病例发生在亚洲、非洲和拉丁美洲。起病的媒介,麻风分枝杆菌属于抗酸杆菌并好发于皮肤和外周神经。睫毛脱落,睫毛和眉毛脱落是麻风病最早期和最普遍的体征之一

全部上方角膜(图 64.2 和图 64.3)。角膜损伤常以浅层点状角膜炎首发并在角膜上出现类似粉白色尘状物,上皮下沉积物最终发展成为浅层角膜基质炎(interstitial keratitis,IK)。眼球颞上方角膜可能是角膜暴露最多的部位,因为麻风杆菌最喜欢感染这个位置。最初的角膜沉积物是微型的麻风结节,其组织学上包括淋巴细胞、巨噬细胞和麻风杆菌。这是活动性的损伤,破坏前弹力层并最终血管化[72,73]。随着具有破坏性的角膜基质炎的进展跨过上部角膜,上部角膜就会出现麻风病中典型的血管翳(图 64.4)。角膜基质炎开始于眼球一侧或双侧眼球颞上象限,但其看起来更喜侵犯上部角膜。角膜基质炎能够发展累及全角膜并且是视力下降和失明的另一原因。通常这类患者有伴随的沙眼症状,并且血管翳也是沙眼性质的。

角膜或结膜的麻风小结节也会发生但并不常见。这类肉芽肿充满了上皮样细胞、淋巴细胞和大量细菌。这类肉芽肿在某些亚洲或北美的人口中更为常

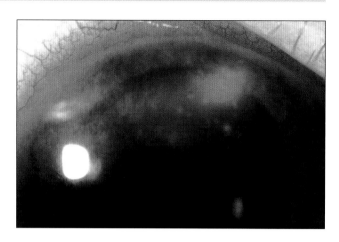

图 64.3　麻风病。麻风病导致的角膜炎通常在角膜颞上象限开始。这是角膜最暴露的区域并且杆菌在相对暴露的区域复制活跃。慢性炎症大多发生在上皮下并且这种损伤显示粉白色着色。初始炎症是无血管的

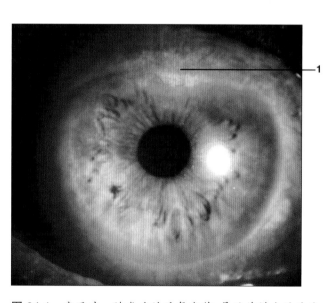

图 64.4　麻风病。随炎症的反复发作,导致前弹力层的破坏,并发展为浅层血管翳。血管翳起始于眼球颞上方角膜。也可能出现钙质沉着

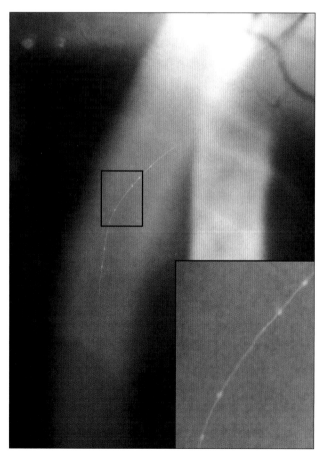

图 64.2　麻风病。麻风病中角膜神经的炎症造成神经末端膨大。在活性芽孢杆菌附近的炎性细胞聚集,形成了串珠状改变

见,说明该病受遗传因素的影响。

巩膜和表层巩膜损伤

巩膜炎、巩膜外层炎和葡萄膜炎能够出现在多达 1/5 的患者主诉中。这可以是一种慢性炎症或是真正的麻风感染累及表层巩膜和巩膜。巩膜炎能够造成巩膜软化和随之而来的全层巩膜变薄。

葡萄膜炎

眼内炎症可在最近接受治疗或在一度中断治疗的患者(尤其伴麻风结节)中出现。自发的葡萄膜炎

较难与麻风性葡萄膜炎的其他形式区分开来。最典型的表现形式是麻风性结节红斑，这是超敏反应或是抗原抗体反应[74]。麻风性结节红斑通常较严重且突然发作。常见的标志性细胞反应是伴随前房积脓，伴或不伴前房积血。

另一种葡萄膜炎表现形式通常见于伴有麻风结节的患者，长期慢性病程不伴有明显的睫状充血或结膜/巩膜充血。慢性病程伴有虹膜损伤常会遗留虹膜表面虫蚀样改变和显著的透光缺损。这也是伴有虹膜萎缩、针尖样瞳孔、白内障和青光眼的麻风患者的常见致盲途径。

虹膜珍珠是迷人的，并且是在麻风病患者中相当常见的体征，并且能在疾病早期发现。然而这不容易被发现，因为它们通常比沙粒还要小。通常它们是在虹膜隐窝中发现的白色小颗粒但特殊地靠近瞳孔缘[75]。这些颗粒可能落入下方房角并需要通过房角镜观察才能发现。一颗虹膜珍珠仅仅是一个虹膜麻风结节，并且如果能观察到就可确诊此类疾病。

诊断

在麻风病较常见的国家，这类疾病在皮肤损害和神经病变等临床体征的基础上更容易做出诊断。在麻风病不常见的国家，考虑疾病诊断是基于临床可疑体征和最近到过流行区旅行时，并依据临床做出诊断。然而确诊通常需要通过皮肤活组织检查。

治疗和预防

在疾病发生的早期就给予利福平和氨苯砜等抗菌药物治疗是一种很好的治疗方法。遗憾的是由于患者依从性差、经济或药物缺乏等问题可能会导致疾病复发。如果只服用其中一种药物或者是间歇性治疗，耐药性就更容易发生。目前最好的建议是三联疗法，包括利福平、氨苯砜和氯法齐明，尽管第三种药物会导致皮肤色素沉着而且难以治愈。

布鲁菌病

背景

全球至少有10个布鲁菌属，其中至少有3个（可能是4个）可以感染人类。在牛身上发现的牛布鲁菌（B.abortus）是最常见的人类病原体，但是在山羊和绵羊身上发现的羊布鲁菌（B.melitensis）是最具致病性的。在猪身上发现的猪布鲁菌（B. suis）或许也可以导致人类疾病但十分罕见。在野外猎人们穿着由野生山羊或绵羊的皮毛做成的衣服或许会有感染的危险，因为这些动物身上普遍存在着各种微生物。如果可能的话，（在犬类中发现的）犬布鲁菌（B.canis）在特定的环境下可能会感染人类但极为罕见。所有的布鲁菌均为革兰氏阴性菌，并且可能引起"波状热"或布鲁菌病。在20世纪70年代，这种疾病被认为已从美国根除，但是散发的病例确实存在，尤其是在国外的旅行者身上。

饮用生牛奶、食用未经巴氏灭菌消毒的受感染的山羊或奶牛产下的奶做成的奶酪以及与受被感染动物直接接触的人最容易被感染。

布鲁菌病，也被称为"马尔他热"，首先被David Bruce博士分离，并以他的名字命名。使用常规的实验室设备很难培养出这种微生物，但在疾病的急性期，血液培养中可以发现这种微生物。

流行病学

尽管在全球范围内布氏菌病是散在分布的，但是在地中海盆地，包括中东部分地区，印度个别地区以及中美洲和南美洲部分地区普遍流行。美国每年大约有200个病例。

传播途径

有三种途径可以感染布鲁菌病，包括：①食用未经消毒的牛奶或奶制品或未煮熟的已被感染的动物肉；②吸入病原菌；③通过开放性的伤口或黏膜。后两种机制可能是最常见的实验室传播途径。

全身疾病

通过上述机制之一，这种动物传染病就会表现出来，并且首先表现为发热，然后过渡到一个慢性阶段，该阶段有时会持续数年。这种发热往往变化不定，并且似乎在下午达到高峰期，可能有几天或几周间隔期。因此，发热倾向于波动性被命名为"波状热"。"关节炎、疲劳、弥漫性疼痛和嗜睡"通常在不同程度上伴随疾病而来。体格检查显示肝肿大和（或）脾肿大。

眼部疾病

最常见的眼部表现包括肉芽肿性虹膜睫状体炎、虹膜水肿和增厚、后粘连和白内障。眼后节损伤也可以导致视神经乳头炎、多病灶性脉络膜炎和玻璃体炎。急性期的脉络膜炎可见脉络膜病变处有一定程度的隆起，有时为出血性并且十分局限。这些表现一般会消退，接着自发的遗留一些色素沉着。

钱币状的角膜病变一般很少发生,但是任何人接触了这些可能已经患有布鲁菌病的牛、羊、骆驼、山羊、猪或者狗,都应该被怀疑患了此病。这些钱币状的不透明体大约有1~3mm发生在前基质中或者上皮下。至少在某些情况下,血管化的发生从下象限开始,呈一个楔形混浊指向钱币状的角膜混浊[76,77]。

诊断

在实施巴氏灭菌法和控制布鲁菌病的国家中,这种疾病是罕见的,或者只发生在尚未实施这些方案的国家的旅行者身上。此外正如上文讨论所述,旅行者可能曾经与感染动物或已感染动物的产品有接触史。急性期IgM抗体阳性,或慢性期IgG或IgA抗体阳性的血清学结果对诊断有帮助但无法以此确诊[78,79]。虽然有全身反应,但是可能不会有太多眼内疾病表现。

针对布鲁菌的PCR-ELISA实验结果有助于诊断,并且似乎具有高度敏感性和特异性[80]。

最好的诊断工具之一是高度怀疑。

治疗和预防

多西环素(100mg,一天两次)联合利福平(600~900mg,一天一次)治疗6周有效。如果因为某些原因导致首次联合治疗无效,那么其他联合治疗可能有效,包括甲氧苄啶联合磺胺甲噁唑或头孢曲松钠联合莫西氟沙星。因为治疗没有100%有效,所以疾病复发较常见,并且中枢神经系统损伤将需要加强治疗。

盘尾丝虫病

背景

盘尾丝虫病是由一种丝状线虫,即盘尾丝虫,引起的一种眼部寄生虫病,通过蚋属黑蝇(black fly)叮咬传播。(http//www.who.int/tdr/publications/documents/onchocerciasis-life-cycle.swf)

流行病学

盘尾丝虫病是全球感染性盲症的第二大致病因,它已经感染了1800万人,其中有27万患者由于该病致盲[81]。这种疾病具有地方性流行的特点,或者在有蚋属黑蝇繁殖和人类居住的快速流动的河流附近更为高发。这种寄生虫可以生活在人体内长达14年,同时在皮下组织中迁移。这些患者绝大多数都生活

在撒哈拉以南的非洲地区(尤其是西非这样特定的地区),美洲也有一些感染地区。

传播途径

被感染的黑蝇将丝虫幼体注入人类宿主的皮下组织。幼虫在皮下组织移动成形并固定在皮下的结节,接着成长为成虫。一旦成虫交配,它们就会释放出成千上万的微丝蚴遍及全身。这个循环会继续进行下去,以微丝蚴迁移至人体皮下组织后被另一只黑蝇叮咬后携带的形式传播。黑蝇在水中产卵,卵会以非常快的速度生长(12天之内)为成虫再次开启这个循环。一旦寄生虫在皮下组织死亡将出现免疫识别反应,并且引起剧烈瘙痒。

当微丝蚴进入眼睛,并在眼内的任何位置死亡就会出现眼部受累(图64.5)。

眼部疾病

这种微生物会通过以下几种途径进入眼内,包括

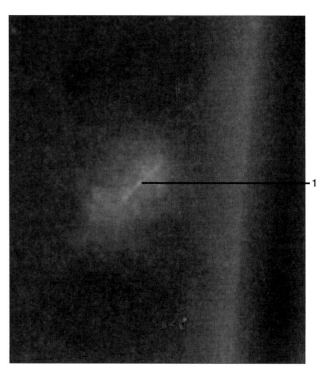

图64.5　盘尾丝虫病。盘尾丝虫病又称"河盲症",是一种由盘尾丝虫引起的寄生虫感染,盘尾丝虫病在人类宿主和黑蝇之间传播。一旦确立了宿主,盘尾丝虫会在一天之中产10 000个微丝蚴。这些微丝蚴散布到身体各处,造成强烈的宿主炎症反应。在角膜内死亡的微丝蚴(1)周围会出现炎症反应。(From Krachmer JH, Palay DA (eds). Cornea Atlas, 2nd edn. Mosby, Elsevier Inc, 2005. Copyright Elsevier 2005)

皮肤、结膜以及葡萄膜。活的微丝蚴不会引起强烈的炎症反应,因为它们会避开免疫系统,或许它们会改变抗原表达或者根本不表达抗原。然而一旦微生物死亡便会引起强烈的免疫应答,这些炎症被认为是引起眼部损伤的原因。

角膜

微丝蚴进入角膜,可能是通过结膜、角膜神经或巩膜。这种微生物可以穿通角膜而不留下瘢痕,但角膜中这种微生物的频繁死亡将造成周围局部的点状角膜炎。浸润性角膜炎的特点是逐渐褪色的绒毛般的雪花状外观。组织活检会显示微生物、淋巴细胞、嗜酸性粒细胞或许还有轻度的坏死组织。急性期过后,浸润现象将停止并逐渐消失,瘢痕将消退。无论治疗与否,这些现象都可能会出现,但经过治疗的病例中这些现象更加常见。随着疾病的进展,靠近睑缘处的角膜会出现硬化性角膜炎,包括鼻侧、颞侧,进展至中央区(图64.6)。最终将进展并且累及包括视轴的全层角膜。随后由于轻微的坏死将会发生血管化。随着疾病反复发作角膜变得完全不透明,患者将失明。

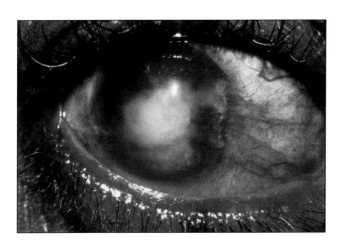

图64.6 盘尾丝虫病。多发皮肤病变的患者中,角膜因瘢痕致盲。图示为硬化性角膜炎。这种炎症反应从角膜周边开始发生,随着微丝蚴虫死亡散播到角膜中央。(From Krachmer JH, Palay DA (eds). Cornea Atlas, 2nd edn. Mosby, Elsevier Inc, 2005. Copyright Elsevier 2005.)

葡萄膜炎

该病引起的葡萄膜炎至少有两种形式,包括前虹膜睫状体炎和后脉络膜视网膜炎。微丝蚴有时可以游进前房就像游进水族馆一样,但当它们死亡将造成肉芽肿性虹膜睫状体炎,虹膜会变厚并且形成后粘连。这些病变将导致睑内翻性葡萄膜,这是造成葡萄膜炎的几个原因之一。与健侧眼相比较会发现,患侧眼将因为渗出和水肿出现虹膜肿胀。病变虹膜清晰的纹理和隐窝消失,出现"浮石"样外观。虹膜后粘连逐渐增加并且或许会导致瞳孔闭锁和房角关闭。睫状体通常也会被波及,导致葡萄膜炎性质的炎症和睫状体炎。

脉络膜视网膜炎

该病引起葡萄膜炎的第二种形式是脉络膜视网膜炎,尽管这一形式有许多潜在的表现。这种微生物或许通过血液进入到葡萄膜,血管壁和神经或许也参与了传播。当这种微生物死亡,淋巴细胞、噬酸粒细胞和碎片以及萎缩的视网膜色素上皮细胞聚集在一起,而呈现类似的疣状物,随着它们的聚集会出现肉芽肿性脉络膜视网膜炎。这些视网膜色素上皮细胞通常是萎缩的,表现出色素脱失和色素减退,但也可以表现出聚集和色素沉着过度。通常显著的色素脱失可以发生在任何地方,颞侧和视神经周围尤其多见。

诊断

在疾病流行地区诊断通常是很明确的,但从疫区旅行归来的患者应该被询问是否接触过"河盲"病人或去过"河盲"地区旅行,或有被疫区的黑蝇叮咬史。然后这样的旅行者需要被高度怀疑为该诊断。

指定区域皮肤组织活检可以确诊,比如髂嵴或小腿的位置。或许为了提取微生物而活检的最好位置是皮下结节,但用这种方法无法进行标准化计数。

治疗和预防

该病的治疗药物是伊佛霉素(iver m ectin)。它比之前的治疗方法更简单和安全,并且更有效。这个药物已经被成功地应用在疾病高度流行的地区,疗效好且副作用少。伊佛霉素需要持续使用6个月或一直用到患者症状消失。通过防止微丝蚴的释放和大量减少微丝蚴的负荷,直到用药最终将死亡的微生物排出体外,这一过程需要持续很多年,有时甚至十年或更久[82]。

治疗注意事项 - 罗阿丝虫和沃尔巴克体属

尽管伊佛霉素是一种相对安全的药物,临床医生应该注意有一些关于共同感染微生物的问题。罗阿丝虫也是丝虫的一种,如果患者同时感染上罗阿丝虫和盘尾属,伊佛霉素的治疗会诱导出现视网膜出血、血尿以及脑病[83]。罗阿丝虫有时被称为眼丝虫,它可以感染眼睛但通常不会致盲。偶尔有报道称通过手术将成虫从眼周组织移出。由于1200万~1300万人被罗阿丝虫感染,并且他们之中的许多人生活在盘尾丝虫病流行区,所以在使用伊佛霉素治疗时要重视是否存在感染。乙胺嗪可以治疗罗阿丝虫,但也会造成脑病和相关的并发症。面对来自盘尾丝虫和阿罗丝虫同时流行地区的患者,应该通过结合两种微生物的相关知识小心处置。

同样沃尔巴克体属为一种细菌内共生体,它通常感染旋盘尾丝虫,并且可以在盘尾属寄生虫感染的攻击过程中起到关键作用,也可以在伊佛霉素治疗后并发症的发生中起到关键作用[84,85]。多西环素治疗沃尔巴克体属和盘尾属寄生虫有效并且副作用更少,但必须长期应用[86]。

莱姆病

背景

莱姆病(Lyme disease)是一种由包柔属引起的感染,这是一种螺旋体,通过一种硬蜱属的代表性蜱虫叮咬而传播给人类。在美国主要发生在东海岸和中西部地区,但在西部地区较少见。被感染的蜱虫叮咬人类后发生传播。莱姆病的症状呈多样性,包括皮疹、流感样症状、关节炎、神经系统症状和心脏的症状。眼部症状和体征通常很少,但也可以包括滤泡性结膜炎、角膜基质炎、葡萄膜炎、视神经视网膜炎、颅内神经病变以及视神经病变。由于缺乏其他疾病的诊断证据,包括疾病特征性体征和症状以及阳性血清学检查,莱姆病多是在排除其他疾病的情况下诊断的。对于这种感染的治疗包括口服或静脉应用抗生素,也包括支持性治疗以及预防蜱虫叮咬。

流行病学

在1977年康涅狄格州莱姆病暴发,在当时被看作是青少年风湿性关节炎,在这之后莱姆病被发现,被首次认定为临床疾病[87]。1982年这种病原体被认定为一种螺旋体[88],莱姆病在美国的发病率一直有稳定的增长。一种类似密螺旋体的螺旋体被从成年达米尼硬蜱中检测并分离出来,蜱虫被认为是莱姆病的载体。

被感染的蜱虫在新西兰白兔身上10~12周后,出现的长期皮肤损伤或许与螺旋体相关。莱姆病患者的多个血清样本在非直接免疫荧光染色中表现出与抗体相结合。这表明了这种被新发现的螺旋体可能是莱姆病的病原体。在2003年有20 000份的病例报道,然而在2012年超过了30 000份[89]。

莱姆病也流行于欧洲的部分地区、俄罗斯、日本和中国。包柔螺旋体流行于美国,B.afzelii 和 B.garinii 基因型莱姆病螺旋体更常见于欧洲和亚洲。

传播途径

莱姆病的传播以硬蜱属蜱虫为载体。这些蜱虫通常定居于森林、温暖的二氧化碳充足的地方。当意外触碰到它们的时候,它们咬紧并附着于人类和其他动物身上持续48小时,直到传播螺旋体。啮齿动物及像鹿那样较大的动物充当了螺旋体的宿主[90]。

全身疾病

莱姆病有三个阶段[91]。游走性红斑(EM)出现在疾病的第一阶段,伴有局部红斑,通常发生在蜱虫咬伤后一个月以内。第二阶段也称作早期播散性疾病,并伴有多发游走性红斑损伤,神经系统和心脏的体征发生在蜱虫咬伤后数周至数月后。疾病晚期是第三阶段,以大关节处关节炎为特征,并可能存在神经系统症状。

在疾病的任何一个阶段,患者会经历类似流感的症状例如发热、疲乏无力、食欲不振、头痛、肌痛和淋巴结肿大[92]。

眼部疾病

疾病各阶段的眼部临床表现多种多样。第一阶段以滤泡性结膜炎常见,通常具有自限性。第二阶段出现更严重的眼表疾病,常伴有神经眼科的临床表现。包括视乳头水肿、视神经炎、视神经萎缩、脑神经麻痹和缺血性视神经病变[93-97]。第三阶段莱姆病表现出一系列广泛的并发症,能导致眼部大部分结构的炎症性病变。巩膜外层炎[98]、角膜炎[98]、前部葡萄膜炎[99]、玻璃体炎[100]、脉络膜炎[100]、后部巩膜炎[101]、静脉阻塞[102]和眶肌炎[103]都有过报道。

莱姆病第三阶段的角膜炎通常表现为角膜基质炎[104],是继发于螺旋菌抗原引起的超敏反应,与活动性角膜基质炎相反,对局部应用糖皮质激素反应较好(图64.7)。

诊断

莱姆病的诊断从详细询问病史开始,包括近期旅

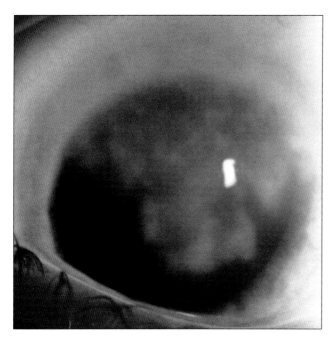

图 64.7　莱姆病。由螺旋体（包柔螺旋体）感染引起。莱姆病在急性感染期由蜱虫传播，患者表现为发热、寒颤、精神萎靡以及大腿、臀部或躯干上的巨型红斑（慢性游走性）。数月后，患者可能经历反复发生的游走性多发性关节炎。患者可能发现角膜基质炎，特点是多发的基质全层边界不清的角膜浸润。角膜血管化有限，并且结膜通常不易感染

游史和前期临床体征。很少有莱姆病患者是以单独游走性红斑表现为基础被诊断的。可行血清学检测，来检测伯氏疏螺旋体的 IgM 和 IgG 抗体。当患者有近期到过莱姆病流行区旅游史，其行为增加了暴露于蜱虫的风险，并且表现的症状与莱姆病的第二或第三阶段一致，应当进行血清学检测。患者仅表现为游走性红斑不建议行血清学检测，这类患者仅行莱姆病治疗即可[105,106]。莱姆病诊断通常建议双重方案。起初用 ELISA 试验检测 IgM 和 IgG，随后采用最好的诊断方法免疫印迹确诊。

治疗和预防

莱姆病的治疗依赖于疾病所处的阶段。口服多西环素、阿莫西林和头孢呋辛对疾病第一阶段患者有同等的治疗效果。用药剂量建议如下：多西环素（doxycycline）100mg，2 次 / 天[107]，阿莫西林 500mg，3 次 / 天[107]，头孢呋辛 500mg，2 次 / 天[108]。

根据 2006 年美国传染病学会指南上所述，多西环素的最佳药效是在 10~21 天，因为它也对抗由硬蜱传播导致协同感染的嗜吞噬细胞无形体有效。

疾病第二阶段的患者伴有神经系统或心血管系

统的临床表现，推荐的抗生素是头孢曲松钠 2g/d 静脉输液，或头孢噻肟 2g/8 小时静脉输液，或青霉素 G180万 ~240 万单位 / 天青霉素 G 18~24 单位 / 天（译者注：原文为 18~24 单位 / 天，不符合临床，请实际应用参照药典），分 6 次静脉输液。

伴有神经系统疾病的第三阶段的治疗与疾病第二阶段相似，使用头孢曲松钠治疗，但是如果不伴有神经系统疾病，也可类似第一阶段口服多西环素。

结核病

背景

结核病是结核分枝杆菌感染引起的疾病，是一种几乎可以攻击人体任何器官的杆菌，但最常感染肺部。结核病可通过空气传播，可表现为无症状的潜伏期疾病和活动期疾病。结核病是全世界致死疾病之一，随着抗生素耐药性的增加变得更加难以控制。

结核病引起各种各样的全身症状，包括咳嗽、咳血、虚弱、乏力、厌食、发热、寒冷和盗汗。眼部疾病有详细的文献记录，包括各种眼部炎症疾病。结膜炎、角膜炎、葡萄膜炎、玻璃体炎和后葡萄膜炎都可以发生。首先用结核菌的皮肤试验对一个有症状的人进行结核病的诊断，但前提是这个人以前从未有过阳性的情况下才有用。影像学资料可能有助于诊断，并且痰培养找到抗酸杆菌（AFB）也可以确诊这种疾病。结核病治疗复杂，预后取决于患者的合并症。

流行病学

目前全世界有超过 20 亿人感染结核病[109]。在2013 年，有 900 万人感染了结核病，其中有 150 万人死于结核病[110]。尽管结核病的发病率似乎在缓慢下降，但耐药性和艾滋病对控制全球疫情方面产生挑战[111,112]。

传播途径

结核病通过吸入空气中的飞沫在人与人之间传播。咳嗽有助于飞沫的形成，然后飞沫可以被他人吸入并感染[113]。

全身疾病

肺结核是结核感染最常见的表现形式。它可以是原发感染或者复发的结果。发热、盗汗、咳嗽、体重

减轻、疲劳和厌食是肺结核的常见症状[114]。

结核感染的肺外表现包括中枢神经系统结核、血行播散型结核(也称粟粒型结核)、脊柱结核、结核性心包炎、结核性腹膜炎和眼结核。

眼部疾病

眼结核可表现为外眼疾病或内眼疾病[115,116]。外眼疾病包括眼睑肉芽肿瘤、泡性结膜炎、巩膜炎和角膜炎。结核性泡性角结膜炎的典型表现为一种局限性的球结膜或角膜炎症性结节,可引起畏光、结膜充血、溢泪和异物感(图64.8)。

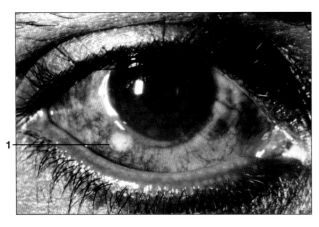

图64.8 结核病。结核病是由结核分枝杆菌引起的。结核病有很多眼部表现,但其特有的病变是结膜炎,或者在某些病例中表现为泡性角膜炎。据推测这是一种过敏反应,它是结膜或者角膜上皮细胞对内源性毒素产生的超敏反应。(From Helm CJ, Holland GN. Coular Tuberculosis. Surv Ophthalmol 38:229;1993. Copyright Elsevier 1993.)

葡萄膜炎是眼结核最常见的表现。葡萄膜炎分为前、中、后葡萄膜炎。最常见的结核性后葡萄膜炎的表现是脉络膜视网膜炎[117,118]。

诊断

结核病的诊断需要综合详细的关于结核暴露风险因素的病史资料,系统的评估和体格检查结果。符合临床标准的患者应该进行影像学检查,并且如果有足够的证据怀疑结核病,就可以用三份痰样本培养找抗酸杆菌(acid-fast bacilli,AFB)[119]。

对接触结核暴露危险因素的葡萄膜炎患者和有结核病史的患者,应考虑诊断眼结核。没有实验室确诊通常很难做出明确的诊断,并且眼结核病的组织取样往往也很困难。

治疗和预防

肺结核的治疗应该由内科医生和传染病专家共同完成。眼结核可以根据眼部表现来治疗。局部糖皮质激素联合睫状肌麻痹剂可以治疗疱性角膜炎和角膜炎,而后葡萄膜炎应该全身应用抗结核药物治疗。

在任何接触结核病患者的卫生保健环境中,预防结核病传播是必要的。任何疑似结核病的患者都应该被安置在一个空气感染隔离室内,并且与患者接触的所有人都应该戴上N95口罩。随后这些患者都应该接受适当的治疗方案以排除诊断。结核病监测也是卫生保健工作者预防传播疾病工作的一个组成部分[120]。

(陈颖欣 译)

参考文献

1. Barski M. Facing down emerging viruses. *The New Scientist* 2014; **29**(2):<http://www.the-scientist.com/?articles.view/articleNo/41965/title/Facing-Down-Emerging-Viruses/>.
2. Ebola haemorrhagic fever in Sudan, 1976. Report of a WHO/International Study Team. *Bull World Health Organ* 1978;**56**(2):247–70.
3. Ebola haemorrhagic fever in Zaire, 1976. *Bull World Health Organ* 1978;**56**(2):271–93.
4. Feldmann H, Geisbert TW. Ebola haemorrhagic fever. *Lancet* 2011;**377**(9768):849.
5. Baize S, Pannetier D, Oestereich L, et al. Emergence of Zaire Ebola virus disease in Guinea. *N Engl J Med* 2014;**371**(15):1418.
6. Feldmann H. Ebola – a growing threat? *N Engl J Med* 2014;**371**(15):1375.
7. Ansumana R, Bonwitt J, Stenger DA, et al. Ebola in Sierra Leone: a call for action. *Lancet* 2014;**384**(9940):303.
8. Chan M. Ebola virus disease in West Africa – no early end to the outbreak. *N Engl J Med* 2014;**371**(13):1183.
9. World Health Organization. Ebola situation in Senegal remains stable. Available at: <http://www.who.int/mediacentre/news/ebola/12-september-2014/en/>.
10. World Health Organization. Ebola response roadmap situation report, 26 September 2014. Available at: <http://apps.who.int/iris/bitstream/10665/135029/1/roadmapupdate26sept14_eng.pdf?ua=1>.
11. World Health Organization. Mali confirms its first case of Ebola. Available at: <http://www.who.int/mediacentre/news/ebola/24-october-2014/en/>.
12. Jaax NK, Davis KJ, Geisbert TJ, et al. Lethal experimental infection of rhesus monkeys with Ebola-Zaire (Mayinga) virus by the oral and conjunctival route of exposure. *Arch Pathol Lab Med* 1996;**120**(2):140.
13. Schou S, Hansen AK. Marburg and Ebola virus infections in laboratory non-human primates: a literature review. *Comp Med* 2000;**50**(2):108.
14. Centers for Disease Control and Prevention. Ebola virus disease information for clinicians in U.S. healthcare settings. Available at: <http://www.cdc.gov/vhf/ebola/hcp/clinician-information-us-healthcare-settings.html>.
15. Centers for Disease Control and Prevention. Ebola virus disease information for clinicians in U.S. healthcare settings. Available at: <http://www.cdc.gov/vhf/ebola/hcp/clinician-information-us-healthcare-settings.html>.
16. Jamieson DJ, Uyeki TM, Callaghan WM, et al. What obstetrician-gynecologists should know about Ebola: a perspective from the Centers for Disease Control and Prevention. *Meaney-Delman D, Rasmussen SA Obstet Gynecol* 2014;**124**(5):1005.
17. Moshirfar M, Fenzl CR, Li Z. What we know about ocular manifestations of Ebola. *Clin Ophthalmo* 2014;**8**:2355–7.
18. Bwaka MA, Bonnet MJ, Calain P, et al. Ebola hemorrhagic fever in kikwit, Democratic Republic of the Congo: Clinical observations in 103 patients. *J Infect Dis* 1999;**179**(Suppl.):S1–7.
19. Kibadi K, Mupapa K, Kuvula K, et al. Late ophthalmologic manifestations in survivors of the 1995 Ebola virus epidemic in Kikwit, Democratic Republic of the Congo. *J Infect Dis* 1999;**179**(Suppl. 1):S13–14.
20. Centers for Disease Control and Prevention. Ebola virus disease information for clinicians in U.S. healthcare settings. Available at: <http://

www.cdc.gov/vhf/ebola/hcp/clinician-information-us-healthcare-settings.html>.

21. Centers for Disease Control and Prevention. Safe management of patients with Ebola virus disease (EVD) in U.S. hospitals. Available at: <http://www.cdc.gov/vhf/ebola/hcp/patient-management-us-hospitals.html>.

22. Centers for Disease Control and Prevention. Ebola virus disease information for clinicians in U.S. healthcare settings. Available at: <http://www.cdc.gov/vhf/ebola/hcp/clinician-information-us-healthcare-settings.html>.

23. Centers for Disease Control and Prevention. Safe management of patients with Ebola virus disease (EVD) in U.S. hospitals. Available at: <http://www.cdc.gov/vhf/ebola/hcp/patient-management-us-hospitals.html>.

24. Chertow DS, Kleine C, Edwards JK, et al. Ebola virus disease in West Africa – clinical manifestations and management. *N Engl J Med* 2014; **371**(22):2054.

25. Charrel RN, de Lamballerie X, Raoult D. Chikungunya outbreaks – the globalization of vectorborne diseases. *N Engl J Med* 2007;**356**(8):769.

26. Rezza G, Nicoletti L, Angelini R, et al. Infection with chikungunya virus in Italy: an outbreak in a temperate region. *Lancet* 2007;**370**(9602):1840.

27. Yergolkar PN, Tandale BV, Arankalle VA, et al. Chikungunya outbreaks caused by African genotype, India. *Emerg Infect Dis* 2006;**12**(10):1580.

28. Rochlin I, Ninivaggi DV, Hutchinson ML. Climate change and range expansion of the Asian tiger mosquito (*Aedes albopictus*) in Northeastern USA: implications for public health practitioners. *PLoS ONE* 2013;**8**(4):e60874.

29. Lakshmi V, Neeraja M, Subbalaxmi MV, et al. Clinical features and molecular diagnosis of Chikungunya fever from South India. *Clin Infect Dis* 2008;**46**(9):1436.

30. Parola P, de Lamballerie X, Jourdan J, et al. Novel Chikungunya virus variant in travelers returning from Indian Ocean islands. *Emerg Infect Dis* 2006;**12**:1493–9.

31. Mahendradas P, Ranganna SK, Shetty R, et al. Ocular manifestations associated with chikungunya. *Ophthalmology* 2008;**115**(2):287–91.

32. Lalitha P, Rathinam S, Banushree K, et al. Ocular involvement associated with an epidemic outbreak of Chikungunya virus infection. *Am J Ophthalmol* 2008;**144**(4):552–6.

33. Chanana B, Azad RV, Nair S. Bilateral macular choroiditis following Chikungunya virus infection. *Eye (Lond)* 2007;**21**(7):1020–1.

34. Mahesh G, Giridhar A, Shedbele A, et al. A case of bilateral presumed chikungunya neuroretinitis. *Indian J Ophthalmol* 2009;**57**(2):148–50.

35. Nair AG, Biswas J, Bhende MP. A case of bilateral chikungunya neuroretinitis. *J Ophthalmic Inflamm Infect* 2012;**2**(1):39–40.

36. Mittal A, Mittal S, Bharati MJ, et al. Optic neuritis associated with chikungunya virus infection in South India. *Arch Ophthalmol* 2007;**125**(10):1381–6.

37. Rose N, Anoop TM, John AP, et al. Acute optic neuritis following infection with Chikungunya virus in southern rural India. *Int J Infect Dis* 2011;**15**(2):e147–50.

38. Taubitz W, Cramer JP, Kapaun A, et al. Chikungunya fever in travelers: clinical presentation and course. *Clin Infect Dis* 2007;**45**(1):e1.

39. Lakshmi V, Neeraja M, Subbalaxmi MV, et al. Clinical features and molecular diagnosis of Chikungunya fever from South India. *Clin Infect Dis* 2008;**46**(9):1436.

40. Smithburn K, Hughes T, Burke A, et al. A neurotropic virus isolated from the blood of a native of Uganda. *Am J Trop Med* 1940;**20**:471.

41. Nash D, Mostashari F, Fine A, et al. The outbreak of West Nile virus infection in the New York City area in 1999. *N Engl J Med* 2001;**344**(24):1807.

42. Petersen LR, Brault AC, Nasci RS. West Nile virus: review of the literature. *JAMA* 2013;**310**(3):308–15.

43. Lindsey NP, Staples JE, Lehman JA, et al. Surveillance for human West Nile virus disease – United States, 1999–2008. *MMWR Surveill Summ* 2010;**59**(2):1.

44. Turell MJ, Sardelis MR, Dohm DJ. Potential North American vectors of West Nile virus. *Ann N Y Acad Sci* 2001;**951**:317.

45. Komar N, Langevin S, Hinten S, et al. Experimental infection of North American birds with the New York 1999 strain of West Nile virus. *Emerg Infect Dis* 2003;**9**(3):311.

46. Komar O, Robbins MB, Klenk K, et al. West Nile virus transmission in resident birds, Dominican Republic. *Emerg Infect Dis* 2003;**9**(10):1299.

47. Zou S, Foster GA, Dodd RY, et al. West Nile fever characteristics among viremic persons identified through blood donor screening. *J Infect Dis* 2010;**202**(9):1354.

48. Brown JA, Factor DL, Tkachenko N, et al. West Nile viremic blood donors and risk factors for subsequent West Nile fever. *Vector Borne Zoonotic Dis* 2007;**7**(4):479.

49. Davis LE, DeBiasi R, Goade DE, et al. West Nile virus neuroinvasive disease. *Ann Neurol* 2006;**60**(3):286.

50. Petersen LR, Brault AC, Nasci RS, et al. West Nile virus: review of the literature. *JAMA* 2013;**310**(3):308–15.

51. Chan CK, Limstrom SA, Tarasewicz DG, et al. Ocular features of West Nile Virus infection in North America: a study of 14 eyes. *Ophthalmology* 2006;**113**(9):1539.

52. Garg S, Jampol LM. Systemic and intraocular manifestations of West Nile virus infection. *Surv Ophthalmol* 2005;**50**(1):3.

53. Kaiser PK, Lee MS, Martin DA. Occlusive vasculitis in a patient with concomitant West Nile virus infection. *Am J Ophthalmol* 2003;**136**(5):928.

54. Kuchtey RW, Kosmorsky GS, Martin D, et al. Uveitis associated with West Nile virus infection. *Arch Ophthalmol* 2003;**121**(11):1648.

55. Kalil AC, Devetten MP, Singh S, et al. Use of interferon-alpha in patients with West Nile encephalitis: report of 2 cases. *Clin Infect Dis* 2005;**40**(5):764.

56. Hrnicek MJ, Mailliard ME. Acute west Nile virus in two patients receiving interferon and ribavirin for chronic hepatitis C. *Am J Gastroenterol* 2004;**99**(5):957.

57. Planitzer CB, Modrof J, Kreil TR. West Nile virus neutralization by US plasma-derived immunoglobulin products. *J Infect Dis* 2007;**196**(3):435.

58. Agrawal AG, Petersen LR. Human immunoglobulin as a treatment for West Nile virus infection. *J Infect Dis* 2003;**188**(1):1.

59. Hadler JL, Patel D, Bradley K, et al. National capacity for surveillance, prevention, and control of West Nile virus and other arbovirus infections – United States, 2004 and 2012. *MMWR Morb Mortal Wkly Rep* 2014;**63**(13):281–4.

60. World Health Organization. Zika virus fact sheet. Available at: <www.who.int/mediacentre/factsheets/zika/en/>.

61. Freitas BP, Dias JRO, Prazenes J, et al. Ocular findings in infants with microencephaly associated with presumed Zika virus congenita infection associated with presumed Zika virus congenital infection in Salvador, Brazil. *JAMA Ophthalmol* 2016; Available at: <http://archopht.jamanetwork.com/article.aspx?articleid=2491896>.

62. Ventura CV, Maia M, Bravo-Filho V, et al. Zika virus in Brazil and macular atrophy in a child with microcephaly. *Lancet* 2016;**387**:228.

63. WHO Expert Committee on Leprosy. *Seventh Report. WHO Tech Rep Ser No 874.* Geneva: World Health Organization; 1998.

64. Thumann KV. *The life of bacteria.* New York: Macmillan; 1963. p. 631.

65. WHO Fact Sheet #101, updated 2014. Geneva: World Health Organization; 2014.

66. Ghorpade A. Inoculation (tattoo) leprosy: A report of 31 cases. *J Eur Adad Dermatol Venereol* 2002;**16**:494–9.

67. Keane J, Gershon S, Wise RP, et al. Tuberculosis associated with infliximab, a tumor necrosis factor-neutralizing agent. *N Engl J Med* 2001;**345**:1098–104.

68. van Beers SM, Hatta M, Klatser PR. Patient contact is the major determinant in incident leprosy: implications for future control. *Int J Lepr Other Mycobact Dis* 1997;**67**(2):119–28.

69. Dana MR, Hochman MA, Viana MA, et al. Ocular manifestations of leprosy in a noninstitutionalized community in the United States. *Arch Ophthalmol* 1994;**112**:626–9.

70. Courtright P, Lewallen S, Li HY, et al. Lagophthalmos in a multibacillary population under multidrug therapy in the People's Republic of China. *Lepr Rev* 1995;**66**:214–19.

71. Yan LB, Chang GD, Li WZ. Analysis of 2114 cases of lagophthalmos in leprosy. *China Lepr J* 1993;**9**:6–8.

72. Lewallen S, Courtright P. *An overview of ocular leprosy after two decades of multidrug therapy.* Philadelphia: Lippincott Williams & Wilkins; 2007.

73. Duke-Elder S, MacFaul PA. *System of ophthalmology.* St. Louis: Mosby; 1965.

74. Shields JA, Waring GO, Monte LG. Ocular findings in leprosy. *Am J Ophthalmol* 1974;**77**:880–90.

75. Prendergast JJ. Ocular leprosy in the United States. *Am J Ophthalmol* 1942;**23**:112–37.

76. Woods AC. Nummular keratitis and ocular brucellosis. *Arch Ophthalmol* 1946;**35**:490–508.

77. Valenton MJ. Deep stromal involvement in Dimmer's nummular keratitis. *Am J Ophthalmol* 1974;**78**:897.

78. Apa H, Keskin S, Gülfidan G, et al. An infant with acute brucellosis presenting with coombs-positive autoimmune hemolytic anemia:is breastfeeding guilty for transmission. *Vector Borne Zoonotic Dis* 2013;**13**:509–12.

79. Goldstein DA, Tessler HH. Ocular brucellosis vs Vogt-Koyanagi-Harada syndrome. *Arch Ophthalmol* 2006;**124**(4):608–9, author reply 609.

80. Morata P, Queipo-Ortuño MI, Reguera JM, et al. Development and evaluation of a PCR-enzyme-linked immunosorbent assay for diagnosis of human brucellosis. *J Clin Microbiol* 2003;**41**(1):144–8.

81. World Health Organization. Water-related Diseases. Available at: <http://www.who.int/water_sanitation_health/diseases/oncho/en/>.

82. Freedman D. Onchocerciasis. In: Walker R, Weller DH, Guerrant PF, editors. *Tropical infectious diseases: principles, pathogens and practice.* Philadelphia: Churchill Livingstone; 2005. p. 1176.

83. Twum-Danso NA, Meredith SE. Variation in incidence of serious adverse events after onchocerciasis treatment with ivermectin in areas of Cameroon co-endemic for loiasis. *Trop Med Int Health* 1993;**8**(9):820–31.

84. Johnston KL, Taylor MJ. *Wolbachia* in filarial parasites: targets for filarial infection and disease control. *Curr Infect Dis Rep* 2007;**9**(1):55–9.

85. Hoerauf A, Mand S, Volkmann L, et al. Doxycycline in the treatment of human onchocerciasis: kinetics of *Wolbachia* endobacteria reduction and of inhibition of embryogenesis in female *Onchocerca* worms. *Microbes Infect* 2003;**5**(4):261–73.

86. Wanji S, Tendongfor N, Nji T, et al. Community-directed delivery of

7

doxycycline for the treatment of onchocerciasis in areas of co-endemicity with loiasis in Cameroon. *Parasites & Vectors* 2009;**2**(39):1–10.

87. Steere AC, Malawista SE, Snydman DR, et al. Lyme arthritis: an epidemic of oligoarticular arthritis in children and adults in three Connecticut communities. *Arthritis Rheum* 1977;**20**(1):7.

88. Burgdorfer W, Barbour AG, Hayes SF, et al. Lyme disease-a tick-borne spirochetosis? *Science* 1982;**216**(4552):1317.

89. Reproduced from: Lyme Disease: Lyme Disease Data, 2012. United States Centers for Disease Control and Prevention. Available at: <http://www.cdc.gov/lyme/stats/index.html>.

90. Piesman J, Spielman A, Etkind P, et al. Role of deer in the epizootiology of Babesia microti in Massachusetts, USA. *J Med Entomol* 1979;**15**(5–6):537.

91. Steere AC. Lyme disease. *N Engl J Med* 1989;**321**(9):586.

92. Nadelman RB, Nowakowski J, Forseter G, et al. The clinical spectrum of early Lyme borreliosis in patients with culture-confirmed erythema migrans. *Am J Med* 1996;**100**(5):502.

93. Karma A, Seppälä I, Mikkilä H, et al. Diagnosis and clinical characteristics of ocular Lyme borreliosis. *Am J Ophthalmol* 1995;**119**(2):127–35.

94. Lesser RL. Ocular manifestations of Lyme disease. *Am J Med* 1995;**98**(4A):60S–62S.

95. Lesser RL, Kornmehl EW, Pachner AR, et al. Neuro-ophthalmologic manifestations of Lyme disease. *Ophthalmology* 1990;**97**(6):699–706.

96. Steere AC, Sikand VK. The presenting manifestations of Lyme disease and the outcomes of treatment. *N Engl J Med* 2003;**348**(24):2472–4.

97. Rothermel H, Hedges TR 3rd, Steere AC. Optic neuropathy in children with Lyme disease. *Pediatrics* 2001;**108**(2):477–81.

98. Flach AJ, Lavoie PE. Episcleritis, conjunctivitis, and keratitis as ocular manifestations of Lyme disease. *Ophthalmology* 1990;**97**:973–5.

99. Winward KE, Smith JL, Culbertson WW, Paris-Hamelin A. Ocular lyme borreliosis. *Am J Ophthalmol* 1989;**108**:651–7.

100. Bialasiewicz AA, Ruprecht KW, Naumann GO, Blenk H. Bilatearl diffuse choroiditis and exudative retinal detachments with evidence of Lyme disease. *Am J Ophthalmol* 1988;**105**:419–20.

101. Krist K, Wenkel H. Posterior scleritis associated with *Borrelia burgdorferi* (Lyme disease) infection. *Ophthalmology* 2002;**109**:143–5.

102. Mikkila HO, Seppala IJT, Viljanen MK, et al. The expanding clinical spectrum of ocular Lyme borreliosis. *Ophthalmology* 2000;**107**:581–7.

103. Fatterpekar GM, Gottesman RI, Sacher M, et al. Orbital Lyme disease: MR imaging before and after treatment: case report. *Am J Neuroradiol* 2002;**23**:657–9.

104. Baum J, Barza M, Weinstein P, et al. Bilateral keratitis as a manifestation of Lyme disease. *Am J Ophthalmol* 1988;**105**:75–7.

105. Guidelines for laboratory evaluation in the diagnosis of Lyme disease. American College of Physicians. *Ann Intern Med* 1997;**127**(12):1106.

106. Tugwell P, Dennis DT, Weinstein A, et al. Laboratory evaluation in the diagnosis of Lyme disease. *Ann Intern Med* 1997;**127**(12):1109.

107. Dattwyler RJ, Volkman DJ, Conaty SM, et al. Amoxycillin plus probenecid versus doxycycline for treatment of erythema migrans borreliosis. *Lancet* 1990;**336**(8728):1404.

108. Luger SW, Paparone P, Wormser GP, et al. Comparison of cefuroxime axetil and doxycycline in treatment of patients with early Lyme disease associated with erythema migrans. *Antimicrob Agents Chemother* 1995;**39**(3):661.

109. Lönnroth K, Raviglione M. Global epidemiology of tuberculosis: prospects for control. *Semin Respir Crit Care Med* 2008;**29**(5):481.

110. World Health Organization. Global tuberculosis report 2013. Available at: <http://apps.who.int/iris/bitstream/10665/91355/1/9789241564656_eng.pdf>.

111. Corbett EL, Marston B, Churchyard GJ, et al. Tuberculosis in sub-Saharan Africa: opportunities, challenges, and change in the era of antiretroviral treatment. *Lancet* 2006;**367**(9514):926.

112. Wright A, Zignol M, Van Deun A, et al. Epidemiology of antituberculosis drug resistance 2002–2007: an updated analysis of the Global Project on Anti-Tuberculosis Drug Resistance Surveillance. *Lancet* 2009;**373**(9678):1861.

113. Loudon RG, Spohn SK. Cough frequency and infectivity in patients with pulmonary tuberculosis. *Am Rev Respir Dis* 1969;**99**(1):109.

114. Poulsen A. Some clinical features of tuberculosis. *Acta Tuberc Scand* 1957;**33**(1–2):37.

115. Thompson MJ, Albert DM. Ocular tuberculosis. *Arch Ophthalmol* 2005;**123**(6):844.

116. Yeh S, Sen HN, Colyer M, et al. Update on ocular tuberculosis. *Curr Opin Ophthalmol* 2012;**23**(6):551–6.

117. Vasconcelos-Santos DV, Rao PK, Davies JB, et al. Clinical features of tuberculous serpiginouslike choroiditis in contrast to classic serpiginous choroiditis. *Arch Ophthalmol* 2010;**128**(7):853–8.

118. Gupta A, Bansal R, Gupta V, et al. Ocular signs predictive of tubercular uveitis. *Am J Ophthalmol* 2010;**149**(4):562–70.

119. Daley CL, Gotway MB, Jasmer RM. *Radiographic manifestations of tuberculosis: a primer for clinicians*. San Francisco, CA: Francis J Curry National Tuberculosis Center; 2003. p. 1–30.

120. Jensen PA, Lambert LA, Iademarco MF, et al. Guidelines for Preventing the Transmission of *Mycobacterium tuberculosis* in Health-Care Settings, 2005. *MMWR Recomm Rep* 2005;**54**(RR–17):1–141.

7

第 65 章

人类获得性免疫缺陷综合征角膜和眼表感染

Christopher T. Hood, Bennie H. Jeng, Careen Y. Lowder, Gary N. Holland, David M. Meisier

关键概念

- 人类获得性免疫缺陷病毒(human immunodeficiency virus,HIV)已被证实存在于泪液、角膜、结膜中,现在没有报道显示眼科操作可导致人类获得性免疫缺陷病毒的传播。
- HIV 感染者角膜、眼表的继发感染表现可以非常不典型,临床表现更严重、病程更迁延。
- 眼表带状疱疹病毒感染常出现于 HIV 感染者,应当积极并早期开始抗病毒药物治疗,使前节并发症发生率减到最少。
- 由于复发的潜在风险增加,对于患有单纯疱疹病毒性角膜炎的 HIV 感染者应考虑应用长期免疫抑制疗法联合全身抗病毒药物。
- HIV 引起的细胞免疫受损的患者发生眼睑或面部的传染性软疣感染时,病程发展更迅速,并且难以根治。
- 眼睑鳞状肿瘤在 HIV 患者中更高发,患者更年轻,病程较非感染者更迅猛。
- 眼附属器和结膜的卡波西肉瘤与人类疱疹病毒 -8型感染高度相关,是一种艾滋病的特征性表现。
- 发生于 HIV 感染者的细菌性角膜炎,临床表现更为严重,治疗上很顽固,具有炎症表现不典型及暴发性病程发展的特征。
- 发生于艾滋病患者的孢子虫感染,常表现为慢性浅表角膜炎及结膜炎的临床表现。

本章纲要

眼部可出现多种继发于人类获得性免疫缺陷病毒(human immunodeficiency virus,HIV)感染的疾病。一直以来人们主要关注 HIV 感染引起的眼底病变,如棉絮斑、微血管病变、巨细胞病毒性视网膜炎。但随着高效抗逆转录病毒治疗(highly active anti-retroviral therapy,HAART)的推出,患者遭受致盲性眼后节感染性疾病痛苦的风险降低,而在这部分患者中需要更加关注大量涉及角膜、眼睑及眼附属器的 HIV 相关性疾病。感染性和非感染性疾病均可表现为病情程度不一,有的无临床症状,有的可致眼痛甚至失明。这一章将着重介绍继发于 HIV 感染的角膜和眼表的感染性疾病。

病毒感染

人类免疫缺陷病毒

人类免疫缺陷病毒已被证实存在于泪液、角膜和结膜中[1-4],同样人们很关注病毒能否从这些部位传播。因此角膜供体组织在分配前要经过常规筛查。我们需要回顾患者的病史,排查人类免疫缺陷综合征,即艾滋病的证据,以及 HIV 感染的高风险因素;同时,在角膜组织用于移植之前还要检测捐献者血液中的 HIV 抗体[5-9]。尽管有在发现供体为 HIV 血清阳性个体前,无意中将其角膜材料移植给没有 HIV 感染高危因素的受体的情况发生,迄今为止尚未有通过角膜移植发生 HIV 传播或血清转化的病例记录被报道。没有发生血清转化反映了角膜无血管的特点以及极低的接种体。

所有的眼科医生及眼科相关人员都非常重视可能被泪液或眼表感染细胞污染的接触镜、眼压计及其他器械的预防消毒措施[10~14]。角膜接触镜能通过高温或双氧水消毒系统消毒,但是目前还没有发现其他化学消毒系统灭活 HIV 的有效性。用 70% 异丙醇浸泡过的脱脂棉擦拭眼压计头后在空气中晾干,能够有效消毒眼压计头[12]。被污染的器械应该机械地清除血液、黏膜及其他器官组织碎屑颗粒。可通过加热或在 3% 的双氧水、70% 的乙醇、70% 的异丙醇或者 1∶10 的家用漂白剂稀释液中浸泡 10 分钟来达到消毒的目的[10,15]。目前尚没有通过眼科操作传播 HIV 的报道。

最近在一小部分患者中发现了 HIV 引起的前葡萄膜炎[16,17]。6 名患者出现了前节炎症反应和角膜后沉积物,而没有结膜充血和视网膜损伤[17]。所有患者眼内 / 血浆中 HIV-1 RNA 的比值都很高,并在确诊时还没有得到 HAART 治疗。局部应用糖皮质激素对病情无效,但在应用 HAART 后,所有患者的症状和体征均有减轻,眼内和血浆中的 HIV 病毒量也随之下降。

巨细胞病毒

巨细胞病毒是艾滋病患者最常见的眼部机会感染病原体;巨细胞病毒在 30%~40% 的重度免疫受损个体中引起一种坏死性视网膜病变,并且常常与 CD4+ T 淋巴细胞数量小于 50 个 /µl 相关。尽管这种病毒引起的临床表现中没有结膜炎,但是一位艾滋病患者的结膜组织的病理学检查发现了水肿、炎症以及包含大量核内包涵体的巨细胞[18]。免疫组化研究发现巨细胞病毒抗原染色呈阳性,电镜检查发现核内与胞浆内均有符合疱疹类病毒的病毒微粒,同时胞浆内还发现了巨细胞病毒特征性的与膜结合的同质致密体。在临床诊断为巨细胞病毒性视网膜炎的艾滋病患者的结膜中,采用多聚酶链式反应(polymerase chain reaction,PCR)还检出了巨细胞病毒的 DNA[19,20],后者在 HIV 阳性而没有巨细胞病毒性视网膜炎表现的患者结膜中也被检出[21]。另外通过病理学和免疫组化研究证实,一位艾滋病患者充血的泪阜的活检标本中存在巨细胞病毒[22]。HIV 感染的个体常出现水样泪液产生减少,这种现象与巨细胞病毒感染之间可能存在的关联尚未被证实。

在角膜,巨细胞病毒被报道能够引起角膜上皮炎。这些病损的特点为轻微隆起的,混浊的分枝状非溃疡性上皮病变,在角膜擦伤后复发,并在口服和局部抗病毒药物治疗后仍能持续存在。随后也可能发展为基质型角膜葡萄膜炎。其他研究者描述了可能继发于巨细胞病毒感染的孤立性角膜基质炎。在这位患有典型的巨细胞病毒性视网膜炎,并在房水中通过 PCR 检测出巨细胞病毒 DNA 的患者,其角膜损

随着全身应用更昔洛韦而消失。然而并没有直接证据显示巨细胞病毒与角膜浸润相关[24]。

角膜内皮沉积物常见于巨细胞病毒性视网膜炎[25~28],在没有伴发眼病的 HIV 阳性和巨细胞病毒阳性的患者中也有报道[29]。这种很独特的沉积物被描述为弥散,细小,闪光的和星状的,在后部反光照明时最容易看到[28]。也有人把它们描述为显微镜下可见的、不透明的、排列成网状的线状斑片[26]。它们通常对视力没有直接影响。在组织结构上,人们发现这些角膜沉积物由巨噬细胞和纤维蛋白组成,不含淋巴细胞,也没有证据显示内皮细胞感染巨细胞病毒[28]。有人提出它们是由视网膜巨细胞病毒感染相关的轻度眼部炎症引起的。最近的证据也显示,在受到局部或全身免疫抑制而没有 HIV[30] 或全身免疫缺陷[31~33] 的患者中,巨细胞病毒可能是引起角膜内皮炎的病原体。同时巨细胞病毒可能是 HIV 阴性患者中一部分慢性前部葡萄膜炎的病因[34,35]。基于这个发现,鉴于巨细胞病毒感染在艾滋病患者中普遍存在,可以推测出这些患者中一些不确定病因的慢性前葡萄膜炎[36] 可能是巨细胞病毒引起的。这个问题值得将来进一步研究。

水痘 - 带状疱疹病毒

眼部带状疱疹

眼部带状疱疹可能是 HIV 患者最常见的外眼感染[37~42]。带状疱疹病毒感染常见于 50 岁以上的个体,是由免疫能力衰退引起。和未感染 HIV 的个体类似,感染 HIV 的患者可以在三叉神经眼支的支配范围内出现经典的水疱性大疱疹;但是多个皮区受累或播撒性病损更为常见[43~45]。带状疱疹病毒引起坏死性血管炎,可能与结膜注射、假树枝状角膜炎、巩膜外层炎、巩膜炎、虹膜睫状体炎伴眼压升高、视网膜血管炎、视网膜炎、视神经炎和眼球运动麻痹相关[46]。眼部受累的患者中有高达 51% 出现角膜树枝状病变[47]。

眼部带状疱疹(herpes zoster ophthalmicus,HZO)在 HIV 感染者中的患病率高于未感染 HIV 人群的患病率。人们发现它在 HIV 感染者中是一种真正的机会性感染,其相对患病风险比为 6.6∶1[48]。埃塞俄比亚的一项连续纳入 100 名眼部带状疱疹患者的前瞻性研究中,95% 接受检查的患者和所有 45 岁以下的患者均被证实为 HIV 阳性[49]。非洲的其他研究显示,眼部带状疱疹患者中有 40%~50% 感染了 HIV[44,50,51]。

在美国的一项纳入 112 例眼部带状疱疹患者的

研究[42]中,29 例(26%)为 HIV 感染或艾滋病,其年龄均小于 50 岁。因此作者建议,所有 50 岁以下发生眼部带状疱疹的患者在初次检查时要检测 HIV[42]。因此,当没有其他已知免疫抑制的危险因素(如恶性肿瘤或长期糖皮质激素治疗)存在的年轻个体发生眼部带状疱疹时,应强烈怀疑其为 HIV 感染[37]。眼部带状疱疹曾被报道为 HIV 感染的首发症状[37,38,40]。

当没有症状的 HIV 感染者发生皮肤的带状疱疹病损时,似乎预示着随后发生艾滋病的风险增加。一项研究发现,纽约市 61% 的未经选择的 44 岁以下眼部带状疱患者为艾滋病的高风险人群,其中 21% 在 2 年半的随访期中发生了艾滋病[40]。

HIV 伴发的眼部带状疱疹可以特别严重[37,44]。在纽约市随访的眼部带状疱疹年轻患者人群中,有艾滋病高危因素者的眼部并发症发生率比没有这些高危因素的人要高(前者为 57%,后者为 38%)[40]。除此之外,当有 HIV 感染时,角膜受累的发生率也更高(89% 对 65%)[52]。

一项回顾性队列研究纳入了 48 例 HIV 感染者的 48 只眼,这些感染者接受眼部带状疱疹的治疗,其中 35% 发生了角膜基质炎,50% 发生了前部葡萄膜炎。作者将其并发症发生率低归因于积极使用抗病毒治疗,以及这些患者的细胞免疫受损(CD4+ T 淋巴细胞数平均为 48/μl)[53]。南非的一项前瞻性研究发现 HIV 感染者眼部并发症的发病率为 63.6%,包括葡萄膜炎、点状角膜染色、角膜溃疡、钱币状角膜炎和眼压升高[54]。有趣的是,在 HIV 阳性的患者中,CD4+ T 淋巴细胞数小于 200 的患者(眼部)并发症的发生率显著低于 CD4+ T 淋巴细胞数大于 200 的患者。这再次提示,大多数临床上明显的并发症是继发于宿主的免疫反应,而非病毒对细胞的破坏。

对 HIV 感染者的眼部带状疱疹应当积极地采用全身阿昔洛韦、伐昔洛韦、泛昔洛韦进行治疗来促进病损愈合,阻止或降低眼部损伤的程度[53]。这些抗病毒药物可采用静脉给药,之后长期给予口服维持量,来避免或尽量减少复发及随后播散的带状疱疹感染的后遗症,如大脑动脉炎引起的对侧肢体偏瘫[15,55,56]及坏死性视网膜炎[41]。

艾滋病患者应避免全身激素治疗,因为这有可能激发更播散的带状疱疹病毒感染,或促使其他部位新的机会性感染发生。在一例艾滋病相关综合征发生眼部带状疱疹的患者,全身激素治疗引起了弓形虫视网膜脉络膜炎的复发[55]。

水痘带状疱疹病毒疫苗预防眼部带状疱疹的效

果在 HIV 感染者中尚未得到证实,但从一项感染 HIV 儿童的临床试验中获得的少量数据提示,疫苗的耐受性良好,并且在预防接种 1 年后,80% 以上的个体可以检测出水痘带状疱疹病毒特异性的免疫反应[57]。一项更近的研究发现,在 60 名无水痘和带状疱疹感染史的 HIV 感染儿童中使用两倍剂量的水痘疫苗,能使血浆转化率更高,而无明显的不良反应[58]。Hardy 等人[59]发现,给白血病儿童接种水痘带状疱疹疫苗使带状疱疹的发病率从 15% 下降到 3%。目前,对于年龄特异性 CD4+ T 淋巴细胞百分比在 15% 以上的 HIV 感染儿童应当考虑接种疫苗,CD4+ T 淋巴细胞数大于 200/μl 的青少年和成人也可考虑接种[60]。

眼科医生必须警惕 HIV 感染者不典型的眼部带状疱疹表现,必须知道所需的治疗方法,为更长的疾病病程做好准备。虽然年轻人发生眼部带状疱疹时应该引起对潜在的免疫疾病,如 HIV 感染的怀疑,虽然年轻人中 HIV 感染者的比例高于老年人中这一比例,我们应该记住,没有感染 HIV 的年轻人也可以发生眼部带状疱疹。

水痘带状疱疹病毒性角膜炎

HIV 感染者具有患慢性、病毒复制力强的带状疱疹病毒性角膜炎的风险,后者的特点为灰白隆起、树枝状的能被荧光素和孟加拉红不同程度染色的上皮病灶(图 65.1)[61,63]。这些病灶最常见于中周部和周

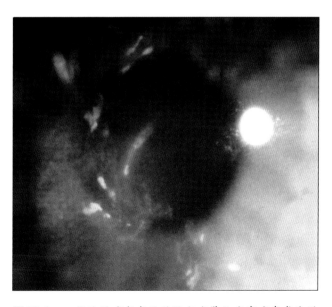

图 65.1 一位艾滋病患者活动性水痘带状疱疹病毒感染引起的慢性树枝状角膜病灶。(Published with permission from Am J Ophthalmol 1988;105:556-558. Copyright Elsevier, All rights reserved.)

边角膜,通常越过角巩膜缘[61]。它们可以发生于只有轻度一过性皮损的患者,也可见于无明显皮肤病病史的个体。在角膜炎发病后 11 周取得的角膜刮片培养中发现了水痘带状疱疹病毒,提示 HIV 感染引起的免疫缺陷可以使角膜上皮中持续存在活动性的病毒感染[63]。慢性水痘带状疱疹病毒性角膜炎的治疗有不同程度的疗效,但刮除病灶和局部应用阿昔洛韦可能有效[63]。病程往往漫长并极度痛苦[61]。这种疾病在艾滋病流行之前未见报道。

尽管眼部带状疱疹引起的边缘性溃疡性角膜炎在过去常见于消耗性系统性疾病,如药源性免疫抑制、晚期糖尿病以及肿瘤的患者[64],但它也见于 HIV 疾病伴发的情况。在系列病例报告中,所有的 3 例患者均有皮肤受累和双眼的角膜葡萄膜炎。

一篇文献报道了一个预防性应用阿昔洛韦、无皮肤或角膜上皮病变的 AIDS 患者,发生了疑继发于 VZV 抗体的免疫性基质性角膜炎[66]。另一篇文献则报道了一名无带状疱疹病史的 AIDS 患者,经 PCR 确诊由 VZV 引起盘状角膜水肿[67]。

单纯疱疹病毒

单纯疱疹病毒性角膜炎在 HIV 感染者当中已早有报道,但是其发病率与正常人群相比并没有明显差异[68,69]。然而在一个 AIDS 患者的感染角膜中同样发现了常在角膜疱疹病毒感染中查出的 HSV-1、HSV-2[70]。单纯疱疹病毒性角膜炎的特征性改变是上皮树枝状病损,但一项研究中提到免疫缺陷患者可能会发生某些异于常人的非典型病变[69]。与正常人群通常为中央角膜病变不同的是,血清 HIV 阳性人群更倾向于发生边缘性角膜病变,这种病变进一步或能发展成反复发作的累及大面积角膜的巨大树枝状病变(图 65.2)。一项对五名患者超过 3 个月的随访发现,平均 17 个月当中每人会发生 2~3 次复发,树枝状病变消失的发作间歇为 7 个月,这与免疫正常人群平均发作间歇 18 个月有明显差异[69]。一篇近期的研究发现在 HSV 角膜炎病变类型(上皮型 / 基质型)、病变部位(中央 / 周边)及治疗时间方面,HIV 感染者和非感染者之间没有明显差别,但是前者比后者的复发率高 2.48 倍[68]。印度一项回顾性研究也证实复发性 HSK 患者比与之配对的初发 HSK 患者更可能携带 HIV(16.7% 对 3.3%)[71]。

一项针对 HIV 感染的 HSV 角膜炎患者的小型系列病例研究显示,角膜基质病变的发生率比人群中的普遍发生率要小[69]。虽然该研究未提及 CD4⁺T 淋巴

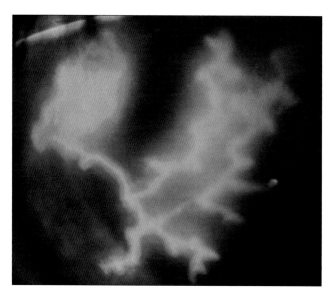

图 65.2　一位患有严重 HSV 角膜炎的 AIDS 患者角膜的荧光素染色情况。角膜炎从角膜缘延伸至角膜中央。(Published with permission from Int Ophthalmol Clin 1989; 29:98-104.)

细胞计数,但这些患者在诊断 HSV 角膜炎时已经患有 AIDS。然而更为近期的一项回顾性队列研究提出,在 HIV 感染和非感染者之间 HSV 角膜炎病变类型(上皮型 / 基质型)并没有明显差别[68]。如此截然不同的结果可能是因为后者研究对象的免疫功能减低程度小于前者,这或许能解释为何在 HSV 角膜基质病变的患病率方面有如此显著的差异。尽管总体来说 HIV 感染者中 HSV 角膜基质病变的发病率与正常人群相似,但当其免疫缺陷越发严重时,由 AIDS 导致的 T 淋巴细胞数目减少及功能缺陷越能减少由免疫介导的角膜基质病变的发生。

患有 HSV 感染性角膜上皮炎的 HIV 携带者对市面上可及的局部抗病毒药物和全身应用的阿昔洛韦的抗药性似乎比正常人更明显,导致感染病程延长[72]。在一篇报道中,与免疫功能正常人群不到 2 周的病程相比,HIV 携带者从第一次用药开始平均需要 3 周才能治愈[69]。在另一篇病例报告中,患 HSV 角膜炎的 AIDS 患者只对局部干扰素 -α 有效[73]。因为在细胞介导的免疫缺陷疾病(如 HIV 相关疾病)的患者体内会缺乏内源性干扰素,在外源性补充之后可能会对耐药性 HSV 角膜炎起效。

一名 HIV 感染者球结膜及眼睑上长出了类似于鳞状细胞癌的肿物,经免疫组织病理检查发现其 HSV Ⅰ/Ⅱ抗原阳性[74]。经口服伐昔洛韦及糖皮质激素治疗有效,停药后复发,最终在再次口服伐昔洛韦

后消失。在 HIV 感染者中,皮肤黏膜潜伏 HSV 可在 CD4+T 淋巴细胞滴度 <100μl 时激活[75],而这个病例说明眼睑结膜感染 HSV 在 HIV 携带者中会表现的尤为严重,应该跟肿瘤进行鉴别。

虽然各个研究所得出的结论有所不同,但是除了具有更高的复发率之外,HIV 感染者和非感染者在疾病的进程及表现方面相差无几。因此,临床医生对表现为 HSV 角膜炎的 HIV 感染者应该考虑使用全身抗病毒药物来进行长期抑制治疗。对反复发作 HSV 角膜炎、抗病毒药物疗效不佳的免疫功能不全者,干扰素或许能助其一臂之力。

传染性软疣病毒

传染性软疣是由痘科病毒属中的一种 DNA 病毒所导致的直径 2~3mm 的结节性皮肤病变,中央脐状凹陷及内含奶酪样物质为其特征(图 65.3)[76]。通常认为传染性软疣在 HIV 感染者较非感染者多见,缘于 HIV 病毒所引起的广泛的 T 淋巴细胞免疫功能缺陷可导致多种病毒的机会性感染。正因为如此,部分学者推荐对患有传染性软疣的成年人进行免疫功能缺陷的相关评估[77]。

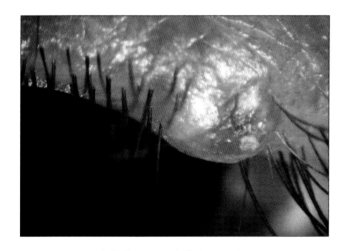

图 65.3 艾滋病患者眼睑边缘感染性软疣

在免疫功能正常人群中,也会有部分人罹患伴有眼睑软疣的滤泡性结膜炎或角膜炎。这种疾病具有自限性,通常可在颜面部及眼睑发现软疣,一般少于十个,多在 3~12 个月之内自愈,也可通过单纯切除、刮除、冷冻进行治疗。

发生于细胞免疫功能衰退患者身上的传染性软疣比正常人的更具侵略性,多表现为广泛的皮肤累及,包括眼睑[76,78~80]。与正常人相比,其所患软疣数

目更多,体积更大。滤泡性结膜炎可能不会发生,直到机械性牵拉问题出现时患者才有症状。有报道称在 AIDS 患者中还有角膜缘结膜受累的病例[81,82],这在健康人中非常罕见。值得注意的是,这些病灶周围并无明显结膜炎症,提示患者机体免疫功能衰退到无法产生免疫反应。部分病例报道眼睑传染性软疣甚至为 HIV 感染性疾病的首发临床表现[83]。

根治 HIV 感染者的传染性软疣非常困难。在一篇病例报道中,医生通过手术切除或冷冻治疗去除了两位患者的病灶,然而仅在 6~7 周后,也就是病毒的潜伏期后软疣就重新复发[80]。与前面截然不同的是[84],近期则报道了一名 AIDS 患者的传染性软疣经局部冷冻后完全治愈的案例。通过 HAART 治疗重建 AIDS 患者的免疫功能,可以在完全不用针对病毒进行治疗的基础上治愈传染性软疣。有研究报道了三名患有顽固性传染性软疣的 AIDS 患者,在经 HAART 治疗 5~6 个月之后皮肤病损完全消失的情况[85]。一例 AIDS 患者在 HAART 治疗 6 月后,其角结膜缘软疣病损也逐渐好转,但直到病损完全缓解时结膜炎症才消失[86]。免疫重建并不能完全阻止软疣复发,但复发时至少可以像正常人一样不那么严重[87]。

其他病毒

在 HIV 感染者所发生的能影响眼表的恶性肿瘤中,有些病毒起到了一定作用。结膜鳞状细胞癌在 HIV/AIDS 患者中发病率较高[88~93],通常发生于年轻患者且比非感染者的侵袭性更高[94~97]。在撒哈拉以南的非洲及印度,结膜鳞状细胞肿瘤的形成被认为是 HIV 感染的首发且唯一的表现[98,99]。鳞状细胞癌同时可发生于眼睑上[100]。尽管 HIV 相关的鳞状细胞癌的发病机制还未完全明确[90],但学界认为这与人乳头状病毒(HPV)感染有关[91,93,94,100]。有趣的是,一项乌干达的尸检病例回顾显示,死于 AIDS 相关并发症的患者结膜 HPV 感染情况并未比对照组更多[101]。尽管有病例通过 HAART 治疗重建免疫功能后使眼眶侵袭性鳞状细胞癌得到了完全缓解[102],但到底是免疫抑制还是 HIV 病毒本身导致疾病发生的病理机制仍不清楚[90]。

人类疱疹病毒 -8(HHV-8)在卡波西肉瘤(KS)的发生发展中是一个重要因素[90,103]。在美国,高达 30% 的 AIDS 患者会患上 KS,其中 10%~20% 会累及眼睑、结膜或者眼眶组织[104]。眼部附属器及结膜 KS(图 65.4)被认为是 HIV 感染的明显特征,可直接确诊

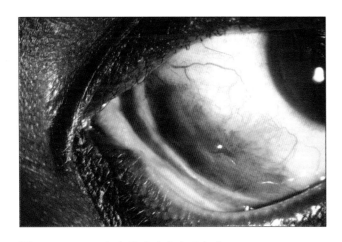

图 65.4　AIDS 患者结膜的卡波西肉瘤

AIDS[105]。一项研究显示,近三分之一同时感染 HIV 和 HHV-8 的患者会在 HIV 血清学诊断阳性的 10 年内发生 KS,同时较高 HHV-8 滴度与 KS 的快速进展有明显相关性,但是与其他 AIDS 相关疾病无关[106]。另一项研究显示,在 95% 的来自于 AIDS 相关的 KS、HIV 阴性同性恋男性及普通 KS 患者的组织中都发现了 HHV-8 存在的证据[107]。

HHV-8 早已在 HIV 阳性患者的眼睑及结膜卡波西肉瘤中被鉴定出[105,108]。最近日本的一个病例报告中报道了一个患有双眼结膜卡波西肉瘤的 HIV 感染者,同时在组织学、DNA 及血清学检查中发现了 HHV-8 的证据[109]。尽管 HHV-8 介导肿瘤发生的机制还不明了,但分子生物学研究还是发现了数个可能导致肿瘤形成的 HHV-8 肿瘤基因[110]。近来有完全不需要全身或局部化疗,仅通过 HAART 治疗行免疫功能重建就达到结膜 KS 完全缓解的病例[111],但也有同时具备高 CD4+T 淋巴细胞水平和低血 HIV 水平的患者仍发生卡波西肉瘤的案例[112]。

细菌感染

尽管通常认为 HIV 感染者不易发生细菌性角膜炎[113],但已有许多 HIV 感染和角膜细菌感染同时发生的案例[113~117]。一些常见的感染性角膜炎的危险因素也可能发生在 HIV 感染者身上,包括佩戴接触镜、倒睫、局部应用糖皮质激素及外伤等。除此之外,另一些不常见的危险因素,如潜在免疫功能不全、HIV 相关的角结膜干燥症[118]、病毒性眼病、KS 以及继发于传染性软疣的眼睑解剖学异常等,在理论上也可以增加细菌在 HIV 患者的角膜组织中繁殖及穿透的可能性[46]。HIV 感染者所用的可卡因也会增加角膜溃疡及上皮缺损的机会,因为可卡因麻醉的功效可以使角膜感觉麻木,增加角膜神经性病变的风险。吸食可卡因的烟雾本身也具有毒性,可导致角膜上皮屏障破坏。不仅如此,可卡因本身的碱性也会对角膜上皮造成刺激[119]。在北卡罗莱纳州的一项大型流行病学研究显示 HIV 阳性人群细菌性角膜炎的发病率是 HIV 阴性人群的 10 倍之多[120]。

已有不少研究对 HIV 感染者与免疫功能健全人群眼表菌群进行了比较。与对照组相比,无症状的 HIV 感染者眼睑细菌培养发现了更多的菌落[121]。其他学者发现厌氧菌在 HIV 感染者和对照组结膜囊中都很常见,但两组细菌谱系有所不同[122]。在另一研究中,AIDS 患者结膜细菌培养发现致病性菌落的高水平与患者住院率相关,但这结果并不能用以概括所有 HIV 感染患者[123]。也有研究未发现 HIV 感染者和免疫功能正常者之间眼表菌群有差别[124,125]。在一项包含 40 名 AIDS 患者及 42 名 HIV 阴性人员的研究中,在他们的结膜、眼睑所获得的菌落培养方面没有发现任何质或量的差别,并且在 AIDS 患者中角结膜干燥症和机体免疫抑制程度似乎对眼表菌落没有影响[124]。

现目前对全身预防性使用抗生素对 HIV 感染者眼表菌落的影响还不明了。Gritz 和他的同事们发现全身应用抗生素对 AIDS 患者的结膜菌群似乎没有影响[124],但不少研究认为全身应用抗生素可选择性抑制眼表菌群。Fontes 和他的同事们报道了一群 HIV 感染者,在长期全身应用复方磺胺甲噁唑后,有了更多细菌培养阴性及细菌耐药性增加的情况[126]。另一研究报道了一组 HIV 感染者通过全身应用克拉霉素后,即使在低的 CD4+T 淋巴细胞计数时也降低了结膜细菌感染的程度[125]。然而最近一项研究发现,几乎所有从 HIV 感染者身上分离培养的细菌都对庆大霉素敏感,哪怕大部分患者一直在预防性使用全身抗生素[127]。

发生于 HIV 感染者身上的细菌性角膜炎的临床表现与免疫正常者有所不同,他们的角膜溃疡发展更凶险,治疗后更易复发,以暴发性为特征(特别是铜绿假单胞菌感染),直至角膜穿孔需要摘除眼球[116]。一例假单胞菌性巩膜炎因没有像免疫正常人群那样进一步扩散及缺乏炎症体征而漏诊了数周[128]。

一名 HIV 阳性患者因感染沙眼衣原体(L2 血清型)患上了帕里诺眼-腺综合征[129],眼部表现有双眼混合性滤泡乳头结膜炎及上方角膜缘肉质病变,后有一上方边缘性角膜穿孔形成,需行治疗性角膜移植治疗。经6周口服四环素治疗后眼部病情缓解。像这样的病例仅有一例。

由于免疫抑制患者缺乏典型的炎症症状及体征，HIV感染者前节细菌感染多在病程后期才被诊断。因此对眼科医生来说，发现那些非典型的临床表现并实施快速强效的抗菌治疗尤为重要。

真菌感染

如果不存在外伤、眼表疾病或糖皮质激素应用的情况下，真菌性角膜溃疡非常少见[130,131]。大多数HIV真菌感染的病原体都属于念珠菌属[113,132~134]。因为HIV感染者在没有相关风险因素时也会患真菌性角膜溃疡[113,132~134]，有学者建议将其作为HIV感染相关的机会性感染[133,134]。在非洲的一项研究中，32人因真菌性角膜炎前来就诊，其中20人（81.2%）为HIV感染者[135]。在更近的一项美国的研究中，61名真菌性角膜炎患者中HIV血清学阳性是最常见的相关风险因素[136]。还有文章报道了一名因白色念珠菌感染而先后出现双眼角膜溃疡的患者，经检查发现了HIV抗体阳性[134]。

眼表[137,138]及其附属器[139]的新型隐球菌感染也应被视为AIDS患者的一种可能的前节病变，其临床表现包括局部的固定于巩膜的结膜下肉芽肿瘤[137]，或是与鳞状细胞癌类似的较大的结膜病变[140]。以上两个病例都在发病后才诊断了HIV感染。另外两个确诊AIDS的患者感染隐球菌后分别表现为角结膜缘的肉芽肿瘤和无痛性巩膜溃疡[141]。还有一名HIV感染者发现了一个类似于传染性软疣的眼睑病变，结果被证实为播散的隐球菌感染[139]。

免疫功能正常人群如果没有眼部外伤史、眼表疾病或是糖皮质激素用药史这些危险因素的话，一般不会患眼表真菌感染性疾病。因此一旦发现此类病变，眼科医生应警惕潜在HIV感染或免疫功能缺陷的问题。必须通过将可疑病变进行培养或活检才能确诊真菌感染。

寄生虫感染

微孢子虫是近年出现出的AIDS人群中非常重要的机会性感染寄生虫，专门寄生于细胞内。眼部微孢子虫感染有两种临床表现：免疫功能正常人群中表现为角膜基质炎[142,143]，在AIDS人群中表现为角膜上皮病变（图65.5）及结膜炎[144~148]。病原体有多个种

属：微粒子虫属是引起角膜基质炎的病原体，脑胞内原虫属和肺孢子虫则与角结膜炎有关[149~155]。发生于AIDS患者身上的结膜炎多表现为轻微到显著的乳头反应。角膜感染表现为单眼或双眼的角膜上皮病变，角膜上皮粗糙，呈现为不规则荧光染色。这种病变可发展为慢性，甚至严重者可导致视力受损。上呼吸道感染与眼部感染同时发生。

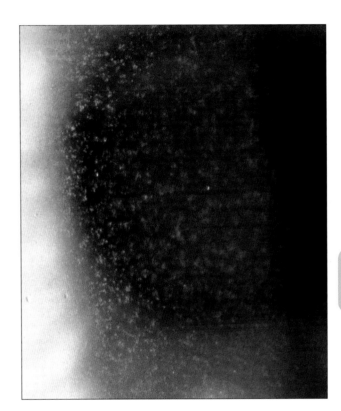

图65.5 角膜微孢子虫感染患者引起的角膜上皮点状粗糙病变

在HIV感染者中，必须是免疫功能严重受损的患者才会发生微孢子虫感染。在一项研究中，7名眼部微孢子虫感染的患者的CD4+T淋巴细胞计数都非常低（平均26个/μl）[156]。然而另一篇病例报道中，一名患者在CD4+T淋巴细胞计数低的时候眼表疾病并不严重，反而在免疫功能重建后其症状体征加重[157]。

微孢子虫对生存环境要求严苛，因此很难在培养中获得阳性结果。诊断需要刮取结膜或角膜组织行病理组织活检。在光镜下，病原体通过吉姆萨染色呈现深蓝色，同时它们属革兰氏阳性。行过碘酸-希夫试验可发现极体。微孢子虫几乎不会引起免疫炎症反应。电子显微镜下见到胞质内卷曲的极性细管状结构可确诊该病原体[149,152,154,156]。活体共聚焦显微

镜也可辅助诊断[158],免疫荧光抗体技术则可对组织内的病原微生物具体种属进行鉴别[156]。PCR 技术可能对诊断有帮助,但仍需研究证实[159]。

微孢子虫性角膜炎治疗较为困难。多篇病例报道提示口服伊曲康唑和局部点用普罗帕米可能有益[154,155]。烟曲霉素是一种商用药,用于预防蜜蜂微孢子虫、小孢子虫感染。有研究称局部使用一定浓度的烟曲霉素对角膜上皮病变有效[160~162],但是一旦停药就会出现再次感染及复发。两例眼部微孢子虫感染经口服阿苯达唑治疗有效[163,164]。有一名患者口服伊曲康唑无效后,改用阿苯达唑治疗获得了成功[165]。最近的一个系列病例分析中,未感染 HIV 的 278 只眼经局部使用 0.02% 聚亚己基双胍或是人工泪液平均6 天后,病情都得到了缓解[148]。反复擦拭角膜上皮对健康患者也有效[166]。最后,有一名 AIDS 患者在经 HAART 免疫重建治疗后,其微孢子虫性角结膜炎在未用任何治疗的情况下于 1 月后缓解[167]。

总结

多种角膜或眼表疾病都可发生于 HIV 感染者。这些病变大多数都比较罕见,但是一旦发生都非常严重,可能造成疼痛或视力受损。发生于这类人的感染通常比正常人的严重且难治。重视这些疾病可帮助我们对其进行诊断及治疗,甚至有时候可以避免其发生。

HIV 感染者有着与正常人相同的感染风险因素,包括角膜接触镜佩戴史或者其他形式的创伤等。除此外,他们还有自己独有的风险因素,如严重的干眼、继发于 HSV 或带状疱疹病毒性角膜炎的神经营养性角膜病变、眼睑畸形和继发于 KS 的倒睫等。眼部健康从业者不会彻底限制 HIV 感染者佩戴角膜接触镜,但建议这部分人群尽量使用日戴型硬性透气性接触镜,并严格注意眼部卫生。发生于 HIV 感染者的眼部感染,临床症状多不典型并且病程更长更重,此时需立即进行强效治疗。与视网膜感染性疾病不同的是,角膜或眼表感染一旦治愈不需要进行维持治疗。实际上,长期使用局部抗生素会造成耐药细菌或真菌的形成。

眼科医生需时刻谨记这类患者可同时患多种感染,甚至在无症状患者的眼泪中也可能含有病原体。大家应特别注意避免院内感染。因为 HIV 感染者临床表现可能不明显,所以对所有来诊患者都应十分小心。

HAART 可在很大程度上降低但并不能完全消除 HIV 感染者发生机会性感染的可能性,而且在世界很多地方这些药物并不容易获得。同时抗逆转录病毒药物一旦发生耐药将会导致非常严重的问题。因此临床医生具备 AIDS 相关角膜及眼表感染的知识很重要。

（姜洋 译）

参考文献

1. Doro S, Navia BA, Kahn A, et al. Confirmation of HTLV-III virus in cornea. *Am J Ophthalmol* 1986;**102**(3):390–1.
2. Fujikawa LS, Salahuddin SZ, Ablashi D, et al. Human T-cell leukemia/lymphotropic virus type III in the conjunctival epithelium of a patient with AIDS. *Am J Ophthalmol* 1985;**100**(4):507–9.
3. Fujikawa LS, Salahuddin SZ, Ablashi D, et al. HTLV-III in the tears of AIDS patients. *Ophthalmology* 1986;**93**(12):1479–81.
4. Salahuddin SZ, Palestine AG, Heck E, et al. Isolation of the human T-cell leukemia/lymphotropic virus type III from the cornea. *Am J Ophthalmol* 1986;**101**(2):149–52.
5. O'Day DM. The risk posed by HTLV-III-infected corneal donor tissue. *Am J Ophthalmol* 1986;**101**(2):246–7.
6. Pepose JS, Buerger DG, Paul DA, et al. New developments in serologic screening of corneal donors for HIV-1 and hepatitis B virus infections. *Ophthalmology* 1992;**99**(6):879–88.
7. Pepose JS, Mac Rae S, Quinn TC, et al. The impact of the AIDS epidemic on corneal transplantation. *Am J Ophthalmol* 1985;**100**(4):610–13.
8. Pepose JS, MacRae S, Quinn TC, et al. Serologic markers after the transplantation of corneas from donors infected with human immunodeficiency virus. *Am J Ophthalmol* 1987;**103**(6):798–801.
9. Dubord PJ, Evans GD, Macsai MS, et al. Eye banking and corneal transplantation communicable adverse incidents: current status and project NOFITY. *Cornea* 2013;**32**(8):1155–66.
10. Centers for Disease Control. Recommendations for preventing possible transmission of human T-lymphotropic virus type III/lymphadenopathy-associated virus from tears. *MMWR Morb Mortal Wkly Rep* 1985;**34**(34):533–4.
11. Pepose JS. Contact lens disinfection to prevent transmission of viral disease. *CLAO J* 1988;**14**(3):165–8.
12. Pepose JS, Linette G, Lee SF, et al. Disinfection of Goldmann tonometers against human immunodeficiency virus type 1. *Arch Ophthalmol* 1989;**107**(7):983–5.
13. Vogt MW, Ho DD, Bakar SR, et al. Safe disinfection of contact lenses after contamination with HTLV-III. *Ophthalmology* 1986;**93**(6):771–4.
14. Tervo T, Lahdevirta J, Vaheri A, et al. Recovery of HTLV-III from contact lenses. *Lancet* 1986;**1**(8477):379–80.
15. Holland GN. Acquired immunodeficiency syndrome and ophthalmology: the first decade. *Am J Ophthalmol* 1992;**114**(1):86–95.
16. Rothova A, Schneider M, de Groot-Mijnes JD. Human immunodeficiency virus-induced uveitis: intraocular and plasma human immunodeficiency virus-1 RNA loads. *Ophthalmology* 2008;**115**(11):2062–4.
17. Kunavisarut P, Sirirungsi W, Pathanapitoon K, et al. Clinical manifestations of human immunodeficiency virus-induced uveitis. *Ophthalmology* 2012;**119**(7):1455–9.
18. Brown HH, Glasgow BJ, Holland GN, et al. Cytomegalovirus infection of the conjunctiva in AIDS. *Am J Ophthalmol* 1988;**106**(1):102–4.
19. Liu JH, Hsu WM, Wong WW, et al. Using conjunctival swab with polymerase chain reaction to aid diagnosis of cytomegalovirus retinitis in AIDS patients. *Ophthalmologica* 2000;**214**(2):126–30.
20. Pathanapitoon K, Ausayakhun S, Kunavisarut P, et al. Detection of cytomegalovirus in vitreous, aqueous and conjunctiva by polymerase chain reaction (PCR). *J Med Assoc Thai* 2005;**88**(2):228–32.
21. Lee-Wing MW, Hodge WG, Diaz-Mitoma F. The prevalence of herpes family virus DNA in the conjunctiva of patients positive and negative for human immunodeficiency virus using the polymerase chain reaction. *Ophthalmology* 1999;**106**(2):350–4.
22. Espana-Gregori E, Vera-Sempere FJ, Cano-Parra J, et al. Cytomegalovirus infection of the caruncle in the acquired immunodeficiency syndrome. *Am J Ophthalmol* 1994;**117**(3):406–7.
23. Wilhelmus KR, Font RL, Lehmann RP, et al. Cytomegalovirus keratitis in acquired immunodeficiency syndrome. *Arch Ophthalmol* 1996;**114**(7):869–72.
24. Inoue T, Hayashi K, Omoto T, et al. Corneal infiltration and CMV retinitis in a patient with AIDS. *Cornea* 1998;**17**(4):441–2.
25. Althaus C, Best J, Hintzmann A, et al. Endothelial precipitates and laser flare photometry in patients with acquired immunodeficiency syndrome: a screening test for cytomegalovirus retinitis? *Ger J Ophthalmol* 1996;**5**(6):443–8.

26. Brody JM, Butrus SI, Laby DM, et al. Anterior segment findings in AIDS patients with cytomegalovirus retinitis. *Graefes Arch Clin Exp Ophthalmol* 1995;**233**(6):374–6.

27. Mitchell SM, Barton K, Lightman S. Corneal endothelial changes in cytomegalovirus retinitis. *Eye (Lond)* 1994;**8**(Pt 1):41–3.

28. Walter KA, Coulter VL, Palay DA, et al. Corneal endothelial deposits in patients with cytomegalovirus retinitis. *Am J Ophthalmol* 1996;**121**(4):391–6.

29. Miedziak AI, Rapuano CJ, Goldman S. Corneal endothelial precipitates in HIV- and CMV-positive patients without concomitant ocular disease. *Eye (Lond)* 1998;**12**(Pt 4):743–5.

30. Chee SP, Bacsal K, Jap A, et al. Corneal endotheliitis associated with evidence of cytomegalovirus infection. *Ophthalmology* 2007;**114**(4):798–803.

31. Koizumi N, Suzuki T, Uno T, et al. Cytomegalovirus as an etiologic factor in corneal endotheliitis. *Ophthalmology* 2008;**115**(2):292–297.e3.

32. Kandora M, Inoue T, Takamatsu F, et al. Prevalence and features of keratitis with quantitative polymerase chain reaction positive for cytomegalovirus. *Ophthalmology* 2010;**117**(2):216–22.

33. Koizumi N, Inatomi T, Suzuki T, et al. Clinical features and management of cytomegalovirus corneal endotheliitis: analysis of 106 cases from the Japan corneal endotheliitis study. *Br J Ophthalmol* 2015;**99**(1):54–8.

34. Chee SP, Bacsal K, Jap A, et al. Clinical features of cytomegalovirus anterior uveitis in immunocompetent patients. [see comment]. *Am J Ophthalmol* 2008;**145**(5):834–40.

35. Woo JH, Lim WK, Ho SL, et al. Characteristics of cytomegalovirus uveitis in immunocompetent patients. *Ocul Immunol Inflamm* 2014;**10**:1–6.

36. Rosberger DF, Heinemann MH, Friedberg DN, et al. Uveitis associated with human immunodeficiency virus infection. [see comment]. *Am J Ophthalmol* 1998;**125**(3):301–5.

37. Cole EL, Meisler DM, Calabrese LH, et al. Herpes zoster ophthalmicus and acquired immune deficiency syndrome. *Arch Ophthalmol* 1984;**102**(7):1027–9.

38. Kestelyn P, Stevens AM, Bakkers E, et al. Severe herpes zoster ophthalmicus in young African adults: a marker for HTLV-III seropositivity. *Br J Ophthalmol* 1987;**71**(11):806–9.

39. Sandor E, Croxson TS, Millman A, et al. Herpes zoster ophthalmicus in patients at risk for AIDS. *N Engl J Med* 1984;**310**(17):1118–19.

40. Sandor EV, Millman A, Croxson TS, et al. Herpes zoster ophthalmicus in patients at risk for the acquired immune deficiency syndrome (AIDS). *Am J Ophthalmol* 1986;**101**(2):153–5.

41. Sellitti TP, Huang AJ, Schiffman J, et al. Association of herpes zoster ophthalmicus with acquired immunodeficiency syndrome and acute retinal necrosis. *Am J Ophthalmol* 1993;**116**(3):297–301.

42. Kaleem MA, Ramsahai S, Del Fierro K, et al. Ocular findings in human immunodeficiency virus patients in Washington, DC. *Int Ophthalmol* 2012;**32**(2):145–51.

43. Omoti AE, Omoti CE. Maxillary herpes zoster with corneal involvement in a HIV positive pregnant woman. *Afr J Reprod Health* 2007;**11**(1):133–6.

44. Gupta N, Sachdev R, Sinha R, et al. Herpes zoster ophthalmicus: disease spectrum in young adults. *Middle East Afr J Ophthalmol* 2011;**18**(2):178–82.

45. Nithyanandam S, Joseph M, Stephen J. Ocular complications and loss of vision due to herpes zoster ophthalmicus in patients with HIV infection and a comparison with HIV-negative patients. *Int J STD AIDS* 2013;**24**(2):106–9.

46. Ryan-Graham MA, Durand M, Pavan-Langston D. AIDS and the anterior segment. *Int Ophthalmol Clin* 1998;**38**(1):241–63.

47. Pavan-Langston D. Viral disease of the cornea and external eye. In: Albert DM, Jakobiec FA, editors. *Principles and practice of ophthalmology*, vol. 1. Philadelphia: WB Saunders; 1994.

48. Hodge WG, Seiff SR, Margolis TP. Ocular opportunistic infection incidences among patients who are HIV positive compared to patients who are HIV negative. *Ophthalmology* 1998;**105**(5):895–900.

49. Bayu S, Alemayehu W. Clinical profile of herpes zoster ophthalmicus in Ethiopians. *Clin Infect Dis* 1997;**24**(6):1256–60.

50. Owoeye JF, Ademola-Popoola DS. Herpes zoster infection and HIV seropositivity among eye patients – University of Ilorin Teaching Hospital experience. *West Afr J Med* 2003;**22**(2):136–8.

51. Palexas GN, Welsh NH. Herpes zoster ophthalmicus: an early pointer to HIV-1 positivity in young African patients. *Scand J Immunol Suppl* 1992;**11**:67–8.

52. Stenson SM. Anterior segment manifestations of AIDS. In: Stenson SM, Friedberg DN, editors. *AIDS and the eye*, vol. 1. New Orleans: Contact Lens Association of Ophthalmologists; 1995.

53. Margolis TP, Milner MS, Shama A, et al. Herpes zoster ophthalmicus in patients with human immunodeficiency virus infection. *Am J Ophthalmol* 1998;**125**(3):285–91.

54. Richards JC, Maartens G, Davidse AJ. Course and complications of varicella zoster ophthalmicus in a high HIV seroprevalence population (Cape Town, South Africa). *Eye (Lond)* 2009;**23**(2):376–81.

55. Pillai S, Mahmood MA, Limaye SR. Herpes zoster ophthalmicus, contralateral hemiplegia, and recurrent ocular toxoplasmosis in a patient with acquired immune deficiency syndrome-related complex. *J Clin Neuroophthalmol* 1989;**9**(4):229–33, discussion 34–5.

56. Seiff SR, Margolis T, Graham SH, et al. Use of intravenous acyclovir for treatment of herpes zoster ophthalmicus in patients at risk for AIDS. *Ann Ophthalmol* 1988;**20**(12):480–2.

57. Levin MJ, Gershon AA, Weinberg A, et al. Administration of live varicella vaccine to HIV-infected children with current or past significant depression of CD4(+) T cells. *J Infect Dis* 2006;**194**(2):247–55.

58. Taweesith W, Puthanakit T, Kowitdamrong E, et al. The immunogenicity and safety of live attenuated varicella-zoster virus vaccine in human immunodeficiency virus-infected children. *Pediatr Infect Dis J* 2011;**30**(4):320–4.

59. Hardy I, Gershon AA, Steinberg SP, et al. The incidence of zoster after immunization with live attenuated varicella vaccine. A study in children with leukemia. Varicella Vaccine Collaborative Study Group. [see comment]. *N Engl J Med* 1991;**325**(22):1545–50.

60. Marin M, Guris D, Chaves SS, et al. Prevention of varicella: recommendations of the Advisory Committee on Immunization Practices (ACIP). *MMWR Recomm Rep* 2007;**56**(RR-4):1–40.

61. Chern KC, Conrad D, Holland GN. Chronic varicella-zoster virus epithelial keratitis in patients with acquired immunodeficiency syndrome. *Arch Ophthalmol* 1998;**116**(8):1011–17.

62. Chan AY, Conrady CD, Ding K, et al. Factors associated with age of onset of herpes zoster ophthalmicus. *Cornea* 2015;**34**(5):535–40.

63. Engstrom RE, Holland GN. Chronic herpes zoster virus keratitis associated with the acquired immunodeficiency syndrome. *Am J Ophthalmol* 1988;**105**(5):556–8.

64. Mondino BJ, Brown SI, Mondzelewski JP. Peripheral corneal ulcers with herpes zoster ophthalmicus. *Am J Ophthalmol* 1978;**86**(5):611–14.

65. Neves RA, Rodriguez A, Power WJ, et al. Herpes zoster peripheral ulcerative keratitis in patients with the acquired immunodeficiency syndrome. *Cornea* 1996;**15**(5):446–50.

66. Naseri A, Margolis TP. Varicella zoster virus immune recovery stromal keratitis in a patient with AIDS. *Br J Ophthalmol* 2001;**85**(11):1390–1.

67. Silverstein BE, Chandler D, Neger R, et al. Disciform keratitis: a case of herpes zoster sine herpete. *Am J Ophthalmol* 1997;**123**(2):254–5.

68. Hodge WG, Margolis TP. Herpes simplex virus keratitis among patients who are positive or negative for human immunodeficiency virus: an epidemiologic study. *Ophthalmology* 1997;**104**(1):120–4.

69. Young TL, Robin JB, Holland GN, et al. Herpes simplex keratitis in patients with acquired immune deficiency syndrome. *Ophthalmology* 1989;**96**(10):1476–9.

70. Rosenwasser GO, Greene WH. Simultaneous herpes simplex types 1 and 2 keratitis in acquired immunodeficiency syndrome. *Am J Ophthalmol* 1992;**113**(1):102–3.

71. Pramod NP, Hari R, Sudhamathi K, et al. Influence of human immunodeficiency virus status on the clinical history of herpes simplex keratitis. *Ophthalmologica* 2000;**214**(5):337–40.

72. Bodaghi B, Mougin C, Michelson S, et al. Acyclovir-resistant bilateral keratitis associated with mutations in the HSV-1 thymidine kinase gene. *Exp Eye Res* 2000;**71**(4):353–9.

73. McLeish W, Pflugfelder SC, Crouse C, et al. Interferon treatment of herpetic keratitis in a patient with acquired immunodeficiency syndrome. *Am J Ophthalmol* 1990;**109**(1):93–5.

74. Milazzo L, Trovati S, Pedenovi S, et al. Recurrent herpes simplex virus (HSV) eyelid infection in an HIV-1 infected patient. *Infection* 2007;**35**(5):393–4.

75. Stewart JA, Reef SE, Pellett PE, et al. Herpesvirus infections in persons infected with human immunodeficiency virus. *Clin Infect Dis* 1995;**21**(Suppl. 1):S114–20.

76. Kohn SR. Molluscum contagiosum in patients with acquired immunodeficiency syndrome. *Arch Ophthalmol* 1987;**105**(4):458.

77. Gur I. The epidemiology of molluscum contagiosum in HIV-seropositive patients: a unique entity or insignificant finding? *Int J STD AIDS* 2008;**19**(8):503–6.

78. Hughes WT, Parham DM. Molluscum contagiosum in children with cancer or acquired immunodeficiency syndrome. *Pediatr Infect Dis J* 1991;**10**(2):152–6.

79. Pelaez CA, Gurbindo MD, Cortes C, et al. Molluscum contagiosum, involving the upper eyelids, in a child infected with HIV-1. *Pediatr AIDS HIV Infect* 1996;**7**(1):43–6.

80. Robinson MR, Udell IJ, Garber PF, et al. Molluscum contagiosum of the eyelids in patients with acquired immune deficiency syndrome. *Ophthalmology* 1992;**99**(11):1745–7.

81. Charles NC, Friedberg DN. Epibulbar molluscum contagiosum in acquired immune deficiency syndrome. Case report and review of the literature. *Ophthalmology* 1992;**99**(7):1123–6.

82. Merisier H, Cochereau I, Hoang-Xuan T, et al. Multiple molluscum contagiosum lesions of the limbus in a patient with HIV infection. *Br J Ophthalmol* 1995;**79**(4):393–4.

83. Leahey AB, Shane JJ, Listhaus A, et al. Molluscum contagiosum eyelid lesions as the initial manifestation of acquired immunodeficiency syndrome. *Am J Ophthalmol* 1997;**124**(2):240–1.

84. Bardenstein DS, Elmets C. Hyperfocal cryotherapy of multiple molluscum contagiosum lesions in patients with the acquired immune deficiency syndrome. *Ophthalmology* 1995;**102**(7):1031–4.

85. Calista D, Boschini A, Landi G. Resolution of disseminated molluscum

7

contagiosum with highly active anti-retroviral therapy (HAART) in patients with AIDS. *Eur J Dermatol* 1999;**9**(3):211–13.

86. Schulz D, Sarra GM, Koerner UB, et al. Evolution of HIV-1-related conjunctival molluscum contagiosum under HAART: report of a bilaterally manifesting case and literature review. *Graefes Arch Clin Exp Ophthalmol* 2004;**242**(11):951–5.

87. Albini T, Rao N. Molluscum contagiosum in an immune reconstituted AIDS patient. *Br J Ophthalmol* 2003;**87**(11):1427–8.

88. Guech-Ongey M, Engels EA, Goedert JJ, et al. Elevated risk for squamous cell carcinoma of the conjunctiva among adults with AIDS in the United States. *Int J Cancer* 2008;**122**(11):2590–3.

89. Kestelyn P, Stevens AM, Ndayambaje A, et al. HIV and conjunctival malignancies. *Lancet* 1990;**336**(8706):51–2.

90. Verma V, Shen D, Sieving PC, et al. The role of infectious agents in the etiology of ocular adnexal neoplasia. *Surv Ophthalmol* 2008;**53**(4): 312–31.

91. Waddell KM, Lewallen S, Lucas SB, et al. Carcinoma of the conjunctiva and HIV infection in Uganda and Malawi. [see comment]. *Br J Ophthalmol* 1996;**80**(6):503–8.

92. Carreira H, Coutinho F, Carrilho C, et al. HIV and HPV infections and ocular surface squamous neoplasia: systematic review and meta-analysis. *Br J Cancer* 2013;**109**(7):1981–8.

93. Gichuhi S, Sagoo MS, Weiss HA, et al. Epidemiology of ocular surface squamous neoplasia in Africa. *Trop Med Int Health* 2013;**18**(12):1424–43.

94. Lewallen S, Shroyer KR, Keyser RB, et al. Aggressive conjunctival squamous cell carcinoma in three young Africans. *Arch Ophthalmol* 1996; **114**(2):215–18. [erratum appears in *Arch Ophthalmol*. 1996;114(7):855].

95. Muccioli C, Belfort R Jr, Burnier M, et al. Squamous cell carcinoma of the conjunctiva in a patient with the acquired immunodeficiency syndrome. *Am J Ophthalmol* 1996;**121**(1):94–6.

96. Soong HK, Feil SH, Elner VM, et al. Conjunctival mucoepidermoid carcinoma in a young HIV-infected man. *Am J Ophthalmol* 1999;**128**(5): 640–3.

97. Tulvatana W, Tirakunwichcha S. Multifocal squamous cell carcinoma of the conjunctiva with intraocular penetration in a patient with AIDS. *Cornea* 2006;**25**(6):745–7.

98. Spitzer MS, Batumba NH, Chirambo T, et al. Ocular surface squamous neoplasia as the first apparent manifestation of HIV infection in Malawi. *Clin Experiment Ophthalmol* 2008;**36**(5):422–5.

99. Pradeep TG, Gangasagara SB, Subbaramaiah GB, et al. Prevalence of undiagnosed HIV infection in patients with ocular surface squamous neoplasia in a tertiary center in Karnataka, South India. *Cornea* 2012; **31**(11):1282–4.

100. Maclean H, Dhillon B, Ironside J. Squamous cell carcinoma of the eyelid and the acquired immunodeficiency syndrome. *Am J Ophthalmol* 1996; **121**(2):219–21.

101. Ateenyi-Agaba C, Weiderpass E, Tommasino M, et al. Papillomavirus infection in the conjunctiva of individuals with and without AIDS: an autopsy series from Uganda. *Cancer Lett* 2006;**239**(1):98–102.

102. Holkar S, Mudhar HS, Jain A, et al. Regression of invasive conjunctival squamous carcinoma in an HIV-positive patient on antiretroviral therapy. *Int J STD AIDS* 2005;**16**(12):782–3.

103. Boivin G, Gaudreau A, Routy JP. Evaluation of the human herpesvirus 8 DNA load in blood and Kaposi's sarcoma skin lesions from AIDS patients on highly active antiretroviral therapy. *AIDS* 2000;**14**(13): 1907–10.

104. Biswas J, Sudharshan S. Anterior segment manifestations of human immunodeficiency virus/acquired immune deficiency syndrome. *Indian J Ophthalmol* 2008;**56**(5):363–75.

105. Schmid K, Wild T, Bolz M, et al. Kaposi's sarcoma of the conjunctiva leads to a diagnosis of acquired immunodeficiency syndrome. *Acta Ophthalmol Scand* 2003;**81**(4):411–13.

106. Rezza G, Andreoni M, Dorrucci M, et al. Human herpesvirus 8 seropositivity and risk of Kaposi's sarcoma and other acquired immunodeficiency syndrome-related diseases. [see comment]. *J Natl Cancer Inst* 1999;**91**(17):1468–74.

107. Moore PS, Chang Y. Detection of herpesvirus-like DNA sequences in Kaposi's sarcoma in patients with and without HIV infection. [see comment]. *N Engl J Med* 1995;**332**(18):1181–5.

108. Tunc M, Simmons ML, Char DH, et al. Non-Hodgkin lymphoma and Kaposi sarcoma in an eyelid of a patient with acquired immunodeficiency syndrome. Multiple viruses in pathogenesis. *Arch Ophthalmol* 1997;**115**(11):1464–6.

109. Minoda H, Usui N, Sata T, et al. Human herpesvirus-8 in Kaposi's sarcoma of the conjunctiva in a patient with AIDS. *Jpn J Ophthalmol* 2006;**50**(1):7–11.

110. Moore PS, Chang Y. Kaposi's sarcoma-associated herpesvirus-encoded oncogenes and oncogenesis. *J Natl Cancer Inst Monographs* 1998;(23): 65–71.

111. Leder HA, Galor A, Peters GB, et al. Resolution of conjunctival Kaposi sarcoma after institution of highly active antiretroviral therapy alone. *Br J Ophthalmol* 2008;**92**(1):151.

112. Maurer T, Ponte M, Leslie K. HIV-associated Kaposi's sarcoma with a high CD4 count and a low viral load. [see comment]. *N Engl J Med* 2007;**357**(13):1352–3.

113. Aristimuno B, Nirankari VS, Hemady RK, et al. Spontaneous ulcerative keratitis in immunocompromised patients. *Am J Ophthalmol* 1993;**115**(2): 202–8.

114. Hemady RK. Microbial keratitis in patients infected with the human immunodeficiency virus. *Ophthalmology* 1995;**102**(7):1026–30.

115. Maguen E, Salz JJ, Nesburn AB. Pseudomonas corneal ulcer associated with rigid, gas-permeable, daily-wear lenses in a patient infected with human immunodeficiency virus. *Am J Ophthalmol* 1992;**113**(3):336–7.

116. Nanda M, Pflugfelder SC, Holland S. Fulminant pseudomonal keratitis and scleritis in human immunodeficiency virus-infected patients. *Arch Ophthalmol* 1991;**109**(4):503–5.

117. Ticho BH, Urban RC Jr, Safran MJ, et al. Capnocytophaga keratitis associated with poor dentition and human immunodeficiency virus infection. *Am J Ophthalmol* 1990;**109**(3):352–3.

118. Lucca JA, Farris RL, Bielory L, et al. Keratoconjunctivitis sicca in male patients infected with human immunodeficiency virus type 1. *Ophthalmology* 1990;**97**(8):1008–10.

119. Sachs R, Zagelbaum BM, Hersh PS. Corneal complications associated with the use of crack cocaine. [see comment]. *Ophthalmology* 1993; **100**(2):187–91.

120. Jeng BH, Gritz DC, Kumar AB, et al. Epidemiology of ulcerative keratitis in Northern California. *Arch Ophthalmol* 2010;**128**(8):1022–8.

121. Comerie-Smith SE, Nunez J, Hosmer M, et al. Tear lactoferrin levels and ocular bacterial flora in HIV positive patients. *Adv Exp Med Biol* 1994;**350**: 339–44.

122. Campos MS, Campos e Silva Lde Q, Rehder JR, et al. Anaerobic flora of the conjunctival sac in patients with AIDS and with anophthalmia compared with normal eyes. *Acta Ophthalmol* 1994;**72**(2):241–5.

123. Gumbel H, Ohrloff C, Shah PM. Die Konjunktivalflora HIV-positiver Patienten in fortgeschrittenen Stadien. *Fortschr Ophthalmol* 1990;**87**(4): 382–3.

124. Gritz DC, Scott TJ, Sedo SF, et al. Ocular flora of patients with AIDS compared with those of HIV-negative patients. *Cornea* 1997;**16**(4):400–5.

125. Yamauchi Y, Minoda H, Yokoi K, et al. Conjunctival flora in patients with human immunodeficiency virus infection. *Ocul Immunol Inflamm* 2005;**13**(4):301–4.

126. Fontes BM, Muccioli C, Principe AH, et al. Effect of chronic systemic use of trimethoprim-sulfamethoxazole in the conjunctival bacterial flora of patients with HIV infection. *Am J Ophthalmol* 2004;**138**(4): 678–9.

127. Chaidaroon W, Ausayakhun S, Pruksakorn S, et al. Ocular bacterial flora in HIV-positive patients and their sensitivity to gentamicin. *Jpn J Ophthalmol* 2006;**50**(1):72–3.

128. Alfonso E, Kenyon KR, Ormerod LD, et al. Pseudomonas corneoscleritis. *Am J Ophthalmol* 1987;**103**(1):90–8.

129. Buus DR, Pflugfelder SC, Schachter J, et al. Lymphogranuloma venereum conjunctivitis with a marginal corneal perforation. *Ophthalmology* 1988;**95**(6):799–802.

130. Forster RK, Rebell G. The diagnosis and management of keratomycoses. I. Cause and diagnosis. *Arch Ophthalmol* 1975;**93**(10):975–8.

131. Thygeson P, Okumoto M. Keratomycosis: a preventable disease. *Trans Am Acad Ophthalmol Otolaryngol* 1974;**78**(3):OP433–9.

132. Hemady RK, Griffin N, Aristimuno B. Recurrent corneal infections in a patient with the acquired immunodeficiency syndrome. *Cornea* 1993; **12**(3):266–9.

133. Parrish CM, O'Day DM, Hoyle TC. Spontaneous fungal corneal ulcer as an ocular manifestation of AIDS. *Am J Ophthalmol* 1987;**104**(3): 302–3.

134. Santos C, Parker J, Dawson C, et al. Bilateral fungal corneal ulcers in a patient with AIDS-related complex. *Am J Ophthalmol* 1986;**102**(1): 118–19.

135. Mselle J. Fungal keratitis as an indicator of HIV infection in Africa. *Trop Doct* 1999;**29**(3):133–5.

136. Ritterband DC, Seedor JA, Shah MK, et al. Fungal keratitis at the New York Eye and Ear Infirmary. *Cornea* 2006;**25**(3):264–7.

137. Balmes R, Bialasiewicz AA, Busse H. Conjunctival cryptococcosis preceding human immunodeficiency virus seroconversion. *Am J Ophthalmol* 1992;**113**(6):719–21.

138. Muccioli C, Belfort Junior R, Neves R, et al. Limbal and choroidal Cryptococcus infection in the acquired immunodeficiency syndrome. *Am J Ophthalmol* 1995;**120**(4):539–40.

139. Coccia L, Calista D, Boschini A. Eyelid nodule: a sentinel lesion of disseminated cryptococcosis in a patient with acquired immunodeficiency syndrome. *Arch Ophthalmol* 1999;**117**(2):271–2.

140. Waddell KM, Lucas SB, Downing RG. Case reports and small case series: conjunctival cryptococcosis in the acquired immunodeficiency syndrome. *Arch Ophthalmol* 2000;**118**(10):1452–3.

141. Garelick JM, Khodabakhsh AJ, Lopez Y, et al. Scleral ulceration caused by Cryptococcus albidus in a patient with acquired immune deficiency syndrome. *Cornea* 2004;**23**(7):730–1.

142. Ashton N, Wirasinha PA. Encephalitozoonosis (nosematosis) of the cornea. *Br J Ophthalmol* 1973;**57**(9):669–74.

143. Pinnolis M, Egbert PR, Font RL, et al. Nosematosis of the cornea. Case report, including electron microscopic studies. *Arch Ophthalmol* 1981; **99**(6):1044–7.

144. Chan CM, Theng JT, Li L, et al. Microsporidial keratoconjunctivitis in healthy individuals: a case series. *Ophthalmology* 2003;**110**(7):

7

1420–5.

145. Silverstein BE, Cunningham ET Jr, Margolis TP, et al. Microsporidial keratoconjunctivitis in a patient without human immunodeficiency virus infection. *Am J Ophthalmol* 1997;**124**(3):395–6.

146. Sridhar MS, Sharma S. Microsporidial keratoconjunctivitis in a HIV-seronegative patient treated with debridement and oral itraconazole. *Am J Ophthalmol* 2003;**136**(4):745–6.

147. Theng J, Chan C, Ling ML, et al. Microsporidial keratoconjunctivitis in a healthy contact lens wearer without human immunodeficiency virus infection. *Ophthalmology* 2001;**108**(5):976–8.

148. Das S, Sharma S, Sahu SK, et al. Diagnosis, clinical features and treatment outcomes of microsporidial keratoconjunctivitis. *Br J Ophthalmol* 2012;**96**(6):793–5.

149. Cali A, Meisler DM, Rutherford I, et al. Corneal microsporidiosis in a patient with AIDS. *Am J Trop Med Hyg* 1991;**44**(5):463–8.

150. Didier ES, Didier PJ, Friedberg DN, et al. Isolation and characterization of a new human microsporidian, Encephalitozoon hellem (n. sp.), from three AIDS patients with keratoconjunctivitis. *J Infect Dis* 1991;**163**(3):617–21.

151. Friedberg DN, Stenson SM, Orenstein JM, et al. Microsporidial keratoconjunctivitis in acquired immunodeficiency syndrome. *Arch Ophthalmol* 1990;**108**(4):504–8.

152. Lowder CY, McMahon JT, Meisler DM, et al. Microsporidial keratoconjunctivitis caused by Septata intestinalis in a patient with acquired immunodeficiency syndrome. *Am J Ophthalmol* 1996;**121**(6):715–17.

153. Lowder CY, Meisler DM, McMahon JT, et al. Microsporidia infection of the cornea in a man seropositive for human immunodeficiency virus. *Am J Ophthalmol* 1990;**109**(2):242–4.

154. Metcalfe TW, Doran RM, Rowlands PL, et al. Microsporidial keratoconjunctivitis in a patient with AIDS. *Br J Ophthalmol* 1992;**76**(3):177–8.

155. Yee RW, Tio FO, Martinez JA, et al. Resolution of microsporidial epithelial keratopathy in a patient with AIDS. *Ophthalmology* 1991;**98**(2):196–201.

156. Schwartz DA, Visvesvara GS, Diesenhouse MC, et al. Pathologic features and immunofluorescent antibody demonstration of ocular microsporidiosis (Encephalitozoon hellem) in seven patients with acquired immunodeficiency syndrome. [see comment]. *Am J Ophthalmol* 1993;**115**(3):285–92.

157. Gajdatsy AD, Tay-Kearney ML. Microsporidial keratoconjunctivitis after HAART. *Clin Experiment Ophthalmol* 2001;**29**(5):327–9.

158. Shah GK, Pfister D, Probst LE, et al. Diagnosis of microsporidial keratitis by confocal microscopy and the chromatrope stain. *Am J Ophthalmol* 1996;**121**(1):89–91.

159. Conners MS, Gibler TS, Van Gelder RN. Diagnosis of microsporidia keratitis by polymerase chain reaction. *Arch Ophthalmol* 2004;**122**(2):283–4.

160. Diesenhouse MC, Wilson LA, Corrent GF, et al. Treatment of microsporidial keratoconjunctivitis with topical fumagillin. [see comment]. *Am J Ophthalmol* 1993;**115**(3):293–8.

161. Rosberger DF, Serdarevic ON, Erlandson RA, et al. Successful treatment of microsporidial keratoconjunctivitis with topical fumagillin in a patient with AIDS. *Cornea* 1993;**12**(3):261–5.

162. Wilkins JH, Joshi N, Margolis TP, et al. Microsporidial keratoconjunctivitis treated successfully with a short course of fumagillin. *Eye (Lond)* 1994;**8**(Pt 6):703–4.

163. Gritz DC, Holsclaw DS, Neger RE, et al. Ocular and sinus microsporidial infection cured with systemic albendazole. *Am J Ophthalmol* 1997;**124**(2):241–3.

164. Lecuit M, Oksenhendler E, Sarfati C. Use of albendazole for disseminated microsporidian infection in a patient with AIDS. *Clin Infect Dis* 1994;**19**(2):332–3.

165. Rossi P, Urbani C, Donelli G, et al. Resolution of microsporidial sinusitis and keratoconjunctivitis by itraconazole treatment. *Am J Ophthalmol* 1999;**127**(2):210–12.

166. Fan NW, Lin PY, Chen TL, et al. Treatment of microsporidial keratoconjunctivitis with repeated corneal swabbing. *Am J Ophthalmol* 2012;**154**(6):927–33.

167. Martins SA, Muccioli C, Belfort R Jr, et al. Resolution of microsporidial keratoconjunctivitis in an AIDS patient treated with highly active antiretroviral therapy. *Am J Ophthalmol* 2001;**131**(3):378–9.

第66章

眼部移植物抗宿主病

Victor L. Perez, Sotiria Palioura, Stella K. Kim

关键概念

- 随着采用同种异体造血干细胞移植术（allogeneic hematopoietic stem cell transplantation, allo-HSCT）治疗恶性肿瘤的病例数不断增长，眼部移植物抗宿主病（graft versus host disease, GVHD）的发病率亦不断增高。
- 眼部 GVHD 是一种免疫介导的眼表和泪腺疾病，可仅累及局部，而无全身表现。
- 眼部 GVHD 轻可仅表现为干眼，重可致失明或严重眼表瘢痕化，但其治疗与其他全身疾病导致的眼部炎性疾病不同，器官特异的局部治疗在眼部移植物抗宿主病中非常关键，而非系统免疫抑制治疗。
- 眼部 GVHD 的早期诊断和治疗关乎 HSCT 患者的视力及生活质量，需由眼表专科医生及 HSCT 医疗团队共同制定治疗方案。

本章纲要

引言

造血干细胞移植（hematopoietic stem cell transplantation, HSCT）是治疗造血异常/免疫疾病、代谢疾病及恶性病变的最重要进展之一。移植的类型根据供体细胞的来源不同可分为：自体、同卵异体和同种异体。现代 HSCT 通常是指骨髓移植（bone marrow transplantation, BMT），供体细胞采集自骨髓、外周血及脐带血。

移植物抗宿主病（graft versus host disease, GVHD）发生于同种异体 HSCT，源自人类白细胞抗原（human leukocyte antigen, HLA）匹配的供体（亲属或非亲属）的移植细胞可造成宿主自身免疫疾病样的表现。不同于实体移植器官发生的排斥反应，移植物抗宿主病并非为主体免疫系统攻击移植器官，而是由供体移植器官攻击宿主器官，易被攻击从而发生病变的器官包括皮肤、胃肠道、肝脏、肺及眼部[1,2]。本质上是供体来源的 T 淋巴细胞将宿主抗原，即次要组织相容性抗原，识别为异物并发起攻击。常规 HLA 配型中并不包括次要组织相容性抗原[3,4]。GVHD 的受累器官数量和严重程度差异很大，针对 GVHD 的治疗是 HSCT 后需要面对的严峻挑战之一。

GVHD 的发病率变化很大，从 10%~90% 不等，多种因素可影响其发病率，如组织相容性的程度、供体组织来源、年龄、预防和潜在的其他疾病等[1,5-9]。传统上根据发病的时间，GVHD 被为分为急性和慢性，如果 GVHD 发生于移植术后 100 天之内即为急性，反之则为慢性。现在急慢性 GVHD 更多的根据疾病特征划分，而非简单的根据移植术后 GVHD 发生的时间[10]。

在现有的分级系统中，急性 GVHD 包括了"典型的急性 GVHD"和"持续、复发或新发/晚期急性 GVHD"，前者是指在移植术后 100 天内发生的皮肤、消化道或肝脏受累，后者是指发生在移植术后 100 天之后的却无典型慢性 GVHD 特征的 GVHD。同样的，慢性 GVHD 也包括了没有急性特征的"典型的慢性 GVHD"和带有急性特征的"重叠综合征"[11]。

美国国立卫生研究院（National Institute of Health, NIH）2005 慢性 GVHD 共识确立了主要目标为：①精简 GVHD 的诊断标准，强调急慢性的区别；②确立受累器官的严重度评分标准；③明确疾病的分类和治疗指征，为将来开展慢性 GVHD 的前瞻性临床研究确立框架等[11-16]。其中四条与慢性眼部 GVHD[11-14]。相关并描述了诊断标准、组织学和治疗方案，这些都是针对干细胞移植专科医生而写的[17-20]。目前更新版2014 年 NIH 共识对眼部受累有类似的描述，列于慢性眼部 GVHD 的诊断章节下。

GVHD 仍然是影响 HSCT 成功与否的主要限制因素之一[1,21]。近期采用 2005 年 NIH 共识开展的前瞻性研究表明皮肤、肺部和消化道的慢性 GVHD 评分均是移植相关死亡率（transplantation related mortality，TRM）的独立危险因素[22-24]。虽然移植物抗肿瘤效应可以使得 GVHD 与较低的复发率有关，但是 GVHD 仍然与 HSCT 术后较高的致病率和死亡率有关。Allo-HSCT 的成功与否在于平衡好 GVHD 的移植物抗肿瘤效应（移植物抗白血病/淋巴瘤效应，GVL）所带来的益处和其致病性所带来的害处[27,28]。近期一项大型研究显示慢性 GVHD 的抗白血病效应可能仅对慢性髓细胞白血病有益，对急性髓细胞白血病和急性淋巴细胞白血病并无益处[29]。虽然 GVHD 相关 GVL 的研究领域近年来不断进步，但是 HSCT 后的 GVHD 仍然是患者面临的严峻挑战。

急性和慢性移植物抗宿主病的病理生理

GVHD 的病理过程极其复杂，主要包括了供体 $CD4^+$ 和 $CD8^+$ T 细胞和受体抗原细胞的一系列交互反应。

即使是 HLA 完全匹配的移植物，中重度急性 GVHD 的发病率仍可占到所有 HSCT 患者的 40%~70%[30,31]。动物研究显示急性 GVHD 的病理生理可分为三个阶段：①受体预处理组织受损；②供体 T 细胞激活；③靶细胞凋亡[1,32]。准备期的治疗方案是 GVHD 发生和加重的危险因素。在第一个阶段，准备期的强化预处理，包括高剂量化疗或可能进行的放疗，会造成组织受损，释放大量炎症因子，如 TNF-α、IL-1 和 IL-7，导致宿主抗原呈递细胞（antigen presenting cell，APC）活化。虽然宿主和供体来源的 APC 均可诱发 GVHD，但宿主来源的 APC 在急性 GVHD 的发病过程中发挥更加关键的作用[33,34]。准备期的治疗方案还会导致小肠壁受损，引起细菌细胞壁成分和脂多糖（LPS）泄漏并刺激单核细胞。在第二个阶段，宿主 APC 细胞激活供体 T 细胞，产生辅助 T 细胞 1 型（Th1）细胞因子（IL-2、IL-6 和 IFN-γ）。

IFN-γ 可以进一步刺激单核细胞产生促炎症因子，如 IL-1 和 TNF-α。在第三个阶段，Th1 细胞促进细胞毒性 T 淋巴细胞（CTL）的增殖和分化，并刺激自然杀伤（NK）细胞。这些细胞和单核细胞一起产生额外的炎症因子，诱发靶器官的凋亡[35,36]。凋亡是 GVHD 受累器官的标志性组织病理表现[12]。现有的针对 GVHD 的治疗和预防方案着重于预防 T 细胞的活化和增殖，具体措施包括采用环孢素、他克莫司和单克隆抗体[37,38]，以及通过体外光分离置换法提升调节 T 细胞的功能[31]。

与急性 GVHD 类似，大量文献研究均强调了慢性 GVHD 免疫病理的复杂性，涉及供体 T 细胞、B 细胞和其他细胞[39]。急性阶段的两个靶器官在慢性 GVHD 的发病过程中起重要作用：①胸腺上皮细胞（TEC），其被同种异体 T 细胞损伤后使得调节性 T 细胞（Tregs）减少而自身反应性 T 细胞增加；②骨髓，其微环境的扰动可导致 B 细胞失调。

供体 T 细胞在慢性 GVHD 的病理机制中起重要作用，在体内采用阿伦单抗或抗胸腺细胞球蛋白去除 T 细胞可降低慢性 GVHD 的发病率[40-42]。一般认为急性 GVHD 是一个 T 辅助细胞（Th1）参与的过程，而慢性 GVHD 则是 Th2[43]参与的过程，但目前这一观念正在接受重新审视，因为有研究发现混合 Th1/Th17 参与了慢性皮肤 GVHD 的发病过程[44,45]。Tregs 和传统 T 细胞（Tconv）之间的稳态对于受体对供体细胞的免疫耐受至关重要，Tregs 的相对缺乏与慢性 GVHD 的发病有关[44,46]。虽然慢性 GVHD 中 T 细胞和 B 细胞的交互串扰机制尚不明确，但研究者们早就发现了在慢性 GVHD 发病过程中，B 细胞可以将循环抗体呈递给受体细胞[47,48]。

慢性 GVHD 中涉及两组类型的自身抗体：①针对性别差异导致的同种异体抗原的特定抗体（男性患者和女性供体，抗 Y 染色体抗体）[49,50]；②针对非多态性抗原的抗体，如血小板来源生长因子受体（PDGFR）在纤维化过程中可能发挥一定作用[51]。目前尚不明确这些自身抗体是否与慢性 GVHD 的病理机制直接有关还是仅仅反映了 B 细胞功能失调。除了分泌自身抗体外，B 细胞还可以分泌细胞因子和趋化因子，发挥抗原呈递细胞和调节细胞的功能，这可能也在慢性 GVHD 的发病过程中起一定作用[48]。

目前大部分现有的慢性 GVHD 小鼠模型仅模拟了慢性 GVHD 的少数病理表现（硬化性慢性 GVHD、皮肤和肝脏纤维化以及抗 DANA 抗体等），其中一些并没有涉及临床相关的 T 细胞预处理方案[52]。一些小鼠模型确实反映了临床相关的病理过程,如从急性向慢性过渡的硬皮病样表现和血清抗体[53],或伴有肺部肝部纤维化和 CD4+ T 细胞和 B 细胞浸润的多器官进展性疾病[54]。眼部 GVHD 的小鼠模型亦见文献报道,累及泪腺[55]和角膜、角膜缘[56]。研究报道了一种伴有肝、肺和泪腺多器官纤维化的慢性 GVHD 小鼠模型[57],并证实应用全身抗纤维化药物(血管紧张素 II 类 1 型受体拮抗剂)可以减缓纤维化进程[57]。最近报道了一种新型小鼠模型,阐明了全身 GVHD 并伴有角膜和眼附属器慢性 GVHD 的临床表型[58]。与体内研究中的发现类似[59-61],现有动物模型重点强调了供体来源的细胞在眼部 GVHD 发病过程中发挥重要作用[58]。

慢性 GVHD 的潜在治疗靶点为效应 T 细胞、Tregs、B 细胞或干扰激素难治性慢性 GVHD 的纤维化过程[39]。随着对慢性 GVHD 的病理生理机制了解的不断深入,新的预防和治疗手段将成为可能。

眼部移植物抗宿主病

眼部 GVHD 占所有 allo-HSCT 患者的 40%~60%,可累及从眼睑到视神经的眼部所有结构,可表现为急慢性两种形式[62~65]。考虑到全身免疫抑制状态和化疗、放疗和激素等抗肿瘤治疗,骨髓移植患者中 60%~90% 可出现眼部并发症,如感染、白内障和干眼综合征等。眼部 GVHD 是一个描述同种异体移植术后局部炎症、瘢痕化和睑板腺功能障碍造成眼表和泪腺功能异常的疾病总称[63,66,67]。HSCT 术后眼部 GVHD 的发病可以数周到数年时间不等,与 HLA 不匹配和非亲属供体 HSCT 相比,HLA 匹配和亲属供体 HSCT 患者的眼部 GVHD 发病较迟[68]。

急性 GVHD 眼部受累十分少见,是预后差的标志之一[69,70]。急性 GVHD 眼部受累罕见可能是由于患者全身情况还不稳定的情况下无法及时进行眼部评估所致。皮肤和口腔受累是发生眼部 GVHD 的危险因素[71],一项单中心回顾性研究表明先前皮肤 GVHD 病史,男性受体匹配女性供体是眼部 GVHD 的独立危险因素[72]。虽然眼部 GVHD 可以导致严重的眼部并发症,[73]但这相对是比较少见的,因为眼部 GVHD 通常临床表现比较稳定并不会导致永久的视力丧失。但是眼部 GVHD 可以严重影响 HSCT 患者的生活质量[74]。

结膜疾病:临床表现和诊断

完整的眼部问诊和查体以及了解患者的移植病史、全身 GVHD 症状和体征和全身用药变化对于正确诊断眼部 GVHD 至关重要。全身 GVHD 症状如腹痛、腹泻、皮疹、气喘、近期感染或发热等通常提示患者 GVHD 活动或近期发作。

眼部 GVHD 通常累及角结膜,其组织学表现类似皮肤 GVHD。Jabs 等[75]描述了结膜 GVHD 的临床分期:I 期:仅有结膜充血;II 期:结膜充血水肿伴有浆液性渗出;III 期:假膜性结膜炎;IV 期:角膜上皮脱落。I 期的角膜充血可以非常轻微(图 66.1)。患者出现全身 GVHD 症状并缺乏感染证据时,即使眼部临床表现轻微,也应诊断眼部 GVHD。眼部 GVHD 患者通常伴有畏光、异物感和泪液功能下降。对于中度充血的患者,应当进行结膜拭子细菌培养以除外感染。II 期眼部 GVHD 可伴有中度结膜水肿、大量浆液性渗出(图 66.2A)。HSCT 患者常常接受激素治疗,可出现全身水钠储溜,因此很难判断结膜水肿是全身水肿造成还是眼部 GVHD 所致。评估患者的全身体液储留状态和低蛋白血症、低钠血症等其他可以造成液体储留的情况有助于眼部 GVHD 的诊断。同时合并全身 GVHD、免疫抑制用药的近期变化、泪液分泌功能下降以及结膜活检均有助于诊断。II 期眼部 GVHD 亦可出现严重的结膜充血(图 66.2B)。尽管查体可见明显炎症反应,但患者的症状可以从仅有轻度畏光到剧烈疼痛不等。

如果结膜充血伴有结膜上皮脱离导致假膜形成,则为 III 期眼部 GVHD(图 66.3)。事实上,"假膜性"结膜炎的说法并不十分准确,因为一旦发生瘢痕化,GVHD 的假膜就会迅速转变为真膜。即使患者血小板计数正常,从球结膜上试图剥除这些膜也会

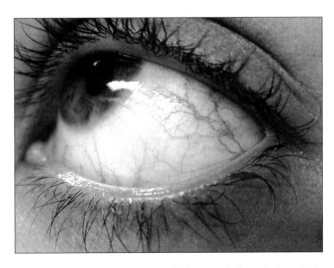

图 66.1 轻度结膜充血。该患者同时伴有泪液分泌完全缺失,I 期。(Used with permission S.K. Kim, MD.)

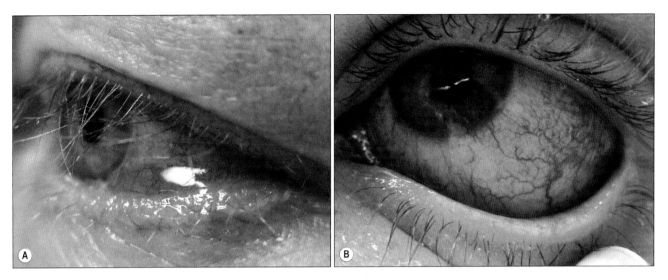

图 66.2　结膜受累表现。(A)眼部 GVHD 伴有中度充血和浆液性结膜水肿 3+。Ⅱ期。(B)眼部 GVHD 伴有重度结膜充血和轻度结膜水肿。Ⅱ期。(Used with permission S.K. Kim,MD.)

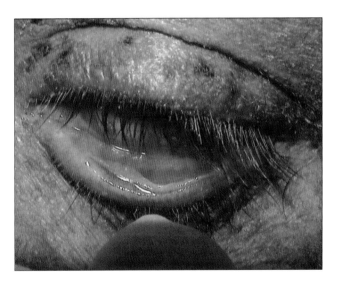

图 66.3　假膜性 / 膜性结膜炎。眼部结膜 GVHD Ⅲ期。(Used with permission S.K. Kim,MD.)

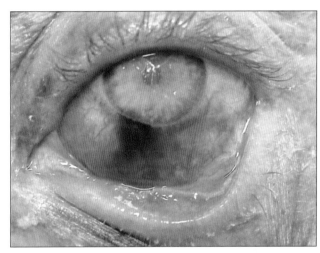

图 66.4　荧光素染色显示角膜上皮近乎完全脱落伴假膜性结膜炎。眼部结膜 GVHD Ⅳ 期。(Used with permission S.K. Kim,MD.)

造成出血。因此Ⅲ期眼部 GVHD 的最准确描述为假膜 / 膜性结膜炎,其发病率在急性 GVHD 患者中占 12%~17%,慢性 GVHD 患者中占 11%[64,65,75]。严重病例可累及角膜上皮,造成角膜上皮近乎完全脱落(图 66.4)。Ⅳ 期眼部 GVHD 与严重皮肤 GVHD(广泛皮肤红斑、水疱形成、皮肤剥脱)和消化道 GVHD(隐窝消失、上皮坏死和脱落)类似。虽然不同医疗机构之间局部治疗方案的差异导致发病率有所差异,但出现假膜性结膜炎的患者中约有三分之一会出现角膜上皮脱落[75]。

　　结膜活检可能有助于眼部 GVHD 的诊断和治疗[12]。虽然早期 GVHD 不是必须进行常规活检[65,76],但是结膜活检有助于发现轻度 GVHD,并且对于仅累及眼部结构的 GVHD 具有诊断价值[77]。结膜 GVHD 的组织学特征包括淋巴细胞胞外分泌,卫星细胞,角化不良伴有上皮缺失,上皮细胞坏死并在上皮内见到凋亡小体[12,67,70,78-89]。也可以观察到一些非特异性改变,包括上皮变薄和杯状细胞减少等,但仅出现这些改变并不足以诊断眼部 GVHD。还可以观察到上皮层极性丢失和杯状细胞消失(图 66.5)。一例急性结膜 GVHD 的活检采用了 T 细胞分析,显示 CD4 T 辅助淋巴细胞大量增多[75],而一例慢性 GVHD 的结

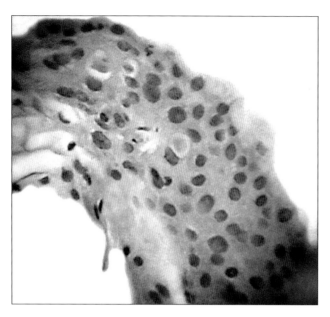

图 66.5　眼部 GVHD 结膜标本,可见与皮肤 GVHD 中凋亡的角化细胞类似的凋亡细胞,上皮基底细胞空泡化,杯状细胞丢失以及上皮去极化。(Used with permission S.K. Kim, MD.)

膜活检显示抑制 / 细胞毒性 T 细胞占大多数[90],这其中差异的临床意义仍不明确。组织学分析显示,假膜 / 膜(图 66.6)的成分有炎症细胞、纤维组织和细胞碎片[75],一份病例报道显示假膜中的 T 细胞源自供体[70]。GVHD 小鼠模型的角膜组织中可见上皮凋亡、基质水肿、新生血管化和炎症浸润。内皮细胞似乎不会受累[56]。最近 GVHD 的小鼠模型显示角膜和眼附属器浸润的炎症细胞主要来自供体 T 细胞[91]。

研究显示结膜 GVHD 是急性全身 GVHD 的严重度标志之一,可能提示了全身 GVHD 的临床病程[75]。在急性全身 GVHD 伴有结膜受累的患者中,眼部 GVHD 通常在全身 GVHD 发病后两周出现。这些患者较急性 GVHD 不伴有结膜受累的患者的生存率更差,提示结膜受累可能提示预后不良。

慢性 GVHD 的眼部表现类似其他免疫介导的眼部炎症性疾病。慢性眼部 GVHD 最常出现的症状为眼干、局部刺激感、异物感、畏光、烧灼感、流泪和眼红[92]。其他慢性眼部 GVHD 的临床症状主要继发于结膜瘢痕化改变。结膜瘢痕化可导致睑球粘连和眼睑形态改变(睑内翻、睑外翻、泪小点缩窄和睑板腺萎缩)[63,66,93,94]。组织学主要表现为细胞毒性 T 淋巴细胞的结膜内浸润[90]。慢性眼部 GVHD 可独立于全身 GVHD 出现,提示眼表可能是骨髓或干细胞移植术后数月或数年慢性 GVHD 的独立靶器官[95,96]。

角结膜干燥症 / 干眼综合征

干眼(图 66.7)是骨髓移植患者最常见的眼部主诉[64,65,67,84-88]。眼表疾病指数(OSDI)和 NEI 视觉功能问卷 -25(NEI-VFQ25)调查显示,与移植后患者或不伴有眼部 GVHD 的患者相比,慢性眼部 GVHD 患者的 OSDI 评分显著较高,NEI-VFQ25 评分则显著降低[98]。近期一项研究显示 OSDI 联合 BUT、泪液分泌试验(schirmer test)是诊断干眼等眼表疾病最有效的诊断方法,包括眼部 GVHD[99]。在眼部慢性 GVHD 患者中也证实了 OSDI 和泪液分泌试验是重要的诊断

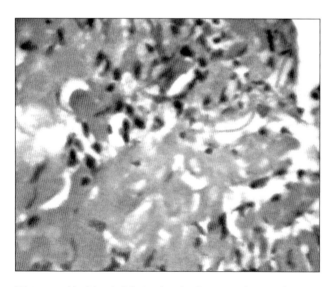

图 66.6　结膜假膜的组织病理切片。可见炎症细胞、纤维组织和细胞碎片。(Used with permission S.K. Kim, MD.)

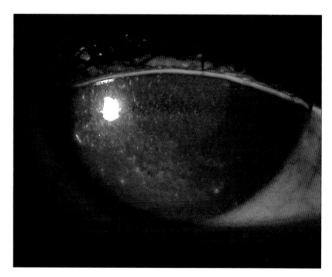

图 66.7　重度干眼,角膜上皮荧光素广泛染色。慢性眼部 GVHD。(Used with permission S.K. Kim, MD.)

依据[100]。此项研究还采用了印迹细胞学,结果发现临床没有诊断眼部 GVHD 的患者也出现了异常表现。

大部分干眼患者的泪液功能异常不能恢复[65,78]。移植术后的干眼发病率从 22%~80% 范围不等[64,65,84,87,101]。慢性全身 GVHD 患者中眼部 GVHD 出现干眼的比例为 69%~77%。一项回顾性研究发现慢性全身 GVHD 患者中有超过 80% 的比例出现干眼,而一项干眼的多中心回顾性研究发现总体发病率为 19%。该研究还发现与干燥综合征类似,女性和高龄也是 allo-HSCT 术后发生干眼的独立危险因素。

泪腺组织病理学研究表明眼部 GVHD 患者发生 KCS 与泪腺功能异常显著相关。一例急性 GVHD 患者泪腺尸检结果表现为泪腺郁积[76],伴有过碘酸希夫染色(PAS)阳性的物质在腺泡内沉积,腺管扩张,腺泡闭塞。这种阻塞与急性 GVHD 及干眼症显著相关,并且推测这一过程与肝脏移植排斥累及胆管相似。在慢性眼部 GVHD 泪腺研究中发现有干眼症状的患者泪腺有明显泪囊管纤维化,与慢性皮肤 GVHD 发生硬皮病样苔藓样改变相似[59,102]。这与基质纤维化及腺管周围 T 细胞浸润有关[59-61]。慢性 GVHD 小鼠模型证实使用抗纤维化治疗后泪腺、肺、肝脏纤维化程度减轻[57]。年龄是纤维化的危险因素[103],而纤维化是慢性 GVHD 的典型表现。近期一项研究发现慢性 GVHD 小鼠模型的泪腺中发现有年龄相关标记及氧化应激因素表达[104]。尽管目前猜测 HSCT 可能加速衰老[105],但年龄和 GVHD 的关系仍不甚清楚。这些研究为治疗或预防慢性 GVHD 纤维化形成提供了可能的治疗方法。

慢性眼部 GVHD 的诊断标准

由于慢性眼部 GVHD 的症状和体征与移植前已存在的眼表疾病有交叉,导致慢性眼表 GVHD 的诊断困难。此外,眼表 GVHD 疾病谱的异质性导致慢性眼表 GVHD 与慢性 GVHD 相关干眼诊断相混淆。很难区分 HSCT 病人的干眼症状是由干眼症还是慢性眼部 GVHD 所导致的。

泪液分泌试验检查是诊断慢性眼表 GVHD 的金标准,同时也可以评估泪腺功能。近期一项研究比较了不同检查方法诊断慢性眼表 GVHD 的敏感性和特异性,其中泪液分泌试验检查敏感性和特异性最高,其次是 TBUT、泪液渗透压、角膜染色和 OSDI[106]。其他研究发现慢性眼表 GVHD 患者中泪液及其渗透压也存在异常[107,108]。

NIH 2005 年慢性 GVHD 大会及其 2014 年更新共识尝试细化 GVHD 的诊断包括眼部以及 GVHD 累及的全身其他器官系统。NIH 大会提出了以下诊断指标:①新发病的 KCS,5 分钟泪液分泌试验检查 6~10mm;②有临床症状泪液分泌试验检查 ≤5mm,同时伴有全身其他器官受累[11,17]。

根据 NIH 大会标准,GVHD 患者突出的症状如"干涩、疼痛、瘢痕性结膜炎,KCS 受累区点状角膜病变,球周色素沉着、晨起睁眼困难、睑缘炎"不能成为诊断 GVHD 的独立指标。诊断慢性眼部 GVHD 需要以上至少一项典型症状,同时伴有眼部活检或者泪液分泌试验检查,以及 GVHD 可以解释的其他器官受累的证据[11]。但 NIH 大会的参会者主要是 HSCT 团体,但对于关注慢性眼部 GVHD 患者的眼科医生来说,眼表评分及诊断标准并不充分,原因如下:①不包含缺乏其他系统受累证据的慢性眼部 GVHD 患者;②泪液分泌试验检查在一部分伴有 GVHD 相关的睑板腺功能障碍但泪液分泌功能正常的患者中结果正常[95];③常规的结膜和泪腺活检创伤较大,并不建议在 GVHD 的诊断中使用[65,76]。近期一项研究比较了 NIH 眼部评分、日本干眼评分、2007 年 DEWS 评分在评估慢性眼部 GVHD 严重程度有效性[109],研究结果显示三种评分标准在诊断率及严重程度评估方面具有一致性,但使用 NIH 标准大约 12% 患者由于缺乏全身 GVHD 受累而被漏诊。同时一项大的多中心回顾性研究也发现使用 NIH 标准对全身 GVHD 患者阳性率降低[110]。

为慢性 GVHD 的诊断确立更优的诊断指标,世界慢性眼部 GVHD 大会在 2013 年成立并发布新的诊断标准[111],这个诊断标准包括慢性眼表 GVHD 症状和体征,同时根据是否存在全身 GVHD 累及分为"否""可能""确诊"。目前,一项单中心的回顾性研究已经完成,多中心的前瞻性研究正在进行中[111]。而这一努力的主要目标就是评估慢性眼部 GVHD 在缺乏其他器官受累的慢性 GVHD 患者中诊断是否充分。

GVHD 患者发生眼表疾病一部分是由于睑板腺功能障碍和睑腺炎[66,67,71,84,112,113]。一项研究显示 63% 的慢性 GVHD 患者存在睑板腺功能障碍,并且与 KCS 患者症状严重程度显著相关[67]。近期一项研究[112]同样显示 MGD 在 DES 相关的慢性 GVHD 的早期诊断中具有重要意义。睑板腺和泪腺功能障碍在移植术前患者中很常见,虽然常无症状。最近一项研究使用睑板腺成像技术发现眼部 GVHD 患者和未发生 HSCT 患者中均存在睑板腺功能障碍[114]。这一研究强调了癌症患者由于之前使用化疗和 / 或放疗常

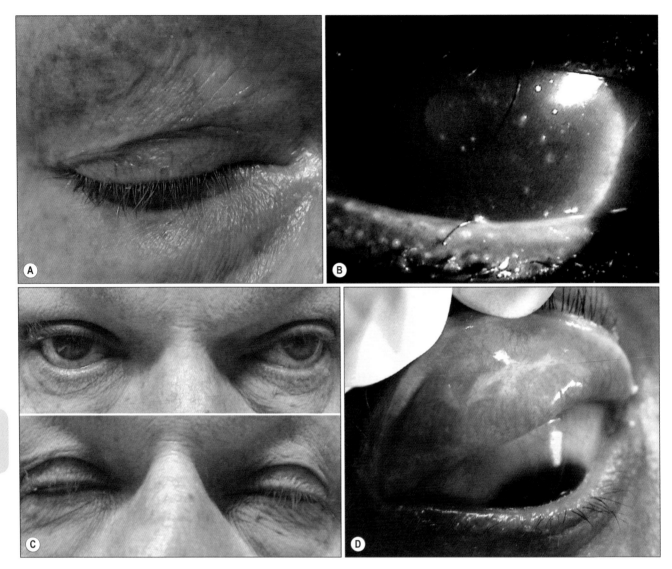

图 66.8 慢性眼部 GVHD 的常见眼部表现。(A) 皮肤移植物抗宿主病的睑缘改变,包括睑缘皮肤毛细血管充血、脱色素或色素过度沉着。(B) 倒睫导致的丝状角膜炎。(C) 瘢痕性睑外翻、睑裂闭合不全。(D) 慢性眼部 GVHD 睑结膜瘢痕化

伴有眼表疾病。GVHD 患者泪液的组成也被研究,并可能成为预防或治疗的策略[115,116]。通常,记录患者移植前眼表情况及评价患者泪液分泌试验得分、泪膜破裂时间,角膜结膜荧光素染色情况以及眼睑的整体状况(睑缘炎、角结膜角化、沙眼瘢痕性睑外翻和眼睑闭合不全)[78,113,116] 是有帮助的。眼表 GVHD 可能造成以上后遗症,如图 66.8,发现患者已存在的眼表疾病能帮助评估眼部 GVHD。

眼部 GVHD 的治疗

增加全身免疫抑制剂的应用并不是治疗器官特异性 GVHD 的最佳方法,由于移植物抗肿瘤效应

(GVT) 对于维持患者肿瘤豁免至关重要。治疗器官特异性 GVHD 强调使用器官特异性治疗方法(例如局部激素乳膏治疗轻度皮肤 GVHD,激素吸入治疗慢性肺部 GVHD)[14,117,118]。根据系统的 GVHD 严重程度增加免疫抑制剂如他克莫司或环孢素的用量,联合或不联合全身激素。如果 GVHD 程度较重或有多器官受累,首选的治疗方法大剂量激素联合他克莫司或环孢素和 / 或其他免疫抑制剂。随着全身激素用量增加,眼部 GVHD 症状改善,但是临床获益较联合全身免疫抑制治疗小[14,117,119~121]。由于眼部疾病的严重程度与全身疾病并不同步,这一结果并不意外。如果 GVHD 对激素治疗不敏感,通常会联合其他辅助的方法(例如光分离置换法,利妥昔单抗、酶酚

酸酯、英夫利昔等），但大多处于临床试验期，疗效不确切[14,120~126]。全身免疫抑制剂减量可能诱发系统性GVHD。缓慢减量或维持全身免疫抑制剂的治疗来控制慢性 GVHD 症状和体征是必要的，根据 HSC 多学科综合治疗策略。临床治疗方法强调器官特异性GVHD 使用器官特异性治疗方法，因此全身免疫抑制剂可以维持不变或逐渐减量。器官特异性的治疗方法已归纳成为慢性 GVHD 大会工作组以及其他共识中的一部分[14,118]。

慢性眼部 GVHD 的治疗基于以下原则：润滑、减少泪液蒸发、上皮保护，最重要的是减轻眼表炎症。应该尝试药物（局部应用或口服）治疗，手术治疗以及环境策略达到或维持 GVHD 患者眼表的最佳健康。

对伴有严重泪液缺乏的急性和慢性 GVHD 患者，频繁的使用不含防腐剂的人工泪液湿润眼表是首要的治疗。大量的使用润滑剂是至关重要的，尤其对于急性眼部 GVHD 患者，可以稀释 GVHD 导致的眼部炎症介质[5]。同样重要的是使用硅胶塞[127]或热烧灼进行可逆或不可逆的泪小点栓塞。通常对于患者有严重的干眼症状，未麻醉的泪液分泌试验检查没有检测到泪液分泌，栓塞所有泪小点也是合理的。进行泪小点栓塞的标准应降低，尤其对于慢性眼部 GVHD 患者，这类患者的泪腺功能不全通常是不可逆的。

既往有文献报道使用环孢素 A 治疗慢性 GVHD患者[128,129]，近期越来越多的文献证实其在慢性眼部GVHD 的治疗中有效[130~132]。环孢素是 T 细胞抑制剂，因此可以阻止结膜中活化的 T 细胞释放炎症介质。目前发现对于慢性 GVHD 患者使用大于日常用量 2 倍的环孢素可以改善症状，降低荧光素着色，增加泪液基础分泌量[131]。在 GVHD 动物模型中巩膜下植入环孢素同样有效[133]。局部应用 0.03% 他克莫司乳膏治疗难治性 GVHD 最初在一篇病例报告中描述[134]，其后一病例系统报道了他克莫司在对激素不明感的 GVHD 患者中成功应用[135]。近期，一项前瞻性的研究发现局部应用 0.03% 他克莫司滴眼液对不能耐受局部环孢素的患者有效[136]。

自体血清含有许多生长因子例如表皮生长因子和转换生长因子 β，同时含有对角膜和结膜上皮健康必需的细胞因子和维生素。已有文献报道自体血清在慢性眼部 GVHD 的治疗中有益[137,138]。但自体血清的应用局限于可以遵循血制品合理处理和储存特定的中心。也有文献报道使用脐带血清局部应用治疗严重干眼所致的角膜上皮疾病，包括慢性眼部 GVHD[139]。一项临床研究（ClinicalTrial.gov

NCT1234623）脐带自体血清的使用可以使 OSDI 评分及泪液渗透压降低、刮片细胞学及角膜知觉改善[139]。随着研究深入，脐带血清或许可以提供一种更易获得的局部应用血清资源。有 2 例患者尝试使用同种异体的血清治疗[140]，但其临床应用明显有限。

局部使用激素在急性眼部 GVHD 患者重要性已经发生改变。既往的研究发现局部激素治疗或去除假膜在急性结膜 GVHD 患者的治疗中并无益处[65,75,84]。但新的研究及临床经验却得出不同的结论[66,121]。根据临床观察结果，阶段Ⅱ的结膜 GVHD 患者起始治疗使用局部激素冲击并快速减量联合预防性抗生素，使用或不使用局部环孢素。伴有严重假膜性 / 膜性结膜炎和角膜脱落的阶段Ⅲ和Ⅳ的眼部 GVHD 患者治疗应更积极，频繁使用不含防腐剂的人工泪液和眼膏滋润眼表，局部激素，局部环孢素（如果能耐受），泪小点栓塞，预防性使用抗生素以及羊膜移植[141]。我们的经验发现这种治疗方法使角膜上皮损伤的愈合率增高，减少角膜上皮的瘢痕化，减少睑球粘连和结膜囊的瘢痕[117]。瘢痕性慢性眼部 GVHD 患者慢性期使用局部激素也有效[93]。长期使用局部激素存在升高眼压、加速白内障形成的风险。使用低效能的激素如氟美龙和利美索龙副作用更小，对于需长期使用的患者能更好地耐受。

也可以使用绷带镜治疗慢性眼部 GVHD[14,142]，但必须进行严密的随访并降低预防性抗生素使用的标准。巩膜镜[143]以及 PROSE（眼表生态系统的人工假体置换术）对慢性眼部 GVHD 患者治疗也有益。巩膜镜下形成的液体层可修复角膜上皮，提高患者的舒适度[143~145]。

睑板腺功能障碍可以使用各种口服药物治疗，通过稳定泪膜和改善症状来优化眼表环境，尽管其对慢性眼部 GVHD 患者的疗效并不确切。四环素类抗生素（多西环素或米诺环素）和大环类脂类（阿奇霉素）中含有的抗炎成分通过抑制金属基质蛋白酶而被认为能治疗 MGD[146]。亚麻油及 Ω-3 脂肪酸可能对缓解眼部炎症有帮助[14]。

应该好好控制慢性眼部 GVHD 导致的结膜炎症及 KCS，并且要早于眼部手术，例如白内障手术。白内障在 HSCT 患者中很常见[147]，尽管术后眼表疾病加重，但 GVHD 患者白内障术后一般预后较好，视力提高[148~150]。

总之，要充分利用各种器官特异性的眼部治疗方法来治疗急性和慢性眼部 GVHD 患者，同时多学科的考虑平衡全身免疫抑制剂的应用。同种 -HSCT 移植手术的增加,移植群体年龄增大,haplo- 移植的使用,以及 HSCT 患者生存率的增加都导致眼部 GVHD 患病率增加。需要进一步临床和基础研究来加深对 GVHD 发病机制的理解,发现更有效、证据支持的预防和治疗措施。

(姜洋 译)

参考文献

1. Ferrara JL, Levine JE, Reddy P, et al. Graft-versus-host disease. *Lancet* 2009;**373**(9674):1550–61.
2. Vogelsang GB, Morris LE. Prevention and management of graft-versus-host disease. Practical recommendations. *Drugs* 1993;**45**(5):668–76.
3. Miller JS, Warren EH, van den Brink MR, et al. NCI First International Workshop on The Biology, Prevention, and Treatment of Relapse After Allogeneic Hematopoietic Stem Cell Transplantation: Report from the Committee on the Biology Underlying Recurrence of Malignant Disease following Allogeneic HSCT: Graft-versus-Tumor/Leukemia Reaction. *Biol Blood Marrow Transplant* 2010;**16**(5):565–86.
4. Milosevic S, Bachnick B, Karim K, et al. Identification of MHC II-restricted minor histocompatibility antigens after HLA-identical stem-cell transplantation. *Transplantation* 2010;**90**(9):1030–5.
5. Schmitz N, Bacigalupo A, Hasenclever D, et al. Allogeneic bone marrow transplantation vs filgrastim-mobilised peripheral blood progenitor cell transplantation in patients with early leukaemia: first results of a randomised multicentre trial of the European Group for Blood and Marrow Transplantation. *Bone Marrow Transplant* 1998;**21**(10):995–1003.
6. Vigorito AC, Azevedo WM, Marques JF, et al. A randomised, prospective comparison of allogeneic bone marrow and peripheral blood progenitor cell transplantation in the treatment of haematological malignancies. *Bone Marrow Transplant* 1998;**22**(12):1145–51.
7. Powles R, Mehta J, Kulkarni S, et al. Allogeneic blood and bone-marrow stem-cell transplantation in haematological malignant diseases: a randomised trial. *Lancet* 2000;**355**(9211):1231–7.
8. Bensinger WI, Martin PJ, Storer B, et al. Transplantation of bone marrow as compared with peripheral-blood cells from HLA-identical relatives in patients with hematologic cancers. *N Engl J Med* 2001;**344**(3):175–81.
9. Heldal D, Tjønnfjord G, Brinch L, et al. A randomised study of allogeneic transplantation with stem cells from blood or bone marrow. *Bone Marrow Transplant* 2000;**25**(11):1129–36.
10. Przepiorka D, Weisdorf D, Martin P, et al. 1994 Consensus Conference on Acute GVHD Grading. *Bone Marrow Transplant* 1995;**15**(6):825–8.
11. Filipovich AH, Weisdorf D, Pavletic S, et al. National Institutes of Health consensus development project on criteria for clinical trials in chronic graft-versus-host disease: I. Diagnosis and staging working group report. *Biol Blood Marrow Transplant* 2005;**11**(12):945–56.
12. Shulman HM, Kleiner D, Lee SJ, et al. Histopathologic diagnosis of chronic graft-versus-host disease: National Institutes of Health Consensus Development Project on Criteria for Clinical Trials in Chronic Graft-versus-Host Disease: II. Pathology Working Group Report. *Biol Blood Marrow Transplant* 2006;**12**(1):31–47.
13. Pavletic SZ, Martin P, Lee SJ, et al. Measuring therapeutic response in chronic graft-versus-host disease: National Institutes of Health Consensus Development Project on Criteria for Clinical Trials in Chronic Graft-versus-Host Disease: IV. Response Criteria Working Group report. *Biol Blood Marrow Transplant* 2006;**12**(3):252–66.
14. Couriel D, Carpenter PA, Cutler C, et al. Ancillary therapy and supportive care of chronic graft-versus-host disease: national institutes of health consensus development project on criteria for clinical trials in chronic Graft-versus-host disease: V. Ancillary Therapy and Supportive Care Working Group Report. *Biol Blood Marrow Transplant* 2006;**12**(4):375–96.
15. Schultz KR, Miklos DB, Fowler D, et al. Toward biomarkers for chronic graft-versus-host disease: National Institutes of Health consensus development project on criteria for clinical trials in chronic graft-versus-host disease: III. Biomarker Working Group Report. *Biol Blood Marrow Transplant* 2006;**12**(2):126–1237.
16. Martin PJ, Weisdorf D, Przepiorka D, et al. National Institutes of Health Consensus Development Project on Criteria for Clinical Trials in Chronic Graft-versus-Host Disease: VI. Design of Clinical Trials Working Group report. *Biol Blood Marrow Transplant* 2006;**12**(5):491–505.
17. Jagasia MH, Greinix HT, Arora M, et al. National Institutes of Health Consensus Development Project on Criteria for Clinical Trials in Chronic Graft-versus-Host Disease: I. The 2014 Diagnosis and Staging Working Group report. *Biol Blood Marrow Transplant* 2015;**21**(3):389–401.e1.
18. Shulman HM, Cardona DM, Greenson JK, et al. NIH Consensus development project on criteria for clinical trials in chronic graft-versus-host disease: II. The 2014 Pathology Working Group Report. *Biol Blood Marrow Transplant* 2015;**21**(4):589–603.
19. Lee SJ, Wolff D, Kitko C, et al. Measuring therapeutic response in chronic graft-versus-host disease. National Institutes of Health consensus development project on criteria for clinical trials in chronic graft-versus-host disease: IV. The 2014 Response Criteria Working Group report. *Biol Blood Marrow Transplant* 2015;**21**(6):984–99.
20. Paczesny S, Hakim FT, Pidala J, et al. National Institutes of Health Consensus Development Project on Criteria for Clinical Trials in Chronic Graft-versus-Host Disease: III. The 2014 Biomarker Working Group Report. *Biol Blood Marrow Transplant* 2015;**21**(5):780–92.
21. Murphy WJ, Blazar BR. New strategies for preventing graft-versus-host disease. *Curr Opin Immunol* 1999;**11**(5):509–15.
22. Jacobsen HC, Hakim SG, Trenkle T, et al. Allogeneic submandibular gland transplantation following hematopoietic stem cell transplantation. *J Craniomaxillofac Surg* 2013;**41**(8):764–9.
23. Pidala J, Kurland B, Chai X, et al. Patient-reported quality of life is associated with severity of chronic graft-versus-host disease as measured by NIH criteria: report on baseline data from the Chronic GVHD Consortium. *Blood* 2011;**117**(17):4651–7.
24. Pidala J, Chai X, Kurland BF, et al. Analysis of gastrointestinal and hepatic chronic graft-versus-host [corrected] disease manifestations on major outcomes: a chronic graft-versus-host [corrected] disease consortium study. *Biol Blood Marrow Transplant* 2013;**19**(5):784–91.
25. Baird K, Pavletic SZ. Chronic graft versus host disease. *Curr Opin Hematol* 2006;**13**(6):426–35.
26. Lee SJ, Klein JP, Barrett AJ, et al. Severity of chronic graft-versus-host disease: association with treatment-related mortality and relapse. *Blood* 2002;**100**(2):406–14.
27. Wang H, Yang YG. The complex and central role of interferon-gamma in chronic graft-versus-host disease and graft-versus-tumor activity. *Immunol Rev* 2014;**258**(1):30–44.
28. Ghosh A, Holland AM, van den Brink MR. Genetically engineered donor T cells to optimize graft-versus-tumor effects across MHC barriers. *Immunol Rev* 2014;**257**(1):226–36.
29. Boyiadzis M, Arora M, Klein JP, et al. Impact of chronic graft-versus-host disease on late relapse and survival on 7,489 patients after myeloablative allogeneic hematopoietic cell transplantation for leukemia. *Clin Cancer Res* 2015;**21**(9):2020–8.
30. Jagasia M, Arora M, Flowers ME, et al. Risk factors for acute GVHD and survival after hematopoietic cell transplantation. *Blood* 2012;**119**(1):296–307.
31. Kitko CL, Levine JE. Extracorporeal photopheresis in prevention and treatment of acute GVHD. *Transfus Apher Sci* 2015;**52**(2):151–6.
32. Paczesny S, Choi SW, Ferrara JL. Acute graft-versus-host disease: new treatment strategies. *Curr Opin Hematol* 2009;**16**(6):427–36.
33. Shlomchik WD, Couzens MS, Tang CB, et al. Prevention of graft versus host disease by inactivation of host antigen-presenting cells. *Science* 1999;**285**(5426):412–15.
34. Teshima T, Ordemann R, Reddy P, et al. Acute graft-versus-host disease does not require alloantigen expression on host epithelium. *Nat Med* 2002;**8**(6):575–81.
35. Matzinger P. The danger model: a renewed sense of self. *Science* 2002;**296**(5566):301–5.
36. Welniak LA, Blazar BR, Murphy WJ. Immunobiology of allogeneic hematopoietic stem cell transplantation. *Annu Rev Immunol* 2007;**25**:139–70.
37. Nash RA, Antin JH, Karanes C, et al. Phase 3 study comparing methotrexate and tacrolimus with methotrexate and cyclosporine for prophylaxis of acute graft-versus-host disease after marrow transplantation from unrelated donors. *Blood* 2000;**96**(6):2062–8.
38. Ratanatharathorn V, Nash RA, Przepiorka D, et al. Phase III study comparing methotrexate and tacrolimus (prograf, FK506) with methotrexate and cyclosporine for graft-versus-host disease prophylaxis after HLA-identical sibling bone marrow transplantation. *Blood* 1998;**92**(7):2303–14.
39. Socie G, Ritz J. Current issues in chronic graft-versus-host disease. *Blood* 2014;**124**(3):374–84.
40. Bacigalupo A, Lamparelli T, Barisione G, et al. Thymoglobulin prevents chronic graft-versus-host disease, chronic lung dysfunction, and late transplant-related mortality: long-term follow-up of a randomized trial in patients undergoing unrelated donor transplantation. *Biol Blood Marrow Transplant* 2006;**12**(5):560–5.
41. Ho VT, Soiffer RJ. The history and future of T-cell depletion as graft-versus-host disease prophylaxis for allogeneic hematopoietic stem cell transplantation. *Blood* 2001;**98**(12):3192–204.
42. Ochs LA, Miller WJ, Filipovich AH, et al. Predictive factors for chronic graft-versus-host disease after histocompatible sibling donor bone marrow transplantation. *Bone Marrow Transplant* 1994;**13**(4):455–60.
43. Coghill JM, Sarantopoulos S, Moran TP, et al. Effector CD4+ T cells, the cytokines they generate, and GVHD: something old and something new. *Blood* 2011;**117**(12):3268–76.
44. Bruggen MC, Klein I, Greinix H, et al. Diverse T-cell responses characterize the different manifestations of cutaneous graft-versus-host disease. *Blood* 2014;**123**(2):290–9.
45. Broady R, Yu J, Chow V, et al. Cutaneous GVHD is associated with the

expansion of tissue-localized Th1 and not Th17 cells. *Blood* 2010;**116**(25):5748–51.

46. Zorn E, Kim HT, Lee SJ, et al. Reduced frequency of FOXP3+ CD4+CD25+ regulatory T cells in patients with chronic graft-versus-host disease. *Blood* 2005;**106**(8):2903–11.

47. Kapur R, Ebeling S, Hagenbeek A. B-cell involvement in chronic graft-versus-host disease. *Haematologica* 2008;**93**(11):1702–11.

48. Shimabukuro-Vornhagen A, Hallek MJ, Storb RF, et al. The role of B cells in the pathogenesis of graft-versus-host disease. *Blood* 2009;**114**(24):4919–27.

49. Miklos DB, Kim HT, Miller KH, et al. Antibody responses to H-Y minor histocompatibility antigens correlate with chronic graft-versus-host disease and disease remission. *Blood* 2005;**105**(7):2973–8.

50. Sahaf B, Yang Y, Arai S, et al. H-Y antigen-binding B cells develop in male recipients of female hematopoietic cells and associate with chronic graft vs. host disease. *Proc Natl Acad Sci USA* 2013;**110**(8):3005–10.

51. Svegliati S, Olivieri A, Campelli N, et al. Stimulatory autoantibodies to PDGF receptor in patients with extensive chronic graft-versus-host disease. *Blood* 2007;**110**(1):237–41.

52. Chu YW, Gress RE. Murine models of chronic graft-versus-host disease: insights and unresolved issues. *Biol Blood Marrow Transplant* 2008;**14**(4):365–78.

53. Wu T, Young JS, Johnston H, et al. Thymic damage, impaired negative selection, and development of chronic graft-versus-host disease caused by donor CD4+ and CD8+ T cells. *J Immunol* 2013;**191**(1):488–99.

54. Srinivasan M, Flynn R, Price A, et al. Donor B-cell alloantibody deposition and germinal center formation are required for the development of murine chronic GVHD and bronchiolitis obliterans. *Blood* 2012;**119**(6):1570–80.

55. Hassan AS, Clouthier SG, Ferrara JL, et al. Lacrimal gland involvement in graft-versus-host disease: a murine model. *Invest Ophthalmol Vis Sci* 2005;**46**(8):2692–7.

56. Perez RL, Pérez-Simón JA, Caballero-Velazquez T, et al. Limbus damage in ocular graft-versus-host disease. *Biol Blood Marrow Transplant* 2011;**17**(2):270–3.

57. Yaguchi S, Ogawa Y, Shimmura S, et al. Angiotensin II type 1 receptor antagonist attenuates lacrimal gland, lung, and liver fibrosis in a murine model of chronic graft-versus-host disease. *PLoS ONE* 2013;**8**(6):e64724.

58. Herretes S, Ross DB, Duffort S, et al. Recruitment of donor T cells to the eyes during ocular GVHD in recipients of MHC-matched allogeneic hematopoietic stem cell transplants. *Invest Ophthalmol Vis Sci* 2015;**56**(4):2348–57.

59. Ogawa Y, Yamazaki K, Kuwana M, et al. A significant role of stromal fibroblasts in rapidly progressive dry eye in patients with chronic GVHD. *Invest Ophthalmol Vis Sci* 2001;**42**(1):111–19.

60. Ogawa Y, Kuwana M, Yamazaki K, et al. Periductal area as the primary site for T-cell activation in lacrimal gland chronic graft-versus-host disease. *Invest Ophthalmol Vis Sci* 2003;**44**(5):1888–96.

61. Ogawa Y, Kodama H, Kameyama K, et al. Donor fibroblast chimerism in the pathogenic fibrotic lesion of human chronic graft-versus-host disease. *Invest Ophthalmol Vis Sci* 2005;**46**(12):4519–27.

62. Thomas E, Storb R, Clift RA, et al. Bone-marrow transplantation (first of two parts). *N Engl J Med* 1975;**292**(16):832–43.

63. Franklin RM, Kenyon KR, Tutschka PJ, et al. Ocular manifestations of graft-vs-host disease. *Ophthalmology* 1983;**90**(1):4–13.

64. Bray LC, Carey PJ, Proctor SJ, et al. Ocular complications of bone marrow transplantation. *Br J Ophthalmol* 1991;**75**(10):611–14.

65. Hirst LW, Jabs DA, Tutschka PJ, et al. The eye in bone marrow transplantation. I. Clinical study. *Arch Ophthalmol* 1983;**101**(4):580–4.

66. Kim SK. Update on ocular graft versus host disease. *Curr Opin Ophthalmol* 2006;**17**(4):344–8.

67. Ogawa Y, Okamoto S, Wakui M, et al. Dry eye after haematopoietic stem cell transplantation. *Br J Ophthalmol* 1999;**83**(10):1125–30.

68. Shikari H, Antin JH, Dana R. Ocular graft-versus-host disease: a review. *Surv Ophthalmol* 2013;**58**(3):233–51.

69. Holler E. Risk assessment in haematopoietic stem cell transplantation: GvHD prevention and treatment. *Best Pract Res Clin Haematol* 2007;**20**(2):281–94.

70. Saito T, Shinagawa K, Takenaka K, et al. Ocular manifestation of acute graft-versus-host disease after allogeneic peripheral blood stem cell transplantation. *Int J Hematol* 2002;**75**(3):332–4.

71. Westeneng AC, Hettinga Y, Lokhorst H, et al. Ocular graft-versus-host disease after allogeneic stem cell transplantation. *Cornea* 2010;**29**(7):758–63.

72. Jacobs R, Tran U, Chen H, et al. Prevalence and risk factors associated with development of ocular GVHD defined by NIH consensus criteria. *Bone Marrow Transplant* 2012;**47**(11):1470–3.

73. Stevenson W, Shikari H, Saboo US, et al. Bilateral corneal ulceration in ocular graft-versus-host disease. *Clin Ophthalmol* 2013;**7**:2153–8.

74. Sales CS, Johnston LJ, Ta CN. Long-term clinical course of dry eye in patients with chronic graft-versus-host disease referred for eye examination. *Cornea* 2011;**30**(2):143–9.

75. Jabs DA, Wingard J, Green WR, et al. The eye in bone marrow transplantation. III. Conjunctival graft-vs-host disease. *Arch Ophthalmol* 1989;**107**(9):1343–8.

76. Jabs DA, Hirst LW, Green WR, et al. The eye in bone marrow transplan-

77. West RH, Szer J, Pedersen JS. Ocular surface and lacrimal disturbances in chronic graft-versus-host disease: the role of conjunctival biopsy. *Aust N Z J Ophthalmol* 1991;**19**(3):187–91.

78. Jack MK, Jack GM, Sale GE, et al. Ocular manifestations of graft-v-host disease. *Arch Ophthalmol* 1983;**101**(7):1080–4.

79. Sale GE, Shulman HM, Schubert MM, et al. Oral and ophthalmic pathology of graft versus host disease in man: predictive value of the lip biopsy. *Hum Pathol* 1981;**12**(11):1022–30.

80. Fisk JD, Shulman HM, Greening RR, et al. Gastrointestinal radiographic features of human graft-vs.-host disease. *AJR Am J Roentgenol* 1981;**136**(2):329–36.

81. Shulman HM, Sullivan KM, Weiden PL, et al. Chronic graft-versus-host syndrome in man. A long-term clinicopathologic study of 20 Seattle patients. *Am J Med* 1980;**69**(2):204–17.

82. Bhan AK, Fujikawa LS, Foster CS. T-cell subsets and Langerhans cells in normal and diseased conjunctiva. *Am J Ophthalmol* 1982;**94**(2):205–12.

83. Vogelsang GB, Farmer ER, Hess AD, et al. Thalidomide for the treatment of chronic graft-versus-host disease. *N Engl J Med* 1992;**326**(16):1055–8.

84. Johnson DA, Jabs DA. The ocular manifestations of graft-versus-host disease. *Int Ophthalmol Clin* 1997;**37**(2):119–33.

85. Calissendorff B, el Azazi M, Lonnqvist B. Dry eye syndrome in long-term follow-up of bone marrow transplanted patients. *Bone Marrow Transplant* 1989;**4**(6):675–8.

86. Mencucci R, Rossi Ferrini C, Bosi A, et al. Ophthalmological aspects in allogenic bone marrow transplantation: Sjogren-like syndrome in graft-versus-host disease. *Eur J Ophthalmol* 1997;**7**(1):13–18.

87. Livesey SJ, Holmes JA, Whittaker JA. Ocular complications of bone marrow transplantation. *Eye (Lond)* 1989;**3**(Pt 3):271–6.

88. Tichelli A, Duell T, Weiss M, et al. Late-onset keratoconjunctivitis sicca syndrome after bone marrow transplantation: incidence and risk factors. European Group or Blood and Marrow Transplantation (EBMT) Working Party on Late Effects. *Bone Marrow Transplant* 1996;**17**(6):1105–511.

89. Lawley TJ, Peck GL, Moutsopoulos HM, et al. Scleroderma, Sjogren-like syndrome, and chronic graft-versus-host disease. *Ann Intern Med* 1977;**87**(6):707–9.

90. Bhan AK, Mihm MC Jr, Dvorak HF. T cell subsets in allograft rejection. In situ characterization of T cell subsets in human skin allografts by the use of monoclonal antibodies. *J Immunol* 1982;**129**(4):1578–83.

91. Herretes S, Ross DB, Duffort S, et al. Recruitment of Donor T Cells to the Eyes during Ocular GVHD in Recipients of MHC-Matched Allogeneic Hematopoietic Stem Cell Transplants. *Invest Ophthalmol Vis Sci* 2015;**6**(4):2348–57.

92. Townley JR, Dana R, Jacobs DS. Keratoconjunctivitis sicca manifestations in ocular graft versus host disease: pathogenesis, presentation, prevention, and treatment. *Semin Ophthalmol* 2011;**26**(4–5):251–60.

93. Robinson MR, Lee SS, Rubin BI, et al. Topical corticosteroid therapy for cicatricial conjunctivitis associated with chronic graft-versus-host disease. *Bone Marrow Transplant* 2004;**33**(10):1031–5.

94. Karwacka E, Ołdakowska-Jedynak U, Brydak-Godowska J, et al. Pemphigoid-like ocular lesions in patients with graft-versus-host disease following allogeneic bone marrow transplantation. *Transplant Proc* 2006;**38**(1):292–4.

95. Balaram M, Rashid S, Dana R. Chronic ocular surface disease after allogeneic bone marrow transplantation. *Ocul Surf* 2005;**3**(4):203–11.

96. Shikari H, Amparo F, Saboo U, et al. Onset of ocular graft-versus-host disease symptoms after allogeneic hematopoietic stem cell transplantation. *Cornea* 2015;**34**(3):243–7.

97. Schiffman RM, Christianson MD, Jacobsen G, et al. Reliability and validity of the Ocular Surface Disease Index. *Arch Ophthalmol* 2000;**118**(5):615–21.

98. Riemens A, Te Boome LC, Kalinina Ayuso V, et al. Impact of ocular graft-versus-host disease on visual quality of life in patients after allogeneic stem cell transplantation: questionnaire study. *Acta Ophthalmol* 2014;**92**(1):82–7.

99. Alves M, Reinach PS, Paula JS, et al. Comparison of diagnostic tests in distinct well-defined conditions related to dry eye disease. *PLoS ONE* 2014;**9**(5):e97921.

100. Vanathi M, Kashyap S, Khan R, et al. Ocular surface evaluation in allogenic hematopoietic stem cell transplantation patients. *Eur J Ophthalmol* 2014;**24**(5):655–66.

101. Kerty E, Vigander K, Flage T, et al. Ocular findings in allogeneic stem cell transplantation without total body irradiation. *Ophthalmology* 1999;**106**(7):1334–8.

102. Shulman HM, Sale GE, Lerner KG, et al. Chronic cutaneous graft-versus-host disease in man. *Am J Pathol* 1978;**91**(3):545–70.

103. Duffield JS, Lupher M, Thannickal VJ, et al. Host responses in tissue repair and fibrosis. *Annu Rev Pathol* 2013;**8**:241–76.

104. Kawai M, Ogawa Y, Shimmura S, et al. Expression and localization of aging markers in lacrimal gland of chronic graft-versus-host disease. *Sci Rep* 2013;**3**:2455.

105. Wynn RF, Cross MA, Hatton C, et al. Accelerated telomere shortening

in young recipients of allogeneic bone-marrow transplants. *Lancet* 1998;**351**(9097):178–81.

106. Na KS, Yoo YS, Hwang KY, et al. Tear osmolarity and ocular surface parameters as diagnostic markers of ocular graft-versus-host disease. *Am J Ophthalmol* 2015;**160**(1):143–9.e1.

107. Berchicci L, Iuliano L, Miserocchi E, et al. Tear osmolarity in ocular graft-versus-host disease. *Cornea* 2014;**33**(12):1252–6.

108. Schargus M, Meyer-ter-Vehn T, Menrath J, et al. Correlation between tear film osmolarity and the disease score of the International Chronic Ocular Graft-Versus-Host Disease Consensus Group in hematopoietic stem cell transplantation patients. *Cornea* 2015;**34**(8):911–16.

109. Tatematsu Y, Ogawa Y, Abe T, et al. Grading criteria for chronic ocular graft-versus-host disease: comparing the NIH eye score, Japanese dry eye score, and DEWS 2007 score. *Sci Rep* 2014;**4**:6680.

110. Vigorito AC, Campregher PV, Storer BE, et al. Evaluation of NIH consensus criteria for classification of late acute and chronic GVHD. *Blood* 2009;**114**(3):702–8.

111. Ogawa Y, Kim SK, Dana R, et al. International Chronic Ocular Graft-vs-Host Disease (GVHD) Consensus Group: proposed diagnostic criteria for chronic GVHD (Part I). *Sci Rep* 2013;**3**:3419.

112. Ban Y, Ogawa Y, Goto E, et al. Tear function and lipid layer alterations in dry eye patients with chronic graft-vs-host disease. *Eye (Lond)* 2009;**23**(1):202–8.

113. Arocker-Mettinger E, Skorpik F, Grabner G, et al. Manifestations of graft-versus-host disease following allogenic bone marrow transplantation. *Eur J Ophthalmol* 1991;**1**(1):28–32.

114. Engel LA, Wittig S, Bock F, et al. Meibography and meibomian gland measurements in ocular graft-versus-host disease. *Bone Marrow Transplant* 2015;**50**(7):961–7.

115. Tibrewal S, Sarkar J, Jassim SH, et al. Tear fluid extracellular DNA: diagnostic and therapeutic implications in dry eye disease. *Invest Ophthalmol Vis Sci* 2013;**54**(13):8051–61.

116. Riemens A, Stoyanova E, Rothova A, et al. Cytokines in tear fluid of patients with ocular graft-versus-host disease after allogeneic stem cell transplantation. *Mol Vis* 2012;**18**:797–802.

117. Kim SK. Ocular graft vs. host disease. *Ocul Surf* 2005;**3**(Suppl. 4):S177–9.

118. Dignan FL, Scarisbrick JJ, Cornish J, et al. Organ-specific management and supportive care in chronic graft-versus-host disease. *Br J Haematol* 2012;**158**(1):62–78.

119. Wang Y, Xu LP, Liu DH, et al. First-line therapy for chronic graft-versus-host disease that includes low-dose methotrexate is associated with a high response rate. *Biol Blood Marrow Transplant* 2009;**15**(4):505–11.

120. Teshima T, Nagafuji K, Henzan H, et al. Rituximab for the treatment of corticosteroid-refractory chronic graft-versus-host disease. *Int J Hematol* 2009;**90**(2):253–60.

121. Couriel DR, Hosing C, Saliba R, et al. Extracorporeal photochemotherapy for the treatment of steroid-resistant chronic GVHD. *Blood* 2006;**107**(8):3074–80.

122. Cutler C, Miklos D, Kim HT, et al. Rituximab for steroid-refractory chronic graft-versus-host disease. *Blood* 2006;**108**(2):756–62.

123. Basara N, Blau WI, Römer E, et al. Mycophenolate mofetil for the treatment of acute and chronic GVHD in bone marrow transplant patients. *Bone Marrow Transplant* 1998;**22**(1):61–5.

124. Baudard M, Vincent A, Moreau P, et al. Mycophenolate mofetil for the treatment of acute and chronic GVHD is effective and well tolerated but induces a high risk of infectious complications: a series of 21 BM or PBSC transplant patients. *Bone Marrow Transplant* 2002;**30**(5):287–95.

125. Krejci M, Doubek M, Buchler T, et al. Mycophenolate mofetil for the treatment of acute and chronic steroid-refractory graft-versus-host disease. *Ann Hematol* 2005;**84**(10):681–5.

126. Jacobsohn DA, Hallick J, Anders V, et al. Infliximab for steroid-refractory acute GVHD: a case series. *Am J Hematol* 2003;**74**(2):119–24.

127. Sabti S, Halter JP, Braun Fränkl BC, et al. Punctal occlusion is safe and efficient for the treatment of keratoconjunctivitis sicca in patients with ocular GvHD. *Bone Marrow Transplant* 2012;**47**(7):981–4.

128. Kiang E, Tesavibul N, Yee R, et al. The use of topical cyclosporin A in ocular graft-versus-host-disease. *Bone Marrow Transplant* 1998;**22**(2):147–51.

129. Lelli GJ Jr, Musch DC, Gupta A, et al. Ophthalmic cyclosporine use in ocular GVHD. *Cornea* 2006;**25**(6):635–8.

130. Wang Y, Ogawa Y, Dogru M, et al. Ocular surface and tear functions after topical cyclosporine treatment in dry eye patients with chronic graft-versus-host disease. *Bone Marrow Transplant* 2008;**41**(3):293–302.

131. Dastjerdi MH, Hamrah P, Dana R. High-frequency topical cyclosporine 0.05% in the treatment of severe dry eye refractory to twice-daily regimen. *Cornea* 2009;**28**(10):1091–6.

132. Malta JB, Soong HK, Shtein RM, et al. Treatment of ocular graft-versus-host disease with topical cyclosporine 0.05%. *Cornea* 2010;**29**(12):1392–6.

133. Kim H, Csaky KG, Gilger BC, et al. Preclinical evaluation of a novel episcleral cyclosporine implant for ocular graft-versus-host disease. *Invest Ophthalmol Vis Sci* 2005;**46**(2):655–62.

134. Tam PM, Young AL, Cheng LL, et al. Topical 0.03% tacrolimus ointment in the management of ocular surface inflammation in chronic GVHD. *Bone Marrow Transplant* 2010;**45**(5):957–8.

135. Ryu EH, Kim JM, Laddha PM, et al. Therapeutic effect of 0.03% tacrolimus ointment for ocular graft versus host disease and vernal keratoconjunctivitis. *Korean J Ophthalmol* 2012;**26**(4):241–7.

136. Sanz-Marco E, Udaondo P, García-Delpech S, et al. Treatment of refractory dry eye associated with graft versus host disease with 0.03% tacrolimus eyedrops. *J Ocul Pharmacol Ther* 2013;**29**(8):776–83.

137. Ogawa Y, Okamoto S, Mori T, et al. Autologous serum eye drops for the treatment of severe dry eye in patients with chronic graft-versus-host disease. *Bone Marrow Transplant* 2003;**31**(7):579–83.

138. Rocha EM, Pelegrino FS, de Paiva CS, et al. GVHD dry eyes treated with autologous serum tears. *Bone Marrow Transplant* 2000;**25**(10):1101–3.

139. Versura P, Profazio V, Buzzi M, et al. Efficacy of standardized and quality-controlled cord blood serum eye drop therapy in the healing of severe corneal epithelial damage in dry eye. *Cornea* 2013;**32**(4):412–18.

140. Chiang CC, Lin JM, Chen WL, et al. Allogeneic serum eye drops for the treatment of severe dry eye in patients with chronic graft-versus-host disease. *Cornea* 2007;**26**(7):861–3.

141. Pachigolla G, Prasher P, Di Pascuale MA, et al. Evaluation of the role of ProKera in the management of ocular surface and orbital disorders. *Eye Contact Lens* 2009;**35**(4):172–5.

142. Russo PA, Bouchard CS, Galasso JM. Extended-wear silicone hydrogel soft contact lenses in the management of moderate to severe dry eye signs and symptoms secondary to graft-versus-host disease. *Eye Contact Lens* 2007;**33**(3):144–7.

143. Schornack MM, Baratz KH, Patel SV, et al. Jupiter scleral lenses in the management of chronic graft versus host disease. *Eye Contact Lens* 2008;**34**(6):302–5.

144. Takahide K, Parker PM, Wu M, et al. Use of fluid-ventilated, gas-permeable scleral lens for management of severe keratoconjunctivitis sicca secondary to chronic graft-versus-host disease. *Biol Blood Marrow Transplant* 2007;**13**(9):1016–21.

145. Jacobs DS, Rosenthal P. Boston scleral lens prosthetic device for treatment of severe dry eye in chronic graft-versus-host disease. *Cornea* 2007;**26**(10):1195–9.

146. Smith VA, Cook SD. Doxycycline-a role in ocular surface repair. *Br J Ophthalmol* 2004;**88**(5):619–25.

147. Hamon MD, Gale RF, Macdonald ID, et al. Incidence of cataracts after single fraction total body irradiation: the role of steroids and graft versus host disease. *Bone Marrow Transplant* 1993;**12**(3):233–6.

148. Saboo US, Amparo F, Shikari H, et al. Outcomes of phacoemulsification in patients with chronic ocular graft-versus-host disease. *Graefes Arch Clin Exp Ophthalmol* 2015;**253**(6):901–7.

149. de Melo Franco R, Kron-Gray MM, De la Parra-Colin P, et al. Outcomes of cataract surgery in graft-versus-host disease. *Cornea* 2015;**34**(5):506–11.

150. Penn EA, Soong HK. Cataract surgery in allogeneic bone marrow transplant recipients with graft-versus-host disease(1). *J Cataract Refract Surg* 2002;**28**(3):417–20.

7

第67章

局部和全身药源性角膜病临床表现

Samantha Williamson, Joel Sugar

关键概念

- 局部应用防腐剂苯扎氯铵可能引起不同程度的角膜毒性反应。
- 局部滥用麻醉药所引起的角膜病变包括:持续角膜上皮缺损、环形浸润,甚至角膜穿孔,即使短时间应用低浓度麻醉药物也可出现上述病变。
- 大剂量应用抗生素会延迟伤口愈合。
- 局部应用非甾体抗炎药物与角膜溶解相关,尤其是患有干眼和Stevens-Johnson综合征的患者。
- 多种药物可引起永久的角膜毒性,术前应谨慎选择用药。
- 全身化疗会引起一系列的眼前节毒性反应。
- 全身药物可通过泪液、角膜缘脉管系统或房水到达角膜。通过不同途径所形成的角膜沉积物的形态和部位不同。

本章纲要

药物研究的不断发展,为医生治疗全身和眼部疾病提供了持续更新的武器库。然而,医生在使用不同药物时需考虑到药物的毒性反应,如同药理作用,毒性反应的临床表现具有多样性。眼前节特有的解剖结构使其对局部治疗尤其敏感。因为患者在不同的医疗机构接受多位医师的治疗,获取完整药物使用病史非常重要,但也具有挑战性,由于患者或者其他的病史提供者没有认识到到药物对眼部存在副作用,所以这是每一位眼科医生的职责。本章主要介绍局部用药、手术用药和全身用药导致的角膜毒性,尽管综合叙述了常见的病因和临床表现,但仍不全面。

眼科局部药物

眼科局部药物主要用于控制眼压、炎症、感染和疼痛,此类药物的副作用主要表现为由药物活性成分或防腐剂引起的眼表损伤。对于长期、联合或者频繁用药的患者,以及合并存在眼表疾病(如干眼综合征)的患者,尤其应该关注药物引起的眼表毒性反应。药物毒性可引起药物性角结膜炎、速发型或迟发型过敏反应,如未予治疗可进展为角膜下方的点状上皮浸润、泡性结膜炎、乳头性结膜炎、假树枝状上皮浸润、基质水肿,如不及时干预甚至形成瘢痕。此类情况常见于最初治疗方案病情改善,附加新的药物如人工泪液、糖皮质激素和抗生素治疗后症状加重。

局部防腐剂

局部滴眼液的不良反应可能与添加的防腐剂相关,防腐剂具有延缓生物降解和抗菌的作用。一些眼表病理改变与防腐剂的应用相关,医生必须考虑滴眼液防腐剂的潜在危害。干眼患者更易出现药物毒性,因为干眼患者的上皮渗透性增加,泪液减少,使稀释防腐剂的能力降低。

苯扎氯铵(benzalkonium chloride,BAK)是最常用的防腐剂,季铵化合物洗消剂的苯扎氯铵浓度是0.004%~0.02%。BAK通过蛋白变性和降解细胞膜发挥抗菌作用[1,2],具有广谱抗菌作用,但会导致宿主上皮细胞死亡和泪膜不稳定。作为表面活性剂的BAK,其中一个特性是能够破坏疏水性角膜上皮屏障的紧密连接而增强药物的通透性。患者可表现为点状上皮病变、泪膜破裂时间缩短、结膜滤泡化以及结膜充血。滴 BAK 数小时后,电镜可发现角膜上皮微绒毛丢失和浅层细胞脱失。体外 BAK 暴露时间越久,特别是药物浓度越高,所引起药物毒性和眼内通透性越高;在体内 BAK 与内皮细胞损伤相关[3,4]。必须严格禁止眼内 BAK 的使用,因为极低浓度的 BAK 也会导致角膜水肿和内皮细胞坏死[5]。

我们可以通过减少用药频率、稀释防腐剂浓度或者转换剂型来解决药物毒性问题。氧化性防腐剂包括稳定氧氯络合物或碳酸钠,能透过微生物的细胞壁并且干扰酶功能。泪液迅速降低氧化复合物,提高了眼表的耐受性,但是也潜在地降低了其抗菌作用。角膜接触镜护理液的汞制剂噻汞则会引起特征性的涡漩状角膜缘干细胞缺失和角结膜炎。持续应用硝酸苯汞极少发生钙化的带状角膜病变[6]。

局部麻醉剂

局部麻醉剂包括丁氧普鲁卡因、丙美卡因、丁卡因和可卡因,其作用为阻断传入神经通路。此类麻醉剂有显著的潜在毒性,出现感染性或神经营养不良性角膜炎的临床表现时,应高度怀疑是否存在麻醉剂的滥用,但通常患者不愿透露应用麻醉剂。它最常见的副作用是点状上皮病变,与麻醉剂本身的毒性、药物防腐剂的毒性或与角膜麻痹后如眨眼频率减低和泪液生成减少相关[7]。在实验兔的眼表,丁卡因产生的上皮细胞毒性是丙美卡因的 4 倍;而其在人眼表的毒性作用更强[8]。局部麻醉剂抑制上皮细胞迁移、黏附,延迟中央上皮缺损的愈合,即使停药这些症状也会持续数天乃至数周。上皮细胞的损害增加了继发感染的风险,包括念珠菌、草绿色链球菌感染;进而使麻醉剂渗透至更深的部位[9]。上皮细胞裂解释放的抗原抗体复合物沉积于角膜基质,进而发展成致密的盘状或环状角膜浸润[10]。也有研究报道,毒性作用会引起角膜上皮水肿、角膜内皮水肿、重度角膜溃疡和需要角膜移植治疗的角膜穿孔[10]。滥用麻醉剂引起的角膜病变的治疗方案包括羊膜移植、不含防腐剂的人工泪液、抗炎药和预防性抗菌药。药物毒性常发生于长期局部使用 0.4%~0.5% 的麻醉剂,但有文献报道应用 0.05% 盐酸丁氧普鲁卡因 2~14 天也会出现角膜病变。也有文献报道局部麻醉剂可引起巩膜炎和眼周接触性皮炎[7]。

局部抗生素

氟喹诺酮类药物广泛应用于眼前节感染治疗。体内和体外实验均表明眼表对此药有较好的耐受性[11,12]。迟发性过敏反应可能会引起轻度点状上皮病变、结膜充血和局部刺激症状[12]。一些动物实验表明:第二、三、四代氟喹诺酮药物会引起角膜损伤修复的延迟,尤其是在较高浓度使用且存在角膜细胞死亡的情况下。在上皮缺损的情况下,绷带接触镜下基质层放置贝西沙星可导致上皮生长滞后,可能继发于卡波姆聚合物药物载体的影响[13]。感染性角膜炎的临床药物试验报道,氟喹诺酮有增加溃疡穿孔的风险[14,15],裂隙灯观察可见 16% 的患者出现角膜环丙沙星微沉积物,而显微镜观察角膜微沉积物的发现率接近 100%。老年患者由于更重的干眼和更强的眼表碱性环境,角膜沉积物的发生更常见(图 67.1 和图 67.2)[1,16]。也有文献报道在上皮受损时,其他的氟

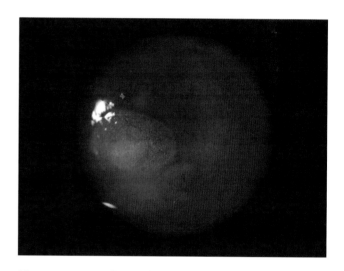

图 67.1 用环丙沙星治疗数小时的真菌性角膜炎

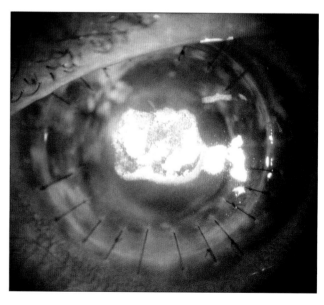

图 67.2 环丙沙星沉积物。角膜上皮缺损处的白色沉积物为生理 PH 环境下局部环丙沙星沉淀

喹诺酮类药物如氧氟沙星和加替沙星也存在类似的基质和上皮下沉积物,沉积物可因出现的位置和致密性影响视力[16]。此外,药物的 pH 值也会影响泪液的性状,酸性剂型会在泪液中形成结晶,而环丙沙星的 pH 值是 4.5,加替沙星的 pH 值是 5.5,氧氟沙星的 pH 值是 6.4[16]。

局部的氨基糖苷类药物如庆大霉素、妥布霉素和新霉素可引起浅层点状角膜炎、结膜充血、球结膜水肿、过敏性接触性皮炎和一过性的灼烧感、刺痛感等不良反应。已有文献报道局部应用庆大霉素可引起假膜性结膜炎[17]。较高剂量的氨基糖苷类药物可能抑制角膜上皮化。

增加抗菌药物剂量可增强抗菌效能,但在角膜上皮抵抗力下降的情况下,高浓度和高频率用药可能会增加药物毒性的发生率。万古霉素可引起上皮毒性,而且其 PH 值偏酸性,高浓度(如 50mg/ml)剂量时更易发生[18,19]。在动物和临床实验研究中发现头孢唑啉对伤口愈合的影响较小[20,21]。有研究报道 1 例强化应用庆大霉素(14mg/ml)和万古霉素(50mg/ml)后引起严重的泪小管狭窄,推测继发于上皮表面的损害[22]。

早期局部抗疱疹病毒药物包括非选择性核苷酸类似物、腺嘌呤阿糖胞苷和曲氟尿苷。在健康的细胞和病毒感染的细胞中,这些药物都能抑制 DNA 的复制,频繁有文献报道其引起的眼表毒性限制了患者的依从性和临床应用。非选择性核苷酸类似物因为其较差的生物利用度和显著的药物毒性被其他抗病毒药物替代,其药物毒性主要包括:过敏性接触性皮肤睑缘炎、上皮病变、乳头性和滤泡性结膜炎以及泪小点阻塞[6]。曲氟尿苷的药物毒性具有剂量依赖性,依剂量出现点状角膜炎到溃疡、水肿、营养不良和延缓角膜伤口愈合[23]。长期应用曲氟尿苷可能引起眼前节充血、瘢痕化、泪小点和泪小管狭窄及角膜新生血管形成[24]。阿昔洛韦是一种选择性核苷酸类似物,在欧洲有 3% 的眼膏制剂,在美国和其他国家有 0.15% 的更昔洛韦凝胶,尽管凝胶和眼膏两种剂型会引起暂时的视物模糊,但阿昔洛韦和更昔洛韦的眼表耐受性好,眼表药物毒性低。

多项研究报道表明,与伏立康唑和那他霉素相比,两性霉素 B 会延迟角膜伤口愈合、降低细胞活性、增强上皮渗透性[21,25,26]。降低浓度可以减少其药物毒性[26]。那他霉素毒性较低,但在角膜上皮屏障好的情况下角膜穿透性较低[21]。局部和眼内应用伏立康唑,角膜上皮和内皮的耐受性较好[26,27]。

局部抗炎药

局部非甾体抗炎药适应证较广泛,主要应用于黄斑囊样水肿、眼表炎症和疼痛。多个文献报道了其角膜毒性:从点状上皮病变和持续性上皮缺损到上皮下和基质浸润、免疫环、角膜溶解和穿孔(图 67.3)。酮咯酸、双氯芬酸钠、奈帕芬胺和溴芬酸钠滴眼液已应用于眼科术、眼表激光消融和氩激光小梁成形术后的患者,疗程不超过两周,每天 2~4 次。角膜溃疡常发生于角膜损伤的周围、上方、旁中央区,同时前房反应也比较常见。酮咯酸和双氯芬酸钠会引起可逆的角膜知觉减退,所以上述表现会延迟[28]。存在眼表疾病如干眼和 Stevens-Johnson 综合征的患者发生角膜溃疡的风险增加[28]。可能的机制包括基质金属蛋白酶异常表达导致角膜溶解[29]。同时大多数情况下,局部应用激素和抗生素会掩盖临床表现。为了减少药物毒性,建议按照推荐剂量用药,避免非常规的适应证如感染性角膜炎佩戴绷带镜时需谨慎用药[30]。

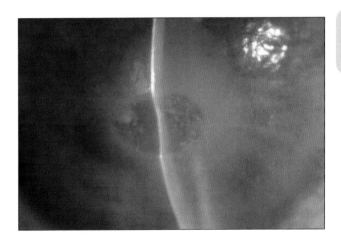

图 67.3 应用非甾体抗炎药后角膜溶解

众所周知,局部使用糖皮质激素如 1% 醋酸泼尼松龙、0.1% 地塞米松和 0.05% 双氟泼尼酯滴眼液可引起严重的白内障、高眼压症,引起微生物感染等。在体内和体外,这些药物会延迟上皮再生和伤口愈合。治疗前葡萄膜炎时,不含防腐剂的 1% 甲泼尼龙比 1% 泼尼松龙的上皮毒性低,表明防腐剂 BAK 的毒性对上皮修复有影响[31,32]。也有文献报道在角膜上皮缺损的情况下局部使用磷酸类激素制剂联合噻吗洛尔或其他滴眼液治疗会引起角膜磷酸钙盐沉积[33]。

抗青光眼药物

降眼压药的局部毒性作用非常常见,这限制了降眼压药物的选择。有一项研究表明,通过眼表疾病指数(ocular surface disease index,OSDI)评价,至少60%滴用降眼压药物的患者存在眼表症状,接近1/3具有严重症状[34]。患者通常连续多年滴用多种滴眼液,其眼表损伤可能来自药物本身及防腐剂,特别是BAK的药物毒性。多项研究表明长期使用降眼压药物会引起结膜和角膜上皮细胞毒性反应[35]。药物毒性反应在临床上主要表现为泪膜不稳定、角膜点染、结膜充血、杯状细胞密度降低和淋巴细胞浸润[36]。倍他洛尔和噻吗洛尔会导致角膜敏感性降低[35]。印迹细胞学检查发现结膜上皮化生与用药数量相关,结膜活组织检查发现使用多种降眼压药会导致成纤维细胞和炎症细胞增加。这些研究证实长期使用降眼压滴眼液,包括毛果芸香碱、噻吗洛尔和肾上腺素,会增加结膜瘢痕化和药物性眼表假类天疱疮的风险[37,38]。

　　虽然发生的概率较低,内皮营养不良的患者使用多佐胺后会在数周内出现不可逆转的角膜水肿[39]。肾上腺素可导致结膜色素沉着。肾上腺素氧化后形成色素,尽管停药后色素也会持续存在,但长期使用肾上腺素引起角膜色素沉着较少见。角膜沉积物主要出现在基质层和后弹力层,少数会被误认为葡萄膜脱出(图67.4)[40]。前列腺素类药物会导致虹膜色素加深、上睑下垂和睫毛增长。前列腺素类药物米索前列醇和β受体阻滞剂的局部应用可能会引起假树枝状上皮病变(图67.5)[41]。

　　一项大量本前瞻性流行病学研究报道,与含防腐剂药物相比,不含防腐剂的降眼压药物引起的眼部不适症状较轻,点状角膜炎、结膜炎和眼周接触性皮炎的发生率更低[42]。存在眼表毒性的症状和体征的患者应选择不含防腐剂的药物、低BAK浓度或者防腐

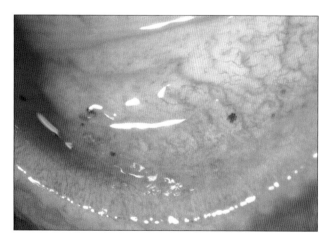

图67.4　肾上腺素沉积物。应用肾上腺素滴眼液的青光眼患者结膜可发现黑色沉积物

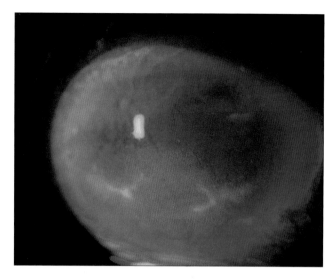

图67.5　米索前列醇治疗后的假树枝状上皮病变

剂替代物的药物。

手术用药

外科消毒剂

　　皮肤和眼表消毒仍然是围术期预防眼内炎不可或缺的部分。谨慎选择眼表消毒剂至关重要,一些消毒剂可能会引起持久的角膜毒性反应。氯己定是由4%的氯己定和4%的氯丙醇混合而成,它可以导致角膜全层和其他眼前节结构受损[4]。患者使用后会立即出现角膜上皮缺损和球结膜水肿,进而发展为大泡性角膜病变、角膜血管翳和基质水肿,严重者需要行角膜移植。对这些患者进行组织病理学研究发现角膜细胞和内皮细胞的丢失,出现异常后部胶原纤维层。六氯酚、氯己定、70%酒精和聚维酮碘都会引起上皮脱落[44](图67.6)。没有稀释的聚维酮碘具有轻度到重度的上皮毒性[44]。在动物实验中,1滴5%和10%的聚维酮碘进入前房会导致剂量依赖的内皮毒性反应,对于开放前房的眼科围术期消毒需谨慎使用[45]。一些研究表明0.1%~1%的聚维酮碘与常备的5%或10%碘伏相比杀菌能力更强,这可能是因为前者游离碘水平较高[46,47]。

灌注液、黏弹剂、前房注射、囊膜染料

　　平衡盐溶液(balanced salt solution,BSS)和BBS⁺的化学组成与房水非常相似,灌注液很少引起内皮细胞毒性。但是氯化钠、乳酸林格液和勃脉力148(Plasmalyte 148)灌注液会出现内皮细胞丢失和基质水肿[48]。角膜对黏弹剂的耐受性较好,前房长期存

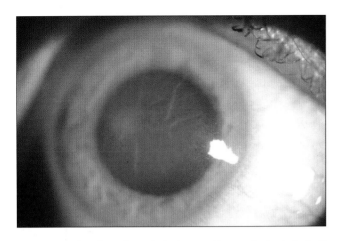

图 67.6 眼睑整形术围术期应用六氯酚立即出现的角膜上皮脱落和随后出现的角膜水肿。角膜内皮显微镜检测内皮密度低于 1200 个 /mm²

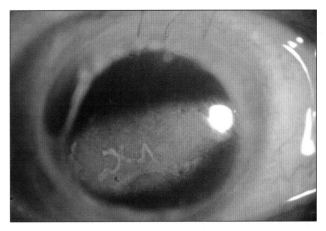

图 67.8 硅油修复视网膜脱离两年后的带状角膜病变。（Courtesy of Dr. Jenny Lim.）

留透明质酸引起的角膜水肿和内皮细胞死亡的概率极低。眼内使用的扩瞳药物肾上腺素不可添加防腐剂亚硫酸氢钠，因亚硫酸氢钠会破坏房水缓冲能力，从而引起内皮毒性和角膜水肿[48]。1% 氯化乙酰胆碱与 0.1% 碳酰胆碱相比，前者很少引起内皮细胞超微结构改变，可能是因钙含量低[49]。应用高浓度甲紫、亚甲蓝和靛氰绿染色前囊膜时，可能会破坏内皮细胞的细胞膜和细胞器。内皮细胞耐受的台盼蓝浓度为 0.1%~1%，但是暴露于台盼蓝染液 30 分钟或更久也会产生毒性作用[50,51]。硅油、气泡或者乳胶微粒与内皮接触后改变了 pH 值和降低通过角膜的房水流量，从而引起带状角膜病变（图 67.7 和图 67.8）[52]。

局部化疗药物

眼科常用的局部化疗药物为 5- 氟尿嘧啶和丝裂霉素 C。这些药物对正常细胞有抗代谢的作用，在细胞复制活跃时期角膜上皮毒性尤为明显。患者出现应激性浅表性角膜炎和结膜炎，但是也有可能会发展为持续的角膜上皮缺损、角膜角化，甚至发展为需要角膜缘干细胞移植的迟发性上皮病变[17,53]。在眼表手术包括翼状胬肉切除时辅助应用 5- 氟尿嘧啶和丝裂霉素可能会出现角膜溶解和穿孔，尤其是高剂量或高浓度应用时（图 67.9）[54]。角膜内皮与 5- 氟尿嘧啶和丝裂霉素中任一种药物接触会降低内皮细胞密度。角膜组织受损，例如有角结膜炎瘢痕和角膜小滴

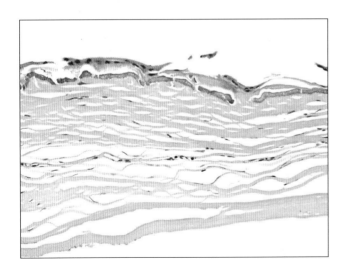

图 67.7 一个 18 岁青少年特发性关节炎继发的慢性虹膜睫状体炎病史，10 年前行平坦部玻璃体切割术联合硅油填充治疗视网膜脱离，后行穿透性角膜移植。苏木精和伊红染色显示后弹力层钙化变薄，基质血管化、角膜内皮细胞丢失和角膜纤维层老化。（Photography courtesy of Dr. Amy Lin.）

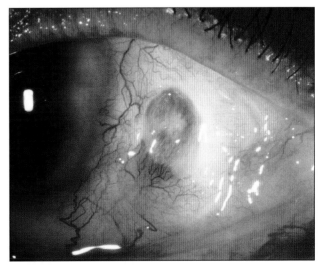

图 67.9 翼状胬肉切除时将丝裂霉素 C 应用于巩膜床。术后一年，巩膜溶解以及坏死的巩膜床血管缺失。溃疡底部可见葡萄膜组织

的患者比小梁网切除术后的患者更容易引起上皮和内皮毒性[55]。

全身用药

全身化疗药物

阿糖胞苷治疗急性髓性白血病会导致角膜小囊泡聚集于角膜中央，用药1周后尤为明显。少部分文献报道角膜后部出现纺锤状网状混浊[56]。不同剂量在静脉注射、鞘内注射和皮下注射后角膜会出现不同的改变。局部使用甾体类或者2-脱氧核糖胞苷，与阿糖胞苷竞争性抑制，有人认为这是一种预防或治疗方法[56,57]。

用紫杉烷多烯紫杉醇和紫杉醇治疗乳腺癌的患者中，超过80%出现泪溢[58]。泪溢有可能是因为泪小点或泪小管狭窄，但也可见于泪道通畅的患者[58]。周剂量的紫杉醇会引起高狭窄率，患者需要进行泪小点成形术甚至需行手术放置泪道支架。一些研究者提出对于出现局部狭窄的情况，可以应用局部应用甾体类药物、治疗性探查和灌注冲洗等治疗[59]。也有使用化疗药物后发生睑缘炎恶化和轻度上皮病变相关的报道。全身性用药5-氟尿嘧啶与泪管狭窄的形成相关[58]。泪液内含有紫杉醇和5-氟尿嘧啶，会刺激黏膜发生纤维化，最终导致狭窄[59]。S-1是一种新型的含有氟尿嘧啶前体替加氟的口服化疗药物，它加速泪道狭窄的发展，也会引起泪道上皮病变，上皮下黑色素瘤，不可逆转的非阻塞性的睑板腺损伤[60]。吉美嘧啶具有上皮毒性并且抑制氟尿嘧啶降解，进而增加氟尿嘧啶的血浆和泪液浓度。

上皮生长因子抑制剂妥昔单克隆抗体和厄洛替尼(延迟伤口愈合)，哌立福新(周边溃疡性角膜炎和环形基质浸润)和分子靶向药物都具有角膜毒性。眼科医生应该注意全身性化疗药物的药物毒性，并且查阅相关文献[61,62]。

其他全身性药物

双磷酸盐的副作用是眼表炎症，主要包括巩膜炎、巩膜外层炎、葡萄膜炎和结膜炎。出现巩膜炎或者严重的炎症反应时应立即停药，但对于轻度的眼表刺激可以保守用药[17]。

维A酸全身性用药出现许多眼部副作用。眼前节异常包括睑结膜炎和角结膜炎瘢痕，泪液渗透压升高，睑板腺异常分泌物，泪膜破裂时间缩短，孟加拉红点染增加[63]。有研究报道异维A酸的应用会导致疱疹病毒性角膜炎复发。口服异维A酸患者的角膜浅

基质周边和中央出现大量粉末状、圆形、灰色沉积物，佩戴接触镜的患者尤为明显。这些沉积物不引起典型的视觉症状，停药后数月内即可消失，不过也有文献报道停药六年后沉积物仍持续存在[64]。

口服四环素会引起下睑结膜色素囊肿，儿童应该避免服用四环素，由于四环素会导致牙齿色素沉着。在成年人中，长期应用米诺四环素较少引起永久的牙齿和口腔黏膜的黑色素沉着[65]。

金刚烷胺作为NMDA受体拮抗剂和抗病毒药物用于治疗帕金森、迟发型运动障碍和流感，它会导致严重角膜水肿和内皮毒性反应。退役军人健康管理中心回顾性研究中，发现患者口服金刚烷胺超过2年角膜药物毒性反应发生率是0.27%，角膜水肿的相对风险值是1.7[66]。治疗数周或数年后，角膜变化表现为特异过敏反应和剂量依赖性。停药数周内基质水肿显著改善，但患者会出现不可逆的内皮细胞数量下降，最终需要角膜移植[67]，角膜内皮显微镜观察显示无角膜水肿患者的角膜内皮细胞大小和形态多样，这种变化与金刚烷胺的用药剂量具有相关性[66]。金刚烷胺其他的副作用包括点状上皮病变、弥漫性上皮下白色混浊和角膜上皮缺损[68]。

Stevens-Johnson综合征具有严重的眼前节病变，与许多局部和全身性药物相关，包括磺胺类药物、别嘌呤醇、抗癫痫药、非甾体抗炎药和多种抗生素类药物(氨基青霉素、头孢霉素和喹诺酮类)(图67.10和图67.11)。同样大量的药物会引起或加重干眼症状，包括抗组胺类药物、减轻充血剂、利尿剂、抗抑郁药、β受体阻滞剂、抗帕金森症药物和一些中草药(框67.1)。

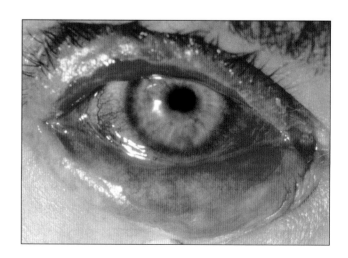

图67.10 急性Stevens-Johnson综合征。结膜增厚。较重的区域可见角膜新生血管生成

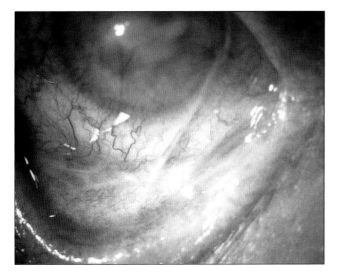

图 67.11 Stevens-Johnson 综合征的体症。急性期过后角膜瘢痕、结膜瘢痕，睑球粘连形成

框 67.1	引起干眼综合征的药物[17,57,76]

干眼综合征相关药物

抗组胺药

抗疟药

抗高血压药：β 阻滞剂、可乐定、哌唑嗪

支气管扩展 / 抗毒蕈碱药：苯海拉明、多西拉敏、异丙托溴铵、阿托品、后马托品、托特罗定、东莨菪碱、丙吡胺

抗肿瘤药：白消安、环磷酰胺、干扰素、长春碱、西妥昔单抗、埃罗替尼、吉非替尼

抗精神药物：氯丙嗪、氟非那嗪、碳酸锂、奋乃静、丙氯拉嗪、异丙嗪、喹硫平、甲硫哒嗪、溴苯那敏、毗氯苄氧胺、氯苯吡丙胺

噻嗪类药

抗焦虑药

抗抑郁药：氰酞氟苯胺、氟西汀、氟伏沙明、帕罗西汀、舍曲林

糖皮质激素口服药

抗雄激素药：坦洛新、特拉唑嗪、多沙唑嗪、阿夫唑嗪

阿司匹林

布洛芬

类视黄醇

大麻素类

类罂粟碱

氯苯吩嗪

Fraunfelder FW. Corneal toxicity from topical ocular and systemic medications. Cornea 2006；25(10)：1133~1138.Hollander DA, Aldave AJ, Drug-induced corneal complications. Curr Opin Ophthalmol 2004；15(6)：541~548. Fraunfelder FT, Sciubba JJ, Mathers WD. The role of medicatiobns in causing dry eye. J Ophthalmol 2012；2012：285851.

角膜沉积物

全身性药物随泪液、角膜缘脉管系统和房水抵达角膜，随后沉积在角膜上皮、角膜基质或角膜后部和晶状体。

泪液中的大量药物，尤其是带正电荷的双嗜性的药物，它们引起的前部角膜病变与 Fabry 病的涡漩状角膜病变相似。上皮细胞积聚的溶酶体产生灰色或金褐色沉积物，由于角膜缘上皮细胞向心性迁移使沉积物呈螺纹状沉积。69%~100% 的患者应用胺碘酮治疗心律失常 1~4 个月后会出现黑藻样沉积物。这些沉积物对视力无明显影响，偶尔会引起畏光和光晕，停药数月内可以消失（图 67.12）。沉积物的量与用药剂量相关，同时接触镜佩戴者会更严重[57]。共聚焦显微镜显示很少有患者发生累及基质的广泛角膜病变[69]。其他药物可见框 67.2。由于沉积物对视力影响较小，因此不可作为停药的指征[57]。

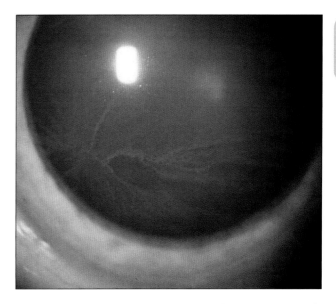

图 67.12 胺碘酮沉积物。胺碘酮累计剂量为 219g 后角膜出现螺旋式沉积物

氯法齐明，用于治疗麻风病和银屑病，能够引起角膜周边和结膜棕红色斑点。高达 46% 的患者出现角膜的改变，包括周边角膜前部可见多折射光结晶、上皮下沉积物、螺旋样色素带[57]。已经有文献证实角膜病变与异常蛋白血症相关，然而最近一项研究详述了静脉免疫球蛋白注射的患者出现周边中基质层结晶状角膜病变[70]。

吩噻嗪类药物包括氯丙嗪和硫利达嗪可导致多

氨基喹啉：氯喹、羟化氯喹、阿莫地喹

胺碘酮

阿托喹酮

抗麻风药氯酚苯嗪

非甾体类抗炎药：布洛芬、吲哚美辛、萘普生

马来酸哌克昔林

吩噻嗪类

苏拉明

三苯氧胺

替洛隆

氨基喹啉：氯喹、羟化氯喹、阿莫地喹

Hollander DA，Aldave AJ，Drug-induced corneal complications. Curr Opin Ophthalmol 2004；15（6）：541~548.

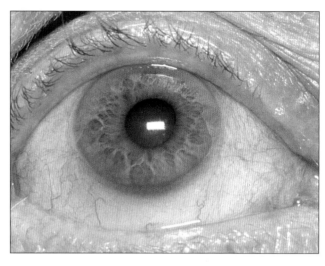

图67.13　银质沉着病。结膜也出现银质沉着，结膜呈灰色

数组织剂量依赖性色素沉着，包括眼睑、结膜、角膜、晶状体和视网膜。沉积物常发生于见光区域。药物剂量超过1000g时对角膜和晶状体毒性增强[57]。金褐色颗粒沉积物常见于后基质层、后弹力层和内皮层，随着治疗时间延长沉着物可能会向前部蔓延。角膜病变可逆，但停药后视网膜病变仍会继续进展[71]。治疗类风湿性关节炎的氯金酸钠也会在身体的各个组织沉积且呈剂量相关性。40%的患者会出现角膜金质沉积病，当吞噬细胞从房水中吞噬药物颗粒后，全层角膜均可见金色颗粒状沉积物。尽管患者无典型症状，但沉积物会导致视物模糊和光晕且停药数年后才缓慢消失[72]。应用含银的有机盐、滴眼液、睫毛膏和眉笔的患者的结膜会出现类似黑色素瘤的灰色沉积物，后弹力层和深基质层出现蓝色或灰绿色沉积物（图67.13和图67.14）[73]。较少文献报道口服避孕药的患者的角膜后出现类似Kayser-Fleischer环的灰绿色沉着环，此类患者无相关眼部症状。停药后，需评估高酮血症、高血浆铜蓝蛋白和角膜病变是否好转[74]。

在无前房炎症和非感染性前房积脓的情况下，长期应用治疗艾滋病和克罗恩病的利福布汀会引起内皮后颗粒沉着。角膜周边可以看到星状沉积物或黄色内皮斑点且可向角膜中央进展。尽管停用利福平衍生物类药物，内皮病变仍会持续存在数年[75]。有研究报道，儿童艾滋病患者其角膜病变发生率更高[57]。

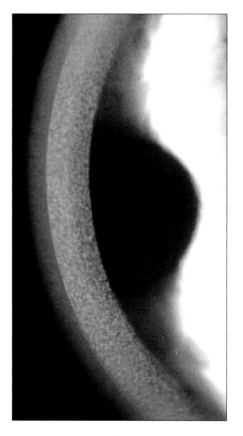

图67.14　银质沉着病。角膜深层接近后弹力层可见银质沉积物，呈灰色外观

总结

局部及全身性用药导致的角膜毒性不常见，但如果没有充分认识到药物的角膜毒性会导致患者眼表

不适,治疗失败和永久性的视力丧失。医生熟悉药物的副作用对患者的医疗保健非常重要,若发现或怀疑有眼表副作用的药品应及时上报国家药物源性眼部不良反应登记处。

(郑钦象 译)

参考文献

1. Noecker R. Effects of common ophthalmic preservatives on ocular health. *Adv Ther* 2001;**18**(5):205–15.
2. Pfister RR, Burstein N. The effects of ophthalmic drugs, vehicles, and preservatives on corneal epithelium: a scanning electron microscope study. *Invest Ophthalmol* 1976;**15**(4):246–59.
3. Lemp MA, Zimmerman LE. Toxic endothelial degeneration in ocular surface disease treated with topical medications containing benzalkonium chloride. *Am J Ophthalmol* 1988;**105**(6):670–3.
4. Tu EY. Balancing antimicrobial efficacy and toxicity of currently available topical ophthalmic preservatives. *Saudi J Ophthalmol* 2014;**28**(3):182–7.
5. Parikh CH, Edelhauser HF. Ocular surgical pharmacology: corneal endothelial safety and toxicity. *Curr Opin Ophthalmol* 2003;**14**(4):178–85.
6. Wilson FM 2nd. Adverse external ocular effects of topical ophthalmic medications. *Surv Ophthalmol* 1979;**24**(2):57–88.
7. McGee HT, Fraunfelder FW. Toxicities of topical ophthalmic anesthetics. *Expert Opin Drug Safety* 2007;**6**(6):637–40.
8. Grant RL, Acosta D. Comparative toxicity of tetracaine, proparacaine and cocaine evaluated with primary cultures of rabbit corneal epithelial cells. *Exper Eye Res* 1994;**58**(4):469–78.
9. Kintner JC, Grossniklaus HE, Lass JH, et al. Infectious crystalline keratopathy associated with topical anesthetic abuse. *Cornea* 1990;**9**(1):77–80.
10. Chen HT, Chen KH, Hsu WM. Toxic keratopathy associated with abuse of low-dose anesthetic: a case report. *Cornea* 2004;**23**(5):527–9.
11. McGee DH, Holt WF, Kastner PR, et al. Safety of moxifloxacin as shown in animal and in vitro studies. *Surv Ophthalmol* 2005;**50**(Suppl. 1): S46–54.
12. Watanabe R, Nakazawa T, Yokokura S, et al. Fluoroquinolone antibacterial eye drops: effects on normal human corneal epithelium, stroma, and endothelium. *Clinical Ophthalmol* 2010;**4**:1181–7.
13. Talamo JH, Hatch KM, Woodcock EC. Delayed epithelial closure after PRK associated with topical besifloxacin use. *Cornea* 2013;**32**(10):1365–8.
14. Mallari PL, McCarty DJ, Daniell M, et al. Increased incidence of corneal perforation after topical fluoroquinolone treatment for microbial keratitis. *Am J Ophthalmol* 2001;**131**(1):131–3.
15. Sy A, Srinivasan M, Mascarenhas J, et al. Pseudomonas aeruginosa keratitis: outcomes and response to corticosteroid treatment. *Invest Ophthalmol Vis Sci* 2012;**53**(1):267–72.
16. Elia M, Khodadadeh S, Chow J. Corneal crystalline deposits associated with topically applied gatifloxacin. *Cornea* 2014;**33**(6):638–9.
17. Fraunfelder FW. Corneal toxicity from topical ocular and systemic medications. *Cornea* 2006;**25**(10):1133–8.
18. Petroutsos G, Guimaraes R, Giraud J, et al. Antibiotics and corneal epithelial wound healing. *Arch Ophthalmol* 1983;**101**(11):1775–8.
19. Barron B. Corneal toxicity from acidic vancomycin solution. *Arch Ophthalmol* 1993;**111**(1):18.
20. Lin CP, Boehnke M. Effect of fortified antibiotic solutions on corneal epithelial wound healing. *Cornea* 2000;**19**(2):204–6.
21. Stern GA, Killingsworth DW. Complications of topical antimicrobial agents. *Int Ophthalmol Clin* 1989;**29**(3):137–42.
22. Weston BC, Loveless JW. Canalicular stenosis due to topical use of fortified antibiotics. *Can J Ophthalmol* 2000;**35**(6):334–5.
23. Maudgal PC, Van Damme B, Missotten L. Corneal epithelial dysplasia after trifluridine use. *Graefe's Arch Clin Exper Ophthalmol* 1983;**220**(1): 6–12.
24. Jayamanne DG, Vize C, Ellerton CR, et al. Severe reversible ocular anterior segment ischaemia following topical trifluorothymidine (F3T) treatment for herpes simplex keratouveitis. *Eye* 1997;**11**(Pt 5):757–9.
25. Foster CS, Lass JH, Moran-Wallace K, et al. Ocular toxicity of topical antifungal agents. *Arch Ophthalmol* 1981;**99**(6):1081–4.
26. Kimakura M, Usul T, Yokoo S, et al. Toxicity of topical antifungal agents to stratified human cultivated corneal epithelial sheets. *J Oc Pharmacol Therapeut* 2014;**30**(10):810–14.
27. Kernt M, Kampik A. Intracameral voriconazole: in vitro safety for human ocular cells. *Toxicology* 2009;**258**(2–3):84–93.
28. Lin JC, Rapuano CJ, Laibson PR, et al. Corneal melting associated with use of topical nonsteroidal anti-inflammatory drugs after ocular surgery. *Arch Ophthalmol* 2000;**118**(8):1129–32.
29. Hargrave SL, Jung JC, Fini ME, et al. Possible role of the vitamin E solubilizer in topical diclofenac on matrix metalloproteinase expression in corneal melting: an analysis of postoperative keratolysis. *Ophthalmology* 2002;**109**(2):343–50.
30. Flach AJ. Misuse and abuse of topically applied nonsteroidal anti-inflammatory drugs. *Cornea* 2006;**25**(10):1265–6.
31. Petroutsos G, Guimaraes R, Giraud JP, et al. Corticosteroids and corneal epithelial wound healing. *Br J Ophthalmol* 1982;**66**(11):705–8.
32. Hedayatfar A, Hashemi H, Asgari S, et al. Comparison of efficacy and ocular surface toxicity of topical preservative-free methylprednisolone and preserved prednisolone in the treatment of acute anterior uveitis. *Cornea* 2014;**33**(4):366–72.
33. Schlotzer-Schrehardt U, Zagorski Z, Holbach LM, et al. Corneal stromal calcification after topical steroid-phosphate therapy. *Arch Ophthalmol* 1999;**117**(10):1414–18.
34. Leung EW, Medeiros FA, Weinreb RN. Prevalence of ocular surface disease in glaucoma patients. *J Glaucoma* 2008;**17**(5):350–5.
35. Asbell PA, Potapova N. Effects of topical antiglaucoma medications on the ocular surface. *Ocul Surf* 2005;**3**(1):27–40.
36. Noecker RJ, Herrygers LA, Anwaruddin R. Corneal and conjunctival changes caused by commonly used glaucoma medications. *Cornea* 2004; **23**(5):490–6.
37. Thorne JE, Anhalt GJ, Jabs DA. Mucous membrane pemphigoid and pseudopemphigoid. *Ophthalmology* 2004;**111**(1):45–52.
38. Broadway DC, Grierson I, O'Brien C, et al. Adverse effects of topical antiglaucoma medication. I. The conjunctival cell profile. *Arch Ophthalmol* 1994;**112**(11):1437–45.
39. Konowal A, Morrison JC, Brown SV, et al. Irreversible corneal decompensation in patients treated with topical dorzolamide. *Am J Ophthalmol* 1999;**127**(4):403–6.
40. Kaiser PK, Pineda R, Albert DM, et al. "Black cornea" after long-term epinephrine use. *Arch Ophthalmol* 1992;**110**(9):1273–5.
41. Sudesh S, Cohen EJ, Rapuano CJ, et al. Corneal toxicity associated with latanoprost. *Arch Ophthalmol* 1999;**117**(4):539–40.
42. Pisella PJ, Pouliquen P, Baudouin C. Prevalence of ocular symptoms and signs with preserved and preservative free glaucoma medication. *Br J Ophthalmol* 2002;**86**(4):418–23.
43. Varley GA, Meisler DM, Benes SC, et al. Hibiclens keratopathy. A clinicopathologic case report. *Cornea* 1990;**9**(4):341–4.
44. Mac Rae SM, Brown B, Edelhauser HF. The corneal toxicity of presurgical skin antiseptics. *Am J Ophthalmol* 1984;**97**(2):221–32.
45. Alp BN, Elibol O, Sargon MF, et al. The effect of povidone iodine on the corneal endothelium. *Cornea* 2000;**19**(4):546–50.
46. Lindquist TD, Maxwell AJ, Miller TD, et al. Preparation of corneal donor eyes comparing 1% versus 5% povidone-iodine. *Cornea* 2011;**30**(3): 333–7.
47. Berkelman RL, Holland BW, Anderson RL. Increased bactericidal activity of dilute preparations of povidone-iodine solutions. *J Clin Microbiol* 1982; **15**(4):635–9.
48. Hyndiuk RA, Schultz RO. Overview of the corneal toxicity of surgical solutions and drugs: and clinical concepts in corneal edema. *Lens Eye Tox Res* 1992;**9**(3–4):331–50.
49. Yee RW, Edelhauser HF. Comparison of intraocular acetylcholine and carbachol. *J Cataract Refract Surg* 1986;**12**(1):18–22.
50. Chang YS, Tseng SY, Tseng SH, et al. Comparison of dyes for cataract surgery. Part 1: cytotoxicity to corneal endothelial cells in a rabbit model. *J Cataract Refract Surg* 2005;**31**(4):792–8.
51. Ozturk F, Osher RH. Capsular staining: recent developments. *Curr Opin Ophthalmol* 2006;**17**(1):42–4.
52. Bennett SR, Abrams GW. Band keratopathy from emulsified silicone oil. *Arch Ophthalmol* 1990;**108**(10):1387.
53. Sauder G, Jonas JB. Limbal stem cell deficiency after subconjunctival mitomycin C injection for trabeculectomy. *Am J Ophthalmol* 2006;**141**(6): 1129–30.
54. Kaufman SC, Jacobs DS, Lee WB, et al. Options and adjuvants in surgery for pterygium: a report by the American Academy of Ophthalmology. *Ophthalmology* 2013;**120**(1):201–8.
55. Fukuchi T, Hayakawa Y, Hara H, et al. Corneal endothelial damage after trabeculectomy with mitomycin C in two patients with glaucoma with cornea guttata. *Cornea* 2002;**21**(3):300–4.
56. Krema H, Santiago RA, Schuh A, et al. Cytarabine toxicity of the corneal endothelium. *Ann Hematol* 2013;**92**(4):559–60.
57. Hollander DA, Aldave AJ. Drug-induced corneal complications. *Curr Opin Ophthalmol* 2004;**15**(6):541–8.
58. Chan A, Su C, de Boer RH, et al. Prevalence of excessive tearing in women with early breast cancer receiving adjuvant docetaxel-based chemotherapy. *J Clin Oncol* 2013;**31**(17):2123–7.
59. Leyssens B, Wildiers H, Lobelle JP, et al. A double-blind randomized phase II study on the efficacy of topical eye treatment in the prevention of docetaxel-induced dacryostenosis. *Ann Oncol* 2010;**21**(2):419–23.
60. Matsumoto Y, Dogru M, Sato EA, et al. S-1 induces meibomian gland dysfunction. *Ophthalmology* 2010;**117**(6):1275.e4–7.
61. Keenan JD, Fram NR, McLeod SD, et al. Perifosine-related rapidly progressive corneal ring infiltrate. *Cornea* 2010;**29**(5):583–5.
62. Huillard O, Bakalian S, Levy C, et al. Ocular adverse events of molecularly targeted agents approved in solid tumours: a systematic review. *Eur J Cancer* 2014;**50**(3):638–48.
63. Karalezli A, Borazan M, Altinors DD, et al. Conjunctival impression cytology, ocular surface, and tear-film changes in patients treated with systemic isotretinoin. *Cornea* 2009;**28**(1):46–50.

64. Ellies P, Dighiero P, Legeais JM, et al. Persistent corneal opacity after oral isotretinoin therapy for acne. *Cornea* 2000;**19**(2):238–9.

65. Sanchez AR, Rogers RS 3rd, Sheridan PJ. Tetracycline and other tetracycline-derivative staining of the teeth and oral cavity. *Int J Dermatol* 2004;**43**(10):709–15.

66. Chang KC, Jeong JH, Kim MK, et al. The effect of amantadine on corneal endothelium in subjects with Parkinson's disease. *Ophthalmology* 2010; **117**(6):1214–19.

67. Jeng BH, Galor A, Lee MS, et al. Amantadine-associated corneal edema potentially irreversible even after cessation of the medication. *Ophthalmology* 2008;**115**(9):1540–4.

68. Nogaki H, Morimatsu M. Superficial punctate keratitis and corneal abrasion due to amantadine hydrochloride. *J Neurol* 1993;**240**(6):388–9.

69. Rogers NK, Bowen DI, Noble BA. Development of atypical amiodarone keratopathy in a corneal graft. *Eye* 1993;**7**(Pt 4):594–6.

70. Budde M, Gusek-Schneider GC, Mayer U, et al. Annular crystalline keratopathy in association with immunoglobulin therapy for pyoderma gangrenosum. *Cornea* 2003;**22**(1):82–5.

71. Leung AT, Cheng AC, Chan WM, et al. Chlorpromazine-induced refractile corneal deposits and cataract. *Arch Ophthalmol* 1999;**117**(12):1662–3.

72. Santos-Bueso E, Ahmed-Wasfy M, Saenz-Frances F, et al. Corneal chrysiasis. Gold salt deposits in the cornea in a patient with rheumatoid arthritis. An analysis with confocal microscopy. *Arch Soc Esp Oftalmol* 2013;**88**(6):237–9.

73. Gallardo MJ, Randleman JB, Price KM, et al. Ocular argyrosis after long-term self-application of eyelash tint. *Am J Ophthalmol* 2006;**141**(1):198–200.

74. Garmizo G, Frauens BJ. Corneal copper deposition secondary to oral contraceptives. *Optom Vision Sci* 2008;**85**(9):E802–7.

75. Williams K, Ilari L. Persistent corneal endothelial deposits associated with rifabutin therapy for Crohn's disease. *Cornea* 2010;**29**(6):706–7.

76. Fraunfelder FT, Sciubba JJ, Mathers WD. The role of medications in causing dry eye. *J Ophthalmol* 2012;**2012**:285851.

7

第 68 章

角膜营养不良分类

Jayne S. Weiss

来历

营养不良这个词来源于希腊语(dys=wrong,difficult;trophe = nourishment)[1]。1980 年 Arthur Groenouw 发表了他的经典文章,描述了两名患有"结节样角膜病[2]"的患者,在前裂隙灯时代,Groenouw 最初并不了解颗粒状营养不良和斑块状营养不良之间的差异,尽管如此这两种疾病后来成为有代表性的角膜营养不良[3]。"营养不良症"这一词相继被 Ernst Fuchs[4]、Wilhelm Uhthoff[5]、Yoshiharu Yoshida 使用[6]。

角膜营养不良的定义

"角膜营养不良"通常是指一组双侧的、对称的、缓慢进行的并且与环境或全身因素无关的遗传性角膜疾病[7]。然而这一定义的每个部分都可能存在例外。大多数上皮基底膜营养不良(epithelial basement membrance dystrophy,EBMD)的患者不存在遗传模式。一些后部多形性角膜营养不良(posterior polymorphous corneal dystrophy,PPCD)患者中可存在单侧角膜病变。在斑块状角膜营养不良患者中发现了与抗原性血清硫酸角质素水平相关的全身性疾病免疫表型。

角膜营养不良在文献中的分类

Bücklers 是第一个将角膜营养不良分类的人,他描述了颗粒状、斑块状和格子状营养不良之间的差异[8]。最常用的分类系统是基于角膜解剖学[7]。角膜营养不良通常根据累及的角膜层次进行分类,分为上皮和上皮下、前弹力层、基质和内皮营养不良[9,10]。

角膜营养不良命名和分类的缺点

在角膜营养不良命名和分类中存在许多误解和错误。例如,先前一种罕见的被称为"Schnyder结晶状角膜营养不良"(Schnyder crystalline corneal dystrophy,SCD)的角膜营养不良因为其易被误解的名字常常被误诊。虽然许多出版物强调角膜上发现结晶样物质是诊断 SCD 的必要条件[11-13]，但是对患有这种类型营养不良人群的大型家系的检查表明，实际上只有 50% 的患者角膜上发现了结晶样物质。

角膜营养不良文献中的错误包括以下几点：早期论文中描述 Reis-Bücklers 角膜营养不良的超微结构实际上分析了 Thiel-Behnke 角膜营养不良患者的组织[14]。描述为角膜营养不良的一些疾病实际上可能是角膜变性，没有遗传倾向。最初关于 François 中央云状角膜营养不良[15]的文献虽表明这种角膜混浊是遗传的，但只有少数其他文献描述了整个家族的遗传谱[16,17]。此外 François 中央云样角膜营养不良在临床上和退行性疾病角膜后部鳄鱼皮状病变[18]难以区分。如果没有额外的受影响的家系或遗传研究，François 中央云状角膜营养不良和角膜后部鳄鱼皮状病变是同一种疾病。

角膜营养不良分类的另一个缺陷是缺乏对一些新的角膜营养不良命名的审查。在 20 世纪 70 年代之前，新的角膜营养不良症几乎完全由其临床表现来识别，有时候某个单一家系营养不良的报道就标志了一种新的营养不良类型的创立[19]。在这种情况下，以前描述的营养不良被赋予不同的名称，并被误认为是新的营养不良。例如，名叫 Waardenburg 和 Jonkers[20]的营养不良不是一种独特的角膜营养不良，实际上与之前描述的 Thiel-Behnke 营养不良相同[21]。

基因分型对角膜营养不良命名的影响

基因型分析揭示了角膜营养不良命名的其他不准确之处。不同的基因（KRT3 和 KRT12）可导致同一种角膜营养不良表型如 Meesmann 营养不良，一个单一基因（TGFBI）可导致多重等位基因营养不良表型（Reis-Bücklers，Thiel-Behnke，颗粒状 1 型，颗粒状 2 型，格子状 1 型）。新的遗传信息已经清楚地表明了旧的角膜营养不良分类的缺陷。

颗粒状、斑块状和格子状营养不良的第一次描述距今已经超过了一个世纪，许多角膜营养不良的独特名称意义不大，营养不良这个词已经失去了其特有的意义。尽管更有意义的分类应该被称为"遗传性角膜疾病，"但很可能"角膜营养不良"这个常用的命名仍会继续延用[22]。

角膜营养不良分类国际委员会

角膜营养不良分类国际委员会（The International Committee for Classification of Corneal Dystrophies，IC3D）于 2005 年创建，目的是修订角膜营养不良命名，制订一个最新的、精准的角膜营养不良分类系统。委员会招募对角膜营养不良感兴趣并具有临床、遗传学、组织病理学丰富经验的全世界专家组成国际委员会，评估既往发表的文献并提炼事实，剔除过时的不准确信息。角膜营养不良分类国际委员会的目标是建立一个新的系统命名法，反映当前的临床、病理和遗传知识，易于适应理解新基因和突变的不断发展，并与旧的命名相关联以便于使用。修订的营养不良分类第一版于 2008 年[23]发布，改进的第二版于 2015 年[24]发布。

IC3D 分类是以解剖学为基础的分类

IC3D 角膜营养不良分类系统是基于解剖学的，营养不良分类根据主要影响层次划分，类似于前一种分类系统。它们是：上皮和上皮下、上皮 - 基质 TGFBI，基质和内皮角膜营养不良。为便于使用，营养不良的大多数名称与目前的命名法相同或相似。然而具有已知的共同遗传基础的营养不良，如 TGFBI 营养不良已经被分在同一组。

IC3D 分类系统表示角膜营养不良的演变

修订角膜营养不良命名法的其中一个挑战是制定一个分类，这种分类将具有足够的灵活性，可以促进其他来源的知识扩展，包括基因分型。

当一个角膜营养不良第一次被描述时，通常有一个可预测的事件链。首先，根据临床表现诊断为角膜营养不良。随后如果患病角膜的组织可以评估，则可能建立清楚的临床病理体系。随之遗传连锁研究形成该疾病染色体位点图谱，特别是如果符合简单的孟德尔遗传模式；当涉及多个基因或遗传与环境因素之间存在相互作用时，研究就会变得更加复杂。最后识别并分离导致不同疾病特异性突变的相关基因。通过鉴定基因产物，最终将了解该疾病的机制。

为了反映角膜营养不良的自然演变，并支持特定营养不良存在的证据水平，在 IC3D 分类中创建了四个描述的证据类别（框 68.1）[23]。一方面，分类到特定角膜营养不良的类别随着知识进步会不断改变，所有确切的角膜营养不良应该最终都归为类别 1。相反，随着时间的推移和信息的进一步收集，一些原属于类别 4 的角膜营养不良可能被证明是不同的角膜疾病，也可能被移除（框 68.2）。

框 68.1　IC3D 分类的证据

类别 1. 定义明确的角膜营养不良,其中基因图谱已经被绘制和鉴定,特异性突变是已知的。

类别 2. 定义明确的角膜营养不良已被定位到一个或多个特定的染色体基因组,但这些基因仍然未被识别。

类别 3. 临床上定义明确的角膜营养不良,但是疾病尚未明确定位到染色体位点。

类别 4. 该类别为可疑新的或以前记录的但还没有足够证据的角膜营养不良保留。

来源:Weiss JS,Moller H,Aldave A,et al.The IC3D classification of the corneal dystrophies-edition 2.Cornea 2015;34;117~159.

框 68.2　IC3D 分类

上皮和上皮下营养不良

上皮基底膜营养不良(EBMD)- 多数为退行性病变,部分 C1

上皮复发性糜烂性营养不良(EREDs)C4,(Françeschetti 角膜营养不良(FRCD)C3,Smolandiensis 角膜营养不良(DS)C3,Helsinglandica 角膜营养不良(DH)C3)

上皮下黏液性角膜营养不良(SMCD)C4

Meesmann 角膜营养不良(MECD)C1

Lisch 上皮角膜营养不良(LECD)C2

胶滴状角膜营养不良(GDLD)C1

上皮 - 基质 TGFBI 营养不良

Reis-Bücklers 角膜营养不良(RBCD)- 颗粒状角膜营养不良 3 型 C1

Thiel-Behnke 角膜营养不良(TBCD)C1

格子状角膜营养不良,1 型(LCD1)C1- 格子状角膜营养不良变异型(Ⅲ,ⅢA,I/ⅢA,Ⅳ)C1

颗粒状角膜营养不良,1 型(GCD1)C1

颗粒状角膜营养不良,2 型(GCD2)C1

角膜基质营养不良

斑块状角膜营养不良(MCD)C1

Schnyder 结晶状角膜营养不良(SCD)C1

先天性角膜基质营养不良(CSCD)C1

Fleck 角膜营养不良(FCD)C1

后部无定形性角膜营养不良(PACD)C1

François 中央云状角膜营养不良(CCDF)C4

后弹力层前角膜营养不良(PDCD)C1 或 C4

角膜内皮营养不良

Fuchs 角膜内皮营养不良(FECD)C1,C2 或 C3

后部多形性角膜营养不良(PPCD)C1 或 C2

先天性遗传性角膜内皮营养不良(CHED)C1

X 连锁角膜内皮营养不良(XECD)C2

C 分类

来源:Weiss JS,Moller H,Aldave A,et al.The IC3D classification of the corneal dystrophies-edition 2.Cornea 2015;34;117~159.

IC3D 模板

每个角膜营养不良在 IC3D 系统中被分配一个模板,其中包括关于该疾病的当前遗传、临床和病理学信息的简要总结,还包括代表性的临床图像(框 68.3)。为了便于在线调查,这个模板除了角膜营养不良的人类孟德尔遗传学(Mendelian Inheritance Online,MIM)缩写和更新的修订缩写之外,还含有每个营养不良的孟德尔遗传学序列号(表 68.1)。

2008 年至 2015 年 IC3D 分类的变化

随着知识的不断扩展,IC3D 分类出现了各种变

化,并在 2015 年进一步修订命名法。变化包括改变解剖分类以提高准确性。TGFBI 营养不良被重新分类为上皮 - 基质 TGFBI 营养不良,以更准确地反映它们不是仅限于角膜某一层,而是累及上皮、上皮下和基质层。以下两种营养不良被删除了。常染色体显性遗传的先天性遗传性角膜内皮营养不良(以前称为 congential hereditary corneal dystrophy 1,CHED1)被删除,在公开发表的综述中,提示这是后部多形性角膜营养不良的变异。常染色体隐性遗传的 CHED,以前称为 CHED2,现称为 CHED。Grayson Wilbrandt,一种属于类别 4 的角膜营养不良症被删除了,因为只在 1966 年一本出版物中出现,仅有一位学者对这种营养不良进行证明,后来一直没有证实这种疾病的文章发表。

框 68.3　Schnyder 角膜营养不良（SCD）

MIM# 21800

其他命名，人名命名

Schnyder 结晶状角膜营养不良（SSCD）

Schnyder 无结晶状角膜营养不良

遗传性 Schnyder 结晶状角膜基质营养不良

结晶样角膜基质营养不良

中央结晶样角膜基质营养不良

Schnyder 型角膜结晶样营养不良

Schnyder 角膜结晶样营养不良

基因位点

1p36

基因

UB/AD1-UbiA 异戊烯基转移酶结构域 1

遗传

常染色体显性遗传

发病

可能早在儿童时期，但通常是在二三十年后确诊。有结晶形成的患者诊断可能进一步延迟。

体征

角膜变化可以根据年龄预测。年龄 23 岁或以下的患者有环状或圆盘状角膜中央混浊和 / 或中心拥挤的逗号状的上皮下结晶。年龄在 23~38 岁之间的患者会出现脂质沉着带。38 岁以后，中周部的角膜基质混浊盘不断进展，导致整个角膜出现混浊。尽管先前用（现已过时）SCCD 这个命名，只有 50% 的患者角膜上出现结晶样物质。结晶状物质可能在单侧出现，很少消退，并可能在疾病的晚期出现。

症状

视力随着年龄的增长而下降，眩光随着年龄的增长而加重。尽管暗视力可能很好（考虑到裂隙灯下的病变特点），明视力可能会出现不同程度地下降。角膜知觉随着年龄的增长而下降。患病和不患病的家族成员可能都患有高脂蛋白血症（Ⅱa，Ⅲ或Ⅳ型）。

病程

虽然大多数 50 岁以上的患者因为视力下降需要行角膜移植术，但该病进展缓慢。

光学显微镜

细胞内和细胞外酯化和未酯化的磷脂和胆固醇沉积在基底上皮细胞，前弹力层和基质层。由于有机溶剂和树脂可以溶解、染色和固定脂质（如油红 O 染色或苏丹黑染色），因此便于提供新鲜的组织用于病理学研究。此外，还有一篇已发表的关于 SCD 角膜刚果红染色阳性文章，表明角膜上有继发性淀粉样蛋白沉积，另外还有一篇角膜阿利生兰（Alcian blue）染色阳性的文章，表明有 GAGs（黏多糖）的继发性沉积。

透射电子显微镜

细胞内和细胞外酯化和未酯化的磷脂和胆固醇异常积累沉积于上皮层、前弹力层和整个基质层，内皮细胞层很少见。

共焦显微镜

细胞内和细胞外高反射沉积物最终可能导致基底上皮 / 上皮下神经丛的破坏。

类别

1

注意：虽然 SCCD 是更常用的命名，但是由于只有 50% 的患者角膜上出现结晶状物质，所以给诊断造成了困惑。因此，SCD 应该是更合适的命名。眼科医生在给的患者行角膜移植术时如不怀疑 SCD 的诊断，角膜样本没有正确的保存（如上所述），那么可能会丢失发现脂质沉着的机会。

来源：Weiss JS，Moller H，Aldave A，et al.The IC3D classification of the corneal dystrophies-edition 2.Cornea 2015；34；117~159.

表 68.1　IC3D 分类 - 缩写和 MIM 序列号

	MIM 缩写	IC3D 缩写	MIM#
上皮基底膜营养不良	EBMD	EBMD	121820
上皮复发性糜烂性营养不良	ERED	EREDs	122400
上皮下黏液性角膜营养不良	SMCD	SMCD	612867
Meesmann 角膜营养不良	MECD	MECD	122100
Lisch 上皮角膜营养不良	LECD	LECD	300778
胶滴状角膜营养不良	GDLD，CDGDL	GDLD	204870
Reis-Bucklers 角膜营养不良	CDB1，CDRB，RBCD	RBCD	608470
Thiel-Behnke 角膜营养不良	CDB2，CDTB，TBCD	TBCD	602082
格子状角膜营养不良，1 型	CDL1	LCD1	122200
颗粒状角膜营养不良，1 型	CGDD1，GCD	GCD1	121900

续表

	MIM 缩写	IC3D 缩写	MIM#
颗粒状角膜营养不良,2 型	CDA	GCD2	607541
斑块状角膜营养不良	MCDC1	MCD	217800
Schnyder 角膜营养不良	SCCD	SCD	121800
先天性角膜基质营养不良	CSCD	CSCD	610048
Fleck 角膜营养不良	无	FCD	121850
后部无定形性角膜营养不良	PACD	PACD	612868
François 中央云状角膜营养不良	CCDF	CCDF	217600
后弹力层前角膜营养不良	无	PDCD	无
Fuchs 角膜内皮营养不良	FECD1	FECD1	136800
	FECD2	FECD2	610158
	FECD3	FECD3	613267
	FECD4	FECD4	613268
	FECD5	FECD5	613269
	FECD6	FECD6	613270
	FECD7	FECD7	613271
	FECD8	FECD8	615523
后部多形性角膜营养不良	PPCD1	PPCD1	122000
	PPCD2	PPCD2	609140
	PPCD3	PPCD3	609141
先天性遗传性角膜内皮营养不良	CHED2	CHED	217700
X 连锁角膜内皮营养不良	XECD	XECD	300779

CD:角膜营养不良;MIM:人类孟德尔遗传学

Online Mendelian Inheritance in Man:McKusock VA et al.http://www.ncbi.nlm.nig.gov/sites/entrez

（Copyright to Johns Hopkins University）

总结

　　IC3D 分类系统是一种准确,易于使用的,随着新的研究发现不断更新的分类系统。原先的 IC3D 分类文章和图表可以在网络上和 www.corneasociety.org 网站上查询。该分类系统为发现并证实新的角膜营养不良制定更科学和客观的标准。

（黄晓丹 译　晋秀明 校）

参考文献

1. Warburg M, Møller HU. Dystrophy: a revised definition. *J Med Genet* 1989;**26**:769–71.
2. Groenouw A. Knötchenförmige Hornhauttrübungen "Noduli Corneae". *Arch Augenheilkd* 1890;**21**:281–9.
3. Møller HU. Granular corneal dystrophy Groenouw type I. Clinical and genetic aspects. *Acta Ophthalmol (Copenh)* 1991;**69**(Suppl. 198):1–40.
4. Fuchs E. Dystrophia epithelialis corneae. *Albrecht von Graefe's Arch Clin Exp Ophthalmol* 1910;**76**:478–508.
5. Uhthoff W. Ein Fall von doppelseitiger zentraler, punktförmiger, supepithelialer knötchenförmiger Keratitis. Groenouw mit anatomischem Befunde. *Klin Monatsbl Augenheilkd* 1915;**54**:377–83.
6. Yoshida Y. Über eine neue Art der Dystrophia corneae mit histologischem Befunde. *Albrecht von Graefe's Arch Clin Exp Ophthalmol* 1924;**114**:91–100.
7. American Academy of Ophthalmology. *External diseases and cornea. Basic and Clinical Sciences Course 2007–2008*. San Francisco: American Academy of Ophthalmology; 2007.
8. Bücklers M. Die erblichen Hornhaut-dystrophie. *Klin Monatsbl Augenheilkd* 1938;**3**:1–135.
9. Waring GO 3rd, Rodrigues MM, Laibson PR. Corneal dystrophies. I. Dystrophies of the epithelium. Bowman's layer and stroma. *Surv Ophthalmol* 1978;**23**:71–122.
10. Waring GO 3rd, Rodrigues MM, Laibson PR. Corneal dystrophies. II. Endothelial dystrophies. *Surv Ophthalmol* 1978;**23**:147–68.
11. Weiss JS. Schnyder's dystrophy of the cornea. A Swede–Finn connection. *Cornea* 1992;**11**:93–100.
12. Weiss JS. Schnyder crystalline dystrophy sine crystals. Recommendation for a revision of nomenclature. *Ophthalmology* 1996;**103**:465–73.
13. Weiss JS. Visual morbidity in thirty-four families with Schnyder's crystalline corneal dystrophy. *Trans Am Ophthalmol Soc* 2007;**105**:616–48.
14. Kanai A, Kaufman HE, Polack FM. Electron microscopic study of Reis–Bücklers dystrophy. *Ann Ophthalmol* 1973;**5**:953–62.
15. François J. Une nouvelle dystrophie heredo-familiale de la cornee. *J Genet Hum* 1956;**5**:189–96.
16. Strachan IM. Cloudy central corneal dystrophy of François. Five cases in the same family. *Br J Ophthalmol* 1969;**53**:192–4.
17. Bramsen T, Ehlers N, Baggesen LH. Central cloudy corneal dystrophy of François. *Acta Ophthalmol (Copenh)* 1976;**54**:221–6.
18. Meyer JC, Quantock AJ, Thonar EJ, et al. Characterization of a central corneal cloudiness sharing features of posterior crocodile shagreen and central cloudy dystrophy of François. *Cornea* 1996;**15**:347–54.
19. Reis W. Familiäre, fleckige Hornhautentartung. *Dtsch Med Wochenschr* 1917;**43**:575.
20. Waardenburg PJ, Jonkers GH. A specific type of dominant progressive dystrophy of the cornea, developing after birth. *Acta Ophthalmol (Copenh)* 1961;**39**:919–23.
21. Thiel H-J, Behnke H. Eine bisher unbekannte subepitheliale hereditäre Hornhaut-dystrophie. *Klin Monatsbl Augenheilkd* 1967;**150**:862–74.
22. Kintworth GK. Genetic disorders of the cornea: from research to practical diagnostic testing. *Clin Experiment Ophthalmol* 2005;**33**:231–2.
23. Weiss JS, Møller H, Lisch W, et al. The IC3D classification of the corneal dystrophies. *Cornea* 2008;**27**:S1–42.
24. Weiss JS, Møller H, Aldave A, et al. The IC3D classification of the corneal dystrophies-edition 2. *Cornea* 2015;**34**:117–59.

第69章

前部角膜营养不良

Peter R. Labison

关键概念

- 上皮基底膜角膜营养不良(即地图状 - 点状 - 指纹状角膜营养不良)是最常见的前部角膜营养不良。
- 上皮基底膜角膜营养不良的主要症状是视力模糊和复发性角膜上皮糜烂。
- 当患者有视物模糊症和(或)复发性角膜上皮糜烂时,行角膜中央上皮基底膜清创并抛光是有效的推荐治疗方案。
- Reis-Bücklers 角膜营养不良以前弹力层以及角膜基质浅层内出现沉积物为特征。Thiel-Behnke 角膜营养不良和 Reis-Bücklers 角膜营养不良的临床表现、病程和治疗都非常相似。

本章纲要

前部角膜营养不良,或者称为前部基底膜营养不良,包括三种类型疾病:仅角膜上皮受累及、累及角膜上皮和上皮基底膜以及累及到前弹力层的疾病。侵犯前弹力层的角膜营养不良除了有上皮基底膜和上皮层的病理变化外,通常也表现出基质浅层的病理变化。

Meesmann 角膜上皮营养不良以及 Lisch 角膜上皮营养不良只局限于角膜上皮之内。一般而言,累及到上皮层和上皮基底膜层的营养不良,被称为角膜上皮或者前部基底膜营养不良(即地图状 - 点状 - 指纹状角膜营养不良,Cogan 微囊状营养不良,角膜指纹状营养不良以及泡状营养不良)。所有这些角膜营养不良通常都涉及了上皮基底膜(上皮基底层的产物),并

在很多情况中出现了上皮改变。

前弹力层和浅基质层营养不良,包括 Reis-Bücklers 角膜营养不良(Reis-Bücklers corneal dystrophy,RBCD)(现在部分学者认为是一种颗粒状营养不良的浅层变异),以及 Thiel-Behnke 蜂窝状角膜营养不良(Thiel-Behnke honeycomb corneal dystrophy,TBCD)。1917 年 Reis[1] 首先描述了 RBCD 的概念,1949 年 Bücklers[2] 对 RBCD 进行了进一步的解释。然而他们的描述中并没有包含光学显微镜或者电子显微镜的图像,导致了如今在涉及 RBCD 的眼科文献中仍旧有大量的错误理解。

前弹力层角膜营养不良具有相似的临床表现和定位,它们的临床病程也大体相同,进一步混淆了我们对前弹力层角膜营养不良的理解。幸运的是,在过去的 10 年中,欧洲和美国的作者重新定义和区分了这些角膜营养不良的类型。新的检查方法,如共聚焦显微镜和分子遗传学提高了我们的诊断水平,并且对于角膜营养不良这一病理过程有了更好的理解,这些都促进了新的分类方法产生。

新的角膜营养不良的分类系统已经在 Cornea 最近的增刊中被建议。角膜营养不良分类国际委员会(IC3D)成立,新的分类系统[3]也基于现今的表型描述、基因分析以及病理检查来制定。该 IC3D 的分类方法已在新出版物中更新,强烈建议进一步阅读[4]。

Meesmann 青少年角膜上皮营养不良(IC3D,MECD,分类 1)

Meesmann 青少年角膜上皮营养不良是一种罕见的、双侧对称的、常染色体显性遗传的角膜上皮营养不良[5]。角膜角蛋白(K3 或者 K12)的一处突变已经被证实是 Meesmann 角膜营养不良的基础[6]。这种类

型的角膜营养不良患者在出生后几年内仅在裂隙灯显微镜下可见病灶处上皮内的微小囊肿或囊泡。上皮内的微小囊肿最初出现在视轴和中周部。利用虹膜的间接照明法(图 69.1),或者利用散瞳之后的视网膜红光反射的后部反光照明法(图 69.2)能够清晰地观察到。一般而言最初几年患者的视力与常人无异,但是随着囊肿数量逐渐增加导致角膜表面出现轻微的不平整,视力有可能会减退。在这种角膜营养不良的类型中,复发性上皮糜烂的情况不常见,因此不必

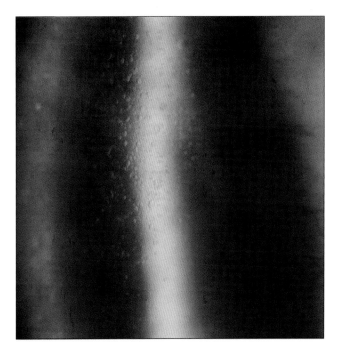

图 69.1　Meesmann 角膜营养不良。用后部反光照明法观察到微小的囊泡。此图可见上皮内细小的囊泡样的改变

图 69.2　患者散瞳之后的红光后部反光照明法检查 Meesmann 角膜营养不良。此图中的囊泡较图 69.1 表现得更加明显

行浅表层的角膜切削术以及板层角膜移植术。

在角膜上皮细胞中发现的上皮囊泡,包含退化的上皮细胞产物,含有胞浆和细胞核碎片。病变角膜的基底膜增厚,上皮基底细胞内糖原增加[7]。通过透射电子显微镜观察,可发现局限于上皮细胞胞浆内的被描述为颗粒状物质和纤维状物质聚集("特殊物质")。

囊肿产生的原因至今未知,但是这种角膜营养不良的遗传性是公认的。关于这种类型的角膜营养不良,Burns[8]基于浅层角膜组织活检(包括刮除的部分前部基质和上皮)的结果提出其可能是前部基质层因素引起。此后数年,该组患者都未在角膜这一区域发现任何微小囊肿的变化。Wittebol-Post 等人[9]进一步强调了这一观点,他们在患有遗传性 Meesmann 角膜营养不良的三个家族中都发现了角膜基质有轻微变薄的现象。与其他类型的遗传性角膜营养不良疾病相比,Meesmann 营养不良的进展变化在不同的遗传背景中不同:一个家族中的该疾病存在进展性,而另一个家族可以完全不进展。

在临床上与 Meesmann 角膜营养不良相关的症状较轻,有时患者甚至没有任何表现,这是因为病理学证据表明病变局限于角膜上皮,而且孤立的微囊体积很小,同时角膜表面通常光滑。即使在后部反光照明检查中病理表现相当明显,患者的视力也可能只受到轻微改变。当囊肿表面出现微小的糜烂时,患者常常需要使用润滑眼剂,一般情况下很少需要手术干预。Bourne[10]曾分别让患有 Meesmann 角膜营养不良的患者日常佩戴软性角膜接触镜 1 年、3 年、甚至长达 8 年。在这个过程中,他没有发现任何长期的不良反应,并且在角膜佩戴软性接触镜的区域下方,微囊肿的数量有所减少。

虽然角膜营养不良通常是单一发生的,但最近文献报道了一例 Meesmann 营养不良患者同时合并有前部上皮基底膜和后部多形性角膜营养不良的罕见病例[11]。

Hassan 等人报道的一例严重 Meesmann 角膜上皮营养不良的病例,和 K12 蛋白的改变相关。此报道的一个庞大的欧洲家系中 Meesmann 角膜营养不良的临床表现比普通表型严重得多,Hassan 等人观察到角膜瘢痕的产生、新生血管的形成以及明显的视力丧失[12]。

Lisch 角膜上皮营养不良(IC3D,LECD,分类 2)

在 1983 年,Lisch[13]描述了一种与 Meesmann 角膜营养不良以及上皮基底膜营养不良在基因方面完

全不同的角膜上皮营养不良。这种类型的营养不良是由角膜上皮特异性的带状结构和螺旋微囊营养不良组成的[14]。患有这种角膜营养不良的患者很少有复发性上皮糜烂的症状,但是如果病变角膜涉及瞳孔区,患者会出现视物模糊。LECD 的遗传方式是 X 染色体显性遗传。

胶滴状角膜营养不良(IC3D,GDLD,分类1)

胶滴状角膜营养不良(gelatinous drop-like corneal dystrophy,GDLD)的患者,早期会出现类似于带状角膜病变的上皮和上皮下病变,随后是小的上皮结节和晚期的大结节,最终合并的混浊由大量淀粉样上皮和上皮下沉积物形成。浅层角膜切削术、板层和穿透性角膜移植术后病变都有复发。人工角膜移植术对这类患者很有帮助[15]。

上皮基底膜营养不良(IC3D,EBMD,部分分类1)

上皮基底膜营养不良是最常见的前部角膜营养不良。相对于普通人群而言,这类病变更常出现在一些家族[16]中,故它被归类为角膜营养不良。也有其他学者认为这类疾病在人群中发病率高,考虑它不是一种角膜营养不良[17]。然而在一份涉及 250 名正常个体的研究中,经角膜病专科医生观察,这些病变仅占正常角膜的 5%[18]。

Cogan 等人首次描述了在这种疾病中角膜上皮内出现的特征性的微囊样变化。他们发现女性患者的角膜上皮浅层会出现微小的沉积以及更大的椭圆形和不规则形状的灰白色混浊,这些患者有轻度的短暂视力模糊,其中有一例患者出现了复发性角膜上皮糜烂(图 69.3)。但是 Cogan 等人并没有进一步描述这种角膜营养不良典型的病理生理特征,即这些微囊肿周边的地图状的改变[19]。次年,Guerry[20]通过对 9 例 Cogan 微囊状角膜营养不良病例的研究指出了微囊肿的地图状改变(图 69.4)。

Guerry[20]注意到病变角膜出现不规则的微弱灰色区域,大小从一毫米到几毫米不等,灰色的斑块之间有透明的区域。他将其称之为"地图区域",同时也报道了看到的油灰色点(微囊肿),而微囊肿这一概念先前已被 Cogan 等人提出[19]。(图 69.5)

1930 年,Vogt[21]在他的裂隙灯图谱中描述了角膜上皮中的指纹图谱,它们是平行的线条,如犁地中的沟槽(图 69.6)。他也提到了角膜的改变,即之后

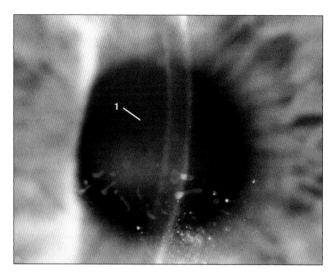

图 69.3　上皮基底膜营养不良(地图状 - 点状 - 指纹状营养不良,Cogan 微囊肿性角膜营养不良)。在患者视轴的下缘,经裂隙灯检查可见上皮内的囊肿,其上还能观察到一条铁质沉着线

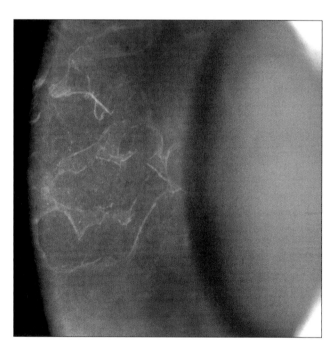

图 69.4　在图 69.3 中,上皮基底膜营养不良中的地图状改变不是很明显,也没有观察到微囊肿。在大多数上皮基底膜营养不良患者的角膜中只能观察到地图状改变,这代表了上皮内基底膜的改变,见图 69.4

Cogan 等人描述的微囊肿。另外于 1950 年[22]和 1962 年[23],Guerry 和 Devoe 分别报道了另外两个病例也涉及了微囊肿的概念。Devoe 认为除非检查者对于角膜疾病很感兴趣,否则这些病变很容易被忽视。

1972 年,Trobe 和 Laibson[24]在临床患者的角膜

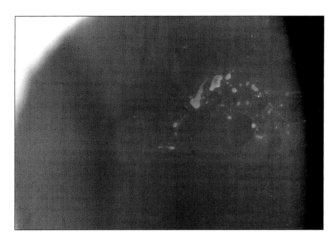

图 69.5　同时观察到 Cogan 描述的微囊肿性改变和地图状改变。微囊肿通常出现在基底膜区域，而不是像此图中清晰的空腔

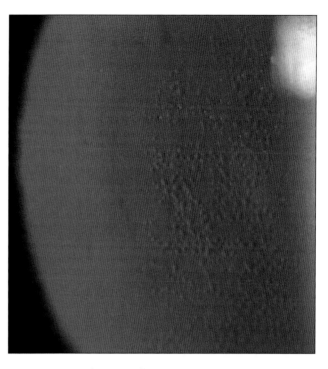

图 69.7　用眼底红光后部照明法检查可见泡状图形。可在裂隙灯光反射的右侧观察到位于上皮基底下方的泡状沉积物

7

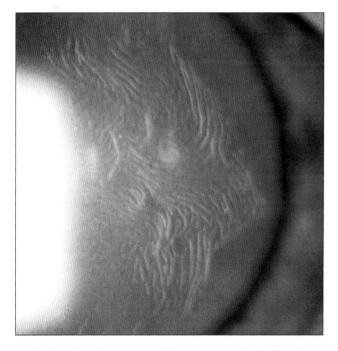

图 69.6　后部反光照明法观察照亮的基底膜营养不良，可见指纹线状和地图状改变。通过散瞳后眼底的红光反射能够更加容易观察到角膜指纹线状改变和地图状改变

可能观察到其他一些病变，如地图状、指纹状以及点状的改变，或者仅有泡状病变独立出现。

"上皮基底膜营养不良"这一术语，现在通常用于描述包括地图状、点状和指纹状的病理改变，这是由上皮层内的角膜上皮基底膜的地图样改变而得出的名称。Rodrigues 等人[26]和 Cogan 等人[27]于 1974 年描述了这些病理变化，他们发现基底膜上的片状区域来源于角膜上皮层的基底细胞的基底膜，并且从表面延伸到了上皮层的物质中（图 69.8）。

正常情况下成熟的角膜上皮细胞从上皮深层迁移至浅层，最终从角膜表面脱落，上皮基底膜营养不良时，成熟的角膜上皮被基底膜片状区域捕获，并阻

上发现了地图状改变、微囊肿（圆点）和指纹线三者之间的多重组合，甚至在一些病例中三种病变出现在了同一角膜上，他们将这种情况地称为"地图状 - 点状 - 指纹状营养不良"。

在角膜上皮层中，尤其是上皮的基底层，Bron 和 Brown[25]发现并提出了一种更为少见的角膜泡状改变。这种类似气泡的病变与部分患者的地图状和指纹状病变相关，并且在这种情况下很少见（图 69.7）。使用后部反光照明法可以清晰地观察到泡状病变，还

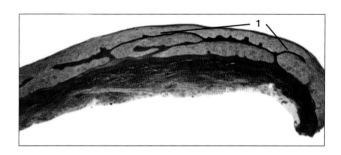

图 69.8　图为患有地图状改变和指纹线状改变的角膜发生复发糜烂患者的活检标本。增生层状基底膜物质长入上皮。周边角膜的活检样本范围包括前弹力层和浅基质层

止它移行到角膜表面(图 69.9)[28]。这些囊肿包含细胞碎片和核碎片,大小可能和两到三个上皮细胞差不多,也可能更大、形状更不规则,最大可达 1mm(图 69.9)。在上皮基底膜下方经常可以观察到囊肿,但是如果患者经过上皮清创去除了囊肿,或者清创的过程中患者的基底膜没有被移除,我们可能只能在上皮层中观察到囊肿(图 69.10)。在另外一些地图状或指纹线状改变的病例中,在上皮内可能出现大面积异常增厚的基底膜,但此时并不能观察到囊肿(图 69.11)。在上皮层内,指纹状线与增厚的基底膜相互平行。增厚的基底膜可能与微囊肿和地图状改变同时出现,也可能孤立出现。通过后部反光照明法能最佳地观察到增厚的基底膜的平行线(图 69.12)。

角膜上皮泡状改变的病理可能是由个体上皮基底膜下方的小土丘样增厚组成的,其病变不连续,在后部反光照明法下可清晰观察到这种病变(图 69.7)。

上皮基底膜营养不良患者的主要症状是自发的复发性角膜上皮糜烂和视物模糊。上皮糜烂的出现可能是轻微和暂时的,只持续几分钟,偶尔表现

为较为严重的疼痛。疼痛可以持续几小时,甚至几天,但是更多情况下都是短暂的只持续短短几分钟的疼痛。疼痛可以发生在患者清醒时,或者当患者在睡眠过程中、眼睑张开时,这种疼痛甚至会使患者疼醒。

患有上皮基底膜营养不良的患者发生角膜外伤之后,更容易出现上皮复发性糜烂的症状。对于有复发性上皮糜烂表现而无外伤史的患者,应仔细检查其角膜上皮,注意观察发生复发性糜烂的患侧眼和无症状对侧眼中是否存在上皮基底膜营养不良的迹象。

Hykin 等人[29]前瞻性地对 117 位具有上皮复发性糜烂病史的患者进行了检查,发现其中 23 例患者有上皮基底膜营养不良的表现而无角膜外伤史;8 例患者有上皮基底膜营养不良的表现,且有角膜外伤史。75 例患者有角膜外伤史,但是角膜营养不良的裂隙灯检查证据不足;11 例患者既没有角膜外伤史,也没有上皮基底膜营养不良的表现。Williams 和 Buckley[30]提出在所有眼科病例中,地图状 - 点状 - 指纹状角膜营养不良是上皮发生复发性糜烂最常见

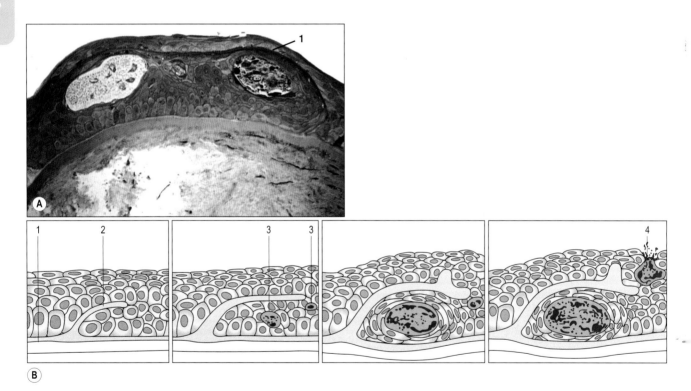

图 69.9 上皮基底膜营养不良。(A)这是来自一位具有角膜复发糜烂症状的上皮基底膜营养不良患者的浅表角膜组织检查结果,结果显示前弹力层下出现了部分前基质结构,由基底上皮延伸而来的上皮基底膜(1)捕获了两个大的上皮微囊肿。(B)上皮基底膜营养不良的理论发病机制:上皮细胞在正常的位置(1)以及上皮内(2)产生异常的多层基底膜。由于上皮内基底膜增厚,它阻碍了上皮细胞向角膜表面的正常迁移。被困顿的上皮细胞退化后形成上皮内的囊肿(3),它逐渐向角膜表面迁移(4)。异常的基底膜发生地图状和指纹状改变,而囊肿产生了临床上可见的点状改变。(From Waring GO et al. Surv Ophthalmol 1978;23:71-122. Copyright Elsevier, All rights reserved.)

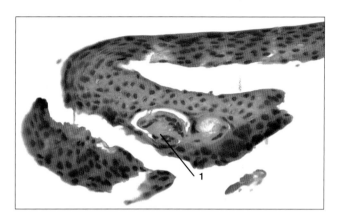

图 69.10　上皮碎片组织病理检查显示上皮细胞内的微囊肿(1)(Cogan)，没有发现异常的基底膜。基底膜可能与前弹力层黏合在一起，清创过程中未与上皮一同被刮除。患侧眼多次发生复发角膜上皮糜烂，而对侧眼有上皮基底膜营养不良但无角膜糜烂的表现

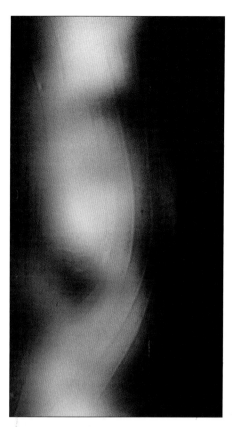

图 69.12　用宽裂隙后部反光照明法观察可见平行线和指纹线状改变，这是该患者上皮基底膜改变或线状改变的证据。该患者有角膜复发糜烂的病史，并且在症状缓解之前的几年都需要在睡前局部应用润滑剂

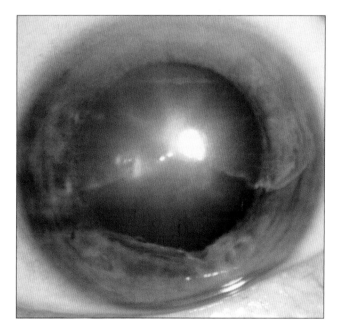

图 69.11　弥散光照明法检查可见明显的上皮基底膜改变。两侧眼均未观察到微囊肿。这种发生在视轴上的病理表现导致出现不规则散光。在角膜中央发生的不规则光反射会导致视物模糊。去除上皮和基底膜可以帮助患者恢复一定的视力

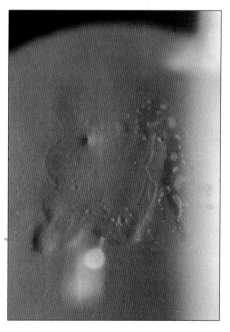

图 69.13　后部反光照明法观察上皮基底膜营养不良可见地图状病变和微囊肿。裂隙灯光束照亮一侧角膜，光线透过角膜表面，照亮该侧角膜的地图状改变，而对侧则处于投射的阴影中。此图显示了上皮轻微隆起

的因素。

　　当基底膜和微囊肿的病变集中发生在视轴附近时，微小不规则的、由角膜上皮表面轻度隆起而产生的散光，会导致患者出现视力模糊（图 69.13）。因此一些患者除了轻微的视力模糊，可能没有其他的相关症状。

　　在检查上皮复发性糜烂或者由于不规则散光而

有轻度视物模糊的患者时,仔细观察角膜上皮,会观察到上皮内存在微囊肿(基底膜地图状的病变),或者异常基底膜的平行状病变(指纹状)。仔细检查无症状的对侧眼,可能会发现相似的病变。复发性角膜上皮糜烂的出现,可能是由继发于上皮黏附不良而出现的上皮松动所致。微小的上皮染色或微囊肿的迹象表明角膜仍可能发生复发性糜烂(图69.14)。无论是创伤性的、营养不良性的还是特发性的上皮糜烂,单凭症状无法辨别上皮发生复发性糜烂的原因。

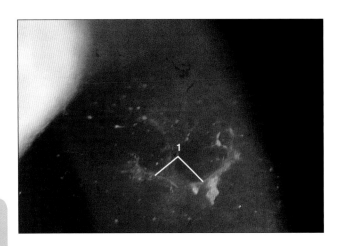

图69.14 上皮基底膜营养不良和角膜下1/3出现复发糜烂。荧光染色显示上皮失去完整性,导致角膜复发糜烂症状的持续出现

角膜上皮基底膜营养不良的治疗目标主要是缓解患者视物模糊的症状或处理角膜上皮复发性糜烂。无论是创伤因素导致的还是角膜营养不良性的,针对上皮复发性糜烂的治疗方法相似[31,32]。入睡前用润滑眼膏或必要时包眼。曾经有研究指出,预防性涂抹等渗性软膏或高渗性软膏,对于复发性糜烂的治疗效果无差异[26]。部分内科医生更倾向于选择包扎患眼,而其他的医生则选择使用胶原镜或者绷带镜,然而临床上并不推荐该类疾病长期使用胶原镜和绷带镜,原因是过夜佩戴软性接触镜存在角膜感染的隐患,而且等渗性软膏对大部分复发性上皮糜烂的病例有用[29,30]。在一小部分非前瞻性研究中,顽固性角膜上皮糜烂局部使用糖皮质激素,多西环素和基质金属蛋白酶-9抑制剂治疗有效[33]。

针对更加严重的角膜糜烂的病例,无论原发病是上皮基底膜营养不良,还是外伤引起的复发性糜烂,需用机械的方法清除松动的角膜上皮,清创后使用或不使用电动金刚钻打磨器均可[34]。这种治疗方法在上皮愈合之前可引起患者的不适,症状持续2~3天。

非甾体类滴眼液联合软性绷带镜和抗生素药物的使用有助于患者改善症状。

对于角膜复发糜烂的患者,McLean等人[35]建议可以使用18号针头行针刺治疗以加固前基质,但不适用于无糜烂的前基底膜营养不良患者。针刺治疗虽然对角膜而言似乎是一种创伤,但对于顽固性角膜上皮糜烂患者的手术效果较好。在前基质加固之前,不能刮除松动的角膜上皮。Rubinfeld等人[36]建议使用弯的24号或者25号针头进行治疗以防止发生角膜穿孔,这种技术与原来使用的18号针头效果相同。其他针对角膜复发糜烂症状的治疗方法包括YAG激光微穿刺[37]、烧灼角膜糜烂区域以及现在最常使用的准分子激光的治疗性角膜切削术(Phototherapeutic keratectomy,PTK)[38]。因为PTK切削的是角膜浅层,只达到前弹力层,可以确保所有异常的上皮基底膜被移除,所以PTK往往效果较好。

考虑到患者的舒适度、手术费用以及痊愈时间的长短,前基质加固(穿刺)治疗是目前治疗非视轴区的顽固性角膜复发糜烂的最佳手术方式。初次手术治愈率在80%左右,然而因为糜烂可能发生在穿刺点之外,有时需要重复治疗邻近的区域。如果地图状-点状-指纹状改变的角膜复发糜烂或视力模糊发生在视轴区,使用准分子激光PTK的治疗方法有效[39-41]。

对于前基底膜营养不良(anterior basement membrane dystrophy,ABMD)的患者而言,视轴区的上皮清创术联合电动金刚钻打磨器抛光是最有效的术式。我们发现,ABMD可以导致患者产生视力模糊的症状以及(或者)角膜发生复发糜烂。近期几项研究显示,无论是视力模糊和/或角膜复发糜烂,对于地图状-点状-指纹状营养不良的患者来说,对其角膜上皮内的病变进行清创并对前弹力层进行电动金刚钻打磨器抛光,清除所有残留的异常基底膜复合物,能达到最佳的治疗效果和最佳的经济效应[42,43]。在最近的一项前瞻性随机对照试验中,实验者比较了电动金刚钻打磨器抛光术和单纯上皮清创两者的效果,发现前者优于后者[44]。最近在另一项研究中提到单独清创有用,但是此文并没有将其与电动金刚钻打磨器抛光的效果进行比较[45]。

前弹力层角膜营养不良

1917年,Reis[1]描述了一个家族,角膜复发糜烂导致患者在二十岁(有的在10岁前)前视力发生中度或重度减退,这种疾病以常染色体显性遗传为特征。

1949 年 Bücklers[2] 描述了 30 年前研究过的同一个家族的成员。自此以后，Reis-Bücklers 前基底膜营养不良这一术语在文献中比较常见。但这些论文并没有报道疾病的组织病理学，而且由于在角膜的表面区域中至少出现两种完全不同的营养不良的描述，所以对这类疾病的理解一直存在疑惑。第一种营养不良被命名为 Reis-Bücklers 营养不良(IC3D,RBCD,C1)[46]，而第二种则是指 1967 年 Thiel 和 Behnke 描述的蜂窝状角膜营养不良(IC3D,RBCD,C1)。一般而言，患有蜂窝状角膜营养不良的患者在出生时角膜是正常的。出生后的前十年及前二十年内，患者的角膜出现混浊，上皮发生严重的糜烂，角膜上出现网状瘢痕，并且在前弹力层中可以出现蜂窝状改变。所有这些病变都被认为是 Reis-Bücklers 营养不良的标志，但如今比较明确的是，至少有两种完全不同类型的角膜营养不良，它们具有相似的临床表现，并且对治疗有相似的反应。由于电子显微镜下观察到的"棒状小体"以及带状颗粒、Masson 染色呈阳性和上皮下的沉积物，最初提出的 Reis-Bücklers 营养不良这一术语，如今被认为是颗粒状角膜营养不良的一种浅层变异。

Küchle 等人[47]描述了 6 位患有 Thiel-Behnke 蜂窝状角膜营养不良患者的 8 只患眼。他们回顾了以往的文献，提出了一种以临床表现、光镜和电子显微镜下表现为依据的分类方法。Winkleman 等人[48]、Weidle[49] 和 Wittebol-Post 等人[50]都曾尝试去说明这些浅层角膜营养不良之间的区别。Bron[51]也注意到了这种病理表现的 2 种不同病因，但他指出由于 Reis-Bücklers 营养不良已经在文献书写的使用中根深蒂固，故这个命名可能不会再更改。

Küchle 等人[47]将前基底膜营养不良分为两种类型：Ⅰ型前弹力层角膜营养不良(Corneal dystrophy of Bowman layer-type Ⅰ,CDB-Ⅰ)和Ⅱ型前弹力层角膜营养不良(Corneal dystrophy of Bowman layer-type Ⅱ,CDB-Ⅱ)。Ⅰ型前弹力层角膜营养不良即指最初提出的 Reis-Bücklers 营养不良，相当于所谓的颗粒状角膜营养不良浅表层的变异。它具有常染色体显性遗传倾向，童年起即出现角膜复发糜烂的症状，并且由于存在角膜瘢痕，患者早期出现了明显的视力减退(图 69.15~ 图 69.17)。

Ⅱ型前弹力层角膜营养不良(CDB-Ⅱ)，容易与 Reis-Bücklers 营养不良的概念混淆，其病变是蜂窝状的，应称其为 Thiel-Behnke 蜂窝状角膜营养不良(TBCD)。与 RBCD 相似的是 TBCD 的遗传方式也是显性的，患者童年早期即出现角膜复发糜烂的表现，

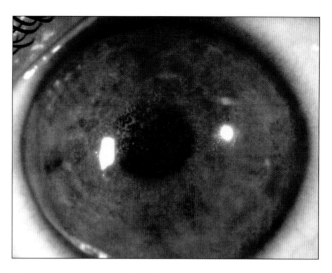

图 69.15　CDB-1 或"真正"Reis-Bücklers 营养不良。通过透射电子显微镜检查浅表基质和前弹力层的区域可观察到棒状颗粒,提示这可能是颗粒状角膜营养不良的一种浅表层的变异

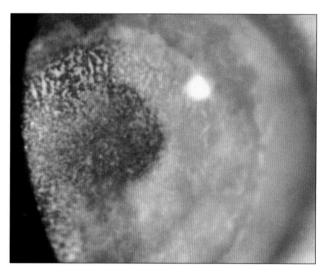

图 69.16　图 69.15 中的患者经 PTK 治疗两年,角膜糜烂区病变复发。该患者视力较术前有所提高

但与 RBCD 的患者相比视力的减退要发生的更晚(图 69.18 和图 69.19)。这类角膜营养不良的临床表现都是相似的。而最近一些体外检查新技术的产生，也帮助了眼科医生诊断 RBCD[52]。活体激光共聚焦显微镜(In vivo confocal microscopy,IVCM)和眼前节(Anterior segment,AS)光学相干断层扫描仪(optical coherence tomography,OCT)两项技术能够在临床上辅助诊断 RBCD。光镜观察可以明确两类角膜营养不良之间的区别，电子显微镜更佳。

使用透射电子显微镜可以区分这两种类型的营

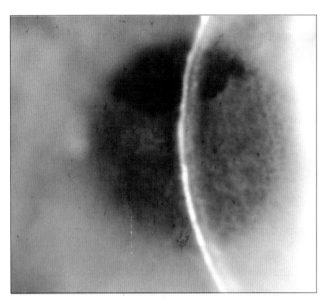

图 69.17 经裂隙灯检查见图 69.15 中患者的叔叔角膜表面不规则。可见 PTK 术后 1 年半,角膜虽部分透明,但表面仍不规则

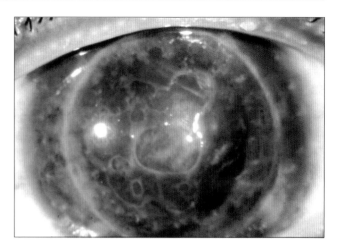

图 69.19 图 69.13 中,患者的父亲经角膜移植之后,前弹力层和角膜的浅表区域出现了病变复发。可见环状结构或蜂窝状表现

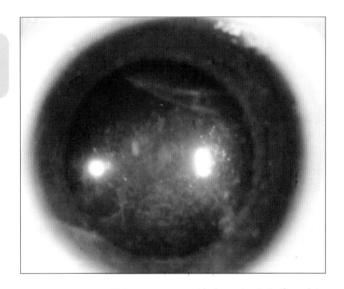

图 69.18 CDB-II(Thiel-Behnke 蜂窝状角膜营养不良)。在前弹力层和浅表基质区域中观察到角膜表面轻微的不规则以及浅灰色混浊。这种营养不良是以通过透射电子显微镜观察到前弹力层卷曲的纤维为特征

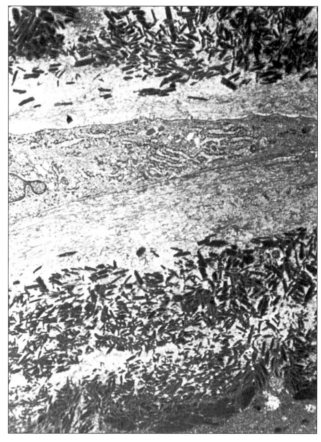

图 69.20 通过透射电子显微镜观察前弹力层区域混浊的患者,可见棒状小体。该患者最初被认为患有 Reis-Bücklers 营养不良,但是病理结果表明它是一种颗粒状角膜营养不良的表层的变异。如今看来,这是由 Reis、随后由 Bücklers 首次描述的营养不良,而现在指代 CDB-I 或者是"真正"Reis-Bücklers 营养不良,部分学者仍然认为它是一种颗粒状角膜营养不良的浅表层突变。(Courtesy Merlyn Rodrigues, MD.)

养不良。前弹力层和基底膜的区域已被具有起伏的"锯齿"形态的纤维细胞瘢痕组织所取代。然而这种结构并非特异,在两种角膜营养不良中都可以存在。在 RBCD 患者的角膜中,我们可以观察到杆状体的超微结构沉积物,它与颗粒状角膜营养不良中观察到的沉积物类似。而 TBCD 患者的角膜中并不能观察到类似的改变,相反在前弹力的区域出现了"卷曲"的纤维。这些纤维呈弓形或圆形,直径为 9~15mm

（图 69.21）。Perry 等人[53]首次提出了这个概念，并且错误地认为它是 RBCD 的特征性病变。Küchle 等人提供了 8 个样本，在其中的 3 个样本中，他发现在较深的基质中存在与某种类型的脂质性角膜病变相一致的大小可变的空液泡[47]。

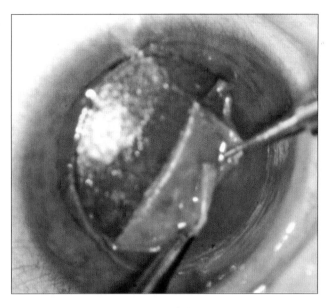

图 69.22 行浅层角膜切术削来帮助 CDB-I 和 CDB-Ⅱ的患者恢复视力。而现在 PTK 成为了最佳的治疗选择

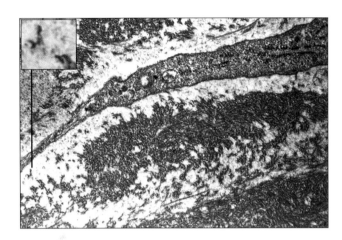

图 69.21 通过透射电子显微镜观察患有 Thile-Behnke 蜂窝状角膜营养不良的患者，可见的卷曲的纤维。虽然这会与 Reis-Bücklers 营养不良相混淆，但是透射电子显微镜的发现将其定义为另一种独立的角膜营养不良——CDB-Ⅱ。（Courtesy Merlyn Rodrigues, MD.）

这两种角膜营养不良的治疗方法不同。在病程早期，患者只发生角膜复发糜烂时，治疗方法与治疗上皮基底膜营养不良的方法类似。对于具有显著浅层角膜瘢痕和角膜混浊的病例，可以用刀片进行表层角膜切削术（图 69.22）。当患者的视力明显下降或者出现疼痛性角膜复发糜烂时，PTK 术是现今最佳的治疗选择，尽管有术后复发的可能[53-55]。随后当患者出现更深层次的角膜瘢痕和混浊时，可以进行板层和穿透性角膜移植。（图 69.19）但角膜营养不良在植片中复发十分常见。

尽管复发常见，但是可以重复治疗数次[56]。PTK 术后局部应用丝裂霉素 C 对病情有帮助（图 69.16 和图 69.17）。

眼科医生容易混淆发生在前弹力层区域的两种营养不良，即 Thiel-Behnke 角膜营养不良和 Reis-Bücklers 营养不良，两者均具有常染色体显性遗传特性和转化生长因子 β 诱导因子（Transforming growth factor β-induced，TGFBI）突变。这个困惑既来自于两者相似的临床病程，又因为在早期的文献中作者并未对其组织病理学做出正确的解释，并且由于两次世界大战和时间流逝导致家族记录遗失。甚至在最近由

Chan 等人[56]发表的一篇文章中，RBCD 和 TBCD 这两种类型的营养不良仍旧在同一个家族中被诊断错误。Küchle 等人[47]在审查两个姐妹的角膜组织标本的过程中，发现她们都患有 TBCD，修正了 Chan 的错误诊断。

根据电子显微镜下的不同，可以区分这两种涉及浅表角膜相同区域的角膜营养不良的类型。它们应该被当作是两种独立的常染色体显性遗传的角膜营养不良，虽然临床症状相似，但它们具有不同的病理表现。在未来，分子遗传学可能可以回答更多问题。

（黄晓丹 译 晋秀明 校）

参考文献

1. Reis W. Familiare, fleckige Hornhautentartung. *Dtsch Med Wochenschr* 1917;**43**:575.
2. Bücklers M. Uber eine weitere familiare Hornhautdystrophie (Reis)? *Klin Monatsbl Augenheilkd* 1949;**114**:386–97.
3. Weiss JS, Møller HU, Lisch W, et al. The IC3D classification of the corneal dystrophies. *Cornea* 2008;**27**(Suppl. 2):S1–83.
4. Weiss JS, Moller HU, Aldave AJ, et al. IC3D classification of corneal dystrophies – edition 2. *Cornea* 2015;**34**(2):117–59.
5. Meesmann A, Wilke F. Klinische und anatomische Untersuchungen uber eine bisher unbekannte, dominant verebte Epitheldystrophie der Hornhaut. *Klin Monatsbl Augenheilkd* 1939;**103**:361–91.
6. Coleman CM, Hannush S, Covello SP, et al. A novel mutation in the helix termination motif of keratin K12 in a US family with Meesmann corneal dystrophy. *Am J Ophthalmol* 1999;**128**(6):687–91.
7. Kuwabara T, Ciccarelli EC. Meesmann's corneal dystrophy. A pathological study. *Arch Ophthalmol* 1964;**71**:676–82.
8. Burns RP. Meesmann's corneal dystrophy. *Trans Am Ophthalmol Soc* 1968;**66**:530–636.
9. Wittebol-Post D, van Bijsterveld OP, Delleman JW. Meesmann's epithelial dystrophy of the cornea. *Ophthalmologica* 1987;**194**:44–9.
10. Bourne W. Soft contact lens wear decreases epithelial microcysts in Meesmann's corneal dystrophy. *Trans Am Ophthalmol Soc* 1986;**84**:170–81.
11. Cremona FA, Ghoseh FR, Laibson PR, et al. Meesman corneal dystrophy associated with epithelial basement membrane and posterior polymorphous corneal dystrophies. *Cornea* 2008;**27**(3):374–7.
12. Lisch W, Lisch C. Die epitheliale Hornhaut basal membrane dystrophie. *Klin Monatsbl Augenheilkd* 1983;**183**:251–5.

7

13. Lisch WB, Buttner A, Offner F, et al. Lisch corneal dystrophy is genetically distinct from Meesman corneal dystrophy and maps to xp22.3. *Am J Ophthalmol* 2000;**130**:461–8.

14. Ide T, Nishida K, Maeda N, et al. A spectrum of clinical manifestations of gelatinous drop-like corneal dystrophy in Japan. *Am J Ophthalmol* 2004;**137**:1081–4.

15. Laibson PR, Krachmer JH. Familial occurrence of dot (micro-cystic) map fingerprint dystrophy of the cornea. *Invest Ophthalmol* 1975;**14**: 397–400.

16. Werblin TP, Hirst LW, Stark WJ, et al. Prevalence of map-dot-fingerprint dystrophy of the cornea. *Br J Ophthalmol* 1981;**65**:401–9.

17. Laibson PR. Microcystic corneal dystrophy. *Trans Am Ophthalmol Soc* 1976;**74**:488–531.

18. Cogan DG, Donaldson DD, Kuwabara T, et al. Microcystic dystrophy of the corneal epithelium. *Trans Am Ophthalmol Soc* 1964;**63**:213.

19. Guerry D. Observations on Cogan's microcystic dystrophy of the corneal epithelium. *Trans Am Ophthalmol Soc* 1965;**63**:320–34.

20. Vogt A. Lehrbuch und Atlas Spaltlampenmikroskopie des Lebenden Auges. *Julius Spring* 1930;**1**:264–5.

21. Guerry D. Fingerprint lines in the cornea. *Am J Ophthalmol* 1950;**33**: 724–6.

22. DeVoe A. Certain abnormalities in Bowman's membrane with particular reference to fingerprint lines in the cornea. *Trans Am Ophthalmol Soc* 1962;**60**:195–201.

23. Trobe JD, Laibson PR. Dystrophic changes in the anterior cornea. *Arch Ophthalmol* 1972;**87**:378–82.

24. Bron AJ, Brown NA. Some superficial corneal disorders. *Trans Ophthalmol Soc UK* 1971;**91**:13–29.

25. Rodrigues MM, Fine B, Laibson PR, et al. Disorders of the corneal epithelium: a clinical pathological study of dot, geographic and fingerprint patterns. *Arch Ophthalmol* 1974;**92**:475–82.

26. Cogan DG, Kuwabara T, Donaldson DD, et al. Microscopic dystrophy of the cornea. A partial explanation for its pathogenesis. *Arch Ophthalmol* 1974;**92**:470–4.

27. Waring GO, Rodrigues MM, Laibson PR. Corneal dystrophies. I. Dystrophies of the epithelium, Bowman's layer, and stroma. *Surv Ophthalmol* 1978;**23**:71–122.

28. Hykin PG, Foss AE, Pavesio C, et al. The natural history and management of recurrent corneal erosion: a prospective randomized trial. *Eye* 1994;**8**: 35–40.

29. Williams R, Buckley RJ. Pathogenesis and treatment of recurrent erosion. *Br J Ophthalmol* 1985;**69**:435–7.

30. Brown J, Bron A. Recurrent erosion of the cornea. *Br J Ophthalmol* 1976; **60**:84–96.

31. Laibson PR. Recurrent corneal erosions. In: Reinecke RD, editor. *Diagnosis and management, ophthalmology annual*. New York: Raven Press; 1989.

32. Dursun D, Kim MC, Solomon A, et al. Treatment of recalcitrant recurrent corneal erosions with inhibitors of matrix metalloproteinase-9, doxycycline and corticosteroids. *Am J Ophthalmol* 2001;**132**:8–13.

33. Wood TO, Griffith ME. Surgery for corneal epithelial basement membrane dystrophy. *Ophthalmic Surg* 1988;**19**:20–4.

34. McLean EN, MacRae SM, Rich LF. Recurrent erosion: treatment by anterior stromal puncture. *Ophthalmology* 1986;**93**:784–8.

35. Rubinfeld RS, Laibson PR, Cohen EJ, et al. Anterior stromal puncture for recurrent erosion: further experience and new instrumentation. *Ophthalmic Surg* 1990;**21**:318–26.

36. Geggel HS. Successful treatment of recurrent corneal erosion with Nd:YAG anterior stromal puncture. *Am J Ophthalmol* 1990;**110**:404–7.

37. Stark WJ, Chamon W, Kamp MT, et al. Clinical follow-up of 193 nm ArF excimer laser photokeratectomy. *Ophthalmology* 1992;**99**:805–12.

38. Rapuano CJ, Laibson PR. Lasers in corneal surgery. In: Benson WE, Coscas G, Katz LJ, editors. *Current techniques of ophthalmic laser surgery*. Philadelphia: Current Medicine; 1994.

39. Orndahl MJ, Fagerholm PP. Phototherapeutic keratectomy for map-dot-fingerprint corneal dystrophy. *Cornea* 1998;**17**(6):595–9.

40. Bourges JL, Dighiero P, Assaraf E, et al. Phototherapeutic keratectomy for the treatment of Cogan's microcystic dystrophy. *J Fr Ophthalmol* 2002; **25**(6):594–8.

41. Sridhar MS, Rapuano CJ, Cosar CB, et al. Phototherapeutic keratectomy versus diamond burr polishing of Bowman's membrane in treatment of recurrent corneal erosions associated with anterior basement membrane dystrophy. *Ophthalmology* 2002;**109**:674–9.

42. Tzelikis PF, Rapuano CJ, Hammersmith KM, et al. Diamond burr treatment of poor vision from anterior basement membrane dystrophy. *Am J Ophthalmol* 2005;**140**:308–10.

43. Wong VWY, Chi Stanley CC, Lam DS. Diamond burr polishing for recurrent corneal erosions: Results from a prospective randomized controlled trial. *Cornea* 2009;**28**:152–6.

44. Itty S, Hamilton SS, Baratz KH, et al. Outcomes of epithelial debridement for anterior basement membrane dystrophy. *Am J Ophthalmol* 2007;**144**: 217–21.

45. Thiel HJ, Behnke H. Eine bisher unbekannte, subepitheliale hereditare Hornhaut dystrophie. *Klin Monatsbl Augenheilkd* 1967;**150**:862–74.

46. Küchle M, Green WR, Volcker HE, et al. Reevaluation of corneal dystrophies of Bowman's layer and the anterior stroma (Reis–Bücklers' and Thiel–Behnke types): a light and electron microscopic study of eight corneas and a review of the literature. *Cornea* 1995;**14**:333–54.

47. Winkelman JE, Wittebol-Post D, Delleman JW. Ein Beitrag zur Hornhaut dystrophie Reis–Bücklers. *Klin Monatsbl Augenheilkd* 1986;**188**: 143–7.

48. Weidle EG. Differential diagnose der Hornhaut dystrophien vom Type Groenouw I, Reis–Bücklers' and Thiel–Behnke. *Fortschr Ophthalmol* 1989; **86**:265–71.

49. Wittebol-Post D, van Bijsterveld OP, Delleman JW. The honeycomb type of Reis–Bücklers' dystrophy of the cornea: biometrics and an interpretation. *Ophthalmologica* 1987;**194**:65–70.

50. Bron AJ. The corneal dystrophies. *Curr Opin Ophthalmol* 1990;**1**:333–46.

51. Liang Q, Pan Z, Sun X, et al. Reis-Bucklers corneal dystrophy: A reappraisal using in vivo and ex vivo imaging techniques. *Ophthalmic Res* 2014;**51**:187–95.

52. Perry HD, Fine BS, Caldwell DR. Reis–Bücklers' dystrophy. A study of eight cases. *Arch Ophthalmol* 1979;**97**:664–70.

53. Orndahl M, Fagerholm P, Fitzsimmons T, et al. Treatment of corneal dystrophies with excimer laser. *Acta Ophthalmol (Copenh)* 1994;**72**:235–40.

54. Rapuano CJ, Laibson PR. Excimer laser phototherapeutic keratectomy. *CLAO J* 1993;**19**:235–40.

55. Dinh R, Rapuano CJ, Cohen EJ, et al. Recurrence of corneal dystrophy after excimer phototherapeutic keratectomy. *Ophthalmology* 1999;**106**(8): 1490–7.

56. Chan CC, Cogan DG, Bucci FS, et al. Anterior corneal dystrophy with dyscollagenosis (Reis–Bücklers' type?). *Cornea* 1993;**12**:451–60.

7

第70章

角膜基质营养不良

Anthony J. Aldave,Rosalind C. Vo,Luciene Barbosa de Sousa,Mark J. Mannis

关键概念

- 每种角膜基质营养不良其基质混浊都具有独特的形态学特征,可据此诊断出典型的角膜基质营养不良。
- 大多数基质营养不良的遗传学证据已经明确,分子遗传分析可以用来区分基质营养不良,并能与其他可引起角膜基质改变的变性疾病相鉴别。
- 准分子激光治疗性角膜切削术(phototherapeutic keratectomy,PTK)是早期治疗主要累及角膜前基质层的基质营养不良的首选方式。
- 以广泛全层基质或后部基质受累为主要特点的角膜基质营养不良,当有手术指征时,最好采取前部深板层或穿透角膜移植术(DALK 或 PK)。
- PTK、DALK 和 PK 术后基质营养不良的复发率有显著不同。

本章纲要

颗粒状角膜营养不良

格子状角膜营养不良

斑块状角膜营养不良

Schnyder 角膜营养不良

Fleck 角膜营养不良

François 中心性云状角膜营养不良

后部无定形性角膜营养不良

先天性角膜基质营养不良

后弹力层前角膜营养不良

角膜营养不良的临床表现主要取决于受累的角膜层次。上皮细胞层和前弹力层营养不良的典型症状是由于角膜上皮细胞、上皮基底层或前弹力层异常引起的复发性角膜上皮糜烂和/或存在不规则角膜散光。角膜内皮营养不良的典型特征是由于营养不良干扰了内皮细胞正常的泵功能,从而导致角膜水

肿的发生及进展。相应地,基质营养不良导致功能紊乱的机制是异常代谢物沉积引起的混浊化,继而导致眩光和视觉质量的下降。随着分子遗传学的发展,我们对特定基因在维持角膜透明性中的作用以及角膜营养不良发病机制的了解已经更加深入,角膜营养不良由此产生新的分类。角膜营养不良分类国际委员会(the International Committee for classification of the Corneal Dystrophies,IC3D)在考虑到临床表现、病理特征以及遗传原因(表 70.1)后,修订了有关角膜营养不良的命名法。这个章节将叙述角膜基质营养不良的临床表现和超微结构特征以及这些疾病已知的分子遗传学基础。

颗粒状角膜营养不良

经典型颗粒状角膜营养不良(1 型)与转化生长因子 β 诱导基因(transforming growth factor beta-induced gene,TGFBI)的一个保守突变有关,另一个已被描述类型的颗粒状角膜营养不良也与 TGFBI 的保守突变相关。IC3D 委员会将所有与 TGFBI 有关的营养不良分类为 1 类(C1),表明它们是致病基因和致病突变都已明确的定义清晰的角膜营养不良[1]。

- 颗粒状角膜营养不良,1 型(经典型)(granular corneal dystrophy,type 1(classic),GCD1)C1
- 颗粒状角膜营养不良,2 型(颗粒网格)(granular corneal dystrophy,type 2,GCD2)C1

颗粒状角膜营养不良,1 型(经典型)(GCD1)

临床特征

1890 年由 Groenouw[2]首次描述,最初认为和斑块状角膜营养不良相关联,随后从中被区分出来[3],

表 70.1　IC3D 分类缩写、MIM 编号、类别和基质营养不良基因

营养不良	IC3D 缩写	MIM#	IC3D 分类	基因
颗粒状角膜营养不良,1 型	GCD1	121900	1	*TGFBI*
颗粒状角膜营养不良,2 型	GCD2	607541	1	*TGFBI*
格子状角膜营养不良	LCD	122200	1	*TGFBI*
斑块状角膜营养不良	MCD	217800	1	*CHST6*
Schnyder 角膜营养不良	SCD	121800	1	*UBIAD1*
Fleck 角膜营养不良	FCD	121850	1	*PIKFYVE*
François 中心性云状角膜营养不良	CCDF	217600	4	未知
后部无定形性角膜营养不良	PACD	612868	1	KERA,LUM,DCN and EPYC 缺失
先天性角膜基质营养不良	CSCD	610048	1	*DCN*
后弹力层前角膜营养不良	PDCD	无	4	未知

颗粒状角膜营养不良(Groenouw Ⅰ型)是一种以小而分散,边界清晰的中央前基质灰白色混浊为特点的双侧角膜疾病(图 70.1)。颗粒状营养不良混浊的形态呈多样性,但通常形成三种基本形态类型:滴状、碎屑状、环状(图 70.2)。沉积的总体形态是放射状或盘状[4]。早期混浊与混浊之间的基质保持透明。尽管在疾病的早期阶段通常没有相关的不适或视力减退,但有些患者可能会有因角膜病变产生光散射而导致的轻度畏光。角膜上皮糜烂会发生在特定的患病家族亚群中。

随着病情的发展,单个病变的大小和数目将增加,有可能融合。这些病变经常延伸到更深层和更靠角膜周边的基质。然而,角膜周边通常有 2~3mm 没有沉积的区域。随着病程进展,混浊之间的角膜基

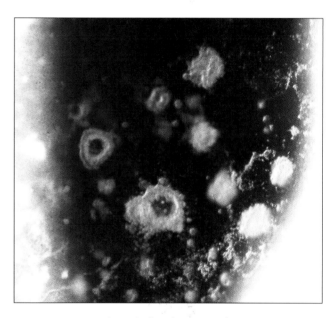

图 70.2　颗粒状角膜营养不良,1 型。高倍放大图像显示了在直接焦点照明法和后部反光照明法中病变形态变化及外观的区别。在焦点照明下,病变是不透明的,而在后部反光照明中是半透明的。注意这些环形结构

质也呈现弥漫性,毛玻璃样发展。尽管病变可累及前弹力层并导致表面不规则,复发性角膜上皮糜烂不常见。视力损害较少发生于 50 岁之前,且通常继发于病变间基质变混浊。角膜感觉也会受到不同程度的影响。等位基因突变为纯合子的受累表型个体通常表现为发病较早且更加严重。也有研究报道了非典型表现的变异型颗粒状营养不良[5~7]以及营养不良与眼底锥细胞营养不良的联系[8]。

在疾病早期,裂隙灯检查显示为在焦点照明中不

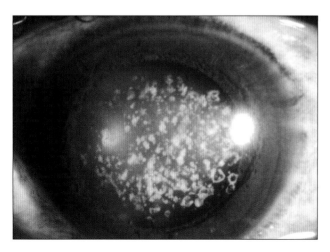

图 70.1　颗粒状角膜营养不良,1 型。显示为轴向分布的离散基质混浊,其间基质和外侧基质仍透明

透明或在后部反光照明中半透明的细小圆点,以及表浅基质中的放射状线。病变通常随机分布,可能是单个的或聚合成不同的图案(图70.3)。病变间正常基质出现混浊时,在斜光照射下可以看作是一层角膜雾状混浊(haze),在后部反光照明中为一个离散的颗粒带。在表浅病灶表面处可能荧光素染色阴性,或可能出现区域性快速泪膜破裂。

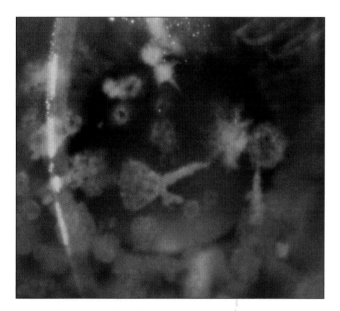

图70.3 颗粒状角膜营养不良,1型。裂隙灯照片显示病灶的形状及它们在前基质中的主要位置

流行病学和遗传可能性

颗粒状角膜营养不良(GCD;MIM 121900)是一种常染色体显性遗传疾病,与5q31染色体上 *TGFBI* 基因中 p.(Arg-555Trp)突变有关[9,10]。患者在10岁或20岁前,首次出现角膜基质混浊。尽管 TGFBI 营养不良的个体几乎都有阳性家族史,但据报道一些 TGFBI 营养不良,包括 GCD,也与 TGFBI 基因自发突变有关[11]。

组织病理学

颗粒状营养不良的组织病理学有其特点,光学显微镜下可见上皮或基质内嗜酸性棒状或梯形透明沉积物,这些沉积物在三重染色法下呈鲜红色,在过碘酸-希夫染色反应(PAS)中染色更弱(图70.4)[12]。沉积物的外缘部分也可以在刚果红下染色[13,14]。TGFBI 蛋白(TGFBIp;角膜上皮蛋白)抗体的免疫组化染色显示,GCD1 特征性基质沉积物中包括突变的 TGFBIp[15,16]。电子显微镜下可见100~500μm 宽的

杆状或梯形胞外结构,其内部可能有均匀的,丝状的或虫蚀样图案(图70.5)[14,17-20]。考虑到这些特征性杆状结构同时存在于上皮细胞和角膜基质细胞中,且在复发性颗粒状营养不良上皮细胞中表现突出,说明 GCD1 实际上是一种起源于上皮的疾病[13,18,20-23]。围绕这些病变部位的可能是通常缺乏典型淀粉样蛋白定位但可被刚果红染色的8~10nm管状微纤维[24]。角膜基质细胞在外观上可以是正常的,或处于伴有内质网和高尔基体扩张以及细胞质空泡化的变性阶段[17]。

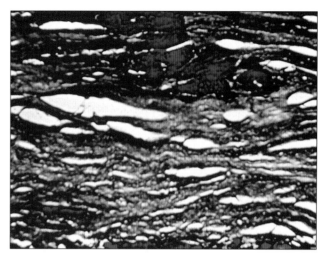

图70.4 颗粒状角膜营养不良,1型。营养不良沉积出现在前基质中(三重染色法染色)

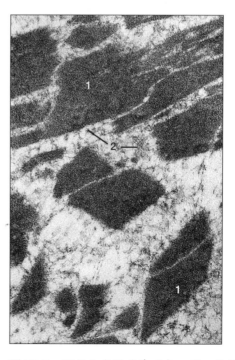

图70.5 颗粒状角膜营养不良,1型。透射电子显微镜显示致密的无定形沉积(1)和微原纤维蛋白(2)

治疗

复发性角膜上皮糜烂可用治疗性接触镜、人工泪液进行常规治疗。如果视力明显下降，可以考虑手术治疗，基质病变深度和范围决定不同的手术方式。如果混浊极其表浅，可以采用角膜表层切削术[23,25,26]。准分子激光治疗性角膜切削术（PTK）是治疗位于角膜基质前 100μm 内，严重影响视觉的营养不良沉积物的首选方法[27~29]。对于距离角膜表面 100μm 以上，严重影响视觉的基质沉积，可以采用前板层角膜移植术或穿透角膜移植术，尽管这些手术方式在患者五十岁之前很少采用。

颗粒状角膜营养不良最早可在移植术后一年复发，复发时间与移植物的大小和类型无关[23,30~33]。复发病变的表现常不同于原发性疾病，在临床上可见弥漫性的来源于周边的上皮下病变（图 70.6），也可能表现为在供体基质中部和后部更为典型的颗粒状病变[22]。营养不良如果复发首先出现在中央和表面，偶尔会产生一个旋涡样图形，表明上皮受累[23]。表浅病变严重的可以通过 PTK 去除以恢复良好的视力[25]。

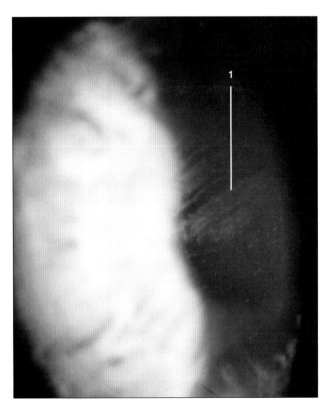

图 70.6　颗粒状角膜营养不良，1 型。角膜移植术后早期复发（1）

颗粒状角膜营养不良 2 型（颗粒网格）（GCD2）

临床特征

颗粒状角膜营养不良，2 型（GCD2）（图 70.7）是颗粒状营养不良的变异型，与星状和树枝状基质混浊相关。虽然离体角膜组织病理学检查可见格子状角膜营养不良特征性淀粉样沉积物，但临床有时观察不到格子状沉积。Folberg 等人报告了来自于三个家庭的 4 例患者，这 4 例患者都表现出与颗粒状营养不良相似的边界清楚的中央基质混浊。然而在组织学检查上，除了颗粒状病变外，还可见格子状沉积[34]。

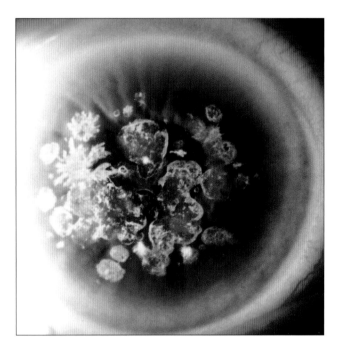

图 70.7　颗粒状角膜营养不良，2 型。（Photograph courtesy Edward J. Holland，MD.）

Holland 等人首先描述了该病的临床表现和自然病史。他们报告了三个 GCD2 临床症状的特点：①前基质散在灰白色颗粒沉积；②中后基质格子状病变；③前基质雾状混浊[35]。散在的颗粒沉积物是该病最早的临床证据。随着年龄的增加，颗粒状混浊变得更大、更显著，且常合并形成线状混浊，下方角膜尤为明显。格子状病变通常在颗粒状沉积物之后出现，随着年龄的增长变得更加显著。尚未发现仅表现为格子病变的患者。最初这些格子状病变发生在中部、深部基质，之后扩展到整个基质。基质混浊作为最后出现的临床体征，仅见于晚期颗粒和格子病变患者，同样病变也随着年龄增长更加明显。

GCD2 型患者会出现由复发性角膜上皮糜烂导致的异物感、疼痛感以及畏光。相比于典型颗粒状角膜营养不良患者,GCD2 型患者更易出现复发性角膜上皮糜烂。纯合子患者发病早,最早可在三岁并且进展迅速。在这种情况下行穿透性角膜移植术后,可在植片中观察到复发性颗粒状沉积物[35]。

流行病学和遗传可能性

颗粒状角膜营养不良,2 型(GCD2;MIM 607541)是一种常染色体显性遗传疾病,与染色体 5q31 上 *TGFBI* 基因 p.(Arg 124His)突变有关[9,10,36]。

组织病理学说

基质混浊可被三重染色法或刚果红染色,表明其为典型的 GCD1 和淀粉样蛋白沉积物。透射电子显微镜显示沉积物类似于 GCD1 和 格子状角膜营养不良(Lattice Corneal Dystrophy,LCD),伴有从基底上皮细胞延伸到基质深部的混浊。共聚焦显微镜检查显示沉积物为在 GCD1(高反射性圆形或梯形沉积)和 LCD(高反射性的线形和分枝形沉积)角膜基质中观察到的沉积物的结合[37]。

治疗

其治疗方法与颗粒状角膜营养不良 1 型相同。

格子状角膜营养不良

Biber-Haab-Dimmer 营养不良

格子状角膜营养不良(LCD),是第三种 TGFBI 基质营养不良,与 GCD1 和 GCD2 一样,其经典型与 *TGFBI* 一个保守突变有关。尽管已报道有多种不同的格子状角膜营养不良亚型,在临床实践中遇到的大多数患者都表现出特征性 LCD 表型,这种表型被称为经典格子状角膜营养不良(以前称为 1 型)。其他众多的格子状角膜营养不良表型,与经典格子状角膜营养不良在发病年龄、基质沉积形态、基质沉积位置等方面不同,它们统称为变异型格子状角膜营养不良。还有一种格子状角膜营养不良与凝溶胶蛋白 *gelsolin* 基因突变相关,先前被称为格子状角膜营养不良 2 型。角膜淀粉样沉积不同于其他角膜营养不良通常只代表原发病症,其并不代表原发性局限性淀粉样沉积,而是通常继发于全身性淀粉样蛋白沉积病变,因此它不是一个真正的角膜营养不良,不在本章讨论。

格子状角膜营养不良:经典型与变异型

临床特征

已报道的格子状角膜营养不良的家族,不同患者的角膜体征及疾病进展差别较大[38]。早期临床体征包括散在的圆形或卵圆形上皮下混浊,前基质白色小点和小丝状线,10~20 岁患者可能会出现如上体征(图 70.8)[39,40]。随着时间的推移,大多数患者都产生了位于中心的全层基质混浊。

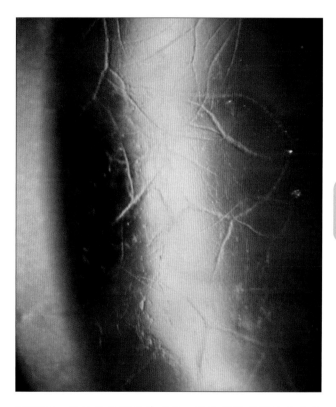

图 70.8　格子状角膜营养不良。间接照明下线性和点状基质混浊

随着病情进一步发展,基质混浊可以表现为小结节状、点状、针线状或厚的辐射状分支线。这些线条可以延伸到深层基质或延伸到表浅上皮层,也可能变混浊。混浊的基质之间最初透明,但随着时间的推移,混浊聚合,前中基质中会出现弥漫性磨玻璃样混浊(图 70.9)。远处周边基质大都没有受累。位于上皮下的众多营养不良沉积物,通常会导致复发性角膜上皮糜烂和上皮表面不规则,同时伴有患者不适、疼痛和视力灵敏度下降的症状(图 70.10)。角膜中央敏感度也会降低,且在特殊病例中,可见浅表和 / 或间质血管化不断进展。

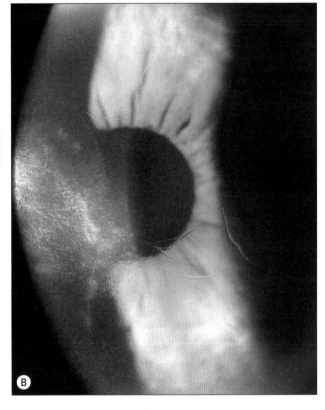

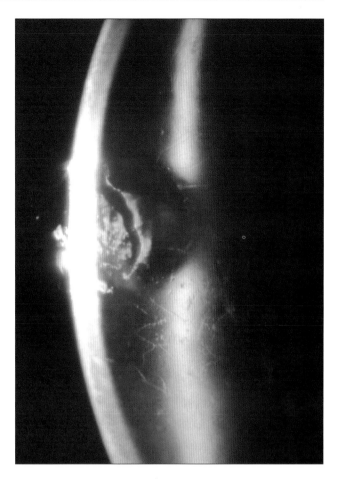

图 70.10　格子状角膜营养不良。相关的中央角膜上皮复发性糜烂

图 70.9　格子状角膜营养不良。在弥漫性(A)和裂隙(B)照明下可看到一些中央角膜雾状混浊,常见于长期格子状角膜营养不良

用裂隙灯后部照明法可见格子状的线条是由两侧边廓和透明核心组成的典型折线。他们是辐射状分布的,近角膜中央端可有叉形分支(图 70.11)。这些线条相互重叠,形成一个格子图案。在更晚期的阶段,这些格子状沉积在裂隙灯钴蓝光下显色。

经典型格子状角膜营养不良的特点是分支样基质格子图形,伴有上皮下混浊和前基质混浊[41]。变异型格子状角膜营养不良的临床表现多种多样,症状通常出现在较晚和/或有角膜深层营养不良沉积的患者,很少出现复发性角膜上皮糜烂,其上皮不规则、上皮下瘢痕少见且不严重[42~44]。据报道在该病的其他变异形式中,其格子线条通常比在经典型格子状角膜营养不良中观察到的厚,且其营养不良沉积可单眼发作[45~49]。

流行病学和遗传可能性

格子状角膜营养不良(LCD;MIM 122200),由Biber[50],Haab[51]和Dimmer[52]在 19 世纪 90 年代首次描述,是一种常染色体显性遗传性疾病,其典型形式与 TGFBI 基因上 p.(Arg124Cys)的突变有关。相比之下,LCD 的变异型形式与 TGFBI 基因中 17 个外显子中的 4 个突变形成的 30 多种 TGFBI 突变有关[53]。因此,尽管可用诊断技术去识别与 GCD1,GCD2,LCD有关的 TGFBI 基因上的 124 和 55 密码子的保守突变,但对怀疑为变异型 LCD 的患者行个体基因检测时,还需对 TGFBI 上至少四个外显子进行测序,而这一过沉积并不损害视觉功能[54]。这些患者中未见遗传，且 *TGFBI* 筛选并没有显示任何致病编码区变异[55]。有趣的是有研究描述了格子状营养不良与圆锥角膜之间的关联[60~62]。

组织病理学

组织病理学检查可见萎缩和无序的上皮细胞，伴有基底上皮细胞变性，退行性血管翳，厚度的局灶性破坏和前弹力层缺失，且这些改变随着年龄不断进展[12,63,64]。嗜酸性染色层将上皮基底膜与前弹力层分离，该层是由淀粉样蛋白和胶原组成的(图 70.12)[65]。在角膜基质中可见不规则的、嗜酸性沉积物扭曲了角膜板层结构(图 70.13)。中央、角膜浅层基质可呈现火山口状外观，伴有细短的，分枝状或纵横交错的线条[66]。

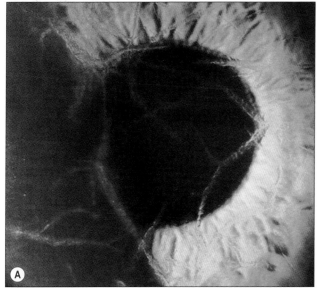

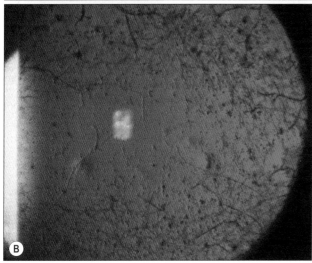

图 70.11 格子状角膜营养不良。(A)在角膜中央的分支状，双明亮线。(B)在红色反射光照射下可见弥漫性角膜受累

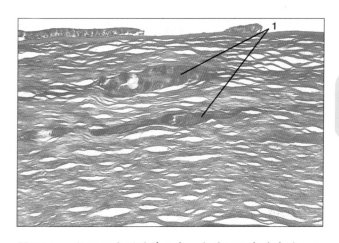

图 70.12 格子状角膜营养不良。光镜显示在前基质和上皮下的梭形沉淀(1)(PAS 染色；×80)

程非常昂贵和耗时。有研究报道了来自四个不同家庭的格子状角膜营养不良的患者，其父母都未患病，而其中两个家庭中有患病的兄弟姐妹，符合常染色体隐性遗传方式[45]。来自这些家庭的患者在晚期会出现视力损害，并出现位于中间基质的，可从角膜缘延伸到角膜缘的格子状粗线。关于这些家庭的 *TGFBI* 基因筛查还未报道。

与原发性局部沉积(多态性淀粉样变性)[54,55]，原发性系统性淀粉样蛋白沉积(Meretoja 综合征)[56]，继发性局部淀粉样蛋白沉积(局部眼外伤)[57~59]有关的非营养不良型角膜淀粉样沉积也可能出现。与 LCD 不同的是，多态性淀粉样变性的外观为视轴角膜深层基质中多形性的点状和丝状混浊，出现在患者 40 多岁或更晚。介于沉积之间的基质正常，且这些

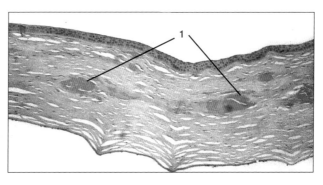

图 70.13 格子状角膜营养不良。前基质中的梭状病变(1)(刚果红染色；×125)

由于营养不良淀粉样蛋白沉积结构中存在 8~10nm 直径的纤维高度对齐(图 70.14A)，在应用组织化学染色和偏光显微镜检查时，它们可表现出典型

特征[65]。这些沉积在刚果红染色中染成橙红色,也可以在 PAS、三重染色法、荧光染料硫磺素 T 中染色。当透过一个偏振滤光器时,可见淀粉样蛋白沉积显示出绿色双折射(图 70.14B)。当组织通过绿色和偏振滤光器检查时,红绿二色性也是一个特征。用结晶紫染色时异染性很明显。用 TGFBI 蛋白抗体行基质淀粉蛋白沉积物免疫组化染色显示,基质沉积物为聚集的突变 TGFBI 蛋白,这种蛋白在经典和变异形式的 LCD 发生错义突变时依然可以产生[67]。经典型格子状角膜营养不良的超微结构检查显示,淀粉样蛋白沉积弹力纤维特殊染色及 Movat 五色法染色阳性,并表现出自发荧光的弹性组织变性(弹性)[63,68]。也可看细小的电子致密的直径为 80~100Å 的纤维胞外物质[69]。在受累区域角膜基质细胞数量减少,并可能出现细胞质空泡化和变性,而在未受累区域会出现代谢活跃[70,71]。后弹力层和内皮细胞通常正常[65,70]。

在格子状角膜营养不良的变异形式中,大量的淀粉样蛋白沉积分散在整个角膜基质。这些刚果红

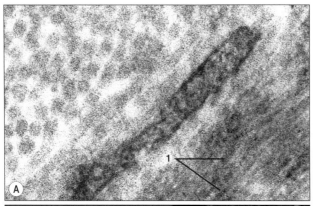
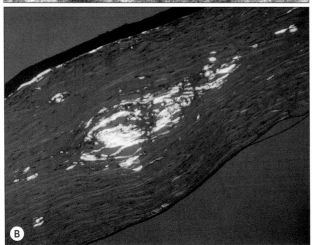

图 70.14 格子状角膜营养不良。(A)透射电镜显示淀粉样纤维(1)(直径 10nm)。(B)偏振光照射可见淀粉样蛋白沉积中的特征性双折射

染色阳性的沉积,主要位于上皮细胞和内皮细胞之间。前弹力层通常只有一个或两个小的中断,也可见位于膜下方、浅基质层中的一个不连续的淀粉样带(15~25μm 宽)[45,72]。后弹力层和内皮细胞正常。

治疗

格子状营养不良的治疗方法取决于患者的症状。复发性角膜上皮糜烂按常规方式处理:包扎、滴用润滑眼表的药物或治疗性角膜接触镜。PTK 术是治疗复发性角膜上皮糜烂和显著影响视力的不规则和/或上皮下瘢痕首选方式。患者的选择应遵循与本文所述的颗粒状角膜营养不良相同的治疗指征[27,28]。

已严重影响视力的基质混浊患者,不适合用 PTK治疗,可以选择板层或穿透角膜移植术治疗[73,74]。角膜移植可恢复角膜透明度,然而格子状角膜营养不良的复发比颗粒状或斑块状角膜营养不良更迅速,在角膜移植术后三年即可见植片中复发的营养不良沉积物[28,75,76]。有趣的是复发性营养不良沉积物与原始沉积物有不同的形态特征,格子线条的复发并不常见。较为常见的是弥漫性点状或丝状的上皮下混浊,加重的上皮下混浊或弥漫性前基质混浊(图 70.15)[73,74]。

斑块状角膜营养不良

Groenouw 角膜营养不良 II 型

不像 GCD1、GCD2 和 LCD,斑块状角膜营养不良与 TGFBI 基因突变无关。然而像 TGFBI 营养不良一样,这是一个定义明确的有已知遗传基础的角膜营养不良,因此它也为 1 类营养不良(C1)[1]。

临床特征

斑块状角膜营养不良(macular corneal dystrophy,MCD)的特点是由于细胞内和细胞外未硫酸化硫酸角质素在角膜基质内沉积导致的角膜混浊[77,78]。经典的三种基质营养不良中,斑块状营养不良是最不常见也最易导致视力损害的。患者从 10 岁开始视力不断下降,一般到 20 岁或 30 岁时视力会受到严重影响。一些患病个体也可能会出现严重的畏光和复发性角膜上皮糜烂,这取决于沉积物的位置和密度[79]。斑块状营养不良的对称性病变通常发生在 3~9 岁之间,是具有弥漫毛玻璃样特点的中央前基质混浊,通过斜光照射法可清晰观察到。10 岁至 20 岁,混浊延伸至角膜周边并逐渐累及角膜全层。随着营养不良的不断进展,可见小的多样的、灰白色的边界不规则的多

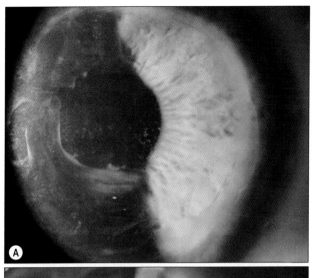

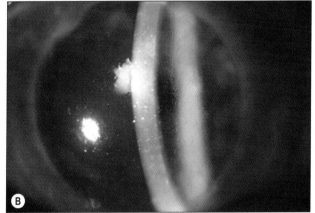

图 70.15　格子状角膜营养不良:(A,B)穿透性角膜移植术后的复发性角膜营养不良,浅表角膜可见沉积物

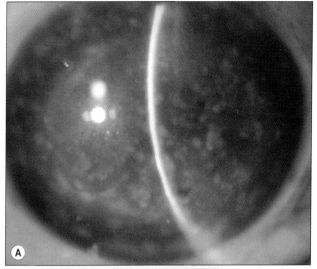

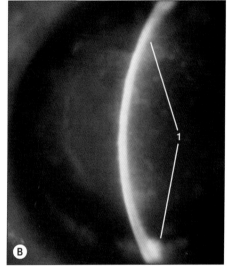

图 70.16　斑块状角膜营养不良。(A)斑块状角膜营养不良基质中有弥漫性混浊,延伸到角膜缘的,多样的、不规则、灰白色的混浊。(B)裂隙灯照片显示周围混浊在后基质中的位置(1)

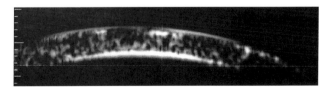

图 70.17　斑块状角膜营养不良。超声生物显微镜检查显示高反射性的混浊存在于角膜基质各层。(Courtesy of Norma Allemann,MD,São Paulo,Brazil.)

形性混浊(图 70.16)。角膜中央的这些混浊更加表浅明显,角膜边缘则更深更分散(图 70.17)。它们在焦点照明下不透明而在间接照明下很易看到。灰白色且边界模糊的结节向前突出,密度不一,导致角膜表面不规则。后期,后弹力层呈现灰色的外观,如果基质混浊但尚可看到深层角膜,可见角膜后弹力层赘疣(guttate)[80,81]。斑块状角膜营养不良常伴有角膜中央厚度变薄[82~84]。

　　在疾病的早期阶段,临床很难鉴别斑块状和颗粒状角膜营养不良。没有家族史、角膜变薄、累及周边及深部基质和早期混浊间透明基质的混浊化,有助于斑块状角膜营养不良的诊断。

流行病学和遗传可能性

　　斑块状角膜营养不良(MIM 217800)是一种与 16 号染色体(16q22.1)上 N- 乙酰葡糖胺 6-O- 磺基转移酶(CHST6,N-acetylglucosamine 6-O-sulfotransferase gene)基因突变相关的常染色体隐性遗传疾病[85,86]。CHST6 突变导致所编码的酶功能丧失,引起角膜基质和角膜基质细胞中未硫酸化硫酸角质素的堆积,继而使角膜混浊。根据血清反应性和抗硫酸硫酸角质素抗体的反应,临床上将斑块状角膜营养不良分为三种

难以区分的免疫表型[87,88]；它们是Ⅰ，ⅠA和Ⅱ型。Ⅰ和ⅠA型的特点是在血清或角膜基质中无法检测到硫酸角质素抗原，尽管在ⅠA型中，角膜基质细胞可与硫酸角质素抗体发生反应[89,90]。Ⅱ型的特点是角膜中存在细胞内和细胞外硫酸角质素抗原，在血清中处于低或正常水平[91~94]。尽管在美国该病行角膜移植治疗比较罕见，但在一些斑块状角膜营养不良临床常见的国家，尤其是有家族史时，斑块状角膜营养不良是角膜移植常见的适应证。

组织病理学

组织学上，斑块状营养不良的特点是基质层间、上皮细胞下方、角膜基质细胞内和内皮细胞中累积的葡萄糖胺聚糖[12,95~97]。葡萄糖胺聚糖可在阿尔辛蓝、胶体铁、异染染料和PAS中染色（图70.18）。角膜后弹力层通常出现赘疣[98]。

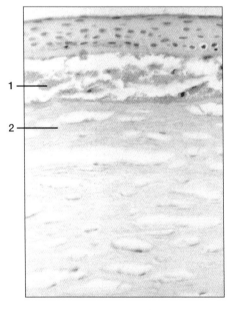

图70.18　斑块状角膜营养不良。光镜观察显示酸性黏多糖密集性(1)和弥漫性(2)染色(阿利新蓝染色;×500)

光镜显示基底上皮细胞变性，且透过累积物质可见局灶性上皮变薄。前弹力层可能不规则变薄或在某些区域缺失。电子显微镜显示葡萄糖胺聚糖在基质细胞内积累，且由于无数的胞浆内空泡和核固缩而膨胀[96,97]。角膜基质细胞数目正常，受累细胞通常更多集中在基质浅层或深层，在中央及周围基质则较少。这些空泡可能是透明的或含有中等电子密度颗粒或纤维状物以及板层小体。角膜后弹力层的前部纹状部分是正常的，但后部非纹状部分有异常内皮沉

积的泡状和颗粒状物质浸润[95,98]。

斑块状角膜营养不良不同于其他涉及糖胺聚糖代谢的疾病，如全身黏多糖贮积症。尽管斑块状角膜营养不良与糖胺聚糖的局限性累积有关，全身黏多糖贮积症是由于黏多糖代谢过程中的普遍异常导致其沉积在各种组织中而引起的。在全身黏多糖贮积症中，异常物质蓄积在溶酶体空泡中，而斑块状角膜营养不良则蓄积在内质网。全身黏多糖贮积症与斑块状角膜营养不良的区别也表现在临床和组织病理学上，全身黏多糖贮积症的组织病理学特点是上皮细胞的显著受累和角膜后弹力层不受累，且全身黏多糖症最容易通过其相关的临床特点、角膜外组织受累情况，尿排泄异常与斑块状角膜营养不良相鉴别[99]。

治疗

斑块状角膜营养不良的治疗取决于患病个体的症状。有色美容镜可以减轻畏光症状。复发性角膜上皮糜烂可以用治疗性角膜接触镜或润滑滴眼液治疗。PTK已被应用在该疾病的早期阶段，但考虑到角膜沉积物分布于全基质层，预计对于大多数患者而言效果有限[27~29]。由于斑块状角膜营养不良患者角膜内皮已受累，故穿透性角膜移植是治疗显著影响视力的基质混浊最常见的方式。然而，鉴于前部深板层角膜移植的优势超过穿透性角膜移植，且报道称斑块状角膜营养不良行穿透角膜移植术后Urrets-Zavalia综合征（术后迟缓综合征）发生率增加，一些外科医生提倡前部深板层角膜移植作为一种可选择的治疗方案[100,101]。然而不管做何种类型的角膜移植，在供体角膜中均可出现营养不良沉积物的复发，其复发速度比TGFBI营养不良角膜移植术后更慢。复发性疾病的临床表现与原发疾病表现相似，通常累及植片外缘浅、深基质。受体角膜细胞侵入供体并产生异常黏多糖。角膜内皮细胞和后弹力层也受到影响，且植片的大小似乎与复发呈负相关[102~104]。

表70.2总结了三大基质营养不良的特点。

Schnyder 角膜营养不良

Schnyder 结晶状角膜营养不良

Schnyder角膜营养不良（Schnyder corneal dystrophy，SCD）是1类（C1）营养不良。

临床特征

这种罕见的基质营养不良是由Van Went和

表 70.2 三大基质营养不良特点

特征	颗粒状角膜营养不良	斑块状角膜营养不良	格子状角膜营养不良
出现角膜沉积物、临床症状的年龄	前十年	前十年	前十年
	第 20~30 年或无症状	前十年	第 10~20 年
遗传	常染色体显性	常染色体隐性	常染色体显性
视力下降	到第 30~40 或 40~50 年	前十年或第 10~20 年	到第 10~20 或 20~30 年
糜烂	不常见	常见	频繁
混浊	散在,边界清晰 早期其间基质清晰 后变朦胧 上皮下点状 不累积角膜缘	边缘模糊 其间基质朦胧 延伸至角膜缘 累及血管内皮 中央病变靠前、外周病变靠后	早期 反射性细小的点线 弥漫的中央混浊 除了特殊情况,角膜缘区清晰
角膜厚度	正常	变薄	正常
组织化学染色	三重染色法 LUXol 快蓝染色 微原纤维蛋白抗体 硫磺素 T(荧光性)	PAS 胶体铁 阿尔新蓝 异染染料	PAS 刚果红 结晶紫(异染性)
累积物质	TGFBI 蛋白	未硫酸化硫酸角质素	TGFBI 蛋白
显著临床特征	清晰的角膜缘区域	混浊累及角膜缘角膜变薄,除非失代偿	格子状线条

Wibaut 根据一家族的三代人进行首次描述的[105],但命名是根据随后提供进一步的临床特征描述的人的名字所命名[106,107]。曾有报道,Schnyder 角膜营养不良在童年后不会进展,但随后的报告记录了一个与年龄相关的特征性表型[108]。最早的表现包括轴向分布、环形或盘状的灰色前基质混浊,患者发病年龄 20~30 多岁。上皮下结晶也可能出现,并且可以在与混浊相似的位置沉积,形成相似的环形或盘状图案,这种图案出现在 50% 的患病个体中(图 70.19A)[109-111]。介于混浊之间的基质通常是透明的,但有时也呈现弥漫性小点状混浊[112-113]。在 30 多岁,几乎所有患者都会出现角膜类脂环,是诊断 SCD 可靠的临床表现。40 岁后,位于中央混浊的基质和外周逐步形成的环状混浊之间的正常角膜基质,同样会出现弥漫性基质混浊(图 70.19B)[111]。病变部位的角膜感觉可能逐步下降。上皮细胞、内皮细胞和角膜后弹力层基本保持正常,患者很少表现出上皮糜烂。未见病变可逆的报道[114]。

角膜基质结晶体的鉴别诊断包括 Bietti 结晶状营养不良、胱氨酸和异常蛋白血症,如多发性骨髓瘤、巨球蛋白血症、霍奇金氏病、良性单克隆丙种球蛋白病和冷球蛋白血症。详细的临床病史和家族史通常可以从这些疾病中鉴别出显性遗传的 SCD,而分子遗传学检查对于确认或否定 SCD 的临床诊断有价值。此外通过使用角膜内皮显微镜可以鉴别胆固醇结晶并将该病与其他疾病相鉴别[115]。

光学相干断层成像可见前部角膜混浊呈强反光,在激光共聚焦显微镜成像中,可显示角膜神经损伤,无法检测内皮细胞层,也可见前部角膜混浊呈强反光[62-116]。

流行病学和遗传可能性

Schnyder 角膜营养不良(MIM 121800)是一种与染色体 1p36 上 UbiA 异戊烯基转移酶域 1 基因(UbiA prenyltransferase domain containing 1 gene,*UBIAD1*)突变有关的常染色体显性遗传疾病[117,118]。这种罕见的常染色体显性遗传疾病与一些特定患病家族有关,这些家族都有高脂血症,伴或不伴有高甘油三酯血症,且该病通常与膝外翻关系不大,膝外翻可能是作为一个单独的特性得以遗传[110]。该病与原发性高脂血症无直接关联,且血脂水平与角膜混浊的程度无关[114]。该病可能是一种局限性胆固醇代谢障碍,会因系统性高脂血症而加重。Burns 等人,用静脉注射标记的胆固醇研究这一理论,发现在行角膜移植术前,这些胆固醇聚集在 Schnyder 角膜营养不良患者的角膜中。这一发现表明了胆固醇的主动沉积以及血清胆固醇转换率的降低[119]。文献中已经报道了大约 50 个家

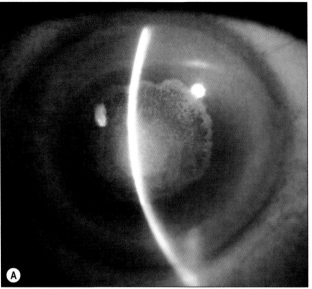

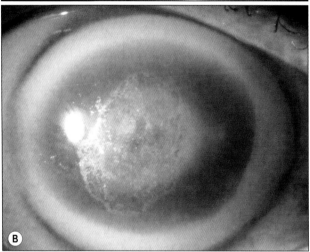

图 70.19　Schnyder 角膜营养不良。(A)在裂隙照明中可见特征性的中央,表浅盘状结晶沉积。(B)在弥散光线照明中可见密集的角膜环和盘状中央基质混浊,使角膜呈现出靶形外观

族,主要是瑞典 - 芬兰裔、加之美国、英国、德国、爱尔兰、捷克、台湾与大陆和日本裔[117,118,120~124]。动物模型已有报道,高胆固醇饲料喂养的小鼠以及自发性患病的狗中出现类似的角膜病变[19,126]。

组织病理学

在各层角膜基质中,已经发现的沉积物有脂质、中性球状脂肪和胆固醇[127,128]。游离脂肪酸和甘油三酯染色常为阴性[129]。已确定的胆固醇为双折射结晶、非晶态的胆固醇和胆固醇酯类[109]。因此,处理标本时对新鲜组织行特殊脂质染色如油红 O 或苏丹黑染色。上皮的变化包括糖原储备的增加,上皮下糖原沉积和前弹力层的局灶或全层破坏(图 70.20)[129~131]。

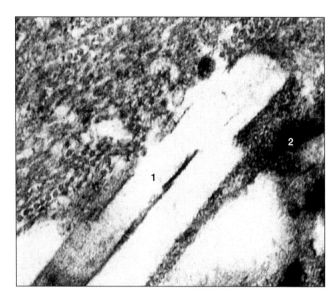

图 70.20　Schnyder 角膜营养不良。角膜前基质的电子显微镜检查显示结晶(1)和周围的纤维颗粒沉积(2)

覆盖的上皮基底膜也可能会丢失。基质呈现出的局灶性圆形空洞,这可能代表着中性脂肪沉积,可能与裂隙灯检查下看到的组织处理过程中溶解的圆点有关。纤维状或颗粒状电子致密物质在这些空洞周边不完全可见,可能是临床检查中看到的基质混浊。已在角膜基质中发现摄取了脂质的巨噬细胞,而在基底上皮中十分罕见。内皮细胞层局灶性不连续变性也很少见[128]。

治疗

系统性高脂血症的检验应包括空腹血胆固醇、甘油三酯水平和脂蛋白电泳。在疾病的早期阶段,很少有出现严重视力损害需要行前部深板层或穿透角膜移植的患者。然而,视觉敏感度和角膜知觉会随着疾病的进展恶化,需要手术干预。对于前基质结晶沉积和 / 或基质混浊导致视力损害的患者,大量病例证明 PTK 可以提高患者的视力[132~134]。然而在全层基质混浊的情况下,PTK 的作用有限,需要行前部深板层或穿透角膜移植。在板层或穿透角膜移植术后,可能会出现胆固醇结晶复发[110,130]。

Fleck 角膜营养不良

François-Neetens 斑点状(mouchetée)角膜营养不良

用 IC3D 分类,Fleck 角膜营养不良(fleck corneal

dystrophy,FCD)是一个 1 类(C1)营养不良:一种定义明确的角膜营养不良,其基因已被定位和识别且已知特异性突变。

临床特征

在 1957 年,François 和 Neetans 最初描述该病通常双侧发病,但病变常不对称[135]。由于基质混浊部分少且无上皮细胞受累,视力往往不受影响。虽然部分患者可能会出现畏光,但大多数患者是无症状。单眼或双眼的角膜基质中出现灰白色散在头皮屑样混浊,可遍及一侧角膜缘与另一侧角膜缘之间,往往不累及前弹力层(图 70.21)。混浊呈环形,也可能呈椭圆形、圆形或星形围绕在透明的中心角膜周围。使用后部反光照明法,可出现折射[19]。这类疾病通常不会发展,只能通过仔细的裂隙灯显微镜检查发现。可能会伴有点状的晶状体皮质混浊和角膜知觉减弱[136,137]。这种营养不良很少与圆锥角膜,特应性疾病[138]、中央性云状营养不良、弹性假黄瘤和角膜皮样瘤[136]有关,

但偶而也会有联系。

共聚焦显微镜显示散在的灰白色基质混浊物,这些混浊代表核增大的角膜细胞[139,140]。

流行病学和遗传可能性

Fleck 角膜营养不良(MIM 121850)是一种常染色体显性遗传疾病,在出生时即可出现。它已与磷酸肌醇激酶,含 FYVE finger 基因(PIKFYVE,phosphoinositide kinase,FYVE finger-containing gene)突变相关,这种基因最早被认为是染色体 2q35 上磷脂酰肌醇-3-磷酸盐/磷脂酰肌醇 5-激酶Ⅲ型基因(PIP5K3,phosphatidylinositol-3-phosphate/phosphatidylinositol 5-kinase type Ⅲ gene)[141,142]。

组织病理学

此种营养不良只累及特定的角膜细胞;其余的上皮、基质和内皮结构仍然是完好的。异常的角膜细胞膜结合空泡中有过多的糖胺多糖和纤维颗粒物质,在较小的膜泡中有脂类和电子致密小体,导致光镜下表现肿胀[136,143]。糖胺聚糖可在阿尔新蓝或胶体铁染色中显示出来,且脂类可在苏丹黑 B 和油红 O 染色中显示。通过电子显微镜检查,可见受累角膜细胞中有胞质空泡,多形性电子致密物质和膜包裹体,在斑块状角膜营养不良(也与细胞外黏多糖沉积相关)和黏多糖贮积症中可看到的类似的改变[143~144]。

治疗

由于患者通常无症状,所以无需治疗。

François 中心性云状角膜营养不良

François 中心性云状角膜营养不良(central cloudy dystrophy of françois,CCDF)是 4 类(C4)营养不良,这表明它是一个"……先前记录的角膜营养不良,尽管它作为一种独立疾病的证据还不充分[1]。"

临床特征

François 最初在 1956 年描述了这种以他自己名字命名的疾病,比他初次描述 Fleck 角膜营养不良早一年[135,145]。CCDF 出现在患者 10 岁之前,和 Fleck 角膜营养不良一样无症状且不会进展。它的特点是角膜表现为被清晰的纵横交错的线条分隔的多边形后基质灰色混浊(图 70.22)。混浊不累及角膜浅层,也不延伸到角膜边缘。因为上皮细胞未累及,所以不

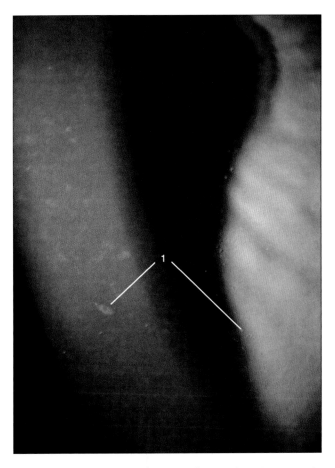

图 70.21 Fleck 角膜营养不良。在角膜基质各层可见各种多形性灰色小沉积(1),其间基质透明。病变分布与角膜缘至角膜缘之间

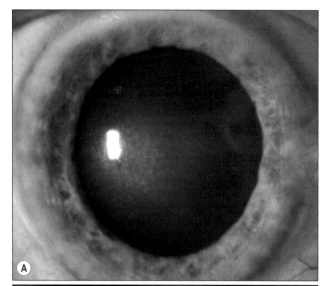

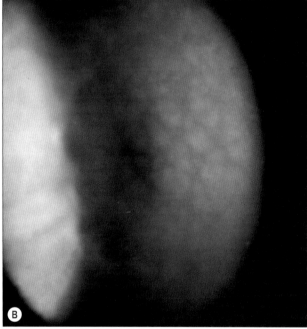

图 70.22　François 中心性云状角膜营养不良。(A)弥散光照明显示位于中心央多形性的灰色混浊。(B)宽裂隙斜照使"冰裂纹"样角膜混浊外观更加突出

会出现角膜上皮糜烂。此外基质厚度正常不会出现角膜知觉丧失。临床上这些病变与后部鲨鱼皮状角膜变性中观察到的病变一致,而后者多态性基质混浊通常累及基质外缘和前部。其他已报道的与 CCDF 有关的眼部疾病包括球形晶状体、fleck、后弹力层前营养不良和青光眼[146,147]。临床表现类似的疾病包括角膜水肿和后部无定形性角膜营养不良,前者可通过其在中央基质混浊处没有清晰线条且中央角膜厚度增加与该病鉴别,后者可以通过其后基质层混浊和角膜中央厚度的降低加以鉴别。

流行病学和遗传可能性

François 中央云状营养不良(CCDF;MIM 217600)发病通常散发,尽管曾报道过一个显性遗传的家庭[148]。鉴于大多数患者没有家族病史,尚未进行连锁基因研究,因此基因位点尚未确定。

组织病理学

对从 CCDF 患者中取出的角膜行组织病理检查显示细胞外黏多糖沉积。超微结构分析显示细胞外和内皮细胞空泡,有些空泡含有纤维性颗粒物质和电子致密沉积物[149]。

治疗

由于患病个体通常无症状,所以无须治疗。

后部无定形性角膜营养不良

根据有关其遗传基础的描述,后部无定形性角膜营养不良(posterior amorphous corneal dystrophy,PACD)最近从 3 类改为 1 类(C1)[1]。

临床特征

PACD 的特点是患者在 10 岁前会出现进展缓慢的双侧后部基质混浊和角膜变薄。完全或不完全灰色片状混浊通常出现在后部基质并累及周边角膜,在一些病例中,也从一侧角膜缘延伸到另一侧角膜缘(图 70.23)[150]。患者可出现角膜变薄(平均 453μm)且通常比正常角膜更平(平均 39.12D)[150-152]。因此尽管许多患者出现远视,但可以通过矫正屈光不正获得良好视力。与其相关的虹膜异常包括:瞳孔异位、假多瞳症、虹膜角膜粘连以及在前房角镜检查中看到的显著 Schwalbe 线和细小虹膜突起,因此人们将 PACD 归为眼前段发育不全而不是角膜营养不良[147,150-152]。

然而并没见到与青光眼有关联的报道。

尽管后部基质混浊且混浊间区域透明是 PACD 和 François 中央云状营养不良共有的临床特征,家族史、角膜地形图、角膜厚度测量以及虹膜异常的出现或缺失都是鉴别两者的可靠手段。

流行病学和遗传可能性

后部无定形性角膜营养不良(MIM 612868)是一种常染色体显性遗传病,与基因簇((keratocan(KERA),lumican(LUM),decorin(DCN)and epiphycan

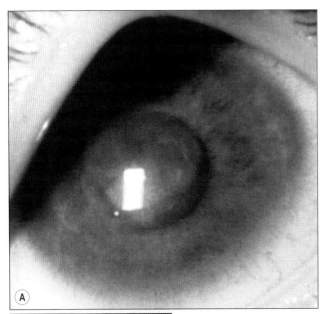

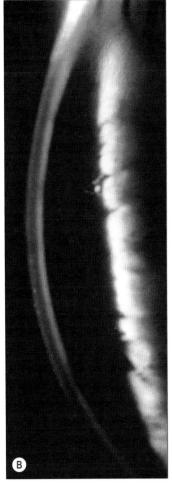

图70.23　后部无定形性角膜营养不良。(A)在一个六个月大的婴儿中可见中央角膜混浊(1)。(B)在窄裂隙照明中显示在变薄的角膜中有后部基质片层混浊

（EPYC））中一个杂合子的缺失有关，这个基因簇被认为是富含亮氨酸的小蛋白聚糖，并参与胶原纤维形成和基质组装，位于染色体12q21上[153]。

组织病理学

光镜检查显示，后部基质层不规则，同时出现的细胞外物质可用胶体铁染色[152]。尽管在一名患者的角膜后弹力层后发现了增厚的胶原层，但来自PACD遗传基础已确认家庭的患病个体却没有观察到这种改变[152,154]。超微结构分析显示后基质板层结构混乱，胶原纤维和角膜内皮细胞中的囊膜结合物使后弹力层中断[152,155]。

治疗

尽管PACD通常无症状，但在一些患者中角膜混浊可能显著影响视力，10%(2/20)的来自PACD遗传基础已确认家庭的患者需要行角膜移植术[152]。

先天性角膜基质营养不良

先天性遗传性角膜基质营养不良

先天性角膜基质营养不良(congenital stromal corneal dystrophy，CSCD)是1类(C1)营养不良。

临床特征

这种显性遗传性营养不良与混乱基质纤维化造成的双侧、先天性角膜混浊有关，这种基质纤维化一般不进展或缓慢进展[156]。除了弥漫性基质混浊，还可以看到局灶性白色基质混浊，主要存在于中央前部基质，在周边的密度低，但也可累及后部基质。角膜上皮是完好的，无糜烂、水肿或知觉减退。由于基质厚度正常或轻度增加，角膜厚度测量可以鉴别CSCD与其他造成先天性角膜混浊的疾病，如先天性遗传性角膜内皮营养不良、先天性青光眼、后部多形性角膜营养不良。视敏度会下降，严重的弱视、搜索性眼球震颤也会进展[152,156]。此外内斜视也已报道[19]。在光学相干断层成像和共聚焦显微镜中基质反射率增加明显[157]。

流行病学和遗传可能性

先天性角膜基质营养不良(MIM 610048)是一种常染色体显性遗传病，与染色体12q21上核心蛋白多糖基因(DCN)突变有关[33]。该病可能是所有基质营养不良中最不常见的，CSCD至今只在六个家庭中报

道过,且每个家庭都来自不同的国家[1,156~161]。

组织病理学说

密集平行排列的胶原层,形态类似于正常胶原层,与随机排列的中心光亮且聚集不是很紧密的胶原纤维层相交替。在基质受累区域的胶原纤维直径大约为15~16nm,是正常直径30~32nm的一半[157]。小于正常直径的胶原纤维也存在于格子状和颗粒状角膜营养不良,但这种交替的图案是先天遗传性基质营养不良所特有的。与预期的一样,由于内皮细胞的结构和功能正常,在组织病理切片中并没有发现基质水肿[156]。尽管前部纹状层发育不良,角膜后弹力层的厚度正常,表明在发展过程中,内皮细胞功能异常可能在疾病的发病机制中发挥作用[147]。相反,先天性遗传性角膜内皮营养不良的特点是后弹力层非常薄以及角膜后弹力膜和异常内皮细胞之间可见多层胶原组织结构。

治疗

穿透角膜移植往往在患病早期进行以预防不可逆性弱视,报道称在植片角膜基质中无复发性混浊。最终视力很大程度上取决于穿透角膜移植的时机,据报道矫正视力可达20/25[156,157]。

后弹力层前角膜营养不良

后弹力层前角膜营养不良(pre-descemet corneal dystrophy,PDCD)可以单独发生,在这种情况下,它被归类为4类(C4)营养不良,或者与X-连锁鱼鳞病同时出现,在这种情况下,它是1类(C1)营养不良[1]。

临床特征

后弹力层前营养不良的特点是角膜后部基质在散的灰色混浊,它们呈典型的线性或点状,如同粗盐颗粒(图70.24)。不太常见的大的多形性混浊可呈圆形、逗点形的、锯齿形的、蠕虫形或树枝状[162]。在后弹力层前部的基质混浊可能呈现弥漫性、中央性、或环形分布,很少累及角膜周边和中央。双侧对称且在30岁以后出现基质混浊的患者通常视力不受影响。PDCD的变异型是点状多色的后弹力层前显性营养不良(pre-Descement dominant dystropy),可以与基质混浊的多色性加以区别[163,164]。已报道在一些全身性疾病和角膜变性、营养不良中,后部基质混浊类似于在PDCD中看到的混浊,这些全身性疾病包括弹性假

黄色瘤[165]和X连锁隐性遗传鱼鳞病[166,167]、角膜变性、营养不良包括圆锥角膜[162,165]、后部无定形性角膜营养不良[162]、上皮基底膜营养不良和Francoçis中央云状营养不良[165]。共聚焦显微镜仅显示位于后弹力层前面的细胞内和细胞外高反射性混浊[140,168]。

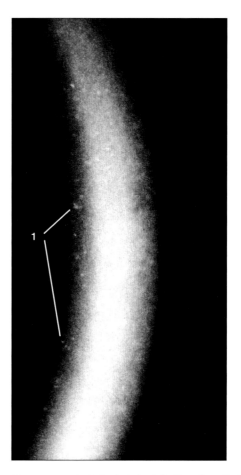

图70.24 后弹力层前角膜营养不良。裂隙照明显示后基质细小灰白色混浊物(1)

流行病学和遗传可能性

由于来自相同家庭的病例很少,PDCD还没有已明确的遗传模式。Grayson和Wilbrandt[162]在一些兄弟姐妹中报道了这种营养不良,并根据两代三个家族中的情况对其进行描述。点状和多色性后弹力层前部显性营养不良最初是根据一个家庭的连续四代进行记录,在这个家庭中没有男-男遗传,提示该病是伴X染色体或常染色体显性遗传[163]。虽然没有已明确的PDCD或点状和多色性后弹力层前显性营养不良的基因位点,但与X-连锁鱼鳞病有关的PDCD与染色体Xp22.31上类固醇硫酸酯酶基因(STS,steroid sulfatase gene)的突变或删除有关[166]。

组织病理学

Curran 等人描述一例角膜后弹力层附近角膜细胞扩大,除此位置其余部位的角膜细胞正常,上述角膜细胞出现空泡化,并含有 PAS 染色阳性的物质及油红 O 染色、苏丹黑 B 染色阳性的脂质和 Baker 磷脂[169]。电子显微镜显示在细胞质中的膜结合空泡含有电子致密小体和纤维性颗粒物质。这些发现与磷脂和中性脂肪沉积物一致,提示病变中可能有年龄相关性的退化过程[169,170]。

治疗

由于角膜混浊不会严重影响视力,所以无需治疗。

（黄晓丹　译　晋秀明　校）

参考文献

1. Weiss JS, Moller HU, Aldave AJ, et al. IC3D classification of corneal dystrophies–edition 2. *Cornea* 2015;**34**(2):117–59.
2. Groenouw A. Knotchenformige Hornhauttrubungen (noduli corneae). *Arch Augenheilkd* 1890;**21**:281.
3. Bucklers M. *Die erblichen Hornhautdystrophie: dystrophiae corneae hereditariae*. Stuttgart: Ferdinand Enke Verlag; 1938.
4. Weidle EG, Lisch W. Various forms of opacities of granular corneal dystrophy. *Klin Monbl Augenheilkd* 1984;**185**(3):167–73.
5. Haddad R, Font RL, Fine BS. Unusual superficial variant of granular dystrophy of the cornea. *Am J Ophthalmol* 1977;**83**(2):213–18.
6. Rodrigues MM, Gaster RN, Pratt MV. Unusual superficial confluent form of granular corneal dystrophy. *Ophthalmology* 1984;**91**(1 Suppl.):1507–11.
7. Forsius H, Eriksson AW, Karna J, et al. Granular corneal dystrophy with late manifestation. *Acta Ophthalmol (Copenh)* 1983;**61**(4):514–28.
8. Sekimoto M, Hayasaka S, Furuse N, et al. Concomitant granular dystrophy of the cornea and cone dystrophy. *Ophthalmologica* 1988;**197**(2):57–9.
9. Munier FL, Korvatska E, Djemai A, et al. Kerato-epithelin mutations in four 5q31-linked corneal dystrophies. *Nat Genet* 1997;**15**(3):247–51.
10. Korvatska E, Munier FL, Djemai A, et al. Mutation hot spots in 5q31-linked corneal dystrophies. *Am J Hum Genet* 1998;**62**(2):320–4.
11. Hilton EN, Black GC, Manson FD, et al. De novo mutation in the BIGH3/TGFB1 gene causing granular corneal dystrophy. *Br J Ophthalmol* 2007;**91**(8):1083–4.
12. Jones ST, Zimmerman LE. Histopathologic differentiation of granular, macular and lattice dystrophies of the cornea. *Am J Ophthalmol* 1961;**51**:394–410.
13. Garner A. Histochemistry of corneal granular dystrophy. *Br J Ophthalmol* 1969;**53**(12):799–807.
14. Iwamoto T, Stuart JC, Srinivasan BD, et al. Ultrastructural variation in granular dystrophy of the cornea. *Albrecht Von Graefes Arch Klin Exp Ophthalmol* 1975;**194**(1):1–9.
15. Streeten BW, Qi Y, Klintworth GK, et al. Immunolocalization of beta ig-h3 protein in 5q31-linked corneal dystrophies and normal corneas. *Arch Ophthalmol* 1999;**117**(1):67–75.
16. Klintworth GK, Valnickova Z, Enghild JJ. Accumulation of beta ig-h3 gene product in corneas with granular dystrophy. *Am J Pathol* 1998;**152**(3):743–8.
17. Sornson ET. Granular dystrophy of the cornea: An electron microscopic study. *Am J Ophthalmol* 1965;**59**:1001–7.
18. Akiya S, Brown SI. Granular dystrophy of the cornea. Characteristic electron microscopic lesion. *Arch Ophthalmol* 1970;**84**(2):179–92.
19. Waring GO 3rd, Rodrigues MM, Laibson PR. Corneal dystrophies. I. Dystrophies of the epithelium, Bowman's layer and stroma. *Surv Ophthalmol* 1978;**23**(2):71–122.
20. Wittebol-Post D, van der Want JJ, van Bijsterveld OP. Granular dystrophy of the cornea (Groenouw's type I). Is the keratocyte the primary source after all? *Ophthalmologica* 1987;**195**(4):169–77.
21. Johnson BL, Brown SI, Zaidman GW. A light and electron microscopic study of recurrent granular dystrophy of the cornea. *Am J Ophthalmol* 1981;**92**(1):49–58.
22. Witschel H, Sundmacher R. Bilateral recurrence of granular corneal dystrophy in the grafts. A clinico-pathologic study. *Albrecht Von Graefes Arch Klin Exp Ophthalmol* 1979;**209**(3):179–88.
23. Lyons CJ, McCartney AC, Kirkness CM, et al. Granular corneal dystrophy. Visual results and pattern of recurrence after lamellar or penetrating keratoplasty. *Ophthalmology* 1994;**101**(11):1812–17.
24. Rodrigues MM, Streeten BW, Krachmer JH, et al. Microfibrillar protein and phospholipid in granular corneal dystrophy. *Arch Ophthalmol* 1983;**101**(5):802–10.
25. Lempert SL, Jenkins MS, Johnson BL, et al. A simple technique for removal of recurring granular dystrophy in corneal grafts. *Am J Ophthalmol* 1978;**86**(1):89–91.
26. Moller HU, Ehlers N. Early treatment of granular dystrophy (Groenouw type I). *Acta Ophthalmol (Copenh)* 1985;**63**(5):597–600.
27. Stark WJ, Chamon W, Kamp MT, et al. Clinical follow-up of 193 nm ArF excimer laser photokeratectomy. *Ophthalmology* 1992;**99**(5):805–12.
28. Stein HA Cheskes A, Stein RM. *The Excimer: fundamentals and clinical use*. Thorofare: Slack; 1994.
29. Hahn TW, Sah WJ, Kim JH. Phototherapeutic keratectomy in nine eyes with superficial corneal diseases. *Refract Corneal Surg* 1993;**9**(2 Suppl.):S115–18.
30. Brownstein S, Fine BS, Sherman ME, et al. Granular dystrophy of the cornea. Light and electron microscopic confirmation of recurrence in a graft. *Am J Ophthalmol* 1974;**77**(5):701–10.
31. Herman SJ, Hughes WF. Recurrence of hereditary corneal dystrophy following keratoplasty. *Am J Ophthalmol* 1973;**75**(4):689–94.
32. Rodrigues MM, McGavic JS. Recurrent corneal granular dystrophy: a clinicopathologic study. *Trans Am Ophthalmol Soc* 1975;**73**:306–16.
33. Stuart JC, Mund ML, Iwamoto T, et al. Recurrent granular corneal dystrophy. *Am J Ophthalmol* 1975;**79**(1):18–24.
34. Folberg R, Alfonso E, Croxatto JO, et al. Clinically atypical granular corneal dystrophy with pathologic features of lattice-like amyloid deposits. A study of these families. *Ophthalmology* 1988;**95**(1):46–51.
35. Holland EJ, Daya SM, Stone EM, et al. Avellino corneal dystrophy. Clinical manifestations and natural history. *Ophthalmology* 1992;**99**(10):1564–8.
36. Konishi M, Yamada M, Nakamura Y, et al. Varied appearance of cornea of patients with corneal dystrophy associated with R124H mutation in the BIGH3 gene. *Cornea* 1999;**18**(4):424–9.
37. Hong JP, Kim TI, Chung JL, et al. Analysis of deposit depth and morphology in granular corneal dystrophy type 2 using Fourier domain optical coherence tomography. *Cornea* 2011;**30**(7):729–38.
38. Sturrock GD. Lattice corneal dystrophy: a source of confusion. *Br J Ophthalmol* 1983;**67**(9):629–34.
39. Rodrigues MM, Krachmer JH. Recent advances in corneal stromal dystrophies. *Cornea* 1988;**7**(1):19–29.
40. Dubord PJ, Krachmer JH. Diagnosis of early lattice corneal dystrophy. *Arch Ophthalmol* 1982;**100**(5):788–90.
41. Durand L, Resal R, Burillon C. Focus on an anatomoclinical entity: Biber-Haab-Dimmer lattice dystrophy. *J Fr Ophtalmol* 1985;**8**(11):729–34.
42. Stewart H, Black GC, Donnai D, et al. A mutation within exon 14 of the TGFBI (BIGH3) gene on chromosome 5q31 causes an asymmetric, late-onset form of lattice corneal dystrophy. *Ophthalmology* 1999;**106**(5):964–70.
43. Stock EL, Feder RS, O'Grady RB, et al. Lattice corneal dystrophy type IIIA. Clinical and histopathologic correlations. *Arch Ophthalmol* 1991;**109**(3):354–8.
44. Fujiki K, Hotta Y, Nakayasu K, et al. A new L527R mutation of the betaIGH3 gene in patients with lattice corneal dystrophy with deep stromal opacities. *Hum Genet* 1998;**103**(3):286–9.
45. Hida T, Tsubota K, Kigasawa K, et al. Clinical features of a newly recognized type of lattice corneal dystrophy. *Am J Ophthalmol* 1987;**104**(3):241–8.
46. Mehta RF. Unilateral lattice dystrophy of the cornea. *Br J Ophthalmol* 1980;**64**(1):53–5.
47. Ramsey MS, Fine BS, Cohen SW. Localized corneal amyloidosis: case report with electron microscopic observations. *Am J Ophthalmol* 1972;**73**(4):560–5.
48. Reshmi CS. Unilateral lattice dystrophy of the cornea. Report of a case. *Med J Aust* 1971;**1**(18):966–7.
49. Aldave AJ, Rayner SA, Kim BT, et al. Unilateral lattice corneal dystrophy associated with the novel His572del mutation in the TGFBI gene. *Mol Vis* 2006;**12**:142–6.
50. Biber H. Ueber einige seltene Horhautkrankungan. Zurich 1890.
51. Haab O. Die gittrige Keratitis. *Z Augenheilkd* 1899;**2**:235.
52. Dimmer F. Ueber oberflachliche gittrige Hornhauttrubung. 1899;2:354.
53. Weiss JS, Moller HU, Lisch W, et al. The IC3D classification of the corneal dystrophies. *Cornea* 2008;**27**(Suppl. 2):S1–83.
54. Mannis MJ, Krachmer JH, Rodrigues MM, et al. Polymorphic amyloid degeneration of the cornea. A clinical and histopathologic study. *Arch Ophthalmol* 1981;**99**(7):1217–23.
55. Aldave AJ, Rayner SA, King JA, et al. No pathogenic mutations identified in the TGFBI gene in polymorphic corneal amyloid deposition. *Cornea* 2006;**25**(4):413–15.

7

56. Weber FL, Babel J. Gelatinous drop-like dystrophy. A form of primary corneal amyloidosis. *Arch Ophthalmol* 1980;**98**(1):144–8.

57. Garner A. Amyloidosis of the cornea. *Br J Ophthalmol* 1969;**53**(2): 73–81.

58. Aldave AJ, Principe AH, Lin DY, et al. Lattice dystrophy-like localized amyloidosis of the cornea secondary to trichiasis. *Cornea* 2005;**24**(1): 112–15.

59. Aldave AJ, Lin DY, Principe AH, et al. Anterior basement membrane corneal dystrophy and pseudo-unilateral lattice corneal dystrophy in a patient with recurrent corneal erosions. *Am J Ophthalmol* 2004;**137**(6): 1124–7.

60. Hoang-Xuan T, Elmaleh C, Dhermy P, et al. Association of a lattice dystrophy and keratoconus: anatomo-clinical study apropos of a case. *Bull Soc Ophtalmol Fr* 1989;**89**(1):35–8.

61. Sassani JW, Smith SG, Rabinowitz YS. Keratoconus and bilateral lattice-granular corneal dystrophies. *Cornea* 1992;**11**(4):343–50.

62. Jing Y, Liu C, Xu J, et al. A novel UBIAD1 mutation identified in a Chinese family with Schnyder crystalline corneal dystrophy. *Mol Vis* 2009;**15**:1463–9.

63. Zechner EM, Croxatto JO, Malbran ES. Superficial involvement in lattice corneal dystrophy. *Ophthalmologica* 1986;**193**(4):193–9.

64. Yanoff M, Fine BS, Colosi NJ, et al. Lattice corneal dystrophy. Report of an unusual case. *Arch Ophthalmol* 1977;**95**(4):651–5.

65. François J, Feher J. Light microscopical and polarisation optical study of the lattice dystrophy of the cornea. *Ophthalmologica* 1972;**164**(1): 1–18.

66. Takahashi N, Sasaki K, Nakaizumi H, et al. Specular microscopic findings of lattice corneal dystrophy. *Int Ophthalmol* 1987;**10**(1): 47–53.

67. Aldave AJ, Yellore VS, Sonmez B, et al. A novel variant of combined granular-lattice corneal dystrophy associated with the Met619Lys mutation in the TGFBI gene. *Arch Ophthalmol* 2008;**126**(3):371–7.

68. Pe'er J, Fine BS, Dixon A, et al. Corneal elastosis within lattice dystrophy lesions. *Br J Ophthalmol* 1988;**72**(3):183–8.

69. McTigue JW, Fine BS. The stromal lesion in lattice dystrophy of the cornea. A light and electron microscopic study. *Invest Ophthalmol* 1964;**3**:355–61.

70. Klintworth GK. Lattice corneal dystrophy. An inherited variety of amyloidosis restricted to the cornea. *Am J Pathol* 1967;**50**(3):371–99.

71. Hogan MJ, Albarado J. Ultrastructure of lattice dystrophy of the cornea. A case report. *Am J Ophthalmol* 1967;**64**(3):Suppl:656–60.

72. Hida T, Proia AD, Kigasawa K, et al. Histopathologic and immunochemical features of lattice corneal dystrophy type III. *Am J Ophthalmol* 1987; **104**(3):249–54.

73. Meisler DM, Fine M. Recurrence of the clinical signs of lattice corneal dystrophy (type I) in corneal transplants. *Am J Ophthalmol* 1984;**97**(2): 210–14.

74. Klintworth GK, Ferry AP, Sugar A, et al. Recurrence of lattice corneal dystrophy type 1 in the corneal grafts of two siblings. *Am J Ophthalmol* 1982;**94**(4):540–6.

75. Lanier JD, Fine M, Togni B. Lattice corneal dystrophy. *Arch Ophthalmol* 1976;**94**(6):921–4.

76. Lorenzetti DW, Kaufman HE. Macular and lattice dystrophies and their recurrences after keratoplasty. *Trans Am Acad Ophthalmol Otolaryngol* 1967;**71**(1):112–18.

77. SundarRaj N, Barbacci-Tobin E, Howe WE, et al. Macular corneal dystrophy: immunochemical characterization using monoclonal antibodies. *Invest Ophthalmol Vis Sci* 1987;**28**(10):1678–86.

78. Klintworth GK, Meyer R, Dennis R, et al. Macular corneal dystrophy. Lack of keratan sulfate in serum and cornea. *Ophthalmic Paediatr Genet* 1986;**7**(3):139–43.

79. Jonasson F, Johannsson JH, Garner A, et al. Macular corneal dystrophy in Iceland. *Eye (Lond)* 1989;**3**(Pt 4):446–54.

80. Pouliquen Y, Dhermy P, Renard G, et al. Combined macular dystrophy and cornea guttata: an electron microscopic study. *Albrecht Von Graefes Arch Klin Exp Ophthalmol* 1980;**212**(3–4):149–58.

81. François J. Heredo-familial corneal dystrophies. *Trans Ophthalmol Soc U K* 1966;**86**:367–416.

82. Ehlers N, Bramsen T. Central thickness in corneal disorders. *Acta Ophthalmol (Copenh)* 1978;**56**(3):412–16.

83. Donnenfeld ED, Cohen EJ, Ingraham HJ, et al. Corneal thinning in macular corneal dystrophy. *Am J Ophthalmol* 1986;**101**(1):112–13.

84. Quantock AJ, Meek KM, Ridgway AE, et al. Macular corneal dystrophy: reduction in both corneal thickness and collagen interfibrillar spacing. *Curr Eye Res* 1990;**9**(4):393–8.

85. Akama TO, Nishida K, Nakayama J, et al. Macular corneal dystrophy type I and type II are caused by distinct mutations in a new sulphotransferase gene. *Nat Genet* 2000;**26**(2):237–41.

86. El-Ashry MF, Abd El-Aziz MM, Wilkins S, et al. Identification of novel mutations in the carbohydrate sulfotransferase gene (CHST6) causing macular corneal dystrophy. *Invest Ophthalmol Vis Sci* 2002;**43**(2): 377–82.

87. Aldave AJ, Yellore VS, Thonar EJ, et al. Novel mutations in the carbohydrate sulfotransferase gene (CHST6) in American patients with macular corneal dystrophy. *Am J Ophthalmol* 2004;**137**(3): 465–73.

88. Warren JF, Aldave AJ, Srinivasan M, et al. Novel mutations in the CHST6 gene associated with macular corneal dystrophy in southern India. *Arch Ophthalmol* 2003;**121**(11):1608–12.

89. Bron AJ. Genetics of the corneal dystrophies: what we have learned in the past twenty-five years. *Cornea* 2000;**19**(5):699–711.

90. Klintworth GK, Oshima E, al-Rajhi A, et al. Macular corneal dystrophy in Saudi Arabia: a study of 56 cases and recognition of a new immunophenotype. *Am J Ophthalmol* 1997;**124**(1):9–18.

91. Jonasson F, Oshima E, Thonar EJ, et al. Macular corneal dystrophy in Iceland. A clinical, genealogic, and immunohistochemical study of 28 patients. *Ophthalmology* 1996;**103**(7):1111–17.

92. Yang CJ, SundarRaj N, Thonar EJ, et al. Immunohistochemical evidence of heterogeneity in macular corneal dystrophy. *Am J Ophthalmol* 1988; **106**(1):65–71.

93. Quantock AJ, Fullwood NJ, Thonar EJ, et al. Macular corneal dystrophy type II: multiple studies on a cornea with low levels of sulphated keratan sulphate. *Eye (Lond)* 1997;**11**(Pt 1):57–67.

94. Edward DP, Yue BY, Sugar J, et al. Heterogeneity in macular corneal dystrophy. *Arch Ophthalmol* 1988;**106**(11):1579–83.

95. Garner A. Histochemistry of corneal macular dystrophy. *Invest Ophthalmol* 1969;**8**(5):475–83.

96. Snip RC, Kenyon KR, Green WR. Macular corneal dystrophy: ultrastructural pathology of corneal endothelium and Descemet's membrane. *Invest Ophthalmol* 1973;**12**(2):88–97.

97. Teng CC. Macular dystrophy of the cornea. A histochemical and electron microscopic study. *Am J Ophthalmol* 1966;**62**(3):436–54.

98. Klintworth GK, Vogel FS. Macular corneal dystrophy. An inherited acid mucopolysaccharide storage disease of the corneal fibroblast. *Am J Pathol* 1964;**45**:565–86.

99. Quigley HA, Goldberg MF. Scheie syndrome and macular corneal dystrophy. An ultrastructural comparison of conjunctiva and skin. *Arch Ophthalmol* 1971;**85**(5):553–64.

100. Reddy JC, Murthy SI, Vaddavalli PK, et al. Clinical outcomes and risk factors for graft failure after deep anterior lamellar keratoplasty and penetrating keratoplasty for macular corneal dystrophy. *Cornea* 2015; **34**(2):171–6.

101. Jastaneiah S, Al-Towerki AE, Al-Assiri A. Fixed dilated pupil after penetrating keratoplasty for macular corneal dystrophy and keratoconus. *Am J Ophthalmol* 2005;**140**(3):484–9.

102. Newsome DA, Hassell JR, Rodrigues MM, et al. Biochemical and histological analysis of "recurrent" macular corneal dystrophy. *Arch Ophthalmol* 1982;**100**(7):1125–31.

103. Robin AL, Green WR, Lapsa TP, et al. Recurrence of macular corneal dystrophy after lamellar keratoplasty. *Am J Ophthalmol* 1977;**84**(4): 457–61.

104. Klintworth GK, Smith CF. Abnormalities of proteoglycans and glycoproteins synthesized by corneal organ cultures derived from patients with macular corneal dystrophy. *Lab Invest* 1983;**48**(5):603–12.

105. Van Went JM Wibaut F. En Zeldzame Erfelijke Hoornvliesaandoening. *Ned Tijdschr Geneeskd* 1924;**1**:2996–7.

106. Schnyder W. Mitteilung uber einen neuen Typus von familiarer Hornhauterkrankung. *Schweiz Med Wochenschr* 1929;**59**:559–71.

107. Schnyder W. Scheibenformige Krystallienlagerungen in der Hornhautmitte als Erbleiden. *Klin Monbl Augenheilkd* 1939;**103**:494–502.

108. Ingraham HJ, Perry HD, Donnenfeld ED, et al. Progressive Schnyder's corneal dystrophy. *Ophthalmology* 1993;**100**(12):1824–7.

109. Bron AJ, Williams HP, Carruthers ME. Hereditary crystalline stromal dystrophy of Schnyder. I. Clinical features of a family with hyperlipoproteinaemia. *Br J Ophthalmol* 1972;**56**(5):383–99.

110. Delleman JW, Winkelman JE. Degeneratio corneae cristallinea hereditaria. A clinical, genetical and histological study. *Ophthalmologica* 1968; **155**(5):409–26.

111. Weiss JS. Schnyder's dystrophy of the cornea. A Swede-Finn connection. *Cornea* 1992;**11**(2):93–101.

112. Luxenberg M. Hereditary crystalline dystrophy of the cornea. *Am J Ophthalmol* 1967;**63**(3):507–11.

113. Ehlers N, Matthiessen ME. Hereditary crystalline corneal dystrophy of Schnyder. *Acta Ophthalmol (Copenh)* 1973;**51**(3):316–24.

114. Lisch W, Weidle EG, Lisch C, et al. Schnyder's dystrophy. Progression and metabolism. *Ophthalmic Paediatr Genet* 1986;**7**(1):45–56.

115. Brooks AM, Grant G, Gillies WE. Differentiation of posterior polymorphous dystrophy from other posterior corneal opacities by specular microscopy. *Ophthalmology* 1989;**96**(11):1639–45.

116. Kobayashi A, Fujiki K, Murakami A, et al. In vivo laser confocal microscopy findings and mutational analysis for Schnyder's crystalline corneal dystrophy. *Ophthalmology* 2009;**116**(6):1029–37.e1.

117. Orr A, Dube MP, Marcadier J, et al. Mutations in the UBIAD1 gene, encoding a potential prenyltransferase, are causal for Schnyder crystalline corneal dystrophy. *PLoS ONE* 2007;**2**(8):e685.

118. Weiss JS, Kruth HS, Kuivaniemi H, et al. Mutations in the UBIAD1 gene on chromosome short arm 1, region 36, cause Schnyder crystalline corneal dystrophy. *Invest Ophthalmol Vis Sci* 2007;**48**(11):5007–12.

119. Burns RP, Connor W, Gipson I. Cholesterol turnover in hereditary crystalline corneal dystrophy of Schnyder. *Trans Am Ophthalmol Soc* 1978;**76**:184–96.

120. Yellore VS, Khan MA, Bourla N, et al. Identification of mutations in

7

UBIAD1 following exclusion of coding mutations in the chromosome 1p36 locus for Schnyder crystalline corneal dystrophy. *Mol Vis* 2007; **13**:1777–82.

121. Weiss JS, Kruth HS, Kuivaniemi H, et al. Genetic analysis of 14 families with Schnyder crystalline corneal dystrophy reveals clues to UBIAD1 protein function. *Am J Med Genet A* 2008;**146A**(3):271–83.

122. Nickerson ML, Kostiha BN, Brandt W, et al. UBIAD1 mutation alters a mitochondrial prenyltransferase to cause Schnyder corneal dystrophy. *PLoS ONE* 2010;**5**(5):e10760.

123. Du C, Li Y, Dai L, et al. A mutation in the UBIAD1 gene in a Han Chinese family with Schnyder corneal dystrophy. *Mol Vis* 2011;**17**: 2685–92.

124. Nowinska AK, Wylegala E, Teper S, et al. Phenotype-genotype correlation in patients with Schnyder corneal dystrophy. *Cornea* 2014;**33**(5): 497–503.

125. Kim KS, Kano K, Kasama T, et al. Effects of cholestanol feeding on corneal dystrophy in mice. *Biochim Biophys Acta* 1991;**1085**(3):343–9.

126. Roth AM, Ekins MB, Waring GO 3rd, et al. Oval corneal opacities in beagles. III. Histochemical demonstration of stromal lipids without hyperlipidemia. *Invest Ophthalmol Vis Sci* 1981;**21**(1 Pt 1):95–106.

127. Rodrigues MM, Kruth HS, Krachmer JH, et al. Unesterified cholesterol in Schnyder's corneal crystalline dystrophy. *Am J Ophthalmol* 1987; **104**(2):157–63.

128. Freddo TF, Polack FM, Leibowitz HM. Ultrastructural changes in the posterior layers of the cornea in Schnyder's crystalline dystrophy. *Cornea* 1989;**8**(3):170–7.

129. Weller RO, Rodger FC. Crystalline stromal dystrophy: histochemistry and ultrastructure of the cornea. *Br J Ophthalmol* 1980;**64**(1):46–52.

130. Garner A, Tripathi RC. Hereditary crystalline stromal dystrophy of Schnyder. II. Histopathology and ultrastructure. *Br J Ophthalmol* 1972; **56**(5):400–8.

131. Rodrigues MM, Kruth HS, Krachmer JH, et al. Cholesterol localization in ultrathin frozen sections in Schnyder's corneal crystalline dystrophy. *Am J Ophthalmol* 1990;**110**(5):513–17.

132. Koksal M, Kargi S, Gurelik G, et al. Phototherapeutic keratectomy in Schnyder crystalline corneal dystrophy. *Cornea* 2004;**23**(3):311–13.

133. Dinh R, Rapuano CJ, Cohen EJ, et al. Recurrence of corneal dystrophy after excimer laser phototherapeutic keratectomy. *Ophthalmology* 1999; **106**(8):1490–7.

134. Meier U, Anastasi C, Failla F, et al. Possibilities of therapeutic photo-keratotomy with the excimer laser in treatment of Schnyder crystalline corneal dystrophy. *Klin Monbl Augenheilkd* 1998;**212**(5):405–6.

135. François J, Neetens A. New hereditary-familial dystrophy of the corneal parenchyma (spotted hereditary dystrophy). *Bull Soc Belge Ophtalmol* 1957;**114**:641–6.

136. Purcell JJ Jr, Krachmer JH, Weingeist TA. Fleck corneal dystrophy. *Arch Ophthalmol* 1977;**95**(3):440–4.

137. Birndorf LA, Ginsberg SP. Hereditary fleck dystrophy associated with decreased corneal sensitivity. *Am J Ophthalmol* 1972;**73**(5):670–2.

138. Patten JT, Hyndiuk RA, Donaldson DD, et al. Fleck (Mouchetee) dystrophy of the cornea. *Ann Ophthalmol* 1976;**8**(1):25–32.

139. Can E, Kan E, Akgun HI. Clinical features and in-vivo confocal microscopic imaging of fleck corneal dystrophy. *Semin Ophthalmol* 2013;**28**(4): 239–41.

140. Holopainen JM, Moilanen JA, Tervo TM. In vivo confocal microscopy of Fleck dystrophy and pre-Descemet's membrane corneal dystrophy. *Cornea* 2003;**22**(2):160–3.

141. Kawasaki S, Yamasaki K, Nakagawa H, et al. A novel mutation (p.Glu1389AspfsX16) of the phosphoinositide kinase, FYVE finger containing gene found in a Japanese patient with fleck corneal dystrophy. *Mol Vis* 2012;**18**:2954–60.

142. Li S, Tiab L, Jiao X, et al. Mutations in PIP5K3 are associated with François–Neetens mouchetee fleck corneal dystrophy. *Am J Hum Genet* 2005;**77**(1):54–63.

143. Nicholson DH, Green WR, Cross HE, et al. A clinical and histopathological study of François–Neetens speckled corneal dystrophy. *Am J Ophthalmol* 1977;**83**(4):554–60.

144. Kiskaddon BM Campbell RJ, Waller RR, et al. Fleck dystrophy of the cornea: case report. *Ann Ophthalmol* 1980;**12**:700–4.

145. François J. A new hereditofamilial dystrophy of the cornea. *J Genet Hum* 1956;**5**(3–4):189–96.

146. Bramsen T, Ehlers N, Baggesen LH. Central cloudy corneal dystrophy of François. *Acta Ophthalmol (Copenh)* 1976;**54**(2 p):221–6.

147. Kaufman HE, Barron BA, McDonald MB. *The Cornea*. New York: Churchill Livingstone; 1993.

148. Strachan IM. Cloudy central corneal dystrophy of François. Five cases in the same family. *Br J Ophthalmol* 1969;**53**(3):192–4.

149. Karp CL, Scott IU, Green WR, et al. Central cloudy corneal dystrophy of François. A clinicopathologic study. *Arch Ophthalmol* 1997;**115**(8): 1058–62.

150. Dunn SP, Krachmer JH, Ching SS. New findings in posterior amorphous corneal dystrophy. *Arch Ophthalmol* 1984;**102**(2):236–9.

151. Carpel EF, Sigelman RJ, Doughman DJ. Posterior amorphous corneal dystrophy. *Am J Ophthalmol* 1977;**83**(5):629–32.

152. Aldave AJ, Rosenwasser GO, Yellore VS, et al. Linkage of posterior amorphous corneal dystrophy to chromosome 12q21.33 and exclusion of coding region mutations in KERA, LUM, DCN, and EPYC. *Invest Ophthalmol Vis Sci* 2010;**51**(8):4006–12.

153. Kim MJ, Frausto RF, Rosenwasser GO, et al. Posterior amorphous corneal dystrophy is associated with a deletion of small leucine-rich proteoglycans on chromosome 12. *PLoS ONE* 2014;**9**(4):e95037.

154. Roth SI, Mittelman D, Stock EL. Posterior amorphous corneal dystrophy. An ultrastructural study of a variant with histopathological features of an endothelial dystrophy. *Cornea* 1992;**11**(2):165–72.

155. Johnson AT, Folberg R, Vrabec MP, et al. The pathology of posterior amorphous corneal dystrophy. *Ophthalmology* 1990;**97**(1):104–9.

156. Witschel H, Fine BS, Grutzner P, et al. Congenital hereditary stromal dystrophy of the cornea. *Arch Ophthalmol* 1978;**96**(6):1043–51.

157. Jing Y, Kumar PR, Zhu L, et al. Novel decorin mutation in a Chinese family with congenital stromal corneal dystrophy. *Cornea* 2014;**33**(3): 288–93.

158. Rodahl E, Van Ginderdeuren R, Knappskog PM, et al. A second decorin frame shift mutation in a family with congenital stromal corneal dystrophy. *Am J Ophthalmol* 2006;**142**(3):520–1.

159. Odland M. Dystrophia corneae parenchymatosa congenita. A clinical, morphological and histochemical examination. *Acta Ophthalmol (Copenh)* 1968;**46**(3):477–85.

160. Van Ginderdeuren R, De Vos R, Casteels I, et al. Report of a new family with dominant congenital heredity stromal dystrophy of the cornea. *Cornea* 2002;**21**(1):118–20.

161. Kim JH, Ko JM, Lee I, et al. A novel mutation of the decorin gene identified in a Korean family with congenital hereditary stromal dystrophy. *Cornea* 2011;**30**(12):1473–7.

162. Grayson M, Wilbrandt H. Pre-Descemet dystrophy. *Am J Ophthalmol* 1967;**64**(2):276–82.

163. Fernandez-Sasso D, Acosta JE, Malbran E. Punctiform and polychromatic pre-Descemet's dominant corneal dystrophy. *Br J Ophthalmol* 1979;**63**(5):336–8.

164. Dolz-Marco R, Gallego-Pinazo R, Pinazo-Duran MD, et al. Crystalline subtype of pre-Descemetic corneal dystrophy. *J Ophthalmic Vis Res* 2014;**9**(2):269–71.

165. Collier M. Central opaque dystrophy and punctiform predescemet dystrophy in the same family. *Bull Soc Ophtalmol Fr* 1966;**66**(5): 575–9.

166. Hung C, Ayabe RI, Wang C, et al. Pre-Descemet corneal dystrophy and X-linked ichthyosis associated with deletion of Xp22.31 containing the STS gene. *Cornea* 2013;**32**(9):1283–7.

167. Costagliola C, Fabbrocini G, Illiano GM, et al. Ocular findings in X-linked ichthyosis: a survey on 38 cases. *Ophthalmologica* 1991; **202**(3):152–5.

168. Ye YF, Yao YF, Zhou P, et al. In vivo confocal microscopy of pre-Descemet's membrane corneal dystrophy. *Clin Experiment Ophthalmol* 2006;**34**(6):614–16.

169. Curran RE, Kenyon KR, Green WR. Pre-Descemet's membrane corneal dystrophy. *Am J Ophthalmol* 1974;**77**(5):711–16.

170. Kempster RC, Hirst LW, de la Cruz Z, et al. Clinicopathologic study of the cornea in X-linked ichthyosis. *Arch Ophthalmol* 1997;**115**(3): 409–15.

7

第71章

角膜后弹力层和内皮营养不良

Jessica E. Weinstein, Jayne S. Weiss

关键概念

- 后部多形性角膜营养不良主要表现为无症状的角膜内皮小水疱。
- 有家族史的 Fuchs 角膜内皮营养不良(Fuchs endothelial corneal dystrophy,FECD)以进行性的角膜内皮细胞丢失、角膜水肿及视力丧失为典型表现。
- FECD 患者发病晚,一般 40 岁以后发病,10 岁以前发病较少。
- 无家族史的 FECD 患者不一定具有进展性,多仅有角膜滴状赘疣而无角膜水肿。
- 先天性常染色体显性遗传的角膜基质营养不良(之前的 CHED1)于 2015IC3D 修订版角膜营养不良中被重新定义为后部多形性角膜营养不良。
- 先天性常染色体隐性遗传的角膜基质营养不良(以前的 CHED2)于 2015IC3D 修订版角膜营养不良中被重新定义为 CHED。

本章纲要

后部多形性角膜营养不良
Fuchs 角膜内皮营养不良
先天性遗传性角膜内皮营养不良
X 连锁角膜内皮营养不良(XECD)

后部多形性角膜营养不良

MIM PPCD1 #122000;PPCD2 #609140;PPCD3 #609141

概述

后部多形性角膜营养不良(PPCD)最初被称做内层大疱性角膜炎(keratitis bullosainterna),由 1916 年 Koeppe[1]描述,包含广泛的角膜和前节异常(表

71.1)。此疾病的临床表现差异较大,即使在同一个家族中临床表现亦差距很大[2]。例如一个家族成员可能仅有无症状性的内皮病变,而他的兄弟姐妹可能出现角膜内皮功能失代偿、广泛的周边虹膜粘连及晚期青光眼。然而这种角膜营养不良以常染色体显性遗传和双眼发病为特点,也有报道无遗传史的单眼发病病例。

新的 IC3D 指南已经将之前定义为 CHED1 的先天性常染色体显性遗传的角膜内皮营养不良,定义为 PPCD[3]。之前的文献仅报道过 5 个相关家庭。然而仔细回顾这些文献中的各个家庭,发现实际上 CHED1 与 PPCD1 难以区分。第一个家庭没有确切的家族遗传规律[4],却被认定为同源,且为隐性遗传。第二个家庭看起来像角膜基质营养不良,因为临床描述是角膜基质点片状混浊,且没有证据证明内皮功能失代偿,并在组织病理检查中通过 Masson 染色发现角膜胶原层间存在无定形物质[5]。第三个家族的临床特点与 PPCD 类似,但需要角膜移植手术,这在 PPCD 中较少见,说明这是个特殊病例[6,7]。对患者角膜进行电镜检查发现,电镜所描述的改变在 PPCD 中有过报道,这个家族角膜的电镜表现与 PPCD 很难区分[8],其染色体分析显示 20 号常染色体 PPCD1 区域中存在常染色体连锁,进一步的染色体定位发现 PPCD 区间与 CHED 相同[9]。第四个被认为是 CHED1[10,11]的家族的临床表现为不典型 CHED,为周边角膜内皮改变及相应部位的基质水肿,因此几乎所有患者均无明显症状,电镜检查同样发现与 PPCD 相似[8]。第 5 个家族表现为 PPCD,如内皮面小泡、内皮细胞分层并呈带状穿过中央角膜,作者认为其与 PPCD 一致,但由于其中一个病例是先天性无症状,且没有后部基质受累,被定义为特殊病例[11]。然而目前我们认识到,根据表现第四和第五家族是 PPCD[2,12]。进一步的基因检测将能够区分 PPCD 和 CHED1 确实是独立的疾病。

表 71.1 后弹力层和角膜内皮营养不良的主要临床特征和基因型

	PPCD1 MIM #122000 PPCD2 MIN #609140 PPCD3 MIM #609141	FECD MIM #136800	CHED MIM#121700
起病	青少年到 20 岁 罕见在出生时发病	发病晚者 40 岁起病 发病早者 10~30 岁	出生到 10 岁
遗传	常染色体显性遗传	常染色体显性遗传 部分患者无遗传家族史	常染色体隐形遗传
遗传位点和基因(已知的)	PPCD1~20p11.2-q11.2 PPCD2~1p34.3-p32.3 基因 - Ⅷ 型胶原 α2, COL8A2 PPCD3~10p11.2 基因 - 双手锌指环 域转录因子 8-ZEB1	FECD1~1p34.3-p32 基因 - Ⅷ型胶原 α2,COL8A2 FFCD2~13pter-q12.13 FFCD3~18q21.2-q21.3 FFCD4~20p13-p12 FFCD5~5q33.1-q35.2 FFCD6~10p11.2 FFCD7~9p24.1-p22.1 FFCD8~15q25	20p13 基因 - 溶脂载体家族 4,硼酸钠转运体膜 11-SLC4A11
角膜表现	空泡样带状改变 弥漫性混浊 角膜水肿 角膜后滴状改变	滴状 基质增厚 上皮水肿 地图点状及其他前基底膜改变 上皮下纤维化	明显的角膜增厚和混浊 内皮很少见到
其他眼部畸形	广泛的周边房角粘连 眼压升高 虹膜萎缩 / 异位	眼压升高 窄房角	无
角膜内皮显微镜	空泡 - 黑区中央轻厚嵴或细胞团 带状 - 空泡呈线状融合 广泛异常内皮马赛克 内皮细胞增大	多态性 内皮细胞大小不均一 降低的内皮细胞数 轻症为中央亮点的小黑区 多个高点融合或尺寸增大 晚期严重患者内皮排列紊乱	不适用
鉴别诊断	ICE 综合征 角膜后部空泡综合征 发病早的 CHED(原发性基质营养不良)	假滴 Chandler 综合征 单纯疱疹病毒性角膜炎 其他小滴(比如角膜基质炎、斑块状角膜营养不良)	先天性青光眼 CHSD 代谢性 Peters 异常感染(比如风疹、梅毒) 钳伤 X 相关内皮营养不良
手术预后	如果不伴有周边粘连或高眼压,预后好	很好,长期,更谨慎	正常到良好 发病早患者需谨慎

7

分子遗传学

后部多形性角膜营养不良是一种具有遗传异质性的疾病,已经发现有三个独立位点。PPCD1 定位于 20p11.2-q11.2[13]。许多研究证明这个位点具有一个共同区域,但是没有鉴定出特定基因[13-17]。PPCD2 定位于 1p34.3-p32.3,是Ⅷ型胶原 α 螺旋结构(COL8A2)的基因位点[18]。仅有一组显示出这个区域存在错义突变,但进一步对患病个体的基因筛选没能确定有特殊突变[14-17,19,20]。PPCD3 定位于 10p11.2[21,22]。PPCD3 家族显示编码双手锌指状结构域转录因子 TCF8 基因中 4 种不同的无义和移码突变[25],TCF8 可抑制上皮细胞表型[23]。这个家族的两个特殊特征是受累和非受累家族成员均有滴状赘疣,及手术干预后角膜后膜逐渐生长。一项关于四个非相关家族的研究显示四种新型致病基因定位于 ZEB1 基因的同一个位点(10p11.2)[24]。一项更近的针对 13 个非相关个体的研究发现 ZEB1 基因中 5 个新的移码突变[25]。进一步的 TCF8 基因筛选中鉴定出 8 名先证者中存在 8 个不同的致病突变[26],并证明 TCF8 突变存在于 25% 的受累家族成员中,且与腹疝和腹股沟疝相关[27]。

这种类似于 PPCD 的内皮细胞多形改变在 Alphort 综合征中亦有报道。对 PPCD 的家族成员进行检查发现,有些存在 Alphort 样肾脏异常、血尿以及感觉神经性耳聋[28],且 PPCD 和 Alphort 综合征共同存在于同一个患者中[29]。有趣的是经典的 Alphort 综合征由Ⅳ型胶原的 α5 链异常引起,而Ⅳ型胶原中 α 链的一条被限制分布于眼、耳和肾脏[30]。另外 PPCD3 和 Alphort 综合征被鉴定拥有同样的蛋白组成。TCF8 的结合位点位于 Alphort 综合征相关基因 COL4A3 的启动子中,且这种基因也在一例 PPCD3 的患者中报道过[16]。

临床表现和病程

PPCD 多累及双眼,尽管可以无症状,但典型发病于儿童时期。绝大部分患者稳定且无症状,多在常规体检中发现,很少导致视力丧失。

角膜后弹力层和内皮面的角膜异常包括空泡样改变、带状改变和/或弥漫性混浊[2,31-33,93],空泡样改变存在于几乎所有的 PPCD 患者中,是 PPCD 的标志性改变。一项研究评估了 PPCD 不同的形态改变,发现仅有空泡样改变占 PPCD 患者的 42%。

裂隙灯检查可见空泡样改变表现为位于角膜后弹力层和内皮层面类似于围绕有灰色轮晕的透明囊肿(图 71.1)。空泡可位于角膜后部任何位置,可为孤立的病灶,亦可成线状、丛状或融合成片[2,31-33]。角膜内皮显微镜显示边界清晰的圆形黑区,包括轻厚峰、细胞团块(图 71.2)或内皮细胞马赛克间的黑色斑点(图 71.3),损伤区直径约 0.10~1.00mm[31-34]。角膜内皮显微镜显示空泡样变为后弹力层后表面凹陷,里面充满纤维或胶原样物质。呈现胀大且多形性的内皮细胞可能贴在这些小泡上,而且病灶之间的内皮细胞可能大小正常但同时嵌合着一些形态小且相互拥挤的或者是胀大的多形性细胞[31,32,34]。

典型的带状病变多为水平型,为水平的扇形水肿且末端不会减轻(图 71.4)[2,31-34]。尽管带状病变可出

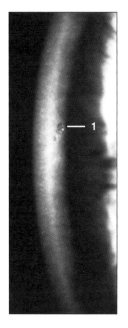

图 71.1　裂隙灯下 PPCD 的空泡样变(1)

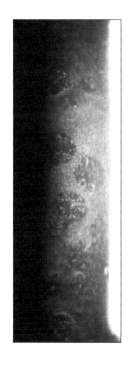

图 71.2　角膜内皮显微镜下见 PPCD 的空泡样改变,表现为含曲形线和高亮点的边界清晰的区域。(Courtesy Jay Krachmer,MD.)

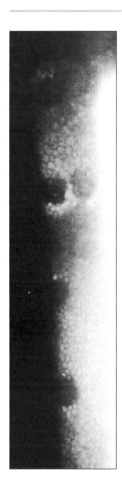

图 71.3 角膜内皮显微镜下见 PPCD 的空泡样改变,表现为白色点状内皮马赛克间的圆形黑区。(Courtesy Mark Mannis,MD.)

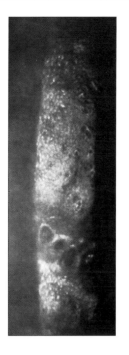

图 71.5 角膜内皮显微镜下见空泡结构融合形成浅沟,形成典型的 PPCD 带状病变。上方可见轻度异常的内皮马赛克。(Courtesy Mark Mannis,MD.)

弥漫性混浊表现为角膜后弹力层小的、斑点样灰白色损伤或者是大的、迂曲的地图样损伤(图 71.6)。直接照明检查可见角膜后基质混浊与病变区相连。后照法检查显示为橘皮样外观,直径约 0.5~2.0mm[2,31~34]。角膜内皮显微镜检查提示在黑区内有边界模糊的大的多形性细胞,表现为高亮反光,周边包围着小的或正常的内皮细胞(图 71.7)。PPCD 中还可见到内皮小滴[32,33]。尽管这种内皮小滴与斑块状角膜营养不良、角膜基质炎、Fuchs 角膜内皮营养不良类似,但是其伴随症状可与这三种疾病鉴别。

尽管角膜水肿较少发生,但其可发生在任何年龄

现于角膜后部的任何位置,但多位于中央偏下方[31],易与先天性青光眼、外伤及水肿引起的锥形的边缘光滑的撕裂鉴别[35]。角膜内皮显微镜显示大量融合的空泡样结构形成浅沟结构(图 71.5)[31,34]。排列于带状病变区的内皮细胞表现为扩大和多形样改变。

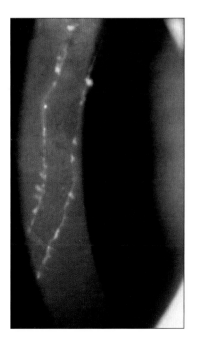

图 71.4 裂隙灯显微镜照相下可见 PPCD 的线性带状病变。(Courtesy Richard Yee,MD.)

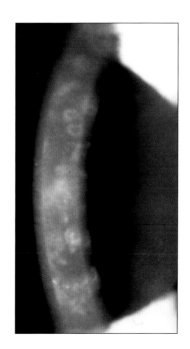

图 71.6 裂隙灯显微镜照相下可见 PPCD 弥漫性混浊。(From Krachmer JH:Trans Am Ophthalmol Soc 83:413-475,1985.)

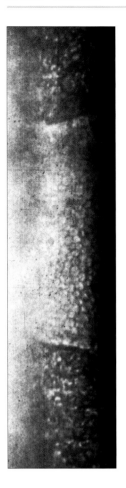

图 71.7 角膜内皮显微镜下可见弥漫性混浊,可见 2 个边界清晰的黑区中异常表现细胞和介于正常内皮马赛克之间的大的中心区。(From Krachmer JH:Trans Am Ophthalmol Soc 83:413-475,1985.)

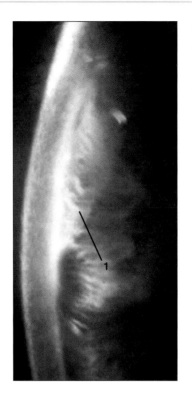

图 71.8 在虹膜和角膜之间的玻璃样膜(1),无需房角镜即可见周边房角前粘连

段,可能是稳定的,也可能进展,从轻微的基质水肿到大泡性角膜病变均有可能[2,31~34]。进展的角膜水肿可能与基质脂质沉积或表层带状角膜变性有关。

25% 的 PPCD 患者伴有周边前粘连(Peripheral anterior synechiae,PAS)[32]。可表现为小到仅从房角镜检查中可发现细小粘连,大到裂隙灯下可见的基底广泛的膜状玻璃样粘连(图 71.8)虹膜可表现为正常或广泛前粘连,伴或不伴瞳孔异位[32]。15% 的患者出现高眼压,表现为开角型或闭角型青光眼[2,32]。房角关闭认为与内皮细胞跨过小梁网移位到虹膜而造成的粘连有关[36]。房角开放可能与虹膜高位插入压迫小梁网有关[37]。角膜变凸,伴或不伴圆锥角膜表现亦被描述过[38]。尤其是大部分 PPCD3 的患者角膜曲率大于 48.0D[39]。

鉴别诊断

后部多形性角膜营养不良与虹膜角膜内皮综合征(iridocorneal endothelial syndrome,ICE)容易混淆,因为其有很多共同的临床特征,包括周边前粘连、房角和虹膜前表面的玻璃样膜,虹膜前粘连、瞳孔异位、高眼压以及角膜水肿[40~42]。但是大部分 PPCD 患者

双眼发病且有家族遗传史,而 ICE 综合征为单眼、散发。但也有例外,PPCD 患者也可能无家族史且单眼发病,ICE 综合征也可能为双眼发病[41,42]。有报道一个患者同时患有 ICE 综合征和 PPCD 两种疾病[42]。

角膜内皮显微镜可用于区分这两种疾病[34,43]。ICE 综合征受累细胞以中央高亮反光和亮的外围边界表现为黑区。有团队将 ICE 综合征的内皮损害按形态分为弥散型和部分型[43]。弥散型为全角膜受累,而部分型仅局部受累。尽管这个团队认为仅通过内皮显微镜即可将 ICE 综合征从 PPCD 中区分开,但是能否单纯凭借内皮显微镜进行鉴别尚有争论[44]。

后部角膜空泡样变综合征是(posterior corneal vesicle syndrome)为了命名单眼类似于 PPCD 的空泡样或带状病变,且家族中无相似症状的患者[45]。这些患者的典型表现是其发病年龄比 PPCD 早,视力尚可、病情无进展且无其他眼部畸形。内皮显微镜显示的内皮损害与 PPCD 类似[45,46]。

PPCD 患者可能在出生时即存在角膜云翳[12,47]。因此其可能被误诊为先天性角膜混浊、代谢性疾病、先天性遗传性角膜内皮营养不良、先天性青光眼、硬化性角膜、先天性角膜感染以及 X 染色体连锁性角膜内皮营养不良[48]。

仔细询问患者病史、家族史及详细的临床查体有利于确诊患者是否为 PPCD。

治疗和预后

大部分 PPCD 患者是稳定无症状的,然而小部分患者可能累及非常广泛且为进行性,需要手术干预。大样本 PPCD 研究发现,8 个家族 120 例患者仅有 13 名患者最终行角膜移植手术[32]。病情严重的风险因素是存在 PAS 和眼压升高,这项研究中仅有 27% 患者存在 PAS,其中略超一半存在虹膜角膜粘连的患者最终行角膜移植手术。仅有 14% 的患者出现高眼压,其中也是超过一半患者最终行角膜移植手术。

手术预后同样也与 PAS 的出现和眼压升高有关[32]。这项研究显示,50% 行角膜移植的患者术后视力在 0.5,55% 植片维持透明。然而裂隙灯可见的 PAS 患者中,80% 术后视力低于 0.05,相比而言,仅房角镜检查可见的 PAS,或不伴有前粘连的患者 91% 术后植片维持透明,82% 患者可获得 0.5 的术后视力。

同一研究中,所有术前存在高眼压的患者术后较难控制。积极的药物治疗或滤过、冷冻手术治疗,成功率有限。另外大部分眼压升高的患者术后视力低于 0.05。因此不需房角镜检查即可发现的房角粘连以及高眼压是 PPCD 行角膜移植手术的相对禁忌证。

角膜移植术后 PPCD 有复发的概率。22 例接受角膜移植手术的 PPCD 患者中,4 例出现角膜后膜,其中有 3 例导致角膜植片混浊[32]。仅对其中 1 例角膜进行组织病理学检查,发现上皮样内皮细胞膜跨过植片后表面。相似的膜样结构在一项 3 例 PPCD 移植失败的研究中曾被报道过[49]。

光学显微镜检查

将 PPCD 患者角膜移植手术中取下的角膜组织进行光学显微镜检查发现,根据症状持续时间及严重程度,可显示慢性水肿、上皮下纤维化、带状角膜变性[51](表 71.2),这些组织病理学表现对于病情严重致角膜失代偿需行手术干预的患者来说具有代表性,但不能反映绝大多数的非重症患者情况。组织病理学表现多样,如以双层内皮细胞为主要表现的后弹力层广泛增厚(图 71.9A),或者不规则的后弹力层及 3~4 层宽大斑块状扁平的内皮细胞(图 71.9B)。PPCD 的空泡结构非常典型,其内完全没有液体,由此得名。但有研究证明其内充满纤维和胶原物质[45,46]。然而提到空泡样结构不可避免的会联系到 PPCD,因此按照惯例这一命名继续被沿用。

表 71.2　后部膜性角膜营养不良的主要组织病理学特征

	PPCD	FECD	CHED
上皮	无水肿或晚期水肿	晚期水肿 地图点状和指纹状瘢痕	早期水肿
上皮下	后期上皮下纤维化 后期带状角膜病变	上皮下纤维化 在进行性疾病中增厚	上皮下纤维化 前弹力层缺损
浅基质			球状变性
深基质	轻度增厚水肿	中度增厚水肿	明显增厚、水肿、板层断裂
后弹力层 ABZ PNBZ	正常,早期变薄 缺失或变小 变为基底膜缺失的增厚的 PCL 样层	正常 变薄、不规则 后面为类似于 ABZ 的增厚的带状层,也组成滴状结构	正常 缺损到边界不清 增厚的混合胶原组成,有些呈带状,BM 缺损
PCL(当存在)	纤维状、带状、层状	纤维状和带状,宽窄间隙胶原和耐酸纤维	纤维状、层状
内皮	中期上皮化 多层、微囊样、角蛋白染色中间丝、细胞桥粒、中期成纤维样化生	滴状结构减少 细胞密度下降 细胞增大 晚期成纤维样化生	缺失、明显减少、或营养不良的细胞,少见多层或微囊样结构
小梁网和虹膜	由上皮样细胞和基底膜覆盖	正常	正常

ABZ,前带状区;PNBZ,后无带状区;PCL,后胶原层;BM,前弹力层

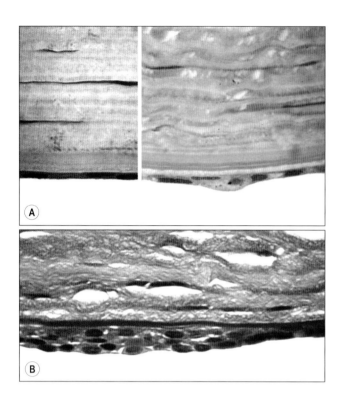

图 71.9　光镜下 PPCD 内皮。(A)左:深层角膜可见黑色增大的内皮细胞,后弹力层增厚;右:小部分区域出现多层细胞及多层后弹力层。(B)大片区域的多层内皮细胞,以及不规则增厚的后弹力层。(PAS 染色)(A,Courtesy T. Kuwabara,MD.;B,Courtesy of M. Rodrigues,MD.)

电子显微镜

　　病灶区内皮是大的柱状上皮细胞,类似于穿通伤后上皮向下生长[52]。这些区域存在大量 8~10nm 中间丝状体(桥粒),很多成束的连接于突出的桥粒体的细胞内连接。有趣的是没有内皮细胞紧密连接的特点。(图 71.10)。细胞质内可见少量线粒体、内质网和高尔基体。同时顶端细胞表面覆盖着致密的微绒毛(图 71.11)。功能减弱和退化的内皮细胞表现为细胞收缩,表面出现气泡或孔洞样凹陷。正常的内皮细胞表现为细胞自由面无或少量微绒毛。另外还可见纤维样细胞,含明显的内质网[52]类似于反应状态下化生的内皮细胞[53]。

　　透射和扫描电镜所描述的 PPCD 中异常的上皮样细胞形态在多项研究中均有报道[50,51]。细胞角蛋白抗体染色阳性的细胞间微丝连接是上皮样细胞存在的强有力的证据[54]。这些区域正常的内皮被无着色的斑片所替代。在组织培养中,上皮样细胞生长速度快,培养 2~3 天即可见生长,其速度比正常角膜供体的内皮细胞快[55]。初期培养中,上皮样细胞和正

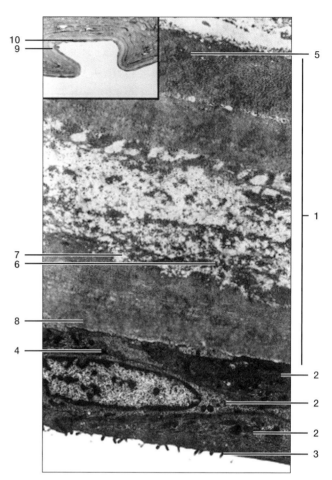

图 71.10　电镜下可见多层后弹力层(1),三层上皮样内皮细胞(2),表面微绒毛(3),PPCD 中内皮有很多桥粒连接(4),图顶端后弹力层外层有正常的胎儿纹状结构(5),但后部非纹状层中含有混合的带状物(6),空泡区(7),包含胶原纤维和紧密的基底膜样区(8),紧邻内皮,插图:明显增厚的后弹力层(9)和异常的内皮细胞(10)。(放大倍率 ×3000)(Courtesy M. Rodrigues,MD.)

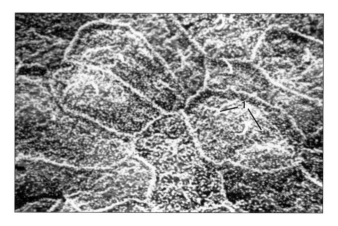

图 71.11　上皮样化生的内皮细胞多形性改变,被微绒毛紧密覆盖(1)(扫描电镜)(Courtesy M. Rodrigues,MD.)

常的内皮细胞长出两条细胞线,仅上皮样细胞角蛋白染色阳性。其中还存在少量纤维样梭形细胞[32]。

尽管类似于上皮细胞,PPCD 中上皮样内皮细胞并不是内皮细胞简单的向表面上皮细胞改变[56]。PPCD 和对照的角膜表层上皮细胞角蛋白染色均阳性,这是典型的柱状上皮细胞胞质丝,例如 panCK,AE1 和 AE3。而正常角膜内皮细胞不存在任何细胞角蛋白染色阳性,但 PPCD 患者的内皮出现 panCK 强阳性,及少量 AE1 和 AE3 着色。CK7 正常在腺上皮表达,而复层柱状上皮或内皮不表达,在 PPCD 患者内皮细胞强表达[54]。

大部分 PPCD 患者的后弹力层有大约 $3\mu m$ 厚的正常的前部纹状区(antierior banded zone,ABZ)[32]。这个区域正常的纹状结构(110~120nm)主要由Ⅷ型胶原构成[57],这种胶原主要存在于胚胎中,尤其在血管周围。从四个月胎龄到出生,ABZ 胶原由内皮细胞分泌,因此在出生前正常的 ABZ 代表内皮细胞功能正常。少数 PPCD 患者在出生时角膜混浊、水肿,病变区后弹力层的 ABZ 结构部分或全部缺失、变薄或呈不均匀纹状带[12,47]。因此这些个体的内皮失功发生在孕 4 个月左右[47]。

后弹力层的第二层是后部非纹状区(posterior nonbanded zone,PNBZ)是在出生后逐渐合成的均匀的基底膜[58]。PPCD 患者没有或仅有少量的典型的 PNBZ 结构,或者只是异常的胶原混合物,多表现为多层结构(图 71.10)。这层包含聚合的小的胶原纤维、类似于 ABZ 结构的 100nm 纹状物质以及 50~100nm 的纹状胶原大束。相对正常、均匀的Ⅳ型胶原基底膜被混入后胶原层(posteriorcollagenouslayer,PCL)的深层,多表现为另一个变薄的后弹力层(图 71.10)。

空泡样结构作为 PPCD 最为特征性的临床表现在病理学上并无非常满意的解释。很多研究指出空泡样变是由于死亡的内皮细胞内或细胞间被上皮样细胞覆盖[29]。其他研究则推断这是由多层上皮样细胞丛造成。后弹力层梭形突起是后弹力层两层之间的致密斑块,或者 PCL 中的滴状聚集,可能表现为空泡结构[29,32]。

一些病例中,多层上皮样细胞迁移至小梁网和虹膜导致广泛的周边前粘连和青光眼(图 71.12)[36]。跨过小梁网的膜样结构类似于异常的后弹力层 PCL。虹膜上含有少量的基底膜和大量疏松的胶原纤维、颗粒样物质和代表微纤维弹性系统的管束(图 71.13)。上皮样膜是由明显的细胞桥粒组成的多层结构,不像 ICE 综合征移行细胞中的多层内皮细胞通过正常连接复合物连接到薄的基底膜[36]。

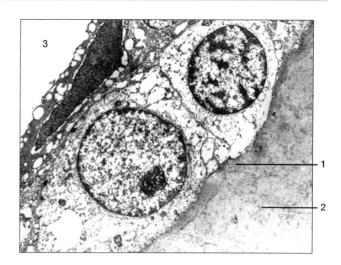

图 71.12　在 PPCD 患者中,可见上皮样细胞层,三层细胞跨过虹膜形成基底膜(1),厚层新基质(2)包含胶原纤维和微纤维束。细胞间可见黑色的端粒连接。前房(3)在左上方。(原始放大 ×14 560)

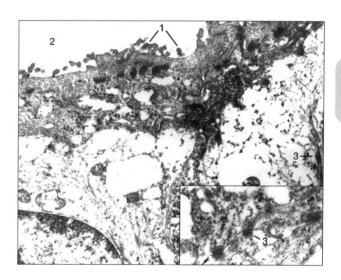

图 71.13　图 71.12 图中的虹膜更高倍放大,可见许多微绒毛:(1)在面向前房的表面(2),在含空泡细胞之间有许多端粒连接和张力微丝(3)。插图:发育良好的端粒连接和附属的张力微丝(原始放大 ×33 800,插图:原始放大 ×54 600)

Fuchs 角膜内皮营养不良

MIM#136800(FECD1),MIM#61058(FECD2),MIM#613267(FECD3),MIM#613268(FECD4),MIM#613269(FECD5),MIM#613270(FECD6),MIM#613271(FECD7),MIM#615523(FECD8)

概述

1910 年,裂隙灯发明之前 Fuchs[59]描述了年老患者出现的双侧角膜基质和上皮水肿(表71.1),随后这种疾病被命名为Fuchs角膜内皮营养不良(Fuchs Endothelial corneal dystrophy,FECD)。

分子遗传学

FECD可分为两种亚型,多见的40岁以后发病的晚发病型,和少部分10岁以前发病的早发病型[60-62]。

早发病型FECD

早发病型FECD是IC3D分类法中的1型角膜营养不良[3],与定位于1p34.2-p32的基因COL8A2突变有关[18]。Biswas等[18]鉴定家族所有患病成员*COL8A2*基因的455密码子中谷氨酰胺被赖氨酸所替代。Magovern鉴定的家族发现了另一种突变,COL8A2-L450的亮氨酸被色氨酸所替代[63]。研究显示早发病型FECD中的基因突变并未出现在晚发病型中[20,64]。

晚发病型FECD

在大部分晚发病型FECD中,基因定位并未确定,在IC3D中被归为3类[3]。少部分FECD患病基因被定位,对于这些2类晚发病型FECD患者,在特定的基因位点上,这些基因是复杂、异源的,表达多变且不完全外显[65]。与FECD相关的基因位点,按照被发现的次序记数。然而不同类别的晚发病型FECD从表型上可以区分。跟之前描述的一样,FECD1与早发型FECD相关,FECD2定位于13pter-13q12.3[66],但是目前尚未检测出特定的基因突变[67]。FECD3与位于18q21.2-q21.3的*LOXHD1*基因错义突变相关,且被证明为常染色体显性遗传[68,69]。FECD4与位于20p13-p12的*SLCA411*基因的多种杂合错义突变相关[70,92]。SLCA411表达硼酸转运蛋白,也参与CHED的发展。FECD5被定位于5q33.1-q35.2,但是没有鉴定到特定基因[71]。FECD6与位于10p11.2的*ZEB1*基因的多种错义突变相关。FECD7被定位于9p24.1,与*TCF8*基因相关[72]。FECD8定位于15q25,且与*ABGL1*基因相关[73]。

临床特征和病程

早发型FECD,10岁以内发病的FECD1[61],临床体征出现甚至早在3岁。在这一亚型中,其角膜后出现散在不均匀分布的小而圆的滴状改变[63]。这与晚发型FECD的滴状改变不同,后者更粗糙且明显。内皮显微镜显示这些小滴较浅,且位于内皮细胞的中

心。早发型FECD的发病时间进程与晚发型FECD类似,患者30~40岁左右表现出晚期表现。早发型FECD男女患病比例相当。

晚发型FECD于40岁或以后起病[93]。疾病发展和进程表现为下面的1~4阶段。晚发型FECD女性多发,男女患病比例为2.5∶1~3∶1。

一般情况下,FECD的临床发展进程可分为以下四个阶段:

第一阶段:疾病的最初表现为角膜中央的滴状改变。滴状改变表现为裂隙灯直接照明法的角膜后表面黑点(图71.14)和后照法的类似于露珠样改变(图71.15)。多数患者在这一阶段是无症状的,然而也有一些患者确实会有看不清或视觉质量下降的主诉。也有一些患者病程停留在第一阶段并不发展。这一点在回顾患者预后时非常重要,这种情况下患者不会发展为视力丧失。事实上没有数据能确定多少比例的有角膜后滴状改变且无家族史的FECD患者,最终出现影响视力的角膜水肿。

第二阶段:以角膜内皮失代偿和角膜水肿为特征。在这一阶段,角膜后滴状改变扩展到周边角膜或融合,表现为平的金属样改变,伴(图71.16)或不伴(图71.17)尘状色素。后弹力层出现增厚发灰且不规则。随着FECD的发展,中央区滴状改变变成"隐匿表现",为纤维增厚的后弹力层遮盖了滴状区域[62,74]。

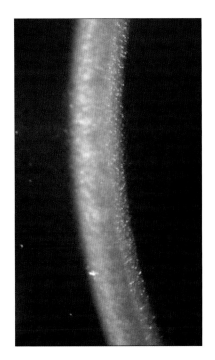

图71.14　Fuchs角膜内皮营养不良裂隙灯显微镜下的角膜滴状改变。(Courtesy Walter Lisch,MD.)

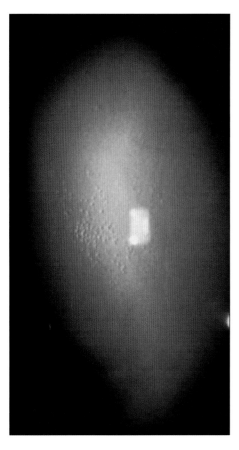

图 71.15　Fuchs 角膜内皮营养不良裂隙灯显微镜后部反光照明法显示露珠样高亮的角膜后滴状改变。（Courtesy Jay Krachmer, MD.）

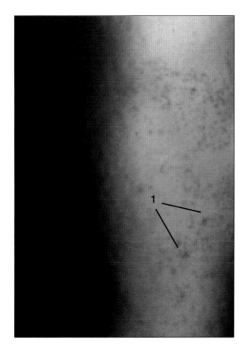

图 71.16　Fuchs 角膜内皮营养不良裂隙灯显微镜下角膜后滴状改变周围黑素颗粒沉着(1)

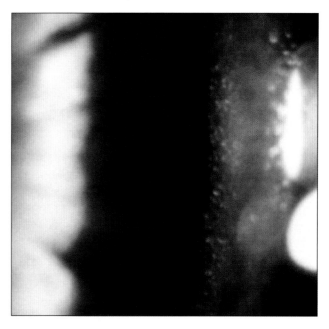

图 71.17　Fuchs 角膜营养不良裂隙灯显微镜下角膜滴状赘疣金属样表现

最初角膜水肿出现于与后弹力层紧邻的角膜后基质，角膜前基质紧邻前弹力层之后。巩膜散射法可发现角膜水肿造成灰色的混浊。随着角膜水肿加重可出现后弹力层皱褶，随后出现细小的上皮水肿，角巩膜缘分光照明法可见突出的角膜点状改变。荧光素染色可见泪膜中微囊样形态。进行性的角膜基质水肿造成角膜毛玻璃样混浊且伴有中央角膜明显增厚。在这种情况下，患者视力明显下降，晨起尤为明显。

第三阶段：明显的大泡性角膜病变。上皮微囊样改变融合形成大的上皮内或上皮间囊样间隙或水疱，可导致上皮糜烂和指纹样线(图 71.8)。角膜表面不规则及基质混浊可进一步影响损害视力。同时角膜基质水肿可导致内皮看不清，共聚焦显微镜检查可帮助诊断进展期的 FECD[75]。

第四阶段：疾病晚期，表现为位于上皮层和前弹力层之间的无血管上皮下纤维化和瘢痕，通过宽裂隙切向照明容易发现(图 71.19)。对于病程长的患者，可能出现周边角膜浅层新生血管。

一项研究中指出，FECD 是与具有典型的体征和地形图证据的圆锥角膜相关的最常见的角膜营养不良。对视力下降的 FECD 患者应仔细评估，可能与圆锥角膜造成的角膜变凸及不规则有关[39]。这两种营养不良是否有相同的发病机制，我们不得而知。

非滴状角膜内皮营养不良

1981 年 Abbott 等[76]在 6 个无晶状体眼患者中

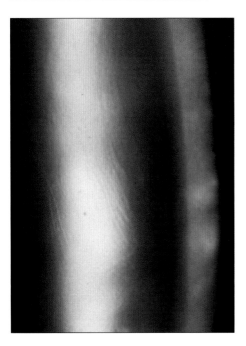

图 71.18　Fuchs 角膜内皮营养不良继发角膜水肿裂隙灯显微镜下指纹样改变。(Courtesy Jay Krachmer, MD.)

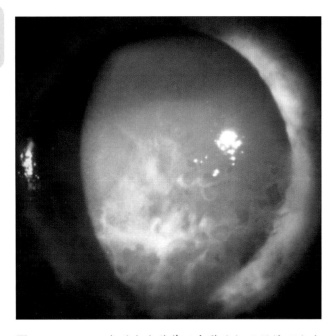

图 71.19　Fuchs 角膜内皮营养不良裂隙灯显微镜下上皮下纤维化和水疱

不良尚需在发病年龄、病史、相关基因和显微镜检查方面进行进一步的观察和数据收集。

鉴别诊断

　　FECD 的鉴别诊断包括各种有滴状改变的疾病。角膜基质炎[77]、斑块状角膜营养不良、后部多形性角膜营养不良[2]和疱疹性中央盘状角膜炎均可形成滴状改变,但这些疾病可合并角膜和前房的其他异常,有利于鉴别诊断。例如,疱疹性中央盘状角膜炎与FECD 类似,但角膜后沉积物(KP)的出现可鉴别之。在角膜急性炎症中,KP 可能不易被观察,但随着角膜水肿的减轻,KP 可能变得更明显。

　　外伤、眼内炎症、感染、毒素、角膜热成形术后的角膜假性滴状改变与角膜小滴容易混淆(图 71.20)。这些明显的小滴是暂时的,随着上述情况的缓解可逐渐消失[78]。因此连续检查和密切随诊有利于鉴别诊断。

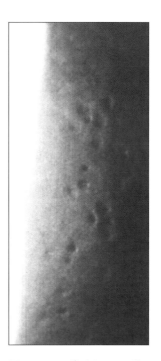

图 71.20　裂隙灯显微镜下可见继发于眼内炎症的角膜假滴,随着葡萄膜炎症的控制而吸收

　　描述了非滴状角膜内皮营养不良。这些患者出现单眼角膜水肿,而对侧眼临床表现正常。患眼内皮细胞数下降,但临床和病理均无角膜滴状改变的证据。角膜内皮显微镜显示健眼出现多形性内皮细胞。尽管这种营养不良在很多特征上与 FECD 不同,但不清楚这是否是 FECD 的特殊病例。非滴状角膜内皮营养

　　Chandler 综合征,是三种虹膜角膜内皮综合征(ICE 综合征)中的一种,表现为水肿的基质下明显的扁平的青铜样改变,容易与 FECD 相混淆,但 ICE 是典型的单眼患病且存在明显的前房改变,可与 FECD相鉴别。

治疗和预后

早期 FECD 患者可能无症状且不需治疗。目前，尚无预防角膜营养不良发展的药物。随着 FECD 发展，因睡眠状态下角膜液体的聚集，患者可能出现醒来后视力下降。眼睛睁开一小段时间之后，空气有利于基质内液体的蒸发，轻微的基质水肿可能自发改善。这类患者通过应用高渗溶液或脱水剂可暂时缓解，这种途径可暂时使角膜脱水并提高视力。如果患者通过这些途径不能缓解，则无需继续这种治疗，因为这种治疗方式仅只能缓解症状，而无法改变疾病进程。一旦上皮下水疱或反复上皮糜烂进展，戴绷带镜可有利于缓解疼痛症状。

后弹力层剥除的自动板层刀角膜内皮移植（DSAEK）已成为视力显著受损 FECD 患者的主要手术治疗方式，基本上取代了穿透角膜移植。根据眼库统计报告，2012 年角膜内皮营养不良（包括 FECD）是 DSAEK 的主要适应证（46.8%）。值得注意的是白内障术后角膜水肿是 DSAEK 手术的第二大适应证（19.1%）[79]。因早期 FECD 患者在白内障手术前难以发现，因此 Fuchs 角膜内皮营养不良接受内皮移植手术的患者量可能被低估了。

FECD 患者的角膜移植手术预后效果良好。近期一项系统性研究，对 FECD 患者接受内皮移植（EK）和穿透角膜移植（PK）进行回顾性分析比较发现两者结果差异不大[80]。尤其是远期视力两者无明显差异[80]。与 PK 相比[80]，EK 术后散光小、视力恢复快[80]。

判断有角膜滴状改变但无基质水肿的患者白内障术后发生角膜内皮功能失代偿的风险，对于眼科医生来说是一大挑战，利用内皮显微镜测算角膜内皮细胞数可帮助评估其风险。当内皮细胞数在 750~2000 个/mm^2，通过增加内皮细胞代谢活动和泵密度等代偿机制可预防明显的角膜水肿[81]。然而当内皮细胞数在 500 个/mm^2 以下，内皮细胞变得非常分散不能代偿，导致角膜水肿[82]。另一个术前评估角膜内皮情况的方法是角膜厚度测定，但存在明显的个体差异。有研究称内皮细胞数低于 1000 个/mm^2，角膜厚度高于 640μm 或上皮水肿，均提示眼内手术后存在角膜内皮功能失代偿的风险[83]。临床体征，比如晨起视物模糊或出现上皮水肿均是判断是否进行眼内手术的重要证据。选择单纯白内障手术或三联手术（角膜移植术、白内障摘除术联合人工晶状体植入术，CE IOL）是基于多项因素考虑的，包括患者预期和视力要求。风险、利弊、潜在并发症和可替代治疗方案均需详细与患者沟通，这有利于帮助决定选择哪种治疗方案，是单纯进行白内障联合人工晶状体植入术（CE IOL），当角膜内皮失代偿再行 DSAEK，或延迟到视力进一步下降再行 CE IOL 手术。

组织病理学

在 FECD 中，失代偿的内皮细胞产生异常的后弹力层。内皮细胞屏障和泵功能破坏，出现基质和上皮水肿（表 71.2）组织病理学改变是特征性的且容易判断[62]。

光镜

内皮细胞扩展且因细胞核被滴状小体推挤表现为细胞增大、形态不规则（图 71.21）。疾病早期，横断面显示滴状小体顶端因突出向前房表现为细胞变细，导致细胞总量下降。后弹力层是正常厚度（10~12μm）的两到三倍，且随着厚度增加显示为层状结构。通常因周围新纤维合成而掩盖滴状小体，导致滴状小体不可见。后弹力层滴状小体 PAS 染色强阳性，但新的纤维组织表现为弱阳性，从而导致层状结构更明显。HE 染色和 PAS 染色均显示蘑菇样半球形或平顶的铁砧样轮廓的滴状小体[62,74]。

电子显微镜

FECD 中，后弹力层的前纹状区（ABZ）是完全正常的纹状（110~120nm）和正常厚度（3μm）（图 71.22）[85,86]。纹状纤维大部分由内皮细胞在孕 4 月到出生时分泌的Ⅷ型胶原[87]构成。出生后，内皮细胞转变为合成均匀的Ⅳ型基底膜胶原，构成后弹力层的后非纹状区（PNBZ）。PNBZ 与 ABZ 不同，一生以恒定缓慢的速度增长，并成为后弹力层的主要组成部分。因此这两层的厚度可以计算何时开始合成异常的后弹力层。在 FECD 中，可观察到变薄或缺失的 PNBZ[86]。在存在 PNBZ 的 FECD 患者中，其 PNBZ 平均厚度仅 1.8μm，远低于正常 PNBZ 厚度 7.8μm[86]。这说明大部分 FECD 患者的发病年龄在 20 岁之前[76]。

FECD 还有异常的后胶原层（posterior collagenous layer，PCL）（图 71.23）[74,86,88]。这种异常结构存在于所有患者中，且大多与后弹力层增厚及滴状结构形成有关[86]。PCL 充满 100nm 带状纤维，类似于 ABZ，与变薄的 PNBZ 相连，但因无定形基底膜分散其中而导致其不规则。滴状结构与 PCL 相连（图 71.24），一个在另一个上面，周围被 100nm 宽间距纺锤样胶原束和 50nm 窄间距胶原束包绕。滴状小体排列于"界线

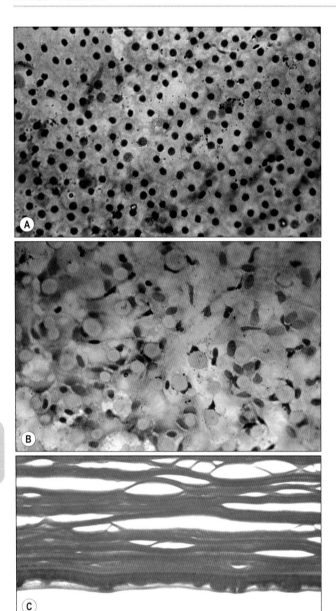

图 71.21 Fuchs 角膜内皮营养不良的内皮和后弹力层平铺图和横断面。(A)正常成人内皮细胞为规则的六边形结构,含有圆形的小细胞核。(B)中度进展的 Fuchs 角膜营养不良中完全破坏的内皮形态。细胞数量明显减少,大小不一的细胞核,被其下的大圆形滴状小体取代。(C)许多大的滴状结构被 PAS 弱阳性纤维膜所掩盖(PCL)。(PAS 染色)

层"[88],可能有一些无定形基底膜和 10nm 细丝纤维,如耐酸纤维(弹性系统微纤维),包围滴状小体[89]。这些含原纤蛋白的微纤维不是后弹力层的正常组成部分,但为其他基底膜的附着纤维。

后界层是一层简单疏松的纤维层。角膜水肿可致这层明显增厚(图 71.25)[86]。纤维层主要包括 20~30nm 胶原纤维和束(图 71.26),像无晶状体眼大泡性角膜病变的未分化 PCL。这些组成并非 FECD

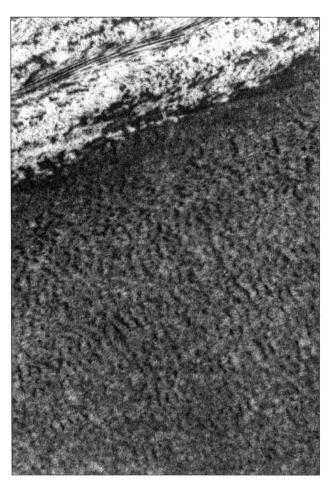

图 71.22 Fuchs 角膜内皮营养不良的 ABZ 中相对正常的柱状宽带胶原。(原始放大 ×40 770)

所特有,其他疾病累及到内皮层均可见到此表现。但是不同的组成和定位有利于与其他疾病相鉴别(表 71.2)。

随着疾病的进展,FECD 中从正常形态和功能去分化的内皮细胞增多。这种改变导致这些细胞更类似于成纤维细胞,有增大的粗糙的内质网、细胞间丝,溶酶体、界膜状空泡样变、吞噬色素颗粒和许多桥粒细胞间连接。细胞出现进行性的退行性改变(图 71.23),包括肿大的线粒体、增大的细胞间隙、扩大的空泡结构、最后固缩的细胞核和细胞死亡。持续的内皮细胞丢失导致在进展期每高倍显微镜视野下 5~10 个细胞,而相同年龄正常角膜内皮细胞数 15~20 个。

随着疾病进展,逐渐增大的滴状小体上的内皮细胞逐渐变薄,可导致滴状小体完全暴露,这种变化在扫描电镜下易于发现。由于细胞脆弱,易于与后弹力层分离,因此很多这种暴露可能是人工的。像在周边 Hassal-Henle 疣中见到的一样,拉长的内皮细胞在裂隙中进展为滴状小体。在进展型 FECD,少量内皮

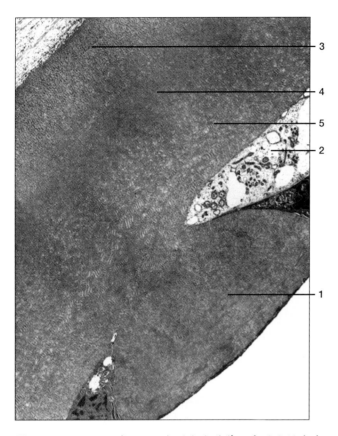

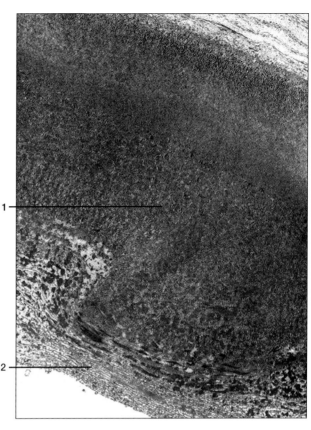

图71.23 一名38岁Fuchs角膜内皮营养不良的女性患者的电镜下内皮和后弹力层。平的铁砧样滴状小体(1),一端被变薄的营养不良的内皮细胞覆盖(2),正常的ABZ(3),不规则的PNBZ(4),大部分被厚的ABZ样PCL层所取代,表现为各种宽间隙胶原构成的均匀的基底膜(5)构成后弹力层的大部分,包括滴状小体。(原始放大 ×8200)

图71.25 一名65岁老年女性Fuchs角膜内皮营养不良进展期患者与图71.23形态接近相同,但是滴状小体(1)被进展的简单纤维后胶原层(2)所掩盖。(原始放大 ×5800)

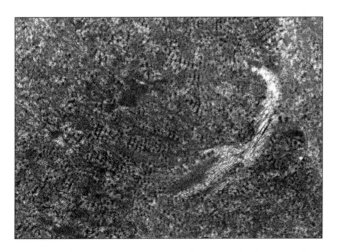

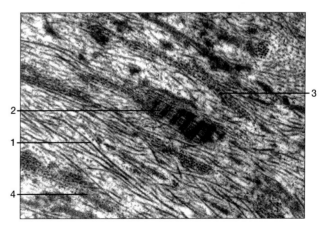

图71.24 滴状小体细节。可见宽间隙和窄带状纤维束以及稀疏的均匀的基底膜。(原始放大 ×24 840)

图71.26 图71.23中进展期Fuchs角膜内皮营养不良患者的角膜PCL细节,表现为大量的小胶原纤维(1),宽间隙胶原椭圆体(2),窄带状物(3),和少量基底膜样团块(4)。(原始放大 ×67 500)

细胞伸长为纤维样细胞形态,并分泌几乎全部的纤维组成[85,86]。

早发型 FECD 与晚发型 FECD 相似,均表现为明显的后弹力层增厚和内皮细胞中粗面内质网数量增多[90]。然而报道认为,尽管样本均来自于年轻患者,但相较于晚发型 FECD,早发型 FECD 的后弹力层更厚,滴状小体更扁平,其结构不连续,深层被后弹力层覆盖,故临床上表现为细小的、浅的滴状小体。后弹力层最前层染色常见高水平Ⅷ型胶原,后层见染色紊乱的层粘连蛋白、纤连蛋白和Ⅳ型胶原[90,91]。

先天性遗传性角膜内皮营养不良

MIM#217700

先天性遗传性角膜内皮营养不良(Congenital Hereditary Endothelial Dystrophy,CHED)首次报道于 1893 年,被称为"宫内角膜炎"。在欧洲文献中 CHED 被以多个不同命名零星报道过几例。1960 年,Maumenee[91]提出这种疾病起源于内皮细胞异常,而电镜显示的异常的后弹力层更强化了这种猜测[6,84]。目前这个疾病是由 Kenyon 和 Maumenee 所命名的[96]。

根据患者临床表现、亲属、家族遗传史或地理位置[4,6,93,95,96]CHED 的表现不同,之前 CHED 以两种不同形式为特征,常染色体显性遗传 CHED1 和常染色体隐性遗传 CHED2[9,97~102]。2015IC3D 发现把常染色体显性遗传 CHED1 作为一种独立的角膜营养不良有明显的不足,其更像是 PPCD 的一种类型[3]。进一步延伸,之前作为 CHED1 被描述的家族早在 PPCD 章节已经介绍了。

分子遗传学

CHED 在 IC3D 分类中被定义为第一类[3],被证明为常染色体隐性遗传。连锁分析 CHED 基因定位于 20p13~12[9]。最初 SLC4A111 基因发现有 7 种不同的突变,随后在缅甸、印度、巴基斯坦和中国的 CHED 家族中发现同一区域有多种不同的突变[98~102,111~115]。SCL4A11 基因编码膜结合四硼酸钠转运蛋白[97~101],推测四硼酸转运蛋白调节细胞内硼的浓度,对神经嵴细胞的生长和终末分化起重要作用。这种转运蛋白失功可影响正常角膜内皮细胞合成和分泌的特定模式,导致内皮细胞终末分化阶段生长调节失败,在这层形成不正常组织。接下来内皮细胞死亡可导致屏障功能破坏,进行性角膜水肿。

Harboyan 综合征,CHED 和知觉性耳聋(CDPD),是一种常染色体隐性遗传疾病,定位于 20p13 交叉。Harboyan 综合征中还存在 SLC4A11 多种异常突变[101,115]。

鉴别诊断

所有先天性、幼年角膜云翳的疾病均需与 CHED 相鉴别,比如出生时即出现的先天性青光眼、Axenfeld 异常、Peter 异常、先天性风疹及其他疾病。然而仔细的检查和前节表现有利于与 CHED 鉴别。出生时即存在的角膜营养不良包括先天性遗传性角膜基质营养不良(CHSD)和一部分 PPCD。PPCD 临床表现为内皮面空泡、带状改变或出现的其他前节异常,详细的病史询问有助于与 CHED 相鉴别。CHSD 表现为全层角膜混浊以及基质内羽毛状云翳,但是角膜厚度正常[105]。

黏多糖贮积症在幼年时期可出现角膜云翳,但不是在出生时出现,其角膜混浊的原因是组织浸润而不是水肿,角膜不增厚。系统性红斑是除 Scheie 综合征外这类疾病的典型表现。尿液分析或角膜取材可检测出异常的代谢产物,由此鉴别。

先天性青光眼存在明显的高眼压、角膜直径增大、Haab 线及牛眼表现,故鉴别并不困难。眼前节发育不良如 Axenfeld 综合征或 Peters 异常亦可表现为眼压升高和角膜混浊,但这些疾病存在明显的眼前节异常。

一过性角膜水肿可出现在先天性风疹,但是与 CHED 相反,其有巩膜充血,典型的核性白内障、高眼压、虹膜后粘连、瞳孔缩小和脉络膜视网膜病。梅毒性角膜基质炎亦可出现眼部感染,表现为角膜云翳、深基质角膜新生血管和虹膜萎缩,但很少出现在幼年时期。仔细分辨,其为角膜瘢痕而不是角膜水肿。全身异常如 Hutchinson 牙或马鞍鼻有助于此疾病的诊断。

临床表现和病程

CHED 为双侧不对称的严重角膜水肿和云翳。角膜混浊累及角膜缘,无明确的边界(图 71.27)。这种角膜营养不良多为出生时或出生后早期即存在(表 71.1)。最常见的病史表现为出生后 1 周到 6 个月灰蓝色、毛玻璃样角膜混浊,而在之后几十年进展较少[7]。但也有报道显示在 1 年内迅速进展为牛奶样混浊,或发病延迟到 10 岁以内。目前未证明有明显的性别倾向。

检查可见角膜明显增厚,多为正常角膜的 2~3 倍

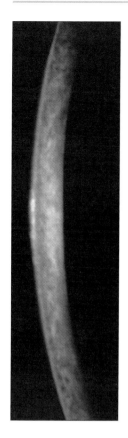

图71.27 先天性遗传性角膜内皮营养不良的裂隙灯显微镜照相。（Courtesy A Sugar, MD.）

厚,角膜上皮为不规则、粗糙,从弥漫性到毛玻璃样或牛奶样程度不等的基质混浊,混浊形态表现为点状或片状混浊。如果能看见后弹力层,多表现为增厚,但上皮多可视性不佳。CHED中罕见角膜新生血管,除非是继发角膜溃疡的高龄患者[7,106]。视力明显受损的患者尽管功能性近视力保留,但会出现眼球震颤。

预后和治疗

CHED患者多在童年时期即接受角膜移植手术,因此移植成功率低,术后视力差。支持我们对CHED认识的研究都是在去除轻症常染色体显性遗传CHED1之前做的,但这一结论同样适用于剩下的CHED,也就是之前的常染色体隐性遗传CHED2。

关于CHED移植成功率的多项研究结论各异。以CHED首次就诊的儿童两年移植成功率72%,五年56.5%[104]。出生时即有CHED的患者移植成功率（56%）明显低于从出生后4个月开始发病的患者（92%）。推测其角膜移植术后预后与发病年龄早或因严重的角膜混浊、眼球震颤或弱视需早期接受手术干预有关。

更多研究显示三年移植成功率71%和90%[7,103,108]。因这些研究移植成功率更高,认为年龄大接受PKP比年轻患者效果更好。

组织病理学和光镜

通过光镜发现[4,94,95,109,110],角膜上皮为继发于慢性角膜水肿的改变,表现为因基底上皮水肿而变薄或萎缩,细胞内空泡和偶然的微囊泡（表71.2和图71.28）。3%的患者出现上皮下纤维化、钙化。许多患者出现不同的前弹力层丢失,表现为微小破裂、部分缺损或完全缺损。基质是正常角膜的2~3倍厚,造成组织严重破坏。板层断裂,后部更明显,胶原纤维更分散,有时可见基质内液体囊袋[4,103]。一组研究[109]观察到新生儿的不同形态,表现为基质胶原变性的纤维类型。其他研究报道[7],在一个角膜中出现浅层基质的球形变性。

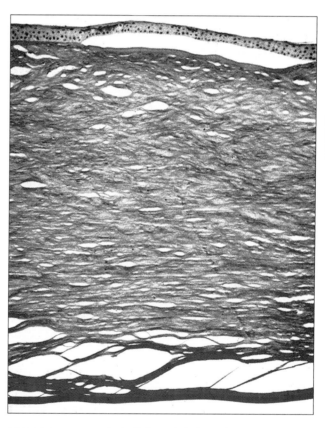

图71.28 CHED组织学表现为内皮细胞缺失,增厚的后弹力层,角膜水肿和上皮水疱。（Courtesy A. Sugar, MD.）

后弹力层变厚,约20~24um。后胶原层（PCL）PAS染色弱阳性[7]。目前尚无其他可诊断CHED的特殊染色。

内皮细胞丢失、数量明显下降或表现为明显变性。在很多患者中,手术操作或在制备植片剥除后弹力层时可造成内皮细胞丢失。内皮细胞中可存在很多黑色素颗粒,但这一点在之前的常染色体显性遗传的 CHED 中更具特征性[4,7]。

电子显微镜

CHED 的后弹力层特殊区域是异常的。正常 ABZ 结构呈带状(110~120nm),厚约 3μm。PNBZ 异常且与 PCL 层融合。在年轻的角膜中,异常的 PNBZ 不是由均匀的基底膜组成,而是由多种基底膜样物质混合,包括 12nm 厚的纤维、中等大小的 25~48nm 的胶原纤维和 55~100nm 的纹状区[110]。这种 PNBZ 组成也被描述为由异常的基底膜样物质,长间隔胶原和细小的纤维胶原混合[7,106]。

后弹力层的健康 ABZ 提示在子宫内内皮细胞分泌产物正常,异常的 PNBZ 提示孕晚期内皮细胞失功。不清楚什么引发正常内皮细胞分泌产物由胚胎时期的纹状Ⅳ型胶原变为这一时期的无定形基底膜Ⅳ型胶原。但推测可能是内皮细胞失去合成和分泌能力,从而产生异常的后弹力层后部[7]。正如本章之前提到的,内皮功能失调的原因可能与定位于 SLC4A11 基因的四硼酸钠转运体有关。

CHED 的内皮缺失或数量减少,表现为明显的空泡化和营养不良(图 71.29)。后弹力层异常情况与内皮细胞丢失程度有关[110]。一些病例中,含有大量细胞器的看似正常的细胞位于空泡样细胞表面,像要替

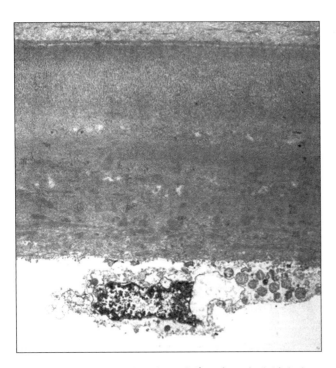

图 71.29 CHED 电镜检查示营养不良和空泡样内皮细胞。(Courtesy Walter Lisch, MD.)

代这些细胞[7]。这种类型的多层"正常"细胞存在于 25%~33% 的 CHED 患者中。20% 的患者内皮细胞缺乏微绒毛。没有描述上皮样内皮细胞[4,7,103]。

X 连锁角膜内皮营养不良(XECD)

无 MIM

Schmid 等描述了一个 X 连锁角膜内皮营养不良的大家族[48]。

分子遗传学

根据 IC3D 分类,XECD 属于第二类角膜营养不良。定位于 Xq25 基因位点[48],具体基因尚不明确。

临床表现和病程

XECD 为先天性,且男性受累明显多于女性。一些男性出现从散在的角膜云翳到牛奶状、毛玻璃样等的先天性角膜混浊。其他可表现为内皮月球陨石坑样改变。还有一组表现为月球陨石坑样角膜内皮及继发性角膜带状变性。根据视力情况可能存在眼球震颤。女性可存在内皮陨石坑样改变,但无症状。

鉴别诊断

XECD 的鉴别诊断为任何出生时角膜混浊性疾病。但相关的角膜和眼前节表现和全身特征表现有助于鉴别诊断。

治疗和预后

对于有明显角膜混浊和带状变性的患者,穿透角膜移植(PKP)是优先的手术治疗方式。Schmid 研究的家族中,六名男性接受 PKP,但目前尚无关于 XECD 角膜移植术后结果的数据。

显微镜

光镜显示角膜上皮和前弹力层不规则变薄。同时内皮细胞丢失或不典型分层,导致角膜后弹力层变厚、不规则。扫描电镜显示角膜纹状变性区上皮下无定形颗粒样物质沉积[48]。同时后弹力层增厚、ABZ 异常,提示其在出生前发病。

（王君怡 译）

参考文献

1. Koeppe L. Klinische beobachtungen mit der nerstspaltlampe und der hornhautmikroskop. *Graefe's Arch Clin Exp Ophthalmol* 1916;**91**:375–9.
2. Cibis GW, Krachmer JA, Phelps CD, et al. The clinical spectrum of posterior polymorphous dystrophy. *Arch Ophthalmol* 1977;**95**:

1529–37.

3. Weiss JS, Møller HU, Aldave AJ, et al. IC3D classification of corneal dystrophies-edition 2. *Cornea* 2015;**34**(2):117–59.
4. Maumenee AE. Congenital hereditary corneal dystrophy. *Am J Ophthalmol* 1960;**50**:1114–24.
5. Odland M. Dystrophia corneae parenchymatosa congenita. A clinical, morphological and histochemical examination. *Acta Ophthalmol (Copenh)* 1968;**46**(3):477–85.
6. Pearce WG, Tripathi RC, Morgan G. Congenital endothelial corneal dystrophy. Clinical, pathological, and genetic study. *Br J Ophthalmol* 1969;**53**(9):577–91.
7. Kirkness CM, McCartney A, Rice NS, et al. Congenital hereditary corneal oedema of Maumenee: its clinical features, management, and pathology. *Br J Ophthalmol* 1987;**71**(2):130–44.
8. Boruchoff SA, Kuwabara T. Electron microscopy of posterior polymorphous degeneration. *Am J Ophthalmol* 1971;**72**(5):879–87.
9. Toma NM, Ebenezer ND, Inglehearn CF, et al. Linkage of congenital hereditary endothelial dystrophy to chromosome 20. *Hum Mol Genet* 1995;**4**(12):2395–8.
10. Kanai A, Kaufman HE. Further electron microscopic study of hereditary corneal edema. *Invest Ophthalmol* 1971;**10**(8):545–54.
11. Levenson JE, Chandler JW, Kaufman HE. Affected asymptomatic relatives in congenital hereditary endothelial dystrophy. *Am J Ophthalmol* 1973;**76**(6):967–71.
12. Levy SG, Moss J, Noble BA, et al. Early onset posterior polymorphous dystrophy. *Arch Ophthalmol* 1996;**114**:1265–8.
13. Heon E, Mathers WD, Alward WL, et al. Linkage of posterior polymorphous corneal dystrophy to 20q11. *Hum Mol Genet* 1995;**4**:485–8.
14. Heon E, Greenberg A, Kopp KK, et al. VSX1: a gene for posterior polymorphous dystrophy and keratoconus. *Hum Mol Genet* 2002;**11**:1029–36.
15. Aldave AJ, Yellore VS, Principe AH, et al. Candidate gene screening for posterior polymorphous dystrophy. *Cornea* 2005;**24**:151–5.
16. Krafchak CM, Pawar H, Moroi SE, et al. Mutations in TCF8 cause posterior polymorphous corneal dystrophy and ectopic expression of COL4A3 by corneal endothelial cells. *Am J Hum Genet* 2005;**77**:694–708.
17. Gwilliam R, Liskova P, Filipec M, et al. Posterior polymorphous dystrophy in Czech families maps to chromosome 20 and excludes the VSX1 gene. *Invest Ophthalmol Vis Sci* 2006;**46**:4480–4.
18. Biswas S, Munier FL, Yardley J, et al. Missense mutations in COL8A2, the gene encoding the alpha 2 chain of type VIII collagen, cause two forms of corneal endothelial dystrophy. *Hum Mol Genet* 2001;**10**:2415–23.
19. Yellore VS, Rayner SA, Salem AK, et al. No pathogenic mutations identified in the COL8A2 gene or four positional candidate genes in patients with posterior polymorphous corneal dystrophy. *Invest Ophthalmol Vis Sci* 2005;**46**:1599–603.
20. Kobayashi A, Fujiki K, Murakami A, et al. Analysis of COL8A2 gene mutation in Japanese patients with Fuchs' endothelial dystrophy and posterior polymorphous dystrophy. *Jpn J Ophthalmol* 2004;**48**:195–8.
21. Moroi SE, Gokhale PA, Schteingart MT, et al. Clinicopathological correlation and genetic analysis in a case of posterior polymorphous dystrophy. *Am J Ophthalmol* 2003;**135**:461–70.
22. Shimizu S, Krafchak C, Fuse N, et al. A locus for posterior polymorphous corneal dystrophy (PPCD 3) maps to chromosome 10. *Am J Med Genet A* 2004;**130**(4):372–7.
23. Grooteclaes MI, Frisch SM. Evidence for a function of CtBP in epithelial gene regulation and anoikis. *Oncogene* 2000;**19**:3823–8.
24. Liskova P, Tuft SJ, Gwilliam R, et al. Novel mutations in the ZEB1 gene identified in Czech and British patients with posterior polymorphous dystrophy corneal dystrophy. *Hum Mutat* 2007;**28**:638.
25. Bakhtiari P, Frausto RF, Roldan AN, et al. Exclusion of pathogenic promoter region variants and identification of novel nonsense mutations in the zinc finger E-box binding homeobox 1 gene in posterior polymorphous corneal dystrophy. *Mol Vis* 2013;**19**:575–80.
26. Aldave AJ, Yellore VS, Yu F, et al. Posterior polymorphous corneal dystrophy is associated with TCF8 gene mutations and abdominal hernia. *Am J Med Genet A* 2007;**143A**:2549–56.
27. Aldave AJ, Sonmez B. Elucidating the molecular genetic basis of the corneal dystrophies. *Arch Ophthalmol* 2007;**125**:177–86.
28. Teekhasaenee C, Nimmanit S, Wutthiphan S, et al. Posterior polymorphous dystrophy and Alport syndrome. *Ophthalmology* 1991;**98**:1207–15.
29. McCartney ACE, Kirkness CM. Comparison between posterior polymorphous dystrophy and congenital hereditary endothelial dystrophy of the cornea. *Eye* 1988;**2**:63–70.
30. Antignac C. Molecular genetics of basement membrane: the paradigm of Alport's syndrome. *Kidney Int* 1995;**47**:529–33.
31. Laganowski HC, Sherrard ES, Kerr Muir MG. The posterior corneal surface in posterior polymorphous dystrophy: a specular microscopical study. *Cornea* 1991;**10**:224–32.
32. Krachmer JH. Posterior polymorphous corneal dystrophy: a disease characterized by epithelial-like endothelial cells which influence management and prognosis. *Trans Am Ophthalmol Soc* 1985;**83**:413–75.

33. Weisenthal RW, Krachmer JH. Posterior polymorphous corneal dystrophy: ten years of progress. In: Cavanagh HD, editor. *The cornea: transactions of the World Congress on the Cornea III*. New York: Raven; 1988.
34. Laganowski HC, Sherrard ES, Muir MG, et al. Distinguishing features of iridocorneal endothelial syndrome and posterior polymorphous dystrophy: value of endothelial specular microscopy. *Br J Ophthalmol* 1991;**75**:212–16.
35. Cibis GW, Tripathi RC. The differential diagnosis of Descemet's tears (Haab's striae) and posterior polymorphous dystrophy bands: a clinico-pathological study. *Ophthalmology* 1982;**89**:614–20.
36. Rodrigues MM, Phelps CD, Krachmer JH, et al. Glaucoma due to endothelialization of the anterior chamber angle: a comparison of posterior polymorphous dystrophy of the cornea and Chandler's syndrome. *Arch Ophthalmol* 1980;**98**:688–96.
37. Bourgeois J, Shields MB, Thresher R. Open angle glaucoma associated with posterior polymorphous dystrophy. *Ophthalmology* 1984;**91**:420–3.
38. Bechara SJ, Grossniklaus HE, Waring GO 3rd, et al. Keratoconus associated with posterior polymorphous dystrophy. *Am J Ophthalmol* 1991;**112**:729–31.
39. Aldave AJ, Ann LB, Frausto RF, et al. Classification of posterior polymorphous corneal dystrophy as a corneal ectatic disorder following confirmation of associated significant corneal steepening. *JAMA Ophthalmol* 2013;**131**(12):1583–90.
40. Shields MB, Campbell DG, Simmons RJ. The essential iris atrophies. *Am J Ophthalmol* 1978;**85**:749–59.
41. Hemady RK, Patel A, Blum S, et al. Bilateral iridocorneal endothelial syndrome: case report and review of the literature. *Cornea* 1994;**13**:368–72.
42. Blair SD, Seabrooks D, Shields WJ, et al. Bilateral progressive essential iris atrophy and keratoconus with coincident features of posterior polymorphous dystrophy: a case report and proposed pathogenesis. *Cornea* 1992;**11**:255–61.
43. Sherrard ES, Frangoulis MA, Kerr Muir MG. On the morphology of cells of posterior cornea in the iridocorneal endothelial syndrome. *Cornea* 1991;**10**:233–43.
44. Hirst LW. Differential diagnosis of iridocorneal endothelial syndrome and posterior polymorphous endothelial dystrophy. *Br J Ophthalmol* 1993;**77**:610.
45. Pardos GJ, Krachmer JH, Mannis MJ. Posterior corneal vesicles. *Arch Ophthalmol* 1981;**99**:1573–7.
46. Harada T, Tanaka H, Ikema T, et al. Specular microscopic observation of posterior corneal vesicles. *Ophthalmologica* 1990;**201**:122–7.
47. Sekundo W, Lee WR, Kirkness CM, et al. An ultrastructural investigation of an early manifestation of posterior polymorphous dystrophy of the cornea. *Ophthalmology* 1994;**101**:1422–31.
48. Schmid E, Lisch W, Philipp W, et al. A new X-linked endothelial corneal dystrophy. *Am J Ophthalmol* 2006;**141**:478–87.
49. Sekundo W, Lee WR, Aitken DA, et al. Multirecurrence of corneal posterior polymorphous dystrophy. An ultrastructural study. *Cornea* 1994;**13**:509–15.
50. Polack FM, Bourne WM, Forstot SL, et al. Scanning electron microscopy of posterior polymorphous corneal dystrophy. *Am J Ophthalmol* 1980;**89**:575–84.
51. Henriquez AS, Kenyon KR, Dohlman CH, et al. Morphologic characteristics of posterior polymorphous dystrophy. A study of nine corneas and review of the literature. *Surv Ophthalmol* 1984;**29**:139–47.
52. Johnson BL, Brown SI. Posterior polymorphous dystrophy: a light and electron microscopic study. *Br J Ophthalmol* 1978;**62**:89–96.
53. Waring GO, Laibson PR, Rodrigues M. Clinical and pathologic alteration of Descemet's membrane with emphasis on endothelial metaphase. *Surv Ophthalmol* 1974;**18**:325–68.
54. Rodrigues MM, Sun TT, Krachmer J, et al. Epithelialization of the corneal endothelium in posterior polymorphous dystrophy. *Invest Ophthalmol Vis Sci* 1980;**19**:832–5.
55. Rodrigues MM, Newsome DA, Krachmer JH, et al. Posterior polymorphous dystrophy of the cornea: cell culture studies. *Exp Eye Res* 1981;**33**:535–44.
56. Cockerham GC, Laver NV, Hidayat AA, et al. An immunohistochemical analysis and comparison of posterior polymorphous dystrophy with congenital hereditary endothelial dystrophy. *Cornea* 2002;**21**:787–91.
57. Levy SG, Moss J, Sawada H, et al. The composition of wide-spaced collagen in normal and diseased Descemet's membrane. *Curr Eye Res* 1996;**15**:45–52.
58. Murphy C, Alvarado J, Juster R. Prenatal and postnatal growth of the human Descemet's membrane. *Invest Ophthalmol Vis Sci* 1984;**25**:1402–15.
59. Fuchs E. Dystrophia epithelialis corneae. *Graefe's Arch Clin Exp Ophthalmol* 1910;**76**:478–508.
60. Krachmer JH, Purcell JJ Jr, Young CW, et al. Corneal endothelial dystrophy. A study of 64 families. *Arch Ophthalmol* 1978;**96**:2035–9.
61. Magovern M, Beauchamp GR, McTigue JW, et al. Inheritance of Fuchs' combined dystrophy. *Ophthalmology* 1979;**86**:1897–920.
62. Adamis AP, Filatov V, Tripathi BJ, et al. Fuchs' endothelial dystrophy of the cornea. *Surv Ophthalmol* 1993;**38**:149–68.

7

63. Gottsch JD, Sundin OH, Liu SH, et al. Inheritance of a novel COL8A2 mutation defines a distinct early-onset subtype of Fuchs corneal dystrophy. *Invest Ophthalmol Vis Sci* 2005;**46**:1934–9.

64. Aldave AJ, Bourla N, Yellore VS, et al. No pathogenic mutations identified in the COL8A1 and COL8A2 genes in familial Fuchs corneal dystrophy. *Invest Ophthalmol Vis Sci* 2006;**47**:3787–90.

65. Aldave AJ, Han J, Frausto RF. Genetics of the corneal endothelial dystrophies: an evidence based review. *Clin Genet* 2013;**84**:109–19.

66. Sundin OH, Jun AS, Broman KW, et al. Linkage of late onset Fuchs corneal dystrophy to a novel locus at 13pTel-13q.12.13. *Invest Ophthalmol Vis Sci* 2006;**47**:140–5.

67. Mootha VV, Gong X, Ku HC, et al. Association and familial segregation of CTG18.1 trinucleotide repeat expansion of TCF4 gene in Fuchs' endothelial corneal dystrophy. *Invest Ophthalmol Vis Sci* 2014;**55**(1):33–42.

68. Sundin OH, Broman KW, Chang HH, et al. A common locus for late onset Fuchs corneal dystrophy maps to 18q21.2-q21.32. *Invest Ophthalmol Vis Sci* 2006;**47**:3919–26.

69. Riazuddin SA, Parker DS, McGlumphy EJ, et al. Mutations in LOXHD1, a recessive-deafness locus, cause dominant late-onset Fuchs corneal dystrophy. *Am J Hum Genet* 2012;**90**:533–9.

70. Riazuddin SA, Vithana EN, Seet LF, et al. Missense mutations in the sodium borate cotransporter SLC4A11 cause late-onset Fuchs corneal dystrophy. *Hum Mutat* 2010;**31**:1261–8.

71. Riazuddin SA, Eghrari AO, Al-Saif A, et al. Linkage of a mild late-onset phenotype of Fuchs corneal dystrophy to a novel locus at 5q33.1-q35.2. *Invest Ophthalmol Vis Sci* 2009;**50**:5667–71.

72. Riazuddin SA, Zaghloul NA, Al-Saif A, et al. Missense mutations in TCF8 cause late-onset Fuchs corneal dystrophy and interact with FCD4 on chromosome 9p. *Am J Hum Genet* 2010;**86**:45–53.

73. Riazuddin SA, Vasanth S, Katsanis N, et al. Mutations in AGBL1 cause dominant late-onset Fuchs corneal dystrophy and alter protein-protein interaction with TCF4. *Am J Hum Genet* 2013;**93**:758–64.

74. Hogan MJ, Wood I, Fine M. Fuchs' endothelial dystrophy of the cornea. *Am J Ophthalmol* 1974;**78**:363–83.

75. Kaufman SC, Beuerman RW, Kaufman HE. Diagnosis of advanced Fuchs' dystrophy with the confocal microscope. *Am J Ophthalmol* 1993;**116**:652–3.

76. Abbott RL, Fine BS, Webster RG Jr, et al. Specular microscopic and histologic observations in nonguttate corneal endothelial degeneration. *Ophthalmology* 1981;**88**:788–800.

77. Waring GO, Font RL, Rodrigues MM, et al. Alterations of Descemet's membrane in interstitial keratitis. *Am J Ophthalmol* 1976;**81**:773–85.

78. Krachmer JH, Schnitzer JI, Fratkin J. Corneal pseudoguttata: a clinical and histopathological description of endothelial cell edema. *Arch Ophthalmol* 1981;**99**:1377–81.

79. Eye Banking Statistical Report 2012 EBAA <www.restoresight.org>.

80. Nanavaty MA, Wang X, Shortt AJ. Endothelial keratoplasty versus penetrating keratoplasty for Fuchs endothelial dystrophy. *Cochrane Database Syst Rev* 2014;(2):CD008420.

81. Geroski DH, Matsuda M, Yee RW, et al. Pump functions of the human corneal endothelium. Effects of the age and cornea guttatae. *Opthalmology* 1985;**92**:759–63.

82. Edelhauser HF. The resiliency of the corneal endothelium to refractive and intraocular sugery. *Cornea* 2000;**19**:263–73.

83. *Basic and Clinical Science Course Section 8, External Disease and Cornea.* American Academy of Ophthalmology; 2014–2015. p. 277.

84. Price FW, Whitson WE, Marks RG. Graft survival in four common groups of patients undergoing penetrating keratoplasty. *Ophthalmology* 1991;**98**:322–8.

85. Johnson DH, Bourne WM, Campbell RJ. The ultrastructure of Descemet's membrane I. *Arch Ophthalmol* 1982;**100**:1942–7.

86. Bourne WM, Johnson DH, Campbell RJ. The ultrastructure of Descemet's membrane. III. Fuchs' dystrophy. *Arch Ophthalmol* 1982;**100**:1952–5.

87. Sawada H, Konomi H, Hirosawa K. Characterization of the collagen in the hexagonal lattice of Descemet's membrane: its relation to type VIII collagen. *J Cell Biol* 1990;**110**:219–27.

88. Iwamoto T, DeVoe AG. Electron microscopic studies on Fuchs' combined dystrophy. I. Posterior portion of the cornea. *Invest Ophthalmol Vis Sci* 1971;**10**:9–28.

89. Alexander RA, Grierson I, Garner A. Oxytalan fibers in Fuchs' endothelial dystrophy. *Arch Ophthalmol* 1981;**99**:1622–7.

90. Gottsch JD, Zhang C, Sundin OH, et al. Fuchs corneal dystrophy: aberrant collagen distribution in an L450W mutant of the COL8A2 gene. *Invest Ophthalmol Vis Sci* 2005;**46**:4504–11.

91. Zhang C, Bell WR, Sundin OH, et al. Immunohistochemistry and electron microscopy of early onset Fuchs corneal dystrophy in three cases with the same L450W COL8A2 mutation. *Trans Am Ophthalmol Soc* 2006;**104**:85–97.

92. Vithana EN, Morgan PE, Ramprasad V, et al. SLC4A11 mutations in Fuchs endothelial corneal dystrophy. *Hum Mol Genet* 2008;**17**:656–66.

93. Waring GO, Rodrigues MM, Laibson PR. Corneal dystrophies. II. Endothelial dystrophies. *Surv Ophthalmol* 1978;**23**:147–68.

94. Laurence GZ. Corneitis interstitialis in utero. *Klin Monat Augenheilkunde* 1893;**1**:351.

95. Kenyon KR, Maumenee AE. The histological and ultrastructural pathology of congenital hereditary corneal dystrophy. A case report. *Invest Ophthalmol* 1968;**7**:475–500.

96. Kenyon KR, Maumenee AE. Further studies of congenital hereditary endothelial dystrophy of the cornea. *Am J Ophthalmol* 1973;**76**:419.

97. Vithana EN, Morgan P, Sundaresan P, et al. Mutations in sodium-borate cotransporter SLC4A11 cause recessive congenital hereditary endothelial dystrophy (CHED2). *Nat Genet* 2006;**38**:755–7.

98. Jiao X, Sultana P, Garg P, et al. Autosomal recessive corneal endothelial dystrophy (CHED2) is associated with mutations in SLC4A11. *J Med Genet* 2007;**44**:64–8.

99. Kumar A, Bhattacharjee S, Prakash DR, et al. Genetic analysis of two Indian families affected with congenital hereditary endothelial dystrophy: two novel mutations in SLC4A11. *Mol Vis* 2007;**13**:39–46.

100. Sultana A, Garg P, Ramamurthy B, et al. Mutational spectrum of the SLC4A11 gene in autosomal recessive congenital hereditary endothelial dystrophy. *Mol Vis* 2007;**13**:1327–32.

101. Aldave A, Yellore VS, Bourla N, et al. Autosomal recessive CHED associated with novel compound heteryzgous mutations in SLC4A11. *Cornea* 2007;**26**:896–900.

102. Desir J, Moya G, Reish O, et al. Borate transporter SLC4A11 mutations cause both Harboyan syndrome and non-syndromic corneal endothelial dystrophy. *J Med Genet* 2007;**44**:322–6.

103. Kirkness CM. The corneal endothelial dystrophies. *Ann Acad Med Singap* 1989;**18**:158–64.

104. Al-Rajhi AA, Wagoner MD. Penetrating keratoplasty in congenital hereditary endothelial dystrophy. *Ophthalmology* 1997;**104**:956–61.

105. Witschel H, Fine BS, Grutzner P, et al. Congenital hereditary stromal dystrophy of the cornea. *Arch Ophthalmol* 1978;**96**:1043–51.

106. Ehlers N, Modis L, Moller-Pedersen T. A morphological and functional study of congenital hereditary endothelial dystrophy. *Acta Ophthalmol Scand* 1998;**76**:314–18.

107. Schaumberg DA, Moyes AL, Gomes JA, et al. Corneal transplantation in young children with congenital hereditary endothelial dystrophy. *Am J Ophthalmol* 1999;**127**:373–8.

108. Sajjadi H, Javadi MA, Hemmati R, et al. Results of penetrating keratoplasty in CHED (congenital hereditary endothelial dystrophy). *Cornea* 1995;**14**:18–25.

109. Antine B. Histology of congenital hereditary corneal dystrophy. *Am J Ophthalmol* 1970;**69**:964–9.

110. Kenyon KR, Antine B. The pathogenesis of congenital hereditary endothelial dystrophy of the cornea. *Am J Ophthalmol* 1971;**72**:787–95.

111. Callaghan M, Hand CK, Kennedy SM, et al. Homozygosity mapping and linkage analysis demonstrate that autosomal recessive congenital hereditary endothelial dystrophy (CHED) and autosomal dominant CHED are genetically distinct. *Br J Ophthalmol* 1999;**83**:115–19.

112. Kanis AB, Al-Rajhi AA, Taylor CM, et al. Exclusion of AR-CHED from the chromosome 20 region containing the PPMD and AD-CHED loci. *Ophthalmic Genet* 1999;**20**:243–9.

113. Hand CK, Harmon DL, Kennedy SM, et al. Localization of the gene for autosomal recessive congenital hereditary endothelial dystrophy (CHED2) to chromosome 20 by homozygosity mapping. *Genomics* 1999;**61**:1–4.

114. Shah SS, Al-Rajhi A, Brandt JD, et al. Mutation in the SLC4A11 gene associated with autosomal recessive congenital hereditary endothelial dystrophy in a large Saudi family. *Ophthalmic Genet* 2008;**29**:41–5.

115. Siddiqui S, Zenteno JC, Rice A, et al. Congenital hereditary endothelial dystrophy caused by SLC4A11 mutations progresses to Harboyan syndrome. *Cornea* 2014;**33**:247–51.

第72章

非炎性扩张性疾病

Robert S. Feder, Leslie C. Neems

关键概念

- 当一个年轻人的视力无法矫正到 1.0,或者眼镜需要做多次更换时,应该怀疑圆锥角膜。
- 特应性疾病、Ehlers-Danlos 综合征、毯层视网膜变性、唐氏综合征以及揉眼与圆锥角膜有关。
- 圆锥角膜的典型特征是角膜前突、顶点变薄。
- 与圆锥角膜一致的角膜地形图与断层扫描检查结果为:角膜下方变陡峭、上方变平坦、径向轴倾斜、偏中心性角膜变薄以及角膜前、后表面高起形成岛样改变。
- 角膜胶原交联对于病变轻微的年轻圆锥角膜患者减缓疾病进展的效果最佳。
- 对于角膜厚度足够的圆锥角膜患者,角膜基质环植入有助于锥顶移向中心,并改善患者对角膜接触镜的耐受度。
- 对于无深基质瘢痕的圆锥角膜患者,前部深板层角膜移植(DALK)是比较合适的选择,其优点是可避免术后发生内皮排斥。但基质排斥有时仍可发生。
- 透明角膜边缘变性(PMD)的特点是下方角膜带状变薄、前突。透明角膜边缘变性和病变位于下方的圆锥角膜患者在角膜地形图的曲率图上均可出现蟹爪样改变。
- 在球形角膜中,角膜变陡、变薄的范围广泛,角膜最薄处位于周边位置。而先天性青光眼和先天性大角膜的角膜变化只是轻微变大。

本章纲要

圆锥角膜
透明角膜边缘变性
球形角膜
后部圆锥角膜

在本章节中讨论的非炎性扩张性角膜疾病是圆锥角膜、透明角膜边缘变性(Pellucid marginal degeneration,PMD)、球形角膜和后部圆锥角膜。除了名称相似外,这些疾病在临床表现上也有不同程度的相似性(表72.1)。前三种疾病代表了相同发病机制导致的不同表型的临床表现。角膜屈光手术后角膜扩张的发生和圆锥角膜相似,通常认为这种疾病是医源性的,本章节也会讨论该疾病。

角膜变薄是这些扩张性疾病的典型特征。注意观察与角膜最前突部位相关的角膜最薄区域,有助于区分这些疾病。圆锥角膜、透明角膜边缘变性和球形角膜均可发生前部角膜曲率的扭曲变形(图72.1)。由此引起的视功能下降程度不一,可能很轻微,也可能很严重。

在很大程度上,角膜地形图和角膜断层扫描检查有助于发现这些扩张性角膜疾病,特别是圆锥角膜。有明显诊断依据,比如角膜下方变陡峭、偏中心性角膜变薄及前突,但是却没有明显的圆锥角膜临床体征的患者的正确诊断术语值得讨论。常用术语是疑似圆锥角膜和亚临床圆锥角膜。顿挫型圆锥角膜(forme fruste keratoconus)是指那些在病程早期就停止进展的圆锥角膜患者。这种诊断分析对基因研究中筛选研究人群很有价值,而且对适于做角膜屈光手术的患者,筛查是必需的。

圆锥角膜、透明角膜边缘变性和球形角膜在疾病早期的基本治疗方法相同。最初用框架眼镜矫正视力,然后选择佩戴角膜接触镜。对于轻、中度圆锥角膜患者,角膜胶原交联(CXL)对控制疾病的进展可能有益。角膜基质环植入术可以提高患者对角膜接触镜的耐受度,并可提高视功能。对于中、重度圆锥角膜患者,根据患者眼部情况选择深板层角膜移植或者穿透性角膜移植可以恢复患者的视功能。

后部圆锥角膜和其他非炎症性角膜变薄的疾病

表72.1 非炎性角膜扩张疾病-临床表现和外观的比较与对比

	圆锥角膜	透明角膜边缘变性	球形角膜	后部圆锥角膜
发生率	最常见	较少见	罕见	最不常见
发病部位	通常双侧	双侧	双侧	通常单侧
发病年龄	青春期	20~40岁	通常在出生时	出生时
变薄	旁中央偏下方	距下方角膜缘1~2mm处，宽1~2mm	周边部最显著	旁中央角膜后表面
前突	锥顶最薄处	带状变薄区的上方	整体	通常无
铁环	Fleischer环	有时有	无	有时有
瘢痕	常见	发生水肿后	轻度	常见
纹线	常见	不常见	有时有	无

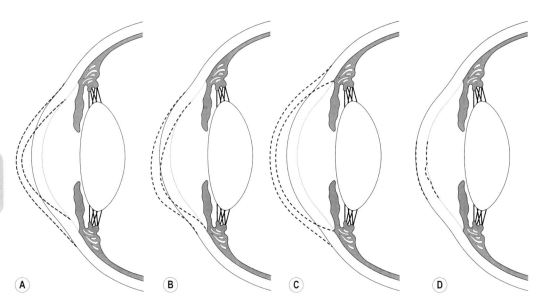

图72.1 角膜变薄和角膜外形异常类型有助于区分不同类型的扩张性角膜疾病。(A)圆锥角膜;(B)透明角膜边缘变性;(C)球形角膜;(D)后部圆锥角膜

在很多方面都不相同。为了减少因名称相似引起的混淆,该疾病将在后面的部分进行讨论。

圆锥角膜

定义

圆锥角膜是用来描述角膜因变薄和前突而呈锥形改变的临床术语。通常认为该疾病的发生过程是非炎性的,不发生细胞浸润和新生血管形成。尽管圆锥角膜双眼的表现明显不对称,但圆锥角膜通常是双眼发病。该疾病的典型表现是病变累及角膜中央三分之二区域,圆锥的锥顶一般位于该区域的中央,正好位于视轴下方。该疾病的进展最终导致不同程度的视功能损害。

流行病学、分布和病程

由于诊断标准的不同,已报道的圆锥角膜的发病率有很大的差异。大部分报道的发病率在0.05%~0.23%之间[1]。圆锥角膜在所有人种中均可发病。亚洲[2]和中东[3]的一些研究表明,与白种人相比,圆锥角膜在这些人群中的发病率更高。该疾病无明显性别差异。

圆锥角膜通常是双眼发病。当一只眼发病后,另一只眼通过诊断标准和影像学检查发现非常早期的改变及亚临床圆锥角膜是有说服力的[4-6],单眼圆锥角膜的发病率约为2%~4%。

圆锥角膜多于青春期发病。开始角膜变薄、前突、导致不规则散光并伴有曲率增加。通常来讲圆锥角膜的进展经过10~20年后会逐渐停止。如果合并一个淡而宽的环形铁线,随着疾病的进展铁线会变得越来越细,越来越不连续。不同患者病情进展的速度也各不相同。疾病停止进展时,疾病的严重程度也不一样,可能仅表现为轻微的不规则散光,也可能较重致角膜严重变薄、前突和瘢痕形成,需要角膜移植手术治疗。

相关疾病

全身疾病

半个世纪以来,很多研究证明圆锥角膜与特应性疾病相关[7-9]。邓迪大学苏格兰圆锥角膜研究组[10]回顾了200个圆锥角膜病例,其中23%的患者合并哮喘、14%合并湿疹、30%合并枯草热;100个对照组病例中,6%的患者合并哮喘、16%合并湿疹、16%合并枯草热。圆锥角膜的纵向合作评估研究(Collaborative Longitudinal Evaluation of Keratoconus,CLEK)[11]通过对1200多例的圆锥角膜患者研究发现,圆锥角膜中特应性疾病的发病率为53%。

对圆锥角膜的评估应该包含完整的过敏性疾病病史。如果有新发现的过敏性疾病,应该进行适当的转诊。眼睑和结膜的过敏性疾病会使患者对角膜接触镜的耐受度产生不利影响。因此疾病进展过程中可能需要尽早手术干预治疗。与过敏相关或者糖皮质激素药物相关的白内障使得合并过敏性疾病的圆锥角膜患者的治疗复杂化。

Rados[12]首次报道了唐氏综合征和圆锥角膜的相关性。大多数研究报道圆锥角膜合并唐氏综合征的发生率为5.5%~15%[13-15]。对于不合并唐氏综合征的患者,圆锥角膜在发育迟缓的个体中发病率也增加,并且单眼发病的概率高于一般人群[16]。

对于圆锥角膜与唐氏综合征的相关性有两种可能的解释:一种是基因结构或生化改变导致的基因异常所致的表型变化,另一种是由于揉眼导致该疾病的发生。角膜水肿在唐氏综合征或者其他智力缺陷的患者中发生概率更高,这也许由该类患者习惯性的揉眼动作刺激所致。

早已发现圆锥角膜可发生于非炎性结缔组织疾病患者[17,18]。在这些人中大部分是Ehlers-Danlos综合征和成骨不全症患者。在44例连续观察的圆锥角膜患者中,Robertson发现50%存在关节运动过度的情况[19]。随后的研究也证明了关节活动过度(特别是掌指关节和腕关节)与圆锥角膜的发生有关[20,21]。

近年来发现圆锥角膜患者中合并二尖瓣脱垂的比例升高(38%~58%)[22,23],且发生率随着圆锥角膜的病情严重程度而升高。Lichter等[24]研究了一组二尖瓣脱垂的患者,发现这些患者圆锥角膜的发病率升高。而Steet等[25]在一项包含95例圆锥角膜患者的研究中,并不能确定圆锥角膜和二尖瓣脱垂、关节活动过度之间的关系。尽管已有病例报告记录了眼睑松弛综合征与圆锥角膜的关系[26,27],Lee和他的同事们发现圆锥角膜患者中仅有17%(3/18)的患者合并眼睑松弛综合征[28]。眼睑松弛综合征和睡眠呼吸暂停综合征的相关性已经被证实。根据柏林问卷的结果,Saidel等人发现圆锥角膜患者中睡眠呼吸暂停综合征的发病率较高,或存在较高的发病风险[29]。

一项大样本的病例对照研究[30]比较了圆锥角膜患者和正常对照,发现圆锥角膜患者中糖尿病的发病率低于正常对照组。分析表明糖尿病是防止圆锥角膜发生的强效保护因素,这一保护作用仅发生于2型糖尿病。

有人认为圆锥角膜患者有特别的性格特征。曾有研究试图发现这些所谓的性格特性是否真实存在,是否与慢性、进行性的视力下降相关,或者这些特征是否是圆锥角膜患者所特有。尽管在圆锥角膜患者中并没有确定特有的人格障碍,但是研究仍然发现了一些性格的倾向性。Mannis等[31]发现,与正常对照个体相比,圆锥角膜患者和其他慢性眼部疾病患者更不易顺从别人,并且更容易被动攻击他人、偏执和轻躁狂。其他与圆锥角膜相关的全身疾病见表72.2。

眼部疾病

圆锥角膜可能发生于一些孤立的眼部病变。一个经典的例子是色素性视网膜炎。在过去的50多年中,许多人研究报道了圆锥角膜与色素性视网膜炎的相关性[1]。先天性毯层视网膜变性(Leber先天性黑矇)患者常合并圆锥角膜和白内障。Alstrom和Olson的一项经典的大型研究[32]发现,45岁以上的先天性毯层视网膜变性患者中超过三分之一的患者合并有圆锥角膜。最近研究证明,圆锥角膜和年龄增长相关[33]。Moschos等[34]研究了一大批圆锥角膜患者,发现2.6%(6/233)合并视网膜电图异常,3.9%(9/233)合并有异常的视觉诱发反应,证实了分散或集中存在的毯层视网膜变性。Elder发现患有Leber先天性黑矇的儿童中圆锥角膜的发病率比因其他原因致盲的儿童高很多。这项研究结果表明圆锥角膜的发病原因可能是基因异常,而不是环境原因(比如揉眼)[35]。

表 72.2 与圆锥角膜相关的全身和眼部疾病

	全身性疾病	眼部疾病
Alagille 综合征	关节活动过度	无虹膜[38]
Albers-Schonberg 综合征	Kurz 综合征	原发性虹膜萎缩[40]
白化病	马方综合征	眼睑松弛综合征[29]
安格曼综合征	二尖瓣脱垂	Fuchs 角膜内皮营养不良[41,42]
皮肤松弛[228]	Mulvihill Smith 综合征	颗粒状角膜营养不良[46~48]
Apert 综合征	Nail patella 综合征	虹膜缺损[39]
皮肤划纹症	皮神经营养血管瘤病	格子状角膜营养不良[49,50]
Bardet-Biedl 综合征[229]	神经纤维瘤病	Leber 先天性黑矇[32]
角膜脆弱综合征	Noonan 综合征	后部多形性营养不良[40,43~50]
先天性髋关节发育不良	洛布斯坦氏病	渐进性视锥细胞营养不良[37]
先天性风疹	眼齿发育不良	视网膜色素变性[1]
Crouzon 病	假黄瘤	早产儿视网膜病变[38]
唐氏综合征	Rieger 综合征	春季角结膜炎[1,51]
Ehlers-Danlos 综合征	Rothmund 综合征	
假腱索	睡眠呼吸暂停综合征[29]	
局灶性皮肤发育不全[230]	Thalesselis 综合征	
Goltz Gorlin 综合征	Tourette 综合征	
高 lgE 综合征	Turner 综合征	
高鸟氨酸血症	着色性干皮病	
鱼鳞病		

（Adapted from Table 1 in Sugar J, Macsai M. What causes keratoconus? Cornea 2012;31(6):716-719.）

有研究报道,圆锥角膜患者会患有早产儿视网膜病变[36]、进行性锥形营养不良[37]、无虹膜[38]、虹膜劈裂症[39]和特发性虹膜萎缩症[40]。另外,已经发现了圆锥角膜和 Fuchs 角膜内皮营养不良[41,42]、后部多形性角膜营养不良[40,43~45]、颗粒状[46~48]以及格子状角膜营养不良[49,50]之间的联系。见表 72.2。

最后,有很多研究报道春季结膜炎和圆锥角膜的相关性[1,51]。Totan 和他的团队[52]评估了 82 例春季结膜炎患者的角膜地形图,发现 26.8% 的患者有圆锥角膜的证据,但是只有 8.5% 的患者可以通过裂隙灯显微镜确诊。

病因

圆锥角膜和全身疾病以及眼部疾病的各种相关性(表 72.2)促进了与圆锥角膜病因相关的较多理论研究。尽管如此圆锥角膜的发病原因仍然不明确[53]。圆锥角膜可能只是一个总体的表现形式,很大程度上依赖于临床情况而发生变化,比如长期佩戴角膜接触镜、过敏或者同卵双胞胎均患有圆锥角膜等。深入调查那些在相似临床情况下发生的圆锥角膜患者,以找出具体的发病原因。

生物化学、组织病理和分子基因学的研究结果为探讨圆锥角膜的病因提供了依据。本章节对圆锥角膜病因的讨论从此处开始,但是关于生化、遗传和病理的部分会在接下来的部分继续讨论。

有些报道认为揉眼是圆锥角膜进展过程中一个很重要的病因[8,54,55]。最近的 DUSKS 研究[10]显示,200 例圆锥角膜患者中仅 11% 从未揉过眼,48% 的患者经常揉眼。

揉眼引起的轻微创伤可能与全身疾病及眼部疾病患者发生圆锥角膜有关。眼睛发痒、眼部刺激和揉眼是春季角膜结膜炎和过敏性疾病的共同特征。唐氏综合征的患者也会频繁用力揉眼,这可能是唐氏综合征合并圆锥角膜患者容易发生角膜水肿的原因所在。最后,在毯层视网膜变性和早产儿视网膜病的低视力患者中常见到揉眼现象,而这两种疾病都与圆锥角膜相关。Bawzeer 等[56]发现过敏、揉眼和家族史都与圆锥角膜的进展有关,但是多变量分析结果显示仅揉眼具有统计学意义。

佩戴角膜接触镜是引起角膜轻微创伤的另一种形式,似乎也与圆锥角膜的发病相关。回顾性研究发现,在确诊为圆锥角膜之前,17.5%[63]~26.5%[64]的患者有角膜接触镜佩戴史。Macsal 等人的回顾性研究[57]发现,一部分圆锥角膜患者在佩戴角膜接触镜之前并没有症状。与诊断圆锥角膜之前没有角膜接触镜佩戴史的患者相比,那些长期佩戴角膜接触镜的圆锥角膜患者年龄更大,圆锥位置接近角膜中心,角膜曲率相对较小。然而这项研究并不能明确佩戴角膜接触镜与圆锥角膜之间的因果关系,只能提供一些建议性的依据。

生物化学

生物化学对于圆锥角膜的病因研究发挥了重要作用。现在很多研究都在探究角膜移植术后的宿主角膜,所以我们需要注意的是,这些研究结果大多与完成期的圆锥角膜相关。

圆锥角膜中的总蛋白数量下降[58]。理论上来讲,降解酶的上调和蛋白酶抑制剂的下调均会导致角膜基质中细胞外基质的降解。降解溶酶体酶的水平,比如酸性酯酶、酸性磷酸酶、组织蛋白酶 B 和 G 以及一些基质金属蛋白酶,在圆锥角膜中的表达升高[59,60]。这些酶主要存在于圆锥角膜患者的角膜上皮层。

如果单纯的角膜上皮内酶失衡可引起圆锥角膜的发生,那么患者在角膜移植术后植片上皮修复后将会导致圆锥角膜复发。然而事实上穿透性角膜移植术后圆锥角膜的复发率很低。圆锥角膜的发病机制应该比已知的理论更为复杂。

圆锥角膜患者角膜基质细胞中白介素 -1 结合位点的表达是非圆锥角膜个体中的四倍[61,62]。这可能会导致圆锥角膜患者的角膜细胞对白介素 -1 的敏感度升高。体外研究发现,白介素 -1 可介导细胞凋亡和可控的角膜基质细胞死亡。圆锥角膜的角膜基质细胞中可以观察到细胞凋亡,但是在正常对照组中却没有[63]。Wilson 等[64]猜测揉眼或者佩戴角膜接触镜引起的轻微创伤可以刺激角膜上皮释放白介素 -1,白介素 -1 继而在对白介素 -1 高度敏感的圆锥角膜患者中引发角膜基质细胞的凋亡。根据 Wilson 和其他研究者[65]在圆锥角膜患者角膜中检测到细胞因子失衡这一发现,圆锥角膜作为非炎性疾病的传统定义也许应该重新考虑。

遗传学

圆锥角膜有基因遗传性,最明显的证据是在同卵双胞胎中发现有一定程度的相似性。已经有报道证明在至少 18 对双胞胎中[66]的一个或两个人中发现了圆锥角膜。13 对同卵双胞胎中,7 对圆锥角膜的表现一致,但这些病例没有进行角膜地形图的评估。Edwards 等[66]明确指出缺乏角膜地形图检查得出来的不一致性,结论是不准确的。另外对于比较年轻的圆锥角膜患者,应该在病情进展之前进行评估。在角膜地形图出现之前,已经报道至少 6 对同卵双胞胎患圆锥角膜的病例[67~69]。

McMahon 等[70]描述了两对表现不一致的同卵双胞胎,每一对的其中一个患有圆锥角膜,另一个双眼角膜地形图均表现正常。有研究认为,即使是在同卵双胞胎中,除了基因易感性或者个体间存在的基因差异外,环境也许是圆锥角膜发生必要的诱发因素。一个两步假设法认为,基因易感性加环境的影响,比如揉眼,是圆锥角膜发病最重要的理论[53]。

圆锥角膜遗传的概率大概是 6%[71]。通常用角膜地形图来筛查圆锥角膜患者中的家族成员[72~74]。在一些无临床表现的亲戚中并未发现角膜形态的异常。这些患者是否会进展为具有临床表现的圆锥角膜尚且未知。该证据支持常染色体不完全显性遗传的模式。这些用角膜形态图像得到的信息可以建立更多精确的圆锥角膜家族血缘关系,可以应用于以后的基因研究中。

分子基因技术用来研究参与者体内可能与圆锥角膜进展有关的蛋白质,比如在胶原通路发生的基因改变[18,74~76],如白介素 -1 家族、蛋白酶和蛋白酶抑制剂等[66,74,76]。近来有研究利用相关性分析来绘制易感基因的位点。迄今为止,已经确定了 17 个与圆锥角膜相关的基因位点,表明了高度的基因异质性。这些位点大部分是从大样本圆锥角膜的家系中分离出来的。尽管为了筛查这些位点的基因(及其突变),不计其数的参与者付出了很多努力,但是鉴定圆锥角膜的发病基因及其变异仍然是一个挑战。

Hameed 和同事[77]利用相关性分析研究了一个有常染色体隐性遗传的 Leber 先天性黑矇和圆锥角膜的两代近亲家族。研究表明结合的表型是由染色体 17p13 区域的基因引起的。Damji 等人研究了 Leber 先天性黑矇和圆锥角膜的家系,发现了位于 17p 的 AIPL1 基因有一个 Trp278X 突变[78]。

许多研究评估了 VSX1 基因突变和圆锥角膜的

7

关系。尽管 VSX1 仍然是研究最多的基因,来自不同群体的研究数据表明,VSX1 的变异仅占圆锥角膜发病的 2%~3%。全基因组关联研究(GWAS)也被用于分离圆锥角膜的各种相关致病基因[79]。

目前已经发现圆锥角膜的发生和唐氏综合征以外的染色体异常有关。圆锥角膜和 7 号、11 号染色体之间的易位[80]以及 13 号染色体的环状异常改变[81]有关。最近发表的一篇关于圆锥角膜基因的综述重点描述了圆锥角膜的基因风险因素[82]。患者经常会问到圆锥角膜是否遗传,他们的孩子是否会患病。通过应用临床评估和三项角膜地形图指标,Wang 等[83]发现圆锥角膜在一级亲属中的发病率可达 3.34%,是普通人群的 68 倍。所以应该告诉圆锥角膜患者的父母一级亲属中发现圆锥角膜症状的机会比普通人群中要高很多,但是仍不到 1/20。

通常我们认为圆锥角膜的表现可能是由多种基因型引起的。那些与眼部疾病和全身疾病相关的圆锥角膜研究群体,或者角膜地形图的表现特征相似的圆锥角膜患者可能有共同的基因型。对这样特别的研究群体进行鉴别圆锥角膜的基因研究很重要[84]。尽管有些形式圆锥角膜的进展可能受基因的直接控制,但是也有可能基因的影响很微弱,需要环境刺激来影响圆锥角膜的表型特征。

病理

角膜的每一层组织都可能参与了圆锥角膜的病理进展过程。研究发现圆锥角膜患者中央角膜上皮变薄[85]。通过反光显微镜检查角膜上皮发现表层细胞增大,且细胞显著变长,尤其是位于圆锥顶部的角膜上皮细胞。这些改变在长期佩戴角膜接触镜患者中并未发现[86]。在一个过敏性疾病的动物模型中,在深层的角膜上皮细胞中发现了凋亡和死亡的细胞TUNEL 阳性,与圆锥角膜的发现一致[87]。角膜上皮基底膜的破坏会引起上皮基底细胞变性。角膜上皮细胞层的破坏可能与上皮向后长入前弹力层和胶原向前长入上皮并在前弹力层处形成 Z 形断裂有关[88]。扫描电镜下看到的前弹力层中断是圆锥角膜特有的,也有可能是导致该疾病的早期改变[60]。

圆锥角膜的一个特征性标志是位于圆锥底部的Fleischer 环(图 72.2A)。这个棕黄色的铁环在病理组织活检中也可发现(图 72.2B)。光学和电子显微镜显示,在上皮细胞内和上皮细胞之间,特别是上皮细胞基底部,有铁蛋白颗粒堆积[89]。

Shapiro 等人[90]认为圆锥部位的角膜基质变薄

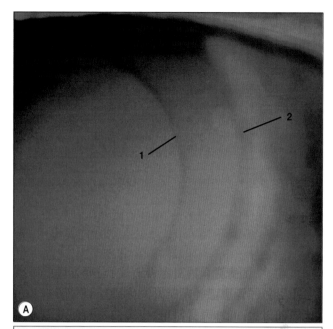

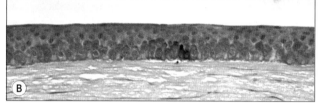

图 72.2 圆锥角膜中的 Fleischer 环。(A) Fleischer 环(1)是圆锥基底部位的标志;(2)是瞳孔缘。(B)该环是由沉积在角膜上皮基底层的含铁血黄素引起。(布鲁士兰染色 ×200)

处的前部透明的间隙与前弹力层断裂有关。他们推测前弹力层的断裂部位随后会被瘢痕组织填充(图72.3)。这些细小的瘢痕组织可能会导致在这个层面上常可见到的网格状不透明改变(图 72.4)。Perry 等人发现和圆形的锥体相比,前弹力层断裂的发生与卵圆形、下沉的锥体关系更密切[91]。

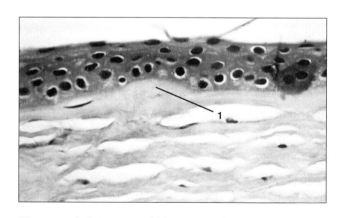

图 72.3 前弹力层的断裂(1)被胶原瘢痕组织填充(苏木精-伊红染色,×400)。如图所示的断裂被认为是与圆锥角膜典型的上皮下和前基质瘢痕有关

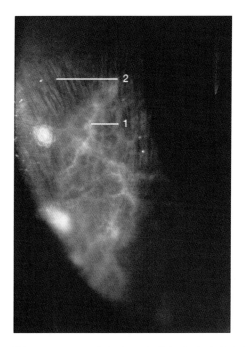

图 72.4 网状的上皮下和前部基质的瘢痕(1)发生在锥体内,是由前弹力层断裂引起。这一典型改变可在裂隙灯下观察到。也可见到 Vogot 线(2)

Kaas-Hansen 认为前弹力层上的断裂线是在圆锥角膜发病之后继发的现象,而不是圆锥角膜基本的发病机制,因为在正常角膜上也发现了相似的短的断裂[92]。前弹力层和前部基质的瘢痕常见,并且在病理方面与胶原断裂、纤维化和成纤维细胞的活化都有关。

关于圆锥角膜中胶原纤维的病变已经研究的比较透彻。Pouliquen 等[93]发现了正常大小的胶原纤维,然而胶原纤维的数量明显减少。在锥体的发生部位胶原纤维的数量比锥体以外的部位要少一半(41%)。Fullwood 等[94]利用同步辐射 X 线衍射研究了圆锥角膜患者,发现圆锥角膜基质胶原纤维的间距和正常角膜并没有显著差异。他们得出的结论是基质变薄并非由角膜基质胶原的间距缩小导致。

有人认为,胶原板层是从层间连接或与前弹力层之间的连接组织释放出来,并变得可以自由滑行。这导致了角膜基质变薄,但不合并胶原溶解[95]。Smolek 发现正常角膜下方和中央的层间力量较弱[96]。圆锥角膜中胶原纤维的正常垂直排列变化明显,可能和基质组织生物力学的不稳定性有关[97]。圆锥锥顶最常见的位置是在角膜中央或下方,这可能跟这个部位的角膜先天性薄弱有关。这也可以解释揉眼与圆锥角膜之间的关系[98]。

圆锥角膜的内皮细胞具有多形性。与具有相似

角膜接触镜佩戴史的正常对照组相比,圆锥角膜患者内皮多形性的程度并无明显区别,表明这些改变可能与长期佩戴角膜接触镜有关,而并非圆锥角膜病变所导致[99]。内皮损害的表现轻者出现个别的细胞膜破裂,重者可出现后弹力层膜的内皮细胞脱落。圆锥的基底部发生的损害比锥顶多,并且与疾病的严重性和持续时间相关[100]。

诊断

圆锥角膜的诊断首先依靠对病情的判断,然后利用各种可获得的诊断和成像工具,包括裂隙灯显微镜、角膜曲率计、角膜镜、角膜地形图和前节 OCT 等进行仔细的评估,主要是角膜高度和厚度分析。

一般来讲,患者会在十几岁或二十几岁因视物模糊或视物变形逐渐加重而就诊。患者一般有畏光、闪光感、单眼复视和眼部刺激症状。在疾病的早期,即使是在有症状的患者中视力也可能正常。然而在 Snellen 视力检查下降之前,对比敏感度的测量也许能揭示视觉功能障碍[101]。诊断成立的圆锥角膜患者会有高度不规则近视散光,并可用视网膜检影法观察到剪刀样影动。完成期的圆锥角膜患者向下看时,前突的角膜会使下眼睑成角变形。这一非特异性的改变被称作 Munson 征(图 72.5)。通常在 Munson 征表现明显之前很长时间即可诊断圆锥角膜。

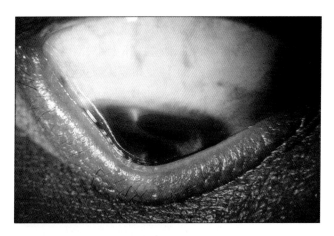

图 72.5 Munson 征,向下看时下眼睑成角改变,是完成期圆锥角膜的非特异性表现

裂隙灯检查会发现特征性的改变。可观察到偏中央的角膜扩张突起(图 72.6)。虽然突起位于角膜中央,但是锥顶通常会在经过瞳孔的水平轴下方。圆锥角膜也可发生于上方角膜[102~104]。地形图角膜前表面屈光图显示圆锥角膜下方的陡峭与上方角膜

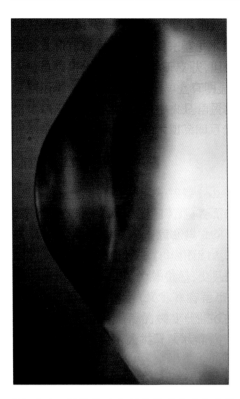

图 72.6 圆锥的顶点通常位于角膜中央偏下方的位置

的扁平相关[105]。Smolek 和 Klyce 通过表面积测量发现在病情轻到中度的患者中角膜总面积倾向于正常[106]。他们猜想这些阶段的圆锥角膜并非真正的扩张改变。

角膜前突部位的顶点可观察到五分之一到二分之一的角膜变薄(图 72.7)。锥顶有两种形式的表现[91]。圆形或乳头状的锥顶直径更小,而大的卵圆形或下垂的锥顶可能会延伸至角膜缘,这或许跟角膜接触镜的佩戴相关。角膜地形图更深入地描述了这

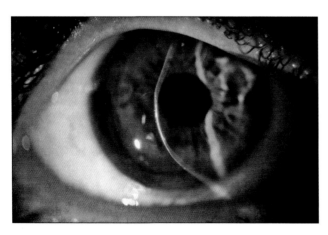

图 72.7 圆锥角膜的特征是角膜变薄,变薄位置发生于锥顶位置,也就是角膜突出最明显的位置。瘢痕会导致圆锥顶部变平。角膜变平有时会出现在圆锥的上方或周边部[164]

两种类型的病变特征[105]。

圆锥角膜一些病变特征需要跟粗大的角膜神经相鉴别诊断,在观察时,一般病情很轻微且位置局限[107]。Vogt 线发生在恰位于后弹力层之前的角膜后部基质。通过给眼球施加外部压力而使眼压一过性升高时,Vogt 线会消失。这些细小的平行线应与角膜顶端表面的线性瘢痕相区分(图 72.4),后者是由于前弹力层的断裂而导致。69 例连续观察的患者中有38% 在裂隙灯下观察到了细微的前部透明间隙[90]。在有此临床表现的 2 例患者的角膜片中,光镜和电镜检查证实了前弹力层的破裂。

CLEK 研究发现,圆锥角膜的角膜瘢痕与高、低对比视力的下降有关,并且增加了患者炫光的症状[11]。一般角膜曲率大于 52D、佩戴角膜接触镜、角膜染色和年龄小于 20 岁等因素预示着即将出现角膜瘢痕[108]。在佩戴与角膜贴合良好的角膜接触镜的圆锥角膜患者中,角膜瘢痕的发生率是不佩戴角膜接触镜患者的三倍[109]。到目前为止,并没有不佩戴角膜接触镜和贴合良好的角膜接触镜对角膜瘢痕影响的对照研究。调整角膜接触镜的佩戴可能会减少发生角膜瘢痕的概率。然而即使没有佩戴角膜接触镜,陡峭的角膜也容易发生瘢痕[108]。

在病情较为严重的患者中,圆锥的顶端可观察到深层混浊,这是由于后弹力层断裂所致。急性圆锥角膜或者角膜水肿是由于基质从这些裂缝中吸取房水所致(图 72.8A)。角膜水肿可能会持续数周或数月,通常会逐渐消失。最终会被瘢痕组织取代(图 72.8B),在某些病例中可能会导致圆锥变得扁平。

通常认为,圆锥角膜的水肿与角膜假性囊肿或者基质内的裂缝有关(图 72.8B 和 C)[110,111]。单个或者多发的裂缝均可发生,并且可以累及双眼。裂缝通常会在六个月之内封闭,但是常发生新生血管长入角膜基质,并且会影响以后角膜植片的存活。大的基质裂缝的存在可以解释为什么基质水肿的圆锥角膜患者在经历很小的创伤后会发生角膜穿孔。

Fleischer 环是在圆锥底部常见的一个不完整或完整的环。这个环可以提供圆锥周边的界限。随着角膜不断扩张,这个环逐渐变窄,颜色逐渐变深,并且从基底部包围着整个圆锥。早期圆锥角膜可以在钴蓝光下用裂隙灯尽可能宽的光带观察,这样更容易看到轻微的铁锈样环(图 72.2A)。

角膜曲率计是一种用来测量角膜曲率很重要也是广泛应用的工具。中央角膜环的曲率无法测出,说明角膜有不规则散光,这是圆锥角膜的一个标志性特

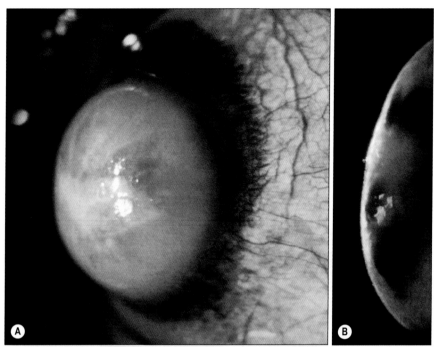

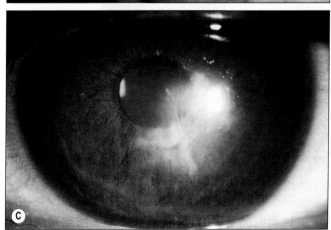

图72.8 圆锥角膜的角膜水肿。(A)后弹力层的断裂导致房水进入角膜基质,并导致在裂隙灯下所见的明显的角膜水肿。(B)裂隙所示可见角膜基质内充满液体的裂缝。(C)超过一周或一月后,裂缝会闭合,在深基质层留下瘢痕。如果角膜水肿在三个月后仍存在,或者瘢痕范围扩大,或者瘢痕位于角膜中央,通常需要行穿透性角膜移植

征。角膜曲率计在圆锥角膜的诊断方面具有重要的价值。有些患者有角膜陡峭和高度散光,但是并没有圆锥角膜,相反有些圆锥角膜患者的中央角膜是扁平的。下方角膜变陡峭也是圆锥角膜早期的一个临床特征。通过测量中央角膜曲率,然后让患者向上看时再次测量中央角膜曲率,可以明确下方角膜变陡的特征。

基于Placido盘的角膜镜或角膜地形图检查,可以提供角膜前表面形状的信息。圆锥角膜早期,在角膜曲率增加的地方有一个焦点区域,是一个单独的小的环状空间和变形区域。随着病情进展,环状空间逐渐减小并变得越来越不规则(图72.9C)。

角膜成像概览

角膜成像设备对于诊断亚临床圆锥角膜和追踪

疾病的进展情况已经是不可或缺的仪器(图72.9A,B,D)[112-114]。以Placido盘(例如TMS,EyeSye,Humphery)为基础的系统、裂隙扫描系统(Orbscan,Bausch & Lomb)、裂隙扫描联合Placido盘(Orbscan Ⅱ,Bausch & Lomb)为基础的系统和光栅立体成像系统(PAR)都可用来检查[115]。目前所说的角膜地形图是指以Placido盘屈光力地形图为基础的角膜形态地图,而角膜断层扫描图像用来评估角膜高度和厚度。Scheimpflug摄影技术已经成为了在Pentacam(Oculus)和Galilei(Zeimer)中精准测量角膜曲率、高度和厚度必不可少的技术,也可提供高度和厚度的分析。

早期圆锥角膜的诊断已经很少依赖于单独的角膜曲率图,更多的是依靠角膜曲率、高度和厚度的一个综合分析。目前还不清楚临床疑似圆锥角膜的患者最终是否会发展成圆锥角膜,但是考虑做屈光手术

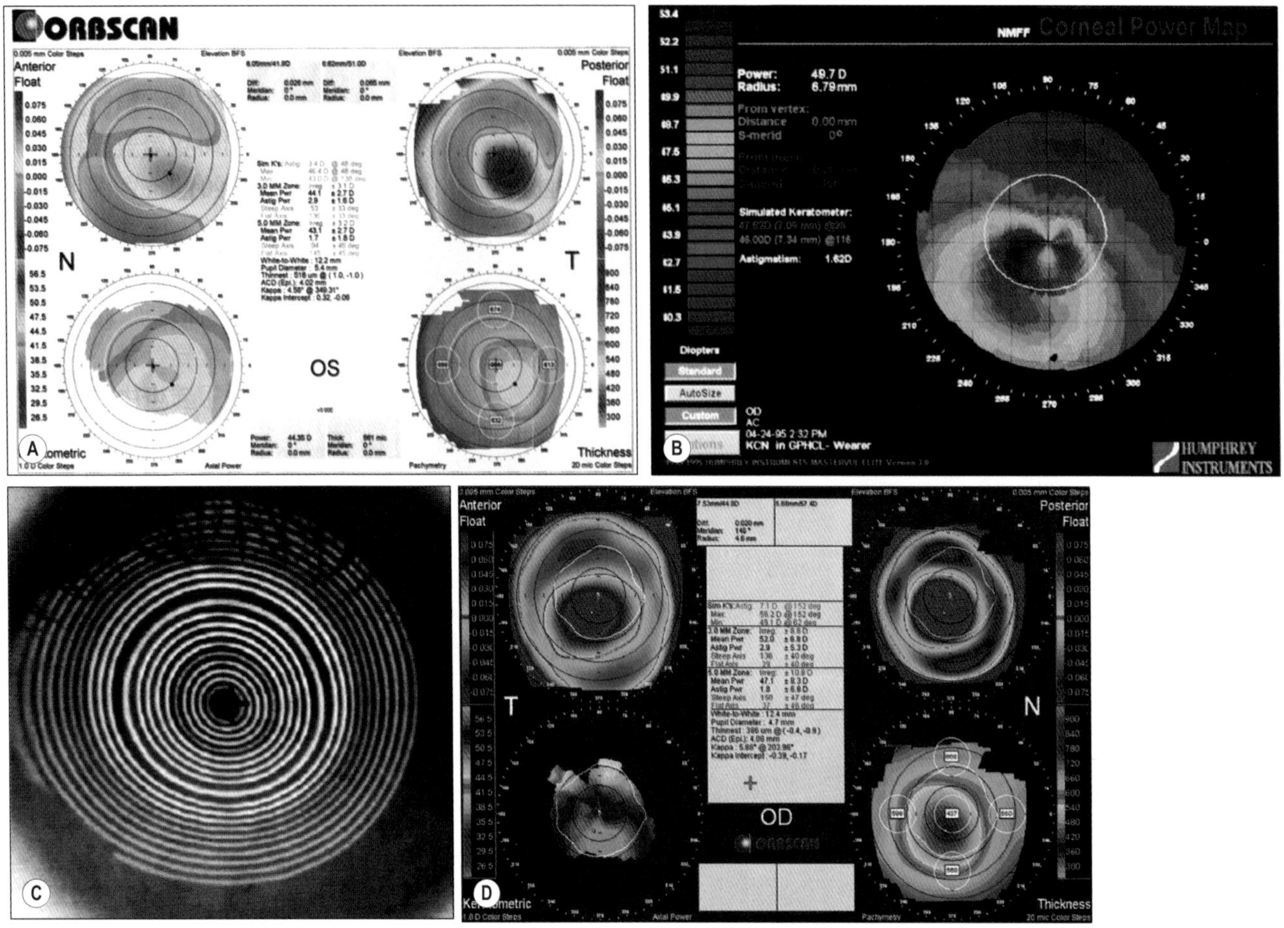

图 72.9 角膜地形图和角膜成像技术有助于发现不同阶段的圆锥角膜。下面展示不同阶段圆锥角膜典型的临床表现。(A)亚临床圆锥角膜。Orbscan(Bausch&Lomb)(1)前表面高度图(左上)显示了高起的偏中心区域;(2)后表面高度图(右上)显示了与前表面一致的突起;(3)屈光力地形图(左下)显示了辐射轴轻度扭曲的不对称哑铃状和上部角膜变平;(4)厚度测量图(右下)显示角膜最薄点偏中心,前部和后部角膜高度地形图表现一致。即使角膜最薄的地方(518μm)也应该在正常范围内。(B 和 C)早期圆锥角膜。(B)早期圆锥角膜的曲率地形图显示变陡区下方的中央角膜曲率变陡,上部变平,不对称的哑铃状倾斜轴向 >21 度,Sim K 散光值 >1.5D,所有结果都可在圆锥角膜曲率地形图中观察到。(C)早期圆锥角膜地形图显示下方环之间的间隙减小。(D)中度圆锥角膜。Orbsan Ⅱ(Bausch & Lomb):(1)角膜旁中央下部明显高起;(2)后部角膜明显高起;(3)曲率地形图显示角膜明显变陡,最陡点跟最高点相一致;(4)地形图厚度图说明角膜最高和最陡处角膜变薄区的异常变薄

时做该检查是非常重要的。因要求做屈光手术而就诊的患者,2%~6% 怀疑患有圆锥角膜[116~118]。这种情况下行屈光手术的结果不可预测,术后可能会引起角膜扩张不断进展[119]。尽管有研究报道过疑似圆锥角膜患者屈光手术成功的病例[120,121],但是在这样的病例中选择屈光手术还是应该小心,除非所有的病例都进行了研究证明确实安全。

角膜屈光力

传统的角膜地形图关注于角膜屈光力的评估。随着现代成像系统的出现,对角膜高度和厚度的精确分析成为可能,并且产生了目前常用的角膜断层扫描检查方法。

角膜地形图上的假性圆锥角膜是由于患者固视差[122]、角膜地形图错位[123,124]、角膜干燥点、角膜下方受压[18]以及和角膜接触镜相关的扭曲变形[125]。如果角膜地形图与其他图像分析结果相矛盾,我们应该提出怀疑。

Rabinowitz 建议四个定量的指标可有助于圆锥角膜患者的筛查[126]。这些指标包括角膜中央曲率大于47.2D,上下表面屈光度不对称性超过1.2,Sim-K 散光超过 1.5D 和径向轴倾斜超过 21 度。这些指标用来区分圆锥角膜和正常角膜,当散光超过 1.5D 的时候最有效。圆锥角膜检测手段的发展导致了由 Smolek

和 Kluce[127,130] 提出的神经网络方法以及 Rabinowitz 和 Rasheed[128,131] 提出的 KISA% 指数研究的持续精细化。两种系统主要侧重于检查疑似圆锥角膜和评估圆锥角膜严重性的等级。

角膜高度和厚度

裂隙扫描地形图设备（Orbscan，Bausch & Lomb）为临床医生提供了一份角膜曲率图、一份角膜厚度图和一份与最佳拟合球面相关的角膜高度地形图。这些图组成了前表面高度图和一个计算得到的后表面高度图（图 72.9A）。超出后表面最佳拟合球面的最大高度不应该超过 $40\mu m$。如果数值超过 $50\mu m$ 则认为是圆锥角膜。后表面高度在四份地图中可靠性最低。Wilson 讨论过关于计算得出的后表面曲率的不可信性[129]。角膜厚度地形图提供了角膜厚度概况，但是精确性不如超声测量所得到的厚度值。

Scheimpflug 成像可以提供更精确的测量角膜高度和厚度的方法。用 Pentacam 测量的角膜，如果前表面高度表现为一个孤立的岛状图，超出最佳拟合球面 $11\mu m$，后表面高度超出 $20\mu m$ 则高度怀疑是角膜扩张。后表面高起可能是扩张性疾病的首要特征。Pentacam 软件可以通过从最佳拟合球面的计算里扣除角膜最薄处周围的区域来分析高度数据，这种方式增加了对孤立岛高度检测的灵敏性（图 72.10A）。角膜厚度的改变从角膜最薄处开始，并向外、向周边延伸，将其与正常角膜的数据相比，可确定角膜厚度变化率（图 72.10B）。

Li 等[130] 首次使用前节 OCT 技术测量圆锥角膜精确的角膜厚度（图 72.11）。作者建立了五个与圆锥角膜一致的 OCT 参数。

现在人们对圆锥角膜上皮厚度特征的研究兴趣逐渐升高，特别是角膜上皮厚度和地形图的变化。Kanellopoulos 等[131,132] 用前节 OCT 发现了角膜厚度增加并且变化增大。这种厚度的增加可能会代偿下方角膜基质的不规则，因此掩饰了其他图像设备可观察到的早期圆锥角膜。

眼科医生应该利用所有可获得的设备来评估中央和旁中央角膜的形态和厚度。由于圆锥角膜是一种进展性的疾病，不同时间对角膜形态和厚度进行测量，观察其变化有助于确定该疾病的诊断。

生物力学测量

眼反应分析仪（Reichert Technologies，Buffalo，NY）可以直接测量角膜对于气流反应的生物力学特性。

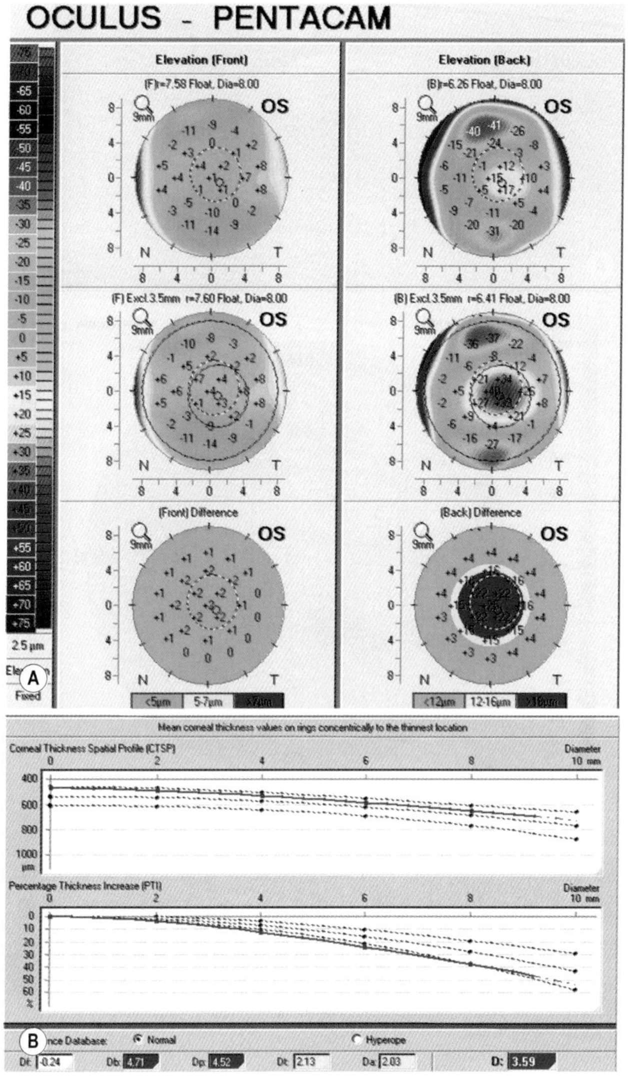

图 72.10 利用 Scheimpflug 技术对高度和厚度的精准测量可以有助于发现圆锥角膜。（A）Pentacam（Oculus）通过计算前后的球面最佳拟合球面，扣除包含角膜最薄处的区域，然后建立一个差异地形图，后者对高起的"岛"更为敏感。（B）利用 Scheimpflug 技术精确测量角膜厚度和 Pentacam 软件分析角膜最薄处到周边角膜的厚度进展。曲线位于正常曲线下方的患者可能患有扩张性疾病。指数曲线偏下表明与平均进展是明显偏离，符合角膜扩张性疾病的表现

角膜黏滞性标志着角膜的黏弹性，角膜抵抗能力在角膜扩张的患者中下降。除了角膜断层扫描检查之外，这些指标可以用来评估有角膜扩张风险的患者。

角膜屈光手术后的角膜扩张

评估角膜屈光手术患者的一个挑战是确定哪些患者屈光手术后会有发生角膜扩张的风险。这种情况跟圆锥角膜相似，有明显的临床检查和影像学结果显示进展性的角膜变薄和突出以及最终导致的视力

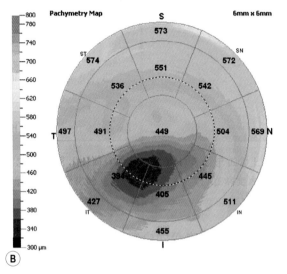

图 72.11 前节 OCT 可以用来显示角膜的横断面图像。这些图像可用来建立前、后角膜的曲率、高度和厚度。上图。(A)以光学 OCT 技术为基础,显示了顶部变薄和锥顶附近的前基质瘢痕。下图。(B)是相关的角膜厚度图(Optovue,Freemont,CA)。(Courtesy of Robert Weisenthal,MD.)

下降。角膜扩张可能出现在屈光手术后很多年,在某些患者中在没有任何危险因素时也可能发生[133,134]。

对角膜基质超微结构和生物力学的理解有助于解释角膜扩张在某些患者中是如何发展的。Dawson 等[135]指出前部基质和周围基质更具有黏合抗张力,张力强度更大,因此前部基质比后部三分之二的角膜基质更坚固。他们得出的结论是,这有可能跟前、后部角膜基质胶原纤维方向的不同或者前弹力层胶原相互交织的程度有关。LASIK 手术导致角膜基质消融进入后部基质,可能会导致术后角膜硬度减弱、黏弹性张力降低。对于近视度数高、角膜薄或者角膜瓣厚的患者,这种情况发生的概率增加。

有角膜不完全扩张的患者,也就是所谓的顿挫型圆锥角膜,如果保持稳定,可能会始终是一个亚临床圆锥角膜患者。一个年轻的患者即使没有经历手术,随着时间的进展病情也可能会发展加重。Brenner 等[136]发现 77 例顿挫型圆锥角膜患者中有 58 例

LASIK 术后出现角膜扩张。在另外一项研究中[137],术后角膜扩张患者中 21.4% 的危险因素是顿挫型圆锥角膜。成功判定这些患者并且规劝他们避免 LASIK 手术很有必要。

基于 Placido 盘的角膜曲率地形图的分析用于帮助诊断疑似圆锥角膜患者临床已应用很长时间。随着新技术的出现,例如 Scheimpflug 摄像技术和前节 OCT,更精确的角膜高度图已经成为检查顿挫型圆锥角膜有用的工具。正如之前提到的,当与一个最佳贴合球面相比较时,前部或后部高起的岛是一项很有用的指标。这个程序已经不断发展,可以修改经典的最佳贴合球面,提高圆锥角膜检测的敏感度(图 72.10A)。两只眼厚度之间的明显差异或者一只眼中心区以外厚度的明显差异也是判断角膜扩张很有用的指标。从角膜最薄点到周边角膜厚度变化的速率也可以作为判断角膜扩张的指标(图 72.10B)。在做出屈光术后角膜扩张的风险最小的结论之前,需要手术医生利用多种地形图和分析进行适当的术前评估。

Randleman 等[138]研究了 LASIK 术后角膜扩张的患者,并确立了角膜扩张这一并发症发生的五个主要危险因素。患者接受手术时年龄小、术前角膜地形图异常、剩余角膜基质床厚度薄、术前角膜厚度薄与高度近视是 LASIK 术后会发生角膜扩张的重要危险因素。这些变量会整合入一个分数运算法则,以量化评估角膜扩张的风险。这一评分法则提供了一个系统地排查高风险患者的模式。Binder 和 Trattler 做了一个大样本的回顾性研究来评估 Randleman 角膜扩张风险评分。他们发现在术前角膜地形图正常的患者中,得分系统可能无法预测 LASIK 术后发生角膜扩张的风险增加[134]。Tatar 等[137]最近发现深度消融(大于 75μm)是最重要的风险因素,但是 21.4% 术后发生角膜扩张的患者术前没有发现相关危险因素。

治疗

圆锥角膜的治疗从框架眼镜矫正开始。一旦框架眼镜无法矫正,就需要佩戴角膜接触镜。佩戴角膜接触镜可以通过建立一个新的前部的屈光表面改善视力(图 72.12)。但是佩戴角膜接触镜并不会阻止角膜扩张的进展。尽管某些病例中显示佩戴角膜接触镜似乎与圆锥角膜的进展相关,但这种重要的治疗方法不应因此而被弃用。

角膜接触镜

角膜接触镜应该根据患者个人的视力需求和舒

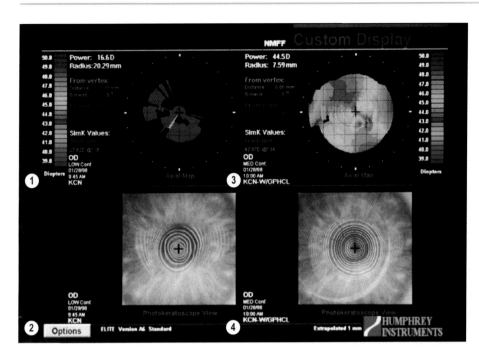

图72.12　一例完成期圆锥角膜患者佩戴角膜接触镜对前屈光表面的影响。(1)未佩戴接触镜，可以看到圆锥顶部的瘢痕和锥顶明显变平。(2)这与不规则角膜地形图环之间的间隙变化相关。(3)同一角膜，佩戴硬性角膜接触镜后地形图接近于正常。(4)左下图中可以证实戴了角膜接触镜，该图可见角膜接触镜边缘

适度订做。如果有足够的时间和努力、合理的专业知识，以及获得所有的接触镜试戴片，许多圆锥角膜患者会得到成功的适配，从而验配一副舒适稳定的角膜接触镜，重新获得好的视功能。

相对平坦的有轻微顶端接触的硬性角膜接触镜（RGP），即所谓的三点接触技术，仍然是圆锥角膜接触镜治疗的主要验配方法[139,140]。顶端空隙适配技术也是常用的。其他选择包括环曲面软镜、标准的双环曲面硬性接触镜、后环曲面接触镜（混合镜）、背驮式接触镜系统（译者注：软硬组合镜片）、巩膜镜和微型（迷你）巩膜镜[141]。Hybrid接触镜[142]，比如透气性软性角膜接触镜（CIBA Vision公司，Duluth，GA）和SynergEyes KC角膜接触镜（SynergEyes，Inc，Carlsbad，CA）可能对于不能耐受RGP的患者更舒服。

Rose K系统（Menicon America，Inc. Waltham，MA）对不能佩戴传统RGP的圆锥角膜患者是一个可行的选择[143]。试验组包括后表面弧度更接近异常圆锥角膜前表面形态的接触镜。Rose K2 NC是为乳头状锥顶的圆锥角膜患者设计的，近期推出的Rose K2XL角巩膜接触镜适合于不能耐受较小RGP的患者。

与普通直径20~24mm的巩膜镜相比，微型巩膜镜的直径只有14~17mm。微型巩膜镜的设计除了在试戴和处理方面提供给医生和患者更多方便外，还有很多其他优点，比如拱顶角膜以减少角膜顶点接触、储存泪液、矫正散光和提高视力等[144,145]。

不耐受角膜接触镜可能是由于圆锥角膜锥顶部上皮下纤维瘢痕上方的上皮屏障破坏造成的。用自动固定式钢丝开睑器和表面麻醉，在裂隙灯下很容易清除上皮的变性。在角膜恢复之后患者可重新佩戴角膜接触镜，以避免更多侵入性的手术。这种情况下也可以用PTK治疗[146,147]。虽然在某些病例中会有帮助，但是PTK也有可能会引起角膜基质溶解[148]，增加瘢痕和加速角膜扩张，进而加快做穿透性角膜移植的进程。

角膜基质环

那些病情轻度、中度、不能耐受接触镜且角膜中央没有瘢痕的圆锥角膜患者可以选择做角膜基质环植入。理想的入选者应该是球镜度数比较低、平均角膜曲率不超过53D。该手术方式通过使中央角膜变平、减少散光、使圆锥趋于中央而提高视力[149-152]。这种方法的目的是为了提高角膜接触镜的适配性和舒适度，可能会提高最佳矫正视力。术前给患者一个合理的手术期望值很重要，并且需要告知患者手术后还需要佩戴眼镜和/或接触镜。

常用的Ferrara环（Ferrara Ophthalmics，Belo Horizonte，Brazil）和Intacs（Addition Technology Inc，Des Plaines，IL，USA）是用坚硬的聚甲基丙烯酸甲酯材料制成。Ferrara环有一个5mm的固定直径和一个三角形的前表面[152]。Intacs有一个6.8mm的内径，一个平坦的前表面，厚度约0.25~0.45mm（可以增加0.05mm）[151]。更厚的角膜基质环效果更好。

为了达到预期效果，角膜基质环必须插入大约三分之二的角膜深度，因此角膜厚度应至少为450μm

（图72.13）。传统的基质隧道是由专门设计的角膜刀制备。现在可以用飞秒激光仪器编程以制备适当宽度和深度的基质隧道[153]。虽然宽的基质隧道使基质环比较容易插入，但是只有角膜基质环与隧道贴合良好才能获得理想的效果。

　　Colin和Malet曾报道，80%以上的病例都会

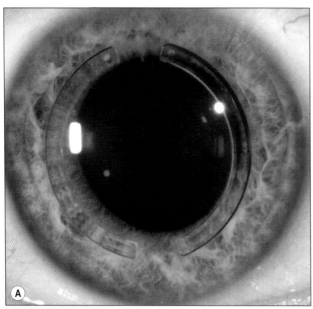

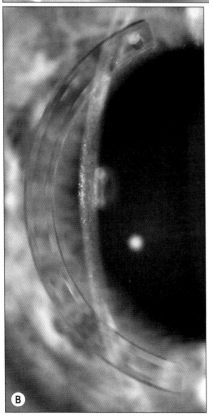

图72.13　角膜基质环。（A）弥散光显示圆锥角膜中的两个基质环。（B）裂隙照相显示基质环植入在合适深度

佩戴角膜接触镜。68.3%的眼睛术后两年的最佳矫正视力有提高（p<0.001），平均等效球镜度数从术前−6.93D±3.91（SD）减少至术后2年的−3.80D±2.73D（p<0.001）。平均角膜曲率从术前50.1±5.6D降低至术后2年的46.8±4.9D（p<0.001）[151]。

　　虽然角膜基质环可以去除，但并不能认为这个手术完全可逆。角膜基质环并不能阻止该疾病潜在的进展。如果以后必须要进行角膜移植，那么手术应该在角膜基质环取出后至少一个月后进行。

角膜胶原交联

　　角膜胶原交联（CXL）是除手术之外最新的治疗方式，它通过光氧化治疗增加角膜基质的坚固性，可以减缓或阻止圆锥角膜的发展进程（图72.14A）[154-156]。虽然角膜胶原交联在美国以外的国家已经应用很多年，但在美国才刚刚通过美国FDA的批准。

　　根据角膜胶原交联标准治疗方案（德累斯顿方案），这个手术经典的方式是去除角膜中央上皮以提高局部应用的核黄素（维生素B2）在角膜基质中的饱和度。然后用370nm的紫外光照射角膜30分钟（图72.14B）。核黄素的辐射引起化学反应，形成共价键，后者在角膜基质胶原纤维的氨基之间形成桥状连接[157]。

　　胶原交联最重要的效果位于角膜前部300μm的基质[158]。人类角膜的生物力学效应表现为角膜的坚硬度提高328.9%[159]。形态学上，胶原交联的形成由于推开了胶原多肽链而增加了分子间的空间[157]。猪眼进行胶原交联术后对酶降解的抵抗力增加，也说明了生物力学的稳定性[160]。

　　角膜胶原交联术后视力的提高是由于降低了角膜曲率和散光。Raiskup-Wolf等人报道了一例术后一年角膜屈光度数下降了2.68D的病例[154]。治疗三年后，在33只患眼中有58%最佳矫正视力提高了一行，29%仍保持稳定（p<0.01）。54%的患眼平均散光度数下降了1.45D。角膜地形图的改变可能会提高接触镜的适配状态。对病情进展轻的圆锥角膜患者，角膜胶原交联最适合。但是对于完成期的圆锥角膜患者效果欠佳，对于LASIK术后发生角膜扩张的患者也可能效果较差。

　　角膜胶原交联术的一个风险是剂量相关的角膜细胞凋亡，主要影响角膜前部300μm的组织（图72.14C）。研究发现0.36mW/cm²的紫外光照射对兔角膜内皮细胞有细胞毒性，这也就相当于人角膜基质厚度低于400μm的作用[156,161]。因此术前应该检

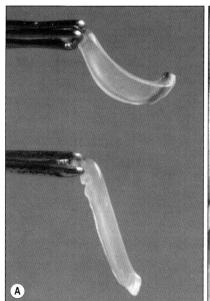 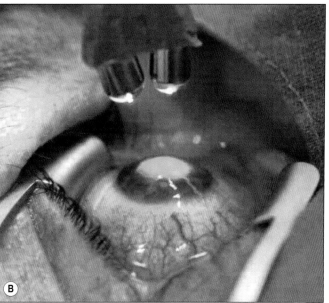

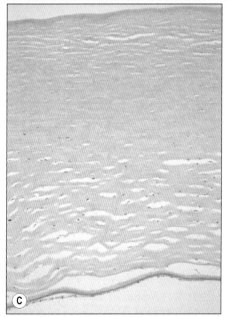

图 72.14 （A）角膜胶原交联对猪角膜交联后的效果。下图：未处理的猪角膜（Reprinted with permission from Elsevier. Wollensak G, Spoerl E, Seiler T. Riboflavin/ultraviolet-a-induced collagen cross-linking for the treatment of keratoconus. Am J Ophthalmol 2003;135:620-627. Copyright Elsevier, 2003）。（B）使用核黄素／紫外线对患者进行角膜胶原交联治疗。双二极管紫外线照射在刮除角膜上皮 1cm 的区域，该区域已用核黄素处理过（Permission pending from Lippincott Williams & Wilkins. Wollensak G. Cross-linking treatment of progressive keratoconus: new hope. Curr Opin Ophthalmol. 2006;17(4):356-360）。（C）人角膜在胶原交联术后 24h，光镜下显示角膜细胞在 250μm 以内被破坏。注意治疗过的前部角膜中没有由于细胞凋亡导致的炎症细胞浸润。（HE 染色，放大率 ×200）（Image courtesy of Gregor Wollensak, MD, and Eberhard Spoerl, PhD.）

测角膜厚度，确保角膜基质厚度在 400μm 以上。初步研究显示角膜胶原交联对晶状体和视网膜并没有不利的影响[162]。其他风险包括角膜感染、基质混浊和基质浸润，这些风险更多发生在年龄较大的患者中。还有一个可选的治疗方案是保留角膜上皮，这样可以减少术后的不适感和出现并发症的风险。然而基质中可能得不到足够浓度的核黄素，使用"保留上皮"角膜胶原交联技术的远期疗效可能不及传统方法[163~165]。

角膜移植

当患者佩戴接触镜不稳定、不舒适或仍不能获得理想视力的时候，应该推荐更具有侵入性的手术，例如角膜移植。角膜移植的类型很大程度上是根据患者的个人需求和术者对手术技术的倾向来做选择。虽然穿透性角膜移植是传统的手术选择，但是板层角膜移植在轻中度病情的患者中已经是更为常见的选择。角膜移植术后圆锥角膜复发曾有报道[166,167]，然而复发的圆锥角膜似乎更大程度上与圆锥的不完全切除有关。位于圆锥基底部的铁锈环应该作为选择植片大小的参考。

通过使用相同大小的植片和植床可以减轻角膜移植术后的近视[168~171]。有人甚至建议减小供体植片的直径，使术后角膜曲线变的更平坦[172]。眼轴长度是角膜移植术后引起屈光不正的重要因素[173]。超声测量的眼轴长度是从晶状体前囊到视网膜的距离，长度变化范围是 18.77~25.65mm[174]。眼轴相对较短的眼球,减小供体角膜植片的大小可能会引起严重的术后远视。变平的角膜曲线会使得屈光参差患者角膜接触镜的佩戴变得更复杂。当晶状体前囊膜至视网膜的距离小于 20.19mm 时,不应该使用相同大小的植片和植床,20.19mm 是非圆锥角膜个体正视的平均眼轴长度[174]。(译者注:本段所讲的超声眼轴测量应为 B 超眼轴测量。)

与穿透性角膜移植相比,深板层角膜移植(DALK)有增加的趋势。但是发生过角膜水肿或合并角膜深层基质瘢痕的患者不推荐深板层角膜移植。这个手术的优点是患者内皮可以保留,消除了内皮排斥的风险。但是基质排斥仍然有可能发生。在这一主要为外眼手术的操作中,理论上眼内炎的风险大大降低。尽管深板层角膜移植术后可能会有很大的散光,完整的后弹力层植床可能会比穿透性角膜移植提供更好的创伤稳定性。局部激素应用需求的下降可能会促进深板层角膜移植术后创伤修复地更快。最终的视力可以与穿透性角膜移植相当[175-178],而且内皮细胞数量的下降速度比穿透性角膜移植要慢[178]。

深板层角膜移植在技术上更具有挑战性,也更费时。这个手术过程包括对基质的分层剥离,直至后弹力层,然后供体植床的后弹力层也需要剥除。Anwar 和 Teichmann 介绍了大泡技术,也就是在剥除前部角膜基质之后,把空气注射入到深层基质中。这样就可以安全地把后部基质与后弹力层分开,使手术时间更短也更安全[179]。黏弹剂也用来分离受体的后弹力层。穿刺放液降低眼压有助于预防穿孔。Melles 等人通过前房注射空气作为参考来帮助判断植床基质剖切的深度[180]。

圆锥角膜的治疗很少有特别紧急的情况。除了由于后弹力层破裂引起的角膜水肿(图 72.8)。显著的基质水肿会引起急剧视力下降。也可能会伴有眼红、不适和畏光。正确地处理包括佩戴绷带镜、麻痹睫状肌、高渗氯化钠软膏和 / 或滴眼液以及安抚患者。很少需要局部激素药物治疗,在很少的伴有基质水肿的病例中可能会发生角膜穿孔。

前房注射空气被用于治疗角膜水肿。空气作为机械屏障,减少了房水通过破裂口进入角膜基质中。因为空气数天就会被吸收,前房内注射可膨胀的六氟化硫(SF₆)和全氟丙烷(C₃F₈)吸收的时间更长,效果也越好[181]。浓度为 14% 的 C_3F_8 可以在前房中维持六周。浓度为 20% 的 SF_6 对内皮细胞无毒性,可以在前房内维持 2 周以上。Panda 等人报道了 SF_6 治疗角膜水肿的安全性和有效性[181]。角膜水肿持续三至四个月不消退的患者最好行穿透性角膜移植。

透明角膜边缘变性

透明角膜边缘变性(pellucid marginal degeneration,PMD)是一种双眼发病、周边角膜扩张性疾病,特征是角膜边缘宽度约 1~2mm 区域的带状变薄,尤其是下方 4~8 点位的周边角膜。变薄区域一般位于距离下方角膜缘 1~2mm 区域的角膜。透明角膜边缘变性非典型性病例的角膜变薄区可以超出下方 4 个钟点区域[182],角膜变薄区也可以发生于上方区域[183,184]。也有单眼发病的病例报道[185,186]。

与圆锥角膜相比,透明角膜边缘变性典型的病例角膜前突最明显处一般位于变薄区域的上方,而不是位于变薄区域(图 72.15)。角膜前突的形态与"啤酒肚"相似,前突的角膜厚度正常。异常的角膜形态导致角膜上方突出最明显处的散光由逆规性转变为顺规性。透明角膜边缘变性和圆锥角膜可发生于同一只眼[187]。这两种疾病也可发生于同一家庭[1]。

Maguire 等[188]描述了透明角膜边缘变性曲率图的角膜形态特征,典型的蟹爪样改变(图 72.16)证明了上方至下方角膜散光的变化。在曲率地图上,蟹爪样改变也可以发生于病变位于下方的圆锥角膜患者。角膜地形图可以发现无症状的透明角膜边缘变性患者角膜形态的异常,尽管这些患者裂隙灯检查无异常发现[189]。

由于进行性角膜扩张的风险,透明角膜边缘变性患者不适合行屈光手术。Ambrosio 和 Wilson 强调了在进行屈光手术前利用角膜地形图和区域性角膜测厚检查排除透明角膜边缘变性的重要性,即使这部分患者矫正视力可达 1.0,裂隙灯检查正常[190]。观察精确的角膜厚度图有助于确定下方变薄的患者。

透明角膜边缘变性患者通常在十几岁到五十岁之间会因角膜不规则散光导致视力模糊而就诊。该疾病没有种族和性别的倾向性。

Schleppi[191]选择了透明这个词来描述这一变薄性异常的疾病。这些角膜通常透明且无血管。圆锥角膜典型的特征:比如角膜变薄处突出、细纹以及 Fleischer 环,在透明角膜边缘变性患者中都没有发现。在后弹力层延伸进入中层角膜基质的部位,会出现基质瘢痕,位于角膜变薄区的上部。Cameron 曾报道,透明角膜边缘变性患者中 39% 有这样的瘢痕[184]。虽然角膜会变得很薄,但是很少发生破裂[192-194]。可

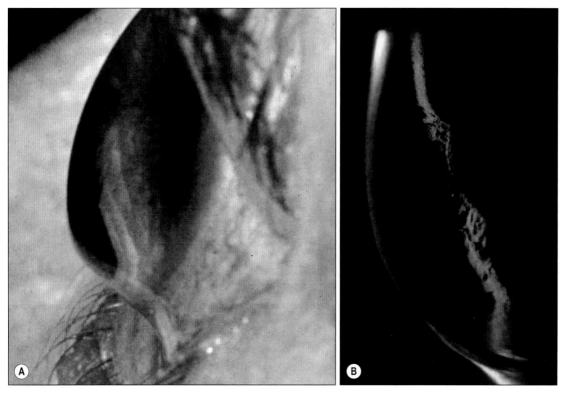

图72.15 透明角膜边缘变性的表现。(A)透明角膜边缘变性的角膜侧面显示了下部角膜的突出和下坠。(B)裂隙灯成像显示角膜最薄处上方明显突出

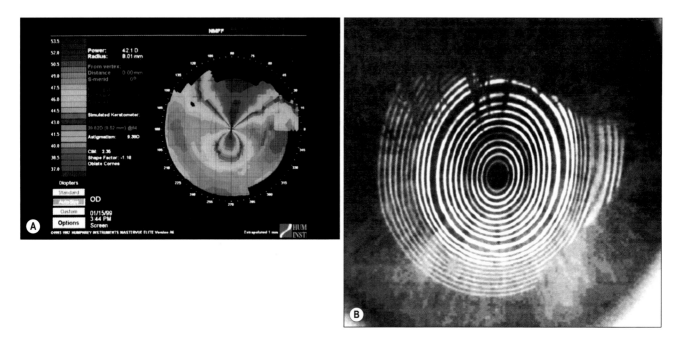

图72.16 透明角膜边缘变性的角膜地形图。(A)曲率图显示透明角膜边缘变性患者常见的经典的蟹爪样形态。(B)角膜地形图证实了上方角膜的逆规散光,以及下方角膜的顺规散光

能发生急性水肿,会导致角膜水肿、瘢痕和下方角膜新生血管长入。

透明角膜边缘变性可以与其他周边变薄的疾病相鉴别(表72.3)。Terrien 边缘变性会在一个年龄相似的群体中引起高度散光。但是与透明角膜边缘变性相比,Terrien 边缘变性中男性患者更多。Terrien 边缘变性通常会影响角膜上方和下方,并且伴随新生血管化和脂质沉积。当 Terrien 边缘变性发生角膜突出的时候,突出部位通常会发生在变薄区域。蚕蚀性角膜溃疡通常是单眼发病,并且有明显的炎症和疼痛,溃疡部位合并上皮缺损,逐渐侵蚀近角膜中央部位的溃疡边缘,且周边部有新生血管长入角膜。蚕蚀性角膜溃疡的角膜病变并不局限于上方或下方角膜。最后特发性角膜沟状变性有一个角膜的弧形变性,通常是无炎症性双眼发病,多发生于年纪较大的患者中。

在透明角膜边缘变性患者中,角膜上皮、后弹力层和内皮正常,Rodrigues 等人发现 PMD 患者的前弹力层正常或局部被破坏[195]。在角膜变薄的区域内,电子显微镜显示出长间距纤维胶原的电子密集区域,胶原纤维的间距为 100~110nm,而正常角膜胶原纤维的间距仅为 60~64nm。降低基质胶原纤维的长间距可以导致 PMD 中观察到的角膜变薄。因为 PMD 和圆锥角膜可以发生在同一只眼中,这一发现也可能是圆锥角膜重要的发病机制。

框架眼镜通常无法充分矫正 PMD 典型病例中的高度不规则散光。可以尝试使用大直径硬性透气性角膜接触镜(RGP)。然而稳定的长期佩戴可能难以适应。混合型接触镜已成功应用于 PMD 患者[196]。由透气塑料制成的新一代巩膜镜也可能有益[197,198]。由波士顿视觉基金会开发的 PROSE(Prosthetic Replacement of Ocular Surface Ecosytem)镜片是一种定制的巩膜镜,目前在美国 12 个地点可以获得,佩戴舒适且适配状态好,能改善视觉质量。

PMD 患者视觉恢复可能需要手术干预。手术要将周围变薄区域包含在内,需要行大直径或偏中心的穿透性角膜移植。移植切口接近角膜缘血管,会增加内皮排斥的风险。没有角膜新生血管形成的情况下,大直径角膜移植已有成功的病例报道[199]。Varley 等[200]报道了在一个术后平均随访 3 年的研究中,大植片、偏中心的角膜移植术后排斥率达 64%,但是 12 例患者的植片均未因免疫排斥而导致植片衰竭。较新的手术技术正应用于治疗 PMD[201,202]。深板层角膜移植不会发生术后内皮排斥反应。角膜胶原交联和角膜基质环植入也已有描述,但在该疾病的治疗中尚未得到很好的研究。其他可选择的手术包括新月形板层角膜移植和新月形楔形角膜切除术[203,204]。长期的散光漂移可能是切除术后的一个问题。

球形角膜

球形角膜是一种双侧角膜扩张性疾病,通常是非进展性的或进展轻微。由于角膜广泛变薄,导致角膜的典型球形突起,周边部位尤为明显(图72.17)。还有研究描述本病伴有巩膜变薄[205]。有的可以看到轻微的角膜瘢痕,但是没有观察到铁环。角膜直径正常或略微增加。急性水肿的发生概率低于圆锥角膜[206],但是角膜穿孔和破裂发生的概率高于圆锥角膜。即便是微小创伤,也可能导致球形角膜患者发生角膜

表 72.3 透明角膜边缘变性的鉴别诊断 - 临床表现和外观与其他周边角膜变薄性疾病的比较和对比

	透明角膜边缘变性	Terrien 边缘变性	蚕蚀性角膜溃疡	角膜沟状变性
发病年龄	10~50 岁	通常是中老年人	成年及老年人	老年人
发病眼	双侧	双侧	单侧和双侧	双侧
性别	男女无差异	男性居多	男性居多	男女无差异
散光	常见	常见	有时发生	无
变薄	位于角膜下方,宽 1~2mm,距角膜缘 1~2mm	通常始于上方	病变始于睑裂	发生在沟内
炎症	无	偶尔	典型,双眼发病的类型更严重	无
上皮缺损	无	通常没有	典型	无
血管化	无	穿过变薄区	变薄区的边缘区域	无
脂质沉积	无	常见,变薄区中心	无	角膜沟内
穿孔	水肿更常见	不常见	双眼发病者常见	无

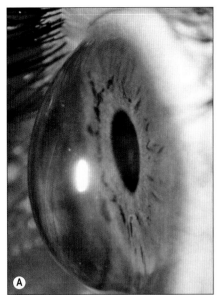

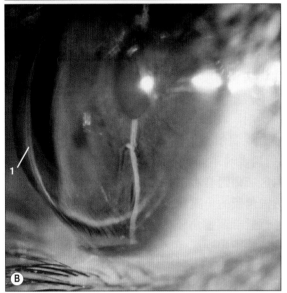

图 72.17 球形角膜外观。(A)球形角膜的侧面照片可见典型的球状外观。(B)角膜广泛变薄常见(1),变薄最明显的部位见于角膜周边部

破裂。

除了圆锥角膜和透明角膜边缘变性外,球形角膜的鉴别诊断还包括先天性青光眼和大角膜(表 72.4)。与先天性青光眼相比,球形角膜是一种变薄性疾病,无角膜水肿或 Haab 纹,眼压、视盘和角膜大小均正常。在先天性大角膜中,角膜水平直径大于 12mm。变大角膜的厚度和弧度正常。

球形角膜患者的角膜地形图改变尚未得到很好的描述。随着角膜的广泛变薄,中心和旁中心角膜高起、变陡峭,这是我们所期望在角膜曲率地形图上看到的(图 72.18)。PMD 患者的对侧眼可发生球形角膜。Pouliquen 等[207]还描述了圆锥角膜患者中的一眼发生单侧球形角膜的病例。

与圆锥角膜不同,球形角膜与过敏性疾病、毯层视网膜变性或佩戴硬性角膜接触镜无关。已有关于眼眶炎性假瘤、慢性睑缘炎、慢性揉眼和穿透性角膜移植术后的青光眼患者合并球形角膜的报道[208]。获得性球形角膜被认为与春季角膜结膜炎[208]和甲状腺功能亢进[209]有关。

虽然球形角膜与唐氏综合征无关,但其与发育智力障碍的 Rubinstein-Taybi 综合征有关已有报道[209]。与圆锥角膜相同,有证据表明球形角膜与结缔组织异常有关。许多报告将球形角膜、蓝色巩膜与其他发现相关联,例如关节过度拉伸、牙齿异常、听力异常、骨折发生率高以及血缘关系[205,206,210,211]。

与其他结缔组织疾病相关的球形角膜和 Ehlers-Danlos 综合征的眼部表现相似,但是这些患者并无皮肤弹性过度、明显的关节松弛、小角膜或皮肤胶原蛋白羟赖氨酸减少的表现[205]。Greenfield 等[212]得出结论,这种疾病可能是表现为胶原合成异常和常染色体隐性遗传。

表 72.4 球形角膜鉴别诊断 - 常见易混淆疾病临床表现和外观的比较和对比

	球形角膜	大角膜	先天性青光眼
角膜直径	正常或略有增加	大于 12.5mm	大于 12.5mm
厚度	弥漫性变薄,周边最著	正常	水肿
前突	显著	无	中度
散光	中度或明显	最小	最小
水肿	破裂更常见	无	常见
瘢痕	可能有	无	Haab 纹
眼压	正常或偏低	正常	升高
视盘	正常	正常	视杯增大
后节的轴长	正常	正常	增加

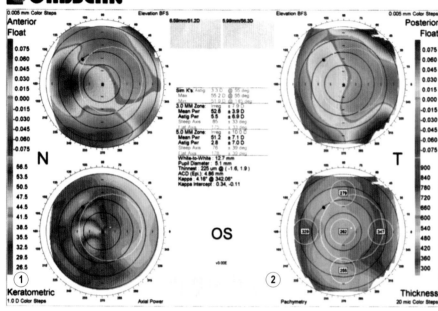

图72.18　球形角膜的角膜地形图。(1) Orbscan (Bausch & Lomb) 曲率图显示全角膜变陡以及最平的 Sim K 值 (51.9D)，(2) 厚度图显示广泛角膜变薄，最薄处位于角膜下方

已经证实球形角膜没有明确的遗传模式，但是球形角膜和圆锥角膜之间可能存在基因关系。球形角膜和圆锥角膜可以发生于同一家族的不同成员中。

框架眼镜矫正是治疗球形角膜的第一步。有时可以通过戴眼镜获得功能性视力。框架眼镜对患者来说也是一种保护，可以避免外伤导致的角膜破裂。由于异常的角膜轮廓，难以佩戴稳定的接触镜；然而 PROSE 加工定制的巩膜镜可以提供舒适的佩戴。与此同时，我们必须权衡佩戴接触镜、非手术方法的优点和在佩戴和摘取接触镜这些操作期间所增加创伤的风险。

当无法获得功能性视力时应考虑手术干预。板层角膜移植具有外眼手术的优点，没有内皮排斥的风险。明显扩张的角膜受压后会引起明显的植床皱褶。有人推荐先使用一定厚度的角巩膜移植术维持前房，之后可再进行较小直径的穿透性角膜移植[213,214]。Kandlopoulos 和 Pe 描述了一种非穿透性移植以外的手术方式 - 角巩膜环移植术，将环状角巩膜植片缝合在角膜周边[215]。

与透明角膜边缘变性一样，球形角膜可能需要大直径穿透性角膜移植以将周边部明显变薄的角膜病变包含在内。这种尺寸的植片发生内皮排斥的风险更大。也更容易发生由于房水流出通道受损而导致的青光眼。如果可能的话手术应尽量延迟进行。

后部圆锥角膜

后部圆锥角膜是角膜后表面曲率增加导致角膜变薄的疾病。角膜受累可以是弥漫性或局限性。在后圆锥中，整个角膜后表面的曲率增加，但角膜却仍然保持透明。在局限性病灶中，后圆锥角膜局限，可能有一个或偶尔有更多个中央或旁中央的后部基质缺损区，后者与不同数量的基质瘢痕有关 (图72.19)。在受累区域内经常可以看到内皮面赘疣，有时在这种后部圆锥角膜的角膜周边部位可以看到色素沉着。

虽然后部圆锥角膜可能导致角膜散光，但通常不会出现像圆锥角膜那样的高度不规则散光[216]。这种疾病对前表面屈光力的影响相对较小，解释了为什么后部圆锥角膜仅导致轻度到中度的视力下降。视力下降发生通常是由于基质瘢痕形成、相关的眼部疾病或弱视引起的。角膜地形图证明了角膜后部基质缺损区变陡峭、周围变扁平。Rao 和 Padmanabhan[217] 已经证实，当受累区域位于角膜中央或旁中央时，角膜地形图表现为陡峭化，但当受累区域位于角膜周边时，则角膜地形图呈现扁平化。

后部圆锥角膜是一种发育性的，但通常是非进行性、非炎性的单侧病变[1]，但双眼发病也并不罕见[218]。继发性病例也有发生，通常与外伤有关[219,220]。在一例角膜基质炎的病例报道中，在自发性基质出血后患者发生了后部圆锥角膜[220]。对于后部圆锥角膜的组织病理学改变已有描述[216,221,222]。可以观察到上皮基底膜遭到局灶性破坏，角膜上皮不规则，并且前弹力层被成纤维细胞增殖组织替代。基质变薄合并基质纤维排列紊乱。后弹力层的中央部分不变薄，但结构紊乱明显。在锥体的边缘部位增厚的后弹力层环

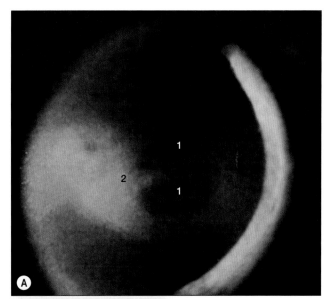

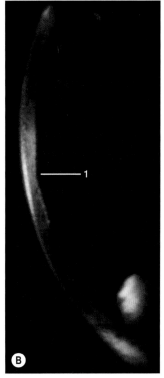

图 72.19　后部圆锥角膜。(A) 在局部形成相对透明的区域(1),与后部凹陷的位置相一致,透明区域被基质瘢痕(2)所包绕。(B)通过裂隙可见角膜变薄(1),是由后部角膜形状变陡引起。角膜前表面轮廓相对不受影响

状改变可能与色素沉积有关,在锥体内或和锥体相邻的部位可以看到赘疣。角膜内皮完整,但在有赘疣的部位内皮减少。电镜下可见异常的前部纹状层。这一发现表明发育改变形成了后圆锥角膜,在妊娠 6~8 个月之间前纹状层形成之前发生的[223]。

在临床表现方面,后部圆锥角膜和 Peters 异常表现相似。然而组织病理学的表现有差异。与后部圆锥角膜不同,在 Peters 异常中角膜内皮和后弹力膜缺失或显著变薄[224]。

圆锥角膜和后部圆锥角膜名称相似,但除了个别的病例报告[225],这两种疾病明显不同(表72.1)。尽管在后部圆锥角膜中,中央或旁中央受累的区域会使前部角膜变得陡峭,但是后部角圆锥角膜并不会发展成圆锥角膜。

已经发现后部圆锥角膜与许多眼部异常相关。目前已有报道关于与中胚层发育不全相一致的变化,以及相关的先天性无虹膜、葡萄膜异位、虹膜萎缩、青光眼、前部锥形晶状体、晶状体异位和前部晶状体混浊[226]。关于眼睛以外的发育异常也有报道[221]。这些发育异常包括眼距过宽、鼻梁扁平、外眦移位、唇腭裂、蹼颈、短指畸形、泌尿生殖器异位症、身材矮小和步态异常。

后部圆锥角膜的发病机制尚不清楚。该疾病伴随着其他前节结构的发育异常,Waring 等[227]推断后部圆锥角膜可能是中胚层发育不良导致的异常。

后部圆锥角膜通常不需要治疗,特别是当病变部位位于视轴外的区域时。框架眼镜可以纠正相关的屈光不正。如果存在前部中央或旁中央区变陡或者不规则散光,那么通过佩戴接触镜来恢复视力似乎合理。眼镜和接触镜对于纠正由于中、后部角膜基质瘢痕引起的视力下降作用甚微。尽管弱视可能会影响最终的视觉效果,但是对于视力差的患者来说,穿透性角膜移植是一个值得考虑的选择。

(翟华蕾 译)

参考文献

1. Krachmer JH, Feder RS, Belin MW. Keratoconus and related noninflammatory corneal thinning disorders. *Surv Ophthalmol* 1984;**28**(4): 293–322.
2. Georgiou T, Funnell CL, Cassels-Brown A, et al. Influence of ethnic origin on the incidence of keratoconus and associated atopic disease in Asians and white patients. *Eye (Lond)* 2004;**18**(4):379–83.
3. Millodot M, Shneor E, Albou S, et al. Prevalence and associated factors of keratoconus in Jerusalem: a cross-sectional study. *Ophthalmic Epidemiol* 2011;**18**(2):91–7.
4. Rabinowitz YS, Nesburn AB, McDonnell PJ. Videokeratography of the fellow eye in unilateral keratoconus. *Ophthalmology* 1993;**100**(2): 181–6.
5. Holland DR, Maeda N, Hannush SB, et al. Unilateral keratoconus. Incidence and quantitative topographic analysis. *Ophthalmology* 1997; **104**(9):1409–13.
6. Lee LR, Hirst LW, Readshaw G. Clinical detection of unilateral keratoconus. *Aust N Z J Ophthalmol* 1995;**23**(2):129–33.
7. Copeman PW. Eczema and keratoconus. *Br Med J* 1965;**5468**:977–9.
8. Gasset AR, Hinson WA, Frias JL. Keratoconus and atopic diseases. *Ann Ophthalmol* 1978;**10**(8):991–4.
9. Gasset AR, Houde WL, Garcia-Bengochea M. Hard contact lens wear as an environmental risk in keratoconus. *Am J Ophthalmol* 1978;**85**(3): 339–41.
10. Weed KH, MacEwen CJ, Giles T, et al. The Dundee University Scottish Keratoconus study: demographics, corneal signs, associated diseases, and eye rubbing. *Eye (Lond)* 2008;**22**(4):534–41.
11. Wagner H, Barr J, Zadnik K. Collaborative Longitudinal Evaluation of

7

Keratoconus (CLEK) Study: methods and findings to date. *Cont Lens Anterior Eye* 2007;**30**(4):223–32.

12. Rados A. Conical cornea and mongolism. *Arch Ophtalmol.* 1948;**40**: 454–78.
13. Cullen JF, Butler HG. Mongolism (Down's syndrome) and keratoconus. *Br J Ophthalmol* 1963;**47**:321–30.
14. Pierce K, Eustace P. Acute keratoconus in mongols. *Br J Ophthalmol* 1971;**55**:50–4.
15. Shapiro MB, France TD. The ocular features of Down's syndrome. *Am J Ophthalmol* 1985;**99**(6):659–63.
16. Haugen OH. Keratoconus in the mentally retarded. *Acta Ophthalmol (Copenh)* 1992;**70**(1):111–14.
17. McKusick VA. *Heritable disorders of connective tissue.* 3rd ed. St. Louis: Mosby; 1966.
18. Rabinowitz YS. Keratoconus. *Surv Ophthalmol* 1998;**42**(4):297–319.
19. Robertson I. Keratoconus and the Ehlers–Danlos syndrome. A new aspect of keratoconus. *Med J Aust* 1975;**1**:571–3.
20. Ihalainen A. Clinical and epidemiological features of keratoconus. Genetic and external factors in the pathogenesis of the disease. *Acta Ophthalmol (Copenh)* 1986;**64**(Suppl.):178.
21. Woodward EG, Morris MT. Joint hypermobility in keratoconus. *Ophthalmic Physiol Opt* 1990;**10**(4):360–2.
22. Beardsley TL, Foulks GN. An association of keratoconus and mitral valve prolapse. *Ophthalmology* 1982;**89**(1):35–7.
23. Sharif KW, Casey TA, Coltart J. Prevalence of mitral valve prolapse in keratoconus patients. *J R Soc Med* 1992;**85**(8):446–8.
24. Lichter H, Loya N, Sagie A, et al. Keratoconus and mitral valve prolapse. *Am J Ophthalmol* 2000;**129**(5):667–78.
25. Street DA, Vinokur ET, Waring GO 3rd, et al. Lack of association between keratoconus, mitral valve prolapse, and joint hypermobility. *Ophthalmology* 1991;**98**(2):170–6.
26. Donnenfeld ED, Perry HD, Gibralter RP, et al. Keratoconus associated with floppy eyelid syndrome. *Ophthalmology* 1991;**98**(11):1674–8.
27. Negris R. Floppy eyelid syndrome associated with keratoconus. *J Am Optom Assoc* 1992;**63**(5):316–19.
28. Lee WJ, Kim JC, Shyn KH. Clinical evaluation of corneal diseases associated with floppy eyelid syndrome. *Korean J Ophthalmol* 1996;**10**: 116–21.
29. Saidel MA, Paik JY, Garcia C, et al. Prevalence of sleep apnea syndrome and high-risk characteristics among keratoconus patients. *Cornea* 2012; **31**(6):600–3.
30. Seiler T, Huhle S, Spoerl E, et al. Manifest diabetes and keratoconus: a retrospective case-control study. *Graefes Arch Clin Exp Ophthalmol* 2000;**238**(10):822–5.
31. Mannis MJ, Morrison TL, Zadnik K, et al. Personality trends in keratoconus. An analysis. *Arch Ophthalmol* 1987;**105**(6):798–800.
32. Alstrom CH, Olson O. Heredo-retinopathia congenitalis. Monohybride recessiva autosomalis. *Hereditas Genetiskt Arkiv* 1957;**43**:1–177.
33. Heher KS, Traboulsi EI, Maumenee IH. The natural history of Leber's congenital amaurosis. *Ophthalmol* 1992;**99**:241–5.
34. Moschos M, Droutsas D, Panagakis E, et al. Keratoconus and tapetoretinal degeneration. *Cornea* 1996;**15**(5):473–6.
35. Elder MJ. Leber congenital amaurosis and its association with keratoconus and keratoglobus. *J Pediatr Ophthalmol Strabismus* 1994;**31**(1): 38–40.
36. Lorfel RS, Sugar HS. Keratoconus associated with retrolental fibroplasia. *Ann Ophthalmol* 1976;**8**(4):449–50.
37. Wilhelmus KR. Keratoconus and progressive cone dystrophy. *Ophthalmologica* 1987;**209**(5):278–9.
38. Klintworth GK, Garner A, editors. *Degenerations, depositions, and miscellatneous reactions of the ocular anterior segment.* 2nd ed. New York: Marcel Kekker; 1994. p. 743–94.
39. Eiferman RA, Law M, Lane L. Iridoschisis and keratoconus. *Cornea* 1994; **13**(1):78–9.
40. Blair SD, Seabrooks D, Shields WJ, et al. Bilateral progressive essential iris atrophy and keratoconus with coincident features of posterior polymorphous dystrophy: a case report and proposed pathogenesis. *Cornea* 1992;**11**(3):255–61.
41. Lipman RM, Rubenstein JB, Torczynski E. Keratoconus and Fuchs' corneal endothelial dystrophy in a patient and her family. *Arch Ophthalmol* 1990;**108**(7):993–4.
42. Lipman RM, Rubenstein JB, Torczynski E. Keratoconus and Fuchs' endothelial dystrophy. *Cornea* 1991;**10**(4):368.
43. Weissman BA, Ehrlich M, Levenson JE, et al. Four cases of keratoconus and posterior polymorphous corneal dystrophy. *Optom Vis Sci* 1989; **66**(4):243–6.
44. Driver PJ, Reed JW, Davis RM. Familial cases of keratoconus associated with posterior polymorphous dystrophy. *Am J Ophthalmol* 1994;**118**(2): 256–7.
45. Bechara SJ, Grossniklaus HE, Waring GO 3rd, et al. Keratoconus associated with posterior polymorphous dystrophy. *Am J Ophthalmol* 1991 **112**(6):729–31.
46. Vajpayee RB, Snibson GR, Taylor HR. Association of keratoconus with granular corneal dystrophy. *Aust N Z J Ophthalmol* 1996;**24**(4):369–71.
47. Wollensak G, Green WR, Temprano J. Keratoconus associated with

corneal granular dystrophy in a patient of Italian origin. *Cornea* 2002; **21**(1):121–2.
48. Mitsui M, Sakimoto T, Sawa M, et al. Familial case of keratoconus with corneal granular dystrophy. *Jpn J Ophthalmol* 1998;**42**(5):385–8.
49. Sassani JW, Smith SG, Rabinowitz YS. Keratoconus and bilateral lattice-granular corneal dystrophies. *Cornea* 1992;**11**(4):343–50.
50. Smith SG, Rabinowitz YS, Sassani JW, et al. Keratoconus and lattice and granular corneal dystrophies in the same eye. *Am J Ophthalmol* 1989; **108**(5):608–10.
51. Klintworth GK, Damms T. Corneal dystrophies and keratoconus. *Curr Opin Ophthalmol* 1995;**6**(4):44–56.
52. Totan Y, Hepsen IF, Cekic O, et al. Incidence of keratoconus in subjects with vernal keratoconjunctivitis: a videokeratographic study. *Ophthalmology* 2001;**108**(4):824–7.
53. Sugar J, Macsai MS. What causes keratoconus? *Cornea* 2012;**31**(6): 716–19.
54. Rahi A, Davies P, Ruben M, et al. Keratoconus and coexisting atopic disease. *Br J Ophthalmol* 1977;**61**(12):761–4.
55. Karseras AG, Ruben M. Aetiology of keratoconus. *Br J Ophthalmol* 1976; **60**(7):522–5.
56. Bawazeer AM, Hodge WG, Lorimer B. Atopy and keratoconus: a multivariate analysis. *Br J Ophthalmol* 2000;**84**(8):834–6.
57. Macsai MS, Varley GA, Krachmer JH. Development of keratoconus after contact lens wear. Patient characteristics. *Arch Ophthalmol* 1990;**108**(4): 534–8.
58. Critchfield JW, Calandra AJ, Nesburn AB, et al. Keratoconus. I. Biochemical studies of normal and keratoconus corneas. *Exp Eye Res* 1988; **46**:953–63.
59. Sawaguchi S, Yue BY, Sugar J, et al. Lysosomal enzyme abnormalities in keratoconus. *Arch Ophthalmol* 1989;**107**(10):1507–10.
60. Zhou L, Sawaguchi S, Twining SS, et al. Expression of degradative enzymes and protease inhibitors in corneas with keratoconus. *Invest Ophthalmol Vis Sci* 1998;**39**(7):1117–24.
61. Fabre EJ, Bureau J, Pouliquen Y, et al. Binding sites for human interleukin 1 alpha, gamma interferon and tumor necrosis factor on cultured fibroblasts of normal cornea and keratoconus. *Curr Eye Res* 1991;**10**(7): 585–92.
62. Bureau J, Fabre EJ, Hecquet C, et al. Modification of prostaglandin E2 and collagen synthesis in keratoconus fibroblasts, associated with an increase of interleukin 1 alpha receptor number. *C R Acad Sci III* 1993; **316**(4):425–30.
63. Kim W, Rabinowitz Y, Meisler D, et al. Keratocyte apoptosis associated with keratoconus. *Exp Eye Res* 1999;**69**(5):475–81.
64. Wilson SE, He YG, Weng J, et al. Epithelial injury induces keratocyte apoptosis: hypothesized role for the interleukin-1 system in the modulation of corneal tissue organization and wound healing. *Exp Eye Res* 1996;**62**(4):325–7.
65. Jun AS, Cope L, Speck C, et al. Subnormal cytokine profile in the tear fluid of keratoconus patients. *PLoS ONE* 2011;**6**(1):e16437.
66. Edwards M, McGhee CN, Dean S. The genetics of keratoconus. *Clin Experiment Ophthalmol* 2001;**29**(6):345–51.
67. Bechara SJ, Waring GO 3rd, Insler MS. Keratoconus in two pairs of identical twins. *Cornea* 1996;**15**(1):90–3.
68. Parker J, Ko WW, Pavlopoulos G, et al. Videokeratography of keratoconus in monozygotic twins. *J Refract Surg* 1996;**12**(1):180–3.
69. Owens H, Watters GA. Keratoconus in monozygotic twins in New Zealand. *Clin Exp Optometry* 1995;**78**:125–9.
70. McMahon TT, Shin JA, Newlin A, et al. Discordance for keratoconus in two pairs of monozygotic twins. *Cornea* 1999;**18**(4):444–51.
71. Kennedy RH, Bourne WM, Dyer JA. A 48-year clinical and epidemiologic study of keratoconus. *Am J Ophthalmol* 1986;**101**(3):267–73.
72. Gonzalez V, McDonnell PJ. Computer-assisted corneal topography in parents of patients with keratoconus. *Arch Ophthalmol* 1992;**110**(10): 1413–14.
73. Rabinowitz YS, Garbus J, McDonnell PJ. Computer-assisted corneal topography in family members of patients with keratoconus. *Arch Ophthalmol* 1990;**108**(3):365–71.
74. Rabinowitz YS, Maumenee IH, Lundergan MK, et al. Molecular genetic analysis in autosomal dominant keratoconus. *Cornea* 1992;**11**(4): 302–8.
75. Li X, Bykhovskaya Y, Canedo AL, et al. Genetic association of COL5A1 variants in keratoconus patients suggests a complex connection between corneal thinning and keratoconus. *Invest Ophthalmol Vis Sci* 2013;**54**(4): 2696–704.
76. Aldave A, Bourla N, Yellore V, et al. Keratoconus is not associated with mutations in COL8A1 and COL8A2. *Cornea* 2007;**26**(8):963–5.
77. Hameed A, Khaliq S, Ismail M, et al. A novel locus for Leber congenital amaurosis (LCA4) with anterior keratoconus mapping to chromosome 17p13. *Invest Ophthalmol Vis Sci* 2000;**41**(3):629–33.
78. Damji KF, Sohocki MM, Khan R, et al. Leber's congenital amaurosis with anterior keratoconus in Pakistani families is caused by the Trp278X mutation in the AIPL1 gene on 17p. *Can J Ophthalmol* 2001;**36**(5): 252–9.
79. Mackey DA, Hewitt AW. Genome-wide association study success in ophthalmology. *Curr Opin Ophthalmol* 2014;**25**(5):386–93.

7

80. Morrison DA, Rosser EM, Claoue C. Keratoconus associated with a chromosome 7,11 translocation. *Eye* 2001;**15**(Pt 4):556–7.

81. Heaven CJ, Lalloo F, McHale E. Keratoconus associated with chromosome 13 ring abnormality. *Br J Ophthalmol* 2000;**84**(9):1079.

82. Abu-Amero KK, Al-Muammar AM, Kondkar AA. Genetics of keratoconus: where do we stand? *Journal of ophthalmology* 2014;**2014**:641708.

83. Wang Y, Rabinowitz YS, Rotter JI, et al. Genetic epidemiological study of keratoconus: evidence for major gene determination. *Am J Med Genet* 2000;**93**(5):403–9.

84. Jacobs DS, Dohlman CH. Is keratoconus genetic? *Int Ophthalmol Clin* 1993;**33**(2):249–60.

85. Scroggs MW, Proia AD. Histopathological variation in keratoconus. *Cornea* 1992;**11**(6):553–9.

86. Tsubota K, Mashima Y, Murata H, et al. Corneal epithelium in keratoconus. *Cornea* 1995;**14**(1):77–83.

87. Ebihara N, Funaki T, Matsuda H, et al. Corneal abnormalities in the NC/Nga mouse: an atopic dermatitis model. *Cornea* 2008;**27**(8):923–9.

88. Kanai A. [Electron microscopic studies of keratoconus]. *Nippon Ganka Gakkai Zasshi* 1968;**72**(7):902–18.

89. Iwamoto T, DeVoe AG. Electron microscopical study of the Fleischer ring. *Arch Ophthalmol* 1976;**94**(9):1579–84.

90. Shapiro MB, Rodrigues MM, Mandel MR, et al. Anterior clear spaces in keratoconus. *Ophthalmology* 1986;**93**(10):1316–19.

91. Perry HD, Buxton JN, Fine BS. Round and oval cones in keratoconus. *Ophthalmology* 1980;**87**(9):905–9.

92. Kaas-Hansen M. The histopathological changes of keratoconus. *Acta Ophthalmol (Copenh)* 1993;**71**(3):411–14.

93. Pouliquen Y, Graf B, de Kozak Y, et al. [Morphological study of keratoconus]. *Arch Ophthalmol Rev Gen Ophthalmol* 1970;**30**(6–7):497–532.

94. Fullwood NJ, Tuft SJ, Malik NS, et al. Synchrotron x-ray diffraction studies of keratoconus corneal stroma. *Invest Ophthalmol Vis Sci* 1992;**33**(5):1734–41.

95. Polack FM. Contributions of electron microscopy to the study of corneal pathology. *Surv Ophthalmol* 1976;**20**(6):375–414.

96. Smolek M. Interlamellar cohesive strength in the vertical meridian of human eyebank corneas. *Invest Ophthalmol Vis Sci* 1993;**34**:2962–9.

97. Daxer A, Fratzl P. Collagen fibril orientation in the human corneal stroma and its implication in keratoconus. *Invest Ophthalmol Vis Sci* 1997;**38**(1):121–9.

98. Smolek MK, Beekhuis WH. Collagen fibril orientation in the human corneal stroma and its implications in keratoconus. *Invest Ophthalmol Vis Sci* 1997;**38**(7):1289–90.

99. Halabis JA. Analysis of the corneal endothelium in keratoconus. *Am J Optom Physiol Opt* 1987;**64**(1):51–3.

100. Sturbaum CW, Peiffer RL Jr. Pathology of corneal endothelium in keratoconus. *Ophthalmologica* 1993;**206**(4):192–208.

101. Zadnik K, Mannis MJ, Johnson CA, et al. Rapid contrast sensitivity assessment in keratoconus. *Am J Optom Physiol Opt* 1987;**64**(9):693–7.

102. Eiferman RA, Lane L, Law M, et al. Superior keratoconus. *Refract Corneal Surg* 1993;**9**(5):394–5.

103. Prisant O, Legeais JM, Renard G. Superior keratoconus. *Cornea* 1997;**16**(6):693–4.

104. Kim T, Khosla-Gupta B, Debacker C. Blepharoptosis-induced superior keratoconus. *Am J Ophthalmol* 2000;**130**(2):232–4.

105. McMahon TT, Robin JB, Scarpulla KM, et al. The spectrum of topography found in keratoconus. *CLAO J* 1991;**17**(3):198–204.

106. Smolek MK, Klyce SD. Is keratoconus a true ectasia? An evaluation of corneal surface area. *Arch Ophthalmol* 2000;**118**(9):1179–86.

107. Kinoshita S, Tanaka F, Ohashi Y, et al. Incidence of prominent corneal nerves in multiple endocrine neoplasia type 2A. *Am J Ophthalmol* 1991;**111**:307–11.

108. Barr J, Wilson B, Gordon M, et al. Estimation of the incidence and factors predictive of corneal scarring in the Collaborative Longitudinal Evaluation of Keratoconus (CLEK) Study. *Cornea* 2006;**25**(1):16–25.

109. Korb DR, Finnemor BM, Herman JP. Apical changes and scarring in kerartoconus as related to contact lens fitting techniques. *Am J Optom Assoc* 1982;**53**:199–205.

110. Margo CE, Mosteller MW. Corneal pseudocyst following acute hydrops. *Br J Ophthalmol* 1987;**71**(5):359–60.

111. Feder RS, Wilhelmus KR, Vold SD, et al. Intrastromal clefts in keratoconus patients with hydrops. *Am J Ophthalmol* 1998;**126**(1):9–16.

112. Maguire LJ, Bourne WM. Corneal topography of early keratoconus. *Am J Ophthalmol* 1989;**108**(2):107–12.

113. Maguire LJ, Lowry JC. Identifying progression of subclinical keratoconus by serial topography analysis. *Am J Ophthalmol* 1991;**112**(1):41–5.

114. Wilson SE, Klyce SD. Advances in the analysis of corneal topography. *Surv Ophthalmol* 1991;**35**(4):269–77.

115. Guarnieri FA, Guarnieri JC. Comparison of Placido-based, rasterstereography, and slit-scan corneal topography systems. *J Refract Surg* 2002;**18**(2):169–76.

116. Nesburn AB, Bahri S, Salz J, et al. Keratoconus detected by videokeratography in candidates for photorefractive keratectomy. *J Refract Surg* 1995;**11**(3):194–201.

117. Saragoussi JJ, Pouliquen YJ. Does the progressive increasing effect of

118. Wilson SE, Klyce SD. Screening for corneal topographic abnormalities before refractive surgery. *Ophthalmology* 1994;**101**:147–52.

119. Hori-Komai Y, Toda I, Asano-Kato N, et al. Reasons for not performing refractive surgery. *J Cataract Refract Surg* 2002;**28**:795–7.

120. Bilgihan K, Ozdek SC, Konuk O, et al. Results of photorefractive keratectomy in keratoconus suspects at 4 years. *J Refract Surg* 2000;**16**(4):438–43.

121. Sun R, Gimbel HV, Kaye GB. Photorefractive keratectomy in keratoconus suspects. *J Cataract Refract Surg* 1999;**25**(11):1461–6.

122. Hubbe RE, Foulks GN. The effect of poor fixation on computer-assisted topographic corneal analysis. Pseudokeratoconus. *Ophthalmology* 1994;**101**(10):1745–8.

123. Mandell RB, Chiang CS, Yee L. Asymmetric corneal toricity and pseudokeratoconus in videokeratography. *J Am Optom Assoc* 1996;**67**(9):540–7.

124. Silverman CM. Misalignment of videokeratoscope produces pseudokeratoconus suspect. *J Refract Corneal Surg* 1994;**10**(4):468.

125. Endl MJ, Klyce SD. Six pearls for surgical planning with videokeratography. In: Melki SA, Azar DT, editors. *101 Pearls in Refractive, Cataract, and Corneal Surgery*. Thorofare, NJ: Slack, Inc.; 2001.

126. Rabinowitz YS. Videokeratographic indices to aid in screening for keratoconus. *J Refract Surg* 1995;**11**(5):371–9.

127. Smolek MK, Klyce SD. Current keratoconus detection methods compared with a neural network approach. *Invest Ophthalmol Vis Sci* 1997;**38**(11):2290–9.

128. Rabinowitz YS, Rasheed K. KISA% index: a quantitative videokeratography algorithm embodying minimal topographic criteria for diagnosing keratoconus. *J Cataract Refract Surg* 1999;**25**(10):1327–35.

129. Wilson SE. Cautions regarding measurements of the posterior corneal curvature. *Ophthalmology* 2000;**107**(7):1223.

130. Li Y, Meisler DM, Tang M, et al. Keratoconus diagnosis with optical coherence tomography pachymetry mapping. *Ophthalmology* 2008;**115**(12):2159–66.

131. Kanellopoulos AJ, Asimellis G. Anterior segment optical coherence tomography: assisted topographic corneal epithelial thickness distribution imaging of a keratoconus patient. *Case reports in ophthalmology* 2013;**4**(1):74–8.

132. Kanellopoulos AJ, Aslanides IM, Asimellis G. Correlation between epithelial thickness in normal corneas, untreated ectatic corneas, and ectatic corneas previously treated with CXL; is overall epithelial thickness a very early ectasia prognostic factor? *Clin Ophthalmol* 2012;**6**:789–800.

133. Tabbara K, Kotb A. Risk factors for corneal ectasia after LASIK. *Ophthalmology* 2006;**113**(9):1618–22.

134. Binder PS, Trattler WB. Evaluation of a risk factor scoring system for corneal ectasia after LASIK in eyes with normal topography. *J Refract Surg* 2010;**26**(4):241–50.

135. Dawson D, Grossniklaus H, McCarey B, et al. Biomechanical and wound healing characteristics of corneas after excimer laser keratorefractive surgery: is there a difference between advanced surface ablation and sub-Bowman's keratomileusis? *J Refract Surg* 2008;**24**(1):90–6.

136. Brenner LF, Alio JL, Vega-Estrada A, et al. Indications for intrastromal corneal ring segments in ectasia after laser in situ keratomileusis. *J Cataract Refract Surg* 2012;**38**(12):2117–24.

137. Tatar MG, Aylin Kantarci F, Yildirim A, et al. Risk Factors in Post-LASIK Corneal Ectasia. *J Ophthalmol* 2014;**2014**:204191.

138. Randleman JB, Russell B, Ward MA, et al. Risk factors and prognosis for corneal ectasia after LASIK. *Ophthalmology* 2003;**110**(2):267–75.

139. Szczotka LB, Barr JT, Zadnik K. A summary of the findings from the Collaborative Longitudinal Evaluation of Keratoconus (CLEK) Study. CLEK Study Group. *Optometry* 2001;**72**(9):574–84.

140. Edrington TB, Szczotka LB, Barr JT, et al. Rigid contact lens fitting relationships in keratoconus. Collaborative Longitudinal Evaluation of Keratoconus (CLEK) Study Group. *Optom Vis Sci* 1999;**76**(10):692–9.

141. Lim N, Vogt U. Characteristics and functional outcomes of 130 patients with keratoconus attending a specialist contact lens clinic. *Eye* 2002;**16**(1):54–9.

142. Maguen E, Martinez M, Rosner IR, et al. The use of Saturn II lenses in keratoconus. *CLAO J* 1991;**17**(1):41–3.

143. Betts AM, Mitchell GL, Zadnik K. Visual performance and comfort with the Rose K lens for keratoconus. *Optom Vis Sci* 2002;**79**(8):493–501.

144. Rosenthal P, Croteau A. Fluid-ventilated, gas-permeable scleral contact lens is an effective option for managing severe ocular surface disease and many corneal disorders that would otherwise require penetrating keratoplasty. *Eye Contact Lens* 2005;**31**(3):130–4.

145. Ye P, Sun A, Weissman B. Role of mini-scleral gas-permeable lenses in the treatment of corneal disorders. *Eye Contact Lens* 2007;**33**(2):80–3.

146. Cochener B, Le Floch G, Volant A, et al. Is there a role for Excimer laser in the treatment of keratoconus? *J Fr Ophthalmol* 1997;**20**(10):758–66.

147. Rapuano CJ. Excimer laser phototherapeutic keratectomy: long-term

results and practical considerations. *Cornea* 1997;**16**:151–7.

148. Lahners WJ, Russell B, Grossniklaus HE, et al. Keratolysis following excimer laser phototherapeutic keratectomy in a patient with keratoconus. *J Refract Surg* 2001;**17**(5):555–8.

149. Alio J, Shabayek M, Belda J, et al. Analysis of results related to good and bad outcomes of Intacs implantation for keratoconus correction. *J Cataract Refract Surg* 2006;**32**:756–61.

150. Boxer Wachler B, Christie J, Chandra N, et al. Intacs for keratoconus. *Ophthalmology* 2003;**110**(8):1475.

151. Colin J, Malet F. Intacs for the correction of keratoconus: two-year follow-up. *J Cataract Refract Surg* 2007;**33**(1):69–74.

152. Siganos D, Ferrara P, Chatzinikolas K, et al. Ferrara intrastromal corneal rings for the correction of keratoconus. *J Cataract Refract Surg* 2002;**28**(11):1947–51.

153. Rabinowitz Y, Li X, Ignacio T, et al. INTACS inserts using the femtosecond laser compared to the mechanical spreader in the treatment of keratoconus. *J Refract Surg* 2006;**22**:764–71.

154. Raiskup-Wolf F, Hoyer A, Spoerl E, et al. Collagen crosslinking with riboflavin and ultraviolet-A light in keratoconus: long-term results. *J Cataract Refract Surg* 2008;**34**(5):796–801.

155. Wittig-Silva C, Whiting M, Lamoureux E, et al. A randomized controlled trial of corneal collagen cross-linking in progressive keratoconus: preliminary results. *J Refract Surg* 2008;**24**(7):S720–5.

156. Wollensak G, Spoerl E, Seiler T. Riboflavin/ultraviolet-a-induced collagen crosslinking for the treatment of keratoconus. *Am J Ophthalmol* 2003;**135**(5):620–7.

157. Wollensak G. Crosslinking treatment of progressive keratoconus: new hope. *Curr Opin Ophthalmol* 2006;**17**(4):356–60.

158. Kohlhaas M, Spoerl E, Schilde T, et al. Biomechanical evidence of the distribution of cross-links in corneas treated with riboflavin and ultraviolet A light. *J Cataract & Refractive Surgery* 2006;**32**(2):279–83.

159. Wollensak G, Spoerl E, Seiler T. Stress-strain measurements of human and porcine corneas after riboflavin-ultraviolet-A-induced cross-linking. *J Cataract Refract Surg* 2003;**29**(9):1780–5.

160. Spoerl E, Wollensak G, Seiler T. Increased resistance of crosslinked cornea against enzymatic digestion. *Curr Eye Res* 2004;**29**(1):35–40.

161. Wollensak G, Spoerl E, Wilsch M, et al. Keratocyte apoptosis after corneal collagen cross-linking using riboflavin/UVA treatment. *Cornea* 2004;**23**(1):43–9.

162. Spoerl E, Mrochen M, Sliney D, et al. Safety of UVA-riboflavin cross-linking of the cornea. *Cornea* 2007;**26**(4):385–9.

163. Caporossi A, Mazzotta C, Paradiso AL, et al. Transepithelial corneal collagen crosslinking for progressive keratoconus: 24-month clinical results. *J Cataract Refract Surg* 2013;**39**(8):1157–63.

164. Baiocchi S, Mazzotta C, Cerretani D, et al. Corneal crosslinking: riboflavin concentration in corneal stroma exposed with and without epithelium. *J Cataract Refract Surg* 2009;**35**(5):893–9.

165. Wollensak G, Iomdina E. Biomechanical and histological changes after corneal crosslinking with and without epithelial debridement. *J Cataract Refract Surg* 2009;**35**(3):540–6.

166. Kremer I, Eagle RC, Rapuano CJ, et al. Histologic evidence of recurrent keratoconus seven years after keratoplasty. *Am J Ophthalmol* 1995;**119**(4):511–12.

167. Belmont SC, Muller JW, Draga A, et al. Keratoconus in a donor cornea. *J Refract Corneal Surg* 1994;**10**(6):658.

168. Wilson SE, Bourne WM. Effect of recipient-donor trephine size disparity on refractive error in keratoconus. *Ophthalmology* 1989;**96**(3):299–305.

169. Perry HD, Foulks GN. Oversize donor buttons in corneal transplantation surgery for keratoconus. *Ophthalmic Surg* 1987;**18**(10):751–2.

170. Spadea L, Bianco G, Mastrofini MC, et al. Penetrating keratoplasty with donor and recipient corneas of the same diameter. *Ophthalmic Surg Lasers* 1996;**27**(6):425–30.

171. Goble RR, Hardman Lea SJ, et al. The use of the same size host and donor trephine in penetrating keratoplasty for keratoconus. *Eye* 1994;**8**(Pt 3):311–14.

172. Girard L, Eguez I, Esnaola N, et al. Effect of penetrating keratoplasty using grafts of various sizes on keratoconic myopia and astigmatism. *J Cataract Refract Surg* 1988;**14**(5):541–7.

173. Lanier JD, Bullington RH Jr, Prager TC. Axial length in keratoconus. *Cornea* 1992;**11**(3):250–4.

174. Lewyckyj M. Axial length in eyes with keratoconus. 1991;**32**:778.

175. Terry M, Ousley P. Deep lamellar endothelial keratoplasty visual acuity, astigmatism, and endothelial survival in a large prospective series. *Ophthalmology* 2005;**112**(9):1541–8.

176. Watson S, Ramsay A, Dart J, et al. Comparison of deep lamellar keratoplasty and penetrating keratoplasty in patients with keratoconus. *Ophthalmology* 2004;**111**:1676–82.

177. Shimazaki J, Shimmura S, Ishioka M, et al. Randomized clinical trial of deep lamellar keratoplasty vs penetrating keratoplasty. *Am J Ophthalmol* 2002;**134**:159–65.

178. Romano V, Iovieno A, Parente G, et al. Long-term clinical outcomes of deep anterior lamellar keratoplasty in patients with keratoconus. *Am J Ophthalmol* 2015;**159**(3):505–11.

179. Anwar M, Teichmann K. Big-bubble technique to bare Descemet's membrane in anterior lamellar keratoplasty. *J Cataract Refract Surg* 2002;**28**:398–403.

180. Melles G, Lander F, Rietveld F, et al. A new surgical technique for deep stromal, anterior lamellar keratoplasty. *Br J Ophthalmol* 1999;**83**(3):327–33.

181. Panda A, Aggarwal A, Madhavi P, et al. Management of acute corneal hydrops secondary to keratoconus with intracameral injection of sulfur hexafluoride (SF6). *Cornea* 2007;**26**(9):1067–9.

182. Rao SK, Fogla R, Padmanabhan P, et al. Corneal topography in atypical pellucid marginal degeneration. *Cornea* 1999;**18**(3):265–72.

183. Bower KS, Dhaliwal DK, Barnhorst DA Jr, et al. Pellucid marginal degeneration with superior corneal thinning. *Cornea* 1997;**16**(4):483–5.

184. Cameron JA, Mahmood MA. Superior corneal thinning with pellucid marginal corneal degeneration. *Am J Ophthalmol* 1990;**109**(4):486–7.

185. Basak SK, Hazra TK, Bhattacharya D, et al. Unilateral pellucid marginal degeneration. *Indian J Ophthalmol* 2000;**48**(3):233–4.

186. Wagenhorst BB. Unilateral pellucid marginal degeneration in an elderly patient. *Br J Ophthalmol* 1996;**80**(10):927–8.

187. Kayazawa F, Nishimura K, Kodama Y, et al. Keratoconus with pellucid marginal corneal degeneration. *Arch Ophthalmol* 1984;**102**(6):895–6.

188. Maguire LJ, Klyce SD, McDonald MB, et al. Corneal topography of pellucid marginal degeneration. *Ophthalmology* 1987;**94**:519–24.

189. Santo RM, Bechara SJ, Kara-Jose N. Corneal topography in asymptomatic family members of a patient with pellucid marginal degeneration. *Am J Ophthalmol* 1999;**127**(2):205–7.

190. Ambrosio R Jr, Wilson SE. Early pellucid marginal corneal degeneration: case reports of two refractive surgery candidates. *Cornea* 2002;**21**(1):114–17.

191. Schlaeppi V. La dystrophie marginale inferieure pellucide de la cornee. *Probl Actuels Ophthalmol* 1957;**1**:672–7.

192. Akpek EK, Altan-Yaycioglu R, Gottsch JD, et al. Spontaneous corneal perforation in a patient with unusual unilateral pellucid marginal degeneration. *J Cataract Refract Surg* 2001;**27**(10):1698–700.

193. Lucarelli MJ, Gendelman DS, Talamo JH. Hydrops and spontaneous perforation in pellucid marginal corneal degeneration. *Cornea* 1997;**16**(2):232–4.

194. Orlin SE, Sulewski ME. Spontaneous corneal perforation in pellucid marginal degeneration. *CLAO J* 1998;**24**(3):186–7.

195. Rodriguez M. Pellucid marinal corneal degeneration: a clinicopathologic study of two cases. *Exp Eye Res* 1981;**33**:277–88.

196. Astin CL. The long-term use of the SoftPerm lens on pellucid marginal degeneration. *CLAO J* 1994;**20**(4):258–60.

197. Pullum KW, Buckley RJ. A study of 530 patients referred for rigid gas permeable scleral contact lens assessment. *Cornea* 1997;**16**(6):612–22.

198. Biswas S, Brahma A, Tromans C, et al. Management of pellucid marginal corneal degeneration. *Eye* 2000;**14**(Pt 4):629–34.

199. Speaker MG, Arentsen JJ, Laibson PR. Long-term survival of large diameter penetrating keratoplasties for keratoconus and pellucid marginal degeneration. *Acta Ophthalmol Suppl* 1989;**192**:17–19.

200. Varley GA, Macsai MS, Krachmer JH. The results of penetrating keratoplasty for pellucid marginal corneal degeneration. *Am J Ophthalmol* 1990;**110**(2):149–52.

201. Moshirfar M, Edmonds JN, Behunin NL, et al. Current options in the management of pellucid marginal degeneration. *J Refract Surg* 2014;**30**(7):474–85.

202. Al-Torbak AA. Deep anterior lamellar keratoplasty for pellucid marginal degeneration. *Saudi journal of ophthalmology : official journal of the Saudi Ophthalmological Society* 2013;**27**(1):11–14.

203. Duran JA, Rodriguez-Ares MT, Torres D. Crescentic resection for the treatment of pellucid corneal marginal degeneration. *Ophthalmic Surg* 1991;**22**(3):153–6.

204. MacLean H, Robinson LP, Wechsler AW. Long-term results of corneal wedge excision for pellucid marginal degeneration. *Eye* 1997;**11**(Pt 5):613–17.

205. Biglan AW, Brown SI, Johnson BL. Keratoglobus and blue sclera. *Am J Ophthalmol* 1977;**83**(2):225–33.

206. Gupta VP, Jain RK, Angra SK. Acute hydrops in keratoglobus with vernal keratoconjunctivitis. *Indian J Ophthalmol* 1985;**33**(2):121–3.

207. Pouliquen Y, Dhermy P, Espinasse MA, et al. Keratoglobus. *J Fr Ophtalmol* 1985;**8**(1):43–54.

208. Cameron JA. Keratoglobus. *Cornea* 1993;**12**(2):124–30.

209. Jacobs DS, Green WR, Maumenee AE. Acquired keratoglobus. *Am J Ophthalmol* 1974;**77**:393–9.

210. Hyams SW, Kar H, Neumann E. Blue sclerae and keratoglobus. Ocular signs of a systemic connective tissue disorder. *Br J Ophthalmol* 1969;**53**(1):53–8.

211. Reddy SC. Keratoglobus and complicated microphthalmos. *Indian J Ophthalmol* 1978;**26**(3):23–6.

212. Greenfield G, Stein R, Romano A, et al. Blue sclerae and keratoconus: key features of a distinct heritable disorder of connective tissue. *Clin Genet* 1973;**4**(1):8–16.

213. Macsai MS, Lemley HL, Schwartz T. Management of oculus fragilis in Ehlers–Danlos type VI. *Cornea* 2000;**19**(1):104–7.

214. Jones DH, Kirkness CM. A new surgical technique for keratoglobus-tectonic lamellar keratoplasty followed by secondary penetrating keratoplasty. *Cornea* 2001;**20**(8):885–7.

215. Kanellopoulos A, Pe L. An alternative surgical procedure for the management of keratoglobus. *Cornea* 2005;**24**(8):1024–6.

216. Krachmer JH, Rodrigues MM. Posterior keratoconus. *Arch Ophthalmol* 1978;**96**(10):1867–73.
217. Rao SK, Padmanabhan P. Posterior keratoconus. An expanded classification scheme based on corneal topography. *Ophthalmology* 1998;**105**(7):1206–12.
218. Chan DQ. Bilateral circumscribed posterior keratoconus. *J Am Optom Assoc* 1999;**70**(9):581–6.
219. Bareja U, Vajpayee RB. Posterior keratoconus due to iron nail injury – a case report. *Indian J Ophthalmol* 1991;**39**(1):30.
220. Williams R. Acquired posterior keratoconus. *Br J Ophthalmol* 1987;**71**(1):16–17.
221. Streeten BW, Karpik AG, Spitzer KH. Posterior keratoconus associated with systemic abnormalities. *Arch Ophthalmol* 1983;**101**(4):616–22.
222. al-Hazzaa SA, Specht CS, McLean IW, et al. Posterior keratoconus. Case report with scanning electron microscopy. *Cornea* 1995;**14**(3):316–20.
223. Wulle KG. Electron microscopy of the fetal development of the corneal endothelium and Descemet's membrane of the human eye. *Invest Ophthalmol* 1972;**11**(11):897–904.
224. Kuper C, Kuwabara T, Stark WJ. The histopathology of Peters' anomaly. *Am J Ophthalmol* 1975;**80**(4):653–60.
225. Vajpayee RB, Sharma N. Association between anterior and posterior keratoconus. *Aust N Z J Ophthalmol* 1998;**26**(2):181–3.
226. Grayson M. *Diseases of the cornea*. St. Louis: Mosby; 1979.
227. Waring GO 3rd, Rodrigues MM, Laibson PR. Anterior chamber cleavage syndrome. A stepladder classification. *Surv Ophthalmol* 1975;**20**(1):3–27.
228. Brenner S, Nemet P, Legum C. Jadassohn-type anetoderma in association with keratoconus and cataract. *Ophthalmologica* 1977;**174**(4):181–4.
229. Moore SJ, Green JS, Fan Y, et al. Clinical and genetic epidemiology of Bardet–Biedl syndrome in Newfoundland: a 22-year prospective, population-based, cohort study. *Am J Med Genet A* 2005;**132A**(4):352–60.
230. Nucci P, Brancato R. Keratoconus and congenital hip dysplasia. *Am J Ophthalmol* 1991;**111**(6):775–6.

7

第73章

虹膜角膜内皮综合征

Emmett F. Carpel

关键概念

- 虹膜角膜内皮综合征(iridocorneal endothelial syndrome,ICE)是一组角膜内皮细胞异常性疾病,其特征性表现为异常角膜内皮形成以及增殖膜覆盖角膜内皮、前房角和虹膜。
- 目前 ICE 综合征病因不明确,有报道 ICE 综合征的发生与病毒感染有关。
- ICE 综合征可表现为以下三种临床类型:虹膜结节(虹膜痣和 Cogan-Reese 综合征),角膜内皮细胞异常或角膜水肿(Chandler 综合征),原发性(进行性)虹膜萎缩。
- ICE 综合征为单眼发病。
- ICE 综合征是非遗传性疾病。
- ICE 综合征具有进行性特征,但不同患者病情进展不同,可快速进展,也可缓慢进展达数十年。
- 裂隙灯显微镜和房角镜是主要的检查方法,但是角膜内皮显微镜和共聚焦显微镜在诊断及随访中也有重要意义。
- 青光眼是显著的并发症,其控制与否决定最终视力。可通过滤过或引流手术协助控制眼压。
- 角膜水肿可通过角膜内皮移植或穿透性角膜移植获得很好的治疗。

本章纲要

历史和背景

20 世纪初,一些病例报告报道了一种罕见的以虹膜进行性萎缩为特征的病例[1-6]。患者主诉视力下降或瞳孔变形,但也有患者因为眼科常规检查偶然发现虹膜改变而得到关注。在这些青壮年单眼发病的患者中,虹膜逐渐从微小的瞳孔偏心和基质萎缩进展到显著的瞳孔异位和全层虹膜孔洞形成。瞳孔保持完整,但是向周边虹膜前粘连(peripheral anterior synechia,PAS)显著的象限移位[6]。因病因不确切且具有进行性特征[2,4,5],这类疾病被称为"原发性进行性虹膜萎缩"。青光眼在此种类型中常见,虽有过成功的滤过手术报道[3],但药物治疗效果欠佳。随后异常的角膜内皮和虹膜结节也被纳入原发性进行性虹膜萎缩中[7]。

Chandler[10,12]报道了一组病例,主要表现为"银箔样"角膜内皮改变和角膜水肿,一般有正常或仅轻度的眼压升高。若伴发青光眼时也可有虹膜结节和 PAS。这组单侧、无家族史的病例被命名为"Chandler 综合征"。

Cogan and Reese[13]随后也报道了一组与上述表现类似的病例。但这组病例大多数患者表现为视力下降及虹膜特异性局灶改变。虹膜结节及 PAS 更为多见,青光眼总是伴随出现。这组病例同样是单侧且无家族史,故命名为"Cogan-Reese 综合征"。

Scheie 和 Yanoff[14]报道了一组以单侧青光眼和虹膜改变为特征的病例,虹膜的改变主要为虹膜异色、色素外翻、PAS 和细小的虹膜结节。角膜水肿可发生在眼压正常或轻微升高时。虹膜痣细胞弥散的分布在虹膜前表面。由于后弹力层越过前房角,最终覆盖于虹膜前表面,因此虹膜前表面表现为粗糙,无光泽外观。这组非家族性病例被命名为"虹膜痣综合征"。

综上所述,这类疾病的共同特征为单眼、进行性、无家族史、青壮年发病,角膜内皮异常同时伴有周边虹膜前粘连。青光眼、虹膜萎缩、虹膜结节也是相关的临床表现。通过不断积累的临床病例及组织病理学报告,Campbell 等人[11]将具有能产生非正常基底膜的异常角膜内皮为共同病因学基础的多种病症归为同一类疾病。所有的病例均表现有异常的角膜内皮和虹膜结构,因此这类疾病被命名为"虹膜角膜内皮综合征"(ICE 综合征)[8,15~17]。这个假设已经得到广泛认可[18~21]。ICE 缩写一般涵盖了如下改变:虹膜痣综合征,Chandler 综合征和原发性(进行性)虹膜萎缩。

ICE 综合征的三个主要临床表现包括:典型的虹膜改变、异常的角膜内皮和 PAS[9,22~25]。当出现其中两个症状,临床即可诊断为 ICE 综合征。由于该疾病的普遍病因学及临床表现均已被认同,只要患者确诊为 ICE 综合征,可以不需要亚临床分型。但是疾病的分类仍然很有用,因为不同分型的临床表现和临床过程都具有显著差异(表 73.1)。

临床特征

原发性虹膜萎缩

原发性(进行性)虹膜萎缩在儿童[26,27]和青少年[28,29]中均有报道,但主要见于青壮年,女性多见。表现为视物模糊或虹膜表面及瞳孔的特征性改变,往往在常规眼科检查中首次发现[9,20,30]。极少以疼痛首发,通常仅在进展性患者中出现,伴随眼压升高和角膜水肿[9,31]。

该疾病的特征通常很明显,变化程度可以从瞳孔异常到严重的瞳孔异位。虹膜萎缩和非全层虹膜基质孔洞出现在瞳孔移位的对面,随着持续牵拉最终发展为虹膜全层孔洞(图 73.1)。孔洞也可能在非牵拉部位形成,由局部缺血导致[9,11,32]。该综合征的潜在的病理生理原因是异常的角膜内皮细胞,产生异常的角膜基底膜,并且延伸至 Schwalbe 线,覆盖前房角及虹膜前表面(图 73.2)[11,33,34]。异常的基底膜在文献中以多种名称被提及:表皮膜、玻璃膜、细胞膜、透明膜和异位的后弹力层[7,14,35~38]。通过电镜已证实后弹力层后部的多层胶原纤维组织与异常的角膜内皮相关联(图 73.3)。异常后弹力层收缩牵拉虹膜,导致瞳孔异位和对侧象限的虹膜萎缩[11]。进行性的周边虹膜前黏往往位于 Schwalbe 线前,导致进行性房角关闭[25]。即便不出现 PAS,由于临床上不可见的膜覆盖到小梁网,也可能导致房角功能性关闭[20,39,40]。因此 PAS 的程度与眼压的水平没有直接的相关性。

内皮细胞源性膜的生长和收缩的差异导致了临床表形的多样性。如果其覆盖 360° 房角且收缩平衡,那么瞳孔移位和虹膜萎缩情况就少见,而虹膜正常结

表 73.1　虹膜角膜内皮综合征:临床变化

	进行性(原发性)虹膜萎缩	Chandler 综合征	Cogan-Reese 综合征	虹膜痣综合征
主要临床特征	显著的虹膜萎缩;虹膜孔或者瞳孔异位	眼压正常或者轻度升高伴角膜水肿	有蒂的、色素虹膜结节	弥漫的虹膜痣或者虹膜异色症
角膜内皮异常(裂隙灯或角膜内皮显微镜)	是(可能临床症状不明显)	是	是(不是最初的报道)	是
角膜水肿	晚期可变	早期存在	存在	存在
周边虹膜前粘连至 Schwalbe 线	存在	存在	存在	存在
虹膜表面改变	存在	存在	存在	存在
虹膜萎缩	显著	极少见	可变	可变
虹膜结节	晚期存在	晚期存在	早期存在	可变
瞳孔缘色素外翻	存在	罕见	存在	存在
青光眼	存在	存在	存在	存在
发病机制	角膜内皮异常和基底膜增殖	角膜内皮异常和基底膜增殖	角膜内皮异常和基底膜增殖	角膜内皮异常和基底膜增殖
异色症	不存在	不存在	不存在	存在

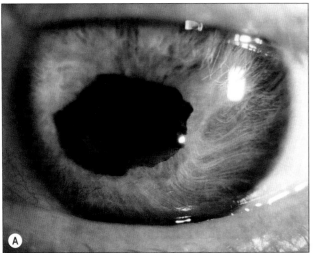

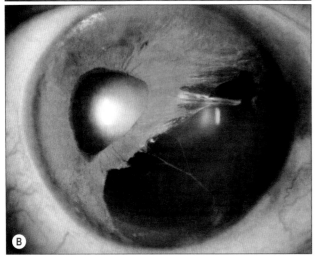

图 73.1　（A,B）ICE 综合征。原发性（进行性）虹膜萎缩，典型的晚期虹膜改变包括虹膜移位、虹膜变薄和牵拉性虹膜裂孔。（Courtesy of Jonathan E. Pederson,MD.）

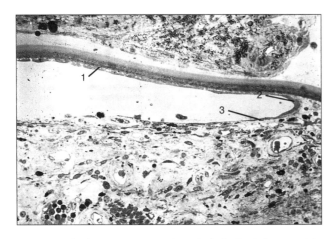

图 73.2　光镜下 Chandler 综合征患者角膜、房角和虹膜组织（甲苯胺蓝染色）。（1）变性的角膜内皮细胞和异常基底膜样物覆盖于后部角膜；（2）形成虹膜周边前粘连；（3）并延伸至虹膜表面

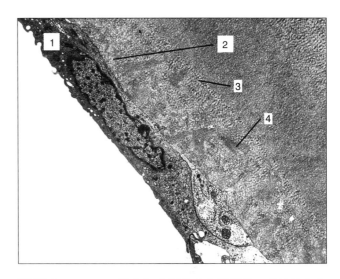

图 73.3　Chandler 综合征角膜透射电镜照片。变性的内皮细胞（1）在病变的基底膜（2）包含后部纹状层（3）和胶原过度沉积（4）

构丢失更为常见。随着疾病进展,可见虹膜结节于正常虹膜基质萌出,并突出于虹膜表面[8,33,41]。结节最初表现为较小的黄色隆起,其后逐渐由浅至深发展成棕黑色带蒂样改变[9]。相邻虹膜正常结构丢失,代之以扁平萎缩的表面。

　　疾病进展早期和晚期均能观察到青光眼,虹膜萎缩或结节,这取决于内皮细胞增殖和房角膜状物形成的程度。角膜水肿的出现往往伴随着眼压的升高,但也可能出现在早期有广泛的内皮细胞功能障碍的病例。裂隙灯下 Chandler 综合征[10]角膜内皮银箔样改变常难发现[24]。整体角膜内皮细胞异常的观察只能借助于内皮显微镜或共聚焦显微镜实现[25,42,43]。

　　角膜内皮显微镜是早期发现或确诊该病的一种非常有价值的工具[44-46]。尽管已有研究发现对侧眼角膜内皮细胞核的多形性和六角形细胞比例减少[47,48],但是角膜内皮显微镜下可见的特征性细胞形态改变（ICE 细胞）仍旧是单侧的[49]。下面的病变在Chandler 综合征中常见,其他 ICE 综合征类型患者也会出现类似改变。内皮细胞排列中出现典型的 ICE 细胞,其特点是六角形细胞边界消失,明暗分布与正常细胞相反[47,49-54]。细胞边界内椭圆形明暗物,细胞中央旁的小亮暗圆形结构认为是内皮细胞核和细胞膜顶端膜泡[55]。角膜内皮显微镜下可见的内皮细胞上皮化生,认为与 ICE 细胞有组织学相关性[49]。

　　必须强调的是不能以典型 ICE 细胞作为诊断可疑病例的依据（如对侧正常眼的单眼周边前粘连或青光眼[30,46]）,因为在角膜内皮显微镜下也可见到单眼角膜内皮异常[56,57]。曾报道局部角膜内皮受累和正常角膜内皮退行性改变[52,53,58]。在角膜薄而清亮的病例中也可以见到整体细胞的无序排列而没有特征细胞(图73.4)。可见补丁样弥漫性内皮细胞无序排列或特征性ICE细胞和正常内皮细胞相接[18,52]。角膜内皮细胞小于正常细胞的区域[18,51]是细胞收缩和复制的结果[18,52]。疾病的发展似乎与内皮细胞异常程度没有联系[47],ICE细胞和内皮细胞密度与角膜水肿也无明显相关性[59]。后部多形性角膜营养不良(polymorphous posterior corneal dystrophy,PPD)的单泡样病灶,甜甜圈样圆形隆起,带或纹状特征性改变未见[52,54,59~61]。角膜内皮显微镜对鉴别ICE综合征和PPD是一种有效工具[54],但是对于进展期PPD和ICE综合征而言,有着相同的病理结局的二者往往不易区分[62]。

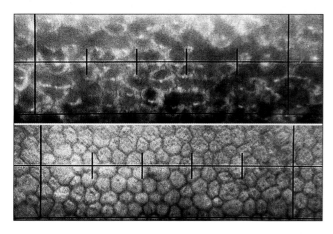

图73.4 上方:角膜内皮镜下ICE综合征患者整体异常的角膜内皮细胞。ICE细胞可见病理性暗区。患者无症状,角膜厚度正常。下方:同一患者对侧正常眼

另外对ICE综合征诊断有价值的手段是超声生物显微镜(ultrasound biomicroscopy,UBM)和共聚焦显微镜。特别是当角膜水肿,房角镜无法观察房角结构或角膜内皮镜无法获取图像时。UBM帮助显示周边前粘连、虹膜萎缩、周边部虹膜呈细锥状粘连和房角关闭[63]。

共聚焦显微镜是一种重要的早期诊断工具,尤其是在角膜水肿的病例中[64~68]。病例中一致发现角膜内皮细胞大小形态不规则,细胞边界模糊或不规则伴有细胞核高反光,较明显的角膜神经显像。同时也发现较小或较大的类上皮细胞[65]。细胞排列高度无序状态与表层上皮细胞类似。共聚焦显微镜显示这两种有着较深色细胞核的细胞之间的转变与角膜内皮

镜观察到的情况一致。对于那些角膜水肿导致角膜内皮镜无法查清的病例而言,共聚焦显微镜对于随访细胞变化具有重要作用。

除了对单眼ICE综合征的检查之外,共聚焦显微镜对于ICE综合征和PPD的鉴别诊断具有重要作用,但也不尽然。有报道PPD特征性的角膜内皮上皮化在ICE综合征中也有发现[69~72],但是其内皮细胞仍旧保持原有的特性和来源[34,49,55,73~75]。

Chandler综合征

Chandler综合征的首发症状通常为视物模糊或者虹视[10,30]。这些症状常见于青壮年、单眼、晨起明显,多因角膜水肿所致。角膜水肿最初是在正常或稍高眼压下出现,异常的角膜内皮是该亚型ICE综合征的主要临床特征[10,12]。采用镜面反射照明法可见角膜内皮呈现细小的银箔样改变(图73.5),较Fuchs角膜内皮营养不良的滴状赘疣更显细小。虽可见虹

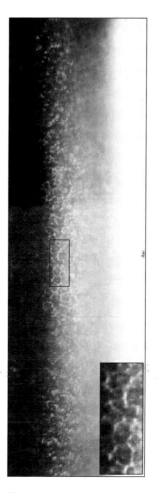

图73.5 早期ICE综合征(Chandler综合征)患者裂隙灯图片。显示内皮(内侧)银箔样改变,细胞边界发生逆转(白色替代正常黑色)

膜结节,但虹膜改变轻微且局限于基质层,没有裂孔形成。

通常在可见的广泛的周边虹膜前粘连发生之前既已存在角膜内皮异常[47],借助前房角镜检查通常会发现房角处的异常膜或虹膜周边前粘连。Chandler综合征最终会发展成青光眼,但是Chandler综合征症状和体征往往先于青光眼的损害出现。Chandler认为,如果眼压控制正常角膜水肿或许可以避免[10]。该病的自然病程是尽管眼压控制良好最终也将出现角膜内皮细胞功能失代偿。

角膜内皮显微镜下可以看到先前虹膜萎缩里描述的全部或部分表现,但常见的是完全弥漫性异常[19,50]。对于角膜严重水肿无法使用角膜内皮显微镜检查的病例,共聚焦显微镜检查更有价值[65~68,76]。临床表现及房角镜检查往往足以做出诊断。

Cogan-Reese 综合征

Cogan-Reese综合征[13]在白种人中少见[45]。在亚裔黄种人中更为常见[77],诸如在泰国的相关报道[78]。最初的描述为2例伴发单眼的青光眼以及突起的虹膜结节。透明膜(异位的后弹力层)[13]从角膜后表面延伸,跨越前房角至虹膜前表面,造成周边虹膜前粘连。也可以见到轻度的虹膜萎缩、色素膜外翻以及大量浅色素的突起结节。组织病理学检查可见虹膜结节中心为正常的虹膜基质和虹膜痣细胞,外面覆以异位的后弹力层和角膜内皮。Klien[79]和Wood[7]曾报道过类似病例,没有角膜内皮异常,虹膜裂孔以及明显的瞳孔变形,所有病例均为女性。其中一例通过OCT观察和描述了虹膜的改变。傅立叶OCT显示虹膜表面褶皱,厚度增加,以及由于异常内皮细胞膜牵引虹膜表面导致的虹膜前后表面的距离增加[80]。

虹膜痣综合征

Scheie和Yanoff[14]报道了14例单眼弥漫性的虹膜色素痣和其他虹膜表面结构异常包括虹膜表面粗糙、色素膜外翻、虹膜异色、虹膜前粘连、角膜水肿以及单眼的青光眼。细小的虹膜结节和轻度的虹膜萎缩也有描述。该报告强调,该病与弥漫性恶性黑色素瘤以及原发性虹膜萎缩的鉴别存在困难。该病的结节呈低色素丛生状,多数不发生虹膜前粘连以及虹膜萎缩。其虹膜表现为正常虹膜组织的异色和钝平结构,而不是原发性虹膜萎缩患者的虹膜的萎缩和裂孔。

虽然Cogan-Reese综合征和虹膜痣综合征被认为是ICE综合征的一部分,但是关于他们是否为两种不同的亚型一直存在争议[81],他们经常被归为一类并且在定义上交替出现[37,40,52,77,81]。这种混淆某种程度上由于Scheie和Yanoff的"iris nevus(Cogan-Reese)syndrome"报道被强化[14]。报道中认为虹膜结节是Cogan-Reese综合征的主要临床表现,而现在认为虹膜结节是萎缩的虹膜环绕正常虹膜基质芽并被内皮源性的异常基底膜覆盖(图73.6和图73.7)[35,36,40,41,82]。虹膜痣综合征虽然也有细小的虹膜结节和晦暗的虹膜改变[15,37],但是它的突出临床特点是异色或弥漫性虹膜痣。将Cogan-Reese综合征冠以虹膜结节综合征

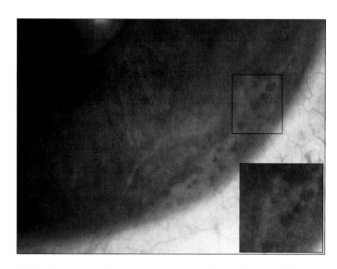

图73.6 ICE综合征(Cogan-Reese综合征)患者的裂隙灯照片。颞下方虹膜可见被萎缩的虹膜结构包绕的虹膜暗色结节。暗色结节为正常虹膜基质(插图)

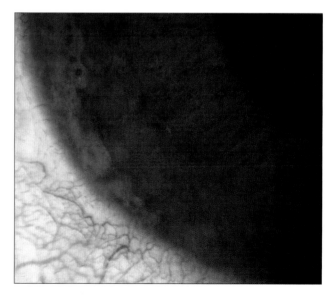

图73.7 同一患者,鼻下方虹膜外观

或许可以减少混淆。青壮年存在单眼、过度的内皮细胞基底膜增生、周边虹膜前粘连、虹膜表面萎缩以及青光眼均属于 ICE 综合征的范围，无论其属于一种还是两种亚型。

病因学

缺血[4,83]、中毒[5] 和炎症反应因素[5,84] 已经被评估并排除[5,20]，目前病因仍不明。病毒病原学说已经被提出且有实验室数据支持[85]。用聚合酶链免疫反应（polymerase chain reaction，PCR）技术发现，在相当一部分 ICE 综合征患者的内皮细胞内发现单纯疱疹病毒（herpes simplex virus，HSV）的 DNA[86,87]，这一发现虽然具有 HSV DNA 特异性，但可变异，因此未被确证。也曾有 PCR 技术应用在水痘 - 带状疱疹病毒（Varicella-zoster，VZV）引起的前段葡萄膜炎伴有 Chandler 综合征的报道[88]。在大多数 ICE 综合征的患者中都曾发现 EB 病毒（Epstein-Barr virus，EBV）抗体，但未确定 EB 病毒是 ICE 综合征发病的直接病因[89]。由于人类普遍都会感染 DNA 病毒，ICE 综合征病例少见，而与病毒感染相关联的 ICE 综合征病例更为少见，故而这种关联可能只是巧合。

可以确定的是，由于某些未知因素引起角膜内皮细胞和基底膜延伸并超越了角膜周边部，导致上述典型临床特征的出现（图 73.8）[11,14,15,34,37,50,90]。这种源于角膜内皮的过度生长令人困惑，电子显微镜（electron microscopic，EM）和免疫组织化学研究发现这些内皮细胞呈现出上皮细胞的特征[49,75]。内皮细胞的上皮细胞化曾被认为是 PPD 的特征。一项对 ICE 综合征早期病例的研究发现了一个双重细胞种群的表现，说明有正常六边形内皮细胞向 ICE 细胞转化[91]。曾有报道，在一些"亚 ICE"综合征病例中发现了上皮样细胞和正常内皮细胞的双细胞种群[58]。内皮细胞表现出上皮细胞特征可能是这两种细胞最终共同的细胞学转变，其他角膜内皮功能障碍类病变也是如此[92]。一些理论进一步解释了这种现象，源自神经嵴的多功能造血干细胞的原始巢在恰当的刺激下发生增生，更可能的是神经外胚层来源的角膜内皮细胞发生组织化生[75,77,92~94]。组织化生的刺激因素还不明确，但病毒被认为是最可能的因素，这也和二次突变假说一致[48]。

尽管有少数家族性或双眼发病的病例报告[20,32,83,95~99,100]，但强有力的证据表明 ICE 综合征不具有家族遗传性[23,52,54] 而且是单眼发病[23,34,52,56,101,102]。

临床病程

虹膜角膜内皮综合征是一种进展性疾病[5,9,10,18,19,53,74]，但其亚型可能进展缓慢（几十年以上）[18] 也可能相对迅速[10,73]。青光眼在早期（在周边前粘连发生之前）[11,33,90] 或晚期[5] 都可能发生，这依赖于小梁网被内皮细胞来源的膜覆盖的程度或者周边前粘连的范围。电镜扫描单例手术活检样本中发现有单层的角膜内皮样的细胞伴有增厚的基底膜样物质。角巩膜小梁网曾观察到新生血管的形成，这样就提出了 ICE 综合征患者眼压升高的另一个机制[103]。早期明确诊断很重要，这样患者或许就能有较为现实的期望，监测疾病的进展也同样重要，尤其还没有出现青光眼和角膜的严重病变时。定期复诊时，要进行仔细的裂隙灯和房角镜检查，选择性使用角膜内皮显微镜和共聚焦显微镜在评估病变进展中有重要的意义（图 73.9 和图 73.10）[42,104]。

鉴别诊断

多种临床疾病需同 ICE 综合征进行鉴别：①Fuchs 角膜内皮营养不良[10,47]；②拉链样细胞内皮病变[105]；③虹膜异常包括缺血性萎缩、无虹膜、虹膜劈裂[20] 及源于眼前节外伤或葡萄膜炎的周边前粘连[106]；④新生血管性青光眼[106] 及外伤[107] 造成的前房角异常[106]；⑤虹膜黑色素细胞瘤[108]；⑥虹膜转移性病变[109]；⑦源于恶性黑色素瘤及神经纤维瘤的虹膜结节[8,13,14,20,110]。然而认真评价 ICE 综合征相关的一系列症状及体征，其实仅需考虑以下两种情况：后部多形性角膜营养不良（PPD）及 Axenfeld-Rieger 综合征（A-R syndrome）（表 73.2）。

后部多形性角膜营养不良是角膜内皮营养不良性疾病，临床表现多样，包括：弥漫性角膜水肿、瞳孔异位、玻璃膜形成、虹膜角膜粘连以及青光眼[73,111~114,115]。通常角膜的改变是非连续性的、局灶的、双侧且无症状。在后弹力层可见到圆形或椭圆形泡状改变、不规则灰白色混浊以及平行线或与疾病命名相称的多形性脊状突起[111]。双侧病变可仅表现为单个或多个囊泡样改变，而无任何症状[112]。角膜内皮显微镜下表现为黑环、圆山形或椭圆形、平行崤以及与临床特征相对应的局部病变[54,60]。虽然曾有成纤维细胞化生的报道[119]，但是内皮细胞上皮化被认为是该病特征性内皮改变[82,113,116~118]。内皮细胞的上皮化特征包

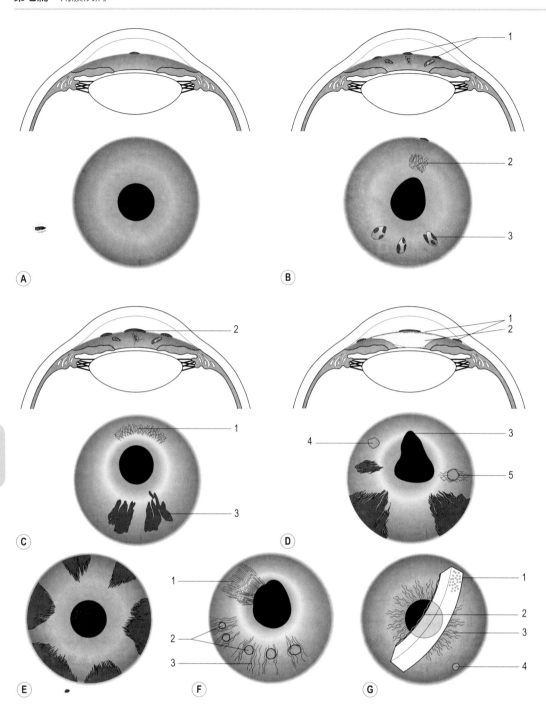

图73.8　ICE综合征的进展及变异（Campbell的膜异常理论）。（A）最早期虹膜及前房角受累。可见孤立的周边前粘连（PAS），无瞳孔及虹膜异常。（B）异常膜组织从角膜后表面增长并延伸越过前房角到达虹膜表面。（1）多发的PAS，（2）虹膜表面的膜收缩，（3）早期膜牵拉导致对侧象限虹膜基质萎缩。瞳孔轻度移位。（C）弥漫的前房角及虹膜表面异常膜组织增长。（1）异常膜组织增长及收缩造成虹膜表面不光滑，（2）更广泛的PAS，及更大范围虹膜、瞳孔受累，（3）膜收缩增强使虹膜基质萎缩进一步加重，对侧PAS达180°。透过虹膜基质的萎缩孔可见虹膜色素上皮层。（D）进行性（原发性）虹膜萎缩的疾病进展阶段。（1）临床上可见的异常膜组织覆盖小梁网及前房角，PAS范围内功能性房角关闭，（2）虹膜变薄明显，（3）葡萄膜外翻，（4）无牵拉性的"溶解性"孔洞，（5）可能由缺血造成虹膜"结节"，表现为穿过膜覆盖的扁平虹膜表面的芽状突起。（E）ICE不同表现：进行性（原发性）虹膜萎缩伴360°前房角受累。由于相对对称的360°全周膜收缩及PAS，多发虹膜裂孔却不伴瞳孔移位。（F）ICE不同表现：虹膜色素痣综合征（Cogan-Reese综合征）（1）弥漫性虹膜病变-虹膜色素痣，（2）多发虹膜"结节"，为被无虹膜结构组织包绕形成的虹膜结节。（3）虹膜萎缩，通常较轻，但可轻可重。（G）ICE不同表现：（1）Chandler综合征微囊样角膜水肿，（2）角膜内皮银箔样改变，（3）轻度虹膜基质萎缩，（4）虹膜"结节"

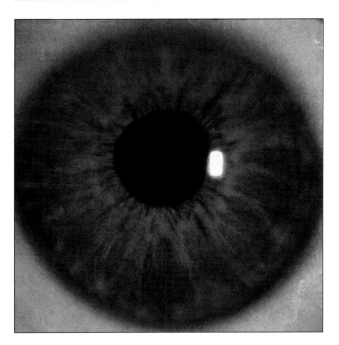

图 73.9　早期 ICE 综合征 上方象限瞳孔轻微移位

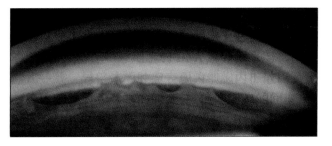

图 73.10　与图 73.9 中同一患者前房角镜检查：显示相对应的上方瞳孔移位处房角早期周边前粘连

变。虹膜萎缩少见，虹膜结节更少见[115]。青光眼明显与角膜病变相关，但与虹膜周边前粘连的程度可能不一致[112]。PPD 患者的角膜内皮产生一种异常的后弹力层样物质，从角膜后表面延伸至虹膜，造成周边前粘连及瞳孔异位[111,112]。角膜后弹力层增厚[116]。虽然 ICE 和 PPD 在内皮细胞病理性变化方面存在重叠，二者可通过组织病理学方法进行鉴别。PPD 拥有复层后弹力层，但可能缺乏前纹状层，纤维组织可能存在于角膜靠后部分。ICE 综合征缺乏复层的后弹力层结构，但有正常前纹状层和后部非纹状层，在后弹力层与内皮细胞间可见纤维组织[120]。PPD 和虹膜角膜内皮综合征的发病机制现已达成共识[33,121]。

ICE 综合征与 A-R 综合征间的差异曾有详尽报道[25,122]。A-R 综合征属于一种先天性疾病，该病具

括：无数的微绒毛、角质纤维、桥粒连接、虽细胞器丰富而线粒体缺乏、顶端紧密连接、内皮细胞扁平顶面特征[73,119]。这种内皮细胞采用免疫组织化学技术检测细胞角蛋白时染色阳性[114]。

PPD 为常染色体显性遗传[111~113,116]，对无症状的患者家族成员检查可以发现角膜后弹力层特征性改

7

表 73.2　ICE、角膜后部多形性营养不良及 Axenfeld-Rieger 综合征一般特点

	ICE	PPD	A-RS
发病年龄	青壮年	先天	先天
单双侧	单侧 *	双侧 *	双侧 *
性别倾向	女性 > 男性	女性 = 男性	女性 = 男性 *
胚胎后期毒性	否 *	否	是
角膜异常（裂隙灯下）	有（细滴样改变、"银箔样"）	有（后弹力层出现囊泡样、斑块样）	无
角膜内皮显微镜	弥漫性改变，ICE 细胞	局灶改变 *	正常
基本缺陷	内皮细胞异常增殖	内皮细胞上皮化	原始内皮层保留
青光眼	80%~100%	25%	50%
青光眼机制	膜或周边前粘连阻塞房角	不清楚，膜或周边前粘连阻塞房角	小梁网及 Schlemm 管发育不全或发育不良
虹膜萎缩	轻度到重度	极少	轻度到重度
虹膜结节	有	无	无 *
进展	是 - 可能持续不断	极少	否 *
遗传	否	常染色体显性 *	常染色体显性

PPD，角膜后部多形性营养不良；A-RS，Axenfeld-Rieger 综合征；
* 罕见病例除外

有显著的虹膜萎缩,虹膜孔洞形成以及瞳孔异位且常伴发青光眼。前房角镜检查发现所有患者前房角内均可见一突出的Schwalbe线,伴有条索样组织从虹膜外周向Schwalbe线延伸。Schwalbe线不仅表现增厚,且常向前移位,但存在多种变异[25]。患者角膜内皮正常,但角膜内皮显微镜检查可发现一些细胞多形性及细胞内黑斑[25]。以往推断眼部表现是由于妊娠期来源于神经嵴细胞组织的发育停止造成的[25]。双侧发病者可能是非对称性的[20],而且虹膜结节并不常见。A-R综合征属于常染色体显性遗传,往往与发育异常有关[20,122]。分子基因技术已将染色体位点与表型表达相关联[123,125]。

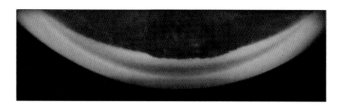

图73.11　下方房角照相,ICE综合征患者,注意广泛房角前粘连(PAS)延伸覆盖小梁网和schwalbe线。无法观察正常房角结构

治疗

治疗方案取决于临床类型,由于没有好的预防或治疗办法,早期的角膜内皮和虹膜改变只能随访观察。不推荐抗病毒治疗,除非明确原发病毒类型[87]。药物治疗通常无效[14,46,104],但当继发青光眼时应当给予房水生成抑制剂。毛果芸香碱和其他缩瞳剂无效,是因为青光眼继发的机制是通向小梁网的通路异常,而不是小梁网本身。由于房角进行性关闭(图73.11),房水生成抑制剂的控制眼压作用通常是短暂的。最终还是需要进行青光眼滤过手术[46],虽然有报道手术预后差[9,35,77],但也有许多成功的报道。除了常见的滤过泡原因导致手术失败,其他导致ICE综合征手术失败的原因包括滤泡和滤道活跃的结膜下纤维化、内皮化及角膜后膜状物形成[15,21,34,35,37,77,126,127]。抗纤维化药物[128],迷你的房水分流器[129],青光眼植入物引流术均不同程度有效[126,129~131]。首选治疗为小梁切除术联合丝裂霉素C,如果失败进行青光眼植入物引流

术。无论哪种方法随时间延长成功率均显著下降,需多种方法联合应用[126,130~132]。

临床早期降低眼压可减轻角膜水肿[10,20,24,39]。高渗盐溶液和软性角膜接触镜可能起一定作用。但当角膜内皮功能失代偿进一步发展,即使眼压控制很好,角膜水肿仍然存在。由于角膜内皮进一步退行性改变,升高的眼压,前节内眼手术创伤及其他联合因素可以导致持续角膜水肿会出现在疾病的任何阶段。当眼压控制良好,不存在进行性青光眼损害,角膜仍无法保持透明,可选择穿透性角膜移植(penetrating keratoplasty,PKP)及后弹力层剥除角膜内皮移植(Descemet's stripping endothelial keratoplasty,DSEK)[20,24,128~136]。目前认为后弹力层角膜内皮移植(Descemet membraneendothelial keratoplasty,DMEK)并不是好的选择[137]。有很多关于Chandler型ICE综合征角膜移植手术成功的报道[22,23,31,137~139],但由于持续的炎症反应,穿透性角膜移植在进行性虹膜萎缩型ICE综合征中的预后并不乐观[140]。大量抗炎药物应用能够提高成功率,但可能需进行多次移植手术。在各种亚型ICE综合征中,青光眼的有效控制是获得最终良好视力的关键因素。

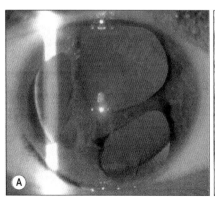
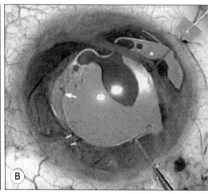
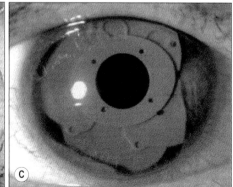

图73.12　(A)术前照片显示ICE综合征广泛虹膜异常,白内障。(B)小切口囊袋内植入虹膜装置。(C)术后照片显示虹膜装置对称、固定良好

白内障可以是原发或者继发于青光眼或角膜手术后,部分存在于虹膜缺损的患者,用虹膜缝合技术无法修复时,可以应用带虹膜隔型人工晶状体或人工虹膜[141~143]。在 ICE 患者中,小切口白内障摘除联合眼内人工晶状体及人工虹膜植入可以获得良好的视力恢复,并且保留了可能的青光眼手术时所需的结膜组织(图 73.12)[143]。人工虹膜可以减少术后眩光和畏光。有报道采用飞秒激光辅助角膜染色术缓解畏光和改善外观[144]。

总结

ICE 综合征好发于青壮年,单眼发病,为获得性角膜内皮异常性疾病。异常增生的内皮产生基底膜覆盖房角,延伸至虹膜前表面,产生特征性临床表现。青光眼在特征性临床体征发展过程中可能很早,或很晚出现,无其他明确诱因,单眼继发青光眼应首先考虑 ICE 综合征[30,46]。

角膜水肿伴随正常或轻度眼压升高,单眼的虹膜表面改变或瞳孔不规则,且无外伤或炎症病史,应高度怀疑 ICE 综合征,如果条件允许,应常规进行前房角镜检查。孤立的房角前粘连(PAS)[34],或房角不规则表现,也提示 ICE 综合征可能。角膜内皮显微镜和角膜共聚焦显微镜是早期诊断 ICE 综合征的有效手段,合并前述任一单眼改变可以确诊 ICE 综合征。双眼受累或有家族遗传基本可以排除 ICE 综合征,应寻找其他病因。至临床晚期,单眼角膜内皮改变,虹膜裂孔和结节可以进一步确定 ICE 综合征诊断。治疗根据病情决定包括观察随访,药物控制青光眼,手术治疗青光眼和角膜移植手术。

(张立军　译)

参考文献

1. Harms C. Einseitige spontone Lückenbildung der Iris durch Atrophiè ohne mechanische Zerrung. *Klin Monatsbl Augenheilkd* 1903;**41**:522–8.
2. Waite JH. Essential progressive atrophy of the iris. *Am J Ophthalmol* 1911;**11**:187–9.
3. Gifford S. Essential atrophy of iris associated with glaucoma. *Am J Ophthalmol* 1926;**9**:548.
4. Zentmayer W. Essential atrophy of the iris. *Am J Ophthalmol* 1918;**1**:510.
5. DeSchweinitz GE. Essential progressive atrophy of the iris: a second communication. *Arch Ophthalmol* 1927;**56**:10–27.
6. Rochat GF, Mulder W. On progressive atrophy of the iris with formation of holes and glaucoma. *Br J Ophthalmol* 1924;**8**:362–6.
7. Wood J. Melanosis of the iris and new formation of a hyaline membrane on its surface. *Br J Ophthalmol* 1928;**12**:140–6.
8. Shields MB, Campbell DG, Simmons RJ, Hutchinson BT. Iris nodules in essential iris atrophy. *Arch Ophthalmol* 1976;**94**:406–10.
9. Shields MB, Campbell DG, Simmons RJ. The essential iris atrophies. *Am J Ophthalmol* 1978;**85**:749–59.
10. Chandler PA. Atrophy of the stroma of the iris. *Am J Ophthalmol* 1956;**41**:607–15.
11. Campbell DG, Shields MB, Smith TR. The corneal endothelium and the spectrum of essential iris atrophy. *Am J Ophthalmol* 1978;**86**:317–24.
12. Chandler PA. Atrophy of the stroma of the iris, endothelial dystrophy, corneal edema, and glaucoma. *Trans Am Ophthalmol Soc* 1955;**53**:75–93.
13. Cogan DG, Reese AB. A syndrome of the iris nodules, ectopic Descemet's membrane, and unilateral glaucoma. *Doc Ophthalmol* 1969;**26**:425–33.
14. Scheie HG, Yanoff M. Iris nevus (Cogan-Reese) syndrome. *Arch Ophthalmol* 1975;**93**:963–70.
15. Eagle RC, Font RL, Yanoff M, Fine BS. Proliferative endotheliopathy with iris abnormalities: the iridocorneal endothelial syndrome. *Arch Ophthalmol* 1979;**97**:2104–11.
16. Yanoff M. Discussion of presentation by Dr. M Bruce Shields et al. *Trans Am Acad Ophthalmol* 1979;**86**:1549–50.
17. Yanoff M. Iridocorneal endothelial syndrome: unification of a disease spectrum. *Surv Ophthalmol* 1979;**24**:1–2.
18. Neubauer L, Lund O, Leibowitz HM. Specular microscopic appearance of the corneal endothelium in iridocorneal endothelial syndrome. *Arch Ophthalmol* 1983;**101**:916–18.
19. Hetherington J. The spectrum of Chandler's syndrome. *Ophthalmology* 1978;**85**:240–4.
20. Shields MB. Progressive essential iris atrophy, Chandler's syndrome, and the iris nevus (Cogan-Reese) syndrome: a spectrum of disease. *Surv Ophthalmol* 1979;**24**:3–20.
21. Daicker B, Sturrock G, Guggenheim R. Zur kenntnis des Cogan-Reese-Syndroms. *Klin Monatsbl Augenheilkd* 1982;**180**:531–8.
22. Chang PCT, Soong HK, Couto MF, et al. Prognosis for penetrating keratoplasty in iridocorneal endothelial syndrome. *Refract Corneal Surg* 1993;**9**:129–32.
23. Crawford GJ, Stulting RD, Cavanagh HD, Waring GO 3rd. Penetrating keratoplasty in the management of iridocorneal endothelial syndrome. *Cornea* 1989;**8**:34–40.
24. Shields MB, McCracken JS, Klintworth GK, Campbell DG. Corneal edema in essential iris atrophy. *Ophthalmol* 1979;**86**:1533–50.
25. Sheilds MB. Axenfeld-Rieger syndrome: a theory of mechanism and distinctions from the iridocorneal endothelial syndrome. *Trans Am Ophthalmol Soc* 1983;**81**:736–84.
26. Salim S, Shields MB, Walton D. Iridocorneal endothelial syndrome in a child. *J Pediatr Ophthalmol Strabismus* 2006;**43**(5):308–10.
27. Tang W, Wang Q, Zhang O, et al. Iridocorneal endothelial syndrome in a Chinese child. *Eye Science* 2013;**28**(3):153–6.
28. Olawoye O, Teng CC, Liebmann JM, et al. Iridocorneal endothelial syndrome in a 16-year-old. *J Glaucoma* 2011;**20**(5):294–7.
29. Saleem AA, Ali M, Akhtar F. Iridocorneal endothelial syndrome. *J Coll Physicians Surg Pak* 2014;**24**(Suppl. 2):S112–14.
30. Lichter PR. The spectrum of Chandler's syndrome: an often overlooked cause of unilateral glaucoma. *Ophthalmology* 1978;**85**:245–51.
31. Buxton JN, Lash RS. Results of penetrating keratoplasty in the iridocorneal endothelial syndrome. *Am J Ophthalmol* 1984;**98**:297–301.
32. Brancato R, Bandello F, Lattanzio R. Iris fluorescein angiography in clinical practice. *Surv Ophthalmol* 1997;**42**:41–70.
33. Kupfer C, Kaiser-Kupfer MI, Datiles M, McCain L. The contralateral eye in the iridocorneal endothelial (ICE) syndrome. *Ophthalmology* 1983;**90**:1343–50.
34. Eagle RC, Shields JA. Iridocorneal endothelial syndrome with contralateral guttate endothelial dystrophy. *Ophthalmology* 1987;**94**:862–70.
35. Reese AB. Deep-chamber glaucoma due to the formation of a cuticular product in the filtration angle. *Am J Ophthalmol* 1944;**27**:1193–205.
36. Radius RL, Hershcler J. Histopathology in the iris-nevus (Cogan-Reese) syndrome. *Am J Ophthalmol* 1980;**89**:780–6.
37. Eagle RC, Font RL, Yanoff M, Fine BS. The iris naevus (Cogan-Reese) syndrome: light and electron microscopic observations. *Br J Ophthalmol* 1980;**64**:446–52.
38. Waring GO, Laibson PR, Rodrigues M. Clinical and pathologic alterations of Descemet's membrane: with emphasis on endothelial metaplasia. *Surv Ophthalmol* 1974;**18**:325–68.
39. Rodrigues MM, Streeten BW, Spaeth GL. Chandler's syndrome as a variant of essential iris atrophy. *Arch Ophthalmol* 1978;**96**:643–52.
40. Weber PA, Gibb G. Iridocorneal endothelial syndrome: glaucoma without peripheral anterior synechias. *Glaucoma* 1984;**6**:128–34.
41. Tester RA, Durcan FJ, Mamalis N, et al. Cogan-Reese syndrome. Progressive growth of endothelium over iris. *Arch Ophthalmol* 1998;**116**:1126.
42. Pezzi PP, Marenco M, Cosimi P, et al. Progression of essential iris atrophy studied with confocal microscopy and ultrasound biomicroscopy: A 5-year case report. *Cornea* 2009;**28**(1):99–102.
43. Le Q-H, Sun X-H, Xu J-J. In-vivo confocal microscopy of iridocorneal endothelial syndrome. *Int Ophthalmol* 2009;**29**:11–18.
44. Kerr-Muir MG, Laganowski HC, Buckley RJ. Differential diagnosis of iridocorneal endothelial syndrome and posterior polymorphous endothelial dystrophy (letter). *Br J Ophthalmol* 1993;**77**:610.
45. Laganowski HC, Sherrard ES, Muir MG, Buckley RJ. Distinguishing features of the iridocorneal endothelial syndrome and posterior polymorphous dystrophy: value of endothelial specular microscopy. *Br J Ophthalmol* 1991;**75**:212–16.
46. Laganowski HC, Kerr-Muir MG, Hitchings RA. Glaucoma and the iridocorneal endothelial syndrome. *Arch Ophthalmol* 1992;**110**:346–50.
47. Hirst LW, Quigley HA, Stark WJ, Shields MB. Specular microscopy of iridocorneal endothelial syndrome. *Am J Ophthalmol* 1980;**89**:11–21.

48. Lucas-Glass TC, Baratz KH, Nelson LR, et al. The contralateral corneal endothelium in the iridocorneal endothelial syndrome. *Arch Ophthalmology* 1997;**115**:40–4.

49. Levy SG, Kirkness CM, Moss J, et al. The histopathology of the iridocorneal-endothelial syndrome. *Cornea* 1996;**15**:46–54.

50. Patel A, Kenyon KR, Hirst LW, et al. Clinicopathologic features of Chandler's syndrome. *Surv Ophthalmol* 1983;**27**:327–44.

51. Sherrard ES, Frangoulis MA, Muir MG, Buckley RJ. The posterior surface of the cornea in the irido-corneal endothelial syndrome: a specular microscopical study. *Trans Ophthalmol Soc UK* 1985;**104**:766–74.

52. Bourne WM. Partial corneal involvement in the iridocorneal endothelial syndrome. *Am J Ophthalmol* 1982;**94**:774–871.

53. Bourne WM, Brubaker RF. Progression and regression of partial corneal involvement in the iridocorneal endothelial syndrome. *Trans Am Ophthalmol Soc* 1992;**90**:200–19.

54. Laganowski HC, Sherrard ES, Muir MG, Buckley RJ. Distinguishing features of the iridocorneal endothelial syndrome and posterior polymorphous dystrophy: value of endothelial specular microscopy. *Br J Ophthalmol* 1991;**75**:212–16.

55. Alvarado JA, Murphy CG, Maglio M, Hetherington J. Pathogenesis of Chandler's syndrome, essential iris atrophy and the Cogan-Reese syndrome. *Invest Ophthalmol Vis Sci* 1986;**27**:853–72.

56. Sherrard ES, Frangoulis MA, Kerr-Muir MG. On the morphology of cells of posterior cornea in the iridocorneal endothelial syndrome. *Cornea* 1991;**10**:233–43.

57. Setälä K, Vannas A. Corneal endothelial cells in essential iris atrophy. *Acta Ophthalmol (Copenh)* 1979;**57**:1020–9.

58. Levy SG, Kirkness CM, Moss J, et al. On the pathology of the iridocorneal endothelial syndrome: the ultrastructural appearance of "subtotal-ICE". *Eye* 1995;**9**:318–23.

59. Liu Y-K, Wang IJ, Hu FR, et al. Clinical and specular microscopic manifestations of iridocorneal endothelial syndrome. *Jpn J Ophthalmol* 2001;**45**:281–7.

60. Laganowski HC, Sherrard ES, Kerr-Muir MG. The posterior corneal surface in posterior polymorphous dystrophy: a specular microscopical study. *Cornea* 1991;**10**:224–32.

61. Brooks AMV, Grant G, Gillies WE. Differentiation of posterior polymorphous dystrophy from other posterior corneal opacities by specular microscopy. *Ophthalmology* 1989;**96**:1639–45.

62. Hirst LW. Differential diagnosis of iridocorneal endothelial syndrome and posterior polymorphous endothelial dystrophy. *Br J Ophthalmol* 1993;**77**:610.

63. Zhang M, Chen J, Lang L, et al. Ultrasound biomicroscopy of Chinese eyes with iridocorneal syndrome. *Br J Ophthalmol* 2006;**90**(1):64–9.

64. Chiou AGY, Kaufman SC, Beuerman RW, et al. Confocal microscopy in the iridocorneal endothelial syndrome. *Br J Ophthalmol* 1999;**83**:697–702.

65. Grupcheva CN, McGhee CN, Dean S, et al. In vivo confocal microscopic characteristics of iridocorneal endothelial syndrome. *Clin Experiment Ophthalmol* 2004;**32**(3):275–83.

66. Garibaldi DC, Schein OD, Jun A. Features of the iridocorneal endothelial syndrome on confocal microscopy. *Cornea* 2005;**24**(3):349–51.

67. Sheppard JD Jr, Lattanzio FA Jr, Williams PB, et al. Confocal microscopy used as the definitive, early diagnostic method in Chandler syndrome. *Cornea* 2005;**24**(2):227–9.

68. Le QH, Sun XH, Xu JJ. In-vivo confocal microscopy of iridocorneal endothelial syndrome. *Int Ophthalmol* 2009;**29**:11–18.

69. Hirst LW, Green WR, Luckenbach M, et al. Epithelial characteristics of the endothelium in Chandler's syndrome. *Invest Ophthalmol Vis Sci* 1983;**24**:603–11.

70. Portis JM, Stamper RL, Spencer WH, Webster RG Jr. The corneal endothelium and Descemet's membrane in the iridocorneal endothelial syndrome. *Trans Am Ophthalmol Soc* 1985;**83**:316–27.

71. Kramer TR, Grossniklaus HE, Vigneswaran N, et al. Cytokeratin expression in corneal endothelium in the iridocorneal endothelial syndrome. *Invest Ophthalmol Vis Sci* 1992;**33**:3581–5.

72. Quigley HA, Forster RF. Histopathology of cornea and iris in Chandler's syndrome. *Arch Ophthalmol* 1978;**96**:1878–82.

73. Rodrigues MM, Phelps CD, Krachmer JH, et al. Glaucoma due to endothelialization of the anterior chamber angle. *Arch Ophthalmol* 1980;**98**:688–96.

74. Rodrigues MM, Stulting RD, Waring GO. Clinical, electron microscopic, and immunohistochemical study of the corneal endothelium and Descemet's membrane in the iridocorneal endothelial syndrome. *Am J Ophthalmol* 1986;**101**:16–27.

75. Hirst LW, Bancroft J, Yamauchi K, Green WR. Immunohistochemical pathology of the corneal endothelium in iridocorneal endothelial syndrome. *Invest Ophthalmol Vis Sci* 1995;**36**:820–7.

76. Mocan MC, Bozkurt B, Orhan M, et al. Chandler syndrome manifesting as ectropion uvea following laser in situ keratomileusis. *J Cataract Refract Surg* 2008;**34**(5):871–3.

77. Ye T, Pang Y, Liu Y. Iris nevus syndrome (report of 9 cases). *Eye Sci* 1991;**7**:34–9.

78. Teekhasaenee C, Ritch R. Iridocorneal endothelial syndrome in Thai patients. *Arch Ophthalmology* 2000;**118**:187–92.

79. Klien BA. Pseudomelanomas of the iris. *Am J Ophthalmol* 1941;**24**:

80. Holló G, Naghizadeh F. Optical coherence tomography characteristics of the iris in Cogan-Reese syndrome. *Eur J Ophthalmol* 2014;**24**(5):797–9.

81. Sugar HS. The iris nevus and Cogan-Reese syndromes: separate entities? *Ann Ophthalmol* 1981;**13**:405–7.

82. Waring GO 3rd, Bourne WM, Edelhauser HF, Kenyon KR. The corneal endothelium. Normal and pathologic structure and function. *Ophthalmology* 1982;**89**:531–90.

83. Jampol LM, Rosser MJ, Sears ML. Unusual aspects of progressive essential iris atrophy. *Am J Ophthalmol* 1974;**77**:353–7.

84. Inomata H, Sakai Y, Ishimoto S, Egashira J. Iris nevus (Cogan-Reese) syndrome: clinicopathological correlations. *Nippon Ganka Gakkai Zasshi* 1990;**94**:80–8.

85. Alvarado JA, Murphy CG, Juster RP, Hetherington J. Pathogenesis of Chandler's syndrome, essential iris atrophy and Cogan-Reese syndrome II. *Invest Ophthalmol Vis Sci* 1986;**27**:873–82.

86. Alvarado JA, et al. Further studies to substantiate a viral etiology for the ICE syndrome. *Invest Ophthalmol Vis Sci* 1993;**34**(Suppl.):994. (abstract).

87. Alvarado JA, Underwood JL, Green WR, et al. Detection of herpes simplex viral DNA in the iridocorneal endothelial syndrome. *Arch Ophthalmol* 1994;**112**:1601–9.

88. Joko T, Suzuki T, Inoue T, et al. Coincidence of varicella-zoster virus anterior uveitis in a patient with Chandler's syndrome. *Case Rep Ophthalmol* 2013;**4**:274–8.

89. Tsai CS, Ritch R, Straus SE, et al. Antibodies to Epstein-Barr virus in iridocorneal endothelial syndrome. *Arch Ophthalmol* 1990;**108**:1572–6.

90. Benedikt O, Roll P. Open-angle glaucoma through endothelialization of the anterior chamber angle. *Glaucoma* 1980;**2**:368–80.

91. Lee WR, Marshall GE, Kirkness CM. Corneal endothelial cell abnormalities in an early stage of the iridocorneal endothelial syndrome. *Br J Ophthalmol* 1994;**78**:624–31.

92. Howell DN, Damms T, Burchette JL Jr, Green WR. Endothelial metaplasia in the iridocorneal endothelial syndrome. *Invest Ophthalmol Vis Sci* 1997;**38**:1896–901.

93. Bahn CF, Falls HF, Varley GA, et al. Classification of corneal endothelial disorders based on neural crest origin. *Ophthalmology* 1984;**91**:558–63.

94. Levy SG, McCartney AC, Baghai MH, et al. Pathology of the iridocorneal endothelial syndrome. The ICE cell. *Invest Ophthalmol Vis Sci* 1995;**36**:2592–601.

95. Blum JV, Allen JH, Holland MG. Familial bilateral essential iris atrophy (group 2). *Trans Am Acad Ophthalmol Otolaryngol* 1962;**66**:493–500.

96. Kaiser-Kupfer M, Kuwabara T, Kupfer C. Progressive bilateral essential iris atrophy. *Am J Ophthalmol* 1977;**83**:340–6.

97. Gedda L, Bérard-Magistretti S. Atrofia ereditaria progressiva dell'iride. *Acta Genet Med Gemellol (Roma)* 1959;**8**:39–64.

98. Hemady RK, Patel A, Blum S, et al. Bilateral iridocorneal endothelial syndrome; case report and review of the literature. *Cornea* 1994;**13**:368–72.

99. Des Marchais B, Simmons RB, Simmons RJ, Shields MB. Bilateral Chandler syndrome. *J Glaucoma* 1999;**8**:276–7.

100. Gupta V, Kumar R, Gupta R, et al. Bilateral iridocorneal endothelial syndrome in a young girl with Down's syndrome. *Indian J Ophthalmol* 2009;**57**(1):61–3.

101. Bourne WM. Letters to the editor. *Ophthalmology* 1984;**91**:884–5.

102. Hirst LW. Bilateral iridocorneal endothelial syndrome. *Cornea* 1995;**14**:331.

103. Awai M, Futa R, Hamanaka T, et al. A case of Chandler's syndrome revealed by ultrastructural studies of the trabecular meshwork. *Acta Ophthalmol Scand* 2005;**83**(1):113–14.

104. Gazala JR. Progressive essential iris atrophy. *Am J Ophthalmol* 1960;**49**:713–23.

105. Hillenaar T, Mooy CM, Verjans GMGM. Zipper Cell Endotheliopathy A New Subset of Idiopathic Corneal Edema. *Ophthalmology* 2010;**117**(12):2255–62.

106. Gartner S, Taffet S, Friedman AH. The association of rubeosis iridis with endothelialisation of the anterior chamber: report of a clinical case with histopathological review of 16 additional cases. *Br J Ophthalmol* 1977;**61**:267–71.

107. Colosi NJ, Yanoff M. Reactive corneal endothelialization. *Am J Ophthalmol* 1977;**83**:219–24.

108. Gutiérrez-Ortiz C, Pareja J, Bolivar G, et al. Iris melanocytoma mimicking the Cogan-Reese syndrome with monocular pigment dissemination. *Eur J Ophthalmol* 2006;**16**(6):873–5.

109. Harvey BJ, Grossniklaus HE, Traynor MP, et al. Metastatic lung adenocarcinoma to the iris mimicking Cogan-Reese syndrome. *J Glaucoma* 2012;**21**(8):567–9.

110. Shields CL, Shields MV, Viloria V, et al. Iridocorneal endothelial syndrome masquerading as iris melanoma in 71 cases. *Arch Ophthalmol* 2011;**129**(8):1023–9.

111. Cibis GW, Krachmer JH, Phelps CD, Weingeist TA. Iridocorneal adhesions in posterior polymorphous dystrophy. *Trans Am Acad Ophthalmol Otolaryngol* 1976;**81**:770–7.

112. Cibis GW, Krachmer JA, Phelps CD, Weingeist TA. The clinical spectrum of posterior polymorphous dystrophy. *Arch Ophthalmol* 1977;**95**:

7

1529–37.

113. Krachmer JH. Posterior polymorphous corneal dystrophy: a disease characterized by epithelial-like endothelial cells which influence management and prognosis. *Trans Am Ophthalmol Soc* 1985;**83**:413–75.

114. Anderson NJ, Badawi DY, Grossniklaus HE, Stulting RD. Posterior polymorphous membranous dystrophy with overlapping features of iridocorneal endothelial syndrome. *Arch Ophthalmol* 2001;**119**:624–5.

115. Lam H, Wiggs JL, Jurkunas UV. Unusual presentation of presumed posterior polymorphous dystrophy associated with iris heterochromia, band keratopathy, and keratoconus. *Cornea* 2010;**29**(10):1180–5.

116. Tripathi RC, Casey TA, Wise G. Hereditary posterior polymorphous dystrophy: an ultrastructural and clinical report. *Trans Ophthalmol Soc UK* 1974;**94**:211–25.

117. Rodrigues MM, Sun TT, Krachmer J, Newsome D. Epithelialization of the corneal endothelium in posterior polymorphous dystrophy. *Invest Ophthalmol Vis Sci* 1980;**19**:832–5.

118. Boruchoff SA, Kuwabara T. Electron microscopy of posterior polymorphous degeneration. *Am J Ophthalmol* 1971;**72**:879–87.

119. Johnson BL, Brown SI. Posterior polymorphous dystrophy: a light and electron microscopic study. *Br J Ophthalmol* 1978;**62**:89–96.

120. Bromley JG, Randleman JB, Stone D, et al. Clinicopathologic findings in iridocorneal endothelial syndrome and posterior polymorphous membranous dystrophy after Descemet stripping automated endothelial keratoplasty. *Cornea* 2012;**31**(9):1060–4.

121. Blair SD, Seabrooks D, Shields WJ, et al. Bilateral progressive essential iris atrophy and keratoconus with coincident features of posterior polymorphous dystrophy: a case report and proposed pathogenesis. *Cornea* 1992;**11**:255–61.

122. Shields MB. Axenfeld-Rieger and iridocorneal endothelial syndromes: two spectra of disease with striking similarities and differences. *J Glaucoma* 2001;**10**(Suppl. 1):S36–8.

123. Alward WLM. Axenfeld-Rieger syndrome in the age of molecular genetics. *Am J Ophthalmol* 2000;**130**:107–15.

124. Mortemousque B, Amati-Bonneau P, Couture F, et al. Axenfeld-Rieger anomaly. A novel mutation in the forkhead box C1 (FOXC1) gene in a 4-generation family. *Arch Ophthalmol* 2004;**122**:1527–33.

125. Kniestedt C, Taralczak M, Phil L, et al. A novel PITX2 mutation and a polymorphism in a 5-generation family with Axenfeld-Rieger anomaly and coexisting Fuchs' endothelial dystrophy. *Ophthalmology* 2006;**113**:1791–7.

126. Wright MM, Grajewski AL, Cristol SM, Parrish RK. 5-Fluorouracil after trabeculectomy and the iridocorneal endothelial syndrome. *Ophthalmology* 1991;**98**:314–16.

127. Bucher F, Dietlein T, Herman M, et al. Retrocorneal membrane formation after Baerveldt shunt implantation for iridocorneal endothelial syndrome. *Cornea* 2013;**32**(7):161–3.

128. Yonker JM, Juzych MS. Iridocorneal endothelial syndrome. *Glaucoma Today* 2007;**31**.

129. Alvim PT, Cohen EJ, Rapuano CJ, et al. Penetrating keratoplasty in iridocorneal endothelial syndrome. *Cornea* 2001;**20**(2):134–40.

130. Doe EA, Budenz DL, Gedde SJ, Imami NR. Long-term surgical outcomes of patients with glaucoma secondary to the iridocorneal endothelial syndrome. *Ophthalmology* 2001;**108**:1789–95.

131. Lanzl IM, Wilson RP, Dudley D, et al. Outcome of trabeculectomy with mitomycin-C in the iridocorneal endothelial syndrome. *Ophthalmology* 2000;**107**:295–7.

132. Kim DK, Aslanides IM, Schmidt CM Jr, et al. Long-term outcome of aqueous shunt surgery in ten patients with iridocorneal endothelial syndrome. *Ophthalmology* 1999;**106**:1030–4.

133. Price MO, Price FW Jr. Descemet stripping with endothelial keratoplasty for treatment of iridocorneal endothelial syndrome. *Cornea* 2007;**26**(4):493–7.

134. Bahar I, Kaiserman I, Buys Y, et al. Descemet's stripping with endothelial keratoplasty in iridocorneal endothelial syndrome. *Ophthalmic Surg Lasers Imaging* 2008;**39**(1):54–6.

135. Huang T, Yujuan W, Jianping J, et al. Deep lamellar endothelial keratoplasty for iridocorneal endothelial syndrome in phakic eyes. *Arch Ophthalmol* 2009;**127**(1):33–6.

136. Bahar I, Kaiserman I, McAllum P, et al. Comparison of posterior lamellar keratoplasty techniques to penetrating keratoplasty. *Ophthalmology* 2008;**115**(9):1525–33.

137. Veldman PB, Terry MA, Straiko MD. Evolving indications for Descemet's stripping automated endothelial keratoplasty. *Curr Opin Ophthalmol* 2014;**25**(4):306–11.

138. Chaurasia S, Ramappa M, Garg P, et al. Endothelial keratoplasty in the management of irido-corneal endothelial syndrome. *Eye* 2013;**27**:564–6.

139. Kymionis GD, Kontadakis GA, Agorogiannis GI, et al. Descemet stripping automated endothelial keratoplasty combined with phacoemulsification in Chandler syndrome. *Eur J Ophthalmol* 2011;**21**(4):495–7.

140. DeBroff BM, Thoft RA. Surgical results of penetrating keratoplasty in essential iris atrophy. *J Refract Corneal Surg* 1994;**10**:428–32.

141. Rosenthal KJ. Sutureless phacotrabeculectomy and insertion of an iris diaphragm ring in a patient with the Axenfeld-Reiger syndrome: first reported case. *Video Cataract Refract Surg* 1997;**13**(2).

142. Burk SE, DaMata AP, Snyder ME, et al. Prosthetic iris implantation for congenital, traumatic, or functional iris deficiencies. *J Cataract Refract Surg* 2001;**27**:1732–40.

143. King C, Snyder ME. Iris reconstruction with a multipiece endocapsular prosthesis in iridocorneal endothelial syndrome. *J Cataract Refract Surg* 2005;**31**(11):2051–4.

144. Alió JL, Rodriguez AE, Toffaha BT, et al. Femtosecond-assisted keratopigmentation for functional and cosmetic restoration in essential iris atrophy. *J Cataract Refract Surg* 2011;**37**:1744–7.

7

第74章

角膜和结膜变性

James J. Reidy

关键概念

- 变性意为受累组织的功能和结构受损而导致的退化。
- 变性或与年龄有关,或继发于各种不良的内部或外部影响因素。
- 变性过程的特征为:迟发、进展速度不一、常发生在周边部、与新生血管和炎症相关。
- 继发性角膜和结膜变性与长期暴露于紫外线有关。
- 角膜带状变性可能与高钙血症、高磷血症、维生素 D 过量、慢性肾功能不全和甲状旁腺功能亢进有关。
- Salzmann 角膜变性主要发生在中老年女性,通常为特发性。视力下降时可采用手工或准分子激光治疗性角膜切削术(PTK)进行治疗。
- 在大多数病例中角膜上皮基底膜病变是非遗传性疾病。它的发病原因很可能是变性。视力下降时可采用手工清创或 PTK 的方式进行治疗。

本章纲要

角膜变性

结膜变性

组织变性定义为其结构和功能的不可修复的退化。由于衰老和各种内外部的不利影响导致的分子生物水平的改变,进而诱发了细胞水平的退变。一般情况下,变性被分为退化性(年龄相关)和非退化性;根据沉积物的类型,分为透明变性、淀粉样变性、脂质变性和钙化;根据病变的解剖位置可分为前部、后部、中央或周边变性[1~5]。

眼前节变性的典型临床特征包括:发病较晚、进展速度多变、位于周边部、与新生血管和炎症程度有关。变性可以单眼发病,也可双眼发病,两眼的病变程度往往不对称。遗传不是直接的致病因素[1~5]。

相反角膜营养不良的发病过程通常表现为发病较早,双侧发病;其病理特征通常为位于中央部、对称性、非炎症性、无血管且进展缓慢;遗传因素在营养不良的病理生理机制中起主要作用[3~5]。

本章讨论角膜和结膜变性。几个以前被归类为营养不良的临床疾病在此被重新归类为变性,并在本章中讨论。手术治疗也在本章中简要讨论。

角膜变性

正常角膜的年龄相关改变包括:沿垂直子午线逐渐变平导致逆规散光漂移;中央角膜轻度变薄;透明度下降屈光指数增加。后弹力层随年龄增长逐渐增厚,角膜内皮细胞密度从十几岁开始逐渐下降。可能由于角膜基质中的胶原纤维的交联增多,角膜硬度随年龄增长而增强[3,4,6]。

本章将首先介绍与年龄相关性的退行性变,其次介绍与内因或外因相关而一般与年龄无关的变性。

角膜老年环

角膜环在四十岁以后发生被称为老年环,在四十岁以前发生被称为青年环或前胚胎环,是脂质沉积在周边角膜的一种退行性变(图 74.1)。脂质沉积从灰色到黄色的弧开始,先出现在下方角膜,随后出现在上方角膜[7,8]。脂质沉积逐渐进展,上下两弧相遇,形成一个完整的环。

角膜环的外界清楚,与角膜缘之间有一条透明的角膜带分隔。角膜环的内界比较模糊。裂隙灯下可以看到点和线交织状的混浊。脂质首先沉积在角膜后弹力层,随后沉积在前弹力层。组织病理学检查可以看到角膜环呈沙漏状的混浊在这两层之间的角膜基质内延伸。

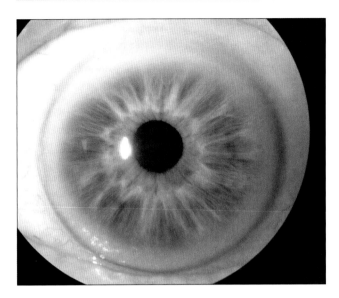

图 74.1 角膜老年环

组织化学上,这些不透明物由胆固醇、胆固醇酯、磷脂和中性甘油酯组成[9,10]。脂质主要是细胞外胆固醇富含酯的脂质颗粒。这些角膜脂质颗粒与在人类动脉粥样硬化病变中发现的一种脂质颗粒类型相似,但与动脉粥样硬化病变不同的是角膜中的脂质颗粒可以在没有泡沫细胞的情况下沉积[11]。脂质沉积首先以双层的形式出现于角膜后弹力层的前层[10]。随后出现于角膜前弹力层并突然终止。后期这种沉积可以出现在除角膜缘外的角膜基质层间。类似的脂质沉积还可出现在睫状体上的角膜缘周围的巩膜上。

实验表明:沉积的脂质来源于血管,以低密度脂蛋白的形式穿过毛细血管壁[12]。与主动脉的情况不同的是其与动脉血压无关。角膜缘血管属于低压灌注系统,血管内皮细胞之间的连接为紧密连接,当血液循环中的低密度脂蛋白升高时紧密连接就丧失了功能。尽管周边角膜中的脂质可能来源于低密度脂蛋白,但它被转化成了低密度脂蛋白和少量载脂蛋白 B[13]。角膜环通常是双侧对称发生,且进展缓慢。角膜缘血管充血与角膜环的快速进展有关。角膜环可能会因角膜新生血管的出现而偏离原本的位置。血管和环之间的透明带的存在可能是由于血管对还未沉积的脂质有再吸收的能力。在颈动脉闭塞的一侧可能不会出现角膜环,因此可见到对侧眼正常的单侧角膜环[14]。

角膜环的患病率随年龄的增长而升高[15]。男性多于女性,女性在绝经后患病率会显著增加。大约 2/3 的男性在 40~60 岁之间会出现老年环,而几乎

100% 的人在 80 岁以后会有老年环[8,15]。老年环的发生率与种族有关。黑种人男性的患病率最高,其次是黑种人女性,再次是白种人男性,随后是白种人女性[13]。黑种人的发病年龄较白种人小[15]。老年环始终位于周边角膜,但有时会向角膜中央进展,有人认为这种情况不是老年环,而是一种角膜脂质变性。

角膜环不影响视力,因此不需要治疗。然而它仍有临床意义。在 40 岁以前出现角膜环者发生冠状动脉疾病的风险增加,并且提示存在高脂蛋白血症。Ⅱa 和 Ⅱb 型高脂血症与角膜环的过早出现有关,最常见的是 Ⅱa 型高脂血症的患者[16]。这些疾病可能是原发性的,也可能是继发性的,都存在富含胆固醇的 β- 脂蛋白的水平升高。原发性疾病是一种不完全外显的常染色体显性遗传性疾病[8]。除了角膜环,这类患者还有包括肌腱和脉管系统等其他组织器官的黄斑瘤。导致 β- 脂蛋白水平升高的疾病有肾病综合征、甲状腺功能减退、胆固醇摄入增加、梗阻性黄疸和糖尿病酮症酸中毒。

导致角膜脂质沉积的高密度脂蛋白代谢障碍的罕见遗传病包括卵磷脂胆固醇酰基转移酶缺乏症(lecithin cholesteril acyltransferase deficiency,LCAT 缺乏症,有较强外显性的常染色体隐性遗传病)、鱼眼综合征(确切遗传方式未知),和丹吉尔病(Tangier disease),纯合子发病的常染色体隐性突变)。所有这些疾病都可能导致广义的角膜混浊,可影响视力,发病年龄较早。LCAT 缺乏症的患者也可以出现角膜环[8,13]。

Vogt 角膜缘带

Vogt 角膜缘带(limbal girdle of vogt)是一个平行于睑裂区角膜缘的对称的黄白色带,鼻侧角膜缘的发生率高于颞侧[17]。角膜缘带可在裂隙灯直接照明下观察到,但是最好结合后部反光照明和巩膜散射的方法来观察。沉积物由细小的颗粒状物组成,常在中心边缘处以线形扩展。它位于角膜上皮层下,附着在角膜前弹力层上。

Vogt 将角膜缘带分为两种类型:Ⅰ型,与角膜缘间有清晰的间隔;Ⅱ型,与角膜缘间无清晰的间隔。Ⅰ型与早期的角膜带状变性一致,沉积物的性质主要是钙化(图 74.2A)。Ⅱ型与长期暴露在紫外线照射下的变化一致(图 74.2B)。组织病理学改变仅发生在前弹力层,病灶区为玻璃样沉积、弹性纤维变性和其表面角膜上皮细胞肥大;这种改变与睑裂斑和翼状胬肉的特征相似。

7

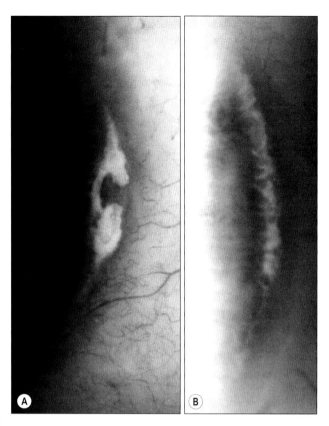

图 74.2 （A）Vogt 角膜缘带，Ⅰ型。钙化变性，有透明带。（B）Vogt 角膜缘带，Ⅱ型。白色沉积

Vogt 角膜缘带的发生率随年龄的增长而增加。40~60 岁的人群中大约 60% 可见角膜缘带，大部分 80 岁以上的老人可见角膜缘带[17]。这种变性是偶然发现的，无临床症状，无需治疗。

铁沉积

铁以游离和结合的形式存在于泪膜中。它与乳铁蛋白和转铁蛋白结合于角膜上皮内[18]。虽然铁对细胞新陈代谢是必要的，但当铁过量时会由于氧自由基的产生而产生毒性[18]。

铁在角膜中的沉积可表现为角膜上皮内的淡黄色至深棕色的沉积，它可呈现为多种形状（线状、星状、球状）。在临床上，铁沉积的线条可以用裂隙灯的宽光束直接照明来观察，钴蓝光可以观察较淡的铁质沉积。

当眼表发生局部隆起或凹陷时可出现最常见的线状铁沉积。泪膜分布紊乱和继发的角膜上皮改变会导致铁沉积，主要以铁蛋白的形式沉积在上皮基底膜内。

最常见的铁沉积是 Hudson-Stähli 线，它位于角膜中下 1/3 交界处，该处是睑裂闭合时睑缘所处的位置。Hudson-Stähli 线常呈水平走行，形成一个逐渐向下的弧。该线可能清晰，也可能宽（1~2mm）而模糊，形成一个 Hudson-Stähli 区[19]。Hudson-Stähli 线可能会因各种因素而改变，例如角膜瘢痕和佩戴角膜接触镜[20,21]。线的长度和密度会随时间的增加而增加。通常 Hudson-Stähli 线双侧对称，最早可在 2 岁时出现，但最常见于中老年人群[19,22]。70 岁以后发生率会降低，该机制尚不明确[23]。

铁线状沉积可出现在抗青光眼手术后（Ferry 线），位于滤过泡前[24]。铁沉积也可见于翼状胬肉的前缘（Stocker 线）和圆锥角膜的锥底（Fleischer 环）（图 74.3）[18]。Salzmann 结节样角膜变性和外伤后瘢痕组织隆起也会形成铁线沉积[22,25]。

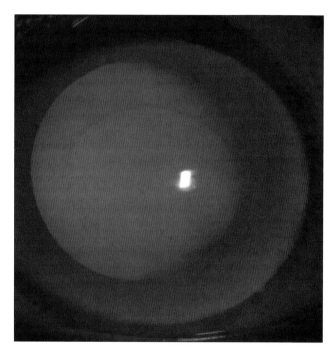

图 74.3 钴蓝光下显示的 Fleischer 环

铁沉积还会出现于多种角膜屈光手术后，包括 LASIK、屈光性角膜切削术、放射状角膜切开术和角膜基质环植入术[26]。铁沉积可以多种形式存在，如旁中心小水滴样（近视 LASIK 和 PRK 术后）、星状（角膜放射状切开术后）[27]、半圆或完整的环形色素沉着（穿透性角膜移植术后）[28,29]。

不论铁以何种形式沉积，在组织学上它均以铁蛋白的形式存在于角膜上皮基底细胞内和细胞间隙中[30]。

Coats 首先描述了一种不常见的角膜铁质沉积形态，他注意到在角膜下方的小的（直径 0.5~1mm）白色环形沉积物[31]。这种环形沉积可以是圆形的或椭圆形的,位于角膜前弹力层内或前基质内,由众多散在的白点组成(图 74.4),其表面的角膜上皮完整且光滑。这种病变可能与之前的角膜金属异物有关。组织化学检测可在病灶内检测到铁质[32]。Coats 角膜白环通常为偶然发现,,没有临床症状。

1848 年,Dixon 首次描述了角膜带状变性,它经常发生在睑裂区,与角膜缘之间有一个透明的间隔[33]。它从周边开始,沿水平子午线缓慢向中央进展。角膜带状变性以轻度云翳的形式出现在角膜前弹力层上,随后密度逐渐增加。在带状变性内有小的、暗色的、圆形的洞,被认为是穿过前弹力层的角膜神经。带状变性可能会进展累及视轴区,也可能不会累及视轴区(图 74.5A)。进展通常缓慢(数月至数年);然而也有快速进展的病例(数周至数月)[34-36]。角膜带状变性可由许多疾病引起,最常见的有慢性葡萄膜炎,如幼年类风湿性关节炎;或高钙血症,如慢性肾衰竭(框 74.2)。

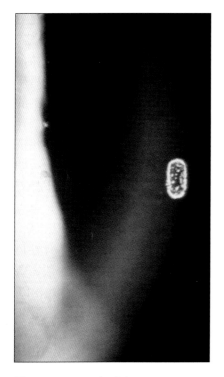

图 74.4　Coats 角膜白环

钙化性变性

角膜带状变性的发生可以是钙化性的,也可以是非钙化性的,例如晚期球状变性或尿酸盐性角膜病变。从根本上它可能与炎症或全身性疾病无关。但更常见的是继发性角膜带状变性,与以下因素相关:慢性炎症、与钙代谢相关的全身性或遗传性疾病、引起眼部组织内钙代谢紊乱的局部或眼内药物的使用(框 74.1)。

框 74.1　角膜带状变性的一般原因
高钙血症
眼部慢性炎性疾病
化学药品(滴眼剂和刺激剂)
遗传性疾病
全身性疾病
特发性

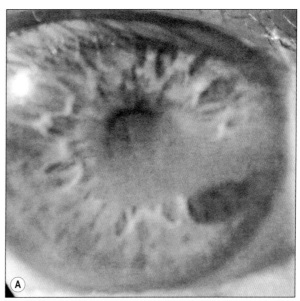

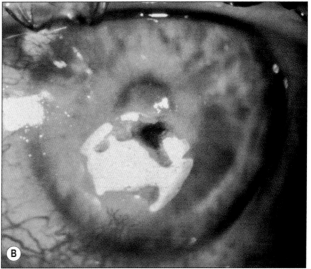

图 74.5　(A)70 岁患者的特发性钙化角膜带状变性。(B)高血压失明患者的钙质变性。在角膜中间部可见致密的钙化斑块。发生在一个陈旧的角膜瘢痕扩张的区域内

框74.2　与角膜带状变性相关的疾病	
先天遗传性角膜内皮营养不良[117]	多发性骨髓瘤
	肾病性胱氨酸病[118]
慢性葡萄膜炎	Norrie 病
慢性肾衰竭	Paget 病
盘状红斑狼疮	肺结核
干眼综合征	长期角膜水肿
Fanconi 病	长期青光眼
甲状旁腺功能亢进	变形杆菌综合征[119]
高磷酸酶血症	前房注射 rt-PA[36]
高尿酸血症	结节病
低磷酸酯酶症	角膜球形变性
鱼鳞病	Still 病
角膜基质炎	长期服用噻嗪类药物
硅油眼	沙眼
幼年类风湿性关节炎	结节性硬化症
锂暴露	肿瘤性钙沉着[120]
汞暴露	尿毒症
骨转移癌	黏弹剂[45]
乳碱综合征（Albright-Bumett）	维生素 D 毒性

组织病理学检查可见：细小的嗜碱性颗粒位于基底上皮细胞浆内、前弹力层的细胞外间隙中，偶尔会存在于前部基质内。钙化颗粒逐渐融合成较大的斑块[37,38]。随着病情的进展，角膜前弹力层钙化加重，可能出现局部碎裂。透明样物质沉积在钙化沉积周围的上皮下组织内，表现出前弹力层重叠的外观[39]。纤维血管翳有时会出现在上皮基底层和前弹力层之间，其上覆盖的上皮层可能会萎缩。伴有高钙血症时也会出现结膜钙化。钙以羟基磷灰石（一种磷酸盐）的形式沉积[40]。

羟基磷灰石的沉积取决于磷酸钙在局部微环境中的溶解度[39]。在正常情况下，钙和磷酸盐的水平接近溶度积。眼表局部微环境的细小变化如改变 pH 值（pH 值降低）或钙或磷酸盐离子的浓度增加（高钙血症；高磷血症；泪膜蒸发）都可能导致沉积[39,41,42]。这种反应已经在一些临床病例中被证实，如甲状旁腺功能亢进、近端肾小管性酸中毒、前房内注射磷酸盐缓冲黏弹剂和使用含磷酸盐的滴眼液时[35,43-45]。带状角膜变性的实验模型也证实了这一结果[41,45]。

这些病变在数月至数年中缓慢进展。然而在干眼患者中，钙的沉积速度更快[34]。大多数情况下，引起角膜带状变性的相关疾病是众所周知的。当患者出现不明原因的角膜带状变性时，应追溯可能的系全身性病因。在询问相关病史和进行眼部检查后，还应该进行的医学检验包括血清钙、磷、维生素 D、尿酸、尿素氮和肌酐。如果怀疑有甲状腺功能亢进或结节病，应该检测甲状旁腺激素（完整 PTH）和血管紧张素转换酶（angiotensin-converting enzyme，ACE）的水平。应该询问患者维生素和钙的摄入量。继发于高钙血症的角膜带状变性患者当血钙水平正常后，钙沉积可部分恢复[46]。

角膜带状变性早期没有症状，后期可以出现视力下降、异物感、流泪或畏光的症状。如果患者出现症状，首选的治疗方法是应用乙二胺二乙酸二钠（ethylene diamine tetra-acetic acid，EDTA）[47,48]。在局部麻醉后用刀刮除表面的角膜上皮，用纤维素海绵吸满 1.7% 的 EDTA（0.05 摩尔）放置于钙化区 2~3 分钟[4]。通常前弹力层完整和光滑。治疗结束戴角膜绷带镜，局部应用抗生素和激素，每天 3~4 次，直到角膜上皮完全愈合。如果无法使用 EDTA，可用电动金刚钻打磨器或 15 号刀片刮除沉积的钙质[47,48]。准分子激光可单独使用也可与螯合剂结合使用，以获得更光滑、更规则的眼表[49,50]。如果前弹力层已经被破坏，可用准分子激光治疗性角膜切削术治疗。粗糙的、不规则的角膜表面一般需要手动剥除较厚的钙化斑，然后在激光消融之前使用 1% 羧甲基纤维素钠或 1.4% 聚乙烯醇使角膜表面更平整。这通常需要多次使用角膜阻滞剂结合短激光能量多次消融。这种技术可在不去除大量基质的同时获得一个光滑的眼表，从而最大限度的减少远视漂移[49]。较少情况下，对有角膜上皮延迟愈合倾向的角膜带状变性的患者，可在手术去除变性区后进行羊膜覆盖[51]。

Koby 浅网状变性是一种罕见的变异的角膜带状变性，在这种变性的角膜前弹力层上会有细小的白色的网状混浊[52]。角膜上皮层可能有淡淡的褐色变色[52]。组织病理学显示钙沉积在前弹力层，而基底上皮细胞层有铁染色[53]。螯合疗法对这种变性治疗有效，它常见于慢性炎症患者。

角膜的钙质变性是第二种钙化变性。像角膜带状变性一样，这种变性发生于有慢性炎症、持续性角膜上皮缺损或经历多次内眼手术后的患眼。它不同于角膜带状变性的是钙质沉积会越过前基质层向角膜的更深层发展（图 74.5B），角膜中的钙质沉积可以是部分的，也可以是全层的。它的发生通常是渐进性的，但也有快速进展的病例。

鳄鱼皮样变性

Vogt 将鳄鱼皮样变性（crocodile shagreen）描述为双侧、对称性的、有类似鳄鱼皮的马赛克图案的角膜混浊[54]。前部和后部型在临床表现上均是被细小的透明区分开的众多多边形的灰色混浊区(图74.6)。鳄鱼皮样变性最主要发生在角膜中央区,但也可能在角膜周边部看到。

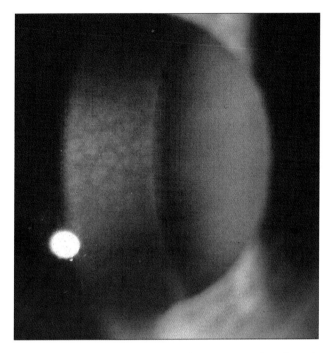

图74.6 前部鳄鱼皮样变性,可看到位于角膜中央部的多边形形态的混浊

前部鳄鱼皮样变性多与外伤、低眼压、角膜带状变性、X-连锁遗传的球形角膜和佩戴硬性角膜接触镜的圆锥角膜有关[55]。滴入荧光素钠后由眼睑向角膜施加压力可以观察到类似的改变。

后部鳄鱼皮样变性被广泛认为是一种与年龄相关的退行性疾病。它在临床表现上难以与François中央云片状角膜营养不良区分。常染色体显性遗传和早期发病是区分两者的主要特征。François中央云片状角膜营养不良尚未发现任何相关基因,目前在国际角膜营养不良分类(IC3D)中被分为第4类营养不良[56]。后部鳄鱼皮样变性已被观察到与fleck营养不良、弹性假黄瘤、球形角膜、多态性淀粉样变性和后弹力层前营养不良相关[57]。

组织病理学检查,在透射电子显微镜下发现,许多细胞外基质空泡集中在后弹力层前的后部角膜基质内。这些空泡内含有纤维颗粒状物质。局灶性间质起伏的锯齿状结构在前部型往往存在于前弹力层下,而在后部型存在于后弹力层前的后部基质中[57]。

活体共聚焦显微镜显示在前部鳄鱼皮样变性中,位于前弹力层下的高反光的多边形区域与低反光的

斜条纹相间[58]。在后部鳄鱼皮样变性的患者中发现,多个离散的点状反光颗粒存在于前部和后部角膜基质中。在后部基质中可见无细胞的不规则密度的混浊区与断续的线状透明区相间[59]。

胶原蛋白的片层斜插入紧邻前弹力层的最内层和后弹力层的最外层[60,61]。Bron和Tripathi[62]证实在前弹力层张力降低时,如眼压低时,斜插入的胶原板层可以形成山脊状,以支撑前弹力层。这些山脊状结构对应于马赛克之间的透明区。这一理论被近期的共聚焦显微镜下发现所证实。

这种前部和后部鳄鱼皮样变性的混浊对视力的影响微不足道,因此不需要治疗。

角膜粉屑样变性

角膜粉屑样变性(cornea farinata)是一种无症状的、老年退行性病变,它以位于临近后弹力层的角膜后部基质中的细小的粉尘状混浊为特征。这些混浊最好用裂隙灯的后部反光照明法来观察,呈灰棕色至白色,因此它被描述为"粉尘样"外观(图74.7)。这些

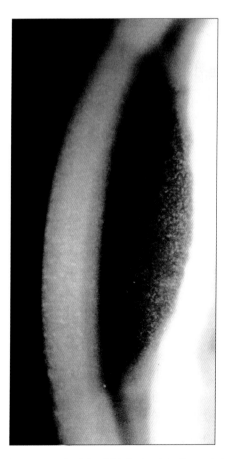

图74.7 角膜粉屑样变性,用间接照明法观察。病变位于后弹力层前,与后弹力层前营养不良和X-连锁遗传的鱼鳞病相似

沉积物是双侧的,主要位于中央区,不影响视力。这种情况在一些患者中可能具有遗传性[63]。

尽管角膜粉屑样变性有时会与后弹力层前营养不良相关的混浊相混淆,但是后弹力层前营养不良的沉积物较角膜粉屑样变性者更大,且更具多形性。相似的混浊也与 X- 连锁遗传性鱼鳞病、圆锥角膜及多形性淀粉样角膜营养不良相关。

组织病理学检查可见异常的后部角膜基质细胞内含有充满可能是脂褐素的脂样物质的膜结合细胞浆内空泡[64]。共聚焦显微镜检查显示细小的、高反光的细胞浆内颗粒位于紧邻后弹力层的后部角膜基质细胞内[65]。这些发现与一些类型的后弹力层前角膜营养不良重叠,可能代表相同的退化过程的变异。

老年性沟状变性

这种罕见的变性见于老年患者。在老年环和角膜缘血管弓之间的无血管区可见角膜变薄。这种变薄可能是老年环造成的假象,也可能是真正的变薄(图 74.8)。这种变薄通常较浅,且不影响视力。这种病变不会发生血管化或穿孔。一般无症状,所以不需要治疗。

Hassall-Henle 小体

Hassall-Henle 小体是在周边角膜发现的后弹力层赘疣,是眼睛最常见的一种老化改变[3]。角膜后弹力层在一生中随年龄增长而逐渐增厚。周边变厚的结节性区域凸向前房,它最好用镜面反射的方法来观察,在内皮面呈现出圆形的黑区。组织病理学检查发现它们与 Fuchs 角膜内皮营养不良相关的角膜中央赘疣相同[66]。

脂质变性

角膜脂质变性有原发性和继发性两种。原发性脂质变性发生在角膜新生血管和炎症消退后,既往无外伤和感染史。血清脂质水平通常正常,没有遗传性脂质代谢紊乱的病史(图 74.9A)。真正的原发性脂质变性非常罕见。它可以是单侧的或双侧的、中央的或周边的、局限性的或弥漫性的。

组织病理学检查发现在角膜各层均会有脂质沉积,大部分聚集在中基质。这些变化都伴随着角膜基质新生血管化、坏死和空泡化。脂质既可沉积在细胞内,也可沉积在细胞外,包括中性脂肪、游离脂肪酸、胆固醇结晶和小分子磷脂[67]。板层内的脂质和胆固

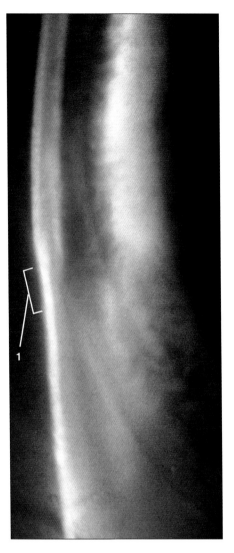

图 74.8 沟状变性,显示周边角膜变薄

醇结晶往往与充满脂质的组织细胞(泡沫细胞)浸润同时存在[67]。

这种疾病的病因尚不明确,可能由于角膜缘血管网的血管通透性增加所致。另外病因可能是角膜细胞的代谢异常,从而将脂质物质从死亡细胞中释放到角膜基质中[68]。中央角膜受累会导致视力下降,需行角膜移植术。而角膜移植术后可能再次发生脂质的浸润[68]。

继发性的脂质变性通常被称为脂质性角膜病变,与角膜新生血管形成有关[69]。脂质性角膜病变最常发生在疱疹病毒感染、外伤、角膜溃疡和角膜基质炎后[13]。女性较男性多见,女性发病率与男性发病率之比大于 2∶1。女性有较高水平的高密度脂蛋白,因此脂质性角膜病变总是发生在绝经前[16]。

继发性脂质变性与新生血管形成有关。这些血管渗透性更强,而运输脂质的能力减弱。局部退化与

正常脂蛋白血症有关,而局部进展与高脂蛋白血症有关[16]。角膜浸润呈现灰色至黄白色。起病缓慢,但可能会突然导致视力急剧下降。

这种变性可能表现为羽毛状边缘的扇形或致密的盘状病变。盘状病变发生在炎症活动的区域,而扇形病变发生在没有炎症的新生血管区域(图74.9B)。结晶样物质代表胆固醇,可以在病灶边缘看到。脂质与原发性变性的脂质相似。当与活动性炎症相关时,病灶的消退更为频繁。为了提高视力可能需行穿透性角膜移植。

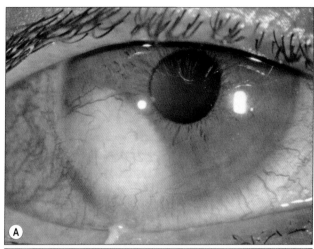

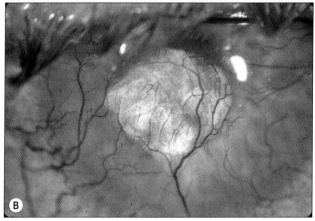

图74.9 (A)45岁原发性脂质变性的西班牙男性患者,多年来进展缓慢。没有外伤、感染或脂质代谢障碍。可以看到继发性新生血管化从角膜缘处向病灶区扩展。(B)与带状疱疹病毒性角膜炎相关的脂质性角膜病变,角膜基质瘢痕化和新生血管化。弥漫性的脂质浸润围绕在远端血管周围

几种罕见的疾病在角膜中有脂质沉积。这些疾病均为常染色体遗传,包括家族性LCAT缺乏症、载脂蛋白A-1缺乏症、Tangier病和鱼眼综合征[8]。由于这些疾病是遗传性的,所以不能归类为退行性角膜疾病。一般来说,脂质沉积是弥漫性的,并且发生在生命的最初几十年。

原发性脂质性角膜病变,当视轴区受累视力下降时可以行角膜移植。氩激光光凝治疗供给血管可降低脂质沉积的密度和程度[70]。氩激光光凝固已成功的应用在脂质性角膜病变的动物模型和人体试验中[71]。单独或联合应用抗VEGF药物进行局部点眼、结膜下注射和基质内注射可诱导某些患者的新生血管消退并减少脂质沉积[72,73]。

球状变性(气候滴状角膜病变)

球状变性(spheroidal degeneration)在文献中报道的有许多不同的名称,包括Bietti结节状角膜变性、气候性角膜病、气候滴状角膜病变、sphaerularis elaioides角膜变性、角膜弹性组织变性、渔夫角膜炎(fishman's keratitis)、角质样角膜变性和慢性光化性角膜病变[74,75]。球状变性和气候滴状角膜病变是最常用的术语。因为这个病变会影响角膜和结膜,在这里我们更倾向于称它为球状变性。

球状变性最常发生在紫外线辐射较强、湿度较低和风较大的环境下[76]。人们已经鉴定出三种不同的临床类型[77]。1型是最主要的类型,发生在没有其他眼部病变的老年患者的角膜上。它主要局限于睑裂区的角膜缘处,有许多小液滴状上皮下沉积物在此处出现。这些沉积物的颜色从金黄色到黄色各不相同,最好用裂隙灯的后部反光照明法来观察(图74.10A)。2型是一种继发于其他眼部病变的角膜病变类型(图74.10B)。它的特点是累及下方2/3角膜的弥漫性混浊。这些混浊物由分布在上皮下、前弹力层内和/或前部基质内的小球体组成。3型是结膜变性型,它可与1型和2型同时发生(图74.10C)。它的特点是多个大小不一的金色小球体聚集在上皮下,在角膜表面缓慢进展。这些聚集的小球体有时会覆盖直肌。通常与睑裂斑相关[77,78]。这些小球体可以自发荧光,随着年龄增长逐渐由浅黄色向棕黄色发展。瘢痕化和新生血管化会随时间延长而发生[76]。在2型和3型中经常观察到角膜敏感性下降。一旦视轴区受到影响,视力会中度或重度下降。

原发性和结膜型球状变性的病因与翼状胬肉和睑裂斑相似-紫外线辐射和微创伤,包括沙、灰尘、风和干燥。研究表明紫外线暴露与疾病流行和严重程度之间有直接关系[79,80]。原发性和结膜型通常都是双侧发病,但是也有文献报道的由于单侧上睑下垂等原因导致的单侧和不对称病例。这些病例进一步证

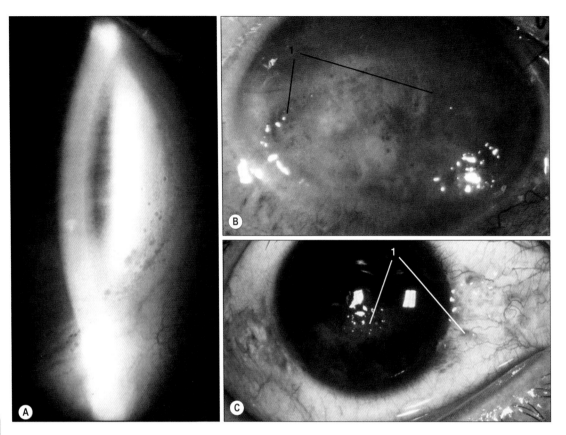

图 74.10　(A)1 型球状角膜变性。变性发生在 8 点位角膜缘处,用后部反光照明法可以很好的观察到。小液滴状病变看起来很清澈或者有黄色的色调。(B)由于 Leutic 角膜炎导致的瘢痕角膜的球状变性(1)(2 型)。(C)3 型球状变性,角膜和结膜都存在弹性组织变性(1)

实了紫外线辐射是致病因素。人口学研究发现,随年龄增长发病率增加。男性的发病率较高,可能是由于这些研究中男性和女性职业暴露有差异。

　　继发性球状变性常发生在视力较差的患有其他眼病的患眼。它通常是单侧发病,与角膜新生血管化相关。在沉积的小球体和新生血管之间有一个清晰的间隔带。小球体的存在也被指出与疱疹性角膜炎、青光眼和格子状变性有关[77]。

　　组织病理学检查发现,透明样物质沉积在上皮下,前弹力层内和角膜基质中。前弹力层被破坏,晚期角膜上皮隆起变薄。组织化学染色的特征类似于退行性结缔组织,例如睑裂斑,但是没有弹性蛋白的着色[81]。随着持续的气候暴露,角膜上的沉积物逐渐融合并扩大,累及前三分一基质,并横跨角膜呈带状分布[82]。组织化学分析表明,包括色氨酸、胱氨酸、半胱氨酸和酪氨酸在内的多种蛋白质在细胞外沉积。沉积物的纤维蛋白染色呈阳性。电子显微镜显示异常的胶原纤维与变性的小球体相邻,使人联想起在翼状胬肉和睑裂斑中发现的弹性组织变性的特点。

　　激光共聚焦显微镜观察发现在早期球状变性

(1 型)的上皮基底膜和前弹力层中有高反光点状沉积。表层基质内有轻度的高反光。基底下神经是正常的[76]。随着变性的逐渐进展,上皮、前弹力层和角膜基质内的反光逐渐增加。基底膜下神经纤维丛的密度降低,纤维碎裂[76]。这些改变可能导致角膜知觉减退,在一些晚期球状变性的患者中也观察到了这一点[83]。

　　变性物质的来源存在争议。虽然球状变性中的沉积物的确切分子仍有待进一步鉴定,但是通过初步质谱分析发现在病变角膜标本中存在分泌型细胞外基质蛋白和血浆蛋白[84]。有人认为这些物质来源于角膜基质,与异常胶原有关。Hanna 和 Fraunfelder 认为,这些物质由角膜和结膜的成纤维细胞分泌[78]。变性的物质也可能是血浆来源。实验表明,血浆蛋白可扩散到角膜中。这些蛋白在变性后会在表层角膜中沉积,这可能是由于紫外线辐射所致[78]。血管对这个区域物质的重吸收速度快于它的沉积速度,这可能解释了沉积物与角膜缘或新生血管之间的透明区的形成。

　　与球状变性相关的异常蛋白的聚积可能与长期

暴露于恶劣环境中和紫外线照射引起的慢性炎症有关。研究者已证实,在球状变性患者的泪液中 MMP-2 和 MMP-9 的水平升高,而 TIMP-1 的表达量降低[76]。人们还检测到促炎症因子(IL-1β、IL-8 和 TNF-α)的水平升高。

球状变性的另一个可能的发病机制是晚期糖基化终末产物(advanced glycation end products,AGEs)和 D-beta-Asp 蛋白的聚积。老化和暴露于紫外线照射均可加速 AGEs 的形成。AGEs 是糖和蛋白质的最终产物,与紫外线照射和老化过程密切相关。它们诱导氧化应激,导致与衰老相关的局部分子的损伤。在睑裂斑、白内障和视网膜玻璃膜疣(drusen)中也检测到 AGEs 的存在[85]。

只要患者持续暴露于致病因素中,球状变性是可进展的。在病情进展到视力下降的程度之前,患者都是无症状的。病变晚期可能呈结节状,并破坏上皮,引起刺激症状或异物感。第 3 期变性的内在不稳定性可能导致眼表状态越来越差。在这个阶段停止气候暴露可能没有什么效果。快速形成的、局灶性的、无菌性溃疡可能导致后弹力层膨出或穿孔。病变区往往知觉减退或无知觉。这些区域也可能受到感染。在感染期间,沉积物在有明显角膜炎症的情况下容易溶解。晚期有广泛新生血管的角膜瘢痕和角膜白斑并不少见[82]。高达三分之一的严重期病变患者有局灶性色素脱失和下方虹膜萎缩[76]。

在患者有症状时开始治疗。结膜病变可直接切除。板层角膜移植或穿透角膜移植用于治疗角膜病变,使患者恢复视力。准分子激光治疗性角膜切削可用于治疗轻度的气候滴状角膜变性[86]。变性可能会复发,这已在结膜切除术后的患眼上发现[87]。目前还没有穿透角膜移植术后复发的正式数据。

气候性蛋白多糖角膜基质病变

1995 年,Waring 首先描述了一种新的角膜变性,气候性蛋白多糖角膜基质病变(Climatic proteoglycan stromal keratopathy)[88]。这种疾病发生在中东,主要发生于男性(82.7%),平均年龄 64 岁。一般双侧发病,但有时双侧不对称发病,无家族遗传性。诊断的基本标准为临床存在的灰色的、椭圆形或圆形的、磨砂玻璃样的角膜基质混浊。它占据了大部分角膜基质的厚度。一小部分患者表现为在角膜后弹力层水平的突起的离散的白点。另外,在一些患者的角膜基质的任何平面中均可以发现有折射力的点或线,类似于格子状或淀粉样变性[88]。

光学显微镜检查可见过量的蛋白多糖聚集在细胞内或细胞外,一些样本的染色呈淀粉样变。蛋白多糖的化学改变必然导致角膜水合作用的改变,从而导致中央角膜变薄和扁平化[88]。影响视力的严重病例需要角膜移植治疗。

淀粉样变性

淀粉样蛋白这一术语最初用于由于淀粉样染色特征而被发现的一组蛋白质。这些血清蛋白存在于包括眼睛在内的各种组织中。淀粉样变可能是局部的,也可能是全身的,每种形式都可能是原发性或继发性的(表 74.1)。原发性淀粉样变性有家族性的和

表 74.1　淀粉样变性

类型	蛋白类型	病因	眼部表现	全身表现
原发性局限性	AP、AF	无	格子状变性(Ⅰ-Ⅲ)、胶滴状变性、多形性淀粉样变性、结膜淀粉样沉积	无,除外Ⅱ型格子状变性(Meretoja 综合征);部分原发性系统性类型,如以面神经麻痹和周围神经病变为特征的 Finnish 遗传性淀粉样变性
原发性系统性	AP、AF、AL	家族性非家族性	眼肌麻痹(眶肌浸润)、上睑下垂(神经浸润)、玻璃体纱膜、干眼症(泪腺受累)、瞳孔异常(神经病变或直接肌肉浸润)	心肌病、胃肠道疾病、皮肤病变、周围神经病变
继发性局限性	AP	外伤、早产儿视网膜病变、沙眼、疱性疾病	沉积在角膜、结膜、眼睑上	无
继发性全身性	AP	慢性炎症、慢性感染、肿瘤(如类风湿性关节炎、肺结核、梅毒、多发性骨髓瘤、霍奇金)	罕见眼部受累,多以免疫球蛋白的形式沉积在角膜和结膜上	脾、肾、肝上可见沉积物

非家族性的。继发性淀粉样变性与外伤和长期炎症有关,是角膜淀粉样变性的最常见原因。

组织病理学检查发现,淀粉样蛋白是一种无定形的细胞外物质,可以被刚果红或硫磺素 T 染色。被刚果红染色的淀粉样物质在偏振光中表现出双折射,绿光增加时表现出二色性。硫磺素 T 切片显示淀粉样蛋白沉积的黄绿色荧光[89]。电子显微镜显示蛋白质的 β- 折叠结构,这种结构组成纤维。

全身性淀粉样变性很少有眼部表现。非家族性原发性淀粉样变通常累及内脏器官,如心脏和舌头。这一类型可能是造成多发性神经病的原因,并可能导致眼外肌麻痹或上睑下垂[89]。家族性淀粉样变性与玻璃体视网膜纱膜症和青光眼相关[5,89]。继发性全身性淀粉样变性是最常见的类型。可继发于慢性疾病,如肺结核、骨髓炎、类风湿性关节炎、梅毒和麻风。这种类型的淀粉样变很少累及眼部。与多发性骨髓瘤和异常蛋白血症相关的免疫球蛋白型淀粉样蛋白可在角膜和结膜中见到[90,91]。

眼部受累在局限性淀粉样变性中最常见。角膜淀粉样变性可继发于局部眼病。角膜淀粉样变性一直被认为是罕见的,直到 1966 年 McPherson 和 Kiffney[92]对 200 份病理标本进行重新阅片,发现在这些标本中角膜淀粉样变性的患病率为 3.5%。淀粉样变性与外伤、早产儿视网膜病变、沙眼和疱性疾病相关[92~94]。组织病理学检查发现淀粉样蛋白存在于上皮下结节或血管翳中、深层角膜基质中或与角膜新生血管化相关[92]。

一种原发性局限性退行性淀粉样蛋白沉积也会影响到角膜。多形性淀粉样变性(polymorphic amyloid degeneration,PAD)多见于 50 岁以上的患者[95,96]。这种变性的特点是在中央角膜有多形性的点状或丝状混浊。混浊可位于整个基质,但通常位于后部基质[95,96]。在直接照明下观察病变呈灰色,不易与角膜粉屑样变性或后弹力层前营养不良相混淆。用后部反光照明法观察,病变看起来更清晰,并呈结晶状(图 74.11)。沉积物通常呈双侧沉积、无症状。对视力的影响微乎其微。PAD 与其他疾病无关,且尚未被证实存在遗传性[95]。相反格子状角膜营养不良的病变通常位于前基质中,呈较大的条状,会引起视力下降和复发性角膜上皮糜烂,是遗传性的且发病年龄较早。淀粉样变性的发病也与球状变性有关[97]。这些淀粉样沉积发生在没有格子状变性家族史的老年人中。角膜沉积物的来源有争议。成纤维细胞产生、细胞退化或缺乏血清抑制因子是可能的来源[97,98]。

原发性局限性淀粉样变性也可能累及结膜。结膜淀粉样变性是位于眼睑或穹隆结膜的黄色或粉色肿块。它很少发生在球结膜上[90]。观察到结膜淀粉样变性时应寻找病因,以评估是否存在可能危及生命的疾病。

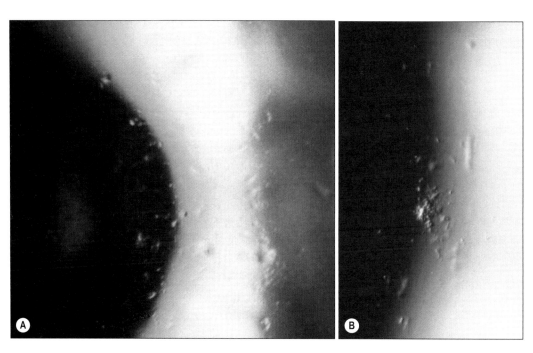

图 74.11　(A)多形性淀粉样变性,高倍率显示病变最好在后部反光照明下观察,病变通常位于中央区深基质。(B)多形性淀粉样变性,高倍。病变的形态是典型的淀粉样蛋白。他们往往有瘤状的赘生物和星状附属物

Salzmann 结节状角膜变性

Salzmann 结节状角膜变性最初在 1925 年被描述为一种营养不良,但是现在它已被重新定义为一种退行性病变。这种变性有原发性的也有继发性的。Salzmann 报道的大部分病例与疱性疾病病史有关。已观察到在春季角结膜炎、沙眼、麻疹、猩红热和角膜基质炎后发生 Salzmann 角膜变性。它很少与角膜上皮基底膜营养不良、佩戴硬性角膜接触镜和角膜手术后等非炎症条件相关[99~101]。

原发性 Salzmann 结节状角膜变性是最常见的类型,通常跟所有眼部疾病无关。但是有些学者报道这类患者的睑板腺功能障碍的发病率较高[101]。(图 74.12)大多数报道中,女性病例较多(9:1)[102,103]。在临床上,病变特点为灰白色隆起的结节状病灶位于角膜的中周部。这些病灶可以是单个的或多个的,单侧的或双侧的,通常呈环形分布[102,103]。偶尔可见结节状病灶与角膜瘢痕或角膜血管翳相连。在结节的边缘可能能看到一条铁质沉积线[101]。病变进展缓慢。

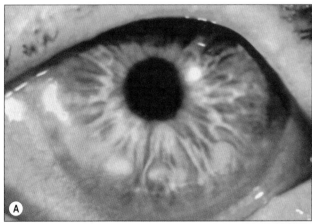

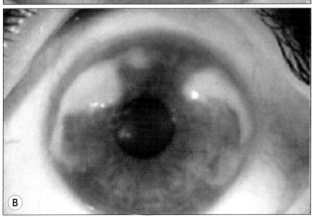

图 74.12 (A) Salzmann 结节状角膜变性位于下方周边角膜。可见多个隆起的结节。(B) 在鼻侧和颞侧角膜可见较大的 Salmann 结节

临近病变的位置可能看到血管形成,但是这些血管不是病变的主要部分。

组织病理学检查可见透明样变的致密的胶原斑块位于上皮和前弹力层之间。往往基底膜样物质分泌过多,其上覆盖的上皮可能萎缩或缺如[99,100]。由于 Salzamann 结节状角膜变性很少需要角膜移植,在现代文献报道中几乎没有全层的或部分厚度的标本的组织病理学检查结果。在表层角膜切削后大部分患者的前弹力层会保持完整,因此通常不会进行组织病理学检查。

激光共聚焦显微镜显示上皮细胞大小和形态的变化,在结节表面的上皮细胞变薄,在上皮下胶原层内的角膜基质细胞核呈现局灶性高反光,代表活化的角膜基质细胞。角膜深基质、后弹力层和内皮层均正常[104]。

Salzmann 结节状角膜变性一般无症状。偶尔发生的病灶表面的上皮糜烂会引起流泪、畏光或刺激症状。靠近或累及视轴区的结节会引起不规则散光,导致视力下降。存在上述症状的病变均需要治疗。润滑剂可用于有轻微症状的病变。手工的角膜表层切削术或准分子激光治疗性角膜切削术可用于临近或位于视轴区的病变[105]。如果病变向深处扩展到角膜基质可行板层角膜移植。角膜移植术后可能会复发[102,103]。复发性病变在临床表现上与原发性病变不同,但是在组织病理学上难以区分。

角膜瘢痕疙瘩

角膜瘢痕疙瘩(corneal keloids)很罕见,临床表现可能与 Salzmann 结节状角膜变性相似。可能在外伤后发生或与眼表的慢性炎症相关。现发现角膜瘢痕疙瘩与遗传性疾病相关,包括 Lowe 综合征[106]、Rosenthal Kloepfer 综合征[107]和 Rubinstein Taybi 综合征[108]。这些疾病在本质上是遗传性的而不是退化性的。瘢痕疙瘩在没有前期眼部疾病史的患者中很罕见[109],发病年龄比 Salzmann 角膜变性早,更多见于男性[110]。

结节是白色的,位于浅层角膜,但可能延伸到基质深层。可能引起刺激症状或视力下降。在临床上病灶不会随时间延长而收缩,却会逐渐扩大而超越初始的边界。治疗应限于有症状的患者。表层角膜切除术、穿透角膜移植或板层角膜移植都可用来治疗视力显著下降的患者。病灶切除后可能会复发。

组织病理学检查显示成纤维细胞增殖与透明样化的胶原纤维束混合。成纤维细胞显示肌成纤维细

胞的特点。前弹力层可能破碎或缺失。组织病理学检查的结果根据瘢痕疙瘩的不同阶段而不同。在早期有大量的Ⅲ型胶原、成纤维细胞和新生血管形成。在晚期有杂乱的Ⅰ型胶原纤维束和少量肌成纤维细胞与血管相互缠绕[111]。

Terrien 边缘变性

Terrien 边缘变性是一种罕见的、非炎症性的角膜边缘变薄的疾病,是一种退行性病变。这种病变可见于任何年龄[112],但20~40岁之间最常见。男性更多见,男女患病率比为3:1[112]。通常这种疾病是双侧对称性的,但也可能是不对称的,第二眼可在第一眼发病几十年后发病[113]。

病变通常从鼻上方开始,在前部基质出现细小的点状混浊,与角膜缘有一透明区。细小的表层血管从角膜缘形成走向病灶区,使变性病灶可与角膜环相辨别。随后在混浊区和角膜缘之间形成一条与边缘沟状变性相似的沟。它逐渐沿角膜缘呈圆周状扩展。基质逐渐变薄会经历很多年时间。沟的外缘坡度比较平缓,而沟的内缘比较陡峭。在沟的前进边缘可以看到特征性的黄白色脂质沉着区(图74.13)。变性区表面的上皮可保持完整。随着时间的推移,沟会变得更加血管化和更宽。角膜基质逐渐变薄可导致角膜扩张,但是往往分布不均匀。虽然变薄是沿圆周扩展,但扩张通常局限于上方角膜。在以往关于Terrien边缘变性的文献中报道了一种非典型性角膜水肿,它

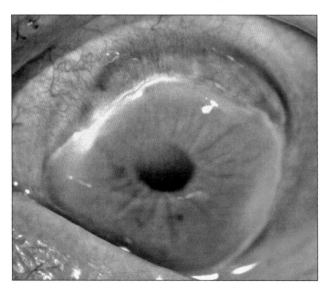

图74.13 Terrien 边缘变性,显示血管化基底的变薄区,向中心发展的陡峭的边缘有脂质沉积,病变由上方沿外周向下方角膜发展

以清晰的角膜内口袋中充满房水为特征[114]。扩张的区域受到轻微外伤既有穿孔的风险,并可能导致虹膜脱出。

患者通常无症状,但偶尔会有轻微的刺激症状。角膜基质逐渐变薄会导致逆规散光或斜向散光从而使视力下降。局灶性角膜变平集中在角膜最薄的区域,而角膜变陡则发生在距角膜最薄或最扩张区域90度的位置。这在角膜地形图上呈现出水平或斜"领结"式的特征[115]。

Terrien 边缘变性是典型的非炎症性病变。组织病理学检查显示受累角膜标本中有少量炎症细胞[116]。一项 Terrien 边缘变性和 Mooren 溃疡的免疫组织化学比较分析显示,在 Terrien 边缘变性的标本中不到25%的细胞表达主要组织相容性抗原Ⅱ,而 Mooren 溃疡的标本中75%~100%的细胞表达该抗原[117]。在 Terrien 边缘变性标本中 CD4:CD8 为1:1,而在 Mooren 溃疡标本中该比值为24:1。此外,与 Mooren 溃疡相比,Terrien 边缘变性标本中有极少量的 B 细胞浸润(CD22)。

先前也有报道 Terrien 边缘变性的炎症变异型,通常与巩膜炎相关,糖皮质激素治疗有效[118]。这些病例可能只是巩膜角膜炎,而不是真正的 Terrien 边缘变性。

组织病理学上,基于光镜和电子显微镜检查,证实了角膜基质变薄和角膜上皮基底膜及前弹力层的变化。基质胶原内含有的间质血管和胶原片层紊乱。虽然基质胶原和脂质浸润呈空泡状,但是有少量炎症细胞浸润[116]。角膜后弹力层可增厚,局部脱离、破裂、分裂成层或消失。

Terrien 边缘变性与后部多形性角膜营养不良[119]、上皮基底膜营养不良[120]、春季角结膜炎[121]和持久性隆起性红斑(一种罕见的白细胞破碎性血管炎,以分布在身体伸肌面的隆起的、斑块状的皮损为特征)相关[122]。

尽管没有阻止这种疾病进展的治疗方法,但它的进展非常缓慢。如果没有明显的视力下降,大多数患者可以安全的随诊观察。框架眼镜不能矫正的高度散光可以用角膜接触镜或专门的巩膜镜矫正[123]。对存在大散光、即将穿孔或已经穿孔的患者可用周边新月形板层角膜移植或穿透性角膜移植治疗[124]。

上皮基底膜变性

角膜上皮基底膜异常是最常见到的前部角膜异常。关于角膜上皮基底膜营养不良(epithelial basement

membrane dystrophy，EBMD）的第一例临床报道出现于二十世纪中期[125~128]。尽管遗传方式不明确，但第一个关于这类疾病的描述还是把它定义为角膜营养不良（微囊状角膜营养不良；地图状 - 点状 - 指纹状角膜营养不良和泡状营养不良）。在过去的半个世纪里，有一些报告记录了家族传播的情况，但是只有两个家族被发现有 *TGFBI* 基因突变[129,130]。大部分病例没有遗传性证据，而更可能是一种退行性变[131]。

EBMD 最常发生于中年人，女性略多见。角膜的变化通常是双侧的，但可能不对称。大多数患者无症状，但有些患者因不规则散光而视力模糊。一些患者会出现复发性角膜上皮糜烂。患者可有微囊状（点状）、地图状沉积物、指纹状和泡状图案，或多种形式的组合[127]。

在临床上，地图状是最常见的类型，最好用宽光束、斜照法观察（图 74.14）。地图的大小和形状各不相同，在轻度不透明的中心内偶尔有清晰的缝隙。荧光素染色可突出显示隆起的区域，但该区域不着色。

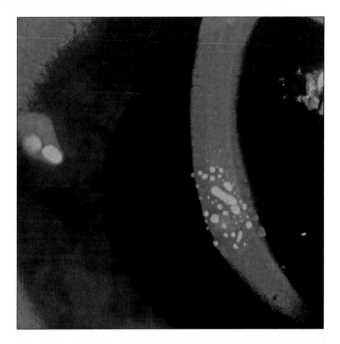

图 74.15　分散的不透明的沉积物成簇聚集在角膜中央，导致不规则散光和视力下降

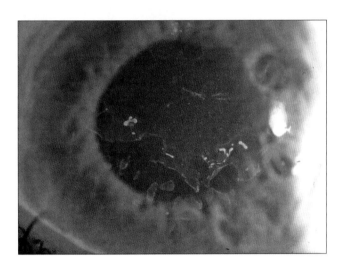

图 74.14　上皮基底膜呈地图状，地图的边界比中央更混浊。在下方可看到油灰样沉积物

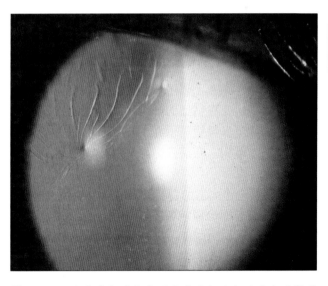

图 74.16　瞳孔散大的状态下通过后部反光照明法观察到过量的上皮基底膜堆积成指纹状

点状和微囊状病变的大小和形状各不相同，可以是透明的或灰白色的。它们通常成簇出现。透明的微囊状病变最好在瞳孔放大的情况下用后部反光照明法观察，不透明的、油灰状的点状病变最好在小瞳孔下用宽光束、斜照法观察（图 74.15）。荧光素染色可突出显示微囊接近表面时形成的局部隆起。

指纹状病变是由多个平行的同心线组成的曲线病变。最好在瞳孔散大状态下用后部反光照明法观察，或用虹膜反光散射照明法观察（图 74.16）。

泡状病变是由小的、透明的、泡状沉积物成簇聚集在上皮基底膜位置。在瞳孔散大的状态下用后部反光照法观察最容易被看到（图 74.17）。

地图状病变在组织病理学检查中显示多层的基底膜样物质延伸到其上覆盖的上皮内。激光共聚焦显微镜显示在上皮层内有高反光的细胞外沉积物，沉积在基底膜和前弹力层水平。在基质内可看到高反光的微小点状和针状结构[132]。

点状和微囊状病变相当于上皮内假性囊肿，其内含有残余的变性细胞、细胞质碎片和固缩的核[125]。

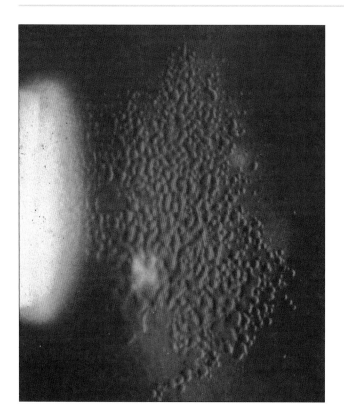

图 74.17 泡状沉积最好用后部反光照明法观察。泡状结构呈大片簇集在前弹力层前,呈鹅卵石样外观

共焦显微镜显示在上皮内有高反光结构。

指纹状病变有精细的纤维颗粒线状结构延伸到上皮层。共焦显微镜显示在上皮层和前弹力层内有多个暗条纹结构。在前弹力层和基质内也可见高反光的点状结构[132]。

泡状病变由离散的、均匀的纤维颗粒状物质沉积在前弹力层前而形成鹅卵石样外观。在共焦显微镜下观察这些沉积物,表现为不规则的、低反光的、直径在 30~150μm 不等的形态[133]。

所有类型的 EBMD 的基底膜下神经纤维丛密度均降低,在准分子激光治疗性角膜切削术后神经纤维丛密度也不能恢复正常[134]。

EBMD 的频域光学相干断层成像(Spectral-domain optical coherence tomographic,SD-OCT)显示出两个主要特征:不规则和增厚的基底膜反复重叠和(或)伸入其表面的角膜上皮层内;有高反光点存在。此外还可看到局限性的上皮与前弹力层脱离[135]。

上皮基底膜变性通常无症状,无需治疗。如果有因病变或不规则散光造成的视力下降,可行手工清除病灶或准分子激光治疗性角膜切削术治疗[134]。另一个治疗指征是因 EBMD 导致的复发性上皮糜烂。手工清除病灶联合准分子激光治疗性角膜切削或用电

动金刚钻打磨器打磨病灶可减少上皮糜烂的复发。EBMD 在治疗后最终会复发。

结膜变性

结膜随年龄增长会变得更薄、更脆、更不透明[3]。上皮层增厚,上皮下组织萎缩。随着弹性纤维的减少,逐渐出现玻璃样变性和脂肪浸润[3]。这些老化改变可能会导致部分患者出现结膜松弛。还可观察到结膜血管的静脉曲张或微动脉瘤。

睑裂斑

睑裂斑是结膜上隆起的肿块,呈灰白色到黄色(图 74.18)。它们位于睑裂区,在角膜缘外,3 点和 9 点的位置。睑裂斑通常是双侧的,鼻侧比颞侧更常见[136]。

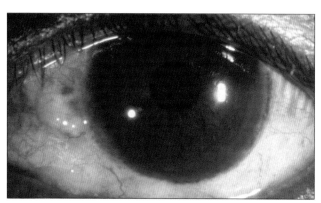

图 74.18 睑裂斑,位于睑裂区角膜缘处

组织病理学检查,它们可能有正常的、萎缩的或过度角化的结膜上皮。苏木精和伊红染色(HE 染色)显示固有层物质呈嗜碱性变性。这种物质染色呈现弹性蛋白的特性,但不被弹性蛋白酶所分解。因此它被称为弹性组织变性。在睑裂斑中已经检测到上皮异常分化,其特点是鳞状上皮增生和化生,导致上皮不稳定[137]。

睑裂斑的原因被认为起源于光化,类似于紫外线辐射导致的皮肤损伤。这可能与 AGEs 的产生有关,与先前提到的在紫外线照射和年龄相关过程中发现的球状变性相似[138]。鼻侧多发的原因尚不清楚。一种理论认为,由于鼻子侧面的反射,这个区域会受到更多的光损伤[139]。睑裂斑形成的其他原因包括外伤、暴露于风、沙或干燥的环境中,但这些都不是导致鼻侧多见的原因。

睑裂斑通常会侵犯角膜缘。一旦越过角膜缘,就

被称为翼状胬肉。睑裂斑和翼状胬肉的关系,是否是睑裂斑进展为翼状胬肉尚有争议。

睑裂斑的发病率随年龄增长而增加,几乎所有人到80岁时都会有睑裂斑。这种病变通常无临床意义。偶尔会发炎而引起刺激症状。如果有症状,可应用润滑剂、局部糖皮质激素或局部非甾体抗炎药治疗[140]。如果保守治疗无效可选择手术切除。

翼状胬肉

翼状胬肉是大量纤维血管组织从结膜向角膜的翼状延伸。这种病变与睑裂斑不同,有大量的血管。翼状胬肉可由睑裂斑发展而来,组织病理学上也相似。肿物位于睑裂区的水平子午线上(图74.19)。

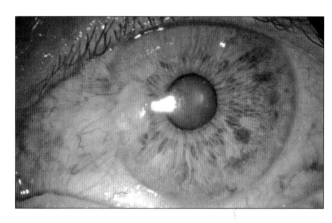

图74.19 翼状胬肉。可见纤维血管的体部和无血管的纤维化头端。该病变是进展性的,有中度炎症反应

组织病理学检查显示翼状胬肉的病理改变类似于睑裂斑。上皮细胞可能是正常的、棘皮化的、过度角化的甚至是发育不良的。翼状胬肉表层细胞的印迹细胞学检测异常,显示杯状细胞密度增加且鳞状上皮化生。另外在没有翼状胬肉的其他球结膜部位也存在表面细胞学的异常[141]。Austin等[142]将固有层物质出现胶原的弹性组织变性,定义为弹性组织发育不良和弹力纤维营养不良症。胶原的产生经历了异常成熟和变性。纤维的来源被认为是来自于受损的成纤维细胞。翼状胬肉有三个不同的部分。顶端是角膜上的扁平灰色区域,主要由成纤维细胞组成。这个区域侵犯和破坏前弹力层。在顶端的前方可见一条铁线(Stocker线)。这也可能是一个角膜干燥的区域,甚至在顶端的前方可以看到一个凹陷。在顶端的后边是一个发白的、增厚的血管区域,与角膜黏附紧密,被称为头部。体部或尾部是肉质的、可活动的、血管化的球结膜区域,有明确的边缘。体部是手术切除

的重要标记。

研究表明,越靠近赤道部的地区,翼状胬肉的患病率越高。男性比女性更常见,从事户外工作的人更常见。患病率也随着年龄的增长而增加。翼状胬肉的发病率在20~40岁年龄组最高[143,144]。一项研究显示,在维尔京群岛,15~25岁人群的发病率最高,男女比例相等[143]。巴巴多斯眼病研究显示,1/4黑人参与者患有翼状胬肉,比白人参与者高2.5倍。该研究还显示,翼状胬肉在户外工作的人群中的发病率是非户外工作人群的2倍,而在户外一直戴太阳镜的人群中只有1/5的人患病[145]。

翼状胬肉发生在鼻侧比颞侧多见。关于它的病因目前有很多争论。据认为,紫外线照射是主要因素。翼状胬肉、睑裂斑和球状变性的人群研究表明,紫外线照射的增加与睑裂斑和球状变性的患病率增加呈正相关。然而这些研究没有提出紫外线照射与翼状胬肉患病率之间的直接相关性。目前还有由沙、灰尘、风或干燥引起的微创伤理论。最有可能的是,它的发生是多因素的,可能还包括遗传易感性。鼻侧多发的原因尚不清楚,但已被归因于鼻侧区域的紫外线损伤增加。有一种理论认为紫外线从鼻子的侧面反射到鼻侧睑裂区。Coroneo[146]提出一个假设,角膜本身就像一个侧面的透镜,将紫外线集中到鼻侧睑裂区。一个新的理论假设翼状胬肉有肿瘤的特点,这些特点包括切除后复发、紫外线辐射暴露是一个致病原因和其常用的治疗方式(放射治疗、抗代谢药物治疗)。可控制细胞分化、细胞周期和凋亡的肿瘤标记物p53基因,在翼状胬肉的上皮细胞中表达[147]。这提高了导致翼状胬肉发生不可控的细胞增殖的可能性。

翼状胬肉会越过角膜缘生长,并破坏前弹力层。最近的免疫组化研究表明,翼状胬肉侵入角膜的细胞内表达六种不同的基质金属蛋白酶,可能造成前弹力层的局部破坏[148]。

翼状胬肉必须与可能在外伤后发生的假性翼状胬肉鉴别。已有报道继发于炎症性角膜疾病的假性翼状胬肉。探针可以从角膜缘位置的假性翼状胬肉下方穿过。假性翼状胬肉可以发生在角膜的任何位置,且通常是倾斜的,而真性翼状胬肉发生在3点或9点位的水平位置,以此可进一步区分真性和假性翼状胬肉。

翼状胬肉可以以不同的形式出现。翼状胬肉可以是静止的,有很少的血管,且无明显增长。它也可以变为活动性的,血管充血且快速生长。患者可能没有症状。通常情况下,患者来诊的原因是担心外观,

或有眼红、刺激症状，或视力下降。翼状胬肉的症状有刺激感、异物感或畏光。当翼状胬肉越过视轴区或引起散光增加时会导致视力下降。大的病变影响水平直肌影响肌肉运动会导致复视。这种情况更常见于有瘢痕组织形成的复发性病变。

翼状胬肉的治疗方法有很多种。这里提到了多种治疗方法，但手术治疗的细节会在别处讨论。一般来说，原发性翼状胬肉的治疗更保守。小的萎缩的翼状胬肉可定期观察。润滑剂可用来缓解刺激症状。活动性翼状胬肉的初始治疗可以用血管收缩药、非甾体抗炎药或糖皮质激素滴眼液。这些药可单独使用，也可在手术切除前使用。（翼状胬肉的手术治疗在第144章中详细讨论）。

结石

结石是存在于睑结膜面的白色或黄色的斑点状物，偶尔会包裹于透明的小囊肿内。它们可见于老年人或继发于慢性炎症。这种变性最常见于沙眼晚期。研究发现，Herbert 小凹和结膜结石会同时出现于沙眼的上睑板上[149]。

结石包含由黏多糖和黏蛋白组成的非结晶物质。退化的细胞器和上皮细胞核也曾被检测到。据推测，慢性炎症引起结膜上皮细胞的增生和内陷。这些假腺体可能发生堵塞，如果它破裂进入固有层，炎症反应可能随之而来。

变性物质（结石）通常在常规检查中被发现，它会到达结膜表面并引起异物感，使患者感到不适。

（程钧　译）

参考文献

1. Deluise VP. Peripheral corneal degenerations and tumors. *Int Ophthalmol Clin* 1988;**26**:49–62.
2. Donaldson DD. Corneal degeneration. *Ann Ophthalmol* 1973;**5**:561–5.
3. Duke-Elder S, Leigh AG. *System of ophthalmology. Diseases of the outer eye.* St Louis: Mosby; 1965.
4. Arffa RC. *Grayson's Diseases of the cornea. Degenerations.* St. Louis: Mosby; 1991.
5. Sugar A. Corneal and conjunctival degenerations. In: Kaufman HE, Baron BA, McDonald MB, et al., editors. *The cornea.* New York: Churchill Livingstone; 1988.
6. Hirsch MJ. Changes in astigmatism after the age of forty. *Am J Optom Arch Am Acad Optom* 1959;**36**:395–405.
7. François J, Feher J. Arcus senilis. *Doc Ophthalmol* 1973;**34**:165–82.
8. Rifkind BM. Corneal arcus and hyperlipoproteinemia. *Surv Ophthalmol* 1972;**16**:295–304.
9. Andrews JS. The lipids of arcus senilis. *Arch Ophthalmol* 1962;**68**:264.
10. Cogan DG, Kuwabara T. Arcus senilis: its pathology and histochemistry. *Arch Ophthalmol* 1959;**61**:553–60.
11. Gaynor PM, Zhang W, Salehizadeh B, et al. Cholesterol accumulation in human cornea: evidence that extracellular cholesterol ester-rich lipid particles deposit independently of foam cells. *J Lipid Res* 1996;**37**:1849–61.
12. Walton KW. Studies on the pathogenesis of corneal arcus formation: the human corneal arcus and its relation to atherosclerosis as studied by immunofluorescence. *J Pathol* 1973;**111**:263–74.
13. Barchiesi BJ, Eckel RH, Ellis PP. The cornea and disorders of lipid metabolism. *Surv Ophthalmol* 1991;**36**:1–22.
14. Smith JL, Susac JO. Unilateral arcus senilis: sign of occlusive disease of the carotid artery. *JAMA* 1973;**225**:676.
15. Cooke NT. Significance of arcus senilis in Caucasians. *J R Soc Med* 1981;**74**:201–4.
16. Crispin S. Ocular lipid deposition and hyperlipoproteinaemia. *Prog Retin Eye Res* 2002;**21**:169–224.
17. Sugar HS, Kobernick S. The white limbus girdle of Vogt. *Am J Ophthalmol* 1960;**50**:101–7.
18. Loh A, Hadziahmetovic M, Dunaief JL. Iron homeostasis and eye disease. *Biochim Biophys Acta* 2009;**1790**:637–49.
19. Rose GE, Lavin MJ. The Hudson-Stähli line. I: An epidemiological study. *Eye (Lond)* 1987;**1**:466–70.
20. Rose GE, Lavin MJ. The Hudson-Stähli line. II: A comparison of properties in eyes with and without long-term contact lens wear. *Eye (Lond)* 1987;**1**:471–4.
21. Rose GE, Lavin MJ. The Hudson-Stähli line. III: Observations on morphology, a critical review of aetiology and a unified theory for the formation of iron lines of the cornea epithelium. *Eye (Lond)* 1987;**1**:475–9.
22. Barraquer-Somers E, Chan CC, Green WR. Corneal epithelial iron deposition. *Ophthalmology* 1983;**90**:729–34.
23. Norn M. Hudson-Stähli's iron line in the cornea. *Acta Ophthalmologica (Copenh)* 1990;**68**:339–40.
24. Ferry AP. A 'new' iron line in the cornea. *Arch Ophthalmol* 1968;**79**:142–5.
25. Reinach NW, Baum J. A corneal pigmented line associated with Salzmann's nodular degeneration. *Am J Ophthalmol* 1981;**91**:677–8.
26. Vongthongsri A, Chuck RS, Pepose JS. Corneal iron deposits after laser in situ keratomileusis. *Am J Ophthalmol* 1999;**127**:85–6.
27. Steinberg EB, Wilson LA, Waring GO 3rd, et al. Stellate iron lines in the corneal epithelium after radial keratotomy. *Am J Ophthalmol* 1984;**98**:416–21.
28. Koenig SB, McDonald MB, Yamaguchi T, et al. Corneal iron lines after refractive keratoplasty. *Arch Ophthalmol* 1983;**101**:1862–5.
29. Mannis MJ. Iron deposition in the corneal graft. *Arch Ophthalmol* 1983;**101**:1858–61.
30. Iwamoto T, DeVoe G. Electron microscopical study of the Fleischer ring. *Arch Ophthalmol* 1976;**94**:1579–83.
31. Coates G. Two cases showing a small superficial opaque white ring in the cornea. *Trans Ophthalmol Soc U K* 1912;**32**:53–6.
32. Nevins R, Elliott J. White ring of the cornea. *Arch Ophthalmol* 1969;**82**:457–60.
33. Dixon J. *A guide to the practical study of diseases of the eye: with an outline of their medical and operative treatment.* Philadelphia: Lindsay; 1866.
34. Lemp MA, Ralph RA. Rapid development of band keratopathy in dry eyes. *Am J Ophthalmol* 1977;**83**:657–9.
35. Taravella MJ, Stulting D, Mader TH, et al. Calcific band keratopathy associated with the use of topical steroid-phosphate preparations. *Arch Ophthalmol* 1994;**112**:608–13.
36. Moisseiev E, Gal A, Addadi L. Acute calcific band keratopathy: Case report and literature review. *J Cataract Refract Surg* 2013;**39**:292–4.
37. Cursino JW, Fine BS. A histologic study of calcific and noncalcific band keratopathies. *Am J Ophthalmol* 1976;**82**:395–404.
38. Pouliquen Y, Haye C, Bisson J, et al. Ultrastructure de la keratopathíe en bandelette. *Arch Ophtalmol (Paris)* 1967;**27**:149–58.
39. O'Connor GR. Calcific band keratopathy. *Trans Am Ophthalmol Soc* 1972;**70**:58–81.
40. Berkow JW, Fine BS, Zimmerman LE. Unusual ocular calcification in hyperparathyroidism. *Am J Ophthalmol* 1968;**66**:812–24.
41. Doughman DJ, Olson GA, Nolan S, et al. Experimental band keratopathy. *Arch Ophthalmol* 1969;**81**:264–71.
42. Feist RM, Tessler H, Chandler JW. Transient calcific band keratopathy associated with increased serum calcium. *Am J Ophthalmol* 1992;**113**:459–61.
43. Eom Y, Han JY, Kang SY, et al. Calcium hydroxyapatite crystals in the anterior chamber of the eye in a patient with renal hyperparathyroidism. *Cornea* 2013;**32**:1502–4.
44. Demirci FY, Chang MH, Mah TS, et al. Proximal renal tubular acidosis and ocular pathology: a novel missense mutation in the gene (SLC4A4) for sodium bicarbonate co-transporter protein (NBCe1). *Mol Vis* 2006;**12**:324–30.
45. Nevyas AS, Raber IM, Eagle RC, et al. Acute band keratopathy following intracameral Viscoat. *Arch Ophthalmol* 1987;**105**:958–64.
46. Porter R, Crombie AL. Corneal calcification as a presenting and diagnostic sign in hyperparathyroidism. *Br J Ophthalmol* 1973;**57**:655–8.
47. Bokosky JE, Meyer RF, Sugar A. Surgical treatment of calcified band keratopathy. *Ophthalmic Res* 1985;**17**:645–7.
48. Wood TO, Walker GG. Treatment of band keratopathy. *Am J Ophthalmol* 1975;**80**:533.
49. O'Brart DP, Gartry DS, Lohman CP, et al. Treatment of band keratopathy by excimer laser phototherapeutic keratectomy: surgical techniques and long term follow up. *Br J Ophthalmol* 1993;**77**:702–8.
50. Rapuano CJ. Excimer laser phototherapeutic keratectomy: long-term results and practical considerations. *Cornea* 1997;**16**:151–7.
51. Anderson DF, Prabhasawat P, Alphonso E, et al. Amniotic membrane

transplantation after the primary surgical management of band keratopathy. *Cornea* 2001;**20**:354–61.

52. Perry HD, Scheie HG. Superficial reticular degeneration of Koby. *Br J Ophthalmol* 1980;**64**:841–4.

53. Perry HD, Leonard ER, Yourish NB. Superficial reticular degeneration of Koby. *Ophthalmology* 1985;**92**:1570–3.

54. Vogt A. *Lehrbuch und atlas der Spaltlampenmikroscopie des lebenden Auges.* Berlin: J. Springer; 1930.

55. Dangel ME, Krachmer GP, Stark WJ. Anterior corneal mosaic in eyes with keratoconus wearing hard contact lenses. *Arch Ophthalmol* 1984;**102**:888–90.

56. Weiss JS, Møller HU, Aldave AJ, et al. ICD3D Classification of corneal dystrophies-Edition 2. *Cornea* 2015;**34**:117–59.

57. Belliveau MJ, Brownstein S, Agapitas P, et al. Ultrastructural features of posterior crocodile shagreen of the cornea. *Surv Ophthalmol* 2009;**54**:569–75.

58. Uçakahn OO, Kanpolat A, Yilmaz N. In vivo confocal microscopy of megalocornea with central mosaic dystrophy. *Clin Experiment Ophthalmol* 2005;**33**:102–5.

59. Woodward M, Randelman JB, Larson PM. In vivo confocal microscopy of polymorphic amyloid degeneration and posterior crocodile shagreen. *Cornea* 2007;**26**:98–101.

60. Komai Y, Ushiki T. The three-dimentional organization of collagen fibrrils in the human cornea and sclera. *Invest Ophthalmol Vis Sci* 1991;**32**:2244–58.

61. Tripathi RC, Bron AJ. Secondary anterior crocodile shagreen of Vogt. *Br J Ophthalmol* 1975;**59**:59–63.

62. Bron AJ, Tripathi RC. Anterior corneal mosaic: further observations. *Br J Ophthalmol* 1969;**53**:760–4.

63. Paufique L, Etienne R. La cornea farinata. *Lyon Med* 1950;**183**:293–7.

64. Durand L, Bouvier R, Burillon C, et al. Cornea farinata. Report of a case: clinical, histologic and ultrastructural study. *J Fr Ophtalmol* 1990;**13**:449–55.

65. Kobayashi A, Ohkubo S, Tagawa S, et al. In vivo confocal microscopy in the patients with cornea farinata. *Cornea* 2003;**22**:578–81.

66. Yanoff M, Sassani JW. *Ocular pathology.* 7th ed. Elsevier; 2015.

67. Alphonso E, Arrellanes L, Boruchoff SA, et al. Idiopathic bilateral lipid keratopathy. *Br J Ophthalmol* 1988;**72**:338–43.

68. Cogan DG, Kuwabara T. Lipogenesis by cells of the cornea. *Arch Pathol* 1955;**59**:453–6.

69. Cogan DG, Kuwabara T. Lipid keratopathy and atheroma. *Trans Am Ophthalmol Soc* 1958;**56**:109–22.

70. Marsh RJ, Marshall J. Treatment of lipid keratopathy with the argon laser. *Br J Ophthalmol* 1982;**66**:127–35.

71. Brooks BJ, Ambati BK, Marcus DM, et al. Photodynamic therapy for corneal neovascularization and lipid degeneration. *Br J Ophthalmol* 2004;**88**:840.

72. Stevenson W, Ching SF, Dastjerdi MH, et al. Corneal neovascularization and the utility of topical VEGF inhibition: ranibizumab (Lucentis) vs bevacizumab (Avastin). *Ocul Surf* 2012;**10**:67–83.

73. Oh JY, Kim MK, Wee WR. Subconjunctival and intracorneal bevacizumab injection for corneal neovascularization in lipid keratopathy. *Cornea* 2009;**28**:1070–3.

74. Young JD, Finlay RD. Primary spheroidal degeneration of the cornea in Labrador and northern Newfoundland. *Am J Ophthalmol* 1975;**79**:129–34.

75. Rogers FC. Clinical findings, course, and progress of Bietti's corneal degeneration in the Dahlak Islands. *Br J Ophthalmol* 1973;**57**:657–64.

76. Serra HM, Holopainen JM, Beuerman R, et al. Climatic droplet keratopathy: an old disease in new clothes. *Acta Ophthalmol* 2015;**93**(6):496–504.

77. Fraunfelder FT, Hanna C, Parker JM. Spheroid degeneration of the cornea and conjunctiva. *Am J Ophthalmol* 1972;**74**:821–8.

78. Hanna C, Fraunfelder FT. Spheroid degeneration of the cornea and conjunctiva. *Am J Ophthalmol* 1972;**74**:829–39.

79. Norn M. Spheroid degeneration, keratopathy, pinguecula, and pterygium in Japan (Koyoto). *Acta Ophthalmol (Copenh)* 1984;**62**:54–60.

80. Norn MS. Spheroid degeneration, pinguecula, and pterygium among Arabs in the Red Sea territory, Jordan. *Acta Ophthalmol (Copenh)* 1982;**60**:949–54.

81. Gray RH, Johnson GJ, Freedman A. Climatic droplet keratopathy. *Surv Ophthalmol* 1992;**36**:241–53.

82. Ormerod LD, Dahan E, Hagele JE, et al. Serious occurrences in the natural history of advanced climatic keratopathy. *Ophthalmology* 1994;**101**:448–53.

83. Urrets-Zavalia JA, Maccio JP, Knoll EG, et al. Surface alterations, corneal hypoesthesia and iris atrophy in patients with climatic droplet keratopathy. *Cornea* 2007;**26**:800–4.

84. Menegay M, Lee D, Tabbara KF, et al. Proteomic analysis of climatic keratopathy droplets. *Invest Ophthalmol Vis Sci* 2008;**49**:2829–37.

85. Kaji Y, Nagai R, Amano S, et al. Advanced glycation end product deposits in climatic droplet keratopathy. *Br J Ophthalmol* 2007;**91**:85–8.

86. Ayres BD, Rapuano CJ. Excimer laser phototherapeutic keratectomy. *Ocul Surf* 2006;**4**:196–206.

87. Norn MS. Conjunctival spheroid degeneration. *Acta Ophthalmol (Copenh)* 1982;**60**:434–8.

88. Waring GO 3rd, Malaty A, Grossniklaus H, et al. Climatic proteoglycan stromal keratopathy: a new corneal degeneration. *Am J Ophthalmol* 1995;**120**:330–41.

89. Blodi FC, Apple DJ. Localized conjunctival amyloidosis. *Am J Ophthalmol* 1979;**88**:346–50.

90. Gorevic PD, Rodrigues MM, Krachmer JH, et al. Lack of evidence for protein AA reactivity in amyloid deposits of lattice corneal dystrophy and amyloid corneal degeneration. *Am J Ophthalmol* 1984;**98**:216–24.

91. D'Amico DJ, Kenyoun KR, Ruskin JN. Amiodarone keratopathy: drug-induced lipid storage disease. *Arch Ophthalmol* 1981;**99**:257–61.

92. McPherson SD, Kiffney GT. Corneal amyloidosis. *Am J Ophthalmol* 1966;**62**:1025–33.

93. Collyer RT. Amyloidosis of the cornea. *Can J Ophthalmol* 1968;**3**:35–8.

94. Garner A. Amyloidosis of the cornea. *Br J Ophthalmol* 1969;**53**:73–81.

95. Mannis MJ, Krachmer JH, Rodrigues MM, et al. Polymorphic amyloid degeneration of the cornea: a histopathologic study. *Arch Ophthalmol* 1981;**99**:1217–23.

96. Nirankari V, Rodrigues MM, Rajagopalan S, et al. Polymorphic amyloid degeneration. *Arch Ophthalmol* 1989;**107**:598.

97. Matta CS, Tabarra KF, Cameron JA. Climatic droplet keratopathy with corneal amyloidosis. *Ophthalmology* 1991;**98**:192–5.

98. Takahashi T, Kondo T, Isobe T, et al. A case of corneal amyloisosis. *Acta Ophthalmol (Copenh)* 1983;**61**:150–6.

99. Wood TO. Salzmann's nodular degeneration. *Cornea* 1990;**9**:17–22.

100. Werner LP, Issis K, Werner LP, et al. Salzmann's corneal degeneration associated with epithelial basement membrane dystrophy. *Cornea* 2000;**19**:121–3.

101. Farjo AA, Halperin GI, Syed N, et al. Salzmann's nodular degeneration: clinical characteristics and surgical outcomes. *Cornea* 2006;**25**:11–15.

102. Severin M, Kirchhof B. Recurrent Salzmann's corneal degeneration. *Graefe's Arch Clin Experiment Ophthalmol* 1990;**228**:101–4.

103. Vannas A, Hogan MJ, Wood I. Salzmann's nodular degeneration of the cornea. *Am J Ophthalmol* 1975;**79**:211–19.

104. Linke S, Kugu C, Gisbert R, et al. An in vivo confocal microscopic analysis of Salzmann's nodular degeneration: pre and post surgical intervention. *Acta Ophthalmol* 2009;**87**:233–4.

105. Das S, Link B, Seitz B. Salzmann's nodular degeneration of the cornea. *Cornea* 2005;**24**:772–7.

106. Cibis GW, Tripathi RC, Tripathi BJ, et al. Corneal keloid in Lowe's syndrome. *Arch Ophthalmol* 1982;**100**:1795–9.

107. Rosenthal JW, Kloepfer HW. An acromegaloid, cutis verticis gyrata, corneal leukoma syndrome. *Arch Ophthalmol* 1962;**68**:722–6.

108. Rao SK, Fan DSP, Pang CP, et al. Bilateral, congenital corneal keloids and anterior segment mesenchymal dysgenesis in a case of Rubenstein-Taybi syndrome. *Cornea* 2002;**21**:126–30.

109. Holbach LM, Font RL, Shivitz IA, et al. Bilateral keloid-like myofibroblastic proliferations of the cornea in children. *Ophthalmology* 1990;**97**:1188–93.

110. Mullaney PB, Teichmann K, Huaman A, et al. Corneal keloid from unusual penetrating trauma. *J Pediatr Ophthalmol Strabismus* 1995;**32**:331–4.

111. Risco JM, Huaman A, Antonios SR. A case of corneal keloid: clinical, surgical, pathological and ultrastructural characteristics. *Br J Ophthalmol* 1994;**78**:568–71.

112. Beauchamp GR. Terrien's marginal corneal degeneration. *J Pediatr Ophthalmol Strabismus* 1982;**19**:97–9.

113. Goldman KN, Kaufman HE. Atypical pterygium: a clinical feature of Terrien's marginal degeneration. 1978; 96:1027–9.

114. Soong HK, Fitzgerald J, Boruchoff SA, et al. Corneal hydrops in Terrien's marginal degeneration. *Ophthalmology* 1986;**93**:340–3.

115. Wilson SE, Lin DT, Klyce SE, et al. Terrien's marginal degeneration: corneal topography. *Refract Corneal Surg* 1990;**6**:15–20.

116. Pouliquen Y, Dhermy P, Renard G, et al. Terrien's disease: Clinical and ultrastructural studies, five case reports. *Eye (Lond)* 1989;**3**:791–802.

117. Lopez JS, Price FW Jr, Whitcup SM, et al. Immunohistochemistry of Terrien's and Mooren's corneal degeneration. *Arch Ophthalmol* 1991;**109**:988–92.

118. Austin P, Brown SI. Inflammatory Terrien's marginal corneal disease. *Am J Ophthalmol* 1981;**92**:189–92.

119. Wagoner MD, Teichmann KD. Terrien's marginal degeneration associated with posterior polymorphous dystrophy. *Cornea* 1999;**18**:612–15.

120. Donshik PC, Tedesco J, Carlton R, et al. Terrien's marginal degeneration associated with central anterior basement membrane-like dystrophic changes. *Cornea* 1987;**6**:246–9.

121. Kremer I. Terrien's marginal degeneration associated with vernal conjunctivitis. *Am J Ophthalmol* 1991;**111**:517–18.

122. Shimazaki J, Yang H, Shimmura S, et al. Terrien's marginal degeneration associated with erythema elevatum diutinum. *Cornea* 1998;**17**:342–4.

123. Mahadevan R, Fathima A, Rajan R, et al. An ocular surface prosthesis for keratoglobus and Terrien's marginal degeneration. *Optom Vis Sci* 2014;**91**:S34–9.

124. Wang T, Shi W, Ding G, et al. Ring-shaped corneoscleral lamellar keratoplasty guided by high-definition optical coherence tomography and Scheimpflug imagining for severe Terrien's marginal corneal degeneration. *Graefes Arch Clin Exp Ophthalmol* 2012;**250**:1795–801.

125. Cogan DG, Donaldson DD, Kuwabara T. Microcystic dystrophy of the

corneal epithelium. *Trans Am Ophthalmol Soc* 1964;**62**:213–25.

126. Guerry D. Observations on Cogan's microcystic dystrophy of the corneal epithelium. *Trans Am Ophthalmol Soc* 1965;**63**:320–34.

127. Trobe JD, Laibson PR. Dystrophic changes in the anterior cornea. *Arch Ophthalmol* 1972;**87**:378–82.

128. Tripathi RC, Bron AJ. Ultrastructural study of nontraumatic recurrent corneal erosion. *Br J Ophthalmol* 1972;**56**:73–85.

129. Boutboul S, Black GC, Moore JE, et al. A subset of patients with epithelial basement membrane corneal dystrophy have mutations in TGFB1/BIGH3. *Hum Mutat* 2006;**27**:553–7.

130. Laibson PR, Krachmer JH. Familial occurrence of dot (microcystic), map, fingerprint dystrophy of the cornea. *Invest Ophthalmol Vis Sci* 1975;**14**:397–9.

131. Werblin TP, Hirst LW, Stark EJ, et al. Prevalence of map-dot-fingerprint changes in the cornea. *Br J Ophthalmol* 1981;**65**:401–9.

132. Kobayashi A, Yokogawa H, Sugiyama K. In vivo laser confocal microscopy findings in patients with map-dot-fingerprint (epithelial basement membrane) dystrophy. *Clin Ophthalmol* 2012;**6**:1187–90.

133. Hau SC, Tuft SJ. In vivo confocal microscopy of bleb-like disorder in epithelial basement membrane dystrophy. *Cornea* 2011;**30**:1478–80.

134. Germundsson J, Lagali N. Pathologically reduced subbasal nerve density in epithelial basement membrane dystrophy is unaltered by photo-therapeutic keratectomy treatment. *Invest Ophthalmol Vis Sci* 2014;**55**:1835–41.

135. Sanhasawi M, Sandali O, Basli E, et al. Fourier-domain optical coherence tomography imaging in corneal epithelial basement membrane dystrophy: A structural analysis. *Am J Ophthalmol* 2015;**159**:755–63.

136. Taylor HR, West SK, Rosenthal FS, et al. Corneal changes associated with chronic UV irradiation. *Arch Ophthalmol* 1989;**107**:1481–4.

137. Dong N, Li W, Lin H, et al. Abnormal epithelial differentiation and tear film alteration in pinguecula. *Invest Ophthalmol Vis Sci* 2009;**50**: 2710–15.

138. Kaji Y, Oshika T, Amano S, et al. Immunohistochemical localization of advanced glycation end products in pinguecula. *Graefes Arch Clin Exp Ophthalmol* 2006;**244**:104–8.

139. Perkins ES. The association between pinguecula, sunlight, and cataract. *Ophthalmic Res* 1985;**17**:325–30.

140. Frucht-Perry J, Siganos CS, Solomon A, et al. Topical indomethacin solution versus dexamethasone solution for treatment of inflamed Pterygium and pinguecula: a prospective randomized clinical study. *Am J Ophthalmol* 1999;**127**:148–52.

141. Chan CML, Liu YP, Tan DTH. Ocular surface changes in pterygium. *Cornea* 2002;**21**:38–42.

142. Austin P, Jakobiec A, Iwamoto T. Elastodysplasia and elastodystrophy as the pathologic basis of ocular pterygia and pinguecula. *Ophthalmology* 1983;**90**:96–109.

143. Anduze AL, Merritt JC. Pterygium: clinical classification and management in Virgin Islands. *Ann Ophthalmol* 1985;**17**:92–5.

144. Hill JC, Maske R. Pathogenesis of pterygium. *Eye (Lond)* 1989;**3**: 218–26.

145. Luthra R, Nemesure BB, Wu S, et al. Frequency and risk factors for pterygium in the Barbados Eye Study. *Arch Ophthalmol* 2001;**119**: 1827–32.

146. Coroneo MT. Pterygium as an early indicator of ultraviolet insolation: a hypothesis. *Br J Ophthalmol* 1993;**77**:734–9.

147. Weinstein O, Rosenthal G, Zirkin H, et al. Over expression of p53 tumor suppressor gene in pterygia. *Eye (Lond)* 2002;**16**:619–21.

148. Dushku N, John MK, Schultz GS, et al. Pterygia pathogenesis: corneal invasion by matrix metalloproteinase expressing altered limbal epithelial basal cells. *Arch Ophthalmol* 2001;**119**:695–706.

149. Chumbley LC. Herbert's pits and lid secretions: an important association. *Eye (Lond)* 1988;**2**:476–7.

7

第 75 章

细菌性角膜炎

Augustine R. Hong, Thomas S. Shute, Andrew J.W. Huang

关键概念

- 细菌性角膜炎是一种常见的可影响视力的角膜感染。
- 眼外伤和佩戴角膜接触镜是最常见的致病因素。
- 最常见的病原体是革兰氏阳性球菌,而革兰氏阴性杆菌通常与佩戴角膜接触镜有关。
- 病原微生物的抗生素耐药性不断增强。
- 对于大多数伴有少量浸润的或位于角膜周边的社区获得性细菌性角膜炎,无需进行涂片或培养检查,可采取经验疗法,通过局部应用广谱抗生素进行治疗。
- 出现中央型或大面积角膜浸润,达深基质,首次抗生素治疗反应较慢或没有反应,或者特征不典型、提示可能是真菌或棘阿米巴等非细菌性病原体等引起的病例,应采取微生物培养检查、局部应用特定抗生素治疗并定期复诊。
- 糖皮质激素辅助治疗细菌性角膜炎的疗效尚不明确。
- 确认病原体后,局部合理使用糖皮质激素辅助治疗,可最大限度减少炎症与组织损伤。
- 向患者宣教有助于预防疾病、早期诊断、提高治疗依从性与改善临床疗效。

本章纲要

引言

微生物感染性角膜炎由微生物(包括细菌、真菌、病毒和寄生虫)增殖所致,且与角膜组织内的炎症与组织损伤有关。该病是常见的、威胁视力的眼科急症。通常较难鉴别微生物感染性角膜炎和其他非感染性角膜炎。细菌性角膜炎是造成化脓性角膜溃疡最常见的原因。由于角膜自身具有抵抗感染的能力,正常眼部很少会出现脓性角膜溃疡。佩戴角膜接触镜、创伤、角膜手术、眼表疾病、全身性疾病[1]和免疫抑制等诱因均可改变眼表防御机制,从而导致细菌侵入角膜。微生物感染性角膜炎并无特异性临床表现,但医生应评估潜在的感染风险因素和角膜特征性表现,以确定可能的病原。若怀疑可能出现感染,应考虑进行实验室检查。可根据化验结果、临床反应和抗菌药耐受性来制定和修改治疗方案[2]。细菌性角膜炎的治疗目标是消除感染和炎症,恢复角膜完整性和/或视功能。主要治疗方法是抗生素治疗。临床疗效通常取决于前述病理情况和就诊时溃疡浸润的程度[3]。如果药物治疗未能根除病原体,或者感染、感染导致的瘢痕对视力造成明显威胁,则应考虑手术治疗。

流行病学

细菌性角膜炎的具体发病率尚不确切。据统计,20世纪90年代,美国微生物感染性角膜炎年发病例数为30 000例[4]。2010年,美国疾病控制中心(center for disease control,CDC)根据账单编码和病例回顾信息,估测美国年发病案例数为71 000例[5]。根据账单编码,每年与佩戴角膜接触镜相关的角膜炎和角膜疾病的门诊和急诊量共988 000人次,总花费1.749亿美元[6],但并不能通过编码来区分是感染性还是非感染性病因所致。

尽管不同前瞻性研究中的发病率差异较大,但据估计,美国每年每10 000名角膜接触镜佩戴者中,有1~3人患有微生物感染性角膜炎[7]。澳大利亚一项大型前瞻性人群调查研究显示,每年每10 000名角膜接触镜佩戴者中有5人患有微生物感染性角膜炎[8]。

尽管发展中国家缺少完整的流行病学信息,但细菌性角膜炎是发展中国家因角膜病引起的失明中最常见的病因,且通常与眼外伤有关[9]。印度一项大型回顾性研究发现细菌性角膜炎的发病率有所下降,这可能是因为抗生素使用的增加和转诊模式的转变[10]。研究还发现印度城郊和农村的微生物性角膜炎发病率更高[11]。风险因素的转变,如HIV感染、致病性微生物,很可能对全球细菌性角膜炎统计数据造成一定影响。

在少数情况下,严重或难治性细菌性角膜炎需采取手术治疗。根据美国眼库协会(Eye Bank Association of America,EBAA)的数据,在全部角膜移植的病例中,有将近1%是由微生物感染性角膜炎所致[12]。

宿主防御机制和风险因素

眼表防御

当存在可能破坏正常眼表防御机制的危险因素时,患者发生细菌性角膜炎的概率更大[13]。眼表的防御系统包括眼睑、泪膜、角膜上皮和眼部正常菌群。眼睑相当于一道物理屏障,阻止外源微生物入侵。正常的眨眼有助于泪膜分布,可以通过泪道排泄系统冲刷掉部分潜在的病原体。眼睑外伤、贝尔反射差或者眼睑闭合异常都会降低损伤的防御功能,对于意识不清或虚弱的患者而言更是如此。泪膜里含有很多保护成分[14]。泪液的成分、泪液的量、泪液排出系统异常同样会危害眼表健康。许多泪液蛋白,例如分泌型免疫球蛋白A、脂质运载蛋白、黏蛋白、表面活性剂和补体成分,以及包括溶菌酶、乳铁蛋白、β溶菌酶、血清类黏蛋白、分泌型磷脂酶A_2和血浆铜蓝蛋白在内的多种酶,都具有抗菌作用[15,16]。睑缘长期细菌定植和感染容易导致角膜细菌感染。鼻泪管阻塞会降低特定抗菌物质的浓度,导致细菌在泪膜中聚集[17]。角膜或结膜瘢痕以及水液缺乏均会导致角膜干燥。局部和全身炎症会导致角膜上皮或基质损伤,从而导致细菌侵入[18]。泪膜中缺乏黏蛋白或脂质成分,也会使角膜更易受到病原体的侵袭,但这些成分在宿主防御中的具体作用尚处研究阶段[19,20]。泪膜的黏蛋白层由分泌腺和跨膜黏蛋白组成,通常认为以上两种成分能保持水分、协助细胞通讯并给眼表提供一层额外的屏障[21]。脂质层可能具有类似表面活性剂或去垢剂的属性,能够破坏微生物细胞膜的稳定状态[22]。

角膜上皮的完整性是关键的防御因素,很少有细菌能够穿透完整的角膜上皮,例如淋病奈瑟球菌、白喉棒杆菌、埃及嗜血杆菌和单核细胞增多性李斯特菌。因佩戴角膜接触镜、角膜创伤或角膜手术而导致的角膜完整性受损是引起细菌性角膜炎的重要原因[21]。另外角膜上皮细胞的吞噬作用和对所吞噬颗粒的胞间运输,为消灭入侵微生物提供了额外的防御。眼泪中的浮游细菌和眼表上黏附的固有细菌共同组成了正常的结膜菌群,可以防止外源微生物过度生长。局部抗生素使用不当有可能改变正常菌群的自然防护能力,导致角膜机会性感染或耐药菌群滋生。生物膜(由角膜接触镜上附着的细菌所制造的有机聚合物组成的一层黏性薄膜)能够保护致病菌不受抗菌物质影响,并形成感染灶[22,23]。结膜含有上皮下黏膜相关淋巴组织(subepithelial mucosal-associated lymphoid tissue,MALT),即淋巴细胞群,能够为眼表提供特定的免疫介导的防御。

其他能引起角膜感染的局部角膜病症包括大泡性角膜水肿、神经营养性角膜炎和眼表长期局部使用糖皮质激素引起的局部免疫抑制。

外部风险因素

包括化学和热损伤在内的角膜外伤、异物、局部辐射均易引发感染性角膜炎,且这些因素在农业活动中比在工业活动中更容易出现[24]。农业活动中的损伤可能导致诺卡菌性角膜炎或者其他罕见的感染性角膜炎。接触受污染的水或其他溶液也可能导致细菌性角膜炎。过去曾发生过滴眼液污染的案例,例如荧光剂滴眼液受污染[25],因此开始采用滴眼液无菌处理标准指南[26]，并且多种外用眼药制剂中也常规添加防腐剂。尽管如此，外用滴眼液污染和滴眼剂瓶口顶端或瓶盖污染导致的角膜感染依然频发[27]。品种繁多的眼科防腐剂的抗菌谱，因为缺少标准化的有效性评价方法，且在不同国家各不相同[28]。

长期滥用表面麻醉药扰乱角膜上皮和神经，使角膜更容易受到微生物感染（图75.1）[29]。吸入可卡因同样可损害角膜上皮，并与因角膜感觉退化而引起频繁揉眼有关[30-32]。由于插管或气道吸入溶剂造成的睑裂闭合不全、意外创伤而导致神智不清或服用镇静药的患者也容易患院内角膜感染[33,34]。地理和气候因素同样影响细菌性角膜炎的患病率[35-39]。居住地、抗生素使用导致接触的微生物不同，例如住在城市或乡村，会导致不同类型的感染性角膜炎[40,41]。

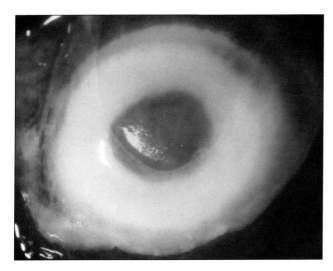

图75.1 眼外伤和滥用表面麻醉药物导致的芽孢杆菌感染性角膜炎。侵蚀性周围型角膜基质坏死伴环形溃疡

佩戴角膜接触镜

佩戴角膜接触镜已成为发达国家细菌性角膜炎发病最常见的诱因[42]。研究表明美国佩戴角膜接触镜的人群高达360万[43]。硬性、透气性、软性、一次性角膜接触镜及美瞳等所有角膜接触镜都与微生物相关性角膜炎的发病有关[44-46]。平均来说，如一生持续佩戴角膜接触镜，佩戴者患感染性角膜炎的概率为1.5%。前瞻性研究显示，每10 000名使用日戴型角膜接触镜的人群中有1.9~6.9人患感染性角膜炎，而每10 000名使用长期佩戴型角膜接触镜的人群中，有9.3~96.4人患感染性角膜炎[47]。佩戴硬性透气性角膜接触镜患感染性角膜炎的概率最低，约为每10 000人中0.4~4人。虽然日抛型角膜接触镜免去

了储存和清洁步骤，感染严重疾病的概率较小，但仍然无法明显降低细菌性角膜炎的发生概率[46,48]。持续佩戴角膜接触镜会使感染性角膜炎的概率增加约10倍，而且感染的概率随连续夜间佩戴次数增加而递增[49,50]。虽然佩戴硅水凝胶角膜接触镜不易造成角膜缺氧，但长期佩戴引发角膜炎的严重程度和总体概率和夜间佩戴水凝胶角膜接触镜具有可比性[51]。角膜塑形技术需要在夜间佩戴硬性角膜接触镜来暂时减少近视程度，不少报告表明这种操作与感染性角膜炎发病率增加有关[52,53]。

角膜接触镜相关感染性角膜炎在无晶状体患者[54]、角膜移植患者及佩戴绷带式角膜接触镜的慢性角膜病患者中的发生概率较高，且更易于被罕见微生物所感染[55]。其他感染性角膜炎的致病因素包括不经常清洗接触镜盒、不讲卫生、吸烟[48,56]及在网上购买角膜接触镜而没有得到护理眼镜的正规指导等。另外佩戴角膜接触镜的新手患感染性角膜炎的风险更高[8]。

铜绿假单胞菌（绿脓杆菌）或真菌污染镜片在早年的角膜接触镜制造过程中时有发生，现今日益完善的制造标准提高了新型镜片的灭菌效果[57]。然而近期在美国仍发生了两起由角膜接触镜护理液引发的重大细菌性角膜炎事故。2005年新加坡暴发镰刀菌感染性角膜炎的部分原因是溶剂的温度不稳定造成消毒剂性能减弱以及镜片、镜盒上微生物增多[58,59]。不到一年的时间，又后续报道了另一起独立的棘阿米巴感染性角膜炎暴发事件，出现感染的部分原因是溶剂消毒性能不足，且与卫生环境因素有关[60]。尽管一些新配方的护理液采用双重消毒剂和表面活性剂，但角膜接触镜相关的感染性角膜炎总体发病率并没有减少[47]。因此，消毒剂和防腐剂成分的效力应权衡眼部不适和表面毒性的风险。

铜绿假单胞菌是最常见的角膜接触镜相关的细菌性角膜炎的致病菌（图75.2和图75.3）[61,62]。在制备角膜接触镜清洁盐溶液的自来水和瓶装水中常可发现铜绿假单胞菌和其他微生物。细菌可附着于任何材质的角膜接触镜镜片上[63]，并可在镜盒的湿环境中存活[64]。表面蛋白质和黏蛋白可沉积于磨损的角膜接触镜表面，这更利于细菌附着[65,66]。角膜接触镜相关的细菌性角膜炎发病率具有季节性波动，可能是受夏季游泳等活动的影响[67]。佩戴角膜接触镜不一定会影响正常的结膜菌群[68]，但一些镜片消毒剂会影响眼表微生物环境[69]。虽然佩戴角膜接触镜的医疗人员不一定有变异的结膜菌群[70]，但他们易患

7

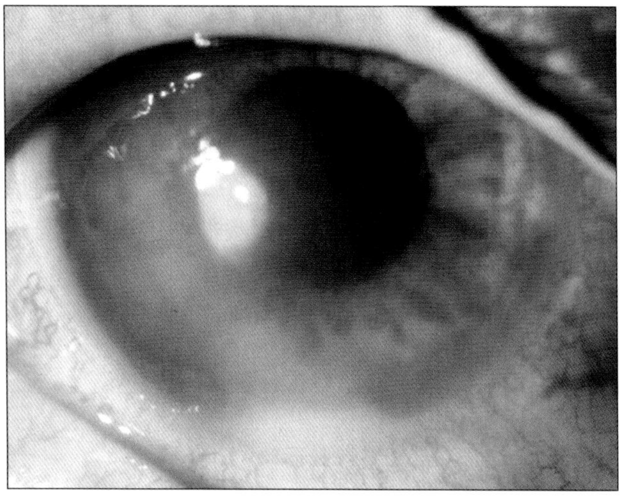

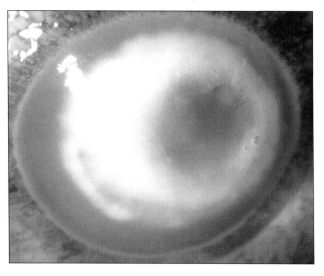

图75.2 长期佩戴软性角膜接触镜导致的铜绿假单胞菌感染性角膜炎。可见角膜边缘浸润,浸润区角膜水肿、前房积脓

眼表上皮细胞鳞状上皮化生和泪膜不稳定[75]。宿主免疫系统失调和宿主菌群改变也可能起重要作用[76]。表皮多糖-蛋白质复合物受损可能会增加细菌的黏附从而继发角膜炎[77]。细菌性角膜炎会导致与角膜基底膜营养不良[78]、格子状角膜营养不良以及春季或特应性角膜结膜炎相关的角膜上皮糜烂[79]。

角膜移植术后任何时间都有可能发生细菌性角膜炎[80]。回顾性调查研究发现其发生率大约为2%~5%[81~83]。长期佩戴软性角膜接触镜是角膜移植术后细菌性角膜炎主要危险因素之一[84,85]。其他的诱因包括慢性角膜上皮缺损、频繁使用局部糖皮质激素和其他药物以及并发性干眼[86~88]。暴露的缝线能让眼睛菌群黏附并成为细菌侵入口,拆除缝线时会拉扯眼表的微生物至角膜基质(图75.4)[89]。

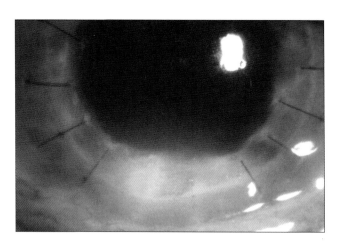

图75.4 凝固酶阴性葡萄球菌感染引起的角膜基质浸润,位于角膜植片缝线周边的深基质层。这种情况发生在拆除角膜缝线后

图75.3 铜绿假单胞菌感染性角膜炎表现为角膜基质坏死性环形基质浸润,与棘阿米巴感染角膜炎类似

由抗生素耐药性菌株引起的细菌性角膜炎。

佩戴角膜接触镜会因组织缺氧和改变上皮稳定状态对健康的角膜造成不利影响[71]。角膜缺氧以及相关的内皮功能障碍可引起急性上皮水肿并破坏上皮完整性。同时佩戴角膜接触镜还会抑制细胞增殖[72]、影响细胞迁移[73]、减慢细胞脱落[74]。另外摘戴角膜接触镜时也可能造成角膜擦伤。

眼表异常

眼表疾病,例如黏膜类天疱疮(既往也叫做眼瘢痕性天疱疮)、Stevens-Johnson综合征、特应性角膜结膜炎、放射和化学损伤以及维生素A缺乏,均可导致

角膜屈光手术如LASIK术后短期内或者数年后均可出现细菌性角膜炎[90~95]。细菌性角膜炎在其他类型的角膜屈光手术中报道较少,如角膜移植术后切口松解术和准分子激光治疗性角膜切削术[96]或准分子激光屈光性角膜切削术[97,98]。除了与屈光手术相关的常见微生物外[99],非结核分枝杆菌等罕见微生物在LASIK中出现频率也较高(图75.5)[92,93]。最近还有报告称在屈光手术术后患者中出现耐甲氧西林金黄色葡萄球菌(methicillin-resistant staphylococcus aureus,MRSA)感染[100~103]。与放射状角膜切开术相似,多数的LASIK术后角膜炎与手术器械污染相关[104]。

全身状况如营养不良、糖尿病、胶原血管病或慢性酒精中毒均会损伤眼表并增加由如莫拉氏菌属等罕见微生物引起的细菌性角膜炎的危险(图75.6)[105]。

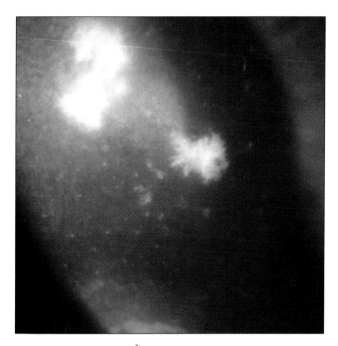

图 75.5　LASIK 术后慢性非结核分枝杆菌角膜炎,可见角膜瓣与基质床层间浸润,边缘呈现羽毛状外观,角膜基质轻度炎症反应

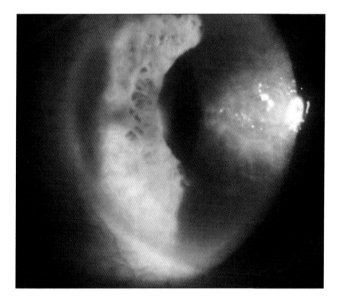

图 75.6　糖尿病患者感染莫拉氏菌角膜炎,可见角膜浅基质层溃疡伴角膜轻度浸润和中度水肿

通常认为 HIV 患者细菌性角膜炎的发病率与普通人群类似,但近期在北加利福尼亚的一项分析显示 HIV 可能是独立的危险因素[5]。而且在这些患者中的感染性角膜炎病情更加严重且治疗效果较差[106,107]。

发病机制

多种微生物均可引发细菌性角膜炎(表 75.1)。

在美国最常见的微生物是葡萄球菌和铜绿假单胞菌[35,38,39,108]。相比之下在很多发展中国家,细菌性角膜炎主要的致病源是链球菌,特别是肺炎链球菌[109,110]。目前可引起人类角膜感染的最小接种量还未确定。细菌性角膜炎动物模型显示,仅需大约 50 个绿脓杆菌或 100 个金黄色葡萄球菌即可引起角膜感染[111,112]。

表 75.1　美国常见细菌性角膜炎病原体

分类／微生物	常见菌种*	例数(%)
革兰氏阳性菌种		29~75.1
革兰氏阳性球菌	金黄色葡萄球菌	4~27.6
	凝固酶阴性葡萄球菌	1~45.5
	肺炎链球菌	0~3.4
	草绿色链球菌群	1~6.9
革兰氏阳性杆菌	丙酸杆菌属	4~7
	分枝杆菌属	3
革兰氏阴性菌种		31~50
革兰氏阴性杆菌	铜绿假单胞菌	3~33
	黏质沙雷菌	3~13.5
	奇异变形杆菌	3~4.4
	革兰氏阴性肠道杆菌,其他	1~10
	莫拉克斯菌属及相关菌属	1~20.7
球杆菌	流感嗜血杆菌及其他嗜血杆菌属	2.5

　*地域差异会影响病原体的排序和所占比例。见对抗特定菌种及其药理学章节讨论部分。数据来源于美国眼科学会。临床指南:细菌性角膜炎,美国眼科学会,2013 年[272]。

细菌黏附

在角膜受损后,活菌很快可以黏附在受损的角膜上皮细胞边缘[113]和基底膜或是伤口处的裸露基质[114],而受损的上皮细胞的多糖蛋白复合物则特别容易被微生物附着。

微生物附着由细菌黏附素与眼表的糖蛋白受体相互作用所致[115,116]。特定细菌对上皮细胞受损处的黏附能力可能与金黄葡萄球菌、肺炎链球菌和铜绿假单胞菌所引起的感染的发生频率有关[117]。生成的生物膜能促进细菌聚合、保护黏附的微生物,从而在感染初期促进微生物的增长[118]。菌毛是直径为 4~10nm 的生长在许多细菌表面的蛋白质细丝。菌毛加固了铜绿假单胞菌和奈瑟球菌种在上皮组织上的附着。

细菌浸润

细菌荚膜和其他表面物质在角膜浸润中都起到关键作用。例如一些细菌可因为荚膜多糖而避免激活补体旁路。脂多糖(细菌荚膜下成分)和内毒素会引起炎症反应[119]。细菌浸润表面上皮细胞,一部分是由细菌细胞表面的蛋白质、整联蛋白、上皮细胞表面的蛋白质及细菌释放的蛋白酶进行交互调节来介导的。淋球菌、脑膜炎双球菌、白喉杆菌、嗜血杆菌和李斯特菌等微生物可通过上述机制渗入未损伤的角膜上皮细胞。

没有抗生素和其他介入因素时,细菌将继续侵入角膜基质并复制。虽然角膜基质细胞具备细胞吞噬功能[120],但是暴露的无血管的角膜基质对角膜的保护作用非常有限。微生物在前部角膜基质板层间释放蛋白水解酶,破坏基质结构和胶原纤维[121,122]。细菌浸润发生在角膜伤口受外部感染的几个小时内[118],或是在使用被严重污染的角膜接触镜之后[123]。细菌数量在角膜基质感染的前两天内增长最快[111]。

细菌接种后,细菌会浸润角膜周围的上皮组织并进一步侵入位于最初感染部位周围的深部基质组织。活性细菌通常位于浸润区边缘或者在深层中央溃疡区。

角膜炎症和组织损伤

细菌感染可诱导产生许多炎症细胞和可溶性介质,并进一步造成角膜炎症反应,最终导致组织破坏。炎症的可溶介质包括激肽形成系统、凝血和纤维蛋白溶解系统、免疫球蛋白、补体成分、血管活性胺、类花生酸类物质、神经肽和细胞因子。另外还可触发补体级联来杀灭细菌;但是补体依赖性趋化因子同样会引起局灶性炎症[124]。

细胞因子,如肿瘤坏死因子(tumor necrosis factor,TNF)-α 和白介素(interleukin,IL)-1 的形成导致角膜缘血管中中性粒细胞黏附和外渗[125]。这个过程可由整合素、选择素等细胞黏附蛋白进行介导,或者由如血管内皮细胞和白血球表面的细胞间黏附分子(intercellular adhesion molecules,ICAMs)等免疫球蛋白超家族中的成员进行介导。

结膜和角膜缘血管的扩张与通透性增加有关,造成炎性渗出物释放进入泪膜和角膜周围。多形核白细胞(polymorphonuclear neutrophils,PMNs)可以经由泪膜从前向后通过上皮缺损处进入受伤的角膜,但是大多数都来自角膜缘[126]。

急性炎症细胞聚集发生在细菌接种后几个小时内。由于中性粒细胞集中在感染部位,会释放很多细胞因子,如白三烯和补体成分,以吸引其他白细胞。随后巨噬细胞开始移入角膜,摄取入侵的细菌和降解的中性粒细胞。大面积的角膜基质炎症最终导致蛋白水解酶降解角膜基质和液化性组织坏死。各种免疫反应成分(如 Toll 样受体(toll-like receptors,TLRs)和白介素)的调节的相关研究较多,并且可能会为感染性角膜炎发病机制研究提供新见解、为研制新疗法提供机会[76]。

自然病程

疾病进展速度依赖于宿主情况以及感染性微生物的毒性强度。比如铜绿假单胞菌、肺炎双球菌或淋球菌之类的高毒性微生物会迅速导致组织破坏,而像非结核分枝杆菌和草绿色链球菌等微生物则通常与无痛性角膜炎有关。一些被当做正常结膜菌群的细菌,如棒状杆菌属,可能会在已受损的眼睛中成为条件致病菌。

细菌性角膜炎可以在角膜的任何部位出现,但是中央角膜感染预后较差。即使病原生物被成功消除,这个位置的瘢痕也会造成视力损伤。未经治疗或严重的细菌性角膜炎或许会导致角膜穿孔,而且有可能发展成为眼内炎,进而导致视力丧失[87]。鉴于角膜组织破坏的发生较为迅速,理想的治疗方案不仅要求快速诊断疾病并及时制定治疗方法,而且要求定期随访。

临床表现

严重细菌性角膜炎通常会出现眼部突然疼痛、畏光、视力减退、结膜充血、前房反应和 / 或前房积脓。相比之下,非结核性分枝杆菌角膜炎具有起病隐匿或无痛的特征。大多数情况下,不能凭借临床表现就轻易识别出病原体。但如果有相关病史或微生物具有典型特点时,可以进行临床诊断。但是仍然有很多微生物(如真菌、疱疹病毒或棘阿米巴)能够表现出一些类似细菌性角膜炎的特征。

鉴别诊断

鉴别诊断包括鉴别感染性和非感染性角膜浸润。非细菌性角膜病原体有真菌(酵母和霉菌)、寄生虫

（包括原生生物，如棘阿米巴）、线虫（如盘尾丝虫）和病毒性感染。病毒包括单纯疱疹病毒（herpes simplex virus，HSV）、水痘带状疱疹病毒（caricella-zoster virus，VZV）和 EB 病毒（Epstein-Barr virus，EBV）在内的病毒会形成免疫介导的角膜浸润，与细菌性角膜炎、真菌性角膜炎或棘阿米巴角膜炎的浸润类似。患有病毒性角膜炎的眼睛同样易遭受微生物重复感染。和坏死性基质病变一样，病毒将可导致典型的化脓性角膜炎。非感染性的基质浸润与佩戴角膜接触镜或来自于局部或全身细菌感染的抗原有关。全身性炎性疾病，如类风湿性关节炎、全身性红斑狼疮、结节性多动脉炎、伴随有多血管炎的肉芽肿病（旧称韦格纳氏肉芽肿病），以及结节病均可导致浸润性角膜炎。其他原因包括皮肤病（如严重性眼红斑痤疮）和过敏反应（如春季和特应性角膜结膜炎）。

临床检查

细菌性角膜炎临床评估的目的在于评估疾病诱发因素或导致病情加重的因素，进而确立鉴别诊断、评估病情以及相关并发症的严重程度并及时给予适当治疗。最重要的一点是获得详细的病程，不仅需要了解眼部症状（如疼痛程度、眼红程度、分泌物情况、视力模糊、畏光、症状持续时间以及与症状相关的其他情况），而且需要查阅以前的眼部疾病病史（包括用药、先前是否患过感染性角膜炎、眼部或眼睑手术、角膜接触镜佩戴情况[49,50,127]、外伤和眼表疾病）[128]。

在许多情况下，患者出现不适、流泪和炎症反应都会危害到视力。查明视力和眼前节检查结果是否一致很有必要。在进行外眼检查的时候，要特别留意以下几个方面：患者的身体状况、皮肤情况、面部检查、眼睑和闭眼情况、结膜、鼻泪器官和角膜知觉；其中角膜知觉的评估必须在使用表面麻醉之前进行。

详细的裂隙灯镜检查应包括对以下几项内容的评估：睑缘（睑板腺功能障碍、溃疡形成、包括倒睫、不规则、鼻泪系统障碍、泪小点异常在内的睫毛异常）、泪膜（干眼或异物）、结膜（分泌物、红斑、小囊、丘疹、瘢痕形成、角质化、真膜、假膜、溃疡形成、瘢痕、异物）、巩膜（炎症反应、溃疡形成、结节、局部缺血、变薄）、角膜缘和角膜（上皮缺损、新生血管化、大疱、点状角膜病边、陷凹、水肿、基质浸润、变薄或穿孔）。应该仔细评估和记录浸润区边缘的位置（中央、边缘、周围神经或邻近手术或创伤缺损）、密度、尺寸、形状（环状，如图 75.7 和图 75.8 所示，或卫星病灶）、深度和性

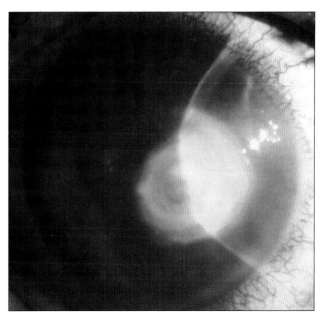

图 75.7 带有环形浸润物的非结核性分枝杆菌角膜炎，并伴随有间质坏死和中央变薄现象，类似于棘阿米巴角膜炎

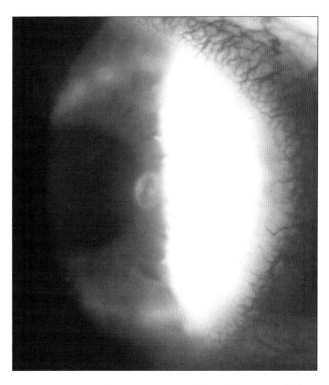

图 75.8 轻微的表层金黄色酿脓葡萄球菌角膜炎，带有一个较大的非感染性免疫环

状（化脓性、坏死性、羽毛状、软性、结晶状）以及角膜溃疡的颜色。另外，内皮和相关前房炎症反应（角膜后沉积物、细胞、房闪、前房积脓或纤维蛋白渗出）都不容忽视。此外，还有一些发现同样很重要，比如异物、缝线、角膜营养不良迹象（如上皮基底膜营养不

良、角膜内皮营养不良)和以前接受眼科手术所留下的迹象。荧光素、孟加拉红或丽丝胺绿染色或许都能够提供更多信息,例如,是否存在树枝状角膜溃疡、假树枝状角膜溃疡、缝线松动或暴露、角膜上皮脱落或是否有之前就已经存在的眼表疾病。微生物性角膜炎(无角膜穿孔)虽然很少直接导致感染眼内扩展或感染性眼内炎,但是仍然需要检查前房和玻璃体,观察炎症和清晰度,以排除这种可能性。对侧眼可以为确定病因提供线索。

细菌性角膜炎的主要临床特征包括边缘不清的化脓性基质浸润(尤其是大于1mm的浸润)、水肿和基质周围白细胞浸润。常见上皮缺损和前房反应。如果损伤进展迅速、浸润尺寸大于6mm、浸润深度大于角膜厚度的1/3、濒临穿孔或存在明显穿孔或者浸润涉及巩膜[129],则认为角膜严重溃疡。通常造成这种严重急进性角膜溃疡的微生物包括金黄色葡萄球菌、肺炎双球菌、β溶血型链球菌和铜绿假单胞菌。严重程度较低或者进展较慢的角膜溃疡通常是由凝固酶阴性葡萄球菌、草绿色链球菌、放线菌、诺卡菌属、莫拉克斯菌属和沙雷菌属等微生物导致(图75.9)。

特异性细菌性溃疡

细菌性角膜炎中最常见病原性微生物包括金黄

色葡萄球菌和革兰氏阴性杆菌(铜绿假单胞菌属)。与佩戴角膜接触镜相关的细菌性结膜炎中,铜绿假单胞菌是最常见病原体,占此类病例的2/3[130-132]。但是弗罗里达州的一篇综述表明,角膜接触镜相关角膜炎的病例中分离出黏质沙雷菌的频率和铜绿假单胞菌一样[35]。澳大利亚墨尔本的一篇综述发现,仅有7%的角膜接触镜相关的角膜炎病例中能够分离出铜绿假单胞菌[133]。发生在住院婴儿和依赖呼吸机的成人中的细菌性角膜炎病例中,铜绿假单胞菌也是常见的病原体[134]。不同的人群调查表明,感染革兰氏阳性和革兰氏阴性菌患者患病率的变化趋势会因地域不同而不同,可以反映出环境和抗生素使用情况[37,118,135,136]。

可以改变临床表现的因素有很多,所以没有一种的特异性体征或症状可用于区分引起细菌性角膜炎的微生物是哪一种。但是特征性浸润性溃疡可以为确定造成细菌性角膜炎的微生物提供线索,比如铜绿假单胞菌感染性角膜炎表现出严重化脓性溃疡。

葡萄球菌

作为最常见的革兰氏阳性微生物,葡萄球菌通常出现在眼表正常菌群中。细菌能够很容易在常规培养基中生长起来,表现为白色菌落(图75.10)。角膜表面受损时更易发生葡萄球菌性角膜炎,比如有大泡性角膜病变、慢性疱疹性角膜炎、干燥性角膜结膜炎、眼红斑痤疮或特应性角结膜炎时。

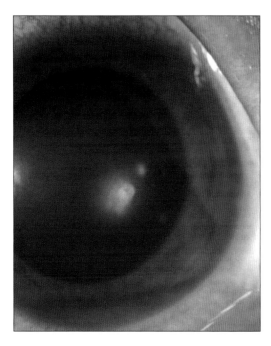

图75.9　沙雷菌感染性角膜炎,小面积密集局部浸润伴有卫星病灶

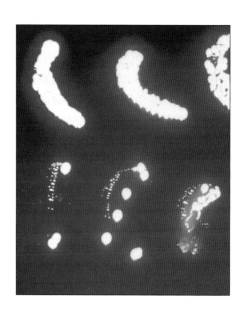

图75.10　角膜溃疡涂片,血琼脂平板上C划线中金黄色葡萄球菌的白色珠斑群。在连续C划线中可注意到菌群数量较少,表明微生物确实来自感染,而非平板污染

金黄色葡萄球菌感染通常会导致急性进展的角膜浸润和伴有内皮斑块或前房积脓的中度前房反应。角膜病灶通常为圆形或椭圆形，浸润致密，边缘清晰（图 75.11），但是偶尔也会形成边界不清的基质微小脓肿。

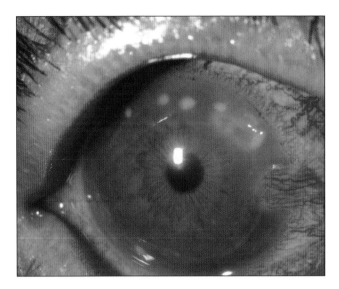

图 75.11　金黄色葡萄球菌感染性角膜炎，可见角膜周边大溃疡灶及多个小圆形浸润，该患者有典型的睑缘炎

从细菌性角膜炎患者分离出的耐甲氧西林金黄色葡萄球菌（MRSA）逐渐增多[37,137]，但是报道的发病率的变化范围较大，多伦多为 1.3%[37]，洛杉矶为 45%[39]。结膜菌群研究中，MRSA 发现率已经很高[138,139]。术后眼内炎病原菌培养分析发现 MRSA 发病率逐渐增高，在 25 年间从 18% 提高到 55%[140]。但是目前还没有研究确定眼表 MRSA 定植的风险因素。近期使用抗生素[141]和老龄化或许是相关风险因素[142]。有趣的是，近期接触医疗环境或作为医疗工作人员并不是结膜定植的风险因素[141,142]。有报道称角膜屈光手术后感染分离出 MRSA[100,103]。

凝固酶阴性葡萄球菌（coagulase-negative staphylococcus，CNS）通常会在受损的角膜中导致机会性感染。大于 85% 的正常人群眼睑取材培养 CNS 呈阳性[142]，CNS 是从细菌性角膜炎中分离出来频率最高的微生物[144]。感染进展通常较慢，浸润通常局限于角膜表面，边缘清晰。但是如果不加治疗也能够发生致密浸润的严重溃疡。据报道，分离出的 CNS 中耐甲氧西林 CNS 占比高达 43%[37]。

链球菌

肺炎链球菌感染性角膜炎常发生在角膜外伤、泪囊炎或结膜滤过泡感染之后。溃疡表现为急性、化脓性和急性发作，且伴有深基质脓肿（图 75.12）。前房反应常较严重，表现为显著前房积脓和角膜后纤维蛋白凝固。培养物在血液或巧克力琼脂平板上显示出非溶血性（图 75.13）。曾有出现特异性无痛结晶状角膜病变的报道[145]。

诺卡菌属

诺卡菌生长缓慢，在培养基平板上表现为白色小

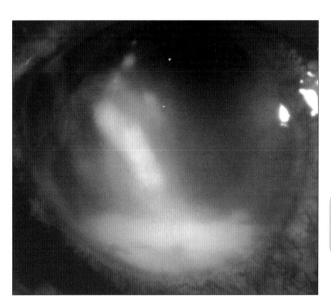

图 75.12　免疫功能受损患者的肺炎双球菌感染性角膜溃疡，可见角膜深基质浸润物和浓厚的眼前房积脓

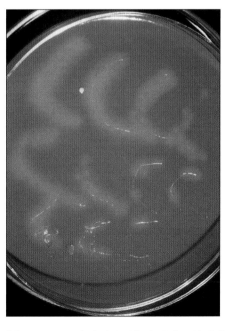

图 75.13　巧克力琼脂平板上非溶血性肺炎双球菌生长旺盛

菌群(图75.14),属于分枝微丝中变异抗酸革兰氏阳性杆菌(图75.15)。轻微创伤后易出现无痛性溃疡,尤其是接触受污染的土壤的情况下[146]。诺卡菌感染性角膜炎通常病情反复。诺卡菌属能够在中性粒细胞以及与生成超氧化物歧化酶有关的巨噬细胞中生存。诺卡式菌感染性角膜炎的特征包括隆起的针尖样花冠状(图75.16)表面浸润,灌丛火焰状浸润边界,外观似破碎挡风玻璃,以及多发卫星灶,类似于真菌感染。

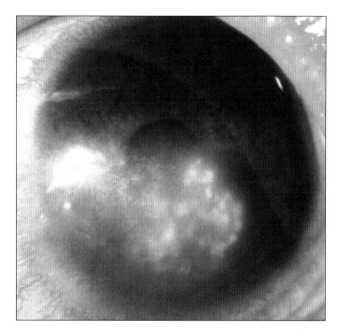

图75.16　外伤相关的诺卡菌感染性角膜炎,表现为花冠样病灶,边缘多发性白色浸润

非结核分枝杆菌

曾用名"非典型分枝杆菌",是一类生长迅速的抗酸分枝杆菌;相比之下,生长缓慢的结核杆菌更广为人知。最常见的病原体是偶发分枝杆菌和龟分枝杆菌,常见于土壤和水中。这些微生物往往导致进展缓慢的角膜炎,并且通常发生在角膜异物、角膜外伤(图75.17)或角膜手术(图75.18和图75.19)之后,尤其是在 LASIK 术后更常见(图75.5)[92,93,147,148]。非结核分枝杆菌形成的角膜炎通常与症状迟发、局部使用糖皮质激素和严重眼部疼痛有关,通常接触到微生物之

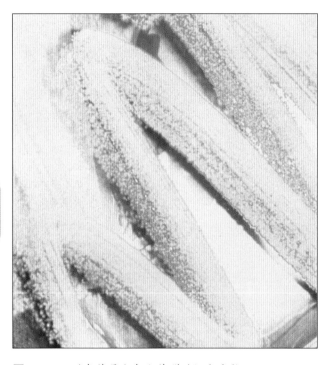

图75.14　诺卡菌属白色小菌群的汇合生长

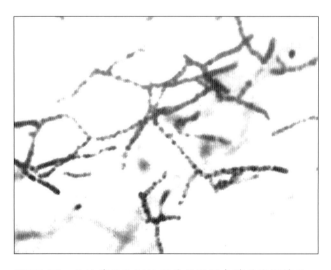

图75.15　分枝革兰氏阳性变异抗酸诺卡菌属像假菌丝一样排列(取自角膜刮片)

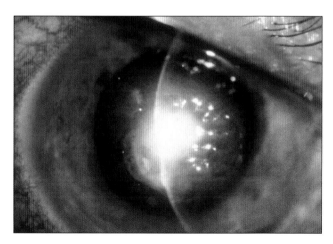

图75.17　非结核性分枝杆菌感染性角膜炎,角膜中央基质浸润,病灶周围角膜水肿,轻度炎症反应

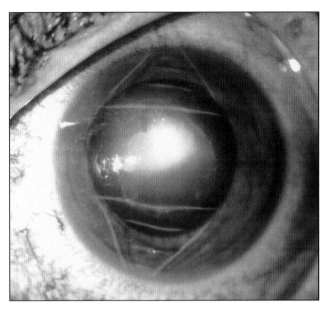

图 75.18 角膜屈光手术后的龟分枝杆菌感染性角膜炎

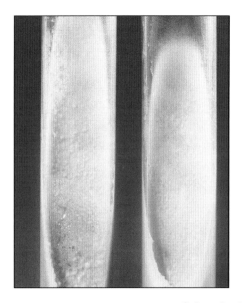

图 75.20 Löwenstein-Jensen 培养基培养,非结核性分枝杆菌中呈现小菌群汇合生长

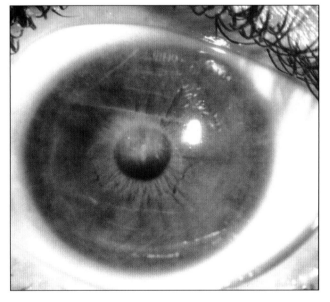

图 75.19 抗生素治疗后已消退的分枝杆菌浸润(与图 75.18 中所述属同一患者)

后的 2~8 周内出现。浸润通常为非化脓性,可以是单发性或者多发性,并且伴有表现不一的前房反应。由于临床过程较长和从培养基中分离出微生物较难,诊断延迟较为常见。LASIK 术后患者的相关诊断或许更难,因为容易与弥漫性层间角膜炎(diffuse lamellar keratitis,DLK)发生混淆,可以通过 Löwenstein-Jensen 培养基抗酸染色培养确认诊断(图 75.20)。常规抗生素疗法疗效不佳通常对这种罕见角膜炎的诊断有提示作用。

铜绿假单胞菌

铜绿假单胞菌是严重角膜炎上分离出来的最常见革兰氏阴性病原体。健康个体中铜绿假单胞菌性角膜炎发病率增高在很大程度上与软性角膜接触镜的使用有关。快速进展、密集的基质浸润、显著化脓、液化性坏死和后弹性层膨胀形成或角膜穿孔是铜绿假单胞菌感染的主要特征(图 75.21)。未受累角膜通常呈现毛玻璃样外观和上皮弥散晦暗。即使进行适当治疗,角膜炎也可快速进展为深层基质脓肿,并且出现基质穿孔性角膜炎。也同样会出现角膜环形浸润(多形核白细胞的密集积累和汇聚)(图 75.3)。与佩戴角膜接触镜相关的假单胞菌性角膜炎的另一个

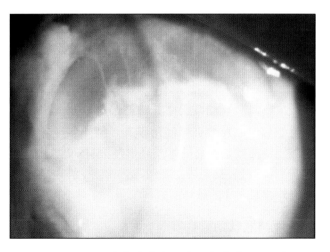

图 75.21 铜绿假单胞菌感染性角膜炎患者,可见广泛的基质坏死,黏液脓性分泌物

不常见的临床表现就是低毒性种属导致的多发性隆起颗粒状混浊,具有相对无痛性的病程[149,150]。假单胞菌使用Ⅲ型分泌系统将毒素注入宿主。根据所表达的毒素类型不同,假单孢菌株的基因型分为细胞毒素型和浸润型。细胞毒素型菌株分泌磷脂酶 exoU,引发宿主细胞的快速坏死;而浸润型菌株,不仅分泌另外一种毒素 exoS,而且能够对宿主进行细胞内隔离。浸润型菌株更常见于佩戴角膜接触镜相关角膜炎的分离物中,并且该菌株引起的疾病通常更为严重,但是与细胞毒素型菌株相比,它对局部糖皮质激素反应更好。不同的研究中,最初和最终的视敏度以及铜绿假单胞菌性角膜炎对氟喹诺酮的耐药模式有所不同。

奈瑟菌属

　　淋病奈瑟菌或脑膜炎奈瑟菌引起的角膜炎通常表现为急进性、超化脓性结膜炎和球结膜水肿(图75.22)[154]。这些微生物是专性细胞内革兰氏阴性球菌。相关溃疡会导致角膜快速穿孔。对于淋病奈瑟菌导致的结膜炎和角膜炎,需要采用全身头孢曲松钠及时进行积极治疗,因为其破坏性和破坏能力使其能够穿过完整的角膜上皮孔[155]。

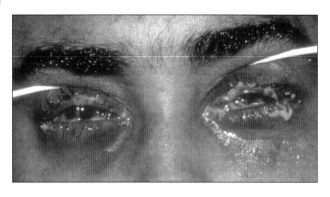

图 75.22　淋病奈瑟菌角膜结膜炎患者的急性脓性黏液分泌

芽孢杆菌

　　革兰氏阳性细菌蜡样芽孢杆菌可以在创伤或伤口污染后造成急性破坏性角膜炎。蜡样芽孢杆菌角膜炎的特征就是明显的基质环形浸润(图75.1),距离损伤部位较远,并形成急进性基质脓肿、角膜穿孔及特定外毒素介导的破坏的眼内扩张。

感染性结晶状角膜病变

　　该病变的特征是轻度基质炎症、角膜基质中存在针状延伸,看起来像一片雪花(图75.23)。最常见的

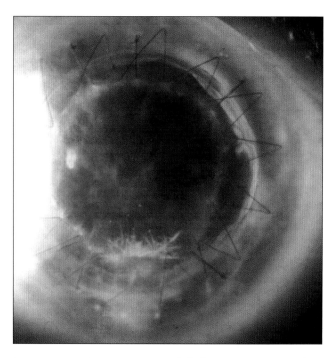

图 75.23　长期使用糖皮质激素患者的角膜植片发生草绿色链球菌感染性结晶状角膜炎

致病微生物是甲型溶血性链球菌[158]。其他致病微生物包括肺炎双球菌、表皮葡萄球菌[159]、消化链球菌属、嗜沫嗜血杆菌[160]、假单胞菌[161]、不动杆菌属、柠檬酸杆菌属、肠杆菌属和寡养单胞菌属[162]。被分离出来的还有偶发分枝杆菌、白色念珠菌和其他菌类。低毒性微生物入侵角膜并进行复制,但是几乎不能激起任何宿主反应。细菌菌群会在角膜基质纤维板层层间内生长,所有看到的位于基质中的角膜炎可能呈线性结晶状结构。和其他细菌性角膜溃疡不同,感染性结晶状角膜病变通常具备完好无损的上皮细胞,并且与严重的基质炎症无关。风险因素包括手术史(尤其是全层角膜移植术)、佩戴治疗性角膜接触镜、长期使用局部糖皮质激素药物和表面麻醉药滥用。确诊需要分离致病性微生物。为了获得足够的角膜样本以诊断此类角膜炎,可考虑采用 25G 缝针或角膜活体检查来获得深层基质中的结晶状病变组织。

实验室检查

培养和涂片

　　实验室检查包括角膜刮片[165],目的是明确相关微生物并确定对抗生素的敏感性[166]。大多数细菌性角膜炎社区感染病例都不需要涂片和培养,采用经验性治疗即可[167,168]。对于某些病例,如果角膜浸润具

备慢性、中央、较大、较深或非典型外观的特征,则需要在采用抗微生物治疗之前进行涂片和培养。此外就对经验性治疗临床反应较差或不良的患者来说,培养结果还可以指导对此类患者的治疗[169,170]。出现在患有细菌性角膜炎中的前房积脓通常属于无菌性(图75.13)。此外为了避免微生物眼内转移,不应进行房水穿刺或玻璃体穿刺,除非高度怀疑是微生物感染性眼内炎。

培养

微生物培养所需角膜材料最简单的获得方式是表面麻醉后通过裂隙灯显微镜下角膜刮取获得。0.5%盐酸丙美卡因是首选麻醉剂,因为其抑制微生物恢复的作用最低。避免麻醉剂中混入防腐剂有助于提高培养基的培养阳性率[171]。为了获得角膜材料,需使用湿涤纶/海藻酸钠拭子、已经过高温消毒的铂(Kimura)刮刀、15 号 Bard-Parker 刀片、医用镊子、大规格一次性缝针或缝线、或从受感染部位刮取的角膜组织[172]、迷你尖端灭菌棉棒[173]。但是不得将药棉拭子用于获取样本,因为药棉拭子可能包含能够抑制细菌生长的脂肪酸。对于涉及主要深层基质的溃疡,为获得足够的角膜活检标本,有必要采用小环钻。通常要求取溃疡边界的多个样本,以获得最大微生物培养量[166]。仅取脓性物质会导致培养量不足。通常从角膜刮片上获得的角膜样本数量较少,而且理想情况下会直接接种到恰当的营养培养基上,从而实现培养量最大化(表 75.2)[174]。如果这种方法不可行,可以在进行运送之前将样本放入肉汤培养基(图 75.24)[175]。近期的一项前瞻性研究证明,放在液体 Amies 培养基中进行运送的单样本尼龙拭子和传统多样本培养方法相比,二者获得的培养阳性结果类似[176]。角膜接触镜、接触镜盒和接触镜护理液的培养或许能够提供用于指导治疗的其他信息。

表 75.2 列出了细菌性角膜炎最常用的培养基。含 5%~10% 红血球的血琼脂不仅提供养分,而且可以提供溶血指数,是分离有氧菌的标准培养基(图75.10)。它还支持腐生真菌和诺卡菌属的生长。在10% 浓度的二氧化碳下的巧克力琼脂中可以培养分离出兼氧微生物、奈瑟菌属、莫拉克斯菌属和嗜血杆菌(图 75.25)。塞耶-马丁琼脂是一种选择性化学浓缩巧克力琼脂,可通过抑制其他抑制性细菌和真菌的生长来分离淋球菌。酸盐肉汤是有氧和厌氧细菌的液体培养基。沙鲍弱氏琼脂需要在室温条件下进行培养,以获得真菌和诺卡菌属(图 75.14)。勒-詹二氏

表 75.2 细菌性角膜炎的培养基和运送培养基

标准培养基	常见分离物
血琼脂	有氧和兼氧、厌氧细菌包括绿脓假单胞菌、金黄色葡萄球菌、表皮葡萄球菌、肺炎双球菌
巧克力琼脂	有氧和兼氧、厌氧细菌包括流感嗜血杆菌、淋球菌、巴尔通体
酸盐肉汤	有氧和兼氧、厌氧细菌
沙鲍弱氏琼脂	真菌
补充培养基	
厌氧血琼脂	痤疮丙酸杆菌、肉汤链球菌、布鲁菌
勒-詹二氏培养基	分枝杆菌属、诺卡菌属
麦德琼脂	分枝杆菌属
塞耶-马丁琼脂	致病性奈瑟菌属
运送培养基	
脑心浸液(BHI)	有氧和兼氧性厌氧细菌
不含活性炭的 Amies 培养基	有氧和兼氧性厌氧细菌、真菌

注:真菌和棘阿米巴属可以在血琼脂中获得。但是还可获得更多特异性培养基(对于真菌,有沙氏葡萄糖琼脂、脑心浸液;对于棘阿米巴属,包括缓冲型活性炭酵母浸出物、含大肠杆菌覆盖物的血琼脂)

数据源自:Ophthalmology AAO,眼科临床指南:细菌性角膜炎,美国眼科学会,2013。

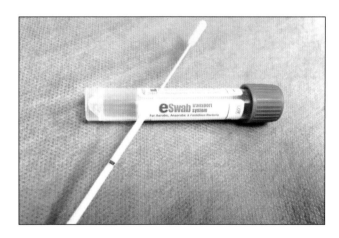

图 75.24 肉汤培养基可用于运送培养材料

培养基特别用于分离分枝杆菌(图 75.20)。脑心浸汤(brain-heart infusion,BHI)琼脂则用于增加丝状真菌和酵母的培养阳性率。

在对培养基进行平板接种的时候,在 C 划线培养中培育样本,以将快速生长的细菌从平板接种污染中分离出来(图 75.26)[177]。如果样本数量有限,可考虑仅在酸盐肉汤或运送培养基中单独进行培养[174,176]。

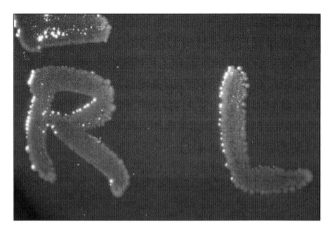

图 75.25　眼睑中流感嗜血杆菌在巧克力琼脂平板上的汇合生长

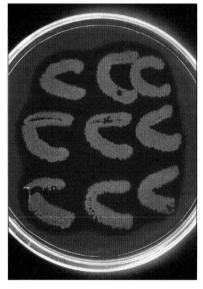

图 75.26　铜绿假单胞菌在血琼脂平板上 C 划线中的生长

在报告无任何生长迹象之前,眼部标本的有氧和厌氧培养基应分别保留 7 天和 7~14 天。在报告分枝杆菌和真菌培养基无生长之前,应保留 4~6 个星期。

需进行重新培养的情况

缺乏良好的临床反应说明需要进行重新培养和/或角膜活体检查,尤其是出现阴性培养结果时。药物毒性或撤减糖皮质激素出现毒性可能会被误认为是抗生素无效。重新培养之前停用抗生素 12~24 小时,或许能够提高培养能力,此外避免使用麻醉剂或睫状肌麻痹剂等防腐溶剂也可能提高培养能力。

染色剂

可通过检验角膜刮片的染色涂片来分类微生物

病源体[167,178]。在一块干净玻璃显微镜载玻片上涂一层均匀的、薄薄的涂片材料,进行微生物染色(具体的诊断染色剂见表 75.3)。进行热固定处理的较好做法就是把载玻片浸入装在玻片染色缸中的 95% 甲醇或冷丙酮 5~10 分钟,因为这样可以较好地保留细胞和微生物的形态。

表 75.3　细菌性角膜炎的诊断染色剂		
染色剂类型	可见微生物	评论
革兰氏染色剂 *	对细菌性诊断而言可以产生最佳效果;还可以检测真菌[†]和棘阿米巴属[‡]	区分革兰氏阳性和革兰氏阴性微生物;用途广泛;速度快(5 分钟)
吉姆萨染色剂 *	细菌、真菌[†]、衣原体、棘阿米巴属[‡]	甲基丙烯酰胺盐酸盐染色和 Diff-Quick 测试的基础;用途广泛;速度快(2 分钟)
抗酸	分枝杆菌、诺卡菌属	用途广泛;需 1 小时;是分枝杆菌的可靠染色剂
吖啶橙 *	细菌、真菌[†]、棘阿米巴属[‡]	需要使用落射荧光显微镜;速度快(2 分钟)
荧光增白剂	真菌[†]、棘阿米巴属[‡]	需要使用落射荧光显微镜;速度快(2 分钟)

* 对于筛选而言,是最有用的染色剂
[†]PAS(过碘酸 - 希夫)和 GMS(莫里六胺银染色)可用于区分真菌。
[‡]H & E(苏木精和伊红)和 PAS 还可用来区分棘阿米巴属。
数据来自:美国眼科学会,细菌性角膜炎;*AAO*,眼科临床指南,2013 年。[272]

革兰氏染色剂常规用于角膜样本染色。这种染色检测微生物的敏感度为 55%~79%[167,179]。此外还可以用于区分细菌和真菌。革兰氏阳性细菌呈现蓝紫色,而革兰氏阴性则呈现出粉色。聚合酶链反应(polymerase chain reaction,PCR)也能较好的辅助细菌性角膜炎的诊断。据报道 PCR 能够在保证特异性与培养和染色类似的同时还能提高检测速度和敏感度[180,181]。如果不能对经验性抗生素治疗产生反应,或者当出现需要重新培养的迹象时,PCR 还具有一定的诊断优势。但是,传统培养和染色方法的实用性在细菌性角膜炎诊断方面优于 PCR,并且这些传统方法仍然是金标准。

吉姆萨染色剂主要用于区分炎症细胞类型和质内包涵体,还可用来区分细菌和真菌。细菌呈现深蓝色,而真菌则呈现紫色或蓝色。可以用吉姆萨染色剂确定棘阿米巴属和衣原体包涵体(图75.27)。可以用吖啶橙染色来确定细菌、真菌、棘阿米巴属和分枝杆菌(弱染色性)。通过落射荧光显微镜,微生物发出橙色的荧光,而上皮细胞和多形核白细胞则发出绿色的荧光。这种染色剂可以准确的预测71%~84%的病例培养结果[183]。荧光增白剂作为另一种荧光染色剂与真菌和棘阿米巴囊肿细胞壁中的几丁质和纤维素相结合。在荧光显微镜下,这些微生物被染成鲜绿色。

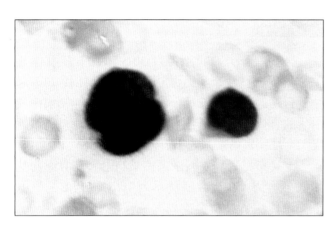

图75.27 通过吉姆萨染色剂识别衣原体的包涵体

Ziehl-Neelsen抗酸染色剂用于区分疑似分枝杆菌、放线菌或诺卡菌属。分枝杆菌是抗酸的,而诺卡菌属则为多变性染色(图75.16),放线菌不是抗酸的。

抗微生物敏感度测试

敏感度测试应选用恰当的抗生素,应包括可用作外用眼用制剂的药剂[184]。标准纸片扩散法或微稀释法是眼部细菌分离物微生物药敏分析的首选实验室方法。但是纸片扩散法的结果与血清药物等级有关,而不是与眼组织中可达到的高浓度有关。由于受到细菌性角膜炎的影响,无法得到眼组织中实际药物浓度的相关数据,所以不能很好地确定眼部分离物的精确拮抗转效点。

其他诊断工具

角膜活体检查术

如果缺乏治疗反应[186-188]和/或反复出现阴性培养结果,则可能需要采用角膜活体检查术。另外如果浸润物位于中层或深层基质,外层组织未受累,也可能需要采用角膜活体检查术[186,187]。对于愿意合作的患者,可以用裂隙灯或手术显微镜进行角膜活体检查。如果采用表面麻醉,则可用2~3mm圆形环钻划出需接受活体检查术部位的大致轮廓。基质组织样本应足够大才能实现对切,其中一部分用于培养,而另外一部分则用于组织病理学分析。应与微生物学家和病理学家共同商定活组织检查计划,以确保样本处理和组织固定的恰当性[189]。通过坏死组织清创,活组织检查或许还有助于溃疡的治愈。对于中层基质病变,比如感染性结晶状角膜病变,或者真菌性角膜炎之类的深层基质病变,可考虑从层状皮瓣下方开始活组织检查。对深层角膜脓肿来说,一个可选的方案就是使用在不对角膜组织造成严重破坏的情况下穿过深层角膜脓肿的7-0或8-0短聚乙丙交酯缝线或缝合丝线。病原体可能依附在缝合线纤维中,因此可以对缝线进行培养。

印迹细胞学

印迹细胞学是用于诊断多种眼表疾病的一种简单的活检技术[190]。一个小的硝化纤维素滤膜被按压到角膜或结膜上,从上皮细胞表面取走细胞。许多研究者还使用这一技术来获取干眼和眼表肿瘤细胞学分析所需的细胞[191-196]。印迹细胞技术还可以用于单纯疱疹病毒引起的树枝状上皮型角膜炎的清创[197,198],或确定角膜表面棘阿米巴。它还能够通过为分子微生物学分析收集微生物核酸或者为免疫细胞化学分析收集微生物抗原来协助识别微生物。

PCR和免疫诊断技术等其他诊断模式也很有用[180,181,202,203],但还没有广泛用于微生物实验。激光共聚焦显微镜是一种无创的感染性角膜炎在体诊断方法[204]。通常来讲激光共聚焦显微镜可以实现从细胞层实时观察活体角膜的结构。激光共聚焦显微镜已成功用于识别一些不常见的病原体,比如棘阿米巴包囊或真菌菌丝[201,205]。光学相干断层扫描成像术同样有助于确定病变所累及角膜的深度。但是,市售激光共聚焦显微镜或光学相干断层成像术当前的分辨率制约了他们作为细菌性角膜炎使用的诊断工具。

特异性治疗药物和耐药模式

头孢菌素

和青霉素一样,头孢菌素含有杀菌活性所必需的β-内酰胺环。头孢菌素的核是7-氨基头孢烷酸,能够抵抗葡萄状球菌所形成青霉素酶的作用。

头孢唑啉不仅对革兰氏阳性病原体具备很强的活性,而且在局部给药之后产生的毒性最低。它是治疗细菌性角膜炎的最常用第一代头孢抗生素。另外它最常与其他制剂相结合用于抵抗革兰氏阴性细菌，因此具有广泛抗菌谱。但是，没有市售的局部用β-内酰胺类抗生素，因为其在溶液中不太稳定，而且容易在几天或几星期之内就分解。每隔4~5天就需要制备新制剂。

头孢他啶是第三代头孢菌素，具备抗假单胞菌活性，被用于治疗氨基糖苷类或氟喹诺酮耐药的铜绿假单胞菌性角膜炎。头孢他啶对革兰氏阳性微生物也具有一定活性。

糖肽类

万古霉素是一种糖肽类抗生素，对青霉素耐药性金黄色葡萄球菌具有活性。其杀菌效应与在细菌细胞壁形成期间抑制肽聚糖的生物合成有关。其主要对革兰氏阳性细菌有活性，并且仍然是抵御MRSA和凝固酶阴性葡萄球菌的最有效抗生素之一。MRSA角膜炎（图75.28）患病率日益增加，但在不同地域有所差别，这很可能与抗生素的使用有关。在所有眼部和眼周感染分离出的金黄色葡萄球菌中，甲氧西林耐药性在8.3%~53%之间。尽管MRSA一直以来都被当做一种医院感染，社区相关性MRSA（CA-MRSA）的发病率在某些地区似乎正在上升[37,210,211]。已发现社区相关性MRSA眼部感染在最近几年也呈现逐渐流行趋势[210,211]。一项小型的回顾性综述比较了CA-MRSA和治疗相关性MRSA角膜炎，发现CA-MRSA对复方新诺明更为敏感，但是它们所有的其他临床特征、治疗和视力预后都相似。链球菌（包括青霉素耐

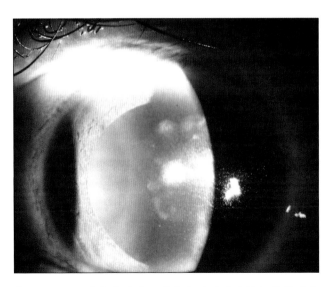

图75.28　针对复发性糜烂综合征使用治疗性绷带镜后出现的甲氧西林耐药性金黄色葡萄球菌性角膜炎

药菌株）对万古霉素同样非常敏感。万古霉素对于各种其他革兰氏阳性杆菌（如梭菌属、棒状杆菌属、杆状菌、单核细胞增多症李氏菌、放线菌和乳酸菌）具有很强的抗菌活性。对具备头孢菌素耐药性的微生物，应使用万古霉素。遗憾的是万古霉素耐药性角膜炎罕见病例正在不断出现。据报告利奈唑胺、替加环素和达托霉素的临床和实验使用效果虽然不稳定但是较好，有人提出将这些制剂作为多药耐药性微生物的替代治疗药物。

氨基糖苷类

氨基糖苷类对于细菌性30-S和50-S核糖体亚单位具备选择性亲和力，能够形成非功能性70-S起始复合物。反过来该复合物又会进一步抑制细菌蛋白质的合成。氨基糖苷类对于需氧和兼性需氧革兰氏阴性杆菌具备杀菌效果。但是，现在出现了庆大霉素[216]、妥布霉素和丁胺卡那霉素（程度较弱）耐药性的假单胞菌。在少数病例系列中，对多药耐药性假单胞菌使用了黏菌素或氧哌嗪青霉素进行治疗，结果较好[217,218]。对于严重的铜绿假单胞菌性角膜炎，可联合使用氨基糖苷类和抗假单胞菌头孢菌素。已有报道称丁胺卡那霉素可有效治疗诺卡式菌性角膜炎[219]，仍是首选药物。尽管市售氨基糖苷类足以治疗轻度至中度角膜结膜炎，但是许多眼科医师更喜欢使用浓度更高的制剂来治疗重度细菌性角膜炎（表75.4和框75.1）。

大环内酯类

大环内酯类，如红霉素，含用于糖黏附的大环内酯环。通过与50-S核糖体亚单位的可逆性结合，他们可以抑制细菌蛋白质的合成，从而防止易感细菌中肽链的延长。红霉素的抗菌谱相对广泛，尤其是对大多数革兰氏阳性和一些革兰氏阴性细菌都有活性。红霉素可以抑菌也可以灭菌，具体情况取决于药物浓度、微生物易感性、生长速度和接种物大小。许多金黄色葡萄球菌和凝固酶阴性葡萄球菌都对其敏感，虽然其耐药性正在日益增加。肺炎双球菌和酿脓链球菌都对红霉素高度敏感，偶尔会有耐药菌株。另外红霉素通常对大多数草绿色链球菌和厌氧链球菌具有较强的活性。对肠球菌、放线菌、诺卡菌属、衣原体属和某些非结核性分枝杆菌的活性不稳定。大多数奈瑟淋球菌和脑膜炎双球菌株都对红霉素敏感。许多流感嗜血杆菌菌株只是中度敏感。鉴于其抗生素耐药性，革兰氏阴性细菌引起的角膜炎很少使用或者根

表 75.4 细菌性角膜炎的抗生素疗法

微生物	抗生素	外用浓度	结膜下用量
未识别出微生物或无多种类型的微生物	含妥布霉素或庆大霉素的头孢唑啉	50mg/ml	0.5ml 中 100mg
	氟喹诺酮	9~14mg/ml	0.5ml 中 20mg
		3~6mg/ml	不可用
革兰氏阳性球菌	头孢唑啉	50mg/ml	0.5ml 中 100mg
	万古霉素 ‡	15~50mg/ml	0.5ml 中 25mg
	莫西沙星、加替沙星、贝西沙星、左氧氟沙星	5~6mg/ml	不可用
革兰氏阴性杆菌	妥布霉素或庆大霉素	9~14mg/ml	0.5ml 中 20mg
	头孢他啶	50mg/ml	0.5ml 中 100mg
	环丙沙星、氧氟沙星	3~6mg/ml	不可用
	莫西沙星、加替沙星、贝西沙星、左氧氟沙星		
革兰氏阴性球菌 §	头孢曲松钠	50mg/ml	0.5ml 中 100mg
	头孢他啶	50mg/ml	0.5ml 中 100mg
	环丙沙星、氧氟沙星	3~6mg/ml	不可用
	莫西沙星、加替沙星、贝西沙星、左氧氟沙星		
非结核性分枝杆菌	克拉霉素	10mg/ml（0.03%）	0.5ml 中 20mg
	莫西沙星、加替沙星、贝西沙星	3~6mg/ml	不可用
	阿米卡星	20~40mg/ml	20mg/0.5ml
诺卡菌属	磺胺醋酰	100mg/ml	20mg/0.5ml
	阿米卡星	20~40mg/ml	
	甲氧苄啶 / 磺胺甲噁唑	16mg/ml	
		80mg/ml	

‡ 对于耐药性肠球菌和葡萄球菌属以及青霉素过敏的情况，万古霉素和杆菌肽不具备革兰氏阴性活性，在对细菌性角膜炎进行经验性治疗时不得用作单一药剂。

§ 对于疑似淋球菌感染，有必要实施全身用药。

数据来自：2014~2015 年基础临床与科学课程第 8 节；外感疾病和角膜，表 5~5，美国眼科学会[279]。

框 75.1 强化型局部抗生素的制备

头孢唑啉 50mg/ml 或头孢他啶 50mg/ml

在头孢唑啉或头孢他啶试管中加入 9.2ml 人工泪液，1g（注射用灭菌粉末）溶解。取出 5ml 本溶剂，加入到 5ml 人工泪液中

冷藏并在注射前摇匀

妥布霉素 14mg/ml 或庆大霉素 14mg/ml

收回 2ml 妥布霉素或庆大霉素注射瓶（40mg/ml）

在 5ml 瓶装的妥布霉素或庆大霉素滴眼液中加入 2ml，形成 14mg/ml 溶剂

冷藏并在注射前摇匀

万古霉素 15mg/ml；万古霉素 25mg/ml 或万古霉素 50mg/ml

制备一个 500mg 万古霉素的药水瓶：

加入 33ml、20ml 或 10ml of 0.9% 氯化钠以注射 USP（无防腐剂）或人工泪液，分别形成 15mg/ml、25mg/ml 或 50mg/ml 的溶剂

冷藏并在注射前摇匀

阿米卡星（10~40mg/ml）

可以使用静脉注射配方（80mg/2ml 注射液瓶）并用 0.9% 氯化钠进行稀释，以按照所需浓度进行 USP 注射（无防腐剂）或与人工泪液配成预期浓度

三甲氧苄二氨嘧啶 / 磺胺甲噁唑（16mg/ml 和 80mg/ml）

可将商业性静脉制剂直接用作外用溶液

Adapted and modified from Basic Clinical and Science Course 2014-2015, Section 8; External Disease and Cornea. Table 5-5. American Academy of Ophthalmology[279].

本不用红霉素治疗。大多数革兰氏阴性杆菌的细胞壁都能够阻止红霉素被动扩散至细胞中。

红霉素软药膏是耐受性最佳和毒性最小的眼部外用抗生素之一，常用于治疗睑缘炎。但是因相对缺乏可溶性和生物有效性的特征，角膜渗透性较差。

新一代大环内酯类包括阿奇霉素、克拉霉素和罗红霉素等组织内渗入水平都较高，更适于治疗细胞内病原体，如沙眼衣原体和非结核性分枝杆菌。克拉霉素外用混悬剂[221~223]和阿奇霉素外用混悬剂[222]已经被用于治疗非结核性分枝杆菌感染。由于其溶解度较低且角膜渗透性不足，这些新一代大环内酯类外用制剂在治疗细菌性角膜炎方面能够发挥的作用有限。

氟喹诺酮类

氟喹诺酮类化合物是一种治疗眼部感染的常见外用抗菌剂。其具有杀菌作用是因为其可以抑制细菌 DNA 螺旋酶和 / 或拓扑异构酶 iv（一种对细菌性 DNA 合成至关重要的酶）。第二代和第三代氟喹诺酮，如环丙沙星、氧氟沙星和左氧氟沙星，为市售眼科用药，且抗菌谱类似，包括大多数革兰氏阴性和一些革兰氏阳性细菌[181]。双盲临床试验显示环丙沙星和氧氟沙星在治疗许多常见眼部病原体上与传统强化型外用抗生素同样有效[224~229]。对氟喹诺酮类单药治疗反应不是十分良好的微生物包括肺炎双球菌、草绿色链球菌、结晶样角膜病变中的厌氧链球菌[230]、MRSA[231,232]、非铜绿假单胞菌和厌氧菌。

氟喹诺酮类单药疗法的广泛使用已经导致耐药菌株的出现[216,233~236]。绿脓假单胞菌[237,238]、金黄色葡萄球菌和链球菌类[216]氟喹诺酮耐药性增加的报道已表明它们对第一代和第三代氟喹诺酮的耐药性正在增加[137]。

新出现的第四代氟喹诺酮，比如加替沙星、莫西沙星和贝西沙星，其抗细菌谱更广，对这些耐药性菌株有效[239]。在随机对照试验中，贝西沙星和加替沙星与强化头孢唑啉 / 妥布霉素联合治疗的效果一样好，而且应是优于环丙沙星的[240,241]。在体外，第四代氟喹诺酮的抗菌谱比前几代氟喹诺酮更好的覆盖了革兰氏阳性病原体[242]。回顾性研究显示 0.6% 贝西沙星眼悬液的浓度稍高，其功效和安全性与其他第四代氟喹诺酮相似[243]。

外用氟喹诺酮的副作用最小。使用外用氟喹诺酮病史的患者出现眼部不适的程度低于使用强化型抗生素的患者（5.7% 对 13.4%）[227]环丙沙星[244]（图 75.29）、诺氟沙星[245]和氧氟沙星[246]可能会沉淀，形

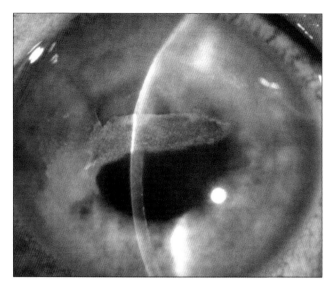

图 75.29　部分消退的细菌性角膜炎（伴中层基质变薄）中的环丙沙星结晶状沉积物

成结晶状角膜沉积物。这些沉积物不会减弱抑菌能力[247]；并且环丙沙星更常造成沉积物形成，因为环丙沙星在生理性 PH 中的可溶性较低[248]。一项回顾性研究报告，在用氟喹诺酮治疗重度角膜炎的过程中，角膜穿孔的发病率会增加[249]，但是还需要进一步开展研究来证实这一结论。

第四代氟喹诺酮可以通过几种细菌性防御提高抗生素效能，减缓抗生素耐药性的进一步发展。第三代氟喹诺酮仅对革兰氏阴性微生物的 DNA 螺旋酶和革兰氏阳性微生物的拓扑异构酶 iv 有作用。相比之下，第四代喹诺酮则对革兰氏阴性和阳性微生物的 DNA 旋转酶和拓扑异构酶 iv 都有作用。这是通过在第四代喹诺酮基环 C8 位置进行甲氧基团（—OCH$_3$）替代实现的，增强了与两种细菌酶的结合。很多细菌常会包含两种上述酶，但是有时也会是其中一种，让细菌性 DNA 在增殖过程中成为超螺旋。C8- 甲氧基氟喹诺酮阻止超螺旋形成，并让 DNA 旋转酶切断细菌性 DNA。由于 C8- 甲氧基氟喹诺酮中的两种致死机制，微生物几乎不可能产生抗药性，因为它们必须改变两个靶点，而不是其中一个，才能避免被药物杀死[239]。

然而对第四代氟喹诺酮的耐药性正在出现。MRSA 角膜炎通常与氟喹诺酮耐药性有关。在假单胞菌分离株中，对第四代喹诺酮的敏感度在 82%~100% 之间变化，而且会受到基因型变异体的影响。细胞毒素和侵入性基因型在疾病严重程度、最终视力结果以及对氟喹诺酮和糖皮质激素的反应方面都已经呈现

出不同的特征[151,152]。尽管屈光手术后氟喹诺酮耐药性细菌性角膜炎病例不常见,但是仍然存在相关报告[38,250~257]。

磺胺类药和盐酸三甲胺

磺胺类药的结构与对氨基苯甲酸(paraminobenzoic acid,PABA)类似。这些抑菌性抗菌药可以完全抑制细菌叶酸合成。磺胺类药对敏感性不同的革兰氏阳性和阴性细菌具有活性。由于染色体或质粒介导转移,许多细菌的磺胺类药耐药性在治疗期间都会变得很高。虽然磺胺类药并非治疗大多数细菌性角膜炎的一线药物,但是甲氧苄啶与磺胺甲噁唑(复方新诺明)联合使用可以有效治疗诺卡菌[258,259]。

甲氧苄啶是一种 2,4- 二氨基嘧啶,同样能够抑制细菌叶酸合成。和磺胺类药结合使用的时候,它能够产生协同抑菌作用。甲氧苄啶或许还对革兰氏阳性球菌具备抑菌或杀菌性,具体情况取决于临床情况。葡萄状球菌的甲氧苄啶耐药性也正在提高。甲氧苄啶已经显示出对 MRSA 有体外抗菌活性。一项最近的研究表明,甲氧苄啶的受测 MSSA 分离物治疗功效保持在 97.6%,而对于受测 MRSA 分离物则为 94.9%。然而由于甲氧苄啶并不能够有效穿透未受损角膜上皮组织,其在细菌性角膜炎方面的应用也比较有限[260,261]。甲氧苄啶抵御肠球菌的活性最低。绿脓假单胞菌和大多数厌氧菌都对它具有耐药性。

初期治疗策略

外用抗生素眼药水的组织浓度水平较高,是治疗细菌性角膜炎的首选方法。眼膏是治疗病情轻微的病例比较有用的辅助夜间治疗药物,但是会妨碍联合外用眼药水的渗入[179]。如果即将扩散到巩膜或者在治疗依从性不可靠的情况下,结膜下注射抗生素或许会有所帮助。对于感染扩散到巩膜或眼内的严重病例,可考虑使用全身抗生素。对于淋球菌性角膜炎,由于其暴发性和全身性特征,有必要进行全身治疗[155,262,263]。胶原罩[264,265]或浸泡在抗生素中的软性角膜接触镜可能会在刚开始的时候促进药物释放,但是并未对这些模式引起药物毒性的潜在风险进行全面评估[265,266]。在特定病例中,需要用诊断涂片结果指导初期治疗的选择[179,267]。

外用广谱抗生素通常用于细菌性角膜炎的最初经验性治疗(表 75.4)[135,170,268~270]。对于中央型或严重角膜炎,建议在第一个小时内每 5~15 分钟给一次药(负荷剂量),此后则每一小时给一次[271,272]。对于

病情较轻的角膜炎,应该适当减少给药频率。另外还可使用睫状肌麻痹剂减少粘连的形成,缓解睫状肌痉挛带来的疼痛。使用一种氟喹诺酮类药物(如第三或第四代)的单一药物疗法已经显示,其疗效和利用强化型抗生素的联合疗法一样[170,225,227]。采用不止一种药剂进行的治疗对与 LASIK 相关的非结核性分枝杆菌而言是必要的[92,93]。非结核性分枝杆菌的治疗方案包括口服和外用克拉霉素、莫西沙星、加替沙星和贝西沙星[147,148,273]。阿米卡星(以前是唯一一个治疗方案)在很大程度上已经被这些新药物所取代。

眼科医生已经采用了几种角膜炎初期治疗策略[177,271~276]。对细菌性角膜炎患者的再评价频率依赖于病情程度,但是对于严重病例(如涉及深层基质或前房积脓超过 2mm),初期复诊应至少每天进行一次,直到临床症状有所改善。表 75.4 总结了美国眼科学会给出的细菌性角膜炎抗生素疗法建议;图框 75.1 给出了强化型外用抗生素眼药的制备说明。

以培养结果为指导的方法

在进入氟喹诺酮商业化时代之前,大多数微生物性角膜炎患者都会在治疗之前行角膜刮片进行染色和培养。在这种传统的方法中,初始治疗是根据以临床和流行病学资料来定,并根据微生物检测结果进行改进。

这种方法的主要缺点是不方便、成本高。常规角膜刮片培养结果仅在 60% 的患者是阳性的[169]。但是,这种方法却有助于通过流行病学调查监测传染趋势和耐药菌株的出现。

经验法

这种方法的治疗依据是先前的培养和敏感性资料,在最近几年开始变得越来越流行。临床医生使用广谱抗生素来治疗潜在的致病微生物,无需对病情较轻的角膜炎患者进行微生物学检查。

经验法的优点就是方便、成本效益高。对于学术圈之外的临床实践,它是首选方案[277]。一项社区调查证明,在美国大约 50% 的微生物性角膜炎患者都在未开展微生物学检查的情况下接受了治疗。但是本方法的重要缺陷包括未能监测流行病学资料、有可能延迟假性角膜炎的诊断,因为其只会对广谱抗生素产生部分反应。

基于病例的方法

通常采用基于病例的方法的原因在于其实用性

和总体疗效。采用此方法时,仅在有累及视轴的溃疡、大面积深部溃疡或相关创伤或植物或未消毒水污染的情况下进行微生物学测试。与经验法一样,该方法是在未对小面积或周围型角膜溃疡进行角膜培养的情况下就开始进行治疗。根据现有的社区资料,选用广谱抗生素(强化型制剂或市售氟喹诺酮)。对于大面积深部中央溃疡,如同基于培养结果的方法一样,应基于微生物学信息选择抗生素。但是氟喹诺酮类单药疗法中抗菌谱可能存在空白。对于创伤相关性链球菌感染性角膜炎,最好使用头孢菌素或万古霉素。频繁随访条件下采用第四代氟喹诺酮进行的治疗可以作为佩戴角膜接触镜所造成铜绿假单胞菌性角膜炎的首选方案。

本方法较为实用,因为中央角膜溃疡往往比周边溃疡更容易威胁视力。另外,采用本方法还会可以收集一些有关抗生素耐药性的流行病学监测资料。

调整治疗方案

细菌性角膜炎对治疗的临床反应受多种因素影响。疗效评估的最佳时间是治疗 48 小时后,因为过早评估一般不能明确评估治疗效果。虽然疗法恰当,但是因假单胞菌和其他革兰氏阴性微生物而形成的角膜炎会在前 24~48 小时内呈现出炎症加重的倾向[177,179]。通常来讲,如果 48 小时后眼部症状仍未改善或稳定,则应改变初始治疗方案。对抗生素疗法的有阳性反应[279]的临床特征包括疼痛症状减轻、分泌物数量减少、眼睑浮肿或结膜充血得到缓解、基质浸润边界凝固并更加清晰、基质浸润密度降低、基质水肿和内皮炎症斑块症状减轻、前房炎症反应减轻和角膜上皮植入。培养结果/敏感度数据可用于指导对临床症状明确恶化患者的治疗。

治疗 48 小时后的病情进展提示微生物对所选用药物不敏感,患者不依从,或者其他宿主因素并未得到充分控制。对于无反应病例,可以考虑停用抗生素至少 12~24 小时(角膜刮片前),以增加微生物培养基的培养量。如果存在毒性或惰性微生物或者眼部免疫功能受损的情况,建议采用疗程更长的治疗方法。

一周随访

治疗后 1 星期,应复查临床表现和对抗生素的反应情况。如果症状明显完全消退可停止用药。如果溃疡仍在发展且培养基仍为阴性,则停药至少 24 小时,然后再次进行微生物学检查。可能需要用到特殊染色/培养基或者角膜活体检查。应考虑是否为非传染性原因或非典型的病原体,比如非结核性分枝杆菌、诺卡菌属或棘阿米巴属。另外还应相应改变所采用的抗生素[13,280,281]。

对于培养结果阳性和使用适当的抗生素治疗仍然的进展性溃疡,临床医生应该怀疑是否为抗生素耐药或为多重感染(已在 2%~56% 的病例中出现这种情况)。同样应该检查抗生素感敏度,如有必要则改变疗法。对于具备看似合适的抗生素敏感性但无反应的角膜炎,应考虑存在药物毒性、异常免疫反应和潜在眼表问题的可能性。促进上皮修复是未愈合无菌性溃疡的主要疗法,有时可以通过对坏死的角膜基质进行清创、使用润滑剂和/或临时性睑裂缝合促进愈合。

糖皮质激素治疗

局部使用糖皮质激素可能有助于辅助治疗某些细菌性角膜炎病例,但是没有明确证据表明糖皮质激素能够改善临床结局。糖皮质激素的潜在优点为抑制炎症反应,从而减少角膜瘢痕和视力下降。潜在缺点则包括复发感染、局部抑制宿主防御能力、抑制胶原合成(能够引起角膜溶解)、眼压升高或促进白内障形成。如果在不使用任何抗生素的情况下采用这一疗法,局部使用糖皮质激素会加重实验性铜绿假单胞菌性角膜炎,促使看似已经治愈的铜绿假单胞菌性角膜炎复发。相比之下,在无外用抗生素的情况下局部使用糖皮质激素并不一定会加重肺炎双球菌性角膜炎的病情[282,283]。一些研究发现,微生物感染性角膜炎患者用或不用糖皮质激素治疗,不会出现视力、溃疡面积、上皮愈合时间[227]和并发症方面的差异[243,284],其他一些研究发现,使用糖皮质激素的情况下,抗生素治疗失败和相关并发症出现的概率较高[285,286],尤其是在被诊断为微生物性角膜炎之前使用糖皮质激素的情况下。尽管存在风险,但多数角膜专家相信,在治疗细菌性角膜炎时,合理局部使用糖皮质激素能够降低发病率、减少角膜瘢痕[11,287]。如果细菌性角膜炎疑似患者在症状出现之前使用过糖皮质激素,则应减少或停用糖皮质激素,直到感染得到控制。随着糖皮质激素用量的降低,炎症或许会暂时加重。

最近一项随机双盲安慰剂对照前瞻性试验研究了培养基阳性细菌性角膜炎局部使用莫西沙星 48 小

时后的局部糖皮质激素辅助治疗效果。使用安慰剂和连续3周使用1%泼尼松龙磷酸钠的患者的临床结局无差异。第12个月,这项研究揭示出局部糖皮质激素辅助治疗或许和非诺卡菌属导致的细菌性角膜溃疡的长期临床结局改善有关。值得注意的是,本试验的设计并非是为了说明糖皮质激素在减小瘢痕密度或面积方面的作用。

糖皮质激素治疗细菌性角膜炎的效果仍不明确。虽然没有明确的结论,但是已经开始逐渐确定一些相关的禁忌证和潜在受益。在收集更多证据之前,推荐采用以个案为基础的警惕性治疗方法。糖皮质激素局部疗法的目标是使用最小剂量来控制炎症。治疗的成功因素包括最佳时机、小心调整剂量、联合使用足够量的抗菌药物治疗以及密切随访。根据现有证据,糖皮质激素不得作为疑似细菌性溃疡初始治疗的一部分;并且在培养结果不确定的情况下,应慎用糖皮质激素。在角膜溃疡初始治疗中采用糖皮质激素与全层角膜移植风险增加有关[285]。

如果角膜浸润危害视轴,可在因抗生素而使病情持续改进至少2~3天后,将局部糖皮质激素治疗加入到治疗方案中[272]。通常局部外用皮质激素在治疗活动性感染时的用药频率低于抗生素,而且在使用过程会逐渐减少剂量。患者依从性至关重要,必须定期监测眼压。糖皮质激素局部治疗开始后,应在2~3天内对患者进行复查。糖皮质激素不适用于角膜显著变薄或即将出现角膜穿孔的眼睛,因为可能会激活胶原蛋白酶并抑制胶原蛋白合成。

复杂病例治疗

应首先治疗一些共存的风险因素以获得最佳治疗效果,例如眼睑异常。对于即将发生的或症状明显的穿孔、进展性或无反应性疾病以及眼内炎,有必要联合采用其他治疗方案。组织黏合剂、治疗性角膜接触镜、羊膜、角膜移植术、胶原交联和板层角膜切除术都是可用的治疗方案。

氰基丙烯酸盐组织黏合剂

氰基丙烯酸盐组织黏合剂(α 基丙烯酸正丁酯)获准用于皮肤,但未获得眼用许可。在治疗进展性角膜变薄、后弹性层膨出和角膜穿孔时取得了满意效果[290,291]。除了提供结构性支持和细菌抑制效应以外,组织胶还能够阻隔因角膜损伤形成的白细胞蛋白酶,从而防止蛋白溶解。直径为2~3mm的角膜穿孔

也能够使用组织胶封闭。在使用组织胶之前,应该清除坏死组织和异物。由于潜在的角膜毒性,治疗时要用最少剂量的组织胶封闭角膜缺口,然后覆盖绷带接触镜以确保患者舒适。在自行脱落或进行角膜移植之前,黏合剂通常应保留在原处。

治疗性软性角膜接触镜

消除致病细菌后,可使用治疗性角膜接触镜促进上皮修复[292]。在佩戴治疗性角膜接触镜期间,应持续给予抗生素,因为复发性感染或新感染可能会致使治疗性角膜接触镜的使用复杂化。治疗性角膜接触镜片还能为即将形成或微小的角膜穿孔提供一定的结构性支持。

羊膜

羊膜(amniotic membrane,AM)取自人胎盘内层,需冷藏或干燥保存。羊膜组织应用于眼表,可将治疗性绷带镜放在 AM 表面,以使其保持黏着。AM 可以在感染痊愈后为未愈合的上皮缺损提供代谢和机械性支持。虽然一些研究将 AM 用于活动性感染,但是通常 AM 不能用于活性浸润表面,因为这样可能会促进细菌生长。

手术治疗

结膜瓣遮盖

结膜瓣遮盖一直被用于治疗顽固的微生物感染性角膜炎[295]。它能够为角膜受感染部位提供结构性支持,促进感染部位形成血管,加速组织愈合。结膜瓣不能用在还有活动性感染的坏死部位,这样会让结膜瓣受到感染并坏死。结膜瓣遮盖治疗未愈合的周边角膜溃疡方面非常有效,瓣放在此位置时不会影响到视力。

角膜移植

老龄、转诊不及时、糖皮质激素治疗不当、既往眼部手术史和角膜大面积或中央部溃疡是角膜移植手术的主要风险因素[285,296]。在急性微生物感染性角膜炎发病时期进行治疗性全层或板层角膜移植比较困难[297-299],与溃疡消退后的角膜移植相比,急性期手术并发症发生率更高,植片存活率更低。需要实施紧急全层或板层角膜移植的指征包括角膜浸润进展趋势未得到控制(图75.30)、巩膜炎、溃疡即将达角膜缘累及角膜缘干细胞或角膜穿孔。为了将复发性感染

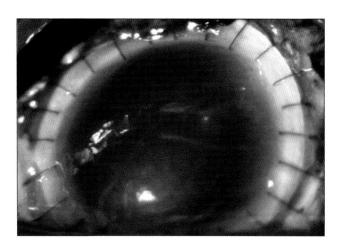

图 75.30　针对严重铜绿假单胞菌性角膜炎患者实施的大面积治疗性全层角膜移植术(与图 75.2 所述属同一患者)

和眼内炎的发生概率最小化,应在手术前 48 小时给予强效抗生素。如果存在活动性感染,最好推迟角膜移植手术,直到感染痊愈,以避免未完全切除受感染组织或感染在眼内扩散。感染完全消退后,可以实施眼部全层或板层角膜移植术以移除角膜瘢痕并恢复视力。

胶原交联

胶原交联(collagen cross-linking,CXL)通常用于进展型圆锥角膜或屈光手术后出现的角膜扩张,是一种能有效治疗感染性角膜炎的光化学疗法。CXL 的具体抗微生物机制和不良事件发生率尚不明确。长波紫外线(ultraviolet A,UVA)照射核黄素产生光敏作用有助于恢复角膜结构的完整性,而且还能够缓解胶原酶溶解、诱发氧化应激反应破坏微生物核酸[300]。体外研究表明其对多种细菌具有抗菌活性,包括表皮葡萄球菌、MRSA、铜绿假单胞菌多重耐药和耐药肺炎链球菌[301]。系列病例研究已报道其治疗效果和安全性特征[300,302,303],而且显示角膜交联降低了疾病复发率和角膜穿孔率,但不能让病症较早消退[302]。感染性角膜炎和角膜穿孔是角膜扩张行 CXL 术后的罕见并发症[304,305]。

预防和早期诊断

细菌性角膜炎的早期发现和恰当治疗对预防永久性视力损伤至关重要[271]。筛选患者的发病诱因[306]、指导他们了解长期佩戴角膜接触镜的危害并告知保持角膜接触镜清洁的重要性可能会降低角膜

接触镜佩戴人群中的细菌性角膜炎发病率。在高风险活动中,佩戴护目镜可以避免大多数眼外伤[307,308]。

另外,还应该告知患者角膜感染的潜在症状和迹象。眼表疾病,如角膜上皮缺损、严重干眼或红眼,应与角膜感染联合治疗。对于慢性上皮缺损患者,可预防性应用抗生素。但是鉴于其存在提高抗药性的风险,在此情况下是否常规局部预防性使用抗生素仍然存在争议。

咨询和转诊

细菌性角膜炎患者的诊断和治疗需要接受过相关培训并拥有一定经验的眼科医生来进行。该疾病有可能导致视力丧失或失明。严重或难治性病例最好由专治细菌性角膜炎的亚学科专家进行治疗。大多数患者都能在门诊治愈。如果角膜炎较为严重或者威胁到视力,或者依从性差,或者疼痛感非常明显,或者有必要开展手术治疗,则应住院。依从性差的可能原因包括需要频繁使用眼药水、患者出现并发症或缺乏家庭的充分支持。患者和护理人员还应了解细菌性角膜炎的破坏性本质以及严格遵守治疗方案的重要性。此外,应与他们探讨永久性视力丧失的可能性以及未来开展视觉康复治疗的必要性。对于严重视力损伤的患者,可把他们转诊到恰当的社会服务机构或低视力服务机构。

(田磊　译　孙旭光　校)

参考文献

1. Wilhelmus KR. Review of clinical experience with microbial keratitis associated with contact lenses. *CLAO J* 1987;**13**(4):211–14.
2. Tuft SJ. Suppurative keratitis. *Br J Ophthalmol* 2003;**87**(2):127.
3. Coster DJ, Badenoch PR. Host, microbial, and pharmacological factors affecting the outcome of suppurative keratitis. *Br J Ophthalmol* 1987;**71**(2):96–101.
4. Pepose JS, Wilhelmus KR. Divergent approaches to the management of corneal ulcers. *Am J Ophthalmol* 1992;**114**(5):630–2.
5. Jeng BH, Gritz DC, Kumar AB, et al. Epidemiology of ulcerative keratitis in Northern California. *Arch Ophthalmol* 2010;**128**(8):1022–8.
6. Collier SA, Gronostaj MP, MacGurn AK, et al. Estimated burden of keratitis – United States, 2010. *MMWR Morb Mortal Wkly Rep* 2014;**63**(45):1027–30.
7. MacRae S, Herman C, Stulting RD, et al. Corneal ulcer and adverse reaction rates in premarket contact lens studies. *Am J Ophthalmol* 1991;**111**(4):457–65.
8. Stapleton F, Keay L, Edwards K, et al. The incidence of contact lens-related microbial keratitis in Australia. *Ophthalmology* 2008;**115**(10):1655–62.
9. Upadhyay MP, Karmacharya PC, Koirala S, et al. Epidemiologic characteristics, predisposing factors, and etiologic diagnosis of corneal ulceration in Nepal. *Am J Ophthalmol* 1991;**111**(1):92–9.
10. Lalitha P, Prajna NV, Manoharan G, et al. Trends in bacterial and fungal keratitis in South India, 2002–2012. *Br J Ophthalmol* 2015;**99**(2):192–4.
11. Wilhelmus KR. Indecision about corticosteroids for bacterial keratitis: an evidence-based update. *Ophthalmology* 2002;**109**(5):835–42, quiz 43.
12. 2013 Eye Banking Statistical Report. Eye Bank Association of America, 2014.
13. Bourcier T, Thomas F, Borderie V, et al. Bacterial keratitis: predisposing

factors, clinical and microbiological review of 300 cases. *Br J Ophthalmol* 2003;**87**(7):834–8.

14. Smolin G. The role of tears in the prevention of infections. *Int Ophthalmol Clin* 1987;**27**(1):25–6.

15. Selinger DS, Selinger RC, Reed WP. Resistance to infection of the external eye: the role of tears. *Surv Ophthalmol* 1979;**24**(1):33–8.

16. McDermott AM. Antimicrobial compounds in tears. *Exp Eye Res* 2013;**117**:53–61.

17. Jensen OL, Gluud BS. Bacterial growth in the conjunctival sac and the local defense of the outer eye. *Acta Ophthalmol Suppl* 1985;**173**:80–2.

18. Lemp MA. Is the dry eye contact lens wearer at risk? Yes. *Cornea* 1990;**9**(Suppl. 1):S48–50, discussion S4.

19. Sommer A. Effects of vitamin A deficiency on the ocular surface. *Ophthalmology* 1983;**90**(6):592–600.

20. Mudgil P. Antimicrobial role of human meibomian lipids at the ocular surface. *Invest Ophthalmol Vis Sci* 2014;**55**(11):7272–7.

21. Hodges RR, Dartt DA. Tear film mucins: front line defenders of the ocular surface; comparison with airway and gastrointestinal tract mucins. *Exp Eye Res* 2013;**117**:62–78.

22. Characklis WG, Marshall KC. *Biofilms*. New York: Wiley Interscience; 1990.

23. Zegans ME, Becker HI, Budzik J, et al. The role of bacterial biofilms in ocular infections. *DNA Cell Biol* 2002;**21**(5–6):415–20.

24. Upadhyay MP, Rai NC, Brandt F, et al. Corneal ulcers in Nepal. *Graefes Arch Clin Exp Ophthalmol* 1982;**219**(2):55–9.

25. Vaughan DG Jr. The contamination of fluorescein solutions, with special reference to *pseudomonas aeruginosa* (bacillus pyocyaneus). *Trans Pac Coast Otoophthalmol Soc Annu Meet* 1953;**34**:137–49.

26. Theodore FH, Feinstein RR. Preparation and maintenance of sterile ophthalmic solutions. *J Am Med Assoc* 1953;**152**(17):1631–3.

27. Schein OD, Wasson PJ, Boruchoff SA, et al. Microbial keratitis associated with contaminated ocular medications. *Am J Ophthalmol* 1988;**105**(4):361–5.

28. Tu EY. Balancing antimicrobial efficacy and toxicity of currently available topical ophthalmic preservatives. *Saudi J Ophthalmol* 2014;**28**(3):182–7.

29. Rosenwasser GO, Holland S, Pflugfelder SC, et al. Topical anesthetic abuse. *Ophthalmology* 1990;**97**(8):967–72.

30. Sachs R, Zagelbaum BM, Hersh PS. Corneal complications associated with the use of crack cocaine. *Ophthalmology* 1993;**100**(2):187–91.

31. Ghosheh FR, Ehlers JP, Ayres BD, et al. Corneal ulcers associated with aerosolized crack cocaine use. *Cornea* 2007;**26**(8):966–9.

32. Pilon AF, Scheiffle J. Ulcerative keratitis associated with crack-cocaine abuse. *Cont Lens Anterior Eye* 2006;**29**(5):263–7.

33. Dua HS. Bacterial keratitis in the critically ill and comatose patient. *Lancet* 1998;**351**(9100):387–8.

34. Hilton E, Adams AA, Uliss A, et al. Nosocomial bacterial eye infections in intensive-care units. *Lancet* 1983;**1**(8337):1318–20.

35. Alexandrakis G, Alfonso EC, Miller D. Shifting trends in bacterial keratitis in south Florida and emerging resistance to fluoroquinolones. *Ophthalmology* 2000;**107**(8):1497–502.

36. Green M, Apel A, Stapleton F. A longitudinal study of trends in keratitis in Australia. *Cornea* 2008;**27**(1):33–9.

37. Lichtinger A, Yeung SN, Kim P, et al. Shifting trends in bacterial keratitis in Toronto: an 11-year review. *Ophthalmology* 2012;**119**(9):1785–90.

38. Ni N, Nam EM, Hammersmith KM, et al. Seasonal, geographic, and antimicrobial resistance patterns in microbial keratitis: 4-year experience in Eastern Pennsylvania. *Cornea* 2015;**34**(3):296–302.

39. Sand D, She R, Shulman IA, et al. Microbial keratitis in Los Angeles: The Doheny Eye Institute and the Los Angeles County Hospital experience. *Ophthalmology* 2015;**122**(5):918–24.

40. Shalchi Z, Gurbaxani A, Baker M, et al. Antibiotic resistance in microbial keratitis: ten-year experience of corneal scrapes in the United Kingdom. *Ophthalmology* 2011;**118**(11):2161–5.

41. Willcox MD. Review of resistance of ocular isolates of Pseudomonas aeruginosa and staphylococci from keratitis to ciprofloxacin, gentamicin and cephalosporins. *Clin Exp Optom* 2011;**94**(2):161–8.

42. Liesegang TJ. Contact lens-related microbial keratitis: Part I: Epidemiology. *Cornea* 1997;**16**(2):125–31.

43. Saviola JF. Contact lens safety and the FDA: 1976 to the present. *Eye Contact Lens* 2007;**33**(6 Pt 2):404–9, discussion 10–11.

44. Cheng KH, Leung SL, Hoekman HW, et al. Incidence of contact-lens-associated microbial keratitis and its related morbidity. *Lancet* 1999;**354**(9174):181–5.

45. Cohen EJ, Fulton JC, Hoffman CJ, et al. Trends in contact lens-associated corneal ulcers. *Cornea* 1996;**15**(6):566–70.

46. Keay L, Radford C, Dart JK, et al. Perspective on 15 years of research: reduced risk of microbial keratitis with frequent-replacement contact lenses. *Eye Contact Lens* 2007;**33**(4):167–8.

47. Stapleton F, Carnt N. Contact lens-related microbial keratitis: how have epidemiology and genetics helped us with pathogenesis and prophylaxis. *Eye (Lond)* 2012;**26**(2):185–93.

48. Dart JK, Radford CF, Minassian D, et al. Risk factors for microbial keratitis with contemporary contact lenses: a case-control study. *Ophthalmology* 2008;**115**(10):1647–54, 54.e1–3.

49. Buehler PO, Schein OD, Stamler JF, et al. The increased risk of ulcerative keratitis among disposable soft contact lens users. *Arch Ophthalmol* 1992;**110**(11):1555–8.

50. Matthews TD, Frazer DG, Minassian DC, et al. Risks of keratitis and patterns of use with disposable contact lenses. *Arch Ophthalmol* 1992;**110**(11):1559–62.

51. Schein OD, McNally JJ, Katz J, et al. The incidence of microbial keratitis among wearers of a 30-day silicone hydrogel extended-wear contact lens. *Ophthalmology* 2005;**112**(12):2172–9.

52. Hsiao CH, Lin HC, Chen YF, et al. Infectious keratitis related to overnight orthokeratology. *Cornea* 2005;**24**(7):783–8.

53. Tseng CH, Fong CF, Chen WL, et al. Overnight orthokeratology-associated microbial keratitis. *Cornea* 2005;**24**(7):778–82.

54. Glynn RJ, Schein OD, Seddon JM, et al. The incidence of ulcerative keratitis among aphakic contact lens wearers in New England. *Arch Ophthalmol* 1991;**109**(1):104–7.

55. Kent HD, Cohen EJ, Laibson PR, et al. Microbial keratitis and corneal ulceration associated with therapeutic soft contact lenses. *CLAO J* 1990;**16**(1):49–52.

56. Lam DS, Houang E, Fan DS, et al. Incidence and risk factors for microbial keratitis in Hong Kong: comparison with Europe and North America. *Eye (Lond)* 2002;**16**(5):608–18.

57. Aswad MI, Baum J, Barza M. The effect of cleaning and disinfection of soft contact lenses on corneal infectivity in an animal model. *Am J Ophthalmol* 1995;**119**(6):738–43.

58. Bullock JD, Elder BL, Khamis HJ, et al. Effects of time, temperature, and storage container on the growth of Fusarium species: implications for the worldwide Fusarium keratitis epidemic of 2004–2006. *Arch Ophthalmol* 2011;**129**(2):133–6.

59. Patel A, Hammersmith K. Contact lens-related microbial keratitis: recent outbreaks. *Curr Opin Ophthalmol* 2008;**19**(4):302–6.

60. Tu EY, Joslin CE. Recent outbreaks of atypical contact lens-related keratitis: what have we learned? *Am J Ophthalmol* 2010;**150**(5):602–8.e2.

61. Koidou-Tsiligianni A, Alfonso E, Forster RK. Ulcerative keratitis associated with contact lens wear. *Am J Ophthalmol* 1989;**108**(1):64–7.

62. Schein OD, Ormerod LD, Barraquer E, et al. Microbiology of contact lens-related keratitis. *Cornea* 1989;**8**(4):281–5.

63. Ren DH, Yamamoto K, Ladage PM, et al. Adaptive effects of 30-night wear of hyper-O(2) transmissible contact lenses on bacterial binding and corneal epithelium: a 1-year clinical trial. *Ophthalmology* 2002;**109**(1):27–39, discussion 39–40.

64. Lawin-Brussel CA, Refojo MF, Leong FL, et al. Pseudomonas attachment to low-water and high-water, ionic and nonionic, new and rabbit-worn soft contact lenses. *Invest Ophthalmol Vis Sci* 1991;**32**(3):657–62.

65. Butrus SI, Klotz SA. Contact lens surface deposits increase the adhesion of *Pseudomonas aeruginosa*. *Curr Eye Res* 1990;**9**(8):717–24.

66. Stern GA, Zam ZS. The effect of enzymatic contact lens cleaning on adherence of *Pseudomonas aeruginosa* to soft contact lenses. *Ophthalmology* 1987;**94**(2):115–19.

67. Rabinovitch J, Cohen EJ, Genvert GI, et al. Seasonal variation in contact lens-associated corneal ulcers. *Can J Ophthalmol* 1987;**22**(3):155–6.

68. Elander TR, Goldberg MA, Salinger CL, et al. Microbial changes in the ocular environment with contact lens wear. *CLAO J* 1992;**18**(1):53–5.

69. Fleiszig SM, Efron N. Microbial flora in eyes of current and former contact lens wearers. *J Clin Microbiol* 1992;**30**(5):1156–61.

70. Chambers WA, Belin MW, Parenti DM, et al. Corneal ulcers in house staff: are risk factors identifiable? *Ann Ophthalmol* 1988;**20**(5):172–5.

71. Cavanagh HD, Ladage PM, Li SL, et al. Effects of daily and overnight wear of a novel hyper oxygen-transmissible soft contact lens on bacterial binding and corneal epithelium: a 13-month clinical trial. *Ophthalmology* 2002;**109**(11):1957–69.

72. Ladage PM, Ren DH, Petroll WM, et al. Effects of eyelid closure and disposable and silicone hydrogel extended contact lens wear on rabbit corneal epithelial proliferation. *Invest Ophthalmol Vis Sci* 2003;**44**(5):1843–9.

73. Ladage PM, Jester JV, Petroll WM, et al. Vertical movement of epithelial basal cells toward the corneal surface during use of extended-wear contact lenses. *Invest Ophthalmol Vis Sci* 2003;**44**(3):1056–63.

74. Ladage PM, Yamamoto K, Ren DH, et al. Effects of rigid and soft contact lens daily wear on corneal epithelium, tear lactate dehydrogenase, and bacterial binding to exfoliated epithelial cells. *Ophthalmology* 2001;**108**(7):1279–88.

75. DeCarlo JD, Van Horn DL, Hyndiuk RA, et al. Increased susceptibility to infection in experimental xerophthalmia. *Arch Ophthalmol* 1981;**99**(9):1614–17.

76. Ueta M, Kinoshita S. Ocular surface inflammation is regulated by innate immunity. *Prog Retin Eye Res* 2012;**31**(6):551–75.

77. Klotz SA, Au YK, Misra RP. A partial-thickness epithelial defect increases the adherence of Pseudomonas aeruginosa to the cornea. *Invest Ophthalmol Vis Sci* 1989;**30**(6):1069–74.

78. Luchs J, d'Aversa G, Udell IJ. Ulcerative keratitis associated with spontaneous corneal erosions. *Invest Ophthalmol Vis Sci* 1995;**36**:540.

79. Kerr N, Stern GA. Bacterial keratitis associated with vernal keratoconjunctivitis. *Cornea* 1992;**11**(4):355–9.

80. Lomholt JA, Ehlers N. Graft survival and risk factors of penetrating

keratoplasty for microbial keratitis. *Acta Ophthalmol Scand* 1997;**75**(4): 418–22.

81. Tseng SH, Ling KC. Late microbial keratitis after corneal transplantation. *Cornea* 1995;**14**(6):591–4.

82. Tuberville AW, Wood TO. Corneal ulcers in corneal transplants. *Curr Eye Res* 1981;**1**(8):479–85.

83. Akova YA, Onat M, Koc F, et al. Microbial keratitis following penetrating keratoplasty. *Ophthalmic Surg Lasers* 1999;**30**(6):449–55.

84. Saini JS, Rao GN, Aquavella JV. Post-keratoplasty corneal ulcers and bandage lenses. *Acta Ophthalmol* 1988;**66**(1):99–103.

85. Smith SG, Lindstrom RL, Nelson JD, et al. Corneal ulcer-infiltrate associated with soft contact lens use following penetrating keratoplasty. *Cornea* 1984;**3**(2):131–4.

86. Al-Hazzaa SA, Tabbara KF. Bacterial keratitis after penetrating keratoplasty. *Ophthalmology* 1988;**95**(11):1504–8.

87. Bates AK, Kirkness CM, Ficker LA, et al. Microbial keratitis after penetrating keratoplasty. *Eye (Lond)* 1990;**4**(Pt 1):74–8.

88. Fong LP, Ormerod LD, Kenyon KR, et al. Microbial keratitis complicating penetrating keratoplasty. *Ophthalmology* 1988;**95**(9):1269–75.

89. Leahey AB, Avery RL, Gottsch JD, et al. Suture abscesses after penetrating keratoplasty. *Cornea* 1993;**12**(6):489–92.

90. Gussler JR, Miller D, Jaffe M, et al. Infection after radial keratotomy. *Am J Ophthalmol* 1995;**119**(6):798–9.

91. Heidemann DG, Dunn SP, Chow CY. Early- versus late-onset infectious keratitis after radial and astigmatic keratotomy: clinical spectrum in a referral practice. *J Cataract Refract Surg* 1999;**25**(12):1615–19.

92. Solomon A, Karp CL, Miller D, et al. Mycobacterium interface keratitis after laser in situ keratomileusis. *Ophthalmology* 2001;**108**(12):2201–8.

93. Karp CL, Tuli SS, Yoo SH, et al. Infectious keratitis after LASIK. *Ophthalmology* 2003;**110**(3):503–10.

94. Quiros PA, Chuck RS, Smith RE, et al. Infectious ulcerative keratitis after laser in situ keratomileusis. *Arch Ophthalmol* 1999;**117**(10):1423–7.

95. Mandelbaum S, Waring GO 3rd, Forster RK, et al. Late development of ulcerative keratitis in radial keratotomy scars. *Arch Ophthalmol* 1986;**104**(8):1156–60.

96. al-Rajhi AA, Wagoner MD, Badr IA, et al. Bacterial keratitis following phototherapeutic keratectomy. *J Refract Surg* 1996;**12**(1):123–7.

97. Amayem A, Ali AT, Waring GO 3rd, et al. Bacterial keratitis after photorefractive keratectomy. *J Cataract Refract Surg* 1996;**12**(5):642–4.

98. Donnenfeld ED, O'Brien TP, Solomon R, et al. Infectious keratitis after photorefractive keratectomy. *Ophthalmology* 2003;**110**(4):743–7.

99. Dantas PE, Nishiwaki-Dantas MC, Ojeda VH, et al. Microbiological study of disposable soft contact lenses after photorefractive keratectomy. *CLAO J* 2000;**26**(1):26–9.

100. Mah FS, Davidson R, Holland EJ, et al. Current knowledge about and recommendations for ocular methicillin-resistant *Staphylococcus aureus*. *J Cataract Refract Surg* 2014;**40**(11):1894–908.

101. Rudd JC, Moshirfar M. Methicillin-resistant *Staphylococcus aureus* keratitis after laser in situ keratomileusis. *J Cataract Refract Surg* 2001;**27**(3):471–3.

102. Rubinfeld RS, Negvesky GJ. Methicillin-resistant *Staphylococcus aureus* ulcerative keratitis after laser in situ keratomileusis. *J Cataract Refract Surg* 2001;**27**(9):1523–5.

103. Solomon R, Donnenfeld ED, Perry HD, et al. Methicillin-resistant *Staphylococcus aureus* infectious keratitis following refractive surgery. *Am J Ophthalmol* 2007;**143**(4):629–34.

104. Melki SA, Azar DT. LASIK complications: etiology, management, and prevention. *Surv Ophthalmol* 2001;**46**(2):95–116.

105. Garg P, Mathur U, Athmanathan S, et al. Treatment outcome of *Moraxella* keratitis: our experience with 18 cases – a retrospective review. *Cornea* 1999;**18**(2):176–81.

106. Nanda M, Pflugfelder SC, Holland S. Fulminant pseudomonal keratitis and scleritis in human immunodeficiency virus-infected patients. *Arch Ophthalmol* 1991;**109**(4):503–5.

107. Hemady RK. Microbial keratitis in patients infected with the human immunodeficiency virus. *Ophthalmology* 1995;**102**(7):1026–30.

108. Scott IU, Flynn HW Jr, Feuer W, et al. Endophthalmitis associated with microbial keratitis. *Ophthalmology* 1996;**103**(11):1864–70.

109. Carmichael TR, Wolpert M, Koornhof HJ. Corneal ulceration at an urban African hospital. *Br J Ophthalmol* 1985;**69**(12):920–6.

110. Williams G, Billson F, Husain R, et al. Microbiological diagnosis of suppurative keratitis in Bangladesh. *Br J Ophthalmol* 1987;**71**(4):315–21.

111. Kupferman A, Leibowitz HM. Quantitation of bacterial infection and antibiotic effect in the cornea. *Arch Ophthalmol* 1976;**94**(11):1981–4.

112. Kupferman A, Leibowitz HM. Topical antibiotic therapy of *Pseudomonas aeruginosa* keratitis. *Arch Ophthalmol* 1979;**97**(9):1699–702.

113. Stern GA, Lubniewski A, Allen C. The interaction between *Pseudomonas aeruginosa* and the corneal epithelium. An electron microscopic study. *Arch Ophthalmol* 1985;**103**(8):1221–5.

114. Spurr-Michaud SJ, Barza M, Gipson IK. An organ culture system for study of adherence of Pseudomonas aeruginosa to normal and wounded corneas. *Invest Ophthalmol Vis Sci* 1988;**29**(3):379–86.

115. Panjwani N, Zaidi TS, Gigstad JE, et al. Binding of *Pseudomonas aeruginosa* to neutral glycosphingolipids of rabbit corneal epithelium. *Infect Immun* 1990;**58**(1):114–18.

116. Singh A, Hazlett L, Berk RS. Characterization of pseudomonal adherence to unwounded cornea. *Invest Ophthalmol Vis Sci* 1991;**32**(7):2096–104.

117. Reichert R, Stern G. Quantitative adherence of bacteria to human corneal epithelial cells. *Arch Ophthalmol* 1984;**102**(9):1394–5.

118. Hyndiuk RA. Experimental Pseudomonas keratitis. *Trans Am Ophthalmol Soc* 1981;**79**:541–624.

119. Trinkaus-Randall V, Leibowitz HM, Ryan WJ, et al. Quantification of stromal destruction in the inflamed cornea. *Invest Ophthalmol Vis Sci* 1991;**32**(3):603–9.

120. Lande MA, Birk DE, Nagpal ML, et al. Phagocytic properties of human keratocyte cultures. *Invest Ophthalmol Vis Sci* 1981;**20**(4):481–9.

121. Alionte LG, Cannon BM, White CD, et al. *Pseudomonas aeruginosa* LasA protease and corneal infections. *Curr Eye Res* 2001;**22**(4):266–71.

122. Kernacki KA, Hobden JA, Hazlett LD, et al. In vivo bacterial protease production during *Pseudomonas aeruginosa* corneal infection. *Invest Ophthalmol Vis Sci* 1995;**36**(7):1371–8.

123. Lawin-Brussel CA, Refojo MF, Leong FL, et al. Time course of experimental *Pseudomonas aeruginosa* keratitis in contact lens overwear. *Arch Ophthalmol* 1990;**108**(7):1012–19.

124. Mondino BJ, Sumner HL. Generation of complement-derived anaphylatoxins in normal human donor corneas. *Invest Ophthalmol Vis Sci* 1990; **31**(10):1945–9.

125. Shams NB, Sigel MM, Davis RM. Interferon-gamma, *Staphylococcus aureus*, and lipopolysaccharide/silica enhance interleukin-1 beta production by human corneal cells. *Reg Immunol* 1989;**2**(3):136–48.

126. Chusid MJ, Davis SD. Polymorphonuclear leukocyte kinetics in experimentally induced keratitis. *Arch Ophthalmol* 1985;**103**(2):270–4.

127. Schein OD, Buehler PO, Stamler JF, et al. The impact of overnight wear on the risk of contact lens-associated ulcerative keratitis. *Arch Ophthalmol* 1994;**112**(2):186–90.

128. Ormerod LD, Fong LP, Foster CS. Corneal infection in mucosal scarring disorders and Sjögren's syndrome. *Am J Ophthalmol* 1988;**105**(5):512–18.

129. Jones DB. Decision-making in the management of microbial keratitis. *Ophthalmology* 1981;**88**(8):814–20.

130. Alfonso E, Mandelbaum S, Fox MJ, et al. Ulcerative keratitis associated with contact lens wear. *Am J Ophthalmol* 1986;**101**(4):429–33.

131. Cohen EJ, Laibson PR, Arentsen JJ, et al. Corneal ulcers associated with cosmetic extended wear soft contact lenses. *Ophthalmology* 1987;**94**(2):109–14.

132. Mah-Sadorra JH, Yavuz SG, Najjar DM, et al. Trends in contact lens-related corneal ulcers. *Cornea* 2005;**24**(1):51–8.

133. Keay L, Edwards K, Naduvilath T, et al. Microbial keratitis predisposing factors and morbidity. *Ophthalmology* 2006;**113**(1):109–16.

134. Burns RP, Rhodes DH Jr. *Pseudomonas* eye infection as a cause of death in premature infants. *Arch Ophthalmol* 1961;**65**:517–25.

135. Forster RK. Conrad Berens Lecture. The management of infectious keratitis as we approach the 21st century. *CLAO J* 1998;**24**(3):175–80.

136. Tuft SJ, Matheson M. In vitro antibiotic resistance in bacterial keratitis in London. *Br J Ophthalmol* 2000;**84**(7):687–91.

137. Marangon FB, Miller D, Muallem MS, et al. Ciprofloxacin and levofloxacin resistance among methicillin-sensitive *Staphylococcus aureus* isolates from keratitis and conjunctivitis. *Am J Ophthalmol* 2004;**137**(3):453–8.

138. Hsu HY, Lind JT, Tseng L, et al. Ocular flora and their antibiotic resistance patterns in the midwest: a prospective study of patients undergoing cataract surgery. *Am J Ophthalmol* 2013;**155**(1):36–44.e2.

139. Hori Y, Nakazawa T, Maeda N, et al. Susceptibility comparisons of normal preoperative conjunctival bacteria to fluoroquinolones. *J Cataract Refract Surg* 2009;**35**(3):475–9.

140. Gentile RC, Shukla S, Shah M, et al. Microbiological spectrum and antibiotic sensitivity in endophthalmitis: a 25-year review. *Ophthalmology* 2014;**121**(8):1634–42.

141. Hsu HY, Lind JT, Miller D, et al. Assessment of risk factors for oxacillin-resistant ocular flora in eyes having cataract surgery. *J Cataract Refract Surg* 2015;**41**(2):387–92.

142. Olson R, Donnenfeld E, Bucci FA Jr, et al. Methicillin resistance of Staphylococcus species among health care and nonhealth care workers undergoing cataract surgery. *Clin Ophthalmol* 2010;**4**:1505–14.

143. McCulley JP, Dougherty JM. Blepharitis associated with acne rosacea and seborrheic dermatitis. *Int Ophthalmol Clin* 1985;**25**(1):159–72.

144. Pinna A, Zanetti S, Sotgiu M, et al. Identification and antibiotic susceptibility of coagulase negative staphylococci isolated in corneal/external infections. *Br J Ophthalmol* 1999;**83**(7):771–3.

145. Matoba AY, O'Brien TP, Wilhelmus KR, et al. Infectious crystalline keratopathy due to *Streptococcus pneumoniae*. Possible association with serotype. *Ophthalmology* 1994;**101**(6):1000–4.

146. Sridhar MS, Sharma S, Garg P, et al. Treatment and outcome of nocardia keratitis. *Cornea* 2001;**20**(5):458–62.

147. Daines BS, Vroman DT, Sandoval HP, et al. Rapid diagnosis and treatment of mycobacterial keratitis after laser in situ keratomileusis. *J Cataract Refract Surg* 2003;**29**(5):1014–18.

148. John T, Velotta E. Nontuberculous (atypical) mycobacterial keratitis after LASIK: current status and clinical implications. *Cornea* 2005;**24**(3):245–55.

149. McLeod SD, Goei SL, Taglia DP, et al. Nonulcerating bacterial keratitis

associated with soft and rigid contact lens wear. *Ophthalmology* 1998;
105(3):517–21.

150. Rosenfeld SI, Mandelbaum S, Corrent GF, et al. Granular epithelial keratopathy as an unusual manifestation of *Pseudomonas* keratitis associated with extended-wear soft contact lenses. *Am J Ophthalmol* 1990;**109**(1):17–22.

151. Shen EP, Hsieh YT, Chu HS, et al. Correlation of *Pseudomonas aeruginosa* Genotype with antibiotic susceptibility and clinical features of induced central keratitis. *Invest Ophthalmol Vis Sci* 2015;**56**(1):365–71.

152. Borkar DS, Fleiszig SM, Leong C, et al. Association between cytotoxic and invasive Pseudomonas aeruginosa and clinical outcomes in bacterial keratitis. *JAMA Ophthalmol* 2013;**131**(2):147–53.

153. Borkar DS, Acharya NR, Leong C, et al. Cytotoxic clinical isolates of *Pseudomonas aeruginosa* identified during the Steroids for Corneal Ulcers Trial show elevated resistance to fluoroquinolones. *BMC Ophthalmol* 2014;**14**:54.

154. Lee JS, Choi HY, Lee JE, et al. Gonococcal keratoconjunctivitis in adults. *Eye (Lond)* 2002;**16**(5):646–9.

155. Ullman S, Roussel TJ, Forster RK. Gonococcal keratoconjunctivitis. *Surv Ophthalmol* 1987;**32**(3):199–208.

156. O'Day DM, Smith RS, Gregg CR, et al. The problem of bacillus species infection with special emphasis on the virulence of *Bacillus cereus*. *Ophthalmology* 1981;**88**(8):833–8.

157. Choudhuri KK, Sharma S, Garg P, et al. Clinical and microbiological profile of *Bacillus* keratitis. *Cornea* 2000;**19**(3):301–6.

158. Meisler DM, Langston RH, Naab TJ, et al. Infectious crystalline keratopathy. *Am J Ophthalmol* 1984;**97**(3):337–43.

159. Lubniewski AJ, Houchin KW, Holland EJ, et al. Posterior infectious crystalline keratopathy with *Staphylococcus epidermidis*. *Ophthalmology* 1990;**97**(11):1454–9.

160. Groden LR, Pascucci SE, Brinser JH. Haemophilus aphrophilus as a cause of crystalline keratopathy. *Am J Ophthalmol* 1987;**104**(1):89–90.

161. Hu FR. Infectious crystalline keratopathy caused by *Mycobacterium fortuitum* and *Pseudomonas aeruginosa*. *Am J Ophthalmol* 1990;**109**(6): 738–9.

162. Khater TT, Jones DB, Wilhelmus KR. Infectious crystalline keratopathy caused by gram-negative bacteria. *Am J Ophthalmol* 1997;**124**(1):19–23.

163. Wilhelmus KR, Robinson NM. Infectious crystalline keratopathy caused by *Candida albicans*. *Am J Ophthalmol* 1991;**112**(3):322–5.

164. Weisenthal RW, Krachmer JH, Folberg R, et al. Postkeratoplasty crystalline deposits mimicking bacterial infectious crystalline keratopathy. *Am J Ophthalmol* 1988;**105**(1):70–4.

165. Allan BD, Morlet N, Dart JK. Microbiologic investigation of suspected microbial keratitis. *Ophthalmology* 1996;**103**(8):1165–6.

166. Levey SB, Katz HR, Abrams DA, et al. The role of cultures in the management of ulcerative keratitis. *Cornea* 1997;**16**(4):383–6.

167. McLeod SD, Kolahdouz-Isfahani A, Rostamian K, et al. The role of smears, cultures, and antibiotic sensitivity testing in the management of suspected infectious keratitis. *Ophthalmology* 1996;**103**(1):23–8.

168. Rodman RC, Spisak S, Sugar A, et al. The utility of culturing corneal ulcers in a tertiary referral center versus a general ophthalmology clinic. *Ophthalmology* 1997;**104**(11):1897–901.

169. McDonnell PJ, Nobe J, Gauderman WJ, et al. Community care of corneal ulcers. *Am J Ophthalmol* 1992;**114**(5):531–8.

170. McDonald EM, Ram FS, Patel DV, et al. Topical antibiotics for the management of bacterial keratitis: an evidence-based review of high quality randomised controlled trials. *Br J Ophthalmol* 2014;**98**(11): 1470–7.

171. Labetoulle M, Frau E, Offret H, et al. Non-preserved 1% lidocaine solution has less antibacterial properties than currently available anaesthetic eye-drops. *Curr Eye Res* 2002;**25**(2):91–7.

172. Jacob P, Gopinathan U, Sharma S, et al. Calcium alginate swab versus Bard Parker blade in the diagnosis of microbial keratitis. *Cornea* 1995; **14**(4):360–4.

173. Epley KD, Katz HR, Herling I, et al. Platinum spatula versus Mini-tip Culturette in culturing bacterial keratitis. *Cornea* 1998;**17**(1):74–8.

174. Waxman E, Chechelnitsky M, Mannis MJ, et al. Single culture media in infectious keratitis. *Cornea* 1999;**18**(3):257–61.

175. Schonheyder HC, Pedersen JK, Naeser K. Experience with a broth culture technique for diagnosis of bacterial keratitis. *Acta Ophthalmol Scand* 1997;**75**(5):592–4.

176. Pakzad-Vaezi K, Levasseur SD, Schendel S, et al. The corneal ulcer one-touch study: a simplified microbiological specimen collection method. *Am J Ophthalmol* 2015;**159**(1):37–43.e1.

177. Allan BD, Dart JK. Strategies for the management of microbial keratitis. *Br J Ophthalmol* 1995;**79**(8):777–86.

178. Sharma S, Kunimoto DY, Gopinathan U, et al. Evaluation of corneal scraping smear examination methods in the diagnosis of bacterial and fungal keratitis: a survey of eight years of laboratory experience. *Cornea* 2002;**21**(7):643–7.

179. Jones DB. Initial therapy of suspected microbial corneal ulcers. II. Specific antibiotic therapy based on corneal smears. *Surv Ophthalmol* 1979;**24**(2):97, 105–16.

180. Panda A, Pal Singh T, Satpathy G, et al. Comparison of polymerase chain reaction and standard microbiological techniques in presumed bacterial corneal ulcers. *Int J Ophthalmol* 2015;**35**(2):159–65.

181. Taravati P, Lam D, Van Gelder RN. Role of molecular diagnostics in ocular microbiology. *Curr Ophthalmol Rep* 2013;**1**(4):doi: 10.1007/s40135-013-0025-1.

182. Hillenbrand ME, Thompson PP, Shanks RM, et al. Validation of PCR for the detection of *Pseudomonas aeruginosa* from corneal samples. *Int J Ophthalmol* 2011;**4**(3):262–8.

183. Groden LR, Rodnite J, Brinser JH, et al. Acridine orange and Gram stains in infectious keratitis. *Cornea* 1990;**9**(2):122–4.

184. Kowal VO, Levey SB, Laibson PR, et al. Use of routine antibiotic sensitivity testing for the management of corneal ulcers. *Arch Ophthalmol* 1997;**115**(4):462–5.

185. Morlet N, Dart J. Routine antibiotic sensitivity testing for corneal ulcers. *Arch Ophthalmol* 1998;**116**(9):1262–3.

186. Newton C, Moore MB, Kaufman HE. Corneal biopsy in chronic keratitis. *Arch Ophthalmol* 1987;**105**(4):577–8.

187. Alexandrakis G, Haimovici R, Miller D, et al. Corneal biopsy in the management of progressive microbial keratitis. *Am J Ophthalmol* 2000; **129**(5):571–6.

188. Garg P, Sharma S. Corneal biopsy in the management of progressive microbial keratitis. *Am J Ophthalmol* 2002;**133**(2):291–2.

189. Lee P, Green WR. Corneal biopsy. Indications, techniques, and a report of a series of 87 cases. *Ophthalmology* 1990;**97**(6):718–21.

190. Egbert PR, Lauber S, Maurice DM. A simple conjunctival biopsy. *Am J Ophthalmol* 1977;**84**(6):798–801.

191. Nelson JD. Ocular surface impressions using cellulose acetate filter material. Ocular pemphigoid. *Surv Ophthalmol* 1982;**27**(1):67–9.

192. Nelson JD, Havener VR, Cameron JD. Cellulose acetate impressions of the ocular surface. Dry eye states. *Arch Ophthalmol* 1983;**101**(12): 1869–72.

193. Tseng SC. Staging of conjunctival squamous metaplasia by impression cytology. *Ophthalmology* 1985;**92**(6):728–33.

194. Wittpenn JR, Tseng SC, Sommer A. Detection of early xerophthalmia by impression cytology. *Arch Ophthalmol* 1986;**104**(2):237–9.

195. Natadisastra G, Wittpenn JR, West KP Jr, et al. Impression cytology for detection of vitamin A deficiency. *Arch Ophthalmol* 1987;**105**(9):1224–8.

196. Sawada Y, Fischer JL, Verm AM, et al. Detection by impression cytologic analysis of conjunctival intraepithelial invasion from eyelid sebaceous cell carcinoma. *Ophthalmology* 2003;**110**(10):2045–50.

197. Wittpenn JRPJ. Impression debridement of herpes simplex dendritic keratitis. *Cornea* 1987;**5**:245–8.

198. Nakagawa H, Uchida Y, Takamura E, et al. Diagnostic impression cytology for herpes simplex keratitis. *Jpn J Ophthalmol* 1993;**37**(4):505–13.

199. Sawada Y, Yuan C, Huang AJ. Impression cytology in the diagnosis of acanthamoeba keratitis with surface involvement. *Am J Ophthalmol* 2004;**137**(2):323–8.

200. Floraksi GJ, Folberg R, Krachmer JH, et al. Elevated corneal epithelial lines in Acanthamoeba keratitis. *Arch Ophthalmol* 1988;**106**(9):1202–6.

201. Rezaei Kanavi M, Hosseini B, Javadi F, et al. Impression cytology in eyes with clinical and confocal scan features of acanthamoeba keratitis. *J Ophthalmic Vis Res* 2013;**8**(3):207–12.

202. Rudolph T, Welinder-Olsson C, Lind-Brandberg L, et al. 16 S rDNA PCR analysis of infectious keratitis: a case series. *Acta Ophthalmol Scand* 2004;**82**(4):463–7.

203. Butler TK, Spencer NA, Chan CC, et al. Infective keratitis in older patients: a 4 year review, 1998–2002. *Br J Ophthalmol* 2005;**89**(5): 591–6.

204. Petroll WM, Cavanagh HD, Jester JV. Clinical confocal microscopy. *Curr Opin Ophthalmol* 1998;**9**(4):59–65.

205. Kumar RL, Cruzat A, Hamrah P. Current state of in vivo confocal microscopy in management of microbial keratitis. *Semin Ophthalmol* 2010;**25**(5–6):166–70.

206. Irvine JA, Ariyasu R. Limitations in tandem scanning confocal microscopy as a diagnostic tool for microbial keratitis. *Scanning* 1994; **16**(5):307–11.

207. Labbe A, Khammari C, Dupas B, et al. Contribution of in vivo confocal microscopy to the diagnosis and management of infectious keratitis. *Ocul Surf* 2009;**7**(1):41–52.

208. Liang QF, Sun XG, Labbe A. Role of in vivo confocal microscopy in the management of infectious keratitis. *[Chinese Journal of Ophthalmology] Zhonghua Yan Ke Za Zhi* 2013;**49**(10):951–5.

209. Hong J, Xu J, Hua J, et al. Bacterial keratitis in Shanghai. *Ophthalmology* 2013;**120**(3):647.

210. Hsiao CH, Chuang CC, Tan HY, et al. Methicillin-resistant *Staphylococcus aureus* ocular infection: a 10-year hospital-based study. *Ophthalmology* 2012;**119**(3):522–7.

211. Blomquist PH. Methicillin-resistant *Staphylococcus aureus* infections of the eye and orbit (an American Ophthalmological Society thesis). *Trans Am Ophthalmol Soc* 2006;**104**:322–45.

212. Hsiao CH, Ong SJ, Chuang CC, et al. A comparison of clinical features between community-associated and healthcare-associated methicillin-resistant *Staphylococcus aureus* keratitis. *J Ophthalmol* 2015;**2015**:923941.

213. Tu EY, Jain S. Topical linezolid 0.2% for the treatment of vancomycin-resistant or vancomycin-intolerant gram-positive bacterial keratitis. *Am J Ophthalmol* 2013;**155**(6):1095–8.e1.

214. Mengeloglu FZ, Kucukbayrak A, Bucak YY, et al. Efficacy of daptomycin on experimental methicillin-resistant *Staphylococcus aureus* keratitis in

7

rabbits. *J Ocul Pharmacol Ther* 2013;**29**(10):893–9.

215. Goktas S, Kurtoglu MG, Sakarya Y, et al. New therapy option for treatment of methicillin-resistant *Staphylococcus aureus* keratitis: tigecycline. *J Ocul Pharmacol Ther* 2015;**31**(2):122–7.

216. Goldstein MH, Kowalski RP, Gordon YJ. Emerging fluoroquinolone resistance in bacterial keratitis: a 5-year review. *Ophthalmology* 1999; **106**(7):1313–18.

217. Jain R, Murthy SI, Motukupally SR, et al. Use of topical colistin in multiple drug-resistant *Pseudomonas aeruginosa* bacterial keratitis. *Cornea* 2014;**33**(9):923–7.

218. Chew FL, Soong TK, Shin HC, et al. Topical piperacillin/tazobactam for recalcitrant *pseudomonas aeruginosa* keratitis. *J Ocul Pharmacol Ther* 2010; **26**(2):219–22.

219. Denk PO, Thanos S, Thiel HJ. Amikacin may be drug of choice in *Nocardia* keratitis. *Br J Ophthalmol* 1996;**80**(10):928–9.

220. Washington JA 2nd, Wilson WR. Erythromycin: a microbial and clinical perspective after 30 years of clinical use (2). *Mayo Clin Proc* 1985;**60**(4): 271–8.

221. Field AJBI, Dick JD, O'Brien TP. Comparative topical treatment of *Mycobacterium fortuitum* keratitis in rabbits. *Invest Ophthalmol Vis Sci* 1993;**34**:737.

222. Husain SEMA, Husain N, Jones DB. Antimicrobial efficacy of clarithromycin and azithromycin against *Mycobacterium chelonae* and *Mycobacterium abscessus*. *Invest Ophthalmol Vis Sci* 1993;**34**:729.

223. Ford JG, Huang AJ, Pflugfelder SC, et al. Nontuberculous mycobacterial keratitis in south Florida. *Ophthalmology* 1998;**105**(9):1652–8.

224. Diamond JP, White L, Leeming JP, et al. Topical 0.3% ciprofloxacin, norfloxacin, and ofloxacin in treatment of bacterial keratitis: a new method for comparative evaluation of ocular drug penetration. *Br J Ophthalmol* 1995;**79**(6):606–9.

225. Ofloxacin monotherapy for the primary treatment of microbial keratitis: a double-masked, randomized, controlled trial with conventional dual therapy. The Ofloxacin Study Group. *Ophthalmology* 1997;**104**(11): 1902–9.

226. O'Brien TP, Maguire MG, Fink NE, et al. Efficacy of ofloxacin vs cefazolin and tobramycin in the therapy for bacterial keratitis. Report from the Bacterial Keratitis Study Research Group. *Arch Ophthalmol* 1995; **113**(10):1257–65.

227. Hyndiuk RA, Eiferman RA, Caldwell DR, et al. Comparison of ciprofloxacin ophthalmic solution 0.3% to fortified tobramycin-cefazolin in treating bacterial corneal ulcers. Ciprofloxacin Bacterial Keratitis Study Group. *Ophthalmology* 1996;**103**(11):1854–62, discussion 62–3.

228. Baker RS, Flowers CW Jr, Casey R, et al. Efficacy of ofloxacin vs cefazolin and tobramycin in the therapy for bacterial keratitis. *Arch Ophthalmol* 1996;**114**(5):632–3.

229. Gangopadhyay N, Daniell M, Weih L, et al. Fluoroquinolone and fortified antibiotics for treating bacterial corneal ulcers. *Br J Ophthalmol* 2000;**84**(4):378–84.

230. Ormerod LD, Ruoff KL, Meisler DM, et al. Infectious crystalline keratopathy. Role of nutritionally variant streptococci and other bacterial factors. *Ophthalmology* 1991;**98**(2):159–69.

231. Maffett M, O'Day DM. Ciprofloxacin-resistant bacterial keratitis. *Am J Ophthalmol* 1993;**115**(4):545–6.

232. Wilhelmus KR, Abshire RL, Schlech BA. Influence of fluoroquinolone susceptibility on the therapeutic response of fluoroquinolone-treated bacterial keratitis. *Arch Ophthalmol* 2003;**121**(9):1229–33.

233. Snyder ME, Katz HR. Ciprofloxacin-resistant bacterial keratitis. *Am J Ophthalmol* 1992;**114**(3):336–8.

234. Bower KS, Kowalski RP, Gordon YJ. Fluoroquinolones in the treatment of bacterial keratitis. *Am J Ophthalmol* 1996;**121**(6):712–15.

235. Honig MA, Cohen EJ, Rapuano CJ, et al. Corneal ulcers and the use of topical fluoroquinolones. *CLAO J* 1999;**25**(4):200–3.

236. Kunimoto DY, Sharma S, Garg P, et al. In vitro susceptibility of bacterial keratitis pathogens to ciprofloxacin. Emerging resistance. *Ophthalmology* 1999;**106**(1):80–5.

237. Garg P, Sharma S, Rao GN. Ciprofloxacin-resistant *Pseudomonas* keratitis. *Ophthalmology* 1999;**106**(7):1319–23.

238. Chaudhry NA, Flynn HW Jr, Murray TG, et al. Emerging ciprofloxacin-resistant *Pseudomonas aeruginosa*. *Am J Ophthalmol* 1999;**128**(4): 509–10.

239. Mather R, Karenchak LM, Romanowski EG, et al. Fourth generation fluoroquinolones: new weapons in the arsenal of ophthalmic antibiotics. *Am J Ophthalmol* 2002;**133**(4):463–6.

240. Constantinou M, Daniell M, Snibson GR, et al. Clinical efficacy of moxifloxacin in the treatment of bacterial keratitis: a randomized clinical trial. *Ophthalmology* 2007;**114**(9):1622–9.

241. Parmar P, Salman A, Kalavathy CM, et al. Comparison of topical gatifloxacin 0.3% and ciprofloxacin 0.3% for the treatment of bacterial keratitis. *Am J Ophthalmol* 2006;**141**(2):282–6.

242. Kowalski RP, Dhaliwal DK, Karenchak LM, et al. Gatifloxacin and moxifloxacin: an in vitro susceptibility comparison to levofloxacin, ciprofloxacin, and ofloxacin using bacterial keratitis isolates. *Am J Ophthalmol* 2003;**136**(3):500–5.

243. Herretes S, Wang X, Reyes JM. Topical corticosteroids as adjunctive therapy for bacterial keratitis. *Cochrane Database Syst Rev* 2014;(10): CD005430.

244. Madhavan HN, Rao SK. Ciprofloxacin precipitates in the corneal epithelium. *J Cataract Refract Surg* 2002;**28**(6):909, author reply.

245. Castillo A, Benitez del Castillo JM, Toledano N, et al. Deposits of topical norfloxacin in the treatment of bacterial keratitis. *Cornea* 1997;**16**(4): 420–3.

246. Mitra A, Tsesmetzoglou E, McElvanney A. Corneal deposits and topical ofloxacin–the effect of polypharmacy in the management of microbial keratitis. *Eye (Lond)* 2007;**21**(3):410–12.

247. Wilhelmus KR, Abshire RL. Corneal ciprofloxacin precipitation during bacterial keratitis. *Am J Ophthalmol* 2003;**136**(6):1032–7.

248. Essepian JP, Rajpal R, O'Brien TP. Tandem scanning confocal microscopic analysis of ciprofloxacin corneal deposits in vivo. *Cornea* 1995; **14**(4):402–7.

249. Mallari PL, McCarty DJ, Daniell M, et al. Increased incidence of corneal perforation after topical fluoroquinolone treatment for microbial keratitis. *Am J Ophthalmol* 2001;**131**(1):131–3.

250. Sharma N, Goel M, Bansal S, et al. Evaluation of moxifloxacin 0.5% in treatment of nonperforated bacterial corneal ulcers: a randomized controlled trial. *Ophthalmology* 2013;**120**(6):1173–8.

251. Moshirfar M, Mirzaian G, Feiz V, et al. Fourth-generation fluoroquinolone-resistant bacterial keratitis after refractive surgery. *J Cataract Refract Surg* 2006;**32**(3):515–18.

252. Moshirfar M, Meyer JJ, Espandar L. Fourth-generation fluoroquinolone-resistant mycobacterial keratitis after laser in situ keratomileusis. *J Cataract Refract Surg* 2007;**33**(11):1978–81.

253. Jhanji V, Sharma N, Satpathy G, et al. Fourth-generation fluoroquinolone-resistant bacterial keratitis. *J Cataract Refract Surg* 2007;**33**(8):1488–9.

254. Knauf HP, Silvany R, Southern PM Jr, et al. Susceptibility of corneal and conjunctival pathogens to ciprofloxacin. *Cornea* 1996;**15**(1): 66–71.

255. Oldenburg CE, Lalitha P, Srinivasan M, et al. Emerging moxifloxacin resistance in Pseudomonas aeruginosa keratitis isolates in South India. *Ophthalmic Epidemiol* 2013;**20**(3):155–8.

256. Ray KJ, Prajna L, Srinivasan M, et al. Fluoroquinolone treatment and susceptibility of isolates from bacterial keratitis. *JAMA Ophthalmol* 2013; **131**(3):310–13.

257. Kowalski RP, Romanowski EG, Mah FS, et al. A comparison of moxifloxacin and levofloxacin topical prophylaxis in a fluoroquinolone-resistant *Staphylococcus aureus* rabbit model. *Jpn J Ophthalmol* 2008; **52**(3):211–16.

258. Sridhar MS, Sharma S, Reddy MK, et al. Clinicomicrobiological review of *Nocardia* keratitis. *Cornea* 1998;**17**(1):17–22.

259. Lee LH, Zaidman GW, Van Horn K. Topical bactrim versus trimethoprim and sulfonamide against nocardia keratitis. *Cornea* 2001; **20**(2):179–82.

260. Asbell PA, Colby KA, Deng S, et al. Ocular TRUST: nationwide antimicrobial susceptibility patterns in ocular isolates. *Am J Ophthalmol* 2008; **145**(6):951–8.

261. Osher RH, Amdahl LD, Cheetham JK. Antimicrobial efficacy and aqueous humor concentration of preoperative and postoperative topical trimethoprim/polymyxin B sulfate versus tobramycin. *J Cataract Refract Surg* 1994;**20**(1):3–8.

262. Centers for Disease Control and Prevention. 1998 guidelines for treatment of sexually transmitted diseases. *MMWR Morb Mortal Wkly Rep* 1998;**47**(RR–1):1–111.

263. Maldonado NG, Takhar SS. Update on emerging infections: news from the Centers for Disease Control and Prevention. Update to the CDC's Sexually Transmitted Diseases Treatment Guidelines, 2010: Oral cephalosporins no longer a recommended treatment for gonococcal infections. *Ann Emerg Med* 2013;**61**(1):91–5.

264. Willoughby CE, Batterbury M, Kaye SB. Collagen corneal shields. *Surv Ophthalmol* 2002;**47**(2):174–82.

265. Mondino BJ. Collagen shields. *Am J Ophthalmol* 1991;**112**(5):587–90.

266. Lee BL, Matoba AY, Osato MS, et al. The solubility of antibiotic and corticosteroid combinations. *Am J Ophthalmol* 1992;**114**(2):212–15.

267. Daniell M. Overview: Initial antimicrobial therapy for microbial keratitis. *Br J Ophthalmol* 2003;**87**(9):1172–4.

268. Baum JL. Initial therapy of suspected microbial corneal ulcers. I. Broad antibiotic therapy based on prevalence of organisms. *Surv Ophthalmol* 1979;**24**(2):97–105.

269. Cokingtin CD, Hyndiuk RA. Insights from experimental data on ciprofloxacin in the treatment of bacterial keratitis and ocular infections. *Am J Ophthalmol* 1991;**112**(4 Suppl.):25S–8S.

270. Park J, Lee KM, Zhou H, et al. Community practice patterns for bacterial corneal ulcer evaluation and treatment. *Eye Contact Lens* 2015;**41**(1): 12–18.

271. McLeod SD, LaBree LD, Tayyanipour R, et al. The importance of initial management in the treatment of severe infectious corneal ulcers. *Ophthalmology* 1995;**102**(12):1943–8.

272. Ophthalmology AAO. *Preferred practice pattern: bacterial keratitis.* San Francisco: American Academy of Ophthalmology; 2013.

273. Nguyen A, Hong AR, Baqai J, et al. Use of topical besifloxacin in the treatment of *Mycobacterium chelonae* ocular surface infections. *Cornea* 2015;**34**(8):967–71.

274. McDonnell PJ. Empirical or culture-guided therapy for microbial keratitis? A plea for data. *Arch Ophthalmol* 1996;**114**(1):84–7.

275. Baum J. Diagnosing and treating bacterial corneal ulcers. *Ophthalmology* 1996;**103**(9):1332–3.
276. Daniell M, Mills R, Morlet N. Microbial keratitis: what's the preferred initial therapy? *Br J Ophthalmol* 2003;**87**(9):1167.
277. McLeod SD, DeBacker CM, Viana MA. Differential care of corneal ulcers in the community based on apparent severity. *Ophthalmology* 1996;**103**(3):479–84.
278. Kim RY, Cooper KL, Kelly LD. Predictive factors for response to medical therapy in bacterial ulcerative keratitis. *Graefes Arch Clin Exp Ophthalmol* 1996;**234**(12):731–8.
279. Subcommittee AAO, BCSC. *External Disease and Cornea: Section 8, 2014–2015.* San Francisco: American Academy of Ophthalmology; 2014–2015. p. 146–54.
280. Benson WH, Lanier JD. Comparison of techniques for culturing corneal ulcers. *Ophthalmology* 1992;**99**(5):800–4.
281. Lim NC, Lim DK, Ray M. Polymicrobial versus monomicrobial keratitis: a retrospective comparative study. *Eye Contact Lens* 2013;**39**(5):348–54.
282. Stern GA, Buttross M. Use of corticosteroids in combination with antimicrobial drugs in the treatment of infectious corneal disease. *Ophthalmology* 1991;**98**(6):847–53.
283. Gritz DC, Lee TY, Kwitko S, et al. Topical anti-inflammatory agents in an animal model of microbial keratitis. *Arch Ophthalmol* 1990;**108**(7):1001–5.
284. Carmichael TR, Gelfand Y, Welsh NH. Topical steroids in the treatment of central and paracentral corneal ulcers. *Br J Ophthalmol* 1990;**74**(9):528–31.
285. Miedziak AI, Miller MR, Rapuano CJ, et al. Risk factors in microbial keratitis leading to penetrating keratoplasty. *Ophthalmology* 1999;**106**(6):1166–70, discussion 71.
286. Morlet N, Minassian D, Butcher J. Risk factors for treatment outcome of suspected microbial keratitis. Ofloxacin Study Group. *Br J Ophthalmol* 1999;**83**(9):1027–31.
287. Leibowitz HM, Kupferman A. Topically administered corticosteroids: effect on antibiotic-treated bacterial keratitis. *Arch Ophthalmol* 1980;**98**(7):1287–90.
288. Srinivasan M, Mascarenhas J, Rajaraman R, et al. Corticosteroids for bacterial keratitis: the Steroids for Corneal Ulcers Trial (SCUT). *Arch Ophthalmol* 2012;**130**(2):143–50.
289. Pineda R 2nd, Dohlman CH. Adjunctive therapy and surgical considerations in the management of bacterial ulcerative keratitis. *Int Ophthalmol Clin* 1996;**36**(3):37–48.
290. Leahey AB, Gottsch JD, Stark WJ. Clinical experience with N-butyl cyanoacrylate (Nexacryl) tissue adhesive. *Ophthalmology* 1993;**100**(2):173–80.
291. Weiss JL, Williams P, Lindstrom RL, et al. The use of tissue adhesive in corneal perforations. *Ophthalmology* 1983;**90**(6):610–15.

292. Lois N, Cohen EJ, Rapuano CJ, et al. Contact lens use after contact lens-associated infectious ulcers. *CLAO J* 1997;**23**(3):192–5.
293. Abdulhalim BE, Wagih MM, Gad AA, et al. Amniotic membrane graft to conjunctival flap in treatment of non-viral resistant infectious keratitis: a randomised clinical study. *Br J Ophthalmol* 2015;**99**(1):59–63.
294. Zeng B, Wang P, Xu LJ, et al. Amniotic membrane covering promotes healing of cornea epithelium and improves visual acuity after debridement for fungal keratitis. *Int J Ophthalmol* 2014;**7**(5):785–9.
295. Buxton JN, Fox ML. Conjunctival flaps in the treatment of refractory *pseudomonas* corneal abscess. *Ann Ophthalmol* 1986;**18**(11):315–18.
296. Diamant JI, Abbott RL. Surgical management of infectious and noninfectious keratitis. *Int Ophthalmol Clin* 1998;**38**(4):197–217.
297. Killingsworth DW, Stern GA, Driebe WT, et al. Results of therapeutic penetrating keratoplasty. *Ophthalmology* 1993;**100**(4):534–41.
298. Hill JC. Use of penetrating keratoplasty in acute bacterial keratitis. *Br J Ophthalmol* 1986;**70**(7):502–6.
299. Cristol SM, Alfonso EC, Guildford JH, et al. Results of large penetrating keratoplasty in microbial keratitis. *Cornea* 1996;**15**(6):571–6.
300. Skaat A, Zadok D, Goldich Y, et al. Riboflavin/UVA photochemical therapy for severe infectious keratitis. *Eur J Ophthalmol* 2014;**24**(1):21–8.
301. Martins SA, Combs JC, Noguera G, et al. Antimicrobial efficacy of riboflavin/UVA combination (365 nm) in vitro for bacterial and fungal isolates: a potential new treatment for infectious keratitis. *Invest Ophthalmol Vis Sci* 2008;**49**(8):3402–8.
302. Chan E, Snibson GR, Sullivan L. Treatment of infectious keratitis with riboflavin and ultraviolet-A irradiation. *J Cataract Refract Surg* 2014;**40**(11):1919–25.
303. Said DG, Elalfy MS, Gatzioufas Z, et al. Collagen cross-linking with photoactivated riboflavin (PACK-CXL) for the treatment of advanced infectious keratitis with corneal melting. *Ophthalmology* 2014;**121**(7):1377–82.
304. Rana M, Lau A, Aralikatti A, et al. Severe microbial keratitis and associated perforation after corneal crosslinking for keratoconus. *Cont Lens Anterior Eye* 2015;**38**(2):134–7.
305. Abbouda A, Abicca I, Alio JL. Infectious keratitis following corneal crosslinking: A systematic review of reported cases: Management, visual outcome, and treatment proposed. *Semin Ophthalmol* 2016;**31**(5):485–91.
306. Dart J. Extended-wear contact lenses, microbial keratitis, and public health. *Lancet* 1999;**354**(9174):174–5.
307. Ophthalmology AAO. *Protective eyewear for young athletes, policy statement.* San Francisco: American Academy of Ophthalmology; 2003.
308. Ophthalmology AAO. *Preventive eye care, information statement.* San Francisco: American Academy of Ophthalmology; 1993.

7

903

第76章

非结核分枝杆菌角膜炎

Joseph M. Biber

关键概念

- 非结核分枝杆菌(nontuberculous mycobacteria, NTM)角膜炎多发生于激光原位角膜磨镶术(laser in situ keratomileusis, LASIK)之后,最常见的菌种为龟分枝杆菌和偶发分枝杆菌。
- NTM 角膜炎很难诊断,患者常得不到及时治疗。非结核分枝杆菌属于专性需氧的抗酸杆菌,实验室诊断方法可通过 Ziehl-Neelson 抗酸染色法,应用浓缩的蛋清培养基(Lowenstein-Jensen 固体培养基)或肉汤培养基(Middlebrook 7H9 和 7H12)培养。
- LASIK 术后 NTM 感染的病例,提起角膜瓣取材培养有助于诊断,抗生素瓣下冲洗可控制感染。也可考虑切除受累的角膜瓣。
- 治疗 NTM 角膜炎需长期应用的抗生素包括:第四代氟喹诺酮、阿米卡星和克拉霉素。对其他抗生素耐药的病例,利奈唑胺是一种可能有效的新药。
- 不推荐使用糖皮质激素类药物治疗 NTM 角膜炎。
- 角膜移植手术可以清除活动性和药物治疗无效的感染病灶。NTM 感染导致角膜瘢痕需要恢复视功能时,也需要手术治疗。

本章纲要

概述

非结核性或"非典型性"分枝杆菌角膜炎的诊断和治疗目前仍非常困难。1965 年,Turner 和 Stinson 首次报告了一例去除角膜异物后发生的分枝杆菌性角膜炎[1]。之后研究者又发表了许多类似个案和小队列研究结果。非结核分枝杆菌(nontuberculous mycobacteria, NTM)已经成为引起激光原位角膜磨镶术(laser in situ keratomileusis, LASIK)后严重感染性角膜炎的主要病原体。

NTM 角膜炎的主要特征包括,角膜创伤或手术后 1~14 周延迟发作,明确诊断可能会更晚。药物治疗 NTM 角膜炎效果欠佳,需要长期、大剂量的局部和全身联合治疗。手术治疗主要包括:板层角膜移植、穿透性角膜移植(penetrating keratoplasty, PK)等。对于 LASIK 术后 NTM 角膜炎病例,常常还需要切除感染的角膜瓣。

分类

非结核分枝杆菌包括结核分枝杆菌、麻风分枝杆菌之外的所有类型的分枝杆菌,属于专性需氧、不运动、无芽孢的杆菌。根据生长速度和色素生成的不同,Runyon 将 NTM 分为 4 类[2]。第 I~III 类生长缓慢,在室温下需要 2~3 周才能形成菌落。三类之间根据其生成色素的不同加以区分。第 IV 类生长迅速,室温培养 3~5 天即可形成菌落,但不生成色素(表 76.1)。

大多数 NTM 角膜炎病原菌种都属于第 IV 类,主要由龟分枝杆菌[3-9]和偶发分枝杆菌[3,4,9]引起,其中龟分枝杆菌是 LASIK 术后 NTM 角膜炎的主要菌种,其他分离得到的菌种还包括海分枝杆菌[10]、微黄分枝杆菌[5]、戈登分枝杆菌[11,12]、斯氏分枝杆菌[13]、鸟-胞内分枝杆菌[3]、亚洲分枝杆菌、无色分枝杆菌[3]、脓肿分枝杆菌[8,14]和产黏液分枝杆菌[14]。

Runyon 的分类	生成的色素	菌种
I	光产色菌	海分枝杆菌
II	暗产色菌	微黄分枝杆菌 戈登分枝杆菌 斯氏分枝杆菌
III	不产色菌	鸟 - 胞内分枝杆菌 亚洲分枝杆菌 无色分枝杆菌 次要分枝杆菌
IV	快速生长菌	龟分枝杆菌 偶发分枝杆菌 脓肿分枝杆菌 产黏液分枝杆菌

表 76.1 非结核分枝杆菌的分类

危险因素

NTM 角膜炎很少见,在某机构 15 年的病例记录中,只占全部感染性角膜炎的 1.1%(24/2134)[3]。NTM 广泛存在于土壤和水中[15],是皮肤、痰液和胃内容物中的正常菌群[16]。NTM 可以耐受氯、2% 甲醛、戊二醛以及其他常用的消毒剂[17]。医院暴发的医源性 NTM 感染主要与自来水[18]、盐水和消毒液[19]以及血液透析器的污染有关。

NTM 是条件致病菌,当正常眼部环境发生改变时(比如创伤或手术时)才能导致感染。一份报告中指出 91% 的 NTM 角膜炎患者有创伤或眼部手术史[4]。在两例非创伤性病例中,一例患有黏膜性类天疱疮,另一例患有神经营养性角膜病变[4]。其他危险因素还包括佩戴角膜接触镜[3]、放射状角膜切开术[3,21]、准分子激光屈光性角膜切削术[22]、白内障手术[5,23]和 PK[23]。

LASIK 手术是 NTM 角膜炎最常见的危险因素之一。虽然 LASIK 术后微生物感染性角膜炎的总体发生率较低,但在感染病例中 NTM 角膜炎所占比例却很高[14,24-34]。一篇综述报道,NTM 角膜炎占 LASIK 术后细菌性角膜炎病的比例是 64%(50/78)[35],其中龟分枝杆菌是最常见的致病菌种(66%,33/50)[35],而其他病例的病原菌种通常不明确。以上报道的 NTM 角膜炎病例中几乎都描述了角膜瓣和基质床界面浸润的情况。这意味着病原体很可能是在手术中引入的,但是也不能完全排除术后暴露因素。NTM 感染可发生在 LASIK 初次手术、增效手术[14]以及提起角膜瓣治疗角膜上皮内生的手术过程中[25]。导致 LASIK 术后发生微生物感染性角膜炎的因素很多,虽然手术过程采用无菌操作,但是并不能保证完全无菌。例如,由于微型角膜刀的马达室不能做热灭菌处理,这种有菌器械接近手术区,很可能是术中感染的源头。然而,近期的一个病例报告了使用飞秒激光制作角膜瓣的 LASIK 手术术后也发生了脓肿分枝杆菌感染[36]。在手术过程中,角膜基质处于直接暴露状态,使那些通常不致病的低毒力病原体可以绕过正常的眼表和上皮屏障。手术后角膜瓣阻止了抗生素渗透,并且感染可更容易沿着角膜瓣和基质床界面扩散。其他危险因素还包括过量的制瓣手术操作步骤[14,25,27]、角膜上皮缺损和既往放射状角膜切开术病史[25]。

至今报道发生了三次单中心 LASIK 术后 NTM 角膜炎暴发的情况。其中一次由龟分枝杆菌导致的大暴发中病原体的环境来源并未找到,但所有病例术后都佩戴了软性角膜接触镜。另一次医院大暴发中,发现了制冰机中存在斯氏分枝杆菌。这些冰被用于冷术中灌注用的平衡盐溶液的注射器[32,37]。第三次暴发的病原为龟分枝杆菌,病原体的来源可能是微型角膜刀的便携式蒸锅中的清洁用水。LASIK 术后 NTM 角膜炎可暴发式发生,应特别引起注意。

以上报道的病例中另外一个普遍特征是在感染发作之前或在活动性感染过程中局部使用了糖皮质激素类药物(例如角膜移植术后和 LASIK 术后)。Paschal 及其同事在偶发分枝杆菌角膜炎动物模型实验中发现,在兔角膜中单独接种偶发分枝杆菌仅会导致短期的自限性角膜炎。早期组织病理学分析可见基质内肉芽肿性炎症或混合性急性和慢性炎症。在接种 3~4 周后,不再有活动的炎症或病原体。相比之下,在接种时给予单次结膜下注射甲泼尼龙的兔眼发生了无痛性角膜溃疡和缓慢扩大的卫星灶。在 4 周的研究期间,组织病理学检查发现了急性炎症和微生物感染的情况。而肉芽肿性炎症直到第 4 周才出现[38]。一项临床队列研究报导了类似的发现,未接受糖皮质激素类药物治疗患者的组织标本表现出感染性浸润局限,病原体很少。相比之下,接受糖皮质激素药物治疗的患者的切片中,炎症细胞反应很少,而病原体很多[3]。糖皮质激素类药物治疗抑制了肉芽肿性炎症反应[39],而肉芽肿性炎症反应被认为是限制分枝杆菌扩散的必要条件。通过这种抑制作用糖皮质激素类药物可潜在促进分枝杆菌感染病程的发展并产生慢性感染[40]。

临床表现

非 LASIK 术后 NTM 角膜炎的典型临床表现包括慢性、无痛性溃疡,多发生在轻微眼外伤或手术后数天至数周内,并且对常规抗生素治疗耐药。患者可出现中度疼痛和畏光。病变的特征表现为伴有不明显或羽毛状边缘的角膜不规则浸润灶(图 76.1),常可见重叠性上皮缺损。也有报导称 NTM 感染的角膜可见真菌性角膜炎特征性的卫星灶[4,41]。NTM 角膜炎还可见弧形或环形浸润[4,11]。被一些作者[42]认为是 NTM 角膜炎的诊断标准的结晶样或"破裂的挡风玻璃"样基质病变并不常见。NTM 角膜炎常见前房反应伴前房积脓。可发生病变区角膜上覆组织坏死区扩大(图 76.2)。

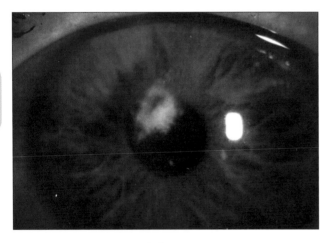

图 76.1　非结核分枝杆菌感染。注意病灶区羽毛样模糊的边缘和卫星灶。(Courtesy Edward J. Holland, MD.)

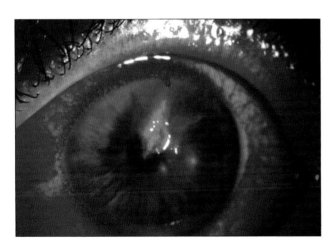

图 76.2　与图 76.1 为同一患者。病程进展,可见病灶区上覆基质组织坏死,卫星灶增大。(Courtesy Edward J. Holland, MD.)

LASIK 术后的 NTM 角膜炎通常表现为轻度至中度的疼痛、畏光和不同程度的视力丧失。不过一些患者也可能完全没有症状[28,32]。尽管通常两只眼睛都做了 LASIK 手术,但大多数的病例报告都是单侧发病(86%)[35]。在大多数报告的病例中,角膜炎通常发生于术后 2~14 周。在一篇综述文章中,第Ⅳ类 NTM 种属(龟分枝杆菌、脓肿分枝杆菌等)角膜感染的平均发病时间为 3.4 周,而Ⅱ类种属(斯氏分枝杆菌)为 10 周[35]。从感染发生到准确诊断经常会延误,因为经常会对患者作经验性治疗而没有取微生物标本作检验,或者被当做其他疾病治疗,例如弥漫性层间角膜炎[28]。Solomon 报道称,4 例患者中,屈光手术到 NTM 角膜炎症状发作的时间平均为 20 天(11~42天),从症状发生到正确诊断的时间平均是 32 天(12~56 天)。

NTM 角膜炎典型症状是角膜瓣和基质床界面内单一或多点的浸润灶(图 76.3)。因为病变发生于角膜瓣下方,可能并没有出现角膜上皮缺损。虽然许多患者表现出结膜感染和前房炎症等非特异性表现,但使用了局部糖皮质激素类药物的病例中并没有出现这些表现。病变可能会发展成较大浸润并伴有卫星灶,并且随着疾病的进展可能会发生病灶上方角膜瓣坏死(图 76.4)[25]。研究者还描述了 LASIK 术后 NTM 角膜炎出现结晶样或"破裂的挡风玻璃"样基质病变特征(图 76.5)[31,33],这些表现有助于诊断。然而大多数浸润没有特异性外观,并且不能仅通过临床外观排除细菌、真菌、病毒或原生动物感染。

鉴别诊断通常需要区分弥漫性层间角膜炎

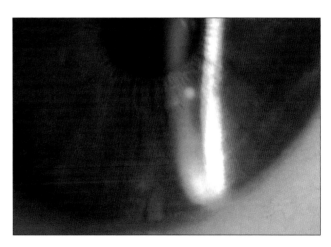

图 76.3　LASIK 术后龟分枝杆菌感染角膜炎。角膜瓣-基质界面单个钱币状浸润,周围轻度水肿。角膜上皮完整,患者无症状。(Courtesy Naveen S. Chandra, MD.)

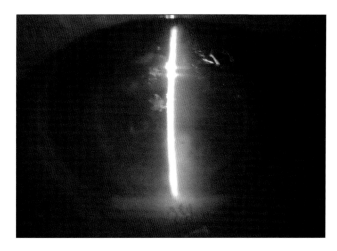

图 76.4　LASIK 术后龟分枝杆菌角膜炎进展。角膜瓣局部坏死,伴有弥漫性水肿和前房积脓。(Courtesy Naveen S. Chandra,MD.)

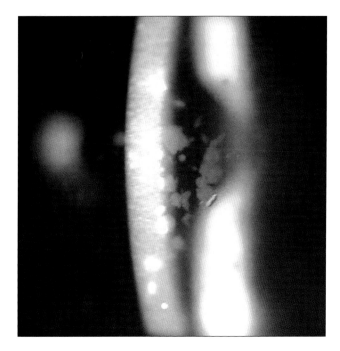

图 76.5　LASIK 术后龟分枝杆菌角膜炎。LASIK 术后 2 周发生多处结晶样角膜病变。(Courtesy Naveen S. Chandra, MD.)

(diffuse lamellar keratitis,DLK)、真菌性角膜炎和感染性结晶性角膜病变。虽然 DLK 和 NTM 角膜炎很难区分,但将两种疾病区分开来非常重要,因为糖皮质激素类药物对于 DLK 的治疗非常重要,但却会使NTM 角膜炎恶化。临床症状有助于区分这两种疾病,DLK 通常发生在术后几天内,而 NTM 发生的时间则较晚。DLK 中的浸润灶几乎总是局限于角膜瓣和基质床交界面,而 NTM 角膜炎则常扩散到前后基质。

实验室诊断

诊断 NTM 角膜炎的关键是时刻保持高度警惕性,因为在"常规"微生物感染性角膜炎检查中并未使用最适合的染色方法和培养基。对于角膜深基质的感染,可能需要进行组织活检,LASIK 术后感染的病例则需要提起角膜瓣在浸润区取材并治疗。如果进行了活检或治疗性 PK,应对组织样本做病理检查(图 76.6)和微生物检查。

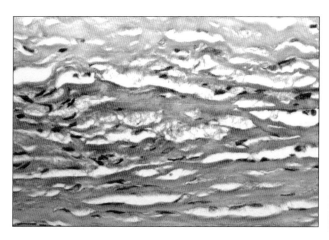

图 76.6　戈登分枝杆菌角膜炎患者的角膜切片(HE 染色)。可见角膜基质纤维组织浸润,分散的单核炎性细胞。患者长期局部使用了低剂量糖皮质激素类药物治疗。(Courtesy Hans E. Grossniklaus,MD.)

非结核分枝杆菌是专性需氧的抗酸杆菌。虽然它们被认为是革兰氏阳性菌,但革兰氏染色的效果并不好。显微镜下观察,NTM 曾被误认为是诺卡菌[27,31]或棒杆菌[6]。Ziehl-Neelsen 抗酸染色是检测抗酸性微生物的主要方法,可以用来检测 NTM。荧光染料(auramine 和 / 或 auramine-rhodamine)检测 NTM 具有相同或更高的灵敏度。Ziehl-Neelsen 抗酸染色后,这些杆菌表现为亮红色细杆菌(图 76.7)。然而如果没有获得足够的标本,这些微生物可能很容易被忽视或漏检。在 Huang 的队列研究中,只有 50% 的患者的标本涂片为抗酸染色阳性。

虽然 NTM 通常在标准培养基上生长,但浓缩的蛋清培养基(Lowenstein-Jensen 固体培养基)和肉汤培养基(Middlebrook 7H9 和 7H12)可提供更理想的生长条件。第Ⅳ类种属能够在 3~5 天内表现出特异性生长。不过有时候,第Ⅳ类(快速生长菌群)也会在7 天内仍不见生长,其他类别的 NTM 甚至会在数周

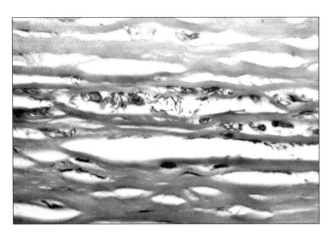

图 76.7 与图 76.6 为同一样本。可见角膜基质纤维中大量的抗酸杆菌（Ziehl-Neelson 抗酸染色）。（Courtesy Hans E. Grossniklaus, MD.）

内不见生长[13]。这种情况下，需要告知微生物实验室延长培养时间。使用遗传学方法，比如 PCR- 限制性内切酶（polymerase chain reaction, PCR）[44] 或 16S rDNA 序列[45] 分析，可更快地对 NTM 感染做出诊断，不过这些方法并不普及。对于 LASIK 术后暴发性 NTM 角膜炎，疾病控制中心可对所有阳性培养物进行 PCR 分析。

药物治疗

NTM 角膜炎的治疗非常困难，患者和医生都要做好持续治疗的准备。由于对 NTM 耐药性的关注越来越多，通常会使用多种药物联合治疗。常用于治疗 NTM 角膜炎的抗生素见表 76.2。NTM 对常规的抗结核抗生素耐药，包括异烟肼、乙胺丁醇和利福平[46]。

表 76.2 可能对 NTM 有效的抗生素

氨基糖苷类	阿米卡星
	妥布霉素
大环内酯类抗生素	克拉霉素
	阿奇霉素
氟喹诺酮类药物	环丙沙星
	氧氟沙星
	莫西沙星
	加替沙星
其他	亚胺培南
	多西环素
	甲氧苄啶 / 磺胺甲噁唑

氨基糖苷类药物阿米卡星是治疗眼部 NTM 感染的首选抗生素，治疗浓度 8mg/ml（0.8%）至 50mg/ml（5%）。即使浓度高达 100mg/ml 时治疗仍有可能失败[40]。研究发现阿米卡星对角膜上皮的穿透性较差[47]，而且有可能导致明显的眼表毒性反应[48]。尽管研究显示 NTM 对阿米卡星敏感，但在一个队列研究中，单独使用阿米卡星治疗 NTM 角膜炎只有 30% 成功率[4]，另一个队列研究中成功率为 40%[49]。

克拉霉素是一种大环内酯类抗生素，可有效治疗眼部和全身性 NTM 感染。它可通过局部应用和口服两种方式治疗 NTM 角膜炎。目前尚无市售的外用制剂，但可用口服颗粒自行配制[50]。兔眼模型中，局部应用浓度 1%~4% 的克拉霉素溶液，每 2 小时 1 次，12 小时后上皮完整的角膜中药物浓度可达到治疗浓度[51]。由于局部溶液滴眼可能导致患者不适，患者依从性差继而停药[3,18,28]。口服给药后，组织内药物浓度会达到血液浓度的 2~20 倍[52]，全身给药可作为局部用药不耐受患者的替代方案[53]。另一种表现出可变效能的口服药物是多西环素（100mg 口服 2/d）。阿奇霉素是另一种大环内酯类抗生素。现在市售的药物有 1% 阿奇霉素滴眼液，但尚无用于治疗 NTM 角膜炎的记录。用静脉注射粉末制成的 2mg/ml 阿奇霉素外用制剂，与外用阿米卡星、外用环氧氟沙星和口服克拉霉素一起使用，成功治疗了多例 LASIK 术后龟分枝杆菌感染性角膜炎[52]。阿奇霉素比克拉霉素耐受性好[53]，但由于没有单独使用的经验，因此无法确定其有效性。体外实验显示外用克拉霉素比阿奇霉素对龟分枝杆菌感染更有效。

氟喹诺酮是现有唯一市售的对分枝杆菌具有良好活性的外用抗生素[54]。不过体外实验中，不同 NTM 角膜炎分离菌株对氟喹诺酮类药物的敏感性不同。一些研究中，第四代氟喹诺酮类药物，如加替沙星和莫西沙星对快速生长型 NTM 的体外活性显著优于环丙沙星[55,56]。Abshire 等报道了第四代氟喹诺酮类药物对偶发分枝杆菌和龟分枝杆菌的 MIC90（抑制 90% 菌落的最低浓度）[57]。不过 Hofling-Lima 鉴别到 17 株对所有氟喹诺酮类药物均不敏感的龟分枝杆菌和脓肿分枝杆菌[58]。Hu 等报道称环丙沙星对 15 株龟分枝杆菌有良好活性。但另外两种氟喹诺酮类，诺氟沙星和奥昔沙星，仅表现出中度活性[59]。外用环丙沙星已被成功应用于单一药物治疗[7,9]。不过体外[54,60]和临床[9]试验显示，环丙沙星对偶发分枝杆菌比对龟分枝杆菌更有效。龟分枝杆菌兔角膜炎模型中，第四代氟喹诺酮比环丙沙星表现出更好的活性[61]。

利奈唑胺是一种噁唑烷酮类抗生素,有报道称局部应用利奈唑胺成功治疗了一例 LASIK 术后的双侧 NTM 角膜炎。这位患者的 NTM 角膜炎对第四代氟喹诺酮类药物表现出耐药性[62]。对非反应性病例或耐药病例可以选择应用复方利奈唑胺(2mg/ml),但是该药物较贵。

如上所述,糖皮质激素类药物延长了 NTM 角膜炎的病程。Ford 等证明,相比未接受糖皮质激素类药物治疗的患者,局部接受糖皮质激素类药物治疗的患者治疗更容易失败[3]。其他一些报道也称,即便在感染被控制之后,局部使用糖皮质激素类药物也可能导致病情复发[14,26]。不推荐使用局部糖皮质激素类药物来治疗活动性分枝杆菌感染[3,14]。即使当角膜炎似乎被控制时仍应谨慎使用。

药物治疗 NTM 角膜炎的时间通常较长,并且尚无关于用药时间的指南。在 NTM 角膜炎动物模型中,经过两周的局部治疗后,仍可分离出活性病原体[63]。有报道称,经过 9 周的强化抗生素治疗之后,仍可从 LASIK 角膜瓣组织切片中观察到活的病原体[14],而且经过两个月的治疗后感染仍有可能复发[30]。一项研究显示,对于单独药物治疗成功的患者,其平均治疗时间为 40 天[49]。对于 LASIK 术后病例,治疗时长从 4 周[14]至 9 个月[33]不等,大多数在治疗 6~8 周后缓解。

多项体外[59]及动物模型[50,63]研究表明,对于药物敏感的病原,多药物联合治疗并不比单药物治疗更有效。不过因为不同的药物敏感性,在确认敏感性药物之前,仍应考虑多药物联合治疗(表 76.3)。在 LASIK 术后,49% 的 NTM 角膜炎患者需要三联药物治疗,另有 21% 需要四种药物联合应用[35]。

表 76.3　NTM 分离株的体外敏感性(敏感珠百分比[数量])

药物	龟分枝杆菌	偶发分枝杆菌
阿米卡星	70(9/13)	100(2/2)
克拉霉素	100(9/9)	100(2/2)
环丙沙星	0(0/12)	50(1/2)
头孢西丁	22(2/9)	0(0/3)
多西环素	0(0/3)	0(0/2)
亚胺培南	50(4/8)	0(0/1)
甲氧苄啶 / 磺胺甲噁唑	0(0/5)	100(1/1)
妥布霉素	73(8/11)	50(1/2)

摘自 Ford JG 等:Nontuberculous mycobacterial keratitis in south Florida,Ophthalmology 105(9):1652~1658,1998.

治疗起始方案包括应用阿米卡星、克拉霉素和第四代氟喹诺酮[64]。确认抗生素敏感性后可作适当调整。需要明确的是,实际治疗反应经常与体外药物敏感性测试结果不一致。造成这种差异的原因可能包括诊断延迟、药物渗透不足、微生物生长缓慢以及耐药性菌株的出现[23]。

手术治疗

因为药物治疗经常无效,对于那些抗生素治疗后而不见改善的患者,应考虑早期手术干预。2004 年的一项研究发现,85% 的 NTM 角膜炎患者需通过手术来控制感染[65]。

一些研究者建议用治疗性板层角膜切除术来治疗 NTM 角膜炎[4,23,49]。Hu 对药物治疗无效并且浸润深度小于角膜厚度 80% 的 9 例患者做了广泛的板层角膜切除术。其中 7 名患者的感染控制,另 2 名患者接受了二次角膜切除术来控制感染[23]。该方法可以取得病变组织进行培养和组织学分析,减少病原体载量,促进抗生素渗透,移除坏死组织,促进上皮再生。它可能使病变角膜在 PK 之前得以稳定,并且在某些情况下可能不再需要 PK 治疗[4]。局部抗生素治疗仍需进行,但通常可以降低浓度和频率,并且可缩短治疗时间。

手术后干预在 LASIK 术后感染中更为重要。LASIK 术后一旦发生 NTM 角膜炎,建议立即掀起角膜瓣获取足够的培养和涂片标本,并用敏感抗生素瓣下冲洗[14]。角膜瓣切除对 LASIK 术后 NTM 角膜炎的治疗非常重要。在角膜瓣出现溶解、严重浸润或治疗后没有显著临床改善的情况下,建议早期做角膜瓣切除[14]。去除角膜瓣增加抗生素渗透,控制感染比角膜瘢痕形成带来的潜在视力损失更重要。在一篇综述报道中,54% 的 NTM 角膜炎患者需要切除角膜瓣,10% 的患者需要治疗性 PK。54% 的患者最终达到 0.5 或更好的最佳矫正视力(best-corrected visual acuity,BCVA),而 14% 的患者 BCVA 低于 0.2。

那些药物治疗无效,角膜深层或全层感染接近穿孔的患者,应考虑治疗性角膜移植。最近,对于一些感染性角膜炎患者,有研究者提出使用前部深板层角膜移植(deep anterior lamellar keratoplasty,DALK)作为治疗性 PK 的替代方案[66]。DALK 治疗的主要优势是可以减少进入前房的病原体[67]。手术过程中环钻钻切区域应适当扩大,包括 1~1.5mm 临床未受累的角膜区域,切下来的病灶组织应做病理学和微生物学检测。DALK 术后仍应继续使用抗生素治疗。术后应谨慎使用糖皮质激素类药物,因为手术的主要目的是根除感染。术后仍应密切观察,因为已经发现有多例移植术后植片 NTM 感染复发的报道[3,12,33,68]。

紫外线/核黄素角膜胶原交联是治疗严重感染性角膜炎的另一种方法[69]。然而这种方法用于辅助治疗 NTM 角膜炎的效果仍需要进一步临床观察。对于 LASIK 术后角膜炎,角膜胶原交联治疗前可能需要切除角膜瓣来确保核黄素浸润和紫外线穿透,这限制了角膜胶原交联在临床中的广泛应用。

（田磊 译　孙旭光 校）

参考文献

1. Turner L, Stinson I. Mycobacterium fortuitum as a cause of corneal ulcer. *Am J Ophthamlol* 1965;**60**:329–31.
2. Runyon EH. Anonymous mycobacteria in pulmonary disease. *Med Clin N Am* 1959;**43**:273–89.
3. Ford JG, Huang AJ, Pflugfelder SC, et al. Nontuberculous mycobacterial keratitis in south Florida. *Ophthalmology* 1998;**105**(9):1652–8.
4. Huang SC, Soong HK, Chang JS, et al. Non-tuberculous mycobacterial keratitis: a study of 22 cases. *Br J Ophthalmol* 1996;**80**(11):962–8.
5. Bullington RH Jr, Lanier JD, Font RL. Nontuberculous mycobacterial keratitis. Report of two cases and review of the literature. *Arch Ophthalmol* 1992;**110**(4):519–24.
6. Garg P, Athmanathan S, Rao GN. Mycobacterium chelonae masquerading as Corynebacterium in a case of infectious keratitis: a diagnostic dilemma. *Cornea* 1998;**17**(2):230–2.
7. Hwang DG, Biswell R. Ciprofloxacin therapy of Mycobacterium chelonae keratitis. *Am J Ophthalmol* 1993;**115**(1):114–15.
8. Labalette P, Maurage CA, Jourdel D, et al. Nontuberculous mycobacterial keratitis: report of two cases causing infectious crystalline keratopathy. *J Fr Ophtalmol* 2003;**26**(2):175–81.
9. Hu FR, Luh KT. Topical ciprofloxacin for treating nontuberculous mycobacterial keratitis. *Ophthalmology* 1998;**105**(2):269–722.
10. David DB, Hirst LW, McMillen J, et al. Mycobacterium marinum keratitis: pigmentation a clue to diagnosis. *Eye* 1999;**13**(Pt 3a):377–9.
11. Moore MB, Newton C, Kaufman HE. Chronic keratitis caused by Mycobacterium gordonae. *Am J Ophthalmol* 1986;**102**(4):516–21.
12. Telahun A, Waring GO, Grossniklaus HE. Mycobacterium gordonae keratitis. *Cornea* 1992;**11**(1):77–82.
13. Frueh BE, Dubuis O, Imesch P, et al. Mycobacterium szulgai keratitis. *Arch Ophthalmol* 2000;**118**(8):1123–4.
14. Solomon A, Karp CL, Miller D, et al. Mycobacterium interface keratitis after laser in situ keratomileusis. *Ophthalmology* 2001;**108**(12):2201–8.
15. Wallace RJ Jr, Swenson JM, Silcox VA, et al. Spectrum of disease due to rapidly growing mycobacteria. *Rev Infect Dis* 1983;**5**:657–79.
16. Kiewiet AA, Thompson JE. Isolation of "atypical" mycobacteria from healthy individuals in tropical Australia. *Tubercle* 1970;**51**:296–9.
17. Panwalker AP, Fuhse E. Nosocomial Mycobacterium gordonae pseudoinfection from contaminated ice machines. *Infect Control* 1986;**7**(2):67–70.
18. Chadha R, Grover M, Sharma A, et al. An outbreak of post-surgical wound infections due to Mycobacterium abscessus. *Pediatr Surg Int* 1998;**13**(5–6):406–10.
19. Tiwari TS, Ray B, Jost KC Jr, et al. Forty years of disinfectant failure: outbreak of postinjection Mycobacterium abscessus infection caused by contamination of benzalkonium chloride. *Clin Infect Dis* 2003;**36**(8):954–62.
20. Bolan G, Reingold AL, Carson LA, et al. Infections with Mycobacterium chelonae in patients receiving dialysis and using processed hemodialyzers. *J Infect Dis* 1985;**152**:1013–19.
21. Robin JB, Beatty RF, Dunn S, et al. Mycobacterium chelonae keratitis after radial keratotomy. *Am J Ophthalmol* 1986;**102**(1):72–9.
22. Brancato R, Carones F, Venturi E, et al. Mycobacterium chelonae keratitis after excimer laser photorefractive keratectomy. *Arch Ophthalmol* 1997;**115**(10):1316–18.
23. Hu FR. Extensive lamellar keratectomy for treatment of nontuberculous mycobacterial keratitis. *Am J Ophthalmol* 1995;**120**(1):47–54.
24. Reviglio V, Rodriguez ML, Picotti GS, et al. Mycobacterium chelonae keratitis following laser in situ keratomileusis. *J Refract Surg* 1998;**14**(3):357–60.
25. Gelender H, Carter HL, Bowman B, et al. Mycobacterium keratitis after laser in situ keratomileusis. *J Refract Surg* 2000;**16**(2):191–5.
26. Garg P, Bansal AK, Sharma S, et al. Bilateral infectious keratitis after laser in situ keratomileusis: a case report and review of the literature. *Ophthalmology* 2001;**108**(1):121–5.
27. Kouyoumdjian GA, Forstot SL, Durairaj VD, et al. Infectious keratitis after laser refractive surgery. *Ophthalmology* 2001;**108**(7):1266–8.
28. Chandra NS, Torres MF, Winthrop KL, et al. Cluster of Mycobacterium chelonae keratitis cases following laser in-situ keratomileusis. *Am J Ophthalmol* 2001;**132**(6):819–30.
29. Becero F, Maestre JR, Buezas V, et al. Keratitis due to Mycobacterium chelonae after refractive surgery with LASIK (letter). *Enferm Infecc Microbiol Clin* 2002;**20**(1):44–5.
30. Seo KY, Lee JB, Lee K, et al. Non-tuberculous mycobacterial keratitis at the interface after laser in situ keratomileusis. *J Refract Surg* 2002;**18**(1):81–5.
31. Alvarenga L, Freitas D, Hofling-Lima AL, et al. Infectious post-LASIK crystalline keratopathy caused by nontuberculous mycobacteria. *Cornea* 2002;**21**(4):426–9.
32. Fulcher SF, Fader RC, Rosa RH Jr, et al. Delayed-onset mycobacterial keratitis after LASIK. *Cornea* 2002;**21**(6):546–54.
33. Freitas D, Alvarenga L, Sampaio J, et al. An outbreak of Mycobacterium chelonae infection after LASIK. *Ophthalmology* 2003;**110**(2):276–85.
34. Daines BS, Vroman DT, Sandoval HP, et al. Rapid diagnosis and treatment of mycobacterial keratitis after laser in situ keratomileusis. *J Cataract Refract Surg* 2003;**29**:1014–18.
35. John T, Velotta E. Nontuberculous (atypical) mycobacterial keratitis after LASIK. *Cornea* 2005;**24**(3):245–55.
36. Chung SH, Roh MI, Park MS, et al. Mycobacterium abscessus keratitis after LASIK with IntraLase femtosecond laser. *Ophthalmologica* 2006;**220**(4):277–80.
37. Holmes GP, Bond GB, Fader RC, et al. A cluster of cases of Mycobacterium szulgai keratitis that occurred after laser-assisted in situ keratomileusis. *Clin Infect Dis* 2002;**34**(8):1039–46.
38. Paschal JF, Holland GN, Sison RF, et al. Mycobacterium fortuitum keratitis. Clinicopathologic correlates and corticosteroid effects in an animal model. *Cornea* 1992;**11**(6):493–9.
39. Polansky JR, Weinreb RN. Anti-inflammatory agents: steroids as anti-inflammatory agents. In: Sears ML, editor. *Pharmacology of the eye*. Berlin: Springer-Verlag; 1984. p. 459–538.
40. Dugel PU, Holland GN, Brown HH, et al. Mycobacterium fortuitum keratitis. *Am J Ophthalmol* 1988;**105**(6):661–9.
41. Hu FR, Huang WJ, Huang SF. Clinicopathologic study of satellite lesions in nontuberculous mycobacterial keratitis. *Jpn J Ophthalmol* 1998;**42**(2):115–18.
42. Lazar M, Nemet P, Bracha R, et al. Mycobacterium fortuitum keratitis. *Am J Ophthalmol* 1974;**78**(3):530–2.
43. Somoskovi A, Hotaling JE, Fitzgerald M, et al. Lessons from a proficiency testing event for acid-fast microscopy. *Chest* 2001;**120**(1):250–7.
44. Chen KH, Sheu MM, Lin SR. Rapid identification of mycobacteria to the species level by polymerase chain reaction and restriction enzyme analysis – a case report of corneal ulcer. *Kaohsiung J Med Sci* 1997;**13**(9):583–8.
45. Brown-Elliott BA, Griffith DE, Wallace RJ Jr. Diagnosis of nontuberculous mycobacterial infections. *Clin Lab Med* 2002;**22**(4):911–25.
46. Sanders WE Jr, Hartwig EC, Schneider NJ, et al. Susceptibility of organisms in the Mycobacterium fortuitum complex to antituberculous and other antimicrobial agents. *Antimicrob Agents Chemother* 1977;**12**(2):295–7.
47. Eiferman RA, Stagner JI. Intraocular penetration of amikacin. Iris binding and bioavailability. *Arch Ophthalmol* 1982;**100**(11):1817–19.
48. Davison CR, Tuft SJ, Dart JK. Conjunctival necrosis after administration of topical fortified aminoglycosides. *Am J Ophthalmol* 1991;**111**(6):690–3.
49. Tseng SH, Hsiao WC. Therapeutic lamellar keratectomy in the management of nontuberculous Mycobacterium keratitis refractory to medical treatments. *Cornea* 1995;**14**(2):161–6.
50. Helm CJ, Holland GN, Lin R, et al. Comparison of topical antibiotics for treating Mycobacterium fortuitum keratitis in an animal model. *Am J Ophthalmol* 1993;**116**(6):700–7.
51. Gross RH, Holland GN, Elias SJ, et al. Corneal pharmacokinetics of topical clarithromycin. *Invest Ophthalmol Vis Sci* 1995;**36**(5):965–8.
52. Whitman MS, Tunkel AR. Azithromycin and clarithromycin: overview and comparison with erythromycin. *Infect Control Hosp Epidemiol* 1992;**13**(6):357–68.
53. Brown BA, Wallace RJ Jr, Onyi GO, et al. Activities of four macrolides, including clarithromycin, against Mycobacterium fortuitum, Mycobacterium chelonae, and M. chelonae-like organisms. *Antimicrob Agents Chemother* 1992;**36**(1):180–4.
54. Wallace RJ Jr, Bedsole G, Sumter G, et al. Activities of ciprofloxacin and ofloxacin against rapidly growing mycobacteria with demonstration of acquired resistance following single-drug therapy. *Antimicrob Agents Chemother* 1990;**34**(1):65–70.
55. Brown-Elliott BA, Wallace RJ Jr, Crist CJ, et al. Comparison of in vitro activities of gatifloxacin and ciprofloxacin against four taxa of rapidly growing mycobacteria. *Antimicrob Agents Chemother* 2002;**46**(10):3283–5.

56. Gillespie SH, Billington O. Activity of moxifloxacin against mycobacteria. *J Antimicrob Chemother* 1999;**44**:393–5.

57. Abshire R, Cockrum P, Crider J, et al. Topical antibacterial therapy for mycobacterial keratitis: potential for surgical prophylaxis and treatment. *Clin Ther* 2004;**26**:191–6.

58. Hofling-Lima AL, de Freitas D, Sampaio JL, et al. In vitro activity of fluoroquinolones against Mycobacterium abscessus and Mycobacterium chelonae causing infectious keratitis after LASIK in Brazil. *Cornea* 2005;**24**(6): 730–4.

59. Hu FR, Chang SC, Luh KT, et al. The antimicrobial susceptibility of Mycobacterium chelonae isolated from corneal ulcer. *Curr Eye Res* 1997;**16**(10):1056–60.

60. Lin R, Holland GN, Helm CJ, et al. Comparative efficacy of topical ciprofloxacin for treating Mycobacterium fortuitum and Mycobacterium chelonae keratitis in an animal model. *Am J Ophthalmol* 1994;**117**(5): 657–62.

61. Sarayba MA, Shamie N, Reiser BJ, et al. Fluoroquinolone therapy in Mycobacterium chelonae keratitis after lamellar keratectomy. *J Cataract Refract Surg* 2005;**31**(7):1396–402.

62. Dolz-Marco R, Udaondo P, Gallego-Pinazo R, et al. Topical linezolid for refractory bilateral Mycobacterium chelonae post-laser-assisted in situ keratomileusis keratitis. *Arch Ophthalmol* 2012;**130**(11):1475–6.

63. Hu FR, Wang IJ. Comparison of topical antibiotics for treating Mycobacterium chelonae keratitis in a rabbit model. *Curr Eye Res* 1998;**17**(5): 478–82.

64. Hamam RN, Noureddin B, Salti HI, et al. Recalcitrant post-LASIK Mycobacterium chelonae keratitis eradicated after the use of fourth-generation fluoroquinolone. *Ophthalmology* 2006;**113**(6):950–4.

65. Fong CF, Tseng CH, Hu FR, et al. Clinical characteristics of microbial keratitis in a university hospital in Taiwan. *Am J Ophthalmol* 2004;**137**(2): 329–36.

66. Ti S-E, Scott JA, Janardhanan P, et al. Therapeutic keratoplasty for advanced suppurative keratitis. *Am J Ophthalmol* 2007;**143**:755–62.

67. Susiyanti M, Mehta JS, Tan DT. Bilateral deep anterior lamellar keratoplasty for the management of bilateral post-LASIK mycobacterial keratitis. *J Cataract Refract Surg* 2007;**33**(9):1641–3.

68. Sossi N, Feldman RM, Feldman ST, et al. Mycobacterium gordonae keratitis after penetrating keratoplasty. *Arch Ophthalmol* 1991;**109**(8): 1064–5.

69. Skaat A, Zadok D, Goldich Y, et al. Riboflavin/UVA photochemical therapy for severe infectious keratitis. *Eur J Ophthalmol* 2014;**24**(1): 21–8.

7

第 77 章

单纯疱疹病毒性角膜炎

Edward J. Holland,Gray S. Schwarts,Kevin J. Shah

关键概念

- 单纯疱疹病毒(herpes simplex viral,HSV)性角膜炎是导致角膜盲最常见的感染因素之一。
- 单纯疱疹病毒性角膜炎临床表现多种多样,对临床医生极富挑战。
- 角膜临床表现主要包括感染性角膜上皮炎、神经营养性角膜病变、坏死性角膜基质炎、免疫性角膜基质炎和角膜内皮炎。
- 为了有效治疗单纯疱疹病毒性角膜炎,临床医生必须同时考虑所治角膜炎的感染因素和免疫因素。
- 临床医生可能混淆神经营养性角膜病变和感染性角膜上皮炎(树枝状溃疡)。
- 临床医生可能混淆免疫性角膜基质炎和盘状角膜内皮炎。
- 最常见的治疗误区在于免疫性角膜基质炎中未能充分局部应用糖皮质激素。

本章纲要

病毒结构和分类
流行病学
发病机制
临床表现
诊断
治疗

在全球范围内,单纯疱疹病毒(HSV)的血清阳性率大约为 90%[1]。这一无处不在且具有传染性的病原体可以在无数终末器官中引起隐匿性感染和活动性病变。根据病毒特异性抗原的不同,将单纯疱疹病毒分为两型:1 型(HSV-1)和 2 型(HSV-2)。虽然 HSV-1 典型表现为唇疱疹,HSV-2 通常表现为生殖器疱疹。然而聚合酶链式反应(polymerase chain reaction,PCR)和原位杂交检测表明两种亚型均能感染人体任何部位[2]。原发感染可以无症状或有活动性症状,随后形成无病毒复制的潜伏状态,这是整个疱疹病毒家族的特征[4]。HSV 可以引起严重的原发感染,尤其见于儿童、新生儿和免疫力低下的成年人。除了口咽部感染、脑炎、脑膜炎、脊髓炎、多形红斑、肝炎甚至是播散性感染导致死亡外,HSV 还可以引起各种眼部疾病[3]。单纯疱疹病毒 -1 型较 2 型更易导致眼部疾病,但在新生儿疱疹病毒性角膜炎中,单纯疱疹病毒 -2 型占 75%[2]。根据最近的国家卫生与营养评价研究(National Health and Nutrition Evaluation Survey,NHANES)显示,在 2005 年至 2010 年间,美国 14~49 岁人群中 HSV-1 和 HSV-2 血清阳性率分别为 53.9% 和 15.7%。但 2005 年与 2000 年相比,HSV-1 血清阳性率下降了近 7%,HSV-2 血清阳性率无变化[5]。尽管对 HSV 的研究使我们对其分子生物学和发病机制有了更加充分的了解,但由于其显著的发病率和死亡率,HSV 仍然是一个严重的公共健康问题。

病毒结构和分类

HSV-1 和 HSV-2 均与其他疱疹病毒具有相似的形态,包括水痘 - 带状疱疹病毒、E-B 病毒和巨细胞病毒。病毒由二十面体的衣壳包裹核心组成,核心含有双链脱氧核糖核酸(deoxyribonucleic acid,DNA)和病毒核染色质相关磷酸化蛋白。衣壳外附被膜,由糖蛋白、碳水化合物及脂质组成。糖蛋白可由病毒分化时本身合成或者通过宿主细胞蛋白修饰而成[10]。HSV-1 和 HSV-2 的 DNA 同源率达到 50%,但其序列的变异足以使限制性核酸内切酶裂解成不同类型[4]。

通过限制性核酸内切酶(消化)制作的 DNA 图谱可以鉴定病毒株种类。分离出的一个单一病毒株可以在人与人之间传播。因此 DNA 图谱和病毒株鉴定可以应用于病毒传播的流行病学研究。Wander 等[11]研究发现,不同的病毒株可以导致不同的眼部疾病。基于病毒 DNA 序列的特点,将 HSV-1 分为三种不同的基因型,并且依其基因组唯一一短区序列不同,人为将 HSV-1 分为 A、B 和 C 型[12]。

病毒感染细胞的能力取决于特定的受体和宿主细胞特性。HSV 可以与一个或者多个细胞受体结合,可能包括硫酸肝素受体[13]。病毒与细胞膜融合后进入细胞内,接着进入细胞核,在细胞核内,病毒 DNA 进行转录并合成 70 种以上的蛋白质。转录前,两个病毒蛋白作用于被感染细胞,首先阻止宿主细胞合成自身大分子,然后与细胞核作用,启动 HSV RNA 转录过程[4]。HSV DNA 本身具有感染性,感染细胞 3~4 小时后开始复制,当被感染的细胞裂解后可释放出完整的病毒体。

流行病学

虽然实验模型通常使用其他宿主,但人类是单纯疱疹病毒唯一的自然宿主。由于病毒本身不稳定,因此 HSV 的传播需要密切接触,而且主要通过黏膜和外部皮肤进入。原发暴露及感染可能无症状,但在社会经济水平低下的人群中,症状出现的更早、更频繁[6]。没有证据表明病毒可以通过雾化吸入、污染物或者游泳池进行传播。如前所述,终末器官的初次感染可能无症状且不易发现,随后潜伏在感觉神经节。事实上仅有 1%~6% 的病毒感染者出现临床表现。经口腔途径传播的病毒易于进入三叉神经节,随后到达眼部[7,14]。由于许多感染 HSV 的患者缺乏明确的接触史,因此认为无症状的病毒携带者是一个重要的传染源[6]。除此之外,感染的临床表现可能代表不同终末器官的早期原发感染。因此,当既往感染过单纯疱疹病毒的宿主出现类似眼部原发感染的表现时,表示病毒攻击了一个新的终末器官。从病毒接触到典型病变出现的时间通常为 3~9 天。

HSV-1 的感染常常发生在儿童时期,通过接触口腔病变及分泌物传播。除有频繁口腔 - 生殖器接触的性行为群体外,口唇感染 HSV-2 的病例较少。另一方面,随着发达国家越来越多的青少年在儿童期避免了口面部 HSV-1 感染,从而缺乏相关免疫力,因此通过口腔生殖器接触传播的 HSV-1 引发了更多的生殖器感染。儿童从母体被动获得的 HSV-1 抗体含量在出生后的 6 个月以内最高。HSV-1 发病率在 6 个月至 12

个月龄时为 20%,15~25 岁时大约上升至 60%[15,16]。

Liesegang 等[9]首先进行了大规模眼部 HSV 感染的流行病学研究。1956 年,Thygeson 等[17]对 200 例疱疹病毒性角膜炎进行了回顾性分析,并对其流行病学进行了简单研究。发现了疱疹病毒性角膜炎患儿与其父母患疱疹性唇炎之间的关系,以及疱疹病毒性角膜炎与牙医行为之间的职业关系。另外,对流行病学资料进行仔细评估后得出结果如下,Wilhelmus 等[18]在一项为期 5 年,纳入 152 位疱疹病毒性角膜炎患者的研究中,发现男性占 64.5%,女性占 35.5%,其中 19 例患者(12%)同时合并唇疱疹,91 例患者(60%)既往有皮肤疱疹发作史。在研究过程中,40% 的患者至少有一次角膜溃疡复发。此外 53% 的患者之前有角膜溃疡病史,原发角膜溃疡患者中在研究期间有一次复发的占 28%。男性患者(50%)较女性患者(22%)更易出现复发性溃疡。

Bell 等[19]对 141 例急性 HSV 角膜上皮炎患者进行回顾性分析,发现年轻患者男女比率无明显差异,而 40 岁以上患者男女比率差异较大(1.67:1)。大多数患者(55%)至少有一次角膜上皮型溃疡发作史。在 65 例至少发作一次的患者中,22 例(34%)平均每年发作一次或以上,44 例(68%)每两年平均发作一次或以上。他们发现复发率与患者年龄、首次发作年龄、性别及种族无统计学差异。此外也发现 HSV 角膜炎的复发更易出现在 11 月 ~2 月。由于这段时间病毒性上呼吸道感染(URIs)高发,因此认为 URI 与刺激 HSV 角膜炎的复发有关。

1978 年,首次报道并强调了成人眼部 HSV 结膜炎[20],在后来的报道中认为所有急性结膜炎中,21% 的患者由疱疹病毒引起[21],这在 Darougar 等[22]研究 108 位原发 HSV 眼部感染患者的报道中又一次被提及。大部分患者(64%)的年龄在 15 岁或以上,只有 7% 的患者的年龄小于 5 岁。中度及重度结膜炎和睑缘炎的发生率分别为 84% 和 38%。8 位患者(7%)表现为急性滤泡性结膜炎,不伴眼睑和角膜病变。16 位患者(15%)发展为慢性睑结膜炎。这些患者中,15% 的患者伴有树枝状角膜溃疡,有趣的是 2% 的患者伴有"盘状角膜炎"。该作者的后续研究发现,35 位患者(32%)在 2~15 年的随访过程中有一次或以上复发[23]。20 岁以下的患者发病率更高,且无性别差异。他们也发现,原发感染时结膜炎和眼睑病变越严重,复发的发生率越高。但未发现角膜病变的严重性与复发有关。

在另一项纵向、为期 5 年的 HSV 角膜上皮炎研究中发现,角膜上皮病变的复发率为40%,其中一半患者多次复发;复发者中角膜基质炎和高眼压的比率分别为25%和6%[22]。

Liesegang等[9,24]对122例首次发作眼部HSV感染的患者进行了为期33年的调查及追踪,发现平均发作年龄为37.4岁;调整年龄标准后男女发病率相等。年龄及性别标准化后发病率为8.4个新发病例/10万人/年。初次发作累及眼睑和结膜(54%)、角膜浅层(63%)、角膜深层包括基质(6%)及葡萄膜(4%)。虽然未观察到发病率与季节相关,但其确实随着时间的延长而增长。眼部单纯疱疹病毒感染的发病率为149/10万。对自然病程深入评估后发现[24],初次发作后1年、2年和20年的复发率分别为9.6%、22.9%和63.2%。由于复发间隔缩短,这一比例随着之后的复发次数增加而升高。事实上,70%~80%的患者初次发作后10年内会由于病毒再次激活而复发。11.9%的患者双眼同时或不同时间发病。其他研究发现双眼发病率为1%~10%[17,25]。眼睑、结膜和角膜浅层是最常见的复发部位。然而角膜基质炎及葡萄膜炎的发病率随复发而增加。另一项研究发现眼部HSV 1年和2年的复发率分别为24%和33%[26]。HEDS研究发现上皮及基质型HSV角膜炎的复发率为18%[27]。尽管既往角膜上皮炎的病史并不增加随后复发的风险,但既往角膜基质炎的发作却可使其复发风险增加10倍。

近些年来,眼部疱疹病毒性疾病的流行病学研究更广泛,更细致。该领域的进展使得临床医生对该病的理解更深,诊断更敏锐。全面了解初发及复发疾病的临床表现和流行病学知识,不仅可以提高临床诊治的敏感性,亦可对患者提供更加精确的帮助。

发病机制

潜伏感染与复发

HSV可引起多种眼部疾病,并且需要强调的是HSV可感染宿主,长期潜伏于神经节细胞中。潜伏感染的病毒能够自发或反复活化,在人体中形成病毒蓄积[28]。HSV感染的后遗症大部分由疾病复发及每次发作相关的免疫反应所致。这一节将阐述HSV潜伏感染与复发的机制,并回顾该领域的进展。

当从外周进入宿主体内,并在终末器官内复制产生原发感染后,HSV病毒通过逆行的方式进入多个神经节,包括三叉神经节、子宫颈神经节、交感神经节或者可能至脑干[29-31]。病毒将终生定居于神经节

内。这一过程常常开始于原发感染的1~2天,并将持续数周完成[32-38]。尽管宿主会产生早期的免疫反应,但病毒很快感染神经节,并且不需要复制[6]。一旦神经节感染完成,病毒将在神经元及周围细胞内主动复制并导致细胞死亡[6]。现在认为除了接种部位,病毒在三叉神经节内的复制对其传播起到至关重要的作用;将在神经组织中复制能力缺陷的病毒接种在小鼠角膜后,并未在眼周发现病毒活性[39]。如此潜伏感染被建立,并认为是病毒基因组融入神经元细胞中的表现[6,40,41]。虽然在潜伏感染宿主的神经节中病毒培养阴性,但仍可通过多种分子生物学技术检测出HSV DNA[38,42-47]。在角膜组织中也发现了宿主潜伏的HSV病毒,并具有再活化的能力。

在潜伏感染的神经元中并未发现会产生感染的病毒。然而,潜伏感染时病毒基因的某些片段已经保留至宿主细胞核内,并引导RNA转录,称为潜伏相关转录(latency-associated transcripts,LATS)[6]。这一病毒基因片段也包含了编码HSV重要早期转录蛋白的基因,称IE0。这些LATS由编码正常IE0信息的反义(互补)DNA链产生。LATS的作用不明确。目前认为在病毒从潜伏到再活化过程中大量产生LATS,并最终在病毒蛋白和感染病毒体的生成中起调节作用。HSV的再活化导致病毒释放,可伴或不伴有临床体征。

在复发性疾病中,尽管角膜本身也可作为病毒的来源[48,49],但三叉神经节仍然是HSV复发最常见的来源。复发感染可以发生在与原发感染不同的终末器官中。口唇或颜面部原发感染的疱疹病毒可通过第V对脑神经眼支移行至眼部再次激活,而不是在原发感染部位复发。先前存在的由初次感染诱导的抗原特异性T细胞及体液抗体可以降低病毒复发时的严重程度;此外在其他终末器官感染后,眼部首次受累表现与复发类似。

宿主的全身抗体可在应对活动性原发或复发感染时起作用,但其在复发疾病进展中的作用尚不明确。已证实在HSV复发时或复发间隔期抗体效价没有变化,而在无确切活动感染证据时,抗体效价甚至可能升高[15,50-55]。

对HSV病毒,尤其是不同病毒株之间差异的研究不断进展。据报道,有些病毒株主要造成上皮性病变,甚至特殊类型的树枝状溃疡。其他病毒株倾向于引起更严重的基质性疾病,还有些病毒株更容易复发[12,56-58]。Centifanto等[56]从遗传学角度通过DNA分析发现,不同的疾病类型可能是由不同病毒亚株基

因的特异位点造成。临床上分离的病毒标本可能是几个亚株的混合体,因此引发了不同的疾病[59]。研究也表明有些病毒株可导致上皮性角膜炎,而糖皮质激素可使其恶化[57]。这一现象暂无明确解释,更让人困惑的是在离体的无宿主介导免疫系统存在的环境中也观察到同样现象[60]。

曾有建议用来感染宿主并建立潜伏感染状态的第一种病毒株可以阻止不同HSV病毒株的再次感染[61]。该效应被认为源于封闭原理,即其他病毒株可以感染终末器官,但无法重复感染相关的神经节。反对的证据表明,在几种动物的同一三叉神经节内发现一种以上的HSV病毒株[62,63]。

先前低毒力病毒株的接种可以对高毒力病毒株的感染提供保护作用,包括降低角膜炎的严重程度和降低潜伏病毒的复发频率。然而这一保护并不完全,已证实多种HSV病毒株仍可在同一宿主体内复发。在另一项研究中,相较于原发病毒株的复发,三分之一的复发性疱疹病毒性角膜炎患者存在不同病毒株重复感染[64]。这些发现使得HSV疫苗接种的发展并不完美,因为单个人类宿主中可能存在多种HSV病毒株,或几种亚株。

许多因素与复发性HSV眼部疾病的激活有关。其中控制HSV潜伏的机制是病毒释放及疾病再活化的关键。直观地说,免疫系统应该是调控感染的核心,且这已经被证实为潜伏感染再激活的一个因素。近期有关CD8+T细胞抑制HSV-1再活化的研究表明,通过溶菌颗粒降解病毒基因表达的前体可以使病毒失活[65]。这些CD8+的T细胞持续潜伏并不引起神经元凋亡。阳光、外伤(包括手术)、高温、体温异常、月经、其他感染性疾病和情绪应激都可能诱发人体疱疹病毒性疾病激活[36,66~69]。前列腺素F2α类似物、前列腺素类青光眼药物如拉坦前列素和贝美前列素也与眼部甚至眼周HSV的再活化有关[70~75]。虽然在所有这些微环境中可能存在多种类型免疫调节,但没有被明确证实。HSV复发模型已经在免疫抑制的实验动物上建立[76]。然而并不能在人类中得到很好的证明。但是双眼发病率在免疫功能低下患者中比例更高[77,78]。研究认为精神应激、全身感染、阳光暴露、月经期、佩戴角膜接触镜和眼外伤都可能引起眼部HSV的复发。

在对308例免疫功能正常的成年人长达18个月的研究中,每周记录五个考虑可疑因素,仅当症状发作才停止。在33例有效复发病例中,无任何因素与眼部HSV复发相关。与33例有效病例相比,当检查

因报道延迟而被排除在外的26例复发者时,应激和全身感染因素出现频率更高。这是前瞻性队列研究中非常典型的回忆偏倚案例[79]。

总之,疾病的严重程度和发作频次与多种因素有关,除了情绪、身体机能和免疫应激外,还与病毒基因及其毒力密切相关。

免疫防御机制

体液免疫和细胞免疫都参与了宿主对HSV感染的反应,并与限制病毒播散和局部感染组织产生的病理性后遗症有关。在眼部感染中,病毒复制及感染诱发的免疫反应可以导致坏死性角膜基质炎、免疫性角膜基质型炎以及角膜内皮炎的病理变化[69,80,81]。导致HSV临床表现的发病机制目前尚未明确,这也是许多学者关注的焦点。

HSV角膜炎的基质炎症是由病毒复制或基质细胞抗原性改变所致,角膜基质细胞抗原性改变也是免疫介导的炎症反复发作的原因。致力于研究HSV角膜基质炎的Easty对这一过程的细节解释得更清楚[82]。Easty研究发现,HSV可以进入角膜基质细胞,在基质细胞中被清除,或者躲过机体免疫反应而持续存在。病毒也可以从神经元释放进入基质并以完整病毒粒子形式存于基质,激发炎症反应,或者在细胞内缓慢增殖,改变细胞膜抗原性,诱导免疫反应。当细胞抗原性没有改变时,病毒在细胞内潜伏存在,可有或无活动性临床症状。在这种情况下,一旦病毒被激活,就可导致疾病发作。某些患者因细胞抗原性改变引起自身免疫反应而发病。由于在HSV性角膜炎患者的角膜植片中很难找到完整的HSV[83],因此认为角膜基质中残留的病毒抗原,以及细胞膜的免疫变化可以产生炎症反应。这一反应涉及淋巴细胞、旁路激活的CD4+T细胞、[84]抗病毒抗体,血清补体,多形核白细胞(PMNs)以及巨噬细胞。

分子模拟机制同样被认为参与了HSV感染后的自身免疫性疾病:病毒抗原决定簇,如衣壳蛋白可模拟宿主抗原并触发自身反应性T细胞和破坏宿主组织[87]。

人们对在后面章节中将碰到及描述的HSV性角膜内皮炎也进行了研究。Sundmacher等[88]提出HSV感染角膜内皮细胞后,触发细胞和体液免疫。基于这一理论,细胞溶解被认为是免疫反应的产物,并将感染性的病毒释放至房水中。然而在这些病例中,显微镜下并未在内皮细胞中发现病毒颗粒。角膜基质或内皮细胞中单纯疱疹病毒抗原的迟发性超敏反应

也被提出作为内皮炎合并基质水肿的发病机制之一[82]。此外迟发性超敏反应不仅起一种保护作用，而且也是 HSV 感染导致角膜混浊的原因[89~93]。

HSV 分泌的糖蛋白也在免疫反应中起作用。与 HSV 引起的原发性上皮性病变相比，导致基质性病变的 HSV 病毒株释放的糖蛋白更多[59,94]。糖蛋白的确切种类和作用仍不清楚，但这些蛋白的抗原性是刺激宿主免疫反应的因素之一。

角膜基质炎症中，另一项令人费解而临床上又非常关键的因素是新生血管化。相比引起卡波西肉瘤[95]的人类疱疹病毒 -8，HSV-1 和 HSV-2 并不能直接产生促进血管生成的蛋白质。在迄今为止新生血管特异性调节因子研究中，血管内皮生长因子(VEGF)是其中最重要的一组蛋白质，已在多种炎症性角膜病变中被发现[96]。小鼠接种 HSV-1 后 24 小时内，除被直接感染的细胞外，其他细胞会迅速表达 VEGF[97]；相同的研究者在同一实验使用 VEGF 抑制剂或在另一研究中使用内皮细胞抑制剂，均可减轻基质炎症的严重程度[98]。相似的是，HSV 感染能上调中性粒细胞产生基质金属蛋白酶 -9 的含量，诱导小鼠新生血管生成，其抑制剂能降低新生血管化速度[99]。正如之前在视网膜新生血管中的研究一样，抑制新生血管在角膜基质炎发病机制中的作用具有广阔的研究前景。

尽管 HSV 感染的免疫防御机制有待进一步研究，但显然，免疫防御机制既有利也有弊。我们知道宿主防御的主要功能是清除病毒，阻止感染的直接毒性作用。免疫反应的坏处包括局部组织破坏、瘢痕形成和炎症复发。虽然这一现象可能在多种感染性疾病或许多器官中皆有发生，眼科医生要具有在显微镜下仔细监控这些继发反应的能力。遗憾的是，HSV 角膜炎相关免疫反应的有害作用是可以造成严重视力损害，因此，辨别免疫反应的双重效应，予以最及时、合理的医学治疗仍然颇具挑战。

临床表现

先天性和新生儿眼部疱疹

幸运的是，先天性眼部疱疹病毒性疾病罕见。在所有 HSV 引起的眼部疾病中，HSV-1 占绝大多数。由于绝大多数先天性眼部疱疹病例均由分娩时或直接接触母亲生殖器疱疹而引起，因此，80% 的先天性眼部疱疹由 HSV-2 所致[100]。总体而言，美国每年有 1500~2000 例新生儿感染 HSV[101]：4% 为先天性获得、86% 为胎儿期获得、10% 为产后感染[102]。在大多数病例中，被感染的母亲多是在妊娠早中期感染的生殖器疱疹[103]，其中 60%~80% 直至分娩也无症状或未被识别[104]。我们还应认识到包括口腔损害、母亲乳腺病变和院内传染在内的其他传播途径[105-107]。此外，当感染发生于皮肤、眼部和口腔时，若未经治疗，75% 的病例会进展为播散性疾病，甚至累及中枢神经系统[104]。

眼部的临床表现包括：眼周皮肤损害、结膜炎、角膜上皮炎、角膜基质炎和白内障[108,109]。眼后节的表现将在其他部分阐述。尽管母体的抗 HSV IgG 可以通过胎盘，却不足以完全预防新生儿眼部疾病的发生。然而，母体来源的 IgG 可以缩短新生儿全身以及眼部感染的病程。由于新生儿已有来自母体的抗体以及延迟产生的 IgM 抗体，因此，使用抗体滴度来诊断先天性疱疹感染是不合适的[101]。先天性和新生儿眼部疱疹的临床病程与原发性疾病相似，将在以后讨论。

由于先天性和新生儿眼部 HSV 有可能产生严重的并发症，必须采取及时的药物治疗联合弱视训练。此外，皮肤水疱、口腔溃疡、结膜炎和其他提示 HSV 感染的眼部表现出现时，均建议在专攻感染性疾病的儿科医生协助下经验性的使用阿昔洛韦治疗[101]。

原发性眼部疱疹

由于获得了母体抗 HSV 的 IgG，六个月内的婴儿可有部分免疫力。随后被动免疫降低，不足以抵抗 HSV 引起的原发感染。五岁以前，几乎 60% 的儿童感染过 HSV[4]。通常为潜伏感染并变成病毒携带状态。实际上只有 6% 的感染者有临床症状，通常影响口周区域而不是眼部。

原发性眼部 HSV 感染的表现形式多样，包括急性滤泡性结膜炎、角结膜炎、耳前淋巴结肿大、眼周及眼睑皮肤水疱(图 77.1)。除没有典型的皮肤水疱病

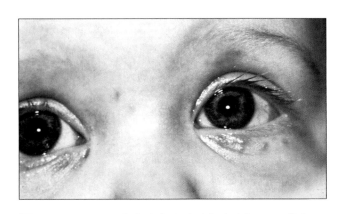

图 77.1 以双眼睑缘炎为表现的原发性眼部 HSV 感染

变外,腺病毒感染的临床表现与其类似。某些病例还可出现假膜,干扰疾病的诊断。

尽管原发性眼部疱疹少见,但在发生角膜炎时都应该考虑有可能是原发性 HSV 感染。早期角膜受累表现为弥漫性点状角膜病变和角膜水疱。在感染早期阶段可以形成上皮性囊泡且荧光素染色阴性。这些表现在裂隙灯宽光带照明下最易观察。这一阶段的 HSV 性角膜炎类似于早期皮肤水疱性病变。最终这些微囊泡将进展并侵蚀其上方的上皮形成细树枝状病变。虽然认为原发疾病会局限于上皮层,但由于既往缺少免疫刺激,大而弥漫的上皮层受累也很常见。

复发性眼部疱疹

Liesegang 回顾了眼部 HSV 临床表现的流行病学资料后发现,首次发作后 5 年和 20 年的复发率分别为 36% 和 63%。在第二次发作后,70%~80% 患者在 10 年内会再次复发[24]。Schusters 等[110]报道,既往出现两次感染性上皮型角膜炎的患者,2 年内再次复发率为 33%。HEDS 的研究报道表明,有过眼部 HSV 病史的 346 例患者,18 个月内其上皮型角膜炎和基质型角膜炎复发率为 18%[27]。

睑缘炎

HSV 的原发和复发感染都可引起疱疹病毒性睑缘炎。其临床表现为眼睑局部出现水疱样病变,伴周围红斑,与发生于口部或鼻部皮肤黏膜交界处的病变类似(图 77.2A)。这些典型病变将发展为溃疡和结痂,如果没有继发感染,愈合后不留瘢痕。许多疱疹病毒性睑缘炎患者仅在眼睑复发。然而有些患者每次 HSV 睑缘炎发作后均可出现角膜炎;因此 HSV 睑缘炎应早期发现并正确治疗。由于单纯疱疹病毒性睑缘炎不常见,故常被误诊,但还是可以与其他常见睑缘炎相区别,如葡萄球菌性睑缘炎、脂溢性睑缘炎或者睑板腺疾病等,这些睑缘炎常常累及整个眼睑且不伴水疱形成。HSV 睑缘炎可基于其典型的临床表现、复发病史、局部病灶、水疱样病变以及病毒培养等做出诊断。

结膜炎

原发性 HSV 感染常表现为滤泡性结膜炎(图 77.2B)。多数患者的结膜炎自限,但部分患者将发展为角膜炎。复发性滤泡性结膜炎是 HSV 感染的临床表现之一,Wishart 等[23]报道伴眼睑病变的结膜炎是

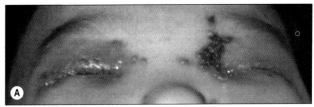
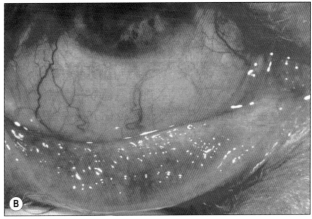

图 77.2 (A)HSV 睑缘炎表现为水疱病变伴周围皮肤红斑。(B)HSV 结膜炎。滤泡常为单侧、能复发、局部应用糖皮质激素会加重

HSV 最常见的复发形式,占复发病例的 83%。此外急性滤泡性结膜炎不伴眼睑病变者占复发病例的 17%,感染性角膜上皮炎患者占复发病例的 9%。另一项研究表明,眼科门诊 23% 的急性结膜炎患者由 HSV 感染引起,且常常不伴角膜或眼睑病变[111,112]。

一些复发性 HSV 结膜炎的患者可能发展为树枝状结膜溃疡,荧光素染色后最明显。树枝状结膜溃疡并非总是存在,且必须与其他种类复发性滤泡性结膜炎相鉴别。明确诊断十分重要,因为如果未被识别且局部使用糖皮质激素,将可能造成明显的眼部损害。

角膜炎

从诊断和治疗的角度出发,HSV 角膜炎是临床医生面临的最具有挑战性的眼病之一。感染性角膜炎和免疫性疾病的临床表现多种多样,能累及角膜的各个层次。角膜疾病包括感染性角膜上皮炎、神经营养性角膜病变、免疫性(间质性)角膜基质炎、坏死性角膜基质炎和内皮炎(框 77.1 和表 77.1)。复发性 HSV 角膜炎常常为单侧发病。双侧 HSV 角膜炎大约占 HSV 眼部感染患者的 3%[113]。其中 40% 双眼发病的患者有遗传性过敏症。此外双眼受累在年轻群体中更加常见[25]。充分认识 HSV 角膜炎的临床表现对于该病的正确治疗至关重要。

框 77.1　HSV 角膜炎分类

Ⅰ.感染性角膜上皮炎
　　A.角膜水疱
　　B.树枝状溃疡
　　C.地图状溃疡
　　D.边缘性溃疡
Ⅱ.神经营养性角膜病变
Ⅲ.角膜基质炎
　　A.坏死性角膜基质炎
　　B.免疫性(间质性)角膜基质炎
Ⅳ.内皮炎
　　A.盘状
　　B.弥漫性
　　C.线状

表 77.1　HSV 角膜炎中常用术语

推荐命名法	代替形式
感染性角膜上皮炎(角膜水疱、树枝状溃疡、地图状溃疡和边缘性溃疡)	树枝状 疱疹病毒性角膜上皮炎 感染性角膜上皮疱疹 边缘性角结膜炎
神经营养性角膜病变(点状上皮糜烂、神经营养性溃疡)	营养性溃疡 神经营养性溃疡 变态疱疹病毒性溃疡 盾性溃疡
坏死性角膜基质炎	病毒坏死性角膜炎 间质性角膜溃疡
免疫性角膜基质炎	间质性角膜炎 盘状角膜炎 疱疹病毒性盘状角膜炎 疱疹病毒性角膜基质炎 角膜基质炎 非坏死性角膜基质炎 免疫环 Wessely 环 角膜缘血管炎
内皮炎(盘状、弥漫性、线状)	盘状角膜炎 盘状水肿 盘状内皮病 中央盘状内皮炎 中央内皮炎 周边内皮炎 角膜葡萄膜炎

感染性角膜上皮炎

　　所有类型的复发性感染性角膜上皮炎都由活病

毒再次激活引起。感染性角膜上皮炎最常见的特征性临床表现是树枝状和地图状溃疡。角膜水疱和边缘性角膜炎不常见,且可能不被认为是活动性感染。大多数感染性角膜上皮炎患者有畏光、疼痛和稀薄水样分泌物等主诉;当病变位于角膜中央时伴有视力下降。

　　HSV 再激活最早期的病变是上皮小疱,在过去的报道中被描述为点状角膜上皮病变(punctate epithelial keratopathy,PEK)[10,114]。实际上,仔细检查这些病变可以发现微小、隆起、透明的角膜水疱,与发生于皮肤和黏膜等身体其他部位的疱疹一致(图77.3)。对这些病变进行鉴别很重要。许多复发性感染性角膜上皮炎患者在复发的早期就有这些水疱出现,常常在就诊之前就存在。24 小时内,小疱融合形成典型的树枝状或者地图状溃疡。在一些患者中,尤其是免疫功能不全的患者,感染性角膜炎在上皮小疱阶段就被发现。这些小疱可以融合形成隆起的树枝状病变(图 77.4),并无荧光染色(荧光素染色阴性)。在免疫功能正常的患者中,这一隆起的病变是树枝状溃疡的前驱表现,而在免疫功能受抑制的患者中则可能不进展为树枝状溃疡,因此可能不会被诊断为感染性角膜上皮炎(图 77.5)。所有出现 HSV 角膜小疱的患者都应该被认为存在感染性角膜炎,并及时地接受治疗。

　　HSV 角膜炎最常见的表现是树枝状溃疡(图77.6),dendron 的衍生词,希腊语“树”的含义。树枝状溃疡的特点包括分支状、线状病变伴末端膨大和含有活病毒的肿胀的上皮细胞边界。这一病变表示溃疡

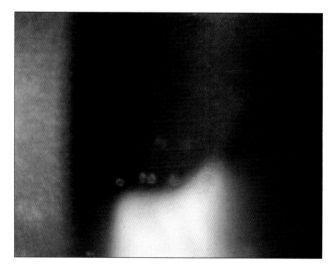

图 77.3　免疫功能正常患者的 HSV 角膜小疱。这一病变为微小、隆起、清亮的小疱,荧光素染色阴性

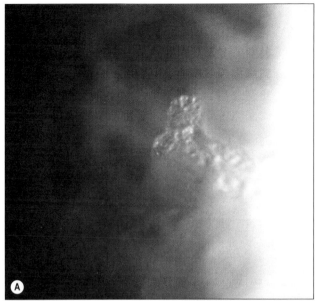

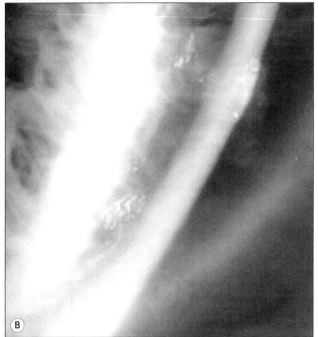

图 77.4　免疫功能正常患者的 HSV 角膜水疱。(A)融合的角膜水疱。注意隆起的形状提示还未发生溃疡。(B)裂隙照明显示融合的角膜水疱表面隆起,并非溃疡

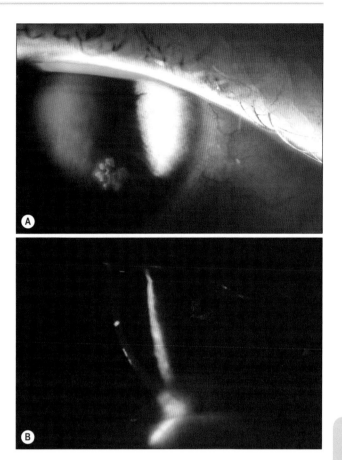

图 77.5　HSV 角膜水疱。(A)HSV 分支状水疱病变。中央处融合的荧光素染色提示真性溃疡。(B)同一病变在裂隙光线下显示仅上皮受累

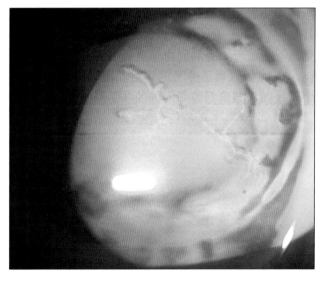

图 77.6　HSV 树枝状溃疡

已穿过基底膜。这一临床特征有助于鉴别真树枝状溃疡与许多其他树枝状角膜上皮病变。近期愈合的上皮缺损以及带状疱疹病毒引起的假树枝状病变常常误诊为 HSV 树枝状溃疡,上述病变可与 HSV 鉴别,因为其是隆起的非溃疡性病变,且荧光素染色阴性。

典型树枝状溃疡的染色特点有助于临床医生做出正确的诊断。正因为是真性溃疡,HSV 树枝状溃疡的病变区域均能被荧光素染色(图 77.6)。然而与邻近正常上皮相比,水肿的上皮边界隆起,荧光素染色阴性。染色失活细胞的孟加拉红可被溃疡边界的肿胀上皮细胞摄取。如果需要做病毒培养,培养之前切勿进行孟加拉红染色,因为孟加拉红对 HSV 有毒性作用,会减低病毒的培养阳性率[115]。

临床医生应该意识到,溃疡愈合后 HSV 树枝状溃疡仍可导致持续数周的上皮异常。我们将这一状况称之为 HSV 树枝状上皮病变(图 77.7)。这一病变形态上像树枝,然而没有溃疡,仅仅表示感染后愈合的上皮。抗病毒药物对于愈合上皮的毒性作用也有助于形成这种上皮病变。荧光素染色显示树枝状病变染色阴性,这可能会导致临床医生误以为初始树枝状溃疡仍然存在,并对目前的药物治疗产生了抵抗。

当树枝状溃疡扩大,不再呈线型则形成地图状溃疡。这一病变可被认为是扩大的树枝状溃疡。与树枝状溃疡相似,这也是真性溃疡,上皮病变超过基底膜。其含有活病毒的肿胀的上皮边界也与树枝状溃疡类似。地图状溃疡的扇形或地图状边界是与擦伤愈合以及神经营养性角膜病变鉴别的重要特征,后者边界光滑(图 77.8)。

Wilhelmus 等[18]的流行病学研究结果表明,所有

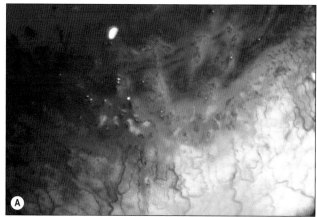

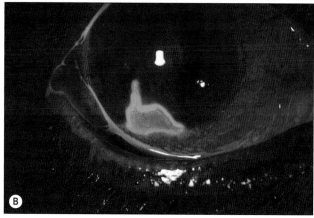

图 77.8　地图状溃疡。(A)角膜和结膜早期改变表现为角膜树枝状和明显的结膜染色。(B)后期改变表现为角膜真性溃疡伴扇形、肿胀的上皮边界。注意中央树枝状溃疡

初发感染性角膜上皮炎中,地图状溃疡占 22%,并且与树枝状溃疡相比,其症状及愈合时间均更长。此外地图状溃疡的发生与先前局部应用糖皮质激素有关。而 Liesegang 等[24]的报道显示,在以感染性角膜上皮炎为首发表现的患者中,地图状溃疡仅占 4%,并且与局部糖皮质激素使用无关。

HSV 感染性角膜上皮炎的另一临床表现是边缘性角膜溃疡[116]。与树枝状溃疡类似,这一病变是病毒活跃所致。然而接近角膜缘并伴有血管是这一病变独特的临床特征。上皮病变处可迅速被来自邻近角膜缘血管的白细胞浸润,引起溃疡下前基质浸润和邻近角膜缘充血等典型表现(图 77.9)。仔细检查可以发现树枝状溃疡下的基质浸润,但部分患者的溃疡缺少典型的树枝形状(图 77.10)。

由于边缘性角膜病变的炎症反应重,HSV 边缘性角膜溃疡患者较中央树枝状溃疡患者的症状更加明显。作者亦指出这一病变相比中央树枝状溃疡的治疗更加棘手[10,114]。从感染的角度而言,病变对抗病毒治疗反应良好;而免疫反应却使该病

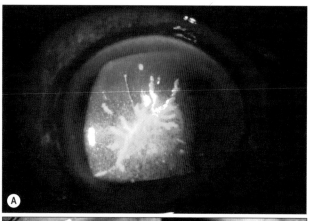

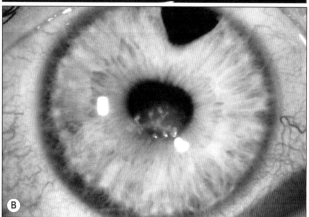

图 77.7　HSV 树枝状上皮病变。这些病变表示树枝状溃疡愈合后的角膜上皮。(A)尽管上皮完整,但这一分支状病变易被误诊为树枝状溃疡。注意此处荧光素染色阴性。(B)局部抗病毒治疗一周后,此处病变荧光素染色阴性,完整的上皮隆起

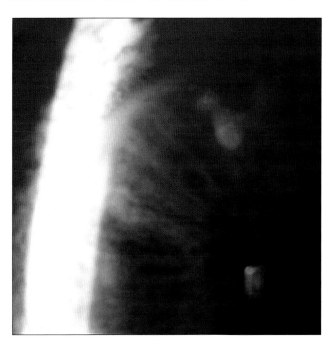

图 77.9 HSV 边缘性溃疡。该患者有中央树枝状溃疡病史,表现为角膜缘充血和上皮缺损伴病变区前基质浸润。HSV 培养阳性

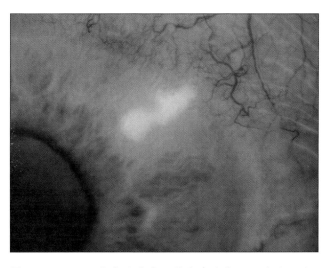

图 77.10 HSV 边缘性溃疡。荧光素染色显示溃疡形态,但并非树枝状。病变处 HSV 培养阳性

表现得更强烈、更持久。某些患者在初始局部抗病毒治疗之后,需要局部加用糖皮质激素以抑制免疫反应。

HSV 边缘性角膜溃疡并不常见,且常常与金黄色葡萄球菌性边缘性(卡他性)角膜炎相混淆。如果不恰当地局部抗菌治疗,尤其局部使用糖皮质激素而未抗病毒,这一病变将向中央进展形成溃疡和上皮下浸润。向中央进展过程通常有树枝状表现,有助于正确诊断。HSV 边缘性角膜溃疡与金黄色葡萄球菌性边

缘性角膜炎的鉴别主要基于几个临床特征(表 77.2)。第一,HSV 边缘性角膜溃疡是先有溃疡随后出现浸润,尽管两者在就医时同时存在。金黄色葡萄球菌性边缘性角膜炎的浸润伴有完整的角膜上皮,但是持续的炎症最终也会导致溃疡。第二,HSV 边缘性角膜溃疡伴有角膜缘充血,并且较早在浸润处出现新生血管,而在金黄色葡萄球菌性边缘性角膜炎中,角膜缘与浸润之间有透明的隔离带。第三,若不治疗,HSV 边缘性角膜溃疡向角膜中央进展,相反金黄色葡萄球菌性边缘性角膜浸润向周围而非中央进展。第四,HSV 边缘性角膜溃疡常不合并睑缘炎,而金黄色葡萄球菌性边缘性角膜炎几乎总是伴有睑缘炎。最后,HSV 边缘性角膜溃疡可以出现在角膜缘任何方位,而金黄色葡萄球菌性边缘性角膜浸润最常见于 2、4、8 和 10 点方位,即眼睑与角膜接触的部位。

表 77.2 单纯疱疹病毒性边缘性角膜溃疡和金黄色葡萄球菌性边缘性角膜炎特征比较

特征	HSV 边缘性角膜溃疡	金黄色葡萄球菌性边缘性角膜炎
病因	活动的 HSV	针对金黄色葡萄球菌抗原的免疫反应
上皮缺损	总是出现	无(晚期可出现)
新生血管化	经常出现	无
疾病进展	向中央进展	向周边发展
睑缘炎	不相关	经常伴发
部位	任意方位	常出现在 2、4、8、10 点方位

感染性角膜上皮炎后遗症

感染性角膜上皮炎有许多特征性的后遗症。部分树枝状或者地图状溃疡患者,感染性病变可以完全缓解,不留任何先前感染的证据。

如前所述,有些感染性角膜上皮炎的患者可以发展为树枝状角膜上皮病变。需要再次强调的是,这一病变并不是病毒活动性感染的标志,也无需按活动性感染治疗。

基质瘢痕是感染性角膜上皮炎潜在威胁视力的后遗症。基质瘢痕可从被称为 HSV "幻影"和"印迹"征的微小、灰白色、上皮下的混浊(图 77.11)到致密的基质瘢痕(图 77.12),并伴有角膜变薄和视力下降。HSV "幻影"征需要重点识别,因其为将来发作时,做出正确诊断的重要线索。这一瘢痕最好在裂隙灯下

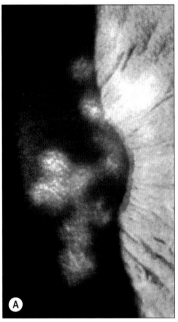

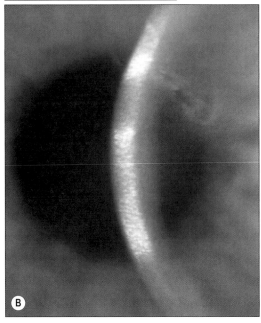

图 77.11　HSV 上皮下瘢痕。(A) 分支状的上皮下瘢痕称为 HSV "幻影" 或者 "印迹" 征。(B) 裂隙光线下显示出上皮下瘢痕的位置

通过弥漫或宽光照明法和斜照法观察。对于单侧复发性角结膜炎的患者应仔细观察是否存在 "幻影" 征。炎症的持续时间和发作次数与瘢痕的严重程度相关。然而不同患者的免疫反应程度不同,有些患者仅有一次发作却可产生严重瘢痕,有些患者经历多次发作却不产生或者仅有极小瘢痕。

　　感染性角膜上皮炎最后一个后遗症是基质病变。在一项感染性角膜上皮炎前瞻性研究中,Wilhelmus等[18]发现 25% 的患者将发展为感染性或免疫性角膜

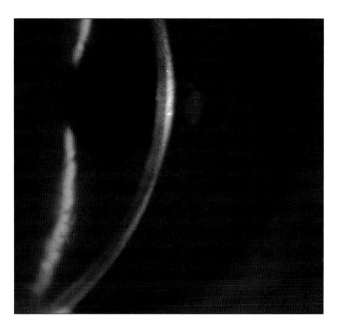

图 77.12　HSV 基质瘢痕。注意感染性上皮性角膜炎发作后的基质前部和中部瘢痕伴角膜变薄

基质炎。坏死性角膜基质炎是病毒感染基质所致,而免疫性角膜基质炎是由针对病毒抗原的抗体 - 补体免疫反应所介导。

神经营养性角膜病变

　　感染性角膜上皮炎病史的患者,有发展为神经营养性角膜病变的风险。由于其既不是感染性也不是免疫性,该病非常独特,由支配角膜的神经受损以及合并泪液分泌减少而引起。长期慢性局部用药,尤其是抗病毒药物可能会加重角膜病变。

　　神经营养性角膜病变早期表现包括角膜表面不规则并失去正常光泽,随后发展为点状上皮糜烂,继续进展为持续性角膜上皮缺损。神经营养性角膜病变的上皮缺损为卵圆形,边界光滑,可与地图状角膜溃疡不规则的扇形边界相鉴别(表 77.3)。神经营养性角膜病变的持续上皮缺损最终导致基质溃疡。这一阶段的病变也可以称为神经营养性角膜溃疡(图 77.13)。神经营养性角膜溃疡有与上皮缺损类似的边界光滑的圆形溃疡形状,溃疡底部的基质通常发展为灰白色混浊。神经营养性角膜溃疡因周边上皮堆积而形成肥厚的边界。神经营养性角膜病变的并发症包括基质瘢痕、新生血管、坏死、穿孔和继发细菌感染。

基质疾病

　　尽管基质疾病约占眼部 HSV 初发病例的 2%[22,24],

表 77.3 感染性角膜上皮炎与神经营养性角膜病变的特征比较

特征	感染性角膜上皮炎	神经营养性角膜病变
染色	荧光素染色阳性的树枝状或地图状溃疡,除非水疱阶段,极少染色阴性	上皮完整时染色阴性,上皮缺损时染色阳性
形态	树枝状溃疡:分支状,末端膨大,边界上皮肿胀。地图状溃疡:扇形,边界上皮肿胀	PEK 和粗糙不平,可能有树枝外形。神经营养性溃疡:光滑的圆形或卵圆形溃疡并伴有边界角膜上皮堆积
部位	无特殊好发部位	常发生在睑裂区角膜
病因	活动的病毒感染	角膜神经损伤,上皮基底膜损伤,基质炎症,局部药物毒性
治疗	局部抗病毒治疗,清创术	润滑,去除有毒性局部药物,角膜绷带镜,羊膜覆盖,包扎或睑裂缝合
病程	2 周内常可缓解	慢性,可发生在感染性角膜上皮炎之后,若感染性角膜上皮炎超过 14 天后应怀疑此病

PEK,点状角膜上皮炎(punctate epithelial keratopathy)
BM,基底膜(basement membrane)

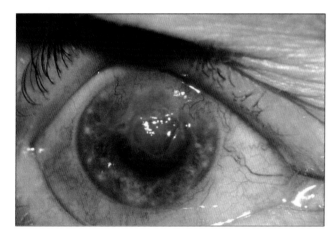

图 77.13 神经营养性角膜溃疡。病变表现为圆形或卵圆形,边界光滑

但占复发病例的 20%~48%[24,25,117,118]。HSV 性基质受累通常容易混淆且很难分类。遗憾的是,许多临床医生将所有基质受累的疾病都冠以"角膜基质炎"。这一广义的定义忽视了许多不同形式基质受累的具体病因,导致不合适的治疗。

HSV 可以通过原发或继发等多种机制感染角膜基质(表 77.4)。继发感染可由感染性角膜上皮炎、神经营养性角膜病变或内皮炎等所致。如前所述,感染性角膜上皮炎等上皮性疾病可以引起继发性基质瘢痕。神经营养性角膜病变也可引起继发性基质瘢痕和变薄。角膜内皮的炎症反应引起的内皮炎,可继发基质水肿,而慢性水肿会引起角膜基质瘢痕。当基质受累继发于感染性角膜上皮炎、神经营养性角膜病变或内皮炎时,感染源位于上皮或者内皮,治疗必须着眼于炎症来源的正确部位,才能使基质的损伤最

小化。内皮炎所致的基质受累将在以后的章节详细讨论。

原发性 HSV 基质受累有两种临床表现,包括由病毒直接感染基质引起的坏死性角膜基质炎以及由基质内免疫反应引起的免疫性角膜基质炎。

坏死性角膜基质炎

坏死性角膜基质炎是 HSV 罕见的临床表现,由病毒直接感染基质所致[116]。其临床表现为坏死、溃疡及致密的基质浸润伴上皮缺损。病毒复制合并严重的宿主炎症反应共同引起基质内破坏性炎症,高剂量抗炎及抗病毒药物常常难以控制。严重的炎症可以导致角膜在短时间内变薄和穿孔(图 77.14)。坏死性角膜基质炎的临床表现与微生物侵袭继发的感染性角膜炎类似。因此治疗坏死性角膜基质炎的同时也应考虑是否合并细菌及真菌感染。局部使用糖皮质激素但未合并抗病毒治疗是可能的危险因素之一[119,120]。病理组织检查表明,电镜下可见角膜基质细胞和角膜板层中存在完整的病毒颗粒[121]。

免疫(间质性)角膜基质炎

我们认为"免疫性角膜基质炎"等同于"间质性角膜炎"。在对这一主题进行综述时,困惑来自于有些作者将"间质性角膜炎"用来表示伴有炎症的基质新生血管化。另一部分作者认为"间质性角膜炎"仅代表后部基质新生血管化。仍有部分作者认为"间质性角膜炎"仅用于描述梅毒性角膜炎。我们建议将"间质性角膜炎"这一术语用于描述有免疫病因的所有基质炎症,并不局限于有无新生血管化、基质炎症深度

表77.4　单纯疱疹病毒性角膜炎中基质受累因素

临床表现	相关基质疾病	其他角膜受累表现	发病机制
感染性角膜上皮炎	上皮性疾病后继发基质瘢痕	树枝状、地图状或边缘性溃疡	上皮内活病毒,基质免疫反应
神经营养性角膜病变	溃疡和瘢痕	上皮病变导致持续性上皮缺损	角膜神经损伤,上皮 BM 受损,基质炎症,局部药物毒性
坏死性角膜基质炎	伴有致密浸润的坏死和溃疡	上皮缺损	病毒直接侵袭基质伴严重免疫反应
免疫性角膜基质炎	浸润、新生血管化、免疫环、瘢痕和变薄	可伴有先前、同时和随后发生的感染性角膜上皮炎	Ag-Ab 补体介导,活病毒可能发挥作用
角膜内皮炎	继发于内皮反应的基质水肿;慢性水肿可导致瘢痕	盘状、线状或弥漫分布的 KP	累及内皮的免疫反应活病毒可能发挥作用

BM,基底膜;KP,角膜后沉积物

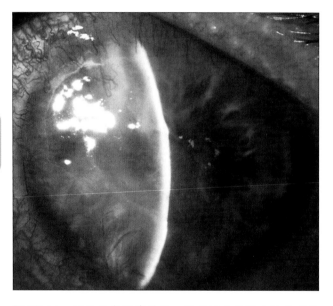

图 77.14　坏死性角膜基质炎。注意坏死性溃疡伴致密基质浸润

或者炎症的病因。尽管"免疫性角膜基质炎"或者"间质性角膜炎"都可用于描述 HSV 免疫性基质炎症,我们选择"免疫性角膜基质炎"这一术语,是因为它能更好地描述所涉及的病理过程。

　　免疫性角膜基质炎是慢性复发性 HSV 常见的临床表现,占眼部 HSV 患者的 20%[18,24]。其他研究报道表明,感染性角膜上皮炎患者中,2 年内基质炎发病率为 21%[122],7 年内基质炎发病率为 26%[123]~48%[124]。炎症反应是由基质中残留的病毒抗原所致。这些抗原触发抗原 - 抗体 - 补体(AAC)级联反应造成基质内炎症。因为在免疫性角膜基质炎患者的病理切片中找到了病毒颗粒,所以认为这些残留抗原是引起慢性炎症的刺激因子[85]。在小鼠模型中进行分子模拟实验表明 T 细胞介导的自身免疫反应激活与免疫性角膜基质炎有关[87]。活病毒在免疫性角膜基质炎发病机制中的作用仍未完全阐明。

　　免疫性角膜基质炎临床表现的共同特点就是基质炎症。除合并有感染性角膜上皮炎外,免疫性角膜基质炎的角膜上皮完整。免疫性角膜基质炎的炎症可为一种或者多种形式。常见的 HSV 角膜炎的基质混浊通常为树枝状角膜溃疡愈合后形成的上皮下云翳和瘢痕。如前所述,当病变永久存在时,可被称为 HSV 角膜炎的"幻影瘢痕"或"印迹"。前部基质瘢痕程度将取决于病毒株种类以及宿主免疫反应的严重程度。一旦发生,感染性角膜上皮炎发作后数周内就可见明显的幻影瘢痕。

　　基质浸润是复发性免疫性角膜基质炎最常见的表现,可表现为代表 AAC 免疫复合体的点状基质混浊(图 77.15)。急性期,这些混浊可伴有炎症细胞浸润基质引起的角膜云翳。云翳及点状病变可进展为永久性混浊。基质炎症可表现为点状、多发或者弥漫分布[125]。基质浸润常伴有前房炎症、睫状充血和明显不适感,也可伴发基质水肿。基质水肿的原因最可能是基质炎症,而不是内皮细胞功能不良。严重的炎症反应可以造成致密的基质浸润,随后引起基质瘢痕及视力严重受损。近年来,HSV 免疫性角膜基质炎引起的视力受损是美国穿透性角膜移植的主要病因,占全部手术的 3%。

　　免疫环是 HSV 感染角膜后继发基质浸润的特殊表现之一。与 Wessely 环类似,此环也被认为是 AAC 的沉积。免疫环可表现为单个或者多个,完整或者不完整的环形(图 77.16)。最常见于中央和旁中央角膜基质中层。

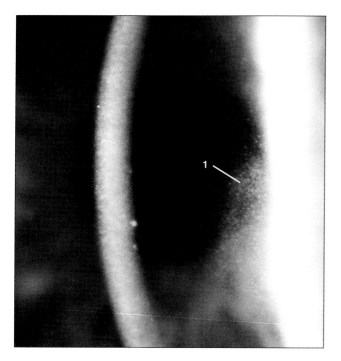

图 77.15 免疫性角膜基质炎。注意中基质层的细小点状混浊,(1)代表 AAC 免疫复合物

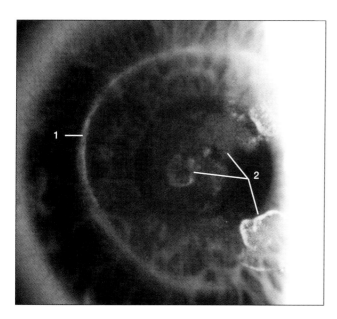

图 77.16 免疫性角膜基质炎。巩膜散射照明法显示出基质免疫环(1)和既往 HSV 造成的前部基质瘢痕(2)

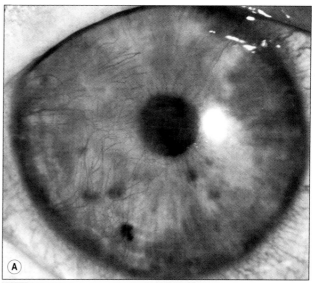

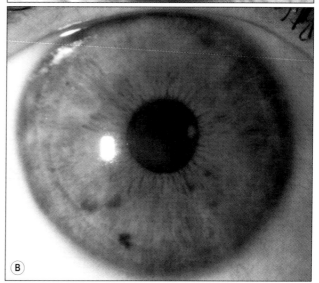

图 77.17 免疫性角膜基质炎。(A)一位既往有树枝状溃疡病史患者的急性角膜基质炎症,可见快速的基质新生血管化。(B)局部糖皮质激素治疗后,基质混浊减轻,新生血管减退

另一个免疫性角膜基质炎的表现是基质新生血管化,其发病机制以及临床意义在免疫防御机制的章节中已经讨论。新生血管可以出现在角膜的任意层次中。在一些炎症反应严重的病例中,可出现快速的新生血管化,伴致密浸润相关的多种分叶状新生血管,这一反应与梅毒性角膜基质炎的典型表现类似(图 77.17)。快速新生血管化范围可为角膜部分区域至全部受累(图 77.18)。在持续、轻度基质炎症作用下,新生血管化也可以亚急性、慢性形式进展。在非急性病例,新生血管化主要表现在节段区域而不是环形区域。积极的抗炎治疗可以使新生血管完全消退。如果炎症和新生血管完全控制前已经存在较长时间,基质内存在的空血管腔称为幻影血管。幻影血管并不影响视力或者增加穿透性角膜移植的排斥风险。但是幻影血管的存在往往伴有慢性炎症所致的基质瘢痕和角膜变薄。

脂质角膜病变常继发于基质新生血管化并可进一步加重角膜瘢痕化及视力受损(图 77.19)。基质新生血管化更严重的后遗症是角膜永久新生血管,并将

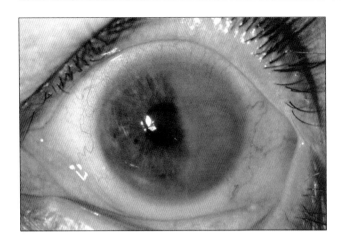

图 77.18 免疫性角膜基质炎。一位既往有免疫性角膜基质炎病史的患者出现严重的基质炎症,新生血管和脂质角膜病变

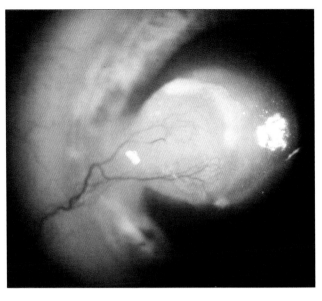

图 77.20 免疫性角膜基质炎。残留瘢痕,新生血管和致密的脂质沉积均表明患者明显为 HSV 角膜炎

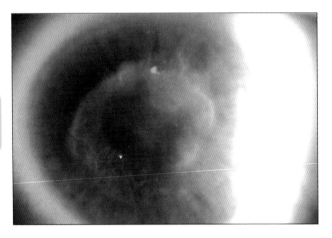

图 77.19 免疫性角膜基质炎。免疫性角膜基质炎多次发作后形成的慢性基质瘢痕。注意上方幻影血管伴脂质沉积。此患者有健康的角膜内皮层,可行前部深板层角膜移植(DALK)

增加排斥反应的风险,降低穿透性角膜移植的手术成功率(图 77.20)。

免疫性角膜基质炎在感染性角膜上皮炎发作之后可以持续数天至数年。某些病例并没有树枝状角膜溃疡病史;其他病例中,第一次有记录的角膜溃疡实际上会发生在免疫性角膜基质炎之后。在没有既往树枝状角膜溃疡病史的前提下,免疫性角膜基质炎的诊断常基于临床推论。有经验的临床医师,在接诊没有明显单纯疱疹疾病病史的免疫性角膜基质炎患者时,应该仔细询问其既往是否有反复单侧眼红的病史,以及检查角膜是否有幻影瘢痕或者角膜知觉减退区域(图 77.21)。

免疫性角膜基质炎的慢性、复发性炎症病程可持续数年。患者可表现为持续性轻中度炎症反应。其他患者可表现为炎症完全缓解伴间歇性严重炎症发作。可能需要长期局部应用糖皮质激素抑制免疫性角膜基质炎的炎症反应。有些患者对局部糖皮质激素的轻微减量十分敏感。未经治疗或者治疗不完全的炎症反应可以导致基质瘢痕化、变薄、持续新生血管化、脂质沉积和严重的视力受损。

许多临床医生使用"盘状角膜炎"或者"盘状水肿"这一术语作为角膜基质炎的一种类型。我们认为这一术语在两个方面容易引起混淆和误解。第一,"盘状"意味着"圆形",用来描述病变的形状太简单。因为 HSV 角膜炎有大量角膜圆形病变,包括圆形浸润、环状浸润(免疫环)、圆形瘢痕或者圆形水肿(也称作盘状水肿),并且没有多少病理生理意义。遗憾的是,许多临床医生使用"盘状角膜炎"指代任意角膜圆形病变。第二,盘状水肿或者盘状角膜炎的反应并不是角膜基质反应,不应该被归入角膜基质炎,或者按照角膜基质炎治疗。仔细观察盘状水肿可以发现这一过程是内皮炎症反应,仅仅继发有基质及上皮水肿。基质炎症与内皮炎症之间的区别十分重要,因为两者的预后和临床病程不同,并且视力的预后取决于正确识别及治疗原发性内皮炎症。因此我们将这一反应归于角膜内皮炎而不是角膜基质炎,并于下一节详细讨论。

内皮炎

许多患者的 HSV 疾病可以发展为角膜基质水肿

7

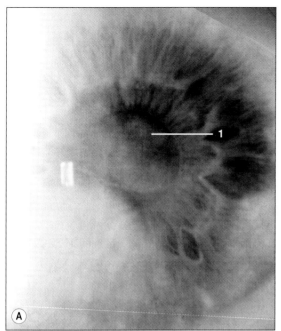

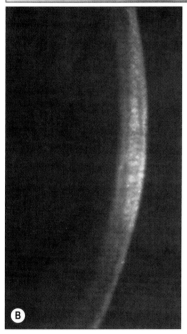

图 77.21　免疫性角膜基质炎。(A)患者有反复发作,左眼红,不适病史,以基质浸润和新生血管为表现的扇形免疫性角膜基质炎。仔细检查可以发现中央角膜上皮下瘢痕(1)符合 HSV "幻影瘢痕"。(B)裂隙窄光束照明能更好地显示上皮下幻影瘢痕

而不伴基质浸润。这些患者都有如下的共同表现:角膜后沉积物(KP),相应基质与上皮水肿以及虹膜炎。由于有些患者角膜水肿的范围太大,初次检查时难以发现 KP。随着水肿的消退,KP 逐渐可见,并随着基质水肿的缓解而消退。我们认为这一临床现象是内皮层的炎症反应,因此推荐将之归类于内皮炎而不是

角膜基质炎。某些观察结果支持内皮是炎症的靶点。首先 KP 意味着炎症位于内皮层。因为 KP 总是存在于角膜水肿区,而不存在于无水肿的区域,表明炎症与局部内皮功能不良密切相关。另一论点认为,炎症的原发部位是内皮而非基质的事实根据是角膜基质仅有水肿。而作为基质炎症反应的体征如基质浸润和新生血管等并不存在。然而如果未经治疗或者病情严重,基质水肿可持续存在并导致基质继发性新生血管和瘢痕,看起来与免疫性角膜基质炎的临床表现类似。慢性角膜内皮炎的后果可能是内皮细胞永久性丧失伴难治性角膜水肿[129]。

HSV 角膜内皮炎的确切发病机制尚不清楚。由于 KP 和虹膜炎的临床表现,目前认为内皮层反应是免疫性的。局部应用糖皮质激素可使 KP 消散进一步支持这一现象的免疫反应本质。活病毒也被认为参与了其临床表现[130~136],通过对有盘状内皮炎病史患者的角膜组织进行免疫组织学研究,证实角膜内皮细胞中存在 HSV-1 抗原[86]。

HSV 内皮炎可根据 KP 的分布和基质、上皮水肿的形态进行分类。HSV 内皮炎的三种类型分别为盘状、弥漫性和线状内皮炎(表 77.5)。

盘状内皮炎

盘状内皮炎无疑是最常见的内皮炎。如前所述,"盘状"一词常用于描述任何角膜圆形病灶。对于伴 KP 的圆形角膜基质水肿,最常用"盘状水肿"和"盘状角膜炎"来命名,两者均无法提示疾病的特殊病因。就"盘状"一词自身而言,并无太多含义,最好不用,但由于文献中仍在广泛使用,我们仍然保留它,并希望"盘状内皮炎"这一新的术语能够引导临床医生更好地理解这一疾病。

患有盘状内皮炎的患者会有畏光和轻至中度的眼部不适。由于患者同时伴有虹膜炎,因此常常可见角膜缘充血。根据基质水肿的部位与严重程度的不同,视力可表现为正常,甚至严重受损。

裂隙灯检查时,盘状内皮炎最显著的表现就是圆形或者盘状的基质水肿。可位于角膜中央或者旁中央。水肿常累及整个基质,导致常见的与其他内皮功能失代偿类似的毛玻璃样外观。在盘状内皮炎中,角膜水肿的典型表现为局灶性水肿,受累与未受累角膜之间有明确的分界线。急性期基质不出现浸润和新生血管(图 77.22)。

水肿基质部位的角膜上皮有微囊样水肿。然而如果基质水肿轻微,上皮可表现为正常。大多严重病

表 77.5　HSV 内皮炎分类

	盘状	弥漫性	线状
角膜后沉积物	盘状分布于角膜中央或旁中央	KP 散在分布于整个内皮层	从角膜缘处进展的线状 KP,可表现为扇形或环形
基质	盘状水肿区域与 KP 分布一致	累及整个角膜基质的水肿	水肿出现在线状 KP 的周边,延伸至角膜缘
上皮	微囊泡样上皮水肿及相应基质重度水肿	微囊泡样上皮水肿及相应基质重度水肿	微囊泡样上皮水肿及相应基质重度水肿
临床病程	通常对局部糖皮质激素反应良好	局部和全身糖皮质激素以及抗病毒治疗可使其消退	需要积极的局部和全身抗病毒和糖皮质激素治疗角膜失代偿常见

KP,角膜后沉积物(keratic precipates)
虽然疱疹性角膜炎历经多次复发,但其植片的存活率基本等同于其他适应证植片存活率[216]
HSV 引起的角膜内皮炎合并感觉神经性听力丧失已有报道[217]

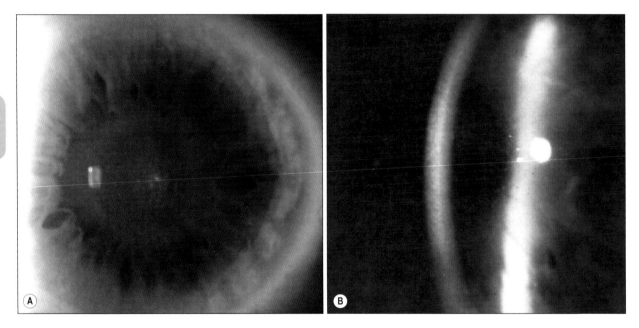

图 77.22　盘状内皮炎。(A)一位患者,因基质水肿引起的中央圆形基质混浊。KP 提示基质水肿由内皮面免疫反应引起。(B)裂隙光束下见基质并无浸润。水肿部位后面可见 KP

例可出现上皮大疱。

所有盘状内皮炎均可见 KP。KP 分布于水肿基质后面,不出现于无水肿区。如果水肿严重,有时难以看到 KP。这种情况下,斜向照明观察内皮有利于检查 KP。由于 KP 比基质水肿消褪慢,因此当基质水肿消退后,隐藏的 KP 逐渐明显。

盘状内皮炎几乎总是伴有轻至中度的虹膜炎。虹膜炎病因不清,但明显存在针对角膜内皮层的免疫反应。在盘状内皮炎中,由于内皮功能失代偿而伴发的角膜水肿,与不伴角膜水肿的其他急性前葡萄膜炎形成鲜明对比。尽管大多数急性前葡萄膜炎伴有

KP,但不会出现角膜水肿,因为这些炎症细胞仅仅沉积于内皮面,并不造成针对角膜内皮的免疫反应。

通过水肿的角膜很难观察到伴有盘状内皮炎的虹膜炎。此外,常常出现眼压升高,甚至很严重。眼压升高可能是由于炎症细胞阻塞房水引流通道或者原发性小梁网炎。

与免疫性角膜基质炎一样,感染性角膜上皮炎发作后出现的盘状内皮炎可持续数月至数年。如果没有 HSV 疾病的病史记录,仔细检查寻找 HSV "印迹"有助于作出正确的诊断。偶尔可见记录的树枝状溃疡发生在盘状内皮炎之后[137]。尽管 HSV 可能是特

发性盘状内皮炎最常见的病因,但带状疱疹病毒等其他因素也可引起类似的临床表现。

　　盘状内皮炎对局部糖皮质激素十分敏感,而且早期干预可以使得水肿和 KP 完全消退,无基质瘢痕或视力损伤。许多盘状内皮炎有自限性,即使不经治疗也可完全消退。然而未经治疗的严重病例可以导致持续性水肿、瘢痕和新生血管(图 77.23)。对于该病的具体治疗方案将在该章后面治疗一节中论述。

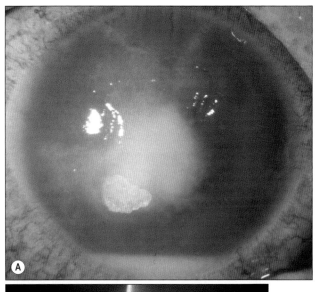

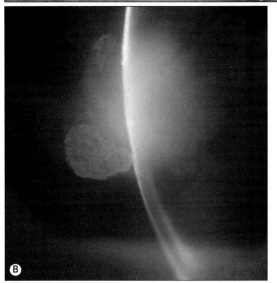

图 77.24　弥漫性内皮炎。(A)有 HSV 树枝状溃疡病史的严重的弥漫性内皮炎患者出现致密的角膜后斑块(B)

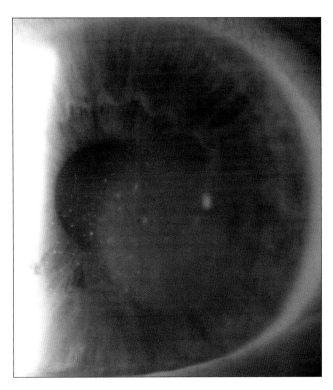

图 77.23　盘状内皮炎。可见严重盘状内皮炎引起的慢性基质和上皮水肿

弥漫性内皮炎

　　HSV 角膜炎的一种罕见表现是弥漫性内皮炎。跟盘状内皮炎患者一样,弥漫性内皮炎患者也有疼痛、畏光、充血和视力下降。弥漫性内皮炎患者的典型表现为全角膜散在 KP,基质弥漫性水肿。虽然因为角膜水肿而很难检测,但弥漫性内皮炎常常伴有轻至中度的虹膜炎,基质水肿明显的情况下出现上皮水肿。在我们的临床印象中,KP 既可分散存在,也可从既往盘状内皮炎的病灶处蔓延开来。严重病例可见炎症细胞聚集形成的角膜后致密斑块,并伴前房积脓(图 77.24)。

　　正如盘状内皮炎一样,弥漫性内皮炎也表示针对角膜内皮的免疫反应。伴 KP 的显著基质水肿表明存在针对内皮细胞的免疫反应。

　　弥漫性内皮炎的临床病程与盘状内皮炎相似。由于对局部糖皮质激素治疗十分敏感,且有相对良好的预后,相似性十分明显。积极局部糖皮质激素治疗可以使炎症及水肿完全消退。炎症控制不佳将导致瘢痕、新生血管、持续性水肿和视力下降。

线状内皮炎

　　线状内皮炎的症状与盘状和弥漫性内皮炎相似,主诉均为疼痛、畏光和充血。临床上线状内皮炎的 KP 在角膜内皮面呈线状分布,并从角膜缘向中央进展。在 KP 和角膜缘之间,伴有周边基质和上皮水肿

（图 77.25）。KP 可呈扇形，或某些情况下环状分布（图 77.26）。向中央进展时可有特征性的线状外观，但在某些病例中常呈匐行状。角膜水肿与非水肿区常常存在明显的分界线，KP 出现在水肿的进展缘。

　　文献报道了 12 位患者 16 只眼睛有线状内皮炎的临床表现[138~142]。许多术语被用来命名这一临床表现，包括线性迁移性角膜炎、疑似自身免疫性角膜内皮病变、渐进性疱疹病毒性角膜内皮炎和特发性角膜内皮病变。Hakin 等[142]在特发性原发内皮炎分类中使用"线状内皮炎"这一术语，但并未报道其他线状内皮炎病例。

　　通过回顾已报道的均表现为线状内皮炎的病例发现，仅有两例与 HSV 相关。其中一例有典型的 HSV 树枝状溃疡[143]，另一例是前房穿刺液中抗

HSV-1 抗原抗体阳性[140]。4 例单眼患者的病变发生在原本正常的白内障手术切口处。所有患者主要接受局部糖皮质激素治疗，其中两例局部加用了抗病毒药物，一例予以口服阿昔洛韦。16 只眼中，5 只眼进展为全角膜水肿，10 只眼残留有不同程度的水肿。最终情况的数据不完整。

　　我们随后报道了 5 例 6 只眼的线状内皮炎[131]。一只眼有树枝状溃疡且 HSV-1 培养阳性，2 只眼在无并发症的白内障摘除手术切口处发生线状内皮炎。所有患者均积极进行联合糖皮质激素和局部抗病毒治疗，其中 4 例患者需要口服阿昔洛韦来控制炎症。所有患者反应良好，水肿和炎症完全消退。

　　许多研究认为线状内皮炎可能是免疫介导的。第一，线状内皮炎与同种异体角膜移植术后排斥反应

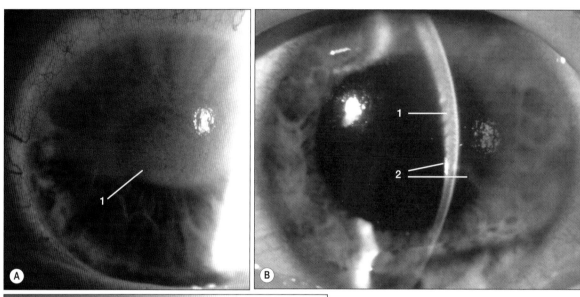

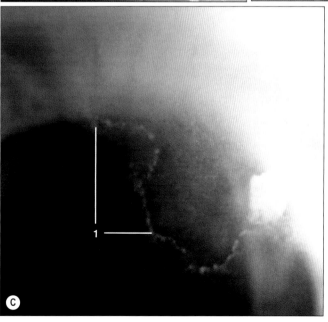

图 77.25　线性内皮炎。（A）晚期基质及上皮水肿，（1）从上方角膜缘向中央进展。（B）裂隙光显示基质水肿（1）但线性 KP 周边无浸润（2）。（C）另一例线性内皮炎，线性 KP（1）更明显

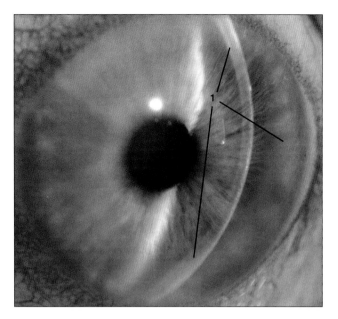

图 77.26　线性角膜内皮炎出现 360° 周边基质及上皮水肿 (1)一位有 HSV 角膜炎病史的患者合并环形角膜后沉积物。前基质层瘢痕也是既往 HSV 感染的证据

发生时的内皮线相似。第二,一些报道的病例均为双侧受累,近一半未行白内障手术病例也是双侧受累。第三,内皮线从角巩膜缘向中央进展。最后,糖皮质激素是成功治疗的关键。

在已报道的 17 例(22 只眼)线性内皮炎中,仅有三例与 HSV 明确相关,我们仍然认为许多特发病例也与 HSV 有关。事实上口服阿昔洛韦疗效良好是 HSV 参与疾病的强有力证据。同样有趣的是白内障切口与线状内皮炎之间的关系,推测白内障切口损伤角膜神经,导致邻近组织中潜伏病毒的复发。

与盘状及弥漫性内皮炎不同,线状内皮炎很难治疗。未能正确识别以及不恰当的治疗将导致角膜内皮失代偿。我们认为线状内皮炎应当积极使用糖皮质激素和抗病毒药物。口服阿昔洛韦可能有益,应考虑在所有病例中使用。

虹膜睫状体炎

HSV 角膜炎的患者可能会伴发或继发虹膜睫状体炎。此外既往无角膜炎病史者也可发生这种虹膜睫状体炎。患者表现为典型的虹膜睫状体炎症状和体征,包括畏光、疼痛和睫状体痉挛。裂隙灯检查可见细小 KP 和轻至重度的前房细胞反应。与 VZV 性虹膜睫状体炎类似的节段性虹膜萎缩并不少见,主要由虹膜基质缺血坏死所致。这些萎缩区在裂隙灯下呈透照缺损(图 77.27)。可以发生虹膜后粘连,也

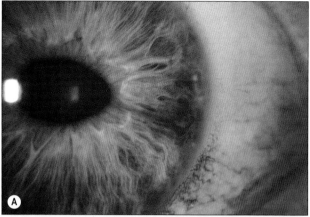

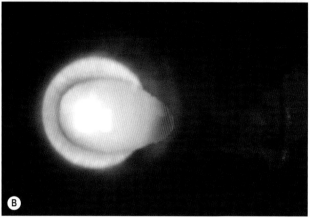

图 77.27　HSV 虹膜睫状体炎。(A)HSV 虹膜睫状体炎病史患者在弥散照明光下显示不规则形瞳孔。(B)后照法观察时可见中央区域明显的虹膜萎缩

可出现不太常见的虹膜肿块、出血或前房积血(图 77.28)。HSV 性虹膜睫状体炎通常伴有免疫性角膜基质炎或内皮炎,但如前所述,也可能单独出现。

最近大家通过不同的方法试图将 HSV 与虹膜角膜内皮综合征[144]、Fuchs 异色性虹膜睫状体炎[145]和 Posner Schlossman 综合征[146]等临床疾病的发病机制联系起来。在 3 例 Posner Schlossman 综合征急性期患者和 1 例 Fuchs 异色性虹膜睫状体炎患者的房水中检出 HSV 病毒 DNA,为阐明这些疾病提供了新的依据。

小梁网炎也可能会出现,并常常导致急性眼压严重升高。局部应用糖皮质激素能迅速抑制眼压上升。因为炎症细胞会阻断房水流出,慢性炎症往往导致继发性青光眼。慢性病因引起的青光眼更难治疗。

尽管 HSV 虹膜睫状体炎的机制尚未完全明确,但活病毒似乎在其发展中起一定作用。Witmer 和 Iwamoto[147]用电子显微镜发现了 HSV 颗粒侵入虹膜细胞的证据。有些报道表明能从 HSV 虹膜睫状体炎患者前房液中分离出病毒[130,148~152]。

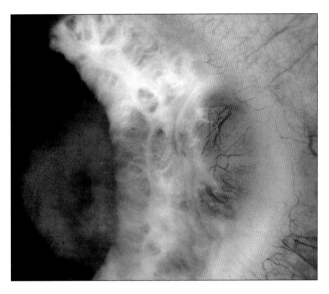

图 77.28　HSV 虹膜睫状体炎。一位慢性 HSV 虹膜睫状体炎患者可见一块虹膜基底肿块伴出血。亦可见既往 HSV 感染性角膜上皮炎遗留的上皮下瘢痕。口服阿昔洛韦和泼尼松治疗后肿块迅速消退

如果在虹膜睫状体炎患者角膜上发现代表既往患有感染性角膜上皮炎的角膜幻影瘢痕时,应高度怀疑 HSV 感染。虽然无 HSV 既往史或 HSV 角膜炎证据,但虹膜睫状体炎患者具有如下情况也需怀疑 HSV 感染:局部糖皮质激素治疗无效的慢性虹膜睫状体炎,节段性虹膜萎缩、前房色素弥散。我们通过口服阿昔洛韦成功缓解了这些病例的炎症反应。

诊断

尽管诊断原发及复发性 HSV 眼部感染依赖于全面的眼部检查,病毒培养有助于确诊,但需要早期培养(通常在发病几天内)并需要长达一周的培养期。时间较短的细胞培养系统更合适。据报道,最近研发的 24 小时酶联或病毒壳培养测定法,具有传统培养相似的灵敏度和特异性[153-156]。分离的病毒株再被分为 HSV 1 型或 HSV-2 型[69,156]。通常皮肤水疱中的病毒滴度较高,培养的阳性率可达 90%[4],而溃疡组织(皮肤或角膜)培养的阳性率为 70%~80%[114]。如果曾使用抗病毒治疗,检出率要低很多。

Giemsa 或 Wright 染色标本后,进行细胞学检查可为快速诊断提供线索。可见多核巨细胞,但这一现象是非特异性的,也可能由 VZV 或 HSV 引起。这些染色技术还可能显示典型疱疹病毒感染所致的核内包涵体[4]。这些技术虽然快速,但比培养的敏感性低,而且阴性结果也不能排除 HSV 感染。

细胞培养可显示大多数物种细胞系的特征性细胞病变,包括早期细胞浆中颗粒改变,然后细胞变圆、增大和最终脱离形成斑块。培养 18~72 小时内可见明显的细胞病变,但整个过程需要 5~10 天[4]。因为这种方式的技术要求高,并且会明显延误诊断,所以应当优先考虑其他更快速的检测方法。

用于检测眼部 HSV 的免疫学方法已经商业化,Herpchek、Virogen 乳胶凝集实验,酶联免疫过滤测定以及 1 小时酶联免疫法可以在 5 小时内检测细胞培养以及所取标本中的 HSV 抗原[157]。Kowalski 和 Gordon 回顾分析了这些方法在经培养证实 HSV 感染的 37 例结膜或角膜标本中的检测结果,发现单独临床检查诊断的敏感性与任何免疫学方法相同,而且联合临床检查与 Herpchek 乳胶凝集实验检测结果并未得到更高的灵敏度[157],因此认为阳性 Herpchek 检测结果较细胞培养可以得出更快的诊断,但当诊断仍然困难时,其他免疫学检测试验可能有用。

用于诊断 HSV 的聚合酶链反应(polymerase chain reaction,PCR)已被开发和使用,据称与细胞培养具有同样的特异性,并且可能更灵敏[158]。它靶向结合病毒 DNA 聚合酶,并用于确认病毒胸苷激酶。然而 PCR 仍然没有被广泛使用,因为它需要熟练的技术员,并且大多数临床医生也无法获得费用高昂的特殊设备。

其他诊断工具包括用电子显微镜直接观察疱疹病毒粒以及 HSV 核酸探针 DNA 杂交技术。尽管后者的特异性和灵敏度更高,但与此相关的技术难度阻止了他们在临床上广泛应用。

血清抗体滴度可用于区分原发性疱疹感染与首次出现眼部症状的复发性疾病。如发病机制章节所述,抗体的滴度可以不依赖于临床复发次数而独立波动,因此仅用于原发性感染的诊断。在早期原发性感染中可发现和检测到 IgM 抗体,但其也可出现于某些复发病例。IgG 的血清学转换通常发生在原发感染后 2~4 周内,因此任何血清学评估均应包括 IgM 及 IgG 配对样本检测[4]。尽管血清学检测临床上很少用,针对特定类型抗原(HSV-2 型糖蛋白 G)的抗体可被免疫印迹和酶联免疫吸附试验检测[4]。这些方法可用于诊断既往 HSV-2 感染。

治疗

疱疹病毒性眼病研究

美国国立眼科研究所发起的一系列多中心、随

机、安慰剂对照试验,被命名为疱疹病毒性眼病研究(Herpetic Eye Disease Study,HEDS),旨在解决以下HSV 相关性临床问题:

1. 局部糖皮质激素治疗已经使用局部抗病毒药物的角膜基质炎[159];

2. 口服阿昔洛韦治疗已经使用局部糖皮质激素和抗病毒药物的角膜基质炎[160];

3. 口服阿昔洛韦治疗已经使用局部糖皮质激素药物的虹膜睫状体炎[22];

4. 口服阿昔洛韦预防角膜上皮炎和角膜基质炎复发[152,163];

5. 复发性 HSV 角膜炎的人口统计学和疾病特异性预测因子[27];

6. 眼部 HSV 复发的危险因素[79]。

糖皮质激素治疗疱疹病毒性角膜基质炎的试验纳入了 106 名患者。不考虑疾病的临床病程,所有治疗组患者均按相同方案减量局部糖皮质激素。4 周后,1% 磷酸泼尼松龙减至每日一次,7 周后,0.125% 浓度的滴眼液减少至每日一次,总共 10 周。出现新的局灶性基质炎症,角膜炎性面积扩大,或前房反应超过一定程度等均定义为治疗失败。10 周时,治疗组失效时间更高(26% 对 73%);然而疗程完成后 6 周时,半数效应消失(49% 对 76%)。治疗组失效时间的95% 置信区间完全超过了 10 周的治疗期时长(81~120周)。这一发现非常支持糖皮质激素在疱疹病毒性角膜基质炎中的治疗和预防作用。对于此实验,我们认为如果使用个体化剂量治疗收益很可能会更大;如果根据每个患者的炎症逐渐调整剂量,刚好 10 周治疗完成后,失败队列有可能避免。作者承认研究设计的局限性并加以解释;我们也建议对 HSV-ISK 患者采取非常谨慎、逐步、个体化的糖皮质激素滴眼液减量。

对已局部使用糖皮质激素和抗病毒治疗的 HSV-ISK,了解口服阿昔洛韦的疗效是另一项 HEDS 研究的目的。选取 104 名已经使用糖皮质激素,且不能纳入前述局部糖皮质激素治疗角膜基质炎的 HEDS 试验的患者,随机分配于口服阿昔洛韦 400mg 每日五次组及安慰剂组。治疗持续 10 周,以及额外 6 周观察和 6 个月评估。失效时间再次成为主要的研究指标,同时也比较了 16 周的失败率和缓解率,以及 6 个月时的最佳视力。治疗组的失效时间并没有显著延迟。该试验的唯一阳性结果为对于初始视力低于 0.1 的患者,6 个月时视力改善有轻微效果。指数视力定量的不精确以及 16 周后的治疗由眼科医师主观决定,均限制了该试验中所有推论的正确性。

一个类似试验设计了 10 周的治疗加 6 个月的随访时间,观察口服阿昔洛韦对已经局部使用糖皮质激素和抗病毒药物的虹膜睫状体炎的疗效。本试验中难以达到收集 104 例患者的目标,四年内只招募了 50 名患者,最终决定终止研究并发布结果。虹膜睫状体炎或者角膜基质炎的严重程度持续存在或加剧,视力下降或眼压持续上升被定义为治疗失败。当考虑所有意向治疗受试者数据时,阿昔洛韦保护作用与失效时间的比率处于显著性意义的边缘,而当除外自愿或因毒性而退出的受试者数据时,阿昔洛韦保护作用与失效时间的比率有显著性意义,P 值为 0.04。在初始治疗后三周才观察到保护作用,推测可能与他们第一周强化局部糖皮质激素治疗有关。

我们需要评价本研究招募的疱疹疾病的类型,纳入伴虹膜睫状体炎的角膜基质炎会削弱试验的结果。角膜基质炎和虹膜睫状体炎是两种不同的疾病,活动性病毒可能与虹膜睫状体炎相关,而作为一种免疫反应的角膜基质炎,通常伴有前房活动性炎症。同样作为 HEDS 试验的一部分,在局部抗病毒和糖皮质激素治疗中再口服阿昔洛韦没有任何益处。如果该研究仅纳入原发性虹膜睫状体炎而非角膜基质炎患者,结果可能不同,可能更支持抗病毒药物的保护作用。

招募前一年内有眼部 HSV 病史的 703 例免疫功能正常患者,随机分配到阿昔洛韦治疗组或安慰剂组,治疗组预防性使用阿昔洛韦 400mg,每日两次,持续 12 月,再随访 6 个月。两组患者基本特征和早期退出的原因相似,预防性使用阿昔洛韦可将眼部 HSV 的复发率从 32% 降至 19%,且这种保护作用与随后的亚组分析结果一致。这种保护作用同样适用于上皮性角膜炎和角膜基质炎。然而对既往至少发作一次的角膜基质炎患者而言作用最大。口服阿昔洛韦也能减少颜面部 HSV 复发。安慰剂组的随访亦提供了有价值的信息,结果表明与角膜基质炎不同,上皮性角膜炎病史不是其本身复发的危险因素;另一方面角膜基质炎的既往发作越频繁,其复发可能性越大。

在复发症状出现之前完成每周的记录以防止回忆偏倚,发现在所有似是而非的眼部 HSV 复发危险因素中:应激、全身感染、阳光照射、月经、接触镜佩戴和眼外伤等与复发关系不大。

HEDS 研究为我们提供了处理疱疹病毒性角膜炎患者治疗和预后难题的有益观点。简单来说:

1. 预防性口服抗病毒药物减少了上皮性以及角膜基质炎的复发。

2. 局部糖皮质激素的使用对角膜基质炎有益。

3. 口服阿昔洛韦可能对虹膜睫状体炎有益。

4. 预防性口服阿昔洛韦可以预防疱疹病毒性角膜炎的复发,尤其有利于有复发史的角膜基质炎患者。

药物治疗

抗病毒药物

目前用于人类 HSV 眼部疾病的局部抗病毒药物有:碘苷(idoxuridine,IDU),阿糖腺苷或 Ara-A、曲氟尿苷(trifluridine,F3T)、阿昔洛韦、更昔洛韦和溴乙酰基脱氧尿苷(bromovinyldeoxyuridine,BVDU)。研发的第一种药物 IDU,在 20 世纪 50 年代初被用作抗癌药[8]。IDU 是与 RNA 结合的胸腺嘧啶脱氧核苷类似物,编码异常蛋白质损害病毒复制和 / 或通过结合关键酶从而有效抑制 DNA 聚合。它也可整合到正常宿主细胞中,引起局部和全身治疗时的毒性反应。药物可溶性低,只能低浓度使用。虽然 IDU 能有效抑制病毒复制,但新出现的抗病毒药物更加有效。

阿糖腺苷是开发的第二种应用于人类的抗病毒药。它也能抑制病毒 DNA 聚合酶,但是作为 DNA 链的终止子,很小整合到病毒和宿主的 DNA 中,是一种毒性低而安全的药物,尤其是全身使用时,当怀疑阿昔洛韦抵抗时,可将其局部及全身应用以治疗眼部感染。阿糖腺苷很难溶解,只能作为软膏使用。除了应用于抵抗其他抗病毒药物的病毒株外,阿糖腺苷的效力低于其他抗病毒药。

研发时,曲氟尿苷作为抗癌药物,但后来作为一种有效抗病毒药物而被大家所知[164,165]。曲氟尿苷通过与 IDU 相似的机制起作用,因此可引起明显的毒性反应,包括浅层点状角膜炎、泪点闭塞、滤泡性结膜炎以及局部接触性皮炎。研究表明该药物在消除树枝状溃疡上具有 90%~95% 的效力,优于 IDU 和 Ara-A[165~172]。F3T 比 IDU 或阿糖腺苷能更有效抑制糖皮质激素诱发的病毒复制。这种药物能在血流中迅速降解,全身使用无效。

余下的三种药物:阿昔洛韦,更昔洛韦以及 BVDU,均具有更强特异性和更小的毒性作用。尽管所有这些抗病毒药物都需要磷酸化才能起效,但实现磷酸化所需的胸苷激酶在宿主和病毒细胞中均存在。初始磷酸化后,结合两个磷酸基形成活性三磷酸盐。这一现象对宿主细胞有毒性作用,并已成为研发选择抗病毒药物的基础。选择性抗病毒药物并不在宿主细胞内通过磷酸化激活,而仅仅通过病毒感染细胞内的胸苷激酶激活。阿昔洛韦、更昔洛韦以及 BVDU 以这种方式发挥作用,被认为是选择性抗病毒药物。阿昔洛韦通过结合 DNA 聚合酶,并作为 DNA 链的终止子优先抑制 HSV DNA,对宿主细胞影响少。研究表明与阿糖腺苷和 IDU 相比,阿昔洛韦软膏治疗眼疱疹病毒感染有效,毒性更小[168,169,173,174]。

毒性问题备受争议,已有证据表明局部应用这些胸苷激酶选择性药物没有太多益处[173]。美国没有 BVUD,但已经在欧洲使用;BVUD 有潜在肝毒性[65]。在一项比较 0.15% 更昔洛韦凝胶和 3% 阿昔洛韦软膏的研究中,两组患者的角膜上皮愈合率相似[175,179]。更昔洛韦能更好地被患者耐受,并于 2009 年[176]被美国 FDA 批准作为 0.15% 的眼用凝胶使用。

2009 年以前,曲氟尿苷是美国疱疹病毒性 IEK 患者能通过市场获得的唯一局部治疗药物。0.15% 更昔洛韦凝胶有许多 1% 曲氟尿苷不具备的益处,尤其没有局部副作用。到目前为止,仍然没有正面比较这两种药物在人体中作用的研究。2008 年,Kaufman 和 Varnell 证明两种药物在治疗感染 HSV-1 兔子中的临床缓解率相同[177]。然而,在一个对正常兔子角膜上皮大面积缺损的盲态随访研究中发现,与更昔洛韦凝胶相比,曲氟尿苷组发生角膜水肿和结膜炎症的比例更高,尤其在治疗超过 14 天后[178]。这些结果表明,0.15% 更昔洛韦凝胶比 1% 曲氟尿苷局部应用的毒性更小,更昔洛韦固有的定向药代动力学进一步支持这一点。

因为在美国获得批准,局部使用 0.15% 更昔洛韦凝胶治疗疱疹病毒性 IEK 稳步增长。推荐使用 0.15% 更昔洛韦凝胶每次一滴,每日 5 次,直到角膜溃疡愈合,然后每天 3 次,每次一滴,连续 7 天。局部使用曲氟尿苷的推荐用法为每日 9 次,每次一滴,直到再上皮化,随后每日 5 次用 7 天。与 1% 曲氟尿苷相比,0.15% 更昔洛韦凝胶的主要限制是费用较高不易普及。两种药物在治疗 HSV 引起的 IEK 上等效。然而由于使用频次及局部副作用更小,使得 0.15% 更昔洛韦凝胶成为美国治疗 HSV 性 IEK 的首选药物。

最近一项对单纯疱疹病毒角膜上皮炎(包括树枝状和地图状角膜炎)治疗干预的 meta 分析评估了上述抗病毒药物和物理干预,包括物理清创和化学烧灼的相对效力[180]。从全球文献中搜索纳入了 1963 年至 2007 年期间发表的 99 项试验报告。该分析回顾了有关商品化抗病毒药物与安慰剂的有效性比较研究。三氟尿嘧啶、阿昔洛韦、阿糖胞苷及更昔洛韦应用一周时上皮愈合效果比应用 IDU 7 天及 14 天时的效果更好。在这四种药物中,没有哪种药物的治疗效果明显好于其他三种。最常用的抗病毒药物 - 三氟嘧啶和阿昔洛韦 - 在所有时间点都等效。有趣的是,一种抗病毒药物联合干扰素或物理化学治疗在第 7 天的治疗效果显著优于单用抗病毒药物的治疗效果,但第 14 天未见这种优势。

耐药是 HSV 治疗中一个众所周知的问题。阿昔洛韦的广泛使用导致耐阿昔洛韦单纯疱疹病毒株出现,尤其在重度免疫力低下患者。直到最近,少数无对照病例报导表明疱疹病毒性角膜炎中存在耐药现象[181]。最近一项对 173 名免疫功能正常的疱疹病毒性角膜炎患者实行的研究表明,6.4% 的病毒分离株为阿昔洛韦耐药株[182,183]。导致阿昔洛韦耐药的大多数突变发生在胸腺嘧啶核苷激酶基因中,从而导致激酶活性或识别特异性底物功能丧失或改变[184]。缺乏胸腺嘧啶核苷激酶的突变病毒细胞继续复制。它们可以利用宿主细胞的胸腺嘧啶核苷激酶,因此不受抗病毒药物的影响,尤其是那些特异性病毒株。其他已知的突变包括 DNA 聚合酶活性变化。虽然强毒株并不会因突变和耐药性而增加毒性,但一些已经发表的报道表明治疗后突变病毒的毒力增强[185-187]。几十年来,阿昔洛韦一直是全身治疗 HSV 的主要药物。Gertrude Elion 和 George Hitchins 因为在其他药物中研发出阿昔洛韦而获得 1988 年诺贝尔奖。阿昔洛韦通过与病毒竞争胸苷激酶,并在磷酸化后,既抑制 DNA 聚合酶,又作为 DNA 聚合酶底物从而抑制病毒复制。每天 5 次,每次 400mg 的剂量能在房水中达到治疗剂量[188]。

其他口服抗病毒药物已经被研发,而且比阿昔洛韦的给药方案更简单。伐昔洛韦是一种前体药物,可转化为阿昔洛韦,比阿昔洛韦的生物利用度更高。泛昔洛韦是喷昔洛韦的前体药。这两种药物都同阿昔洛韦一样,通过抑制病毒 DNA 聚合酶起作用。尽管它们在治疗人类眼部 HSV 性疾病中的有效性尚未正式评估,而且价格高昂,但由于其一天两次的用法(预防用药,一天 1 次)简单方便,仍被广泛使用。值得注意的是,正规成本效益分析认为长期预防性使用阿昔洛韦并非经济有效[189]。然而临床实践中,某些特定病例为预防角膜瘢痕和穿透性角膜移植的长期存活需要长期预防性使用。

糖皮质激素

糖皮质激素通过干扰各种刺激诱发的正常免疫反应而抑制炎症。干扰淋巴细胞功能、迁移和细胞消

化酶的释放都是临床所见的作用机制。在眼部 HSV 性疾病中正确使用这些抗病毒药物是一项需要知识和经验的挑战。抗病毒药物主要用于清除活动感染中的病毒体。然而当疾病有免疫因素参与时,抗病毒药物的益处尚有争议。

已经发现糖皮质激素能抑制角膜和葡萄膜局部产生抗体的 B 淋巴细胞。这种作用仅仅持续到治疗结束,一旦治疗撤除就会出现充分的免疫反应[190]。报道表明糖皮质激素也可抑制角膜的黏多糖和胶原,同时通过激活胶原溶解酶加速角膜变薄。然而 Lass 等人[191]使用醋酸甲羟孕酮治疗疱疹病毒性角膜炎时,发现该药物会抑制胶原酶。另外还观察到 PMNs 的浸润明显减少,同时基质的新生血管也减少。另外他们发现糖皮质激素能加重角膜上皮炎的病情,但可通过同时联用抗病毒药物来消除这种副作用。

局部或全身应用糖皮质激素可能导致宿主眼部出现严重的 HSV 感染。然而这些药物并不增加疾病的复发率,仅仅加重疾病的严重程度[192]。糖皮质激素应用于眼部疾病的优点包括抑制细胞浸润及其导致的角膜混浊和瘢痕,抑制毒性酶类释放和新生血管形成。缺点包括通过抑制正常宿主的免疫反应和刺激病毒复制,加剧活性病毒感染,促进活性病毒传播,增加胶原溶解酶的产生从而导致角膜变薄,通过允许病毒抗原的积累形成糖皮质激素依赖性眼部组织,增加机会性二重感染的风险,以及最终形成糖皮质激素诱导的青光眼和白内障。

临床推荐治疗方案

为了成功治疗 HSV 角膜炎,临床医生必须认识所治角膜炎中的感染及免疫成分。这样就可以调整抗病毒及抗炎药物的治疗方案来杀灭活病毒,降低未来的复发机会,最大限度地减少炎症所致的瘢痕(框 77.2)。

感染性角膜上皮炎

感染性角膜上皮炎的治疗目标是及时清除角膜中的活病毒。用无菌棉签对溃疡进行物理清创是治疗的第一步。如果进行病毒培养,培养组织应在清创之前获取。清创后患者应局部应用抗病毒药物。推荐的治疗药物为醒时每三小时一次 0.15% 更昔洛韦凝胶或醒时每两小时一次 1% 曲氟尿苷。3% 阿糖腺苷软膏,每天 5 次是另一种选择,尤其适用于儿科病例,因为在年幼患儿局部滴用眼药水比较困难。局部睫状肌麻痹剂对于有明显畏光及睫状肌痉挛患者有

框 77.2 糖皮质激素及抗病毒药物在治疗不同种类 HSV 角膜炎中的适应证

不用糖皮质激素

- HSV 性结膜炎
- 感染性角膜上皮炎
- 既往未用糖皮质激素的轻度免疫性角膜基质炎
- 既往未用糖皮质激素的轻度盘状内皮炎
- 既往未用糖皮质激素的弥漫性内皮炎
- 非炎症性神经营养性角膜病变

局部使用糖皮质激素

- 边缘性角膜炎
- 中度免疫性角膜基质炎
- 中度盘状内皮炎
- 中度弥漫性内皮炎
- 炎症性神经营养性角膜病变
- 中度虹膜睫状体炎 / 小梁网炎

口服糖皮质激素（与局部糖皮质激素联合使用）

- 重度免疫性角膜基质炎
- 坏死性角膜基质炎
- 重度盘状内皮炎
- 重度弥漫性内皮炎
- 线状内皮炎的所有病例
- 重度虹膜睫状体炎 / 小梁网炎

局部抗病毒药物

- HSV 睑缘炎
- HSV 结膜炎
- 感染性角膜上皮炎

坏死性角膜基质炎

- 免疫性角膜基质炎的糖皮质激素预防治疗（局部糖皮质激素逐步减量）

口服抗病毒药物

- 原发性 HSV 感染

感染性角膜上皮炎

- 免疫抑制患者
- 儿童
- 多次复发患者
- 单眼患者
- 特定重度弥漫性内皮炎
- 特定重度虹膜睫状体炎 / 小梁网炎
- 线状内皮炎

坏死性基质角膜炎

- 免疫抑制患者
- 局部用药效果不佳的小儿患者
- 复发性感染性角膜上皮炎的预防治疗
- 伴 HSV 角膜炎病史患者角膜移植术后的预防治疗

利。当治疗需要数天才能愈合的大地图状溃疡时，预防性使用广谱抗生素眼药水比较明智。尽管未被文献证实，我们以及其他许多临床医生在使用口服抗病毒药物来治疗感染性角膜上皮炎，特别使用更新型抗病毒药物及其方便、简单的用药方案，当考虑费用问题时，也会使用阿昔洛韦。尽管感染性角膜上皮炎常常是一种自限性疾病，但及时诊断和治疗有益。益处包括降低患者发病率，上皮下瘢痕，以及发生免疫介导性角膜病的风险。

局部抗病毒需要持续 10~14 天。5~7 天后的治疗剩余时间，更昔洛韦常常减量到每天 3 次，曲氟尿苷常常减量到每天 5 次。类似地阿糖腺苷软膏在 5~7 天之后可以减量到每天 3 次。许多临床医生会增加口服抗病毒药物作为局部治疗的补充。这种策略可以用于那些对于局部治疗依从性不佳的患者。

如果在治疗 2 周后感染性角膜上皮炎没有愈合，则需要细致的检查创面来确定创面是不是一个真正的溃疡。通常溃疡愈合处的上皮会出现几周的异常。

这些上皮病变呈树枝状但并不是溃疡，代表的是感染后的愈合上皮。我们将这种异常上皮称为 HSV 树枝状上皮病变。将这种病变误诊为活跃病毒尤其会导致局部抗病毒药物的持续性使用，经常会加上第二或者第三种药物，造成异常上皮病变的恶化及继发性滤泡性结膜炎的发展。事实上在免疫健全患者中，HSV 树枝状溃疡的抗病毒药物治疗极少需要超过 14 天。如果抗病毒药物使用超过两周，必须仔细评估残余病变，以确定其为树枝状溃疡，而不仅仅是树枝状上皮病变。

如果治疗 14 天后仍然存在真性溃疡，必须鉴别是神经营养性溃疡还是持续感染性角膜上皮炎。神经营养性溃疡有光滑的边缘，缺少感染性角膜上皮炎的贝壳边样改变。如果病变为持续感染性角膜上皮炎，需考虑抗病毒药物耐药，且可以开始更换药物。必须谨记曲氟尿苷、更昔洛韦以及阿昔洛韦依赖于胸苷激酶来活化；因此对一种药物耐药的一株 HSV 病毒，常常也会对其他药物产生耐药。另一方面阿糖腺苷通过细胞酶激活,通常对于耐曲氟尿苷以及阿昔洛韦的 HSV 株有效。因为耐药而导致的真性、持续性、感染性角膜上皮炎极其罕见;但是 HSV 耐药株变得越来越常见,尤其在免疫功能不全的患者中。幸运的是,即使没有治疗,HSV 耐药株导致的溃疡常在数周内缓解。使用局部抗病毒药物治疗感染性角膜上皮炎的过度治疗比治疗不足更加常见。

局部糖皮质激素类药物不推荐用于治疗感染性角膜上皮炎,除非也合并有严重免疫性基质炎。

神经营养性角膜病变

神经营养性角膜病变因角膜神经支配受损以及泪液分泌减少而产生。长期使用局部药物通常会加剧这类疾病。治疗必须减少角膜接触毒性药物,同时增加润滑。当一个病变被诊断为神经营养性角膜病变时,治疗的第一步便是停止所有不必要的局部药物,尤其是局部抗病毒药物。频繁使用无防腐剂的人工泪液可加速上皮愈合。对于明显溃疡病例,可考虑预防性使用一种广谱抗生素。

如果神经营养性角膜病变很严重,上述治疗可能不够。许多患者溃疡边缘的上皮松软卷曲。这种不正常的上皮组织作为机械屏障阻止新上皮的移行。轻柔清创这种不正常上皮组织有利于患者溃疡的愈合。

其他患者可能在溃疡基底部出现因慢性轻度炎症所致的顽固性溃疡,局部应用弱效糖皮质激素常常有效。

另一种治疗未愈合的神经营养性角膜溃疡的方法是治疗性软性接触镜。在软性接触镜应用的同时,局部需要加用一种广谱抗生素滴眼液。由于长时间佩戴接触镜有发生感染性细菌性角膜炎的风险,因此这种方法仅仅适用于短期治疗。

胶带贴合睑缘可能对神经营养性角膜病有效。由于使用不方便,这种方法通常短时间应用。可以按照 Wueblot 与 Drummond[193]描述的提上睑肌内注射肉毒杆菌毒素技术造成暂时性睑裂缝合,最长可持续三个月。根据我们的经验,手术缝合睑缘对严重神经营养性角膜病变最有效。虽然在大多数医疗场所中,都能简单地完成这一操作,但并未充分利用这一简单的方法来处理该类疾病。尽管睑裂缝合不需要广泛遮盖整个角膜病区域,但术后眼睑应能完全覆盖溃疡区域。持续数月的神经营养性角膜溃疡通常在手术缝合睑缘后几天即可痊愈。

过去,结膜瓣遮盖是治疗神经营养性角膜病变的一种重要且有效的手段。尽管需要将患者带入手术室完成,结膜瓣遮盖仍可考虑应用,而手术缝合睑缘与结膜瓣遮盖的效果相同,且能在诊室中实行。

免疫性疾病

在治疗 HSV 性角膜炎时,糖皮质激素是重要的局部治疗药物。疱疹眼病研究组(HEDS)[194]评估了局部抗病毒药物与局部糖皮质激素联合使用治疗 HSV 免疫性角膜基质炎中的效果。结果显示局部糖皮质激素治疗可显著降低基质炎症,缩短免疫性角膜基质炎的持续时间。

开始治疗时,临床医生必须权衡使用糖皮质激素的利弊。局部使用糖皮质激素的主要优势在于快速有效地降低角膜及眼前节其他部位的炎症,减少角膜瘢痕以及新生血管,减少 HSV 的眼内并发症,如继发性青光眼及虹膜后粘连。除了诱发青光眼以及白内障外,局部使用糖皮质激素治疗 HSV 的特定并发症还包括:促进病毒侵入角膜[195]及单个角膜细胞[196]。病毒入侵风险的增加将会延长角膜基质炎症。与局部使用糖皮质激素相关的其他并发症有基质坏死、穿孔以及继发细菌性感染。

局部糖皮质激素治疗不同的 HSV 眼部疾病均有效,包括边缘性角膜炎、免疫性角膜基质炎、角膜内皮炎、虹膜睫状体炎以及小梁网炎。下列准则对治疗 HSV 所致的眼部炎症患者有用。炎症反应轻微的患者,如早期免疫性角膜基质炎或者轻微盘状内皮炎,以及之前未使用过糖皮质激素的患者,治疗初期临床医生可能不会选择使用糖皮质激素。这些患者中部分人的炎症不需要使用糖皮质激素而自愈。然而如果是中度~重度的炎症,基质炎症或水肿会明显影响视力,或者引起患者畏光及不适症状,这就需要局部使用糖皮质激素。如果决定局部使用糖皮质激素,应该给予足够的强度和频率来抑制炎症。

当治疗免疫性角膜基质炎患者时,糖皮质激素的起始剂量仍有争论。一种选择是低剂量起始,缓慢增加直到可控制炎症的最小必需剂量[197]。另一种选择是用高起始剂量的糖皮质激素来快速控制炎症,接下来剂量缓慢递减[198]。最后一种也是我们认同的一种选择,依据炎症的程度来个体化起始剂量的糖皮质激素[126]。重要的是避免迅速减量或者突然停用局部糖皮质激素,以防炎症反弹。

对于免疫性角膜基质炎治疗的频率与持续时间也存在争议。有趣的是,HEDS 研究表明,6 个月时,糖皮质激素治疗组与对照组之间的视力没有明显差异[194]。HEDS 研究的一个不当之处在于所有患者都使用了同一个治疗方案。为期 10 周的治疗结束后，接着 6 周随访发现糖皮质激素治疗失败的患者中，50% 患者使用同一个治疗方案。该观察可以得出的一个结论是，每一位 HSV 免疫性角膜基质炎患者必须进行个体化治疗，糖皮质激素的治疗必须持续 10 周以上。

当局部使用糖皮质激素治疗 HSV 患者时，重要的一点是临床医生应当明白反弹剂量的概念，其并未在 HEDS 中评估。在局部糖皮质激素逐渐减量的某一特定水平以下时，炎症通常出现反弹。这一水平就叫做反弹剂量，临床医生不应尝试将局部糖皮质激素减量至该水平以下，除非炎症已安静数月。维持使用极低剂量的糖皮质激素，例如 0.125% 甚至 0.0625% 的醋酸泼尼松龙每天一次或者隔天一次，可能对防止某些患者的炎症复发很有必要。

口服糖皮质激素对于某些特定 HSV 角膜炎患者同样有用。严重的免疫性角膜基质炎、盘状内皮炎、弥散性角膜内皮炎、虹膜炎以及所有线性角膜内皮炎患者，推荐口服糖皮质激素。对于持续上皮缺损以及有显著免疫反应的患者，口服糖皮质激素比局部应用更有益。

治疗 HSV 疾病面临的共同问题是糖皮质激素使用剂量不足。许多患者需要长期、低剂量使用局部糖皮质激素来抑制炎症并预防角膜瘢痕、新生血管化、视力丧失等后遗症。在治疗持续性炎症患者时，许多临床医生因为担心糖皮质激素的副作用如白内障、眼压升高及继发性细菌感染性角膜炎等而反复尝试停用糖皮质激素。这样虽然预防了白内障及激素相关性眼压升高，但由于 HSV 引起的慢性炎症持续存在，最终导致治疗失败，引起角膜混浊。用糖皮质激素治疗时，即使伴有少量白内障或高眼压并发症但角膜完全透明的患者，远远好于没有白内障及青光眼并发症但角膜因慢性炎症而混浊的患者。糖皮质激素导致细菌性角膜炎的风险很低，且即使发生也能用抗生素治疗。

局部糖皮质激素不应随便使用。除了特殊情况下，治疗感染性角膜上皮炎或者神经营养性角膜病变时，应当避免局部使用糖皮质激素。一些研究者认为局部使用糖皮质激素治疗免疫性 HSV 疾病会加速病毒复制，从而使患者将来更易发生感染性角膜炎[199]。

使用局部糖皮质激素的患者应当预防性口服抗病毒药物来减少感染性疾病复发的风险。推荐剂量为阿昔洛韦 400mg，每日两次，或者伐昔洛韦 500mg，每日一次。口服抗病毒药物出现前，既往预防性应用局部抗病毒药物的方案是与局部糖皮质激素一同应用，并逐渐减量。这一方案已不再推荐：它不像口服抗病毒药物预防那样有效，且存在毒性问题。

在那些有复发性感染性角膜上皮炎及慢性免疫性疾病的患者中，我们治疗每一次感染发作时，会予以 10~14 天疗程的局部抗病毒以及不用或少量的糖皮质激素。当局部激素停用后，许多慢性免疫性患者的炎症反应迅速复发。为预防这种炎症反弹，要不就在抗病毒治疗后 3~4 天时，加用局部糖皮质激素，抑或短期口服糖皮质激素。需要慢性预防性用药的患者，可以口服阿昔洛韦 400mg，每天两次。这种方式较局部抗病毒药物预防病毒复发更有效，并且可以消除局部药物毒性。

虹膜睫状体炎 / 小梁网炎

HSV 虹膜睫状体炎的主要病因是免疫，因此需要糖皮质激素治疗。为抑制炎症反应，可能需要频繁地局部滴药加晚上使用眼膏。最严重情况下，尚需口服糖皮质激素。

部分伴或不伴 HSV 角膜炎史的慢性虹膜睫状体炎患者，大剂量局部糖皮质激素无效。而当局部使用糖皮质激素之外，口服阿昔洛韦 400mg 一次，每日 5 次后，炎症可以缓解。这种口服阿昔洛韦有效是活病毒参与 HSV 虹膜睫状体炎发病机制的临床证据。

小梁网炎经常与 HSV 虹膜睫状体炎伴随发作。小梁网炎可以表现为急性、重度眼压升高。抗青光眼药物在急性期降低眼压有效。然而由于引起眼压升高的病因是小梁网部位的免疫反应，所以有必要恰当使用局部糖皮质激素治疗该病并将眼压降至正常。

口服抗病毒药物的适应证

口服抗病毒药物的适应证可以分为活动病毒性疾病的治疗以及预防复发。局部抗病毒治疗对某些活动性感染患者无效，如原发性 HSV 感染、免疫缺陷患者、婴幼儿以及其他对于局部糖皮质激素治疗无效的虹膜睫状体炎患者。

口服抗病毒治疗常常对明显原发性 HSV 感染患者有效。某些特定病例，口服抗病毒药物可以缩短疾病病程，减少角膜受累机会，以及降低患者发病率及复发可能性。

免疫功能缺陷患者是指器官移植后的药物性免疫抑制、癌症化疗或者因全身疾病所致免疫功能缺陷如 AIDS。这些患者缺乏正常的免疫反应来控制活跃的病毒,并且仅仅局部抗病毒治疗无效。有活动病毒性疾病的免疫功能缺陷患者常常需要全身口服抗病毒药物来控制感染。中度免疫功能缺陷患者,口服抗病毒药物可能足够。但对于严重免疫功能缺陷患者,有必要静脉应用抗病毒药物,以达到有效控制感染药物的预期浓度[200]。

口服抗病毒药物对于治疗成人的感染性角膜上皮炎有效[201-203]。如前所述,许多临床医生将口服抗病毒治疗作为局部治疗的补充,以帮助那些局部治疗依从性欠佳的患者。

从我们的经验来看,口服抗病毒药物治疗婴幼儿及儿童感染性角膜上皮炎非常有效。我们已成功治疗了一些通过标准局部抗病毒眼液及眼膏治疗失败的患者。对这类患者而言,口服阿昔洛韦较局部抗病毒药物更有优势。第一,这一年龄段患者局部给药困难。第二,在工作场所很难充分检查这类患者。第三,不像成人,婴幼儿及儿童更易于表现出与其上皮性疾病相关的严重免疫反应。基于这些理由,局部抗病毒治疗这些患者的感染性角膜上皮炎不够,而口服阿昔洛韦能使其更快缓解,促进视力快速恢复及预防弱视形成。我们已经报道了年龄介于6周至5岁的上皮性角膜炎患者,经全身阿昔洛韦治疗后所有患者完全痊愈,且无任何不良反应[204]。

如前所述,活动性病毒可能是虹膜睫状体炎患者发病的部分原因。在这些患者中,局部抗病毒药物不能穿透角膜进入前房达到足够高的浓度来控制感染[205]。HEDS研究结果表明,口服阿昔洛韦可以在泪膜[201,206]、房水[207]中达到治疗浓度水平,当联合使用糖皮质激素,能有效治疗某些特定的HSV虹膜睫状体炎患者。

长期口服阿昔洛韦预防治疗对两类特殊患者有益,包括频繁复发的感染性角膜上皮炎患者及有HSV角膜炎病史的穿透性角膜移植术后的患者。每年发作两次以上的感染性角膜上皮炎患者适合口服阿昔洛韦预防治疗,每次400mg,每日两次。频繁复发感染性角膜上皮炎患者将受益于预防性治疗,因为疾病频繁复发不仅引起疼痛,也会增加角膜瘢痕以及视觉下降的风险。口服阿昔洛韦较局部抗病毒药物的预防性治疗有两个独特的优势。首先,预防性使用局部抗病毒药物不能阻止感染性角膜上皮炎的复发。其次,长期局部使用抗病毒药物会导致药物毒性角膜病变及结膜瘢痕。使用口服阿昔洛韦预防感染性角膜上皮炎复发的研究较少。我们以及其他学者[4]发现口服阿昔洛韦对频繁复发感染性角膜上皮炎患者

是一种有效的预防方法。研究表明,口服阿昔洛韦能明显减少生殖器HSV复发的频度及严重程度[4]。但是一旦预防性治疗停止,复发率又会上升到预防性治疗前水平。

因HSV角膜炎所致视力下降而进行穿透性角膜移植(penetrating keratoplasty,PK)患者,角膜植片易于发生活性感染复发。除此之外,PK术后患者发生的HSV角膜内皮炎难以与同种异体移植物排斥反应相区别,从而困扰临床医生。我们建议PK术后的患者长期预防性使用口服阿昔洛韦,每次400mg,每日两次,也可预防使用伐昔洛韦,每次500mg,每天一次。近期一项研究显示,这种治疗可有效预防角膜植片中HSV复发[208,209]。

HSV疫苗的开发已经有诸多尝试,其主要着眼于控制生殖器疱疹[210]。最近,针对小鼠疱疹病毒性角膜基质炎的HSV-1免疫接种已用病毒外壳糖蛋白D研发的疫苗进行,该研究表明,DNA疫苗可能是将来抵抗HSV-1研究的新方向[211]。

手术治疗

偶尔,辅助疗法也可用于治疗HSV眼病。这些方法包括治疗性角膜接触镜、胶原酶抑制剂、睑裂缝合、结膜瓣遮盖、氰基丙烯酸胶以及板层或穿透性角膜移植。

对于持续性角膜上皮缺损及溃疡时,如果人工泪液、治疗性角膜接触镜以及其他保守治疗方法均失败,我们推荐使用临时性或者永久性睑裂缝合。正如先前所述,持续数周或者数月的神经营养性角膜溃疡可在睑裂缝合后儿天内痊愈。坏死性疱疹病毒性角膜炎同时予以羊膜移植更有利。

Gundersen在1958年描述了结膜瓣的使用[212],但它的需求随着药物治疗的进步而逐步减少。虽然如此,对于常规治疗失败的慢性溃疡,以及对侧眼有视觉功能,溃疡眼不能马上行PK治疗,尤其是视力提高有限,或更明确的手术(如角膜移植)延后的患者,有必要进行结膜瓣遮盖术。在有严重炎症的眼上实施PK,手术的失败率远远高于在非炎症眼上进行手术。

如果HSV疾病中发生角膜穿孔且穿孔小,可以考虑使用角膜胶(参见第139章),也可考虑板层角膜移植,但由于很难获得良好的视力,而且在板层角膜移植的交界面存在病毒再次激活的风险,因此不能以板层角膜移植代替PK[121,213,214]。如果其他方式无法治疗角膜穿孔应当考虑PK。Foster与Duncan[215]建

议通过 PK 清除引起免疫介导性角膜炎反复发作的抗原物质。在两例报道中，HSV-1 也被认为是原发性角膜植片失败的原因[210,211]。在穿孔处，活跃的 HSV 病毒很可能与显著的眼部炎症有关。因此标准的术后治疗应当调整，以提高植片存活的可能性。除了标准的术后局部用药，我们推荐使用围术期局部抗病毒药，口服阿昔洛韦，以及在特定病例中，如果没有禁忌证可全身应用糖皮质激素。

在过去几十年中，手术及围术期处理可见的明显 HSV 基质瘢痕的方法得到了极大的进展。虽然穿透性角膜移植是广泛接受的标准治疗方法，但我们强烈建议对内皮健康的患者进行前部深板层角膜移植术（deep anterior lamellar keratoplasty，DALK）。已证实 DALK 术后角膜内皮细胞计数可稳定，而 PK 术后内皮细胞计数却急剧下降。内皮排斥及失功是需要长期关心的问题，对内皮细胞层的保护至关重要，尤其对于年轻的角膜基质性疾病的患者。Sarnicola 与 Toro 的一项近期研究显示，疱疹病毒性角膜基质疾病患者的 DALK 取得了满意的效果[218]。研究中的 52 名患者，在平均随访 31 个月中未出现排斥反应或者 HSV 的复发。维持治疗包括每日 800mg 口服阿昔洛韦以及每日两次局部地塞米松。此外在术后 6 个月至 12 个月之间记录内皮细胞数，发现细胞丢失仅为 205 个细胞 /mm²。在一个类似研究中，Leccisotti 发现，在平均随访 20 个月的 12 只接受 DALK 的 HSV 基质性疾病眼睛中没有出现排斥或者复发[219]。Wu 等最近发表了其最令人信服的研究结果，并阐述了与 PK 相比，DALK 在治疗 HSV 基质性疾病中的优势[220]。在他们的研究中，患 HSV 基质性疾病的 58 只眼予以 DALK 治疗，63 之眼予以 PK 治疗，随访 46 个月显示 PK 组有 26 例发生排斥，而 DALK 组没有一例排斥。除此之外，PK 组有 21 只眼出现 HSV 性角膜炎复发，但 DALK 组仅有 7 只眼复发。最后术后 5 年，PK 组内皮细胞密度下降了 51%，而 DALK 组保持稳定。

许多研究显示 PK 术后，口服阿昔洛韦可以显著预防 HSV 复发[208,209]。迄今为止，对于 DALK 术后口服阿昔洛韦防止 HSV 性角膜炎复发的用药方案尚未达成共识。虽然 Sarnicola 与 Leccisotti 没有发现 DALK 术后患者的 HSV 复发，Wu 等发现 58 名 DALK 术后患者中 7 例 HSV 复发。许多因素可能会增加 DALK 术后 HSV 性疾病的复发率，包括随访时间长以及术后停用阿昔洛韦。Sarnicola 与 Leccisotti 在术后也立即使用了大剂量的阿昔洛韦。如果没有禁忌证，我们推荐 DALK 术后采用与 PK 术后相同的用药剂量及方案：口服阿昔洛韦 400mg，每日 2 次，或者伐昔洛韦 500mg，一日 1 次，每年不定期进行肾功能检测。

（何彦 译　陈百华 校）

参考文献

1. Wald A, Corey L. *Persistence in the population: epidemiology, transmission. Human Herpesviruses: Biology, therapy, and immunoprophylaxis.* Cambridge University Press; 2007.
2. Obara Y, Furuta Y, Takasu T, et al. Distribution of herpes simplex virus types 1 and 2 genomes in human spinal ganglia studied by PCR and in situ hybridization. *J Med Virol* 1997;**52**(2):136–42.
3. Waggoner-Fountain LA, Grossman LB. Herpes simplex virus. *Pediatr Rev* 2004;**25**:86–93.
4. Goodman JL. Infections caused by herpes simplex viruses. In: Hoeprich PD, Jordan C, Ronald AR, editors. *Infectious diseases.* 5th ed. Philadelphia: JB Lippincott; 1994.
5. Bradley H, Markowitz LE, Gibson T, et al. Seroprevalence of Herpes Simplex Virus Types 1 and 2 – United States, 1999–2010. *J Infect Dis* 2014;**209**(3):325–33.
6. Kaplowitz L, Baker D, Gelb L, et al. Prolonged continuous acyclovir treatment of normal adults with frequently recurring genital herpes simplex virus infection. *JAMA* 1991;**265**:747.
7. National Institutes of Health. Workshop on the treatment and prevention of herpes simplex virus infection. *J Infect Dis* 1973;**127**:117–19.
8. Armstrong GL, Schillinger J, Markowitz L, et al. Incidence of herpes simplex virus type 2 infection in the United States. *Am J Epidemiol* 2001;**153**(9):912–20.
9. Liesegang TJ, Melton J III, Daly PJ, et al. Epidemiology of ocular herpes simplex. *Arch Ophthalmol* 1989;**107**:1155–9.
10. Kaufman HE, Rayfield MA. Viral conjunctivitis and keratitis: herpes simplex virus. In: Kaufman H, et al., editors. *The cornea.* New York: Churchill Livingstone; 1988.
11. Wander AH, Centifanto YM, Kaufmam HE. Strain specificity of clinical isolates of herpes simplex virus. *Arch Ophthalmol* 1980;**98**:1458–61.
12. Norberg P, Bergström T, Rekabdar E, et al. Phylogenetic analysis of clinical herpes simplex virus type 1 isolates identified three genetic groups and recombinant viruses. *J Virol* 2004;**78**(19):10755–64.
13. Kinchington PR. Viral keratitis and conjunctivitis: virology. In: Smolin G, Thoft RA, editors. *The cornea.* 3rd ed. Boston: Little, Brown; 1994.
14. Spence J, Miller F, Court D. *Thousand family survey.* London: Oxford University Press; 1954.
15. Buddingg G, Schrum DI, Lanier JC, et al. Studies on the natural history of herpes simplex infections. *Pediatrics* 1953;**11**:595.
16. Scott T. Epidemiology of herpetic infection. *Am J Ophthalmol* 1957; **43**:134.
17. Thygeson P, Kimura SJ, Hogan MJ. Observations on herpetic keratitis and keratoconjunctivitis. *Arch Ophthalmol* 1956;**56**:375–88.
18. Wilhelmus KR, Coster DJ, Donovan HC, et al. Prognostic indicators of herpetic keratitis: analysis of a five-year observation period after corneal ulceration. *Arch Ophthalmol* 1981;**99**:1578–82.
19. Bell DM, Holman RC, Pavan-Langston D. Herpes simplex keratitis: epidemiological aspects. *Ann Ophthalmol* 1982;**14**:421–4.
20. Darougar S, Hunter PA, Viswalingam M, et al. Acute follicular conjunctivitis and keratoconjunctivitis due to herpes simplex virus in London. *Br J Ophthalmol* 1978;**62**(12):843–9.
21. Wishart PK, James C, Wishart MS, et al. Prevalence of acute conjunctivitis caused by chlamydia, adenovirus, and herpes simplex virus in an ophthalmic casualty department. *Br J Ophthalmol* 1984;**68**(9): 653–5.
22. Darougar S, Wishart MS, Viswalingam ND. Epidemiological and clinical features of primary herpes simplex virus ocular infection. *Br J Ophthalmol* 1985;**69**:2–6.
23. Wishart MS, Darougar S, Viswalingam ND. Recurrent herpes simplex virus ocular infection: epidemiological and clinical features. *Br J Ophthalmol* 1987;**71**:669–72.
24. Liesegang TJ. Epidemiology of ocular herpes simplex. *Arch Ophthalmol* 1989;**107**:1160–5.
25. Norn MS. Dendritic (herpetic) keratitis, I: incidence-seasonal variations-recurrence rates-visual impairment-therapy. *Acta Ophthalmol (Copenh)* 1970;**48**:91–107.
26. Shuster JJ, Kaufman HE, Nesburn AB. Statistical analysis of the rate of recurrence of herpesvirus ocular epithelial disease. *Am J Ophthalmol* 1981;**91**(3):328–31.
27. Herpetic Eye Disease Study Group. Predictors of recurrent herpes simplex virus keratitis. *Cornea* 2001;**20**(2):123–8.
28. Wechsler SL, Nesburn AB. Recent advances in the molecular biology of herpes simplex virus latency: a short review. In: Cavanagh HD, editor. *The cornea: transactions of the World Congress on the Cornea III.* New York: Raven Press; 1988.
29. Stevens JG, Nesburn AB, Cook ML. Latent herpes simplex virus from trigeminal ganglia of rabbits with recurrent eye infection. *Nature* 1972;

7

30. Stevens JG, Cook ML. Latent herpes simplex virus in spinal ganglia of mice. *Science* 1971;**173**:843.
31. Fraser N, Lawrence WC, Wroblewska Z, et al. Herpes simplex type 1 DNA in human brain tissue. *Proc Natl Acad Sci USA* 1981;**78**:843.
32. Balfour H. Resistance of herpes simplex to acyclovir. *Ann Intern Med* 1983;**98**:404.
33. Baringer J. The virology of herpes simplex virus infection in humans. *Surv Ophthalmol* 1976;**21**:171.
34. Baringer J, Swoveland P. Recovery of herpes simplex virus from human trigeminal ganglions. *N Engl J Med* 1973;**288**:648.
35. Bastian F, Rabson AS, Yee CL, et al. Herpes hominus: isolation from human trigeminal ganglion. *Science* 1972;**178**:306.
36. Klein R. Pathogenic mechanisms of recurrent herpes simplex virus infections. *Arch Virol* 1976;**51**:1.
37. Roizman B, Sears A. Herpes simplex viruses and their replication. In: Fields B, Knipe D, editors. *Virology*, vol. 2. 2nd ed. New York: Raven Press; 1990.
38. Strauss S. Clinical and biological differences between recurrent herpes simplex virus and varicella-zoster virus infections. *JAMA* 1989;**262**:3455.
39. Summers BC, Margolis TP, Leib DA. Herpes simplex virus type 1 corneal infection results in periocular disease by zosteriform spread. *J Virol* 2001;**75**(11):5069–75.
40. Chang TW. Recurrent viral infection. *N Engl J Med* 1971;**284**:765–71.
41. Meyers RL, Petit TH. The pathogenesis of cornea inflammation due to herpes simplex virus. *J Immunol* 1973;**111**:1031–42.
42. Dunkel E, et al. Molecular biology of ocular viral infections. In: *Molecular biology of the eye*. New York: Alan Liss; 1988.
43. Liesegang T. Biology and molecular aspects of herpes simplex and varicella-zoster virus infections. *Ophthalmology* 1992;**99**:781.
44. Pavan-Langston D, Rong B, Dunkel E. Extraneuronal herpetic latency: animal and human corneal studies. *Acta Ophthalmol Suppl* 1989;**192**:135.
45. Puga A, Rosenthal JD, Openshaw H, et al. Herpes simplex virus DNA and mRNA sequences in acutely and chronically infected trigeminal ganglia of mice. *Virology* 1978;**89**:102.
46. Rong BL, Pavan-Langston D, Weng QP, et al. Detection of HSV thymidine kinase and latency-associated transcript gene expression in human herpetic corneas by polymerase chain reaction. *Invest Ophthalmol Vis Sci* 1991;**32**:1808.
47. Sabbaga E, Pavan-Langston D, Bean KM, et al. Detection of HSV nucleic acid sequences in the cornea during acute and latent ocular disease. *Exp Eye Res* 1988;**47**:545.
48. Kaye SB, Lynas C, Patterson A, et al. Evidence for herpes simplex viral latency in the human cornea. *Br J Ophthalmol* 1991;**75**:195–200.
49. Cook SD, Hill JH. Herpes simplex virus: molecular biology and the possibility of corneal latency. *Surv Ophthalmol* 1991;**36**:140–8.
50. Centifanto Y, Little J, Kaufman H. Relationship between virus chemotherapy secretory antibody formation and recurrent herpetic disease. *Ann N Y Acad Sci* 1973;**173**:649.
51. Hammer H, Dobozy A. Cell-mediated immunity to herpes virus type 1 in patients with recurrent corneal herpes simplex. *Acta Ophthalmol (Copenh)* 1980;**58**:161–6.
52. Meyers R. Immunology of herpes simplex virus infection. *Int Ophthalmol Clin* 1975;**15**:37.
53. Meyers R, Chitjian P. Immunology of herpesvirus infections: immunity to herpes simplex virus in eye infections. *Surv Ophthalmol* 1976;**21**:194.
54. Meyers-Elliott R, Pettit T, Maxwell W. Viral antigens in the immune rings of herpes simplex stromal keratitis. *Arch Ophthalmol* 1980;**98**:897.
55. Meyers-Elliott R, Elliott JH, Maxwell WA, et al. HLA antigens in herpes stromal keratitis. *Am J Ophthalmol* 1980;**89**:54.
56. Centifanto YM, Yamaguchi T, Kaufman HE, et al. Ocular disease pattern induced by herpes simplex virus is genetically determined by a specific region of viral DNA. *J Exp Med* 1982;**155**:475.
57. Kaufman H, Varnell ED, Centifanto YM, et al. Effect of the herpes simplex virus genome on the response of infection to corticosteroids. *Am J Ophthalmol* 1985;**100**:114.
58. Spear P. Glycoproteins specified by herpes simplex viruses. In: Roizman B, editor. *The herpesviruses*, vol. 3. New York: Plenum Press; 1985.
59. Hubbard A, Centifanto-Fitzgerald Y. Variability among HSV-1 strains Herpesvirus Workshop and its importance in disease. In: *Proceedings of the Ninth International*. Seattle: 1984.
60. Nishiyama Y, Rapp F. Regulation of persistent infection with herpes simplex virus in vitro by hydrocortisone. *J Virol* 1979;**31**:841.
61. Centifanto-Fitzgerald Y, Varnell E, Kaufman H. Initial HSV-1 injection prevents ganglionic superinfection by other strains. *Infect Immun* 1982;**35**:1125.
62. Gordon Y, Araullo-Cruz T. Herpesvirus inoculation of cornea. *Am J Ophthalmol* 1984;**97**:482.
63. Varnell E, Centifanto-Fitzgerald Y, Kaufman HE: Herpesvirus infection and its effect on virulent superinfections, ganglionic colonization and shedding. Presented to the Association for Research in Vision and Ophthalmology. Florida, Sarasota, April 1981.
64. Remeijer L, Maertzdorf J, Buitenwerf J, et al. Corneal herpes simplex virus type 1 superinfection in patients with recrudescent herpetic keratitis. *Invest Ophthalmol Vis Sci* 2002;**43**(2):358–63.
65. Knickelbein JE, Khanna KM, Yee MB, et al. Noncytotoxic lytic granule-mediated CD8+ T cell inhibition of HSV-1 reactiviation from neuronal latency. *Science* 2008;**322**(5899):268–71.
66. Liesegang T. Ocular herpes simplex infection: pathogenesis and current therapy. *Mayo Clin Proc* 1988;**63**:1092.
67. Liesegang T. Diagnosis and therapy of herpes zoster ophthalmicus. *Ophthalmology* 1991;**98**:1216.
68. Pavan-Langston D. Major ocular viral infections. In: Galasso G, Whitley R, Merigan T, editors. *Antiviral agents and viral diseases of man*. 3rd ed. New York: Raven Press; 1990.
69. Pavan-Langston D. Viral disease of the cornea and external eye. In: Albert D, Jakobiec F, editors. *System of ophthalmology*. Philadelphia: WB Saunders; 1994.
70. Kroll DM, Schuman JS. Reactivation of herpes simplex virus keratitis after initiating bimatoprost treatment for glaucoma. *Am J Ophthalmol* 2002;**133**(3):401–3.
71. Morales J, Shihab ZM, Brown SM, et al. Herpes simplex virus dermatitis in patients using latanoprost. *Am J Ophthalmol* 2001;**132**(1):114–16.
72. Kaufman HE, Varnell ED, Toshida H, et al. Effects of topical unoprostone and latanoprost on acute and recurrent herpetic keratitis in the rabbit. *Am J Ophthalmol* 2001;**131**(5):643–6.
73. Camras CB. Latanoprost increases the severity and recurrence of herpetic keratitis in the rabbit; latanoprost and herpes simplex keratitis. *Am J Ophthalmol* 2000;**129**(2):271–2. author reply 2000:272–273.
74. Wand M, Gilbert CM, Liesegang TJ. Latanoprost and herpes simplex keratitis. *Am J Ophthalmol* 1999;**127**(5):602–4.
75. Kaufman HE, Varnell ED, Thompson HW. Latanoprost increases the severity and recurrence of herpetic keratitis in the rabbit. *Am J Ophthalmol* 1999;**127**(5):531–6.
76. Openshaw H, Asher LV, Wohlenberg C, et al. Acute and latent infection of sensory ganglia with herpes simplex virus. immune control and virus reactivation. *J Gen Virol* 1979;**44**:205.
77. Garrity J, Liesegang T. Ocular complications of atopic dermatitis. *Can J Ophthalmol* 1984;**19**:21.
78. Margolis T, Ostler HB. Treatment of ocular disease in eczema herpeticum. *Am J Ophthalmol* 1990;**110**:274.
79. Herpetic Eye Disease Study Group. Psychological stress and other potential triggers for recurrences of herpes simplex virus eye infections. *Arch Ophthalmol* 2000;**118**(12):1617–25.
80. Jones B, Falcon MG, Williams HP, et al. Symposium on herpes simplex eye disease. Objectives of therapy of herpetic eye disease. *Trans Ophthalmol Soc U K* 1977;**97**:305.
81. Levy D, Banerjee A, Glenny H. Cimetidine in the treatment of herpes zoster. *J R Coll Physicians Lond* 1985;**19**:96.
82. Easty DL. Pathogenesis of herpes simplex stromal keratitis: role of replicating virus. In: Cavanagh HD, editor. *The cornea: transactions of the World Congress on the Cornea III*. New York: Raven Press; 1988.
83. Pepose JS. Herpes simplex keratitis. role of viral infection versus immune response. *Surv Ophthalmol* 1991;**35**:345–52.
84. Gangappa S, Deshpande SP, Rouse BT. Bystander activation of CD4+ T cells accounts for herpetic ocular lesions. *Invest Ophthalmol Vis Sci* 2000;**41**(2):453–9.
85. Dawson C, Togni B, Moore R. Structural changes in chronic herpetic keratitis. *Arch Ophthalmol* 1968;**79**:740.
86. Holbach L, Font R, Naumann G. Herpes simplex stromal and endothelial keratitis. *Ophthalmology* 1990;**97**:722.
87. Zhao ZS, Granucci F, Yeh L, et al. Molecular mimicry by herpes simplex virus-type 1: autoimmune disease after viral infection. *Science* 1998;**279**(5355):1344–7.
88. Sundmacher R, Neumann-Haefelin D. Herpes simplex virus isolierung aus dem Kammerwasser bei fokaler Iritis, Endotheliitis und langdauernder Keratitis disciformis mit Sekundarglaukom. *Klin Monatsbl Augenheilkd* 1979;**175**:488.
89. Meyers-Elliott RH, Chitjian PA, Dethlefs BA. Experimental herpesvirus keratitis in the rabbit. topical versus intrastromal infection routes. *Ophthalmic Res* 1983;**15**:240–56.
90. Kimura T, Murata K, Okumura K, et al. Immunopathological analysis of corneal inflammation caused by HSV type-1 infection. In: Cavanagh HD, editor. *The cornea: transactions of the World Congress on the Cornea III*. New York: Raven Press; 1988.
91. Peeler J, Niederkorn J, Matoba A. Corneal allografts induce cytotoxic T cell but not delayed hypersensitivity responses in mice. *Invest Ophthalmol Vis Sci* 1985;**26**:1516–23.
92. Lausch RN, Kleinschradt WR, Monteiro C, et al. Resolution of HSV corneal infection in the absence of delayed-type hypersensitivity. *Invest Ophthalmol Vis Sci* 1985;**26**:1509–15.
93. Larsen HS, Russell RG, Rouse BT. Recovery from lethal herpes simplex virus type 1 infection is mediated by cytotoxic T lymphocytes. *Infect Immun* 1983;**41**:197–204.
94. Smeraglias R, Hochadel J, Varnell ED, et al. The role of herpes simplex virus secreted glycoproteins in herpetic keratitis. *Exp Eye Res* 1982;**35**:443–59.
95. Boshoff C. Kaposi's sarcoma. Coupling herpesvirus to angiogenesis. *Nature* 1998;**391**(6662):24–5.
96. Philipp W, Speicher L, Humpel C. Expression of vascular endothelial growth factor and its receptors in inflamed and vascularized human corneas. *Invest Ophthalmol Vis Sci* 2000;**41**(9):2514–22.

235:216.

7

97. Zheng M, Deshpande S, Lee S, et al. Contribution of vascular endothelial growth factor in the neovascularization process during the pathogenesis of herpetic stromal keratitis. *J Virol* 2001;**75**(20): 9828–35.

98. Zheng M, Schwarz MA, Lee S, et al. Control of stromal keratitis by inhibition of neovascularization. *Am J Pathol* 2001;**159**(3):1021–9.

99. Lee S, Zheng M, Kim B, et al. Role of matrix metalloproteinase-9 in angiogenesis caused by ocular infection with herpes simplex virus. *J Clin Invest* 2002;**110**(8):1105–11.

100. Nahmias A, Alford C, Korones S. Infection of the newborn with herpesvirus hominis. *Adv Pediatr* 1970;**17**:185.

101. Overall JC. Herpes simplex virus infection of the fetus and newborn. *Pediatr Ann* 1994;**23**:131–6.

102. Whitley R, Arvin A, Prober C, et al. Predictors of morbidity and mortality in neonates with herpes simplex virus infections. *N Engl J Med* 1991;**324**:45–54.

103. Hutto C, Arvin A, Jacobs R, et al. Intrauterine herpes simplex virus infections. *J Pediatr* 1987;**110**:97–101.

104. Whitley RJ. Herpes simplex virus infections. In: Remington JS, Klein JO, editors. *Infectious diseases of the fetus and newborn infant*. 3rd ed. Philadelphia: WB Saunders; 1990.

105. Douglas JM, Schmidt O, Corey L. Acquisition of neonatal HSV-1 infection from a paternal source contact. *J Pediatr* 1983;**103**:908–10.

106. Light IJ. Postnatal acquisition of herpes simplex by the newborn infant: a review of the literature. *Pediatrics* 1979;**63**:480–2.

107. Yeager AS, Arvin AM. Reasons for the absence of a history of recurrent genital infections in mothers of neonatal herpes simplex virus infections. *Pediatrics* 1984;**73**:188–93.

108. Hagler W, Walters P, Nahmias A. Ocular involvement in neonatal herpes simplex virus infection. *Arch Ophthalmol* 1969;**82**:169.

109. Cibis A, Bunde R. Herpes simplex virus induced congenital cataracts. *Arch Ophthalmol* 1971;**85**:220.

110. Shuster JJ, Kaufman HE, Nesburn AB. Statistical analysis of the rate of recurrence of herpesvirus ocular epithelial disease. *Am J Ophthalmol* 1981;**91**:328–31.

111. Wishart PK, James C, Wishart MS, et al. Prevalence of acute conjunctivitis caused by chlamydia, adenovirus and herpes simplex virus in an ophthalmic casualty department. *Br J Ophthalmol* 1984;**68**:653–5.

112. Darougar S, Hunter PA, Viswalingam M, et al. Acute follicular conjunctivitis and keratoconjunctivitis due to herpes simplex virus in London. *Br J Ophthalmol* 1978;**62**:843–9.

113. Wilhelmus KR, Falcon MG, Jones BR. Bilateral herpetic keratitis. *Br J Ophthalmol* 1981;**65**:385–7.

114. Pavan-Langston D. Herpetic infections. In: Smolin G, Throft RA, editors. *The cornea*. Boston: Little, Brown; 1994.

115. Roat ME, Romanowski E, Araullo-Cruz T, et al. The antiviral effects of rose Bengal and fluorescein. *Arch Ophthalmol* 1987;**105**:1415–17.

116. Thygeson P. Marginal herpes simplex keratitis simulating catarrhal ulcer. *Invest Ophthalmol Vis Sci* 1971;**10**:1006.

117. McGill J, Williams H, McKinnon J, et al. Reassessment of idoxuridine therapy of herpetic keratitis. *Eye* 1974;**94**:542–52.

118. Whitcher JP, Dawson CR, Hoshiwara I, et al. Herpes simplex keratitis in a developing country. *Arch Ophthalmol* 1976;**94**:587–92.

119. Shimeld C, Tullo AB, Easty DL, et al. Isolation of herpes simplex virus from the cornea in chronic stromal keratitis. *Br J Ophthalmol* 1982;**66**: 643–7.

120. Sanitato JJ, Asbell PA, Varnell ED, et al. Acyclovir in the treatment of herpetic stromal disease. *Am J Ophthalmol* 1984;**98**:537–47.

121. Brik D, Dunkel E, Pavan-Langston D. Persistent herpes simplex virus in the corneal stroma despite topical and systemic antiviral therapy. *Arch Ophthalmol* 1993;**111**:522.

122. Williams HP, Falcon MG, Jones BR. Corticosteroids in the management of herpetic eye disease. *Trans Ophthalmol Soc U K* 1977;**97**:341–4.

123. McGill J, Williams H, McKinnon J, et al. Reassessment of idoxuridine therapy of herpetic keratitis. *Trans Ophthalmol Soc U K* 1974;**94**: 542–52.

124. Kobayashi S, Shogi K, Ishizu M. Electron microscopic demonstration of viral particles in keratitis. *Jpn J Ophthalmol* 1972;**16**:247–50.

125. Wilhelmus KR. Diagnosis and management of herpes simplex stromal keratitis. *Cornea* 1987;**6**:286–91.

126. Brady SE, Rapuano CJ, Arentsen JJ, et al. Clinical indications for and procedures associated with penetrating keratoplasty, 1983–1988. *Am J Ophthalmol* 1989;**108**:118–22.

127. Mohamedi P, McDonnell JM, Irvine JA, et al. Changing indications for penetrating keratoplasty, 1984–1988 (letter). *Am J Ophthalmol* 1989;**107**: 550–2.

128. Mamalis N, Anderson CW, Kreisler KR, et al. Changing trends in the indications for penetrating keratoplasty. *Arch Ophthalmol* 1992;**110**: 1409–11.

129. Vannas A, Ahonen R, Makitie J. Corneal endothelium in herpetic keratouveitis. *Arch Ophthalmol* 1983;**101**:913–15.

130. Kaufman HE, Kanai A, Ellison ED. Herpetic iritis: demonstration of virus in the anterior chamber by fluorescent antibody techniques and electron microscopy. *Am J Ophthalmol* 1971;**71**:465.

131. Olsen TW, Hardten DR, Meiusi RS, et al. Linear endotheliitis. *Am J Ophthalmol* 1994;**117**:468–74.

132. Vannas A, Ahonen R. Herpetic endothelial keratitis. *Acta Ophthalmol (Copenh)* 1981;**59**:296.

133. Robin JB, Steigner JB, Kaufman HE. Progressive herpetic corneal endotheliitis. *Am J Ophthalmol* 1985;**100**:336–7.

134. Oh JO. Endothelial lesions of rabbit cornea produced by herpes simplex virus. *Invest Ophthalmol Vis Sci* 1970;**9**:196.

135. Reijo A, Antti V, Jukka M. Endothelial cell loss in herpes zoster keratouveitis. *Br J Ophthalmol* 1983;**67**:751.

136. Sundmacher R, et al. Connatal monosymptomatic corneal endotheliitis by cytomegalovirus. In: Sundmacher R, editor. *Herpetic eye diseases*. Munich: JF Bergmann Verlag; 1981.

137. Sutcliffe E, Baum J. Acute idiopathic corneal endotheliitis. *Ophthalmology* 1984;**91**:1161.

138. Fuchs A. Keratitis linearis migrans. *Z Augenheilkd* 1926;**58**:315.

139. Khodadoust AA, Attarzadeh A. Presumed autoimmune corneal endotheliopathy. *Am J Ophthalmol* 1982;**93**:718.

140. Robin JB, Steigner JB, Kaufman HE. Progressive herpetic corneal endotheliitis. *Am J Ophthalmol* 1985;**100**:336.

141. Ohashi Y, Kinoshita S, Mano T, et al. Idiopathic corneal endotheliopathy. *Arch Ophthalmol* 1985;**103**:1666–8.

142. Hakin KN, Dart JK, Sherrard E. Sporadic diffuse corneal endotheliitis. *Am J Ophthalmol* 1989;**108**:509.

143. Sugar A, Smith T. Presumed autoimmune corneal endotheliopathy. *Am J Ophthalmol* 1982;**94**:689.

144. Alvarado JA, Underwood JL, Green WR, et al. Detection of herpes simplex viral DNA in the iridocorneal endothelial syndrome. *Arch Ophthalmol* 1994;**112**(12):1601–9.

145. Barequet IS, Li Q, Wang Y, et al. Herpes simplex virus DNA identification from aqueous fluid in Fuchs' heterochromic iridocyclitis. *Am J Ophthalmol* 2000;**129**(5):672–3.

146. Yamamoto S, Pavan-Langston D, Tada R, et al. Possible role of herpes simplex virus in the origin of Posner-Schlossman syndrome. *Am J Ophthalmol* 1995;**119**(6):796–8.

147. Witmer R, Iwamoto T. Electron microscope observation of herpes-like particles in the iris. *Arch Ophthalmol* 1968;**79**:331.

148. Sundmacher R. A clinico-virologic classification of herpetic anterior segment disease with special reference to intraocular herpes. In: Sundmacher R, editor. *Herpetic eye diseases*. Munich: JF Bergmann Verlag; 1981.

149. Ahonen R, Vannas A. Clinical comparison between herpes simplex and herpes zoster ocular infections. In: Maudgal PC, Missotten L, editors. *Herpetic eye diseases*. The Netherlands: Dr W Junk Publishers; 1985.

150. Collin B, Abelson M. Herpes simplex virus in human cornea, retrocorneal fibrous membrane, and vitreous. *Arch Ophthalmol* 1976;**94**:1726.

151. Pavan-Langston D, Brockhurst R. Herpes simplex panuveitis. *Arch Ophthalmol* 1969;**81**:783.

152. Sundmacher R, Neumann-Haefelin D. Herpes simplex virus isolations from the aqueous of patients suffering from focal iritis, endotheliitis, and prolonged disciform keratitis with glaucoma. *Surv Ophthalmol* 1981; **27**:342.

153. Kowalski RP, Karenchak LM, Shah C, et al. ELVIS: a new 24-hour culture test for detecting herpes simplex virus from ocular samples. *Arch Ophthalmol* 2002;**120**(7):960–2.

154. Athmanathan S, Bandlapally S, Rao GN. Comparison of the sensitivity of a 24 h-shell vial assay, and conventional tube culture, in the isolation of herpes simplex virus-1 from corneal scrapings. *BMC Clin Pathol* 2002;**2**(1):1.

155. Athmanathan S, Bandlapally S, Rao GN. Collection of corneal impression cytology directly on a sterile glass slide for the detection of viral antigen. An inexpensive and simple technique for the diagnosis of HSV epithelial keratitis – a pilot study. *Ophthalmology* 2001;**1**(1):3.

156. Hyndiuk R, Glasser D. Herpes simplex keratitis. In: Tabbara KF, Hyndiuk RA, editors. *Infections of the eye*. Boston: Little, Brown; 1986.

157. Kowalski RP, Gordon YJ. Evaluation of immunologic tests for the detection of ocular herpes simplex virus. *Ophthalmology* 1989;**9**:1583–6.

158. Espy MJ, Ross TK, Teo R, et al. Evaluation of LightCycler PCR for implementation of laboratory diagnosis of herpes simplex virus infections. *J Clin Microbiol* 2000;**38**(8):3116–18.

159. Wilhelmus KR, Gee L, Hauck WW, et al. Herpetic Eye Disease Study. A controlled trial of topical corticosteroids for herpes simplex stromal keratitis. *Ophthalmology* 1994;**101**(12):1883–95, discussion 1994: 1895–96.

160. Barron BA, Gee L, Hauck WW, et al. Herpetic Eye Disease Study. A controlled trial of oral acyclovir for herpes simplex stromal keratitis. *Ophthalmology* 1994;**101**(12):1871–82.

161. The Herpetic Eye Disease Study Group. A controlled trial of oral acyclovir for iridocyclitis caused by herpes simplex virus. *Arch Ophthalmol* 1996;**114**(9):1065–72.

162. The Herpetic Eye Disease Study Group. Oral acyclovir for herpes simplex virus eye disease: effect on prevention of epithelial keratitis and stromal keratitis. *Arch Ophthalmol* 2000;**118**(8):1030–6.

163. The Herpetic Eye Disease Study Group. Acyclovir for the prevention of recurrent herpes simplex virus eye disease. *N Engl J Med* 1998;**339**(5): 300–6.

164. Heidelberger C, Parsons DG, Remy DC. Syntheses of 5-

trifluoromethyluracil and 5-trifluoromethyl-2′-deoxyuridine. *J Med Chem* 1964;**7**:1.

165. Kaufman HE, Heidelberger C. Therapeutic antiviral action of 5-trifluoromethyl-2′-deoxyuridine. *Science* 1964;**145**:585.

166. Wellings PC, Awdry PN, Bors FH, et al. Clinical evaluation of trifluoro-thymidine in the treatment of herpes simplex corneal ulcers. *Am J Ophthalmol* 1972;**73**:932–42.

167. Heidelberger C, King DH. Trifluorothymidine. *Pharmacol Ther* 1979; **6**:427.

168. Collum L, Benedict-Smith A, Hillary I. Randomized double-blind trial of acyclovir and idoxuridine in dendritic corneal ulceration. *Br J Ophthalmol* 1980;**64**:766.

169. Coster D, McKinnon JR, McGill JI, et al. Clinical evaluation of adenine arabinoside and trifluorothymidine in the treatment of corneal ulcers caused by herpes simplex virus. *J Infect Dis* 1976;**133**(Suppl.): A173.

170. Pavan-Langston D. Clinical evaluation of adenine arabinoside and idoxuridine in treatment of ocular herpes simplex. *Am J Ophthalmol* 1975;**80**:495.

171. Pavan-Langston D, Buchannan R. Vidarabine therapy of simple and IDU-complicated herpetic keratitis. *Trans Am Acad Ophthalmol Otolaryngol* 1976;**74**:81.

172. Pavan-Langston D, Foster CS. Trifluorothymidine and idoxuridine therapy of ocular herpes. *Am J Ophthalmol* 1977;**84**:818.

173. Coster D, Wilhelmus KR, Michaud R, et al. A comparison of acyclovir and idoxuridine as treatment for ulcerative herpetic keratitis. *Br J Ophthalmol* 1980;**64**:763–5.

174. Pavan-Langston D, Lass J, Hettinger M, et al. Acyclovir and vidarabine in therapy of ulcerative herpes simplex keratitis – a comparative masked clinical trial. *Am J Ophthalmol* 1981;**92**:829–35.

175. Kaufman HE, Haw W. Ganciclovir ophthalmic gel 0.15%: Safety and efficacy of a new treatment for Herpes Simplex keratitis. *Curr Eye Res* 2012 Jul;**37**(7):654–60.

176. Traugott K National Drug Monograph: Ganciclovir Ophthalmic Gel 0.15% (Zirgan™). VA Pharmacy Benefits Management Services. May 2010.

177. Varnell ED, Kaufman HE. Comparison of ganciclovir ophthalmic gel and trifluridine drops for the treatment of experimental herpetic keratitis. *Invest Ophthalmol Vis Sci* 2008;**49**:E-Abstract 2491.

178. Varnell ED, Kaufman HE Comparison of ganciclovir ophthalmic gel and trifluridine drops for the treatment of experimental herpes keratitis. Paper presented at: 2011 Annual Meeting of the Association for Research in Vision and Ophthalmology; 2011; Fort Lauderdale, FL.

179. Colin J, Hoh HB, Easty DL, et al. Ganciclovir ophthalmic gel (Virgan; 0.15%) in the treatment of herpes simplex keratitis. *Cornea* 1997;**16**(4): 393–9.

180. Wilhelmus KR. Therapeutic interventions for herpes simplex virus epithelial keratitis. *Cochrane Database Syst Rev* 2008;(1):CD002898.

181. Zhang W, Suzuki T, Shiraishi A, et al. Dendritic keratitis caused by an acyclovir-resistant herpes simplex virus with frameshift mutation. *Cornea* 2007;**26**(1):105–6.

182. Duan R, de Vries RD, Osterhaus AD, et al. Acyclovir-resistant corneal HSV-1 isolates from patients with herpetic keratitis. *J Infect Dis* 2008;**198**: 659–63.

183. Sarisky RT, Cano R, Nguyen TT, et al. Biochemical characterization of a virus isolate, recovered from a patient with herpes keratitis, that was clinically resistant to acyclovir. *Clin Infect Dis* 2001;**33**:2034–9.

184. Morfin F, Thouvenot D. Herpes simplex virus resistance to antiviral drugs. *J Clin Virol* 2003;**26**:29–37.

185. Crumpacker CS, Schnipper LE, Marlowe SI, et al. Resistance to antiviral drugs of herpes simplex virus isolated from a patient treated with acyclovir. *N Engl J Med* 1982;**306**:343–6.

186. Burns WH, Saral R, Santos GW, et al. Isolation and characterization of resistant herpes simplex virus after acyclovir therapy. *Lancet* 1982;**1**: 421–3.

187. Sibrack CD, Gutman LT, Wilfert CM, et al. Pathogenecity of acyclovir-resistant herpes simplex virus type 1 from an immunodeficient child. *J Infect Dis* 1982;**146**:673–82.

188. Hung SO, Patterson A, Clark DI, et al. Oral acyclovir in the management of dendritic herpetic corneal ulceration. *Br J Ophthalmol* 1984;**68**(6): 398–400.

189. Lairson DR, Begley CE, Reynolds TF, et al. Prevention of herpes simplex virus eye disease. a cost-effectiveness analysis. *Arch Ophthalmol* 2003; **121**(1):108–12.

190. Meyers R, Smolin G, Hall JM, et al. Effect of local corticosteroids on antibody-forming cells in the eye and draining lymph nodes. *Invest Ophthalmol* 1975;**14**:138–44.

191. Lass J, Pavan-Langston D, Berman M. Treatment of experimental herpetic interstitial keratitis with medroxyprogesterone. *Arch Ophthalmol* 1980;**98**:520.

192. Kilbrick S, Takahashi GH, Leibowitz HM, et al. Local corticosteroid therapy and reactivation of herpetic keratitis. *Arch Ophthalmol* 1971;**86**: 694–8.

193. Wuebolt GE, Drummond G. Temporary tarsorrhaphy induced with type A botulinum toxin. *Can J Ophthalmol* 1991;**26**:383–5.

194. Wilhelmus KR, Gee L, Hauck WW, et al. Herpetic Eye Disease Study: a controlled trial of topical corticosteroids for herpes simplex stromal keratitis. *Ophthalmology* 1994;**101**:1883–96.

195. Robbins RM, Galin MA. A model of steroid effects in herpes keratitis. *Arch Ophthalmol* 1975;**93**:828–30.

196. Dawson C, Togni B, Moore TE Jr, et al. Herpes virus infection of human mesodermal tissue (cornea) detected by electron microscopy. *Nature* 1968;**217**:460–2.

197. Patterson A, Jones BR. The management of ocular herpes. *Trans Ophthalmol Soc U K* 1967;**87**:59–84.

198. Aronson SB, Moore TE. Corticosteroid therapy in central stromal keratitis. *Am J Ophthalmol* 1969;**67**:873–96.

199. Easterbrook M, Wilkie J, Coleman V, et al. The effect of topical corticosteroid on the susceptibility of immune animals to reinoculation with herpes complex. *Invest Ophthalmol Vis Sci* 1973;**2**:181–4.

200. Young T, Robin JB, Holland GN, et al. Herpes simplex keratitis in patients with acquired immune deficiency syndrome. *Ophthalmology* 1989;**96**:1476–9.

201. Collum LMT, Akhtar J, McGettrick P. Oral acyclovir in herpetic keratitis. *Trans Ophthalmol Soc U K* 1985;**104**:629–32.

202. Schwab IR. Oral acyclovir in the management of herpes simplex ocular infections. *Ophthalmology* 1988;**95**:423–30.

203. Hung SO, Patterson A, Clark DI, et al. Oral acyclovir in the management of dendritic herpetic corneal ulceration. *Br J Ophthalmol* 1984;**68**: 398–400.

204. Schwartz GS, Holland EJ. Oral acyclovir for the management of herpes simplex virus keratitis in children. *Ophthalmology* 2000;**107**(2):278–82.

205. Poirier RH, Kingham JD, de Miranda P, et al. Intraocular antiviral penetration. *Arch Ophthalmol* 1982;**100**:1964–7.

206. Collum LMT, McGettrick P, Akhtar J, et al. Oral acyclovir (Zovirax) in herpes simplex dendritic corneal ulceration. *Br J Ophthalmol* 1986;**70**: 435–8.

207. Hung SO, Patterson A, Rees PJ. Pharmacokinetics of oral acyclovir (Zovirax) in the eye. *Br J Ophthalmol* 1984;**68**:192–5.

208. Barney NP, Foster CS. A prospective randomized trial of oral acyclovir after penetrating keratoplasty for herpes simplex keratitis. *Cornea* 1994; **13**:232–6.

209. Barron BA, Gee L, Hauck WW, et al. Herpetic Eye Disease Study: a controlled trial of oral acyclovir for herpes simplex stromal keratitis. *Ophthalmology* 1994;**101**:1871–82.

210. Stanberry LR. Herpes vaccines for HSV. *Dermatol Clin* 1998;**16**(4): 811–16.

211. Inoue T, Inoue Y, Hayashi K, et al. Effect of herpes simplex virus-1 gD or gD-IL-2 DNA vaccine on herpetic keratitis. *Cornea* 2002;**21**(Suppl. 2):79–85.

212. Gundersen T. Conjunctival flaps in treatment of corneal diseases. *Arch Ophthalmol* 1958;**6**:880.

213. Fine M. *Lamellar corneal transplant. Symp. Cornea Transactions of the New Orleans Academy of Ophthalmology*. St Louis: Mosby; 1972.

214. Tullo AB, et al. Isolation of herpes simplex virus from corneal discs of patients with chronic stromal keratitis. In: Maugdal PC, Missotten L, editors. *Herpetic eye diseases*. Dordrecht, Netherlands: Junk Publishers; 1984.

215. Foster CS, Duncan J. Penetrating keratoplasty for herpes simplex keratitis. *Am J Ophthalmol* 1981;**92**:336.

216. Halberstadt M, Machens M, Gahlenbek KA, et al. The outcome of corneal grafting in patients with stromal keratitis of herpetic and non-herpetic origin. *Br J Ophthalmol* 2002;**86**(6):646–52.

217. Mimura T, Amano S, Nagahara M, et al. Corneal endotheliitis and idiopathic sudden sensorineural hearing loss. *Am J Ophthalmol* 2002; **133**(5):699–700.

218. Sarnicola V, Toro P. Deep anterior lamellar keratoplasty in herpes simplex corneal opacities. *Cornea* 2010;**29**:60–4.

219. Leccisotti A. Air-assisted manual deep anterior lamellar keratoplasty for treatment of herpetic corneal scars. *Cornea* 2010;**28**:728–31.

220. Wu SQ, Zhou P, Zhang B, et al. Long-term comparison of full-bed deep lamellar keratoplasty with penetrating keratoplasty in treating corneal leukoma caused by herpes simplex keratitis. *Am J Ophthalmol* 2012;**153**: 291–299.e2.

7

第78章

带状疱疹病毒性角膜炎

W.Barry Lee

关键概念

- 眼部带状疱疹(Herpes zoster ophthalmicus,HZO)是由潜伏在三叉神经感觉神经节的水痘-带状疱疹病毒激活,导致沿三叉神经第一支(译者注:眼支)分布区域的眼部病变。
- HZO 引起的严重角膜并发症有继发性感染性角膜炎,角膜溃疡伴前房积脓,角膜溃疡伴轻度至中度角膜溶解或角膜穿孔。
- 大约 10%~20% 带状疱疹患者三叉神经眼支受累,其中大约 20%~70% 患者出现眼部病变。
- 带状疱疹急性感染消退后,大约 10%~30% 的患者出现长达数月至数年的持续性疼痛,这一现象称为"带状疱疹后神经痛(PHN)"。PHN 是带状疱疹感染后最常见的并发症。
- 带状疱疹预防研究组发现,接种水痘-带状疱疹疫苗(Zostavax)可降低 51% 的带状疱疹发病率,61%的疾病负担以及 66% 的 PHN 发病率。

本章纲要

流行病学
临床疾病

流行病学

水痘-带状疱疹病毒(Varicella zoster virus,VZV)是疱疹病毒家族中高传染性成员,可引起水痘(chickenpox)和带状疱疹(shingles)。水痘是由易感或血清阴性个体初次接触水痘-带状疱疹病毒后所致的原发感染。在 1995 年推行水痘疫苗接种前,美国每年大约有四百万例(15~16 例/1000 人/年)VZV感染者,感染的高峰发生于 5~9 岁,而超过 90% 的儿童在 15 岁前感染 VZV[1,2]。接种疫苗前,美国每

年大约有 12 000~13 000 名患者需要住院治疗,其中 100~150 例患者死于水痘并发症。自 1995 年推行水痘疫苗接种后,美国水痘的发病率下降了 57%~90%,住院率也同样大幅下降 75%~88%,死亡率下降超过 74%,直接住院与门诊医疗费用下降 74%[3,4]。

"带状疱疹"源自希腊语"Herpein"和"zoster",前者意为"播散"或"蔓延",后者意为"环绕"或"区域"。人一生中感染带状疱疹的风险估计为 10%~30%。在美国,疫苗接种前每年带状疱疹的发病率为 1.2‰~6.5‰,大约为 500 000 例患者[5]。虽然大量研究报道了疫苗接种前后带状疱疹发病率对比[5-7],但由于一些研究报道疫苗接种后带状疱疹发病率小幅上升,而其他研究显示无明显变化,因此这些数据尚无定论。

年龄的增长是发生带状疱疹的高危因素,其感染的可能性与年龄增长成正比。75 岁以上人群每年的发病率超过 10%[8]。此外,一名 85 岁的老人一生中有 50% 的概率出现一次带状疱疹,1% 的概率出现两次[8]。发生带状疱疹另一个重要的危险因素是细胞免疫功能异常。肿瘤、服用免疫抑制剂以及接受器官移植者更易于感染带状疱疹。HIV 血清阳性患者较正常人也更易于感染带状疱疹。一项纵向研究证明,HIV 血清阳性患者每年带状疱疹发病率为 29.4‰,而 HIV 血清阴性患者发病率为 2.0‰[9]。感染带状疱疹的可能性与宿主的免疫反应呈反比。

儿童带状疱疹感染很少发生严重后遗症。小于 5 岁的儿童每年带状疱疹的发病率约为 0.2‰,15~19 岁增加到每年 0.6‰。在恶性肿瘤患儿中,带状疱疹发病率升高 122 倍[10]。儿童发生带状疱疹的其他高危因素有在母亲孕期及出生后第一年感染水痘。因为现在的疫苗来自于减毒活病毒,所以疫苗接种也是发生感染的危险因素[11]。一岁前患水痘的儿童,其

在儿童期出现带状疱疹的风险提高2.8~20.9倍[10]。儿童及青年人血清中出现抗VZV抗体是反应细胞免疫活性的良好指标(比如针对VZV的T细胞激活相关抗体),而老年人中,抗体的出现并不一定提示有针对VZV的T细胞活化。

临床疾病

眼部带状疱疹

带状疱疹由潜伏在三叉神经感觉神经节的VZV激活所致。急性带状疱疹感染有1~4天的前驱症状,包括发热、萎靡不振、头痛、感觉迟钝,受累皮肤出现疼痛、烧灼感、瘙痒、红疹及水肿。疱疹病毒自感觉神经节释放后,引起皮肤斑疹,24小时内转变为丘疹及水疱。簇状的水疱常局限于一块皮区,但也可扩大到相邻的三块皮区。新水疱继续形成,持续大约四天,免疫抑制患者可长达数周,之后水疱变成脓疱,最终破裂或出血。真皮层深部的出血坏死容易引起永久性的色素沉着或瘢痕残留。少数带状疱疹发作不伴皮疹(zoster sine herpetic 顿挫型带状疱疹)[12]。病毒可经血行转移,引起远离原发病变部位的皮肤出现簇状水疱。水疱传播是带状疱疹更为严重的并发症,常伴有肺部或者胃肠道症状[13]。感染2~3周后,急性期消退,皮疹结痂,消退,但受累皮肤的疼痛感可能持续存在,称为治疗后神经痛。

任何感觉神经节都可能被带状疱疹病毒侵犯,眼部带状疱疹(HZO)常指潜伏在三叉神经感觉神经节的病毒被激活并累及眼部组织。1865年,Hutchinson首次描述了眼部带状疱疹的症状和体征[14]。在三叉神经的三个分支中(眼支,上颌支,下颌支),眼支最易受带状疱疹病毒侵犯,占所有病例的8%~56%(图78.1)[8,13-17]。眼支进一步分为鼻睫神经、额神经和泪腺神经,其中额神经最易受HZO侵犯,泪腺神经最不易受侵犯[18]。鼻睫神经支配筛窦的前部及后部、上下眼睑皮肤、鼻尖、结膜、巩膜、角膜、虹膜以及脉络膜。由于鼻睫神经支配范围广,眼部带状疱疹中,一旦鼻睫神经受累,50%~76%的概率出现眼部并发症,而不累及鼻睫神经的患者出现眼部并发症的可能性仅为34%[19-21]。Hutchinson征即鼻尖一侧出现水疱,提示可能的眼部病变。

眼部表现

大约10%~20%的带状疱疹病例累及三叉神经眼支,其中20%~70%病例出现眼部表现[22-24]。

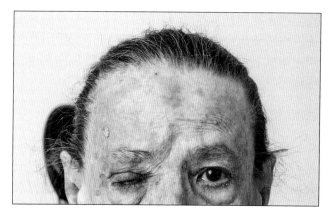

图78.1 带状疱疹累及三叉神经眼支分布区。一位老年男性患者前额、眉弓、眼周及鼻部皮肤出现焦痂

Hutchinson征的出现表明支配眼内组织神经广泛受累,发生眼部后遗症的风险增高,预后不良。眼部受累与年龄、性别或皮肤红斑的严重程度并不相关。HZO并发症种类及范围与不同疾病机制有关,包括抗原病毒复合物、免疫反应、血管炎、神经受累以及瘢痕形成。根据发病机制不同,疾病可以表现为急性、慢性以及反复发作。20%~30%眼部疱疹病例表现为慢性过程。HZO的视力预后差别巨大[21-24],在人类免疫缺陷病毒(HIV)感染率较高的非裔美国人中,视力预后更差[25]。

眼周皮肤和眼睑

眼睑水肿常常是HZO的初始体征,伴有瘙痒,感觉减退或者疼痛。随后出现大量斑丘疹,并进展为暴发性皮肤水疱。VZV可从发病5~7天内的皮肤水疱液中分离培养。依据病变深浅及是否伴有继发细菌感染(通常为链球菌或金黄色葡萄球菌),受累皮肤会出现不同程度的蜕皮,引起瘢痕挛缩或坏疽。大部分患者的水疱会在2~3周愈合,遗留一些凹痕或色素改变。其他眼睑改变包括倒睫、睑外翻、睑内翻、睫毛脱落或变白。皮肤突然出现大量出血性水疱预示可能使用了抗凝剂,伴有血液病或严重的血管炎,这种现象提示将出现更严重的皮肤瘢痕及治疗后神经痛[25]。眼睑的瘢痕挛缩可引起慢性角膜暴露,需要整形手术修复以保护眼球的完整。其他慢性改变包括凹状瘢痕、色素改变、睑缘切迹、上睑下垂以及蜕皮。

结膜

HZO的结膜改变包括乳头及滤泡增生、慢性充血和/或伪膜形成。结膜可暴发水疱,水疱破溃可伴出血。严重结膜病变会导致广泛的结膜瘢痕及睑球粘连。当结膜病变累及泪小点会导致泪小点瘢痕化、泪小点阻塞和溢泪。结膜细胞学包括单核细胞和淋巴细胞。

浅层巩膜、巩膜

HZO 可以引起巩膜外层炎、前部巩膜炎及后部巩膜炎。在 HZO 的急性阶段或水疱消失后数月，浅层巩膜及巩膜都可以受累。然而巩膜外层炎常在 HZO 早期特征性地出现，但在相当多的患者中会持续存在三个月及以上[19]。巩膜炎常常表现为弥散性前部巩膜炎或结节性巩膜炎，并有向角膜缘周边区域蔓延的趋势，导致边缘血管性角膜炎[27]。慢性巩膜炎会引起巩膜变薄和巩膜葡萄肿[28]。后部巩膜炎不太常见，主要是由周围血管及神经组织炎症浸润所致。

角膜

由于疾病的发病机制不同，角膜病变的表现多样。在急性 HZO 中，约 2/3 的眼部病变患者出现角膜改变。患者会依次出现点状角膜上皮炎、早期假树枝状角膜炎、前基质浸润、角巩膜炎、角膜葡萄膜炎 / 角膜内皮炎、匐行性角膜溃疡、神经营养性角膜病以及暴露性角膜炎（表 78.1）[26,29-31]。严重 HZO 病例可能出现继发性感染性角膜炎、角膜溃疡伴前房积脓、轻至中度溶解性角膜溃疡或完全性角膜穿孔（图 78.2）。

表 78.1　HZO 的角膜病变

形态学 / 发病机制	发病率（%）	常见发病时间
点状上皮角膜炎	50	2 天
假树枝状角膜炎	50	4~6 天
前部角膜基质炎	40	10 天
角膜葡萄膜炎 / 角膜内皮炎	34	7 天
匐行性角膜溃疡	7	1 月
角巩膜炎	1	1 月
角膜黏液斑	13	2~3 月
盘状角膜炎	10	3~4 月
神经营养性角膜病变	25	2 月
暴露性角膜炎	11	2~3 月
角膜基质炎 / 脂质角膜病变	15	1~2 年
永久性角膜水肿	5	1~2 年

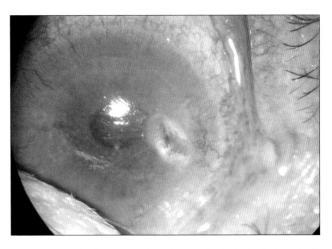

图 78.2　眼部带状疱疹导致角膜溶解患者角膜移植术中照片

点状角膜上皮炎　最初角膜表现为粗糙点状上皮炎，伴斑点状、上皮细胞水肿。病变常出现在周边，多个分布、隆起、细小、点状、孟加拉红染色阳性，常伴结膜炎。这些病变处可分离培养出 VZV[32]。

假树枝状角膜炎　短短数天内出现多个树枝状或者星状水肿病变、上皮细胞隆起，常常出现在角膜周边部，可能是之前点状角膜上皮炎病变融合所致（图 78.3）。这些病变与单纯疱疹病毒树枝状角膜炎的区别是更加表浅，末端钝，没有中央溃疡灶，荧光素和孟加拉红仅有少量着染。这些病变处可以分离培养出 VZV[30,32]，角膜细胞学检查可见多核巨细胞和核内包涵体[33]。

前部角膜基质浸润　发病后大约 10 天，前弹力层下出现单个或多个模糊颗粒状干性浸润病灶，常常发生于先前上皮病灶下，可能是可溶性病毒抗原弥散

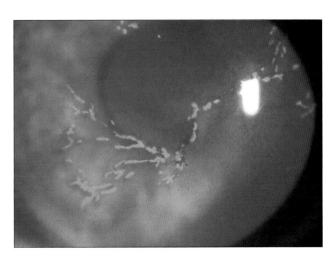

图 78.3　HZO 假树枝状角膜炎。一位 AIDS 免疫抑制的患者角膜上可见大量假树枝状角膜炎

到前部基质引起的基质反应,或者直接病毒性细胞毒性反应所致。这些基质浸润在有基质水肿时可能会漏诊。残留的钱币样瘢痕提示既往有带状疱疹病毒性角膜炎。

角膜葡萄膜炎/角膜内皮炎　在疾病发生一周时可能突然出现后弹力层皱褶,随之出现基质和上皮水肿。皱褶可表现为弥散或局限,可有角膜后沉积物及相关葡萄膜炎。这一临床表现可能说明病毒已直接侵犯内皮层,根据免疫反应的强弱可以引起轻微盘状角膜炎或严重肉芽肿性炎症。炎症也可引起继发性青光眼,并伴前房积脓或积血。青光眼的病因可能是由于 VZV 侵犯小梁网或睫睫状体冠部严重缺血性血管炎所致。

角巩膜炎　HZO 发病后一月左右,巩膜炎可延伸累及角膜,引起角膜缘血管性角膜炎(图 78.4),可以表现为角膜巩膜化、新生血管化、基质变薄或周边小凹。其病因可能是血管炎或免疫复合沉积[26]。

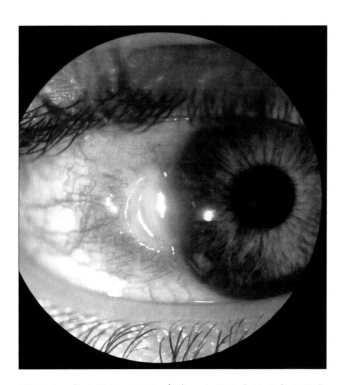

图 78.4　角巩膜炎。HZO 感染一个月后出现的角巩膜炎患者,可见受累的角膜周边部位巩膜化、新生血管化以及轻度变薄

角膜黏液斑　这一病变常常在 HZO 发病数月后,出现在未病变眼或仅有极小隐匿角膜炎的眼。这类黏液斑表现为肿胀的上皮细胞表面突然出现隆起、粗糙的灰白色分支状病变。斑块边缘锐利,没有真树枝状角膜炎的末端膨大[30,34]。另外病变可被孟加拉

红染色,但很少被荧光素染色。角膜黏液斑大小不一,游走,存在时间短。病变的病因不明,可能与免疫或机械损伤有关,如神经营养不良性改变或异常上皮受体部位,与角膜上大丝状物的形成类似[26,30]。Pavanlangston 及其同事用聚合酶链式反应(PCR)检测病变处的 VZV 病毒 DNA 及对某种抗病毒药物反应,结果表明角膜黏液斑可能为感染所致[33]。这些病变之前被误诊为合并单纯疱疹病毒感染。病变可以从角膜表面清除,留下异常但完整的上皮层。

盘状角膜炎　急性 HZO 发病数周或数月后,可能在角膜中央或周边部出现一个深盘状角膜基质水肿,可伴有小浸润及完整角膜上皮。在病变相对安静的眼可以出现多个区域的角膜水肿。盘状角膜炎的病因与单纯疱疹病毒盘状角膜炎非常类似,可能为 VZV 病毒感染角膜内皮或可溶性抗原或病毒颗粒在角膜基质中引起的免疫反应[35]。HZO 中盘状角膜炎也可出现免疫环,最常见于角膜中央或旁中央。此类型角膜基质炎类似于 Wesswly 环中的抗原-抗体复合物(图 78.5)。

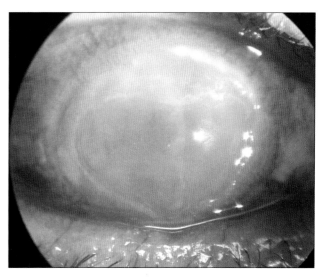

图 78.5　HZO 神经营养性角膜病变。可见神经营养不良性角膜溃疡和大片荧光素染色的溃疡区及角膜溶解

神经营养性角膜病变　神经营养性角膜病变表现为角膜知觉减退,角膜上皮完整性缺失,随后出现上皮破溃。其常在感染后几个月内出现,但可在急性感染后持续数月。虽然有 HZO 后角膜感觉过敏的报道[36],但大多数 HZO 患者表现为角膜知觉减退。大部分患者的角膜知觉改变可以恢复,但部分患者无法恢复正常知觉,还有部分患者出现进行性知觉减退。据统计,约 20% 的 HZO 患者在感染一年后会存在不

同程度的角膜知觉减退[19,30]。神经营养性角膜病变的初始体征可能很轻：角膜缺乏光泽，角膜表面不规则，或轻度粗糙的点状上皮缺损。随着时间推移，上皮层出现灰色的云翳或水肿，并可见细小上皮内水疱。最后在角膜的下半部出现水平、卵圆形上皮缺损伴湿润的基质溃疡（图78.6）。其他不良并发症可能随之发生，如双重感染、角膜变薄、角膜穿孔以及纤维血管瘢痕（图78.7）。此病变的病因复杂，包括神经递质的减少、上皮更新延迟、眨眼频率降低、暴露性角膜病变、角膜润滑减少、睑板腺功能障碍以及泪液功能障碍。

角膜基质炎/脂质角膜病 HZO引起的广泛角膜炎症导致显著的角膜瘢痕，伴新生血管以及脂质沉积（图78.8）。这类角膜基质炎的特征是在角膜水平子午线的旁中心或周边出现血管条带和脂质沉积。角膜基质炎可能继续进展，导致角膜完全混浊。在某些情况下，用激光封闭供养血管可能有用[38]。潜伏状态的病毒持续存在或病毒持续激活都可能是以上病变的潜在机制，因为一次病毒感染，多年后仍可检测出VZV的DNA[39]。

角膜水肿 HZO可导致短暂或永久性角膜水肿。甚至在没有瘢痕化及新生血管化情况下也可能出现永久性角膜内皮失代偿（图78.9）。其可能机制为VZV、血管炎或免疫反应破坏角膜内皮细胞[40]。HZO

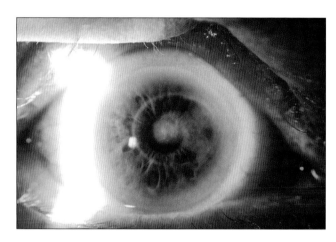

图78.6 HZ免疫环。图片展示了中央角膜白斑伴弥漫性角膜云翳及Wessely免疫环

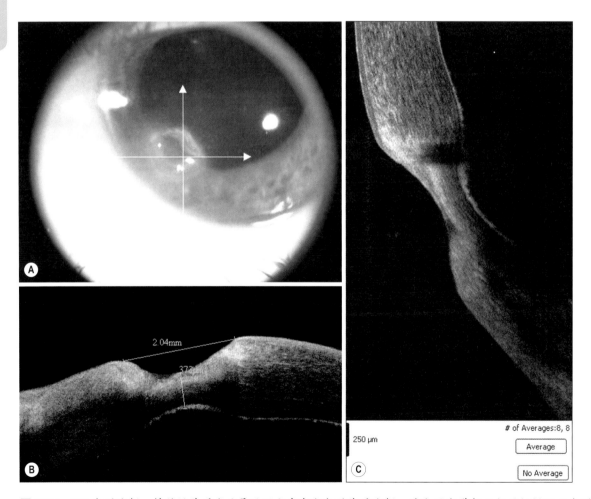

图78.7 HZ角膜溶解。持续性基质炎症导致下方旁中央角膜基质溶解。病变区光学相干断层扫描显示角膜明显变薄

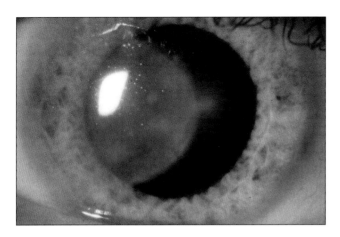

图 78.8　HZ 角膜瘢痕。角膜周边前基质瘢痕及新生血管，持续的炎症使新生血管自角膜缘向瘢痕顶端发展

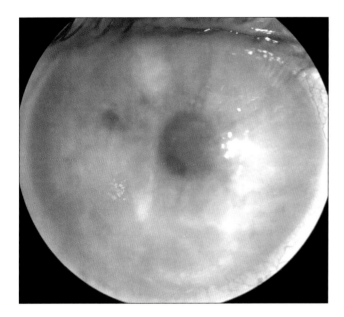

图 78.9　HZ 角膜水肿。一位带状疱疹病毒性角膜炎患者的角膜水肿

发病后，角膜内皮镜检查提示内皮细胞点状缺失伴泡状暗区[40,41]。睫状体坏死导致的前节缺血是另一个可能的致病因素[42]。角膜穿孔可随神经营养性角膜病变出现[30,43,44]。周边角膜溃疡偶尔可能自发愈合，但角膜中央穿孔预后不良[25]。

葡萄膜

葡萄膜炎可合并大部分不同类型的角膜炎，其中带状疱疹病毒性角膜葡萄膜炎特别常见且难以治疗。接近 40% 的 HZO 患者可能会出现前葡萄膜炎[20]。炎症可为肉芽肿性或非肉芽肿性，典型表现有大量角膜后沉积物、角膜水肿及虹膜后粘连。偶尔可见葡萄膜炎单独出现，而无角膜病变，或角膜病变数月后才

出现(图 78.10)。不论哪种情况，葡萄膜炎常常表现为严重畏光、睫状体充血、角膜水肿、虹膜充血及前房反应。前房纤维蛋白反应伴有前房积血或前房积脓，以及眼压升高。慢性感染可以引起角膜内皮失代偿，从而导致持续性角膜水肿。疱疹性虹膜炎的原因可能是缺血阻塞性血管炎，伴睫状体炎、节段性虹膜变形以及扇形虹膜萎缩(图 78.11)。最终可能导致低眼压、睫状体膜形成及眼球痨。荧光素血管造影证实虹

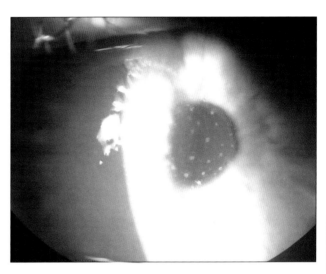

图 78.10　HZ 肉芽肿性角膜葡萄膜炎。HZO 患者急性炎症期，可见肉芽肿性角膜后沉积物，伴"毛玻璃样"中央角膜轻度混浊

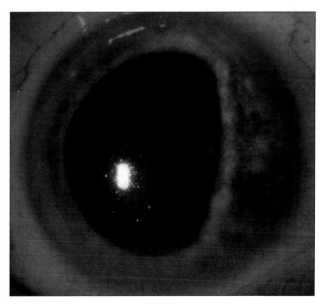

图 78.11　扇形虹膜萎缩。HZO 患者中，VZV 感染引起睫状体炎症，缺血阻塞性血管炎，从而导致扇形虹膜萎缩，节段性虹膜变形。注意睫状肌麻痹剂不能扩大虹膜变形及萎缩区域的瞳孔

膜血管阻塞,伴扇形虹膜萎缩及虹膜色素上皮细胞脱失[45]。一项 HZO 葡萄膜炎的回顾性调查研究显示,56% 的患者出现继发性青光眼[46]。HZO 葡萄膜炎伴发的炎症性青光眼可能存在以下几种致病机制:①小梁网被细胞碎片、虹膜色素或血块堵塞;②周边虹膜前粘连;③虹膜后黏引起的瞳孔阻滞性青光眼;④小梁网结构改变。较少情况下,低眼压可能由于睫状体冠部坏死所致[27]。迁延不愈的慢性葡萄膜炎或葡萄膜炎治疗中的长期激素的应用都会导致后囊下白内障形成。

神经系统表现

急性神经痛是带状疱疹病毒激活初期最常见的症状之一,大约 93% 的患者会出现[20]。虽然在大多数患者中,这类急性神经痛会随着疾病的进展而缓解,但在约 10%~30% 的患者中,在急性感染被治愈后,这类疼痛依旧存在,并可能持续数月甚至数年,这一现象被称为治疗后神经痛(PHN)[3,4,8,24,47]。

治疗后神经痛(PHN)是带状疱疹病毒感染最常见的并发症。在 60~80 岁患者中其发生率和严重程度会逐步增加,大约是 9.3%~17%[24,48,49]。PHN 的定义是皮疹出现或消失一个月以上仍持续存在的疼痛[24,48-51]。PHN 与皮疹的严重程度、眼部受累、角膜知觉减退以及早期神经痛相关[29]。虽然大多数患者的 PHN 可以在一年内消失,但它仍然是引起老年人难治性疼痛的主要原因,也是引起 70 岁以上老人因慢性疼痛而自杀的首位因素[50,51]。而且随着老年人年龄的增长,PHN 更严重,波及范围更广,病情更顽固。疼痛的表现形式多种多样,从痛觉过敏(表皮超敏性烧灼痛)到深部酸痛,以及锐利的间歇性刺痛。有些患者会出现所有级别的疼痛。

PHN 的发病机制有多种原因。外周及中央神经系统(CNS)传入路径的改变可能是 PHN 疼痛的原因。证据表明 CNS 疾病可能是潜在致痛原因,因为外周 C-纤维降解导致 CNS 处理疼痛信号异常。CNS 角色的进一步推断是尽管切除了周围神经,仍然存在持续性疼痛,感染皮片周围大片区域也仍然存在刺激诱发疼痛,表明 CNS 感觉处理信号异常[51,52]。另一理论则认为与正常下行抑制性输入信号丧失,上行痛觉神经纤维过度激活有关。HZO 急性疼痛的出现也可能与 PHN 有关,因其引起脊髓反射亢进,轴突损伤,导致损伤性感受器异常放电。其他研究发现 PHN 易感基因可能存在于人类组织相容性白细胞抗原区域中[53]。且不论这些内在因素单独或联合引起 PHN,高龄、器官移植、恶性肿瘤化疗、HIV 感染以及长期应用糖皮质激素等这些外在因素也有助于 PHN 的发生[54,55]。一项涉及 1178 位带状疱疹患者的多因素分析发现,严重皮疹是 PHN 发生的显著危险因素。那些感觉剧烈疼痛及年老患者更易于出现严重皮疹以及 PHN 后遗症[56]。

其他的神经障碍包括脑梗塞和急性炎症性神经性疾病,如无菌性脑膜炎,脑炎,脊髓炎,颅内多神经病或急性多神经炎(格林 - 巴利综合征)(框 78.1)[57,58]。这些异常表明 VZV 从背根神经节向中枢传播,而在免疫缺陷和皮肤播散患者中发生率更高。带状疱疹病毒侵犯第Ⅶ对脑神经(膝状神经节)时,引起 Ramsay Hunt 综合征,即面部肌肉无力,伴舌前 2/3 味觉丧失,耳痛,外耳道或耳廓出现水疱[59]。另外,可能伴随带状疱疹感染出现情绪障碍,如厌食、疲倦、情绪改变、反社会行为,严重的抑郁及失眠。神经障碍可能不伴有皮损,代表不完全性顿挫型带状疱疹[57,60]。

框 78.1　眼部带状疱疹

全身表现	节段性运动无力
皮肤播散	脑神经病变
内脏播散	脑炎、脊髓炎和脑脊髓炎
水痘性肺炎	格林 - 巴利综合征
肝炎	迟发型大脑血管炎
神经系统表现	多灶性脑白质炎
急性神经痛	治疗后神经痛

眼部带状疱疹的诊断

HZO 的诊断常常是基于感染的症状以及特征性体征而做出的临床诊断,一般无需实验室检查。然而带状疱疹有时会类似其他疾病,例如单纯疱疹病毒或脓疱病,这种情况下必要的实验检查有助于快速诊断和及时处理。VZV 的实验室检查包括形态学及免疫形态学检验、病毒分离、血清学检查以及细胞免疫学检查[61]。

形态学检验可以鉴别疱疹病毒,但却不能区分疱疹病毒的特定种类。细胞学涂片检查是最简单易行的形态学检查。一些染色剂可以用来证实角膜或水疱基底刮片中的多核巨细胞与特征性的嗜酸性核内包涵体。巨细胞是由病毒糖蛋白介导的上皮细胞融合而成。多种染色法可以评估这些发现,例如苏木精和伊红,吉姆萨,巴氏,瑞氏以及甲苯胺蓝染色。除此之外,光学或电子显微镜可以从皮肤活检中确认疱疹感染。

更加专业的免疫学检查可以帮助检测水疱液或角膜标本中的疱疹病毒抗原或核酸。免疫荧光及免疫酶联染色(免疫过氧化物酶或酶联免疫吸附测定)比培养法更加灵敏,且可以应用于疾病晚期病毒颗粒相对较少时期的检测[62]。聚合酶链式反应技术也可以从皮肤水疱中来检测病毒颗粒,快速并具极高的灵敏度,但这种方法却很难判断标本是疾病活动期、非活跃病毒颗粒还是疾病复发[63,64]。鉴定的确诊方法是直接从水疱液培养中分离出VZV。来自皮肤水疱基底或病变角膜的标本可以在各种可识别特异性细胞病原体作用的单层细胞上培养。可惜病毒对热非常不稳定,并且生长缓慢。

急性及恢复期血清学检验也有助于鉴定VZV感染。许多化验方法可以测定抗-VZV抗体以鉴别原发和复发感染,如补体结合试验、免疫吸附血凝反应、间接血凝反应、放射免疫测定、免疫印迹、乳胶凝集反应、抗膜抗原荧光抗体检验(FAMA)、免疫荧光法以及酶联免疫吸附测定(ELISA)[65]。FAMA检测VZV特异抗体可靠性最高[65,66]。IgM抗体滴度升高四倍及以上是近期感染的实验室依据。相对于急性感染,再活化带状疱疹的血清学诊断要更复杂,因为它牵涉到所有诱导VZV特异性IgM升高的反应,如晚期反应及外源性再感染、潜伏VZV的无症状再活化,以及有症状的带状疱疹。无论如何,单一的高滴度抗VZV抗体血清样本可以说明VZV的近期感染。IgG抗体血清学筛查可以评估未接种疫苗人群对VZV的免疫力或易感性。IgG抗体阴性并不足以排除已接种疫苗者的免疫力,因为已接种疫苗者个体在缺乏可检测抗体的情况下仍可被保护,并且目前可用的试剂盒可能无法检出低水平的抗体。

另一种重要的诊断性实验室检测包括测定个体细胞介导的免疫状态,因为带状疱疹只发生于VZV细胞介导免疫受抑制的患者。外周淋巴细胞对VZV抗原的体外增殖反应测定可以区分VZV免疫个体与易感个体。目前该项检测十分繁琐,但可对某些怀疑带状疱疹病毒感染的病例提供帮助。

VZV 感染的治疗

药物治疗

水痘的治疗主要是针对感染的各种症状进行支持治疗。包括足够的液体摄入以维持水化、非阿司匹林类退热药、冷浴以及细致的卫生保健以防止瘙痒皮肤病变处发生继发细菌感染。高危儿童使用白细胞干扰素、阿糖腺苷以及阿昔洛韦可获益[67~69]。部分免疫功能不全的水痘患者需要静脉注射阿昔洛韦。口服阿昔洛韦通过加速皮肤愈合及减少新病变的形成来缩短病程;然而尚不明确这些药物在其他健康儿童中使用是否合理[70~72]。一旦感染,带状疱疹免疫球蛋白就无效了,但在易感个体如早产儿、新生儿、免疫功能不全人群以及成年人有严重感染风险时,可以在病毒暴露的96小时内诱导被动免疫形成[73]。

局部应用阿昔洛韦治疗水痘水疱破裂收效甚微。大多数皮肤科医生倾向于使用抗菌药物开放性湿敷,如 Burow 氏溶液或乳剂或浸泡有醋酸、硫酸锌、硫酸铜或高锰酸钾的敷料。创面干燥后,局部使用抗生素软膏可以软化病变,预防继发性细菌感染。

带状疱疹的治疗目标是加速痊愈、减轻严重程度、减少疼痛的持续时间和并发症以及避免疾病播散。在美国,三种药物(阿昔洛韦、伐昔洛韦及泛昔洛韦)近期被 FDA 批准用于治疗带状疱疹。这些抗病毒药物为鸟苷类似物并通过干扰抗病毒 DNA 链末端的病毒胸苷激酶以及 DNA 多聚酶发挥作用。特别是阿昔洛韦有着很好的安全性,但其不足包括体外抗 VZV 仅有中等活性且口服后生物利用度低[21]。伐昔洛韦为阿昔洛韦的前体药物,与口服阿昔洛韦相比,可提高血清中阿昔洛韦浓度三到五倍[74]。泛昔洛韦是喷昔洛韦的前体药物,其作用方式与上述抗病毒药物类似。在免疫健全的人群中,以皮损愈合速度及疼痛缓解为衡量标准,伐昔洛韦和泛昔洛韦均与阿昔洛韦在治疗带状疱疹时等效[75]。以上三种药物都有极好的耐受性,极少的禁忌证,但在肾功能不全的情况下剂量必须进行调整。相比于阿昔洛韦,伐昔洛韦与泛昔洛韦都显示出了极佳的药代动力学与更简易的给药方案,但价格更贵。其他的抗疱疹病毒药物包括膦甲酸、西多福韦、索利夫定以及溴夫定(表格 78.2)。后两种药物通过充当嘧啶核苷类似物来抑制病毒 DNA 多聚酶,并且较阿昔洛韦在体外有更高的抗 VZV 活性[76,77]。在抗阿昔洛韦的 VZV 病毒株中使用膦甲酸及西多福韦有效,因为它们的抗病毒活性并不是作用于病毒胸腺激酶[78]。

对于正常宿主的局部带状疱疹是否口服阿昔洛韦尚有争议。在一些安慰剂对照实验中,每日五次,每次 800mg 剂量的阿昔洛韦可缩短病毒传染期,抑制

表 78.2　急性带状疱疹的抗病毒治疗

药物	剂量	治疗周期
静滴阿昔洛韦	免疫功能正常者： • 3 月 ~12 岁（30mg/(kg·d) div q8h） • >12 岁（口服或 30mg/(kg·d) div q8h） 免疫缺陷者： • 3 月 ~12 岁（60mg/(kg·d) div q8h） • >12 岁（口服或 30mg/(kg·d) div q8h）	7~10 天 7~10 天 7~10 天 7~10 天
口服阿昔洛韦	成人：800mg 一次，每日 5 次	7~10 天
口服泛昔洛韦	成人：250mg 一次，每日 3 次	7 天
口服伐昔洛韦	成人：11 000mg 一次，每日 3 次	7 天
溴夫定	<12 岁：15mg/(kg·d) div q8h >12 岁：125mg/(kg·d) 4 次 / 天	5 天，病情严重时 7~10 天

新病变的形成，加速愈合以及减少急性疼痛的严重程度[79-81]。其他研究表明在 HZO 中使用阿昔洛韦可减少树枝状角膜病变、巩膜外层炎、虹膜炎及角膜基质炎的发生[22,82,83]。Cobo 及其同事发现口服阿昔洛韦可降低假树枝状角膜炎、角膜基质炎及虹膜炎的发生率，但对于巩膜外层炎、角膜知觉减退、神经营养性角膜炎以及 PHN 无效[84]。一项大型、前瞻性双盲对照研究对比阿昔洛韦和安慰剂治疗发现，在治疗组患者中晚期眼部炎症并发症发生率为 29%，而在未治疗组患者中的发生率为 50%~71%[85]。未接受抗病毒治疗的 HZO 患者中，大约有 50% 患者发生眼部并发症，其中部分患者可能有视力损害[19]。相反一项回顾性配对对照研究未能证实阿昔洛韦对角膜并发症的预防有效[86]。另外在发展中国家个体治疗时的效价比显示阿昔洛韦可能并不划算[87]。因此尽管全身使用抗病毒药物可能会减轻一些眼部带状疱疹的并发症，但这些病例往往并不严重。在防止和治疗 HZO 最严重的并发症方面，包括眼内组织受累，视神经疾病或视网膜疾病，并没有令人信服或一致性的证据显示全身使用抗病毒药物有益。在一些有效的报道中，许多患者虽然给予了全身推荐剂量的抗病毒治疗，但大多数眼部并发症仍然发生。

静脉注射阿昔洛韦对于严重的免疫抑制个体（器官移植、获得性免疫缺陷综合征、白细胞减少症）是一种治疗选择，其剂量为成人个体每日 15~20mg/kg，对

于播散性疱疹病毒患者可达每日 30mg/kg。静脉注射阿昔洛韦可有效避免播散性感染并发症。患单纯及局部带状疱疹的免疫功能不全个体可以口服阿昔洛韦，伐昔洛韦或泛昔洛韦治疗，但有必要仔细监测播散的体征，以便及时转向静脉应用阿昔洛韦治疗[88]。对免疫功能不全患者如器官移植受体，应提倡长期口服阿昔洛韦作为预防性治疗，因为一些研究已经证实预防性治疗可延迟 VZV 的再活化及降低死亡率[88]。免疫功能正常的 HZO 患者在皮疹发作的 72 小时内应给予高剂量口服阿昔洛韦（800mg 一次，每日 5 次，共 7~10 天）。应告知患者此治疗方案适度有益，发生明显眼部并发症及 PHN 的风险仍然存在。（译者注：由于人体及体型等存在差异，具体使用时请参照药典。）

HZO 特定并发症的治疗需要个体化考量。角膜并发症与疾病的许多机制有关，包括宿主炎症反应、免疫机制及血管炎。眼局部应用阿昔洛韦（美国尚未获批）及更昔洛韦凝胶可能对治疗有效。全身性阿昔洛韦可能有益，但尚无研究证明其有效性。局部应用糖皮质激素在某些角膜及葡萄膜病变中（如角膜葡萄膜炎、盘状角膜炎、巩膜角膜炎、角膜基质炎、巩膜外层炎及小梁网炎）可有效减少血管炎、炎症及免疫反应。然而局部糖皮质激素应当谨慎使用因其易使治疗周期延长并易于复发。对部分炎症情况，例如巩膜炎、巩膜角膜炎以及伴有深部炎症的巩膜外层炎，建议合用非甾体类抗炎药（NSAID）。在使用 NSAID 类药物时应予以严密观察，因为这些药物在受损眼表局部使用时有发生角膜溶解并发症的风险。许多类型的炎症（例如角膜基质炎）尽管使用了所有的治疗手段，其仍然进展，导致新生血管化及脂质角膜病变。全身性糖皮质激素联合抗病毒药物适用于玻璃体炎、视网膜炎、视神经炎及急性视网膜坏死。严重炎症性青光眼可用局部糖皮质激素及抗青光眼药物治疗。

HZO 所致神经营养性角膜病的治疗主要依靠手术，但一些药物治疗可在实施睑裂缝合或其他手术方式前稳定眼表。频繁应用无防腐剂人工泪液或液体凝胶联合润滑软膏可增加泪液。局部抗生素软膏也可用来防止继发性细菌感染。局部用环孢素可通过辅助增加泪液量及杯状细胞密度而起效；然而由于环孢素是免疫抑制剂，有增加继发感染的风险，因此使用时应密切监测。局部应用各种复合生长因子有助于促进神经营养性角膜病中上皮细胞的修复，如自体血清、P 物质衍生肽（FGLM）、富血小板血浆（PRP）以

及胰岛素样生长因子 I[89~93]。与复合生长因子的联合治疗,如自体血清与局部环孢素的联合使用更加有效,稳定眼表,直至可手术治疗。

手术治疗

为了控制 HZ0 的并发症如角膜上皮迁延不愈合,角膜瘢痕形成,角膜溶解和穿孔,常需要手术治疗。无论是泪小点栓或灼烧,阻塞泪小点均可帮助增加泪液量。部分或全结膜瓣或羊膜移植可能有助于迁延不愈的角膜上皮缺损修复。羊膜可以用缝线固定在角膜上,或者使用可冷冻保存或脱水的无缝线羊膜。羊膜可以作为具有抗炎和抗纤维化特性的生物绷带,不影响局部药物穿透[94]。在更严重的暴露性角膜病变中,重建眼睑手术或肉毒杆菌诱导的上睑下垂可能有效。睑裂缝合仍然是用于治疗迁延性上皮缺损、神经营养性角膜病变和早期角膜溶解的金标准。虽然睑裂缝合可以用黏合胶、胶带或通气贴,但缝合仍然是最永久和明确的治疗方法。在角膜小穿孔的情况下,治疗的方式包括黏和胶和绷带式角膜接触镜,未来再按需予以角膜补片移植或治疗性角膜移植术。对严重角膜瘢痕病例,可使用前部深板层角膜移植(DALK)、穿透性角膜移植(PK)和人工角膜移植,同时联合外侧睑裂缝合。大的角膜穿孔需行紧急治疗性 PK 和睑裂缝合。

尽管在以往报道中 HZO 的 PK 和 DALK 预后不佳[95~97],但一些研究表明,对于继发于 VZV 所致的角膜病变,通过频繁应用润滑剂、外侧睑裂缝合联合角膜移植,可以获得有效的视觉康复[98~100]。Reed 及其同事回顾性分析了 12 例因 HZO 相关并发症而行穿透性角膜移植的患者。12 例中有 10 例患者植片在平均随访 3 年时仍透明,9 例患者视力可达 0.25 或更好[98]。Tanure 及其同事回顾性分析了因 HZO 并发症行穿透性角膜移植的患者,发现 87% 的植片在平均随访 50 个月时仍保持透明,53% 的患者视力为 0.2 或更好[99]。然而由于 HZO 患者角膜移植存在高排斥的风险,许多眼科医生仅仅建议进行构造性角膜移植术。在考虑角膜移植时,尽可能等待活动性炎症消退后再行移植,才可能获得更高的成功率[100]。外侧睑裂缝合在角膜移植时同时进行,对提高带状疱疹患者角膜移植手术的成功率特别有利。

虽然需要更多研究来反映人工角膜移植术对带状疱疹角膜炎手术治疗的效果,但 Boston 人工角膜(KPro)已经成功地挽救并治疗了带状疱疹角膜炎相关视觉并发症(图 78.12)[101~103]。成功的例子包括应用于高危带状疱疹而失明的患眼,以及成功应用于常规角膜移植技术注定失败的病例,带来出乎意料的视力恢复[101,102]。使用 KPro 治疗带状疱疹角膜炎的角膜并发症仍然存在挑战,如一项研究显示带状疱疹后接受 KPro 植入的眼睛的保留率为 25%,而单纯疱疹性角膜炎患者则为 100%[103]。带状疱疹组 Kpro 术眼出现细菌性角膜炎和眼内炎的发生率高。应仔细监测 KPro 病例,以防角膜溶解、移植装置脱出和感染性角膜炎[101~103]。

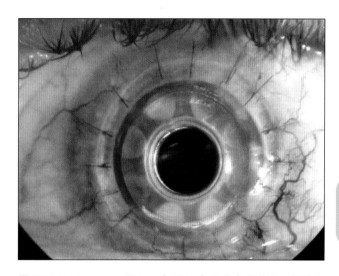

图 78.12 Boston I 型人工角膜治疗严重角膜白斑、角膜新生血管及轻度神经性角膜病患者的术后裂隙灯照片。视力从指数 /2 英尺提高至术后六个月佩戴治疗性角膜接触镜视力可达 0.5

神经痛的治疗

带状疱疹后遗神经痛(PHN)最佳治疗形式为预防带状疱疹感染,带状疱疹疫苗可以显著降低带状疱疹后遗神经痛(PHN)发病率及严重程度。镇痛剂对 HZO 急性神经痛的缓解效果弱或一般。Burow 溶液和冷敷能够缓解皮疹及疼痛,但必须避免创口太干以防瘢痕形成。在对照研究中表明口服以及静脉注射阿昔洛韦可有效缓解急性神经痛。据报道全身糖皮质激素应用也可缓解急性疼痛,并在疾病初始几周与阿昔洛韦配合使用。尽管没有大规模临床对照研究证明有益,一些麻醉医生仍提倡反复进行交感神经系统的星状神经节阻滞[104,105]。

对带状疱疹病毒感染者来说,在皮疹出现 72 小时内口服伐昔洛韦或泛昔洛韦在减少 PHN 发病率、严重程度、病程长短方面具有统计学意义[106,107]。对于持续疼痛患者,建议请疼痛专家协同治疗。对于轻度镇痛药无效者,可使用其他的药物进行治疗(表78.3)。尽管有各种不同治疗方法,患者亦应该清楚并不是所有人都可从 PHN 治疗方案中获益。

表78.3 治疗后神经痛的阶梯疗法	
轻度镇痛药	
西咪替丁	300mg 口服 3 次 / 天
辣椒碱软膏	0.025~0.075% 3~4 次 / 天
利多卡因 / 丙胺卡因	3 次 / 天
利多卡因敷贴	5% 敷贴,12 小时内最多 3 片
三环抗抑郁药	起始 10~25mg 口服 qhs,总剂量(耐受量 75~100mg 每天)
加巴喷丁	每日 300mg 口服,可增加到 600mg/次,每天 2~6 次(每日最大剂量 3600mg)
普瑞巴林	每日 300mg 口服(每日最大剂量 600mg)
羟嗪	25mg 3 次 / 天(治疗后瘙痒)
阿片类药物	羟考酮(5mg 口服 / 每 6h)
星状神经节阻滞	每日
物理疗法 经皮神经电刺激 短波透热疗法 超声	

PHN 一线治疗药物包括三环类抗抑郁药物(TCAs),抗惊厥药物及 / 或局部使用 5% 利多卡因敷贴。TCAs 通过提高五羟色胺以及去甲肾上腺素水平并阻断下行疼痛通路从而获得较佳镇痛效果。然而他们具有延缓疾病发作以及引发全身反应的副作用。抗痉挛药如加巴喷丁、普瑞巴林可抑制中枢疼痛通路,但也因可能引起全身性副作用而限制使用。PHN 二线治疗药物包括阿片类镇痛药、辣椒素、曲马多。强效阿片类药物如羟考酮、吗啡、美沙酮较弱效阿片类药物如曲马多等,可以更好缓解疼痛,但后者副作用更小且可以更好的耐受。局部使用辣椒素软膏最初激活神经纤维,通过激活辣椒素激动剂受体使皮肤的神经纤维敏感性降低。辣椒素的使用最初也伴有烧灼感、不适感并且需要反复使用才能达到明显的止痛效果。其他治疗包括星状神经节阻滞和物理治疗如经皮神经电刺激、短波透热疗法或超声(表 78.3)。联合一线与二线药物治疗 PHN 可能更有效[49]。

VZV 疫苗

美国食品药品管理局(Food and Drug Administration,FDA)批准了减毒活性水痘疫苗并在 1995 年将其纳入儿童推荐免疫表[108,109]。任何无既往水痘病史及非妊娠状态的婴儿、儿童、青少年及成人建议接种水痘带状疱疹病毒疫苗,即 Oka/Merck VZV 疫苗(Varivax,默克公司,新泽西,美国)。美国 1996 年启动一个大规模的针对 12~18 月龄儿童的疫苗计划。该疫苗被引进后,80%~85% 单次剂量接种者预防了疾病发生,在预防严重水痘发生时有效率 >95%。在每个年龄段包括婴儿与成人患病数都明显下降,尤其在学龄前儿童中下降最多[10]。疫苗接种计划实施十年间,其发病率降低 57%~90%,伴住院治疗率降低 75%~88%,严重水痘引起的死亡率降低 >74%,然而在 2003~2006 年间疾病减少情况达到平台期[3,4,10]。据报道 2%~3% 健康儿童疫苗接种者以及 30%~40% 成年疫苗接种者出现了突发感染,这种类型的水痘严重程度较原发水痘更轻[10]。实际上水痘在高接种比例的学校群体中出现过暴发,虽然数量较小,远远低于疫苗接种前时期。这种暴发感染使得免疫实践咨询委员会在 2006 年始建议两针法童年水痘疫苗接种计划,即在 4~6 岁时给予第二次接种。对之前按推荐计划仅单剂接种的儿童建议予以第二次的加强接种。病例对照研究表明与一次接种的有效率 80%~89% 相比,两针法接种有效率可达 98.3%[110]。此外获准上市后临床试验表明,两次疫苗接种的儿童患暴发感染的风险降低 3.3 倍[4,111]。

尽管水痘疫苗已经使水痘发病率下降,但关于是否继续使用水痘疫苗的争议仍然存在。主要关注点在于婴儿水痘疫苗接种包括新两针法接种计划的持续成本,疫苗接种的长期疗效,疫苗是否会导致成人水痘发病率增加,以及是否会导致带状疱疹发病率增高[112]。Brisson 等[113]模拟了带状疱疹病毒流行病学的改变以及预测预防接种对防止水痘的发生越有效,带状疱疹的发病率就增加越多。他们预测在未来 5~40 年间带状疱疹发病率将增高,但指出这种增长只是短暂存在,因疫苗病毒再活化风险远低于野生型病毒风险。最终疫苗病毒将替代所有野生型病毒,带状疱疹风险将进一步下降[114]。迄今为止,比较疫苗接种前后带状疱疹发生率的研究仍无结论[115]。虽然疫苗接种许多问题仍然没有答案,但自 1995 年免疫接种计划实施后的研究似乎都非常看好 VZV 可能根绝。数学模型预测已接种疫苗的正常免疫成人带状疱疹发病率会增加,而事实上到目前为止,这一现象并未在数据中观测到。带状疱疹发病率并未增加的理由可能有迁徙,接触疱疹患者以及亚临床再活化较之前预期产生更强的细胞介导的免疫反应。

2006 年美国 FDA 批准一种高效能减毒活 Oka/Merck VZV 疫苗(Varivax,默克公司,新泽西,美国)用于预防 60 岁及以上免疫功能正常人群带状疱疹的发生。2011 年美国 FDA 批准 50~59 岁年龄人群接种 Zostavax 疫苗;然而免疫接种咨询委员会根据疫苗的短缺及疫苗对 60 岁以下人群接种后保护作用的远期数据不足为由,坚持建议 60 岁及以上年龄接种 Zostavax 疫苗,而不是 50 岁或以上[116~117]。一个随机双盲安慰剂对照多中心临床实验 - 带状疱疹预防研究组发现疫苗使带状疱疹总体发病率降低了 51%,疾病负担减少 61%,PHN 发病率降低了 66%[118]。疫苗的实施仍处于初始阶段,然而通过疫苗接种美国每年将会有 25 000 例带状疱疹病毒感染得到预防[119]。在过去三年内,因为水痘疫苗接种,每 60~70 位疫苗接种患者中有 1 例可避免患水痘,每 350 位疫苗接种患者中有 1 例可避免 PHN[120]。临床实验还没有证明带状疱疹病毒疫苗可以防止先前感染的患者反复发作。此外不管是疫苗保护作用的持续时长,还是一次强化接种对维持其效力是否有必要都尚未被证实。免疫介导疾病患者或接受免疫抑制治疗患者有 1.5~2 倍高的带状疱疹患病风险;因此强烈建议这些患者在推荐年龄接受免疫接种[121]。

VZV 预防的最新进展为美国 FDA 在 2012 年 12 月批准一种水痘带状疱疹免疫球蛋白制剂 VariZIG(VZIG)在美国使用[122]。该制剂适用于缺乏对水痘免疫但有罹患严重疾病的高风险人群作为暴露后预防,以及适用于水痘疫苗禁忌者。VZIG 是一种从人血浆中提取的包含高浓度水痘带状疱疹病毒抗体(免疫球蛋白 G)的纯化免疫球蛋白制剂。该制剂被批准在 VZV 暴露后尽快应用,最佳应用时间为暴露后 96 小时及 10 天内,其中暴露后 96 小时内应用最有效。一项关于免疫功能不全儿童在 VZV 暴露后 96 小时内应用 VZIG 的研究中,大约五分之一的暴露儿童出现水痘的临床症状,二十分之一的儿童出现亚临床症状,而既往未应用疫苗的数据显示发病率高达 65%~85%[123]。与既往研究相比,在此研究中患病的儿童,其临床水痘的严重程度(计算有 >100 个病灶或出现并发症的患者百分比)低于预期。对免疫功能不

全且无 HZV 免疫能力的患者,分娩前 5 天和后 2 天内母亲出现水痘临床体征和症状的新生儿,其母亲无水痘免疫证明且孕周 ≥28 周的院内早产儿,孕周 <28 周或出生体重 ≤1000 克的院内早产儿不论其母亲是否对水痘免疫,以及无免疫能力的孕期女性,均建议使用 ZIG[122~124]。

(何彦 译 陈百华 校)

参考文献

1. Nguyen HQ, Jumaan AO, Seward JF. Decline in mortality due to varicella after implementation of varicella vaccination in the United States. *N Engl J Med* 2005;**352**:450–8.
2. Marin M, Guris D, Chaves SS, et al. Prevention of varicella: recommendations of the Advisory Committee on Immunization Practices (ACIP). *MMWR Recomm Rep* 2007;**56**:1–40.
3. Zhou F, Harpaz R, Jumaan AO, et al. Impact of varicella vaccination on health care utilization. *JAMA* 2005;**294**:797–802.
4. Marin M, Meissner HC, Seward JF. Varicella prevention in the United States: a review of successes and challenges. *Pediatrics* 2008;**122**: e744–51.
5. Jumaan AO, Yu O, Jackson LA, et al. Incidence of herpes zoster, before and after varicella-vaccination-associated decreased in the incidence of varicella, 1992–2002. *J Infect Dis* 2005;**191**:2000–7.
6. Yih WK, Brooks DR, Lett SM, et al. The incidence of varicella and herpes zoster in Massachusetts as measured by the Behavioral Risk Factor Surveillance System (BRFSS) during a period of increasing varicella vaccine coverage, 1998–2003. *BMC Public Health* 2005;**5**:68.
7. Mullooly JP, Riedlinger K, Chun C, et al. Incidence of herpes zoster, 1997–2002. *Epidemiol Infect* 2005;**133**:245–53.
8. Liesegang TJ. Herpes zoster ophthalmicus: natural history, risk factors, clinical presentation, and morbidity. *Ophthalmology* 2008;**115**:S3–12.
9. Buchbinder SP, Katz MH, Hessol NA, et al. Herpes zoster and human immunodeficiency virus infection. *J Infect Dis* 1992;**166**:1153–6.
10. Guess HA, Broughton DD, Melton LJ 3rd, et al. Epidemiology of herpes zoster in children and adolescents: a population-based study. *Pediatrics* 1985;**76**:512–17.
11. Breuer J. Live attenuated vaccine for the prevention of varicella-zoster virus infection: does it work, is it safe and do we really need it in the UK? *J Med Microbiol* 2003;**52**:1–3.
12. Lewis GW. Zoster sine herpete. *Br Med J* 1958;**2**:418–21.
13. Rockley PF, Tyring SK. Pathophysiology and clinical manifestations of varicella zoster virus infections. *Int J Dermatol* 1994;**33**:227–32.
14. Hutchinson J. A clinical report on herpes zoster frontalis ophthalmicus (shingles affecting the forehead and nose). *R London Ophthalmol Hosp Rep* 1865;**5**:191.
15. Hope-Simpson RE. The nature of herpes zoster: a long-term study and a new hypothesis. *Proc R Soc Med* 1965;**58**:9–20.
16. Scott TFM. Epidemiology of herpetic infections. *Am J Ophthalmol* 1957; **43**:134–47.
17. Weller TH. Varicella and herpes zoster, changing concepts of natural history, control and importance of a not-so-benign virus, Part II. *N Engl J Med* 1983;**309**:1434–40.
18. Edgerton AE. Herpes zoster ophthalmicus. Report of cases and review of literature. *Arch Ophthalmol* 1945;**34**:40–62, 114–153.
19. Cobo M, Foulks GN, Liesegang T, et al. Observations on the natural history of herpes zoster ophthalmicus. *Curr Eye Res* 1987;**6**:195–9.
20. Womack LW, Liesegang TJ. Complications of herpes zoster ophthalmicus. *Arch Ophthalmol* 1983;**101**:42–5.
21. Harding SP, Lipton JR, Wells JCD. Management of ophthalmic zoster. *J Med Virol* 1993;**1**:S97–101.
22. Harding SP, Lipton JR, Wells JCD. Natural history of herpes zoster ophthalmicus: predictors of postherpetic neuralgia and ocular involvement. *Br J Ophthalmol* 1987;**1**:353–8.
23. Liesegang TJ. Herpes zoster virus infection. *Curr Opin Ophthalmol* 2004; **15**:531–6.
24. Pavan-Langston D. Herpes zoster: antivirals and pain management. *Ophthalmology* 2008;**115**:S13–20.
25. Lewallen S. Herpes zoster ophthalmicus in Malawi. *Ophthalmology* 1994; **101**:1801–4.
26. Marsh RJ. Herpes zoster keratitis. *Trans Ophthalmol Soc U K* 1973;**93**: 181–92.
27. Naumann G, Gass JDM, Font RL. Histopathology of herpes zoster ophthalmicus. *Am J Ophthalmol* 1968;**65**:533–41.
28. Penman GG. Scleritis as a sequel of herpes ophthalmicus. *Br J Ophthalmol* 1931;**15**:585–8.
29. Marsh RJ, Cooper M. Ophthalmic herpes zoster. *Eye (Lond)* 1993;**7**: 350–70.

30. Liesegang TJ. Corneal complications from herpes zoster ophthalmicus. *Ophthalmology* 1985;**92**:316–24.

31. Cobo LM. Corneal complications of herpes zoster ophthalmicus. *Cornea* 1988;**7**:50–6.

32. Pavan-Langston D, McCulley JP. Herpes zoster dendritic keratitis. *Arch Ophthalmol* 1973;**89**:25–9.

33. Pavan-Langston D, Yamamoto S, Dunkel EC. Delayed herpes zoster pseudodendrites. *Arch Ophthalmol* 1995;**113**:1381–835.

34. Marsh RJ, Cooper M. Ophthalmic zoster: mucous plaque keratitis. *Br J Ophthalmol* 1987;**71**:725–8.

35. Yu DD, Lemp MA, Mathers WD, et al. Detection of varicella-zoster virus DNA in disciform keratitis using polymerase chain reaction. *Arch Ophthalmol* 1993;**111**:167–8.

36. Tullo AB, Millodot M, Johnson RW, et al. Corneal hyperesthesia after herpes zoster ophthalmicus. *Cornea* 1983;**2**:115–17.

37. Mackie IA. Role of the corneal nerves in destructive disease of the cornea. *Trans Ophthalmol Soc U K* 1978;**98**:343–7.

38. Marsh RJ. Argon laser treatment of lipid keratopathy. *Br J Ophthalmol* 1988;**72**:900–4.

39. Wenkel H, Rummelt C, Rummelt V, et al. Detection of varicella zoster virus DNA and viral antigen in human cornea after herpes zoster ophthalmicus. *Cornea* 1993;**12**:131–7.

40. Reijo A, Anti V, Jukka M. Endothelial cell loss in herpes zoster kerato-uveitis. *Br J Ophthalmol* 1983;**67**:751–4.

41. Sundmacher R, Miller O. The corneal endothelium in ophthalmic zoster. *Klin Monatsbl Augenheilkd* 1982;**180**:271–4.

42. Hedges TR III, Albert DM. The progression of the ocular abnormalities of herpes zoster: histopathologic observations of nine cases. *Ophthalmology* 1982;**89**:165–77.

43. Mondino BJ, Brown SI, Mondzelewski JP. Peripheral corneal ulcers with herpes zoster ophthalmicus. *Am J Ophthalmol* 1978;**86**:611–14.

44. Waring GO, Ekins MB. Corneal perforation in herpes zoster ophthalmicus caused by eyelid scarring with exposure keratitis. In: Sundmacher R, editor. *Herpetische augenkrankungen; Herpetic eye diseases*. Munchen: JF Bergmann; 1981.

45. Marsh RJ, Easty DL, Jone BR. Iritis and iris atrophy in herpes zoster ophthalmicus. *Am J Ophthalmol* 1974;**78**:255–61.

46. Thean JH, Hall AJ, Stawell RJ. Uveitis in herpes zoster ophthalmicus. *Clin Experiment Ophthalmol* 2001;**29**:406–10.

47. Pavan-Langston D. Herpes zoster: antivirals and pain management. *Ophthalmology* 2008;**115**:S13–20.

48. Herr H. Prognostic factors of postherpetic neuralgia. *J Korean Med Sci* 2002;**17**:655–9.

49. Nalamachu S, Morley-Forster P. Diagnosing and managing postherpetic neuralgia. *Drugs Aging* 2012;**29**:863–9.

50. Hess TM, Lutz LJ, Nauss LA, et al. Treatment of acute herpetic neuralgia: a case report and review of the literature. *Minn Med* 1990;**73**:37–40.

51. Rowbotham MC, Fields HL. Post-herpetic neuralgia: the relation of pain complaint, sensory disturbance, and skin temperature. *Pain* 1989;**39**:129–44.

52. Watson CPN, Deck JH. The neuropathology of herpes zoster with particular reference to postherpetic neuralgia and its pathogenesis. In: Watson CPN, editor. *Herpes zoster and postherpetic neuralgia: pain research and clinical management, vol. 8*. Amsterdam: Elsevier; 1993. p. 139–57.

53. Sato M, Ohashi J, Tsuchiya N, et al. Association of HLA-A 3303-B-4403-DRB1-1302 haplotype, but not of TNFA promoter and NKp30 polymorphism, with PHN in the Japanese population. *Genes Immun* 2002;**3**:477–81.

54. Choo PW, Galil K, Donahue JG, et al. Risk factors for postherpetic neuralgia. *Arch Intern Med* 1997;**157**:1217–24.

55. Meister W, Neiss A, Gross G, et al. A prognostic score for postherpetic neuralgia in ambulatory patients. *Infection* 1998;**26**:359–63.

56. Nagasako EM, Johnson RW, Griffin DRJ, et al. Rash severity in herpes zoster: correlates and relationship to postherpetic neuralgia. *J Am Acad Dermatol* 2002;**46**:834–9.

57. Hirschmann JV. Herpes zoster. *Semin Neurol* 1992;**12**:322–8.

58. Elliott KJ. Other neurological complications of herpes zoster and their management. *Ann Neurol* 1994;**35**:S57–61.

59. Devriese PP, Moesker WH. The natural history of facial paralysis in herpes zoster. *Clin Otolaryngol* 1988;**13**:289–98.

60. Mayo DR, Boos J. Varicella zoster-associated neurologic disease without skin lesions. *Arch Neurol* 1989;**46**:313–15.

61. Liesegang TJ. Diagnosis and therapy of herpes zoster ophthalmicus. *Ophthalmology* 1991;**98**:1216–29.

62. Dahl H, Marcoccia J, Linde A. Antigen detection: the method of choice in comparison with virus isolation and serology for laboratory diagnosis of herpes zoster in human immunodeficiency virus-infected patients. *J Clin Microbiol* 1997;**35**:347–9.

63. Dlugosch D, Eis-Hubinger AM, Kleim JP, et al. Diagnosis of acute and latent varicella-zoster virus infections using the polymerase chain reaction. *J Med Virol* 1991;**35**:136–41.

64. Nahass GT, Goldstein BA, Zhu WY, et al. Comparison of Tzanck smear, viral culture, and DNA diagnostic methods in detection of herpes simplex and varicella-zoster infection. *JAMA* 1992;**268**:2541–4.

65. Liesegang TJ. Varicella-zoster virus eye disease. *Cornea* 1999;**18**:511–31.

66. Cohen PR. Tests for detecting herpes simplex virus and varicella-zoster virus infections. *Dermatol Clin* 1994;**12**:51–68.

67. Arvin AM, Kushner JH, Feldman S, et al. Human leukocyte interferon for treatment of varicella in children with cancer. *N Engl J Med* 1982;**306**:761–5.

68. Whitley RJ, Soong SJ, Dolin R, et al. Early vidarabine therapy to control the complications of herpes zoster in immunosuppressed patients. *N Engl J Med* 1982;**307**:971–5.

69. Prober CG, Kirk LE, Keeney RE. Acyclovir therapy of chickenpox in immunosuppressed children–a collaborative study. *J Pediatr* 1982;**101**:622–5.

70. Balfour HH Jr, Kelly JM, Suarez CS, et al. Acyclovir treatment of varicella in otherwise healthy children. *J Pediatr* 1990;**116**:633–9.

71. Balfour HH. Clinical aspects of chickenpox and herpes zoster. *J Int Med Res* 1994;**22S**:3A–12A.

72. Rothe MJ, Feder HM, Grant-Kels JM. Oral acyclovir therapy for varicella and zoster infections in pediatric and pregnant patients: a brief review. *Pediatr Dermatol* 1991;**8**:236–42.

73. Prince A. Infectious diseases. In: Behrman RE, Kliegman RM, editors. *Essentials of pediatrics*. 2nd ed. Philadelphia: WB Saunders; 1994. p. 297–394.

74. Gnann JW, Whitley RJ. Herpes zoster. *N Engl J Med* 2002;**347**:340–6.

75. Tyring SK, Beutner KR, Tucker BA, et al. Antiviral therapy for herpes zoster: randomized, controlled clinical trial of valacyclovir and famciclovir therapy immunocompetent patients 50 years and older. *Arch Fam Med* 2000;**9**:863–9.

76. Snoeck R, Andrei G, De Clercq E. Chemotherapy of varicella zoster virus infections. *Int J Antimicrob Agents* 1994;**4**:211–26.

77. Wutzler P. Antiviral therapy of herpes simplex and varicella-zoster virus infections. *Intervirology* 1997;**40**:343–56.

78. Smith KJ, Kahlter DC, Davis C, et al. Acyclovir-resistant zoster responsiveness to foscarnet. *Arch Dermatol* 1991;**127**:1069–71.

79. Huff JC, Bean B, Balfour HH, et al. Therapy of herpes zoster with oral acyclovir. *Am J Med* 1988;**85**:S84–8.

80. Morton P, Thomson AN. Oral acyclovir in the treatment of herpes zoster in general practice. *N Z Med J* 1989;**102**:93–5.

81. McKendrick MW, McGill JI, White JE, et al. Oral acyclovir in acute herpes zoster. *Br Med J* 1986;**293**:1529–32.

82. Herbort CP, Buechi ER, Piguet B, et al. High-dose oral acyclovir in acute herpes zoster ophthalmicus: the end of the corticosteroid era. *Curr Eye Res* 1991;**10**:171–5.

83. Harding SP, Porter SM. Oral acyclovir in herpes zoster ophthalmicus. *Curr Eye Res* 1991;**10**:177–82.

84. Cobo LM, Foulks GN, Liesegang T, et al. Oral acyclovir in the therapy of acute herpes zoster ophthalmicus. An interim report. *Ophthalmology* 1985;**92**:1574–83.

85. Hoang-Xuan T, Buchi ER, Herbort CP, et al. Oral acyclovir for herpes zoster ophthalmicus. *Ophthalmology* 1992;**99**:1062–71.

86. Aylward GW, Claoue CM, Marsh RJ, et al. Influence of oral acyclovir on ocular compilations of herpes zoster ophthalmicus. *Eye (Lond)* 1994;**8**:70–4.

87. Kubeyinje EP. Cost-benefit of oral acyclovir in the treatment of herpes zoster. *Int J Dermatol* 1997;**36**:457–9.

88. Nikkels AF, Pierard GE. Oral antivirals revisited in the treatment of herpes zoster. *Am J Clin Dermatol* 2002;**3**:591–8.

89. Chikama T, Fukuda K, Morishige N, et al. Treatment of neurotrophic keratopathy with substance-P-derived peptide (FGLM) and insulin-like growth factor I. *Lancet* 1998;**351**:1783–4.

90. Matsumoto Y, Dogru M, Goto E, et al. Autologous serum application in the treatment of neurotrophic keratopathy. *Ophthalmology* 2004;**111**:1115–20.

91. Turkoglu E, Celik E, Alagoz G. A comparison of the efficacy of autologous serum eye drops with amniotic membrane transplantation in neurotrophic keratitis. *Semin Ophthalmol* 2014;**29**:119–26.

92. Mixon W, Angelle PP, Chang RI. Autologous eye drops for the treatment of dry eye and neurotrophic keratitis. *Int J Pharm Compd* 2009;**11**:506–15.

93. Kim KM, Shin YT, Kim HK. Effect of autologous platelet-rich plasma on persistent corneal epithelial defet after infectious keratitis. *Jpn J Ophthalmol* 2012;**56**:544–50.

94. Suri K, Kosker M, Raber IM, et al. Sutureless amniotic membrane ProKera for ocular surface disorders: short-term results. *Eye Contact Lens* 2013;**39**:341–7.

95. Pavan-Langston D. Viral diseases. Herpetic diseases. In: Smolin G, Thoft RA, editors. *The cornea. Scientific foundations and clinical practice*. Boston: Litlle, Brown; 1987. p. 261.

96. Raber I, Laibson P. Herpes zoster ophthalmicus. In: Leibowitz HM, editor. *Corneal disorders. Clinical diagnosis and management*. Philadelphia: WB Saunders; 1984. p. 418.

97. Marsh RJ. Herpes zoster. In: Fraundfelder FT, Roy RH, editors. *Current ocular therapy 2*. Philadelphia: WB Saunders; 1985. p. 54.

98. Reed JW, Joyner SJ, Knauer WJ III. Penetrating keratoplasty for herpes zoster keratopathy. *Am J Ophthalmol* 1989;**107**:257–61.

99. Tanure MAG, Cohen EJ, Grewal S, et al. Penetrating keratoplasty for

varicella-zoster virus keratopathy. *Cornea* 2000;**19**:135–9.

100. Soong HK, Schwartz AE, Meyer RF, et al. Penetrating keratoplasty for corneal scarring due to herpes zoster ophthalmicus. *Br J Ophthalmol* 1989;**73**:19–21.
101. Pavan-Langston D, Dohlman CH. Boston keratoprosthesis treatment of herpes zoster neutrophic keratopathy. *Ophthalmology* 2008;**115**:S21–3.
102. Todani A, Gupta P, Colby K. Type 1 keratoprosthesis with cataract extraction and intraocular lens placement for visual rehabilitation of herpes zoster ophthalmicus, the Kpro triple. *Br J Ophthalmol* 2009;**93**:119.
103. Brown CR, Wagoner MD, Welder JD, et al. Boston type 1 keratoprosthesis for herpes simplex and herpes zoster keratopathy. *Cornea* 2014;**33**:801–5.
104. Colding A. The effect of sympathetic blocks on herpes zoster. *Acta Anaesthesiol Scand* 1964;**13**:133–41.
105. Harding SP, Lipton JR, Wells JC, et al. Relief of acute pain in herpes zoster ophthalmicus by stellate ganglion block. *Br Med J* 1986;**292**:1428.
106. McKendrick MW, McGill JI, Wood MJ. Lack of effect of acyclovir on postherpetic neuralgia. *Br Med J* 1989;**298**:431.
107. Vander SM, Carrasco D, Lee P, et al. Reduction of postherpetic neuralgia in herpes zoster. *J Cutan Med Surg* 2001;**5**:409–16.
108. Halloran ME, Cochi SL, Lieu TA, et al. Theoretical epidemiologic and morbidity effects of routine varicella immunization of preschool children in the United States. *Am J Epidemiol* 1994;**140**:81–104.
109. Lieu TA, Cochi SL, Black SB, et al. Cost-effectiveness of a routine varicella vaccination program for US children. *JAMA* 1994;**271**:375–81.
110. Papaloukas O, Gaiannouli G, Papaevangelou V. Successes and challenges in varicella vaccine. *Ther Adv Vaccines* 2014;**2**:39–55.
111. Kutler B, Matthews H, Shinefield H. Ten year follow-up of healthy children who received one or two injections of varicella vaccine. *Pediatr Infect Dis J* 2004;**23**:132–7.
112. Edmunds WJ, Brisson M. The effect of vaccination on the epidemiology of varicella zoster virus. *J Infect* 2002;**44**:211–19.
113. Brisson M, Edmunds WJ, Gay NJ, et al. Modelling the impact of immunization on the epidemiology of varicella zoster virus. *Epidemiol Infect* 2000;**125**:651–9.
114. Quirk M. Varicella vaccination reduces risk of herpes zoster. *Lancet* 2002;**2**:454.
115. Seward JF. Update on varicella and varicella vaccine, US. 41st Interscience Conference on Antimicrobial Agents and Chemotherapy, 2001.
116. Hales CM, Harpaz R, Ortega-Sanchez I, et al. Update on recommendations for use of herpes zoster vaccine. *MMWR Morb Mortal Wkly Rep* 2014;**63**:729–31.
117. Liu XC, Simmonds KA, Russell ML, et al. Herpes zoster vaccine (HZV); utilization and coverage 2009–2013, Alberta, Canada. *BMC Public Health* 2014;**14**:1098–105.
118. Oxman MN, Levin MJ, Johnson GR, et al. A vaccine to prevent herpes zoster and postherpetic neuralgia in older adults. *N Engl J Med* 2005;**352**:2271–84.
119. Betts RF. Vaccination strategies for the prevention of herpes zoster and postherpetic neuralgia. *J Am Acad Dermatol* 2007;**57**:S143–7.
120. Kawai K, Preaud E, Baron-Papillon F, et al. Cost-effectiveness of vaccination against herpes zoster and postherpetic neuralgia: a critical review. *Vaccine* 2014;**32**:1645–53.
121. Potts A, Williams GJ, Olson JA, et al. Herpes zoster ophthalmicus reduction: implementation of shingles vaccination in the UK. *Eye (Lond)* 2014;**28**:247–8.
122. Center for Disease Control and Prevention (CDC). FDA approal of an extended period for adminstering VariZIG for postexposure prophylaxis of varicella. *MMWR Recomm Rep* 2012;**61**:212.
123. Levin MJ, Nelson WL, Preblud SR, et al. Clinical trials with varicella-zoster immunoglobulins. In: Movell A, Nydegger U, editors. *Clinical use of intravenous immunoglobulins*. London, UK: Academic Press Inc.; 1986. p. 255–67.
124. Center for Disease Control and Prevention (CDC). Updated recommendations for use of VariZiG-US. 2013. *MMWR Recomm Rep* 2013;**62**:574–6.

7

第79章

其他(不常见)病毒性角膜炎

Jeffrey R. Golen,Kenneth C. Chern

关键概念

- 巨细胞病毒(Cytomegalovirus,CMV)是发生角膜内皮炎的病因之一。
- 巨细胞病毒性角膜内皮炎的体征包括角膜水肿、多种类型的角膜后沉积物以及中度前房炎症反应。
- EB(Epstein-Barr)病毒可引起单眼滤泡性结膜炎、结膜结节和多灶性角膜基质炎。
- 急性出血性结膜炎由 70 型肠道病毒和 A24 型柯萨奇病毒引起,与人群密集拥挤和卫生条件差有关。
- 麻疹的发病率在美国和其他西方国家有上升趋势,与疫苗接种率下降有关。
- 与麻疹相关的眼表疾病有特定的自限性。
- 近年埃博拉出血热(Ebola hemorrhagic fever)在撒哈拉以南的非洲地区暴发。
- 埃博拉病毒引起的眼部表现包括结膜充血、结膜下出血、流泪和葡萄膜炎。

本章纲要

DNA 病毒
RNA 病毒

本章讲述其他较少见的病毒感染的眼前节表现(归纳于表 79.1)。全身表现可能有助于明确致病病毒。本章从痘病毒科和疱疹病毒科(单纯疱疹病毒和带状疱疹病毒除外)介绍 DNA 病毒。引起眼部疾病的 RNA 病毒包括小 RNA 病毒科,披膜病毒科,副黏病毒科,正黏病毒科和丝状病毒科。丝状病毒科和布尼亚病毒科仅有眼部受累病例[1,2]。

DNA 病毒

痘病毒科

痘病毒科是一类病毒颗粒大、有包膜的双链 DNA 病毒,最常见的是引起皮肤损害。已经报道天花及其复制物、牛痘病毒和接触传染性软疣病毒可以引起眼部及眼附属器病变,也有少数由牛痘病毒或羊痘病毒引起的眼部受损病例报道[3,4]。

天花

天花病毒是天花的病原体,由于世界范围内大规模接种疫苗后,1980 年 5 月世界卫生组织宣布天花已经被消灭[5]。这种病原体感染再次引起重视是由于其可能成为一种恐怖的生物病原体[6]。天花通过吸入空气中的分泌物飞沫传播,传染性强,病毒在局部淋巴组织繁殖,经过 2~3 天病毒血症后定植于黏膜、皮肤和内脏。先由斑状丘疹发展成小水疱,而后发展成脓疱,脓疱愈合后遗留褪色瘢痕和小凹。脓疱的继发感染可以导致危及生命的严重并发症。

水疱波及眼睑时可引起严重的眼睑水肿,位于睑缘的脓疱结痂后可能导致睑内翻、睫毛脱落、倒睫和泪小点狭窄,严重病例引起卡他性或化脓性结膜炎。不到 1% 的病例结膜脓疱形成时伴有剧烈疼痛,并迅速进展形成膜状物和组织坏死。炎症进一步延伸至角膜缘和角膜可引起继发感染,导致角膜溃疡、基质性或盘状角膜炎以及眼球穿孔[7]。

目前为止尚无特效的治疗方法,以预防为主要手段,全民常规接种疫苗,全球消灭天花病毒后此种疾病已经灭绝。

表 79.1　少见病毒感染的眼前节和全身表现

病毒	眼前节表现	非眼部表现
DNA 病毒		
痘病毒科		
天花病毒	瘢痕脓疱、卡他性结膜炎、基质性角膜炎	斑状丘疹、小水疱和脓疱;凹陷性瘢痕和皮肤色素沉着;发热
牛痘病毒	浅层点状角膜病变、基质性角膜炎和角膜瘢痕、广泛的眼睑水肿	痘苗病毒传播
疱疹病毒科		
巨细胞病毒	卡他性结膜炎、树枝状角膜炎、基质性角膜炎、角膜内皮炎、虹膜睫状体炎	单核细胞增多症样感染、脉络膜视网膜炎(应为眼部表现)、先天性异常
EB 病毒	滤泡性结膜炎、基质性角膜炎、钱币状角膜炎	传染性单核细胞增多症
乳多空病毒科		
人乳头瘤病毒	眼睑和结膜乳头状瘤、鳞状细胞癌	子宫颈、肛门与生殖器、呼吸道和皮肤乳头状瘤和癌
RNA 病毒		
小核糖核酸病毒科		
肠道病毒和柯萨奇病毒	急性出血性结膜炎、少见角膜上皮病变	淋巴结病、发热、不适感、上呼吸道感染
披膜病毒科		
风疹(德国麻疹)病毒		
获得性	轻度的角膜上皮病变、滤泡性结膜炎	血小板减少、脑炎
先天性	小眼球、先天性白内障	心脏畸形、耳聋、牙齿畸形、智力障碍
基孔肯雅病	结膜炎、巩膜外层炎、前葡萄膜炎、色素性角膜后沉积物	发热、肌痛、退行性关节痛
黄病毒科和布尼亚病毒科	眼部刺激症	革登热、黄热病、西尼罗热、白蛉热、里夫特裂谷热
副黏病毒科		
麻疹病毒	急性滤泡性结膜炎、浅层点状角膜病变、结膜 Koplik's 斑	麻疹样疹、发热、咳嗽、鼻炎
腮腺炎病毒	滤泡性角膜炎、少见基质性角膜炎	腮腺炎、睾丸炎、脑膜炎
新城疫病毒	滤泡性结膜炎、少见点状角膜炎或角膜上皮下浸润	脑炎、胃肠炎
正黏病毒科		
流感病毒	轻度卡他性结膜炎	发热、寒战、肌痛、不适感
丝状病毒科		
埃博拉病毒	结膜充血、结膜下出血、流泪、葡萄膜炎	发热、虚弱、呕吐、腹泻和肌痛

牛痘

自从停止接种牛痘疫苗预防天花以来,牛痘感染很少发生。牛痘病毒感染通常伴有轻微不适感,并获得对天花、牛痘和猴痘的免疫力。细胞介导的免疫是抑制和消除牛痘病毒感染的关键。怀孕妇女、免疫力低下的个体、有湿疹或慢性皮炎等过敏体质的人可能会引起牛痘病毒播散。

通常认为眼部感染是通过接触到接种疫苗部位后手 - 眼的自体接种传播[8]。疫苗接种者是眼部感染的高发人群,表现为眼睑水疱、皮肤丘疹红斑及高度水肿,类似于眶蜂窝织炎的表现[9]。睑缘的水疱病变可能会形成瘢痕,导致睫毛缺失、眼睑畸形和溢泪。水疱也可播散至结膜或累及角膜,引起角膜边缘浸润或基质性角膜炎,并导致永久性角膜瘢痕形成。

眼牛痘病毒感染的治疗包括肌注超免疫牛痘免疫球蛋白[10~12]、局部使用阿糖腺苷[13]、三氟胸苷[14]和碘苷[15,16]。

疱疹病毒科

疱疹病毒是有包膜、二十面体的双链 DNA 病毒,能引起许多种眼部感染。单纯疱疹病毒和带状疱疹病毒感染已经在其他章节讲述(参见第 77 和 78 章)。巨细胞病毒和 EB 病毒较少引起眼前节病变。

巨细胞病毒

巨细胞病毒(Cytomegalovirus,CMV)是普遍存在的疱疹病毒,超过 50% 的人血清阳性。巨细胞病毒感染在年轻人可表现亚临床和无临床症状感染或呈单核细胞增多症样改变,在免疫力低下个体中可出现重症肺炎、肝炎和结肠炎。新生儿经胎盘 CMV 感染时病情严重,表现为黄疸、肝脾肿大、血小板减少、贫血、肺炎、头小畸形、癫痫和大脑钙化等先天异常[17,18]。原发性眼病主要表现为脉络膜视网膜炎,并且在婴儿感染中超过 20% 的病例会出现。在先天 CMV 感染相关报道中,有视神经发育不全和缺损、视神经萎缩、白内障、Peters 异常、小眼球和无眼畸形[18]。

在伴有 AIDS 的患者中,CMV 可引起严重的坏死性视网膜脉络膜炎,提示机体免疫系统严重衰竭[19,20]。随着具有高度活性的抗逆转录病毒治疗(Highly active antiretroviral therapy,HAART)的发展,CMV 视网膜炎的发生率有所降低,说明这种感染已经发生了转变[21,22]。

对于 CMV 的眼前节表现认识程度近年来越来越高。急性卡他性结膜炎和 CMV 单核细胞增多症[23]患者的泪液中已经培养出 CMV,同时在免疫抑制儿童的泪液中和急性淋巴细胞性淋巴瘤患者尿液或唾液中均培养出 CMV[24]。

2006 年首次报道 CMV 角膜内皮炎[25],本病具有特征性的眼前节病变,表现为角膜水肿、角膜后沉积物、内皮细胞破坏和轻度的眼前节反应[26,27]。近期日本的一项研究中[26],检查了 109 例 PCR 验证的 CMV 角膜内皮炎患者,平均年龄 66.9 岁,80.2% 的患者为男性。在这些 CMV 角膜内皮炎病例中最常见的

临床表现有角膜水肿(73.4%)、钱币样 KP(70.6%)(图 79.1)、前房炎症反应(67.9%)和线样 KP(8.3%)。CMV 角膜内皮炎最常用的治疗包括局部应用更昔洛韦滴眼液,全身应用更昔洛韦、缬更昔洛韦(valganci clovir)或者局部治疗联合全身治疗。联合治疗消除角膜水肿和角膜后沉积物更有效,但是没有统计学差异。治疗后 36% 的病例复发,复发病例需要重新开始抗 CMV 治疗。

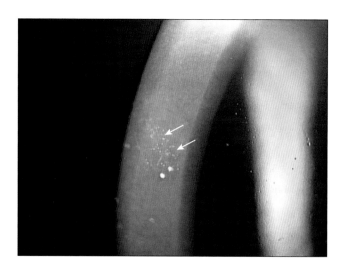

图 79.1 巨细胞病毒性角膜内皮炎中钱币样病变(箭头)(From Kobayashi A,Yokogawa H,Higashide T,et al. Clinical Significance of Owl Eye Morphologic Features by In Vivo Laser Confocal Microscopy in Patients With Cytomegalovirus Corneal Endotheliitis. Am J Ophthalmol 2012;153:445.453.)

裂隙灯下见到典型的角膜病变同时有房水 PCR 检测结果可以诊断 CMV 角膜内皮炎,角膜共聚焦显微镜可作为有效的辅助检查,其特征性表现为在角膜内皮层见到鹰眼样细胞(Owl's Eye)改变(图 79.2)[28]。这些病变在内皮炎治愈后可以逆转,因此,角膜共聚焦显微镜可以作为病变转归与否的非侵入性检查手段[27]。

最近的一项研究表明,在东南亚人种中 CMV 可能是导致穿透性角膜移植术后患者植片内皮衰竭(endothelial graft failure)的常见原因[29]。在这项回顾性研究中,11 只眼发生角膜基质水肿和角膜后沉积物,其房水行 PCR 检测 CMV,11 只眼中有 7 只眼 CMV 阳性。同时注意到 CMV 阳性病例普遍的特征是角膜后重度色素沉着,而角膜植片并无新生血管形成。这些病例虽然给予口服或局部更昔洛韦治疗,但是所有植片最后都移植失败。另一项研究建议患有角膜内皮炎的亚洲人在行角膜移植之前应行房水

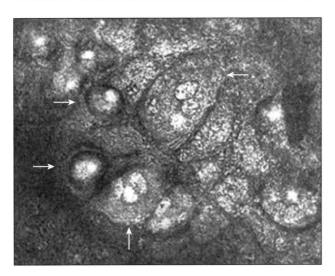

图79.2 PCR验证的CMV内皮炎患者角膜共聚焦显微镜检查内皮细胞层所见。鹰眼样形态的大细胞(白色箭头)(From Shiraishi A, Hara Y, Takahashi M, et al. Demonstration of "Owl's Eye" morphology by confocal microscopy in a patient with presumed cytomegalovirus corneal endotheliitis. Am J Ophthalmol 2007 Apr;143(4):715.717.)

PCR检测。尽管术前给予抗CMV治疗,这些患者仍可能有CMV相关炎症复发[30]。

在患有CMV艾滋病患者的结膜肉芽肿标本[31]中已经确认了其组织病理学改变[32]。CMV也有可能通过感染的泪液传播。

EB病毒

EB病毒(Epstein-Barr virus,EBV)是通过口腔分泌物传播的病毒。EBV涉及感染性单核细胞增多症、鼻咽癌、干燥综合征、口腔毛状白斑病和伯基特(Burkitt)淋巴瘤等[33,34]。

单核细胞增多症常见于青少年,是一种以发热、淋巴结肿大、咽炎和脾肿大为特征的自限性感染[33],血清学上通过异嗜性抗体检测和通过抗病毒衣壳、核和包膜的高滴度抗体检测进行诊断。最常见的眼部表现为一过性、单眼滤泡性结膜炎。患有基质性角膜炎表现为两种不同类型:①不连续的、分界明显的、多灶的、多形的、环状和颗粒状角膜前部基质混浊;②主要累及周边角膜的软性的、斑状的、多形性的多灶性浸润[35~37]。也可以见到类似于腺病毒角膜炎的上皮下浸润[38]、星芒状微树枝[39]和钱币状角膜炎[40]。其他较少见的表现包括结膜结节(图79.3)[41]、眶周水肿、巩膜外层炎和葡萄膜炎[36,42]。EBV已经被视为虹膜-角膜内皮综合征[43]和帕里诺眼淋巴结综合征(Parinaud oculoglandular syndrome)[44]中的致病因子。

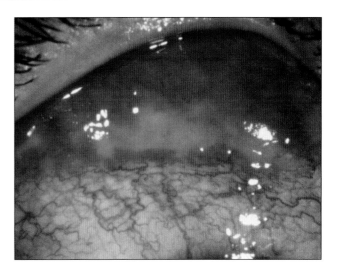

图79.3 EB病毒相关的结膜结节

RNA病毒

小核糖核酸病毒科

急性出血性结膜炎

急性出血性结膜炎(Acute hemorrhagic conjunctivitis,AHC)是1969年加纳疫情暴发时首次描述的具有高度传染性的疾病,当时近9000人感染[45]。由于它与阿波罗11号登月巧合,AHC又称"阿波罗11号结膜炎"。手-眼接触是最可能的传播方式。热带地区的发展中国家由于医疗设施不足以及卫生条件差,导致疫情严重[46]。这种疾病曾在非洲[47]、东南亚[48,49]和日本[50,51]大流行。在西半球佛罗里达南部[52]、美国中部和南部[53,54]以及加勒比海[55,56]都曾发生过疫情。

分离出的常见病毒是70型肠道病毒[53,56]和A24型柯萨奇病毒[57,58]。因为血清抗体滴度可能低或检测不出[59],确切诊断是通过从结膜拭子中分离病毒。在一次疾病暴发流行中,免疫荧光技术已用于更快速地诊断70型肠道病毒[60]。

患者接触感染24小时内,突然出现单侧结膜炎,其后很快传染另一只眼。感染后数小时出现严重眼痛、异物感、畏光和流泪。特征性表现是球结膜下出血,范围从出血点到较大面积的扁平出血[45]。特殊病例中可见浅层点状角膜病变或者上皮下浸润,主要位于下方角膜[57,59]。患者也可有淋巴结肿大、发热、不适感和上呼吸道感染症状[59]。

本病无需治疗,可在7~10天自行缓解,无后遗症。极少报道出现神经系统病变,包括脊髓神经根炎[61,62]、肌肉功能障碍[63]和面神经麻痹等[52]。

披膜病毒科

风疹(德国麻疹)病毒

自从 1969 年疫苗许可应用以来,风疹已经不常见,然而疫情还有发生,主要影响未接种疫苗的聚集在一起的儿童和青少年。在美国来自外国未接种疫苗的移民也会有风疹接触和传播风险。1993 年,美国国家法定传染病监测系统报告了 190 例后天获得性风疹,其中无先天性风疹综合征发生[64]。获得性风疹通常是轻度和自限性的,而先天性风疹感染会影响胎儿发育和成熟。越来越多的证据表明风疹病毒参与了 Fuchs 异色性虹膜睫状体炎的发病机制[65,66]。

获得性风疹

感染患者可能有轻度卡他性或滤泡性结膜炎,少部分患者皮肤出疹后一周双眼角膜中央出现细小、点状角膜上皮病变[67,68],角膜炎和结膜炎在 7 天内消退并且不留后遗症[68]。

先天性风疹

风疹病毒的母体-胎儿传播发生在母亲感染后 10~12 天的病毒血症阶段。母亲感染风疹可以引起发热、不适和淋巴结肿大,可以伴有或不伴有皮疹。

妊娠月龄是评估胎儿受累程度的重要因素,妊娠早期或中期的感染更严重,病毒可以破坏器官的发生和分化。许多胎儿组织器官易感染,导致先天性风疹综合征:包括先天性耳聋、心脏畸形、骨和牙齿异常、眼部畸形和智力障碍[69]。

先天性风疹导致的视网膜病变是最常见的眼部改变,被描述为视网膜色素上皮的"盐和胡椒"样外观,先天性病例中发生率达 24%。其他眼部表现有小眼球、斜视、先天性白内障、一过性角膜混浊、虹膜萎缩和发育不良及青光眼[69]。有智力障碍和眼部擦伤病史的先天性风疹患者中,有报道可以发生圆锥角膜和角膜水肿[70]。

基孔肯雅病毒

基孔肯雅病毒(Chikungunya)是一种 RNA 病毒,已在近 40 个国家被确认,包括撒哈拉以南的非洲、中东、印度、东南亚和加勒比部分地区。该传染媒介是雌蚊,已知这种疾病会引起一系列全身性症状,包括发热、肌肉痛和退行性关节痛[71]。除了可引起多种眼后节改变外,基孔肯雅病毒感染可引起轻度结膜炎、巩膜外层炎、前葡萄膜炎和角膜后色素性沉积物[72]。

副黏病毒科

麻疹

尽管自 1963 年以来已经应用有效的疫苗,麻疹仍然是儿童和青年的流行病之一[73,74]。最近多个西方国家出现了暴发事件,其中最突出的是美国[75],2014 年共有 27 个州出现了 644 例患者,是 2000 年以来消除麻疹后感染人数最多的一次。这些病例中的大多数都是聚集在一起的未接种疫苗的人。在欧洲的部分地区、亚洲和非洲麻疹很常见,来自于这些地区的旅行者可能将麻疹传播到未接种疫苗的西方国家。

本病通过吸入感染者的呼吸道分泌物飞沫传播,经过 10~12 天的潜伏期,患者出现咳嗽、气喘、斑疹、发热和麻疹样皮疹[75]。皮疹出现前 4 天和出疹后 4 天,患者通常被认为有传染性。眼部表现仅局限于结膜和角膜上皮,轻度水样结膜炎没有明显的滤泡形成、乳头增生或假膜形成。据报道类似于其他黏膜上发现的 Koplik 斑可出现在半月皱襞或泪阜[76,77]。有时是双侧的结膜下出血与结膜炎同时出现[78]。

在结膜和角膜上可能表现为细小的浅表点状上皮糜烂和上皮下浸润,也可见较大的星状角膜损伤。中央区和睑裂区的角膜是最常发生角膜炎的区域,患者的症状有流泪、畏光、视力下降和异物感。有症状时需要治疗,眼部表现通常在发作的几周内治愈,无永久性后遗症;然而角膜炎可能会持续 4 个月之久[73,79]。在安慰剂对照研究中,发现局部非甾体类抗炎药(NSAIDs)在减少结膜充血方面比人工泪液更有效,但没有显著改善症状[80]。

在发展中国家由于营养不良、维生素 A 缺乏症、单纯疱疹病毒感染和传统治疗导致角膜溃疡和合并细菌感染发生率高[81-84]。

本病尚无特效的治疗方法,减毒麻疹病毒疫苗是有效的预防措施。

流行性腮腺炎

腮腺炎病毒通过吸入空气中分泌物飞沫传播。典型的表现是儿童伴有双侧肿胀的腮腺和其他唾液腺肿胀,全身病毒血症时可发生脑膜炎、睾丸炎和胰腺炎[85]。

泪腺炎是最常见的眼部表现[86],双侧泪腺受累发生在腮腺肿胀同时或之前。出现眼眶疼痛、眼球突出、结膜水肿或充血提示病毒感染。病情可在数天内无需治疗而自愈,无后遗症。

腮腺炎引起轻度滤泡性结膜炎、结膜和眼睑轻度充血和水肿,偶尔出现球结膜水肿[86,87],Bonnet[88]提出腮腺炎病毒会引起副泪腺的炎症。治疗主要是对症处理,4~6 天内治愈。

角膜很少受累[89]。与腮腺炎相关的角膜炎通常在腮腺炎发作 5~11 天后发生。发病迅速、单眼发病,相对无痛性视力丧失,在某些情况下表现为轻度感觉异常,伴有流泪和畏光。已有角膜全基质层浸润伴有前基质白色、交错纤毛样和白点状混浊的报道[86],角膜缘周围的基质仍然透明[88],在 1~5 周,基质病变逐渐恢复,留下无血管化薄层角膜云翳,并恢复视力。上皮层通常不受影响,但也有溃疡形成和点状角膜炎的报道[86]。近来也有腮腺炎与角膜内皮炎相关的报道,导致角膜内皮细胞损伤[90]。其他表现包括眼外肌麻痹、眼球筋膜炎、虹膜炎、巩膜炎和继发感染[86]。局部糖皮质激素应用可能促进角膜炎、虹膜炎和巩膜炎的恢复[91]。

活的减毒腮腺炎疫苗是有效的预防措施,通常与麻疹和风疹疫苗结合使用。

新城疫

新城疫病毒(Newcastle disease virus,NDV)主要感染家禽和其他禽类物种,引起腹泻、肠出血、呼吸窘迫、鼻和眼分泌物[92,93]。病毒具有高度传染性,可通过接触感染的分泌物、鸡蛋和粪便以及通过吸入病毒颗粒而传播[92,93]。在人类 NDV 与脑炎[94]和胃肠炎[95]有关。

人类 NDV 感染后单纯眼部病变 1949 年首次被报道[96-98],1965 年第一个确定的疫情发生在犹他州土耳其加工厂的工人中[99],目前的偶发报道与家禽从业人员、兽医和实验室技术人员有关。该病毒引起以明显的耳前淋巴结病和滤泡性结膜炎为特征的自限性感染。角膜很少受累,但可能会引起浅层点状角膜炎或角膜上皮下浸润[100]。

本病有症状时需要治疗,通常在 2 周内治愈且不留后遗症,上皮下浸润可能需要 18 周或更长时间治愈[100]。

正黏病毒科

流感

每年冬季,流行性感冒都会引起急性的、通常是自限性的发热性疾病。流感病毒株 A、B 和 C 的抗原性变异使得不可能获得终身免疫,感染是通过接触感染的分泌物或吸入咳嗽或打喷嚏的雾化飞沫传播。感染的患者可突然出现发热、寒战、肌痛、厌食、不适和头痛,病毒性肺炎、继发性细菌性肺炎和慢性支气管炎恶化时可引起死亡[101]。

在大多数病例中,流感病毒引起轻度的卡他性结膜炎不需要治疗,极少见角膜炎、葡萄膜炎、视网膜出血和视神经炎。

丝状病毒科

埃博拉病毒

埃博拉病毒出血热是由拉病毒属的五种不同种类的 RNA 病毒引起的[102],是以埃博拉河命名的病毒。近年来,主要发生在撒哈拉以南的非洲地区,病死率为 25%~90%。病毒通常通过直接接触有症状患者感染的体液传播,这使得医护人员处于危险之中。根据世界卫生组织(WHO)最近的一份报告,约有 9% 的埃博拉病毒感染病例发生在医护人员之中[102]。急性感染导致一些严重的非特异性表现,包括发热、虚弱、呕吐、腹泻、关节痛和肌痛以及不明原因的机体内部和外部出血[103]。在致命的病例中已经发现广泛病毒感染使许多主要器官相邻的软组织、内皮细胞和巨噬细胞坏死[104]。眼科检查可能有助于急性埃博拉病毒感染的诊断,包括结膜充血、结膜下出血和过度流泪[105]。感染埃博拉病毒的少部分患者经历长期的恢复阶段,1995 年刚果民主共和国病毒暴发时的一项研究中,进入恢复期的 15% 的患者发生葡萄膜炎,包括前、后和全葡萄膜炎[106]。目前还不清楚葡萄膜炎是否是由病毒引起还是仅仅与疾病相关,但是所有病例对局部糖皮质激素和睫状肌麻痹剂治疗有效。因未进行进一步随访,目前尚不清楚其长期后遗症。

(李爱朋 译 贾卉 校)

参考文献

1. Peters CJ, Johnson KM. California encephalitis viruses, Hantaviruses, and other Bunyaviridae. In: Mandell GL, Bennett JC, Dolin R, editors. *Principles and practice of infectious disease*. 4th ed. New York: Churchill Livingstone; 1995.
2. Monath TP. Flaviviruses (yellow fever, dengue, dengue hemorrhagic fever, Japanese encephalitis, St Louis encephalitis, tick-borne encephalitis. In: Mandell GL, Bennett JC, Dolin R, editors. *Principles and practice of infectious disease*. 4th ed. New York: Churchill Livingstone; 1995.
3. Hall CJ, Stevens JD. Ocular cowpox. *Lancet* 1987;**1**:111.
4. Duke-Elder S, MacFaul PA. *System of ophthalmology, vol. XIII*. St Louis: Mosby; 1965.
5. World Health Organization. *Wkly Epidemiol Rec* 1980;**55**:148.
6. Drazen JM. Smallpox and bioterrorism. *N Engl J Med* 2002;**346**: 1262–3.
7. Duke-Elder S, MacFaul PA. *System of ophthalmology, vol. XV*. St Louis:

Mosby; 1965.

8. Lane JM, Ruben FL, Neff JM, et al. Complications of smallpox vaccination, 1968. *N Engl J Med* 1969;**281**:1201–8.

9. Duke-Elder S, MacFaul PA. *System of ophthalmology, vol. XIII*. St Louis: Mosby; 1965.

10. Ellis PP, Winograd LA. Ocular vaccinia. *Arch Ophthalmol* 1962;**68**: 600–9.

11. Ruben FL, Lane JM. Ocular vaccinia. *Arch Ophthalmol* 1970;**84**:45–8.

12. Rydberg M, Pandolfi M. Treatment of vaccinia keratitis with post-vaccinial gamma globulin. *Acta Ophthalmol (Copenh)* 1963;**41**:713–18.

13. Hyndiuk RA, Okumoto M, Damiano RA, et al. Treatment of vaccinial keratitis with vidarabine. *Arch Ophthalmol* 1976;**94**:1363–4.

14. Hyndiuk RA, Seideman S, Leibsohn JM. Treatment of vaccinial keratitis with trifluorothymidine. *Arch Ophthalmol* 1976;**94**:1785–6.

15. Jack MK, Sorenson RW. Vaccinal keratitis treated with IDU. *Arch Ophthalmol* 1962;**69**:730–2.

16. Fulginiti VA, Winograd LA, Jackson M, et al. Therapy of experimental vaccinal keratitis. *Arch Ophthalmol* 1965;**74**:539–44.

17. Matoba A. Ocular viral infections. *Pediatr Infect Dis* 1984;**3**:358–68.

18. McCarthy RW, Frenkel LD, Kollarits CR, et al. Clinical anophthalmia associated with congenital cytomegalovirus infection. *Am J Ophthalmol* 1980;**90**:558–61.

19. Holland GN, Gottleib MS, Yee RD, et al. Ocular disorders associated with a new severe acquired cellular immunodeficiency syndrome. *Am J Ophthalmol* 1982;**93**:393–402.

20. Holland GN, Pepose JS, Pettit TH, et al. Acquired immune deficiency syndrome: ocular manifestations. *Ophthalmology* 1983;**90**:859–73.

21. Zegans ME, Walton RC, Holland GN, et al. Transient vitreous inflammatory reactions associated with combination antiretroviral therapy in patients with AIDS and cytomegalovirus retinitis. *Am J Ophthalmol* 1998;**125**:292–300.

22. Jacobson MA, Zegans M, Pavan PR, et al. Cytomegalovirus retinitis after initiation of highly active antiretroviral therapy. *Lancet* 1997;**349**: 1443–5.

23. Garau J, Kabins S, DeNosaquo S, et al. Spontaneous cytomegalovirus mononucleosis with conjunctivitis. *Arch Intern Med* 1977;**137**:1631–2.

24. Cox F, Meyer D, Hughes WT. Cytomegalovirus in tears from patients with normal eyes and with acute cytomegalovirus chorioretinitis. *Am J Ophthalmol* 1975;**80**:817–24.

25. Koizumi N, Yamasaki K, Kawasaki S, et al. Cytomegalovirus in aqueous humor from an eye with corneal endotheliitis. *Am J Ophthalmol* 2006; **141**:564–5.

26. Koizumi N, Inatomi T, Suzuki T, et al. Clinical features and management of cytomegalovirus corneal endotheliitis: analysis of 106 cases from the Japan corneal endotheliitis study. *Br J Ophthalmol* 2015;**99**:54–8.

27. Kobayashi A, Yokogawa H, Higashide T, et al. Clinical significance of owl eye morphologic features by in vivo laser confocal microscopy in patients with cytomegalovirus corneal endotheliitis. *Am J Ophthalmol* 2012;**153**:445–53.

28. Shiraishi A, Hara Y, Takahashi M, et al. Demonstartion of "Owl's Eye" morphology by confocal microscopy in a patient with presumed cytomegalovirus corneal endotheliitis. *Am J Ophthalmol* 2007;**143**(4): 715–17.

29. Chee SP, Jap A, Ling ECW, et al. Cytomegalovirus-positive corneal stromal edema with keratic precipitates after penetrating keratoplasty: A case-controlled study. *Cornea* 2013;**32**:1094–8.

30. Ang M, Cng CC, Chee SP, et al. Outcomes of corneal transplantation for irreversible corneal decompensation secondary to corneal endotheliitis in Asian eyes. *Am J Ophthalmol* 2013;**156**(2):260–266.e2.

31. Brown HH, Glasgow BJ, Holland GN, et al. Cytomegalovirus infection of the conjunctiva in AIDS. *Am J Ophthalmol* 1988;**106**:102–4.

32. Espana-Gregori E, Vera-Sempere FJ, Cano-Parra J, et al. Cytomegalovirus infection of the caruncle in the acquired immunodeficiency syndrome. *Am J Ophthalmol* 1994;**117**:406–7.

33. Niederman JC. Infectious mononucleosis. In: Hoeprich PD, Jordan MC, Ronald AR, editors. *Infectious diseases: a treatise of infectious processes*. 5th ed. Philadelphia: JB Lippincott; 1994.

34. Chodosh J. Epstein-Barr virus stromal keratitis. *Ophthalmol Clin North Am* 1994;**7**:549–56.

35. Matoba AY, Wilhelmus KR, Jones DB. Epstein-Barr viral stromal keratitis. *Ophthalmology* 1986;**93**:746–51.

36. Wong KW, D'Amico DJ, Hedges TR 3rd, et al. Ocular involvement associated with chronic Epstein-Barr virus disease. *Arch Ophthalmol* 1987; **105**:788–92.

37. Palay DA, Litoff D, Krachmer JH. Stromal keratitis associated with Epstein-Barr virus infection in a young child. *Arch Ophthalmol* 1993; **111**:1323–4.

38. Matoba AY, Jones DB. Corneal subepithelial infiltrates associated with Epstein-Barr viral infection. *Ophthalmology* 1987;**94**:1669–71.

39. Wilhelmus KR. Ocular involvement in infectious mononucleosis. *Am J Ophthalmol* 1981;**91**:117–18.

40. Pinnolis M, McCulley JP, Urman JD. Nummular keratitis associated with infectious mononucleosis. *Am J Ophthalmol* 1980;**89**:791–4.

41. Gardner BP, Margolis TP, Mondino BJ. Conjunctival lymphocytic nodule associated with the Epstein-Barr virus. *Am J Ophthalmol* 1991;**112**: 567–71.

42. Tanner OR. Ocular manifestations of infectious mononucleosis. *Arch Ophthalmol* 1954;**51**:229–41.

43. Tsai CS, Ritch R, Straus SE, et al. Antibodies to Epstein-Barr virus in iridocorneal endothelial syndrome. *Arch Ophthalmol* 1990;**108**:1572–6.

44. Meisler DM, Bosworth DE, Krachmer JH. Ocular infectious mononucleosis manifested as Parinaud's oculoglandular syndrome. *Am J Ophthalmol* 1981;**92**:722–6.

45. Chatterjee S, Quarcoopome CO, Apenteng A. Unusual type of epidemic conjunctivitis in Ghana. *Br J Ophthalmol* 1970;**54**:628–31.

46. Reeves WC, Brenes MM, Quiroz E, et al. Acute hemorrhagic conjunctivitis epidemic in Colon, Republic of Panama. *Am J Epidemiol* 1986;**123**: 325–35.

47. Quarcoopome CO. Epidemic haemorrhagic conjunctivitis in Ghana. *Br J Ophthalmol* 1973;**57**:692–3.

48. Yin-Murphy M, Baharuddin-Ishak Phoon MC, Chow VTK. A recent epidemic of coxsackie virus type A24 acute haemorrhagic conjunctivitis in Singapore. *Br J Ophthalmol* 1986;**70**:869–73.

49. Chou M-Y, Malison MD. Outbreak of acute hemorrhagic conjunctivitis due to coxsackie A24 variant-Taiwan. *Am J Epidemiol* 1988;**127**: 795–800.

50. Kono R. Apollo 11 disease or acute hemorrhagic conjunctivitis: a pandemic of a new enterovirus infection of the eye. *Am J Epidemiol* 1975; **101**:33–390.

51. Kono R, Sasagawa A, Ishii K, et al. Pandemic of new type of conjunctivitis. *Lancet* 1972;**1**:1191–4.

52. Sklar VEF, Patriarca PA, Onorato IM, et al. Clinical findings and results of treatment in an outbreak of acute hemorrhagic conjunctivitis in southern Florida. *Am J Ophthalmol* 1983;**95**:45–54.

53. Asbell PA, de la Pena W, Harms D, et al. Acute hemorrhagic conjunctivitis in Central America: first enterovirus epidemic in the western hemisphere. *Ann Ophthalmol* 1985;**17**:205–10.

54. Centers for Disease Control. Acute hemorrhagic conjunctivitis – Mexico. *MMWR* 1989;**38**:327–30.

55. Centers for Disease Control. Acute hemorrhagic conjunctivitis caused by coxsackievirus A24 – Caribbean. *MMWR* 1987;**36**:245–51.

56. Onorato IM, Morens DM, Schonberger LB, et al. Acute hemorrhagic conjunctivitis caused by enterovirus type 70: an epidemic in American Samoa. *Am J Trop Med Hyg* 1985;**34**:984–91.

57. Wolken SH. Acute hemorrhagic conjunctivitis. *Surv Ophthalmol* 1974; **19**:71–84.

58. Lin K-H, Wang HL, Sheu MM, et al. Molecular epidemiology of a variant of coxsackievirus A24 in Taiwan: two epidemics caused by phylogenetically distinct viruses from 1985 to 1989. *J Clin Microbiol* 1993;**31**: 1160–6.

59. Christopher S, Theograaj S, Godbole S, et al. An epidemic of acute hemorrhagic conjunctivitis due to coxsackievirus A24. *J Infect Dis* 1982; **146**:16–19.

60. Pal SR, Szücs G, Melnick JL, et al. Rapid immunofluorescence diagnosis of acute hemorrhagic conjunctivitis caused by enterovirus 70. *Intervirology* 1983;**20**:19–22.

61. Wright PW, Strauss GH, Langford MP. Acute hemorrhagic conjunctivitis. *Am Fam Physician* 1992;**45**:173–8.

62. Kono R, Miyamura K, Tajiri E, et al. Neurologic complications associated with acute hemorrhagic conjunctivitis virus infection and its serologic confirmation. *J Infect Dis* 1974;**129**:590–3.

63. Chopra JS, Sawhney IM, Dhand UK, et al. Neurological complications of acute haemorrhagic conjunctivitis. *J Neurol Sci* 1986;**73**:177–91.

64. Centers for Disease Control. Rubella and congenital rubella syndrome – United States, January 1, 1991–May 7, 1994. *MMWR* 1994;**43**: 391–401.

65. Stunf S, Petrovec M, Žigon N, et al. High concordance of intraocular antibody synthesis against the rubella virus and Fuchs heterochromic uveitis syndrome in Slovenia. *Mol Vis* 2012;**18**:2909–14.

66. Cimino L, Aldigeri R, Parmeggiani M, et al. Searching for viral antibodies and genome in intraocular fluids of patients with Fuchs uveitis and non-infectious uveitis. *Graefes Arch Clin Exp Ophthalmol* 2013;**251**(6): 1607–12.

67. Hara J, Fujimoto F, Ishibashi T, et al. Ocular manifestations of the 1976 rubella epidemic in Japan. *Am J Ophthalmol* 1979;**87**:642–945.

68. Smolin G. Report of a case of rubella keratitis. *Am J Ophthalmol* 1972; **74**:436–647.

69. Wolff SM. The ocular manifestations of congenital rubella. *J Pediatr Ophthalmol* 1973;**10**:101–41.

70. Boger WP 3rd, Petersen RA, Robb RM. Keratoconus and acute hydrops in mentally retarded patients with congenital rubella syndrome. *Am J Ophthalmol* 1981;**91**:231–3.

71. Chikungunya. World Health Organization Website. 2015.

72. Mahendradas P, Avadhani K, Shetty R. Chikungunya and the eye: a review. *J Ophthal Inflamm Infect* 2013;**3**:35.

73. Deckard PS, Bergstrom TJ. Rubeola keratitis. *Ophthalmology* 1981;**88**: 810–13.

74. Smoak BL, Novakoski WL, Mason CJ, et al. Evidence for a recent decrease in measles susceptibility among young American adults. *J Infect Dis* 1994;**170**:216–19.

75. McLean HQ, Fiebelkorn AP, Temte JL, et al. Prevention of measles, rubella, congenital rubella syndrome, and mumps, 2013: Summary

recommendations of the Advisory Committee on Immunization Practices (ACIP). Centers for Disease Control and Prevention. Recommendations and Reports. June14, 2013. 62 (RR04);1–34.

76. Bonamour G. La participation de la cornée à l'éruption cutanée de la face au cours des maladies infectieuses éruptives de l'enfance: rougeole et scarlatine. *Bull Soc Ophtalmol* 1953;**82**:95–7.

77. Gaud F. Les complications oculaires des maladies infectieuses éruptives de l'enfance. *Arch Ophthalmol (Paris)* 1958;**18**:25–6.

78. Kayikcioglu O, Kir E, Soyler M, et al. Ocular findings in a measles epidemic among young adults. *Ocul Immunol Inflamm* 2000;**8**:59–62.

79. Florman AL, Agaston HJ. Keratoconjunctivitis as a diagnostic aid in measles. *JAMA* 1962;**179**:568–70.

80. Toker MI, Erdem H, Erdogan H, et al. The effects of topical ketorolac and indomethacin on measles conjunctivitis: Randomized control trial. *Am J Ophthalmol* 2006;**141**:902–905.e1.

81. Sandford-Smith JH, Whittle HC. Corneal ulceration following measles in Nigerian children. *Br J Ophthalmol* 1979;**63**:720–4.

82. Foster A, Sommer A. Corneal ulceration, measles, and childhood blindness in Tanzania. *Br J Ophthalmol* 1987;**71**:331–43.

83. Frederique G, Howard RO, Boniuk V. Corneal ulcers in rubeola. *Am J Ophthalmol* 1970;**68**:996–1003.

84. Foster A, Sommer A. Childhood blindness from corneal ulceration in Africa: causes, prevention, and treatment. *Bull World Health Organ* 1986;**74**:619–23.

85. Pomeroy C, Jordan MC. Mumps. In: Hoeprich PD, Jordan MC, Ronald AR, editors. *Infectious diseases: a treatise of infectious processes.* 5th ed. Philadelphia: JB Lippincott; 1994.

86. Riffenburgh RS. Ocular manifestations of mumps. *Arch Ophthalmol* 1961;**66**:739–43.

87. Meyer RF, Sullivan JH, Oh JO. Mumps conjunctivitis. *Am J Ophthalmol* 1974;**78**:1022–4.

88. Bonnet P. Les complications oculaires des oreillons: manifestations oculaires de l'infection ourlienne. *J Med Lyon* 1938;**19**:171–82.

89. Fields J. Ocular manifestations of mumps. *Am J Ophthalmol* 1947;**30**:591–5.

90. Ando K, Ishihara M, Kusumoto Y, et al. A case of corneal endotheliitis with mumps virus RNA in aqueous humor detected by rt-PCR. *Ocul Immunol Inflamm* 2013;**21**(2):150–2.

91. Sutphin JE. Mumps keratitis. *Ophthalmol Clin North Am* 1994;**7**:557–66.

92. Pringle CR, Heath RB. Paramyxoviridae. In: Parker MT, Collier LH, editors. *Topley and Wilson's principles of bacteriology, virology, and immunity.* 8th ed. Philadelphia: BC Decker; 1990.

93. Keeney AH, Hunter MC. Human infection with the Newcastle virus of fowls. *Arch Ophthalmol* 1950;**44**:573–80.

94. Howitt BF, Bishop LK, Kissling RE. Presence of neutralizing antibodies to Newcastle disease virus in human sera. *Am J Public Health* 1948;**38**:1263–72.

95. McGough TF. Outbreak of Newcastle disease in Ohio. *Ohio State Med J* 1949;**45**:25.

96. Freymann MW, Bang FB. Human conjunctivitis due to Newcastle virus. *Bull Johns Hopkins Hosp* 1949;**84**:409–13.

97. Ingalls WL, Mahoney A. Isolation of Newcastle virus from humans. *Am J Public Health* 1949;**39**:737–40.

98. Shimkin NI. Conjunctival hemorrhage due to an infection of Newcastle virus of fowls in man. *Br J Ophthalmol* 1946;**30**:260–4.

99. Trott DG, Pilsworth R. Outbreaks of conjunctivitis due to Newcastle disease virus in chicken broiler factory workers. *Br Med J* 1965;**2**:1514–17.

100. Hales RH, Ostler HB. Newcastle disease conjunctivitis with subepithelial infiltrates. *Br J Ophthalmol* 1973;**57**:694–7.

101. Betts RF. Influenza virus. In: Mandell GL, Bennett JC, Dolin R, editors. *Principles and practice of infectious disease.* 4th ed. New York: Churchill Livingstone; 1995.

102. Ebola Strategy. *Ebola and Marburg virus disease epidemics: preparedness, alert, control and evaluation.* World Health Organization; August 2014.

103. Shears P, O'Dempsey TJD. Ebola virus disease in Africa: epidemiology and nosocomial transmission. *J Hosp Infect* 2015;**90**(1):1–9.

104. Peters CJ, LeDue JW. An introduction to Ebola: The virus and the disease. *J Infect Dis* 1999;**179**(Suppl. 1):ix–xvi.

105. Moshirfar M, Fenzl CR, Li Z. What we know about ocular manifestations of Ebola. *Clinical Ophthalmology* 2014;**8**:2355–7.

106. Kibadi K, Mupapa K, Kuvula K, et al. Late ophthalmologic manifestations in survivors of the 1995 Ebola virus epidemic in Kikwit, Democratic Republic of the Congo. *J Infect Dis* 1999;**179**(Suppl. 1):S13–14.

7

第 80 章

真菌性角膜炎

Darlene Miller,Anat Galor,Eduardo C. Alfonso

关键概念

- 真菌是一种自然界中普遍存在的真核生物,可分为单细胞(酵母菌)和多细胞(丝状真菌)微生物两类。它们通过生物(活组织)或非生物(死组织,植株残体)获取食物和营养。
- 真菌很少能穿透完整的角膜组织,感染的危险因素包括上皮层破坏(包括明显的或微小外伤),长时间使用抗生素,眼局部激素的应用和逐渐增多的角膜接触镜的佩戴。
- 由于气候、职业、眼表情况和医疗保健实施(如角膜接触镜、药物、手术干预)的不同,感染的真菌病原体存在差异。在热带和亚热带地区,丝状真菌(曲霉菌属、镰刀菌属)是主要致病菌,而在寒冷地区,最常见的是念珠菌属。
- 临床诊断和实验室确认的延误导致了临床病程的延长,这是此种疾病的特征。
- 由于目前抗真菌制剂渗透性、有限利用率和疗效欠佳,药物治疗仍然存在问题。没有单一的抗真菌药物能够充分覆盖常见眼部真菌致病菌。
- 此种疾病的控制和治疗经常需要手术干预。

本章纲要

发病机制

流行病学

危险因素

临床特点

实验室诊断

药物治疗

手术治疗

预后

总结

真菌性角膜炎是角膜混浊和可预防性致盲眼病的主要原因[1-3],真菌性角膜炎的发病率和/或患病率尚不清楚。从世界范围来看,感染性角膜炎中真菌性角膜炎占 50%[3-6],在美国感染性角膜炎中真菌性角膜炎占 6%~20%[7-9]。

在热带地区主要致病菌是丝状真菌(包括曲霉菌属、镰刀菌属和弯孢菌属),而念珠菌属(白色念珠菌、近平滑念珠菌)在温带地区更常见[3]。真菌性角膜炎常见危险因素包括:外伤史(异物、植物)、佩戴角膜接触镜、眼表疾病和长期使用或滥用眼药(麻醉药、抗生素和激素)[3,10]。局部广谱抗生素使用增多可能会破坏正常眼表微环境,为真菌的繁殖提供环境[1,11-13]。此外局部激素的使用促进了真菌生长,同时抑制了机体的免疫反应[1,13,14]。许多报道指出真菌性角膜炎与佩戴软性角膜接触镜相关[15-17]。

真菌性角膜炎是感染性角膜炎中最难诊断和治疗的疾病之一[3,18,19]。由于缺乏快速的实验室鉴定方法,以及目前抗真菌药物选择和有效性受限,临床上识别和诊断真菌性角膜炎存在困难[20]。累及角膜基质的进展期病例经常需要长期大剂量局部和全身抗真菌治疗[21,22],而且单纯的药物治疗往往无效。为了恢复和维持视力常需要手术治疗,包括治疗性角膜移植术(therapeutic keratoplasty,TKP)、穿透性角膜移植术(penetrating keratoplasty,PK)、结膜瓣遮盖术,板层角膜移植术和角膜病灶冷冻疗法[2,19,23,24]。但无论药物治疗还是手术治疗效果都有限。

发病机制

真菌是普遍存在的真核、单细胞(酵母菌-非丝状的)和多细胞(霉菌-丝状的)生物。它们的特点是在细胞壁中含有壳质和葡聚糖而不是纤维素。酵母菌是广泛存在于自然界中的单细胞真菌,从人类皮肤到肠道都存在[20]。霉菌是以丝状生长为特点的多细胞真菌,可间断存在于人类皮肤和黏膜。真菌通过吸收和分解活组织或土壤、建筑物和食物中的腐殖质获取营养,并通过出芽(酵母)形成无性和有性繁殖,产生无性和有性孢子(丝状真菌)[8,25~27]。

真菌通过角膜上皮缺损进入角膜基质,这种缺损可能由外伤植入污染的土壤或植物、不适当的佩戴角膜接触镜、缺乏抵抗力的眼表环境或既往手术史引起。

一旦进入角膜基质,真菌病原体通过产生多种蛋白酶和真菌毒素而增殖,将导致严重的组织坏死。病原体能够进入基质深层,通过完整的后弹力层进入前房和眼内,丝状真菌能够通过角膜扩展到巩膜。真菌播散至前房和 / 或巩膜意味着病程迁延和预后更差,感染的菌株往往具有更强的毒力或侵袭性[1,12~14,28]。

流行病学

病原真菌的分布和感染频率随着地理位置、气候、职业和医疗保健条件而变化[3,10,20],真菌性角膜炎的发生率和 / 或患病率很难确定[22]。亚洲和其他发展中国家的研究表明在印度南部真菌感染的发生率高达 50%[11,29~31]。这与加纳(37%)[4],尼泊尔(17%),巴西(8%)的患病率形成对比[24,32~34]。在美国,患病率从北部 6%~ 南部 20% 而不同[1,11~14]。

已经发现的 25 万多种真菌中,只有不到 100 种与真菌性角膜炎相关[3,10,20,35]。从世界范围来看,丝状真菌是真菌性角膜炎最常见的致病菌[3]。透明丝孢菌(镰刀菌属、曲霉菌属、拟青霉属)很常见,但是暗色丝孢菌(弯孢菌属、炭疽菌属、链格孢菌属)也已经占到 20% 的病例。患有潜在眼表疾病、长期和滥用眼部麻醉药和抗生素以及术后急性或延迟发病的患者中,酵母菌和酵母样菌(念珠菌属、隐球菌属、毛孢子菌属)更多见[29,36,37]。此外还常见于穿透性角膜移植术后缝线感染。真菌性角膜炎中常见的真菌种类列于框 80.1 中。

危险因素

外伤是真菌性角膜炎的主要危险因素(框 80.2)。在发展中国家(加纳、印度、中国)90% 以上的病例都有外伤史,土壤和植物外伤史是最常见的诱发因素[4,11,29~31,36,38~41]。在美国等发达国家,佩戴治疗性角

框 80.1　真菌性角膜炎相关真菌	
酵母菌(单细胞 - 出芽生殖,假菌丝和真菌丝)	拟青霉属,NOS
头状芽生裂殖菌	多变拟青霉
白色念珠菌	丝葚霉属
无名念珠菌	青霉菌属
（汉森德巴利酵母菌）	丝核菌属
光滑念珠菌	根毛霉菌属
季也蒙念珠菌	根霉菌属
（季也蒙麦尔酵母菌）	尖端赛多孢
克柔念珠菌	（波氏假阿利什霉 - 有
郎比可念珠菌	性型）
葡萄牙念珠菌	帚霉
近平滑念珠菌	共头霉属
念珠菌属	轮枝孢属,NOS
热带念珠菌	**暗色(暗色真菌)**
罗伦隐球菌	链格孢属
新型隐球菌	离孺孢属
单咽隐球菌	腐生葡萄座腔菌
限制马拉色菌	（柯柯豆毛双孢）
马拉色菌属	毛壳菌属
红酵母属	枝孢霉属
酿酒酵母菌	旋孢腔菌属
白吉利毛孢子菌	刺盘孢属
丝状真菌(多细胞 - 产孢菌类)	环形刺盘孢
	暗色刺盘孢
透明(无色菌丝)	胶孢刺盘孢
犁头霉属	新月弯孢霉
枝顶孢属	（月状旋孢腔菌-有性型）
鳞质霉属	curvularia senelensis
卡尔那爪甲白癣菌	弯孢霉属
黄曲霉	疣状弯孢菌
烟曲霉	棘状外瓶霉
灰绿曲霉	外瓶霉属,NOS
构巢曲霉	喙状明脐霉
黑曲霉	（Setophaeria rostrate-teiemorph）
曲霉菌属,NOS	明脐孢霉
土曲霉菌	毛双孢属
巴西安白僵菌	赭霉属
柱孢属	phaeocoacremonium
fusarium epishaeria	寄生暗色枝顶孢
串珠镰刀菌	烂木瓶霉
茄病镰刀菌	瓶霉属
镰刀菌属	茎点霉属
尖孢镰刀菌	**真菌性角膜炎非常见原因**
畸枝霉属	申克孢子丝菌
绿僵菌	（双相菌）
毛霉菌属(无隔膜)	表皮癣菌属
无孢菌类	（皮肤真菌）
淡紫紫孢菌	

7

框 80.2	真菌性角膜炎常见危险因素
非丝状真菌（酵母菌）	**丝状真菌（霉菌）**
佩戴角膜接触镜（治疗性）	佩戴角膜接触镜（美容性、治疗性）
慢性眼表疾病/过敏性/春季结膜炎	角膜外伤（土壤或有机物）
慢性角膜炎（单纯疱疹病毒、带状疱疹病毒）	眼部手术史（穿透性角膜移植，Lasik）
角膜外伤	局部糖皮质激素使用
免疫抑制	长期使用广谱抗生素
滥用角膜麻醉药	
长期使用广谱抗生素	
眼部手术史	

膜接触镜是真菌性角膜炎的危险因素之一[16,17,42~46]。

2001 年~2007 年间，美国一项由 11 个学术中心共同参与的研究表明，真菌性角膜炎的常见危险因素中屈光性角膜接触镜占 37%（n=268/733），眼表疾病占 29%（n=209/733），外伤仅占 25%（n=180/733），不明原因占 10%（n=76）。值得注意的是这一调查是在角膜接触镜护理液（ReNu with MoistureLoc）相关真菌性角膜炎暴发时进行的[7]。自从召回角膜接触镜护理液后，接触镜相关真菌性角膜炎的发生率降到先前的 25% 以下[43]。

局部使用糖皮质激素滴眼液与真菌性角膜炎的发展和恶化相关[21,47]，它们似乎能激活并增强真菌的毒力[47]。由于免疫抑制作用，全身使用糖皮质激素的患者更容易患真菌性角膜炎。

局部麻醉药的滥用也是真菌性角膜炎的一个危险因素[1,11~14]，另外，由于长期使用广谱抗生素能削弱正常菌群的存在，从而增加了念珠菌属感染。真菌性角膜炎的其他危险因素还包括潜在的全身感染或接受免疫抑制剂治疗的住院患者[1,11,13,28]。

临床特点

真菌性角膜炎的确切临床诊断很困难[20,48~50]。临床诊断是基于患者病史[28,49]、危险因素、症状及体征的分析而得出。患者可能以异物感伴有逐渐加重的眼痛为初始症状[24,28]，真菌性角膜炎患者的症状和体征与细菌性角膜炎表现相似。体征包括脓性分泌物、结膜充血、上皮缺损、基质浸润和前房反应或积脓（框80.3）。丝状真菌性角膜炎临床上表现为病灶隆起、菌丝苔被、不规则羽毛状边缘、质地干燥粗糙和卫星

框 80.3	真菌性角膜炎临床表现
非特异性	羽毛样边缘
结膜充血	灰色/褐色色素沉着
上皮缺损	边缘隆起
前房反应	质地粗糙
特异性	卫星灶
浸润灶	角膜知觉减退

灶（图 80.1~ 图 80.5）。肉眼可见的褐色色素是暗色丝孢菌（新月弯孢菌）的表现（图 80.6）。真菌性角膜炎中也会见到上皮完整但深基质浸润的病例（图 80.7）。尽管有这些体征，有关从临床表现上鉴别化脓性细菌与真菌性角膜炎的研究表明，区分细菌和真菌性角膜炎是很困难的，尤其是酵母菌感染的真菌性角膜炎的病例[3,23,25,51,52]。

在一项由 Dahlgren 等进行的相关实验室诊断对于临床预测阳性价值的研究中表明，只有 45% 的真菌性角膜炎病例临床得到确认[48]。然而在一项对印度治愈患者进行研究的报告中，Oldenburg 及同行比较了透明丝孢菌（n=64,63%）与暗色丝孢菌（n=27,37%）感染体征（羽毛样边缘、凸起的病灶、环形浸润、角膜后沉积物、卫星灶、内皮斑、色素沉着和角膜知觉减退）的差别及发生频率，并分析出具体临床体征与特定真菌菌种的相关性[53]，结果为透明丝孢菌与暗色丝孢菌的比例是 2∶1，镰刀菌和曲霉菌占透明丝孢菌的 96%[53]。

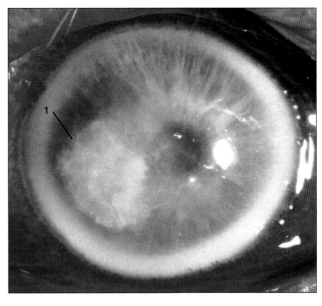

图 80.1　真菌性角膜炎基质浸润。注意羽毛状边缘（1）

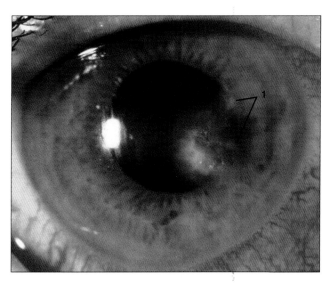

图 80.2　真菌性角膜炎卫星灶(1)

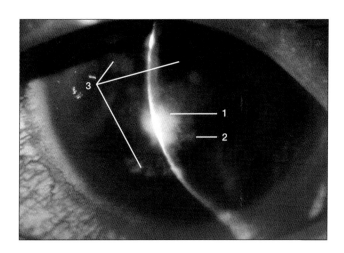

图 80.3　真菌性角膜炎圆形基质浸润(1),不规则羽毛状边缘(2),卫星灶(3)

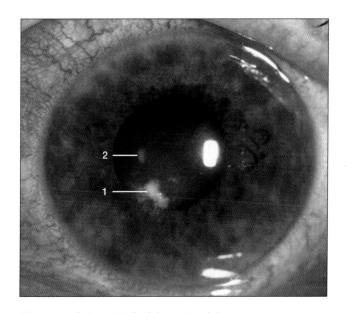

图 80.4　质地干燥粗糙(1),卫星灶(2)

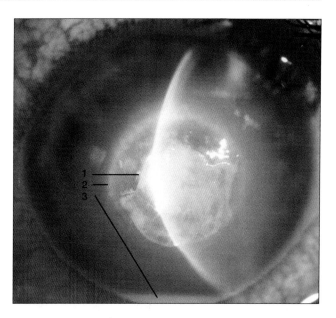

图 80.5　隆起的角膜病灶(1),灰白色 / 污秽外观,环形浸润(2),前房积脓(3)

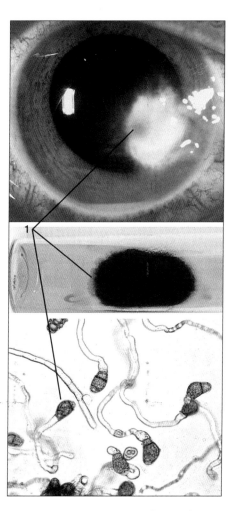

图 80.6　弯孢菌性角膜炎表现为在角膜浸润中可见褐色色素(1)(上),培养(中),玻片标本(下)。(Courtesy Mario Brunzini,MD.)

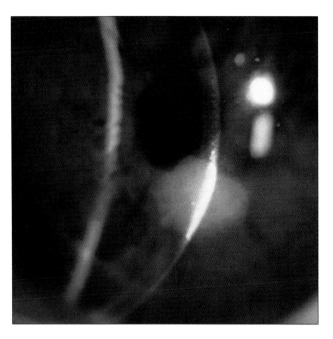

图 80.7　念珠菌性角膜炎可见完整上皮

在暗色丝孢菌感染中,角膜凸起的病灶常见,而环形浸润是曲霉菌属的特征。出现前房积脓与羽毛状边缘的频率无差异。而透明丝孢菌中,凸起的病灶和内皮斑在镰刀菌感染中少见。作者指出通过临床表现可能将透明丝孢菌与暗色丝孢菌区分,有助于临床诊断和治疗。

角膜共聚焦显微镜检查是诊断真菌性角膜炎有效的临床工具。在一项前瞻性临床研究中[54,55],Vaddavalli 及同行指出角膜共聚焦显微镜对于真菌性角膜炎的敏感性和特异性分别为 88% 和 91%[56-58]。也有学者指出角膜共聚焦显微镜并非如此有效[59,60]。不同研究中心之间的角膜共聚焦显微镜检查效果的差异可能源于检查者的经验,他们的经验是获得清晰图像和正确解读图像的重要因素。随着菌丝这样的定性信息出现,才可以进行定量测量以优化结果。例如念珠菌是 3~5μm 的圆形或椭圆形外观,而镰刀菌等丝状真菌直径是 3~5μm,长度是 60~400μm。另一种鉴定真菌的方法则是使用临床电子病例中的数据开发人工神经网络(artificial neural networks),这种方法可能会提高诊断率和改善治疗方法[61]。

实验室诊断

尽管临床上高度可疑,但是真菌性角膜炎的最终确定诊断仍需要实验室证据[30,38]。应用无菌刀片或 Kimura 铲刀行角膜刮片微生物学检查,也可以使用金刚石刀片(diamond-tipped motorized burr)刮片检查,并直接接种到培养基进行真菌培养[10,20]。

除了协助诊断外,刮除角膜病灶上皮和坏死组织有助于提高局部抗真菌药的渗透性,但重复刮片检查可能会影响最终视力[39,62]。

角膜刮片或活组织涂片法(KOH,革兰氏,吉姆萨和钙荧光白染色)是最常使用的快速确诊真菌感染的方法。阳性率取决于患病率和微生物学检测人员的专业知识,敏感性从 27%~78% 不等[25]。

真菌(酵母菌和丝状真菌)能在一般感染性角膜炎检查的培养基上快速生长。这些培养基包括巧克力培养基、5% 羊血琼脂培养基、沙氏葡萄糖琼脂培养基和硫乙醇酸盐肉汤培养基[38,51]。在沙氏琼脂培养基中可以很好地观察到孢子形成和形态学改变(肉眼可见的颜色、质地和微观的菌丝结构、颜色、孢子)[10,63-67]。真菌培养的预期阳性率应达 90%。83% 的真菌培养结果在 72 小时之内即可出现,97% 的培养结果在一周内出现[35,52]。

对于已经穿透后弹力层的病例行真菌病原体分离时,前房穿刺是一种有效的方法。可以抽出房水、前房积脓和 / 或内皮斑送实验室检查[101]。

尽管很少进行抗真菌药物敏感性检测,但其对于指导选择最合适的抗真菌药和监测治疗效果还是有作用的。体外实验和临床疗效的相关性研究喜忧参半[66]。Sun 等进行了一项研究,他们从真菌性角膜溃疡治疗试验 I(Mycotic Ulcer Treatment Trial I,MUTTI)[68]中选取病例(n=221)进行临床疗效评估和曲霉菌及镰刀菌培养,结果显示在浸润重、瘢痕面积大和角膜穿孔风险高的病例与那他霉素药物敏感性低相关,而与伏立康唑无相关性。Oechsler 等报道与非腐皮镰刀菌性角膜炎患者相比,在腐皮镰刀菌性角膜炎患者中虽然伏立康唑 MIC90 较高,但临床疗效欠佳[69]。在 MUTTI 试验中,临床预后差与那他霉素 MIC 值较低具有相关性[68]。

对于真菌检测和鉴定,分子生物学技术是一种更加快速和敏感的方法[70,71]。Oechsler 等对核糖体 RNA 内转录间隔区的分子序列进行分析评估,以检测和鉴别镰刀菌属。在 58 份眼部标本中,鉴定出 15 份镰刀菌病原体,75% 是茄病镰刀菌,16% 是尖孢镰刀菌。此外他们指出分子序列分析比形态学检测在鉴别亚物种上准确率更高[72]。也有报道应用 PCR 和其他分子生物学技术行眼组织标本检测和真菌病原体鉴定[73-76]。

药物治疗

真菌性角膜炎的药物治疗效果不确定[22,26,77]。目前关于抗真菌药物的选择和应用没有标准的指导方针[22]。与快速合理药物治疗相关的焦点问题包括病原体的多样性、不同的地理区域、抗真菌药物有效性以及缺乏眼部用药的合适剂量和确切疗效研究[3,22]。

局部抗真菌药物治疗是真菌性角膜炎药物治疗的现行标准。用药方法通常是一种或多种局部抗真菌滴眼液联合全身口服抗真菌药。用于治疗的常用抗真菌药物包括多烯类、唑类和棘白菌素类（表80.1）[3,20,35,78]。最常用的多烯类抗真菌药物是两性霉素 B 和那他霉素。在美国那他霉素（5%）是唯一在市场上买得到的局部抗真菌药。其他局部抗真菌药必须临时配制。

多烯类

多烯键直接与细胞膜甾醇（麦角固醇）结合，破坏细胞膜渗透完整性，导致细胞内电解质和代谢物的渗漏，继而引起细胞死亡。那他霉素对常见眼部病原体如念珠菌属、曲霉菌属和镰刀菌属有广泛的抗菌作用，但已发现以上三种菌属出现耐药菌株。多烯类药物主要用于浅表真菌性角膜炎的治疗，此类药物对角膜基质病变效果较弱。近期研究发现该类药耐药性在增加[79]。

对于念珠菌感染，两性霉素 B 效果优于那他霉素，而对镰刀菌感染效果较那他霉素差，两性霉素 B 的药效呈剂量依赖性[80,81]。

多烯类药物毒性和过敏反应是由于药物和药物载体特异性导致的。那他霉素可以引起结膜水肿、充血以及点状角膜炎，在长期使用那他霉素的患者中由于组织渗透性差，可以见到白色沉积物。局部应用0.15% 的两性霉素 B 时，过敏和毒性反应较低，两性霉素 B 去环化合物制剂与水溶性甲酯配方相比可溶性差，毒性高，两者的最小抑菌浓度相似[82]。

唑类

唑类抗真菌药含有五元唑类环结构，可根据氮分子的数量分为两类。咪唑类包括克霉唑、酮康唑和咪康唑，有 2 个氮原子。三唑类有 3 个氮环，包括氟康唑、伊曲康唑、伏立康唑、泊沙康唑（posaconazole）。这类抗真菌药没有商品化的局部眼用药品。除了临床上

有含 1% 油脂或悬浮物的皮肤科用药克霉唑外，所有的用药都是临时配制。所有的唑类药物都能抑制麦角甾醇形成所必需的细胞色素 P450 酶，进而导致真菌细胞膜合成终止[78,83]。

克霉唑抗菌谱广，尤其对念珠菌属和曲霉菌属效果更佳，对镰刀菌属效果差，其主要用于眼表真菌感染的治疗[84]。

益康唑抗菌谱也广，据报道对镰刀菌属效果佳。在美国并不用于治疗眼部真菌感染，在欧洲或其他国家，经常用于真菌性角膜炎的辅助治疗[62]。

酮康唑对念珠菌属具有中度良好的抗菌活性，但是对曲霉菌属或镰刀菌属无明显抗菌作用。咪康唑抗菌谱广，对拟青霉属、曲霉菌属、念珠菌属和丝孢菌属均具有中度良好的抗菌活性。

氟康唑抗菌谱广，对念珠菌属活性佳（除了光滑假丝酵母菌和克鲁斯念珠菌之外），对镰刀菌属或曲霉菌属活性差或无活性[85]。

伊曲康唑是一种广谱唑类抗真菌药，对念珠菌属和曲霉菌属具有中度良好的抗菌活性，对镰刀菌属偶有活性，用于治疗难治性角膜炎和眼内炎[86,87]。

泊沙康唑抗菌谱广，对念珠菌属和曲霉菌属有良好活性，对镰刀菌属有中度活性，用于治疗难治性角膜炎和眼内炎[88]。

伏立康唑抗菌谱广，对念珠菌属和曲霉菌属有良好活性，对镰刀菌属有中度抗菌活性，对腐皮镰刀菌分离株效果差[69,89,90]，用于治疗难治性角膜炎[91]。在 MUTTI 研究中，无论传统分析还是贝叶斯分析（Bayesian analyses）都表明在治疗真菌性角膜溃疡中那他霉素效果要优于伏立康唑，对镰刀菌感染的病例更明显[92]。

已报道的唑类抗真菌药眼部毒性和药物特异反应包括：烧灼感和接触性皮炎（克霉唑）、刺激症状（益康唑和氟康唑）、刺激症状和烧灼感、无明显角膜毒性（酮康唑）、滴眼时视物模糊、眼部不适感、充血和眼干（伊曲康唑）、畏光和暂时性色觉改变（泊沙康唑和伏立康唑）。

棘白菌素类

棘白菌素（echinocandins）是聚糖合成抑制剂。它们能抑制真菌细胞壁中的 β 葡聚糖。成员包括：阿尼芬净（无或很少眼部应用）、卡泊芬净（很少眼部应用，0.5% 的复合溶液用于治疗真菌性角膜炎[93]）、米卡芬净（很少眼部应用，0.1% 的用于治疗角膜炎）。这类抗真菌药物通过抑制 1,3-β 葡聚糖合酶阻断真菌

细胞壁合成[94]。

这三种药很少用于眼科,有报道应用卡泊芬净和米卡芬净成功治疗白色念珠菌角膜炎。在有限的眼科病例中,很少或者没有药物毒性报道。该药对念珠菌属具有快速杀菌活性,对曲霉菌属和隐球菌属具有不同的活性[78,83]。

用于治疗真菌性角膜炎的其他抗真菌药见表80.1。

表 80.1 治疗真菌性角膜炎的常用抗真菌药[22]

药物	作用机制	ª 药物简介	给药途径				
			局部用药 b	口服	静脉注射	基质内注射	前房注射
多烯类	结合真菌细胞膜,改变细胞膜渗透性	浓度依赖性杀菌,杀菌或抑菌作用取决于浓度 通过药效学参数预测体内功效最佳:AUC/MIC≥25 和 / 或 Cmax/MIC≥10 局部给药最佳频率未确定 推荐剂量:初始剂量每半小时 1 次逐渐减量至每天 6~8 次 不能通过完整的上皮屏障					
两性霉素 B		两性霉素:治疗念珠菌属的一线药物。对曲霉菌属,镰刀菌属有良好到中度活性	0.05%~0.30%	无资料	0.5~0.7mg/kg		0.8~1.0mg
那他霉素(Pimiracin)		那他霉素:对大部分镰刀菌,曲霉菌有良好活性,对念珠菌效果差;在美国是治疗真菌性角膜炎的一线用药,2% 生物药效率	2.5%~5%	无资料	无资料		
唑类	通过作用于细胞色素 P-450 依赖性酶,抑制真菌细胞壁麦角甾醇生物合成。导致细胞膜不稳定和渗漏。	非浓度依赖性杀菌(时间依赖性) 主要是抑菌作用;在高浓度时或者真菌生长期起杀菌作用 通过药效学参数预测体内功效最佳:AUC/MIC>25 分为两类: 咪唑类(克霉唑、酮康唑、咪康唑)。不能很好穿透完整角膜上皮。三唑类(氟康唑、伊曲康唑、伏立康唑和泊沙康唑)。能很好穿透完整角膜上皮 推荐剂量:初始加载剂量尚未确定					
克霉唑		克霉唑:抑菌 对念珠菌属和一些曲霉菌属有良好活性	1% 滴眼液 1% 乳膏				
益康唑		益康唑:对镰刀菌属,曲霉菌属和念珠菌属都有效	0.02%~2%	50~100mg/day			
氟康唑		氟康唑:对酵母菌有效,对丝状真菌效果差	0.5%~1%	100~400mg/day			
酮康唑		酮康唑:对念珠菌和曲霉菌效果佳,对镰刀菌效果差	1%~2%	200~400mg/day			
伊曲康唑		伊曲康唑:对曲霉菌和念珠菌效果佳,对镰刀菌无效	1%	200~400mg/day			
咪康唑		咪康唑:对拟青霉菌和丝孢菌效果佳	1%		600~1200/day		5mg/0.5ml
泊沙康唑		泊沙康唑:资料有限,用于镰刀菌和丝孢菌的救治。与伏立康唑抗菌谱相似		200mg × 3/day			

续表

药物	作用机制	a 药物简介	给药途径				
			局部用药 b	口服	静脉注射	基质内注射	前房注射
伏立康唑		伏立康唑:浓度依赖性杀菌和抑菌作用。对念珠菌属、曲霉菌属、非腐皮镰刀菌属、丝孢菌属和孢子菌有效	1%~2%	200~400mg/day		5mg/ml	50mg/0.1ml
棘白菌素	阻断真菌细胞壁 β 葡聚糖合成	浓度依赖性杀菌 对酵母菌、曲霉菌属有效,对镰刀菌属无效 体内功效最佳 Cmax/MIC>10 或者 AUC/MIC>25					
阿尼芬净		眼科资料受限					
卡泊芬净			0.5%				
米卡芬净			0.1%				
氟代嘧啶	阻断真菌胸苷合成	浓度依赖性杀菌 体内功效最佳 %T>MIC;20%~40%;对酵母菌有抑菌作用 对酵母菌,一些曲霉菌属和枝孢菌属窄谱有效					
氟胞嘧啶				25~37.5 mg/kg×4			
烯丙胺	抑制真菌细胞膜中的角鲨烯环氧酶,其导致麦角甾醇生物合成的抑制和/或改变	Cmax/MIC 或 AUC/MIC,水平和比例未确定 浓度依赖性					
特比萘芬		杀菌和/或抑菌取决于局部浓度 对曲霉菌、镰刀菌、丝孢菌和念珠菌敏感。与两性霉素 B 和唑类抗真菌药表现出协同效应	0.25%	250mg/day			

a Cmax/MIC= 超过 MIC 峰值浓度,>10;最适剂量不常见,浓度依赖型抗真菌药(多烯类、烯胺类)
%T>MIC 高于或接近 MIC 的时间比率;最佳剂量更小更频繁给药。
AUC/MIC=24 小时平均浓度;最适剂量;浓度随时间变化。
b 那他霉素是唯一商品化抗真菌药。其他眼科用药都是临时配置。

酮康唑:对念珠菌和曲霉菌效果佳,对镰刀菌效果差。

眼科医师在抗真菌药物选择、给药方式和药物治疗疗程上有很大不同,具体病例的实施取决于药物的有效性、最可能致病的病原体(地域不同)、药价、临床经验和文献报告[95]。目前抗真菌药单独使用或联合用药足够覆盖真菌性角膜炎患者的病原体[20,22,77]。在 MUTTI 研究中,Sun 及其同事提出对于较大范围的浸润/溃疡以及易发生角膜穿孔的病例那他霉素敏感性降低(较高的 MIC),伏立康唑和病变程度之间的药物敏感性(MICs)没有观察到明显相关性。

近来,已有报道称交联疗法对真菌性角膜炎治疗有效[96],这种疗法可能对前基质真菌感染有辅助治疗作用,但是对深基质感染无效[97]。

辅助方法

另一种提高真菌性角膜炎局部用药渗透性的疗法是电离子透入疗法(用于治疗拟青霉菌属角膜炎)[98]。

近来已有交联疗法（Cross linking，CXL）用于治疗真菌性角膜炎的报道。但在胶原交联标准治疗方案（Dresden protocal）的前瞻性随机研究中没有证实角膜交联方法的疗效。一项对进展期深基质真菌性角膜炎的 13 位患者观察研究中，CXL 组 6 只眼中的 4 只眼发生穿孔，非 CXL 组中 7 只眼都没有发生穿孔（p=0.02）[97]。

尽管临床结果令人沮丧，但有临床前研究数据支持使用光敏剂作为真菌性角膜炎的佐剂。一项研究评估了从真菌性角膜炎患者中获取的三种真菌（腐皮镰刀菌、烟曲霉菌、白色念珠菌）分离物的光动力学治疗效果，治疗分组包括：无治疗组；0.1% 孟加拉红组；518nm 照射组；核黄素 PDT 组（375nm 照射）；孟加拉红 PDT 组（518nm 照射）。将平板放在 30℃培养箱中观察生长。

孟加拉红 PDT 组在照射区抑制真菌分离物生长，而其他组（包括核黄素 PDT 组）没有发现抑制生长。尚需进一步研究来评估这种方法的临床效果[99]。

手术治疗

在世界大部分地区由于抗真菌药物有效性受限以及无法进行早期合理药物治疗，真菌性角膜炎往往需要手术治疗[3,21,26,100,101]。最近的研究也表明，目前的所有药物治疗方法在治疗腐皮镰刀菌等真菌感染中都没有手术治疗效果好（近期 MUTT 数据）[62]，角膜上皮是大多数抗真菌眼药渗透的屏障。表面麻醉后在裂隙灯下用刮刀或刀片每天进行清创是最简单的手术干预方法，每 24~48 小时行清创术可以去除病原微生物和坏死组织，以及增加局部抗真菌药的渗透性从而提高患者的预后效果。真菌性角膜溃疡治疗试验 I 的临床观察表明持续清创可能会因瘢痕形成使视力下降[102]。

如果角膜刮片涂片检查和培养阴性，可能需要诊断性浅层角膜切除术或角膜活检[103]。表面麻醉后活检应在小手术室或裂隙灯下进行，有些病例需要眼睑和球后麻醉。在显微镜下，用直径 2~3mm 一次性无菌环钻钻入角膜前基质，同时应包括感染和相邻透明的角膜组织，如果可能要尽量避开视轴。然后用手术刀片在基底部逐层剖切完成板层角膜病灶切除。也可以使用飞秒激光获取活检标本，激光的主要优点是切削的角膜片大小厚度均匀一致，形成的散光较小，缺点为成本高、实用性差。角膜活检标本需要进行涂片、培养和组织病理学检查。对于一些有完整上皮和

基质的深部角膜炎病例，需要采用 27G 皮下注射针或者 6~0 丝线进入到感染浸润区获得标本。

已报道的主要手术方法有治疗性穿透性角膜移植术，少部分病例采用结膜瓣遮盖术（图 80.8）。手术的主要目的是控制感染和维持眼球完整性，后期可以再行光学性穿透性角膜移植术[104~106]。治疗性角膜移植术的时机选择非常重要。大多数回顾性研究表明由于药物治疗失败，角膜移植术应在 4 周内进行；一些感染复发的病例也需要行角膜移植术[104~106]。角膜移植手术技术与其他感染性角膜炎相似。环钻的面积要包括 1~1.5mm 宽的未累及的透明角膜，以免环钻外周残留真菌而复发。为了使供体角膜再感染的可能性降到最低，在移除感染的角膜组织后更换手术器械非常重要。如果植床的边缘有持续感染，则应使用具有稍长跨距的间断缝合，以避免缝线脱位（cheese-wiring）创缘裂开。为了去除感染源应行前房冲洗，感染的虹膜、晶状体及玻璃体应予切除。切除的标本应行微生物培养和病理组织切片检查[105~108]。

如果怀疑眼内组织已经感染或可疑眼内炎，在角膜移植术中应向前房或后房注入抗真菌药。穿透性

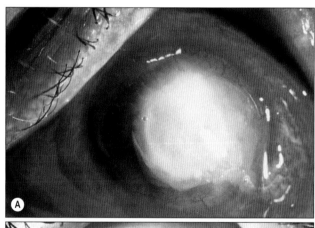

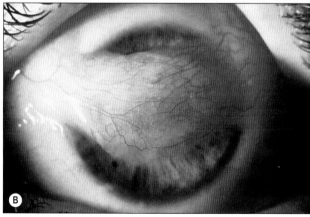

图 80.8 结膜瓣遮盖术治疗镰刀菌性角膜炎。（A）术前照片。（B）术后照片。（Courtesy Mario Brunzini，MD.）

角膜移植术后,为避免感染复发应持续应用局部抗真菌滴眼液(图 80.9)。

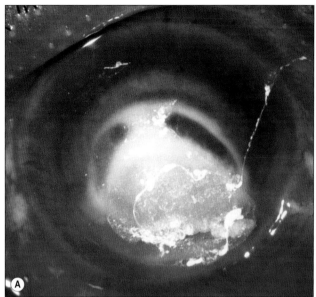
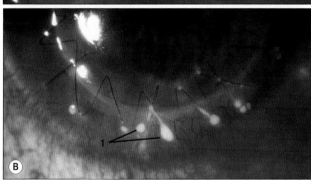

图 80.9 穿透性角膜移植术治疗念珠菌性角膜炎。(A)术前照片。(B)术后照片显示植床念珠菌复发(1)

真菌性角膜炎术后局部使用糖皮质激素具有争议[47,109]。局部使用糖皮质激素可以加速真菌生长和使其侵入角膜基质中,同时抑制一些抗真菌药物的药效。

在行穿透性角膜移植术时,如果感染已经控制,可以局部应用糖皮质激素。虽然在真菌性角膜炎患者中穿透性角膜移植术的主要目的是去除病原体,其次是尽量维持角膜植片透明进而恢复视力[109],但如果不确定感染是否控制,在术后早期应避免使用糖皮质激素。

我们目前的治疗原则是至少在抗真菌治疗和确切临床体征证明感染得到控制 2 周后应用糖皮质激素,术后抗真菌治疗同时使用其他免疫抑制剂如环孢霉素和他克莫司滴眼液可以降低排斥反应发生的风险。在体外实验中环孢霉素有抑制真菌生长的作用[110],因此与激素联合应用有助于治疗角膜移植术后排斥反应[111~113]。应密切随访以确保病情好转或其他变化,通常应用激素滴眼液后仍然继续应用抗真菌滴眼液,建议术后 2~3 周开始加用激素治疗。

预后

真菌性角膜炎预后不同,取决于病灶深度和面积、病原体、抗真菌药的药效和早期合理治疗[2,3,19,20,22,26,109]。总的来说,面积小的表浅感染病灶局部治疗效果好,深基质感染和感染累及巩膜或眼内很难根治。当药物治疗失败时手术治疗能够提高治愈率,或者是作为保存眼球恢复视功能的辅助措施。

总结

总之,真菌性角膜炎的诊断和治疗具有挑战性,早期合理抗真菌治疗是提高预后的关键。临床疑似和诊断必须有微生物学和 / 或病理组织学确认,分子技术和体外药物敏感实验可能有助于早期发现真菌感染和指导最合理抗真菌药物选择。对药物治疗效果差或者进展期的病例,为保护视力需尽早行手术治疗。

(李爱朋 译 贾卉 校)

参考文献

1. Jurkunas U, Behlau I, Colby K. Fungal keratitis: changing pathogens and risk factors. *Cornea* 2009;**28**(6):638–43.
2. Said DG, Otri M, Miri A, et al. The challenge of fungal keratitis. *Br J Ophthalmol* 2011;**95**(12):1623–4.
3. Thomas PA, Kaliamurthy J. Mycotic keratitis: epidemiology, diagnosis and management. *Clin Microb Infect* 2013;**19**(3):210–20.
4. Leck AK, Thomas PA, Hagan M, et al. Aetiology of suppurative corneal ulcers in Ghana and south India, and epidemiology of fungal keratitis. *Br J Ophthalmol* 2002;**86**(11):1211–15.
5. Shokohi T, Nowroozpoor-Dailami K, Moaddel-Haghighi T. Fungal keratitis in patients with corneal ulcer in Sari, Northern Iran. *Arch Iran Med* 2006;**9**(3):222–7.
6. Zhong WX, Xie LX, Shi WY, et al. Spectrum of infection of fungal keratitis: analysis of 654 cases. *Zhonghua Yi Xue Za Zhi* 2006;**86**(24):1681–5.
7. Gower EW, Keay LJ, Oechsler RA, et al. Trends in fungal keratitis in the United States, 2001 to 2007. *Ophthalmology* 2010;**117**(12):2263–7.
8. Ritterband DC, Seedor JA, Shah MK, et al. Fungal keratitis at the New York eye and ear infirmary. *Cornea* 2006;**25**(3):264–7.
9. Tanure MA, Cohen EJ, Sudesh S, et al. Spectrum of fungal keratitis at Wills Eye Hospital, Philadelphia, Pennsylvania. *Cornea* 2000;**19**(3):307–12.
10. Miller D. Ocular microbiology. In: Mahon Ma, editor. *Textook of diagnostic microbiology*. Philadelphia: WB Sanders; 2010. p. 1009–22.
11. Bharathi MJ, Ramakrishnan R, Meenakshi R, et al. Analysis of the risk factors predisposing to fungal, bacterial & Acanthamoeba keratitis in south India. *Ind J Med Res* 2009;**130**(6):749–57.
12. Pong JC, Law R, Lai J. Risk factors for treatment of fungal keratitis. *Ophthalmology* 2007;**114**(3):617.
13. Shi W, Wang T, Xie L, et al. Risk factors, clinical features, and outcomes of recurrent fungal keratitis after corneal transplantation. *Ophthalmology* 2010;**117**(5):890–6.
14. Lalitha P, Prajna NV, Kabra A, et al. Risk factors for treatment outcome in fungal keratitis. *Ophthalmology* 2006;**113**(4):526–30.
15. Alfonso EC, Miller D, Cantu-Dibildox J, et al. Fungal keratitis associated

7

with non-therapeutic soft contact lenses. *Am J Ophthalmol* 2006;**142**(1):154–5.

16. Ma SK, So K, Chung PH, et al. A multi-country outbreak of fungal keratitis associated with a brand of contact lens solution: the Hong Kong experience. *IJID* 2009;**13**(4):443–8.

17. Tuli SS, Iyer SA, Driebe WT Jr. Fungal keratitis and contact lenses: an old enemy unrecognized or a new nemesis on the block? *Eye Contact Lens* 2007;**33**(6 Pt 2):415–17, discussion 24-5.

18. Iyer SA, Tuli SS, Wagoner RC. Fungal keratitis: emerging trends and treatment outcomes. *Eye Contact Lens* 2006;**32**(6):267–71.

19. Rogers GM, Goins KM, Sutphin JE, et al. Outcomes of treatment of fungal keratitis at the University of Iowa Hospitals and Clinics: a 10-year retrospective analysis. *Cornea* 2013;**32**(8):1131–6.

20. Miller D. Pharmacological treatment for infectious corneal ulcers. *Exp Opin Pharmacother* 2013;**14**(5):543–60.

21. Lai J, Pandya V, McDonald R, et al. Management of Fusarium keratitis and its associated fungal iris nodule with intracameral voriconazole and amphotericin B. *Clin Exper Optom* 2014;**97**(2):181–3.

22. Miller D, Alfonso EC. Management of fungal keratitis: Topical or systemic therapy? *Vis Pan-Am* 2014;**13**(3):73–7.

23. Ansari Z, Miller D, Galor A. Current thoughts in fungal keratitis: Diagnosis and treatment. *Curr Fung Infect Rep* 2013;**7**(3):209–18.

24. Ibrahim MM, Vanini R, Ibrahim FM, et al. Epidemiologic aspects and clinical outcome of fungal keratitis in southeastern Brazil. *Euro J Ophthalmol* 2009;**19**(3):355–61.

25. Sharma S. Diagnosis of fungal keratitis: current options. *Exp Opin Med Diag* 2012;**6**(5):449–55.

26. Srinivasan M. Fungal keratitis. *Curr Opin Ophthalmol* 2004;**15**(4):321–7.

27. Tuli SS. Fungal keratitis. *Clin Ophthalmol* 2011;**5**:275–9.

28. Mascarenhas J, Lalitha P, Prajna NV, et al. Acanthamoeba, fungal, and bacterial keratitis: a comparison of risk factors and clinical features. *Am J Ophthalmol* 2014;**157**(1):56–62.

29. Chowdhary A, Singh K. Spectrum of fungal keratitis in North India. *Cornea* 2005;**24**(1):8–15.

30. Deorukhkar S, Katiyar R, Saini S. Epidemiological features and laboratory results of bacterial and fungal keratitis: a five-year study at a rural tertiary-care hospital in western Maharashtra, India. *Sing Med J* 2012;**53**(4):264–7.

31. Lalitha P, Prajna NV, Manoharan G, et al. Trends in bacterial and fungal keratitis in South India, 2002-2012. *Br J Ophthalmol* 2015;**99**(2):192–4.

32. Ibrahim MM, de Angelis R, Lima AS, et al. A new method to predict the epidemiology of fungal keratitis by monitoring the sales distribution of antifungal eye drops in Brazil. *PLoS ONE* 2012;**7**(3):e33775.

33. Lavaju P, Arya SK, Khanal B, et al. Demograhic pattern, clinical features and treatment outcome of patients with infective keratitis in the eastern region of Nepal. *NEPJOPH* 2009;**1**(2):101–6.

34. Khanal B, Kaini KR, Deb M, et al. Microbial keratitis in eastern Nepal. *Trop Doc* 2001;**31**(3):168–9.

35. Thomas PA, Kaliamurthy J, Geraldine P. Epidemiological and microbiological diagnosis of suppurative keratitis in Gangetic West Bengal, eastern India. *Ind J Ophthalmol* 2005;**53**(2):143, author reply.

36. Kaliamurthy J, Kalavathy CM, Parmar P, et al. Spectrum of bacterial keratitis at a tertiary eye care centre in India. *Biomed Res Int* 2013;**2013**:181564.

37. Punia RS, Kundu R, Chander J, et al. Spectrum of fungal keratitis: clinicopathologic study of 44 cases. *Int J Ophthalmol* 2014;**7**(1):114–17.

38. Gopinathan U, Garg P, Fernandes M, et al. The epidemiological features and laboratory results of fungal keratitis: a 10-year review at a referral eye care center in South India. *Cornea* 2002;**21**(6):555–9.

39. Wei LC, Tsai TC, Tsai HV, et al. Comparison of voriconazole concentration in the aqueous humor and vitreous between non-scraped and scraped corneal epithelium groups after topical 1% voriconazole application. *Curr Eye Res* 2010;**35**:573–9.

40. Wang L, Sun S, Jing Y, et al. Spectrum of fungal keratitis in central China. *Clin Exp Ophthalmology* 2009;**37**(8):763–71.

41. Xie L, Zhong W, Shi W, et al. Spectrum of fungal keratitis in north China. *Ophthalmology* 2006;**113**(11):1943–8.

42. Alfonso EC, Cantu-Dibildox J, Munir WM, et al. Insurgence of Fusarium keratitis associated with contact lens wear. *Arch Ophthalmol* 2006;**124**(7):941–7.

43. Chang DC, Grant GB, O'Donnell K, et al. Multistate outbreak of Fusarium keratitis associated with use of a contact lens solution. *JAMA* 2006;**296**(8):953–63.

44. Hu S, Fan VC, Koonapareddy C, et al. Contact lens-related Fusarium infection: case series experience in New York City and review of fungal keratitis. *Eye Contact Lens* 2007;**33**(6 Pt 1):322–8.

45. Tuft SJ, Tullo AB. Fungal keratitis in the United Kingdom 2003-2005. *Eye* 2009;**23**(6):1308–13.

46. Bhartiya P, Daniell M, Constantinou M, et al. Fungal keratitis in Melbourne. *Clin Exp Ophthalmol* 2007;**35**(2):124–30.

47. Peponis V, Herz JB, Kaufman HE. The role of corticosteroids in fungal keratitis: a different view. *The Br J Ophthalmol* 2004;**88**(9):1227.

48. Dahlgren MA, Lingappan A, Wilhelmus KR. The clinical diagnosis of microbial keratitis. *Am J Ophthalmol* 2007;**143**(6):940–4.

49. Keay LJ, Gower EW, Iovieno A, et al. Clinical and microbiological characteristics of fungal keratitis in the United States, 2001-2007: a multicenter study. *Ophthalmology* 2011;**118**(5):920–6.

50. Amescua G, Miller D, Alfonso EC. What is causing the corneal ulcer? Management strategies for unresponsive corneal ulceration. *Eye* 2012;**26**(2):228–36.

51. Bharathi MJ, Ramakrishnan R, Vasu S, et al. Epidemiological characteristics and laboratory diagnosis of fungal keratitis. A three-year study. *Ind J Ophthalmol* 2003;**51**(4):315–21.

52. Mellado F, Rojas T, Cumsille C. Fungal keratitis: review of diagnosis and treatment. *Arq Bras Oftalmol* 2013;**76**(1):52–6.

53. Oldenburg CE, Prajna VN, Prajna L, et al. Clinical signs in dermatiaceous and hyaline fungal keratitis. *Br J Ophthalmol* 2011;**95**(5):750–1.

54. Florakis GJ, Moazami G, Schubert H, et al. Scanning slit confocal microscopy of fungal keratitis. *Arch Ophthalmol* 1997;**115**(11):1461–3.

55. Ledbetter EC, Irby NL, Kim SG. In vivo confocal microscopy of equine fungal keratitis. *Vet Ophthalmol* 2011;**14**(1):1–9.

56. Vaddavalli PK, Garg P, Sharma S, et al. Role of confocal microscopy in the diagnosis of fungal and acanthamoeba keratitis. *Ophthalmology* 2011;**118**(1):29–35.

57. Labbe A, Gabison E, Cochereau I, et al. Diagnosis of fungal keratitis by in vivo confocal microscopy: a case report. *Eye* 2011;**25**(7):956–8.

58. Nielsen E, Heegaard S, Prause JU, et al. Fungal keratitis - improving diagnostics by confocal microscopy. *Case Rep Ophthalmol* 2013;**4**(3):303–10.

59. Brasnu E, Bourcier T, Dupas B, et al. In vivo confocal microscopy in fungal keratitis. *Br J Ophthalmol* 2007;**91**(5):588–91.

60. Victor G, Alves MR, Nose W. In vivo confocal microscopy in the diagnosis of fungal keratitis: case report. *Arq Bras Oftalmol* 2006;**69**(3):399–402.

61. Saini JS, Jain AK, Kumar S, et al. Neural network approach to classify infective keratitis. *Curr Eye Res* 2003;**27**:111–16.

62. Prajna NV, Mascarenhas J, Krishnan T, et al. Comparison of natamycin and voriconazole for the treatment of fungal keratitis. *Arch Ophthalmol* 2010;**128**(6):672–8.

63. Das S, Sharma S, Kar S, et al. Is inclusion of Sabouraud dextrose agar essential for the laboratory diagnosis of fungal keratitis? *Ind J Ophthalmol* 2010;**58**(4):281–6.

64. Kaliamurthy J, Thomas PA. Is inclusion of Sabouraud dextrose agar essential for the laboratory diagnosis of fungal keratitis? *Ind J Ophthalmol* 2011;**59**(3):263–4.

65. Marangon FB, Miller D, Giaconi JA, et al. In vitro investigation of voriconazole susceptibility for keratitis and endophthalmitis fungal pathogens. *Am J Ophthalmol* 2004;**137**(5):820–5.

66. Shapiro BL, Lalitha P, Loh AR, et al. Susceptibility testing and clinical outcome in fungal keratitis. *Br J Ophthalmol* 2010;**94**(3):384–5.

67. Xie L, Zhai H, Zhao J, et al. Antifungal susceptibility for common pathogens of fungal keratitis in Shandong Province, China. *Am J Ophthalmol* 2008;**146**(2):260–5.

68. Sun S, Lyu Q, Han L, et al. Molecular identification and in vitro susceptibility of Fusarium from fungal keratitis in central China. *Zhonghua Yan Ke Za Zhi* 2015;**51**(9):660–7.

69. Oechsler RA, Feilmeier MR, Miller D, et al. Fusarium keratitis: genotyping, in vitro susceptibility and clinical outcomes. *Cornea* 2013;**32**(5):667–73.

70. Dyavaiah M, Ramani R, Chu DS, et al. Molecular characterization, biofilm analysis and experimental biofouling study of Fusarium isolates from recent cases of fungal keratitis in New York State. *BMC Ophthalmol* 2007;**7**:1.

71. Ferrer C, Alio JL. Evaluation of molecular diagnosis in fungal keratitis. Ten years of experience. *J Ophthalmic Inflamm Infect* 2011;**1**(1):15–22.

72. Oechsler RA, Feilmeier MR, Ledee DR, et al. Utility of molecular sequence analysis of the ITS rRNA region for identification of Fusarium spp. from ocular sources. *Invest Ophthalmol Vis Sci* 2009;**50**(5):2230–6.

73. Embong Z, Wan Hitam WH, Yean CY, et al. Specific detection of fungal pathogens by 18S rRNA gene PCR in microbial keratitis. *BMC Ophthalmol* 2008;**8**:7.

74. Kosrirukvongs P, Chaiprasert A, Uiprasertkul M, et al. Evaluation of nested pcr technique for detection of Pythium insidiosum in pathological specimens from patients with suspected fungal keratitis. *Southeast Asian J Trop Med Public Health* 2014;**45**(1):167–73.

75. Tananuvat N, Salakthuantee K, Vanittanakom N, et al. Prospective comparison between conventional microbial work-up vs PCR in the diagnosis of fungal keratitis. *Eye* 2012;**26**(10):1337–43.

76. Thomas PA, Teresa PA, Theodore J, et al. PCR for the molecular diagnosis of mycotic keratitis. *Expert Rev Mol Diagn* 2012;**12**(7):703–18.

77. FlorCruz NV, Peczon IV, Evans JR. Medical interventions for fungal keratitis. *Cochrane Database Syst Rev* 2012;(2):CD004241.

78. Andes D. Antifungal pharmacokinetics and pharmacodynamics: understanding the implications for antifungal drug resistance. *Drug Resist Updat* 2004;**7**(3):185–94.

79. Prajna NV, Lalitha P, Rajaraman R, et al. Changing azole resistance: A secondary analysis of the MUTT I randomized clinical trial. *JAMA Ophthalmol* 2016;**134**(6):693–6.

80. Dong XH, Gao WJ, He XP. Antifungal efficacy of natamycin in experimental fusarium solani keratitis. *Int J Ophthalmol* 2012;**5**(2):143–6.
81. Das M, Murthy SI, Dikshit S, et al. Natamycin and voriconazole in fungal keratitis. *Arch Ophthalmol* 2011;**129**(6):814, author reply 5.
82. Alfonso EC, Cantu-Dibildox J, O'Brien TP, et al. Antifungal agents. In: Albert DM, Miller JW, Azar DT, et al., editors. *Albert & Jakobiec's Principles & Practice of Ophthalmology.* 3rd ed. Philadelphia: Elsevier; 2008. p. 231–8.
83. Andes D. In vivo pharmacodynamics of antifungal drugs in treatment of candidiasis. *Antimicrob Agents Chemother* 2003;**47**(4):1179–86.
84. Rasool BK, Salmo HM. Development and clinical evaluation of clotrimazole-beta-cyclodextrin eyedrops for the treatment of fungal keratitis. *AAPS PharmSciTech.* 2012;**13**(3):883–9.
85. Sonego-Krone S, Sanchez-Di Martino D, Ayala-Lugo R, et al. Clinical results of topical fluconazole for the treatment of filamentous fungal keratitis. *Graefe's Arch Clin Exp Ophthalmol* 2006;**244**(7):782–7.
86. Kalavathy CM, Parmar P, Kaliamurthy J, et al. Comparison of topical itraconazole 1% with topical natamycin 5% for the treatment of filamentous fungal keratitis. *Cornea* 2005;**24**(4):449–52.
87. Agarwal PK, Roy P, Das A, et al. Efficacy of topical and systemic itraconazole as a broad-spectrum antifungal agent in mycotic corneal ulcer. A preliminary study. *Ind J Ophthalmol* 2001;**49**(3):173–6.
88. Sponsel WE, Graybill JR, Nevarez HL, et al. Ocular and systemic posaconazole(SCH-56592) treatment of invasive Fusarium solani keratitis and endophthalmitis. *Br J Ophthalmol* 2002;**86**(7):829–30.
89. Giaconi JA, Marangon FB, Miller D, et al. Voriconazole and fungal keratitis: a report of two treatment failures. *J Oc Pharmacol Ther* 2006;**22**(6):437–9.
90. Oechsler RA, Yamanaka TM, Bispo PJ, et al. Fusarium keratitis in Brazil: genotyping, in vitro susceptibilities, and clinical outcomes. *Clin Ophthalmol* 2013;**7**:1693–701.
91. Sponsel W, Chen N, Dang D, et al. Topical voriconazole as a novel treatment for fungal keratitis. *Antimicrob Ag Chemother* 2006;**50**(1):262–8.
92. Sun CQ, Prajna NV, Krishnan T, et al. Expert prior elicitation and Bayesian analysis of the mycotic ulcer treatment Trial I. *Invest Ophthalmol Vis Sci* 2013;**54**.4167 73.
93. Neoh CF, Daniell M, Chen SC, et al. Clinical utility of caspofungin eye drops in fungal keratitis. *Int J Antimicrob Ag* 2014;**44**(2):96–104.
94. Matsumoto Y, Murat D, Kojima T, et al. The comparison of solitary topical micafungin or fluconazole application in the treatment of Candida fungal keratitis. *British J Ophthalmol* 2011;**95**(10):1406–9.
95. Loh AR, Hong K, Lee S, et al. Practice patterns in the management of fungal corneal ulcers. *Cornea* 2009;**28**(8):856–9.
96. Galperin G, Berra M, Tau J, et al. Treatment of fungal keratitis from *Fusarium* infection by corneal cross-linking. *Cornea* 2012;**31**(2):176–80.
97. Uddaraju M, Mascarenhas J, Das MR, et al. Corneal cross-linking as an adjuvant therapy in the management of recalcitrant deep stromal fungal keratitis: A randomized trial. *Am J Ophthalmol* 2015;**160**(1):131–134 e5.
98. Yoo SH, Dursun D, Dubovy S, et al. Lontophoresis for the treatment of paecilomyces keratitis. *Cornea* 2002;**21**(1):131–2.
99. Arboleda A, Miller D, Cabot F, et al. Assessment of rose bengal versus riboflavin photodynamic therapy for inhibition of fungal keratitis isolates. *Am J Ophthalmol* 2014;**158**(1):64–70.e2.
100. Barut Selver O, Egrilmez S, Palamar M, et al. Therapeutic corneal transplant for fungal keratitis refractory to medical therapy. *Exper Clin Transplant* 2015;**13**(4):355–9.
101. Chang HY, Chodosh J. Diagnostic and therapeutic considerations in fungal keratitis. *Int Ophthalmol Clini* 2011;**51**(4):33–42.
102. Prajna NV, Krishnan T, Mascarenhas J, et al. The mycotic ulcer treatment trial: a randomized trial comparing natamycin vs voriconazole. *JAMA Ophthalmol* 2013;**131**(4):422–9.
103. Alexandrakis G, Haimovici R, Miller D, et al. Corneal biopsy in the management of progressive microbial keratitis. *Am J Ophthalmol* 2000; **129**(5):571–6.
104. Garg P, Vemuganti GK. Lamellar keratoplasty for the treatment of fungal keratitis. *Cornea* 2002;**21**(7):734–5, author reply 5.
105. Xie L, Dong X, Shi W. Treatment of fungal keratitis by penetrating keratoplasty. *Br J Ophthalmol* 2001;**85**(9):1070–4.
106. Xie L, Shi W, Liu Z, et al. Lamellar keratoplasty for the treatment of fungal keratitis. *Cornea* 2002;**21**(1):33–7.
107. Liu Y, Jia H, Shi X, et al. Minimal trephination penetrating keratoplasty for severe fungal keratitis complicated with hypopyon. *Can J Ophthalmol* 2013;**48**(6):529–34.
108. Xie L, Zhai H, Shi W. Penetrating keratoplasty for corneal perforations in fungal keratitis. *Cornea* 2007;**26**(2):158–62.
109. Prajna NV, Krishnan T, Mascarenhas J, et al. Predictors of outcome in fungal keratitis. *Eye* 2012;**26**(9):1226–31.
110. Bell NP, Karp C, Alfonso EC, et al. Effects of methylprednisolone and cyclosporine A on fungal growth in vitro. *Cornea* 1999;**18**(3):306–13.
111. Perry HD, Doshi SJ, Donnenfeld ED, et al. Topical cyclosporin A in the management of therapeutic keratoplasty for mycotic keratitis. *Cornea* 2002;**21**(2):161–3.
112. Sinha R, Jhanji V, Verma K, et al. Efficacy of topical cyclosporine A 2% in prevention of graft rejection in high-risk keratoplasty: a randomized controlled trial. *Graefes Arch Clin Exp Ophthalmol* 2010;**248**(8). 1167–72.
113. Huang W, Ling S, Jia X, et al. Tacrolimus (FK506) suppresses TREM-1 expression at an early but not at a late stage in a murine model of fungal keratitis. *PLoS ONE* 2014;**9**(12):e114386.

7

第81章

棘阿米巴和其他寄生虫性角膜感染

Elmer Y. Tu

关键概念

- 在各种类型角膜接触镜佩戴者中,棘阿米巴角膜炎是最常见的外源性寄生虫角膜感染。
- 棘阿米巴角膜炎具有多种临床表现,通常与疱疹病毒性角膜炎以及其他类型的感染性和非感染性角膜炎的表现极为相似。
- 诊断的最大障碍是如何提高对棘阿米巴角膜炎的认识,以便可以采用正确的检查和后续的治疗。
- 棘阿米巴角膜炎治疗困难而且疗程较长,预后与角膜受累的严重程度密切相关。
- 严格执行角膜接触镜的消毒和随诊,对阿米巴角膜炎的预防非常重要,即便如此,仍有发生的可能。
- 主要的治疗药物包括局部使用双胍类药物,有时可能需要联合其他抗生素类药物以及免疫抑制剂来挽救眼球。
- 盘尾丝虫感染是全球角膜盲最常见的病因之一,在亚洲,微孢子虫角膜炎是一种逐渐被认识且发病率逐渐增加的角膜感染。

本章纲要

棘阿米巴角膜炎
其他寄生虫性角膜感染

棘阿米巴角膜炎

介绍

棘阿米巴角膜炎是一种慢性、原发性、角膜接触镜相关的角膜感染,病原体为在水和土壤中普遍存在的自由生活阿米巴原虫。尽管典型的体征包括放射性角膜神经炎、角膜环形浸润以及与体征不相符的难以忍受的眼痛,但许多患者最初出现的较轻微不典型症状及体征也需给予重视(图81.1)。棘阿米巴角膜炎常被误诊如下为疾病,包括非感染性角膜炎以及细菌、真菌或病毒引起的感染性角膜炎。棘阿米巴角膜炎患者对常用的眼部抗生素具有耐药性,但可能会因糖皮质激素的使用,使症状暂时减轻而延误进一步诊治。要想获得较好的效果,需要在病变侵入角膜深部前获得正确的诊断和及时治疗[1]。药物治疗需要单独使用双胍类药物或与二胺类药物联合使用数周至数月或更长时间[2,3]。如感染的虫株发生临床耐药,可能需要积极调整用药方案或选择手术治疗。

发病率

自从1973年报道首例阿米巴角膜炎以来[4],棘阿米巴角膜炎已经被公认为一种罕见的角膜感染。角膜接触镜佩戴者是阿米巴角膜感染风险最大的群体,具体发生率缺乏相应的数据,因为报道的数据大多数来源于暴发流行的病例分析[5~12]。美国关于棘阿米巴角膜炎暴发流行的数据显示,每年每百万角膜接触镜佩戴者发生棘阿米巴角膜炎的患者为1.49~2.01例[5,11,12];20世纪90年代,英国每年每3万例角膜接触镜佩戴者至少发现一例棘阿米巴角膜炎患者[9,10]。然而自2003年以来,美国持续暴发棘阿米巴角膜炎病例,虽然没有从美国得到确切数据,但对区域性事件-芝加哥地区角膜感染的估计显示,棘阿米巴角膜炎的发生已接近英国的数据[6,7,13~16]。尽管如此,棘阿米巴角膜感染仍明显少于角膜接触镜相关的其他微生物感染,角膜接触镜相关微生物感染发生率为每10万角膜接触镜佩戴者中,角膜微生物感染者1~25例,主要原因是戴镜不规范[17~19]。在所有怀疑感染性角膜炎并进行标本培养的患者中,无论其病因如何,仅有1%的标本鉴定为棘阿米巴原虫感染[20]。

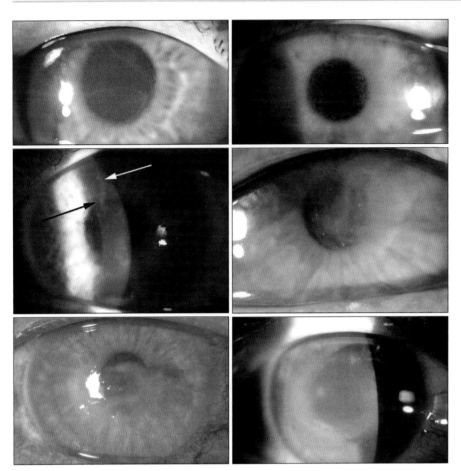

图81.1 棘阿米巴角膜炎的裂隙灯显微镜照片。(上右及上左)孤立性上皮性角膜炎。两例棘阿米巴角膜炎患者表现为孤立性上皮性角膜炎,注意结节状、囊样上皮病变不伴有角膜基质炎症。(中左)合并有放射状神经炎的上皮性角膜炎,患者角膜上皮呈现不规则外观,上方可见炎性结节样的角膜神经(黑白箭头)。(中右)角膜前基质病变,仅前基质受累,周边及后部基质正常。(下左)深基质角膜炎。注意角膜中央混浊、浸润弥漫、边界不清晰。(下右)环形浸润,早期环形浸润表现为中央角膜混浊区域以及旁中央的环形浸润,界限较清,免疫环是棘阿米巴角膜炎特征性的体征。(From Tu EY,Joslin CE,Sugar J, et al. Prognostic factors affecting visual outcome in Acanthamoeba keratitis. Ophthalmology. Nov 2008;115(11): 1998-2003.)

危险因素

对任何年龄的健康个体来说,佩戴角膜接触镜却是棘阿米巴角膜炎发生的主要危险因素,90%以上的棘阿米巴角膜炎患者,其发病均与角膜接触镜的使用有关[5,12,21-23]。最初棘阿米巴角膜炎患者发生在污染物或植物性角膜损伤后,在随后的10年间,直到20世纪80年代中期,随着各种软性角膜接触镜的广泛使用和普及,相关的棘阿米巴角膜炎病例不断出现[12]。尽管有90%以上棘阿米巴角膜炎患者的发病均与软性角膜接触镜的使用有关,部分的患者与硬性角膜接触镜使用有关,但总体来讲棘阿米巴角膜感染的发生率略低于其在所有角膜接触镜佩戴者中的比例。硬性角膜接触镜佩戴者发生细菌性角膜炎的风险较低,其发生率比佩戴软性角膜接触镜者低,但这并不意味着不发生棘阿米巴角膜炎。近年来角膜塑形镜再次兴起,其过夜佩戴增加了棘阿米巴角膜炎发生的风险,其中角膜上皮变薄、不重视卫生和使用自来水清洗仍是这些患者戴镜期间发生感染的危险因素[24]。

在软性和硬性角膜接触镜佩戴者中,创伤、戴镜游泳以及不按要求清洗、护理接触镜均可增加棘阿米巴角膜炎发生的风险[10],其他与卫生相关的因素还包括用浴缸热水或未经消毒的水清洗镜片[7,9,10,22,23]。对1980年美国发生的一组棘阿米巴角膜炎的病例进行对照研究发现,使用自制盐水(将盐和非无菌水混合配制)清洗镜片(优势比,即OR值,无穷大)、游泳时戴镜(OR值6.2)和不经常对镜片进行消毒(OR值5.8)是其主要危险因素[23]。角膜接触镜佩戴的规范性及镜片护理的正确性一直是亟待解决的问题。尽管角膜接触镜的材料和消毒系统在进行不断的改善,但在过去的二十年中角膜接触镜相关的角膜微生物感染的发生率几乎没有任何变化,这表明棘阿米巴角膜炎的发生可能还有其他因素的存在[18,25,26]。

目前还没有发现特定的软性角膜接触镜或某些接触镜护理系统具有更大的棘阿米巴角膜炎发生的风险相关性。对抗阿米巴原虫两种生存形式的最有效方法是加热和过氧化氢消毒,特别是二步法可确保在中和前延长消毒剂暴露时间。包囊对氯和目前多功能护理液(MPS)具有较高的抵抗性[22,27,28]。因此使用一步法过氧化氢体系[10]、基于氯的消毒剂[22]和AMO最新一种完全保湿的多功能护理液与棘阿米巴角膜炎的风险增加相关[7,13]。尽管有这些特别的联系,但应该注意的是,最近美国暴发的感染中,近50%的患者使用了其他镜片消毒剂,大部分为多功能护理液,提示这个护理系统可能存在额外的风险[7]。对于软性角膜接触镜使用的具体时间,例如过夜佩戴、频繁更换等,是否与棘阿米巴角膜炎的发生有关还没有最终定论,但每日更换镜片可能具有保护作用[10]。另外其他一些镜片护理措施,如重复使用护理液、不揉搓或不冲洗镜片,以及使用家庭饮用水清洗镜片也被认为是棘阿米巴角膜炎发生的危险因素[7,10]。英国棘阿米巴角膜炎病例数下降,部分原因是注意了这些因素并进行改正,同时加强对患者的教育[10]。

　　尽管棘阿米巴角膜炎的发生与地理区域的相关性目前仍缺乏确定的结论,但研究显示家用水源的污染程度与棘阿米巴角膜炎的发生具有一定的相关性[6,8,10]。过去研究显示棘阿米巴角膜炎的发生有地域差异[29,30],受严重区域性洪水影响的郊县发生棘阿米巴角膜炎的风险明显升高(OR,10.83),而且在爱荷华地区发病期间,私人水井较城市用水容易得到保护(OR,0.12)[31]。生活用水的硬度(相对风险,即RR,3.37)和屋顶水箱的使用也被确定为危险因素,微生物学研究证实角膜炎患者分离的微生物和冷水龙头微生物的基因型相同[10,30]。芝加哥地区非随机病例对照研究提出的地理区域危险因素是因为改变了该区域的水消毒标准及配水系统,从而降低了棘阿米巴角膜感染的发生率[6]。对阿米巴原虫生活环境的控制更多依赖于改善水的MPS系统,而不是选择直接灭菌法[6,7]。

发病机制

　　棘阿米巴原虫以游离生物体形式生活在水和土壤中,以其他微生物为食,表现为自由活动的滋养体和特有的双壁样包囊两种生存形式(图81.2),包囊可耐受温度、干燥、辐射、抗生素及环境条件的变化[32]。当环境条件发生变化时,滋养体可以在几个小时内迅速转变为包囊,保持十年后的包囊仍可转变为滋养体。棘阿米巴感染的主要临床表现为角膜炎,但在免疫功能低下的患者中,也可出现罕见的阿米巴肉芽肿性脑炎(GAE)、弥散性阿米巴皮肤病以及阿米巴囊肿等[33]。A. Caterllanii属是角膜感染最常见的阿米巴类型,而A. polyphaga和A. hachetti也有较多的病例报道。此外,A. bebertsonii,A. heysodes,A. lugdunesis,A. quina和A. griffin的感染病例也有散发报道。18S核糖体DNA分型与早期阿米巴命名不具相关性,根据基因分型结果,大多数棘阿米巴角膜炎分离株基因

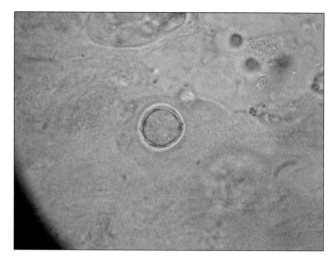

图81.2　表层角膜刮片显示阿米巴包囊(Diff-Quik染色,放大倍率100倍)

分型结果为T₄型,T₃型棘阿米巴居第二位[34],很少报道其他基因型棘阿米巴角膜炎。

　　利用棘阿米巴角膜炎的动物模型,人类了解了棘阿米巴角膜感染的发病机制和病变特点(图81.3)。角膜损伤如佩戴角膜接触镜后可促进甘露糖结合蛋白表达,使阿米巴原虫开始附着于角膜上皮,并与上皮层细胞的甘露糖基化糖蛋白结合[35],产生并加剧角膜上皮细胞的病变效应[35,36]。一旦结合,阿米巴原虫就会过量表达蛋白激酶如MIP-133,从而降解角膜上皮并促进原虫对角膜基质的侵袭形成角膜溃疡。在角膜基质中,阿米巴原虫可以利用细菌进行增殖,并存活驻留于角膜细胞中[36]。

　　在动物模型中,棘阿米巴角膜炎很少诱导机体产生IgG。但在人体研究中发现,大多数个体表达血清抗阿米巴原虫的IgG,可能与其他方式的暴露有关[37]。一旦阿米巴原虫定植于角膜基质中,不管在人类还是动物模型中,这种全身性免疫反应在清除感染方面没有任何效果[38]。然而实验研究表明,通过口服免疫抑制剂可诱导IgA表达,从而通过防止病原体初始附着或通过中和阿米巴蛋白酶,来抑制或清除动物感染模型中的病原体,避免这种损害波及角膜深基质层[39]。事实上人类研究已经发现棘阿米巴角膜炎患者泪液中IgA水平明显低于对照组,表明易感性可能在一些棘阿米巴角膜炎患者中起重要作用[38]。

　　尽管角膜接触镜相关的棘阿米巴角膜感染的确切机制尚不清楚,但它所引起的眼表免疫偏移是公认的,这会促进微生物的结合及在接触镜上形成生物膜[40],为微生物提供了稳定而丰富的食物供应,并促进阿米巴增殖及延长阿米巴与角膜上皮的接触时

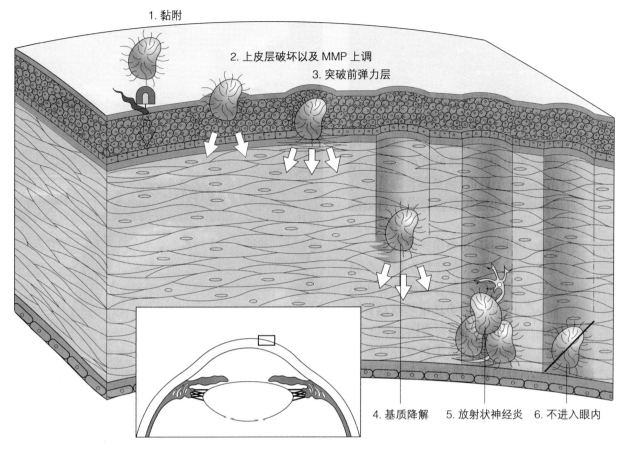

1. 黏附

2. 上皮层破坏以及 MMP 上调

3. 突破前弹力层

4. 基质降解　　5. 放射状神经炎　　6. 不进入眼内

图 81.3　棘阿米巴角膜感染病理过程(From Clarke DW, Niederkorn JY. The pathophysiology of Acanthamoeba keratitis. Trends Parasitol Feb 22 2006.)

间,以增加结合成功的机会。许多研究已经显示,阿米巴与常见的微生物共培养可整合形成内共生体,增加了阿米巴原虫的致病性[41]。棘阿米巴角膜炎的致病机制非常复杂,研究显示其病变进展呈非线性、角膜感染呈慢性过程以及角膜病变特征呈多样性。

临床表现

任何年龄的人群都可能感染棘阿米巴原虫[42],棘阿米巴角膜炎通常在具有典型的临床表现时才会被首次识别,尽管角膜接触镜佩戴者多为女性,但研究表明棘阿米巴角膜炎的发生没有性别倾向。同时棘阿米巴角膜炎患者中有 7%~11% 是双眼患病[1,43]。多数大型临床系列研究表明棘阿米巴角膜炎不同时期的临床特征不完全一致,常见的特征包括:慢性病史、隐匿发病、抗生素(抗细菌、真菌和病毒药物)治疗无效。如下情况高度怀疑棘阿米巴角膜炎:具有上述相关危险因素的患者,尤其是接触镜佩戴者,伴与不伴明显的眼部不适;明显的水源接触或外伤后伤口污染伴有不典型的临床表现。其他报道的特点包括慢性病史、多次就医效果不佳、刮片

或微生物培养阴性、抗微生物制剂耐药(细菌、真菌、病毒)、既往糖皮质激素应用可使病变特征不典型、误诊或延迟诊断,影响疾病的整体观察。因此,棘阿米巴角膜炎最初可能表现为几乎无症状或非特异性异物感、畏光,有时进展为难以忍受的眼痛,早期阶段视力不可预测。

与研究发病机制的动物模型相似,棘阿米巴角膜炎的临床体征与角膜的解剖特点相关[1]。角膜上皮炎主要表现为上皮细胞的炎症反应,轻度异物感、轻到中度眼痛、轻度视力受损(图 81.4);平坦、弥漫性角膜上皮微囊样改变,一般不累及角膜缘周边的角膜上皮,该病变可能与干眼或角膜接触镜相关的眼表毒性病变相混淆(图 81.1)[44]。角膜上皮感染是棘阿米巴角膜炎的最早表现,而并非是很多医生认为的角膜环形浸润病变。角膜上皮病变易被误诊而使患者失去早期诊断的机会,棘阿米巴角膜上皮炎表现为角膜上皮脊状隆起、涡漩状改变或假树枝状改变,常常与疱疹病毒性角膜上皮炎混淆,在最终被诊断为棘阿米巴角膜炎的患者中,曾使用过抗病毒药物的患者比例较高[1]。早期阶段角膜知觉可能会降

7

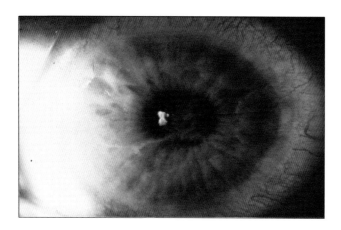

图81.4 棘阿米巴角膜炎.假树枝状角膜上皮炎

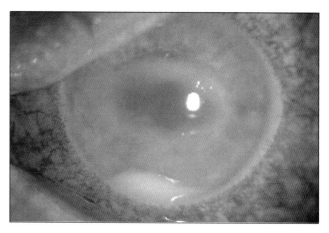

图81.5 棘阿米巴角膜炎裂隙灯外眼照片（角膜外表现，前葡萄膜炎）

低,这与疱疹病毒性角膜炎相似[45]。该疾病可能局限于角膜上皮细胞,在没有其他有效治疗的基础上进行简单的角膜上皮清创,对其疗效目前缺乏相关报道[46]。基质病变以前基质炎症为主,其特征为浅层角膜基质局限性浸润,存在或不存在角膜上皮缺损,病变累及前三分之一角膜基质。这些患者可能伴有中度至重度的眼部疼痛,但通常很少发展至眼内炎（图81.1）。视力与角膜基质病变和炎症反应的严重程度有关。

棘阿米巴角膜炎最明显的临床表现包括症状与体征不一致的严重眼痛、角膜基质环形浸润和放射性角膜炎（与角膜神经方向一致）（图81.1）[44]。放射性角膜炎与宿主免疫反应有关,阿米巴沿神经迁移,早期发生于角膜中央或旁中央的中部或深基质,并延伸到角膜缘,它可能出现在疾病的任何阶段。虽然棘阿米巴角膜炎表现为多种病变类型,但这些病变也在假单胞菌性角膜炎中有描述[47]。棘阿米巴角膜炎常表现为不成比例的眼痛,通常比真菌性角膜炎更严重,随着病变的加重出现畏光、神经营养性角膜病变,这些病变的发生与角膜合成前列腺素的能力和宿主的免疫应答反应有关。出现角膜基质环形浸润表明发生了与微生物相关或不相关的免疫反应[48]。在形成环形浸润之前,疱疹性角膜基质炎、其他类型的角膜基质炎和麻醉药滥用所致的药物毒性角膜炎也可能有类似表现。通过认真鉴别,可能会获得准确的诊断,但是除了放射性角膜炎之外,出现上述表现提示预后不良,保守治疗视力恢复较差[1]。

棘阿米巴角膜炎的角膜外表现包括角膜缘炎、巩膜炎、葡萄膜炎（图81.5）以及眼睑异常（眼睑肿胀和泪囊炎）[49-51]。18%的棘阿米巴角膜炎可并发角巩膜炎,这部分患者需要全身使用非甾体抗炎药

（NSAID）或全身免疫抑制剂治疗,以避免炎症性眼病的发生和前房积脓[51]。即使这些患者经过长时间不间断的积极治疗,其治疗效果仍然较差[51]。多数学者认为预后不良的原因是与局部的炎症反应有关,而并非病原体本身的感染,有时在炎症区域并未发现病原体,但在脉络膜或眼内有发现阿米巴原虫的报道[52]。突然失明的病例报道中没有发现与阿米巴原虫有关的病例,也没有双眼传播的病例证据[53]。回顾文献,发现部分棘阿米巴角膜炎患者常与细菌或非常罕见的真菌或病毒发生合并感染。棘阿米巴是常见的内共生体细菌的居所,外源或内源性病原体都显示出毒力互相增强的特点,如棘阿米巴角膜炎相关的感染性结晶样角膜病变的临床表现和治疗反应,与常规病变明显不同。

诊断

培养和分离感染性眼病的病原体是诊断、治疗感染性眼病的关键。遗憾的是,临床诊断棘阿米巴角膜炎患者的阳性培养率仅为0~53%[8-10,14,44]。许多棘阿米巴角膜炎患者的诊断主要依靠临床特征,而临床特征只有在预后较差的晚期患者中最为可靠[1,14]。不同实验室的棘阿米巴培养成功率差异较大。使用常规的微生物分离培养基[14]很难培养成功,提供细菌食物来源的非营养琼脂培养基是其最佳的培养方法。大肠杆菌或优选产气肠杆菌涂覆在非营养琼脂培养基上,可显示棘阿米巴留下的特征性蜗牛轨迹[54]。尽管以前的研究表明,角膜浅层病变组织刮片检查仅用于早期病变的检查,但最近的研究支持其可用于疾病任何阶段的检查[44,55],如果使用侵入性的方法进行诊断性试验,如角膜活检可用于角膜组织学

检查和微生物培养。无论是角膜刮片还是更深层组织的样本检查，都可以通过转运培养基进行储存和转运。根据临床表现，合并感染的标本应根据其他实验室常规进行培养[44]。

角膜涂片和传统组织病理学检查较培养有显著优势，并且也包含着可靠的感染诊断证据。组织病理学方法包括氢氧化钾染色（图 81.2）、Diff-Quik 染色/吉姆萨染色、革兰氏染色、吖啶橙染色、印迹细胞学检查和钙白染色，准确率高达 92%[20,56]。PCR 检测也已经应用于该领域[57]，在病原微生物的诊断方面具有重要意义。角膜或结膜活检作为传统组织病理学检查方法，可提高诊断的阳性率[8]。

角膜活体激光共聚焦显微镜提供了在体角膜组织高分辨率的切面图像，减少散射以改善光线亮度和清晰度（图 81.6）。1992 年该设备成功用于棘阿米巴角膜炎的辅助诊断[58]。从那时起研究者之间产生分歧，美国学者主要依靠角膜共聚焦显微镜检查棘阿米巴，而不是用阳性率低的培养方法；英国研究主要依靠微生物学检查和临床特征进行诊断[8,9,22,59,60]。我们中心对培养、组织学检查和角膜共聚焦显微镜之间关系的分析发现，角膜活体激光共聚焦显微镜对阿米巴诊断的敏感性在所有分组中均超过 90%，特异性为 77%~100%[55]。然而图像采集和准确的图像解释至关重要，对于没有经验的观察者，存在误诊的可能性。最终临床诊断是通过临床体征、侵入性和非侵入性的实验室检查方法获得[55]。由于治疗的特异性和个体化，要求诊断准确、减少误诊的负面影响，所以应尽可能获得支持疾病诊断的证据。

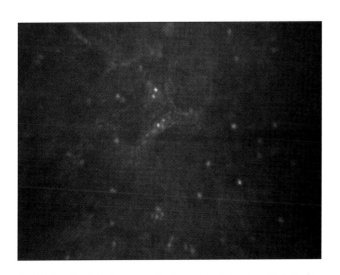

图 81.6　棘阿米巴角膜炎的角膜激光共聚焦显微镜检查。注：多个高反光白色混浊病灶呈串珠状排列，中央一簇包囊呈亮白色高反光圆点状，周围有低反射光晕

治疗

到目前为止，棘阿米巴角膜炎的早期诊断被认为是良好视力预后的最好指标[1,60]。过去研究表明发病后三周或者四周才诊断的患者预后较差[60,61]。虽然近期我们获得的临床经验支持这样的结果：即未经治疗患者的病程与视力预后无直接的相关性[1]，相反感染累及角膜的深度是视力预后的重要因素。大多数早期得到诊断的患者按照治疗原则使用 1~2 种药物进行治疗，都会有一个较好的视力结局[62]。然而在一些慢性病例中，炎症细胞可促使角膜瘢痕形成和一些角膜外的临床表现。因此 2/3 的早期患者达到 0.8 或更好的视力；然而在最初的表现中就出现深部基质病变或免疫环，则预示患者可能出现较差的视力结果（OR，10.27；95% CI：2.91~36.17）[1]。认真识别患者临床表现、密切观察患者病情变化、积极的药物和手术治疗可以使患者获得较好的治疗效果[1]。无论如何药物治疗需要数周甚至数年，并且要达到治愈的目的需要多种治疗手段联合进行。

药物治疗

在早些年代，药物疗法对棘阿米巴角膜炎的治疗经常是不成功的，即使进行穿透性角膜移植，患者最终出现失明或者视力损害也是很常见的[4]。首次药物治愈棘阿米巴角膜炎的报道是在十几年之后，局部联合使用羟乙磺酸丙氧苯脒（Brolene）和之前疗效欠佳的新霉素眼药水才开始使用[63]。己脒定（Desmodine）、联脒（Diamidines）对滋养体具有杀灭作用，同时具有延缓包囊成囊的作用，但对已成熟的包囊却没有明显的治疗效果，这预示着该药的治疗峰值出现在病程早期阶段即滋养体较多的时间点[64]。棘阿米巴角膜炎后期包囊会占据主导地位，常需要联合使用辅助药物或杀灭包囊的药物。通常情况下这些药物在最初的 3~5 天里，需要每小时点眼一次，2 周至 6 周后，根据临床表现逐渐减量。毒性作用通常出现在治疗开始后的几周内，表现为疼痛性、糜烂性结膜炎，随着联脒药物的减少，患者症状逐渐消除。这两种药都可以在美国及其他国家的市场上获得，己脒定的药效稍微好些[64]。近期有研究发现，给予几天戊烷脒和另一种联脒静脉注射，可用于治疗顽固性棘阿米巴角膜炎病例，或作为穿透性角膜移植术前的辅助治疗[65,66]。

然而，现代棘阿米巴角膜炎治疗的主要药物为 0.02% 的聚六亚甲基双胍（PHMB）和 0.02% 双氯苯双胍己烷,这些药物具有抗阿米巴滋养体的活性,并对阿米巴包囊的形成具有一定的抑制作用[2,3]。这些制剂在一般药店难以获得,但经过临床验证是有效的[62]。推荐剂量(及使用频次)各有不同,在最初几天一般是每小时滴用一次,并且在4~6周后逐渐减量至每日4次。这种维持治疗在减量过程中要十分缓慢,以确保包囊被杀死,通常要持续3~6个月,偶尔会持续更长时间乃至1年或以上。表浅的角膜病变治疗时间可能短些,根据患者治疗反应逐渐减少剂量。所有患者治疗停药后仍需密切观察几个月以防止病变复发。在20世纪90年代,双胍类药物在棘阿米巴角膜炎中广泛使用,这种特殊感染的治愈率明显增加,视力预后也相应提高。在PHMB或者双氯苯双胍己烷长期使用后,少数棘阿米巴角膜炎患者出现以白内障为主要特征的眼内并发症和永久性瞳孔散大[67]。尽管被认为这是药物的毒性反应,但它也可能是该种疾病的一种特殊炎症反应,因为更高浓度的双氯苯双胍己烷已经被临床证明是安全的[68]。

大多数患者在使用这些药物后角膜炎成功治愈,但也有少部分患者出现临床耐药,在这些病例中,有时需要提高双氯苯双胍己烷的浓度至0.04%~0.06%,患者可获得治愈[68]。在顽固性病例中,可出现棘阿米巴原虫前房内扩散或侵犯脉络膜的情况,这种病例非常少见,可考虑联合使用抗真菌药,如克霉唑或伊曲康唑以及其他新型抗真菌药,有更好的抗棘阿米巴活性的作用[69,70]。但它们确切的临床作用机制尚不十分清楚。米替福新(miltefosine)在体外具有显著的对抗棘阿米巴活性的作用,但相关的临床报道少见[69]。

手术治疗

治疗方法包括在原始药物治疗的基础上,机械性刮除溃疡坏死组织,目的是去除病原体和提高药物穿透性[1,46]。然而,持续性角膜上皮缺损可能与神经营养性角膜炎或者药物毒性角膜炎有关,部分睑裂缝合或者羊膜移植对那些局部药物治疗效果欠佳的患者有帮助[14]。角膜活检可用于没有充分诊断依据的患者。冷冻疗法可能在进一步减少微生物数量方面起重要的作用,并且已经成功用于角膜移植的联合治疗。结膜瓣遮盖术在治疗细胞介导的宿主免疫反应方面具有不确定性。角膜胶原交联术(CXL)对棘阿米巴角膜炎的治疗具有辅助作用[71]。前瞻性、对照性的试验已证实CXL在控制棘阿米巴角膜感染方面的有效性,但其治疗机制尚不清楚,因为目前使用CXL技术在体外对抗棘阿米巴包囊显示无效[72]。

棘阿米巴角膜炎手术治疗的最大争议是角膜移植手术的作用。临床上将感染角膜切除后,植床边缘是否干净很难辨认,这样将会影响下一步激素药物的使用。正如前面讲过的,在缺乏有效药物治疗的前提下进行穿透性角膜移植,其结果往往无效[4]。这种情况下复发常见,因为残留的病原体不能被充分抑制。更多的关注和更有效药物的引进,明显减少了治疗性角膜移植手术[44]。接受角膜移植手术的棘阿米巴角膜炎患者,在停用抗阿米巴药物三个月后无棘阿米巴角膜炎复发则预后良好[73],但一小部分患者病情会继续加重,棘手的感染和药物治疗无法控制的炎症反应,严重的角膜外表现,如角膜缘炎、巩膜炎、内眼并发症如白内障形成、永久性瞳孔散大、葡萄膜炎、严重的青光眼以及精神衰弱等情况也很常见。最近一篇报道表明接受有效药物治疗的患者行穿透性角膜移植术后,复发率很低,但是由于解剖结构的改变和疾病的后遗症,患者视力预后较差[74]。治疗性角膜移植术的时机应选择应在出现继发眼部损害并影响视力之前[74]。

糖皮质激素的作用

糖皮质激素在治疗棘阿米巴角膜炎中的作用仍不是很清楚。在一个中国仓鼠模型中,糖皮质激素的使用会诱发慢性棘阿米巴角膜炎,也会加重深基质层角膜炎的病变程度[75]。然而细胞介导的免疫反应可能在调节病变严重程度方面无效,同时激素有潜在的组织破坏作用[38]。糖皮质激素在其他感染性角膜炎中一般是限制使用的,由于缺乏人体研究的结果,明确规定了糖皮质激素在正确诊断之前是限制使用的。在有效的抗阿米巴药物治疗中要想使用激素,必须清醒地认识到激素的使用是导致不良后果的危险因素,但如果没有进行有效抗阿米巴治疗之前使用激素,可能会出现较差的预后[1,76,77]。局部和全身糖皮质激素的使用已经被广泛应用于治疗棘阿米巴角膜炎的无菌性的角膜外病变,例如睑缘炎和巩膜炎,但对于角膜外感染的体征的识别需保持警惕[78]。局部糖皮质激素用于这种感染引起的眼部剧痛是有效的[76]。一般无菌性角膜炎很少发生,但是持续性角膜的炎症应该考虑感染的可能,除非确切证据可排除感染因素[48]。因此糖皮质激素在棘阿米巴角膜炎中应该禁用或慎用,即便使用也应使用低剂量密切观察,同时对使用激素的患者选择尤为重要。在所有的棘阿米巴角膜炎患者中,炎症反应剧烈的位置是棘阿米巴定位和活性判断的可靠指标。

其他寄生虫性角膜感染

非棘阿米巴角膜炎

自由生活的阿米巴原虫无处不在,且与人类疾病息息相关,但只有少数外源性病原体可引起棘阿米巴角膜炎。大多数非棘阿米巴角膜炎病例的症状和体征类似于棘阿米巴角膜炎的临床表现,主要是表现在角膜接触镜佩戴者中。在文献中所报道的病例中,简便虫属(Vahikampfia)、蚓状虫属(Hartmanella)和纳氏虫属(Naegleria)都被单独分离鉴定过,而大多数病例是简便虫属、蚓状虫属和纳氏虫属与阿米巴的混合感染,相对于棘阿米巴[79-81],其他微生物感染的发生率可能更高,因为鉴定主要是基于形态学或者非常特殊的微生物检测方法进行鉴定。此外,非棘阿米巴角膜炎对经验性抗棘阿米巴治疗有良好的效果,根据已有的文献报道,这种病例一般不需要外科手术干预。

微孢子虫

微孢子虫是一种专性的细胞内寄生虫,通过空气或水进行传递,利用高效的孢子,通过一种集成的微丝来穿透并附着在靶细胞的细胞壁上,穿过细胞壁进入细胞质。感染的微孢子虫细胞浆液进入宿主细胞内进行传播,在细胞质中自由复制,或者在细胞质的液泡内复制,一旦新孢子成熟,就会破裂宿主细胞。遗传研究表明,作为原生生物,它是一种高度精细复杂的真核生物,为了生存去掉了非必需的形态学特征[82]。

对于微孢子虫性角膜炎的危险因素尚无定论,但创伤和暴露于污染水源的病史是最常见和值得关注的诱因。不同于棘阿米巴角膜炎,微孢子虫角膜炎表现为两种不同的形式:表层角结膜炎和深基质层角膜炎[83]。微孢子虫角结膜炎通常与患者免疫功能不全密切相关,表现为表层、多灶性、隆起的点状角膜病变,伴轻度至中度结膜炎(图81.7)[83,84]。患者主诉眼红、疼痛、畏光和不同程度的视力下降。这种形式常与脑炎微孢子虫属有关,但也有其他微孢子虫的报道。微孢子虫性角结膜炎也可出现于健康、非接触镜佩戴者、流行性角结膜炎或其他点状角膜炎的患者中[85,86]。基质微孢子虫性角膜炎常出现在机体免疫缺陷的患者中,表现为慢性、进行性角膜炎,伴有疼痛和明显视力下降的盘状疱疹性角膜炎(图81.8)[83]。患者可能出现葡萄膜炎以及角膜新生血管、坏死和穿孔。

微孢子虫性角膜炎实验室诊断中最简单的方法是

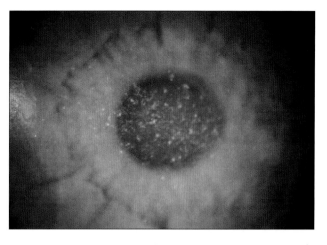

图81.7 浅层微孢子虫性角结膜炎。一位艾滋病患者表现为典型的浅层微孢子虫性角膜炎伴轻微炎症反应

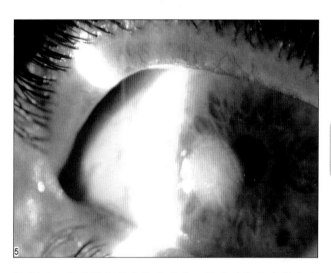

图81.8 基质微孢子虫性角膜炎。免疫耐受患者伴有盘状微孢子虫性角膜炎。(Courtesy Terry O'Brien, Bascom Palmer Eye Institute, Miami, Florida.)

通过钙白(calcafluor)染色或改良快酸染色的方法,在显微镜下识别特征性小的椭圆形或长方形孢子[87]。病原体培养诊断具有挑战性,因为需要专门的细胞培养来促进细胞内微生物的生长。电子显微镜对于微孢子虫的鉴定、识别非常有用,其他抗原检测方法或PCR检测方法仍在研究中[88]。糖皮质激素对微孢子虫性角膜炎的治疗无效,并可能使两种形式的角膜炎恶化。一些药物,包括阿苯达唑、烟曲霉素、伊曲康唑和普尔安,都可用于微孢子角结膜炎的治疗,但基质性角膜炎的患者经常治疗效果差,一般需要角膜移植[83,86]。尽管大多数免疫缺陷患者似乎无法清除病原体,但在许多免疫能力强的患者身上,表层角膜炎的病例可以在没有特异治疗的情况下自愈。这表明这种疾病不但更易发生于免疫功能不全的患者中,且通常病程比较长,而且在免疫功能正常的患者中的发病率也明显高于以前所报道的发病率[85]。

寄生虫性角膜炎

以下寄生虫相关性角膜炎不同于上面提到的由角膜接触病原体引起,而是全身感染造成的结果。这些微生物利用昆虫媒介穿透角膜防御系统,最常见的结果是病原体侵入角膜基质,产生角膜基质炎。

盘尾丝虫病

盘尾丝虫病(河盲症)是由盘尾丝状寄生虫通过黑蝇(blackfly)叮咬侵入宿主细胞引起的寄生虫病,是第三世界国家居民致盲的一个重要原因[89]。黑蝇虫卵一旦成熟,成年蠕虫会产生并释放微丝虫,它会通过血液传播到眼球及其附属结构上,从角膜缘侵入角膜基质。当它们集中迁移时,微丝蚴会引起角膜的炎症,当其死亡时会产生一种向心性的硬化性角膜炎,同时内共生体的沃尔巴克菌暴露而使加剧病情[89]。该病通过观察角膜或前房的微丝状体来确诊。为了减少瘢痕,建议用伊维菌素(单剂量150ug/kg)治疗寄生虫感染,并推荐联合应用多西环素[90]。

利什曼病

利什曼病是利什曼原虫通过白蛉媒介传播所引起的寄生虫病,它常侵犯两个部位:皮肤和内脏[91]。角膜只是皮肤受累的一个部分,即黏膜皮肤利什曼病,最初表现为局灶性或弥漫性角膜基质炎,其次是角膜新生血管化。表面接种是病原体通过接触眼睑损害的部位进行感染,有趣的是类似于外源性寄生虫角膜炎,常伴有化脓性角膜溃疡的发生。主要的治疗药物是五价锑复合物、葡萄糖酸锑钠和葡胺锑酸钾,如果有效,这些药物可用于治疗全身感染和角膜感染[92]。二线药物包括两性霉素B、戊烷脒和嘌呤霉素[92]。

椎体虫病

椎体虫病是由椎体虫属的寄生虫感染所致。产生的角膜炎是非洲昏睡病(T. brucei)的重要特征,是由采采蝇(tsetse fly)传播的。一旦被感染,淋巴结、肝脏和脾脏最先受累,通过血液传播到中枢神经系统,导致典型的神经系统缺陷和嗜睡。这些病人的眼部表现包括角膜溃疡、渐进性角膜浸润和新生血管化的角膜基质炎。早期的治疗包括戊烷脒或苏拉明口服,一旦侵犯到中枢神经系统,需要使用含或不含硝呋莫司的

美拉肿醇(Malersoprol)或依氟鸟氨酸(eflorniine)[92]。美国查加斯病(T. cruzi)直接感染可产生结膜炎或眼周感染,角膜常不受累,苄硝唑和硝呋莫司治疗有效[91]。

(梁庆丰 译)

参考文献

1. Tu EY, Joslin CE, Sugar J, et al. Prognostic factors affecting visual outcome in *Acanthamoeba* keratitis. *Ophthalmology* 2008;**115**(11):1998–2003.
2. Duguid IG, Dart JK, Morlet N, et al. Outcome of *Acanthamoeba* keratitis treated with polyhexamethyl biguanide and propamidine. *Ophthalmology* [Research Support, Non-U.S. Gov't] 1997;**104**(10):1587–92.
3. Seal D, Hay J, Kirkness C, et al. Successful medical therapy of *Acanthamoeba* keratitis with topical chlorhexidine and propamidine. *Eye (Lond)* [Case Reports Multicenter Study]. 1996;**10**(Pt 4):413–21.
4. Jones BR, McGill JI, Steele AD. Recurrent suppurative kerato-uveitis with loss of eye due to infection by *Acanthamoeba* castellani. *Trans Ophthalmol Soc U K* 1975;**95**(2):210–13.
5. *Acanthamoeba* keratitis associated with contact lenses–United States. *MMWR Morb Mortal Wkly Rep* 1986;**35**(25):405–8.
6. Joslin CE, Tu EY, McMahon TT, et al. Epidemiological characteristics of a Chicago-area *Acanthamoeba* keratitis outbreak. *Am J Ophthalmol* 2006;**142**(2):212–17.
7. Joslin CE, Tu EY, Shoff ME, et al. The association of contact lens solution use and *Acanthamoeba* keratitis. *Am J Ophthalmol* 2007;**144**(2):169–80.
8. Mathers WD, Sutphin JE, Folberg R, et al. Outbreak of keratitis presumed to be caused by *Acanthamoeba*. *Am J Ophthalmol* 1996;**121**(2):129–42.
9. Radford CF, Lehmann OJ, Dart JK. Acanthamoeba keratitis: multicentre survey in England 1992–6. National *Acanthamoeba* Keratitis Study Group. *Br J Ophthalmol* 1998;**82**(12):1387–92.
10. Radford CF, Minassian DC, Dart JK. *Acanthamoeba* keratitis in England and Wales: incidence, outcome, and risk factors. *Br J Ophthalmol* 2002;**86**(5):536–42.
11. Schaumberg DA, Snow KK, Dana MR. The epidemic of *Acanthamoeba* keratitis: where do we stand? *Cornea* [Historical Article Review]. 1998;**17**(1):3–10.
12. Stehr-Green JK, Bailey TM, Visvesvara GS. The epidemiology of *Acanthamoeba* keratitis in the United States. *Am J Ophthalmol* 1989;**107**(4): 331–6.
13. Centers for Disease Control and Prevention (CDC). *Acanthamoeba* keratitis multiple states, 2005–2007. *MMWR Morb Mortal Wkly Rep* 2007; **56**(21):532–4.
14. Thebpatiphat N, Hammersmith KM, Rocha FN, et al. *Acanthamoeba* keratitis: a parasite on the rise. *Cornea* 2007;**26**(6):701–6.
15. Yoder JS, Verani J, Heidman N, et al. *Acanthamoeba* keratitis: the persistence of cases following a multistate outbreak. *Ophthalmic Epidemiol* [Multicenter Study]. 2012;**19**(4):221–5.
16. Tu EY. *Acanthamoeba* keratitis: a new normal. *Am J Ophthalmol* [Editorial]. 2014;**158**(3):417–19.
17. Dart JK, Radford CF, Minassian D, et al. Risk factors for microbial keratitis with contemporary contact lenses: a case-control study. *Ophthalmology* [Research Support, Non-U.S. Gov't]. 2008;**115**(10):1647–54, 1654.e1–3.
18. Stapleton F, Keay L, Edwards K, et al. The incidence of contact lens-related microbial keratitis in Australia. *Ophthalmology* [Research Support, Non-U.S. Gov't]. 2008;**115**(10):1655–62.
19. Jeng BH, Gritz DC, Kumar AB, et al. Epidemiology of ulcerative keratitis in Northern California. *Arch Ophthalmol* [Research Support, Non-U.S. Gov't]. 2010;**128**(8):1022–8.
20. Bharathi MJ, Ramakrishnan R, Meenakshi R, et al. Microbiological diagnosis of infective keratitis: comparative evaluation of direct microscopy and culture results. *Br J Ophthalmol* 2006;**90**(10):1271–6.
21. Centers for Disease Control (CDC). *Acanthamoeba* keratitis in soft-contact-lens wearers. *MMWR Morb Mortal Wkly Rep* 1987;**36**(25):397–8, 403–4.
22. Radford CF, Bacon AS, Dart JK, et al. Risk factors for *Acanthamoeba* keratitis in contact lens users: a case-control study. *BMJ* [Research Support, Non-U.S. Gov't]. 1995;**310**(6994):1567–70.
23. Stehr-Green JK, Bailey TM, Brandt FH, et al. *Acanthamoeba* keratitis in soft contact lens wearers. A case-control study. *JAMA* 1987;**258**(1): 57–60.
24. Van Meter WS, Musch DC, Jacobs DS, et al. Safety of overnight orthokeratology for myopia: a report by the American Academy of Ophthalmology. *Ophthalmology* [Evaluation Studies Research Support, Non-U.S. Gov't]. 2008;**115**(12):2301.e1–13.e1.
25. Poggio EC, Glynn RJ, Schein OD, et al. The incidence of ulcerative keratitis among users of daily-wear and extended-wear soft contact lenses. *N Engl J Med* 1989;**321**(12):779–83.
26. Tu EY, Shoff ME, Gao W, et al. Effect of low concentrations of benzalkonium chloride on acanthamoebal survival and its potential impact on empirical therapy of infectious keratitis. *JAMA Ophthalmol* 2013;**131**(5): 595–600.
27. Hiti K, Walochnik J, Haller-Schober EM, et al. Viability of *Acanthamoeba*

after exposure to a multipurpose disinfecting contact lens solution and two hydrogen peroxide systems. *Br J Ophthalmol* 2002;**86**(2):144–6.

28. Shoff ME, Joslin CE, Tu EY, et al. Efficacy of contact lens systems against recent clinical and tap water *Acanthamoeba* isolates. *Cornea* 2008;**27**(6): 713–19.

29. Shoff ME, Rogerson A, Kessler K, et al. Prevalence of *Acanthamoeba* and other naked amoebae in South Florida domestic water. *J Water Health* 2008;**6**(1):99–104.

30. Kilvington S, Gray T, Dart J, et al. *Acanthamoeba* keratitis: the role of domestic tap water contamination in the United Kingdom. *Invest Ophthalmol Vis Sci* 2004;**45**(1):165–9.

31. Meier PA, Mathers WD, Sutphin JE, et al. An epidemic of presumed *Acanthamoeba* keratitis that followed regional flooding. Results of a case-control investigation. *Arch Ophthalmol* 1998;**116**(8):1090–4.

32. Aksozek A, McClellan K, Howard K, et al. Resistance of *Acanthamoeba castellanii* cysts to physical, chemical, and radiological conditions. *J Parasitol* 2002;**88**(3):621–3.

33. Schuster FL, Visvesvara GS. Free-living amoebae as opportunistic and non-opportunistic pathogens of humans and animals. *Int J Parasitol* 2004;**34**(9):1001–27.

34. Booton GC, Kelly DJ, Chu YW, et al. 18S ribosomal DNA typing and tracking of *Acanthamoeba* species isolates from corneal scrape specimens, contact lenses, lens cases, and home water supplies of *Acanthamoeba* keratitis patients in Hong Kong. *J Clin Microbiol* 2002;**40**(5):1621–5.

35. Garate M, Marchant J, Cubillos I, et al. In vitro pathogenicity of *Acanthamoeba* is associated with the expression of the mannose-binding protein. *Invest Ophthalmol Vis Sci* 2006;**47**(3):1056–62.

36. Clarke DW, Niederkorn JY. The pathophysiology of *Acanthamoeba* keratitis. *Trends Parasitol* 2006;**22**(4):175–80.

37. Cerva L. *Acanthamoeba* culbertsoni and Naegleria fowleri: occurrence of antibodies in man. *J Hyg Epidemiol Microbiol Immunol* 1989;**33**(1): 99–103.

38. Clarke DW, Niederkorn JY. The immunobiology of *Acanthamoeba* keratitis. *Microbes Infect* 2006;**8**(5):1400–5.

39. Garate M, Alizadeh H, Neelam S, et al. Oral immunization with *Acanthamoeba castellanii* mannose-binding protein ameliorates amoebic keratitis. *Infect Immun* 2006;**74**(12):7032–4.

40. Gray TB, Cursons RT, Sherwan JF, et al. *Acanthamoeba*, bacterial, and fungal contamination of contact lens storage cases. *Br J Ophthalmol* 1995;**79**(6):601–5.

41. Fritsche TR, Sobek D, Gautom RK. Enhancement of in vitro cytopathogenicity by *Acanthamoeba* spp. following acquisition of bacterial endosymbionts. *FEMS Microbiol Lett* 1998;**166**(2):231–6.

42. Tseng CH, Fong CF, Chen WL, et al. Overnight orthokeratology-associated microbial keratitis. *Cornea* 2005;**24**(7):778–82.

43. Wilhelmus KR, Jones DB, Matoba AY, et al. Bilateral *Acanthamoeba* keratitis. *Am J Ophthalmol* 2008;**145**(2):193–7.

44. Bacon AS, Frazer DG, Dart JK, et al. A review of 72 consecutive cases of *Acanthamoeba* keratitis, 1984–1992. *Eye (Lond)* 1993;**7**(Pt 6):719–25.

45. Perry HD, Donnenfeld ED, Foulks GN, et al. Decreased corneal sensation as an initial feature of *Acanthamoeba* keratitis. *Ophthalmology* [Case Reports Research Support, Non-U.S. Gov't]. 1995;**102**(10):1565–8.

46. Holland GN, Donzis PB. Rapid resolution of early *Acanthamoeba* keratitis after epithelial debridement. *Am J Ophthalmol* 1987;**104**(1):87–9.

47. Feist RM, Sugar J, Tessler H. Radial keratoneuritis in *Pseudomonas* keratitis. *Arch Ophthalmol* 1991;**109**(6):774–5.

48. Yang YF, Matheson M, Dart JK, et al. Persistence of *Acanthamoeba* antigen following *Acanthamoeba* keratitis. *Br J Ophthalmol* 2001;**85**(3):277–80.

49. Tomita M, Shimmura S, Tsubota K, et al. Dacryoadenitis associated with *Acanthamoeba* keratitis. *Arch Ophthalmol* 2006;**124**(9):1239–42.

50. Mannis MJ, Tamaru R, Roth AM, et al. *Acanthamoeba* sclerokeratitis. Determining diagnostic criteria. *Arch Ophthalmol* 1986;**104**(10):1313–17.

51. Iovieno A, Gore DM, Carnt N, et al. *Acanthamoeba* sclerokeratitis: epidemiology, clinical features, and treatment outcomes. *Ophthalmology* [Research Support, Non-U.S. Gov't]. 2014;**121**(12):2340–7.

52. Moshari A, McLean IW, Dodds MT, et al. Chorioretinitis after keratitis caused by *Acanthamoeba*: case report and review of the literature. *Ophthalmology* [Case Reports Review]. 2001;**108**(12):2232–6.

53. Awwad ST, Heilman M, Hogan RN, et al. Severe reactive ischemic posterior segment inflammation in *Acanthamoeba* keratitis: a new potentially blinding syndrome. *Ophthalmology* [Case Reports Research Support, N.I.H., Extramural Research Support, Non-U.S. Gov't]. 2007;**114**(2): 313–20.

54. Penland RL, Wilhelmus KR. Laboratory diagnosis of *Acanthamoeba* keratitis using buffered charcoal-yeast extract agar. *Am J Ophthalmol* 1998; **126**(4):590–2.

55. Tu EY, Joslin CE, Sugar J, et al. The relative value of confocal microscopy and superficial corneal scrapings in the diagnosis of *Acanthamoeba* keratitis. *Cornea* 2008;**27**(7):764–72.

56. Sawada Y, Yuan C, Huang AJ. Impression cytology in the diagnosis of *Acanthamoeba* keratitis with surface involvement. *Am J Ophthalmol* 2004;**137**(2):323–8.

57. Mathers WD, Nelson SE, Lane JL, et al. Confirmation of confocal microscopy diagnosis of *Acanthamoeba* keratitis using polymerase chain reaction analysis. *Arch Ophthalmol* 2000;**118**(2):178–83.

58. Chew SJ, Beuerman RW, Assouline M, et al. Early diagnosis of infectious keratitis with in vivo real time confocal microscopy. *CLAO J* 1992;**18**(3): 197–201.

59. Parmar DN, Awwad ST, Petroll WM, et al. Tandem scanning confocal corneal microscopy in the diagnosis of suspected *Acanthamoeba* keratitis. *Ophthalmology* [Research Support, N.I.H., Extramural Research Support, Non-U.S. Gov't]. 2006;**113**(4):538–47.

60. Bacon AS, Dart JK, Ficker LA, et al. *Acanthamoeba* keratitis. The value of early diagnosis. *Ophthalmology* [Case Reports]. 1993;**100**(8):1238–43.

61. Claerhout I, Goegebuer A, Van Den Broecke C, et al. Delay in diagnosis and outcome of *Acanthamoeba* keratitis. *Graefes Arch Clin Exp Ophthalmol* 2004;**242**(8):648–53.

62. Lim N, Goh D, Bunce C, et al. Comparison of polyhexamethylene biguanide and chlorhexidine as monotherapy agents in the treatment of *Acanthamoeba* keratitis. *Am J Ophthalmol* 2008;**145**(1):130–5.

63. Moore MB, McCulley JP, Luckenbach M, et al. *Acanthamoeba* keratitis associated with soft contact lenses. *Am J Ophthalmol* 1985;**100**(3): 396–403.

64. Perrine D, Chenu JP, Georges P, et al. Amoebicidal efficiencies of various diamidines against two strains of *Acanthamoeba polyphaga*. *Antimicrob Agents Chemother* 1995;**39**(2):339–42.

65. Sacher BA, Wagoner MD, Goins KM, et al. Treatment of *Acanthamoeba* keratitis with intravenous pentamidine before therapeutic keratoplasty. *Cornea* 2015;**34**(1):49–53.

66. Kuennen RA, Smith RH, Mauger TF, et al. Enucleation following treatment with intravenous pentamidine for *Acanthamoeba* sclerokeratitis. *Clin Ophthalmol* 2010;**4**:1145–9.

67. Herz NL, Matoba AY, Wilhelmus KR. Rapidly progressive cataract and iris atrophy during treatment of *Acanthamoeba* keratitis. *Ophthalmology* [Research Support, Non-U.S. Gov't]. 2008;**115**(5):866–9.

68. Mathers W. Use of higher medication concentrations in the treatment of *Acanthamoeba* keratitis. *Arch Ophthalmol* 2006;**124**(6):923.

69. Schuster FL, Guglielmo BJ, Visvesvara GS. In-vitro activity of miltefosine and voriconazole on clinical isolates of free-living amebas: Balamuthia mandrillaris, *Acanthamoeba* spp., and Naegleria fowleri. *J Eukaryot Microbiol* 2006;**53**(2):121–6.

70. Tu EY, Joslin CE, Shoff ME. Successful treatment of chronic stromal *Acanthamoeba* keratitis with oral voriconazole monotherapy. *Cornea* [Case Reports]. 2010;**29**(9):1066–8.

71. Chan E, Snibson GR, Sullivan L. Treatment of infectious keratitis with riboflavin and ultraviolet-A irradiation. *J Cataract Refract Surg* [Research Support, Non-U.S. Gov't]. 2014;**40**(11):1919–25.

72. Kashiwabuchi RT, Carvalho FR, Khan YA, et al. Assessing efficacy of combined riboflavin and UV-A light (365 nm) treatment of *Acanthamoeba* trophozoites. *Invest Ophthalmol Vis Sci* 2011;**52**(13):9333–8.

73. Awwad ST, Parmar DN, Heilman M, et al. Results of penetrating keratoplasty for visual rehabilitation after *Acanthamoeba* keratitis. *Am J Ophthalmol* 2005;**140**(6):1080–4.

74. Kashiwabuchi RT, de Freitas D, Alvarenga LS, et al. Corneal graft survival after therapeutic keratoplasty for *Acanthamoeba* keratitis. *Acta Ophthalmol* 2008.

75. McClellan K, Howard K, Niederkorn JY, et al. Effect of steroids on *Acanthamoeba* cysts and trophozoites. *Invest Ophthalmol Vis Sci* 2001;**42**(12): 2885–93.

76. Park DH, Palay DA, Daya SM, et al. The role of topical corticosteroids in the management of *Acanthamoeba* keratitis. *Cornea* [Clinical Trial Comparative Study Multicenter Study Research Support, Non-U.S. Gov't]. 1997;**16**(3):277–83.

77. Robaei D, Carnt N, Minassian DC, et al. The impact of topical corticosteroid use before diagnosis on the outcome of *Acanthamoeba* keratitis. *Ophthalmology* 2014;**121**(7):1383–8.

78. Lee GA, Gray TB, Dart JK, et al. *Acanthamoeba* sclerokeratitis: treatment with systemic immunosuppression. *Ophthalmology* [Case Reports]. 2002; **109**(6):1178–82.

79. Aitken D, Hay J, Kinnear FB, et al. Amebic keratitis in a wearer of disposable contact lenses due to a mixed *Vahlkampfia* and *Hartmannella* infection. *Ophthalmology* [Case Reports]. 1996;**103**(3):485–94.

80. Lorenzo-Morales J, Martinez-Carretero E, Batista N, et al. Early diagnosis of amoebic keratitis due to a mixed infection with *Acanthamoeba* and Hartmannella. *Parasitol Res* 2007;**102**(1):167–9.

81. Ozkoc S, Tuncay S, Delibas SB, et al. Identification of *Acanthamoeba* genotype T4 and Paravahlkampfia sp. from two clinical samples. *J Med Microbiol* 2008;**57**(Pt 3):392–6.

82. Thomarat F, Vivares CP, Gouy M. Phylogenetic analysis of the complete genome sequence of *Encephalitozoon cuniculi* supports the fungal origin of microsporidia and reveals a high frequency of fast-evolving genes. *J Mol Evol* 2004;**59**(6):780–91.

83. Joseph J, Vemuganti GK, Sharma S. Microsporidia: emerging ocular pathogens. *Indian J Med Microbiol* 2005;**23**(2):80–91.

84. Friedberg DN, Stenson SM, Orenstein JM, et al. Microsporidial keratoconjunctivitis in acquired immunodeficiency syndrome. *Arch Ophthalmol* 1990;**108**(4):504–8.

85. Das S, Sharma S, Sahu SK, et al. New microbial spectrum of epidemic keratoconjunctivitis: clinical and laboratory aspects of an outbreak. *Br J Ophthalmol* 2008;**92**(6):861–2.

86. Chan CM, Theng JT, Li L, et al. Microsporidial keratoconjunctivitis in healthy individuals: a case series. *Ophthalmology* 2003;**110**(7):1420–5.

7

87. Joseph J, Sridhar MS, Murthy S, et al. Clinical and microbiological profile of microsporidial keratoconjunctivitis in southern India. *Ophthalmology* 2006;**113**(4):531–7.

88. Conners MS, Gibler TS, Van Gelder RN. Diagnosis of microsporidia keratitis by polymerase chain reaction. *Arch Ophthalmol* 2004;**122**(2):283–4.

89. Pearlman E, Gillette-Ferguson I. *Onchocerca volvulus*, *Wolbachia* and river blindness. *Chem Immunol Allergy* 2007;**92**:254–65.

90. Hoerauf A, Specht S, Buttner M, et al. *Wolbachia* endobacteria depletion by doxycycline as antifilarial therapy has macrofilaricidal activity in onchocerciasis: a randomized placebo-controlled study. *Med Microbiol Immunol* 2008;**197**(3):295–311.

91. Lam S. Keratitis caused by leishmaniasis and trypanosomiasis. *Ophthalmol Clin North Am* 1994;**7**(4):635–9.

92. Croft SL, Barrett MP, Urbina JA. Chemotherapy of trypanosomiases and leishmaniasis. *Trends Parasitol* 2005;**21**(11):508–12.

7

第 82 章

发展中国家的角膜疾病

Pravin K. Vaddavalli, Rohit C. Khanna, Prashant Garg, Gullapalli N. Rao

关键概念

- 角膜疾病是单眼盲或双眼盲的主要原因之一。
- 相对于世界上其他的地区,角膜病致盲的情况在亚洲和非洲更为普遍。
- 在成人和儿童之间,发达国家和发展中国家角膜病的病因都不相同。
- 治疗策略因患者的年龄和生活状况而不同。
- 成人角膜病致盲的主要原因有:感染性角膜炎、创伤、角膜营养不良和一些容易被忽视的热带疾病(如沙眼、丝虫病和麻风病)
- 维生素 A 缺乏、新生儿眼炎、感染和眼表创伤是儿童角膜盲最常见的病因。

本章纲要

全世界视力受损的人群超过 2.85 亿;在这些人群中有 2.46 亿视力低下,有 3900 万人失明[1]。在 0~14 岁的人群中,有 1900 万人视力受损,其中 1760 万人视力低下,140 万人失明[1]。在 50 岁以上的人群中,视力受损比例达 62%,其中失明者占视力受损者的 85%[1]。全世界范围来看,视力受损主要原因是不可矫正的屈光不正(43%)和白内障(33%),而致盲的最主要原因是白内障(51%)[1]。超过 90% 的视力受损患者居住在中、低收入国家。在发达国家以外的经济落后国家中,白内障一直是致盲的首要原因。世界卫生组织 2010 年公布了全球失明患者分布情况(表 82.1)[1]。结果显示在成人中,有高达 75% 的失明是可以通过预防和治疗而避免的。

年龄和失明之间有很强的相关性。全球失明人口中,只有 3.8% 发生在 0~14 岁之间[2]。儿童致盲的患病率与社会经济状况、5 岁以下人口死亡率有关。在经济发达国家,每 1000 名儿童只有 0.3~0.4 名失明,而在欠发达国家这个数字达到 1.2[3]。然而,儿童失明问题的严重程度是被低估的,失明儿童的死亡率要高于同龄有视力的儿童。令人震惊的是在发展中国家,5 岁以下的失明儿童在失明后 1 年内死亡率高达 60%[4]。另外儿童的视力丧失问题必须比成人要优先考虑,因为失明儿童以后有更多年的生活要面对,而视力的丧失会影响到他们各方面的发展。大约四分之三的失明儿童生活在发展中国家,其中 51% 是可以在儿童时期通过治疗避免失明的[3]。

世界范围内的 140 万失明儿童,大约 23.2% 是因为视网膜疾病致盲,14.6% 由于角膜疾病、13.5% 由于晶体相关疾病、12.3% 由于视神经相关疾病、7.4% 是青光眼导致,17.1% 是由于影响全球盲的各种眼部异常(表 82.2)[5]。儿童失明原因在发达国家和欠发达国家也不同(表 82.3)。在世界上贫穷国家,由于维生素 A 的缺乏、麻疹、新生儿眼病以及一些古老有害的眼病治疗方法,角膜瘢痕形成是最主要的致盲原因[5-11]。然而社会经济发达的国家,视神经疾病、遗

表82.1 世界卫生组织地区和国家的全球视力损害(2010)

世卫组织区域	总人口数 百万(%)	盲人数 百万(%)	视力低下人数 百万(%)	视力损害人数 百万(%)
非洲区域	804.8(11.9)	5.888(15)	20.407(8.3)	26.295(9.2)
美洲地区	915.4(13.6)	3.211(8)	23.401(9.5)	26.612(9.3)
地中海东部区域	580.2(8.6)	4.918(12.5)	18.581(7.6)	23.499(8.2)
欧洲区域	889.2(13.2)	2.713(7)	25.502(10.4)	28.215(9.9)
东南亚区域(除印度)	579.1(8.6)	3.974(10.1)	23.938(9.7)	27.913(9.8)
西太平洋区域(除中国)	442.3(6.6)	2.338(6)	12.386(5)	14.724(5.2)
印度	1181.4(17.5)	8.075(20.5)	54.544(22.2)	62.619(21.9)
中国	1344.9(20)	8.248(20.9)	67.264(27.3)	75.512(26.5)
世界	6737.5(100)	39.365(100)	246.024(100)	285.389(100)

来自:Pascolini D,Mariotti SP,视力损害的全球统计:2010,Br J Ophthalmol,2012 May;96(5):614~618

表82.2 全球儿童视力损害病因学分类

世卫组织区域	人口百分比				
	遗传	宫内	围产期	儿童	未分类
非洲	14	4	2	38	48
美洲	25	12	17	17	17
地中海东部区域	25	1	7	43	37
欧洲区域	44	18	2	4	24
东南亚	23	10	4	26	44
西太平洋	34	3	6	12	45

来自:Kong L,Fry M,Al-Samarraie M,Gillbert C,Steinkuller PG. 世界范围内的儿童盲原因的流行病学变化和最新进展 JAAPOS,2012 Dec;16(6):501~507

表82.3 按照解剖部位分析儿童视力损害的全球性报告

世卫组织地区	部位(百分比)					
	角膜	晶体	视网膜	视神经	青光眼	全球
非洲	19	13.1	15.4	12.3	3	15.7
美洲	4.4	5.8	42.1	13.7	10	9.4
地中海东部地区	13.2	26.9	8.2	10.2	17.3	
欧洲地区	NA	14.1	8.1	21.7	6.42	NA
东南亚	23.8	13.6	17.9	7.2	7.8	26.2
西太平洋	9.4	21.3	28.9	10.8	6.9	17.1
总计	14.6	13.5	23.2	12.3	7.4	17.1

来自:Kong L,Fry M,Al-Samarraie M,Gillbert C,Steinkuller PG,JAAPOS,2012 Dec;16(6):501~507

传、围产期疾病等原因造成的视神经感染是致盲的重要原因[2,4,5]。

角膜盲的全球数据

在全世界 3900 万失明人群中,白内障造成的接近 2000 万。而角膜疾病,包括沙眼所导致的角膜瘢痕化和血管化使 280 万人失明(占 7%)[1]。世界范围内,角膜瘢痕(包括沙眼)因素作为视力受损的原因呈下降趋势。角膜瘢痕现在是双眼盲的第三大原因,仅次于白内障和青光眼。然而作为每年 150 万 ~200 万新发单眼盲病例的病因,眼表创伤和角膜溃疡所导致的角膜瘢痕是单侧失明和视力受损的一个重要因素[1]。在 140 万儿童盲患者中,14 万是由于角膜疾病造成的。儿童盲的原因包括麻疹、维生素 A 缺乏、新生儿眼病和传统眼药,还有少部分是由于眼表疾病,如单纯疱疹病毒感染和春季卡他性角结膜炎导致的[1]。在经济欠发达的国家,角膜疾病是一个重要的致盲问题。它作为致盲原因,给这些本来有着更高的失明率的国家增加了经济负担[1]。

这些疾病的流行和它们对发展中国家视觉障碍的影响有两个重要原因。首先,角膜疾病的流行情况因地理和地区环境状况的不同有很大差异,而发达国家这方面条件更好。更重要的是在发展中国家,因眼科医疗水平不高,这些疾病对视力的损害被放大了。对角膜疾病引起的视力损害进行药物和手术干预的机会很少,只有少部分患者能得到治疗。

角膜盲的原因

角膜盲的流行病学是复杂的,它涵盖了多种感染性和炎症性眼病,最终因角膜瘢痕而致功能性失明。角膜病致盲的原因很多,不同地理区域流行的眼病种类不完全一致。总的来说,导致角膜盲的疾病包括眼干燥症、沙眼、盘尾丝虫病、麻风病和新生儿眼炎[12,13]。

角结膜干燥症

维生素 A 缺乏所导致的眼干燥症(xerophthalmia)仍然是儿童盲的首要原因[14](更多资料请参考第 60 章营养缺乏)。在全球每年约 140 万盲和 500 万的低视力儿童中,有 25~50 万患儿是由于缺乏维生素 A 而致失明[14]。由于这些儿童的死亡率相当高,导致了尽管发展中国家维生素 A 缺乏发病率高,但相对来讲,

并不那么流行[15]。换句话说,维生素 A 缺乏达到使双侧角膜溶解、穿孔及与眼干燥症相关盲的程度时,大多数患儿通常在一年内会死亡。眼干燥症的另一个缺点是它与麻风病的流行具有较高的相关性。那些伴有眼干燥症的高危营养不良儿童在接触患麻风病的兄弟姐妹或者同学后常常会感染麻风[16]。

临床特征

眼干燥症是用于描述由维生素 A 缺乏引起的一系列眼部变化的术语,干燥指结膜或者角膜上皮干燥。结膜干燥可能是轻微的表现,角膜干燥预示更为严重的眼表水份缺乏。临床表现还包括结膜 Bitot 斑(Bitot spots)、眼底变化和夜盲症。角膜软化是维生素 A 缺乏最严重的眼部表现,它可造成角膜快速溶解、角膜穿孔和继发角膜感染,最终致永久性失明。维生素 A 缺乏的儿童还更容易患其他全身疾病,例如腹泻、呼吸系统疾病和麻疹。角膜软化的发生对健康儿童来说是一个预后不良的表现,超过 50% 的眼干燥症患儿因营养状况差和对其他疾病易感而死亡。

治疗

不要把眼干燥症认为是一种孤立的眼部疾病,因为它通常伴随全身的营养失调,并且眼干燥症也是一种眼科和内科的急症。

1~6 岁眼干燥症患儿治疗方案如下[13~15]:
- 诊断后立即口服 200 000IU 维生素 A
- 第二天——口服 200 000IU 维生素 A
- 4 周后——口服 200 000IU 维生素 A

维生素 A 缺乏不是独立存在的疾病,而是与饮食、社会和经济因素有直接关系。因此社区干预和教育对于预防和治疗这类疾病起着重要作用。其他预防策略包括提高母乳喂养、饮食保障、营养均衡等的意识。麻疹通过诱发维生素 A 急性缺乏和全身营养不良,大大增加了维生素 A 缺乏综合征患儿的患病率和死亡率。对儿童接种麻疹疫苗也是一种健康策略,尤其在预防维生素 A 缺乏患儿并发症中占据重要地位[13,17]。

沙眼

沙眼是由沙眼衣原体(A、B、Ba 和 C)引起的一种慢性角膜结膜炎,主要累及患者上下睑结膜和角膜。结膜感染和炎症的反复发作可导致角膜瘢痕和不可逆转的低视力和盲。

沙眼是世界上主要的感染性致盲眼病之一。据2009年报道,活动性沙眼影响着世界4060万人,其中820万伴有倒睫。全球活动性沙眼近一半(48.5%)集中在5个国家:埃塞俄比亚、印度、尼日利亚、苏丹和几内亚;50%的活动性沙眼倒睫集中在3个国家:中国、埃塞俄比亚和苏丹[18]。非洲是受影响最为严重的地区之一,有2780万活动性沙眼患者,其中380万伴有倒睫[18]。情况最严重的是埃塞俄比亚和苏丹[19]。

1997年世界卫生组织成立了在2020年之前全球消灭沙眼的联盟(Global Elimination of Trachoma,GET)。世界卫生大会(WHA)在1998年采用了SAFE(外科手术、抗生素、面部清洁和环境改变)策略,以求在2020年之前消灭沙眼。通过实施该策略,已经有8个国家完成消灭沙眼的任务,包括阿尔及利亚、加纳、伊朗、墨西哥、摩洛哥、阿曼和越南。另外一些国家(如沙特阿拉伯、南非、突尼斯和阿拉伯联合酋长国)的沙眼也即将被消除。

沙眼的发生与人口过度拥挤和生活环境不干净直接相关,其传播是通过脏乱的环境、污染的水源和家蝇完成。受沙眼影响最重的患者通常从儿童时期就被感染,并在一生中大部分时间保持感染状态[20]。

临床诊断

沙眼通常双眼发病。活动期沙眼通常发生在年龄较小的儿童,结膜瘢痕通常出现在20~30岁的人群中。并发症包括睑内翻、倒睫和角膜混浊。最初感染的部位为上睑结膜,有时也会波及下穹隆部结膜。最初对感染的反应包括广泛的乳头反应和弥漫的滤泡反应,这是感染活动期的表现。淋巴滤泡也会出现在角膜缘,恢复后会在角膜缘留下特征性瘢痕,称为Herbert小凹(Herbert's pits)。它经常可导致角膜瘢痕形成、角膜新生血管、其他眼表疾病和永久性睑内翻和倒睫等并发症。急性期沙眼角膜的表现包括角膜上方血管翳的形成和进展、点状角膜炎症和后期角膜瘢痕形成。同时慢性炎症造成结膜纤维增生、瘢痕形成,最终导致睑内翻和倒睫,对角膜造成进一步的伤害。沙眼还是感染性角膜炎和泪囊炎的易感因素。

治疗

四环素是治疗沙眼的主要药物。局部使用1%四环素眼膏,3次/天,连续使用6周是世界卫生组织目前推荐使用的治疗活动期沙眼的方法[13]。

阿奇霉素是一种新型抗生素,单剂1g口服在沙眼的治疗上有很大前景[21]。

沙眼并发症的手术治疗在沙眼后期的处理方面至关重要。外科手术方法包括一些简单治疗,如拔除倒睫、睫毛毛囊的电解和冷冻消融术,是否采用复杂的手术矫正睑内翻取决于睑板的受损程度和瘢痕的严重程度[13]。

盘尾丝虫病

盘尾丝虫病(河盲症)由盘尾丝虫造成的慢性寄生虫感染,通过蚋属的黑蝇(blackfly)传播给人类(http//www.who.int/tdr/publications/document/onchoerciasis-life-cycle.swf)。表现为皮肤损害、皮肤瘙痒、角膜病变、视网膜瘢痕以及葡萄膜炎等眼部损害。盘尾丝虫病会导致严重的角膜盲,这是因为角膜基质细胞对死亡和退化的微丝蚴发生炎症反应。最终的结果是严重的角膜瘢痕和血管化。

临床特征

盘尾丝虫病的临床表现为皮肤结节和伴随着皮疹和瘙痒的皮肤色素斑块状缺失。感染严重的患者,可在透明角膜中明显地观察到笔直、针样结构的已死亡的微丝蚴虫体。活的微丝蚴成卷曲状,常出现在角膜周边,特别是在3点钟到9点钟之间的区域可以看到。点状角膜炎伴有雪花状基质混浊可能与角膜深基质瘢痕同时发生,类似于硬化性角膜炎。其他致盲原因包括慢性葡萄膜炎、视网膜脉络膜炎以及微丝蚴引起的视神经萎缩。诊断可以通过皮肤结节触诊、皮肤活检、结节切除术、ELISA实验、聚合酶链式反应(PCR)确诊。然而,实际上,它通常通过皮肤结节触诊和皮肤活检得以诊断。

治疗

治疗的主要目的是减少患者皮肤瘙痒、阻止器官损害来有效缓解患者症状。盘尾丝虫病的全身治疗可以有效控制感染,尽管它不能逆转视力的永久性损害,但它可以阻止疾病的进一步发展。在过去枸橼酸二乙碳酰嗪和舒拉明钠被用来治疗此病,但是现在已经被一种更加广谱的且对人类更加安全的抗寄生虫药——伊佛霉素所替代。伊佛霉素每年或每半年使用一次,在一些高发地区可以每三个月使用一次。在那些与丝虫病共同流行的地区和伊佛霉素禁忌的情况,推荐多西环素使用6周。伊佛霉素在哺乳期妇女和儿童中禁止使用。

尽管在局部和全身治疗下,葡萄膜炎和视网膜脉络膜炎可以得到控制,但是由角膜瘢痕、角膜新生血管造成的视力损伤将严重影响患者预后[11,13]。

在非洲和拉丁美洲曾经尝试着通过如下三个主要项目来消除盘尾丝虫病:1974 年在非洲西部 7 个国家开展消除盘尾丝虫病控制项目(OCP),目的是控制携带者的传播;始于 1995 年的非洲盘尾丝虫控制项目(APOC),目标是在非洲 19 个国家通过社区给予伊佛霉素的治疗方式控制盘尾丝虫病;最后一个是开始于 1992 年的美洲盘尾丝虫消灭工程,在 6 个国家进行,旨在消灭盘尾丝虫病。除了这些努力外,一些国家政府的持续政治支持、双边协定捐赠、非政府发展组织(NGDOs)援助及居民社区的支持都是这些工程成功实施的主要因素。

尽管 OCP 于 2002 年结束,但是项目同时强调了国家还需继续监控病原活动的必要性;为了控制盘尾丝虫病,APOC 延期到 2015 年,并旨在 2025 年彻底消灭盘尾丝虫病;2012 年前,拉丁美洲的六个地方性流行国家中的四个已经彻底阻断了盘尾丝虫病的传播,活动性传播被限制在委内瑞拉和巴西边界的两个疫源地的本土雅诺马人中。近期项目还提出,在 2015 年之前消灭来自于也门和美洲的盘尾丝虫病是可实现的[22]。

同时近期的数据显示,非洲西部那些在盘尾丝虫病控制工程刚开始时致盲率达 10% 的社区,现在盘尾丝虫病的致盲率已低于 1%。在非洲西部,盘尾丝虫病相关盲的发病率已经接近于零[21]。

麻风病

麻风病是一种进展缓慢的全身疾病,主要影响皮肤、周围神经和四肢。它由专性胞内菌——麻风分枝杆菌引起。总体而言目前全球该病的发病率呈下降趋势;2011 年的新发现病例为 219 075 例,2012 年初全球新登记患者 181 941 例[23]。其中超过 80% 新发病例在印度、巴西和印度尼西亚[23]。

临床特征

在多种药物联合治疗(MDT)方案出现之前,可见到部分眼部受累的麻风患者。角膜受累可能是因为麻风分枝杆菌直接侵入造成角膜知觉丧失和角膜混浊。这些角膜病变会被后期出现的"兔眼"症状加重,麻风患者由于面神经麻痹导致暴露性角膜炎、反复的角膜溃疡,最终发展为角膜瘢痕和角膜新生血管而导

致角膜盲。由于麻风杆菌直接感染,角膜基质炎也可能出现。麻风病眼部致盲的其他途径包括葡萄膜炎、继发性青光眼和白内障。

治疗

麻风病的内科治疗包括联合口服药物——利福平、氯法齐明和氨苯砜,疗程 6 个月。眼睑畸形的手术治疗包括单纯的眼裂缝合,对预防和控制角膜并发症有重要作用,并配合局部姑息治疗。由于角膜新生血管、反复角膜炎和神经麻痹性角膜炎使角膜移植后视力恢复成功率受到明显限制。

一个全面的、国家的麻风控制工程对于该病的防治非常必要。印度的国家性的麻风控制工程(NLCP)和非洲位于埃塞俄比亚的斯亚贝巴的全非洲麻风病恢复和治疗(ALERT)中心培训都是很成功的项目。目前麻风患病率在世界多个国家快速下降,这些都是在广泛开展公共卫生健康工作的共同努力下,特别是那些多药联合治疗项目的直接作用。1982 年世界卫生组织推荐 MDT 的使用,使麻风病的治疗时间缩短 2 年,并显示出高效的细菌灭活率(达 99.9%)[11,13,24]。

新生儿眼病

新生儿眼病,或者说新生儿结膜炎,指的是出生后 28 天内发生的任何结膜炎[25]。由淋病奈瑟菌感染造成致盲的危险性很高,新生儿眼表淋球菌感染往往是双眼患病,如果感染是由于沙眼衣原体或者其他少见的弱毒性病原体引起,其致盲的危险性明显降低。在过去的一个世纪里,新生儿眼病的疾病谱发生了重大变化,与淋病感染和相关的衣原体感染发生率显著增加有关,特别是在工业化国家[26]。在发展中国家,衣原体感染发生率在 7%~29% 之间,1/3 的婴儿出生时面临衣原体的感染。非洲关于淋病感染的研究结论表明产妇感染率为 3%~22%,新生儿淋球菌眼部感染的人数以 30%~50% 的速度增长[27]。

尽管世界范围内新生儿眼病发生率并不清楚,但是它是儿童角膜盲的重要原因,特别是在发展中国家。成人性传播疾病的预防、怀孕妇女的产前筛查、出生时眼部感染的预防治疗、还有婴儿眼部感染的早期诊断和治疗都是减少新生儿眼病的重要策略。研究表明 2.5% 的聚维酮碘液体应用于婴儿眼表有效而且是比红霉素眼膏或者 1% 硝酸银便宜的方法,该液体对大部分衣原体和淋病菌性新生儿眼病均有效[28]。与既往应用的红霉素眼膏相比,发现 2.5% 的

聚维酮碘更有效[29]。如果预防失败，单纯肌肉注射头孢噻肟(100mg/kg)对新生儿淋病的治疗是有效的，推荐2周红霉素(每天50mg/kg，分4次服用)口服疗法应用于沙眼衣原体感染的治疗[11]。

近期，我们控制了盘尾丝虫病和麻风病，还使全球沙眼患病率逐渐下降，这些疾病均是致盲的重要原因。公共卫生成功案例的实施，激发了大家对其他角膜盲病因的研究兴趣，包括角膜外伤、角膜溃疡和传统眼药使用的并发症。

角膜外伤

1992年Thylefors和Negrel得出结论：在发展中国家，外伤常是单眼视力下降的最重要原因[30,31]。他们估计大约有160万人因外伤致盲，230万人有双眼低视力，1900万患单眼盲或者单眼低视力[31]。角膜外伤包括轻症的角膜擦伤到严重的穿透性角膜损伤，有时甚至一个较小的角膜上皮擦伤都有可能发生微生物感染性角膜炎，继而出现严重并发症的可能。

尽管眼部外伤是个全球性问题，但外伤所致失明的负担在发展中国家最为严重，特别在那些因战争和动荡(像遗留地雷这样的武器)造成的眼部创伤尤其应引起关注[32]。在发展中国家外伤通常与农业作业有关，但是严重的眼部外伤也会发生在一些特定环境中，如铸造厂。来自安得拉邦眼病研究(APEDS)的结果表明：角膜外伤占所有角膜盲的28.6%，仅次于儿童期角膜炎遗留的角膜瘢痕[33]。一个近期基于北印度的人群调查发现角膜创伤(22.3%)是最常见的可预防的角膜混浊病因，其次才是感染性角膜炎[34]。这是一个对目前角膜外伤预防措施不到位的严重控诉，但同时也是一个很好的机会，通过简单有效的方法教育普通民众注意眼外伤，以显著减少不必要的角膜盲的发生。

酸碱的化学损伤也是角膜损伤的常见原因，因为酸、碱化学物质比较容易获得，但在使用规范上执行松懈。在印度，一种常用的食用氢氧化钙膏(chuna)和建筑工地水泥每年都会导致大量的角膜损伤患者[35]。虽然化学损伤导致角膜受累和致盲的数据鲜有报道，一项中国山东省角膜穿孔的病因学研究揭示，原发性角膜穿孔的病因中，有715例(66.8%)是因为眼部外伤，热烧伤占34只眼(4.8%)，化学烧伤占29只眼(4.1%)[36]。单纯角膜缘上皮移植(SLET)可用于救治单眼化学伤所致的角膜缘干细胞损伤的患者。

这种方式对于发展中国家很重要，因为它不需要培养干细胞，也就不需要干细胞实验室的支持[37]。

感染性角膜炎

在发展中国家，角膜溃疡被认为是一种无声流行病。Gonzales等人报道每年在南印度的马杜赖地区角膜溃疡的发生率为113/100 000[38]，大约是发达国家发生率的10倍[39]。如果将1993年马杜赖地区的角膜溃疡发生率应用于全印度，估计该国每年有84万角膜溃疡患者。这个角膜溃疡的数字是美国的30倍[39]。以印度的数据推算非洲和亚洲其他地方，发展中国家角膜溃疡的发生率大约为每年150~200万人，并且实际数字可能比预期更大。同时角膜盲是大部分感染性角膜炎的最终结果，或者结果会更严重，如角膜穿孔、眼内炎或者肺结核等。在Upadhyay等人基于尼泊尔巴塔普尔地区人群的前瞻性研究中，每年角膜溃疡的发生率是799/100 000[40]。这一相当高的发病率分别是南印度报道的7倍和美国的70倍。这些报道提示角膜溃疡在发展中国家可能比之前所了解的更为常见。安得拉邦眼病研究(APEDS)估计至少一只眼发生角膜盲的概率为0.66%(95%CI，0.49~0.86)。角膜盲的最常见原因包括儿童时期的角膜炎(36.7%)、角膜外伤(28.6%)以及成人时期的角膜炎(17.7%)[33]。

令人担忧的不仅仅是发展中国家如此多的角膜溃疡病例，更重要的是这种疾病还有其他流行病学值得关注的方面，如感染性角膜溃疡患者大部分集中在20~50岁之间，这部分患者为主要社会劳动力；同时这种疾病在社会经济落后地区以及一些乡村地区的居民更为常见，许多患者在急性红眼病发作之后使用本地自创的疗法作为一线治疗措施，只有在疾病恶化时才寻求专科医师的建议和治疗。

发展中国家角膜溃疡的流行情况不同于发达国家，发展中国家真菌感染的患者比例相对较高。更糟糕的是，大多数抗生素和用于治疗感染性角膜炎的抗生素，要么购买不到，要么太贵，所有这些因素使得角膜溃疡的治疗更具挑战性，视力预后较差。在许多发展中国家，抗真菌药很难买到。既然角膜溃疡的药物治疗和手术治疗前景不乐观，因此这个重要公共卫生问题的合理解决策略是预防。Upadhyay等人最近证实了这种方案的有效性[40]。因为大多数角膜溃疡是发生在细微的角膜擦伤之后，所以外伤后角膜溃疡可以通过及时应用抗生素眼膏于角膜擦伤处而被有效防治,但是预防必须开始于在受伤后18小时之内,才能达到最好的效果[40]。印度南部一项研究验证了1%氯霉素眼药膏联合1%克霉唑眼药膏对于预防角膜擦伤后的细菌性和真菌性角膜炎的发生可能有效[40,41]。

传统眼病用药

传统眼药的使用在许多发展中国家是一个公共健康问题,也是角膜盲的危险因素之一,这些产品经常被污染并为病原体的传播提供媒介。在坦桑尼亚,25%的角膜溃疡与传统眼药的使用有关[42]。传统眼药的使用也会延误正确眼科药物的治疗和改变常见症状的临床表现,导致该病很难被诊断,从而造成间接伤害[43]。尼日利亚的一项研究结果表明,相比城市居民,农村患者更倾向于传统眼药的使用。这些药物常见的来源是植物提取物(54.9%),其次是合成物(21.2%)[44]。

尽管在发展中国家,细菌感染占据了感染性角膜炎病例的绝大多数,但来自印度、尼泊尔、加纳和孟加拉国的文献提示,超过40%的微生物性角膜炎主要致病机制与真菌有关。在真菌中,丝状真菌是主要的致病微生物,在真菌性角膜炎中占绝大多数[45]。传统眼药的使用和使用不正规方法剔除角膜异物,可能使真菌性角膜炎发生的概率明显增加,因为真菌无处不在。遏制这种传统的做法需要改变观念,包括对患者的教育,让他们意识到使用这些药物的危险性,以及这些情况需要前往一级或者二级眼科医疗机构[43]。

圆锥角膜

圆锥角膜是一种非炎性的、扩张性的角膜疾病,相对于西方国家,亚洲国家的圆锥角膜发生更为普遍。尽管缺乏大量的流行病学研究结果,圆锥角膜的发病率在沙特阿拉伯大约为20/100 000。这种疾病在更小的年龄也有报道(17.7±3.6岁),并且在发展中国家的体征更为严重。圆锥角膜的发病率较高,与个人体质有关,但研究表明,基因遗传在其发病中也起重要作用[46]。来源于不同种族圆锥角膜发病率的研究揭示了亚洲人每年圆锥角膜发病率为25/100 000(每4000人就有一名圆锥角膜患者),而白种人每年发病率为3.3/100 000(每30 000人有一名圆锥角膜患病)(p<0.001)。相对于白种人,亚洲人患病年龄显著年轻

化。相对于亚洲圆锥角膜患者,白种人特应性疾病的发病率显著增高[47,48]。

角膜营养不良

从相关流行病学角度来看,相对于其他严重角膜疾病而言,角膜营养不良的重要性明显降低。在发展中国家,一些角膜营养不良似乎比西方更为常见,可能是因为社会经济因素,例如近亲结婚等。在角膜移植手术的指征中,印度因角膜营养不良而行角膜移植手术的占9.6%,伊朗占6.47%,在中国北方占4%[49-51]。在印度LV Prasad眼科研究所进行的回顾性分析中,在研究期间所有进行的角膜移植手术中,角膜营养不良占8.1%,这些病人中有26%有近亲结婚史。最常见的角膜营养不良是先天性遗传性角膜内皮营养不良(CHED)(34.8%),其次是斑块状角膜营养不良(29.3%)、Fuchs内皮营养不良(16.6%),还有格子状角膜营养不良(15%)。剩下的11%包括颗粒状角膜营养不良、胶滴状角膜营养不良、Reis-bücklers角膜营养不良,还有后部多形性角膜营养不良。这组患者角膜移植术的术后效果相对较好,在所有的角膜营养不良患者中,这类疾病移植术后植片1年成活率达94.3±1.7%,5年成活率达74.4±4.5%[52]。在沙特阿拉伯因角膜营养不良而进行角膜移植术的患者中,62%的患者为斑块状角膜营养不良,其次为CHED、Fuchs角膜内皮营养不良、格子状角膜营养不良、颗粒状角膜营养不良,从前往后发生率依次降低。在这些患者中,发现近亲结婚者的患儿发病率高[53]。新的角膜移植方法,如角膜上皮移植术、深板层角膜移植术,还有角膜内皮移植术,都能较好地解决常见的角膜营养不良问题,如先天遗传性角膜营养不良和斑块状角膜营养不良[54,55]。

角膜移植

分析社区角膜疾病发病率的另一种方法是观察角膜移植的适应证。尽管角膜盲将成为发展中国家失明的主要原因之一,但很长一段时间人们还是重视提高白内障手术率和白内障手术技术的提高,目前已经开始把焦点放在角膜移植上来解决角膜盲的问题。另外眼科医生的数量成指数增加和白内障手术率(CSR)增加至每百万人口白内障手术大于4000例,这些均导致更多附属专业的培训和发展壮大,同时潜在地增加了角膜移植的手术量。"视觉生命

Sightlife"眼库最近发表了一篇有趣的报告,是关于不同国家角膜移植的研究,与角膜盲的分布高度吻合(图 82.1)[14]。另外在发展中国家,相当数量的手术原因归结于角膜混浊所致的失明,这种原因并不是十分确切,因为在世界卫生组织数据库中大约有 21%失明被分类为"未确定原因",事实上大部分角膜混浊是可能找到疾病原因的。

表 82.4 提供了在不同的国家地区进行角膜移植手术的指征信息[56]。正如表中所示,在经济发达国家,角膜盲的重要原因(以角膜移植指征为依据)是人工晶状体术后大泡性角膜病变(PBK)、圆锥角膜、角膜植片混浊,还有角膜营养不良。相比之下在经济欠发达的国家,对全层角膜移植术来说,角膜瘢痕和活动性角膜炎是最常见的手术指征。圆锥角膜和角膜营养不良在这些国家较少成为手术指征(4% Vs15%)。

再次角膜移植手术的数据也可作为发达国家和发展中国家进行比较的重要参数,也显示了较好的相似趋势[57]。即使在儿童患者中,角膜移植的适应证在发展中国家和发达国家也不相同。在发达国家,先天性角膜混浊是最常见的穿透性角膜移植的适应证,

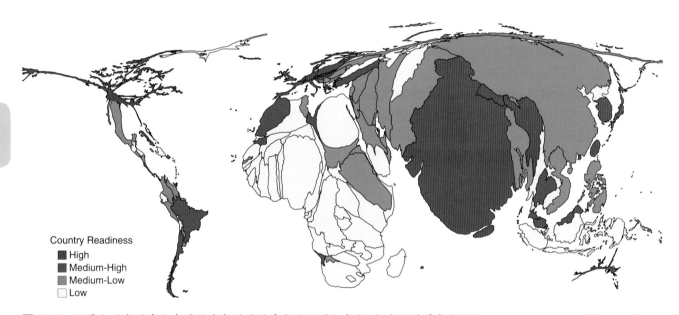

预计角膜盲人数和角膜移植术等候人数
国家的大小反映角膜盲的人口数量
颜色代表对眼库来说角膜移植术的需求量

图 82.1　世界上的角膜盲和自愿接受角膜移植手术的人群分布(经印度眼科学杂志授权,Sept-Oct. 2012,60(5):423~7)

表 82.4　不同地理区域角膜移植手术的指征

指征	美国	加拿大	英国	法国	印度	尼泊尔	中国台湾	巴西
人工晶状体术后大泡性角膜病变	27.2	28.5	7.6	9.9	10,6	6	17.6	14.7
Fuchs 角膜内皮营养不良	15.2	7.7	9.3	9.4	1.2		4,5	
圆锥角膜	15.4	10	15	28.8	6	4	2.5	13.1
角膜营养不良	1.3		3.6		7,2		1.6	
角膜瘢痕	8	2.9	5.9	7.7	28.1	37	27.9	6.6
角膜炎	2.9	8.5	8.3	10.9	12.2	9	17.9	17.9
植片混浊	18.1	22.3	40.9	9.9	17.1	13.3	21	12.8
其他		20.2	21.5	23.4	17.7		6.9	16

来自:Garg P,Krishna PV,Stratis AK,et al. The value of corneal transplantation in reducing corneal blindness. Eye,2005;19(10):1106~1114

而在发展中国家,获得性非创伤性角膜瘢痕是最常见的适应证[58]。

从发展中国家角膜移植的适应证数据很明显地看出,与发达国家的植片存活率相比,发展中国家最常见的手术适应证在手术后可能会出现较低的植片存活率;而在发达国家,最常见的适应证通常有着较好的移植效果。在印度的安德拉邦,术前诊断是影响植片存活率最重要的变量。圆锥角膜1年和5年的存活率最高,分别是 96.4%(CI,93%~99.8%)和 95.1%(CI,84.8%~100%)。影响植片存活率的因素包括社会经济地位、手术年龄、受体角膜血管化以及捐献者的角膜质量。对于如下情况,粘连性角膜白斑、植片混浊、无晶状体眼的大泡性角膜病变、角膜新生血管、较差的社会经济状况和年龄小于10岁,角膜移植术后视力难以提高的概率较高[51]。

基于发达国家和欠发达国家发表的报告,汇总角膜移植术后效果如表 82.5 所示[56]。发达国家角膜移植术的总体成功率较高(5年存活率达 64.5%~91%),相比 Dandona 等人的报道(46.5%)偏高。之所以有更好的手术效果,其因素之一是发达国家角膜移植术的最常见指征(55%~68%)分别是:人工晶状体术后大泡性角膜病变(PBK)、圆锥角膜以及角膜营养不良,与欠发达地区多见的血管化的角膜瘢痕、粘连性角膜白斑和活动性角膜炎的手术指征(占 40.3%)相比,有较高的手术成功率。

对于儿童的角膜移植手术,通常被认为是高风险的手术。Dana 等人的多中心研究中,1年手术植片的存活率为 80.2%(CI,72.9%~87.4%),2年存活率 67.4%(CI,58.3%~76.4%)[59]。印度 LV Prasad 眼科研究所发表的研究报告显示,在最后一次随访(至少随访 1.3 年)中,66.2% 的患者角膜移植术后视力明显提高[60]。

角膜移植术成功的重要因素还包括眼库的质量和效率、是否有受过良好训练的角膜手术医生、手术器械和设备的质量、可否获得有效的糖皮质激素、可否负担得起的长期免疫调节药物的使用等。角膜移植手术后的随访护理是一项终身的任务,眼科医生对角膜移植患者的随诊、护理是手术成功重要的决定性因素。

尽管印度人口接近10亿,在 2003 年只获得 20 514 枚捐献角膜[61]。其中只有 8426 枚能用于角膜移植手术。印度每年的角膜需求量大约是现在供应量的 20 倍。这明显意味着印度角膜组织的需求和供给存在着巨大的差距,在其他角膜盲多发的国家中,这种情况很可能普遍存在。因此这些国家缺乏高质量的角膜供体组织,明显影响角膜移植手术的数量,也影响移植手术的效果。其他类型的角膜移植术,如角膜上皮移植术和角膜内皮移植术,在临床变得越来越普遍,据报道手术效果良好[54,55]。开展这些手术的重要意义在于它替代了相当数量的全层角膜移植术,而在发展中国家这种手术的随诊护理简单,不需要像穿透性角膜移植术后那样复杂。据报道针对角膜病变的新型移植术,有着传统穿透角膜移植术难以比拟的术后疗效,这有大量的北美文献做支持[61]。

总结

发展中国家角膜病变的疾病谱看起来与发达国家不同,在这些国家,角膜疾病的严重性导致患者病变具有潜在的致盲性;更令人惋惜的是这些疾病多数可以预防。疾病谱的差异大体可以用社会经济状况来解释,而地理位置、环境因素影响、遗传倾向和文化

表 82.5 在不同指征下的角膜移植的效果(成功率)

研究系列	1 年结果	2 年结果	5 年结果	10 年结果	圆锥角膜	大泡性角膜病变	角膜营养不良	角膜瘢痕	再次移植
Dandona 等[56]	79.6	68.7	46.5		95.1	44.1	56	31.5	21.2
1993 年 Price 等	97	95	91		98	91	98		70
2003 年 Thompson 等				82	92	74	90		41
2000 年 Inoue 等				72.2	98.8	51.1	76.9		61.8
2001 年 Sit 等		78.8	64.5		95.9	50	85.2	73.5	
2003 年 Williams 等	90.8	84.1	72.2	59	97.5	57.8	75.8	56.5	41.3
1998 年 Ing 等				78	96	76	81	46	

From Garg P, Krishna PV, Stratis AK, et al. The value of corneal transplantation in reducing corneal blindness. Eye 2005;19(10):1106-1114.

差异也是其重要的混杂因素。对于角膜病专家来说，掌握疾病的种类及发展趋势，对于疾病的认识、更好地加入角膜盲预防的战斗中非常重要。在过去的几十年间，角膜盲被认为是全球致盲原因的重要组成部分，目前角膜盲患者正在向减少的趋势发展。疾病管理模式的转变更加强调以社区为基础的治疗，而非以往的个体化治疗。新的管理模式直接针对恶劣的社会经济状况的改善，并帮助落后地区减轻角膜疾病和失明的负担。数不清的组织，像世界卫生组织、一些非政府组织，继续在防病治病的领域中扮演着重要的角色。我们的目标是减少角膜病在致盲眼病中所占的比重。然而在第三世界国家中预防角膜疾病的发生，尤其是预防致盲性角膜疾病，还有很长的路要走。

致谢

非常感谢瓦沙·拉蒂博士对于这篇手稿中关于眼干燥症和感染性角膜炎的贡献。

（梁庆丰 译）

参考文献

1. Pascolini D, Mariotti SP. Global estimates of visual impairment: 2010. *Br J Ophthalmol* 2012;**96**(5):614–18.
2. Gilbert C, Foster A. Childhood blindness in the context of VISION 2020–the right to sight. *Bull World Health Organ* 2001;**79**(3):227–32.
3. Gilbert C. Changing challenges in the control of blindness in children. *Eye* 2007;**21**(10):1338–43.
4. Gilbert CE, Anderton L, Dandona L, et al. Prevalence of visual impairment in children: a review of available data. *Ophthalmic Epidemiol* 1999;**6**(1):73–82.
5. Kong L, Fry M, Al-Samarraie M, et al. An update on progress and the changing epidemiology of causes of childhood blindness worldwide. *J AAPOS* 2012;**16**(6):501–7.
6. Rahi JS, Sripathi S, Gilbert CE, et al. Childhood blindness in India: causes in 1318 blind school students in nine states. *Eye* 1995;**9**(Pt 5):545–50.
7. Lewallen S, Courtright P. Blindness in Africa: present situation and future needs. *Br J Ophthalmol* 2001;**85**(8):897–903.
8. Ezegwui IR, Umeh RE, Ezepue UF. Causes of childhood blindness: results from schools for the blind in south eastern Nigeria. *Br J Ophthalmol* 2003;**87**(1):20–3.
9. Wedner SH, Ross DA, Balira R, et al. Prevalence of eye diseases in primary school children in a rural area of Tanzania. *Br J Ophthalmol* 2000;**84**(11):1291–7.
10. Hornby SJ, Xiao Y, Gilbert CE, et al. Causes of childhood blindness in the People's Republic of China: results from 1131 blind school students in 18 provinces. *Br J Ophthalmol* 1999;**83**(8):929–32.
11. Whitcher JP, Srinivasan M, Upadhyay MP. Corneal blindness: a global perspective. *Bull World Health Organ* 2001;**79**(3):214–21.
12. WHO. *Global initiative for the elimination of avoidable blindness*. Geneva: World Health Organization; 1997 (unpublished document WHO/PBL/97.61/Rev91).
13. Schwab L. *Eye care in developing nations*. 4th ed. London, UK: Manson Publishing; 2007.
14. Oliva MS, Schottman T, Gulati M. Turning the tide of corneal blindness. *Indian J Ophthalmol* 2012;**60**(5):423–7.
15. Sommer A, Tarwotjo I, Djunaedi E, et al. Impact of vitamin A supplementation on childhood mortality. A randomised controlled community trial. *Lancet* 1986;**1**(8491):1169–73.
16. Schwab L, Kagame K. Blindness in Africa: Zimbabwe schools for the blind survey. *Br J Ophthalmol* 1993;**77**(7):410–12.
17. Semba RD, Bloem MW. Measles blindness. *Surv Ophthalmol* 2004;**49**(2):243–55.
18. Mariotti SP, Pascolini D, Rose-Nussbaumer J. Trachoma: global magnitude of a preventable cause of blindness. *Br J Ophthalmol* 2009;**93**(5):563–8.
19. Hotez P. Enlarging the "Audacious Goal": elimination of the world's high prevalence neglected tropical diseases. *Vaccine* 2011;**29**(Suppl. 4):D104–10.
20. Mabey DC, Solomon AW, Foster A. Trachoma. *Lancet* 2003;**362**(9379):223–9.
21. Boatin BA. The current state of the Onchocerciasis Control Programme in West Africa. *Trop Doct* 2003;**33**(4):209–14.
22. Crump A, Morel CM, Omura S. The onchocerciasis chronicle: from the beginning to the end? *Trends Parasitol* 2012;**28**(7):280–8.
23. Global leprosy: update on the 2012 situation. *Wkly Epidemiol Rec* 2013;**88**(35):365–79.
24. John D, Daniel E. Infectious keratitis in leprosy. *Br J Ophthalmol* 1999;**83**(2):173–6.
25. Foster A, Klauss V. Ophthalmia neonatorum in developing countries. *N Engl J Med* 1995;**332**(9):600–1.
26. Whitcher JP. Neonatal ophthalmia: have we advanced in the last 20 years? *Int Ophthalmol Clin* 1990;**30**(1):39–41.
27. Laga M, Meheus A, Piot P. Epidemiology and control of gonococcal ophthalmia neonatorum. *Bull World Health Organ* 1989;**67**(5):471–7.
28. Isenberg SJ, Apt L, Wood M. A controlled trial of povidone-iodine as prophylaxis against ophthalmia neonatorum. *N Engl J Med* 1995;**332**(9):562–6.
29. David M, Rumelt S, Weintraub Z. Efficacy comparison between povidone iodine 2.5% and tetracycline 1% in prevention of ophthalmia neonatorum. *Ophthalmology* 2011;**118**(7):1454–8.
30. Thylefors B. Present challenges in the global prevention of blindness. *Aust N Z J Ophthalmol* 1992;**20**(2):89–94.
31. Negrel AD, Thylefors B. The global impact of eye injuries. *Ophthalmic Epidemiol* 1998;**5**(3):143–69.
32. Jackson H. Bilateral blindness due to trauma in Cambodia. *Eye* 1996;**10**(Pt 4):517–20.
33. Dandona R, Dandona L. Corneal blindness in a southern Indian population: need for health promotion strategies. *Br J Ophthalmol* 2003;**87**(2):133–41.
34. Gupta N, Vashist P, Tandon R, et al. Prevalence of corneal diseases in the rural Indian population: the Corneal Opacity Rural Epidemiological (CORE) study. *Br J Ophthalmol* 2015;**99**(2):147–52.
35. Agarwal T, Vajpayee RB, Sharma N, et al. Severe ocular injury resulting from chuna packets. *Ophthalmology* 2006;**113**(6):961.e1.
36. Xie L, Zhai H, Dong X, et al. Primary diseases of corneal perforation in Shandong Province, China: a 10-year retrospective study. *Am J Ophthalmol* 2008;**145**(4):662–6.
37. Sangwan VS, Basu S, MacNeil S, et al. Simple limbal epithelial transplantation (SLET): a novel surgical technique for the treatment of unilateral limbal stem cell deficiency. *Br J Ophthalmol* 2012;**96**(7):931–4.
38. Gonzales CA, Srinivasan M, Whitcher JP, et al. Incidence of corneal ulceration in Madurai district, South India. *Ophthalmic Epidemiol* 1996;**3**(3):159–66.
39. Erie JC, Nevitt MP, Hodge DO, et al. Incidence of ulcerative keratitis in a defined population from 1950 through 1988. *Arch Ophthalmol* 1993;**111**(12):1665–71.
40. Upadhyay MP, Karmacharya PC, Koirala S, et al. The Bhaktapur eye study: ocular trauma and antibiotic prophylaxis for the prevention of corneal ulceration in Nepal. *Br J Ophthalmol* 2001;**85**(4):388–92.
41. Srinivasan M, Upadhyay MP, Priyadarsini B, et al. Corneal ulceration in south-east Asia III: prevention of fungal keratitis at the village level in south India using topical antibiotics. *Br J Ophthalmol* 2006;**90**(12):1472–5.
42. Yorston D, Foster A. Traditional eye medicines and corneal ulceration in Tanzania. *J Trop Med Hyg* 1994;**97**(4):211–14.
43. Adekoya BJ, Ayanniyi AA, Adepoju FG, et al. Minimising cornea scarring from the use of harmful traditional eye remedies in developing countries. *Nig Q J Hosp Med* 2012;**22**(4):274–8.
44. Ukponmwan CU, Momoh N. Incidence and complications of traditional eye medications in Nigeria in a teaching hospital. *Middle East Afr J Ophthalmol* 2010;**17**(4):315–19.
45. Gopinathan U, Garg P, Fernandes M, et al. The epidemiological features and laboratory results of fungal keratitis: a 10-year review at a referral eye care center in South India. *Cornea* 2002;**21**(6):555–9.
46. Assiri AA, Yousuf BI, Quantock AJ, et al. Incidence and severity of keratoconus in Asir province, Saudi Arabia. *Br J Ophthalmol* 2005;**89**(11):1403–6.
47. Georgiou T, Funnell CL, Cassels-Brown A, et al. Influence of ethnic origin on the incidence of keratoconus and associated atopic disease in Asians and white patients. *Eye* 2004;**18**(4):379–83.
48. Pearson AR, Soneji B, Sarvananthan N, et al. Does ethnic origin influence the incidence or severity of keratoconus? *Eye* 2000;**14**(Pt 4):625–8.
49. Kanavi MR, Javadi MA, Sanagoo M. Indications for penetrating keratoplasty in Iran. *Cornea* 2007;**26**(5):561–3.
50. Xie L, Song Z, Zhao J, et al. Indications for penetrating keratoplasty in north China. *Cornea* 2007;**26**(9):1070–3.
51. Dandona L, Naduvilath TJ, Janarthanan M, et al. Survival analysis and visual outcome in a large series of corneal transplants in India. *Br J Ophthalmol* 1997;**81**(9):726–31.
52. Pandrowala H, Bansal A, Vemuganti GK, et al. Frequency, distribution, and outcome of keratoplasty for corneal dystrophies at a tertiary eye care center in South India. *Cornea* 2004;**23**(6):541–6.

53. al Faran MF, Tabbara KF. Corneal dystrophies among patients undergoing keratoplasty in Saudi Arabia. *Cornea* 1991;**10**(1):13–16.

54. Reddy JC, Murthy SI, Vaddavalli PK, et al. Clinical outcomes and risk factors for graft failure after deep anterior lamellar keratoplasty and penetrating keratoplasty for macular corneal dystrophy. *Cornea* 2015;**34**(2):171–6.

55. Ashar JN, Ramappa M, Vaddavalli PK. Paired-eye comparison of Descemet's stripping endothelial keratoplasty and penetrating keratoplasty in children with congenital hereditary endothelial dystrophy. *Br J Ophthalmol* 2013;**97**(10):1247–9.

56. Garg P, Krishna PV, Stratis AK, et al. The value of corneal transplantation in reducing blindness. *Eye* 2005;**19**(10):1106–14.

57. Tabin GC, Gurung R, Paudyal G, et al. Penetrating keratoplasty in Nepal. *Cornea* 2004;**23**(6):589–96.

58. Dada T, Sharma N, Vajpayee RB. Indications for pediatric keratoplasty in India. *Cornea* 1999;**18**(3):296–8.

59. Dana MR, Moyes AL, Gomes JA, et al. The indications for and outcome in pediatric keratoplasty. A multicenter study. *Ophthalmology* 1995;**102**(8):1129–38.

60. Aasuri MK, Garg P, Gokhle N, et al. Penetrating keratoplasty in children. *Cornea* 2000;**19**(2):140–4.

61. The Eye Bank Association of India: About us: <http://www.ebai.org>.

62. Aldave AJ, Sangwan VS, Basu S, et al. International results with the Boston type 1 keratoprosthesis. *Ophthalmology* 2012;**119**(8):1530–8.

7

第 83 章

梅毒性角膜炎

Kirk R. Wilhelmus

关键概念

- 梅毒是非溃疡性基质性角膜炎的一种少见病因。
- 儿童和青少年的晚期先天性梅毒常表现为双眼梅毒性角膜炎，成年人的迟发性获得性梅毒常为单眼发病。
- 为确诊梅毒，梅毒螺旋体及非梅毒螺旋体的血清学检测可依序进行。
- 对患梅毒的孕妇进行抗微生物治疗可以预防先天性梅毒性角膜炎的发生，对获得性梅毒进行早期治疗可避免出现成年期发病的梅毒性角膜炎，但是，青霉素对梅毒性角膜炎的炎症没有直接作用。
- 梅毒性角膜病变的特征性表现包括炎症后角膜混浊、角膜基质血管和后弹力层异常。
- 梅毒性角膜病变可能和虹膜劈裂、虹膜粘连和色素性脉络膜视网膜萎缩有关。
- 梅毒性角膜病变是一种相对来说不太常见的角膜移植手术的适应证。

本章纲要

历史背景
流行病学
先天性梅毒的基质性角膜炎
获得性梅毒的基质性角膜炎
梅毒性角膜病变
发病机制
病理
实验室检查
治疗

历史背景

早在 16 世纪，人们对眼部梅毒就已经有所认识[1]，但直到 1858 年之前，梅毒和角膜之间的联系却一直被忽视[2]。Hutchinson 是这么描述先天性梅毒的：从"一眼角膜中央旁的散在云翳"变为"这些角膜基质混浊经过播散和聚合形成的致密混浊"[3]。他指出，"1~2 个月后，可累及另一眼角膜，病变过程相同但病程更短。"患者有"嘴角陈旧的裂痕、鼻梁下塌、恒牙明显偏小且色泽难看、上中门牙边缘的垂直切迹。"而且 15% 的患者有耳聋。1886 年，晚期先天梅毒出现的三个体征 - 基质性角膜炎、牙齿切迹、耳聋合在一起被称为 Hutchinson 三联征。获得性梅毒所致的基质性角膜炎最早报道于 1873 年。在 20 世纪初期，梅毒性角膜炎就已经被认为是一种重要的眼病[4]，但有关获得性梅毒伴发的角膜炎的报道较先天性梅毒相对要少。

在抗生素时代之前，疟疾注射[5,6]和全身用砷剂[7-9]曾用于治疗梅毒，但对梅毒性角膜炎无效。最早的梅毒性角膜炎的角膜移植术报道于 1914 年，其手术方式包括板层角膜移植和穿透性角膜移植等[10]。青霉素于 1943 年起用于治疗梅毒，降低了先天性梅毒性角膜炎的发生率，但总的来说疗效并不理想[11,12]。1950 年，糖皮质激素局部应用对梅毒性角膜炎有明显疗效[13-15]，局部使用糖皮质激素迅速成为基质性角膜炎的常规治疗手段，并改进了角膜移植的治疗结果[16]。

流行病学

梅毒和角膜盲

"基质性角膜炎"的诊断最早用于结核引起的基质突起的角膜炎。20 世纪早期，人们认识到先天性梅毒是非溃疡性基质性角膜炎较常见的原因[17,18]。在抗生素时代之前，高达千分之一的新生儿面临着在儿童时期罹患梅毒性角膜炎的风险[6,19,20],另外,有 5% 的梅毒性角膜炎发生在患有获得性梅毒的成年人[21,22]。

在青霉素使用之前,基质性角膜炎占眼梅毒的 20%[23]以及眼病的 0.5%[21,24,25]。以芬兰一个国家的数据推算[26],在 20 世纪中叶,全球范围内的梅毒性角膜病变患者大约有 100 万之多,其中,约 1/10 的受累眼会遗留下角膜混浊并导致视力下降[11,27-31],多达 5% 的患者遗留双眼视力残疾[32,33]。另外,10% 的低视力和梅毒感染有关[34-37]。

抗生素时代的梅毒性角膜炎

青霉素扼制住了梅毒的传播。怀孕六个月之前使用青霉素可以预防先天性梅毒性角膜炎[38]。对于患有梅毒的父母可以导致出生的孩子患有梅毒性角膜炎这件事,过去曾经令人十分担忧[39,40],但现在却很少提及了[41,42]。角膜炎曾经是晚期先天性梅毒最常见的临床表现[9],无论父母是否做了产前检查,现在已不太常见。抗生素的大量使用改变了先天性梅毒的流行病学,现在,仅 10% 的人还遗留有曾经得过基质性角膜炎的痕迹[43]。

目前,仅有不到 1% 的基质性角膜炎还归咎于梅毒[44,45],同样的,仅 1% 的眼梅毒还表现为基质性角膜炎[46,47]。其实,现在更为广泛的是梅毒性角膜病变[48,49]。眼科医生最常见到的是炎症后角膜瘢痕,而不太容易见到先天性梅毒患者的活动性基质性角膜炎。相反,在发展中国家,200 万的孕期妇女患有梅毒。其中未接受治疗的妇女们的孩子面临风险,有 10% 的孩子会在童年感染上基质性角膜炎。在贫穷的村庄,1/500 的居民可能患有先天性梅毒性角膜炎。

梅毒和眼库

在 20 世纪,因梅毒性角膜病变而行角膜移植的比例从 10%~15%[50]下降到不足 1%(图 83.1)。2002 年起,美国眼库联合会(EBAA)已经不再将梅毒性角膜炎 / 角膜病作为一个独立的术前诊断。

过去在对角膜捐献者去世后的组织检测中,梅毒血清学试验阳性曾被用于判断是否同时感染 HIV 的替代检测手段达 5 年之久,但是其准确度并不高,已于 1997 年停用[51-53]。21 世纪早期,来自美国那些规定要进行梅毒检测的联邦和州政府的数据显示,0.4% 的角膜捐献者的梅毒血清学试验阳性,占眼库未分配眼组织比例的 1%。梅毒阳性的角膜捐

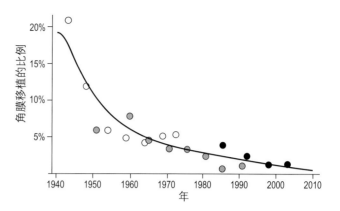

图 83.1 美国 20 世纪,也是抗生素开始应用的新时代,因梅毒性角膜病变行角膜移植手术的比例下降的示意图。白点:巴尔第摩,灰点:洛杉矶,黑点:费城

献者在欧洲、加拿大和澳大利亚的多数眼库中比例较低,而在南美、撒哈拉以南非洲、南亚和东南亚比例较高。

先天性梅毒的基质性角膜炎

起病

典型的先天性梅毒导致的基质性角膜炎起病于 5~15 岁,平均中位年龄为 7~9 岁[9,21,26],早于 2 岁或者晚于 30 岁的很少[54]。青春期女孩的发病率大约是男孩的 2 倍[30]。因缺乏幼年病史和母亲怀孕病史,很难区分出成年人和性活跃期的青少年的基质性角膜炎的病因是先天性梅毒还是获得性梅毒。

外伤可以诱发疾病发作[55,56],曾有被认定为职业病的法律条例[57,58]。在抗梅毒治疗的保护下[61],先天性白内障或者青光眼的手术很少引起该病[59,60]。发热、精神压力以及其他的刺激事件可能因选择偏倚也被误认为是该病的诱因。

基质性角膜炎可以是先天性梅毒晚期仅有的体征[20,62,63],但是一半的患者还是具有一些其他表现(框 83.1)[30]。常见的有牙齿变形(50%)、胫骨畸形(5%)、口周皮裂(10%)以及鼻部畸形(5%)。膝关节以及其他关节的滑膜炎可以和梅毒性角膜炎同时出现或者更早[64]。

角膜炎症

梅毒性角膜炎通常影响深部基质,故其曾经也被称为深部角膜炎。炎症通常始于上方角膜,或于此处较为明显(图 83.2)。基质混浊和上皮细胞水肿是即将发生的基质性角膜炎最早期特点。如未使用激素

皮肤干燥、皱褶

嘴角和眼角边放射状裂纹（皲裂）

中上切牙呈凹形、钉状（Hutchinson 牙）

牙齿小，下端变细，齿面宽大且易于龋齿

第一臼齿呈半球形，有许多细小齿尖（Moon 臼齿）

前额突出，斜形额头，上眶增厚

上颌短小伴面中部凹陷

上颚高拱或有圆孔

下颌突出

鼻梁扁平（鞍鼻畸形）

胸锁关节肥厚（Higoumenakis 征）

翼状肩胛

胫骨增厚且前旋（佩刀胫）

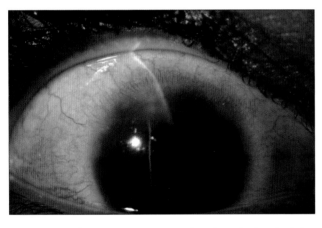

图 83.2　伴有活动性角膜新生血管的急性基质性角膜炎。一个 13 岁男孩，自婴儿时就开始治疗，但是在 12 岁时仍发生双侧听力丧失。一个月后，左眼发生多灶性基质性角膜炎伴周边新生血管，6 个月后，对侧的右眼也发生周边基质性角膜炎

治疗，轻度局限的角膜炎症通常发展为弥散的基质浸润，并因炎性水肿导致角膜呈毛玻璃样外观。基质性角膜炎过去被称为实质性角膜炎和间质性角膜炎，一些医生仍在使用这些过去的名词来指代那些非化脓性基质性角膜炎以及其炎症后的后遗症。

梅毒性角膜炎最常表现为局限性浸润，但形式多样。在疾病的所有阶段均可出现多发性钱币样浸润[65]，并可发生融合[66]。纺锤形浸润融合、延长并延伸到角膜后部及中央。深基质曲线样浸润为一种少见的形式，可根据其形状和进展予以命名为移行性线性角膜炎或者环形实质性角膜炎。

基质性角膜葡萄膜炎可并发角膜内皮假性赘疣（guttae）和内皮失代偿，微囊样上皮细胞水肿并不常见，

但可以形成大泡。角膜厚度可达 600μm 或更厚[67]。深基质和后弹力层出现皱褶，可以呈星状、条纹状、涡旋状以及十字状等形式，并出现类似于盘状角膜内皮炎的霜样角膜水肿和知觉减退现象。

角膜新生血管化

新生血管通常在梅毒性角膜炎起病后就开始侵犯角膜，但并非总是如此。浅层毛细血管芽来自角巩膜缘血管弓，而深部新生血管来自前睫状血管。血管簇在基质板层和炎症区域的头部之间穿行。淋巴管由结膜淋巴丛融合而成并出现在角膜周边。基质新生血管和淋巴管可以走向一致，在一个象限形成簇状外观或者从各个方向放射状侵入角膜（图 83.3）。灰白色的角膜基质背景上，由交织的血管构成的玫瑰红色血管翳，形成了鲑鱼肉色的斑翳。深层血管使角膜发紫并形成紫红色的眼睛。严重的角巩膜缘炎症甚至还可以刺激周边角膜形成较厚的肉质肿瘤[69]。

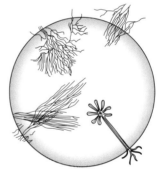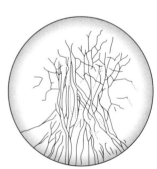

图 83.3　梅毒性基质性角膜炎所致的角膜新生血管。左图示浅层基质血管的各种类型。右图示深部基质的放射状血管。（From Holmes Spicer WT. Br J Ophthalmol 1924;8（Suppl 1）:1.）

新生血管长入角膜后继续向其周边区域生长，这些血管长入角膜的混浊区域，使得角膜浸润继续扩展。错综的小动脉在角膜中央的渗出可形成血管周角膜混浊并形成白色袖套样外观。如果炎症和新生血管化较为严重，可使角膜变为红铜色外观，并伴有角膜周边睫状充血和角巩膜缘巩膜外层炎。偶尔可见角膜基质中的血管出血。

新生血管的程度取决于白细胞浸润的强度、抗炎药物和新生血管抑制剂的使用。如未使用激素治疗，几周就会形成新生血管网并最终形成大量的新生血管。一旦角膜血管化，炎症过程将逐渐消退，血管也随之逐渐消退。

双侧角膜炎

单侧发病并不是先天性梅毒晚期时基质性角膜炎的固有特征[70,71]。80% 先天性梅毒引起的基质性角膜炎的患者有对侧眼的炎症[20]。双侧角膜炎可以同时发病,第二只眼常见于几周后发病(图 83.4)-75%的患者在 3 个月之内发病[30]。随着时间的推移,对侧眼感染的风险将减小,5 年后对侧眼发生基质性角膜炎的比例仅 2%,尽管有文献报道有超过 15 年对侧眼才发病的病例。

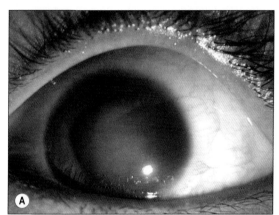

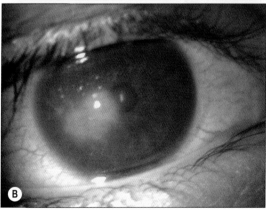

图 83.4　双侧复发性梅毒性角膜炎。(A)一名 8 岁的先天性梅毒晚期的男孩左眼出现的基质性角膜炎和葡萄膜炎(TPPA 阳性;RPR 1∶1024,脑脊液 VDRL 阴性;单纯疱疹病毒抗体阴性)。(B)尽管使用了青霉素静脉用药和泼尼松龙点眼治疗,其右眼在 3 个月后也发生了基质性角膜炎和葡萄膜炎。左眼后来又复发基质性角膜炎

前葡萄膜炎

虹膜炎通常和基质性角膜炎同时发生,偶尔虹膜炎发病更早[72,73]。角膜后沉积物(KP)通常较小但是可呈网状分布,甚至融合或呈肉芽肿性[74]。可以有很微小的或者很明显的浮游细胞和前房闪辉,但是前

房积脓非常少见。可以出现暂时性高眼压或者低眼压。虹膜血管扩张并可突发前房积血。有时会发生虹膜粘连导致瞳孔活动受限。

后葡萄膜炎

在基质性角膜炎活动期,很少发生中间葡萄膜炎、后葡萄膜炎[75,76]或者视网膜血管炎[77,78]。另一方面,因为基质性角膜炎主要发生在先天性梅毒的晚期,因此角膜炎开始的时候,还可以见到先天性梅毒早期发生的自限性脉络膜视网膜炎[79]。多灶性脉络膜毛细血管炎通常是亚临床性的,可产生散在的脉络膜视网膜萎缩、视网膜色素上皮片状增生(可称为骨细胞样),以及视网膜血管狭窄[80]。色素性脉络膜视网膜病变可形象地描述为椒盐样眼底,可局限性存在或者遍布整个后节,荧光血管造影检查一定表现为窗样缺损。10%~50% 的先天性梅毒性角膜炎的患儿伴有脉络膜视网膜萎缩灶或者血管旁的纤维素鞘[30]。

眼复发炎症

大约 5%~15% 的患者同一眼睛的角膜炎可能复发[21,26,81]。经糖皮质激素治疗后,可很快终止病程,此后又复发的基质性角膜炎被定义为反弹性炎症。复发性基质性角膜炎是指数月或数年后的旧病复发,通常比前次病程要轻。复发多是自然发生的病程,但是已经存在幻影血管的眼如发生眼外伤,可能会导致血管重新扩张,且炎症将波及角膜。局限性基质性角膜炎可以从原发病变部位开始,也可从角膜的其他位置开始[82],进而可发生多灶性复发。复发可表现为虹膜睫状体炎,而不一定是基质性角膜炎[83]。梅毒性角膜炎治愈后数年复发的巩膜外层炎、巩膜炎或者后葡萄膜炎可能预示着还存在晚期梅毒或者神经梅毒未治愈[84]。

神经梅毒和耳梅毒

神经梅毒可早于梅毒性角膜炎,也可随后发生[85]。未治疗的先天性梅毒性角膜炎的患者中有 5%~10% 可发现脑脊液异常[34],但是与未治疗的隐匿性梅毒相比,基质性角膜炎患者发生无症状神经梅毒的可能性不是很大[30]。神经梅毒的神经眼科表现有视神经炎、脑神经麻痹和瞳孔光 - 近反射分离等[86]。

大约 1/10 先天性梅毒患者,尤其是女性,可发生听力丧失[30,87]。听功能逐渐下降,角膜炎症治愈数年后开始出现高频听力衰减,偶尔也可伴有耳鸣和

7

眩晕[88]。当基质性角膜炎伴耳聋时,需要与Cogan综合征、伴多发性血管炎的Wegener肉芽肿、结节病、外胚层发育不良以及单纯疱疹病毒感染等鉴别。

获得性梅毒的基质性角膜炎

起病

获得性梅毒伴发角膜炎并不常见。原发性性传播梅毒[89]、原发性眼睑和结膜梅毒[90~92]、继发性梅毒[93,94]、HIV感染期间"恶性"继发性梅毒[95,96]和隐匿性梅毒的早期均很少发生角结膜炎。梅毒性基质性角膜炎最常发生在晚期潜伏性梅毒[97,98]。尽管未经治疗的晚期梅毒患者很难面对当时发生下疳时的情景[99],15%的此类患者确实是在此后2~15年的时候开始发生梅毒性角膜炎[21,100]。也可以在眼外伤之后发病[101]。除此之外,这类梅毒性角膜炎患者总体来讲并无症状。体格检查有时可以发现皮肤上的低色素和高色素斑点、头皮斑秃、眉毛脱落、睫毛脱落或者关节炎[102]。由三期梅毒导致的角膜树胶肿已多年未见报道[103]。其他的获得性螺旋体病——如雅司病(yaws)、莱姆病、回归热以及细螺旋体病——则很少引起基质性角膜炎。

角膜炎症

获得性梅毒引起的基质性角膜炎通常为单侧局部发病[104]。基质性角膜炎病灶始于淋巴结浸润。小的角膜混浊通常症状轻微并可迅速治愈,但有时候可进展成为深部基质性角膜炎。角膜炎症可引起基质血管增生,但是与先天性梅毒性角膜炎相比,新生血管很少见。可以出现虹膜睫状体炎[105],但病情一般较轻[106,107]。

获得性梅毒性角膜炎病灶通常为局限性而不是弥漫性[108]。病变形式多样,包括多灶性基质浸润[109,110]、边缘浸润[111]、环形浸润[112]和周边溃疡性角膜炎等。深部角膜的肉芽肿性炎症-既往称为深部脓疱状角膜炎[113~115],是一种形似脓肿或者树胶肿状的、局限或者花状散开的奶白色病变[116]。这种坏死性炎症[117,118]很少突破上皮[119,120]或者后弹力层[121]。

不到1/3的患者可对侧发病。如果双眼发病,第二只眼的病变要比第一只眼轻许多。局部点糖皮质激素滴眼液导致早期病程中断和后继基质性角膜炎的复发。复发性基质性角膜炎(图83.5)、前葡萄膜炎和巩膜炎发生在数月或者数年之后[112]。

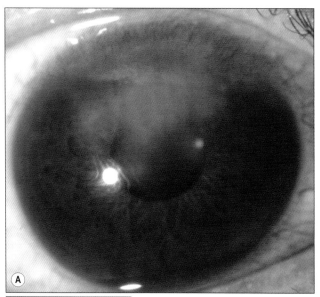

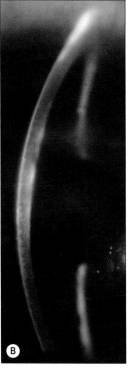

图83.5　梅毒性基质性角膜炎。(A)上半部角膜的炎症性基质水肿。(B)5个月后中央深层角膜出现的复发性基质性角膜炎。(Adapted from Wilhelmus KR, Jones DB. Am J Ophthalmol 2006; 141:319. Published with permission from the American Journal of Ophthalmology. Original copyright by The Ophthalmic Publishing Company.)

梅毒性角膜病变

角膜混浊

角膜混浊是基质性角膜炎一个令人沮丧的后遗症。纤维化导致角膜雾状混浊(Haze)的产生(图

83.6),通常是片状,较少为弥散性。周边瘢痕、血管翳和青年环使角膜外观呈椭圆形或者变小。边缘基质浸润的混浊逐渐减轻并位于透明角膜边缘的后部。深部基质模糊不清,可以有后部鳄鱼皮样变性的表现(图83.7)。

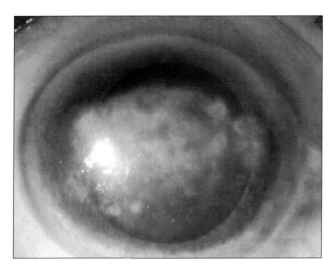

图83.6 一个成年人的片状前基质混浊。其在童年时期就有双侧基质性角膜炎。角巩膜缘可见浓密的角膜环

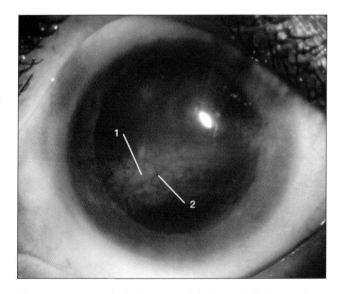

图83.7 一名血清学试验阳性的成年人,其在童年时期患有双侧角膜炎。(1)深基质瘢痕(2)幻影血管

有些角膜因为有慢性水肿或者血管化、纤维素化物质团块增生而变厚,而其他部位由于炎症破坏使角膜变薄并出现不规则散光。前部炎症容易导致角膜变平而深部角膜炎可使角膜变突。变薄的角膜可在眼内压增加时发生扩张并呈圆锥状。

炎症导致的其他病症还包括球形变性、Salzmann

结节样变性、角膜瘢痕疙瘩、继发性淀粉样变性[123,124]、脂质角膜病变以及角膜钙化带状病变[125]。角膜感觉通常正常,但也有角膜知觉减退和神经营养性角膜病变的报道。少见的并发症还包括细菌的双重感染[126,127]、角膜穿孔[128]、眼球痨[129]等。

幻影血管

幻影般的血管互相交织,形成线一样的网络交织在基质混浊区,并呈斑斑点点的轮廓[130]。血管周围的渗漏如散发着光晕的珍珠,或者血管旁的渗出物象棕榈叶一般扇形铺开[131]。通过裂隙灯和共聚焦显微镜可以看到血管管径[132,133](图83.8)。虽然被称为幻影血管,角膜造影检查显示许多血管仍保持开放并可运输血浆(图83.9)。一些血管内径可以大到偶尔可以通过一个红细胞。外伤或自发破裂可引起角膜内出血[134]、一过性角膜血染[135]或者后弹力层血性脱离[136]。

后弹力层改变

角膜内皮细胞病变可以从轻度的多形性改变到

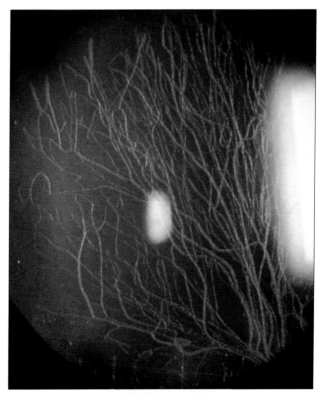

图83.8 后照法显示梅毒性角膜病变的角膜幻影血管。(From Lee ME, Lindquist TD. JAMA 1989;262:2921. Copyright 1989, American Medical Association. All rights reserved.)

明显的细胞丢失。受损的细胞经修复后可以在内皮细胞下产生一层鸽灰色的膜,被称为后胶原层(图83.10)[137]。这种增生物像薄板或者锻打的金属片一样,可以位于某个局限位置或者遍布整个角膜后壁(图83.11)。内皮细胞化生可以形成位于后弹力层的银色的小圆结节,呈散在分布、带状融合或者线形分布。后弹力层的张力可以产生线形角膜赘疣(guttae),引起裂痕,愈合后呈白色条状、新月形或者环形。未来或者内眼手术后可因内皮细胞功能不良导致角膜水肿(图83.12)。

使用糖皮质激素之前,约2%~15%的梅毒性角膜炎患者可以出现后弹力层嵴样或者带样增生[28,138]。这些在角膜后面的复层卷曲反光带像水晶管一样,其精美的格子样条纹起初可能被误认为是角膜条纹或者幻影血管[139-141]。共聚焦显微镜和前节OCT检查可以看见这些透明而卷曲的物质向前房延伸到并交织成网(图83.13)。虹膜炎也可以导致后部角膜改变,

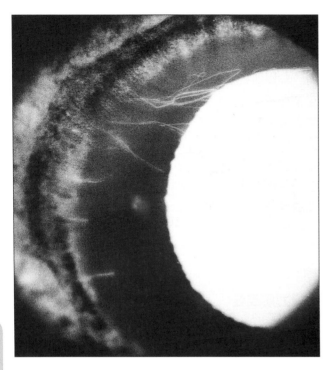

图83.9 角膜血管显影显示一名成年人的基质间血管,其在童年时曾患梅毒性角膜炎

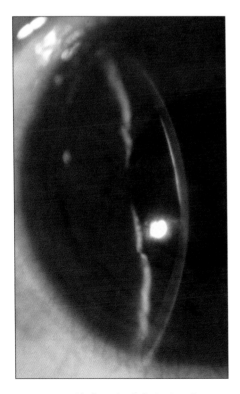

图83.10 梅毒性角膜病变的后部胶原层,用窄裂隙光可见角膜后部有白色斑块

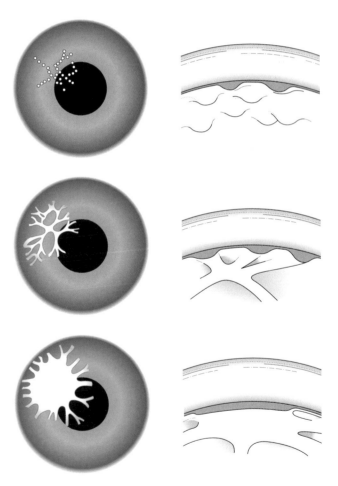

图83.11 年轻梅毒性角膜炎患者的后部角膜改变的变化过程,(上)病变的内皮细胞分泌异常的胶原物质,沉积在后弹力层上形成团状赘疣;(中)角膜后的嵴状沉积物呈网状分布;(下)局部斑块。(按照Waring Ⅲ GO,et al.绘制。*AM J Ophthalmol* 1976;81:773. 获得 *American Journal og Ophthalmology* 版权允许。原版权为 Ophthalmic 出版公司所有。)

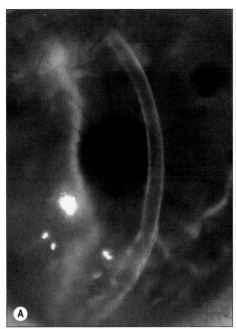

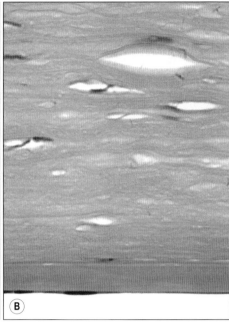

图 83.12　60 岁，女性，角膜水肿，其在 6 岁时曾患晚期先天性梅毒所致的双侧基质性角膜炎。(A)中央角膜厚度为 690μm。(B)后弹力层增厚(16μm)(PAS，×40)。其余切片可见深部基质血管

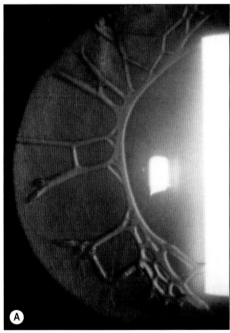

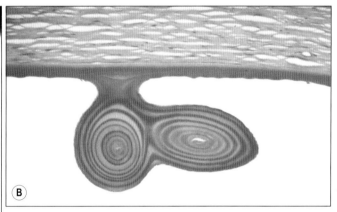

图 83.13　梅毒性角膜病变中角膜后壁网状结构。(A)附着在角膜后的呈网状的后弹力层棒状、管状结构。(B)叠层卷轴样增厚的后弹力层(PAS，×40)。(From Scattergood KD, et al. Ophthalmology 1983;90:1518. Published courtesy of Ophthalmology.)

炎症后沉积在角膜内皮面的 KP 变成了残余纤维并沉积在后部角膜的后壁。

虹膜萎缩和粘连

　　虹膜萎缩可以继发于梅毒性角膜葡萄膜炎。前部虹膜基质的局部萎缩可造成虹膜劈裂，但放射状纤维仍然存在，所以并不透光[142~144]。在发生基质性角膜病变之前就可以发生梅毒性虹膜劈裂[145]。1/3 的梅毒性角膜葡萄膜炎可继发周边虹膜前粘连和虹膜晶状体粘连并可持续存在(图 83.14)[146]。后粘连和

Koeppe 结节可以导致瞳孔变形和瞳孔移位。

继发性青光眼

　　高眼压症和青光眼是梅毒性基质性角膜葡萄膜炎的潜在并发症。高达 1/5 的先天性梅毒性角膜病变的患者可进展到高眼压状态[147,148]，一般发生在 15~30 年后，也就是患者 40~50 多岁的时候。当伴有虹膜粘连或者萎缩的时候更容易发生，几乎 50% 伴有虹膜劈裂的患者可发生青光眼。

　　葡萄膜炎导致开角型青光眼是由于房水外流

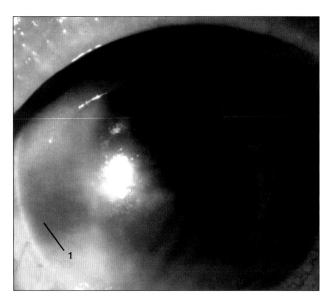

图 83.14　获得性梅毒引起的基质性角膜葡萄膜炎,可导致角膜持续性水肿、深部新生血管(1),以及角膜后粘连

下降[149],原因包括小梁网硬化或者房角内皮化等[150~154]。有 25% 继发于梅毒性基质性角膜炎的青光眼患者行房角镜检查结果为正常房角。窄角型青光眼和房角关闭可继发于周边前粘连、虹膜囊肿、虹膜劈裂或者晶状体异位[155,156]。儿童早期发生的眼部炎症可引起发育性窄房角。

白内障

严重的或者迁延的梅毒性角膜葡萄膜炎可引起皮质性白内障[157]。由于梅毒性角膜病变的患眼有完整的悬韧带,所以晶状体半脱位的风险并没有增加。

脉络膜萎缩

超过 50% 的梅毒性角膜病变患者可伴有色素性脉络膜视网膜病[148,158]。一部分人还有玻璃体混浊[159]。

发病机制

角膜感染

早在 1881 年,有研究确认梅毒能感染角膜[160,161]。经实验证实,通过点眼[162,163]、结膜下[164]、角膜基质内[165~168]和前房内[169,170]注射等途径接触梅毒螺旋体可导致角膜感染。尽管梅毒螺旋体的黏附可被抗微生物肽阻止,但是在初次接触后仍能附着于角膜细胞和细胞外基质。一些罕见临床病例表明,合并眼表初

期梅毒的角膜炎是由富含梅毒螺旋体的下疳,通过类似的方法转移感染所致[171~173]。

对于二期梅毒,梅毒螺旋体还可以通过血行转移到达眼部。研究表明,生殖器感染之后,可发现梅毒螺旋体播散到眼前节[174],偶尔导致角膜炎[175,176],并在不久后复发[177]。周边角膜出现的炎症说明在获得性梅毒的早期梅毒螺旋体可通过血行感染跨越过角巩膜缘[178]。

先天性梅毒早期也可出现梅毒螺旋体的广泛播散[179]。研究表明,双亲患梅毒的后代可以出现先天性角膜混浊[180]。因为梅毒螺旋体更喜欢身体内温度较低的部位,在先天性梅毒的早期,梅毒螺旋体可以偷偷地进入到眼前节[181,182]。因梅毒而流产的胎儿中,无论是外观正常的还是广泛发炎的眼睛,在角膜内均可发现螺旋体[183]。尽管少见,在存活下来的患有早期先天梅毒性基质性角膜炎的新生儿中,都可以在炎症反应部位发现螺旋体(图 83.15)。

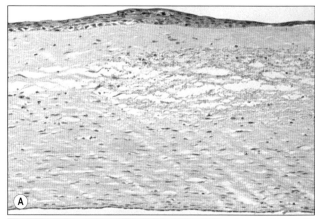

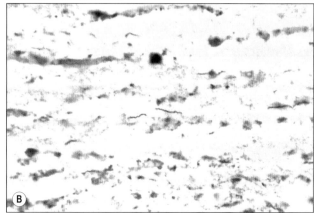

图 83.15　先天性梅毒早期的婴儿患者的角膜组织病理学切片。(PAS,×40)。(A)基质坏死。(B)基质胶原之间的螺旋体。(Warthin,×400)。(From Luckenbach MW. Presented at the Theobald Society meeting, 1985.)

以上这些发现揭示了无论是先天性还是获得性梅毒,梅毒早期阶段螺旋体容易侵犯眼前节,但梅毒晚期的角膜感染是否为非化脓性基质性角膜炎的病因尚未明确,因为在这些患眼中,很难发现梅毒螺旋体[186~188],既往那些关于角膜内发现螺旋体的报道可能是将污染物或者人为遗留物误以为是螺旋体病原[189,190]。虽然对螺旋状的描述还有争议,但是在先天性的和隐匿性获得性梅毒的晚期,角膜上存在完整的细菌是不太可能的[192,193]。

角膜免疫

梅毒性角膜炎很少对抗生素反应。除了婴儿,青霉素并非总是对血清反应阳性的人有预防和治疗的效果[194~198]。虽然治疗可诱发坏死,并导致眼树胶肿炎症[199],但是很少遇到因 Jarisch-Herxheimer 反应导致的基质性角膜炎坏死[200]。

因此,虽然说梅毒螺旋体可以避开吞噬反应并在细胞外基质里顽强存活,但细菌并非如此,现有的证据表明梅毒性角膜炎是由角膜基质中存留的细菌所致。同时因为未测到病毒基因,因此也不可能是疱疹的伴发疾病[202]。梅毒性角膜炎的病因假说由感染转向了免疫[203]。

梅毒性角膜炎的特点是单核细胞浸润和血管化[204],但是什么物质刺激了这种免疫介导的反应至今尚不清楚[202~208]。隐蔽抗原的释放,以及微生物成分对自身抗原的模拟,可以合理地解释 Cogan 综合征、莱姆病、细螺旋体病等所致的基质性角膜炎。同样,梅毒晚期的角膜炎症可能也是这种病理过程引起的。

细菌的一些成分可因损伤而暴露,并逐渐脱离人体控制,导致针对螺旋体脂蛋白或者糖脂类的细胞超敏反应物质的激活[209~210]。也可能是针对螺旋体抗原表位或者脂质抗原的体液免疫反应和角膜磷脂发生了交叉反应。自身免疫反应也可以解释在梅毒性角膜炎期间存在的循环自身抗体的现象[211]。对残余的螺旋体分子的免疫反应和角膜抗原的自身免疫是梅毒性角膜炎最可能的发病机制。

病理

基质性角膜炎

角膜浸润主要为淋巴细胞(以 T 细胞为主)和一些浆细胞。巨噬细胞零星分布在深基质层内的坏死的角膜细胞周围,此处的肉芽肿反应可沿着后弹力

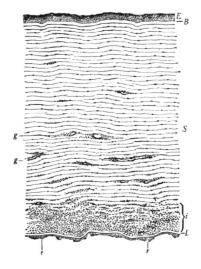

图 83.16 梅毒性角膜炎时,深部角膜的淋巴细胞浸润。(i) 和受基质血管侵袭(g)的角膜内皮(r)。(From Fuchs E. Lehrbuch der Augenheilkunde. Leipzig:Franz Deuticke;1889:p. 178.)

层分布,并使后部角膜发生皱褶[212,213]。向内生长的血管和淋巴管被炎症细胞所限,大多处在同一个板层平面上,除非坏死和溶解的基质破坏了其生长的路线。角膜内皮细胞经常被来自深部角膜和前房的单核细胞所侵蚀(图 83.16)。淋巴细胞、单核细胞甚至是偶尔出现的巨细胞,有时会渗透到小梁网,包绕 Schlemm 管,浸及虹膜和睫状体,并侵蚀前部脉络膜或者巩膜。虹膜粘连和色素播散偶尔可导致前房角改变。

基质性角膜病变

基底膜的不规则增厚可导致其上方的角膜上皮厚度发生变化[214]。纤维血管翳可以破坏前弹力层或者因弹力层的缺失而替代前弹力层。狭窄的血管在角膜不同深度的基质板层间走行,尤其是后三分之一,可伴有血管基底膜增厚。活化的角膜细胞在受损的角膜中可生成胶原[215]。中间可出现钙质颗粒、脂质沉积物、梭形淀粉块以及黏多糖和液泡。内皮细胞数下降,细胞扩大并形成多倍体[216]。有时可以见到片状或者线状的赘疣[217]。

如果角膜炎发生在儿童时期,并且在疾病进展过程中未行检查,则可出现明显的后弹力层继发病变(图 83.17),后弹力层可变厚超过 15μm(图 83.18)[218~221]。在 IV 型胶原的下方,后部胶原层由变性的细胞外基质组成,包含了 I、III、IV 和 VIII 型胶原。这些胶原由白细胞释放的生长因子刺激变形的内皮细胞所产生[222,223]。后弹力层和后部胶原层之

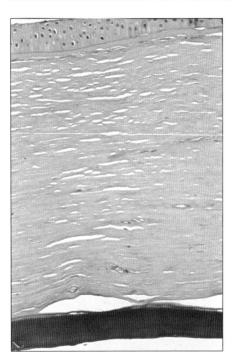

图 83.17　梅毒性角膜病变的组织病理学切片,可见基质血管和后弹力层增厚

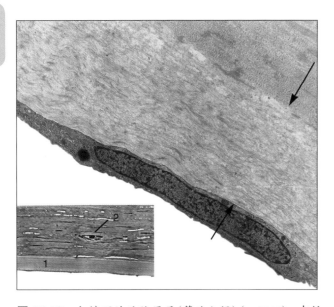

图 83.18　电镜下的后胶原层(箭头之间)(×8000)。在低倍镜下(插图),可见(1)后弹力层变厚且叠层以及(2)深基质中的血管。(From Scattergood KD, et al. Ophthalmology 1983;90:1518. Published courtesy of Ophthalmology.)

间存在卷曲的缝隙状平面,如果破裂,胶原可延伸进入前房并伸展成线状、卷丝状[224]、峰状[225]、卷曲状[226]、网状[227,228]或丝状[229],偶尔可以形成角膜后膜状物、前房间网状物或者虹膜角膜粘连[230]。角膜内皮细胞的病理变化可以通过后弹力层而表现出来。

实验室检查

血清学试验

梅毒检测方法包括非梅毒螺旋体试验和梅毒螺旋体试验(框 83.2)。非梅毒螺旋体试验包括性病实验室试验(VDRL)和快速血浆反应素试验(RPR)等,用以检测患者受损细胞类脂抗原的抗体。随着时间的延长,非梅毒螺旋体试验检测的抗体滴度逐渐下降,而且约 1/4 未治疗的晚期梅毒患者的抗体无法测到。绝大多数经过充分治疗的患者在 2 年内检测不到抗体。对那些处在"血清固定"状态,即持久存在一定滴度的患者推荐进行重复治疗。

框 83.2　梅毒的血清学检测
非梅毒螺旋体试验
性病实验室试验(VDRL)
快速血浆反应素试验(RPR)
甲苯胺红不加热血清学试验(TRUST)
梅毒螺旋体试验
荧光法密螺旋体抗体吸收试验(FTA-ABS)
梅毒螺旋体微量血凝试验(MHA-TP)
梅毒螺旋体血球凝集试验(TPHA)
梅毒螺旋体乳胶凝集试验(TPLA)
梅毒螺旋体颗粒凝集试验(TPPA)
梅毒螺旋体酶免疫测试(TP-EIA)
梅毒螺旋体化学方法免疫测试(TP-CIA)

梅毒螺旋体血清学试验测定的是抗梅毒螺旋体的多肽免疫球蛋白。方法有间接免疫荧光法(FTA-ABS)、梅毒螺旋体血球凝集试验(TPHA)、梅毒螺旋体颗粒凝集试验(TPPA)、免疫测定法(EIA、CIA 和 MBIA)以及免疫色谱法。阳性结果,最好是用不同的梅毒螺旋体试验检测方法得到的,说明曾经有过感染-不管有无经过充分的治疗。传统的检测方法是首先从非梅毒螺旋体性试验方法开始,如果反应阳性再行梅毒螺旋体性试验方法进行确诊。或者也可以从梅毒螺旋体性试验方法开始,然后取反应阳性的样本用非螺旋体性试验方法再次进行评估。如结果不一致,可以再用不同的梅毒螺旋体性抗体试验进行核实。

基质性角膜炎

有多种感染性和免疫性疾病可能与基质性角膜炎有关。故诊断需要依赖病史、查体以及实验室检查。

尽管梅毒性葡萄膜炎阶段可以在眼内液中检测出梅毒螺旋体，但是直接免疫荧光测定和聚合酶链式反应测试在梅毒性基质性角膜炎的诊断中并不常用。

血清学试验虽然不能确定基质性角膜炎的病原，但却可以检测血清中的抗体并作为诊断指标。因性价比不高，并不推荐血清学试验作为所有的单侧基质性角膜炎患者的常规检测，但却适合那些以明显的特发性基质性角膜炎起病，随后出现或伴随一些其他角膜体征（框83.3）的患者。梅毒螺旋体性试验可以接着使用进行诊断评估，如果反应阳性，继续进行定量的非梅毒螺旋体性试验。

<table>
<tr><td colspan="1">框83.3 需行梅毒螺旋托血清学测试的角膜体征</td></tr>
</table>

没有原因的首次发作的深基质角膜炎

双侧基质性角膜炎或者角膜葡萄膜炎

儿童时期的基质性角膜炎

基质性角膜炎伴皮肤斑丘疹

伴有后葡萄膜炎、脉络膜视网膜炎或者视神经萎缩的基质性角膜炎或者无法解释的角膜混浊

基质性角膜炎伴耳聋

曾经或正在治疗性传播疾病的患有基质性角膜炎的患者

童年起病的双侧角膜混浊

伴有牙齿异常或者其他先天性梅毒体征的角膜混浊或者角膜血管化

基质性角膜病变

梅毒偶尔可以造成双侧炎症性角膜混浊，但却很少导致单侧的血管化瘢痕。一个患有基质性角膜炎的患者，尤其是双侧性的，需要考虑到其父母是否有梅毒、是否有先天性梅毒的皮肤红斑、有无在儿童时期发生眼部炎症或者患者之前有无治疗过性传播疾

病等等[231,232]。

对于超过半数的梅毒性角膜病变的患者而言，血清学试验阳性是梅毒感染的唯一证据。鉴于对神经梅毒的担心，当出现视神经萎缩、神经视网膜病或者后葡萄膜炎、巩膜葡萄膜炎、瞳孔异常、脑神经麻痹、听力丧失、神经认知功能下降、HIV感染以及非梅毒螺旋体试验高滴度（≥1：32）等情况时，要考虑做腰穿检查。

角膜供体检测

供体到受体之间感染的存在使得眼库需要进行术前安全风险评估。很早眼库就对梅毒性捐赠者捐献的供体进行延期处理，在去世前一年内患有梅毒或者进行梅毒治疗的逝者也不可作为捐赠者。尽管梅毒可以通过输血和器官移植进行传播，但是梅毒螺旋体在保存的角膜中会很快失去感染能力[174]，在动物实验中，没有发现梅毒经角膜植片传播[233]，也从未有过经角膜移植传播的报道[234]。全球各个眼库之间对于梅毒的检测尚没有统一规定，但是，美国自2005年及欧盟自2006年起，即已要求把梅毒血清学检测作为常规检测。如果梅毒螺旋体试验检测为阳性，则捐献需要延缓，但是如果确诊性梅毒螺旋体试验是阴性的，即使非梅毒螺旋体试验阳性，也认为可以捐献。

治疗

抗炎治疗

表面滴用糖皮质激素可以缩短活跃期梅毒性角膜炎的病程，降低角膜混浊的程度（图83.19），90%的患者视力可以达到0.6或者更好[235,236]。有时候角膜可以完全透明[237]。使用1%泼尼松龙或者0.1%地塞米松治疗基质性角膜炎，通常从每日4~8次开始。如果个体对糖皮质激素治疗的反应不

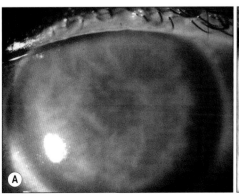
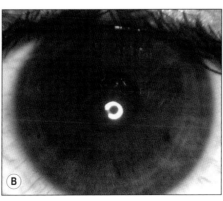

图83.19 糖皮质激素点眼的治疗效果。（A）梅毒导致的急性炎症性角膜水肿，获得性梅毒可能性大。（B）随诊6个月后，完全恢复。（From Dinas da Gama R, Cidade M. N Engl J Med 2002; 346：1799. Copyright by the Massachusetts Medical Society.）

好,可以局部应用环孢素或者他克莫司进行辅助治疗[211,238]。

抗生素治疗

根据血清学结果以及梅毒发病进程进行抗生素治疗(图83.20),而不是根据角膜疾病的严重性和病程。隐匿性梅毒晚期通常使用肌肉注射苄星青霉素 G 240 万单位(成人量为 5 万单位/公斤)每周一次,连续 3 周。一个成人的疗程是静脉注射青霉素 G 结晶每天 1800~2400 万单位,共 10~14 天。不伴有神经系统异常、眼内炎症、巩膜炎或者 HIV 感染的既往未治疗的梅毒性角膜炎的患者可以参照晚期隐匿性梅毒的剂量用药[239]。也有人建议按神经梅毒治疗[240],或者视为梅毒性角膜炎是一种眼梅毒的形式[241]。血清学试验阳性的,伴有血管化角膜混浊的患者,如果既往治疗方法比较混乱,仍需要给予抗生素治疗[242]。用同一种非梅毒螺旋体试验检测,滴度降低 4 倍或以上者才可以认为是治疗充分。

手术治疗

梅毒性角膜病变是穿透性角膜移植的指征,并可以联合白内障摘除加人工晶状体植入术[243~245]。环钻钻切的时候要特别小心,因为后弹力层可能会脱离并且落入前房里[246]。可以考虑行双侧的角膜移植[247]。

术后虹膜炎、同种异体排斥以及青光眼通常会对术后效果产生影响[248,249]。梅毒性角膜病变行角膜移植手术的预后越来越好,透明移植片 10 年的存活率达到 80%[250]。如果移植失败,再次移植还有可能获得成功[251]。

预防护理

梅毒性角膜炎可以视为一个信号,在过去失去了这样一个预防的机会,并要承担一定的后果。新诊断的梅毒需要向当地的公共卫生机构报告。许多患有梅毒性角膜病变的患者通常不知道他们的诊断[252],所以患者需要被告知该诊断结果和预后。每个眼梅

图 83.20　梅毒性角膜疾病的诊治流程图

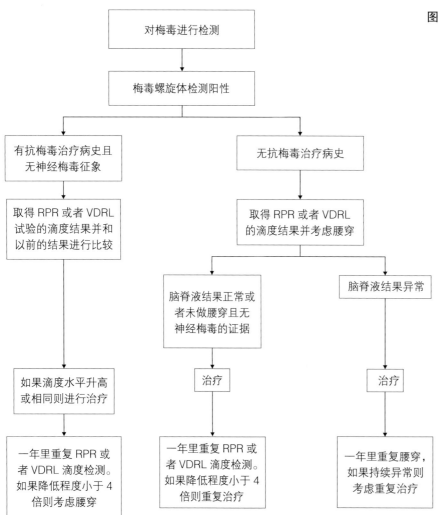

毒的患者都有潜在的被感染的家庭成员或者朋友，他们需要进行检查，并将从中受益[253~255]。

（吴元 译 李海丽 校）

参考文献

1. Wilhelmus KR. The history of ocular syphilis. In: Bialasiewicz AA, Schaal KP, editors. *Infectious diseases of the eye.* Buren, The Netherlands: Aeolus; 1994. p. 494–9.
2. Hutchinson J. On the means of recognising the subjects of inherited syphilis in adult life. *Br Med J* 1858;**1**:822–3.
3. Hutchinson J. *A clinical memoir on certain diseases of the eye and ear, consequent on inherited syphilis.* London: John Churchill; 1863. p. 26–30.
4. Groenouw A, Uhthoff W. Beziehungen der Allgemeinleiden und Organerkrankungen zu Veränderungen und Krankheiten des Sehorganes. In: Saemisch T, editor. *Graefe-Saemisch Handbuch der gesamten Augenheilkunde,* vol. 11. 2nd ed. *Chapter 22, Part 1.* Leipzig: Wilhelm Engelmann; 1904. p. 755–8, 809–12.
5. Ambler JV, Van Cleve JV. Malarial therapy in syphilitic interstitial keratitis. *JAMA* 1934;**102**:1553–7.
6. Lemoine AN. Ocular manifestations of congenital syphilis and treatment by induced hyperpyrexia. *Trans Am Ophthalmol Soc* 1934;**32**:522–54.
7. Knapp A. Salvarsan in interstitial keratitis and in optic nerve lesions. *Trans Am Ophthalmol Soc* 1915;**14**:124–44.
8. Clapp CA. Interstitial keratitis: a review of some of the ideas advanced in the past decade. *Arch Ophthalmol* 1929;**2**:580–7.
9. Cole HN, Usilton LF, Moore JE, et al. Late prenatal syphilis, with special reference to interstitial keratitis: its prevention and treatment. *Arch Dermatol Syph* 1937;**35**:563–79.
10. Ascher KW. Zur Keratoplastikfrage. Bericht über 49 in den Jahren 1908 bis 1917 ausgeführte Hornhautpfropfungen. *Albrecht von Graefe's Arch Ophthalmol* 1919;**99**:339–69.
11. Klauder JV. Treatment of interstitial keratitis: with particular reference to results of penicillin therapy. *Am J Syph Gonorrhea Vener Dis* 1947;**31**:575–99.
12. Benton CD Jr, Heyman A. Treatment of ocular syphilis with penicillin. *Arch Ophthalmol* 1948;**40**:302–10.
13. Steffensen EH, Olson JA, Margulis RR, et al. The experimental use of cortisone in inflammatory eye disease. *Am J Ophthalmol* 1950;**33**:1033–40.
14. Horne GO. Topical cortisone in treatment of syphilitic ocular disease. *Br Med J* 1951;**1**:1289–91.
15. Simpson WG, Rosenblum BF, Wood CE, et al. Local cortisone acetate therapy in congenital syphilitic interstitial keratitis: a preliminary report. *J Vener Dis Inf* 1951;**32**:116–19.
16. Duke-Elder S, Duthie OM, Foster J, et al. A series of cases treated locally by cortisone: a preliminary report to the Medical Research Council by the Panel on Ophthalmological Applications of Cortisone and ACTH. *Br J Ophthalmol* 1951;**35**:672–94.
17. Igersheimer J. Über die Beteiligung des Auges bei kongenitaler Lues. In: Alexander G, Boas H, Hochsinger C, editors. *Kongenitale Syphilis.* Berlin: Springer; 1927. p. 202–23.
18. Nabarro D. *Congenital syphilis.* London: Edward Arnold; 1954. p. 329–48.
19. Green J Jr. The eye in hereditary syphilis. *Am J Dis Child* 1920;**20**:29–54.
20. Dunlop EMC, Zwink FB. Incidence of corneal changes in congenital syphilis. *Br J Vener Dis* 1954;**30**:201–9.
21. Holmes Spicer WT. Parenchymatous keratitis: interstitial keratitis: uveitis anterior. *Br J Ophthalmol* 1924;**8**(Suppl.):1–63.
22. Adamantiadis B. Kérate pustuliforme profonde et les diverses formes de la kératite parenchymateuse syphilitique acquise. *Ann Oculist* 1935;**172**:304–11.
23. Payne BF, Goldberg JA, Simonton JT. Clinical management of ocular syphilis. *Am J Ophthalmol* 1950;**33**:605–10.
24. Derby GS, Walker CB. Interstitial keratitis of luetic origin. *Trans Am Ophthalmol Soc* 1913;**13**:317–39.
25. Guy WH. Interstitial keratitis in congenital syphilis: clinical notes on incidence and treatment. *JAMA* 1926;**87**:1551–5.
26. Oksala A. Studies on interstitial keratitis associated with congenital syphilis occurring in Finland. *Acta Ophthalmol* 1952;**30**:1–30.
27. Carvill M. Interstitial keratitis: further report. *JAMA* 1931;**96**:1936–8.
28. Dalsgaard-Nielsen E. On the acuity of vision and the causes of impairment of vision in patients with past syphilitic interstitial keratitis. *Acta Ophthalmol* 1939;**17**:43–58.
29. Hoehne H. Ueber Keratitis parenchymatosa. *Klin Monatsbl Augenheilkd* 1940;**105**:656–93.
30. Klauder JV, VanDoren E. Interstitial keratitis: analysis of five hundred and thirty-two cases with particular reference to standardization of treatment. *Arch Ophthalmol* 1941;**26**:408–29.
31. Assinder EW. Syphilis in ophthalmology. *Br J Ophthalmol* 1942;**26**:1–23.
32. Freeman JDJ. A case of bilateral interstitial keratitis leading to blindness. *Br J Ophthalmol* 1943;**27**:104–6.
33. Woods AC. Syphilis of the eye. *Am J Syph Gonorrhea Vener Dis* 1943;**27**:133–86.
34. Harman BN. Causes and prevention of blindness. *Am J Ophthalmol* 1921;**4**:824–34.
35. Savvaitov AS. Blindness in the Union of Soviet Socialist Republics. *Vestn Oftalmol* 1932;**1**:291–303.
36. Graham TN, Romaine HH, Rulison RH. Syphilitic interstitial keratitis: report of 103 cases. *N Y State J Med* 1948;**48**:1916–19.
37. Beigelman MN. Syphilis and blindness. *Cal West Med* 1936;**44**:497–500.
38. Putkonen T. Does early treatment prevent dental changes in congenital syphilis? *Acta Derm Venereol* 1963;**43**:240–9.
39. Treacher Collins E. On the children of patients who have had interstitial keratitis. *R Lond Ophthalmic Hosp Rep* 1903;**15**:206–14.
40. Haldimann C. Über Keratitis parenchymatosa bei Lues congenita der zweiten Generation. *Zeitschr Augenheilkd* 1936;**90**:146–56.
41. Bonugli FS. Third-generation syphilis and bilateral interstitial keratitis occurring in all surviving members of 2 generations. *Br J Vener Dis* 1954;**30**:24–7.
42. Rutherford HW. Two cases of third generation syphilis. *Br J Vener Dis* 1965;**41**:142–6.
43. Fiumara NJ, Lessell S. Manifestations of late congenital syphilis: an analysis of 271 patients. *Arch Dermatol* 1970;**102**:78–83.
44. Schwartz GS, Harrison AR, Holland EJ. Etiology of immune stromal (interstitial) keratitis. *Cornea* 1998;**17**:278–81.
45. Matoba AY, Wilhelmus KR, Jones DB. Etiology of nonsuppurative stromal keratitis. Presented at the American Academy of Ophthalmology, Atlanta, GA, 2008.
46. Wilhelmus KR. Prospective evaluation of ocular syphilis in a general ophthalmology clinic. *Invest Ophthalmol Vis Sci* 1989;**30**(Suppl.):449.
47. Mathew RG, Goh BT, Westcott MC. British Ocular Syphilis Study (BOSS): 2-year national surveillance study of intraocular inflammation secondary to ocular syphilis. *Invest Ophthalmol Vis Sci* 2014;**55**:5394–400.
48. Harden AF, Wright DJM. Clinical aspects of treponemal eye disease: a report of 21 cases. *Proc R Soc Med* 1975;**67**:817–19.
49. Tamesis RR, Foster CS. Ocular syphilis. *Ophthalmology* 1990;**97**:1281–7.
50. Sourdille GP. Kératites de Hutchinson et kératoplasties: greffes perforantes ou greffes lamellaires? *Ann Oculist* 1950;**183**:495–9.
51. Goldberg MA, Laycock KA, Kinard S, et al. Poor correlation between reactive syphilis serology and human immunodeficiency virus testing among potential cornea donors. *Am J Ophthalmol* 1995;**119**:1–6.
52. Mannis MJ, Sugar J. Syphilis, serologic testing, and the setting of standards for eye banks. *Am J Ophthalmol* 1995;**119**:93–5.
53. Glasser DB. Serologic testing of cornea donors. *Cornea* 1998;**17**:123–8.
54. Devlin PJ. A case of interstitial keratitis at an early age. *Br J Ophthalmol* 1945;**29**:155–6.
55. Barkan H. Luetic interstitial keratitis of traumatic origin. *Trans Am Ophthalmol Soc* 1926;**24**:363–84.
56. Voisin J, Pouliquen Y. Kérate interstitielle hérédo-syphilitique et traumatisme. *Bull Soc Ophtalmol Fr* 1957;**57**:415–18.
57. De Courcy TL. Interstitial keratitis and the Workman's Compensation Act. *Trans Ophthalmol Soc U K* 1930;**50**:556–64.
58. Klauder JV. Ocular syphilis: interstitial keratitis and trauma; clinical experimental and medicolegal aspects. *Arch Ophthalmol* 1933;**10**:302–28.
59. Schulman F. Seltene Zwischenfälle nach Elliots Trepanation, zugleich Beitrag zur Frage Keratitis parenchymatosa und Trauma. *Klin Monatsbl Augenheilkd* 1934;**92**:522–30.
60. Larsen V. Kératite syphilitique déclanchée par opération. *Acta Ophthalmol* 1947;**25**:195–9.
61. Braley AE. Ocular allergies. *Trans Am Acad Ophthalmol Otolaryngol* 1958;**62**:826–34.
62. Ravin LC. Interstitial keratitis as a sign of congenital syphilis: report of two cases. *Ohio State Med J* 1942;**38**:760–2.
63. Rossochowitz W. Vorkommen und klinisches Bild der Keratitis parenchymatosa e lue congenita im Wandel der letzen 50 Jahre. *Klin Monatsbl Augenheilkd* 1964;**48**:611–19.
64. Borella L, Goobar JE, Clark GM. Synovitis of the knee joints in late congenital syphilis. Clutton's joints. *JAMA* 1962;**180**:190–2.
65. Schöninger L. Ueber einen Fall von Keratitis interstitialis punctata bei Lues acquisita und Idiosynkrasie gegen Neosalvarsan. *Klin Monatsbl Augenheilkd* 1924;**73**:467–70.
66. Rice NSC, Jones BR, Wilkinson AE. Study of late ocular syphilis: demonstration of treponemes in aqueous humour and cerebrospinal fluid. I. Ocular findings. *Trans Ophthalmol Soc U K* 1968;**88**:257–73.
67. Cook C, Langham M. Corneal thickness in interstitial keratitis. *Br J Ophthalmol* 1953;**37**:301–4.
68. Palich-Szántó O. Über die avaskuläre Form der Keratitis parenchymatosa. *Klin Monatsbl Augenheilkd* 1959;**135**:719–24.
69. Stephenson S. A note upon the pseudo-neoplastic form of interstitial keratitis. *Br J Ophthalmol* 1917;**1**:754–6.

7

70. Juhasz-Schäffer A. Ueber einen Fall von Keratitis parenchymatosa avasculosa des einen Auges auf Grundlage einer kongenitalen Lues. *Klin Monatsbl Augenheilkd* 1938;**101**:576–9.

71. Remler O. Zur Frage der Einseitigkeit der Keratitis parenchymatosa. *Klin Monatsbl Augenheilkd* 1952;**121**:602–9.

72. Davidescu G. Hereditary syphilitic parenchymatous keratitis with an unusual beginning. *Spitalul* 1947;**60**:1–2.

73. Bonnet P, Bonnet I. Kératite interstitielle à manifestations abnormales. *Bull Soc Ophtalmol Fr* 1953;**53**:376–9.

74. Bryn A. Ein Beitrag zur Kenntnis der keratitis punctata syphilitica. *Klin Monatsbl Augenheilkd* 1927;**78**:89–92.

75. Ling WP. Interstitial keratitis with unusually marked chorioretinitis: pathologic–anatomic examination of a case. *Arch Ophthalmol* 1929;**1**:207–18.

76. Oksala A. Interstitial keratitis and chorioretinitis. *Acta Ophthalmol* 1952;**30**:437–41.

77. Bonnet P, Moreau PG. Kératite interstitielle hérédo-syphilitique et périphlébite de la rétine. *Bull Soc Ophtalmol Fr* 1951;**51**:651–2.

78. Campinchi R. Récidive post-opératoire de kératite interstitielle avec apparition de périphlébite rétinienne. *Bull Soc Ophtalmol Fr* 1965;**65**:183–5.

79. Sidler-Huguenin E. Über die hereditär-syphilitischen Augenhintergrundsveränderungen, nebst einigen allemeinen Bemerkungen über Augenerkrankungen bei angeborener Lues. *Zeitschr Augenheilkd* 1904;**51**:1–256.

80. Friedenwald J. Ocular lesions in fetal syphilis. *Trans Am Ophthalmol Soc* 1929;**27**:203–18.

81. Kakisu Y. Statistical and epidemiological studies of ocular syphilis. *Acta Soc Ophthalmol Jpn* 1958;**62**:2481–519.

82. Sédan J. Sur la récidive des kératites interstitielles. *Bull Soc Ophtalmol Fr* 1966;**66**:432–5.

83. Dalsgaard-Nielsen E. On 'recurrence' of syphilitic interstitial keratitis. *Acta Ophthalmol* 1939;**17**:38–42.

84. MacFarlane WV. Progressive blindness due to posterior uveitis following antisyphilitic treatment for interstitial keratitis. *Br J Vener Dis* 1957;**33**:165–7.

85. Kopp I, Solomon HC. Interstitial keratitis in patients with neurosyphilis of congenital origin, with a discussion of fever as a precipitating factor of keratitis in the paretic variety. *Am J Syph Gonorrhea Vener Dis* 1939;**23**:751–8.

86. Luhr AF. Oculomotor palsy with parenchymatous keratitis in congenital syphilis. *Am J Ophthalmol* 1924;**7**:293.

87. Dalsgaard-Nielsen E. Correlation between syphilitic interstitial keratitis and deafness. *Acta Ophthalmol* 1938;**16**:635–47.

88. Indesteege F, Verstraete WL. Menière's disease as a late manifestation of congenital syphilis. *Acta Otorhinolaryngol Belg* 1989;**43**:327–33.

89. Lister A. Interstitial keratitis with associated syphilitic penile lesions. *Trans Ophthalmol Soc UK* 1948;**68**:288–90.

90. Clausen W. "Abortivheilung" einse Falles von Primäraffekt der Conjunctiva bulbi mit gleichzeitiger Keratitis parenchymatosa punctata. *Albrecht von Graefe's Arch Ophthalmol* 1923;**111**:467–71.

91. Meyer SJ. Chancre of conjunctiva with parenchymatous keratitis. *Am J Ophthalmol* 1927;**10**:594–7.

92. Genet L. Syphilis palpébrale congénitale sous forme de pseudochalazion suppuré suivi de kératite interstitielle. *Bull Soc Ophtalmol Fr* 1939;**51**:446–50.

93. Trematore M. Cheratite parenchimatosa nella silfilide acquisita. *Rass Ital Ottalmol* 1938;**7**:520–34.

94. von Papolczy F. Beitrag zur syphilitischen Erkrankung der Bindehaut. *Arch Augenheilkd* 1933;**108**:334–8.

95. Pleimes M, Hartschuh W, Kutzner H, et al. Malignant syphilis with ocular involvement and organism-depleted lesions. *Clin Infect Dis* 2009;**48**:83–5.

96. De Socio GVL, Simonetti S, Tomasini C, et al. Malignant syphilis with ocular involvement in an HIV-infected patient. *Int J STD AIDS* 2011;**22**:298–300.

97. Bonnet JL. Kératite interstitielle de la syphilis acquise. *Bull Soc Ophtalmol Fr* 1950;**50**:499–500.

98. Desbordes P, Biot J. Un cas de syphilis acquise revelée par une kératite unilatérale. *Méd Trop* 1968;**28**:230–2.

99. Pariser H. Acquired syphilitic interstitial keratitis (with report of two cases). *Am J Syph Gonorrhea Vener Dis* 1939;**23**:214–19.

100. Lawford JB. Interstitial keratitis in acquired syphilis. *Trans Ophthalmol Soc UK* 1900;**20**:67–73.

101. Audéoud-Naville A. Un cas de kératite pustuliforme profonde. *Acta Ophthalmol* 1935;**52**:289–300.

102. LeGuillas L, Couloma P, vanVarseveld F. Kératite interstitielle et phénomènes arthropériostiques au cours de la syphilis acquise secondaire. *Arch Ophthalmol* 1939;**3**:231–5.

103. Woillez M, Dalmas G, Doise O. La gomme de la cornée, forme rare de kératite interstitielle. *Bull Soc Ophtalmol Fr* 1954;**54**:636–8.

104. Wilhelmus KR, Jones DB. Adult-onset syphilitic stromal keratitis. *Am J Ophthalmol* 2006;**141**:319–21.

105. Moore JE. Syphilitic iritis: a study of 249 patients. *Am J Ophthalmol* 1931;**14**:110–26.

106. Enroth E. Ein Fall von Luetischer Hypopyonkeratitis. *Acta Ophthalmol* 1927;**4**:271–3.

107. Collier M. Récidive unilatérale atypique d'une kératite interstitielle hérédo-syphilitique avasculaire à hypopion; papillite bilatérale subaiguë, choroïdite périphérique cicatricielle. *Bull Soc Ophtalmol Fr* 1959;**4**:289–94.

108. Shimanovich AN, Platnitskala VS, Khazina BN, et al. Parenchymatous keratitis in acquired syphilils. *Vestn Dermatol Venerol* 1962;**36**:67–8.

109. Baumert OH. Zur Kenntnis der Keratitis punctata profunda Mauthner. *Klin Monatsbl Augenheilkd* 1927;**79**:782–5.

110. Weill G. La kératite ponctuée syphilitique. *Bull Soc Ophtalmol Paris* 1927;**27**:332 5

111. Martinez JA, Sutphin JE. Syphilitic interstitial keratitis masquerading as staphylococcal marginal keratitis. *Am J Ophthalmol* 1989;**107**:431–3.

112. Suganuma S. Ueber die Pathogenese der Sklero-perikeratitis progressiva. *Klin Monatsbl Augenheilkd* 1940;**105**:702–7.

113. Ehlers H. On the formation of precipitates in profound keratitis. *Acta Ophthalmol* 1927;**4**:226–36.

114. Schneider R. Zur Keratitis pustuliformis profunda. *Wien Klin Wochenschr* 1952;**64**:949.

115. Offret G, Campinchi R. Un aspect classique mais un peu oublié de kératite syphilitique: la kératite pustuliforme postérieure. *Bull Soc Ophtalmol Fr* 1959;**59**:51–5.

116. Klien BA. Acute metastatic syphilitic corneal abscess: a clinical and histopathologic study. *Arch Ophthalmol* 1935;**14**:612–17.

117. Granström KO. A case of keratitis pustuliformis profunda. *Acta Ophthalmol* 1929;**7**:330–6.

118. Bonnet P, Paufique L, Bonamour G. Gomme syphilitique de la cornée avec hypopyon. *Bull Soc Ophtalmol Paris* 1933;**33**:690–3.

119. Terson A. Gummatie of the cornea. *Ann Ophthalmol* 1906;**15**:424–7.

120. Papastathopoulos J. Syphilitic corneal gumma. *Bull Hellen Soc Ophthalmol* 1960;**28**:95–7.

121. von Hippel E. Über Keratitis parenchymatosa und Ulcus internum corneae. *Albrecht von Graefe's Arch Ophthalmol* 1908;**68**:354–80.

122. Wilhelmus KR, Yokoyama CM. Syphilitic episcleritis and scleritis. *Am J Ophthalmol* 1987;**104**:595–7.

123. Hill JC, Maske R, Bowen RM. Secondary localized amyloidosis of the cornea associated with tertiary syphilis. *Cornea* 1990;**9**:98–101.

124. Dutt S, Elner VM, Soong HK, et al. Secondary localized amyloidosis in interstitial keratitis: clinicopathologic findings. *Ophthalmology* 1992;**99**:817–23.

125. Mihara E, Miyata H, Inoue Y, et al. Application of energy-dispersive X-ray microanalysis on the diagnosis of atypical calcific band keratopathy. *Okajimas Folia Anat Jpn* 2005;**82**:19–24.

126. Kim RY, Cosper KL, Kelly LD. Predictive factors for response to medical therapy in bacterial ulcerative keratitis. *Albrecht von Graefe's Arch Ophthalmol* 1996;**234**:731–8.

127. Oshida T, Kamura Y, Sawa M. Demographic study of expulsive hemorrhages in 3 patients with infectious keratitis. *Cornea* 2011;**30**:784–6.

128. Terson A. Kératite syphilitique ulcérée. *Presse Méd* 1928;**36**:1179–80.

129. Uchiyama K, Tsuchihara K, Horimoto T, et al. Phthisis bulbi caused by late congenital syphilis untreated until adulthood. *Am J Ophthalmol* 2005;**139**:545–7.

130. Lee ME, Lindquist TD. Syphilitic interstitial keratitis. *JAMA* 1989;**262**:2921.

131. Bonnet P. Les opacités cornéennes 'en feurille de palmier' reliquots de la kératite interstitielle (type annulaire de Vossier). *Arch Ophtalmol* 1935;**52**:625–55.

132. Klauder JV, Cowan A. Corneal examination and slit lamp microscopy in diagnosis of late congenital syphilis, especially in adults. *JAMA* 1939;**113**:1624–7.

133. Brooks AMV, Grant G, Gillies WE. Differentiation of posterior polymorphous dystrophy from other posterior corneal opacities by specular microscopy. *Ophthalmology* 1989;**96**:1639–45.

134. Côté MA, Gaster RN. Keratohematoma leading to acquired posterior keratoconus. *Cornea* 1994;**13**:534–8.

135. Giessler S, Gross M, Struck HG. Spontane Hämatocornea nach Keratitis verschiedener Genese. *Klin Monatsbl Augenheilkd* 1997;**211**:65–7.

136. Höllhumer R, Zairani Mohd Zahidin A, Watson S. Hemorrhagic Descemet membrane detachment following syphilitic interstitial keratitis. *Cornea* 2016;**35**(9):1255–6.

137. Waring GO III. Posterior collagenous layer of the cornea. Ultrastructural classification of abnormal collagenous tissue posterior to Descemet's membrane in 30 cases. *Arch Ophthalmol* 1982;**100**:122–34.

138. Lehmann H. Beitrage zur Kenntnis der Glasleistenbildung an der Hornhauthinleifläche bei abfelaufener Keratitis parenchymatosa. *Zeitschr Augenheilkd* 1927;**62**:230–4.

139. Stähli J. Ueber persistente retrokorneale Glashautleisten in ehedem parenchymatosakranken Augen. *Klin Monatsbl Augenheilkd* 1919;**63**:336–49.

140. Weill G, Jost A. Sur un réseau de trabecules retrocornäens consäcutif à une kératite parenchymateuse hérédospécifique. *Ann Oculist* 1926;**163**:100–14.

141. Balavoine C. Les formations hyalines rétro-cornéennes acquises. *Ann Oculist* 1953;**186**:111–40.

142. Pearson PA, Amrien JM, Baldwin LB, et al. Iridoschisis associated with syphilitic interstitial keratitis. *Am J Ophthalmol* 1989;**107**:88–90.

143. Foss AJE, Hykin PG, Benjamin L. Interstitial keratitis and iridoschisis in congenital syphilis. *J Clin Neuroophthalmol* 1992;**12**:167–70.

144. Salvador F, Linares F, Merita I, et al. Unilaterial iridoschisis associated with syphilitic interstitial keratitis and glaucoma. *Ann Ophthalmol* 1993;**25**:328–9.

145. Pérez-Carro G, Vilanova M, Antuña MG, et al. Iridosquisis asociada a sífilis congénita: confirmación serológica a los 80. *Arch Soc Esp Oftalmol* 2009;**84**:353–7.

146. Ruusuvaara P, Setala K, Kivela T. Syphilitic interstitial keratitis with bilateral funnel-shaped iridocorneal adhesions. A case report. *Eur J Ophthalmol* 1996;**61**:6–10.

147. Knox DL. Glaucoma following syphilitic interstitial keratitis. *Arch Ophthalmol* 1961;**66**:18–25.

148. Smith JL. Testing for congenital syphilis in interstitial keratitis. *Am J Ophthalmol* 1971;**72**:816–20.

149. Britten MJA, Palmer CAL. Glaucoma and inactive syphilitic interstitial keratitis. *Br J Ophthalmol* 1964;**48**:181–90.

150. Oksala A. The chamber angle in interstitial keratitis. *Am J Ophthalmol* 1957;**43**:719–23.

151. Sugar HS. Late glaucoma associated with inactive syphilitic interstitial keratitis. *Am J Ophthalmol* 1962;**53**:602–5.

152. Lichter PR, Schaffer RN. Interstitial keratitis and glaucoma. *Am J Ophthalmol* 1969;**68**:241–8.

153. Grant WM. Late glaucoma after interstitial keratitis. *Am J Ophthalmol* 1975;**79**:87–91.

154. Tsukahara S. Secondary glaucoma due to inactive congenital syphilitic interstitial keratitis. *Ophthalmologica* 1977;**174**:188–94.

155. Salmon JF, Murray ADN. The association of iridoschisis and primary angle-closure glaucoma. *Eye (Lond)* 1992;**6**:267–72.

156. Akabane N, Hamanaka T, Yamaguchi T, et al. Peripheral anterior synechia of congenital syphilis. *Invest Ophthalmol Vis Sci* 1995;**36**(4):S84.

157. Rosen E. Embryonal cataract associated with interstitial keratitis and syphilitic choroiditis. *Arch Ophthalmol* 1949;**42**:749–54.

158. Tamotsu H, Tada T, Hara A. [A case of syphilitic keratitis and retinopathy]. *Nippon Ika Daigaku Zasshi* 1994;**61**:503–5.

159. Rosa D. Le alterazioni del vitreo nella cheratite parenchimatosa. *Arch Ottalmol* 1950;**54**:42–56.

160. Igersheimer J. *Syphilis und Auge*. Berlin: Julius Springer; 1918. p. 118–50, 183–270.

161. Mulzer P. Experimentelle syphilis. In: Hoffmann E, Hofmann E, Mulzer P, editors. *Morphologie und Biologie der Spirochaeta pallida Experimentelle Syphilis*. Berlin: Springer; 1927. p. 115–412.

162. Bessemans A, Van Duyse M, Van Canneyt J. Lésions syphilitiques d'inoculation de l'oeil chez le lapin, après maintien apparent ou réel de l'integrité de la cornée et des muqueuses. *C R Séances Soc Biol Fil* 1935;**119**:526–8.

163. Wagner R. Isoliertes Haften der Syphilisinfektion in der Hornhaut der jungen Katzen. *Dermatol Wochenschr* 1936;**103**:1215–21.

164. Clapp CA. Additional experiments verifying the presence of *Treponema pallidum* in the cornea in experimental keratitis. *Am J Ophthalmol* 1933;**16**:397–402.

165. Van Canneyt J. Réceptivité comparée des différentes régions de la cornée du lapin à l'égard de l'infection syphilitique. *Bull Soc Belge Ophtalmol* 1939;**78**:152–7.

166. Levaditi C, Vaisman A. Virulence du système germinatif des lapins inoculés de syphilis par voie cornéenne. *C R Hebd Seances Acad Sci* 1947;**224**:866–7.

167. Volosceanu DI, Manolesco D, Climesco-Stefanesco E, et al. Contribution à l'étude des souches de *Treponema pallidum* pathogène, isolées en Roumanie. II. Transmission de l'infection syphilitique expérimentale par inoculation intracornéenne chez le lapin, suivie de phenomènes de generalisation. *Arch Roum Pathol Exp Microbiol* 1964;**23**:459–66.

168. Chesney AM, Woods AC, Campbell AD. Observations on the relation of the eye to immunity in experimental syphilis. *J Exp Med* 1939;**69**:163–78.

169. Hoffmann E, Zurhelle E. Zum klinischen und histologischen Bilde der syphilitischen Impfkeratitis (des primären Hornhautsyphiloms) beim Kaninchen. *Klin Wochenschr* 1923;**2**:1875–8.

170. Yokota Y. Experimentelle Untersuchungen über die luetische Keratitis parenchymatosa mit besonderer Berücksichtigung der Invasionswege der Erreger. *Albrecht von Græfe's Arch Ophthalmol* 1936;**133**:383–401.

171. Antonelli A, Benedetti A. Les affections syphilitiques de la cornée à forme rare. *Recueil Ophthalmol* 1905;**27**:401–8.

172. Jeyakumar W, Chithra A, Shanmugasundararaj A. Primary syphilis of the eyelid: case report. *Genitourin Med* 1989;**65**:192–3.

173. Spektor FE, Eagle RC Jr, Nichols CW. Granulomatous conjunctivitis secondary to *Treponema pallidum*. *Ophthalmology* 1981;**88**:863–5.

174. Macsai M, Norris SJ. Optisol corneal storage medium and transmission of *Treponema pallidum*. *Cornea* 1995;**14**:595–600.

175. Kamada K. Spirochätengehalt des Auges nach subscrotaler Syphilisimpfung. *Klin Wochenschr* 1931;**10**:1116.

176. Gelarie AJ. Experimental syphilitic keratitis in the rabbit II. *J Infect Dis* 1939;**65**:84–5.

177. Brown WH, Pearce L. Experimental syphilis in the rabbit. VII. Affections

178. Ogiuti K. Die Statistiche Beobachtung über die metastische Keratitis parenchymatosa bei der Kaninchensyphilis. *Jpn J Exp Med* 1937;**15**:315–20.

179. Wicher K, Abbruscato F, Wicher V, et al. Target organs of infection in guinea pigs with acquired congenital syphilis. *Infect Immun* 1996;**64**:3174–9.

180. Brown WH, Pearce L. The occurrence of stigmata of congenital syphilis in rabbits with especial reference to the factor of inheritance. *J Exp Med* 1925;**41**:795–805.

181. Nicol WG, Rios-Montenegro EN, Smith JL. Congenital ocular syphilis. *Am J Ophthalmol* 1969;**68**:467–71.

182. Hardy JB, Hardy PH, Oppenheimer EH, et al. Failure of penicillin in a newborn with congenital syphilis. *JAMA* 1970;**212**:1345–9.

183. Contreras F, Pedera J. Congenital syphilis of the eye with lens involvement. *Arch Ophthalmol* 1978;**96**:1052–3.

184. Schlimpert H. Pathologisch-anatomische befunde an den augen bie zwei fällen von lues congenita. *Dtsch Med Wochenschr* 1906;**32**:1942–5.

185. Thiel HJ, Harms D. Pathologisch-anatomische Augenbefunde bei fötaler Lues. *Klin Monatsbl Augenheilkd* 1969;**154**:712–16.

186. Goldman JN, Girard KF. Intraocular treponemes in treated congenital syphilis. *Arch Ophthalmol* 1967;**78**:47–50.

187. Christman EH, Hamilton RW, Heaton CL, et al. Intraocular treponemes. *Arch Ophthalmol* 1968;**80**:303–7.

188. Rios-Montenegro EN, Israel CW, Nicol WG, et al. Histopathologic demonstration of spirochetes in the human eye. *Am J Ophthalmol* 1969;**67**:335–46.

189. Rios-Montenegro EN, Nicol WG, Smith JL. Treponemalike forms and artifacts. *Am J Ophthalmol* 1969;**68**:196–205.

190. Ryan SJ, Nell EE, Hardy PH. A study of aqueous humor for the presence of spirochetes. *Am J Ophthalmol* 1972;**73**:250–7.

191. Smith JL. *Spirochetes in late seronegative syphilis, penicillin notwithstanding*. Springfield, IL: Charles C Thomas; 1969. p. 252–60.

192. Klauder JV. Clinical and experimental study of interstitial keratitis. *J Invest Dermatol* 1939;**2**:157–73.

193. Sowmini CN. Clinical progression of ocular syphilis and neurosyphilis despite treatment with massive doses of penicillin: failure to demonstrate treponemes in affected tissues. *Br J Vener Dis* 1971;**47**:348–55.

194. Ingraham NR Jr. The value of penicillin alone in the prevention and treatment of congenital syphilis. *Acta Derm Venereol* 1951;**31**(Suppl. 24):60–88.

195. Klauder JV. Blindness due to syphilis. *J Vener Dis Inf* 1951;**32**:183–92.

196. Robinson RCV. Syphilitic keratitis after five years of seronegativity: a case report. *Am J Syphil Gonorrhea Vener Dis* 1952;**36**:92–3.

197. Oksala A. Interstitial keratitis after adequate penicillin therapy: a case report. *Br J Vener Dis* 1957;**33**:113–14.

198. Azimi PH. Interstitial keratitis in a five-year-old. *Pediatr Infect Dis J* 1999;**18**:299–311.

199. Leonhardt VA. Jarisch-Herxheimersche oder allergische Reaktion am Auge nach Penicillinverabreichung. *Klin Monatsbl Augenheilkd* 1952;**121**:292–7.

200. Bonamour G. Kératite interstitielle hérédo-spécifique apparue au cours d'une réaction d'Herxheimer déclenchée par un traitement pénicilliné. *Bull Soc Ophtalmol Fr* 1952;**52**:99–100.

201. Kraupa E. Das spätsyphilitische Hornhautinfiltrat. *Ophthalmologica* 1950;**119**:225–6.

202. Alvarado JA, Underwood J, Green WR, et al. Detection of herpes simplex viral DNA in the iridocorneal endothelial syndrome. *Arch Ophthalmol* 1994;**112**:1601–9.

203. Merté HJ. Die Auffassung von der Pathogenese der Keratitis parenchymatosa im wandel der zeiten. *Hist Ophthalmol Int* 1979;**1**:31–47.

204. Merté HJ. Experimentelle Untersuchungen über einige Probleme der Hornhautanaphylaxie. Ein Beitrag zur Klärung der Pathogenese der Keratitis parenchymatosa und zu deren Therapie. *Albrecht von Graefe's Arch Ophthalmol* 1960;**161**:420–65.

205. Löwenstein A. Ueber das klinische Bild der ophthalmia anaphylactica nebst Bemerkungen zur Pathogenese der Keratitis parenchymatosa. *Klin Monatsbl Augenheilkd* 1929;**82**:64–71.

206. Riehm W. Anaphylaxie und Keratitis parenchymatosa. *Klin Monatsbl Augenheilkd* 1929;**82**:648–56.

207. Wessely K. Das Problem der Keratitis parenchymatosa. *München Med Wochenschr* 1933;**80**:1673–6.

208. Sugahara M, Iwasaki Y, Inada N, et al. Immunohistochemical study of interstitial keratitis in an animal model. *Nippon Ganka Gakkai Zasshi* 2000;**104**:779–85.

209. Woods AC, Chesney AM. Relation of the eye to immunity in syphilis, with special reference to the pathogenesis of interstitial keratitis. *Am J Ophthalmol* 1946;**29**:389–401.

210. Riehm W. Die Pathogenese der Keratitis parenchymatosa im lichte der Allergieforschung. *Klin Monatsbl Augenheilkd* 1952;**120**:50–60.

211. Orsoni JG, Zavota L, Manzotti F, et al. Syphilitic interstitial keratitis: treatment with immunosuppressive drug combination therapy. *Cornea* 2004;**23**:530–2.

212. Kunze FE. Anatomische Untersuchung eines Falles von Keratitis parenchymatosa e lue hereditaria. *Albrecht von Graefe's Arch Ophthalmol* 1920;

of the eye. *J Exp Med* 1921;**34**:167–84.

7

102:205–28.

213. Weskamp C. Histopathology of interstitial keratitis due to congenital syphilis. *Am J Ophthalmol* 1949;**32**:793–806.

214. Edmonds C, Iwamoto T. Electron microscopy of late interstitial keratitis. *Ann Ophthalmol* 1972;**4**:693–6.

215. Braley AE. Pathology of the discs removed for corneal transplantation. *Trans Pa Acad Ophthalmol Otolaryngol* 1962;**15**:61–74.

216. Ikebe H, Takamatsu T, Itoi M, et al. Changes in nuclear DNA content and cell size of injured human corneal endothelium. *Exp Eye Res* 1988;**47**:205–15.

217. Wolter JR. Secondary cornea guttata: a late change in luetic interstitial keratopathy. *Am J Ophthalmol* 1960;**50**:17–25.

218. Redslob E. Rédoublement et développement de la membrane de Descemet. *Bull Mém Soc Fr Ophtalmol* 1933;**46**:216–29.

219. Günther JC. Ein Fall von ungewöhnlicher Verdickung der Descemetschen Membran. *Klin Monatsbl Augenheilkd* 1962;**141**:740–3.

220. Nakamura A, Takahashi T, Inoue M, et al. Histopathological study of the retrocorneal hyaline network. *Folia Ophthalmol Jpn* 1981;**32**:1603–6.

221. Renard G, Dhermy P, Pouliquen Y. Dystrophies endothélio-descémétiques secondaires. Etude histologique et ultrastructurale. *J Fr Ophtalmol* 1981;**4**:721–39.

222. Waring GO III, Font RL, Rodrigues MM, et al. Alterations of Descemet's membrane in interstitial keratitis. *Am J Ophthalmol* 1976;**81**:773–85.

223. Kawaguchi R, Saika S, Wakayama M, et al. Extracellular matrix components in a case of retrocorneal membrane associated with syphilitic interstitial keratitis. *Cornea* 2001;**20**:100–3.

224. Dogru M, Kato N, Matsumoto Y, et al. Immunohistochemistry and electron microscopy of retrocorneal scrolls in syphilitic interstitial keratitis. *Curr Eye Res* 2007;**32**:863–70.

225. Kanai A, Kaufman HE. The retrocorneal ridge in syphilitic and herpetic interstitial keratitis: an electron-microscopic study. *Ann Ophthalmol* 1982;**14**:120–4.

226. Kestenbaum A. Sagenannte Glasleisten nach Keratitis parenchymatosa. *Zeitschr Augenheilkd* 1924;**53**:113–15.

227. Scattergood KD, Green WR, Hirst LW. Scrolls of Descemet's membrane in healed syphilitic interstitial keratitis. *Ophthalmology* 1983;**90**:1518–23.

228. Kasetsuwan N, Reinprayoon U, Chantaren P. Descemet's scroll in syphilitic interstitial keratitis: a case report with anterior segment evaluation and a literature review. *Int Med Case Rep J* 2015;**8**:219–23.

229. Balavoine C. Un nouveau cas de réseau hyalin retro-cornéen. *Ophthalmologica* 1951;**121**:76–9.

230. Stanculéano G. Seltener Befund an der Hinterfläche der Kornea bei einer klinisch diagnostizierten Keratitis parenchymatosa. *Klin Monatsbl Augenheilkd* 1904;**42**:456–67.

231. Hariprasad SM, Moon SJ, Allen RC, et al. Keratopathy from congenital syphilis. *Cornea* 2002;**21**:608–9.

232. Pessoa L, Galvão V. Clinical aspects of congenital syphilis with Hutchinson's triad. *BMJ Case Rep* 2011;doi: 10.1136/bcr.11.2011.5130.

233. Randolph ME. An experimental study of the possibility of transmitting syphilis by corneal graft. *Am J Ophthalmol* 1952;**35**:352–7.

234. Dubord PJ, Evans GD, Macsai MS, et al. Eye banking and corneal transplantation communicable adverse incidents: current status and Project NOTIFY. *Cornea* 2013;**32**:1155–66.

235. Ashworth AN. Results of local cortisone therapy in syphilitic interstitial keratitis. *Br J Vener Dis* 1958;**34**:83–90.

236. Woods AC. Cortisone in interstitial keratitis. *Am J Syph Gonorrhea Vener Dis* 1958;**35**:517–24.

237. Dinis da Gama R, Cidade M. Interstitial keratitis as the initial expression of syphilitic reactivation. *N Engl J Med* 2002;**346**:1799.

238. Miserocchi E, Modorati G, Rama P. Effective treatment with topical cyclosporine of a child with steroid-dependent interstitial keratitis. *Eur J Ophthalmol* 2008;**18**:816–18.

239. Brooks AMV, Weiner JM, Robertson IF. Interstitial keratitis in untreated latent (late) syphilis. *Aust N Z J Ophthalmol* 1986;**14**:127–32.

240. Dunlop EMC. Survival of treponemes after treatment: comments, clinical conclusions, and recommendations. *Genitourin Med* 1985;**61**:293–301.

241. Jones DB, Wilhelmus KR. Ocular syphilis or neurosyphilis? *EyeNet Magazine* 2016;**20**(1):110–11.

242. Probst LE, Wilkinson J, Nichols BD. Diagnosis of congenital syphilis in adults presenting with interstitial keratitis. *Can J Ophthalmol* 1994;**29**:77–80.

243. Rabb MF, Fine M. Penetrating keratoplasty in interstitial keratitis. *Am J Ophthalmol* 1969;**67**:907–17.

244. Lagoutte F, Dupuy P. L'association kératite interstitielle/cataracte sénile. Ses particularités cliniques et chirugicales: à propos de 10 cas. *Bull Soc Ophtalmol Fr* 1982;**82**:723–4.

245. Meyer RF, Musch DC. Assessment of success and complications of triple procedure surgery. *Am J Ophthalmol* 1987;**104**:233–40.

246. Kurz GH, D'Amico RA. Retained Descemet's membrane after keratoplasty for old interstitial keratitis. *Am J Ophthalmol* 1973;**16**:51–3.

247. Sampaio R, Held E, Cohen EJ, et al. Binocular vision recovery in bilateral keratoplasty. *Cornea* 2001;**20**:471–4.

248. Venca L, Rosso L. L'évolution post-opérative des greffes de la cornée dans les kératites parenchymateuses syphilitiques. *Ann Oculist* 1948;**181**:199–212.

249. Goldman JN, Kenneth MD, Girard F. Causes de l'opacité après greffe de cornée dans la kératite interstitielle. *Bull Mém Soc Fr Ophtalmol* 1967;**80**:126–31.

250. Goegebuer A, Ajay L, Claerhout I, et al. Results of penetrating keratoplasty in syphilitic interstitial keratitis. *Bull Soc Belge Ophtalmol* 2003;**290**:35–9.

251. Rapuano CJ, Cohen EJ, Brady SE, et al. Indications for and outcomes of repeat penetrating keratoplasty. *Am J Ophthalmol* 1990;**109**:689–95.

252. Dalsgaard-Nielsen E. On disablement and social conditions of patients with past syphilitic interstitial keratitis. *Br J Ophthalmol* 1939;**23**:544–56.

253. Ullmo A. Kératite parenchymateuse à répétition chez une syphilis congénitale de 2ᵉ génération. *Bull Soc Fr Dermatol Syphiligr* 1968;**75**:645–56.

254. Arens C. Ein Fall von Keratitis parenchymatosa e Lue connata. *Klin Monatsbl Augenheilkd* 1981;**178**:375–6.

255. Ignat F, Davidescu L. Cheratita parenchimatosa sifilitica. *Oftalmologia* 1997;**41**:209–12.

第 84 章

非梅毒性角膜基质炎

Paulo Elias C. Dantas, Sergio Felberg, M. Cristina Nishiwaki-Dantas

关键概念

- 角膜基质炎(interstitial keratitis,IK)是一种罕见、潜在的致盲性眼病。
- 所谓的 IK 综合征是指角膜基质的非溃疡性炎症和血管化,尤其是不主要侵犯角膜上皮和内皮的角膜炎。
- IK 是多种疾病常见的终结点。
- IK 是世界范围内致盲和导致视力丧失的最主要原因。
- 一般来说本病局部治疗有效,尤其在疾病早期阶段。
- 应该针对病因进行治疗。对于顽固性病例,可以选择全身应用免疫抑制剂。

本章纲要

角膜基质炎(IK)是一种少见的慢性疾病,它是指发生于角膜基质的、非溃疡性、以细胞浸润和新生血管形成为特征的角膜炎,尤其是指那些没有主要累及上皮和内皮的角膜炎。英国的外科医生、眼科学家、皮肤病学家、性病学家和病理学家 Jonathan Hutchinson,于 1858 年[1]首次描述了先天性梅毒患者的这种角膜基质反应。

这种炎症反应可能由于微生物(细菌、病毒、真菌或寄生虫)的直接感染,或者是角膜基质内的外源性和/或内源性抗原引起的免疫反应。

过去,IK 曾经被分为梅毒性和非梅毒性两种类型。非梅毒性 IK 在本章介绍,梅毒性 IK 由于其独有的特征单独在第 83 章叙述。

与 IK 相关的非梅毒性细菌感染

分枝杆菌感染

结核分枝杆菌和麻风分枝杆菌因为缺乏外层细胞膜被划分为嗜酸性革兰氏阳性菌。为了便于诊断和治疗,分枝杆菌可分为几大组:可以引起结核的结核分枝杆菌复合体(M.tuberculosis complex)、可引起 Hanson 病和麻风病的麻风分枝杆菌(M.leprae)。非结核分枝杆菌可引起类似结核的肺病、淋巴腺炎、皮肤病,或播散性感染。

结核

结核(tuberculosis,TB)是由结核分枝杆菌(Mycobacterium tuberculosis)引起的感染性疾病,典型的感染不仅局限在肺部(肺 TB),还有肺外感染。当人们患肺 TB 后会排出细菌,结核病可以通过空气传播。首先结核分枝杆菌通过呼吸进入人体,巨噬细胞将细菌传递至淋巴系统,然后进入血流,通过血液到达眼部,可引起葡萄膜炎、脉络膜炎、视网膜血管炎、结膜炎、巩膜炎和角膜炎[2]。

TB 至今仍然是世界上最致命的疾病之一,据估计 2013 年有 900 万人感染、150 万人死亡。

从地理分布上来看,9 百万患者中,超过一半(56%)的人生活在东南亚和西太平洋流域,1/4 在非洲,在那里,过去乃至于现在仍然有最高的患病率和死亡率。印度和中国分别占这些患者中的 24% 和 11%。

HIV 在 TB 中起着重要作用。900 万人患 TB 的那一年,110 万人(13%)HIV 阳性;死亡的 150 万患者中,36 万人(24%)HIV 阳性;而 HIV 阳性的人群中,每 5 个 HIV 阳性的 TB 患者和死亡者就有 4 个是非洲人[3]。

原发的眼部 TB 极其罕见[4]，IK 常常与全身 TB 有关。病变过程可引起前后角膜基质的血管化和脂质沉积。在急性期，由于局部炎症反应，畏光、流泪、眼红等症状比较常见；在疾病后期，主要特征为角膜瘢痕形成、角膜透明度下降，最终影响最佳矫正视力（图 84.1）。

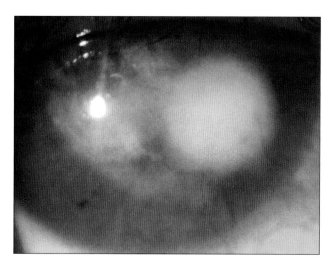

图 84.1　TB 相关 IK 晚期的患者，可有明显的角膜瘢痕、角膜透明性下降，影响最佳矫正视力

肺部以外的 TB 易发生于儿童和免疫功能不全的人。为了诊断肺外 TB，要获得合适的检测标本，包括胸腔液、心包液、腹腔液或活检标本、淋巴结组织、骨髓、骨、血液、尿液、脑、脑脊髓液，然后用嗜酸杆菌（acid-fast bacillus，AFB）染色、分枝杆菌培养以及药物敏感试验的方法检测这些标本[5]。组织标本在进行常规和嗜酸染色后也要做光镜检查。但是如果嗜酸杆菌染色阴性或没有结节，或结核杆菌培养阴性，也不能排除 TB。

最常用的 TB 诊断性检测是曼托试验（Mantoux test）或结核菌素试验，就是将结核菌素蛋白注射到前臂内侧皮下，皮肤反应面积的大小决定试验结果是否有意义。那些既往注射过卡介苗（Bacille Calmette-Guérin，BCG）的人可能会产生假阳性。尽管在美国很少用 BCG，但在那些 TB 感染率高的国家却在广泛应用。假阴性可能发生于特定人群，诸如儿童、老人和 AIDS 患者。假阳性也可能发生于最近感染过 TB、但免疫系统对细菌还没有产生反应的个体。

出现实验阳性，就需要行 X 线和 CT 检查，以确定肺部有无侵犯。如果检查结果为阳性，必须做痰的 TB 菌试验和耐药菌株试验。

痰标本或其他分泌物可以送检，行 Ziehl-Neelsen 或 Auramine 染色和 / 或用 Löwenstein-Jensen 培养基做培养。在发展中国家也采用 PCR 技术，但并不作为常规检测[6,7]。

TB 血液检测可用于证实或排除潜伏或活化 TB，如果是一个感染 TB 的高危患者而皮肤试验呈阴性，血液检查是很有用的。

干扰素释放试验（interferongamma release assays，IGRAs）可用于诊断 TB 感染，但 IGRAs 不能区分是隐匿感染还是活动性病变，所以不能作为诊断活动性 TB 的唯一方法，还需要有微生物学诊断[8-11]。在美国，可采用两种由美国食品药品管理局（Food and Drug Administration，FDA）批准的 IGRAs 试验，即 QuantiFERON TB Gold In-Tub 试验（QFT-GIT）[12]，和 T-SPOT.TB 试验（T-Spot）[13]。QFT-GIT 是采用 ELISA 方法，用来源于 3 个 TB 抗原（ESAT-6、CEP-10 和 TB7.7）的肽链以管内模式进行的全血试验，定量的检测报告为每毫升中所含 γ 干扰素（IFN-γ）的国际单位（IU）。如果某个人对 TB 抗原产生反应的 γ 干扰素超过域值上限，就认为是感染了结核分枝杆菌（减去阴性对照的基础 γ 干扰素反应值）[12,13]。

诊断 TB 的最终标准是临床、放射学和微生物学资料相结合的结果。

目前，对于治疗药物敏感的初发 TB 患者，美国疾控中心推荐的治疗方案是 6 个月（26 周）疗程，包括 4 种一线药物 - 异烟肼、利福平、乙胺丁醇、吡嗪酰胺，成功率达 85% 以上。对于多重耐药的 TB（MDR-TB），即指患者对异烟肼和利福平耐药，治疗时间比较长，则需要更昂贵和毒性大的药物。对于大部分 MDR-TB，目前 WHO 推荐的方案是至少用药 20 个月，而且治疗的成功率非常低[5]。

有学者认为，一些新的药物可作为耐药患者加强治疗中的辅助用药，包括：贝达喹啉、地依麦迪、PA-824、利奈唑胺和噁唑烷酮[14,15]。

可以局部辅助用糖皮质激素点眼以促进 TB 相关性 IK 角膜炎症消退，并可同时应用睫状肌麻痹剂来减轻患者的疼痛和畏光症状。

汉森病（麻风病）

麻风病是由麻风分枝杆菌（Mycobacterium leprae）引起的慢性感染性疾病，第一例确诊的病例是由挪威的医生 Gerhard Armauer Hansen 于 1873 年报道的男性患者。该病原微生物可以感染皮肤、外周神经、上呼吸道黏膜、眼部以及其他组织[16]。

据 WHO 调查显示，2013 年第一季度末，全球麻风病的患者数是 189 018 例,而 2012 年检测到的新发病例是 232 857 例[17]。

可以根据临床表现和皮肤涂片结果将麻风病进行分类。根据皮肤涂片结果可分为两类:所有涂片部位的结果均为阴性的患者为少菌型麻风病(paucibacillary leprosy,PB);任一部位皮肤涂片阳性的患者为多菌型麻风病(multibacillary eprosy,MB)。

在各种临床表现形式中,麻风结节和结核结节比较常见,麻风结节型麻风病是继发于肌体感染后产生的细胞介导的免疫反应,并以皮肤和神经的广泛病变为特征,而且以 CD8+ 淋巴细胞参与为主。与之不同的是,结核结节型麻风病最初累及神经系统,很少有皮肤病变,典型的结节中可见 CD4+ 淋巴细胞。这些分枝杆菌聚集在诸如角膜这样的冷组织中,尤其是麻风结节或多菌型麻风病,眼部表现包括点状角膜上皮病变、角膜知觉减退、角膜血管翳、角膜神经受累、局灶性缺血性角膜炎和 IK[18]。

麻风病一般累及双眼角膜,细菌贯穿角膜的基质,这些都支持该病的病因是感染而不是免疫机制。最初上方角膜深部常常被淋巴细胞、巨噬细胞和麻风分枝杆菌侵犯,伴发角膜基质水肿,进而累及角膜中央。

疾病后期可发生角膜血管化,而且一旦发生,角膜混浊将永久存在(图 84.2)。侵犯角膜神经的并发症预后很差[19]。

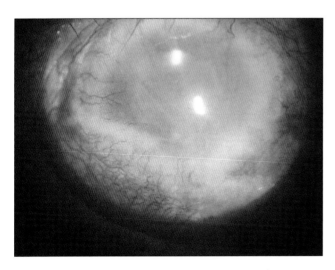

图 84.2 汉森病相关 IK 病程后期可见角膜血管化及透明性下降

WHO 推荐的 MB 麻风病的治疗包括利福平、氯苯芬嗪和氨苯枫;PB 麻风病的治疗为利福平和氨苯枫。利福平是最重要的抗麻风病的药物,所以两种麻风病治疗方案都包括它。如果仅用一种抗麻风病药

物来治疗,将引起耐药的产生,这不符合伦理[17]。

局部可以使用糖皮质激素治疗 IK、散瞳剂治疗葡萄膜炎,但要仔细观察角膜上皮的神经营养性和神经麻痹性病变以及药物毒性反应。

其他细菌感染

莱姆病(包柔螺旋体病)

莱姆病(Lyme disease)是由博氏疏螺旋体(borrelia burgdorferi)引起的,是通过被感染的黑腿硬蜱叮咬传播的。美国疾控中心证实,莱姆病是美国最常报告的虫媒疾病。2013 年,该病在美国必须上报的最常见疾病中位居第五,但是它并非全国广泛分布,主要集中在东北部和中西部[20]。

典型的临床症状包括发烧、头痛、乏力和称为游走性红斑的特征性皮疹(一期),如果未经治疗,感染可发展到关节、心脏和神经系统(二期和三期)。眼部在疾病二期和三期出现症状,虽然一期可以见到结膜滤泡,但眼部炎症仅见于三期,包括巩膜外层炎、角膜炎、葡萄膜炎、血管炎、渗出性网脱和眼内炎。

虽然角膜炎并不是莱姆病的常见表现,但其炎症的表现形式是角膜间质炎,一般累及双眼,有时也可以单眼发病。IK 以多形态或星云状基质混浊为特征[21],这些浸润的边界不清,可以贯穿全层角膜基质,但视力影响不明显[22],与其他类型 IK 不同,基质水肿并不常见。后期的血管形成和葡萄膜炎引起的角膜后沉积物(KP)可见诸报道[23]。大多数角膜炎的病例是经验性地给予局部糖皮质激素治疗,而 1/3 未经治疗的患者产生了角膜水肿、血管化和角膜雾样浑浊(Haze),后期采取局部糖皮质激素治疗仍然有效[24],糖皮质激素似乎对防止炎症进展、血管化和瘢痕形成有效,但是必须同时全身使用恰当的抗生素。

该病的诊断是根据症状、体征和在蜱流行区有感染的可能性而做出的。

采用正确或验证过的有效实验室检测对该病诊断有帮助。最常用的是血清学检测,主要有 Western blot 和 ELISA,美国疾控中心推荐的是双检测法:首先进行 ELISA 敏感试验,如果是阳性或可疑,再行 Western blot 检测[25,26]。由于假阳性结果较多,PCR 没有广泛用于莱姆病的诊断。也有人建议采用新的实验室检测方法,如淋巴细胞转化试验(lymphocyte transformation test,LTT-MELISA),但其研究结果尚有争议[27]。

全身治疗取决于患者个体反应和疾病的分期,口服抗生素多西环素(doxycycline)(首选,但 8 岁以内

的小孩和处于孕期或哺乳期的妇女除外）、阿莫西林、头孢呋辛和羟氨苄西林均可以选择。

出现心脏病、顽固性关节炎、脑膜炎或脑炎等神经系统症状的患者推荐首选静脉滴注头孢曲松（2g，每天一次，共14天，或10~28天）[28]。

将近10%~20%的患者采用上述推荐的莱姆病治疗方案，使用2~4周抗生素，可以减轻乏力、疼痛和关节肌肉痛症状，有些患者，症状可以持续6个月以上。虽然我们经常称之为"慢性莱姆病"，但是，这种情况的恰当名称应为"治疗后莱姆病综合征（posttreatment Lyme disease sydrome，PTLDS）"[29]。

莱姆病的预防包括使用驱虫剂、尽快驱除蜱、使用杀虫剂、减少蜱流行区域[30-32]。

与 IK 相关的寄生虫感染

棘阿米巴角膜炎

棘阿米巴是一种自由生活的真核生物，可以引起发生概率不高却很严重的眼部、皮肤和中枢神经系统的感染。在它的生命周期中有两种生存方式：滋养体（移动、有活力的状态）和包囊（不移动、静止的状态）。

在美国，估计有85%的患者是角膜接触镜佩戴者，由于自己配制盐水或接触了游泳池、热水浴缸、湖泊、淋浴污染而发病[33,34]。对于佩戴接触镜的人来说，有些行为可以增加感染阿米巴的风险：镜片的存放和处理不正确、消毒不当（用水龙头的水或自制液体清洗镜片和镜盒）、佩戴接触镜游泳、泡热浴缸或淋浴，

或者其他接触污染水的行为。角膜的外伤史也可增加感染风险[35,36]。

初期眼部症状无特异性，表现为异物感、畏光、流泪和视物模糊。

虽然早期表现为浅层角膜上皮病变，之后可累及角膜基质，出现浸润和水肿，这种情况有时可误诊为单纯疱疹病毒性角膜基质炎。在角膜基质炎症阶段，如果患者没有佩戴接触镜史或接触生水，可能的诊断很多（表84.1），不太容易做出诊断。如果仔细检查角膜上皮，会发现有一条状位于细胞内或细胞间的水肿，它与下方基底膜黏附不牢，建议这时候做诊断刮片，并用特殊的培养基做棘阿米巴培养。角膜浸润进展，通常形成该病的特征性表现，即旁边有一个圆形病灶（环状浸润）的明显脓肿。角膜基质的新生血管并不是典型的早期表现。

盘尾丝虫病

盘尾丝虫病，又称为河盲，是由一种寄生虫 - 旋盘尾丝虫引起的热带病，是通过生活繁殖在湍急的溪流或小河边的蚋属墨蚊反复叮咬传播的。WHO统计显示，盘尾丝虫病是仅次于沙眼的致盲性感染疾病[37,38]。

当雌性墨蚊叮咬人并吸血的时候，把感染的幼虫注入人体皮下组织寄生。在宿主体内，经过3个月至一年的时间，幼虫成熟到成年，大多数生活在皮下的纤维结节中，该结节是宿主和寄生虫之间相互作用后围绕虫体形成的，在这个结节中，成虫从人体

表 84.1　寄生虫引起的角膜基质炎（IK）的特点

疾病	别名	病原（携带者）	流行地区	相关病史	角膜的特征性发现
棘阿米巴性角膜炎	无	棘阿米巴	全球	佩戴或滥用接触镜，眼部接触淡水	体征不相符的疼痛。放射状角膜神经炎、早期表层上皮病变、基质浸润和水肿但无早期基质血管化，晚期环状浸润
盘尾丝虫病	河盲	盘尾丝虫（墨蚊）	西非、中非、拉美、也门	旅行至流行地区	活体微丝蚴，周边基质水肿，向心性的全层基质新生血管，完全混浊，角膜无变薄
利什曼病	巴格达疖子，白蛉病	利什曼原虫（白蛉）	亚洲、非洲、拉美、地中海	旅行至流行地区	局限或者弥漫性角膜基质炎伴有深部新生血管。晚期角膜变薄，有微生物以及肉芽肿性炎症的病史
非洲锥虫病	非洲睡眠病	布氏锥虫（采采蝇）	非洲	旅行至流行地区	弥漫性新生血管化，严重瘢痕以及角膜变薄，有穿孔的风险
微孢子虫病	无	微包子虫	全球	免疫力低下	前部到中部的基质浸润

的免疫反应中被保护了下来(http://www.who.int/tdr/publications/documents/onchocerciasis-life-cycle.swf)。

成年雌性盘尾丝虫的微丝蚴后代可以成千上万地进入眼内组织,它们死后释放出寄生虫抗原,激活了辅助 T 细胞的炎症反应,主要涉及白细胞介素-4(IL-4)引起 B 细胞抗体产生以及 IL-5 与嗜酸性粒细胞的活化,豚鼠和其他动物的盘尾丝虫感染模型证实了这种 T 细胞依赖型角膜炎,而且在人体病理标本中发现了 IL-4 和 IL-5[39~41]。自嗜酸性粒细胞和中性粒细胞脱颗粒释放的蛋白可直接破坏角膜基质引起瘢痕。目前已知的参与炎症过程的趋化因子包括RANTES 和嗜酸性粒细胞趋化因子,血管细胞黏附分子-1 的表达也增加。

盘尾丝虫病的角膜表现包括:活的微丝蚴、点状上皮病变、上皮下浸润、基质水肿、瘢痕和新生血管。一种特殊形式的硬化性角膜炎常发生于生活在西非草原地区的中年人。Taylor 等人曾多次详细报道非洲的盘尾丝虫病,描述了这种典型表现,即角膜基质全层由周边向中央不断生长的新生血管引起的周边角膜水肿[42]。

一线治疗是按照成虫的生命周期或被感染者出现皮肤和眼部感染时间长短,每 6 个月给伊维菌素一次。伊维菌素可以杀死幼虫、阻止幼虫引起破坏,但杀不了成虫[43]。可用多西环素做辅助治疗,因为它能通过杀死成虫赖以生存的沃尔巴克体(Wolbachia)细菌来清除成虫[44]。

利氏曼病

利氏曼病(Leishmaniasis)是由利氏曼寄生虫感染引起的,是通过在亚洲、非洲、拉丁美洲和地中海能见到的白蛉沙蝇叮咬而传播的。人体感染后表现形式不同,最常见的是皮肤型利氏曼病(皮肤溃疡)和内脏型利氏曼病(通常累及脾脏、肝脏和骨髓)。

皮肤型利氏曼病继发于巴西利氏曼原虫,以黏膜、鼻腔和面部感染为主[45],在面部发病的皮肤型利氏曼患者中,眼睑和角膜也可能被感染。溃疡性角膜炎可能发展成明显的脓肿、角膜坏死和穿孔;另一种表现形式是 IK,表现为局部或弥漫的角膜基质浸润和特征性的深层血管形成,治疗后很多年,角膜可能形成瘢痕并变薄。组织病理检查结果可见利氏曼原虫和炎性结节[46,47]。在内脏型利氏曼患者中,周边角膜也会罕见地发生与角膜缘结节相连的扇形瘢痕[48]。眼部病变的治疗是采用葡萄糖酸锑钠(Pentostam)和最近美国 FDA 批准的米替福斯(恶噻酰胺 Impavido)

进行全身治疗。其他替代药物,例如二性霉素 B、酮康唑、巴龙霉素,可能也有效[49,50]。

锥虫病

Chagas 病是用巴西医生 Carlos Chagas 的名字命名的,他于 1909 年发现了此病[51]。该病是由美洲锥虫引起的,是昆虫媒介、人和动物共患的疾病,主要见于拉丁美洲的农村地区,Chagas 病(T.Cruzi 感染)也称为"美洲锥虫病"。

非洲锥虫病,也叫嗜睡病,是由布氏锥虫中的微小寄生虫引起的,由仅在非洲农村才可见到的采采蝇传播的。

Chagas 病(T.Cruzi)的眼部表现包括结膜炎、眶周的水肿和苍白、泪囊炎等,这一系列的病变称为"Romana 征"。嗜睡病(T. Brucei)可发生一种严重的 IK,它以角膜弥漫性血管化和瘢痕化为主,有角膜穿孔的可能[52]。另外可以累及视神经,也可见前节炎症。可采用两种药物治疗 T. Cruzi 感染,即硝英莫司(nifurtimox)和苯硝唑(benznidazole),美国 FDA 并没有批准使用这些药,只能按照美国疾控中心的研究方案来使用。T. Brucei 感染可以用苏拉明(suramin)、潘他米丁(pentamidine)、美拉肿醇(melarsoprol)、依氟鸟氨酸(eflornithine)来治疗[53]。

微孢子虫病

一种很罕见、也很难诊断的、引起 IK 的疾病,微孢子虫的感染与细胞内必需的原生物微孢子门有关。已有的较少文献报道证明,免疫力强的个体发生微孢子虫或微孢子虫类生物感染引起的基质性角膜炎,临床表现从角膜前中基质浸润到前葡萄膜炎均可发生,可有严重的角膜坏死和穿孔[54-57]。仅有的几例患者的治疗包括穿透性角膜移植和全身应用抗原虫的伊曲康唑等药物,效果也不相同[58]。

治疗眼部感染,可以选择的是:局部点烟曲霉素 B(fumagillin bicyclohexylammonium,Fumidil B)3mg/ml加盐水配制的 70μg/ml 的滴眼液,每两小时一次,每次 2 滴点眼,共 4 天,然后改为每天 4 次,每次 2 滴,同时每日 2 次口服阿苯达唑(albendazole)400mg 治疗全身感染[59]。

病毒感染

单纯疱疹病毒感染

从经典的树枝状上皮病变到急性坏死性角膜基

质炎,单纯疱疹病毒(herpes simplex virus,HSV)感染是一种角膜疾病的常见病因。很有意思的是不同的严重程度可引起不同类型的角膜基质炎,单纯疱疹病毒(参见第77章)也是引起角膜盲的主要病因,尽管已经研究了很多年,至今仍然是眼科医生和感染患者的一大难题。

单纯疱疹性角膜基质炎可以表现为IK、钱币状角膜炎和基质溃疡坏死性角膜炎。单纯疱疹性角膜基质炎IK的特点包括:不同程度的水肿、新生血管形成、细胞浸润,严重者可合并发生巩膜炎和葡萄膜炎等。基质浸润可位于中央或周边、局灶或多发、浅层或全层(图84.3),如果有Wessely免疫环,支持该诊断[60]。单纯疱疹性角膜基质炎的病理学检查显示其似乎是免疫介导的、T淋巴细胞和巨噬细胞参与的的炎症反应[61]。单纯疱疹病毒性的眼病研究中心发现,患者每日口服阿昔洛韦两次,每次400mg,能明显降低该病的复发,虽然阿昔洛韦并不能减轻已经产生的单疱病毒性的基质炎症,研究发现局部用糖皮质激素加抗病毒药比对照组单用抗病毒药物更快地治疗单纯疱疹性角膜基质炎[62]。

带状疱疹病毒感染

带状疱疹病毒(参见第78章)是角膜基质炎的另

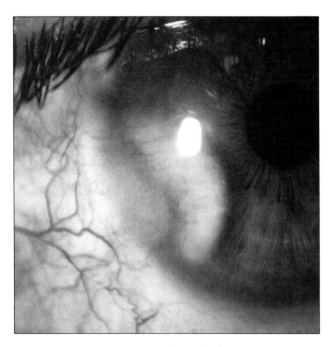

图84.3　常见角膜缘新生血管,并在随后的病程中出现鲑鱼红斑

一种常见病因,角膜基质浸润是带状疱疹的众多眼部症状之一。对带状疱疹相关症状进行详细问诊和查体,有助于明确诊断此病。带状疱疹最常见的眼部体征是眼周皮肤和眼睑出疱疹,而角膜基质炎是比较少见的并发症。已报道的原发性带状疱疹角膜基质炎一般都在皮肤疱疹后1~2个月出现,提示其与免疫机制有关[63,64]。在皮肤出现疱疹和眼部发生葡萄膜炎之间也存在相似的延迟,这与体循环抗体的延迟出现相一致[65]。带状疱疹角膜基质炎可能在数月后缓解[63]。

其他病毒感染

Epstein-Barr病毒(EBV,见79章)是另一种可以导致角膜病变的疱疹病毒。无论患者是否得过传染性单核细胞增多症,均可出现单侧、多发、弥散的前部角膜基质浸润,或者双侧、全层的角膜周边浸润[66]。角膜环形混浊被多次报道,类似腺病毒感染的典型的角膜上皮下浸润亦有被报道[67]。迄今为止,EB病毒目前还没从角膜基质炎的角膜组织中被分离出来,炎症的机制尚不明确。有应用糖皮质激素局部治疗获得成功的病例报道[68]。

虽然在美国流行性腮腺炎并不常见,但它仍然是世界范围内重要的儿童公共卫生问题。其眼部症状并不常见。最可能出现的症状是结膜或者泪腺的炎症。但角膜表现形式多样,可以表现为从点状上皮病变到多灶性钱币状角膜炎等形式。有几位作者描述了"线状角膜炎"这种形式,表现为花边状、线状混浊。基质浸润上方可能出现上皮水肿。亦有报道伴发葡萄膜炎、甚至视神经炎[69]。

麻疹是发展中国家儿童致盲的重要病因。浅层角膜上皮炎与皮疹几乎同时发生,通常自愈且不伴有后遗症。在一些病例中,维生素A缺乏、营养不良、角膜暴露、使用传统药物治疗都有可能造成角膜基质浸润甚至穿孔[70]。WHO已经推荐采取局部眼膏及全身使用维生素A治疗麻疹患儿。

人类嗜T细胞病毒-1型(HTLV-1)是感染人类淋巴细胞的6种逆转录病毒之一,也是4种传播活跃的传染病之一(还有HIV-1、HIV-2、HTLV-2)。HTLV-1造成成人的T细胞白血病,是中南非、日本、美拉尼西亚的地方病。在美国,血浆阳性率低于0.04%,移民、性工作者和静脉用药者患病率高。除葡萄膜炎外,HTLV-1可造成慢性的双眼、周边、前部角膜基质炎,对激素治疗反应差[71,72]。

Cogan 综合征

背景

追溯起来,Morgan 和 Baumgartner 在 1934 年首次描述了一个非梅毒性角膜基质炎的患者,伴有眩晕、耳鸣以及听力丧失[73]。10 年后,David G. Cogan 报道了 4 例伴有前庭 - 耳蜗综合征的角膜基质炎患者。Cogan 首次将这一综合征与先天性梅毒区别开,将它定义为一种同时伴有眩晕、耳鸣及听力障碍的角膜基质炎[74]。

基于疾病的病理生理学机制,有两种形式的临床表现:典型和不典型的 Cogan 综合征。

典型的 Cogan 综合征

此种类型的特点是眼部受累,主要表现为角膜基质炎,可伴或不伴有结膜炎、结膜下出血或虹膜炎。此外,患者可能出现类似梅尼埃病的听觉前庭症状,伴有进行性的听力下降,通常在 1~3 个月内出现耳聋。Haynes 等人认为眼部症状和听觉前庭症状可以间隔 1~6 个月,甚至长达两年[75]。

非典型的 Cogan 综合征

当出现角膜基质炎、结膜下出血或虹膜炎以外的另一种眼部受累形式的时候,需要怀疑非典型的 Cogan 综合征。典型的眼部受累伴有听觉前庭症状,与假性梅尼埃病的特点不同,或者在眼部症状前后两年以上的时间内出现。

Cogan 综合征的病因尚不明确,但被认为是和内耳及角膜的自身免疫相关。HLA-B17、HLA-A9、HLA-Bw35、HLA-Cw4 等与 Cogan 综合征发病率相关。此外,Cogan 综合征也会伴随一些潜在的系统性血管炎,如结节性多动脉炎[76-89]、肉芽肿性多动脉炎[78,90,91]、类风湿性关节炎[92-94]等。

流行病学

现在尚无此罕见疾病的发病率或患病率的相关数据。自 1945 年发表了超过 400 篇相关文献,报道了超过 450 例患者。其发病没有性别差异,以年轻人为主[95]。

另有报道称 3/4 的患者的年龄分布在 14~47 岁之间,平均发病年龄约为 30 岁[96]。但报道的病例多为高加索人,发病是否有种族偏好仍缺乏明确证据。

目前并不认为 Cogan 综合征可通过遗传进行传递。

临床表现

约 1/2 的 Cogan 综合征患者表现出典型和 / 或非典型的眼部症状,1/3 患者伴有前庭听觉症状,余者两种症状都伴有[75,97]。

急性炎症期的症状是非特异的。患者可能会有发热、头痛、血性腹泻、关节痛、肌痛,或是进行性的上呼吸道感染的前驱病史。若未经治疗,75% 患者在 5 个月内会并发眼部和前庭听觉症状。60%~80% 的患者,在随后的自然病程中可出现继发于角膜瘢痕的视力减退和永久性听力丧失。

典型 Cogan 综合征主要的眼部特征为非梅毒性角膜基质炎,常伴有虹膜炎或结膜下出血。单眼或双眼都可发生,通常伴有剧烈的眼痛或眼部刺激症状、流泪、畏光,以及视力下降。急性期体征为角膜基质中层的片状浸润。疾病的后期常见角膜缘的新生血管,并出现鲑鱼红斑样改变(图 84.3)。疾病晚期表现有基质瘢痕和幻影血管(图 84.4)。急性期阶段,角膜基质炎可能会累及角膜基质前层,并被误诊为病毒性

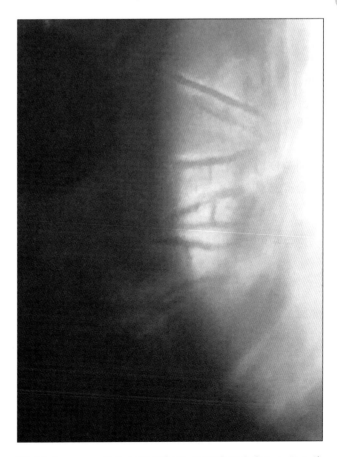

图 84.4 Cogan 综合征晚期表现:角膜基质瘢痕和幻影血管

角膜炎。

前庭听觉功能障碍也是典型 Cogan 综合征的特点。患者主诉有恶心、眩晕以及进行性的双侧听力丧失。一部分患者的这些症状可能先于眼部疾病,但通常不晚于出现眼部症状后 1~6 个月[75]。几乎所有报道过的 Cogan 综合征病例均出现了听力丧失,若不治疗在 3 个月内可完全失聪。

非典型的 Cogan 综合征的特征为伴有前庭听觉功能障碍的眼部炎症,而不仅是角膜基质炎和虹膜炎。非典型的 Cogan 综合征占已报道病例的 30%[98]。非典型 Cogan 综合征的眼部表现包括:结膜炎、角膜炎、巩膜炎、巩膜外层炎、后部葡萄膜炎、玻璃体炎、视乳头炎、视盘水肿、视网膜出血、视网膜动脉阻塞、筋膜炎、眼眶炎症和眼球突出[99]。

50% 的非典型 Cogan 综合征患者可发现潜在的系统性自身免疫性疾病的体征。Cogan 综合征已经被证实与结节性多动脉炎、肉芽肿性多血管炎、类风湿性关节炎、克罗恩病、复发性多软骨炎相关[75,78,100~102]。结节病和 Vogt- 小柳原田病的患者也可发生非典型 Cogan 综合征[103]。系统性血管炎也与 15%~20% 的 Cogan 综合征有关,主要累及大中血管,多为严重的大动脉炎[99]。Norton 和 Cogan 报道了一例最终进展为典型 Cogan 综合征、伴有类风湿性发热和主动脉瓣关闭不全的病例[104]。随后人们注意到了在典型和非典型 Cogan 综合征中主动脉瓣关闭不全的现象[105~110]。Gilbert 和 Talbot 报道了一例伴有结节性动脉周围炎脑静脉窦血栓的 Cogan 综合征患者[111]。事实上,一些作者通过血管炎来分类 Cogan 综合征[99,112]。识别潜在的系统性血管炎非常重要,因为这些患者需要全身的免疫抑制剂治疗[98]。最近也有个别报道 Cogan 综合征与怀孕[113]、HIV[114]、肥大细胞增多症[115]等有关。

病原学和病理机制

Cogan 综合征的确切病因尚不清楚,目前的临床和组织学结果更倾向于是对角膜和内耳中一种共同抗原的自身免疫反应。Majoor 等人在两名 Cogan 综合征患者中发现了角膜抗体,且在高剂量糖皮质激素治疗后抗体滴度下降[116]。Helmchen 等人分析了 5 例 Cogan 综合征患者血清中抗角膜和内耳组织的抗体[117],其中 3 例患者有抗角膜的 IgM 抗体,未见 IgG 抗体,4 例患者的血清中间断含有低滴度抗内耳迷路组织的 IgG 抗体,但与疾病的活动性无明确关联。随后 Lunardi 等人分析了 8 例 Cogan 综合征患者

血清,并发现了抗 CD148 的 IgG 抗体,CD148 是内耳感觉上皮细胞及内皮细胞表面的标志物。尽管在角膜组织中未发现 CD148,但抗 CD148 的 IgG 抗体与连接蛋白 26 之间存在交叉反应。连接蛋白 43、连接蛋白 50 和角膜缝隙连接蛋白均与连接蛋白 26 有同源性。在动物模型中,这些抗体能导致听力丧失、角膜受累以及病理证实的血管炎。Cogan 综合征常与系统性血管炎相关,提示免疫相关性疾病的广泛存在。

这种推测的免疫反应的触发因素也是未知的。Cogan 综合征发病前通常会有上呼吸道前驱症状[99],故认为感染性抗原可通过对角膜、内耳、血管中的自身抗原进行分子模仿而激活患者的免疫系统[75]。抗 CD148 抗体可与一段 12 个残基的肽(SGRDTSIQILWI)结合,而该残基肽与呼吸道肠道病毒Ⅲ型核心蛋白具有同源性并可引起轻度鼻炎和咽炎[118]。其他同源性蛋白也有报道[119],如大型被膜蛋白。外源性病毒抗原对角膜自身抗原的交叉反应可产生的疱疹病毒角膜基质炎,在这一角膜基质炎的发病机制中,被膜蛋白起到重要作用[120]。

免疫复合物沉积和冷球蛋白血症也曾被认为在该病的病理生理学机制中有一定的作用[75,121]。

Cogan 综合征患者的角膜组织学研究已证明角膜基质深层有淋巴细胞和浆细胞浸润(图 84.5)[103,122],支持其为细胞介导的免疫反应[123,124]。在 Cogan 综合征患者的结膜中可发现类似的炎性浸润[75]。

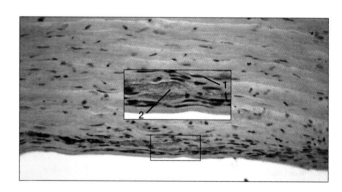

图 84.5　嵌图为一名 Cogan 综合征患者的角膜组织学切片,可见慢性炎症细胞浸润的角膜基质:(1) 达基质深部和新生血管区域;(2) 毗邻后弹力层(苏木精和伊红染色,初始放大倍率 ×400)(Courtesy of David G. Cogan,MD,National Eye Institute.)

新生血管形成的部分原因可能是"FMS 样酪氨酸激酶"的表达下降所致,该酶是一种在造血干细胞表面表达的可溶性蛋白,并且是健康人类角膜上 VEGF 受体。VEGF 受体曾在两种角膜基质炎的角膜中被发

现[125]。病理学研究还显示,在非典型 Cogan 综合征患者的耳蜗中也存在浆细胞和淋巴细胞的浸润[122]。这些报道表明,Cogan 综合征的病理学表现是由潜在的免疫应答引起的,而不是感染原的直接侵袭所致。

鉴别诊断

Cogan 综合征通过临床表现和排除法来诊断。关键的检查项目包括前庭功能、必要的影像检查和血清学试验。基于临床病史,需要考虑进行如下检查:血常规分类、ESR、CRP、肌酐、尿液分析、RPR 及 FTA-Abs 或 MHA-TP、EB 病毒滴度、莱姆病检查、C3/C4 水平、p-ANCA、c-ANCA、RF、ANA 和 PPD 检查[96]。

许多因素可以帮助区分先天性梅毒与 Cogan 综合征。先天性梅毒导致的角膜基质炎起病隐匿,病灶位于角膜缘,通常导致角膜瘢痕。Cogan 综合征导致的角膜基质炎进展迅速,病灶片状分布,由于早期便可诊断和治疗,故很少引起进行性的角膜瘢痕。这两种疾病都可引起听力丧失,但先天性梅毒很少出现伴有眩晕、恶心、呕吐的前庭症状。先天性梅毒患者血清中梅毒阳性,并且伴有骨骼和牙齿的异常的全身体征。

诸如衣原体[126~128]和结核病等许多其他感染,都可以并发角膜基质炎和听力丧失,但不会引起一种有前庭功能障碍的梅尼埃样综合征。风疹、带状疱疹和腮腺炎等许多病毒感染也可导致角膜基质炎和听力丧失,但同样很少引起前庭功能障碍[75,129,130]。最后,不少风湿病也和角膜基质炎以及前庭功能异常有关。这些疾病是否应被认为是 Cogan 综合征的鉴别诊断中的其他疾病,或被认为是 Cogan 综合征的病因尚有争议。但不管怎样,对 Cogan 综合征进行潜在风湿疾病的评估很重要,有利于合理使用免疫抑制治疗。

实验室检查

用自身免疫指标检测 Cogan 综合征的阳性结果并不多,但阴性结果也不能除外此病。

在一些患者中发现存在白细胞增多症和轻度的嗜酸性粒细胞增多症[75]。很多人有血沉(ESR)增高,尤其是那些潜在活动的系统性血管炎的患者。大部分患者补体水平正常,抗核抗体阴性。Char、Cogan 和 Sullivan 认为 HLA-B17 阳性和 Cogan 综合征有关[131],并随后被 DelCarpio 的团队证实[132]。然而其他人的研究并没有发现 HLA 抗原和 Cogan 综合征的联系[133,134]。

最近,Bonaguri 等人检测了 Cogan 综合征中抗热休克蛋白 -70(HSP-70)抗体,确定了其与自身免疫引起的感觉神经听觉障碍性疾病相关。他们主张这一检查应该在初诊时进执行,其后才能开始全身免疫抑制治疗[95]。

Orsai 等人应用代谢成像技术 - 氟脱氧葡萄糖正电子发射计算机电子成像(FDG-PET/CT)来诊断 Cogan 综合征,这一技术原来用于诊断细胞内糖代谢增高的感染性疾病。此研究强调了这一工具的重要性,尤其是用于伴有血管炎患者的诊断、治疗和疗效评估[135]。

Pellistri 等人对 4 名 Cogan 综合征患者进行角膜活检,将检查结果和先前的组织病理学发现进行对照,认为共聚焦显微镜可以提供患者角膜病变的细节[136]。

治疗

Cogan 综合征的眼部治疗包括角膜基质炎患者采取局部低剂量激素点眼,1% 醋酸泼尼松龙从每小时1 次递减到每天 4 次,每次 1 滴,通常对于典型或非典型的眼部炎症均有效。

角膜基质炎和虹膜炎的眼部症状相对较轻,可用糖皮质激素和睫状肌麻痹剂治疗。曾唯一报道过的一名 Cogan 综合征的孕妇患者,在 3 周的局部激素治疗后角膜基质炎缓解[113]。大部分 Cogan 综合征患者用药物治疗即可控制病情,包括单独应用或联合使用全身的免疫抑制剂(糖皮质激素、环孢素、环磷酰胺、氨甲蝶呤)和生物制剂[95]。

眼部和听觉前庭症状对治疗可能有不同的反应,角膜基质炎的预后通常比听觉障碍好[116,137,138]。全身激素治疗通常从每天 1~2mg/kg 泼尼松龙开始,持续 1 周后,在 2~6 月内逐渐减量,疗程取决于临床反应以及是否出现并发症。难治或复发者通常需要全身免疫抑制剂治疗,及时、足疗程的免疫抑制治疗对于伴有潜在活动性风湿性疾病的 Cogan 综合征患者是必要的,尤其当出现系统性血管炎时。

对单独使用糖皮质激素治疗反应较差的患者可以予以免疫抑制剂,如环孢素 A 和环磷酰胺[139,140]。应用 FK50681[14]或氨甲蝶呤[142]成功治疗 Cogan 综合征,以及在儿童中使用低剂量氨甲蝶呤[143]治疗的病例均有报道。细胞毒性药物的有效性支持了 Cogan 综合征是一种细胞介导的自身免疫疾病的观点。尽管采取免疫抑制治疗,部分合并潜在系统性血管炎的患者仍可进展到严重阶段[144]。

在过去的十几年,已经可以使用多种免疫调节剂。抗促炎因子如肿瘤坏死因子 α（TNF-α）抗体已被成功用于治疗风湿性疾病。依那西普是一种抗肿瘤坏死因子抗体，研究认为其与传统治疗伴多动脉炎的肉芽肿性疾病的药物联用是安全有效的。利妥昔单抗是另一种抗 TNF-α 抗体，不仅可类似依那西普可中和细胞外以及跨膜形式的 TNF-α，还能中和受体结合形式的 TNF-α。有报道称两例 Cogan 综合征的患者对激素联合环磷酰胺治疗反应差，在使用利妥昔单抗两年和三年后缓解[137]。利妥昔单抗的剂量是每 1~3 个月 300mg，期间激素减量。抗白介素 -2 受体的抗体可用于治疗继发于全身疾病的葡萄膜炎[145]。这种新型的免疫治疗在治疗免疫介导的眼部炎症（包括 Cogan 综合征）中十分有效，然而还需要临床试验来证实这些新型药物的疗效。

（吴元　译　李海丽　校）

参考文献

1. King DF. Sir Jonathan Hutchinson. An obstinate genius. *Am J Dermatopathol* 1987;**9**:74–5.
2. Duke-Elder S. *Tuberculous interstitial keratitis. System of Ophthalmology. Diseases of the outer eye.* London: Klimpton; 1965.
3. *Global tuberculosis report 2014.* Geneva: World Health Organization; 2014.
4. Anhalt EF, Zavell S, Chang G, et al. Conjunctival tuberculosis. *Am J Ophthalmol* 1960;**50**:265–9.
5. Centers for Disease Control and Prevention. Tuberculosis. Available at: <http://www.cdc.gov/tb>.
6. Diseases, Special Programme for Research & Training in Tropical. *Diagnosis for tuberculosis: global demand and market potential.* Geneva: World Health Organization on behalf of the Special Programme for Research and Training in Tropical Diseases; 2006. p. 36. ISBN 978-92-4-156330-7.
7. Bento J, Silva AS, Rodrigues F, et al. Diagnostic tools in tuberculosis. *Acta Med Port* 2011;**24**(1):145–54.
8. American Thoracic Society, CDC. Diagnostic standards and classification of tuberculosis in adults and children. *Am J Respir Crit Care Med* 2000;**161**:1376–95.
9. Rothel JS, Jones SL, Corner LA, et al. A sandwich enzyme immunoassay for bovine interferon-gamma and its use for the detection of tuberculosis in cattle. *Aust Vet J* 1990;**67**:134–7.
10. Converse PJ, Jones SL, Astemborski J, et al. Comparison of a tuberculin interferon-gamma assay with the tuberculin skin test in high-risk adults: effect of human immunodeficiency virus infection. *J Infect Dis* 1997;**176**:144–50.
11. Streeton JA, Desem N, Jones SL. Sensitivity and specificity of a gamma interferon blood test for tuberculosis infection. *Int J Tuberc Lung Dis* 1998;**2**:443–50.
12. Quantiferon-TB Gold In-Tube Package Insert. Cellestis. 2007-10-10. Retrieved 2009-01-03.
13. Zang S, Shao L, Mo L, et al. Evaluation of gamma interferon release assays using *Mycobacterium tuberculosis* antigens for diagnosis of latent and active tuberculosis in *Mycobacterium bovis* BCG-vaccinated populations. *Clin Vaccine Immunol* 2010;**17**(12):1985–90.
14. Centers for Disease Control and Prevention. Provisional CDC Guidelines for the Use and Safety Monitoring of Bedaquiline Fumarate (Sirturo TM) for the Treatment of Multidrug-Resistant Tuberculosis. *MMWR Recomm Rep* 2013;**62**(RR-09):1–12.
15. O'Donnel MR, Padayatchi N, Kvasnovsky C, et al. Treatment outcomes for extensively drug-resistant tuberculosis and HIV co-infection. *Emerg Infect Dis* 2013;**19**(3):416–24.
16. Rabson SM. The discovery of *Mycobacterium leprae*. A medical achievement in the light of evolving scientific methods. *Am J Dermatopathol* 1984;**6**(4):337–43.
17. Leprosy today. World Health Organization. Available at: <http://www.who.int/lep/en/>.
18. Dana MR, Hochman MA, Viana MA, et al. Ocular manifestations of leprosy in a noninstitutionalized community in the United States. *Arch Ophthalmol* 1994;**112**(5):626–9.
19. Ffytche TJ. Ocular leprosy: the continuing challenge. *Int Ophthalmol* 1991;**15**:289–93.
20. Adams DA, Jajosky RA, Ajani U, et al. Summary of Notifiable Diseases—United States, 2012. *MMWR Morb Mortal Wkly Rep* 2014;**61**(53):1–121.
21. Miyashiro MJ, Yee RW, Patel G, et al. Lyme disease associated with unilateral interstitial keratitis. *Cornea* 1999;**18**:115–16.
22. Baum J, Barza M, Weinstein P, et al. Bilateral keratitis as a manifestation of Lyme disease. *Am J Ophthalmol* 1988;**105**:75–7.
23. Zaidman GW. The ocular manifestations of Lyme disease. *Int Ophthalmol Clin* 1993;**3**:9.
24. Rommehl EW, Lesser RL, Jaros P, et al. Bilateral keratitis in Lyme disease. *Ophthalmology* 1989;**96**:1194–7.
25. Engstrom SM, Shoop E, Johnson RC. Immunoblot interpretation criteria for serodiagnosis of early Lyme disease. *J Clin Microbiol* 1995;**33**: 419–22.
26. Dressler F, Whelan JA, Reinhart BN, et al. Western blotting in the serodiagnosis of Lyme disease. *J Infect Dis* 1993;**167**:392–400.
27. Valentine–Thon E, Ilsemann K, Sandkamp M. A novel lymphocyte transformation test (LTT-MELISA) for Lyme borreliosis. *Diagn Microbiol Infect Dis* 2007;**57**(1):27–34.
28. Wormser GP, Dattwiller RJ, Shapiro ED, et al. The Clinical Assessment, Treatment, and Prevention of Lyme Disease, Human Granulocytic Anaplasmosis, and Babesiosis: Clinical Practice Guidelines by the Infectious Diseases Society of America. *Clin Infect Dis* 2006;**43**(9):1089–134.
29. Embers ME, Barthold SW, Borda JT, et al. Persistence of *Borrelia burgdorferi* in rhesus macaques following antibiotic treatment of disseminated infection. *PLoS ONE* 2012;**7**(1):e29914.
30. Fishbein DB, Dennis DT. Tick-borne diseases—a growing risk. *N Engl J Med* 1995;**333**:452–4.
31. Fradin MS. Mosquitoes and mosquito repellents: a clinician's guide. *Ann Intern Med* 1998;**128**:931–40.
32. US Environmental Protection Agency, Office of Pesticide Programs. *Using insect repellents safely (EPA-735/F-93-052R).* Washington, DC: US Environmental Protection Agency; 1996.
33. Awwad ST, Petroll WM, McCulley JP, et al. Updates in *Acanthamoeba* keratitis. *Eye Contact Lens* 2007;**33**:1–8.
34. Joslin CE, Elmer YT, McMahon TT, et al. Epidemiological characteristics of a Chicago-area *Acanthamoeba* keratitis outbreak. *Am J Ophthalmol* 2006;**142**(2):212–17.
35. Verani JR, Lorich SA, Yoder JS, et al. National outbreak of *Acanthamoeba* keratitis associated with use of a contact lens solution, United States. *Emerg Infect Dis* 2009;**15**(8):1236–42.
36. Johnston SP, Sriram R, Qvarnstrom Y, et al. Resistance of *Acanthamoeba* cysts to disinfection in multiple contact lens solutions. *J Clin Microbiol* 2009;**47**:2040–5.
37. Fenwick A. The global burden of neglected tropical diseases. *Public Health* 2012;**126**(3):233–6.
38. World Health Organization. Onchocerciasis. African Programme for Onchocerciasis Control (APOC). Available at: <http://www.who.int/apoc/onchocerciasis/en/>.
39. Donnelly JJ, Rockey JH, Bianco AE, et al. Ocular immunopathologic findings of experimental onchocerciasis. *Arch Ophthalmol* 1984;**102**: 628–34.
40. Pearlman E, Kazura J, Diaconu E, et al. Sclerosing keratitis induced by *Onchocerca volvulus* antigens correlates with production of Th-2 associated cytokines. *Invest Ophthalmol Vis Sci* 1993;**34**:86.
41. Limaye AP, Abrams JS, Silver JE, et al. Interleukin-5 and the posttreatment eosinophilia in patients with onchocerciasis. *J Clin Invest* 1991;**88**: 1418–21.
42. Taylor HR, Semba RD, Newland HS, et al. Ivermectin treatment of patients with severe ocular onchocerciasis. *Am J Trop Med Hyg* 1989; **40**:494.
43. Cupp EW, Mackenzie CD, Unnasch TR. Importance of ivermectin to human onchocerciasis: past, present, and the future. *Res Rep Trop Med* 2011;**2**:81–92.
44. Hoerauf A, Specht S, Marfo-Debrekyei Y, et al. Efficacy of 5-week doxycycline treatment on adult *Onchocerca volvulus*. *Parasitol Res* 2009;**104**: 437–47.
45. Cairns JE. Cutaneous leishmaniasis (oriental sore): a case with corneal involvement. *Br J Ophthalmol* 1968;**52**:481–3.
46. Duke-Elder S. Disease of the outer eye. System of ophthalmology, London: Klimpton; 1965.
47. Roizenblatt J. Interstitial keratitis caused by American (mucocutaneous) leishmaniasis. *Am J Ophthalmol* 1979;**87**:175–9.
48. Rodger FC. Ophthalmology in the tropics. In: Manson-Bahr PEC, Apted FIC, editors. *Manson's tropical disease*. 18th ed. London: Baillière Tindall; 1982.
49. Amato VS, Tuon FF, Siqueira AM, et al. Treatment of mucosal leishmaniasis in Latin America: systematic review. *Am J Trop Med Hyg* 2007;**77**: 266–74.
50. Tuon FF, Amato VS, Graf ME, et al. Treatment of New World cutaneous leishmaniasis: a systematic review with a meta-analysis. *Int J Dermatol* 2008;**47**:109–24.
51. Chagas C. Nova tripanozomiase humana: Estudos sobre a morfologia e o ciclo evolutivo do Schizotrypanum cruzi n. gen., n. sp., agente etiologico de nova entidade mórbida do homem. *Mem Inst Oswaldo Cruz* 1909;**1**(2):159.

52. Rassi A Jr, Rassi A, Marin-Neto JA. Chagas disease. *Lancet* 2010;**375**: 1388–402.
53. Bern C, Montgomery SP, Herwaldt BL, et al. Evaluation and treatment of Chagas disease in the United States. A systematic review. *JAMA* 2007;**298**(18):2171–81.
54. Ashton W, Wirasinha PA. Encephalitozoonosis (nosematosis) of the cornea. *Br J Ophthalmol* 1973;**57**:669.
55. Pinolis M, Egbert PR, Font RL, et al. Nosematosis of the cornea. Case report, including electron microscopic studies. *Arch Ophthalmol* 1981;**99**: 1044–7.
56. Davis RM, Font RL, Keisler MS, et al. Corneal microsporidiosis. A case report including ultrastructural observations. *Ophthalmology* 1990;**97**: 953–7.
57. Cali A, Meisler DM, Lowder CY, et al. Corneal microsporidiosis. Characterization and identification. *J Protozool* 1991;**39**:215.
58. Yee RW, Tio FO, Martinez JA, et al. Resolution of microsporidial epithelial keratopathy in a patient with AIDS. *Ophthalmology* 1991; **98**:196.
59. Lewis NL, Francis IC, Hawkins GS, et al. Bilateral microsporidial keratoconjunctivitis in an immunocompetent non-contact lens wearer. *Cornea* 2003;**22**(4):374–6.
60. Meyers R. Immunology of herpes simplex virus infection. *Int Ophthalmol Clin* 1975;**15**:37.
61. Pepose JS. Herpes simplex keratitis. Role of viral infection vs. immune response. *Surv Ophthalmol* 1991;**35**:345.
62. Herpetic Eye Disease Study Group. Oral acyclovir for herpes simplex virus disease: effect on prevention of epithelial keratitis and stromal keratitis. *Arch Ophthalmol* 2000;**118**:1030–6.
63. Fernandez de Castro LE, Sarraf OA, Hawthorne KM, et al. Ocular manifestations after primary varicella infection. *Cornea* 2006;**25**:866–7.
64. Ostler HB, Thygeson P. The ocular manifestations of herpes zoster, varicella, infectious mononucleosis, and cytomegalovirus disease. *Surv Ophthalmol* 1976;**21**:148–59.
65. Appel I, Frydman M, Savir H, et al. Uveitis and ophthalmoplegia complicating chickenpox. *J Pediatr Ophthalmol* 1977;**14**:346–8.
66. Matoba AY, Wilhelmus KR, Jones DB. Epstein–Barr viral stromal keratitis. *Ophthalmology* 1986;**93**:746.
67. Pflugfelder SC, Huang A, Crouse C. Epstein–Barr viral keratitis after a chemical facial peel. *Am J Ophthalmol* 1990;**110**:571.
68. Matoba AY. Ocular disease associated with Epstein–Barr virus infection. *Surv Ophthalmol* 1990;**35**:145.
69. Onal S, Toker E. A rare ocular complication of mumps: kerato-uveitis. *Ocul Immunol Inflamm* 2005;**13**:395–7.
70. Dekkers NW, Treskes M. Measles keratitis. *Ophthalmol Clin North Am* 1994;**74**:574.
71. Merle H, Cabre P, Merle S, et al. A description of human T-lymphotropic virus type 1-related chronic interstitial keratitis in 20 patients. *Am J Ophthalmol* 2001;**131**:305–8.
72. Merle H, Cabre P, Olindo S, et al. Ocular lesions in 200 patients infected by the human T-lymphotropic virus type 1 in Martinique (French West Indies). *Am J Ophthalmol* 2002;**134**:190–5.
73. Morgan RF, Baumgartner CJ. Ménière's disease complicated by recurrent interstitial keratitis: excellent result following cervical ganglionectomy. *West J Surg* 1934;**42**:628.
74. Cogan DG. Syndrome of nonsyphilitic interstitial keratitis and vestibuloauditory symptoms. *Arch Ophthalmol* 1945;**33**:144–9.
75. Haynes BF, Kaiser-Kupfer MI, Mason P, et al. Cogan syndrome: studies in 13 patients, long-term follow-up and a review of the literature. *Medicine (Baltimore)* 1980;**59**:426–41.
76. Crawford WJ. Cogan's syndrome associated with polyarteritis nodosa: a report of three cases. *Pa Med J* 1957;**60**:835.
77. Gilbert WS, Talbot FJ. Cogan's syndrome: signs of periarteritis nodosa and cerebral venous sinus thrombosis. *Arch Ophthalmol* 1969;**82**:633.
78. Cogan DG. Corneoscleral lesions in periarteritis nodosa and Wegener's granulomatosis. *Trans Am Ophthalmol Soc* 1955;**53**:321.
79. Lake-Bakaar G. Polyarteritis nodosa presenting with bilateral nerve deafness. *J R Soc Med* 1978;**7**:144–6.
80. Weaver M. Profound sensorineural hearing loss associated with collagen disease. *Trans Pac Coast Otoophthalmol Soc Annu Meet* 1972;**53**:83.
81. Frohnert PP, Sheps SG. Long-term follow-up study of periarteritis nodosa. *Am J Med* 1967;**43**:8.
82. Gussen R. Polyarteritis nodosa and deafness. A human temporal bone study. *Arch Otorhinolaryngol* 1977;**217**:263.
83. Harbart F, McPherson SD. Scleral necrosis in periarteritis nodosa: a case report. *Am J Ophthalmol* 1947;**30**:727.
84. Ingalls RG. Bilateral uveitis and keratitis accompanying periarteritis nodosa. *Trans Am Acad Ophthalmol Otolaryngol* 1951;**56**:630.
85. McNiel NF, Berke M, Reingold IM. Polyarteritis nodosa causing deafness in an adult. Report of a case with special reference to concepts about the disease. *Ann Intern Med* 1952;**37**:1253.
86. Oliner L, Taubenhaus M, Shapira TM, et al. Nonsyphilitic interstitial keratitis and bilateral deafness (Cogan's syndrome). Associated with essential polyangitis (periarteritis nodosa). *N Engl J Med* 1953;**248**:1001.
87. Peitersen E, Carlsen BH. Hearing impairment as the initial sign of polyarteritis nodosa. *Acta Otolaryngol* 1966;**61**:189.
88. Rich AR. The role of hypersensitivity in periarteritis nodosa. *Bull Johns Hopkins Hosp* 1942;**71**:123.
89. Rose GA, Spencer H. Polyarteritis nodosa. *Q J Med* 1957;**26**:43.
90. Fauci AS, Wolff SM. Wegener's granulomatosis: studies in eighteen patients and a review of the literature. *Medicine (Baltimore)* 1973;**52**:535.
91. Haynes BF, Fishman ML, Fauci AS, et al. The ocular manifestations of Wegener's granulomatosis: fifteen years experience and review of the literature. *Am J Med* 1977;**63**:131.
92. Arnold GE, Ohsaki K. Two cases of sudden deafness. *Ann Otol Rhinol Laryngol* 1963;**72**:605.
93. Bennett FM. Bilateral recurrent episcleritis associated with posterior corneal changes, vestibulo-auditory symptoms and rheumatoid arthritis. *Am J Ophthalmol* 1963;**55**:815.
94. Smith JL. Cogan's syndrome. *Laryngoscope* 1970;**80**:121.
95. Bonaguri C, Orsoni J, Russo A, et al. Cogan's syndrome: anti-HSP antibodies are a serological marker in the typical form. *Isr Med Assoc J* 2014;**16**:285–8.
96. Mazlumzadeh M, Matteson EL. Cogan's syndrome: an audiovestibular, ocular, and systemic autoimmune disease. *Rheum Dis Clin North Am* 2007;**33**:855–74, vii–viii.
97. Vollertsen RS, McDonald TJ, Younge BR, et al. Cogan's syndrome: 18 cases and a review of the literature. *Mayo Clin Proc* 1986;**61**:344–61.
98. Cobo LM. Cogan's syndrome. In: Gold DH, Weingeist TA, editors. *The eye in systemic disease*. Philadelphia: Lippincott; 1990.
99. Mazlumzadeh M, Matteson EL. Cogan's syndrome: an audiovestibular, ocular, and systemic autoimmune disease. *Rheum Dis Clin North Am* 2007;**33**:855–74, vii–viii.
100. Bennett FM. Bilateral recurrent episcleritis associated with posterior corneal changes, vestibulo-auditory symptoms and rheumatoid arthritis. *Am J Ophthalmol* 1963;**55**:815.
101. Froehlich F, Fried M, Gonvers JJ, et al. Association of Crohn's disease and Cogan's syndrome. *Dig Dis Sci* 1994;**39**:1134–7.
102. McAdam LP, O'Hanlan MA, Bluestone R, et al. Relapsing polychondritis: prospective study of 23 patients and a review of the literature. *Medicine (Baltimore)* 1976;**55**:193.
103. Wolff D, Bernhard WG, Tsutsumi S, et al. The pathology of Cogan's syndrome causing profound deafness. *Ann Otol Rhinol Laryngol* 1965; **74**:507.
104. Norton EWD, Cogan DG. Syndrome of nonsyphilitic interstitial keratitis and vestibuloauditory symptoms. *Arch Ophthalmol* 1959;**61**:695.
105. Hammer M, Witte T, Mügge A, et al. Complicated Cogan's syndrome with aortic insufficiency and coronary stenosis. *J Rheumatol* 1994;**21**: 552–5.
106. Pinals RS. Cogan's syndrome with arthritis and aortic insufficiency. *J Rheumatol* 1978;**5**:3.
107. Cochrane AD, Tatoulis J. Cogan's syndrome with aortitis, aortic regurgitation, and aortic arch vessel stenoses. *Ann Thorac Surg* 1991;**52**: 1166–7.
108. Gelfand ML, Kantor T, Gorstein F. Cogan's syndrome with cardiovascular involvement: aortic insufficiency. *Bull N Y Acad Med* 1972;**48**:647.
109. Paolini G, Mariani MA, Zuccari M, et al. Aortic valve replacement in Cogan's syndrome. *Eur J Cardiothorac Surg* 1991;**5**:549–51.
110. Stewart SR, Robbins DL, Castles JJ. Acute fulminant aortic and mitral insufficiency in ankylosing spondylitis. *N Engl J Med* 1299:1448.
111. Gilbert WS, Talbot FJ. Cogan's syndrome: signs of periarteritis nodosa and cerebral .venous sinus thrombosis. *Arch Ophthalmol* 1969;**82**:633.
112. Cheson BD, Bluming AZ, Alroy J. Cogan's syndrome: a systemic vasculitis. *Am J Med* 1976;**60**:549.
113. Deliveliotou A, Moustakarias T, Argeitis J, et al. Successful full-term pregnancy in a woman with Cogan's syndrome: a case report. *Clin Rheumatol* 2007;**26**:2181–3.
114. Sheikh SI, Nijhawan A, Basgoz N, et al. Reversible Cogan syndrome in a patient with human immunodeficiency virus (HIV) infection. *J Clin Neurosci* 2009;**16**:154–6.
115. Magone MT, Maric I, Hwang DG. Peripheral interstitial keratitis: a novel manifestation of ocular mastocytosis. *Cornea* 2006;**25**:364–7.
116. Majoor MH, Albers FW, van der Gaag R, et al. Corneal autoimmunity in Cogan's syndrome? Report of two cases. *Ann Otol Rhinol Laryngol* 1992;**101**:679–84.
117. Helmchen C, Arbusow V, Jäger L, et al. Cogan's syndrome: clinical significance of antibodies against the inner ear and cornea. *Acta Otolaryngol* 1999;**119**:528.
118. Lunardi C, Bason C, Leandri M, et al. Autoantibodies to inner ear and endothelial antigens in Cogan's syndrome. *Lancet* 2002;**360**:915–21.
119. Benvenga S, Trimarchi F, Facchiano A. Cogan's syndrome as an autoimmune disease. *Lancet* 2003;**361**:530–1.
120. Fernandez de Castro LE, Sarraf OA, Hawthorne KM, et al. Ocular manifestations after primary varicella infection. *Cornea* 2006;**25**:866–7.
121. Ryan LM, Kozin F, Eiferman R. Immune complex uveitis: a case. *Ann Intern Med* 1978;**88**:62.
122. Fisher ER, Hellstrom HR. Cogan's syndrome and systemic vascular disease. *Arch Pathol* 1961;**72**:572.
123. Cogan DG, Sullivan WR Jr. Immunologic study of nonsyphilitic interstitial keratitis with vestibuloauditory symptoms. *Am J Ophthalmol* 1975;**80**:491–4.
124. Hughes GB, Kinney SE, Barna BP, et al. Autoimmune reactivity in Cogan's syndrome: a preliminary report. *Otolaryngol Head Neck Surg*

7

1983;**91**:24–32.

125. Ambati BK, Patterson E, Jani P, et al. Soluble vascular endothelial growth factor receptor-1 contributes to the corneal antiangiogenic barrier. *Br J Ophthalmol* 2007;**91**:505–8.

126. Gow JA, Ostler HB, Schachter J. Inclusion conjunctivitis with hearing loss. *JAMA* 1974;**229**:519.

127. Darougar S, John AC, Viswalingam M, et al. Isolation of *Chlamydia psittaci* from a patient with interstitial keratitis and uveitis associated with otological and cardiovascular lesions. *Br J Ophthalmol* 1978;**62**:709.

128. Dawson CR, Wood TR, Rose L, et al. Experimental inclusion conjunctivitis in man. III. Keratitis and other complications. *Arch Ophthalmol* 1967;**78**:341.

129. Pau H. *Differential diagnosis of eye diseases*. Philadelphia: Saunders; 1978.

130. Marcy SM. Kibrick S: Mumps. In: Hoeprich P, editor. *Infectious diseases: a modern treatise of infectious processes*. Hagerstown, MD: Harper & Row; 1977.

131. Char DH, Cogan DG, Sullivan WR. Immunologic study of nonsyphilitic interstitial keratitis with vestibuloauditory symptoms. *Am J Ophthalmol* 1975;**80**:491.

132. Del Carpio J, Espinoza LR, Osterland CK. Cogan's syndrome and HLA BW17. *N Engl J Med* 1976;**295**:1276.

133. Cheson BD, Garevoy MR. Cogan's syndrome and BW17 revisited. *N Engl J Med* 1977;**297**:62.

134. Kaiser-Kupfer MI, Mittal KK, Del Valle LA, et al. The HLA antigens in Cogan's syndrome. *Am J Ophthalmol* 1978;**86**:314.

135. Örsal E, Ügur M, Seven B, et al. The importance of FDG-PET/CT in Cogan's Syndrome. *Mol Imaging Radionucl Ther* 2014;**23**(2):74–5.

136. Pellistri I, Mora P, Ponzin D, et al. Cogan syndrome: confocal microscopy assessment of corneal damage. *Eur J Ophthalmol* 2010;**20**(3):504–8.

137. Fricker M, Baumann A, Wermelinger F, et al. A novel therapeutic option in Cogan diseases? TNF-alpha blockers. *Rheumatol Int* 2007;**27**:493–5.

138. Cundiff J, Kansal S, Kumar A, et al. Cogan's syndrome: a cause of progressive hearing deafness. *Am J Otolaryngol* 2006;**27**:68–70.

139. Fauci AS, Katz P, Haynes BF, et al. Cyclophosphamide therapy of severe systemic necrotizing vasculitis. *N Engl J Med* 1979;**301**:235–8.

140. Pevetti-Pezzi P, et al. Immunosuppressive therapy for Cogan's syndrome. In: Nussenblatt RB, Whitcup SM, Caspi RR, et al., editors. *Advances in ocular immunology*. Amsterdam: Elsevier; 1994.

141. Roat MI, Thoft RA, Thomson AW, et al. Treatment of Cogan's syndrome with FK 506: a case report. *Transplant Proc* 1991;**23**:3347.

142. Matteson EL, Fabry DA, Facer GW, et al. Open trial of methotrexate as treatment for autoimmune hearing loss. *Arthritis Rheum* 2001;**45**:146–50.

143. Inoue Y, Tomemori T, Suzuki S, et al. Low-dose oral methotrexate for the management of childhood Cogan's syndrome: a case report. *Clin Rheumatol* 2007;**26**:2201–3.

144. Vaiopoulos G, Sfikakis PP, Skoumas B, et al. Lack of response to corticosteroids and pulse cyclophosphamide therapy in Cogan's syndrome. *Clin Rheumatol* 1994;**13**:110–12.

145. Nussenblatt RB, Fortin E, Schiffman R, et al. Treatment of noninfectious intermediate and posterior uveitis with the humanized anti-Tac mAb: a phase I/II clinical trial. *Proc Natl Acad Sci USA* 1999;**96**:7462.

7

第 85 章

丝状角膜炎

William G. Gensheimer, Richard S. Davidson

关键概念

- 丝状角膜炎与干眼等眼表疾病最相关。
- 治疗棘手且容易复发。
- 首选处理方法是治疗潜在的眼部及全身疾病。
- 药物治疗包括局部应用泪液替代物、高渗盐水、黏附溶解剂、非甾体抗炎滴眼液和糖皮质激素滴眼液。
- 绷带镜对治疗丝状角膜炎有效。
- 仅仅用机械方法去除卷丝很容易复发。

引言

丝状角膜炎(filamentary keratitis, FK)是一种角膜表面黏附着由退行的上皮细胞和黏液组成的卷丝的疾病。丝状角膜炎虽然不是一种常见的疾病,但其通常和其他眼部和全身性疾病有关。最常见的伴随疾病为干眼,可伴有或不伴有干燥综合征。常见主诉为异物感和眼痛。该病治疗具有挑战性,需要对干眼以及所有相关的眼部和全身性疾病进行处理。

背景

卷丝由退行的角膜上皮细胞和黏液组成。角膜表面的上皮细胞层包括 5~7 层非角化的鳞状上皮细胞。基底细胞组位于上皮细胞的最内层,在靠近表面的位置,细胞变形为翼状细胞,最表面为扁平鳞状上皮细胞。基底细胞通过基底膜、半桥粒和锚纤维与下方的角膜相连接。表层的上皮细胞通过大量的微绒毛与泪膜中的黏液层交错在一起。

定义

丝状角膜炎以角膜表面的卷丝为特征,需要通过裂隙灯检查来做临床诊断。卷丝为附着于角膜表面胶冻状的线状物或突起物,其大小、形状和分布不均一。

病理生理学

关于卷丝形成的机制在文献报道中尚无统一意见,但对于其成分,目前一致认为是由退行性上皮细胞和黏液的混合物组成。Tanioka 等人行免疫荧光法检查显示,卷丝的中央以角膜上皮为核,外周环绕黏蛋白、结膜上皮细胞、DNA 以及炎症细胞(图 85.1)[1]。中央的核由 CK12(+)的角膜上皮细胞组成,并环绕以 CK4(+)、CK13(+)的结膜上皮细胞,和 MUC1(+)、MUC4(+)、MUC5AC(+)和 MUC16(+)的黏蛋白,以及中性粒细胞弹性蛋白酶(+)的炎症细胞。Lim 等人通过组织病理学研究也发现,卷丝是由细胞核构成的中心核、周边黏蛋白环绕形成的皮质组成的[2]。但是在更早的研究中,Wright 等人认为卷丝主要由黏液组成,其次是上皮细胞、脂质和异物的黏附[3];Tabery 等发现,卷丝的主要成分是黏液、无细胞物质和细胞碎屑[4]。

一些学者辩称,卷丝开始是由上皮基底膜和前弹

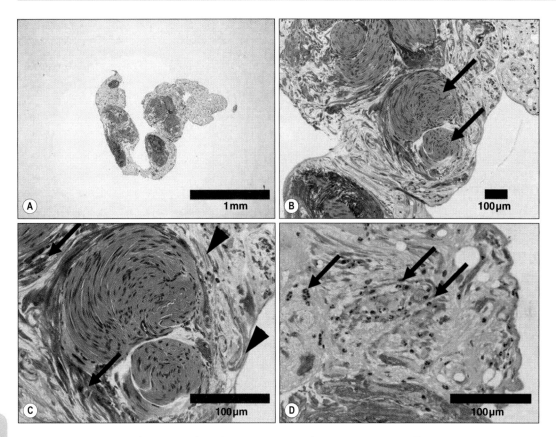

图 85.1 卷丝的苏木精 - 伊红染色。卷丝由一个包裹着黏蛋白的核组成。[Hematoxylin and eosin stain of a filament. The filament consists of a core covered by mucin.（From Tanioka H，Yokoi N，Komuro A，et al. Investigation of the corneal filament in filamentary keratitis. Invest Ophthalmol Vis Sci 2009；50（8）：3696-702. Fig. 2.）]

力层的损伤所致[5]。Zaidman 等人通过对一名丝状角膜炎的死者进行组织病理学的检查证明，上皮细胞的下方有炎症细胞和成纤维细胞[6]。基于上述的组织学研究结果，学者们提出的成因假说认为卷丝形成的第一步是上皮的基底细胞、上皮基底膜或者前弹力层的损伤，此后因眼睑瞬目的剪切力导致局部的上皮基底膜的脱离，引起角膜上皮表面不规则，进而分泌的黏附和碎屑在上皮隆起的部位集聚。

另有其他学者的成因假说认为卷丝起源于角膜上皮[7]。根据这个理论，病变处退行的角膜上皮细胞导致黏附集聚，周边的上皮细胞移行到这个局部缺损的区域，也被黏附覆盖，并突起。随着上皮细胞的持续移行，突起进一步从角膜表面生长为卷丝并黏附更多的变性细胞和黏液。

黏液和水的比例及变化可影响卷丝的形成[3]。泪液分泌的缺乏可导致结膜杯状细胞分泌黏液的增加。黏液是脱落的上皮细胞的清除系统，也是卷丝形成的必备条件，干眼时更容易出现[8]。脂质层的量或者黏性增加，使黏附层分离成多股，并且损害上皮层。另外，黏附层的成分变化可以改变表面的

极性，导致黏附不能黏附于上皮。一些全身疾病可以使得角膜表面的上皮处于病理状态，为卷丝提供了可黏附的基底条件。最后，眼表的机械损伤将导致卷丝的黏附。这些眼表的异常改变了黏液和泪液的化学成分，并借助变性的上皮最终完成卷丝的形成。

继发于干眼的眼表损害可能会造成角膜表面的卷丝形成[9]。水液不足既造成润滑不足，也改变了黏附层的黏性，均可导致上皮损伤。睑板腺功能障碍会产生异常黏的脂质层，从而导致泪膜破裂时间缩短、黏附层分离、角膜上皮干燥等。干眼患者的瞬目频率增加可进一步损伤脆弱的角膜表面。

丝状角膜炎与眼表疾病密切相关，例如，伴有 / 不伴有干燥综合征的干眼（框 85.1）。其他相关的眼表疾病包括复发性角膜糜烂、上方角膜缘角结膜炎、单纯疱疹病毒性角膜炎和神经营养性角膜病变[7,10]。丝状角膜炎也可见于治疗性包眼和上睑下垂等长时间遮盖眼表的一些疾病[11]。

丝状角膜炎还可见于包括穿透性角膜移植在内的眼科手术的术后（图 85.2）。Rotkis 等报道一个 114

框 85.1 丝状角膜炎的相关疾病	
眼表疾病	白内障摘除术
干眼症	光学屈光性角膜切削术
复发性角膜糜烂	**全身疾病**
上方角膜缘角结膜炎	银屑病
单纯疱疹病毒性角膜炎	特发性皮炎
神经营养性角膜病变	脑干损伤
长时间遮盖	脑神经麻痹
眼科手术	**药物**
穿透性角膜移植	盐酸苯海拉明

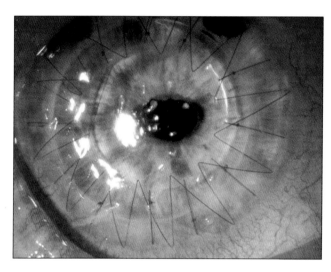

图 85.2 穿透性角膜移植后的丝状角膜炎

名患者的病例系列,27% 的穿透性角膜移植后患者发生了丝状角膜炎[12]。Mannis 等的总结认为,移植受体年龄对透性角膜移植术后丝状角膜炎等眼表疾病的发展具有重要的影响[13]。Dodds 和 Laibson 等人报道过一个在白内障囊内摘除术后发生丝状角膜炎的病例系列[14]。

很多全身疾病和丝状角膜炎的发生有关,包括免疫性疾病,如干燥综合征、牛皮癣、变应性皮炎等[10]。继发于全身疾病、医源性、外伤或者中风等病因的脑干损伤都可能与丝状角膜炎相关[6,10]。其原因可能是与暴露性角膜病以及瞬目下降有关。第Ⅶ对脑神经损伤也可以导致暴露性角膜病和丝状角膜炎。据文献报道,其他与丝状角膜炎有关的疾病还包括类天疱疮、沙眼、外胚层发育不良、糖尿病、β 射线和喷雾剂所致角膜炎、过长时间佩戴接触镜、眼睑痉挛、上睑结膜下持续存在的异物、大角度斜视、圆锥角膜、无虹膜、眼白化病和遗传性出血性毛细血管扩张

症(Osler-Weber-Rendu 病)等[4,10,11,14-16]。Seedor 等报道了一例使用盐酸苯海拉明之后发生丝状角膜炎的病例,其发生原因可能与抗胆碱能作用所导致的泪液分泌量下降有关[17]。特发型或者基本型丝状角膜炎是指没有任何相关的眼部以及全身疾病的丝状角膜炎[18,19]。

临床表现

丝状角膜炎的最常见症状是中到重度的异物感以及眼痛,其他症状还包括流泪、畏光、眼睑痉挛。这些症状可以随着瞬目而加重,当闭上眼睑的时候,有些患者的症状可以减轻。

查体可见卷丝为黏附于角膜上皮的胶样线状物或者突出物(图 85.3)。其长度从不足 0.5mm 到几毫米不等。卷丝可以为半透明状或者颗粒状[4],可以是圆形或细长线状。通常为一端黏附于角膜上皮,但也可以两端均黏附于角膜上皮。卷丝下方可以有小的、灰色的上皮下混浊,但是其下方的角膜基质是正常的[4,18]。当瞬目时,卷丝可移动到角膜表面并变得更长。机械性剥离可以清除卷丝,但卷丝经常会复发[20]。

卷丝在角膜表面的位置和眼病类型有关。与干眼、暴露性角膜炎相关的卷丝通常位于睑裂区,而与上方角膜缘角结膜炎、上睑下垂、或其他导致眼睑过长时间闭合有关的卷丝通常位于角膜上方,和穿透性

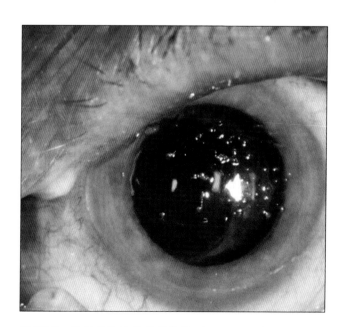

图 85.3 丝状角膜炎的临床表现。(Courtesy of Dr. Michael J. Taravella,MD)

角膜移植相关的卷丝通常位于植片缝线附近或者在植片与宿主角膜交界的部位。

卷丝可以被虎红染色，而荧光素染色偏暗。荧光素可以使卷丝里的上皮细胞着染，如果其下方的上皮细胞缺损，则可以被荧光素明显染色。在荧光素池里，突出的卷丝成为一个暗点，为染色阴性。

治疗

丝状角膜炎的治疗较为棘手，需要治疗所有和该病相关的眼部以及全身疾病。与那些慢性疾病相关的卷丝相比，急性或者外伤性疾病引起的卷丝更需要及时地得到处理[18]。有时，疾病可以自愈，但总的来说，丝状角膜炎的治疗是一个漫长而考验着医患双方的过程。

治疗的第一步是处理其相关性疾病。干眼，无论是否伴随干燥综合征，都是发生丝状角膜炎的最常见疾病。需要积极治疗干眼，包括采用人工泪液（或凝胶、药膏）、环孢素滴眼液、糖皮质激素滴眼液、血清滴眼液、泪小点封闭、眼睑的治疗、口服四环素、饮食调整以及加强营养等方法。停用那些可能导致或者加重干眼的药物，如抗胆碱能药物和抗组胺类药物。如果病情需要，请用其他治疗方法替代。需要诊治上方角膜缘角结膜炎、单纯疱疹病毒性角膜炎、神经营养性角膜病等相关的眼部疾病。全身性疾病需要与各相关专业协商治疗。

一线药物治疗为人工泪液，白天使用滴眼液、晚上使用眼药膏可以减轻症状。有些患者需要使用黏性较大的泪液替代物才可有效，但是药膏和较黏的泪液替代物可以造成泪膜成分的改变。应首选不含防腐剂的人工泪液，这样可以避免防腐剂对角膜上皮的毒性。

高渗盐溶液和药膏治疗丝状角膜炎有效。Hamilton 和 Wood 报道用 5% 的氯化钠溶液每天 3~4 次点眼可以改善症状，治疗一个月后，89% 的患眼的卷丝减少甚至消失[18]。关于高渗盐水对丝状角膜炎的作用机制，目前尚有争议[18]。

黏液溶解剂，如 10% 的 N- 乙酰半胱氨酸，也可用于治疗丝状角膜炎[9,20]。N- 乙酰半胱氨酸可以降低泪膜中黏液的黏稠度。该滴眼液是一种不含防腐剂的呼吸道疾病用药，可以在冰箱里安全保存 3~4 周。

佩戴角膜绷带镜是一种非常有效的治疗丝状角膜炎的方法。Bloomfield 报道了 20 例有卷丝的眼睛，在使用绷带镜治疗 7 天后，卷丝完全消失，且无复发[19]，建议同时使用泪液替代物点眼治疗。需要选择高透氧性的软性角膜接触镜，且需要对患者监测是否出现长期佩戴接触镜的并发症。琥珀酸盐胶原绷带镜（SCBL）、羊膜植片和羊膜塑形物等也可以用于治疗丝状角膜炎[21]。

非甾体类抗炎滴眼液，如 0.1% 的双氯芬酸钠，也是一种对丝状角膜炎有效的治疗或者辅助用药[22]。Avisar 等人比较了 0.1% 的双氯芬酸钠和 5% 的氯化钠治疗伴有继发性干燥综合征的丝状角膜炎患者的疗效，治疗 28 天左右，两种药都可以使卷丝消失，使用 0.1% 双氯芬酸钠治疗的患者症状改善更为明显，包括眼痒和眼痛等[23]。

丝状角膜炎或者严重干眼患者在进行眼表润滑治疗的同时，可以选择糖皮质激素滴眼液作为一种有效的辅助治疗。Marsh 和 Pflugfelder 等报道，采用 1% 的无防腐剂的甲泼尼龙治疗治疗伴有原发性或者继发性干燥综合征的患者后，其磨痛的感觉减轻，卷丝消失[9]。还有一些其他治疗方法，尚未证实其治疗价值，包括使用有药物活性的肽如章鱼唾液精、β 射线、肝素滴眼液、右旋糖苷滴眼液和全身使用黏液降解剂等[24,25]。

手术治疗包括机械性清除卷丝和泪点栓塞。机械性清除卷丝是有效的方法，但只能是权宜之计。复发卷丝通常单独行机械清除即可。可以用显微镊或者线状镊将卷丝去除。操作过程需要十分小心，不要扰动角膜上皮。泪点栓塞造成鼻泪引流系统的机械性堵塞，可减轻严重干眼的症状[26]。泪点堵塞可通过胶原塞形成临时效果，硅胶塞达到半永久效果，或者烧灼或激光达到永久效果。

特殊情况下，上睑下垂手术或者肉毒素注射可对丝状角膜炎的治疗具有一定的帮助。Kakizaki 等人报道了两例同时有干眼、丝状角膜炎、上睑下垂的患者行上睑下垂手术后，丝状角膜炎好转的病例[27]。Gumus 等人通过眼睑皮肤下注射肉毒素 A（Botox）来改善并消除卷丝，使得治疗难度大大降低[28]。

总结

丝状角膜炎是一个在许多眼表疾病和全身疾病的诊治过程中可以遇到的临床问题。因为其症状很难控制，而且很容易复发，所以治疗具有一定的难度。

（吴元 译 李海丽 校）

参考文献

1. Tanioka H, Yokoi N, Komuro A, et al. Investigation of the corneal filament in filamentary keratitis. *Invest Ophthalmol Vis Sci* 2009;**50**(8): 3696–702.
2. Lim KS, Kim KW, Chun YS, et al. The difference in filaments between corneal occlusion and keratoconjunctivitis sicca. *J Korean Ophthalmol Soc* 2014;**55**(4):498–505.
3. Wright P. Filamentary keratitis. *Trans Ophthalmol Soc U K* 1975;**95**(2): 260–6.
4. Tabery HM. Filamentary keratopathy: a non-contact photomicrographic in vivo study in the human cornea. *Eur J Ophthalmol* 2003;**13**(7):599–605.
5. Thiel HJ, Blümcke S, Kessler WD. Pathogenesis of keratopathia filamentosa (keratitis filiformis). Light and electron microscopy study. *Albrecht Von Graefes Arch Klin Exp Ophthalmol.* 1972;**184**(4):330–44.
6. Zaidman GW, Geeraets R, Paylor RR, et al. The histopathology of filamentary keratitis. *Arch Ophthalmol* 1985;**103**(8):1178–81.
7. Maudgal PC, Missotten L, Van Deuren H. Study of filamentary keratitis by replica technique. *Albrecht Von Graefes Arch Klin Exp Ophthalmol.* 1979; **211**(1):11–21.
8. Adams AD. The morphology of human conjunctival mucus. *Arch Ophthalmol* 1979;**97**(4):730–4.
9. Marsh P, Pflugfelder SC. Topical nonpreserved methylprednisolone therapy for keratoconjunctivitis sicca in Sjögren syndrome. *Ophthalmology* 1999;**106**(4):811–16.
10. Davis WG, Drewry RD, Wood TO. Filamentary keratitis and stromal neovascularization associated with brain-stem injury. *Am J Ophthalmol* 1980;**90**(4):489–91.
11. Good WV, Whitcher JP. Filamentary keratitis caused by corneal occlusion. *Ophthalmic Surg* 1992;**23**(1):66.
12. Rotkis WM, Chandler JW, Forstot SL. Filamentary keratitis following penetrating keratoplasty. *Ophthalmology* 1982;**89**(8):946–9.
13. Mannis MJ, Zadnik K, Miller MR, et al. Preoperative risk factors for surface disease after penetrating keratoplasty. *Cornea* 1997;**16**(1):7–11.
14. Dodds HT, Laibson PR. Filamentary keratitis following cataract extraction. *Arch Ophthalmol* 1972;**88**(6):609–12.
15. Dada VK. Contact lens induced filamentary keratitis. *Am J Optom Physiol Opt* 1975;**52**(8):545–6.
16. Wolper JW, Laibson PR. Hereditary hemorrhagic telangiectasis (Rendu–Osler–Weber disease) with filamentary keratitis. *Arch Ophthalmol* 1969;**81**: 272–7.
17. Seedor JA, Lamberts D, Bergmann RB, et al. Filamentary keratitis associated with diphenhydramine hydrochloride (Benadryl). *Am J Ophthalmol* 1986;**101**(3):376–7.
18. Hamilton W, Wood TO. Filamentary keratitis. *Am J Ophthalmol* 1982; **93**(4):466–9.
19. Bloomfield SE, Gasset AR, Forstot SL, et al. Treatment of filamentary keratitis with the soft contact lens. *Am J Ophthalmol* 1973;**76**(6): 978–80.
20. Fraunfelder FT, Wright P, Tripathi RC. Corneal mucus plaques. *Am J Ophthalmol* 1977;**83**(2):191–7.
21. Hadassah J, Prakash D, Sehgal PK, et al. Clinical evaluation of succinylated collagen bandage lenses for ophthalmic applications. *Ophthalmic Res* 2008;**40**(5):257–66.
22. Grinbaum A, Yassur I, Avni I. The beneficial effect of diclofenac sodium in the treatment of filamentary keratitis. *Arch Ophthalmol* 2001;**119**(6): 926–7.
23. Avisar R, Robinson A, Appel I, et al. Diclofenac sodium, 0.1% (Voltaren Ophtha), versus sodium chloride, 5%, in the treatment of filamentary keratitis. *Cornea* 2000;**19**(2):145–7.
24. Jaeger W, Götz ML, Kaercher T. Eledoisin – a successful therapeutic concept for filamentary keratitis. *Trans Ophthalmol Soc U K* 1985;**104**(Pt 4):496.
25. Winters DM, Asbury T. Filamentary keratitis. Response to beta radiation. *Am J Ophthalmol* 1961;**51**:1292.
26. Ervin AM, Wojciechowski R, Schein O. Punctal occlusion for dry eye syndrome. *Cochrane Database Syst Rev* 2010;(9):CD006775.
27. Kakizaki H, Zako M, Mito H, et al. Filamentary keratitis improved by blepharoptosis surgery: two cases. *Acta Ophthalmol Scand* 2003;**81**(6): 669–71.
28. Gumus K, Lee S, Yen MT, et al. Botulinum toxin injection for the management of refractory filamentary keratitis. *Arch Ophthalmol* 2012;**130**(4): 446–50.

7

第 86 章

Thygeson 浅层点状角膜炎

Ana Carolina Vieira，Ivan R. Schwab

关键概念

- Thygeson 浅层点状角膜炎(superficial punctate keratitis of Thygeson,SPKT)是一种反复发生的、以加重和缓解为特征的慢性疾病。
- 临床表现为角膜中央多发的细小、点状、灰白色、隆起的混浊病变，结膜通常无变化。
- 病情加重时，角膜隆起的混浊病变可被荧光素和孟加拉红染色。
- 可采用局部低剂量糖皮质激素治疗，环孢素 A 也是一种很好的选择。
- SPKT 的病因和发病机制至今仍不十分清楚，可能与免疫反应有关。

本章纲要

历史
流行病学
病程和临床表现
鉴别诊断
治疗
发病机制

Thygeson 浅层点状角膜炎(SPKT)是一种原因不明、少见的角膜上皮病变，是否与其他眼部或全身疾病有关，尚不十分清楚。该病以粗点状角膜上皮炎为特征，伴结膜轻微充血或无充血。Thygeson 浅层点状角膜炎常被认为是感染所致(迄今未被证实)，但用激素治疗有效，这是很矛盾的。而且该病表现为活动性角膜炎，但在慢性期却不引起新生血管增殖或炎症反应。总之这是一种经常被误诊的"神秘"疾病。

历史

1889 年，Ernst Fuchs[1]首先提出"角膜炎点状浅层(keratitis punctate superficials)"或"浅层点状角膜炎(superficial punctate keratitis,SPK)"的概念，用来描述一种发生于维也纳第三临床医院患者的流行性角膜结膜炎。虽然通常是双眼患病，但也可单眼先发病，且首发眼更重一些。患者可伴随滤泡性结膜炎和点状角膜炎。我们现在确定这些患者是患了流行性角结膜炎(epidemic keratoconjunctivitis,EKC)，可能是由腺病毒的某一株引起的。此后描述这样的流行性角结膜炎就用 EKC 这个名称，而不再用 SPK。

Phillips Thygeson 于 1950 年首先报道了 26 例 Thygeson 浅层点状角膜炎(SPKT)患者，他们随访了其中一些患者，最长者达 24 年[2]，在这篇最早的文献中，Thygeson 详细地讨论了这种特殊疾病。他描述这种特殊的可消退的混浊可以随时间改变位置。每一个混浊点由一组很细小的上皮细胞内混浊组成，局部有些水肿，但无细胞浸润，可伴发轻度的结膜炎症，上眼睑结膜面有轻度乳头增生。虽然 Thygeson 对 SPKT 进行了详细的描述，但"浅层点状角膜炎"这个名称，一直都被错误地用于描述各种不同类型的浅层角膜炎。

1961 年，Thygeson 又报告了另外 29 例患者，提出了 SPKT 区别于其他角膜上皮炎的 5 个诊断特点：①一种慢性、双眼的点状角膜上皮炎；②病程较长，病情加重和缓解交替发生；③最终治愈后无瘢痕形成；④全身或局部应用抗生素以及刮除角膜上皮治疗均无效；⑤局部激素治疗能显著缓解症状[3]。

1963 年，Jones[4]也报道了 27 例 SPKT 患者，又加上了另外一个临床体征，即混浊的角膜上皮下可有轻度的浅层基质混浊,他认为这种角膜基质的灰白改变是由于水肿引起板层分离所致,而不是由于细胞浸润所引起的粗点状表现。另外用裂隙灯后部反光照明法可见基质的混浊呈透明或半透明状,也提示是水肿。Jones还强调这种病变应该称为SPKT,而且SPK不应该用于描述其他类型的角膜炎[5]。

1966年,Thygeson又描述了另外27例未曾报道的患者,将上方角膜缘角结膜炎与SPKT这两种疾病区分开来。他认为SPKT的病因是病毒感染,证据如下:①未发现细菌及其他微生物;②抗生素治疗该病无效;③结膜刮片可见少量渗出的单核细胞;④上皮病变中发现病毒。

1968年,Quere等[7]描述了SPKT的3个阶段:①初发期:持续1~2周,以急性卡他性炎症、畏光、流泪为特征;②进展期:可持续8个月,结膜炎症消失,仅存角膜上皮病变;③消退期:数月至3年,病变逐渐变小,数量减少,最终消失。Quere等认为,这是一种慢性疾病[7],这些患者的病程持续4个月至30年,平均7.5年,中位数是4年,时间最长的一例SPKT是Tanzer和Smith于1999年[8]报道过的,长达40年。

1971年,Wakui等[9]描述了该病的超微结构特征,电镜下SPKT患者的角膜上皮中未发现病毒颗粒,但可以见到细胞的破坏仅限于散在的区域,这与单纯疱疹病毒性角膜炎细胞-细胞传播不同。

1974年,Lemp[10]从SPKT患者身上分离出了水痘带状疱疹病毒(varicella-zoster virus, VZV),但这可能是实验室意外,甚至是自然脱落的。目前的研究不认为VZV是可能的病因。

1981年,Darrell[11]对该病进行了综述,并总结了36例组织相容性抗原HLA-DR3显著阳性的SPKT患者。

1981年,Tabbara等[12]报告了45例患者,他们将这些患者的自然病史与Thygeson之前描述的使用糖皮质激素治疗的患者相比较,认为糖皮质激素延长了该病的病程。

2003年,Watson[13]用共聚焦显微镜观察了6例患者,发现不仅角膜上皮发生改变,而且在不规则神经纤维以及上皮下神经丛中可见雾状混浊(haze)。角膜前基质也有雾状混浊和高反光区域,并可见微粒和高反光结构,角膜基质细胞可见高反光核,并且角膜基质细胞大小和形状都不规则。结果显示角膜前基质发生创伤愈合和细胞死亡。这些表现与SPKT的持续时间有关。对侧正常眼无异常表现,无病变的区域也是弥散性出现上述表现[13]。

流行病学

虽然Darrell[11]发现在患病数量上女性略多(女性25人,男性7人),但大多数学者报道该病没有性别差异。Van Bijsterveld[14]在一个大样本(54例)研究中发现,女性患病比男性多,而且从平均初发年龄(中位数)来看,女性比男性患病早。与此相反,Tabbara等人[12]总结的45例患者中,男性28人,女性17人。但是由于缺乏性别差异的人口比值和流行病学研究,这些数据并不能说明什么问题。已报道过的患者的年龄2.5~70岁,平均年龄29岁[15],大多数患者在20~30岁之间发病。

病程和临床表现

患者通常都有长期反复发作和缓解的异物感病史,其他症状还有畏光、烧灼感、流泪和视物模糊。

结膜可以轻度充血或完全正常。典型的临床体征包括椭圆或圆形、成团的上皮内点状沉积物,由许多孤立的、细小颗粒状、白色偏灰色的点状混浊组成(图86.1和图86.2)。这些三维立体的混浊通常有一个隆起的中心,可以穿破表面上皮,形成头发般细的丝状物,基本上都是黏液。角膜病变可能会有粗糙的边缘或星状外观,有时可误诊为单纯疱疹病毒性角膜炎。偶尔可见到与混浊相连的轻度上皮和上皮

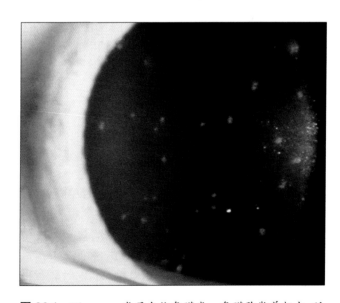

图86.1 Thygeson浅层点状角膜炎。角膜弥散着粗大、孤立、圆形或椭圆形的上皮病变,病变通常位于角膜中央和旁中央,病变全部位于上皮内,有时引起上皮下雾状混浊或水肿

7

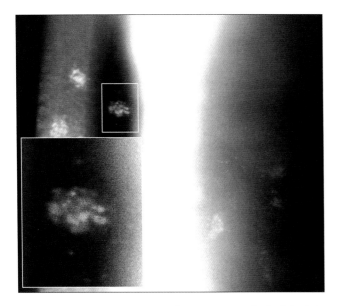

图 86.2　Thygeson 浅层点状角膜炎。仔细查看单个病变（框），每个独立的病变都是由很多较小颗粒状、圆形或竖椭圆形、半透明或不透明的病变堆积而成

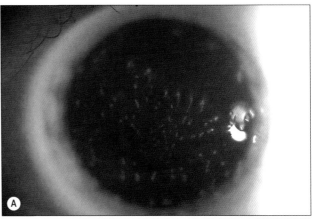

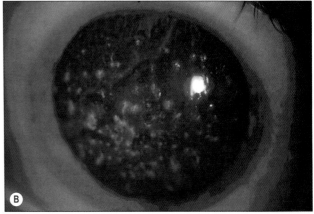

图 86.3　Thygeson 浅层点状角膜炎。（A）示隆起于浅层角膜上皮的混浊。（B）示急性发作时混浊病变荧光素着染

下水肿，没有浸润，这种水肿是短暂的、游走性的，但却好发于角膜中央和视轴区。角膜病变的数量平均为 15~20 个，范围在 1~50 个之间[3,6,12]。如果首诊时未发现典型成簇的上皮内沉积物，根据非典型的上皮表现和复发的角膜炎病史、排除其他角膜病、对局部激素有效等，仍然可以考虑 SPKT[11] 的诊断。曾有报道称 Salzmann 结节变性与长期的 SPKT 有关[16]。

未经治疗的患者通常症状持续 1~2 个月，然后消失，6~8 周后复发，但时间长短均不同。在发作期，这些局部混浊隆起于浅层上皮，荧光素和孟加拉红染色阳性（图 86.3）；在缓解期，病变可完全消失，除了有上皮瘢痕形成留下"足迹"[6]，非活动性病变表现为扁平状、上皮内的灰白色点状混浊，荧光素和孟加拉红染色不着染。有人可持续数月至数年，没有明显病变也没有症状，角膜感觉一般不受影响，偶尔有人角膜知觉轻度减退。

SPKT 几乎都是双眼发病，仅 1/20 患者单眼发病，但在临床表现上可以呈明显的非对称性[17]。

虽然 SPKT 是慢性病，可能会持续 20 多年，但症状和体征常常自然消失。SPKT 患者的视力预后一般都非常好。Nagra 等人[17]发现，在他们的急性发作患者中，80% 患者的视力可以达到 0.6 以上，那些初始视力在 0.5 和 0.4 之间的患者经治疗后都有提高。局部使用糖皮质激素治疗有时会导致病程延长。

鉴别诊断

因为该病较特殊，所以鉴别诊断并不困难。Thygeson 提出几个可能被眼科医生混淆的诊断，包括葡萄球菌性睑缘炎引起的角膜上皮炎、肺炎球菌性结膜炎、脂溢性睑缘炎、干燥性角结膜炎、神经营养性或暴露性角膜病变、春季卡他性角膜炎、传染性软疣、疣、职业性及创伤性角膜病变。其他学者还提出带状疱疹病毒性角膜炎、单纯疱疹病毒性角膜炎、复发性角膜上皮糜烂、玫瑰痤疮、活动性关节炎、麻风、药物性角膜炎。鉴别单纯疱疹病毒性角膜炎非常重要，因为局部使用糖皮质激素会导致单纯疱疹性角膜炎病情加重，而对 SPKT 却治疗有效。

治疗

低剂量糖皮质激素一般用于 SPKT 急性发作期的治疗，但患者对激素的反应各异[18]，一些学者认为激素治疗延缓了该病病程[6,12]。糖皮质激素使用时需小心，而且要采用很低的剂量。学者们成功地应用了 1% 甲强松，理论上说，由于它的抗炎能力比 0.1% 地塞米松弱，它引起激素相关并发症的可能性也小。

佩戴治疗性角膜绷带镜是急性发作时可选择的一种治疗方式[18,19]，它能立即缓解症状，尽快修复上皮损伤，但也增加了发生角膜接触镜并发症的风险，包括细菌性角膜炎[12]。

有研究表明，采用环孢素 A[21,22]治疗 SPKT 效果显著。Reinhard 和 Sundmaher[22]采用 2% 环孢素 A 逐渐减量的方案治疗 SPKT 患者 17 人 31 只眼，4 周后，68% 患者的病情完全控制，仅发现一个副作用，即所有的患者有烧灼感。另外一个免疫抑制剂是 FK506，也曾用于治疗 SPKT[23]。

其他局部药物应用很少或无效。碘苷（IDU）可以引起上皮下的瘢痕而且治疗无效[5,12]。Nesburn[24]用 1% 曲氟尿苷治疗了 4 人 6 只眼，其中有 5 只眼得到改善，但是研究者发现其症状和体征的消失较激素治疗者慢。Nesburn 得出的结论是曲氟尿苷可以安全有效地替代激素治疗 SPKT，除了轻度的刺激和一过性的角膜缘滤泡形成，无其他副作用。

上皮刮除术对该病治疗无效，用化学方法烧灼（过去曾用碘酊）急性期的病变并不能改善症状，而且可以产生瘢痕和溃疡[12]。

Goldstein 等[25]报告了采用 PRK-PTK 联合手术处理的一例 SPKT 患者，因反复发生 SPKT，患者一只眼行 PRK，另外一只眼行 LASIK 手术，这个病例提示我们，这类患者选择 PRK 可能比选择 LASIK 好[26]。

发病机制

SPKT 的发病机制尚不清楚，结膜刮片显示少量单核细胞，角膜刮片显示有胞浆空泡、轻微异常的上皮细胞，偶见中性粒细胞、单核细胞、变性上皮细胞和黏液[6]。细菌培养显示正常的结膜菌群[2]。上皮基底膜和它的半桥粒连接完整[12]。

1971 年，Wakui[9]描述了 SPKT 的临床和电镜特征。电镜没有发现病毒颗粒，细胞破坏为单一、孤立的病变，与单纯疱疹病毒性角膜炎的细胞 - 细胞弥漫破坏相反。其他学者用电镜[12,18]检查也没有见到病毒，虽然过去有人从 SPKT 患者[10,27]那里分离出病毒，但几位不同学者所做的病毒培养结果都呈阴性[3,6,7,11,12,15,18,28]。SPKT 的病变和病毒感染病变很类似，而且几年后复发的趋势也提示是病毒感染引起的，另外 SPKT 还有几个角膜病毒感染一般特征，包括上皮内病变、病程长、反复发作、单核细胞反应，这些均提示潜伏的病毒或缺陷病毒是该病的致病因素。腺病毒和麻疹有和 SPKT 一样的特征，人类乳头状病毒（HPV）也曾被认为是一种可能的病因，因为它引起的炎症很轻微。我们用 PCR 方法检测两例 SPKT 患者的角膜刮片来查找 HPV，但两位患者都是阴性。Ostler[29]曾提出慢性病毒感染的可能。Connell[30]在用 PCR 检测了 SPKT 患者角膜上皮内 HSV1 和 HSV2、HZV、VZV 和腺病毒。但所有标本都呈阴性。

Quere 等[7,15]提出过敏因素，因为他们的患者中一些人患有湿疹、风疹、哮喘，而且病变对激素治疗有效。但涂片中缺乏嗜酸性粒细胞，也缺少过敏的其他症状和体征，又似乎使这种可能性减小。全身检查和病史也没能证实与全身病有任何关联。Van Bjjsterveld 检测了 SPKT 患者血浆中糖皮质激素的水平，发现男性和女性患者都在正常水平内，但女性较男性水平要高。同样是这些患者，血清蛋白和蛋白片段浓度正常。

有研究曾证实 HLA-DR3 抗原与 SPKT 有关[11]。HLA-Dw3 和 HLA-DR3 抗原的不断增加与几种自身免疫性疾病相关，因此免疫机制似乎在 SPKT 中也起作用。可以想到，SPKT 可能由一种常见病毒引起，其侵犯上皮和基质的临床反应，是由 HLA-DR3 的表达决定的。但是这仅代表一项研究，并没有来自其他学者的认可。的确，SPKT 的某些特征提示了可能的免疫过程。角膜上皮中存在淋巴细胞，激素对角膜病变有显著治疗效果以及 SPKT 反复发作，均提示免疫机制的可能。

Fite 等[31]报告了一例曾行 PRK 治疗近视的 SPKT 患者。术后 17 个月，在角膜周边而不是在角膜中央出现了有症状的 SPKT 病变，这也提示我们从角膜缘和角膜前基质来的炎症信号也可能是 SPKT 的病因。

采用非接触性光学显微镜的一项研究表明，上皮形态学改变与免疫介导的损伤一致[32]。

用共焦显微镜进行活体照相显示，角膜上皮的基底细胞层中朗格罕（LC）细胞明显增多、上皮下神经丛被侵犯。激素治疗后，细胞消失，又验证了免疫反应可以参与本病的病因学理论[33]。

最近，很多用共聚焦显微镜做的研究也显示 LC 侵犯基底细胞层和上皮下神经纤维丛。治疗后，LC 密度下降，但比正常眼睛偏高，而且处于活跃期，提示该细胞在 SPKT 的复发中起作用[34]。

（吴元 译　李海丽 校）

参考文献

1. Fuchs E. Keratitis punctate superficialis. *Klin Wochenschr* 1889;**2**:837–9.
2. Thygeson P. Superficial punctate keratitis. *JAMA* 1950;**144**:1544–9.
3. Thygeson P. Further observations on superficial punctate keratitis. *Arch Ophthalmol* 1961;**66**:34–8.
4. Jones BR. Thygeson's superficial punctate keratitis. *Trans Ophthalmol Soc UK* 1963;**83**:245–53.
5. Jones BR. The differential diagnosis of punctate keratitis. *Trans Ophthalmol Soc UK* 1960;**80**:665–75.
6. Thygeson P. Clinical and laboratory observations on superficial punctate keratitis. *Am J Ophthalmol* 1966;**61**:1344–9.
7. Quere MA, Diallo J, Rogez JP. La kératite de Thygeson (à propos de 16 cas de kératite ponctuée superficielle). *Bull Soc Ophtalmol Fr* 1968;**68**:276–80.
8. Tanzer DJ, Smith RE. Superficial punctate keratitis of Thygeson: the longest course on record? *Cornea* 1999;**18**(6):729–30.
9. Wakui K, Komoriya S, Hayashi E, et al. Corneal and epithelial dystrophies. *Rinsho Ganka* 1971;**25**:1103–23.
10. Lemp MA, Chambers RW Jr, Lundy J. Viral isolate in superficial punctate keratitis. *Arch Ophthalmol* 1974;**91**:8–10.
11. Darrell RW. Thygeson's superficial punctate keratitis: natural history and association with HLA-DR3. *Trans Am Ophthalmol Soc* 1981;**74**:486–516.
12. Tabbara KF, Ostler HB, Dawson C, et al. Thygeson's superficial punctate keratitis. *Ophthalmology* 1981;**88**:75–7.
13. Watson SL, Hollingsworth J, Tullo AB. Confocal microscopy of Thygeson's superficial punctate keratopathy. *Cornea* 2003;**22**(4):294–9.
14. van Bijsterveld OP, Mansour KH, Dubois FJ. Thygeson's superficial punctate keratitis. *Ann Ophthalmol* 1985;**17**(2):150–3.
15. Quere MA, Delplace MP, Rossazza C, et al. Frequence et etiopathogenie de la keratite de Thygeson. *Bull Soc Ophtalmol Fr* 1973;**73**:629–31.
16. Abbott RL, Forster RK. Superficial punctate keratitis of Thygeson associated with scarring and Salzmann's nodular degeneration. *Am J Ophthalmol* 1977;**87**:296–8.
17. Nagra PK, Rapuano CJ, Cohen EJ, et al. Thygeson's superficial punctate keratitis. Ten years' experience. *Ophthalmol* 2004;**111**:34–7.
18. Sundmacher R, Press M, Neumann-Haefelin D, et al. Keratitis superficialis punctata Thygeson. *Klin Monatsbl Augenheilkd* 1977;**170**:908–16.
19. Goldberg DB, Schanzlin DJ, Brown SI. Management of Thygeson's superficial punctate keratitis. *Am J Ophthalmol* 1980;**89**:22–4.
20. Forstot SL, Binder PS. Treatment of Thygeson's superficial punctate keratopathy with soft contact lenses. *Am J Ophthalmol* 1979;**88**:186–9.
21. Del Castillo JM, Del Castillo JB, Garcia-Sanchez J. Effect of topical cyclosporin A on Thygeson's superficial punctate keratitis. *Doc Ophthalmol* 1996–1997;**93**(3):193–8.
22. Reinhard T, Sundmacher R. Topical cyclosporin A in Thygeson's superficial punctate keratitis. *Graefes Arch Clin Exp Ophthalmol* 1999;**237**(2):109–12.
23. Reinhard T, Reis A, Mayweg S, et al. Topical Fk506 in inflammatory corneal and conjunctival diseases. *Klin Monatsbl Augenheilkd* 2002;**219**(3):125–31.
24. Nesburn AB, Lowe III GH, Lepoff NJ, et al. Effect of topical trifluridine on Thygeson's superficial punctate keratitis. *Ophthalmology* 1984;**91**:1188–92.
25. Goldstein MH, Feistmann JA, Bhatti MT. PRK-pTK as a treatment for a patient with Thygeson's superficial punctate keratitopathy. *CLAO J* 2002;**28**(4):172–3.
26. Netto MV, Chalita MR, Krueger RR. Thygeson's superficial punctate keratitis recurrence after laser in situ keratomileusis. *Am J Ophthalmol* 2004;**138**:507–8.
27. Braley AE, Alexander RC. Superficial punctate keratitis: isolation of a virus. *Arch Ophthalmol* 1953;**50**:147–54.
28. Reinhard T, Roggendorf M, Fengler I, et al. PCR for varicella zoster virus genome negative in corneal epithelial cells of patients with Thygeson's punctate keratitis. *Eye* 2004;**18**:304–5.
29. Ostler HB. Suspected infectious etiology. In: Smolin G, Thoft RA, editors. *The cornea: scientific foundations and clinical practice*. Boston: Little Brown; 1983.
30. Connell P, O'Reilly J, Coughlan S, et al. The role of common viral ocular pathogens in Thygeson's superficial punctate keratitis. *Br J Opthalmol* 2007;**91**:1038–41.
31. Fite SW, Chodosh J. Photorefractive keratectomy for myopia in the setting of Thygeson's superficial punctate keratitis. *Cornea* 2001;**20**(4):425–6.
32. Tabery HM. Corneal surface changes in Thygeson's superficial punctate keratitis: a clinical and non-contact photomicrographic in vivo study in the human cornea. *Eur J Ophthalmol* 2004;**14**(2):85–93.
33. Kawamoto K, Chikama T, Takahashi N, et al. In vivo observation of Langerhans cells by laser confocal microscopy in Thygeson's superficial punctate keratitis. *Mol Vis* 2009;**15**:1456–62.
34. Jin L, Junbo Q, Meng C, et al. Laser confocal microscopy findings of Thygeson superficial punctate keratitis. *Chin Med J* 2014;**127**(3):597–8.

7

第 87 章

神经营养性角膜炎

Bernard H.Chang, Erich B.Groos, Jr

关键概念

- 任何角膜愈合不良的患者都应该检查角膜知觉。
- 找不到病因的患者应考虑到表面麻醉药物的滥用。
- 仔细和密切的随访非常重要。
- 首先应修复任何类型的眼睑缺陷。
- 首要的最佳选择是避免毒性损害,如大量应用润滑滴眼液带来的防腐剂。
- 增加使用自体血清类人工泪液、不含防腐剂的抗生素和糖皮质激素联合制剂非常必要。
- 药物治疗失败需要尽早行外侧睑裂缝合。
- 预防角膜溶解或瘢痕化的治疗有助于减少对角膜移植手术的需求。
- 角膜移植具有高风险性,配合积极的药物治疗可以取得成功。

本章纲要

临床病因
生化基础
临床表现
组织病理学改变
临床评估
治疗
总结

神经营养性角膜炎是一种以延迟愈合为特征的角膜上皮变性疾病,该病的特征是角膜知觉缺失,并可能最终引起角膜基质溶解和穿孔[1]。引起角膜知觉减退的原因多种多样,可以影响从三叉神经核到角膜神经末梢的感觉神经支配[2]。角膜知觉减退使角膜表面易于出现隐匿性损害和反射性流泪的减少,角膜上皮损伤愈合概率的降低。感觉神经异常引起角膜易于受损和愈合不良,导致角膜上皮缺损长期难以

愈合。如果缺乏及时恰当的治疗,这些缺损会形成基质溃疡并最终导致角膜穿孔。

角膜知觉缺失最初的临床表现包括正常角膜上皮光泽的缺失和泪膜完整性的轻度异常[1]。即使没有外伤,也会出现点状角膜炎、上皮缺损和继发出现的基质溃疡。对于发现角膜知觉损害或缺失患者的评估包括对既往手术史和全身疾病的仔细回顾,以及局部或全身性用药史。详细的眼科检查有助于发现局部疾病引起角膜知觉缺失的证据,并可以排除其他外眼结构缺损导致的角膜上皮愈合不良。由于严重损害上皮愈合能力,所以应加强对上皮缺损的预防和治疗。角膜知觉缺失引起的上皮缺损是严重的眼表疾病,需要积极迅速的治疗以防止引起角膜溃疡和可能出现的角膜穿孔。

临床病因

眼局部和远处部位的神经病变都可能损害角膜感觉。角膜知觉缺失的最常见原因是眼表单纯疱疹病毒(HSV)和带状疱疹病毒(HZV)感染[1-4]。其次是肿瘤和外科手术损伤三叉神经眼支。其他原因包括先天性综合征、角膜营养不良、角膜神经的局部损伤、感染(如麻风)、全身性疾病、局部药物治疗以及毒素的侵害。另外慢性角膜上皮损伤或严重的角膜基质炎症也可以引起角膜感觉减退(框 87.1)。任何角膜感觉减退都可能引起神经营养性角膜炎,越严重的角膜感觉缺失病变越易于引起神经营养性病变[6]。

角膜 HSV 和 HZV 感染引起的特征性临床表现已经在其他章节详细阐述。这两种疾病引起角膜知觉缺失的范围和程度已经非常明确,带状疱疹感染与单纯疱疹感染相比会引起更严重的感觉减退[6]。单纯疱疹病毒性角膜炎患者角膜知觉缺失对持续性上

框 87.1　角膜感觉减退的原因

感染

　　单纯疱疹

　　带状疱疹

　　麻风

第V对脑神经麻痹

　　手术（治疗三叉神经痛）

　　肿瘤（听神经瘤）

　　颅内动脉瘤

　　面部外伤

　　先天性病变

　　家族性自主神经异常（Riley-Day 综合征）

　　Goldenhar-Gorlin 综合征

　　Mobius 综合征

　　家族性角膜知觉异常

　　先天性痛觉迟钝伴无汗症

眼科药物

　　麻醉药

　　噻吗洛尔

　　倍他洛尔

　　30% 磺胺醋酰

　　双氯芬酸钠

角膜营养不良

　　格子状角膜营养不良

　　颗粒状角膜营养不良（少见）

全身疾病

　　糖尿病

　　维生素 A 缺乏症

医源性

　　佩戴角膜接触镜

　　激光和手术损伤睫状神经（主要为视网膜疾病）

　　角膜切开

　　LASIK

毒性损伤

　　化学性烧伤

　　二硫化碳暴露

　　硫化氢暴露

其他不同因素

　　年龄增长

　　深色眼睛

　　Adie 综合征

　　二羟基嘧啶脱氢酶（DHPD）缺乏症

　　导致角膜上皮外伤或炎症的任何情形

皮缺损和角膜溃疡的进展起到关键作用，带状疱疹病毒角膜炎通常不伴有上皮的病毒感染，而表现为更为典型的神经营养性损害。21% 的眼部带状疱疹患者发生中央角膜感觉的减退[6]。49% 的患者在 1 年内发展为不同程度的角膜感觉减退，总数 1/3 的患者在 1 年后有持续性的感觉减退[6]。尽管不断改进治疗方法，这两种疾病还是会引起角膜的溃疡和穿孔，并且明显影响视力。

对于持续性角膜上皮缺损和引发角膜穿孔的发生率，继发于第V对脑神经麻痹的单纯性神经麻痹性角膜炎少于疱疹病毒感染。这种病变的发生是继发于三叉神经核、根、节或三叉神经眼支的任何部位的主动或意外性损害[2]。更为常见的是治疗三叉神经痛消融手术中的神经损伤[5]。修复上颌骨骨折的手术也可能损伤第V对脑神经从而引起神经营养性角膜炎[14]。听神经瘤切除术后，特别是第V对和第Ⅶ对脑神经同时受到影响，会引起神经营养性角膜炎的多种改变[2]。如果并发面神经麻痹，知觉缺失的角膜还要承受慢性的暴露性损害，尽管进行积极的治疗，多数患者仍会出现复发性或持续性的上皮缺损、基质溶解和最终角膜穿孔。

导致神经营养性角膜炎角膜知觉缺失的另一原因是糖尿病[28,29]。糖尿病性角膜感觉减退的严重程度和发病率与糖尿病的患病时间成正比。角膜知觉缺失是广泛性外周神经病变的一种表现形式，通常发生于病程较长的糖尿病患者。治疗视网膜新生血管病变的周边全视网膜光凝通常会加重已经存在的角膜感觉减退[30]。由于这类患者存在进展性的增殖性玻璃体视网膜病变和玻璃体出血，有需要手术治疗的可能，所以也同时存在术后并发进展性、持续性角膜上皮缺损愈合不良的风险。然而即使没有先前的手术损伤，一些糖尿病患者也会出现神经营养性角膜炎[29]。

多种滴眼液的长期使用也会引起角膜感觉障碍。这些药物包括噻吗洛尔、倍他洛尔、30% 磺胺醋酰和双氯芬酸钠。角膜屈光手术后应用双氯芬酸钠有助于控制疼痛，但在 LASIK 和 PRK 术后一过性角膜知觉缺失情况下，可能会破坏角膜上皮的完整性[27,54]。而且不规范使用麻醉滴眼液也会发生严重的可以预测的角膜溃疡病变（图 87.1）[22~25]。更常见的病例出现在可卡因滥用或应用诊断性表面麻醉滴眼液的患者，通常由专业的健康从业人员提供，作为眼部外伤后减轻眼痛的止痛剂应用。用药后疗效的日益减退会导致更加频繁地应用表面麻醉剂，最终引起严重

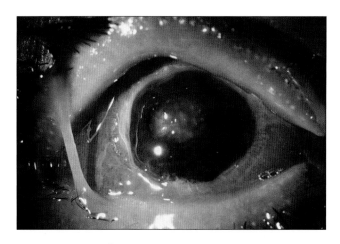

图 87.1　继发于表面麻醉药物滥用的完全性角膜坏死

的角膜损害。这些患者由于持续应用表麻药物导致上皮愈合不良，增加了感染性角膜炎和角膜穿孔的风险。

生化基础

神经营养性角膜炎的分子学基础研究开始于 1954 年的一项动物实验。结果表明，即使缝合睑裂，三叉神经切除也可以引起神经营养性角膜炎的典型改变[56]。此前，一直认为角膜失去神经支配后发生的进行性角膜上皮病变的原因是干眼症[57]。Cavanagh 和同事认为角膜上皮增殖受感觉神经和交感神经及其神经介质的双向调节[6,57]，最近的一项研究发现，神经营养性角膜炎患者存在角膜缘干细胞缺乏，这一发现支持上述理论[58]。另外有证据表明，感觉神经元能够直接影响角膜上皮细胞特性的改变，对维持上皮层良好的完整性有关键作用[59]。即使不存在上皮缺损或细胞死亡的加快，上皮细胞有丝分裂的减少最终也会导致角膜上皮细胞缺乏[40,41]。正如 Thoft 和他的 X、Y、Z 理论所阐述的，由于角膜上皮再生总是从周边部开始向心性进行，衰老细胞在其顶部脱落，所以缺损总是发生在角膜中央区域[41]。

角膜和皮肤上皮细胞的有丝分裂随细胞内环磷酸腺苷（cAMP）水平升高而减少，随细胞内环磷酸鸟苷（cGMP）水平升高而增加[57]。肾上腺素能神经递质和前列腺素能够升高细胞内 cAMP 水平，从而减少上皮的有丝分裂；相反，源于感觉神经元的乙酰胆碱（ACh）能够升高细胞核内 cGMP 水平而促进上皮生长。在去除感觉神经支配的角膜，原本富含 ACh 的组织出现 ACh 的严重耗竭，导致上皮再生的减少。前列腺素的作用有助于解释存在明显炎症时角膜损伤愈

合的延迟。相应地，肾上腺素刺激可以部分反转因去除患侧交感神经引起的感觉神经缺失效应[42~44]。在化学药物或手术引起的角膜感觉缺失的动物实验研究中，去除颈交感神经支配会减轻对角膜上皮的影响[44]。这些发现支持 Cavanagh 提出的角膜上皮再生双重和拮抗性调控机制[37,42]。

P 物质是存在于角膜中的神经肽，在去除感觉神经支配后被耗竭，尤其是应用辣椒素后[45]。动物模型中，应用辣椒素干预出现了神经营养性角膜炎的典型改变，相信 P 物质是角膜上皮再生的直接营养分子[45]。单纯应用 P 物质可以刺激 DNA 合成和角膜上皮细胞生长[46]。同样的研究中，降钙素基因相关肽（Calcitonin gene-related peptide，CGRP）存在于角膜中所有含有 P 物质的神经元附近，与 P 物质有协同效应，但其自身没有营养作用。最近的文献中对 P 物质的营养作用产生异议，认为其通过对上皮细胞的黏附产生间接效应[47]。研究继续向对神经营养性角膜炎有特殊治疗作用的几个途径进行。

临床表现

角膜知觉缺失触发一系列眼表异常反应，并使角膜溃疡进展加速[1,3,48]。反射性流泪和眨眼频率的减少是因神经反射传入的缺失引起的[2]。黏蛋白分泌增多使泪液变得更加黏稠[49]，引起泪液表面出现异常，加重角膜上皮微绒毛的病变，进而损害眼表润滑，达到一定程度时角膜变得易于受到损害，而且一旦发生损害角膜的自我修复能力也变得很差[1,3,48]。

感觉神经缺失的最早期体征是下眼睑结膜表面的孟加拉红染色（rose Bengal）[1,3]。每次眨眼后泪膜在几秒内破裂，形成地图状角膜上皮干燥斑，在荧光素染色帮助下更易于观察。泪液黏蛋白黏性的增加有助于异常眼表的保湿[49]。此时，可能出现角膜上皮的荧光素点状染色，但出现在荧光素染色的数分钟后[1,3]。部分知觉缺失的角膜甚至出现灰色的浅层点状病变，这些上皮病变可以立即着色[1,3]。干燥上皮形成的小片状改变称为 Gaule 斑，可以用后部反光照明法观察，区别于神经营养性角膜炎早期角膜缘出现的 Dellen 斑[1]。上述表现构成了神经营养性角膜炎 Mackie 1 期的临床特点（框 87.2），也可能转为慢性病变，引起浅层新生血管增生、基质瘢痕、上皮增生和不规则化[1,3]。极少见的是角膜前膜的增生，自角膜缘向中央区向心性生长，并可覆盖正常角膜上皮[50]。

框 87.2　神经营养性角膜炎的临床分期

1 期
　　睑结膜孟加拉红染色
　　泪膜破裂时间缩短
　　泪液黏蛋白黏性增加
　　上皮荧光素点状染色
　　干燥角膜上皮的瘢痕性病灶(Gaule 斑)
2 期
　　急性上皮脱落,通常位于上眼睑覆盖区域
　　缺损边缘疏松上皮环绕
　　基质水肿
　　房水细胞和闪辉
　　缺损边缘光滑并随时间移位
3 期
　　基质溶解,时常引起角膜穿孔

　　2 期病变表现为急性上皮脱落,常发生于上眼睑覆盖区域[1,3]。脱落的机制与复发性角膜上皮糜烂相似,是由于粗糙和异常角膜上皮表面的泪液湿化不足引起。上皮缺损常常环绕疏松的上皮带,当角膜基质开始水肿时出现后弹力层皱褶,常会出现房水细胞和闪辉,无菌性前房积脓较少见(图 87.2)。此期是紧急和正确治疗的适应证。当此期持续存在时,周围的上皮细胞变得混浊、水肿,并且与前弹力层的黏附性变差。缺损区边缘变得光滑并随缺损时间发生位移[1,3,4]。潜掘状的水平、椭圆或圆形的慢性缺损改变是神经营养性角膜炎的典型特征(图 87.3)。

　　3 期通常在 1 期和 2 期病变缺乏足够治疗后出现,即使有正确的方法治疗也难以避免。基质溶解是此

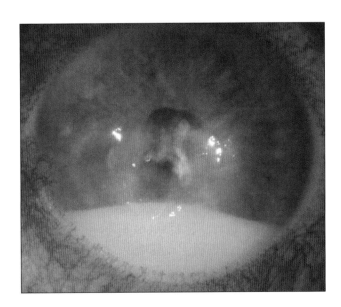

图 87.2　神经营养性角膜溃疡伴前房积脓

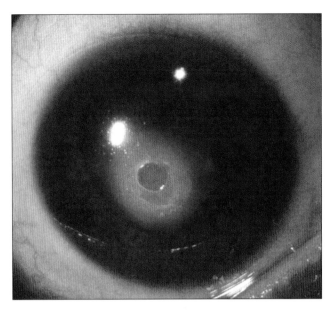

图 87.3　中央圆形潜掘样上皮缺损,继发于典型的神经营养性角膜炎

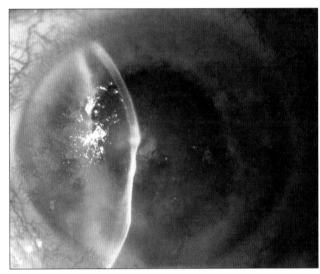

图 87.4　知觉减退引起的角膜变薄合并基质溶解

期的特点,并且时常出现穿孔(图 87.4)[1,3,4]。炎症、继发感染和糖皮质激素滴眼液的不当使用会促进角膜基质溶解并增加穿孔的风险[4]。

组织病理学改变

　　角膜上皮的组织病理学变化与临床病变结果是一致的。慢性感觉丧失导致角膜上皮厚度减少,正常表面脱落层完全缺损,并伴有上皮细胞糖原耗竭[48,50]。表面细胞微绒毛脱失,引起泪膜附着性的破坏[3]。残余的表面上皮细胞出现细胞内水肿。基底膜的合成

异常可以解释上皮黏附的缺陷[3]。

结膜的改变包括杯状细胞密度减少和表面微绒毛长度的增加[48,51]。印迹细胞学检查显示杯状细胞缺失并可向角膜表面移行[38]。干燥性角膜炎也会出现很多类似的角膜和结膜改变，但不会达到神经营养性角膜炎表现的程度[48]。

临床评估

角膜感觉减退的原因很多，包括眼部和全身性的多种疾病。详尽的眼科检查和全面的内外科病史采集，有助于医生确定任何类型感觉减退的原因[2]。内科和外科病史可以提示先前存在的手术或外伤性三叉神经损害、糖尿病、明确的可能引起角膜知觉减退的眼科药物、既往的激光或手术过程以及角膜接触镜的应用。如果存在眼部直接接触腐蚀性化学试剂或慢性暴露于二硫化碳和硫化氢，应在首次接诊时予以确定。如果角膜感觉减退没有确定的原因，特别是存在严重的角膜损害伴有进展性角膜基质溶解，提示可能有表面麻醉药物的滥用，特别是存在近期角膜外伤病史的患者[22]。

其他神经系统异常，包括第Ⅴ对脑神经或其脑干神经核及其他局部结构的病变有助于定位肿瘤、外伤或血管病变[2]。特别有意思的是第Ⅶ对和第Ⅷ对脑神经的功能，尤其是关于听神经瘤及其手术切除之后的改变。角膜感觉异常是听神经瘤第二常见的临床表现（仅次于听力减退）[2]。眼球运动障碍提示Ⅲ、Ⅳ、Ⅵ对脑神经的功能异常，可以定位动脉瘤或海绵窦的病变。瞳孔异常为判断第Ⅱ对脑神经的功能状态提供依据，并且是虹膜交感神经支配异常的预兆。存在相对性传入性瞳孔障碍（RAPD）伴有角膜知觉异常可以定位眼眶肌锥内的损害。Adie 瞳孔反应也与角膜感觉的变化有关[35]。任何与角膜知觉缺失有关的神经异常都应当由内科医生或神经科医生进行详细的检查。

正常的眼睑功能对神经营养性角膜炎的预后有关键作用。眼睑缺损或兔眼可以加重角膜上皮的暴露和干燥，促进病变向 3 期发展。眼睑可能因眼周浸润性肿瘤切除或化学伤和热烧伤发生瘢痕化。甲状腺相关眼病引起的突眼和上睑后退，都可能会导致暴露性角膜病变。第Ⅶ对脑神经麻痹引发的兔眼有时会合并严重的角膜感觉减退，特别是听神经瘤切除术后，更容易发生角膜溃疡[2]。

眼表检查应包括仔细的泪液质和量的分析。鼻腔 - 泪腺泪液反射的缺失，及同侧鼻黏膜感觉缺失提示存在高度风险发生神经营养性角膜溃疡，并且能够影响非患侧眼泪液的产生[52]。角膜检查由评估角膜知觉减退的类型和程度开始。此检查最有用的仪器是 Cochet-Bonnet 触觉计，通过引发患者眨眼反射或反应的尼龙线的长度（长度 0~6cm）来测量角膜知觉[2]。不规则的角膜知觉异常提示局部眼科疾病如既往发生的 HZV 角膜炎[6]。角膜知觉异常程度的测定很重要，因为较差的角膜知觉更易于出现严重的角膜上皮病变。应用 Cochet-Bonnet 触觉计测量 HZV 角膜炎角膜知觉异常的研究中，仅在读数为 2cm 或以下的角膜出现上皮脱落和基质溃疡[6]。

直接裂隙灯生物显微镜检查对于确定先于角膜知觉异常出现的角膜病变非常重要。上皮疾病的体征，特别树枝状改变是确定单纯疱疹病毒性角膜病变的依据，应该认真鉴别 HSV 和 HZV 出现的树枝状改变类型，通常只有通过培养鉴定或感染细胞的直接免疫荧光染色才可以区别两类疾病。这些损害的特征已在第 77 和第 78 章详细讨论。上皮缺损愈合也可能出现树枝状改变，但因缺少分枝结构和末梢膨大改变可与单纯疱疹病毒性角膜炎鉴别。基质瘢痕的存在提示既往的感染病变。角膜神经的突起和串珠样改变可能是麻风结节性眼前节病变的细微体征[9]。角膜知觉减退也可能发生于进展性的基质营养不良，如格子状和颗粒状角膜营养不良，这些特征性的临床表现已在第 70 章详细阐述。

一旦确定角膜知觉功能异常的程度，应该关注角膜上皮的变化。存在显著荧光素染色和明显上皮缺损的患者需要立即进行积极治疗。密集的前基质浸润提示感染性角膜炎。此时，在开始使用正确的广谱抗生素滴眼液治疗前应进行病原学培养。出现基质溶解和变薄时需要更为积极的治疗以维持角膜结构的完整性。

其他眼科表现有助于确定角膜知觉异常的潜在原因。伴有或不伴前房炎症的虹膜萎缩常见于 HZV 和 HSV 角膜虹膜炎，也可能见于麻风[8,9]。轻微的前房细胞和房水闪辉可能见于引起角膜感觉减退的神经性病因[51]。由于病毒可以损害睫状神经节的运动神经纤维，调节功能减退提示 HZV 感染可能是角膜知觉异常的原因。眼底检查可以发现患侧视神经苍白或水肿，这些发现有助于将损害定位于眶内或眶后部位。糖尿病性视网膜病变病史或视网膜病变治疗后的激光瘢痕也有助于确定引起角膜知觉缺失的原因。

治疗

角膜知觉减退的处理措施取决于角膜上皮状况和角膜知觉减退的程度。1期病变仅需要简单的表面润滑剂,最好选用不含防腐剂的滴眼液或眼膏以免防腐剂引起上皮毒性。此期使用治疗性软性角膜接触镜有效,但增加了感染性角膜炎的风险[19,53]。眼睑功能异常需要立即治疗,以防出现暴露性角膜病变并发展至2期病变。尽管很多角膜感觉减退的患者并不发展到更严重的临床阶段,但存在的知觉缺失使角膜持续处于危险之中。知觉缺失越严重,发展为角膜上皮溃疡的可能性越大[6]。存在严重或完全角膜知觉缺失的患者,外侧睑裂缝合、眼睑弹夹或提上睑肌注射肉毒素A有助于防止角膜上皮缺损[3,54],与连续性缝合相比,这些方法可以保留用药通道,并能改善眼表氧的供应。角膜感觉减退患者治疗成功的关键是对角膜上皮表面的严格管护,以免发展至神经营养性角膜炎的严重阶段。

由于角膜感觉神经支配缺失可以损害角膜上皮生长,感觉异常角膜存在上皮缺损需要立即进行正确的治疗。边缘性感觉缺失的角膜可能对润滑剂和局部预防性抗生素治疗反应良好。相反,存在严重或完全性感觉缺失的患者需要更为积极的治疗方法。单纯下泪小点硅胶栓塞或联合上泪小点栓塞可以极大改善泪膜功能[55]。有证据表明局部应用四环素可以加速上皮缺损的愈合。口服多西环素(强力霉素)或米诺环素可以通过作用于睑板腺治疗泪液质的异常,并有助于防止角膜基质溶解。即使存在眼睑缺损或功能异常,遮盖大部分或所有缺损区域的睑裂缝合常能促进上皮缺损的愈合[54]。

直到最近,促进上皮生长药物的疗效仍是不确定的。近来对人的研究显示,同时应用P物质和胰岛素样生长因子(IGF-1)、单纯神经生长因子及胸腺肽β4可以加速神经营养性角膜炎的上皮愈合[56-58]。由于这些肽类药物成本昂贵且保质期较短,引发对此类药物自然生成的研究以促进上皮生长。已发表的研究结果表明脐带血清和自体血清(20%和50%)滴眼液对神经营养性角膜溃疡有治疗作用[59-61]。治疗效果源于血清中发现的生长因子、纤维连接素、维生素和免疫球蛋白,最近的报告认为可以促进顽固性角膜溃疡的上皮愈合[62]。过去十年中,我们使用自体血清(20%)的临床经验是肯定的,使之成为积极治疗1期和2期神经营养性角膜炎的不可缺少的方法。

神经营养性角膜溃疡伴有炎症存在使治疗变得更为复杂。炎症反应与感觉神经支配缺失一样可以抑制角膜上皮生长[4,5,37]。尽管对于炎症作为持续性上皮缺损促进因素的少数患者,需要局部应用糖皮质激素药物,但应认真追踪应用糖皮质激素的患者,特别是化学伤患者,因为存在突发性角膜基质溶解和穿孔的风险。理论上,应用糖皮质激素滴眼液可以阻止局部前列腺素对角膜上皮生长的影响,但对创伤愈合患者并没有产生令人满意的治疗效果[25]。对于治疗困难的病例,可以考虑使用不含防腐剂的激素类滴眼液,合并使用广谱抗生素如头孢唑啉。应特别避免使用双氯芬酸钠,因为局部使用有引起角膜感觉减退的可能[27]。

3期神经营养性角膜炎包括基质溃疡、溶解和角膜变薄。尽管应用润滑剂、自家血清和积极治疗基质炎症,角膜仍然进行性变薄的患者,需要行睑裂缝合手术防止基质溶解及继之出现的角膜穿孔。新的高透氧性巩膜接触镜对于知觉缺失角膜的短期和长期治疗都非常有效,尤其在角膜暴露的条件下[63]。羊膜移植联合绷带镜或羊膜硬性接触环(Prokera)覆盖也成为治疗上皮缺损不愈合的有效工具[64]。氰基丙烯酸盐黏合胶水、成形性板层角膜移植、结膜瓣和单层及多层羊膜移植都可能阻止角膜基质溶解及穿孔的进程[54,64-67,69-71]。应用羊膜不仅可以抑制溶解的进程,还可以减轻周围的角膜基质浸润[66,67]。当患眼初诊即为此期时,对保持眼球结构完整性的需求优先于对视力的恢复。软性绷带接触镜联合使用氰基丙烯酸盐黏合胶是无创性的,是濒临穿孔的有效治疗方法[54,71]。大范围的缺损需要板层或穿透性角膜移植[54,71]。板层移植因其较低的排斥概率和较快的愈合速度,是小到中等直径穿孔的手术选择,并可以保留大多数内皮细胞。应用多层羊膜的板层移植也报告了良好的结果[68,69]。结膜瓣遮盖尽管对抑制基质溶解和产生新的上皮屏障有效,但因外观和视力结果欠佳,逐渐减少了其在溃疡和穿孔治疗中应用[54,65,71]。

角膜知觉缺失患者实施穿透性角膜移植手术重建视力的问题,在文献上缺乏大量病例系列的报告。严重的神经营养性角膜炎患者出现基质新生血管合并瘢痕化,以及存在的上皮感觉异常明显增加了植片失败的风险(图87.5)。维护眼表功能状态及部分睑裂缝合对手术的成功是至关重要的,在一项带状疱疹病毒性角膜炎继发角膜瘢痕患者实施角膜移植的研究中,联合保护性的外侧睑裂缝合使手术获得成

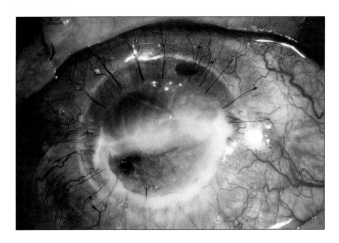

图 87.5　带状疱疹角膜炎患者角膜移植术后植片基质溶解、变薄和穿孔

功率[73]。初步的临床经验认为，围术期应用不含防腐剂的糖皮质激素和抗生素联合长期应用自体血清，在角膜知觉缺失条件下能够维持角膜植片的透明。这一方法尚需进一步的研究完善试验计划和远期并发症的观察。对于任何罹患溃疡、神经营养性或其他疾病的患眼，建议在施行穿透性角膜移植手术前维持6 个月的临床稳定期。

总结

　　缺乏足够感觉神经支配的角膜表面存在发生进行性上皮病变的风险，如果缺乏及时正确的治疗，将会引起上皮剥脱、基质溶解和继之而来的角膜穿孔。角膜知觉减退的原因多样，单纯疱疹病毒感染和三叉神经眼支的损伤最可能引起临床角膜疾病。任何原因引起的角膜上皮细胞胆碱能感觉神经纤维营养作用的缺失，都会破坏角膜的知觉。即使没有明显的外伤，影响角膜上皮生长速度的疾病也会延迟创伤愈合，并且可能引起上皮缺损。初诊评估应确定角膜知觉缺失的潜在原因，特别关注三叉神经通路中中枢神经系统的潜在病变。如果没有明显的原因，应考虑局部麻醉药物的滥用。治疗应直接着眼于防止上皮缺损和促进上皮细胞再生。不含防腐剂的润滑滴眼液、自家血清和睑裂缝合是主要的治疗方法。自家血清提供生长因子，并可以药物形式提供临床应用。即将发生的和小范围的角膜穿孔可以局部使用氰基丙烯酸盐黏合胶修补，而大范围的缺损需要板层或穿透性角膜移植手术治疗。上皮缺损情况下快速确定角膜知觉减退，有助于正确而积极的治疗，从而避免出现3 期神经营养性角膜炎。目前缺乏恢复角膜知觉的

突破性的方法，外科局部神经移植和口服麦角溴烟酯的研究有望完全根除这一疾病。

（冀建平　译）

参考文献

1. Mackie IA. *Neuroparalytic (neurotrophic) keratitis. Symposium on contact lenses: transactions of the New Orleans Academy of Ophthalmology.* St Louis: Mosby; 1973.
2. Miller NR. *Walsh and Hoyt's clinical neuro-ophthalmology.* Baltimore: Williams & Wilkins; 1985.
3. Mackie IA. Role of the corneal nerves in destructive disease of the cornea. *Trans Ophthalmol Soc U K* 1978;**93**:373.
4. Cavanagh HD, Pihlaja D, Thoft RA, et al. The pathogenesis and treatment of persistent epithelial defects. *Trans Sect Ophthalmol Am Acad Ophthalmol Otolaryngol* 1976;**81**:754.
5. Ueno H, Ferrari G, Hattori T, et al. Dependence of corneal stem/progenitor cells on ocular surface innervation. *Invest Ophthalmol Vis Sci* 2012;**53**(2): 867.
6. Cobo ML. Corneal complications of herpes zoster ophthalmicus: prevention and treatment. *Cornea* 1988;**7**:50.
7. Liesegang TJ. Ocular herpes simplex infection: pathogenesis and current therapy. *Mayo Clin Proc* 1988;**63**:1092.
8. Hamrah P, Cruzat A, Dastjerdi MH, et al. Unilateral herpes zoster ophthalmicus results in bilateral corneal nerve alteration: an in vivo confocal microscopy study. *Ophthalmology* 2013;**120**(1):40.
9. Karaçorlu MA, Çakiner T, Saylan T. Corneal sensitivity and correlations between decreased sensitivity and anterior segment pathology in ocular leprosy. *Br J Ophthalmol* 1991;**75**:117.
10. Onofrio BM. Radiofrequency percutaneous Gasserian ganglion lesions. Results in 140 patients with trigeminal pain. *J Neurosurg* 1975;**42**:132.
11. Davies MS. Corneal anaesthesia after alcohol injection of the trigeminal sensory root: examination of 100 anaesthetic corneae. *Br J Ophthalmol* 1970;**54**:577.
12. Sterkers JM, Morrison GA, Sterkers O, et al. Preservation of facial, cochlear, and other nerve functions in acoustic neuroma treatment. *Otolaryngol Head Neck Surg* 1994;**110**:146.
13. Tos M, Drozdziewicz D, Thomsen J. Medial acoustic neuromas. A new clinical entity. *Arch Otolaryngol Head Neck Surg* 1992;**118**:127.
14. Lanigan DT, Romanchuk K, Olson CK. Ophthalmic complications associated with orthognathic surgery. *J Oral Maxillofac Surg* 1993;**51**:480.
15. Rosenberg ML. Congenital trigeminal anaesthesia: a review and classification. *Brain* 1984;**107**:1073.
16. Donaghy M, Hakin RN, Bamford JM, et al. Hereditary sensory neuropathy with neurotrophic keratitis. Description of an autosomal recessive disorder with a selective reduction of small myelinated nerve fibres and a discussion of the classification of the hereditary sensory neuropathies. *Brain* 1987;**110**:563.
17. Goldberg MF, Payne JW, Brunt PW. Ophthalmologic studies of familial dysautonomia. *Arch Ophthalmol* 1968;**80**:733.
18. Baum JL, Feingold M. Ocular aspects of Goldenhar's syndrome. *Am J Ophthalmol* 1973;**75**:253.
19. Purcell JJ, Krachmer JH, Thompson HS. Corneal sensation in Adie's syndrome. *Am J Ophthalmol* 1977;**84**:496.
20. John D, Thomas M, Jacob P. Neurotrophic keratitis and congenital insensitivity to pain with anhidrosis – a case report with 10-year follow-up. *Cornea* 2011;**30**(1):100.
21. Kapoor B, Luhishi EA, Chung AK, et al. Neurotrophic keratitis in a patient with dihydropyrimidine dehydrogenase deficiency. *Indian J Ophthalmol* 2008;**56**(4):336.
22. Rosenwasser GOD, Holland S, Pflugfelder SC, et al. Topical anesthetic abuse. *Ophthalmology* 1990;**97**:967.
23. Willis WE, Laibson PR. Corneal complications of topical anesthetic abuse. *Can J Ophthalmol* 1970;**5**:239.
24. Weissman SS, Asbell PA. Effects of topical timolol (0.5%) and betaxolol (0.5%) on corneal sensitivity. *Br J Ophthalmol* 1990;**74**:409.
25. Hersh PS, Rice BA, Baer JC, et al. Topical nonsteroidal agents and corneal wound healing. *Arch Ophthalmol* 1990;**108**:577.
26. Chang FW, Reinhart S, Fraser NM. Effect of 30% sulfacetamide on corneal sensitivity. *Am J Optom Physiol Opt* 1984;**61**:318.
27. Szerenyi K, Sorken K, Garbus JJ, et al. Decrease in normal human corneal sensitivity with topical diclofenac sodium. *Am J Ophthalmol* 1994;**118**:312.
28. Schwartz DE. Corneal sensitivity in diabetics. *Arch Ophthalmol* 1974;**91**: 175.
29. Lockwood A, Hope-Ross M, Chell P. Neurotrophic keratopathy and diabetes mellitus. *Eye (Lond)* 2006;**20**(7):837–9.
30. Menchini U, Scialdone A, Pietroni C, et al. Argon versus krypton panretinal photocoagulation side effects on the anterior segment. *Ophthalmologica* 1990;**201**:66.
31. Johnson SM. Neurotrophic corneal defects after diode laser cycloablation. *Am J Ophthalmol* 1998;**126**(5):725–7.
32. Velasco MJ, Bermúdez FJ, Romero J, et al. Variations in corneal sensitivity

with hydrogel contact lenses. *Acta Ophthalmol* 1994;**72**:53.

33. Campos M, Hertzog L, Garbus JJ, et al. Corneal sensitivity after photorefractive keratectomy. *Am J Ophthalmol* 1992;**114**:51.

34. Toda I. LASIK and the ocular surface. *Cornea* 2008;**27**(Suppl. 1):S70–6.

35. Purcell JJ, Krachmer JH. Familial corneal hypesthesia. *Arch Ophthalmol* 1979;**97**:872.

36. Sigelman S, Friedenwald JS. Mitotic and wound-healing activities of the corneal epithelium: effect of sensory denervation. *Arch Ophthalmol* 1954;**52**:46.

37. Cavanagh HD, Colley AM. The molecular basis of neurotrophic keratitis. *Acta Ophthalmol Suppl* 1989;**192**:115.

38. Puangsricharern V, Tseng SC. Cytologic evidence of corneal diseases with limbal stem cell deficiency. *Ophthalmology* 1995;**102**(10):1476–85.

39. Baker KS, Anderson SC, Romanowski EG, et al. Trigeminal ganglion neurons affect corneal epithelial phenotype. *Invest Ophthalmol Vis Sci* 1993;**34**:137.

40. Lemp MA, Mathers WD. Corneal epithelial cell movement in humans. *Eye (Lond)* 1989;**3**:438.

41. Thoft RA. The X, Y, Z hypothesis of corneal epithelial maintenance. *Invest Ophthalmol Vis Sci* 1983;**24**(10):1441.

42. Abelli L, Geppetti P, Maggi CA. Relative contribution of sympathetic and sensory nerves to thermal nociception and tissue trophism in rats. *Neuroscience* 1993;**57**:739.

43. Perez E, Lopez-Briones LG, Gallar J, et al. Effects of chronic sympathetic stimulation on corneal wound healing. *Invest Ophthalmol Vis Sci* 1987;**28**:221.

44. Shimizu T, Izumi K, Fujita S, et al. Capsaicin-induced corneal lesions in mice and the effects of chemical sympathectomy. *J Pharmacol Exp Ther* 1986;**243**:690.

45. Fujita S, Shimizu T, Izumi K, et al. Capsaicin-induced neuroparalytic keratitis-like corneal changes in the mouse. *Exp Eye Res* 1984;**38**:165.

46. Reid TW, Murphy CJ, Iwahashi CK, et al. Stimulation of epithelial cell growth by the neuropeptide substance P. *J Cell Biochem* 1993;**52**:476.

47. Araki-Sasaki K, Aizawa S, Hiramoto M, et al. Substance P-induced cadherin expression and its signal transduction in a cloned human corneal epithelial cell line. *J Cell Physiol* 2000;**182**(2):189–95.

48. Gilbard JP, Rossi SR. Tear film and ocular surface changes in a rabbit model of neurotrophic keratitis. *Ophthalmology* 1990;**97**:308.

49. Wright P, Mackie IA. Mucus in the healthy and diseased eye. *Trans Ophthalmol Soc U K* 1977;**97**:1.

50. Zabel RW, Mintsioulis G. Hyperplastic precorneal membranes. Extending the spectrum of neurotropic keratitis. *Cornea* 1988;**7**:50.

51. Alper MG. The anesthetic eye: an investigation of changes in the anterior ocular segment of the monkey caused by interrupting the trigeminal nerve at various levels along its course. *Trans Am Ophthalmol Soc* 1975;**73**:323.

52. M'Garrech M, Rousseau A, Kaswin G, et al. Impairment of lacrimal secretion in the unaffected fellow eye of patients with recurrent unilateral herpetic keratitis. *Ophthalmology* 2013;**120**(10):1959.

53. Kent HD, Cohen EJ, Laibson PR, et al. Microbial keratitis and corneal ulceration associated with therapeutic soft contact lenses. *CLAO J* 1990;**16**:49.

54. Donzis PB, Mondino BJ. Management of noninfectious corneal ulcers. *Surv Ophthalmol* 1987;**32**:94.

55. Tai MC, Cosar CB, Cohen EJ, et al. The clinical efficacy of silicone punctal plug therapy. *Cornea* 2002;**21**(2):135–9.

56. Yamada N, Matsuda R, Morishige N, et al. Open clinical study of eyedrops containing tetrapeptides derived from substance P and insulin-like growth factor-1 for treatment of persistent corneal epithelial defects associated with neurotrophic keratopathy. *Br J Ophthalmol* 2008;**92**(7):896.

57. Tan MH, Bryars J, Moore J. Use of nerve growth factor to treat congenital neurotrophic corneal ulceration. *Cornea* 2006;**25**(3):352–5.

58. Dunn SP, Heidemann DG, Chow CY, et al. Treatment of chronic nonhealing neurotrophic corneal epithelial defects with thymosin beta4. *Ann N Y Acad Sci* 2010;**1194**:199.

59. Yoon KC, You IC, Im SK, et al. Application of umbilical cord serum eyedrops for the treatment of neurotrophic keratitis. *Ophthalmology* 2007;**114**(9):1637–42.

60. Rao K, Leveque C, Pflugfelder SC. Corneal nerve regeneration in neurotrophic keratopathy following autologous plasma therapy. *Br J Ophthalmol* 2010;**94**(5):584.

61. Jeng BH, Dupps WJ Jr. Autologous serum 50% eyedrops in the treatment of persistent corneal epithelial defects. *Cornea* 2009;**28**(10):1104.

62. Poon AC, Geerling G, Dart JK, et al. Autologous serum eyedrops and epithelial defects: clinical and in vitro toxicity studies. *Br J Ophthalmol* 2001;**85**:1188–97.

63. Weyns M, Koppen C, Tassignon MJ. Scleral contact lenses as an alternative to tarsorrhaphy for the long-term management of combined exposure and neurotrophic keratopathy. *Cornea* 2013;**32**(3):359.

64. Suri K, Kosker M, Raber IM, et al. Sutureless amniotic membrane ProKera for ocular surface disorders: short-term results. *Eye Contact Lens* 2013;**39**(5):341.

65. Alino AM, Perry HD, Kanellopoulos AJ, et al. Conjunctival flaps [see comments]. *Ophthalmology* 1998;**105**(6):1120–3.

66. Chen HJ, Pires RT, Tseng SC. Amniotic membrane transplantation for severe neurotrophic corneal ulcers. *Br J Ophthalmol* 2000;**84**(8):826–33.

67. Khokhar S, Natung T, Sony P, et al. Amniotic membrane transplantation in refractory neurotrophic corneal ulcers: a randomized, controlled clinical trial. *Cornea* 2005;**24**(6):654–60.

68. Rodríguez-Ares MT, Touriño R, López-Valladares MJ, et al. Multilayer amniotic membrane transplantation in the treatment of corneal perforations. *Cornea* 2004;**23**(6):577–83.

69. Hick S, Demers PE, Brunette I, et al. Amniotic membrane transplantation and fibrin glue in the management of corneal ulcers and perforations: a review of 33 cases. *Cornea* 2005;**24**(4):369–77.

70. Fogle JA, Kenyon KR, Foster CS. Tissue adhesive arrests stromal melting in the human cornea. *Am J Ophthalmol* 1980;**89**:795.

71. Hirst LW, Smiddy WE, Stark WJ. Corneal perforations: changing methods of treatment, 1960–1980. *Ophthalmology* 1982;**89**:630.

72. Webster RG, Slansky HH, Refojo MF, et al. The use of adhesive for the closure of corneal perforations. *Arch Ophthalmol* 1968;**80**:705.

73. Reed JW, Joyner SJ, Knauer WJ. Penetrating keratoplasty for herpes zoster keratopathy. *Am J Ophthalmol* 1989;**107**:257.

74. Elbaz U, Bains R, Zuker RM, et al. Restoration of corneal sensation with regional nerve transfers and nerve grafts: a new approach to a difficult problem. *JAMA Ophthalmol* 2014;**132**(11):1289.

75. Lee YC, Kim SY. Treatment of neurotrophic keratopathy with nicergoline. *Cornea* 2015;**34**(3):303–7.

第88章

人为性角结膜炎

Lisa M.Nijm,Matthew R.Parsons

关键概念

- 人为性角结膜炎(factitious keratoconjunctivitis)是较为罕见难以诊断的疾病。对于任何持续发生或难以解释的外伤患者,如不进行鉴别诊断,经常会出现漏诊。
- 人为性角结膜炎患者的眼部损害区别于其他表现类似、诊断明确的眼部孟乔森病、装病和其他自为性眼部外伤。
- 人为性疾病患者常发生于20~30岁,常见于与医疗或健康职业相关的工作人员。
- 损伤部位可能是明确诊断的关键鉴别因素,人为性眼部病变几乎都发生在下方和鼻侧象限,极少发生于上方象限。
- 表面麻醉滴眼液的滥用是最常见和最具破坏性的眼部自我损伤。
- 自我伤害的治疗主要依赖于眼科医生对人为性角结膜炎的识别和认识,仔细对这一罕见疾病做出诊断是至关重要的。

本章纲要

人为性疾病的定义
自我损伤的多种类型
麻醉滴眼液的滥用

自我伤害是医疗领域中最难诊断的疾病之一,人为性角结膜炎也不例外。出于自身素养和专业训练,医务人员试图探究每一种疾病的潜在病因。但即使是最训练有素的眼科医生也可能会漏诊自我伤害性疾病。Voutilainen 和 Tuppurainen[1]认为自我伤害的患者会表达强烈的求救意愿,但不能描述他们需要何种帮助。人为性行为有时可能难以理解,但必须进行探究。这类疾病的诊断困难可能会导致正确治疗的

延误,从而引起永久性损害,也耗费医疗系统大量的不必要的费用[2]。本章讨论人为性角结膜炎的诊断和治疗以及与此相关的明确的眼部孟乔森病、装病和其他自为性眼部外伤。

人为性疾病的定义

"人为性疾病(fictitious disorders)"一词,其正确的含义仅指症状和体征是由患者故意造成,以假装患者角色为目的的疾病[3]。遗憾的是,精神病学文献之外,"人为性"一词更广泛地用于描述任何类型的自我伤害。人为性疾病应与装病和躯体形式障碍相鉴别。装病也可出现故意造成的症状和体征,相对而言,装病总有外在诱因的线索。装病的动机是间接获益,如果明确相关的全部背景通常易于理解。装病在特定环境下(如战俘)是自适应反应,并不意味着精神病理学改变。躯体形式障碍包括癔病、转化障碍和疑病症。这些疾病也可以引起不能完全解释的身体或精神性表现。然而与人为性疾病和装病相比,这些症状不是自发产生,并且是不能自觉控制的。躯体形式障碍很少引起角膜和结膜的病变,本文不进行进一步讨论。

人为性疾病,根据定义,意味着存在精神病理学改变[3]。患者表现为伪装成患者角色的病理性需求,并由此涉入医疗系统。这一意愿非常强烈,可能导致所有类型、任何程度的自我伤害。获取患者角色是所有行为的唯一动机。缺少特征性的外在诱因,如经济获益、免责等。患者反复伤害自己,常会引起灾难性的后果,并掩饰疾病的真实状态[3]。通常因为某些理由而忽视真正的病理学原因。首先,患者通常断然否认任何外伤,包括自伤性的或意外性的。其次,自我伤害行为的动机深藏于患者的内心深处,是医生难以

理解的。第三,由于内在的医生相信患者病史真实性的原因,或者因与患者长期存在关系,医生通常不愿考虑患者自我伤害的可能性。人为性疾病的表现是广泛而多样的。文献中的一些病例表现为:自我注射细菌引起反复发作性皮肤溃疡[4,5]、皮下气肿[6]、假性带状疱疹[7]、尿血[8,9]、假性镰状细胞危象[10]、缺铁性贫血[11,12]、癫痫[13]、获得性免疫缺陷综合征(AIDS)[14]、关节炎[15]、紫癜[16]、高血钙症[17]、癌症[18,19]、败血症[20]、致死性哮喘[21]、致死性水中毒[22]、致死性低血糖[23,24]以及很多其他表现形式[25~31]。理解这些常见的源于人为性疾病的致命性病变,有助于正确看待此病引起的离奇的眼部伤害。

人为性角结膜炎

1990 年报告了 1 例双侧性人为性结晶性角膜病变的经典病例[32]。18 岁男性患者表现为双侧角膜深基质层溃疡并伴有前房积脓(图 88.1),双侧溃疡灶周围环绕奇特的蓝色的、折光性结晶状基质沉积物。患者断然否认使用角膜接触镜或遭受任何外伤性损害。大量的诊断和治疗后没有发现病原学证据。父母发现患者将其父亲的胰岛素注射器与一种眼影一起存放,并且注射器中有眼影混合液,怀疑为自我伤害。患者承认曾数次对角膜注射眼影混合液。

1982 年 Jay 等报告了 6 例自我伤害引起的眼部外伤[33]。所有 6 例患者均表现为下方和鼻侧象限角膜和结膜的机械性外伤,病变表现为边界清晰的线状

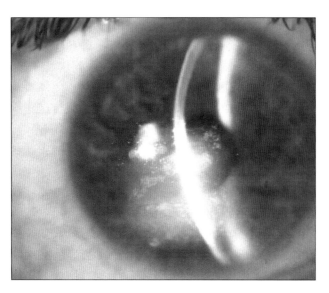

图 88.1　1 例 18 岁患者,角膜注射眼影混合溶液引起的双侧自伤性角膜溃疡。角膜基质可以见到特殊的蓝色折光性结晶体

或方形损害。其中 3 例患者有医学教育背景或在医疗行业工作,5 例患者年龄介于 18~32 岁,共同特征是患者都表现为沉静冷淡的态度。脱落结膜上皮细胞病理学检查没有炎症反应的迹象。多数患者伴有身体其他部位的自我伤害,所有患者具有精神病理学改变。

1963 年 Segal 等报告了 22 例自我伤害引起的角膜和结膜损伤的因犯,并已排除装病[34]。共有 43 只眼的 166 处损伤,其中 148 处为化学伤(结晶紫、石灰和来苏尔),29 处为机械伤(毛玻璃、金属、木条和铅笔),3 处为热烧伤(点燃的香烟戳碰角膜)。22 例患者中 10 只眼已经全盲。6 位患者好眼的最佳视力低于 0.1(20/200)。具有特征性的是患者缺乏就医愿望,并由此引起了严重的后果。

1989 年 Errico 等报告了 1 例长期应用 9-α-泼尼松龙引起的人为性的肾上腺皮质机能亢进[35]。1990 年 Karnik 等报告了 1 例 18 岁女性患者在脸部、面颊和眼周注射空气,引起皮下、眼眶和结膜下气肿[36]。

1995 年 Heinz 等报告了 1 例独眼的男性糖尿病患者,伴有难治性的浅层点状角膜病变[37],在眼部遮盖后很快愈合。前部巩膜炎和瘢痕性角结膜炎也是常见的人为性疾病[38,39]。

Fells 和 Bors 于 1970 年报告了一种特殊类型的人为性角结膜炎[40,41],1 例 25 岁男性在长达 5.5 年中蓄意坚持拒绝含有维生素 A 和 β 胡萝卜素的食物。Rouland 等于 1989 年报告了第二例[42,43]。不出所料,患者发生了角膜干燥症、结膜鳄鱼纹斑、眼表湿润缺乏和角膜穿孔。并出现了视网膜黄色斑点和视网膜电图(ERG)及眼电图(EOG)无波形记录。有意思的是,患者没有出现全身性的营养不良,也没有出现 Bitot 斑。患者持续拒绝接受维生素 A 治疗。

孟乔森综合征(慢性人为性疾病)

孟乔森综合征(Munchausen syndrome)是一种人为性疾病的慢性表现,特征为频繁入院、自我伤害、离奇病史,多种不必要的侵入性治疗及其带来的巨额的、通常未支付的医疗费用[20]。试图获得入院许可成为患者重要的生活组成[3]。

眼部孟乔森综合征由 Rosenberg 等在 1986 年做了详细阐述[44]。Rosenberg 等报告了 1 组 4 名眼部孟乔森综合征的女性患者,年龄介于 21~27 岁,其中 3 例在医疗行业工作。患者之一为自我损伤引起的反复发作的双侧性角膜溃疡,最终导致两次角膜移植手术和一只眼眼球摘除。一例自为性碱性烧伤,最

终导致葡萄膜眼睑粘连(虹膜黏附于眼睑)和失明。Voutilainen 和 Tuppurainen 于 1989 年报告了 1 例 18 岁女性患者,在几年时间内反复用不同的化学药剂对双眼进行自我损伤,并用安全别针刺穿角膜[1]。Winans 等于 1983 年报告了 1 例 23 岁女性患者在右侧眼眶和眼周组织反复注射空气[45],最终需行眼球摘除手术,之后又开始对对侧眼进行同样的伤害行为。2000 年时 Tahir 等报告了 1 例 30 岁女性患者双眼注射唾液和自来水混合液引起眼内炎[46]。详细的问诊及患者对以前行为的坦白显示,大量的烧伤、慢性尿道感染、慢性贫血、部分内镜操作、骨髓炎、肺炎和多种外科手术操作等,事实上都可能属于自我损伤的类型。

值得注意的是代理型孟乔森综合征,当父母不能辨别孩子的自身需求时,可能利用假造的实验室检查结果和捏造的病史作为欺骗手段,屈从孩子进行多种不必要的检查操作和有风险的治疗[47]。尽管文献没有眼部的孟乔森综合征的病例报告,但作为重要的疾病,所有眼科医生对令人费解的儿童眼部外伤应该有所警惕。

人为性角结膜炎的诊断

人为性角结膜炎应该纳入任何可疑或不能解释的、持续发生的外伤患者的鉴别诊断中。在角膜疾病的范畴内,双侧存在的可疑的角膜损害通常应予怀疑,任何表现为愈合不良或复发性发作而与临床发病状况不符的都应该存疑。如上文所述,人为性损伤的患者通常伴有精神紧张或其他同时发生的内在问题,可能会增加自发性损害行为的风险[33]。

一般而言,人为性疾病的患者通常发生在 20~30 岁,更常见于医疗或健康相关的行业,可能是由于更容易接触医疗器械和药物[33]。与正常状况相比,这些患者通常对存在的问题缺乏关注,平淡漠视的态度作为基本特征有助于确立诊断。最后外伤的部位可能是诊断的确定性因素,眼部人为性疾病通常发生于下方或鼻侧象限[33],上方象限非常少见。

慢性人为性疾病患者典型表现为既断然否认任何外伤病史,其陈述又不能完全解释疾病的严重性或外伤的真实状况。对于不能解释疾病状况的多样化的病史情节复述具有典型性。当进行 24 小时监护时患者会出现戏剧性的改变,经常发生灾难性的后果。患者通常拒绝精神治疗,并且能够不合常理的接受这种自虐行为而导致灾难性后果。医生对于理解这种行为背后的动机常常感到困惑和失望。

人为性疾病的治疗

很多学者建议,人为性疾病的诊断一旦确立,应该采用熟知的"同情心理疗法"的治疗方法[33,48,49]。应用这种方法确立难以解释的外伤的诊断,然后医生用可以接受的方式对患者提出自相矛盾的证据,可能使一些患者坦白疾病发生的情况。如果能够维持患者的信心,患者对医生依赖的需求可能会得到满足,同时可以逐步减少就诊的频率和时间。一些患者仅在就诊前有人为性损伤行为。然而大多数患者依然抵制治疗,拒绝合作尝试以减少损伤发生的概率[50]。对这类患者治疗的详尽讨论已经超出本文的范围[51,52]。因为经常有各种各样的精神社会性疾患和内在矛盾涉及其中,所有患者都应考虑转诊精神科医生。尽管治疗适当,大部分患者仍然注定持续处于的身体和心理疾病的状态。

孟乔森综合征的治疗较单独的人为性疾病更加希望渺茫。在不同的时期,曾经应用的催眠、胰岛素昏迷、电击休克、脑叶白质切除手术和精神治疗因其效果不佳而被放弃[44]。精神病医生通常认为孟乔森综合征的治疗很少有成功的[53]。

自我损伤的多种类型

装病

装病(malingering)与人为性疾病的区别在于有明确的对疾病需求的动机(尽管通常是隐藏的)。最常见的是患者声称视力丧失或其他伪装症状,但会小心避免遭受任何外伤。然而在不同情形下,患者可以发生自我损伤[54,55]。例如,装病在囚犯中非常常见,目的是为了逃避严酷的拘押[56]。因此即使有严重的外伤性损害也不能排除装病的可能。

黏液拉丝综合征

1985 年,McCulley 等[57] 报告了 1 组 25 例患者的病例系列,在患者鼻侧和下方球结膜出现较为局限的玫瑰红染色。所有患者具有眼表损伤引起的非特异性反应性黏液增多的病史。刺激反应的结果是典型的角结膜瘢痕形成。然而也可以表现为过敏性结膜炎、特应性角结膜炎、角膜异物和结膜鳞状细胞癌。患者承认机械性去除黏液线的过程,并描述了去除的方法,持续存在的眼表刺激的原因非常明确。由此引起的上皮损害加重眼表的刺激,导致黏液产生的进一步增加,从而发生恶性循环。鼻侧及下方球结膜最多波及,因为此处是最容易接触到的部位。

黏液拉丝综合征(mucus fishing syndrome)治疗包括消除手指对眼表的刺激(如有可能),物理去除黏液斑或黏液线,治疗潜在的病变(如干眼),以及应用黏液溶解药物,如10%的乙酰半胱氨酸滴眼液,以减少黏液的产生。

先天性角膜知觉障碍

长期认为角膜溃疡是先天性角膜知觉障碍的一种并发症,但是没有特别考虑到反复性的自我损伤因素。1985年,Trope等报告了4例2.5岁以下的男性患者,自我损伤引起严重的角膜溃疡的发展[58]。发现眼部抓痕,用夹板控制患儿手臂后角膜溃疡得以愈合。每例患儿都确诊为先天性角膜知觉障碍。在去除手肘部夹板固定后角膜溃疡复发。其中两例患儿伴有脑干或小脑发育不良的临床特征。然而,这些病例基本表现为单独发生的先天性角膜知觉障碍,没有患儿具有家族性自主神经异常(Riley-Day综合征)。自1985年始,又报告了3例类似的病例[59-61]。1999年,Yagev等[62]报告了15例贝多因儿童罹患先天性痛觉迟钝,并认为所有患儿具有自我损伤行为,伴有眼部表现和无眼部表现。任何发生于婴幼儿的、标准治疗后难以愈合的角膜溃疡都应该怀疑存在自我损伤,并应当考虑存在先天性角膜知觉障碍的可能性。

疏忽或无意引起的自我损伤

有时,患者知晓身体存在的病变是由他们自己造成的,但由于难堪或不愿承担责任等原因不愿向医生承认。这可以区别于装病,因为真实存在的外伤是无意造成而不是有目的的行为。例如,患者在人工日光浴场因眼部保护不足引起紫外线照射性角膜炎,可能在损伤后由于不好意思而试图隐瞒真实的病史。无意性损伤常见的原因是药物性皮炎,既是医源性的,也是无意识的自我损害。出于各种原因,患者可能拖延告知医生使用非处方药物。很多非处方出售的药物含有防腐剂,会干扰上皮细胞膜的生理状态。患者可以获得诸如庆大霉素、曲氟尿苷、甚至丙美卡因滴眼液,也可以通过朋友或家人获取。在一些国家,表面麻醉滴眼液可以在药店购买。先前存在眼表疾病的患者,为了省钱,在未征求医生同意的情况下将不含防腐剂的人工泪液改换为含有防腐剂的人工泪液,且从不知晓其潜在的药物毒性。Schwab和Abbott于1989年报告了19例患者由于此类化学损害引起的相当严重的药物毒性溃疡性角膜病变[63]。

神经性疾病

抽动秽语综合征(Gilles de la Tourette syndrome)是一种少见的神经性疾病,患者存在运动神经和行为的异常[64],一般从儿童期开始发生。最初的症状是来回返复性的肌肉运动。随着病情进展,会出现嘟哝、模仿、秽语和自我伤害,自伤发生于43%的病例[65]。

口腔和面部的自我伤害是雷-纳综合征(自毁容貌症)患者主要的症状[65]。这是一种性连锁隐性遗传的嘌呤代谢缺陷性疾病。损害可以非常严重且不能自主控制[66]。德朗热综合征的患者也表现为自我伤害行为[67]。自身攻击综合征(auto-aggression syndrome)患者常伴有自我伤害性眼睑结膜炎[68]。然而当眼部伤害不是这些综合征的重点时,它们可能作为全身性自我伤害疾病的一部分而发生。

儿童的自我损伤

在严重精神异常的儿童患者中,自我伤害引起的眼部外伤并不常见。Noel和Clarke于1982年报告了4例自我伤害引起的眼部外伤患儿[69]。可以见到角膜裂伤、虹膜脱出以及角膜和结膜的擦伤。另外在反复打击的患眼出现了玻璃体出血和视网膜脱离。由于可能遗漏潜在的致盲性损伤,对于表现为自我伤害行为的患儿应进行仔细全面的眼科检查。

相对而言,在严重缺陷儿童中眼戳伤是较为特殊的临床疾病[70],通常存在永久性的智力损害。眼戳伤区别于眼擦伤,后者可见于正常儿童,也可见于永久性的非皮质性视力丧失的儿童,通过对单眼或双眼持续长期的无痛性挤压,以获得刺激性光幻觉。

眼戳伤可见于视力损害儿童(71%)和视力正常儿童(29%)。当儿童偶尔用手指尖强烈压迫单侧或双侧眼球时可以诊断眼戳伤。这将引起剧烈的疼痛,也是儿童看护者遇到的最让人不安的行为。通常眼戳伤相对于眼挤压伤造成的组织损害后果可能更为严重。Jan等[71]报告了由此引起的角膜瘢痕、感染性角膜炎、视网膜脱离和白内障。其中1例患者外伤过于严重以至于需行眼球摘除术。矫正行为方式及其他治疗方法大多数并不成功。

麻醉滴眼液的滥用

到目前为止,麻醉滴眼液的滥用仍是最常见和最具破坏性的眼部自我损伤。滥用麻醉药物本质上属于自伤,最常见于能够接触医疗行业的人群。另一方面,滥用麻醉药物也是医源性的,药物可以不定期的通过初诊医生、视光医生、急诊室医生甚至眼科医生获得[71,72]。如果患者能够通过熟人获得麻醉滴眼液,可以造成无意识的滥用,但通常不会引起破坏性的后果。遗憾的是,在很多国家麻醉滴眼液仍然可以在柜台直接购买获得[73~75]。

通常患者认为药物滥用是一种成瘾行为。这些患者在没有获得医师许可情况下,就诊离开诊所时可能会带走麻醉药瓶。很多患者是医务相关工作人员,很容易获得药物[76]。另外街头毒品成瘾者也可以直接提供眼用的可卡因粉末[77]。

对角膜表面的局部效应

局部麻醉药物毒性的分子和细胞学机制还不完全明确,最近几年认识到很多关于角膜损伤机制的问题。被广为接受的是麻醉剂抑制上皮细胞的迁移和分化能力,有关的超微结构改变也逐渐得以阐明。

1994 年,Boljka 等研究了 0.5% 丁卡因对新鲜摘除的人角膜表面的作用[78]。一半角膜滴 3 滴丁卡因,间隔 2 分钟,另一半滴 0.9% 生理盐水作为对照。根据扫描电镜观察上皮细胞的形态改变来研究丁卡因的细胞毒性。药物作用的角膜细胞表现为微绒毛的缺失(图 88.2),丁卡因沉积于细胞的微绒毛或细胞膜(微绒毛缺如时)。在扫描电镜下用药的细胞表现为脱屑现象增多,微绒毛缺失和细胞间接触减少可能引起脱屑的增多。滴用麻醉滴眼液的动物实验研究表现为桥粒数量减少和细胞膜破裂增多[79]。应用数次丙美卡因后角膜上皮厚度也会增加[80]。

局部麻醉药物可以抑制细胞的移行[81]。已经明

确移行角膜上皮细胞前缘的肌动蛋白微丝密度会增加[82],并认为是与细胞移动有关的细胞质机制的一部分。局部麻醉药物也可以直接作用于胞浆膜水平,通过改变渗透性抑制细胞移行。也可以影响磷脂和改变细胞膜的钙离子,并可以出现线粒体和溶酶体的肿胀[83]。

除了对上皮细胞的影响,Risco 和 Millar 也描述了因滥用麻醉药物实施同种异体角膜移植的患者,手术去除的病变角膜内皮细胞也有类似变化[84]。内皮细胞的大小和形状发生改变,失去正常的镶嵌状外观,细胞边界收缩并出现明显的细胞间裂隙,多数细胞微绒毛缺失,细胞间的连接明显异常。

临床表现

眼科文献中有大量关于麻醉药物滥用临床特征的报告[71,72,75~77,83~89],最早的麻醉剂滥用的临床改变发生在对原有病变(角膜擦伤、角膜接触镜过度佩戴、感染性角膜炎等)进行正确治疗失败的病例。最初表现为点状角膜炎,当患者持续应用麻醉滴眼液时,眼睛变得更为充血,并出现角膜上皮缺损或转变为类似神经营养性角膜炎的表现。由于疼痛加剧导致患者用药的频率增多,这样使病情更为复杂。患者每 5~15 分钟用 1 次滴眼液,并对医生隐瞒的情形并非少见。

随着病情进展,患眼变得更为红肿,初诊时经常见到角膜后沉积物(KP)和前房积脓(图 88.3)。上皮

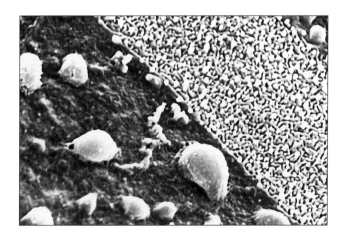

图 88.2 新鲜摘除的人眼角膜滴用 0.5% 的丁卡因 3 滴后的上皮表面。上皮表面可见数个丁卡因沉积物。注意左边上皮细胞完全没有微绒毛。(扫描电镜 ×7500)

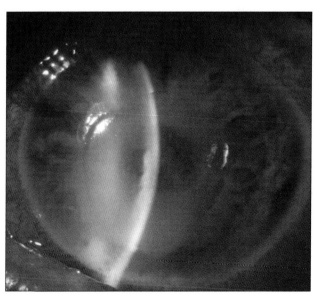

图 88.3 角膜表面遭受麻醉滴眼液滥用的毒害。注意存在的少量前房积脓、基质混浊和类似营养性边缘病变的上皮缺损

7

缺损范围扩大,病变更加类似营养性改变,最后仅在角膜缘部位残存细窄的边缘上皮。患者视力明显减退,上皮缺损区域及周围角膜透明度降低。弥漫性基质水肿、全基质浸润和浸润环是常见的体征。慢性角膜溃疡患者发生基质层新生血管增生。如果没有及时发现病变原因,可能会引起基质层变薄和穿孔。曾有报告的两例感染性结晶性角膜炎患者,滥用麻醉滴眼液是唯一的可能致病因素[89]。Chern 等于 1996 年报告了 4 例因滥用麻醉滴眼液引起白色念珠菌重复感染的患者[90]。

诊断

关键是对于存在麻醉药滥用的患者应保持高度怀疑。通常患者具有经过深思熟虑的完整的病史,特别是可以通过各种途径接触到医疗行业时(如兽医护理或医疗技师等)更要高度怀疑。由于存在角膜浸润和眼前部炎症,应进行角膜刮片、培养和抗生素治疗来排除感染性角膜炎。鉴别诊断应包括细菌性、真菌性、病毒性和棘阿米巴性角膜炎。对于任何没有进行正确治疗、培养结果阴性的患者都应保持怀疑。如果疼痛程度与医生的检查体征不相符合,也应成为怀疑麻醉剂滥用的理由。当患者存在许多疑点时,应该进行 24 小时监护。很多时候,当发现患者隐藏麻醉药物时即可做出诊断。

治疗

即使做出正确诊断,有时也不可能成功治疗一个顽固的麻醉剂滥用者。一旦确定诊断并排除继发性感染性角膜炎,完全摆脱使用麻醉剂即可出现角膜的愈合。口服镇痛药物或麻醉药物是为了打破依赖麻醉滴眼液滥用引起的恶性循环。应用睫状肌麻痹剂滴眼液有助于减轻炎症和缓解疼痛。很少需要应用糖皮质激素滴眼液,因其有潜在的引起角膜变薄的风险。适量应用抗生素滴眼液有助于预防继发性感染,但应避免使用具有上皮毒性的抗生素(如氨基糖苷类)。在晚期病例或药物滥用没有得到确诊的病例,可能发生永久性的角膜瘢痕或角膜穿孔,从而需要角膜移植手术治疗。如果术后也存在持续的药物滥用,将可能引起移植手术的失败。有时需要精神科医生会诊提供帮助[72]。

总结

由于麻醉药物存在潜在的严重和永久性损害,所有眼科医生应非常谨慎用药,并小心看管药物以免被工作人员或患者从诊所带走。这些药物应当存放于有监控条件的场合进行监管,并使非指导用药的患者脱离接触。即使告知患者在用药数天后停药,现行的患者自我管理式的药物发放机制仍然会导致部分执业医师的疏忽大意。直到今天,对初级医疗机构、视光师和药剂师进行相关药物毒性和避免潜在药物滥用的培训仍是最为重要的。

(冀建平 译)

参考文献

1. Voutilainen R, Tuppurainen K. Ocular Munchausen syndrome induced by incest. *Acta Ophthalmol* 1989;**67**:319–21.
2. Sutherland AJ, Rodin GM. Factitious disorders in a general hospital setting: clinical features and a review of the literature. *Psychosomatics* 1990;**31**(4):392–9.
3. American Psychiatric Association. *Factitious disorders. Diagnostic and statistical manual of mental disorders (DSM IV).* 4th ed. Washington, DC: American Psychiatric Association; 1994.
4. Martínez Salazar F, Solera J, Cebrián D, et al. Bacteremia and multiple and recurrent skin ulcers due to Brucella melitensis. *Med Clin (Barc)* 1993;**100**(11):417–19.
5. Garcia-Blazquez R, Puras A. Bacteremia and multiple and recurrent skin ulcers due to Brucella melitensis. A new modality of self-induced infection. *Med Clin* 1993;**100**(11):417–19.
6. Mackersie RC. Self-induced subcutaneous air mimicking a gas-forming infection. *Ann Emerg Med* 1986;**15**(11):1357–9.
7. Levitz SM, Tan OT. Factitious dermatosis masquerading as recurrent herpes zoster. *Am J Med* 1988;**84**(4):781–3.
8. Abrol RP, Heck A, Gleckel L, et al. Self-induced hematuria. *J Natl Med Assoc* 1990;**82**(2):127–8.
9. Gordon GH, Chrys R. Factitious hematuria and self-induced *Candida albicans* fungemia. *West J Med* 1985;**143**(2):246–9.
10. Ballas SK. Munchausen sickle cell painful crisis. *Ann Clin Lab Sci* 1992;**22**(4):226–8.
11. Nishimura S, Matsuzaki H, Fujimoto K, et al. Munchausen syndrome with severe iron deficiency anemia. *Jpn J Clin Hematol* 1992;**33**(4):478–82.
12. McIntyre AS, Kamm MA. A case of factitious colonic bleeding. *J R Soc Med* 1990;**83**(7):465–6.
13. Christensen RC, Szlabowicz JW. Factitious status epilepticus as a particular form of Munchausen's syndrome. *Neurology* 1991;**41**(12):2009–10.
14. Sno HN, Storosum JG, Wortel CH. Psychogenic HIV infection. *Int J Psychiatry Med* 1991;**21**(1):93–8.
15. Samaniah N, Horowitz J, Buskila D, et al. An unusual case of factitious arthritis. *J Rheumatol* 1991;**18**(9):1424–6.
16. Yates VM. Factitious purpura. *Clin Exp Dermatol* 1992;**17**(4):238–9.
17. Darras C, Brivet F, Chalas J, et al. Factitious acute hypercalcemia biological interference between calcium and lipids. *Intensive Care Med* 1992;**18**(2):131–2.
18. Bruns AD, Fishkin PA, Johnson EA, et al. Munchausen's syndrome and cancer. *J Surg Oncol* 1994;**56**(2):136–8.
19. Baile WF, Kuehn CV, Straker D. Factitious cancer. *Psychosomatics* 1992;**33**(1):100–5.
20. Castor B, Ursing J, Aberg M, et al. Infected wounds and repeated septicemia in a case of factitious illness. *Scand J Infect Dis* 1990;**22**(2):227–32.
21. Bernstein JA, Dykewicz MS, Histand P, et al. Potentially fatal asthma and syncope. A new variant of Munchausen's syndrome in sports medicine. *Chest* 1991;**99**(3):763–5.
22. Vieweg WV, David JJ, Rowe WT, et al. Death from self-induced water intoxication among patients with schizophrenic disorders. *J Nerv Ment Dis* 1985;**173**(3):161–5.
23. Given BD, Ostrega DM, Polonsky KS, et al. Hypoglycemia due to surreptitious injection of insulin. *Diabetes Care* 1991;**14**(7):544–7.
24. Patel F. Fatal self-induced hyperinsulinemia: a delayed post-mortem analytical detection. *Med Sci Law* 1992;**32**(2):151–9.
25. McDaniel JS, Desoutter L, Firestone S, et al. Factitious disorder resulting in bilateral mastectomies. *Gen Hosp Psychiatry* 1992;**14**(5):355–6.
26. Bouillon R, Verresen L, Staels F, et al. The measurement of fecal thyroxine in the diagnosis of thyrotoxicosis factitia. *Thyroid* 1993;**3**(2):101–3.
27. Alarcón GS, Mikhail I, Jaffe KA, et al. Hip osteonecrosis secondary to the administration of corticosteroids for feigned bronchial asthma. *Arthritis Rheum* 1994;**37**(1):139–41.
28. Topazian M, Binder HJ. Brief report: factitious diarrhea detected by measurement of stool osmolality. *N Engl J Med* 1994;**330**(20):1418–19.
29. Okimoto N, Soejima R. Factitious hemoptysis and anemia. *Chest* 1994;

105(5):1629.

30. Apfelbaum JD, Williams HJ. Factitious simulation of systemic lupus erythematosus. *West J Med* 1994;**160**(3):259–61.

31. Solyom C, Solyom L. A treatment program for functional paraplegia/Munchausen syndrome. *J Behav Ther Exp Psychiatry* 1990;**21**(3):225–30.

32. Lembach RG, Ringel DM. Factitious bilateral crystalline keratopathy. *Cornea* 1990;**9**(3):246–8.

33. Jay JL, Grant S, Murray SB. Keratoconjunctivitis artefacta. *Br J Ophthalmol* 1982;**66**:781–5.

34. Segal P, Mrzyglod S, Alicniewicz-Czaplicka H, et al. Self-inflicted eye injuries. *Am J Ophthalmol* 1963;**55**:349–62.

35. Errico M, Freda M, Zingrillo M, et al. Factitious hypermineralcorticoidism by chronic use of 9-alpha-fluoroprednisolone containing collyrium. *J Endocrinol Invest* 1989;**12**(4):277–8.

36. Karnik AM, Farah S, Khadadah M, et al. A unique case of Munchausen's syndrome. *Br J Clin Pract* 1990;**44**(12):699–701.

37. Heinz P, Bodanowitz S, Hesse L. Keratitis punctata superficialis caused by self-injury. *Klin Monatsbl Augenheilkd* 1995;**207**(2):130–2.

38. Zamir E, Read RW, Rao NA. Self-inflicted anterior scleritis. *Ophthalmology* 2001;**108**(1):192–5.

39. Chapman FM, Dickinson AJ. Self-induced cicatricial conjunctivitis. *Eye (Lond)* 1999;**13**(Pt 5):674–6.

40. Fells P, Bors F. Ocular complications of self-induced vitamin A deficiency. *Trans Ophthalmol Soc U K* 1970;**89**:221–8.

41. Bors F, Fells P. Reversal of the complications of self-induced vitamin A deficiency. *Br J Ophthalmol* 1971;**55**:210–14.

42. Rouland JF, Amzallag T, Bale F, et al. Xerophthalmia caused by self-induced deficiency disease. *J Fr Ophtalmol* 1989;**12**(4):273–7.

43. Rouland JF, Amzallag T, Bale F. Xerophthalmia caused by self-induced deficiency. *Bull Soc Ophtalmol Fr* 1989;**89**(12):1425–7.

44. Rosenberg PN, Krohel GB, Webb RM, et al. Ocular Munchausen's syndrome. *Ophthalmology* 1986;**93**(8):1120–3.

45. Winans JM, House LR, Robinson JE. Self-induced orbital emphysema as a presenting sign of Munchausen's syndrome. *Laryngoscope* 1983;**93**:1209–11.

46. Tahir RM, Singh AD, Hazariwala K. Ocular factitious disorder presenting as endophthalmitis. *Can J Ophthalmol* 2000;**35**(5):247–8.

47. Eminson DM, Postlethwaite RJ. Factitious illness: recognition and management. *Arch Dis Child* 1992;**67**(12):1510–16.

48. Parker G, Barrett E. Factitious patients with fictitious disorders: a note on Munchausen's syndrome. *Med J Aust* 1991;**155**:772–5.

49. Drews RC. Organic functional ophthalmic problems. *Int Ophthalmol Clin* 1967;**7**:665–96.

50. Taylor S, Hyler SE. Update on factitious disorders. *Int J Psychiatry Med* 1993;**23**(1):81–94.

51. Spivak H, Rodin G, Sutherland A. The psychology of factitious disorders. A reconsideration. *Psychosomatics* 1994;**35**(1):25–34.

52. Schoen M. Resistance to health: when the mind interferes with the desire to become well. *Am J Clin Hypn* 1993;**36**(1):47–54.

53. Bursten B. On Munchausen's syndrome. *Arch Gen Psychiatry* 1965;**13**:261–8.

54. Braude L. Chronic unilateral inferior membranous conjunctivitis (factitious conjunctivitis). *Arch Ophthalmol* 1994;**112**:1488–9.

55. Boni BM, Schmidt N. Self-induced epidemic keratoconjunctivitis. *JAMA* 1977;**238**(5):396–7.

56. Lozzi O. Notes on some self-induced diseases in prison communities. *Quad Criminol Clin* 1978;**20**(1):87–98.

57. McCulley JP, Moore MB, Matoba A. Mucus fishing syndrome. *Ophthalmology* 1985;**92**(9):1262–5.

58. Trope GE, Jay JL, Dudgeon J, et al. Self-inflicted corneal injuries in children with congenital corneal anaesthesia. *Br J Ophthalmol* 1985;**69**:551–4.

59. Gaonker CH, Mukherjee AK, Gawns SY. Self-inflicted corneal injuries in a child with congenital sensory neuropathy. *Indian J Ophthalmol* 1991;**39**(2):68–9.

60. Shorey P, Lobo G. Congenital corneal anesthesia: problems in diagnosis. *J Pediatr Ophthalmol Strabismus* 1990;**27**(3):143–7.

61. Momtchilova M, Pelosse B, Mathieu S, et al. Congenital corneal anesthesia in children: diagnostic and therapeutic problems. *J Fr Ophtalmol* 2000;**23**(3):245–8.

62. Yagev R, Levy J, Shorer Z, et al. Congenital insensitivity to pain with anhidrosis: ocular and systemic manifestations. *Am J Ophthalmol* 1999;**127**(3):322–6.

63. Schwab IR, Abbott RL. Toxic ulcerative keratopathy: an unrecognized problem. *Ophthalmology* 1989;**96**(8):1187–93.

64. Steingard R, Dillon-Stout D. Tourette's syndrome and obsessive compulsive disorder – clinical aspects. *Psychiatr Clin North Am* 1992;**15**(4):849–60.

65. Van Woert MH, Yip LC, Balis ME. Purine phosphoribosyltransferase in Gilles de la Tourette syndrome. *N Engl J Med* 1977;**296**(4):210–12.

66. Evans J, Sirikumara M, Gregory M. Lesch-Nyhan syndrome and the lower lip guard. *Oral Surg Oral Med Oral Pathol* 1993;**76**(4):437–40.

67. Shear CS, Nyhan WL, Kirman BH, et al. Self-mutilative behavior as a feature of the de Lange syndrome. *J Pediatr* 1971;**78**:506.

68. Assadoullina A, Bialasiewicz AA, Richard G. Therapy refractory unilateral chronic blepharokeratoconjunctivitis as the chief manifestation of auto-aggression syndrome. *Ophthalmologe* 1999;**96**(5):319–24.

69. Noel LP, Clarke WN. Self-inflicted ocular injuries in children. *Am J Ophthalmol* 1982;**94**:630–3.

70. Jan JE, Good WV, Freeman RD, et al. Eye-poking. *Dev Med Child Neurol* 1994;**36**(4):321–5.

71. Epstein DL, Paton D. Keratitis from misuse of corneal anesthetics. *N Engl J Med* 1968;**279**(8):396–9.

72. Rosenwasser GO, Holland S, Pflugfelder SC, et al. Topical anesthetic abuse. *Ophthalmology* 1990;**97**(8):967–72.

73. Perry HD, Kasper WS, Donnenfeld ED. Colirio oculos antiseptico sedante. *Cornea* 1990;**9**(4):362–4.

74. Moreira H, Kureski ML, Fasano AP. Topical anesthetic abuse in Brazil. *Ophthalmology* 1991;**98**(9):1322.

75. Penna EP, Tabbara KF. Oxybuprocaine keratopathy: a preventable disease. *Br J Ophthalmol* 1986;**70**:202–4.

76. Rapuano CJ. Topical anesthetic abuse: a case report of bilateral corneal ring infiltrates. *J Ophthalmic Nurs Technol* 1990;**9**(3):94–5.

77. Zagelbaum BM, Donnenfeld ED, Perry HD, et al. Corneal ulcer caused by combined intravenous and anesthetic abuse of cocaine. *Am J Ophthalmol* 1993;**116**(2):241–2.

78. Boljka M, Kolar G, Vidensek J. Toxic side effects of local anaesthetics on the human cornea. *Br J Ophthalmol* 1994;**78**:386–9.

79. Leuenberger P. Die stereo-ultrastruktur der kornealoberfläche bei der ratte. *Graefe's Arch Klin Exp Ophthalmol* 1970;**180**:182–92.

80. Herse P, Siu A. Short-term effects of proparacaine on human corneal thickness. *Acta Ophthalmol* 1992;**70**(6):740–4.

81. Marr WG, Wood R, Senterfit L, et al. Effect of topical anesthetics. *Am J Ophthalmol* 1957;**43**:606–10.

82. Gipson IK, Anderson RA. Actin filaments in normal and migrating corneal epithelial cells. *Invest Ophthalmol Vis Sci* 1977;**16**:161–6.

83. Zagelbaum BM, Tostanoski JR, Hochman MA, et al. Topical lidocaine and proparacaine abuse. *Am J Emerg Med* 1994;**12**(1):96–7.

84. Risco JM, Millar LC. Ultrastructural alterations in the endothelium in a patient with topical anesthetic abuse keratopathy. *Ophthalmology* 1992;**99**(4):629–33.

85. Duffin RM, Olson RJ. Tetracaine toxicity. *Ann Ophthalmol* 1984;**16**(9):836–8.

86. Reiser HJ, Laibson PR. Anesthetic abuse of the cornea (letter). *Ophthalmic Surg* 1989;**20**(1):72–3.

87. Arffa RC. *Grayson's diseases of the cornea.* 3rd ed. St. Louis: Mosby; 1991.

88. Willis WE, Laibson PR. Corneal complications of topical anesthetic abuse. *Can J Ophthalmol* 1970;**5**(3):239–43.

89. Kintner JC, Grossniklaus HE, Lass JH, et al. Infectious crystalline keratopathy associated with topical anesthetic abuse. *Cornea* 1990;**9**(1):77–80.

90. Chern KC, Meisler DM, Wilhelmus KR, et al. Corneal anesthetic abuse and Candida keratitis. *Ophthalmology* 1996;**103**(1):37–40.

7

第89章

类风湿性关节炎相关角膜疾病

Shabnam Taylor，Jennifer Y. Li

关键概念

- 类风湿性关节炎（rheumatoid arthritis，RA）的早期诊断和积极治疗可预防器官功能受损并降低死亡风险。
- 包括眼部疾病在内的 RA 关节以外的临床表现，经常出现在疾病进程的后期，是对预后不良最有效的提示。
- RA 的治疗除了减缓和减轻炎症对于关节和肌肉的损伤外，其主要目的是缓解疼痛，以保持正常功能状态。
- 改善病情的抗风湿药物（disease-modifying antirheumatic drugs，DMARDs）通过预防骨和软骨损伤，革新了 RA 的治疗。
- 使用 DMARDs 的患者（包括氨甲蝶呤和生物制剂），必须密切监控药物毒性、感染以及恶性肿瘤的发生。
- 治疗干燥性角结膜炎应当采取阶梯性进行性方式，以维持眼表健康和缓解症状。
- 发现有坏死性巩膜炎的患者，会有较高的眼部疾病发生率和全身病的死亡率，应当立即给予眼部和内科治疗。

本章纲要

引言
发病机制
临床表现
治疗
总结

引言

　　类风湿性关节炎（RA）是一个病因未知的慢性系统性自身免疫性炎症疾病。发病率大约 1%，随年龄增长发病率逐渐升高。女性发病率大约是男性的三倍。40~60 岁是发病的高峰期。RA 最常见的表现主要是对称性多发性的分泌滑液的大关节和小关节的损伤。RA 患者同时也可以有关节外组织疾病，比如眼、胸膜、心包膜和神经组织[1]。

　　最早的 RA 诊断是由美国类风湿协会提出并制订的一组诊断标准，但是美国风湿病学院（ACR）/欧洲风湿病防治联合会（EULAR）最近修订了此标准，更关注疾病的早期阶段。目前的诊断标准有以下几条：①至少一个关节有滑膜炎表现；②不能用其他原因解释的关节滑膜炎；③总和四部分分数，总评分大于等于 6 分（包括受累关节的数量和位置，血清学异常，急性时相反应物增高，症状持续六周及以上）[2,3]。

　　早期诊断和积极治疗对于 RA 很有必要，现已知延误诊治能导致较高的并发症发病率和死亡率。未经适当治疗的 RA 患者 5 年死亡率约为 40%~50%[5]。有眼部疾病表现的患者通常是长期伴有高滴度类风湿因子的严重 RA 患者，由于在 RA 早期就进行治疗，可减少 RA 伴发的关节外疾病的发生率。

发病机制

　　RA 的发病机制尚不清楚。目前的模型，即所谓的"共享表位"，认为是有遗传倾向的个体接触到周围环境中尚未明确的刺激物或是抗原所致[7]。这个假说认为个体和外源性抗原（比如尚未确认的感染性抗原）之间的相互作用启动了对于个体自身的持续过度的免疫反应。炎症因子——肿瘤坏死因子 α（TNF-α）和白介素 -1（IL-1）可驱动炎症级联反应，导致关节滑膜的炎症和关节结构的损伤[8,9]。

　　类风湿因子（rheumatoid factors，RF），最多见的是 IgM，是针对于人 IgG 的 Fc 区域的自身抗体。在

70%~80% 的 RA 患者可以检测出血清类风湿因子；但 RF 在 5%~10% 的健康个体中也能检测出来，所以其诊断效果有限。尽管如此，RF 的检出以及抗体滴度的增加可以预测无活动性疾病的患者是否将发展成 RA[10]。对于诊断明确的 RA 患者，高滴度的类风湿因子（至少是正常值上限的三倍）与更高的关节外发病率、更严重的关节损伤和更差的预后相关。

另一个启动自身免疫反应并导致 RA 发展的重要过程是瓜氨酸化，精氨酸通过翻译后修饰转为瓜氨酸。抗瓜氨酸肽 / 蛋白（抗 CCP）能通过酶联免疫反应（ELISAs）检测，与 RA 的敏感性相似，但是有更高的特异性（95%~98%），因此可以更早诊断疾病[11~14]。如果 RA 和抗 CCP 同时检测出阳性，则 RA 患者的特异性更高[15]。一项瑞典血库样品的研究显示对于最终发展成 RA 的检出率，每一项检测的敏感性大约为70%，而联合两项检测的敏感性达到99%[16]。

临床表现

关节表现

关节表现是 RA 最初的临床表现，虽然变异性大，但典型患者可表现出累及手足小关节的进行性肿胀，晨僵，疲惫。对称性的关节受累也是该疾病的特点。因此如果患者有对称性的手小关节的肿胀，晨僵持续超过 1 小时，类风湿因子阳性，则很可能患有 RA。

关节外表现

类风湿结节

RA 具有很多关节外表现。在 30% 的 RA 患者以及 50% 伴有巩膜炎的 RA 患者中可以出现类风湿结节[17]。曾有人描述过表层巩膜、巩膜、脉络膜以及眼眶结节，但是均很少见[18~22]。经典的类风湿结节的组织学特点包括：中心坏死区域，外周由致密的栅栏样成纤维细胞和胶原纤维形成的细胞冠围绕，最外层区域包含较多的血管，该区域密度低，被淋巴细胞、浆细胞、巨细胞、血管周围组织细胞和巨噬细胞浸润[19,23]。

血管炎

血管炎是 RA 的另一个关节外表现，已经证实在类风湿性血管炎中，可以侵犯从神经营养血管到固有血管等各种血管[24]。血管壁免疫复合物和补体的沉积，淋巴细胞的浸润，偶尔有中性粒细胞浸润，以及局部血管壁坏死[25,26]。患者血管炎的活动程度与类风湿因子水平有很强的相关性[27]。类风湿性血管炎眼部的临床表现包括边缘性角膜溃疡和坏死性巩膜炎[28]。RA 的非眼部的关节外临床表现还包括肺、心脏、皮肤、肌肉、骨骼、中枢和外周神经系统，以及血液和淋巴系统异常等[29~34]。在关节外的临床表现中，坏死性巩膜炎、边缘性角膜溃疡、冷球蛋白血症、神经病变、皮肤溃疡以及血管炎皮疹提示预后不良[35,36]。

眼部表现

干燥性角结膜炎

RA 最常见的眼部疾病是干燥性角结膜炎（keratoconjunctivitis sicca，KCS），或是继发性 Sjögren 综合征（SS）。15%~25% 的 RA 患者合并有 KCS[33,34,37,38]。虽然 KCS 可能是 RA 早期或是暂时的表现，但通常持续发展，成为慢性类风湿疾病系列病症之一。症状包括沙样异物感、烧灼感、痒、黏液样分泌物以及畏光等。除了 Schirmer 试验和泪河消失显示泪液分泌量减少外，还可能伴有点状角膜上皮病变、黏液性拉丝、丝状角膜炎等。这些角膜结膜改变可以在早期通过荧光素染色、孟加拉红染色或是丽丝胺绿染色检查发现（图 89.1）。疾病早期可见鼻侧和颞侧睑裂区球结膜染色着染，随着疾病进展，可见角膜弥漫性着染。基于德尔菲小组模式的干眼严重程度量表是一种实用的临床评分系统，能帮助评估疾病的严重程度并对干眼患者的治疗提供指导[39]。

继发性 Sjögren 综合征的干燥性角结膜炎的病理机制是泪腺分泌功能降低、结膜改变导致的泪液高渗

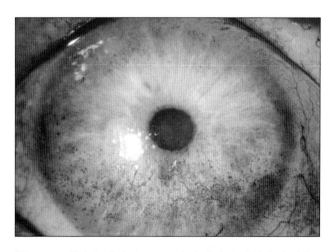

图 89.1 裂隙灯图片显示 RA 患者严重干燥性角结膜炎，下方角膜及睑裂区结膜孟加拉红染色强阳性，角膜可见点状上皮病变及角膜丝状物

透压和泪膜不稳定。泪液低分泌是由泪液和结膜中的炎性细胞因子,比如 IL-1β,IL-6 以及 TNF-α,以及腺体中的拮抗蕈毒碱受体的循环抗体阻断神经分泌所致[40~42]。

泪液渗透压的检测可帮助 KCS 的诊断。渗透压达 316mOsmol/L 或更高提示存在干眼,优于其他的干眼诊断方法(Lactoplate、泪液分泌试验、孟加拉红染色)。如果渗透压大于等于 316mOsmol/L,干眼诊断的灵敏度是 59%,特异性是 94%,预测的准确性是 89%[43~45]。泪液溶解酶含量以及乳铁蛋白酶浓度检测也是有效的辅助检测手段[46,47]。

Sjögren 综合征患者的泪腺和唾液腺的组织病理学检查可以显示泪腺和唾液腺结构被 T 细胞和 B 细胞浸润和替代的程度。被侵犯的腺体小叶中心区域通常可见致密的浸润,外周小叶浸润相对少[48]。浆细胞,巨噬细胞和组织细胞也可见于浸润区。研究显示泪腺组织病理学改变的范围和 KCS 持续时间相关[49]。除了泪腺改变外,结膜印记细胞学显示原发 Sjögren 综合征患者比非 Sjögren 综合征的干眼患者,有更严重的鳞状化生、杯状细胞丢失和淋巴细胞浸润[50]。

巩膜炎

巩膜炎是除 KCS 外最常见的 RA 眼部表现,约 20% 的 RA 患者可以发生,其中巩膜外层炎达到 11%[17,51~54]。巩膜炎通常发生在已确诊的 RA 患者,并提示全身疾病加重,医生需重新评估目前的治疗[55]。伴发巩膜炎的患者经常主诉有严重及难以忍受的眼疼和畏光。RA 患者可出现所有类型的前部巩膜炎,包括弥漫性、结节性、伴发炎症和不伴发炎症的坏死性巩膜炎(巩膜软化穿孔)及后部巩膜炎[51]。

弥漫性前部巩膜炎是最常见和良性的巩膜炎类型(图 89.2)。节段性或广泛眼表炎症可出现巩膜和表层巩膜水肿,同时伴有巩膜表面放射状血管及深部网状血管交织扭曲并充血。与巩膜外层炎不同,这些血管局部应用肾上腺素(去氧肾上腺素)不能褪色(图 89.3)。

对于结节性巩膜炎,可在巩膜基质上见到单发或多发的、质硬的、质软的不同类型的结节(图 89.4)。在疾病的症状体征及对视力的影响方面,结节性巩膜炎的严重程度介于弥漫性前部巩膜炎和坏死性巩膜炎之间[51,56]。

伴有炎症的坏死性巩膜炎患者经常有严重的疼痛,并可见巩膜炎症、水肿及坏死区域,伴有表面组织

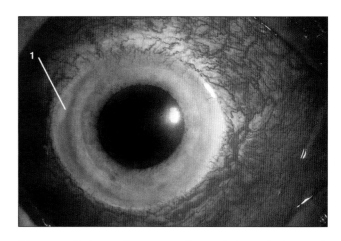

图 89.2　裂隙灯照相显示:65 岁 RA 患者,伴发弥漫性前部巩膜炎、角膜边缘浸润(1)和后部巩膜炎。(Courtesy of Edward J. Holland,MD,Cincinnati,OH)

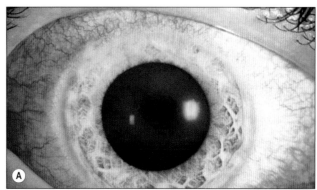

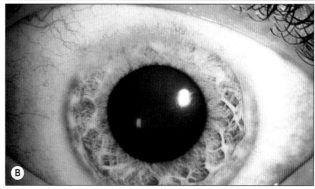

图 89.3　巩膜炎。(A)某一患者的裂隙灯图片:弥漫性巩膜外层炎,未点去氧肾上腺素。(B)同一患者点 2.5% 去氧肾上腺素滴眼液后几分钟,可以看到表层血管褪色。(Courtesy of D. Doughman,MD,Minnespolis,MN)

缺失(图 89.5)。部分患者虽可见大片坏死及变薄区但疼痛并不明显[57]。疾病急性发作期,需密切观察上皮缺损范围、基质坏死范围、基质缺损深度及受累角膜炎情况[54,55]。诊断和治疗时需留意可能出现的继发细菌和真菌感染。

不伴有炎症的坏死性巩膜炎,也称巩膜软化穿

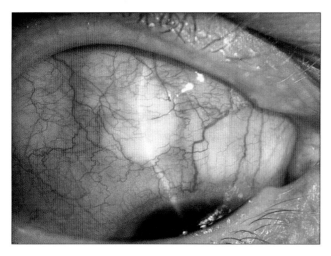

图 89.4 裂隙灯照相显示:53 岁伴发弥漫性结节性巩膜炎的 RA 患者眼部增厚的巩膜结节

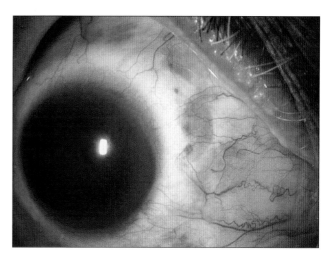

图 89.6 裂隙灯照相显示:70 岁的慢性 RA 患者,弥漫性巩膜软化穿孔

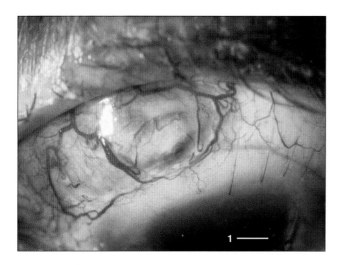

图 89.5 裂隙灯照相显示:白内障囊外摘除术联合人工晶状体植入术后三个月的患者,切口鼻侧部分坏死性巩膜炎,同时伴有丝状角膜炎(1)

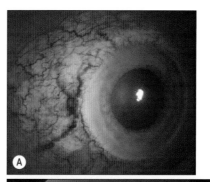

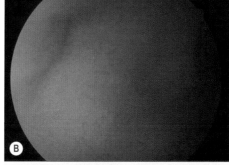

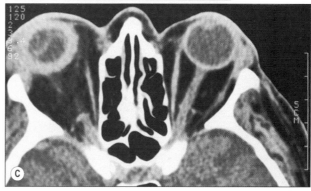

孔,通常患者已有严重 RA 数年[58]。可伴有巩膜明显变薄,裂隙灯可见巩膜蓝灰色区域。如眼球壁有明显凸出增大或是出现蓝色/棕色变色区,则提示巩膜极薄,脉络膜外可能仅有结膜和表层巩膜覆盖(图89.6)。如遇外力,则有较高眼球破裂风险。

后部巩膜炎的症状和体征包括并发前部巩膜炎、眼球突出、眼球转动时眼部疼痛加剧,渗出性视网膜脱离[51,56](图 89.7A 和 B)。超声检查通常能提示后部巩膜水肿和炎症("T 征")[59]。眼部影像学研究显示,MRI 和 CT 检查能帮助区别后部巩膜炎与眼眶假瘤或眼眶蜂窝组织炎等其他的疾病(图 89.7C)。

Ⅲ型(免疫复合物)和Ⅳ型(细胞介导的)超敏反应促进了巩膜炎的发生。巩膜炎的组织病理学改变

图 89.7 巩膜炎。(A) 67 岁 RA 患者弥漫性前部和后部巩膜炎的裂隙灯照片。(B)同一患者渗出性视网膜脱离的眼底像。(C)同一患者轴位非增强 CT 显示弥漫性前部和后部巩膜增厚

为区域性肉芽肿性炎症反应,其中心为坏死区,周围由中性粒细胞、组织细胞及巨细胞包裹,外周为淋巴细胞及浆细胞,坏死区及炎症细胞浸润区,附近的巩膜纤维出现溶解[57]。除此之外,伴有血管壁免疫复合物沉积的血管炎、炎症细胞浸润、纤维蛋白样坏死及血管血栓形成也有报道[56,60]。RA 伴发的巩膜炎,巩膜破坏区域也显示淋巴滤泡显著缺失、无肉芽组织增殖,提示此类疾病中伤口愈合异常[57]。

角膜炎

RA 患者中角膜炎可以单独存在或是与巩膜炎同时出现[54,61]。RA 巩膜炎患者中约 50% 有角膜改变,已经报道的包括硬化性角膜炎、急性角膜基质炎、角膜缘沟样变、边缘性角膜溃疡和角膜溶解[28,51]。

硬化性角膜炎常与巩膜炎活动的区域相邻[17]。周边角膜增厚混浊并继发血管化。如患者未接受治疗或已经有严重的 RA 表现,这些病变可逐渐向角膜中心区发展,最终角膜完全不透明[36]。

急性角膜基质炎可出现在任何深度的角膜基质,表现为基质混浊,并伴随角膜基质水肿(图 89.8)。如不治疗,基质混浊可能扩大。随着边缘角膜溃疡进展,角膜上皮也可缺失(图 89.9)[62]。并且可以出现角膜血管化和角膜变薄。通过适当治疗,伴随巩膜炎的好转,多数患者病情能够缓解。

角巩膜缘浅沟状改变可出现于活动性巩膜炎区域附近,也可独立存在(图 89.10)。浅沟区角膜上皮通常完整,外周变薄区域的范围变化较大。严重者可

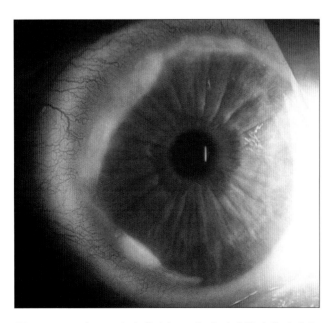

图 89.8　50 岁 RA 患者裂隙灯照片,急性边缘性基质浸润

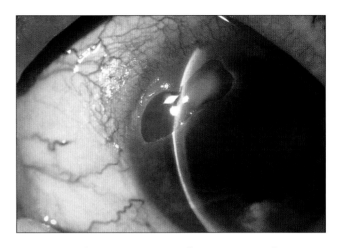

图 89.9　患者边缘性角膜溃疡裂隙灯照片。局部巩膜炎,角膜浸润,上皮缺损

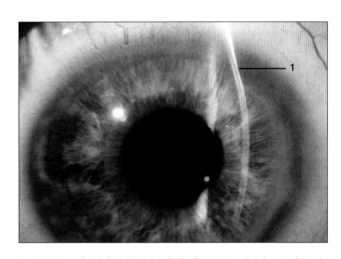

图 89.10　角膜缘沟样变的患者裂隙灯照片(1)。注意无角膜基质浸润

因外伤进展为穿孔,也可自发形成穿孔。

边缘性角膜溃疡(PUK)通常和坏死性巩膜炎相关,提示患者预后不良。目前的观点认为,PUK 的病因是由于免疫复合物沉积于角膜缘血管导致免疫介导的血管炎,从而引发免疫细胞及蛋白渗漏,进一步激活补体系统和促进细胞因子的产生,引发中性粒细胞和巨噬细胞聚集,释放胶原酶和其他蛋白酶,最终引发角膜组织破坏[28,61,64]。研究显示增多的细胞因子可刺激角膜基质细胞释放更多的基质金属蛋白酶,进一步加速 PUK 中角膜组织的破坏[65]。也有研究报道,角膜缘附近血管阻塞、角膜抗原抗体、角膜缘结膜胶原酶产生及胶原酶抑制剂局部表达下降也是 PUK 发生的重要原因[66~70]。伴发类风湿的边缘性角膜炎、PUK 及坏死性巩膜炎的患者也可继发感染性角膜炎或感染性巩膜炎[71,72]。高度警惕并反复评估有益于

这些并发症早期诊断和后续治疗。

无论是否伴发炎症，坏死性巩膜炎都可产生角膜溶解。透明角膜区域可能出现基质丢失最终导致后弹力层膨出[73]。有报道称 RA 患者在白内障、斜视和其他内眼手术后可出现角膜和巩膜基质溶解甚至伤口裂开，特别是术前有 KCS 的患者（图 89.11）[74~76]。事实上，手术后巩膜或角膜坏死可以是系统性血管炎的首发表现，这类患者应由类风湿病专家进行适当的自身免疫检查，排除 RA 或其他自身免疫性疾病[77]。

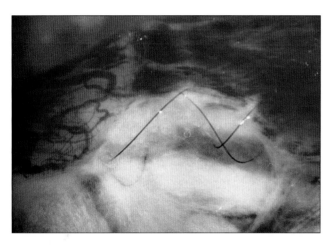

图 89.11 白内障超声乳化人工晶状体植入术后 1 周，发生坏死性巩膜炎的裂隙灯照片。可见松解的缝线和膨出的葡萄膜组织。（Courtesy of Edward J. Holland, MD, Cincinnati, OH.）

其他眼部疾病

RA 其他的表现包括：眼眶肌炎[78]；Brown 综合征[79,80]；脑神经麻痹[81]；巩膜炎相关的非肉芽肿性的前部葡萄膜炎[82]；虹膜炎[83]；白内障和青光眼[51,52,55]；继发于后部巩膜炎的并发症包括视神经炎；脉络膜肿物；脉络膜视网膜瘢痕；脉络膜和视网膜脱离[59,84]；伴棉绒斑的视网膜微血管病变[85,86]；后节血管炎[87,88]。

治疗

全身治疗

治疗的主要目标就是减轻炎症反应，减少关节和肌肉的损伤，同时缓解疼痛，保持功能正常。由于持续性滑膜组织增生可导致进行性残疾，以及严重 RA 所致的高死亡率，因此只要诊断为 RA，必须积极治疗[89,90]。三种主要治疗药物包括：非甾体抗炎药（NSAIDs），糖皮质激素，改善病情的抗风湿药物（DMARDs）。

非甾体抗炎药物（NSAIDs）能提高 RA 患者的生活质量，减轻疼痛和炎症，是大部分患者所需要的[89]。但是 NSAIDs 不能阻止关节损伤及功能下降。全身使用糖皮质激素，尤其是泼尼松，能快速缓解症状[91,92]，但不如 DMARDs 有效。临床观察发现，DMARDs 能有效地阻止骨和软骨的损伤，改善症状和体征，提高 RA 患者的生活质量[93]。因此 RA 患者的首选治疗包括一种 NSAIDs，一种 DMARD，以及口服泼尼松。

ACR 于 2012 年提出了改善病情的抗风湿药物和生物制剂治疗 RA 的推荐剂量[94]。早期 RA 患者（病程 <6 月），病情轻度，或者病情中重度但无预后差的表现，给予 DMARDs 药物。病情的评估需要多种检查，包括患者活动能力评估，患者常规检查指标数据，临床疾病评估指标，28 个关节的疾病活动性评分，简化的疾病活动指标。预后差的特征有：健康评估问卷显示功能受限、关节以外的疾病、RF 阳性或者抗 CCP 和 X 线检查骨损伤。最常见的 DMARDs 药物包括：氨甲蝶呤、柳氮磺胺吡啶、羟化氯喹、来氟米特和米诺环素。

在 DMARDs 药物中，初次治疗患者最常使用氨甲蝶呤[95~100]。氨甲蝶呤是四氢叶酸的拮抗剂，治疗 RA 的作用机制主要是利于它的腺苷代谢和嘌呤合成的作用。常规口服剂量 7.5~20mg，一周一次。最常见的副作用有口腔溃疡、恶心、腹泻、肝转氨酶升高和血细胞减少。联合叶酸口服，每日 1~2mg，能减少副作用的产生。需定期进行全血细胞计数（CBC）检查、生化检查，包括白蛋白、谷草转氨酶（AST）、谷丙转氨酶（ALT）和肌酐。

有些医生选用柳氮磺胺吡啶做为治疗 RA 患者的首选 DMARDs 药物[101]。作用机制不是很清楚。每天可以分 2~3 次口服。治疗剂量通常可以起始500mg，每天两次，逐渐增加到每日 2~3g。肠溶性制剂胃肠道耐受性较好。柳氮磺胺吡啶在使用期间，必须进行定期血液实验室检测。

来氟米特（爱诺华）是小分子量的口服 DMARDs 药物。来氟米特的活性代谢产物能抑制二氢乳清酸脱氢酶，因此能阻止激活的淋巴细胞内嘧啶核苷酸的合成。来氟米特的剂量是每天 10mg 或 20mg。全身副作用包括腹泻、皮疹、脱发，必须要检测 AST 和 ALT，因为可能发生严重的肝脏毒性。临床研究发现，在症状缓解和防止影像学进展方面，来氟米特与氨甲蝶呤效果相当，优于柳氮磺胺吡啶[102]。

对于预后较差的、病情中高度活动的患者,推荐治疗方案是联合 DMARD 药物,或者抗 TNF 联合或者不联合氨甲蝶呤。对于已明确的 RA(病程大于等于 6 月),患者常规评估病情后,治疗可以由 DMARD 单一治疗升级到联合治疗,抗 TNF 生物治疗到非 TNF 生物治疗[94]。两种生物制剂不应该联合应用;研究观察表明这样联合应用未增加效果,反而增加了感染的危险。

抑制 TNF 的生物制剂对治疗 RA 是革命性的。这类药物包括:依那西普、英利昔单抗、阿达莫单抗、赛妥珠单抗和戈利木单抗。这类药物获得美国 FDA 批准的(1998)是依那西普(Enbrel),是可溶性的 TNF 受体(sTNFR),能抑制 TNF。这类药物每周两次皮下注射 25mg。依那西普疗效等同于氨甲蝶呤但起效快,1~2 周即可有治疗效果[103]。

英利昔单抗(Remicade)是一种 TNF 的单克隆抗体,是用纯化的人 TNF 进行鼠免疫获得。基因技术将免疫球蛋白分子的稳定部分转换成人的序列,产生"嵌合体"单克隆抗体。英利昔单抗与氨甲蝶呤联合治疗更有效,可能因为氨甲蝶呤的免疫抑制作用能抑制患者形成人抗嵌合体抗体,能中和英利昔单抗的作用。英利昔单抗可以静脉给药,起始剂量 3mg/kg,之后同样的剂量维持 2~6 周,之后每 8 周给药一次。如果患者治疗效果不佳,通常需要较大剂量,或者每次给药间隔小于 4 周[104]。

阿达莫单抗(Humira),与英利昔单抗不同,完全衍生于人免疫球蛋白序列,调控抗 TNF 抗体。因为半衰期 10~20 天,可以每 2 周皮下注射给药。疗效和阻止影像学病情进展方面与依那西普和英利昔单抗类似。临床上考虑可联合氨甲蝶呤使用[105]。

塞妥珠单抗(Cimzia)是一种融合蛋白,能连接抗 TNF 单克隆抗体的 Fab 片段,融合于聚乙二醇,也是胃肠外给药。它的独特设计能使药物在体内时间较长。服药后的患者可有心脏问题,包括新发生的或者原有心脏病加重,主要表现为体重增加,呼吸急促,踝关节和脚水肿。

伐力木单抗(Simoni)是美国 FDA 于 2013 年新近批准的抗 TNF 单克隆抗体,也是第一种能按月给药的药物,剂量 50mg,皮下注射[94]。

第二类生物制剂包括非 TNF 药物,是抗 TNF 治疗失败的首选。药物包括:阿巴西普、利妥西单抗和托珠单抗。

阿巴西普(Orencia)是一种融合蛋白,连接 T 细胞表面蛋白 CTLA4(细胞毒性淋巴细胞相关抗原 4)与 IgG1 分子 Fc 片段。静脉注射 CTLA4-Ig(阿巴西普)能延迟过多的 T 细胞激活,缓解 RA 患者的症状。阿巴西普是美国 FDA 批准的治疗 RA 的药物,针对氨甲蝶呤药物治疗不佳的患者,而大部分情况,用于对 TNF 拮抗剂治疗欠佳的患者。

利妥西单抗(Rituxan)是一类 B 淋巴细胞表面抗原 CK20 嵌合体单克隆抗体,1997 年被美国 FDA 批准治疗淋巴瘤。治疗后能快速完全清除 RA 患者外周血 B 细胞。在三期临床实验中,约 1/4 的患者至少症状好转 50%,平均 7 个月。这种药物可反复给药。

托珠单抗(Actemra)是 IL-6 受体的单克隆抗体。免疫抑制药物硫唑嘌呤和环磷酰胺用于治疗类风湿血管炎以及其他严重的全身性关节外疾病[106]。单次口服剂量 1~2mg/(kg·d)。密切监测 CBC 是必需的,因为该药可能引起血细胞减少,进而可能引起出血,或者机会性感染。环磷酰胺的代谢能损伤膀胱黏膜,引起出血性膀胱炎和膀胱癌。因此需晨间给药,并保持大量饮水,保持一定量的尿液排出在口服环磷酰胺时非常重要。1~3 个月,给药一次[106]。

眼部疾病

对于 RA 相关的轻度眼部疾病如 KCS 和轻到中度前部巩膜炎,局部给药即可。但严重的眼部疾病,包括坏死性巩膜炎和 PUK 需要眼科医生和风湿科医生共同治疗,在眼部疾病安静稳定前需要全身治疗。对 RA 相关眼部疾病的治疗也需要根据患者的症状和检查结果。对于 KCS 和轻到中度的前部巩膜炎,眼科医生局部给予药物一般能成功治疗。更严重的患者需要联合全身激素治疗。治疗坏死性巩膜炎和 PUK 需要联合全身免疫抑制剂(DMARDs),需要眼科医生和风湿科医生协同。

干燥性角结膜炎

与 RA 相关的继发性 Sjögren 综合征的治疗原则与 KCS 相似。治疗方案的选择需根据患者的症状缓解程度。全身疾病、睑缘炎、过敏状态、环境因素、全身及局部用药情况、眼睑位置或者功能的异常均需要仔细检查。目前眼表炎症的控制、改善 KCS 的症状体征和干眼治疗也有极大的进展[107]。

KCS 的首选治疗主要是人工泪液和润滑眼膏[107~110]。点药频率取决于患者的症状。含防腐剂的人工泪液每天建议使用不超过 4 次[111~116]。根据眼表情况和炎症反应可以调整有防腐剂的人工泪液的使用。无防腐剂人工泪液对于需要多次用药的患者更合适。缓释的羟丙基纤维素植入物（lacriserts）可以减少点药次数，但患者眼部条件要能够植入缓释物，不能损伤角膜表面。作用时间较长的润滑眼膏可以在夜间使用，减少泪液的蒸发。但值得注意的是，所有的局部治疗对于严重的 RA，伴有进展性手足关节变形的患者治疗困难。

除了眼表润滑药物外，眼表炎症的控制对于干眼治疗也非常重要，能明显提高和改善 KCS 患者体征和症状[118]。局部环孢素 A（CsA）能抑制辅助性 T 细胞表达 IL-2，抑制 T 细胞增殖[109]。多种浓度的 CsA，如 0.01%~2% 的 CsA 滴眼液治疗干眼均有效[109]。目前市面上有 0.05% 的 CsA，每天 2 次。最主要的副作用是烧灼感[108,119,120]。Sjögren 和非 Sjögren 患者局部点 CsA 后结膜活检检查表明 IL-6 水平下降，淋巴细胞激活标记物 CD11a 和 HLA-DR 水平下降，杯状细胞密度增加[121~123]。钙调神经蛋白抑制剂（他克莫司）与 CsA 类似，他克莫司治疗干眼也有效。局部他克莫司有 0.03% 和 0.1% 浓度的滴眼液和眼膏[124~125]。

对于润滑药物和环孢素 A 不能控制的眼部炎症，应使用糖皮质激素冲击治疗。氯替泼诺或氟美童每天 3~4 次，2 周，之后逐渐减量[125~127]。局部使用糖皮质激素的患者需要监测白内障、青光眼及感染性角膜炎的发生[125]。

泪小点塞是可以防止泪液从眼表流出的方法[128]。但是泪小点塞可能加重眼表炎症，睑缘炎，过敏性结膜炎的症状。泪液排出受限可能加重眼表刺激，增加炎症因子水平，延迟从泪液清除[129~130]。

严重患者的治疗还包括自体血清，角膜绷带镜以及局部 NSAIDs。局部点无菌盐水配置的 20%~50% 自体血清，对于眼表疾病有效。泪液中的活性成分的生物替代能促进眼表恢复。但是自体血清的制备、存储以及防止污染是主要问题[131~133]。透气性的巩膜接触镜可以在严重患者中使用。巩膜镜的拱形设计在镜子的后表面和角膜前表面形成蓄水部分，这种设计可以持续湿润角膜表面[134,135]。局部 NSAIDs 能缓解症状，需要密切监测防止因角膜知觉下降引起的角膜损伤[136~138]。

药物刺激泪液分泌一直被研究用于重度干眼的治疗。口服毛果芸香碱能增加泪液产生和分泌，改善 Sjögren 综合征患者的眼干和口干[139]。但是副作用主要包括恶心、胃肠道痉挛、心悸和出汗。西维美林是乙酰胆碱的衍生物，能刺激腺体的外分泌，临床观察效果较好，副作用较少[125,140]。此外口服促分泌素，

局部点促分泌素也能刺激泪液分泌，增加黏蛋白的含量[40]。地夸磷索，P2Y2 受体激动剂，能刺激黏蛋白的分泌，改善角膜染色及干眼症状，耐受性较好[141~143]。其他药物还包括乙酰半胱胺酸、性激素（雄激素）和局部用维生素 A[118]。

口服四环素对睑缘疾病和眼表炎症效果较好[144~146]，四环素的衍生物能抑制炎症因子的表达[125,144,145,147,148]。应用四环素对改善 RA 的症状有效，因此对患者有双重作用[149~151]。

营养补充，如 Ω-3、Ω-6、亚油酸、亚麻酸，其他必须脂肪酸也通过双重作用提高类风湿患者的生活质量，改善全身症状[109,152,153]。

其他药物和手术的干预对于 KCS 的并发症如持续性角膜上皮缺损，无菌性角膜溃疡，暴露性角膜结膜炎是必要的。环境的改善如湿房镜和室内加湿器都是有效的[54]。对更严重的疾病，可以选择内眦成形术和 / 或外侧睑裂缝合睑缘成形术。利用缝线或者化学方法的睑裂闭合，肉毒素 A 可以临时使用，促进严重角膜炎的愈合[155]。这些技术对持续性角膜上皮缺损和无菌性角膜溃疡患者有效，对风湿疾病并发的眼干和角膜溶解也有作用[156]。低含水量的角膜接触镜也可以使用，但是需要密切随访，防止机械损伤、缺氧和感染的并发症[157~160]。RA 继发角膜上皮缺损和溃疡的患者，传统治疗无效时可进行羊膜移植。

角膜炎

口服糖皮质激素和局部环孢素 A 在治疗 RA 相关角膜炎，局部非溃疡性角膜炎，角膜溶解，PUK（图 89.12）中有重要的作用[73,162,163]。在 PUK 和旁中央的角膜溶解疾病中可观察到蛋白溶解[69,164~166]，蛋白溶解酶抑制剂的应用能有效延迟溃疡进展，促进角膜上皮的愈合[167,168]。局部使用糖皮质激素治疗风湿相关角膜上皮缺损和无菌性角膜溶解时要小心，因为可以引起角膜变薄和角膜穿孔[169~172]。PUK 患者免疫抑制剂的治疗或者严重的顽固性角膜炎以及角膜溶解的治疗与坏死性巩膜炎类似。后面章节详细介绍。

巩膜炎

非坏死性巩膜炎

全身药物治疗 RA 相关性非坏死性巩膜炎和角膜炎对大部分患者效果较好[54]。轻到中度非坏死

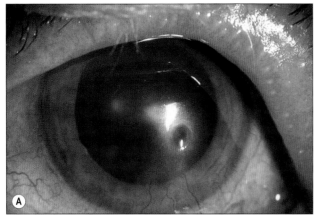

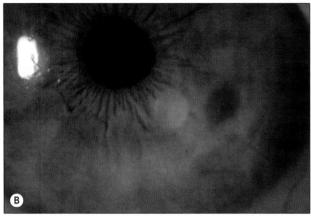

图 89.12 角膜炎。(A)RA 患者旁中央角膜溶解的裂隙灯照片。(B)局部滴用含 0.5% 环孢素无防腐剂人工泪液治疗后,角膜愈合形成浅层瘢痕

性巩膜炎的首选治疗是口服 NSAIDs。弥漫性和结节性前部巩膜炎对单独 NSAIDs 反应较好。吲哚美辛(25mg)或者布洛芬(600mg)每天 3 次,或者萘普生(500mg)每天两次,对快速缓解眼部疼痛和炎症反应有效,通常治疗几天即可缓解[51,54]。NSAIDs 的治疗需要持续进行,直到巩膜炎症缓解。口服 NSAIDs 的药物副作用主要是胃肠道反应。

局部激素滴眼液和眼膏可以在口服 NSAIDs 药物时联合使用,也可在单独口服 NSAIDs 治疗 1 周无症状和体征改善时加用。单独使用糖皮质激素眼药在治疗前部巩膜炎中效果欠佳[173]。但是对于非感染非坏死性的前部巩膜炎,结膜下注射糖皮质激素效果较好,无明显副作用[138,174~176]。

局部滴用 NSAIDs 滴眼液治疗早期疾病也有效。但耐受性差,患者抱怨眼部烧灼感,但能避免糖皮质激素引起的青光眼和白内障等副作用。使用 NSAIDs 的角膜并发症如角膜炎,角膜溶解也有报道,主要是继发于激活蛋白溶解酶,因此限制了该药的使用[138,177]。

坏死性巩膜炎和边缘性角膜溃疡(PUK)

不伴随炎症的坏死性巩膜炎的治疗,巩膜软化症穿孔,通常需要观察,眼部保护和全身疾病的治疗。无外伤史的条件下,该病进展缓慢,无需积极治疗[178]。有外伤时,可能发生穿孔,需要急诊进行眼球修复。

此外炎症性的坏死性巩膜炎通常预后较差,需要眼科和内科急诊处理。眼部并发症发生率较高,值得注意的是,如果没有进行适当的全身免疫治疗,超过一半的患者在 5 年内可能会死亡[17,36,179]。处理相关全身疾病时,需要咨询内科和风湿科。

在坏死性巩膜炎和 PUK 中,在给予免疫抑制治疗前需要排除感染性病原体[62,180~182]。患者需要进行刮片,吉姆萨染色和 KOH 染色,进行细菌和真菌培养。一旦发现病原体,立即给予强效广谱的抗生素。

坏死性巩膜炎和 PUK 治疗目标是减轻炎症反应,促进角膜上皮愈合,减少基质溶解。无防腐剂的人工泪液对眼表有帮助。环孢素 A 滴眼液在真菌和细菌感染排除后可以使用。与非感染巩膜炎和非坏死性巩膜炎不同,对于坏死性巩膜炎结膜下注射激素是有争议的,有可能加重角膜或巩膜基质溶解[83,174,176,183]。

但是之前章节提到,胶原酶抑制剂,如四环素衍生物,在 PUK 和坏死性巩膜炎中能阻止进一步基质溶解[168,184]。

最后,血管炎患者必须给予全身免疫抑制剂减少死亡率[36,185]。坏死性巩膜炎和 PUK 的急性期,口服泼尼松 1mg/(kg·d),能快速减轻炎症反应。如果临床反应有效,泼尼松需要在第二周快速减量到 20mg/d,然后缓慢减量。如果患者对口服泼尼松无效,可静脉输甲泼尼龙冲击治疗,起始剂量 1g 每天,给药 3 天,之后改为口服[106]。需要强调的是,尽管全身使用激素能有效地改善眼部和全身症状,但风湿性血管炎患者的死亡率仍较高[36]。因此需要使用细胞毒药物[185]。

免疫抑制药物在风湿性血管炎的患者中是二线用药,能延缓和减少死亡率。对于顽固性巩膜炎或者角膜炎患者,如坏死性巩膜炎,PUK,角膜溶解可以使用[28,54,106,185]。

口服激素有效,但停药后复发的患者,可以考虑免疫抑制剂治疗。对这部分患者,给予免疫抑制药物能避免长期激素使用后的并发症:如骨质疏松、高血

压和糖尿病加重、电解质紊乱和胃肠道出血[106]。

免疫抑制剂治疗眼部炎症

对于糖皮质激素和其他抗炎药物反应较差的患者,免疫调节剂可以使用,包括抗代谢药、烷化剂、T细胞抑制剂和生物制剂。这些药物之前已经介绍过。例如,口服氨甲蝶呤7.5~25mg/周,对口服糖皮质激素无效的巩膜炎效果较好[106,186~188]。硫唑嘌呤(1~2.5mg/(kg·d))对于严重的顽固性风湿性巩膜炎和PUK的患者可以使用[36,51,189]。其他药物还包括麦考酚酸酯。研究结果表明麦考酚酸酯1g,每天两次,单独治疗或者联合治疗,对巩膜炎的患者,副作用比硫唑嘌呤小,对于炎症的控制强于氨甲蝶呤[190~192]。对氨甲蝶呤无效的患者可以选用[193]。来氟米特对眼部炎症的控制也有效[194,195]。

当氨甲蝶呤和其他免疫抑制剂无效时,烷化剂药物,如环磷酰胺能有效抑制进展性巩膜炎和PUK。口服剂量1~2mg/(kg·d),或者在内科医生指导下每3~4周静脉冲击给药[36,106,196,197]。苯丁酸氮芥(0.1~0.2mg/(kg·d))是另一种烷化剂,在严重患者,其他细胞毒性药物治疗无效时可以选用,但需注意副作用[106,198]。这些药物有严重的毒副作用,使用需慎重。

T细胞抑制剂环孢素A可以用于治疗顽固性疾病,2~5mg/(kg·d),调整至血药浓度150~200ng/ml[199]。他克莫司与环孢素A的作用类似,对于眼表免疫性炎症有效,可以全身给予或者局部滴眼[106,200~205]。在风湿疾病中联合治疗比单一治疗效果好,尽量避免副作用发生[106]。

最新的DMARDs,生物反应调节剂,能有效的治疗眼部炎症。利妥昔单抗和糖皮质激素联合应用,和环磷酰胺联合糖皮质激素作用效果类似[110,206~207]。治疗RA可给予1g利妥昔单抗2次,给药间隔15天。

使用免疫抑制剂治疗的患者必须监测感染和药物的致癌性,药物可引起造血系统恶性肿瘤的发生,但目前有争议[106,208]。

手术治疗

巩膜坏死变薄穿孔的患者需要联合手术治疗。眼表重建恢复眼球的完整性。氰基丙烯酸盐黏合剂的应用及表面戴角膜绷带镜对该病暂时的处理是有效的(图89.13)[209~211]。然而供体巩膜移植通常受限[58,185,212~214]。在巩膜移植手术时,尽可能保留更多的坏死巩膜床周围健康的结膜。这样能减少术后巩膜植片上皮缺损的范围,加速上皮的愈合。对其他替

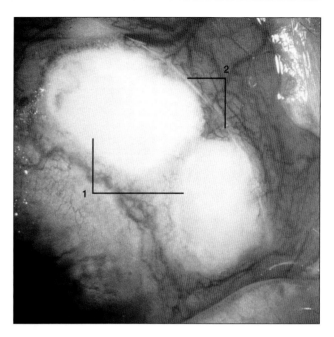

图89.13 67岁的老年患者,严重的坏死性巩膜炎裂隙灯照片。两处大的巩膜变薄区域,伴坏死性巩膜炎,覆盖丙烯酸丁酯生物胶(1)和大直径的角膜绷带镜(2)

代组织也进行了研究,但与巩膜不同源,新生血管形成受限,容易出现坏死脱落等问题[215~221]。

边缘性角膜溃疡对药物治疗无效时,可行结膜退缩术[222~224],或者用组织黏合胶[185,225~227]。在进行结膜退缩术时,表面麻醉后,用无菌的标记笔对结膜退缩的边缘进行标记[224]。结膜下注射2%利多卡因,联合或者不联合肾上腺素1∶100 000浓度,这种麻醉方式通常不充分,因为组织呈炎症状态[224]。用钝头显微平镊,将结膜轻轻提起离开眼球,从切口的后部边缘剪除结膜[224]。医生需要决定结膜剪除的范围,从角膜缘到完全没有粘连的区域[224]。沿拟定好的范围切除结膜[224]。避免过度夹持结膜。适当的烧烙止血[224]。结膜下可注射抗生素,之后涂抗生素眼膏,加压包扎[224]。如果发生穿孔,需要进行结膜瓣或者环形板层角巩膜植片覆盖[28,185,232~234]。但病情稳定或者免疫控制后,可进行穿透性角膜移植恢复视力(图89.14)。

在严重的角膜溶解患者,可使用氰基丙烯酸盐黏合剂[210,225~227,235],可行板层或者穿透性角膜移植,但视力恢复有限[185,233,234,236~238]。羊膜移植(AMT)可处理深部角膜溃疡、角膜穿孔和巩膜溶解[239,240]。对于巩膜软化症患者的处理,进行巩膜移植时,联合羊膜移植能提供眼表结构上的支持[241]。

之前提到,积极给予润滑药物和睑裂缝合能提高手术成功率。但是必须意识到尽管手术治疗能重建

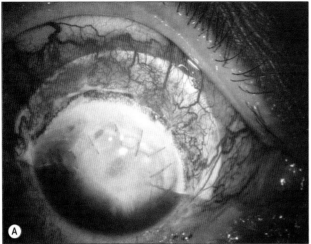

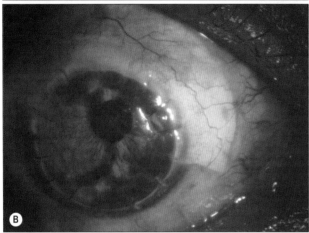

图 89.14 穿透性角膜移植。(A) PUK 穿孔患者行环形板层角膜移植手术裂隙灯照片。(B)同一患者,穿透性角膜移植术后 9 月,角膜植片透明,裂隙灯照片

眼表,但如果无全身免疫抑制剂应用,并不能阻止病情的进展和降低死亡率。

总结

RA 是一种慢性进展性自身免疫性疾病。RA 患者的患病率和死亡率较高。眼表受累并不常见,但可以表现为从轻度的角结膜干燥症到严重的坏死性巩膜炎的多种形式,可引起视力下降,甚至视力丧失。早期诊断和积极治疗是控制疾病并发症的关键,当眼部受累时,眼科医生和风湿科医生的联合治疗非常关键。

(张琛 译 赵少贞 校)

参考文献

1. Goronzy JJ, Weyand CM. Rheumatoid arthritis. Epidemiology, pathology, and pathogenesis in rheumatoid arthritis. In: Klippel JH, editor. *Primer on the rheumatic diseases.* 12th ed. Atlanta: Arthritis Foundation; 2001.

2. Aletaha D, Neogi T, Silman AJ, et al. Rheumatoid arthritis classification criteria: an American College of Rheumatology/European League Against Rheumatism collaborative initiative. *Arthritis Rheum* 2010;**62**: 2569.

3. Aletaha D, Neogi T, Silman AJ, et al. Rheumatoid arthritis classification criteria: an American College of Rheumatology/European League Against Rheumatism collaborative initiative. *Arthritis Rheum* 2010;**69**: 1580.

4. Sharp JT, Wolfe F, Mitchell DM, et al. The progression of erosion and joint space narrowing scores in rheumatoid arthritis during the first twenty-five years of disease. *Arthritis Rheum* 1991;**34**:660–8.

5. Pincus T, Callahan LF. Early mortality in RA predicted by poor clinical status. *Bull Rheum Dis* 1992;**41**:1–4.

6. O'Day D, Horn JF. The eye and rheumatic disease. In: Ruddy S, Harris ED, Sledge CM, editors. *Kelley's textbook of rheumatology.* 6th ed. Philadelphia: Saunders; 2001.

7. Gregersen PK, Silver J, Winchester RJ. The shared epitope hypothesis. An approach to understanding the molecular genetics of susceptibility to rheumatoid arthritis. *Arthritis Rheum* 1987;**30**:1205–13.

8. Brennan FM, Maini RN, Feldmann M. Role of pro-inflammatory cytokines in rheumatoid arthritis. *Springer Semin Immunopathol* 1998;**20**: 133–47.

9. Choy EH, Panayi GS. Cytokine pathways and joint inflammation in rheumatoid arthritis. *N Engl J Med* 2001;**344**:907–16.

10. Anderson RJ. Rheumatoid arthritis. Clinical and laboratory features. In: Klippel JH, editor. *Primer on the rheumatic diseases.* 12th ed. Atlanta: Arthritis Foundation; 2001.

11. Whiting PF, Smidt N, Sterne JA, et al. Systematic review: accuracy of anti-citrullinated peptide antibodies for diagnosing rheumatoid arthritis. *Ann Intern Med* 2010;**152**:456.

12. Nishimura K, Sugiyama D, Kogata Y, et al. Meta-analysis: diagnostic accuracy of anti-cyclic citrullinated peptide antibody and rheumatoid factor for rheumatoid arthritis. *Ann Intern Med* 2007;**146**:797.

13. Finckh A, Liang MH. Anti-cyclic citrullinated peptide antibodies in the diagnosis of rheumatoid arthritis:bayes clears the haze. *Ann Intern Med* 2007;**146**:816.

14. Lee DM, Schur PH. Clinical utility of the anti-CCP assay in patients with rheumatic diseases. *Ann Rheum Dis* 2003;**62**:870.

15. Schellekens GA, Visser H, de Jong BA, et al. The diagnostic properties of rheumatoid arthritis antibodies recognizing a cyclic citrullinated peptide. *Arthritis Rheum* 2000;**43**:155–63.

16. Rantapaa-Dahlqvist S, de Jong BA, Berglin E, et al. Antibodies against cyclic citrullinated peptide and IgA rheumatoid factor predict the development of rheumatoid arthritis. *Arthritis Rheum* 2003;**48**: 2741–9.

17. McGavin DD, Williamson J, Forrester JV, et al. Episcleritis and scleritis. A study of their clinical manifestations and association with rheumatoid arthritis. *Br J Ophthalmol* 1976;**60**:192–226.

18. Sevel D. Rheumatoid nodule of the sclera. (a type of necrogranulomatous scleritis) *Trans Ophthalmol Soc UK* 1965;**85**:357–67.

19. Ferry AP. The histopathology of rheumatoid episcleral nodules. An extra-articular manifestation of rheumatoid arthritis. *Arch Ophthalmol* 1969;**82**:77–8.

20. Hurd ER, Snyder WB, Ziff M. Choroidal nodules and retinal detachments in rheumatoid arthritis. Improvement with fall in immunoglobulin levels following prednisolone and cyclophosphamide therapy. *Am J Med* 1970;**48**:273–8.

21. Rao NA, Font RL. Pseudorheumatoid nodules of the ocular adnexa. *Am J Ophthalmol* 1975;**79**:471–8.

22. Lebowitz MA, Jakobiec FA, Donnenfeld ED, et al. Bilateral epibulbar rheumatoid nodulosis. A new ocular entity. *Ophthalmology* 1988;**95**: 1256–9.

23. Cochrane W, Davies DV, Dorling J, et al. Ultramicroscopic structure of the rheumatoid nodule. *Ann Rheum Dis* 1964;**23**:345–63.

24. Scott DG, Bacon PA, Tribe CR. Systemic rheumatoid vasculitis: a clinical and laboratory study of 50 cases. *Medicine (Baltimore)* 1981;**60**: 288–97.

25. Conn DL, McDuffie FC, Dyck PJ. Immunopathologic study of sural nerves in rheumatoid arthritis. *Arthritis Rheum* 1972;**15**:135–43.

26. Schmid FR, Cooper NS, Ziff M, et al. Arteritis in rheumatoid arthritis. *Am J Med* 1961;**30**:56–83.

27. Voskuyl AE, Zwinderman AH, Westedt ML, et al. Factors associated with the development of vasculitis in rheumatoid arthritis: results of a case-control study. *Ann Rheum Dis* 1996;**55**:190–2.

28. Messmer EM, Foster CS. Vasculitic peripheral ulcerative keratitis. *Surv Ophthalmol* 1999;**43**:379–96.

29. Hunder GG, McDuffie FC. Hypocomplementemia in rheumatoid arthritis. *Am J Med* 1973;**54**:461–72.

30. Husby G. Amyloidosis in rheumatoid arthritis. *Ann Clin Res* 1975;**7**: 154–67.

31. Reimer KA, Rodgers RF, Oyasu R. Rheumatoid arthritis with rheumatoid heart disease and granulomatous aortitis. *JAMA* 1976;**235**:2510–12.

32. Voyles WF, Searles RP, Bankhurst AD. Myocardial infarction caused by rheumatoid vasculitis. *Arthritis Rheum* 1980;**23**:860–3.

33. Hyland RH, Gordon DA, Broder I, et al. A systematic controlled study

of pulmonary abnormalities in rheumatoid arthritis. *J Rheumatol* 1983; **10**:395–405.

34. Hara KS, Ballard DJ, Ilstrup DM, et al. Rheumatoid pericarditis: clinical features and survival. *Medicine (Baltimore)* 1990;**69**:81–91.

35. Erhardt CC, Mumford PA, Venables PJ, et al. Factors predicting a poor life prognosis in rheumatoid arthritis: an eight year prospective study. *Ann Rheum Dis* 1989;**48**:7–13.

36. Foster CS, Forstot SL, Wilson LA. Mortality rate in rheumatoid arthritis patients developing necrotizing scleritis or peripheral ulcerative keratitis. Effects of systemic immunosuppression. *Ophthalmology* 1984;**91**: 1253–63.

37. Mody GM, Hill JC, Meyers OL. Keratoconjunctivitis sicca in rheumatoid arthritis. *Clin Rheumatol* 1988;**7**:237–41.

38. Matsuo T, Kono R, Matsuo N, et al. Incidence of ocular complications in rheumatoid arthritis and the relation of keratoconjunctivitis sicca with its systemic activity. *Scand J Rheumatol* 1997;**26**:113–16.

39. Behrens A, Doyle JJ, Stern L, et al. Dysfunctional tear syndrome: a Delphi approach to treatment recommendations. *Cornea* 2006;**25**: 900–7.

40. Lemp MA, Baudoin C, Baum J, et al. The definition and classification of dry eye disease: report of the Definition and Classification Subcommittee of the International Dry Eye Workshop (2007). *Ocul Surf* 2007;**5**: 75–92.

41. Yoon KC, Jeong IY, Park YG, et al. Interleukin-6 and tumor necrosis factor-alpha levels in tears of patients with dry eye syndrome. *Cornea* 2007;**26**:431–7.

42. Zoukhri D. Effect of inflammation on lacrimal gland function. *Exp Eye Res* 2006;**82**:885–98.

43. Gilbard JP. Tear film osmolarity and keratoconjunctivitis sicca. *CLAO J* 1985;**11**:243–50.

44. Gilbard JP, Farris RL. Tear osmolarity and ocular surface disease in keratoconjunctivitis sicca. *Arch Ophthalmol* 1979;**97**:1652–6.

45. Tomlinson A, Khanal S, Ramaesh K, et al. Tear film osmolarity: Determination of a referent for dry eye diagnosis. *Invest Ophthalmol Vis Sci* 2006;**47**(10):4309–15.

46. Danjo Y, Lee M, Horimoto K, et al. Ocular surface damage and tear lactoferrin in dry eye syndrome. *Acta Ophthalmol (Copenh)* 1994;**72**: 433–7.

47. Pflugfelder SC, Solomon A, Stern ME. The diagnosis and management of dry eye: a twenty-five-year review. *Cornea* 2000;**19**:644–9.

48. Fox RI, Kang HI. Pathogenesis of Sjögren syndrome. *Rheum Dis Clin North Am* 1992;**18**:517–38.

49. Williamson J, Gibson AA, Wilson T, et al. Histology of the lacrimal gland in keratoconjunctivitis sicca. *Br J Ophthalmol* 1973;**57**:852–8.

50. Williamson J, Gibson AA, Wilson T, et al. Histology of the lacrimal gland in keratoconjunctivitis sicca. *Br J Ophthalmol* 1973;**57**:852–8.

51. Tuft SJ, Watson PG. Progression of scleral disease. *Ophthalmology* 1991; **98**:467–71.

52. Sainz de la Maza M, Foster CS, Jabbur NS. Scleritis associated with rheumatoid arthritis and with other systemic immune-mediated diseases. *Ophthalmology* 1994;**101**:1281–6, discussion 7–8.

53. Akpek EK, Uy HS, Christen W, et al. Severity of episcleritis and systemic disease association. *Ophthalmology* 1999;**106**:729–31.

54. Jabs DA, Mudun A, Dunn JP, et al. Episcleritis and scleritis: clinical features and treatment results. *Am J Ophthalmol* 2000;**130**:469–76.

55. Sainz de la Maza M, Jabbur NS, Foster CS. Severity of scleritis and episcleritis. *Ophthalmology* 1994;**101**:389–96.

56. Watson PG, Young RD. Scleral structure, organisation and disease. A review. *Exp Eye Res* 2004;**78**:609–23.

57. Rao NA, Marak GE, Hidayat AA. Necrotizing scleritis. A clinicopathologic study of 41 cases. *Ophthalmology* 1985;**92**:1542–9.

58. Rosenthal JW, Williams GT. Scleromalacia perforans as a complication of rheumatoid arthritis. *Am J Ophthalmol* 1962;**54**:862–4.

59. McCluskey PJ, Watson PG, Lightman S, et al. Posterior scleritis: clinical features, systemic associations, and outcome in a large series of patients. *Ophthalmology* 1999;**106**:2380–6.

60. Fong LP, Sainz de la Maza M, Rice BA, et al. Immunopathology of scleritis. *Ophthalmology* 1991;**98**:472–9.

61. Shiuey Y, Foster CS. Peripheral ulcerative keratitis and collagen vascular disease. *Int Ophthalmol Clin* 1998;**38**:21–32.

62. Dana MR, Qian Y, Hamrah P. Twenty-five-year panorama of corneal immunology: emerging concepts in the immunopathogenesis of microbial keratitis, peripheral ulcerative keratitis, and corneal transplant rejection. *Cornea* 2000;**19**:625–43.

63. Tauber J, Sainz de la Maza M, Hoang-Xuan T, et al. An analysis of therapeutic decision making regarding immunosuppressive chemotherapy for peripheral ulcerative keratitis. *Cornea* 1990;**9**:66–73.

64. Mondino BJ. Inflammatory diseases of the peripheral cornea. *Ophthalmology* 1988;**95**:463–72.

65. Squirrell DM, Winfield J, Amos RS. Peripheral ulcerative keratitis "corneal melt" and rheumatoid arthritis: a case series. *Rheumatology (Oxford)* 1999;**38**:1245–8.

66. Berman M, Dohlman CH, Gnadinger M, et al. Characterization of collagenolytic activity in the ulcerating cornea. *Exp Eye Res* 1971;**11**: 255–7.

67. Watson PG. Vascular changes in peripheral corneal destructive disease. *Eye* 1990;**4**(Pt 1):65–73.

68. John SL, Morgan K, Tullo AB, et al. Corneal autoimmunity in patients with peripheral ulcerative keratitis (PUK) in association with rheumatoid arthritis and Wegener's granulomatosis. *Eye* 1992;**6**(Pt 6):630–6.

69. Riley GP, Harrall RL, Watson PG, et al. Collagenase (MMP-1) and TIMP-1 in destructive corneal disease associated with rheumatoid arthritis. *Eye* 1995;**9**(Pt 6):703–18.

70. Prada J, Noelle B, Baatz H, et al. Tumour necrosis factor alpha and interleukin 6 gene expression in keratocytes from patients with rheumatoid corneal ulcerations. *Br J Ophthalmol* 2003;**87**:548–50.

71. Ormerod LD, Fong LP, Foster CS. Corneal infection in mucosal scarring disorders and Sjögren syndrome. *Am J Ophthalmol* 1988;**105**:512–18.

72. Hamideh F, Prete PE. Ophthalmologic manifestations of rheumatic diseases. *Semin Arthritis Rheum* 2001;**30**:217–41.

73. Kervick GN, Pflugfelder SC, Haimovici R, et al. Paracentral rheumatoid corneal ulceration. Clinical features and cyclosporine therapy. *Ophthalmology* 1992;**99**:80–8.

74. Insler MS, Boutros G, Boulware DW. Corneal ulceration following cataract surgery in patients with rheumatoid arthritis. *J Am Intraocul Implant Soc* 1985;**11**:594–7.

75. Mamalis N, Johnson MD, Haines JM, et al. Corneal-scleral melt in association with cataract surgery and intraocular lenses: a report of four cases. *J Cataract Refract Surg* 1990;**16**:108–15.

76. Glasser DB, Bellor J. Necrotizing scleritis of scleral flaps after transscleral suture fixation of an intraocular lens. *Am J Ophthalmol* 1992;**113**: 529–32.

77. Sainz de la Maza M, Foster CS. Necrotizing scleritis after ocular surgery. A clinicopathologic study. *Ophthalmology* 1991;**98**:1720–6.

78. Nabili S, McCarey DW, Browne B, et al. A case of orbital myositis associated with rheumatoid arthritis. *Ann Rheum Dis* 2002;**61**:938–9.

79. Killian PJ, McClain B, Lawless OJ. Brown's syndrome. An unusual manifestation of rheumatoid arthritis. *Arthritis Rheum* 1977;**20**:1080–4.

80. Beck M, Hickling P. Treatment of bilateral superior oblique tendon sheath syndrome complicating rheumatoid arthritis. *Br J Ophthalmol* 1980;**64**:358–61.

81. Sigal LH. The neurologic presentation of vasculitic and rheumatologic syndromes. A review. *Medicine (Baltimore)* 1987;**66**:157–80.

82. Sainz de la Maza M, Foster CS, Jabbur NS. Scleritis-associated uveitis. *Ophthalmology* 1997;**104**:58–63.

83. Fraunfelder FT, Watson PG. Evaluation of eyes enucleated for scleritis. *Br J Ophthalmol* 1976;**60**:227–30.

84. Gupta A, Bansal RK, Bambery P. Posterior scleritis related fundal mass in a patient with rheumatoid arthritis. *Scand J Rheumatol* 1992;**21**: 254–6.

85. Meyer E, Scharf J, Miller B, et al. Fundus lesions in rheumatoid arthritis. *Ann Ophthalmol* 1978;**10**:1583–4.

86. Rezai KA, Patel SC, Eliott D, et al. Rheumatoid hyperviscosity syndrome: reversibility of microvascular abnormalities after treatment. *Am J Ophthalmol* 2002;**134**:130–2.

87. Matsuo T, Koyama T, Morimoto N, et al. Retinal vasculitis as a complication of rheumatoid arthritis. *Ophthalmologica* 1990;**201**:196–200.

88. Matsuo T, Masuda I, Matsuo N. Geographic choroiditis and retinal vasculitis in rheumatoid arthritis. *Jpn J Ophthalmol* 1998;**42**:51–5.

89. American College of Rheumatology Subcommittee on Rheumatoid Arthritis Guidelines. Guidelines for the management of rheumatoid arthritis: 2002 update. *Arthritis Rheum* 2002;**46**:328–46.

90. Mottonen T, Hannonen P, Korpela M, et al. Delay to institution of therapy and induction of remission using single-drug or combination-disease-modifying antirheumatic drug therapy in early rheumatoid arthritis. *Arthritis Rheum* 2002;**46**:894–8.

91. Kirwan JR. The effect of glucocorticoids on joint destruction in rheumatoid arthritis. The Arthritis and Rheumatism Council Low-Dose Glucocorticoid Study Group. *N Engl J Med* 1995;**333**:142–6.

92. Moreland LW, O'Dell JR. Glucocorticoids and rheumatoid arthritis: back to the future? *Arthritis Rheum* 2002;**46**:2553–63.

93. Jones G, Halbert J, Crotty M, et al. The effect of treatment on radiological progression in rheumatoid arthritis: a systematic review of randomized placebo-controlled trials. *Rheumatology (Oxford)* 2003;**42**:6–13.

94. Singh J, Furst D, Bharat A, et al. Update of the 2008 American College of Rheumatology Recommendations for the Use of Disease-Modifying Antirheumatic Drugs and Biologic Agents in the Treatment of Rheumatoid Arthritis. *Arthritis Care & Research.* 2012;**64**(5):625–39.

95. Agrawal S, Misra R, Aggarwal A. Autoantibodies in rheumatoid arthritis: association with severity of disease in established RA. *Clin Rheumatol* 2007;**26**:201–4.

96. Ates A, Kinikli G, Turgay M, et al. Effects of rheumatoid factor isotypes on disease activity and severity in patients with rheumatoid arthritis: a comparative study. *Clin Rheumatol* 2007;**26**:538–45.

97. Berglin E, Johansson T, Sundin U, et al. Radiological outcome in rheumatoid arthritis is predicted by presence of antibodies against cyclic citrullinated peptide before and at disease onset, and by IgA-RF at disease onset. *Ann Rheum Dis* 2006;**65**:453–8.

98. Meyer O, Labarre C, Dougados M, et al. Anticitrullinated protein/peptide antibody assays in early rheumatoid arthritis for predicting five year radiographic damage. *Ann Rheum Dis* 2003;**62**:120–6.

99. Vencovsky J, Machacek S, Sedova L, et al. Autoantibodies can be prog-

nostic markers of an erosive disease in early rheumatoid arthritis. *Ann Rheum Dis* 2003;**62**:427–30.

100. Brook A, Corbett M. Radiographic changes in early rheumatoid disease. *Ann Rheum Dis* 1977;**36**:71–3.

101. Smolen JS, Kalden JR, Scott DL, et al. Efficacy and safety of leflunomide compared with placebo and sulphasalazine in active rheumatoid arthritis: a double-blind, randomised, multicentre trial. European Leflunomide Study Group. *Lancet* 1999;**353**:259–66.

102. Sharp JT, Strand V, Leung H, et al. Treatment with leflunomide slows radiographic progression of rheumatoid arthritis: results from three randomized controlled trials of leflunomide in patients with active rheumatoid arthritis. Leflunomide Rheumatoid Arthritis Investigators Group. *Arthritis Rheum* 2000;**43**:495–505.

103. Moreland LW, Baumgartner SW, Schiff MH, et al. Treatment of rheumatoid arthritis with a recombinant human tumor necrosis factor receptor (p75)-fc fusion protein. *N Engl J Med* 1997;**337**:141–7.

104. Lipsky PE, van der Heijde DM, St Clair EW, et al. Infliximab and methotrexate in the treatment of rheumatoid arthritis. Anti-Tumor Necrosis Factor Trial in Rheumatoid Arthritis with Concomitant Therapy Study Group. *N Engl J Med* 2000;**343**:1594–602.

105. Weinblatt ME, Keystone EC, Furst DE, et al. Adalimumab, a fully human anti-tumor necrosis factor alpha monoclonal antibody, for the treatment of rheumatoid arthritis in patients taking concomitant methotrexate: the Armada Trial. *Arthritis Rheum* 2003;**48**:35–45.

106. Jabs DA, Rosenbaum JT, Foster CS, et al. Guidelines for the use of immunosuppressive drugs in patients with ocular inflammatory disorders: recommendations of an expert panel. *Am J Ophthalmol* 2000;**130**:492–513.

107. Management and therapy of dry eye disease report of the Management and Therapy Subcommittee of the International Dry Eye WorkShop (2007). *Ocul Surf* 2007;**5**:163.

108. Ramos-Casals M, Brito-Zeron P, Siso-Almirall A, et al. Topical and systemic medications for the treatment of primary Sjögren's syndrome. *Nat Rev Rheumatol* 2012;**8**:399.

109. Akpek EK, Lindsley KB, Adyanthaya RS, et al. Treatment of Sjögren's syndrome-associated dry eye an evidence-based review. *Ophthalmology* 2011;**118**:1242.

110. Stone JH, Merkel PA, Spiera R, et al. Rituximab versus cyclophosphamide for ANCA-associated vasculitis. *N Engl J Med* 2010;**363**:221.

111. Aragona P, Di Stefano G, Ferreri F, et al. Sodium hyaluronate eye drops of different osmolarity for the treatment of dry eye in Sjögren's syndrome patients. *Br J Ophthalmol* 2002;**86**:879.

112. Aragona P, Papa V, Micali A, et al. Long term treatment with sodium hyaluronate-containing artificial tears reduces ocular surface damage in patients with dry eye. *Br J Ophthalmol* 2002;**86**:181.

113. Brignole F, Pisella PJ, Dupas B, et al. Efficacy and safety of 0.18% sodium hyaluronate in patients with moderate dry eye syndrome and superficial keratitis. *Graefes Arch Clin Exp Ophthalmol* 2005;**243**:531.

114. Condon PI, McEwen CG, Wright M, et al. Double blind, randomized, placebo controlled, crossover, multicenter study to determine the efficacy of a 0.1% (w/v) sodium hyaluronate solution (Fermavisc) in the treatment of dry eye syndrome. *Br J Ophthalmol* 1999;**83**:1121.

115. McDonald CC, Kaye SB, Figueiredo FC, et al. A randomized, crossover, multicenter study to compare the performance of 0.1% (w/v) sodium hyaluronate with 1.4% (w/v) polyvinyl alcohol in the alleviation of symptoms associated with dry eye syndrome. *Eye (Lond)* 2002;**16**:601.

116. Toda I, Shinozaki N, Tsubota K. Hydroxypropyl methylcellulose for the treatment of severe dry eye associated with Sjögren's syndrome. *Cornea* 1996;**15**:120.

117. Baudouin C, Labbe A, Liang H, et al. Preservatives in eyedrops: the good, the bad and the ugly. *Prog Retin Eye Res* 2010;**29**:312.

118. Calonge M. The treatment of dry eye. *Surv Ophthalmol* 2001;**45**(Suppl. 2):S227–39.

119. Foulks GN. Treatment of dry eye disease by the non-ophthalmologist. *Rheum Dis Clin North Am* 2008;**34**:987.

120. Ramos-Casals M, Tzioufas AG, Stone JH, et al. Treatment of primary Sjögren syndrome: a systematic review. *JAMA* 2010;**304**:452.

121. Turner K, Pflugfelder SC, Ji Z, et al. Interleukin-6 levels in the conjunctival epithelium of patients with dry eye disease treated with cyclosporine ophthalmic emulsion. *Cornea* 2000;**19**:492–6.

122. Kunert KS, Tisdale AS, Stern ME, et al. Analysis of topical cyclosporine treatment of patients with dry eye syndrome: effect on conjunctival lymphocytes. *Arch Ophthalmol* 2000;**118**:1489–96.

123. Kunert KS, Tisdale AS, Gipson IK. Goblet cell numbers and epithelial proliferation in the conjunctiva of patients with dry eye syndrome treated with cyclosporine. *Arch Ophthalmol* 2002;**120**:330–7.

124. Berdoulay A, English RV. Nadelstein B: Effect of topical 0.02% tacrolimus aqueous suspension on tear production in dogs with keratoconjunctivitis sicca. *Vet Ophthalmol* 2005;**8**:225.

125. Hessen M, Akpek EK. Dry eye: an inflammatory ocular disease. *J Ophthalmic Vis Res* 2014;**9**:240–50.

126. Pflugfelder SC, Maskin SL, Anderson B, et al. A randomized, double-masked, placebo-controlled, multicenter comparison of loteprednol etabonate ophthalmic suspension, 0.5%, and placebo for treatment of keratoconjunctivitis sicca in patients with delayed tear clearance. *Am J Ophthalmol* 2004;**138**:444.

127. Avunduk AM, Avunduk MC, Varnell ED, et al. The comparison of efficacies of topical corticosteroids and nonsteroidal anti-inflammatory drops on dry eye patients: a clinical and immunocytochemical study. *Am J Ophthalmol* 2003;**136**:593.

128. Murube J, Murube E. Treatment of dry eye by blocking the lacrimal canaliculi. *Surv Ophthalmol* 1996;**40**:463–80.

129. Pflugfelder SC, Jones D, Ji Z, et al. Altered cytokine balance in the tear fluid and conjunctiva of patients with Sjögren syndrome keratoconjunctivitis sicca. *Curr Eye Res* 1999;**19**:201–11.

130. Yen MT, Pflugfelder SC, Feuer WJ. The effect of punctal occlusion on tear production, tear clearance, and ocular surface sensation in normal subjects. *Am J Ophthalmol* 2001;**131**:314–23.

131. Tsubota K, Goto E, Fujita H, et al. Treatment of dry eye by autologous serum application in Sjögren syndrome. *Br J Ophthalmol* 1999;**83**:390–5.

132. Tananuvat N, Daniell M, Sullivan LJ, et al. Controlled study of the use of autologous serum in dry eye patients. *Cornea* 2001;**20**:802–6.

133. Noble BA, Loh RS, MacLennan S, et al. Comparison of autologous serum eye drops with conventional therapy in a randomised controlled crossover trial for ocular surface disease. *Br J Ophthalmol* 2004;**88**:647–52.

134. van der Worp E, Bornman D, Ferreira DL, et al. Modern scleral contact lenses: A review. *Cont Lens Anterior Eye* 2014;**37**:240.

135. Schornack MM, Pyle J, Patel SV. Scleral lenses in the management of ocular surface disease. *Ophthalmology* 2014;**121**:1398.

136. Aragona P, Stilo A, Ferreri F, et al. Effects of the topical treatment with NSAIDs on corneal sensitivity and ocular surface of Sjögren's syndrome patients. *Eye (Lond)* 2005;**19**:535.

137. Avisar R, Robinson A, Appel I, et al. Diclofenac sodium, 0.1% (Voltaren Ophtha), versus sodium chloride, 5%, in the treatment of filamentary keratitis. *Cornea* 2000;**19**:145.

138. Guidera AC, Luchs JI, Udell IJ. Keratitis, ulceration, and perforation associated with topical nonsteroidal anti-inflammatory drugs. *Ophthalmology* 2001;**108**:936.

139. Vivino FB, Al-Hashimi I, Khan Z, et al. Pilocarpine tablets for the treatment of dry mouth and dry eye symptoms in patients with Sjögren syndrome: a randomized, placebo-controlled, fixed-dose, multicenter trial. P92–01 Study Group. *Arch Intern Med* 1999;**159**:174–81.

140. Ono M, Takamura E, Shinozaki K, et al. Therapeutic effect of cevimeline on dry eye in patients with Sjögren syndrome: a randomized, double-blind clinical study. *Am J Ophthalmol* 2004;**138**:6–17.

141. Tauber J, Davitt WF, Bokosky JE, et al. Double-masked, placebo-controlled safety and efficacy trial of diquafosol tetrasodium (INS365) ophthalmic solution for the treatment of dry eye. *Cornea* 2004;**23**:784–92.

142. Kamiya K, Nakanishi M, Ishii R, et al. Clinical evaluation of the additive effect of diquafosol tetrasodium on sodium hyaluronate monotherapy in patients with dry eye syndrome: a prospective, randomized, multicenter study. *Eye (Lond)* 2012;**26**:1363–8.

143. Shigeyasu C, Hirano S, Akune Y, et al. Diquafosol tetrasodium increases the concentration of mucin-like substances in tears of healthy human subjects. *Curr Eye Res* 2014;**13**:1–6.

144. Dougherty JM, McCulley JP, Silvany RE, et al. The role of tetracycline in chronic blepharitis. Inhibition of lipase production in staphylococci. *Invest Ophthalmol Vis Sci* 1991;**32**:2970–5.

145. Beardsley RM, De Paiva CS, Power DF, et al. Desiccating stress decreases apical corneal epithelial cell size – modulation by the metalloproteinase inhibitor doxycycline. *Cornea* 2008;**27**:935–40.

146. Stone DU, Chodosh J. Oral tetracyclines for ocular rosacea: an evidence-based review of the literature. *Cornea* 2004;**23**:106–9.

147. Paemen L, Martens E, Norga K, et al. The gelatinase inhibitory activity of tetracyclines and chemically modified tetracycline analogues as measured by a novel microtiter assay for inhibitors. *Biochem Pharmacol* 1996;**52**:105–11.

148. De Paiva CS, Corrales RM, Villarreal AL, et al. Corticosteroid and doxycycline suppress MMP-9 and inflammatory cytokine expression, MAPK activation in the corneal epithelium in experimental dry eye. *Exp Eye Res* 2006;**83**:526–35.

149. Nordstrom D, Lindy O, Lauhio A, et al. Anti-collagenolytic mechanism of action of doxycycline treatment in rheumatoid arthritis. *Rheumatol Int* 1998;**17**:175–80.

150. O'Dell JR, Paulsen G, Haire CE, et al. Treatment of early seropositive rheumatoid arthritis with minocycline: four-year followup of a double-blind, placebo-controlled trial. *Arthritis Rheum* 1999;**42**:1691–5.

151. Alarcon GS. Tetracyclines for the treatment of rheumatoid arthritis. *Expert Opin Investig Drugs* 2000;**9**:1491–8.

152. Brown NA, Bron AJ, Harding JJ, et al. Nutrition supplements and the eye. *Eye* 1998;**12**(Pt 1):127–33.

153. Barabino S, Rolando M, Camicione P, et al. Systemic linoleic and gamma-linolenic acid therapy in dry eye syndrome with an inflammatory component. *Cornea* 2003;**22**:97–101.

154. Zurier RB, Rossetti RG, Jacobson EW, et al. Gamma-linolenic acid treatment of rheumatoid arthritis. A randomized, placebo-controlled trial. *Arthritis Rheum* 1996;**39**:1808–17.

155. Volker D, Fitzgerald P, Major G, et al. Efficacy of fish oil concentrate in

the treatment of rheumatoid arthritis. *J Rheumatol* 2000;**27**: 2343–6.

156. Welch C, Baum J. Tarsorrhaphy for corneal disease in patients with rheumatoid arthritis. *Ophthalmic Surg* 1988;**19**:31–2.

157. Bruce AS, Brennan NA. Corneal pathophysiology with contact lens wear. *Surv Ophthalmol* 1990;**35**:25–58.

158. Romero-Rangel T, Stavrou P, Cotter J, et al. Gas-permeable scleral contact lens therapy in ocular surface disease. *Am J Ophthalmol* 2000; **130**:25–32.

159. Montero J, Sparholt J, Mely R. Retrospective case series of therapeutic applications of a lotrafilcon a silicone hydrogel soft contact lens. *Eye Contact Lens* 2003;**29**:S54–6, discussion S7–9, S192–4.

160. Shah C, Raj CV, Foulks GN. The evolution in therapeutic contact lenses. *Ophthalmol Clin North Am* 2003;**16**:95–101, vii.

161. Gabler B, Winkler von Mohrenfels C, Lohmann CP. Should indications for amniotic membrane transplantation be altered in concurrent rheumatoid polyarthritis? *Ophthalmologe* 2001;**98**:864–72.

162. Liegner JT, Yee RW, Wild JH. Topical cyclosporine therapy for ulcerative keratitis associated with rheumatoid arthritis. *Am J Ophthalmol* 1990; **109**:610–12.

163. Holland EJ, Olsen TW, Ketcham JM, et al. Topical cyclosporin A in the treatment of anterior segment inflammatory disease. *Cornea* 1993;**12**: 413–19.

164. Geerling G, Joussen AM, Daniels JT, et al. Matrix metalloproteinases in sterile corneal melts. *Ann NY Acad Sci* 1999;**878**:571–4.

165. Smith VA, Hoh HB, Easty DL. Role of ocular matrix metalloproteinases in peripheral ulcerative keratitis. *Br J Ophthalmol* 1999;**83**:1376–83.

166. Perry HD, Golub LM. Systemic tetracyclines in the treatment of noninfected corneal ulcers: a case report and proposed new mechanism of action. *Ann Ophthalmol* 1985;**17**:742–4.

167. Golub LM, Ramamurthy NS, McNamara TF, et al. Tetracyclines inhibit connective tissue breakdown: new therapeutic implications for an old family of drugs. *Crit Rev Oral Biol Med* 1991;**2**:297–321.

168. Ralph RA. Tetracyclines and the treatment of corneal stromal ulceration: a review. *Cornea* 2000;**19**:274–7.

169. Brown SI, Grayson M. Marginal furrows. A characteristic corneal lesion of rheumatoid arthritis. *Arch Ophthalmol* 1968;**79**:563–7.

170. Krachmer JH, Laibson PR. Corneal thinning and perforation in Sjögren syndrome. *Am J Ophthalmol* 1974;**78**:917–20.

171. Pfister RR, Murphy GE. Corneal ulceration and perforation associated with Sjögren syndrome. *Arch Ophthalmol* 1980;**98**:89–94.

172. Kenyon KR. Decision-making in the therapy of external eye disease: noninfected corneal ulcers. *Ophthalmology* 1982;**89**:44–51.

173. McMullen M, Kovarik G, Hodge WG. Use of topical steroid therapy in the management of nonnecrotizing anterior scleritis. *Can J Ophthalmol* 1999;**34**:217–21.

174. Tu EY, Culbertson WW, Pflugfelder SC, et al. Therapy of nonnecrotizing anterior scleritis with subconjunctival corticosteroid injection. *Ophthalmology* 1995;**102**:718–24.

175. Croasdale CR, Brightbill FS. Subconjunctival corticosteroid injections for nonnecrotizing anterior scleritis. *Arch Ophthalmol* 1999;**117**: 966–8.

176. Zamir E, Read RW, Smith RE, et al. A prospective evaluation of subconjunctival injection of triamcinolone acetonide for resistant anterior scleritis. *Ophthalmology* 2002;**109**:798–805, discussion 807.

177. Reviglio VE, Rana TS, Li QJ, et al. Effects of topical nonsteroidal antiinflammatory drugs on the expression of matrix metalloproteinases in the cornea. *J Cataract Refract Surg* 2003;**29**:989–97.

178. Harper SL, Foster CS. The ocular manifestations of rheumatoid disease. *Int Ophthalmol Clin* 1998;**38**:1–19.

179. Watson PG. The diagnosis and management of scleritis. *Ophthalmology* 1980;**87**:716–20.

180. Hemady R, Sainz de la Maza M, Raizman MB, et al. Six cases of scleritis associated with systemic infection. *Am J Ophthalmol* 1992;**114**:55–62.

181. Sykes SO, Riemann C, Santos CI, et al. Haemophilus influenzae associated scleritis. *Br J Ophthalmol* 1999;**83**:410–13.

182. Hwang YS, Chen YF, Lai CC, et al. Infectious scleritis after use of immunomodulators. *Arch Ophthalmol* 2002;**120**:1093–4.

183. Sainz de la Maza M, Jabbur NS, Foster CS. An analysis of therapeutic decision for scleritis. *Ophthalmology* 1993;**100**:1372–6.

184. Di Girolamo N, Lloyd A, McCluskey P, et al. Increased expression of matrix metalloproteinases in vivo in scleritis tissue and in vitro in cultured human scleral fibroblasts. *Am J Pathol* 1997;**150**:653–66.

185. Messmer EM, Foster CS. Destructive corneal and scleral disease associated with rheumatoid arthritis. Medical and surgical management. *Cornea* 1995;**14**:408–17.

186. Kim EC, Foster CS. Immunomodulatory therapy for the treatment of ocular inflammatory disease: evidence-based medicine recommendations for use. *Int Ophthalmol Clin* 2006;**46**:141–64.

187. Lim L, Suhler EB, Smith JR. Biologic therapies for inflammatory eye disease. *Clin Exp Ophthalmol* 2006;**34**:365–74.

188. Shah SS, Lowder CY, Schmitt MA, et al. Low-dose methotrexate therapy for ocular inflammatory disease. *Ophthalmology* 1992;**99**:1419–23.

189. Jifi-Bahlool H, Saadeh C, O'Connor J. Peripheral ulcerative keratitis in the setting of rheumatoid arthritis: treatment with immunosuppressive therapy. *Semin Arthritis Rheum* 1995;**25**:67–73.

190. Galor A, Jabs DA, Leder HA, et al. Comparison of antimetabolite drugs as corticosteroid-sparing therapy for noninfectious ocular inflammation. *Ophthalmology* 2008;**115**:1826–32.

191. Thorne JE, Jabs DA, Qazi FA, et al. Mycophenolate mofetil therapy for inflammatory eye disease. *Ophthalmology* 2005;**112**:1472–7.

192. Sobrin L, Christen W, Foster CS. Mycophenolate mofetil after methotrexate failure or intolerance in the treatment of scleritis and uveitis. *Ophthalmology* 2008;**115**:1416–21.

193. Wieringa WG, Wieringa JE, ten Dam-van Loon NH, et al. Visual outcome, treatment results, and prognostic factors in patients with scleritis. *Ophthalmology* 2013;**120**:379–86.

194. Niederkorn JY, Lang LS, Ross J, et al. Promotion of corneal allograft survival with leflunomide. *Invest Ophthalmol Vis Sci* 1994;**35**:3783–5.

195. Robertson SM, Lang I.S. Leflunomide: inhibition of S-antigen induced autoimmune uveitis in Lewis rats. *Agents Actions* 1994;**42**:167–72.

196. Jampol LM, West C, Goldberg MF. Therapy of scleritis with cytotoxic agents. *Am J Ophthalmol* 1978;**86**:266–71.

197. Hemady R, Tauber J, Foster CS. Immunosuppressive drugs in immune and inflammatory ocular disease. *Surv Ophthalmol* 1991;**35**:369–85.

198. Goldstein DA, Fontanilla FA, Kaul S, et al. Long-term follow-up of patients treated with short-term high-dose chlorambucil for sight-threatening ocular inflammation. *Ophthalmology* 2002;**109**:370–7.

199. McCarthy JM, Dubord PJ, Chalmers A, et al. Cyclosporine A for the treatment of necrotizing scleritis and corneal melting in patients with rheumatoid arthritis. *J Rheumatol* 1992;**19**:1358–61.

200. Kilmartin DJ, Forrester JV, Dick AD. Tacrolimus (FK506) in failed cyclosporin A therapy in endogenous posterior uveitis. *Ocul Immunol Inflamm* 1998;**6**:101–9.

201. Reis A, Reinhard T, Sundmacher R, et al. A comparative investigation of FK506 and cyclosporin A in murine corneal transplantation. *Graefe's Arch Clin Exp Ophthalmol* 1998;**236**:785–9.

202. Sloper CM, Powell RJ, Dua HS. Tacrolimus (FK506) in the management of high-risk corneal and limbal grafts. *Ophthalmology* 2001;**108**: 1838–44.

203. Ahmad SM, Stegman Z, Fruchtman S, et al. Successful treatment of acute ocular graft-versus-host disease with tacrolimus (FK506). *Cornea* 2002;**21**:432–3.

204. Reinhard T, Reis A, Mayweg S, et al. Topical FK506 in inflammatory corneal and conjunctival diseases. A pilot study. *Klin Monatsbl Augenheilkd* 2002;**219**:125–31.

205. Miyazaki D, Tominaga T, Kakimaru-Hasegawa A, et al. Therapeutic effects of tacrolimus ointment for refractory ocular surface inflammatory diseases. *Ophthalmology* 2008;**115**:988–92.e5.

206. Specks U, Merkel PA, Seo P, et al. Efficacy of remission-induction regimens for ANCA-associated vasculitis. *N Engl J Med* 2013;**369**:417.

207. Suhler EB, Lim LL, Beardsley RM, et al. Rituximab therapy for refractory scleritis: results of a phase I/II dose-ranging, randomized, clinical trial. *Ophthalmology* 2014;**121**:1885–91.

208. Lane L, Tamesis R, Rodriguez A, et al. Systemic immunosuppressive therapy and the occurrence of malignancy in patients with ocular inflammatory disease. *Ophthalmology* 1995;**102**:1530–5.

209. Ohrstrom A, Stenkula S, Berglin L, et al. Scleral reinforcement by a teflon graft and a tissue adhesive. *Acta Ophthalmol (Copenh)* 1988;**66**: 643–6.

210. Leahey AB, Gottsch JD, Stark WJ. Clinical experience with N-butyl cyanoacrylate (Nexacryl) tissue adhesive. *Ophthalmology* 1993;**100**: 173–80.

211. Lin CP, Tsai MC, Wu YH, et al. Repair of a giant scleral ulcer with preserved sclera and tissue adhesive. *Ophthalmic Surg Lasers* 1996;**27**: 995–9.

212. Obear MF, Winter FC. Technique of overlay scleral homograft. *Arch Ophthalmol* 1964;**71**:837–8.

213. Sevel D, Abramson A. Necrogranulomatous scleritis treated by an onlay scleral graft. *Br J Ophthalmol* 1972;**56**:791–9.

214. Sainz de la Maza M, Tauber J, Foster CS. Scleral grafting for necrotizing scleritis. *Ophthalmology* 1989;**96**:306–10.

215. Taffet S, Carter GZ. The use of a fascia lata graft in the treatment of scleromalacia perforans. *Am J Ophthalmol* 1961;**52**:693–6.

216. Blum FG Jr, Salamoun SG. Scleromalacia perforans. A useful surgical modification in fascia lata or scleral grafting. *Arch Ophthalmol* 1963;**69**: 287–9.

217. Torchia RT, Dunn RE, Pease PJ. Fascia lata grafting in scleromalacia perforans with lamellar corneal-scleral dissection. *Am J Ophthalmol* 1968;**66**:705–9.

218. Breslin CW, Katz JI, Kaufman HE. Surgical management of necrotizing scleritis. *Arch Ophthalmol* 1977;**95**:2038–40.

219. Koenig SB, Sanitato JJ, Kaufman HE. Long-term follow-up study of scleroplasty using autogenous periosteum. *Cornea* 1990;**9**:139–43.

220. Mauriello JA Jr, Pokorny K. Use of split-thickness dermal grafts to repair corneal and scleral defects – a study of 10 patients. *Br J Ophthalmol* 1993; **77**:327–31.

221. Nguyen QD, Foster CS. Scleral patch graft in the management of necrotizing scleritis. *Int Ophthalmol Clin* 1999;**39**:109–31.

222. Eiferman RA, Carothers DJ, Yankeelov JA Jr. Peripheral rheumatoid ulceration and evidence for conjunctival collagenase production. *Am J Ophthalmol* 1979;**87**:703–9.

7

223. Wilson FM 2nd, Grayson M, Ellis FD. Treatment of peripheral corneal ulcers by limlial conjunctivectomy. *Br J Ophthalmol* 1976;**60**:713–19.

224. Feder RS, Krachmer JH. Conjunctival resection for the treatment of the rheumatoid corneal ulceration. *Ophthalmology* 1984;**91**:111–15.

225. Fogle JA, Kenyon KR, Foster CS. Tissue adhesive arrests stromal melting in the human cornea. *Am J Ophthalmol* 1980;**89**:795–802.

226. Weiss JL, Williams P, Lindstrom RL, et al. The use of tissue adhesive in corneal perforations. *Ophthalmology* 1983;**90**:610–15.

227. Bernauer W, Ficker LA, Watson PG, et al. The management of corneal perforations associated with rheumatoid arthritis. An analysis of 32 eyes. *Ophthalmology* 1995;**102**:1325–37.

228. Gundersen T. Conjunctival flaps in the treatment of corneal disease with reference to a new technique of application. *AMA Arch Ophthalmol* 1958;**60**:880–8.

229. Insler MS, Pechous B. Conjunctival flaps revisited. *Ophthalmic Surg* 1987;**18**:455–8.

230. Maguire LJ, Shearer DR. A simple method of conjunctival dissection for Gunderson flaps. *Arch Ophthalmol* 1991;**109**:1168–9.

231. Alino AM, Perry HD, Kanellopoulos AJ, et al. Conjunctival flaps. *Ophthalmology* 1998;**105**:1120–3.

232. Pettit TH. Corneoscleral freehand lamellar keratoplasty in Terrien's marginal degeneration of the cornea – long-term results. *Refract Corneal Surg* 1991;**7**:28–32.

233. Bessant DA, Dart JK. Lamellar keratoplasty in the management of inflammatory corneal ulceration and perforation. *Eye* 1994;**8**(Pt 1): 22–8.

234. Soong HK, Farjo AA, Katz D, et al. Lamellar corneal patch grafts in the management of corneal melting. *Cornea* 2000;**19**:126–34.

235. Hirst LW, Stark WJ, Jensen AD. Tissue adhesives: new perspectives in corneal perforations. *Ophthalmic Surg* 1979;**10**:58–64.

236. Portnoy SL, Insler MS, Kaufman HE. Surgical management of corneal ulceration and perforation. *Surv Ophthalmol* 1989;**34**:47–58.

237. Palay DA, Stulting RD, Waring GO 3rd, et al. Penetrating keratoplasty in patients with rheumatoid arthritis. *Ophthalmology* 1992;**99**:622–7.

238. Pleyer U, Bertelmann E, Rieck P, et al. Outcome of penetrating keratoplasty in rheumatoid arthritis. *Ophthalmologica* 2002;**216**:249–55.

239. Lee SH, Tseng SC. Amniotic membrane transplantation for persistent epithelial defects with ulceration. *Am J Ophthalmol* 1997;**123**:303–12.

240. Hanada K, Shimazaki J, Shimmura S, et al. Multilayered amniotic membrane transplantation for severe ulceration of the cornea and sclera. *Am J Ophthalmol* 2001;**131**:324–31.

241. Oh JH, Kim JC. Repair of scleromalacia using preserved scleral graft with amniotic membrane transplantation. *Cornea* 2003;**22**:288–93.

7

第 90 章

非类风湿性胶原血管性疾病相关的角膜病变

Maria Soledad Cortina, Joel Sugar

关键概念

- 胶原血管性疾病几乎能影响到眼球的每一层。
- 病因不清,但与免疫系统的激活和可能的基因因素有关。
- 肉芽肿性小血管炎的眼前节反应非常重。
- 系统性红斑狼疮是继发性干燥综合征的常见病因。
- 眼部表现可能就是疾病的特征性表现,眼科医生需熟悉这些疾病,并能尽快做出诊断。
- 巩膜和角膜的炎症,如果表现为巩膜炎和边缘性角膜溃疡,通常是全身疾病未得到控制的表现,需要全身免疫抑制治疗。
- 视力丧失通常见于血管缺血/阻塞,尤其是视网膜和视神经相关血管的缺血/阻塞。

本章纲要

胶原病

血管炎

总结

免疫介导的系统性疾病涉及广泛,胶原血管性疾病包括类风湿性关节炎、胶原病和血管炎。疾病的界限不是非常明确,可以作为同一个部分进行讨论。关节炎(类风湿性关节炎和幼年特发性关节炎等)在其他章节讨论(参见第 89 章),其他与关节炎相关的炎症性疾病如强直性脊柱炎(参见第 103 章)和炎性肠病(参见第 59 章)也是如此。胶原血管性疾病通常被认为是自身免疫性疾病。尽管免疫机制扮演着明确的角色,但大部分时候,病因不是很明确。

胶原病

胶原病是指累及结缔组织、产生炎症反应和破坏的一类疾病,可发生血管炎,胶原病和血管炎之间的界限比较模糊。

系统性红斑狼疮

系统性红斑狼疮(systemic lupus erythematosus, SLE)是一种典型的胶原病。病因不明,女性多见,女性和男性比例(9:1),黑人女性更多见[1]。该病有基因易感性,与 HLA Ⅱ 型抗原 DR2 和 DR3 以及 HLA Ⅲ 型抗原 C4AQ0 高度相关[2]。T 细胞和 B 细胞超敏反应能引起自身抗体和免疫复合物的产生和沉积,导致慢性炎症反应和器官损伤。

临床表现是多系统的。美国风湿协会 1997 年制定的诊断标准,11 项中任意 4 项阳性即可诊断,见框 90.1[2]。临床表现有关节痛和肌肉痛(95%)、皮疹和光敏感(80%)、肾小球肾炎(50%)、神经症状(60%)、胸膜炎(60%)和其他症状,几乎所有患者都有疲劳、发热、厌食和体重下降。

诊断主要基于临床表现和自身抗体的血清学检查结果。95% 的患者抗核抗体(ANAs)阳性,抗DNAs 也很常见(70%),相对来说抗双链 DNA 对 SLE 的诊断更特异。其他自身抗体也可阳性,包括 anti-Ro (SSA)、anti-La(SSB)以及抗心磷脂抗体(狼疮抗凝物)。补体水平随疾病的活动而下降。

眼部的表现少见,但该病可以影响眼球的任何部位。视网膜是最常受累的,常因血管栓塞致视力下降[3]。常见的表现是与高血压和中枢神经系统疾病无关的棉绒斑[4],其他表现有渗出、微动脉瘤、无灌注区、新生血管和玻璃体出血。视网膜疾病和全身病情的活动性一致,中枢神经系统侵犯可伴随严重的阻塞性视网膜血管炎[5]。严重的视网膜病变通常引起视力下降甚至失明[3,5]。1% 的患者可有神经眼科的并发症,需要长期免疫抑制剂治疗[3,6]。

框 90.1 SLE 的分类标准

面颊疹

盘状红斑

光敏感

口腔溃疡

关节炎 - 非侵蚀性关节炎≥2 个外周关节伴有压痛,肿胀或者渗出

浆膜炎 - 胸膜炎或者心包炎

肾病 - 尿蛋白 >0.5g/d 或者细胞管型

神经疾病 - 无其他原因的癫痫或者精神障碍

血液疾病 - 溶血性贫血,白细胞减少症,淋巴细胞减少症或者血小板减少症

免疫系统疾病 - 抗双链 DNA、抗平滑肌蛋白或者抗磷脂抗体阳性

抗核抗体

From Hahn BH. Systemic lupus erythematosus. In: Longo DL, et al. (eds)

Harrison's principles of internal medicine, New York, 2012 McGraw-Hill.

红斑狼疮患者可有圆盘形局灶性的皮肤病变,眼睑的主要表现为眼睑红疹、斑块、秃睫,呈慢性睑缘炎[7,8]的表现。红斑狼疮患者很少出现眼前节的疾病,常见的是继发性干燥综合征,50% 的 SLE 患者可发生[6,9],很少累及结膜。文献报道有结膜瘢痕甚至睑球粘连,尤其见于圆盘状狼疮。结膜水肿也是 SLE 的一种表现[9],尽管不常见,主要表现为眶周水肿和眼眶炎症[11]。

28% 的患者会有反复发作的巩膜外层炎[12]。巩膜炎很少见,典型的巩膜炎呈结节状、慢性的、复发性的,与全身疾病的活动性有关,需要免疫抑制剂治疗[3,13]。葡萄膜炎少见[14]。

系统性红斑狼疮和盘状红斑狼疮很少侵犯角膜。研究报道 6.5%~88% 的患者角膜染色阳性,但角膜染色通常是非特异性的[15]。有些患者是由于泪液缺乏引起的,另一些患者则无干眼,仅有浅层角膜病变[16]。Schirmer 检查异常的无症状干眼也很常见[17]。文献曾报道一例双侧角膜深层基质混浊伴深基质炎[18]和一例深层“带状”角膜基质浸润伴葡萄膜炎[19]的病例,但是系统性红斑狼疮患者的角膜侵犯较少见。也有报道发生边缘性角膜溃疡[20]。

也有报道称系统性红斑狼疮患者中双眼角膜内皮炎伴角膜水肿者对激素很敏感[21]。在盘状红斑狼疮中,可发生角膜上皮病变[22]。红斑狼疮患者中,白内障摘除术后,因为泪液缺乏或者免疫反应,有发生

无菌性角膜溃疡的报道[28]。还有一例患者准分子激光角膜切削术(PRK)后,出现明显的迟发型角膜瘢痕形成[24]。

系统性红斑狼疮的治疗主要是急性期给予全身糖皮质激素,在危及生命或者器官损伤时,联合环磷酰胺或者麦考酚酸酯[3]。羟化氯喹(硫酸羟氯喹片)对慢性期患者有效,低剂量的激素也是必要的。眼部疾病的治疗主要靠全身治疗。干眼需要人工泪液治疗。利妥昔单抗能缓解顽固患者的病情,通常需要联合环磷酰胺和甲泼尼龙[3,25]。

眼科医生常需要仔细检查用羟氯喹治疗的患者。羟氯喹能引起牛眼样黄斑病变,伴旁中心暗点[26]。美国眼科学会发表了筛查氯喹啉和羟氯喹引起的视网膜病变的指南。治疗开始前,需要眼科医生对眼部进行全面检查。高风险的患者,使用羟氯喹 >6.5mg/kg,或者每天 3mg/kg 氯喹啉,超重的患者,用药超过 5 年,年龄大于 60 岁,伴有视网膜或肝肾疾病的患者,需要每年监测。检查主要包括视力、散瞳眼底检查、阿姆斯勒方格表、Humphrey 10~2 视野检查、色觉检查、眼底照相、特殊区域的 OCT,发现黄斑病变的患者需要进行荧光造影或者多焦电生理(ERG)检查[27,28]。研究表明,剂量 <5.0mg/kg 羟氯喹毒性较小,频域 OCT 对早期毒性反应可以敏感地监测[29]。与他莫昔芬联合使用可增加该药毒性[29]。

系统性硬化症

与红斑狼疮类似,系统性硬化症也是一种多系统疾病。也被称为硬皮病和进展性系统性硬化症。特点是微血管改变、内皮损伤伴随纤维增殖和血管闭塞、免疫系统激活,以及过度广泛的胶原沉积[30]。皮肤和内脏的纤维化是主要特点。患者多为女性。疾病类型不同,临床表现不同,但都包括皮肤广泛增厚或者面部和四肢远端皮肤局限性的增厚。表皮变薄,皮肤附属器缺失,纤维化从真皮层到表皮层下,引起皮肤收紧。内脏的侵犯包括胃肠道纤维化、吞咽困难、食管炎、活动性差;肺部间质性纤维化,伴随呼吸困难和咳嗽;心肌纤维化,引起心脏衰竭,心率不齐,心包炎;肾脏血管侵犯引起肾衰竭和严重的高血压。肺部、心脏和肾脏的并发症预后较差[31]。在局限型患者,内脏侵犯少见,可见 CREST 综合征表现,钙沉着、雷诺现象、食管功能障碍、指端硬化和毛细血管扩张。在系统性硬化症患者中,95% 发生雷诺现象。

硬皮症病因不明确。实验室检查发现血沉加快,血清球蛋白增高。类风湿因子在 25% 的患者阳性。

ANA 检测在高达 90% 的患者阳性。抗核抗体对硬皮症是特异性的,抗 Scl-70 抗体,Scl-70 是一种核酶拓扑异构酶 -1[32]。不同类型的系统性硬化症有不同的 ANAs,抗着丝点抗体可见于 CREST 综合征,抗 RNA 多聚酶Ⅲ抗体可见于硬皮症肾危象[31,33]。

系统性硬化症眼部并发症较常见。最常见的症状主要包括眼睑发紧(65%),伴小睑裂和眼睑毛细血管扩张症(17%)[34,35]。有时可见角膜暴露,但少见。结膜血管迂曲和毛细血管扩张常见。也可见结膜下纤维化引起的结膜穹隆变浅。结膜活检可见致密的结膜下毛细血管周围纤维化,在一些内皮细胞破坏和血管阻塞的患者,可有少量淋巴细胞浸润,大量肥大细胞,毛细血管壁变薄[36]。

水液缺乏型干眼十分常见(37%~76%)[35,36]。是否考虑为继发性干燥综合征目前不确定。少部分硬皮症的患者唾液腺活检表现为干燥综合征特征性的淋巴细胞浸润,腺体纤维化,伴随分泌功能受损[37,38]。干燥综合征患者结膜活检显示淋巴细胞浸润,不伴随纤维化,缺乏大量的肥大细胞,而这些在硬皮症患者是常见的[36]。眼球运动受限和眼睑炎症都可能加重这些患者的干眼[39]。

系统性硬化症患者眼眶疾病少见。因眶脂肪萎缩引起的眼球内陷在系统性硬化症和局限性硬化症患者均可见到[40]。巩膜炎较少见。肌炎和前葡萄膜炎的发生有报道[41]。系统性硬化症引起血管病变从而继发颅内血管瘤,导致神经眼科的并发症常有发生[42]。典型的视网膜病变主要是肾脏受累引起的高血压所致。

角膜疾病主要是继发于眼睑病变和泪液缺乏。角膜炎症性疾病少见。有报道一例系统性硬化症患者双眼周边角膜溶解穿孔,是 T 细胞介导的炎症反应[43]。也有局部硬化症患者角膜浅层浸润的报道[44]。有报道认为角膜中央区厚度增加;但是后续报道认为与正常患者相比无明显差异。在 54 例硬皮症患者观察研究中,与正常组相比,可见眼压升高。纤维化引起房水排出减少,长期激素使用以及增厚的角膜均可能引起眼压升高。此外,视神经内血管的改变可能也是硬化症患者青光眼比例高发的原因[45]。

在过去,治疗系统性硬化症的方法较少,成功率很低[46]。然而,目前的研究表明环磷酰胺和麦考酚酯在硬皮症间质性肺炎中效果较好[46]。内皮素受体抑制剂和磷酸二酯酶抑制剂 -5 对于肺高压作用较好,利妥昔单抗能稳定肺功能,改善皮肤纤维化[47]。激素对肌炎和肌痛有效。尽管这些治疗有较大的进展,但硬皮症的治疗效果仍然不满意,在早期胶原沉积之前开始治疗对改变病程有较好的效果[47]。眼科治疗是对症处理,主要是针对眼睑和干眼的治疗。

混合结缔组织病

一些有共同症状的胶原疾病已经被讨论。混合结缔组织病(mixed connective tissue disease,MCTD)是一类具有系统性红斑狼疮、系统性硬化症和多发性肌炎特点的综合征。ANA 滴度增高。常见抗可溶性核抗原抗体(U_1RNP)[48]。临床表现包括手肿、滑膜炎、多发性肌炎、雷诺现象以及肢端硬化[49]。

除了继发性干燥综合征,眼科表现较少[50]。高达 30% 的患者可发生严重的视网膜血管病变,荧光造影可见渗漏[51]。

多肌炎和皮肌炎

多肌炎和皮肌炎是不明原因的肌肉炎症性疾病,主要表现为淋巴细胞在骨骼肌内的炎症反应,导致肌肉无力。皮肌炎中,同时也存在皮肤的损伤。75% 的患者血管有免疫复合物的沉积。基因因素起主要作用,与 HLA-B8、DR3、DR52 高度相关[3]。对称性的肌肉无力,血清肌酶增高,尤其是产生磷酸激酶(CK)、SGOT、SGPT 和 LDH,同时也可见 ANA 水平增高。肌电图可见特征性改变。最常见的抗体是 Jo-1,胞质转移 RNA 合成酶。眼睑皮肤可见紫红色改变,鳞状红斑样皮炎,尤其可见指关节处(Gottron 丘疹),肘部、膝盖(图 90.1)、面部、颈部以及躯干也可见到。可发生肺部纤维化、心肌炎和心力衰竭[52]。超过 40 岁的患者,皮肌炎有恶变的可能。

眼部病变少见。肌炎通常不累及眼外肌,但是核间性眼肌麻痹曾有报道[3]。

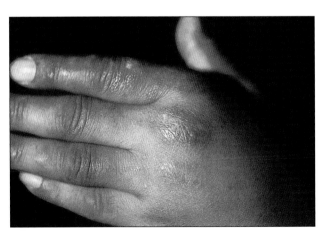

图 90.1 皮肌炎患者手指关节处改变(Gottron 丘疹)

眼前节表现主要有眼睑紫色色素沉着(图90.2)和结膜水肿。青少年的皮肌炎患者结膜和表层巩膜的血管迂曲,但这些表现都是非特异性的[53]。眶周水肿常见,通常发生于急性期[54]。球结膜上可见无血管区,推测为血管炎结果[55]。角膜的改变少见,但是干燥综合征可伴有干眼症状[56]。

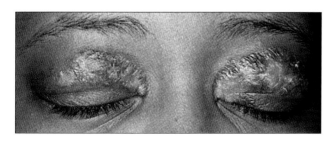

图90.2　皮肌炎患者眼睑水肿和着色

复发性软骨炎

复发性软骨炎主要表现大于或等于下列三项:反复发作的双耳软骨炎,非侵袭性的炎症性的多发性关节炎,鼻软骨炎、眼部炎症、呼吸道软骨炎侵犯喉头和气道软骨,耳蜗和前庭的损伤可致听力丧失、耳鸣、头晕。这些是McAdam分类[58]。后来进行了标准修订,包括1项或多项McAdam标准加上病史或者有软骨炎,累及多个部位,对激素或者氨苯砜治疗反应较好[59]。男女患病率相同,复发通常发生在中年患者。疾病发生率不同,耳软骨炎85%(图90.3),动脉炎52%,呼吸系统疾病48%[60]。可发生皮肤疾病,视网膜疾病和心血管疾病-尤其是主动脉根,但发作频率很低。5年生存率74%,10年为55%,主要死于继发系统性血管炎,感染和恶性肿瘤[61]。

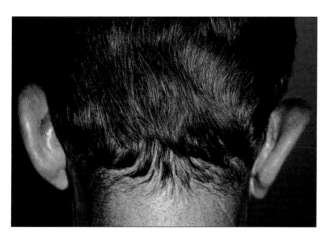

图90.3　复发性软骨炎患者耳部肿胀和红斑

没有特异性的实验室检查能确诊,诊断通常根据临床表现。病因不明确,主要是自身免疫性疾病。对软骨的抗体常见,同时也可见对Ⅱ型胶原的抗体[62]。

51%复发性软骨炎患者可有眼部疾病[60]。有报道恶性转移B细胞肿瘤患者可有眼睑水肿,同时有弥漫性眶部炎症[63,64]。眼外肌麻痹可发生于血管炎患者,累及肌肉或者脑神经[60]。也可发生结膜非特异性水肿,10%的患者可发生角结膜干燥症[60]。巩膜炎和巩膜外层炎最常见。可发生弥漫性,结节性和坏死性巩膜炎,单眼或者双眼发病。均与全身炎症反应相关;巩膜炎被认为是疾病较严重需要积极免疫抑制治疗的指征[60,65]。结膜和巩膜活检显示血管周围炎、血管炎以及肥大细胞、浆细胞和淋巴细胞浸润[65]。一例闭塞性微血管病的患者结膜活检可见慢性结膜炎[66]。葡萄膜炎可见伴随巩膜炎和角膜炎。可发生严重的非肉芽肿性眼前节炎症或者弥漫性炎症[67]。

视网膜疾病主要包括脉络膜视网膜浸润、渗出性视网膜脱离、出血、渗出、棉绒斑和静脉阻塞。也可见到视神经炎和缺血性视神经病变[60]。

角膜主要有周边基质和上皮浸润水肿[67],周边角膜变薄,结晶样沉积和血管翳形成[60],周边角膜溃疡有时可发生角膜穿孔[68]。角膜炎可单独发生,不伴随巩膜炎[69]或者伴发巩膜炎[70]。

复发性软骨炎根据病情的严重性治疗不同。表面滴用激素滴眼液对控制炎症无效。非甾体抗炎药物对轻度症状有效。氨苯砜能通过抑制溶酶体酶的释放,成功治疗软骨和关节疾病。全身使用激素对控制急性期病情有效。如果泼尼松治疗无效,可考虑细胞毒性药物和环孢素A。明显的眼部炎症通常需要眼部激素和大剂量的口服泼尼松治疗[71]。

血管炎

血管炎是一组不同的疾病,但均有血管的炎症,可能有免疫复合物的沉积。眼部表现可有不同的症状,对怀疑血管炎的患者需要高度关注。血管炎多有肉芽肿性疾病。对1286例坏死性血管炎患者观察,16.6%伴有眼部疾病;结膜炎和血管炎伴肉芽肿是眼部最常见的表现[72]。

多血管炎肉芽肿

多血管炎肉芽肿(GPA),之前称为Wegener肉芽肿,是一种全身血管炎,以坏死和肉芽肿炎症为特征,累及上下呼吸道的血管,肾小球肾炎和其他器官小血管炎症。美国患病率每 10 万人约 3 例[72]。病因不明确。GPA 的一种无肾脏损害的"限制性类型",可能是发病早期表现。美国风湿学会(ACR)对 GPA 的诊断标准包括鼻腔和口腔的炎症,胸片异常,尿沉渣 - 显微镜尿检或者红细胞管型 - 活检肉芽肿性炎症[73]。诊断需要至少两项指标,敏感性可达 88%,特异性 92%。缺乏活检指标时,咯血可以作为替代指标[73]。GPA 主要发病年龄为 40 岁左右,男性患病是女性的两倍。但是该病可见于儿童,眼部疾病可能是首发症状[74]。在其他胶原 - 血管疾病,表现还包括非特异性的发热、萎靡、关节肌肉疼痛和体重下降。鼻窦炎的上呼吸道症状常见(67%),表现为流鼻涕、鼻出血和中耳炎。咯血(18%)和眼部炎症(16%)常见[75]。

除了活检外,抗中性粒细胞浆抗体(ANCA)是诊断 GPA 最敏感和特异的方法。ANCA 检测是针对中性粒细胞丝氨酸蛋白酶 3 的抗体,用弥漫性胞质染色模式(C-ANCA),对 GPA 诊断有高的特异性,敏感性和特异性分别为 93% 和 97%[76],但主要取决于疾病的范围和程度。过氧化物酶或者其他溶酶体酶抗体用核周染色模式(P-ANCA)特异性较差,只在 10% 的患者阳性,同时在显微镜下多血管炎也可见到[77,78]。当临床好转时,抗体滴度降低,在临床复发前,抗体滴度升高[76,79]。在一项评估巩膜炎患者的研究中,ANCA 检测都是非常敏感和特异的,7 例 GPA 患者均 C- 或者 P-ANCA 阳性,而其他 54 例眼部其他炎症的患者均无阳性[77]。在该病中,角膜上皮抗原的自身抗体被证实阳性[80]。在 GPA 伴边缘性角膜溃疡的患者中,角蛋白 3 是一种自身抗原[81]。

GPA 组织病理学表现为坏死性肉芽肿,坏死性或者肉芽肿性血管炎[82]。肺活检阳性率 91%,眶部活检阳性率 54%。结膜活检也有报道,对于有结膜炎的患者其他部位不能进行活检时,可行结膜活检[83]。

眼部病变常见,大约 50%(28%~87%)的患者发病,可能不伴明显的全身表现[84]。眶假瘤或者眼眶炎症引起的眼球突出并不常见,有文献报道 GPA 患者中眼部发病率为 22%,也有报道 45% 的患者眼部发病[86]。超过 50% 的患者,眼眶活检显示经典的肉芽肿性炎症,组织坏死和血管炎[87]。累及鼻咽部的疾病可能引起鼻泪管的阻塞[88]。视网膜血管炎和视神经血管炎可引起缺血性视神经病变,也可能发生视网膜动脉或静脉阻塞。有时可见棉绒斑[86,89]。

GPA 眼前节疾病主要包括溃疡性、坏死性和 / 或瘢痕性结膜炎、巩膜外层炎、巩膜炎、角膜炎以及葡萄

膜炎。继发干燥综合征常发生干眼,研究显示发病率 55%。结膜炎和巩膜外层炎相对较常见,尽管肉芽肿性结膜结节少见[90]。睑结膜发生坏死,纤维化改变可引起睑内翻和倒睫[91]。文献报道结膜纤维化可伴有鼻泪管阻塞,声门下狭窄,因而睑结膜病变的患者建议耳鼻喉科会诊[91]。表现为巩膜炎和角膜炎的 GPA 患者应就诊角膜病医生(图 90.4)。发生率大约占 12%~13% 的 GPA 患者[85,89]。巩膜炎可以是前部节段性巩膜炎,无巩膜坏死。伴随周边角膜上皮下浸润(图 90.5),可发展成为点状前部基质混浊(图 90.6)。更多严重的坏死性巩膜炎可表现为黄色的巩膜坏死,通常巩膜上方的结膜缺损(图 90.7)。周边角膜的病变类似于非坏死性疾病,深部基质浸润可能向中央区进展。在巩膜坏死区域,可能发生角膜的沟状溶解,

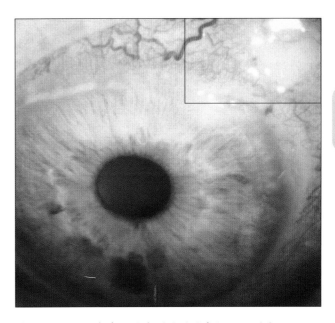

图 90.4 GPA 患者周边角膜炎伴局部坏死巩膜炎

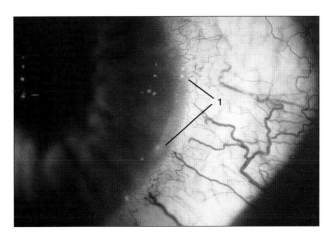

图 90.5 GPA 患者周边角膜前部基质和上皮下浸润(1)

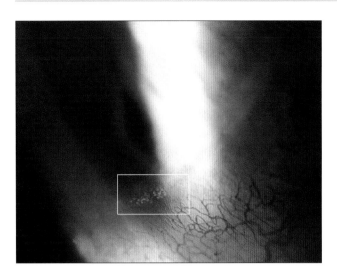

图 90.6　GPA 患者残余的灰白色基质混浊

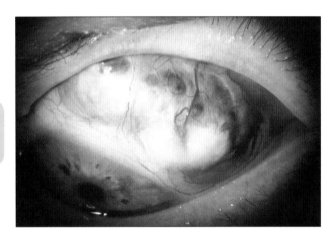

图 90.7　GPA 患者坏死性巩膜炎晚期

也可向周边和中央区进展[92]。角膜溃疡可引起穿孔。

未控制的 GPA 可能危及生命,因此必须对 GPA 进行治疗。有效治疗前,平均生存期为 5 个月[93]。治疗主要全身疾病。人工泪液治疗干眼和局部激素滴眼液治疗轻度结膜炎和巩膜外层炎有效。初次治疗可给予高剂量激素(甲泼尼龙冲击,后改为口服泼尼松 1mg/(kg·d))和环磷酰胺(2mg/kg),2~4 周后泼尼松减量,但需要连续使用超过数月,同时环磷酰胺持续使用至少 1 年[94]。两项临床随机研究表明,利妥昔单抗联合激素治疗与环磷酰胺作用相同,副作用发生率相同[94]。当多器官发生疾病时,仍然推荐使用环磷酰胺[94]。当这两种药物均无效时,抗肿瘤坏死因子和肿瘤坏死因子受体如英利昔单抗和依那西普效果更好。静脉注射丙种球蛋白,对于全身系统疾病有效,但有报道能加重眼部症状,有报道一例患者引发视网膜血管炎[85]。目前,肿瘤坏死家族(BAFF)的 B

细胞激活因子研究较热,效果较好[95]。大约 50% 的患者在终止治疗时发生复发。因此治疗计划需使用毒性小,能缓解病情的药物。最常使用的药物有硫唑嘌呤和氨甲蝶呤,可用于无视网膜脱离的患者。对于复发的患者,定期使用利妥昔单抗优于硫唑嘌呤[94]。目前观点认为,单独检测 ANCA 水平对监测疾病的活性或者复发是不够的,不能指导治疗,但在部分患者中是有用的[96]。治疗期限不确定,需要根据临床表现调整。

结节性多动脉炎

结节性多动脉炎(polyarteritis nodosa,PAN)也称为结节性动脉周围炎,是小和中动脉炎症导致的多器官损伤。中年易患病,男性患病率高于女性。病因不明确,有些患者与乙肝病毒抗原相关免疫复合物或者其他免疫复合物有关[97]。

PAN 的表现主要包括体重下降、皮肤紫癜、多发性单神经炎、肠系膜缺血。最常见的全身表现包括肾脏疾病(70%)、内脏梗死(40%)、周围神经病变(50%~70%)、关节炎和关节痛(50%),但任何器官均可受累[97]。实验室检查无法进行诊断。结节性多动脉炎有一半的患者乙肝病毒表面抗原阳性[98]。活检结果表现为小和中动脉血管炎,血管造影显示动脉瘤和血管狭窄,可明确诊断[97]。

眼部疾病见于少数患者(10%~20%)[99],主要累及视网膜血管。这些病变也可能继发于高血压或者视网膜血管炎[100]。中枢神经系统累及或者直接神经损伤可能引起眼外肌麻痹和视神经损伤。眼眶有肿瘤样病变报道[101]。结膜血管水肿和坏死引起结膜结节以及葡萄膜炎也有报道[102]。

眼前节炎症常见,但主要包括巩膜炎、硬化性角膜炎、周边角膜溃疡(图 90.8)。巩膜炎可以是弥漫性的,伴随周边角膜炎和周边角膜溃疡[103]或局部周边蚕蚀性角膜溃疡[104]。文献报道一例多动脉炎患者双侧周边角膜溃疡伴角膜穿孔[105]。

如果不治疗,预后很差,主要死亡原因有胃肠道并发症和心脏疾病[3]。治疗主要针对全身疾病,需要使用激素,最重要的是,细胞毒性药物有较好的治疗效果[105]。对于乙肝病毒阳性的患者,需要抗病毒治疗[3]。

Churg-Strauss 综合征

Churg-Strauss 综合征也可称为变应性肉芽肿性血管炎,是一种类似于 GPA 和 PAN 的血管炎性综

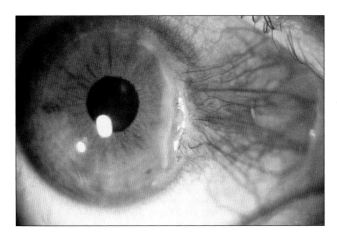

图 90.8 结节性多动脉炎患者边缘性角膜溃疡（Courtesy of Paul J，Dubord，MD.）

合征，但伴随过敏、哮喘和小动脉和静脉的炎症，伴嗜酸性粒细胞增多。ACR1990 年的诊断标准，需包括下面 6 项中的至少 4 项：哮喘；白细胞分类中血嗜酸性粒细胞 >10%；单神经或者多神经病变；游走性或一过性肺浸润；副鼻窦的疼痛，压痛，或者 X 线表现混浊样病变；组织活检可见血管外嗜酸性粒细胞浸润，包括动脉，小动脉或者小静脉[106]。患者有过敏症状，包括多年哮喘，血液和组织内嗜酸性粒细胞增多，血管炎。男性多见，40 岁左右多发。原因不明。组织病理学显示小动脉和小静脉坏死性血管炎，嗜酸性粒细胞为中心的肉芽肿，血管附近嗜酸性粒细胞浸润[98]。40% 的患者有血液 ANCA 抗体[3]。

该病的眼部表现较少发生。有报道 2 例患者视网膜动脉分支阻塞[107]，眼外肌麻痹和缺血性视神经病变也有报道[108]。其他还包括结膜黄色结节[109]和弥漫性结节样结膜增厚[110]，巩膜外层炎，严重的葡萄膜炎，巩膜炎和视盘水肿[111]。

本病累及角膜非常少见，只有一例报道周边角膜溃疡[20,72]。

Churg-Strauss 综合征的治疗主要是全身激素治疗。抗代谢药物的治疗效果较差[98]。

Cogan 综合征

血管炎中需考虑 Cogan 综合征（Cogan syndrome）角膜基质炎和耳聋。见第 84 章。

白塞病

白塞病（Behçet disease）包括血管炎和葡萄膜炎。也可发生巩膜炎和角膜炎。参见第 105 章。

巨细胞动脉炎

巨细胞动脉炎（giant cell arteritis，GCA），又称为颞动脉炎，是一种全身性的、累及中血管和大血管的血管炎性疾病。ACR 诊断标准包括年龄小于 50 岁、新近出现的头疼、颞动脉压痛或者搏动减弱、血沉增快（大于等于 50mm）、颞动脉活检阳性（TAB）。5 项标准中达到 3 项或以上，敏感性 93.5%，特异性 91.2%[112]。但如果缺乏阳性活检结果，ACR 的诊断敏感性下降至 28%。与此相反，有些患者无以上 ACR 诊断标准表现，但 TAB 检查阳性。根据这一点，无论患者是否符合 ACR 的诊断标准，均需进行颞动脉的活检[113]。除了这些标准之外，患者经常有关节痛、肌肉痛、发热、体重下降、厌食、萎靡、咀嚼障碍、腿跛行以及风湿性多肌痛。易感人群多见于 70 岁左右，年龄越高患病风险越高。病因不明。实验室检查包括明显的血沉增快、C 反应蛋白增高、纤维蛋白原水平增高、贫血、血小板计数增加和肝功能异常。颞动脉活检显示血管闭塞，血管壁肉芽肿样炎症反应被认为是诊断的金标准。彩色多普勒超声检查可见血管周围低回声异常（晕轮征 halo sign），该表现有较好的特异性，但敏感性差。磁共振/血管造影以及正电子成像术在一小部分患者中也有研究，当 TAB 阴性时，能帮助诊断[114]。

眼部表现主要包括缺血性视神经病变、一过性黑朦、复视和眼肌麻痹、视网膜血管阻塞。有报道称可引起视幻觉[116]。眼前节缺血、弥漫性角膜水肿、低眼压和 KP，可能由于睫状后长动脉炎症反应引起[117]。有报道一例颞动脉炎患者双侧周边角膜溃疡但无浸润表现[118]，目前我们正对一例活检证实 GCA 的周边角膜溃疡的患者进行逐渐减量的口服泼尼松治疗（图 90.9）。

巨细胞动脉炎的治疗需要快速进行全身激素治疗。首次通过静脉激素治疗能降低总激素量的使用，在病情活动期，视力受损或者有一过性黑朦病史的患者推荐使用[114]。之后可以进行颞动脉的活检。阿司匹林能阻止脑卒中和视力丧失[119]。水痘-带状疱疹病毒在 GCA 中也起到一定作用[120]。

总结

胶原性疾病和血管炎有相同的表现，尤其在眼部。巩膜炎，硬化性角膜炎以及周边角膜炎的患者需要进行全身评估和适当的实验室检查以明确是否存

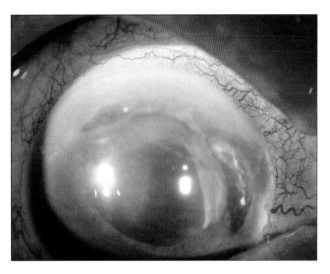

图 90.9 巨细胞动脉炎的患者周边角膜溃疡

在这些潜在危及生命的疾病。熟悉这些疾病,并与内科医生和风湿科医生协作非常必要。

（张琛 译 赵少贞 校）

参考文献

1. Kotzin BL, West SG. Systemic lupus erythematosus. In: Rich RR, Fleisher TA, Shearer WT, et al., editors. *Clinical immunology and practice.* 2nd ed. London: Mosby; 2001. p. 60.1–24.
2. Hahn BH. Systemic lupus erythematosus. In: Longo DL, Fauci AS, Kasper DL, et al., editors. *Harrison's principles of internal medicine.* New York: McGraw-Hill; 2012.
3. Choudhary MM, Hajj RA, Lowder CY. Gender and ocular manifestations of connective tissue disease and systemic vasculitides. *J Ophthalmol* 2014;**14**:1–8.
4. Gold DH, Morris DA, Henkind P. Ocular findings in systemic lupus erythematosus. *Br J Ophthalmol* 1972;**56**:800.
5. Jabs DA, Fine SL, Hochberg MC, et al. Severe retinal vaso-occlusive disease in systemic lupus erythematosus. *Arch Ophthalmol* 1986;**104**:558.
6. Borruat F-X, Prado T, Strominger M, et al. Complications neuro-ophthalmologiques du lupus erythemateux dissemine. *Klin Monatsbl Augenheilkd* 1994;**204**:403.
7. Davies JB, Rao PK. Ocular manifesstations of systemic lupus erythematosus. *Curr Opin Opthalmol* 2008;**19**:512–18.
8. Huey C, Jakobiec FA, Iwamoto T, et al. Discoid lupus erythematosus of the eyelids. *Ophthalmology* 1983;**90**:1389.
9. Hochberg MC, Boyd RE, Ahearn JM, et al. Systemic lupus erythematosus: a review of clinico-laboratory features and immunogenetic markers in 150 patients with emphasis on demographic subsets. *Medicine (Baltimore)* 1985;**64**:285.
10. Leahy AB, Connor TB, Gottsch JD. Chemosis as a presenting sign of systemic lupus erythematosus. *Arch Ophthalmol* 1992;**110**:609.
11. Norden D, Weinberg J, Schumacher HR, et al. Bilateral periorbital edema in systemic lupus erythematosus. *J Rheumatol* 1993;**20**:2158.
12. Feinfeld RE, Hesse RJ, Rosenberg SA. Orbital inflammatory disease associated with systemic lupus erythematosus. *South Med J* 1991;**84**:98.
13. Frith P, Burge SM, Millard PR, et al. External ocular findings in lupus erythematosus: a clinical and immunopathological study. *Br J Ophthalmol* 1990;**74**:163.
14. Foster CS. Immunosuppressive therapy for external ocular inflammatory disease. *Ophthalmology* 1980;**87**:140.
15. Williamson J. Incidence of eye disease in cases of connective tissue disease. *Trans Ophthalmol Soc U K* 1974;**94**:742.
16. Heiligenhaus A, Dutt JE, Foster CS. Histology and immunopathology of systemic lupus erythematosus affecting the conjunctiva. *Eye (Lond)* 1996;**10**:425.
17. Spaeth GL. Corneal staining in systemic lupus erythematosus. *N Engl J Med* 1967;**276**:1168.
18. Soo MP, Chow SK, Tan CT, et al. The spectrum of ocular involvement in patients with systemic lupus erythematosus without ocular symptoms. *Lupus* 2000;**9**:555.
19. Reeves JA. Keratopathy associated with systemic lupus erythematosus. *Arch Ophthalmol* 1965;**74**:159.
20. Halmay O, Ludwig K. Bilateral band-shaped deep keratitis and iridocyclitis in systemic lupus erythematosus. *Br J Ophthalmol* 1964; **48**:558.
21. Messmer EM, Foster CS. Vasculitic peripheral ulcerative keratitis. *Surv Ophthalmol* 1999;**43**:379.
22. Varga JH, Wolf TC. Bilateral transient keratoendotheliitis associated with systemic lupus erythematosus. *Ann Ophthalmol* 1993;**25**:222.
23. Doesschate J. Corneal complications in lupus erythematosus discoides. *Ophthalmologica* 1956;**132**:153.
24. Maffett MJ, Johns KJ, Parrish CM, et al. Sterile corneal ulceration after cataract extraction in patients with collagen vascular disease. *Cornea* 1990;**9**:279.
25. Cua IY, Pepose JS. Late corneal scarring after photorefractive keratectomy concurrent with development of systemic lupus erythematosus. *J Refract Surg* 2002;**18**:750.
26. Camous L, Melander C, Vallet M, et al. Complete remission of lupus nephritis with rituximab and steroids for induction and rituximab alone for maintenance therapy. *Am J Kidney Dis* 2008;**52**:346–52.
27. Weiner A, Sandberg MA, Gaudio AR, et al. Hydroxychloroquine retinopathy. *Am J Ophthalmol* 1991;**112**:528.
28. Marmor MF, Carr RF, Easterbrook M, et al. Recommendations on screening for chloroquine and hydroxychloroquine retinopathy. *Ophthalmology* 2002;**109**:1377.
29. Chang WH, Katz BJ, Warner JE, et al. A novel method for screening the multifocal electroretinogram in patients using hydroxychloroquine. *Retina* 2008;**28**:1478–86.
30. Melles RB, Marmor MF. The risk of toxic retinopathy in long-term hydroxychloroquine therapy. *JAMA Ophthalmol* 2014;**132**:1453–60.
31. Gilliland BC. Systemic sclerosis (scleroderma). In: Longo DL, Fauci AS, Kasper DL, et al., editors. *Harrison's principles of internal medicine.* New York: McGraw-Hill; 2012.
32. Nikpour M, Baron M. Mortality in systemic sclerosis: lessons learned from population-based and observational studies. *Curr Opin Rheumatol* 2014;**26**:131–7.
33. Sturgess A. Recently characterised autoantibodies and their clinical significance. *Aust N Z J Med* 1992;**22**:279.
34. Fritzler MJ, Kinsella TD, Garbutt E. The CREST syndrome: a distinct serologic entity with anticentromere antibodies. *Am J Med* 1980;**69**:520.
35. Schwab IR, DiBartolomeo A, Farber M. Ocular changes in scleroderma. *Invest Ophthalmol Vis Sci* 1986;**27**(Suppl.):97.
36. West RH, Barnett AJ. Ocular involvement in scleroderma. *Br J Ophthalmol* 1979;**63**:845.
37. Mancel E, Janin A, Gosset D, et al. Conjunctival biopsy in scleroderma and primary Sjögren's syndrome. *Am J Ophthalmol* 1993;**115**:792.
38. Osial TA, Whiteside TL, Buckingham RB, et al. Clinical and serologic study of Sjögren's syndrome in patients with progressive systemic sclerosis. *Arthritis Rheum* 1983;**26**:500.
39. Janin A, Gosselin B, Gosset D, et al. Histological criteria of Sjögren's syndrome in scleroderma. *Clin Exp Rheumatol* 1989;**7**:167.
40. Waszczykowaska A, Gos R, Waszczykowska E, et al. Prevalene of ocular manifestations in systemic sclerosis patients. *Arch Med Sci* 2013;**9**: 1107–13.
41. Kirkali PA, Kansu T, Sanac AS. Unilateral enophthalmos in systemic scleroderma. *J Clin Neuroophthalmol* 1991;**11**:43.
42. Bolad W. Anterior uveitis in a patient with scleroderma: a case report. *Ocul Immunol Inflamm* 2013;**21**:4–5.
43. Ortiz JR, Newman NJ, Barrow DL. CREST-associated multiple intracranial aneurysms and bilateral optic neuropathies. *J Clin Neuroophthalmol* 1991;**11**:233.
44. Horie K, Nishi M, Sawa M, et al. A case of peripheral corneal ulcer accompanied by progressive systemic sclerosis. *Nippon Ganka Gakkai Zasshi* 1992;**96**:922.
45. Coyle EF. Scleroderma of the cornea. *Br J Ophthalmol* 1956;**40**:239.
46. Allanore Y, Parc C, Monnet D, et al. Increased prevalence of ocular glaucomatous abnormalities in systemic sclerosis. *Ann Rheum Dis* 2004; **63**:1276–8.
47. Nannini C, West CP, Erwin PJ, et al. Effects of cyclophosphamide on pulmonary function in patients with scleroderma and interstitial lung disease: a systematic revew and meta-analysis of randomized controlled trials and observational prospective cohort studies. *Arthritis Res Ther* 2008;**10**(5):R124.
48. Sakkas LI, Simopoulou T, Katsiari C, et al. Early systemic sclerosis-opportunities for treatment. *Clin Rheumatol* 2015;**34**(8):1327–31.
49. Bennett RM. Mixed connective tissue disease and other overlap syndromes. In: Kelley WN, Harris ED Jr., Ruddy S, et al., editors. *Textbook of rheumatology.* Philadelphia: Saunders; 1993.
50. Alarcon-Segovia D, Cardial MH. Comparison between three diagnostic criteria for mixed connective tissue disease: study of 593 patients. *J Rheumatol* 1989;**16**:328.
51. Usuba FS, Lopes JB, Fuller R, et al. Sjögren's syndrome: An underdiagnosed condition in mixed connective tissue disease. *Clinics (Sao Paulo)* 2014;**69**:158–62.
52. Kim YK, Woo SJ, Lee YJ, et al. Retinal vasculopathy associated with mixed connective tissue disease. *Ocul Immunol Inflamm* 2010;**18**:13–15.
53. Wortmann RL. Inflammatory diseases of muscle. In: Kelley WN, Harris

ED Jr., Ruddy S, et al., editors. *Textbook of rheumatology*. Philadelphia: Saunders; 1993.

54. Young TA, Al-Mayouf S, Feldman BM, et al. Clinical assessment of conjunctival and episcleral vessel tortuousity in juvenile dermatomyositis. *J AAPOS* 2002;**6**:238.

55. Dicken CH. Periorbital edema: an important physical finding in dermatomyositis. *Cutis* 1991;**48**:116.

56. van Nouhuys CE, Sengers RCA. Bilateral avascular zones of the conjunctiva in a patient with juvenile dermatomyositis. *Am J Ophthalmol* 1987;**104**:440.

57. Ringel SP, Forstot JZ, Tan EM, et al. Sjögren's syndrome and polymyositis or dermatomyositis. *Arch Neurol* 1982;**39**:157.

58. Wiendl H. Idiopathic inflammatory myopathies: current and future therapeutic options. *Neurother* 2008;**5**:548–57.

59. McAdam LP, O'Hanlan MA, Bluestone R, et al. Relapsing polychondritis: prospective study of 23 patients and review of the literature. *Medicine (Baltimore)* 1976;**55**:193.

60. Damiani JM, Levine HL. Relapsing polychondritis – report of ten cases. *Laryngoscope* 1979;**89**:929.

61. Isaak BL, Liesegang TJ, Michet CJ. Ocular and systemic findings in relapsing polychondritis. *Ophthalmology* 1986;**93**:681.

62. Michet CJ, McKenna CH, Luthra HS, et al. Relapsing polychondritis: survival and predictive role of early disease manifestations. *Ann Intern Med* 1986;**104**:74.

63. Ebringer R, Rook G, Swana GT, et al. Autoantibodies to cartilage and type II collagen in relapsing polychondritis and other rheumatic diseases. *Ann Rheum Dis* 1981;**40**:473.

64. Tucker SM, Linberg JV, Doshi HM. Relapsing polychondritis, another cause for a "salmon patch." *Ann Ophthalmol* 1993;**25**:389.

65. Teo L, Choo CT. Orbital inflammatory disease in relapsing polychondritis. *Orbit* 2014;**33**:298–301.

66. Hoang-Xuan T, Foster CS, Rice BA. Scleritis in relapsing polychondritis: response to therapy. *Ophthalmology* 1990;**97**:892.

67. Yu EN, Jurkunas U, Rubin PAD, et al. Obliterative microangiopathy presenting as chronic conjunctivitis in a patient with relapsing polychondritis. *Cornea* 2006;**25**:621–2.

68. Matas BR. Iridocyclitis associated with relapsing polychondritis. *Arch Ophthalmol* 1970;**84**:474.

69. Matoba A, Plager S, Barber J, et al. Keratitis in relapsing polychondritis. *Ann Ophthalmol* 1984;**16**:367.

70. Barth WF, Berson EL. Relapsing polychondritis, rheumatoid arthritis and blindness. *Am J Ophthalmol* 1968;**66**:890.

71. Michelson JB. Melting corneas with collapsing nose. *Surv Ophthalmol* 1984;**29**:148.

72. Langford CA. The vasculitis syndromes. In: Longo DL, Fauci AS, Kasper DL, et al., editors. *Harrison's principles of internal medicine*. New York: McGraw-Hill; 2012.

73. Rothschild PR, Pagnoux C, Seror R, et al. Ophthalmologic manifestations of systemic necrotizing vasculitides at diagnosis: a retrospective study of 1286 patients and review of the literature. *Semin Arthritis Rheum* 2012;**42**:507–14.

74. Leavitt RY, Fauci AS, Bloch DA, et al. The American College of Rheumatology 1990 criteria for the classification of Wegener's granulomatosis. *Arthritis Rheum* 1990;**33**:1101.

75. Levi M, Kodsi SR, Rubin SE, et al. Ocular involvement as the initial manifestation of Wegener's granumomatosis in children. *J AAPOS* 2008;**12**:94–6.

76. Fauci AS, Haynes BF, Katz P, et al. Wegener's granulomatosis: prospective clinical and therapeutic experience with 85 patients for 21 years. *Ann Intern Med* 1983;**98**:76.

77. Tervaert JW, van der Woude FJ, Fauci AS, et al. Association between active Wegener's granulomatosis and anticytoplasmic antibodies. *Arch Intern Med* 1989;**149**:2461.

78. Soukiasian SH, Foster CS, Niles JL, et al. Diagnostic value of antineutrophil cytoplasmic antibodies in scleritis associated with Wegener's granulomatosis. *Ophthalmology* 1992;**99**:125.

79. Ramirez G, Khamashta MA, Hughes GRV. The ANCA test: its clinical relevance. *Ann Rheum Dis* 1990;**45**:741.

80. Specks U, Wheatley CL, McDonald TJ, et al. Anticytoplasmic autoantibodies in the diagnosis and follow-up of Wegener's granulomatosis. *Mayo Clin Proc* 1989;**64**:28.

81. Reynolds I, John SL, Tullo AB, et al. Characterization of two corneal epithelium-derived antigens associated with vasculitis. *Invest Ophthalmol Vis Sci* 1998;**39**:2594.

82. Reynolds I, Tullo AB, John SL, et al. Corneal epithelial-specific cytokeratin 3 is an autoantigen in Wegener's granulomatosis-associated peripheral ulcerative keratitis. *Invest Ophthalmol Vis Sci* 1999;**40**:2147.

83. Lie JT. Illustrated histopathologic classification criteria for selected vasculitis syndromes. *Arthritis Rheum* 1990;**33**:1074.

84. Ursea R, De Castro D, Bowen TJ, et al. The role of conjunctival biopsy in the diagnosis of granulomatosis with polyangiitis. *J Ophthalmic Inflamm Infect* 2015;**5**(1):1.

85. Harper SL, Letko E, Samson CM, et al. Wegener's granulomatosis: the relationship between ocular and systemic disease. *J Rheumatol* 2001;**28**:1025.

86. Haynes BF, Fishman ML, Fauci AS, et al. The ocular manifestations of Wegener's granulomatosis: fifteen years' experience and review of the literature. *Am J Med* 1977;**63**:131.

87. Bullen CL, Liesegang TJ, McDonald TJ, et al. Ocular complications of Wegener's granulomatosis. *Ophthalmology* 1983;**90**:279.

88. Kalina PH, Lie JT, Campbell RJ, et al. Diagnostic value and limitations of orbital biopsy in Wegener's granulomatosis. *Ophthalmology* 1992;**99**:120.

89. Hardwig PW, Bartley GW, Garrity JA. Surgical management of nasolacrimal duct obstruction in patients with Wegener's granulomatosis. *Ophthalmology* 1992;**99**:133.

90. Stavrou P, Deutsch J, Rene C, et al. Ocular manifestations of classical and limited Wegener's granulomatosis. *Q J Med* 1993;**86**:719.

91. Jordan DR, Addison DJ. Wegener's granulomatosis: eyelid and conjunctival manifestations as the presenting feature in two individuals. *Ophthalmology* 1994;**101**:602.

92. Pakrou N, Selva D, Leibovitch I. Wegener's granulomatosis: ophthalmic manifestations and management. *Semin Arthritis Rheum* 2006;**35**:284–92.

93. Charles SJ, Meyer PAR, Watson PG. Diagnosis and management of systemic Wegener's granulomatosis presenting with anterior ocular inflammatory disease. *Br J Ophthalmol* 1991;**75**:201.

94. Walton EW. Giant-cell granuloma of the respiratory tract (Wegener's granulomatosis). *Br Med J* 1958;**2**:265.

95. Lenert A, Lenert P. Current and emerging treatment options for ANCA-associated vasculitis: potential role of belimumab and other BAFF/APRIL targeting agents. *Drug Des Devel Ther* 2015;**9**:333–47.

96. Blum M, Andrassy K, Adler D, et al. Early experience with intravenous immunoglobulin treatment in Wegener's granulomatosis with ocular involovement. *Graefes Arch Clin Exp Ophthalmol* 1997;**235**:599.

97. Luxton G, Langham R. Caring for Australians with renal impairment. *Nephrology (Carlton)* 2008;**13**:S17–23.

98. Luqmani R. Polyarteritis nodosa and related disorders. In: Farenstein GL, Budd RC, Gabriel SE, et al., editors. *Kelley's textbook of rheumatology*. Philadelphia: Saunders; 2013.

99. Trepo CG, Zucherman AJ, Bird RC, et al. The role of circulating hepatitis B antigen/antibody immune complexes in the pathogenesis of vascular and hepatic manifestations in polyarteritis nodosa. *J Clin Pathol* 1974;**27**:863.

100. Wise GN. Ocular periarteritis nodosa. *Arch Ophthalmol* 1952;**48**:1.

101. Morgan CM, Foster CS, D'Amico DJ, et al. Retinal vasculitis in polyarteritis nodosa. *Retina* 1986;**6**:205.

102. van Wien S, Merz EH. Exophthalmos secondary to periarteritis nodosa. *Am J Ophthalmol* 1963;**56**:204.

103. Purcell JJ, Birkenkamp R, Tsai CC. Conjunctival lesions in periarteritis nodosa: a clinical and immunopathologic study. *Arch Ophthalmol* 1984;**102**:736.

104. Moore JG, Sevel D. Corneo-scleral ulceration in periarteritis nodosa. *Br J Ophthalmol* 1966;**50**:651.

105. Cogan DG. Corneoscleral lesions in periarteritis nodosa and Wegener's granulomatosis. *Trans Am Ophthalmol Soc* 1955;**53**:321.

106. Akova YA, Jabbur NS, Foster CS. Ocular presentation of polyarteritis nodosa: clinical course and management with steroid and cytotoxic therapy. *Ophthalmology* 1993;**100**:1775.

107. Masi A, Hunder GC, Lie JT, et al. The American College of Rheumatology 1990 criteria for the classification of Churg–Strauss syndrome (allergic granulomatosis and angiitis). *Arthritis Rheum* 1990;**33**:1094.

108. Dagi LR, Currie J. Branch retinal artery occlusion in the Churg–Strauss syndrome. *J Clin Neuroophthalmol* 1985;**5**:229.

109. Weinstein JM, Chui H, Lane S, et al. Churg–Strauss syndrome (allergic granulomatous angiitis): neuro-ophthalmic manifestations. *Arch Ophthalmol* 1983;**101**:1217.

110. Meisler DM, Stock EL, Wertz RD, et al. Conjunctival inflammation and amyloidosis in allergic granulomatosis and angiitis (Churg–Strauss syndrome). *Am J Ophthalmol* 1981;**91**:216.

111. Shields CL, Shields JA, Rozanski TI. Conjunctival involvement in Churg–Strauss syndrome. *Am J Ophthalmol* 1986;**102**:601.

112. Cury D, Breakey AS, Payne BF. Allergic granulomatous angiitis associated with uveoscleritis and papilledema. *Arch Ophthalmol* 1956;**55**:261.

113. Hunder GG, Bloch DA, Michel BA, et al. The American College of Rheumatology 1990 criteria for the classification of giant cell arteritis. *Arthritis Rheum* 1990;**33**:1122.

114. Murchison AP, Gilbert ME, Bilyk JR, et al. Validity of the American College of Rheumatology criteria for the diagnosis of giant cell arteritis. *Am J Ophthalmol* 2012;**154**:722–9.

115. Cullen JF, Coleiro JA. Ophthalmic complications of giant cell arteritis. *Surv Ophthalmol* 1976;**20**:247.

116. Smith JH, Swanson JW. Temporal arteritis. *Headache* 2014;**54**:1273–89.

117. Long RG, Friedmann AI, James DG. Scleritis and temporal arteritis. *Postgrad Med J* 1976;**52**:689.

118. Zion VM, Goodside V. Anterior segment ischemia with ischemic optic neuropathy. *Surv Ophthalmol* 1974;**19**:19.

119. Gerstle CC, Friedman AH. Marginal corneal ulceration (limbal guttering) as a presenting sign of temporal arteritis. *Ophthalmology* 1980;**87**:1173.

120. Nagel MA, White T, Khmeleva N, et al. Analysis of Varicella-zoster virus in temporal arteries biopsy positive and negative for giant cell arteritis. *JAMA Neurol* 2015;**72**:1281.

7

第91章

泡性角结膜炎和葡萄球菌边缘性角膜炎

Gary Chung, Joseph D. Luorno

关键概念

- 泡性角结膜炎(phlyctenular keratoconjunctivitis, PKC)和葡萄球菌边缘性角膜炎(staphylococca marginal keratitis)均是由某种微生物引起的超敏反应。
- PKC可能是Ⅳ型超敏反应(细胞介导)引发的结膜和角膜的结节样病变。
- 葡萄球菌边缘性角膜炎主要是由Ⅲ型超敏反应(免疫复合物)引起的周边角膜浸润,浸润与角膜缘之间有透明角膜区。
- 外部物质(细菌蛋白)接触到眼表,会使敏感的个体发病。
- 治疗原则包括用糖皮质激素滴眼液治疗急性炎症、用抗生素滴眼液减少细菌抗原和注意睑缘卫生以减少复发。

本章纲要

泡性角结膜炎
葡萄球菌边缘性角膜炎

泡性角结膜炎(PKC)和葡萄球菌边缘性角膜炎均为眼部的非感染性炎症。尽管两种疾病临床表现不同,但病理生理学机制相同,都是微生物抗原引起的免疫反应。这种免疫反应能引起角膜和结膜的结节样病变(PKC)或者周边角膜浸润(葡萄球菌边缘性角膜炎)。这两种疾病通常是自限性的。但是临床误诊时有发生,医生必须将该病与急性感染区分开,避免不当治疗。

泡性角结膜炎

历史背景

泡性角结膜炎是一种对某些抗原发生的迟发性超敏反应,最常见的是结核菌素蛋白和葡萄球菌抗原。"Phlyctenule"一词来源于希腊语"Phlyctena",意思是"水疱"。坏死或者溃疡后,结膜和角膜出现结节样表现。据 Duki-Elder 记载,最早对泡性角结膜炎的描述是 1722 年由 C.de St.Yves 在教科书中提到[1]。

泡性角结膜炎最早被认为是结核病区域患病儿童的一种疾病[2]。1940 年 Sorsby 第一次明确了结核病与该病的相关性,85% 的 PKC 患者对结核菌素皮试阳性,而对照组阳性率 15%[3]。Fritz 和 Philip[4] 等也证实了同样的结果,在结核病高发的阿拉斯加山区,PKC 的发病率直接与结核菌素皮试敏感性相关。同时患 PKC 的儿童,临床结核的发病率也增高[5,6]。

病因学和流行病学

在结核病比较常见的国家,结核分枝杆菌是 PKC 的主要原因。在美国及其他发达国家,结核病的发病率较低,该病最主要的病原体是葡萄球菌。PKC 和葡萄球菌的相关性最早是在 1950 年由 Thygeson[8] 报道,后来 Ostler 和 Lanier[9] 报道了 5 例 PKC 的患者,进一步描述了其特点,葡萄球菌抗原皮试阳性。其他涉及的抗原还包括衣原体[8,10]、球孢菌属[8]、念珠菌属[8]、单疱病毒和寄生虫[12-14]。

地方结核病的早期研究中,认为 PKC 在 20 岁前发病多见,中年发病最高,5 岁前少见。女性发病较多,春夏多发[3]。美国的近期研究表明,青少年发病多见,女性多见[9,10,15,16]。

病理学

通常认为泡性角结膜炎是一种对特异抗原产生的超敏反应,主要包括:①角膜或结膜对微生物抗原过敏;②微生物抗原再次暴露。Mondino 和 Kowalski[17] 在兔实验模型研究中发现,皮下给予葡萄球菌细胞壁抗原后,眼部滴用活性金黄色葡萄球菌,实验兔可出现泡样改变和角膜浸润,而非免疫的兔子未见发生。

在结核病引起的 PKC 中,宿主被初次肺感染致敏,结核菌抗原从内源性(血液)或者外源性(结膜囊)到达眼部,引起 PKC[18]。

一些临床表现支持结核菌抗原内源性理论。首先,PKC 主要发生于人口密集、结核病高发地区,而在结核低发病人群中少见。Philip[5] 提出"高污染环境"提供外部病原体对引起 PKC 是必需的。而且 Thygeson 对所有 PKC 的患者进行了家族病史的调查,同意"儿童泡样病变通常是对他生活环境中存在的结核菌的一种反应"[8]。

在葡萄球菌引起的 PKC,眼部致敏可以通过多种途径,因为葡萄球菌在皮肤和黏膜非常常见。Modnino 等[19]发现,结膜囊滴活性金黄色葡萄球菌即可致敏兔。因此不难理解,眼睑慢性葡萄球菌聚集提供了充足的抗原引起宿主组织致敏。在这种情况下,一旦眼部组织被致敏,同一细菌抗原在局部就能启动超敏反应。细菌利用外毒素引起角膜上皮损伤,这些抗原就能通过角膜上皮屏障[20]。

PKC 的免疫机制主要是对微生物抗原细胞介导的Ⅳ型超敏反应。对泡样隆起进行组织学检查,发现主要是大量单核细胞源性细胞(巨噬细胞和树枝状朗格罕细胞)和部分 T 淋巴细胞[21],与人类皮肤结核菌反应相似,都是经典的迟发型超敏反应。炎症反应主要集中于上皮下,有时病变处发生组织坏死可有中性粒细胞浸润。泡样物的上皮基底层表达异常的 HLA-DR4 抗原,同样在结核病的角化细胞中也可见到相似的异常表达[21]。在泡样物标本中,未检测到微生物。

临床表现

Duke-Elder 描述的经典儿童泡性角结膜炎的表现是:"躲在一个黑暗的角落里,用手遮住他的脸"。Beauchamp 等[15]报道了两例怀疑患有交流障碍的精神疾病儿童,有畏光症状。关注和处理这些病例对这些孩子和家庭都有较大意义。

总的来说,症状的严重性主要取决于泡样病变的位置。结膜病变时,症状较轻。流泪、异物感和眼痒是常见症状。角膜病变也能引起类似的症状,但症状更明显,并有明显的畏光。葡萄球菌相关性泡性病变比结核性的泡性病变畏光少[9]。

结膜的泡样病变常发生于角膜缘附近,也可见于球结膜的任何部位。病变极少发生于睑结膜。典型的泡样结膜炎发生于角膜缘,肉粉色结节样隆起,周

围结膜充血(图 91.1)。直径通常约 1~2mm,但大小从点状到数毫米均可见到。数天后,中央区表面的部分变黄或者灰白色,变软。中央区部分破溃,形成溃疡,之后上皮重新生长覆盖。这种由浸润、溃疡到愈合的循环通常需要 1~2 周完成。有些泡样病变在溃疡形成之前可愈合,愈合后不会形成结膜瘢痕。

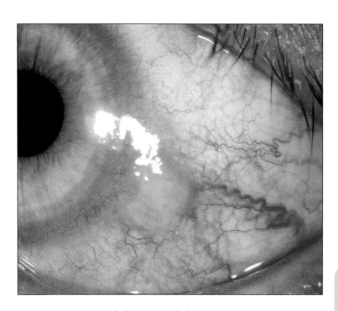

图 91.1 结膜泡样病变。泡样病变是一种Ⅳ型超敏反应,主要是对某种抗原的反应。可见于多种病原体。病变开始于结膜隆起的区域,形成溃疡,2 周后愈合

角膜的泡样病变主要表现为位于角膜缘的小的白色结节,相邻结膜充血(图 91.2)。这些泡样病变经常发生坏死,形成溃疡。溃疡愈合后,形成浅基质瘢痕,通常为三角形,底部于角膜缘。表层可见新生血管(血管翳)形成。血管翳可成束状或片状,与沙眼类

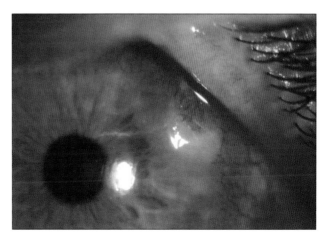

图 91.2 角膜泡样病变。累及角膜后症状更明显,常形成瘢痕。与感染性角膜疾病鉴别很重要

似,但不同于沙眼,PKC 的血管翳主要位于下方,边界不规则[4,15]。角膜的泡样病变可反复发生,可发生于血管翳的中央边缘。多次发作后,泡样病变看起来在角膜"游走"(图 91.3)。

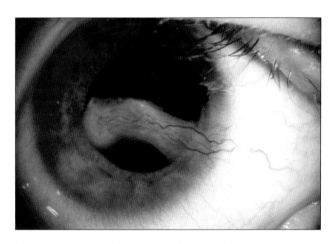

图 91.3　角膜泡样病变。反复发作后,病变可沿角膜蔓延,形成带状新生血管及瘢痕

还有其他少见 PKC 的角膜表现。多处小的泡样病变可以弥散性地分布在整个角膜表面(粟粒样泡样病变)[4]。继发于泡样病变的角膜穿孔少见,但可以发生[9,10,15]。

鉴别诊断

在结节期,泡样病变应与 Salzmann 角膜结节、春季角膜结膜炎的角膜缘隆起、睑裂斑炎及结节性巩膜外层炎相鉴别。与泡性角结膜炎不同,Salzmann 角膜结节无炎症反应,一般不快速进展。春季角结膜炎,多表现为双侧,典型表现为眼痒、黏丝样分泌物、弥漫肥大的铺路石样结膜乳头。炎症性的睑裂斑通常不形成角膜溃疡,也不进展至角膜,主要位于 3 点或者 9 点位。结节性巩膜炎与泡性角结膜炎相鉴别,前者一般固定,不发生溃疡。

在溃疡期,角膜泡样病变需与感染性角膜溃疡、单纯疱疹病毒性(HSV)角膜炎、胶原血管疾病相关的边缘性角膜炎和溃疡相鉴别。边缘性角膜炎引起的溃疡在病变区和角膜缘有透明未侵犯的角膜带。此外边缘浸润的长轴平行于角膜弧形,而泡样病变的溃疡长轴通常垂直于角膜弧形[18]。其他病变将在葡萄球菌性边缘性角膜炎的鉴别诊断中讨论。

在愈合期,泡样病变应与沙眼、梅毒性角膜炎和痤疮性角膜炎相鉴别。沙眼的特征性表现主要有 Herbert 小凹、睑结膜瘢痕(Arlt 线)和上方血管翳,一

般边界整齐。PKC 的血管翳较宽,并且通常位于下方,边界不规则[4,15]。衣原体相关 PKC 主要和沙眼相鉴别[8,10]。梅毒性角膜炎累及角膜基质较深,伴幻影血管,可有陈旧性虹膜炎(如虹膜后粘连)。PKC 与痤疮性角膜炎鉴别较困难,痤疮性角膜炎患者的下方角膜见弥漫性表层新生血管形成,伴有角膜上皮糜烂或者浸润。此外面部脓包及毛细血管扩张在 PKC 的儿童可见[10,16]。但痤疮主要累及成年人(30~40 岁),不口服抗生素可延长病程,但 PKC 不会发生[10,16]。

治疗期间仔细检查可明确诊断。泡样病变溃疡在只给予糖皮质激素时可以迅速好转,但感染性角膜疾病局部给予激素可加重病情。

实验室检查

详细询问病史及检查,排除 PKC 可能存在的病原体(见前文)。如果怀疑过去或者现在有微生物感染,需要做实验室检查。如果去过结核流行病地区,或者有不能解释的肺部症状,需要进行结核皮试和胸片检查。如果检查阳性,家属也需要进行结核检查。年轻患者如果有冶游史或者有其他可疑检查结果,需要进行衣原体检查。Culbertson 等对 PKC 的患者进行检测,50%(5/10 例)患者衣原体检查阳性[10]。如果怀疑有感染性溃疡,需要进行角膜刮片和培养。

治疗

泡性角结膜炎的短期治疗目标是用糖皮质激素减轻炎症反应。1% 醋酸泼尼松龙起始剂量每天 4~6 次,第一周内可根据临床反应开始递减。非结核相关的泡性角结膜炎对糖皮质激素反应较差,病程较长[3,9]。对于儿童或者需要长期治疗的患者,2% 环孢素 A 被认为是有效的替代激素的药物[22]。畏光的患者可以使用睫状肌麻痹剂和墨镜。

PKC 长期治疗目标是减少抗原刺激,减少复发。对于结核相关 PKC 的患者,原发感染需要治疗。结核阳性的家属也需要治疗,清除潜在的外来抗原。对于葡萄球菌抗原相关的 PKC,通过清洁睑缘,局部使用抗生素眼膏,如红霉素和杆菌肽眼膏。局部阿奇霉素滴眼液间断性冲击治疗,不仅能治疗炎症而且能防止复发[23]。

口服四环素被认为是治疗难治性 PKC 的有效方法。Zaidman,Brown[16] 和 Culbertson 等[10] 发现对于反复发作的非结核相关的 PKC 的患者口服四环素能快速缓解症状,治疗疾病。难治性患者口服四环素剂量每次 250mg,一天三次,直到患者症状缓解后持续

治疗三周。之后每3~4周剂量每天减250mg,直到每天口服一次[16]。多西环素(强力霉素)也是效果较好的药物,眼部穿透性较好,不用频繁给药。

四环素可以沉积在儿童的牙齿,使牙齿变色,因此8岁以下儿童,孕妇,哺乳期禁用。对于儿童角结膜炎患者可以口服阿奇霉素(剂量 5mg/(kg·d)),一天一次[24]。

对于有明显角膜瘢痕的患者,可考虑穿透性角膜移植[25]。

葡萄球菌边缘性角膜炎

背景

葡萄球菌边缘性角膜炎,是一种以炎症浸润、溃疡形成为特征的周边角膜病变。与其他周边角膜病变类似。Thygeson[26]首次报道了葡萄球菌相关慢性结膜炎引起的、反复出现的角膜浸润。这些周边溃疡和中央区溃疡不同,病情较轻,角膜刮片无细菌检出。这些病变被认为是对毒素的免疫反应而不是细菌的直接侵犯。

发病机制

与泡性角结膜炎类似,眼睑存在的葡萄球菌抗原激发了角膜的免疫反应。主要是Ⅲ型超敏反应,免疫复合物沉积于周边角膜[27]。这些复合物激活补体途径,诱导中性粒细胞到达形成混浊(浸润)。免疫球蛋白和补体C3在边缘浸润区可检测到[18]。此外角膜刮片革兰氏和吉姆萨染色,只发现中性粒细胞而并无病原体。

典型的浸润主要位于距角膜缘 1~2mm,病变与角膜缘形成一个"透明带"。推测距角膜缘 1~2mm 的角膜环形区域,抗原和抗体的合适比例能引起更严重的免疫复合物[27]的沉积。周边角膜比中央区角膜有更多的补体C1,因此周边角膜的免疫复合物能更多的激活补体途径[18]。

在一些严重的患者,角膜浸润与葡萄球菌性睑结膜炎相关。金黄色葡萄球菌在正常人群眼睑培养的阳性率可高达90%[28],尤其是热带地区[20]。其他相关疾病如β-溶血性链球菌结膜炎和慢性泪囊炎也有报道[29]。患者也可分离出其他细菌包括莫拉氏菌、嗜血杆菌和链球菌[22]。

临床表现

葡萄球菌边缘性角膜炎的患者通常表现为眼痛、畏光、异物感以及眼红。症状由轻度到中度或者无症状。

葡萄球菌边缘性角膜炎初发时可表现为一个或多个局部的周边角膜基质浸润,浸润多位于睑缘对应位置的角膜缘(如 2、4、8、10 点)。典型的病变平行于角膜缘,于角膜缘之间有 1~2mm 透明角膜间隔区(图 91.4A)。浸润通常是圆性,但也可融合成更大的病灶(图 91.4B)。炎症时间较长的病变,覆盖基质浸润区的角膜上皮可以缺损,形成溃疡(图 91.5)。一旦坏死发生,可见血管长入。自然病程 2~3 周。复发较常见,尤其当合并睑缘炎未治愈时。

葡萄球菌性睑缘炎特征性的表现:睑缘可见质硬、易碎、纤维样碎屑(鳞屑型)和无光泽的结痂,结痂

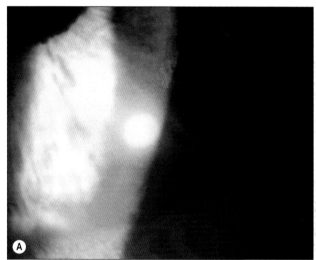

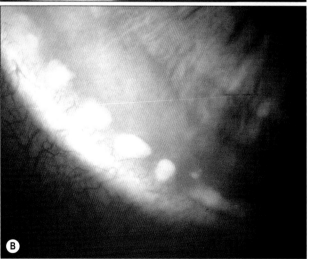

图 91.4 葡萄球菌边缘性角膜炎。(A)这些浸润主要是对葡萄球菌抗原的超敏反应,常伴随着睑缘炎。浸润和角膜缘之间有透明角膜带。疾病对局部糖皮质激素治疗有效。(B)角膜缘附近多发边缘性基质浸润。有些可融合成更大的浸润

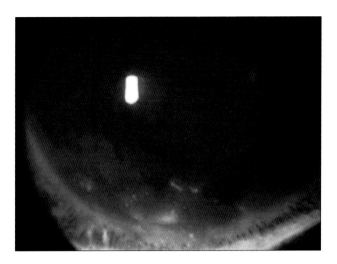

图91.5　葡萄球菌边缘性角膜炎。荧光素染色检查角膜上皮完整。病变与感染性角膜炎易混淆,可进行病原体检测

脱落后可形成溃疡(溃疡型)。其他表现还可见睑缘扩张的血管、白色睫毛、睫毛脱落、倒睫和红眼圈[30]。

鉴别诊断

葡萄球菌边缘性角膜炎发病初期角膜基质浸润,上皮完整,但炎症进展时可形成溃疡。葡萄球菌边缘性角膜炎溃疡期的患者,需要与感染性角膜溃疡相鉴别。感染性角膜溃疡通常疼痛更加明显,多位于角膜中央区,前房反应明显。

单纯疱疹病毒性角膜炎的角膜上皮和基质均可累及,与葡萄球菌边缘性角膜炎较难鉴别。一个重要的区别在于:单纯疱疹病毒性角膜炎先是上皮发生缺损,然后出现浸润,而葡萄球菌边缘性角膜炎正好相反。树枝状或者地图状的上皮缺损,角膜知觉下降是单纯疱疹病毒性角膜炎的特点。

溃疡性的葡萄球菌边缘性浸润与由胶原血管病(如类风湿性关节炎)引起的周边角膜溃疡鉴别较难。如果怀疑后者,病程的自然进展或者对治疗的反应最后可区别两者。葡萄球菌边缘性角膜炎愈合较好,而胶原血管病相关的角膜溃疡病情更重,呈进展性。给予治疗后,葡萄球菌边缘性角膜炎对局部激素治疗反应较快,而胶原血管病相关的周边角膜溃疡需要全身免疫抑制剂来控制炎症,局部激素治疗效果较差。

实验室检查

葡萄球菌边缘性角膜炎的诊断主要根据临床表现。当角膜上皮缺损时,感染性病原体的排除非常重要。如果葡萄球菌边缘性角膜炎的临床诊断不确定,推荐进行角膜刮片和培养,尤其对于合并角膜上皮缺

损和前房反应的患者。如果治疗过程中疗效不佳或者浸润进展者,也需进行微生物学检查。

治疗

与泡性角结膜炎类似,葡萄球菌边缘性角膜炎的治疗主要是抑制急性免疫反应,减少复发(细菌抗原)。治疗急性葡萄球菌边缘性角膜炎的主要药物是局部使用糖皮质激素眼液。不伴上皮缺损的角膜基质浸润,局部直接滴用糖皮质激素即可;伴有上皮缺损的基质溃疡,需要同时给予广谱抗生素滴眼液。

眼睑需要清洁,去除睫毛和睑缘的细菌,抗生素凝胶可以杀死细菌。当有明显的睑板腺功能障碍病情反复发作时,全身可口服抗生素,如多西环素。在PKC章也提到阿奇霉素滴眼液有抗炎的作用也有抗生素的作用。

致谢

感谢 Reza M. Mozayeni 和 Sheridan Lam 的工作。

(张琛 译　赵少贞 校)

参考文献

1. Duke-Elder S. *System of ophthalmology*. St Louis: Mosby; 1965.
2. Gibson SW. The etiology of phlyctenular conjunctivitis. *Am J Dis Child* 1917;**15**(2):81–115.
3. Sorsby A. The etiology of phlyctenular ophthalmia. *Br J Ophthalmol* 1942;**159**:189.
4. Fritz MN, Thygeson P, Durham DG. Phlyctenular keratoconjunctivitis among Alaska natives. *Am J Ophthalmol* 1951;**34**:177–84.
5. Philip RN, Comstock GW, Shelton JH. Phlyctenular keratoconjunctivitis among Eskimos in southwestern Alaska. *Am Rev Respir Dis* 1965;**91**(2):171–87.
6. Thygeson P. The etiology and treatment of phlyctenular keratoconjunctivitis. *Am J Ophthalmol* 1951;**34**(9):1217–36.
7. Rohatgi J, Dhaliwal U. Phlyctenular eye disease: a reappraisal. *Jpn J Ophthalmol* 2000;**44**(2):146–50.
8. Thygeson P. Observations on nontuberculous phlyctenular keratoconjunctivitis. *Trans Am Acad Ophthalmol Otolaryngol* 1954;**58**:128–32.
9. Ostler HB, Lanier JD. Phlyctenular keratoconjunctivitis with special reference to the staphylococcal type. *Trans Pac Coast Otoophthalmol Soc Annu Meet* 1974;**55**:237–52.
10. Culbertson WW, Huang AJ, Mandelbaum SH, et al. Effective treatment of phlyctenular keratoconjunctivitis with oral tetracycline. *Ophthalmology* 1993;**100**:1358–66.
11. Holland EJ, Mahanti RL, Belongia EA, et al. Ocular involvement in an outbreak of herpes gladiatorum. *Am J Ophthalmol* 1992;**114**:680–4.
12. Jeffery MP. Ocular diseases caused by nematodes. *Am J Ophthalmol* 1955;**40**:41.
13. Hussein AA, Nasr ME. The role of parasitic infection in the etiology of phlyctenular eye disease. *J Egypt Soc Parasitol* 1991;**21**:865–8.
14. Ghosh JB. Phlyctenular conjunctivitis in kala-azar (letter). *Indian Pediatr* 1991;**28**:1531.
15. Beauchamp GR, Gillette TE, Friendly DS. Phlyctenular keratoconjunctivitis. *J Pediatr Ophthalmol Strabismus* 1981;**18**:22–8.
16. Zaidman GW, Brown SI. Orally administered tetracycline for phlyctenular keratoconjunctivitis. *Am J Ophthalmol* 1981;**92**:178–82.
17. Mondino BJ, Kowalski RP. Phlyctenulae and catarrhal infiltrates. Occurrence in rabbits immunized with staphylococcal cell walls. *Arch Ophthalmol* 1982;**100**:1968–71.
18. Mondino BJ. Inflammatory disease of the peripheral cornea. *Ophthalmology* 1988;**95**:463–72.
19. Mondino BJ, Brawman-Mintzer O, Adamu SA. Corneal antibody levels to ribitol teichoic acid in rabbits immunized with staphylococcal antigens using various routes. *Invest Ophthalmol Vis Sci* 1987;**28**:1533–58.
20. Smolin G, Okumoto M. Staphylococcal blepharitis. *Arch Ophthalmol* 1977;**95**(5):812–16.
21. Abu el-Asrar AM, Van den Oord JJ, Geboes K, et al. Phenotypic charac-

7

teristics of inflammatory cells in phlyctenular eye disease. *Doc Ophthalmol* 1989;**70**:353–62.

22. Doan S, Gabison E, Gatinel D, et al. Topical cyclosporine A in severe steroid-dependent childhood phlyctenular keratoconjunctivitis. *Am J Ophthalmol* 2006;**141**(1):62–6.
23. Doan S, Gabison E, Chiambaretta F, et al. Efficacy of azithromycin 1.5% eye drops in childhood ocular rosacea with phlyctenular blepharokeratoconjunctivitis. *J Ophthalmic Inflamm Infect* 2013;**3**(1):38.
24. Choi DS, Djalilian A. Oral azithromycin combined with topical anti-inflammatory agents in the treatment of blepharokeratoconjunctivitis in children. *J AAPOS* 2013;**17**(1):112–13.
25. Smith RE, Dippe DW, Miller SD. Phlyctenular keratoconjunctivitis: results of penetrating keratoplasty in Alaskan natives. *Ophthalmic Surg* 1975;**6**:62–6.
26. Thygeson P. Marginal corneal infiltrates and ulcers. *Trans Am Acad Ophthalmol Otolaryngol* 1946;**51**:198–209.
27. Smolin G. Hypersensitivity reactions. In: Smolin G, editor. *Ocular immunology*. 2nd ed. Boston: Little, Brown; 1986.
28. Tomar VPS, Sharma OP, Joski K. Bacterial and fungal flora of normal conjunctiva. *Ann Ophthalmol* 1971;**3**:669.
29. Cohn H, Mondino BJ, Brown SI, et al. Marginal corneal ulcers with acute beta streptococcal conjunctivitis and chronic dacryocystitis. *Am J Ophthalmol* 1979;**87**:541–3.
30. McCulley JP, Dougherty JM, Deneau DG. Classification of chronic blepharitis. *Ophthalmology* 1982;**89**:1173.

第92章

蚕蚀性角膜溃疡

Prashant Garg,Jagadesh C.Reddy,Virender S.Sangwan

关键概念

- 蚕蚀性角膜溃疡是一种特发性的周边角膜溃疡,不伴全身疾病,区别于边缘性角膜溃疡(PUK)。
- 病理机制被认为是一种自身免疫反应。
- 该病有不同的分型,但流行病学研究表明不同型之间有交叉。
- 临床表现特点:新月形角膜溃疡,起始于角膜缘,向周边及中央区进展。临近的巩膜一般不受累,溃疡边缘浸润明显。进展期患者,角膜被血管化、混浊变薄的组织替代,仅残留角膜中央岛。
- 治疗主要根据疾病的严重性,包括局部及全身使用免疫抑制剂,部分患者需要手术治疗。

本章纲要

引言

蚕蚀性角膜溃疡是一种疼痛性、进展性和慢性溃疡性角膜炎,起始于周边角膜,向周围及中央区进展。它是一种特发性疾病,不伴有全身异常,角膜却可发生进展性破坏。该病开始表现为边缘性角膜溃疡(PUK),不伴巩膜炎。Bowman 在 1849 年报道了第一例蚕蚀性角膜溃疡。之后 Mckenzie 描述该病为"慢性匍行性或侵蚀性角膜溃疡"[1]。Mooren 于 1863 年和 1867 年[2]首次详细对该病进行了描述,并确定为临床疾病,之后该病被命名。随之,对该病的病因学、病原学、临床表现、治疗以及治疗结果进行了大量的报道[3~5]。

流行病学

Wood 和 Kaufman 描述了两种类型的蚕蚀性角膜溃疡[6]。第一种类型:限制型,通常为单侧,症状轻到中度,药物治疗及手术治疗效果较好。这种类型主要发生在老年人,被认为是典型的、良性蚕蚀性角膜溃疡。第二种类型:多累及双眼,但双眼并不同时发病。此类型疼痛更明显,治疗效果差。这种双侧原发型者多见于年轻患者,也被称为不典型蚕蚀性角膜溃疡。该类型进展迅速,易引起角膜穿孔,在黑种人年轻男性更常见。

Watson 在 1997 年根据临床表现和前节荧光造影结果将蚕蚀性角膜溃疡分为三型[7]。"单侧蚕蚀性角膜溃疡"是一种发生于老年人的进展性、疼痛性角膜溃疡,伴随前节上方血管丛无灌注。"双侧进展性蚕蚀性角膜溃疡"主要发生于年轻患者,周围进展比中央区进展迅速。伴随有血管渗漏以及新生血管的形成,延伸至溃疡基底。"双侧无痛性蚕蚀性角膜溃疡"通常发生于中年患者,表现为双眼进展性的周边角膜沟状溶解,几乎不伴随炎症反应。除了溃疡区内新生血管扩张,几乎没有血管结构的改变。Ashar 等人主要根据角膜受累象限、年龄、单眼视功能以及角膜穿孔情况[3]对严重程度进行了分类。

尽管蚕蚀性角膜溃疡可以发生在包括儿童[4]在内的所有年龄。但主要见于40~70岁之间。男女均可发病，但男性多于女性。单眼发病更常见，主要表现为周边角膜溃疡。疾病主要见于睑裂区角膜缘，其次是下方及上方角膜缘[8,9]。

与经典的描述不同，Lewallen和Courtright报道43%的老年患者双眼发病，但在小于35岁以下的年轻患者，只有1/3的患者双眼发病[10]。此外和黑种人相比，白种人更易累及双眼。有学者认为目前对蚕蚀性角膜溃疡的流行病学研究是有缺陷的。原因是对该病的定义并不一致，而且病例资料及随访尚不完善，也没有人口学资料。

病因学

蚕蚀性角膜溃疡与多种疾病可能有相关性。有研究报道蚕蚀性角膜溃疡和丙型肝炎病毒感染有关[11,12]，且对干扰素治疗有效[13,14]。也有与十二指肠感染相关的报道[15,16]。有学者提出分子模拟学说，感染原通过交叉抗原表位激活对角膜抗原钙粒蛋白C的自身免疫反应。但有理论提出免疫复合物在角膜缘和周边角膜沉积，引起免疫反应和蛋白水解酶的释放[17]。眼外伤和手术也可能是发病原因，但相关性没有确定。

发病机制

蚕蚀性角膜溃疡发病机制仍不清楚，蚕蚀性角膜溃疡有自身免疫的参与，并且已有学者对蚕蚀性角膜溃疡患者眼部及全身的自身免疫反应进行了研究[18~20]。

结膜和角膜溃疡边缘主要是浆细胞、淋巴细胞和巨噬细胞。溃疡边缘的结膜上皮细胞中IgG、IgM和C3增多[18]。最近，Shinomiya等人发现临近角膜溃疡区的结膜组织含有CD3和CD45RO阳性辅助性T淋巴细胞和CD68阳性的巨噬细胞，而B淋巴细胞，中性粒细胞以及肥大细胞较少[20]。Du Toit和Smit报道了一例蚕蚀性角膜溃疡患者，通过治疗后增加CD4+细胞实现了免疫重建[21]。Kafkala等人报道了在蚕蚀性角膜溃疡患者结膜上皮层中多种黏附分子和协同刺激分子表达上调[22]。在此研究中，溃疡区CD4/CD8细胞的比率以及B7-2/抗原递呈细胞明显升高。蚕蚀性角膜溃疡患者全身抑制性T细胞和辅助性T细胞数量比值下降，IgA水平升高，针对人角膜上皮和

结膜上皮的IgG抗体和免疫复合物增加[17]。Gottsch等人发现对自身抗原的抗体存在于角膜基质[23]。还有研究发现，HLA-DR17与蚕蚀性角膜溃疡的复发相关[24,25]。

蚕蚀性角膜溃疡可能是对于高敏感患者角膜被激惹后的常见反应。外伤或者感染能改变角膜抗原，可引起自身免疫反应。改变的抗原被巨噬细胞呈递，通过结膜血管到达周围淋巴结，最后导致T细胞的激活、转化和增殖。淋巴细胞返回至结膜血管，引发眼部炎症反应。炎症引起角膜水肿，免疫相关因子很容易从角膜缘血管丛弥散进入周围角膜。这个理论解释了为什么蚕蚀性角膜溃疡首先开始于周边角膜，角膜进一步被破坏，释放更多改变的角膜抗原，病情持续加重，角膜基质完全损伤。

临床表现

症状

蚕蚀性角膜溃疡患者通常表现为眼红、流泪、畏光，但疼痛是最主要的症状。疼痛通常不能缓解，并且往往与炎症程度不成正比。当继发虹膜炎，中央区角膜受累，或因周边角膜变薄继发不规则散光时，可伴随视力下降。

体征

典型表现：蚕蚀性角膜溃疡最初表现为周边角膜灰白色新月形浸润，进而上皮损伤，基质溶解发展成典型的周边角膜新月形溃疡(图92.1A)。溃疡沿角膜缘走形，溃疡边缘被破坏、浸润、上皮缺损。溃疡向周边及中央区进展，中央区产生突出的边缘(图92.1B)。病变开始时表现为周边角膜窄沟形溃疡，随着病变进展侵犯角膜缘。相邻的结膜及巩膜通常有炎症反应。

疾病进展后，溃疡向周边、中央区扩大，并向深部基质进展，极少侵犯巩膜。在溃疡进展的边缘后面，愈合也同时进行。愈合主要表现为结膜化、瘢痕以及变薄(图92.1C)。在蚕蚀性角膜溃疡进展期的患者，大部分角膜受侵犯，只残余混浊的角膜中央岛，周围包围着变薄、瘢痕化以及血管化的组织(图92.1D)。疾病的特点为角膜进行性变薄，角膜穿孔发生率为11%~67%。Kim等人发现角膜穿孔在年轻患者中的比率更高，但在中国和印度并未有类似现象[8,9]。溃疡穿孔更多见于周边。蚕蚀性角膜溃疡有时伴有虹膜炎。除非继发感染，前房积脓少见。青光眼少见，但白内障常发生，主要由于眼部持续炎症，长期使用

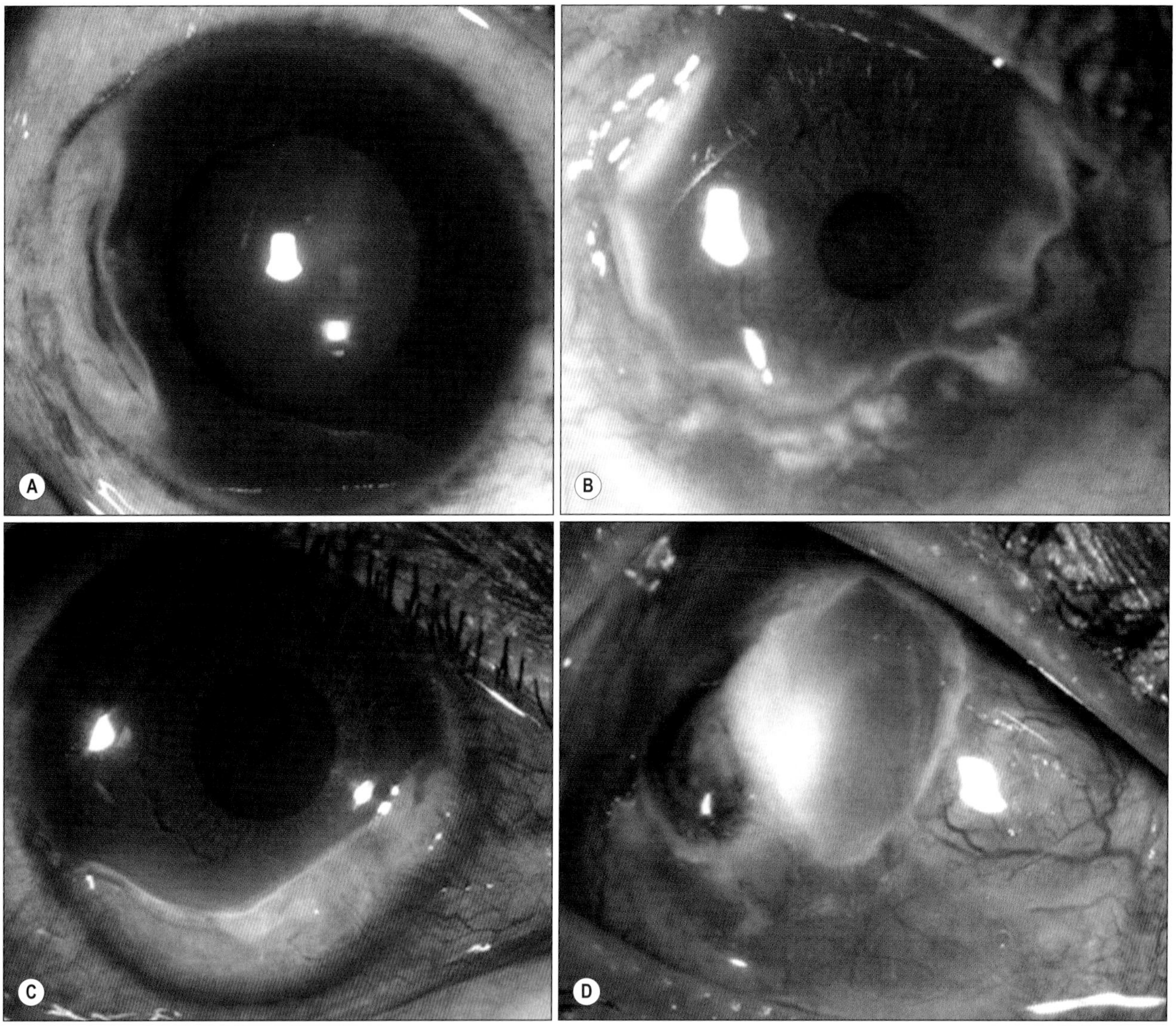

图 92.1　蚕蚀性角膜溃疡的临床图片。早期蚕蚀性角膜溃疡主要表现为沿角膜缘的新月形周边角膜溃疡(A)。病变向周围进展,侵犯全部周边角膜(B)。溃疡边进展边愈合、结膜化、瘢痕形成以及角膜变薄(C)。疾病晚期,大部分角膜组织被破坏,残余角膜中央岛(D)

激素所致。

鉴别诊断

尽管蚕蚀性角膜溃疡有特征性的临床表现,但其他疾病也可表现为周边角膜炎和溃疡。蚕蚀性角膜溃疡与其他炎症或非炎症周边角膜变薄及溃疡疾病鉴别诊断见表92.1。

诊断

蚕蚀性角膜溃疡是一种特发性疾病,通常不伴全身疾病。因此该病是一种排除性诊断。所有表现为

周边角膜炎和角膜溃疡的患者必须进行全身病史询问,并进行眼部及全身检查。实验室检查包括全血细胞计数、血沉、类风湿因子、胸部及骶髂关节X线检查、肝功、荧光梅毒螺旋体抗体吸收试验、丙肝抗原、尿便常规检查。根据全身检查增加其他化验。感染性病原体需通过微生物学检查排除。

治疗

蚕蚀性角膜溃疡治疗的目标是阻止溃疡进展,促使角膜上皮再生。数年来,提出多种药物及手术方法,但主要治疗原则包括以下四种:①局部免疫抑制剂;②全身免疫抑制剂;③清除局部刺激抗原;④清除其

表 92.1	蚕蚀性角膜溃疡的鉴别诊断
眼部	
Terrien 边缘变性	
透明角膜边缘变性	
特发性沟状角膜变性	
葡萄球菌边缘性角膜炎	
酒糟鼻性角膜炎	
暴露性角膜炎	
全身	
结核	
梅毒	
水痘带状疱疹病毒	
肉状瘤病	
胶原血管病	
类风湿性关节炎	
肉芽肿性多血管炎	
结节性多动脉炎	
系统性红斑狼疮	
复发性多软骨炎	

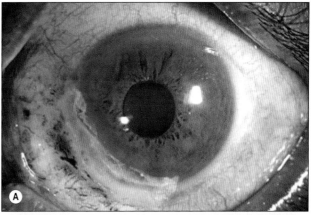

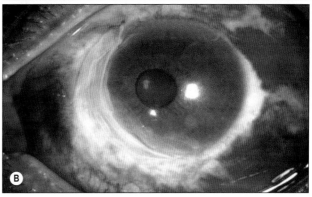

图 92.2 蚕蚀性角膜溃疡患者结膜切除联合氰基丙烯酸酯胶应用 (A);同一患者结膜切除联合羊膜移植 (B)

他刺激抗原。

尽管 Cochrane 未发现第一阶段治疗蚕蚀性角膜溃疡的有效性,但大部分医生会遵循以下阶段治疗:①局部糖皮质激素;②结膜切除;③全身免疫抑制剂;④手术治疗[26]。此病通常需要联合治疗[27]。

局部糖皮质激素:需要 1 小时一次使用,联合预防性抗生素滴眼液及睫状肌麻痹剂使用。角膜上皮开始生长时,激素可以按月逐渐减量。治疗期间需监测白内障及眼压。

结膜切除:手术去除受侵犯的结膜,通过产生生物屏障,阻断胶原酶以及对角膜抗原的免疫反应。手术中与角膜溃疡相邻的结膜切除 2 个钟点,距离角膜缘 3~4mm,暴露巩膜。术后局部糖皮质激素和抗生素联合应用(图 92.2A)。

全身免疫抑制治疗

对于双侧或进展性蚕蚀性角膜溃疡患者及结膜切除术治疗无效的患者需使用全身细胞毒药物治疗来阻止角膜破坏,最好早期开始治疗以避免手术。

口服泼尼松龙的推荐剂量每天 1~1.5mg/kg。剂量需根据疾病的严重性进行调整,当疾病控制时需要逐渐减量。对于有活动性炎症导致角膜损伤危及眼球结构的患者可静脉输注甲泼尼龙。

其他全身免疫抑制药物主要有:环磷酰胺(2mg/(kg·d)),氨甲蝶呤(7.5~15mg 每周一次),咪唑硫嘌呤

(2mg/(kg·d))。白细胞计数下降程度被认为是最可靠的观察环磷酰胺免疫抑制的检测指标。

口服环孢素 A(3~4mg/(kg·d))有报道成功治疗了一例局部及全身药物治疗效果欠佳的双眼蚕蚀性角膜溃疡[28]。环孢素 A 通过抑制辅助性 T 细胞以及抑制细胞毒性 T 淋巴细胞增殖发挥作用。

尽管免疫抑制剂有效,但需密切随访,确保白细胞计数不要超过危险的低限。临床医生需警惕这些细胞毒性药物及免疫抑制剂产生的副作用。

其他药物

环孢素 A 滴眼液:0.5% 环孢素 A 滴眼液每天 4~6 次能成功地治疗蚕蚀性角膜溃疡而没有口服免疫抑制剂的副作用[19]。局部滴用环孢素能穿透角膜上皮到达角膜基质,引起角膜和结膜局部免疫抑制。

干扰素 α-2b:当传统的治疗方法无效时,结膜下注射干扰素 α 6 个月,能促进蚕蚀性角膜溃疡的愈合[13,14]。Erdem 等人报道两例蚕蚀性角膜炎患者局部滴用干扰素能完全缓解症状[14]。当然仍需大量的研究来证实其安全性和有效性。

手术治疗

手术治疗能控制溃疡,修复角膜穿孔或者在溃疡愈合后提高视力。手术方式如下:

- 生物胶和角膜绷带镜:适于角膜穿孔或者即将穿孔的患者(图 92.2A)。
- 羊膜移植术(AMT):能促进角膜上皮修复,减轻眼表炎症反应。羊膜移植可联合结膜切除和较强的免疫抑制剂治疗(图 92.2B)[30,31]。
- 角膜上皮移植术(keratoepithelioplasty):溃疡坏死的角膜组织及相邻结膜组织被去除,带完整角膜上皮的角膜基质缝合于暴露的巩膜。Kinoshita 等报道了 9 例行结膜切除未控制的患者,通过角膜上皮移植术得到了有效控制[32]。
- 板层角膜移植(LKP):LKP 是最常用的治疗蚕蚀性角膜溃疡的方式。手术过程包括去除坏死溃疡角膜组织,用板层角膜组织重建角膜解剖结构。手术设计主要根据溃疡形状及角膜浸润情况。如果角膜溃疡小于角膜缘弧形一半,中央区角膜未累及,可以使用新月形植片。如果角膜溃疡超过三分之二角膜缘弧形,并且中央角膜完整,需要环形板层角膜植片[33]。如果中央区角膜被侵犯,需要全板层植片。对于周边穿孔角膜,可选用双板层植片,包括带内皮层的薄植片修复穿孔,另一个板层植片覆盖表面,主要根据溃疡形态选取。Chen 等报道了首次 LKP 术联合 1% 环孢素 A 滴眼液治愈率 73.7%,最终治愈率 95.6%[9]。
- 角膜修补或者穿透性角膜移植:如果角膜穿孔较大,不能被生物胶黏附常需要角膜修补或者穿透性角膜移植。因为蚕蚀性角膜溃疡是自身免疫反应,角膜植片有可能再发生蚕蚀性角膜溃疡。

在 L V Prasad 眼科中心,根据病情严重程度进行分级治疗蚕蚀性角膜溃疡[3,27]。治疗过程从局部滴用糖皮质激素到结膜切除,联合或不联合板层角膜切除以及全身免疫抑制治疗。但是如果是双眼同时溃疡或者疾病晚期,抑或进展迅速,则需根据病情选择治疗。共聚焦显微镜可以根据炎症程度(细胞密度)来帮助评估蚕蚀性角膜溃疡的治疗效果[34]。

预后

蚕蚀性角膜溃疡的临床过程,治疗反应以及预后与疾病的严重程度相关。单侧患者通常治疗反应较好,预后较好。双侧同时发病患者预后较差。双眼非同期发病患者预后介于两者之间。

总结

蚕蚀性角膜溃疡是一种少见的、疼痛性周边角膜溃疡。病因目前不清楚;但病史及血清学检查表明是一种自身免疫性疾病。蚕蚀性角膜溃疡诊断主要根据典型的临床表现,通过仔细的临床评估以及适当的实验室检查排除其他边缘性角膜溃疡。治疗的目的是控制炎症反应,减少组织损伤,促进角膜上皮修复。一般情况下,选用分级治疗,但是如果患者病情进展迅速,并且是双侧发病,需要积极治疗。

(张琛 译　赵少贞 校)

参考文献

1. Duke-Elder S, Leigh AG. Diseases of the outer eye, part 2. In: Duke Elder S, editor. *System of ophthalmology*, vol. VIII. London: Henry Kimpton; 1977. p. 916.
2. Mooren A. *Ulcus Rodens. Ophthalmiatrische Beobachtungen*. Berlin: A. Hirschwald; 1867. p. 107–10.
3. Ashar JN, Mathur A, Sangwan VS. Immunosuppression for Mooren's ulcer: evaluation of the stepladder approach–topical, oral and intravenous immunosuppressive agents. *Br J Ophthalmol* 2013;**97**:1391–4.
4. Mathur A, Ashar J, Sangwan V. Mooren's ulcer in children. *Br J Ophthalmol* 2012;**96**:796–800.
5. Kim DH, Kim MK, Wee WR, et al. Mooren's ulcer in a cornea referral practice in Korea. *Ocul Immunol Inflamm* 2014;**24**:1–5.
6. Wood T, Kaufman H. Mooren's ulcer. *Am J Ophthalmol* 1971;**71**:417–22.
7. Watson PG. Management of Mooren's ulceration. *Eye (Lond)* 1997;**11**:349–56.
8. Srinivasan M, Zegans ME, Zelefsky JR, et al. Clinical characteristics of Mooren's ulcer in South India. *Br J Ophthalmol* 2007;**91**:570–5.
9. Chen J, Xie H, Wang Z, et al. Mooren's ulcer in China: a study of clinical characteristics and treatment. *Br J Ophthalmol* 2000;**84**:1244–9.
10. Lewallen S, Courtright P. Problems with current concepts of the epidemiology of Mooren's corneal ulcer. *Ann Ophthalmol* 1990;**22**:52–5.
11. Wilson SE, Lee WM, Murakami C, et al. Mooren's corneal ulcers and hepatitis C virus infection. *N Engl J Med* 1993;**329**:62.
12. Pluznik D, Butrus SI. Hepatitis C associated peripheral corneal ulceration: rapid response to intravenous steroids. *Cornea* 2001;**20**:888–9.
13. Moazami G, Auran JD, Florakis GJ, et al. Interferon treatment of Mooren's ulcers associated with hepatitis C. *Am J Ophthalmol* 1995;**119**:365–6.
14. Erdem U, Kerimoglu H, Gundogan FC, et al. Treatment of Mooren's ulcer with topical administration of interferon alfa-2a. *Ophthalmology* 2007;**114**:446–9.
15. van der Gaag R, Abdillahi H, Stilma JS, et al. Circulating antibodies against corneal epithelium and hookworm in patients with Mooren's ulcer from Sierra Leone. *Br J Ophthalmol* 1983;**67**:623–8.
16. Zelefsky JR, Srinivasan M, Kundu A, et al. Hookworm infestation as a risk factor for Mooren's ulcer in South India. *Ophthalmology* 2007;**114**:450–3.
17. Brown S, Mondino B, Rabin B. Autoimmune phenomenon in Mooren's ulcer. *Am J Ophthalmol* 1976;**82**:835–40.
18. Foster CS, Kenyon K, Greiner G, et al. The immunopathology of Mooren's ulcer. *Am J Ophthalmol* 1979;**88**:149–59.
19. Murray P, Rahi A. Pathogenesis of Mooren's ulcer: some new concepts. *Br J Ophthalmol* 1984;**68**:182–6.
20. Shinomiya K, Ueta M, Sotozono C, et al. Immunohistochemical analysis of inflammatory limbal conjunctiva adjacent to Mooren's ulcer. *Br J Ophthalmol* 2013;**97**:362–6.
21. Du Toit SH, Smit DP. Mooren's ulcer of the cornea after immune reconstitution. *AIDS* 2014;**28**:139–40.
22. Kafkala C, Choi J, Zafirakis P, et al. Mooren ulcer: an immunopathologic study. *Cornea* 2006;**25**:667–73.
23. Gottsch J, Liu S, Minkovitz JB, et al. Autoimmunity to a cornea-associated stromal antigen in patients with Mooren's ulcer. *Invest Ophthalmol Vis Sci* 1995;**36**:1541–7.
24. Zelefsky JR, Taylor CJ, Srinivasan M, et al. HLS-DR17 and Mooren's ulcer in South India. *Br J Ophthalmol* 2008;**92**:179–81.
25. Liang CK, Chen KH, Hsu WM, et al. Association of HLA type and

Mooren's ulcer in Chinese in Taiwan. *Br J Ophthalmol* 2003;**87**:797–8.

26. Alhassan MB, Rabiu M, Agbabiaka IO. Interventions for Mooren's ulcer. *Cochrane Database Syst Rev* 2014;(1):CD006131.

27. Sangwan VS, Zafirakis P, Foster CS. Mooren's ulcer: current concepts in management. *Indian J Ophthalmol* 1997;**45**:7–17.

28. Hill J, Potter P. Treatment of Mooren's ulcer with cyclosporine A: report of three cases. *Br J Ophthalmol* 1987;**71**:11–15.

29. Zhao JC, Jin XY. Immunological analysis and treatment of Mooren's ulcer with cyclosporin A applied topically. *Cornea* 1993;**12**:481–8.

30. Ngan ND, Chau HT. Amniotic membrane transplantation for Mooren's ulcer. *Clin Experiment Ophthalmol* 2011;**39**:386–92.

31. Schallenberg M, Westekemper H, Steuhl KP, et al. Amniotic membrane transplantation ineffective as additional therapy in patients with aggressive Mooren's ulcer. *BMC Ophthalmol* 2013;**13**:81.

32. Kinoshita S, Ohashi Y, Ohji M, et al. Long-term results of keratoepithelioplasty in Mooren's ulcer. *Ophthalmology* 1991;**98**:438–45.

33. Gao H, Wang X, Echegaray JJ, et al. Partial lamellar keratoplasty for peripheral corneal disease using a graft from the glycerin-preserved corneoscleral rim. *Graefes Arch Clin Exp Ophthalmol* 2014;**252**:963–8.

34. Hatou S, Dogru M, Ibrahim OM, et al. The application of in vivo confocal scanning laser microscopy in the diagnosis and evaluation of treatment responses in Mooren's ulcer. *Invest Ophthalmol Vis Sci* 2011;**52**:6680–9.

7

第93章

机械性损伤

M.Bowes Hamill

关键概念

- 完整的病史以了解导致损伤的事件,是评估角膜外伤患者的关键部分。
- 在角膜擦伤的治疗中,绷带镜或抗生素单独使用比纱布包眼更有优势。
- 在有部分厚度角膜瓣的损伤中,绷带镜相对缝线能使伤口愈合后角膜屈光性后遗症最小。
- 在异物损伤时,应当常规检查是否存在眼内异物。
- 在植物性或昆虫性角膜异物伤时,应当警惕继发的感染性并发症。

本章纲要

角膜损伤患者的检查方法

擦伤

钝挫伤

辐射性损伤

热烧伤

异物伤

临床症状和体征

蜇伤

作为眼球最前面的组织,角膜暴露于各种危险之中,从空气碎屑到暴力性钝挫伤都会破坏眼球本身。因此角膜损伤形式多样,临床表现各异。同时角膜是眼部主要的屈光介质,即使是最小的角膜形态改变也会造成严重的视力障碍。本章节主要涉及不同类型角膜非穿通伤的诊断和处理方法。

角膜损伤患者的检查方法

病史

详尽的病史对外伤诊断非常重要。在这个过程中搜集资料可以指导随后的体格检查,并为检查者提供评估眼部损伤和紧急情况的信息。

病史应当从描述完整的外伤事件开始。这些描述会帮助检查者估计眼部损伤的不同类型,比如异物穿通伤或眼球破裂伤。不同的事件表明损伤的特异性。比如在处理异物伤时,应该辨别异物的性质,因为一些物质是相对惰性的(玻璃、塑料),而另一些物质则是高度致炎性的(某些金属、植物性物质或昆虫成分)。微生物感染的风险也应当评估。在顿伤或挫伤导致的损伤中,应当询问患者致伤物的物理特性,并评估能量转移的量。在辐射性或电离性角膜损伤中,检查者应当询问患者辐射的波长、能量和暴露时间。每个损伤发生都是独特的,针对每个病例,检查者都必须获得准确详尽的病史。

检查

检查应当从一般检查开始,包括评估患者是否存在威胁生命或急症的状况。使用笔型手电筒检查角膜和眼周皮肤,可能会发现异物颗粒或化学残渣,这提示需要寻找角膜异物或检查化学性损伤。一般检查可能发现眼睑裂伤或擦伤,这也提示检查者下方或邻近角膜组织可能存在类似病变。角膜的详细检查需要放大才行。理想情况下,患者应当在裂隙灯显微镜下检查。遗憾的是,在急诊室裂隙灯显微镜不属于常规设备。此时具备良好照明系统的手持裂隙灯或放大镜非常有帮助,在第一时间获得裂隙灯时就应当检查患者。

检查者应该谨记对患者进行全面检查,而不仅仅是关注于损伤本身。在损伤的治疗中,如果发现存在什么损伤就不容易出错,但若疏忽了就容易出错。基于这个原因,角膜的裂隙灯评估应当采取与非外伤患者类似的原则,即遵循合理有序的程序。这种程序确保对角膜及其周围组织进行详细检查。应当使用特殊手段来发现隐匿性损伤。使用巩膜散射法对角膜进行最初检查可发现角膜透明性的细微改变,提示存在损伤可能。对全角膜的检查应当在弥散光照明下,采用中等倍率或高等倍率进行。诊断性染色,比如荧光素或孟加拉红也非常有用。为避免掩盖角膜细微变化,应当在角膜全面检查之后使用染料染色。

擦伤

上皮擦伤

病因学

角膜擦伤(部分或全部角膜上皮的缺失)是最常见的眼外伤之一。在英国,角膜擦伤是导致 10% 的患者去眼科急诊室就诊的原因[1]。一项尼泊尔巴克塔普对角膜擦伤的研究中,评估伤后角膜溃疡的发生情况,发现角膜擦伤的年发病率为 789/100 000[2]。角膜擦伤的原因多样,来自异物的切向力是最常见的病因之一。常见的致伤物包括指甲、纸、睫毛刷和植物。上皮损伤的重要非接触源包括化学物、射线和热源。

角膜上皮和基质之间的附着结构是复杂的。上皮层的基底细胞位于基底膜之上,通过半桥粒锚定于角膜基质中。基底膜之下的透明层,含有各种特殊成分包括类天疱疮抗原和层粘连蛋白。透明层之下是一种由 Ⅳ 型胶原蛋白组成的致密板层[3]。当受到切向力影响时,上皮细胞会从下方的类天疱疮抗原和层粘连蛋白之间的连接中分离出来[4]。如果前弹力层没有被破坏,上皮愈合不会遗留瘢痕。如果前弹力层被破坏或者角膜基质受累,就会遗留不同程度的角膜瘢痕。

临床症状与体征

角膜擦伤患者通常是有症状的,往往与可见的损伤程度不成比例。在电光性眼炎(焊接工的"烧伤")或接触镜过度佩戴的患者会出现例外情况。在这些情况下,症状出现延迟效应,通常在暴露于电弧或接触镜八小时之后出现。

角膜擦伤最常见的症状是疼痛、畏光、异物感、流泪。疼痛和畏光强烈时难以进行视力检查,因此点一滴局部麻醉剂,如 0.5% 丙美卡因,有利于进一步检查。除了疼痛和畏光,视力可能会因眼表不规则而下降。视力减退某种程度上可以通过小孔镜来克服,

但一般来说,视力并非完全正常。用笔形手电筒频繁照射检查擦伤的角膜,会发现上皮损伤区角膜光反射粗糙,偶尔会看到松散的角膜上皮瓣。在裂隙灯下可以通过直接照明法或角膜缘分光照明法观察角膜上皮缺损的边缘。使用荧光素染色可以确认角膜擦伤的存在,当用钴蓝光照射时,会将缺损区染成苹果绿。在大多数情况下,完全没有必要使用钴蓝光显示剥脱的角膜上皮,普通白光也可以发现荧光素着染,只是没有钴蓝光下明显而已。

裂隙灯的评估应该用于明确上皮擦伤的范围、累及其下基质的深度以及是否存在其他相关损伤。在检查角膜擦伤患者时,应如同检查其他眼外伤一样,警惕不易发现的、隐匿性损伤如眼球穿通伤等。高速锐利的异物完全穿通角膜并不罕见,尽管除了小的上皮损伤可能没有任何穿通伤的证据(图 93.1)。

如果患者在受伤后尽快接受检查,那么受损的角

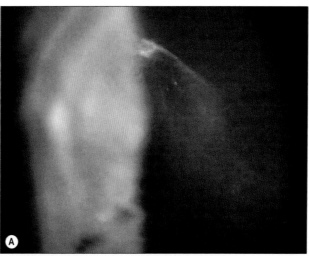

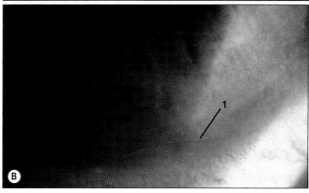

图 93.1　这名患者是意外伤害事件的受害者,他的眼镜因钝器撞击而破裂。高倍率角膜照相显示了非常小的基质损伤。(A)在最初受伤时唯一可见的伤口是一小片上皮缺损。(B)一个较大的玻璃碎片(如 1 所示)完全穿透角膜基质,位于下方房角。这一病例表明,无论多小的角膜损伤都可能伴随高速尖锐异物穿透角膜

膜基质通常清楚易见。如果在损伤后 12~24 小时检查,可能会出现因白细胞聚集而导致的损伤区轻度浅基质浸润,常伴随前房炎性细胞和闪辉。因为角膜上皮是抵御外部病原体的主要防线,临床医生必须仔细评估损伤区角膜中炎症浸润的存在和进展,判断是否发生感染性角膜炎。

治疗

治疗角膜擦伤的目的是缓解患者症状、预防并发症、保护正在愈合的上皮。根据既往情况,通常采用三联疗法,即局部使用睫状肌麻痹剂、局部抗生素和绷带包扎。尽管大多数作者认为睫状肌麻痹剂是治疗的主要手段,但是最近的数据表明,在某些患者中,可能有比绷带包扎和局部抗生素更好的治疗选择。

睫状肌麻痹剂能够麻痹睫状体,减少睫状体痉挛,显著缓解角膜损伤导致的严重疼痛和畏光症状。所选用的药物视损伤程度和临床情况而定。非常小的擦伤可能不需要任何睫状肌麻痹剂。短效药物,如 0.5% 或 1% 环戊通,适用于小至中等大小的擦伤,可使角膜上皮在 12~24 小时内愈合。长效睫状肌麻痹剂,如 5% 后马托品或 0.25% 氢溴酸东莨菪碱,更适用于大面积损伤,角膜上皮愈合所需时间更长的患者。

多年来,绷带加压包扎单眼或双眼是治疗角膜擦伤的确切方法。但是,绷带包扎会使角膜温度上升,促进泪膜中的微生物复制,具有增加角膜继发感染的潜在风险[5]。此外绷带包扎也可能减少愈合期上皮细胞可用的氧气,延缓上皮细胞再生。在一项研究中,仅使用抗生素和睫状肌麻痹剂治疗的角膜损伤患者的上皮愈合速度比使用抗生素、睫状肌麻痹剂和绷带包扎的三联疗法要快得多[6]。这也导致一些作者建议治疗角膜擦伤时不常规使用绷带包扎[7]。曼彻斯特皇家医院的 Mackway-Jones 对发表的相关文献进行了综述性分析,发现在角膜擦伤的治疗中,使用绷带包扎没有任何益处,而不使用绷带包扎反而出现更好的效果[8]。在一项针对儿童角膜擦伤的研究中也得出了类似的结果[9]。在对这一主题相关文献的回顾性分析中,Turner 和 Rabiu[10] 对 11 项研究进行 Meta分析,其中包括科克伦协作组织对 1014 名患者的研究,结果显示,对于较小的损伤(小于 $10mm^2$),没有绷带包扎组在第一天愈合的速度明显快于绷带包扎组,且两组之间疼痛评分没有任何差异,从而得出“绷带包扎对于治疗轻微的外伤性角膜擦伤无用。”的结论。治疗角膜擦伤的角膜绷带镜与绷带包扎相比,具有几

个理论上的优点,可能提供一种更有吸引力的替代疗法。就像绷带包扎一样,角膜绷带镜覆盖并保护上皮细胞,促进其愈合并减轻患者不适。而且与不透明的眼罩不同的是,绷带镜在角膜上皮愈合过程中有视觉功能。与绷带包扎相比,绷带镜更容易被患者接受,而且很少会引起不适。在一个系列报告中,40% 绷带包扎的患者因为不舒适而去除绷带[6]。当然绷带镜也有其潜在的问题。在一项有关兔眼角膜上皮损伤愈合模型的研究中,Ali 和 Insler 发现,高含水量的镜片(Softcon,55% 的水含量)导致的上皮愈合速度比睑裂缝合或局部药物治疗慢[12]。上皮黏附力可能受到高含水量的接触镜片影响。在一项关于猫眼角膜上皮黏附的研究中,Madigan 等人[13]注意到,在去除上皮之前,那些佩戴高含水量接触镜的眼睛(含水量 71%),上皮黏附力是下降的。尽管存在这些理论问题,对于在角膜上皮擦伤治疗过程中需要双眼视觉的患者,可以使用几天角膜绷带镜,而不会出现并发症。Vandorselaer 等人在 176 例患者的前瞻性研究中报道,治疗性软性接触镜取得成功。作者指出,80% 的患者能够立即重返工作岗位,并且在治疗过程中没有出现严重的并发症[14]。

第三种治疗手段是局部应用抗生素。角膜擦伤治疗的一个问题是随后的感染性角膜炎的发展。正常的宿主防御中如有任何破坏,如角膜上皮损伤,就会存在后续微生物感染的风险。通常认为,大多数感染性角膜炎的病例始发于角膜上皮的缺损,导致眼表泪膜中的微生物进入到角膜上皮下组织进行复制继而发生角膜炎。在探讨绿脓杆菌对兔、牛和羊眼角膜黏附力的实验性研究中,绿脓杆菌黏附力在部分和全层角膜擦伤中均增加[15]。在部分上皮缺损的病例中,其附着率是未受伤兔眼的 20 倍。基于这些原因,大多数作者建议除了最轻微的擦伤之外,在治疗上不仅需要使用睫状肌麻痹剂,还应当局部预防性使用广谱抗生素。

目前有各种各样的抗生素,但事实上,从抗生素的角度来看,任何一种广谱抗生素都是可以接受的。在尼泊尔巴克塔普尔(Bhaktapur)眼科的一项研究中,96% 的创伤性角膜上皮缺损(共 551 例角膜损伤病例)成功愈合而没有感染,且没有一例患者在受伤后 18 小时内使用局部抗生素(1% 氯霉素眼药膏),也没有感染。在损伤后 18~48 小时接受治疗的患者中,11%(158 例中 18 例)出现了角膜溃疡。值得注意的是,巴克塔普尔是加德满都谷地的一个社区,其角膜溃疡的发病率是美国的 70 倍[2]。同时值得一提的是,

几乎所有的药物都会一定程度上延缓角膜上皮的愈合[16]。因此抗生素的预防使用必须平衡其药物本身的毒性作用。在一项关于局部抗生素是否影响角膜上皮伤口愈合率的研究中,0.3% 庆大霉素、0.3% 妥布霉素、0.5% 氯霉素都与延迟愈合有关[17]。有趣的是,在同样的研究中,应用庆大霉素强化治疗的愈合率反而更高。这一差异被认为是由于在强化治疗过程中,苯扎氯铵的浓度降低而造成的[17]。在对兔眼角膜擦伤的类似研究中发现,局部使用不含防腐剂的 0.5% 氯霉素的愈合率与未治疗的对照组相同[12]。考虑到角膜擦伤患者继发感染性角膜炎相对罕见,以及抗生素潜在的延迟上皮愈合风险,每个临床医生必须根据不同个体的病情决定是否应用抗生素进行预防性治疗。在 Sabri 等人[11]报道的一项全国性关于角膜擦伤治疗的调查中,局部使用抗生素联合睫状肌麻痹剂的方法是目前在英国紧急治疗中最常应用的。

疼痛是角膜擦伤患者的主诉,因此止痛是一个重要问题。尽管患者经常要求,但是在任何情况下都不应给患者开局麻药并让患者自己使用。长期使用这些药物,会损害角膜知觉和免疫功能,可能导致严重威胁视力的并发症。然而使用非甾体类消炎药(NSAIDs)能够缓解角膜擦伤患者的疼痛。Weaver 和 Terrell 对五个关于非甾体消炎药(双氯芬酸、酮咯酸、吲哚美辛)的随机、安慰剂对照、双盲的临床试验进行了回顾性分析,研究在角膜擦伤患者中使用 NSAIDs 是否具有降低疼痛和延迟上皮愈合的作用[18]。研究人员发现,使用 NSAIDs 不会导致角膜上皮愈合延迟,并且具有良好的止痛效果。

愈合

角膜上皮损伤的愈合发生在几个阶段。第一个是潜伏阶段,持续约一个小时。在潜伏期,损伤周围的基底细胞经历一系列生化和超微结构的变化,导致基底细胞的主要边缘产生肌动蛋白丝,增加表面上皮细胞的脱落[19,20]。此后进入角膜上皮细胞移行期,即上皮细胞前沿变薄跨越缺损区。这种迁移似乎是通过一种“前轮驱动”的机制来完成的,该机制涉及移行细胞前沿黏附斑中的乙烯基(130-kda 蛋白)与细胞内的肌动蛋白应力纤维相连接[21]。在这个阶段,在伴有慢性疾病的情况下(如糖尿病),可以辅助使用自体血清滴眼液[22]。有趣的是,局部使用胰岛素也能降低糖尿病大鼠伤口愈合的时间[23]。

上皮细胞移行似乎沿着整个缺失的周边开始,随着时间推移,移行的上皮细胞逐渐形成片状,而这些细胞来源于缺损周边独立区域的促上皮细胞。这些片状上皮表现为凸面的薄层上皮向缺失中心移动[24]。这种现象的临床表现相当典型,当上皮片之间相互接触时,就会形成上皮愈合线,表现为基底部的一个或多个“Y”形线。如果不了解创伤病史,这些愈合线可能会被误认为非典型的单纯疱疹性树板状上皮病变。当发现角膜缺损愈合线并进行荧光素染色,会发现该缺损部位及其周围上皮表现为特殊的鹅卵石样外观,持续一到两天。随着角膜上皮逐渐增厚与平滑,这种眼表变化将会消失。

在剥脱区被边缘上皮细胞移行覆盖之后,复制阶段就开始了。愈和阶段的特征是,在缺损区域内邻近的上皮细胞不断增殖直至新上皮达到正常厚度。随着缺损区的闭合和新上皮层的增殖,基底上皮细胞重建了基底膜之间的半桥粒连接。损伤后的这一过程需要 6 周才能完成。一些角膜擦伤,尤其是在受到指甲、纸片或植物性损伤之后,基底膜之间的连接是不正常的,新生上皮细胞会自发地从角膜表面脱落。这种情况被称为复发性角膜上皮糜烂,据报道 7.7% 的外伤性擦伤会发生这种情况[25]。复发性角膜上皮糜烂会给患者造成很大的困扰。第 139 章将详细讨论复发性角膜上皮糜烂的治疗方法。

并发症

大部分角膜擦伤在 24~48 小时自发愈合,如果没有累及前弹力层将不会留下瘢痕。

基质擦伤

病因学

尽管角膜上皮擦伤很常见,但是累及角膜基质的擦伤相对少见。这些损伤通常是由一个粗糙物体的切向作用力或尖锐物体直接损伤的情况下发生。最常见的场景包括使用手的运动(尤其是篮球),手指甲会成为致伤物。在大多数情况下,造成部分厚度的角膜瓣损伤,表现为不同厚度的损伤,角膜瓣可以保持贴附(图 93.2)或完全撕裂,留下裸露的基质床。更为罕见的是,角膜基质擦伤可以是更大的面部损伤的一部分,比如与摩托车事故有关的,包括眼睑、眉毛和眶缘的大面积擦伤。

临床症状和体征

在累及角膜上皮和基质的损伤中,受累区域角膜失去了正常的光泽和光反射。其表面看起来很粗糙,

7

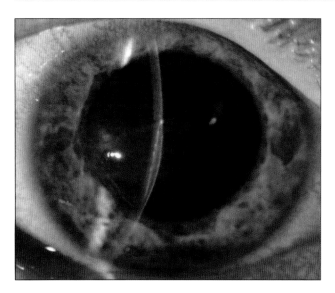

图 93.2　这名患者在打篮球时被对手的拇指指甲划伤右眼角膜,导致角膜瓣样损伤,累及 60%~70% 角膜厚度。仅使用绷带镜治疗,伤口愈合良好,无角膜混浊和角膜地形图异常

超过一定的时间,受累区可能会出现局限性水肿。通常需要使用裂隙灯检查角膜受累的深度和程度,尤其需明确有无角膜瓣。与所有角膜损伤一样,检查者需排除角膜穿通伤的可能。

治疗

在无角膜瓣的基质擦伤中,治疗手段取决于残余角膜基质的厚度。如果损伤区域基质相对较厚,可以像治疗角膜上皮擦伤一样使用绷带镜,促进角膜上皮在裸露的基质上愈合,待角膜上皮完全愈合后,决定是否进行角膜屈光性治疗和手术(例如硬性角膜接触镜或穿透性角膜移植)。如果残留角膜基质较薄,可考虑穿透性角膜移植或板层角膜移植,尽管如此,在角膜重建之前应尽可能促进角膜上皮愈并控制炎症。

在有角膜瓣的基质擦伤中,其治疗目标是使残留组织解剖复位。对于存在轻微变形的角膜瓣的基质擦伤患者中,绷带镜治疗可能就足够了。在角膜上皮化之后,角膜瓣变得稳定,基质继续愈合。如果角膜瓣扭曲或延迟治疗过久导致角膜瓣或植床的暴露或水肿,有必要进行缝合或使用组织黏合剂(纤维蛋白胶),使撕裂的角膜瓣复位并促进其愈合。

并发症

当角膜基质擦伤累及角膜深层时,出现如感染等并发症的风险比仅累及上皮时增加,但是基质擦伤和部分角膜撕裂伤的并发症与角膜上皮擦伤相似。然而,与上皮擦伤不同,角膜基质的损伤会导致瘢痕形成。这些患者的主要并发症之一是角膜表面的屈光改变,而这是很难矫正的。

钝挫伤

钝挫伤是由钝器造成的伤害,压力快速转移传导造成组织损伤。这种类型的伤害较常见到面部和头部的损伤(偶尔会伤及眼睛)。钝挫伤可进一步分为两种类型:挫伤和冲击伤。挫伤是直接碰撞造成的,可能包括组织淤伤和骨折。冲击伤是来自组织的快速加速、迅速减速、或剧烈振荡所产生的冲击力和能量传导至周围组织的结果。例如爆炸伤中的飞行碎屑可以导致眼部挫伤。爆炸中的液压冲击波导致组织冲击伤,而液压冲击波是由爆炸时大气高低压波产生。冲击波也可以由作用于眼表的异物产生。

挫伤

当力直接作用于角膜时,眼表随即受到挤压和移位。钝性冲击造成的伤害程度与类型很大程度上取决作用力的大小和矢量、作用面积以及力的作用速率。例如,切向力更易造成擦伤。当力作用面积较大时,传递至单位面积组织的能量更小,因而比同等力量作用于较小面积造成的组织损伤更轻。最后,能量传递速率增加与损伤严重程度密切相关,因其液压冲击波更可能传播损伤,因此必将加重眼表及深层组织的损害。

临床症状和体征

对钝挫伤患者的病史询问应针对上文所述的几个要素进行评估,这样检查者能对组织损伤的程度和性质的风险进行评估。尤其需要记录致伤环境的几大要素。应当描述致伤物的物理特征(尖锐的边缘、重量和大小)以及瞬时作用速率,并应结合患者对受伤情况的描述,包括打击是如何发生的。

弥漫性角膜内皮病变

钝挫伤中最易受伤的角膜组织除了上皮细胞就是内皮细胞。与液压冲击波会向后传导一样,能量快速传递到角膜也会产生后移效应,使角膜产生皱褶。角膜内皮损伤的程度取决于能量传递的大小和速度。在某些情况下,角膜受到物理挤压时会影响其后的晶状体。在这种情况下,在造成晶状体损伤同时,可能会有来自晶状体的冲击力造成的角膜内皮挫伤。这些损伤通常会导致角膜广泛性水肿和角膜弥散性皱褶。更常见的是,角膜内皮损伤但不伴有其他组织的明显影响。通常认为,这些损伤来自高速作用力,比如弹性橡皮绳和非穿透性空气枪型炮弹产生的高速作用力。这幅临床图片显示受损角膜区域内出现局灶性或条带状角膜水肿(图 93.3)。重度挫伤时,通常

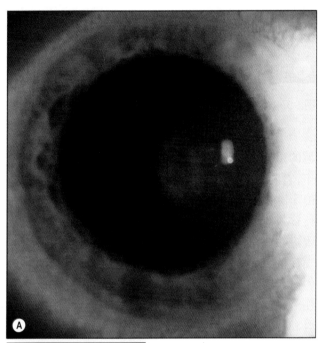

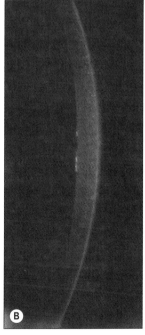

图 93.3 该患者是一名 27 岁石油钻井工人,被高压气流(50MPa)击中中央角膜。(A)角膜缘光照明法光照明下受损区域角膜基质水肿。(B)直接照明法,采用窄光带照明,显示角膜后沉积物(KP)和角膜增厚。这些临床体征也可以在非穿透性钝性物体如 BB 枪导致的角膜挫伤中出现

会出现前房炎症反应(细胞和闪辉)以及其他眼前节结构的损伤,例如房角后退、虹膜括约肌撕裂和前房积血。尽管大多数患者角膜恢复透明,但研究发现,角膜损伤后会出现永久性角膜内皮细胞丢失[26,27]。在一项关于钝挫伤后角膜内皮细胞丢失情况的研究中,Slingsby 和 Forstot 发现,尽管角膜内皮细胞损失的比例差异很大,但是钝挫伤确实会导致角膜内皮细胞密度显著下降[26]。在这项研究中,与对侧未受伤的眼相比,有房角后退的患眼角膜内皮细胞密度下降了 12%。根据房角后退范围是否大于 180 度来分类,超过 180° 房角后退的患眼比对侧眼角膜内皮细胞密度下降了 21.2%。

角膜内皮挫伤或冲击伤的治疗在于控制炎症并妥善处理其他损伤。在大多数患者中,随着受损角膜内皮细胞的功能恢复或被周围细胞扩展延伸所取代,角膜水肿通常会随之消退,角膜恢复损伤前的透明度。

内皮环

在小的高速非穿透性异物损伤中可见到一种有趣的外伤性角膜内皮病变[28~30]。1916 年 Pichler 在爆炸伤患者中首次描述这种小的环形内皮损伤[31]。Cibis 等在一项实验性研究中,使用气枪射出石墨粒子在猴眼和兔眼中可以制作同样的损伤[32]。重要的是,作者指出产生这种内皮环的力相对特殊,力太小不足以产生损伤,而太大又会导致异物穿通伤或深层穿透,这两种情况都会导致片状内皮损伤,而不是散在的内皮环。通过光镜和扫描电镜(SEM)检查这些损伤,发现这些环由肿胀或崩解的内皮细胞、附着纤维蛋白和白细胞组成。内皮环中央的细胞是正常的,不伴角膜基质或后弹力层结构改变[32]。Maloney 等人通过角膜内皮显微镜和裂隙灯连续照相技术检查了两位患者,发现同样的病变特点[33]。在这些患者中,角膜内皮显微镜显示在急性期受累的内皮细胞肿胀,失去正常的边界清晰的六边形结构。创伤后 4.5 个月,即使使用角膜内皮显微仔细观察之前的内皮环,也无法发现任何内皮细胞异常。

这一现象的确切病因尚不清楚,但可能是异物的作用产生的液压冲击波传导至内皮细胞造成的[32,33]。总之角膜拉伸或位移的作用仍不明确。随着时间的推移,这些损伤会逐渐消退,开始是部分 c 型环,随后是点状内皮改变,最终是正常形态的内皮细胞。

基质损伤与断裂

当巨大力量施加于角膜时,角膜组织可迅速向后移位,导致基质断裂[34]。断裂可能会累及前弹力层,或在某些情况下累及完整的前弹力层和上皮层(图93.4A 和 B)。如果累及到前弹力层,这些断裂在早期可能会被角膜水肿掩盖。

在过去的 15 年里,放射状角膜切开术(radial keratotomy,RK)和激光原位角膜磨镶术(laser in situ keratomileusis,LASIK)在美国快速开展,有大量患者实施了单眼或双眼手术。RK 角膜切口对患者角膜抗冲击能力的影响是未知的。尽管几篇已发表的病例报告报道了 RK 角膜切口成功抵抗了外伤[35,36],但是大多数眼科医生仍认为,RK 手术后的患者在外伤后出现角膜破裂的风险增加,有病例报告,描述了患者外伤后 RK 伤口部位角膜破裂的详细情况[37~41]。有

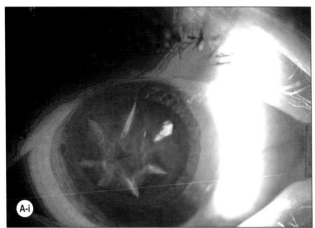

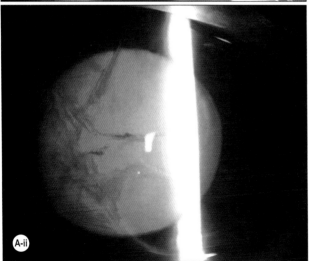

图 93.4A （Ai 和 Aii）12 岁男孩两周前被气枪子弹击中造成的角膜裂伤。图片显示角膜后基质星形破裂,而上皮层和前弹力层完好无损

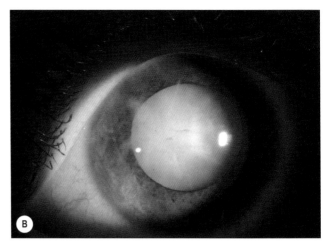

图 93.4B　同一患者在伤后四周,角膜水肿部分消退

趣的是,这些病例中大部分发生在手术后的数月到数年,表明 RK 术后的角膜伤口愈合需要相当长的时间。由于这些原因,对于严重钝挫伤的 RK 术后患者需进行详细检查,排除可能存在的伤口裂开和眼球破裂。曾进行板层屈光手术的患者也存在钝挫伤后远期并发症的风险。尽管术后角膜瓣与其下组织贴附良好,但是其接合处未达到周围组织的强度。受到气囊损伤时,其产生的钝性切线力可造成角膜瓣的移位[42]。肖和他的同事报告了 45 例患者在 LASIK 术后 2 月到 6 年发生的角膜瓣移位的病例[43]。

产科损伤

角膜钝挫伤中的一种亚型由分娩造成,可能是生产过程本身造成或是继发于分娩的辅助器械,例如产钳或真空吸引器。分娩造成的眼部损伤相对常见。Duke-Elder 估计高达 20%~25% 的正常顺产婴儿存在眼部或眼附属器的损伤,产程延长或使用辅助分娩器械的婴儿中,发病率高达 40%~50%[44]。这些损伤通常较轻微且不遗留后遗症。Jain 等[45]对印度昌迪加尔尼赫鲁医院 2016 年出生的所有新生儿进行回顾性研究,发现 243 例婴儿出现眼部损伤,其中,238 例(98%)为视网膜出血、结膜下出血或眼睑损伤。

新生儿角膜损伤相对少见,Jain 的系列报道中仅有一例角膜水肿,且该婴儿有产钳助产史[45]。尽管罕见,在 19 世纪末,人们就认识到新生儿角膜损伤。De Wecker 和 Truc 分别于 1896 年和 1898 年分别报道了产钳助产导致单侧线性角膜混浊的病例[46,47]。在 Wecker 的案例中,患儿出生时可见致密角膜水肿和额部产钳印痕。出生后一个月,角膜水肿吸收,仅存模糊的线性混浊。Truc 的患者是一名因斜视就诊的

四岁儿童,在检查角膜时发现在斜子午线上(1点到7点位)存在一条致密的线状混浊。同一时间,Noyes 和 Dujardin 也报道了两例新生儿角膜损伤[48,49]。这些报道均描述了婴儿的全角膜水肿可以迅速消退,仅遗留轻微后遗症。1903 年,Thomson 和 Buchanan 发表了一篇很好的关于新生儿眼部损伤的综述,将角膜损伤分为三种类型:短暂性弥漫性混浊、永久性弥漫性混浊和永久性线性混浊[50]。他们假设第一种类型是由非炎症性水肿导致的,第二类是由炎症性水肿导致的,伴或不伴弥漫性后弹力层剥脱,第三类是由后弹力层线性断裂导致的。从那时起,其他类型的临床体征也相继报道,包括后弹力层剥脱衍生出的"玻璃样"膜,后弹力层破裂区囊肿形成,角膜斜轴上出现短暂的血性平行线并在出生后迅速好转[51],作者认为该血液可能来自周边角膜。

发病机制

新生儿角膜损伤是分娩时眼球对抗眶尖的挤压造成的。这些合力造成角膜横向扩张,导致后弹力层纵向分离或撕裂,随后其上角膜开始水肿。虽然大部分损伤都来自于使用产钳,但自然顺产也可导致相同的损伤,尤其是胎儿经过变形的骨盆时受到来自突出的骶岬角的压迫[52]。

临床体征

尽管这些损伤是在出生时就发生的,但由于伴随着眼睑水肿,可能出生后几天都无法被发现[51]。既往研究表明,受损角膜可能最初是全部或区域性混浊。经过数周,后弹力层恢复,角膜水肿大部分消退,后期检查仅提示单个或多个后弹力层裂伤,表现为垂直斜径线上线状、新月线状裂痕或者混浊(图93.4C),一些病例中可见裂痕之上的基质瘢痕。若裂痕在边缘卷曲,可能形成漂浮在前房的后弹力层自由条索,仅末端附着[43]。曾有报道一例接受穿透性角膜移植的角膜,其原来的角膜破裂区域存在角膜内皮上皮化[53]。然而损伤可能并不局限于角膜,有文献报道包括成年人在内,可见对侧枕部凹陷和同侧眶周凹陷,并伴有典型角膜改变的病例,这是产钳外伤的结果[54]。

这种情况的鉴别诊断包括先天性青光眼、先天遗传性角膜内皮营养不良(CHED),von Hippel宫内溃疡,Peters 异常。然而随着角膜水肿消退,可见典型的基质裂痕。

虽然大部分病例中角膜水肿在数天至数周内可

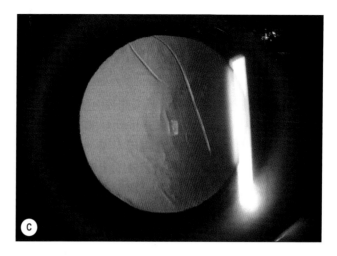

图 93.4C　49 岁男性,发生时有角膜产钳伤病史。注意斜形已愈合的后弹力层破裂

以消退,但是角膜后弹力层断裂造成的屈光影响深远。角膜散光计在平行于裂痕的陡峭轴测得较大散光。据推测,角膜后弹力层裂痕使得角膜向裂痕长轴的垂直方向扩张,导致了该子午线扁平及 90° 方位代偿性变陡[55]。在 Angell 等人[56]一系列病例报道中,患眼散光增加程度很严重[56],患眼平均柱镜为 6.9D(屈光度)(3.0~10.50D),而健眼则为 0.36D(0.0~1.50D)。散光增加的程度或许可以解释弱视与角膜局部变化不成比例的原因。与健眼相比,除了散光改变之外,患眼还表现出明显的近视。在 Angell 等人的系列报道中,患眼较健眼的近视度数平均增加了 7.8D。在大多数案例中,近视漂移为轴性改变,这些作者认为产伤后眼轴增长的过程与试验研究中年幼动物在角膜混浊或睑裂缝合后眼轴增长的过程相似[56]。

这种损伤的长期后遗症并不仅局限于角膜屈光的改变,还会造成角膜后弹力层和角膜内皮层的损伤。McDonald 和 Burgess 对四例角膜产钳伤可疑患者进行了回顾性分析,其中三例进行了角膜内皮镜检查,发现患眼角膜内皮细胞密度降低[54]。损伤所造成角膜内皮细胞相对减少,或许可以解释患者余生有进展为自发性、严重性角膜水肿的趋势。

治疗

大多数情况下,出生时出现的角膜水肿在数周内可自行消退,不需要紧急处理。不过有必要通过频繁的散瞳验光,佩戴框架镜或接触镜来诊断和治疗后期的屈光不正。在儿童时期中央角膜持续混浊、角膜水肿继续发展,应针对个体病例考虑角膜移植手术的益处,积极防治弱视会显著提高角膜移植术后的视力。

辐射性损伤

紫外线辐射

电磁波谱包含了相当大范围的辐射能量波长,从极短波(10^{-16}:宇宙射线与伽马射线)至极长波(10^8:声波)。电磁波谱的中间波长为可见光谱。紧邻可见光谱,波长较可见光谱短的即为紫外线(UV)。方便起见,紫外光谱按生物学效应不同,被进一步划分为 UVC(200~290nm),UVB(290~320nm)和 UVA(320~400nm)。尽管角膜传递大部分可见光,但是随着波长降低,越来越多的紫外光线被角膜吸收(图93.5)[57]。200~300nm 之间波长被角膜中的细胞成分大量吸收,而 300~400nm 之间波长则穿过角膜被晶状体吸收。光子能量随着波长降低而增加,并且在短波长时,每个光子都有足够的能量引起细胞内核酸与蛋白质之间的光化学反应。因为远紫外线的光子具有的相对高能量,很少的"打击"即可造成细胞损伤[58]。据估计造成角膜损伤的光谱(暴露阈值)为 210~360nm[54]。然而由于吸收和能量因素,可造成临床效应的暴露值比这个范围变化更广,如图93.6 所示。可以看出,角膜对 260~280nm 波长之间的 UV 射线(UVR)最敏感,因为这段波长代表着核酸和芳香族氨基酸共同基底的第一个吸收波段。由于损伤的光化学特性,重复暴露会造成伤害的时间累积效应。Zuchlich 对此已有

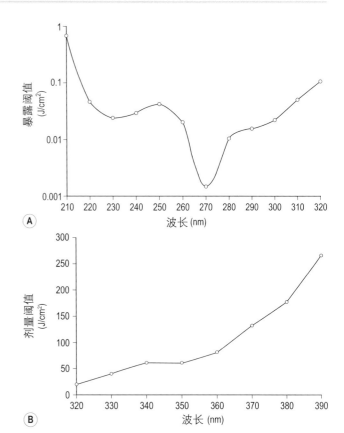

图 93.6 上图曲线分别说明了远(A)、近(B)紫外线造成角膜损伤的作用光谱。在远紫外线中,角膜作用光谱大约在 270nm 处达到峰值。(Adapted from Zuchlich JA: Health Physics 56(3):671-682, 1989.)

研究,他发现尽管重复暴露确实会造成伤害累积,但累积效应却逐渐稳定,这说明角膜中存在针对紫外线诱导损伤的修复机制[57]。抗氧化剂防御机制在紫外线暴露后的角膜愈合中起着重要作用[58]。一项关于 6-磷酸-葡萄糖脱氢酶(G6PDH)水平的研究中发现,G6PDH 是一种磷酸戊糖途径中的限速酶,它对还原型谷胱甘肽的产生至关重要,并且是一种抗氧化酶。当猪眼角膜暴露于低剂量 UVA 和 UVC 后,G6PDH 活性增强。然而加大 UVC 剂量后,通路遭到破坏[59]。

UV 照射对角膜的影响

角膜上皮是入射光进入眼内的第一道屏障,因此吸收最多 UVR,并最易受到 UVR 带来的组织损伤。将灵长动物暴露于适当射线($0.08J/cm^2$,300nm 波长)中,Bergmanson 发现角膜上皮全层都有所改变:表层上皮细胞分离,残留的连接细胞中细胞核与细胞质受损[60],基底细胞和翼细胞被选择性地保留。当暴露剂量增加时($0.225J/cm^2$,300nm 波长),整个上皮层剥脱,留下完整的基底膜。Clarke 等人[61]对青紫兰兔进

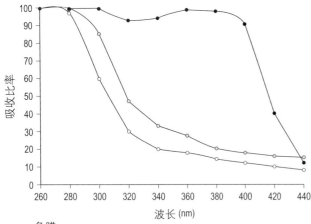

图 93.5 上图为灵长动物的角膜、晶状体、房水的紫外光吸收光谱。对小于 290nm 波长的紫外光角膜几乎全部吸收,之后随着波长增加吸收效力显著减弱。晶状体对更长的波长紫外光吸收明显更多。(Adapted from Zuchlich JA: Health Physics 56(3):671-682, 1989.)

行了类似的试验,用 300nmUVR(0.05J/cm²) 照射兔眼全角膜后,24 小时内出现角膜光反射降低,通过后照法观察到角膜上皮颗粒,到 48 小时,电子显微镜检查发现中央角膜上皮细胞严重损伤,可见表层细胞剥脱进入泪膜,残留细胞水肿。作者推测这种临床现象是由 UVR 对细胞成分造成伤害引起的,UVR 使得细胞膜通透性增加,随着微褶数量减少,上皮细胞水肿,最终剥脱进入泪膜[61]。随着照射时间延长损伤加重,24小时内 50% 上皮细胞受损,至 48 小时波及全部细胞。在这项研究中,尽管全角膜都受到照射,损伤却主要集中于中央角膜,这与平行照射时角膜曲率的影响有关。辐射波长也可以对角膜损伤产生影响,Zuchlich 使用 90J/cm²·350nm 的紫外线作用于恒河猴角膜,发现角膜上皮细胞剥脱、上皮变薄[57]。

UVB 的角膜上皮毒性效应似乎在巨噬细胞移动抑制因子(MIF)的存在下可得到部分改善。一项小鼠试验中,Kitaichi 等使用了 MIF 过表达转基因小鼠、野生型(WT)小鼠和 MIF 基因敲除(KO)小鼠,发现 WT 与 KO 小鼠暴露于 UVB 后,比 MIF 过表达转基因小鼠出现更急剧的损伤[62]。在这项研究之后,包括辅酶 Q10 在内的其他几种化合物均在动物模型中显示可降低 UV 造成的细胞损害[63]。虽然人们最初认为角膜细胞可以抵抗 UVR 的作用,Bergmanson 使用 300nmUVR,中等暴露时(0.08J/cm²),角膜细胞周围出现空洞。当暴露增加到 0.225J/cm²,整个基质层细胞如同遭受"重创"[60]。Pitts 等人用灵长动物做了一项类似研究,他们发现当暴露逐渐增加到 300nmUVR,角膜损伤也会随之加重[64]。首先角膜细胞形成细胞内空泡,接着细胞代谢破坏,最终发展为细胞核裂解。与影响角膜细胞一样,UVR 也可影响角膜神经,不过若想造成角膜神经变化,300nm 波长下需要的暴露程度比同样造成角膜上皮细胞变化所需要暴露程度高得多。在 0.225J/cm² 的暴露下,上皮下区域出现一些轴索肿胀,伴随上皮末端的消失[60]。

角膜内皮同样可因吸收 UVR 造成损伤。Riley 等人[65]研究发现 UVR 照射后兔眼角膜水肿。其他研究者通过给予 300nm UVR,0.08~0.225J/cm² 不同强度的照射,发现细胞结构出现从内皮细胞轮廓紊乱到广泛的细胞内水肿等不同程度的改变[60,65~67]。

临床症状与体征

人类最常见 UVR 损伤的类型为焊工角膜炎、雪盲症、紫外灯照射后的角膜炎。与动物实验的研究结果类似,UVR 对人类的急性作用通常在暴露后 8~12

小时才发生。早期症状包括普遍的眼表不适,接着可出现疼痛、畏光、异物感。个别患者可出现强烈的不适感。Millodot 和 Earlam 报告称 UVR 照射后角膜敏感性迅速减退,但可很快恢复[67],受试者角膜敏感性减退在 1.75 小时达到顶峰,且所有受试者的角膜知觉均在 4 小时内恢复到基线水平。有趣的是,7 名受试者暴露四小时后,其中有 5 位角膜知觉比基线水平更加敏感[67]。尽管 Bergmanson 注意到角膜神经对 UVR 损伤存在相对抵抗力,但 UV 损伤后的强烈不适感仍可能来源于 UVR 对角膜神经的直接损伤,或与其上的角膜上皮损伤有关[60]。

焊接电弧暴露后,人角膜在裂隙灯检查下丧失了正常光泽和光反射。在不同的波长和暴露时间下,角膜上皮可以表现为粗糙表面伴有上皮糜烂,或有时用荧光素染色直接观察到的上皮缺损。角膜可有轻度水肿。前房炎症反应一般很轻,尽管可能存在一些细胞与闪辉。治疗与角膜擦伤类似,包括睫状肌麻痹剂与口服止痛药。疼痛与不适可在 24~48 小时内缓解消退,一般可完全康复。

对 UVR 慢性暴露后引起的角膜后遗症的了解仍不深入,可包括以下几种情况:翼状胬肉,气候性滴状角膜病变(CDK)和永久性角膜内皮细胞形态改变[68~71]。急性与慢性 UVR 均可对角膜及其他眼部结构产生严重毒性反应,人们也越来越重视开发保护眼睛免受紫外光谱照射的手段。几种包含 UV 生色团的接触镜已经量产;比如 U4 系列软性接触镜和强生公司的 UV-BLOC(Rx)(现已停产)。这两种接触镜可显著吸收波长 350nm 以下的 UVR,而强生镜片阻止透射波长可达 400nm,且可将所有 UV 透射率降至比 U4 软性镜片更低的水平。家兔实验研究表明这两种接触镜均可减轻 UVR 带来的影响[72,73]。目前欧舒适 A(Senofilcon A)的接触镜已具有紫外线防护作用[74,75]。Oldenburg 等[76]人通过另一种方法评价了 UV 生色团在家兔泪膜中实时应用的功效,并未发现其明显的毒性,且表现出对暴露于 308nm UVR 的显著保护作用。滴眼后,即使在暴露于 UVR 60 分钟,这种保护作用仍然存在[76]。

红外辐射

红外线光谱的波长范围就比可见光谱长,波长约为 10^{-4} 米。幸运的是,由于脸部和眼部暴露于高热源时会不自主的瞬目反射和转头躲避行为,红外线(热)辐射造成的角膜损伤相对罕见。Duke Elder 和 MacFaul 总结了关于几个红外线对角膜影响的研究结果[77]。当暴露于辐射热时，角膜上皮被破坏，其下的基质由于基质细胞蛋白质凝固而变得混浊。因缺乏泪膜和空气-上皮界面之间的局部冷却效应，基质往往比上皮更容易受损。尽管在暴露20分钟内即可观察到角膜的改变，24小时后才会出现全部临床征象：角膜基质重度水肿、角膜板层结构破坏、受累组织与正常组织间界限分明[77]。

尽管红外辐射造成的损伤并不常见，曾有作者报道了一例氩弧光凝固治疗后的角膜水肿[78]。作者推测在这个病例中，氩弧光热能全部被虹膜吸收，随着房水二次加热，造成角膜内皮损伤，该病例六个月角膜几乎完全透明。

热烧伤

除红外辐射外，热损伤（烧伤）可通过接触发生。多项研究调查了热烧伤对角膜的直接影响[79-81]。早期对兔角膜烧伤的研究中，Shahan 和 Lamb 注意到首先会出现角膜上皮缺失和局部水肿，随后形成角膜混浊瘢痕[79]。若损伤靠近角巩膜缘，则会形成三角形的角膜血管翳。在一系列类似实验中，Campbell 和 Michaelson 发现若热损伤距角膜缘4.2mm或以上，就不产生新生血管[80]。热烧伤后的局部新生血管可能是受损组织释放血管生长因子造成角膜缘血管增殖。这种创伤后引起的血管反应似乎遵循一种特定模式：首先小静脉与毛细血管内皮细胞中的 DNA 开始合成，并在伤后40小时达到峰值，随后淋巴管内皮细胞中 DNA 合成在2~3天内增加[82]。

为了明确角膜的耐热性，Goldblatt 等[83]在兔角膜上缝合了一个蚀刻的导电加热元件，可随时调节温度变化。他们的研究显示兔角膜可耐受45℃15分钟的热剂量，且在光学显微镜下没发现明显损害。52℃加热5分钟后，角膜在最初的检查中表现正常，但在随后24小时中基质逐渐水肿，并在一周左右逐渐恢复。59℃加热5分钟后，角膜严重混浊，病理表现为基质水肿、空泡形成、胞核破裂、基质破坏，尽管作者已发现这种破坏在伤后一周有一些修复的迹象。59℃持续加热15分钟后，结果是细胞完全消失和重度基质水肿。

Duke-Elder 将热烧伤分为两类：火焰伤和接触性烧伤。火焰伤顾名思义由火引起，而接触性烧伤则为接触高温物体或液体引起。火焰伤累及面部和眼睑相对常见，而角膜受累较少，因为受伤时眼睑闭合迅速且具有绝缘特性。据报道，面部严重烧伤时，眼部

受累比率高达20%[84]。Guy 等人对一个地区性烧伤中心的400例病例进行回顾性分析，发现47%的患者面部受累，27%的患者眼或眼睑受累，而有11%的患者眼部损伤需进行眼科评估[85]。在这些病例中，31%的眼外伤为角膜烧伤或擦伤，其中的7%遗留永久性角膜瘢痕。当火焰伤累及角膜时，通常眼部已遭受毁灭性伤害，如眼睑缺失和眼前节破坏。典型的火焰伤累及面部和眼睑的病例如图93.7所示。与火焰伤相比，接触性烧伤是更常见的角膜损伤的原因，不过两者都不太常见。当高温物体或液体与角膜表面直接接触时即发生接触性烧伤。这类烧伤最常见于工业环境中，包括高温金属的切割与焊接。在家庭中，这类伤害多由热油引起。1991年在印度一篇关于59

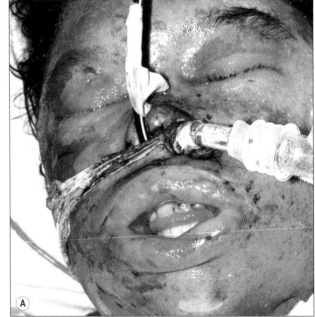

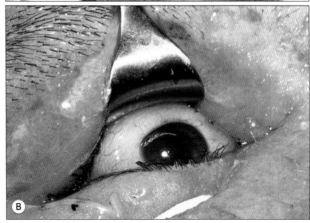

图93.7　这个女孩企图自焚（试图采用汽油淋湿自己并点火的方式自杀）。（A）如图，面部严重烧伤，眉毛与睫毛部分缺失。（B）由于瞬目反射和眼睑的热绝缘特性，眼球被保护良好。这是大多数面部烧伤的典型表现，除非伤情极重

例角膜接触性烧伤的报道中,Vajpayee 等人发现沸水和热油分别导致了 42% 和 32% 的病例,此外烟花与火柴分别占 18% 与 17%[86]。在美国,卷发棒造成的角膜接触性烧伤也越来越常见(图 93.8)[87~89]。

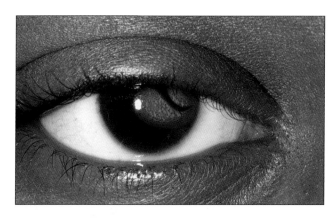

图 93.8 该患者不慎被卷发棒击中角膜。角膜表现为特征性灰白色外观,上皮随后脱落,露出深层透明基质。这种创伤愈合后无明显后遗症,不过患者局部角膜云翳将持续数月

临床症状和体征

角膜接触性烧伤的临床表现取决于以下四个因素:致伤物的温度、致伤物的保温能力、接触时间以及烧伤面积。Goldblatt 的研究结果显示,即使是中等热量,延长接触角膜的时间也会导致显著的组织损害[83]。但是大部分眼外伤事件涉及的热源温度更高,作用时间更短。

临床上,根据热源温度高低会有两种不同类型的组织反应。如果热源温度高(>1000℃)并有明显的保温能力,如熔化的金属或玻璃,会导致严重的烧伤并且会累及更深层的角膜组织,受累的角膜变混浊,呈现陶瓷样或毛玻璃样外观。焦痂最终会脱落,遗留较薄的角膜组织,随后形成角膜扩张或葡萄肿[77]。由熔点低的金属造成角膜烧伤则会出现另一种有趣的现象,在这些病例中,泪膜的降温作用能有效地保护角膜,使得角膜组织免受损害,并在眼表形成一层保护膜。

治疗

轻微接触性烧伤的治疗与角膜擦伤相似。在大部分病例中,损伤仅局限于角膜上皮细胞,通常在 24~48 小时内自愈且不遗留后遗症。但是,基质受热导致的角膜变平会持续数周。对于更严重的烧伤,应注意控制炎症和预防感染。在病程后期,出现角膜变

薄或睑球粘连时应当手术治疗。在最严重的烧伤中,全角膜坏死,可导致随后的角膜脱落,眼内组织脱出甚至眼球丧失[77]。通常角膜基质烧伤愈后会遗留永久性瘢痕,其密度和大小取决于损伤的程度。尽管随着时间推移,瘢痕会逐渐减轻。但还有病例报道角膜和角膜缘接触性烧伤 15 年后发生了鳞状细胞癌[90]。

异物伤

角膜异物是仅次于角膜擦伤的最常见的眼外伤。瑞典北部的一项最新研究表明,眼外伤的发生率为 0.81%,其中 40% 为角结膜异物[91]。在一项类似的研究中,Banerjee 发现英格兰六个月内 25 000 名急诊患者中,有 472 名(1.8%)的患者发生了工作所致的眼部异物伤[92]。他进一步指出,只有 60% 的患者在受伤时佩戴了眼部防护装置,甚至包括一些公认的可导致眼异物伤的高风险操作(研磨、钻孔、锤击和焊接)。大部分作者认为合适的眼部防护措施可避免绝大部分常见的角膜异物损伤,所以眼部防护装置非常重要。遗憾的是,眼部防护措施的使用并不理想。1991 年海湾战争期间,一个战地医院 14% 的外伤患者伴有眼外伤,其中 17% 的眼外伤患者伴有角膜异物伤[93]。尽管大部分美国军队中配备了护目镜,但是只有 3% 的受伤士兵在受伤时佩戴了护目镜。

幸运的是,大多数角膜异物损伤并不严重,持续时间也不长。对南安普顿眼科医院 504 例角膜异物伤的病例进行研究,大部分患者并没有因为角膜异物损伤请病假,仅有 37 名患者(7.3%)请假超过 12 小时[94]。在这组患者中,不能工作的中位时间为 4 小时。但是也有一部分角膜异物会造成严重眼部问题。

临床症状和体征

当怀疑有异物损伤时,检查者必须明确排除有眼内异物。排除眼内异物的检查手段很多,从可观察到眼内组织的前房角镜和间接眼底镜到 CT 扫描。尽管体征很细微,大部分角膜异物通过细致的裂隙灯检查即可发现。如果患者能够大致告知角膜异物的位置就更幸运了。在一个病例分析中,虽然有 78% 的患者说能够定位异物的部位,位置(如角膜的中间,中心或眼前节的侧面),或水平(如上方、中央或下方角膜),但只有 28% 的患者定位准确[95]。

在定位异物损伤中,裂隙灯检查必须深入且细

致。不同的照明方法有不同的作用。角膜缘分光照明法可以突出显示透明的基质内异物，而虹膜或眼底后部反光照明法可显示出角膜基质不连续的轮廓。角膜荧光素染色也可以通过周围缺损上皮着染，在不规则角膜上皮轮廓周围集聚来辅助发现细小的异物。通过高倍镜以及窄光带可以初步判断异物在基质内的深度，从而决定后续取异物的方法（图93.9）。

　　眼表异物可以通过很多种方法去除。如果异物比较表浅，通过棉签即可去除。对于黏附紧密的异物

则需要使用锋利的器械。这种情况下可采用多种工具，如电磁铁可吸出磁性异物[96~99]。大多数浅表异物都可以使用27G或30G结核菌素注射针取出，此种规格的针头小，可以取出微小的异物，而且针筒容易抓持，便于操作，是去除异物的有效工具。

　　处理嵌入角膜的铁质异物比较麻烦，铁与泪液结合形成锈环（图93.10）。铁锈在异物植入的同时开始产生，锈环在受伤3h后开始形成。在组织中形成的铁锈不仅会影响视力，还会延缓伤口愈合[101]。铁锈环可通过针头刮擦去除，也可在通过电动金刚钻打磨器的头部清理累及的病变区域，两种方法均有效。在

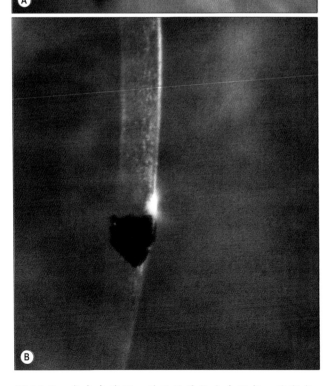

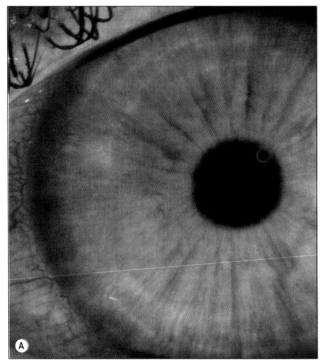

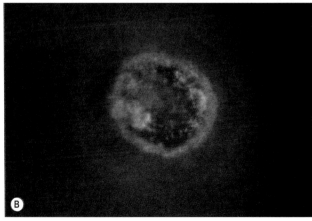

图93.9　患者在花园工作时被异物击中眼部。弥散光。（A）和裂隙光检查。（B）发现异物黏附于角膜上皮层，可通过简单的冲洗去除。对于角膜异物患者应当仔细检查，明确异物深度，采取恰当的措施去除异物

图93.10　铁类异物会产生铁锈。此患者可以观察到，低倍镜。（A）和高倍镜。（B）均可看到铁锈痕迹呈不规则棕红色。如果异物存在时间较长，异物中的铁能完全降解，在角膜表面留下膏状物

一项治疗兔眼角膜铁锈环的研究中发现,与电动金刚钻打磨器去除异物相比,针头刮擦会造成更大范围的角膜缺损,且角膜上皮修复更慢[102]。

去除异物之后,就需要针对角膜损伤进行处理,包括使用广谱抗生素,必要时使用睫状肌麻痹剂。对轻度擦伤的研究发现,去除异物后佩戴眼罩,患者的舒适度高于不佩戴眼罩者[103]。大部分微小惰性异物造成的角膜上皮损伤都会在 24~48 小时愈合且不遗留后遗症。

植物性和动物性角膜异物需要特别注意,此类异物通常会造成长期角膜损害和眼表后遗症。植物性异物本身有很高的微生物感染的发病率,所以对于任何植物源性异物的患者都要密切随访,观察是否发生随后的微生物感染,一旦发生感染,必须进行恰当的实验室检查,特别是真菌培养。除了微生物感染的风险,某些植物性异物具有高抗原性,可能会造成非常严重的角膜炎[104]。另一方面,研究发现植物性角膜基质异物可以保持很多年[105]。昆虫和蛛形纲动物也可以引起角膜内严重的异物反应。被狼蛛损伤是其中一类经典的病例,新世界狼蛛的背腹部有致密细毛,当遭受威胁时,狼蛛震动腹侧的后肢,释放细毛释放到空气中。Cooke 等人将狼蛛毛发分为四类;其中一类(Ⅲ型)长且细(0.3~1.2mm),末端尖锐,且有许多倒刺,可刺破皮肤[106]。来自墨西哥的宠物蜘蛛红膝狼蛛(Brachypelma smithi)是一种常见的狼蛛,它的腹部有丰富的Ⅲ型毛发。当狼蛛将毛发释放在空气中或接触狼蛛的手指将毛发带入眼表后,毛发容易植入角膜,造成眼痒及刺激症状。随着时间的推移,毛发会迁移到深基质层甚至进入前房[107,108]。治疗应当控制炎症,并尽可能去除突出角膜上皮表面的毛发。研究表明,在经过一段时间的糖皮质激素治疗后,角膜内的毛发会逐渐吸收[107]。接触毛虫的细毛(刚毛)也产生相似的反应[109~112]。

蜇伤

除了其他形式的外伤,角膜也可能会受到蜇伤。蜇伤的发生率很低,但一旦发生,则会造成强烈的疼痛和严重的视力丢失,通常见于蜜蜂、黄蜂或海蜇蜇伤。

蜜蜂及黄蜂蜇伤

蜜蜂和黄蜂均属于膜翅目科,膜翅目科有超过 100 000 种物种,其中蜜蜂有 20 000 种,黄蜂有 30 000

种。一部分蜜蜂和黄蜂没有刺,但更大一部分会在受到刺激时进行叮蜇。尽管关于膜翅目蜇伤的报道多见于蜜蜂和黄蜂,但火蚁(Solenopsis invicta)蜇伤的发生率逐渐上升,造成角膜蜇伤,多见于美国西南部[113]。

蜜蜂和黄蜂的蜇刺由雌蜂的产卵器变化而来。在蜜蜂中,蜇刺由三部分组成:一个中空的背部及其腹侧面沟槽的两个细直倒刺。三者组合成管状物与蜜蜂腹部顶端的毒液囊相连。蜜蜂与其他蜂类不同,在叮蜇后会留下带有毒液囊的蜇刺,毒液囊周围的肌肉组织会持续挤出毒液,所以在移除蜜蜂的蜇刺时要注意避免挤压毒液囊。

蜜蜂与黄蜂的毒液相似,但不完全一样。蜜蜂的毒液中含有生物胺类、多肽毒素和酶类。胺类(组胺、多巴胺)会造成蜇伤后即刻的疼痛和不适。多肽毒素为主要的毒性物质,包括蜂毒肽、蜂毒明肽、肥大细胞脱颗粒多肽以及蜂毒。酶类是主要的抗原结构,包括磷脂酶 A、磷脂酶 B、透明质酸酶,其中磷脂酶 A 的抗原性最强[114,115]。与蜜蜂毒液不同的是,黄蜂毒液含有乙酰半胱氨酸,这可能是其导致剧烈疼痛的原因[116]。由于蜂类毒液成分复杂,对于蜇伤的局部和全身反应也包括了中毒和过敏。

目前有很多关于角膜蜜蜂蜇伤和黄蜂蜇伤的报道,蜇伤具有特征性的临床表现[116-123],通常表现为即刻和偶尔剧烈的疼痛、流泪和视力下降。一些患者出现眼睑肿胀,而另一些眼睑正常。通常球结膜充血水肿,角膜蜇伤处出现不同程度的水肿,累及上皮、浅基质层或全层,范围可以达到 1/2 角膜(图 93.11)。在蜇刺入口处可能造成角膜上皮缺损,数天后部分患者会发展为网状角膜上皮皱褶或条纹状角膜病变。许多研究者报道了蜇伤后有活动性的虹膜炎并伴有角膜后沉积物(KP),还有一位患者出现了前房积血[114]。晶状体也常被累及,许多患者表现为晶状体前囊下混浊。有趣的是发生前房积血的那位患者出现了蜇伤部位的自发性晶体半脱位[114]。进入角膜的毒液也会影响虹膜,几个病例报道了患者的瞳孔中等程度散大固定或蜇伤部位瞳孔节段性散大,毒液进入区域的虹膜可发生萎缩。大多数蜜蜂或黄蜂蜇伤角膜的病例没有累及眼后节。但最近有一例被黄蜂蜇伤角膜的患者,由于他对黄蜂毒液过敏,出现了蜇伤 3 天后无法检测到视网膜电图的情况[117]。

尽管蜇伤处可能会有角膜新生血管生成,大部分蜇伤患者对于局部糖皮质激素和睫状肌麻痹剂的治疗反应良好,眼部功能可以得到较好的恢复。急性期

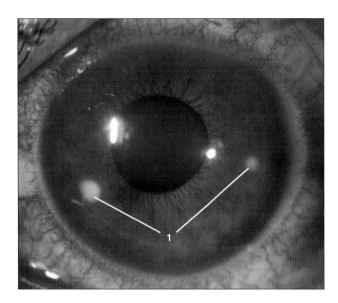

图 93.11 患者在花园工作时被蜜蜂蜇伤角膜两次。临床照片显示受伤角膜两处局灶浸润(1),浸润区角膜混浊,并伴有中央针尖样的角膜上皮缺损。这些基质改变在局部糖皮质激素治疗后 2~3 周后消失

过后,残留的蜇刺会长时间稳定存在于角膜中,这表明蜇刺产生的反应很可能是毒液引起的,而不是蜇刺本身的毒性作用或过敏反应[116,121]。

水母蜇伤

角膜水母蜇伤是另外一种由毒液注入角膜引起的罕见外伤。尽管发生率低,在美国某些地区,尤其切萨皮克湾相对较常见。Rapoza 等人报道了对切萨皮克湾 110 名船工进行白内障病因研究的检查,发现其中 90 名(82%)船工有水母蜇伤眼部的病史[124]。来自切萨皮克湾的 Glasser 等人的报道也支持这种水母蜇伤具有区域频率的特点,并详细描述了过去三年中的五个病例[125]。

像蜜蜂与黄蜂蜇伤一样,水母蜇伤会出现相对典型的临床表现[124-127]。首先患者会出现剧烈灼痛、流泪和畏光。这些症状可能会非常严重以至于无法忍受。Rapoza 等人提到切萨皮克湾的许多船工会在船上常规携带丙美卡因,从而保障他们在受伤后继续工作[124]。检查时角膜表现为点状角膜上皮炎,伴随上皮和基质水肿。水母的刺囊可能黏附于角膜上皮,一些患者出现严重的前房炎症反应,而另一些患者仅有少量细胞和前房闪辉。Glasser 等人报道的五个病例中有四人的伤眼均有瞳孔扩大、对光反射迟钝的表现,其中一些人调节幅度降低[125]。五位病例都出现眼压升高的情况,其中一个患者眼压升高持续了

四年[125]。

治疗通常局部使用糖皮质激素和睫状肌麻痹剂,必要时使用降眼压药物。大部分患者可在损伤 24 小时至数周恢复且不遗留后遗症。但是一些病例可能存在持续数月的瞳孔扩大、眼压升高、调节幅度降低等异常[127]。另一种类似的损伤可能由某种珊瑚的刺囊引起,比如红珊瑚(刺胞动物门)[128]。

(黄林英 译 杨燕宁 校)

参考文献

1. Chiapella AP, Rosenthal AR. One year in an eye casualty. *Br J Ophthalmol* 1985;**69**:865–70.
2. Upadhyay MP, Karmacharya PC, Koirala S, et al. The Bhaktapur eye study: ocular trauma and antibiotic prophylaxis for the prevention of corneal ulceration in Nepal. *Br J Ophthalmol* 2001;**85**:388–92.
3. Fujikawa LS, Foster CS, Gipson IK, et al. Basement membrane components in healing rabbit corneal epithelial wounds: immunofluorescence and ultrastructural studies. *J Cell Biol* 1984;**98**:128–38.
4. Parrish CM, Chandler JW. Corneal trauma. In: Kaufman HE, Baron BA, McDonald MB, et al., editors. *The cornea*. New York: Churchill Livingstone; 1988.
5. Parrish CM, Chandler JW. Non-perforating mechanical injuries. In: Kaufman HE, Baron BA, McDonald MB, et al., editors. *The cornea*. New York: Churchill Livingstone; 1988.
6. Kirkpatrick JNP, Hoh HB, Cook SD. No eye pad for corneal abrasion. *Eye* 1993;**7**:468–71.
7. Easty DL. Is an eye pad needed in cases of corneal abrasion? *Br Med J* 1993;**307**:1022.
8. Mackway-Jones K. Towards evidence based emergency medicine: best BETS from the Manchester Royal Infirmary. *J Accid Emerg Med* 1999;**16**: 136–41.
9. Michael JG, Hug D, Dowd MD. Management of corneal abrasion in children: a randomized clinical trial. *Ann Emerg Med* 2002;**40**:67–72.
10. Turner A, Rabiu M. Patching for corneal abrasions, The Cochrane Collaboration. *The Cochrane Library Issue* 2009;**1**:1–32.
11. Sabri K, Pandit JC, Thaller VT, et al. National survey of corneal abrasion treatment. *Eye* 1998;**12**:278–81.
12. Ali Z, Insler MS. A comparison of therapeutic bandage lenses, tarsorrhaphy, and antibiotic and hypertonic saline on corneal wound healing. *Ann Ophthalmol* 1986;**18**:22–4.
13. Madigan MC, Holden BA, Kwok LS. Extended wear of contact lenses can compromise corneal epithelial adhesion. *Curr Eye Res* 1987;**6**(10): 1257–60.
14. Vandorselaer T, Youssfi H, Caspers-Valu LE, et al. Treatment of traumatic corneal abrasion with contact lens associated with topical nonsteroid anti-inflammatory agent (NSAID) and antibiotic: a safe and effective and comfortable solution. *J Fr Ophtalmol* 2001;**24**(10):1025–33.
15. Klotz SA, Yue-Kong A, Raghunath PM. A partial-thickness epithelial defect increases the adherence of Pseudomonas aeruginosa to the cornea. *Invest Ophthalmol Vis Sci* 1989;**30**(6):1069–74.
16. Pfister RR, Burnstein NL. The effects of ophthalmic drugs, vehicles, and preservatives on corneal epithelium: a scanning electron microscope study. *Invest Ophthalmol Vis Sci* 1976;**15**:246–59.
17. Stern GA, Schemmer GB, Farber RD, et al. Effect of topical antibiotic solutions on corneal epithelial wound healing. *Arch Ophthalmol* 1993; **101**:644–7. 1983;3(7):468–71.
18. Weaver CS, Terrell KM. Evidence-based emergency medicine. Update. Do ophthalmic non-steroidal inflammatory drugs reduce the pain associated with simple corneal abrasion without delaying healing? *Ann Emerg Med* 2003;**41**:134–40.
19. Gipson IK, Keezer L. Effects of cytochalasins and colchicine on the ultrastructure of migrating corneal epithelium. *Invest Ophthalmol Vis Sci* 1982;**22**:643–50.
20. McDonnell PJ, Green WR, Schanzlin DJ. Corneal trauma. In: Spoor TC, Nisi FA, editors. *Management of ocular, orbital, and adnexal trauma*. New York: Raven Press; 1988.
21. Soong HK. Vinculin in focal cell-to-substrate attachments of spreading corneal epithelial cells. *Arch Ophthalmol* 1987;**105**:1129–32.
22. Schulze SD, Sekundo W, Kroll P. Autologous serum for the treatment of corneal epithelial abrasions in diabetic patients undergoing vitrectomy. *Am J Ophthalmol* 2006;**142**:207–11.
23. Zagon IS, Klocek MS, Sassani JW, et al. Use of topical insulin to normalize corneal epithelial healing in diabetes mellitus. *Arch Ophthalmol* 2007;**125**:1082–8.
24. Dua HS, Forrester JV. Clinical patterns of corneal epithelial wound healing. *Am J Ophthalmol* 1987;**104**:481–9.

25. Weene LE. Recurrent corneal erosion after trauma: a statistical study. *Ann Ophthalmol* 1985;**17**:521–4.
26. Slingsby JG, Forstot SL. Effect of blunt trauma on the corneal endothelium. *Arch Ophthalmol* 1981;**99**:1041–3.
27. Roper-Hall MJ, Wilson RS, Thompson SM. Changes in endothelial cell density following accidental trauma. *Br J Ophthalmol* 1982;**66**:518–19.
28. Löwenstein A. Überlegungen zu einem fall von traumatischer Hornhautquellung nebst Bemerkungen über die Bedeutung des Hornhautendothels. *Albrecht von Graefe's Arch Klin Ophthalmol* 1931;**127**:598–605.
29. Payrau P, Raynaud G. Lésions de la cornée par souffle: corps étrangers perforants microscopiques; anneaux veloutés postérieurs. *Ann Oculist* 1965;**198**:1057–74.
30. Forstot SL, Gasset AR. Transient traumatic posterior annular keratopathy of Payrau. *Arch Ophthalmol* 1974;**92**:527–8.
31. Pichler A. Die Casparsche ringtrübung der Hornhaut. *Z Augenheilkd* 1916;**35**:311–13.
32. Cibis GW, Weingeist TA, Krachmer JH. Traumatic corneal endothelial rings. *Arch Ophthalmol* 1978;**96**:485–8.
33. Maloney WF, Colvard M, Bourne WM, et al. Specular microscopy of traumatic posterior annular keratopathy. *Arch Ophthalmol* 1979;**97**:1647–50.
34. Duke-Elder S, MacFaul PA. Lacerations of the cornea. In: Duke-Elder S, editor. *System of ophthalmology, vol. XIV.* St Louis: Mosby; 1972. part 1.
35. John ME, Schmitt TE. Traumatic hyphema after radial keratotomy. *Ann Ophthalmol* 1988;**15**:930–2.
36. Spivack LE. Case report: radial keratotomy incisions remain intact despite facial trauma from plane crash. *J Refract Surg* 1987;**4**:59–60.
37. Forstot SL, Damiano RE. Trauma after radial keratotomy. *Ophthalmology* 1988;**95**:833–5.
38. Simons KB, Linsalata RP, Zaragosa AM. Ruptured globe secondary to blunt trauma following radial keratotomy. *J Refract Surg* 1988;**4**:132–5.
39. Pearlstein ES, Agapitos PJ, Cantrill HL, et al. Ruptured globe after radial keratotomy. *Am J Ophthalmol* 1988;**106**:755–6.
40. Binder P, Waring GO 3rd, Arrowsmith PN, et al. Histopathology of traumatic corneal rupture after radial keratotomy. *Arch Ophthalmol* 1988;**106**:1584–90.
41. Bloom HR, Sands J, Schneider D. Corneal rupture from blunt trauma 22 months after radial keratotomy. *Refract Corneal Surg* 1990;**6**:197–9.
42. Norden RA, Perry HD, Donnenfeld ED, et al. Air bag-induced corneal flap folds after in situ keratomileusis. *Am J Ophthalmol* 2000;**130**(2):234–5.
43. Xiao J, Jiang C, Zhang M, et al. When case report became a case series: 45 cases of later traumatic flap complication after laser-assisted keratomileusis and review of the Chinese literature. *Br J Ophthalmol* 2014;**98**:1282–6.
44. Duke-Elder S, MacFaul PA. Birth injuries. In: Duke-Elder S, editor. *System of ophthalmology, vol. XIV.* St Louis: Mosby; 1972. part 2.
45. Jain S, Singh YP, Grupta SL, et al. Ocular hazards during birth. *J Pediatr Ophthalmol Strabismus* 1980;**17**(1):14–16.
46. De Wecker L. Les lésions oculaires obstétricales. *Ann d'Ocul* 1896;**116**:140–5.
47. Truc H. Lésions obstétricales de l'oeil et de ses annexes. *Ann d'Ocul* 1898;**119**(3):161.
48. Noyes H. Traumatic keratitis caused by forceps delivery of an infant. *Trans Am Ophthalmol Soc* 1896;**7**(session 1895):454.
49. Dujardin A. Keratite obstétricale. *J Sci Med de Lille* 1896;**48**:521–6.
50. Thomson WE, Buchanan L. A clinical and pathological account of some of the injuries to the eye of the child during labour. *Trans Ophthal Soc UK* 1903;**23**:296–319.
51. Sugar HS, Airala MA. Birth injuries of the cornea. *J Pediatr Ophthalmol* 1971;**8**(1):26–8.
52. Lloyd RI. Birth injuries of the cornea and allied conditions. *Am J Ophthalmol* 1938;**21**(4):359–65.
53. Tetsumoto K, Kubota T, Rummelt V, et al. Epithelial transformation of the corneal endothelium in forceps birth-injury-associated keratopathy. *Cornea* 1993;**12**(1):65–71.
54. McDonald MB, Burgess SK. Contralateral occipital depression related to obstetric forceps injury to the eye. *Am J Ophthalmol* 1992;**114**(3):318–21.
55. Hofmann RF, Paul TO, Penteli-Molnar J. The management of corneal birth trauma. *J Pediatr Ophthalmol Strabismus* 1981;**18**(1):45–7.
56. Angell LK, Robb RM, Berson FG. Visual prognosis in patients with ruptures in Descemet's membrane due to forceps injuries. *Arch Ophthalmol* 1981;**99**:2137–9.
57. Zuchlich JA. Ultraviolet-induced photochemical damage in ocular tissues. *Health Phys* 1989;**56**(3):671–82.
58. Black AT, Gordon MK, Heck DE, et al. UVB light regulates expression of antioxidants and inflammatory mediators in human corneal epithelial cells. *Biochem Pharmacol* 2011;**81**:873–80.
59. Lattimore MR. Effects of ultraviolet radiation on the oxygen uptake rate of the rabbit cornea. *Optom Vis Sci* 1989;**66**(2):117–22.
60. Bergmanson JPG. Corneal damage in photokeratitis – why is it so painful? *Optom Vis Sci* 1990;**67**(6):407–13.
61. Clarke SM, Doughty MJ, Cullen AP. Acute effects of ultraviolet-B irradia-
tion on the corneal surface of the pigmented rabbit studied by scanning electron microscopy. *Acta Ophthalmol* 1990;**68**:639–50.
62. Kitaichi N, Shimizu T, Yoshida K, et al. Macrophage migration inhibitory factor ameliorates UV-induced photokeratitis in mice. *Exp Eye Res* 2008;**86**:929–35.
63. Mencucci RM, Favuzza E, Boccalini C, et al. CoQ10-containing eye drops prevent UVB-induced corneal cell damage and increase cornea wound healing by preserving mitochondrial function. *Invest Ophthalmol Vis Sci* 2014;**55**:7266–71.
64. Pitts DG, Bergmanson JPG, Chu LW. Ultrastructural analysis of corneal exposure to UV radiation. *Acta Ophthalmol* 1987;**65**:263–73.
65. Riley MV, Susan S, Peters MI, et al. The effects of UV-B irradiation on the corneal endothelium. *Curr Eye Res* 1987;**6**(8):1021–33.
66. Ringvold A, Davanger M, Olsen EG. Changes of the cornea endothelium after ultraviolet irradiation. *Acta Ophthalmol* 1982;**60**:41–53.
67. Millodot M, Earlam RA. Sensitivity of the cornea after exposure to ultraviolet light. *Ophthal Res* 1984;**16**:325–8.
68. Taylor HR, West S, Muñoz B, et al. The long-term effects of visible light on the eye. *Arch Ophthalmol* 1992;**110**:99–104.
69. Hill JC, Maske R. Pathogenesis of pterygium. *Eye* 1989;**3**:218–26.
70. Karai I, Matsumura S, Takise S, et al. Morphological change in corneal endothelium due to ultraviolet radiation in welders. *Br J Ophthalmol* 1984;**68**:544–8.
71. Olsen EG, Ringvold A. Human cornea endothelium and ultraviolet radiation. *Acta Ophthalmol* 1982;**60**:54–6.
72. Cullen AP, Dumbleton KA, Chou BR. Contact lenses and acute exposure to ultraviolet radiation. *Optom Vis Sci* 1989;**66**(6):407–11.
73. Bergmanson JPG, Pitts DG, Chu LW. The efficacy of a UV-blocking soft contact lens in protecting cornea against UV radiation. *Acta Ophthalmol* 1987;**65**:278–86.
74. Giblin FJ, Lin L, Simpanya MF, et al. A class I UV-blocking (senofilcon A) soft contact lens prevents UVA-induced yellow florescence and NADH loss in the rabbit lens nucleus in vivo. *Exp Eye Res* 2012;**102**:17–27.
75. Giblin FJ, Lin L, Leverenz VR. A class I (Senofilcon A) soft contact lens prevents UVB-induced ocular effects, including cataract, in the rabbit in vivo. *Invest Ophthalmol Vis Sci* 2011;**52**:3667–75.
76. Oldenburg JB, Gritz DC, McDonnell PJ. Topical ultraviolet light-absorbing chromophore protects against experimental photokeratitis. *Arch Ophthalmol* 1990;**108**:1142–4.
77. Duke-Elder S, MacFaul PA. Radiation injuries. In: Duke-Elder S, editor. *System of ophthalmology, vol. XIV.* St Louis: Mosby; 1972. part 2.
78. Pfister RR, Schepens CL, Lemp MA, et al. Photocoagulation keratopathy. *Ophthalmology* 1971;**86**:94–6.
79. Shahan WE, Lamb HD. Histologic effect of heat on the eye. *Am J Ophthalmol* 1916;**33**(8):225.
80. Campbell FW, Michaelson IC. Blood-vessel formation in the cornea. *Br J Ophthalmol* 1949;**33**:238–55.
81. Lister A, Greaves DP. Effect of cortisone upon the vascularization which follows corneal burns. *Br J Ophthalmol* 1951;**35**:725–9.
82. Junghans BM, Collin HB. Limbal lymphangiogenesis after corneal injury: an autoradiographic study. *Curr Eye Res* 1989;**8**(1):91–100.
83. Goldblatt WS, Finger PT, Perry HD, et al. Hyperthermic treatment of rabbit corneas. *Invest Ophthalmol Vis Sci* 1989;**30**(8):1778–83.
84. Linhart RW. Burns of the eyes and eyelids. *Ann Ophthalmol* 1978;**10**:999–1000.
85. Guy RJ, Baldwin J, Kwedar S, et al. Three-years' experience in a regional burn center with burns of the eyes and eyelids. *Ophthalmic Surg* 1982;**13**(5):383–6.
86. Vajpayee RB, Gupta NK, Angra SK, et al. Contact thermal burns of the cornea. *Can J Ophthalmol* 1991;**26**(4):215–18.
87. Mannis MJ, Miller RB, Krachmer JH. Contact thermal burns of the cornea from electric curling irons. *Am J Ophthalmol* 1984;**98**:336–9.
88. Bloom SM, Gittinger JW, Kazarian EL. Management of corneal contact thermal burns. *Am J Ophthalmol* 1986;**100**:536.
89. Awan KJ. Contact thermal burns of the cornea from electric curling irons (letter). *Am J Ophthalmol* 1985;**99**(1):90–1.
90. Margo CE, Groden LR. Squamous cell carcinoma of the cornea and conjunctiva following a thermal burn of the eye. *Cornea* 1986;**5**(3):185–8.
91. Mönestam E, Björnstig U. Eye injuries in northern Sweden. *Acta Ophthalmol (Copenh)* 1991;**69**:1–5.
92. Banerjee A. Effectiveness of eye protection in the metal working industry. *Br Med J* 1990;**301**:645–6.
93. Heiner JS, Enzenauer RW, Wintermeyer SF, et al. Ocular injuries and diseases at a combat support hospital in support of operations Desert Shield and Desert Storm. *Arch Ophthalmol* 1993;**111**:795–8.
94. Alexamder MM, MacLeod JD, Hall NF, et al. More than meets the eye: a study of time lost from work by patients who incurred injuries from corneal foreign bodies. *Br J Ophthalmol* 1991;**75**:740–2.
95. Kaye-Wilson LG. Localization of corneal foreign bodies. *Br Med J* 1992;**76**:741–2.
96. Weaver JH. A needle for corneal foreign body removal. *Trans Am Acad Ophthalmol Otolaryngol* 1971;**76**:660–1.
97. Huismans H. Kombinierte Fremdkörper und Parazentesenadel mit auswechselbarem Aufsatz. *Klin Monatsbl Augenheilkd* 1990;**197**:441.

7

98. Arnold RW, Erie JC. Magnetized forceps for metallic corneal foreign bodies (letter). *Arch Ophthalmol* 1988;**106**:1502.

99. Weiss JS, Kachadoorian H. Removal of corneal foreign bodies with ocular magnet (letter). *Ophthalmic Surg* 1989;**20**(5):378–9.

100. Zuckerman B, Lieberman TW. Corneal rust ring. *Arch Ophthalmol* 1960;**63**:254–64.

101. Jayamanne DGR, Bell RW. Non-penetrating corneal foreign body injuries: factors affecting delay in rehabilitation of patients. *J Accid Emerg Med* 1994;**11**:195–7.

102. Liston RL, Olson RJ, Mamalis N. A comparison of rust-ring removal methods in a rabbit model: small-gauge hypodermic needle versus electric drill. *Ann Ophthalmol* 1991;**23**:24–7.

103. Hulbert MFG. Efficacy of eyepad in corneal healing after corneal foreign body removal. *Lancet* 1991;**337**:643.

104. Steahly LP, Almquist HT. Corneal foreign bodies of coconut origin. *Ann Ophthalmol* 1977;**9**:1017–21.

105. Dahlan F, Milam DF, Bunt-Milam AH. Long-term corneal retention of a plant foreign body. *Cornea* 1989;**8**(1):72–4.

106. Cooke JAL, Miller FH, Grover RW, et al. Urticaria caused by tarantula hairs. *Am J Trop Med Hyg* 1973;**22**:130–3.

107. Chang PCT, Soong HK, Barnett JM. Corneal penetration by tarantula hairs (letter). *Br J Ophthalmol* 1991;**75**(4):253–4.

108. Hered RW, Spaulding AG, Sanitato JJ, et al. Ophthalmia nodosa caused by tarantula hairs. *Ophthalmology* 1988;**95**(2):166–9.

109. Teske SA, Hirst LW, Gibson BH, et al. Caterpillar-induced keratitis. *Cornea* 1991;**10**(4):317–21.

110. Haluska FG, Puliafito CA, Henriquez A, et al. Experimental gypsy moth (Lymantria dispar) ophthalmia nodosa. *Arch Ophthalmol* 1983;**101**:799–801.

111. Conrath J, Hadjadj E, Balansard B, et al. Caterpillar setae-induced acute anterior uveitis: a case report. *Am J Ophthalmol* 2000;**130**(6):841–3.

112. Horng C, Chou P, Liang J. Caterpillar setae in the deep cornea and anterior chamber. *Am J Ophthalmol* 2000;**129**(3):384–5.

113. Amador M, Busse FK. Corneal injury caused by imported fire ants in a child with neurological compromise. *J Pediatr Ophthalmol Strabismus* 1998;**34**:55–7.

114. Chen CJ, Richardson CD. Bee sting-induced ocular changes. *Ann Ophthalmol* 1986;**18**:285–6.

115. Sobotka AK, Franklin RM, Adkinson NF Jr, et al. Allergy to insect stings. *J Allergy Clin Immunol* 1976;**57**(1):29–40.

116. Gilboa M, Gdal-on M, Zonis S. Bee and wasp stings of the eye. Retained intralenticular wasp sting: a case report. *Br J Ophthalmol* 1977;**61**:662–4.

117. Kitagawa K, Hayasaka S, Setogawa T. Wasp sting-induced retinal damage. *Ann Ophthalmol* 1993;**25**:157–8.

118. Smolin G, Wong I. Bee sting of the cornea: case reports. *Ann Ophthalmol* 1982;**14**(4):342–3.

119. Young CA. Bee sting of the cornea with case report. *Am J Ophthalmol* 1931;**14**:208–16.

120. Singh G. Bee sting of the cornea. *Ann Ophthalmol* 1984;**16**(4):320–2.

121. Tuft SJ, Crompton DO, Coster DJ. Insect sting in a cornea (letter). *Am J Ophthalmol* 1985;**99**(6):727–8.

122. Smith DG, Roberge RJ. Corneal bee sting with retained stinger. *J Emerg Med* 2001;**20**(2):125–8.

123. Yildirim N, Erol N. Bee sting of the cornea: a case report. *Cornea* 1998;**17**(3):333–4.

124. Rapoza PA, West SK, Newland HS, et al. Ocular jellyfish stings in Chesapeake Bay watermen (letter). *Am J Ophthalmol* 1986;**102**(4):536–7.

125. Glasser DB, Noell MJ, Burnett JW, et al. Ocular jellyfish stings. *Ophthalmology* 1992;**99**(9):1414–18.

126. Wong SK, Matoba AY. Jellyfish sting of the cornea. *Am J Ophthalmol* 1985;**100**(5):739–40.

127. Hercus J. An unusual eye condition. *Med J Aust* 1944;**1**:98–9.

128. Keamy J, Umlas J, Lee Y. Red coral keratitis. *Cornea* 2000;**19**(6):859–60.

7

第 94 章

眼化学伤和热烧伤

Charles N.J.McGhee,Alexandra Z.Crawford,Jay J.Meyer,Dipika V.Patel

关键概念

- 化学伤是真正的眼科急症。
- 治疗应该立即开始,详细的病史可稍后询问。
- 用大量中性溶液冲洗是最基本的治疗原则。
- 延误治疗可能导致化学物质渗透进入前房。
- 冲洗时必须清除化学微粒。
- 应当常规鉴定化学物的酸碱度,甚至在冲洗结束后继续查验化学物的酸碱度
- 强酸和强碱具有同等的破坏性。
- 早期治疗应该包括抗生素、糖皮质激素、柠檬酸盐和抗坏血酸盐类药物。
- 远期后遗症可能导致失明。
- 修复性手术应等炎症反应减弱后进行。

本章纲要

引言

"眼部严重碱烧伤的最好结局就是角膜完全血管化和瘢痕化,这将使溃疡不再进展,青光眼不再发展。"——Pfister 1983[1]

眼化学伤是真正的眼科急症,归因于其对角膜和眼内组织潜在的永久性损害,可造成视力损害甚至失明。暴露于强酸或强碱下,眼表和眼内结构都将受到严重损伤。在一些病例中,视力预后差,甚至功能性(或生理性)眼球丧失很常见[2]。幸运的是,在过去二十年间,这些严重眼化学伤的预后得到改善,一部分归因于工作场所眼部防护的加强,另一部分归因于我们对眼表炎症和愈合反应机制的深入理解,以及更多针对性药物和手术的应用。尽管最终的视力结果与损伤的严重程度和最初接触化学物质的特性高度相关,但是合理治疗的时机对预后也有极大地影响。

眼化学伤的流行病学

由于化学物质或热源造成的眼部损伤相对常见,占眼外伤系列事件的 8%~18%[1,3]。可致眼表损伤的化学物质相当广泛,包括工业和家用清洁剂、水泥、石膏、化肥、石灰和烟花[2]。由于碱类成分在工业和家用清洁剂中很常见,因此眼部碱烧伤比酸烧伤更加多见[2]。洗涤剂和热力导致的眼部损伤相对较少,因此本章重点讨论眼部化学损伤[2,4,5]。

根据严重程度划分,幸运的是大部分眼化学伤可以归为轻度损伤,重度眼化学伤相对少见,据报道其发生率约为千万分之二(0.02/100 000)[2,5,6]。大部分眼部意外伤发生在工作中,受伤者多为未戴防护眼罩

的年轻工人[7]。数篇报道强调,年轻男性是化学伤的高风险人群[5,6,8,9],致伤场景多种多样,包括家庭、农业和工业,以及更少见的人身攻击[2,5,9]。但是人身攻击所致眼化学伤在某些地区相当常见,并有逐渐增长的趋势[6]。由于很多受伤者为年轻有劳动能力的男性,眼化学伤最终对伤者本人及其家庭在经济上和心理上有着深远的影响[10]。

眼化学伤的病因:致病物

碱

化学性损伤可由气体、固体和液体化学物引起。经鉴定可能因疏忽暴露导致眼部损伤的化学物质超过 25 000 种,包括酸、碱、氧化剂或还原剂、腐蚀性物质。新型化学物质例如高分子聚合物、环氧化物和自由基等的使用日益广泛,可能造成新型的化学损伤,且不能被完全归为酸或碱烧伤[7]。酸性化学物和碱性化学物是与重度眼化学伤关系最为密切的化学物质,其损伤的严重程度取决于一系列因素,包括:①溶液浓度和酸碱度(pH 值);②眼表暴露范围;③治疗开始前眼部暴露时间[3]。这些损伤可能因伴随某些异物而进一步恶化,例如混凝土碎片(高压泵)(图 94.1)、金属碎片(烟花和汽车电池)或者植物碎屑(农业损伤)。因此任何高速或爆炸事件都应当排除穹隆、结膜下或眼内异物。

碱烧伤的常见原因包括水泥、氨、氢氧化钠(碱液)、石灰、氢氧化钾和氢氧化镁,其关键成分特性见表 94.1[2,5,9]。强碱具有更强的穿透力,pH 值更高的物质如氨和碱性溶液会造成更为严重的眼部损伤。不过钙皂的形成能够阻碍碱性物质进一步的眼内渗透,最终将会限制石灰相关的损伤[2]。氢氧化铵接触人眼几秒钟后就可以导致房水 pH 值变化,而氢氧化钠则需要 3~5 分钟[11,12]。烟花的成分中包含氢氧化镁,

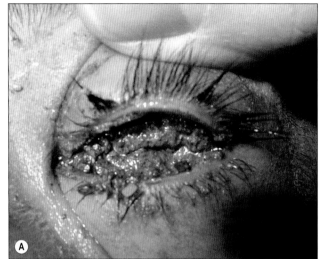

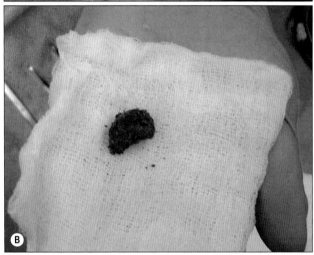

图 94.1 (A)眼睛暴露于高压混凝土管所造成的严重眼化学伤,整个眼前节充满混凝土。(B)凝固的混凝土(Dr Sue L Ormonde MD FRCOphth 友情提供)

因此与其相关的眼外伤通常同时包括化学和热损伤。

酸

眼化学伤与多种酸性化学物相关,更常见的类型

表 94.1 碱烧伤的常见原因

常见碱	0.1mol/L 溶液的 pH 值	来源 / 用途	特性说明
氢氧化铵(NH_3)	11.1	化肥、制冷剂、清洁剂	快速渗透
氢氧化钠($NaOH$)——碱液	13	烧碱、干燥剂、制造业中的纸浆、纸,纺织品、肥皂	快速渗透
氢氧化钾(KOH)	12	苛性钾	溶解产热 腐蚀作用
氢氧化镁($Mg(OH)_2$)	10.5	烟花	化学损伤和热损伤
氢氧化钙($Ca(OH)_2$)	12.4	水泥、石膏、石灰水、工业清洁剂	常在合成物中发现,弱渗透能力,毒性滞留作用

表 94.2 酸烧伤的常见原因

常见酸	0.1mol/L 溶液的 pH 值	来源 / 用途	特性说明
硫酸（H_2SO_4）	1.2	电池酸、工业清洁剂	二元酸
亚硫酸（H_2SO_3）	1.5	水果蔬菜防腐剂、漂白剂、制冷剂 渗透强	
氢氟酸（HF）	2.1	矿物提纯和加工、玻璃抛光和磨砂、石油加工	严重损伤是由于快速渗透以及钙和镁离子的螯合作用
醋酸（CH_3COOH）	2.9	醋	被归为弱酸,但浓缩后有腐蚀性
盐酸（HCL）	1.1	胃酸,家用清洁剂,塑料生产	储存稳定
铬酸（H_2CrO_4）	1	镀铬	二元酸

是硫酸、亚硫酸、氢氟酸、醋酸、铬酸和盐酸[2]。与眼化学伤相关的常见酸的详细信息见表 94.2。酸的强度取决于它去质子的能力,强酸在水溶液中能够完全离子化。然而,氢氟酸所致的眼部损伤最为严重,其原因却在于其内在的化学特性。酸损伤最基本的机制与其解离出的质子有关,而氢氟酸有一个独特的解离方式,能够更快地渗透入深层组织,与受累细胞中的钙和镁进行螯合,从而终止细胞的生化活动,进而导致细胞死亡[2]。

化学物质渗透入眼内的能力影响其对眼部损伤的严重程度。碱渗透入眼内的速度比酸快[2,3,11],通常造成更为严重的化学损伤。但是,极强酸的渗透性与碱相当,且研究表明强酸烧伤和碱烧伤在临床病程和预后中没有显著性差异[13]。

病理生理学

结构和生化改变

组织 pH 值的变化通常启动 pH 依赖的化学改变,诱发病理生理的级联放大效应,进而导致组织损伤[1,2]。尽管化学物质的 pH 值通常被视为是决定损伤严重程度最主要的因素,但是其他因素也可能影响病程发展,这些因素包括温度、冲击力、化学物质的量和浓度、离解系数、眼部组织的氧化还原电势和与眼组织特应性反应（pK 值）[7]。

碱在接触眼部后,快速解离成阳离子和氢氧根离子,阳离子决定碱的渗透能力,而氢氧根离子使细胞膜皂化进而导致细胞崩解死亡[2,3,11]。阳离子与角膜基质的胶原和黏多糖中的羧基（COOH）进行反应,致使基质的透明度下降[2,11]。

通常酸渗透入角膜基质的能力比碱差[2,3,11,14]。

酸性化学物中的氢离子介导的损伤取决于 pH 值的大小,而阴离子可造成角膜上皮和前基质内的蛋白沉积变性[11]。角膜上皮内的蛋白沉积能形成一道物理屏障,阻止酸的进一步渗透,从而起到一定程度的保护作用[2,3,11,14]。不过如果酸成功侵入基质层,其对眼部结构的损伤就与临床所见碱烧伤相似[2],包括细胞外黏多糖的沉积和角膜混浊、小梁网和前房结构的损伤以及房水中抗坏血酸水平下降[2,11]。

酸和碱都可能会破坏血管结构从而导致缺血性损伤。化学损伤启动渗透压变化从而造成细胞功能障碍和结构破坏。角膜有限的缓冲能力几乎不能抵挡化学物质的侵袭,因此化学伤极易导致角膜混浊,使得细胞的生化活动如蛋白质合成即刻终止[15]。

损伤、修复和分化

眼表

上皮的损伤修复由邻近存活的上皮细胞经由向心性迁移来完成[16]。损伤的范围决定了再生上皮的来源、再生的速率和最终修复上皮的表型[2]。局部缺损的上皮通过邻近角膜上皮细胞再生补充,而大范围上皮缺损则依赖于角膜缘干细胞来进行再上皮化。若角膜和角膜缘上皮均完全丢失,则结膜是再生上皮的唯一来源。

多种因素可能阻碍化学损伤后角膜再上皮化的速率,包括炎症反应和上皮基底膜的结构损伤[2]。当未经治疗的角膜上皮缺损暴露于微生物环境中,角膜将存在重大感染风险（图 94.2）。

基质

严重的化学伤损伤角膜基质细胞、启动胶原溶

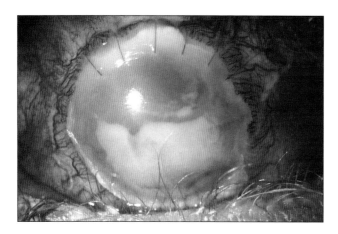

图 94.2　一例眼化学伤继发的重度细菌性角膜基质溃疡

解,从而破坏基质的完整性,导致角膜溃疡和穿孔[2]。角膜受到损伤后,附近的基质细胞移行至受损区,维持基质组织稳定。角膜基质细胞进行胶原合成需要抗坏血酸的参与,而重度化学伤时,角膜处于坏血病状态,严重抑制胶原合成[17,18]。

炎症

眼部化学损伤的程度与受损组织中促炎介质的释放和炎症细胞的浸润密切相关。控制炎症反应至关重要,因为长期剧烈的炎症反应不利于伤口愈合。

重度化学损伤的特点表现为两波炎症反应。第一波发生在最初的 24 小时,第二波开始于 7 天后,并于损伤后 2~3 周达到高峰。第一波炎症的强度对第二波炎症聚集至关重要[2]。在第二波炎症时,角膜变性和修复同时达到顶峰,并促进角膜基质多形核白细胞浸润从而导致角膜基质无菌性溶解[2]。

后遗症

表 94.3 总结了化学伤潜在的眼部后遗症。图 94.3 和图 94.4 强调了一些眼化学伤的并发症。

紧急治疗

冲洗

最初的急救处理措施为快速冲洗和去除眼部残留化学物质。目标是尽可能减少进入前房的化学物质,因为前房作为化学物质的潜在储存场所,极有可能在化学伤后对眼球造成进一步损伤。减轻损伤严重程度的最重要干预措施是在受伤现场进行及时大

表 94.3　化学伤的潜在眼部后遗症

眼睑	睑板腺开口后移
	倒睫
	睑外翻
	睑内翻
	眼睑闭合不全
眼表	干眼
	杯状细胞丢失
	泪器损伤
	角膜溶解
	角膜混浊 / 瘢痕
	角膜新生血管化
	眼内炎
	角膜缘干细胞缺乏
	复发性角膜糜烂
	难治性上皮缺损
	睑球粘连 / 睑缘粘连
	感染性角膜炎
眼压升高	继发性青光眼
眼内组织	虹膜缺血
	瞳孔散大固定
	睫状体功能衰竭继发低眼压
	白内障
	视网膜脱离
	眼球痨

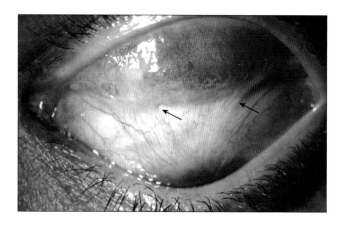

图 94.3　眼化学伤后累及上方穹隆结膜的睑球粘连形成(箭头所示)

量清水冲洗[19,20]。冲洗应当持续至 pH 值变为中性为止。为避免遗漏,双眼的 pH 值都需要测定,即使在明显的单眼损伤时也要检测。动物模型显示,持续 90 分钟的冲洗可以使 pH 值下降 1.5 个单位[12]。尽管使用两性溶液冲洗可能更好[11],但是紧急情况下可以使用任何一种中性冲洗液。

在条件允许时,使用局麻药可以减轻疼痛,缓解

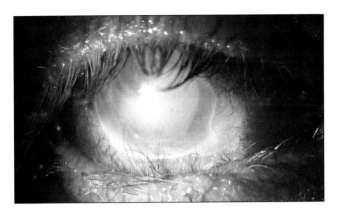

图 94.4 热力和化学混合伤的后遗症——倒睫

眼睑痉挛,从而使冲洗更容易实施。Morgan 镜头可通过减少眼睑痉挛使冲洗变得直接连续,不过如若无法立即获得镜头,也不能被延误冲洗时间。

冲洗时需翻开眼睑(有时上下眼睑同时翻开)彻底检查和清洗穹隆部,以防颗粒性物质和异物隐藏在穹隆部。所有的颗粒物都必须被清除,防止其继续残留造成初始损伤后进一步的化学损伤。对于某些严重病例,可能需要使用镇静剂或全身麻醉,从而有效地检查患者和去除颗粒物。

房水置换

一旦化学物质进入前房内,外部冲洗对于去除化学物质的作用开始受限。碱烧伤动物模型显示:前房穿刺可以使房水 pH 值下降 1.5 个单位,且使用磷酸盐缓冲液冲洗前房能使房水 pH 值再降低 1.5 个单位[12]。然而前房穿刺不属于常规操作,在化学烧伤中,前房穿刺和前房冲洗的价值仍存在争议[2]。尽管如此,对某些特别严重的化学伤患者,在眼部暴露最初 2 小时内,可以考虑进行前房穿刺和前房冲洗进行治疗。

分类

早期评估应当详细记录角膜、角膜缘和结膜受损的范围和程度,为后期评估疗效和选择治疗方案提供参考依据。在治疗过程中,为更好的观察损伤修复的情况,建议保存初始的图片资料,作为与将来比较的依据。

对初始损伤的严重程度进行分类,有利于指导治疗和评估预后。20 世纪 60 年代中期提出的 Roper-Hall 分类法[21](表 94.4)是最早确立的分类方法,它基于角膜混浊程度和角膜缘缺血范围对眼化学伤进行分类,在预后评估中得到广泛应用。随着我们对眼表损伤研究和理解的逐渐深入,角膜缘在损伤修复中的重要作用得到充分认识。2001 年,Dua 根据角膜缘受累钟点数(与缺血不同)和结膜受累范围制定了新的分类法(表 94.5)。在重度眼表损伤的预后评估中,Dua 分类法比 Roper-Hall 分类法具有更高的价值[20]。

表 94.4 1965 年 Roper-Hall 眼化学伤分类法

等级	预后	角膜外观	角膜缘缺血范围
I	良好	角膜上皮损伤	无
II	良好	角膜混浊但虹膜纹理可见	<1/3
III	欠佳	角膜上皮完全缺损,角膜混浊 虹膜纹理不清	1/3~1/2
IV	差	角膜全混浊,虹膜及瞳孔不可见	大于 1/2

Roper-Hall MJ.Thermal and chemical burns.Trans Opthamol Soc U K 1965;85;631~653.(With permission from The Royal College of Opthamologist.)

表 94.5 2001 年 Dua 眼化学伤分类法

等级	预后	角膜缘受累钟点数	结膜受累范围	模拟评分 *
I	非常好	0	0	0/0
II	好	≤3	<30%	0.1~3/1%~29.9%
III	好	>3~6	>30%~50%	3.1~6/31%~50%
IV	一般	>6~9	>50%~75%	6.1~9/51%~75%
V	差	>9~<12	75%~<100%	9.1~11.9/75.1%~99.9%
VI	非常差	12	100%	12/100%

* 模拟评分精确计算角膜缘受累钟点数 / 结膜受累范围的比值。在评估受累结膜百分比时,仅累及球结膜时,计算范围应包括穹隆部结膜。

轻度、中度、重度眼化学伤分别如图94.5、94.6 和图94.7 所示。

药物治疗

一项关于碱烧伤患者的回顾性研究显示，联合局部糖皮质激素、抗生素、抗坏血酸盐和柠檬酸盐、阿托品滴眼液，以及口服维生素 C 的强化治疗，对于 Roper-Hall 分类法中Ⅲ级损伤患者的角膜再上皮化和视力恢复是最有效的[22]。而对于部分 Roper-HallⅠ、Ⅱ级损伤的患者，强化治疗中糖皮质激素的使用和药物毒性的影响，可能会延缓角膜再上皮化。

不含防腐剂的抗生素

角膜上皮缺损需要使用局部抗生素预防感染。许多抗生素均有滴剂或膏剂可以使用，包括氯霉素[6,22,23]、四环素[2]和氧氟沙星[24]。抗菌药物的选择既要考虑到损伤时可能存在的微生物感染类型，也要

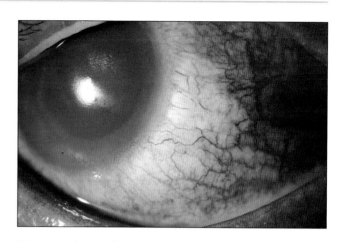

图94.6　中度化学伤引起的角膜缘缺血累及 3 个钟点（由新西兰，奥克兰大学眼科的 Chi-YingChou 医生友情提供）

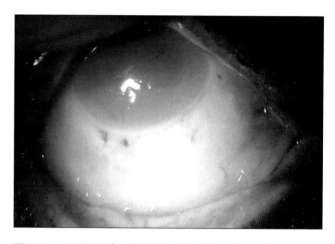

图94.7　重度化学伤表现为重度弥漫性角膜缘和结膜缺血，并伴有角膜水肿

考虑到其所含的抗生素或防腐剂具有潜在的角膜上皮毒性，抑制上皮修复。因此，无防腐剂的抗生素滴剂可能降低角膜上皮毒性。伤口被污染或出现感染性角膜炎时必须使用更强的抗生素，例如妥布霉素和头孢唑林；不过这些药物治疗 / 毒性比值较低，需要谨慎使用。

局部糖皮质激素

在化学伤治疗过程中，是否使用局部糖皮质激素以及使用时机的问题一直存在争议。尽管糖皮质激素在抑制炎性细胞和胶原酶活性方面存在优势，但是它也会抑制角膜基质细胞迁移和胶原产生，可能导致角膜变薄。

无菌性角膜溃疡多发生于胶原蛋白合成和降解失衡的情况下。因此无菌性溃疡的发生率在化学伤的第一周内并不高，但在损伤修复过程中逐渐增加，

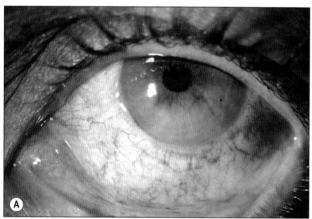

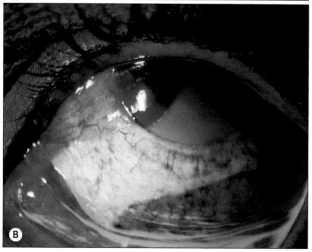

图94.5　药物治疗轻度化学伤引起的结膜充血、局灶性角膜上皮和结膜缺损

在损伤后 14 天左右就可以有无菌性溃疡形成[2]。实验室模型已证实,在损伤后的最初 10 天内使用糖皮质激素并不会影响预后[25]。Donshik 等[25]人进行的一项早期动物实验观察到,如果延长局部糖皮质激素的使用时间,不仅会增加无菌性角膜溃疡的发生率,还会加重角膜溃疡的程度。最近,Donshik 等[25]观察到局部长时间使用糖皮质激素造成的角膜溃疡可能与房水长期抗坏血酸盐缺乏有关,而不是局部激素本身的直接作用所致[23]。随后,Davis 等[23]和 Brodovsky 等[22]研究证实,在延长局部糖皮质激素使用时联合使用局部抗坏血酸盐,并不会导致角巩膜溶解。

抗坏血酸盐

在化学伤中,房水中的抗坏血酸盐水平下降可能是睫状体上皮损伤的结果[2,17]。由于抗坏血酸盐是胶原合成的关键辅助因子[17],因此抗坏血酸盐缺乏对角膜基质的修复具有潜在的危害。目前已证实在试验性碱烧伤过程中,局部或全身补充抗坏血酸盐可提高房水中抗坏血酸盐水平,当房水抗坏血酸盐中浓度达到 15mg/dL 时,角膜变薄和角膜溃疡的发生率即显著降低[26]。抗坏血酸盐的早期应用至关重要,因为一旦发生角膜溃疡,抗坏血酸盐的保护作用就会丧失[2]。抗坏血酸盐的补充方法为每小时点一次 10% 柠檬酸钠滴眼液和 / 或每日四次口服维生素 C1000mg。在重度损伤患者中,局部使用比全身使用更有效,可能是由于此类患者睫状体上皮分泌功能下降,促使抗坏血酸盐聚集于房水内所致。

柠檬酸盐

与抗坏血酸盐相比,柠檬酸盐能有效降低并阻止角膜溃疡的进展[18]。柠檬酸盐通过与细胞外钙离子进行螯合,减少细胞膜和细胞内钙离子水平,降低多形核白细胞的活性来发挥作用[2]。目前有研究证实,柠檬酸盐能够减少中性粒细胞的浸润量,在化学伤早期能减少 63%,晚期减少 92%;此外柠檬酸盐还可以抑制胶原酶活性[27]。与使用抗坏血酸盐一样,局部使用柠檬酸盐的效果优于全身疗效,而且 10% 柠檬酸盐滴眼液的使用频率可提高至每小时一次。

由于柠檬酸盐和抗坏血酸盐减少角膜溃疡的作用机制不同,二者联合应用比单独使用更有优势[18]。在治疗更严重的眼化学伤时,柠檬酸盐因其抑制炎症反应的作用,治疗效果优于抗坏血酸盐[18]。重度化

学伤患者角膜基质中产生胶原的成纤维细胞数量耗竭,因此抗坏血酸盐对其作用有限[18]。

睫状肌麻痹剂

局部睫状肌麻醉剂如环戊通或阿托品,能够减轻疼痛,并使瞳孔后粘连的风险降至最低。但是应当避免使用盐酸去氧肾上腺素和其他拟肾上腺素药物,这类药物具有收缩血管的特性,可加剧角膜缘缺血。

不含防腐剂的人工泪液

化学伤可能损害结膜杯状细胞,引起泪膜异常和严重干眼。重度损伤可能直接破坏泪腺系统。予无防腐剂的人工泪液局部频点,能够洗脱炎症细胞、润滑眼表,从而促进角膜再上皮化[3]。临时性或永久性泪点栓塞可强化人工泪液的作用。

降眼压药物

在化学伤发生后,角膜和巩膜的胶原纤维收缩可能引起眼压急性升高[28]。小梁网的直接损伤和炎性细胞碎片堵塞,以及炎症反应引起的虹膜粘连和房角关闭,将阻碍房水引流,从而导致亚急性和慢性眼压升高[2,29,30]。因此应当选择抑制房水生成的药物控制眼压。在角膜再上皮化过程中,短期口服乙酰唑胺优于局部降眼压药物,因其可避免局部滴眼液中防腐剂对角膜上皮产生的毒性作用[31]。

四环素

利用碱烧伤动物模型研究证实,四环素可以降低胶原酶活性,减少角膜溃疡的发生[2,3]。四环素的这一功效不依赖其抑菌作用,而是与抑制中性粒细胞胶原酶的基因表达、抑制抗胰蛋白酶降解、清除活性氧自由基[32]等多种作用机制有关。此外螯合锌也是其中一种重要的作用机制,因为锌是激活基质金属蛋白酶不可或缺的元素[2,3]。动物实验表明,如果在迟发性病理改变出现之前给予多西环素局部治疗,可以降低角膜新生血管的发生率及严重程度[33]。

局部使用四环素制剂(1% 悬浮液或 3% 膏剂)的同时联合四环素 250mg,一日四次口服;或多西环素 100mg,一日两次口服;或米诺环素 100mg,一日两次口服[32]。

血管内皮生长因子抑制剂

局部应用贝伐单抗(bevacizumab)被证实具有抗新生血管和抗炎作用[28]。目前对于人眼急性化

学伤,尚无抗血管内皮生长因子(vascular endothelial growth factor,VEGF)药物抑制角膜新生血管的相关临床研究。动物实验发现,贝伐单抗可能抑制角膜新生血管化,加速角膜上皮基底膜再生[34]。另一方面,研究表明化学伤后6小时内房水VEGF水平增加,早期抗VEGF治疗可减少新生血管的形成[35]。然而有理论指出,抗VEGF药物会加重巩膜缺血和坏死,因此在急性化学伤中抗VEGF治疗需慎重[35]。

血清滴眼液

外周血清和脐带血清均含有多种生长因子,能有效治疗多种眼表疾病。研究发现脐带血清治疗比自体血清滴眼液或传统药物治疗更有效,而且在中重度化学伤(Dua分类法Ⅲ、Ⅳ、Ⅴ级)的眼表损伤修复中,脐带血清治疗与羊膜移植效果相当[24,36]。这表明脐带血清中生长因子的浓度要高于外周血清。

早期手术干预

全身麻醉手术能够有效地去除异物、清除结膜和穹隆部坏死组织,从而减少炎性刺激、促进愈合。前文所述的前房穿刺和房水置换,可考虑在全身麻醉下进行。然而对全身麻醉下的手术干预,目前尚缺乏大样本量的临床研究报道。

所有累及结膜的烧伤都需要预防睑球粘连[37]。维持穹隆结构的方法包括玻璃棒反复分离穹隆,植入睑球粘连环,在睑结膜和球结膜之间植入羊膜,或植入塑料保护膜[3]。然而在重度化学伤中,这些方法的成功率有限。

筋膜囊拉升覆盖法

重度眼化学伤如合并360°角膜缘缺血,存在急性眼前节坏死的风险。对于重度眼化学伤患者,行筋膜囊拉升覆盖可以重建角膜缘血液循环,避免坏死、无菌性角膜溃疡、巩膜穿孔的发生,阻止病情恶化[3]。其步骤如下:自眼眶区分离大小合适且血供正常的筋膜植片,拉伸至角膜缘,确保其覆盖于缺血或溃疡的巩膜表面[31]。

中期手术干预

中期手术干预的目的是促进角膜再上皮化、控制炎症和维持眼表功能。持续性上皮缺损使得细菌性

角膜炎和无菌性角膜溃疡发生的风险增大,因此需要积极干预。肉毒杆菌诱导上睑下垂、睑裂缝合、羊膜移植等[37]多种措施能够促进角膜上皮再生,减轻眼部疼痛。不建议常规使用绷带镜,一来患者通常不能耐受,二来对于此类合并眼表炎症或干眼的患者,绷带镜可能增加感染的风险。

羊膜移植

羊膜移植(amniotic membrane transplant,AMT)是眼化学伤早期或中期的手术方法,具有促进角膜上皮化、抑制炎症、减少后期瘢痕的作用(图94.8)[38]。羊膜富含多种生长因子,如转化生长因子(TGF)、肝细胞生长因子(HGF)、上皮生长因子(EGF)等,可充当基底膜,促进上皮愈合[36,39]。羊膜移植术可通过表达抗炎因子、机械锚定、诱导炎性细胞凋亡等机制减轻瘢痕形成[40-42]。

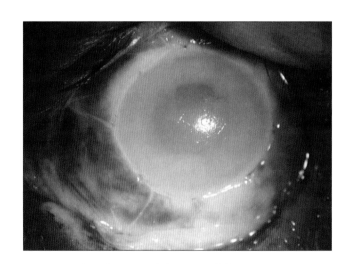

图94.8　羊膜移植可促进角膜上皮修复

尽管AMT的长期有效性[45]目前尚未得到证实,但现有研究表明,其在眼化学伤的治疗中具有一定作用[37,43,44]。我们在传统治疗是否联合AMT的随机对照试验中发现,中度急性眼部烧伤(Roper-Hall分类,Ⅱ-Ⅲ级)行AMT可以促进角膜上皮缺损的愈合。但是联合AMT与否在最终视力、睑球粘连发生、角膜透明性及角膜新生血管形成等方面无显著性差异[46,47]。在重度化学伤中,急性期行羊膜移植并不能阻止最终角膜缘干细胞缺乏(LSCD)的发生[38]。在化学伤导致的角膜缘干细胞缺乏的眼表重建中,AMT可作为角膜缘移植的有效辅助手段。在急性期进行移植时,急剧的炎症反应可能导致羊膜快速降解,必要时需反复手术治疗。

筋膜囊成形术

筋膜囊成形术是促进角膜上皮化和阻止角膜溃疡进展的替代疗法。这项技术是将带有血管蒂的筋膜囊旋转并覆盖于角膜表面[37]。继发性角膜新生血管形成和角膜混浊限制了该方法在中度或非重度眼化学伤中的应用。

结膜瓣遮盖术

在涉及角膜并发症时,应当避免采取单纯性结膜瓣遮盖术,因其导致角膜过度血管化,且在封闭渗漏方面无效。此外结膜瓣遮盖术还可使后期眼表重建手术复杂化。

口腔黏膜上皮细胞移植术

培育的口腔黏膜上皮细胞移植术(cultivated oral mucosal epithelial cell transplantation,COMET)已被报道用于治疗急性热烧伤和化学伤,其主要作用是促进角膜上皮再生和稳定眼表[48,49]。这项技术是将获得的活体口腔黏膜上皮细胞以羊膜为载体进行培育并移植于眼表。因其所获得的上皮细胞为自身来源,不需要长期使用免疫抑制剂。通常因术后浅层角膜血管化需要进一步手术进行眼表重建,如自体结膜-角膜缘移植术和/或穿透性角膜移植术[48]。

组织黏合剂

组织黏合剂的应用提供了一种维持眼球完整性的方法,可用于即将穿孔或急性穿孔的角膜。组织黏合剂通常与软性绷带镜一起使用,既能提高舒适度又能减少组织黏合剂移位的风险[2]。除了提供结构支持外,组织黏合剂还可以通过隔离炎症细胞及炎症介质阻止角膜进一步溶解[37]。

组织黏合剂提供一种推迟行穿透性角膜移植的手段,从而避免了急性期手术植片排斥的高风险。然而,对于大范围穿孔行角膜移植是不可避免的。不管是组织黏合剂,还是结构性角膜移植术,均不能改善潜在的眼表缺陷和异常修复机制,因为两者均没有改善角膜缘无血管化。因此,这些临时性操作都不能阻止角膜进行性血管化,在没有其他辅助手段时,瘢痕化是不可避免的[2]。

中期/晚期手术干预

中期/晚期手术干预的主要目的是优化眼表,尽

可能恢复视力。通过结膜囊重建和眼睑复位,避免角膜暴露、减少睫毛与角膜表面的接触,有助于眼表重建,改善预后。

结膜移植术

对结膜囊瘢痕纤维化和穹隆缩短的患者,行自体结膜移植术有助于结膜囊重建。结膜移植可以提供组织相容性较好的黏膜细胞和基底膜,因此优于其他黏膜移植[3]。自体结膜瓣只能从患者未受损的对侧眼中获得,方法是取对侧眼上方不带角膜缘的球结膜瓣,保留角膜缘干细胞为后期干细胞移植作准备。

唇黏膜和鼻黏膜移植术

唇黏膜植片可用于治疗睑球粘连、倒睫、睑内翻或睑缘结膜角化[3],植片多从上唇或者下唇的后方获取。鼻黏膜植片的优势在于可获得大尺寸植片,并且可用于上皮内黏膜细胞的移植[3],植片可从上、中、下鼻甲获取。

晚期手术干预

角膜缘干细胞移植术

角膜结膜化和血管化造成的角膜混浊和视力受损,是角膜缘干细胞移植手术(limbal stem cell transplant,LSCT)的指征。解剖学改变同样会破坏眼表结构并可能导致慢性炎症、上皮缺损和角膜溶解。自体角膜缘植片没有排斥风险,LSCT为角膜上皮的重建提供了可能。但是,自体角膜缘植片只适用于单眼角膜缘干细胞缺乏而对侧眼正常的情况。

通常在供体眼角膜的上方和下方60°~90°范围,各取一块包括周边角膜、结膜和角膜缘的组织作为自体角膜缘移植片[50]。所取植片范围不得超过180°角膜缘,以避免造成供体眼角膜缘干细胞缺乏[3]。首先,通过浅层角膜切除术去除受体眼异常的角膜上皮。然后将两块供体植片对位缝合在受体眼上方和下方角膜缘。最后,行羊膜移植或临时性睑裂缝合或佩戴治疗性角膜接触镜,为移植的角膜缘干细胞提供防护。自体角膜缘干细胞移植应在角膜缘血管化和眼表炎症稳定之后进行,避免角膜缘缺血[51]。

体外扩增/培养技术能够减少对活体角膜缘组织取材的需求。这不仅能够降低供体眼角膜缘干细胞缺乏的风险,而且可以重复获得自体植片[52]。从正常眼角膜缘取一块2mm×2mm大小的活体组织块,

将其置于载体介质中(如羊膜或纤维蛋白膜),在实验室中培育细胞直至获得一块完整的上皮植片,随后将植片移植到患眼。与传统自体角膜缘植片相比[37],通过体外培养技术制备的植片不仅可以获得相同的手术成功率,还能保证手术反复多次进行且对供体眼不产生副作用[53]。

体内干细胞扩增联合单纯角膜缘上皮移植术(simple limbal epithelial transplantation,SLET)是一种新的治疗方法。它同样只需要少量供体组织,而且无需实验室培养干细胞。该方法是将一块 2mm × 2mm 大小的供体角膜缘植片分成 8~10 小块铺在羊膜上,再将羊膜固定于受体角膜[54]。但目前关于该方法在眼化学伤疗效方面的研究报道相对有限。

双眼角膜缘干细胞缺乏的患者,可用眼库保存的同种异体角膜缘植片或取自活体捐献者的同种异体结膜 - 角膜缘植片进行治疗。然而采用异体来源的角膜缘植片可增加排斥的风险,患者需要全身长期使用免疫抑制剂[3]。

角膜移植

穿透性角膜移植

眼表修复对穿透性角膜移植(penetrating keratoplasty,PK)的成功至关重要,健康稳定的眼表是植片保持长期透明的必要条件。化学损伤后角膜移植的范围必须考虑到角膜缘的状况。在重度广泛性角膜损伤后进行大直径(11~12mm)PK 具有两个优点:一来可以增强结构支撑,二来可以将供体眼的角膜缘干细胞转移至受体眼(图 94.9)[3]。然而,由于临近角膜缘脉管系统丰富,移植排斥风险高,因此大直径 PK 的成功率会受到一定影响。因此当合并广泛角膜和角膜缘损伤时,常规直径(≤8mm)PK 联合角膜缘干细胞移植术或者在角膜缘干细胞移植术后进行 PK 可能是最佳治疗方案(图 94.10)。角膜缘干细胞移植可以与角膜移植同时或在其之前进行[55,56],分期手术疗效较好。此外还可以选择角膜缘 - 角膜移植术(limbo-keratoplasty),它是将一块带有角膜缘组织的偏中心角膜植片缝合到受体角膜[57],同期完成角膜和角膜缘干细胞移植。

化学伤后行穿透性角膜移植具有极高的植片排斥风险,主要归因于角膜新生血管形成。穿透性角膜移植的预后与化学损伤的严重程度及后遗症相关,尤其在合并青光眼、低眼压、前房增殖膜形成和视网膜脱离的患者预后更差[2]。

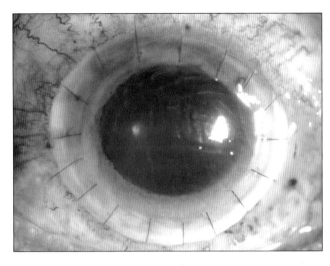

图 94.9　重度化学伤行大直径穿透性角膜移植

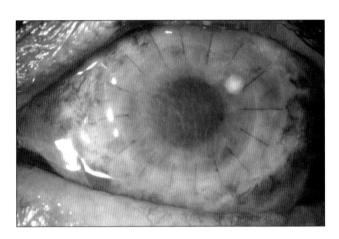

图 94.10　穿透性角膜移植联合体外培养的以羊膜为载体的角膜缘干细胞移植

前部深板层角膜移植

与穿透性角膜移植术相比,前部深板层角膜移植(deep anterior lamellar keratoplasty,DALK)降低了同种异体植片排斥的风险。当损伤未累及角膜后弹力层和内皮层时,可以考虑此手术方式。施行 DALK 的前提是患者的角膜缘干细胞状态稳定且功能良好。DALK 可采用大直径或者正常直径的角膜植片。有报道称 DALK 联合结膜 - 角膜缘移植在眼化学伤的治疗中取得了不错的效果[58-60]。

终末期治疗干预

人工角膜

当患者眼部严重受损,活体角膜移植手术成功率低或手术失败时,人工角膜移植是最后的治疗选择。

它不仅为眼化学伤患者的视力恢复提供了可能,而且具有良好的植片存活率[61],但其治疗效果仍需长期随访进一步证实。人工角膜移植的局限性包括:患者需每天使用抗生素预防感染、佩戴治疗性角膜接触镜、终生随访及承担可能出现的长期风险。术后并发症包括感染、无菌性玻璃体炎症、角膜溶解、青光眼、视网膜脱离人工角膜后膜形成等[14]。在化学伤等严重眼表疾病的患者,人工角膜移植术后并发症发生率较高[62]。

表层人工角膜镶嵌术切除全部(epidescemetic keratoprosthesisi)是近来出现的一项新的治疗方法,目前仍处于研究阶段。由于不需要切除全部角膜进行移植,该方法可降低眼内炎、青光眼等术后并发症的风险[63]。

眼内容剜除或眼球摘除

对于所有治疗手段无效的、失明且伴有痛感的患眼,可采取眼内容剜除术或眼球摘除术。

青光眼手术

眼化学伤后青光眼的发生与损伤的严重程度有关,眼压升高通常发生在受伤后一周内[64]。对于药物治疗无效的继发性青光眼需要手术干预。然而,化学伤造成的广泛性角膜缘和球结膜瘢痕以及结膜囊缩短使得滤过手术更为复杂,也使得青光眼引流器植入手术的并发症发生率更高[64]。必要时可考虑行睫状体光凝术,但因其对眼压的控制效果难以预测,可能导致低眼压和眼球痨的发生。

眼部热烧伤

面部烧伤是一种常见的热烧伤,大约 7.5%~27% 的患者眼部受累[4]。幸运的是由于与生俱来的自我保护机制如眨眼反射、Bell 现象、头部和手臂的反射性防护动作,热烧伤一般不会导致严重的眼部并发症[3]。热烧伤造成的失明相对少见,而且及时有效的治疗会使永久性视力受损的风险降至最低[4]。

眼周烧伤通常累及眼睑和睑缘,眼部并发症多继发于眼睑的异常状态而不是热损伤的直接影响[4]。当气体、高温和烟雾等因素造成的眼部损伤不合并眼睑损伤时,需行眼科检查评估损伤情况。眼部热烧伤可能同时合并化学伤和/或外伤,如图 94.11 所示的烟花燃爆导致化学伤合并热烧伤的病例。

大部分眼部热烧伤可分为火焰烧伤和接触烧伤。

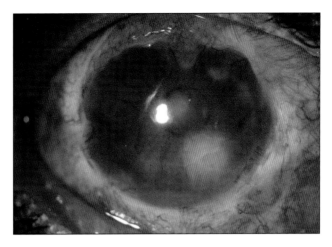

图 94.11　烟花导致化学伤合并热烧伤的病例

前者是由于火焰烧灼直接导致,而后者是由于眼部与热物体接触所致。

病理生理学

眼部热烧伤的严重程度取决于热剂量和接触面积的大小。热剂量可通过热物质的温度和接触时间进行计算。Goldblatt 等[65]在一项研究中,通过给予兔眼角膜一定剂量(温度 × 时间)的热刺激并检测角膜的大体形态学损伤和组织学损伤,了解兔眼角膜的热耐受程度。他们观察到,45℃热刺激持续 45 分钟,仅引起一过性的轻度角膜基质水肿;而 59℃热刺激持续 45 分钟,可导致细胞成分的破坏,严重角膜基质水肿、崩解甚至坏死。

临床评估

可疑眼部热烧伤患者应当进行眼部评估,判断损伤的程度,排除可能的眼内或眶内异物[4,14]。

眼睑和面部烧伤的范围和深度也应当进行评估并记录。眉毛和睫毛的缺失,通常伴随着对应面部皮肤或眼睑组织深层或全层烧伤[4]。由于绝大部分眼部病损继发于眼睑畸形,如眼睑闭合不全和睑内翻,因此需仔细检查眼睑闭合程度和 Bell 现象是否存在,以评估角膜暴露的风险[3,4,14,66]。Bell 现象消失的眼睑闭合不全患者(通常见于气管插管者),需要每天进行眼科检查。眼睑烧伤分级见表 94.6。

由于热烧伤引起的结膜和眼睑水肿可能会阻碍眼表检查,因此伤后宜早期进行眼表损伤的评估。必须明确眼表状态。大部分眼部热烧伤会造成角膜或结膜不同程度的浅层烧伤,轻者表现为细小的上皮点状缺损,重者可出现广泛的上皮剥脱。深层烧伤可导

7

表 94.6　眼睑热烧伤的分类

分级	累及深度	表现	疼痛	预后
一度（表皮损伤）	表皮	红斑、水疱少见	有	通常在一周内修复
二度（浅层）	表皮和真皮乳头层	薄壁水疱,内含液体,创面潮湿,张力大	有	在两周内由皮肤附器的角化细胞修复
二度（深层）	表皮和真皮网状层	水疱,创面红白相间	有	3~4 周缓慢修复,伴随瘢痕形成和组织挛缩
三度（全层）	表皮和全层真皮层	创面蜡白、干燥,硬如皮革	无	依靠临近健康皮肤修复,广泛的瘢痕和组织挛缩
四度（深层）	表皮、真皮层和皮下组织深达肌肉和骨骼字体大小	组织焦痂	无	严重的组织挛缩和残疾

致角膜水肿,出现特征性磨砂玻璃样外观,最终形成基质瘢痕。这些基质瘢痕可能增厚并最终脱落,残留的角膜组织变薄且易于发生扩张性改变[4]。严重烫伤可能导致灾难性后果,如角膜坏死甚至角膜穿孔。

大面积烧伤患者,由于毛细血管渗漏严重,大量液体进入眶内密闭空间,存在眶骨筋膜室综合征的风险[4]。眶内压升高会继发眼压升高,导致缺血性视神经病变的发生。一旦发生眶骨筋膜室综合征,需紧急行外眦切开术和下眦松解术。

临床处理

伤后早期处理包括冲洗和无菌棉棒仔细去除杂物。因为患者可能出现泪液分泌减少、瞬目反射减少、眼睑活动度下降或眼睑移位[4],建议早期预防性使用眼部润滑剂。瘢痕性睑裂闭合不全可能会在伤后两周内发生,因此在眼睑手术之前需要积极治疗暴露性角膜病变。可使用不含防腐剂的人工泪液或眼膏每小时一次频点润滑眼表,以防止角膜穿孔。对于重度暴露性角膜炎,可选择湿房镜、羊膜覆盖、睑裂缝合和硬性透气性巩膜接触镜等辅助治疗方法[67]。

存在角膜上皮缺失者,需要在局部点眼的润滑剂中添加抗生素预防感染[3]。通常应当避免局部使用糖皮质激素以减少继发感染的风险。对于角膜上皮愈合不良者可考虑进行羊膜移植。使用 100% 纯氧治疗重度眼化学伤和热损伤的初步研究结果显示,纯氧能够改善角膜缘缺血、加速角膜上皮形成、减少角膜新生血管[68]。

为避免碎屑残渣掉落入眼睛,应去除烧焦的睫毛。一项研究主张使用涂上眼膏的剪刀修剪睫毛,防止剪断的睫毛掉入结膜囊[4]。如存在瘢痕性睑内翻,拔除睫毛是最佳选择。眼睑和面部烧伤的处理应该与眼整形科或整形外科合作进行[14]。

与眼化学伤不同的是,柠檬酸盐和抗坏血酸盐对眼部热烧伤的疗效尚不明确。因此,对于此二者是否可用于眼热烧伤的治疗学界尚未达成共识:有些文章建议治疗时加用柠檬酸盐和抗坏血酸盐[14,65],而另一些文章不建议使用[3,4]。

在角膜坏死和角膜穿孔的情况下可采用手术干预,如板层角膜移植、穿透性角膜移植或角膜缘干细胞移植术[14]。手术治疗原则与眼化学伤相同。

眼部辐射伤

紫外线（UV）和红外线都会对眼部造成辐射性损伤。紫外线来源的损伤更常见,多是由于日光反射或电焊光所致[3]。紫外线几乎可被角膜完全吸收,导致角膜上皮损伤、基质水肿。在暴露后的 12 小时内,紫外线损伤表现为疼痛（严重时出现症状与体征分离）、眼睑痉挛和流泪。眼部检查显示点状角膜上皮糜烂和结膜充血。角膜炎通常在 48 小时内自愈,对症治疗可给予局部润滑剂滴眼。

红外线损伤不常见,爆炸和日食是可能的原因。尽管角膜损伤多局限于浅层点状角膜病变,但是长期接触红外线可能导致白内障或脉络膜视网膜炎。

总结

尽管重度眼化学伤和热烧伤并不常见,但它们可导致严重的视力损害并破坏眼球的完整性。受伤个体通常是青年男性,损伤不仅对患者的身心健康造成了影响,也带来了不小的经济负担。一般来说,碱性物质引起的眼部损伤更为严重,但强酸的破坏性与强碱相当。及时充分的结膜囊冲洗仍然是最重要的一种干预措施。后续治疗包括并发症的处理、眼球完整性的维持、眼表重建以及优化预后。损伤程度的分类对于评估预后以及指导治疗十分重要。随着科学的发展和研究的深入，我们在改善重度化学伤的预后方面取得了不错的进展，但是其药物和手术治疗仍面临许多挑战。

致谢

感谢友情提供图片 94.1 的 Sue L Ormode 医学博士和提供图片 94.6 的 Chi-Ying Chou 医生，感谢提供本章节其他临床图片的作者们。

（黄林英 译　杨燕宁 校）

参考文献

1. Pfister RR. Chemical injuries of the eye. *Ophthalmology* 1983;**90**: 1246–53.
2. Wagoner MD. Chemical injuries of the eye: current concepts in pathophysiology and therapy. *Surv Ophthalmol* 1997;**41**:275–313.
3. Merle H, Gerard M, Schrage N. *J Fr Ophtalmol* 2008;**31**:723–34.
4. Malhotra R, Sheikh I, Dheansa B. The management of eyelid burns. *Surv Ophthalmol* 2009;**54**:356–71.
5. Morgan SJ. Chemical burns of the eye: causes and management. *Br J Ophthalmol* 1987;**71**:854–7.
6. Beare JD. Eye injuries from assault with chemicals. *Br J Ophthalmol* 1990; **74**:514–18.
7. Schrage NF, Langefeld S, Zschocke J, et al. Eye burns: an emergency and continuing problem. *Burns* 2000;**26**:689–99.
8. Hong J, Qiu T, Wei A, et al. Clinical characteristics and visual outcome of severe ocular chemical injuries in Shanghai. *Ophthalmology* 2010; **117**:2268–72.
9. Kuckelkorn R, Makropoulos W, Kottek A, et al. Retrospective study of severe alkali burns of the eyes. *Klin Monbl Augenheilkd* 1993;**203**: 397–402.
10. Le Q, Chen Y, Wang X, et al. Analysis of medical expenditure and socioeconomic status in patients with ocular chemical burns in East China: a retrospective study. *BMC Public Health* 2012;**12**:409.
11. Kuckelkorn R, Schrage N, Keller G, et al. Emergency treatment of chemical and thermal eye burns. *Acta Ophthalmol Scand* 2002;**80**:4–10.
12. Paterson CA, Pfister RR, Levinson RA. Aqueous humor pH changes after experimental alkali burns. *Am J Ophthalmol* 1975;**79**:414–19.
13. Kuckelkorn R, Kottek A, Reim M. Intraocular complications after severe chemical burns–incidence and surgical treatment. *Klin Monbl Augenheilkd* 1994;**205**:86–92.
14. Fish R, Davidson RS. Management of ocular thermal and chemical injuries, including amniotic membrane therapy. *Curr Opin Ophthalmol* 2010; **21**:317–21.
15. Schrage N. *Chemical ocular burns*. New York: Springer; 2010.
16. Dua HS, Azuara-Blanco A. Limbal stem cells of the corneal epithelium. *Surv Ophthalmol* 2000;**44**:415–25.
17. Levinson RA, Paterson CA, Pfister RR. Ascorbic acid prevents corneal ulceration and perforation following experimental alkali burns. *Invest Ophthalmol* 1976;**15**:986–93.
18. Pfister RR, Haddox JL, Yuille-Barr D. The combined effect of citrate/ascorbate treatment in alkali-injured rabbit eyes. *Cornea* 1991;**10**: 100–4.
19. Ikeda N, Hayasaka S, Hayasaka Y, et al. Alkali burns of the eye: effect of immediate copious irrigation with tap water on their severity. *Ophthalmologica* 2006;**220**:225–8.
20. Burns FR, Paterson CA. Prompt irrigation of chemical eye injuries may avert severe damage. *Occup Health Saf* 1989;**58**:33–6.
21. Roper-Hall MJ. Thermal and chemical burns. *Trans Ophthalmol Soc UK* 1965;**85**:631–53.
22. Brodovsky SC, McCarty CA, Snibson G, et al. Management of alkali burns: an 11-year retrospective review. *Ophthalmology* 2000;**107**:1829–35.
23. Davis AR, Ali QK, Aclimandos WA, et al. Topical steroid use in the treatment of ocular alkali burns. *Br J Ophthalmol* 1997;**81**:732–4.
24. Sharma N, Goel M, Velpandian T, et al. Evaluation of umbilical cord serum therapy in acute ocular chemical burns. *Invest Ophthalmol Vis Sci* 2011;**52**:1087–92.
25. Donshik PC, Berman MB, Dohlman CH, et al. Effect of topical cortico-

26. steroids on ulceration in alkali-burned corneas. *Arch Ophthalmol* 1978; **96**:2117–20.
26. Pfister RR, Paterson CA, Spiers JW, et al. The efficacy of ascorbate treatment after severe experimental alkali burns depends upon the route of administration. *Invest Ophthalmol Vis Sci* 1980;**19**:1526–9.
27. Pfister RR, Nicolaro ML, Paterson CA. Sodium citrate reduces the incidence of corneal ulcerations and perforations in extreme alkali-burned eyes–acetylcysteine and ascorbate have no favorable effect. *Invest Ophthalmol Vis Sci* 1981;**21**:486–90.
28. Paterson CA, Pfister RR. Intraocular pressure changes after alkali burns. *Arch Ophthalmol* 1974;**91**:211–18.
29. Pfister RR, Friend J, Dohlman CH. The anterior segments of rabbits after alkali burns. Metabolic and histologic alterations. *Arch Ophthalmol* 1971; **86**:189–93.
30. Laux U, Roth HW, Krey H, et al. Aqueous humor pH in experimental lye burns and influence of different treatment measures (author's transl). *Graefe's Arch Clin Exp Ophthalmol* 1975;**195**:33–40.
31. Gicquel JJ. Management of ocular surface chemical burns. *Br J Ophthalmol* 2011;**95**:159–61.
32. Ralph RA. Tetracyclines and the treatment of corneal stromal ulceration: a review. *Cornea* 2000;**19**:274–7.
33. Horwitz V, Dachir S, Cohen M, et al. The beneficial effects of doxycycline, an inhibitor of matrix metalloproteinases, on sulfur mustard-induced ocular pathologies depend on the injury stage. *Curr Eye Res* 2014;**39**: 803–12.
34. Lee SH, Leem HS, Jeong SM, et al. Bevacizumab accelerates corneal wound healing by inhibiting TGF-beta2 expression in alkali-burned mouse cornea. *BMB Rep* 2009;**42**:800–5.
35. Hosseini H, Nowroozzadeh MH, Salouti R, et al. Anti-VEGF therapy with bevacizumab for anterior segment eye disease. *Cornea* 2012;**31**:322–34.
36. Sharma N, Lathi SS, Sehra SV, et al. Comparison of umbilical cord serum and amniotic membrane transplantation in acute ocular chemical burns. *Br J Ophthalmol* 2015;**99**:669–73.
37. Tuft SJ, Shortt AJ. Surgical rehabilitation following severe ocular burns. *Eye* 2009;**23**:1966–71.
38. Meller D, Pires RT, Mack RJ, et al. Amniotic membrane transplantation for acute chemical or thermal burns. *Ophthalmology* 2000;**107**:980–9.
39. Koizumi NJ, Inatomi TJ, Sotozono CJ, et al. Growth factor mRNA and protein in preserved human amniotic membrane. *Curr Eye Res* 2000;**20**: 173–7.
40. Tseng SC, Li DQ, Ma X. Suppression of transforming growth factor-beta isoforms, TGF-beta receptor type II, and myofibroblast differentiation in cultured human corneal and limbal fibroblasts by amniotic membrane matrix. *J Cell Phys* 1999;**179**:325–35.
41. Hao Y, Ma DH, Hwang DG, et al. Identification of antiangiogenic and antiinflammatory proteins in human amniotic membrane. *Cornea* 2000; **19**:348–52.
42. Shimmura S, Shimazaki J, Ohashi Y, et al. Antiinflammatory effects of amniotic membrane transplantation in ocular surface disorders. *Cornea* 2001;**20**:408–13.
43. Arora R, Mehta D, Jain V. Amniotic membrane transplantation in acute chemical burns. *Eye* 2005;**19**:273–8.
44. Tejwani S, Kolari RS, Sangwan VS, et al. Role of amniotic membrane graft for ocular chemical and thermal injuries. *Cornea* 2007;**26**:21–6.
45. Clare G, Suleman H, Bunce C, et al. Amniotic membrane transplantation for acute ocular burns. *Cochrane Database Syst Rev* 2012;(9):CD009379.
46. Tamhane A, Vajpayee RB, Biswas NR, et al. Evaluation of amniotic membrane transplantation as an adjunct to medical therapy as compared with medical therapy alone in acute ocular burns. *Ophthalmology* 2005;**112**: 1963–9.
47. Tandon R, Gupta N, Kalaivani M, et al. Amniotic membrane transplantation as an adjunct to medical therapy in acute ocular burns. *Br J Ophthalmol* 2011;**95**:199–204.
48. Ma DH, Kuo MT, Tsai YJ, et al. Transplantation of cultivated oral mucosal epithelial cells for severe corneal burn. *Eye* 2009;**23**:1442–50.
49. Nakamura T, Inatomi T, Sotozono C, et al. Transplantation of cultivated autologous oral mucosal epithelial cells in patients with severe ocular surface disorders. *Br J Ophthalmol* 2004;**88**:1280–4.
50. Kenyon KR, Tseng SC. Limbal autograft transplantation for ocular surface disorders. *Ophthalmology* 1989;**96**:709–22.
51. Rao SK, Rajagopal R, Sitalakshmi G, et al. Limbal autografting: comparison of results in the acute and chronic phases of ocular surface burns. *Cornea* 1999;**18**:164–71.
52. Crawford AZ, McGhee CNJ. Management of limbal stem cell deficiency in severe ocular chemical burns. *Clin Exper Ophthalmol* 2012;**40**:227–9.
53. Basu S, Ali H, Sangwan VS. Clinical outcomes of repeat autologous cultivated limbal epithelial transplantation for ocular surface burns. *Am J Ophthalmol* 2012;**153**:643–50.
54. Sangwan VS, Basu S, MacNeil S, et al. Simple limbal epithelial transplantation (SLET): a novel surgical technique for the treatment of unilateral limbal stem cell deficiency. *Br J Ophthalmol* 2012;**96**:931–4.
55. Basu S, Mohamed A, Chaurasia S, et al. Clinical outcomes of penetrating keratoplasty after autologous cultivated limbal epithelial transplantation for ocular surface burns. *Am J Ophthalmol* 2011;**152**:917–24.
56. Shimazaki J, Shimmura S, Tsubota K. Donor source affects the outcome of ocular surface reconstruction in chemical or thermal burns of the

cornea. *Ophthalmology* 2004;**111**:38–44.

57. Eberwein P, Bohringer D, Schwartzkopff J, et al. Allogenic limbo-keratoplasty with conjunctivoplasty, mitomycin C, and amniotic membrane for bilateral limbal stem cell deficiency. *Ophthalmology* 2012;**119**: 930–7.

58. Vajpayee RB, Thomas S, Sharma N, et al. Large-diameter lamellar keratoplasty in severe ocular alkali burns: a technique of stem cell transplantation. *Ophthalmology* 2000;**107**:1765–8.

59. Yao YF, Zhang B, Zhou P, et al. Autologous limbal grafting combined with deep lamellar keratoplasty in unilateral eye with severe chemical or thermal burn at late stage. *Ophthalmology* 2002;**109**:2011–17.

60. Singh G, Singh Bhinder H. Evaluation of therapeutic deep anterior lamellar keratoplasty in acute ocular chemical burns. *Eur J Ophthalmol* 2008; **18**:517–28.

61. Zerbe BL, Belin MW, Ciolino JB. Results from the multicenter Boston Type 1 Keratoprosthesis Study. *Ophthalmology* 2006;**113**:1779.

62. Chan CC, Holland EJ. Infectious keratitis in Boston Type 1 Keratoprosthesis. *Cornea* 2012;**31**(10):1128–34.

63. Alio JL, Abdelghany AA, Abu-Mustafa SK, et al. A new epidescemetic keratoprosthesis: pilot investigation and proof of concept of a new alternative solution for corneal blindness. *Br J Ophthalmol* 2015;**99**(11): 1483–7.

64. Lin MP, Eksioglu U, Mudumbai RC, et al. Glaucoma in patients with ocular chemical burns. *Am J Ophthalmol* 2012;**154**:481–5.

65. Goldblatt WS, Finger PT, Perry HD, et al. Hyperthermic treatment of rabbit corneas. *Invest Ophthalmol Vis Sci* 1989;**30**:1778–83.

66. Czyz CN, Kalwerisky K, Stacey AW, et al. Initial treatment of ocular exposure and associated complications in severe periorbital thermal injuries. *J Trauma* 2011;**71**:1455–9.

67. Kalwerisky K, Davies B, Mihora L, et al. Use of the Boston Ocular Surface Prosthesis in the management of severe periorbital thermal injuries: a case series of 10 patients. *Ophthalmology* 2012;**119**:516–21.

68. Sharifipour F, Baradaran-Rafii A, Idani E, et al. Oxygen therapy for acute ocular chemical or thermal burns: a pilot study. *Am J Ophthalmol* 2011; **151**:823–8.

69. Dua HS, King AJ, Joseph A. A new classification of ocular surface burns. *Br J Ophthalmol* 2001;**85**:1379–83.

7

第 95 章

内眼手术的角膜并发症

Matthew G.J. Trese,Alan Sugar,Shahzad I.Mian

关键概念

- 随着我们对于内眼手术理解的深入和手术技巧的改进,内眼手术术后角膜并发症的发病率显著下降。但是白内障手术作为美国最常见的手术,即使其并发症的发病率很低也会影响很多患者。
- 通过超声乳化吸除术的微爆破/脉冲设置,可扭动的超声手柄及具有潜力的飞秒激光技术,角膜热烧伤得以控制。然而,降低热烧伤发病率的最强独立因素是手术量和眼科黏弹剂的选择。
- 角膜后弹力层脱离可发生在多种原因下,需要仔细观察和处理,避免发生潜在严重的并发症,比如大泡性角膜病变或角膜瘢痕。
- 感染性角膜炎可以发生于内眼手术之后,可能与眼内炎有关。早期诊断、长期随访是获得良好结局的关键因素。
- Brown-McLean 综合征(BMS)以 360 度周边角膜水肿为特征,它由周边向中央延展 2~3mm,而存留正常的中央角膜。有趣的是,BMS 平均诊断时间为白内障术后 16 年。尽管大多数 BMS 不需要治疗,但是对于疼痛性 BMS 可采用角膜移植术和前基质针刺术进行治疗。
- 眼前节毒性综合征(TASS)是由非感染性因素引起的术后炎症性反应。患者在内眼手术后 12~48 小时出现视物模糊和全角膜水肿。因其可能造成永久性角膜内皮细胞丢失,TASS 必须仔细观察。
- 暴露于围术期的麻醉药物、预防性抗生素的相互作用、内眼手术的直接损伤都会损伤健康的角膜内皮。当角膜内皮损伤严重时,会造成角膜脱水机制丧失、大泡性角膜病变,从而需要手术治疗。

本章纲要

内眼手术后的角膜并发症很常见,可以从小片的上皮缺损到角膜内皮失功导致的持续性基质水肿(表95.1)。随着科技的进步和手术技术的提高,继发于内眼手术的并发症的发生率明显降低。但是,内眼手术的数量,特别是白内障摘除术的手术量,随着重度功能性白内障患者的快速增加而增长。在美国,白内障手术每年增加超过三百万例,并且仍在继续增长[1]。因此,较低的并发症发生率仍然可以影响一大批患者。这些并发症的进展和治疗会耗费相当大的人力和财力。认识手术相关角膜并发症对其早期识别、治疗及预防很有必要。

上皮并发症

上皮损伤是手术创伤后、药物和防腐剂的毒性作用导致的常见并发症。术前局麻药的持续使用可导致眼部过度干燥。干眼症、暴露性角膜炎、前部基底膜营养不良、糖尿病及已行玻璃体切除手术的患者发生角膜上皮缺损的风险提高,尤其是角膜上皮的微小损伤。

表95.1 内眼手术的角膜并发症

上皮	擦伤
	水肿
	丝状物
	毒性角膜病
热烧伤	烧灼器
	超声乳化探头
感染	细菌
	真菌
	单纯疱疹病毒性角膜炎
角膜后弹力层	撕裂
	脱离
内皮损伤	无晶状体性大泡性角膜病变
	假晶状体性大泡性角膜病变
	Brown-McLean 综合征
	人工晶体性大泡性角膜病变
	眼前节毒性综合征 TASS

在干眼、手术创伤、高眼压、手术时间过长、内皮损伤的患者中,角膜上皮水肿在术中即可发生。上皮水肿会导致光反射不规则,并降低眼内结构清晰度,术中需要去除中央角膜上皮。上睑下垂及干眼的患者术后可能会发生丝状角膜炎。

治疗措施包括常规使用润滑剂,如人工泪液、凝胶、眼膏或佩戴治疗性软性角膜接触镜。巩膜接触镜在治疗上皮损伤中也具有一定作用[2]。睑裂缝合和/或羊膜移植对治疗慢性上皮损伤是有必要的[3]。使用自体血清可以缩短40%的上皮再生时间[4]。在术前使用润滑剂、0.05%环孢素滴眼液及术中在角膜表面使用黏弹剂,可以使高风险的患者受益。大多数的上皮损伤可以快速修复,但是小部分上皮损伤可能导致感染性角膜炎、角膜瘢痕及伴有视力损害的新生血管形成,特别是在视网膜手术后。

热烧伤

使用烧灼器以及在白内障超声乳化吸除术中使用超声手柄会导致角膜热烧伤。角膜组织的凝固会造成胶原收缩、病灶混浊、瘢痕组织形成、诱导散光。与周边角膜烧伤相比,中央角膜烧伤的后遗症更为严重。由于振动探头和硅胶套之间的摩擦以及超声能量的使用,超声手柄会产生强大的热能,必须通过灌注液的流动进行充分冷却[5]。硅胶套收缩、灌注系统损坏和超乳手术时间过长都会造成切口处角膜组织

的意外热烧伤,从而导致角膜收缩、切口裂开以及切口渗漏(图95.1)。超声乳化术中角膜热烧伤与切口水合作用导致手术切口较紧、晶状体核块吸除以及需要较高超声能量去除致密核块有关[6]。

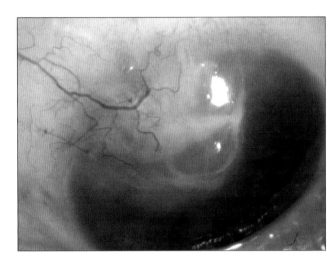

图95.1 白内障超声乳化吸除术中灼伤透明角膜切口导致的角膜瘢痕及新生血管化

预防和早期识别热烧伤对降低热烧伤的发病率是必不可少的。灌注液停止或切口过紧时必须停止超声乳化手术。白内障超声乳化吸除术和白内障摘除术的改进显著降低了切口热烧伤[7]。与传统纵向震动手柄相比,脉冲和微爆破设置及可扭动超乳手柄的使用产生热量较小,从而降低手术热烧伤的风险[8]。美国和加拿大最近一项关于白内障手术的研究显示高手术量是影响角膜挛缩损伤发生率的最强独立因素[9]。手术中眼用弹剂(ophthalmic viscoelastic device,OVD)的选择也是一个重要的因素,因为黏性大的 OVD 具有破坏术中流体动力学和蓄热的潜力,从而导致热烧伤和内皮损伤,而且某些 OVD 与超声乳化针头接触时会释放热量[10],如 2.3% 透明质酸钠(Healon 5)。因此在超声乳化开始之前,冲洗和吸除 OVD 的重要性再怎么强调也不为过。

飞秒激光技术具有减少超声乳化手术时间并降低热烧伤的潜在机制。飞秒激光是在 2008 年被引进白内障手术的。目前大量研究表明飞秒激光辅助白内障手术协助手术医生进行更精确的前囊切开,并通过激光预劈核技术减少超声乳化手术时间[11]。预劈核减少超声时间,从而降低超声乳化针头产生的热量,减少热烧伤以及早期内皮细胞损失的发病率。激光脉冲持续时间短(10^{-15}秒),对周围组织损伤最小。而且飞秒激光的优势还在于制作角膜切口和弓形切

口,可能降低术后散光[12]。

角膜后弹力层撕裂 / 脱离

角膜后弹力层的微小撕裂经常发生,特别是邻近角膜切口的部位;但是它们通常比较局限且不造成视力损害。后弹力层的微小撕裂可能在术中扩大形成脱离,导致角膜水肿和视力丢失。角膜后弹力层脱离(Descemet membrane detachments,DMD)与白内障摘除术、虹膜切开术和小梁切除术、穿透性角膜移植术、经睫状体扁平部的玻璃体切除术、深层巩膜切除术、黏小管切开术相关[13-28]。从白内障囊内摘除术开始,DMD 的危险因素不断发生改变。那时 α- 糜蛋白酶和接触角膜内皮的低温探针是导致 DMD 的主要因素。如今钝刀进入、器械的斜插使用、器械进入以及黏弹剂进入角膜后弹力层之上的错误平面是最常见的危险因素。DMD 可能的危险因素,包括导致角膜后弹力层破坏的眼部疾病史,比如先天性青光眼、产钳损伤、圆锥角膜以及 Terrien 边缘变性(图 95.2)。与白内障囊外摘除术中的巩膜隧道切口相比,超声乳化吸出术中透明的角膜切口增加了角膜后弹力层撕裂的风险。超声乳化针头反复进出,高速流动的灌注液和过紧的切口会造成后弹力层脱离[29]。这种脱离可能在术后即刻或数周后发现。

DMD 经药物治疗能够自行复位,平均恢复时间为十周[29]。大范围脱离或愈合缓慢时,使用空气、六氟化硫(SF₆)、14% 全氟丙烷(C3F8)前房注射、透明质酸钠或全层角膜褥式缝合的后弹力层复位术可能有效,并且可以重复进行[29,30]。DMD 可能发生大泡性角膜病变或角膜瘢痕,其中 7%~8% 的病例需要进行角膜内皮移植或穿透性角膜移植[16,20-22,31,32]。

感染性角膜炎

感染性角膜炎伴随永久性角膜瘢痕可发生在透明角膜手术中;细菌性角膜炎和真菌性角膜炎分别发生于术后早期和晚期。感染性角膜炎更常见于角膜切口附近,缝线的使用,角膜基质环植入术后以及与眼内炎相关的手术[33,34]。既往疱疹病史患者术后单纯疱疹病毒性角膜炎可能会突然发作。长期随访和早期识别感染性角膜炎可以获得更好的预后。角膜刮片培养可以帮助指导角膜炎及相关眼内炎的治疗。预防性使用聚维酮碘、前房注射头孢菌素、术后使用抗生素能降低眼内炎和角膜炎的风险[35]。有单纯疱疹病毒性角膜炎病史的患者需要预防性口服抗病毒药物来降低复发风险。此外,美国食品药品管理局(Food and Drug Administration,FDA)最近批准使用黏胶绷带(adheresive bandage)带来闭合透明角膜切口,降低缝线相关并发症,如感染性角膜炎和白内障术后缝线导致的散光(图 95.3)。但手术医生是否会改变水密切口及缝合透明角膜切口的习惯仍有待观察。

角膜内皮损伤

内眼手术中对角膜内皮造成的损伤可导致角膜水肿,而且可能形成角膜大泡,通常称作大泡性角膜

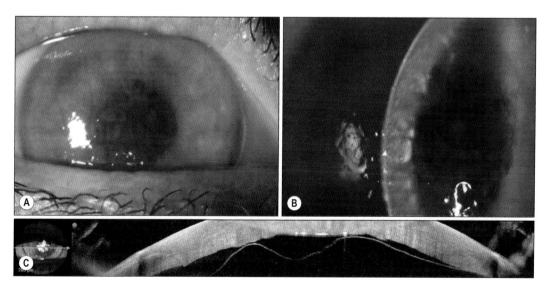

图 95.2　角膜后弹力层脱离。(A)眼部大体照片。(B)裂隙灯照片。(C)眼前节 OCT 表现

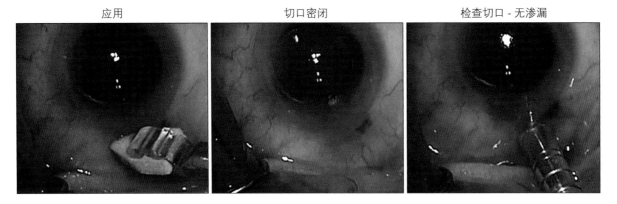

| 应用 | 切口密闭 | 检查切口 - 无渗漏 |

图 95.3　使用黏胶绷带闭合透明角膜切口。(图片由 Dr John Hovanesian 友情提供)

病变。继发于内皮损伤的角膜水肿,是导致内眼术后视力低下的原因,也是进行角膜移植的指征[36-39]。大泡性角膜病变通常发生在无晶状体眼、人工晶体眼或术后急性炎症反应如眼前节毒性综合征(toxic anterior segment syndrome, TASS)。对大泡性角膜病变病因的进一步认识,既有助于降低其发生率,也有助于改进手术设备、提高手术技术。

发病率

无晶状体性大泡性角膜病变(aphakic bullous keratopathy, ABK)在 100 多年来被认为是导致继发性角膜变性的主要原因[40],在许多早期文献中,ABK 被描述为"角膜营养不良"或"大泡性角膜炎"[41]。直到 1960 年以后,角膜水肿与角膜内皮变性之间的关系才得到广泛认可[42]。在人工晶体出现之前(pre-intraocular lens, pre-IOL),很难明确无晶状体性大泡性角膜病变的发生率。但在 1960 年代无晶状体眼的角膜移植手术成功应用之前,大泡性角膜病变被认为是白内障手术摘除术后毫无治疗希望的并发症[43]。

当 IOLs 首次大规模地应用于大量白内障患者时,其 5 年以上持续性角膜水肿的发生率高达 50%,因此 IOLs 在美国的接受度显著延迟。Barraquer 在 50 年代晚期植入了约 500 例前房型人工晶体,但由于角膜水肿以及慢性炎症等问题,到 1970 年他不得不将一半的人工晶体取出[44]。直到手术后数年人们才认识这些并发症。随着 IOL 设计的改进和手术技术的提高,这种并发症的发生率显著降低,但也不太可能消失。ABK(图 95.4)在过去的发生率难以统计。与囊内摘除和不植入 IOL 相比,早期植入 IOL 的发生率为 0~0.8%[45-47]。在玻璃体切割手术应用之前,白内障囊内摘除时,其玻璃体丢失的发病率为

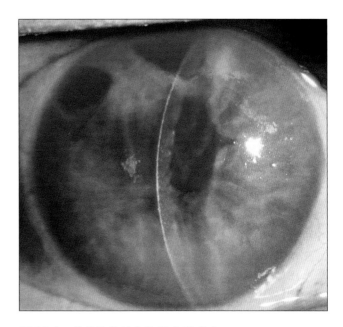

图 95.4　无晶状体性大泡性角膜病变

0.9%~11.3% 不等[48]。

由于缺乏无晶状体眼对照组的发病率,所以只有在特定情况下才能将角膜水肿的进展归咎于 IOL 本身。尽管如此,随着手术技术的提高和 IOL 设计的改善,其发病率也随之降低[39]。然而在一些早期病例中,IOL 导致的角膜水肿的发病率相当高。Binkhorst 报道在早期 694 例植入虹膜夹持型人工晶体的患者中,角膜失代偿的发生率超过 9%。角膜水肿平均发生在白内障术后 3 年,并导致 5.5% 的患者有用视力丧失[49]。在一组夹持型人工晶体植入联合白内障囊内摘除的 354 例晚期患者中,人工晶体性大泡性角膜病变(人工晶体性角膜水肿,Psedophakic bullous keratopathy,PBK)的发生率为 9%[49]。Pearce 对植入 Binkhorst 型人工晶体的术眼随访 4 年发现 PBK 的发生率是 2.7%[50]。在关于 Copeland 虹膜型人工晶体

7

的早期美国研究中，第一代在美国广泛使用的人工晶体，其5年PBK发生率为6%[51]。Drews综合几个系列研究发现，在1960~1970年间进行白内障摘除和IOL植入的8515例术眼中，持续性角膜水肿的发生率是3.2±4.35%[52]，且大部分患者进行了白内障囊内摘除手术联合虹膜支持型或前房型IOL的植入手术。但Tennant在同一时期报道了白内障囊外摘除联合前房型IOL植入手术，其PBK的发生率是15%[53]。

在20世纪80年代早期的美国，随着IOL的广泛使用，大样本病例数据越来越多。1978年后，美国FDA要求IOL上市前需要搜集IOL植入的大样本临床数据。来自美国FDA原始报告显示，在1978年到1982年间40 900例人工晶体植入病例中，最新流行的后房型IOL术后一年角膜内皮失代偿的发生率仅为0.06%，前房型IOL为1.2%，虹膜固定型IOL为1.5%[54]。在这些病例中，重度并发症的发生率可能被低估了[55]。

随着患者和医生对IOL的广泛接受，在20世纪80年代中期，制定了成人白内障手术医疗标准，并设计推广了几款新型IOL。其中一部分晶体为闭襻型前房型人工晶体。第一款导致大泡性角膜病变高发生率的IOL是Azar 91Z型人工晶体，被称为"在同期任何植入物中具有最高的术后并发症发生率的植入物"（图95.5）[56]。其术后1年的PBK发生率为5.1%，这导致了这款人工晶体在1983年退出市场[57]。同样的问题发生在Leiske型人工晶体（surgidev 10型）

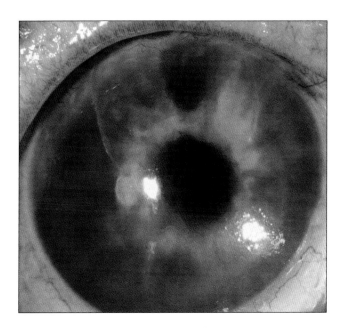

图95.5 植入Azar 91Z型闭襻前房型人工晶体后发生的PBK

以及ORC stableflex型人工晶体，它们术后PBK发生率超过5%[57,58]，这两种人工晶体分别在1986年和1987年退出市场[58]。其他类型，如Hessburg型人工晶体，最初反应良好[59]，后期有报道称其引起大泡性角膜病变[60]。其他前房型人工晶体也被发现导致角膜内皮失代偿。Dubroff型人工晶体在植入后平均约4年发生PBK，它的边角上有小襻，像开襻型后房型人工晶体一样植入前房，可能造成内皮损伤[62]。这些高发病率人工晶体的共同特性现在尚不清楚，但是并发症的流行说明内皮损伤率非常高。与后房型人工晶体或开襻半柔型前房型人工晶体相比，闭襻前房型人工晶体发生角膜和其他并发症的风险较高[63]。

人们认为目前使用的后房型人工晶体的角膜失代偿发病率很低。在瑞士白内障囊外摘除手术中，角膜失代偿的发病率为0.1%~0.3%[64]。在1984年，根据白内障手术大样本医疗数据估计，白内障超声乳化术或者白内障囊外摘除联合后房型人工晶体植入的发病率为0.47%[65]。在1989年，Waring估计同期发病率为0.1%，这表明了PBK的发病率逐渐降低[39]。

另一种评估无晶状体及人工晶体性角膜水肿问题的方法，是统计与之相关的角膜移植手术率。无晶状体眼的角膜移植手术成功率直到20世纪60年代中期才得以改善，所以早期角膜移植手术率可能低估了角膜内皮失代偿的发病率[43]。比如，在1948年到1978年间的对接受角膜移植手术的病变角膜进行检查发现，1947年到1961年间没有因ABK实施的角膜移植手术[66]。然而，在1974年到1978年间，ABK成为了角膜移植手术的主要指征，占30%的病例。直到1973年还没有因PBK接受角膜移植手术的病例，但是到1978年2/3大泡性角膜病变病例都均有人工晶体植入史[66]。5年后更新的数据显示，单纯PBK成为角膜移植的主要指征（17.8%），ABK逐渐减少（10.9%）[67]。在一个组病例观察中，PBK发病率从22.9%（1983~1988）增加到27.2%（1996~2000）[36,68]。美国医疗保健网络的最新评估方法是通过计费代码来识别在角膜内皮疾病患者中（包括手术后角膜水肿以及Fuchs角膜内皮营养不良）实施的角膜移植手术率。这份研究发现，相比于2001~2006年，2007~2009年角膜内皮疾病患者接受角膜移植手术的概率提高了47%[69]。作者也提到这些数据可能高估了穿透性角膜移植手术率，因为在2007年角膜内皮移植（EK）的手术量显著增加，而在此期间还没有EK手术的CPT编码[69,70]。然而穿透性角膜移植与EK手术都被用于治疗角膜内皮疾病，它们的数据均可以用来统计术后角膜水肿的发生率。

有证据表明,在经历了 20 世纪 80 年代末一段高峰后,PBK 发病率在 1990 年开始下降,包括 IOL 取出率也开始下降[37~39,71~73]。此外,比较过去 30 年间 100 例穿透性角膜移植病例中,因 PBK 与 ABK 接受的角膜移植手术的比例也有下降趋势[74]。美国眼库协会的最新统计报告显示,在 48 299 例角膜移植手术中,因白内障术后角膜水肿接受角膜移植手术的比例为 9.2%[78]。

ABK 和 PBK 组织病理学

ABK 和 PBK 角膜组织学主要特点是角膜内皮细胞减少缺失、上皮大泡、基质水肿,从而导致疼痛与视力丧失[76]。后弹力层的后部胶原层增厚,基质细胞减少[77]。由于细胞外基质蛋白及葡聚糖等在结构组成上改变导致了上皮下及后部角膜纤维增生[78]。上皮基底膜中纤维蛋白、层粘连蛋白、4 型胶原等维持正常上皮功能的粘连蛋白大量减少。缺乏这些粘连蛋白以及抗黏着蛋白,如固生蛋白(tenascin-c)和血小板反应蛋白 -1(thrombospondin-1),会造成上皮细胞之间以及上皮下组织连接中断,从而导致上皮下大泡以及纤维化[79~83]。第二代谐波成像显微镜观察到,随着大泡性角膜病变持续,角膜基质出现胶原层紊乱[84]。同时免疫荧光显示基质细胞经历再分化,转化为成纤维细胞及肌成纤维细胞[84]。此外,胰岛素样生长因子 -1、骨形成蛋白、白介素 -8 和白介素 -1 分泌水平增高,导致基底膜和细胞外基质蛋白异常沉积,包括纤连蛋白、层粘连蛋白、4 型胶原、TGFBI、结缔组织生长因子和原纤蛋白,从而导致上皮下纤维化和后部胶原层增厚[85~90]。TGF-beta3 的 mRNA 在 PBK 中表达减少,研究者认为 TGF-beta3 在角膜瘢痕形成中起到一定作用[91]。此外所有角膜细胞均表达 Fas、Fas-ligand 以及 Bcl-2、Bcl-xl 和 Bax 因子,这些都是凋亡通路信号因子。因此,越来越多的证据显示凋亡在角膜内皮损失中具有重要作用,并最终发展为 PBK 和 ABK[92]。重要的是基底膜和细胞外基质的改变仅在 ABK 及 PBK 中发现,而在正常白内障术后的角膜中未发现。

研究者在深层角膜基质中发现炎症细胞及巨噬细胞,其沉积在角膜内皮面形成角膜后沉积物[93]。许多研究表明,炎性细胞沉积在人工晶体表面,而且在襻与睫状体接触部位发生炎症反应[77]。Apple 等人[94] 详细描述了各种型号人工晶体植入眼内后复杂的组织病理学变化。在先前无晶状体眼中描述了内皮退行性改变与角膜后部胶原增殖[95]。组织病理学证据显示,潜在的角膜内皮营养不良是白内障术后角膜内皮变性的潜在危险因素,且在无晶状体角膜水肿和人工晶体性角膜水肿接受角膜移植术中得到证实[95,96]。

发病机制

角膜内皮泵受损继发于许多潜在因素,比如白内障手术,从而导致角膜水肿的发生。Bourne 与 Kaufman 在 1976 年首次将角膜内皮显微镜应用于白内障手术的术眼评估[97],也让医生更好地描述内眼手术后角膜内皮反应特征。他们发现中央角膜内皮密度在白内障囊内摘除后减少 12%,IOL 植入眼则减少 62%。因此研究者对影响角膜内皮的因素进行了大量研究[98],如手术技术和植入 IOL 的类型等。前期研究检查了术后短期角膜内皮损失,研究者认为术后 3 个月后,手术早期影响逐渐稳定[99~101]。无 IOL 植入的白内障囊内摘除手术术后的细胞丢失率从 4%~21% 不等,平均为 12%[98~105]。而白内障囊内摘除术与囊外摘除术的内皮细胞丢失率(17% 与 14%)之间没有显著性差异[106]。早期研究显示,超声乳化白内障手术的内皮丢失率从 16%~67% 不等,这与手术创伤程度有关[107]。植入 IOL 种类的前期研究也有报道。

理解 PBK 病情进展对认识白内障摘除术后内皮损害的长期病程具有重要意义。Liesegang 等人随访了几类患者,包括白内障囊内摘除伴有或不伴有虹膜支持型 IOL 植入,白内障囊外摘除伴有或不伴有后房型 IOL 植入,使用角膜内皮显微镜观察 2 年,发现在白内障囊外摘除不伴 IOL 植入手术中角膜内皮细胞丢失率为 7.6%,而白内障囊内摘除伴 IOL 植入手术中为 24.5%[108]。然而最重要发现是,在术后 2 月所有组别的角膜内皮细胞丢失率从 11%~16% 不等,并持续进展直至随访结束。Martin 等[109] 人也证实了白内障囊内摘除伴或不伴虹膜夹持型 IOL 植入在术后 5 年角膜内皮细胞持续丢失。

与早期白内障摘除手术技术及植入的 IOL 类型相比,现在大多数白内障摘除手术的内皮损失率相对较低。Werblin 发现超声乳化白内障手术联合后房型人工晶体植入术后 1 年的中央内皮细胞损失率为 9%,3 年后为 11.5%,与对照眼相比每年仅增加 0.3% 的损失率[110]。其他一些学者发现超声乳化白内障手术联合后房型人工晶体植入术后 3 月的中央内皮细胞损失率在 2.71%~16.7% 之间[111~120]。尽管微切口技术仍然有 8% 的损失率,白内障超声乳化技术的不断改进也提高了手术安全性[121]。

最近的一项研究比较了传统白内障手术与飞秒激光辅助的白内障手术之间角膜内皮的损失率[122]。Abell 发现飞秒激光辅助的白内障手术平均有效超声乳化时间降低,其术后 3 周角膜水肿减少,内皮损失数目显著减少[122]。然而,术后 6 个月后飞秒激光优势消失了,传统组与飞秒激光组之间没有统计学差异,两组都有 6% 的角膜内皮损失率[122]。有趣的是,与飞秒激光角膜切口相比,手工角膜切口的角膜内皮损失率更低[122]。

Bates 等人[123]建立了一个数学模型,白内障摘除术后角膜内皮丢失几乎几何基数增长,对于复杂与非复杂病例内皮细胞减少率存在差异。这种模型预测了角膜失代偿发生时角膜内皮细胞数量在 542 个 /mm²,对于非复杂病例大约在术后 40 年会发生角膜失代偿。Liesegang 等人[124]与 bourne 等人[125]对接受不同类型白内障手术伴或不伴 IOL 植入的患者进行前瞻性观察研究,发现 10 年内所有组别的内皮损失率为 2.5%/ 年,并预测术后 1 年内皮细胞计数为 2200 个 /mm² 的患者在术后 60 年内皮细胞计数下降至 500 个 /mm²。

最近,Armitage 等提出了一个白内障术后内皮丢失的双指数模型[126]。这种模型描述了内皮丢失的两个时相:快速相与慢速相。快速相是在术后 6 个月,是角膜内皮细胞快速损失的时期,细胞丢失主要由于手术创伤所致。而慢速相是指术后 6 月后角膜内皮损失率趋于平稳的时期。有趣的是,这种分析方法估算出的白内障摘除后内皮损失率是年龄相关性内皮损失率的 10 倍。此外根据这种模型计算,无论是否植入 IOL,白内障摘除术后的角膜内皮损失率相同[126]。

尽管我们认识了角膜水肿发生的组织病理机制,但维持角膜脱水状态所需的角膜内皮细胞密度仍不清楚。然而根据一项前瞻性研究报道,当角膜内皮细胞密度下降到 515 个 /mm² 时开始出现大泡性角膜病变,而在某些病例角膜内皮数量可能更低[127,128]。

Brown-McLean 综合征

Brown 与 McLean 在 1969 年描述了 Brown-McLean 综合征(Brown-McLean symdrome,BMS)[129]。这种综合征被定义为白内障摘除术后持续多年的周边角膜水肿,平均诊断时间为术后 16 年,有的甚至长达 34

年才做出诊断[130]。角膜水肿从角膜缘延伸至距离中央 2~3mm 处,范围可达 360 度,但是上方角膜缘仍可保持透明,尤其在接受上方扇形虹膜切除术后(图 95.6)。在受累区可见棕色或橙色物沉淀出现在角膜内皮面。中央角膜内皮细胞密度减少,但却很少出现水肿,即使延长随访时间仍未观察到中央角膜水肿[130-133]。组织病理学与其他大泡性角膜病变类似[131]。BMS 的病因不清,常在房水动力学改变、虹膜震颤、其他组织或 IOL 移动时发生。通常双眼发病,有兄弟均患病的家系报道,因此研究者认为可能与遗传因素有关[139,130]。与后房型人工晶体植入相比,这种综合征更多的发生于前房型人工晶体植入术后,但如果延长随访时间,可能出现更多的后房型人工晶体植入术后患者。对角膜移植术后 9 年的患者角膜植片观察发现,角膜周边基质和上皮水肿、角膜内皮色素沉积,符合 BMS 特征[134]。也有报道 BMS 发生于有晶状体眼的闭角型青光眼患者中,患者出现了晶状体自发吸收、虹膜震颤,可能与肌强直性营养不良有关,这提示非手术性内皮损伤也可能导致 BMS 并发症[130,132]。据报道角膜移植手术可能控制疼痛。周边结膜瓣遮盖术和前基质针刺术也有治疗效果[131,135,136]。但大多数患者不需要治疗。

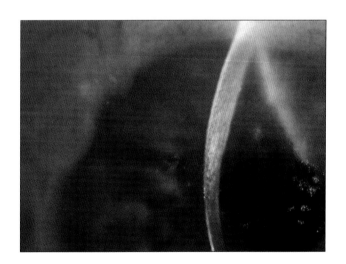

图 95.6 BMS 综合征患眼周边角膜水肿

眼前节毒性综合征

眼前节毒性综合征(toxic anterior segment symdrome,TASS)是一种术后无菌性炎症反应,多出手术过程中进入眼前段的非感染性物质引起,会造成人工晶体相关的毒性损害。TASS 的典型表现出现在接受眼前节手术后的 12~48 小时,眼前节手术包括白内障手术及穿透性角膜移植[137,138]。与感染性眼内炎鉴别的要点是,TASS 的革兰氏染色涂片及培养均为阴性。造成 TASS 的可能原因包括眼内溶液中异常的化学物质成分、浓度、pH 值和渗透压、眼用黏弹剂变性、酶洗涤剂、细菌内毒素、氧化的金属沉积物以及与人工晶体相关的抛光和消毒复合物成分残留。2005 年,在 7 个医疗中心发生过一次 112 例 TASS 暴发事件。患者表现为视力模糊(60%)和眼前节炎症反应(49%),典型表现为角膜缘到角膜缘的弥漫性角膜水肿及细胞沉积。在这次暴发流行中,89% 的患者接触过同一品牌的平衡溶液[139]。接触温和抗原的 TASS 患者角膜会很快恢复透明,但很多重度 TASS 患者会产生永久的角膜内皮细胞丢失,从而发生大泡性角膜病变。

ABK 和 PBK 的特殊病因学因素

术前因素:已存在的疾病

已存在的角膜内皮疾病的患者在叠加白内障手术创伤时更易发生角膜水肿(表 95.2)。Waltman 观察

表 95.2 ABK 与 PBK 原因

术前已存在的角膜内皮疾病

Fuchs 角膜内皮营养不良,角膜赘疣

假性剥脱综合征

创伤

闭角型青光眼

术中因素

IOL 与角膜接触

灌注液

器械

消毒技术

超声损伤

玻璃体脱出,核块丢失

药物毒性

前房麻醉剂

后弹力层脱离

术后因素

长期细胞丢失

玻璃体与内皮接触

IOL 移位与内皮接触

浅前房

周边虹膜粘连

人工晶体震颤

炎症

毒性物质

到单眼发生 PBK 的患者中 25% 非手术眼存在异常低的角膜内皮细胞计数,其中 17% 低于 1000 个 /mm²,8% 处于 1000~1500 个 /mm² 之间,研究者提出当角膜内皮细胞储备降低时更易发生 PBK[140]。Rao 等[141] 对白内障囊内摘除联合虹膜固定型人工晶体植入的患者进行前瞻性研究,发现 10% 的患者发生需要接受穿透性角膜移植治疗的 PBK,患者术后是否发生大泡性角膜病变,其术前角膜内皮细胞数量没有差异。然而研究者发现细胞大小、细胞多形性与术后角膜水肿存在重要关系[141]。细胞面积变异系数是一种测量细胞大小变化的方法,在进展性角膜水肿为 40.7,而在未发生水肿的为 27.4。除角膜内皮细胞丢失之外,该研究组还发现内皮细胞多形性与白内障手术后角膜厚度增加前期相关[142]。然而 Cheng 等人在前瞻性随机 IOL 研究中发现,术后角膜厚度与角膜内皮损失率相关,而不是术前角膜内皮细胞形态[143]。他们没有发现角膜内皮细胞大小或形态变化具有任何可预测的测量价值。

许多研究团队发现角膜赘疣与 PBK 的产生相关。对后房型 IOLs 的 PBK 患者实施角膜移植手术,将去除的病变角膜进行组织病理学检查,其中 67% 存在角膜内皮营养不良[96]。相比之下,在前房型 IOLs 的 PBK 患者中,只有 12% 的角膜组织病理具有相同的改变,提示角膜内皮营养不良是目前白内障术后发生 PBK 并发症的主要原因。与之相反,过去由于 IOL 的设计问题,植入的 IOL 类型可能是造成 PBK 并发症的主要原因。现在的技术允许在 Fuchs 角膜内皮营养不良和轻度水肿(厚度 <640μm)的患眼中实施白内障超声乳化手术,大多数病例术后未发生角膜失代偿[144]。

假性剥脱综合征患者更易发生 ABK 与 PBK,不仅与白内障摘除术中玻璃体脱出的发生率较高有关,而且与临床和组织病理学上明显的角膜病变有关。Naumann 与 Schlotzer-Schrehardt[145] 对 22 例临床诊断为假性剥脱综合征且进行了穿透性角膜移植手术的患者进行回顾性分析总结,发现患者在临床上表现为弥漫性角膜水肿,角膜内皮细胞多形性和角膜内皮细胞数量减少,并在 3 例患者的角膜后发现假性剥脱膜片。在组织病理学上,后弹力层表现为弥漫性不规则增厚伴局部假性剥脱物质沉积。与 Fuchs 角膜内皮营养不良相比,假性剥脱综合征患者角膜内皮缺乏疣状赘生物,而表现为更多的成纤维细胞形成、黑色素吞噬内皮细胞和更明显的细胞丢失。这些假性剥脱综合征患者在白内障摘除术后,其角膜内皮细胞数

较术前减少了 10.5%~11.1%[117]。

也有研究报道了其他的危险因素，如白内障术前角膜内皮细胞储备低。Ishikawa 进行了回顾性研究，发现白内障手术患者术前内皮细胞计数低于 2000 个 /mm²，多伴有角膜疾病、闭角型青光眼、假性剥脱综合征和外伤病史[146]。进展期核性白内障、慢性肺病也是重要的危险因素。术前识别这些因素有助于预测术后角膜失代偿的发生。

从上述因素中可见，使用角膜内皮显微镜检测角膜内皮细胞显然在白内障手术研究中具有重要价值。推荐其常规临床使用是不合理的，因为角膜赘疣结构可在裂隙灯检查下发现，而且临床计划不会因角膜内皮显微镜结果而改变。然而，制定手术计划时应当考虑术前角膜内皮细胞丢失的危险因素。同样地，在目前白内障手术及 IOL 技术条件下，即便术前角膜内皮计数很少[147]，术后大泡性角膜病变发生率仍然很低。

术中因素

在回顾性研究中，大量可获得的临床信息显示术中因素可能造成角膜内皮的潜在损害。在动物模型中，即使是没有进行晶状体摘除的单纯角膜缘切口，也会造成角膜中央内皮细胞损失，且丢失率与切口长度相关[148]。与超声乳化手术的小切口（< 3mm）相比，白内障囊内或囊外摘除手术的大切口会造成更多的内皮细胞损失[115,147-149]。现今手术内皮细胞丢失率下降也证实了这一趋势。角膜切口由角膜缘进入中央，上方切口可能会比颞侧周边切口造成更多的中央内皮细胞损失[150]。

尽管现代技术增加的器械可能会加重内皮损害，但是没有临床证据支持这一假设。与老技术相比，尽管现代白内障技术进行更多的眼内操作、所需的时间更长，但是它们在保持角膜穹顶形态下进行，其内皮损害反而更少。超声乳化技术从前房转移到后房极大地降低了内皮细胞丢失率[110,114,151]，囊袋内乳化包括劈核、软壳技术，进一步减少了内皮细胞丢失率[119,121,149]。

有研究者认为，眼科器械的无菌消毒技术导致了毒性内皮细胞损害综合征。AbTox Plazlyte，这种无菌技术能将插管手术器械上的黄铜分解为铜和锌，可能造成不可逆的角膜内皮细胞损害[152]。另有一次 TASS 流行，是使用了新型等离子气体消毒器械的方案，它导致了 10 例患者角膜内皮失代偿，其中 6 例需要接受穿透性角膜移植[153]。用于消毒小型腔内器械的 2% 戊二醛也与白内障摘除后角膜内皮失代偿的

发生有关[154]。

Edelhauser 等人在一系列实验室研究发现，眼内灌注液也具有潜在的角膜内皮毒性[155-157]。他们发现生理盐水可导致角膜水肿和角膜内皮损害。林格液造成的损伤较少，平衡盐溶液（balanced salt solution，BSS）中添加碳酸氢盐、腺苷和还原型谷胱甘肽时，可维持角膜内皮结构和功能数小时不等[155]。渗透压及 pH 值必须维持在一个相对安全的生理范围内[168,169]。人角膜的实验室和临床研究都证实了非专为眼内使用设计的溶液会造成角膜水肿[158,159]。实验室研究显示，增加了碳酸氢盐、腺苷和还原型谷胱甘肽的平衡盐液（BSS plus，必施佳）比单纯性 BSS 能够更好地保护内皮细胞[160]，但是临床实验并没有发现明显的远期差异[161]。理论上甚至临床上这些溶液可能具有优势，然而在使用前需要将小瓶添加剂注入到大容量液体容器中。而无添加剂的灌注液体具有角膜内皮毒性风险。

在白内障手术中，通常选择局部及麻醉前房内麻醉来控制手术疼痛。与球后和球周阻滞麻醉相比，局部麻醉更安全有效[162]。前房内使用无防腐剂的 1% 利多卡因 0.1~0.5ml，在术后 3 个月没有发现角膜内皮细胞的改变[163]。但是 5% 和 10% 利多卡因会造成严重的角膜内皮损失[164]。此外前房内注入未稀释的 0.5% 与 0.75% 盐酸布比卡因，以及 0.5% 盐酸丙美卡因会造成内皮细胞毒性，导致严重的角膜增厚和混浊[165]。

肾上腺素通常添加入灌注液内，维持白内障摘除术中瞳孔的最大散大状态。有研究报道称，眼内肾上腺素使用后的角膜水肿可能与 pH 值改变以及亚硫酸氢钠防腐剂的毒性作用相关[166]。无防腐剂肾上腺素溶液直接注入前房，有助于瞳孔散大，还能缓解由于治疗尿路梗阻全身使用 α- 拮抗剂时造成的虹膜松弛综合征的严重程度[167]。然而在 2011 年，无防腐剂肾上腺素的短缺使得医生采用稀释的 1.5% 异丙肾上腺素前房注入以抑制术中虹膜松弛综合征[168]。在白内障手术中使用含苯扎氯铵黏弹剂，可造成术后即刻的条纹状角膜病变。Eleftheriadis 等人[169]报道白内障术后 14~16 个月，随着角膜内皮细胞数量和密度的下降，出现视力减退和角膜水肿，有两例患者进行了穿透性角膜移植手术。然而在苯扎氯铵黏弹剂眼内使用的一小组原始病例中，随访 7 年发现，中央内皮细胞密度增加了 28%，视力提高至 0.5 或更好[170]。眼内缩瞳剂也具有潜在的内皮毒性。1% 乙酰胆碱（Miochol）在体外能够改变内皮细胞的功能和结构[171]。在一个

相似的检测中,0.01% 卡巴胆碱(Miostat)具有良好的内皮耐受性[172]。在活体实验中,两种溶液均表现良好的耐受性[173]。瞬间的角膜水肿多发生于蒸馏水单独稀释并持续灌注时添加了比例不当的乙酰胆碱[174]。灌注液中添加万古霉素用于预防术后眼内炎。然而大于 1.0mg/ml 浓度可能导致角膜内皮毒性及功能失代偿[175]。最近也有报道称,在普通白内障手术中预防性前房使用万古霉素导致 2 例患者术后发生严重的双眼缺血性视网膜血管炎[176]。聚维酮碘作为一种抗菌溶液,通常用于术前准备过程中,也作为术后局部抗生素的替代品而使用。5% 与 10% 的聚维酮碘只要有一滴进入前房,就会导致严重的角膜内皮毒性[177]。必须预防聚维酮碘在术中渗漏近入前房。最后前房用头孢呋辛是一种成本 - 效益比值高的抗生素,并广泛应用于术中,可以有效降低术后眼内炎的发病率[38]。但是术中使用稀释不当的头孢呋辛也会导致内皮毒性[178]。

由 IOL 直接引起的术中创伤是一个主要问题。内皮与聚甲基丙烯酸酯(PMMA)人工晶体接触时会造成内皮细胞附着于 IOL 表面,并随着植入物的移动而迁移或溶解[179]。在早期内皮显微镜研究中,这种晶体接触可能是造成内皮密度降低的主要原因[180]。为了防止 IOL 接触,最初使用空气泡使 IOL 远离角膜[181]。尽管有假说认为空气可能损伤角膜内皮,Jain 等人最近的研究表明在白内障术后后弹力层脱离的治疗中,角膜内皮能够耐受空气填充的后弹力层复位术[182]。在 20 世纪 70 年代末,为预防角膜内皮损害,黏弹剂被引入白内障手术中。透明质酸钠能够预防 IOL 直接接触角膜内皮产生的损害[183]。在第一项相关临床研究中,透明质酸钠使白内障囊内摘除手术的内皮细胞损失率从 17% 降至 7%[184]。白内障囊内摘除联合虹膜支持型 IOL 植入术中的内皮细胞损失也显著降低,从 47% 降至 17%[185]。在黏弹剂有效性的早期研究中,几乎没有白内障超声乳化联合后房型人工晶体植入手术的数据[186]。然而更多近期研究表明黏弹剂的使用具有明显优势[187]。透明质酸钠硫酸软骨素联合制剂(Viscoat)相比单纯透明质酸钠能够更好地黏附角膜内皮,在白内障超声乳化和后房型 IOL 植入时提供更好的保护[188]。显然,这种效果与 Viscoat 和羟丙基甲基纤维素黏弹剂(OcuCoat)的长时间停留有关。与 Healon GV(1.4% 透明质酸钠)相比,Viscoat 在白内障超声乳化术中使用时能够有效减少术后角膜水肿的发生[189]。Healon5,一个高分子量黏弹剂,与 Viscot 和 HealonGV 相比,能够减少角膜内皮

细胞的丢失[119]。当超声乳化从前房到晶状体囊膜,黏弹剂的价值变得愈发重要[112]。这些黏弹剂使用之间内皮细胞损失的差异不到 100 个 /mm^2[190]。

飞秒激光术中使用是在最近开始流行的。飞秒激光辅助的白内障手术后角膜并发症很罕见。然而在一项研究中,3 例高度远视浅前房患眼中出现了激光内皮切割伤[11]。这种并发症归因于缺乏整合 OCT 系统的飞秒激光模型。虽然飞秒激光造成的内皮损失还没有产生可感知的视力损害,但远期角膜内皮并发症仍有可能发生,尤其高度远视眼。

复杂型白内障手术容易导致角膜内皮细胞丢失过多,并增加大泡性角膜病变的发生风险。在玻璃体切割手术应用前,玻璃体脱出导致 ABK 发生率增加[48]。细致的前段玻璃体切割后植入后房型或前房型人工晶体,角膜水肿的发生率大约为 1%~2%,玻璃体切割术后植入 IOL 并不是禁忌证[191]。在一项关于 1984 年医保患者的研究中,当前段玻璃体切割术在白内障手术中使用后,角膜水肿发生率增加了 3 倍(2.4% 对 0.9%)[65]。晶状体核块坠入玻璃体腔,通常引起玻璃体脱出,并且需要随后进行视网膜评估,这类患者玻璃体切割术后角膜水肿的发生率为 9%~34%[192,193],而玻璃体切割术实施之前角膜水肿的发生率近乎一半[193]。前房残留的晶状体囊膜和核块碎片会导致角膜内皮失代偿及视力丧失,进而需要手术干预[194]。在早期的白内障手术中使用前段玻璃体切割清除晶状体核块,可以使创伤降至最小,并降低角膜并发症的发生。

术后角膜水肿因素

如前文所述,初次手术造成的内皮细胞丢失和年龄与 IOL 因素叠加造成的远期内皮细胞丢失,都可能造成角膜水肿。通过术后药物治疗来预防角膜水肿存在争论。在一项实验中,口服非激素类药物能够通过减轻炎症进而降低角膜内皮丢失[195]。然而结膜下注射长效激素,会影响内皮细胞的修复,从而造成更严重的长期性内皮细胞丢失[196]。

在人工晶体使用之前,玻璃体与角膜内皮接触是造成大泡性角膜病变的主要原因,而人工晶体能够阻止玻璃体溢出[197]。过去推荐的几种可使玻璃体收缩的药物仍然有争议[198]。平坦部玻璃体切割手术用于早期内皮失代偿[199],在 17 例患眼中,9 例角膜水肿减轻。早期玻璃体切割术,良好的术前视力以及破碎的玻璃体界面会得到良好的结果[200]。玻璃体黏附于白内障切口可能引起局部角膜水肿,可直接造成或因

慢性眼前节炎症引起持续性角膜内皮损害。

在白内障术后 IOL 接触角膜可能发生在以下几种情况中,浅前房可即刻发生于的伤口渗漏或者迟发型瞳孔阻滞。瞳孔支持型人工晶体植入术后发生浅前房时需要紧急处理以减少内皮损害。在一项研究中,青光眼滤过手术后,浅前房合并 IOL- 内皮接触时与滤过过强或脉络膜出血有关,造成 8 例患者中的 2 例发生角膜水肿,尽管只有 1 例是人工晶体。两只眼在前房成形后进行白内障摘除术,并进展为 PBK[200]。脱位或者半脱位的 IOLs 能直接接触内皮,这是瞳孔支持型 IOLs 前襻脱位时面临的问题[201]。这也可发生在前房型人工晶体,当一个人工晶体襻滑进周边虹膜切除术的孔洞中,其对面的晶体襻倾斜并摩擦角膜。在植入前房型 IOLs 时,可通过中周部虹膜周切而不是周边虹膜切除来预防这种情况。即使是后房型人工晶体,人工晶体襻或光学部半脱位也很少导致其与角膜内皮接触,造成局灶性或弥漫性角膜水肿(图 95.7)。

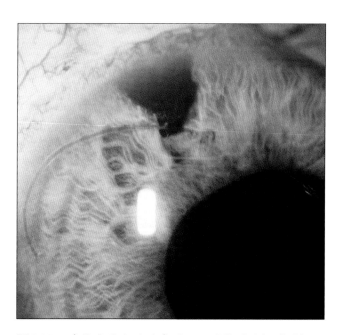

图 95.7　睫状沟固定的后房型 IOL 的襻通过虹膜周切孔滑入前房并接触内皮

虹膜接触角膜通过内皮细胞不断地迁移离开后弹力层[202],或虹膜粘连撕裂时直接撕下内皮细胞从而造成角膜损伤。它们也和损伤角膜的慢性炎症有关。虹膜粘连对于所有前房型人工晶体来说都是一个问题,尤其是闭襻前房型人工晶体。而且虹膜粘连常伴随慢性炎症,这可能与这些晶体 PBK 的高发病率有关。

慢性葡萄膜炎被认为是角膜损伤的一个因素。白内障术后炎症因素复杂而多样。Apple 等[94]广泛研究了相关因素,包括机械性、毒性、生物相容性、感染性、免疫问题。对这些因素的回顾分析超出了本章的范围。慢性炎症损伤角膜的机制相当复杂,尚未研究清楚[202]。炎症因子的释放以及弥散进入内皮可能造成直接损伤或者启动细胞毒性反应。通过氧自由基释放诱导氧化损伤可能是毒性损伤的最后步骤[203,204]。源于人工晶体的物质直接对角膜内皮产生毒性,可能由 IOL 材料中的聚合反应产生[205]。但这不是重要的临床因素,因为这种物质含量低,且在房水中能够被快速清除。

白内障术后上皮植入是角膜水肿的罕见因素[206]。尽管如此,当上皮细胞长入白内障切口时,上皮植入通常发生在切口延迟愈合或者瘘管形成时,覆盖内皮及其他眼内表面[207]。手术治疗很困难,结局不同[208]。毫无疑问现代白内障技术极大地降低了这种并发症的发生率。

治疗

ABK 与 PBK 的治疗在本书其他章节也有说明。角膜水肿的治疗在第 21 章有所讨论。前基质针刺术能减少流泪、缓解疼痛,在早期角膜水肿和等待穿透性角膜移植的患者中,它可促进上皮大泡消退,减轻角膜水肿从而改善视力[209]。环形角膜切开术(annular keratotomy)对疼痛和低视力患者有效[210]。此外使用核黄素和紫外光的角膜交联技术,在近些年作为 ABK 与 PBK 一种可能的治疗选择中也开始流行起来。在短期内,角膜透明度、视力、中央角膜厚度,疼痛程度确实有所好转。但是 6 个月后这些效果绝大部分开始消退[211]。尽管有这些进展,当视力丧失和药物难以治疗的不适感时,角膜移植仍然是 ABK 与 PBK 的基本治疗措施。ABK 与 PBK 中角膜混浊不利于全面评估虹膜前粘连、虹膜后粘连、虹膜切除术、人工晶体襻和光学部的位置、残存的囊袋支撑等问题。使用超声生物显微镜和前节 OCT 有助于术前设计和预后评估[212,213]。这些问题涉及 PBK 中人工晶体与周围组织的关系,或者 ABK 患者二期人工晶体的植入。角膜移植治疗十分有限,但在许多病例中非常有效。对角膜内皮病变患者来说,内皮移植已超越了传统的穿透性角膜移植,成为了治疗的首选[214]。

有少数治疗方案针对于人工晶体眼角膜水肿。IOL 半脱位或者脱位造成的局部或者弥漫性角膜水肿,可通过 IOL 复位或者更换手段来治疗。McCannel 使用的用于稳定虹膜支持型人工晶体的缝线技术对于多种情况有效,眼前节医生应当熟练掌握[215]。这种技术在后房型人工晶体的复位中也有效[216]。取出 IOL 在过去是角膜水肿早期主要的治疗方法,尤其一些有缺陷的 IOL 如闭襻前房型人工晶体[217]。最近这种趋势从缺陷型人工晶体变为后房型人工晶体。当角膜水肿发生时,如有必要,可缝合 IOL 于虹膜或者巩膜[218]。通常很难确定这种方法何时应该被使用,不建议局部高渗剂的临时使用直到视力丧失时实施角膜移植手术。Coli 等[219]在早期角膜水肿的患眼中,使用后房型人工晶体置换了 102 个前房型人工晶体,大部分病例采用缝线将 IOL 固定于虹膜。术后平均随访期为 18 月,75% 的患者视力开始稳定。大约 1/4 (23.5%) 的病例进展为角膜内皮失代偿,其中 75% 的患者术前角膜内皮数量为 500 个 /mm^2 或更少。

展望

在过去几十年间,内眼手术角膜并发症的重点从认识到治疗再到预防。在这个过程中,手术技术和 IOL 的设计、材料与制造都有了极大地改进。持续关注内眼手术与角膜结构功能之间的关系,对于将来使这些问题最小化很有必要。特别是对于新仪器的效果、IOL 材料、直接角膜切口需进行前瞻性长期性研究。

（黄林英　译　杨燕宁　校）

参考文献

1. Cullen KA, Hall MJ, Golosinskiy A. Ambulatory surgery in the United States, 2006. *Natl Health Stat Report* 2009;(11):1–25.
2. Hussain M, Shtein RM, Sugar A, et al. Long-term use of autologous serum 50% eye drops for the treatment of dry eye disease. *Cornea* 2014;**33**:1245–51.
3. Shimazaki J, Yang HY, Tsubota K. Amniotic membrane transplantation for ocular surface reconstruction in patients with chemical and thermal burns. *Ophthalmology* 1997;**104**(12):2068–76.
4. Schulze SD, Sekundo W, Kroll P. Autologous serum for the treatment of corneal epithelial abrasions in diabetic patients undergoing vitrectomy. *Am J Ophthalmol* 2006;**142**:207–11.
5. Ernest P, Rhem M, McDermott M, et al. Phacoemulsification conditions resulting in thermal wound injury. *J Cataract Refract Surg* 2001;**27**:1829–39.
6. Bradley MJ, Olson RJ. A survey about phacoemulsification incision thermal contraction incidence and causal relationships. *Am J Ophthalmol* 2006;**141**:222–4.
7. Sippel KC, Pineda R. Phacoemulsification and thermal wound injury. *Semin Ophthalmol* 2002;**17**:102–9.
8. Braga-Mele R. Thermal effect of microburst and hyperpulse settings during sleeveless bimanual phacoemulsification with advanced power modulations. *J Cataract Refract Surg* 2006;**32**:639–42.
9. Sorensen T, Chan CC, Bradley M, et al. Ultrasound-induced corneal incision contracture survey in the United States and Canada. *J Cataract Refract Surg* 2012;**38**:227–33.
10. Floyd M, Valentine J, Coombs J, et al. Effect of incisional friction and ophthalmic viscosurgical devices on the heat generation of ultrasound during cataract surgery. *J Cataract Refract Surg* 2006;**32**(7):1222–6.
11. Nagy ZZ, Takacs AI, Filkorn T, et al. Complications of femtosecond laser-assisted cataract surgery. *J Cataract Refract Surg* 2014;**40**:20–8.
12. Donaldson KE, Braga-Mele R, Cabot F, et al. Femtosecond laser-assisted cataract surgery. *J Cataract Refract Surg* 2013;**39**:1753–63.
13. Liu DT, Lai JS, Lam DS. Descemet membrane detachment after sequential argon-neodymium:YAG laser peripheral iridotomy. *Am J Ophthalmol* 2002;**134**:621.
14. Ocakoglu O, Ustundag C, Devranoglu K, et al. Repair of Descemet's membrane detachment after viscocanalostomy. *J Cataract Refract Surg* 2002;**28**:1703.
15. Kozlova T, Zagorski ZF, Rakowska E. A simplified technique for non-penetrating deep sclerectomy. *Eur J Ophthalmol* 2002;**12**:188.
16. Sugar HS. Prognosis in stripping of Descemet's membrane. *Am J Ophthalmol* 1967;**63**:140–3.
17. Wyatt H, Ghosh J. Reposition of Descemet's membrane after cataract extraction. A case report. *Br J Ophthalmol* 1959;**53**:267–9.
18. Makley TA, Keates RH. Detachment of Descemet's membrane (an early complication of cataract surgery). *Ophthalmic Surg* 1980;**11**:189–91.
19. Merrick C. Descemet's membrane detachment treated by penetrating keratoplasty. *Ophthalmic Surg* 1991;**22**:753–5.
20. Hagan JC III. Treatment of progressive Descemet's membrane detachment [letter]. *Ophthalmic Surg* 1992;**23**:641–2.
21. Assia EI, Levkovich-Verbin H, Blumenthal M. Management of Descemet's membrane detachment. *J Cataract Refract Surg* 1995;**21**:714–17.
22. Gault JA, Raber IM. Repair of Descemet's membrane detachment with intracameral injection of 20% sulfur hexafluoride gas. *Cornea* 1996;**15**:483–9.
23. Kremer I, Stiebel H, Yassur Y, et al. Sulfur hexafluoride injection for Descemet's membrane detachment in cataract surgery. *J Cataract Refract Surg* 1997;**23**:1449–53.
24. Macsai MS, Gainer KM, Chisholm L. Repair of Descemet's membrane detachment with perfluoropropane (C3F8). *Cornea* 1998;**17**:129–34.
25. Mahmood MA, Teichmann KD, Tomey KF, et al. Detachment of Descemet's membrane. *J Cataract Refract Surg* 1998;**24**:827–33.
26. Kansal S, Sugar J. Consecutive Descemet membrane detachment after successive phacoemulsification. *Cornea* 2001;**20**:670–1.
27. Donzis PB, Karcioglu ZA, Insler MS. Sodium hyaluronate (Healon®) in the surgical repair of Descemet's membrane detachment. *Ophthalmic Surg* 1986;**17**:735–7.
28. Scheie HG. Stripping of Descemet's membrane in cataract extraction. *Arch Ophthalmol* 1965;**73**:311–14.
29. Marcon AS, Rapuano CJ, Jones MR, et al. Descemet's membrane detachment after cataract surgery: management and outcome. *Ophthalmology* 2002;**109**:2325.
30. Zeiter HJ, Zeiter JT. Descemet's membrane separation during five hundred forty-four intraocular lens implantations; 1975 through 1982. *J Am Intraocul Implant Soc* 1983;**9**:36.
31. Morrison LK, Talley TW, Waltman SR. Spontaneous detachment of Descemet's membrane. Case report and literature review. *Cornea* 1989;**8**:303–5.
32. Bergsma DR, McCaa CS. Extensive detachment of Descemet membrane after holmium laser sclerostomy. *Ophthalmology* 1996;**103**:678–80.
33. Galvis V, Tello A, Delgado J, et al. Late bacterial keratitis after intracorneal ring segments (Ferrara ring) insertion for keratoconus. *Cornea* 2007;**26**:1282–4.
34. Bourcier T, Borderie V, Laroche L. Late bacterial keratitis after implantation of intrastromal corneal ring segments. *J Cataract Refract Surg* 2003;**29**:407–9.
35. Barry P, Seal DV, Gettinby G, et al. ESCRS study of prophylaxis of postoperative endophthalmitis after cataract surgery: Preliminary report of principal results from a European multicenter study. *J Cataract Refract Surg* 2006;**32**:407–10.
36. Cosar CB, Sridhar MS, Cohen EJ, et al. Indications for penetrating keratoplasty and associated procedures, 1996–2000. *Cornea* 2002;**21**:148–51.
37. Cursiefen C, Küchle M, Naumann G. Changing indications for penetrating keratoplasty: histopathology of 1250 corneal buttons. *Cornea* 1998;**17**:468.
38. Dobbins K, Price F, Whitson W. Trends in the indications for penetrating keratoplasty in the midwestern United States. *Cornea* 2000;**19**:813.
39. Waring GO. The 50-year epidemic of pseudophakic corneal edema. *Arch Ophthalmol* 1989;**107**:657.
40. Hess C. Klinische und experimintelle studie uber die entstehung der streifenformigen hornhauttraubung nach starextraktion. *Graefe's Arch Clin Exp Ophthalmol* 1892;**38**:1.
41. Cogan DG. Experimental production of so-called bullous keratitis. *Arch Ophthalmol* 1940;**23**:918.
42. Stocker FW. *The endothelium of the cornea and its clinical implications*. Springfield, IL: Charles C Thomas; 1971.
43. Fine M. Penetrating keratoplasty in aphakia. *Arch Ophthalmol* 1964;**72**:50.
44. Nordlohne ME. *The intraocular implant lens: development and results with special reference to the Binkhorst lens*. Baltimore: Williams & Wilkins; 1975.
45. Oxford Cataract Treatment and Evaluation Team (OCTET). I. Cataract surgery: interim results and complications of a randomized controlled

trial. *Br J Ophthalmol* 1986;**70**:402.

46. Jaffe NS, Eichenbaum DM, Clayman HM, et al. A comparison of 500 Binkhorst implants with 500 routine intracapsular cataract extractions. *Am J Ophthalmol* 1978;**85**:24.

47. Taylor DM, Atlas BF, Romanchuk KG, et al. Pseudophakic bullous keratopathy. *Ophthalmology* 1983;**90**:19.

48. Vail D. After-results of vitreous loss. *Am J Ophthalmol* 1965;**59**:573.

49. Binkhorst CD. The iridocapsular (two-loop) lens and the iris-clip (4-loop) lens in pseudophakia. *Trans Am Acad Ophthalmol Otolaryngol* 1973;**77**:589.

50. Pearce JL. Long-term results of the Binkhorst iris-clip lens in senile cataract. *Br J Ophthalmol* 1972;**56**:319.

51. Jaffe NS, Duffner LR. The iris-plane (Copeland) pseudophakos. *Arch Ophthalmol* 1976;**94**:420.

52. Drews RC. Inflammatory response, endophthalmitis, corneal dystrophy, glaucoma, retinal detachment, dislocation, refractive error, lens removal and enucleation. *Trans Am Acad Ophthalmol Otolaryngol* 1978;**85**:164.

53. Tennant JL. Results of primary and secondary implants using Choyce mark VIII lens. *Ophthalmic Surg* 1977;**8**:54.

54. Stark WJ, Worthen DM, Holladay JT, et al. The FDA report on intraocular lenses. *Ophthalmology* 1983;**90**:311.

55. Stark WJ, Cowan CL, Worthen DM, et al. Closed-loop anterior chamber lenses. *Arch Ophthalmol* 1987;**105**:20.

56. Hagan JC. A clinical review of the IOLAB Azar model 91Z flexible anterior chamber intraocular lens. *Ophthalmic Surg* 1987;**18**:258.

57. Apple DJ, Olson RJ. Closed-loop anterior chamber lenses. *Arch Ophthalmol* 1987;**105**:19.

58. Beehler CC. Follow-up of the Stableflex lens. *J Cataract Refract Surg* 1987;**13**:84.

59. Stokes HR. The Hessburg flexible anterior chamber intraocular lens. *Ophthalmic Surg* 1984;**15**:985.

60. Sugar J, Wiet SP, Meisler DM. Pseudophakic bullous keratopathy with Intermedics model 024 (Hessburg) anterior chamber intraocular lens. *Arch Ophthalmol* 1988;**106**:1575.

61. Lee DA, Price FW, Whitson WE. Intraocular complications associated with the Dubroff anterior chamber lens. *J Cataract Refract Surg* 1994;**20**:421.

62. Liu JF, Koch DD, Emery JM. Complications of implanting three-piece C-loop posterior chamber lenses in the anterior chamber. *Ophthalmic Surg* 1988;**19**:802.

63. Lim ES, Apple DJ, Tsai JC, et al. An analysis of flexible anterior chamber lenses with special reference to the normalized rate of lens explantation. *Ophthalmology* 1991;**98**:243.

64. Bigar F. Pseudophakic bullous keratopathy in Switzerland. *Dev Ophthalmol* 1989;**18**:154.

65. Canner JK, Javitt JC, McBean AM. National outcomes of cataract extraction. III. Corneal edema and transplant following inpatient surgery. *Arch Ophthalmol* 1992;**110**:1137.

66. Smith RE, McDonald HR, Nesburn AB, et al. Penetrating keratoplasty, changing indications, 1947 to 1978. *Arch Ophthalmol* 1980;**98**:1226.

67. Robin JB, Gindi JJ, Koh K, et al. An update of the indications for penetrating keratoplasty. 1979 through 1983. *Arch Ophthalmol* 1986;**104**:87.

68. Brady SE, Rapuano CJ, Arentsen JJ, et al. Clinical indications for and procedures associated with penetrating keratoplasty. 1983–1988. *Am J Ophthalmol* 1989;**108**:118.

69. Shtein RM, Raoof-Daneshvar D, Lin HC, et al. Keratoplasty for corneal endothelial disease, 2001–2009. *Ophthalmology* 2012;**119**:1303–10.

70. Ple-Plakon PA, Shtein RM. Trends in corneal transplantation: indications and techniques. *Curr Opin Ophthalmol* 2014;**25**:300–5.

71. Chan CM, Wong TY, Yeong SM, et al. Penetrating keratoplasty in the Singapore National Eye Centre and donor cornea acquisition in the Singapore Eye Bank. *Ann Acad Med Singapore* 1997;**26**:395.

72. Chen WL, Hu FR, Wang IJ. Changing indications for penetrating keratoplasty in Taiwan from 1987 to 1999. *Cornea* 2001;**20**:141.

73. Solomon KD, Apple DJ, Mamalis N. Complications of intraocular lenses with special reference to an analysis of 2500 explanted intraocular lenses (IOLs). *Eur J Implant Refract Surg* 1991;**3**:195.

74. Sugar A, Sugar J. Techniques in penetrating keratoplasty. *Cornea* 2000;**19**:603.

75. Eye Bank Association of America. 2013 Eye Banking Statistical Report. Washington, DC: 11–12.

76. Liu GJ, Okisaka S, Mizukawa A, et al. Histopathological study of pseudophakic bullous keratopathy developing after anterior chamber or iris-supported intraocular lens implantation. *Jpn J Ophthalmol* 1993;**37**:414.

77. Champion R, Green WR. Intraocular lenses. A histopathologic study of eyes, ocular tissues, and intraocular lenses obtained surgically. *Ophthalmology* 1985;**92**:1628.

78. Ljubimov AV, Burgeson RE, Butkowski RJ, et al. Extracellular matrix alterations in human corneas with bullous keratopathy. *Invest Ophthalmol Vis Sci* 1996;**37**:997.

79. Maseruka H, Ataullah SM, Zardi L, et al. Tenascin-cytotactin (TN-C) variants in pseudophakic/aphakic bullous keratopathy corneas. *Eye* 1998;**12**:729.

80. Quantock AJ, Meek KM, Brittain P, et al. Alteration of stromal architecture and depletion of keratan sulphate proteoglycans in oedematous

81. Hsu JK, Rubinfeld RS, Barry P, et al. Anterior stromal puncture: immunohistochemical studies in human corneas. *Arch Ophthalmol* 1993;**111**: 1057.

82. Ljubimov AV, Saghizadeh M, Spirin KS, et al. Expression of tenascin-C splice variants in normal and bullous keratopathy human corneas. *Invest Ophthalmol Vis Sci* 1998;**39**:1135.

83. Ljubimov AV, Saghizadeh M, Pytela R, et al. Increased expression of tenascin-C binding epithelial integrins in human bullous keratopathy corneas. *J Histochem Cytochem* 2001;**49**:1341.

84. Morishige N, Sonoda KH. Bullous keratopathy as a progressive disease: evidence from clinical and laboratory imaging studies. *Cornea* 2013; **32**(Suppl. 1):S77–83.

85. Rosenbaum JT, Planck ST, Huang XN, et al. Detection of mRNA for the cytokines, interleukin-1 alpha and interleukin-8, in corneas from patients with pseudophakic bullous keratopathy. *Invest Ophthalmol Vis Sci* 1995;**36**:2151.

86. Ljubimov AV, Saghizadeh M, Spirin KS, et al. Increased expression of fibrillin-1 in human corneas with bullous keratopathy. *Cornea* 1998; **17**:309.

87. Akhtar S, Bron AJ, Hawksworth NR, et al. Ultrastructural morphology and expression of proteoglycans, Big-h3, tenascin-C, fibrillin-1, and fibronectin in bullous keratopathy. *Br J Ophthalmol* 2001;**85**:720.

88. Saghizadeh M, Chwa M, Aoki A, et al. Altered expression of growth factors and cytokines in keratoconus, bullous keratopathy and diabetic human corneas. *Exp Eye Res* 2001;**73**:179.

89. Spirin KS, Ljubimov AV, Castellon R, et al. Analysis of gene expression in human bullous keratopathy corneas containing limiting amounts of RNA. *Invest Ophthalmol Vis Sci* 1999;**40**:3108.

90. Liu T, Xu Y, Sun D, et al. Histological evaluation of corneal scar formation in pseudophakic bullous keratopathy. *PLoS ONE* 2012;**7**: e39201.

91. Strzalka-Mrozik B, Stanik-Walentek A, Kapral M, et al. Differential expression of transforming growth factor-beta isoforms in bullous keratopathy corneas. *Mol Vis* 2010;**16**:161–6.

92. Wilson SE, Li Q, Weng J, et al. The Fas-Fas ligand system and other modulators of apoptosis in the cornea. *Invest Ophthalmol Vis Sci* 1996; **37**:1582–92.

93. Wolter JR. Pathologie des hornahautendothels bei pseudophaker keratopathie. *Fortschr Ophthalmol* 1987;**84**:109.

94. Apple DJ, Kincaid MC, Mamalis N, et al., editors. *Intraocular lenses: evolution, designs, complications and pathology.* Baltimore: Williams & Wilkins; 1989.

95. Kenyon KR, VanHorn DL, Edelhauser HF. Endothelial degeneration and posterior collagenous proliferation in aphakic bullous keratopathy. *Am J Ophthalmol* 1978;**85**:329.

96. Lugo M, Cohen EJ, Eagle RC Jr, et al. The incidence of preoperative endothelial dystrophy in pseudophakic bullous keratopathy. *Ophthalmic Surg* 1988;**19**:16.

97. Bourne WM, Kaufman HE. Cataract extraction and the corneal endothelium. *Am J Ophthalmol* 1976;**82**:44.

98. Bourne WM, Kaufman HE. Endothelial damage associated with intraocular lenses. *Am J Ophthalmol* 1976;**81**:482.

99. Sugar A, Fetherolf EC, Lin LL, et al. Endothelial cell loss from intraocular lens insertion. *Ophthalmology* 1978;**85**:394.

100. Galin MA, Lin LL, Fetherolf E, et al. Time analysis of corneal endothelial cell density after cataract extraction. *Am J Ophthalmol* 1979;**88**:93.

101. Schultz RO, Glasser DB, Matsuda M, et al. Response of the corneal endothelium to cataract surgery. *Arch Ophthalmol* 1986;**104**:1164.

102. Drews RC, Waltman SR. Endothelial cell loss and intraocular lens placement. *J Am Intraocul Implant Soc* 1978;**4**:14.

103. Forstot SL, Blackwell WL, Jaffe NS, et al. The effect of intraocular lens implantation on the corneal endothelium. *Trans Am Acad Ophthalmol Otolaryngol* 1977;**83**:195.

104. Hirst LW, Snip RC, Stark WJ, et al. Quantitative corneal endothelial evaluation in intraocular lens implantation and cataract surgery. *Am J Ophthalmol* 1977;**84**:775.

105. Cheng H, Sturrock GD, Rubinstein B, et al. Endothelial cell loss and corneal thickness after intracapsular extraction and iris clip lens implantation: a randomized controlled trial. *Br J Ophthalmol* 1977; **61**:785.

106. Bourne WM, Waller RR, Liesegang TJ, et al. Corneal trauma in intracapsular and extracapsular cataract extraction with lens implantation. *Arch Ophthalmol* 1981;**99**:1375.

107. Sugar J, Mitchelson J, Kraff M. The effect of phacoemulsification on corneal endothelial cell density. *Arch Ophthalmol* 1978;**96**:446.

108. Liesegang TJ, Bourne WM, Ilstrup DM. Short- and long-term endothelial cell loss associated with cataract extraction and intraocular lens implantation. *Am J Ophthalmol* 1984;**97**:32.

109. Martin NF, Stark WJ, Maumenee AE. Continuing corneal endothelial loss in intracapsular surgery with and without Binkhorst four-loop lenses: a long-term specular microscopy study. *Ophthalmic Surg* 1987; **18**:867.

110. Werblin TP. Long-term endothelial cell loss following phacoemulsification: model for evaluating endothelial damage after intraocular surgery.

7

Refract Corneal Surg 1993;**9**:29.

111. Levy JH, Pisacano AM. Endothelial cell loss in four types of intraocular lens implant procedures. *J Am Intraocul Implant Soc* 1985;**11**:465.

112. Koch DD, Liu JF, Glasser DB, et al. A comparison of corneal endothelial change after use of Healon or Viscoat during phaocemulsification. *Am J Ophthalmol* 1993;**115**:188.

113. Hayasaki K, Nakao F, Hayashi F. Corneal endothelial cell loss after phacoemulsification using nuclear cracking technique. *J Cataract Refract Surg* 1994;**20**:44.

114. Zetterstrom C, Laurell CG. Comparison of endothelial cell loss and phacoemulsification energy during endocapsular phacoemulsification surgery. *J Cataract Refract Surg* 1995;**21**:55.

115. Ravalico G, Tognetto D, Palomba MA, et al. Corneal endothelial function after extracapsular cataract extraction and phacoemulsification. *J Cataract Refract Surg* 1997;**23**:1000.

116. Lee JH, Oh SY. Corneal endothelial cell loss from suture fixation of a posterior chamber intraocular lens. *J Cataract Refract Surg* 1997;**23**:1020.

117. Wirbelauer C, Anders N, Pham DT, et al. Corneal endothelial cell changes in pseudoexfoliation syndrome after cataract surgery. *Arch Ophthalmol* 1998;**116**:145.

118. Ventura AC, Walti R, Bohnke M. Corneal thickness and endothelial density before and after cataract surgery. *Br J Ophthalmol* 2001;**85**:18.

119. Holzer MP, Tetz MR, Auffarth GU, et al. Effect of Healon 5 and 4 other viscoelastic substances on intraocular pressure and endothelium after cataract surgery. *J Cataract Refract Surg* 2001;**27**:213.

120. Miyata K, Maruoka S, Nakahara M, et al. Corneal endothelial cell protection during phacoemulsification: low- versus high-molecular-weight sodium hyaluronate. *J Cataract Refract Surg* 2002;**28**:1557.

121. Mathys KC, Cohen KL, Armstrong BD. Determining factors for corneal endothelial cell loss by using bimanual microincision phacoemulsification and power modulation. *Cornea* 2007;**26**:1049.

122. Abell RG, Kerr NM, Howie AR, et al. Effect of femtosecond laser-assisted cataract surgery on the corneal endothelium. *J Cataract Refract Surg* 2014;**40**:1777–83.

123. Bates AK, Hiorns RW, Cheng H. Modelling of changes in the corneal endothelium after cataract surgery and penetrating keratoplasty. *Br J Ophthalmol* 1992;**76**:32.

124. Liesegang TJ, Bourne WM, Ilstrup DM. Prospective 5-year postoperative study of cataract extraction and lens implantation. *Trans Am Ophthalmol Soc* 1989;**87**:57.

125. Bourne WM, Nelson LR, Hodge DO. Continued endothelial cell loss ten years after lens implantation. *Ophthalmology* 1994;**101**:1014.

126. Armitage WJ, Dick AD, Bourne WM. Predicting endothelial cell loss and long-term corneal graft survival. *Invest Ophthalmol Vis Sci* 2003;**44**:3326–31.

127. Bates AK, Cheng H, Hiorns RW. Pseudophakic bullous keratopathy: relationship with endothelial cell density and use of a predictive cell loss model. *Curr Eye Res* 1986;**5**:363.

128. Hoffer KJ. Corneal decompensation after corneal endothelium cell count. *Am J Ophthalmol* 1979;**87**:252.

129. Brown SI, McLean JM. Peripheral corneal edema after cataract extraction, a new clinical entity. *Trans Am Acad Ophthalmol Otolaryngol* 1969;**73**:465.

130. Gothard TW, Hardten DR, Lane SS, et al. Clinical findings in Brown–McLean syndrome. *Am J Ophthalmol* 1993;**115**:729.

131. Reed JW, Cain LR, Weaver RG, et al. Clinical and pathologic findings of aphakic peripheral corneal edema: Brown–McLean syndrome. *Cornea* 1992;**11**:571.

132. Charlin R. Peripheral corneal edema after cataract extraction. *Am J Ophthalmol* 1985;**99**:298.

133. Tuft SJ, Kerr MM, Sherrard ES, et al. Peripheral corneal oedema following cataract extraction (Brown–McLean syndrome). *Eye* 1992;**6**:502.

134. Sugar A. Brown–McLean syndrome occurring in a corneal graft. *Cornea* 1997;**16**:493.

135. Martins EN, Alvarenga LS, Sousa LB, et al. Anterior stromal puncture in Brown–McLean syndrome. *J Cataract Refract Surg* 2004;**30**:1575–7.

136. Rodriguez-Ausin P, Pachkoria K. Anterior stromal puncture for the treatment of Brown–McLean syndrome. *Arch Soc Esp Oftalmol* 2013;**88**:193–6.

137. Mamalis N, Edelhauser HF, Dawson DG, et al. Toxic anterior segment syndrome. *J Cataract Refract Surg* 2006;**32**:324–33.

138. Maier P, Birnbaum F, Böhringer D, et al. Toxic anterior segment syndrome following penetrating keratoplasty. *Arch Ophthalmol* 2008;**126**:1677–81.

139. Kutty PK, Forster TS, Wood-Koob C, et al. Multistate outbreak of toxic anterior segment syndrome, 2005. *J Cataract Refract Surg* 2008;**34**:585–90.

140. Waltman SR. Penetrating keratoplasty for pseudophakic bullous keratopathy. *Arch Ophthalmol* 1981;**99**:415.

141. Rao GN, Aquavella JV, Goldberg SH, et al. Pseudophakic bullous keratopathy. Relationship to preoperative corneal endothelial status. *Ophthalmology* 1984;**91**:1135.

142. Rao GN, Shaw EL, Arthur EJ, et al. Endothelial cell morphology and corneal deturgescence. *Ann Ophthalmol* 1979;**11**:885.

143. Cheng H, Bates AK, Wood L, et al. Positive correlation of corneal thickness and endothelial cell loss. Serial measurements after cataract surgery.

144. Seitzman GD, Gottsch JD, Stark WJ. Cataract surgery in patients with Fuchs' corneal dystrophy: expanding recommendations for cataract surgery without simultaneous keratoplasty. *Ophthalmology* 2005;**112**:441.

145. Naumann GO, Schlotzer-Schrehardt U. Keratopathy in pseudoexfoliation syndrome as a cause of corneal endothelial decompensation: a clinico-pathologic study. *Ophthalmology* 2000;**107**:1111.

146. Ishikawa A. Risk factors for reduced corneal endothelial cell density before cataract surgery. *J Cataract Refract Surg* 2002;**28**:1982.

147. Kiessling LA, Ernest PH, Lavery KT. Scleral tunnel incision with internal corneal lip in patients with low preoperative endothelial cell counts. *J Cataract Refract Surg* 1993;**19**:610.

148. Galin MA, Fetherolf E, Lin L, et al. Experimental cataract surgery. *Ophthalmology* 1979;**86**:213.

149. Amon M, Menapace R, Radax U, et al. Endothelial cell density and corneal pachymetry after no-stitch, small incision cataract surgery. *Doc Ophthalmol* 1992;**81**:301.

150. Hoffer KJ. Cell loss with superior and temporal incisions. *J Cataract Refract Surg* 1994;**20**:348.

151. Kraff MC, Sanders DR, Lieberman HL. Monitoring for continuing endothelial cell loss with cataract extraction and intraocular lens implantation. *Ophthalmology* 1982;**89**:30.

152. Duffy RE, Brown SE, Caldwell KL, et al. An epidemic of corneal destruction caused by plasma gas sterilization. The Toxic Cell Destruction Syndrome Investigative Team. *Arch Ophthalmol* 2000;**118**:1167.

153. Smith CA, Khoury JM, Shields SM, et al. Unexpected corneal endothelial cell decompensation after intraocular surgery with instruments sterilized by plasma gas. *Ophthalmology* 2000;**107**:1561.

154. Courtright P, Lewallen S, Holland SP, et al. Corneal decompensation after cataract surgery. An outbreak investigation in Asia. *Ophthalmology* 1995;**102**:1461.

155. Edelhauser HF, Van Horn DL, Hyndiuk RA, et al. Intraocular irrigating solutions: their effect on the corneal endothelium. *Arch Ophthalmol* 1975;**93**:648.

156. Edelhauser HF, Hanneken AM, Pederson HJ, et al. Osmotic tolerance of rabbit and human endothelium. *Arch Ophthalmol* 1981;**99**:1281.

157. Gonnering R, Edelhauser HF, Van Horn DL, et al. The pH tolerance of rabbit and human corneal endothelium. *Invest Ophthalmol Vis Sci* 1979;**18**:373.

158. Edelhauser HF, Gonnering R, VanHorn DL. Intraocular irrigating solutions: a comparative study of BSS Plus and lactated Ringer's solution. *Arch Ophthalmol* 1978;**96**:516.

159. Claoué C, Rosen P, Stevens J, et al. A prospective randomized double-masked clinical comparison of Hartman's solution and balanced salt solution in phacoemulsification. *Eur J Implant Ref Surg* 1994;**6**:54.

160. Li J, Akiyama R, Kuang K, et al. Effects of BSS and BSS+ irrigation solutions on rabbit corneal transendothelial electrical potential differences. *Cornea* 1993;**12**:199.

161. Benson WE, Diamond JG, Tasman W. Intraocular irrigating solutions for pars plana vitrectomy. *Arch Ophthalmol* 1981;**99**:1013.

162. Karp CL, Cox TA, Wagoner MD, et al. Intracameral anesthesia. *Ophthalmology* 2001;**108**:1704.

163. Martin RG, Miller JD, Cox CC 3rd, et al. Safety and efficacy of intracameral injections of unpreserved lidocaine to reduce intraocular sensation. *J Cataract Refract Surg* 1998;**24**:961.

164. Eggeling P, Pleyer U, Hartmann C, et al. Corneal endothelial toxicity of different lidocaine concentrations. *J Cataract Refract Surg* 2000;**26**:1403.

165. Judge AJ, Najafi K, Lee DA, et al. Corneal endothelial toxicity of topical anesthesia. *Ophthalmology* 1997;**104**:1373–9.

166. Edelhauser HF, Hyndiuk RA, Zeeb A, et al. Corneal edema and the intraocular use of epinephrine. *Am J Ophthalmol* 1982;**93**:327.

167. Myers WG, Shugar JK. Optimizing the intracameral dilation regimen for cataract surgery. *J Cataract Refract Surg* 2009;**35**:273.

168. Lorente R, de Rojas V, Vazquez de Parga P, et al. Intracameral phenylephrine 1.5% for prophylaxis against intraoperative floppy iris syndrome: prospective, randomized fellow eye study. *Ophthalmology* 2012;**119**:2053–8.

169. Eleftheriadis H, Cheong M, Sandeman S, et al. Corneal toxicity secondary to inadvertent use of benzalkonium chloride preserved viscoelastic material in cataract surgery. *Br J Ophthalmol* 2002;**86**:299.

170. Hughes EH, Pretorius M, Eleftheriadis H, et al. Long-term recovery of the human corneal endothelium after toxic injury by benzalkonium chloride. *Br J Ophthalmol* 2007;**91**:1460–3.

171. Yee RW, Edelhauser HF. Comparison of intraocular acetylcholine and carbachol. *J Cataract Refract Surg* 1986;**12**:18.

172. Birnbaum DB, Hull DS, Green K, et al. Effect of carbachol on rabbit corneal endothelium. *Arch Ophthalmol* 1987;**105**:253.

173. Olson RJ, Kolodner H, Riddle P, et al. Commonly used intraocular medications and the corneal endothelium. *Arch Ophthalmol* 1980;**98**:2224.

174. Grimmett MR, Williams KK, Broocker G, et al. Corneal edema after Miochol. *Am J Ophthalmol* 1993;**116**:236.

175. Sandboe FD, Medin W, Bjerknes R. Toxicity of vancomycin on corneal endothelium in rabbits. *Acta Ophthalmol Scand* 1998;**76**:675.

176. Nicholson LB, Kim BT, Jardon J, et al. Severe bilateral ischemic retinal vasculitis following cataract surgery. *Ophthalmic Surg Lasers Imaging*

Arch Ophthalmol 1988;**106**:920.

Retina 2014;**45**:338–42.

177. Alp BN, Elibol O, Sargon MF, et al. The effect of povidone iodine on the corneal endothelium. *Cornea* 2000;**19**:546.
178. Delyfer MN, Rougier MB, Leoni S, et al. Ocular toxicity after intracameral injection of very high doses of cefuroxime during cataract surgery. *J Cataract Refract Surg* 2011;**37**:271–8.
179. Kaufman HE, Katz JC. Endothelial damage from intraocular lens insertion. *Invest Ophthalmol* 1976;**15**:996.
180. Sugar J, Mitchelson J, Kraff M. Endothelial trauma and cell loss from intraocular lens insertion. *Arch Ophthalmol* 1978;**96**:449.
181. Bourne WM, Brubaker RF, O'Fallon WM. Use of air to decrease endothelial cell loss during intraocular lens implantation. *Arch Ophthalmol* 1979;**97**:1473.
182. Jain R, Murthy SI, Basu S, et al. Anatomic and visual outcomes of descemetopexy in post-cataract surgery descemet's membrane detachment. *Ophthalmology* 2013;**120**:1366–72.
183. Katz J, Kaufman HE, Goldberg EP, et al. Process of endothelial damage from intraocular lens insertion. *Trans Am Acad Ophthalmol Otolaryngol* 1977;**83**:204–12.
184. Pape LG, Balazs E. The use of sodium hyaluronate (Healon) in human anterior segment surgery. *Ophthalmology* 1980;**87**:699.
185. Miller D, Stegman R. Use of Na-hyaluronate in anterior segment surgery. *J Am Intraocul Implant Soc* 1980;**6**:13.
186. Hoffer AJ. Effects of extracapsular implant techniques on endothelial density. *Arch Ophthalmol* 1982;**100**:791.
187. Pedersen OO. Comparison of the protective effects of methylcellulose and sodium hyaluronate on corneal swelling following phacoemulsification of senile cataracts. *J Cataract Refract Surg* 1990;**16**:594.
188. Glasser DB, Osborn DC, Nordeen JF, et al. Endothelial protection and viscoelastic retention during phacoemulsication and intraocular lens implantation. *Arch Ophthalmol* 1991;**109**:1438.
189. Behndig A, Lundberg B. Transient corneal edema after phacoemulsification: comparison of 3 viscoelastic regimens. *J Cataract Refract Surg* 2002;**28**:1551.
190. Van den Bruel A, Gailly J, Devriese S, et al. The protective effect of ophthalmic viscoelastic devices on endothelial cell loss during cataract surgery: a meta-analysis using mixed treatment comparisons. *Br J Ophthalmol* 2011;**95**:5–10.
191. Balent A, Civerchia LL, Mohamadi P. Visual outcomes of cataract extraction and lens implantation complicated by vitreous loss. *J Cataract Refract Surg* 1988;**14**:158.
192. Blodi BA, Flynn HW Jr, Blodi CF, et al. Retained nuclei after cataract extraction. *Ophthalmology* 1992;**99**:41.
193. Gilliland GD, Hutton WL, Fuller DG. Retained intravitreal lens fragments after cataract surgery. *Ophthalmology* 1992;**99**:1263.
194. Bohigian GM, Wexler SA. Complications of retained nuclear fragments in the anterior chamber after phacoemulsification with posterior chamber lens implant. *Am J Ophthalmol* 1997;**123**:546.
195. Nielsen CB. The effect of prostaglandin-inhibitor naproxen on the endothelial cell loss after cataract extraction. *Acta Ophthalmol* 1983;**61**:102.
196. Evans K, O'Brien C, Patterson A. Corneal endothelial response to corticosteroid in cataract surgery. *Eur J Implant Refract Surg* 1994;**6**:74.
197. Leahey BD. Bullous keratitis from vitreous contact: edema of cornea secondary to vitreous contact. *Arch Ophthalmol* 1951;**46**:22.
198. Sears ML, McLean EB, Bellows AR. Drug-induced retraction of the vitre-ous face after cataract extraction. *Trans Am Acad Ophthalmol Otolaryngol* 1972;**76**:498.
199. Homer PI, Peyman GA, Sugar J. Automated vitrectomy in eyes with vitreocorneal touch associated with corneal dysfunction. *Am J Ophthalmol* 1980;**89**:500.
200. Fourman S. Management of cornea-lens touch after filtering surgery for glaucoma. *Ophthalmology* 1990;**97**:424.
201. Jacobs PM, Cheng H, Price NC. Pseudophakodonesis and corneal endothelial contact: direct observations by high-speed cinematography. *Br J Ophthalmol* 1983;**67**:650.
202. Obstbaum SA, Galin MA. Cystoid macular oedema and ocular inflammation; the corneo-retinal inflammatory syndrome. *Trans Ophthalmol Soc U K* 1979;**99**:187.
203. Hull DS, Green K, Thomas L, et al. Hydrogen peroxide-mediated corneal endothelial damage; induction by oxygen free radical. *Invest Ophthalmol Vis Sci* 1984;**25**:1246.
204. Rao NA, Calandra AJ, Sevanian A, et al. Modulation of lens-induced uveitis by superoxide dismutase. *Ophthalmic Res* 1986;**18**:41.
205. Holyk PR, Eifrig DE. Effects of monomeric methylmethacrylate on ocular tissues. *Am J Ophthalmol* 1979;**88**:385.
206. Weiner MJ, Trentacoste J, Pon DM, et al. Epithelial downgrowth: a 30-year clinicopathologic review. *Br J Ophthalmol* 1989;**73**:6.
207. Maumenee AE. Treatment of epithelial downgrowth and intraocular fistula following cataract extraction. *Trans Am Ophthalmol Soc* 1964;**62**:153.
208. Naumann GOH, Rummelt V. Block excision of cystic and diffuse epithelial ingrowth of the anterior chamber. *Arch Ophthalmol* 1992;**110**:223.
209. Sridhar MS, Vemuganti GK, Bansal AK, et al. Anterior stromal puncture in bullous keratopathy: a clinicopathologic study. *Cornea* 2001;**20**:573.
210. Koenig SB. Annular keratotomy for the treatment of painful bullous keratopathy. *Am J Ophthalmol* 1996;**121**:93.
211. Ghanem RC, Santhiago MR, Berti TB, et al. Collagen crosslinking with riboflavin and ultraviolet-A in eyes with pseudophakic bullous keratopathy. *J Cataract Refract Surg* 2010;**36**:273–6.
212. Madhavan C, Basti S, Naduvilath TH, et al. Use of ultrasound biomicroscopic evaluation in preoperative planning of penetrating keratoplasty. *Cornea* 2000;**19**:17.
213. Kumar DA, Agarwal A, Prakash G, et al. Evaluation of intraocular lens tilt with anterior segment optical coherence tomography. *Am J Ophthalmol* 2011;**151**(3):406–12.e2.
214. Busin M, Arffa RC, Sebastiani A. Endokeratoplasty as an alternative to penetrating keratoplasty for the surgical treatment of diseased endothelium. *Ophthalmology* 2000;**107**:2077.
215. McCannel MA. A retrievable suture idea for anterior uveal problems. *Ophthalmic Surg* 1976;**7**:98.
216. Panton RW, Sulewski ME, Parker JS, et al. Surgical management of subluxated posterior-chamber intraocular lenses. *Arch Ophthalmol* 1993;**111**:919.
217. Alpar JJ. Removal of intraocular lenses: explantation and/or lens exchange. *Ann Ophthalmol* 1987;**19**:194.
218. Pande M, Noble BA. The role of intraocular lens exchange in the management of major implant-related complications. *Eye* 1993;**7**:34.
219. Coli AF, Price FW, Whitson WE. Intraocular lens exchange for anterior chamber intraocular lens-induced corneal endothelial damage. *Ophthalmology* 1993;**100**:384.

7

第96章

生物和化学战争损伤的外眼表现

Craig A. Skolnick

关键概念

- 生物战剂和化学战剂并非新概念。
- 识别和应对生物战剂和化学战剂对于减少暴露和救治受害者至关重要。
- 炭疽、肉毒、天花、牛痘、兔热病和病毒性出血热具有典型的眼部体征。
- 化学战剂如沙林神经毒气、硫芥子气、氯气等可引起显著的眼部表现。

本章纲要

背景
袭击机制
警示征兆
生物性疾病
化学战剂

生物战剂和化学战剂的种类之多足以令人恐慌，医务工作者必须警惕生化战争暴发引起的疾病模式及其一系列临床表现。然而生化战争中蓄意投放的特殊病原体往往难以识别，因为这些病原体极少呈现其自然形态。生化武器因其扩散容易、起效迅速、防范措施缺乏，可能导致大面积的人员伤亡。尽早识别症状和采取处理措施是提高受害人员存活率的关键。

背景

在人类战争史上，蓄意使用微生物和毒素作为武器可以追溯到中世纪。公元14世纪，鞑靼人在围攻卡法城（Kaffa，现乌克兰的费奥多西亚）的战斗中，将感染了瘟疫的尸体抛入城中引起全城瘟疫暴发流行[1]。南美土著以使用箭毒和从两栖动物提取的毒液浸制毒箭而闻名。18世纪中叶的法印战争中，英国军队使用天花病毒攻击北美居民。19世纪，现代微生物学和科赫法则的诞生使分离和大量生产特异性病原体成为可能。有证据显示，第一次世界大战期间，德国军队就开展了生物战，包括使用炭疽杆菌和鼻疽伯克霍尔德菌（假单胞菌）感染盟军家畜和污染动物饲料以传播炭疽和鼻疽病。

第一次世界大战首次广泛使用化学武器，超过100万人死于硫芥子气和氯气，因此促成第一次国际外交努力以限制大规模杀伤性武器。1925年，日内瓦议定书签订，禁止在战争中使用窒息性、毒性或其他气体和细菌作战方法[2]。然而这项议定书中并无监察条款，许多签署国仍然启动研究项目开发生物武器。第二次世界大战期间，日本侵略军在中国开展细菌试验，用不同致病菌感染俘虏，导致至少10 000人死亡[3]。侵华日军还用培养出的炭疽杆菌、霍乱弧菌、志贺菌、沙门菌和鼠疫耶尔辛杆菌等污染水源和食物，造成中国多个城市疫病流行。二十世纪六十年代晚期，对生物战争的国际关注加强，1972年签署了《禁止生物武器公约》。该公约禁止一切非和平目的的发展、生产、储存和取得微生物制剂、毒素及其武器，也禁止向其他国家转移技术和人员以协助其取得微生物制剂、毒素及其武器[4]。

1979年，位于前苏联斯威尔德洛夫斯克市（Sverdlovsk，现俄罗斯叶卡捷琳堡）的微生物研究基地发生炭疽泄漏事件，造成多人死亡，证实公约并未被执行[5]。二十世纪八十年代，非政府支持的生物恐怖主义开始浮出水面。1995年，日本奥姆真理教邪教组织在东京地铁多条线路施放沙林毒气，至此生物恐怖袭击达到巅峰。2001年美国"9.11恐怖袭击事件"后不久，装有炭疽的邮件被寄往多家新闻机构和两位参议员手中，致5人死亡和多人患病，联邦调查局随即对此事展开了有史以来最大规模的调查[6]。2013年，联合国证实了政府支持的化学武器(沙林毒气和氯气)在叙利亚内战中的使用[7]。

袭击机制

生物武器不单指微生物或毒素，而是一个系统，通常包含四个主要组成部分：有效载荷(生物制剂)、弹头(装载生物制剂的容器并在施放过程中保持生物制剂的完整和活性)、施放装置(导弹、炮弹、航空器等)和播散机制(通过爆破力或布洒器将生物制剂播散至目标人群)[8]。一些生物制剂凭借其不易察觉、体积小、威力大以及易施放等特点而备受青睐。气溶胶发生是最主要的播散方式，因为这种方式不需要复杂的施放装置且所需剂量小、易于运输和隐藏。1970年，WHO预测了在一座人口500 000的城市上空施放50kg生物制剂气溶胶可能产生的效应(表96.1)[9,10]。

表96.1 模拟生物袭击的伤亡评估 *

生物制剂	顺风播散区域(km)	死亡人数	伤残人数
裂谷热	1	400	35 000
蜱媒脑炎	1	9500	35 000
斑疹伤寒	5	19 000	85 000
布鲁菌病	10	500	125 000
Q热	>20	150	125 000
野兔热	>20	30 000	125 000
炭疽	>20	95 000	125 000

* 在一座人口500 000的城市上空距目标逆风2公里处施放50kg生物制剂气溶胶(23)。

(From Proc(Bayl Univ Med Cent). 2004；17(4)：400~406. Table 1. Based on data from WHO Group of consultants, Health Aspects of Chemical and Biological Weapons, Geneva, Switzerland；World Health Organization；1970.)

对于隐蔽袭击而言，具有高度传染性和迟发性症状的生物战剂是最理想的武器；而对于公开袭击而言，往往使用可迅速起效的化学战剂，导致短时间内对急救医疗服务的极大需求。生物武器和化学武器都能使整座城市瘫痪和阻碍军事人员的行动。

警示征兆

为了正确识别生化恐怖袭击，医务人员必须熟悉各种战剂的临床表现。美国医师协会和美国内科医学会建议，当出现以下流行病学线索时，应考虑生化恐怖袭击[11]：

(1) 疾病聚集的时间或地域异常；

(2) 常见疾病的年龄分布异常，例如发生于成年人的类似水痘的疾病实际上是天花；

(3) 疾病大流行，病例数量远超预期，尤其是在离散人群中；

(4) 疾病严重程度远超预期；

(5) 暴露的路径异常；

(6) 疾病在非正常传播季节出现或者在缺乏正常载体时自然传播；

(7) 多种疾病同时流行；

(8) 疾病暴发引起人畜健康问题；

(9) 罕见的生物体株系或变种以及耐药模式。

美国疾病控制中心(Centers for Disease Control, CDC)公布了高优先级的生物疾病(框96.1)[12]。这些疾病易于播散或人传人、致死率高、对公共卫生的潜在影响大、可能造成公众恐慌和社会分裂、需要特殊的应对措施，因此必将给国家安全带来巨大的威胁[13]。

框96.1 生物性疾病
炭疽(炭疽杆菌)
肉毒中毒(肉毒杆菌毒素)
瘟疫(鼠疫耶尔辛杆菌)
天花(重型或轻型天花)
野兔热(土拉热弗朗西斯菌)
病毒性出血热
线状病毒-埃博拉和马尔堡
沙粒病毒-拉沙热和玻利维亚出血热

From Centers for Disease Control and Prevention：Biological Diseases/agents List.

Available at：http://emergency.cdc.gov/agent/agentlist.asp.

这些疾病中的大多数都有典型的眼部表现，因此有助于诊断和治疗。

生物性疾病

炭疽

炭疽杆菌因其芽孢稳定、易于体外培养、在发达国家缺乏自然免疫、传染性强、病情重而被认为是一种理想的生物战剂。

微生物学 / 流行病学

炭疽杆菌是一种有荚膜的、需氧的、革兰氏染色阳性的、可形成芽孢的棒状细菌。当环境中的营养物质耗竭,例如在干燥的土壤中,芽孢形成。芽孢抵抗力强,在污染的土壤或工作场所可存活数十年之久,可耐10℃以上的温度更长时间[14,15]。吸入病(也叫羊毛工病)可发生于动物制品的吸入,如羊毛纤维或骨粉,该病容易在屠宰场、纺织厂和制革厂暴发[16]。食草动物如牛、山羊和绵羊吞食芽孢后成为感染的自然传播者,人类可通过直接接触感染动物的尸体或食用感染的肉类而被感染。其中养畜者、屠夫和兽医最易感[14]。

临床表现

人易患炭疽病主要有三种类型:皮肤炭疽,肺炭疽和肠炭疽,其中自然发病以皮肤炭疽最多,超过全部病例的95%[14]。随邮件或包裹寄出的炭疽芽孢既可引起皮肤炭疽亦可引起肺炭疽。皮肤炭疽需与牛痘、蜘蛛咬伤、坏疽性深脓疱病、溃疡淋巴腺性土拉菌病、瘟疫、恙虫病、立克次体斑疹热、鼠咬热、葡萄球菌性或链球菌性蜂窝织炎以及单纯疱疹病毒感染相鉴别[17,18]。

皮肤炭疽

皮肤炭疽最初表现为皮肤上小的、无痛性的红色斑点,伴有瘙痒感,随后发展为丘疹、水疱、水疱破裂后形成溃疡,并最终形成典型的直径1~5cm的棕色或炭黑色焦痂,周围绕以显著的非凹陷性水肿[10]。"anthrax"一词来源于希腊语"anthrakos",意为"煤炭"。皮损出现在炭疽芽孢或杆菌接种部位,潜伏期3~10天,中心焦痂周围绕以显著的水肿和半透明表皮水疱,就像一个"珍珠花环"[15]。2~4周后痂壳脱落,暴露出其下的肉芽组织。尽管因皮肤炭疽致死的情况罕见,但是仍然有10%~20%未接受治疗的患者发展为恶性水肿、败血症、休克、肾衰竭和死亡[10]。

眼部表现

皮肤炭疽的眼部表现主要位于眼睑[15,19-22],最主要的并发症为晚期眼睑瘢痕形成所致的瘢痕性睑外翻(图96.1)[23]。眼睑位置异常可致暴露性角膜炎,引起角膜上皮缺损和继发性角膜感染。角膜瘢痕形成常常发生于就诊晚、错过急性期治疗的患者。

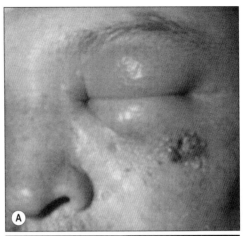

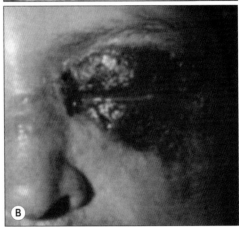

图 96.1　皮肤炭疽。(A)早期肿胀和红斑。(B)晚期中心溃疡表面黑色、干性坏死组织。(Adapted from Noeller TP. Biological and chemical terrorism:recognition and management,Cleve Clin J Med 2001;68:1001-1016. With permission from The Cleveland Clinic Foundation.)

似乎上睑受累更易发生睑外翻。严重病例经过瘢痕松解联合耳后全厚皮肤移植可获得满意的睑外翻矫正效果[15]。此外也有皮肤炭疽引发其下颞动脉炎的报道[24]。

诊断

外周血涂片(瑞氏染色或革兰氏染色)可发现炭疽杆菌,血培养可将其分离。其他诊断方法还包括对水疱液进行革兰氏染色和培养,组织活检,酶联免疫吸附法(enzyme-linked immunosorbent assays,ELISA)测量抗体滴度,电致化学发光法(electrochemiluminescence,ECL)检测抗原,聚合酶链式反应(polymerase chain reaction,PCR)检测细菌核酸[16]。炭疽芽孢直径2~6mm,正好被下呼吸道捕获,但发病时间因人而异,因为芽孢被组织内的巨噬细胞吞噬后需要发育成杆菌方能致病。在一次暴露中,炭疽杆菌的接种量与接种时间呈负相关。前苏联斯维尔德洛夫斯克炭疽泄漏事件受害者的发病时间 2~43 天不等[16]。因此很难追踪生物袭击发生的时间，应对和控制事态发展也就更加困难。

治疗

肺炭疽和肠炭疽的初始治疗应每 12 小时静脉使用 400mg 环丙沙星（表 96.2）[23]。也可每 12 小时静脉使用 100mg 多西环素，但是其对中枢神经系统的穿透力较环丙沙星弱。药敏试验结果出来前需加用下列抗生素中的一种或两种：利福平、万古霉素、青霉素、氨苄西林、氯霉素、亚胺培南、克林霉素和克拉霉素。皮肤炭疽可单纯口服环丙沙星或多西环素。治疗应持续 60 天，以防芽孢延迟发育[18]。在照顾皮肤炭疽患者时，应避免直接接触皮损或皮损分泌物。

即使积极使用抗生素和进行支持治疗，炭疽的死亡率仍很高。20 世纪美国 18 例职业获得性肺炭疽患者的死亡率为 89%，但是这些病例中的大多数死于重症监护室和抗生素大力发展前[25]。

预防

没有证据支持炭疽人传染人，因此，接触炭疽患者不需要免疫或者预防性治疗，除非患者最初暴露于气溶胶或体表被感染。炭疽疫苗系由炭疽杆菌减毒株生产，在恒河猴模型上的实验结果显示其能够预防肺炭疽[26]。当袭击发生时，暴露人员应当接种炭疽疫苗以及进行化学防护，即口服环丙沙星或多西环素直到完成 3 次炭疽疫苗接种[27]。炭疽疫苗的安全性试验在军事人员身上完成，1% 的接种者出现一种或多种全身不良事件（如头痛、萎靡不振、视物模糊和恶心）。曾有炭疽疫苗加强免疫后出现视神经炎的个案报道[28]，但是美国一项病例对照研究回顾分析了 1998 年至 2003 年军事人员病例后，并未发现二者之间存在显著的相关性[29]。

肉毒中毒

肉毒中毒是由肉毒杆菌产生的神经毒素所致的一种严重的麻痹性疾病。自然发生的肉毒中毒主要有三型：食源性、创伤性和肠肉毒中毒。从世界范围来看，最古老、最常见的是食源性肉毒中毒，通常发生于食用了含有前体神经毒素的自制罐头食品后[30]。肉毒杆菌因其巨大的潜力和杀伤力，易于生产、运输和误用以及感染者需要长期重症监护等特点而成为一种主要的生物战剂[31]。

表 96.2　CDC 推荐的炭疽抗菌治疗

适应证	成人	儿童
暴露后预防	口服环丙沙星 500mg，一日两次 或 口服多西环素 100mg，一日两次	口服环丙沙星 10~15mg/kg，每 12 小时 1 次 或 口服多西环素： 年龄 >8 岁且体重 >45kg，100mg，每 12 小时 1 次 年龄 >8 岁且体重 ≤45kg，2.2mg/kg，每 12 小时 1 次 年龄 ≤8 岁，2.2mg/kg，每 12 小时 1 次
皮肤炭疽	口服环丙沙星 500mg，一日两次 或 口服多西环素 100mg，一日两次	口服环丙沙星 10~15mg/kg，每 12 小时 1 次 或 口服： 年龄 >8 岁且体重 >45kg，100mg，每 12 小时 1 次 年龄 >8 岁且体重 ≤45kg，2.2mg/kg，每 12 小时 1 次 年龄 ≤8 岁，2.2mg/kg，每 12 小时 1 次
肺炭疽	静脉使用环丙沙星 400mg，每 12 小时 1 次 或 静脉使用多西环素 100mg，每 12 小时 1 次 环丙沙星或多西环素均加用一种或两种其他抗生素，如利福平、万古霉素、青霉素、氨苄西林、氯霉素、亚胺培南、克林霉素和克拉霉素	静脉使用环丙沙星 10~15mg/kg，每 12 小时 1 次 或 静脉使用多西环素： 年龄 >8 岁且体重 >45kg，100mg，每 12 小时 1 次 年龄 >8 岁且体重 ≤45kg，2.2mg/kg，每 12 小时 1 次 年龄 ≤8 岁，2.2mg/kg，每 12 小时 1 次 环丙沙星或多西环素均加用一种或两种其他抗生素

儿童环丙沙星用量不能超过 1g/d。

（Adapted from Centers for Disease Control and Prevention Update：Investigation of Anthrax Associated with Intentional Exposure and Interim Public Health Guidelines，October，2001，MMWR 2001：50：889~897 and Centers for Disease Control and Prevention Update：Investigation of Bioterrorism-related Anthrax and Interim Guidelines For Exposure Management and Antimicrobial Therapy，October 2001. MMWR 2001：50：909~919.）

微生物学

肉毒杆菌是一种棒状的、可产生芽孢的厌氧菌，常常在土壤里检出。根据其抗原性可将肉毒毒素分为 A 到 G 七种类型,毒素之间不发生交叉中和(例如抗 A 型毒素的抗体不能中和 B 到 G 型毒素)[33]。超过 99% 的人肉毒中毒是由 A、B 和 E 型毒素引起的[30]。A 型毒素是人类已知的最强的毒素,其毒性比沙林神经毒气还强 100 000 倍[27]。毒素一旦被吸收,可随血液扩散至外周神经胆碱能突触,并与突触前的神经肌肉接头不可逆性结合,阻止乙酰胆碱释放,引起肌肉麻痹。

临床表现

肉毒毒素不会穿透完整皮肤,亦不能人传染人,因此在袭击中常被用作吸入剂或者用于污染食物[31]。通常摄取肉毒毒素 12~72 小时后患者开始出现症状。吸入性暴露的发作时间尚不清楚,但实验结果显示与食源性暴露相似[27]。典型的肉毒中毒表现为急性、不伴发热、对称、始于延髓的下行性肌肉松弛麻痹(框 96.2)[30,31]。然而患者的感觉仍正常,因为毒素无法渗透入脑组织。延髓麻痹的临床表现可归纳为 4D:复视(diplopia)、构音障碍(dysarthria)、发音困难(dysphonia)和吞咽困难(dysphagia)。如果患者为食源性暴露,那么在神经系统体征出现前可能先出现腹痛、恶心、呕吐或腹泻[32]。通常不会发生感觉异常。随着疾病的进展,麻痹蔓延到颈部以下,出现深腱反射消失、便秘和步态不稳。严重者可因膈肌和肋间肌受累而发生呼吸衰竭,或因咽部肌肉麻痹而出现气道阻塞[31]。自主神经系统受累可出现心血管不稳定。

眼部表现

早期出现复视、畏光和视物模糊等症状(表 96.3)[30],其中视物模糊可能由调节不全麻痹所致,畏光可能由瞳孔散大所致。上睑下垂、注视麻痹、瞳孔散大和眼球震颤是肉毒中毒常见的眼部体征,继发于副交感神经阻滞的眼干、口干亦很常见,偶尔还出现完全性双侧眼内肌麻痹[33],包括永久性或暂时性强直瞳孔。强直瞳孔的典型表现为瞳孔散大、对光反射迟钝以及调节丧失,也可表现为光反射 - 近反射分离、节段性虹膜收缩、瞳孔括约肌对弱缩瞳剂(如 0.1% 毛果芸香碱)高度敏感。

诊断

根据病史和体格检查可以对肉毒中毒作出早期诊断,但是需要与格林巴利综合征及其变异米勒费雪综合征、重症肌无力、肌无力综合征、蜱麻痹、中风和

体征

通气(呼吸)问题
眼外肌不全麻痹或麻痹(包括眼睑)
肌肉不全麻痹或麻痹
口腔、咽喉黏膜干燥
瞳孔散大、固定
共济失调
嗜睡
低血压(包括体位性)
眼球震颤
深腱反射渐弱或消失
发热(更常见于创伤性肉毒中毒)
感觉障碍(非常罕见)

症状

视功能障碍(视物模糊、复视和畏光)
吞咽困难
口干
乏力(通常双侧)
恶心或呕吐
头晕或眩晕
腹痛、痉挛或不适
腹泻
尿潴留或尿失禁
喉咙痛
便秘
感觉异常

Adapted from Caya JG:Clostridium botulinum and the ophthalmologist:a review of botulism,including biologic warfare ramifications of botulinum toxin,Surv Ophthalmol 46:25~34,2001.

表 96.3 肉毒中毒的眼部体征和症状

体征和症状	频率
视物模糊	89%
上睑下垂	80%
复视	59%
瞳孔对光反射异常	59%
调节受损	59%
眼球震颤	56%
瞳孔散大	52%
眼外肌功能障碍	36%

Adapted from Caya JG:Clostridium botulinum and the ophthalmologist:a review of botulism,including biological warfare ramifications of botulinum toxin,Surv Ophthalmol 46:25-34,2001

多种中枢神经系统疾病相鉴别[23,31]。肉毒中毒与其他原因所致的松弛性麻痹不同，前者具有对称性、感觉神经通常不受损、脑神经和颈部以下肌肉受累程度不成比例等特点[31]。肌电图具有诊断价值。通过小鼠生物检测在血清、粪便、胃内容物和可疑食物中检出肉毒杆菌亦具有诊断价值[31]。研究表明，气溶胶形态的肉毒杆菌通常无法在血清或粪便中检出，但是暴露后24小时以内可能通过ELISA的方法在鼻黏膜中检出[27]。如果怀疑食源性或创伤性肉毒杆菌感染，可以对取自粪便、伤口和胃内容物的样本进行厌氧培养以明确诊断。

治疗

肉毒中毒主要是支持治疗，对于晚期病例，辅助通气至关重要。早期使用马源性三价抗毒素（A，B和E型）能将神经损伤和疾病严重程度降至最低，但是不能逆转已经发生的神经麻痹，已经发生的神经麻痹通常要持续数周到数月之久[34]。当肉毒中毒大暴发时，对机械通气设备、重症监护病床以及技术人员的需求可迅速超过储备。只有研发重组疫苗和人抗体才可能最终消除肉毒毒素作为大规模杀伤性武器所带来的威胁。

天花

天花是人类历史上最可怕的疾病之一，它曾作为流行病或地方病存在长达3000年之久，使数以亿计的感染者丧命。1966年世界卫生组织开始在全球范围内实施天花根除规划，包括预防接种以及广泛的疾病教育和监测。1977年天花被成功消灭，最后一例自然天花发生于索马里[35]。

微生物学

天花病毒是一种大的双链DNA病毒，外观呈砖形，直径约200nm，属于正痘病毒属[16]。正痘病毒属的另外三个成员（猴痘、痘苗病毒和牛痘）也可感染人，但并不具有高度传染性[36]。

流行病学

天花可分为大天花和小天花，后者较前者病情轻许多。大天花流行时，未接种疫苗者病死率超过30%[36]。天花病毒主要通过感染者口咽部排出的唾液和飞沫传播，亦可通过直接接触污染的床单和衣物进行传播[37]。考虑到其感染剂量小和稳定性好，生化袭击中常使用气溶胶形式的天花病毒。

临床表现

经过12天的潜伏期，患者开始出现发热和严重的全身症状[37]，如头痛、背痛、呕吐、腹痛和全身乏力等。前驱期2~3天后出现弥漫性斑丘疹[39]，最先发生于口咽部黏膜。皮损多见于头部、躯干和四肢，呈离心性发展，依次为斑疹、丘疹、水疱和脓疱。脓疱结痂，遗留永久性瘢痕，尤其是面部。天花感染经典的临床表现为特定形态的皮损发生于疾病发展的特定阶段，并且可累及手掌和足底。最易与天花混淆的疾病是水痘，二者的区别在于水痘特定形态的皮损可发生于疾病发展的各个阶段。水痘的皮损表浅，几乎不累及手掌和足底，呈向心性分布，躯干较面部和四肢更易受累[37]。

感染天花的患者约三分之一会死亡，死亡多发生于发病后第二个星期，可能的致死原因为毒血症以及与循环免疫复合物或可溶性天花抗原有关的心血管系统衰竭[37]。肺炎、脑炎、骨髓炎、睾丸炎、败血症和皮肤黏膜广泛出血可使病情变得更加复杂[40]。小天花，即轻型天花，仅出现轻微症状伴随稀疏的皮疹，病死率约为1%[36]。疾病第一个星期患者传染性最强，然而在所有皮损脱痂前都有传染的危险[37]。人们认为患者在出皮疹前不具有传染性，因此在前驱期作出诊断并进行隔离对阻止病毒进一步传播至关重要。

眼部表现

在非洲发展中国家的盲人学校中，约2%~5%的学生因天花病毒感染而致盲[41]。天花病毒感染的典型眼部表现为疾病第5天前后出现轻微结膜炎，一些病例还伴有结膜下出血。球结膜、睑结膜和角膜缘可能出现类似小水疱的真性脓疱[42]，这些病灶炎症重、疼痛明显，可引起角膜浸润和溃疡，偶尔发展为角膜基质炎或盘状角膜炎（图96.2）。当脓疱累及睫毛，可引起秃睫；累及泪小点，可引起泪点狭窄；累及上下睑眦部，可引起睑缘粘连[43]。晚期还可继发感染性角膜炎，发病率高，因此预防性抗感染是有必要的。致密的角膜瘢痕终使患者发生眼球痨和失明。

诊断

在电子显微镜下发现水疱或脓疱液中的天花病毒或在光镜下检出典型的Guarnieri小体即可实验室确诊[27]。皮肤病损、口咽部黏膜、结膜和小便培养出病毒亦可明确诊断。PCR技术能够对病毒株进行分型且检测更迅速[37]。

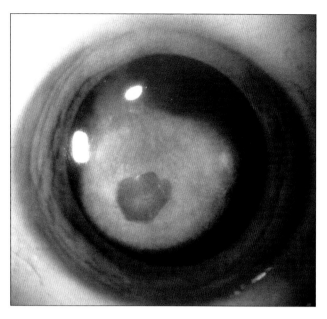

图96.2　天花。患者表现为天花病毒感染后遗留的中央角膜瘢痕

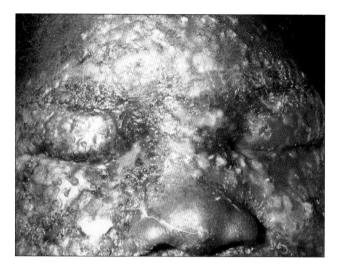

图96.3　痘性湿疹。痘性病变沿原湿疹部位蔓延。（Courtesy of Richard K. Foster, MD）

治疗和接种

尽管体内和体外实验显示西多福韦对痘病毒有效，但是对天花感染尚缺乏特异性全身或眼部治疗措施[27]。1796 年，Edward Jenner 发现牛痘感染可预防天花，由此在全世界范围内展开了疫苗接种[44]。现在的天花疫苗是采用细胞培养技术利用活的痘苗病毒制备的[16]。

从天花病毒气溶胶的施放到第一例患者的诊断耗时长达 2 周[37]。幸运的是病毒数天后即失活，避免了进一步暴露。可疑感染者应在暴露后 4 天内进行疫苗接种并接受监测。美国于 1972 年终止了疫苗接种计划，据推测只有极少数人接种后具有持续的免疫力。

疫苗接种的并发症

疫苗接种并非完全没有风险。每 30 万接种者中有 1 例发生致命性脑炎[45]。接种部位皮肤坏死可引起痘进展或坏疽痘，甚至累及其下的骨骼和筋膜[37]。有湿疹病史者接种疫苗后可在湿疹部位出现严重的痘性病变（痘性湿疹）（图 96.3）。一些疫苗接种者会因病毒随血液播散而出现全身性、自限性痘疹。接种部位的病毒传播给密切接触者或自身接种到身体其他部位，如脸、嘴巴、眼睑和生殖器的情况亦可发生。天花免疫球蛋白可用于应对这些并发症，但成功率不一。

天花的眼部表现

病毒可从三角形疫苗接种部位发生自身接种，每 10 万自身接种者中有 3.6 人发生眼部并发症[46]，其中大部分累及眼睑和结膜，只有小部分累及角膜。眼部并发症通常发生于疫苗接种 4~7 天后，表现为严重的睑结膜炎和双眼睑脓疱（图 96.4）。典型的结膜炎为化脓性结膜炎，可形成溃疡和假膜，并伴随耳前淋巴结触痛[42]，严重病例甚至会出现类似眶蜂窝织炎的眶周水肿[47]。

痘性角膜炎是最严重的眼部并发症，20%~37% 的眼部受累者发生角膜受累[48]。当病毒感染角膜上

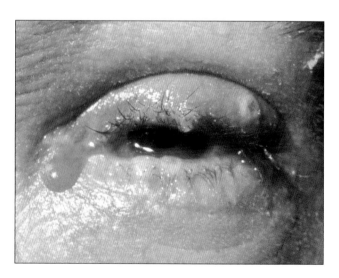

图96.4　痘性睑结膜炎典型的脐样脓疱。（Courtesy of Richard K. Foster, MD）

皮，角膜上皮即出现灰色、细小点状混浊伴角膜上皮水肿[47]，孟加拉红染色偶可见树枝状病灶。如发生上皮下浸润，可导致周边新生血管和溃疡形成。一些患者发生盘状或坏死性角膜基质炎，可能发生角膜穿孔[42,47]。相比单纯疱疹病毒感染，天花病毒所致的角膜上皮混浊和水肿更轻且不伴有结膜滤泡增生，但所致的角膜溃疡进展更迅速、程度更严重、形态更不规则[47]。永久性的后遗症包括角膜瘢痕、泪点狭窄、眼睑瘢痕和睫毛脱失。

治疗

局部使用糖皮质激素对角膜基质混浊、新生血管形成和葡萄膜炎有效，然而，急性期主要是抗病毒治疗，严禁使用糖皮质激素。局部和静脉使用天花免疫球蛋白对眼部受累者[49,50]尤其是伴随眼眶炎症者[47]有效。用于抗单纯疱疹病毒感染的碘苷可用于治疗早期痘性角膜炎[51]，这也就意味着现代抗病毒药物如三氟胸苷和更昔洛韦至少可以达到与碘苷相同的治疗效果，因为二者的作用机制均为通过胸苷激酶磷酸化抑制病毒DNA合成。2002~2003年美国国防部天花疫苗接种计划中的大多数病例就是使用1%三氟胸苷治愈的[46]。

兔热病

微生物学和流行病学

兔热病（Tularemia）的病原菌为土拉弗朗西斯菌（Francisella tularensis），它广泛存在于自然界多种动物宿主及其栖息地，是一种高度传染的、需氧的、革兰氏染色阴性的球杆菌。兔热病有流行倾向，但通常散发于农村地区，其在自然界的天然宿主包括多种小动物，如兔、松鼠、田鼠、小鼠和河鼠等，通过蜱、苍蝇和蚊子叮咬或接触污染的土壤、水和植物而感染[52]。人可通过多种形式被感染，如节肢动物叮咬，处理感染动物的组织和体液，直接接触或误食污染的水、食物和土壤以及吸入细菌气溶胶。

临床表现

兔热病的临床表现取决于细菌的毒力和接种部位，可分为溃疡腺型、腺型、眼腺型、口咽型、肺型、伤寒型、败血症型[10,52,53]。兔热病的潜伏期约2~10天，之后迅速出现发热、寒颤、强直、头痛、肌肉痛、流涕和咽喉痛。肺型常出现干咳或咳嗽伴少痰以及胸骨后疼痛[52]，而胃肠型则出现恶心、呕吐和腹泻。此外，

约一半的患者表现出脉搏-体温分离[54]。

蓄意施放土拉弗朗西斯菌气溶胶可引起大面积患病，相当数量的感染者会发生胸膜肺炎。血源性播散亦可发生，感染者可因败血症、弥散性血管内凝血、成人呼吸窘迫综合征和多器官功能衰竭而死亡[53,55]。1966~1967年，瑞典某农业区发生了有记录的最大一次空气传播的兔热病，尽管致病菌株毒力不强，但仍然有140人血清学证实患病。其中10%的患者出现肺部症状，26%结膜炎，12%皮肤溃疡，31%咽炎，9%口腔溃疡，32%不同类型皮疹，如多形性红斑和结节性红斑[48]。到目前为止，尚未见人传染人的病例报道[52]。

眼部表现

兔热病是帕利诺眼腺综合征的致病原因之一[56]。眼睛的直接感染可导致结膜溃疡，结膜水肿以及耳前、下颌下和颈部淋巴结痛性肿大[53]。结膜炎多为单侧(90%)、肉芽肿性，典型的表现为睑结膜和球结膜出现多个黄色结节样病变[57]。罕见的眼部表现包括角膜溃疡[56,57]、泪囊炎[58]、急性青光眼[59]、内源性视网膜炎[60]和视神经炎[58]。需与细菌性、腺病毒性和梅毒性结膜炎、猫抓病、单纯疱疹病毒感染以及帕利诺眼腺综合征的其他罕见病因相鉴别[53,58]。

诊断

通过对分泌物或活检标本进行直接荧光抗体或免疫组化染色可检出土拉弗朗西斯菌。细菌培养亦可检出，但需使用含半胱氨酸的特殊培养基[52,53]。血清学检测具有诊断价值，但血清学滴度发生显著改变往往耗时10天以上，不适合疾病暴发流行时采用[52]。多种PCR分析技术的发展使疾病快速诊断成为可能[16]。

治疗

首选链霉素，1g，肌注，每天两次，疗程10日；也可用庆大霉素(5mg/kg，肌注或静脉使用)替代。氟喹诺酮类可能同样有效[52,59]。在大剂量暴露的情况下或者作为暴露后预防，可连续14天口服多西环素100mg，一天两次，或环丙沙星500mg，一天两次[55]。眼部受累的患者还需要眼局部频繁使用庆大霉素[57,58]。

病毒性出血热

微生物学和流行病学

病毒性出血热是一种由病毒引起的、以发热和出

血为主要临床特征的疾病,其病原体分属于四科,即线状病毒科、沙粒病毒科、布尼亚病毒科和披膜病毒科(表96.4)[61]。这些病毒均属RNA病毒,在自然界存在于动物宿主或以节肢动物为媒介。人可因被感染的节肢动物叮咬,或通过啮齿类动物的排泄物所产生的气溶胶(生物战争的机制),或直接接触感染动物的尸体而感染。其中一些病毒可以通过直接接触感染者的血液、分泌物(口腔或结膜)、组织或者针刺伤而人传染人[61]。病毒性出血热传播容易、后果严重在2014年西非暴发的迄今为止最大规模的埃博拉疫情中已经得以证实。美国发生了两例输入性病例(一例死亡)和两例医务人员获得性病例,西班牙和英国各发生一例输入性病例[62]。

临床表现

这些病毒的主要攻击目标是血管系统,微血管损伤伴血管通透性改变可导致凝血障碍和出血,包括结膜出血、轻度低血压、脸红和淤点[61]。感染第1周可出现乏力、眩晕和肌肉疼痛等症状,2~21天的潜伏期过后可出现高热、恶心和非血性腹泻[61],晚期则出现弥散性血管内凝血伴血尿、呕血和黑便。在严重病例,休克和广泛黏膜出血将导致终末器官损伤并致1~2周内死亡。

某些病毒性出血热的临床表现具有特征性[61]。埃博拉和马堡病毒(线状病毒科)毒力尤强,可引起脏器(肝脏、脾脏和肾脏)坏死;汉坦病毒的一种可致成

表96.4　病毒性出血热病原体的分类、地域分布、自然宿主以及媒介

病毒	疾病	地理分布	宿主	节肢动物媒介
沙粒病毒科				
Lassa 病毒	拉沙热	西非	啮齿类	无
Lujo 病毒	Lujo 出血热	南非	未知	未知
Junin 病毒	阿根廷出血热	阿根廷	啮齿类	无
Machupo 病毒	玻利维亚出血热	玻利维亚	啮齿类	无
Guanarito 病毒	委内瑞拉出血热	委内瑞拉	啮齿类	无
Sabia 病毒	沙比亚出血热	巴西	啮齿类	无
Whitewater arroyo 病毒	白水阿罗约出血热	美国加利福尼亚州	啮齿类	无
布尼亚病毒科				
Crimean-Congo 出血热病毒	克里米亚-刚果出血热	非洲巴尔干,南欧亚大陆	野兔,鸟,家畜	蜱
裂谷热病毒	裂谷热	非洲撒哈拉以南	家畜,未知	库蚊,伊蚊
汉坦病毒(旧世界)	汉坦肾综合征	北欧亚大陆,中国,朝鲜	啮齿类	无
汉坦病毒(新世界)	汉坦肺综合征	北美和南美	啮齿类	无
线状病毒科				
埃博拉病毒	埃博拉出血热	西非	未知	未知
马堡病毒	马堡出血热	非洲	未知	未知
披膜病毒科				
黄热病毒	黄热病(城市)	非洲,南美洲城市	人	埃及伊蚊
黄热病毒	黄热病(森林)	非洲,南美洲森林	猴	趋血蚊属,伊蚊
登革热病毒	登革热,登革出血热	世界各地热带雨林	人	埃及伊蚊
Kyasanur 森林病病毒	Kyasanur 森林病	印度迈索尔邦	猴,啮齿类,鸟	长角血蜱
Alkhurma 病毒	Alkhurma 出血热	沙特阿拉伯,南埃及	未知	钝缘蜱,其他
Omsk 出血热病毒	鄂木斯克出血热	俄罗斯	啮齿类,麝鼠	革蜱

From Bray, M. Hemorrhagic Fever Viruses. Reference module in Biomedical Sciences. Elsevier 2015.

人呼吸窘迫综合征；Puumala 病毒可引起肾病流行以及急性出血性肾小管肾炎和间质性肾炎。

眼部表现

高死亡率使埃博拉和马堡出血热成为最令人恐惧的两种疾病，眼部受累者表现为疼痛、畏光、流泪和视物模糊[63]。急性期至少有一半患者出现结膜充血，也可能出现结膜下出血。1995 年，刚果民主共和国埃博拉暴发，幸存者中 15%（20 例患者中 3 例）出现急性前葡萄膜炎，其中一例伴玻璃体混浊[63]。葡萄膜炎在初次感染 1~2 月后发生，局部使用睫状肌麻痹剂和激素对所有病例有效。

一些毒力稍弱的出血热病原体亦可引起眼部表现。流行性肾病患者可出现眼痛、视物模糊和畏光，但最突出的是虹膜隔前移和晶体增厚所致的暂时性近视[64]。裂谷热和登革热主要累及视网膜，如棉绒斑、黄斑出血、血管阻塞、血管炎、黄斑水肿和视乳头苍白[65~67]。

诊断

外游史和临床表现可协助诊断和分辨出血热的类型。偶尔发生血小板减少或白细胞减少。病毒培养、酶联免疫吸附测定（ELISA、逆转录 PCR）和电镜检查可明确病毒亚型[27]。

治疗

主要是支持治疗，但是利巴韦林可能对沙粒病毒科和布尼亚病毒科有效[61]。除了黄热病和阿根廷出血热，目前市场上尚无针对其他出血热的疫苗。

其他

CDC 还公布了其他一些重要的但对公共健康危害较低的生物战剂，框 96.3 列举了已知的相关眼部表现[12,68-91]。

化学战剂

化学战争极易耗竭医疗资源，尤其是在城市。制造化学武器的原料廉价且易获取。框 96.4 列举了 CDC 使用的分类和分型[92]。化学战剂可为固体、液体、气体、蒸汽和气溶胶[93]，选择何种相取决于其预期用途以及预期暴露或存留时间。固体和液体存留最久，但是随温度、风况、制剂体表相互作用以及制剂的挥发性而有所波动。

框 96.3　次优先级及其眼部表现

波状热（布鲁菌属）- 葡萄膜炎[68,69]包括虹膜睫状体炎（急性或慢性，肉芽肿性或非肉芽肿性）和多灶性脉络膜炎（结节状或地图样[70]），钱币状角膜炎[71]，复发性巩膜外层炎[72]，视神经炎[73]，泪腺炎[74]，内源性眼内炎[75]

产气荚膜杆菌的 ε 毒素 - 角膜溃疡[76]，内源性眼内炎[77]

沙门菌属 - 反应性关节炎[78]，边缘性溃疡性角膜炎[79]，星状黄斑病变和脉络膜视网膜炎[80]，内源性眼内炎[81]

大肠杆菌 O157：H7- 角膜炎[82]，内源性眼内炎[83]

志贺菌属 - 反应性关节炎，角膜炎[84]，眼眶炎症[85]

马鼻疽（马鼻疽伯克霍尔德菌）- 无眼部表现

类鼻疽（类鼻疽伯克霍尔德菌）- 无眼球眼窝感染[86]，角膜炎并发眼内炎[87]

鹦鹉热（鹦鹉热衣原体）- 结膜炎，葡萄膜炎[88]，间质性角膜炎[89]

Q 热（贝纳柯克斯体）- 脉络膜新生血管[90]，视神经炎[91]

源自蓖麻（蓖麻籽）的蓖麻毒素 - 无眼部表现

葡萄球菌肠毒素 B- 无眼部表现

单端孢霉烯族真菌毒素 - 无眼部表现

斑疹伤寒（普氏立克次体）- 无眼部表现

霍乱弧菌 - 无眼部表现，其他弧菌属可出现角膜炎

病毒性脑炎（甲病毒属，如委内瑞拉马脑炎、东部马脑炎、西部马脑炎）- 无眼部表现

List from Medicine research for ophthalmic involvement, Centers for Disease Control and Prevention; Biological Disease/ Agents List. Available at: http://emergency.cdc.gov/agents/agentlist.asp

---

化学战剂被吸收的程度及其毒性决定了它的作用效果。化学战剂因其亲脂性可穿透表皮，还可以和其他物质混合以增强其在保护性衣物或其他屏障中的弥散作用[93]。化学战剂的毒性则取决于剂量或浓度（气体或蒸汽）以及暴露时间长短。大多数化学战剂都可引起眼部刺激症状，但是眼科医生对神经毒剂和发疱剂尤为感兴趣。

神经毒剂

神经毒剂是强烈的有机磷酸酯复合物，可抑制乙酰胆碱酯酶活性，致使乙酰胆碱神经递质在突触后受体部位蓄积。毒蕈碱受体和烟碱受体均受累，引起胆碱能危象（框 96.5）[93]。毒蕈碱效应累及平滑肌（支气管收缩、胃蠕动增加和瞳孔缩小），腺体（流泪、流涕

框 96.4 化学战剂

生物毒素

来自植物或动物的毒素：

相思豆毒素

短果甲藻毒素

秋水仙碱

洋地黄

尼古丁

蓖麻毒素

蛤蚌毒素

士的宁

河豚毒素

单端孢霉烯

糜烂性毒剂 / 发疱剂

接触后可引起眼睑、呼吸道和皮肤严重糜烂的化学物质：

芥子气

精馏芥子气（HD）

芥子气。（H）（硫芥子气）

芥子气 / 路易斯气（HL）

芥子气 /T

氮芥气（HN-1,HN-2,HN-3）

倍半芥子气

硫芥子气。（H）（芥子气）

路易斯气 / 氯肿剂

路易斯气（L,L-1,L-2,L-3）

芥子气 / 路易斯气（HL）

光气肟（CX）

血源性毒剂

通过吸收入血影响人体的毒剂：

胂（SA）

一氧化碳

氰化物

氯化氰（CK）

氢氰酸（AC）

氰化钾（KCN）

氰化钠（NaCN）

氟乙酸钠（复合物 1080）

腐蚀性毒剂（酸）

接触后可烧伤或腐蚀人皮肤、眼睛和黏膜（鼻、口腔、咽喉和肺黏膜）的化学物质：

氢氟酸（氟化氢）

窒息性毒剂 / 肺刺激剂

可引起严重的呼吸道（鼻、咽喉和肺黏膜）刺激或水肿的化学物质：

氨气

溴（CA）

氯（CL）

氯化氢

溴化甲烷

异氰酸甲酯

四氧化锇

光气

双光气（DP）

光气（CG）

磷化氢

磷元素,白色或黄色

硫酰氟

失能性毒剂

可引起人思维障碍或意识状态改变（意识丧失可能）的药物：

毕兹（BZ）

芬太尼或其他类罂粟碱

长效抗凝剂

阻止血液正常凝固,致流血失控的毒剂：

超级华法林

金属

具有金属毒性的战剂：

砷

钡

汞

铊

神经毒剂

阻止神经系统正常工作的剧毒化学物质：

G 类神经毒剂

沙林（GB）

梭曼（GD）

塔崩（GA）

V 类神经毒剂

维埃克斯（VX）

有机溶剂

通过溶解油脂来破坏活体组织的化学物质：

苯

抗暴剂 / 催泪剂

具有强烈刺激作用的化学物质,正常情况下用于执法时维持秩序或用于自我保护（如防狼喷雾）

溴苯乙腈（CA）

氯苯乙酮（CN）

氯代苯亚甲基丙二氰（CS）

三氯硝基甲（PS）

二苯氧杂吖庚因（CR）

有毒酒精

可损害心脏、肾脏和神经系统的有毒酒精：

乙二醇

致吐剂

可引起恶心和呕吐的化学物质：

亚当剂（DM）

From Centers for Disease Control and Prevention：Chemical Agents List and Information.

Available at：http：//emergency.cdc.gov/agents/agentlistchemicategory.asp，last updated 04/01/08.

框 96.5　Nerve agent signs	
Muscarinic	Twitching
Smooth muscle	Fatigue
Bronchoconstriction	Flaccid paralysis
Increased gastric motility	Other
Miosis	Tachycardia
Glands	Hypertension
Lacrimation	Central nervous system
Rhinorrhea	Headaches
Salivation	Vertigo
Increased gastrointestinal secretions	Agitation
Bronchorrhea	Anxiety
Diaphoresis	Slurred speech
Other	Delirium
Bradycardia	Coma
Heart block	Seizures
Hypotension	Central respiratory depression
Urinary incontinence	
Nicotinic	
Muscle	
Fasciculations	

Adapted from American College of Physicians–American Society of Internal Medicine: Bioterrorism Summaries from Annual Session 2002.

和流涎、胃肠和气道分泌增加）和心脏（心动过缓）。烟碱效应表现包括肌束震颤、抽搐、乏力、心动过速、高血压和瘫痪。神经毒剂穿透血脑屏障可导致思维混乱、意识改变、癫痫发作、窒息、昏迷和死亡。小剂量暴露可引起暂时效应，如注意力不集中，视觉、睡眠和情感障碍。

眼部表现

1995 年 3 月 20 日，日本邪教组织奥姆真理教在东京多条地铁线上投放沙林（甲氟膦酸异丙酯）毒气[94]。1994 年 6 月 27 日，该组织在松本也投放过沙林毒气[95]。纯的沙林无色无味，蒸发时可被人呼吸道和结膜吸收。暴露后几分钟内，受害者可因瞳孔缩小而出现眼前漆黑。多数受害者还可出现结膜充血伴睫状肌痉挛导致的眼痛和调节障碍。近三分之一的受害者眼压下降约 3mmHg。经过局部使用睫状肌麻痹剂处理后，上述眼部症状和体征可在数天到数周内得到缓解。

治疗

处理措施包括基本生命复苏、消毒、药物治疗和

支持治疗。首先，去除衣物和首饰，用肥皂和水使劲清洗皮肤。水可以用次氯酸盐（0.5% 溶液）代替，因为次氯酸盐具有灭活神经毒剂的作用[96]。尽管已经消毒，但是病情仍可能随时间恶化，因神经毒剂可在脂肪内累积再缓慢释放[93]。阿托品是毒蕈碱样乙酰胆碱受体的竞争性抑制剂，可逆转神经毒剂引起的过度分泌、支气管收缩、心动过缓和胃肠反应[97]。解磷定（Protopam，2-PAM）可通过与神经毒剂结合以及再活化乙酰胆碱酯酶而拮抗烟碱样效应（主要是肌无力）。

起疱剂

起疱剂呈油状，当炸弹的爆炸冲击波将其播散或在高温下施放时，可形成气溶胶。硫芥子气是化学武器中最常使用的起疱剂，它具有亲脂性，易于穿透皮肤、大多数纺织品和橡胶[97]。硫芥子气穿透皮肤耗时不超过 2 分钟，但是烧灼感往往延迟数分钟到数小时才出现。相反路易斯气引发的烧灼感几乎即刻发生。一旦吸收，可使 RNA、DNA 和蛋白质发生烷基化和变性，并最终导致细胞死亡。

临床表现

暴露于芥子气 4~8 小时后即出现临床症状。皮肤暴露可导致浅表（红斑、疼痛）或部分厚度皮肤（水疱）烧伤，但全厚皮肤（深层水疱，溃疡）烧伤并不常见[97]。吸入芥子气则可导致支气管痉挛、黏膜脱落，严重者甚至发生出血性肺水肿。大剂量暴露可引起骨髓抑制和胃肠反应，进而继发感染、败血症和死亡。

眼部表现

眼部表现可从轻微的结膜炎到角膜烧伤。芥子气暴露中，眼睛极易受损，因为泪液 - 黏膜界面可加强其吸收。又因芥子气的亲脂性，使其富集于泪液脂质层[98]，从而使角膜长时间暴露于芥子气中，导致上皮松解、无髓鞘神经末梢暴露，进而引起疼痛。

初始的症状为眼痛、畏光、流泪和视物模糊。轻微的结膜炎常常出现在暴露后 1 小时内，是最早出现的体征之一[98]。轻微损伤可致眼睑痉挛、眼睑红斑和流泪，中度可致眶周水肿、角膜上皮水肿和点状角膜糜烂。角膜起疱可引起角膜上皮完全脱落。显微镜下可见因杯状细胞受损所致的结膜黏液缺乏以及因血管内皮细胞受损所致的血管阻塞[99]。痊愈后几乎不遗留显著的后遗症。然而约 90% 的轻度受损患者其视力障碍可能持续 10 天[100]。

约 10% 的严重损伤患者可发生结膜水肿和缺血,缺血是因为结膜和角膜缘血管网被破坏。还可出现角膜基质水肿伴知觉减退或消失,导致角膜溃疡形成,继发感染性角膜溃疡和穿孔。芥子气进一步穿透可引起前葡萄膜炎、虹膜后粘连、暂时性眼压升高和晶状体混浊。暴露后数周内即可形成角膜血管翳,这归因于持续的炎症和角膜缘干细胞缺损。急性损伤后的数月,角膜瘢痕形成和结膜化,引起视力受损。对伊拉克 - 伊朗战争中暴露于芥子气后具有慢性眼部表现的士兵进行结膜刮片细胞学检查,结果显示 41% 的受检者(22 例中 9 例)存在不典型增生,但是没有一例发生鳞状细胞癌[101]。慢性闭角型青光眼和眼球痨可导致失明。

约 0.5% 的受害者在芥子气暴露 40 年后发生罕见的迟发型角膜病变[98]。静止期后,患者再次发生角膜基质炎,从周边部开始向中央进展。与周边角膜溃疡相邻的浅层巩膜存在一个特征性的瓷白色区域[102]。典型的基质钙化和上皮不良位于角膜中央和中央偏下方[103]。结膜和角膜血管瘤样扩张和扭曲与角膜内出血并存。晚期病例出现角膜混浊伴结晶样或胆固醇沉积。其发病机制尚不清楚,但可能与伴随胆固醇沉积的退行性变过程有关,也可能与对经过芥子气结构修饰的角膜蛋白的免疫反应有关[98]。

治疗

对急性暴露的处理包括去除感染衣物并用肥皂和水冲洗皮肤。粉状吸附剂,如氯化钙和氧化锌也有效[104]。暴露者无论是否有眼部症状均应立即流水冲洗眼睛。局部使用抗生素和睫状肌麻痹剂,但是激素的使用仍有争议。暴露后 7~10 天内使用激素能限制多形核细胞移行、抑制胶原降解和减轻前葡萄膜炎,但激素的使用可延迟角膜上皮创伤愈合,增加角膜溃疡和穿孔的风险。维生素 C(抗坏血酸)、枸橼酸盐、N-乙酰半胱氨酸(Mucomyst)也是有效的辅助治疗措施。润滑眼表、佩戴绷带治疗镜和缝合睑裂也对治疗有益。通过羊膜移植或角膜缘干细胞移植进行眼表重建联合穿透性角膜移植可能是恢复视力的必要措施。

(殷鸿波 译)

参考文献

1. Christopher GW, Cieslak TJ, Pavlin JA, et al. Biological warfare: a historical perspective. *JAMA* 1997;**258**(5):412–17.
2. Geissler E. *Biological and toxin weapons today*. New York: Oxford University Press; 1986.
3. Harris S. Japanese biological warfare research on humans: a case study of microbiology and ethics. *Ann NY Acad Sci* 1992;**666**:21–52.
4. Sims NA. *The diplomacy of biological disarmament*. New York: Plenum Press; 1983.
5. Meselson M, Guillemin J, Hugh-Jones M, et al. The Sverdlovsk anthrax outbreak of 1979. *Science* 1994;**266**:1202–8.
6. Amerithrax or Anthrax Investigation. Available at: <http://www.fbi.gov/about-us/history/famous-cases/anthrax-amerithrax>.
7. Use of chemical weapons in the Syrian Civil War. Available at: <http://en.wikipedia.org/wiki/Use_of_chemical_weapons_in_the_Syrian_civil_war>.
8. Zilinskas RA. Iraq's biological weapons: the past as future. *JAMA* 1997;**278**(5):418–24.
9. WHO Group of Consultants. *Health aspects of chemical and biological weapons*. Geneva, Switzerland: World Health Organization; 1970.
10. McGovern TW, Christopher GW, Eitzen EM. Cutaneous manifestations of biological warfare and related threat agents. *Arch Dermatol* 1999;**135**:311–22.
11. American College of Physicians–American Society of Internal Medicine: ACP–ASIM Guide to Bioterrorism Identification, 2002.
12. Centers for Disease Control and Prevention: Biological Diseases/Agents List. Available at: <http://emergency.cdc.gov/agent/agentlist.asp>.
13. Centers for Disease Control and Prevention: Chemical Agents List and Information. Available at: <http://www.bt.cdc.gov/agent/agentlistchem.asp>.
14. Klotz SA. Anthrax. In: Gorbach S, Bartlett J, Blacklow N, editors. *Infectious diseases*. Philadelphia, PA: WB Saunders; 1992. p. 1291–3.
15. Yorston D, Foster A. Cutaneous anthrax leading to corneal scarring from cicatricial ectropion. *Br J Ophthalmol* 1989;**73**:809–11.
16. Broussard LA. Biological agents: weapons of warfare and bioterrorism. *Mol Diagn* 2001;**6**(4):323–33.
17. Centers for Disease Control and Prevention: Anthrax, Lab and Health Professionals, Training Material. Available at:<http://emergency.cdc.gov/bioterrorism/training.asp>.
18. Inglesby TV, O'Toole T, Henderson DA, et al. Anthrax as a biological weapon, 2002: updated recommendations for management. *JAMA* 2002;**287**(17):2236–52.
19. Celebi S, Aykan U, Alagoz G, et al. Palpebral anthrax. *Eur J Ophthalmol* 2001;**11**(2):171–4.
20. Soysal HG, Kiratli H, Recep OF. Anthrax as the cause of preseptal cellulitis and cicatricial ectropion. *Acta Ophthalmol Scand* 2001;**79**(2):208–9.
21. Aslan G, Terzioglu A. Surgical management of cutaneous anthrax. *Ann Plast Surg* 1998;**41**(5):468–70.
22. Chovet M, Ducam M, Negrel AD, et al. [Late aspects of palpebral anthrax (author's transl.)]. *Med Trop* 1979;**39**(1):91–6.
23. Noeller TP. Biological and chemical terrorism: recognition and management. *Cleve Clin J Med* 2001;**68**(12):1001–16.
24. Dogany M, Aygen B, Inan M, et al. Temporal artery inflammation as a complication of anthrax. *J Infect* 1994;**28**(3):311–14.
25. Brachman P, Friedlander A. Inhalation anthrax. *Ann NY Acad Sci* 1980;**353**:83–93.
26. Friedlander AM, Welkos SL, Pitt ML. Postexposure prophylaxis against experimental inhalation anthrax. *J Infect Dis* 1993;**167**:1239–42.
27. Franz DR, Jahrling PB, Friedlander AM, et al. Clinical recognition and management of patients exposed to biological warfare agents. *JAMA* 1997;**278**(5):399–411.
28. Kerrison JB, Lounsbury D, Thirkill CE, et al. Optic neuritis after anthrax vaccination. *Ophthalmology* 2002;**109**:99–104.
29. Payne DC, Rose CE Jr, Kerrison J, et al. Anthrax vaccination and risk of optic neuritis in the United States military, 1998–2003. *Arch Neurol* 2006;**63**(6):871–5.
30. Caya JG. Clostridium botulinum and the ophthalmologist: a review of botulism, including biological warfare ramifications of botulinum toxin. *Surv Ophthalmol* 2001;**46**:25–34.
31. Arnon SS, Schecter R, Inglesby TV, et al. Botulinum toxin as a biological weapon: medical and public health management. *JAMA* 2001;**285**(8):1059–70.
32. Hughes JM, Blumenthal JR, Merson MH, et al. Clinical features of types A and B foodborne botulism. *Ann Intern Med* 1981;**95**:442–5.
33. Ehrenreich H, Garner CG, Witt TN. Complete bilateral internal ophthalmoplegia as sole clinical sign of botulism: confirmation of diagnosis by single fibre electromyography. *J Neurol* 1989;**236**:243–5.
34. Tacket CO, Shandera WX, Mann JM, et al. Equine antitoxin use and other factors that predict outcome in type A foodborne botulism. *Am J Med* 1984;**76**:794–8.
35. World Health Organization. *The global elimination of smallpox: final report of the global commission for the certification of smallpox eradication*. Geneva, Switzerland: World Health Organization; 1980.
36. Fenner F, Henderson DA, Arita I, et al. *Smallpox and its eradication*. Geneva, Switzerland: World Health Organization; 1988.
37. Henderson DA, Inglesby TV, Bartlett JG, et al. Smallpox as a biological weapon: medical and public health management. *JAMA* 1999;**281**(22):2127–37.
38. Noble J. Smallpox. In: Gorbach S, Bartlett J, Blacklow N, editors. *Infectious diseases*. Philadelphia, PA: WB Saunders; 1992. p. 1112–13.
39. World Health Organization. Available at: <http://www.who.int/csr/disease/smallpox/en/>.
40. American College of Physicians–American Society of Internal Medicine:

Bioterrorism. Quick Facts about Smallpox. Available at: <http://www.acponline.org/bioterro/smallpox_facts.htm>.

41. Olurin O. Etiology of blindness in Nigerian children. *Am J Ophthalmol* 1970;**70**(4):533–40.

42. Duke-Elder S. *Diseases of the outer eye, viral kerato-conjunctivitis*. London: Henry Kingston; 1965.

43. Saxena RC, Garg KC, Ramchand S. Ankyloblepharon following smallpox. *Am J Ophthalmol* 1966;**61**:169–71.

44. Sutcliffe J, Duin N. *A history of medicine*. London: Morgan Samuel Editions; 1992.

45. Lane JM, Ruben FL, Neff JM, et al. Complications of smallpox vaccination, 1968: national surveillance in the United States. *N Engl J Med* 1969;**281**:1201–8.

46. Fillmore GL, Ward TP, Bower KS, et al. Ocular complications in the Department of Defense Smallpox Vaccination Program. *Ophthalmology* 2004;**111**(11):2086–93.

47. Jones BR, Al-Hussaini MK. Therapeutic considerations in ocular vaccinia. *Trans Ophthalmol Soc UK* 1963;**83**:613–31.

48. Dahlstrand S, Ringertz O, Zetterberg B. Airborne tularemia in Sweden. *Scand J Infect Dis* 1971;**3**(1):7–16.

49. Ellis PP, Winograd LA. Ocular vaccinia: a specific treatment. *Arch Ophthalmol* 1962;**68**:600–9.

50. Rydberg M, Pandolfi M. Treatment of vaccinia keratitis with postvaccinial gamma globulin. *Acta Ophthalmol* 1963;**41**:713–18.

51. Jack MK, Sorenson RW. Vaccinial keratitis treated with IDU. *Arch Ophthalmol* 1963;**69**:730–2.

52. Dennis DT, Inglesby TV, Henderson DA, et al. Tularemia as a biological weapon: medical and public health management. *JAMA* 2001;**285**(21):2763–73.

53. Cross JT, Penn RL. *Francisella tularensis* (tularemia). In: Mandell GL, Bennett JE, Dolin R, editors. *Principles and practice of infectious diseases*. 5th ed. Philadelphia, PA: Churchill Livingstone; 2000. p. 2393–402.

54. Evans ME, Gregory DW, Schaffner W, et al. Tularemia: a 30-year experience with 88 cases. *Medicine* 1985;**64**:251–69.

55. American College of Physicians – American Society of Internal Medicine: Bioterrorism, Quick Facts about Tularemia. Available at: <http://www.acponline.org/bioterro/tularemia.htm>.

56. Francis E. Oculoglandular tularemia. *Arch Ophthalmol* 1942;**28**:711.

57. Steinemann TL, Sheikholeslami MR, Brown HH, et al. Oculoglandular tularemia. *Arch Ophthalmol* 1999;**117**:132–3.

58. Chin GN. Parinaud's oculoglandular conjunctivitis. In: Tasman W, Jaeger EA, Schwab IR, editors. *Duane's clinical ophthalmology*, vol. 4. Philadelphia, PA: Lippincott-Raven; 1996.

59. Pärssinen O, Rummukainen M. Acute glaucoma and acute corneal oedema in association with tularemia. *Acta Ophthalmol Scand* 1997;**75**:732–4.

60. Marcus DM, Frederick AR Jr, Hodges T, et al. Typhoidal tularemia. *Arch Ophthalmol* 1990;**108**:118–19.

61. Borio L, Inglesby T, Peters CJ, et al. Hemorrhagic fever virus as biological weapons: medical and public health management. *JAMA* 2002;**287**(18):2391–405.

62. Ebola. Available at: <http://www.cdc.gov/vhf/ebola/pdf/ebola-algorithm.pdf>.

63. Kibadi K, Mupapa K, Kuvula K, et al. Late ophthalmologic manifestations in survivors of the 1995 Ebola virus epidemic in Kikwit, Democratic Republic of the Congo. *J Infect Dis* 1999;**179**(Suppl. 1):S13–14.

64. Kontkanen M, Puustjärvi T, Kauppi P. Ocular characteristics in nephropathia epidemica or puumula virus infection. *Acta Ophthalmol Scand* 1996;**74**:621–5.

65. Yoser SL, Forster DJ, Rao NA. Systemic viral infections and their retinal and choroidal manifestations. *Surv Ophthalmol* 1993;**37**(5):313–52.

66. Gupta S, Das D. Subhyaloid haemorrhage in dengue fever. *J Indian Med Assoc* 2013;**111**(9):623–4.

67. Tabbara K. Dengue retinochoroiditis. *Ann Saudi Med* 2012;**32**(5):530–3.

68. Al-Kaff AS. Ocular brucellosis. *Int Ophthalmol Clin* 1995;**35**(3):139–45.

69. Walker J, Sharma OP, Rao NA. Brucellosis and uveitis. *Am J Ophthalmol* 1992;**114**(3):374–5.

70. Tabbara KF, Al-Kassimi H. Ocular brucellosis. *Br J Ophthalmol* 1990;**74**(4):249–50.

71. Woods AC. Nummular keratitis and ocular brucellosis. *Arch Ophthalmol* 1946;**35**:490.

72. Güngör K, Bekir NA, Namiduru M. Recurrent episcleritis associated with brucellosis. *Acta Ophthalmol Scand* 2001;**79**:76–8.

73. Puig Solanes M, Heatley J, Arenas F, et al. Ocular complications in brucellosis. *Am J Ophthalmol* 1953;**36**:675–89.

74. Bekir NA, Güngör K. Bilateral dacryoadenitis associated with brucellosis. *Acta Ophthalmol Scand* 1999;**77**(3):357–8.

75. al Faran MF. Brucella melitensis endogenous endophthalmitis. *Ophthalmologica* 1990;**201**(1):19–22.

76. Stern GA, Hodes BL, Stock EL. Costridium perfringens corneal ulcer. *Arch Ophthalmol* 1979;**97**(4):661–3.

77. Nangia V, Hutchinson C. Metastatic endophthalmitis caused by Clostridium perfringens. *Br J Ophthalmol* 1992;**76**(4):252–3.

78. Saari KM, Vilppula A, Lassus A, et al. Ocular inflammation in Reiter's disease after *Salmonella* enteritis. *Am J Ophthalmol* 1980;**90**(1):63–8.

79. Yang J, Baltatzis S, Foster CS. Peripheral ulcerative keratitis after *Salmonella* gastroenteritis. *Cornea* 1998;**17**(6):672–4.

80. Fusco R, Magli A, Guacci P. Stellate maculopathy due to *Salmonella* typhi. A case report. *Ophthalmologica* 1986;**192**(3):154–8.

81. Senft SH, Awad A, Batholomew L. *Salmonella* endophthalmitis in an infant with presumed retinopathy of prematurity. *Eye* 1993;**7**(Pt 1):190–1.

82. Leahey AB, Avery RL, Gottsch JD, et al. Suture abscesses after penetrating keratoplasty. *Cornea* 1993;**12**(6):489–92.

83. Tseng CY, Liu PY, Shi ZY, et al. Endogenous endophthalmitis due to Escherichia coli: a case report and review. *Clin Infect Dis* 1996;**22**(6):1107–8.

84. Kelinske M, Poirer R. Corneal ulceration due to *Shigella* flexneri. *J Pediatr Ophthalmol Strabismus* 1980;**17**(1):48–51.

85. Ronen S, Rozenmann Y, Zylbermann R, et al. Orbital inflammation: an unusual extraintestinal complication of shigellosis. Report of a case. *Ophthalmologica* 1980;**180**(1):46–50.

86. Nussbaum JJ, Hull DS, Carter MJ. Pseudomonas pseudomallei in an anophthalmic orbit. *Arch Ophthalmol* 1980;**98**(7):1224–5.

87. Srimuang S, Roongruangchai K, Lawtiantong T, et al. Immunobiological diagnosis of tropical ocular diseases: Toxocara, Pythium insidiosum, Pseudomonas (Burkholderia) pseudomallei, Mycobacterium chelonei and Toxoplasma gondii. *Int J Tissue React* 1996;**18**(1):23–5.

88. Adachi K, Hosokawa T, Watanabe Y, et al. [A case of psittacosis meningitis with uveitis]. *Rinsho Shinkeigaku* 1989;**29**(1):122–4.

89. Darougar S, John AC, Viswalingam M, et al. Isolation of Chlamydia psittaci from a patient with interstitial keratitis and uveitis associated with otological and cardiovascular lesions. *Br J Ophthalmol* 1978;**62**(10):709–14.

90. Ruiz-Moreno JM. Choroidal neovascularization in the course of Q fever. *Retina* 1997;**17**(6):553–5.

91. Schuil J, Richardus JH, Baarsma GS, et al. Q fever as a possible cause of bilateral optic neuritis. *Br J Ophthalmol* 1985;**69**(8):580–3.

92. Centers for Disease Control and Prevention: Chemical Agents List and Information. Available at: <http://emergency.cdc.gov/agent/agentlistchem.asp>.

93. American College of Physicians–American Society of Internal Medicine: Bioterrorism Summaries from Annual Session. Available at: <http://www.acponline.org/bioterro/as_sum1.htm2002>.

94. Kato T, Hamanaka T. Ocular signs and symptoms caused by exposure to sarin gas. *Am J Ophthalmol* 1996;**121**(2):209–10.

95. Nohara M, Segawa K. Ocular symptoms due to organophosphorus gas (sarin) poisoning in Matsumoto. *Br J Ophthalmol* 1996;**80**:1023.

96. Macintyre AG, Christopher GW, Eitzen E. Weapons of mass destruction events with contaminated casualties: effective planning for health care facilities. *JAMA* 2000;**283**(2):242–9.

97. Prevention and treatment of injury from chemical warfare agents: *The Medical Letter* 2002;**44**(1121):1–4.

98. Solberg Y, Alcalay M, Belkin M. Ocular injury by mustard gas. *Surv Ophthalmol* 1997;**41**(6):461–6.

99. Maumenee AE, Scholtz RO. The histopathology of ocular lesions produced by sulfur and nitrogen mustards. *Bull Johns Hopkins Hosp* 1948;**82**:121–47.

100. Safarinejad MR, Moosavi SA, Montazeri B. Ocular injuries caused by mustard gas: diagnosis, treatment, and medical defense. *Mil Med* 2001;**166**(1):67–70.

101. Safaei A, Saluti R, Kumar PV. Conjunctival dysplasia in soldiers exposed to mustard gas during the Iraq–Iran war: scrape cytology. *Acta Cytol* 2001;**45**(6):909–13.

102. Pleyer U, Sherif Z, Baatz H, et al. Delayed mustard gas keratopathy: clinical findings and confocal microscopy. *Am J Ophthalmol* 1999;**128**:506–7.

103. Blodi FC. Mustard gas keratopathy. *Int Ophthalmol Clin* 1971;**2**(3):1–13.

104. Aasted A, Darre E, Wulf HC. Mustard gas: clinical, toxicological and mutagenic aspects based on modern experience. *Ann Plast Surg* 1987;**19**:330–3.

7

第97章

角膜接触镜在角膜疾病中的应用

Deborah S. Jacobs，Boris Severinsky，Danielle M. Robertson

关键概念

- 角膜接触镜常规用于矫正屈光不正，此外还有其他用途。

- 由于角膜接触镜材料和设计不断更新，已将角膜接触镜的适应证拓展到角膜疾病及眼表疾病的治疗。

- 水凝胶及硅水凝胶材料制作的软性角膜接触镜，即绷带式角膜接触镜，可作为外伤及手术后治疗使用，硅水凝胶角膜接触镜具备高氧通透性。

- 对于药物治疗效果不佳的眼表疾病，巩膜接触镜以及用于修复眼表生态系统的人工假体置换术（prosthetic replacement of the ocular surface ecosystem，PROSE）可以作为一种治疗选择。

- 以往均采用硬性透气性角膜接触镜（rigid gas permeable lens，RGP）或角膜移植治疗轻中度角膜扩张，硅水凝胶接触镜用于矫正圆锥角膜，是非常有前景的替代治疗。

- 混合接触镜透氧性高，其专业的设计以及改进后的连接处，拓展了其在角膜扩张及术后角膜病中的应用。

- 对于不能耐受硬性透气性角膜接触镜的角膜扩张或不规则角膜散光患者而言，巩膜接触镜和PROSE是角膜移植手术的重要替代治疗。

- 角膜专家应该关注角膜接触镜的新技术，以便充分告知患者疾病治疗的选择方案。

从 20 世纪初开始，角膜接触镜已经从最初的玻璃或聚甲基丙烯酸甲酯（PMMA）材料制作的非透氧性硬性角膜接触镜进化到现代的佩戴非常舒适的硅水凝胶软性角膜接触镜。1971 年 Otto Wichterle 第一次将软性角膜接触镜用于商业用途[1]，由于患者不能耐受硬性角膜接触镜的低透氧性，低成本的软性角膜接触镜被患者广泛接受。随着角膜接触镜的日益普及，对于其生理特性的改进需求也日益增长。历经几十年的持续改进，新款的角膜接触镜在生理特性方面的设计明显优于老款，其成分中的聚合物有利于更多的氧气到达眼表，因此大大减少了接触镜佩戴引起的并发症。新款的角膜接触镜目前在临床上广泛用于矫正屈光不正患者，对于耗氧量高的异常角膜患者，也可以通过佩戴新款角膜接触镜来提高视力，同时此款接触镜也适用于治疗眼表疾病以及促进眼表伤口愈合。对于非病理状态的角膜，佩戴角膜接触镜主要用于矫正屈光不正，据估计美国目前大约有 4000 万左右的接触镜佩戴者，全球的角膜接触镜市场大约有 76 亿美元的销售额[2]。

许多患者选择角膜接触镜包括佩戴美瞳的原因是出于美观的考虑，除此之外，由于镜眼距会导致高度近视及远视患者佩戴框架眼镜时出现物像缩小及放大的现象，而佩戴角膜接触镜则可以避免这种现象。另外，佩戴角膜接触镜可以通过消除棱镜效应从而提高周边视力,并且由于其光学区中心定位良好,因此患者向各方向注视时均有良好的视力。如果患者有屈光参差,佩戴框架眼镜时双眼视网膜成像大小将不一致,而佩戴角膜接触镜则会消除这种现象,从而提高双眼视功能。如果患者有规则或不规则散光,无论佩戴硬性或是软性角膜接触镜均能获得较好的视力,硬性角膜接触镜由于在接触镜后方形成了泪液镜可以中和残余的屈光度数,因此视觉质量更佳。无论选择角膜接触镜的潜在原因是什么,为了满足每个患者的个体化需求,角膜接触镜能提供更广泛的选择。

角膜接触镜材料和并发症

为病理状态和异常的角膜佩戴角膜接触镜时需要根据个体化的需求,选择适宜的接触镜材料,晚期呈锥形的角膜佩戴不具备弯曲度的硬性透气性角膜接触镜(rigid gas permeable lens,RGP)可以获得最佳的视力,硅水凝胶材料制作的角膜接触镜具备高透氧性,因此在患者角膜伤口恢复的过程中如需佩戴该类接触镜,特别是长时间佩戴时可提高角膜的生理代谢。在过去的几十年里,角膜接触镜的设计一直在不断改进以使患者获得最佳的佩戴效果;角膜接触镜的材料也在不断改进以使患者佩戴更安全并且眼表生物相容性更好。20 世纪 80 年代使用的硬性不可弯曲的角膜接触镜是由不透氧的材料聚甲基丙烯酸甲酯制作而成,除了佩戴时缺乏舒适性外,由于其透氧性差,还会导致角膜中央形变,血管化,中央角膜混浊、水肿以及内皮细胞变大移行。为了提高佩戴的舒适性以及氧通透性,水凝胶软性角膜接触镜诞生了。传统的柔软、可弯曲的接触镜是由 HEMA(甲基丙烯酸 -2- 羟基乙酯)作为核心聚合物,这些亲水性单体主要负责吸收水分。HEMA 接触镜中如仅含有甲基丙烯酸 -2- 羟基乙酯,其含水量只能达到 38%,属于低含水量的接触镜。然而添加了共聚单体 N- 乙烯吡咯烷酮(NVP)和甲基丙烯酸(MAA)后,整体含水量可以从 38% 提高至 70%。

对于传统的水凝胶软性角膜接触镜而言,含水量是衡量接触镜透氧性的重要参数。对于一种特定的接触镜材料而言随着其含水量的增加,其氧通透性也相应的呈指数级增加,定义为 DK 值,D 是材料的扩散系数,K 是溶解度常数。对于特定的角膜接触镜而言,其氧传导性不仅受氧通透性影响,还受接触镜厚度的影响,Dk/t [3]。按照一般原则,水凝胶软性角

膜接触镜由于含水量高,氧传导性应该更高;然而,如上所述,接触镜的厚度也必须考虑。增加接触镜的含水量并非都是有益的,高含水量的接触镜往往更脆,需要较厚的设计,从而降低了接触镜的氧传导性,增加了蒸发率,导致接触镜在眼表佩戴时易脱水,同时会吸引大量的贴壁脂蛋白沉积到接触镜表面。随着新的硅水凝胶接触镜材料的出现(见下文),接触镜含水量和氧传导性之间呈现出反比关系。因此对于软性角膜接触镜而言,含水量与氧传导性之间不再成正比关系。理论上讲,虽然高含水量的接触镜应该能提供更佳的佩戴舒适性,但患者戴镜时难度将增加。实际上对于干眼症患者而言,长时间佩戴更薄的且含水量更低的硅水凝胶软性角膜接触镜由于其氧传导性更高、脱水率更低,往往具有更好的耐受性。

美国食品与药品监督管理局采用镜片脱水率和含水量两个参数把水凝胶软性角膜接触镜分为四种镜片,分别采用不同的护理液进行护理 [4]。分类指南中的第二个参数是接触镜材料的静电电荷或离子性质。离子接触镜由具有负电荷的材料组成,它可以与带正电荷的泪膜成分和护理液发生反应。这些接触镜往往具有较高的表面沉积率。非离子接触镜被认为是中性的,并且具有对表面沉积物的固有电阻。当患者遇到接触镜干燥和 / 或表面沉积物的问题时,熟悉每个类别的接触镜的属性是很重要的,下表为美国FDA 水凝胶软性角膜接触镜材料分类指南(表 97.1)。

表 97.1　水凝胶软性角膜接触镜的美国 FDA 分类

组别	含水量	离子性
1	低(<50%)	非离子性
2	高(>50%)	非离子性
3	低(<50%)	离子性
4	高(>50%)	离子性

硅水凝胶软性角膜接触镜是由疏水性硅氧烷和亲水性水凝胶单体组成,具有超高氧传导性的优点,并在满足临界氧需求量的前提下不断改进 [5]。由于含有成分硅,这些接触镜需要进行表面改进,以提高其润湿性。第一代接触镜使用等离子表面处理涂层,而新款的设计将润湿剂加入到聚合物基体中。不同于传统的水凝胶软性角膜接触镜,硅水凝胶软性角膜接触镜尽管氧传导性增加,但是含水量低,因此将其归为 I 组或Ⅲ组接触镜。表 97.2 罗列了所有当前可

表97.2　上市的硅水凝胶软性角膜接触镜

生产厂家	商品名	接触镜材料	Dk/t*	含水量
博士伦	Purevision 2	Balaficon	130	36
爱尔康	Air Optix Aqua	Lotrafilcon B	138	33
爱尔康	Air Optix Night and day	Lotrafilcon A	175	24
爱尔康	Total One	Delfilcon A	156	33
酷柏	Biofinity	Comfilcon A	160	48
目立康	PremiO	Asmofilcon A	161	40
强生	Acuvue Oasys	Senofilcon A	147	38
强生	Trueye	Narafilcon A	118	46

用的硅水凝胶软性角膜接触镜,该种镜片增加了角膜表面氧气供应降低了缺氧相关并发症,包括眼球和角膜缘充血、新生血管化以及角膜水肿、上皮微囊、基质褶皱和变薄以及内皮细胞密度、形状和大小的变化[6]。虽然这些并发症提示角膜氧供量的重要性,然而需要注意的是,硅水凝胶软性角膜接触镜并没有减少接触镜相关的炎症或微生物感染的总体发生率[7]。

早在20世纪80年代,传统的硬性角膜接触镜材料就进行了改进,因而新型的硬性透气性角膜接触镜(RGP接触镜)诞生了。这种RGP接触镜有利于为角膜提供充足的氧气,另外相较于PMMA材料的接触镜而言,有更高的氧气通透性从而提高了佩戴舒适度。这种RGP接触镜相较于软性HEMA接触镜的优点包括其与生俱来的矫正规则和不规则散光的能力,从而佩戴后矫正视力佳;并且由于RGP接触镜不会像软性角膜接触镜一样黏附接触镜护理液中的成分,因此降低了眼部并发症的发生率,增加了佩戴耐受性。此外,佩戴低透氧性的软性角膜接触镜,特别是长期佩戴后,角膜容易产生新生血管等并发症;高透氧性的RGP接触镜由于并未覆盖整个角膜表面,因此为需要持续佩戴角膜接触镜的患者提供了更多的选择。

硅也被用于制造RGP接触镜。目前,有几种RGP接触镜具有非常高的DK值,波士顿XO₂接触镜,DK值为141(博士伦;罗切斯特、纽约州);fluoroperm接触镜,DK值151(Paragon Vision Sciences、Mesa、亚利桑那州)和Menicon Z接触镜,DK值为175(Menicon;名古屋、日本),并且是唯一被美国FDA批准用于夜戴的超DK值RGP接触镜。在接触镜与角膜形态的一致性方面,相较于硅水凝胶软性角膜接触镜,即使在月戴时,Z材料也被证明感染风险最低[8]。

尽管RGP接触镜的安全性很高,角膜接触镜市场仍然由软性角膜接触镜占主导地位[9],RGP接触镜全球角膜接触镜市场占有率仅为7%[10],硅水凝胶与改进后的水凝胶接触镜市场配适占有比例为3:1[11]。与RGP接触镜相比,无论佩戴的方式如何,软性角膜接触镜佩戴感染的风险更高[12]。Benchmark关于软性角膜接触镜佩戴相关的微生物感染发生率的研究报告指出日戴型(DW)为4.1/10 000/年;而夜戴型为20.9/10 000/年(EW)[13,14]。超过30年的研究发现,角膜接触镜相关的微生物感染的主要病原体仍然是革兰氏阴性铜绿假单胞菌[15]。

绷带式角膜接触镜

对于角膜疾病和眼表异常的患者,佩戴角膜接触镜可能具有挑战性。这些患者的角膜往往对氧的需求量更高,同时类似于其异常的角膜地形图,其异常的生理状态无法佩戴常规设计的角膜接触镜。绷带式角膜接触镜常见的适应证包括用于保护角膜,缓解疼痛,有助于擦伤或复发性角膜上皮糜烂、角膜屈光手术或眼表治疗术后角膜上皮愈合,例如表层切削术以及化学烧伤、机械性创伤或热烧伤的患者。绷带式角膜接触镜,主要用于存在角膜上皮缺损的患者长期佩戴,这些患者需要随访监测长期佩戴接触镜可能引起的并发症,包括缺氧以及微生物感染的风险[16]。

因为易于配适、成本低、库存通常有货,水凝胶和硅水凝胶软性角膜接触镜是短期佩戴绷带式角膜接触镜的主流产品,随着硅水凝胶软性角膜接触镜的日益普及以及改善角膜生理代谢等优点,硅水凝胶软性角膜接触镜已经成为首选的产品。最近评估硅水凝胶软性角膜接触镜用于减轻疼痛和促进上皮愈合的研究证实了这些优点[17~19]。一项回顾性研究报道佩戴硅水凝胶软性角膜接触镜后 91.6% 的患者疼痛缓解，83.78% 的患者角膜上皮愈合，无并发症发生[20]。对于任何软性角膜接触镜而言，初始配适取决于佩戴的指征。如果出现角膜上皮缺损，佩戴接触镜时一方面必须确保在眨眼时接触镜能完全覆盖角膜，同时必须保证接触镜有充足的透氧性有利于角膜上皮愈合。当角膜的形状为高度环曲面或角膜曲率明显大于平均曲率时，佩戴直径更大的接触镜将更有效，因为更高的弧矢高将使得接触镜佩戴时更稳定，减少镜片的过度运动。眼睑异常或显著的角膜不规则，可能需要佩戴大直径的绷带式角膜接触镜。Kontur(Kontur Kontact 接触镜，Hercules 公司，加利福尼亚州) 或 T74/85(David Thoma 角膜接触镜有限公司，Gatelodge Close，英国) 是直径为 16~24mm 的水凝胶软性角膜接触镜，提供各种单基弧和双曲面设计。在波士顿人工角膜移植或角膜溶解的病例，佩戴大直径的水凝胶接触镜可改善眼表的水化状态同时防止角膜溶解[21,22]。

目前有各种关于接触镜治疗用途的报道，包括巩膜接触镜和用于修复眼表生态系统的人工假体置换术 (PROSE)。PROSE 主要用于急性住院的暴露性角膜炎患者或门诊持续性角膜上皮缺损的患者。任何大直径 RGP 接触镜必须每天清洗和重新佩戴。在某些情况下，需要同时预防性使用抗生素[23~26]。绷带式角膜接触镜也可以与氰基丙烯酸酯组织黏合剂联合使用治疗角膜穿孔[27]。

治疗性角膜接触镜

角膜接触镜可以用来治疗各种各样的眼表疾病。治疗性角膜接触镜主要在眼睑或眨眼功能不足的情况下起到保护角膜上皮的作用，同时减少干燥，缓解疼痛。虽然佩戴治疗性角膜接触镜的主要目的不是改善视力，但是这个有利的"副作用"却成为驱使患者继续佩戴接触镜的动力。使用治疗性角膜接触镜的适应证包括化学烧伤后眼表重建、癌症治疗后持续性或复发性角膜上皮病变、眼睑形态不规则、大泡性角膜病变、严重眼表疾病如干燥性角结膜炎、眼瘢痕性类天疱疮、Stevens-Johnson 综合征和慢性眼部移植物抗宿主病[16,28~30]。表 97.3 详细罗列了治疗性角膜接触镜的适应证。

作为治疗性角膜接触镜最常见的是传统的水凝胶和硅水凝胶软性角膜接触镜，大直径的水凝胶软性

表 97.3　治疗性角膜接触镜的适应证

大泡性角膜病变
眼睑异常
眼表疾病
　干燥性角结膜炎
　眼瘢痕性类天疱疮
　Stevens-Johnson 综合征
　神经营养性角膜炎
　慢性移植物抗宿主病
　持续性、复发性角膜上皮糜烂
　丝状角膜炎
持续性角膜上皮缺损
　复发性角膜上皮糜烂
　感染后角膜溃疡(单纯疱疹、细菌性、真菌性)
　倒睫
术后
　准分子激光角膜切削术 / 准分子激光原位角膜磨镶术
　角膜上皮延迟愈合
　穿透性角膜移植术后伤口对合不佳
　角膜胶原交联治疗
外伤
　化学烧伤
　角膜擦伤
　角膜穿孔

角膜接触镜、RGP 接触镜和胶原接触镜。本文总结了治疗用的传统水凝胶、硅水凝胶和大直径的水凝胶接触镜。

大直径的 RGP 接触镜可以用于治疗晚期眼表疾病，这种接触镜被分为角巩膜型，小巩膜型或根据直径和特征匹配的巩膜型[31]。以往这种接触镜的使用受到现有接触镜材料氧传导性低和大规模制造困难的限制。已经证实车床切割新型超氧传导性材料制成的巩膜接触镜在眼表疾病治疗中有效[28,32,33]。严重眼表疾病佩戴巩膜接触镜的优势在于，接触镜支撑在巩膜、角巩膜和巩膜缘后会形成泪液镜，将持续营养受损的角膜上皮细胞(图 97.1)。泪液镜会保护眼睛在眨眼时不受眼睑机械摩擦的影响，并保持眼睛处于良好的液态环境中。巩膜接触镜的配适有一套完整的诊断程序，护理时应配合确保没有接触角膜或角膜缘，没有侵犯到角膜缘结膜，表层巩膜下血管未变白。通过结合流体通道可以减少接触镜的吸附，以便于充分的泪液交换[32]。眼表生态系统的人工假体置换术 (PROSE) 是采用大直径 RGP 巩膜假体装置来治疗复杂的角膜疾病。PROSE 已被证明是临床有效和性价比高的治疗方法，广泛用于各种眼表疾病的治疗[34~35]。

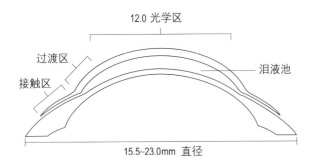

图97.1　波士顿巩膜接触镜示意图。外周接触面支撑在巩膜上,使接触镜跨过异常或病变的角膜,形成一个泪液池,营养受损的上皮细胞、促进愈合或产生新的屈光表面以获得最佳视力

已经有研究报道,巩膜接触镜以及 PROSE 在眼瘢痕性类天疱疮、Stevens-Johnson 综合征[36~38]、过敏性疾病[39]、暴露性角膜炎以及癌症治疗后导致的角膜缘干细胞缺乏的治疗有效[30,40,41]。治疗性角膜接触镜在慢性眼部移植物抗宿主病治疗中起着重要作用,硅水凝胶接触镜、巩膜接触镜和 PROSE 可起到改善患者视力、佩戴舒适和提高生活质量的作用。

胶原接触镜也被认为是一种治疗眼表疾病的接触镜,由猪或牛胶原蛋白制成,当将其佩戴至眼表时就会溶解[45]。典型的溶解的时间多为 12~72 小时。胶原接触镜的形状像角膜接触镜一样,大小类似于软性角膜接触镜的直径(14.5~16.0mm) 和 9mm 的基弧。

胶原接触镜的中心厚度范围从 0.15mm 到 0.19mm 不等,DK/t 值为 27[45]。随着接触镜的溶解,其 DK/t 值由于厚度的减少而快速增加。与常规软性角膜接触镜相比,胶原接触镜佩戴 24 小时后角膜厚度仅增加 3%,而 70% 左右的软性角膜接触镜佩戴 24 小时角膜厚度将增加 4%[46]。如下所述,胶原接触镜在临床上已被用于促进角膜上皮愈合和作为药物载体[45]。据报道,胶原接触镜也可作为羊膜上皮细胞移植到角膜表面的载体,用于治疗持续性角膜上皮缺损[47]。这种接触镜仅作治疗用途,不矫正或提高视力。与任何接触镜一样,在治疗过程中,必须密切监控有活动性感染或眼表疾病的患者。

药物载体用角膜接触镜

由于成本低且具备显著的疗效,局部治疗仍然是眼部疾病和术后随访治疗的主流。然而,传统滴眼液的缺点包括最终到达靶组织的药量少以及药物的全身

吸收。水凝胶角膜接触镜作为药物载体的研究可以追溯到 20 世纪的后 50 年[48]。抛弃型角膜接触镜和胶原接触镜被认为是一种潜在的眼部药物载体,可以增加药物与眼表接触的时间,减少全身吸收,提高生物利用度。研究评估了特定的药物载体用角膜接触镜,包括治疗青光眼的前列腺素和 β 受体阻断剂[49,50]、治疗微生物性角膜炎的氟喹诺酮类药物[51,52],治疗干眼的环孢素[53]和各种抗过敏、抗炎剂[54]。这些研究表明,浸泡在相应的化合物中的接触镜可以向眼表提供更多的药物。目前这种接触镜的内在问题包括成本高,接触镜聚合物对药物的吸收有限以及接触镜不能保持缓释效果。最新的接触镜设计正在评估表面活性剂和基质的使用效果,它们将产生时间依赖的释放效果并增加接触镜的使用寿命[53,55]。大直径 RGP 接触镜也被用作抗菌和抗血管生成药物的载体[24,25~26]。

不规则角膜和角膜扩张

角膜扩张是一组疾病,包括圆锥角膜、透明角膜边缘变性(pellucid marginal degeneration,PMD)、角膜扩张、Terrien 边缘变性和球形角膜,其中圆锥角膜最常见。圆锥角膜是一种进行性疾病,特征是中央或下方角膜不断变薄且变陡,这种疾病主要是在 20 多岁时出现,通常双眼发病,但病程往往不对称。角膜源性的近视和不规则散光不断增加,疾病晚期近视和不规则散光将发展到很严重的程度。屈光参差在不规则角膜疾病中是严重的问题,类似于圆锥角膜,PMD 是造成不规则角膜的第二大病因,相对罕见,特征为角膜中央平坦,而下方边缘从 4 点至 8 点钟位明显向前扩张。PMD 通常累及双眼,病程不对称,发病较圆锥角膜晚,通常是 20~30 几岁发病。PMD 带来了相当大的逆规散光,这给 RGP 佩戴带来了很大的麻烦。一般接触镜会向着最陡的区域偏心,导致接触镜下缘抬高而引起接触镜佩戴不稳定。

必须由有经验的验配师来为角膜扩张患者选择合适的 RGP 接触镜,从而达到适当的光学矫正以改善视力以及舒适的佩戴效果,直至最佳矫正视力下降同时合并广泛的角膜瘢痕时,则需要外科手术治疗。虽然对多数患者而言,验配 RGP 接触镜是治疗的金标准,但在疾病的早期阶段,佩戴眼镜或软性角膜接触镜矫正视力佳。圆锥角膜早期阶段,佩戴软性角膜接触镜存在很多优势,临床上普遍认为大部分圆锥角膜患者可能患有过敏性角膜疾病,而这些过敏性疾病

正是佩戴 RGP 接触镜的禁忌证。不像 RGP 接触镜，水凝胶接触镜为患者提供更佳的佩戴舒适性，但由于接触镜材料的低弹性模量，软性角膜接触镜更倾向于贴附于角膜表面。这种贴附性使得角膜表面异常和任何由角膜扩张引起的不规则散光患者无法佩戴软性角膜接触镜进行治疗。硅水凝胶接触镜具备高弹性模量的优点，因此克服了传统水凝胶接触镜佩戴时贴附在角膜表面的缺点，同时可以掩盖角膜表面的轻微异常。在疾病的早期阶段，抛弃型硅水凝胶接触镜矫正散光的度数范围广，从 –0.5 到 –5.75 屈光度不等，如 Clarity XR Toric（Sauflon 制药有限公司，肯特，英国），可以提供良好的视觉效果。

近年来，这种专业的软性角膜接触镜有了新的改进。标准的环曲面软性角膜接触镜不能完全矫正圆锥角膜。与传统的软性角膜接触镜相比，这种专业的圆锥角膜接触镜在舒适性、以视轴为中心的良好居中性、营养角膜上皮细胞以及矫正轻、中度不规则散光方面均存在优势。这些接触镜比传统的软性角膜接触镜中央更厚（根据圆锥的严重程度不同，中央厚度可能达到 0.6~0.7mm）。SiHy 材料具备更大的弹性模量，因此消除了接触镜的贴附性，并在接触镜后方形成泪液湖，增强了矫正不规则散光的效果。接触镜后表面设计包括球面和非球面设计，具备一个大范围的球柱镜参数和可调节的中周边弧度，因此可以调整接触镜佩戴时移动度以及合适性。随着硅水凝胶材料的出现，由于其透氧性高，减少了以往使用这种接触镜带来的缺氧相关副作用。适于圆锥角膜佩戴的软性角膜接触镜包括 NovaKone（Alden Optical，Lancaster，纽约州）、Flexlens Tricurve（X-cell 接触镜，德卢斯，加利福尼亚州）、Kerasoft IC（博士伦公司）和 Eni-Eye Soft-K（Acculens，丹佛，科罗拉多州）。

Kerasoft IC（博士伦公司），对接触镜周边独立的两部分进行了改进，改善了配适接触镜时顶点平行关系以及稳定性。这些新型的专门针对圆锥角膜设计的接触镜带来了优于 RGP 接触镜的视觉效果，减少了患者佩戴 RGP 接触镜的需求以及由于不耐受 RGP 接触镜而进行角膜移植手术的需求[57,58]。

对于角膜扩张的患者而言，当佩戴框架眼镜、软性角膜接触镜，或针对圆锥角膜设计的专业软性角膜接触镜均不能达到令人满意的视觉效果时，RGP 接触镜或 RGP 组合接触镜值得推荐。当佩戴 RGP 接触镜时，有一点必须记住，那就是没有标准的配适法则。因此，为了满足不同患者的需求，在试戴片的储备中

有多种多样的镜片设计很有必要。

不规则角膜验配 RGP 接触镜时，第一步是准确评估角膜的形状和曲率。当获得圆锥角膜患者的角膜曲率值之后，佩戴标准的 RGP 接触镜，患者的角膜曲率值会出现明显改变，因此角膜形变扭曲或不规则使采用标准的顶点平行配适评估变得困难。根据角膜的整体形状，仅仅测量角膜中央曲率值可能并不适合角膜接触镜验配。角膜地形图，完整地描述了角膜的整个表面，是确定圆锥角膜类型以及帮助选择合适的 RGP 接触镜的最理想的检查。

圆锥角膜患者验配 RGP 接触镜需要通过仔细的诊断性验配程序以及荧光素染色评估。在整个验配过程中必须试戴多个镜片才能获得最理想接触镜角膜关系。在对圆锥角膜患者进行诊断性验配 RGP 接触镜之前，眼表使用表面麻醉滴眼液以避免对角膜表面的磨擦非常有用，角膜表面的磨损可能会干扰正常的接触镜中心定位以及荧光素染色评估。圆锥角膜佩戴 RGP 接触镜时，接触镜角膜关系的经典目标是三点接触。这种关系的定位是接触镜在角膜最陡点"羽毛般的"与角膜接触，而主要支撑在角膜中周部，这样接触镜的重量会均匀地分布在角膜表面。最新专家共识趋向于验配时达到接触镜与角膜最陡点接触面最小的目标，意即接触镜几乎不接触角膜最陡峭点。一般来说，过度平坦或过度陡峭的接触镜会过多的支撑在一个点上，导致角膜上皮缺损。接触镜配适过松，虽然可以提供最佳的矫正视力，但是会过多的支撑在角膜最陡点，破坏角膜上皮，导致角膜瘢痕形成，从而不能耐受接触镜[59]；而接触镜配适过紧会在镜片后方中央形成泪液池，泪液池中如果有气泡会干扰而导致视力下降，同时接触镜会黏附或吸附到角膜表面从而导致角膜上皮病变。

许多圆锥角膜患者佩戴框架眼镜视功能不佳，因此必须长期佩戴角膜接触镜，所以需要选择氧传导性高的接触镜材料。增加传导至角膜上皮表面的氧气量将提高角膜的生理功能同时降低缺氧和上皮糜烂的风险。如果角膜接触镜关系不佳，圆锥角膜患者佩戴 RGP 接触镜将产生并发症，并发症的程度可以从轻度到重度。验配平坦的接触镜，在锥体的中心区域出现角膜上皮糜烂是常见的现象。为了治疗角膜上皮糜烂，必须重新配适接触镜使得接触镜中央区域跨过角膜锥体的中央区域。过平的接触镜引起的角膜瘢痕会显著降低视力，而且使患者不能耐受角膜接触镜。当患者的圆锥角膜呈乳突形锥体时，随着时间的

推移,RGP 接触镜会磨损角膜顶点,因此需要佩戴软性角膜接触镜或组合的、"背驮式"角膜接触镜(软硬组合镜片)。验配好 RGP 接触镜和软性角膜接触镜并佩戴一段时间后,必须采用荧光素染色评估以排除接触镜是否配适过紧。

对于早中期圆锥角膜,周边平坦的多弧 RGP 接触镜能够提供最佳的配适关系[60]。这种接触镜的主要优点是可以根据需要修改单个参数。根据接触镜的中心定位及移动度的不同,接触镜的总体直径作相应的调整。对于角膜中央锥体,较小直径的接触镜有利于中心定位,相反,角膜周边锥体需要大直径的接触镜才能提供更大的光学区。当佩戴 RGP 接触镜时,角膜锥体的位置似乎对视力以及残余散光没有任何影响[61]。当接触镜偏离角膜圆锥的顶点时,很难使得光学区与瞳孔区平行。由于改善了角膜接触镜平行关系,非球面设计的 RGP 接触镜对于早中期圆锥角膜的治疗非常有用;然而,如果接触镜的中心定位不佳,非球面设计的接触镜屈光度将发生改变,从而导致视力下降。

对于晚期的圆锥角膜,特殊的 RGP 设计是需要的,其中最常见的是 Rose K 接触镜(美尼康美国、Clovis,加利福尼亚州),其中心定位佳。Rose K 接触镜的基弧比正常的更陡峭以适应角膜中央锥体,同时调整与周边正常角膜的配适关系(图 97.2)。为使接触镜边缘达到推荐的抬起高度 0.8mm,Rose K 接触镜直径为 7.9~10.2mm,基弧为 4.75~8mm,扁平的、陡峭的或标准的周边弧度。新版的 Rose K 接触镜,Rose K2,采用非球面设计以适应角膜后表面光学区。其他的用于圆锥角膜验配的特殊接触镜包括 Soper Cone 和 McGuire 接触镜。Soper Cone 是一个双弧的接触镜,在疾病的不同阶段可以选择三种不同配适的接触镜。对于早期圆锥角膜,小光区小直径的接触镜就足够了。对于晚期圆锥角膜,需要配适大光区大直径的接触镜以提高其中心定位。接触镜的配适状态可以通过改变直径来调整,从而使接触镜变得陡峭,而基弧和外周弧保持不变。由于这些接触镜是跨过角膜表面的,因此没有粗糙地支撑在角膜顶点。McGuire 接触镜的设计是基于改进的 Soper Cone,采用了四个周边弧以获得最大限度的三点平行配适。根据圆锥的形状不同,有三种配适接触镜,大直径的接触镜用于终末期的椭圆和球形锥体。

一些临床医生报道在圆锥角膜的接触镜配适中成功使用了超大直径和角膜内缘的设计。内缘设计的接触镜相对于巩膜接触镜有几个优点,首先镜片直

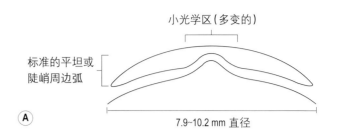

	Rose K	Soper	McGuire
直径 (mm)	7.9~10.2	7.5~9.5	8.6~9.6
光学区 (mm)	基弧越陡峭光学区越小	6.0~8.0	依赖于锥体的类型
基弧 (mm)	4.75~8.00	随着直径的增加而变陡峭	5.60~7.35
周边弧设计	标准/扁平/陡峭	双弧	4个周边弧

图 97.2　为圆锥角膜特殊设计的 RGP 接触镜。(A)Rose K 接触镜,小光学区(OZ)和周边弧(PG)的配适设计直接支撑在圆锥体上,同时缩小了周边泪液池。(B)为圆锥角膜特殊设计的最常见的几种 RGP 接触镜比较。OAD,直径;OZD,光学区直径;BG,基弧

径大,从 10.4mm 到 12.0mm,光学区大(9.4mm),可以提供良好的中心定位,从而使接触镜光学区与瞳孔区平行;其次由于直径小于巩膜接触镜,适合于角膜缘内配适,从而佩戴更容易,对于对巩膜接触镜有恐惧感的患者是理想的选择。角膜周边 4、8 点或中周部扩张的患者是这类接触镜的最佳候选人,如下方锥体、PMD 或球形锥体患者。角膜地形图最适合角膜缘内接触镜配适,角膜地形图上颞侧 4mm 点可用于基弧的选择。角膜曲率计可替代角膜地形图,初始配适的基弧应该比平均曲率值稍扁平。配适过度扁平的接触镜会造成难以接受的下缘抬高,从而需要选择一个相对陡峭的接触镜;如果存在气泡提示患者的接触镜位置偏上方,必须选择相对平坦的接触镜。这些大接触镜的主要缺点就是对新的佩戴者而言佩戴较困难。

对于晚期圆锥角膜或存在高度不规则散光的角膜,小巩膜接触镜和巩膜接触镜应该是获得最佳视力的最佳选择[64~66]。巩膜接触镜,顾名思义,是支撑在巩膜表面的,跨过整个角膜和角膜缘。

进一步区分巩膜接触镜的种类,小巩膜接触镜是指其直径大于水平可见虹膜直径不超过 6mm,全巩膜接触镜是指其直径大于水平可见虹膜直径超过

6mm[31]。小巩膜接触镜的代表是 Custom Stable（康泰谷，斯普林菲尔德，俄勒冈州）和 ICD-16.5（ABB Concise，阿拉米达，加利福尼亚州）。目前尚缺乏小巩膜接触镜治疗角膜疾病的大宗病例报道，如果临床医生采用 RGP 接触镜为圆锥角膜验配均不能获得足够的中心定位和稳定性时，小巩膜接触镜及全巩膜接触镜是理想的选择。这类接触镜通过消除对眼睑的边缘效应提供了额外的舒适性优势。巩膜接触镜目前有球面和环曲面的设计，包括前表面和后表面的环曲面以及双环曲面。配适一般通过试戴镜片进行诊断性评估，目前报道 Jupiter 小巩膜接触镜和巩膜接触镜配适成功率最高[67,68]。对于轻、中度圆锥角膜患者，无论在疾病的哪个阶段，PROSE 治疗均有效，角膜顶点的瘢痕是限制视力的唯一因素。

有研究报道角膜扩张患者持续佩戴 PROSE 治疗 6 个月，88% 的眼治疗成功。在这项队列研究中，没有患眼因为不适合佩戴 PROSE 或病情加重而退出研究[66]。

组合接触镜是不耐受 RGP 接触镜的轻、中度圆锥角膜患者的另一种选择，组合接触镜能提供与软性角膜接触镜类似的佩戴舒适性以及视轴中心定位稳定性（图 97.3）。有大量的组合接触镜可用于不规则角膜的配适，包括 ClearKone 和 UltraHealth（SynergEyes，卡尔斯巴德，加利福尼亚州）和 EyeBrid SiH（Cantor 和 Nissel，布拉克利，英国）。ClearKone 接触镜是以氧通透性值为 100 的 paflufocon D 材料制作的 RGP 接触镜为中心，以氧通透性值为 9.3 的软性 HEMA 为裙边组成的。研究报道，相较于常规的接触镜配适，ClearKone 配适后 83% 的患者对比敏感度在高空间频率及低空间频率均提高[69]。最近，SynergEyes Ultrahealth 已经问世，它是由高氧通透性的材料，Petrafocon-A 和 hem-iarafilcon A 组成，成为组合接触镜的另一选择。这种接触镜由 8.4mm 非球面 RGP 为中心（氧通透值 130），氧通透值 84 的硅水凝胶裙边环绕组成。前几代的组合接触镜，例如 SoftPerm，在软性裙边的连接处容易破损或撕裂。

SynergEyes 在硬 - 软性角膜接触镜的接触面采用先进的黏接系统（hyperbond）消除接触镜两个组件的频繁撕裂或分离。虽然 UltraHealth 避免了佩戴 ClearKone 接触镜导致的缺氧等诸多并发症，例如角膜水肿、外周角膜新生血管。然而佩戴 UltraHealth 仍然有配适过紧、角膜荧光素着染、角膜水肿的趋势[70]，因此初次配适后的随访监控是必要的。

背驮式接触镜是不能耐受 RGP 接触镜患者的另一种选择（图 97.3）[71]。这种组合接触镜是在一个大直径的软性角膜接触镜表面安装一个小直径的 RGP 接触镜，通过附加低的正度数或负度数软性角膜接触镜，赋予每一个接触镜不同的屈光度数。硅水凝胶接触镜可以获得优化的氧传导性[72]。对软性角膜接触镜的新表面行角膜地形图或者角膜曲率计检查适用于 9.0~9.5mm 直径的 RGP 接触镜的最小间隙配适法。理想的荧光素染色配适评估是镜片中央区域泪液蓄积，因为角膜顶点支撑会导致接触镜不稳定以及加速角膜瘢痕形成。正度数的软性角膜接触镜的中央厚度增加有助于中央 RGP 接触镜的中心定位，"缓和"成型效果以及保护角膜上皮。另一方面，负度数的软性角膜接触镜则会减少组合接触镜中央的厚度，使角膜圆锥变扁平而增加其稳定性[73]。

在常规的软性角膜接触镜的中央区域设计一个凹陷或切口部分，可以保证附加的 RGP 接触镜的良好居中性。（图 97.4；x-cel 实验室，德卢斯，佐治亚洲）。在眨眼时有足够的 RGP 接触镜的移动度有利于接触镜下方的泪液交换。PMMA 材质的接触镜由于会造成接触镜后曲面的缺氧环境因此不推荐使用。背驮式接触镜的护理对患者而言很复杂，因为这种接触镜需要使用分别针对软性和硬性角膜接触镜的两种护理液。如果采用日抛型的软性角膜接触镜替代常规的水凝胶接触镜是有利的，因为可以减少接触镜的清洗步骤。用于治疗圆锥角膜的角膜接触镜设计罗列在表 97.4 中。

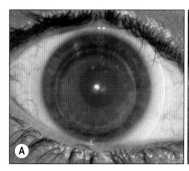
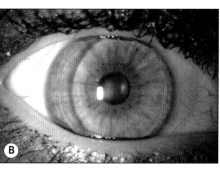

图 97.3　佩戴组合接触镜与佩戴软性角膜接触镜的舒适性一样，与佩戴 RGP 接触镜获得的最佳矫正视力相同。（A）UltraHealth（Synergeyes）是以 RGP 接触镜为中心，软性硅水凝胶接触镜为裙边组成。（B）背驮式接触镜是在一个硅水凝胶软性角膜接触镜表面安装一个 9mm 直径的 RGP 接触镜

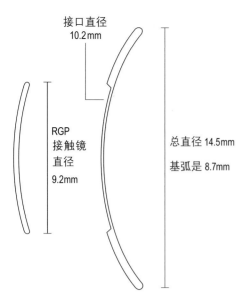

图 97.4　Flexlens 背驮式接触镜。镶嵌的 RGP 接触镜保证了足够的视轴中心定位

表 97.4　用于治疗圆锥角膜的角膜接触镜设计

传统的水凝胶接触镜
有轻度散光的早期圆锥,会贴附于角膜表面
硅水凝胶接触镜
早期圆锥,由于具有高弹性模量因此较少贴附于角膜表面
环曲面接触镜
规则散光的早期圆锥
软性的圆锥角膜接触镜
早、中期圆锥角膜,中央加厚可矫正不规则散光
多弧的 RGP 接触镜
早、中期圆锥角膜,可调整的个性化参数提高配适效果
非球面 RGP 接触镜
早、中期圆锥角膜,离心会导致视力下降
治疗圆锥角膜的 RGP 接触镜
中、重度的圆锥角膜,可以增加环曲面的表面
小巩膜接触镜、巩膜接触镜和 PROSE 治疗
晚期圆锥角膜,跨过角膜顶点,可以增加环曲面表面
组合接触镜和背驮式接触镜
中、重度圆锥角膜,软性角膜接触镜部分佩戴舒适,RGP 接触镜部分可获得良好的矫正视力,采用的高氧通透值材料
角膜基质环
用于恢复角膜接触镜的耐受性

圆锥角膜胶原交联治疗术后用角膜接触镜

对于术前佩戴角膜接触镜提高视力或已经习惯佩戴角膜接触镜的圆锥角膜患者,在接受角膜胶原交联治疗术后多长时间佩戴角膜接触镜才安全目前尚没有明确的建议。虽然治疗术后角膜上皮的缺损会在 4~7 天内恢复,然而角膜基质胶原纤维重塑之后,角膜上皮重塑会持续数月。这些变化表现为中央角膜的进一步变平和规则性增加,可能导致最佳矫正视力提高和接触镜佩戴成功率增加。

有研究报道角膜胶原交联治疗术后佩戴 RGP 接触镜将导致角膜基底上皮细胞和基底膜下神经丛密度降低[74],或可以改善角膜表面规则指数[75]。最近报道了一种在角膜胶原交联治疗术后短期就佩戴的硅水凝胶接触镜,其设计的目的是尽量减少对角膜的支撑以及对上皮愈合的干扰[76]。也有报道在角膜胶原交联治疗术后佩戴巩膜接触镜[77],认为巩膜接触镜提供了对治疗区的最小机械作用的优势。

角膜基质环

轻中度的角膜扩张患者,佩戴软性角膜接触镜矫正视力不佳,如果不能耐受 RGP 接触镜,可以考虑植入角膜基质环,例如 Intacs（Addition Technology,弗里蒙特,加利福尼亚州）。这种手术可以降低患者的屈光不正度数同时减轻角膜变形的程度,恢复对软性角膜接触镜的耐受性,延缓对角膜移植手术的需求。关于植入角膜基质环后重新建立患者对角膜接触镜的耐受性的研究表明,该种手术可以降低晚期角膜扩张患者的角膜曲率、散光以及高阶像差,从而提高患者的视力[78]。（对于角膜扩张的患者）采用 RGP 接触镜逆几何设计验配,环曲面水凝胶接触镜验配以及背驮式、巩膜接触镜验配均有成功的病例报道[79]。然而其长期成功率和耐受性尚待确定。

波前像差个性化设计的角膜接触镜

角膜表面异常患者佩戴角膜接触镜的主要目的是恢复或达到最佳视力。在这种情况下,横椭圆形的角膜表面的角膜曲率变陡峭,导致角膜像差增加,视力下降。虽然 RGP 接触镜可以矫正由此带来的不规则散光,却无法完全矫正像差以及恢复异常角膜表面至正常基线水平。随着波前像差技术的不断进步,目前已经可以描绘出这些异常角膜的像差分布,使得个性化设计软性或 RGP 接触镜以中和患者的像差,提高视觉质量成为可能[80]。用测量的波前像差包括环曲面以及棱镜效应等对波前像差个性化设计的接触镜进行校准。

角膜术后：穿透性角膜移植术后用角膜接触镜

对于接受过穿透性角膜移植手术的患者而言，由于角膜形状有显著的改变，因此佩戴普通的框架眼镜矫正视力不理想。不低于 20% 的穿透性角膜移植患者术后存在明显的角膜散光，与佩戴框架眼镜的患者相比较，大于 90% 的患者佩戴角膜接触镜后视力可以提高至 20/40 或更佳[81]。角膜术后的患者佩戴角膜接触镜的主要目标是降低对植片的机械损伤和低氧应激，否则可能导致排斥反应。高氧通透性的 RGP 接触镜是常用的选择，因为它们可以透过更多的氧气，接触镜面积小、移动度大，因此允许空气和泪膜中的氧气进行交换；与软性角膜接触镜相比较，这种 RGP 接触镜可以矫正不规则散光，同时降低感染风险[81~83]。

移植角膜的再上皮化通常发生在术后 1 周内，然而角膜植片植床交界面大量重塑过程通常发生在术后 1 年以内，甚至持续到术后 1 年半至 2 年。角膜接触镜可以在术后三个月内佩戴，这取决于眼睛的整体情况和患者的视觉需求。在验配的早期阶段应该注意角膜上皮细胞的完整性以及植片植床交界面的愈合情况，外科医生应该处理松动的缝线。缝线去除后，需要调整接触镜的配适。在术后 6 个月和 12 个月之间验配，RGP 接触镜的稳定性会更佳。

一般来说，在移植后的角膜表面验配角膜接触镜时，接触镜跨过植片以及植片植床交界面支撑在受体角膜上是很重要的。如果接触镜支撑在植片或植片植床交界面时，会导致角膜上皮糜烂、炎症和新生血管形成。植片通常直径为 7.5~8.5mm，因此，要求 RGP 接触镜必须具有较大直径，范围从 10~11mm，同时具有相当大的光学区（9mm）。目前有多个专利设计可供选择，包括 10.4mm 直径的 Rose K 接触镜（Menicon 公司，名古屋，日本）和 11.2mm 直径的接触镜（Lens Dynamics，戈尔登，科罗拉多州）。较大直径的接触镜具有更大的光学区，因此更适合光学中心偏斜、偏心或高度不规则的植片。穿透性角膜移植术后验配组合接触镜应该谨慎，因为硬性材料和软性材料的结合可能与植片植床交界面产生交互作用，从而导致上皮糜烂、炎症、新生血管和排斥反应。穿透性角膜移植术后的患者由于有复杂的几何形状，因此可以佩戴巩膜接触镜和 PROSE 恢复视力；接触镜的光学部分和角膜前的泪液池可以掩盖角膜的不规

则性，同时避免接触镜与植片植床交界面接触，从而对不耐受 RGP 接触镜的患者延缓或预防进一步手术需求[66,84,85]。

至关重要的是，穿透性角膜移植术后的患者佩戴角膜接触镜恢复视力需要密切监控并发症，其并发症的严重程度从轻度到重度，包括浅层点状角膜炎、溃疡、巨乳头结膜炎等过敏性疾病、缝线断裂或松动、上皮下混浊、植片增厚、角膜擦伤、神经营养性角膜炎、干眼、眼睛不适、新生血管、感染和免疫介导的植片失功，如表 97.5。适当的患者教育也是必要的，因为发红、疼痛或视力改变意味着植片稳定性的改变，可能需要干预治疗。对于特殊病例，无论是 LASIK 或 PRK 均可降低穿透性角膜移植术后的屈光不正度数，同时佩戴角膜接触镜也是可以选择的。

表 97.5　手术后佩戴角膜接触镜的并发症

穿透性角膜移植术	屈光手术
缝线断裂 / 松动	眼部不适
眼部不适	上皮松解
干眼	过早佩戴 RGP 接触镜致角膜瓣破损
植片失功	过夜佩戴导致角膜低氧
植片水肿	感染
排斥反应	切口新生血管（放射状角膜切开术）
神经营养性角膜炎	
上皮下混浊	
巨乳头结膜炎	
角膜溃疡	
结膜炎	
浅层点状角膜炎	
伤口边缘的上皮擦伤	
新生血管	

角膜术后：屈光矫正术后用角膜接触镜

尽管把屈光手术作为视力矫正主要选择方式的患者数量在不断增加，然而屈光术后需要改善视觉质量的患者也在不断出现，包括眩光和鬼影、单眼复视、残余屈光度和不规则散光。干眼、眨眼频率下降、角膜神经敏感性以及泪膜稳定性下降可能使佩戴角膜接触镜后的情况更加复杂[86]。

不同于佩戴角膜接触镜，每一种屈光手术都以特定的方式改变角膜表面，从而达到最佳的视觉质量。近视治疗通常将自然生长的扁圆形角膜变成更扁平、扁椭圆形的形状。放射状角膜切开术是改变整个角膜，而准分子激光角膜切削术、准分子激光原位角膜

磨镶术只影响到切削区,周边角膜的形状不变。虽然屈光术后患者的角膜地形图变化是显著的,然而给屈光矫正术后并发症的患者验配角膜接触镜才是最大的挑战,因为接受角膜屈光手术的患者通常不情愿佩戴角膜接触镜。即使角膜屈光手术的成功率很高,然而术后屈光回退、进展性的远视漂移、不规则散光、角膜扩张等并发症仍然可能发生,需要患者佩戴框架眼镜、角膜接触镜或二次手术矫正。

放射状角膜切开术

放射状角膜切开术(radial keratotomy,RK),需要做一系列很深的放射状角膜基质切口,使角膜变平从而降低近视度数。RK 手术已经在很大程度上被其他屈光手术所取代,但 RK 术后仍需要处理由于角膜持续变平导致的进展性远视漂移以及屈光度数的显著变化等手术相关的晚期并发症。在为这些患者进行接触镜验配时,软性和 RGP 接触镜都是可以选择的。如果选择软性角膜接触镜,应该选择氧通透性较高的镜片,例如硅水凝胶接触镜,可以降低切口新生血管等并发症,当为 RK 术后患者验配传统的软性角膜接触镜时,切口新生血管的发生率高于 50%[87]。

新定制的环曲面和针对圆锥角膜设计的接触镜可能对这些患者有效。由于角膜形状的改变,导致接触镜旋转稳定性下降,因此需要仔细的验配评估。由于角膜表面的不规则性而产生的角膜散光,佩戴软性角膜接触镜一般不能获得较好的视力,佩戴 RGP 接触镜是可以的。逆几何设计的接触镜其后曲面的几何形状更接近角膜扁椭圆形的形状,因此通常可以提供最佳的中心定位和视力(图 97.5)[88]。针对 RK 术后的患者有多个专利设计的角膜接触镜可供选择,包括 Menicon Plateau 接触镜(Menicon,名古屋,日本)和 OK 镜(Contex,奥克斯,加利福尼亚州)。正如任何扁椭圆形的角膜一样,配适后的最常见问题是接触镜偏中心,这通常可以通过配适一个较大直径的接触镜来解决。

准分子激光角膜切削术和准分子激光原位角膜磨镶术

因为准分子激光角膜切削术(photorefractive keratectomy,PRK)手术会去除角膜上皮,因此术后几天通常需要过夜佩戴绷带式角膜接触镜以减轻疼痛和促进角膜上皮愈合,术后上皮平均愈合时间为 3~4

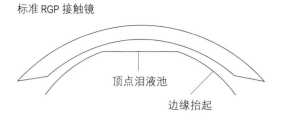

标准 RGP 接触镜

顶点泪液池

边缘抬起

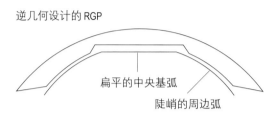

逆几何设计的 RGP

扁平的中央基弧

陡峭的周边弧

图 97.5　屈光手术后的角膜形状扁圆,传统的 RGP 接触镜往往无法成功佩戴。逆几何设计的接触镜,中央比周边更平坦,消除许多 RGP 接触镜佩戴相关的并发症

天。准分子激光上皮瓣下角膜切削术(laser-assisted subepithelial keratectomy,LASEK)是 PRK 手术的一个变异,术中采用稀释的酒精浸泡后去除角膜上皮,暴露前弹力层后再进行激光消融,术后常规佩戴绷带式角膜接触镜促进上皮瓣的黏附和缓解疼痛。PRK 和 LASEK 术后佩戴绷带式角膜接触镜相关的并发症包括感染发生率增加,以及角膜缺氧,包括角膜水肿以及上皮愈合过程中上皮松解。

近年来,硅水凝胶制作的绷带式角膜接触镜作为传统水凝胶接触镜的替代品被广泛研究。比较这些材料的有效性表明,硅水凝胶接触镜在缓解眼部疼痛以及促进上皮愈合方面更有优势[89]。虽然关于绷带接触镜的设计和材料没有明确的建议,但是正如不同的研究发现,似乎含有聚乙烯吡咯烷酮的第二代硅水凝胶接触镜更加受到患者的青睐[90]。由美国 FDA 批准的用于术后镇痛的抛弃型角膜接触镜包括 Acuvue Oasys,AirOptix Night & Day 和 PureVision(表 97.2)。

据报道佩戴硅水凝胶接触镜的患者更容易发生角膜浸润,可能由于多种因素所导致,包括机械性刺激和不断增加的接触镜沉积物[91],角膜屈光手术后短期佩戴硅水凝胶接触镜未见发生角膜浸润的报道。与 PRK 手术不同,LASIK 术后通常不需要佩戴绷带式角膜接触镜,但角膜瓣移位患者进行瓣复位后,建议使用绷带式角膜接触镜。LASIK 术后复发角膜上皮糜烂通常需要佩戴绷带式角膜接触镜。在这些情况下佩戴绷带式角膜接触镜时,微生物感染、角膜水肿和眼部不适都是需要密切关注的并发症。

如果 PRK 和 LASIK 手术后佩戴角膜接触镜米矫正视力,在佩戴接触镜之前必须保证角膜上皮已愈合,以避免对 LASEK 和 LASIK 角膜瓣的破坏。如果屈光术后存在不规则散光,RGP 接触镜是矫正视力的最佳选择[92]。屈光术后 2~3 个月就可以开始佩戴角膜接触镜,但一些学者建议为了保证角膜瓣的完整性,LASIK 术后 6 个月再佩戴角膜接触镜更合适[93]。具备标准的正向几何设计的非球面接触镜非常适合屈光术后患者佩戴。试戴接触镜的选择基于术后的角膜曲率值,建议这些角膜接触镜的曲率值比平坦角膜曲率值大 1.00~2.00D。接触镜跨过激光消融后的扁平中央角膜将导致顶点间隙,从而形成正性泪液镜。正性泪液镜由负度数的接触镜矫正,因此最终的接触镜度数通常比术后显然验光度数数值高,或者与术前的屈光度数相同。最佳的荧光素染色模式是在角膜激光消融区的顶点和周边间隙仅有少量的荧光素积存。接触镜应该支撑在角膜的中周部,大约在角膜中心外的 3~4mm。为了保证适当的泪液交换,足够的边缘抬高是必需的。为了更好地佩戴非球面 RGP 接触镜,需要大直径的接触镜跨过角膜表面,从而提高接触镜的中心定位和稳定性。

高度近视的角膜屈光治疗术后,在平坦的中央消融区和相对陡峭的"正常"周边角膜存在明显的差异,逆几何设计的接触镜通常适合这种情况。当配适逆几何设计的接触镜时,试戴接触镜的选择应基于旁中央弧或反转弧,通常建议配适的反转弧的曲率值大于基弧 1.0~5.0D。在大多数情况下,旁中央弧与先前存在的近视屈光不正的程度成线性关系。类似于标准 RGP 的设计,大直径的接触镜往往有更佳的中心定位和更好的稳定性。典型的逆几何设计的接触镜的总直径相当大,可能从 9.5~11.5mm 不等,光学区从 6~8mm 不等。配适接触镜时采用与激光消融区以外的周边角膜的三次弧或着陆弧的平行配适原则,是初步的诊断配适,基于术前角膜曲率值选择。如果依据角膜地形图,旁中央区 4mm 区域的角膜曲率测量值更常用于预测基线选择[94]。与大多数接触镜的设计一样,瞳孔大小是一个考虑因素。更大的光学区对于大瞳孔的患者而言是需要的;如果有偏中心存在,这一点特别重要。为了确定接触镜的最终度数,过矫的接触镜是必需的。

有研究报道 PRK 术后佩戴软性角膜接触镜的成功率高达 36%[95]。当配适抛弃型水凝胶接触镜时,最终的接触镜度数与术后的显然验光度数相等。硅水凝胶接触镜,由于跟 RGP 接触镜相似,较少贴附于角膜表面,因此可以在眼表形成一个正性泪液镜,这个泪液镜可以增加接触镜角膜系统的整体的近视度数。对于软性角膜接触镜而言,可以在角膜愈合完全,视力稳定后的 4~12 周开始配适[93]。具有较高的弹性模量的接触镜会更硬,镜片周边不易展平,形成小凹槽;而具有较低的弹性模量的接触镜则会贴附于角膜表面。软性角膜接触镜验配的一般经验法则是选择一个基弧,比术后的平坦角膜曲率值大 0.3mm。应该确认接触镜的移动度。环曲面的接触镜在屈光手术后的角膜表面可能不稳定。对于低度数的散光,高弹性模量的球形 SiHy 接触镜,例如 Purevision 2 或 AirOptix Night and Day Aqua 接触镜可以提供足够的视力,但高度数或不规则散光患者,验配 RGP 接触镜是必需的。

屈光手术后角膜扩张的治疗选择包括角膜接触镜或角膜移植。由于 LASIK 术后角膜敏感、神经性疼痛和慢性泪液失功,传统的圆锥角膜用 RGP 接触镜的设计被证明可能存在问题。对于这些患者,配适巩膜镜或 PROSE 假体提供了治疗和光学优势[66,96]。

美容性角膜接触镜

美容性角膜接触镜(prosthetic contact lenses)主要用于美容用途,当患者存在明显的角膜瘢痕或虹膜异常时,接触镜中央的孔可控制进入眼睛的光束,从而提高视力[97,98]。管理患者的期望值对患者获得满意的治疗效果很重要。根据最初的诊断,接触镜的材料、基弧、直径和配适后移动度都是考虑的关键因素。三棱镜垂直镜片设计和瞳孔偏心绘制可以达到最佳的美容效果。接触镜的瞳孔可以是透明的或是不透明的。对角膜瘢痕的患者,如果不考虑提高视力,通常会选用不透明的瞳孔,同时从美观角度考虑确定最佳瞳孔大小。对于需要矫正视力的患者,由于需要减少像差以获得最佳的矫正视力,因此通常选用 4mm 直径的瞳孔。虹膜大小对于提高最终治疗效果也至关重要,颜色选择亦很重要,以确保接触镜尽可能地与对应的眼睛匹配。有许多公司可以定制美容性接触镜[99]。其中有些是特别制作的,有些则是在理想的接触镜配适后,将颜色添加到接触镜表面。佩戴美容性接触镜的患者可能发生与任何类型的角膜接触镜佩戴有关的风险。美容性接触镜的并发症与传统接触镜相同。据报道美容性接触镜佩戴者有较高的并发症发生率[100]。这可能是因为接触镜佩戴在有疾病的角膜上,因此需要进一步强调患者选择、监控和教育的重要性。

总结

　　角膜接触镜在角膜疾病和屈光不正治疗中起着举足轻重的作用。接触镜材料和设计的创新拓展了角膜接触镜在眼表疾病治疗中的作用。角膜病专家应关注角膜接触镜专业领域的创新，以便充分告知患者所有可供选择的角膜接触镜。充分了解接触镜材料、设计以及配适策略、并发症，在角膜疾病的治疗中最大限度地提高成功率，减少接触镜佩戴相关的风险。

（杨于力　译）

参考文献

1. Wichterle O, Lim D. Hydrophilic gels for biological use. *Nature* 1960; **185**:117–18.
2. Nichols JJ. 2014 Annual Report. *Contact Lens Spectrum* 2015;**30**:22–7.
3. Nicolson PC, Vogt J. Soft contact lens polymers: an evolution. *Biomaterials* 2001;**22**:3273–83.
4. Dillehay SM, Henry VA. *Material selection.* 2nd ed. Philadelphia: Lippincott Williams & Wilkins; 2000.
5. Holden BA, Mertz GW. Critical oxygen levels to avoid corneal edema for daily and extended wear contact lenses. *Invest Ophthalmol Vis Sci* 1984;**25**:1161–7.
6. Stapleton F, Stretton S, Papas E, et al. Silicone hydrogel contact lenses and the ocular surface. *Ocul Surf* 2006;**4**(1):24–43.
7. Dumbleton K. Adverse events with silicone hydrogel continuous wear. *Cont Lens Anterior Eye* 2002;**25**(3):137–46.
8. Ren DH, Yamamoto K, Ladage PM, et al. Adaptive effects of 30-night wear of hyper-O2 transmissible contact lenses on bacterial binding and corneal epithelium. *Ophthalmology* 2002;**109**(1):27–39.
9. Morgan PB, Efron N. A decade of contact lens prescribing trends in the United Kingdom (1996–2005). *Cont Lens Anterior Eye* 2006;**29**:59–68.
10. Morgan PB, Woods CA, Tranoudis IG, et al. *Contact Lens Spectrum* 2015; **30**:28–33.
11. Nichols JJ. 2014 annual report. *Contact Lens Spectrum* 2015;**30**:22–7.
12. Stapleton F, Keay L, Edwards K, et al. The epidemiology of microbial keratitis with silicone hydrogel contact lenses. *Eye Contact Lens* 2013; **39**(1):79–85.
13. Schein OD, Glynn RJ, Poggio EC, et al. The relative risk of ulcerative keratitis among users of daily-wear and extended-wear soft contact lenses. A case–control study. Microbial Keratitis Study Group. *N Engl J Med* 1989;**321**(12):773–8.
14. Poggio EC, Glynn RJ, Schein OD, et al. The incidence of ulcerative keratitis among users of daily-wear and extended-wear soft contact lenses. *N Engl J Med* 1989;**321**(12):779–83.
15. Ormerod LD, Smith RE. Contact lens-associated microbial keratitis. *Arch Ophthalmol* 1986;**104**:79–83.
16. Karlgard CCS, Jones LW, Moresoli C. Survey of bandage lens use in North America, October–December 2002. *Eye Contact Lens* 2004;**30**(1): 25–30.
17. Arora R, Jain S, Monga S, et al. Efficacy of continuous wear PureVision contact lenses for therapeutic use. *Cont Lens Anterior Eye* 2004;**27**: 39–43.
18. Montero J, Sparholt J, Mely R. Retrospective case series of therapeutic applications of a Lotrafilcon A silicone hydrogel soft contact lens. *Eye Contact Lens* 2003;**29**(1S):S54–S56.
19. Kanpolat A, Ucakhan OO. Therapeutic use of Focus Night & Day contact lenses. *Cornea* 2003;**22**(8):726–34.
20. Ozkurt Y, Rodop O, Oral Y, et al. Therapeutic applications of Lotrafilcon A silicone hydrogel soft contact lens. *Eye Contact Lens* 2005;**31**(6): 268–9.
21. Harissi-Dagher M, Beyer J, Dohlman CH. The role of soft contact lenses as an adjunct to the Boston keratoprosthesis. *Int Ophthalmol Clin* 2008; **48**:43–51.
22. Kymionis GD, Plaka A, Kontadakis GA, et al. Treatment of corneal dellen with a large diameter soft contact lens. *Cont Lens Anterior Eye* 2011;**34**:290–2.
23. Lin A, Patel N, Yoo D, et al. Management of ocular conditions in the burn unit: thermal and chemical burns and Stevens–Johnson syndrome/toxic epidermal necrolysis. *J Burn Care Res* 2011;**32**:547–60.
24. Kalwerisky K, Davies B, Mihora L, et al. Use of the Boston Ocular Surface Prosthesis in the management of severe periorbital thermal injuries: a case series of 10 patients. *Ophthalmology* 2012;**119**:516–21.
25. Lim P, Ridges R, Jacobs DS, et al. Treatment of persistent corneal epithelial defect with overnight wear of a prosthetic device for the ocular surface. *Am J Ophthalmol* 2013;**156**(6):1095–101.
26. Ling JD, Gire A, Pflugfelder SC. PROSE therapy used to minimize corneal trauma in patients with corneal epithelial defects. *Am J Ophthalmol* 2013;**155**(4):615–19, 619.e1-2.
27. Moorthy S, Jhanji V, Constantinou M, et al. Clinical experience with N-butyl cyanoacrylate tissue adhesive in corneal perforations secondary to herpetic keratitis. *Cornea* 2010;**29**:971–5.
28. Romero-Rangel T, Stavrou P, Cotter J, et al. Gas-permeable scleral contact lens therapy in ocular surface disease. *Am J Ophthalmol* 2000; **130**:25–32.
29. Rosenthal P, Cotter J. The Boston Scleral Lens in the management of severe ocular surface disease. *Ophthalmol Clin North Am* 2003;**16**(1): 89–93.
30. Segal O, Barkana Y, Hourovitz D, et al. Scleral contact lenses may help where other modalities fail. *Cornea* 2003;**22**(4):308–10.
31. Schornack MM. Scleral lenses: a literature review. *Eye Contact Lens* 2015; **41**(1):3–11.
32. Rosenthal P, Croteau A. Fluid-ventilated, gas-permeable scleral contact lens is an effective option for managing severe ocular surface disease and many corneal disorders that would otherwise require penetrating keratoplasty. *Eye Contact Lens* 2005;**31**(3):130–4.
33. Schornack MM, Pyle J, Patel SV. Scleral lenses in the management of ocular surface disease. *Ophthalmology* 2014;**121**:1398–405.
34. Shepard DS, Razavi M, Stason WB, et al. Economic appraisal of the Boston Ocular Surface Prosthesis. *Am J Ophthalmol* 2009;**148**(6): 860–8.e2.
35. Stason WB, Razavi M, Jacobs DS, et al. Clinical benefits of the Boston Ocular Surface Prosthesis. *Am J Ophthalmol* 2010;**149**(1):54–61.
36. Papakostas TD, Le HG, Chodosh J, et al. Prosthetic replacement of the ocular surface ecosystem as treatment for ocular surface disease in patients with a history of Stevens–Johnson syndrome/toxic epidermal necrolysis. *Ophthalmology* 2015;**122**:248–53.
37. Heur M, Bach D, Theophanous C, et al. Prosthetic replacement of the ocular surface ecosystem scleral lens therapy for patients with ocular symptoms of chronic Stevens–Johnson syndrome. *Am J Ophthalmol* 2014;**158**:49–54.
38. Tougeron-Brousseau B, Delcampe A, Gueudry J, et al. Vision-related function after scleral lens fitting in ocular complications of Stevens–Johnson syndrome and toxic epidermal necrolysis. *Am J Ophthalmol* 2009;**148**:852–9.
39. Margolis R, Thakrar V, Perez VL. Role of rigid gas-permeable scleral contact lenses in the management of advanced atopic keratoconjunctivitis. *Cornea* 2007;**26**(9):1032–4.
40. Grover S, Jacobs DS, Colby KA. Boston Ocular Surface Prosthesis for persistent epitheliopathy after treatment of conjunctival melanoma. *Cornea* 2010;**29**:459–61.
41. Pullum KW, Whiting MA, Buckley RJ. Scleral contact lenses: the expanding role. *Cornea* 2005;**24**(3):269–77.
42. Schornack MM, Baratz KH, Patel SV, et al. Jupiter scleral lenses in the management of chronic graft versus host disease. *Eye Contact Lens* 2008;**34**(6):302–5.
43. Jacobs DS, Rosenthal P. Boston scleral lens prosthetic device for treatment of severe dry eye in chronic graft-versus-host disease. *Cornea* 2007;**26**:1195–9.
44. Takahide K, Parker PM, Wu M, et al. Use of fluid-ventilated, gas-permeable scleral lens for management of severe keratoconjunctivitis sicca secondary to chronic graft-versus-host disease. *Biol Blood Marrow Transplant* 2007;**13**:1016–21.
45. Willoughby CE, Batterbury M, Kaye SB. Collagen corneal shields. *Surv Ophthalmol* 2002;**47**:174–82.
46. Ros FE, Tijl JW, Faber JAJ. Bandage lenses: collagen shield vs. hydrogel lens. *CLAO J* 1991;**17**:187–9.
47. Parmar DN, Alizadeh H, Awwad ST, et al. Ocular surface restoration using non-surgical transplantation of tissue-cultured human amniotic epithelial cells. *Am J Ophthalmol* 2006;**141**(2):299–307.
48. González-Chomón C, Concheiro A, Alvarez-Lorenzo C. Soft contact lenses for controlled ocular delivery: 50 years in the making. *Ther Deliv* 2013;**4**:1141–61.
49. Mohammadi S, Jones L, Gorbet M. Extended latanoprost release from commercial contact lenses: in vitro studies using corneal models. *PLoS ONE* 2014;**9**:e106653.
50. Alvarez-Lorenzo C, Hiratani H, Gomez-Amoza JL, et al. Soft contact lenses capable of sustained delivery of timolol. *J Pharm Sci* 2002;**91**(10): 2182–92.
51. Tian X, Iwatsu M, Sado K, et al. Studies on the uptake and release of fluoroquinolones by disposable contact lenses. *CLAO J* 2001;**27**: 216–20.
52. Hui A, Boone A, Jones L. Uptake and release of ciprofloxacin-HCl from conventional and silicone hydrogel contact lens materials. *Eye Contact Lens* 2008;**34**(5):266–71.
53. Kapoor Y, Chauhan A. Ophthalmic delivery of cyclosporine A from Brij-97 microemulsion and surfactant-laden p-HEMA hydrogels. *Int J Pharm* 2008;**361**:222–9.
54. Karlgard CC, Wong NS, Jones LW, et al. In vitro uptake and release

studies of ocular pharmaceutical agents by silicon-containing and p-HEMA hydrogel contact lens materials. *Int J Pharm* 2003;**257**: 141–51.

55. Kapoor Y, Thomas JC, Tan G, et al. Surfactant-laden soft contact lenses for extended delivery of ophthalmic drugs. *Biomaterials* 2009;**30**: 867–78.

56. Lim M, Jacobs DS, Rosenthal P, et al. The Boston ocular surface prosthesis as a novel drug delivery system for bevacizumab. *Semin Ophthalmol* 2009;**24**:149–55.

57. Fernandez-Velazquez FJ. Kerasoft IC compared to Rose-K in the management of corneal ectasias. *Cont Lens Anterior Eye* 2012;**35**(4):175–9.

58. Uçakhan OO, Bayraktutar B. KeraSoft 3 contact lenses in corneal ectasia. *Eye Contact Lens* 2014;**40**(6):390–4.

59. Barr JT, Wilson BS, Gordon MO, et al. Estimation of the incidence and factors predictive of corneal scarring in the Collaborative Evaluation of Keratoconus (CLEK) study. *Cornea* 2006;**25**:16–25.

60. Lee J-L, Kim M-K. Clinical performance and fitting characteristics with a multicurve lens for keratoconus. *Eye Contact Lens* 2004;**30**(1):20–4.

61. Nejabat M, Khalili MR, Dehghani C. Cone location and correction of keratoconus with rigid gas-permeable contact lenses. *Cont Lens Anterior Eye* 2012;**35**:17–21.

62. Ozkurt YB, Sengor T, Kurna S, et al. Rose K contact lens fitting for keratoconus. *Int Ophthalmol* 2008;**28**:395–8.

63. Ozbek Z, Cohen EJ. Use of intralimbal rigid gas-permeable lenses for pellucid marginal degeneration, keratoconus, and after penetrating keratoplasty. *Eye Contact Lens* 2006;**32**(1):33–6.

64. Visser E-S, Visser R, van Lier HJJ, et al. Modern scleral lenses Part I: clinical features. *Eye Contact Lens* 2007;**33**(1):13–20.

65. Severinsky B, Millodot M. Current applications and efficacy of scleral contact lenses: a retrospective study. *J Optom* 2010;**3**(3):158–63.

66. Baran I, Bradley JA, Alipour F, et al. PROSE treatment of corneal ectasia. *Cont Lens Anterior Eye* 2012;**35**(5):222–7.

67. Pecego M, Barnett M, Mannis MJ, et al. Jupiter Scleral Lenses: the UC Davis Eye Center experience. *Eye Contact Lens* 2012;**38**(3):179–82.

68. Schornack MM, Patel SV. Scleral lenses in the management of keratoconus. *Eye Contact Lens* 2010;**36**(1):39–44.

69. Carracedo G, González-Méijome JM, Lopes-Ferreira D, et al. Clinical performance of a new hybrid contact lens for keratoconus. *Eye Contact Lens* 2014;**40**:2–6.

70. Fernandez-Velazquez FJ. Severe epithelial edema in Clearkone Synerg-Eyes contact lens wear for keratoconus. *Eye Contact Lens* 2011;**37**: 381–5.

71. Barnett M, Mannis MJ. Contact lenses in the management of keratoconus. *Cornea* 2011;**30**(12):1510–16.

72. Lopez-Alemany A, Gonzalez-Meijome JM, Almeida JB, et al. Oxygen transmissibility of piggyback systems with conventional soft and silicone hydrogel contact lenses. *Cornea* 2006;**25**(2):214–19.

73. Romero-Jiménez M, Santodomingo-Rubido J, Flores-Rodríguez P, et al. Which soft contact lens power is better for piggyback fitting in keratoconus? *Cont Lens Anterior Eye* 2013;**36**(1):45–8.

74. Sehra SV, Titiyal JS, Sharma N, et al. Change in corneal microstructure with rigid gas permeable contact lens use following collagen cross-linking: an in vivo confocal microscopy study. *Br J Ophthalmol* 2014; **98**(4):442–7.

75. Koppen C, Gobin L, Mathysen D, et al. Influence of contact lens wear on the results of ultraviolet A/riboflavin cross-linking for progressive keratoconus. *Br J Ophthalmol* 2011;**95**(10):1402–5.

76. Severinsky B, Wajnsztajn D, Frucht-Pery J. Silicone hydrogel mini-scleral contact lenses in early stage after corneal collagen cross-linking for keratoconus: a retrospective case series. *Clin Exp Optom* 2013;**96**: 542–6.

77. Visser ES, Soeters N, Tahzib NG. Scleral lens tolerance after corneal cross-linking for keratoconus. *Optom Vis Sci* 2015;**92**(3):318–23.

78. Siganos DFP, Chatzinikolas K, Bessis N, et al. Ferrara intrastromal corneal rings for the correction of keratoconus. *J Cataract Refract Surg* 2002;**28**:1947–51.

79. Dalton K, Sorbara L. Fitting an MSD (mini scleral design) rigid contact lens in advanced keratoconus with INTACS. *Cont Lens Anterior Eye* 2011;**34**:274–81.

80. Yang B, Liang B, Liu L, et al. Contrast sensitivity function after correcting residual wavefront aberrations during RGP lens wear. *Optom Vis Sci* 2014;**91**:1271–7.

81. Wietharn BE, Driebe WT. Fitting contact lenses for visual rehabilitation after penetrating keratoplasty. *Eye Contact Lens* 2004;**30**(1):31–3.

82. Geerards AJ, Vreugdenhil W, Khazen A. Incidence of rigid gas-permeable contact lens wear after keratoplasty for keratoconus. *Eye Contact Lens* 2006;**32**(4):207–10.

83. Szczotka-Flynn L, Lindsay RG. Contact lens fitting following corneal graft surgery. *Clin Exp Optom* 2003;**86**:244–9.

84. Visser ES, Visser R, van Lier HJ, et al. Modern scleral lenses. Part I: Clinical features. *Eye Contact Lens* 2007;**33**(1):13–20.

85. Severinsky B, Behrman S, Frucht-Pery J, et al. Scleral contact lenses for visual rehabilitation after penetrating keratoplasty: long term outcomes. *Cont Lens Anterior Eye* 2014;**37**:196–202.

86. Nettune GR, Pflugfelder SC. Post-LASIK tear dysfunction and dysesthesia. *Ocul Surf* 2010;**8**(3):135–45.

87. Yeung KK, Olson MD, Weissman BA. Complexity of contact lens fitting after refractive surgery. *Am J Ophthalmol* 2002;**133**:607–12.

88. Mathur A, Jones L, Sorbara L. Use of reverse geometry rigid gas permeable contact lenses in the management of the postradial keratotomy patient: review and case report. *Int Contact Lens Clin* 2001;**26**(5): 121–7.

89. Gil-Cazorla R, Teus MA, Arranz-Márquez E. Comparison of silicone and non-silicone hydrogel soft contact lenses used as a bandage after LASEK. *J Refract Surg* 2008;**24**:199–203.

90. Taylor KR, Caldwell MC, Payne AM, et al. Comparison of 3 silicone hydrogel bandage soft contact lenses for pain control after photorefractive keratectomy. *J Cataract Refract Surg* 2014;**40**(11):1798–804.

91. Szczotka-Flynn L, Diaz M. Risk of corneal inflammatory events with silicone hydrogel and low dk hydrogel extended contact lens wear: a meta-analysis. *Optom Vis Sci* 2007;**84**(4):247–56.

92. Woodward MA, Randleman JB, Russell B, et al. Visual rehabilitation and outcomes for ectasia after corneal refractive surgery. *J Cataract Refract Surg* 2008;**34**(3):383–8.

93. Zadnik K. Contact lens management of patients who have had unsuccessful refractive surgery. *Curr Opin Ophthalmol* 1999;**10**:260–3.

94. González-Méijome JM, Sañudo-Buitrago F, López-Alemany A, et al. Correlations between central and peripheral changes in anterior corneal topography after myopic LASIK and their implications in postsurgical contact lens fitting. *Eye Contact Lens* 2006;**32**:197–202.

95. Lim L, Siow K-L, Chong JSC, et al. Contact lens wear after photorefractive keratectomy: comparison between rigid gas permeable and soft contact lenses. *CLAO J* 1999;**25**(4):222–7.

96. Dimit R, Gire A, Pflugfelder SC, et al. Patient ocular conditions and clinical outcomes using a PROSE scleral device. *Cont Lens Anterior Eye* 2013;**36**(4):159–63.

97. Cole CJ, Vogt U. Medical uses of cosmetic colored contact lenses. *Eye Contact Lens* 2006;**32**(4):203–6.

98. Yildirim N, Basmak H, Sahin A. Prosthetic contact lenses: adventure or miracle. *Eye Contact Lens* 2006;**32**(2):102–3.

99. Bator KK, Salituro SM. Prosthetic soft contact lenses and you. *Eye Contact Lens* 2005;**31**(5):215–18.

100. Kanemoto M, Toshida H, Takahiro I, et al. Prosthetic soft contact lenses in Japan. *Eye Contact Lens* 2007;**33**(6):300–3.

7

第 98 章

角膜接触镜佩戴相关的并发症

Penny A. Asbell,Brendan C. Barry,Neil Chen,An Vo

关键概念

- 养成良好的卫生习惯是关键。
- 一次性使用(日抛型)接触镜是引起并发症最少的接触镜。
- 佩戴角膜接触镜导致的角膜炎初始治疗通常是使用广谱抗生素。
- 接触镜相关角膜炎的病例,禁用糖皮质激素,除非已经排除真菌或棘阿米巴角膜炎的可能性。
- 完整的病史包括使用的接触镜和护理液,对诊断和适当的治疗非常重要。

本章纲要

引言

截止到 2014 年,美国有 4000 万人,全球有超过 1 亿 2500 万人佩戴角膜接触镜。在一个专业的眼科中心或视光中心,佩戴接触镜的患者约占 34%[1]。基于以上数据,眼科临床上经常会遇到佩戴接触镜相关的并发症,因此眼科医护人员应该具备诊断和治疗这些并发症的重要技能[1]。

良好的卫生习惯是至关重要的。目前报道的与细菌性角膜炎相关的危险因素包括过夜佩戴接触镜、长时间佩戴接触镜、忽略或不经常消毒、清洗接触镜,佩戴接触镜时不洗手。在多因素研究中,这些因素占总危险因素的 70%~80%[2]。因此,如果对患者进行教育并鼓励他们养成佩戴接触镜的良好卫生习惯,就可以在很大程度上预防并发症的发生。

接触镜的并发症在严重程度和发生频率上差别很大。佩戴接触镜相关的角膜病变,眼镜护理液防腐剂诱发的过敏,可能会导致慢性炎症、干眼以及不耐受角膜接触镜。近几年来由于日戴型接触镜的改进,频繁更换接触镜,以及更高的透氧性接触镜材料的发展,降低了与过敏和缺氧相关的并发症发生率。佩戴角膜接触镜造成的角膜变形可能导致视物模糊、最佳矫正视力下降,医生应进行诊断和治疗。特别是对正在进行屈光手术评估的患者,接触镜所致的角膜浸润和擦伤有感染的风险,虽然罕见,但严重的感染不仅会导致视力丧失,还会失去眼球。

病史

患者诊治的第一步是获取细致完整的病史,包括角膜接触镜佩戴史。有些患者可能已经停止佩戴角膜接触镜,除非被问及,否则不会提供此信息。

有疼痛和不适的眼部病史可能有用;角膜接触镜摘除后疼痛感持续增加意味着感染的可能。急性疼痛持续几小时或几天提示细菌感染,而亚急性疼痛,对初始治疗无效,持续几周提示棘阿米巴或真菌感染。摘除角膜接触镜后疼痛或不适的症状减轻提示存在镜片消毒不佳的问题。如果恢复佩戴角膜接触镜后出现症状,很可能是接触镜本身引起的问题。由于过敏引起的眼痒,如果由佩戴接触镜造成,佩戴接触镜时会加重。佩戴角膜接触镜的烧灼感表明可能存在消毒不佳的问题。佩戴几个小时的接触镜后出现烧灼感或干燥感与干眼症或佩戴接触镜过紧有关。

仔细询问佩戴接触镜的病史也很重要,对于出现严重急性疼痛的患者,虽然可以在开始进行治疗的时候再仔细询问病史,但由于接触镜和接触镜护理方案种类繁多,医生询问病史时应了解有关接触镜和接触镜护理的详细信息。2014 年,美国 92% 的接触镜佩戴者佩戴的是软性角膜接触镜,6% 为硬性透气性角膜接触镜[1]。软性角膜接触镜应正确描述为频繁更换型(2 周至 3 个月内更换)、抛弃型(一次性使用)或年抛型,尤其需要注意的是角膜接触镜是日戴型的、长戴型或两者均有。品牌和接触镜的具体名称将有助于确定它是否为硅水凝胶(SiHy)接触镜或是否已批准长戴。如果使用特殊的接触镜应该记录,例如与化妆品 / 服装配套的接触镜、角膜塑形镜、治疗镜、巩膜镜、组合接触镜和无晶状体眼接触镜等,此外,还应确认接触镜卫生和护理方案,包括使用的产品以及接触镜护理液的具体名称。在症状出现之前的接触镜和护理液使用情况的最新变化对于确诊和治疗也很重要。患者应该把使用的接触镜以及接触镜和护理液的瓶子给医生,以便确定患者使用了哪些物品,同时如果确诊为严重眼部感染的患者可以用于培养致病菌。

角膜擦伤

角膜上皮为防止病原体的进入提供了重要屏障;很少有细菌能穿透完整的上皮细胞。然而接触镜佩戴者的角膜擦伤是一个潜在的严重并发症,一旦出现角膜擦伤,寻找角膜浸润的证据非常重要,因为如果出现角膜浸润就意味着需要作为感染来治疗。

角膜擦伤不应该被覆盖起来,因为它可能在一夜之间发展成为严重的感染,如铜绿假单胞菌(图98.1);覆盖一方面阻止了眼局部使用的抗生素的渗透,另一方面可能增加眼表温度,促进细菌生长。应使用广谱抗生素积极治疗铜绿假单胞菌患者,如氟喹诺酮类药物。类似 Ocular TRUST 或 ARMOR 的监控研究可能有助于选择适当的抗生素[3]。红霉素、杆菌肽不是广谱抗生素,通常不用于疑似感染的一线治疗。如果患者疼痛增强、视力下降或角膜出现"白色区域",应在一天内或更早地进行随访,可以给予睫状肌麻痹剂和口服止痛药,与接触镜使用无关的角膜擦伤病例的治疗方案类似。

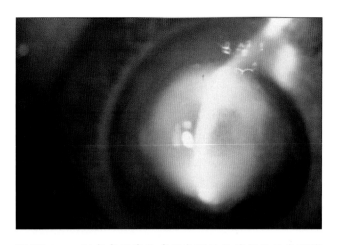

图 98.1　一例患者佩戴长戴型角膜接触镜所致的角膜擦伤 1 天后,发生严重的铜绿假单胞菌角膜溃疡。导致了严重的角膜瘢痕,必须进行穿透性角膜移植术恢复视力。覆盖角膜是接触镜所致的角膜擦伤的禁忌证。治疗包括频繁地使用抗菌谱覆盖铜绿假单胞菌的抗生素眼膏或眼液,疼痛、视力下降或眼部外观改变应及时随访

角膜浸润

角膜浸润,由白细胞(主要是中性粒细胞)从角膜缘血管或泪水中迁移到角膜形成,影响角膜的透明度,被视为白色病变。浸润可能是接触镜相关的无菌性浸润或感染性溃疡。无菌性角膜浸润,常见于 60 岁以上的患者(有可能是由于细菌性睑缘炎导致的)和 25 岁以下的患者(可能是由于不正当使用接触镜),是良性的,能自行好转[4]。然而细菌毒素可以黏附在接触镜上,并且接触镜本身可能会破坏角膜上皮细胞,导致感染,如角膜接触镜相关的周边角膜溃疡(contact lens peripheral ulcer,CLPU)与角膜接触镜相关的红眼病(contact lens-associated red eye,CLARE)[5]。无菌性的周边上皮下浸润可能与急性和慢性缺氧相关(图 98.2 和图 98.3)。慢性的严重缺氧,可能导致角膜深层新生血管、瘢痕和脂质病变。

感染性浸润很少发展为威胁视力的角膜炎[6],致病危险因素包括过夜佩戴、吸烟、不良的接触镜护理卫生习惯以及新近对角膜的损伤。目前由于接触镜类型、消毒方法和使用方式的不同,增加了治疗佩戴接触镜所致的角膜浸润的复杂性。

因为早期的微生物性角膜炎和无菌性角膜浸润很相似,因此无菌性角膜浸润,必须与微生物性角膜炎相鉴别。Stein 等探索鉴别这两种疾病的方法,发现角膜微生物培养阳性的患者往往伴随疼痛、前房反应、黏膜分泌物和上皮缺损等[7],他们建议将具有感

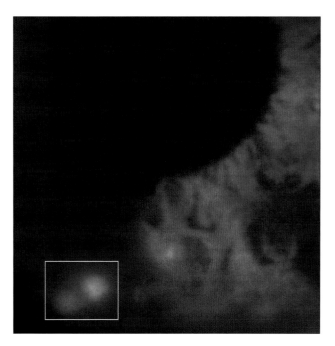

图 98.2 一例长戴抛弃型角膜接触镜所致角膜浸润的患者,细菌培养呈阴性(方框)

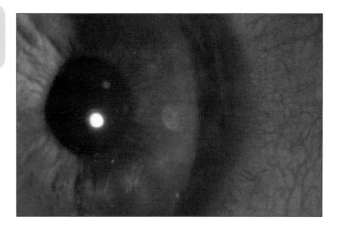

图 98.3 上皮下浸润,最有可能由接触镜护理液过敏引起

染相关的临床特征的患者均作为感染病例进行治疗。浸润灶周边角膜水肿和出现前房炎性反应,即使没有角膜上皮缺损,仍然提示感染的可能性,表明可能需要加强抗生素的治疗。实际上 1mm 大小的周边角膜浸润可能是感染性角膜炎(图 98.4)。Donshik 研究表明大量的周边"无菌性"角膜溃疡患者,最终培养呈阳性,应该用抗生素治疗[8]。最后应当指出,自身免疫性疾病(如类风湿性关节炎、克罗恩病)患者无论是否佩戴角膜接触镜仍可能发生角膜浸润。

如果溃疡恶化,但尚未进行涂片或培养,则应立即采集标本,如果最初检查呈阴性,则应重复检查。视力下降也应该进行培养,如果浸润灶大于 1mm,说

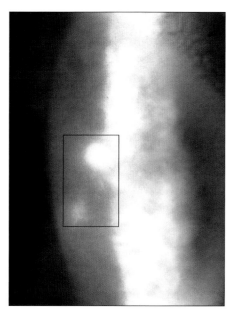

图 98.4 患者延长佩戴一次性角膜接触镜后,假单胞菌感染导致的小浸润灶

明治疗后角膜炎加重,根据病史或临床表现应该怀疑少见的微生物感染(真菌、棘阿米巴或非典型分枝杆菌)(图 98.5~ 图 98.7)。如果浸润灶小于 1mm,并且位于未累及视轴的周边角膜,患者最佳矫正视力未下降,则不需要进行培养,直接局部点广谱抗生素加强治疗。抗生素的选择应依据抗生素耐药性和局部应用的监测数据。最好尽早开始使用现有的抗生素,而不是等待专门配制的抗生素[3]。

环形浸润在接触镜佩戴者可能是一个挑战性的

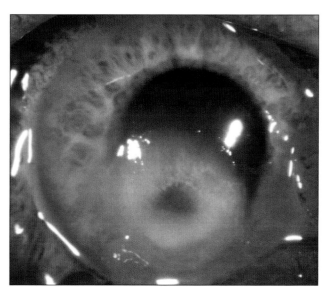

图 98.5 一位日戴型接触镜佩戴者误把生理盐水用作杀菌液后导致严重的铜绿假单胞菌感染

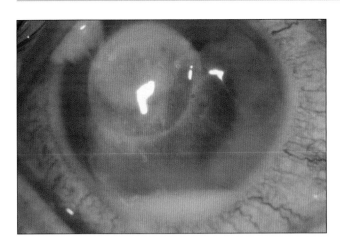

图98.6 这例最初表现为角膜擦伤的患者,在使用妥布霉素地塞米松混悬液治疗后发展为大的、中央角膜溃疡

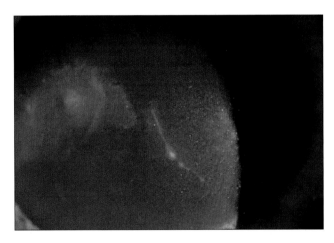

图98.7 正确护理日抛型角膜接触镜的患者出现大的、旁中央溃疡和放射状角膜神经炎

诊断,无菌性的角膜基质环被认为是类似Wessely免疫环,是由细菌内毒素导致的3型免疫反应,通常在7~10天发展形成,这是晚期棘阿米巴角膜炎的特征性标志,通常在症状发生后数周内形成。棘阿米巴浸润环伴有剧烈的疼痛,与这种严重感染的强烈的炎症反应有关。麻醉药物滥用后的环形浸润与棘阿米巴角膜炎的环形浸润相似。棘阿米巴角膜炎由于可能出现假树枝状角膜炎容易被误诊为单纯疱疹病毒性角膜炎;然而单纯疱疹病毒性角膜炎通常与比较轻微的不适有关,往往抗病毒治疗有效。

佩戴角膜接触镜的患者出现角膜浸润也可能与佩戴接触镜无关。患有睑缘炎的患者可能由于对金黄色葡萄球菌高度敏感而导致周边角膜浸润灶,同时由于衣原体感染而出现慢性滤泡性结膜炎。金黄色葡萄球菌导致的高敏反应和衣原体性结膜炎很难与接触镜护理液导致的结膜炎相鉴别,但如果重新使用

角膜接触镜前两种眼病不会再次发生。

对于佩戴角膜接触镜的患者出现角膜浸润,初始治疗最好避免局部使用糖皮质激素,虽然关于糖皮质激素的使用意见不同,缺氧导致的角膜浸润和护理液引起的角膜反应通常不需要糖皮质激素进行治疗(图98.4)。对于早期感染性角膜浸润给予不适当的处理,例如使用皮质激素治疗可能会产生严重的副作用,尤其是由真菌感染引起的角膜浸润。

感染性角膜浸润,最常由铜绿假单胞菌和金黄色葡萄球菌引起,与佩戴接触镜有关,必须立即治疗。可疑微生物感染性角膜炎的标准治疗是加强的广谱抗生素治疗。小的感染灶采用氟喹诺酮类药物治疗,如加替沙星、莫西沙星或甲氧苄啶,每30分钟一次,最初的30分钟给药负荷剂量为每5分钟1次。在更严重的感染,即病灶大小超过1~2mm或威胁视力,成品抗生素应尽早开始使用,紧接着给予局部强化抗生素治疗如妥布霉素(革兰氏阴性菌)和头孢唑啉或万古霉素(革兰氏阳性菌),每30分钟一次。仅仅根据实验室的药敏试验报告选择最佳的抗生素非常困难,药敏报告依据的是全身的药效,但并不等同于眼表局部的药效[9]。

感染

微生物感染性角膜炎,佩戴角膜接触镜相关的最严重的并发症,往往在工作年龄的接触镜佩戴者中更常见。角膜上皮的微小创伤加上不良的角膜接触镜佩戴卫生习惯,为微生物的增殖和侵袭创造了一个理想的环境。然而近年来,真菌性角膜炎和棘阿米巴角膜炎越来越常见。虽然角膜感染常常与佩戴软性角膜接触镜有关,严重的细菌感染和棘阿米巴角膜炎已证实与佩戴硬性透气性角膜接触镜相关[10]。

自20世纪80年代以来,已证实佩戴软性角膜接触镜与细菌性角膜炎相关。1989年,Poggio等在《新英格兰医学杂志》发表了具有里程碑意义的文章,确定了溃疡性角膜炎的主要危险因素是过夜佩戴角膜接触镜[11]。最近的研究表明,尽管接触镜材料不断改进,频繁更换和一次性使用型接触镜也应运而生,但接触镜相关的微生物性角膜炎的发病率和危险因素却没有很大改变,然而有一个例外,那就是一次性使用型以及日抛型接触镜的使用大大降低了微生物性角膜炎的严重程度,严重的微生物性角膜溃疡定义为导致视力丧失的角膜溃疡[12]。

此外与日戴型接触镜相比,对日抛型接触镜的微

生物培养出现更多的阴性结果[13]。微生物性角膜炎严重程度的下降很可能是由于日抛型接触镜与污染物接触的时间有限。对中重度微生物性角膜炎的分析表明,佩戴的接触镜是导致疾病的主要因素;清洗和更换接触镜可使疾病发生率降低 60%[2]。

在影响致残率的因素研究中,尽管治疗延迟超过 12 小时也是决定疾病严重程度的主要因素之一,致病菌的种类才是决定疾病严重程度的最主要因素[14,15]。另一项关于气候、疾病严重程度和致病菌的研究发现,在温暖和潮湿的地方,严重感染更为常见[16]。总的来说,感染菌的培养表明革兰氏阳性菌感染更容易在温带地区发生,而革兰氏阴性菌感染经常在热带或亚热带气候地区发生[2]。铜绿假单胞菌是导致患者视力丧失的最常见的细菌。

对角膜刮片和接触镜培养的相关性研究表明,接触镜培养阳性率是角膜刮片培养的两倍,相同的微生物往往可以在角膜和接触镜培养同时发现[17]。最近,Konda 等研究表明接触镜培养和角膜刮片培养出相同的微生物的概率是 94%,而接触镜盒和角膜刮片培养出相同的微生物的概率是 77%[18],因此,对于还未得到培养结果的角膜溃疡患者在进行经验治疗时,对角膜接触镜和角膜接触镜盒进行培养可以提供有用的信息。

真菌感染

直到最近,与非治疗性软性角膜接触镜佩戴相关的真菌感染也并不常见。植物污染物引起的外伤已经成为导致丝状菌性真菌性角膜炎的主要危险因素,如镰刀菌[19]。由来自佛罗里达州的 Iyer 等发表的一系列文章表明,佩戴接触镜是真菌性角膜炎最常见的危险因素,占 52%,与外伤相关的占 29%。在迈阿密,接触镜佩戴相关的真菌性角膜炎的比率,尤其是镰刀菌在 2004 至 2005 年翻了一倍,因此可以得出一个结论,佩戴接触镜可能是真菌性角膜炎的危险因素[20]。

威尔斯眼科医院与新泽西医学和牙科大学合作研究并报道了镰刀菌的暴发流行(图 98.8)[21]。在镰刀菌角膜炎流行期间,在美国东北部的这些医学中心的镰刀菌角膜炎的发病率相比之前几乎增加了 7 倍。镰刀菌角膜炎病情非常严重,为了控制感染,40% 的患者需要进行治疗性角膜移植。三分之二的软性角膜接触镜佩戴者采用自来水冲洗接触镜。考虑到分离出的镰刀菌的遗传多样性和组群不同,镰刀菌的可能来源被认为是患者水槽和淋浴用水。此外,美国疾病控制中心发现,2006 年暴发的镰刀菌角膜炎与使

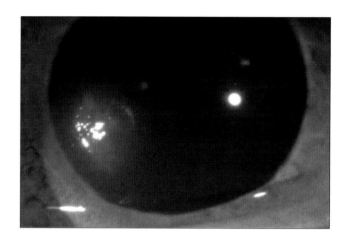

图 98.8 由镰刀菌感染引起的溃疡,在镰刀菌感染暴发流行期间发生的角膜溃疡。患者对侧眼有一个更小的浸润灶,也是镰刀菌感染所致

用了 ReNu 多功能护理液相关(博士伦,罗切斯特,新泽西州)。随后,该多功能护理液的生产停止了,该产品最终从市场上撤出[22]。

如果病史和检查提示真菌感染,在初次治疗角膜感染时应避免局部使用糖皮质激素。对于特殊菌种进行培养的门槛应降低,角膜刮片和培养应该用来协助真菌感染的诊断和选择适当的治疗。Munir 等研究表明真菌感染可能比预期更常见,因为最初对氟喹诺酮类药物局部治疗有效的角膜溃疡,后期镰刀菌培养呈阳性[23]。临床医生应该记住,局部抗生素治疗有效并不排除真菌感染的可能性,特别是在不常见的病例或可疑的临床表现 / 病史怀疑为真菌感染的病例[23]。

棘阿米巴感染

棘阿米巴原虫在土壤和淡水中无处不在。它们以两种形式存在——休眠的包囊或活动的滋养体。在西方国家,大多数病例报道与接触镜佩戴有关。1987 年,Stehr Green 等报道称棘阿米巴角膜炎的危险因素包括佩戴软性角膜接触镜,使用自制的生理盐水消毒,不经常消毒和佩戴接触镜在脏水中游泳。与细菌感染相比,过夜佩戴并不是患棘阿米巴角膜炎主要危险因素[24]。棘阿米巴角膜炎通常与佩戴软性角膜接触镜相关,但佩戴硬性透气性角膜接触镜时也可发生,特别是角膜塑形镜[25]。各种病例报道提示棘阿米巴角膜炎与暴露于污染的或未处理的水之间存在相关性[43~45]。

棘阿米巴角膜炎的早期症状是非特异性的,可能包含上皮性角膜炎或伴有角膜神经增粗的放射状角

膜神经炎的表现,症状体征分离的眼部疼痛感。深基质层角膜炎的晚期体征或典型的环形浸润预示着较差的视力预后(图98.9和图98.10)。鉴别诊断包括表现为点状或线状角膜上皮病变的单纯疱疹病毒性角膜炎、假树枝状角膜炎和非特异性角膜基质炎。重要的是,当患者有佩戴角膜接触镜的病史,同时表现为角膜上皮的改变,合并有疼痛和上睑肿胀,并且采用润滑眼液、抗病毒药物、抗生素和糖皮质激素治疗无效时,应该怀疑棘阿米巴角膜炎的诊断。单纯疱疹病毒性角膜炎抗病毒治疗通常有效,当患者出现非典型的树枝状角膜炎或抗病毒治疗无效时应该考虑棘阿米巴角膜炎的诊断。一旦怀疑该诊断,应行涂片和角

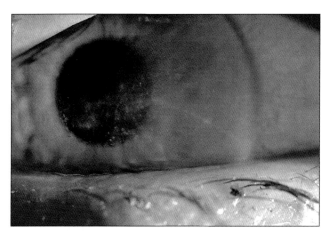

图98.9 由棘阿米巴感染引起的上皮性角膜炎和放射状角膜神经炎。重要的是在出现上皮性角膜炎或非典型的单纯疱疹病毒性角膜炎时能考虑到棘阿米巴角膜炎的诊断。如果在疾病早期能明确诊断预后佳

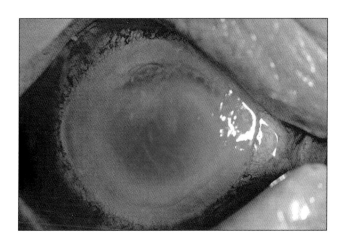

图98.10 表现为环形浸润的棘阿米巴角膜炎患者。由于有链球菌的双重感染,所以治疗复杂,角膜上皮延迟愈合和难治性青光眼最终导致患者无光感。患者由于疼痛最终摘除双眼。环形浸润是棘阿米巴角膜炎的标志,与较差的预后相关

膜刮片培养,同时立即开始治疗。治疗的主体是双胍类药物,如0.02%聚六亚甲基双胍(PHMB)或0.02%氯己定,这些药物对包囊和滋养体的临床疗效与体外实验结果一致[27]。

由于棘阿米巴角膜炎具备长期的疼痛病程以及破坏性的本质,不乐观的预后以及潜在的不可逆转的视力丧失,因此预防是最重要的。目前,美国食品药品管理局(Food and Drug Administration,FDA)并没有要求接触镜护理液对棘阿米巴有效[28]。对于硬性透气性角膜接触镜,一些护理液对杀死棘阿米巴包囊有效,但软性角膜接触镜的多功能护理液对棘阿米巴包囊无效[29]。2007年,最近一次镰刀菌暴发流行期间,一种多功能护理液Complete Moisture Plus多功能护理液(眼力健公司(AMO),圣安娜,加利福尼亚州)被召回。与其他多功能护理液相比,Complete Moisture Plus多功能护理液有更高的患棘阿米巴角膜炎的风险,可能是由于其配方中含有丙二醇,这种成分与棘阿米巴包囊形成相关。过氧化氢护理液比多功能护理液对预防阿米巴更有效,但在中和之前需要长期接触过氧化氢[30]。由于没有标准化的多功能护理液配方,一次性使用型、日抛型接触镜都是值得推荐的。如果使用日抛型接触镜不可行的时候,过氧化氢护理液能提供最好的护理方案;然而无论使用何种清洁护理液,遵守操作规则是关键。所有佩戴接触镜的患者都应定期接受接触镜和护理液的相关培训,包括洗澡或洗脸时佩戴接触镜。

角膜接触镜相关角膜病

接触镜引起的角膜病变,也被称为接触镜-上方角膜缘角膜炎(superior limbic keratitis,SLK),从角膜上方开始,但可能会累及整个角膜,表现为表层点状角膜炎、角膜新生血管和瘢痕。它被认为是一种对防腐剂的过敏性和/或毒性反应,防腐剂通常是硫柳汞,接触镜护理液中含有该种防腐剂,但与Theodore SLK的病因无关。在过去,许多佩戴角膜接触镜相关的角膜病变的病例报道是由硫柳汞引起的,但并非所有。接触镜佩戴停止后,SLK可能需要几个月才能痊愈,如果继续佩戴接触镜,永久性的瘢痕可能形成。接触镜引起的角膜病变的发生率与接触硫柳汞相关,转为使用频繁更换型接触镜后发病率降低。

目前使用的多功能护理液含有的防腐剂仍然可导致类似的角结膜炎发生,往往在角膜上缘最明显(图98.11),被认为是一种局部角膜缘干细胞缺乏,也

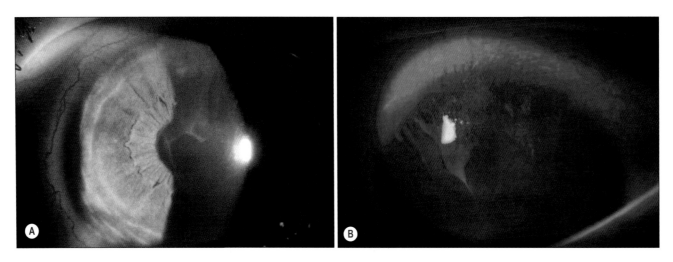

图 98.11 （A）佩戴角膜接触镜相关的角膜病变,推测可能由于角膜对接触镜护理液过敏导致上方浅层角膜瘢痕以及眼表不规则。（B）荧光素染色结果提示角膜缘干细胞缺乏

可由佩戴角膜接触镜引起[31]。角膜缘干细胞是保证角膜上皮细胞稳定所必需的;因此角膜缘干细胞缺乏的患者可能需要手术治疗。

停止佩戴接触镜后,上缘角膜炎的好转是缓慢的。治疗主要包括无防腐剂的润滑眼液,单剂量的人工泪液。SLK痊愈后可以恢复使用单次型、日抛型的接触镜。如果不能佩戴这些种类的角膜接触镜,则应该使用过氧化氢护理液。滤泡性结膜炎、外周浸润和瘢痕均可发生。鉴别诊断包括沙眼角结膜炎和金黄色葡萄球菌引起的过敏性角膜炎。角膜接触镜引起的角膜病变几乎都是双眼的,如果仅累及单眼的角膜上皮病变和非特异性的角膜炎的接触镜佩戴者应该怀疑棘阿米巴角膜炎的可能性。停止使用接触镜后角膜病变好转以及恢复佩戴接触镜后病情会复发的病史,支持接触镜护理液相关角膜病变的诊断。通常有在症状出现前几个月更换使用的多功能护理液的病史。

巨乳头性结膜炎和其他过敏性结膜炎

近年来,随着频繁更换型接触镜的使用日益增多,巨乳头性结膜炎（Giant papillary conjunctivitis,GPC）已经非常少见了。接触镜上的涂层刺激免疫反应,也被认为会引起结膜损伤。临床上看,频繁更换型接触镜的使用与GPC发生率降低有相关性,因此使用单次型、日抛型接触镜更为理性。

以上并发症最常发生在经常佩戴软性角膜接触镜的患者;但也可发生在佩戴硬性透气性（rigid gas-permeable,RGP）角膜接触镜、组合接触镜、义眼片以及巩膜接触镜的患者[32]。佩戴RGP接触镜,一般需要更长的时间才会产生GPC,乳头反应趋于局限于上睑板。引起类似反应的异物的多样性支持了GPC是一种眼表对涂层异物的病理生理反应,而不是异物的特殊性质引起的。GPC通常是双眼的,但也可以是不对称的,尤其是在双眼分别佩戴不同类型的接触镜和/或双眼更换接触镜的间隔时间不同的情况下。

因为GPC与上睑板乳头反应有关,对佩戴角膜接触镜的患者有必要常规进行上睑外翻的检查以便做出诊断。症状包括接触镜耐受性降低,黏液分泌增多以及瘙痒。在上睑板,大于0.3mm的乳头被认为是病理性乳头,除非它们是位于上睑板上缘,因为在这个部位的巨乳头可以发生在正常人或季节性过敏性患者。GPC可分为四个阶段:阶段1临床前期,黏液和瘙痒先于体征出现;阶段2轻度GPC,更多的症状和轻度的上睑板乳头反应,可进行荧光素染色观察;阶段3中度GPC,接触镜移动度过大,乳头高于结膜表面,并且进行荧光素染色可发现瘢痕引起的乳头顶端变白（图98.12）;阶段4严重的GPC,患者不能耐受角膜接触镜,结膜乳头直径大于1mm,可能会出现类似于春季结膜炎的体征。结膜上皮组织学与春季结膜炎相似。症状和体征可能不相关,因为有些患者症状很重但体征轻微,有些症状相对较轻但体征较重。症状比体征更重要,因为它们决定接触镜的耐受性。

GPC的治疗包括减少接触镜上的涂层和免疫反应,重新配适频繁更换型或日戴型接触镜,重新配适前需要先停戴接触镜3~4个星期,这是一种有效的方法。一次性使用型或日戴型接触镜是预防和治疗

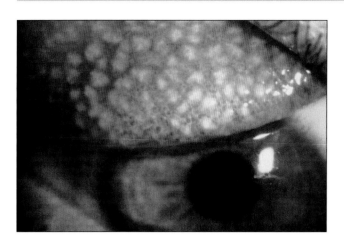

图 98.12　巨乳头性结膜炎是上睑板发生的乳头反应,纤维化导致乳头变白,使纤维血管核心变模糊

GPC 的理想接触镜,如果不可用,退而求其次的方法是经常更换接触镜,日戴型接触镜建议至少每 2 周更换一次。建议使用过氧化氢溶液消毒,每周使用酶清洁频繁更换型接触镜[33]。

降低免疫反应的标准治疗是使用肥大细胞稳定剂。在佩戴接触镜之前及之后,长期使用肥大细胞稳定剂和抗组胺药双效制剂有助于预防复发性黏液分泌和瘙痒。避免眼局部使用糖皮质激素是最安全的,但在严重的情况下,停戴接触镜期间,使用低强度或中等强度糖皮质激素可用于控制患者接触镜佩戴后的症状。必要的治疗取决于诊断时 GPC 的严重程度。我们的目标是让患者戴接触镜无复发症状。乳头通常会持续存在,但多年后会慢慢减少。经过适当的治疗,90% 的 GPC 患者能够成功地重新佩戴接触镜。

眼部过敏

花粉病、季节性和常年性眼部过敏降低了接触镜的耐受性,导致不适。症状的严重程度可能取决于接触镜的种类,眼部过敏症是长戴型接触镜的禁忌证[34]。67% 的患者佩戴一次性日戴型接触镜("dailies")后提高了佩戴舒适性,而 18% 的患者在更换同种类型的接触镜后舒适性也得到提高。对于患有中、重度的眼表过敏的接触镜佩戴者应该暂时停戴接触镜直到症状得以控制和 / 或季节变化后。

用人工泪液润滑可以提高对接触镜的耐受性。对于症状较轻的患者,可在佩戴接触镜前和取下接触镜后在眼表局部滴用肥大细胞稳定剂和 / 或抗组胺药滴眼液,但当接触镜磨损时不能滴这些眼液。然而,全身抗组胺药用来控制过敏性鼻炎可能增加干眼的症状。如果这些措施不足以控制过敏,那么外用

0.05% 环孢素 A 治疗干眼和对过敏症状进行非常规治疗可能是有益的,尤其是对常年过敏的患者。

对眼部过敏的圆锥角膜患者,佩戴 RGP 接触镜进行视觉康复是最佳治疗方案。这些患者对角膜接触镜的耐受性可以在过敏季节降低,由此引起的炎症和眼表疾病可能发展到角膜擦伤的程度。除了其他的治疗,在睡觉之前使用润滑凝胶和眼膏,有助于预防这一并发症。更频繁地更换 RGP 接触镜,每 4~12 个月更换一次,也是必要的。

上睑下垂

RGP 接触镜遗留于眼表可引起伴或不伴炎症的单侧上睑下垂[35],翻转眼睑时会发现一团东西,这可能是患者在取接触镜时拉伸眼睑导致上睑提肌腱膜断裂而引起的[36]。可逆性单侧上睑下垂可以发生于因矫正圆锥角膜而单眼佩戴 RGP 接触镜的患者,不需要神经系统检查排除获得性上睑下垂的可能性。

干眼症

佩戴角膜接触镜可以引起或加重干眼症的症状[37]。高达 75% 的接触镜佩戴者抱怨眼干的症状,这是导致停戴角膜接触镜的最常见的原因[37],这种症状可能是由于干眼症引起的。2015 年一篇对发表文献进行分析的文章报道,干眼症的症状是接触镜研究领域的 10 大热门话题之一[38]。国际干眼协作组已定义干眼为"泪液和眼表的疾病,导致不适症状,并伴有泪膜渗透压的增高和眼表炎症反应",然而接触镜的佩戴者有干眼的症状不一定就是干眼症(dry eye disease,DED),干眼症是指那些确实经历了不断增加的不适感的接触镜佩戴者。其他患者如果不佩戴接触镜就无症状,但佩戴上接触镜他们的眼睛无法忍受干涩的感觉。症状在白天晚些时候加重,随着使用时间的延长,症状会加重,表明干眼症的可能性。在干燥的环境中,干眼的症状会加重,如那些由室内采暖和空调以及涉及长期使用眼睛的活动,如阅读或电脑工作,也会引起干眼。

接触镜表面的泪液蒸发更强,与接触镜的水分含量或材料无关[39]。事实上,与在低湿度环境下不佩戴接触镜相比,在正常湿度下佩戴接触镜会导致更多的泪液蒸发[40]。泪液蒸发导致泪膜变薄,泪膜破裂时间缩短[41]。此外蒸发增加泪液的渗透压[42]。与干眼相关的重要危险因素包括女性,使用高含水量的接触镜(超过 50%),接触镜前泪膜的快速变薄(蒸发)和

泪液渗透压增加[43]。Rohit 等报道佩戴接触镜可能导致泪膜脂质降解,最终导致干眼症状[44]。一般来说,女性干眼发生率高于男性,所以她们产生接触镜相关的干眼的概率也高于男性。自从引进了频繁更换型和日抛型接触镜以来,高含水量的接触镜被越来越多地使用,而在过去,许多传统的日戴型接触镜是低含水量的。

配适接触镜是存在争论的话题。随着佩戴时间的延长,接触镜变得越来越紧,可能会导致干燥和烧灼的症状。对恰当的接触镜佩戴缺乏依从性的患者也可能产生干眼的症状[45]。硅水凝胶接触镜的主要优点是增加了氧通透性,因此可以长期佩戴;研究还表明,重新配适硅水凝胶接触镜者其干眼的症状也比以前佩戴水凝胶软性角膜接触镜明显减轻[46]。

干眼症的诊断和治疗可以提高许多患者对接触镜的耐受性。对 RGP 和软性角膜接触镜(soft contact lens,SCL)佩戴者 84 只眼的研究发现,早期和准确的诊断 DED 可以延长佩戴接触镜的时间。临床医生也应该寻找睑缘炎和睑板腺疾病的体征;继发于这些疾病的蒸发过强型干眼在佩戴接触镜之后会加重。热敷、有效的眼睑清洁、人工泪液、睡前使用抗生素眼膏、局部 0.05% 环孢素 A 眼液、如果需要,口服多西环素非常有效。认识到睑缘炎是一种慢性疾病非常重要,需要长期治疗来控制。水液缺乏型干眼也是常见的,治疗包括人工泪液,如果每天使用超过四次,最好是单剂的无防腐剂的人工泪液,局部的 0.05% 环孢素 A 眼液每日两次(佩戴接触镜前以及佩戴后)和泪小点栓塞[47]。润滑眼液可以与接触镜一起使用,在干眼症患者中定期使用润滑液更有效,而不是等到出现症状才使用[48]。接触镜佩戴者如果有干眼的症状局部使用 0.05% 的环孢素 A 治疗缺乏效果和益处。联合治疗,如人工泪液与磷脂脂质体眼用喷雾剂,被证明有效[49]。

据报道,口服 ω-3 脂肪酸对接触镜相关干眼有益[50]。虽然 DED 被认为是多因素的,但是超过十年的研究已经发现眼表炎症为核心机制[51]。然而,只有有限的信息是关于在 DED 和其他眼部炎症疾病中的特异性炎症机制。已知 ω-3 脂肪酸对人体某些疾病有抗炎和有益作用,但到目前为止,对 DED 的治疗效果只有有限的信息报道。

许多全身用药会加重干眼症,包括非处方抗组胺药。口服避孕药有时也可能与干眼症和接触镜不耐受有关。如果患者最近使用的全身药物是可能导致干眼的因素,应该与患者的其他专科医生进行商讨,在仔细的采集患者病史后,再调整患者的全身用药方案。例如轻中度干眼症可以成功佩戴接触镜,但是严重的干眼症患者是佩戴接触镜的禁忌证。

睑板腺功能障碍

12%~51% 的接触镜佩戴者会在某些时候因为不舒适和干燥而不佩戴接触镜[52]。眼部不适和干燥可继发于睑板腺功能障碍(meibomian gland disorder,MGD),这种疾病在一般人群中非常普遍,发病率估计有 25%~56%[53]。研究人员试图阐明接触镜(contact lens,CL)佩戴和 MGD 之间的关系,结果喜忧参半。Horn 等研究了 MGD 的患病率,发现在一般人群中有 38.9% 的人患有 MGD,佩戴 CL 和不佩戴 CL 患者之间无显著性差异,只有年龄与 MGD 直接相关[54]。相反,Ong 和 Larke 等研究了接触镜佩戴者 MGD 的患病率,发现 30% 的佩戴 CL 者,20% 的未佩戴 CL 者患 MGD,两者差异无统计学意义[55]。然而,后续的研究并不支持这一观点。Marren 研究了接触镜佩戴、MGD、揉眼和使用眼部化妆品之间的关系,发现这些参数之间没有任何关系[56]。Ong 报道的另一项研究表明,佩戴 CL 者和不佩戴 CL 者之间的 MGD 发生率无显著性差异[57]。然而,由于观察者的偏见和缺乏真正的客观指标,这些横断面的研究结果是有限的。在所有这些研究中,临床 MGD 的诊断是通过评估睑板腺阻塞情况以及睑板腺分泌物质量,然而不同的临床医生评价标准不同(表 98.1)[57]。

结构变化的检查提供的证据表明,CL 的使用影响睑板腺形态。Arita 等人最近的一项研究表明佩戴接触镜与睑板腺腺体缺失显著相关[58]。作者发现,CL 使用加速睑板腺(meibomian gland,MG)缺失的进程。CL 佩戴者(平均年龄 31.8 岁),MG 腺体缺失的评分成绩与那些在正常人群中 60~69 岁之间的人相似[59]。此外值得注意的是,上眼睑腺体有明显下降,这表明 CL 影响睑板腺的功能是通过机械性的损伤。Villani 等利用活体共焦显微镜检测了 20 个 CL 佩戴者和 20 个年龄和性别匹配的对照组患者的睑板腺[60]。他们注意到 CL 佩戴者睑板腺腺泡单位直径明显下降,睑板腺开口直径增加,睑板反射强,腺体周围的间隙多形性增加,作者认为这些现象是由睑板腺导管分泌阻塞引起。其他的研究表明,与正常人相比,MGD 患者的睑板腺缺失更加明显[61]。总体而言,这些调查结果表明佩戴 CL 会导致 MGD,同时会导致更大程度的睑板腺缺失,由于佩戴不适,可能成为停戴接触镜的原因。

7

表 98.1　佩戴接触镜和未佩戴接触镜的 MGD 发生率的研究报道

研究	总例数	接触镜佩戴者	未佩戴接触镜者	接触镜佩戴者 MGD 发生率（%）	未佩戴接触镜者 MGD 发生率（%）
Hom et al.[11]	398	162	236	66（40.7）	89（37.7）
Ong and Larke[12]	140	70	70	21（30.0）	14（20.0）
Ong[13]	181	53	128	23（43）	45（35）

低氧

CL 引起的缺氧和高碳酸血症可引起角膜各层的显著变化。上皮的变化包括代谢率降低、微囊、上皮连接处的完整性改变、角膜知觉减退、血管翳形成。基质改变包括间质水肿、基质酸中毒、新生血管、角膜形态改变和角膜变薄。内皮的变化包括水疱形成、细胞多形性、内皮细胞密度的变化、内皮细胞功能的继发改变，这些临床表现可能是中度到重度。随着使用氧通透性更高的硬性透气性角膜接触镜、软性角膜接触镜以及组合接触镜材料，急性和慢性缺氧与过去相比已经不常见了。

过夜佩戴日戴型的角膜接触镜会出现急性角膜水肿，表现为中央全层角膜水肿（Sattler 薄纱）、有或无前房积脓、完整的角膜上皮、无角膜浸润。患者可能会抱怨视力模糊和疼痛。初始治疗包括停戴角膜接触镜，睫状肌麻痹和预防使用低剂量抗生素，随访 1~2 天。如果水肿持续存在，并没有感染的证据，可以加用局部糖皮质激素治疗，并密切随访。

长期佩戴软性角膜接触镜的患者最常见的临床表现为上皮微囊病变，由代谢活动受影响导致。角膜上皮囊肿通过裂隙灯后照法最容易发现。随着佩戴接触镜时间的延长，囊肿的数量会增加，可能需要停戴 6 周接触镜才能完全恢复。症状包括短暂的疼痛、溢泪。

慢性缺氧可由于长期佩戴低氧通透性的接触镜引起，如早期的组合接触镜，高度数的日戴型软性角膜接触镜（正镜和负镜）。患者可以有轻度和中度的症状，包括发红和对接触镜的耐受性降低。在检查的时候会发现伴有或不伴有角膜浸润、脂质沉积的表层和基质角膜新生血管的体征，往往比症状更明显。除了慢性缺氧外，角膜缘的机械损伤导致抗原介导物的释放和新生血管的形成是造成血管翳形成的其他原因[62]。当相应的伴随症状出现时应考虑金黄色葡萄球菌和衣原体性角结膜炎的可能性，大量的新生血管可导致角膜瘢痕、脂质沉积，新生血管和角膜内出血，有必要减少、最好停止佩戴接触镜，并重新配适氧通透性更好、更宽松的接触镜。每 3~4 个月就密切随访，以确保角膜新生血管情况稳定，并且患者对推荐的接触镜佩戴顺应性好。

氧通透性高的接触镜材料现在可用于制作软性和硬性透气性日戴型和长戴型接触镜。新的硅水凝胶高透氧性接触镜减少了接触镜佩戴相关的眼表和角膜缘充血、新生血管，上皮微囊和内皮细胞反应等体征。然而，一些有高氧需要和 / 或高度屈光不正的患者过夜佩戴接触镜后仍会出现明显的角膜水肿。虽然这些接触镜降低了接触镜相关缺氧的发生率，然而对角膜的机械性损伤以及对泪膜的影响仍类似于其他水凝胶接触镜[63]。研究表明，过夜佩戴接触镜时缺氧和泪液停滞明显破坏了上皮屏障功能，仅仅消除接触镜佩戴相关的低氧不能改善上皮的功能[64]。上皮损伤被认为是细菌（和其他生物）黏附于角膜接触镜并导致角膜浸润和感染性角膜炎的一个先决条件[65]。有必要消除缺氧和泪液停滞，从而阻止长戴接触镜对角膜上皮的损伤。

2008 年，在美国，接触镜的佩戴者中硅水凝胶接触镜配适患者比例超过一半（54%），其中日戴型接触镜患者占 65%；44% 的患者选择了 2 周更换型接触镜[66]。硅水凝胶高透氧性接触镜可降低接触镜佩戴相关缺氧导致的生理体征，但并没有降低接触镜佩戴相关感染性角膜炎的发生率。Robertson 等研究发现，即使没有发生接触镜佩戴相关性缺氧，佩戴 SiHy 接触镜时，多功能护理液清洗和保存接触镜可能引起眼表改变，增加病原体黏附、角膜上皮内生的风险。因此，预测发生接触镜相关感染性角膜炎的风险更高[67]。此外，增加接触镜材料的氧气通透性有时会对接触镜的其余特性产生副作用。例如，与中等程度透氧性的材料相比，RGP 佩戴者佩戴高透氧性材料制作的 RGP 接触镜时耐受性却降低了。透氧性的增加降低了角膜接触镜相关性缺氧症的发生，是实现无风险接触镜佩戴需要考虑的众多因素之一。

角膜变形

长期佩戴接触镜可以改变角膜地形,并可能导致短暂的但显著的屈光不正度数的改变。通常患者唯一主观的抱怨是视物模糊。

1965 年,Hartstein 报道了 12 例佩戴 2~6 年的 PMMA 接触镜后引起"角膜变形",从而导致散光度数不断增加的病例[68]。虽然这种并发症在佩戴硬性角膜接触镜的患者中更常见,但在佩戴 PMMA、RGP 和水凝胶接触镜的患者中也有发生。在 1965~1988 年之间,报道的 473 例角膜变形的患者中,343 例(72.5%)与佩戴 PMMA 或 RGP 接触镜相关,余下的 130 例(27.5%)与佩戴水凝胶接触镜相关[69]。

角膜变形可以在角膜地形图中被识别,通常显示双眼对称、上方角膜扁平、下方角膜变陡。检影验光可以显示为"剪刀样反射"。然而这两个体征可能类似于圆锥角膜下方周边扩张的病例,因此区分这两个疾病最重要的是依据病史、裂隙灯检查和密切随访。一般角膜变形的角膜地形图在停戴接触镜的最初几周内就能恢复正常,垂直子午线将显示一个对称的"领结"散光的外观。荧光素染色模式也可以提供区分角膜变形和角膜扩张的线索。角膜变形通常在佩戴硬性角膜接触镜后更常见,由于接触镜会沿垂直子午线向上偏心,往往显示顶点压平 / 变平模式。

如果怀疑角膜变形,应当停戴角膜接触镜,直到角膜屈光度和地形图稳定。但是由于患者佩戴眼镜时视力不好,而且显然验光度数常常是变化的,所以一次停戴一只眼睛的接触镜,并佩戴临时眼镜是有帮助的。角膜修复至正常往往需要几周时间,而佩戴硬性透气性角膜接触镜的患者比佩戴软性角膜接触镜的患者恢复慢。Wang 等评估了 165 例佩戴接触镜的患者是否可以行角膜屈光手术,发现 12% 的患者出现了角膜接触镜引起的明显的角膜翘曲。角膜屈光度、角膜曲率和角膜地形图恢复稳定的平均时间根据接触镜类型不同而不同(表 98.2)。在持续随访期间,角膜地形图和屈光度数稳定后就可以给予配镜处方了,再重新配适不同类型的角膜接触镜。

患有角膜变形的患者不适合行角膜屈光手术,直到并发症恢复以及屈光度数和角膜地形图稳定后才可考虑角膜屈光手术。佩戴角膜接触镜的患者通常在行屈光矫正手术前至少 2(软性角膜接触镜)到 3(RGP 角膜接触镜)周就要停戴接触镜[71]。

表 98.2　佩戴不同类型的角膜接触镜导致的角膜翘曲恢复时间

镜片类型	平均恢复时间(周)
长戴型软性角膜接触镜	11.6
硬性透气性角膜接触镜	8.8
环曲面软性角膜接触镜	5.5
日戴型软性角膜接触镜	2.5

Wang, X. Time to resolution of contact lens-induced corneal warpage prior to refractive surgery. CLAO J 2002; 28(4):169~171, p.169.

总结

尽管存在发生严重并发症的可能性,但多数佩戴接触镜的患者通常是安全的。在诊疗过程中,获取佩戴接触镜的病史十分重要,其次是早期诊断和治疗,以优化并发症的结局,使接触镜佩戴效果佳。为了获得并发症治疗的最佳结果以及最佳的角膜接触镜佩戴效果,早期诊断和治疗非常重要。无论发生严重的或是不严重的并发症,佩戴单次型及日抛型接触镜是有利的。佩戴角膜接触镜的患者也面临与接触镜佩戴无关的眼部问题,应该接受全面的眼部护理。对患者进行良好的教育和留意潜在的临床问题,佩戴角膜接触镜对患者达到最好的视觉效果是一种安全,有效的选择。

（杨于力　译）

参考文献

1. Nichols JJ. The industry maintained healthy growth in 2014, with some categories poised for strong expansion. *Contact Lens Spectrum* 2015;**30**: 22–7.
2. Stapleton F, Carnt N. Contact lens-related microbial keratitis: how have epidemiology and genetics helped us with pathogenesis and prophylaxis. *Eye (Lond)* 2012;**26**(2):185–93.
3. Haas W, Pillar CM, Torres M, et al. Monitoring antibiotic resistance in ocular microorganisms: results from the Antibiotic Resistance Monitoring in Ocular micRoorganisms (ARMOR) 2009 surveillance study. *Am J Ophthalmol* 2011;**152**(4):567–74.e3.
4. Chalmers RL, McNally JJ, Schein OD, et al. Risk factors for corneal infiltrates with continuous wear of contact lenses. *Optom Vis Sci* 2007; **84**(7):573–9.
5. Willcox M, Sharma S, Naduvilath TJ, et al. External ocular surface and lens microbiota in contact lens wearers with corneal infiltrates during extended wear of hydrogel lenses. *Eye Contact Lens* 2011;**37**(2):90–5.
6. Stapleton F, Keay L, Jalbert I, et al. The epidemiology of contact lens related infiltrates. *Optom Vis Sci* 2007;**84**(4):257–72.
7. Stein RM, Clinch TE, Cohen EJ, et al. Infected vs sterile corneal infiltrates in contact lens wearers. *Am J Ophthalmol* 1988;**105**(6):632–6.
8. Donshik PC, Suchecki JK, Ehlers WH. Peripheral corneal infiltrates associated with contact lens wear. *Trans Am Ophthalmol Soc* 1995;**93**:49–64.
9. Asbell PA, Colby KA, Deng S, et al. Ocular TRUST: nationwide antimicrobial susceptibility patterns in ocular isolates. *Am J Ophthalmol* 2008; **145**(6):951–8.
10. Watt KG, Swarbrick HA. Trends in microbial keratitis associated with orthokeratology. *Eye Contact Lens* 2007;**33**(6 Pt 2):373–7, discussion 382.
11. Poggio EC, Glynn RJ, Schein OD, et al. The incidence of ulcerative keratitis among users of daily-wear and extended-wear soft contact lenses.

N Engl J Med 1989;**321**(12):779–83.

12. Dart JK, Radford CF, Minassian D, et al. Risk factors for microbial keratitis with contemporary contact lenses: a case-control study. *Ophthalmology* 2008;**115**(10):1647–54, 1654.e1–3.

13. Stapleton F, Naduvilath T, Keay J, et al. Risk factors for microbial keratitis in daily disposable contact lens wear. *Invest Ophthalmol Vis Sci* 2010;**51**(5):1305.

14. Keay L, Edwards K, Naduvilath T, et al. Factors affecting the morbidity of contact lens-related microbial keratitis: a population study. *Invest Ophthalmol Vis Sci* 2006;**47**(10):4302–8.

15. Stapleton F, Keay LJ, Sanfilippo PG, et al. Relationship between climate, disease severity, and causative organism for contact lens-associated microbial keratitis in Australia. *Am J Ophthalmol* 2007;**144**(5):690–8.

16. Rattanatam T, Heng WJ, Rapuano CJ, et al. Trends in contact lens-related corneal ulcers. *Cornea* 2001;**20**(3):290–4.

17. Das S, Sheorey H, Taylor HR, et al. Association between cultures of contact lens and corneal scraping in contact lens related microbial keratitis. *Arch Ophthalmol* 2007;**125**(9):1182–5.

18. Konda N, Motukupally SR, Garg P, et al. Microbial analyses of contact lens-associated microbial keratitis. *Optom Vis Sci* 2014;**91**(1):47–53.

19. Iyer SA, Tuli SS, Wagoner RC. Fungal keratitis: emerging trends and treatment outcomes. *Eye Contact Lens* 2006;**32**(6):267–71.

20. Alfonso EC, Cantu-Dibildox J, Munir WM, et al. Insurgence of *Fusarium* keratitis associated with contact lens wear. *Arch Ophthalmol* 2006;**124**(7):941–7.

21. Gorscak JJ, Ayres BD, Bhagat N, et al. An outbreak of *Fusarium* keratitis associated with contact lens use in the northeastern United States. *Cornea* 2007;**26**(10):1187–94.

22. Chang DC, Grant GB, O'Donnell K, et al. Multistate outbreak of *Fusarium* keratitis associated with use of a contact lens solution. *JAMA* 2006;**296**(8):953–63.

23. Munir WM, Rosenfeld SI, Udell I, et al. Clinical response of contact lens-associated fungal keratitis to topical fluoroquinolone therapy. *Cornea* 2007;**26**(5):621–4.

24. Stehr-Green JK, Bailey TM, Brandt FH, et al. Acanthamoeba keratitis in soft contact lens wearers. A case-control study. *JAMA* 1987;**258**(1):57–60.

25. Sun X, Zhang Y, Li R, et al. Acanthamoeba keratitis: clinical characteristics and management. *Ophthalmology* 2006;**113**(3):412–16.

26. Tu EY, Joslin CE, Sugar J, et al. Prognostic factors affecting visual outcome in *Acanthamoeba* keratitis. *Ophthalmology* 2008;**115**(11):1998–2003.

27. Lim N, Goh D, Bunce C, et al. Comparison of polyhexamethylene biguanide and chlorhexidine as monotherapy agents in the treatment of *Acanthamoeba* keratitis. *Am J Ophthalmol* 2008;**145**(1):130–5.

28. Sindt CW. In Search of Standards. Review of Cornea & Contact Lenses 2015. <http://www.reviewofcontactlenses.com/content/d/solutions_and_lens_care/c/53269>.

29. Hiti K, Walochnik J, Maria Haller-Schober E, et al. Efficacy of contact lens storage solutions against different acanthamoeba strains. *Cornea* 2006;**25**(4):423–7.

30. Mowrey-McKee M, George M. Contact lens solution efficacy against Acanthamoeba castellani. *Eye Contact Lens* 2007;**33**(5):211–15.

31. Kim BY, Riaz KM, Bakhtiari P, et al. Medically reversible limbal stem cell disease: clinical features and management strategies. *Ophthalmology* 2014;**121**(10):2053–8.

32. Ozkurt Y, Oral Y, Karaman A, et al. A retrospective case series: use of SoftPerm contact lenses in patients with keratoconus. *Eye Contact Lens* 2007;**33**(2):103–5.

33. Elhers WH, Donshik PC. Giant papillary conjunctivitis. *Curr Opin Allergy Clin Immunol* 2008;**8**(5):445–9.

34. Lemp MA, Bielory L. Contact lenses and associated anterior segment disorders: dry eye disease, blepharitis, and allergy. *Immunol Allergy Clin North Am* 2008;**28**(1):105–17, vi–vii.

35. Zola E, van der Meulen IJ, Lapid-Gortzak R, et al. A conjunctival mass in the deep superior fornix after a long retained hard contact lens in a patient with keloids. *Cornea* 2008;**27**(10):1204–6.

36. van den Bosch WA, Lemij HG. Blepharoptosis induced by prolonged hard contact lens wear. *Ophthalmology* 1992;**99**(12):1759–65.

37. Sindt CW, Longmuir RA. Contact lens strategies for the patient with dry eye. *Ocul Surf* 2007;**5**(4):294–307.

38. Cardona G, Sanz JP. Publication analysis of the contact lens field: What are the current topics of interest? *J Optom* 2015;**8**(1):33–9.

39. Thai LC, Tomlinson A, Doane MG. Effect of contact lens materials on tear physiology. *Optom Vis Sci* 2004;**81**(3):194–204.

40. Guillon M, Maissa C. Contact lens wear affects tear film evaporation. *Eye Contact Lens* 2008;**34**(6):326–30.

41. Sweeney DF, Millar TJ, Raju SR. Tear film stability: a review. *Exp Eye Res* 2013;**117**:28–38.

42. Nichols JJ, Sinnott LT. Tear film, contact lens, and patient-related factors associated with contact lens-related dry eye. *Invest Ophthalmol Vis Sci* 2006;**47**(4):1319–28.

43. Muselier-Mathieu A, Bron AM, Mathieu B, et al. Ocular surface assessment in soft contact lens wearers; the contribution of tear osmolarity among other tests. *Acta Ophthalmol* 2014;**92**(4):364–9.

44. Rohit A, Willcox MD, Brown SH, et al. Clinical and biochemical tear lipid parameters in contact lens wearers. *Optom Vis Sci* 2014;**91**(12):1384–90.

45. Tan LL, Morgan P, Cai ZQ, et al. Prevalence of and risk factors for symptomatic dry eye disease in Singapore. *Clin Exp Optom* 2015;**98**(1):45–53.

46. Chalmers R. Overview of factors that affect comfort with modern soft contact lenses. *Cont Lens Anterior Eye* 2014;**37**(2):65–76.

47. Sacchetti M, Mantelli F, Lambiase A, et al. Systematic review of randomised clinical trials on topical ciclosporin A for the treatment of dry eye disease. *Br J Ophthalmol* 2014;**98**(8):1016–22.

48. Willen CM, McGwin G, Liu B, et al. Efficacy of cyclosporine 0.05% ophthalmic emulsion in contact lens wearers with dry eyes. *Eye Contact Lens* 2008;**34**(1):43–5.

49. Khaireddin R. Contact lens associated dry eye. Current study results and practical implementation. *Ophthalmologe* 2013;**110**(6):511–14.

50. Kokke KH, Morris JA, Lawrenson JG. Oral omega-6 essential fatty acid treatment in contact lens associated dry eye. *Cont Lens Anterior Eye* 2008;**31**(3):141–6, quiz 170.

51. Wei Y, Asbell PA. The core mechanism of dry eye disease is inflammation. *Eye Contact Lens* 2014;**40**(4):248–56.

52. Nichols JJ, Willcox MD, Bron AJ, et al. The TFOS International Workshop on Contact Lens Discomfort: executive summary. *Invest Ophthalmol Vis Sci* 2013;**54**(11):TFOS7–13.

53. Dumbleton K, Caffery B, Dogru M, et al. The TFOS International Workshop on Contact Lens Discomfort: report of the subcommittee on epidemiology. *Invest Ophthalmol Vis Sci* 2013;**54**(11):TFOS20–36.

54. Hom MM, Martinson JR, Knapp LL, et al. Prevalence of meibomian gland dysfunction. *Optom Vis Sci* 1990;**67**(9):710–12.

55. Ong BL, Larke JR. Meibomian gland dysfunction: some clinical, biochemical and physical observations. *Ophthalmic Physiol Opt* 1990;**10**(2):144–8.

56. Marren SE. Contact lens wear, use of eye cosmetics, and Meibomian gland dysfunction. *Optom Vis Sci* 1994;**71**(1):60–2.

57. Ong BL. Relation between contact lens wear and Meibomian gland dysfunction. *Optom Vis Sci* 1996;**73**(3):208–10.

58. Arita R, Itoh K, Inoue K, et al. Contact lens wear is associated with decrease of meibomian glands. *Ophthalmology* 2009;**116**(3):379–84.

59. Arita R, Itoh K, Inoue K, et al. Noncontact infrared meibography to document age-related changes of the meibomian glands in a normal population. *Ophthalmology* 2008;**115**(5):911–15.

60. Villani E, Ceresara G, Beretta S, et al. In vivo confocal microscopy of meibomian glands in contact lens wearers. *Invest Ophthalmol Vis Sci* 2011;**52**(8):5215–19.

61. Matsumoto Y, Sato EA, Ibrahim OM, et al. The application of in vivo laser confocal microscopy to the diagnosis and evaluation of meibomian gland dysfunction. *Mol Vis* 2008;**14**:1263–71.

62. Stapleton F, Keay L, Edwards K, et al. The incidence of contact lens-related microbial keratitis in Australia. *Ophthalmology* 2008;**115**(10):1655–62.

63. Stapleton F, Stretton S, Papas E, et al. Silicone hydrogel contact lenses and the ocular surface. *Ocul Surface* 2006;**4**(1):24–43.

64. Lin MC, Polse KA. Hypoxia, overnight wear, and tear stagnation effects on the corneal epithelium: data and proposed model. *Eye Contact Lens* 2007;**33**(6 Pt 2):378–81, discussion 382.

65. McGlinchey SM, McCoy CP, Gorman SP, et al. Key biological issues in contact lens development. *Expert Rev Med Devices* 2008;**5**(5):581–90.

66. Nichols JJ. Contact lenses 2009. <http://www.clspectrum.com/article viewer.aspx?articleid+103778>.

67. Robertson DM. The effects of silicone hydrogel lens wear on the corneal epithelium and risk for microbial keratitis. *Eye Contact Lens* 2013;**39**(1):67–72.

68. Hartstein J. Corneal warping due to wearing of corneal contact lenses. A report of 12 cases. *Am J Ophthalmol* 1965;**60**(6):1103–4.

69. Phillips CI. Contact lenses and corneal deformation: cause, correlate or co-incidence? *Acta Ophthalmol (Copenh)* 1990;**68**(6):661–8.

70. Wang X, McCulley JP, Bowman RW, et al. Time to resolution of contact lens-induced corneal warpage prior to refractive surgery. *CLAO J* 2002;**28**(4):169–71.

71. Hashemi H, Firoozabadi MR, Mehravaran S, et al. Corneal stability after discontinued soft contact lens wear. *Cont Lens Anterior Eye* 2008;**31**(3):122–5.

7

第八篇

巩膜和葡萄膜

第 99 章

巩膜外层炎

Eric S.Pearisrein

巩膜外层炎为一类影响眼球表层、相对良性的自限性疾病。鉴于其不会诱发严重的后遗症，因此不需要特殊评估及治疗。临床工作中，通常将巩膜外层炎分为单纯性巩膜外层炎和结节性巩膜外层炎[1]。结节性巩膜外层炎的炎性组织呈隆起状，界限清楚。单纯性巩膜外层炎表现为表层巩膜血管充血，无局限性结节。

巩膜外层炎不应被简单当作一类轻型的巩膜炎。

由于其诱发的并发症较轻，与巩膜炎相比预后较好，因此巩膜外层炎与巩膜炎应当被视为两种不同的临床疾病。

解剖

表层巩膜与球窝关节中的滑膜类似，使眼球能够平稳地运动[2]。鉴于巩膜外层炎和巩膜炎的发病率在风湿病状态下较高，因此巩膜外层炎与机体风湿类疾病紧密相关。

表层巩膜为一类纤维弹性组织，包括胶原束、成纤维细胞、黑素细胞、蛋白多糖和糖蛋白[3,4]。表层巩膜包括较浅的壁层和较深的脏层。这两层巩膜通过精细的纤维组织松散地连接在一起[2]。浅表的壁层由表层巩膜浅层毛细血管丛提供血供。这些毛细血管浅丛比较峭直，呈放射状，有利于将壁层与深部的脏层进行区分(图99.1)。浅表的壁层与肌鞘紧密连接，并在角膜缘附近，与结膜以及脏层巩膜相互融合。

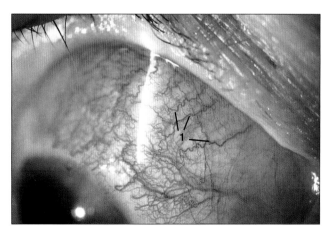

图 99.1 单纯性巩膜外层炎。图(1)显示表层巩膜浅层毛细血管丛充血，且呈放射状

表层巩膜的脏层与巩膜紧密相连,包含有表层巩膜毛细血管深丛。此层的特点是毛细血管丛相互交织吻合。表层巩膜毛细血管深丛和浅丛均主要来源于睫状前动脉。另外,睫状后动脉也为眼肌附着点后方的表层巩膜提供部分血供[3]。

结膜血管丛位于表层巩膜的脏层和壁层之上,且能够自由滑动,结膜血管某种程度上呈交错状,故很容易将结膜与表层巩膜区分。

发病率

巩膜外层炎并不常见。由于其转归具有自限性,且不易引发严重症状,患者通常不寻求治疗,故其真实的发病率较难确定。Williamson 提出巩膜外层炎在医院新入患者中的比例为 0.08%[5]。一项基于太平洋地区人口的眼部炎症研究表明,巩膜外层炎每年在每十万人中的平均发病率为 21.7 例[6]。另外一项来自北加州地区的葡萄膜炎流行病学调查显示,巩膜外层炎每年在每十万人中的总体发病率为 41.0 例,年度比率为每十万人 52.6 例[7]。

已完成的数个大规模研究为我们探索巩膜外层炎发病率的特征提供了帮助,其中包括:Moorfield 眼科医院 Watson 和 Hayreh[1] 的研究报道(第 I 组);Massachusetts 眼耳医院 Sainz de la Maza 等人[8] 的研究报道(第 II 组);Massachusetts 眼耳医院 Akpek 等人[9] 的研究报道(第 III 组);Wilmer 眼科研究所 Jabs 等人[10] 的报道(第 IV 组);Washington 大学 Read 等人[11] 的儿童病例报道(第 V 组);以及来自于 Sainz de la Maza 等人[12]

的剑桥、马萨诸塞、巴塞罗那的多中心研究报道。表 99.1 涵盖了上述各项研究。在成年人群中,巩膜外层炎发病率并没有性别差异,其在女性人群的发病率并未显著高于男性人群。各项研究均表明单纯性巩膜外层炎是最常见的巩膜外层炎类型。第 I 组研究表明 67% 的单纯性巩膜外层炎血管呈节段性(图 99.2);33% 的单纯性巩膜外层炎血管呈弥散性。

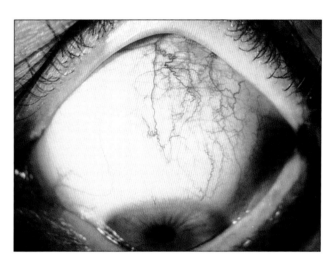

图 99.2　单纯性巩膜外层炎。请注意血管呈节段性扩张。结膜和表层巩膜浅层血管尤其明显

临床表现

病史

通常情况下巩膜外层炎起病较急,单纯性巩膜外层炎尤甚。患者常能精确指出疼痛感觉起始的时间

表 99.1　巩膜外层炎患者的特征

	第 I 组	第 II 组	第 III 组	第 IV 组	第 V 组	第 VI 组	第 VII 组
眼球数	217	127	132	55	18	85	93
单纯性/结节性	78%/22%	83%/17%	84%/16%	81%/19%	92%/8%	69%/31%	
性别(女性%)	45	74	69	70	17	63.5	60
平均年龄	40~50 岁	43 岁	43 岁	45 岁	9 岁	47.4 岁	45 岁
双眼对称	37%	35%	32%	49%	50%	40%	
相关疾病	26%	32%	36%	35%	50%	27%	

第 I 组数据来自于　Watson PG,HayrehSS. Br J Ophthalmol 60:163,1976
第 II 组数据来自于　Sainz de la Maza M et al. Ophthalmology 101:389,1994
第 III 组数据来自于　Akpek EK et al. Ophthalmology 106:729,1999
第 IV 组数据来自于　Jabs DA et al. Am J Ophthalmol 130:469,2000
第 V 组数据来自于　Read RW et al. Ophthalmology 106:2377,1999
第 VI 组数据来自于　Sainz de la Maza M *et al.* Ophthalmology 119:43,2012
第 VII 组数据来自于　Homayounfar G et al. Am J Ophthalmol 156:752,2013

节点。结节性巩膜外层炎的起病某种程度上较为隐匿。由于此类疾病通常无症状,接近一半病程时间内,患者并无不适主诉[1]。偶有患者有表层巩膜区无痛充血的病史。

当巩膜外层炎患者出现疼痛时,其不适程度通常较轻。患者常诉“灼热、针刺、异物感”等不适感觉。尽管非常罕见,巩膜外层炎也有可能引发患者严重疼痛。如果患者出现严重疼痛症状,则应高度怀疑患者是否为巩膜外层炎,进而支持巩膜炎诊断。

少数患者有畏光症状。部分患者炎症区有压痛感[1]。巩膜外层炎的另一个病史要点则是排除眼部分泌物。与感染性疾病不同,巩膜外层炎并不产生脓性或黏脓性分泌物,其只产生水性分泌物。

体格检查

典型的巩膜外层炎通常并不影响患者的视力。严重患者常伴有眼睑和球结膜水肿[2]。眼球呈节段性或弥散性充血,颜色呈火红或砖红色。自然光线条件下,肉眼观察有助于将巩膜外层炎血管的红色与巩膜炎血管的紫色相鉴别。巩膜外层炎典型的充血部位位于睑裂区[13]。尽管呈充血状态,放射状的巩膜浅层毛细血管丛仍保持正常结构。无赤光检查非常有助于观测血管的形态。如果观察到血管正常解剖结构的弯曲变形,则应怀疑诸如巩膜炎之类的巩膜深层炎症。

去氧肾上腺素滴眼有利于观察血管的解剖形态[14]。浓度为 2.5% 的去氧肾上腺素能够将结膜血管系统漂白,使检查者能够清楚观察到深层血管的形态。因此上述方法有助于鉴别结膜炎和巩膜外层炎。浓度为 10% 的去氧肾上腺素滴眼不仅能够将表浅的结膜层漂白,而且能够漂白巩膜浅层毛细血管丛,但其并不能漂白巩膜深层毛细血管丛,所以此方法有助于鉴别巩膜外层炎与巩膜炎。

狭窄、明亮的裂隙光束对于鉴别结节性巩膜外层炎与巩膜炎非常重要。在眼球最内部的反射光线位于深侧的巩膜脏层,而光线在眼球最外部的反射光线位于表浅的巩膜壁层。其间的相互关系至为重要。对于结节性巩膜外层炎,光线在眼球最内部的反射并未受到干扰,而光线在眼球最外部的反射则明显向前位移(图 99.3)。对于结节性巩膜炎,两种反射光线均发生向前位移。

巩膜外层炎患者的角膜通常并未受到影响。只有极少数病例累及角膜,引发过度流泪、畏光、视力暂时下降(更多角膜并发症讨论内容请参照下文“并发症”部分)

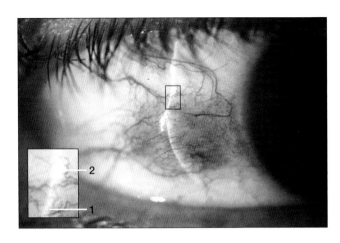

图 99.3 结节性巩膜外层炎。请注意放大插图中,结节造成前部反射光线的位移(1),然而巩膜的反射光线并未发生位移(2)

病程

巩膜外层炎的自然病史取决于其病理类型。40% 的单纯性巩膜外层炎发生于双侧眼。与此同时,只有 13% 的结节性巩膜外层炎发生于双侧眼[8]。巩膜外层炎具有两种典型表现:第一种表现的临床症状通常在发病后 24 小时最为明显,此后 5~10 天进展缓慢,2~3 周内完全消退。巩膜外层炎在患侧眼或健侧眼中有复发趋势,甚至在单纯性和结节性巩膜外层炎之间可以相互转归。有报道称其复发率高达 60%,复发通常在首次发病两个月内发生。复发可持续 3~6 年,复发频率于 3~4 年内下降[3,15]。无相关全身疾病的患者通常有一次中度或重度的复发。

另一种典型表现的临床症状较轻,复发持续较长,且复发间隔无规律。此种表现通常出现于合并全身疾病的患者[1,3]。

结节性巩膜外层炎引发的不适通常比单纯性巩膜外层炎强,病程延续较久。其实质结节可呈单发或多发,且能够在巩膜基质层之上自由活动。结节直径通常为 2~3mm,最大直径可达 6mm[3]。结节可在 2~3 天内增长,结节的大小可维持平均 4~5 周,最长可维持 2 个月。巩膜外层炎的结节并不发生坏死。

巩膜外层炎对同一部位的反复破坏可导致巩膜浅层板层结构发生改变。这些大小不一的板层包含胶原和弹力组织,并呈不同方向排列。板层排列方向的随机性和大小形状的不规则性使得巩膜能够呈透明状态[2]。反复发作的巩膜外层炎能够使原本随机排列的板层如同角膜纤维一样更加规则一致,从而增加巩膜的透明度。此时深层蓝色的葡萄膜组织更易于观察,我们不应将其误认为是巩膜变薄区。巩膜变薄发生于巩膜炎,而不是巩膜外层炎。

鉴别诊断

在各类巩膜外层炎的诊断过程中,应注意将其与结膜炎相区分。由于病毒性结膜炎通常伴有水性分泌物,故容易被误诊为巩膜外层炎。然而眼睑结膜充血、淋巴滤泡增生、耳前淋巴结肿大等症状有助于结膜炎的诊断。

泡性结膜炎容易与结节性巩膜外层炎相混淆。就结节性巩膜外层炎而言,位于表层巩膜结节之上的结膜组织可以活动;而泡性结膜炎的小泡位于结膜组织之中[16],且小泡易于溃烂。

巩膜炎也可被误诊为巩膜外层炎。两者之间的鉴别要点前文已详述。

此外,孤立的表层巩膜浆细胞瘤也可被误诊为结节性巩膜外层炎[17]。

病理

组织病理特征主要为伴有血管扩张、血管周围淋巴细胞浸润及浆细胞渗出的非肉芽肿性炎[2,3]。细胞外通常有蛋白性液体的聚积。对类风湿性关节炎患者的表层巩膜结节活检发现,其组织病理与皮下风湿结节类似[3,4]。

血管造影

巩膜外层炎患者通常不需要进行血管造影。研究人员采用荧光素和吲哚菁绿造影发现,表层巩膜的血管形态结构完好,但随着时间延长血管通透性增加[19]。当炎症反应消退后,血管造影未发现血管受到侵犯的证据[8,19]。

并发症

幸运的是巩膜外层炎通常不伴有并发症,但在周期性发作的患者中,并发症发生率较高[9]。

有报道称轻度前部葡萄膜炎发生于11%的巩膜外层炎患者[1,5,9],而罕有患者伴发中部葡萄膜炎(睫状体扁平部炎)。

伴发的角膜病变较少见,且程度较轻。近角膜缘的巩膜外层炎结节周边可发生角膜小凹。角膜周边

渗出物不断聚积,可在巩膜外层炎炎症区周围形成一个渗出区,但其通常是一过性的,并不会进展为溃疡性角膜炎。第Ⅱ组研究对患者进行长达11年的随访发现,2%巩膜外层炎患者发生视力损伤。巩膜外层炎导致的视力损伤通常继发于自然进展的白内障性晶状体病变。青光眼在巩膜外层炎患者中的发生率为4%(第Ⅱ组研究)或8%(第Ⅲ组研究)。因此巩膜外层炎患者发生晶状体混浊或白内障很可能是应用糖皮质激素导致的眼部并发症,而不是巩膜外层炎的并发症。

病因学

在成年人群中,大多数巩膜外层炎病例为特发性。然而相当一部分患者会伴有全身疾病(框99.1)。约有26%~36%的成年患者伴有其他疾患[1,8,9]。约有5%~14%的患者伴有结缔组织病或脉管炎,其中类风湿性关节炎是最常见的伴发疾病。巩膜外层炎实际上是血管炎性疾病(肉芽肿性多血管炎与Cogan综合征)的一种眼部表现[9]。Akpek等人发现51%的患者伴发其他眼病[9],包括眼部红斑痤疮、干燥性角结膜炎、特应性角结膜炎。2%~24%的患者可发生红斑痤疮及眼睑病变[1,8,9]。1%~4%的患者可发生炎性肠病(inflammatory bowel disease,IBD;例如Crohn病)。事实上,巩膜外层炎倾向于在Crohn病患者中发生,而常发生于溃疡性结肠炎患者。如果溃疡性结肠炎患者发生巩膜外层炎,则需要重新对其胃肠病进行诊断[10]。巩膜外层炎发生于1%~12%的具有季节性或长年过敏症状的患者[1,8,9]。有趣的是特应性反应在巩膜外层炎患者中的发生率与普通人群相同[21]。2%~7%的巩膜外层炎患者伴有眼部带状疱疹,其巩膜外层炎呈自限性,且不产生后遗症[1,8]。单纯疱疹引起的巩膜外层炎(1%)通常也呈自限性,不产生后遗症。1%的巩膜外层炎患者为化学损伤诱发[22]。滑石粉、动物性和植物性异物均可诱发巩膜外层炎。经巩膜固定人工晶状体的缝线也能诱发巩膜外层炎。对于5~16岁诊断为巩膜外层炎的儿童,67%伴发全身疾病[11]。

痛风与巩膜外层炎密切相关。11%的巩膜外层炎患者伴有高尿酸血症,7%的巩膜外层炎患者有临床痛风症状[1]。有报道认为巩膜外层炎是霍奇金淋巴瘤[23]和坏疽性脓皮病[24]的先发症状。感染性疾病比如结核[1]、麻风病[3]、莱姆病[25]、布氏杆菌病[26]、流行性腮腺炎[27]、阿米巴原虫感染[8]、弓形虫病[28]、登

A. 胶原 - 血管和其他炎性疾病

  1. 类风湿性关节炎 *

  2. 炎性肠病

    a. 克罗恩病 *

    b. 溃疡性结肠炎

  3. 银屑病性关节炎

  4. 系统性红斑狼疮

  5. 反应性关节炎

  6. 复发性多软骨炎

  7. 强直性脊柱炎

  8. 脓疱性骨性关节病 [42]

  9. 家族性地中海热 [43]

  10. IgA 肾病 [44]

B. 血管炎性疾病

  1. 结节性多血管炎

  2. 颞动脉炎

  3. 科甘综合征

  4. 变应性肉芽肿性血管炎

  5. 肉芽肿性多血管炎

  6. 白塞综合征

  7. 皮肤白细胞破碎性血管炎 [45]

  8. 显微镜下多血管炎 [46]

C. 皮肤病

  1. 红斑痤疮 *

  2. 坏疽性脓皮病

  3. 斯威特综合征 (急性发热性嗜中性皮病) [47]

D. 代谢性疾病

  1. 痛风 *

E. 特应性疾病 *

F. 恶性肿瘤

  1. T- 细胞白血病

  2. 霍奇金淋巴瘤

G. 异物

  1. 植物碎屑

  2. 动物碎屑 (昆虫毛发)

  3. 矿物质 (缝线、滑石粉、石头)

H. 化学损伤

I. 感染

  1. 细菌

  2. 分枝杆菌

    a. 非典型分枝杆菌病

    b. 结核

    c. 麻风病

  3. 螺旋体

    a. 梅毒

    b. 莱姆病

  4. 衣原体

  5. 放线菌

    a. 诺卡菌病

  6. 真菌

    a. 丝状真菌

    b. 双相型真菌

  7. 病毒

    a. 带状疱疹病毒 *

    b. 单纯疱疹病毒

    c. 流行性腮腺炎

    d. 基孔肯雅病

  8. 寄生虫

    a. 原生动物

      i. 棘阿米巴原虫

      ii. 弓形虫病

    b. 蠕虫肠虫

      i. 弓蛔虫病

J. 药物

  1. 托吡酯 [48]

  2. 帕米膦酸二钠 [49]

  3. 埃罗替尼 [50]

  4. 利塞膦酸钠 [51]

  5. 唑来膦酸 [52]

* 最常见的相关疾病

Adapted from Foster CS, Sainz de la Maza M. The sclera, New York, 1994, Springer-Verlag.

革热等[29],均与巩膜外层炎有关。早、中、晚期梅毒也与巩膜外层炎相关[30]。

多种药物的副作用可引发巩膜外层炎(框 99.1)。精神压力及内分泌紊乱通常也被视为巩膜外层炎的致病因素之一,但较为牵强。对于一个患有复发性巩膜外层炎的内科医生来说,假如其面对诸如参加学校体检、演讲发言之类精神压力较大的事件,势必要将情绪因素作为其发病的诱因[31]。同样对于复发性巩膜外层炎的女性患者,其激素水平则与月经周期中的特定时间段相关[32,33]。

任何有遗传倾向的巩膜外层炎患者均与其伴发的全身遗传疾病有关。

实验室检查

所有诊断为巩膜外层炎的患者均应进行系统的眼科检查。避免遗漏眼部红斑痤疮、异物、单纯疱疹、带状疱疹等症状。当患者有持续性或反复发作的巩膜外层炎,而无明显的相关疾病时,则应进行进一步系统检查。

病因学检查首先应对各个系统情况进行详细回顾,尤其要注意结缔组织病、炎症、脉管炎、特应性疾病等。检查应于单次发作后重复进行,或者至少每年一次。框99.2罗列了有助于巩膜外层炎诊断的筛选检查项目。需要强调的是,系统回顾和体格检查应按照列表中的项目进行。对所有的相关系统进行全面检查是不切实际、价格高昂、有误导性的。检查医师应借助内科医生或风湿病专家的建议。然而将检查医师引导至最有可能存在的疾病非常重要,从而避免"全面开花"的诊断方式。

框 99.2　巩膜外层炎基本的实验室检查项目

类风湿因子

抗核抗体

血清尿酸

红细胞沉降率

全血细胞计数及分类计数

梅毒血清试验

尿液检查

结核菌素试验

胸部 X 线透视

复发的或持续存在的疾病

治疗

基于单纯性巩膜外层炎的自然病史,此疾病通常不需要特殊治疗,尤其是患者通常无临床症状。尽管研究文献已清楚表明巩膜外层炎并不进展为巩膜炎[1,3],但仍有特殊的例外病例报道[9,10,34,35]。为了避免巩膜外层炎发展为巩膜炎,对严重病例开展早期治疗不失为一种明智的做法,并且应对所有巩膜外层炎患者进行随访,直至病程终结。对持续性或复发性病例、出现结节性巩膜外层炎的病例也应进行治疗。吸烟患者对治疗的反应明显延缓,因此应建议患者在巩膜外层炎发作期间戒烟[36]。

对于巩膜外层炎患者的治疗应以潜在基础疾病

为目标。例如,对于伴有红斑痤疮的患者应全身给予四环素治疗;对于伴有痛风的患者应使用别嘌呤醇治疗[3]。尤其是过敏性体质的患者,应清除任何过敏原或变应性刺激,对于此类基础疾病患者,肥大细胞稳定也非常有效。但是大多数患者没有基础疾病或者明显相关参与因素,对此类患者的治疗主要依赖于临床经验。没有不适症状困扰的患者,只要确认其眼部无严重疾病即可。确实有明显不适的患者,或者患者出于仪表美容需要,则应给予其治疗。

支持治疗例如冷敷、冷藏人工泪液,均较为安全。其润滑、缩血管作用以及安慰剂效果,对患者病情有较大帮助。

非甾体类抗炎药(nonsteroidal antiinflammatory drug,NSAIDs)自问世以来,就被制作成滴眼剂,并用于尝试治疗巩膜外层炎。现已证实,局部应用氟比洛芬[36]和酮咯酸[37]消除巩膜外层炎的效果比安慰剂更强。羟基保泰松作为一种膏剂,局部应用效果较强,但患者对治疗的顺应性较差,现已退出美国市面销售[38]。作为一种近期研发的抗炎药,2-氨基噻唑在轻度巩膜外层炎的治疗中占据一席之地[38],但其尚未进入市场销售。长期以来,眼部充血缓解药物被应用于治疗巩膜外层炎,其能够临时收缩眼部血管。

关于是否局部应用糖皮质激素,目前尚存在较大争议。毫无疑问,应用此类药物后,巩膜外层炎的症状、体征可得到迅速有效的消除[18,38]。然而是否应在此类病程较短的良性疾病中局部冒险应用糖皮质激素尚无定论。来自 Foster 和 Sainz de la Maza 的一份非正式报道表示,巩膜外层炎患者应禁用糖皮质激素[3],使用糖皮质激素滴眼液不仅能增加疾病复发的风险,而且可产生"反弹效应",使患者每次发作之后病情加剧。因此前述报道者建议除支持治疗外,全身使用非甾体类抗炎药物[3]。Jabs 等人认为,尽管需要观察炎症是否能自行缓解,但局部使用糖皮质激素是正当合理的[10]。起初应用 0.1% 氟米龙滴眼液,每天 4 次。如无效的话,则应使用 1% 醋酸泼尼松龙。使用糖皮质激素滴眼液每小时一次冲击治疗,当症状和体征好转时,快速逐步减量,可降低局部应用糖皮质激素的风险。局部使用他克莫司可作为糖皮质激素的替代治疗[39]。

当患者对局部应用糖皮质激素反应不佳,或因其他原因避免应用激素时,则应全身使用非甾体类抗炎药物。吲哚美辛(氯苯酰甲氧基甲吲哚乙酸 75mg,每天两次)[3]或者氟比泊芬(100mg,每天三次)通常有效。其他种类糖皮质激素也可起到治疗效果,建议采用能

8

够控制疼痛或者类风湿性关节炎的剂量。如果一种非甾体类抗炎药无效的情况下,理应尝试使用其他种类非甾体类抗炎药,直到获取理想的临床治疗效果。选择性与非选择性环氧酶抑制剂对治疗巩膜外层炎同样有效[40]。部分学者认为巩膜外层炎患者症状消失时,应立即停止使用非甾体类抗炎药[2]。部分学者认为用药不应间断,应至少维持六个月[3]。一种稳妥的用药方式是病情好转时,减少非甾体类抗炎药物用量,以较低剂量维持治疗,直至完全治愈,然后再快速停药。

效用较强的全身药物很少应用于治疗全身疾病的巩膜外层炎患者。但对于伴有潜在疾病的患者,例如伴有类风湿性关节炎的患者,则应使用泼尼松龙,羟化氯喹(硫酸羟氯喹片)[41],或者低剂量的氨甲蝶呤[41]来控制巩膜外层炎。

(陶冶　译)

参考文献

1. Watson PG, Hayreh SS. Scleritis and episcleritis. *Br J Ophthalmol* 1976;**60**:163.
2. Watson PG. Diseases of the sclera and episclera. In: Tasman W, Jaeger EA, editors. *Duane's clinical ophthalmology*. rev ed. Philadelphia: Lippincott; 1992.
3. Foster CS, Sainz de la Maza M. *The sclera*. New York: Springer-Verlag; 1994.
4. Spencer WH. Sclera. In: Spencer WH, editor. *Ophthalmic pathology*. 3rd ed. Philadelphia: Saunders; 1985.
5. Williamson J. Incidence of eye disease in cases of connective tissue disease. *Trans Ophthalmol Soc UK* 1974;**94**:742.
6. Homayounfar G, Nardone N, Borkar DS, et al. Incidence of scleritis and episcleritis:results from the Pacific Ocular Inflammation Study. *Am J Ophthalmol* 2013;**156**:752.
7. Honik G, Wong I, Gritz D. Incidence and prevalence of episcleritis in northern California. *Cornea* 2013;**32**:1562.
8. Sainz de la Maza M, Jabbur NS, Foster CS. Severity of scleritis and episcleritis. *Ophthalmology* 1994;**101**:389.
9. Akpek EK, Uy H, Christen W, et al. Severity of episcleritis and systemic disease association. *Ophthalmology* 1999;**106**:729.
10. Jabs DA, Mudun A, Dunn JP, et al. Episcleritis and scleritis: clinical features and treatment results. *Am J Ophthalmol* 2000;**130**:469.
11. Read RW, Weiss AH, Sherry DD. Episcleritis in childhood. *Ophthalmology* 1999;**106**:2377.
12. Sainz de la Maza M, Molina N, Gonzalez-Gonzalez L. Clinical characteristics of a large cohort of patients with scleritis and episcleritis. *Ophthalmology* 2012;**119**:43.
13. Lyne AJ, Pitkeathley DA. Episcleritis and scleritis. *Arch Ophthalmol* 1968;**80**:171.
14. Watson PG, Hazleman BL. *The sclera and systemic disorders*. Philadelphia: Saunders; 1976.
15. Watson PG. Doyne memorial lecture, 1982. The nature and the treatment of scleral inflammation. *Trans Ophthalmol Soc UK* 1982;**102**:257.
16. Duke-Elder S, Leigh AG. Diseases of the outer eye. Cornea and sclera. In: Duke-Elder S, editor. *System of ophthalmology, vol. 8*. St Louis: Mosby; 1965. p. 2.
17. Auw-Haedrich C, Schmitt-Graff A, Witschel H. Isolated episcleral plasmacytoma mimicking episcleritis in a patient with benign monoclonal gammopathy. *Br J Ophthalmol* 2001;**85**:1264.
18. Aydin P, Akova YA, Kadayifcilar S. Anterior segment indocyanine green angiography in scleral inflammation. *Eye* 2000;**14**:211.
19. Watson PG, Bovey E. Anterior segment fluorescein angiography in the diagnosis of scleral inflammation. *Ophthalmology* 1985;**92**:1.
20. Knox DL, Schachat AP, Mustonen E. Primary, secondary and coincidental ocular complications of Crohn's disease. *Ophthalmology* 1984;**91**:163.
21. Buckley RJ. Atopic disease of the cornea. In: Cavanagh HD, editor. *The cornea: transactions of the World Congress of the Cornea III*. New York: Raven; 1988.
22. Palmer DJ, Leo RL. Episcleritis and secondary glaucoma after transcleral fixation of a posterior chamber intraocular lens. *Arch Ophthalmol* 1991;**109**:617.
23. Thakker MM, Perez VL, Moulin A, et al. Multifocal nodular episcleritis and scleritis with undiagnosed Hodgkin's lymphoma. *Ophthalmology* 2003;**110**:1057.
24. Miserocchi E, Modorati G, Foster CS, et al. Ocular and extracutaneous involvement in pyoderma grenosum. *Ophthalmology* 2002;**109**:1941.
25. Flach AJ, Lavoie PE. Episcleritis, conjunctivitis and keratitis as ocular manifestations of Lyme disease. *Ophthalmology* 1990;**97**:973.
26. Gungor K, Bekir NA, Namiduru M. Recurrent episcleritis associated with brucellosis. *Acta Ophthalmol Scand* 2001;**79**:76.
27. North DP. Ocular complications of mumps. *Br J Ophthalmol* 1953;**37**:99.
28. Zimmerman LE. Ocular pathology of toxoplasmosis. *Surv Ophthalmol* 1961;**6**:832.
29. Mahendradas P, Ranganna SK, Shetty R, et al. Ocular manifestations associated with chikungunya. *Ophthalmology* 2008;**115**:287.
30. Wilhelmus KT, Yokoyama CM. Syphilitic episcleritis and scleritis. *Am J Ophthalmol* 1987;**104**:595.
31. Margo CE. Recurrent episcleritis and emotional stress. *Arch Ophthalmol* 1984;**102**:821.
32. Moench LM. Gynaecologic foci in relation to scleritis and episcleritis and other ocular infections. *Am J Med Sci* 1927;**174**:439.
33. Rajoo S, Gandhewar J. Recurrent episcleritis in relation to menstruation: a case report. *Cornea* 2011;**30**:1035.
34. Lyons CJ, Hakin KN, Watson PG. Topical flurbiprofen: an effective treatment for episcleritis? *Eye* 1990;**4**:521.
35. Liu CSC, Ramirez-Florez S, Watson PG. A randomised double blind trial comparing the treatment of episcleritis with topical 2-(2-hydroxy-4-methylphenyl) aminothiazole hydrochloride 0.1% (CBS 113A) and placebo. *Eye* 1991;**5**:678.
36. Boonman ZFHM, de Keizer RJW, Watson PG. Smoking delays the response to treatment in episcleritis and scleritis. *Eye* 2005;**19**:949.
37. Williams CPR, Browning AC, Sleep TJ, et al. A randomised, double-blind trial of topical ketorolac vs artificial tears for the treatment of episcleritis. *Eye* 2005;**19**:739.
38. Watson PG, McKay DA, Clemett RS, et al. Treatment of episcleritis. A double blind trial comparing betamethasone 0.1%, oxyphenbutazone 10% and placebo eye ointment. *Br J Ophthalmol* 1973;**57**:866.
39. Miyazaki D, Tominaga T, Kakimaru-Hasegawa A, et al. Therapeutic effects of tacrolimus ointment for refractory ocular surface inflammatory diseases. *Ophthalmology* 2008;**115**:988.
40. Kolomeyer A, Ragam A, Shah K, et al. Cyclo-oxygenase inhibitors in the treatment of chronic non-infectious, non-necrotizing scleritis and episcleritis. *Ocular Immunology & Inflammation* 2012;**20**:293.
41. Soukiasian SH, Foster CS, Raizman MB. Treatment strategies for scleritis and uveitis associated with inflammatory bowel disease. *Am J Ophthalmol* 1994;**118**:601.
42. Ikegawa S, Urano F, Suzuki S, et al. Three cases of pustulotic arthroosteitis associated with episcleritis. *J Am Acad Dermatol* 1999;**41**:845.
43. Yazici H, Parzarli H. Eye involvement in a patient with familial Mediterranean fever. *J Rheumatol* 1982;**9**:644.
44. Hegde V, Mitrut I, Singh B. Episcleritis: an association with IgA nephropathy. *Cont Lens Anterior Eye* 2009;**32**:141.
45. Bollinger K, Medina C. Perez: Bilateral episcleritis as a manifestation of cutaneous leukocytoclastic vasculitis. *Ocul Immunol Inflamm* 2009;**17**:23.
46. Ali T, Al-Mohtaseb Z, Ozturk H, et al. Anterior segment manifestations of microscopic polyangiitis. *Rheumatology* 2014;**55**:008.
47. Kato T, Kunikata N, Taira H, et al. Acute febrile neutrophilic dermatosis (Sweet's syndrome) with nodular episcleritis and polyneuropathy. *Int J Dermatol* 2002;**41**:107.
48. Fraunfelder FW, Fraunfelder FT, Keates EU. Topiramate-associated acute, bilateral, secondary angle-closure glaucoma. *Ophthalmology* 2004;**111**:109.
49. Fraunfelder FW, Fraunfelder FT, Jensvold B. Scleritis and other ocular side effects associated with pamidronate disodium. *Am J Ophthalmol* 2003;**135**:219.
50. Shahrokni A, Matuszczak J, Rajebi MR, et al. Erlotinib-induced episcleritis in a patient with pancreatic cancer. *JOP* 2008;**9**:216.
51. Aurich-Barrera B, Wilton L, Harris S, et al. Ophthalmological events in patients receiving risedronate: summary of information gained through follow-up in a prescription-event monitoring study in England. *Drug Saf* 2006;**29**:151.
52. Patel D, Bolland M, Nisa Z, et al. Incidence of ocular side effects with intravenous zoledronate: secondary analysis of a randomized controlled trial. *Osteoporos Int* 2015;**26**:499.

第 100 章

巩膜炎

MaiteSainz de la MaZa,Joseph M.Biber,L.Schwam,Michael B.Raizman

关键概念

- 巩膜炎为一类发生于巩膜的慢性炎症反应,可能扩散并影响到周围角膜、葡萄膜等眼组织。
- 50% 的巩膜炎患者为特发性,40% 的患者伴有系统性自身免疫疾病,5%~10% 的患者伴有全身或局部感染。
- 鉴于部分系统性自身免疫疾病可以致死,因此巩膜炎早期诊断和及早治疗尤为重要。
- 当患者巩膜出现不断进展的无痛性化脓炎症时,尤其是那些有既往创伤史、局部糖皮质激素应用史及手术史的患者,应考虑感染性巩膜炎;治疗方案应依据疾病的性质、严重程度及是否伴有相关疾患。
- 对于非感染性巩膜炎患者,应早期全身使用激素类或非激素类抗炎药物进行治疗。对于难治性或伴有全身疾病的患者,则应使用免疫抑制剂或生物制剂进行治疗。

巩膜的炎症可呈现出多种病程,从亚临床或自限性,到快速进展的具有破坏性病程。总体上可依据病因将巩膜炎分为两种主要类型。第一种,非感染性巩膜炎,通常由免疫相关疾病引起,主要包括脉管炎和脉管炎相关性疾病。免疫系统相关性疾病,尤其是脉管炎,可诱发巩膜出现严重的暴发性炎症。第二种是感染性巩膜炎,通常由手术或者周边眼组织局部扩散引发。感染性巩膜炎的临床表现与免疫系统疾病介导的巩膜炎基本类似,但感染性巩膜炎较罕见。病史通常有助于对两种类型巩膜炎进行鉴别诊断。临床医生的当务之急是尽快确诊,并及早对潜在的系统相

关性疾病进行治疗,以避免发生眼部慢性后遗症以及视力损伤。

免疫介导性巩膜炎

流行病学

巩膜炎可发生于各个年龄段患者,常见于 40~60 岁的患者,其中 50 多岁的患者尤为常见[1-3]。女性的发病率较高,男女患者比例约为 1:1.6。52% 的患者为双侧眼发病,其中半数以上病例为双眼同时发病[1-3]。巩膜炎可发生于所有人类种群,且无任何预兆[3]。巩膜炎发生于 14% 的复发性多软骨炎患者[4],10% 肉芽肿性多血管炎(即 Wegener 肉芽肿病,Granulomatosis with polyangiitis,GPA)患者[5,6],10% 炎性肠病患者[2],6% 结节性多动脉炎[2,7]或者类风湿性关节炎患者(rheumatic arthritis,RA)[8]。大约 25%~50% 的巩膜炎患者伴有能够引发眼部炎症的全身疾病。在伴有全身疾病的患者中,77.6% 的患者在巩膜炎发病之前得到确诊,14.0% 的患者在巩膜炎初诊时发现,8.4% 的患者在随访期间发现全身疾病。较之于系统性脉管炎,风湿病更有可能在初诊时得到明确诊断[9]。巩膜炎在普通人群中的发病率和患病率尚不清楚。

发病机制及危险因素

诱发巩膜炎症的具体病理机制尚不清楚。通常认为其是机体免疫反应紊乱导致的组织和血管损害。对于系统性血管炎的患者,基因因素比如主要组织相容性复合体的表达,使其更倾向于发生眼部疾患。软骨相关基因的体外表达,如印度刺猬因子、X 型胶原、基质金属蛋白酶 -13,结果表明人类巩膜炎具有形成软骨的潜能,进而解释了为什么巩膜及关节软骨通常

是炎症细胞的损害目标[10]。与类风湿性关节炎类似，巩膜或其他部位的先期病毒感染和结缔组织的自身抗原分子，均可诱发自身免疫反应[11~14]。诱导胶原产生自身免疫反应的实验动物模型不存在巩膜炎症，另外坏死性巩膜炎患者体内 I 型抗胶原抗体水平正常。以上结果表明胶原诱导的自身免疫反应未在巩膜炎病理中发挥某种作用[3]。

基因调控机制与环境因素以及内源性物质共同作用，引发自身免疫反应，继而损伤贯穿浅层巩膜和巩膜的毛细血管，以及毛细血管后静脉，导致炎症性微血管病变[15]。组织病理学研究表明，血管中的免疫复合物沉积（Ⅲ型超敏反应）在巩膜血管，在巩膜炎尤其是坏死性及复发性非坏死性巩膜炎的发病过程中发挥重要作用[16]。免疫沉积物通过经典通路，将巩膜中已存在的补体成分激活。巩膜成纤维细胞将抗原提呈至辅助性 T 细胞，也有可能参与此病理过程[16]。在巩膜以及表层的结膜内，多种炎症细胞计数全面升高，其中包括所有类型 T 细胞、巨噬细胞、B 细胞等[16,17]。T 细胞为巩膜纤维周围主要的浸润细胞，而 B 细胞也被发现集中于血管周围区域[18]。尽管辅助 / 诱导性 T 细胞（CD4）和抑制 / 细胞毒性 T 细胞（CD8）的计数均上升，但仍以前者（CD4）的细胞计数增加为主[15]。与正常人相比，巩膜炎患者巩膜内 IL-1α、IL-2、IL-3、IL-6、干扰素 -γ、肿瘤坏死因子 -α 和基质金属蛋白酶等炎症因子的表达水平均增高，可能影响巩膜组织的降解[15,19]。上述结果表明，1 型辅助性 T 细胞参与了坏死性巩膜炎的病理过程[15]。

有趣的是，辅助性 T 细胞 17 存在于人类外周血单核细胞中，在巩膜炎发作期间细胞计数增高，在实施治疗后细胞计数降低[20]。在炎症区域，炎症细胞渗出的局限和控制，需要借助或部分借助于黏附分子的表达，主要表现为巩膜组织中 LFA-1 表达水平的增高，内皮细胞中 ICAM-1 和 E- 选择素水平的增高[21]。

巩膜炎尤其是坏死性巩膜炎，较多发生于伴有系统性脉管炎的患者。巩膜创伤，特别是手术导致的巩膜损伤，可增加系统性脉管炎患者的巩膜发生炎症的概率。一项研究表明，96% 的手术导致的巩膜炎为坏死性巩膜炎[22]。四分之三手术导致的巩膜炎患者先前接受过两次以上手术。尽管最常见的引发巩膜炎的手术操作为经角膜缘切口的白内障摘除术，但青光眼、斜视、视网膜脱离等眼病的手术治疗操作也可引发巩膜炎[23]。文献报道中，较常见的引发巩膜炎的手术操作包括白内障手术[24]、经巩膜缝线固定的人

工晶状体手术[24]、斜视手术[25]、青光眼滤过手术[26]、翼状胬肉切除术[27,28]、穿透性角膜移植术[29]、半导体激光经巩膜睫状体光凝术[30,31]和更昔洛韦缓释装置玻璃体腔植入术[32]。无菌异物也可诱发肉芽肿性巩膜炎。多个病例已经被归因为缝合材料诱发，包括聚乳酸[33]和聚酯材料[34]。化学损伤可直接导致巩膜炎症。大多数手术诱发的巩膜炎可发展为坏死性巩膜炎[21~25,28,35]，并与潜在的系统性脉管炎密切相关（63%~90% 的患者）[22,35]。因此由眼科手术引发巩膜炎的患者，尤其是坏死性巩膜炎的患者，应确认其是否存在系统性脉管炎等疾病。

另有报道称巩膜炎可以是药物治疗的一种不良反应，主要为治疗骨质疏松症的二磷酸盐的副作用[36~39]。尽管其详细机制尚不明确，但据悉部分原因是二磷酸盐的化学组分能够刺激 T 细胞释放细胞因子，从而引发巩膜炎[39]。

临床表现

可通过临床表现对巩膜炎进行分类。Watson 和 Hayreh 提出的分类方法将巩膜炎划分为前部巩膜炎和后部巩膜炎，此分类方法的接受度最高（框 100.1）。前部巩膜炎可进一步划分为弥散性、结节性、炎症坏死性（即坏死性）和非炎症坏死性（即穿孔性巩膜软化症）[7]。对巩膜炎进行分类有利于明确疾病的严重程度以及选择合适的治疗方法。特定种类的巩膜炎通常与全身疾病紧密相连，后文将详细讨论。

框 100.1　非感染性巩膜炎的分类

前部巩膜炎
　　弥散性
　　结节性
　　炎症坏死性（坏死性）
　　非炎症坏死性（穿孔性巩膜软化症）
后部巩膜炎

前部弥散性巩膜炎在临床上最为常见，也是病变程度最轻的巩膜炎类型。前部弥散性巩膜炎通常起病隐匿，表层的巩膜有充血，类似于弥散性巩膜外层炎。检查发现巩膜浅层与深层的血管网均失去正常的放射状形态，出现扭曲变形。巩膜表现为紫色、蓝色或浅橙色（图 100.1）。前部弥散性巩膜炎消散后，由于巩膜胶原纤维的重新排列，波及区域呈现出一定程度的透明或蓝灰色。尽管大部分病例不再继续发展，仍有部分病例可能发展为结节性或坏死性（较少见）

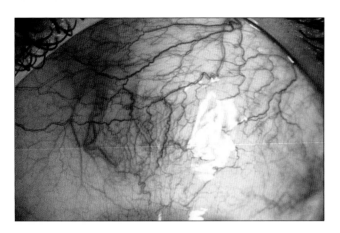

图 100.1　前部弥散性巩膜炎。注意巩膜外层炎症区下方的巩膜呈浅橙色

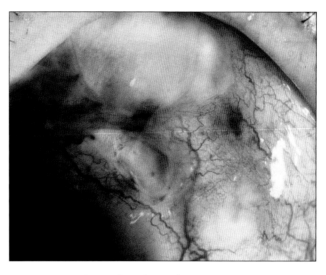

图 100.3　肉芽肿性多血管炎患者眼部严重的坏死性巩膜炎

巩膜炎。较之于坏死性巩膜炎，前部弥散性巩膜炎诱发眼部并发症，进而引起视力损伤的概率较低[3]。25%~45% 的前部弥散性巩膜炎患者伴有全身疾病，最常见的是类风湿性关节炎[1,3,40]。

前部结节性巩膜炎表现为单个或多个活动性差、伴有触痛的实质结节。由于局部血管阻塞，结节呈黄色或深红色，通常位于靠近角膜缘的睑裂区(但也可位于其他区域)(图 100.2)。深层巩膜可变得透明，但并未坏死。与前部弥散性巩膜炎类似，前部结节性巩膜炎很少引起永久性视力损伤，罕有病例进展为坏死性巩膜炎[2]。44%~50% 的结节性巩膜炎患者伴有全身疾病，最常见的是类风湿性关节炎[1,3]。

在所有类型巩膜炎患者中，前部坏死性巩膜炎(即坏死性巩膜炎)最为严重：其引发视力损伤的风险最大，且最有可能伴有全身疾病(图 100.3)[1,3,40,41]。患者通常感到极度不适或痛苦。检查显示巩膜和结

膜有白色无血管区，其周围的巩膜水肿、充血。由于表层巩膜变薄且呈透明状，葡萄膜组织可显现。部分睫状体或脉络膜仅被结膜覆盖。尽管部分患者的巩膜明显变薄，但在巩膜没有创伤或眼压没有显著升高的情况下，巩膜很少发生穿孔。如未及时治疗，炎症区可扩大，波及整个前部眼球及周边角膜。能够影响视力的并发症包括周边溃疡性角膜炎、葡萄膜炎和青光眼。炎症反应停止后，病变区巩膜可痊愈。坏死性巩膜炎通常进展迅速且呈双侧，与系统性脉管炎突然加剧有关。视力损伤常见于坏死性巩膜炎[40]。一项研究表明，82% 的坏死性巩膜炎患者发生视力下降[3]。50%~81% 的坏死性巩膜炎患者伴有潜在的结缔组织病或血管炎性疾病[1,3,41]，最常见的是肉芽肿性多血管炎、风湿性血管炎和复发性多软骨炎[3]。

非炎症坏死性巩膜炎(即穿孔性巩膜软化症)的特点是患者几乎无任何症状，部分患者可因散光而发生视力模糊，或者巩膜产生脱色。检查显示巩膜和浅层巩膜的无血管区变薄，而周边无炎症区(图 100.4)。病变区呈瓷质外观。对于炎症坏死型巩膜炎，仅有结膜覆盖脱垂的葡萄膜，若无外伤，很少发生穿孔。非炎症坏死性巩膜炎则与炎症坏死性巩膜炎不同，即使极小面积的巩膜变薄或巩膜穿孔，也很难愈合。非炎症坏死性巩膜炎患者很少有视力损伤。非炎症坏死性巩膜炎最常见于长期患有类风湿性关节炎的老年女性[1,3,40]。在早期积极接受治疗的类风湿性关节炎患者中，则较少发生。如果后部巩膜炎不伴发前部巩膜炎，此疾病诊断较为困难[42]。但随着对于后部巩膜炎临床认知的增加及眼 B 超的广泛应用，后部巩膜炎病例的发现率日渐增高。后部巩膜炎易与其他眼后

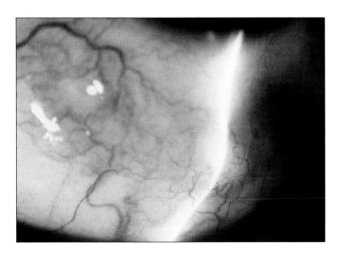

图 100.2　炎性肠病患者眼部发生结节性巩膜炎

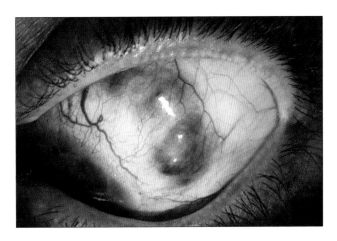

图 100.4　类风湿性关节炎患者失明眼发生穿孔性巩膜软化症以及眼压增高

节或眼眶疾病混淆，包括脉络膜黑色素瘤[43]、眼眶淋巴瘤[44]、急性后极部多发性鳞状色素上皮病变[45]和匐行性脉络膜炎[46]。患者主诉为视力损伤、疼痛和复视，表现为远视、球结膜水肿、凸眼、眼睑水肿、眼睑退缩和眼肌麻痹[13,14,47]。眼后节表现包括视神经水肿、视神经炎、浆液性渗出性视网膜脱离、黄斑水肿、环形睫状体脉络膜脱离，以及脉络膜增厚、褶皱，通常都会引起视力损伤（图 100.5）[3,14,47]。大约 16%~35% 的患者双眼发病[47,48]。大约 29% 的后部巩膜炎患者伴有系统相关性疾病，且潜在的系统相关性疾病与前部巩膜炎类似。有系统相关性疾病的后部巩膜炎患者，更容易伴发前部巩膜炎[48]。后部巩膜炎可能伴发眼眶炎性假瘤，此两种疾病具有类似的临床表现和影像学特征[49]。

相关系统性疾病

约有半数巩膜炎患者伴有系统相关性疾病，其中以坏死性巩膜炎患者中最为常见，其次为前部弥散性巩膜炎，前部结节性巩膜炎和后部巩膜炎[1,3]。有周边角膜病变的巩膜炎患者，尤其可能伴发系统相关性疾病[50]。最常见的系统相关性疾病为类风湿性关节炎（图 100.6）[1,3,40,41,47]，其次为肉芽肿性多血管炎[1,3,40,41,51]和复发性多软骨炎[1,3,40,41]。系统相关性疾病的目录较为广泛（框 100.2）。对于伴有相关系统性疾病的巩膜炎患者，其眼部预后取决于具体的系统疾病种类。肉芽肿性多血管炎患者发生的坏死性巩膜炎较为严重，可导致永久性视力损伤[52,53]；脊柱关节病患者或系统性红斑狼疮患者发生的巩膜炎通常呈良性或自限性；类风湿性关节炎或复发性多软骨炎发生的巩膜炎呈中重度[52]。

当出现巩膜炎表现时，多数具有系统相关性疾病的患者全身诊断已明确。然而仍有 15%~59% 的系统性血管炎或结缔组织病患者以巩膜炎为首发症状[3,54]。此特征尤其适用于前部炎性坏死性巩膜炎[3]。巩膜炎实验室检查中，抗中性粒细胞胞浆抗体（Anti-neutrophil cytoplasmic antibodies，ANCA）检查有助于诊断局限性（眼型）肉芽肿性多血管炎[55-57]。

巩膜炎很少由药物治疗的副作用引起。有病例

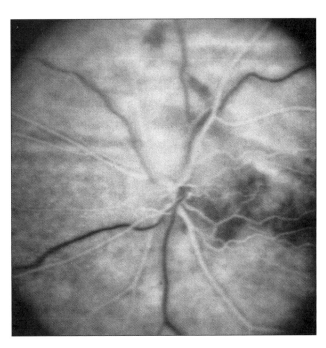

图 100.5　后部巩膜炎患者眼底照相可发现脉络膜增厚

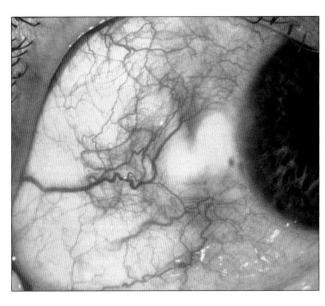

图 100.6　类风湿性关节炎患者眼部出现坏死性巩膜炎。请注意角膜缘附近的无血管区

框 100.2 系统相关性血管炎和结缔组织病

类风湿性关节炎
肉芽肿性多血管炎
复发性多软骨炎
炎性肠病
系统性红斑狼疮
强直性脊柱炎
反应性关节炎
银屑病关节炎
巨细胞性关节炎
白塞病
Churg-Strauss 综合征
Cogan 综合征
高安病
局限性硬皮病
低补体血症型荨麻疹性血管炎
其他系统相关性疾病
　感染
　结节病
　先天性红细胞生成性卟啉症
　抗磷脂综合征
　风湿性多肌痛
　坏疽性脓皮症
　移植物抗宿主病
　痛风
　特应症
　药物治疗引发疾病
　红斑痤疮
　风湿热
　恶性贫血
　纤维组织肌痛
　斯威特综合征
　僵人综合征
　小管间质性肾炎与葡萄膜炎综合征
　非霍奇金淋巴瘤
　多发性骨髓瘤
　持久性隆起性红斑

报道称二膦酸盐可引发巩膜炎,包括帕米膦酸二钠、阿仑膦酸、利塞膦酸钠、唑来膦酸和托吡酯[36~38]。依那西普与包括巩膜炎在内的多种眼部炎症相关。药物治疗引发巩膜炎的具体机制尚不清楚,但通常建议停药[58]。

并发症

并发症通常在巩膜炎病程中出现较晚,最常见

于坏死性巩膜炎[41]。一项回顾性研究表明,60% 的巩膜炎患者可产生眼部并发症[51]。视力损伤发生于16%~37% 的患者,发生概率低于葡萄膜炎、角膜炎、青光眼、白内障和眼底异常[1,41,51,59]。伴有葡萄膜炎和青光眼的巩膜炎患者经常会有严重的视力损伤,此类眼球最可能需要摘除[60,61]。

三分之一的巩膜炎患者会发生葡萄膜炎[1,59,62],可由巩膜炎症直接扩散到相邻葡萄膜引发。尽管会导致虹膜前后粘连,但前房反应通常不严重。葡萄膜炎与引发视力损伤的并发症紧密相关,包括周边角膜溃疡和青光眼,可能是预后较差的标志[3,58]。前部葡萄膜炎最常出现于坏死性巩膜炎患者,而后部葡萄膜炎最常见于后部巩膜炎患者[41]。巩膜炎患者中葡萄膜炎的发生与系统性疾病无直接关系[62]。

通常巩膜炎伴发的角膜炎可波及周边角膜,其发生于14%~37% 的巩膜炎患者,患眼周边角膜变薄[1,59]。角膜浸润,角膜基质炎、周边溃疡性角膜炎均可能成为巩膜炎的并发症,甚至早于巩膜炎发生[63]。周边角膜变薄最常见于前部弥散性巩膜炎,但少见于患有慢性类风湿性关节炎的患者。角膜变薄区可出现褪色而呈浅灰,继而发生血管化和脂质沉着。角膜变薄可导致不规则性散光和视力损伤。如果炎症未得到控制,角膜可发生穿孔。角膜基质炎的特征是角膜混浊和水肿,角膜上皮完整,有单个或多个混浊斑。病变通常发生于周边角膜区,但也可发生于中央角膜区。如未得到治疗,混浊区向角膜中央发展、融合,使病变组织呈巩膜样外观。白色混浊可向周边前缘扩散,病变组织呈晶体样外观。周边至前缘的基质血管可为永久性,继而有脂质沉着在混浊区,使病变组织呈"棉花糖"样外观[7]。当病变扩散并影响视轴时,可造成视力损伤。

在所有与巩膜炎相关的角膜炎类型中,周边溃疡性角膜炎最为严重,通常发生于坏死性巩膜炎患者,其角膜进行性变薄,溃疡及新生血管生成,白细胞浸润,角膜基质缺失。如未及时治疗,角膜将发生自发性穿孔。不规则散光可导致视力损伤,继而影响到视轴。周边溃疡性角膜炎与视力损伤及隐匿性全身性血管炎密切相关[3]。

约有13% 的巩膜炎患者发生眼压升高[1,59],可表现为炎症急性发作期呈一过性增高。在这些患者中,永久性视野改变并不常见[1]。巩膜水肿以及由血管阻塞引起的表层巩膜静脉压增高尤为重要。然而糖皮质激素治疗、葡萄膜炎诱发的开角型青光眼、房角关闭等机制也可引发此类患者眼压增高。

8

眼内炎症或糖皮质激素治疗可引发后囊膜下白内障。即使巩膜炎症反应消失后,白内障摘除术也应当慎重考虑,因为手术有引起巩膜或角膜炎症复发的风险[24]。此类患者术后应接受一个疗程的泼尼松治疗,以降低术后炎症复发的风险。6% 的巩膜炎患者可发生眼底异常[3],最为常见的是囊样黄斑水肿、视神经水肿、视网膜脱离、脉络膜褶皱等。睫状体扁平部炎症引发的视网膜色素上皮移行可导致周边视网膜特征性病变[1]。视网膜脱离合并脉络膜脱离也可能发生[64]。脉络膜褶皱和渗出性视网膜脱离可导致相对远视,此症状在患者接受适当治疗后可自行缓解。若上述眼底改变长期存在,则会发生永久性视力损伤。眼后节并发症多发生于后部巩膜炎患者。如果前部巩膜炎患者出现眼后节炎症,则应怀疑患眼是否伴有后部巩膜疾病。

有助于鉴别诊断的症状

由于巩膜炎与全身疾病密切相关,且有可能引发永久性视力损伤,因此及时诊断尤为重要。病史和检查有助于将其与相对良性的巩膜外层炎相鉴别。巩膜炎患者常主诉疼痛,可向前额、眉弓、下颌放射,严重者可影响患者睡眠。眼痛常合并局限性或弥散性眼红,以及畏光、视物模糊、压痛等病史。巩膜外层炎患者常主诉轻度不适或异物感,以及畏光。自然光线条件下,巩膜炎患者巩膜呈深紫色、蓝色或橙红色;巩膜外层炎患者结膜呈火红或砖红色,仅波及表层血管。检查发现,巩膜炎患者巩膜发生水肿,表层巩膜浅层和深层血管充血很常见。血管闭塞导致的无血管区是诊断巩膜炎的明确指征,但其不会发生于巩膜外层炎,此临床表现强烈提示患者为坏死性巩膜炎或可能伴有系统性脉管炎。此外视力下降及葡萄膜炎可出现于巩膜炎患者,而少见于巩膜外层炎患者。

巩膜炎患者可伴发周边溃疡性角膜炎,其通常发生于具有系统性脉管炎的患者。匐行性角膜溃疡通常不出现巩膜炎症。按此推理,匐行性角膜溃疡不与全身疾病伴发。有报道称匐行性角膜溃疡与丙型肝炎有关[65,66]。很有可能存在一些尚未被认知的系统相关性疾病,其能引发特定类型的巩膜炎和周边溃疡性角膜炎。

实验室检查

实验室检查应当基于详细的病史采集和完整的眼部体格检查。各种血液检查、X 射线和尿液检查有助于选择特定的患者(框 100.3)。目前没有普遍适应

于每个巩膜炎患者的成套检查方案。血沉增加、贫血、白细胞增多、补体耗竭以及检出循环免疫复合物,均提示潜在的系统相关性疾病和 / 或脉管炎,但并不具有特异性。

框 100.3 诊断系统相关性疾病的常用实验室检查
抗中性粒细胞胞浆抗体
红细胞沉降率
循环免疫复合物
补体
抗核抗体
类风湿因子
抗环瓜氨酸肽 / 蛋白抗体
人类白细胞抗原种类
尿液化验
血液尿素氮
血清肌酐
胸部 X 线检查
关节 X 线检查
血液培养及血清学检查(感染)

血浆自身抗中性粒细胞胞浆抗体,特别是胞浆染色型抗中性粒细胞胞浆抗体(cytoplasmic anti-neutrophil cytoplasmic antibodies,C-ANCA),是肉芽肿性多血管炎的高度特异性检验指标。鉴于巩膜炎可作为潜在致命的全身疾病的前兆,也可作为肉芽肿性血管炎先驱症状,因此对于每个巩膜炎患者,均应检查其自身抗中性粒细胞胞浆抗体[67]。一项研究表明,抗中性粒细胞胞浆抗体呈阳性的患者比阴性患者更容易发生严重眼疾和基础性血管炎性疾病[68]。就抗中性粒细胞胞浆抗体检查而言,实验室检测的不是中性粒细胞的染色方式,而是利用抗体直接检测特定蛋白。蛋白酶 -3 抗体与胞浆染色型抗中性粒细胞胞浆抗体染色方式相关,对肉芽肿性多血管炎的诊断具有高度特异性。抗髓过氧化物酶抗体与核周型抗中性粒细胞胞浆抗体(perinuclear anti-neutrophil cytoplasmic antibodies,P-ANCA)的染色形态有关,并通常与特发性坏死性新月体型肾小球肾炎或显微镜下多发性血管炎密切相关(与肉芽肿性血管炎相关性不强)[67]。显微镜下多发性血管炎与巩膜炎及其他眼后节疾病密切相关[69]。检测血浆抗中性粒细胞胞浆抗体的水平有助于明确患者对全身治疗的反应[55,56]。血浆尿素氮和肌酐水平增高,伴随蛋白尿或血尿,均为合并相关肾病的指征。如合并其他全身疾病的表现,例如肾小球性肾炎[68],或者坏死性巩膜炎复发的

情况下,应对抗中性粒细胞胞浆抗体呈阴性的患者进行重复检查。

抗核抗体(antinuclear antibodies,ANA)和主要可提取性核抗原(extractable nuclear antigen,ENA),例如双链 DNA 抗原、Sm 抗原和核糖核蛋白抗原水平的增高,均表提示系统性红斑狼疮(或相关疾患)。监测类风湿因子和抗瓜氨酸多肽 / 蛋白抗体(anti citrullinated peptide/protein antibody,ACPA)水平有助于诊断类风湿性关节炎。即便如此,巩膜炎并不经常作为类风湿性关节炎的前驱症状而出现。尽管缺少关节方面的主诉,类风湿因子呈阳性的自发性巩膜炎的患者也容易发展为类风湿性关节炎[70]。然而在缺少狼疮症状及体征的情况下,监测抗核抗体的水平是没有实际意义的,因为巩膜炎很少作为狼疮的临床表征。实际上在狼疮缺少其他诊断标准条件的情况下,抗核抗体的阳性结果很容易误导诊断[71]。

检测 HLA-B27 抗体有助于明确巩膜炎是否由炎性肠病引发[72]。其他与 B27 相关的疾病,例如反应性关节炎和强直性脊柱炎,与巩膜炎相关性较弱。

胸部 X 线片有助于诊断肉芽肿性血管炎以及其他引发巩膜炎的罕见疾病,例如结节病和变应性肉芽肿性血管炎。对有症状的关节进行 X 线检查,可显示关节炎性病变。CT[47]和核磁成像检查能够显示后部巩膜炎患者的巩膜增厚,以及相关眼眶炎症。

当检眼镜不能观察到巩膜后部增厚时,A 超和 B 超扫描对后部巩膜炎的诊断最为有效[42,47,73]。后部巩膜炎的典型特征包括弥漫性脉络膜水肿、内层巩膜强回声、巩膜肿胀引起的低中度回声、球后水肿以及 T 形征[47,74]。高频超声生物显微镜已经应用于巩膜炎的诊断[75],但可能不适用于临床实际,因为其通常不能提供额外的检查信息[76]。光学相干断层成像则可为后部巩膜炎提供额外的检查信息[73,77]。

眼前节吲哚青绿血管造影有助于鉴别诊断巩膜炎与巩膜外层炎[78]。眼前节吲哚青绿联合荧光素血管造影有助于检测临床中观察不到的脉管炎病灶,且能够监测患者的治疗反应[79]。

巩膜炎诊断过程中,穿刺活检并不是必需的。唯一例外的是需要借助组织活检明确感染或诊断恶性病变[76]。

治疗

口服非甾体抗炎药(non-steroidal anti-inflammatory drugs,NSAIDs)对治疗非坏死性巩膜炎有效,可减轻疼痛并缓解炎症。部分患者需要数月到数年的长期治疗。目前还没有确切的证据表明一种类型的非甾体抗炎药治疗效果优于其他类型。治疗效果较好的药物包括吲哚美辛、萘普生、双氟尼酸等。如果一种非甾体抗炎药疗效欠佳,则应尝试使用其他种类非甾体抗炎药[1,3]。单纯应用非甾体抗炎药不足以控制坏死性巩膜炎的发病。由于肾病及心血管类疾病受关注程度不断增高,已不建议使用环氧合酶(cyclooxygenase-2,COX-2)抑制剂罗非昔布[80]和塞来昔布治疗非坏死性巩膜炎。

局部应用糖皮质激素和非甾体抗炎药通常不足以控制巩膜炎。少数研究报道建议他克莫司(0.02%)可作为一种辅助性免疫抑制剂,通过局部应用来治疗难治性巩膜角膜炎[81]。

对于部分较严重的非坏死性巩膜炎患者,如果口服非甾体抗炎药效果不佳,可全身应用糖皮质激素治疗。口服泼尼松初始剂量为每天 1mg/kg,然后依据治疗效果缓慢减量。治疗过程中应密切监测全身应用糖皮质激素可能引发的副作用[3,82]。口服糖皮质激素具有明显副作用,应作为短期治疗而非长期治疗策略。

结膜下注射曲安奈德可作为一种安全有效的手段治疗非坏死性、非感染性前部巩膜炎[83-86]。一项非对照、多中心回顾干预性研究发现,97% 的治疗眼接受结注射治疗后,症状和体征完全消失,且未发生巩膜坏死和穿孔[86]。单次注射治疗 24 个月后,68% 的治疗眼未复发。另外部分患者在初次注射治疗时,同时接受全身药物治疗,末次随访发现 55% 此类患者已停用泼尼松或免疫抑制剂。有趣的是,在仍需要接受全身药物治疗的患者中,76% 伴有全身疾病。结膜下注射糖皮质激素后,巩膜发生穿孔的病例尤其值得关注,但多数学者并不认为非坏死性巩膜炎是注射治疗的禁忌[3,83-86]。眼眶内注射糖皮质激素有助于治疗特殊病例,尤其是全身禁用糖皮质激素的患者[3,82]。深部肌肉内注射甲泼尼龙(2.5~3.0mg/kg)可作为一种替代治疗方法,以确保治疗产生较少的全身副作用[87]。

严重的坏死性巩膜炎患者,以及伴有肉芽肿性血管炎或结节性多动脉炎的任何类型巩膜炎患者,需要全身应用免疫抑制剂治疗[88]。血管炎与肾脏、肺等器官的破坏性疾病密切相关,且具有较高的死亡率[3]。环磷酰胺可作为一种免疫抑制剂治疗肉芽肿性血管炎[1,3,88,89]。合理的初始剂量为每天 2.5mg/kg,但应按照治疗反应及白细胞(white blood cell,WBC)计数及时调整剂量。大多数患者的炎症得以有效缓解时,其白细胞计数并未下降至 3000/μl 以下,但为了达到治疗效果,患者白细胞计数最好需要有一定程度的下降。

免疫抑制剂替代治疗巩膜炎的适应证包括:患者全身应用非甾体抗炎药及糖皮质激素无效,或难以耐受大剂量糖皮质激素维持治疗。超过 25% 的巩膜炎患者需要全身应用免疫抑制剂[51]。已有大量文献报道,氨甲蝶呤(每周 20~25mg),硫唑嘌呤(初始剂量约为每天 2.5mg/kg)和麦考酚酸酯(每天 2~3g)可用于治疗巩膜炎[1,3,72,88,90~92]。基于其安全性和有效性,生物制剂已越来越普遍地应用于控制慢性巩膜炎,这些制剂包括肿瘤坏死因子抑制剂、依那西普、英夫利昔单抗、阿达木单抗、塞妥珠单抗[88]、抗淋巴细胞药物、利妥昔单抗、阿仑单抗、白介素 -1 受体拮抗剂和阿那白滞素。现已证明,英夫利昔单抗(每 2~8 周 5mg/kg,输液治疗)对于耐受常规治疗的巩膜炎患者安全有效[88,93,94],且其治疗效果强于依那西普[95]。依那西普也被应用于治疗部分巩膜炎病例。阿达木单抗(每 2~4 周 40mg,皮下注射治疗)对于治疗顽固性巩膜炎安全有效[58]。塞妥珠单抗(每 2~4 周,皮下注射治疗)也可作为治疗顽固性巩膜炎的替代药物[88,96]。利妥昔单抗作为一种抗 CD-20 的单克隆抗体,有助于治疗一些难治性眼部炎症病例,其中包括巩膜炎,而且其可被选择用于治疗肉芽肿性血管炎[98~100]。后续研究可进一步明确上述药物控制眼部严重炎症疾病的效力。停用免疫抑制剂的最佳时间节点则较难确定。如果巩膜炎得以控制长达一年,则可停止药物治疗。如患者任何复发症状,则应重新使用先前有效的药物进行治疗。与抗中性粒细胞胞浆抗体相关的巩膜炎病例中,血清的抗中性粒细胞胞浆抗体水平与疾病活动密切相关,有助于明确治疗效果以及开始和停用环磷酰胺的最佳时间节点。一项研究表明,吸烟能够延迟巩膜炎患者对治疗的反应,其与巩膜炎类型或治疗方案无关[101]。

对于后部巩膜炎的控制治疗目前尚存争议。口服非甾体抗炎药和糖皮质激素、眶内注射糖皮质激素、免疫抑制剂及其他生物制剂均被成功应用于治疗后部巩膜炎。

对于坏死性巩膜炎和巩膜软化症,少数情况下有必要采取手术治疗。除非已出现急性穿孔,手术治疗前均应使用药物适当控制炎症,从而提升手术成功率,减少疾病复发。应用自体或同种异体巩膜、阔筋膜、真皮、骨膜、主动脉组织及合成材料可构建巩膜及周边角膜植片[102]。有两种新型的术式建议使用结膜 -Müller 肌蒂状瓣[103]或睑板蒂状瓣[104]来修补巩膜较大的缺损。

手术诱发的巩膜炎可对各种治疗产生反应,治疗反应程度取决于患者先期所接受的手术类型,巩膜炎的严重程度,以及是否伴有相关全身疾病。部分病例需要口服糖皮质激素[28]或免疫抑制剂[105]进行治疗。对于部分由白内障手术[106]或翼状胬肉切除手术[107]引发的巩膜炎病例,如患者对药物治疗反应较差,则需要应用结膜或板层植片覆盖暴露的巩膜。

感染性巩膜炎

巩膜炎通常由免疫反应介导。巩膜发生感染的病例较少见,大约占所有三级护理患者的 4%~18%[7,41,108]。巩膜的感染总体上可分为两种类型。较常见的类型为外源性感染,其包括创伤后感染、手术后感染及由邻近部位扩散的眼部感染。外源性感染通常呈急性、化脓性,破坏性较强。较少见的类型为内源性感染。此类病例通常与非感染性弥散性、结节性和坏死性巩膜炎相似。与全身感染例如梅毒和结核相关的巩膜炎即属于此种类型。

细菌、病毒、真菌和寄生虫均可感染巩膜(框 100.4)。病原体通过各种途径到达巩膜并形成感染(框 100.5)。巩膜炎最常见的感染源为来自于邻近眼组织的扩散。例如在角膜炎病例中,来自于邻近角膜组织的病原体迁移扩散,从而感染巩膜[109~113]。结膜或眼眶组织的感染几乎从不波及巩膜,但少数巩膜炎病例发生于眼眶蜂窝织炎、泪囊炎、鼻窦炎或严重结膜炎之后[114]。

病原体可通过循环系统中的脓毒性栓子,沉降于巩膜组织附近。这可能是那些无相关外伤史、手术史和角膜感染史的病例的发病机制。由于病原体可直接感染巩膜,因此巩膜的炎症可能是巩膜原菌群失调后,发生的一种炎症反应。有一种机制假说认为,巩膜炎是对巩膜自体或外界抗原联合感染发生的反应,而不是病原菌复制导致的侵袭所造成,但此假说尚无临床或实验证据支持。

在穿透性损伤中,创伤可以使病原体直接进入巩膜。嵌入或穿过巩膜的异物可能携带病原体[115,116]。尽管如此,与外伤后眼内炎相比,外伤后巩膜炎的概率仍然很低。巩膜感染后可在手术后数天至数年的任何时间节点发生,在很多国家,手术是巩膜炎的重要病因[117]。引发巩膜炎的手术操作包括视网膜脱离修复、斜视手术、翼状胬肉切除术等,且最后一种是造成感染性巩膜炎最常见的手术[117,118]。机体免疫系统

框 100.4	与感染性巩膜炎相关的病原体

细菌

绿脓杆菌

荧光假单胞杆菌

金黄色葡萄球菌

耐甲氧西林

金黄色葡萄球菌

表皮葡萄球菌

肺炎链球菌

马蹄足葡萄球菌

酿脓葡萄球菌

黏质沙雷菌

棒状杆菌

变形杆菌

莫拉菌

诺卡菌属

大肠杆菌

结核分枝杆菌

麻风分枝杆菌

苍白密螺旋体

伯氏疏螺旋体盘

流感嗜血杆菌

李斯特菌

寡养单胞菌

麦芽

真菌

曲霉菌属

拟青霉菌属

申克孢子丝菌属

芽生菌属

支顶孢菌属

丝孢菌属

属根霉属菌

属假阿利什病

属绿僵菌属

寄生虫

棘阿米巴属

刚第弓形虫

犬弓首蛔虫

小孢子虫目

尾丝虫属

昆虫幼虫

病毒

水痘带状疱疹病毒

单纯疱疹病毒

框 100.5	感染性巩膜炎的原因

由其他组织结构扩散

角膜炎

脉络膜炎

眼内炎

结膜炎

眼眶蜂窝织炎

泪囊炎

鼻窦炎

不伴有异物的创伤

手术后感染

巩膜扣带术

翼状胬肉切除术,尤其是联合 β 射线照射和丝裂霉素治疗

白内障摘除术

青光眼滤过术

斜视手术

玻璃体切割术

缝线引起的脓肿

穿透性角膜移植联合白内障摘除术

筋膜囊下注射曲安奈德

受抑制是巩膜炎的危险因素之一。已有获得性免疫缺陷综合征[113]、化疗[119]、糖尿病患者[120]发生巩膜炎的病例报道。

临床表现

巩膜角膜炎

大多数巩膜炎由严重的角膜细菌感染引起,但病毒、真菌和寄生虫性角膜炎也可发展为巩膜角膜炎。革兰氏阴性菌通常如绿脓杆菌,可由角膜扩散至巩膜(图 100.7)[109,111,113,121]。不伴有角膜炎的绿脓杆菌性巩膜炎也有报道[122]。金黄色葡萄球菌[114,123]、肺炎链球菌[112]、龟分枝杆菌[112]、单纯疱疹病毒[1]、带状疱疹病毒[121,124]、曲霉菌[125]、枝顶孢霉菌[112]、棘阿米巴原虫等[110,126,127,128]也可引发巩膜角膜炎。尤其是获得性免疫缺陷综合征的患者,可发生暴发性巩膜角膜炎,且其对治疗反应较差[113]。

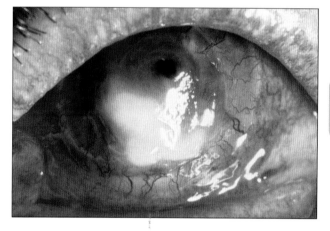

图 100.7 假单胞菌引起的严重的巩膜角膜炎

周边角膜的感染扩散至角膜缘,首先表现为角膜缘红斑,通常伴有水肿和渗出。结膜上皮可能没有损伤。巩膜感染时,疼痛感加剧。角膜炎扩散波及巩膜的病例预后较差,但如后文所示,其可得到满意的治疗效果。

全眼球炎

任何原因引起的严重眼内炎均可发展为巩膜炎。大多数病例发生于外伤或手术后。患有眼内炎的眼球通常高度充血,因此巩膜感染的首发症状可能是巩膜变薄、葡萄膜脱出或巩膜穿孔。此类眼球多呈低眼压,预后较差。有两例患者在白内障摘除术后,巩膜

隧道切口出现脓肿坏死,其分别与金黄色葡萄球菌和马肠链球菌引起的眼内炎有关[129]。

眼内源性感染扩散至巩膜,并表现为巩膜炎的病例较少见。弓形虫[130]和弓蛔虫[108,131]引发的巩膜炎已见诸报道。

巩膜扣带术后巩膜炎

巩膜扣带术相关的感染可表现为多种形式。患者有疼痛感和异物感,若病情进展则可出现葡萄膜炎的症状和体征,脓肿位于脉络膜或视网膜。检查时可发现扣带突出。部分病例出现结膜下脓肿或者脓性分泌物。其他症状包括结膜下出血、结膜肉芽肿、复发性视网膜脱离、增殖性玻璃体视网膜病变和巩膜穿孔等。扣带引发的巩膜炎可在手术后很快发生,也可能在术后数年内发生。目前见诸报道的感染病原体包括葡萄球菌、假单胞菌、变形杆菌和真菌等[133~135]。

翼状胬肉切除术后巩膜炎

在多个国家,翼状胬肉切除术术后的感染仍然是巩膜炎的重要病因[117,136]。如果普通手术操作后发生感染,则通常与切口使用丝裂霉素C[137,138]或接触β射线有关[126,139~141]。有报道称没有采取治疗的裸露的巩膜缝线也可诱发巩膜炎[142,143]。有趣的是,翼状胬肉切除术后所发生的巩膜感染有较长的潜伏期(1~36年),此特征与手术诱发的坏死性巩膜炎类似[144]。患者有疼痛感、眼红、巩膜坏死及脓性分泌物。假单胞菌是诱发手术后巩膜炎最为常见的病原体[144],其他病原体包括肺炎链球菌[145]和耐甲氧西林金黄色葡萄球菌[143]。无手术史的慢性巩膜炎患者也可发生类似的链球菌感染[146],说明坏死组织是肺炎链球菌等病原菌感染的好发部位。

其他手术后感染性巩膜炎

近期或远期手术部位出现巩膜炎症,应及时考虑是否发生感染。巩膜感染可发生于白内障手术[129,147,148]、斜视手术[108]、青光眼滤过手术[112,148,149]、玻璃体切割手术之后[133,150,151]。有报道称两例患者在玻璃体切割手术之后,发生了耐甲氧西林金黄色葡萄球菌引起的巩膜炎。典型症状体征包括疼痛、充血、脓性分泌物和巩膜坏死。此种情况下,细菌感染最为常见[107]。

疱疹病毒性巩膜炎

尽管不常被发现和意识到,原发性水痘带状疱疹病毒仍可影响巩膜,并与基质性角膜炎密切相关[124]。

症状的严重性,例如疼痛和视物模糊,可反映角膜的牵涉程度。眼部体征包括结膜和巩膜的弥散性或局限性水肿、充血、压痛或触痛及角膜浸润。

类似的症状和体征也可发现于累及到巩膜的眼带状疱疹病毒患者中[1,121,124]。通常结膜和巩膜血管闭塞导致组织缺血。在一项包含有86例眼带状疱疹病毒患者的研究中,共有3例患者发展成为巩膜炎[121]。在此种情况下,巩膜炎通常伴发角膜炎和葡萄膜炎。巩膜慢性感染则可导致巩膜结节、巩膜变薄和葡萄膜脱出。

单纯疱疹病毒很少影响巩膜。如果上皮疱疹疾病扩散并影响到角膜缘的结膜,位于其下方的巩膜也有可能被感染。

与特发性巩膜炎相比,单侧视力损伤及坏死性巩膜炎更多见于疱疹病毒性巩膜炎[152]。

梅毒性巩膜炎

梅毒螺旋体可引发眼球任何部位的炎症。尽管梅毒性巩膜炎非常罕见,但有报道称其在所有先天性巩膜炎类型中位列于第二位。炎症可局限于表层巩膜,或与弥漫性炎症,例如葡萄膜炎密切相关。有证据表明,先天性梅毒与角膜基质炎相关。患者血清梅毒螺旋体检查呈阳性,青霉素或其他抗生素全身治疗有效[153,154]。然而梅毒螺旋体诱发巩膜炎的具体机制尚不清楚。巩膜炎症可能由血管炎造成的,而不是巩膜的直接感染引起的[3]。此类病例诊断较困难,但其对抗生素治疗反应良好,且不伴有结缔组织病,这些症状表明在一些病例梅毒螺旋体是巩膜炎的诱发因素。由于眼部梅毒可与人免疫缺陷病毒感染同时发生,因此所有患有梅毒性巩膜炎应检查人类免疫缺陷病毒,反之亦然[3]。

结核分枝杆菌巩膜炎

尽管结核的发病率在美国呈上升势态,但眼部结核的病例非常少见[157]。巩膜受累的病例更少[108]。一家疗养院从1940年至1966年间检查发现的所有10 524例结核患者中,只有14例患者患有巩膜炎[155]。巩膜活检很少发现分枝杆菌[158],说明结核分枝杆菌巩膜炎是一种超敏反应,而不是由结核分枝杆菌直接感染造成的,因此其明确诊断则较为困难。采用QuantiFERON-TB gold in tube试验(GFT-G)测定释放的γ干扰素,如果结果阳性提示既往曾经感染结核杆菌,可能对诊断结核感染是有帮助的[3,159]。患者可无症状,或有眼痛、眼红及黏脓性分泌物,也可发现弥散性巩膜炎、巩膜溃疡和结节。结核性巩膜炎经常伴发葡萄膜炎、角膜混浊以及血管生成。

有助于鉴别诊断的体征

感染性巩膜炎病例的临床特征包括症状、病史、病程和造成感染的直接原因。感染性巩膜炎的症状无特异性，与角膜炎的症状类似[3]。可能发生的临床体征种类繁多（框 100.6）。当体征出现时，结膜下结节可呈黄色或红色，位于表层的结膜较完整，也可出现溃疡。其临床表现与非感染性弥散性巩膜炎、非感染性结节性巩膜炎或坏死性巩膜炎类似。

框 100.6　感染性巩膜炎的临床表现
结膜下结节
结膜下脓肿
巩膜坏死
周边角膜炎
结膜或浅层巩膜充血
黏脓性分泌物
结膜下出血
葡萄膜炎
葡萄膜脱出
巩膜穿孔
结膜溃疡

多数感染性巩膜炎病例的病因已比较清楚，例如伴发明显的角膜炎、近期创伤、前期手术史等。与巩膜感染相关的全身感染较少见，其诊断更为困难，需要仔细询问病史，进行系统回顾、体格检查以及实验室检查。与全身感染相关的巩膜炎可能与非感染性巩膜炎临床表现相似。如上文所示，此类病例需要对其非感染性因素进行研究排查。

实验室检查

由于绝大多数感染性巩膜炎与眼部感染相关，因此诊断结果多来自于角膜或玻璃体标本培养。对于未出现明显感染的病例，应详细询问病史，明确患者手术史、外伤史、全身疾病史、结核及梅毒接触史等。

实验室检查及影像学检查有助于诊断，尤其对于一些不能排除全身疾病的患者。应对感染组织标本进行培养。如同角膜溃疡检查一样，需将刮片放置于血清、巧克力和沙保氏培养基上进行革兰氏或吉姆萨染色。如果考虑结核感染的话，应对标本进行抗酸杆菌染色，并采用罗氏培养基进行病原菌培养，以及 QuantiFERON-TB gold in tube 试验（GFT-G）。可能伴

有阿米巴原虫感染的巩膜角膜炎，需要另外应用钙荧光白或特殊的抗体进行染色，并在非营养型琼脂凝胶表面与大肠杆菌进行共培养。目前认为阿米巴原虫引发的巩膜炎并不是由病原体直接侵袭导致的，而是由免疫反应介导的，此类患者只有角膜组织的染色和培养结果呈阳性[128]。

对于上述检验步骤不能确诊的病例，应对患者的巩膜炎症组织进行活检，并以活检结果为依据，开展干预治疗。已有多个病例报告报道了罕见的病原体[108,120,123,135,160~165]，其中部分病原体只有对活检组织培养和显微镜检查才能够发现。

治疗

感染性巩膜炎的有效治疗需要以致病菌的培养结果和病理结果为依据。怀疑由结核分枝杆菌、带状疱疹、单纯疱疹或梅毒螺旋体引起的巩膜炎病例，可考虑对其进行试探性治疗。对于结核分枝杆菌引起的巩膜炎，需联合多种药物进行治疗，包括异烟肼、利福平、吡嗪酰胺、乙胺丁醇或链霉素。单纯疱疹或带状疱疹病毒引起的巩膜炎，对局部或全身使用糖皮质激素联合阿昔洛韦或缬昔洛韦反应较好。梅毒引发的巩膜炎对全身使用青霉素反应较好，局部或全身应用糖皮质激素对治疗也有帮助，治疗效果依赖于眼部炎症反应的程度。真菌性巩膜炎的治疗通常较为困难。应长期进行局部和全身抗真菌治疗，例如口服依他康唑和局部应用两性霉素 B，但通常并不能根除感染。伏立康唑联合卡泊芬净已应用于治疗黄曲霉菌引发的巩膜炎[166]。手术处理可改善治疗效果[116,148]。

必须清除与感染相关的异物或外源性材料，例如手术缝线和巩膜扣带材料。感染材料清除后，尽管巩膜可发生穿孔，但视网膜脱离很少发生。巩膜扣带移除后，可能需要巩膜移植。

细菌引起的巩膜炎可应用药物进行有效治疗。巩膜角膜炎的预后较差。巩膜炎的前期治疗与角膜炎类似，应局部使用广谱抗生素进行治疗。应按照革兰氏染色、细菌培养及药敏实验结果调整局部用药方案。当巩膜感染联合角膜炎时，医生通常会静脉应用抗生素治疗。注射治疗在临床工作中已被普遍被接受，尽管目前尚没有对照研究阐明其辅助效用。鉴于多数巩膜角膜炎病例单纯使用滴眼液治疗效果较差，因此应合理应用更积极的治疗手段。有报道称，静脉联合应用头孢他啶和氨基糖苷类（妥布霉素或庆大霉素），结合局部抗生素巩固治疗，对三例假单胞菌巩膜炎或巩膜角膜炎有效[167]。局部应用三代或四代氟喹

诺酮药物也可治疗假单胞菌引起的巩膜炎或巩膜角膜炎[167]。对青霉素耐药的金黄色葡萄球菌病例，建议使用强化万古霉素或万古霉素静脉治疗[143]。对于严重感染的病例，可应用抗生素进行眼睑下灌洗，作为一种增加巩膜通透性的替代治疗途径[168]。阿米巴原虫引发的巩膜角膜炎，可能需要使用免疫抑制剂[128]。有多个队列研究提倡对巩膜角膜炎患者进行手术干预治疗。冷冻疗法可作为抗生素安全有效的辅助治疗，尤其是对假单胞菌感染的患者[112]。在结膜切除术后，直接应用冷冻探针对坏死巩膜进行治疗，其机制包括组织破坏、改变宿主组织以提高清除病原菌的能力、促进恢复的过程、增强抗生素的渗透性。

在选用合适的抗生素治疗的同时，对感染组织进行积极的清创，可改善治疗反应结果[169]。角膜的严重破坏或巩膜穿孔则需要进行板层或全层移植[169]。一些有侵袭巩膜危险的角膜炎，是穿透性角膜移植手术的适应证。对冷冻治疗、清创手术、抗生素局部和注射治疗反应较差的患者，和发生或即将发生眼球穿孔的患者，则可进行巩膜移植[170]。尽管经过上述积极治疗，仍然有60%的感染性巩膜炎患者需要摘除眼球、眼内容物剜除，或失去光感[111,112]。

（陶冶 译）

参考文献

1. Watson P. Diseases of the sclera and episclera. In: Tasman W, Jaeger E, editors. *Duane's clinical ophthalmology*, vol. 4. Philadelphia: Lippincott; 1987. p. 23.21–43.
2. Tuft SJ, Watson PG. Progression of scleral disease. *Ophthalmology* 1991;**98**:467.
3. Sainz de la Maza M, Tauber J, Foster CS. *The Sclera*. New York: Springer-Verlag; 2012.
4. Isaak BL, Liesegang TJ, Michet CJ Jr. Ocular and systemic findings in relapsing polychondritis. *Ophthalmology* 1986;**93**(5):681–9.
5. Bullen CL, Liesegang TJ, McDonald TJ, et al. Ocular complications of Wegener's granulomatosis. *Ophthalmology* 1983;**90**:279–90.
6. Haynes BF, Fishman ML, Fauci AS, et al. The ocular manifestations of Wegener's granulomatosis. Fifteen years experience and review of the literature. *Am J Med* 1977;**63**:131–41.
7. Watson PG, Hayreh SS. Scleritis and episcleritis. *Br J Ophthalmol* 1976;**60**:163–91.
8. McGavin DD, Williamson J, Forrester JV, et al. Episcleritis and scleritis: a study of their clinical manifestations and association with rheumatoid arthritis. *Br J Ophthalmol* 1976;**60**:192–226.
9. Akpek EK, Thorne JE, Qazi FA, et al. Evaluation of patients with scleritis for systemic disease. *Ophthalmology* 2004;**111**:501–6.
10. Seko Y, Azuma N, Takahashi Y, et al. Human sclera maintains common characteristics with cartilage throughout evolution. *Public Libr Sci ONE* 2008;**3**:e3709.
11. Phillips PE. Evidence implicating infectious agents in rheumatoid arthritis and juvenile rheumatoid arthritis. *Clin Exp Rheumatol* 1988;**6**:87–94.
12. Gedde SJ, Augsburger JJ. Posterior scleritis as a fundus mass. *Ophthalmic Surg* 1994;**25**:119–21.
13. Watson PG, Hazleman BL. *The sclera and systemic disorders*. Philadelphia: Saunders; 1976.
14. Calthorpe CM, Watson PG, McCartney ACE. Posterior scleritis: a clinical and histopathological survey. *Eye* 1988;**2**:267–77.
15. Sainz de la Maza M. Scleritis immunopathology and therapy. *Dev Ophthalmol* 1999;**30**:84.
16. Fong LP, Sainz de la Maza M, Rice BA, et al. Immunopathology of scleritis. *Ophthalmology* 1991;**98**:472–9.
17. Usui Y, Parikh J, Goto H, et al. Immunopathology of necrotizing scleritis. *Br J Ophthalmol* 2008;**92**:417–19.
18. Bernauer W, Watson PG, Daicker B, et al. Cells perpetuating the inflammatory response in scleritis. *Br J Ophthalmol* 1994;**78**:381–5.
19. Seo KY, Lee HK, Kim EK, et al. Expression of tumor necrosis factor alpha and matrix metalloproteinase-9 in surgically induced necrotizing scleritis. *Ophthalmic Res* 2006;**38**:66–70.
20. Amadi-Obi A, Yu CR, Liu X, et al. T$_H$17 cells contribute to uveitis and scleritis and are expanded by IL-2 and inhibited by IL-27/STAT1. *Nat Med* 2007;**13**:711–18.
21. Sangwan VS, Merchant A, Sainz de la Maza M, et al. Leukocyte adhesion molecule expression in scleritis. *Arch Ophthalmol* 1998;**116**:1476–80.
22. O'Donoghue E, Lightman S, Tuft S, et al. Surgically-induced necrotising sclerokeratitis (SINS) – precipitating factors and response to treatment. *Br J Ophthalmol* 1992;**76**:17–21.
23. Díaz-Valle D, Benítez del Castillo JM, Castillo A, et al. Immunologic and clinical evaluation of postsurgical necrotizing sclerocorneal ulceration. *Cornea* 1998;**17**:371–5.
24. Glasser DB, Bellor J. Necrotizing scleritis of scleral flaps after transscleral suture fixation of an intraocular lens. *Am J Ophthalmol* 1992;**113**:529–32.
25. Gross SA, von Noorden GK, Jones DB. Necrotizing scleritis and transient myopia following strabismus surgery. *Ophthalmic Surg* 1993;**24**:839–41.
26. Fourman S. Scleritis after glaucoma filtering surgery with mitomycin C. *Ophthalmology* 1995;**102**:1569–71.
27. Alsagoff Z, Tan DT, Chee SP. Necrotizing scleritis after bare sclera excision of pterygium. *Br J Ophthalmol* 2000;**84**:1050–2.
28. Sridhar MS, Bansal AK, Rao GN. Surgically-induced necrotizing scleritis after pterygium excision and conjunctival autograft. *Cornea* 2002;**21**:305–7.
29. Lyons CJ, Dart JK, Aclimandos WA, et al. Sclerokeratitis after keratoplasty in atopy. *Ophthalmology* 1990;**97**:729–33.
30. Shen SY, Lai JS, Lam DS. Necrotizing scleritis following diode laser transscleral cyclophotocoagulation. *Ophthalmic Surg Lasers Imaging* 2004;**35**:251–3.
31. Ganesh SK, Rishi K. Necrotizing scleritis following diode laser transscleral cyclophotocoagulation. *Indian J Ophthalmol* 2006;**54**:199–200.
32. Srivastava S, Taylor P, Wood LV, et al. Post-surgical scleritis associated with the ganciclovir implant. *Ophthalmic Surg Lasers Imaging* 2004;**35**:254–5.
33. Salamon SM, Mondino BJ, Zaidman GW. Peripheral corneal ulcers, conjunctival ulcers, and scleritis after cataract surgery. *Am J Ophthalmol* 1982;**93**:334–7.
34. Stokes J, Wright M, Ramaesh K, et al. Necrotizing scleritis after intraocular surgery associated with the use of polyester nonabsorbable sutures. *J Cataract Refract Surg* 2003;**29**:1827–30.
35. Sainz de la Maza M, Foster CS. Necrotizing scleritis after ocular surgery. A clinicopathologic study. *Ophthalmology* 1991;**98**:1720–6.
36. Fraunfelder FW, Fraunfelder FT, Jensvold B. Scleritis and other ocular side effects associated with pamidronate disodium. *Am J Ophthalmol* 2003;**135**:219–22.
37. Fraunfelder FW, Fraunfelder FT, Keates EU. Topiramate-associated acute, bilateral, secondary angle-closure glaucoma. *Ophthalmology* 2004;**111**:109–11.
38. Fraunfelder FW, Fraunfelder FT. Adverse ocular drug reactions recently identified by the National Registry of Drug-Induced Ocular Side Effects. *Ophthalmology* 2004;**111**:1275–9.
39. Macarol V, Fraunfelder FT. Pamidronate disodium and possible ocular adverse drug reactions. *Am J Ophthalmol* 1994;**118**:220–4.
40. Hakin KM, Watson PG. Systemic associations of scleritis. *Int Ophthalmol Clin* 1991;**31**:111–29.
41. Sainz de la Maza M, Molina N, Gonzalez-Gonzalez LA, et al. Clinical characteristics of a large cohort of patients with scleritis and episcleritis. *Ophthalmology* 2012;**119**:43–50.
42. Rosenbaum JT, Robertson JE Jr. Recognition of posterior scleritis and its treatment with indomethacin. *Retina* 1993;**13**:17–21.
43. Shukla D, Kim R. Giant nodular posterior scleritis simulating choroidal melanoma. *Indian J Ophthalmol* 2006;**54**:120–2.
44. Dorey SE, Clark BJ, Christopoulos VA, et al. Orbital lymphoma misdiagnosed as scleritis. *Ophthalmology* 2002;**109**:2347–50.
45. Laghmari M, Boutimzine N, Karim A, et al. Posterior scleritis simulating acute posterior multifocal placoid pigment epitheliopathy. *J Fr Ophtalmol* 2004;**27**:174–8.
46. Narang S, Kochhar S, Srivastava M, et al. Posterior scleritis mimicking macular serpiginous choroiditis. *Indian J Ophthalmol* 2003;**51**:351–3.
47. Benson WE. Posterior scleritis. *Surv Ophthalmol* 1988;**32**:297–316.
48. McCluskey PJ, Watson PG, Lightman S, et al. Posterior scleritis: clinical features, systemic associations, and outcome in a large series of patients. *Ophthalmology* 1999;**106**:2380–6.
49. Uy HS, Nguyen QD, Arbour J, et al. Sclerosing inflammatory pseudotumor of the eye. *Arch Ophthalmol* 2001;**119**:603–7.
50. Sainz de la Maza M, Foster CS, Jabbur NS, et al. Ocular characteristics and disease associations in scleritis-associated peripheral keratopathy.

Arch Ophthalmol 2002;**120**:15–19.

51. Jabs DA, Mudun A, Dunn JP, et al. Episcleritis and scleritis: clinical features and treatment results. *Am J Ophthalmol* 2000;**130**:469–76.
52. Sainz de la Maza M, Foster CS, Jabbur NS. Scleritis associated with systemic vasculitic diseases. *Ophthalmology* 1995;**102**:687–92.
53. Pakrou N, Selva D, Leibovitch I. Wegener's granulomatosis: ophthalmic manifestations and management. *Semin Arthritis Rheum* 2006;**35**: 284–92.
54. Carrasco MA, Cohen EJ, Rapuano CJ, et al. Therapeutic decision in anterior scleritis: our experience at a tertiary care eye center. *J Fr Ophtalmol* 2005;**28**:1065–9.
55. Soukiasian SH, Foster CS, Niles JL, et al. Diagnostic value of antineutrophil cytoplasmic antibodies in scleritis associated with Wegener's granulomatosis. *Ophthalmology* 1992;**99**:125–32.
56. Soukiasian SH, Jakobiec FA, Niles JL, et al. Trimethoprim-sulfamethoxazole for scleritis associated with limited Wegener's granulomatosis: use of histopathology and anti-neutrophil cytoplasmic antibody (ANCA) test. *Cornea* 1993;**12**:174–80.
57. Ahmed M, Niffenegger JH, Jakobiec FA, et al. Diagnosis of limited ophthalmic Wegener's granulomatosis: distinctive pathologic features with ANCA test confirmation. *Int Ophthalmol* 2008;**28**:35–46.
58. Taban M, Dupps WJ, Mandell B, et al. Etanercept (enbrel)-associated inflammatory eye disease: case report and review of the literature. *Ocul Immunol Inflamm* 2006;**14**:145–50.
59. Sainz de la Maza M, Jabbur NS, Foster CS. Severity of scleritis and episcleritis. *Ophthalmology* 1994;**101**:389–96.
60. Wilhelmus KR, Grierson I, Watson PG. Histopathologic and clinical associations of scleritis and glaucoma. *Am J Ophthalmol* 1981;**91**: 697–705.
61. Fraunfelder FT, Watson PG. Evaluation of eyes enucleated for scleritis. *Br J Ophthalmol* 1976;**60**:227–30.
62. Sainz de la Maza M, Foster CS, Jabbur NS. Scleritis-associated uveitis. *Ophthalmology* 1997;**104**:58–63. [Comments in: *Ophthalmology* 1997; **1104**:1207–8].
63. Ferry AP, Leopold IH. Marginal (ring) comeal ulcer as a presenting manifestation of Wegener's granulomatosis. *Trans Am Acad Ophthalmol Otolaryngol* 1970;**74**:1276–82.
64. Matthews BN, Stavrou P. Bilateral combined retinal and choroidal detachment in antineutrophil cytoplasmic antibody-positive scleritis. *Acta Ophthalmol Scand* 2003;**81**:405–7.
65. Moazami G, Auran JD, Florakis GJ, et al. Interferon treatment of Mooren's ulcers associated with hepatitis C. *Am J Ophthalmol* 1995;**119**: 365–6.
66. Wilson SE, Lee WM, Murakami C, et al. Mooren-type hepatitis C virus-associaled corneal ulceration. *Ophthalmology* 1994;**101**:736–45.
67. Falk RJ, Jennette JC. Antineutrophil cytoplasmic autoantibodies with specificity for myeloperoxidase in patients with systemic vasculitis and idiopathic necrotizing and crescentic glomerulonephritis. *N Engl J Med* 1988;**318**:1651–7.
68. Hoang LT, Lim LL, Vaillant B, et al. Antineutrophil cytoplasmic antibody-associated active scleritis. *Arch Ophthalmol* 2008;**126**:651–5.
69. Matsuo T. Eye manifestations in patients with perinuclear antineutrophil cytoplasmic antibody-associated vasculitis: case series and literature review. *Jpn J Ophthalmol* 2007;**51**:131–8.
70. Lin P, Bhullar SS, Tessler HH, et al. Immunologic markers as potential predictors of systemic autoimmune disease in patients with idiopathic scleritis. *Am J Ophthalmol* 2008;**145**:463–71. [Erratum in: *Am J Ophthalmol* 2008;**145**:111].
71. Rosenbaum JT, Wernick R. The utility of routine screening of patients with uveitis for systemic lupus erythematosus or tuberculosis. A Bayesian analysis. *Arch Ophthalmol* 1990;**108**:1291–3.
72. Soukiasian SH, Foster CS, Raizman MB. Treatment strategies for scleritis and uveitis associated with inflammatory bowel disease. *Am J Ophthalmol* 1994;**118**:601–11.
73. Benson WE, Shields JA, Tasman W, et al. Posterior scleritis. A cause of diagnostic confusion. *Arch Ophthalmol* 1979;**97**:1482–6.
74. Perri P, Mazzeo V, De Palma P, et al. Posterior scleritis: ultrasound findings in two cases. *Ophthalmologica* 1998;**212**(Suppl. 1):110–12.
75. Pavlin CJ, Easterbrook M, Hurwitz JJ, et al. Ultrasound biomicroscopy in the assessment of anterior scleral disease. *Am J Ophthalmol* 1993;**116**: 628–35.
76. Bhat PV, Jakobiec FA, Kurbanyan K, et al. Chronic herpes simplex scleritis: characterization of 9 cases of an underrecognized clinical entity. *Am J Ophthalmol* 2009;**148**:779–86.
77. Erdol H, Kola M, Turk A. Optical coherence tomography findings in a child with posterior scleritis. *Eur J Ophthalmol* 2008;**18**:1007–10.
78. Guex-Crosier Y, Durig J. Anterior segment indocyanine green angiography in anterior scleritis and episcleritis. *Ophthalmology* 2003;**110**. 1756–63.
79. Nieuwenhuizen J, Watson PG, Emmanouilidis-van der Spek K, et al. The value of combining anterior segment fluorescein angiography with indocyanine green angiography in scleral inflammation. *Ophthalmology* 2003;**110**:1653–66. [Erratum in: *Ophthalmology* 2004; **111**:331].

80. Zhang J, Ding EL, Song Y. Adverse effects of cyclooxygenase 2 inhibitors on renal and arrhythmia events: meta-analysis of randomized trials. *JAMA* 2006;**296**:1619–32.
81. Miyazaki D, Tominaga T, Kakimaru-Hasegawa A, et al. Therapeutic effects of tacrolimus ointment for refractory ocular surface inflammatory diseases. *Ophthalmology* 2008;**115**:988–992.e5.
82. Hakin KN, Ham J, Lightman SL. Use of orbital floor steroids in the management of patients with uniocular non-necrotising scleritis. *Br J Ophthalmol* 1991;**75**:337–9.
83. Albini TA, Zamir E, Read RW, et al. Evaluation of subconjunctival triamcinolone for nonnecrotizing anterior scleritis. *Ophthalmology* 2005; **112**:1814–20.
84. Zamir E, Read RW, Smith RE, et al. A prospective evaluation of subconjunctival injection of triamcinolone acetonide for resistant anterior scleritis. *Ophthalmology* 2002;**109**:798–805.
85. Roufas A, Jalaludin B, Gaskin C, et al. Subconjunctival triamcinolone treatment for non-necrotizing anterior scleritis. *Br J Ophthalmol* 2010; **94**:743–7.
86. Sohn EH, Wang R, Read R, et al. Long-term, multicenter evaluation of subconjunctival injection of triamcinolone for non-necrotizing, noninfectious anterior scleritis. *Ophthalmology* 2011;**118**:1932–7.
87. Deokule S, Saeed T, Murray PI. Deep intramuscular methylprednisolone treatment of recurrent scleritis. *Ocul Immunol Inflamm* 2005;**13**(1): 67–71.
88. Sainz de la Maza M, Molina N, Gonzalez-Gonzalez LA, et al. Scleritis therapy. *Ophthalmology* 2012;**119**:51–8.
89. Charles SJ, Mayer PA, Watson PG. Diagnosis and management of systemic Wegener's granulomatosis presenting with anterior ocular inflammatory disease. *Br J Ophthalmol* 1991;**75**:201–7.
90. Jachens AW, Chu DS. Retrospective review of methotrexate therapy in the treatment of chronic, noninfectious, nonnecrotizing scleritis. *Am J Ophthalmol* 2008;**145**:487–92.
91. Larkin G, Lightman SL. Mycophenolate mofetil. A useful immunosuppressive in inflammatory eye disease. *Ophthalmology* 1999;**106**:370–4.
92. Thorne JE, Jabs DA, Qazi FA, et al. Mycophenolate mofetil therapy for inflammatory eye disease. *Ophthalmology* 2005;**112**:1472–7.
93. Murphy CC, Ayliffe WH, Booth A, et al. Tumor necrosis factor alpha blockade with infliximab for refractory uveitis and scleritis. *Ophthalmology* 2004;**111**:352–6.
94. Sobrin L, Christen W, Foster CS. Mycophenolate mofetil after methotrexate failure or intolerance in the treatment of scleritis and uveitis. *Ophthalmology* 2008;**115**:1416–21.
95. Galor A, Perez VL, Hammel JP, et al. Differential effectiveness of etanercept and infliximab in the treatment of ocular inflammation. *Ophthalmology* 2006;**113**:2317–23.
96. Restrepo JP, Molina MP. Successful treatment of severe nodular scleritis with adalimumab. *Clin Rheumatol* 2010;**29**:559–61.
97. Llorenç V, Mesquida M, Sainz de la Maza M, et al. Certolizumab pegol, a new anti-TNF-a in the armamentarium against ocular inflammation. *Ocul Immunol Inflamm* 2014;**17**:1–6.
98. Cheung CM, Murray PI, Savage CO. Successful treatment of Wegener's granulomatosis associated scleritis with rituximab. *Br J Ophthalmol* 2005;**89**:1542.
99. Onal S, Kazokoglu H, Koc A, et al. Rituximab for remission induction in a patient with relapsing necrotizing scleritis associated with limited Wegener's granulomatosis. *Ocul Immunol Inflamm* 2008;**16**:230–2.
100. Suhler EB, Lim LL, Beardsley RM, et al. Rituximab therapy for refractory scleritis: results of a phase I/II dose-ranging, randomized, clinical trial. *Ophthalmology* 2014;**121**:1885–91.
101. Boonman ZF, de Keizer RJ, Watson PG. Smoking delays the response to treatment in episcleritis and scleritis. *Eye* 2005;**19**:949–55.
102. Nguyen QD, Foster CS. Scleral patch graft in the management of necrotizing scleritis. *Int Ophthalmol Clin* 1999;**39**:109–31.
103. Yazici B. Use of conjunctiva-Müller muscle pedicle flap in surgical treatment of necrotizing scleritis. *Ophthal Plast Reconstr Surg* 2008;**24**:19–23.
104. Davidson RS, Erlanger M, Taravella M, et al. Tarsoconjunctival pedicle flap for the management of a severe scleral melt. *Cornea* 2007;**26**: 235–7.
105. Karia N, Doran J, Watson SL, et al. Surgically-induced necrotizing scleritis in a patient with ankylosing spondylitis. *J Cataract Refract Surg* 1999;**25**:597–600.
106. Mansour AM, Bashshur Z. Surgically-induced scleral necrosis. *Eye* 1999; **13**:723–4.
107. Jain V, Garg P, Sharma S. Microbial scleritis – experience from a developing country. *Eye* 2009;**23**:255–61.
108. Hemady R, Sainz de la Maza M, Raizman MB, et al. Six cases of scleritis associated with systemic infection. *Am J Ophthalmol* 1992;**114**:55–62.
109. Raber IM, Laibson PR, Kurz GH, et al. Pseudomonas corneoscleral ulcers. *Am J Ophthalmol* 1981;**92**:353–62.
110. Mannis MJ, Tamaru R, Roth AM, et al. *Acanthamoeba* sclerokeratitis. Determining diagnostic criteria. *Arch Ophthalmol* 1986;**104**:1313–17.
111. Alfonso E, Kenyon KR, Ormerod LD, et al. Pseudomonas corneoscleritis. *Am J Ophthalmol* 1987;**103**:90–8.
112. Reynolds MG, Alfonso E. Treatment of infectious scleritis and keratoscleritis. *Am J Ophthalmol* 1991;**112**:543–7.
113. Nanda M, Pflugfelder SC, Holland S. Fulminant pseudomonal keratitis

and scleritis in human immunodeficiency virus-infected patients. *Arch Ophthalmol* 1991;**109**:503–5.

114. Lebensohn JE. Suppurative conjunctivitis with scleral involvement. *Am J Ophthalmol* 1974;**78**:856–7.

115. Cobo M. Inflammation of the sclera. *Int Ophthalmol Clin* 1983;**23**:159–71.

116. Rodriguez-Ares MT, De Rojas Silva MV, Pereiro M, et al. *Aspergillus fumigatus* scleritis. *Acta Ophthalmol Scand* 1995;**73**:467–9.

117. Ahn SJ, Oh JY, Kim MK, et al. Clinical features, predisposing factors, and treatment outcomes of scleritis in the Korean population. *Korean J Ophthalmol* 2010;**24**:331–5.

118. Cunningham MA, Alexander JK, Matoba AY, et al. Management and outcome of microbial anterior scleritis. *Cornea* 2011;**30**:1020–3.

119. Hwang YS, Chen YF, Lai CC, et al. Infectious scleritis after use of immuno modulators. *Arch Ophthalmol* 2002;**120**:1093–4.

120. Maskin SL. Infectious scleritis after a diabetic foot ulcer. *Am J Ophthalmol* 1993;**115**:254–5.

121. Womack LW, Liesegang TJ. Complications of herpes zoster ophthalmicus. *Arch Ophthalmol* 1983;**101**:42–5.

122. Codere F, Brownstein S, Jackson WB. *Pseudomonas aeruginosa* scleritis. *Am J Ophthalmol* 1981;**91**:706–10.

123. Sainz de la Maza M, Hemady RK, Foster CS. Infectious scleritis: report of four cases. *Doc Ophthalmol* 1993;**83**:33–41.

124. Threlkeld AB, Eliott D, O'Brien TP. Scleritis associated with varicella zoster stromal keratitis. *Am J Ophthalmol* 1992;**113**:721–2.

125. Margo CE, Polack FM, Mood CI. *Aspergillus panophthalmitis* complicating treatment of pterygium. *Cornea* 1988;**7**:285–9. [Erratum in: *Cornea* 1989;**1988**:1158].

126. Lee GA, Gray TB, Dart JK, et al. *Acanthamoeba* sclerokeratitis: treatment with systemic immunosuppression. *Ophthalmology* 2002;**109**:1178–82.

127. Ebrahimi KB, Green WR, Grebe R, et al. *Acanthamoeba* sclerokeratitis. *Graefes Arch Clin Exp Ophthalmol* 2009;**247**:283–6.

128. Iovieno A, Gore DM, Carnt N, et al. *Acanthamoeba* sclerokeratitis: epidemiology, clinical features, and treatment outcomes. *Ophthalmology* 2014;**121**:2340–7.

129. Ormerod LD, Puklin JE, McHenry JG, et al. Scleral-flap necrosis and infectious endophthalmitis after cataract surgery with a scleral tunnel incision. *Ophthalmology* 1993;**100**:159–63.

130. Schuman JS, Weinberg RS, Ferry AP, et al. Toxoplasmic scleritis. *Ophthalmology* 1988;**95**:1399–403.

131. Shields JA. Ocular toxocariasis. A review. *Surv Ophthalmol* 1984;**28**:361–81.

132. Zinn KM, Ferry AP. Massive scleral necrosis from a Pseudomonas infection following scleral buckling and pars plana vitrectomy surgery. *Mt Sinai J Med* 1980;**47**:618–21.

133. Rich RM, Smiddy WE, Davis JL. Infectious scleritis after retinal surgery. *Am J Ophthalmol* 2008;**145**:695–9.

134. Hagler WS, Jarrett WH 2nd, Smith JA. Infections after retinal detachment surgery. *South Med J* 1975;**68**:1564–9.

135. Bhermi G, Gillespie I, Mathalone B. Scedosporium (Pseudallescheria) fungal infection of a sponge explant. *Eye* 2000;**14**:247–9.

136. Ho YF, Yeh LK, Tan HJ, et al. Infectious scleritis in Taiwan-a 10-year review in a tertiary-care hospital. *Cornea* 2014;**33**:838–43.

137. Rubinfeld RS, Pfister RR, Stein RM, et al. Serious complications of topical mitomycin-C after pterygium surgery. *Ophthalmology* 1992;**99**:1647–54. [Comments in: *Ophthalmology* 1992;**99**:1645–6; 1993;**100**:292–3; 1993;**100**:976–8].

138. Carrasco MA, Rapuano CJ, Cohen EJ, et al. Scleral ulceration after preoperative injection of mitomycin C in the pterygium head. *Arch Ophthalmol* 2002;**120**:1585–6.

139. Tarr KH, Constable IJ. Pseudomonas endophthalmitis associated with scleral necrosis. *Br J Ophthalmol* 1980;**64**:676–9.

140. Cameron ME. Preventable complications of pterygium excision with beta-irradiation. *Br J Ophthalmol* 1972;**56**:52–6.

141. Hanssens M. A peculiar case of necrotizing sclerokeratitis with Pseudomonas infection. *Bull Soc Belge Ophthalmol* 1995;**259**:45–52.

142. Huang SC, Lai HC, Lai IC. The treatment of Pseudomonas keratoscleritis after pterygium excision. *Cornea* 1999;**18**:608–11.

143. Lee JE, Oum BS, Choi HY, et al. Methicillin-resistant *Staphylococcus aureus* sclerokeratitis after pterygium excision. *Cornea* 2007;**26**:744–6.

144. Su CY, Tsai JJ, Chang YC, et al. Immunologic and clinical manifestations of infectious scleritis after pterygium excision. *Cornea* 2006;**25**:663–6.

145. Paula JS, Simão ML, Rocha EM, et al. Atypical pneumococcal scleritis after pterygium excision: case report and literature review. *Cornea* 2006;**25**:115–17.

146. Altman AJ, Cohen EJ, Berger ST, et al. Scleritis and Streptococcus pneumoniae. *Cornea* 1991;**10**:341–5.

147. Berler DK, Alper MG. Scleral abscesses and ectasia caused by *Pseudomonas aeruginosa*. *Ann Ophthalmol* 1982;**14**:665–7.

148. Bernauer W, Allan BD, Dart JK. Successful management of *Aspergillus* scleritis by medical and surgical treatment. *Eye* 1998;**12**(Pt2):311–16.

149. Orengo-Nania S, Best SJ, Spaeth GL, et al. Early successful treatment of postoperative necrotizing Pseudomonas scleritis after trabeculectomy. *J Glaucoma* 1997;**6**:433–5.

150. Margo CE, Pavan PR. Mycobacterium chelonae conjunctivitis and scleritis following vitrectomy. *Arch Ophthalmol* 2000;**118**:1125–8.

151. Feiz V, Redline DE. Infectious scleritis after pars plana vitrectomy because of methicillin-resistant *Staphylococcus aureus* resistant to fourth-generation fluoroquinolones. *Cornea* 2007;**26**:238–40.

152. Gonzalez-Gonzalez LA, Molina-Prat N, Doctor P, et al. Clinical features and presentation of infectious scleritis from herpes viruses. *Ophthalmology* 2012;**119**:1460–4.

153. Wilhelmus KR, Yokoyama CM. Syphilitic episcleritis and scleritis. *Am J Ophthalmol* 1987;**104**:595–7.

154. Fénolland JR, Bonnel S, Rambaud C, et al. Syphilitic scleritis. *Ocul Immunol Inflamm* 2014;**15**:1–3.

155. Donahue HC. Ophthalmologic experience in a tuberculosis sanatorium. *Am J Ophthalmol* 1967;**64**:742–8.

156. Nanda M, Pflugfelder SC, Holland S. Mycobacterium tuberculosis scleritis. *Am J Ophthalmol* 1989;**108**:736–7.

157. Helm CJ, Holland GN. Ocular tuberculosis. *Surv Ophthalmol* 1993;**38**:229.

158. Gupta V, Shoughy SS, Mahajan S, et al. Clinics of ocular tuberculosis. *Ocul Immunol Inflamm* 2015;**23**:14–24.

159. Caspers L, Makhoul D, Ebraert H, et al. Clinical manifestations of patients with intraocular inflammation and positive quantiFERON-TB gold in-tube test in a country nonendemic for tuberculosis. *Am J Ophthalmol* 2014;**158**:646–7.

160. Tabbara KF. Other parasitic infections. In: Tabbara K, Hyndiuk R, editors. *Infections of the eye*. Boston: Little Brown; 1986.

161. Brooks JG Jr, Mills RA, Coster DJ. Nocardial scleritis. *Am J Ophthalmol* 1992;**114**:371–2.

162. Brunette I, Stulting RD. Sporothrix schenckii scleritis. *Am J Ophthalmol* 1992;**114**:370–1.

163. Taravella MJ, Johnson DW, Petty JG, et al. Infectious posterior scleritis caused by Pseudallescheria boydii. Clinicopathologic findings. *Ophthalmology* 1997;**104**:1312–16.

164. Sykes SO, Riemann C, Santos CI, et al. *Haemophilus influenzae*-associated scleritis. *Br J Ophthalmol* 1999;**83**:410–13.

165. Mietz H, Franzen C, Hoppe T, et al. Microsporidia-induced sclerouveitis with retinal detachment. *Arch Ophthalmol* 2002;**120**:864–5.

166. Howell A, Midturi J, Sierra-Hoffman M, et al. *Aspergillus flavus* scleritis: Successful treatment with voriconazole and caspofungin. *Med Mycol* 2005;**43**:651–5.

167. Helm CJ, Holland GN, Webster RGJ, et al. Combination intravenous ceftazidime and aminoglycosides in the treatment of pseudomonal scleritis. *Ophthalmology* 1997;**104**:838–43.

168. Meallet MA. Subpalpebral lavage antibiotic treatment for severe infectious scleritis and keratitis. *Cornea* 2006;**25**:159–63.

169. Huang FC, Huang SP, Tseng SH. Management of infectious scleritis after pterygium excision. *Cornea* 2000;**19**:34–9.

170. Sainz de la Maza M, Tauber J, Foster CS. Scleral grafting for necrotizing scleritis. *Ophthalmology* 1989;**96**:306–10.

第 101 章

前葡萄膜炎的分类与诊断

John A.Gonzales,Andrea D.Birnbaum,Robert B.Nussenblatt,H.Nida Sen,Nisha R.Acharya

- 使用标准化葡萄膜炎命名(标准化葡萄膜炎命名工作组)标准,促进葡萄膜炎标准化描述、确立鉴别诊断和进一步研究方向。
- 在对葡萄膜炎患者进行检查前,获取其详细的用药史、全身病史、社会史和家族史极其重要。
- 判断葡萄膜炎是感染性、非感染性或是伪装综合征,以确定进行哪些辅助检查项目及如何治疗。
- 临床医生应同时注意眼前节、后节的炎症特点及后遗症。
- 表面应用糖皮质激素滴眼液是前葡萄膜炎的一线治疗方法。
- 慢性前葡萄膜炎仅使用糖皮质激素滴眼液不能控制时,可考虑全身应用免疫调节剂。

本章纲要

前葡萄膜炎是最常见的葡萄膜炎类型[1,2]。前葡萄膜炎一词是指炎症局限在虹膜(虹膜炎)、睫状体(睫状体炎)或二者同时受累(虹膜睫状体炎)[3]。本章将描述如何对葡萄膜炎患者进行准确诊断、分类和治疗。通过规范化的方式,确立鉴别诊断范围、选择适当的辅助检查,最终使大多数患者得以明确诊断。

诊断

标准化葡萄膜炎命名(standardization of uveitis nomenclature,SUN)工作组确立了汇报葡萄膜炎患者临床资料的标准[3]。建议根据发病缓急、持续时间和病程对疾病进行分类。炎症的发病情况描述为突发或隐袭,持续时间可分为短期(≤3个月)或持续(≥3个月),病程可分为急性、复发性和慢性。急性葡萄膜炎指病情突然发作并且持续时间较短,复发性葡萄膜炎指停止治疗后炎症再度复发的间隔时间超过3个月,慢性葡萄膜炎是指经过三个月以上的持续治疗炎症仍未治愈。

前葡萄膜炎症状

急性前葡萄膜炎的典型症状包括眼痛、眼红、畏光、流泪,严重程度与致病原因、发作缓急以及患者的耐受力有关。眼前部炎症时疼痛是由于睫状前神经受到挤压和刺激,严重时可引起睫状体痉挛和畏光[4]。疼痛常局限在眼部,也可以放射至眼周区域、前额和颞部,当伴有闭角型青光眼时也可以出现恶心、呕吐的症状。当炎症严重、伴有纤维渗出或者黄斑囊样水肿时可以出现视物模糊。

慢性前葡萄膜炎较少出现眼痛症状,更常出现的症状为视物模糊和钝痛,还有很多病例并无明显症状,尤其常见于青少年特发性(类风湿性)关节炎患者,伴发的眼红也常常很轻微。慢性葡萄膜炎患者常出现广泛的虹膜后粘连、瞳孔阻滞、白内障、青光眼、睫状体膜形成或者黄斑水肿,因此视力下降在慢性前葡萄膜炎中更常见。

病史

在葡萄膜炎的诊断过程中患者主诉和现病史极为重要。相关病史包括发病时症状、持续时间、哪一侧发病、临床过程、前期治疗及效果和前驱疾病。

病史信息应当包括所有类似发作的细节。之前的可能会与本次治疗产生关联的诊断,例如糖皮质激素引起眼压变化、青光眼、疱疹病毒性角膜炎等也应当记录下来。另外既往详细的眼科手术史,包括斜视手术与睫状体破坏性手术,或者眼球穿通伤与眼内异物病史等在诊断交感性眼炎或者外源性眼内炎时至关重要。在这种情况下,时机非常重要,外源性眼内炎通常发生在近期外伤或手术后。

人口统计学特点

某些类型的葡萄膜炎在特定的年龄段较常见(表101.1)。这样分组并不是要将各组相互独立开来,而是作为确立鉴别诊断的指南。

当拟诊某些疾病时,适当考虑性别、民族、种族特点对确立诊断也有帮助。例如强直性脊柱炎较常见于男性,而少关节青少年型特发性关节炎更多见于女性。

患者的职业可以为可能感染的病原体提供线索。屠宰场的工人、屠夫、兽医和农民可能暴露于被布鲁菌污染的组织或奶制品;医务工作者存在被多种传染性病原体感染的风险,例如结核、单纯疱疹病毒及人类免疫缺陷病毒(HIV)。

当前或既往居住史以及近期旅行史也可以提供有可能暴露于某种传染源的信息。若患者被蜱叮咬或在树木茂盛的地区旅行过,尤其是像康涅狄格州、威斯康星州和美国西部等流行病区,要高度警惕有患莱姆病的可能。美国西南部、墨西哥或者美国中部和南部的居民可能暴露于球孢子菌病。来自发展中地区的移民可能患有麻风病。盘尾丝虫病或河盲在美国中部和非洲流行。Fuchs虹膜异色性睫状体炎在来自没有风疹疫苗接种项目国家的患者中更常见[5]。

既往病史与系统回顾

既往病史应当包括传染性疾病或暴露的具体情况,包括性传播疾病或者其他既往状况,例如免疫缺陷病、自身免疫性疾病和风湿病。某些药物治疗,如利福布汀、二磷酸盐、磺胺类、西多福韦可能诱发或加剧前葡萄膜炎[6]。过去曾经确信的前列腺素类似物一类的药物与眼前部炎症、黄斑囊样水肿相关,最近被质疑是错误的[7]。

需要询问免疫接种史。因为有些移民可能没有接种传染病疫苗,在美国也有越来越多的家长选择不给孩子接种疫苗。有零星的关于免疫接种后发生葡萄膜炎的报道[8-12]。

系统回顾要着重发现那些提示与葡萄膜炎可能有因果关系的症状与体征(表101.2)。这些发现可为

表 101.1 根据年龄分类的前葡萄膜炎鉴别诊断

<5 岁	5~15 岁	16~35 岁	36~64 岁	>65 岁
青少年特发性葡萄膜炎	青少年特发性葡萄膜炎	HLA-B27 相关的葡萄膜炎 *	特发性	特发性
弓蛔虫病	弓蛔虫病	疱疹相关	HLA-B27 相关的葡萄膜炎 *	IOL 相关性葡萄膜炎 +
病毒感染	结节病	结节病	疱疹病毒相关	疱疹病毒相关
视网膜母细胞瘤	川崎病	弓形体病	Fuchs 异色性虹膜睫状体炎	眼内淋巴瘤[34]
JXG	白血病	白塞病	结节病	眼部缺血
白血病	Lyme 病	梅毒	弓蛔虫病	
	TINU	TINU	眼内淋巴瘤	

JXG,幼年黄色肉芽肿;IOL,人工晶体;TINU,肾小管间质性肾炎葡萄膜炎综合征。

* 强直性脊柱炎、活动性关节炎、银屑病性关节炎。

+ 包括痤疮丙酸杆菌眼内炎和葡萄膜炎 - 青光眼 - 前房积血综合征。

表 101.2　与前葡萄膜炎相关的全身病变

症状或体征	伴随病情	症状或体征	伴随病情
	头部		**神经系统**
头痛	结节病、VKH、白塞病、眼内淋巴瘤、lyme 病	脑膜炎	结节病、白塞病、Lyme 病、VKH
脱发	VKH、梅毒	脑脊液细胞增多	VKH、白塞病、结节病
泪腺肿胀	结节病	精神错乱	VKH、白塞病、结节病
耳鸣 / 失聪	VKH、结节病、MS	脑神经麻痹	结节病、Lyme 病、眼内炎、MS、Whipple 病
眩晕	VKH、MS	知觉异常	MS
鼻窦炎	Wegener 肉芽肿	一过性缺血发作	眼部缺血
口腔溃疡	白塞病、HSV	尿失禁	MS
咽炎 - 扁桃体炎	结节病、弓形体病		
	呼吸系统		**肌肉与骨骼**
咳嗽	结核、结节病、弓蛔虫病、球孢子菌病	关节炎 / 关节痛	结节病、白塞病、梅毒、AS、IBD、反应性关节炎、牛皮癣、Lyme 病
哮喘	结节病、弓蛔虫病	骶髂关节炎	强直性脊柱炎、反应性关节炎、IBD
肺门淋巴结病	结节病	筋膜炎 / 肌腱炎	反应性关节炎
肺炎	球孢子菌病、结节病、伴有血管炎的肉芽肿病		
	心血管病		**淋巴**
心包炎	反应性关节炎、川崎病、Lyme 病、结节病	淋巴结病	结节病、弓形体病、Lyme 病、川崎病
心肌炎	川崎病	脾肿大	结节病、Lyme 病、布鲁菌病
血栓性静脉炎	白塞病		
	胃肠道		**皮肤**
腹泻	IBD、Whipple 病、贾第虫属感染	毛囊炎	白塞病
肝肿大	结节病、弓蛔虫病	白癜风	VKH
		结节性红斑	结节病、白塞病、IBD
	泌尿生殖系统	结节	结节病、IBD、麻风病
尿道炎	反应性关节炎、梅毒	扩展病变	牛皮癣、反应性关节炎
附睾炎	反应性关节炎、白塞病	慢性游走性红斑	Lyme 病
生殖器溃疡	反应性关节炎、白塞病、梅毒、HSV	斑点 / 丘疹	结节病、梅毒
肾炎	伴有血管炎的肉芽肿病、TINU	浅表血管性静脉炎	白塞病
		脓疱	HZV
		坏疽性脓皮病	IBD

MS，多发性硬化；IBD，炎性肠病；AS，强直性脊柱炎；VKH，Vogt- 小柳 - 原田综合征；CSF，脑脊液；TINU，肾小管间质性肾炎葡萄膜炎综合征；HSV，单纯疱疹病毒；HZV，带状疱疹病毒。

选择恰当的辅助检查提供基础。

社会和家庭史

社会史应该包括饮食习惯、宠物接触和药物滥用史。生肉（弓形体病）、生鱼或者未消毒的奶制品（布鲁菌病）的食用史可为进一步诊断提供一些线索。和猫接触可能与弓形体病、巴尔通体病有关，而和狗接触则存在感染弓蛔虫的风险。具有静脉注射滥用药物史的患者，患内源性眼内炎的风险会增加，尤其是真菌性眼内炎。家族史对诊断葡萄膜炎有时也有帮助，尤其是在 HLA 相关因子异常时，例如 HLA-B27

相关的前葡萄膜炎和强直性脊柱关节病有很强的遗传因素的影响[13]。与普通人群相比，慢性前葡萄膜炎在有肠道炎症家族史的人群中更常见[14]。

体格检查

外观

葡萄膜炎的患者的外部检查在确立鉴别诊断时非常有价值。在大多数前葡萄膜炎病例中，身体外观检查应包括皮肤、关节、口腔、淋巴器官检查和神经系统评估。眼附属器的检查应当关注皮肤是否有病变、泪腺是否肿大、皮肤和睫毛是否存在色素异常。

8

瞳孔

在很多前葡萄膜炎病例中由于虹膜后粘连或者瞳孔闭锁,瞳孔表现为对光反应迟钝甚至消失。在疱疹病毒所致的虹膜炎患者中,即使没用散瞳剂、也无虹膜后粘连,瞳孔仍可能表现为散大状态。当虹膜炎症严重时,瞳孔对光反应也可以变弱,虽然并不存在虹膜后粘连。传入性瞳孔反应缺陷提供了后部存在病变的证据。

巩膜和结膜

发生炎症的巩膜最好是先在自然光下检查,然后在裂隙灯下进行检查。在发生巩膜炎时,浅层巩膜及深层巩膜均可存在炎症,呈现紫罗兰的色泽,这时自然光下最易观察。炎症时巩膜血管呈交错排列,位于放射状排列的浅层巩膜血管下方。坏死性巩膜炎可见无血管区。在病情较轻的巩膜外层炎,病变区呈现粉色或红色,伴有浅层巩膜充血,但无深层巩膜水肿。2.5% 的去氧肾上腺素可以显著减轻表层巩膜血管的充血,而对扩张的巩膜血管作用很小。

睑结膜应当仔细检查是否存在结节,如果有结膜结节则提示结节病或者结核。可在使用糖皮质激素滴眼液治疗前对这些病变进行活检来证实临床拟诊。

球结膜弥漫充血或角膜周围的球结膜充血(睫状充血)在急性前葡萄膜炎中很常见。结膜血管扇形炎症或隆起的结节提示局限病变,例如巩膜炎或者巩膜外层炎。结膜充血轻微或无充血常见于慢性前葡萄膜炎。

角膜

前部葡萄膜和角膜基质可以同时发生炎症。可引起显著的角膜葡萄膜炎的感染性疾病,包括单纯疱疹、水痘 - 带状疱疹、梅毒、结核病和麻风。在各种各样的全身血管炎性疾病,如类风湿性关节炎、系统性红斑狼疮、肉芽肿性血管炎(韦格纳肉芽肿)、结节性多动脉炎的患者中,边缘性角膜炎的发生可能与上述疾病中的前葡萄膜炎有关。角膜知觉减退支持疱疹病毒(包括单纯疱疹病毒和带状疱疹病毒)感染,当需要排除疱疹性疾病时所有病例都应该进行此项检查。

长期的前葡萄膜炎可以导致继发性角膜改变,例如角膜炎、角膜基质水肿、大泡性角膜病变。与内皮排斥线表现相似的自身免疫性内皮细胞病变也可见于睫状体扁平部炎和疱疹性葡萄膜炎[15]。前弹力层中钙质沉积导致的角膜带状变性也是慢性前葡萄膜

炎常见的并发症,这种情况在年轻的患者中更常见,尤其是青少年型特发性关节炎患者。在很多病例中,角膜带状变性起始于角膜的鼻侧和颞侧缘,最终可能累及整个睑裂区。

角膜后沉积物(keratic precipitate,KP)是前葡萄膜炎最常见的角膜改变,它是由聚集在角膜内皮面的炎症细胞簇构成,常呈基底在下方的三角形排列(Arlt 三角)。临床上将 KP 描述为两种类型:非肉芽肿性和肉芽肿性。小 - 中等大小的 KP 常见于急性非肉芽肿性葡萄膜炎,由淋巴细胞组成,通常为圆形,呈白色或伴有轻微色素。这些 KP 常位于角膜中央或下方。但在 Fuchs 虹膜异色性睫状体炎患者,KP 通常弥漫分布在整个角膜内皮表面,KP 周围还可发现有细丝状物存在,形成星状外观(图 101.1)。在疱疹病毒性葡萄膜炎也可见到星状 KP 扩展至赤道上方。另外,在巨细胞病毒感染时 KP 有时呈硬币形或涡旋状排列[16]。

羊脂状 KP 是由大量巨噬细胞聚集在一起形成

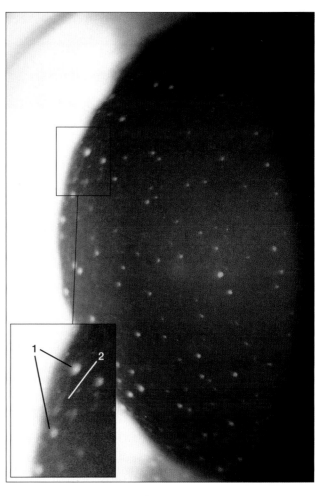

图 101.1 弥漫的小 - 中等大小的角膜后沉积物(KP)(1)周围有纤细的丝状物(2)插入的虹膜异色性睫状体炎

的,常见于肉芽肿性炎症。这些沉积物通常比较大、边界不规则,多位于角膜中部或下方(图101.2),它们外观常呈油脂样,与急性炎症所见的小-中等大小KP不同,羊脂状KP可以通过融合而变大。羊脂状KP和虹膜结节是肉芽肿性炎症反应的重要依据。过去小-中等大小的KP被认为是"非肉芽肿性",然而它们也可以见于肉芽肿性炎症,尤其是在治疗后或者疾病晚期阶段。

随着炎症消退,大KP逐渐变小、变透明或者逐渐聚集色素,而小的KP逐渐变小甚至完全消失。糖皮质激素治疗也可以改变KP的大小。

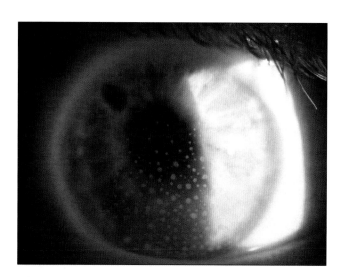

图101.2 结节病患者的羊脂状KP

前房、前房角与虹膜

前房内的炎症细胞和房水闪辉是前葡萄膜炎的标志,应在检查后根据标准化葡萄膜炎命名(SUN)工作组制定的标准进行量化、分级(表101.3)[3]。前房细胞来自有活动性炎症的虹膜和/或睫状体。前房细胞分级为疾病的活动性提供标志,因此可作为评价治疗效果的指标。如果炎症反应很重,细胞可以聚集在前房下方形成前房积脓。在大多数病例中,前房积脓很容易看到,但在炎症反应较轻或者在疾病早期阶段细胞可能局限在前房角而不易被发现(图101.3)。前房积脓可以根据其高度是几毫米或者累及前房的百分比进行分级。HLA-B27相关的葡萄膜炎、白塞病和感染性葡萄膜炎是最常见的容易出现前房积脓的葡萄膜炎。假性前房积脓可见于一些伪装综合征,包括视网膜母细胞瘤、白血病、眼内淋巴瘤和脉络膜黑色素瘤[17]。

表101.3 前房细胞和前房闪辉分级

细胞		闪辉	
分级	细胞	分级	闪辉
0	0	0	无
微量	1~5	1+	轻微的
1+	6~15	2+	中等的(虹膜和晶体清晰)
2+	16~25	3+	明显的(虹膜和晶体模糊)
3+	26~50	4+	严重的(纤维渗出、房水黏稠)
4+	>50		

标准化葡萄膜炎命名工作组指定的标准,修订自Nussenblatt RB,Whitcup SM,Palestine AG的葡萄膜炎:基础与临床实践,ST Louis,1996,Mosby

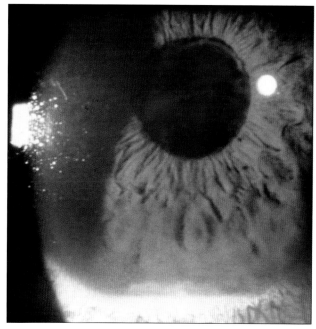

图101.3 白塞病患者少量前房积脓

前房闪辉代表前房中蛋白浓度增加,通常伴随着前房细胞出现,但也可以在细胞消失后仍然存在,这是因为血-房水屏障的持续渗漏所致。因此单纯前房闪辉的存在不能作为活动性炎症的确凿证据。在严重纤维蛋白反应的病例中,在前房较低的部分形成纤维蛋白凝块(图101.4)。

前房出血在前葡萄膜炎中较少见。有些特殊炎症可伴发自发性前房出血,这些疾病包括疱疹病毒性葡萄膜炎和Fuchs虹膜异色性睫状体炎[18]。自发的前房出血也可以见于少年型黄色肉芽肿、视网膜母细胞瘤、白血病和虹膜新生血管。

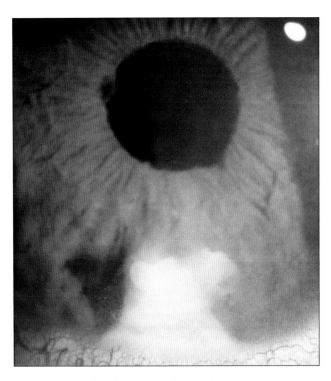

图 101.4 角膜内皮面的纤维素凝集块

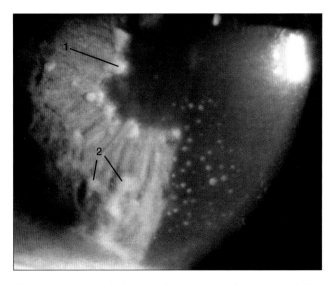

图 101.5 VKH 综合征患者的 Koeppe 与 Busacca 结节。(From Nussenblatt R B,Palestine A G:Uveitis. Fundamentals and clinical practice,St Louis:Mosby;1989.)

前房角检查能够提供更多关于炎症严重程度的信息并有利于研究继发性青光眼的发生机制,可以发现亚临床前房积脓,小梁网的沉积物、色素以及周边部虹膜前粘连,上述变化可以导致小梁网功能障碍。在 Fuchs 虹膜异色性睫状体炎还可能发现房角处异常血管。在肉芽肿性炎症时可见房角处的结节,即 Berlin 结节。葡萄膜炎或伴发眼压高时应当常规进行前房角镜检查。

应仔细检查虹膜,寻找虹膜萎缩区域、结节或者肉芽肿、异常血管和后粘连。如果存在虹膜萎缩,萎缩的形态可提示炎症的病因和相对持续时间。弥漫性虹膜基质和色素上皮萎缩是慢性炎症的特征,虹膜结节消退后通常会遗留补丁样改变。节段状虹膜萎缩通常见于带状疱疹和单纯疱疹性葡萄膜炎[19]。后极部色素上皮萎缩在疱疹性疾病中较常见,而 Fuchs 虹膜异色性睫状体炎通常导致前部虹膜基质萎缩,正常虹膜隐窝消失[20]。

虹膜结节是炎症细胞在局部虹膜基质内聚集形成,常见于肉芽肿性葡萄膜炎,并且是确立疾病鉴别诊断范围的重要临床体征(框 101.1)。Koeppe 结节位于瞳孔缘,可见于肉芽肿性和非肉芽肿性葡萄膜炎,而 Busacca 结节仅存在于肉芽肿性葡萄膜炎,分布于除瞳孔缘以外的虹膜的任何部位分(图 101.5)。虹膜结节也可见于 Fuchs 虹膜异色性睫状体炎的早期阶

段,通常较小而透明[21]。

虹膜后粘连是虹膜和晶体前囊粘连。粘连通常在虹膜的瞳孔区,但也可以发生在虹膜后表面的任何部位。粘连的形成在慢性前葡萄膜炎中较常见,但也可以出现在一次急性炎症发作后。广泛的虹膜后粘连可以导致瞳孔闭锁和瞳孔阻滞性青光眼。瞳孔区可形成炎性膜状物导致瞳孔闭锁。虹膜也可能与小梁网(trabecular meshwork,TM)黏附,形成虹膜周边前粘连(peripheral anterior synechiae,PAS)。当虹膜周边

前粘连严重时,可导致继发性闭角型青光眼。

晶状体和前部玻璃体

晶体前囊的团块状色素沉积是虹膜后粘连留下的印迹,是慢性前葡萄膜炎常见的后遗症,也可以发生在严重的急性炎症后,通常极少影响视力。

后极部后囊下型白内障在慢性炎症患者中很常见,可由炎症本身引起,也可因治疗过程中使用糖皮质激素引起。炎症长期存在时晶体皮质和晶体核也可以变得混浊。

在人工晶状体(intraocular lens,IOL)眼患者,要注意检查晶状体光学部与襻是否对虹膜和睫状体有慢性刺激(葡萄膜炎-青光眼-前房积血综合征)。当怀疑人工晶状体移位引起葡萄膜炎时,眼前段超声生物显微镜(ultrasound biomicroscopy,UBM)检查非常有意义。长期或慢性术后炎症的患者,应该用前房角镜详细检查有无残留的晶状体碎片、晶体囊膜上有无斑块(提示痤疮丙酸杆菌相关的慢性眼内炎)。人工晶状体表面可有类似KP的炎性沉积物。

虹膜睫状体炎患者的前部玻璃体内也可见炎症细胞,因此裂隙灯检查应该包括晶状体后间隙。当炎症严重时,沿着玻璃体前界面膜会形成一层环状膜性物。

眼压

大多数严重的急性虹膜睫状体炎患者,由于睫状体炎症导致房水生成减少,眼压是下降的。在严重的炎症发作阶段,由于细胞与碎屑堵塞小梁网使房水流出量的改变,眼压也可以升高。当高眼压发生于轻-中度急性前葡萄膜炎时提示诊断可能为青光眼睫状体炎综合征或疱疹性葡萄膜炎(单纯疱疹病毒、水痘-带状疱疹病毒和巨细胞病毒),此时眼压高被认为与小梁网内皮细胞炎有关。慢性葡萄膜炎中眼压升高很常见,这可能是由于进行性虹膜前粘连、全周虹膜后粘连使虹膜膨隆或者虹膜新生血管引起房角关闭所致。开角型青光眼的发生考虑与小梁网炎症或糖皮质激素药物有关。

视网膜和视神经

每一位前葡萄膜炎患者都应当散大瞳孔后进行彻底的眼后节检查。玻璃体若有明显的炎症提示有中间和/或后部葡萄膜炎。应当检查视网膜是否有炎性病灶,例如弓形体病的瘢痕、Dalen-Fuchs结节、视网膜炎或血管炎的体征。详细的黄斑部检查对发现有无黄斑囊样水肿非常重要。严重的前葡萄膜炎、多发性硬化或肉芽肿性疾病时均可发生视神经炎。应当进行眼后节检查排除异物、肿瘤或者未被发现的视网膜脱离。

分类

葡萄膜炎的分类有助于确立鉴别诊断范围,指导选择诊断性研究、提供可能伴发全身病患者的用药参考、选择适当的治疗方案、提供预后信息。完成病史采集和体格检查后,按以下标准将疾病分类:发作缓急、严重程度、持续时间、方式、炎症反应的类型、解剖位置、治疗应答、人口资料和并发症。

治疗反应

在大多数单纯前葡萄膜炎病例中,滴糖皮质激素滴眼液是主要治疗方法。起初,糖皮质激素滴眼液应当每1~2小时使用一次,几天后逐渐减少点眼次数直至停止使用。若对这种治疗方案应答良好,则表现为治疗后很快起效、几周后痊愈。疾病的静止期指的是前房内没有细胞。只有在停止所有治疗后3个月或以上疾病仍处于静止状态,才可认为疾病缓解[3]。慢性前葡萄膜炎需要长期、低剂量的治疗方案来抑制炎症和防止复发。有一些前葡萄膜炎患者可能需要全身用药治疗。

诊断性评估

前葡萄膜炎患者的诊断性评估是明确诊断的最后一步。方法是依据可能的诊断或者缩小的鉴别诊断范围,选择一种预测性最高的检查。不同于敏感性与特异性,一种检查的阳性预测价值取决于这种疾病在给定的人群中的发病率。

关于前葡萄膜病例什么时候作什么检查并没有严格的指南。初次发作的急性前葡萄膜炎患者,尤其是当炎症较轻、单侧发作、非肉芽肿性、对糖皮质激素滴眼液治疗应答良好时,可能并不需要进行其他检查,除非有证据证实存在潜在的病因。对于那些虽然初次发作但高度怀疑存在致病原因、肉芽肿性炎症、经过合理治疗而无应答的患者,建议进行进一步检查。所有复发性或者慢性葡萄膜炎患者都需要进行诊断性评估。检查项目应该根据病史与体格检查确定。表(101.4)列出了大多数前葡萄膜炎常见病因的

8

表 101.4 前葡萄膜炎的辅助检查

诊断	辅助检查	诊断	辅助检查
强直性脊柱炎	HLA-B27、骶髂关节 X 线片、风湿病科会诊	布鲁杆菌病	血清学
		钩端螺旋体病	血清学
反应性关节炎	HLA-B27	结核	结核菌素试验、胸部 X 线片
炎性肠病	胃肠病科会诊、Prometheus- 炎性肠病血清学检查 7	梅毒	梅毒螺旋体酶免疫分析法、FTA-ABS VDRL TPPA RPR
单纯疱疹病毒	临床表现、角膜知觉、血清学检查、房水 PCR 检查	交感性眼炎	病史及临床表现
		Lyme 病	ELISA、若阳性，通过 Western blot 进行确认
水痘 - 带状疱疹病毒	临床表现、角膜知觉、房水定量 PCR 检查	鸟枪弹样视网膜脉络膜病变	HLA-A29
巨细胞病毒	临床表现、房水定量 PCR 检查	多发性硬化	神经学会诊、颅脑 MRI
白塞病	临床标准、HLA-B51	眼内淋巴瘤	肿瘤科会诊、腰椎穿刺、颅脑 MRI、玻璃体活检
青少年特发性葡萄膜炎（青少年类风湿性关节炎）	ANA、RF、儿科风湿病科会诊	TINU	尿常规检查，尿 β-2 微球蛋白
Fuchs 虹膜异色性睫状体炎	临床表现	红斑狼疮	ANA
结节病	血清 ACE 和溶菌酶、胸部 X 线片、考虑胸部 CT、镓扫描、肺功能检测、结膜结节与泪腺活检	伴有血管炎的肉芽肿病	ANCA
弓蛔虫病	临床表现、ELISA		

　　HLA，人类白细胞抗原；JRA，青少年型类风湿性关节炎；ANA，抗核抗体；ACE，血管紧张素转化酶；ELISA，酶联免疫吸附试验；FTA-ABS，荧光法密螺旋体抗体吸附试验；VDRL，性病研究实验室；MRI，磁共振成像；PCR，聚合酶连反应；ANCA，抗中性粒细胞抗体；CT，计算机断层扫描；RPR，快速血浆反应素环状卡片试验 TPPA，梅毒螺旋体明胶颗粒凝集试验。

诊断性检查项目。当葡萄膜炎是全身病的一部分时，应该请相应科室的专家会诊。

　　当病史及检查结果都不能提示特定诊断时，我们推荐进行有限的检查，根据临床表现和患者的人口统计资料，进行下列部分或者大多数的检查项目：急性发作的病例需要检查 HLA-B27；荧光法密螺旋体抗体吸附试验或者其他密螺旋体检查；慢性虹膜炎或虹膜睫状体炎的患儿应查抗核抗体和类风湿因子；血管紧张素转化酶和溶菌酶；胸部 X 线片或 CT 扫描。肉芽肿性前葡萄膜炎、后葡萄膜炎、有全身结核感染症状或结核感染风险（近期来自疫区的移民，疾病暴露史）患者必须进行结核排查。内科医生或者传染病医生的评估，有助于确定患者结核感染的状态和风险。

　　QuantiFERON TB Gold 试验（美国 QIAGEN）是一种新的识别分枝杆菌抗原暴露的 γ 干扰素释放试验，然而，这种检查还没有被批准用于基于社区或医院的人群筛查，也没有被研究是否可以用于眼部炎症的结核杆菌筛查。对于葡萄膜炎患者，在开始免疫抑制治疗前明确结核杆菌感染状态是非常重要的。在疾病流行地区，我们也要考虑莱姆滴度检查。要向患者讲明，约有半数患者的病因永远都不会被发现，这些患者被诊断为特发性前葡萄膜炎。

　　侵入性检查在前葡萄膜炎的诊断中作用有限。拟诊结节病的患者，结膜结节或肿大的泪腺活组织检查对确诊非常有意义。虽然虹膜活组织检查在疾病初期并无意义，但有时也可以提供一些诊断信息。活检通常在白内障摘除或青光眼滤过手术时进行，为非特异性肉芽肿性葡萄膜炎和青少年黄色肉芽肿的确诊提供依据。

　　前房穿刺术对诊断感染性葡萄膜炎或伪装综合征可能是有价值的。聚合酶链反应（polymerase chain reaction，PCR）有助于单纯疱疹病毒[13]和带状疱疹病毒、巨细胞病毒或弓形体病感染疾病的确诊。房水样本的定量 PCR 检测,不仅可以发现病原体的脱氧核苷酸(deoxyribonucleic acid,DNA),而且还可提供单位体积中病原体 DNA 拷贝数。我们的经验是,通过透明角膜切口获取房水样本,可以用来检测单纯疱疹病毒 DNA 载量,并且结果满意,譬如每 1ml 房水里几千 DNA 拷贝。理论上讲,房水样本检测可以减少血清中病原体污染的可能从而使结果更精确。一个阳性的 PCR 结果应该房水或血清培养结果以及临床诊断相一致。通过对穿刺获取的细胞进行详细的细胞学检查,可以为一些伪装综合征提供诊断依据,例如眼内淋巴瘤和白血病。

当怀疑患者存在后部病变或想确定是否存在继发于前葡萄膜炎的黄斑水肿时,可以进行荧光血管造影和光学相干断层扫描(optical coherence tomography,OCT)检查。

治疗

糖皮质激素滴眼液对大多数前葡萄膜炎都有效。泼尼松龙是最常用的糖皮质激素滴眼液,通常被制备成醋酸混悬液或者磷酸盐溶液。醋酸混悬液有较好的角膜穿透性,但两种制剂在频繁使用时都有较好的疗效。严重的炎症反应需要积极的治疗,初始剂量为每小时 1 次,然后缓慢减少用量,持续 4~6 周。用量不当或减量太快是治疗失败或者炎症复发最常见的原因。0.05% 的二氟泼尼松龙酯是比泼尼松龙更强效的糖皮质激素,用于治疗术后以及非感染性前葡萄膜炎。使用最低剂量和最短药时间控制炎症,可以降低并发症(例如高眼压和白内障)发生的概率。维持治疗可以使用较弱的激素,例如利美索龙或者氯替泼诺,可在角膜或房水中被酯酶降解的人工合成的糖皮质激素。

睫状肌麻痹剂可用于缓解睫状体痉挛导致的疼痛和防止虹膜后粘连形成。中等时效的睫状肌麻痹剂,例如 0.25% 的莨菪碱或者 5% 的后马托品在大多数病例中均有效。硫酸阿托品会导致虹膜 - 角膜长时间的接触,因此应避免使用。环喷托酯因其趋化性可能加剧炎症反应,因此也不提倡使用[22]。

有时,当仅用糖皮质激素滴眼液不能有效控制急性炎症时,可以考虑进行眼周注射。我们推荐根据预期得到的反应选择结膜下注射曲安奈德,或者短效糖皮质激素(地塞米松磷酸盐)。少数情况下,也可短期全身应用糖皮质激素控制急性期的炎症。需要长期

治疗的患者通常在开始时采用非糖皮质激素制剂,如抗代谢药物、环孢素、肿瘤坏死因子 α 抑制剂,以避免长期使用糖皮质激素。

环孢素 A 通过干扰 T 细胞聚集与活化相关因子发挥免疫抑制作用。有研究表明环孢素 A 可以有效治疗对氨甲蝶呤抵抗的青少年型特发性关节炎伴发的炎症[23]。常见不良反应是肾毒性与高血压[24]。用于治疗眼部炎症的抗代谢药物有硫唑嘌呤、氨甲蝶呤以及麦考酚酸酯。这些药物具有骨髓抑制与肝毒性副作用,因此治疗期间应经常进行血液检测,女性患者在开始服药前需要进行妊娠实验,并嘱患者在服药期间避免怀孕。在应用上述免疫调节剂治疗时,鉴于其严重的副作用及致癌作用,患者自然顾虑重重,但令人欣慰的是,服用环孢素与抗代谢药物的患者总体死亡率以及癌相关死亡率与那些未服用该类药物的人相当[25]。因此,应用此类药物时需要持续的化验检测以确定患者可以耐受。

生物制剂,如 TNF-α 抑制剂,全身应用时已被证明可以有效治疗关节病变,如类风湿性关节炎以及强直性脊柱炎[26]。这类药物对各种类型的葡萄膜炎都有效,但通常用来治疗后部葡萄膜炎,并且是用于那些其他治疗方法无效的严重视力损伤的患者。有很多种可供临床使用的 TNF-α 抑制剂,包括依那西普、英夫利昔单抗、阿达木单抗、戈利木单抗以及赛妥珠单抗。

依那西普可通过皮下注射治疗类风湿性关节炎及青少年特发性关节炎的关节病变。研究表明在治疗眼部炎症方面,该药疗效并不优于安慰剂,有人认为其治疗眼部炎症的疗效比其他 TNF-α 抑制剂差[27,28]。

英夫利昔单抗被批准用于治疗类风湿性关节炎、克罗恩病以及银屑病关节炎。有研究表明,在治疗顽固性葡萄膜炎,特别是继发于白塞病的葡萄膜炎时,该药可以使 80% 患者的炎症减轻[29]。给药途径通常是静脉给药。英夫利昔单抗是一种人 - 鼠嵌合型抗体,与抗代谢药或 T 细胞抑制剂合用可以降低抗嵌合抗体的产生,而后者不但降低生物制剂的疗效,还可能产生其他副作用。有几例病人因发生输注相关不良反应而停止用药,推测发生原因是产生了针对该抗体中鼠源性成分的抗体而导致[30]。

阿达木单抗是全人源化抗体,因此,理论上产生抗药抗体的可能性要远远低于英夫利昔单抗。该药通过皮下注射给药,已证明可以有效治疗儿童葡萄膜炎,如青少年特发性关节炎。两项研究证明,应用阿达木单抗后 80% 的患者可以停用其他免疫抑制剂[31,32]。

总体来讲,TNF 抑制剂是耐受性较好的免疫抑制药物。报道的副作用包括结核(或潜伏期结核活化)、多发性硬化以及狼疮样反应[33]。尚需要进行深入研究以进一步明确 TNF-α 抑制剂在葡萄膜炎治疗中的作用。

总结

采用规范的分析路径,绝大多数前葡萄膜炎病例可以得到准确诊断,还可以缩小需要鉴别的疾病范围,指导采取适当的辅助检查以确定诊断。在绝大多数患者,糖皮质激素滴眼液就足以有效控制炎症,尽管长期并发症,如白内障与青光眼很常见。

(徐海峰 译)

参考文献

1. Chan SM, Hudson M, Weis E. Anterior and intermediate uveitis cases referred to a tertiary centre in Alberta. *Can J Ophthalmol* 2007;**42**:860–4.
2. Suhler EB, Lloyd MJ, Choi D, et al. Incidence and prevalence of uveitis in Veterans Affairs Medical Centers of the Pacific Northwest. *Am J Ophthalmol* 2008;**146**:890–6.
3. Jabs DA, Nussenblatt RB, Rosenbaum JT. Standardization of uveitis nomenclature for reporting clinical data. Results of the first international workshop. *Am J Ophthalmol* 2005;**140**:509–16.
4. Hogan MJ, Kimura SJ, Thygeson P. Signs and symptoms of uveitis. I. Anterior uveitis. *Am J Ophthalmol* 1959;**47**:155–70.
5. Birnbaum AD, Tessler HH, Schultz KL, et al. Epidemiologic relationship between Fuchs heterochromic iridocyclitis and the United States rubella vaccination program. *Am J Ophthalmol* 2007;**144**:424–8.
6. Fraunfelder FW, Rosenbaum JT. Drug-induced uveitis. Incidence, prevention and treatment. *Drug Saf* 1997;**17**:197–207.
7. Chang JH, McCluskey P, Missotten T, et al. Use of ocular hypotensive prostaglandin analogues in patients with uveitis: Does their use increase anterior uveitis and cystoid macular oedema? *Br J Ophthalmol* 2008;**92**:916–21.
8. Holt HD, Hinkle DM, Falk NS, et al. Human papilloma virus vaccine associated uveitis. *Curr Drug Saf* 2014;**9**(1):65–8.
9. Ten Berge JC, van Daele PL, Rothova A. Rubella virus-associated anterior uveitis in a vaccinated patient: a case report. *Ocul Immunol Inflamm* 2014;**19**:1–2.
10. Esmaeli-Gutstein B, Winkelman JZ. Uveitis associated with varicella virus vaccine. *Am J Ophthalmol* 1999;**127**(6):733–4.
11. Naseri A, Good WV, Cunningham ET Jr. Herpes zoster virus sclerokeratitis and anterior uveitis in a child following varicella vaccination. *Am J Ophthalmol* 2003;**135**(3):415–17.
12. Sham CW, Levinson RD. Uveitis exacerbation after varicella-zoster vaccination in an adult. *Arch Ophthalmol* 2012;**130**(6):793–4.
13. Martin TM, Rosenbaum JT. Identifying genes that cause disease: HLA-B27, the paradigm, the promise, the perplexity. *Br J Ophthalmol* 1998;**82**:1354–5.
14. Lin P, Tessler HH, Goldstein DA. Family history of inflammatory bowel disease in patients with idiopathic ocular inflammation. *Am J Ophthalmol* 2006;**141**:1097–104.
15. Khodadoust AA, Karnama Y, Stoessel KM, et al. Pars planitis and autoimmune endotheliopathy. *Am J Ophthalmol* 1986;**102**:633–9.
16. Koizumi N, Suzuki T, Uno T, et al. Cytomegalovirus as an etiologic factor in corneal endotheliitis. *Ophthalmol* 2008;**115**:292–7.
17. Birnbaum AD, Tessler HH, Goldstein DA. A case of hypopyon uveitis nonresponsive to steroid therapy and a review of anterior segment masquerade syndromes in childhood. *J Pediatr Ophthalmol Strabismus* 2005;**42**:372–7.
18. Howard GM. Spontaneous hyphema in infancy and childhood. *Arch Ophthalmol* 1962;**68**:615–20.
19. Sugita S, Shimizu N, Watanabe K, et al. Use of multiplex PCR and real-time PCR to detect human herpes virus genome in ocular fluids of patients with uveitis. *Br J Ophthalmol* 2008;**92**:928–32.
20. Van der Lelij A, Ooijman FM, Kijlstra A, et al. Anterior uveitis with sectoral iris atrophy in the absence of keratitis: a distinct clinical entity among herpetic eye diseases. *Ophthalmology* 2000;**107**:1164–70.
21. Rothova A, La Hey E, Baarsma GS, et al. Iris nodules in Fuchs' heterochromic uveitis. *Am J Ophthalmol* 1994;**118**:338–42.
22. Tsai E, Till GO, Marak GE. Effects of mydriatic agents on neutrophil migration. *Ophthalmic Res* 1988;**20**:14–19.
23. Tappeiner C, Roesel M, Heinz C, et al. Limited value of cyclosporine A for the treatment of patients with uveitis associated with juvenile idiopathic arthritis. *Eye* 2009;**23**:1192–8.
24. Nussenblatt RP, Palestine AG. Cyclosporin: immunology, pharmacology, and therapeutic uses. *Surv Ophthalmol* 1986;**31**:159–40.
25. Kempen JH, Daniel E, Dunn JP, et al. Overall and cancer related mortality among patients with ocular inflammation treated with immunosuppressive drugs: retrospective cohort study. *Brit Med J* 2009;**339**:b2480.
26. Smith JR, Levinson RD, Holland GN, et al. Differential efficacy of tumor necrosis factor inhibition in the management of inflammatory eye disease and associated rheumatic disease. *Arthritis Rheum* 2001;**45**:252–7.
27. Smith JA, Thompson DJ, Whitcup SM, et al. A randomized, placebo-controlled, double-masked clinical trial of etanercept for the treatment of uveitis associated with juvenile idiopathic arthritis. *Arthritis Rheum* 2005;**53**:18–23.
28. Baughman RP, Lower EE, Bradley DA, et al. Etanercept for refractory ocular sarcoidosis: results of a double-blind randomized trial. *Chest* 2005;**128**:1062–7.
29. Niccoli L, Nannini C, Benucci M, et al. Long-term efficacy of infliximab in refractory posterior uveitis of Behçet's disease: a 24-month follow-up study. *Rheumatology* 2007;**46**:1161–4.
30. Imrie FR, Dick AD. Biologics in the treatment of uveitis. *Curr Opin Ophthalmol* 2007;**18**:481–6.
31. Biester S, Deuter C, Michels H, et al. Adalimumab in the therapy of uveitis in childhood. *Br J Ophthalmol* 2007;**91**:319–24.
32. Vazquez-Cobian LB, Flynn T, Lehman TJ. Adalimumab therapy for childhood uveitis. *J Pediatr* 2006;**149**:572–5.
33. Brown SL, Greene MH, Gershon SK, et al. Tumor necrosis factor antagonist therapy and lymphoma development: twenty-six cases reported to the Food and Drug Administration. *Arthritis Rheum* 2002;**46**:3151–8.
34. Chan CC, Wallace DJ. Intraocular lymphoma: Update on diagnosis and management. *Cancer Control* 2004;**11**(5):285–95.

8

第102章

特发性前葡萄膜炎

Sirichai Pasadhika，James T.Rosenbaum

关键概念

- 特发性葡萄膜炎是指在初诊及随访过程中均不能找到发病原因的一类葡萄膜炎。
- 详细询问病史、全面的系统疾病回顾、仔细的眼部及全身体格检查、恰当的具有针对性的辅助检查，对发现可能的相关发病原因至关重要。
- 作者对拟诊为特发性葡萄膜炎的所有患者常规进行梅毒血清学及胸部X线片检查。
- 对于那些没有类风湿性关节炎及系统性红斑狼疮临床症状的患者，不必常规检测类风湿因子、抗环瓜氨酸肽抗体、抗核抗体以及补体活性。
- 特发性葡萄膜炎患者的治疗不能仅聚焦于控制炎症，还应该关注如何预防疾病本身以及治疗所带来的副作用。

本章纲要

"特发性"来自希腊语，意思是"属于自己的种类的疾病"。医学上，"特发性"指自发的、没有明确诱因的、与其他疾病也无相关性的一类疾病。"特发性葡萄膜炎"通常指不明原因的眼内炎症。实际上病因或与其他疾病的相关性可能存在，只是当前可能不那么明确，其他用语也曾被用于命名特发性葡萄膜炎，如不能鉴别的、原发的和不能分类的[1]。

大约有半数前葡萄膜炎被归类为特发性葡萄膜炎，而在后部受累的葡萄膜炎患者中似乎更容易找到病因[2,3]。由于特发性葡萄膜炎是一种排除性诊断，识别可能的致病原因极具挑战性，包括详尽的临床病史、全面的系统疾病回顾、仔细的全身及眼部检查以及恰当的具有针对性的辅助检查，收集的所有信息对鉴别及确定诊断都是有用的，即使目前因为各种检查均不能明确病因而将葡萄膜炎归类为"特发性"，在以后的每次随访中临床医生仍然应当继续关注诊断分类，因为致病原因可能逐渐明朗。

葡萄膜炎分类

对于葡萄膜炎的患者，作出诊断的最重要一步是熟悉葡萄膜炎的标准命名方法（表102.1）[4]。每一例患者都至少要根据炎症发生的解剖部位进行分类，当然有些情况下会有典型的发病方式，例如一个伴有强直性脊柱炎的患者往往容易发生急性、单侧前葡萄膜炎，而一个患有多发性硬化的患者往往发生慢性、双侧的中间葡萄膜炎。然而有些情况下，例如结节病患者，可以开始仅表现为前葡萄膜炎，然后逐渐进展为全葡萄膜炎。

另外，葡萄膜炎还可以根据发病方式、持续时间以及病程进行分类。例如，与人白细胞相关抗原（human leukocyte antigen，HLA)-B27阳性相关的葡萄膜炎会突然发生而持续时间较短，相反交感性眼炎通

表 102.1 SUN*(标准化葡萄膜炎命名)工作组对葡萄膜炎的分类及命名

分类/描述	命名	注释
解剖分型	前葡萄膜炎	炎症主要位于前房内
	中间葡萄膜炎	炎症主要位于玻璃体内
	后葡萄膜炎	炎症主要位于视网膜或脉络膜
	全葡萄膜炎	前房、玻璃体和视网膜、脉络膜均有显著的炎症
发病	突然发作的	
	隐匿发作的	
持续时间	短期	≤3 个月
	长期	>3 个月
病程	急性	突然发作,持续时间较短
	复发性	停止治疗后炎症复发间隔时间≥3 个月,
	慢性	中断治疗后 3 个月内复发的持续的炎症
疾病活动度	静止的	无细胞**
	加重的	炎症程度上升两级(前房细胞或者玻璃体混浊)或者从 3+ 上升至 4+
	好转的	炎症程度下降两级(前房细胞或玻璃体混浊)或者降低至 0
	缓解	终止所有治疗后,疾病维持非活动期 >3 个月

* 标准化葡萄膜炎命名
** 适用于前房炎症
摘自美国眼科杂志(AJO),140,标准化葡萄膜炎命名(SUN)工作组,为报告临床资料而进行的标准化葡萄膜炎命名,第一次国际工作组共识,509~16。

常表现为慢性、持续性炎症过程而且通常较难治愈。

也可以应用临床病理词汇将葡萄膜炎分为肉芽肿性与非肉芽肿性,只是这种命名方式不够准确,因为这并非来自实际的病理研究。临床上肉芽肿性葡萄膜炎至少具有下述一个特点:大的羊脂状角膜后沉积物(keratic precipitate,KP)、虹膜结节以及脉络膜肉芽肿。可以出现上述表现的葡萄膜炎包括结节病、结核、Vogt-Koyanagi-Harada(VKH)综合征、交感性眼炎、多发性硬化、梅毒、细菌与真菌性眼内炎、晶状体诱导的葡萄膜炎以及眼内异物存留。然而 KP 的大小与炎症的严重程度相关,例如较轻的结节病相关葡萄膜炎中可见小的 KP,而通常引起临床非肉芽肿性葡萄膜炎的疾病,如 HLA-B27 相关前葡萄膜炎,在炎症较严重时也可能见到大的羊脂状 KP。

尽管不可能根据一个单一的指标来将葡萄膜炎分类,利用好现有的分类方法可以帮助临床医生获得正确的诊断方向。

葡萄膜炎病史

葡萄膜炎患者诊断与治疗的最重要的一步就是全面的病史采集。主诉与现病史通常会提示可能的鉴别诊断,仔细的全身疾病回顾有利于揭示葡萄膜炎的病因。葡萄膜炎的问卷适用于绝大多数患者。神经系统(包括眼、耳、鼻、喉)、心血管系统、呼吸系统、胃肠系统、泌尿生殖系统、血液、内分泌、皮肤以及骨骼肌肉系统都应该纳入考虑范围。

许多转诊到眼科医生这里的患者已经有了全身疾病的诊断或其他对治疗很重要的临床线索,例如一个克罗恩病患者出现了眼红眼痛,可能是发生了前葡萄膜炎、巩膜炎或边缘性角膜溃疡;家里养宠物的患者往往提示寄生虫感染;有呼吸系统疾病家族史的非裔美国女性可能患结节病;到疫区旅行过的人可能发生相应的特异感染;血糖控制不良的糖尿病患者不能耐受全身应用大剂量激素;有酗酒史的患者不适宜应用氨甲蝶呤。因此患者的用药与手术史、家庭与社交史均应该仔细加以甄别。

眼部检查

视力、瞳孔对光反应以及眼压是至关重要的检查。对于大多数有屈光不正的患者,小孔视力会高一点,但若有黄斑病变则视力不会提高。瞳孔对光反应需要在散瞳之前检查。瞳孔形状不规则提示有虹膜后粘连或萎缩。相对性传入性瞳孔反应缺陷(relative afferent pupillary defects,RAPD)也是最基本的检查。结膜与巩膜有无充血、虹膜颜色最好在室内白色光下观察。裂隙灯光线下很容易漏诊虹膜异色症。角膜知觉检查要在应用表面麻醉剂之前进行,尤其是在那些可能是由于疱疹病毒感染引起单侧葡萄膜炎或巩膜炎的患者。对于那些伴随眶内炎症的患者,眼球运动可能受限。

眼部裂隙灯显微镜及眼球附属器检查至关重要。眼睑的皮肤病变可能与眼内炎症有关,如疱疹病毒感染。眼睑的硬下疳是梅毒的体现。年轻患者若发生眼周围皮肤变白(白癜风)或睫毛变白(白发症)往往提示 VKH。结膜滤泡见于滤泡性结膜炎相关的葡萄膜炎,如病毒感染或溴莫尼定眼药水引起的药物反应。在怀疑结节病的患者,要翻转眼睑,检查睑结膜有无结节以及有无泪腺增大的表现。葡萄膜炎患者通常在角膜内皮面会有 KP。KP 的大小及分布会帮助缩窄需要鉴别的疾病的范围,如前所述,大的羊脂状 KP 提示肉芽肿性葡萄膜炎,弥散的星状 KP 可见于 Fuchs 虹膜异色性睫状体炎,单纯疱疹病毒所引起的炎症 KP 通常分布在 Arlt 三角以外的区域,角膜基质炎提示感染原因或 Cogan 综合征,边缘性角膜溃疡可能与免疫反应介导的类风湿性疾病有关。

前葡萄膜炎的活动性与前房内的炎性细胞成正比。表 102.2 总结了由标准化葡萄膜炎命名工作组制定的被普遍接受的分级标准。前房闪辉通常表示慢性病程,但可能并不与疾病的活动性相平行,应该格外注意仔细地检查有无微小的虹膜结节。可以采用后部反光照明法检查有无虹膜萎缩,这对于诊断疱疹性虹膜炎及由于人工晶状体位置异常引起的虹膜炎综合征非常重要。白内障术后残留的少量晶状体皮质可以通过房角镜检查发现。角膜的荧光素染色应该在前节检查结束后进行,因为荧光素可能干扰前房闪辉的判断。

表 102.2　SUN*(标准化葡萄膜炎命名)工作组对前房细胞的分级标准

分级	每个视野内细胞计数 **
0	<1
0.5+	1~5
1+	6~15
2+	16~25
3+	26~50
4+	>50

* 标准化葡萄膜炎命名
** 每个视野为 1mm×1mm 的裂隙
摘自美国眼科杂志(AJO),140,标准化葡萄膜炎命名(SUN)工作组,为报告临床资料而进行的标准化葡萄膜炎命名,第一次国际工作组共识。509~16

玻璃体腔炎细胞的程度不被作为炎症活动性的指标,因为玻璃体腔的炎细胞会在炎症好转后继续存留很长一段时间。定量测定玻璃体中部或后部白细胞数量也不容易实现。对玻璃体腔中炎症的评估通常采用玻璃体混浊程度的量化分级而进行,但玻璃体的混浊程度评估受晶状体的透明性及检查时所用光线的强度影响,因而玻璃体混浊程度作为炎症评价指标的可重复性备受质疑。应该进行全面的眼底镜检查以排除后部病变,对于疑诊中间葡萄膜炎的患者需要在巩膜外顶压下观察睫状体平坦部有无渗出。

光相干断层扫描(optical coherence tomography, OCT)对于发现黄斑部病变非常重要,尤其是囊样黄斑水肿(cystoid mecalar edema,CME)。同时 OCT 也是监测治疗应答的有用工具。眼底自发荧光与眼底荧光素血管造影也是必要的检查,尤其是对于那些合并有脉络膜视网膜病变或视网膜血管炎的患者。

前葡萄膜炎鉴别诊断

详尽的病史采集与仔细的检查对恰当的鉴别诊断非常重要。当看到前房内有细胞样结构时,就应该考虑:这种体征是否真的表示有炎症存在? 前房内漂浮的小颗粒也可能是炎性细胞以外的其他东西。表 102.3 列出了与前葡萄膜炎相似的一些非炎症情况。

表 102.3　类似前葡萄膜炎的非炎症性状态

状态	可能存在的相关特征
色素弥散	男性、近视、krukenburg 色素梭、中周部虹膜透照缺损、小梁网色素沉积、昼夜 IOP 波动大,若伴有青光眼则视杯变大
显微镜下前房出血	外伤史、虹膜红变、虹膜或睫状体肿瘤、血液恶病质
眼前节缺血	斜视手术史,因 RD 行高位 / 较紧的巩膜扣带手术史,颈动脉闭塞性疾病
急性闭角型青光眼	急性眼红、眼痛、中等扩大的瞳孔,虹膜膨隆,IOP 升高
Schwartz 综合征	视网膜脱离病史,IOP 升高
硅油乳化	RD 行硅油填充手术史,可出现倒置假性积脓
伪装综合征(例如白血病、淋巴瘤、视网膜母细胞瘤、葡萄膜黑色素瘤)	无虹膜后粘连、细胞较大或者为色素性

IOP:眼压;RD:视网膜脱离

表 102.4 总结了一些只引起前葡萄膜炎的情形,在将葡萄膜炎归类为"特发性"之前,这些可能的病因应该被排除。在进行了综合的考虑与检查后绝大

表 102.4 可能导致单纯性前葡萄膜炎的炎性疾病

与 HLA-B27 相关的脊椎关节病变	感染性状态
强直性脊柱炎	螺旋体感染：梅毒、Lyme 病
银屑病性关节炎	病毒感染：HSV、HZV、CMV、风疹
炎性肠病	Whipple 病
反应性关节炎	与 HIV 相关的免疫恢复
其他风湿性疾病	**药物诱导的炎症**
青少年特发性关节炎	二磷酸盐
结节病	西多福韦
白塞病	利福平
川崎病	溴莫尼定
肾小管间质性肾炎葡萄膜炎综合征	前列腺素类似物
Blau 综合征	**外伤**
手术相关病变	外伤性虹膜炎
眼前节毒性综合征	眼内异物存留
滤过泡感染	**单纯眼部疾病**
残留的晶状体成分	Fuchs 虹膜异色性睫状体炎
虹膜创伤或虹膜擦伤综合征	青 - 睫综合征

CMV：巨细胞病毒；HLA：人类白细胞抗原；HSV：单纯疱疹病毒；HZV：带状疱疹病毒。

表 102.5 可以引起中间葡萄膜炎或全葡萄膜炎的炎性疾病，但可能从前葡萄膜炎开始或者具有显著的前房细胞

感染性疾病
细菌性：梅毒、Lyme 病、Whipple 病、眼内炎
分枝杆菌：结核
病毒性：单纯疱疹病毒、带状疱疹病毒、巨细胞病毒
真菌：真菌性眼内炎
寄生虫：弓蛔虫病、弥漫性单侧亚急性视网膜炎
原虫感染：弓形体病

炎症性状态
结节病
白塞病
炎性肠病
多发性硬化
Vogt- 小柳 - 原田综合征
交感性眼炎
晶状体相关性葡萄膜炎

表 102.6 伴发巩膜炎、边缘性角膜溃疡的前葡萄膜炎的鉴别诊断和基本检查

疾病	诊断性检查
风湿性疾病	
类风湿性关节炎	RF、抗瓜氨酸肽抗体、关节拍片
系统性红斑狼疮	ANA、DsDNA、抗 sm 抗体
炎性肠病	结肠镜检查和 / 或胃肠镜检查、粪检、粪便钙卫蛋白
复发性多软骨炎	临床诊断
结节性多动脉炎	血管造影、活检
伴有血管炎的肉芽肿病（Wegener 肉芽肿）	C-ANCA、活检
结节病	胸部 X 线检查、胸部 CT、活检
白塞病	临床诊断
感染性疾病	
细菌感染	细菌培养、革兰氏染色
梅毒	PRP 和 FTA、PCR
疱疹病毒感染	PCR、病毒培养
药物诱导的炎症	
二磷酸盐（巩膜炎、葡萄膜炎）	临床诊断

ANA，抗核抗体；ANCA，抗中性粒细胞胞浆抗体；anti-CCP，抗瓜氨酸肽抗体；CT，计算机断层扫描；CXR，胸部 X 线片检查；DsDNA，双联脱氧核糖核酸；FTA，荧光梅毒螺旋体抗体吸收试验；PCR，聚合酶链式反应；RF，类风湿因子；RPR，快速血浆反应素。

多数可以被排除，有些情况可以引起中间或全葡萄膜炎，但初发时可表现为前葡萄膜炎或一直表现为前房炎症（表 102.5）

当前葡萄膜炎伴发边缘性角膜溃疡或巩膜炎时，提示可能是类风湿性疾病（表 102.6）而很少会是感染导致的。双磷酸盐毒性反应可能同时引起巩膜炎和葡萄膜炎[5]。

实验室检查

许多轻度单侧前葡萄膜炎是独立的疾病，滴糖皮质激素滴眼液后几周就可以消失，因此有人觉得对这些患者进行实验室检查没有必要，除非全身检查与眼部检查提示有因果关系。对于特发性前葡萄膜炎的患者我们常规查梅毒、拍摄胸部 X 线片排除结节病与活动性肺结核。有下列特点之一者建议进行辅助检查：①双侧；②炎症比较严重；③有肉芽肿性葡萄膜的体征,如大的 KP 和 / 或虹膜结节;④ 3 个月以上的慢性或持续性炎症;⑤疾病复发;⑥治疗抵抗;⑦后部受累(单纯黄斑水肿除外)。

若进行化验检查,梅毒血清学检查必不可少,因为梅毒表现多样并且严重程度不一,更重要的是梅毒可以通过抗生素治愈,而全身应用糖皮质激素则可以使病情恶化。非密螺旋体试验([性病研究实验室实验,venereal disease research laboratory,VDRL]或快速血浆反应素实验[rapid plasma reagin,RPR])是半定性检查,报告的滴度是随着病程延长或疾病治愈而降低的。密螺旋体血清学试验(荧光梅毒螺旋体抗体吸收试验[fluorescent treponemal antibody absorption,FTA-ABS]或梅毒螺旋体微量血凝试验[microhemagglutination-treponema pallidum,MHA-TP])阳性通常会持续很久,甚至终生,即使经过治疗以后;但少数患者也是可以转阴的。非密螺旋体试验与密螺旋体试验均应该进行,因为梅毒性葡萄膜炎可以发生在梅毒晚期的患者,而这些患者密螺旋体试验是有活性的,而非密螺旋体试验则已经不再有活性[6]。

对于急性复发性单侧(和 / 或交替性)前葡萄膜炎患者应该检测 HLA-B27。对于有腰部疼痛并且静止不动后加重、或 / 和有强直性脊柱炎家族史的患者,还应考虑拍摄骶髂及腰椎 X 线片。

如果怀疑结节病,胸部 X 线片可以显示双侧对称的肺门淋巴结肿大,也可以进行胸部计算机断层扫描(cumputerized tomography,CT)来明确诊断,至于选择哪种检查,在考虑每种检查提供的信息的同时,还要考虑花费与射线暴露量。通常血管紧张素转换酶(angiotension-vonverting enzyme,ACE)、血清钙、溶菌酶对于结节病的诊断既不敏感也不特异。若能取到淋巴结、结膜结节或泪腺组织进行活检,有助于确诊。

当葡萄膜炎伴发眼压升高时(激素引起的高眼压除外),要高度警惕是否病毒感染所致,例如单纯疱疹病毒(herpes simplex virus,HSV)、水痘带状疱疹病毒(herpes zoster virus,HZV)、巨细胞病毒(cytomegalovirus,CMV)。弓形虫感染也容易引起眼压升高,但通常会伴随视网膜脉络膜炎。因为总体人群中有很高的暴露概率,血清检测 IgG 阳性不足以作为近期有疱疹病毒家族或弓形虫感染的证据,但是阴性结果却可以排除上述感染。用聚合酶链反应(polymerase chain reaction,PCR)技术对房水样本进行病毒 DNA 检测通常比较敏感并且具有特异性。因为房水样本量有限,标本应该请可以检测微量样本(每

种病毒 50μl)的实验室检测。

在肾小管间质肾炎伴发葡萄膜炎(tubulointerstitial nephritis with uveitis,TIUN)患者,尿液分析会有异常,同时血清肌酐与尿 β2 微球蛋白水平增高。其他非特异性检查包括贫血、沉降率升高、肝脏酶水平升高。有时可以通过肾脏活检确定诊断[7](表 102.7)。

表 102.7　前葡萄膜炎常见鉴别诊断的特征及诊断性检查

疾病	特征	诊断性检查
HLA-B27 相关性葡萄膜炎	急性单侧性(交替发作)前葡萄膜炎,± 前房积脓、炎症、腰痛	HLA-B27,骶髂关节 / 腰椎射线照射、± 炎症性肠炎的结肠镜检查
结节病	表现多样	胸部 X 线片检查、胸部 CT 检查、活检
青少年型特发性关节炎	慢性双侧前葡萄膜炎、± 带状角膜病变、年轻患者	ANA、RF
TINU	突然发作、双侧前葡萄膜炎、全身及泌尿系统症状	尿分析、血清肌酐、尿 β2 微球蛋白、肾活检(CBC、EST、LFT)
病毒感染(例如 HSV、HZV、CMV)	急性或慢性单侧葡萄膜炎伴有眼压升高、± 虹膜萎缩、± 眶周皮肤病变	房水 PCR
梅毒	表现多样	RPR 和 FTA

ANA,抗核抗体;CBC,全血细胞计数;CMV,巨细胞病毒;CT,计算机断层扫描;ESR,红细胞沉降率;FTA,荧光梅毒螺旋体抗体吸收试验;HLA,人类白细胞抗原;HSV,单纯疱疹病毒;HZV,带状疱疹病毒;IBD,炎性肠病;IOP,眼压;LFT,肝功能检查;PCR,聚合酶链式反应;RF,类风湿因子;RPR,快速血浆反应素;TINU,肾小管间质性肾炎葡萄膜炎综合征。

类风湿性关节炎(rheumatoid arthritis,RA)不会引起单独的葡萄膜炎而不伴发边缘性角膜溃疡或巩膜炎,因此在仅表现为单纯的前葡萄膜炎而没有类风湿性关节炎临床症状的患者,类风湿因子(rheumatoid factor,RF)或抗环瓜氨酸肽抗体(cyclic citrullinated peptide antibody,抗 -CCP)不易作为常规检测指标。系统性红斑狼疮(systemic lupus erythematosus,SLE)很少伴发单纯的葡萄膜炎,与 RF 及抗 -CCP 一样,抗核抗体(antinuclear antibody,ANA)也不应该作为常规检测,除非患者有 SLE 的临床症状与体征[8]。

临床医生应该高度警惕需要鉴别的诊断并进行相应的实验室检查,过度检查可能导致假阳性结果并且增加患者花费。

8

前葡萄膜炎治疗

诊断一旦确立,就可以进行针对性治疗。前葡萄膜炎若由感染所致,则需要抗感染治疗,伴随的炎症可以短期给予糖皮质激素滴眼液;伴有全身症状的炎症,可以全身应用激素,既可以治疗全身病变,也可以消除眼部炎症。对于那些仅有眼部症状的患者,即使诊断有全身病,也不必全身应用激素;病因不明的葡萄膜炎患者,也不宜全身激素治疗,但应当不断查找病因。前葡萄膜炎的治疗流程如图102.1。

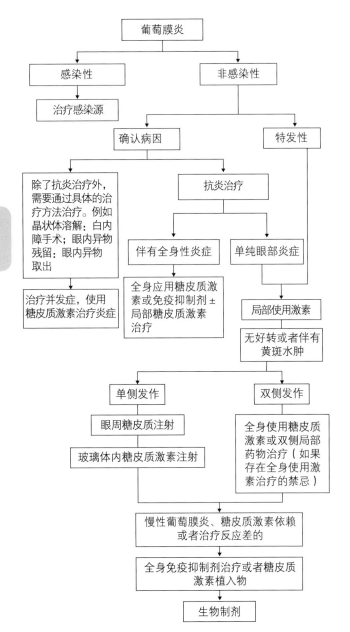

图102.1 前葡萄膜炎治疗流程图

对于有些患者,如青少年型特发性关节炎或肠炎伴发的无症状前葡萄膜炎,即使没有眼部症状也应该进行抗炎治疗,因为持续的或严重的炎症可能导致长期影响视力的并发症,如青光眼、白内障、角膜失代偿、角膜带状变性、黄斑囊样水肿(cystoid macular edema,CME)以及视神经萎缩。

糖皮质激素是非感染性葡萄膜炎主要的治疗药物,通常采用梯度用药方式,对于单侧葡萄膜炎患者,先采用激素滴眼液,然后局部注射;双眼患病者可全身应用。免疫调节药物,包括非糖皮质激素免疫抑制剂或生物制剂,可用于那些慢性、糖皮质激素依赖、耐药或无效的葡萄膜炎患者。注意治疗葡萄膜炎可能引起的并发症或药物带来的副作用对避免视功能损害也很重要。

糖皮质激素滴眼液

1%醋酸泼尼松龙是治疗前葡萄膜炎最常用的滴眼液。治疗开始时通常需要频繁用药,具体次数取决于炎症的严重程度,之后随着炎症减轻逐渐减量。最需要关注的副作用是眼压升高与白内障。还有作用弱一些的糖皮质激素如氟米龙、氯替泼诺可用于激素治疗后眼压升高的中度炎症患者,但氟米龙与氯替泼诺往往不足以控制眼内炎症,非甾体抗炎药物滴眼液对葡萄膜炎无效。

对于不能坚持频繁点眼或醋酸泼尼松龙不能有效控制炎症的患者,0.05%的二氟泼尼松龙酯滴眼液可能会有效。研究表明,对于非感染性葡萄膜炎,二氟泼尼松龙酯滴眼液每天4次与1%醋酸泼尼松龙每天8次的抗炎疗效相当[9]。另外,二氟泼尼松龙酯对葡萄膜炎导致的黄斑水肿有很好的疗效,但该药比醋酸泼尼松龙价格要高很多,并且更容易引眼压高。

睫状肌麻痹剂

表面滴用睫状肌麻痹剂可以有效预防虹膜后粘连并可以减轻睫状肌痉挛引起的疼痛。在发病时间较短的急性葡萄膜炎,可以应用短效药物,如环戊酮;长效药物如阿托品或东莨菪碱,可用于慢性或严重的葡萄膜炎。作者通常给中度或严重的葡萄膜炎(前房炎细胞≥2+)患者应用睫状肌麻痹剂。

局部糖皮质激素注射和植入

局部糖皮质激素注射可用于下列情形:①对糖皮

质激素滴眼液反应欠佳者；②不能坚持频繁点眼者；③伴有后部病变，如后部炎症或 CME。单侧活动性炎症可首先考虑局部治疗，这样可以避免全身应用激素。局部治疗包括球周注射、玻璃体腔注射或植入糖皮质激素。

球周注射较玻璃体腔注射损伤要小，多种药物均可应用，如曲安奈德（triamcinolone acetonide，TA）、倍他米松以及甲泼尼龙[10,11]。TA 大概是最常用的，因为 TA 价格低、易获得并且作用时间长。有几种不同的注射方法，经皮肤或经结膜、上方或下方注射均可，我们通常采用下方经皮肤进针注射 TA 20~40mg（图 102.2）。球周糖皮质激素注射可使 48%~67% 的患者眼内炎症得到有效缓解、视力提高[12,13]。眼压升高是常见不良反应之一，首次治疗 4 周之后就可以重复治疗。

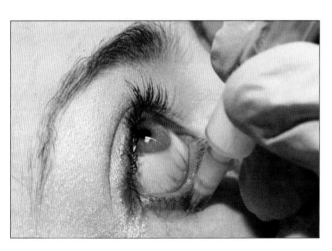

图 102.2　经皮肤颞下方球旁注射 TA。应用 3ml 注射器、25G 针头（1.6cm，5/8 英寸）

TA 玻璃体腔注射（2~4mg）通常不用于单纯前葡萄膜炎，但可用于伴发 CME 或后部葡萄膜炎症的患者，尤其是那些球周注射无效的患者。不含防腐剂的用于玻璃体腔注射的 TA 可以购买到。常见不良反应是眼压升高和白内障进展。在一项包含 118 例（114 只眼）接受玻璃体腔注射 TA 4mg 患者的研究中，眼压升高到 28mmHg 或以上的占 29.8%，大部分高眼压病例可以通过滴降眼压滴眼液使眼压得到控制[14]。

地塞米松玻璃体腔植入被允许用于后节受累的非感染性葡萄膜炎。通过 22G 针头将缓释药物多聚体植入玻璃体腔，一项关于非感染性葡萄膜炎的多中心研究表明，一个月时眼压升高（>25mmHg）的可能性为 19%[15]。

肤轻松醋酸酯植入物被批准用于非感染性后葡

萄膜炎，可以治疗 30 个月以上病程的葡萄膜炎，但其导致眼压升高及白内障进展的概率更高[16]。

全身应用糖皮质激素

全身糖皮质激素治疗花费少，并且对绝大多数非感染性葡萄膜炎会很快起效，特别适用于发病时间较短但病情严重或后节受累的患者，尤其是双侧活动性炎症者。副作用包括加重或诱发糖尿病、感染、情绪异常、睡眠障碍、骨质疏松、体重增加、高血压、颅内压增高、青光眼、白内障、中心性浆液性脉络膜视网膜病变等，长时间大剂量应用激素更容易发生上述并发症。

全身应用免疫抑制剂

对于激素依赖或激素耐受的患者需要全身应用免疫抑制剂。表 102.8 列出了常用免疫抑制剂及可能的副作用。用于治疗眼部炎症最常用的免疫抑制剂有氨甲蝶呤[17]、硫唑嘌呤[18]、麦考酚酸酯[19]及环孢素[20]。虽然免疫抑制剂可能引起严重的副作用，但由熟悉这些药物的特性、经验丰富的医生应用，其安全性要高于长期大剂量应用激素[21]。这些药物通常要服用几周才能达到所需要的疗效，因此在这期间全身或局部糖皮质激素应用也是很必要的。

表 102.8　用于非感染性葡萄膜炎的免疫抑制剂及其主要副作用

药物	主要副作用
代谢拮抗剂	
氨甲蝶呤	感染、骨髓抑制、肝毒性、消化系统功能紊乱、脱发、口腔溃疡、肺炎
麦考酚酯	消化系统功能紊乱、感染、骨髓抑制
硫唑嘌呤	感染、骨髓抑制、肝脏毒性、消化系统功能紊乱
来氟米特	感染、骨髓抑制、腹泻、高血压
T-细胞抑制剂	
环孢素	肾毒性、高血压、感染、多毛症
他克莫司	肾毒性、高血压、感染、糖尿病、电解质紊乱
烷化剂	
环磷酰胺	感染、骨髓抑制、出血性膀胱炎、脱发、恶性肿瘤的风险增加、不孕不育
苯丁酸氮芥	感染、骨髓抑制、恶性肿瘤的风险增加、不孕不育

生物制剂的应用

生物制剂是对于顽固葡萄膜炎的一种新的治疗选择。表102.9列出了具有眼部适应证的生物制剂，其中绝大多数是被批准用于治疗类风湿性疾病的。对于那些有全身疾病同时又有葡萄膜炎的患者，生物制剂对眼部及全身均有治疗作用。研究比较多的治疗眼部炎症的生物制剂是英夫利昔单抗与阿达木单抗，应用生物制剂治疗非感染性葡萄膜炎还可参考其他综述[22]。由于价格昂贵、缺乏对葡萄膜炎治疗的长期安全性及有效性资料，我们不建议将生物制剂作为一线或二线治疗。在极少数情况下是可以应用的，如白塞病或青少年型特发性关节炎[23]。

并发症治疗

治疗葡萄膜炎非常重要的目标是：预防并治疗炎症本身带来的威胁视力的并发症、最大限度降低药物副作用。慢性或严重的炎症会导致长期影响视力的并发症，如青光眼、白内障、角膜病变、CME及视神经萎缩。

葡萄膜炎患者无论采用何种糖皮质激素治疗均有可能发生眼压增高。降眼压滴眼液，包括溴莫尼定、美托洛尔、前列腺素类似物，可以引起前葡萄膜炎[24]。应用前列腺素类似物时最需要注意的就是诱发或加重前葡萄膜炎。一项回顾性研究显示，94例无葡萄膜炎病史的患者应用上述药物后，有6.4%发生了前葡萄膜炎。去激发和激发实验结果确凿并且可以重复[25]。在临床实践中，我们尽量避免给葡萄膜炎患者应用前列腺素类似物，然而，如果应用前列腺素类似物类药物在降低青光眼危害方面利大于弊，也不是不可以应用。

白内障也是葡萄膜炎患者常见的并发症，可以是炎症和/或药物引起。当需要行白内障手术以提高视力时，建议在葡萄膜炎症静止3个月以上进行手术，以避免术后并发症。围术期全身（静脉用甲泼尼龙或口服短效药物泼尼松）和/或局部（球周TA注射）应用糖皮质激素有助于预防术后严重并发症。

CME可见于中、重度前葡萄膜炎。治疗CME的关键是控制炎症。单纯用醋酸泼尼松龙或二氟泼尼松酯滴眼液可能不足以治疗CME，一项回顾性研究表明奈帕芬胺滴眼液对葡萄膜炎引起的黄斑水肿有肯定的疗效[26]。应用糖皮质激素或免疫调节剂控制

表102.9 已研究的可用于治疗非感染性葡萄膜炎的全身用生物制剂

药物	商品名	特异靶点	用药途径	被批准用于全身病的适应证
TNF 抑制剂				
英夫利昔单抗	类克	TNF-α	IV	RA、CD、UC、PSA、AS、PSO
阿达木单抗	修美乐	TNF-α	SQ	RA、CD、UC、PSA、AS、PSO、JIA
戈利木单抗	Simponi	TNF-α	SQ	RA、UC、PSA、AS
赛妥珠单抗	Cimzia	TNF-α	SQ	RA、CD、PSA、AS
依那西普 *	恩利	TNF-α,β	SQ	RA、PSA、AS、PSO、JIA
淋巴细胞抑制剂				
利妥昔单抗	美罗华	B 细胞	IV	RA、NHL、CLL、GPA&MPA
阿巴西普	Orencia	T 细胞	IV、SQ	RA
受体拮抗剂				
康纳单抗	Llaris	IL-1β	IV、SQ	CAPS、JIA 活动期
托珠单抗	Actemra	IL-6	IV	RA、多关节型幼年特发性关节炎活动期
阿伦单抗	Campath	CD52	IV	B cell-CLL

* 通常认为在治疗眼部疾病时不如 TNF 单克隆抗体的效果好。

AS，强直性脊柱炎；CAPS，冷吡啉相关的周期性综合征；CD，克罗恩病；CLL，慢性淋巴细胞性白血病；GPA，伴有血管炎的肉芽肿病；IL，白介素；IV，静脉输液；JIA，幼年特发性关节炎；MPA，显微镜下多发性微小动脉炎；NHL，非霍奇金淋巴瘤；PSA，银屑病性关节炎；PSO，银屑病；RA，类风湿性关节炎；SQ，皮下注射；TNF，肿瘤坏死因子；UC，溃疡性结肠炎。

炎症也可以有效治疗 CME[27]。对于那些没有活动性炎症的患者,其他治疗,如口服碳酸苷酶抑制剂[28]或玻璃体腔注射贝伐单抗[29],也会改善水肿状态。

总结

特发性葡萄膜炎是一种排除性诊断,必须在详尽的临床病史采集、全面的系统回顾、仔细的全身及眼部检查、恰当的辅助检查、确实没有找到致病原因时才能作出。在随后的访视中临床医生需要不断地继续进行因果关系梳理,也许病因会逐渐明晰。处理的重点在于治疗炎症、预防视功能受损。应该采用梯度治疗,先用损伤性小的方法以最大限度减小治疗相关副作用,除非有炎症严重、有用侵入性更大的治疗方法的明确指征。

(徐海峰 译)

参考文献

1. Rosenbaum JT. Nibbling away at the diagnosis of idiopathic uveitis. *JAMA Ophthalmol* 2015;**133**(2):146–7.
2. Weiner A, BenEzra D. Clinical patterns and associated conditions in chronic uveitis. *Am J Ophthalmol* 1991;**112**(2):151–8.
3. Wakefield D, Dunlop I, McCluskey PJ, et al. Uveitis: aetiology and disease associations in an Australian population. *Aust N Z J Ophthalmol* 1986;**14**(3):181–7.
4. Jabs DA, Nussenblatt RB, Rosenbaum JT. Standardization of Uveitis Nomenclature Working G. Standardization of uveitis nomenclature for reporting clinical data. Results of the First International Workshop. *Am J Ophthalmol* 2005;**140**(3):509–16.
5. Fraunfelder FW. Ocular side effects associated with bisphosphonates. *Drugs Today (Barc)* 2003;**39**(11):829–35.
6. Margo CE, Hamed LM. Ocular syphilis. *Surv Ophthalmol* 1992;**37**(3):203–20.
7. Mackensen F, Smith JR, Rosenbaum JT. Enhanced recognition, treatment, and prognosis of tubulointerstitial nephritis and uveitis syndrome. *Ophthalmology* 2007;**114**(5):995–9.
8. Rosenbaum JT, Wernick R. The utility of routine screening of patients with uveitis for systemic lupus erythematosus or tuberculosis. A Bayesian analysis. *Arch Ophthalmol* 1990;**108**(9):1291–3.
9. Foster CS, Davanzo R, Flynn TE, et al. Durezol (Difluprednate Ophthalmic Emulsion 0.05%) compared with Pred Forte 1% ophthalmic suspension in the treatment of endogenous anterior uveitis. *J Ocul Pharmacol Ther* 2010;**26**(5):475–83.
10. Ferrante P, Ramsey A, Bunce C, et al. Clinical trial to compare efficacy and side-effects of injection of posterior sub-Tenon triamcinolone versus orbital floor methylprednisolone in the management of posterior uveitis. *Clin Experiment Ophthalmol* 2004;**32**(6):563–8.
11. Duguid IG, Ford RL, Horgan SE, et al. Combined orbital floor betamethasone and depot methylprednisolone in uveitis. *Ocul Immunol Inflamm* 2005;**13**(1):19–24.
12. Riordan-Eva P, Lightman S. Orbital floor steroid injections in the treatment of uveitis. *Eye (Lond)* 1994;**8**(Pt 1):66–9.
13. Helm CJ, Holland GN. The effects of posterior subtenon injection of triamcinolone acetonide in patients with intermediate uveitis. *Am J Ophthalmol* 1995;**120**(1):55–64.
14. Konstantopoulos A, Williams CP, Newsom RS, et al. Ocular morbidity associated with intravitreal triamcinolone acetonide. *Eye (Lond)* 2007;**21**(3):317–20.
15. Zarranz-Ventura J, Carreno E, Johnston RL, et al. Multicenter study of intravitreal dexamethasone implant in noninfectious uveitis: indications, outcomes, and reinjection frequency. *Am J Ophthalmol* 2014;**158**(6):1136–45.e5.
16. Jaffe GJ, Martin D, Callanan D, et al. Fluocinolone Acetonide Uveitis Study G. Fluocinolone acetonide implant (Retisert) for noninfectious posterior uveitis: thirty-four-week results of a multicenter randomized clinical study. *Ophthalmology* 2006;**113**(6):1020–7.
17. Gangaputra S, Newcomb CW, Liesegang TL, et al. Systemic Immunosuppressive Therapy for Eye Diseases Cohort S. Methotrexate for ocular inflammatory diseases. *Ophthalmology* 2009;**116**(11):2188–98.e1.
18. Pasadhika S, Kempen JH, Newcomb CW, et al. Azathioprine for ocular inflammatory diseases. *Am J Ophthalmol* 2009;**148**(4):500–9.e2.
19. Daniel E, Thorne JE, Newcomb CW, et al. Mycophenolate mofetil for ocular inflammation. *Am J Ophthalmol* 2010;**149**(3):423–32.e1–2.
20. Kacmaz RO, Kempen JH, Newcomb C, et al. Cyclosporine for ocular inflammatory diseases. *Ophthalmology* 2010;**117**(3):576–84.
21. Jabs DA, Rosenbaum JT, Foster CS. Guidelines for the use of immunosuppressive drugs in patients with ocular inflammatory disorders: recommendations of an expert panel. *Am J Ophthalmol* 2000;**130**(4):492–513.
22. Pasadhika S, Rosenbaum JT. Update on the use of systemic biologic agents in the treatment of noninfectious uveitis. *Biologics*. 2014;**8**:67–81.
23. Levy-Clarke G, Jabs DA, Read RW, et al. Expert panel recommendations for the use of anti-tumor necrosis factor biologic agents in patients with ocular inflammatory disorders. *Ophthalmology* 2014;**121**(3):785–96.e3.
24. Moorthy RS, London NJ, Garg SJ, et al. Drug-induced uveitis. *Curr Opin Ophthalmol* 2013;**24**(6):589–97.
25. Warwar RE, Bullock JD, Ballal D. Cystoid macular edema and anterior uveitis associated with latanoprost use. Experience and incidence in a retrospective review of 94 patients. *Ophthalmology* 1998;**105**(2):263–8.
26. Hariprasad SM, Akduman L, Clever JA, et al. Treatment of cystoid macular edema with the new-generation NSAID nepafenac 0.1%. *Clin Ophthalmol*. 2009;**3**:147–54.
27. Pasadhika S, Smith JR. Treatment of uveitic macular edema: an overview and update. *Ophthalmology International* 2008;**Spring**:97–103.
28. Farber MD, Lam S, Tessler HH, et al. Reduction of macular oedema by acetazolamide in patients with chronic iridocyclitis: a randomised prospective crossover study. *Br J Ophthalmol* 1994;**78**(1):4–7.
29. Al-Dhibi H, Hamade IH, Al-Halafi A, et al. The effects of intravitreal bevacizumab in infectious and noninfectious uveitic macular edema. *J Ophthalmol*. 2014;**2014**:729465.

8

第 103 章

HLA-B27 相关性葡萄膜炎

Stephen Holland, M. Camille Almond

关键概念

- HLA-B27 阳性、血清阴性脊柱关节病（seronegative spondyloarthropathes, SSA）和急性前葡萄膜炎（acute anterior uveitis, AAU）之间有较强的相关性。
- HLA-B27 相关性葡萄膜炎的发病机制是基因易感性和环境因素相互作用的结果，而这种复杂的相互作用目前尚未完全解释清楚。
- 强直性脊柱炎是与葡萄膜炎关系最为密切的 SSA。
- 大部分 AAU 对局部使用的糖皮质激素反应敏感。
- 持续的或者严重的病例可能需要更进一步的治疗，尽管会面临某些潜在的严重的药物副作用。
- 出现反应性关节炎（reactive arthritis, ReA）应提高临床患者 HIV 感染的可疑程度。
- 如果遇到疑似 HLA-B27 相关性葡萄膜炎的患者，最好请内科医生或者风湿病医生会诊，评估其眼部以外受累的情况。

本章纲要

人类白细胞抗原（human leukocyte antigen, HLA）-B27 单体型大约与 50% 的急性前葡萄膜炎（AAU）相关。HLA 分子由位于人类第 6 号染色体的主要组织相容性复合体（major histocompatibility complex, MHC）基因编码，是免疫应答的主要决定性因素[1]。与 HLA-B27 阴性的 AAU 比较，HLA-B27 阳性的 AAU 主要为男性发病，复发率高[2-4]。

HLA-B27 阳性还与血清阴性脊柱关节病（SSA）相关，如强直性脊柱炎（ankylosing spondylitis, AS）[5,6]、牛皮癣关节炎（psoriatic arthritis, PsA）、炎性肠道疾病（inflammatory bowel disease, IBD）和反应性关节炎（reactive arthritis, ReA）[7]。HLA-B27、葡萄膜炎和 SSA 之间的联系非常密切。对于强直性脊柱炎患者，几乎全部并发葡萄膜炎的患者都是 HLA-B27 阳性[8]，30% 的强直性脊柱炎患者都会发生急性前葡萄膜炎，而在 HLA-B27 阳性人群中急性前葡萄膜炎的患病率仅有 1%[9]。HLA-B27 阳性人群中反应性关节炎的患病率比一般人群高 5 倍[10]。急性前葡萄膜炎可能是一种初始症状，在初发表现出现数月乃至数年后，发生血清阴性脊椎关节病，或者成为血清阴性脊椎关节病确诊的最终临床标准或者完全的诊断标准。

HLA-B27 和疾病的发病机制

主要组织相容性复合体（MHC）是一种在人细胞表面膜上发现的糖蛋白，分为 3 类[11]，HLA-B27 属于第一类抗原，对于细胞耐受"自身"抗原（通过内源性蛋白质的表达）的发育和通过细胞毒性（CD8）T 细胞破坏感染或异常细胞的作用非常重要[12]。在此过程中，胞质衍生肽插入定位于一级抗原表面的凹槽[13,14]，然后此复合物与预先致敏的 T 细胞相互作用，引起炎症应答反应[15-17]。

HLA-B27 包括至少 28 个等位基因，存在着 24 种不同的亚型[1,18]，其中大部分与血清阴性脊椎关节病或急性前葡萄膜炎相关。在人群中与炎性疾病相关的 HLA-B27 阳性的患病率和 HLA-B27 亚型变异很大。在西方国家，HLA-B27 相关的前葡萄膜炎大约占前葡萄膜炎患者的 18%~32%，而在亚洲人群这一比例为 6%~13%[19]，这是因为在亚洲人群 HLA-B27

阳性率相对较低。HLA-B2705 是世界上最常见的亚型，与 80%~90% 的 HLA-B27 阳性强直性脊柱炎有关[20]。亚洲人群中，强直性脊柱炎还与 HLA-B2704 有关，在黎巴嫩人、闪米特人和希腊 Crypiot 人群中与 HLA-B2702 有关[20]，而 HLA-B2703 与西非人群、HLA-B2706 与东南亚人、HLA-B2709 与撒丁人的相关性未经证实[21]。而且目前尚未完全明确 HLA-B27 亚型的临床关联性与诊断效力。

转基因动物实验已经证明了 HLA-B27、小肠细菌和炎症性疾病之间存在着联系。同时表达 HLA-B27 基因和人类 β2 微球蛋白的大鼠模型在 10 周龄时会自发发生炎症性病变，特点包括腹泻、关节炎、指甲改变、银屑病样病变，以及雄性生殖道病变。然而这些动物模型似乎不会发生葡萄膜炎。某些转基因动物易于发生疾病，而另外一些不易发生疾病。疾病的易感性与淋巴样细胞内高转基因产物拷贝数量有关[22]，或者说是 T 淋巴细胞依赖性的[23]，而且能够被传到被辐射后的非转基因动物体内[24]。令人特别感兴趣的是，在无菌环境中生存的易感的转基因动物不会发生任何炎症或关节疾病，除非它们被移出无菌环境[25-27]。一般认为胃肠道细菌在疾病发生发展中发挥了重要作用[26]。

有很多理论解释感染如何引起炎症综合征。机制之一是靶器官里存在着微生物。利用聚合酶链反应(polymerase chain reaction,PCR)可以在新诊断的反应性关节炎(ReA)患者关节内发现衣原体 RNA[28]。也有人提出在细菌和器官特异性蛋白质某些分子是相仿的[1,15,26]。这种模型中，细菌携带着与宿主组织相似的序列模体，会造成自体免疫性反应。HLA-B27 分子自身也含有与 S-抗原同源的肽序列，而 S-抗原是一种已知的葡萄膜炎诱导性肽[29,30]。在炎症发生过程中 HLA-B27 的破坏可能会导致针对眼部蛋白质的继发性免疫反应。以前，我们说过 HLA-B27 引发的免疫反应主要由 CD8 细胞介导，而大多数自身免疫性疾病是 CD4 细胞介导的。有证据表明 HLA-B27 有特殊功能，可形成稳定的重链二聚体，可以将抗原提呈给 CD4 细胞，这提示着此过程可能参与脊椎关节炎的病理过程[31,32]。通过研究肿瘤坏死因子 α(tumor necrosis factor,TNF-α)在 HLA-B27 阳性个体中葡萄膜炎的发展中的作用，发现葡萄膜炎的易感性随着 TNF-α 基因型的变异而变异[33]。HLA-B27 葡萄膜炎的病理过程是一种基因易感性和环境因素之间复杂的相互作用，目前尚未完全研究清楚。

急性前葡萄膜炎

急性前葡萄膜炎是一种常见的眼内炎症，在高加索人群中的年发病率是每 100 000 人中 8.2 个新发病例[34]。这种疾病被定义为病程为 3 个月以内的自限性疾病，有反复发作的特点。其中 50% 的患者为 HLA-B27 阳性，但在复发患者中 HLA-B27 阳性率为 70%[35]。大约有半数的新发急性前葡萄膜炎患者有脊椎关节病[2]，80% 有强直性脊柱炎，其余的可以分为反应性关节炎、牛皮癣性关节炎和其他脊椎关节病[2]。HLA-B27 阳性患者倾向于复发频繁，而且发病间隔期长。而 HLA-B27 阴性患者通常发病年龄较大(50 岁以上)，更少恶化，一般比 HLA-B27 阳性患者预后更好，不论是否伴有其他全身性临床表现[36]。

HLA-B27 阳性患者的急性前葡萄膜炎是一种典型的非肉芽肿性前葡萄膜炎，其特点是急性起病、或轻或重的眼部疼痛、眼部充血，畏光和视力轻度下降[2,37,38]，男性比女性更常见[2,4,5,37,39]。孕期妇女前葡萄膜炎的发病率升高，尤其是伴有强直性脊柱炎的孕妇[40,41]，往往需要更长时间的治疗[39]。本病大多数为单眼发病，但在复发性病例中可能会双眼受累。38% 的患者为双眼交替发病[2]，复发性病例中有 9%~13% 的患者至少有一次双眼发病的过程[3,4]。随着病程的延长，复发频率会逐渐降低[4]。裂隙灯检查可以发现在角膜内皮表面有细小的 KP，但没有羊脂样 KP[37]。前房内经常可以发现纤维蛋白[2]，不到 15% 的患者可能会发生前房积脓[4,39,42-44]，偶见前房积血[45]。

HLA-B27 阳性病例的后节病变和并发症

慢性炎症或急性前葡萄膜炎复发会导致严重的眼部并发症。一项回顾性研究发现，急性前葡萄膜炎患者初次发病 1 年后，44% 的患者发生虹膜后粘连，9% 的患者发生白内障[39]。只有 8%~10% 的 HLA-B27 阳性患者发生青光眼，这些患者可能需要接受滤过手术，这一比例远低于 HLA-B27 阴性前葡萄膜炎患者，他们的患病率接近 40%[2,39,41]。而在已经发生后节并发症的 HLA-B27 阳性患者，青光眼更为常见，大约占到 1/3[46]。需要注意的是，事实上有大约 6% 的患者会发生糖皮质激素青光眼，因而 1/3 这个比例可能不够准确。

在病史较长（平均 4.5 个月）和有过 5 次及以上发作史的患者中，后极部病变更常见[37,44,46,47]。这些患者也更常见发生全身性病变[48]。大多数病例（一项研究中为 84%）只有一只眼受到累及[46]。炎症波及前部玻璃体并非罕见，这与前节炎症的严重程度和病程有关，尤其是睫状体受累及的程度[49]。一旦玻璃体有炎症，炎性介质需要更久才能得以清除，并且随着复发或病情的持续，会累积更多的炎症介质。仔细检查下，在急性发作期前玻璃体炎并不少见，这可以通过玻璃体内存在分散的细胞成分与玻璃体碎片进行辨别，大约有 30%~63% 的 HLA-B27 阳性患者存在这种表现[38,44,50]。黄斑囊样水肿（cystoid macular edema，CME）是引起永久性视力损害的主要原因，在这些病例中也比较常见，在 HLA-B27 阳性患者中接近 30%，而在 HLA-B27 阴性患者中只有 8%[41,44,50,51]。其他眼后节表现包括扁平部渗出、视神经乳头炎、视网膜血管炎（偶有引起血管闭锁）、视盘新生血管以及视网膜前膜[4,5,6,39,46,48,52,53]。

治疗

大多数急性前葡萄膜炎通过使用恰当有效的糖皮质激素滴眼液和散瞳滴眼液治疗可以消退。治疗应当持续到炎症完全静息下去。如果在炎症的起始阶段已经出现明显的纤维蛋白反应，结膜下注射糖皮质激素有助于炎症的消退。顽固性的炎症或者非常严重的炎症可能需要筋膜囊下注射糖皮质激素或者全身使用免疫抑制剂。根据 Rothova 等[50] 的报告，大约 32% 的急性前葡萄膜炎患者需要球旁注射糖皮质激素。炎症一般在数周内消退，在 HLA-B27 阳性患者中平均大约为 8 周，而在 HLA-B27 阴性患者中持续时间更短些。对于那些使用自行配制的糖皮质激素滴眼液治疗效果不佳的患者，在更进一步治疗前，应先换用有商品化的糖皮质激素滴眼液。因为有商品化的糖皮质激素滴眼液中药物颗粒大小更均匀一致，这是保证药物具有剂量一致性的重要因素[54,55]。对于发生黄斑囊样水肿或其他眼后段病变的患者，可能需要更进一步的治疗。大多数患者需要 1 次或多次筋膜囊下注射糖皮质激素[56]，大约半数患者需要全身使用糖皮质激素以控制炎症[46,57,58]。

大约 1/3 的患者需要更强效的免疫抑制剂，如氨甲蝶呤、细胞毒性药物或者环孢素[46,59]。发生明显眼后节病变的患者中大约有 10% 会发生进展性的玻璃

体混浊而需要接受经扁平部玻璃体切除术，这样经常会完全消除炎症复发[46,53,60]。玻璃体内注射曲安奈德对顽固性炎症是有效的治疗方法[61]。在一组使用 OCT 随访的葡萄膜炎患者中，3 例 HLA-B27 阳性的黄斑囊样水肿患者进行了玻璃体内曲安奈德注射，6 个月后炎症与黄斑水肿消退，葡萄膜炎未再复发。必须要注意玻璃体内注射糖皮质激素药物可能引起的白内障和青光眼[62]。

其他治疗方法还包括眼内植入药物缓释系统[63]。在一项多中心随机临床研究中，有 278 例非感染性后葡萄膜炎患者眼内植入氟轻松缓释系统，随访 3 年后，发现患者视力改善，复发减少，而且减少了其他治疗措施的需求。然而，有很多患者发生了眼压升高，其中有 40% 的患者需要接受滤过性青光眼手术治疗。在接受眼内植入的有晶状体眼患者，晶状体摘除手术率提高到 93%，而未行眼内植入的有晶状体眼的滤过手术率为 20%[64]。柳氮磺胺吡啶是一种磺胺类抗生素，是治疗炎性肠道疾病（IBD）的基本药物，可以降低强直性脊柱炎和 HLA-B27 阳性患者的急性前葡萄膜炎复发率，但这种葡萄膜炎的治疗方法尚未得到公认[65,66]。

抗肿瘤坏死因子类药物的出现为难治性葡萄膜炎患者和不宜使用糖皮质激素药物的患者提供了一种新的治疗选择。阿达木单抗和英夫利昔单抗都能成功的治疗难治性葡萄膜炎，降低急性前葡萄膜炎的复发率[67~70]，而英夫利昔单抗效果更好[68]。但是由于潜在的严重的甚至是致命性的副作用，目前这类药物仅作为治疗葡萄膜炎的二线选择[69]。在使用这两种药物之前，建议请内科医生或风湿病专家会诊，评估治疗的价值与风险。其他抗肿瘤坏死因子类药物目前正在研发，或者正准备上市。但是依那西普已经用于治疗葡萄膜炎的发作或复发[71]，但其眼部副作用尚不明了，而其他此类药物在眼科的使用也未见报道[69]。

另外一种治疗方法是基于口服免疫耐受理念，也就是口服某种抗原之后，会产生对这种抗原的外周免疫耐受。存在于视网膜抗原和某种 HLA 分子之间的同源氨基酸序列被认为是在葡萄膜炎发病过程中造成了 T 细胞对眼内抗原的敏感性增强。基于这一模型，研究者使用发现于 B-27、B-51 和 B-44 细胞的 HLA-B27 PD 蛋白治疗顽固性葡萄膜炎（包括急性和慢性）患者，并证实在所有患者中都能降低眼内炎症反应，在大多数（7/9）被研究患者中降低了对糖皮质激素的需要[72]。

相关疾病

强直性脊柱炎

　　强直性脊柱炎以男性发病为主,男性与女性的发病率之比为 3∶1,一般 30 多岁发病,起病隐匿,常以背部下方疼痛为主。症状逐渐加重,其间有缓解期,并且体力活动后加重。所有患者的骶尾部脊柱均受累。随着病情进展,大部分患者发展为严重的脊柱僵化,通常开始于下部。也可以发现周围关节炎,最常见于下肢关节[20]。有 25% 的强直性脊柱炎患者发生急性前葡萄膜炎。其他少见的表现包括主动脉反流(5%)、房室传导紊乱、肺尖纤维化和系统性淀粉样变性病(4%)。根据报道,单独发生强直性脊柱炎的患者中有 40%~80% 为 HLA-B27 阳性,而合并急性前葡萄膜炎的强直性脊柱炎患者中 HLA-B27 的阳性率达到 80%~100%[19,73]。强直性脊柱炎患者应尽早找风湿病专家诊治。恰当的体态和物理治疗能帮助患者,减轻本病造成严重的脊柱侧凸的风险。

牛皮癣性关节炎

　　牛皮癣是一种慢性炎症性皮肤病,典型表现为分散的红斑,表面覆盖银色鳞屑,从瘙痒变化为疼痛。正像是名称里所指出的,牛皮癣性关节炎(psoriatic arthritis)是关节病变和皮肤的牛皮癣表现相关联的疾病,通常(可多达 84% 的患者)在皮肤病变发生平均 12 年之后发生关节病变[74]。根据 1973 年 Moll 和 Wright 的分类标准,可以分为 5 种经典的临床亚型,包括对称性多关节型、非对称性寡关节型、远端指 / 趾间关节(DIP)为主型、脊柱炎为主型和毁形性关节炎型。由于指炎和指的肌腱骨止点炎,患者会发生"香肠指"畸形;由于远端指 / 趾间关节炎,患者会发生甲床凹陷、甲下角化过度和甲剥离。在 HIV 阳性患者中牛皮癣性关节炎的发病率比一般人群高 10 倍到 40 倍[75]。

　　文献报道牛皮癣性关节炎患者中急性前葡萄膜炎的患病率大约为 7%~25%,与 HLA-B27 阳性和骶髂关节炎关系最密切[76,77]。另外,与 HLA-B27 阴性牛皮癣性葡萄膜炎相比,HLA-B27 阳性还与更为严重的炎症反应、更长的时间治疗有关[76]。

特发性炎性肠病

　　特发性炎性肠病(inflammatory bowel disease,IBD)指的是两种肠炎:克罗恩病和溃疡性结肠炎,而两者都被包括在脊椎关节病中。尽管 10% 的患者患有骶髂关节炎,7% 的患者患有强直性脊柱炎,眼部表现 HLA-B27 阴性的炎性肠病患者中更加常见。克罗恩病是肠道的一种透壁性肠道炎症,形成非干酪性肉芽肿,最常见于远端回场和近端结肠。溃疡性结肠炎是一种局限于大肠黏膜的疾病,主要特点是炎症和弥漫性血管充血。有 4%~10% 的克罗恩病患者伴有一系列眼部疾病[78](表 103.1),同时溃疡性结肠炎几乎不伴有眼前节炎症。关节炎或活动性肠道疾病(尤其是在大肠水平),往往伴有更严重的眼部炎症,但是眼部炎症的总体发病率与活动性肠道疾病相关性不大[78,79]。对于儿童患者,在全身疾病的活动期内,无症状性葡萄膜炎(定义为仅有前房闪辉或细胞增加)会发现存在于 6%~12.5% 的患儿[80,81],而成年患者不会发生无症状性葡萄膜炎[82]。巩膜外层炎也是炎性肠病的潜在眼部并发症。偶尔还可能发生坏死性巩膜炎,但是这是一种罕见的表现。大范围的周边部角膜浸润偶有发生,并且常伴有巩膜炎(图 103.1)[78,83,84]。本节中所提及的葡萄膜炎主要影响眼前节,罕见情况下,全葡萄膜炎或者视网膜血管炎也会累及视网膜小动脉和小静脉[78,84]。克罗恩病伴有的其他的罕见眼部表现还包括干燥综合征、肌炎、眼眶和眼睑水肿以及视神经炎。

反应性关节炎

　　反应性关节炎(原名 Reiter 综合征)临床表现为同时或短时间内接连发生的关节炎、结膜炎和非淋球菌性尿道炎的三联征[85,86]。两种类型的感染可能会导致反应性关节炎:泌尿生殖道感染(性交后),主要是衣原体感染;以及胃肠道感染(痢疾后),主要是革兰氏阴性病原菌感染,包括耶尔森菌、沙门菌、志贺菌和弯曲杆菌[87,88]。大约有 0.9% 非特异性尿道炎[89]和 0.2% 的流行性痢疾[90]后的患者可能会发展成为反应性关节炎。反应性关节炎的临床表现总结在表 103.2 中。结膜炎以乳头形成为主,并伴有皮肤黏膜分泌物,但是没有耳前淋巴结肿大。一旦发生角膜炎,其主要特征就是小点状上皮性角膜炎,伴有周边部浅基质多形性浸润和微小血管翳(图 103.2)[91,92]。葡萄膜炎主要局限于眼前节,但是炎症波及前节玻璃体也不罕见。据报道,大约 50% 累及泌尿生殖道的反应性关节炎患者和接近 75% 累及肠道的反应性关节炎患者会发生结膜炎。

　　在非对称性和寡关节型患者,关节病变主要见于膝关节、踝关节、足关节和腕关节[93-95]。30%~40% 的患者会有特征性的皮肤和指甲改变。脓溢性皮肤角

8

表 103.1 炎性肠病眼部受累状况

作者	克罗恩病		溃疡性结肠炎	
	Hopkins et al.[100]	Salmon et al.[72]	Korelitz and coles[101]	Wright and Wathinson[102]
年份	1974	1991	1967	1965
眼部表现		9.1%	1.9%	8.9%
病例数				
克罗恩病		19	4	
溃疡性结肠炎		9	24	
男性/女性		5/14	4/9	
平均年龄		30.3	27.5	
葡萄膜炎	8	7	13	24
巩膜外层炎	2	8		
急性前巩膜炎		4		
角膜浸润	4	2		
角膜溃疡				
关节炎/关节痛 %		15(79%)	11(85%)	8(33%)
结节性红斑	5	5		

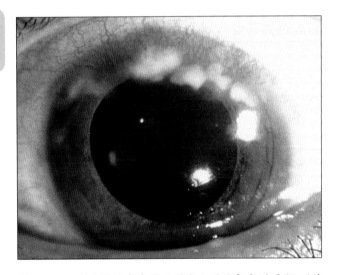

图 103.1 克罗恩病患者的巩膜炎和周边部角膜浸润。(引自 Salmon et al.Ophthalmology. 1991;98:480~484. Copyright Elsevier 1991.)

化病的表现,包括皮肤丘疹、小水疱和脓疱,通常位于手掌和脚掌(图 103.3)。指甲可能发生甲下脓肿或角化过度,但不会出现有牛皮癣特点的指甲凹陷。在口腔黏膜或龟头周围黏膜会发生无痛性黏膜病变[88](图 103.3)。另外本病还有些比较少见的全身性临床表现,包括发热、心包炎、主动脉瓣闭合不全、心脏传导功能障碍、系统性淀粉样变性和神经系统疾病。

有超过 75% 的反应性关节炎的患者携带 HLA-B27 抗原[96]。在一个病例系列研究的 113 个病例中,只有大约一半的患者符合所有主要的反应性关节炎标准[91]。表现不全的反应性关节炎患者会有关节炎和 HLA-B27 阳性的特点,但是不会出现结膜炎或尿道炎[97]。患有获得性免疫缺陷综合征(AIDS)的患者中发生反应性关节炎的患者可能多达 10%,尽管这些患者不会表现出典型的三联征[75,98]。艾滋病患者中反应性关节炎的发病率比非艾滋病人群高 100~200 倍,这种现象提示 CD8 阳性细胞在反应性关节炎的病例过程中发挥重要的作用,进一步扩展来看,这些细胞在其他 HLA-B27 相关性疾病中可能也有重要的作用[75]。对这种现象有一种简单的解释,就是这些患者会更频繁地发生急性肠道感染,因而更易于发生反应性关节炎。

反应性关节炎患者临床表现出现的时间跨度经常是 12~18 个月。Lee 等发现完全出现所有症状的时间大约是 2.7 年[91]。大约有 20% 的患者会发生主要由肌肉骨骼病变所造成的永久性残疾。非甾体消炎药和物理治疗对此类患者会有所帮助。

表 103.2　反应性关节炎眼部受累状况

作者	免疫功能正常					免疫缺陷综合征
	Csonka[89]	Ostler et al.[72]	Leirisalo et al.[83]	Prakash et al.[104]	Lee et al.[81]	Wincherster et al.[99]
年份	1958	1970	1982	1983	1986	1987
病例数	185	23	160	36	113	13
男性 / 女性	182/3	22/1	152/8	29/7	102/11	
平均年龄	20~40	25	29.6	23.8	28	
HLA-B27			81.3%	83.3%	71.7%	69%
结膜炎	60(3.3%)	17(74%)	65(40.6%)	14(39%)	66(58%)	10(77%)
葡萄膜炎	21(10.8%)	9(39%)	6(3.8%)	7(19%)	13(12%)	1(7%)
角膜炎	5(2.7%)	8(35%)	1(0.6%)		4(4%)	
巩膜外层炎					1(1%)	

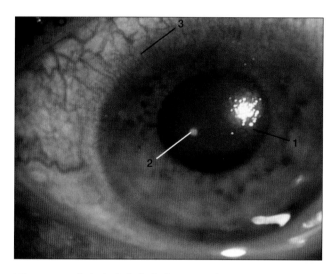

图 103.2　反应性关节炎患者的点状角膜上皮炎(1);浅基质浸润(2);微小血管翳(3)。(引自 Lee et al. Ophthalmology. 1986;93:350~356. Copyright Elsevier 1986.)

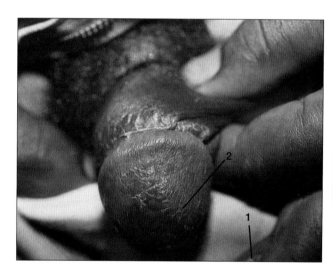

图 103.3　反应性关节炎患者手部的脓溢性皮肤角化病(1)和环形龟头炎(2)。(引自 Courtesy Thomas Darling,MD, Dermatology Division,National Cancer Institute,National Institutes of Health.)

总结

　　HLA-B27 相关性葡萄膜炎是一种相对常见的疾病。当一位患者有首次发作的急性前葡萄膜炎的表现时,必须详细询问病史。如果患者的其他家庭成员罹患 HLA-B27 相关性疾病,或者有某个亲属有这些炎症综合征的某些症状,该患者就必须接受实验室检查,否则,最好等到该患者发生至少 1 次急性前葡萄膜炎复发才可能确诊。而且,应该建议 HLA-B27 阳性患者去找内科医生或者风湿免疫科医生进行全面

的系统的检查。正确的身体姿势可能避免一些强直性脊柱炎的晚期并发症,而合理选用抗生素会预防反应性关节炎的临床表现。应该认真询问患者的结膜炎、尿道炎和腹泻的病史。许多反应性关节炎的患者,所有的症状并非是同时出现的,葡萄膜炎可能会在其他初发临床表现出现 1 个月或更久之后才发生。如果患者出现反应性关节炎,HIV 的可能性大大增加。医生应该在裂隙灯显微镜下仔细寻找结膜炎或巩膜炎的证据,这提示患者有反应性关节炎或特发性肠道疾病的可能性。HLA-B27 相关性葡萄膜炎并不局限于眼前节,不能解释的视力下降可能是由于眼后节受

到累及造成的，而这往往需要更强有力的治疗手段。对所有 HLA-B27 相关性葡萄膜炎患者来说，必须立即进行恰当的治疗。

（原公强　译）

参考文献

1. Chang J, McCluskey P, Wakefield D. Acute anterior uveitis and HLA-B27. *Surv Ophthalmol* 2005;**50**(4):364–88.
2. Rothova A, van Veenedaal WG, Linssen A, et al. Clinical features of acute anterior uveitis. *Am J Ophthalmol* 1987;**103**:137–45.
3. Rothova A, Buitenhuis HJ, Christiaans BJ, et al. Acute anterior uveitis (AAU) and HLA-B27. *Br J Rheumatol* 1983;**22**:144–5.
4. Monnet D, Breban M, Hudry C, et al. Ophthalmic findings and frequency of extraocular manifestations in patients with HLA-B27 uveitis. *Ophthalmology* 2004;**111**(4):802–9.
5. Zeboulon N, Dougados M, Gossec L. Prevalence and characteristics of uveitis in the spondyloarthropathies: a systemic literature review. *Ann Rheum Dis* 2008;**67**(7):955–9.
6. Brewerton DA, Hart FD, Nicholls A, et al. Ankylosing spondylitis and HL-A 27. *Lancet* 1973;**1**:904–7.
7. Calin A. Spondyloarthropathy, undifferentiated spondylarthritis, and overlap. In: Maddison BJ, Isenberg DA, Woo P, et al., editors. *Oxford textbook of rheumatology, vol. 2*. Oxford: Oxford University Press; 1993. p. 666–74.
8. Derhaag PJ. Genetical factors – other than HLA-B27-associated diseases. *Scand J Rheumatol Suppl* 1990;**87**:122–6.
9. Brewerton DA, Caffrey M, Nicholls A, et al. Acute anterior uveitis and HL-A 27. *Lancet* 1973;**302**:994–6.
10. Colmegna I, Cuchacovich R, Espinoza L. HLA-B27-Associated reactive arthritis: Pathogenetic and clinical considerations. *Clin Microbiol Rev* 2004;**17**(2):348–69.
11. Altman DM, Trowsdale J. Major histocompatibility complex structure and function. *Curr Opin Immunol* 1990;**2**:93–8.
12. Murray N, McMichael A. Antigen presentation in virus infection. *Curr Opin Immunol* 1992;**4**:401–7.
13. Wakefield D, Montanaro A, McCluskey P. Acute anterior uveitis and HLA-B27. *Surv Ophthalmol* 1991;**36**:223–32.
14. Madden DR, Gorga JC, Strominger JL, Wiley DC. The structure of HLA-B27 reveals nonamer self-peptides bound in an extended conformation. *Nature* 1991;**353**:321–5.
15. Benjamin R, Parham P. HLA-B27 and diseases: a consequence of inadvertent antigen presentation? *Rheum Dis Clin North Am* 1992;**18**:11–21.
16. Ivanyi P. Immunogenetics of the spondyloarthropathies. *Curr Opin Rheumatol* 1993;**5**:436–45.
17. Kellner H, Yu D. The pathogenetic aspects of spondyloarthropathies from the point of view of HLA-B27. *Rheumatol Int* 1992;**12**:121–7.
18. Suhler EB, Martin TM, Rosenbaum JT. HLA-B27-associated uveitis: overview and current perspectives. *Curr Opin Ophthalmol* 2003;**14**:378–83.
19. Khan MA. Update on spondyloarthropathies. *Ann Intern Med* 2002;**136**:896–907.
20. Chavan H, Samant R, Deshpande A, et al. Correlation of HLA-B27 subtypes with clinical features of ankylosing spondylitis. *Int J Rheum Dis* 2011;**14**(4):369–74.
21. Chang JH, McCluskey PJ, Wakefield D. Acute anterior uveitis and HLA-B27. *Surv Ophthalmol* 2005;**50**:364–88.
22. Taurog JD, Maika SD, Simmons WA, et al. Susceptibility to inflammatory disease in HLA-B27 transgenic rat lines correlates with the level of B27 expression. *J Immunol* 1993;**150**:4168–78.
23. Breban M, Fernández-Sueiro JL, Richardson JA, et al. T cells but not thymic exposure to B27 are required for the inflammatory disease of HLA-B27 transgenic rats. *J Immunol* 1996;**156**(2):794–803.
24. Breban M, Hammer RE, Richardson JA, Taurog JD. Transfer of the inflammatory disease of HLA-B27 transgenic rats by bone marrow engraftment. *J Exp Med* 1993;**178**:1607–16.
25. Taurog JD, Richardson JA, Croft JT, et al. The germfree state prevents development of gut and joint inflammatory disease in HLA-B27 transgenic rats. *J Exp Med* 1994;**180**:2359–64.
26. Levinson R. Immunogenetics of ocular inflammatory disease. *Tissue Antigens* 2007;**69**(2):105–12.
27. Khare S, Luthra H, David C. Spontaneous inflammatory arthritis in HLA-B27 transgenic mice lacking beta 2-microglobulin: a model of human spondyloarthropathies. *J Exp Med* 1995;**182**(4):1153–8.
28. Inman RD, Scofield RH. Etiopathogenesis of ankylosing spondylitis and reactive arthritis. *Curr Opin Rheumatol* 1994;**6**:360–70.
29. Wildner G, Thurau SR. Cross-reactivity between an HLA-B27-derived peptide and a retinal autoantigen peptide: a clue to major histocompat-
ibility complex association with autoimmune disease. *Eur J Immunol* 1994;**4**:2579–85.
30. Wildner G, Diedrichs-Mohring M, Thurau SR. Induction of arthritis and uveitis in Lewis rats by antigenic mimicry of peptides from HLA-B27 and cytokeratin. *Eur J Immunol* 2002;**32**:299–306.
31. Bowness P. HLA B27 in health and disease: a double-edged sword? *Rheumatology (Oxford)* 2002;**41**:857–68.
32. Allen RL, O'Callaghan CA, McMichael AJ, et al. Cutting edge: HLA-B27 can form a novel beta 2-microglobulin-free heavy chain homodimer structure. *J Immunol* 1999;**162**:5045–8.
33. El-Shabrawi Y, Wegscheider B, Weger M, et al. Polymorphism within the Tumor Necrosis Factor-alpha promoter region in patients with HLA-B27 associated uveitis: Association with susceptibility and clinical manifestations. *Ophthalmology* 2006;**113**(4):695–700.
34. Vadot E, et al. Epidemiology of uveitis. Preliminary results of a prospective study in Savoy. In: Saari KM, editor. *Uveitis update*. Amsterdam: Elsevier; 1984. p. 16.
35. Ehlers N, Kissmeyer-Nielsen F, Kjerbye KE, Lamm LU. HLA-B27 in acute and chronic uveitis. *Lancet* 1974;**1**:99.
36. Power WJ, Rodriguez A, Pedroza-Seres M, et al. Outcomes in anterior uveitis associated with the HLA-B27 haplotype. *Ophthalmology* 1998;**105**:1646–51.
37. Mapstone R, Woodrow JC. HLA 27 and acute anterior uveitis. *Br J Ophthalmol* 1975;**59**:270–5.
38. Zervas J, Tsokos G, Papadakis G, et al. HLA-B27 frequency in Greek patients with acute anterior uveitis. *Br J Ophthalmol* 1977;**61**:699–701.
39. Braakenburg A, de Valk H, de Boer J, et al. Human Leukocyte Antigen-B27-associated uveitis: Long-term follow-up and gender differences. *Am J Ophthalmol* 2008;**145**(3):472–9.
40. Bennett PH, Burch TA. New York symposium on population studies in the rheumatic diseases: new diagnostic criteria. *Bull Rheum Dis* 1967;**17**:453–8.
41. Rosenbaum JT. Characterization of uveitis associated with spondyloarthritis. *J Rheumatol* 1989;**16**:792–6.
42. D'Alessandro LP, Forster DJ, Rao NA. Anterior uveitis and hypopyon. *Am J Ophthalmol* 1991;**112**:317–21.
43. Pearce A, Sugar A. Anterior uveitis and hypopyon. *Am J Ophthalmol* 1992;**113**:471–2.
44. Bayen H, Bayen MC, De Curzon HP, et al. Involvement of the posterior eye segment in HLA B27(+) iridocyclitis. Incidence. Value of surgical treatment. *J Fr Ophtalmol* 1988;**11**:561–6.
45. Klemperer I, Yassur Y, David R. Spontaneous hyphema: an unusual complication of uveitis associated with ankylosing spondylitis. *Ann Ophthalmol* 1992;**24**:177–9.
46. Rodriguez A, Akova YA, Pedroza-Seres M, Foster CS. Posterior segment ocular manifestations in patients with HLA-B27-associated uveitis. *Ophthalmology* 1994;**101**:1267–74.
47. Saari KM, Laitinen O, Leirisalo M, Saari R. Ocular inflammation associated with Yersinia infection. *Am J Ophthalmol* 1980;**89**:84–95.
48. Dodds EM, Lowder CY, Meisler DM. Posterior segment inflammation in HLA-B27+ acute anterior uveitis: clinical characteristics. *Ocul Immunol Inflamm* 2000;**8**:73–5.
49. Belmont JB, Michelson JB. Vitrectomy in uveitis associated with ankylosing spondylitis. *Am J Ophthalmol* 1982;**94**:300–4.
50. Rothova A, et al. HLA B27 associated uveitis. A distinct clinical entity? In: Saari KM, editor. *Uveitis update*. Amsterdam: Elsevier; 1984. p. 91–5.
51. Uy HS, Christen WG, Foster CS. HLA-B27-associated uveitis and cystoid macular edema. *Ocul Immunol Inflamm* 2001;**9**:177–83.
52. Pach JM, Herman DC, Garrity JA, Kalina PH. Disk neovascularization in chronic anterior uveitis. *Am J Ophthalmol* 1991;**111**:241–4.
53. Diamond JG, Kaplan HJ. Uveitis: effect of vitrectomy combined with lensectomy. *Ophthalmology* 1978;**86**:1320–9.
54. Guignard S, Gossec L, Salliot C, et al. Efficacy of Tumor Necrosis Factor blockers in reducing uveitis flares in patients with spondylarthropathy: a retrospective study. *Ann Rheum Dis* 2006;**65**(12):1631–4.
55. Diestelhorst M, Kwon K, Suverkrup R. Dose uniformity of ophthalmic suspensions. *J Cataract Refract Surg* 1998;**24**(5):672–7.
56. Smith RE, Nozik RA. *Uveitis. A clinical approach to diagnosis and management*. 2nd ed. Baltimore: William & Wilkins; 1989. p. 63–6.
57. Wakefield D. Methylprednisolone pulse therapy in severe anterior uveitis. *Aust N Z J Ophthalmol* 1985;**13**:411–15.
58. Mochizuki M, de Smet MD. Use of immunosuppressive agents in ocular diseases. *Prog Retin Eye Res* 1994;**13**:479–506.
59. de Smet MD, Nussenblatt RB. Clinical use of cyclosporine in ocular disease. *Int Ophthalmol Clin* 1993;**33**:31–45.
60. Dugel PU, Rao NA, Ozler S, et al. Pars plana vitrectomy for intraocular inflammation-related cystoid macular edema. A preliminary study. *Ophthalmology* 1992;**99**:1535–41.
61. Antcliff RJ, Spalton DJ, Stanford MR, et al. Intravitreal triamcinolone for uveitic cystoid macular edema: an optical coherence tomography study. *Ophthalmology* 2001;**108**:765–72.
62. Young S, Larkin G, Branley M, et al. Safety and efficacy of intravitreal triamcinolone for cystoid macular oedema in uveitis. *Clin Experiment*

Ophthalmol 2001;**29**:2–6.

63. Jaffe GJ, Ben-Nun J, Guo H, et al. Fluocinolone acetonide sustained drug delivery device to treat severe uveitis. *Ophthalmology* 2000;**107**: 2024–33.

64. Callanan DG, Jaffe GJ, Martin DF, et al. Treatment of posterior uveitis with a fluocinolone acetonide implant; three-year clinical trial results. *Arch Ophthalmol* 2008;**1226**:1191–201.

65. Munoz-Fernandez S, Hidalgo V, Fernández-Melón J, et al. Sulfasalazine reduces the number of flares of acute anterior uveitis over a one-year period. *J Rheumatol* 2003;**30**:1277–9.

66. Benitez-Del Castillo JM, Garcia-Sanchez J, Iradier T, Bañares A. Sulfasalazine in the prevention of anterior uveitis associated with ankylosing spondylitis. *Eye* 2000;**14**:340–3.

67. Neri P, Zucchi M, Allegri P, et al. Adalimumab (Humira™): a promising monoclonal anti-Tumor Necrosis Factor alpha in ophthalmology. *Int Ophthalmol* 2011;**31**(2):165–73.

68. Galor A, Perez V, Hammel J, et al. Differential effectiveness of etanercept and infliximab in the treatment of ocular inflammation. *Ophthalmology* 2006;**113**(12):2317–23.

69. Levy-Clark G, Jabs D, Read R, et al. Expert panel recommendations for the use of anti-Tumor Necrosis Factor biologic agents in patients with ocular inflammatory disorders. *Ophthalmology* 2014;**121**(3):785–96.

70. Guignard S, Gossec L, Salliot C, et al. Efficacy of Tumor Necrosis Factor blockers in reducing uveitis flares in patients with spondylarthropathy: a retrospective study. *Ann Rheum Dis* 2006;**65**(12):1631–4.

71. Lim L, Fraunfelder F, Rosenbaum J. Do Tumor Necrosis Factor inhibitors cause uveitis?: A registry-based study. *Arthritis Rheum* 2007;**56**(10): 3248–52.

72. Thurau SR, Diedrichs-Mohring M, Fricke H, et al. Oral tolerance with an HLA-peptide mimicking retinal autoantigen as a treatment of autoimmune uveitis. *Immunol Lett* 1999;**68**:205–12.

73. Sampaio-Barros P, Conde R, Bonfiglioli R, et al. Characterization and outcome of uveitis in 350 patients with spondyloarthropathies. *Rheumatol Int* 2006;**26**(12):1143–6.

74. Gottlieb A, Korman NJ, Gordon KB, et al. Guidelines of care for the management of psoriasis and psoriatic arthritis Section 2. Psoriatic arthritis: overview and guidelines of care for treatment with an emphasis on the biologics. *J Am Acad Dermatol* 2008;**58**:851–64.

75. Tehranzadeh J, Ter-Oganesyan RR, Steinbach LS. Musculoskeletal disorders associated with HIV infection and AIDS. Part II: Non-infectious musculoskeletal conditions. *Skeletal Radiol* 2004;**33**:311–20.

76. Durrani K, Foster CS. Psoriatic uveitis: a distinct clinical entity? *Am J Ophthalmol* 2005;**139**:106–11.

77. Queiro R, Torre J, Belzunegui J, et al. Clinical features and predictive factors in psoriatic arthritis-related uveitis. *Semin Arthritis Rheum* 2002;**31**(4):264–70.

78. Salmon JF, Wright JP, Murray AD. Ocular inflammation in Crohn's disease. *Ophthalmology* 1991;**98**:480–4.

79. Greenstein AJ, Janowitz HD, Sachar DB. The extra-intestinal complications in Crohn's disease and ulcerative colitis. *Medicine* 1976;**55**: 401–12.

80. Hofley P, Roarty J, McGinnity G, et al. Asymptomatic uveitis in children with chronic inflammatory bowel diseases. *J Pediatr Gastroenterol Nutr* 1993;**17**:397–400.

81. Rychwalski PJ, Cruz OA, Alanis-Lambreton G, et al. Asymptomatic uveitis in young people with inflammatory bowel disease. *J AAPOS* 1997;**1**:111–14.

82. Verbraak FD, Schreinemachers MC, Tiller A, et al. Prevalence of subclinical anterior uveitis in adult patients with inflammatory bowel disease. *Br J Ophthalmol* 2001;**85**:219–21.

83. Macoul KL. Ocular changes in granulomatous ileocolitis. *Arch Ophthalmol* 1970;**84**:95–7.

84. Ruby AJ, Jampol LM. Crohn's disease and retinal vascular disease. *Am J Ophthalmol* 1990;**110**:349–53.

85. Reiter H. Ueber eine bisher unerkannte Spirocheteninfektion (Spirochaetosis arthrititca). *Dtsch Med Wochenschr* 1916;**42**:1535–6.

86. Sairanen E, Paronen I, Mähönen H. Reiter's syndrome: a follow-up study. *Acta Med Scand* 1969;**185**:57–63.

87. Inman RD, Johnston ME, Hodge M, et al. Postdysenteric reactive arthritis. *Arthritis Rheum* 1988;**31**:1377–83.

88. Keat A. Reiter's syndrome and reactive arthritis in perspective. *N Engl J Med* 1983;**309**:1606–13.

89. Paronen I. Reiter's disease: A study of 344 cases observed in Finland. *Acta Med Scand Suppl* 1948;**212**:1.

90. Csonka GW. The course of Reiter's syndrome. *Br Med J* 1958;**1**: 1088–90.

91. Lee DA, Barker SM, Su WP, et al. The clinical diagnosis of Reiter's syndrome. Ophthalmic and nonophthalmic aspects. *Ophthalmology* 1986; **93**:350–6.

92. Wiggens RE, Steinkuller PG, Hamill MB. Reiter's keratoconjunctivitis. *Arch Ophthalmol* 1990;**108**:280–1.

93. Selmi C, Gershwin M. Diagnosis and classification of reactive arthritis. *Autoimmun Rev* 2014;**13**(4–5):546–9.

94. Leirisalo M, Skylv G, Kousa M, et al. Follow-up study on patients with Reiter's disease and reactive arthritis, with special reference to HLA-B27. *Arthritis Rheum* 1982;**25**:249–59.

95. Fan PT, Yu DTY. Reiter's syndrome. In: Kelley WN, Harris ED Jr., Ruddy S, et al., editors. *Textbook of rheumatology*. Philadelphia: WB Saunders; 1993. p. 973.

96. Brewerton DA, Caffrey M, Nicholls A, et al. HL-A 27 and arthropathies associated with ulcerative colitis and psoriasis. *Lancet* 1974;**1**:956–8.

97. Arnett FC, McClusky OE, Schacter BZ, Lordon RE. Incomplete Reiter's syndrome: discriminating features and HL-A W27 in diagnosis. *Ann Intern Med* 1976;**84**:8–12.

98. Kaye BR. Rheumatologic manifestations of infection with human immunodeficiency virus (HIV). *Ann Intern Med* 1989;**111**:158–67.

99. Winchester R, Bernstein DH, Fischer HD, et al. The co-occurence of Reiter's syndrome and acquired immunodeficiency. *Arch Intern Med* 1987;**106**:19–26.

100. Hopkins DJ, Horan E, Burton IL, et al. Ocular disorders in a series of 332 patients with Crohn's disease. *Br J Ophthalmol* 1974;**58**:732–7.

101. Korelitz BI, Coles RS. Uveitis (iritis) associated with ulcerative and granulomatous colitis. *Gastroenterology* 1967;**52**:78–82.

102. Wright V. Wathinson G: The arthritis of ulcerative colitis. *Br Med J* 1965;**2**:670–5.

103. Ostler BH, Dawson CR, Schachter J, Engleman EP. Reiter's syndrome. *Am J Ophthalmol* 1971;**71**:986–91.

104. Prakash S, Mehra NK, Bhargava S, Malaviya AN. Reiter's disease in northern India. A clinical and immunogenetic study. *Rheumatol Int* 1983;**3**:101–4.

第 104 章

结节病

Miriam T. Schteingart, Howard H. Tessler

关键概念

- 结节病 (sarcoidosis) 是一种多系统受累的慢性炎症性疾病，常累及眼部。
- 葡萄膜炎是最常见的眼部表现，通常为急性或慢性、前节或后节的肉芽肿性炎症。
- 常累及眼睑、泪腺、眼眶、角膜、结膜甚至视神经。
- 结节病诊断主要通过检测血清血管紧张素转换酶或溶菌酶水平升高、胸部 X 线片双侧肺门淋巴结肿大以及镓扫描和 PET 检查异常，并通过组织活检证实。
- 慢性眼部炎症可导致白内障、黄斑水肿、青光眼和永久性的视力损失。
- 眼结节病的治疗主要使用局部、球周以及全身糖皮质激素，必要时可加用全身免疫抑制剂。

本章纲要

眼部表现
诊断
病程和治疗

结节病是一种多系统慢性炎症性疾病，受累组织表现为非干酪样肉芽肿性炎。这一疾病发病的确切原因尚不明确。被认为是由于遗传易感人群暴露于某种特定抗原后，触发了强烈的细胞免疫反应所引起的一种疾病[1]。持续的抗原刺激和 / 或免疫应答紊乱[2]以及暴露于感染和环境中的多种抗原所导致的免疫紊乱均可导致这一慢性疾病。大量结节病患者组织中可检测出分枝杆菌 DNA 和蛋白抗原[3,4]。痤疮丙酸杆菌也是这一疾病可能的诱发因素。多种有机物及无机物被报道与这一疾病相关[5]。特定的人白细胞抗原 (human leukocyte antigen, HLA) 基因，特别是 HLA-DRB1 变异体，与这一疾病的易感性、严重程度和临床病程相关。这些基因均具有调节抗原提呈和

消除以及 T 细胞免疫应答的作用[6,7]。

根据不同的人口基数，结节病的患病率在 10/100 000~200/100 000[8,9]。女性患者较男性患者多，发病年龄一般为 20~40 岁。发病的第二高峰为 45~65 岁，大部分为女性[10,11]。结节病也可见于幼儿。在美国这一疾病在非洲裔美国人的发病率较加索人种高，但任何种族均可见发病。

结节病可以影响全身任何部位，因此具有不同的临床表现。肺部受累是这一疾病最常见类型，通常表现为双侧肺门淋巴结病变伴或不伴肺实质受累[9]。累及眼部的病变是第二常见类型，可见于 50% 以上患者[12]。皮肤病变可发生于 1/3 以上的患者。心脏、关节、中枢神经系统、肝脏和内分泌腺均可受累[9]。

在这一疾病的任何阶段眼部均可受累。眼部症状可表现为患者主诉或因其他部位结节病进行检查的无症状患者。近一半眼部受累的患者均无临床症状，特别是结节病发病早期[13]。

眼部表现

眼睑

眼睑皮肤表面及内外眦角处可见小粟粒状或大的结节，通常为无痛性结节，较少出现溃疡[14]，偶尔会表现为丘疹或者疣。更为罕见的表现为眼睑皮肤狼疮样紫色结节或斑疹样病灶，常导致瘢痕形成及纤维化[9]。

泪腺

近 7% 的结节病患者以及 25% 以上眼结节病患者会出现泪腺受累[15,16]。通常为双侧受累，也可为单侧受累[17]。表现为肉眼可见的泪腺增大，或通过触诊发现。泪腺组织功能丧失导致角结膜干燥症，当唾液

腺也受累时,临床表现类似典型的 Sjögren 综合征[18]。根据腺体纤维化程度不同,泪腺功能降低可通过全身疾病的缓解而减轻,也可表现为永久性的功能降低。

泪道

泪道罕见受累,通常合并上呼吸道受累[20]。泪道狭窄继发于鼻泪管肉芽肿性炎症,可导致泪溢及急性或慢性泪囊炎[19]。也可因肉芽肿性炎症直接累及泪囊而导致泪囊炎[20]。

眼眶

除泪腺外,眼眶受累并不常见,仅见于 1% 的眼结节病患者。眼眶肉芽肿性炎可发生单侧或双侧眼球突出[17,21]。眼外肌受累罕见,可表现为无症状或眼肌麻痹。CT 或 MRI 检查可见肌肉及肌腱弥漫性增粗。需与甲状腺眼病、眼眶炎性假瘤、淋巴瘤、肿瘤和旋毛虫病相鉴别。

结膜

据报道,4%~13% 的结节病患者[15,19]以及 17%~20% 的眼结节病患者[12,15,16,19]可出现结膜受累。25%以上结节病性葡萄膜炎患者可导致结膜改变[19]。最常见的结膜病灶是肉芽肿。据报道,少至 4%,多至 17% 的眼结节病患者可出现肉眼可见的结膜肉芽肿。肉芽肿为小圆形或椭圆形,棕黄色或红色结节,周围可环以红斑或水肿。结节大小不一,可呈针尖大小或几毫米大小,最常见于下方的睑结膜和穹隆部。这些结节常孤立存在,可发生于单侧或双侧结膜[19]。大部分患者结膜受累无症状,辨别结膜肉芽肿比较困难,这些结节常较小,如果不熟悉结膜肉芽肿表现易漏诊,并且与正常结膜淋巴滤泡难以区分。

少数结膜结节病还可表现为累及上方和/或下方睑结膜的慢性滤泡性结膜炎[23,24]。某些病例中可出现结膜瘢痕和睑球粘连[25,26]。

角膜

带状角膜病变是结节病最常见的角膜病变,通常与血钙水平升高相关,但是也偶见于血钙水平正常的患者[17,19]。角膜病变也可表现为钱币状角膜炎(图 104.1)由圆形白色基质混浊组成,边界模糊,间隔以透明区域。常双眼受累,双眼均可见多发病灶。基质混浊可发生于角膜基质的任何层次,但在同一患者,基质混浊仅存在于相同基质平面。通常患者无症状[8,27]。钱币状角膜炎还可见于结核、单纯疱疹、带状疱疹、梅

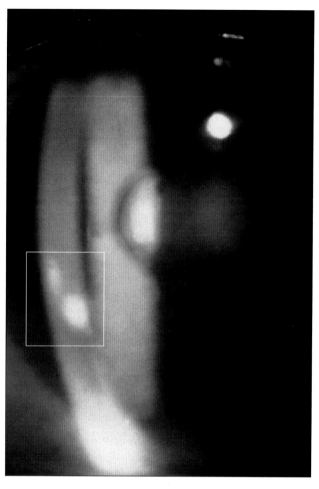

图 104.1 钱币状角膜炎。这些混浊(框内)存在于角膜基质的同一平面

毒和盘尾丝虫病感染。角膜病变也可表现为下方角膜后弹力层与内皮层增厚与混浊(图 104.2)。增厚区域可见角膜深基质新生血管,但表层基质通常透明[27]。这提示基质混浊是由于内皮细胞纤维化所致,可能继发于角膜后沉积物及慢性炎症的刺激。存在下方角膜混浊合并慢性虹膜睫状体炎的患者应该考虑结节病的可能。

虹膜

11% 以上眼结节病患者可见虹膜结节[17],接近 25% 的患者出现前部结节病性葡萄膜炎[12]。结节可见于瞳孔缘(Koeppe 结节)或者虹膜基质(Busacca 结节)。结节呈灰黄色或灰红色,表面可见扩张的血管。虽然结节通常较小,但出现较大结节时可被误诊为虹膜肿瘤。大的虹膜结节可导致局部的晶状体混浊[28]。虹膜结节的鉴别诊断包括无色素性黑色素瘤、转移瘤包括白血病和淋巴瘤、结核结节、异物肉芽肿和幼年性黄肉芽肿病。

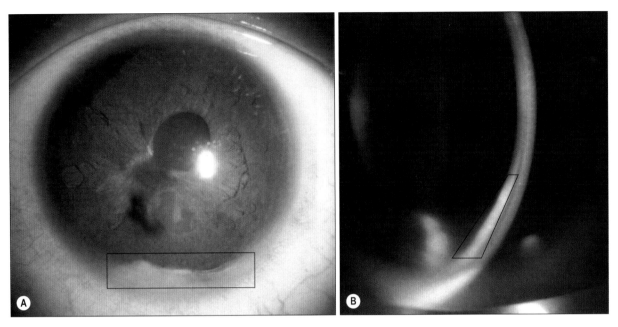

图 104.2 结节病性葡萄膜炎患者角膜内皮及后弹力层混浊（框内）。深基质内存在细小新生血管，在此处不可见

前葡萄膜炎

葡萄膜炎是结节病的最常见眼部表现，可见于 2/3 以上眼结节病患者[16,29]。在所有结节病患者中有 7% 的患者发生葡萄膜炎，是导致葡萄膜炎最常见的全身疾病[30]。结节病性葡萄膜炎可表现为急性或慢性、肉芽肿性或非肉芽肿性、双眼发病或单眼发病。急性虹膜睫状体炎表现为突发性眼红、眼痛、畏光和视力下降。眼科检查前房可见细胞和房水闪辉，以及细小的角膜后沉积物（keratic precipitates，KP）。急性虹膜睫状体炎常单眼发病，出现于全身疾病的发病初期，对治疗的反应良好，通常为单次发病，也可反复发作[16]。慢性虹膜睫状体炎较急性虹膜睫状体炎更常见，发病隐匿，倾向于发生在年龄稍大的人群中[16]。特征为肉芽肿性炎、羊脂状 KP、虹膜结节和虹膜粘连（图 104.3）。房角镜检查可见小梁网处的结节病灶和帐篷样的虹膜周边前粘连[29]。慢性虹膜睫状体炎治疗较急性虹膜睫状体炎困难，更易发生并发症，预后较差。葡萄膜炎的病程似乎与全身疾病无关。尽管临床表现与影像学证据证明肺部病变缓解，葡萄膜炎仍可持续存在或复发[12]。多种经典的结节病综合征与葡萄膜炎相关。löfgren 综合征表现为结节性红斑、双侧肺门淋巴结肿大、发热和急性虹膜睫状体炎，常发生于结节病发病初期，预后良好，可在数周内缓解[12]。Heefordt 综合征（葡萄膜腮腺炎）表现为葡萄膜炎、腮腺炎、发热和面神经或其他脑神经麻痹。

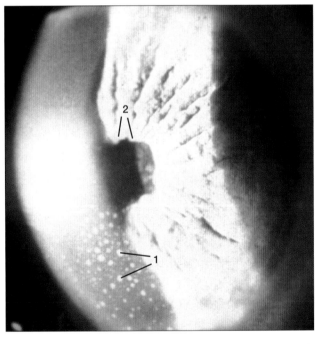

图 104.3 肉芽肿性葡萄膜炎，羊脂状 KP（1）和瞳孔缘 Koeppe 结节（2）

后葡萄膜炎

25% 的眼结节病患者可出现眼后节病变。虽然可合并前葡萄膜炎，但是单独后节受累可占结节病性葡萄膜炎患者的 20%[31]。后葡萄膜炎好发于老年女性的白人[32]。玻璃体常受累。除表现为玻璃体细胞

外,还可出现下方玻璃体内"雪球样"(灰白色结节)病变,位于视网膜前。视网膜静脉周围炎是最常见的眼底改变(图 104.4)[8]。静脉周围可出现较薄的静脉鞘,或灰白色渗出包裹静脉形成蜡滴样改变。血管通透性增加可导致视网膜出血和视网膜或黄斑水肿。黄斑囊样水肿(cystoid macular edema,CME)是慢性眼内炎症性疾病患者常见的临床表现,但在结节病慢性葡萄膜炎患者中并不比其他慢性葡萄膜炎患者更为常见[19]。黄斑囊样水肿常导致结节病性葡萄膜炎患者视力下降,并且较玻璃体混浊导致的视力下降更为常见。视网膜炎症常导致视网膜色素上皮层病变,形成局灶性的色素上皮增生与萎缩,主要位于下方赤道部。周边部毛细血管闭锁可导致新生血管生长。5% 的眼结节病患者可发生脉络膜肉芽肿,表现为灰黄色或白色病灶,小至 0.5DD 或大至 4DD 大小。可孤立存在,也可多发[33]。大的肉芽肿可导致渗出性视网膜脱离,常被误诊为脉络膜转移瘤或脉络膜黑色素瘤[34,35]。多灶性脉络膜炎可导致圆形凿孔样病灶,常见于下方视网膜[32]。

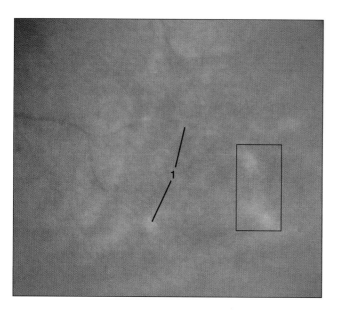

图 104.4　肉芽肿性视网膜静脉周围炎(1)。这种表现被称为"蜡滴样改变"(框内)

视神经

视神经受累并不常见。可表现为四种类型的视神经病变:①继发于严重眼内炎症的视盘水肿;②中枢神经系统受累导致颅内压升高造成的视乳头水肿;③球后视神经炎;④非干酪样肉芽肿浸润视神经。发生于视乳头的肉芽肿表现为黄色肿物周围组织水肿[36]。神经眼科病变表现为脑神经病变、Horner 综合征、瞳孔强直和肉芽肿侵犯视束。

诊断

结节病的诊断需要通过多种临床表现排除其他肉芽肿性疾病,以及有受累组织非干酪样肉芽肿病史进行排除诊断[38]。当只有眼部病变发生、但缺少全身疾病证据时,眼科医生将更加缺乏结节病的诊断依据。这一诊断虽不会改变患者现有的治疗方案,但却对了解患者其他组织可能发生的疾病有所帮助。

当患者的临床表现可疑结节病时,可进行多种实验室检查以支持诊断。60%~90% 活动性结节病患者血清中血管紧张素转化酶(angiotensin-converting enzyme,ACE)水平升高[13]。ACE 是由肉芽肿中的上皮细胞产生,血清中的 ACE 水平可反映体内肉芽肿组织的总含量。眼结节病患者虽血清 ACE 水平未见升高,但可出现泪液及房水中 ACE 水平升高[39-41]。虽然 ACE 水平升高有助于结节病的确诊,但在疾病初发期或只有少量肉芽肿增生或相对安静的疾病状态时 ACE 水平通常为正常[42]。而且 ACE 基因等位基因多态性可影响基线血清 ACE 水平,从而影响这一检测的敏感性。全身或局部使用糖皮质激素可导致 ACE 水平显著下降[13]。溶菌酶也是由上皮细胞产生,在活动性结节病患者血清中溶菌酶水平可升高。虽然大多数患者血清溶菌酶和 ACE 水平同时升高,但是少数患者仅表现为溶菌酶水平升高[13]。血清溶菌酶和 ACE 水平同时升高对于结节病诊断的参考意义较单一指标升高更大[44]。血清溶菌酶和 ACE 升高不具特异性,在多种疾病状态下均可出现这些酶水平升高,如麻风病、分枝杆菌感染和组织胞浆菌病[45]。

结节病患者中 75% 胸部 X 线片可见双侧肺门淋巴结肿大[46]。虽然胸部 X 线片双侧肺门淋巴结肿大有助于确诊,但缺乏这一体征并不能排除结节病的可能。因为眼部病变可早于胸部 X 线片检查出现阳性结果,最长可达 9 年;或全身疾病经 X 线片检查证实缓解后眼部病变仍可持续数年。传统的或高分辨率 CT 检查可发现 X 线片检查中不能显示的纵隔和肺门淋巴结肿大[32]。镓扫描也可应用于结节病的诊断中,表现为肺、腮腺和泪腺镓吸收增加[47]。最近,[18]F- 脱氧葡萄糖正电子发射计算机体层摄影(position emission tomography,PET)检查成为评估结节病活动性的首先核影像技术,这一技术较镓扫描更加敏感、安全和快捷。在 ACE 水平和胸部 X 线片正常的患者中，PET 检查结果仍可能为阳性[48,49]。

结节病的确诊还需组织学证实。但当存在较强的结节病临床证据时，例如当同时存在葡萄膜炎和双侧肺门淋巴结肿大，足以证实结节病的存在，则不必进行活组织检查[46]。

如需病理学检查，任一临床受累组织均可进行活检。最常见的活检部位包括皮肤、唾液腺、肺和纵隔淋巴结。文献中对于结膜活检的意义仍存较大争议。局部麻醉下进行结膜活检，操作简单创伤小。结膜活检的效率，主要依赖于活检的技术。一般来说，对可疑病灶（结膜肉芽肿）进行活检较盲检阳性率高（20%~50% 对 6%~30%）[50-52]。据报道，双侧结膜多部位组织活检可增加检出率，阳性率可达 55%[53]。当临床发现泪腺组织受累时，也可行经结膜泪腺活检，阳性率可高达 60%。尽管风险较低，但这一检查有损伤泪腺导管造成干眼的风险。如遇到难治性后葡萄膜炎，也可行脉络膜视网膜活检以明确诊断[54]。

综上所述，根据临床表现疑诊为结节病的患者，还应进行血清 ACE 和溶菌酶水平检测，并进行胸部 X 线片和 PET 扫描。如果上述检查结果为阳性，还应对临床可见受累组织以及易受累组织进行活检，包括结膜和泪腺。如果活检结果为阴性，仍高度怀疑结节病，应考虑侵入性更高的检查，如经支气管肺活检[13]。

病程和治疗

眼结节病可表现为预后较好的急性单相型病程，但慢性或复发性病程更为常见，可持续数年[55]。患有慢性葡萄膜炎的患者易出现白内障、青光眼、黄斑水肿、新生血管生成和低眼压等并发症。继发青光眼或病变累及后极部的患者预后特别差[15,56]。据报道，13%~20% 的慢性结节病性葡萄膜炎患者可出现视力严重下降[45,57]。更积极的治疗并尽早将严重病例推荐给葡萄膜炎病专家可显著降低视力下降的风险[45,58]。

眼结节病治疗主要以局部、球周或全身糖皮质激素为主，常需长期治疗。如果患者对糖皮质激素治疗反应不良或不能耐受，需加用免疫抑制剂。氨甲蝶呤对于全身[59,60]及眼[56]结节病的治疗有效并相对安全，许多患者可减少糖皮质激素的用量或停用。硫唑嘌呤、苯丁酸氮芥和环磷酰胺也对某些难治性结节病患者有效[59,61]。肿瘤坏死因子抑制剂英夫利昔和阿达木单抗对于结节病造成的眼内炎症有效。但依那西普则未显示有效，而且在罕见病例中与结节病的发

作相关[63,64]。在葡萄膜炎控制稳定至少 3 个月以上的患者，可以行白内障摘除联合人工晶状体植入术。术后口服以及局部频繁使用糖皮质激素，延长局部非甾体类抗炎药使用时间，以减少术后炎症的风险。炎症加重、黄斑囊样水肿和后囊混浊是常见的术后并发症[65]。

（原公强 译）

参考文献

1. Newman LS, Rose CS, Maier LA. Sarcoidosis. *N Engl J Med* 1997;**336**: 1224–34.
2. Moller DR. Etiology of sarcoidosis. *Clin Chest Med* 1997;**18**:695–706.
3. Drake WP, Newman LS. Mycobacterial antigens may be important in sarcoidosis pathogenesis. *Curr Opin Pulm Med* 2006;**12**:359–63.
4. Chen ES, Moller DR. Etiologic role of infectious agens. *Semin Respir Crit Care Med* 2014;**35**:285–95.
5. Margolis R, Lowder CY. Sarcoidosis. *Curr Opin Ophthalmol* 2007;**18**: 470–5.
6. Grunewald J. Genetics of sarcoidosis. *Curr Opin Pulm Med* 2008;**14**: 434–9.
7. Muller-Quernheim J, Schurmann M, Hofmann S, et al. Genetics of sarcoidosis. *Clin Chest Med* 2008;**29**:391–414.
8. Mayers M. Ocular sarcoidosis. *Int Ophthalmol Clin* 1990;**30**:257–63.
9. Kerdel FA, Moschella SL. Sarcoidosis: an updated review. *J Am Acad Dermatol* 1984;**11**:1–19.
10. Hoover DL, Khan JA, Giangiacomo J. Pediatric ocular sarcoidosis. *Surv Ophthalmol* 1986;**30**:215–28.
11. Hershey JM, Pulido JS, Folberg R, et al. Non-caseating conjunctival granulomas in patients with multifocal choroiditis and panuveitis. *Ophthalmology* 1994;**101**:596–601.
12. Crick RP, Hoyle C, Smellie H. The eyes in sarcoidosis. *Br J Ophthalmol* 1961;**45**:461–81.
13. Weinreb RN, Tessler H. Laboratory diagnosis of ophthalmic sarcoidosis. *Surv Ophthalmol* 1984;**28**:653–64.
14. Brownstein S, Liszauer AD, Carey WD, Nicolle DA. Sarcoidosis of the eyelid skin. *Can J Ophthalmol* 1990;**25**:256–9.
15. Jabs DA, Johns CJ. Ocular involvement in chronic sarcoidosis. *Am J Ophthalmol* 1986;**102**:297–301.
16. James DG. Ocular sarcoidosis. *Ann N Y Acad Sci* 1986;**465**:551.
17. Obenauf CD, Shaw HE, Sydnor CF, Klintworth GK. Sarcoidosis and its ophthalmic manifestations. *Am J Ophthalmol* 1978;**86**:648–55.
18. Melsom RD, Speight PM, Ryan J, Perry JD. Sarcoidosis in a patient presenting with clinical and histological features of primary Sjögren's syndrome. *Ann Rheum Dis* 1988;**47**:166–8.
19. Karma A. Ophthalmic changes in sarcoidosis. *Acta Ophthalmol Suppl (Copenh)* 1979;**141**:1–94.
20. Harris GJ, Williams GA, Clarke GP. Sarcoidosis of the lacrimal sac. *Arch Ophthalmol* 1981;**99**:1198–201.
21. Imes RK, Reifschneider JS, O'Connor LE. Systemic sarcoidosis presenting initially with bilateral orbital and upper lid masses. *Ann Ophthalmol* 1988;**20**:466–7, and 468.
22. Cornblath WT, Elner V, Rolfe M. Extraocular muscle involvement in sarcoidosis. *Ophthalmology* 1993;**100**:501–5.
23. Bastiaensen LAK, Verpalen MC, Pijpers PM, Sprong AC. Conjunctival sarcoidosis. *Doc Ophthalmol* 1985;**59**:5–9.
24. Dios E, Saornil MA, Herreras JM. Conjunctival biopsy in the diagnosis of ocular sarcoidosis. *Ocular Immunol Inflamm* 2001;**9**:59–64.
25. Geggel HS, Mensher JH. Cicatricial conjunctivitis in sarcoidosis: recognition and treatment. *Ann Ophthalmol* 1989;**21**:92–4.
26. Flach A. Symblepharon in sarcoidosis. *Am J Ophthalmol* 1978;**85**: 210–14.
27. Lucchese N, Tessler H. Keratitis associated with chronic iridocyclitis. *Am J Ophthalmol* 1981;**92**:717–21.
28. Mader TH, Chismire KJ, Cornell FM. The treatment of an enlarged sarcoid iris nodule with injectable corticosteroids. *Am J Ophthalmol* 1988;**106**: 365–6.
29. Ohara K, Okubo A, Sasaki H, Kamata K. Intraocular manifestations of systemic sarcoidosis. *Jpn J Ophthalmol* 1992;**36**:452–7.
30. Rothova A, Buitenhuis HJ, Meenken C, et al. Uveitis and systemic disease. *Br J Ophthalmol* 1992;**76**:137–41.
31. Spalton DJ, Sanders MD. Fundus changes in histologically confirmed sarcoidosis. *Br J Ophthalmol* 1981;**65**:348–58.
32. Rothova A. Ocular involvement in sarcoidosis. *Br J Ophthalmol* 2000;**84**: 110–16.
33. Desai UR, Tawansky KA, Joondeph BC, et al. Choroidal granulomas in systemic sarcoidosis. *Retina* 2001;**21**:40–7.
34. Campo RV, Aaberg TM. Choroidal granuloma in sarcoidosis. *Am J Ophthalmol* 1984;**97**:419–27.
35. Tingey DP, Gonder JR. Ocular sarcoidosis presenting as a solitary choroi-

dal mass. *Can J Ophthalmol* 1992;**27**:25–9.

36. Beardsley TL, Brown SV, Sydnor CF, et al. Eleven cases of sarcoidosis of the optic nerve. *Am J Ophthalmol* 1984;**97**:62–77.

37. Koczman JJ, Rouleau J, Gaunt M, et al. Neuro-ophthalmic sarcoidosis: The University of Iowa Experience. *Seminars Ophthalmol* 2008;**23**: 157–68.

38. Johns CJ, Michele TM. The clinical management of sarcoidosis: a 50 year experience at Johns Hopkins Hospital. *Medicine (Baltimore)* 1999;**78**: 65–111.

39. Sharma OP, Vita JB. Determination of angiotensin-converting enzyme activity in tears: a non-invasive test for evaluation of ocular sarcoidosis. *Arch Ophthalmol* 1983;**101**:559–61.

40. Immonen I, Friberg K, Sorsila R, Fyhrquist F. Concentration of angiotensin-converting enzyme in tears of patients with sarcoidosis. *Acta Ophthalmol (Copenh)* 1987;**65**:27–9.

41. Weinreb RN, Sandman R, Ryder MI, Friberg TR. Angiotensin-converting enzyme activity in human aqueous humor. *Arch Ophthalmol* 1985; **103**:34–6.

42. Krzystolik M, Power WJ, Foster CS. Diagnostic and therapeutic challenges of sarcoidosis. *Int Ophthalmol Clin* 1998;**38**:61–76.

43. Costabel U, Ohshimo S, Guzman J. Diagnosis of sarcoidosis. *Curr Opin Pulm Med* 2008;**14**:455–61.

44. Baarsma GS, La Hey E, Glasius E, et al. The predictive value of serum angiotensin converting enzyme and lysozyme levels in the diagnosis of ocular sarcoidosis. *Am J Ophthalmol* 1987;**104**:211–17.

45. Stavrou P, Linton S, Young DW, et al. Clinical diagnosis of ocular sarcoidosis. *Eye* 1997;**11**:365–70.

46. Winterbauer RH, Belic N, Moores KD. A clinical interpretation of bilateral hilar adenopathy. *Ann Intern Med* 1973;**78**:65–71.

47. Karma A, Poukkula AA, Ruokonen AO. Assessment of activity of ocular sarcoidosis by gallium scanning. *Br J Ophthalmol* 1987;**71**:361–7.

48. Adams H, Keijsers RG, Korenromp IH, et al. FDG PET for gauging of sarcoid disease activity. *Semin Respir Crit Care Med* 2014;**35**:352–61.

49. Jamilloux Y, Kodjikian L, Broussolle C, et al. Sarcoidosis and uveitis. *Autoimmun Rev* 2014;**13**:840–9.

50. Khan F, Wessely Z, Chazin SR, Seriff NS. Conjunctival biopsy in sarcoidosis: a simple, safe, and specific diagnostic procedure. *Ann Ophthalmol* 1977;**9**:671–6.

51. Spaide RF, Ward DL. Conjunctival biopsy in the diagnosis of sarcoidosis. *Br J Ophthalmol* 1990;**74**:469–71.

52. Elliott JH. Conjunctival biopsy as an aid in the evaluation of the patient with suspected sarcoidosis, discussion. *Ophthalmology* 1980;**87**:289–91.

53. Nichols CW, Eagle RC Jr, Yanoff M, Menocal NG. Conjunctival biopsy as an aid in the evaluation of the patient with suspected sarcoidosis. *Ophthalmology* 1980;**87**:287–9.

54. Whitcup SM, Chan C. Diagnosis of corticosteroid resistant ocular sarcoidosis by chorioretinal biopsy. *Br J Ophthalmol* 1999;**83**:504–5.

55. Karma A, Huhti E, Poukkula A. Course and outcome of ocular sarcoidosis. *Am J Ophthalmol* 1988;**106**:467–72.

56. Dev S, McCallum RM, Jaffe GJ. Methotrexate treatment for sarcoid-associated panuveitis. *Ophthalmology* 1999;**106**:111–18.

57. Uyama M. Uveitis in sarcoidosis. *Int Ophthalmol Clin* 2002;**42**:143–50.

58. Dana MR, Meray-Lloves J, Schaumberg DA, et al. Prognosticators for visual outcome in sarcoid uveitis. *Ophthalmology* 1996;**103**:1846–53.

59. Baughman RP, Lower EE. Alternatives to corticosteroids in the treatment of sarcoidosis. *Sarcoidosis Vasc Diffuse Lung Dis* 1997;**14**:121–30.

60. Lower EE, Baughman RP. Prolonged use of methotrexate for sarcoidosis. *Arch Intern Med* 1995;**155**:846–51.

61. Baughman RP, Costabel U, du Bois RM. Treatment of sarcoidosis. *Clin Chest Med* 2008;**29**:533–48.

62. Baughman RP, Lower EE, Ingledue R, et al. Management of ocular sarcoidosis. *Sarcoidosis Vasc Diffuse Lung Dis* 2012;**29**:26–33.

63. Baughman RP, Lower EE. Medical therapy of sarcoidosis. *Semin Respir Crit Care Med* 2014;**35**:391–406.

64. Ishiguro T, Takayanagi N, Kurashima K, et al. Development of sarcoidosis during etanercept therapy. *Intern Med* 2008;**47**:1021–5.

65. Akova YA, Foster CS. Cataract surgery in patients with sarcoidosis-associated uveitis. *Ophthalmology* 1994;**101**:473–9.

8

第105章

白塞病

Khalid F. Tabbara

关键概念

- 白塞病的主要临床表现为系统性血管炎和眼部血管炎。
- 白塞病的特征性表现为急性发作、伴有受累组织结构损害的自行缓解。恶化后可自行缓解，但受累组织会发生结构破坏。
- 白塞病的眼前节表现包括边缘性角膜炎、边缘性角膜溃疡、角膜穿孔、巩膜炎、巩膜外层炎、角膜增厚、角膜后沉积物(keratic precipitates,KP)、非肉芽肿性葡萄膜炎。
- 诊断的主要标准为眼部病变、口腔溃疡、生殖器溃疡和皮肤病损。
- 视力损害的主要原因为闭塞性血管炎、黄斑水肿、视网膜瘢痕、视神经萎缩、视网膜缺血、玻璃体混浊、青光眼、白内障和视网膜脱离。
- 针对白塞病没有特异性的实验室诊断试验。鉴别诊断为其他可能导致视网膜血管炎的疾病。为了恢复视力可能需要手术治疗。
- 抗肿瘤坏死因子 α(tumour necrosis factor-α,TNF-α)阻滞剂等生物制剂可能起到缓解病情和维持视力的作用。

本章纲要

白塞病(Behçet disease)，又叫 Behçet 病，是一种好发于青年人的多系统血管炎。可能侵犯到眼部、皮肤、黏膜、关节、内脏和中枢神经系统，以反复发作为特征性表现。白塞病的眼部表现通常为复发性临床症状不明显的炎症表现，但最终可能导致失明。

该病曾被称为"Adamantiades-Behçet disease"。目前世界卫生组织 ICD-10 专用术语为白塞病。

该病在全世界均有发现，但不同区域的患病率有所不同。该病在地中海地区、中东和远东高发。其高患病率的地理分布特征与人群中 HLA-B51 阳性高发的丝绸之路相一致。人口的迁移对疾病的地理分布有影响。在日本该病的患病率为 1/100 000，而在美英两国患病率为 1/300 000~1.9/300 000[1]。日本人高发而生活在美国的日裔美国人却不高发[2]。生活在德国的土耳其人的患病率也低于本土的土耳其人[3]。该病双眼发病，双眼程度可能不同。男女均有发病，但男性患病率高。在中东地区发生葡萄膜炎的白塞病患者比率为 27%[4]，而在日本这个数字为 20%。

白塞病病因不明。系统性血管炎的发生可能与遗传倾向、特定环境因素暴露导致的免疫调节异常和细胞因子上调有关。超过 70% 的白塞病患者的人类白细胞抗原(human leukocyte antigen,HLA)-B51 01 呈阳性。人们发现，患有白塞病的母亲诞下的新生儿可能出现自限性的颊黏膜和生殖器溃疡。这提示 IgG 抗体可能可以穿过胎盘并导致新生儿自限性疾病的发生[5-7]。

白塞病患者 HLA-B51 明显高于非患病人群。而同型半胱氨酸可能参与了白塞病炎症的发病机制。

白塞病患者 TNF-α 上调，而 TNF-α 与 IL-1 同时上调可介导眼部炎症的发生。有研究发现该病患者血清和眼部细胞因子水平均有上升[9,12-14]。

白塞病的全身临床表现

白塞病患者常表现为多系统的血管炎，通常是静脉炎。可能累及皮肤、黏膜、中枢神经系统和脑膜血管。

尽管该病可能直接或间接地影响到所有的器官，但最常见的临床表现发生在皮肤黏膜、肌肉骨骼、眼部、血管和神经系统。口腔溃疡最为常见，90%以上的患者均有发生。好发部位包括口腔黏膜、颊黏膜、舌部、唇黏膜(图105.1)。一般来说，根据大小和部位，这些溃疡被分类为：轻型溃疡、巨型溃疡或疱疹样溃疡。轻型溃疡最为常见。这种病损通常在15天内恢复且不留瘢痕。口腔巨型溃疡发生率较低，疼痛感较强。这种病损常出现在口咽的深部，持续2~6周，通常形成瘢痕造成口咽部的功能损害。疱疹样溃疡是最小的也是最不常见的病损。通常多发且可以在短时间内好转，不留瘢痕[15]。

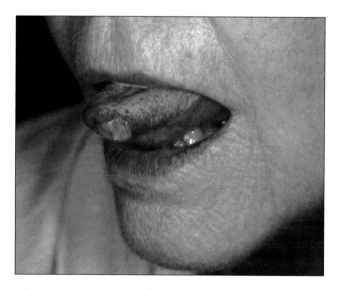

图105.1　白塞病患者舌部的口腔溃疡

生殖器溃疡在两性患者均可发生。男性患者的生殖器溃疡最常发生于阴囊和阴茎，女性患者则常发生于外阴和阴唇。女性的阴道内也可能发生溃疡。这种病损最初以丘疹的形式出现，继而溃烂形成痛性溃疡。这些溃疡大概三周左右恢复，并形成瘢痕。尽管皮肤黏膜的病损呈周期性发生，但在发作周期的间隙里，有些患者仍可能会发生各种不同阶段的病损。比口腔和生殖器溃疡更严重的罕见病损是一种丘疹脓包性的皮疹，可能同时出现于多处皮肤。

结节性红斑是一种好发于白塞病患者下肢的痛性、红色皮肤结节[16]，可自愈。

凝血因子v的leiden点突变会加速凝血级联反应，合并这种突变的患者比其他的白塞病患者更容易发生血栓性静脉炎[17]。白塞病患者的血栓形成很常见[18]，动脉受累比静脉少，但一旦动脉受累则后果严重。

白塞病的中枢神经系统(central nervous system, CNS)表现罕见，患者中的发生率小于5%[19]。计算机断层扫描(computed tomography, CT)、磁共振成像(magnetic resonance imaging, MRI)检查可以发现脑血管和脑实质的病变[20]。体格检查所见和解剖学所见同样多种多样，包括脑干相关缺陷、括约肌问题和思维障碍。

白塞病也可以累及其他器官。有一些白塞病的患者表现为难治性克罗恩病样炎症表现。罕有肾脏累及，可能表现为肾病综合征。还有些白塞病患者出现淀粉样变性、脊髓炎和附睾炎的临床表现。

白塞病的眼科临床表现

日本白塞病研究协会确立了一套诊断标准[20]，表105.1(原书1229页)展示了这些标准[20]：

（1）完全(确定)型：具备所有主要指征——眼部病变、皮肤病损、生殖器溃疡、口腔溃疡。

（2）不完全(可能)型。

（3）可疑型。

（4）特殊型。

白塞病最显著的眼部临床表现是前后节均受累[21]。眼部表现是白塞病主要诊断标准中最严重的一项，可能致盲。白塞病眼部表现最常见的并发症是：白内障形成、虹膜前粘连、虹膜后粘连和青光眼[22,23]。青光眼可能归因于炎症导致的房角粘连、新生血管性青光眼和激素性青光眼。新生血管性青光眼可能由视网膜中央静脉阻塞进展而来。白塞病患者的眼后节表现多为视网膜血管炎导致的视网膜血管形态异常及缺血。

发作和缓解交替发生为白塞病的特征性表现。而且由于对治疗模式的反应不同，患者的疾病进程有很大的个体差异。一些患者对治疗的不应答，导致对治疗开展的长期疗效随机对照试验难以进行。

白塞病在葡萄膜炎专科就诊的患者中的患病率为1%~30%[4]。由于环境因素和稳定基因库的改变使白塞病的发病率呈下降趋势。早期诊断和及时治

8

表 105.1　白塞病研究委员会诊断标准(日本)[21]

Ⅰ.主要指征

1. 复发性口腔黏膜溃疡
2. 皮肤病损
   a. 结节性红斑
   b. 皮下血管性静脉炎
   c. 滤泡样皮疹、痤疮样皮疹(皮肤过敏)
3. 眼部病损
   a. 虹膜睫状体炎
   b. 脉络膜视网膜炎
   c. 虹膜后粘连、晶状体前表面的色素沉积、脉络膜视网膜萎缩、视神经萎缩、并发性白内障、继发性青光眼、继发于虹膜睫状体炎和/或脉络膜视网膜炎的眼球痨
4. 生殖器溃疡

Ⅱ.次要指征

1. 不伴变形或僵化的关节炎
2. 附睾炎
3. 肠道表现(回盲肠溃疡)
4. 血管损害
5. 中枢神经系统表现

Ⅲ.诊断标准

1. 完全型:具备全部4项主征
2. 不完全型
   a. 3项主征,或2项主征+2项次征
   b. 出现特征性的眼部病损+1项其他主征或2项次征
3. 可疑诊断:一些眼部主征出现但达不到不完全型诊断标准,出现了特征性次征的反复发生或进行性加重
4. 特殊类型:
   a. 肠道白塞病
   b. 血管白塞病
   c. 神经白塞病

Ⅳ.可支持诊断的指征

1. 皮肤针刺试验阳性
2. 炎症反应存在的证据:血沉加快,C反应蛋白增多,外周白细胞增多
3. HLA-B51阳性

疗有利于减少器官的不可逆性损伤。有报道指出白塞病患者诞下的新生儿可表现出先天的口腔溃疡和生殖器溃疡[5-7],这种新生儿患者出现的病损通常表现出自限性,不出现眼部表现。白塞病最常见的眼部表现是葡萄膜炎。

眼前节表现

白塞病常常表现出眼前节表现。表105.2列举了白塞病常见的眼前节和后节并发症。

表 105.2　白塞病的眼部表现

Ⅰ.眼前节临床表现

A. 急性:结膜溃疡、巩膜外层炎、巩膜炎、角膜浸润、边缘性角膜溃疡、双侧受累、睫状体轻充血、内皮面色素沉积、移动性前房积脓(不伴纤维素样渗出)、非肉芽肿性前葡萄膜炎、炎症复发导致的眼压升高

B. 慢性:角膜周边瘢痕、结膜瘢痕

Ⅱ.眼后节临床表现

A. 急性:周边闭塞性静脉炎、视网膜出血、浅层一过性视网膜浸润、全层视网膜浸润、脉络膜炎、视神经乳头炎、视盘充血、雪球样改变/雪堤样改变、弥漫性玻璃体炎、下方玻璃体沉积物、视网膜静脉炎和动脉炎(血管套、血管鞘、血管闭塞)、视网膜分支静脉阻塞、视网膜缺血、周边视网膜新生血管、视网膜中央静脉阻塞、视盘高荧光/渗漏、视神经炎、视盘新生血管形成

B. 慢性:视网膜小动脉闭锁、视网膜鬼影血管、弥漫性视网膜变白、弥漫性视网膜萎缩及胶质增生、视神经萎缩、有髓神经纤维脱髓鞘改变、黄斑囊样水肿、视盘新生血管生成、视网膜新生血管生成、广泛的视网膜静脉白鞘、周边新生血管、脉络膜毛细血管无灌注、视网膜瘢痕、牵拉性视网膜脱离、视网膜前纤维增殖、眼球痨

眼前节常常受累。白塞病的患者可能罹患结膜炎、结膜溃疡、角膜炎、角膜新生血管、边缘溃疡性角膜炎和角膜穿孔[24-28]。像其他原因引起的葡萄膜炎一样,应用共聚焦显微镜可以检测到白塞病患者特征性的周期性前葡萄膜炎导致的KP[29]。

白塞病患者佩戴角膜接触镜导致的角膜轻微损伤可以上调IL-8的表达,为轻微角膜损伤可能诱发白塞病患者眼表炎症提供了理论依据[30]。白塞病患者白内障术后1天就可能出现前房积脓。这种前房积脓是无菌性的,由手术刺激导致的多形核细胞聚集而成,类似于过敏反应。

在前房细胞增多的前葡萄膜炎发作期间,白塞病患者可能出现血管反应从而导致角膜增厚,经治疗后可恢复正常。这种角膜增厚是活动性炎症所致而非角膜内皮不可逆性损害所致[27]。白塞病患者还可能发生周边角膜浸润、边缘溃疡性角膜炎[26],甚至个别患者还可能发生角膜穿孔[25]。

白塞病患者佩戴软性角膜接触镜后可能导致眼表白细胞聚集和异常角膜内浸润[31]。佩戴角膜接触镜亦可导致白塞病患者角膜地图样改变及散光形成[32]。

局部及全身应用糖皮质激素或免疫抑制剂后,角膜的病损可以得到改善[26]。

白塞病患者可以发生巩膜炎和巩膜外层炎。伴或是不伴有前房积脓的非肉芽肿性葡萄膜炎更为常见。疾病发展和糖皮质激素的使用可以导致白内障的发生。视网膜血管炎症也可导致玻璃体炎症的发生。视盘血管炎和视神经炎均有报道。眼外肌受累时还可以造成复视。单侧的非肉芽肿性前葡萄膜炎可能进展为双侧病变。30% 的前葡萄膜炎患者会出现前房积脓,这种积脓可伴有眼红也可不伴,前房积脓通常随重力作用而移动,常在 5~7 天自行消退(图 105.2)。因为炎症刺激不重、睫状体充血不明显,白塞病患者这种前房积脓曾被称为"冷积脓"。前葡萄膜炎可以导致周边前房角的粘连和继发性青光眼的发生。

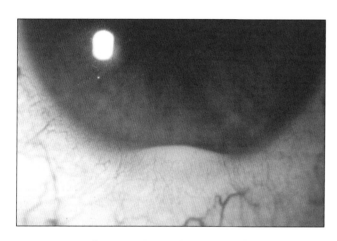

图 105.2　22 岁男性白塞病患者发生的伴有前房积脓的急性非肉芽肿性葡萄膜炎

眼后节表现

白塞病预后不良的重要指征是视网膜血管炎和视盘血管炎,动静脉均可受累,但静脉受累较为常见。荧光素血管造影可显示闭塞性视网膜血管炎和视网膜缺血的改变。视网膜血管炎造成的缺血性改变与结核性视网膜血管炎相似,这种缺血可以导致周边视网膜新生血管的形成。

白塞病的患者可能发生神经脱髓鞘改变。在白塞病视网膜血管炎周期性发作的过程中,视盘周围的有髓神经纤维可能会受到累及。和其他部位的脱髓鞘疾病一样,视网膜神经纤维层的髓鞘脱失可归因于直接轴突损伤[33]。视神经炎和视神经血管炎患者的有髓鞘的视网膜神经纤维层均会有脱髓鞘改变。

针对非肉芽肿性前葡萄膜炎的患者,激光闪辉细胞测量仪可用以检测前房闪辉。激光闪辉细胞测量仪可用以评价白塞病性前葡萄膜炎的治疗效果[34]。连续两次复诊房闪加重是白塞病复发的前兆[34]。

接受常规治疗白塞病患者中有 2/3 的患者在五年内单眼致盲或双眼致盲[35]。白塞病眼病的鉴别诊断包括各类感染性、非感染性的血管炎。视网膜血管炎的病因有:病毒性视网膜炎、结核病、结节病、梅毒、特发性视网膜血管炎、弓形体性视网膜脉络膜炎和中枢神经系统淋巴瘤[36~38]。视网膜血管炎相关的检查见表 105.3。

表 105.3　视网膜血管炎患者相关的检查

Ⅰ. 血液检测:
- 全血细胞计数
- 血沉
- C 反应蛋白
- 肝、肾功能
- 性病研究实验室检查(VDRL),荧光螺旋体抗体吸附试验(FTA-ABS)
- 弓形虫血清学检查
- 莱姆病血清学检查
- 五日热巴尔通体抗体和韩瑟勒巴尔通体检测
- 人类免疫缺陷病毒,T 细胞检测
- 眼内液聚合酶链反应(PCR)检测病原体:淋巴瘤病毒 1 型、巨细胞病毒、单纯疱疹病毒、水痘带状疱疹病毒、西尼罗河病毒血清学检查
- 血清血管紧张素转化酶检测
- 抗核抗体、抗 DNA 抗体、抗中性粒细胞细胞质抗体(c ANCA,p ANCA)
- 狼疮凝集物、抗心磷脂抗体
- 血清总补体
- 血清蛋白电泳
- 血清冷球蛋白
- γ 干扰素释放试验分析技术(IGRA)

Ⅱ. 影像学和电生理检查
- 视网膜电图(ERG)、眼电图(EOG)
- 荧光眼底血管造影(FFA)
- 光相干断层扫描(OCT)
- 超声检查
- 胸部 X 线检查
- 胸部 CT 检查
- 脑部 MRI 检查
- 镓同位素扫描

Ⅲ. 其他
- 尿分析
- 结核菌素皮肤检测
- 玻璃体活检
- 脑脊液细胞计数
- 过敏反应试验

8

白塞病的实验室检查

针对白塞病没有特异性的诊断性试验。可以应用实验室诊断和影像学检查对受累器官损害进行评价。这些器官的损害可能是疾病本身造成的，也可能是全身治疗的副作用导致的[37]。白塞病的诊断主要依靠临床体征。

白塞病相关检查包括血液检测、尿液检测和影像学检测。这些检查可以用以评价器官功能、排除其他原因导致的血管炎症（表105.3）、用以评价治疗方法的副作用[37]。

白塞病相关的实验室检查包括血常规、血沉、C反应蛋白、γ干扰素释放试验分析技术、HLA-B51 01。

白塞病相关的影像学检查包括：脑部MRI、胸部CT。眼科诊断性影像学检查包括：OCT（评价视网膜下液和黄斑囊样水肿）、B超（用于眼后节窥不清的患者）、荧光素眼底血管造影（FFA）和吲哚菁绿眼底血管造影（Indocyanine green angiograph，ICGA）（视网膜脉络膜血管状态评价的重要手段）[39~43]。视网膜电图（ERG）、眼电图（EOG）和视觉诱发电位（Visual evoked potential，VEP）用以评价视神经、视网膜功能。

皮肤试验包括结核菌素试验（Purified protein derivative，PPD）和皮肤敏感性试验（针刺试验）[44]。针刺试验在诊断家族性地中海热和白塞病时特异性高，但敏感性较低[44,45]。

尿微量白蛋白是肾脏受累的敏感指标[30]。

白塞病眼病的治疗

治疗的主要目标是缓解病情、减少复发和维持视力。治疗的目的是减轻症状、控制炎症、逆转结构损害、预防复发、恢复视力。

我们积极处理眼表损害、眼内炎症反应和视网膜血管炎，以避免血管闭锁和眼内重要组织的不可逆性缺血性损害。因此，所有治疗手段都应考虑到全身疾病和眼部表现。表105.4展示了白塞病的治疗药物。

白塞病眼病可能导致视力丧失，因此需要积极处理。遗憾的是，很多免疫抑制剂应用数周后才能够起到免疫调节的作用。在这个时期，患者可能已经发生了视网膜或视神经的血管闭塞从而导致了视力不可逆性损伤。抗肿瘤坏死因子α阻滞剂之类的新型生物制剂则起效较快，应用24~48小时后即可发挥

表 105.4 白塞病的药物治疗

1. 糖皮质激素：全身应用、眼周应用、玻璃体腔注射或植入
2. 烷化剂：苯丁酸氮芥、环磷酰胺
3. 抗代谢药物：硫唑嘌呤、氨甲蝶呤、马替麦考酚酯
4. 钙调磷酸酶抑制剂：环孢素、他克莫司
5. 秋水仙碱
6. 沙利度胺
7. 生物制剂
   a. 抗 TNF-α 阻滞剂：英夫利昔、阿达木单抗、戈利木单抗、依那西普、利妥昔单抗、达利珠单抗、他西单抗
   b. 玻璃体内应用药物：抗 VEGF 制剂、贝伐单抗
   c. 干扰素 α(2a, 2b)

作用。

目前尚缺乏对于白塞病眼病治疗的前瞻性随机对照研究。白塞病治疗可被分为两种：已经应用数十年的传统疗法和生物疗法。

传统疗法

秋水仙碱通过干涉细胞微管功能来抑制白细胞的生成。针对关节炎和生殖器溃疡可快速起效，常联合其他免疫抑制剂使用。

数十年来，秋水仙碱广泛应用于风湿免疫科、皮肤科和眼科。曾经有前瞻性随机对照研究来评价秋水仙碱治疗白塞病的安全性和有效性。该研究进行了2年的临床观察，得到了以下结论：秋水仙碱可以无性别差异地安全有效地减少患者关节炎的发生；可以减少女性生殖器溃疡和结节红斑的发生；但是对眼部表现的改善作用不明显。

表现为前葡萄膜炎的患者，可以局部应用1%醋酸泼尼松和1%环喷托酯滴眼液。继发性青光眼可以应用传统的β受体阻滞剂和碳酸酐酶抑制剂来控制。具有结膜炎、巩膜外层炎、巩膜炎、周边角膜浸润和结膜溃疡表现患者可以应用经典的激素、钙调磷酸酶抑制剂来进行治疗。传统疗法通常需要联合免疫抑制剂。巩膜外层炎在白塞病患者较为高发，具有自限性，对激素敏感。

糖皮质激素可以减轻白塞病眼部表现，但无法用以避免血管炎患者血管闭锁的发生。而且不建议单独使用糖皮质激素，建议联合使用免疫抑制剂。针对复发的、较重的白塞病患者建议静脉应用甲泼尼龙1g/d，分次每6小时给药1次。

白塞病治疗失败常常归咎于患者依从性差、对免

疫抑制剂不敏感、活动性病变的表现为亚临床型、病变顽固。长期使用激素的风险较大且似乎没有可以改善白塞病患者远期视力预后的作用。免疫抑制剂的应用可能导致骨髓抑制、肝毒性、生殖系统毒性(无精[46]和闭经)。

环孢素和他克莫司等钙调磷酸酶抑制剂可以抑制 T 细胞活化,起效较其他免疫抑制剂快。其局限性在于其肾毒性和停药后炎症反弹。

孕妇患者可能会发生双侧视网膜缺血性病变[47]。他克莫司可以在孕期使用[48-52],无致畸风险,但孕妇状况欠佳时可能会出现早产和低体重儿的情况。而在母体内有他克莫司暴露的新生儿也可能会出现低钾血症和肾功能损害。

免疫抑制剂有严重的毒性反应和副作用,但看起来在改善视力预后、避免视力丧失方面收效甚微。一项远期回顾性研究观察了 63 名接受免疫抑制剂治疗的白塞病患者[53]:所有患者都具备四项诊断主征(口腔溃疡、生殖器溃疡、皮肤病损和葡萄膜炎、视网膜血管炎),观察期为 20~124 个月(平均 61 个月)。治疗方式为环孢素联合激素或激素联合免疫抑制剂(硫唑嘌呤、苯丁酸氮芥)。两组的治疗效果均令人失望。第 60 个月时,23% 环孢素组的患者和 25% 传统免疫抑制剂组的患者的视力不低于 0.4,两组的治疗效果无明显统计学差异[53];接受上述两种治疗的患者中 28% 双目失明,48% 的患者丧失了单眼视力。这项回顾性研究指出常规疗法对白塞病患者的视力改善作用甚微,2/3 的患者会在 5 年内双目失明;现行的免疫抑制疗法仅仅可以减轻炎症,无法做到避免失明。

传统疗法不能避免白塞病患者视力的逐渐下降和失明的发生。视神经、视网膜的亚临床炎症可能会导致结构的损害。

生物疗法

近年来,已有多种生物制剂以多种形式应用于免疫系统疾病。针对白塞病的患者研究较多的有两种生物制剂:肿瘤坏死因子 α(TNF-α)阻滞剂[45-59]和干扰素 α(INF-α)[60,61]。这些生物制剂可能是避免白塞病患者失明的新武器。

干扰素:这是一类具有抗病毒、抗癌、免疫调节的糖蛋白。INF-α 应用于白塞病治疗的原理是基于其免疫调节作用;可用于对传统疗法没有反应的白塞病眼病患者。而且 INF-α 还可以压制白塞病患者皮肤黏膜和生殖器的临床表现。高剂量的 INF-α 对白塞病治疗有效,曾被报道过的主要不良反应为急性发热、心神不宁、慢性肝炎、免疫系统紊乱。

肿瘤坏死因子 α(TNF-α)阻滞剂:白塞病患者血清和眼内液中 TNF-α 水平上调。TNF-α 来源于 TH1-α 淋巴细胞。目前有一些嵌合或人源化的 TNF-α 单克隆抗体面世:英夫利昔、阿达木单抗、戈利木单抗、依那西普。这些药物均被证实在治疗白塞病及其眼部并发症时安全有效。有些病例在应用此类药物 24 内即可见效,作用可维持 12 个月。即使此期间减少联合常规免疫抑制疗法的用量,这些药物的作用仍可以保持。一些患者应用 TNF-α 阻滞剂后 5 年,视力仍可良好维持。这类药物快速起效的作用特点可能能够减少血管闭塞和视神经、视网膜的损害。

英夫利昔是一种嵌合的抗 TNF-α 单克隆抗体。长期使用的患者可能产生抗-抗体而导致没有反应,影响远期预后[54];而阿达木单抗作为一种人源化的抗 TNF-α 单克隆抗体可能更适宜于长期使用。依那西普可能会造成药物性的葡萄膜炎或巩膜炎,因此不适用于葡萄膜炎患者。

并发白内障和青光眼的患者可能需要手术干预,如白内障超声乳化手术。接受白内障囊外摘除或白内障超声乳化的患者,视力预后优于经扁平部晶状体切除和玻璃体切除的患者[62]。

英夫利昔通过抑制和 IL-1 协同作用的 TNF-α 来控制炎症;也可以干涉 TNF 的各种受体:可溶性 TNF-α 受体 1 和膜结合 TNF-α 受体 2。针对白塞病患者,加量应用英夫利昔仍然安全有效[56]。抗 TNF-α 可诱导转化生长因子 β(transforming growth factor-β,TGF-β)介导产生的类风湿性关节炎患者体内 T 细胞群的明显调整[58]。还可以在疾病复发前减少白塞病患者外周血中调节性 T 细胞的出现,这种 T 细胞可能是提示眼部受累的标志性物质。英夫利昔可以减少白塞病患者眼部炎症受累,减轻视网膜血管渗漏[54]。

一项疗效比较研究评估了应用英夫利昔和传统疗法治疗白塞病相关的血管炎的治疗效果差异[63]。

这是一项回顾性、非随机临床比较研究。观察了 33 例接受传统疗法者和 10 例对传统疗法反应欠佳者。基线时,单次静脉给药英夫利昔 5mg/kg;每 2 周重复给药直至 6 周;局部应用 1% 醋酸泼尼松龙。第 1 组观察 24~72 个月(平均 36 个月);第 2 组观察 34~72 个月(平均 30 个月)。与传统疗法组比较,英夫利昔组患者炎症明显缓解,视力提高,眼部并发症发生率降低,复发减少。

因为英夫利昔是一种嵌合体的单克隆抗体,所以在应用约 1 年后,机体可能会产生抗体,从而降低其作用效果。另外应用英夫利昔疗法可能会引起体内抗核抗体水平增加,这是英夫利昔抵抗增加的另一个标志[57]。

英夫利昔应用相关的并发症和副作用包括脱髓鞘疾病、肝毒性、抗核抗体增加、过敏反应、1 年后作用下降、刺激结核活化、致癌、全血细胞减少 / 贫血和充血性心力衰竭。

(原公强 译)

参考文献

1. Evereklioglu C. Current concepts in the etiology and treatment of Behçet disease. *Surv Ophthalmol* 2005;**50**(4):297–350.
2. Hirohata T, Kuratsune M, Nomura A, et al. Prevalence of Behçet's syndrome in Hawaii with particular reference to the comparison of the Japanese in Hawaii and Japan. *Hawaii Med J* 1975;**34**:244–6.
3. Zouboulis CC, Kötter I, Djawari D, et al. Epidemiological features of Adamantiades Behçet's disease in Germany and in Europe. *Yonsei Med J* 1997;**38**:411–22.
4. Hamade IH, Elkum N, Tabbara KF. Causes of uveitis at a referral center in Saudi Arabia. *Ocul Immunol Inflamm* 2009;**17**(11):11–16.
5. Fam AG, Siminovitch KA, Carette S, et al. Neonatal Behçet's syndrome in an infant of a mother with the disease. *Ann Rheum Dis* 1981;**140**:509–12.
6. Fain O, Mathieu E, Lachassinne E, et al. Neonatal Behçet's disease. *Am J Med* 1995;**98**:310–11.
7. Johnson EF, Hawkins DM, Gifford LK, et al. Recurrent oral and genital ulcers in an infant: Neonatal presentation of pediatric Behçet disease. *Pediatr Dermatol* 2015;**32**(5):714–17.
8. Yabuki K, Ohno S, Mizuki N, et al. HLA class I and II typing of the patients with Behçet's disease in Saudi Arabia. *Tissue Antigens* 1999;**54**(3):273–7.
9. Kim TW, Chung H, Yu HG. Chemokine expression of intraocular lymphocytes in patients with Behçet uveitis. *Ophthalmic Res* 2011;**45**(1):5–14.
10. Kera J, Mizuki N, Ota M, et al. Significant associations of HLA-B*5101 and B*5108, and lack of association of class II alleles with Behçet's disease in Italian patients. *Tissue Antigens* 1999;**54**(1):565–71.
11. Kartal Durmazlar SP, Akgul A, Eskioglu F. Homocysteine may involve in the pathogenesis of Behçet's disease by inducing inflammation. *Mediators Inflamm* 2008;**2008**:407972.
12. El-Asrar AM, Al-Obeidan SS, Kangave D, et al. CXC chemokine expression profiles in aqueous humor of patients with different clinical entities of endogenous uveitis. *Immunobiology* 2011;**216**(9):1004–9.
13. Touzot M, Cacoub P, Bodaghi B, et al. IFN-α induces IL-10 production and tilts the balance between Th1 and Th17 in Behçet disease. *Autoimmun Rev* 2015;**14**(5):370–5.
14. Usui Y, Takeuchi M, Yamakawa N, et al. Expression and function of inducible costimulator on peripheral blood CD4+ T cells in Behçet's patients with uveitis: a new activity marker? *Invest Ophthalmol Vis Sci* 2010;**51**(10):5099–104.
15. Main DM, Chamberlain MA. Clinical differential of oral ulceration in Behçet's disease. *Br J Rheumatol* 1992;**31**:767–70.
16. Kalkan G, Karadag AS, Astarci HM, et al. A histopathological approach: when papulopustular lesions should be in the diagnostic criteria of Behçet's disease? *J Eur Acad Dermatol Venereol* 2009;**23**(9):1056–60.
17. Gul A, Ozbek U, Oztürk C, et al. Coagulation factor V gene mutation increases the risk of venous thrombosis in Behçet's disease. *Br J Rheumatol* 1996;**35**:1178–80.
18. Acikgoz N, Karincaoglu Y, Ermis N, et al. Increased mean platelet volume in Behçet's disease with thrombotic tendency. *Tohoku J Exp Med* 2010;**221**(2):119–223.
19. Banna M, el-Ramahi K. Neurologic involvement in Behçet disease: Imaging findings in 16 patients. *AJNR Am J Neurolradiol* 1991;**12**(4):791–6.
20. Mizushima Y, Inaba G, Mimura Y, et al. Guide for the diagnosis of Behçet disease [in Japanese]. Report of Behçet Disease Research Committee, p. 16, Ministry of Health and Welfare, Japan, 1987. Zhang Z-Q (in Chinese). *Chin J Intern Med* 1980;**19**:15–20.
21. Tabbara KF, Al Balla S. Ocular manifestation of Behçet's disease. *Asia Pac J Ophthalmol (Phila)* 1991;**3**(1):8–11.
22. Mazzoccoli G, Matarangolo A, Rubino R, et al. Behçet syndrome: from pathogenesis to novel therapies. *Clin Exp Med* 2016;**16**(1):1–12.
23. Chavis PS, Tabbara KF. Behçet's disease. *Int Ophthalmol Clin* 1995;**35**(2):43–67.
24. Kalayci BN. Corneal biomechanical characteristics in patients with Behçet disease. *Semin Ophthalmol* 2014;**13**:1–7.
25. Wong JS, Chee CK. Behçet's disease: corneal perforation as an ocular manifestation. *Aust N Z J Ophthalmol* 1996;**24**(2):151–2.
26. Ji YS, Yoon KC. A rare case of peripheral ulcerative keratitis associated with Behçet's disease. *Int Ophthalmol* 2014;**34**(4):979–81.
27. Ozdamar Y, Berker N, Ertugrul G, et al. Is there a change of corneal thickness in uveitis with Behçet disease? *Cornea* 2010;**29**(11):1265–7.
28. Matsuo T, Itami M, Nakagawa H, et al. The incidence and pathology of conjunctival ulceration in Behçet's syndrome. *Br J Ophthalmol* 2002;**86**(2):140–3.
29. Mocan MC, Kadayifcilar S, Irkec M. Keratic precipitate morphology in uveitic syndromes including Behçet's disease as evaluated with in vivo confocal microscopy. *Eye (Lond)* 2009;**23**(5):1221–7.
30. Kavala M, Menteş F, Kocaturk E, et al. Microalbuminuria as an early marker of renal involvement in Behçet's disease: it is associated with neurological involvement and duration of the disease. *J Eur Acad Dermatol Venereol* 2010;**24**(7):840–3.
31. Hashida N, Ohguro N, Yamamoto S, et al. Unusual neutrophil infiltration under the soft contact lens in a patient with Behçet's disease. *Jpn J Ophthalmol* 2003;**47**(5):469–72.
32. Sañudo-Buitrago F, González-Méijome JM, et al. Topographic and refractive changes in a patient with contact lens intolerance associated with Behçet's disease. *Br J Ophthalmol* 2008;**92**(3):438–40.
33. Chavis PS, Tabbara KF. Demyelination of retinal myelinated nerve fibers in Behçet's disease. *Doc Ophthalmol* 1998;**95**(2):157–64.
34. Wakefield D, Herbort C, Tugal-Tutkun I, et al. Controversies in ocular inflammation and immunology laser flare photometry. *Ocul Immunol Inflamm* 2010;**18**(5):334–40.
35. Tabbara KF, Chavis PS. Immunosuppression in Behçet's disease: visual outcome. In: Nussenblatt RB, Whitecup SM, Caspi RR, et al., editors. *Advances in ocular immunology*. Amsterdam: Elsevier Science BV publisher; International Congress Series 1068; Excerpta Medica; 1994. p. 429–32.
36. Arevalo JF, Lasave AF, Al Jindan MY, et al. KKESH Uveitis Survey Study Group: Uveitis in Behçet disease in a tertiary center over 25 years: the KKESH Uveitis Survey Study Group. *Am J Ophthalmol* 2015;**159**(1):177–84.
37. Okada AA, Stanford M, Tabbara K. Ancillary testing, diagnostic/classification criteria and severity grading in Behçet disease. *Ocul Immunol Inflamm* 2012;**20**(6):387–93.
38. Abu El-Asrar AM, Herbort CP, Tabbara KF. Retinal vasculitis. *Ocul Immunol Inflamm* 2005;**13**(6):415–33.
39. Klaeger AJ, Tran VT, Hiroz CA, et al. Use of ultrasound biomicroscopy, indocyanine green angiography and HLA-B51 testing as adjunct methods in the appraisal of Behçet's uveitis. *Int Ophthalmol* 2004;**25**(1):57–63.
40. Atmaca LS, Batioglu F. Indocyanine green videoangiography and color Doppler imaging in Behçet's disease. *Acta Ophthalmol Scand* 1999;**77**(4):444–7.
41. Matsuo T, Sato Y, Shiraga F, et al. Choroidal abnormalities in Behçet disease observed by simultaneous indocyanine green and fluorescein angiography with scanning laser ophthalmoscopy. *Ophthalmology* 1999;**106**(2):295–300.
42. Gedik S, Akova Y, Yilmaz G, et al. Indocyanine green and fundus fluorescein angiographic findings in patients with active ocular Behçet's disease. *Ocul Immunol Inflamm* 2005;**13**(1):51–8.
43. Matsuo T, Sato Y, Shiraga F, et al. Choroidal abnormalities in Behçet disease observed by simultaneous indocyanine green and fluorescein angiography with scanning laser ophthalmoscopy. *Ophthalmology* 1999;**106**(2):295–300.
44. Davatchi F, Chams-Davatchi C, Ghodsi Z, et al. Diagnostic value of pathergy test in Behçet's disease according to the change of incidence over the time. *Clin Rheumatol* 2011;**30**(9):1151–5.
45. Aydin F, Akpolat T, Senturk N, et al. Evaluation of pathergy test positivity in familial Mediterranean fever patients and comparison of clinical manifestations of FMF with Behçet's disease. *Clin Rheumatol* 2009;**28**(11):1331–5.
46. Tabbara KF. Chlorambucil in Behçet's disease: A reappraisal. *Ophthalmology* 1983;**90**(8):906–8.
47. Papadaki M, Lefebvre P, Janssens S, et al. Bilateral retinal ischemic vasculopathy in a pregnant patient. *Retin Cases Brief Rep* 2015;**2**:185–9.
48. Kainz A, Harabacz I, Cowlrick IS, et al. Analysis of 100 pregnancy outcomes in women treated systemically with tacrolimus. *Transpl Int* 2000;**13**(Suppl. 1):S299–300.
49. Kim H, Jeong JC, Yang J, et al. The optimal therapy of calcineurin inhibitors for pregnancy in kidney transplantation. *Clin Transplant* 2015;**29**(2):142–8.
50. Webster P, Wardle A, Bramham K, et al. Tacrolimus is an effective treat-

ment for lupus nephritis in pregnancy. *Lupus* 2014;**11**:1192–6.

51. Nevers W, Pupco A, Koren G, et al. Safety of tacrolimus in pregnancy. *Can Fam Physician* 2014;**60**(10):905–6.

52. Kainz A, Harabacz I, Cowlrick IS, et al. Analysis of 100 pregnancy outcomes in women treated systemically with tacrolimus. *Transpl Int* 2000;**13**(Suppl. 1):S299–300.

53. Tabbara KF, Chavis PS. Immunosuppression in Behçet's disease: visual outcome. In: Nussenblatt RB, Whitecup SM, Caspi RR, et al., editors. *Advances in ocular immunology*. Amsterdam: Elsevier Science BV publisher; International Congress Series 1068; Excerpta Medica; 1994. p. 429–32.

54. Keino H, Okada AA, Watanabe T, et al. Decreased ocular inflammatory attacks and background retinal and disc vascular leakage in patients with Behçet's disease on infliximab therapy. *Br J Ophthalmol* 2011;**95**(9): 1245–50.

55. Sugita S, Yamada Y, Kaneko S, et al. Induction of regulatory T cells by infliximab in Behçet's disease. *Invest Ophthalmol Vis Sci* 2011;**52**(1): 476–84.

56. Ohno S, Nakamura S, Hori S, et al. Efficacy, safety, and pharmacokinetics of multiple administration of infliximab in Behçet's disease with refractory uveoretinitis. *J Rheumatol* 2004;**31**(7):1362–8.

57. Iwata D, Namba K, Mizuuchi K, et al. Correlation between elevation of serum antinuclear antibody titer and decreased therapeutic efficacy in the treatment of Behçet's disease with infliximab. *Graefes Arch Clin Exp Ophthalmol* 2012;**250**(7):1081–7.

58. Nadkarni S, Mauri C, Ehrenstein MR. Anti-TNF-alpha therapy induces a distinct regulatory T cell population in patients with rheumatoid arthritis via TGF-beta. *J Exp Med* 2007;**204**(1):33–9. Erratum in: *J Exp Med* 2007;**204**(1):205.

59. Benucci M, Li Gobbi F, Meacci F, et al. Antidrug antibodies against TNF-blocking agents: correlations between disease activity, hypersensitivity reactions, and different classes of immunoglobulins. *Biologics* 2015;**9**: 7–12.

60. Touzot M, Cacoub P, Bodaghi B, et al. IFN-α induces IL-10 production and tilts the balance between Th1 and Th17 in Behçet disease. *Autoimmun Rev* 2015;**14**(5):370–5.

61. Lightman S, Taylor SR, Bunce C, et al. Pegylated interferon-α-2b reduces corticosteroid requirement in patients with Behçet's disease with upregulation of circulating regulatory T cells and reduction of Th17. *Ann Rheum Dis* 2015;**74**(6):1138–44.

62. Tabbara KF, Chavis PS. Cataract extraction in Behçet's disease. *Ocul Immunol Inflamm* 1997;**5**(1):27–32.

63. Tabbara KF, Al-Hemidan AI. Infliximab effects compared to conventional therapy in the management of retinal vasculitis in Behçet disease. *Am J Ophthalmol* 2008;**146**(6):845–50.

8

第106章

Fuchs 葡萄膜炎综合征

Dabra A. Goldsterin, Andrea D. Birnbaum, Raageen Kanjee, Howard H. Tessler

关键概念

- Fuchs 葡萄膜炎综合征(Fuchs uveitis syndrome, FUS)是一种慢性虹膜睫状体炎,通常诊断困难,易被过度治疗。
- 诊断依靠典型的临床表现。
- 现在认为本病和病毒感染有关,常见的有风疹病毒和巨细胞病毒。
- 尽管 FUS 常见的并发症是白内障和眼压升高,它的炎症很少需要治疗。
- FUS 的预后一般比较好。

本章纲要

临床表现
病因学
鉴别诊断
治疗
预后

Fuchs 葡萄膜炎综合征是一种具有独特临床表现的慢性虹膜睫状体炎。它的临床特征包括:①单眼发病;②典型的角膜后沉积物(keratic precipitate,KP);③虹膜异色症;④无虹膜粘连;⑤白内障发生早;⑥玻璃体细胞和线性玻璃体混浊;⑦无眼底病变。目前该疾病用许多名称来命名,如 Fuchs 异色性虹膜睫状体炎,这一章节本病采用葡萄膜炎命名工作小组的标准化名称[1,2]。

临床表现

Fuchs 葡萄膜炎综合征经常单眼受累,7%~15% 双眼受累[3]。大约占葡萄膜炎疾病的 2%[4]。FUS 初

始时没有症状,通常在常规眼部检查或视力下降引起患者的注意时发现。

FUS 典型的临床表现是双眼虹膜颜色不同,尽管不是所有的患者都出现虹膜异色。在弥散光照明下进行肉眼检查是发现虹膜异色最敏感的方法。在裂隙灯下检查受累眼可以发现细小的虹膜萎缩(继发于虹膜基质萎缩)[5],伴有虹膜前部基质细节和虹膜隐窝消失。虹膜异色的程度变化多样,通常高加索人比非洲裔美国人及亚洲人更加明显。双眼发病时虹膜变化相似,虹膜异色不明显。一般来说,蓝眼睛的患者虹膜的颜色变深(眼睛变得更蓝),棕色眼睛的患者虹膜颜色变浅(棕色变少)(图 106.1)。灰色眼睛的患者变绿。有时候虹膜变红、炎症性虹膜结节和虹膜隐窝可能会出现[5-7]。在没有做手术的情况下不会发生虹膜前粘连和后粘连。

FUS 最常见的角膜症状是出现 KP,这些 KP 呈白色,中等大小。KP 为星形,通过细小的纤维蛋白桥连接(图 106.2)。KP 通常出现在角膜中线以上,均匀

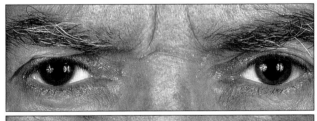
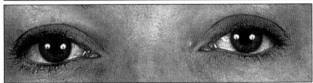

图 106.1 上图(Top):在棕色眼睛患者的异色性虹膜睫状体炎,左眼受累,虹膜颜色变浅。下图(Bottom):在蓝色眼睛患者的异色性虹膜睫状体炎,右眼受累,虹膜颜色变深

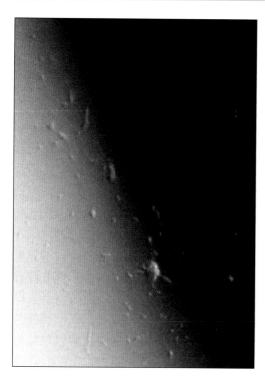

图 106.2　异色性虹膜睫状体炎受累眼的角膜后沉积物（KP）

分布在整个角膜内皮面。在大多数前部葡萄膜炎中，KP 集中分布在角膜下方。疱疹病毒性葡萄膜炎和弓形虫病也会出现散在星形 KP 分布。

前房通常出现轻度到中度炎性反应。房角镜检查可发现细小的血管跨越房角，在前房穿刺或白内障手术时出现特征性的出血（Amsler-Verrey 征）（图 106.3）[8]。常见的并发症是晶状体后囊下混浊（75% 的患者）和眼压升高（60% 的患者）（图 106.4）[5,9,10]。药物可能难以控制眼压，有时需要手术治疗[11]。

FUS 是一种虹膜睫状体炎而不是虹膜炎，患者的前段玻璃体可见玻璃体条索和细胞，这些细胞来自睫状体。典型的 FUS 不会出现黄斑囊样水肿或眼底病变[10,12]。眼底荧光素血管造影（fundus fluorescein angiographic，FFA）可发现视盘高荧光和中周部视网膜血管渗漏。

病因学

FUS 的病因尚不完全清楚，多个研究认为 FUS 与风疹病毒感染有关。FUS 患者的眼内风疹病毒的滴度升高，在前房房水中可以发现病毒的基因组[15~17]。在一项前瞻性研究中，12 名 FUS 患者中有 11 名患者（91.7%）眼内风疹病毒的抗体升高，而特发性前葡萄膜炎中没有患者出现风疹病毒抗体，FUS 患者眼内也没有发现 HSV、CMV 和 VZV 抗体[17]。与特发性慢性前葡萄膜炎相比，通过检查风疹病毒抗体升高和 / 或聚合酶连反应（polymerase chain reaction，PCR）确诊的风疹病毒相关的葡萄膜炎，其临床表现和 FUS 相似[18]。参加过美国风疹疫苗接种计划的患者 FUS 的发病率降低，为 Fuchs- 风疹相关性提供了流行病学依据[19]。FUS 也与巨细胞病毒（cytomegalovirus，CMV）的感染有关。用 PCR 检测临床表现与 FUS 一致的患者房水，41.7%（15/36）可以检测到 CMV 的 DNA，而对照组中无葡萄膜炎和葡萄膜炎青光眼的患者未查到 CMV 的 DNA。然而 FUS 的其他病因没有被排除，它可能和其他感染因素有关，包括 HSV 和弓形虫。在少数 FUS 患者的房水中可以检测到 HSV 的 DNA，但是大部分 FUS 患者并没有检测到[21,22]。有报道在 FUS 患者中可以发现局灶性周边脉络膜视网膜病变，大部分报道这些典型的病灶和眼弓形虫病的病灶相似[23,24]。有趣的是，也有报道在单侧 FUS 病例未受累眼发现脉络膜视网膜病灶[23,24]。相似的脉络膜视网膜病灶也在一些拟诊为眼组织胞浆菌病综合征患

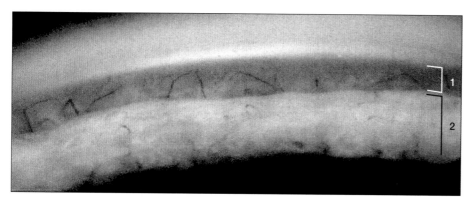

图 106.3　Fuchs 葡萄膜炎综合征受累眼出现细小的血管经过小梁网（1）和虹膜（2）

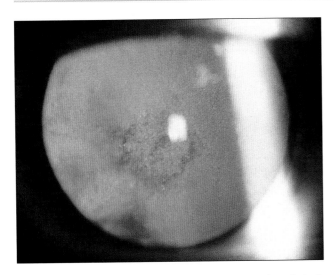

图 106.4 用裂隙灯后照法观察到异色性虹膜睫状体炎受累眼出现后囊下白内障

者中发现[23]。已经从理论上证实眼弓形体病导致宿主的免疫系统对视网膜抗原变得敏感(如 S- 抗原),随后导致 FUS 的发展[25,26]。也有报道称不伴有视网膜病灶的 FUS 患者出现针对视网膜 S- 抗原的自身免疫[25,26]。FUS 可能代表一类临床表型,由多种病因导致。

虹膜基质萎缩和虹膜基质及睫状体中白细胞和浆细胞的浸润是 FUS 患者最典型的病理特征[14]。FUS 患者可出现沉积在虹膜上的结晶,称为 Russell 小体[6]。

鉴别诊断

FUS 常常诊断困难、容易被过度治疗。80%~90% 单眼受累,而其他慢性虹膜睫状体炎通常双眼受累。如上所述,FUS 患者的 KP 通常均匀分布在整个角膜,表现为小到中等大小,呈星状,KP 间有纤维状细丝连接。在其他类型的慢性虹膜睫状体炎,KP 大小不等,主要分布在下方角膜,典型的 KP 呈圆形。疱疹病毒性葡萄膜炎的 KP 也比较小,呈星形,均匀分布在整个角膜,在早期常常伴有高眼压,而 FUS 通常晚期出现高眼压。疱疹病毒性葡萄膜炎还会出现角膜基质病变,受累眼瞳孔散大[27],虹膜后表面的色素上皮萎缩导致色素缺失可发生透光现象,称为虹膜透照缺损。FUS 出现虹膜前基质萎缩,因此虹膜透照缺损不明显。

对于其他类型的慢性虹膜睫状体炎,排除葡萄膜炎的致病原因非常重要,如梅毒、结核、类肉瘤病

等。这种鉴别不是纯学术性的,是有临床意义的,因为 FUS 的炎症很少需要治疗。

在寻找虹膜异色的原因时,除了 FUS 其他病因也应该考虑到,其他病因引起虹膜基质萎缩而导致虹膜异色的情况非常罕见。先天性 Horner 综合征受累眼虹膜色素减少,虹膜颜色的差异经常在出生时就发生,而 FUS 是后天获得的。Horner 综合征还伴有瞳孔缩小和轻度上睑下垂。Waardenburg 综合征会出现虹膜异色,同时伴有耳聋和额发变白。先天性巨结肠(Hirschsprung 病)在同一个虹膜会出现两种不同的颜色(蓝色或棕色),这种情况被称作"虹膜双色"[28]。这两种疾病引起的虹膜异色是由于神经嵴细胞异常迁移所致。眼黑变病受累眼虹膜颜色特征性变深伴同侧巩膜色素沉着,同侧眼睑也会出现深色色素沉着。弥漫性虹膜黑色素瘤也会出现受累眼虹膜颜色变深。铁质异物引起的眼铁质沉着病也可以导致虹膜颜色变深。除了眼铁质沉着病和虹膜黑色素瘤(前房的炎性细胞可能是黑色素瘤细胞),这些伴有虹膜异色的疾病不会出现前房的炎症反应和 KP。

Posner-Schlossman 综合征(青光眼睫状体炎危象)与 FUS 临床表现相似,都会出现单侧眼压升高和轻度前房炎症反应。然而,Posner-Schlossman 综合征发病急、有临床症状,而 FUS 发病隐匿、无临床症状。Posner-Schlossman 综合征发病时经常会出现瞳孔轻度散大,而 FUS 发病时瞳孔是正常的。Posner-Schlossman 综合征会出现一些细小的 KP,不会出现 FUS 伴有的弥漫分布的星形 KP。Posner-Schlossman 综合征发病后眼睛表现正常,多次发病可以导致轻度虹膜基质脱色素。区分这两种疾病是非常重要的,Posner-Schlossman 综合征局部应用糖皮质激素可以降低眼压,而 FUS 应用糖皮质激素是无效的。在许多病例中 Posner-Schlossman 综合征是特发的,但是目前许多数据表明它与 FUS 一样是由感染因素导致的。在 67 只眼拟诊为 Posner-Schlossman 综合征患者眼内检测 CMV 的 DNA,有 35(52.2%)只眼呈阳性[20]。

治疗

FUS 的炎症经常不需要治疗,因此排除其他类型的慢性虹膜睫状体炎非常重要。FUS 的炎症通常比较轻微,没有临床症状,很少导致虹膜粘连或黄斑囊样水肿。局部应用糖皮质激素会导致眼压升高或白内障形成,因此没有必要治疗 FUS 的炎症。

由于 FUS 眼压升高的发病率非常高,每年应该

至少检测一次眼压,评估是否有青光眼相关的视神经改变。药物治疗足够控制眼压,眼压不能控制者可行抗青光眼手术治疗。

晶状体超声乳化和囊袋内植入后房型人工晶状体可以成功治疗 FUS 并发的白内障。慢性前部葡萄膜炎不能植入前房型人工晶状体。白内障术后不会像其他类型的慢性虹膜睫状体炎出现严重的炎症反应,围术期通常不需要口服糖皮质激素。局部糖皮质激素通常足以控制术后炎症反应。虹膜粘连很少发生,因此不需要应用睫状肌麻痹剂。15%~30% 患者会出现术中和术后早期前房出血(由于存在异常房角血管),这些前房积血通常很快吸收[29,30]。

导致视力下降的有症状的玻璃体混浊可以采取玻璃体切除术,能有效地切除混浊的玻璃体。

预后

FUS 的预后一般较好,准确诊断 FUS 和避免糖皮质激素的滥用非常重要。FUS 通常单眼发生、视力预后非常好。青光眼的发生率非常高,应该建议患者定期复查眼压。

(张静静 译)

参考文献

1. Jabs DA, Nussenblatt RB, Rosenbaum J, et al. Standardization of uveitis nomenclature for reporting clinical data. Results of the first international workshop. *Am J Ophthalmol* 2005;**140**:509–16.
2. Standardization of Uveitis Nomenclature (SUN) Working Group. *Anterior.* 2014. Available at: <http://research.mssm.edu/sun/anterior.html>.
3. Whitcup SM. Fuchs' heterochromic iridocyclitis. In: Nussenblatt RB, Whitcup SM, editors. *Uveitis: Fundamentals and clinical practice.* 4th ed. St. Louis, MO: Mosby/Elsevier; 2010. p. 258–60.
4. Yaldo M, Lieberman M. The management of secondary glaucoma in the uveitis patient. *Ophthalmol Clin North Am* 1993;**6**:147–57.
5. Liesegang TJ. Clinical features and prognosis in Fuchs' uveitis syndrome. *Arch Ophthalmol* 1982;**100**:1622–6.
6. Goldstein DA, Edward DP, Tessler HH. Iris crystals in Fuchs heterochromic iridocyclitis. *Arch Ophthalmol* 1998;**116**:1692–3.
7. Rothova A, La Hey E, Baarsma G, et al. Iris nodules in Fuchs' heterochro-mic uveitis. *Am J Ophthalmol* 1994;**118**:338–42.
8. Amsler M, Verrey F. Hétérochromie de Fuchs et fragilité vasculaire. *Ophthalmologica* 1946;**111**(2):177–81.
9. Jones NP. Glaucoma in Fuchs' Heterochromic Uveitis: aetiology, manage-ment and outcome. *Eye (Lond)* 1991;**5**:662–7.
10. Yang P, Fang W, Jin H, et al. Clinical features of Chinese patients with Fuchs' syndrome. *Ophthalmology* 2006;**113**:473–80.
11. La Hey E, de Vries J, Langerhorst CT, et al. Treatment and prognosis of secondary glaucoma in Fuchs' heterochromic iridocyclitis. *Am J Ophthal-mol* 1993;**116**:327–40.
12. Tugal-Tutkun I, Güney-Tefekli E, Kamaci-Duman F, et al. A cross-sectional and longitudinal study of Fuchs Uveitis Syndrome in Turkish patients. *Am J Ophthalmol* 2009;**148**(4):510–15.e1.
13. Bouchenaki N, Herbort CP. Fluorescein angiographic findings and clinical features in Fuchs' uveitis. *Int Ophthalmol* 2010;**30**:511–19.
14. Loewenfeld IE, Thompson HS. Fuchs's heterochromic cyclitis: A critical review of the literature. I. Clinical characteristics of the syndrome. *Surv Ophthalmol* 1973;**17**:394–457.
15. Quentin CD, Reiber H. Fuchs heterochromic cyclitis: Rubella virus anti-bodies and genome in aqueous humor. *Am J Ophthalmol* 2004;**138**:46–54.
16. De Groot-Mijnes JDF, De Visser L, Rothova A, et al. Rubella virus is associ-ated with Fuchs heterochromic iridocyclitis. *Am J Ophthalmol* 2006;**141**:212–15.
17. Stunf S, Petrovec M, Zigon N, et al. High concordance of intraocular antibody synthesis against the rubella virus and Fuchs heterochromic uveitis syndrome in Slovenia. *Mol Vis* 2012;**18**:2909–14.
18. De Visser L, Braakenburg A, Rothova A, et al. Rubella virus-associated uveitis: Clinical manifestations and visual prognosis. *Am J Ophthalmol* 2008;**146**:292–7.
19. Birnbaum AD, Tessler HH, Schultz KL, et al. Epidemiologic relationship between Fuchs Heterochromic Iridocyclitis and the United States rubella vaccination program. *Am J Ophthalmol* 2007;**144**:424–8.
20. Chee S, Jap A. Presumed Fuchs Heterochromic Iridocyclitis and Posner–Schlossman syndrome: Comparison of cytomegalovirus-positive and -negative eyes. *Am J Ophthalmol* 2008;**146**(6):883–9.
21. Mitchell SM, Phylactou L, Fox JD, et al. The detection of herpesviral DNA in aqueous fluid samples from patients with Fuchs' heterochromic cycli-tis. *Ocul Immunol Inflamm* 1996;**4**:33–8.
22. Barequet IS, Li Q, Wang Y, et al. Herpes simplex virus DNA identification from aqueous fluid in Fuchs Heterochromic Iridocyclitis. *Am J Ophthal-mol* 2000;**410**:672–3.
23. Arffa RC, Schlaegel TF. Chorioretinal scars in Fuchs' heterochromic iri-docyclitis. *Arch Ophthalmol* 1984;**102**:1153–5.
24. Toledo de Abreu M, Belfort RJ, Hirata P. Fuchs' heterochromic cyclitis and ocular toxoplasmosis. *Am J Ophthalmol* 1982;**93**(6):739–44.
25. Jones M. Fuchs' heterochromic uveitis: an update. *Surv Ophthalmol* 1993;**37**(4):253–72.
26. La Hey E, Broersma L, van der Gaag R, et al. Does autoimmunity to S-antigen play a role in Fuchs' heterochromic cyclitis? *Br J Ophthalmol* 1993;**77**:436–9.
27. Goldstein DA, Mis AA, Oh FS, et al. Persistent pupillary dilation in herpes simplex uveitis. *Can J Ophthalmol* 2009;**44**(3):314–16.
28. Liang JC, Juarez CP, Goldberg MF. Bilateral bicolored irides with Hirschsprung's disease. A neural crest syndrome. *Arch Ophthalmol* 1983;**101**:69–73.
29. Budak K, Akova YA, Yalvac I, et al. Cataract surgery in patients with Fuchs' heterochromic iridocyclitis. *Jpn J Ophthalmol* 1999;**43**:308–11.
30. Ram J, Kaushik S, Brar GS, et al. Phacoemulsification in patients with Fuchs' heterochromic uveitis. *J Cataract Refract Surg* 2002;**28**:1372–8.
31. Waters FM, Goodall K, Jones NP, et al. Vitrectomy for vitreous opacifica-tion in Fuchs' heterochromic uveitis. *Eye (Lond)* 2000;**14**:216–18.

8

第 107 章

幼年特发性关节炎

Joseph Tauber

关键概念

- 幼年特发性关节炎的早期诊断有助于改善眼部的病情和远期预后。
- 尽管越来越多的证据表明免疫学因素参与幼年特发性关节炎的发生,它的病因目前尚不完全清楚。
- 易患眼部疾病的高危青少年行定期眼部检查是获得早期治疗的关键。
- 尽管相关的文献报道较少,全身应用免疫抑制剂和生物制剂越来越多的用来治疗幼年特发性关节炎。
- 积极控制眼内炎症可以减少眼部并发症和改善手术效果。

本章纲要

流行病学
临床特征
眼部临床特征
病因学
全身性疾病的治疗
眼部疾病的治疗
预后
总结

超过 100 多种与关节炎或肌肉骨骼综合征相关的疾病影响着少年儿童[1]。幼年特发性关节炎 (juvenile idiopathic arthritis,JIA) 是一种发生于 16 岁以下儿童持续 6 周以上的以慢性关节滑膜炎为主要特征的一组疾病,根据临床表现、实验室检查和远期预后分为两大类型,第一种类型:人类白细胞抗原 (human leukocyte antigen,HLA)-B27 相关的脊柱关节病,包括幼年强直性脊椎炎、幼年银屑病关节炎、幼年型肠病性关节[2-5]。第二种类型包括各种不明原因导致的儿童关节炎,发病超过三个月,传统上命名为幼年类风湿性关节炎(juvenile rheumatoid arthritis,JRA),根据关节炎发病最初 3~6 个月的临床表现分为三个亚群(少关节型、多关节型和全身型)[1,6,7]。

长期临床随访和免疫遗传学的最新发现使一些 JRA 亚群和某些成人风湿性疾病更加难以区分[8,9]。尽管影像学检查、HLA 相关性和某些实验室检查(如下)支持可能的临床特征,但是不能依靠单一的临床表现和实验室检查(下文中讨论)来诊断 JRA。尽管与欧洲分类系统不同[12],美国风湿病学会制定的 JRA 诊断标准在美国得到了广泛应用(表 107.1)[11]。

目前有许多分级体系来命名儿童关节病,大多数被国际风湿病联盟协会(International League of Associations for Rheumatology,ILAR)2004 年制定的分级标准代替[10],它推荐命名为幼年特发性关节炎 (juvenile idiopathic arthritis,JIA)。

流行病学

在美国所有风湿性疾病中有 5% 的患者会在儿童期发病[4]。据统计 JIA 在美国的患病人数为 60 000~250 000 例,也就是 40%~50% 患有风湿性疾病的儿童会出现 JIA[1,11]。此疾病的发生率为每年 0.09~1.13/ 千人[12,13]。发生 JIA 的儿童在种族和年龄上没有差异,女性多于男性[1,4,6],一些 JIA 亚型的发病有人口统计学意义。它的发病高峰年龄是 2~4 岁。

临床特征

根据关节炎发病早期 3~6 个月的体征和典型临床症状,儿童 JIA 分为三个亚型。少关节型(最多 4 个关节受累)约占 40%~50%[1,4,6]。经常仅仅一到两

表 107.1　幼年特发性关节炎 - 不同类型的临床特征

	少关节型	多关节型	全身型
百分比	40%~50%	40%~50%	10%~20%
发病年龄	<4 岁	女性 1~3 岁，男性 2~9 岁	<5
发病年龄	3~4 : 1	2~3 : 1	1 : 1
受累关节数目	≤4	≥5	数目不定
全身表现	高达 12%	高达 30%	100%
葡萄膜炎的发生率	20%~50%	0.1	少见
ANA 阳性	75%~90%	25%~40%（75% RF+，10%RF−）	<10%
RF 阳性	<10%	20%	<10%
ELISA RF 阳性	0.71	85%	60%
滑膜炎 10 年缓解率	0.6	50%	55%
严重慢性关节炎	罕见	55% 血清阳性	25%
		15% 血清阴性	

框 107.1　幼年类风湿性关节炎临床分级的诊断标准

1. 发病年龄小于 16 岁
2. 1~2 个关节受累，表现为关节肿胀或关节积液或出现以下两个以上临床表现
   a. 活动范围受限
   b. 活动时出现疼痛或压痛
   c. 发热
3. 病变持续 6 周至 3 个月
4. 在发病最初 4~6 个月的临床表现分级
   a. 多关节型 -5 个或 5 个以上关节
   b. 少关节型 -4 个或 4 个以下关节
   c. 全身型 - 间歇性发热，风湿性皮疹，关节炎，内脏受累（肝脾肿大、淋巴结病等）
5. 排除其他类型的风湿性疾病

个关节受累，膝关节最常受累，也可累及踝关节或肘关节[1,4,13]。多关节型占 32%~50%（少关节型的进展），少关节型的分级是根据发病起始受累的关节数目而命名的，可以进展为多关节型。少关节型 JIA 经常被分为两型：Ⅰ型，主要见于幼年女孩，发病高峰期是 1~3 岁，这类患者出现轻微的关节炎，通常表现为抗核抗体（antinuclear antibodies，ANA）阳性和类风湿因子（Rheumatoid factor，RF）阴性。Ⅱ型，主要见于伴有脊柱关节病的大男孩（2~9 岁有两个发病高峰）。50% 的Ⅱ型患者血清学检查为 HLA-B27 阳性和 ANA、RF

阴性[1]。

JIA 是一种逐渐进展的疾病，从关节炎发展为关节挛缩、关节损伤，最终导致整个身体发育异常。临床表现包括关节疼痛、肿胀、发热、关节积液形成和活动受限。活动减少后会出现胶黏着的感觉或"晨僵"，这是一种常见的临床表现。值得注意的是，即使出现严重的炎症，幼儿也很少有疼痛的主诉[16]。影像学检查可见软组织肿胀、近关节端骨质疏松或骨侵蚀、骨膜新骨形成和生长板膨大[4,6,17,18]。除了眼睛受累，少关节型很少会出现关节以外的病变[11]。少关节型 JIA 在眼部主要表现为虹膜睫状体炎，发生率为 20%~50%[4,6,11]。实验室检查发现 75% 以上的少关节型 JIA 患者表现为 ANA 阳性，主要见于Ⅰ型，10% 的少关节型 JIA 患者 RF 阳性，主要见于Ⅱ型[4,10]。

多关节型 JIA 占 40%~50%，各个年龄阶段的儿童都可以发病，多见于女性，男女之比为 1 : 2[1,4,6]。和成人类风湿性关节炎相似，滑膜炎通常累及手、脚等小关节，也可以累及膝、踝、肘、腕或颈椎等大关节。11% 的患者出现发热、淋巴结病、肝脾肿大、肌肉发炎、肺纤维化、心包炎、血管炎等全身症状[11]。7%~14% 患者出现虹膜睫状体炎[5]。实验室检查包括血沉增加、正常色素或异常色素性贫血、25%~40% 的患者 ANA 阳性[1,4]。有报道发现 ANA 阳性的女孩大概是男孩的 2 倍（58% : 24%）[19]。15%~20% 的患者 RF 阳性，一般见于大于 8 岁的男孩。血清阳性的

患者预后比较差,50% 血清阳性的患者发展为破坏性关节炎,而血清阴性的仅有 10%~15% 发展为破坏性关节炎。血清阳性、发病晚且多关节型患者也被认为是儿童期发病的类风湿性关节炎,与成人类风湿性关节炎具有相同的临床特征和 HLA 相关抗原[4,8,9]。

全身型 JIA 大约占 10%~20%,男女比例相同,通常发病年龄为 5 岁。与成人 Still 病相似,它的临床表现很难与非风湿性疾病的全身表现相区别,包括细菌或病毒感染如急性风湿热和细菌性败血症,会出现滑膜炎、心包炎或多关节炎[1,4,6,8]。其他临床表现包括体重减轻、间歇性发热、体温高达 40℃、淋巴结病和肝脾肿大。发热期间整个躯干和四肢会出现短暂的红色或橙红色皮疹。也有报道出现心包炎、胸膜炎以及肝脏、大脑和血液受累[1,4,6,8]。虹膜睫状体炎很少发生[4,8,13,14,20]。这些全身的临床表现通常具有自限性[6,13]。实验室检查包括血沉升高、白细胞增多或类白血病样反应、抗核抗体(antinuclear antibodies,ANA)或 IgM 类风湿因子(rheumatoid factor,RF)阴性[1]。

眼部临床特征

在所有 JIA 患者中有 10%~20% 会出现眼部受累,主要表现为前部葡萄膜炎,其中少关节型最易发生,发生率高达 75%[1,5,14,19,20]。JIA 伴发的葡萄膜炎 90% 发生于 7 岁以上的患者,53% 发生于 2 岁时,94% 葡萄膜炎发生在关节炎之后 1~2 年内,90% 发生在 7 年内[14,18]。通常认为葡萄膜炎很少发生在关节炎之后 7 年,也有报道发生在关节炎之后 10 年[19]。还有 6%~24% 葡萄膜炎出现在关节炎之前[21]。在 JIA 相关的葡萄膜炎患者中,88%~96% 发生在少关节型,7%~14% 发生在多关节型,女孩是男孩的 3~4 倍[5,14,20,21]。71%~93% 葡萄膜炎患者更有可能是 ANA 阳性,而非葡萄膜炎中 ANA 阳性者仅占 30%[5]。ANA 的滴度水平与眼部受累的严重程度没有相关性,但是与关节炎的严重程度相关[5]。

经常因为初级保健医生建议的眼科检查或者学校视力检查,JIA 患者才被发现。患者很少会出现明显的眼部充血、不规则的瞳孔、角膜带状变性或白瞳症。患者通常没有任何自觉症状[5,12,13,21],仅有 20%~24% 出现眼部症状[20],葡萄膜炎双眼受累占 70%~90%[5,12,22]。在单眼受累的患者,通常另一眼在几个月后发病,很少超过 1 年。JIA 伴发的葡萄膜炎多为非肉芽肿性虹膜睫状体炎,尽管内皮面光滑但角膜后沉积物(keratic precipitates,KP)和 Koeppe 结节

有时可见[5]。20%~25% 患者出现急性葡萄膜炎,这种葡萄膜炎很容易被控制。20%~25% 的葡萄膜炎呈慢性、持久性眼部炎症,50%~60% 呈复发性[5,12]。炎症累及眼后节并不常见,会出现睫状膜、葡萄膜炎、黄斑囊样水肿、黄斑裂孔和牵拉性视网膜脱离[24]。

不能控制的慢性葡萄膜炎会导致一些眼部并发症。高达 30% 的患者会出现带状角膜变性[20]。典型的带状角膜变性开始于 3 点和 9 点角膜缘附近的角膜,位于前弹力层即 Bowman 膜(图 107.1),最后形成横跨角膜的带状混浊[12]。在发病早期 35% 患者出现虹膜后粘连,最终 55% 患者出现虹膜后粘连[20]。28%~46% 患者出现白内障(图 107.2),14%~27% 患者出现青光眼[20,23]。青光眼的形成受多种因素影响,周边虹膜前粘连导致房角关闭、小梁网炎、糖皮质激素的

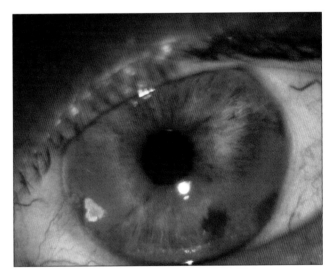

图 107.1 JIA 幼年女性患者的带状角膜变性

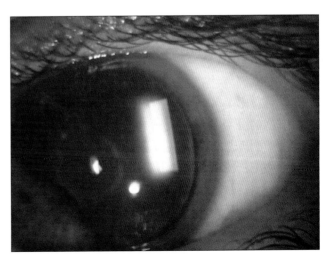

图 107.2 JIA 患者的白内障和虹膜后粘连

应用、还有少数因睫状体水肿和房角新生血管形成导致青光眼形成[25]。高达70%的患者还会出现干眼[26]。

眼部并发症的危险因素与发病时的严重程度有关。在初次查体时眼部受累严重的患者比轻度眼部受累的患者更有可能出现带状角膜变性(77% 对 5%)、白内障(81% 对 28%),青光眼(47% 对 17%)、眼球痨(13% 对 0)和视力丧失(58% 对 35%)等并发症[20]。全身糖皮质激素的应用也会增加眼部的并发症,在一项研究中发现应用高剂量、低剂量糖皮质激素和未应用糖皮质激素者,白内障的发生率分别是100%、22%和13%,而青光眼分别是40%、13% 和 0[20]。

葡萄膜炎发生在关节炎之前的患者视力预后差,67%的患者视力低于0.1[20]。出现青光眼的患者视力预后更差,35%的患者会失去光感[5]。视力预后差的危险因素有发病年龄小、女性、少关节型、ANA 阳性、RF 阴性、葡萄膜炎发生在关节炎之前、在眼部初次检查时就已经出现虹膜后粘连[21,27]。

病因学

尽管免疫学取得了巨大进步,JIA 的病理生理学目前尚不清楚。只有病变比较重的眼睛可以用来分析,因此对于JIA受累眼的组织病理学研究还比较少。虹膜和睫状体有大量炎症细胞浸润,这些炎性细胞主要是浆细胞、还有散在的巨细胞[28]。一些信息揭示了它是一种自身免疫性疾病,至于此种免疫反应是原发的还是继发的,目前尚不清楚。一些研究认为三分子复合物(人源肽、HLA 分子和 T 细胞受体)是 JIA 发病机制的核心环节[2,3],还有观点认为巨噬细胞是关键点[29]。这些观点的详细讨论已经超过了本章节的范围[2,29,30]。

不同类型 JIA 的 HLA 关联不同,少关节型的早期表现与三个不同区域的等位基因 HLA-A2、HLA-DR5/DR8 和 DPB1*0201 有关,是少关节型发病的独立危险因素[2,4,9,31-32]。一些特异的 HLA 位点与葡萄膜炎的发病有关[4,31,33]。多关节型患者的发病与HLA-DR4 抗原有关,特别是 Dw4 和 Dw14 亚型[4]。在成人类风湿性关节炎中也存在这些分子标记,因此一些 JIA 也可能是儿童期发病的类风湿性关节炎。

JIA 在细胞免疫方面的研究变异较大[31]。JIA 患者的滑膜液中发现大量被激活的 T 细胞,但是在血浆中却没有发现,局部 T 细胞的活性异常可能是致病的主要原因[31]。在 JIA 患者中还发现 CD5+B 细胞的数目轻度升高,这些细胞可以产生自身抗体[31,34,35]。在 JIA

患者中越来越多的自身抗体被发现,包括"隐藏的"类风湿因子 IgM 抗体[36],这些 IgM 抗体在正常情况下和IgG 分子结合,但是 JIA 发病时会直接攻击 IgG 分子,阻碍用常规方法检测出类风湿因子。85%的少关节型、71%的多关节型、60%的全身型 JIA 患者通过酶联免疫吸附试验(enzyme-linked immunosorbent assay,ELISA)可以检测到一些自身抗体。全身型 JIA 检测到的自身免疫抗体相对少,这一类型患者潜在的发病机制可能有所不同。

最后,风疹病毒、细小病毒和 EB 病毒等感染因素可能促发机体的自身免疫反应[3,8,36]。尽管有报道JIA 发病之前有些患者会出现病原菌感染,但是没有明显证据证明这些微生物与 JIA 的发病有关。

全身性疾病的治疗

JIA 患者需要多学科综合诊治才能获得最佳治疗,这个多学科治疗团队包括初级护理医生、儿科风湿病专家、眼科医生、物理治疗师、整形科医生、护士、职业理疗师、运动康复治疗师、社会工作者、心理学家。

尽管早期应用免疫调节药物有明确的治疗效果[18,41,43],JIA 的药物治疗需要遵循阶梯治疗的方法[6,37-42]。通常在开始时每天给予 80~120mg/kg 阿司匹林,最终水杨酸血清水平达到 20~30mg/100ml[1,6,39]。如果炎症在 4~6 个月不能控制,应用非甾体抗炎药(non-steroidal anti-inflammatory drugs,NSAID)一个月到数月,50% 的患者可以治疗成功[38-41,46]。

许多 JIA 患者通过第一种治疗方法可以得到有效治疗,还有一些患者炎症会持续存在。慢作用抗风湿药(disease modifying antirheumatic drugs,DMARDs)包括羟氯喹、d- 青霉胺、柳氮磺吡啶,这些药物可以减少骨质疏松的发生[45]。尽管有些报道的结果令人鼓舞,但是也有研究证明这些治疗无效。目前一些研究报道了金制剂治疗 JIA 的复杂结果,50%~75% 的患者通过肌肉注射金制剂获得了有效的治疗结果[42,44,46],也有些报道发现口服金制剂的治疗效果不佳[47,48]。一个多中心的双盲研究 231 个患者发现口服金制剂可以使 66% 的患者病情指数得到改善,而安慰剂有56% 的患者病情指数得到了改善[44]。口服金制剂减缓 JIA 炎症的机制还不清楚,有研究认为它具有抑制炎性细胞的迁移和溶酶体酶的作用[42]。

尽管全身应用糖皮质激素可以有效控制炎症,但是长期应用会产生严重的副作用和患者的耐受性下降,这些副作用包括高血压、糖尿病、体重增加、肌病、骨质疏松、特别是影响儿童的生长发育[37-39,42]。当需要抗风湿药达到治疗水平、阿司匹林或非甾体类抗炎药治疗失败或产生耐药性以及出现严重的心包炎时，应该全身应用糖皮质激素治疗 JIA[1,38]。比较新的糖皮质激素如地夫可特具有抗炎作用还有促进骨盐沉积的作用[49,50]。甲泼尼龙冲击疗法很少会出现致命的并发症[39,51]。关节内注射糖皮质激素是一种比较安全有效的治疗方法，经常用来治疗少关节型 JIA[37,52]。

　　许多年来免疫调节或免疫抑制药物就被用来治疗 JIA，但是它的对照研究比较少。氨甲蝶呤具有抗炎和免疫抑制的多重作用机制，这些作用可以用来解释它在治疗儿童和成人类风湿性关节炎方面取得的疗效[39,49,54]，但是儿童长期应用导致的毒性作用限制了它的应用[39,42,48]。然而受一个大型国际对照临床试验的部分影响[56]，目前的治疗共识认为每周服用一次低剂量氨甲蝶呤对于难治性关节炎非常有效，其常用的剂量是 0.3~0.5mg/kg/周，对于体重 25kg 的儿童推荐每周应用 7.5~12.5mg[53,55]。也有些笔记报道环孢素 A 治疗效果有限但是毒性作用大[57]。也有用硫唑嘌呤、苯丁酸氮芥、环磷酰胺治疗 JIA 成功的病例报道[39,49]。但是这些药物都有潜在的副作用和致突变性，严重限制了它们在 JIA 患者中的应用[3-5,39]。在一些病例静脉滴注丙种球蛋白也可以有效治疗 JIA[58]。越来越多的生物制剂也用来治疗 JIA[59,60~62]。

眼部疾病的治疗

　　局部应用糖皮质激素是治疗 JIA 相关葡萄膜炎的主要方法[13]。葡萄膜炎的治疗主要是针对前房细胞而不是房闪，房闪可以长时间持续存在。根据炎症反应的程度决定药物的点眼频次。没有前瞻性的、对照研究来比较具体用药治疗方案。然而，有综述认为 25% 的葡萄膜炎局部应用糖皮质激素很容易得到控制，50% 需要长期应用，25% 病情复杂局部用药难以控制炎症[21]。在一项研究中发现 41% 的患者需要六个月或更长的时间控制葡萄膜炎[63]。传统的教科书认为完全消除前房的炎症细胞是不可能的，现在研究强调了完全消除前房炎症的重要性[22,64]。球旁注射作用持久的药物如曲安奈德治疗葡萄膜炎效果明显，而且没有全身应用糖皮质激素的副作用[63]。年轻的患者可以全麻下行球旁注射，这样比较安全。同时口服非甾体类消炎药可以减少 JIA 患者应用糖皮质激素的剂量[65]。短效散瞳药(1% 托吡卡胺)可以用来预防和治疗虹膜后粘连。

尽管应用糖皮质激素和非甾体类消炎药可以治疗大部分 JIA 相关的葡萄膜炎，还有 20%~25% 的患者炎症不能控制、并且出现并发症。目前还没有发现无风险的替代疗法。在一些病例应用免疫抑制剂氨甲蝶呤和苯丁酸氮芥可以很好的控制炎症[13,20,21,23,66]。8 个严重的顽固性 JIA 相关葡萄膜炎患者全身应用免疫抑制剂治疗，6 个患者治疗是有效的[23]。尽管细胞毒性药物的潜在副作用可以平衡全身应用糖皮质激素的并发症，还是应该限制应用具有潜在毒性作用的免疫抑制剂，对于进行实验性治疗的患者，应该注意药物的剂量、副作用，一定要定期随访。

　　炎症没有得到控制或大剂量应用糖皮质激素会产生一些眼部并发症。带状角膜变性可以用水或生理盐水溶解的 1%~2% 乙二胺四乙酸(ethylene diamine tetraacetic acid, EDTA)(0.37mol)螯合后用 15° 刀机械性刮除。

　　青光眼首选药物治疗，在药物治疗无效时考虑手术治疗[25]。葡萄膜炎患者应该避免应用缩瞳药，按时规律应用抗青光眼药物，50% 的患者短期内得到控制，30% 的患者可以长期得到有效控制[5]。激光小梁切除术会增加眼内的炎症反应。小梁切除术的手术效果也非常差，只有 18%~50% 的患者获得了成功。通过小梁分离术(改良的房角切开)60%(18/30)的 JIA 患者的眼压得到控制[68]。

　　葡萄膜炎患者的白内障手术成功率比较低，只有 15%~60% 的患者术后视力达到 0.5 以上。JIA 患者的白内障术中和术后存在各种问题，如带状角膜变性或角膜瘢痕导致手术视野清晰度降低；虹膜粘连、虹膜基质和血管脆性增加；青光眼发生率增加，有时候术后难以控制的炎症反应会导致青光眼形成、瞳孔膜闭和前房出血等[64]。近 20 年 JIA 患者的白内障手术取得了巨大进步，70%~75% 的患者术后视力达到 0.5 以上[64,69,70]。严格选择患者和等待合适的手术时机以及术前完全控制眼内炎症[5,70]，这些都是术后患者视力能否提高的关键因素。联合前部玻璃体切除和后囊膜切开也非常重要，可以有助于清除术后炎性渗出附着在囊膜上形成机化膜[64]。有些医生提倡行超声乳化白内障吸出术，还有些医生建议行玻璃体切除联合晶状体切除术，如果炎症没有完全控制，禁止行人工晶体植入术[13,64,71]。

预后

　　大约 50% 的全身型 JIA 患者发病后 5~10 年得

到缓解,还有 50% 的患者出现复发[8,72]。25% 的患者出现严重的破坏性关节炎[6],是这一类型患者主要的发病形式。10%~15% 血清阴性和 50% 血清阳性的多关节型 JIA 患者出现严重的破坏性关节炎,血清阴性的患者发病 10 年后 60% 的患者病情得到缓解,而血清阳性的患者关节炎没有出现缓解[6]。在少关节型 JIA 中,70% 早发型患者和 55% 晚发型患者病情得到缓解[72]。髋关节和腕关节对称性受累且类风湿因子阳性的患者通常预后比较差[73]。

传统观点认为 75%JIA 受累的儿童到成人后炎症会消失,但是长期随访发现结果并不乐观[1]。随访 10 年以上的多个研究总结发现 31%~55%JIA 患者关节炎持续存在,31% 的患者出现活动受限[18]。1 岁到 24 岁健康儿童的死亡率是 0.08%,JIA 的死亡率大约是 1%[18]。

眼部受累主要发生在少关节型 JIA,20% 患者的葡萄膜炎长期存在,50% 视力低于 0.1[13],12% 的患者因带状角膜变性、白内障、青光眼和葡萄膜炎导致视力最终失明[12,20],这些结果远比 20 世纪 50 年代报道的结果要好很多。一项研究发现尽管在 ANA 阳性的患者葡萄膜炎发生率比较低,但是这些患者眼部并发症的发生率比较高,这也可能与没有定期眼部检查有关[74]。另一项研究发现没有眼部症状和裂隙灯检查没有眼部炎症表现的 76 个 JIA 患者,仅仅 1.3% 的患者最终出现葡萄膜炎[75]。眼部受累导致的严重后果提示 JIA 患者应该定期眼部检查[5,32]。全身型 JIA 患者每年一次眼科检查,ANA 阴性的少关节型或多关节型 JIA 儿童应该每年 2 次眼部检查。ANA 阳性的少关节型高危青少年儿童应该 2~3 个月一次眼部检查。随访 7 年没有眼部受累的 JIA 患者发生葡萄膜炎的危险很低,可以每年进行一次眼部检查[21]。麻省眼耳医院免疫学服务中心总结了一个有用的定期随访表(图 107.3)。

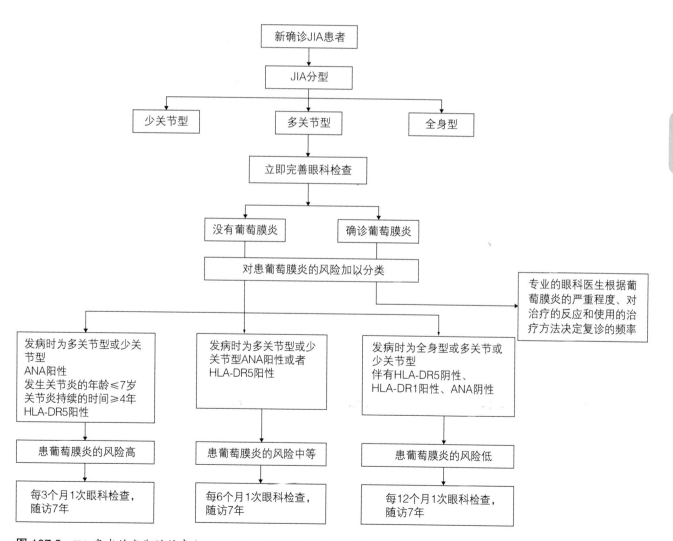

图 107.3 JIA 患者的定期随访表(Adapted from the Massachusetts Eye and Ear Infirmary website, with permission.)

总结

幼年特发性关节炎是最具破坏性的儿童疾病，导致许多患者终生残疾。JIA 缺乏实验室诊断和明确的发病机制，提高对高风险患者的认识有助于改善预后。需要更多的研究来提供理论支持，有助于 JIA 患者选择更好的药物治疗和合理应用免疫抑制剂。早期认识这个疾病和积极预防眼部并发症是治疗的关键。

（张静静 译）

参考文献

1. Singsen BH. Pediatric rheumatic diseases. In: Rodnan GP, Schumaker HR, editors. *Primer on the rheumatic diseases*. 9th ed. Arthritis Foundation. Atlanta: 1988. p. 160–4.
2. Weiss JE, Ilowite NT. Juvenile idiopathic arthritis. *Rheum Dis Clin North Am* 2008;**33**(3):441–70.
3. Ravelli A, Martini A. Juvenile idiopathic arthritis. *Lancet* 2007;**369**(9573): 1602.
4. Braun AL, Hoffman RW. Clinical and genetic features of juvenile rheumatoid arthritis. *Mo Med* 1988;**85**:799–803.
5. Kanski JJ. Juvenile arthritis and uveitis. *Surv Ophthalmol* 1990;**34**: 253–67.
6. Borchers AT, Selmi C, Cheema G, et al. Juvenile idiopathic arthritis. *Autoimmun Rev* 2006;**5**(4):279–98.
7. Jacobs JC. *Pediatric rheumatology for the practitioner*. 2nd ed. New York: Springer Verlag; 1993.
8. Allen RC, Ansell BM. Juvenile chronic arthritis – clinical sub-groups with particular relationship to adult patterns of disease. *Postgrad Med J* 1986; **62**:821–6.
9. Maksymowych WP, Kerckhove CV, Glass DN. Juvenile rheumatoid arthritis, human leukocyte antigen and other immunoglobulin supergene family polymorphisms. *Am J Med* 1988;**85**(Suppl. 6A):26–8.
10. Duffy CM, Colbert RA, Laxer RM, et al. Nomenclature and classification in chronic childhood arthritis. *Arthritis Rheum* 2005;**52**(2):382–5.
11. Sacks JJ, Helmick CG, Luo YH, et al. Prevalence of and annual ambulatory health care visits for pediatric arthritis and other rheumatologic conditions in the United States in 2001–2004. *Arthritis Rheum* 2007;**57**(8): 1439–45.
12. Rosenberg AM. Uveitis associated with juvenile rheumatoid arthritis. *Semin Arthritis Rheumatol* 1987;**16**:158–73.
13. OBrien JM, Albert DM. Therapeutic approaches for ophthalmic problems in juvenile rheumatoid arthritis. *Rheum Dis Clin North Am* 1989;**15**: 413–37.
14. Kanski JJ. Screening for uveitis in juvenile chronic arthritis. *Br J Ophthalmol* 1989;**73**:225–8.
15. Ansell BM. Juvenile rheumatoid arthritis, juvenile chronic arthritis and juvenile spondyloarthropathies. *Curr Opin Rheumatol* 1992;**4**:706–12.
16. Beales JG, Keen JH, Holt PJL. The child's perception of the disease and the experience of pain in juvenile chronic arthritis. *J Rheumatol* 1983; **10**:61–5.
17. Reed MH, Wilmot DM. The radiology of juvenile rheumatoid arthritis: a review of the English language literature. *J Rheumatol* 1991;**18**(Suppl. 31):2–22.
18. Wallace CA, Levinson JE. Juvenile rheumatoid arthritis: outcome and treatment for the 1990s. *Rheum Dis Clin North Am* 1991;**17**:891–905.
19. Akduman L, Kaplan HJ, Tychsen L. Prevalence of uveitis in an outpatient juvenile arthritis clinic: onset of uveitis more than a decade after the onset of arthritis. *J Pediatr Ophthalmol Strabismus* 1997;**34**:101–6.
20. Wolf MD, Lichter PR, Ragsdale CG. Prognostic factors in the uveitis of juvenile rheumatoid arthritis. *Ophthalmology* 1987;**94**:1247–8.
21. Kanski JJ. Uveitis in juvenile chronic arthritis. *Clin Exp Rheumatol* 1990; **8**:499–503.
22. Foster CS, Barrett F. Cataract development and cataract surgery in patients with juvenile rheumatoid arthritis-associated iridocyclitis. *Ophthalmology* 1993;**100**:809–17.
23. Hemady RK, Baer JC, Foster CS. Immunosuppressive drugs in the management of progressive, corticosteroid-resistant uveitis associated with juvenile rheumatoid arthritis. *Int Ophthalmol Clin* 1992;**32**:241–52.
24. Okada AA, Foster CS. Posterior uveitis in the pediatric population. *Int Ophthalmol Clin* 1992;**32**:121.
25. Yaldo MK, Lieberman MF. The management of secondary glaucoma in the uveitis patient. *Ophthalmol Clin North Am* 1993;**6**:147–57.
26. El-Shazly AA, Mohamed AA. Relation of dry eye to disease activity in juvenile rheumatoid arthritis. *Eur J Ophthalmol* 2012;**22**(3):330–4.
27. Dana MR, Merayo Lloves J, Schaumberg DA, et al. Visual outcomes prognosticators in juvenile rheumatoid arthritis associated uveitis. *Ophthalmology* 1997;**104**:236–44.
28. Merriam JC, Chylack LT, Albert DM. Early-onset pauciarticular juvenile rheumatoid arthritis: a histopathologic study. *Arch Ophthalmol* 1983;**101**: 1085–92.
29. Behrens EM. Macrophage activation syndrome in rheumatic disease: what is the role of the antigen presenting cell? *Autoimmun Rev* 2008; **7**(4):305–8.
30. Vastert SJ, Bhat P, Goldstein DA. Pathophysiology of JIA-associated uveitis. *Ocul Immunol Inflamm* 2014;**22**(5):414–23.
31. Tucker LB. Juvenile rheumatoid arthritis. *Curr Opin Rheumatol* 1993;**5**: 619–28.
32. Nepom B, Glass D. Juvenile rheumatoid arthritis and HLA: report of the Park City III workshop. *J Rheumatol* 1992;**19**:70–4.
33. Prahalad S, Glass DN. A comprehensive review of the genetics of juvenile idiopathic arthritis. *Pediatr Rheumatol Online J* 2008;**6**:11.
34. Jarvis JN, Kaplan J, Fine N. Increase in CD5+ B cells in juvenile rheumatoid arthritis. *Arthritis Rheum* 1992;**35**:204–7.
35. Yoshino K. Immunological aspects of juvenile rheumatoid arthritis. *Acta Paediatr Jpn* 1993;**35**:427–38.
36. Lawrence JM, Moore TL, Osborn TG, et al. Autoantibody studies in juvenile rheumatoid arthritis. *Semin Arthritis Rheum* 1993;**22**:265–74.
37. Prieur AM. The place of corticosteroid therapy in juvenile chronic arthritis in 1992. *J Rheumatol* 1993;**20**(Suppl. 37):32–4.
38. Silver RM. Nonsteroidal anti-inflammatory drugs in the management of juvenile arthritis. *J Clin Pharmacol* 1988;**28**:566–70.
39. Rose CD, Doughty RA. Pharmacological management of juvenile rheumatoid arthritis. *Drugs* 1992;**43**:849–63.
40. Hollingsworth P. The use of non-steroidal anti-inflammatory drugs in paediatric rheumatic diseases. *Br J Rheumatol* 1993;**32**:73–7.
41. Levinson J, Wallace C. Dismantling the pyramid. *J Rheumatol* 1992; **19**(Suppl. 33):6–10.
42. Fink CW. Medical treatment of juvenile arthritis. *Clin Orthop* 1990;**259**: 60–9.
43. Wilske KR, Healey LA. Challenging the therapeutic pyramid: a new look at treatment strategies for rheumatoid arthritis. *J Rheumatol* 1990;**17**: 4–7.
44. Giannini EH, Brewer EJ, Kuzmina N, et al. Auranofin in the treatment of juvenile rheumatoid arthritis. *Arthritis Rheum* 1990;**33**:466–76.
45. Brewer EJ, Giannini EH, Kuzmina N, et al. Penicillamine and hydroxychloroquine in the treatment of severe juvenile rheumatoid arthritis. *N Engl J Med* 1986;**314**:1269–76.
46. Giannini EH, Barron KS, Spencer CH, et al. Auranofin therapy for JRA: results of the five year open label extension trial. *J Rheumatol* 1991;**18**: 1240–2.
47. Marcolongo R, Mathieu A, Pala R, et al. The efficacy and safety of auranofin in the treatment of juvenile rheumatoid arthritis: a long-term open study. *Arthritis Rheum* 1988;**31**:979–83.
48. Brewer EJ, Kuzmina N, Giannini EH. Auranofin in juvenile rheumatoid arthritis – results of the USA–USSR double-blind placebo controlled trial (abstract). *Arthritis Rheum* 1988;**31**(Suppl.):S26.
49. Emery HM. Treatment of juvenile rheumatoid arthritis. *Curr Opin Rheumatol* 1993;**5**:629–33.
50. Loftus J, Allen R, Hesp R, et al. Randomized, double-blind trial of deflazacort versus prednisone in juvenile chronic (or rheumatoid) arthritis: a relative bone-sparing effect of deflazacort. *Pediatrics* 1991;**88**: 428–36.
51. Bisagni-Faure A, Job-Deslandre C, Menkes C. Intravenous methylprednisolone pulse therapy in Still's disease. *J Rheumatol* 1992;**19**: 1487–8.
52. Sparling M, Malleson P, Wood B, et al. Radiographic follow-up of joints injected with triamcinolone hexacetonide for the management of childhood arthritis. *Arthritis Rheum* 1990;**33**:821–6.
53. Stoll ML, Cron RQ. Treatment of juvenile idiopathic arthritis: a revolution in care. *Pediatr Rheumatol Online J* 2014;**12**:13.
54. Sobrin L, Christen W, Foster CS. Mycophenolate mofetil after methotrexate failure or intolerance in the treatment of scleritis and uveitis. *Ophthalmology* 2008;**115**(8):1416–21.
55. Samson CM, Waheed N, Baltatzis S, et al. Methotrexate therapy for chronic non-infectious uveitis; analysis of a case series of 160 patients. *Ophthalmology* 2001;**108**:1134–9.
56. Giannini EH, Brewer EJ, Kuzmina N, et al. Methotrexate in resistant juvenile rheumatoid arthritis – results of the USA–USSR double-blind, placebo controlled trial. *N Engl J Med* 1995;**326**:1043–9.
57. Tappeiner C, Roesel M, Heinz C, et al. Limited value of cyclosporine A for the treatment of patients with uveitis associated with juvenile rheumatoid arthritis. *Eye (Lond)* 2008;**10**:1038.
58. Barron K, Sher M, Silverman E. Intravenous immunoglobulin therapy: magic or black magic? *J Rheumatol* 1992;**19**:94–7.
59. Furst DE, Breedveld FC, Kalden JR, et al. Updated consensus statement on biological agents for the treatment of rheumatic diseases, 2007. *Ann Rheum Dis* 2007;**66**(Suppl. 3):iii2–22.

8

60. Ilowite NT. Update on biologics in juvenile idiopathic arthritis. *Curr Opin Rheumatol* 2008;**20**(5):613–18.

61. Zhao Y, Wallace C. Judicious use of biologicals in juvenile idiopathic arthritis. *Curr Rheumatol Rep* 2014;**16**(11):454.

62. Tarkiainen M, Tynjala P, Vahasalo P, et al. Occurrence of adverse events in patients with JIA receiving biologic agents: long-term follow-up in a real-life setting. *Rheumatology (Oxford)* 2015;**54**:1170–6.

63. Chylack LT. The ocular manifestations of juvenile rheumatoid arthritis. *Arthritis Rheum* 1977;**20**:217–23.

64. Foster CS, Vitale AT. Cataract surgery in uveitis. *Ophthalmol Clin North Am* 1993;**6**:139–46.

65. Olson NY, Lindsley CB, Godfrey WA. Nonsteroidal anti-inflammatory drug therapy in chronic childhood iridocyclitis. *Am J Dis Child* 1988;**142**:1289–92.

66. Miserocchi E, Baltatzis S, Ekong A, et al. Efficacy and safety of chlorambucil in intractable noninfectious uveitis. The Massachusetts Eye and Ear Infirmary experience. *Ophthalmology* 2002;**109**:137–42.

67. Beauchamp GR, Parks MM. Filtering surgery in children: barriers to success. *Ophthalmology* 1979;**86**:170–80.

68. Kanski J, McAllister JA. Trabeculodialysis for inflammatory glaucoma in children and young adults. *Ophthalmology* 1985;**92**:927–9.

69. Flynn HW, Davis JL, Culbertson WW. Pars plana lensectomy and vitrectomy for complicated cataracts in juvenile rheumatoid arthritis. *Ophthalmology* 1988;**95**:1114–19.

70. Smiley WK. The eye in juvenile rheumatoid arthritis. *Trans Ophthalmol Soc U K* 1974;**94**:817–29.

71. Hooper PL, Rao NA, Smith RE. Cataract extraction in uveitis patients. *Surv Ophthalmol* 1990;**35**:120–44.

72. Bertilsson L, Andersson-Gare B, Fasth A, et al. A 5-year prospective population-based study of juvenile chronic arthritis: onset, disease process, and outcome. *Scand J Rheumatol* 2012;**41**(5):379–82.

73. Russo RA, Katsicas MM. Patients with very early-onset systemic juvenile idiopathic arthritis exhibit more inflammatory features and a worse outcome. *J Rheumatol* 2013;**40**(3):329–34.

74. Chalom EC, Goldsmith DP, Koehler MA. Prevalence and outcome of uveitis in a regional cohort of patients with juvenile rheumatoid arthritis. *J Rheumatol* 1997;**24**:2031–4.

75. Oren B, Sehgal A, Simon JW, et al. The prevalence of uveitis in juvenile rheumatoid arthritis. *J AAPOS* 2001;**5**:2–4.

8

索引

1